为建设民族的、科学的和大众的新中国医学而奋斗

—— 林兆耆 1952 年

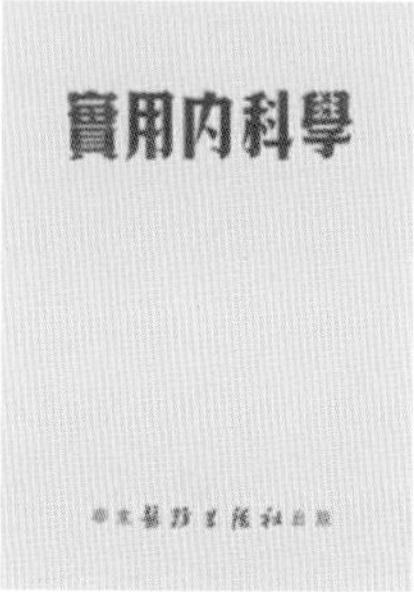

第 1 版
1952 年

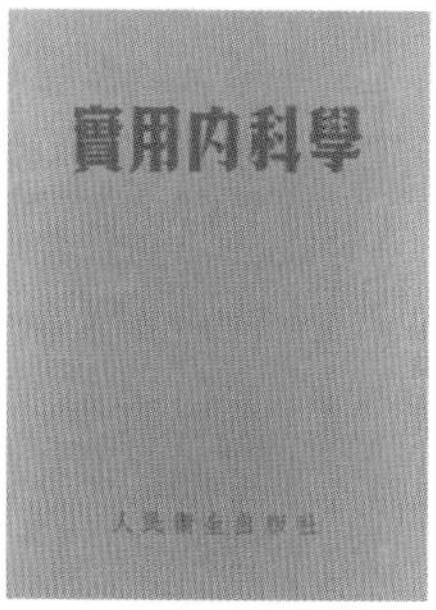

第 2 版
1953 年

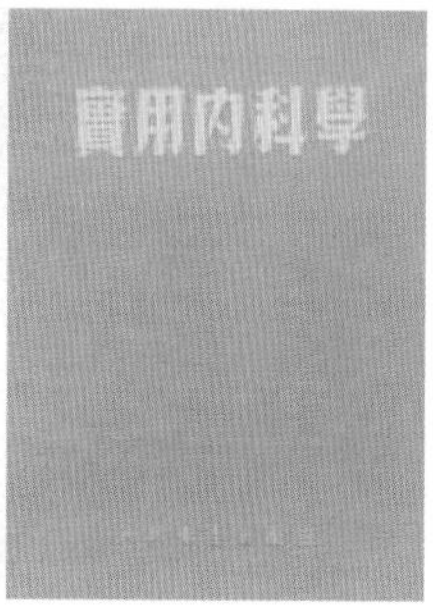

第 3 版
1954 年

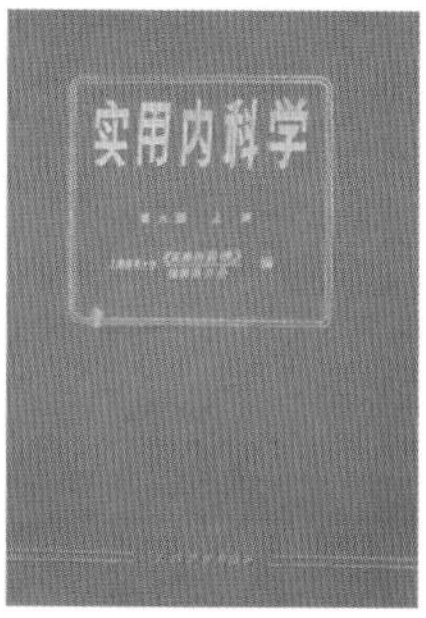

第 8 版
1986 年

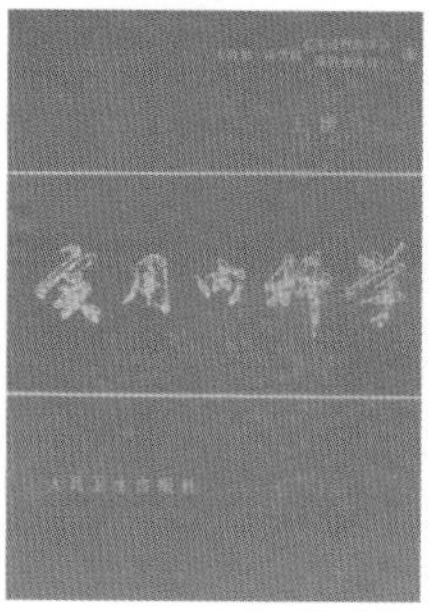

第 7 版
1981 年

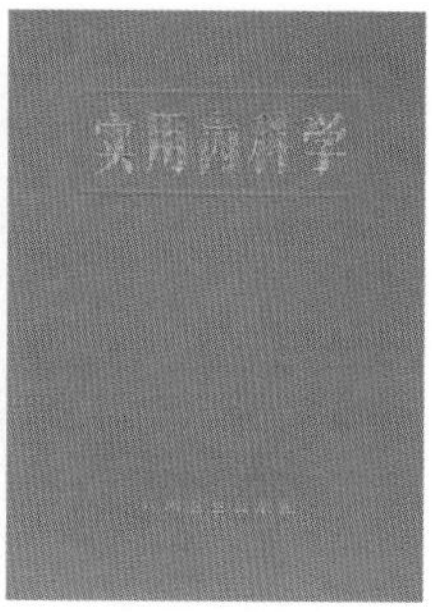

第 6 版
1973 年

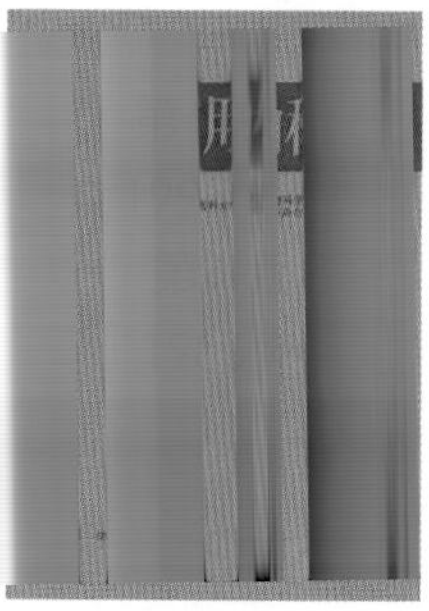

第 9 版
1993 年

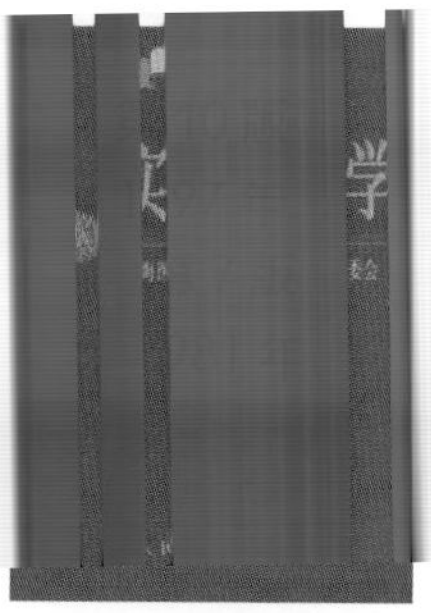

第 10 版
1997 年

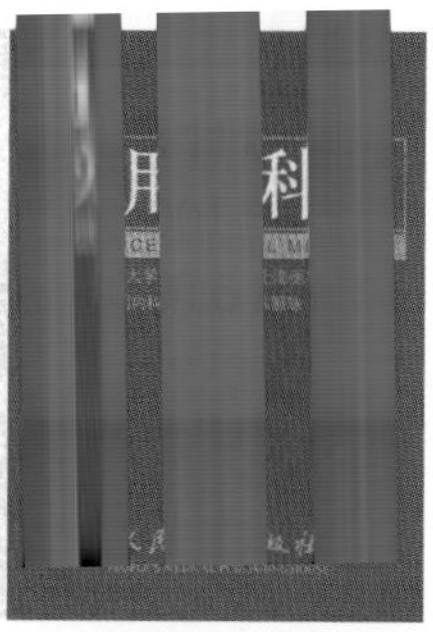

第 11 版
2001 年

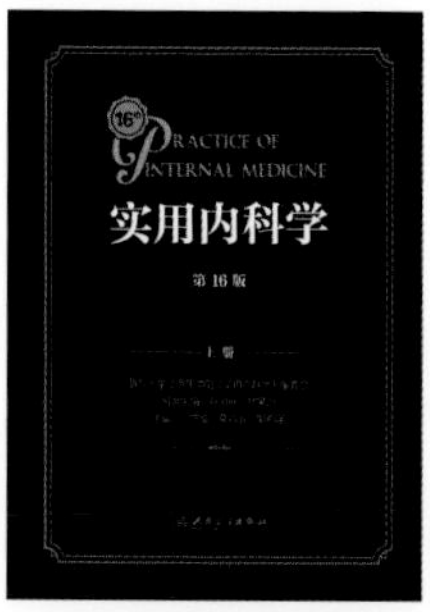

第 16 版
2022 年

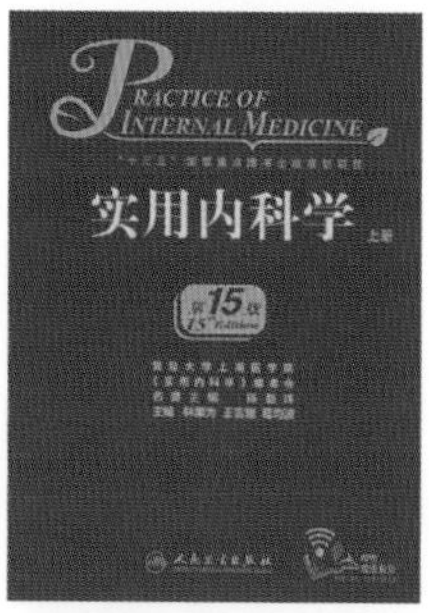

第 15 版
2017 年

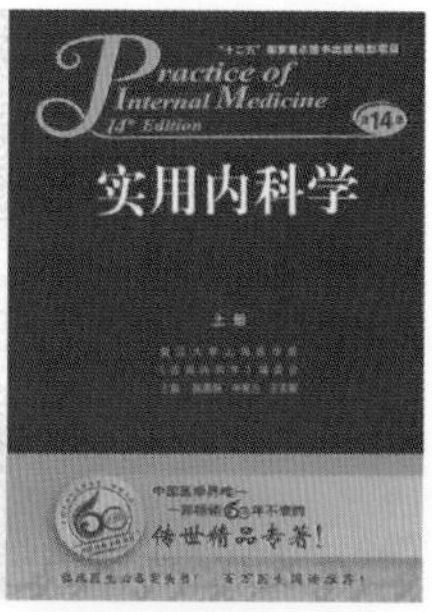

第 14 版
2013 年

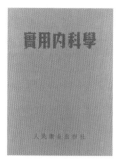

16th PRACTICE OF INTERNAL MEDICINE

实用内科学

各版次获奖情况

- 1982 年第 7 版获“全国优秀科技图书奖一等奖”
- 1996 年第 9 版获“卫生部科学技术进步奖一等奖”
- 1998 年第 10 版获“第 11 批全国优秀畅销书奖（科技类）”和“国家科学技术进步奖二等奖”
- 2001 年和 2003 年第 11 版获“2001 年度全国优秀畅销书奖（科技类）”和“2003 年度全国优秀畅销书奖（科技类）”
- 2006 年第 12 版获得“2006 年度全行业优秀畅销品种奖（科技类）”

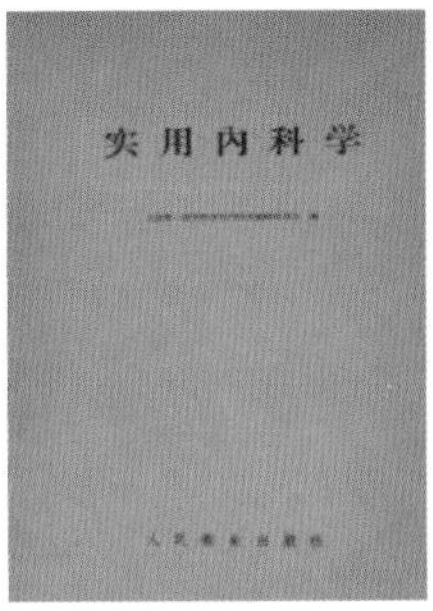

第 4 版
1957 年

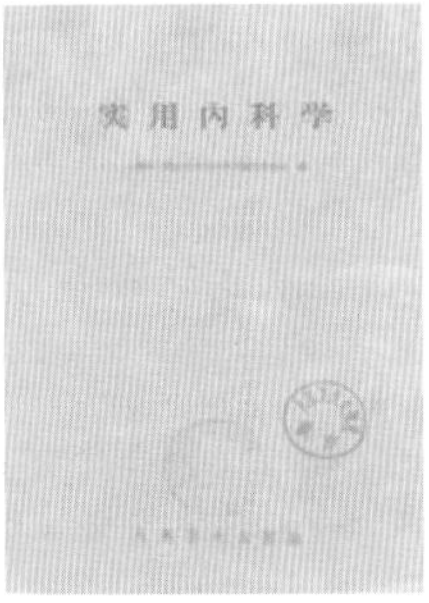

第 5 版
1959 年

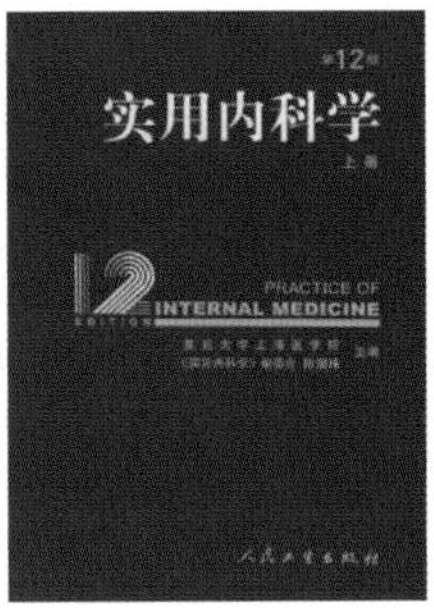

第 12 版
2005 年

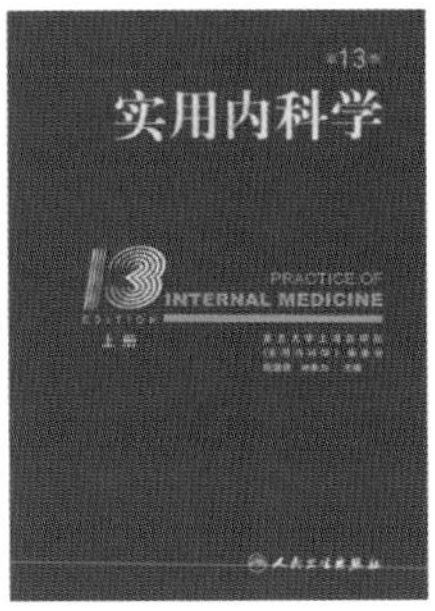

第 13 版
2009 年

16th

PRACTICE OF INTERNAL MEDICINE

实用内科学

第 16 版

下 册

复旦大学上海医学院《实用内科学》编委会

名誉主编　陈灏珠　林果为

主编　王吉耀　葛均波　邹和建

人民卫生出版社

·北　京·

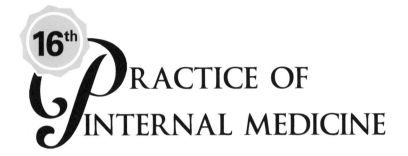

图书在版编目（CIP）数据

实用内科学：全2册/王吉耀，葛均波，邹和建主编. —16版. —北京：人民卫生出版社，2022.3（2024.6重印）

ISBN 978-7-117-32482-3

Ⅰ.①实… Ⅱ.①王…②葛…③邹… Ⅲ.①内科学 Ⅳ.①R5

中国版本图书馆CIP数据核字(2021)第242098号

人卫智网	**www.ipmph.com**	**医学教育、学术、考试、健康，购书智慧智能综合服务平台**
人卫官网	**www.pmph.com**	**人卫官方资讯发布平台**

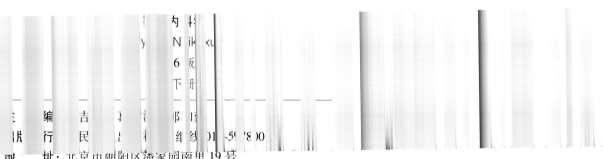

[illegible]内[illegible]

[illegible] N[illegible]ike xu[illegible]

[illegible]6版

[illegible]下册

主　编：[illegible]

出版发行：[illegible]

地　　址：北京市朝阳区潘家园南里19号

邮　　编：100021

E - mail：pmph @ pmph.com

购书热线：010-59787592　010-59787584　010-65264830

印　　刷：人卫印务（北京）有限公司

经　　销：新华书店

开　　本：889×1194　1/16　**总印张：**155　**总插页：**42

总 字 数：6061千字

版　　次：1952年9月第1版　2022年3月第16版

印　　次：2024年6月第2次印刷

标准书号：ISBN 978-7-117-32482-3

定价(上、下册)：598.00元

打击盗版举报电话：010-59787491　E-mail：WQ @ pmph.com

质量问题联系电话：010-59787234　E-mail：zhiliang @ pmph.com

《实用内科学》编委会

历任主编

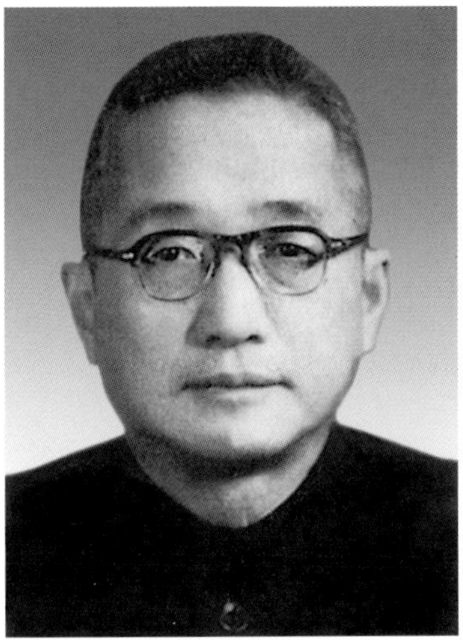

林兆耆
(1907—1992)

我国著名的临床医学教育家,内科消化病学主要奠基人之一。1907年生于上海。1931年毕业于前国立中央大学医学院。1933年被录取作为庚子赔款的第一批留学生赴英国利物浦热带病医院研修。

1945年任前国立上海医学院教授,历任原中国红十字会第一医院副院长,上海中山医院副院长、院长,原上海第一医学院内科学系主任和医疗系主任。曾参加抗美援朝。早年从事热带病研究,1940年首创用骨髓培养法诊断伤寒、副伤寒和葡萄球菌败血症。20世纪50年代深入血吸虫病疫区重点研究血吸虫病性肝硬化,同时在其他肝脏疾病及胃肠道疾病中做了大量工作。1959年组织有关医院和基础学科,并与中国科学院有关研究所协作,率先对原发性肝癌进行基础和临床的研究,为原发性肝癌研究的发展奠定了基础。1952年组织《实用内科学》编辑委员会编写《实用内科学》,并连任第1~7版主编。1964年主编我国第一本高等医学院校用的《内科学》教科书。在"文化大革命"期间,林教授处境十分困难,但仍以坚强的毅力组织编写出版了《实用内科学》第6版。

历任主编

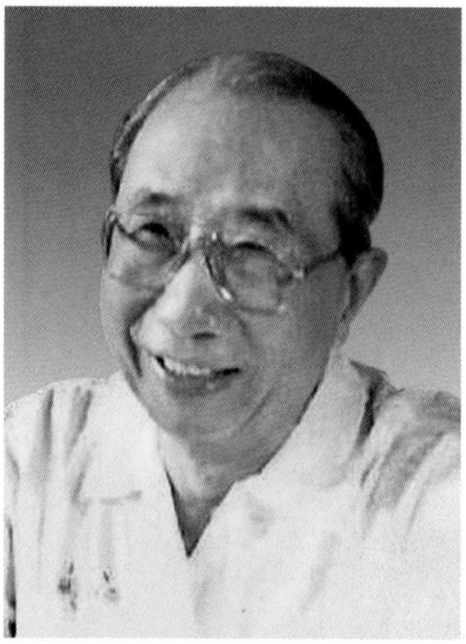

戴自英
（1914—2009）

浙江宁波人。1938年毕业于前国立上海医学院本科，1947—1949年于英国牛津大学攻读博士学位，并获博士（PhD.）学位。《实用内科学》第7~9版主编。

1938年曾任北京协和医院住院医师，1939年起历任前国立上海医学院附属医院住院医师、主治医师、讲师、副[illegible]长、副教授；195[illegible]年任[illegible]科学教授，196[illegible]年任抗生素研究[illegible]主[illegible]。曾任复旦大学附属华山医院终[illegible]教授、抗生素研究所名[illegible]所长。曾任国家科学技术委员会“抗[illegible]素组”和“医疗器械组”成[illegible]、卫生部医学科学委员会委员、中华[illegible]学会[illegible]染病分会副主任委员、上[illegible]市[illegible]等教[illegible]内科[illegible]教授评审组组员。曾任《中华内[illegible]杂志》、《中华医[illegible]杂志》（中[illegible]英文版）、《中华[illegible]染病杂志》等1[illegible]余种[illegible]学杂志的编委、副主编，《中国医[illegible]百科全书》编委[illegible]副秘[illegible]长兼办公室主任。

20世纪50年代就致力于抗生素临床应用的研究，1971年参加燃化部、商业部、卫生部组织的“抗生素与磺胺药调查组”，1972年写成“对抗生素和磺胺的正确评价”，为我国抗生素研制和生产提出了指导性意见。因数十年来对感染性疾病和抗菌药物的临床研究所作的贡献而被称为“我国临床抗菌药物学的奠基人”。“头孢硫脒研究”获卫生部1980年重大研究成果奖，获奖项目还包括国家级、卫生部级、市级集体奖20余项。主编医学专著8部，包括《实用内科学》《临床抗菌药物学》《实用抗菌药物学》《中国医学百科全书：临床医学》等。

名誉主编

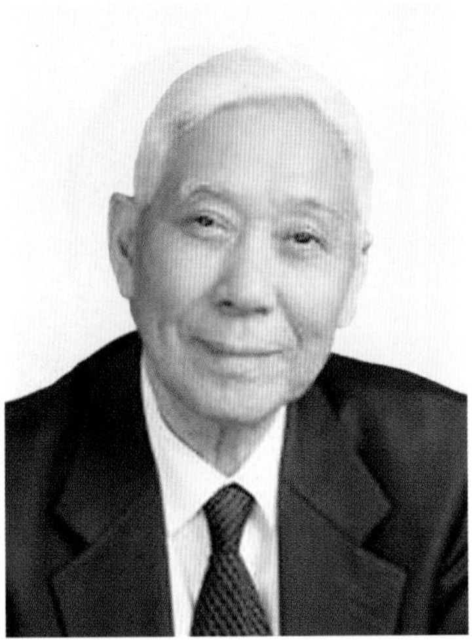

陈灏珠

（1924—2020）

中国工程院院士。广东新会人。1949年毕业于原国立中正医学院本科。曾任复旦大学附属中山医院内科教授，博士研究生导师，上海市心血管病研究所名誉所长。世界卫生组织心血管病研究和培训合作中心主任。国家心血管病中心专家委员会资深委员，中国医药信息学会心脏监护专业委员会总顾问，全国高等学校临床医学专业教材评审委员会主任委员，《中华心血管病杂志》顾问，上海市医师协会心血管内科医师分会名誉会长。历任《实用内科学》第10~14版主编。

从事内科医疗、教学和科研工作70余年，对内科疾病尤其是心血管病的流行病学、介入性诊断和治疗、电起搏和电复律治疗危重心律失常、我国居民血脂水平、冠心病中西医结合治疗、心肌梗死的危险因素和急性期血栓形成与溶栓机制等方面的研究有甚深造诣。为我国心血管病介入性诊断和治疗的奠基人之一。在国内率先安置埋藏式心脏起搏器治疗完全性房室传导阻滞（1968年），在国内率先做选择性冠状动脉造影（1973年），在国内外首先用超大剂量异丙肾上腺素静脉滴注抢救“奎尼丁晕厥”成功（1976年），在国内率先做血管腔内超声检查的研究（1991年）。历年在国内外杂志发表论文和学术性文章700余篇，编著和主编著作12部，参编著作30余部。获国家科学技术进步奖二等奖2项，全国科学大会重大贡献奖2项，省部级科技和教学重大成果或一等奖8项，其他等级奖15项。医疗工作立功2次。2003年获上海市医学荣誉奖，2004年获上海市优秀科研院所长奖。2006年获中华医学会中国介入心脏病学终身成就奖，2010年获上海市科技功臣奖。2015年获中华医学会百年纪念荣誉状。2016年获“敬佑生命·2016荣耀医者”公益评选“生命之尊”奖。

名誉主编

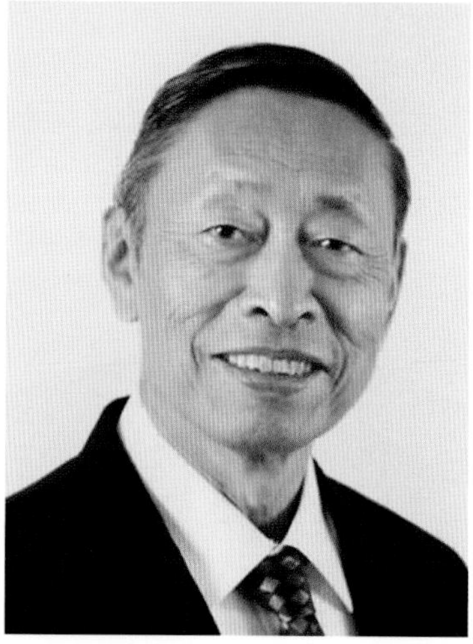

林果为

1936年生，浙江杭州人。1959年毕业于原上海第一医学院医疗系本科。毕业后在复旦大学附属华山医院内科教研室和血液科工作，历任内科教研室副主任、诊断教研室主任和临床流行病学培训中心主任。现为复旦大学上海医学院内科学教授、博士研究生导师、华山医院终身教授。1982—1983年赴美国宾夕法尼亚大学附属医院普通内科进修临床流行病学，取得硕士学位（MSc）。曾任中华医学会第一届全国临床流行病学分会主任委员，中华医学会血液学分会常务委员，上海市医学会血液学专科委员会副主任委员，《中华血液学杂志》《中华内科杂志》《国外医学：输血及血液学分册》《中国实验血液学杂志》《英国医学杂志中文版》《上海医学》《中华医学杂志（英文版）》《中国循证医学杂志》《内科理论与实践》等杂志编委，历任《实用内科学》第13~15版主编。

从事临床血液学工作已62年，特别在血液病的临床流行病学研究方面有很深造诣。在铁缺乏症、再生障碍性贫血、白血病、骨髓增生异常综合征方面的临床流行病学研究项目共获得市级以上科学技术进步奖七项。主编专著10部，其中2015年主编《现代临床血液病学》获全国第五届中华优秀出版物（图书）奖，《现代临床流行病学》第3版获上海普通高校优秀教材奖，参编著作22部，发表论文近200篇。并获得上海市教学成果奖3项，以及1997年、1998年度“宝钢和普康优秀教师”奖。

主　编

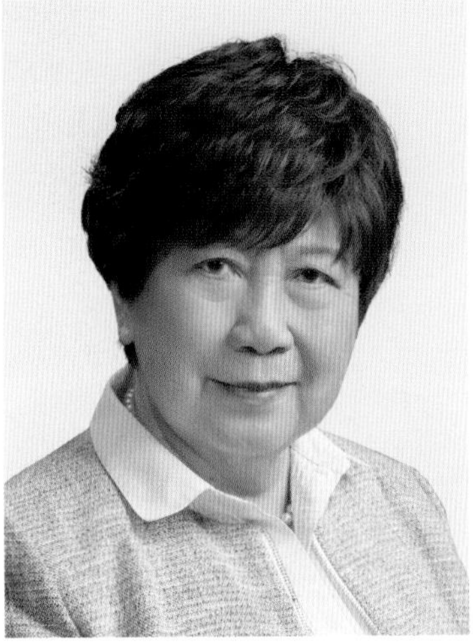

王吉耀

1944年生于上海,1967年毕业于原上海第一医学院。1981年和1986年分别获原上海第一医学院内科消化医学硕士和加拿大McMaster大学临床流行病学科学硕士。复旦大学内科学二级教授,博士研究生导师,复旦大学附属中山医院终身荣誉教授。我国有突出贡献的消化病和肝病专家,临床流行病学和循证医学的创始人和奠基人之一。对我国循证医学普及和教育体系的建立作出了开拓性的贡献,获上海市教学成果一等奖。曾获"上海市三八红旗手""上海市高校教学名师""上海市卫生系统高尚医德奖""上海市医务职工科技创新能手"、首届"国之大医——特别致敬""上海市白玉兰医学巾帼成就奖"等荣誉并荣获"庆祝中华人民共和国成立70周年"纪念章。

曾任复旦大学附属中山医院内科教研室主任兼消化科主任、复旦大学上海医学院内科学系主任、复旦大学学术委员会、学术规范委员会、教学指导委员会委员;中华医学会临床流行病分会主任委员、消化分会委员、上海市医学会消化分会副主任委员。现任复旦大学国际临床流行病学资源和培训中心/循证医学中心主任,中国临床实践指南联盟学术委员会主任。

多年来致力于胃肠病和慢性肝病的临床和研究,在国际上率先开展靶向分子影像学无创诊断肝纤维化研究;找到并证实"土三七"致肝窦阻塞综合征的毒性成分;将"循证医学"的概念引入中国并在*Lancet*上发表述评。作为主要研究者主持多项全国性的临床研究并参与多部临床指南的制定。在幽门螺杆菌临床流行病学和药物经济学方面的研究成果获国家科学技术进步奖二等奖(2007年,第二完成人)。以第一完成人获得教育部科学技术进步奖二等奖、上海市医学科技奖一、三等奖、上海市科学技术进步奖二、三等奖等十六项。发明专利三项。发表论文300余篇。主编全国高等学校临床医学专业七年制规划教材《内科学》(2005年获全国优秀教材一等奖)和卫生部"十五""十一五"全国高等学校临床医学专业七年制及八年制规划教材第1和第2版《内科学》(2008年获上海市优秀教材一等奖)。主编《循证医学与临床实践》第1~4版,获上海市普通高校优秀教材奖。任《实用内科学》第14~15版主编,《中国大百科全书》第3版现代医学副主编。

主　编

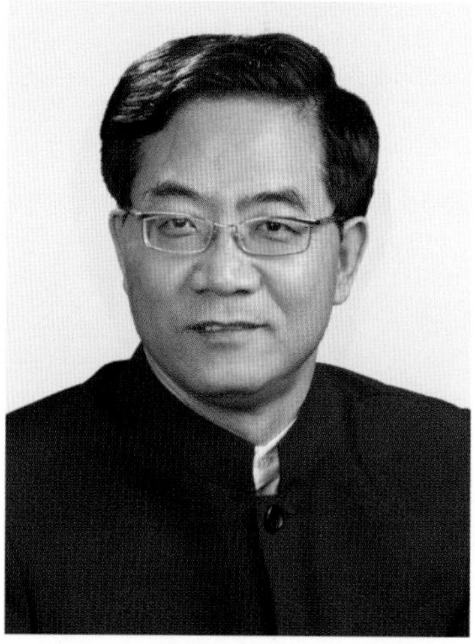

葛均波

1962 年出生于山东省五莲县。中国科学院院士、长江学者、教授、博士研究生导师。1993 年毕业于德国美因茨大学，获医学博士学位。现任中国医师协会心血管内科医师分会会长，中国心血管健康联盟主席，复旦大学附属中山医院心内科主任，上海市心血管病研究所所长，安徽省立医院院长，复旦大学生物医学研究院院长，复旦大学泛血管医学研究院院长，复旦大学泛血管基金理事长，教育部心血管[illegible]与器械工程研究中心主任，中国医学科学院学部委员，美国心血管造影和介入学会理事会[illegible]病学会国际顾问，世界心脏联盟常务理事，世界华人心血管医师协会名誉会长，美国哥伦比亚[illegible]教授。

1987 年起从事心血管疾病的临床和科研工作，尤其致力于冠状动脉疾病介入策略的优化[illegible]在血管内超声技术、新型冠脉支架研发、复杂疑难冠脉疾病介入策略、冠脉疾病细胞治疗等领域取得了一系列成果。作为项目负责人，先后承担了 20 余项国家和省部级科研项目，包括“十三五”国家重点研发计划项目、国家杰出青年基金、国家自然科学基金委“创新研究群体”科学基金、国家 863 计划（首席科学家）、国家“十一五”科技支撑计划、211 工程重点学科建设项目、985 工程重点学科建设项目、卫生部临床学科重点项目、上海市重中之重临床医学中心建设项目等。参与多项国际多中心临床研究项目：THEMIS 研究（steering committee member）、COMPASS 研究、RELAX-AHF-2 研究、BEAUTIFUL 研究、PARAGON-HF 研究、DAPA-HF 研究等。作为通讯作者发表 SCI 或 SCI-E 收录论文 490 余篇，主编英文专著 1 部、主译专著 1 部、中文专著 21 部。担任全国高等学校临床医学专业五年制本科规划教材《内科学》（第 8 版、第 9 版）主编、《实用内科学》（第 15 版）主编工作，*Cardiology Plus* 主编、*Herz* 副主编、*European Heart Journal* 编委。作为第一完成人获得国家科学技术进步奖二等奖、国家技术发明奖二等奖、教育部科学技术进步奖一等奖、中华医学科技奖二等奖、上海市科学技术进步奖一等奖等科技奖项 10 余项，被授予“科技精英”“全国五一劳动奖章”“谈家桢生命科学奖”“树兰医学奖”“白求恩奖章”“十大最美医生”“ICI 心血管创新成就奖”“全国先进工作者”“上海市科技功臣”等荣誉称号。

主　　编

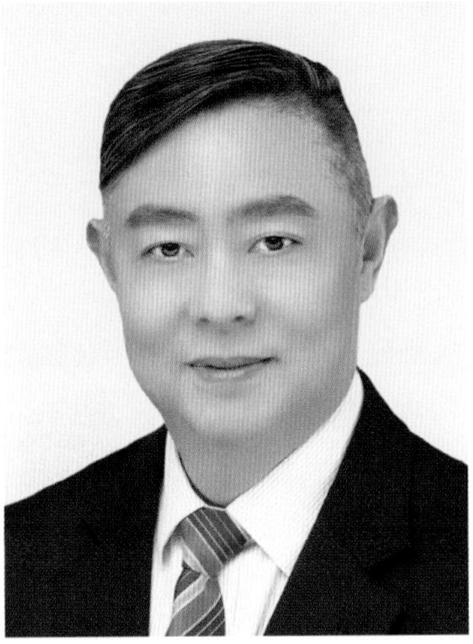

邹和建

1987年毕业于原上海医科大学六年制本科，1992年原上海医科大学研究生院毕业，获医学博士学位。2014年获复旦大学管理学院高级管理人员工商管理硕士（EMBA）学位。现任复旦大学附属华山医院风湿免疫科、职业病科教授，主任医师，博士研究生导师。复旦大学附属华山医院党委书记，华山医院伦理委员会（HIRB）主席，复旦大学风湿、免疫、过敏性疾病研究中心主任，复旦大学附属华山医院分子与转化医学研究所所长；国际硬皮病临床与研究协作网（InSCAR）副主席；全国生物样本标准化技术委员会委员、国家职业健康标准专业委员会副主任委员、教育部临床医学专业认证工作委员会委员、中国人类遗传资源管理专家组成员、中国医药生物技术协会组织生物样本库分会常委、上海市医学会风湿病学分会前任主任委员、上海市医师协会风湿免疫科医师分会会长、海峡两岸医药卫生交流协会风湿免疫病学专业委员会痛风学组主委、中国医师协会风湿免疫病科医师分会痛风学组组长；中国生物医学工程学会免疫治疗工程分会副主任委员；中国非公立医疗机构协会物联网医疗分会风湿病委员会主任委员；《药物不良反应杂志》副总编辑。曾任中华医学会风湿病学分会第七、第八届委员会副主任委员，中国医师协会风湿免疫科医师分会第一、第二届委员会副会长，复旦大学附属华山医院副院长（科研、教学）、纪委书记，复旦大学上海医学院副院长（外事、研究生教育）。

近5年承担国家自然科学基金、211学科新增长点基金、上海市科委重大、重点项目、国家卫生健康委员会科研项目、973项目子课题、上海市优秀学术带头人计划共10余项。发表第一作者或通讯作者SCI论文百余篇。主编、副主编学术专著9部。获得上海市教学成果奖一等奖1项，上海市医学科技成果奖二等奖1项（第一完成人），HLA-B*5801基因检测技术获国家专利发明授权。主要从事痛风发病机制及遗传学研究、系统性硬化（硬皮病）发病机制研究。2011年入选上海市领军人才，上海市优秀学术带头人；2012年获“宝钢优秀教师”奖。

副主编

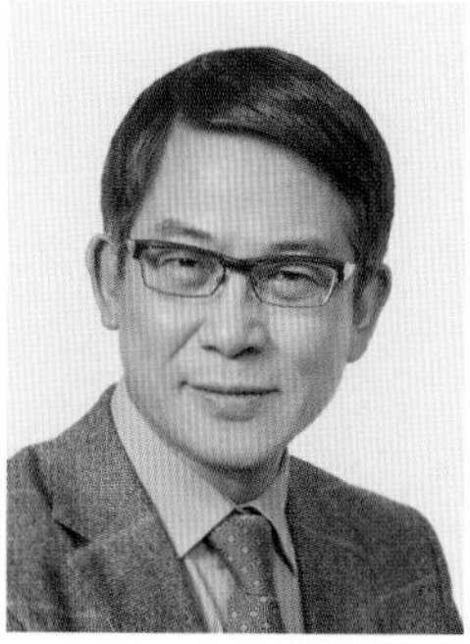

白春学　上海市领军人才，复旦大学附属中山医院教授、博士研究生和博士后导师，上海市呼吸病研究所所长，复旦大学医学院呼吸病研究所所长。兼任中国肺癌防治联盟主席，上海市控制吸烟协会会长，中国非公立医疗机构协会物联网医疗分会会长，*Clinical e-Health* 杂志主编。先后获国家自然科学基金重大、重点等 48 项科研课题。主编《现代呼吸病学》《急性呼吸窘迫综合征》和《物联网医学》等专著 10 部，获专利 46 项，牵头国内、外呼吸病指南和共识 22 项，发表论著 700 余篇。在抗击新型冠状病毒肺炎期间，设计研发成功全球首个用于辅助诊治 COVID-19 云加端 nCapp，成为首个新冠诊疗的智能辅助工具，并为 ATS 和 ERS 新型冠状病毒肺炎指南 *Updated Guidance on the Management of COVID-19* 第一作者。针对云医院或互联网医院的难点，根据自己物联网技术优势，研发智能健康云，以及 OTT 和医疗 app 密切链接的解决办法。

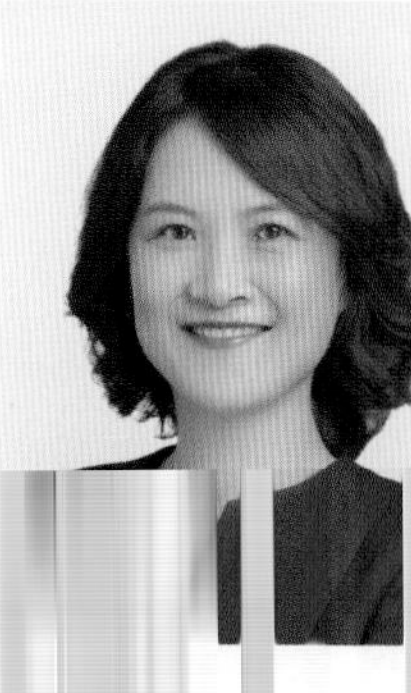

陈　彤　1993 年毕业于原上海医科大学医学系，2006 年获复旦大学医学博士学位，现为复旦大学附属华山医院血液科主任、教授、主任医师、博士研究生导师，上海市浦江人才、教育部新世纪优秀人才、上海市优秀学术带头人、上海市医学领军人才。主要从事急慢性白血病、淋巴瘤、多发性骨髓瘤等血液系统恶性肿瘤的诊治，在血液病治疗新方法的探索、造血微环境异常在血液病发病中的作用机制，以及造血干细胞的转化应用等方面有较深入的研究。参编[illegible]

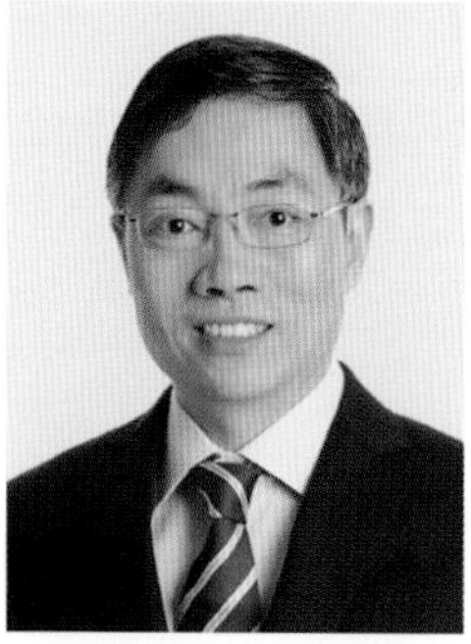

丁小强　复旦大学附属中山医院肾内科主任，上海市肾脏疾病临床医学中心主任，上海市肾病透析研究所所长，上海市肾脏疾病与血液净化重点实验室主任，上海市血液透析质量控制中心主任，上海市临床病理质控中心肾脏病理专业组组长，国际血液透析学会理事，中国医师协会肾脏内科分会副会长，中华医学会肾脏病学分会常委，上海市医学会肾脏病学专科分会名誉主任委员，上海市医师协会肾脏内科医师分会副会长。在肾小球疾病、急性肾损伤、慢性肾脏病和血液净化等方面开展系统研究，取得系列创新成果。主持国家及省部级重点课题 30 余项，包括国家重点研发计划、国家科技支撑计划重大项目、国家自然科学基金重点项目等。在国内外专业期刊发表论文 300 余篇，作为第一完成人获上海市科学技术进步奖一等奖 1 项、上海医学科技奖二等奖 4 项等。

副 主 编

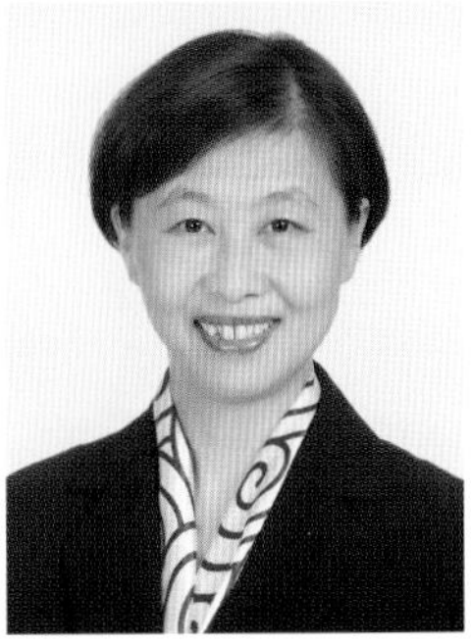

高　鑫　博士研究生导师，复旦大学代谢疾病研究所所长。复旦大学附属中山医院内分泌科前任主任。中华医学会内分泌学分会第八、九、十届委员会常务委员，中华医学会内分泌学分会肝病与代谢学组前任组长，中国医师学会内分泌代谢科医师分会第一、二、三届委员会副会长。上海市医学会内分泌学分会前任主任委员，上海药学会药物治疗专委会前任主任委员。先后承担和参加国家“十五”“十一五”课题、科技部973项目课题、上海市科委重大课题、重点课题20余项，国自然面上项目4项。发表论文200余篇，其中SCI收录论文100余篇。获得国家发明专利4项。先后获得上海市优秀发明奖二等奖、上海医学科技奖二等奖、教育部科学技术进步奖二等奖、上海医学科技奖成果推广奖、中华医学会内分泌学分会杰出贡献奖。主要研究方向：肥胖、糖尿病、脂肪肝临床与基础研究。

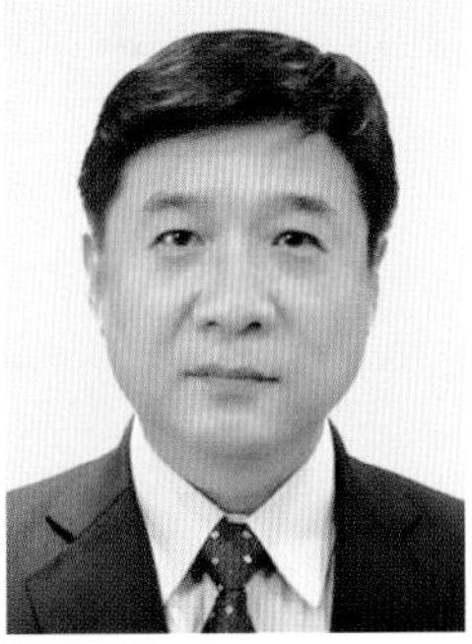

郝传明　复旦大学附属华山医院肾病科主任，复旦大学肾脏病研究所常务副所长。兼任中华医学会肾脏病学分会常务委员，中国医师协会肾脏内科医师分会常务理事、副干事长，中国生理学会肾脏生理专业委员会主任委员，上海市医师协会肾脏内科医师分会副会长，上海市医学会内科学分会副主任委员，*Am J Physiol Renal* 编委，*Kidney Disease* 副主编、国家自然科学基金委二审专家。研究方向包括高血压、肾脏水盐代谢和糖尿病肾病的基础和临床。先后主持国家自然科学基金重点项目、重点国际合作项目、国家卫生和计划生育委员会行业基金子课题、973项目子课题等，发表SCI收录论文120余篇，包括 *JCI*、*JASN*、*KI*、*Hypertension*、*NEJM* 等。担任《中华医学百科全书：肾脏病学》副主编，参编专著 *Brenner & Rectors The Kidney*。

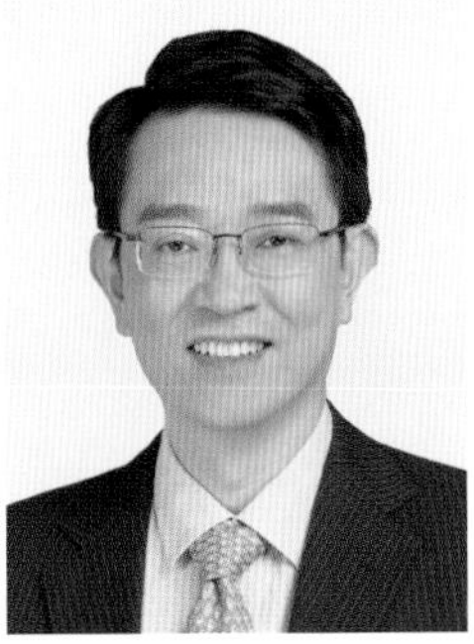

李益明　复旦大学附属华山医院内分泌科主任，复旦大学内分泌糖尿病研究所常务副所长。中华医学会糖尿病学分会常务委员，糖尿病与相关内分泌病学组组长、糖尿病神经并发症学组副组长；中国老年学和老年医学学会糖尿病分会副主委；上海市医学会内分泌分会副主任委员，上海市康复协会糖尿病分会主任委员，上海市中医药学会糖尿病分会副主任委员，上海市中西医结合学会内分泌代谢病专业委员会副主任委员；上海市垂体瘤研究中心内科组组长。《Harrisen内分泌学》共同主译。主要研究方向为神经内分泌疾病、糖尿病神经病变和肥胖胰岛素抵抗。承担各级各类课题20余项，其中国家自然科学基金面上项目6项。发表论文160余篇，SCI论文100余篇。

副主编

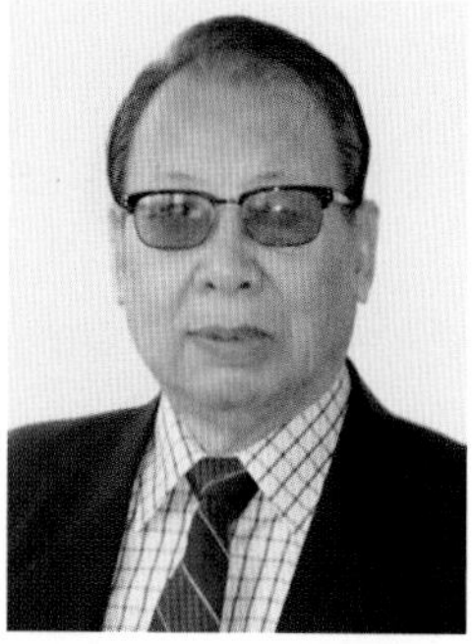

潘孝彰 1962年毕业于原上海第一医学院医疗系，现任复旦大学附属华山医院感染病学教研室主任医师、教授。长期从事医学教育及感染性疾病和疑难病的诊治，曾诊断过上海第一例莱姆病；诊断过华山医院首例 POEMS 综合征，该综合征涉及多个专科，是难度较大的罕见病。代表性科研成果有：领衔并双获部级二等奖的“囊虫病治疗”和“肠杆菌科细菌快速诊断”研究，皆填补了20世纪80年代的国内空白，前者和国际同步，至今该疗法仍在应用；20世纪90年代在美国的实验研究证实，三药联合可增强对 HIV 的抑制作用。具代表性的主编著作有《现代感染病学》《艾滋病防治学》和《新发传染病》等。1984年起参与《实用内科学》组织和编写工作，历任学术秘书、副主编和常务副主编等，协助过三任主编，共组织过八次重大修订再版。

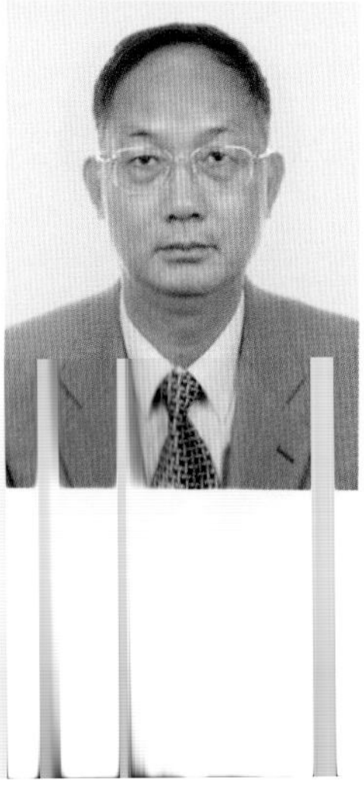

王卫平 1988年毕业于原上海医科大学研究生院获儿科学博士学位，现为复旦大学附属儿科医院教授，复旦大学教学指导委员会主任委员，中国医师协会常务理事，教育部高等学校临床医学教学指导委员会副主任委员，教育部临床医学专业认证工作委员会副主任委员。历任复旦大学附属儿科医院院长，原上海医科大学副校长、常务副校长，复旦大学副校长、常务副校长并兼任上海医学院院长等职务。2008年获教育部高等学校科学研究优秀成果奖中自然科学[illegible]等奖[illegible]200[illegible]获[illegible]国[illegible]教[illegible]成果[illegible]等奖和上海市教学成果[illegible]等奖，2014年获“[illegible]国[illegible]科[illegible]奖[illegible]主[illegible]全[illegible]校[illegible]学[illegible]教材[illegible]儿科学》3部，其[illegible]医学[illegible]著3部。[illegible]要从[illegible]儿童[illegible]作[illegible]生[illegible]规律[illegible]其影响因素。

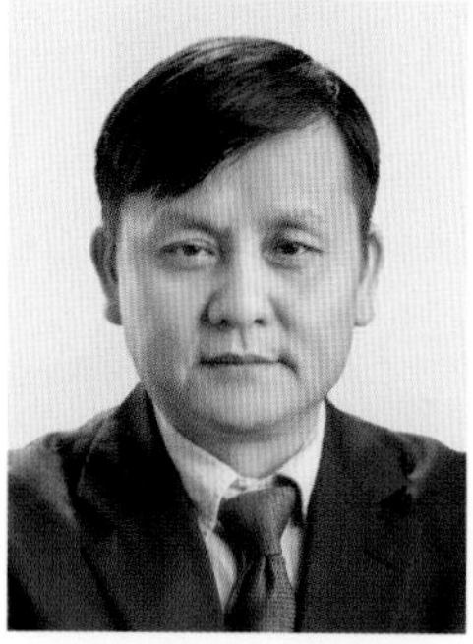

张文宏 复旦大学教授，博士研究生导师，教育部长江学者。复旦大学附属华山医院感染科主任，肝病中心联合主任，兼任复旦大学上海医学院内科学系主任，上海市医疗救治专家组组长，中华医学会感染病学分会副主任委员兼秘书长，中华预防医学会感染性疾病防控分会副主任委员，中国医师协会内科医师分会副会长，上海市医学会感染病学分会前任主任委员，上海市医师协会感染科医师分会创会和前任会长，《中华传染病杂志》总编辑，《微生物与感染》执行主编，国际期刊 *Emerging Microbes and Infections* 副主编。主编及参编各类感染病学教材、专著和科普读物20多部，入选教育部新世纪优秀人才、上海市领军人才、上海市优秀学科带头人、上海市新百人计划，上海市银蛇奖等多项人才计划，获“国之名医·优秀风范”，上海市医务工匠，上海市劳动模范称号，2020年获“第二届全国创新争先奖”。

储以微 教授,博士研究生导师。曙光学者。复旦大学基础医学院免疫学系主任。中国免疫学会副理事长,上海市免疫学会副理事长。《中国免疫学杂志》编委、《中国肿瘤生物治疗杂志》编委。*Cellular and Molecular Immunology* 编委。荣获宝钢教育基金会优秀教师奖、上海市“育才奖”。2019 年中华医学科技奖三等奖,第十七届上海市医学科技奖一等奖,第三十一届上海市技术发明奖金奖。

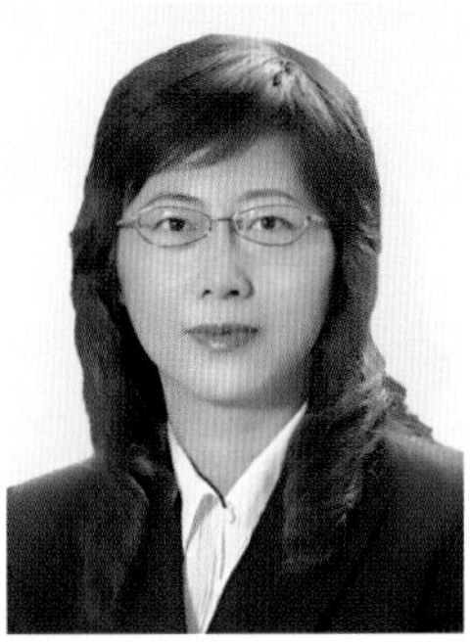

董 强 教授、博士研究生导师。曙光学者、上海市优秀学科带头人、上海市医学领军人才、上海领军人才。复旦大学附属华山医院神经内科主任。中华医学会神经病学分会副主任委员、中国卒中学会副会长。上海市医学会神经内科专业委员会主任委员、上海市医师协会神经内科医师分会会长。上海市神经系统疾病临床医学研究中心主任、上海市神经内科质控中心主任。上海卒中学会常务副会长、上海卒中学会青年理事会理事长。《中华神经科杂志》副总编辑、*Stroke and Vascular Neurology* 副总编辑。上海市“十佳公共卫生工作者”(2015)。

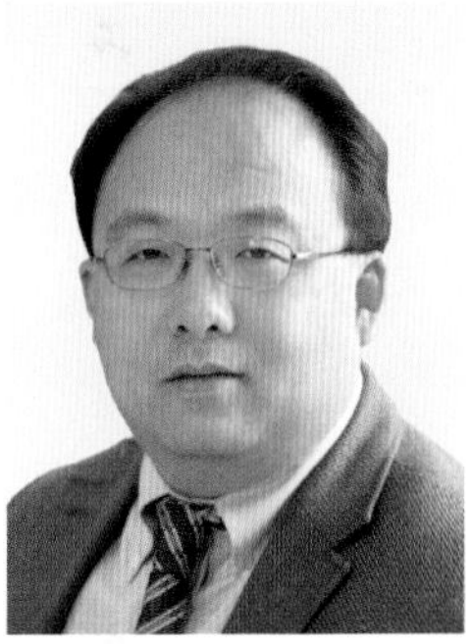

宫 晔 教授,医学博士,主任医师,博士研究生导师。复旦大学附属华山医院重症医学科主任。复旦大学附属华山医院神经外科副主任。复旦大学急重症医学研究所所长。上海市医学会危重病医学分会副主任委员。中华医学会重症医学分会委员。中国病理生理学会危重病医学专业委员会委员。中国医学救援协会重症神经专委会主任委员。中国医学救援协会重症分会理事。上海市医学会委员。上海市医师协会神经外科分会副会长。中国欧美同学会神经肿瘤学会副会长。中国医师协会神经外科医师分会委员。上海市抗癌协会神经肿瘤分会委员。

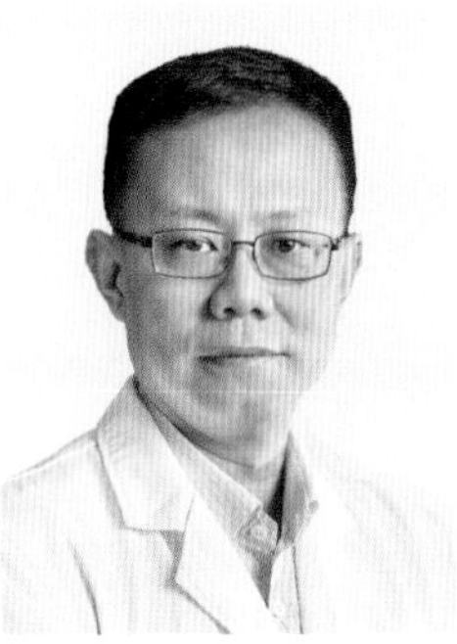

常务编委

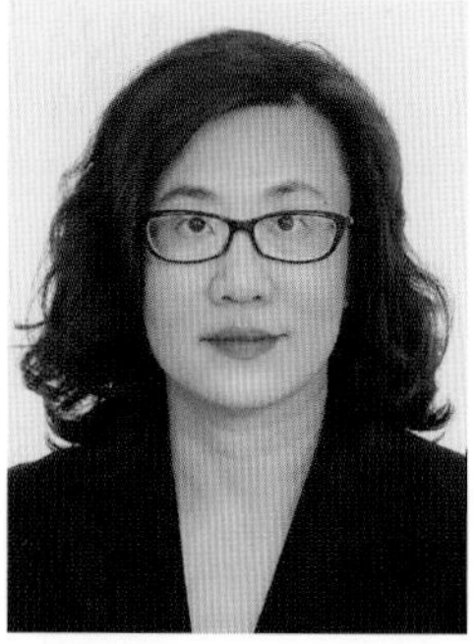

胡　予　复旦大学附属中山医院老年病科主任，主任医师，博士研究生导师。现任中华医学会老年医学分会委员兼老年骨代谢学组组长，中华医学会肠内肠外营养分会老年学组委员，中国女医师协会老年医学科医师分会常委，中国医师协会中西医结合医师分会心脏康复专业委员会常委，中国女医师协会心脏康复研究中心常委，上海市医学会骨质疏松分会委员兼秘书，上海市医学会老年医学分会委员兼内分泌学组组长。担任《中华老年医学杂志》《中华老年多器官疾病杂志》《国际糖尿病》《老年医学和保健》等杂志编委。

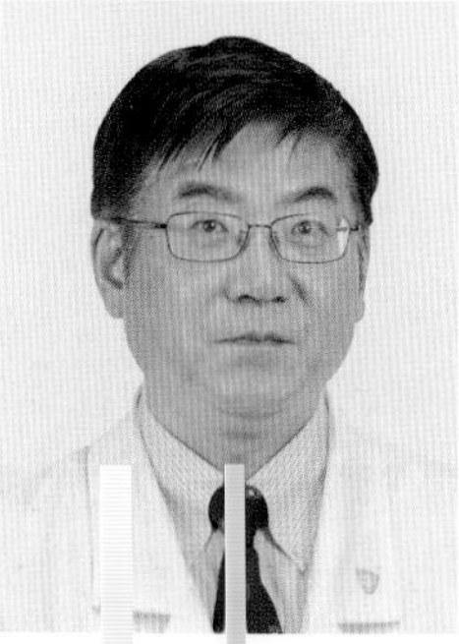

季建林　复旦大学附属中山医院心理医学科教授，主任医师。复旦大学上海医学院精神卫生学系主任，中华医学会行为医学分会主任委员，中华医学会心身医学分会常务委员，全国卫生产业企业管理协会抗衰老分会副主任委员，上海市心理卫生学会副理事长。主要研究方向：综合医院精神医学，抑郁与焦虑障碍诊治，认知行为治疗与危机干预。代表著作有：《医学心理学》《精神医学》《综合医院精神卫生》和《认知心理治疗》等。曾获"吴阶平-杨森医学研究奖""宝钢优秀教师"和中华医学会心身医学分会"心身医学突出贡献专家"等荣誉。

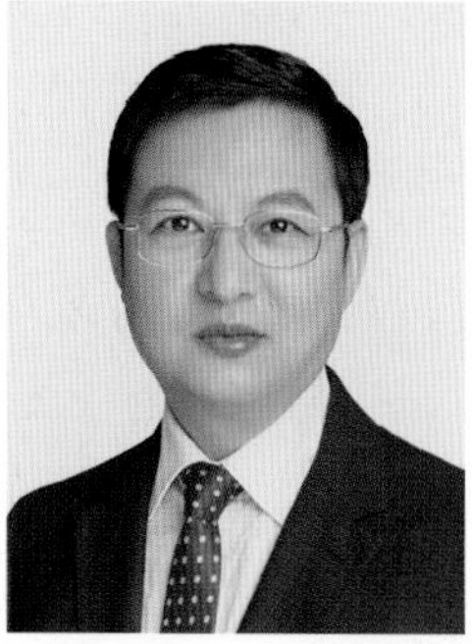

罗飞宏　教授，主任医师，博士研究生导师。复旦大学附属儿科医院内分泌遗传代谢科主任。中国医师协会青春期健康与医学专业委员会副主任委员、内分泌学组组长，中华医学会儿科学分会内分泌遗传代谢病学组副组长。亚太儿科内分泌学会(APPES)理事。《中华儿科杂志》编委、*Journal of Pediatric Endocrinology and Metabolism* 副主编。国家卫生健康委国家健康科普专家库第一批成员。复旦大学"十佳百优"(医务)"优秀医生"奖。

常务编委

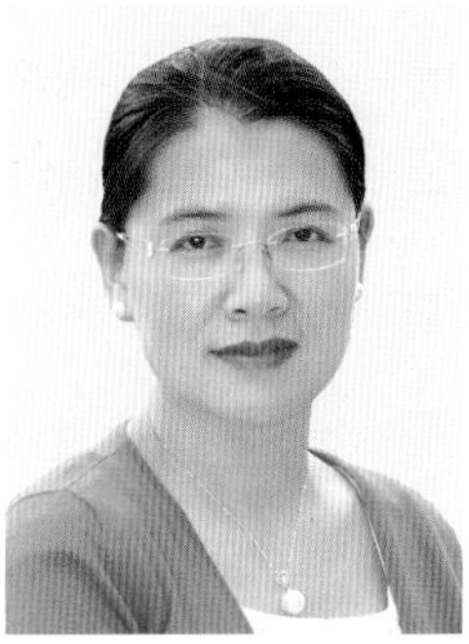

钱菊英 1992年本科毕业于上海医科大学(现复旦大学上海医学院),1999年在德国埃森大学获得医学博士学位,现任复旦大学附属中山医院副院长,教授,博士研究生导师,心内科副主任,国家放射与治疗临床医学研究中心执行主任,上海心血管病临床医学中心副主任;中华医学会心血管病学分会常委,中国医促会心血管病分会副主任委员;上海市医学会心血管病分会主任委员,上海市医师协会心血管内科医师分会副会长;欧洲心脏病学会Fellow(FESC),美国心脏病学院Fellow(FACC),亚太介入心脏病学会Fellow(FAPSIC)。曾获得上海市优秀学术带头人,上海市优秀学科带头人,上海市医学领军人才,上海市“十佳医生”等奖励及荣誉称号,2016年获得上海市五一劳动奖章,2018年被评为中国“最美女医师”。

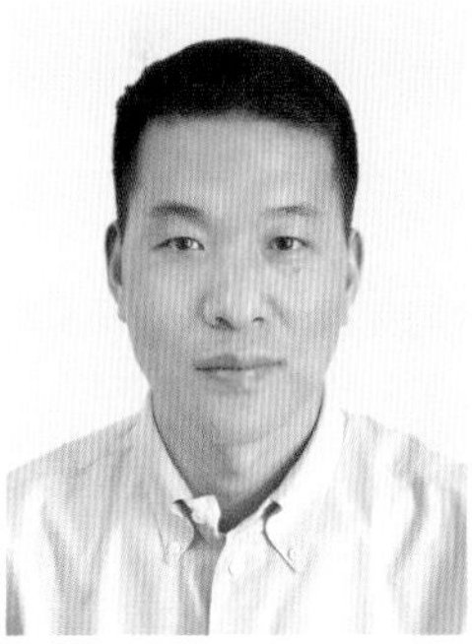

汤其群 教授,博士研究生导师。第二批教育部“长江学者奖励计划”特聘教授(1999)。国家自然科学基金委“杰出青年基金”获得者(2006),享受国务院政府特殊津贴。2005年入选上海市首批“医学领军人才”,2007年入选上海市领军人才,并被评为“优秀学科带头人”,2009年入选国家“百千万人才计划”国家级人选,2010年被约翰·霍普金斯大学生物化学系聘为兼职教授(Adjunct Professor),被美国中华医学(洛克菲勒)基金会评为CMB杰出教授。复旦大学学术委员会副主任(兼医学部主任),“代谢分子医学”教育部重点实验室主任。国家自然科学基金委医学部咨询专家(2017)。中国生物化学与分子生物学协会副理事长、代谢专业委员会主任委员。国际著名*Biochemical Journal*和糖尿病领域顶尖杂志*Diabetes*的副主编。

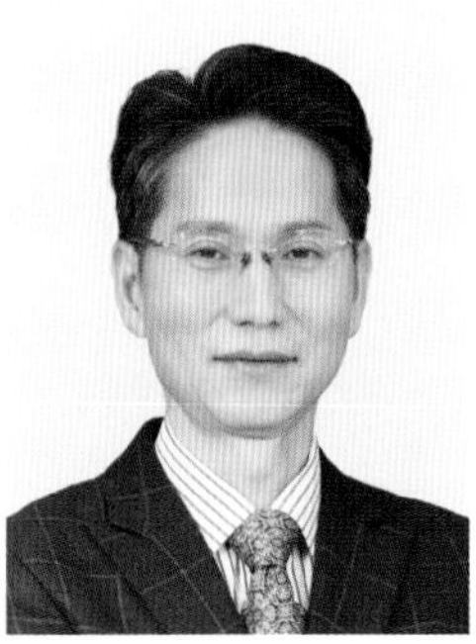

王明贵 主任医师,教授,博士研究生导师,美国哈佛大学博士后,复旦大学附属华山医院抗生素研究所所长。专长于感染病诊治、抗菌药物合理应用,从事细菌耐药性及耐药机制研究。上海领军人才、上海市优秀学科带头人、上海市医学领军人才。中华医学会细菌感染与耐药防治分会首届主任委员,中华医学会感染病学分会常务委员,中国医药教育协会感染疾病专业委员会副主任委员、真菌病专业委员会副主任委员,中国药学会药物临床评价研究专业委员会副主任委员。国际抗微生物化疗学会(ISAC)执委会委员,欧洲临床微生物与感染病学会(ESCMID)会士、ISAC会士。牵头承担科技部973项目及国家自然科学基金委重大项目,获教育部科学技术进步奖一等奖(第一完成人)。

常务编委

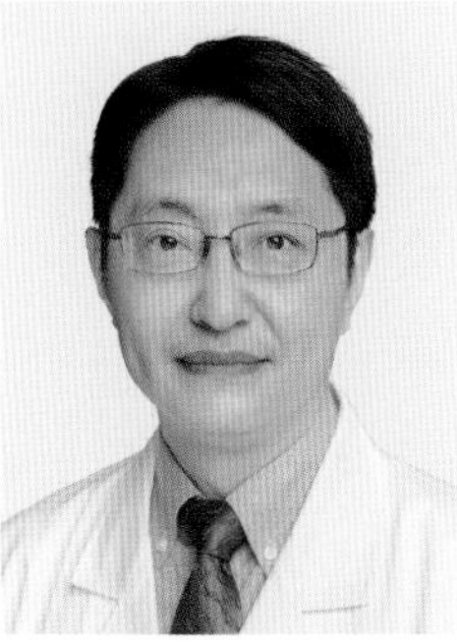

王晓川 主任医师，博士研究生导师。复旦大学附属儿科医院临床免疫科主任。1996 年上海医科大学（现复旦大学上海医学院）获博士学位，1997—1998 年瑞士雀巢国际研究中心访问学者，从事小儿过敏性疾病研究。2000—2002 年美国纽约州立大学布法罗儿童医院访问教授。专业特长：小儿免疫/过敏，包括各种原发性和继发性免疫缺陷病、免疫低下、过敏性疾病、预防接种不良反应诊治。学术任职：国家免疫规划专家咨询委员会委员；中国医师协会儿科分会过敏专委会主任委员，中国医师协会儿科分会风湿免疫专委会副主任委员；中华医学会儿科分会免疫学组副组长；中国医师协会儿科分会常委；中国医师协会变态反应医师分会委员；中国儿童免疫与健康联盟副主任委员、秘书长。

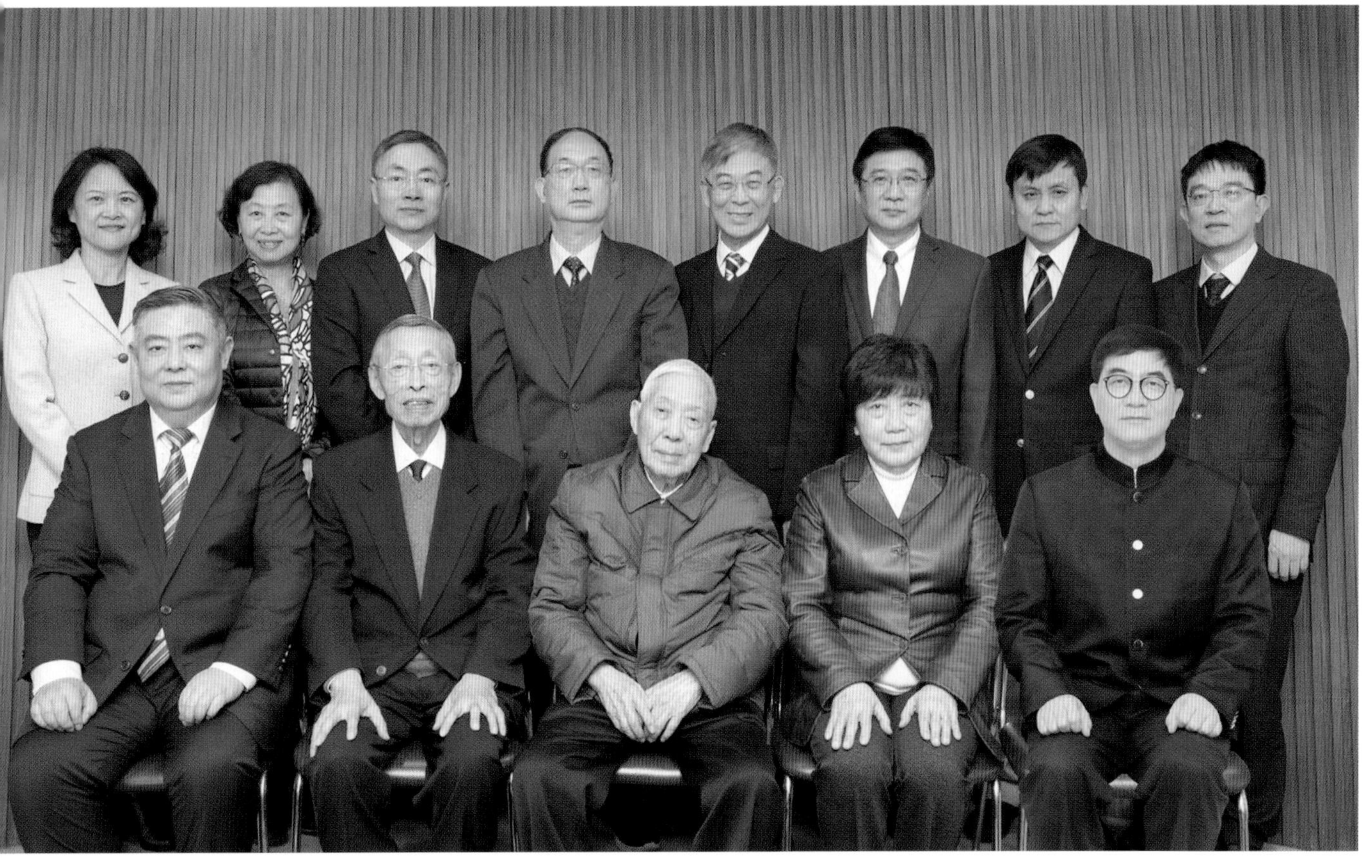

《实用内科学》(第16版)启动会

第一排左起:

邹和建(主编)　林果为(名誉主编)　陈灏珠(名誉主编)　王吉耀(主编)　葛均波(主编)

第二排左起:

陈　彤(副主编)　高　鑫(副主编)　丁小强(副主编)　王卫平(副主编)
白春学(副主编)　郝传明(副主编)　张文宏(副主编)　李益明(副主编)

编委简介（以姓氏汉语拼音为序）

蔡迺绳 复旦大学附属中山医院心内科教授，博士研究生导师。曾任中山医院心内科主任。专长为心力衰竭、心律失常、高血压诊治。

陈　靖 复旦大学附属华山医院科研处处长，肾病科副主任，国家老年疾病临床医学研究中心（华山）副主任。专长为慢性肾脏病防治及血液净化治疗。

陈世耀 复旦大学临床医学院常务副院长，教授，任附属中山医院临床技能培训中心及内科教研室主任，消化科及内镜中心副主任；中华医学会临床流行病学和循证医学分会第七届主任委员等职。

程训佳 复旦大学基础医学院病原生物学系教授，博士研究生导师。获得日本东海大学医学博士学位和博士后。专长为寄生虫病学。

程韵枫 复旦大学附属中山医院血液科教授，任中华医学会血液学分会血栓与止血学组委员、中国医药生物技术协会基因检测技术分会副主任委员等职。

董　玲 复旦大学附属中山医院消化科主任医师，博士研究生导师。上海市医学会消化系病专科分会委员、秘书。

范维琥 复旦大学附属华山医院心内科教授。专长为高血压、冠心病和心力衰竭的治疗。

方　艺 复旦大学附属中山医院肾内科主任医师，上海市肾脏疾病与血液净化重点实验室副主任，中华医学会肾脏病学分会青年委员会副主任委员。

郭　玮 复旦大学附属中山医院检验科主任，博士、博士研究生导师、教授。中华医学会检验医学分会常务委员。

郭津生 复旦大学附属中山医院消化科主任医师，上海市中西医结合器官纤维化学会副主任委员，《中华肝脏病杂志》编委。

何礼贤 复旦大学上海医学院教授，博士研究生导师，中山医院呼吸科原主任。获教育部、中华医学会和上海市科学技术进步奖二、三等奖共6项。

洪　震 复旦大学附属华山医院神经内科教授。专长为癫痫、脑血管病与老年痴呆的诊治。

洪小南 复旦大学附属肿瘤医院肿瘤内科主任医师。专长为恶性肿瘤的内科诊断和治疗。

黄海艳 复旦大学基础医学院副教授，硕士研究生导师。

姜林娣 复旦大学附属中山医院风湿免疫科主任医师，从事临床兼教学三十余年。主编《系统性血管炎》专著，发表大动脉炎性肾动脉炎以及高血压专家共识。

李圣青 复旦大学附属华山医院呼吸科主任，教授，博士研究生导师，全国抗击新冠疫情先进个人，国家卫生健康委抗击新冠肺炎疫情先进个人。

李小英 复旦大学附属中山医院内分泌科主任，教授。中华医学会糖尿病学分会副主任委员，上海市医学会糖尿病学专科分会主委。

刘　杰 复旦大学附属华山医院消化科主任，教授，博士研究生导师，长江学者，国家杰出青年，复旦大学消化病研究所所长。

刘　澎 复旦大学附属中山医院血液科主任，教授，主任医师，博士研究生导师。专长为多发性骨髓瘤和淋巴瘤的诊治及临床研究。

卢洪洲 深圳市第三人民医院党委副书记、院长。曾任上海市公共卫生临床中心党委书记，复旦大学附属华山医院院长助理，教育部长江学者。专长为感染性疾病诊治与发病机制研究。

吕传真 复旦大学附属华山医院神经病学终身教授。专长为各种神经系统疾病的诊治，特别是免疫相关性神经疾病和脑血管病的诊治等。

邵凌云 复旦大学附属华山医院感染科副主任、主任医师、博士研究生导师。任上海市医学会感染病专科分会副主任委员；上海市医师协会感染科医师分会副会长等。

沈锡中 复旦大学附属中山医院教授，博士研究生导师，消化科主任。任上海市医学会消化专业委员会主任委员、中国中西医结合肝病专业委员会副主任委员等职。

施光峰 复旦大学附属华山医院教授。专长为感染病特别是肝病、全身及系统感染、发热待查等的临床诊断与治疗。

施海明 复旦大学附属华山医院心内科主任，教授，博士研究生导师。中国医师协会心血管内科医师分会委员，中国中西医结合学会心血管病专业委员会副主任委员。

施慎逊 复旦大学附属华山医院精神医学科主任，教授，博士研究生导师。专长为抑郁障碍、焦虑障碍和精神分裂症的诊治。

舒先红 复旦大学附属中山医院心内科主任医师，二级教授，博士研究生导师，心脏超声诊断科主任，上海市心血管病研究所副所长，中国医师协会超声分会超声心动图专业委员会主任委员。

宋元林 复旦大学附属中山医院呼吸科主任，教授，博士研究生导师，东方学者，上海市优秀学术带头人，中华医学会呼吸病学分会常委，上海市医学会呼吸病学专科分会候任主委。

滕　杰 复旦大学附属中山医院肾脏科副主任。研究方向为危重肾脏病学及其血液净化疗法、维持性血液透析疗法。

汪　复 复旦大学附属华山医院抗生素研究所教授。专长为感染病诊治、抗菌药合理应用、细菌耐药性研究、抗菌药临床评价。

汪　昕 复旦大学附属中山医院党委书记、神经内科主任、上海市中西医结合康复医学研究所所长。

[illegible]

杨叶虹 主任医师，博士研究生导师，复旦大学附属华山医院内分泌科副主任；主要研究方向：糖尿病、肥胖症。

叶红英 主任医师，硕士研究生导师，复旦大学附属华山医院内分泌科副主任；主要研究方向：神经内分泌。

叶志斌 复旦大学附属华东医院肾内科主任，主任医师，博士研究生导师。专长为老年人肾脏病的诊治。

于明香 复旦大学附属中山医院内分泌科主任医师，硕士研究生导师。专长为内分泌代谢疾病的诊治。

张　菁 复旦大学附属华山医院抗生素研究所副所长，博士、主任药师、博士研究生导师。专长为临床药理学研究、定量药理学研究。

张继明 复旦大学附属华山医院感染科副主任，主任医师、教授，博士研究生导师。从事病毒性肝炎的基础与临床研究。

张婴元 复旦大学附属华山医院抗生素研究所教授。专长为感染病诊治、抗菌药临床评价和临床药理学研究、抗菌药合理应用。

郑松柏 复旦大学附属华东医院副院长、消化科及老年医学科主任医师、教授，兼任中华医学会老年医学分会委员、老年消化学组副组长。

[illegible]

[illegible]洗涤剂急慢性中毒的诊治工作。

前　言

《实用内科学》第16版的修订，始于中华人民共和国成立70周年之际，并向中国共产党建党百年献礼。作为中国医学史上传承最久的医学专著，《实用内科学》为我国医学事业的发展和医学人才的培养做出了巨大贡献，第16版的编写工作仍继续发挥优良传统，传承几代“上医人”积淀的文化、品质、学术和思想，为全面建设健康中国和构建人类卫生健康共同体做出贡献。

本版修订总方针遵循《实用内科学》历来倡导的宗旨和读者定位，是全国各级医院内科医生提高内科临床实践和理论水平的参考书，并适用于内科各专科医生对非本专业的内科疾病诊治时参考，提升其处理各种内科综合情况的能力。也是非内科专业医生了解内科相关专业疾病的参考书和内科医师规范化培训继续教育参考读物。

为了保证本书的先进性、实用性和可读性，本版依据以下原则修订：①实：实用是本书的精髓和核心，以临床医生日常进行临床诊疗决策需要的实用知识为主要内容，重点放在内科常见病和多发病的撰写，力求提供详细的诊疗方法和方案。也可以强调笔者的个人经验，以及一些诊治实用技巧。②新：要反映内科学的新进展，特别是新的理论知识、新的诊断技术和治疗措施。接轨国外书籍和UpToDate的最新内容以及国内外新版指南，作为循证医学的证据诊治患者。表现形式创新，增加扩展阅读和数字资源，且本版采用开放式二维码，增强了便利性和可读性。③全：本书旨在成为临床医生案头必备工具书。应尽量做到凡能遇到的内科病种，在本书都可以查到。除了增加内科疾病病种外，还改进了索引的编写，除了每节的病名，在临床疾病、鉴别诊断以及临床基础中出现的病名都做索引，便于读者在看到临床疾病时在基础部分可以找到有关疾病的发病机制，从而做到临床与基础结合。同时在保留中文索引的基础上，增设英文索引，便于读者查阅相关内容。④精：要符合思想精深、内容精准、技术精湛、形式精心、图文精美、制作精良的精品图书要求。内容安排上要分清轻重、主次，概念清楚，观点明确，重点讲透，文字精练易读，减少不必要的重复和避免落入“综述”的窠臼。严格控制字数，第16版虽然增加了新的章节和上一版没有提到的疾病，但是总字数反而较前一版减少。⑤深：作为大型专业参考书，不同于教材，不仅提供诊治原则，应在疾病诊断、鉴别诊断、治疗和并发症处理等方面理论联系实际，具有一定深度。本版将第二至第六篇临床基础的内容与临床需求密切结合，减少纯基础理论的陈述，尽量与临床部分前后呼应，既增加了后者的深度，也使读者对其发展现状和趋向有一定启迪。

针对目前“分科过细”的现状，在编委会组成上，增加了主编、副主编人数，并设常务编委，他们均是在本领域学术造诣高、有责任感和组织能力的教授和学科带头人。坚持主编、副主编、编委、编者层层责任制。编者（副高以上）亲自执笔是本书质量的基本保障和编撰工作的底线。本版除初审、分审外，在总审前还增加了主编、副主编进行各个篇之间的交叉审稿，确保书稿的质量。

修订期间正值新型冠状病毒在全球肆虐，本书增加了相应的章节，总结在抗疫一线的经验，对于如何应对新发突发传染病有指导意义。

本书述及的各种治疗方案、方法和药物剂量都是按一般情况提出的。由于临床情况复杂，存在个体差异，医务工作者应根据所处临床的具体情况，对本书提供的资料酌情参考，做出自己的独立判断。编者对本书的应用不作任何承诺和保证，不承担使用后的任何责任。

本书为西医内科学大型参考书，但是在编写中也注意到中医、中药、中西医结合在医学中重要的、独特的地位和作用，因此也不排除在一些疾病的治疗中介绍中医重要的治疗方法。

本版的修订工作得到了复旦大学各附属医院、上海医学院、公共卫生学院、基础医学院、上海市公共卫生临床中心的支持。全体秘书组成员认真负责地参与整个编写过程；人民卫生出版社一如既往地给予大力支持，在此一并表示感谢。由于编者水平有限，难免有不少错漏之处，恳请读者批评指正，以助本书再版时得以进一步完善。

《实用内科学》编委会

2021年7月于上海

全书概要

上册

下册

目　录

下　册

第十五篇

消化系统疾病

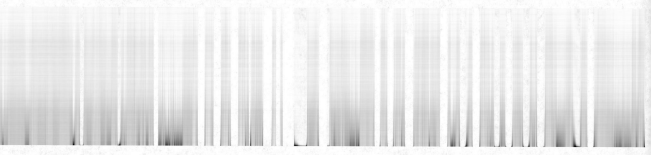

第一章 概　论

王吉耀

消化系统疾病包括食管、胃、肠、肝、胆和胰等脏器的器质性及功能性疾病，临床上十分常见。据统计胃肠病和肝病引起的疾病负担占所有疾病的 1/10，近年来，我国消化系统疾病谱发生了很大变化，原来在西方国家常见的疾病如胃食管反流病、功能性胃肠病、炎症性肠病、酒精性和非酒精性脂肪性肝病在我国发病率逐年增高。消化系统恶性肿瘤如肝癌、胃癌发病率居高不下，结直肠癌和胰腺癌不断增加。掌握消化系统主要结构和功能特点及与疾病关系，对于疾病诊断和为患者提供有效防治手段十分重要。

【消化系统结构功能特点与疾病的关系】

消化道从口腔到肛门包括食管、胃、小肠和大肠。主要生理功能是摄取、转运和消化食物，吸收营养和排泄废物。胰腺、胃肠腺分泌的各种酶及肝脏分泌的胆汁对食物成分进行消化，使其成为小分子物质被肠道吸收。各种疾病（消化道内外）只要引起消化道结构异常（糜烂、溃疡、穿孔、狭窄和癌变）、出血、营养及电解质吸收分泌异常均可以改变消化道正常功能而致病。

消化道的活动受自主神经支配，交感兴奋或抑制可导致胃肠动力的变化。迷走神经受损可引起胃十二指肠对扩张的异常敏感性。下丘脑是自主神经的皮质下中枢，也是联络大脑与低位中枢的重要环节。消化道并不只是一条有上皮内衬的肌肉管道，它具有肠神经系统（enteric nervous system，ENS），可以不依赖中枢神经系统（central nervous system，CNS）独立行使功能，被称为“肠之脑”。ENS 可直接接受胃肠道腔内各种信号，被激活后分泌的神经递质为多肽分子，通过血-脑屏障作用于下丘脑-垂体-肾上腺皮质轴。ENS 与 CNS 相互作用的脑-肠轴（brain-gut axis），在调控胃肠道的运动、分泌、血流和水及电解质转运上有重要意义。近年来，在脑-肠轴基础上，形成了应激-神经-内分泌调控的整体概念，多种胃肠内分泌激素通过脑-肠轴调控应激反应强度。各种精神因素，尤其是长期高度紧张可以造成应激-神经-内分泌调控的紊乱，影响胃肠道的运动、分泌和感觉功能，进而引起胃肠道功能性疾病。

肠黏膜屏障是人体接触外源性物质的第一道防线，由机械屏障（肠上皮细胞和细胞间紧密连接）、化学屏障、免疫屏障和肠道内微生物构成的生物屏障组成。前二者抵御了绝大部分的细菌和毒素。胃肠道相关淋巴组织构成的免疫屏障可对食物抗原产生免疫耐受，对病原菌进行免疫监视和清除。肠免疫系统可能在系统性自身免疫性疾病和免疫耐受的发展中起重要作用。消化道内居住着 10^{14} 共生菌构成的生物屏障，维持着肠道稳态，抵御外来微生物的黏附定植，对维持人的健康状况、防止疾病的发生具有重要的意义。

肝脏的解剖部位决定了它是内脏血流的过滤器，是肠道免疫系统的第二道防线。肝脏含高比例的库普弗细胞（Kupffer cell），NKT 细胞、树突状细胞在先天免疫上起重要作用，与 T 细胞、B 细胞接触又有后天免疫功能，维持了肝内微循环的稳定性和对外来抗原的耐受性。当这些功能受损时即出现相应的疾病。近期提出的肠-肝轴（gut-liver axis）概念，认为肝脏与肠道之间可以通过门静脉系统相互调节和影响，肠黏膜屏障受损除导致炎症性肠病外，还可以导致肝损伤，与非酒精性脂肪性肝病和自身免疫性肝病的发病相关。

肝脏是体内碳水化合物、蛋白质、脂质、维生素合成代谢的重要器官，通过各种酶促反应而运转，一旦肝细胞受损停止工作或由于酶的缺乏均可引起疾病。例如肝脏通过糖原分解及异生供给葡萄糖，又通过糖酵解、糖原合成、贮藏摄取葡萄糖，在调节血糖浓度、维持其稳态中起重要作用，其功能被干扰例如酒精中毒时就可产生低血糖；又如肝脏是合成清蛋白和某些凝血因子的唯一场所，肝细胞坏死或肝脏储备功能下降时，蛋白合成功能障碍，可出现凝血酶原时间延长及低白蛋白血症。中性脂肪的合成、释放，胆固醇的合成、磷脂脂蛋白的合成及脂肪的运输，都在肝脏内进行。病理情况如肝脏缺少 α_1-抗胰蛋白酶时，可发生肺气肿和肝硬化；缺乏铜蓝蛋白时可出现肝豆状核变性。酒精性和非酒精性肝病患者脂质在肝内积聚形成脂肪肝均是影响肝脏脂质代谢的结果。

肝脏又是体内主要解毒器官，肝脏摄取、结合、转运、分泌和排泄胆红素，任何一环的障碍均可引起黄疸。肝脏是胆汁生成的场所，各种原因引起胆汁酸合成、转运、分泌和排泄的障碍均可引起胆汁淤积性肝病及脂溶性维生素缺乏。肝脏通过尿素代谢将肠道含氮物转换后，从肾脏排出，该代谢障碍可导致肝性脑病。药物在肝脏内的代谢主要通过肝细胞滑面内质网上的微粒体内，细胞色素 P450 为主的一系列药酶作用。肝脏在药物药代动力学中起重要作用。反过来药物及其代谢产物也可引起肝脏损害导致药物性肝病。

【分类】

以下按病变器官分类，并列出相关的主要临床症状和常见疾病：

（一）食管疾病　主要症状为咽下困难、胸骨后烧灼感、食物和酸反流。常见疾病有胃食管反流病、食管癌、食管贲门失弛缓症。

（二）胃、十二指肠疾病　主要症状为上腹部不适、疼痛、恶心、呕吐、嗳气、反酸和出血等。常见疾病有胃炎、消化性溃疡、胃癌、十二指肠炎等。

（三）小肠疾病　主要表现有脐周腹痛、腹胀和腹泻，粪便呈糊状或水样。慢性腹泻可伴有全身性营养缺乏的表现。常见疾病有急性肠炎、肠结核、克罗恩病、吸收不良综合征等。

（四）结肠疾病　主要症状有下腹部一侧或双侧疼痛，腹泻或便秘，黏液、脓血便，累及直肠时有里急后重。常见疾病有痢疾和各种结肠炎、肠易激综合征、溃疡性结肠炎、结直肠癌、憩室病和缺血性肠病等。

（五）肝脏疾病　主要临床表现为肝区不适或疼痛、乏力常见。体征为肝大（或缩小）、肝区疼痛、黄疸、门静脉高压征和营养代谢障碍等。常见疾病有病毒性肝炎、非酒精性脂肪性肝病、酒精性肝病、自身免疫性肝病、遗传性肝病、药物性肝病、肝脓肿、各种病因引起的肝硬化、原发性肝癌等。

（六）胆道疾病　主要临床表现有右上腹疼痛（胆绞痛）和黄疸。常见疾病有胆石症、胆囊炎、胆管炎、胆道蛔虫症、硬化性胆管炎等。

（七）胰腺疾病　主要临床表现有上腹部疼痛（可向腰背部放射）和胰腺分泌障碍所引起的小肠吸收不良和代谢紊乱。常见疾病有急、慢性胰腺炎和胰腺癌。

（八）腹膜、肠系膜疾病　腹膜脏层形成一些消化器官的浆膜层。腹膜疾病的主要表现为腹痛与压痛、腹部抵抗感和腹水等。常见疾病有各种急、慢性腹膜炎，肠系膜淋巴结结核，腹膜转移癌等。

【诊断与鉴别诊断】

任何诊断的确立都应包括以下四方面：①疾病的诊断（病[illegible]

方面的知识与技能和整体的观点。

（一）病史　病史是诊断疾病的基本资料，在诊断消化系统疾病中往往是诊断的主要依据。完整病史的采集对于肝脏病的诊断尤为重要，包括家族史、用药史、饮酒史、毒品接触史、月经史、性接触史、职业环境因素、旅游史、既往手术史（包括麻醉记录）、输血史等。

（二）症状　典型的消化系统疾病多有消化系统的症状，但也有病变在消化系统，而症状却是全身性的或属于其他系统的。询问症状时应了解症状的演变情况。

1. 厌食或食欲缺乏　多见于消化系统疾病如胃癌、胰腺癌、慢性胃炎、病毒性肝炎等，但也常见于全身性感染和其他系统疾病如肺结核、尿毒症、精神神经障碍等。厌食与惧食必须分辨清楚。

2. 恶心与呕吐　两者可单独发生，但在多数情况下相继出现。胃部器质性病变如胃癌、胃炎、幽门痉挛与梗阻，最易引起。其他消化器官包括肝、胆囊、胆管、胰腺、腹膜的急性炎症均可引起，而炎症合并梗阻的管腔疾病如胆总管炎、肠梗阻几乎无例外地发生呕吐。肝病引起的恶心常伴乏力或由食物的气味激发。需要鉴别的其他系统病因有心因性、药物性、颅内压增高（无恶心的喷射性呕吐）、迷路炎、尿毒症、酮症酸中毒、心力衰竭和早期妊娠等。

3. 嗳气　是进入胃内的空气过多而自口腔溢出的现象。频繁嗳气多因精神因素、饮食习惯不良（如进食、饮水过急）、吞咽动作过多（如口涎过多或过少时）等引起，也可由于胃、十二指肠、胆道疾病所致。

4. 吞咽困难　多见于咽、食管或食管周围的器质性疾病如咽部脓肿、食管炎、食管癌、裂孔疝、纵隔肿瘤和主动脉瘤等，也可因食管运动功能障碍引起（如贲门失弛缓症）。

5. 烧心（heartburn）　是一种胸骨和剑突后的烧灼感，主要由炎症或化学刺激物作用于食管黏膜所致，有时伴酸性胃液反流至口腔。常见于胃食管反流病。

6. 腹胀　原因有胃肠积气、积食或积粪、腹水、腹内肿物、胃肠运动功能失调等。

7. 腹痛　可表现为不同性质的疼痛和不适感，由消化道或其他器官疾病所致（详见本篇第三章第一节“腹痛”）。

8. 腹部包块　要了解患者最初觉察腹部包块的日期，当时的感觉，腹部包块出现后发展情况，是经常还是偶尔存在，出现和消失的时间与条件及有无伴随症状。

9. 腹泻　是由于肠蠕动加速、肠分泌增多和吸收障碍所致，见于肠道疾病，亦可因精神因素和其他器官疾病引起（详见[illegible]

12. 呕血、黑便和便血　呕血和黑便提示上消化道包括食管、胃、十二指肠和胆道系统出血（详见本篇第三章第四节“消化道出血”）。

13. 黄疸　巩膜皮肤黄染、尿色加深。见于消化系统疾病，如肝炎、肝硬化、胆道胰腺疾病所致的肝细胞性黄疸或阻塞性黄疸。亦见于先天性胆红素代谢异常和血液系统疾病引起的溶血性黄疸（详见本篇第三章第二节“黄疸”）。

14. 瘙痒　大多伴黄疸，见于急性肝病发病早期，如胆道梗阻和药物性肝炎。亦见于慢性肝病如原发性胆汁性胆管炎、原发性硬化性胆管炎和肝硬化。前二者瘙痒先于黄疸出现。

（三）体征　全面系统的体格检查对于消化系统疾病的诊断和鉴别诊断非常重要，例如肝大腹水患者不一定由肝硬化引起，如有奇脉和颈静脉扩张，则提示腹水由缩窄性心包炎所致。观察面部表情常能判断疼痛是否存在及其严重程度，发现体征应注意其动态变化。检查口腔时要注意观察舌象，这对中医辨证不可缺。慢性萎缩性胃炎、肠吸收不良等症常伴有舌炎。口腔小溃疡和大关节炎常提示炎症性肠病。蜘蛛痣、肝掌、肝病面容、黄疸、腹壁静脉曲张都是存在慢性肝病的标志。扑翼样震颤和精神异常提示存在肝性脑病。腹部检查时应注意腹部的轮廓、手术瘢痕、蠕动波、腹壁静脉曲张及其分布与血流方向、压痛点(固定压痛点更有意义)、反跳痛、腹肌强直、移动性浊音、振水音、鼓音、肠鸣音、肝脾大等。急性腹痛时应判断有无外科情况,疝出口的检查可排除嵌顿疝。当触到腹部包块时,应了解其部位、深浅、大小、形状和表面情况、硬度,以及有无移动性、压痛和搏动等,以判断病变的性质和所累及的器官。在有便秘、慢性腹泻、便血、下腹痛的病例,直肠指检是必要的常规检查,常可及时地诊断或排除直肠癌等重要病变,肛周病变如瘘管提示克罗恩病。

(四)实验室和其他检查

1. 化验检查 血常规和血液生化检查对胃肠道疾病缺乏特异性诊断价值,但对估计某些疾病的严重度和活动性有一定作用。例如血细胞三系下降在有肝病史的患者常提示肝硬化伴脾功能亢进;胃肠道出血患者常有小细胞性贫血;克罗恩病影响回肠末端,可引起叶酸和维生素 B_{12} 缺乏而有大细胞性贫血;消化道急性炎症或缺血性腹痛时可有白细胞升高。小肠炎症性疾病(如克罗恩病或肠结核)可有血沉增快和 C 反应蛋白升高,低白蛋白血症见于严重的吸收不良、活动性炎症性肠病、蛋白丢失性肠病和肝硬化失代偿期。粪便检查对胃肠道疾病是一种简便易行的诊断手段,对肠道感染、寄生虫病、腹泻、便秘和消化道出血尤其重要,必要时还须做细菌检查或培养。粪便的肉眼观察、隐血试验、镜检红白细胞、找脂肪滴及虫卵往往可提供有诊断重要性的第一手资料。肝功能试验包括血清胆红素和反映肝胆细胞损伤的血清酶学测定及反映肝细胞合成功能的指标,如血清白蛋白、凝血酶原时间测定对于黄疸和肝胆疾病的诊断和病情严重度的确定有价值。血清、胸腹水淀粉酶测定对急性胰腺炎有诊断价值,胰液泌素和胰酶泌素刺激、粪脂肪和粪糜蛋白酶量可反映胰腺外分泌功能;脂肪平衡试验、木糖试验、维生素 B_{12} 吸收试验、氢呼吸试验等可测定小肠吸收功能,对慢性胰腺炎和吸收不良综合征有诊断和鉴别诊断价值,后两种尚可用于测定小肠细菌过度生长。腹水检查对鉴别腹腔结核、肿瘤、肝硬化等有实用价值。乙型及丙型肝炎病毒抗原和抗体检测对于病毒性肝炎,自身抗体测定对于自身免疫性疾病,甲胎蛋白、癌胚抗原、CA19-9 等肿瘤标志对于原发性肝癌、结肠癌和胰腺癌是有价值的辅助诊断、评价疗效和预后的方法。放射免疫测定、酶联免疫吸附测定和聚合酶链反应等已广泛应用于各种抗原、抗体、病毒等的检测。基因芯片的应用有助于对某些疾病的诊断。

2. 超声显像 是消化系统疾病诊断首选的非创伤性检查。能确定有无腹水和腹水量,可显示肝、脾和胆囊的大小及轮廓,对胆囊结石、胆总管扩张、门静脉扩张、胰腺肿大、肝胰占位性病变特别是肝癌、肝脓肿的诊断帮助较大,对梗阻性黄疸患者可以迅速鉴别是由于肝内还是肝外原因引起,并能测定梗阻部位(在肝门区、胰头还是胆总管)和梗阻性质(肿瘤或结石)。能监视或导引各种经皮穿刺,例如肝脓肿抽脓,肝穿刺进行活检等。超声造影提高了分辨率,用于肝脏占位的早期鉴别诊断。

3. X 线检查 腹部 X 线片对于诊断胃肠穿孔、胃肠梗阻、不透 X 线的胆结石等有帮助。X 线钡餐检查适用于胃镜检查阴性,怀疑有食管胃疾病者,如弥漫浸润型胃癌、贲门失弛缓症等。数字减影血管造影术有助于评价血管的解剖和病变;选择性腹腔动脉、肠系膜动脉造影对于消化道出血的定位诊断很有帮助。经皮肝穿刺或经动脉、静脉导管门静脉造影术则有助于判断门静脉阻塞的部位、侧支开放的程度、外科门腔分流术和肝移植的术前评估。借助 X 线进行介入如血管成形术、支架成为治疗动、静脉和胆道阻塞的重要手段。

计算机断层扫描(computed tomography,CT)和磁共振成像(magnetic resonance imaging,MRI)在消化系统疾病的影像学诊断上越来越显重要。CT 对腹内脏器病变,尤其是肝、胰、胆占位性病变如囊肿、脓肿、肿瘤和结石等的诊断有重要作用,也是诊断急性重型胰腺炎最可靠的方法。对弥漫性病变如脂肪肝、肝硬化、胰腺炎的诊断也有重要价值。CT 和 MRI 能够显示消化系统肿瘤边缘及周围组织的病变,进行肿瘤术前 TNM 分期。MRI 常用于盆腔及肛周病变和克罗恩病瘘管的诊断。CT 仿真肠镜用于无法进行肠镜检查的患者。磁共振胰胆管造影(magnetic resonance cholangiopancreatography,MRCP)是诊断胆道、胰腺疾病的无创伤性检查。磁共振血管造影(magnetic resonance angiography,MRA)可以清楚地显示门静脉及其分支和腹腔内动脉血管情况,在诊断上可取代上述创伤性血管造影。

4. 内镜检查 消化内镜包括食管镜、胃镜、十二指肠镜、胆道镜、小肠镜、胶囊内镜、结肠镜、腹腔镜。应用内镜可以直接观察消化道腔内病变并在直视下活检明确病因诊断(详见本篇第二章"内镜在消化系统疾病中的应用")。

5. 活体组织检查(简称活检) ①肝穿刺活检:可以明确肝损伤的严重度和纤维化分期,预测预后和监测治疗的效果;为不明原因的发热、肝功能异常、黄疸和肝大提供病因诊断的信息。经皮肝穿刺的条件是凝血酶原时间延长 <4 秒和血小板 $>80\times10^9/L$,并排除胆道梗阻、进展性慢性阻塞性肺疾病(chronic obstructive pulmonary diseases,COPD)、腹水和重度贫血。凝血功能障碍和腹水者可行经颈静脉肝活检同时测定门静脉压力。②其他:内镜直视下,可用活检针、钳或刷,采取食管、胃或肠道黏膜病变组织做病理检查;在超声或 CT 导引下,用细针经皮穿刺实质性肿块或经超声内镜经胃穿刺胰腺做组织学和细胞学检查;经腹腔镜行腹膜活检;还可通过外科手术进行活检。

6. 脱落细胞检查 腹水及冲洗或刷擦消化管腔黏膜(特别是在内镜直视下操作),收集脱落细胞做病理检查,有助于肿瘤的诊断。

7. 胃肠内容物和动力学检查 食管腔 24 小时 pH 测定常用于胃食管反流病有顽固性酸反流症状的患者,而食管下括约肌水平的腔内测压,主要用于非酸反流患者;还可了解食管各段的活动力，对诊断和鉴别食管运动障碍性疾病如食管痉挛、食管贲门失弛缓症等有帮助。胃内酸定量测定用于佐林格-埃利森综合征（Zollinger-Ellison syndrome）；十二指肠液可检查寄生虫和肠道细菌过度生长。结肠动力测定可用于诊断或随访肠易激综合征等。肛门直肠测压、直肠电和盆底肌电描记、排便流速测定等检查方法有助于诊断功能性排便异常。

8. 放射性核素检查 ^{13}C-或^{14}C-尿素呼气试验，是诊断幽门螺杆菌感染的非侵入性试验，具有较高的敏感度和特异度。

9. 正电子射线断层成像（positron emission tomography，PET） PET是用正电子核素标记的生物活性物质作为探针在活体观察生物体内代谢过程的分子影像技术。PET将生理过程形象化和数量化，有助于阐明体内器官正常功能及功能失调，其反映的是生理功能而非解剖结构，结合CT后（PET/CT）能进行定位。PET/CT有助于发现单用CT不能发现的肿瘤转移灶。

10. 人工智能（artificial intelligence，AI） AI技术的迅速发展，未来将对消化疾病的诊断和鉴别诊断及预后判断起重要作用。目前AI辅助内镜下检测显示可以提高消化道早癌和癌前病变的检出率。

【防治原则】

要指导慢性病患者掌握疾病的规律，采取积极措施，预防复发，防止并发症和后遗症。消化系统疾病的治疗一般分为病因治疗、一般治疗、药物治疗、内镜、手术或介入治疗。一般治疗中，生活方式的改变如调整饮食结构、加强运动、戒烟、节制饮酒对于消化系统慢性病如脂肪肝、胃食管反流病等是重要的。药物治疗中，针对病因或发病环节的治疗，改变了疾病的自然史，例如根除幽门螺杆菌作为消化性溃疡的常规治疗，降低了溃疡的复发率；乙型肝炎的抗病毒治疗可以阻止肝硬化的进展和减少包括肝癌在内的并发症的发生。应激-神经-内分泌调控脑-肠轴的紊乱，以及肠道微生物稳态破坏对消化系统疾病发病机制的作用，将对药物治疗的选择有重要指导意义。内镜下微创技术的开展如早期胃、结直肠癌和早期食管癌黏膜切除术、十二指肠乳头括约肌切开术、胆道碎石和取石术，胆管内、外引流术，经皮内镜下胃造瘘术、经口内镜下肌切开术等，令以往需要外科手术的多种消化系疾病可用创伤较少的内镜治疗所替代。肝移植大大改善了终末期肝硬化的预后。消化系统疾病可源于其他系统，也可影响其他系统，因此治疗不宜只针对某一症状或局部病灶，而应进行整体和局部相结合的疗法。首先要使患者对本身疾病有正确的认识，树立治疗信心，消除紧张心理，与医务人员密切合作，才能收到最佳疗效。

推荐阅读

1. HALSLER W L，OWANG C. Chapter 11. Approach to the patient with gastrointestinal diseases[M]//KASPER D，FAUCI A S，HAUSER S L，et al. Harrison's gastroenterology and hepatology. 3rd ed. New York：McGraw-Hill Education，2017：80-88.
2. MARTIN P. Approach to the patient with liver disease[M]//GOLDMAN L，SCHAFER A I. Goldman-cecil medicine 26th ed. Philadelphia：Elsevier，2020：942-949.

第二章 内镜在消化系统疾病中的应用

中

第一节 消化内镜的种类和发展史

消化内镜（gastrointestinal endoscopy）常见种类有食管镜、胃镜、十二指肠镜、小肠镜、结肠镜、乙状结肠镜、直肠镜、腹腔镜、经口胆道子母镜、胰管镜等。近年来，随着科学技术的迅速发展与交叉渗透，各类新型内镜不断出现。

（一）超声内镜（endoscopic ultrasonography，EUS） 即经内镜超声扫描超声内镜插入消化道后既可通过内镜直接观察腔内和黏膜表面的情况，又可进行实时超声扫描获得消化道管壁各层次的组织学特征及邻近重要脏器的超声影像，从而提高对病变性质和累及深度的判断能力；超声彩色多普勒功能用于探测血管病变、血流量和血流速度；凸面线阵超声内镜用于引导细针穿刺活检及治疗；三维立体超声内镜、声学造影及弹性成像技术也已进入临床应用。经内镜活检孔道的超声小探头可进行胰、胆管内超声检查，对消化道各层次具有很高的分辨率。

（二）染色内镜 分为化学染色和电子染色。化学染色是将某些染料（如碘及靛胭脂等）配制成一定浓度的溶液，通过口服、直视下喷洒或静脉注射后再进行内镜检查，从而提高消化道早期肿瘤、癌前病变及其他微小病变的检出率。窄谱成像（narrow band imaging，NBI）智能分光电子染色（intelligent chromoendoscopy，ICE）、i-scan技术都是目前临床上常用的电子染色手段。蓝激光成像（blue laser imaging，BLI）凭借激光光源及联动成像（linked color image，LCI）技术，其图像特性具有更加明亮、清晰、对比度及层次感，提高了早癌等病变部位的可辨识度，为消化道早癌精确诊疗带来更多可能性。电子染色省却了色素染色的烦琐，加强了对食管、胃、肠道之"病变表面"的细微构造和毛细血管的观察，大大方便了消化道早期肿瘤的诊断。

（三）胶囊内镜 又称无线内镜。在吞服后通过整个消化道的过程中，所拍摄的图像经腹部的遥控接收器储存，然后加以分析，胶囊内镜则随粪便排出。胶囊内镜对小肠检查价值较大，患者痛苦较少。也有专用于食管、胃及结肠的胶囊内镜，传统胶囊内镜依靠胃肠道蠕动和胶囊自身的重力在消化道移行，目前已有能体外操控的国产胶囊胃镜进入临床应用。随着技术的完善，胶囊内镜对消化道病变的诊断率会不断提高。

（四）激光共聚焦内镜　将激光扫描共聚焦显微镜整合于传统电子内镜的头端诞生了激光共聚焦内镜（laser confocal endoscope，LCE），除能完成标准电子内镜的检查外，还能同时生成共聚焦显微图像，每一个合成图像大致可以代表组织标本的一个光学切面。由于操控困难及存在共聚焦扫描盲区，LCE已逐渐被探头式共聚焦扫描取代。

（五）放大内镜　通过高像素的电荷耦合元件（charge-coupled device，CCD）和先进的电子图像后处理系统，能将内镜检查的图像放大10~100倍，可观察到胃小凹和结肠黏膜腺管开口的形态特征，实现对胃肠道局部细微形态结构的观察和分类。放大内镜结合电子染色技术，更有助于提高小癌灶、微小癌灶及异型增生的检出率。而最新的细胞内镜，可以将观察对象放大500倍。

（六）固有荧光激发内镜　在放大内镜直视下，对微小或可疑病变，经内镜钳道插入荧光探头，激发并收集局部被激发的固有荧光，对提示恶变或可疑恶变部位有目的地做多块和多方向活检，可大大提高胃肠道早期肿瘤的检出率。

第二节　内镜检查的术前准备

（一）胃镜术前准备　空腹6小时以上，上午检查者前一日晚餐后禁食，免早餐。估计有胃排空延缓者，需禁食更长时间，必要时胃肠外营养支持。有幽门梗阻者，应在检查前洗胃。

镇静与麻醉：一般不需使用镇静剂。过分紧张者可肌内注射咪达唑仑1~2mg。局麻于检查前5~10分钟用2%利多卡因喷雾2~3次，或吞服利多卡因胶浆，后者兼具麻醉和胃内去泡作用。去泡剂另可选用二甲硅油。目前国内外广泛开展无痛内镜，多使用全身静脉麻醉。无痛内镜应由专业麻醉师术前评估、术中用药和观察，并在良好的心肺监护条件下进行，术后应继续做好麻醉复苏的观察处理。

上消化道大出血患者检查前应保护好气道。

（二）肠镜术前准备　肠道准备是肠镜检查成功的关键，合格的肠道准备能减少肠镜操作的难度，缩短检查时间，提高肠道息肉和肠道早期肿瘤的检出率。检查前天无渣流质饮食，当日早晨禁食，口服清肠剂。肠道清洁剂有多种选择，目前常用聚乙二醇电解质散清肠，一般术前4~5个小时服用2 000~3 000ml聚乙二醇电解质溶液，经过多次排便，直至排出清水样即可进行肠镜检查。解痉药可抑制肠蠕动，有利于操作，可术前5~10分钟肌内注射阿托品0.5mg或东莨菪碱10mg。有前列腺肥大，青光眼，严重心脏病、心律失常者禁用。

（三）胶囊内镜术前准备　检查前一日进食无渣流质，下午4:00—5:00服用聚乙二醇电解质散1 000ml。检查当日晨4:00服用聚乙二醇电解质散1 000ml。术前6小时起，只能服用必需的药物及送服药物所需的水，术前2小时起禁食禁水。吞食胶囊后可体外实时观察胶囊位置，一般见胶囊进入小肠2小时后可进食，以固体食物为宜。

（四）围内镜操作期间抗栓药物管理　诊治还必须注意患者阿司匹林、氯吡格雷、华法林的使用等。插入性有创内镜（除胶囊内镜）属于低出血风险操作，活检、内镜治疗属于高出血风险操作。使用抗凝或抗血小板药物的患者进行内镜下活检或治疗时，首先应明确适应证，其次应评价患者心血管病风险及内镜操作出血的风险。心血管病低危而出血风险较高的患者应至少停用抗血小板药5日；心血管病高危而出血风险较低的患者可继续用抗血小板药物。使用华法林的患者应停用华法林3~4日，监测INR在1.5左右。如心血管病高危，需要改为静脉滴注肝素6小时以后再进行内镜操作。当确认内镜治疗术后止血后，根据术中出血和止血情况，在术后12~24小时恢复抗栓治疗。评估认为出血风险高的患者，可酌情延迟到术后48~72小时恢复抗栓治疗。

第三节　内镜检查对消化系统疾病的诊断

内镜对消化系统疾病的诊断具有其他传统检查手段不可比拟的优势，结合超声、染色、放大等技术，大大提高了对病变性质和范围诊断的正确率。但内镜是一种侵入性检查，严重的心肺功能不全、处于休克等危重状态者、不合作者、内镜插入途径有严重急性炎症和内脏穿孔者等应视为内镜检查的禁忌证。相对禁忌证为心肺功能不全、消化道出血伴血压不稳、出血倾向伴血红蛋白低于50g/L、高度脊柱畸形、食管或十二指肠巨大憩室等。随着近年来人工智能（AI）的迅速发展，AI被越来越多地应用于内镜质量控制和辅助诊断。

一、胃镜与上消化道疾病

胃镜检查可清晰地观察食管、胃、十二指肠球部和降部的黏膜，用以诊断或排除上消化道炎症、溃疡、肿瘤、息肉、憩室、食管胃底静脉曲张、消化道狭窄、畸形或异物等。临床上对胸骨后疼痛、烧灼感、咽下困难、中上腹胀痛、呕吐和上消化道出血的定性定位诊断、上消化道病变的术后随访都应行胃镜检查。尤其对于上消化道出血者，有条件的应在出血后24~48小时内做紧急胃镜检查，否则急性胃黏膜病变等易被漏诊。另外，由于胃镜只能观察上消化道黏膜，对上消化道大体形态和动力性疾病，如胃下垂、贲门失弛缓症、食管裂孔疝难以诊断，对皮革胃也易漏诊。因而内镜仍不能完全取代传统X线影像学检查，两者应互为补充。

二、小肠镜与空肠、回肠疾病

小肠镜检查的适应证为原因不明的腹痛、腹泻、小肠梗阻和消化道出血等经各种其他检查未能确诊而高度怀疑小肠病变者。小肠镜可以做病理活检和部分治疗，可明确小肠良恶性肿瘤、原发性小肠淋巴瘤、小肠结核、克罗恩病、吸收不良综合征等。

套管辅助电子小肠镜的问世大大提高了小肠镜诊治能力，其分为单气囊、双气囊和螺旋套管小肠镜。插入途径可根据临床表现或胶囊内镜检查结果选择经口或经肛门，可分别经口、经肛插入并在标记处汇合以完成全小肠检查。对小肠肿瘤、血管瘤、血管病变、Meckel 憩室、克罗恩病等有重要诊断价值。小肠镜检查耗时较长，患者较不易耐受，需要在麻醉下完成，一般应在小肠 CT 或胶囊内镜检查的基础上有选择性地进行。

三、结肠镜与结肠、直肠疾病

结肠镜可观察包括直肠、乙状结肠、降结肠、横结肠、升结肠、盲肠直至回肠末端的肠黏膜，用于诊断结直肠炎症、良恶性肿瘤、息肉、憩室等疾病。其适应证为：腹痛、腹泻、便秘、便血等；钡剂灌肠发现可疑病变不能定性；回盲部病变需行回肠末端活检等。结肠镜目前已作为结直肠肿瘤筛查项目之一。

结肠镜术前需禁食及肠道准备，需注意如果要做高频、氩气刀等治疗的患者不可用甘露醇做肠道准备，因治疗时可能会引起肠道气体爆炸。结肠镜检查并发症主要为穿孔、出血等。

四、十二指肠镜与胆道胰腺疾病

十二指肠镜均为侧视镜，可清楚显示十二指肠降段病变并活检。经内镜逆行胰胆管造影（endoscopic retrograde cholangiopancreatography，ERCP），分为经内镜逆行胰管造影（endoscopic retrograde pancreatography，ERP）和经内镜逆行胆管造影（endoscopic retrograde cholangiography，ERC），对胆胰疾病有较高的诊断价值。ERCP 的适应证为：①原因不明的阻塞性黄疸疑有肝外胆道梗阻者；②疑有各种胆道疾病如结石、肿瘤、硬化性胆管炎等诊断不明者；③疑有先天性胆道异常或胆囊术后症状再发者；④胰腺疾病，如胰腺肿瘤、慢性胰腺炎、胰腺囊肿等。并发症主要为出血、穿孔、胰腺炎、胆道感染等，术后应注意监护观察，出现并发症及时处理。随着 MRCP 技术的成熟与推广应用，单纯的诊断性 ERCP 多被 MRCP 取代，ERCP 主要用于治疗性操作。

五、胆道镜与胆管疾病

临床应用的胆道镜包括经口胆道子母镜（peroral cholangioscopy，PCS）、经皮穿肝胆道镜和术中、术后胆道镜，是诊断胆管疾病的理想方法。PCS 通过较粗的十二指肠镜（母镜）活检孔置入细径前视式胆道镜（子镜），可直接看清胆总管病变。目前新型 SpyGlass 除具有 PSC 观察功能外，还能直视下行胆道活检及进行其他治疗。经皮穿肝胆道镜用于阻塞性黄疸。术中胆道镜用于术中胆总管探查，术后胆道镜可通过 T 管进行。

六、超声内镜对常见消化道疾病的诊断

（一）消化道肿瘤的分期 EUS 对食管癌、胃癌及结直肠癌等消化道腔内肿瘤术前分期的敏感度和特异度均优于 CT 和其他影像学检查，是消化道腔内肿瘤术前分期最佳的影像诊断技术。

（二）黏膜下肿瘤（submucosal tumor，SMT） EUS 对于隆起性病变具有较好的鉴别诊断价值。EUS 可鉴别来源于消化道壁内或来源于腔外的实质性、囊性或血管性的压迫性隆起，并可根据病灶所处的层次和内部回声情况推测病灶性质。

（三）慢性胰腺炎 EUS 能发现传统影像学技术如超声、CT、MRI、ERCP、外分泌检测等无法检出的早期病变，对慢性胰腺炎作出较为准确的诊断。

（四）食管、胃底静脉曲张 EUS 能根据食管、胃底黏膜或黏膜下层出现低回声血管腔影的影像学特征作出准确的判断，尤其适用于胃底静脉曲张的诊断。

（五）超声内镜引导下细针吸取检查（EUS-guided fine needle aspiration，EUS FNA） 使用凸型线阵扫描超声内镜能在实时超声引导下对消化管壁外的可疑病灶进行细针穿刺，进行细胞学或者组织学检查，是目前较为成熟的 EUS 介入诊断技术，安全，并发症少。

第四节 消化系统疾病的内镜治疗

由于内镜技术的介入，消化道疾病的治疗进入“内镜外科”和“微创手术”的新时代。

一、消化道出血

[illegible]

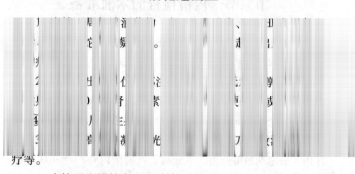

疗等。

4. 内镜下金属钛夹止血治疗。

二、食管胃底静脉曲张的治疗

（一）硬化剂治疗 可选用 5%鱼肝油酸钠、1%乙氧硬化醇、1%～1.5%十四烷基磺酸钠、5%油酸氨基乙醇或无水乙醇。硬化剂治疗食管静脉曲张急性出血疗效确切，择期硬化治疗也可有效消除曲张静脉，防止再出血。

（二）食管静脉曲张套扎术（endoscopic esophageal varix ligation，EVL） 有单圈和多圈。食管静脉曲张套扎后，结扎的静脉纤维化、管腔闭塞，主要用于预防出血和再出血。研究表明，EVL 治疗后静脉曲张的消退较硬化剂治疗更为明显和迅速，疗程数少，再出血率低，皮圈结扎法并发症明显低于硬化剂。

（三）组织黏合剂治疗 注射组织黏合剂治疗可有效治疗

胃底食管静脉曲张,并发症少,尤其适用于胃底静脉曲张急性出血。

(四) 金属夹内镜治疗　金属夹止血治疗主要适用于血管直径<3mm 病灶的出血,止血疗效确切可靠。金属夹可有效控制急性胃底食管静脉曲张出血。

三、消化道息肉和黏膜下肿瘤

(一) 息肉

1. 物理治疗　高频电凝、电切、微波固化、激光气化、氩气刀、射频等治疗。

2. 钛夹　对有蒂息肉可用钛夹夹住息肉蒂部,使息肉缺血、坏死、脱落,而达到治疗目的。

3. 皮圈或尼龙丝结扎　主要用于粗蒂及广基息肉,通过皮圈或尼龙丝结扎,使息肉缺血、坏死、脱落,以达到治疗目的。

(二) 黏膜下肿瘤　内镜下治疗同息肉类似,黏膜下肿瘤多为广基,且有的在黏膜下还可滑动,可用黏膜吸套装置进行圈套,再用高频圈套器圈套后电凝切除。还可用黏膜下注射生理盐水使病灶隆起,并与肌层分离,再做圈套电凝切除,疗效及安全性更为理想。较大的黏膜下肿瘤可用内镜黏膜下剥离术(endoscopic submucosal dissection,ESD)或者隧道技术切除。

四、消化道狭窄内镜下扩张与支架治疗

(一) 食管贲门狭窄的扩张　晚期食管癌、食管贲门癌术后复发、食管贲门术后瘢痕狭窄、反流性食管炎伴狭窄、贲门失弛缓症、腐蚀性食管炎瘢痕期等均可引起食管、贲门部狭窄,治疗可采取内镜直视下水囊扩张。与以往 X 线透视下锥形探条扩张相比,内镜直视下水囊扩张并发症少,较少产生严重撕裂伤、穿孔或局部纤维组织增生。

(二) 消化道狭窄和内瘘的支架治疗　用于食管贲门狭窄,食管-气管瘘、食管-支气管瘘,直肠、乙状结肠、降结肠狭窄,结肠-膀胱瘘、结肠-阴道瘘的治疗。现多用自膨式金属支架(expandable metal stent,EMS),植入方便,柔软性好,稳定性强,患者痛苦少。全被膜新型支架可防止肿瘤向内生长阻塞管腔或阻断瘘管。单向阀门的食管支架还有防止胃食管反流的功能。

(三) 消化道狭窄的高频电切开/激光治疗　一般用于外科术后吻合口狭窄、水肿的治疗,近期疗效良好,但维持期短,易复发。

五、经内镜取胃肠道异物

胃肠道异物以食管及胃多见,肠道少见。可根据异物的形状采用圈套器、三爪钳、网兜形取物器取出异物,操作时应注意勿损伤黏膜。

六、经十二指肠镜治疗胆道、胰腺疾病

(一) 胆管结石　一般需行乳头括约肌切开或扩张术,然后进行排石。

1. 内镜下乳头括约肌切开术(endoscopic sphincterotomy,EST),适应证有:

(1) 胆总管结石。

(2) 胆囊结石合并下列情况:①合并胆总管结石的腹腔镜胆囊切除术(laparoscopic cholecystectomy,LC)术前;②反复发作的胆囊炎、胆绞痛伴胆总管扩张且下端狭窄者;③胆囊结石伴反复发作的胰腺炎。

(3) 胆总管下端良性狭窄。

(4) 胆道蛔虫病。

(5) 急性梗阻性化脓性胆管炎。

(6) 急性胆源性胰腺炎。

(7) 慢性胰腺炎合并胰管狭窄或胰管结石。

(8) 壶腹周围肿瘤引起的梗阻性黄疸。

(9) Oddi 括约肌狭窄或功能障碍。

类似的还有内镜下胰管括约肌切开术(endoscopic pancreatic sphincterotomy,EPS)。

2. 内镜下乳头括约肌气囊扩张术(endoscopic papillasphincter balloon dilatation,EPBD)　尤其适用于有十二指肠憩室、扁平样乳头、凝血障碍等不宜行 EST 的情况。EPBD 保留了乳头括约肌的完整和生理功能,减少了 EST 术后出血、穿孔的并发症,但胰腺炎的风险较 EST 有所增加。

3. 排石方法　见本篇第九章第六节“胆石症”。

(二) 肝外梗阻性黄疸　可行内镜下胆管引流术,分为鼻胆管引流和支架引流。

1. 内镜下鼻胆管外引流术(endoscopic naso-biliary drainage,ENBD)　能将胆汁充分引流,一旦引流不畅能及时发现,并能进行胆管冲洗、胆管造影。但长期外引流易使胆汁大量丢失,导致电解质紊乱及诱发感染,故一般仅作为短期治疗手段。

2. 内镜下胆管支架引流术(endoscopic retrograde biliary drainage,ERBD)　作为梗阻性黄疸的一项内镜治疗基本手段已被确认,在很大程度上取代了经皮肝穿刺胆道引流术(percultaneous transhepatic cholangial drainage,PTCD)。与 ENBD 相比,ERBD 不丢失胆汁,更符合生理要求,术后无须特殊护理。ERBD 对于手术风险极大的高龄胆道疾病患者及无法外科手术的恶性胆道梗阻患者是一种较好的姑息性治疗手段。可根据病情需要选择塑料或者金属支架。

(三) 急性胆源性胰腺炎　对于明确急性胆源性胰腺炎者应尽早行 ERCP(24 小时内)治疗。ERCP 失败者可根据条件选择其他有效手段,如手术等。

七、消化道早期癌的内镜下治疗

消化道早期癌的概念是指局限于黏膜层和黏膜下层的肿瘤。内镜下黏膜切除术和内镜黏膜下剥离术已经成为一种切除消化道癌前病变与早癌的一种标准微创治疗手段。

(一) 内镜下黏膜切除术(endoscopic mucosal resection,EMR)　用于早期食管癌、胃癌、结肠癌及消化道扁平无

蒂息肉的内镜下治疗，都取得了较好的临床疗效。

（二）内镜黏膜下剥离术（endoscopic submucosal dissection，ESD）　主要应用于消化道早癌及较大的（一般直径20mm以上）扁平或者侧向发育的消化道息肉。ESD的优点为：①整块切除较大范围的病灶；②取得完整标本，有利于病理医师对病变浸润深度、是否完全切除和局部脉管累及等情况进行评价；③降低肿瘤局部残留率及复发率。ESD对操作者要求高，手术时间较长，穿孔、出血并发症发生率较高。

（三）内镜隧道技术　源于经口内镜下肌切开术（peroral endoscopic myotomy，POEM），是ESD技术的发展，内镜隧道技术的应用包括以下方面：①对黏膜层广基病变及早癌的治疗；②对固有肌层的治疗，如贲门失弛缓、固有肌层肿瘤；③对黏膜下肿瘤的治疗。

（四）其他　对消化道早期癌的治疗还有内镜下微波、氩气刀、射频、激光局部治疗、腔内放疗等。

八、内镜下经皮胃造口、小肠造口术

（一）经皮内镜下胃造口术（percutaneous endoscopic gastrostomy，PEG）　借助胃镜经腹壁在胃内置入造瘘管的一种方法，主要目的是胃肠减压和肠内营养，并可防止胃食管反流和吸入性肺炎。适应证为各种原因导致的长期经口进食困难引起的营养不良，而胃肠道动力及功能正常的患者。

（二）经皮内镜下小肠造口术（percutaneous endoscopic jejunostomy，PEJ）　是目前长期非经口胃肠内营养的首选方法。适应证为需要长期营养供给且伴有以下情况的患者：严重[illegible]呼吸道吸入、全胃[illegible]者。

[illegible]

[illegible]（ICGs）和吸引装[illegible]充当人造占据空[illegible]减少胃排空。近年来，共有3个内镜球囊减重装置获得美国食品药品监督管理局（FDA）批准。上市后与液体充气球囊系统相关的向FDA报道的事件是自发性过度充气和急性胰腺炎。另一种被FDA批准的新的减肥装置是AspireAssist设备，包括内镜下放置30Fr胃造口管道和一个外部装置以便于饭后20分钟的胃引流。

扩展阅读15-2-4-1　内镜下置入胃内球囊减重

十、超声内镜引导下的治疗

（一）超声内镜下细针注射技术（fine needle injection，FNI）　在超声引导下，可以将药物通过穿刺针插入病灶内进行局部注射，或者通过穿刺针将放射粒子送入病灶中，以达到治疗目的。目前主要应用于：①超声内镜引导下腹腔神经丛阻滞术（endoscopic ultrasonography-guided celiac plexus neurolysis，EUS-CPN），通过细针将药物注射于腹腔神经节使之麻痹或慢性坏死，用于胰腺癌、慢性胰腺炎的止痛；②EUS引导下注射肉毒杆菌毒素治疗贲门失弛缓和Oddi括约肌功能失调；③EUS引导下肿瘤的局部注射，主要针对失去根治手术机会或术后复发的上消化道及其周围的恶性肿瘤，如某些纵隔肿瘤、胰腺肿瘤等；④EUS引导下静脉曲张硬化剂注射治疗；⑤EUS引导下胶体注射治疗反流性食管炎，实现食管下段黏膜隆起，减少反流。

（二）超声内镜引导下胰胆管造影和胆管引流术　超声内镜引导下胰胆管造影（endosonography guided cholangiopancreatography，EGCP），主要是上消化道梗阻无法进行ERCP或者ERCP插管不成功的情况下，直接对胆管穿刺造影，以了解患者胰胆管病变情况的一种技术。在胰胆管穿刺造影的基础上还可以进行胆管引流。EGCP技术要求高，由于不经十二指肠乳头，无并发胰腺炎风险，但有胆漏及引流管移位等较严重并发症，故可作为ERCP失败的补救措施。

（三）超声内镜下胰腺假性囊肿穿刺和引流术　胰腺假性囊肿过去一直以外科手术为主，并发症的发生率较高。EUS引导下穿刺引流是一种成熟方法，穿刺成功后放置塑料或金属支架可在囊肿和胃肠道腔内形成内瘘，进行持续性内引流，具有较好临床疗效，是胰腺假性囊肿重要的非手术治疗方法。

（四）超声内镜下肿瘤射频消融术　对于较小的胰腺内分泌肿瘤和无法切除的胰腺癌，可在EUS引导下将带有射频发生[illegible]

十一、经自然腔道内镜手术

经自然腔道内镜手术（natural orifice translumenal endoscopic surgery，NOTES）指利用人体自然开口和管腔将内镜穿破管壁进入体腔进行内镜下手术。自然孔道包括胃、结肠及阴道等自然孔道，将消化道管壁穿透建立通道，把内镜送入腹腔，完成内镜下探查、活检、病变切除等手术。我国也有经胃镜下保胆取石、肠镜下阑尾切除术等成功的NOTES手术报道。

推荐阅读

1. NECULA L，MATEI L，DRAGU D，et al. Recent advances in gastric cancer early diagnosis[J]. World J Gastroenterol，2019，25(17)：2029-2044.
2. AKAHOSHI K，OYA M，KOGA T，et al. Current clinical management of gastrointestinal stromal tumor[J]. World J Gastroenterol，2018，24(26)：2806-2817.

3. BYRNE M F. Artificial intelligence and the future of endoscopy: should we be quietly excited? [J]. Endoscopy, 2019, 51(6): 511-512.

4. YOKOYAMA T, MIYAHARA R, FUNASAKA K, et al. The utility of ultrathin endoscopy with flexible spectral imaging color enhancement for early gastric cancer[J]. Nagoya J Med Sci, 2019, 81(2): 241-248.

5. GÓMEZ V. Making a U-turn at the stomach[J]. Gastrointest Endosc, 2019, 90(5): 781-783.

6. LUO Y Y, PAN J, CHEN Y Z, et al. Magnetic steering of capsule endoscopy improves small bowel capsule endoscopy completion rate[J]. Dig Dis Sci, 2019, 64(7): 1908-1915.

7. 姜宗丹，张振玉. 围消化道内镜操作期抗栓药物应用的管理与思考[J]. 中华消化内镜杂志，2019，36(3)：165-168.

第三章　消化系统主要症状和体征

第一节　腹　　痛

石　虹

腹痛(abdominal pain)为临床常见症状，病因复杂。按病程可分为急性腹痛和慢性腹痛。

【病因】

（一）常见引起腹痛的腹腔与盆腔脏器的病变

1. 炎症　阑尾炎、胰腺炎、胃炎、肠炎、憩室炎、胆囊炎、肾盂肾炎、腹膜炎、腹腔内脓肿、盆腔炎等。

2. 溃疡　胃十二指肠溃疡、溃疡性结肠炎等。

3. 肿瘤　胃癌、肝癌、肠癌、胰腺癌等。

4. 阻塞或扭转　肠梗阻、胆绞痛、肾绞痛、肠粘连、嵌顿疝、肠扭转、卵巢囊肿扭转等。

5. 穿孔或破裂　消化性溃疡、憩室穿孔，异位妊娠，黄体、卵巢囊肿，脾、肝癌结节，腹主动脉瘤破裂等。

6. 血管病变　B型主动脉夹层、腹主动脉瘤破裂、肠系膜动脉血栓形成、脾梗死等。

7. 其他　肠痉挛、急性胃扩张、经期间痛（排卵痛）等。

（二）常见引起腹痛的腹腔或盆腔外脏器与全身性的疾病

1. 胸部疾病　心肌梗死、心肌炎、心内膜炎、心包炎、充血性心力衰竭、大叶性肺炎、胸膜炎、气胸、脓胸、肺梗死、食管疾病（包括痉挛、破裂或炎症）、带状疱疹等。

2. 外生殖器　睾丸扭转。

3. 变态反应性疾病　腹型紫癜症、腹型风湿热等。

4. 代谢性或内分泌疾病　糖尿病、尿毒症、Addison病、甲状旁腺功能亢进、急性肾上腺功能不全、血卟啉病、高钙血症、高脂血症等、C1酯酶抑制剂缺乏。

5. 药物或毒物　皮质类固醇、硫唑嘌呤、铅、酒精、阿片类药物、昆虫或动物毒液螫入（黑寡妇蜘蛛或蛇咬伤）等。

6. 血液系统疾病　镰状细胞病、溶血性疾病。

7. 神经系统疾病　脊髓损害、脊髓痨、神经根病、腹型癫痫、灼性神经痛等。

8. 精神心理性疾病　中枢性腹痛综合征、抑郁症、焦虑症、疑病性神经症等。

9. 感染性疾病　伤寒、带状疱疹等。

10. 遗传疾病　家族性地中海热。

11. 其他　戒毒、中暑等。

【发病机制】

内脏的感觉通过自主神经传导，腹壁的感觉通过脊神经传导，两者均汇集于脊髓背根。根据发生机制的不同，可将腹痛分为四类。

（一）内脏性腹痛　痛觉冲动主要经内脏神经传入，因空腔脏器的平滑肌过度收缩、扩张、扭曲、拉伸，或实质脏器的包膜张力增高或炎症而引起。疼痛弥漫、定位不明确，前者多为阵发性绞痛，而后者多为钝性疼痛。

（二）躯体性腹痛　痛觉冲动经脊神经传入。疼痛来源于腹壁、腹膜壁层、肠系膜根部或膈肌。与内脏性腹痛相比，疼痛更强烈、定位更局限。

（三）感应性腹痛　感觉疼痛的部位与疼痛的来源部位不同，但为同一脊髓节段背根神经所支配的皮肤感觉区。如胆囊疼痛牵涉到背部或右肩体表。

（四）心理性腹痛　中枢性超敏反应、心理（抑郁或躯体化障碍）是其腹痛的原因。

【诊断与鉴别诊断】

（一）诊断

1. 病史采集

（1）一般资料：首先应了解患者的年龄、性别、职业等一般资料。在评估病情及诊断、鉴别诊断的过程中应该注意老年人、妇女、免疫功能低下患者的特殊性。老年患者腹痛的临床表现可能不典型，患者的记忆能力下降和症状严重程度的下降可能导致漏诊和误诊。隐匿的泌尿系统感染、内脏穿孔、缺血性肠病是老年患者中经常被漏诊或延迟诊断的潜在致命疾病。妇女的腹痛可能与盆腔器官的病变有关。对于育龄期的妇女，需注意评估患者是否怀孕，包括异位妊娠。免疫功能低下者的正常生理反应可能缺失或隐蔽；不常见的病原菌感染可能导致其胆囊、肝脏、胰腺、胃肠道发生炎症或穿孔，引起腹痛。

（2）现病史

1）腹痛的诱因：饮酒和进油腻食物可诱发急性胰腺炎或胆道疾病；饮食不洁可导致急性胃肠炎。

2）起病方式：起病急骤，几秒或几分钟出现的剧烈腹痛要考虑食管破裂、消化性溃疡穿孔、脏器破裂、异位妊娠破裂、主动脉瘤破裂、急性肠系膜缺血或急性心肌梗死。1~2 小时内逐步发展的疼痛提示快速发展的炎症性疾病（如胆囊炎、阑尾炎、胰腺炎）、急性内脏梗阻（如急性小肠梗阻、输尿管绞痛）、绞窄性血供异常导致的器官缺血（肠扭转、绞窄性疝、卵巢扭转）。在几小时内发展的不太严重的腹痛往往见于消化不良、胃肠炎、炎症性肠病、肝炎、肝脓肿、膀胱炎、肾盂肾炎、妇科炎症、憩室炎等。

3）腹痛的部位：应了解腹痛是局限性的还是弥漫性的、腹痛的具体部位、最痛的部位及疼痛开始的部位。

4）腹痛的性质和节律：胀痛常为器官包膜张力增加、系膜牵拉或肠管胀气扩张等所致。空腔脏器的梗阻常引发急性绞痛，如肠梗阻、胆管结石或输尿管结石等，并常有阵发性加重；阵发性钻顶样痛是胆道、胰管或阑尾蛔虫梗阻的特征；消化性溃疡穿孔则引发烧灼样或刀割样的持续性锐痛，可迅速扩散到全腹。空腔脏器慢性病变引起的腹痛多呈阵发性，程度较轻。实质脏器慢性病变引起的腹痛多为持续性隐痛或钝痛。溃疡病引起的中上腹痛常有节律性和周期性。

5）腹痛的程度：腹痛的程度并不一定与病情的严重程度相关，例如老年人、应用过镇痛药物、反应差或意识模糊的患者有时病变虽重，腹痛表现却不明显。

6）腹痛的放射：胆道病变引起的右上腹痛伴右肩或肩胛下疼痛；肾盂、输尿管病变引起的疼痛多向腹股沟方向放射；子宫和直肠痛常放射至腰骶部等。

7）腹痛的伴随症状：伴发热的提示为炎症性病变。伴便[illegible]血栓形成或肿瘤性疾病等。伴血尿的多为输尿管结石。伴休克的多为内脏破裂出血、胃肠道穿孔并发腹膜炎。

8）与腹痛有关的因素：应了解是否存在加重或缓解腹痛的因素（食物、药物、酒精、体位、运动、排便等）。

（3）既往史：胆绞痛与肾绞痛者以往多有类似发作史。有腹腔手术史者有肠粘连的可能，心房颤动患者则要考虑肠系膜血管栓塞等。

（4）月经史：对女性患者应了解末次月经日期、既往月经周期是否规律、有无停经及停经后再出血、经血量等。

2. 体格检查　检查生命体征，初步判断患者病情的轻重缓急。对危重患者，可以在有重点地进行问诊和最必要的体检后，先进行抢救生命的处理，待情况允许再做详细检查。腹部检查是体格检查的重点。腹部检查的顺序以视诊—听诊—触诊—叩诊顺序为宜，以免触诊和叩诊影响肠鸣音的听诊。对每一位腹痛患者，均应行直肠和盆腔检查。下腹痛的妇女应由有经验的医师行盆腔检查评估妇科疾病。仔细检查有无腹外疾病引起腹痛的证据，尤其是脊椎、脊髓、肺部和心血管系统。

3. 实验室检查　根据患者的症状和体征合理选择实验室检查，如血常规、尿常规和其他尿液检查、粪常规和隐血试验、血液生化、肿瘤标志物、心电图、X 线、超声、CT、MRI、内镜、脑电图、阴道后穹窿穿刺、选择性肠系膜血管造影、腹腔穿刺检查。必要时可考虑手术探查。

（二）鉴别诊断

1. 急性腹痛部位与可能诊断　腹痛的部位有助于引导初始诊断，并缩小鉴别诊断的范围。表 15-3-1-1 列举了急性腹痛部位与部分可能的诊断，供临床鉴别[illegible]

表 15-3-1-1　急性腹痛部位与可能诊断

部位	可能诊断
[illegible]	[illegible]溃疡穿孔、急性胆囊炎与胆管炎、胆石症、胆道蛔虫症、急性肝炎、肝脓肿、肝肿[illegible]下脓肿、急性腹膜炎、右肾结石或肾盂肾炎、右下肺及膈胸膜炎症、右肋间神经痛[illegible]
[illegible]	[illegible]肠炎、胃或十二指肠急性穿孔、急性胃扩张、急性胰腺炎、胰腺脓肿、胆道蛔虫症、[illegible]心绞痛、急性心肌梗死、急性心包炎、B 型主动脉夹层、腹主动脉瘤破裂、肠系膜缺血等
左上腹	脾梗死、脾破裂、脾周围炎、结肠脾曲肿瘤梗阻、胃穿孔、急性胰腺炎、左膈下脓肿、左肾结石或肾盂肾炎、左下肺及膈胸膜炎症、左肋间神经痛、心绞痛等
右侧腹	急性右肾盂肾炎、右肾梗死、右肾脓肿、右输尿管结石等
脐周	小肠梗阻、肠蛔虫症、急性出血性坏死性肠炎、阑尾炎（早期）、盲肠扭转、肠系膜缺血、急性肠系膜淋巴结炎、腹主动脉瘤、主动脉夹层、主动脉瘤破裂、各种药物或毒素引起的急性腹痛等
左侧腹	急性左肾盂肾炎、左肾梗死、左肾脓肿、左输尿管结石等
右下腹	急性阑尾炎（后期）、腹股沟疝嵌顿、小肠和右侧结肠缺血、急性局限性肠炎、回肠远端憩室炎、小肠穿孔、肠梗阻、肠系膜淋巴结炎、右输卵管炎、右卵巢囊肿扭转、右输卵管卵巢脓肿、异位妊娠等
下腹部	异位妊娠破裂、卵巢囊肿蒂扭转、急性盆腔炎、盆腔脓肿、痛经、膀胱炎、急性前列腺炎、尿潴留等
左下腹	腹股沟疝嵌顿、乙状结肠扭转、细菌性痢疾、阿米巴病肠穿孔、结肠癌、左输卵管炎、左卵巢囊肿蒂扭转、左输卵管卵巢脓肿、异位妊娠等
弥漫性或部位不定	急性腹膜炎、肠梗阻、肠穿孔、急性出血性坏死性肠炎、肠系膜缺血、大网膜扭转、卟啉病、酸中毒、腹型过敏性紫癜、腹型癫痫、镰状细胞危象、铅中毒、麻醉药戒断、各种药物或毒素引起的急性腹痛等

2. 慢性腹痛部位与可能诊断　慢性腹痛是指起病缓慢、病程长的腹痛，或急性腹痛起病后又反复发作，有时可迁延达数月或数年之久。表 15-3-1-2 列举了慢性腹痛部位与部分可能的诊断。

【诊疗流程】

腹痛是一个症状，治疗腹痛应查明病因，针对引起腹痛的疾病进行治疗。如果在初始临床评估时发现患者有腹膜炎的体征或有活动性腹内出血，应立即对患者实施抢救，给予吸氧、静脉补液，并评估是否需行手术。急性和慢性腹痛的诊疗参考流程见图 15-3-1-1 和图 15-3-1-2。

表 15-3-1-2　慢性腹痛部位与可能诊断

腹痛部位	可能诊断
右上腹	慢性病毒性肝炎、肝癌、慢性肝脓肿、胆囊位置与形态异常、胆道运动功能障碍综合征、石灰样胆汁、慢性胆囊炎、胆囊息肉样病变、胆囊结石、胆囊切除术后综合征、原发性胆囊癌、肝曲部结肠癌、肝曲综合征、空肠综合征等
中上腹	食管裂孔疝、食管炎、食管溃疡、慢性胃炎、胃溃疡、胃癌、胃黏膜脱垂症、胃下垂、功能性消化不良、十二指肠溃疡、十二指肠憩室与憩室炎、十二指肠炎、十二指肠梗阻、十二指肠结核、十二指肠癌、慢性胰腺炎、胰腺癌、胰腺结核、胰腺假性囊肿、空回肠憩室与憩室炎、小肠肿瘤、肠系膜淋巴结结核、肠系膜缺血、腹主动脉瘤等
左上腹	慢性胰腺炎、胰腺癌、壶腹周围癌、胰腺结核、胰管结石、脾曲部结肠癌、脾曲综合征、脾大、慢性脾周围炎等
右侧腹	慢性右肾盂肾炎、右肾盂积水等
脐周	回肠炎（克罗恩病）等
左侧腹	慢性左肾盂肾炎、左肾盂积水等
右下腹	慢性阑尾炎、阑尾结核、结肠炎、肠结核、肠癌、炎症性肠病、肠易激综合征、白塞病、慢性右侧输卵管卵巢炎、子宫内膜异位症等
下腹部	慢性膀胱炎、前列腺炎、精囊炎、盆腔炎、结肠憩室炎、结肠炎、肠易激综合征等
左下腹	慢性细菌性痢疾、结肠炎、结肠憩室与憩室炎、直肠乙状结肠癌、炎症性肠病、肠易激综合征、慢性左侧输卵管卵巢炎、子宫内膜异位症等
弥漫性或部位不定	腹膜粘连、结核性腹膜炎、腹膜癌、恶性淋巴瘤、多发性消化道息肉综合征、肺吸虫病、血吸虫病、肠寄生虫病、糖尿病、卟啉病、腹型过敏性紫癜、慢性肾上腺皮质功能减退症、结节性多动脉炎、中枢性腹痛综合征、功能性腹痛综合征、麻醉药肠道综合征（鸦片类药物诱导的胃肠道痛觉过敏）等

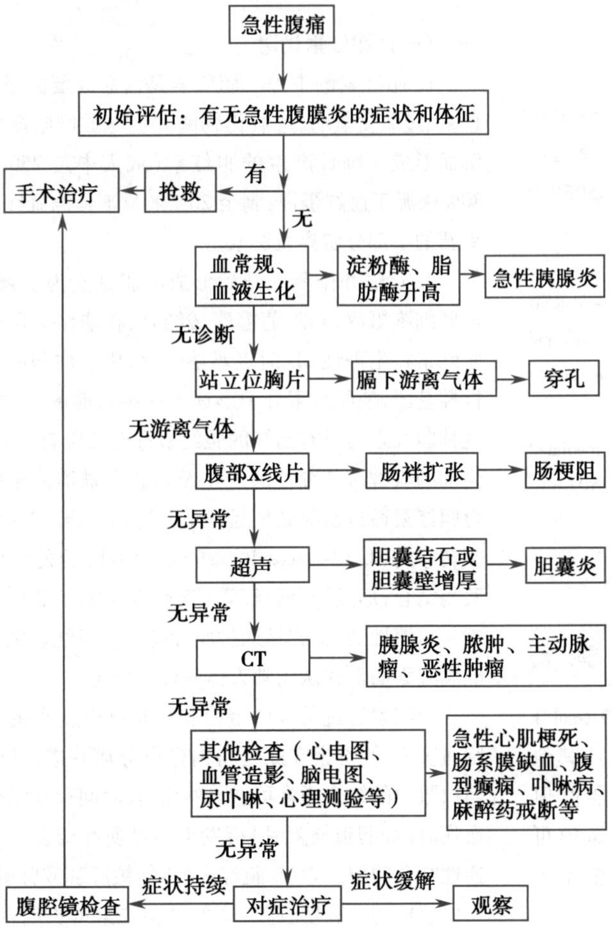

图 15-3-1-1　急性腹痛诊治流程

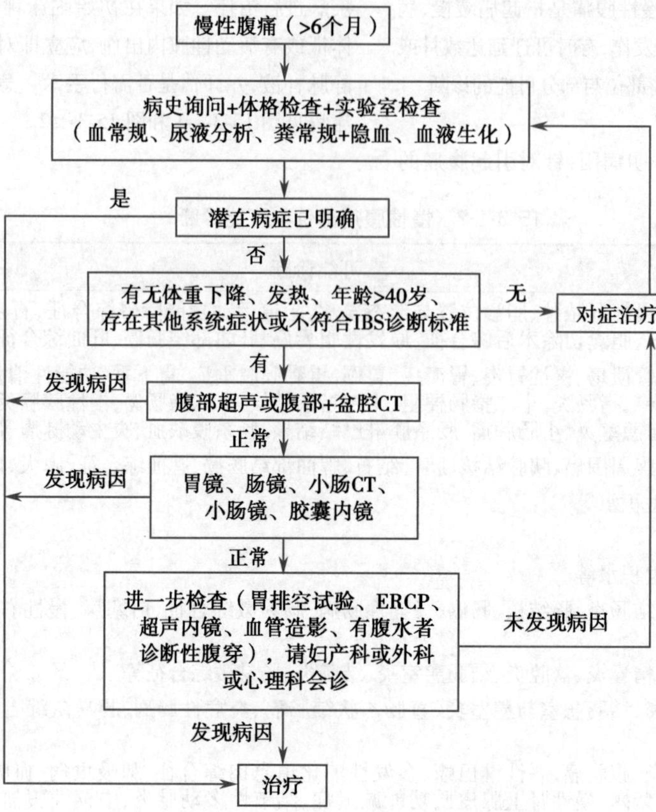

图 15-3-1-2 慢性腹痛诊治流程

IBS. 肠易激综合征；ERCP. 经内镜逆行胰胆管造影。

推荐阅读

[illegible] N L, SCHAF[illegible] A [illegible] evier, 2020: [illegible] 323.

[illegible] pain[M]//KA[illegible] ER D [illegible] terology and [illegible] atolo- [illegible] 7: 2-8.

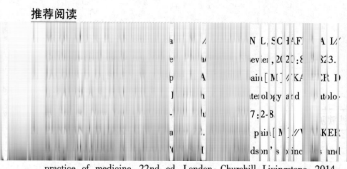

[illegible] pain[M]//W[illegible] KER [illegible] dson's princ[illegible] and practice of medicine. 22nd ed. London: Churchill Livingstone, 2014: 861-863.

4. KEEFER L, DROSSMAN D A, GUTHRIE E, et al. Centrally mediated disorders of gastrointestinal pain[J]. Gastroenterology, 2016, 150(6): 1408-1419.

第二节 黄 疸

李 蕾

黄疸(jaundice)是指由于血浆胆红素浓度增高(>34.1μmol/L或>2mg/dl)沉积于组织中，引起巩膜、皮肤、黏膜及其他组织和体液发生黄染的现象。当胆红素超过正常值但<34μmol/L时无肉眼黄疸，称隐性或亚临床黄疸。黄疸可能是肝脏疾病最先出现或唯一的体征，对黄疸的评估至关重要。

（一）胆红素代谢

1. 胆红素的来源 胆红素是由血红蛋白、肌红蛋白、细胞色素[illegible]酶[illegible]色[illegible]吡[illegible]海中的血红素降解而形成[illegible]红[illegible]成[illegible]是[illegible]0～40[illegible]mg)中有80%来源[illegible]20%[illegible]源[illegible]其他[illegible]红[illegible]蛋白及快速更新的[illegible]

2. [illegible]形成[illegible]胆[illegible]素为[illegible]离胆红素，因未经肝细胞[illegible]酸[illegible]合，称[illegible]结合胆红素。非结合胆红素在生理性pH时极难溶于水，因为内部的氢键连接所有极性基团，使胆红素分子形成了一种弯曲的“屋脊瓦状”结构，这种胆红素与所有已知的胆红素毒性效应有关。因此，胆红素内部的氢键对其毒性的产生及防止其被清除至关重要。非结合胆红素通过血液循环运输至肝后，经尿苷二磷酸葡萄糖醛酸基转移酶(UDP-glucosyltransferase, UGT)的催化作用和葡糖醛酸酶结合，形成结合胆红素(又称直接胆红素)，葡糖醛酸胆红素是水溶性的，很容易通过胆汁排泄。胆红素主要以双葡糖醛酸胆红素的形式从正常人体胆汁中排出。

胆红素通过结合白蛋白和少量高密度脂蛋白转运至肝细胞血窦面，胆红素在此处与白蛋白分离并进入肝细胞，胆红素与白蛋白的结合通常可逆。然而，长时间存在结合型高胆红素血症时(如胆道梗阻时)可发生不可逆性结合。与白蛋白不可逆性结合的胆红素(δ-胆红素)不能被肝脏或肾脏清除，并且由于白蛋白的半衰期较长，这部分胆红素可长期存在于血浆中。

这可能导致内镜方法或手术缓解胆道梗阻后高胆红素血症仍长期存在。若明显存在结合型高胆红素血症但尿液中没有胆红素排出，则可推断存在δ-胆红素，而通过对血清的高效液相色谱分析，则可识别δ-胆红素的存在。

3. 肝脏对胆红素的处理　①肝细胞通过易化转运机制及扩散作用实现对非结合胆红素的摄取；②主要与谷胱甘肽-5-转移酶族的各种胞液蛋白进行细胞内结合；③通过一种由UGT1基因复合体编码的特异性UDP-葡萄糖醛酸基转移酶同工型1A1（UGT1A1），把非结合胆红素转化为胆红素单/双葡糖醛酸酯（BMG/BDG）；④由小管膜三磷酸腺苷（ATP）依赖性运载蛋白即多元耐药相关蛋白2（MRP2）或小管多元特异性有机阴离子运载蛋白（cMOAT）把胆红素单/双葡萄糖醛酸酯转移到胆汁。

4. 胆红素的肝后处理　结合胆红素进入肠腔后，经肠道细菌脱氢作用还原为尿胆原，大部分（68~473μmol）随粪便排出，称为粪胆原。小部分（10%~20%）经回肠下段或结肠重吸收，通过门静脉血回到肝脏，转变为胆红素或未经转变再随胆汁排入肠内，这一过程为胆红素的"肠肝循环"。从肠道重吸收的尿胆原，有很少部分（每日不超过8μmol）进入体循环，经肾排出。

（二）黄疸的分类

1. 病因发病学分类　分为溶血性黄疸、肝细胞性黄疸、胆汁淤积性黄疸和先天性非溶血性黄疸。临床上以前三类为常见，特别是肝细胞性黄疸和胆汁淤积性黄疸。

2. 按胆红素的性质分类　根据胆红素代谢过程中主要环节的障碍，可分为：

（1）以非结合胆红素升高为主的黄疸：血清总胆红素升高，其中非结合胆红素占80%以上。原因为胆红素生成过量、肝脏摄取胆红素受损或胆红素结合异常。

（2）以结合胆红素增高为主的黄疸：血浆中非结合胆红素与结合胆红素均升高，结合胆红素在总胆红素中所占比例大于30%。原因为肝细胞疾病、胆小管排泄受损和胆道梗阻。

不少黄疸的发生机制涉及多种因素，可能有胆红素的摄取、结合和排泄障碍分别或同时存在，应结合临床，认真分析。

一、溶血性黄疸

【病因与发病机制】

大量红细胞的破坏，形成大量的非结合胆红素，超过肝细胞的摄取、结合及排泄能力，另外，由于溶血造成的贫血、缺氧和红细胞破坏产物的毒性作用，削弱了肝细胞对胆红素的代谢能力，使非结合胆红素在血中潴留，超过正常的水平而出现黄疸。

【临床特征】

1. 可有与溶血相关的病史，如输血、特殊药物、感染及溶血家族史等。

2. 急性溶血或溶血危象时起病急，溶血反应剧烈，如寒战、高热、呕吐、腰背酸痛、全身不适等，慢性溶血症状轻微，但可有面色苍白。

3. 巩膜见轻度黄疸，呈浅柠檬色。

4. 皮肤无瘙痒。

5. 可有肝脾大，特别是慢性溶血者。

6. 有骨髓增生活跃表现，如周围血出现网织红细胞增多、出现有核红细胞、骨髓红细胞系增生活跃。

7. 血清总胆红素增高，除溶血危象外，血清胆红素一般不超过85μmol/L（5mg/dl），其中以非结合胆红素升高为主，占80%以上。

8. 尿中尿胆原增加而无胆红素，急性发作时可有血红蛋白尿，呈酱油色。慢性溶血者尿内含铁血黄素增加。

9. 其他检查　遗传性球形红细胞增多时红细胞脆性增加，地中海贫血时脆性降低，自身免疫性溶血时Coombs试验阳性。

二、肝细胞性黄疸

【病因与发病机制】

由于肝细胞广泛病损，对胆红素摄取、结合和排泄功能发生障碍，以致有相当量的非结合胆红素潴留于血中，同时因肝细胞损害和肝小叶结构破坏，致使结合胆红素不能正常地排入细小胆管而反流入血，结果发生黄疸。

【临床特征】

1. 肝病本身表现，如急性肝炎者，可有发热、乏力、食欲减退、肝区痛等表现；慢性肝病者，可有肝掌、蜘蛛痣、脾大或腹水等。

2. 皮肤和巩膜呈浅黄至金黄色，皮肤偶有瘙痒。

3. 血清总胆红素升高，一般<170μmol/L，其中以结合胆红素升高为主（>35%）。

4. 尿中胆红素阳性，尿胆原常增加，但在疾病高峰时，因肝内淤胆致尿胆原减少或缺如，同样粪中尿胆原含量可正常、减少或缺如。

5. 肝功能试验，根据不同肝病可出现下列某些试验异常：①转氨酶升高；②凝血酶原时间异常，提示肝细胞损害严重；③严重肝病时，也可出现胆固醇、胆固醇酯、胆碱酯酶活力下降等；④伴有肝内淤胆时，碱性磷酸酶可升高；⑤血清白蛋白下降。

6. 免疫学检查，如血中肝炎病毒标记物阳性支持病毒性肝炎的诊断，线粒体抗体阳性常支持原发性胆汁性肝硬化的诊断，血清甲胎蛋白对原发性肝细胞癌诊断有参考价值。

7. 肝活体组织检查对弥漫性肝病的诊断有重要价值，除光镜检查外还可行电镜、免疫组化、原位杂交、免疫荧光等检查，有利于肝病的诊断。

8. B超、CT等对肝病的诊断有帮助。

三、胆汁淤积性黄疸

【病因与发病机制】

胆汁淤积可分为肝内性或肝外性。

1. 肝外胆汁淤积　即原来所称梗阻性黄疸，可由于胆总管结石、狭窄、炎症水肿、肿瘤及蛔虫等阻塞胆总管。

2. 肝内胆汁淤积　主要见于毛细胆管型病毒性肝炎、药物性胆汁淤积、原发性胆汁性肝硬化、妊娠期复发性黄疸等。

【临床特征】

1. 肝外梗阻者，常见的胆石症、胆管炎常有发热、腹痛、呕吐等症状。胰头癌及壶腹周围癌常缺乏特征性临床表现，但可有乏力、食欲减退、消瘦等症状，黄疸常进行性加重。

2. 肤色暗黄、黄绿或绿褐色，甚至黑色，胆红素浓度逐渐升高，一般>170μmol/L(10mg/dl)，其中以结合胆红素升高为主。

3. 皮肤瘙痒显著，常出现在黄疸之前，具体机制不清，可能与血中胆盐刺激皮肤神经末梢有关。

4. 尿胆红素阳性，尿胆原减少或消失，部分不完全梗阻者需结合其他临床表现而考虑。

5. 粪中尿胆原减少或缺如，粪便呈浅灰色或陶土色。如梗阻为壶腹部周围癌引起，可因出血使粪便呈黑色或隐血阳性。

6. 肝功能试验，最明显的为碱性磷酸酶、γ-谷氨酰转肽酶升高。血清总胆固醇可升高，脂蛋白-X可阳性，长时期梗阻可使血清转氨酶升高及白蛋白下降，如维生素K缺乏可使凝血酶原时间延长，此时如注射维生素K可使凝血酶原时间纠正。

7. 其他检查，如B超、CT、经内镜逆行胰胆管造影(ERCP)、经皮肝穿刺胆道造影(PTC)、胆道造影均有助于梗阻性黄疸的诊断，癌胚抗原(CEA)、CA19-9、α_1-抗胰蛋白酶也有所帮助。

[illegible]疸

[illegible]缺[illegible]所致肝细胞[illegible]
[illegible]见，[illegible]多发病于小[illegible]
[illegible]状[illegible]良好(扩展

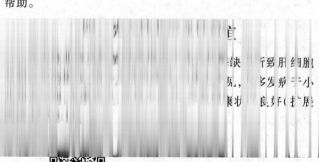

扩展阅读 15-3-2-1　常见遗传性胆红素代谢缺陷疾病临床特征

（一）以非结合胆红素升高为主

1. 日尔贝综合征(Gilbert syndrome)　是最常见的遗传性高胆红素血症，由于*UGT1A1*基因外显子1上游启动子TATAA序列出现重复片段，致使UGT活性下降而导致非结合胆红素在肝细胞内酯化过程障碍。可因饥饿、感染、发热、妊娠、手术而诱发或加重，血清非结合胆红素升高，应用苯巴比妥有效，或不需特别处理，预后良好。

2. 克纳综合征(Crigler-Najjar syndrome)　葡糖醛酸转移酶减少或缺失。分Ⅰ和Ⅱ型，Ⅰ型系*UGT1A1*基因1~5外显子发生多处替换、缺失或插入突变；而Ⅱ型仅是在任一外显子的点突变，UGT的结构变异相对较轻，故Ⅱ型病情明显好于Ⅰ型。Ⅰ型常在出生后不久(6~18个月)即死于胆红素脑病(又称核黄疸)，肝移植是Ⅰ型患者首选的治疗方法；Ⅱ型可在出生后即出现黄疸，也可在随后20~30年中反复发生。禁食、感染、酸血症、代谢紊乱等可诱发或加重，胆红素升高明显时可有胆红素脑病发生。Ⅱ型患者对苯巴比妥治疗有反应，预后较佳。

（二）以结合胆红素升高为主

1. 杜宾-约翰逊综合征(Dubin-Johnson syndrome)　有明显家族背景，可能为常染色体隐性遗传，是由于毛细胆管面肝细胞膜上MRP2蛋白基因变异所致。非结合胆红素仍可经有机阴离子转运多肽(OATP)介导进入肝细胞，并可在酯化过程中与葡糖醛酸结合而被运输，但由于其在毛细胆管面肝细胞膜上的排泄障碍而诱发黄疸。临床以结合胆红素升高为主；肝外观呈绿黑色(黑色肝)，特别在腹腔镜及手术时观察甚为清楚；肝活检组织检查见肝细胞内有弥漫性的棕褐色色素颗粒，多在肝小叶中央区的溶酶体内，其性质和来源不明，最为可能的是黑色素或肾上腺代谢物多聚体。有些患者除肝细胞内有色素外，尿液及脾内也曾出现有类似色素的存在。同样本病不需特别治疗，预后良好。

2. 罗托综合征(Rotor syndrome)　为慢性家族性高结合胆红素血症，也是常染色体隐性遗传。主要缺陷发生在肝脏对胆红素及相关趋胆有机阴离子的摄取或储存方面，检测尿中排出的粪卟啉有助于与杜宾-约翰逊综合征鉴别。肝活检正常，无色素沉积。

3. 良性复发性肝内胆汁淤积(benign recurrent intrahepatic [illegible]lestasis,[illegible]IC)　本病为家族性常[illegible]色体隐性遗传病。[illegible]为反复[illegible]瘙痒和黄疸[illegible]首[illegible]起病可发生在任何[illegible]但多在[illegible]发病[illegible]感染、[illegible]生[illegible]及非甾体类药物的[illegible]等均可诱[illegible]病[illegible]持续数[illegible]数月。该病的肝脏[illegible]要表现[illegible]淤积[illegible]肝脏组[illegible]结[illegible]一般正常，一般不会[illegible]肝硬化[illegible]家[illegible]性肝内胆[illegible]淤积基因1(*FC1*)突[illegible]。

4. 进行性家族性肝内胆汁淤积(progressive familial intrahepatic cholestasis,PFIC)　此名称用于三种表型相关的综合征。婴儿期为胆汁淤积，儿童期为末期肝病。与杜宾-约翰逊综合征的选择性胆红素转运缺陷不同，这些综合征的高胆红素血症是由广泛性胆汁分泌障碍引起的。

五、黄疸的鉴别诊断

（一）与假性黄疸鉴别　假性黄疸见于过量进食含胡萝卜素食物或服用某些药物如米帕林、新霉素等，可引起皮肤发黄而巩膜正常。老年人球结膜有微黄色脂肪蓄积，巩膜黄染不均匀，此时皮肤不黄染。所有假性黄疸者，血清胆红素浓度均正常。

（二）病理性黄疸的鉴别诊断方法　黄疸的鉴别诊断应结合病史、症状、体征、实验室及其他辅助检查结果，进行综合分析和判断(表15-3-2-1)，才能得到正确的诊断。

表 15-3-2-1 黄疸的鉴别诊断

鉴别点	溶血性黄疸	肝细胞性黄疸	梗阻性黄疸	
			结石	癌肿
年龄	儿童、青年多见	30 岁前急性肝炎多见，30 岁后肝硬化多见	中年多见	中老年多见
性别	无差别	无明显差别	女性多见，尤其肥胖者	男性多见
病史特点	家族史、类似发作史，急性发病有溶血因素可查	肝炎接触史、输血史、损肝药物史、酗酒史	可有类似发作史（腹痛和/或黄疸）	短期内消瘦，体力减退
黄疸情况	急性溶血或危象时可有深度黄疸，慢性少量溶血不一定都有黄疸	轻重不一，急性肝炎时多短暂	黄疸急起，多在腹痛后出现，历时较短暂，可波动	黄疸缓起，呈进行性加深
瘙痒	无	多无，或淤胆时有	可有	常有
腹痛	急性大量溶血时有，可累及腰部	肝区隐痛为主	较剧，常呈绞痛	持续性隐痛多见
消化道症状	无	明显	多无	早期不明显
肝脏情况	可稍大，软，无压痛	肝大，急性肝炎时质软，明显压痛；慢性时质硬，压痛不明显	多不肿大	可肿大，压痛不明显
脾脏情况	肿大	急性时短暂肿大，肝硬化时明显肿大	不肿大	一般不肿大
周围血象	贫血征，网织红细胞增多	急性肝炎可有白细胞偏低，肝硬化后期可有贫血、白细胞下降和血小板减少	白细胞增加	贫血征，白细胞可增加
血清总胆红素	一般<85μmol/L	不定，一般<170μmol/L	可>170μmol/L	多>170μmol/L
结合胆红素	<35%	>35%	>35%	>35%
尿色及尿中胆红素	尿色正常，尿中无胆红素	尿色加深，尿中胆红素阳性	尿色深，胆红素呈波动性	尿色深，尿中胆红素阳性
粪色及粪中尿胆原	粪色深，粪中尿胆原增加	粪色正常，粪中尿胆原多无改变	减少，粪色变浅，呈波动性	进行性减少，粪呈陶土色
血清碱性磷酸酶	正常	多正常	明显上升，呈波动性	明显上升，呈进行性
血清转氨酶	正常	多明显上升	正常，可轻度上升	可中度上升
凝血酶原时间	正常	延长，维生素 K 不能纠正	可延长，维生素 K 能纠正	晚期延长，不能用维生素 K 纠正
肾上腺皮质激素试验	无诊断价值	急性肝炎的黄疸可明显下降	黄疸下降不明显	黄疸下降不明显
特殊诊断技术	血液学检查（血涂片、骨髓片及溶血试验）	肝功能试验（血清酶学），必要时肝活检	B 超、CT、ERCP	B 超、CT、ERCP

1. 病史　从病史中可获得患者高胆红素血症病因的很多线索，病史采集应包括如下信息：医用药物、草药、膳食补充剂和其他如保健品等的使用史；饮酒史；肝炎危险因素（如旅游，可能的胃肠外暴露）；腹部手术（包括胆囊手术）史；遗传性疾病史，包括肝病和溶血性疾病；HIV 感染状态；有毒物质暴露史及伴随症状。

2. 症状与体征　发热、很快出现黄疸、右上腹痛、肝大并有触痛提示为急性病。寒战和高热可能是胆管炎或细菌感染，而低热和类似流感的症状通常提示为病毒性肝炎。疼痛放射到背部提示胆道或胰腺疾病；瘙痒，黄疸持续 3~4 周可能来自各种原因所致的梗阻性黄疸。恶病质、消瘦、肝掌、黄疣、男乳女性化及蜘蛛痣提示为慢性肝病。肝缩小、触及结节并伴有脾大则为肝硬化，而肿块或淋巴结肿大可能为恶性肿瘤。肝大可提示为脂肪肝、淤血、恶性肿瘤或其他浸润性疾病。腹水可出现于肝硬化、恶性肿瘤和较重的急性肝炎时。触诊胆囊肿大常为恶性胆道梗阻。扑翼样震颤和精神症状则为肝病晚期。

3. 实验室检查　实验室检查可确定病史及体检中存在的疑点。

（1）非结合型高胆红素血症：网织红细胞数、乳酸脱氢酶（LDH）、结合珠蛋白量及外周血涂片检查能提供溶血依据。如果确定是溶血，要进行免疫功能检查、维生素 B_{12} 缺乏、铅中毒、地中海贫血、铁粒幼红细胞贫血的实验检查。如果不是溶血，大多数单纯的非结合型高胆红素血症最后可能被诊断为 Gilbert 综合征。

（2）结合型高胆红素血症：最初检查首先要将胆汁淤积原因与肝细胞原因区别开来，包括测定转氨酶、碱性磷酸酶、总蛋白及白蛋白。如果碱性磷酸酶正常，那么不大可能是胆汁淤积性。虽然谷草转氨酶（AST）和谷丙转氨酶（ALT）不是肝病的特异酶，但是大于 300IU/ml 在非肝胆病中是不常见的。急性黄疸型肝炎时，ALT、AST 明显增高，其他原因肝病时，ALT、AST 也可升高。AST>ALT 为乙醇损害。胆汁淤积性黄疸时，二酶多数正常，少数病例可有升高，但幅度较低。在重症肝炎时，转氨酶可升高，但往往随着黄疸的加深，二酶活力反而下降，甚至正常，这就是所谓的“胆酶分离”现象，预后险恶。亮氨酸转氨肽酶、5-核苷酸酶或 γ-谷氨酰转肽酶有助于区别碱性磷酸酶升高是由肝脏疾病引起还是骨源性的。血清学检查可确定特征性肝脏疾病，例如抗线粒体抗体阳性多为原发性胆汁性肝硬化，肝炎血清标志物阳性多为病毒性肝炎，α_1-抗胰蛋白酶、铁及血浆铜蓝蛋白的测定结果可以判定是否为遗传性肝病，甲胎蛋白过高多为恶性肿瘤，血沉、免疫球蛋白、抗核抗体和平滑肌抗体的测定结果可以判定是否为自身免疫性肝病。低蛋白血症时球蛋白升高支持肝硬化诊断。胆汁淤积常伴有高胆固醇血症。

4. 辅助检查

（1）超声检查：是发现胆道梗阻的首选检查方法，它的准确率为 77%~94%。急性梗阻时要经过 4 小时至 4 天时间才能发现胆道扩张。部分或间断梗阻可能不引起扩张。由于超声很难看到胆管末端，所以不能准确地确定梗阻部位，而且 20%~40%的胆总管结石患者胆道直径正常。

（2）CT：超声检查不能明确诊断时，可以进行 CT 检查，CT 能够较好地判断是肝内还是肝外团块性损害。在超声和 CT 引导下可对团块病变进行细针穿刺吸引。CT 也可了解胰腺及其周围情况。

（3）MRI：取代了大部分诊断性的 ERCP，能清楚地显示胆道系统，是一有用的非创伤性检查。

（4）ERCP 和 PTC：肝穿刺胆管造影适用于有胆管扩张和怀疑高位胆管梗阻者，而 ERCP 则适用于无胆管扩张和十二指肠壶腹、胰腺和低位胆管病变者。ERCP 诊断胆管梗阻的敏感度为 89%~98%，特异度为 89%~100%。而 PTC 的敏感度和特异度均为 98%~100%。PTC 除诊断作用外，还可做胆管引流。ERCP 在诊断时，还可做括约肌切开取石术、气囊扩张狭窄胆管、放置鼻胆管引流、内支架等治疗措施。此两项措施已广泛用于黄疸的鉴别诊断。

（5）上消化道钡餐及内镜检查：可发现曲张的食管胃底静脉，有利于门静脉高压的诊断。十二指肠低张造影有助于肝外梗阻的诊断，如胰头癌时，十二指肠乳头区及其附近可显示黏膜病变、压迹或充盈缺损，胆囊癌常在十二指肠球部或降部造成压迹。[illegible]

（6）[illegible]以排除肝外梗阻所致的肝内胆管扩张情况，以免发生胆汁性腹膜炎。对先天性非溶血性黄疸的诊断一般均需做肝活体组织检查后才能确定。对凝血功能异常的患者，可做经静脉肝内活检，同时可了解肝静脉、门静脉的压力，无出血及胆汁性腹膜炎的并发症。

（7）腹腔镜检查：对少部分诊断十分困难的病例仍可选用。通过腹腔镜可观察到肝脏大小、形态、是否有结节、色泽等，有利于某些疾病的诊断。另外腹腔镜直视下做肝活检也较安全、准确。

黄疸患者诊治流程可参考图 15-3-2-1。

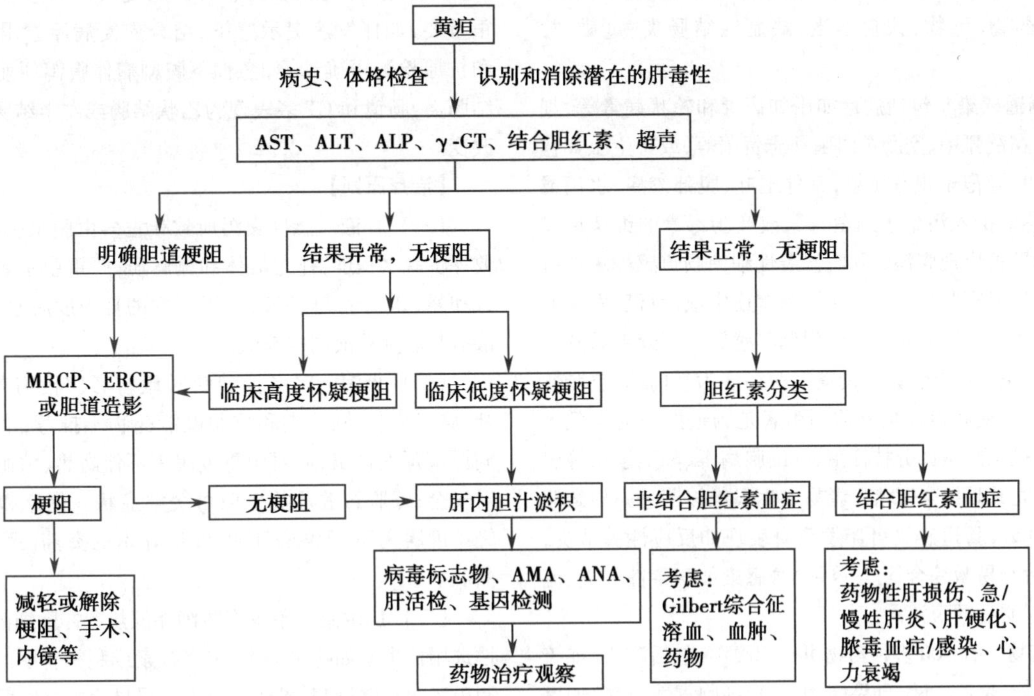

图 15-3-2-1　黄疸患者的诊治流程

AST. 谷草转氨酶;ALT. 谷丙转氨酶;ALP. 碱性磷酸酶;γ-GT. γ-谷氨酰转肽酶;MRCP. 磁共振胰胆管造影;ERCP. 经内镜逆行胰胆管造影;AMA. 抗线粒体抗体;ANA. 抗核抗体。

推荐阅读

1. PODOLSKY D K, CAMILLERI M, FITZ J G, et al. Approach to the patient with abnormal liver chemistries or jaundice[M]//PODOLSKY D K, CAMILLERI M, FITZ J G, et al. Yamada's textbook of gastroenterology. 6th ed. Oxfold: Wiley Blackwell, 2015.
2. FAWAZ R, BAUMANN U, EKONG U, et al. Guideline for the evaluation of cholestatic jaundice in infants: joint recommendations of the North American Society for Pediatric Gastroenterology, Hepatology, and Nutrition and the European Society for Pediatric Gastroenterology, Hepatology, and Nutrition[J]. J Pediatr Gastroenterol Nutr, 2017, 64(1): 154-168.

第三节　腹　泻

刘红春

正常大便多为每日 1 次,亦可 2~3 日 1 次或每日 2~3 次。腹泻(diarrhea)是指每日排便 3 次及以上,或明显超过平日习惯的频率,粪质稀薄或水样便,常伴有排便急迫感及腹部不适或失禁等症状。常以每日大便重量超过 200g 作为腹泻的客观指标。腹泻按病程分急性和慢性两类,急性腹泻发病急,常呈自限性,多为病毒或细菌感染引起,病程在 2 周之内,少数可持续至 2 周以上;慢性腹泻的病程超过 4 周,多为非感染因素引起。人群中 5%有慢性腹泻,其中 40%患者在 60 岁以上。

【发病机制】

正常人每 24 小时有 9~10L 液体进入空肠,饮食与消化液混合后形成等渗的食糜,在外源性肾上腺素能神经、神经多肽激素等调节下,小肠可吸收 80%~90%的液体,仅有 1L 左右排至结肠,结肠又吸收大部分水分,最终仅有 100ml 水分随粪便排出。腹泻主要由液体和电解质转运改变引起,肠腔内的葡萄糖、半乳糖或氨基酸可通过与 Na^+ 耦联增强小肠 Na^+ 的吸收,任何减少 Na^+、水吸收和/或增加 Cl^-、水分泌的过程,均可导致腹泻。此外结肠运动和感觉功能异常可引起肠易激综合征和慢性腹泻等。腹泻按发病机制可分为渗透性、分泌性、脂肪泻、渗出性和动力改变等,但通常腹泻发生时可有几种机制共同参与。

摄入不吸收或难吸收物质引起的渗透性腹泻、神经内分泌肿瘤产生高浓度的促分泌素促进肠道分泌,肠内容物快速通过,均呈水样泻。任何影响食物在肠腔内消化、肠黏膜吸收或营养运输至全身循环的疾病都可造成吸收不良,其中饮食脂肪是最难消化的营养成分,脂肪泻是吸收不良最典型的表现。渗出性腹泻时常有肠黏膜细胞损伤、绒毛萎缩及隐窝细胞增生,损伤的小肠黏膜细胞双糖酶和多肽水解酶活性下降,Na^+ 耦联的糖和氨基酸转运机制减弱或缺如,而增生的隐窝细胞仍能分泌 Cl^-,水和电解质的吸收减少而分泌增加。此外,严重的炎症可发生免疫介导的血管损伤或溃疡,脓血及蛋白从毛细血管和淋巴管中渗出;同时淋巴细胞和巨噬细胞释放多种炎症介质如前列腺素等刺激肠黏膜分泌,加重腹泻。

一、急 性 腹 泻

【病因与临床表现】

急性腹泻(acute diarrhea)80%~90%由感染引起,包括病毒、细菌及其毒素、寄生虫等，常伴呕吐、腹痛和发热。非感染性因素包括药物、毒物、饮食不当、缺血性结肠炎、过敏、放疗等。

（一）肠道感染 包括病毒如诺如病毒和轮状病毒等，细菌如沙门菌、霍乱弧菌、空肠弯曲菌和志贺菌等，或寄生虫如蓝氏贾第鞭毛虫、隐孢子虫等感染，常伴呕吐、腹部绞痛、水泻或血样便和发热。摄入污染了细菌毒素或产肠毒素的细菌后发病快，数小时即可出现腹泻、呕吐；侵袭性细菌肠道感染多伴有发热、腹部绞痛或腹胀。旅行者腹泻为旅途中或旅行后发生的腹泻，多为肠毒性大肠埃希菌或沙门菌等感染。野营者易感染蓝氏贾第鞭毛虫，食用野餐、自助餐后腹泻多为沙门菌、空肠弯曲菌感染。先天或获得性免疫抑制患者是肠道感染的高危人群，且易发生机会感染如分枝杆菌、巨细胞病毒、隐孢子虫等感染；住院患者尤其是抗生素治疗者易发生艰难梭菌感染导致假膜性肠炎。此外，肠道感染可伴发全身表现如反应性关节炎，或并发感染后肠易激综合征。一些全身感染如病毒性肝炎、流感等都可引起明显的腹泻。

（二）药物 有700多种药物可引起腹泻，包括泻药（如硫酸镁、磷酸钠盐、聚乙二醇、乳果糖、大黄）、细胞毒性药物（如奥沙利铂）、抗抑郁药、降压药、抗心律失常药、非甾体抗炎药、支气管扩张剂、质子泵抑制剂、抗生素、蛋白酶抑制剂、免疫检查点抑制剂等。

（三）食物中毒 如蘑菇毒素，污染有机磷杀虫剂、汞、砷等重金属的食物，以及急性食物过敏导致的腹泻常伴有全身多器官受累的表现如肝肾功能损害等。

[illegible]炎症（如急性阑尾炎）[illegible]偶有剧烈运动后出[illegible]运[illegible]起促分泌素释放[illegible]

[illegible]性[illegible]因的重要步骤[illegible]感染[illegible]蛋白或粪乳铁[illegible]有助于鉴别炎性和非炎性腹泻。粪培养阳性率低，但中重度腹泻体温超过38.5℃、血便、粪便白细胞多、免疫抑制状态或老年人宜及早行粪培养，可发现弯曲杆菌、沙门菌、志贺菌、艰难梭菌及真菌等致病菌。此外，耶尔森菌属、肠出血性大肠埃希菌属O157∶H7、产气单胞菌属等因不做常规培养而易漏诊。大便找虫卵和寄生虫适用于时间较长的持续性腹泻、细胞或体液免疫缺陷、血性腹泻等患者，连续检查数日可提高阳性率。当与炎症性肠病难以鉴别、疑似假膜性肠炎或巨细胞病毒感染、缺血性结肠炎、结肠憩室、部分肠梗阻等时需行肠镜或/和腹部CT检查，肠镜需警惕肠穿孔。

【诊断】

急性腹泻多由自限性感染引起，症状轻微者不需深入检查。腹泻严重需进一步检查的情况有：大量水泻导致低血容量、持续时间超过2天、血样便、近期使用抗生素、社区暴发的腹泻、发热（体温>38.5℃）、严重腹痛、高龄患者（>70岁），或免疫抑制状态的患者。病史线索对急性腹泻的诊断很重要，如伴发热提示感染，结合粪便病原学艰难梭菌毒素和抗原检测可确诊；如急性下腹剧痛伴腹泻便血提示缺血性结肠炎，肠镜和CT多表现为乙状结肠或左半结肠的急性炎性改变。

【治疗原则】

（一）补液 急性腹泻所致死亡多由脱水引起，故首先需要评价脱水程度，补充液体和电解质，严重脱水者尤其是老年人和婴儿应予静脉补液；对于清醒的轻中度脱水患者，口服补液盐与静脉补液同样有效。

（二）止泻 次水杨酸铋对旅行者腹泻有效，可减少呕吐、腹泻症状；阿片类和抗胆碱能药物不推荐；洛哌丁胺可使病原菌延迟排出，但对中重度腹泻不伴高热、脓血便的患者相对安全；蒙脱石散及益生菌可缓解症状。化疗和放疗引起的轻中度腹泻可予洛哌丁胺和非甾体抗炎药，严重者可予奥曲肽。

（三）抗生素 中重度腹泻伴发热者怀疑细菌感染时经验性选用抗生素如喹诺酮类、阿奇霉素或利福昔明。对于免疫抑制患者、心脏机械瓣膜或老年人需尽早使用抗生素。

【预防】

避免不洁饮食。轮状病毒疫苗可预防或减轻症状；前往霍乱疫区前可注射霍乱疫苗。预防性抗生素仅用于感染可能性很大且后果严重者如免疫抑制患者、血色病或无胃酸者，用环丙沙星、阿奇霉素或利福昔明可预防多数旅行者腹泻。警惕腹泻暴发并及时上报。

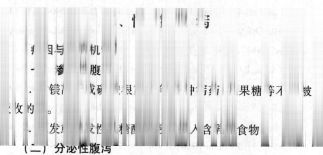

[illegible]

[illegible]

[illegible]果糖等不[illegible]被吸收的[illegible]。

[illegible]食物[illegible]

（二）分泌性腹泻

1. 刺激性通便药如酚酞、番泻叶、比沙可啶等。

2. 慢性酒精摄入，可致小肠上皮受损和钠水重吸收障碍，也与慢性胰腺分泌减少及饮酒后肠道通过加速有关。

3. 其他药物或毒素，如砷等。

4. 胆囊切除后、末端回肠切除或病变影响胆盐重吸收，胆盐进入并刺激结肠分泌；或摄入含胆盐的药物。

5. 部分肠梗阻或粪嵌顿。

6. 肾上腺皮质功能不全（Addison病）。

7. 产生促分泌激素的肿瘤，即真性分泌性腹泻。

（1）类癌：分泌5-羟色胺等生物活性物质，可致水泻、皮肤潮红、哮喘和腹部绞痛等类癌综合征。约1/3类癌患者以腹泻为首发症状。

（2）胃泌素瘤：常伴难治性或少见部位的消化性溃疡，因分泌大量胃酸引起小肠黏膜损伤而致腹泻；此外，过低的pH可使胰脂肪酶失活和胆汁酸沉淀，引起脂肪消化不良。

（3）血管活性肠肽瘤（VIP瘤）：罕见，系胰腺非β细胞腺瘤分泌血管活性肠肽（VIP）等引起，表现为大量水泻，钾、HCO_3^-大量丢失引起严重脱水、低钾和代谢性酸中毒，可伴有血钙、血糖升高和颜面潮红。肿瘤分泌多种多肽类介质如VIP、前列腺素等，刺激小肠分泌大量液体和电解质。

（4）甲状腺髓样癌：可分泌降钙素、前列腺素、VIP、5-羟色胺等引起水泻，出现腹泻时往往肿瘤已有转移。

（5）结直肠绒毛状腺瘤：可能与肿瘤分泌前列腺素有关。

真性分泌性腹泻的特点：①大量无痛性水样泻，无脓血；②禁食后腹泻不减轻；③肠黏膜组织学基本正常；④肠液与血浆的渗透压相同。

8. 隐源性分泌性腹泻，可能与胆盐代谢的基因变异有关。

（三）吸收不良性腹泻或脂肪泻

见本篇第六章第十一节“吸收不良综合征”。

（四）渗出性腹泻 又称炎症性腹泻，可呈水样或血性腹泻。病因包括：

1. 炎症性肠病（见本篇第六章第十节“炎症性肠病”）。

2. 特殊细菌或原虫感染，如肠结核、肠阿米巴感染等。

3. 脓肿形成，如憩室炎等。

4. 嗜酸性粒细胞性胃肠炎。

5. 食物过敏，常在食用海鲜、鸡蛋、坚果或牛奶后出现腹部痉挛、腹泻、呕吐。可查食物变应原并以依次减去法筛选致敏食物。

6. 显微镜下结肠炎，包括胶原性结肠炎和淋巴细胞性结肠炎，其中前者多见于中老年女性。

7. 系统性疾病，如系统性红斑狼疮、白塞病、嗜酸性肉芽肿性血管炎等累及肠道。

8. 免疫缺陷，如低IgA血症或普通变异低丙种球蛋白血症（common variable hypogammaglobulinemia，CVID），易合并蓝氏贾第鞭毛虫感染。

9. 放射治疗后可发生邻近部位的放射性肠炎，放射量常在40Gy以上，少数甚至可在放疗后20年才出现症状。

10. 慢性肠系膜血管缺血可表现为水泻。

11. 胃肠道恶性肿瘤，包括淋巴瘤等。

典型的渗出性腹泻时粪便含有渗出液和血液，结肠尤其是左半结肠病变肉眼可见黏液血便。

（五）动力障碍

1. 甲状腺功能亢进。

2. 促动力药及前列腺素。

3. 糖尿病自主神经病变者肠蠕动过缓，致使结肠型的细菌在小肠定植和过度生长，脂肪、胆盐和碳水化合物的吸收受到影响；糖尿病可合并胰腺外分泌功能不全。

4. 肠易激综合征，肠道对各种刺激反应过敏和动力异常，包括腹痛、排便次数增加，或腹泻便秘交替，排便后腹痛缓解，常不伴体重下降。

【临床表现】

（一）年龄与性别 肠易激综合征、肠结核和炎症性肠病多见于青壮年，而结肠癌多见于老年男性，但近年来发病有年轻化趋势。显微镜下结肠炎多见于老年人。

（二）起病与病程 炎症性肠病、肠易激综合征、吸收不良综合征和结肠憩室炎等病引起的腹泻，常呈间歇性发作，可长达数年甚至数十年；结肠癌引起的腹泻很少超过两年。

（三）排便情况与粪便外观 病变位于直肠和/或乙状结肠的患者多有里急后重，每次排便量少，粪色较深，多呈黏冻状，可混有血液；小肠病变的腹泻粪便稀烂或水样，色淡量多；慢性胰腺炎等吸收不良性腹泻的粪便中可见油层漂于水面，多泡沫，含食物残渣，大便有恶臭，质黏不易冲洗。慢性痢疾、血吸虫病、溃疡性结肠炎、直肠癌等病引起的腹泻，粪便常带脓血；显微镜下结肠炎则表现为慢性反复发作的水泻。肠结核和肠易激综合征常有腹泻与便秘交替现象；影响睡眠的夜间腹泻多系器质性疾病所致。

（四）伴随症状 慢性腹泻伴发热、腹痛时，要考虑克罗恩病、溃疡性结肠炎、阿米巴病、淋巴瘤和肠结核等。显著消瘦和/或营养不良要考虑引起小肠吸收不良的各种疾病、胃肠道肿瘤和甲状腺功能亢进症（简称甲亢）。伴随关节炎症状的要考虑炎症性肠病、Whipple病等。腹泻伴少见部位或难治性消化性溃疡要排除胃泌素瘤。吸收不良可伴维生素和矿物质缺少的表现，如铁、叶酸、维生素B_{12}缺乏可引起厌食，感觉异常和共济失调；钙、镁、维生素D缺乏引起搐搦、骨质疏松、骨痛等。

（五）体格检查 长期腹泻营养不良可见双下肢水肿，甲状腺髓样癌可扪及甲状腺肿大，甲亢可扪及弥漫性肿大甲状腺，神经内分泌肿瘤有时可发现皮肤潮红，游走性坏死性红斑是胰高血糖素瘤的表现，克罗恩病可发现肛瘘或皮肤黏膜异常。

【实验室及辅助检查】

（一）常规生化检查 粪白细胞增多，隐血阳性，血白细胞或血沉增加，C反应蛋白升高，提示炎症性腹泻；贫血和低白蛋白提示血液丢失或吸收不良。血嗜酸性粒细胞升高提示寄生虫感染、肿瘤、胶原血管性疾病、嗜酸性粒细胞性胃肠炎等。抗组织转谷氨酰胺酶（tTG）IgA升高提示乳糜泻。

（二）影像学检查 腹部X线片显示胰腺钙化提示慢性胰腺炎。腹部CT、MRI或消化道钡餐可发现胃手术史、胃结肠瘘、盲袢、小肠狭窄、空肠多发憩室、肠动力异常等，这些解剖结构改变易引起小肠细菌过度生长。小肠皱襞增厚则提示淀粉样变、淋巴瘤、Whipple病、淋巴管扩张等。回肠为主的节段性肠壁增厚提示克罗恩病，可伴黏膜强化、浆膜渗出和梳状征；空肠为主的肠壁均匀分层样增厚符合嗜酸性粒细胞性胃肠炎；放射区域肠壁水肿提示放射性肠炎。生长抑素受体碘-131可定位胃泌素瘤、胰腺内分泌肿瘤及类癌等。

（三）内镜和活体组织检查 若临床提示小肠黏膜吸收不良，可胃镜行十二指肠远端活检或小肠镜下空肠活检。若tTG

IgA 升高大于 5 倍且抗肌内膜抗体(EMA)阳性可确诊乳糜泻。显微镜下结肠炎病理可见上皮内淋巴细胞浸润或胶原沉积。

【诊断】

(一) 慢性腹泻(chronic diarrhea)　多数可通过病史、体检、大便常规培养及找虫卵和寄生虫、脂肪滴,大便艰难梭菌毒素测定,以及结肠镜检查和活检等来明确诊断。详细询问大便性状、加重或缓解因素、腹痛、体重下降情况,近期外出旅游史、腹泻患者接触史、饮酒史、肠癌或炎症性肠病家族史及肠外表现如口腔溃疡和关节皮肤病变等,食物/牛奶耐受情况,基础胃肠病或肝脏疾病、腹部手术、放疗或化疗、特殊药物应用史包括抗生素和泻药等。当怀疑某个诊断时可做治疗试验,若症状持续则进一步检查(图 15-3-3-1)。定量分析大便的重量、体积、电解质浓度(渗透压)、pH、脂肪定量及泻药筛选有助于进一步诊断。粪脂肪大于 20~30g/d 提示胰腺疾病;碳水化合物吸收不良,会被细菌分解成短链脂肪酸,粪 pH 下降,故 pH<5.3 提示单纯碳水化合物吸收不良。正常血清-粪渗透压差[$290-2\times$(粪 Na^++粪 K^+)]为 50~125mmol/L,若压差<50mmol/L 提示分泌性腹泻,若压差>125mmol/L,提示渗透性腹泻。粪 Mg^{2+}>50mmol/L,提示含镁泻药所致腹泻。

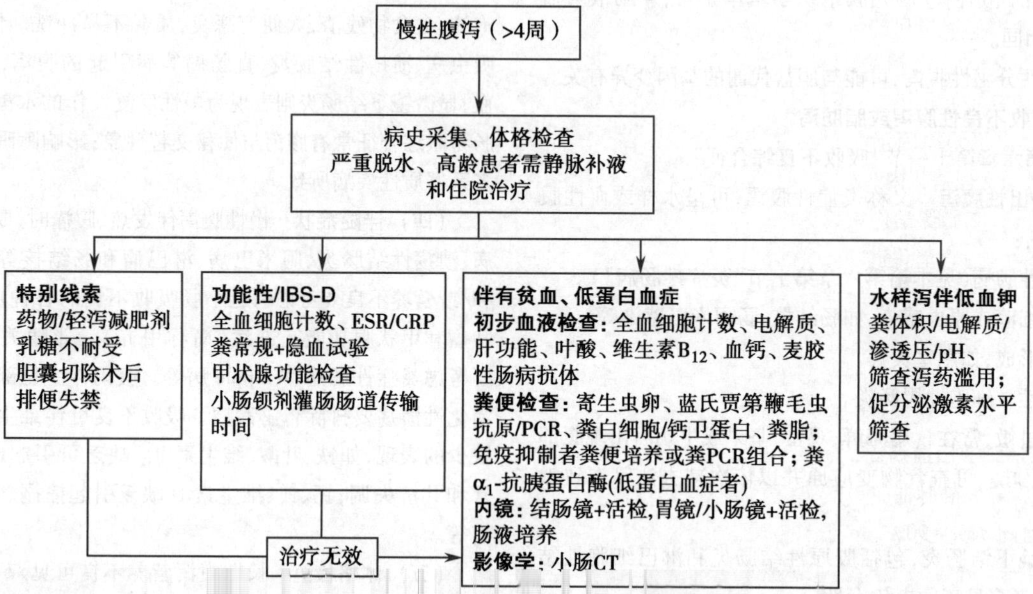

图 15-3-3-1　慢性腹泻诊治流程

IBS-D. 腹泻型肠易激综合征;ESR. 红细胞沉降率;CRP. C 反应蛋白;PCR. 聚合酶链反应。

(二) 渗透性腹泻　大便低 pH 提示碳水化合物吸收不良,饮食排除乳糖或乳糖负荷法可进一步诊断乳糖不耐受;大便中镁或其他泻药浓度高提示泻药引起。

(三) 分泌性腹泻　通常神经内分泌肿瘤引起的腹泻罕见,若病史提示且 CT 发现肿瘤,可测定相应血浆激素水平。类癌、胃泌素瘤、VIP 瘤、甲状腺髓样癌、胰高血糖素瘤、生长抑素瘤等血清素和尿 5-羟吲哚乙酸升高,血清胃泌素(促胃液素)、VIP、降钙素、胰高血糖素、生长抑素、组胺或前列腺素相应升高。

(四) 脂肪泻　高脂饮食(70~100g/d)后粪脂测定是吸收不良的最佳筛查方法,若粪脂检测阴性,应考虑选择性碳水化合物吸收不良或其他原因的水泻;若粪脂检测阳性,则根据临床怀疑进一步检测胰腺外分泌功能如胰泌素-缩胆囊素分泌试验,小肠钡餐和 CT 观察胃肠道结构,近端小肠黏膜活检和肠液培养等。经验性地补充外源性胰酶后腹泻改善有助于诊断胰腺外分泌功能不全。怀疑寄生虫感染可大便找虫卵和寄生虫、蓝氏贾第鞭毛虫抗原检测,或内镜下活检和吸取肠液找蓝氏贾第鞭毛虫。

(五) 炎症性腹泻　粪隐血常阳性,粪白细胞、乳铁蛋白、钙卫蛋白升高提示肠道炎症。结肠镜检查和活检、大便找虫卵和寄生虫、大便培养、粪艰难梭菌毒素检测有助于诊断。小肠 CT 和胶囊内镜可发现小肠病变。

【治疗】

病因治疗和对症治疗都很重要(具体方案详见相关章节)。在未明确病因之前,要慎重使用止泻药和止痛药,以免掩盖症状造成误诊而耽误病情。

推荐阅读

1. GAIL A H. JONATHAN G, MIGUEL M. Chapter 41. Approach to the patient with diarrhea[M]//PODOLSKY D K, CAMILLERI M, FITZ J G, et al. Yamada's textbook of gastroenterology. 6th ed. Oxfold: Wiley Blackwell, 2015: 735-756.
2. SEMRAD C E. Chapter 131. Approach to the patients with diarrhea and malabsorption[M]//GOLDMAN L, SCHAFER A I. Goldman-cecil medicine. 26th ed. Philadelphia: Elsevier, 2020: 881-898.

第四节　消化道出血

沈锡中　董　玲

消化道出血(gastrointestinal bleeding)根据出血部位分为上消化道出血和下消化道出血。上消化道出血是指Treitz韧带以上的食管、胃、十二指肠和胰胆等病变,包括胃空肠吻合术后,吻合口附近疾病引起的出血。Treitz韧带以下的肠道出血称为下消化道出血。消化道出血可分为慢性隐性出血、慢性显性出血和急性出血。短时间内消化道大量出血称急性大出血,常伴有急性周围循环障碍,死亡率约占10%。80%的上消化道出血具有自限性,下消化道出血死亡率一般不超过5%。小肠出血(small bowel bleeding)是相对少见的疾病,占消化道出血的5%~10%,一般指Treitz韧带以下的空肠和回肠出血,可分为显性和隐性出血。不明原因消化道出血(obscure gastrointestinal bleeding)是指经常规消化内镜(包括上消化道内镜和结肠镜)、胶囊内镜、小肠镜和影像学检查后仍未明确病因的持续或反复发作的消化道出血(含消化道所有部位)。

【病因及分类】

消化道出血可因消化道本身的炎症、机械性损伤、血管病变、肿瘤等因素引起,也可因邻近器官的病变和全身性疾病累及消化道所致。

(一)上消化道出血病因　临床上最常见的出血病因是消化性溃疡、食管胃底静脉曲张破裂、急性胃黏膜病变和胃癌,占上消化道出血的80%~90%。

1. 食管疾病　食管炎、食管溃疡、食管肿瘤、食管贲门黏膜撕裂、Cameron糜烂、理化和放射性损伤。

2. 胃、十二指肠疾病　消化性溃疡、急性胃黏膜病变、胃血管异常(胃毛细血管扩张、Dieulafoy病等)、恶性肿瘤和其他良性肿瘤、息肉、急性胃扩张、胃黏膜脱垂或套叠、十二指肠炎和憩室炎、膈疝、胃扭转、钩虫病、胃肠吻合术后的空肠溃疡和吻合口溃疡、佐林格-埃利森(Zollinger-Ellison)综合征等。

3. 门静脉高压　食管胃底静脉曲张破裂出血、门静脉高压性胃病、十二指肠异位静脉曲张破裂出血。

4. 上消化道邻近器官或组织的疾病　①胆胰管出血:胆胰管结石、胆管肿瘤等;②胰腺疾病累及十二指肠:壶腹周围肿瘤、胰腺肿瘤等;③胸或腹主动脉瘤破入消化道;④纵隔肿瘤或脓肿破入食管。

5. 全身性疾病　如感染、肝肾功能障碍、凝血机制障碍、结缔组织病等也可引起上消化道出血。①血液病:白血病、再生障碍性贫血、血友病等;②血管性疾病;③结缔组织病:血管炎;④急性感染性疾病:流行性出血热、钩端螺旋体病等;⑤尿毒症。

(二)下消化道出血病因

1. 结肠癌和结肠息肉　最常见。

2. 肠道炎症性疾病　细菌性感染、寄生虫感染,非特异性(炎症性肠病等),抗生素相关性,药物性(非甾体类药物、抗凝药物等),缺血性,放射性等。

3. 血管性病变　毛细血管扩张症、血管畸形、异位静脉曲张、肠血管瘤等。

4. 肠壁结构异常　如Meckel憩室、肠套叠等。

5. 肛管疾病　痔疮、肛裂、肿瘤等。

(三)小肠出血病因

1. 常见病因

(1)年龄≤40岁:克罗恩病,肿瘤,Dieulafoy病,Meckel憩室,血管扩张性病变,息肉综合征。

(2)年龄>40岁:血管扩张性病变,Dieulafoy病,肿瘤,非甾体抗炎药相关性溃疡、克罗恩病、小肠憩室,缺血性肠病、寄生虫病。

2. 罕见病因　过敏性紫癜,小肠静脉曲张和/或门静脉高压性肠病,淀粉样变,蓝色橡皮泡痣综合征,弹性假黄瘤病,遗传性毛细血管扩张症,艾滋病伴发的卡波西肉瘤,先天性结缔组织发育不全综合征,遗传性息肉病综合征,恶性萎缩性丘疹,主动脉肠瘘等。

【临床表现】

消化道出血的临床表现取决于病变的性质、部位、失血量和速度,与患者的全身情况也有关。

(一)呕血、黑便和便血　是消化道出血特征性临床表现。上消化道急性大量出血多数表现为呕血,如出血速度快而多,呕血的颜色呈鲜红色。少量出血则表现为黑便、柏油样便或粪便隐血试验阳性。出血速度过快,在消化道停留时间短,可出现暗红色血便。下消化道出血一般为鲜血便或暗红色大便,不伴呕血。右半结肠出血时,粪便颜色为暗红色;左半结肠及直肠出血时,粪便颜色为鲜红色。空回肠及右半结肠病变引起少量渗血时,也可表现为黑便。

(二)失血性周围循环衰竭　消化道出血因循环血容量迅速减少可致急性周围循环衰竭,多见于短时期内出血量超过1 000ml者。临床上可出现头昏、乏力、心悸、出冷汗、黑蒙或晕厥、皮肤湿冷;严重者呈休克状态。

(三)贫血　慢性消化道出血在常规体检中发现小细胞低色素性贫血。急性大出血后早期因有周围血管收缩与红细胞重新分布等生理调节,血红蛋白、红细胞和血细胞比容的数值可无变化。此后,大量组织液渗入血管内以补充失去的血浆容量,血红蛋白和红细胞因稀释而降低;平均出血后32小时,血红蛋白可稀释到最大程度。失血会刺激骨髓代偿性增生,外周血网织红细胞增多。

(四)氮质血症　消化道大量出血后,血液蛋白的分解产物在肠道被吸收,以致血中氮质升高,称肠源性氮质血症。一般出血后1~2日达高峰,出血停止后3~4日恢复正常。

(五)发热　大量出血后,多数患者在24小时内常出现低热,持续数日至1周。发热的原因可能是由于血容量减少、贫血、血液蛋白分解产物吸收等因素导致体温调节中枢功能障碍。分析发热原因时要注意寻找其他因素,例如有无并发肺炎等。

【诊断】

(一) 临床表现

1. 消化道出血的识别　一般情况下呕血和黑便,呕吐物或粪便隐血强阳性,伴血红蛋白、红细胞计数下降常提示有消化道出血,但必须排除消化道以外的出血因素。首先应与口、鼻、咽部出血区别;也需与心肺疾病导致的咯血相区别。此外,口服动物血液、炭粉、铁剂、铋剂和某些中药也可引起粪便发黑,应注意鉴别。

2. 判别消化道出血的部位　呕血和黑便多提示上消化道出血,便血大多来自下消化道。上消化道大出血可表现为暗红色血便,如不伴呕血,常难以与下消化道出血鉴别。而慢性下消化道出血也可表现为黑便,常难以判别出血部位,应在病情稳定后内镜检查。

3. 出血严重程度的估计和周围循环状态的判断　每日出血量>5ml 时,粪隐血试验可呈现阳性反应;每日出血量达 50ml 以上,可出现黑便。胃内积血量 250ml 时,可引起呕血。短时间出血量超过 1 000ml,可出现周围循环衰竭表现。对于上消化道出血的估计,主要是动态观察周围循环状态,特别是血压、心率。收缩压<90mmHg,或较基础收缩压降低幅度>30mmHg、心率加快(>120 次/min),提示血容量明显不足,是紧急输血的指征。患者血红细胞计数、血红蛋白及血细胞比容测定,也可作为估计失血程度的参考。

4. 出血是否停止的判断　有下列临床表现,应认为有继续出血或再出血,须及时处理:①反复呕血,黑粪次数增多,粪便稀薄,伴有肠鸣音亢进;②周围循环衰竭的表现经积极补液输血后未见明显改善,或虽有好转而又恶化;③红细胞计数、血红蛋白测定、血细胞比容持续下降,网织红细胞计数持续增高;④补液与尿量足够的情况下,血尿素氮再次增高。

5. 出血病因和部位诊断　消化性溃疡患者多有慢性、周期性、节律性上腹疼痛或不适史。服用非甾体抗炎药物(NSAIDs)或肾上腺皮质激素类药物或处于严重应激状态者,其出血以急性胃黏膜病变为可能。有慢性肝炎、酗酒史、血吸虫等病史,伴有肝病、门静脉高压表现者,以食管胃底静脉曲张破裂出血为最大可能。应当指出的是,肝硬化患者出现上消化道出血,有一部分患者出血可来自消化性溃疡、急性糜烂性出血性胃炎、门静脉高压性胃病等。45 岁以上慢性持续性粪便隐血试验阳性,伴有缺铁性贫血、持续性上腹痛、厌食、消瘦,应警惕胃癌的可能。50 岁以上不明原因肠梗阻及便血,应考虑结肠肿瘤。60 岁以上有冠心病、心房颤动病史的腹痛伴便血者,缺血性肠病可能大。突然腹痛、休克、便血者要立即想到动脉瘤破裂。黄疸、发热及腹痛伴消化道出血时,胆源性出血不能除外。儿童便血以 Meckel 憩室、感染性肠炎、血液病多见。

(二) 辅助检查

1. 内镜检查　内镜检查是消化道出血定位、定性诊断的首选方法,可解决 90% 消化道出血的病因诊断(图 15-3-4-1)。内镜检查见到病灶后,应取活体组织检查或细胞刷检,以提高病灶性质诊断的正确性,并根据病变特征判别是否继续出血或再出血的危险性,并行内镜下止血治疗。一般主张在出血后 24~48 小时内进行检查,并备好止血药物和器械。急诊胃镜最好在生命体征平稳后进行,尽可能先纠正休克、补足血容量,改善贫血。胃镜检查可在直视下观察食管、胃、十二指肠球部直至降部,从而判断出血的病因、部位。结肠镜是诊断结肠及回肠末端病变的首选检查方法。重复内镜检查可能有助于发现最初内镜检查遗漏的出血病变。超声内镜、色素放大内镜等均有助于明确诊断,提高对肿瘤、癌前期病变等的诊断准确率。胶囊内镜具有安全、创伤小的优点,主要用于小肠疾病的诊断,对怀疑小肠出血的检出率在 38%~83%。小肠镜是目前小肠疾病的主要检查手段。应用最广泛的是各种器械辅助式小肠镜

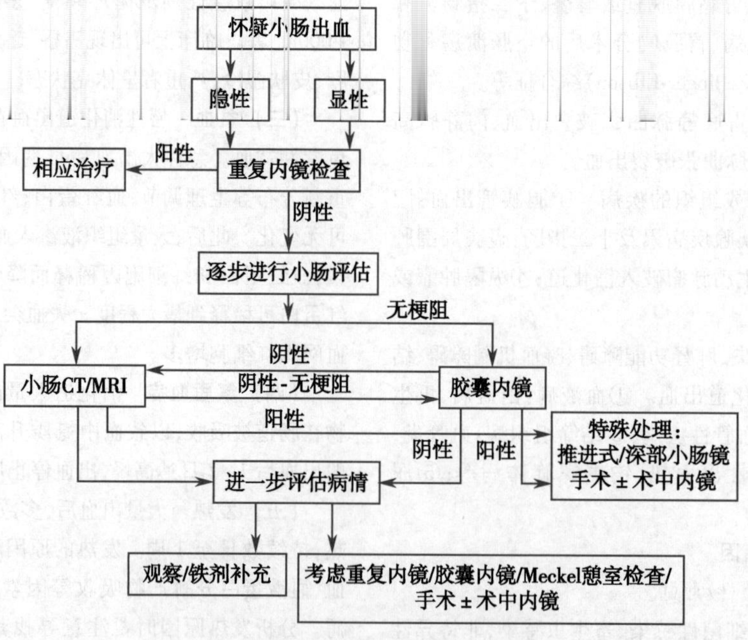

图 15-3-4-1　小肠出血诊治流程

包括双气囊小肠镜、单气囊小肠镜、螺旋管式小肠镜，还可以进行术中小肠镜检查。如操作人员技术熟练，理论上能检查整个肠道，可用于怀疑小肠出血的患者，诊断率在 60%～80%。对于胶囊内镜检查阳性的患者，再行小肠镜检查，将提高检出率至 60%～90%。但若对胶囊内镜检查阴性的消化道出血患者，再次进行小肠镜检查，病变检出率仅为 16.7%～37.8%。

2. X 线钡餐检查　仅适用于出血已停止和病情稳定的患者，对急性消化道出血病因诊断的阳性率不高，多为内镜检查所代替。钡餐检查对于怀疑小肠出血的诊断率仅有 3%～17%，仅对小肠憩室和粘连性病变的诊断有一定价值，目前并不推荐用于小肠出血的诊断。

3. 放射性核素显像　对活动性出血出血速率≥0.1ml/min 时有诊断价值，诊断率约为 50%，尤其适用于间歇性和延迟性小肠出血，不适用于消化道大出血者。

4. 血管造影　选择性血管造影对活动性大消化道出血（尤其是血流动力学不稳者）或者血管性病变的诊断及治疗具有重要作用，诊断率约 50%。根据脏器的不同可选择腹腔动脉、肠系膜动脉造影，出血速率≥0.5ml/min 时，可发现造影剂在出血部位外溢，定位价值较大。对确定下消化道出血的部位（特别是小肠出血）及病因更有帮助，也是发现血管畸形、血管瘤出血的可靠方法。但该检查是有创性操作，且有可能发生造影剂过敏、急性肾衰竭、血栓栓塞、感染和穿刺部位出血等并发症。

5. CT 相关检查　CT 小肠成像（CT enterography，CTE）将小肠腔充盈后使用多排 CT 扫描，可发现血管病变和肠道炎症改变，并提高小肠肿块尤其是黏膜来源病变的检出率，可与胶囊内镜互补，对于胶囊内镜禁忌证者具有优势。CT 血管成像（CT angiography，CTA）可准确检出并定位肠道血管性疾病，可检出出血速率≥0.3ml/min 的病变。

6. 手术探查和术中内镜检查　各种检查均不能明确原因时应手术探查和术中内镜检查。术中内镜对小肠出血诊断率为 58%～88%。另外，可在术中行选择性血管造影或注射亚甲蓝（美蓝），以帮助明确诊断。

【治疗】

（一）一般治疗　卧床休息，严密监测患者生命体征，必要时行中心静脉压测定。观察呕血、黑便及便血情况。定期复查血红蛋白浓度、红细胞计数、血细胞比容与血尿素氮。对老年及病情严重患者视情况实施心电监护。

（二）补充血容量　及时补充和维持血容量，改善周围循环，防止微循环障碍引起脏器功能障碍，常用液体包括氯化钠注射液、平衡液、全血或其他血浆代用品。紧急输血指征：①收缩压<90mmHg，或较基础收缩压降低幅度>30mmHg；②血红蛋白<80g/L，血细胞比容<25%；③心率增快（>120 次/min）。对于合并心血管疾病的患者，输血指征血红蛋白可高于 80g/L。

（三）上消化道大出血的止血处理　急性非静脉曲张上消化道大出血的处理，以消化性溃疡多见。

1. 抑制胃酸分泌和保护胃黏膜　急性期静脉给予质子泵抑制剂，使胃内 pH>6.0，有助于消化性溃疡和急性胃黏膜病变的止血。无效时可加用生长抑素及其类似物，收缩内脏血管，控制急性出血。对需服用抗血小板药物或抗凝药物的心脑血管患者，有溃疡出血史，应口服质子泵抑制剂预防再出血。

2. 内镜下止血治疗　包括药物局部注射、热凝止血和机械止血。药物注射，可选用 1∶10 000 去甲肾上腺素盐水、高渗钠-肾上腺素溶液等，其优点为简便易行；热凝止血包括高频电凝、氩等离子体凝固术（argon plasma co-agulation，APC）、热探头、微波等方法，止血效果可靠；机械止血主要采用各种止血夹；对于常规止血方法难以控制出血者，OTSC（Over-the-Scope Clip）系统是有效的补救手段。

3. 手术和介入治疗　内科积极治疗仍有大量出血危及患者生命时，需考虑外科手术治疗。少数患者严重消化道出血，无法进行内镜治疗，又不能耐受手术治疗时，可考虑选择性肠系膜动脉造影并血管栓塞治疗。

4. 食管、胃底静脉曲张破裂出血的非外科治疗　见本篇第八章第一节“肝硬化及其并发症”。

（四）下消化道大量出血的处理　基本措施是输血、输液、纠正血容量不足引起的休克。再根据出血的定位及病因诊断做出相应治疗，如有条件内镜下止血治疗。对弥漫性血管扩张病变所致的出血，内镜下治疗或手术治疗有困难，或治疗后仍反复出血，可考虑雌/孕激素联合治疗。选择性动脉造影术后动脉内输注血管升压素可以控制 90%的憩室和血管发育不良的出血。动脉内注入栓塞剂可能引起肠梗死，对拟进行肠段手术切除的病例，可作为暂时止血用。内科保守治疗无效，危及生命，有急诊手术指征。

（五）小肠出血的治疗

1. 支持治疗，及早病因治疗。

2. 药物治疗　病变部位不明或病变弥漫，不适用于内镜治疗、手术治疗、血管造影栓塞治疗或治疗无效者，可考虑药物治疗。相关研究有限，生长抑素及其类似物和沙利度胺有一定疗效。生长抑素及其类似物通过抑制血管生成和减少内脏血流，对胃肠道毛细血管扩张和蓝色橡皮泡痣综合征引起的小肠出血有一定的治疗作用。沙利度胺抗血管生成作用，对血管扩张引起的小肠出血有效，但可能有周围神经病变、深静脉血栓等不良反应。

3. 内镜下治疗　对小肠镜检查发现病变者，可同时治疗小肠血管损害病变且维持缓解时间较长。

4. 血管造影下栓塞等治疗　主要用于急性大量小肠出血。方法主要包括选择性动脉内血管升压素治疗、超选择性微线圈栓塞或合用吸收性明胶海绵、聚乙烯醇栓塞等。

[附] 食管-贲门黏膜撕裂综合征

食管-贲门黏膜撕裂综合征又称马洛里-魏斯综合征（Mallory-Weiss syndrome），是指食管下端和胃连接处的黏膜纵行裂伤，并发上消化道出血，一般出血有自限性，如累及小动脉可引起严重出血。1929 年 Mallory 和 Weiss 首先从尸体解剖中认识本病,1956 年 Hardy 首次应用内镜作出诊断。由于腹内压或胃内压骤然升高,促使黏膜撕裂。恶心或呕吐是胃内压升高的主要因素,包括醉酒、妊娠呕吐、食管炎、急性胃炎、放置胃管、内镜检查、糖尿病酮症、尿毒症等都可引起剧烈呕吐。其他能引起胃内压升高的任何情况均可发生食管-贲门黏膜撕裂,如剧烈咳嗽、用力排便、举重、分娩、严重呃逆、胸外按摩、癫痫发作、腹部钝性挫伤等。本病主要病理为食管远端黏膜和黏膜下层的纵行撕裂。裂伤多为单发,但也可有 3~4 处之多。裂伤长 0.3~4cm。基底部为血凝块和黄色坏死组织所覆盖,边缘清楚,黏膜轻度水肿。本病诊断首先依靠病史,有引起胃内压骤升的因素,有食管裂孔疝者更要考虑本病。最有效的诊断手段是急诊胃镜检查。X 线钡餐检查价值较小。腹腔动脉造影也有助于诊断。如小量出血一般可自限止血,必要时可用去甲肾上腺素加入生理盐水中灌入食管胃腔。也有主张在急诊内镜诊断的同时,对出血灶进行电凝或光凝止血。少数出血量大而不止者,需外科行裂伤连续缝合术止血。如去除诱因,术后复发可能性小。

推荐阅读

1. KOVACS T O,JENSEN D M. Chapter 137. Gastrointestinal hemorrhage and occult gastrointestinal bleeding[M]//GOLDMAN L,SCHAFER A I. Goldman-cecil medicine. 26th ed. Philadelphia:Elsevier,2020:840-845.
2. 中华消化杂志编辑委员会. 小肠出血诊治专家共识意见(2018 年,南京)[J]. 中华消化杂志,2018,38(9):577-582.
3. BARKUN A N,ALMADI M,KUIPERS E J,et al. Management of nonvariceal upper gastrointestinal bleeding:guideline recommendations from the international consensus group[J]. Ann Intern Med,2019,171(11):805-822.

第五节　腹　水

郭津生

腹腔内液体积聚超过 300ml 就称为腹水(ascites)。

【病因】

腹水的病因多样(表 15-3-5-1)。肝硬化门静脉高压引起的腹水约占所有病因的 85%,而腹水的出现是肝硬化患者从代偿期进展到失代偿期的标志。引起腹水的病因还包括其他肝脏疾病,如急性肝衰竭、窦前(门静脉血栓形成)和窦后性(Budd-Chiari 综合征、缩窄性心包炎)门静脉高压、肝脏转移性肿瘤,以及非肝病病因如恶性肿瘤(腹膜转移癌)、感染(腹膜结核、衣原体)、心功能不全、胰腺炎、肾病综合征,还有少见原因如淋巴管瘘、甲状腺功能减退症、POEMS 综合征、家族性地中海热等。5%患者具有混合性因素,如腹膜结核合并肝硬化或肝硬化合并心功能不全。

表 15-3-5-1　腹水的病因分类及诊断

病因分类	病种	诊断要点
[illegible]	[illegible]、肝癌、Budd-Chiari 综合[illegible]性肝衰竭、门静脉血栓	血清腹水白蛋白梯度(SAAG)>11g/L,腹水总蛋白<25g/L;有肝病病史和肝病危险因素(病毒性肝炎、酗酒、输血或纹身、药物史、代谢综合征、肝病家族史等);肝外自身免疫性疾病表现;肝功能失代偿和门静脉高压症状和体征、生化示血清白蛋白降低、全血血小板计数减少、凝血酶原时间延长;内镜检查或食管吞钡摄片或影像学检查示食管胃底静脉曲张
[illegible]	[illegible]心力衰竭、缩窄性心包[illegible]性限制型心肌病、黏液水肿	SAAG>11g/L,腹水总蛋白>25g/L;具有心脏病病史和体征,肝大、肝颈静脉反流征阳性
肾源性腹水	肾病综合征、尿毒症	大量蛋白尿、低蛋白血症、血清胆固醇增高、全身性水肿等
胆、胰源性腹水	重症胰腺炎、胆道或上消化道穿孔	胰源性腹水淀粉酶水平约 2 000IU/L 或超过血清淀粉酶水平的 6 倍;深褐色腹水,胆红素含量>6mg/dl 并超过相应血清含量提示胆道或上消化道穿孔
感染性腹水	胃肠道穿孔	SAAG<11g/L;胃肠道穿孔可经影像学检查(如腹部 X 线片)观察到腹腔内游离气体进行诊断;腹水总蛋白>10g/L;糖<50mg/dl;乳酸脱氢酶(LDH)水平超出血清正常上限(LDH>225mIU/L),革兰氏染色多种细菌提示脏器或腔隙性脓肿破裂引起继发性细菌性腹膜炎
	结核	SAAG<11g/L;腹膜结核的腹水细胞分类以淋巴细胞占优势;腹水腺苷脱氨酶(ADA)检查、抗酸染色和培养、腹腔镜检查及活检有助于诊断;诊断性抗结核治疗有效
	自发性细菌性腹膜炎	自发性细菌性腹膜炎见于肝硬化患者,SAAG>11g/L,但腹水中多形核白细胞计数≥250×10^6/L

续表

病因分类	病种	诊断要点
肿瘤性腹水	腹腔转移性肿瘤（胃、结肠、胰腺）、原发性肝癌、卵巢肿瘤、腹膜间皮瘤、恶性淋巴瘤	可有消瘦或恶病质、脐固定结节、伴不同脏器与部位肿瘤的相应症状和体征（胃肠道肿瘤常有腹痛、腹部包块、呕血或便血、左锁骨上淋巴结肿大等；妇科肿瘤阴道检查可触及肿块） 腹水性质多为血性，也可为乳糜性，腹水纤维连接蛋白>125ng/ml；腹水/血清 LDH>0.65；低 SAAG（<11g/L）；腹水浓缩染色体核型分析非整倍体细胞增多；腹水细胞学检查可能发现肿瘤细胞 根据症状与体征可选择内镜、钡餐、超声、CT、腹腔镜检查以明确原发灶 Meigs 综合征表现为三大病征：盆腔肿瘤（大多数为卵巢纤维瘤）、腹水和胸腔积液。此征具有重要诊断意义，可手术治疗，预后较好
结缔组织病	系统性红斑狼疮	系统性红斑狼疮多见于女性，有多个器官损害的表现、多发性浆膜炎；面部蝶形红斑或血中找到狼疮细胞可确诊
血液系统疾病	POEM 综合征、白血病	POEMS 综合征是一种与浆细胞病有关的多系统病变，临床上以多发性周围神经病（polyneuropathy）、脏器肿大（organomegaly）、内分泌障碍（endocrinopathy）、M 蛋白（monoclonal protein）血症和皮肤病变（skin changes）为特征 白血病性腹水在发现腹水的同时有血白细胞总数和分类的显著异常
营养不良	各种原因引起严重营养障碍	伴全身性水肿、低蛋白血症，或同时伴有维生素 B_1 缺乏；营养改善后腹水可迅速消退
其他	嗜酸性粒细胞性腹水	腹水伴血嗜酸性粒细胞计数及百分比增高，见于过敏、寄生虫感染、恶性肿瘤、炎症性肠病、自身免疫性疾病、嗜酸性粒细胞性胃肠炎等

【发病机制】

1. 门静脉高压　根据欧姆定律，门静脉血流受阻和/或肝脏血流量增加引起门静脉压力增高，导致肝窦和肠系膜毛细血管压力升高，体液从这两个部位漏出并超出淋巴管和胸导管的引流能力，过多的体液从肝包膜漏至腹腔。

2. 水钠潴留　周围血管扩张和动脉有效血容量下降促发神经体液因素，通过反射性刺激交感神经系统和肾素-血管紧张素-醛固酮系统，刺激抗利尿激素的释放，导致持续性肾水钠潴留和腹水形成。该机制可运用于肝硬化和非硬化性门静脉高压，以及非肝性腹水中的充血性心力衰竭、肾病综合征等。

3. 低白蛋白血症　肝脏合成白蛋白功能减退或者由于大量白蛋白从肾脏或肠道丢失导致血清白蛋白降低，引起血浆胶体渗透压下降，水分趋于从血浆向第三间隙积聚。

4. 腹腔内渗透压平衡改变　如发生腹腔内肿瘤转移灶、结核、结缔组织病（如系统性红斑狼疮所致浆膜炎）时，富含蛋白的液体渗出到腹腔内。

5. 腹膜化学性灼伤　胆胰系统损伤，胆汁或胰液漏入腹腔。

6. 膜通透性增高和淋巴管阻塞　如尿毒素血症和血液透析患者的肾源性腹水。

【临床表现】

有不同程度的腹胀，少尿，严重者可有呼吸困难、活动受限等症状。体征包括直立时下腹部、仰卧时侧腹部（呈蛙腹状）膨隆。叩诊患者仰卧位时腹部侧面鼓音-浊音交界面高于正常。移动性浊音阳性（对腹水诊断的敏感度 83%，特异度 56%）或有液波震颤提示腹水超过 3 000ml。大量腹水可并发各种疝（如脐疝、腹股沟疝），亦可并发胸腔积液（特别是右侧胸腔积液）和自发性腹膜炎。

【实验室检查】

（一）腹水分析　①常规和生化：包括腹水细胞计数和分类、腹水总蛋白和白蛋白。如只获取极少量腹水应先送检细胞计数和分类。②肿瘤标志物：甲胎蛋白（AFP）检查有助肝癌诊断；癌胚抗原（CEA）测定有助于胰腺和肠道肿瘤诊断。血清和腹水 CA125 对腹水的鉴别诊断没有价值。③腹水腺苷脱氨酶（ADA）：阳性提示结核性腹膜炎可能。④腹水细菌涂片染色、培养和药物敏感性测定：如腹水多形核白细胞计数 $\geqslant 250\times10^6$/L 时提示感染性腹水。腹水可送检涂片革兰氏染色和抗酸染色，也可在抗生素使用前用需氧和厌氧菌血培养瓶床旁无菌采集 20ml 腹水进行细菌培养，部分标本可培养出细菌。多种菌阳性提示消化道穿孔可能。⑤腹水病理细胞检查：有助于肿瘤诊断，如引流较多量腹水在离心后送检敏感性增高。⑥其他：淀粉酶、乳酸脱氢酶（LDH）、胆红素、甘油三酯等。

乳糜性和血性腹水是两种具有特殊外观和成分的腹水。①乳糜性腹水：呈乳白色，不透明，高甘油三酯含量（>200mg/dl，乙醚试验和苏丹Ⅲ染色阳性）。见于腹腔内肿瘤、腹腔内炎症（包括结核、肠系膜淋巴结炎等）、腹膜后肿瘤、胸导管阻塞（炎症、丝虫病、梅毒)、外伤或手术，并见于少数肝硬化患者。乳糜性腹水需与假性乳糜性腹水鉴别。假性乳糜性腹水也呈乳糜样外观，见于慢性腹腔化脓性感染，脓细胞脂肪变性破坏。化学成分为卵磷脂、胆固醇与小量蛋白质和脂肪颗粒。乙醚试验阴性。②血性腹水：呈粉红色或血水样，含大量红细胞($>10\times10^9/L$)；蛋白$>30g/L$，见于肝癌结节破裂、肝外伤性破裂、急性门静脉血栓形成，以及肝外疾病如异位妊娠、黄体破裂、自发性或创伤性脾破裂、急性出血坏死性胰腺炎、腹腔内肿瘤、结核性腹膜炎、Meigs 综合征。

(二) 血清腹水白蛋白梯度(serum-ascites albumin gradient，SAAG)　通过血清白蛋白水平减去腹水白蛋白浓度获得，不随利尿改变，计算和分析有助于识别病因和指导治疗。SAAG 反映肝血窦压力并与肝静脉压力梯度相关，根据 Starlings 原理，高 SAAG 反映渗透压抗衡增高的门静脉压力。SAAG≥11g/L，腹水蛋白<25g/L，考虑肝硬化门静脉高压性腹水(肝硬化、晚期 Budd-Chiari 综合征、广泛肝转移)。SAAG>11g/L，腹水蛋白>25g/L，考虑心源性门静脉高压性腹水(心功能不全/缩窄性心包炎、早期 Budd-Chiari 综合征、下腔静脉阻塞、血窦阻塞综合征)。SAAG<11g/L，基本上可以排除门静脉高压性腹水，应该考虑肿瘤性和结核等引起的腹水(见表 15-3-5-1)。

【诊断与鉴别诊断】

(一) 诊断

1. 腹水的诊断　可通过病史和局部体检发现。影像学检查和诊断性腹腔穿刺(简称腹穿)可证实腹水的存在，超声检查是最经济、常用和首选的无创诊断方法，可检出最少 100ml 的腹水。

腹穿是明确腹水病因的最快速有效的方法，应在所有新发生和在短期内腹水明显增加的患者中进行。通过腹穿可早期诊断和治疗亚临床型腹水感染，降低死亡率和致残率。腹穿少见并发症为腹壁血肿、血腹(见于血小板缺乏症及凝血异常的患者)和腹穿针引起的肠穿孔。

2. 腹水的病因诊断　简要流程见图 15-3-5-1。辅助检查如钡餐造影、CT 与 MRI、血管造影及内镜检查等可协助病因诊断。腹腔镜可对腹膜和腹内肿瘤进行活检，适应证为原因不明的腹水、腹痛和急腹症、原因不明的腹痛和腹部包块等。

(二) 鉴别诊断

1. 腹型肥胖　腹壁及身体其他部位脂肪堆积，腹部呈球形，脐下陷，移动性浊音阴性。影像学检查腹水阴性。

2. 腹腔内占位性病变

(1) 黏液瘤：腹部膨胀，移动性浊音阴性，影像学检查结合穿刺活检有助于鉴别。

(2) 巨大卵巢囊肿：可引起高度腹部膨胀，可触知囊肿轮廓；前腹叩诊浊音，腹侧部呈鼓音；波动感；尺压试验阳性；脐孔有上移现象；阴道检查提示囊肿起源于卵巢；B 超、CT 等检查可帮助鉴别。

(3) 巨大腹腔囊肿或假囊肿：来源于肝脏、肾脏、胰腺、大

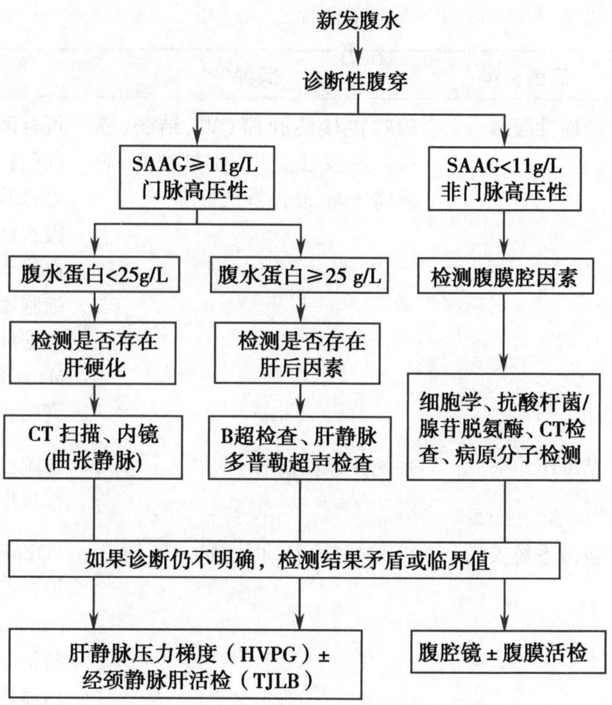

图 15-3-5-1　腹水的病因诊断流程

网膜或腹膜后，可达到一定程度甚至在腹穿时获得异常液体而与腹水相混淆。病变特点：①起病缓慢，无明显全身症状；②腹部膨大，两侧不对称；③腰腹部(一侧或两侧)叩诊呈鼓音，可听到肠鸣音；④X 线钡餐透视发现胃肠道受压现象，影像学等检查可证明囊肿起源于腹腔内或腹膜后器官。

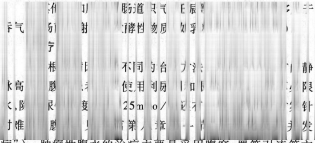

[illegible]

症")。肿瘤性腹水的治疗主要是采用腹穿、置管引流等方法缓解症状，此外可考虑全身和/或腹腔内化疗，一般的利尿剂和水钠限制治疗往往无效。对乳腺及卵巢肿瘤尽可能手术切除原发灶。对脏器穿孔引起的腹膜炎和腹水需手术治疗和抗生素治疗。结核性腹膜炎引起的腹水需标准抗结核治疗。

腹壁疝患者可使用适当大小的腹带和疝托，咳嗽或用力时用手托持疝袋以减少疼痛和疝增长；如疝不能减小或关闭应及时就医。脐疝绞窄或破裂的紧急修复需由对原发病(如肝硬化)有经验的外科医师进行；肝硬化腹水引起的脐疝修复需权衡风险和益处，应在通过药物、经颈静脉肝内门体分流术(transjugular intrahepatic portosystemic shunt，TIPS)、肝移植等治疗控制腹水和改善总的状况后进行。

肝硬化腹水合并肝性胸腔积液的处理，一线治疗为饮食限钠和使用利尿剂，如进展为难治性则考虑二线治疗如 TIPS；肝

性胸腔积液应避免胸腔插管引流。

健康状况下腹腔内压力 0~5mmHg,大量腹水可引起腹内压力增高,引起腹腔间室综合征(abdominal compartment syndrome,ACS)(扩展阅读 15-3-5-1),引起低血容量、循环呼吸功能障碍、电解质紊乱、肝肾功能障碍和血栓形成等多器官受累的复杂病况,ACS 治疗原则是治疗基础病、降低腹压,后者包括经皮去除腹腔内积聚液体减压(腹穿)等。

扩展阅读 15-3-5-1　腹腔间室综合征

推荐阅读

1. COREY K E,FRIEDMAN L S. Chapter 9. Abdominal swelling and ascites[M]//KASPER D,FAUCI A S,HAUSER S L,et al. Harrison's gastroenterology and hepatology. 3rd ed. New York:McGraw-Hill Education,2017:70-74.
2. GARCIA-TSAO G. Chapter 106. Ascites and its complications[M]//PODOLSKY D K,CAMILLERI M,FITZ J G,et al. Yamada's textbook of gastroenterology. 6th ed. Oxfold:Wiley Blackwell,2015:2087-2106.
3. MALBRAIN M L,DE KEULENAER B L,ODA J,et al. Intra-abdominal hypertension and abdominal compartment syndrome in burns,obesity,pregnancy,and general medicine[J]. Anaesthesiol Intensive Ther,2015,47(3):228-240.

第四章　食管疾病

第一节　胃食管反流病

陈　坚

胃食管反流病(gastroesophageal reflux disease,GERD)是指胃内容物反流入食管所致的症状和/或并发症。GERD 可分为非糜烂性反流病[(non-erosive reflux disease,NERD),亦称内镜阴性反流病(endoscopy-negative reflux disease,ENRD)]、糜烂性食管炎(erosive esophagitis,EE)和巴雷特食管(Barrett's esophagus,BE)三种类型。其中以 NERD 最为常见,约占 GERD 的 70%;EE 可合并食管狭窄、溃疡和消化道出血;BE 有可能发展为食管腺癌。

【流行病学】

GERD 在西方较为常见,发病率为 10%~20%,对人们的生活质量有显著影响。1998 年,北京和上海、西安地区 GERD 流行病学调查显示,胃食管反流症状的发生率分别为 8.97%及 10.98%;GERD 的患病率分别为 5.77%及 3.87%;EE 发病率分别为 1.92%及 2.40%。

【病因与发病机制】

(一)食管下括约肌的抗反流屏障功能减弱　食管下括约肌(lower esophageal sphincter,LES)是食管胃连接处抗反流的第一道屏障,起着防止胃内容物反流入食管的作用。GERD 患者的 LES 静息压明显低于正常,一般在 10mmHg 以下。LES 的舒缩受神经、体液控制,也受胃肠激素的影响。胆碱能和 β 肾上腺素能拟似物、α 肾上腺素能拮抗剂、多巴胺、地西泮、钙离子拮抗剂、吗啡等药物,脂肪、咖啡等食物,抽烟、酗酒等不良嗜好,应激等精神刺激均可引起 LES 的压力异常。当举重、弯腰或做 Valsava 动作致腹压明显升高时,亦可引起胃食管反流。

(二)食管对胃反流物的廓清能力障碍　胃反流物中的胃酸和胃蛋白酶是食管黏膜的主要损害因子,尤以胃酸更为重要。当胃内 pH<4.0 时,胃蛋白酶原被激活,引起黏膜上皮的损害。此外,反流液中还常有含胆汁、胰酶及溶血卵磷脂的十二指肠液,由此类物质引起的食管黏膜损害又称为碱反流性食管炎。胃酸和胆酸在食管黏膜的损害中具有协同作用:胆酸通过其亲脂性溶解食管黏膜的紧密连接,胃酸和胃蛋白酶可反渗至食管黏膜下造成深部的严重损伤;胆汁也可单独引起食管炎症。正常食管对反流物的廓清能力包括食管排空和唾液中和两部分。进入食管下段的反流物可刺激食管继发性蠕动,从而排空反流物。此外,唾液对食管的冲刷作用、唾液内的碳酸氢盐(pH=6~7)对反流物中酸的中和作用、坐立位时的重力影响,都参与胃食管反流物的清除。当某些疾病(如硬皮病等)导致食管肌肉、神经受损时,则可因蠕动障碍而导致食管廓清能力下降。

(三)食管黏膜屏障功能的损害　食管黏膜屏障由前上皮屏障、上皮屏障和后上皮屏障三部分组成。前上皮屏障主要包括食管黏膜表面的黏液层及 HCO_3^- 复合物和黏膜表面活性物质。上皮屏障由上皮细胞间的紧密连接、细胞内和细胞间的缓冲系统组成。后上皮屏障主要包括食管黏膜下血流及食管上皮损伤后的修复机制。当上述屏障功能受损时,即使在生理反流情况下也可引起食管炎症。

(四)GERD 的其他发病因素

1. 食管裂孔疝　食管裂孔疝合并 GERD 的机制可能是 LES 张力低下和/或出现频繁的 LES 瞬时松弛(transient lower esophageal sphincter relaxation,TLESR)有关。食管裂孔疝可能影响 LES 关闭或增强感觉刺激以致发生 LES 松弛。此外,卧位时疝囊的存液作用也易促使反流发生。

2. 食管胃角　也称 His 角，是指食管腹内段与胃底所形成的夹角，正常情况下应为一锐角。如果 His 角变钝或胃底容受性舒张障碍会容易发生反流。

3. 心理社会因素　心理社会因素可以通过神经-内分泌途径影响食管和胃的动力。有资料提示：催眠疗法、行为认知疗法、抗抑郁或抗焦虑治疗可能对反流性食管炎的治疗有益。

【病理生理】

GERD 涉及的病理生理因素包括滑动型食管裂孔疝、LES 压力下降、TLESR、酸袋、肥胖、食管胃连接处扩张性增高、食管酸廓清时间延长、胃排空延迟等。影响 GERD 症状的因素包括反流液的酸度、反流位置、反流物中存在气体、胃十二指肠反流、纵行肌收缩、黏膜完整性、外周及中枢的致敏机制等。

EE 可分为早期、中期和晚期，其中早期病变最具有特异性，而中、晚期则与其他类型的食管炎难以鉴别。目前很多学者以 Ismail-Beigi 的早期反流性食管炎病理诊断标准来确定 EE 的诊断。

BE 是指食管远段的复层鳞状上皮被单层柱状上皮所取代，并伴有肠上皮化生。内镜下可见灰白的食管黏膜中出现橘红色的异位胃黏膜，呈环形、舌形或岛状分布（数字资源 15-4-1-1）。BE 见于 10%～15% 的 GERD 患者。当长度≥3cm 时为长段 BE，当长度<3cm 时为短段 BE。内镜与病理诊断相结合有助于对 BE 进行精确诊断。

数字资源15-4-1-1

数字资源 15-4-1-1　巴雷特食[illegible]内[illegible]表[illegible]

[illegible]ERD 病理[illegible]但光镜下仍可有一定[illegible]，[illegible]层[illegible]明[illegible]张[illegible]细胞增生，炎症细胞浸[illegible]NERD 的诊断有赖于[illegible]及[illegible]测压[illegible]4[illegible]H 监测

[illegible]

[illegible]反流性食管炎的临床表现可分为典型症状、非典型症状和消化道外症状。典型症状有反流、烧心；非典型症状为胸痛、上腹部疼痛和恶心、反胃等；消化道外症状包括口腔、咽喉部、肺及其他部位（如脑、心）的一些症状。

1. 胸骨后烧灼感或疼痛　为本病的主要症状。症状多在食后 1 小时左右发生，躯体前屈位或剧烈运动可诱发，而过热、过酸食物则可使之加重。该症状在口服制酸剂后多可消失。烧灼感的严重程度不一定与病变的轻重一致，严重食管炎尤其是瘢痕形成者可无或仅有轻微烧灼感。

2. 胃食管反流　每于餐后、躯体前屈或夜间卧床时，有酸性液体或食物从胃、食管反流至咽部或口腔。此症状多在胸骨后烧灼感发生前出现。

3. 咽下困难　初期常可因食管炎引起继发性食管痉挛而出现间歇性咽下困难。后期由于食管瘢痕形成狭窄，烧灼感反而减轻而为永久性咽下困难所替代，进食固体食物时可在剑突下引起堵塞感或疼痛。

4. 消化道外症状　本病除可致食管狭窄、出血、溃疡等并发症外，反流的胃液尚可侵蚀咽部、声带和气管而引起慢性咽炎、慢性声带炎和气管炎，临床上称之为 Delahunty 综合征。胃液反流及胃内容物吸入呼吸道尚可致吸入性肺炎。近年来的研究已表明本病与部分反复发作的哮喘、咳嗽、声音嘶哑、夜间睡眠障碍、咽炎、耳痛、龈炎、癔球症、牙釉质腐蚀等有关。哮喘和慢性咳嗽可能是酸与气道上皮直接接触（微量吸入）引起的，也可能是酸与食管上皮接触引起食管-肺迷走反射而间接导致的。婴儿 LES 尚未发育完全，易发生 GERD 并引起呼吸系统疾病甚至营养、发育不良。

【辅助检查】

（一）X 线检查　食管钡餐对 GERD 无诊断作用，但可显示有无黏膜病变、狭窄、食管裂孔疝及排除贲门失弛缓症等。

（二）内镜检查　对症状发生频繁、程度严重、伴有报警征象或有肿瘤家族史的患者应先行内镜检查。内镜检查有助于确定有无反流性食管炎及有无合并症和并发症，如食管裂孔疝、食管炎性狭窄、食管癌等，同时有助于诊断及评估本病的严重度。目前，GERD 的内镜下分级标准多用 1994 年制定的洛杉矶（Los Angeles）分级标准，即 LA 分级标准。①A 级：1 个或 1 个以上食管黏膜破损，长径<5mm；②B 级：1 个或 1 个以上黏膜破损，长径≥5mm，但没有融合性病变；③C 级：黏膜破损有融合，但小于 75% 的食管周径；④D 级：黏膜破损有融合，至少达到 75% 的食管周径。

（三）高分辨率食管测压（high resolution manometry，HRM）　在 GERD 的诊断中，HRM 除帮助食管 pH 电极定位、术前评[illegible]管[illegible]式[illegible]压[illegible]流治疗效和[illegible]，[illegible]食管功能[illegible]对[illegible]（[illegible]）[illegible]的主[illegible]常包括：[illegible]E[illegible]力[illegible]、[illegible]发[illegible]频繁[illegible]裂孔[illegible]②食管体[illegible]

（四）[illegible]pedance，MII）联合 pH 监测　MII-pH 监测的优点主要是能够明确所有反流（液体、气体或混合性反流）、所有酸度（酸、弱酸、非酸）、确定反流方向，以及症状与反流的关系。它是诊断 GERD 的“金标准”。对于未服用质子泵抑制剂（proton pump inhibitor，PPI）的患者可行单纯 24 小时食管 pH 监测，明确有无 GERD；对于正在使用 PPI 的患者需行 MII-pH 监测，判断酸、弱酸和非酸反流与症状的关系，明确 PPI 疗效差的原因。MII-pH 监测指标见扩展阅读 15-4-1-1。

扩展阅读15-4-1-1

扩展阅读 15-4-1-1　MII-pH 监测指标

（五）无线 pH 监测技术　无线 pH 监测（如 Brava 胶囊）可以分析 48～96 小时的食管 pH 变化，提高患者检测时的舒适

度及依从性，尤其适用于无法耐受鼻导管、高度怀疑 GERD 但导管 pH 监测阴性的患者。

（六）唾液胃蛋白酶测定 唾液胃蛋白酶测定是一种用于快速诊断的侧向层析检测方法，将胃蛋白酶作为反流在唾液中的标记物，采用两种特定的抗人胃蛋白酶单克隆抗体，定性、定量地检测样本中的胃蛋白酶，可作为 GERD 新的筛查手段。

【诊断与鉴别诊断】

完整而准确的病史是 GERD 诊断的基础。GERD 症状必须与胃部疾病、感染性食管炎、嗜酸性粒细胞性食管炎、食管动力性疾病或胆道疾病所导致的症状相鉴别。对于伴有典型反流症状群又缺乏报警症状的患者，可行 PPI 试验：服用标准剂量 PPI，一日 2 次，疗程 1～2 周。服药后若症状明显改善则为 PPI 试验阳性，支持 GERD 的诊断。PPI 诊断试验的灵敏度为 71%，特异度为 44%。

若内镜发现食管下段有明显黏膜破损及病理支持 GERD 的炎症表现，则 EE 诊断明确。患者以典型烧心症状为主诉时，如能排除可能引起烧心的其他疾病，且内镜检查未见食管黏膜破损，则可作出 NERD 的诊断。NERD 的三个亚型见扩展阅读 15-4-1-2。内镜检查对 NERD 的诊断价值在于可排除嗜酸性粒细胞性食管炎或 BE 及其他器质性疾病（如溃疡或癌）。嗜酸性粒细胞性食管炎（eosinophilic esophagitis，EoE）的诊断有赖于内镜下的多点活检，若病理提示嗜酸性粒细胞≥15 个/HPF（高倍视野）需考虑此诊断。

扩展阅读15-4-1-2

扩展阅读 15-4-1-2 NERD 亚型

【治疗】

治疗目的：①愈合食管炎症，消除症状；②防治并发症；③提高生活质量，预防复发。具体措施包括抑酸以提高胃内 pH；增加食管对酸、碱反流物的清除；促进胃排空；增加 LES 张力。

（一）调整生活方式 体位是减少反流的有效方法，如餐后保持直立，避免过度负重，不穿紧身衣，抬高床头，左侧卧位等。肥胖者应减肥。睡前 3 小时勿进食以减少食物诱发的胃酸分泌。饮食宜少量、高蛋白、低脂肪、高纤维素。提倡戒烟酒，限制咖啡因、巧克力、酸辣食品。许多药物能降低 LES 的压力，在应用时应加以注意。

（二）内科药物治疗 目的在于加强抗反流屏障功能，提高食管廓清能力，改善胃排空与幽门括约肌功能，以防止胃、十二指肠内容物反流，保护食管组织。

1. 抑酸剂 抑酸剂包括 H_2 受体拮抗剂和 PPI。PPI 能持久抑制基础与刺激后胃酸分泌，是治疗 GERD 最有效的药物。有奥美拉唑、兰索拉唑、泮托拉唑、雷贝拉唑、埃索美拉唑等，剂量分别为每次 20mg、30mg、40mg、10mg、20mg，每日 1～2 次口服。PPI 常规或双倍剂量治疗 8 周后，多数患者症状完全缓解，EE 得到愈合。停药后约 80%的患者在 6 个月内复发，故在愈合治疗后应继续维持治疗 1 个月。若停药后仍有复发，建议再次取得缓解后给予按需维持治疗，即在 PPI 中任选一种，当有症状出现时及时用药以控制症状。为防止夜间酸突破的发生，可以在早晨口服 1 次 PPI 的基础上，临睡前加用 H_2 受体拮抗剂（H_2RA）1 次，二者有协同作用。此外，有研究结果显示，合并食管裂孔疝的 GERD 治疗需要更高剂量的 PPI；EE 洛杉矶分级为 C 级或 D 级的患者经 PPI 治疗 8 周后，其愈合率显著低于洛杉矶分级 A 级或 B 级的患者，故推荐对洛杉矶分级为 C 级或 D 级患者 PPI 剂量应加倍。

2. 制酸剂和黏膜保护剂 制酸剂常用的有铝碳酸镁，常用方法为 1g/次，每日 3 次，饭后 1～2 小时嚼碎服下。铝碳酸镁对黏膜也有保护作用，同时可逆性吸附胆酸等碱性物质，使黏膜免受损伤，尤其适用于非酸反流相关的 GERD 患者。黏膜保护剂种类繁多，包括硫糖铝、铋剂、替普瑞酮、瑞巴派特等。此类药能在受损黏膜表面形成保护膜以隔绝有害物质的侵蚀，从而有利于受损黏膜的愈合。硫糖铝的常用剂量为每次 1g，每日 4 次，饭前 1 小时和睡前服用。

3. 促动力药 ①多潘立酮为选择性多巴胺受体拮抗剂，对食管和胃平滑肌有显著促动力作用；②莫沙必利是 5-羟色胺受体 4 激动剂，对全胃肠平滑肌均有促动力作用；③伊托必利具有独特的双重作用机制，既可阻断多巴胺 D_2 受体，也可抑制乙酰胆碱酯酶活性，同时还能提高 LES 的张力，对心脏几乎无不良影响。治疗用量为每次 50mg，每日 3 次，饭前 30 分钟服用。

4. 联合用药 抑酸剂与促动力药物的联合应用是目前治疗反流性食管炎最常用的方法。PPI 与促动力药物联用通过抑制反流和改善食管廓清及胃排空能力起到协同作用。巴氯芬是一种 γ-氨基丁酸 B 型受体激动剂，每次 20mg，每日 3 次，可以明显抑制 TLESR 的发生；MII-pH 监测显示巴氯芬可以明显减少非酸反流，但嗜睡、头晕、肢体颤动等中枢副作用限制了其临床应用。巴氯芬停药前要逐渐减量，以防症状反跳。对于非酸反流（胆汁）引起相关症状的患者，可以联用铝碳酸镁。海藻酸盐可在食管胃连接处形成中性 pH 缓冲区，防止餐后酸袋形成，从而减少胃食管反流，但对非酸反流影响不大。

5. GERD 的维持治疗 ①按需治疗：指治疗成功后停药观察，一旦出现烧心、反流症状，随即再用药；②间歇治疗：指 PPI 剂量不变，延长用药间期，最常应用的是隔日疗法；③长期治疗：指症状缓解后维持原剂量或半量 PPI，每日 1 次，长期使用。

6. 用药个体化 可根据临床分级个体化用药。轻度 GERD 及 EE 可单独选用 PPI、促动力药或 H_2RA；中度 GERD 及 EE 宜采用 PPI 或 H_2RA 和促动力药联用；重度 GERD 宜加大 PPI 口服剂量或 PPI 与促动力药、制酸剂联用。对久治不愈或反复发作伴有明显焦虑或抑郁的患者，可加用抗抑郁或抗焦虑治疗。

（三）GERD 的内镜下治疗

1. 抗反流治疗 ①Stretta 射频法：射频消融是将 Stretta 射

频治疗针经活检孔道送达齿状线附近，刺入食管下端的肌层，利用射频电流造成食管胃连接处及贲门肌层局部的热损伤，达到肌层纤维化的目的，从而增加食管下端张力，起到抗反流作用。②经口不切开胃底折叠术（transoral incissionless fundoplication，TIF）：应用特殊的腔内装置进行治疗，不经外科切口，模仿抗反流的外科手术进行胃食管折叠，重建食管胃角，形成单向食管胃连接处屏障，可减少 TLESR 的发生率、降低食管胃连接处的扩张程度，有效控制反流症状。手术指征同外科，但其有效性及持久性尚待进一步研究证实。

2. BE 的内镜下治疗　包括氩等离子体凝固术（APC）、消融术、内镜黏膜下剥离术等。内镜定期随访及治疗的目的是尽量减少 BE 患者罹患食管癌的风险。

（四）GERD 的外科治疗　GERD 抗反流手术的主要适应证是：①年龄较轻，手术条件好，可作为药物维持疗法的替代选项；②控制反流及其伴随的哮喘、吸入性肺炎。药物治疗失败不是手术治疗的指征，因为这表明症状未必是反流引起的，往往与内脏高敏感或焦虑、抑郁有关。手术治疗的方法见扩展阅读 15-4-1-3。自 2018 年起国内已开展磁珠疗法（Linx 环）治疗 GERD 的临床研究，即通过腹腔镜将磁力环置入患者食管胃连接处，增强 LES 压力来提高食管胃连接处反流的能力。

扩展阅读 15-4-1-3　GERD 的手术治疗

（五）难治性 GERD 的诊疗 [illegible]的 PPI 治疗 8～12 [illegible]烧心、反流症状无明显改善的 [illegible] 患者称为难治性 [illegible]D。PPI 治疗无效的原因很多，[illegible]检查患者的依从性，[illegible]化 PPI 使用。在药物的选择方面，[illegible]强度高、代谢速率差异小的 PPI（如艾索美拉唑、[illegible]）是优选。难治性 [illegible]D 患者需进行 MII-pH 监测、内[illegible]等评估。有报道服 PPI [illegible]行 MII-pH 监测的患者，[illegible]（pH=4～7）反流是最常见的反流形式，这是 PPI 疗效差的重要原因；临睡前加用 H_2RA 是针对 GERD 患者夜间酸突破的主要对策。若反流监测提示存在症状相关酸反流，可增加 PPI 剂量或换一种 PPI，或在权衡利弊后行抗反流手术治疗。GERD 伴食管外症状的患者若 PPI 治疗无效，需进一步评估以寻找相关原因。PPI 治疗无效的食管外症状患者不建议行外科手术治疗。

推荐阅读

1. PATEL A，SAYUK G S，KUSHNIR V M，et al. GERD phenotypes from pH-impedance monitoring predict symptomatic outcomes on prospective evaluation[J]. Neurogastroenterol Motil，2016，28（4）：513-521.

2. GYAWALI C P，KAHRILAS P J，SAVARINO E，et al. Modern diagnosis of GERD：the Lyon Consensus[J]. Gut，2018，67（7）：1351-1362.

第二节　食管动力性疾病

陈　坚

【分类概述】

食管是一个有独立运动形式及神经支配的器官。吞咽是由下咽部、食管上括约肌（UES）、食管体部、食管下括约肌（LES）松弛或收缩产生的协调运动。食管动力性疾病（disorders of esophageal motility）是指由于支配食管舒缩的神经和肌肉组织协调功能受损引起动力障碍的一组疾病。本病分为原发性及继发性。继发性食管动力障碍可源于胃食管反流病、肿瘤（如食管、贲门癌）、炎症感染（如食管念珠菌病、北美锥虫病，即 Chagas 病）、结缔组织疾病（如系统性硬化症）、神经肌肉病变（如糖尿病神经病变、肌萎缩侧索硬化、特发性假性肠梗阻）、代谢紊乱（系统性淀粉样变、酒精中毒）等。原发性食管动力障碍主要包括贲门失弛缓症、弥漫性食管痉挛、胡桃夹食管、食管裂孔疝等。食管动力障碍可表现为动力过强、动力减弱或动力紊乱。

弥漫性食管痉挛（diffuse esophageal spasm）以高压性食管蠕动异常为动力特征，病变主要在食管中下段，表现为高幅的非推进性的重复性收缩，致使食管呈串珠状或螺旋状狭窄，称为“开塞钻食管”。

胡桃夹食管（nutcracker esophagus）以心绞痛样胸痛发作和吞咽困难为临床特征。食管具有高振幅（可达 150～200mmHg）、长时间（>60 秒）的蠕动性收缩，但食管 LES 功能正常，进餐时可松弛。

贲门失弛缓症（achalasia of cardia）主要特征是食管缺乏蠕动、LES 高压、对吞咽动作的松弛反应减弱。临床表现为咽下困难、食物反流和胸骨后不适或疼痛。

食管裂孔疝（esophageal hiatal hernia）是指部分胃通过膈食管裂孔进入胸腔所致的疾病。由于 LES 与膈肌脚明显分离，食管测压时可呈现特征性的“双高压带”表现（数字资源 15-4-2-1）。

数字资源 15-4-2-1　食管裂孔疝双高压带

【发病机制】

食管动力性疾病系食管肌肉抑制性和兴奋性失衡所致。贲门失弛缓症属神经源性疾病，病变是由于食管壁内迷走神经及其背核和肌间神经丛中神经节细胞减少，甚至完全缺如，但 LES 内的神经节细胞减少比食管体部要轻所致。尸体解剖证实，弥漫性食管痉挛患者有食管平滑肌过度肥厚。

【临床表现】

（一）胸痛　表现为胸骨后或剑突下压榨性绞痛或烧灼样疼痛。疼痛可向下颌、颈部、上肢或背部放射。部分疼痛发作与进食、体力活动和体位（如卧位和弯腰）有关。疼痛机制不明确，可能与食管平滑肌强烈收缩或食物潴留性食管炎有关。

（二）食管症候群　包括烧心、反酸、上腹部灼烧感、吞咽困难或吞咽痛等。其症状的轻重与原发病有关。如弥漫性食管痉挛患者多有进食疼痛、哽噎感，进食刺激性食物可诱发；贲门失弛缓时反流物因未进入胃腔，故无呕吐物酸臭的特点；并发食管炎、食管溃疡时反流物可含有血液。

（三）食管外症候群　患者有咳嗽、咳痰、呼吸困难或哮喘等主诉，多继发于高位胃食管反流所致。

【辅助检查】

（一）食管X线钡餐检查　贲门失弛缓症时可见食管的推进性收缩波消失，其收缩具有紊乱及非蠕动性质；LES 不随吞咽松弛，而呈间断开放，可见少许造影剂从食管漏入胃内。钡剂充盈时，食管体部明显扩张，末端变细呈鸟嘴状（图 15-4-2-1A）。胡桃夹食管患者钡餐检查可见食管蠕动波仅达主动脉弓水平，食管下 2/3 被一种异常强烈的、不协调的、非推进性收缩所取代，因而食管腔出现一系列同轴性狭窄，致使食管呈螺旋状或串珠状（图 15-4-2-1B）。

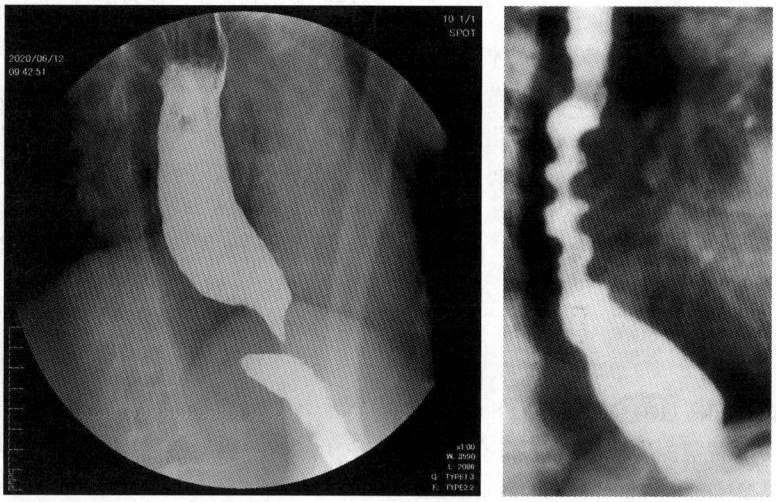

A　　B

图 15-4-2-1　食管动力异常 X 线表现
A. 贲门失弛缓症的食管 X 线表现；B. X 线钡餐检查显示“开塞钻食管”。

（二）食管传输时间的测定　测定固体、半固体或液体从咽部至胃时通过食管全长的时间，可采用核素法、钡餐法或吞水音图检查法等，主要用于估计食管动力障碍的程度，同时也可评判治疗疗效，其中核素法还能测算节段性食管传输时间。

（三）上消化道内镜　主要目的在于排除食管癌及食管炎等。在胃镜检查时需注意动作轻柔，对于呕吐反应时胃黏膜突入到食管的患者不应轻易诊断为食管裂孔疝，建议行食管钡餐检查或食管高分辨率测压以增加诊断的准确性。

（四）食管高分辨率测压（HRM）　食管 HRM 可观察到每段食管的压力变化，2016 年 HRM 芝加哥标准 3.0 版的问世使得食管动力性疾病的诊治步入了新时代。滑动性食管裂孔疝和混合型食管裂孔疝 HRM 可见特有的“双高压带”，上面的高压带是由于 LES 压力升高所致，下面的高压带为食管裂孔压迫胃底所致。原发性食管动力异常的测压特点详见表 15-4-2-1。

表 15-4-2-1　原发性食管动力异常的测压特点

疾病	食管下括约肌（LES）压力	食管体部
贲门失弛缓症	常升高，可>45mmHg 松弛不完全	基础压升高 或缺乏蠕动收缩
弥漫性食管痉挛	正常或异常	间断出现的同步收缩（≥20%） 重复收缩（≥3 个波峰） 时限延长（6 秒） 逆向蠕动
胡桃夹食管	可能升高	远端收缩波幅>180mmHg 远端收缩时限>6 秒
食管裂孔疝	常降低，部分可呈“双高压带”征	蠕动压力低或伴有传导中断

（五）食管多导腔内电阻抗（multi-intraluminal impedance，MII）　将阻抗电极置于食管中，由于不同的物质（气体、液体、固体）具有不同的阻抗值，可据此了解食管内容物的物理性质、走行状态。阻抗技术目前多与 pH 监测或 HRM 联用，分别称为 MII-pH 监测技术和高分辨率阻抗测压技术。阻抗联合 pH 监测技术可以明确有无反流以及反流物的理化性质，最终区分酸反流和非酸反流、气体反流和混合反流，对于明确 GERD 的病因有重要意义。高分辨率阻抗测压技术可了解食管各部位压力，同时明确食团被推进和通过食管胃连接处进入胃内的全过程，多方位地明确食管动力状况。

【诊断程序】

食管动力性疾病必须结合临床表现和各种检查才能作出正确的病因学诊断。对反复发作的胸骨后疼痛患者，首先应进行心血管方面的排查，然后进行食管钡餐造影、上消化道内镜检查，以明确是否有食管的功能或结构异常。必要时再进行食管的阻抗测压。部分患者的胸痛与食管异常的因果关系不易确立，有时尚需进行激发试验。

【治疗】

对于继发性食管动力性疾病，首先治疗其原发病。原发性食管动力异常的治疗包括：

（一）贲门失弛缓症的治疗　目的在于解除 LES 的松弛障碍，降低 LES 的压力，预防并发症。目前的治疗手段有：药物治疗（硝酸甘油类和钙离子拮抗剂）、肉毒杆菌毒素注射、球囊扩张和 LES 切开［包括经口内镜下肌切开术（POEM）及腹腔镜下 Heller 肌切开术］。其中，药物疗效最差，维持时间最短；其次是肉毒素注射治疗和球囊扩张；POEM 或微创手术疗效最持久。根据 HRM 的检测结果，贲门失弛缓症可分为三种亚型：Ⅰ型（食管体部无蠕动），对肌切开术效果较好；Ⅱ型（食管体部同步增压），对各种治疗效果均较好；Ⅲ型（食管下段弥漫性痉挛），对各种治疗效果均较差。

（二）食管蠕动失调和高张性食管动力紊乱的治疗　药物治疗可改善弥漫性食管痉挛、胡桃夹食管、高压性 LES 和非特异性食管动力障碍的症状。常用药物有硝酸甘油类药物、抗胆碱能药物、钙离子拮抗剂等。食管远端纵行肌切开术可作为缓解症状的最后手段，但罕有施行。

（三）食管裂孔疝的治疗　治疗原则是消除疝形成的诱因，控制胃食管反流，促进食管排空及减少胃酸的分泌（详见本篇第五章第七节“裂孔疝”）。

（四）食管动力紊乱者伴躯体症状的治疗　首先通过宣教使患者解除思想顾虑。有明显焦虑、抑郁者可进行心理暗示治疗，同时可给予如地西泮、氟哌噻吨美利曲辛片、选择性 5-羟色胺再摄取抑制剂（如氟西汀、帕罗西汀）等药物治疗。

推荐阅读

1. SAMO S，CARLSON D A，GREGORY D L. Incidence and prevalence of Aachalasia in central Chicago，2004-2014，Since the widespread use of high-resolution manometry［J］. Clin Gastroenterol Hepatol，2017，15（3）：366-373.
2. CARLSON D A，KAHRILAS P J. How to effectively use high-resolution esophageal manometry［J］. Gastroenterology，2016，151（5）：789-792.

第三节　食管感染性疾病

刘　杰

食管感染（esophageal infections）在普通人群中比较少见，多见于免疫缺陷人群中。感染性食管炎最常见的病原体是念珠菌，其次是单纯疱疹病毒（herpes simplex virus，HSV）和巨细胞病毒（cytomegalovirus，CMV），较少见的致病原包括人类免疫缺陷病毒（human immunodeficiency virus，HIV）、结核分枝杆菌（*Mycobacterium tuberculosis*，MTB）、水痘-带状疱疹病毒（varicella-herpes zoster virus，VZV）、人乳头瘤病毒（human papillomavirus，HPV）和各种细菌及寄生虫。主要表现为不同程度的吞咽痛，常可伴吞咽困难、体重下降、消化道出血等，部分患者可无明显症状。一般预后良好，如治疗不及时，可引发并发症。

【危险因素与病原体】

（一）食管感染的常见危险因素　包括：①恶性肿瘤，接受放射治疗或抗肿瘤药物治疗者；②器官移植、接受免疫抑制剂治疗者；③HIV 感染或先天性免疫功能缺陷患者；④某些慢性病，如糖尿病或再生障碍性贫血患者；⑤长期广谱抗生素或类固醇激素使用者；⑥反流性食管炎，食管黏膜有明显糜烂或溃疡者；⑦酗酒者；⑧年龄≥65 岁。

（二）食管感染的常见病原体

1. 真菌性食管炎（fungal esophagitis）　最常见的真菌是念珠菌。其他少见的真菌感染有曲菌、组织胞浆菌、隐球菌和芽生菌等。念珠菌是咽喉部的共生菌，在某些诱发因素下（如免疫抑制、糖尿病、大量使用抗生素、食管局部损伤等），可成为致病菌引发食管炎。日本的一项回顾性研究显示，80 219 例接受内镜检查的患者，念珠菌性食管炎的发病率为 1.7%，其中 HIV 感染者的发病率为 9.8%，非 HIV 感染者的发病率为 1.6%。近来，随着高效抗逆转录病毒治疗（highly active anti-retroviral therapy，HARRT）的出现，艾滋病患者的念珠菌性食管炎的发病率呈下降趋势。念珠菌性食管炎在非 HIV 感染者的危险因素包括抗生素及质子泵抑制剂的使用、饮酒、恶性肿瘤、局部和全身糖皮质激素的应用及食管动力障碍。

2. 病毒性食管炎（viral esophagitis）　单纯疱疹病毒 1 型（HSV-1）、CMV、VZV、HPV 和 EB 病毒等均可引发病毒性食管炎，其中以 HSV-1 及 CMV 最常见，在引起食管感染性疾病的病原体中仅次于白念珠菌。HSV-1 多见于潜伏感染，在肿瘤、自身免疫病、HIV 感染等高危因素下，可致病引起单纯疱疹性食管炎（herpes simplex esophagitis，HSE）。最新研究显示，HSE 可能与嗜酸性粒细胞性食管炎（eosinophilic esophagitis，EoE）有关，尤其在小儿患病人群，部分 EoE 患者在病程中进展为 HSE。HSV-1 感染亦可见于部分免疫功能正常的患者中，如胃食管反流或食管医疗器械操作损伤食管黏膜者。CMV 感染常发生于免疫缺陷者，通常伴有其他内脏感染，因此常可在胃肠黏膜及黏膜下发现 CMV。VZV 偶尔可引起成年人的食管带状疱疹及儿童的食管水痘，一般能自愈。HPV 感染可无明显症状，是食管鳞状细胞癌的危险因素之一。

3. 细菌性食管炎（bacterial esophagitis） 通常发生于免疫抑制宿主，常见病原体有乳酸菌和 β-溶血性链球菌。在严重的粒细胞缺乏和肿瘤患者中，因患者可合并有其他病原体如病毒和真菌感染，细菌感染经常会被忽视。健康食管的优势细菌是链球菌属，但长期胃食管反流、食管炎症导致食管正常菌群发生改变，表现为革兰氏阴性菌（包括嗜血杆菌，奈瑟菌，弯曲杆菌和融合杆菌）的大量富集，可能会导致食管炎向 Barrett 食管（最常见的食管癌前病变）进展，最终发展成腺癌。

4. 食管结核 临床上极为少见，多见于吞咽困难及免疫功能低下的患者，原发性食管结核尚存争议，目前多认为由食管周围及纵隔淋巴结结核直接或间接侵入食管壁而引起。

5. 其他病原体 如梅毒性食管炎，又称食管梅毒，由梅毒螺旋体感染引起，极为罕见。

【临床表现】

（一）食管表现 轻症患者通常没有明显症状，重者多表现为吞咽痛或吞咽困难、咽喉部异物感、自发性胸骨后疼痛或烧灼感、舌或咽喉部白斑或溃疡。

（二）口腔损害 通常也能为食管炎诊断提供依据，特别是在艾滋病患者中，鹅口疮可见于大部分患有食管念珠菌病的艾滋病患者；口咽部疱疹或溃疡很可能提示伴随食管 HSV 感染或阿弗他溃疡。

（三）全身表现 体重下降和胃肠道出血等，也有表现为发热、恶心、呕吐或腹痛，经内镜检查证实有食管炎症。

（四）并发症表现 如食管狭窄、食管支气管窦道形成、食管穿孔等。

【辅助检查】

（一）影像学检查 有助于感染性食管炎的诊断，但诊断价值有限。

部分患者 X 线钡餐检查可为正常表现，或为非特异性的异常如斑块、溃疡、瘘或肿块等。不同病原体引起的食管感染在 X 线中的表现可相对特异，如黏膜呈长绒毛状提示念珠菌感染；无数小火山形小溃疡提示 HSV 感染；线性深溃疡则提示 CMV 或 HIV 感染。

CT 扫描可以反映食管炎患者的食管壁厚度。放射学检查主要可以作为不适用内镜检查患者的协助诊断。

（二）内镜检查 对于感染性食管炎的诊断非常重要。

1. 念珠菌性食管炎 可见充血和散在的黏附紧密的黄白色斑，内含微生物、炎症细胞与黏膜坏死组织，周围可有红斑水肿表现。损伤多位于远端 1/3 食管，可进展至线性融合、大片融合斑块、溃疡、管腔狭窄和坏死、食管穿孔。确诊依赖内镜下直接刷拭和活检。

2. HSV 食管炎 起初表现为无数疱疹，以后表现为多发小的火山样浅溃疡（通常直径<2cm），由疱疹破溃形成。病变主要累及食管下半部分，亦可累及全食管甚至胃。确诊应在内镜检查时做刷拭、活检和病毒培养或 PCR 技术检测病毒核酸。

3. CMV 食管炎 出现大而深的线性溃疡（通常直径>2cm），单独或多发，位于食管中远端，溃疡边缘清晰，溃疡之间的黏膜相对正常。组织病理学是最可信的诊断方法，从溃疡边缘和基底部取黏膜和黏膜下标本行常规 HE 染色，可发现肿大内皮细胞和成纤维细胞含有大的、致密的核内包涵体。

4. EB 病毒性食管炎 见于广泛性溃疡，累及食管上、中 1/3，在食管组织中行 PCR 可检出 EB 病毒 DNA。

5. HPV 感染食管炎 感染相关病变常位于中下段食管，表现为红色斑点、白色斑点、结节状或分叶状隆起。活检后组织病理学检测及免疫组织化学染色可帮助诊断。

（三）病原学检查

1. 真菌 进行活检及细胞刷涂片和培养。若培养阳性尚不足以诊断，因念珠菌是胃肠道的一种共生菌，必须涂片见有真菌菌丝，活检组织见有菌丝侵入上皮方可确诊。血 1,3-β-D-葡聚糖试验（G 试验）和半乳甘露聚糖抗原试验（GM 试验）阳性有助于诊断。

2. 病毒 进行活检及细胞刷涂片和培养。病毒培养，免疫荧光法或免疫组化检测细胞内病毒抗原，鳞状上皮内找包涵体，病毒 DNA 探针原位杂交有助于诊断。血 HSV IgM、HSV DNA、CMV IgM、CMV DNA 检测阳性有诊断意义。

3. 细菌 对食管活检标本进行细菌培养或二代测序以鉴定致病菌。

4. 结核 对食管内镜检查取得的活检标本进行涂片、培养，如能找到结核分枝杆菌，即可诊断食管结核。T 细胞斑点试验（T-SPOT）阳性有助于诊断。

5. 其他病原体 非梅毒螺旋体血清学试验如快速血清反应素试验（RPR）及梅毒螺旋体颗粒凝集试验（TPPA）阳性有助于梅毒性食管炎的诊断。

【诊断与鉴别诊断】

详细的病史询问、体格检查及咽拭子检查等可基本诊断本病。确诊需要内镜检查和相应的刷拭、活检和病原体培养等。

需与以下疾病鉴别：胃食管反流病、贲门失弛缓症、食管白斑、食管癌、食管裂孔疝、食管良性肿瘤、食管内异物等。

【药物治疗】

（一）针对病原体的特定治疗

1. 抗真菌药物 氟康唑是治疗念珠菌属感染的首选药物，但耐药现象普遍，也可选择伊曲康唑、伏立康唑、泊沙康唑、两性霉素 B、卡泊芬净、阿尼芬净等。

2. 抗病毒药物 免疫缺陷人群应接受阿昔洛韦、更昔洛韦、万乃洛韦或伐昔洛韦等抗病毒治疗，其中阿昔洛韦和更昔洛韦是具有高度活性的广谱抗病毒药物，对病毒性食管炎尤其是 CMV 食管炎疗效明显。

3. 抗生素 初期选用广谱抗生素，后期根据细菌药物敏感试验结果指导抗生素应用。

4. 抗结核药物　选择异烟肼、利福平、吡嗪酰胺、乙胺丁醇等经典抗结核药物。

5. 激素和免疫调节剂　泼尼松和沙利度胺对 HIV 患者的口腔和食管阿弗他溃疡治疗有效。

（二）根据基础疾病及免疫抑制程度给予个体化治疗

1. 伴有免疫缺陷的念珠菌性食管炎　需行抗真菌治疗，首选氟康唑。

2. 不伴有免疫缺陷的念珠菌性食管炎　对免疫正常患者的抗真菌治疗尚存争议。小样本研究显示在无症状念珠菌性食管炎患者中，抗真菌治疗与炎症缓解并不相关。无症状念珠菌性食管炎有自愈倾向，即使在内镜下炎症持续存在，也几乎没有临床意义，故抗真菌治疗也许是不必要的。如症状明显，可口服制霉菌素或克霉唑片剂口内溶化，如患者发热且中性粒细胞减少（$<1\times10^9$/L），应足量全身应用经验性抗真菌药物。

3. HSV 食管炎　轻型无须抗病毒药物治疗。若症状持久，可试用阿糖腺苷静脉注射，如存在 HSV 口腔炎、唇炎或食管症状很严重时，需要静脉使用阿昔洛韦，每 8 小时 1 次，每次 5mg/kg，或口服阿昔洛韦，每日 4 次，每次 800mg，多在 1 周内起效，但大的溃疡愈合及被覆上皮修复则需要较长时间，疗程可延长至 2~3 周或更长时间。

4. 伴有免疫缺陷的 CMV 食管炎　临床表现较重的 CMV 食管炎高危患者（$CD4^+$淋巴细胞计数<50 个/ul），在等待病理确认之前即应该启动抗病毒治疗。治疗包括诱导治疗和维持治疗。诱导期静脉滴注更昔洛韦，每日 2 次，每次 5.0~7.5mg/kg；或静脉滴注膦甲酸钠，每 8 小时或 12 小时 1 次，每次 60~[illegible]0mg/kg，[illegible]日，[illegible]持期[illegible]脉滴[illegible]更昔洛韦，[illegible]日 1 次，每次[illegible]kg[illegible]脉滴[illegible]注膦甲[illegible]钠，每[illegible] 1 次，每[illegible]0~120mg/kg[illegible]程[illegible]溃疡[illegible]合[illegible]为 2~[illegible]个月。

5. 同[illegible]移植[illegible]体　[illegible]果移植[illegible]存在中性[illegible]细胞减少，需[illegible]性[illegible]病毒[illegible]疗直[illegible]移植物[illegible]入。食管[illegible]通常发生于[illegible]周后[illegible]此时[illegible]果中性[illegible]细胞计数[illegible]于正常范围[illegible]类[illegible] CMV 和 HSV 感染几[illegible]和念珠菌[illegible]一样常见，治疗药物依据病原诊断结果选择。

6. 实体器官移植受体　食管炎的治疗应取决于内镜下表现和病原诊断。真菌感染比较常见，治疗药物可选唑类、棘白菌素类，或两性霉素 B 类，必要时可以联合用药。需注意抗真菌药物与免疫抑制剂之间的相互作用，如氟康唑或伊曲康唑可能导致他克莫司和环孢素血药浓度升高，故需监测后者的血药水平。

7. HPV 感染　小病灶无须特殊治疗，较大的病变可行内镜下切除。

【预后】

只要做到尽早诊断，积极治疗原发病，及时、合理使用抗生素治疗，食管感染一般预后良好。但如果患者得不到及时有效的治疗，可能引发并发症，如食管运动功能障碍、贲门失弛缓症、食管瘢痕形成及狭窄、食管憩室、食管-支气管窦道等。

推荐阅读

1. PACE F, ANTINORI S, REPICI A. What is new in esophageal injury (infection, drug-induced, caustic, stricture, perforation)? [J]. Curr Opin Gastroenterol, 2009, 25(4): 372-379.
2. CANALEJO C E, GARCIA D F, CABELLO N, et al. Herpes esophagitis in healthy adults and adolescents-report of 3 cases and review of the literature[J]. Medicine, 2010, 89(4): 204-210.
3. FALK G W, KATZKA D A. Chapter 129. Diseases of the esophagus//GOLDMAN L, SCHAFER AI. Goldman-cecil medicine[M]. 26th ed. Philadelphia: Elsevier, 2020, 859-870.
4. CORNING B, COPLAND A P, FRYE J W. The esophageal microbiome in health and disease[J]. Curr Gastroenterol Rep, 2018, 20(8): 39.
5. HOVERSTEN P, KAMBOJ A K, KATZKA D A. Infections of the esophagus: an update on risk factors, diagnosis, and management[J]. Dis Esophagus, 2018, 31(12). doi: 10.1093/dote/doy094.

第四节　食管肿瘤

刘　懿

一、食　管　癌

食管癌（esophageal carcinoma）是主要起源于食管鳞状上皮和柱状上皮的恶性肿瘤，其中，食管鳞癌约占 90%，食管腺癌约占 10%，较罕见的是平滑肌肉瘤、黑色素瘤、淋巴瘤、浆细胞瘤及转移癌等。食管癌最典型的临床表现为进行性吞咽困难。

【流行病学】

本[illegible]发病情[illegible]在不[illegible]国[illegible]和地[illegible]差[illegible]一国家[illegible]不同地方[illegible]不同民[illegible]之间[illegible]有[illegible]差[illegible]低[illegible]发地[illegible]的发病率[illegible]相差 60 倍。[illegible]是食管[illegible]死率最[illegible]的国家[illegible]一，[illegible]的[illegible] 9 个，年死亡率最高[illegible]达[illegible].3[illegible]/10[illegible]病例数[illegible]世界新发[illegible]例数相[illegible]，鳞[illegible]占[illegible]国食管[illegible]发病数和死亡数均占世界同期的约 49%。农村发病率与死亡率比城市高约 1.7 倍，年龄标化后二者差距超过 2 倍。近年来，城市的食管癌死亡率下降了 29.21%，男性食管癌发病率与死亡率仍高于女性，男女比例接近 2∶1。

【病因与发病机制】

本病的确切病因尚未完全清楚，但某些理化因素的长期刺激和食物中致癌物质，尤其是硝酸盐类物质过多，是食管癌的重要病因，同时食物中微量元素和矿物质的缺乏、酗酒、抽烟、基因突变和遗传因素等也可能参与本病的发生。

（一）饮食和生活方式

1. 真菌　真菌霉素的致癌作用早为人们所注意。镰刀菌、白地霉菌、黄曲霉菌和黑曲霉菌等真菌不但能将硝酸盐还原成亚硝酸盐，还能增加亚硝胺的合成。维生素 A、E、C 等的缺乏可加强硝酸盐类物质的致癌作用。

2. 吸烟和饮酒因素　吸烟、饮酒是食管鳞癌明确的危险因素。

3. 口腔卫生因素　口腔卫生条件差，增加罹患食管鳞癌的风险。

（二）遗传背景　我国食管癌的发病有明显的家族聚集现象，这与人群的易感性与环境条件有关。已发现，高发区内与家族共同生活20年以上的食管癌患者占1/2。在某些癌症高发家族中，常有抑癌基因（如*p53*基因的点突变或等位基因的杂合性丢失），在这类人群中，如有后天因素引起另一条等位基因的突变，使抑癌基因失活而形成癌肿。

（三）感染因素　HPV感染是一些食管癌高发区的重要致病因素，尤其是HPV-16与食管鳞癌的发生呈正相关，HPV感染者罹患食管鳞癌的风险比正常人升高近3倍。

（四）其他因素　Barrett食管是指食管下段的复层鳞状上皮被化生的单层柱状上皮所替代的一种病理现象，可伴有肠上皮化生，Barrett食管相关异型增生则是腺癌的癌前病变。贲门失弛缓症患者进展为食管鳞癌的风险是正常人的16~33倍。

【病理】

食管癌可发生在下咽部到食管-胃接合部之间食管的任何部位。我国的统计资料显示，食管中段最多，占52.69%~63.33%；下段次之，占24.95%~38.92%；上段最少，占2.80%~14.10%。

（一）临床病理分期

1. 早期食管癌及癌前病变的内镜下分型　依照2002年巴黎分型标准和2005年巴黎分型标准更新版。

2. 进展期食管癌TNM标准　参考2017年国际抗癌联盟与美国癌症联合会（UICC/AJCC）食管癌TNM标准（扩展阅读15-4-4-1）。

扩展阅读15-4-4-1

扩展阅读15-4-4-1　食管癌TNM分级标准和食管鳞癌TNM分期

（二）病理形态分型

1. 早期食管癌　按其形态可分为隐伏型、糜烂型、斑块型和乳头型。国内有人对100例早期食管癌大体形态作研究后建议，除上述四型外，再增加表浅糜烂型和表浅隆起型。

显微镜下可见肿瘤侵及黏膜下层或黏膜肌层，包括斑块型、乳头型、表浅糜烂型、表浅隆起型等，其中斑块型是最常见的早期食管癌，占总数的1/2左右。

2. 进展期食管癌　可分为髓质型、蕈伞型、溃疡型、缩窄型、腔内型。除上述分型外，临床还常见两型同时存在的混合型，此外，尚有5%的病例无法确定其类型。

（三）病理组织学分型　鳞状细胞癌最多，约占90%；腺癌较少见，又可分为单纯腺癌、腺鳞癌、黏液表皮样癌和腺样囊性癌等四个亚型；食管上、中段绝大多数为鳞癌，而下段则多为腺癌。

（四）食管癌的扩散和转移方式

1. 食管壁内扩散　食管癌旁上皮的底层细胞癌变是肿瘤的表面扩散方式之一。癌细胞还常沿食管固有膜或黏膜下层的淋巴管浸润。

2. 直接浸润邻近器官　食管上段癌可侵入喉部/气管及颈部软组织，甚至侵入甲状腺；中段癌可侵入支气管，形成支气管-食管瘘，也可侵入胸导管、奇静脉、肺门及肺组织，部分可侵入主动脉，形成食管-主动脉瘘，引起大出血致死；下段癌可累及心包。受累脏器的频度依次为肺和胸膜、气管和支气管、脊柱、心及心包、主动脉、甲状腺及喉等。

3. 淋巴转移　中段癌常转移至食管旁或肺门淋巴结；下段癌常转移至食管旁、贲门旁、胃左动脉及腹腔等淋巴结，偶可至上纵隔及颈部淋巴结。淋巴转移的频度依次为纵隔、腹部、气管及气管旁、肺门及支气管旁。

4. 血行转移　多见于晚期患者。常见的转移部位依次为肝、肺、骨、肾、肾上腺、胸膜、网膜、胰腺、心、甲状腺和脑等。

【临床表现】

（一）早期症状　在食管癌早期，局部病灶刺激食管（如炎症、肿瘤浸润、食管黏膜糜烂、表浅溃疡），引起食管蠕动异常或痉挛。症状一般较轻，持续时间较短，常反复出现，持续时间可达1~2年。临床表现为胸骨后不适、烧灼感或疼痛，食物通过时局部有异物感或摩擦感，吞咽食物有停滞感或轻度梗阻感。下段癌还可引起剑突下或上腹部不适、呃逆、嗳气。

（二）后期症状

1. 吞咽困难　是食管癌的典型症状。吞咽困难在开始时常为间歇性，可以因食物堵塞或局部炎症水肿而加重，也可因肿瘤坏死脱落或炎症消退而减轻。但总体趋势呈持续性存在、进行性加重，如出现明显吞咽障碍时，肿瘤常已累及食管周径的2/3以上。吞咽困难的程度与食管癌的病理类型有关，缩窄型和髓质型较为严重。有约10%的患者就诊时可无明显吞咽困难。

2. 反流　食管癌的浸润及炎症会反射性地引起食管腺和唾液腺黏液分泌增加。当肿瘤增生造成食管梗阻时，黏液积存于食管内引起反流，患者可以表现为频繁吐黏液，所吐黏液中可混有食物、血液等，反流还可引起呛咳，甚至吸入性肺炎。

3. 疼痛　胸骨后或背部肩胛间区持续性疼痛常提示食管癌已向外浸润，引起食管周围炎、纵隔炎，疼痛也可由肿瘤导致的食管深层溃疡引起；下胸段或贲门部肿瘤引起的疼痛可位于上腹部。

4. 其他　肿瘤侵犯大血管，特别是胸主动脉而造成致死性大出血；肿瘤压迫喉返神经可致声音嘶哑；侵犯膈神经可致呃逆；压迫气管或支气管可致气急或干咳等。

（三）体征　早期体征不明显。晚期因患者进食困难，营养状况日趋恶化，患者可出现消瘦、贫血、营养不良、失水和恶病质。当肿瘤有转移时，可有大量腹水形成。

【辅助检查】

（一）实验室检查　部分患者由于慢性失血存在缺铁性贫血表现，伴呕吐症状者会合并低钾血症和高钠血症，有肝转移者会有肝功能异常；目前针对食管癌尚未发现有特异性高的血清标志物，血清 CEA 升高可用于监测肿瘤复发。

（二）影像学检查

1. 食管钡餐检查　目前较多指南不推荐使用上消化道钡餐检查进行早期食管鳞癌及癌前病变的诊断。

2. 食管 CT 检查　CT 是目前国内在进行食管癌临床分期时应用最为普遍的影像学手段。CT 扫描对食管癌术前 T 分期和 N 分期诊断的准确率超过 70%。对局部淋巴结及腹腔淋巴结转移诊断的敏感性均不如 EUS，CT 诊断远处转移的敏感度和特异度分别为 52%和 91%。

3. 正电子发射计算机断层显像（positron emission computed tomography，PET/CT）　对于食管癌诊断的敏感度及特异度分别为 57%和 85%。

（三）内镜检查

1. 普通白光内镜　食管黏膜病灶有以下几种状态（见文末彩图 15-4-4-1）：①红区；②糜烂灶；③斑块；④结节；⑤黏膜粗糙；⑥局部黏膜上皮增厚的病灶。

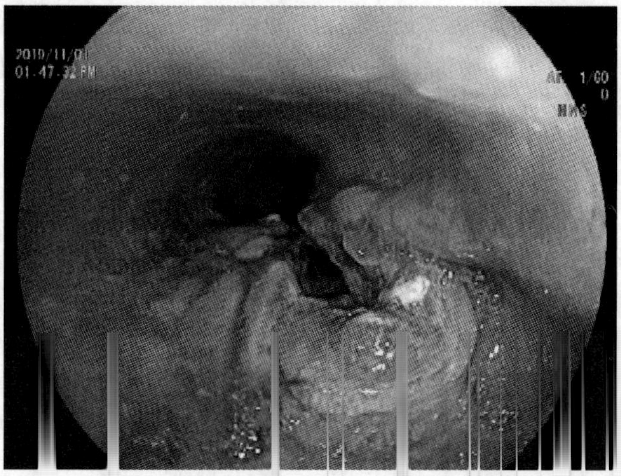

图 15-4-4-1　普通白光内镜下的食管癌表现

[illegible]色素内镜　将各种染料散布或喷洒在食管黏膜表面后，能更清晰地显示病灶范围，并指导指示性活检。色素内镜包括：①碘染色；②甲苯胺蓝染色；③联合染色。

3. 电子染色内镜　通过特殊的光学处理实现对食管黏膜的电子染色，比白光内镜能更清楚地显示黏膜表面结构、微血管形态及病变范围。窄带成像技术（narrow band imaging，NBI）对早期食管癌的诊断价值已得到公认。利用 NBI 结合放大内镜观察食管上皮乳头内毛细血管袢（intrapapillary capillary loop，IPCL）和黏膜微细结构，有助于更好地区分病变与正常黏膜，并对病变浸润深度进行评估。

4. 放大内镜　有利于观察组织表面显微结构和黏膜微血管网形态特征的细微变化。共聚焦激光显微内镜（confocal laser endomicroscopy，CLE）可将组织放大至 1 000 倍，在无须活检的情况下即可从组织学层面区分病变与非病变区域，实现“光学活检”的效果。蓝激光内窥系统可提供四种观察模式：白光、蓝激光成像（BLI）、蓝激光成像明亮模式（BLI-bright）、富士智能分光电子染色内镜（FICE），为消化道疾病的诊疗提供全面的观察方法。

5. 超声内镜　超声内镜（endoscopic ultrasonography，EUS）下早期食管癌的典型表现为局限于黏膜层且不超过黏膜下层的低回声病灶。EUS 可清楚地显示食管壁层次结构的改变、食管癌浸润深度及病变与邻近器官的关系。

【诊断与鉴别诊断】

（一）诊断　依据临床表现和辅助检查，典型的食管癌诊断并无很大困难，但早期食管癌的诊断常因患者缺乏明显症状而延误。对食管癌高发区的高危人群进行普查是一项发现早期食管癌、降低食管癌相关死亡率的重要工作。

内镜下发现的早期食管癌常见特征见表 15-4-4-1。病变在内镜下的形态与病变层次的关系见表 15-4-4-2。黏膜内癌通常表现为 0-Ⅱb 型、0-Ⅱa 型及 0-Ⅱc 型，病灶表面光滑或呈规则的小颗粒状；而黏膜下癌通常 0-Ⅰ型及 0-Ⅲ型，病灶表面呈不规则粗颗粒状或凹凸不平的小结节状。应用上述标准，可初步预测病变所达层次。我国学者将早期食管癌病理形态分为隐伏型（充血型）、糜烂型、斑块型和乳头型。隐伏型多为原位癌；糜烂型大部分为原位癌，部分为早期浸润癌，癌细胞分化较差；斑块型最多见，大部分为早期浸润癌，癌细胞分化较好；乳头型主要为早期浸润癌，癌细胞分化一般较好。

表 15-4-4-1　早期食管癌及癌前病变的内镜下分型

Type 0 分型	分类	病变层次
0-Ⅰ型隆起型病变	0-Ⅰp 型（有蒂型） 0-Ⅰs 型（无蒂型）	隆起高度达 1.0mm
0-Ⅱ[illegible]平[illegible]病[illegible]	0-Ⅱa 型（轻[illegible]隆起） 0-Ⅱb 型（[illegible]） 0-Ⅱc 型（轻[illegible]凹陷）	介[illegible]0-Ⅰ[illegible]型之[illegible]
0-Ⅲ[illegible]凹[illegible]病[illegible]	0-Ⅲ型	凹[illegible]深度[illegible]m[illegible]以[illegible]

表 15-4-4-2　早期食管癌及癌前病变的病变层次

分型	分类	浸润层次
原位癌/重度异型增生	M1	M1：病变仅局限于上皮内未突破基底膜
黏膜内癌	M2	M2：病变突破基底膜，浸润黏膜固有层
	M3	M3：病变浸润黏膜肌层
黏膜下癌	SM1	SM1：病变浸润黏膜下层上 1/3
	SM2	SM2：病变浸润黏膜下层中 1/3
	SM3	SM3：病变浸润黏膜下层下 1/3

（二）鉴别诊断　本病应与下列疾病鉴别。

1. 食管-贲门失弛缓症　吞咽困难也是本病的明显症状之一，但其达到一定程度后即不再加重，情绪波动可诱发症状的发作。食管钡餐检查时，可见食管下端呈光滑的漏斗状或鸟嘴状狭窄；食管测压对本病的诊断有重要价值。

2. 食管良性狭窄　可由误吞腐蚀剂、食管灼伤、异物损伤、慢性溃疡引起的瘢痕所致，食管钡餐检查可见食管狭窄、黏膜消失、管壁僵硬，狭窄与正常食管段逐渐过渡。内镜加直视下活检可明确诊断。

3. 食管良性肿瘤　主要为少见的平滑肌瘤。吞咽困难较轻，进展慢，病程长。食管钡餐检查、内镜及EUS检查有助于诊断。

4. 食管周围器官病变　如纵隔肿瘤、主动脉瘤、甲状腺肿大、心脏增大等均可造成食管不同程度的狭窄，食管钡餐检查等有助于鉴别。

5. 癔症球　又称梅核气。多见于青年女性，时有咽部异物感，但对进食无妨碍，其发病常与精神因素有关。

【治疗】

食管癌的治疗方法主要为外科手术及包括放疗、化疗、经内镜治疗等在内的非手术治疗。目前，还推崇手术与放疗、化疗相结合的综合治疗方法。

（一）内镜下切除治疗　原则与传统外科手术相比，早期食管癌及癌前病变的内镜下切除具有创伤小、并发症少、恢复快、费用低等优点，且二者疗效相当，5年生存率可达95%以上。原则上，无淋巴结转移或淋巴结转移风险极低、残留和复发风险低的病变均适合进行内镜下切除。早期食管癌常用的内镜切除技术主要包括内镜下黏膜切除术、内镜下黏膜剥离术等。

1. 早期食管癌和癌前病变内镜下切除的绝对适应证　①病变局限在上皮层或黏膜固有层（M1、M2）；②食管黏膜重度异型增生。

2. 早期食管癌和癌前病变内镜下切除的相对适应证　①病变浸润黏膜肌层或黏膜下浅层（M3、SM1），未发现淋巴结转移证据；②范围大于3/4环周、切除后狭窄风险大的病变可视为内镜下切除的相对适应证，但应向患者充分告知术后狭窄等风险。

3. 早期食管癌和癌前病变内镜下切除的绝对禁忌证　①明确发生淋巴结转移的病变；②若术前判断病变浸润至黏膜下深层，有相当比例内镜下切除无法根治者，原则上应行外科手术治疗；③一般情况差、无法耐受内镜手术者。

4. 早期食管癌和癌前病变内镜下切除的相对禁忌证　①非抬举征阳性；②伴发凝血功能障碍及服用抗凝剂者，在凝血功能纠正前不宜手术；③术前判断病变浸润至黏膜下深层，但患者拒绝或不适合外科手术者。

（二）手术　手术切除是食管癌治疗的首选方法。

1. 手术适应证　①UICC分期中的0期、Ⅰ期、Ⅱa期、Ⅱb期及Ⅲ期中的$T_3N_1M_0$；②非手术治疗无效或复发病例，尚无局部明显外侵或远隔转移征象。

2. 禁忌证　①Ⅲ期中T_4任何NM_0及Ⅳ期；②恶病质；③有心脏、肺等脏器功能不全者。影响手术治疗预后的因素有切除是否彻底、癌的分期、有无淋巴结转移及肿瘤外侵程度等。早期食管癌的手术切除率为100%，手术死亡率为0～2.9%，5年和10年生存率分别可达90%和60%。

（三）放疗　由于食管癌主要是鳞癌，对放疗较敏感。放疗的适应证较外科手术为宽，早、中期患者如因病变部位高而不愿手术，或因有手术禁忌证而不能手术者均可作放疗。对晚期患者，即使已有左锁骨上淋巴结转移者也应尽量作姑息治疗，但已穿孔或有腹腔淋巴结、肝、肺或骨的广泛转移时，则不宜再作放疗。放疗最常见的反应和并发症为放射性食管炎、气管炎、食管穿孔、食管-气管瘘和出血。放疗中食管穿孔、食管-气管瘘和出血大多为肿瘤外侵、放疗后退缩所致，并非超量放射损伤。

（四）化疗　化疗通常用于不能手术或放疗的晚期病例，其疗效虽仍不满意，但对于预防和治疗食管癌的全身转移，化疗是目前唯一确切有效的方法，因此化疗在食管癌的治疗中占有重要位置。单药化疗有效率在6%～37%，联合化疗的有效率在10%～86%。美国国立综合癌症网络（National Comprehensive Cancer Network，NCCN）推荐术前化疗采用5-FU（5-氟尿嘧啶）/DDP（顺铂）或紫杉醇为主的方案，术后化疗采用紫杉醇为主的方案。联合5-FU+DDP或5-FU+NDP（奈达铂）方案是研究最多和使用最多的方案，报道的有效率在20%～50%。如：DDP 80～100mg/m^2，静脉滴注，第1～3天；5-FU 500～750mg/m^2，第1～5天；1个疗程为3个周期；或NDP 80～100mg/m^2，静脉滴注2小时，第1天；5-FU 500～750mg/m^2，第1～5天；每4周为1个周期，1个疗程为3个周期。抗血管类小分子靶向药物和免疫检查点抑制剂在食管癌中也有一定疗效。

（五）综合治疗　食管癌的综合治疗主要有4种形式：术前或术后放疗；化疗后手术；化疗加放疗后再手术；放疗加化疗。资料表明，到目前为止，术前加化疗和放疗的疗效最显著，其手术切除率达49%～91%，5年生存率可达34%。有关研究的病例数均较少，随访时间也较短，其疗效有待进一步研究。

【预防】

1. 改变不良饮食习惯，不吃霉变食物，少吃或不吃酸菜。

2. 改良水质，减少饮水中亚硝酸盐含量。

3. 推广微量元素肥料，纠正土壤缺乏硒、钼等元素的状况。

4. 积极治疗反流性食管炎、食管-贲门失弛缓症、Barrett食管等与食管癌相关的疾病，同时积极应用维生素E、维生素C、维生素B_2、叶酸等治疗食管上皮增生以阻断癌变过程。

5. 易感人群监测，普及防癌知识，提高防癌意识。

二、食管良性肿瘤

食管良性肿瘤在临床上比较少见，占食管肿瘤的10%以下，一般发病年龄较食管癌小，病程进展缓慢。Nemir根据其组织来源分为三类。

1. 上皮性肿瘤　①鳞状上皮：乳头状瘤、囊肿；②腺上皮：腺瘤、息肉。

2. 非上皮性肿瘤　①肌瘤：平滑肌瘤、纤维肌瘤、脂肪肌瘤、纤维瘤；②血管来源：毛细血管瘤、淋巴管瘤；③中胚叶及其他来源：脂肪瘤、黏液纤维瘤、网织内皮瘤、巨细胞瘤、神经纤维瘤、骨软骨瘤。

3. 异位组织　来源于先天性异位组织的肿瘤，如胃黏膜、胰腺、甲状腺结节、皮脂腺瘤、黑色素母细胞瘤、颗粒母细胞瘤。

既往一般认为最常见的食管良性肿瘤为平滑肌瘤，但目前多将平滑肌瘤归入胃肠道间质瘤（gastrointestinal stromal tumor，GIST）的范畴（见本篇第六章第二节"胃肠道间质瘤"）。食管平滑肌瘤直径小于5cm者很少引起症状，临床表现无特异性，诊断主要依靠食管钡餐检查、内镜检查和超声内镜检查。内镜表现主要为凸入食管腔的半圆形、椭圆形、结节状肿物，肿物可随吞咽、呼吸上下移动，肿物表面黏膜光滑完整，皱襞消失，黏膜内血管清晰可见，用镜头触压肿物有滑动感。由于食管平滑肌瘤位于食管肌层，镜下咬取活检位置往往较浅，难以取到肿瘤组织（见文末彩图15-4-4-2）。

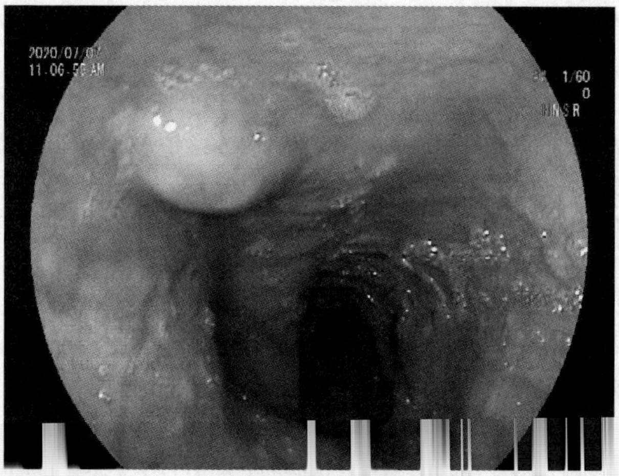

图15-4-4-2　普通内镜下食管黏膜下隆起表现

超声内镜下食管良性肿瘤多表现为境界清晰的[illegible]回声占位病变，位于黏膜下层或固有肌层，但脂肪瘤则表现为黏膜层境界清晰的强回声肿块。超声内镜还能准确地将食管良性肿瘤与食管外压性疾病相鉴别（图15-4-4-3）。

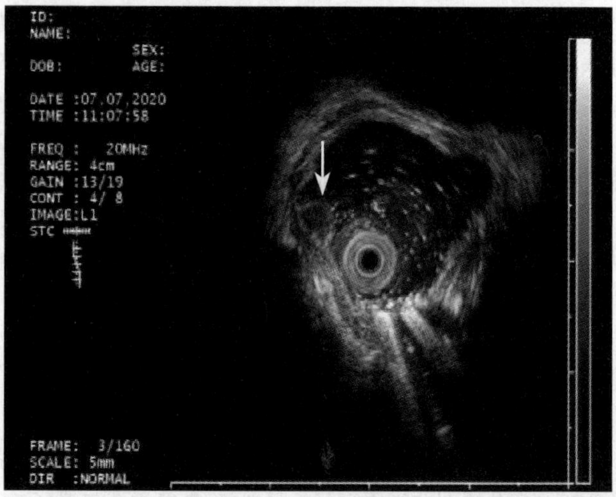

图15-4-4-3　超声内镜下食管黏膜下隆起的表现

食管息肉、腺瘤可通过内镜下摘除。黏膜下隆起怀疑为GIST者，隆起高度≤2cm，可内镜下治疗；隆起高度>2cm，建议手术治疗。

推荐阅读

1. SHARMA P，SHAHEEN N J，KATZKA D et al. AGA clinical practice update on endoscopic treatment of Barrett's esophagus with dysplasia and/or early cancer [J]. Expert Review Gastroenterology，2020，158（3）：760-769.
2. ISHIHARA R，GODA K，OYAMA T. Endoscopic diagnosis and treatment of esophageal adenocarcinoma：introduction of Japan esophageal society classification of Barrett's esophagus [J]. J Gastroenterol，2019，54（1）：1-9.

第五章　胃十二指肠疾病

第一节　胃　炎

陈世耀　马丽黎

胃炎（gastritis）是指各种原因引起的胃黏膜炎症，是胃黏膜对各种损伤的反应过程，包括上皮损伤、黏膜炎症反应和上皮再生。仅有上皮损伤和细胞再生过程，而无黏膜炎症反应，则称为胃病（gastropathy）。按发病的缓急，一般可分为急性和慢性胃炎两大类型；按病因的不同，可分为幽门螺杆菌相关性胃炎、应激性胃炎、自身免疫性胃炎等。临床上通常分为急性胃炎、慢性胃炎和特殊类型胃炎三类。

一、急性胃炎

急性胃炎是由多种原因引起的急性胃黏膜非特异性炎症，病理上以中性粒细胞浸润为主要特点。根据黏膜损害程度，分为急性单纯性胃炎（acute simple gastritis）和急性糜烂性胃炎（acute erosive gastritis）。

【病因与发病机制】

（一）理化因素　过冷、过热或过于粗糙的食物、饮料（如浓茶、浓咖啡、烈酒）、刺激性调味品、特殊类型药物（如非甾体抗炎药、肾上腺皮质激素、抗生素、抗肿瘤药物等),均可破坏黏膜屏障造成胃黏膜的损伤和炎症。非甾体抗炎药还能干扰胃黏膜上皮细胞合成硫糖蛋白,使胃内黏液减少,脂蛋白膜的保护作用削弱,引起胃腔内氢离子逆扩散,导致黏膜固有层肥大细胞释放组胺、血管通透性增加,以致胃黏膜充血、水肿、糜烂和出血等病理过程。同时药物还抑制前列腺素合成,使胃黏膜的修复受到影响而加重炎症。

(二)生物因素 包括细菌及其毒素。常见的致病菌为沙门菌属、嗜盐菌、肠致病性大肠埃希菌等;常见毒素为金黄色葡萄球菌及肉毒杆菌毒素,尤其是前者较为常见。进食污染细菌或毒素的不洁食物后可合并肠炎,此即急性胃肠炎。近年因病毒感染而引起本病者渐多。

(三)机体因素 包括全身感染、严重创伤、颅内高压、大手术、休克、过度紧张劳累等。应激状态下,交感神经及迷走神经兴奋,前者使胃黏膜血管痉挛收缩,血流量减少;后者则使黏膜下动静脉短路开放,黏膜缺血缺氧加重,导致胃黏膜上皮损害,发生糜烂和出血。

【病理】

病变多为弥漫性,也可为局限性,仅限于胃窦部。大体表现为黏膜充血、水肿,表面常有渗出物及黏液覆盖。急性糜烂出血性胃炎表现为多发性糜烂和浅表性溃疡,常有簇状出血病灶。显微镜下表现为黏膜固有层中性粒细胞浸润或形成小脓肿。糜烂出血性胃炎的胃黏膜上皮失去正常柱状形态并形成脱落,黏膜层有多发局灶性出血、坏死。

【临床表现】

多数急性起病,症状轻重不一。急性单纯性胃炎主要表现为上腹饱胀、隐痛、食欲减退、嗳气、恶心、呕吐等。由沙门菌或金黄色葡萄球菌及其毒素致病者,常于进不洁饮食数小时或24小时内发病,多伴有腹泻、发热,严重者可表现为脱水、酸中毒或休克等。外周血白细胞总数增加,中性粒细胞比例增多。糜烂出血性胃炎可无症状或为原发病的症状所掩盖,也可表现为腹痛、腹胀、恶心等消化不良症状;严重者起病急骤,在原发病的病程中突发上消化道出血,表现为呕血或黑便。内镜检查可见胃黏膜充血、水肿、渗出,严重者表现为黏膜糜烂、出血或溃疡,可表现为弥漫性或局限性。

【诊断与鉴别诊断】

依据病史和临床表现不难诊断,但应注意与消化性溃疡、早期急性阑尾炎、急性胆囊炎、急性胰腺炎等相鉴别。内镜检查结合病理结果有助于诊断。糜烂出血性胃炎的确诊依靠早期胃镜检查,镜下可表现为黏膜充血糜烂或出血灶,超过48小时病变可能已消失。通过临床观察、超声检查、血液生化检查、腹部X线检查等排除其他疾病。除消化道出血外,轻症或短期发生的急性胃黏膜病变不推荐首选胃镜检查。

【治疗】

急性单纯性胃炎,治疗需去除病因、适当休息、进清淡流质饮食,必要时禁食1~2餐。呕吐、腹泻剧烈者注意水与电解质补充,保持酸碱平衡;可给予黏膜保护剂;细菌感染所致者应给予抗生素;腹痛明显可适当给阿托品等解痉治疗。

急性糜烂出血性胃炎,应积极治疗原发病,去除致病因素。除应用黏膜保护剂外,疼痛明显或胃镜下糜烂、出血病灶广泛的患者可同时给予 H_2 受体拮抗剂;严重患者需要应用质子泵抑制剂(PPI)。

临床上对存在应激状态、可能引起急性胃黏膜病变的患者常给予适当抑酸治疗达到预防目的;对长期服用非甾体抗炎药物的患者应采用选择性环氧合酶2(COX-2)抑制剂,饭后服用,或加用 H_2 受体拮抗剂或PPI。

【预后】

急性胃炎是一种可逆性病变,可在短期内治愈。除消化道大出血外,本病一般预后良好。

二、慢性胃炎

慢性胃炎(chronic gastritis)是多种病因引起的胃黏膜慢性炎症,病理上以淋巴细胞浸润为主要特点,部分患者在后期可出现胃黏膜固有腺体萎缩和化生,继而出现上皮内瘤变,与胃癌的发生密切相关。

【分类】

慢性胃炎的分类尚未统一,一般基于病因、内镜所见、胃黏膜病理变化及胃炎分布范围等指标进行分类。目前多以悉尼系统进行慢性胃炎分类(表15-5-1-1),主要根据部位、形态学和病因学三者而定。结合我国的实际情况将慢性胃炎分成非萎缩性(浅表性)胃炎、萎缩性胃炎和特殊类型胃炎三大类。

【病因与发病机制】

(一)生物因素 幽门螺杆菌(*Helicobacter pylori*,Hp)感染是慢性胃炎最主要的病因,70%~90%的慢性胃炎有Hp感染。Hp为革兰氏阴性微需氧菌,长2.5~4.0μm,宽0.5~1.0μm,呈弯曲螺旋状,一端带有2~6根鞭毛,寄居于胃上皮细胞表面,在胃小凹上部的上皮表面和黏液层中最易找到,亦可侵入细胞间隙中。Hp胃炎是一种感染性疾病,其致病机制与以下因素有关:①Hp产生多种酶如尿素酶及其代谢产物氨、过氧化氢酶、蛋白溶解酶、磷脂酶A等,对黏膜有破坏作用;②Hp分泌的细胞毒素(cytotoxin)如含有细胞毒素相关基因(*cagA*)和空泡毒素基因(*vagA*)的菌株,可导致胃黏膜细胞的空泡样变性及坏死;③Hp抗体可造成自身免疫损伤。

(二)免疫因素 胃体萎缩为主的慢性胃炎发生在自身免疫的基础上,又称为自身免疫性胃炎或A型萎缩性胃炎。患者血清中能检测到壁细胞抗体(parietal cell antibody,PCA),伴有恶性贫血者还能检出内因子抗体(intrinsic factor antibody,IFA)。壁细胞抗原和PCA形成的免疫复合体在补体参与下,破坏壁细胞。IFA与内因子结合后阻断维生素 B_{12} 与内因子结合,导致恶性贫血。

(三)物理因素 长期饮浓茶、烈酒、浓咖啡、过热、过冷或过于粗糙的食物,可导致胃黏膜屏障的反复损伤。

表 15-5-1-1　悉尼胃炎新分类系统

胃炎分类	病因	胃炎同义语
非萎缩性	幽门螺杆菌（Hp） 其他因素？	浅表性 弥漫性胃窦炎 慢性胃窦炎 间质滤泡性 高分泌性 B 型胃炎
萎缩性		
自身免疫性	自身免疫	A 型胃炎 弥漫性胃体炎 恶性贫血相关
多灶萎缩性	Hp 饮食因素 环境因素？	B 型 AB 型胃炎 环境因素 化生性
特殊类型		
化学性	化学性刺激 胆汁性 非甾体抗炎药物（NSAIDs） 其他因素？	反应性 反流性 NSAIDs C 型胃炎
放射性	射线损伤	
淋巴细胞性	原发性？免疫反应性 麸[illegible] 药[illegible] H[illegible]	疣状胃炎（胃镜下） [illegible]糜泻相关
非感[illegible]	克[illegible]	
肉芽[illegible]	结[illegible] W[illegible] 其[illegible] 外源性物质 原发性	[illegible] 孤立性肉芽肿
嗜酸性粒细胞性	食物过敏 其他过敏原？	过敏
其他感染性疾病	细菌（除外 Hp） 病毒 霉菌 寄生虫	蜂窝织炎

（四）化学因素　长期大量服用非甾体抗炎药如阿司匹林等药物可抑制胃黏膜前列腺素的合成，破坏黏膜屏障；烟草中的尼古丁不仅可影响胃黏膜的血液循环，还可导致幽门括约肌功能紊乱，造成胆汁反流；各种原因的胆汁、胰液和肠液反流均可破坏黏膜屏障，造成胃黏膜慢性炎症改变。

（五）其他　萎缩性胃炎的发生率随年龄而增加，老年人是萎缩性胃炎的高发人群。除 Hp 感染外，同属螺杆菌的海尔曼螺杆菌也可引起慢性胃炎。其他感染性胃炎（包括其他细菌、病毒、寄生虫、霉菌）更少见。嗜酸性粒细胞性、淋巴细胞性、肉芽肿性胃炎和 Ménétrier 病相对少见。对于克罗恩病累及胃所导致的胃黏膜肉芽肿改变也需要提高认识。

【病理】

（一）黏膜慢性炎症　固有膜内以炎症细胞浸润为特征，炎症细胞以淋巴细胞为主，可见灶性出血。根据慢性炎症细胞密集程度和浸润深度对慢性炎症进行分级（以前者为主）。正常：单个核细胞每高倍视野不超过 5 个，如数量略超正常而内镜无明显异常时，病理可诊断为无明显异常；轻度：慢性炎症较少并局限于黏膜浅层，不超过黏膜层的 1/3；中度：慢性炎症细胞较密集，超过黏膜层 1/3，达到 2/3；重度：慢性炎症细胞密集，占黏膜全层。活动性炎症表现为在慢性炎症基础上有中性粒细胞浸润。

（二）腺体萎缩　胃黏膜萎缩是指胃固有腺体（幽门腺或泌酸腺）减少，组织学上有两种类型。化生性萎缩：胃固有腺体被肠化或假幽门化生腺体替代；非化生性萎缩：胃黏膜层固有腺体被纤维组织或纤维肌性组织替代，或炎症细胞浸润引起固有腺体数量减少。萎缩程度以固有腺体减少量来计算。

（三）化生　慢性胃炎胃黏膜萎缩性病变中常见有肠化生（intestinal metaplasia）和假幽门腺化生（pesudopyloric metaplasia）。前者指肠腺样腺体替代了胃固有腺体；后者指胃体泌酸腺的颈黏液细胞增生，形成幽门腺样腺体，它与幽门腺在组织学上一般难以区别，病理检查时应注意所取黏膜确实来自胃体部[illegible]的胃黏[illegible]化生指肠化生，根据[illegible]形[illegible]分[illegible]用[illegible]化[illegible]酶学方法将其分小[illegible]型完[illegible]化[illegible]小[illegible]生[illegible]肠型完全肠化生、大[illegible]型不[illegible]肠[illegible]。[illegible]和肠化[illegible]亚型对预测胃癌发生[illegible]险[illegible]一[illegible]不[illegible]型[illegible]肠型肠化生与胃癌关[illegible]更密[illegible]

（四[illegible]瘤变[illegible]int[illegible]ithelia[illegible]neoplasia）[illegible]异生[illegible]sp[illegible]生[illegible]，系指腺管及表面上皮在[illegible]中偏离正常分化所产生的形态和功能异常。细胞核多形性，核染色过深，核质比例增大，胞质嗜碱性，细胞极性消失。黏液细胞、主细胞和壁细胞之间差别消失。胃上皮分泌产物改变或消失，腺管结构不规则。上皮内瘤变可见于炎症、糜烂、溃疡、胃息肉或胃癌边缘黏膜上，本身尚不是癌，但可能恶变，也可能长期保持原状，甚至自然地或在某些药物作用下退变恢复。上皮内瘤变是世界卫生组织（WHO）国际癌症研究协会推荐使用的术语，更强调肿瘤演进的过程，分为低级别（low grade neoplasia）和高级别（high grade neoplasia）。WHO 于 2002 年修订了胃黏膜上皮病变分类及处理原则，即 Vienna 分类（扩展阅读 15-5-1-1）。

扩展阅读 15-5-1-1

扩展阅读 15-5-1-1　消化道上皮病变新国际分类（Vienna 分类，2002 年修订）

（五）其他组织学特征　分非特异性和特异性两类，不需要分级。前者如淋巴滤泡、小凹上皮增生、胰腺化生等；后者如肉芽肿、集簇性嗜酸性粒细胞浸润、明显上皮内淋巴细胞浸润和特异性病原体等。

【临床表现】

慢性胃炎缺乏特异性症状，并且症状的轻重与胃黏膜的病变程度并非一致。大多数患者常无症状或有程度不等的消化不良症状，如上腹痛、腹胀、餐后饱胀和早饱感等。严重萎缩性胃炎患者可有贫血、消瘦、舌炎、腹泻等。

【实验室及辅助检查】

（一）血清学检测　包括胃泌素水平、壁细胞抗体、内因子抗体、胃泌素抗体、血清维生素 B_{12} 浓度等。血清胃蛋白酶原（pepsinogen，PG）Ⅰ、PGⅡ及胃泌素-17 的检测可能有助于判断有无胃黏膜萎缩及程度。

（二）胃镜和活体组织检查　是诊断慢性胃炎的主要方法。内镜表现为黏膜充血水肿，或伴有糜烂、隆起、出血、粗大皱襞、胆汁反流等征象。必须进行多部位活检诊断黏膜萎缩和化生，并依据悉尼系统分类标准对胃黏膜行组织形态学评估。疑为上皮内瘤变者应取多块活检。疑为自身免疫性胃炎者，应在胃体、胃底或内镜发现病变处做多部位活检。新型内镜诊断技术对慢性胃炎的诊断和鉴别诊断有一定的价值。电子染色放大内镜对慢性胃炎和胃癌前病变具有较高的敏感度和特异度，但其具体表现特征和分型尚无完全统一的标准。共聚焦激光显微内镜光学活检技术对胃黏膜的观察可达到细胞水平，能实时辨别胃小凹、上皮细胞、杯状细胞等细微结构变化，对慢性胃炎的诊断和组织学变化分级（慢性炎症反应、活动性、萎缩和肠化生）具有一定的参考价值。同时，光学活检可选择性对可疑部位进行靶向活检，有助于提高活检取材的准确性。慢性胃炎有五种组织学变化分级，即 Hp 感染、活动性、炎症反应、萎缩和肠化生，分成无、轻度、中度和重度四级（0、+、++、+++）。研究显示：萎缩、肠化生、鸡皮样胃炎、皱襞肿大增加胃癌风险。

（三）Hp 检查　包括有创检查和无创检查。有创检查主要指通过胃镜检查获得胃黏膜标本的相关检查，包括快速尿素酶试验、病理 Hp 检查（HE 或 Warthin-Starry 或 Giemsa 染色）、组织细菌培养、组织 PCR 技术。前两种检查常应用于临床，后两种作为科研项目只对特殊患者采用。用于 Hp 检测的标本应在胃窦小弯侧距幽门 5cm（邻近胃角处）或胃窦大弯侧正对胃角处活检取材 1~2 块。近期接受抗生素或 PPI 治疗的患者易呈现假阴性结果，取材范围应包括胃体上部。

无创检查指不需要通过胃镜检查获得标本，包括血清抗体检测、^{13}C 或 ^{14}C 尿素呼气试验、粪 Hp 抗原检测（多用于儿童）等方法。前者通常应用于流行病学调查，后两种方法应用于临床，并作为 Hp 根除治疗后评价疗效的主要方法。需要注意的是，抗生素及抑酸药物影响 Hp 检查，复查时需要停用抑酸药物 2 周或者抗生素 4 周。

【诊断与鉴别诊断】

诊断依据胃镜检查与胃黏膜多部位活检。由于慢性胃炎的病变有局灶性分布，做活检时宜多部位取材。一般胃角部萎缩和肠化生较严重，亦是上皮内瘤变的好发部位。在胃炎的诊断中，2015 年发布的《幽门螺杆菌胃炎京都全球共识》强调组织学评估，胃黏膜病变的程度和范围与胃癌的发生风险密切相关。

胃镜检查同时可以排除胃癌、消化性溃疡。消化不良症状按慢性胃炎处理后症状改善不明显时，需要考虑其他疾病如胆囊疾病、胰腺疾病等，可通过 B 超、生化检查等排除。

【治疗】

慢性胃炎的治疗目的是去除病因、缓解症状、改善胃黏膜组织学，治疗遵循个体化原则。无症状、Hp 阴性的慢性非萎缩性胃炎不需特殊治疗。

（一）饮食和生活方式调整　宜进食易消化无刺激性的食物，少吃过酸、过甜的食物及饮用碳酸饮料，避免长期大量吸烟、饮酒，避免过多饮用浓茶、咖啡，进食应细嚼慢咽等。尽量避免长期大量服用损伤胃黏膜的药物。

（二）根除 Hp 治疗　对慢性胃炎伴萎缩、糜烂或消化不良症状，长期服用 PPI，计划长期使用非甾体抗炎药，有胃癌家族史者推荐 Hp 检测和根除治疗。根除 Hp 治疗能使部分患者的消化不良症状消失，同时减轻炎症程度、延缓或阻止胃黏膜萎缩和/或肠化生的发生和发展，降低胃癌发生风险。PPI 对 Hp 有较强的抑制作用，提高胃内 pH 水平，从而抑制 Hp 尿素酶活性，能明显加强抗菌药物的杀菌活性。

标准三联疗法的根除率已显著下降。2016 年《第五次全国幽门螺杆菌感染处理共识报告》推荐 PPI+铋剂+两种抗菌药物组成的四联疗法为一线治疗方案，疗程为 14 天。

1. 标准剂量 PPI　埃索美拉唑 20mg、雷贝拉唑 10mg（Maastricht 共识推荐 20mg）、奥美拉唑 20mg、兰索拉唑 30mg、泮托拉唑 40mg、艾普拉唑 5mg，2 次/d。

2. 标准剂量铋剂　枸橼酸铋钾 220mg，2 次/d。

3. 有效抗生素　甲硝唑 400mg 或替硝唑 500mg（国内大部分地区耐药），克拉霉素 250~500mg，呋喃唑酮 100mg；四环素 750mg，阿莫西林 1 000mg，左氧氟沙星 200mg；2 次/d。

抗生素的选择需要考虑耐药率，甲硝唑、克拉霉素、左氧氟沙星的耐药率超过 15%，选择时应避免联用。无过敏的情况下优先选择阿莫西林，甲硝唑高耐药地区避免使用，克拉霉素耐药超过 20%的地区避免使用，老年患者合并冠心病时应用低剂量克拉霉素。

任何一种方案初次治疗失败后，可通过调整抗生素进行补救治疗。治疗无效的患者可结合抗生素敏感试验选择药物。根除 Hp 时已有胃黏膜萎缩/肠化生，根除 Hp 后仍属于胃癌高风险患者，需要定期内镜检查随访。胃癌切除术后，或早期胃癌、胃上皮内瘤变内镜下切除术后，一定要评估并根除 Hp，根除后也需要密切随访。

（三）对症治疗　无症状可以随访；反酸、腹痛，内镜可见糜烂灶者可给予抑酸治疗。上腹饱胀、恶心或呕吐可选用促动力药物；与进食相关的腹胀、胃纳减退可应用消化酶。存在胆汁反流可给予结合胆酸作用的胃黏膜保护剂如吉法酯、替普瑞酮、铝碳酸镁、瑞巴派特等。萎缩性胃炎伴恶性贫血者可给予维生素 B_{12} 和叶酸；存在明显精神心理因素者可以考虑采取心理干预、抗抑郁药物或抗焦虑药物治疗。

（四）癌前病变的干预　内镜下治疗是胃癌前病变治疗的重要手段之一，其中包括黏膜切除术、黏膜下剥离术，高频电切、氩气刀、激光、微波等治疗。中药及维生素类药物对癌前病变可能有益，中药如胃复春可作为上皮内瘤变的辅助用药，长期口服叶酸（5mg/次，3 次/d）可能对预防癌前病变的进展有一定控制作用。

【预后与随访】

慢性胃炎一般预后良好，但伴有萎缩、中至重度肠化生或上皮内瘤变者应定期随访胃镜检查及病理组织学检查。癌前状态患者、无家族史患者，胃镜复查可 5 年 1 次，胃癌高发区可缩短到 3 年 1 次，有家族史患者 1~2 年复查 1 次。癌前病变患者，根据内镜下的表现，内镜显示边界明确、范围局限的患者可及时行内镜下治疗并进行术后标本评估；内镜无特征性改变或者边界显示不明确/非局限的患者，轻度异型增生或低级别上皮内瘤变可选择 3~6 个月复查 1 次，高级别上皮内瘤变患者需及时确认，证实或有癌变需行内镜下治疗或手术治疗，并密切随访。

三、特殊类型胃炎

（一）急性腐蚀性胃炎（acute corrosive gastritis）　急性腐蚀性胃炎是由于吞服强酸、强碱或其他腐蚀剂所引起的胃壁腐蚀性炎症。

病理变化的轻重取决于腐蚀剂的性质、浓度、剂量、当时胃内情况（空腹与否）、有无呕吐及是否得到及时抢救等因素。主要病理变化为黏膜充血、水肿，严重者可发生糜烂、溃疡、坏死、黏膜剥脱甚至穿孔，后期可引起消化道狭窄。一般可同时出现食管和胃贲门部的损伤，并且更为严重。

吞服腐蚀剂后，最早出现的症状为口腔、咽喉、胸骨后及中上腹部剧烈疼痛，常伴有吞咽疼痛、咽下困难、频繁的恶心呕吐。患者可发生虚脱或休克，严重病例可出现食管或胃穿孔的症状。唇、口腔及咽喉黏膜与腐蚀剂接触后，可产生颜色不同的灼痂：与硫酸接触后呈黑色痂；与盐酸接触后结灰棕色痂；与硝酸接触后结深黄色痂；与醋酸或草酸接触后结白色痂；强碱使黏膜透明水肿。因此，应特别注意观察口腔黏膜的色泽变化，以有助于对各种腐蚀剂中毒的鉴别。

诊断：首先要问清病史，着重询问腐蚀剂的种类、吞服量与吞服时间；检查唇与口腔黏膜结痂的色泽，呕吐物的色、味及酸碱反应；收集剩下的腐蚀剂作化学分析，对于鉴定其性质最为可靠。在急性期内，禁忌采用 X 线钡餐及胃镜检查，以避免食管、胃穿孔。

腐蚀性胃炎是一种严重的急性中毒，必须积极抢救。吞服强酸、强碱者严禁洗胃，可服牛奶、蛋清或植物油，或用液态黏膜保护剂，但不宜用碳酸氢钠中和强酸，以免产生二氧化碳导致腹胀，甚至胃穿孔。剧痛时可用吗啡、哌替啶镇痛。若继发感染，应选用抗菌药物。抑酸药物应静脉给予或者舌下含服（兰索拉唑口崩片 30mg，每日 2 次），剂量足够并维持到开始口服治疗，以减少胃酸对破损胃黏膜病灶的损伤。在病情好转后 1 个月或更长时间，可行 X 线碘水造影检查了解食管损伤的程度和范围，应用内镜检查了解黏膜病变的情况。对局限性狭窄如食管狭窄、幽门狭窄可施行内镜下治疗（如内镜下球囊扩张术）。反复狭窄也可采用覆膜支架置入术、手术治疗等。

（二）急性化脓性胃炎（acute purulent gastritis）　又称急性蜂窝织炎性胃炎（acute phlegmonous gastritis），是细菌感染胃壁引起的急性化脓性炎症，以黏膜下层最为明显，个案报道可继发于艾滋病、肿瘤化疗、应用免疫抑制药物者等。多由化脓菌通过血液循环或淋巴播散至胃壁所致；亦可继发于胃部疾病（如胃溃疡穿孔、胃壁异物嵌顿、胃内镜下治疗或外科手术等），由致病菌直接从溃疡或病灶进入胃壁，引起蜂窝织炎。

本病起病突然且凶险，以全身败血症和急性腹膜炎为其主要临床表现，常有上腹剧痛、寒战、高热、上腹部肌紧张和明显压痛。可并发胃穿孔、腹膜炎、血栓性门静脉炎及肝脓肿。早期进行胃镜检查可判断病变范围和程度，但存在穿孔风险，需谨慎。

应及早给予积极治疗，用大剂量敏感抗生素控制感染，纠正休克、水与电解质紊乱等。在感染控制后需要持续应用抗生素维持至少 1 个月或至病变消失后 1 周以上，如病变局限而形成脓肿者，可考虑在内镜下穿刺引流治疗，或患者全身情况许可时行胃部分切除术。

（三）巨大胃黏膜肥厚症（giant hypertrophic gastropathy）　又称 Ménétrier 病。病因尚不清楚，近年来有报道称可能与 Hp 感染有关。常见于 50 岁以上的男性。临床表现有上腹痛、体重减轻、水肿及腹泻。无特异性体征，可有上腹部压痛、水肿、贫血及低蛋白血症。粪隐血常呈阳性。内镜可见胃底、胃体部黏膜皱襞粗大、曲折迂回呈脑回状，有的呈结节状或融合为息肉样隆起，大弯侧较明显。皱襞嵴上可有多发性糜烂或溃疡。组织学显示胃小凹增生、延长，伴明显囊状扩张，炎症细胞浸润不明显。胃底腺主细胞和壁细胞相对减少，代之以黏液细胞化生，造成低胃酸分泌。由于血浆蛋白经增生的胃黏膜漏入胃腔，可有低蛋白血症。超声胃镜能清晰显示黏膜第二层有明显增厚改变，超声图像如为低回声间以无回声改变，可帮助诊断。本病需与淋巴瘤、皮革胃、胃克罗恩病等注意鉴别。本症有 8%~10% 可发生癌变，故应对患者密切随访观察。

四、其　他

（一）胃假性淋巴瘤（gastric pseudolymphoma）　也称反应性淋巴滤泡性胃炎（reactive lymphoid follicular gastritis），是胃黏膜局限性或弥漫性淋巴细胞明显增生的良性疾病，诊断依赖病理。

（二）放射性胃炎（radiogastritis）　多继发于放疗，呈进行性发展，可出现糜烂、溃疡甚至出血。小剂量激素（泼尼松

10mg,每日 3 次)有效,疗程 1~2 个月,复查胃镜评估治疗效果。

(三) 肉芽肿性胃炎(granulomatous gastritis) 是胃黏膜层或深层的慢性肉芽肿性病变,可见于克罗恩病、结节病、Wegener 肉芽肿等。深部胃黏膜活检有助于诊断。治疗基于基础疾病的方案与疗程,如克罗恩病,初治时用激素(泼尼松 60mg/d)联合免疫抑制药物治疗,待 1~2 个月有效后,再用免疫抑制药物(硫唑嘌呤 25~50mg/d)维持 1~2 年。

(四) 嗜酸性粒细胞性胃炎(eosinophilic gastritis) 见本篇第六章第六节“嗜酸性粒细胞性胃肠病”。

推荐阅读

1. 中华医学会消化病学分会. 中国慢性胃炎共识意见[J]. 胃肠病学, 2017,22(11):670-687.
2. 中华医学会消化病学分会幽门螺杆菌和消化性溃疡学组;全国幽门螺杆菌研究协作组. 第五次全国幽门螺杆菌感染处理共识报告[J]. 胃肠病学,2017,22(6):346-378.
3. KENTARO S,JAN T,ERNST J K,et al. Kyoto global consensus report on Helicobacter pylori gastritis[J]. Gut,2015,64(9):1353-1367.

第二节　消化性溃疡

戎　兰　孙大裕

消化性溃疡(peptic ulcer)是指胃肠道黏膜被胃酸和胃蛋白酶消化而发生的溃疡,好发于胃和十二指肠,也可发生在食管下段、小肠、胃肠吻合术后吻合口,以及异位的胃黏膜,如位于肠道的 Meckel 憩室。溃疡直径通常大于 0.5cm,引起的黏膜缺损较深,穿透黏膜肌层,区别于黏膜糜烂。胃溃疡(gastric ulcer,GU)和十二指肠溃疡(duodenal ulcer,DU)是最常见的消化性溃疡。

【流行病学】

消化性溃疡是一种常见病,一般人群消化性溃疡的终生患病率估计为 5%~10%,年发病率为 0.1%~0.3%,男性的发病率高于女性,DU 比 GU 多见,GU 的发病高峰年龄比 DU 者晚,多发于中老年。

过去的 20~30 年,消化性溃疡的发病率、住院率和死亡率有明显下降趋势,与根除幽门螺杆菌(*Helicobacter pylori*,Hp)和强力抗酸药物的使用密切相关。然而,由于 Hp 耐药性的增加和抗凝药物在老年人群中的广泛使用,消化性溃疡的诊断和治疗又面临了巨大挑战。

【病因】

病因尚未完全阐明,Hp 感染和使用非甾体抗炎药(non-steroidal anti-inflammatory drugs,NSAIDs)或阿司匹林是消化性溃疡的主要危险因素。然而,仅少数感染 Hp 或服用 NSAIDs 或阿司匹林的人罹患消化性溃疡,提示个体和 Hp 细菌毒力、药物毒性及遗传易感性间相互作用决定黏膜损伤结局。

消化性溃疡者的 Hp 感染率很高,约 70%的 GU 患者及 95%的 DU 患者感染 Hp,常伴有胃和十二指肠炎症(机制见本章第一节中有关“慢性胃炎”内容)。有前瞻性研究报道,Hp 感染者的溃疡发生率为 13%~20%,显著高于不伴有 Hp 感染者。用抑酸治疗愈合的溃疡,停药 1 年后的复发率为 50%~70%,根除 Hp 后溃疡复发率降低达 5%以下,减少溃疡的并发症。根除 Hp 后,不再行抑酸治疗,4 周时溃疡愈合率与常规抑酸治疗相当。说明根除 Hp 可有效促进溃疡愈合并缩短溃疡愈合的时间。

近年来,阿司匹林和 NSAIDs 在临床的应用越来越广泛,服用者约有半数可出现胃十二指肠黏膜浅表性损伤,如糜烂、出血等,易诱发消化性溃疡,并妨碍溃疡的愈合,溃疡者伴发严重并发症的危险性增加 4~6 倍,老年人病死率高达 25%左右。

药物(如氯化钾、磷酸盐、糖皮质激素、抗肿瘤药物等)也能诱发消化性溃疡,特别是抗血小板药物(如噻吩吡啶类药物氯吡格雷等)能增加消化道出血的风险。

不良生活习惯如吸烟者比不吸烟者更容易出现溃疡,吸烟可能会降低溃疡愈合速度,增加溃疡并发症风险(如穿孔)。应激、长期情绪紧张者也易引起消化不良症状,诱发消化性溃疡。

与溃疡相关的其他常见病因有:应激性溃疡,Cameron 溃疡(位于食管裂孔疝溃疡),吻合口溃疡,Dieulafoy 溃疡,克罗恩病,肠系膜血管闭塞。罕见病因:①微生物感染:海尔曼螺杆菌,梅毒螺旋体,分枝杆菌,巨细胞病毒,单纯疱疹病毒 1 型,EB 病毒;②胃炎综合征:嗜酸性粒细胞性胃炎,淋巴细胞性胃炎;③高酸综合征(hyperacidity syndrome):佐林格-埃利森综合征(Zollinger-Ellison syndrome,ZES),胃窦 G 细胞功能亢进,胃窦潴留(retained gastric antrum),系统性肥大细胞增多症,慢性嗜碱性粒细胞白血病;④缺血:真红细胞增多症;⑤系统性炎症:血管炎,胃淀粉样变;⑥放疗/化疗后。

【发病机制】

一种或多种有害因素对黏膜的破坏超过黏膜抵御损伤和自身修复的能力所引起的综合结果。1910 年,Schwartz 提出“无酸无溃疡”的概念是消化性溃疡病因认识的起点。1983 年,Marshall 和 Warren 从人体胃黏膜活检标本中找到 Hp,进一步提示胃黏膜防御功能与消化性溃疡的发病密切相关。

(一) 胃酸与胃蛋白酶 胃酸与胃蛋白酶的自身消化是消化性溃疡的原因之一。盐酸是胃液的主要成分,胃蛋白酶的激活依赖胃酸的分泌。胃酸分泌受神经、体液调节,当组胺(histamine)、乙酰胆碱(acetylcholine)和胃泌素(gastrin)与壁细胞膜上的组胺受体、胆碱能受体和胃泌素受体结合后,激活胞内第二信使,致 H^+-K^+-ATP 酶(即质子泵)活化,促进胃酸分泌。胃黏膜内分泌细胞(D 细胞)分泌生长抑素降低肠嗜铬样细胞(enterochromaffin-like cell,ECL)释放组胺和 G 细胞释放胃泌素,反馈抑制胃酸分泌。

(二) 幽门螺杆菌 Hp 分泌尿素酶水解尿素产氨,有利于 Hp 定植于胃黏膜屏障下;Hp 表达黏附素促进细菌与胃上皮的附着;细菌基因组致病岛编码的致病因子 CagA、PicB 和细菌代谢物过氧化酶、磷脂酶、蛋白酶、脂多糖等引起炎症细胞激活浸润，损伤胃黏膜；亦可诱发自身免疫反应，加重胃炎的形成，降低黏蛋白分泌，影响细胞能量代谢，造成细胞变性凋亡，损害胃黏膜的防御和修复功能，促进胃溃疡形成。同时，Hp 感染致胃窦性胃炎，尿素酶创造的局部碱性环境，造成高胃泌素血症和生长抑素分泌紊乱，反馈抑制作用减弱，持续酸性环境和十二指肠球部胃化生有利于 Hp 定植于十二指肠球部，引发十二指肠溃疡。

（三）非甾体抗炎药 NSAIDs 弱酸脂溶性药物，使细胞酸化，增加细胞膜通透性，利于氢离子反弥散，破坏黏液-碳酸氢盐屏障的稳定性。此外，NSAIDs 进入血液循环后，抑制 COX-1 活性，减少对胃黏膜具有保护作用的前列腺素合成，引起胃黏膜血供减少，影响胃黏膜的修复和重建，导致黏膜糜烂、溃疡形成。NSAIDs 制剂的改变仍能通过系统反应损伤诱发溃疡。

（四）吸烟 吸烟者的烟草导致的十二指肠持续酸化及幽门括约肌功能障碍、胆汁反流，与破坏胃黏膜屏障有关，增加了 Hp 感染的风险。DU 患者的一级亲属溃疡患病率升高 3 倍，研究发现 O 型血者细胞表面的黏附受体有利于 Hp 的定植，另外遗传易感性促进个体易于发展成消化性溃疡。

（五）应激 急性和慢性应激状况时，神经内分泌紊乱促使细胞因子释放、胃肠动力降低、胃黏蛋白分泌降低、氧化应激，从而导致胃保护屏障的受损。

【病理】

活动期溃疡，由表面向深部依次分为 4 层：①第一层为急性炎性渗出物；②第二层被以中性粒细胞为主的非特异性细胞所浸润；③第三层为肉芽组织层，含有增生的毛细血管、炎症细胞和结缔组织的各种成分；④最底层为纤维样或瘢痕组织层。溃疡边缘黏膜有明显的炎症性变化，常伴有腺体肠化生。

【临床表现】

临床表现不一，多数表现为中上腹反复发作性节律性疼痛，现因药物广泛使用，有时症状不太典型。

（一）疼痛

1. 慢性疼痛　大多数患者以中上腹隐痛、钝痛、灼痛或饥饿样痛为主要症状，可偏左或偏右，少部分患者无疼痛表现，特别是老年溃疡患者。食物或制酸药能稀释或中和胃酸，呕吐或抽出胃液均可使疼痛缓解，提示疼痛与胃酸有关。胃或十二指肠后壁的溃疡，特别是穿透性溃疡的疼痛可放射至背部。

2. 节律性疼痛　溃疡疼痛与饮食之间可有明显的相关性和节律性。DU 疼痛好发于两餐之间发生，持续不减直至下餐进食或服制酸药物后缓解。部分 DU 患者，可有夜间痛。GU 疼痛的发生较不规则，常在餐后 1 小时内发生，经 1～2 小时后逐渐缓解，直至下餐进食后再复出现。

3. 周期性疼痛　周期性疼痛是消化性溃疡的特征之一，尤以 DU 更为突出。上腹疼痛发作几天、几周后，继以较长时间的缓解。以秋末至春初较冷的季节更为常见。部分患者经过反复发作进入慢性病程后，可失去疼痛的节律性和周期性特征。

（二）其他症状 唾液分泌增多、烧心、反胃、嗳酸、嗳气、恶心、呕吐等胃肠道症状，但均缺乏特异性。

（三）体征 溃疡发作期，中上腹部有局限性压痛，程度不重，其压痛部位多与溃疡的位置基本相符。

【溃疡特征】

（一）部位 GU 多发生于胃小弯，尤其是胃角。胃窦或高位胃体，胃大弯和胃底较少见。在组织学上，胃溃疡常发生于胃窦幽门腺和胃体胃底腺移行交界处的幽门腺区侧，随着年龄增大，幽门腺区沿胃小弯向胃的近端上移扩大，故老年人溃疡有时发生于胃体中上部，称高位溃疡。胃大部切除术后发生的吻合口溃疡，多见于吻合口空肠侧。溃疡位于幽门管称幽门管溃疡，位于十二指肠乳头近端称球后溃疡，疼痛均较为剧烈而无节律性，治疗效果较差。胃与十二指肠同时罹患溃疡称复合性溃疡。

（二）数目和大小 大多数为单个发生；2 个以上的溃疡，称多发性溃疡。DU 直径一般<1.0cm；GU 一般<2.5cm，直径>2cm 的溃疡需与恶性肿瘤鉴别。

（三）特殊类型溃疡

1. 无症状型溃疡　指因检查时偶然发现的溃疡者，或以并发症（如出血）为首发症状者。NSAIDs 溃疡占无症状性溃疡的 30%～40%。

2. 难治性溃疡　指经正规治疗（DU 8 周，GU 12 周）后，仍有消化性溃疡症状者。应与其他疾病鉴别，如胃泌素瘤、克罗恩病和局部放疗后等。

3. 应激性溃疡　指在严重外伤和重大疾病等应激的情况下，胃或十二指肠黏膜出现急性糜烂和溃疡，严重时溃疡深度可至黏膜下层、肌层甚至达浆膜层。严重烧伤引起的溃疡称为 Curling 溃疡；颅脑外伤或脑神经外科手术引起的溃疡称为 Cushing 溃疡。

4. Dieulafoy 溃疡　位于距贲门 6cm 以内的胃底贲门处浅表溃疡，黏膜溃疡较浅，黏膜下有发育异常迂曲的动脉瘤样扩张的恒径动脉，黏膜破溃时可引起大出血，病情凶险。

5. Meckel 憩室溃疡　回肠末段憩室内含有胃黏膜、胰腺组织、十二指肠和空肠黏膜异位组织，能分泌胃酸致憩室内和周围黏膜产生溃疡。

【并发症】

（一）上消化道出血 为消化性溃疡最常见的并发症，发生率 20%～25%，DU 多于 GU。部分患者以出血为消化性溃疡的首见症状。

临床表现取决于出血的部位、速度和出血量。出血速度快而量多者，表现为呕血及黑粪；出血量少，仅表现为黑粪。十二指肠后壁溃疡，因溃穿毗邻的胰十二指肠动脉而致异常迅猛的大量出血。并发出血前，溃疡局部充血所致的上腹疼痛，可在出血后充血缓解使疼痛减轻，同时由于血液对胃酸的中和与稀释作用，腹痛可随之缓解。

需与急性糜烂性胃炎、食管胃底静脉曲张破裂、食管贲门撕裂症和胃癌等上消化道出血相鉴别。建议出血 24～48 小时内进行急诊内镜检查,其确诊率高,必要时可在内镜下止血治疗。

(二)穿孔 溃疡穿透浆膜层达游离腹腔导致急性穿孔,部位多为胃或十二指肠前壁,后壁溃疡穿透至浆膜层,与邻近器官、组织粘连,胃肠内容物在局部形成包裹性积液,称为穿透性溃疡或溃疡慢性穿孔。

急性穿孔时,突然出现剧烈腹痛,起始于右上腹或中上腹,持续而快速蔓延至全腹,患者因腹痛剧烈而卧床,两腿蜷曲而不愿移动。体检见腹肌强直,有压痛和反跳痛。影像学检查示膈下有游离气体,但无膈下游离气体并不能完全排除穿孔。亚急性或慢性穿孔者可有局限性腹膜炎、肠粘连或肠梗阻征象。后壁溃疡穿透时,疼痛向后背放射,疼痛节律可改变,止酸治疗效果差。

需与急性阑尾炎、急性胰腺炎、异位妊娠破裂等急腹症相鉴别。

(三)输出道梗阻 大多由DU和幽门管溃疡所致,溃疡周围组织充血、水肿致幽门反射性痉挛,内科治疗通常有效,为功能性输出道梗阻。反之,因溃疡愈合,瘢痕组织收缩粘连而阻塞幽门通道,需行内镜下扩张或外科手术治疗,为器质性输出道梗阻。

梗阻引起胃潴留,呕吐为主要症状。呕吐时量大,内含发酵宿食,呕吐后患者可感舒适轻松。反复大量呕吐可致低钾低氯性碱中毒,呼吸短促、四肢无力、烦躁不安或手足搐搦症。空腹时上腹部饱胀和逆蠕动的胃型及上腹部振水音,也是幽门梗阻的特征性体征。

(四)癌变 有长期GU病史,顽固不愈,近来体重明显减轻和粪隐血试验持续阳性者,需内镜检查除外癌变。DU一般不会引起癌变。

【辅助检查】

(一)内镜检查 是确诊消化性溃疡的主要方法,了解溃疡部位、大小,并行病理检查。对不典型的或难以愈合的溃疡,要分析其原因,必要时做进一步相关检查,如放大内镜、超声内镜等以明确诊断。

内镜下将溃疡分为三期:活动期(A期),圆形或椭圆形,覆厚黄或白色苔,边缘光滑,充血水肿,呈红晕环绕;愈合期(H期),溃疡变浅缩小,表面薄白苔,周围充血水肿消退后可出现皱襞集中;瘢痕期(S期),底部白苔消失,溃疡被红色上皮覆盖,渐变为白色上皮,纠集的皱襞消失。消化性出血性溃疡内镜下一般采用Forrest分级方法初步评估溃疡的再出血风险:Ⅰa级,喷射性出血;Ⅰb级,活动性渗血;Ⅱa级,溃疡见裸露血管;Ⅱb级,溃疡附着血凝块;Ⅱc级,溃疡有黑色基底;Ⅲ级,溃疡基底洁净。对高危征象者(Ⅰa级、Ⅰb级、Ⅱa级)再出血率高达25%~35%,建议行内镜下止血治疗。

(二)X线钡餐检查 钡剂填充溃疡的凹陷部分所造成的龛影是诊断溃疡的直接征象,但需与恶性溃疡的龛影相鉴别。局部组织痉挛、激惹和变形等征象为溃疡间接表现,特异性相对有限。

(三)Hp的检测 对Hp的诊断已成为消化性溃疡常规检测项目(详见本章第一节有关“慢性胃炎”内容)。

【诊断与鉴别诊断】

(一)诊断 病史是诊断消化性溃疡的初步依据,内镜检查和病理是确诊溃疡特征的手段,而对溃疡病因的诊断有助于确定治疗方案。

(二)鉴别诊断

1. 胃癌 内镜活组织病理检查。怀疑恶性溃疡者,多处内镜下活检,阴性者短期内复查内镜并再次活检。(见本章第四节“胃肿瘤”)

2. 功能性消化不良 常表现为上腹疼痛、反酸、嗳气、烧心、上腹饱胀、恶心、呕吐、食欲减退等,部分患者症状可酷似消化性溃疡。

3. 慢性胆囊炎和胆石症 疼痛与进食油腻有关,常位于右上腹,并放射至背部,对伴有发热、黄疸的典型病例易作出鉴别;对不典型患者,则需借助腹部B超或内镜下逆行胆管造影检查。

4. 胃泌素瘤(gastrinoma) 又称Zollinger-Ellison综合征,是一种神经内分泌肿瘤,肿瘤往往较小,生长慢,能够分泌大量胃泌素,引起多发性、不典型部位的难治性溃疡,常并发出血、穿孔,并伴有腹泻和明显消瘦。胃酸和血清胃泌素检测有助于胃泌素瘤定性诊断(基础胃酸>15mmol/h,同时胃酸pH<2时,血清胃泌素>1 000pg/ml),生长抑素受体显像有助于80%肿瘤的定位,超声内镜及穿刺可提高诊断肿瘤的敏感度和特异度。

5. 克罗恩病 累及胃和十二指肠的较少,少数有烧心、上腹痛和呕吐等症状。内镜下表现为深溃疡,周围充血、结节样隆起或狭窄。鉴别诊断借助于超声内镜、影像学检查、肠镜和病理检查。

【治疗】

一般采取综合性治疗措施。治疗目的在于缓解临床症状,促进溃疡愈合,防止溃疡复发,减少并发症。

(一)一般治疗 避免生活过度紧张劳累,溃疡活动期伴并发症时,需卧床休息。戒烟酒,避免食用咖啡、浓茶等刺激性食物。对伴有焦虑、失眠等症状者,可短期予镇静药。可诱发溃疡病的药物在使用时应慎重。

(二)常用的治疗药物

1. 降低胃酸的药物

(1)碱性制酸药:中和胃酸,缓解疼痛,促进溃疡愈合。

(2)H_2受体拮抗剂(H_2RA):选择性竞争结合H_2受体,降低胃酸分泌,促进溃疡愈合,如西咪替丁(cimetidine)。

(3)质子泵抑制剂(PPI):在酸性环境被激活,对H^+-K^+-ATP酶产生不可逆的抑制作用,阻断酸分泌的最后步骤。待新的ATP酶合成后,酸分泌才恢复。长期应用PPI者血清胃泌素可以中度升高(达正常的2~3倍),但临床上尚无肿瘤报道。另外,可引起上腹饱胀、腹痛、便秘、恶心等消化不良表现,或诱发胃肠道菌群过度繁殖。

2. 胃黏膜保护药　在酸性环境下与溃疡面的黏蛋白结合，覆盖于胃黏膜上发挥治疗作用，促进胃上皮细胞分泌黏液，抑制胃蛋白酶活性，促进前列腺素的分泌，常见有铋剂、硫糖铝等。铋剂能干扰 Hp 的代谢，用于根除 Hp 的联合治疗，但不宜长期使用，以免引起脑病。

3. 胃肠动力药　部分患者出现恶心、呕吐和腹胀等症状，可予胃肠动力药。

（三）药物治疗的选择

1. 治疗 Hp 感染　对于消化性溃疡 Hp 阳性者，应进行 Hp 感染的治疗，这一点已在国际上得到共识（具体方案见本章第一节“胃炎”）。越来越多的证据表明，部分消化性溃疡者在根除 Hp 后，在无抑酸治疗的情况下能防止溃疡复发。

2. 抑制胃酸治疗　首选 PPI，次选 H_2RA。PPI 可使胃内 pH>3 的时间长达 15~17 小时，H_2RA 则可使胃内 pH>3 的时间长达 8~12 小时。碱性制酸药仅作为止痛的辅助用药。

Hp 相关性溃疡在根除 Hp 后，可促使小溃疡直接愈合，对溃疡面积较大、有并发症者（如出血，或症状未缓解者），抗 Hp 感染后仍应继续抗酸治疗 2~4 周（DU）或 4~6 周（GU）；非 Hp 相关性溃疡（如 NSAIDs 溃疡），则采取常规抑酸治疗，DU 疗程 4~6 周，GU 为 8 周。

3. NSAIDs 溃疡的预防　活动性溃疡者尽可能停用或减少 NSAIDs 的使用。若需要长期服用 NSAIDs，推荐应用高剂量 PPI 来预防溃疡及其并发症的发生。溃疡相关危险因素：既往消化性溃疡史，年龄（>60 岁），应用抗凝剂，肾上腺皮质激素，NSAIDs 的种类、剂量及慢性疾病特别是心血管疾病等。对于高[illegible]险者[illegible]并[illegible]化性溃疡，2 项以上[illegible]危[illegible]因素），建议停用 N[illegible]s，[illegible]不能[illegible]用者，推荐选择 CO[illegible]抑[illegible]剂。

[illegible]p[illegible]是[illegible]AI[illegible]s 溃疡的独立[illegible]因[illegible]。准备长期服用 N[illegible]s 者[illegible]建议[illegible]除 Hp [illegible]疗。

[illegible]心血[illegible]疾病[illegible]常选[illegible]服用阿司匹[illegible]和抗[illegible]血小板药物（如氯吡[illegible]雷）[illegible]可[illegible]溃疡性消化道出血[illegible]风[illegible]。虽然氯吡格雷与[illegible]疡无[illegible]接关[illegible]，但其[illegible]血管生长[illegible]用会延缓溃疡的修复，因此建议消化道出血者若使用抗血小板药物均应预防性应用 PPI。另外，由于奥美拉唑和氯吡格雷的药物代谢均通过 CYP2C19，选用药物时应避免有争议的 PPI。

4. 预防应激性溃疡　推荐在原发病后以标准剂量 PPI 静脉输注，每 12 小时 1 次，至少连续 3 天，待病情稳定或已进食后改为口服药或逐渐停药。在积极干预下，胃肠道出血的发生率已从 20%~30%降至 5%以下。

5. 溃疡复发的预防治疗　根除 Hp 感染后，溃疡的复发率明显降低。由于 Hp 阴性、非 NSAIDs 相关性溃疡的病因尚不明确，其复发率相对风险高，有条件者推荐每天进行 PPI 治疗。根除 Hp 感染后溃疡仍复发者、Hp 相关性溃疡而 Hp 感染未能根除者、长期服用 NSAIDs 者、高龄或伴有并发症不能耐受者，以及伴有严重疾病者均需使用抑酸药维持治疗。

（四）并发症治疗

1. 大量出血　①有休克者，需维持生命体征稳定。②使用局部止血药：用冰水或在冰盐水中加入去甲肾上腺素反复灌洗胃腔，也可口服。③全身用药，抑制胃酸分泌。如奥美拉唑 40mg，每 12 小时静脉滴注或推注，必要时可增加剂量至 80mg 或 8mg/h 静脉泵入，维持使用。PPI 的止血效果显著优于 H_2RA。生长抑素直接抑制胃酸和胃泌素的分泌，促进前列腺素的合成，减少胃黏膜血流量。④内镜下止血是快速而有效的手段。

2. 急性穿孔　禁食并放置胃管抽吸胃内容物，防止腹腔内继发感染。饱食后发生穿孔，常伴有弥漫性腹膜炎，需在 6~12 小时内施行急诊手术。慢性穿孔进展较缓慢，穿孔毗邻脏器，可引起粘连和瘘管形成，必须行外科手术。

3. 输出道梗阻　功能性或器质性梗阻的治疗方法基本相同，包括：①静脉输液，纠正水、电解质代谢紊乱和代谢性碱中毒；补充能量。②放置胃管，以解除胃潴留。③口服或注射 H_2RA 和 PPI。

（五）外科治疗　适应证有：①急性溃疡穿孔；②穿透性溃疡；③大量或反复出血，内科治疗无效者；④器质性幽门梗阻；⑤胃溃疡癌变或癌变不能除外者；⑥顽固性或难治性溃疡，如幽门管溃疡、球后溃疡多属此类。

【预后】

由于对消化性溃疡发病机制的深入研究及抗酸药物的不断发展，内科治疗溃疡已取得良好的疗效，95%以上的消化性溃疡都可治愈。

推荐阅读

1. 中华[illegible]消[illegible]杂志编委会. 消化性溃疡病诊断与治疗规范[J]. 中[illegible]杂志，20[illegible]4，34(2)：73-76.
2. LAN[illegible]S[illegible]，CHAN [illegible] K L. Peptic ulcer disease[J]. Lancet，201[illegible]（10[illegible]4）：613-624.
3. KUI[illegible]ER E J. Acid peptic disease[M]//GOLDMAN L，SCHAFE[illegible] Goldman-Cecil medicine. 25th ed. Philadelphia：Elsevier，2020：871[illegible]

第三节　胃排空障碍

高　虹

胃排空（gastric emptying）是指胃内容物进入到十二指肠的过程，此过程是自主神经系统、平滑肌细胞和肠神经元在中枢神经系统的调控下协调完成的。胃排空的动力来源于胃的收缩活动，同时受十二指肠内压及幽门阻力的影响，各方面的调控异常均会导致胃排空障碍。

胃排空障碍（disorders of gastric emptying）包括胃排空延迟和胃排空加速。胃排空延迟可由幽门、小肠、结肠的机械性梗阻造成，也可在没有机械性出口梗阻的状态下发生。没有机械性出口梗阻但存在客观的胃排空延迟证据的一组综合征称为胃瘫（gastroparesis），属于胃动力性疾病，以固体胃排空延迟为主要特点。胃排空加速可发生在十二指肠溃疡、Zollinger-Ellison 综合征、胃大部切除术后和吸收不良患者，表现为不同程度的固体和/或液体排空加快。

本节主要阐述胃瘫，关于胃手术后出现的胃排空加速详见本章第五节“胃部手术后的远期并发症”。

【病因与发病机制】

胃瘫的病因有很多，包括内分泌疾病（糖尿病、甲状腺功能减退和亢进、甲状旁腺功能减退、Addison 病等）、神经系统疾病（帕金森病、脑血管意外、多发性硬化症、脊髓损伤、多发性神经纤维瘤、周围神经病变、Chagas 病等）、风湿免疫疾病（硬皮病、皮肌炎、系统性红斑狼疮）、恶性肿瘤和副肿瘤综合征、腹部手术、病毒感染、胃淀粉样变、克罗恩病、胰腺疾病、神经性厌食症、药物（阿片类麻醉药、抗胆碱能药物、抗胰高血糖素样肽-1、α_2 肾上腺素激动剂和三环类抗抑郁药）等，尿毒症、酸中毒、低钾血症、低钙血症、全身或腹腔内感染、剧烈疼痛、严重贫血也可致本病。其中主要病因有特发性（36%）、糖尿病（29%）、腹部手术后（13%）。

胃瘫的发病机制主要包括胃底张力异常、幽门十二指肠不协调、胃窦排空障碍、胃节律异常、异常十二指肠反馈等。

（一）特发性胃瘫　特发性胃瘫是最常见的类型。女性为多，部分特发性胃瘫患者存在严重的焦虑和抑郁。19%的患者存在前驱感染，如急性胃肠炎、食物中毒或者呼吸道感染。病毒感染后发生的胃瘫，病程常呈自限性，1 年左右症状可改善，但少部分巨细胞病毒、EB 病毒、水痘-带状疱疹病毒感染导致自主神经病变，这些患者症状缓解较慢，可历经数年。轮状病毒可能是儿童胃瘫的病因。

（二）糖尿病胃瘫　长期高血糖是 1 型糖尿病患者胃排空延迟的独立危险因素。2 型糖尿病对胃排空的作用尚不清楚。除高血糖本身的影响外，糖尿病神经病变亦与胃瘫有关。研究发现，糖尿病患者迷走神经受损，自主神经病变严重程度与胃排空时间相关。线粒体 DNA 3243 位点突变促使 2 型糖尿病患者出现胃瘫。

糖尿病的胃肠道并发症通常发生于疾病持续 5 年以上的患者。糖尿病患者的胃排空过程可以有多种异常，包括餐后近端胃容受性和收缩异常，以及胃窦收缩频率下降。

（三）手术后胃瘫　手术后胃瘫常常在毕Ⅱ式胃切除术、胃底折叠术、肺或心脏移植等手术后出现，少见原因包括静脉曲张硬化治疗、贲门失弛缓症注射肉毒毒素及射频消融治疗心房颤动。胃大部切除术后残胃排空障碍的发生率约 8.5%，高危因素有糖尿病、腹膜炎、高龄、营养不良、消化道出血、胆胰漏、吻合口瘘等并发症，通常在 4 周内恢复，个别患者需要 6 周。

【病理】

糖尿病患者和特发性胃瘫患者的迷走神经出现不同程度的髓鞘变性，神经细胞胞体、神经节细胞和神经纤维减少，伴或不伴淋巴细胞浸润，结缔组织增多，伴有平滑肌纤维化，间质 Cajal 细胞数量减少，形态异常。特发性胃瘫患者的神经元一氧化氮合成酶显著降低。

【临床表现】

胃瘫可发生于任何年龄，女性多见。各种原因引起的胃瘫的表现类似，通常表现为恶心、呕吐、早饱、餐后持续性上腹胀满，与胃排空延迟相关，呕吐后症状可以暂时获得缓解。腹痛也是胃瘫的常见表现，如钝痛、绞痛或烧灼痛，但仅在 18%的患者中表现突出。随着疾病进展，可以出现食管炎、贲门食管黏膜撕裂、消化性溃疡、胃石等表现。急性患者可致脱水和电解质代谢紊乱；慢性患者病程较长，可有营养不良和体重减轻。严重或长期呕吐者，因胃酸和钾离子的大量丢失，可引起碱中毒，并致手足抽搐。

体格检查可见脱水表现，可有上腹部或者不确定部位的压痛，振水音阳性有提示作用，但也可能体检没有阳性发现。另一些检查可能发现与患者基础疾病相关的情况，如系统性硬化患者的肢端雷诺现象、大关节挛缩等。

【实验室及辅助检查】

可见不同程度的贫血、低白蛋白血症、电解质与酸碱平衡紊乱和肾前性氮质血症等。常规的实验室检查一般难以确诊胃瘫，但可以帮助排除其他疾病。X 线钡餐检查可见钡剂胃排空减慢，未发现胃流出道有器质性梗阻病变。内镜能够排除上消化道器质性疾病，可能发现患者胃内有隔夜食物残留，严重者可有胃石。如果内镜无异常发现，应该进一步检查评估患者的胃排空状态并测定胃内压。

胃排空检查是评价胃运动功能的重要方法，有助于提供胃排空延迟的依据。胃瘫的症状与胃排空状态可以不一致。胃排空的检查方法有插管法、吸收试验、X 线、超声、核素显像、胃阻抗图、胃磁图、呼气试验、MRI 和无线动力胶囊内镜等（扩展阅读 15-5-3-1）。目前推荐核素闪烁扫描技术、无线动力胶囊内镜和呼气试验，其中核素闪烁扫描技术具体方法为：在进食固体的标记餐后定时扫描胃容量来反映胃内残留的食物量，在进食含锝-99m（^{99m}Tc）的鸡蛋三明治后即刻、1 小时、2 小时和 4 小时的时候扫描。如果 1 小时胃残留超过 90%、2 小时超过 60%、4 小时超过 10%，则认为胃排空延迟，其中 4 小时残留率超过 10%是主要评价标准。

扩展阅读 15-5-3-1　常用胃排空检查方法

在检查之前须控制其他会影响胃排空的因素，停止服用减缓胃排空的药物（如抗胆碱能药物、阿片类止痛药、肾上腺素能药物、三环类抗抑郁药物等）和促进胃排空的药物（如甲氧氯普胺、多潘立酮、红霉素、莫沙必利等）48 小时以上，控制血糖水平。

【诊断与鉴别诊断】

胃瘫的诊断需要结合以下三个标准：①具有胃瘫症状；②排除胃出口梗阻或溃疡病变；③存在胃排空延迟的依据。需要除外其他引起恶心、呕吐、腹痛等症状的疾病才能诊断本病，包括食管炎、消化性溃疡、肿瘤、肠梗阻、克罗恩病和胰腺、胆道疾病等，还要与药物的不良反应和尿毒症等全身性疾病进行鉴别。胃瘫尚需要与功能性消化不良相鉴别。

胃瘫诊断的建议步骤如下：

第一步：详细询问病史，有典型症状的年轻女性多为特发性胃瘫；有长期胰岛素依赖的患者，需考虑糖尿病胃瘫；腹部手术术后，尤其是迷走神经被切断或损害者要考虑胃瘫。振水音阳性对诊断有帮助。脱水或体重下降预示着病程迁延和程度重。

第二步：内镜或上消化道钡餐检查进一步排除机械性梗阻或溃疡等病变。小肠钡餐造影发现十二指肠水平部扩张可提示肠系膜上动脉压迫综合征。CT 扫描，特别是小肠 CT 技术，对小肠梗阻的检出和定位有重要意义。

第三步：通过带有放射性标记的固体餐进行胃排空检查。当胃排空试验正常时，不能完全排除存在胃动力障碍，还应考虑局部动力异常，如胃底松弛障碍，胃窦膨胀或胃节律紊乱。当证实存在胃延迟排空时不应停止其他相关检查评估，除了糖尿病、胃部手术外，神经、肌肉、代谢性、内分泌性因素也要考虑。

术后胃瘫综合征的诊断标准尚不统一，复旦大学附属中山医院普外科提出的术后胃瘫综合征的诊断标准是：①经一项或多项检查提示无胃流出道机械性梗阻，但有胃潴留；②胃引流量>800ml/d，并且持续时间>10 天；③无明显水、电解质、酸碱失衡；④无引起胃瘫的基础疾病，如糖尿病、甲状腺功能减退等；⑤无应用影响平滑肌收缩的药物史。

【分级】

胃瘫病情轻重不一，可分级进行治疗(表 15-5-3-1)。

表 15-5-3-1　胃瘫的分级及治疗

分级	表现说明	治疗措施
1 级：轻度胃瘫	症状可控，未影响体重及营养状态	序贯使用多巴胺受体拮抗剂、胃动素受体激动剂和/或止吐药
2 级：中度胃瘫	症状至少可以在用药时得到部分控制，且体重和营养状态可维持	加用促胃动力药、高度选择性 5-羟色胺受体激动剂；营养支持，必要时禁食并行胃肠减压
3 级：重度胃瘫	使用药物治疗无法控制持续发作的症状；体重和营养在正常进食仍无法维持；反复入院治疗	静脉用胃动素激动剂和止吐药，按需给予肠内营养，评估幽门痉挛；严重的反复发作的胃瘫者给予全肠外营养，G-POEM、胃电刺激治疗

注：G-POEM. 胃经口内镜下肌切开术。

【治疗】

[illegible]包[illegible]改[illegible]和[illegible]维持水、电[illegible]质平衡[illegible]片类麻醉[illegible]监测和[illegible]患[illegible]血[illegible]于[illegible]、脱水等[illegible]表现严[illegible]

[illegible]养[illegible]周[illegible]改善症状[illegible]议少食[illegible]维。不能[illegible]固体食[illegible]者需要营[illegible]支持，必要时禁食并行胃肠减压，无小肠梗阻者可予鼻空肠营养。需要关注体重下降、水和电解质及血糖情况，控制低钾血症和低镁血症，严格控制血糖。

（二）心理支持　胃瘫患者焦虑和抑郁的情况会加重，部分患者会出现厌食等情绪。精神心理医师也需要纳入治疗团队中共同帮助患者明确和克服这些困难。

（三）药物治疗

1. 促胃动力药

（1）多巴胺受体拮抗剂：甲氧氯普胺是多巴胺 D_2 受体拮抗剂，能够促进胃排空，但应警惕长期应用引起的帕金森样运动、迟发性运动障碍、肌张力障碍、QT 间期延长等。多潘立酮是外周多巴胺受体拮抗剂，可以每次 10mg 口服，每日 3 次，但可能会造成 QT 间期延长，建议随访心电图。

（2）选择性 5 羟色胺(5-HT)受体激动剂：莫沙必利与依托必利均为 $5\text{-}HT_4$ 受体激动剂，莫沙必利每次 5mg，每日 3 次，依托必利每次 50mg，每日 3 次，也被用于糖尿病胃瘫的治疗。普芦卡必利近[illegible]临床研究中被用于胃瘫[illegible]。

（3）[illegible]素[illegible]体激动剂：研[illegible]现[illegible]时给予[illegible]的[illegible]量([illegible]静脉滴注[illegible]大[illegible]4[illegible]脉炎)对[illegible]胃[illegible]有效，作用可[illegible]数[illegible]素受体的[illegible]而[illegible]效，红霉素也可[illegible]延长[illegible]访心电图。

2. [illegible]吐药可以用于控制[illegible]症状，但并不影响胃排空情况。氯吡嗪是最常用的用于胃瘫患者的止吐药，其他的包括 H_1 受体拮抗剂(异丙嗪)和 $5\text{-}HT_3$ 拮抗剂(昂丹司琼)也常用于止吐，但可能会加重胃瘫患者的便秘情况。氯哌啶醇可在急诊患者中改善症状。

此外，部分患者通过中药或者针灸治疗亦可取得一定疗效。小剂量的三环类抗抑郁药可以改善恶心、呕吐和腹痛症状，但阿米替林由于有抗胆碱作用不适用于胃瘫患者。

（四）侵入性治疗　经过长期内科治疗无效时，可以考虑在内镜下于幽门黏膜下层和固有肌层之间注射肉毒素、胃经口内镜下肌切开术、胃电刺激治疗和手术治疗。

对无明确原因的胃排空障碍，在等待 4 周的同时加强支持治疗，如持续无改善，少数患者可慎重考虑手术治疗，如空肠造瘘术、减压胃造瘘术等。

【预防】

对于可能出现术后胃瘫的患者应该积极采取预防措施。

食管、幽门手术中加用气囊进行幽门扩张，减少胃排空阻力，可以预防术后胃瘫的发生。手术后应积极改善营养状态，控制糖尿病，引流腹腔、膈下残留脓肿，抗感染治疗。

推荐阅读

1. MOSHIREE B,POTTER M,TALLEY N J. Epidemiology and pathophysiology of gastroparesis[J]. Gastrointest Endosc Clin N Am,2019,29(1):1-14.
2. LONGLEY K J,HO V. Practical management approach to gastroparesis[J]. Intern Med J,2020,50(8):909-917.

第四节 胃 肿 瘤

董 玲

一、胃 癌

胃癌(gastric cancer)是起源于胃上皮的恶性肿瘤。据估计，世界范围内胃癌在最常见恶性肿瘤中排名第五，肿瘤相关死亡中排名第三。不同国家与地区胃癌的发病率差别明显。我国属胃癌高发病区，胃癌在我国占恶性肿瘤中排名第二，肿瘤相关死亡中排名第三。近30年，欧美国家及我国部分地区胃癌发病率、死亡率呈下降趋势，食管胃连接处癌发病率升高。

【病因与发病机制】

胃癌的病因和发病机制尚未阐明，研究资料表明，胃癌的发生是多因素综合作用的结果。目前认为下列因素与胃癌的发生有关。

(一) 环境因素 不同国家与地区发病率有明显差别。胃癌高发区向低发区的第一代移民胃癌发生率与本土居民相似，第二代即有明显下降，第三代胃癌的发生率则与当地居民相似。提示胃癌的发病与环境因素有关，其中最主要的是饮食因素。

人类胃液中亚硝胺前体亚硝酸盐的含量与胃癌的患病率明显相关。如腌制食品中含有明显的硝酸盐、亚硝酸盐；萎缩性胃炎患者，由于其胃酸过低，硝酸盐容易还原为亚硝酸盐类物质。

高盐、低蛋白饮食，较少进食新鲜的蔬菜与水果，则可能增加罹患胃癌的危险性。一些抗氧化的维生素如维生素A、C、E和β胡萝卜素及绿茶中的茶多酚有一定防癌作用。

吸烟者胃癌的发病危险性提高1.5~3.0倍，近端胃癌，特别是食管胃连接处的肿瘤可能与吸烟有关。

(二) 感染因素

1. 幽门螺杆菌(Hp)感染 Hp感染，尤其是儿童期Hp感染与胃癌发病正相关，已被世界卫生组织列为Ⅰ类致癌物。Hp感染的致癌机制复杂，多数学者认为：①Hp感染主要作用于慢性活动性胃炎、慢性萎缩性胃炎、肠化生的癌变起始阶段；②Hp感染导致胃内低酸状态，削弱其清除亚硝酸盐和氧自由基的作用。

2. EB病毒感染 胃癌患者的癌细胞中，大约10%有EB病毒感染，在美国和德国发生率最高，在中国最低。它与未分化胃癌尤其是淋巴上皮样癌关系密切，淋巴结转移较少。但在这些患者中，Hp感染率较低。

(三) 遗传因素 5%~10%的患者有家族因素，患者的一级亲属发病率升高2~4倍，较多学者认为某些遗传素质使易感者在同样的环境条件下更易致癌。3%~5%与遗传性肿瘤易感综合征相关，30%~50%的遗传性弥漫性胃癌家族存在抑癌基因*CDH1*(编码钙黏素黏附蛋白)的突变，平均发病年龄<40岁，女性易伴发乳腺癌。此外，Lynch综合征、幼年性息肉病综合征、家族性腺瘤性息肉病、Peutz-Jeghers综合征容易伴发胃癌。

(四) 分子标志物 已发现一批与胃癌早期预警和早期诊断相关的分子标志物。癌基因活化、抑癌基因失活、DNA错配修复缺陷(DNA mismatch repair deficiency,dMMR)、微卫星不稳定(microsatellite instability, MSI)、程序性死亡配体-1(programmed death ligand-1,PD-L1)等异常参与胃癌的发生。人表皮生长因子受体2(human epidermal growth factor receptor 2, HER2)基因/蛋白在食管胃连接处腺癌和肠型胃癌中表达增高。EB病毒感染状态也是目前比较关注的一个标志物。

(五) 胃癌前状态(gastric precancerous conditions) 包括癌前疾病(precancerous diseases)与癌前病变(precancerous lesions)两个概念。前者是临床概念，后者为病理学概念。

1. 胃的癌前状态 胃黏膜萎缩包括生理性萎缩和病理性萎缩，病理性萎缩包括化生性和非化生性萎缩两种类型。胃黏膜腺体有肠化生者称为化生性萎缩，即肠化生，轻者胃黏膜中仅出现少数肠上皮细胞，重者则可形成肠绒毛，病理学证实的化生性萎缩是判断胃黏膜萎缩的可靠指标。多部位弥漫性萎缩、肠化胃癌发生率明显增高。

2. 胃的癌前病变 与胃癌发生密切相关的病理变化。上皮内瘤变(intraepithelial neoplasia)与异型增生(dysplasia)同义，形态学上有细胞学和结构学异常，生物学行为以易进展为有侵袭性的和有转移能力的浸润性癌为特征。分为低级别和高级别上皮内瘤变。

【病理】

(一) 胃癌的发生部位 胃癌可发生于胃的任何部位，半数以上发生于胃窦部，大弯、小弯及前后壁均可受累，其次在贲门部，胃体部和累及全胃者相对较少。食管胃连接处发病率逐渐升高。

(二) 大体形态

1. 早期胃癌 病变仅限于黏膜及黏膜下层，不论范围大小和有无淋巴结转移。原位癌是指未突破固有膜的癌肿，也属早期胃癌。可分隆起型(息肉型，Ⅰ型)、表浅型(平坦型，Ⅱ型)和深凹陷型(溃疡型，Ⅲ型)。Ⅱ型中又分Ⅱa型(隆起表浅型)、Ⅱb型(平坦表浅型)及Ⅱc型(凹陷表浅型)三个亚型。以上各型可有不同的组合，如Ⅱc+Ⅱa，Ⅱc+Ⅲ等。

2. 中晚期胃癌 也称进展型胃癌，指胃癌浸润深度超过黏膜下层。按Borrmann分型法，有以下几种类型：

(1) Ⅰ型(息肉样癌)：癌肿呈息肉样明显突出于黏膜面，

呈结节状、息肉状，表面可有糜烂或溃疡，与周围正常黏膜分界清楚。

（2）Ⅱ型（溃疡型癌）：肿瘤呈盘状，中央坏死，常有较大而深的溃疡；边缘隆起呈堤状，与周围正常组织分界清楚。

（3）Ⅲ型（溃疡浸润型癌）：肿瘤呈浸润性生长，常形成向周围及深部浸润的肿块，中央坏死形成溃疡，与周围正常黏膜分界不清。

（4）Ⅳ型（弥漫浸润型癌）：又称皮革胃，癌组织在胃壁内广泛浸润，胃壁厚而僵硬，胃腔变小，浸润区和正常黏膜界限不清。

两种或两种以上病变同时并存者为混合型，其中以Ⅱ型与Ⅲ型混合多见。

（三）组织病理学　90%~95%的胃癌是腺癌（肠型和弥散型），极少数是腺鳞癌、鳞癌、类癌等。按组织结构不同，腺癌包括管状腺癌、乳头状腺癌、黏液腺癌、印戒细胞癌等数种，根据其分化程度可分为高分化、中分化、低分化三种。

（四）转移途径

1. 直接播散　浸润型胃癌可沿黏膜或浆膜直接向胃壁内、食管或十二指肠发展。肿瘤一旦侵及浆膜，即容易向周围邻近器官或组织如肝、胰、脾、横结肠、空肠、膈肌、大网膜及腹壁等浸润。癌细胞脱落时也可种植于腹腔、盆腔、卵巢与直肠膀胱陷凹等处。胃癌种植于卵巢称 Krukenberg 瘤。

2. 淋巴结转移　占胃癌转移的 70%，胃下部癌肿常转移至幽门下、胃下及腹腔动脉旁等淋巴结，而上部癌肿常转移至胰旁、贲门旁、胃上等淋巴结。晚期癌可能转移至主动脉周围[illegible]由于腹腔淋[illegible]结与[illegible]管直接交通，故可[illegible]移[illegible]锁[illegible]结。也可以[illegible]跳跃[illegible]淋巴结转移。

3[illegible]最常受累[illegible]脏器[illegible]肝和肺，其次是胰[illegible]骨[illegible]脑[illegible]等处。

（[illegible]病理分期　[illegible]用胃[illegible]分期方法主要有两[illegible]其[illegible]本[illegible]精细，另一种[illegible]是西方[illegible]家采用的美国癌症[illegible]合会（[illegible] Joint Committee on [illegible]ancer，AJCC）和国际[illegible]癌联盟（Union for International Cancer Control，UICC）2018 年颁布的《临床肿瘤 TNM 分期标准（第 8 版）》（扩展阅读 15-5-4-1）。

扩展阅读15-5-4-1

扩展阅读 15-5-4-1　胃癌 TNM 分期标准（AJCC/UICC 第 8 版）

【临床表现】

（一）症状　70%以上的早期胃癌无症状，病情发展到一定程度才出现自觉症状，如有上腹不适、反酸、嗳气、早饱等非特异性消化不良症状。

进展期胃癌常见症状如下：

1. 上腹疼痛最常见。疼痛逐渐加重，与进食无明确关系或餐后加重，部分患者疼痛与消化性溃疡相似，进食或应用抗酸剂可有一定程度的缓解。癌肿侵及胰腺或横结肠系膜时可呈持续性剧痛，向腰背部放射。极少数癌性溃疡穿孔时可出现腹膜刺激征。

2. 食欲减退和消瘦多见，往往进行性加重，晚期呈恶病质状态。

3. 呕血和黑粪，1/3 的胃癌患者经常有少量出血，10%~15%的患者表现为呕血，可伴有贫血。

4. 胃癌位于贲门附近可引起咽下困难，位于幽门附近可引起幽门梗阻。

5. 癌肿扩散转移引起的症状，如腹水、黄疸及肝、肺、脑、卵巢、骨髓等转移引起相应症状。

（二）体征　早期胃癌可无任何体征，中晚期癌的体征以上腹压痛最为常见。1/3 的患者可扪及上腹部肿块，质地坚硬而不规则。其他体征如肝大、黄疸、腹水、左锁骨上淋巴结肿大、直肠前隐窝肿块常提示远处转移。并发 Krukenberg 瘤时，阴道指检可扪及两侧卵巢肿大。

（三）并发症　胃癌可发生出血、穿孔、梗阻、胃肠瘘管、胃周围粘连及脓肿形成等并发症。

（四）副肿瘤综合征（paraneoplastic syndrome）　有些胃癌可以分泌某些特殊激素或具有某些生理活性的物质而引起某些特殊的临床表现，被称为副肿瘤综合征。①皮肤表现：Leser-Trélat 综合征，即突然出现并迅速加重的脂溢性角化病、黑棘皮病等；②神经综合征：多发性神经炎、小脑变性等；③反复发作的血栓静脉炎（Trousseau 征）；④血液病综合征：微血管病性贫血等；⑤膜性肾病等。

【辅助检查】

（[illegible]镜检[illegible]和活检，是诊断胃[illegible]最[illegible]可[illegible]方法[illegible]断[illegible]先进水平体现在[illegible]期[illegible]诊断上。

1[illegible]存在及其部位，[illegible]对[illegible]活检[illegible]胃[illegible]最重[illegible]方法。

2[illegible]色[illegible]镜（[illegible]选）[illegible]常规内镜检查完成后，[illegible]诊[illegible]年龄大于 40 岁的[illegible]染色内镜，以提高早期胃癌的检查率。

3. 放大内镜（可选）　放大内镜结合电子染色技术，更有助于提高小癌灶、微小癌灶及异型增生的检出率。

4. 超声内镜检查　提高对病变性质和累及深度的判断能力。诊断浸润深度的准确性为 65%~92%，淋巴结转移的准确性为 50%~90%。是内镜下黏膜切除术（endoscopic mucosal resection，EMR）和内镜黏膜下剥离术（endoscopic submucosal dissection，ESD）的必要检查。

5. 其他　荧光内镜、智能分光比色内镜、蓝激光显像技术、激光共聚焦内镜等新技术可协助诊断。

（二）影像学检查

1. X 线检查　上消化道气钡双重对比造影是诊断胃癌的重要方法。宜用于不能开展胃镜检查的医疗机构或无法耐受胃镜检查者。

2. CT 检查　CT 扫描已常规应用于胃癌患者术前分期，对肿瘤分期的准确性达到 43%~82%。

3. 正电子发射计算机断层扫描仪（PET/CT） 在术前分期方面，PET/CT 的精确度（68%）高于 CT（53%）和 PET（47%）。在区域淋巴结受累检查中，PET/CT 的特异度高于 CT（92% *vs.* 62%），但敏感度低于 CT（56% *vs.* 78%）。PET/CT 也有助于预测胃癌患者术前化疗疗效及评估复发可能性。

（三）组织学诊断 组织病理学是胃癌的确诊依据。对身体状况良好，有远处转移的患者，在姑息处理前行 HER-2、MSI/MMR、PD-L1 检测。

（四）肿瘤标志物 癌胚抗原（CEA）在 40%~50%的胃癌病例中升高，在随访而不是普查和诊断中有一定意义。可与其他指标联合应用评价胃癌的预后和化疗疗效。CA19-9 是胃癌患者独立预后判定指标，可与其他指标联合应用提示胃癌的腹腔种植、腹膜复发。

（五）二代测序 可用于晚期患者，个体化地指导治疗方案选择和入组临床试验。但是由于其成本及检测标准性问题，不作为常规推荐。

（六）其他 有非消化道症状且无法除外其他脏器（如脑、骨）转移者，应通过相应检查手段除外远处转移。女性患者需行盆腔相关检查。

【诊断与鉴别诊断】

凡有下列情况者，应高度警惕并及时进行胃肠钡餐 X 线检查、胃镜和活检，以明确诊断：①40 岁以后出现中上腹不适或疼痛，无明显节律性并伴明显食欲缺乏和消瘦者；②胃溃疡患者，经严格内科治疗而症状仍无好转者；③慢性萎缩性胃炎伴有肠上皮化生及不典型增生，经内科治疗无效者；④X 线检查显示胃息肉直径>2cm 者；⑤中年以上患者，出现不明原因的贫血、消瘦和粪便隐血持续阳性者。

完整的胃癌诊断应包括病变的部位、大小、病理类型、浸润程度、淋巴结及远处转移情况，以及临床病理分期。

胃癌需与胃溃疡、胃息肉、胃平滑肌瘤、肥厚性胃窦炎、疣状胃炎、胃黏膜脱垂等良性病变相鉴别，还需与原发性胃恶性淋巴瘤、胃肉瘤等胃部其他恶性肿瘤相鉴别，其他还需与如胃类癌、胃底静脉瘤、假性淋巴瘤、异物肉芽肿等病变相鉴别。当上腹部摸到肿块时尚需与横结肠或胰腺肿块相区别，有肝转移者与原发性肝癌者相区别。

【治疗】

胃癌的治疗原则：①早期治疗：早期发现、早期诊断、早期治疗是提高胃癌疗效的关键；②手术为主的综合治疗：以手术为中心，开展化疗、放疗、靶向治疗、中医中药等疗法，是改善胃癌预后的重要手段。

胃癌治疗方案的选择：①Ⅰ期胃癌可视为早癌，以根治性手术切除为主，一般不主张辅助治疗；②Ⅱ期胃癌可视为中期，以根治性手术切除为主，术后常规辅以化疗；③Ⅲ期胃癌已届进展期，手术以扩大根治性切除为主，术后更应强调放、化疗和靶向治疗等综合性疗法；④Ⅳ期胃癌属晚期，以非手术治疗为主。

（一）手术治疗 手术切除是胃癌的主要治疗手段，也是目前能治愈胃癌的唯一方法。胃癌手术分为根治性手术和姑息性手术，应力争根治性切除。对于 Tis（原位癌）和 T_{1a} 期患者，有经验的中心可行 EMR 和 ESD。

内镜下治疗的绝对适应证：不伴有溃疡，直径<2cm 的分化型黏膜内癌（cT_{1a}）。扩大适应证包括：不伴有溃疡，直径≥2cm 的分化型黏膜内癌；伴有溃疡，直径<3cm 的分化型黏膜内癌；不伴有溃疡，直径<2cm 的未分化型黏膜内癌。当病理证实其为低分化、脉管浸润、浸润至黏膜下深肌层、侧切缘或基底缘阳性时，继续行胃切除术。

T_{1b} 到 T_3 期应切除足够的胃，保证显微镜下切缘阴性（一般是距离肿瘤 5cm）。T_4 期肿瘤应将累及组织整块切除。无法切除的肿瘤可行短路手术以缓解梗阻症状，如胃造瘘术或放置空肠营养管。

对于出血和梗阻的患者，内镜下肿瘤消融术、金属支架扩张术有一定益处。

腹腔镜探查的作用正在逐渐受到重视，目前开展了应用腹腔镜机器人手术系统行胃癌根治术。

（二）药物治疗

1. 化学疗法 主要用于三个方面：①术前辅助化疗，通过缩小原发灶，降低分期，增大根治性切除的可能性；②术后辅助化疗，旨在根治性切除术后，清除隐匿性微转移灶，防止复发；③姑息化疗，是针对肿瘤复发或转移播散者，希望通过化疗可以控制症状，延长生存时间（扩展阅读 15-5-4-2）。

扩展阅读15-5-4-2

扩展阅读 15-5-4-2 胃癌化疗临床常用方案

一般单药疗效为 20%~30%，联合治疗疗效曾提高到 35%~50%。5-氟尿嘧啶（5-FU）是胃癌治疗的基础药物。卡培他滨（capecitabine）经酶作用后生成活性 5-FU，在肿瘤中浓度是正常组织的 3~10 倍，副作用较少。替吉奥（S1）是新一代氟尿嘧啶类药物的代表，配方中吉美嘧啶（CDHP）可抑制 5-FU 降解。

其他药物包括①紫杉类：紫杉醇（paclitaxel）和多西他赛（docetaxel）；②铂类：顺铂（cisplatin），卡铂（carboplatin），奥沙利铂（oxaliplatin）；③拓扑异构酶Ⅰ抑制剂：伊立替康（Irinotecan）；④蒽环类：表柔比星（epirubicin）。

（1）转移性或局部晚期肿瘤的系统治疗原则（姑息化疗）：晚期胃癌是不能治愈的，化疗与最佳支持治疗相比较，可明显改善患者生存率。2019 年美国国立综合癌症网络（NCCN）胃癌指南推荐：曲妥珠单抗协同化疗用于 HER2-neu 过表达的腺癌患者，可以与顺铂+5-FU 联用，与其他化疗方案联用，但不推荐与蒽环类联用。

胃癌的一线治疗以联用两种低毒性细胞毒性药物为首选方案；三种细胞毒性药物方案可用于行为状态（performance status，PS）评分高、可耐受、能定期评估毒副反应者。首选方案有：①DCF 或 DCF 改良方案；②ECF 或 ECF 改良方案；③氟尿嘧啶（5-FU 或卡培他滨）加顺铂（1 类）或 FOLFOX 方案；④多西紫杉醇+顺铂或卡铂；⑤5-FU/伊立替康。

胃癌的二线和后续治疗取决于之前的治疗方案和体力状况。首选方案（均为 1 类）有：①雷莫芦单抗+紫杉醇；②多西他赛；③紫杉醇；④伊立替康。

（2）术前辅助化疗（新辅助化疗）：术前化疗用于估计根治手术切除有困难或不可能手术切除且有远处转移倾向的局部晚期胃癌。术前辅助化疗的多个临床试验有了肯定的结果，可选择氟尿嘧啶+奥沙利铂方案（术前、术后各 3 周期）或氟尿嘧啶+亚叶酸钙+奥沙利铂+多西他赛（FLOT）方案（术前、术后各 4 周期）。

（3）术后辅助化疗：早期胃癌根治性手术，其中 T_1N_0 和 T_2N_0 中无不良预后因素的患者只需要随访；但 T_2N_0 中有不良预后因素的患者（肿瘤细胞分化差、分级高、淋巴管血管有侵犯，年龄小于 50 岁）和中晚期胃癌接受根治性或姑息性手术的患者在术后都需接受辅助治疗。NCCN 指南推荐 D_2 期淋巴结清扫术后患者考虑术后化疗，选用卡培他滨/奥沙利铂，或卡培他滨/顺铂，或替吉奥/顺铂治疗 6~8 周期。S1 单药治疗适用于 D2 根治术后患者，根治术后Ⅱ期、Ⅲa 期患者，年老体弱、体力差的Ⅲb 期患者。

（4）腹腔内化疗：对清除腹腔内转移或复发的肿瘤有较好疗效，一般提倡大容量（2L 左右）、大剂量（如 5-FU、DDP）给药，化疗药物灌注液加温至 42℃左右可提高疗效，低渗液在短时间内也有杀灭癌细胞的作用。

2. 靶向治疗　其高效、低毒的特性越来越引起临床医师的重视。

[illegible] H[illegible]2[illegible]抗：[illegible]CN[illegible]建[illegible]对 H[illegible]R2 阳[illegible]生的晚[illegible]期或转[illegible]者，推荐[illegible]妥[illegible]抗[illegible]合化[illegible]作为[illegible]一线治[illegible]方案[illegible]8[illegible]kg 静脉[illegible]药，[illegible]后[illegible]周[illegible]mg/[illegible]给药；[illegible]首次[illegible]给药，以[illegible]每[illegible]周按[illegible]g/[illegible]g 给药。

[illegible]内皮生[illegible]因子[illegible]体-2（VEGFR-2）拮抗剂——雷莫[illegible]FDA 批[illegible]雷[illegible]单[illegible]单药[illegible]与紫杉醇联合用于治疗难治性或含氟尿嘧啶或铂类化疗方案失败的胃癌或食管胃连接处的晚期腺癌。雷莫芦单抗 8mg/kg 静脉点滴第 1、15 天，紫杉醇 80mg/m^2 静脉点滴第 1、8、15 天，28 天为 1 个疗程。

3. 免疫药物治疗　免疫检查点抑制剂（PD-1/PD-L1，或 CTLA-4 抑制剂）可用于 MSI-H 或 dMMR 及 EB 病毒感染胃癌的治疗。

4. 中药治疗　可作为对晚期胃癌的一种辅助治疗。

（三）放射治疗　放射治疗主要用于胃癌术前、术后辅助治疗，不可手术的局部晚期胃癌的综合治疗，以及晚期胃癌的姑息治疗。可使用常规放疗技术，也可采取放化疗联合（氟尿嘧啶+铂类或+紫杉类放疗增敏）治疗。

（四）支持治疗　对于晚期胃癌，积极地对症处理（如营养支持、癌痛治疗），可以帮助改善对其他症状的控制，提高患者生活质量。对于一部分幽门梗阻的患者，也可以考虑内镜下的支架置入，改善进食状态。

【随访】

随访频率一般为根治术后 1~3 年内每 3~6 个月 1 次，3~5 年每 6 个月 1 次，5 年后每年 1 次。目的是监测疾病复发或治疗并发症。对于复发或转移的患者，治疗过程中每 2~3 个月要评价肿瘤治疗的疗效及耐受程度，及时更改治疗方案。

【预后】

胃癌的预后取决于肿瘤的部位与范围、组织类型、胃壁浸润深度、转移情况、宿主反应、手术方式等。女性较男性的预后好；远端胃癌较近端胃癌的预后好。规范治疗的前提下，术后 5 年存活率：Ⅰ期胃癌可达 85%~95%；Ⅱ期胃癌为 55%~70%；Ⅲ期胃癌 15%~30%；Ⅳ期胃癌<5%。

【预防】

注意饮食卫生，避免或减少摄入可能致癌的物质，多进食含维生素 C 丰富的蔬菜、水果等。对癌前病变，要密切随访，以便早期发现，及时治疗。

二、胃其他恶性肿瘤

（一）原发性胃淋巴瘤（primary lymphoma of stomach）是原发于胃、起源于黏膜下层淋巴组织的恶性肿瘤，约占所有胃恶性肿瘤的 5%。发病年龄较胃腺癌者年轻，儿童罕见，男性发病率高。

病变多好发于胃窦部及幽门前区，病理组织学上绝大部分是 B 细胞淋巴瘤，呈低度恶性，并具有局限化趋势，即黏膜相关淋巴组织淋巴瘤（mucosa associated lymphoid tissue lymphoma，MALT）。

本病的病因和发病机制尚未完全阐明，但研究发现胃 MALT 患[illegible]Hp[illegible]率[illegible]%以上，有效抗 H[illegible]治[illegible]引起胃 MA[illegible]消[illegible]有[illegible]为在 Hp 感染的情况[illegible]，胃[illegible]膜由淋巴[illegible]胃[illegible]新[illegible]MALT。

本病[illegible]床[illegible]缺[illegible]早期症状不明显[illegible]的是上腹痛[illegible]消化道出血、[illegible]门梗阻发生[illegible]低[illegible]

X 线钡餐检查的表现为黏膜粗大、紊乱，广泛浸润可形如皮革胃；也可表现为腔内多发不规则龛影或菜花样充盈缺损，如“鹅卵石样”改变，易误诊为胃癌、胃溃疡。

胃镜表现为：①胃内多发结节状隆起或扁平型肿块；②单发或多发不规则呈地图状溃疡，底平且边缘增厚，胃壁无明显僵硬感；③异常粗大的黏膜皱襞。由于胃恶性淋巴瘤病变常位于黏膜下层，应于适当深度、多部位取材，提高诊断阳性率。

疾病主要采用 Musshoff 改良的 Ann Arbor 分期系统。CT 和超声内镜能提供大多数胃淋巴瘤的分期，某种程度上超声内镜更优于 CT。

应与胃癌、假性淋巴瘤、慢性胃炎淋巴组织反应性增生相鉴别。

Hp 阳性的胃 MALT 首选抗 Hp 治疗，大多数病例可发现肿瘤消退，尤其当病变分期为ⅠE 和ⅡE 者。HP 根除无效者，多有黏膜下浸润，淋巴结转移或染色体 t(11,18)异位。分期为

ⅠE~ⅡE 的胃 MALT 可考虑采取放射治疗。化疗和靶向治疗可用于各期的胃 MALT。而外科手术往往局限于治疗穿孔及内科治疗无效的出血等并发症。

预后与肿瘤大小、浸润范围、肿瘤组织类型及治疗方式有关。

（二）胃肉瘤（gastric sarcoma） 如胃平滑肌肉瘤，约占胃恶性肿瘤的 3%。内镜表现为黏膜下肿块中央溃疡形成，容易有消化道出血，可扪及腹部肿块，手术切除后 5 年生存率为 50%。其他肉瘤如纤维肉瘤、肌肉瘤、神经肉瘤等。

（三）胃转移性癌（gastric metastatic carcinoma） 少见，发病率为 0.2%~5.4%。X 线表现为“牛眼征”。内镜下为单发或多发黏膜下病灶，多位于胃体上部，可突出于胃腔伴坏死出血。治疗与原发性肿瘤相似，以放、化疗为主。

三、胃良性肿瘤

胃良性肿瘤占胃肿瘤的 1%~5%，可分为上皮性肿瘤和非上皮性肿瘤（来源于胃壁间叶组织）。

（一）胃息肉（gastric polyp） 参见本篇第六章第五节。

（二）胃黏膜下肿瘤（gastric submucosal tumor） 较少见。表面有正常黏膜覆盖，大多数是非上皮源性的，除异位胰腺外，均来自胃壁的间叶组织，主要有间质瘤、神经组织肿瘤、纤维瘤、脂肪瘤、血管瘤等，以间质瘤最常见。

内镜特征有：①呈丘状、半球形或球形隆起；②基底多宽大，境界不太明显；③表面黏膜紧张光滑，色泽与周围黏膜相同，顶部可出现坏死、溃疡；④可见到桥形皱襞。

（三）胃肠道间质瘤 参见本篇第六章第二节。

推荐阅读

1. AJANI J A, D'AMICO T A, BENTREM D J, et al. Esophageal and esophagogastric junction cancers, Version 2. 2019, NCCN Clinical Practice Guidelines in Oncology[J]. J Natl Compr Canc Netw, 2019, 17(7): 855-883.
2. WANG F H, SHEN L, LI J, et al. The Chinese Society of Clinical Oncology (CSCO): clinical guidelines for the diagnosis and treatment of gastric cancer[J]. Cancer Commun (Lond), 2019, 39(1): 10.

第五节　胃部手术后的远期并发症

倪燕君

无论因良性或恶性疾病所进行的胃大部或全胃切除术，术后皆有发生并发症的可能。这些并发症依其发生的时间，大致可分为两类。一类称近期并发症，多在术后 2 周内发生，如十二指肠残端漏、胃肠道出血、急性输入袢或输出袢梗阻、胰腺炎和胃排空障碍等，此类疾病多由外科医师处理。另一类是在术后远期发生的，称为胃部手术后远期并发症。本章叙述的包括倾倒综合征、盲袢综合征、近端胃大部切除术后并发症。

一、倾倒综合征

倾倒综合征（dumping syndrome）包括早期倾倒综合征与晚期倾倒综合征，后者又称为餐后低血糖综合征。

（一）早期倾倒综合征 早期倾倒综合征系指胃部手术后，由于失去幽门及胃的正常生理功能，胃内食糜突然进入十二指肠或空肠而引起的一系列症状。

任何类型的胃手术后皆可并发倾倒综合征。据报道毕Ⅱ式比毕Ⅰ式术后发病率更高，多达 15%~45% 的患者术后 6 个月内发生此综合征。胃切除范围越大，吻合口越大，发病率越高，切除胃 2/3 者发病率为 40%左右，切除 3/4 者则约为 50%。甚至有人认为胃手术后几乎所有的病例都或多或少地有倾倒综合征的表现，但大多随着时间的推移而减轻，主要是因为患者逐步习惯于自我饮食调节而减轻了症状。

（二）晚期倾倒综合征 亦称为餐后血糖过低症，多于术后半年以上发病，于餐后 1~3 小时内出现低血糖症状，发生率较低，约占全部餐后综合征的 25%。

【病因与发病机制】

倾倒综合征的发病机制较为复杂，为多因素综合作用的结果，可能与下列因素有关：

（一）血容量下降 胃切除术后，患者失去了幽门的调节功能，残胃容积缩小，以及迷走神经切除后影响了餐后胃的舒张，以致进食后大量高渗性食糜骤然倾入十二指肠与空肠，引起大量细胞外液迅速转运至肠腔内，导致血容量下降、血糖明显升高，在短时间内，可有多达 1/4 循环血容量的液体渗入肠腔，致使血液发生浓缩、电解质紊乱，引起脉速、虚脱等症状。而多达上千毫升的液体积聚于肠道内将使肠管膨胀、蠕动亢进、排空加速，引起腹痛、腹泻。

（二）消化道激素的作用 由于小肠膨胀和肠腔渗透压的剧变，可以刺激多种消化道激素的释放，如缓激肽、血管活性肠肽、肠高血糖素、5-羟色胺、神经降压肽、胃抑肽、胰多肽、胃动素、P 物质、慢反应素、胰岛素和血管紧张素等，皆曾被认为与本征的发生有关，但目前尚无定论。

（三）神经精神因素 神经精神因素可致幽门调节功能障碍而致胃排空加快。此外，肠管的快速膨胀和下垂可同时刺激腹腔神经丛，引起神经反射作用。

神经内分泌的共同作用可导致一系列血管舒缩功能和胃肠道功能的紊乱，具体机制尚不清楚。

【临床表现】

（一）消化道症状 常在餐后 20~30 分钟时发作，患者感上腹饱胀不适、恶心、呕吐、嗳气、肠鸣音频繁，阵发性脐周绞痛，继而出现大量腹泻。

（二）循环系统症状 包括乏力、头昏、眩晕、极度软弱、颤抖、大汗淋漓，面色潮红或苍白，心动过速，烦躁不安甚至虚脱、昏厥。

倾倒综合征多发生于胃切除后 1~3 周患者开始饮食时，在摄入大量含糖液体和淀粉类食物后最易发生，一般经 60~90 分钟可自行缓解。瘦弱无力、神经质者较易发生；年轻女性多见；十二指肠溃疡术后较胃溃疡术后多见。毕Ⅰ式术后多发生循环系统症状，而毕Ⅱ式术后易发生消化道症状，且症状多较重。

【诊断】

根据病史和典型症状即可作出诊断。不典型者可做下列检查：

（一）倾倒激发试验　空腹口服 75g 葡萄糖（50%葡萄糖 150ml），或经导管注射 50g 葡萄糖（20%葡萄糖 250ml）于十二指肠降部或空肠上部，出现有关症状者为阳性。

（二）血液检查　发病时血细胞比容增高，血钠、血氯升高而血钾降低。血糖迅速增高，血浆胰岛素含量升高，后期则血糖降低，可有助于诊断。

（三）其他检查　腹部 X 线片可见胃肠吻合口远端肠管扩张，有液体潴留。胃排空检查如属正常或减缓则可排除本征。胃镜和钡餐检查可帮助确定解剖和功能变化。

【治疗】

（一）饮食调理　大多数轻、中度患者经调整饮食后，症状能逐步缓解消失。包括少量多餐，进低糖、高蛋白、高纤维素的干食；餐后平卧 20~30 分钟可减轻症状的发作。

（二）药物治疗　可考虑在餐前 20~30 分钟时服用抗胆碱能药物，以阻止过度的胃肠蠕动。口服甲苯磺丁脲（D860）0.5~1.0g，可以缩短高血糖症的持续时间而减轻症状。α-糖苷酶抑制剂能抑制双糖和多糖的水解，减慢肠道的吸收并降低渗透压，可使血糖、胰岛素及血容量的变化减轻而减缓症状。果胶可增加食物的黏稠性，延缓碳水化合物的吸收。生长抑素对各种消化道激素有抑制作用，并能抑制胃肠和胆道的运动，减少胃酸和胰液的分泌，用量为奥曲肽 50~100μg，每日 3 次，餐前皮下注射，能有效地缓解倾倒综合征的症状。

（三）手术　内科治疗无效者可行胃空肠 Roux-en-Y 吻合术、倒置空肠间置术或空肠代胃术。

【病因与发病机制】

胃切除术后残胃排空过快，葡萄糖迅速被肠黏膜吸收，而使血糖骤然升高、过度刺激胰岛素分泌引起本症。当血糖浓度过低时，引起内源性肾上腺素释放，可出现肾上腺素增多的症状。

【临床表现】

（一）低血糖症状　软弱、头晕、颤抖、出冷汗，严重者可出现意识障碍。

（二）肾上腺素增多症状　心悸、心动过速等。

【诊断】

根据病史与症状不难诊断，发病时进行血糖测定更可确诊。需检测血中胰岛素水平，排除胰岛素瘤。

【治疗】

以调节饮食为主，少量多餐，减少高糖淀粉类食物，增加蛋白质、脂肪类食物；低血糖症状出现时，稍进含糖食物即可缓解症状。α-糖苷酶抑制剂有一定疗效。症状严重者可在餐前用胰岛素或甲苯磺丁脲，以预防血糖突然增高过度刺激胰岛素的分泌而诱发本症。发作时，采用奥曲肽治疗亦甚有效。

二、盲袢综合征

盲袢综合征（blind loop syndrome）是指小肠内容物在肠腔内停滞和细菌过度繁殖引起的腹泻、贫血、吸收不良和体重减轻的综合征。

【病因与发病机制】

正常人小肠上段仅存在少量细菌，如细菌过度繁殖可引起本病，原因有：

1. 胃部手术后，进入小肠的细菌数超量。

2. 输入袢淤滞、术后盲袢、空肠旁路、肠侧侧吻合术等引起肠腔内细菌清除延缓。

小肠内细菌的过度繁殖可损伤小肠黏膜，影响肠道对营养物质的吸收。同时大量的维生素 B_{12} 被细菌消耗，可造成维生素 B_{12} 缺乏。此外，大量的细菌可将结合性胆盐分解为非结合性胆盐，影响脂肪物质的吸收。非结合性胆盐还能刺激肠蠕动，导致脂肪泻和水泻。

【临床表现】

（一）胃肠道症状　腹泻是每个病例皆有的表现，包括脂肪泻和水泻。常有腹胀、腹痛，可有恶心、呕吐，粪便多恶臭。偶有因肠袢黏膜糜烂或溃疡形成而引起消化道出血、穿孔。

（二）消化吸收不良的症状　由于维生素 B_{12} 吸收不良和被消耗，常引起高色素性大细胞贫血，亦可因铁吸收障碍而有低色素性小细胞贫血。可因各种维生素吸收障碍引起夜盲症、口角炎、舌炎、糙皮病、低钙性搐搦及骨质软化等。由于消化吸收障碍，低蛋白血症及体重减轻十分常见。

（三）神经系统症状　少数患者可出现深部感觉受损、步态[illegible]常等神经系统症状。

【诊[illegible]】

根[illegible]症状不难诊[illegible]。下[illegible]的病例[illegible]做[illegible]

（一）[illegible]　[illegible]用插管法[illegible]小[illegible]做细菌培养[illegible]^{3}，即提示小[illegible]细菌[illegible]生长。[illegible]可测定小肠液中非结合性胆汁酸，本征为阳性。

（二）希林（Schilling）试验　又称维生素 B_{12} 吸收试验，提示维生素 B_{12} 吸收障碍，如果在服用抗生素 7~10 天后得到纠正，说明维生素 B_{12} 吸收障碍是由于肠道细菌过量繁殖所致。

（三）呼吸试验　由于在盲袢内繁殖的细菌能^{14}C 标记的甘氨酸由胆盐分解出来而被吸收，经过代谢变为$^{14}CO_2$，运送到血液，经肺呼出。本征$^{14}CO_2$ 的排出可较正常人高 10 倍。

（四）X 线造影或 CT 检查　可显示出盲袢、狭窄、瘘管等小肠病变，有助于诊断的确立。

本综合征需与短肠综合征、胃手术后内因子缺乏及原发性吸收不良等进行鉴别。小肠细菌过度生长为鉴别要点。

【治疗】

（一）手术　对小肠解剖结构上的异常，应尽可能通过手术予以纠正。如切除盲袢或狭窄部位，或将毕氏Ⅱ式手术改为Ⅰ式手术。

（二）抗感染及支持治疗　可根据药敏试验，调节抗菌药物以避免耐药菌株的形成。营养支持治疗极为重要，必要时需由肠外途径给予补充。除糖、脂肪、蛋白质外，各种维生素、铁剂、钙剂等皆应补充。

三、近端胃大部切除术后并发症

因食管下段或贲门胃底疾病进行的近端胃大部切除术由于切除了食管下括约肌而保留胃窦，比远端胃大部切除或全胃切除术后更容易引起一些并发症，如胃食管反流和吻合口溃疡等。其临床表现、诊断和治疗见本篇第四章第一节“胃食管反流病”。全胃切除可有效减少术后反流性食管炎的发生，且不会增加营养不良、肿瘤复发转移及死亡的发生率，是一种安全有效的手术方式。近端胃大部切除加空肠间置术的患者术后食管反流症状明显减轻，其他并发症也并未增加，是近端胃切除术后消化道重建方式的较好选择。

推荐阅读

1. ROSA F, QUERO G, FIORILLO C, et al. Total *vs* proximal gastroectomy for adenocarcinoma of the upper third of the stomach: a propensity-score-matched analysis of a multicenter western experience (On behalf of the Italian Research Group for Gastric Cancer-GIRCG) [J]. Gastric Cancer, 2018, 21(5): 845-852.
2. NAKAUCHI M, SUDA K, NAKAMURA K, et al. Laparoscopic subtotal gastrectomy for advanced gastric cancer: technical aspects and surgical, nutritional and oncological outcomes [J]. Surg endosc, 2017, 31(11): 4631-4640.

第六节　十二指肠壅积症

沈锡中

十二指肠壅积症（duodenal stasis）是指各种原因引起的十二指肠阻塞，以致近端十二指肠食糜滞留及肠管代偿性扩张而产生的临床综合征。引起本症原因很多，以肠系膜上动脉压迫十二指肠形成壅积者居多（占 50% 以上），称为肠系膜上动脉综合征（superior mesenteric artery syndrome, SMAS）。狭义上，十二指肠壅积症即指 SMAS。其他原因有：①先天性十二指肠畸形：如先天性腹膜束带压迫牵拉阻断十二指肠；十二指肠远端先天性狭窄或闭塞；环状胰腺压迫十二指肠降段；十二指肠发育不良产生的巨十二指肠及十二指肠先天性变异而严重下垂，折拗十二指肠空肠角产生壅积症。②十二指肠肠腔内外占位压迫：十二指肠良、恶性肿瘤；腹膜后肿瘤如肾脏肿瘤、胰腺癌、淋巴瘤；十二指肠的转移癌，邻近肿大的淋巴结（癌转移）、肠系膜囊肿或腹主动脉瘤压迫十二指肠。③十二指肠远端或近端空肠浸润性疾病和炎症：进行性系统性硬化症、克罗恩病、憩室炎性粘连或压迫引起缩窄等。④粘连缩窄：胆囊和胃手术后发生粘连牵拉十二指肠；胃空肠吻合术后粘连、溃疡、狭窄或输入袢综合征。

【发病机制】

肠系膜上动脉、腹主动脉和十二指肠三者解剖关系的异常是 SMAS 的发病基础。十二指肠水平部从右至左横跨第三腰椎和腹主动脉，前方被肠系膜根部内的肠系膜上血管神经束所横跨（图 15-5-6-1）。肠系膜上动脉一般在第一腰椎水平处分出，与主动脉呈 30°~42°角。若肠系膜上动脉和主动脉之间的角度过小，可使十二指肠受压。

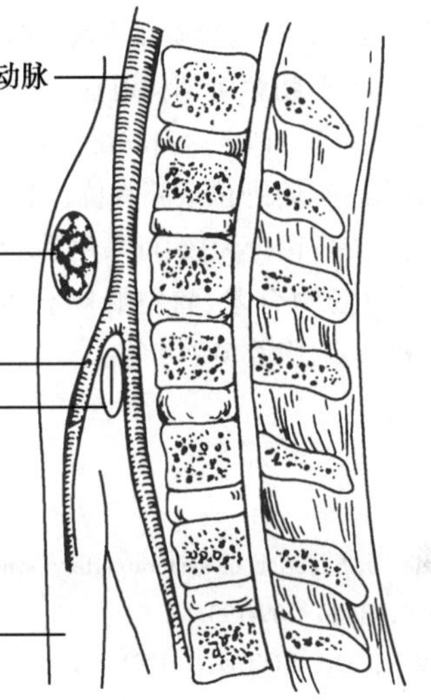

图 15-5-6-1　肠系膜血管的解剖位置示意

【临床表现】

急性发作多与创伤及医源性因素有关，症状持续而严重，呕吐频繁而量大，常发生于躯干石膏固定后，主要临床表现为急性胃扩张，严重者可出现肠坏死、十二指肠穿孔、上消化道大出血、门静脉血栓和门静脉积气等并发症。慢性发作主要表现为餐后上腹闷胀、恶心、呕吐；呕吐物含胆汁及所进食物，呕吐后症状减轻或消失；可伴有腹痛，疼痛可位于右上腹、脐上甚至后背部；症状发作与体位有关，侧卧、俯卧、胸膝位、前倾坐位或将双膝放在颌下等可以减轻疼痛。长期发作，可导致消瘦、脱水和全身营养不良。

【诊断】

典型症状是诊断的重要依据。X 线钡餐检查特征表现：十二指肠水平部见钡柱中断（突然垂直切断），类似笔杆压迫的斜行压迹，称“笔杆征”或“刀切征”，钡剂经过此处排空迟缓甚至停止，2~4 小时内不能排空；受阻近段肠管强有力的顺向蠕动及逆蠕动构成的钟摆运动；俯卧位时钡剂顺利通过，逆蠕动消失。螺旋 CT 血管造影并三维重建技术能清晰显示扩张的胃及十二指肠肠腔，在增强 CT 后进行三维重建，可观察肠系膜上动脉和腹主动脉之间的角度，并能明确肠系膜上动脉对十二指肠的压迫，同时排除其他病变。必要时做选择性肠系膜上动脉造影，侧位影像结合 X 线钡餐检查可显示血管与十二指肠在解剖角度上的关系。胃镜检查不能诊断 SMAS，但可排除胃肠道内病变引起的十二指肠壅积症状。

【鉴别诊断】

消化不良症状需与消化性溃疡相鉴别，有时两者也可并存，胃镜可明确诊断。超声、CT 等影像学检查有助于诊断十二指肠肠外病变如胰头癌或巨大胰腺囊肿压迫而引起的十二指肠壅积。必要时可用小肠镜排除高位小肠肿瘤引起的梗阻。本病也需与十二指肠内的结石、蛔虫团、异物所致十二指肠梗阻相区别。

【治疗】

无明显症状者可不必处理。急性发作期给予禁食、胃管减压、静脉营养，维持水、电解质和酸碱平衡及营养支持治疗。可酌情使用抗痉挛药物缓解消化道症状。可使用鼻空肠营养管进行早期肠内营养以改善全身状况。宜少量多餐，餐后使用体位疗法，取侧卧位、俯卧位或膝胸位，加强腹肌锻炼，矫正脊柱前凸。如内科保守治疗无效，可采用手术治疗。手术方式可选用十二指肠空肠吻合术、胃空肠吻合术、十二指肠复位术、Treitz 韧带松解术、腹腔镜手术等。

推荐阅读

1. GEBHART T. Superior mesenteric artery syndrome[J]. Gastroenterol Nurs, 2015, 38(3): 189-193.
2. RABIE M E, OGUNBIYI O, QAHTANI A S A, et al. Superior mesenteric artery syndrome: clinical and radiological considerations[J]. Surg Res Pract, 2015, 2015: 628705.
3. THARU S, THARU B, MAHGOUB M, et al. Superior mesenteric artery syndrome: a classic presentation of a rare entity[J]. Cureus, 2020, 12([illegible]): [illegible]

第七节 裂孔疝

陈 坚

裂孔疝（hiatal hernia）是指腹腔内脏器（主要是胃）通过膈食管裂孔进入胸腔所致的疾病。食管裂孔疝（esophageal hiatal hernia）是其中最常见者，占 90% 以上。

【流行病学】

本病的确切发病率尚未明了，发病率随年龄的增加而增加，40 岁以下人群的发病率低于 9%，50 岁以上人群的发病率上升至 38%。老年人群发病率高可能与其裂孔周围组织萎缩和弹性减退有关。

【病因与发病机制】

对本病病因知之甚少，一般认为与某些先天性和后天性因素有关，以后天者为多。

（一）先天性 正常人的食管裂孔具有环肌束，其右侧肌束强大，构成了环肌束的大部分，将食管下段夹在其中。深吸气时，右侧肌束将食管拉向右侧并使食管腔缩小。同时食管下段和食管胃连接处分别有上、下膈食管韧带和胃膈韧带固定于食管裂孔处，以防止食管胃连接处和其他腹腔脏器疝入胸腔（图 15-5-7-1）。先天发育异常可使右侧肌束部分或全部缺失，引起食管裂孔的松弛。

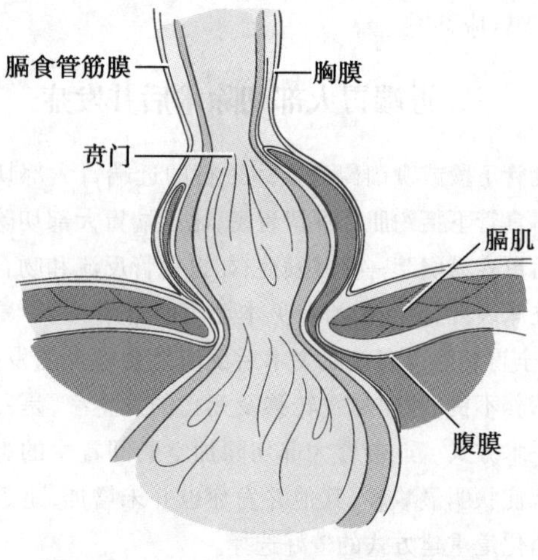

图 15-5-7-1 食管下端膈食管膜示意

（二）后天性 正常食管裂孔的直径约为 2.5cm。随着年龄增长，构成食管裂孔的肌肉组织及膈食管膜弹力组织萎缩，食管裂孔增宽，同时固定食管的有关韧带松弛，其固定食管的能力减退，使食管在腹压增高时易滑入胸腔（扩展阅读 15-5-7-1）。

扩展阅读 15-5-7-1 腹压升高的诱因

【临床分型与病理】

食管胃连接处按形态分为三种类型（扩展阅读 15-5-7-2）。按解剖学特征可分为四种类型（图 15-5-7-2）。

扩展阅读 15-5-7-2 食管胃连接处按形态分型

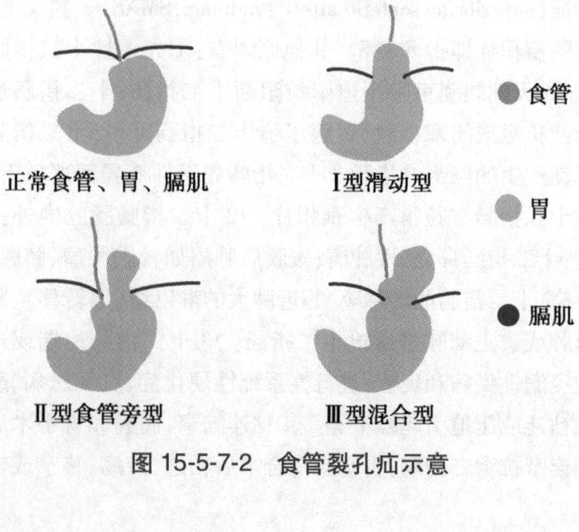

图 15-5-7-2 食管裂孔疝示意

（一）Ⅰ型裂孔疝　即滑动型裂孔疝（sliding hiatal hernia），是食管的膈下段及胃底的一部分经过食管裂孔突入胸腔所致，是一种轴型疝。其疝囊下段为食管裂孔，疝囊上段为生理性食管下括约肌。滑动型裂孔疝占食管裂孔疝的90%，平卧时易出现，站立时消失。滑动型裂孔疝一般较小，且可复原，故患者大多可无任何临床症状，部分患者可出现反流性食管炎。反流性食管炎若反复发作可致食管瘢痕收缩而出现短食管状态。

（二）Ⅱ型裂孔疝　即单纯性食管旁疝（pure paraesophageal hernia），是由于膈食管裂孔的左前缘薄弱或缺损，使胃底的一部分从食管的左前方突入胸腔所致。随着病程进展，缺损加重，可导致全胃通过缺损部位疝入胸腔，形成巨大裂孔疝。食管旁疝较少见，也极少发生胃食管反流，约1/3的巨大裂孔疝易发生嵌顿，故有重要临床意义。

（三）Ⅲ型裂孔疝　即混合型裂孔旁疝（mixed parahiatal hernia），最少见，是Ⅰ型和Ⅱ型裂孔疝的混合。其发生与膈食管裂孔过大有关，兼有滑动型和食管旁疝的特点。

（四）Ⅳ型裂孔疝　即多器官型食管裂孔旁疝。Ⅱ、Ⅲ、Ⅳ型同属食管旁疝，共占5%~10%。

【临床表现】

主要与反流性食管炎的症状有关，也可有某些消化不良的表现。

（一）临床症状

1. 胸骨后烧灼感或隐痛及反胃　为滑动型裂孔疝的最常见症状。约1/3的患者伴有胃食管反流而引起典型的反流性食管炎，表现为胸骨后、剑突下烧灼感或疼痛。疼痛可因嗳气、呃逆、平卧、弯腰、蹲下、咳嗽、饱食后用力屏气而诱发或加重，站立、半卧位、散步、呕吐食物或酸水后症状可减轻。上述症状一般在1小时内可自行缓解。反胃也是常见症状，有时可反出未完全消化的食物，或酸水突然涌满口腔。症状的轻重与疝囊的大小有关，疝囊小者往往疼痛较重，而疝囊大者则很少感剧痛，这可能与食管的廓清能力有关。

2. 吞咽困难　患者常于进食后有食物停滞于胸骨下段的感觉；伴食管炎症、糜烂或溃疡者可有明显的吞咽疼痛。当长期糜烂性食管炎、食管溃疡引起食管狭窄时可出现吞咽困难，当进食过快或进食过热、过冷、粗糙食物时更易发作。此外，食管旁疝即使无并发症，也易出现吞咽困难。

3. 贫血　15%的裂孔疝患者可伴有缺铁性贫血。部分患者贫血与上消化道出血有关。食管旁疝患者的贫血及消化道出血的发生率明显高于滑动型裂孔疝。除食管炎和食管溃疡引起出血外，较大的疝囊本身也可出血。

4. 其他症状　患者可有反复嗳气、进食后上腹部不适、腹胀、胃食管反流引起的吸入性肺炎，巨大裂孔疝压迫心肺引起的气急、心悸、咳嗽、发绀等。

（二）体征　无并发症时通常无特殊异常，但巨大食管裂孔疝患者的胸部可叩出不规则鼓音区和浊音区。饮水后或被振动时，胸部可听到肠鸣音和振水声。

【并发症】

（一）食管炎、食管溃疡和食管狭窄　约1/3的裂孔疝患者可并发食管炎；已有短食管者食管炎发生率可达80%；50%的食管炎患者可有食管的浅表溃疡，10%有慢性深溃疡；病程长者可有食管缩短、狭窄。

（二）上消化道出血　25%~35%的裂孔疝患者可出现上消化道出血，由并发的反流性食管炎、食管溃疡或晚期食管癌引起。单纯性食管炎者大多仅为少量出血，极少大出血。

（三）嵌顿及绞窄　滑动型可复性裂孔疝极少发生嵌顿或绞窄；食管旁疝如疝囊过大，此时可因裂孔口压迫胃底、胃扭转等原因引起胃血供障碍，形成嵌顿、绞窄而缺血坏死，严重者可出现胃穿孔和大出血。

（四）食管癌　0.5%~1.0%的裂孔疝患者可并发食管癌，癌灶常位于鳞状-柱状上皮交界处，其发生可能与反流性食管炎有关。

（五）其他　食管裂孔疝与胆石症、结肠憩室并存时为Saint三联征；与胆囊疾病、十二指肠溃疡并存时为Casten三联征。上述两种三联征的因果关系尚不明了，在鉴别诊断时应予以考虑。

【辅助检查】

（一）X线检查　是目前诊断食管裂孔疝的主要方法。对于临床上高度可疑但一次检查阴性者应重复检查，并取特殊体位如仰卧头低足高位等以提高检查的阳性率。钡餐造影可显示裂孔疝的直接征象及间接征象。

（二）上消化道内镜检查　可与X线检查相互补充，协助诊断。镜下可有如下表现：①食管下段齿状线上移；②食管腔内有潴留液；③贲门口扩大和/或松弛；④His角变钝；⑤胃底变浅；⑥膈食管裂孔宽大而松弛。

（三）高分辨率食管测压　裂孔疝时主要有以下表现：①测压时出现双高压力带，上区代表食管下段的内在压力，下区代表膈脚，两者分离>2cm则提示存在食管裂孔疝。双高压力带在滑动型食管裂孔疝中检出率较高，其临床意义大于影像学和内镜检查中观察到的解剖表现。②LES压力下降，低于正常值。

【诊断与鉴别诊断】

根据患者的临床表现结合适当的辅助检查，本病的诊断不难。食管裂孔疝的并发症所引起的临床症状需与以下疾病进行鉴别。

（一）心绞痛　伴有反流性食管炎的患者胸痛可与心绞痛相似，可放射至左肩和左臂，含服硝酸甘油亦可缓解症状。此时心电图改变对两者的诊断最有帮助。有时上述两种情况可同时存在，因为从疝囊发出的迷走神经冲动可反射性减少冠状动脉循环血流，诱发心绞痛。所以在临床分析时应考虑上述可能性。

（二）食管下段和贲门癌　易发生于老年人。癌组织浸润食管下段可破坏食管下括约肌而引起胃食管反流和吞咽困难，应警惕此病。

（三）慢性胃炎　可有上腹不适、反酸、烧心等症状，内镜及上消化道钡餐检查有助于鉴别。

（四）消化性溃疡　抑酸治疗效果明显，与有症状的食管裂孔疝治疗后反应相似，上腹不适、反酸、烧心等症状通常于空腹时发生，与体位变化无关。内镜检查可明确诊断。

（五）胆道疾病　除右上腹不适外，一般可有发热、血白细胞增高等炎症表现。胆管结石伴胆管炎的患者多有黄疸，肝酶升高。体检右上腹可有局限性压痛。B 超及 CT 扫描有助于诊断。

【治疗】

无症状、无并发症的滑动型裂孔疝患者不需治疗，大多数有症状的裂孔疝患者仅内科治疗就可控制；有严重并发症的滑动型裂孔疝患者和食管旁疝患者均应考虑手术治疗。

（一）内科治疗　主要目的是降低腹腔压力，防止或减少反流以缓解症状及减少并发症。治疗原则主要是消除疝形成的诱因，控制胃食管反流，促进食管排空及减少胃酸的分泌。具体治疗方法参考反流性食管炎。

（二）外科治疗　有 2%～4% 的患者需要手术。手术指征包括：①症状明显、经内科长期治疗无效；②有重度反流性食管炎、食管狭窄、上消化道大出血、食管癌等严重并发症；③长期消化道出血合并贫血；④裂孔疝发生急性嵌顿或绞窄；⑤食管旁疝，尤其是疝囊较大者。2013 年美国胃肠内镜外科医师协会食管裂孔疝诊疗指南中推荐存在胃食管反流病的滑动型食管裂孔疝行手术修复及抗反流手术。有症状的食管旁疝也有必要手术治疗。

推荐阅读

1. 陈瑶，杨锦林，王一平. 胃食管反流病合并食管裂孔疝的诊治[J]. 中华消化内镜，2019，36(3)：224-227.
2. WENNERGREN J，LEVY S，BOWER C，et al. Revisional paraesophageal hernia repair outcomes compare favorably to initial operations[J]. Surg Endosc，2016，30(9)：3854-3860.

第六章　肠 道 疾 病

第一节　功能性胃肠病

王吉耀　刘韬韬　朱畴文

功[illegible]胃肠病(functional gastrointestinal disorders，FGIDs)，[illegible]肠[illegible]互动异常(disorders of gut-brain interaction)，是由生[illegible]理[illegible]会因素共同作用而引起的肠道与脑相互作用异常、[illegible]生[illegible]机异常为基础的一组表现为慢性或反复发作的胃[illegible]症[illegible]综合征。本病是多种因素(包括动力紊乱、内脏高[illegible]肠[illegible]微生态的改变、黏膜和免疫功能的改变、中枢神经系统对肠道信号和运动功能处理异常)相互作用的结果。

【分类】

2006 年 5 月，FGIDs 国际专家工作组推出了“功能性胃肠病罗马Ⅲ诊断标准”，2011 年工作组成立了 17 个委员会修订罗马Ⅲ，2016 年发表了罗马Ⅳ标准(扩展阅读 15-6-1-1)。

扩展阅读 15-6-1-1

扩展阅读 15-6-1-1　功能性胃肠病的分类(成人)——罗马Ⅳ标准

一、癔 症 球

癔症球(globus hystericus)是主观上有某种说不清楚的东西或团块，在咽底部环状软骨水平处引起胀满、受压或阻塞等不适感，中医学称为“梅核气”。中年患者多见，男女患病率无差别。没有证据证明该病与咽喉部任何解剖结构异常有关。起病时多有精神心理因素，提示发病很可能与内脏高敏感、焦虑和抑郁状态有关。病理生理研究提示与发生食管动力障碍者的喉和[illegible]咽部[illegible]咽部环状肌痉挛、食管上括约肌[illegible]高、松弛不协调[illegible]临床表现主要为特殊形式的咽[illegible]经常做吞咽动作[illegible]症状、有咽部异物感等，但是[illegible]物无困难[illegible]胃镜[illegible]检查不能发现咽食管部有[illegible]质性病变[illegible]异物[illegible]明确压力改变。有报警[illegible]吞咽痛、声音嘶哑[illegible]应进一步检查。

罗马Ⅳ标准[illegible]列为功能性食管疾病的一种，[illegible]标准为：诊断前症状出现至少 6 个月，症状 1 周至少出现 1 次，近 3 个月符合以下诊断标准：

1. 持续性或间断性、非疼痛性的咽喉部哽咽感或异物感，体格检查、喉镜或内镜检查未见结构性病变。感觉在餐间出现，无吞咽困难或吞咽痛，食管近端无胃黏膜异位。

2. 无胃食管反流或嗜酸性粒细胞性食管炎导致该症状的证据。

3. 无主要的食管动力障碍性疾病，如贲门失弛症/食管胃连接处流出道梗阻、弥漫性食管痉挛、食管蠕动缺失和胡桃夹食管。

本病缺少有效的药物治疗，对患者进行充分解释和心理疏导可有效缓解症状。有个案报道显示抗抑郁治疗有一定的治疗效果。

二、嗳 气 病

嗳气病(belching disorders)是指间断地出现气从食管或胃

内溢出到达咽喉部,发出声音。罗马Ⅳ根据气体来源分为过度胃上嗳气(源自食管)和过度胃嗳气(源自胃)。

诊断标准:出现令人不适的嗳气(影响日常活动),源自胃或食管,症状每周超过 3 天,诊断前症状出现至少 6 个月,近 3 个月符合上述诊断标准。胃上嗳气患者有频繁、重复的嗳气,可以多达 20 次/min。高分辨食管动力/阻抗测定可客观区分胃上嗳气和胃嗳气。嗳气病患者普遍存在焦虑,过度嗳气也可发生在脑炎、暴食症和强迫症患者,应予以鉴别。

治疗上可采取解释症状、饮食调整(如避免嚼硬物、口香糖或饮产气饮料,鼓励慢咽、小口吞咽,进食时不说话等)。一般不提倡药物治疗,症状严重时,可试用巴氯芬治疗。

三、功能性消化不良

消化不良(dyspepsia)是指源于胃十二指肠区域的一种症状或一组症状,其特异性的症状包括餐后饱胀、早饱感、上腹痛或上腹烧灼感。经检查排除了可引起这些症状的器质性、全身性或代谢性疾病时,这一临床症候群便称为功能性消化不良(functional dyspepsia,FD)。

【发病机制】

FD 病理生理机制尚未完全清楚,可能与胃肠动力、感觉异常、黏膜完整性破坏、低度炎症、免疫激活、脑-肠轴调节异常等多因素相关。

(一)胃肠运动功能障碍 患者胃排空延迟、胃容受性受损、餐后胃窦动力降低。

(二)内脏感觉异常 胃和十二指肠对扩张或酸、脂质等化学物质腔内刺激的敏感性增高。

(三)幽门螺杆菌感染 是产生 FD 症状的可能原因。根除幽门螺杆菌后确实有部分 FD 患者消化不良症状得到改善。

(四)社会心理因素 精神、心理因素可能是 FD 的重要病因。中枢神经系统对内脏高敏感性的发生起重要作用。躯体化、人际敏感、不良生活事件与功能性胃肠道疾病的发生显著相关,焦虑和抑郁等精神障碍参与了 FD 的发生。

(五)胃肠激素紊乱和脑-肠轴功能障碍 胃肠激素如胃动素、促胃液素、缩胆囊素,以及血管活性肠肽、降钙素基因相关肽及 P 物质等,可能参与了 FD 的病理生理机制,且与胃电变化相关。自主神经系统功能异常,尤其是迷走传出神经功能障碍,被认为是胃容受功能受损和胃窦动力低下的可能机制之一。

(六)十二指肠低度炎症、黏膜通透性和食物抗原 感染、应激、十二指肠酸暴露和食物过敏可引起十二指肠黏膜炎症和通透性改变,黏膜屏障受损,引起 FD。

(七)环境因素 急性感染可诱发部分患者发生 FD。

【临床表现】

(一)餐后饱胀 餐后食物长时间存留于胃内引起的不适感。

(二)早饱感 指进食少许食物即感胃部饱满、食欲消失,不能进常规量的饮食。

(三)上腹痛 位于胸骨剑突下与脐水平以上、两侧锁骨中线之间区域的疼痛,疼痛多无规律性,部分患者与进食有关,有时患者无疼痛感,而主诉为特别的不适。

(四)上腹烧灼感 位于胸骨剑突下与脐水平以上、两侧锁骨中线之间区域难受的灼热感。恶心、呕吐并不常见,不少患者同时伴有失眠、焦虑、抑郁、头痛、注意力不集中等精神症状。

起病多缓慢,病程常经年累月,呈持续性或反复发作,不少患者有饮食、精神等诱发因素。

【诊断与鉴别诊断】

(一)诊断标准 根据罗马Ⅳ标准,FD 的诊断需满足:诊断前症状出现至少 6 个月,近 3 个月满足以下标准。

1. 主要标准 必须包括以下 1 条或多条:①餐后饱胀不适;②早饱不适感;③中上腹痛;④中上腹烧灼不适。并通过常规检查(包括内镜)找不到可以解释上述症状的器质性或代谢性疾病的证据。

2. 亚型标准 FD 根据临床特点,还可以分为以下两个亚型。

(1)餐后不适综合征(postprandial distress syndrome,PDS):病程 6 个月,近 3 个月至少具备以下 1 个症状,每周至少发作 3 天。①进食平常餐量后的餐后饱胀,严重到影响日常生活;②早饱感使其不能完成平常餐量的进食。支持诊断的条件包括存在餐后中上腹痛或烧灼感、中上腹胀气、恶心或过度嗳气,可同时存在上腹疼痛综合征。

(2)上腹疼痛综合征(epigastric pain syndrome,EPS):病程 6 个月,近 3 个月每周至少发作 1 次,必须具备以下所有症状。①中上腹痛,严重到影响日常活动;②上腹部烧灼感,严重到影响日常生活。支持诊断的条件包括疼痛常因进餐诱发或缓解,或发生在空腹状态,可同时存在 PDS。

(二)诊断 FD 为一排除性诊断,需全面病史采集和体格检查。确定有无"报警"症状和体征:频繁呕吐、呕血或黑便、消化不良症状进行性加重、有肿瘤家族史、体重减轻、贫血和上腹包块等。对有"报警"症状和体征者,须行内镜、影像学等检查直至找到病因。没有者可以先行 ^{13}C 尿素呼气试验或者对症治疗。

(三)鉴别诊断 需要与引起消化不良的器质性疾病(包括食管、胃、十二指肠、肝、胆、胰等病变)和以产生上消化道症状为突出表现的其他系统疾病(如糖尿病、慢性肾功能不全、充血性心力衰竭、甲状腺功能亢进及硬皮病等)相鉴别。对诊断不能肯定者,进行定期随访,可能发现隐蔽的器质性疾病。对有精神心理障碍者,也建议及时进行检查。

【治疗】

明确为 FD 者,应分出亚型,给予针对性治疗。治疗以缓解症状、提高患者的生活质量为主要目的。

(一)一般治疗 帮助患者认识、理解病情,改善生活习惯,调整饮食,避免高脂饮食、烟、咖啡、酒及非甾体抗炎药。建议少食多餐,避免可诱发症状的食物。

（二）药物治疗

1. 根除幽门螺杆菌治疗　对幽门螺杆菌阳性患者进行根除治疗可使慢性消化不良者受益。

2. 抑酸药　质子泵抑制剂和 H_2 受体拮抗剂适用于非进餐相关消化不良中以上腹痛、烧灼感为主要症状者。对减轻PDS症状无效。

3. 促胃肠动力药　可改善与进餐相关的上腹部症状，以上腹饱胀、早饱、嗳气为主要症状的患者常优先选用，常用药有多潘立酮（10mg/次，3次/d）、莫沙必利（5mg/次，3次/d）或伊托必利（50mg/次，3次/d），均在餐前15~30分钟服用，疗程2~8周。少部分患者有肠鸣、稀便或腹泻、腹痛不良反应，减量或使用一段时间后这些不良反应可减轻。

4. 精神心理治疗　抗抑郁药可作为二线治疗药物，常用的有三环类药物如阿米替林等。此外，心理治疗、中草药等也可试用。

四、肠易激综合征

肠易激综合征（irritable bowel syndrome，IBS）是临床上最常见的一种功能性肠病，以与排便相关的反复发作的腹痛和排便习惯改变为主要特征。我国患病率为7%~12%。好发年龄30~50岁，且女性较男性多见，有家族聚集倾向。IBS对患者的生活质量和社会交往有明显的负面影响，并直接或间接地消耗大量的医疗保健资源。

【病因与发病机制】

IBS受多因素影响。有复杂的病理生理机制，包括遗传、环境和心理因素。触发和加重IBS的因素包括胃肠炎病史、食物不耐受、慢性应激、憩室病和外科手术（数字资源15-6-1-1）。发病机制因人而异，差异很大。

数字资源15-6-1-1　肠易激综合征（IBS）的发病机制

（一）胃肠动力及分泌异常　长期以来胃肠道动力学异常是症状发生的主要病理学基础，腹泻型IBS患者结肠运动增多，各段结肠推进性蠕动明显增加，以降结肠和乙状结肠明显，并可伴腹痛。而便秘型IBS患者则多表现为痉挛性收缩和腹胀，结肠节段性收缩增加，高幅推进性收缩减少。腹泻型IBS患者胃结肠反射呈持续的增高反应，便秘型则反应减少。另外，小肠内水、电解质的分泌与吸收异常，以及胆汁酸合成与分泌异常也可能参与了疾病的发生。

（二）内脏高敏感　大量研究普遍观察到IBS患者对各种生理性和非生理性刺激（如进食、肠腔扩张、肠肌收缩、肠内化学物质等）极为敏感，较易感到腹痛，即痛阈降低，甚至对正常状态下的肠蠕动亦较正常人更易感觉到。这种感觉异常的神经生理基础可能是黏膜及黏膜下的内脏传入通路敏感性增加，以及中枢对内脏传入信号的放大。

（三）肠道免疫激活、肠道通透性异常及肠道微生态的改变　大量研究提示IBS与肠道感染有关，2/3 IBS患者的黏膜活检有低度炎症和肥大细胞数量增多。急性感染是诱发IBS的危险因素之一，在近期有细菌性胃肠炎患者中7%~30%发生IBS，为“感染后的肠易激综合征”。在小肠炎症和通透性增加的情况下，食物抗原通过肠上皮屏障间隙，导致肥大细胞浸润激活，释放介质，激活免疫系统。近期报道，麦麸和可发酵寡聚糖、二糖、单糖及多元醇（fermentable oligo-，di-，and monosaccharides and polyols，FODMAPs）等快速发酵、有渗透活性的短链碳水化合物是IBS症状的重要诱发因素，吸收性差的碳水化合物发挥渗透效应，增加肠内发酵，加重症状。研究还发现IBS患者粪微生物群与健康对照差异明显，双歧杆菌属和乳酸菌属数量减少，而厚壁菌门/拟杆菌门比例增加。

（四）中枢感觉异常和神经内分泌　研究表明IBS患者存在中枢神经系统（CNS）的感觉异常和调节异常，IBS可以被认为是对脑-肠系统的超敏反应，包括对肠神经系统和CNS。由于脑-肠轴还通过胃肠激素等神经内分泌系统达到胃肠功能调节的目的，5-羟色胺（5-HT）已被认为是参与胃肠道动力和感觉非常重要的神经递质。

（五）社会心理因素　IBS患者往往同时有心理和精神障碍，社会心理因素对IBS患者的影响可能通过CNS介导。包括情感、性、生理虐待史、睡眠剥夺、应激生活事件、长期社会应激等。近期研究发现焦虑、紧张、抑郁可直接作用并损伤肠黏膜屏障，有利于大分子物质通过，激活免疫系统。

【临床表现】

IBS起病通常缓慢、隐匿，间歇性发作，有缓解期，病程可长达数年至数十年，但全身健康状况却不受影响。胃肠道症状有：

（一）腹痛　与排便相关，为IBS必备症状，大多排便前疼痛并于排便后缓解，部分患者易在进食后出现，腹痛为局限性或弥漫性，性质、程度各异，但不会进行性加重，极少有睡眠中痛醒者。不少患者有排便习惯的改变，如腹泻、便秘或两者交替。

（二）腹泻　一般每日3~5次，少数可达十数次。粪量正常（<200g/d），禁食72小时后应消失，夜间不出现（这点极罕见于器质性疾病），通常仅在晨起时发生，约1/3患者可因进食诱发。大便多呈稀糊状，也可为成形软便或稀水样。可带有黏液，但无脓血。排便不干扰睡眠。

（三）便秘　为排便困难，粪便干结、量少，呈羊粪状或细杆状，表面可附黏液；亦可间或与短期腹泻交替，排便不尽感明显，粪便可带较多黏液；早期多为间断性，后期可为持续性，甚至长期依赖泻药。

（四）其他　腹胀在白天加重，夜间睡眠后减轻。近半数患者有胃灼热、早饱、恶心、呕吐等上消化道症状，常伴非结肠源性症状和胃肠外症状，如疲劳、慢性盆腔痛、性功能障碍、尿频、痛经和风湿样症状等。

部分患者尚有不同程度的心理精神异常表现，如抑郁、焦虑、紧张、多疑或敌意等，精神、饮食等因素常可诱使症状复发或加重。

【诊断与鉴别诊断】

（一）诊断

1. 罗马Ⅳ诊断标准　在诊断前至少6个月最近3个月内每周至少1天反复发作腹痛，且伴有以下2条或2条以上：①与排便相关；②发作时伴排便频率的改变；③发作时伴排便性状（外观）的改变。

2. IBS分型标准　罗马Ⅳ标准根据Bristol粪便性状分型量表（Bristol stool form scale，BSFS）作为IBS亚型的分型标准（基于患者14天的日记）（数字资源15-6-1-2）。

（1）IBS便秘型（IBS-C）：块状/硬便（BSFS：1～2型）>25%，且稀/水样便（BSFS：6～7型）<25%。

（2）IBS腹泻型（IBS-D）：稀/水样便>25%，且块状/硬便<25%。

（3）IBS混合型（IBS-M）：稀便和硬便均>25%。

（4）IBS未定型（IBS-U）：符合IBS的诊断标准，但其排便习惯无法准确归入以上3型中的任何一型。

数字资源15-6-1-2

数字资源 15-6-1-2　Bristol 粪便性状分型量表

IBS的诊断属排除性诊断。按上述标准，在谨慎地排除可引起腹痛、腹泻、便秘的各种器质性疾病基础上方可作出诊断。因此，一般通过详细病史、临床特征、用药史、心理精神史、常规的体检和化验（全血细胞计数、大便隐血和镜检、肝功能检查、红细胞沉降率、C反应蛋白、粪钙卫蛋白和甲状腺功能等）即可诊断大部分IBS，诊断作出后还要注意随访，以确保诊断的正确性。

3. 推荐诊断程序　①根据病史和临床特征等作出初步诊断，诊断较明确者可试行诊断性治疗并进一步观察；②对新近出现持续的大便习惯（频率、性状）改变或与以往发作形式不同或症状逐步加重者，有报警症状（包括发热、体重下降、便血或黑便、贫血、夜间或顽固性腹泻、严重便秘、腹部包块）者，有大肠癌、结肠息肉、炎症性肠病、乳糜泻家族史者，年龄≥40岁者，应将结肠镜检查列为常规。对无上述情况、年龄在40岁以下、具有典型IBS症状者，粪便常规为必要检查。器质性疾病患者有一部分症状与IBS是重叠的，如甲状腺疾病、乳糜泻、炎症性肠病、显微镜下结肠炎、乳糖不耐受、小肠细菌过度生长，甚至结肠癌，如果缺乏预警症状，临床表现都可类似IBS。因此对怀疑IBS的患者进行一些针对性的检查，是有一定临床意义的。对于诊断可疑和症状顽固、治疗无效者，应有选择性地进一步检查以排除器质性疾病。

（二）鉴别诊断

1. 以腹泻为主的IBS　应与肠道炎症性疾病及其他原因引起的腹泻相鉴别，如肠道感染（细菌、病毒、寄生虫、HIV-相关性、肠结核）、炎症性肠病（溃疡性结肠炎和克罗恩病）、结肠癌、神经内分泌肿瘤、饮食（麦麸、酒精、FODMAPs）、药物（化疗药、非甾体抗炎药、选择性5-羟色胺再摄取抑制剂、抗生素）、吸收不良（胰功能障碍、乳糖不耐受、小肠疾病）等。有时与功能性腹泻（持续性或反复排糊状便或水样便，不伴有腹痛）在临床上鉴别较为困难。

2. 以便秘为主的IBS　除了与由于妊娠、饮食习惯改变或外出旅游等有关的偶发便秘鉴别外，需与结肠癌、内分泌病（如甲状腺功能减退、甲状旁腺功能亢进）、神经病（如帕金森病、多发性硬化），以及药物（化疗、钙通道阻滞剂等）引起的便秘相鉴别。

3. 以腹痛为主的IBS　应与妇科疾病（卵巢癌、子宫内膜异位症）和精神疾病（如抑郁、焦虑、躯体化）引起的腹痛相鉴别。

4. 其他　还应包括甲状腺功能亢进、胃泌素瘤、肠道吸收不良综合征等。一般而言，以下临床症状不支持IBS的诊断，而多提示存在肠道器质性疾病：老年起病，进行性加重，惊扰睡眠，发热，明显消瘦，脱水，吸收不良，夜间腹泻，大便带脓血或脂肪泻，直肠出血，腹痛与排便关系不肯定，心身疾病多继发于症状等。

【治疗】

治疗目的是消除患者顾虑，改善症状，提高生活质量。

（一）建立良好的医患关系　是最有效、经济的IBS治疗方法，也是所有治疗方法得以有效实施的基础。医师须注意倾听、分析解释、明确问题和期望、给予答复，并使患者参与到治疗过程中，使患者树立信心，增加信任，从而减少患者的就医次数，提高患者的满意度。

（二）饮食　包括调整饮食（减少FODMAPs的摄入），避免以下因素：过度饮食、大量饮酒、咖啡因、高脂饮食、某些具有"产气"作用的蔬菜、豆类、精加工面粉和人工食品、山梨醇糖及果糖。以便秘为主要症状的IBS患者，注意调整饮食中的膳食纤维及纤维制剂：谷物、水果、蔬菜、种子、坚果和豆类等主要膳食纤维，可溶性纤维[如欧车前、卵叶车前子，以及非水溶性纤维（如纤维素、半纤维素和木质素等）]。一般从低剂量开始逐步增加剂量并应个体化。饮食引起不良反应（食物不耐受、食物过敏）时，应采用食品致敏原皮肤试验和食物激发试验发现致敏食物，包括亚裔人群常见的乳糖不耐受，对此类患者可行剔除饮食治疗。

（三）药物治疗　对药物的选择应因人而异，对症处理。以腹泻症状为主要表现的IBS患者的药物治疗可选择解痉、止泻类药物；以便秘症状为主要表现的IBS患者的药物治疗可选择促动力、通便类药物，但应避免应用刺激性缓泻剂；以腹痛、腹胀为主要表现的IBS患者的药物治疗可选择具有调节内脏感觉作用的药物，纠正内脏感觉异常，缓解症状；具有明显抑郁和/或焦虑等精神障碍表现者，应考虑给予心理行为干预的认知疗法及低剂量抗抑郁、抗焦虑药物治疗。

1. 解痉药　常使用相对特异性肠道平滑肌钙通道阻滞

剂，调节肠道运动，如匹维溴铵 50mg/次，3 次/d；奥替溴铵 40mg/次，3 次/d。另外，曲美布汀为外周性脑啡肽类似物，作用于外周阿片类受体以刺激小肠动力和纳洛酮通路以抑制结肠动力，是一种胃肠运动双向调节剂，100mg/次，3 次/d。

2. 止泻药　IBS-D 患者可选用洛哌丁胺，其是人工合成的外周阿片肽 μ 受体激动剂，2~4mg/次，4 次/d；还可选用地芬诺酯（苯乙哌啶），1~2 片/次，2~4 次/d；但需注意便秘、腹胀等不良反应。轻症者可选用吸附剂，如双八面体蒙脱石等。

3. 导泻药　用于 IBS-C 患者，一般主张使用作用温和的缓泻药以减少不良反应和药物依赖性。如乳果糖 15~30ml 睡前服，也常用渗透性轻泻剂如聚乙二醇 4000、容积性泻剂如欧车前制剂或甲基纤维素等。

4. 促分泌剂　鲁比前列酮是氯离子通道激活剂，可刺激肠道分泌液体，改善 IBS-C 患者的症状。利那洛肽是鸟苷酸环化酶激动剂，有内脏镇痛和促分泌作用，用于治疗成人 IBS-C，290μg/d，早餐前 30 分钟口服。

5. 肠道感觉和/或动力调节药　非多托秦（fedotozine）是阿片类 κ 受体激动剂，特异性抑制外周内脏传入神经而降低内脏敏感性，30~70mg/次，3 次/d，能有效地缓解 IBS 患者的腹痛症状。促动力药如伊托必利可用于 IBS-C 患者的治疗。普芦卡必利（prucalopride）是 5-HT_4 受体激动剂，用于 IBS-C 患者，1~2mg/d。

6. 益生菌　某些益生菌可以减低肠道细胞钙通道和类阿片受体的表达，降低循环中细胞因子的水平，从而减少内脏的高敏感性和炎症反应，可作为患者（特别是有腹痛和胀气的患者）的二线用药。

7. 抗生素 [illegible]生素，可改变肠道菌群，使部分 IBS-D 患者[illegible]改善，但不建议作为一线药物使用。[illegible]/d，疗程为 10~14 天。

8. 抗抑郁药 [illegible]述治疗无效，特别是伴有明显精神[illegible]的抗抑郁药还可显著地降低内脏感[illegible]IBS-D 患者可用三环类抗抑郁药，如阿米替林 10~50mg/次，2~4 次/d。对于 IBS-C 患者，选择性 5-羟色胺再摄取抑制剂如帕罗西汀或西酞普兰可加快小肠传递，并避免三环类抗抑郁药最常见的便秘不良反应。

（四）改进生活方式及心理、行为治疗　睡眠差会加重 IBS 症状，每周 3~5 次、每次 20~60 分钟的有氧运动可以减轻症状。认知行为治疗、标准心理及催眠疗法对部分 IBS 患者具有一定疗效。

五、功能性便秘

便秘（constipation）是一组症状，表现为粪便干硬、排便次数减少、排便困难（包括排便费力费时、排出困难、排便不尽感、肛门直肠堵塞感和需要辅助排便）。上述症状若同时存在两种以上时，可诊断为症状性便秘。便秘的病因包括功能性、器质性和药物性。排除后两者原因的便秘即可诊断为功能性便秘（functional constipation，FC）。

【病因与发病机制】

正常的排便过程主要依赖肠道动力、分泌、内脏感觉、盆底肌群和肠神经系统等协调完成。正常结肠运动以节段性和推进性蠕动收缩为主，粪便向直肠肛门推进主要依赖结肠肌间神经丛、肠 Cajal 间质细胞和肠神经递质共同作用下产生的结肠推进性蠕动收缩来完成。粪便排出由盆底肌群和肛门内外括约肌协调完成。

功能性便秘的危险因素包括年龄增长、生活方式、心理压力等。根据病理生理学机制可将患者分为排空迟缓型、排便障碍型和混合型。

（一）排空迟缓型便秘　又称慢传输型便秘（slow transit constipation，STC），多见于女性和老年人。是指肠内容物从近端结肠向远端结肠和直肠运动的速度低于正常人，这种异常被证明与异常的肠道动力有关，其机制包括结肠高幅推进性收缩数量减少和远端不协调的运动增多，可能存在肠肌间神经丛的异常（如 Cajal 间质细胞数量减少）和肠神经递质（如血管活性肠肽、一氧化氮、5-羟色胺）水平下降。

（二）排便障碍型便秘　又称出口梗阻型便秘（outlet obstructive constipation，OOC），是指粪便堆积于直肠内而不能顺利地从肛门排出。可分为盆底肌群张力过高（不能松弛或松弛不良或矛盾运动）及肌肉张力过低（巨直肠和严重的盆底下垂）。这些异常包括横纹肌、平滑肌功能不良和动力障碍、直肠感觉损害、中枢或盆腔阴部神经功能异常等。

（三）混合型便秘　兼备以上两型的原因和特点。

【临床表现】

有时患者唯一的主诉是粪便干结、排便费力。结肠痉挛引起便秘时，排出的粪便呈羊粪状。由于用力排出坚硬的粪块，可引起肛门疼痛、肛裂，甚至诱发痔疮和肛乳头炎。粪块有时嵌塞于直肠腔内难于排出，但有少量水样粪质绕过粪块自肛门排出而形成假性腹泻。部分患者排便时可有左腹痉挛性痛和下坠感。另外还可有腹痛、腹胀、恶心、口臭、食欲缺乏、疲乏无力及头痛、头昏等症状。体检时，常可在降结肠和乙状结肠部位触及粪块及痉挛的肠段。

【实验室及辅助检查】

（一）实验室检查　血常规、甲状腺素、血清钙等。

（二）结肠镜检查　可直接观察黏膜是否存在病变，并可做活体组织检查以明确病变的性质，以排除器质性病变。

（三）特殊检查　包括胃肠传输试验，肛门直肠测压，排粪造影，球囊逼出试验，结肠压力监测，放射性核素直肠造影、盆底肌电图和肛门超声内镜检查等。

【诊断与鉴别诊断】

（一）诊断标准　采用罗马Ⅳ标准，在排除器质性疾病导致的便秘后，符合以下情况者可判定为功能性便秘。诊断前症状出现至少 6 个月，近 3 个月症状有下列特点：

1. 必须符合以下两点或两点以上：①至少 25% 的排便感到费力；②至少 25% 的排便为干球粪或硬粪（BSFS 1~2 型）；③至少 25% 的排便有不尽感；④至少 25% 的排便有肛门直肠梗

阻感或阻塞感;⑤至少 25%的排便需以手法帮助(如以手指帮助排便、盆底支持);⑥每周自发排便<3 次。

2. 不使用泻药时很少出现稀粪。

3. 不符合肠易激综合征的诊断标准。

(二)诊断程序

1. 详细病史询问及相关检查 包括症状的时间长度、排便频率、是否伴腹痛腹胀、大便的性状和数量、排便的困难程度、有无可导致便秘药物的服用史。腹部检查和直肠指检为必要项目,结合实验室检查、结肠镜、影像学检查和特殊检查等排除引起便秘的器质性或医源性疾病,如代谢性、神经性(如中枢神经系统和脊髓损伤)、肌肉性、机械性、药物性及其他可能的因素。对于近期出现便秘的患者,特别是年龄>50 岁,非人为的体重减轻、便血、粪便隐血阳性、贫血、腹部包块、有结直肠息肉史和结直肠肿瘤家族史者,应做结肠镜排除结直肠肿瘤。

2. 区分便秘类型 ①STC:常有排便次数减少,少便意,粪质坚硬,因而排便困难;直肠指检时无粪便或触及坚硬的粪便,而肛门外括约肌的缩肛和用力排便功能正常;全胃肠或结肠通过时间延长,肛门直肠测压显示正常。②OOC:排便费力、不尽感或下坠感、排便量少,有便意或缺乏便意;直肠指检时直肠内存有不少泥样粪便,用力排便时肛门外括约肌呈矛盾性收缩;全胃肠或结肠通过时间显示正常,多数标志物可潴留在直肠内;肛门直肠测压显示用力排便时肛门外括约肌呈矛盾性收缩或直肠壁的感觉阈值异常,球囊逼出试验可作为 OOC 的初筛检查。③混合型便秘,具备①和②的特点。有严重便秘而传输时间正常者,常有更多的心理压力和异常的疾病行为。

3. 判别程度 根据便秘有关症状轻重及对生活影响的程度分为轻、中、重度。轻度,症状较轻,不影响生活,整体调整治疗即可,无须用药;重度或难治性便秘,便秘症状持续,严重影响生活甚至工作,需用药通便排便,不能停药或药物治疗无效者;中度,介于轻、重度之间。

(三)鉴别诊断 主要与器质性或医源性疾病引起的便秘鉴别,例如肛门直肠结构异常疾病(瘘管、栓塞性痔、狭窄、肿瘤占位)、内分泌/代谢疾病(糖尿病、高钙血症、低钾血症、甲状腺功能减退、甲状旁腺功能亢进)、神经源性疾病(脑血管意外、帕金森病、脊髓肿瘤)、平滑肌或结缔组织疾病(淀粉样变性、硬皮病)、药物(止痛药:麻醉药、非甾体抗炎药;抗酸药:氢氧化铝、碳酸钙;抗胆碱药;抗抑郁药;抗高血压及抗心律失常药:钙通道阻滞剂,特别是维拉帕米;金属:铋剂、铁剂、重金属;拟交感神经药:伪麻黄素)。

还应与便秘型 IBS 鉴别,功能性便秘也可以有腹痛和胀气,但并非主要症状,不符合 IBS 的诊断标准。

【治疗】

治疗目的是使患者缓解症状、恢复排便生理。

(一)一般治疗 增加膳食纤维和水的摄入、增加运动等生活方式调整是基础治疗措施。在仔细排除引起便秘的病理性因素后,对患者进行充分解释,让其消除疑虑、确立信心,养成定时排便的习惯,如早餐后大便 10~15 分钟(利用胃结肠反射)和蹲位排便姿势。并告诫患者某些非处方药物和长期精神紧张的危害,增进患者对治疗的依从性。对在应激或情绪障碍情况下便秘加重的患者,可行心理治疗。

(二)泻药 其基本作用为刺激肠道分泌和减少吸收,增加肠腔内渗透压和流体静力压。

1. 容积性泻药 通过滞留粪便中的水分、增加粪便含水量和粪便体积起到通便作用。因其安全性较高常作为治疗的首选药物,主要包括可溶性纤维素(果胶、车前草、燕麦麸等)和不可溶纤维(植物纤维、木质素等)。

2. 润滑性泻剂 能润滑肠壁,软化大便,使粪便易于排出,使用方便,如开塞露、矿物油或液状石蜡,每次 10~30ml。但不推荐长期使用。

3. 渗透性泻剂 在肠内形成高渗状态,吸收水分,增加粪便体积,刺激肠道蠕动。常用的药物有乳果糖(15~30ml,2 次/d)、山梨醇(5~10g,3 次/d),聚乙二醇 4000 等。后者适用于粪块嵌塞或作为慢性便秘者的临时治疗措施。每日摄入 20g 聚乙二醇,即可产生有效的导泻作用,是对容积性轻泻剂疗效差的便秘患者的较好选择。

4. 刺激性泻剂 药物或其代谢物能够减少肠道对水分的吸收、刺激肠壁,增强肠蠕动,促进排便。长期使用可出现依赖,造成结肠黑变病,产生不可逆的肠神经系统损害。包括含蒽醌类的植物性泻药(大黄、弗朗鼠李皮、番泻叶、芦荟)、二苯基甲烷衍生物(如比沙可啶)、酚酞、蓖麻油等。作为补救措施,刺激性泻剂可以短期、间隙使用。

5. 促肠分泌药 氯离子通道活化剂鲁比前列酮(24μg/d,与食物同服)可以增加排便次数、改善粪便性状,减少排便困难。利那洛肽(290μg/d,餐前 30 分钟口服)是鸟苷酸环化酶激动剂,其具有促分泌作用,可以增加小肠内氯化物和碳酸氢盐分泌,增加小肠液,增快结肠转运速度。

(三)促动力药 用于慢传输型便秘,有莫沙必利、伊托必利。高选择性 5-羟色胺受体激动剂普芦卡必利可与肠肌间神经丛 5-羟色胺受体结合,增加胆碱能神经递质的释放,刺激结肠产生高幅推进性收缩,加快小肠和结肠传输。用量:成人 2mg/d,老年人 1mg/d。可显著缓解便秘症状。

(四)微生态制剂 能调节肠道微生态环境,可作为治疗的选择之一。

(五)中医中药 中医主张辨证施治,有些方法如中药敷脐辅助治疗有一定疗效,但大多数没得到有效验证。但有较强的证据显示针灸有效。

(六)清洁灌肠 对有粪便嵌塞或严重排出道阻滞性便秘的患者,可采用清洁灌肠,或采用栓剂(甘油栓)。

(七)生物反馈治疗 借助声音和图像反馈刺激大脑,通过测量内脏功能使患者了解自己的生理异常,从而学会纠正这种异常。此治疗方法是排便障碍型患者的首选治疗方法。

(八)手术治疗 经过非手术治疗无效和经特殊检查有明显异常的 STC 患者,可考虑外科手术治疗。术前需要进行疗效预测,经生理学和心理学两方面的严格评价后慎重选择。

六、中枢介导的腹痛综合征

中枢介导的腹痛综合征(centrally mediated abdominal pain syndrome,CAPS),是指不能用当前检查手段诊断的结构或代谢异常来解释的持续或频发的腹痛。CAPS 的确切病因与发病机制并未完全明确,可能与中枢感觉处理的改变、脑干及疼痛调控环路对疼痛的调控异常有关。易感性被认为是遗传、环境和行为因素共同作用的结果。

由于引起慢性腹痛的疾病很多,对 CAPS 的诊断必须在详细的病史采集、体格检查基础上针对症状和体征提示的器质性疾病进行排查。诊断标准必须包括以下所有条件:①持续或近乎持续的疼痛;②与生理行为(即进食、排便或月经)无关或偶尔有关;③疼痛使日常功能的某些方面受限;④疼痛不是伪装的;⑤疼痛不能用结构性疾病、功能性胃肠病或其他疾病情况来解释。诊断前症状出现至少 6 个月,近 3 个月符合上述诊断标准。鉴别诊断时尤其注意要和其他功能性胃肠病、慢性肠系膜缺血相鉴别。

CAPS 的治疗基于医患双方建立良好的医患关系,制订生物-心理-社会的综合治疗计划。抗抑郁药(如三环类抗抑郁药、5-羟色胺和去甲肾上腺素再摄取抑制剂)可能有助于缓解腹痛症状。也可以尝试认知行为治疗和催眠治疗。

七、功能性肛门直肠疾病

肛门直肠疾病(anorectal disorders)是指一组影响肛门直肠结构和/或功能的肛门直肠疾病。功能性肛门直肠疾病(functional a[illegible]非继发于神经性或系统性疾病,包括大便失[illegible]功[illegible]肠疼痛和功能性排便障碍。该类疾病需要根[illegible]肠生理检查来诊断。

大[illegible]ntine[illegible]ce,FI)是指至少 3 个月内,反复发生不[illegible]出。肛门括约肌薄弱、肛门感觉减退、心理因[illegible](如[illegible])等可能与大便失禁有关。临床上通过仔细[illegible]查(包括肛指),以及内镜、肛门直肠压力测定、肛管超声内镜和盆腔磁共振等检查,可确立大便失禁的诊断。治疗上应针对临床表现,通过饮食(如低乳糖)治疗或药物干预改变排便习惯,洛哌丁胺(2~4mg,餐前 30 分钟)可通过增加内括约肌张力减轻大便失禁。也可尝试生物反馈、骶神经刺激、肛管黏膜下注射填充剂和手术重建等治疗方法。

功能性肛门直肠疼痛(functional anorectal pain)表现为慢性或复发性直肠疼痛或隐痛,诊断时需排除如缺血、炎症性肠病、肌间脓肿、肛裂、血栓性痔、前列腺炎等器质性疾病。该病的发生可能与盆底肌过度收缩有关。电刺激治疗、生物反馈训练、肌肉松弛剂(如地西泮)、坐浴等可能有效。

推荐阅读

1. 中华医学会消化病学分会胃肠动力学组,功能性胃肠病协作组. 中国慢性便秘专家共识意见(2019,广州)[J]. 中华消化杂志,2019,39(9):577-598.
2. DROSSMAN D A. 罗马Ⅳ:功能性胃肠病[M]. 方秀才,侯晓华,译. 北京:科学出版社,2016.
3. MAYER E A. Functional gastrointestinal disorders: irritable bowel syndrome, dyspepsia, esophagel chest pain and heartburn. [M]//GOLDMAN L, SCHAFER AI//Goldman-cecil medicine. 26th ed. Philadelphia: Elsevier, 2020, 850-857.

第二节　胃肠道间质瘤

刘天舒

胃肠道间质瘤(gastrointestinal stromal tumor,GIST)是胃肠道最常见的间叶源性肿瘤,在生物学行为上可从良性至恶性,估计年发病率为(10~20)/100 万。GIST 可起源于胃肠道的任何部位,大部分发生于胃(60%)和小肠(30%)。大多数病例存在酪氨酸激酶受体(*c-kit*)或血小板衍生生长因子受体 A(*PDGFRA*)基因突变。免疫组织化学检测多为 CD117 和功能未知蛋白 1(discovered on GIST 1,DOG1)阳性。传统放疗和化疗对 GIST 几乎无效,外科手术切除仍是 GIST 最主要和最有效的治疗手段。酪氨酸激酶抑制剂甲磺酸伊马替尼和舒尼替尼的临床应用使 GIST 的治疗发生了根本性改变,GIST 也是迄今为止靶向药物治疗最成功的实体肿瘤。

【病因与发病机制】

GIST 的发生主要与 *c-kit* 基因(80%~85%)和 *PDGFRA* 基因(5%~10%)突变有关。另有约 10%的 GIST 患者不存在 *c-kit* 基因或 *PDGFRA* 基因突变,被称为野生型 GIST。可能涉及其他分子改变,包括 *SDH*[illegible]*RAF*、*NF1*、*K/N-RAS* 及 *PIK3CA* 等基因突变等。

原癌基因 *c-kit*[illegible]人类染色体 4q12。GIST 中至少存在 *c-kit* 基因 4 个位点[illegible]变:第 9、11、13 和 17 号外显子。其中 11 号外显子最常见[illegible]~70%),9 号外显子占 5%~15%。

PDGFRA 亦位于[illegible]类染色体 4q12,其编码产物属于酪氨酸激酶受体的一种。80%的突变发生在第 12 和 18 号外显子上。

【病理】

肿瘤呈局限性生长,常表现为孤立、界限清楚的结节,大体形态呈结节状或分叶状,切面呈灰白色、红色,均匀一致,质韧易碎,可见出血、坏死、黏液变及囊性变。依据瘤细胞形态可将 GIST 分为三大类:梭形细胞型(70%),上皮样细胞型(20%)和混合细胞型。

CD117 是 GIST 的特异性指标,约 95%的 GIST 高表达 CD117。DOG1 是一个钙离子依赖的受体激活氯离子通道蛋白,在 GIST 中高表达,阳性率 80%~97%,且与基因突变类型不相关,可协助诊断 GIST。GIST 患者中其他一些高表达指标有细胞间黏附糖蛋白(CD34,70%)、平滑肌肌动蛋白(SMA,40%)、S-100 蛋白和结蛋白。

【临床表现】

随肿瘤的大小和位置不同,GIST 患者可有不同的症状,出血是最常见症状。腹腔内出血可表现为严重贫血或急腹症，消化道出血则表现为呕血和黑便等。部分患者表现为肿瘤破裂、消化道梗阻或阑尾炎样疼痛等急腹症。10%～25%的患者表现为肿瘤转移的症状，有20%的患者无临床症状而由内镜、影像学或外科手术发现。

【诊断】

诊断主要依据影像学检查和病理结果，尤其是后者。

（一）影像学检查 CT有助于鉴别肿瘤良恶性，明确肿瘤的部位、大小及侵犯范围，但无特异性。MRI能够较CT平扫更敏感地检出病变，以及发现囊变、黏液变等早期组织学改变。PET/CT是重要的影像学检查，能准确显示肿瘤部位和播散程度，在评判病情是否进展、能否外科手术方面极有价值，也是目前评估药物疗效最敏感的方法，同时对于影像学发现的"不确定"病灶，PET/CT有助于进行定性。

（二）病理诊断 GIST的病理诊断根据大体表现、组织病理学特征、免疫组织化学和基因检测结果综合诊断。免疫组织化学强调联合使用CD117和DOG1标记：组织学形态符合GIST且CD117(+)和DOG1(+)可直接诊断；组织形态学可疑，CD117(-)，DOG1(+)，需要加行分子检测，以确定是否存在*PDGFRA*基因突变；CD117(+)、DOG1(-)需排除其他CD117(+)肿瘤，加行分子检测；组织学和免疫组织化学标记均符合GIST，但分子检测显示无*c-kit*或*PDGFRA*基因突变病例，需考虑野生型GIST的可能性，应加行*SDHB*基因检测。

GIST的分子检测十分重要，有助于疑难病例的诊断、预测分子靶向药物治疗的疗效及指导临床治疗。检测基因突变的位点，至少应包括*c-kit*基因的第9、11、13和17号外显子，以及*PDGFRA*基因的第12和18号外显子。

（三）活体组织检查原则 GIST质脆，血供丰富，活体组织检查（简称活检）不当容易引起肿瘤出血、破溃，或导致肿瘤播散种植等严重后果。而且大多数原发性GIST能完整切除，不推荐术前常规活检。原发局限病灶的术前活检仅适用于诊断困难或需要与其他疾病相鉴别及拟进行术前甲磺酸伊马替尼新辅助治疗的患者。首诊即合并转移的GIST，须先行活检明确诊断，再行靶向药物治疗。超声内镜下细针穿刺活检因极少造成腔内种植，故作为活检的首选方式；超声或CT引导下空心针穿刺活检因存在腹腔种植的风险，常用于转移病灶。

（四）原发完全切除GIST的危险度评估 目前认为依据肿瘤大小、核分裂象及肿瘤原发部位将GIST分为4级：极低危、低危、中危和高危（表15-6-2-1），以危险度代替良恶性，对评价GIST预后更有意义。危险度分级也是评估辅助治疗适应证最主要的标准。

表 15-6-2-1 原发 GIST 切除术后危险度分级（NIH 2008 改良版）

危险度分级	肿瘤大小/cm	核分裂象数/(50HPF)$^{-1}$	肿瘤原发部位
极低危	≤2	≤5	任何部位
低危	2.1～5	≤5	任何部位
中危	2.1～5	6～10	胃
	<2	6～10	任何部位
	5.1～10	≤5	胃
高危	任何	任何	肿瘤破裂
	>10	任何	任何部位
	任何	>10	任何部位
	>5	>5	任何部位
	>2且≤5	>5	非胃原发
	>5且≤10	≤5	非胃原发

【鉴别诊断】

恶性程度低的GIST需与腺瘤、平滑肌瘤及神经鞘瘤鉴别。恶性程度高的GIST需与腺癌、淋巴瘤及神经内分泌癌、肉瘤等鉴别。

【治疗】

（一）手术治疗 对于可切除的GIST，手术是最主要的治疗手段。手术目标是尽量争取R0切除，保证切缘组织学阴性，术中应注意保护肿瘤假性包膜完整性。GIST很少发生淋巴结转移，不推荐常规行淋巴结清扫。

（二）药物治疗 传统的化疗对GIST无效。酪氨酸激酶抑制剂甲磺酸伊马替尼和舒尼替尼是GIST的主要治疗药物。有条件者可行甲磺酸伊马替尼血药浓度监测。

1. 术前治疗 对于潜在可切除，或肿瘤体积巨大易致术中出血、破裂，手术风险大的患者，术前接受甲磺酸伊马替尼治疗可提高手术R0切除率，降低手术风险。甲磺酸伊马替尼常规治疗剂量为400mg/d，推荐使用至最大疗效，即连续两次增强CT/MRI提示病灶不再缩小时考虑手术（通常6～12个月）。对病情稳定或局限性疾病进展的肿瘤，如可行R0切除，应尽快手术，否则应考虑二线治疗。而对于广泛进展的肿瘤，则不建议手术，应按晚期肿瘤处理。

2. 术后辅助治疗　术后评估具有中高危复发风险的患者应行术后辅助治疗。常规推荐甲磺酸伊马替尼 400mg/d。对于中危患者，甲磺酸伊马替尼治疗时间至少 1 年；对于高危患者，甲磺酸伊马替尼治疗时间至少 3 年；对于发生肿瘤破裂的患者，应考虑延长甲磺酸伊马替尼辅助治疗时间。*PDGFRA* 外显子 18 D842V 突变 GIST 对甲磺酸伊马替尼原发耐药，不推荐给予甲磺酸伊马替尼辅助治疗。

3. 对于转移复发/不可切除 GIST 的治疗　甲磺酸伊马替尼是转移复发/不可切除 GIST 的标准一线治疗药物，初始推荐剂量为 400mg/d。*c-kit* 基因 9 号外显子突变患者建议增至 600mg/d。如治疗有效，应持续用药直至疾病进展或出现毒性反应不能耐受。常见不良反应包括水肿、胃肠道反应、白细胞减少、皮疹、腹泻等，大多为轻到中度，可经对症支持治疗后改善。

对于甲磺酸伊马替尼治疗后出现局限性进展的患者，如其他病灶仍然稳定，可考虑手术切除或应用动脉栓塞、射频消融等局部治疗手段控制进展病灶。对于不适合接受手术或局部治疗，或出现广泛性进展的患者，建议换用苹果酸舒尼替尼二线治疗。苹果酸舒尼替尼是一个多靶点酪氨酸激酶抑制剂，推荐剂量为 37.5mg/d 持续使用，或者 50mg/d，服药 4 周，停药 2 周。常见不良反应包括疲乏、手足皮肤反应、口腔炎、脱发、高血压等。除此之外，也可考虑将甲磺酸伊马替尼剂量增加至 600~800mg/d。

对于经甲磺酸伊马替尼和舒尼替尼治疗失败的患者，推荐使用瑞戈非尼三线治疗，推荐剂量为 160mg/d，服药 3 周，停药 1 周。常见不良反应包括高血压、乏力、手足综合征、口腔炎、贫血与血小板减少，上述副作用可通过减量或停药慢慢减退。三线治疗进展后的患者推荐参加临床研究。

c-kit/*PDGFRA* 基因突变类型可以预测分子靶向药物的疗效。一线治疗中，*c-kit* 外显子 11 突变者接受甲磺酸伊马替尼治疗后的疗效最佳；二线治疗中，原发 *c-kit* 外显子 9 突变和野生型 GIST 患者接受舒尼替尼治疗的生存获益优于 *c-kit* 外显子 11 突变患者；*PDGFRA* D842V 和 D816V 突变可能导致患者对甲磺酸伊马替尼、舒尼替尼与瑞戈非尼治疗产生原发性耐药。

【预后】

GIST 完全切除术后患者 3 年生存率为 75%，5 年生存率为 32%~63%。不完全切除患者 5 年生存率仅 9%。转移性 GIST 患者的中位生存时间为 20 个月。分子靶向药物的应用延长了患者的生存时间，复发转移的 GIST 患者接受伊马替尼治疗后，中位总生存时间可达到 57 个月。

除肿瘤大小、位置、核分裂象、肿瘤是否破裂外，GIST 的预后还与基因突变类型等因素相关。其中，*c-kit* 基因突变伴随杂合性缺失是预后不良因素之一。由于 GIST 具有动态非定向性分化的特征，因此，即使是良性的 GIST，手术切除后仍有复发可能，故所有 GIST 患者均应定期随访。

推荐阅读

1. 中国医师协会外科医师分会胃肠道间质瘤诊疗专业委员会. 胃肠间质瘤规范化外科治疗中国专家共识(2018 版)[J]. 中国实用外科杂志，2018，38(9)：965-973.
2. LI J，YE Y J，WANG J，et al. Chinese consensus guidelines for diagnosis and management of gastrointestinal stromal tumor[J]. Chin J Cancer Res，2017，29(4)：281-293.

第三节　胃肠胰神经内分泌肿瘤

刘　懿

神经内分泌肿瘤（neuroendocrine neoplasm，NEN）是一类起源于胚胎神经内分泌细胞、具有神经内分泌标记物、可以产生生物活性胺和/或多肽激素的肿瘤。其中，胃肠胰神经内分泌肿瘤（gastroenteropancreatic neuroendocrine neoplasm，GEP-NEN）原发于胃黏膜、小肠和大肠、直肠或胰腺等，常分为胰腺神经内分泌肿瘤（pancreatic neuroendocrine neoplasm，pNEN）和胃肠道神经内分泌肿瘤（gastrointestinal neuroendocrine neoplasm，GI-NEN）两大部分。依据胚胎起源，GEP-NEN 可以分为前肠肿瘤（胃、十二指肠、胰腺）、中肠肿瘤（空肠、回肠、盲肠、阑尾、升结肠）和后肠肿瘤（左半结肠、直肠）。GEP-NEN 能够产生 5-羟色胺（5-HT）代谢产物或多肽激素，如胰高血糖素、胰岛素、促胃液素或促肾上腺皮质激素等，出现皮肤潮红、腹痛、腹泻、支气管痉挛和心瓣膜病变等多种复杂临床表现，称为类癌综合征（carcinoid syndrome），临床上出现典型症状者少见。

【流行病学】

NEN 曾被认为是一种罕见肿瘤，近年[illegible]和患病率显著上升，其中，GEP-NEN [illegible]占全部 NEN 的[illegible]。美国监测、流行病学与最终结果（SEER）数据库数据[illegible]NEN 发病率[illegible]5.25/10 万；日本的资料表明，pNEN 的年[illegible]2.[illegible]/10 万；我国最新研究显示，NEN 发病率在 12 年[illegible]5 倍。GEP-NEN 可发生于任何年龄，阑尾 NEN 的发病年龄较轻，平均[illegible]岁，其他部位的 NEN 发病年龄平均 50 岁左右。pNEN 总体发病率≤1/10 万，占所有胰腺肿瘤的 1%~2%，但过去 20 年间，pNEN 发病率日益升高，可能与影像学、超声内镜检查普及化相关，提高了无症状患者的检出率。据一项我国的回顾性统计分析报道，GEP-NEN 中以 pNEN 最为常见，占 49.8%，其次为直肠 NEN，占 24.3%，阑尾 NEN 占 11.1%，其他部位 NEN 均未超过 10%。

【病因与发病机制】

本病病因尚未阐明。GEP-NEN 是一种能产生小分子多肽类或肽类激素的肿瘤，故又称小分子多肽或肽类结构瘤，它除能分泌具有强烈生物活性的 5-HT、血管舒缓素和组胺外，还可分泌其他肽类的激素，如促肾上腺皮质激素、儿茶酚胺、生长激素、甲状旁腺激素、降钙素、血管升压素、促性腺激素、胰岛素、胰高血糖素、前列腺素、促胃液素、胃动素等物质。

【病理】

典型的GEP-NEN常为细小的黄色或灰白色黏膜下结节样肿块，单发或多发，黏膜表面多完整。其形态不一，可呈结节状、息肉样或环状等。少数癌瘤表面可形成溃疡，外观酷似腺癌，常侵入肌层和浆膜层，一部分患者可有多源性NEN存在。

NEN细胞在显微镜下呈正方形、柱状、多边形或圆形。细胞核均匀一致，很少有核分裂象，细胞质内含有嗜酸颗粒。这些细胞能产生大量神经内分泌颗粒，病理免疫组织化学表现可见弥漫性分布高表达的神经内分泌标记物，如突触和嗜铬粒蛋白。此外，一些肿瘤会分泌特定的肽类激素或生物胺，如胰岛素、胰高血糖素、促生长素抑制素（简称生长抑素）、血管活性肠肽、5-HT、促胃液素等，临床表现为激素综合征。

WHO对NEN及pNEN的分级分别见表15-6-3-1和表15-6-3-2。

表15-6-3-1 WHO神经内分泌肿瘤分级（2010年）

分化	分级	核分裂象数/(10HPF)$^{-1}$	Ki-76标记率/%
高分化	G1（低级别）	<2	≤3
	G2（中级别）	2~20	3~20
低分化	G3（高级别）	>20	>20

表15-6-3-2 2019年WHO第5版胃肠胰神经内分泌肿瘤病理学分类和分级标准

命名	分化程度	分级	有丝分裂计数/(10HPF)$^{-1}$	Ki-67指数/%
神经内分泌瘤，G1级	高分化	低	<2	<3
神经内分泌瘤，G2级	高分化	中	2~20	3~20
神经内分泌瘤，G3级	高分化	高	>20	>20
神经内分泌癌，小细胞型	低分化	高	>20	>20
神经内分泌癌，大细胞型	低分化	高	>20	>20
混合性神经内分泌-非神经内分泌肿瘤	高或低分化	多样	多样	多样

NEN可以浸润生长，直接穿透浆膜至周围组织内，亦可发生淋巴转移或血行转移。血行转移以肝脏最为多见，亦可转移至骨、肺、脑及其他部位。

【分类】

NEN根据所在部位可分为六类。

（一）食管神经内分泌肿瘤 罕见。常发生于食管胃连接处，大多数为高度恶性未分化神经内分泌癌，典型NEN极罕见。肿瘤较大，直径>4cm，呈息肉蕈伞状或溃疡硬化型。

（二）胃神经内分泌肿瘤（gastric neuroendocrine neoplasm，GNEN） 罕见。可分为四型：1型GNEN由自身免疫性萎缩性胃炎继发胃酸缺乏引起，常表现为胃底、胃体多发息肉，多数预后良好（NEN G1）。2型GNEN则是由于胃泌素瘤分泌大量激素导致高胃泌素血症引起，绝大部分患者胃多发性内分泌肿瘤1型（multiple endocrine neoplasia-1，MEN1）合并十二指肠NEN或pNEN。3型GNEN多为散发，无促胃液素升高，可以是G1、G2或G3。4型较少见，恶性度较高（NEN G3），生物学行为类似胃腺癌。

（三）小肠神经内分泌肿瘤 相对较多见。占小肠肿瘤的30%~50%，大多由于发现转移灶后寻找原发灶或不经意间发现。原发灶引起的最常见症状为非特异性腹痛，其原因为小肠蠕动障碍、小肠梗阻及肠系膜纤维化引起的肠系膜缺血等。

（四）阑尾神经内分泌肿瘤 较常见。阑尾NEN占阑尾肿瘤50%以上，占胃肠道NEN的20%。多发生于中年人（中位数年龄为40岁）。阑尾可以发生杯状细胞类癌、小管状类癌和混合性腺神经内分泌癌（mixed adenoendoecrine carcinoma，MANEC）。

（五）结直肠神经内分泌肿瘤 结肠NEN的发生率较低，但直肠却是NEN的好发部位之一，占10%~20%。直肠NEN大多表现为直肠息肉，总的转移率为23%。直径<1cm的息肉发生淋巴结转移率为1%~4%；直径>2cm的息肉，以及淋巴血管受侵犯的直肠NEN更易发生转移。

（六）胰腺神经内分泌肿瘤 常见的有胃泌素瘤（gastrinoma），比较罕见的包括胰高血糖素瘤、生长抑素瘤、舒血管肠肽瘤（VIP瘤）等。胃泌素瘤又称佐林格-埃利森综合征（Zollinger-Ellison syndrome，ZES），是由胃酸分泌过多导致严重的酸相关性消化道疾病和腹泻，一般是由十二指肠NEN或pNEN分泌胃泌素导致。VIP瘤是一种罕见、分泌VIP的功能性NEN。95%以上成人VIP瘤发生于胰腺内，儿童VIP瘤可发生于交感神经节和肾上腺。

【临床表现】

GEP-NEN分为无功能性肿瘤和有功能性肿瘤，大多数GEP-NEN为无功能性肿瘤，临床可无症状多年，或表现为肿块所致压迫症状及肿瘤转移征象，尤其以肝转移多见，功能性 GEP-NEN 的临床表现可呈现特异性的综合征。

（一）GEP-NEN 的局部症状

1. 右下腹痛　阑尾 NEN 可引起管腔阻塞，故常导致阑尾炎，表现为右下腹痛。

2. 肠梗阻症状　小肠 NEN 及其转移性肿块可引起肠梗阻，出现腹痛、腹胀、肠鸣、恶心、呕吐等症状。

3. 腹部肿块　少数 NEN 可发生腹部肿块，尤其是恶性 NEN，可侵犯周围组织或转移，常出现腹部肿块。

4. 消化道出血　胃或十二指肠 NEN 可发生上消化道出血；肠道类癌也可有便血或隐性出血，并可引起贫血。90%以上的 ZES 患者存在消化性溃疡，75%溃疡发生于十二指肠第一部分，14%在十二指肠远端，11%在空肠。

5. 呼吸道症状　支气管 NEN 最常见的表现为咳嗽、咳痰、咯血、胸痛等。

6. 低血糖相关症状　胰岛素瘤通常引起头痛、意识模糊、心悸、出汗、震颤等相关症状。

（二）GEP-NEN 的全身症状　大多数由恶性小肠 NEN 发生肝转移引起，也可由支气管、胃、胰腺、甲状腺、卵巢等处的 NEN 产生，出现皮肤潮红、腹痛、腹泻、支气管痉挛和心瓣膜病变等症状，称为类癌综合征

1. 皮肤潮红　63%～94%的患者可有此症状，多发生于上半身，以面颈部为主。

2. 胃肠症状　主要表现为肠蠕动亢进，可以引起发作性腹部绞痛、肠鸣，可以有发作性水样腹泻、里急后重感等。VIP [illegible]为[illegible]临[illegible]表现为持[illegible]存在的水[illegible]有[illegible]酸分[illegible]状态。ZE[illegible]最常见的[illegible]在[illegible]食管反流[illegible]致的胃灼[illegible]道出[illegible]。

[illegible]症[illegible]支气管[illegible]挛[illegible]引起发作性哮喘，[illegible]的[illegible]

[illegible]症[illegible]3%[illegible]患者。长[illegible]患病后可以发生心内膜下纤维化，影响瓣膜部，以右心明显。

5. 神经内分泌肿瘤危象　NEN 危象是类癌综合征的严重合并症。一般发生于前肠 NEN 及尿 5-羟吲哚乙酸（5-hydroxyindoleacetic acid，5-HIAA）明显增高的患者（>200mg/d）。临床表现为严重而普遍的皮肤潮红，常持续数小时至数日；严重腹泻并伴有腹痛；轻度头晕、眩晕、嗜睡和深度昏迷等中枢神经系统症状。常伴有心血管异常，如心动过速、心律失常、高血压或严重低血压。在危象发生时尿 5-HIAA 常可骤然增高。

6. 其他表现　90%以上的患者有肝转移，常常有肝大的体征。部分病例在后期可以出现皮肤棕黄色色素沉着及过度角化，呈糙皮样改变，也可发生肌病及关节病。

【实验室检查】

（一）血清嗜铬粒蛋白（chromogranin，Cg）　分为 A、B 两型。CgA，是 NEN 中最常用、最有效的肿瘤标志物，诊断 NEN 的敏感度和特异度可达 70%～90%。血浆 CgA 诊断 NEN 水平可能与肿瘤的大小有关，生长抑素类似物（somatostatin analogs，SSA）可降低 CgA 水平；使用质子泵抑制剂（PPI）、肝肾衰竭、心力衰竭、肝细胞癌、甲状腺髓样癌、慢性胃炎患者血浆 CgA 有假性升高现象。

（二）各种肽类激素的测定　主要用于功能性 GI-NEN 的诊断，对于出现各种临床综合征时应考虑相应激素的检测。

（三）5-HT 及其代谢产物测定　血 5-HT 或其代谢产物尿 5-HIAA 的测定在类癌综合征的诊断中起关键作用。正常人尿 5-HIAA 排量为 2～8mg/d，>10mg/d 可肯定为阳性。血 5-HT 正常值为 80μg/L，>130μg/L 为阳性。

（四）激发试验　对于激素水平轻度升高患者，必要时可行激发试验以明确诊断。

1. 皮肤潮红激发试验　①将 10ml 乙醇加入 15ml 橘子汁中口服，3～5 分钟后，约 1/3 患者出现皮肤潮红；②静脉注射去甲肾上腺素 15～20μg，肾上腺素 5～10μg。此两种激发试验对诊断有一定的帮助，但有心律失常、心功能不全、哮喘史患者慎用。

2. 五肽胃泌素激发试验　可辅助类癌综合征的诊断。方法是：给患者静脉注射五肽胃泌素（0.6μg/kg，30 秒内注毕），于注射前和注射后 1、3、5、10、15 分钟取血测 5-HT。

【辅助检查】

（一）内镜检查　是 GI-NEN 首选的检查措施，内镜检查结合病变部位的活检使很多类癌在早期能够被检出。超声内镜扫描不仅可用来诊断类癌，还可评估类癌的浸润深度及是否有淋巴结转移。超声内镜不仅对 GNEN 具有较好的诊断价值，[illegible]且对于 p[illegible]N 可以在超声内镜引[illegible]导下行细针穿刺[illegible]活检。若[illegible]虑病变位[illegible]小肠，胶囊内镜在发现隐匿的小肠 NE[illegible] 方面具[illegible]优势，其[illegible]足之处在于胶囊内镜通常无法实现对小[illegible]肠肿瘤的[illegible]确定位。

（二）[illegible]像诊断　胃肠道 X 线造影、超声、CT、[illegible]管造影、[illegible]CT 等检查[illegible]有助于 NEN 的定位诊断，寻找原发灶和转移瘤，[illegible]根治和延[illegible]生存期有重要意义。CT 和超声可检出[illegible]0%的最大直径<1cm 的肿瘤，CT 对最大直径>3cm 的肿瘤检出率为 100%，MRI 对于原发肿瘤的检出率仅为 50%，对于转移灶的检出率为 80%。

（三）核医学检查　在 GI-NEN 定位诊断中具有很好的应用前景。碘-131-间位碘代苄胍（iodine-131-metaio-dobenzylguanidine，^{131}I-MIBG）也可用于胃肠及其他 NEN 的诊断，敏感度为 55%。

（四）推荐采取多途径的辅助检查　GI-NEN 主要通过内镜和镜下活检病理组织学和免疫组织化学诊断，超声内镜可以协助局部肿瘤的分期和内镜下的息肉切除，还可以协助术前评估及获取组织学检查。pNEN 首选超声、CT、MRI 检查明确病灶部位和大小。对于原发灶不明的 NEN 和初发肿瘤的分期，以及治疗后的随访，立体定向放射外科（stereotactic radi-osurgery，SRS）与 PET/CT 具有较好的诊断价值。

【诊断与鉴别诊断】

(一) 诊断 NEN缺乏特殊征象,诊断颇为困难。当NEN出现类癌综合征时诊断较易。典型者表现为皮肤潮红、腹泻、腹痛、哮喘、右心瓣膜病变和肝大等。血清5-HT含量增加和尿中5-HIAA排出增多。当患者空腹血清胃泌素浓度大于1 000pg/L时,胃泌素瘤的诊断即可成立;怀疑VIP瘤患者血清VIP浓度大于200pg/L有助于诊断;肿瘤的组织学检查可获得确诊。

病理结果是诊断GI-NEN的"金标准",WHO分级和TNM分期系统均依据病理结果制定。在神经内分泌标记物上,突触素和CgA是必需项目,而胃泌素、VIP则为可选项目。

NEN完整的诊断包括:原发灶部位、分化程度(低分化、高分化)、分级(G1、G2、G3)、分期。

(二) 鉴别诊断

1. 阑尾炎或克罗恩病 应与阑尾NEN鉴别。消化道钡餐造影和5-HT、5-HIAA测定等有助于鉴别。

2. 小肠其他肿瘤 应与小肠NEN鉴别,小肠钡餐造影、小肠镜检查和5-HT、5-HIAA测定等有助于鉴别。

3. 直肠腺瘤或腺癌 应与直肠NEN鉴别,直肠镜检查并取活检病理有确诊价值。

4. 系统性组织嗜碱性粒细胞增多症 应与类癌综合征作鉴别,前者皮肤潮红历时20~30分钟或更长,常伴有瘙痒和色素荨麻疹,骨髓涂片检查可查到组织嗜碱性粒细胞异常增生。

5. 胃窦G细胞增生及残窦综合征 应与ZES鉴别。胃窦G细胞增生较为罕见,特征为显著的高胃泌素血症,也可以发生消化性溃疡,但对胰泌素(促胰液素)刺激试验反应较差,成像检查也无胃泌素瘤显示。残窦综合征发生于胃切除后反复消化道溃疡的患者,可表现为轻度胃泌素升高,切除残留胃窦后高胃泌素血症可逆转。

【治疗】

(一) 手术治疗 手术切除原发病灶是最有效的治疗方法。早期手术效果好,即使发生转移,切除大的原发病灶也能减轻和消除症状。

(二) 内镜治疗 随着内镜技术的不断进步,内镜治疗占据了越来越重要的地位,其中,越来越多研究表明内镜黏膜下剥离术(ESD)在GI-NEN中治疗是安全有效的。对1型GNEN、直径≤1cm的十二指肠NEN及直径<2cm的结直肠NEN可以考虑行内镜下治疗。

(三) 一般内科治疗 包括对症支持治疗和控制相关症状。对于激素分泌导致的相关症状,如ZES、类癌综合征或异位皮质醇增多症可分别使用PPI、SSA和肾上腺素受体拮抗药控制相关症状。

1. 生物治疗 生物治疗主要包括SSA和干扰素两类。治疗指征:生长抑素主要适用于分化良好、级别较低(G1/G2)和生长抑素受体(somatostatin receptor, SSTR)阳性(G3)的患者;我国专家共识也建议将长效奥曲肽作为有功能或无功能进展期中肠NEN(G1)的一线治疗。干扰素也主要用于G1期和G2期患者的治疗,其中α干扰素(IFN-α)应用最多。美国国立综合癌症网络(National Comprehensive Cancer Network, NCCN)指南推荐首选SSA,进展后加用依维莫司,欧洲神经内分泌肿瘤学会(European Neuroendocrine Tumor Society, ENETS)推荐生长缓慢者首选SSA,生长迅速者首选依维莫司,进展后用化疗或肽受体放射性核素治疗(peptide receptor radionuclide therapy, PRRT)等。

(1) 生长抑素及其类似物的应用:生长抑素具有抑制多种激素释放的功能,因而已用于多种内分泌肿瘤的治疗。人工合成的生长抑素八肽类似物奥曲肽,半衰期约100分钟,每日注射3次治疗类癌综合征可获较满意的疗效,可在数分钟内使皮肤潮红消退,数小时内使腹泻停止。奥曲肽对NEN危象亦有很好的疗效,静脉注射剂量为100μg。

(2) 干扰素:IFN-α可抑制类癌生长,有效率达40%~50%,15%的肿瘤体积可缩小,主要不良反应为疲劳、类流感症状。

2. 化学治疗 总体来说GEP-NEN对化学治疗(简称化疗)的敏感度不高,尤其是高分化的肿瘤,对于有丝分裂率较低的肿瘤来说,化疗有效率通常低于30%。

(1) 化疗方案的选择:霉素联合5-氟尿嘧啶(5-FU)和/或表柔比星治疗G1/G2期的pNEN已有较多证据。目前,ENETS及北美神经内分泌肿瘤学会(North American Neuroendocrine Tumor Society, NANETS)均推荐顺铂联合依托泊苷治疗GEP-NEN。

(2) 肝脏介入治疗:肝脏血供丰富,是GI-NEN远处转移的主要器官之一,对于NEN肝转移瘤,肝动脉化疗和栓塞治疗展现了很有希望的前景。联合应用肝动脉化疗和栓塞,效果较好,患者最长存活达6年,pNEN肝转移者行该治疗后生存时间为20~36个月。

3. 分子靶向治疗 GI-NEN肿瘤细胞均可表达血管内皮生长因子(VEGF)及其受体、血小板衍生生长因子(PDGF)及其受体、成纤维细胞生长因子(FGF)及其受体等促血管生成因子,作用于VEGF受体、PDGF受体等多个靶点的受体酪氨酸激酶(RTK)抑制剂舒尼替尼已经在晚期pNEN中完成了Ⅲ期临床试验,结果证实,与安慰剂比较能显著延长晚期高分化pNEN的无进展生存期(11.4个月 *vs*. 5.5个月)。

4. 肽受体放射性核素治疗(PRRT) 很多GEP-NEN表达生长抑素受体,当生长抑素受体显像(SRS)提示病灶有放射性摄取时,镥-177(^{177}Lu)标记的长效奥曲肽类似物可作为一种治疗选择。

5. 支持疗法 食物富于营养和热量,补充蛋白质,给予足够维生素。避免可诱发皮肤潮红和腹泻的食物,如牛奶制品、蛋类、柑橘等。

【预后】

NEN预后取决于原发肿瘤的部位、转移的范围和程度,以及手术治疗的效果。近年来,对GEP-NEN的诊治取得了一定的进展，但由于起病隐匿，临床症状缺乏特异性，故多数确诊患者已有远处转移，治疗及预后效果不佳。

推荐阅读

1. DASARI A, SHEN C, HALPERIN D, et al. Trends in the incidence, prevalence, and survival outcomes in patients with neuroendocrine tumors in the United States[J]. JAMA Oncol, 2017, 3(10): 1335-1342.
2. OHIKE N, ADSAY N V, LA ROSA S, et al. Mixed neuroendocrine non-neuroendocrine neoplasms//LLOYD R V, OSAMURA R Y, KLOPPEL G, et al. WHO classification of tumours of endocrine organs[M]. 4th ed. Lyon: IARC Press, 2017: 238.
3. CIVES M, STROSBERG J R. Gastroenteropancreatic neuroendocrine tumors[J]. CA Cancer J Clin, 2018, 68(6): 471-487.

第四节 消化道憩室

孙剑勇 王吉耀

憩室(diverticulum)是消化道的局部囊样膨出，有真性(全层膨出)和假性(仅有黏膜和黏膜下层膨出)两种，绝大多数憩室向消化道腔外膨出。

(一) 食管憩室

1. 咽食管憩室，又称 Zenker 憩室(Zenker diverticulum, ZD) 食管壁黏膜和黏膜下层通过 Killian 三角区囊样外翻；Killian 三角区是环咽肌的横行纤维与咽下缩肌下部的斜行纤维之间的一个肌肉薄弱区。症状性 ZD 以男性为主，常见于中老年人。初期可[illegible]任何症状，后可[illegible]轻[illegible]咽[illegible]、食[illegible]反流[illegible]臭，饭后及[illegible]眠时易发生呛咳[illegible]其[illegible]有声[illegible]，饮水时[illegible]过水声及反[illegible]发作的吸入性肺炎[illegible]并[illegible]包括[illegible]孔、出血和[illegible]状细胞癌等[illegible]体检时可在锁骨上[illegible]到[illegible]发现[illegible]团样肿块[illegible]压时有气过[illegible]声。X 线钡餐侧位检查[illegible]诊断[illegible]超声检查[illegible]用于 ZD[illegible]甲状腺[illegible]颈部肿块[illegible]别[illegible]需盲插内镜时，如[illegible]行经内镜逆行胰胆管造影(endoscopic retrograde cholangiopancreatography, ERCP)的侧视型内镜、超声内镜和经食管心脏超声，或放置鼻胃管等操作时，必须小心以防穿孔。有报道表明，不应对 ZD 患者进行胶囊内镜检查。

2. 食管中段憩室 国内多见，常位于肺门水平的食管左侧。多数无症状，部分病例出现胸骨后疼痛、烧心，少数有吞咽困难，极少数发生纵隔脓肿或食管气管瘘。X 线钡餐检查憩室多呈帐篷状突出，且口部宽大、底部较小，很少出现钡剂残留。

3. 膈上食管憩室(食管中下段憩室) 最少见，多见于 50 岁以上患者。常发生在贲门食管连接处上方，食物易潴留，常伴食管痉挛、贲门痉挛、反流性食管炎或食管裂孔疝。诊断依赖 X 线钡餐检查，CT 可鉴别纵隔肿瘤、脓肿。

食管憩室小而无症状者一般不需特殊治疗。出现症状时，宜进食清淡易消化饮食，伴有憩室炎或反流性食管炎时应予以抗生素及抑酸剂治疗。症状明显(如胸骨后疼痛、吞咽困难等)而内科治疗无效或伴有并发症及癌变者宜外科治疗。手术治疗方法多采用食管憩室切除，并行彻底的肌层切开，必要时加上改良的 Belsey 抗反流手术。目前微创手术已用于食管憩室的治疗，包括胸腔镜、腹腔镜及内镜治疗。ZD 可考虑采用内镜治疗。

(二) 胃憩室 75%位于胃后壁贲门附近小弯侧，食管胃连接处下 2~3cm 以内，幽门区次之，胃体、胃底部较少见。胃憩室多见于 30~60 岁，女性略多于男性，多无症状，少数主诉饭后或平卧时有间歇性上腹部饱胀或下胸部疼痛，伴恶心、呕吐、烧心。常见并发症为出血。诊断依赖 X 线钡餐检查和内镜检查。症状明显者经体位引流、低脂饮食、少食多餐等内科治疗未见改善，不能除外恶性病变、发生大出血或穿孔等并发症时，需外科手术治疗。

(三) 小肠憩室

1. 十二指肠憩室 在小肠憩室中最多见。人群发生率为 2%~22%。以 50~60 岁为多见。憩室好发于十二指肠降部内侧，距胆总管开口处 2.5cm 范围内，亦称为十二指肠乳头旁憩室(peri-ampullary diverticula, PAD)，与该处有胰管、胆管、血管通过且肌层较薄弱有关。PAD 可使胆石症和急慢性胰腺炎的发生率增加，称为乳头旁综合征(Lemmel 综合征)。十二指肠憩室多无症状，仅 10%患者主诉上腹胀痛不适，伴恶心嗳气，饱食后加重，并发炎症或溃疡时，症状较重或持久，憩室部位可有压痛。并发症包括出血与穿孔。十二指肠腔内憩室可并发部分或完全性十二指肠梗阻而出现饭后上腹饱胀绞痛，呕吐后缓解。细菌过度生长可导致腹泻。十二指肠镜、ERCP、多层螺旋 CT、磁共振胰胆管造影(magnetic [illegible] raphy, MRCP)等检查可[illegible]诊断十二指肠憩室的最[illegible]治疗。有症状者及与腹[illegible]治疗包括调节饮食、抑[illegible]以控制的并发症或癌变[illegible]周解剖位置复杂时，更应慎重[illegible]

2. 空、回肠憩室 少见，多见于肠壁肌层脆弱的空肠上段及回肠末端。单个憩室的患者多无症状；多发性憩室因细菌过度生长可导致患者出现消化不良症状，如腹痛、腹胀、腹泻及吸收不良，并出现消瘦、贫血和脂肪泻。并发症少见，可有急性炎症、出血、穿孔、小肠梗阻和憩室内癌肿。无症状者不必治疗，凡出现严重并发症者应及时手术切除。急性炎症合并细菌过度生长时可选用口服抗生素如环丙沙星及甲硝唑治疗。

梅克尔憩室(Meckel diverticulum, MD)：是最常见的消化道先天性异常，位于回肠末端，由胚胎期卵黄管之回肠端闭合不全所致。MD 发病率约 2%，男女比例约为 2∶1。典型的憩室呈指状，长 0.5~13cm，距回盲瓣 2~200cm，平均 80~85cm。有症状患者中，43%患者的憩室内有异位组织，其中 70%~80%为胃黏膜，其余为胰腺、十二指肠等，幽门螺杆菌可存在于异位胃黏膜内，导致感染。大部分患者无症状。并发症发生率为 15%~30%，多见 10 岁前男性。MD 可嵌顿于腹壁疝中，称为 Littre

疝。当憩室突向肠腔内时，可引起肠套叠及肠梗阻，症状为呕吐、腹胀、便秘或有红色果酱样粪便。憩室炎是成人中常见的并发症，系憩室颈狭小、引流不畅所致。憩室无系膜附着，在腹腔内无固定位置，常易误诊为胆囊炎或阑尾炎，如在阑尾旁发生炎症，可穿孔形成憩室阑尾瘘。MD 出血多与憩室内含异位组织有关，如有活动性出血，可选用数字减影血管造影（digital subtraction angiography，DSA）、小肠镜、胶囊内镜等检查进行 MD 的诊断和鉴别诊断。多数无症状的 MD 不需治疗，手术切除适应证为出血、梗阻、炎症或穿孔，邻近肠段需一并切除。

（四）结肠憩室　症状性结肠憩室病包括憩室出血、憩室炎、憩室相关节段性结肠炎（segmental colitis associated with diverticula，SCAD，又叫憩室性结肠炎）和无并发症的症状性憩室病（symptomatic uncomplicated diverticular disease，SUDD）。

在我国结肠憩室多见于盲肠及升结肠。患病率随年龄增加。出血和憩室炎的发生率为 5%～15%。膳食纤维可降低发生症状性憩室病的风险，而高脂饮食和摄入红肉量高则反之。肥胖和一些药物（如非甾体抗炎药、类固醇类和阿片类）可增加憩室炎和出血的风险。他汀类药物有可能降低憩室穿孔的风险。在结肠过敏性炎症、习惯性便秘、肠易激综合征、肠道慢性梗阻及炎症性肠病患者中有较高的发病率。

肠腔经常处于高压状态、肠壁结构异常和缺陷与本病发生有关（扩展阅读 15-6-4-1）。仅 10%患者表现为慢性间歇性腹痛、便秘伴腹部胀气及消化不良。钡剂灌肠有助于诊断，低张气钡灌肠更易发现憩室。结肠镜检查可排除其他疾病，如结肠癌、结肠炎等。一般认为，单纯性无并发症的憩室病不需治疗，有症状者则对症治疗。高纤维膳食和纤维补充剂麦麸、车前子制品或甲基纤维素等常被用来预防憩室病患者的并发症，但缺乏相关的系统综述或随机对照试验（randomized controlled trial，RCT）报告。有试验显示利福昔明联合膳食纤维治疗 12 个月可改善无并发症憩室病的症状。

扩展阅读15-6-4-1

扩展阅读 15-6-4-1　结肠憩室病病因

1. 憩室出血　5%～10%患者可发生出血，是老年人下消化道大出血中最常见的原因之一。憩室的出血来源于动脉而且常局限于单个憩室，多见于右半结肠的憩室。出血大多为自限性、无痛性，并不伴憩室炎。大量出血时可出现休克症状。结肠镜检查是出血定位诊断的最佳方法，而大量出血者需行胶体硫锝-99m（^{99m}Tc）或^{99m}Tc 标记的红细胞闪烁术及血管造影术。憩室出血的治疗见本篇第三章第四节“消化道出血”。

2. 憩室炎　憩室炎起始于结肠壁微小穿孔导致的憩室周围炎。其发生率在 10%～25%，且多见于左半结肠憩室。单纯性憩室炎占 75%，有脓肿、梗阻、穿孔、腹膜炎、瘘管等并发症的憩室炎占 25%。急性憩室炎的表现为急性左下腹痛，伴发热，下腹压痛及反跳痛，白细胞增高。左下腹部可扪及炎性包块。肠梗阻时有肠鸣音亢进，并发腹膜炎后，肠鸣音消失。鉴别诊断应考虑急性阑尾炎、炎症性肠病、缺血性结肠炎、结肠癌、其他原因引起的肠梗阻、卵巢囊肿破裂、肾绞痛等。憩室膀胱瘘时，尿中可出现大量红细胞及白细胞。伴有结肠周围脓肿的憩室炎，其结肠外表现包括关节炎和坏疽性脓皮病。如既往钡剂灌肠已显示结肠憩室则有利于诊断，目前 CT 是诊断结肠憩室炎及发现并发症的首选检查方法，敏感度和特异度可达 97%～100%。具体表现包括：局部肠壁增厚（>4mm），继发于炎症的结肠周围脂肪内软组织密度增加，以及存在结肠憩室。憩室炎急性期禁忌行结肠镜检查。肠镜或钡剂灌肠检查应于 4～6 周后进行。超声在回盲部憩室炎的鉴别诊断方面有很重要的意义。

内科治疗包括休息、禁食或流质饮食、使用抗生素等，症状缓解后逐渐过渡到软的低渣饮食和每日服用欧车前子制剂，2 周后钡剂灌肠明确诊断，1 个月后恢复高渣饮食。约 80%症状明显的患者不需手术即可获得满意疗效。抗生素常用第三代头孢菌素类、氨基糖苷类、喹诺酮类和甲硝唑等。弥漫性腹膜炎伴或不伴穿孔、不能缓解的肠梗阻、结肠内脏瘘者需急诊手术，术式包括腹腔镜手术和开腹结肠切除术。

既往有急性憩室炎的患者，应采用高纤维素饮食或摄入纤维素补充剂，避免使用非阿司匹林的非甾体抗炎药。有报道，给予曾发生轻度/中度憩室炎患者美沙拉嗪（400mg/次，2 次/d），口服 8 周可减少 4 年内症状复发率，但腹痛发生率较高。

3. SCAD　SCAD 以不累及憩室口的憩室内黏膜炎症为特征。患病率为 0.26%～1.5%。可能与黏膜脱垂、大便淤积和局部缺血有关。患者常表现为慢性腹泻、以左下腹为主的腹部绞痛和间歇性便血。白细胞计数一般正常，重度炎症时可异常，可出现粪钙卫蛋白或粪乳铁蛋白升高。腹部 CT 可见原有憩室的结肠段存在结肠壁增厚的证据。偶尔可见结肠周围脂肪条纹征。SCAD 的诊断依据为内镜下仅憩室的结肠区域（通常是乙状结肠，部分病例也可包括降结肠）的炎症表现和活检下慢性炎症改变，而直肠部位无炎症。根据内镜下特征在严重程度方面可有差异，SCAD 分为 4 种亚型（扩展阅读 15-6-4-2）。

扩展阅读15-6-4-2

扩展阅读 15-6-4-2　憩室性结肠炎的内镜下特征

可使用抗生素进行初始治疗，如应用环丙沙星联合甲硝唑。疗效不佳的患者，可逐渐加用美沙拉嗪。对抗生素联合美沙拉嗪治疗无效的患者，有使用泼尼松治疗的报道。SCAD 患者药物治疗有效后，仍有约 1/3 的患者在 3 年内复发，可重复初始方案治疗 1 个月。小部分患者最终需进行手术。

4. SUDD　以憩室导致的持续性腹痛为特征，尤其是当 CT 显示有肠壁增厚而无炎症性改变时。治疗以对症处理为主。

推荐阅读

1. STRATE L L, MORRIS A M. Epidemiology, pathophysiology, and treatment of diverticulitis[J]. Gastroenterology, 2019, 156(5): 1282-1298.
2. Diverticular disease evidence review E: Management of recurrent diverticular disease[EB/OL]. [2020-07-25]. https://www. nice. org. uk/guidance/ng147/evidence/e-management-of-recurrent-diverticular-disease-pdf-6969106482.

第五节　胃肠道息肉及遗传性疾病

罗忠光　钱立平　陆　玮

息肉(polyp)系指黏膜面突出的一种赘生物，包括增生性、炎症性、错构瘤、腺瘤等。息肉与肠壁的连接方式、部位、范围、数量、大小、形态和颜色等对判断其性质、有无恶变倾向及治疗有益。

【分类】

分类方法不一。当前国内外较广泛应用的是以 Morson 的组织学分类为基础，将息肉分成肿瘤性、错构瘤性、炎症性和增生性四类(扩展阅读 15-6-5-1)。并根据息肉有蒂与否，分为无蒂、亚蒂和有蒂息肉。根据息肉的数目分为单发性和多发性息肉。

本节主要讨论腺瘤性息肉和遗传相关的胃肠道息肉综合征。这些病变虽属良性，但其中一部分有恶变倾向。

扩展阅读15-6-5-1

扩展阅读 15-6-5-1　胃肠道息肉的分类

【病理】

腺瘤性息肉是最常见的消化道息肉，包括管状腺瘤、绒毛状腺瘤及管状绒毛状腺瘤三种。癌变率从高到低依次为绒毛状腺瘤、管状绒毛状腺瘤和管状腺瘤，且与息肉大小呈正相关。

(一) 管状腺瘤　是消化道息肉最常见的一种，约占 80%，多发或单发，表面呈结节状，大多有蒂，一般不超过 2cm，色暗红，易出血。镜下为增生的腺体组织，腺上皮排列规则，分化好，主要为管状结构，绒毛成分<20%。

(二) 绒毛状腺瘤　又称乳头状腺瘤，较少见，常为单发，基底宽，一般无蒂。镜下可见其表面上皮呈乳头状或绒毛状增生、隆起，绒毛成分>80%，绒毛表面有柱状上皮覆盖，中间有少量间质，内含较多血管，极易出血。

(三) 管状绒毛状腺瘤　兼有上述两者的表现，绒毛成分在 20%~80%。

一、胃　息　肉

胃息肉(gastric polyp)好发于 40~60 岁人群，胃镜检出率为 2%~3%。按照组织病理学，主要分为胃底腺息肉、增生性息肉、炎性息肉和腺瘤性息肉。前三种占 80%以上，腺瘤性占 10%~20%。约 1%的腺瘤性息肉伴异型增生，可恶变。

早期无明显症状，大部分患者在胃镜检查时发现。症状以上腹部不适与隐痛最为常见。带蒂的幽门部息肉脱垂可产生餐后上腹痉挛性疼痛或暂时性幽门梗阻。贲门部息肉可向食管嵌入引起暂时性吞咽困难。可因息肉表面糜烂或溃疡而出血。

胃镜检查可见圆形或卵圆形隆起，良性息肉常<2cm，形状规整，表面光滑，色泽同周围黏膜或略红，多数无蒂。直视下活检及组织学检查有助于了解病理类型。

胃息肉可经胃镜下摘除，有蒂息肉可用高频电凝电切，无蒂息肉可采取高频电凝、激光、微波、氩气刀、射频、内镜下黏膜切除术(EMR)或内镜黏膜下剥离术(ESD)治疗。如未癌变，息肉摘除或切除后，一般预后良好。

二、肠　道　息　肉

小肠息肉的发生率低，多见于十二指肠，以腺瘤和布伦纳腺腺瘤(Brunner gland adenomas)为主。70%发生于十二指肠第三、四段。症状以消化道出血和肠梗阻多见。恶变率为 27%~35%。布氏腺瘤主要由布氏腺增生形成，罕有癌变者。

大肠息肉约占肠道息肉 80%，其中大多数(50%~75%)位于乙状结肠或直肠，男性多于女性。70%~80%的结直肠息肉是腺瘤，超过 95%的结直肠癌来源于腺瘤型息肉。大肠息肉的发病率随年龄的增长而升高。癌变率主要与组织学分型、瘤体大小及上皮异型增生有关。

多数患者无症状，少数有腹部不适、腹胀或排便习惯改变，粪便可混有黏液或呈鲜血便。大的息肉可引起肠套叠、肠梗阻或严重腹泻。

诊断主要靠肠镜检查和内镜下活检。

大肠息肉(colorectal polyp)按照大小形态选择不同的切除方式。微小息肉(直径≤5mm)推荐冷圈套切除术(CSP)或冷活检钳切除术(CBP)，小息肉(6~9mm)推荐 CSP 或热圈套切除术(HSP)，无蒂大息肉(10~19mm)推荐行 HSP 治疗(用或不用黏膜下注射)，无蒂大息肉(≥20mm)、侧向发育息肉和复杂息肉推荐内镜下黏膜切除术(EMR)，或者内镜黏膜下剥离术(ESD)治疗。带蒂大息肉建议治疗前在息肉的根部注射稀释的肾上腺素和/或机械止血。

对于年龄大于 50 岁或粪便隐血试验阳性人群推荐进行结肠镜筛查，若无息肉，推荐 10 年后复查结肠镜；若发现息肉，建议行息肉切除。息肉切除后，对于高危人群(息肉≥3 个，或息肉直径>1cm，或息肉有上皮内瘤变)推荐 2~3 年复查结肠镜，对于其他低危患者推荐 5 年复查结肠镜。对腺瘤性息肉尤其是进展性腺瘤进行随访监测可显著降低结直肠癌的发病率和死亡率。

三、遗传性疾病相关的胃肠道息肉综合征

本综合征是以累及胃、小肠、结肠为主的多发性息肉病，大

部分与遗传性疾病相关，伴有肠道外表现。一般可分为腺瘤性与错构瘤性息肉综合征两大类。

（一）腺瘤性息肉综合征　特点是多发性腺瘤伴有高癌率。主要有5种。

1. 家族性腺瘤性息肉病（familial adenomatous polyposis，FAP）　70%～90%有*APC*基因（位于5q21-22）突变，该病为常染色体显性遗传，发生率约为1/10 000。息肉多分布于结肠、直肠，偶见于十二指肠和胃，息肉多数有蒂，数目从一百至数千个，大小不等。常密集排列，有时成串，其组织结构与一般腺瘤无异。常在青春期或青年期发病，多数在20～40岁时得到诊断。有高度癌变倾向，若无干预，结直肠癌的累积发病率为100%，平均年龄为35～45岁。轻型FAP息肉数量较少（一般少于100个），结直肠癌的患病风险相对较低（约为70%），发病年龄略晚。

大多数FAP及轻型FAP无特异临床症状。早期症状可表现为大便习惯改变，包括腹泻、便秘，也可出现腹痛、下消化道出血、贫血、体重减轻和肠梗阻。结直肠镜及组织活检为诊断首选，最终需通过基因检测来确诊。疑似患者应尽早（10～12岁）接受结直肠镜筛查，并且每年定期复查。

有报道表明应用低剂量选择性环氧合酶-2（COX-2）抑制剂（如塞来昔布）可降低腺瘤性息肉数量及直径。家族性腺瘤性息肉病（FAP）的治疗详见扩展阅读15-6-5-2。

扩展阅读15-6-5-2　家族性腺瘤性息肉病、PJS胃肠道息肉和结直肠幼年性息肉病的治疗

2. MUTYH-相关息肉病（MUTYH-associated polyposis，MAP）　是常染色体隐性遗传息肉综合征。该疾病的突变位于*MUTYH*基因，可为纯合子或杂合子。息肉表型与轻型FAP相似，息肉数量多为20～100个，结直肠癌累积发病率为19%～43%，发病年龄晚于FAP。推荐患者18岁起，每年结直肠镜筛查，并针对直径大于5mm的息肉进行内镜下切除，必要时可接受全结肠切除术及全结肠切除与回肠-肛管吻合术或回肠-直肠吻合术。MAP的患者推荐30～35岁起，行上消化道内镜筛查，复查频率可根据Spigelman分级而定。

3. 加德纳综合征（Gardner syndrome）　是一组以结肠息肉、软组织肿瘤和骨瘤为主要临床表现的综合征，同时亦伴有类上皮囊肿、类腱瘤（硬纤维瘤）、脂肪瘤、纤维瘤、神经纤维瘤等皮肤或皮下肿瘤，为常染色体显性遗传病。其息肉性质和分布与FAP相似，但息肉数目较少（一般少于100个），体积较大，也有高度癌变的倾向，但癌变年龄稍晚一些。内镜及X线检查可确定消化道息肉及骨瘤。本病结肠息肉的治疗原则与FAP相同。骨与软组织肿瘤均应手术切除，对不能完全切除者，可行放疗、化疗、非激素类消炎药物或抗雌激素治疗。

4. 特科特综合征（Turcot syndrome）　又名胶质瘤息肉病综合征（glioma-polyposis syndrome），为常染色体隐性遗传病，平均发病年龄为17～20岁。其特征为家族性结肠腺瘤病伴有中枢神经系统及其他部位的肿瘤。皮肤上多见咖啡牛奶色斑（café-au-lait spots），起病症状可为脑部肿瘤引起的神经系统症状，如恶心、呕吐、头痛，也可是肠道息肉引起的消化道症状，如腹泻、腹痛、便血。本病的结肠腺瘤病变与FAP相似，但多为多发性大乳头状腺瘤，在肠内分布较稀疏，部分患者仅在部分肠管有数个腺瘤聚集，而非均匀致密，结肠息肉数常少于100个，其累积恶变率接近100%。确诊后应尽早行肠道息肉摘除或结肠切除术，并定期复查内镜。中枢神经系统肿瘤可化疗、伽玛刀或手术治疗，但易复发，预后差。

5. 胃腺癌和近端胃息肉病（gastric adenocarcinoma and proximal polyposis of the stomach，GAPPS）是一组以多发胃底腺息肉为特征的临床综合征，息肉直径一般小于10mm，数量大于100个，分布于胃底、胃体，不累及食管、胃窦、幽门、十二指肠，结肠也无异常表现。临床表现多为非特异性的消化道症状，如腹痛、消化不良、黑便、贫血等。近期研究指出该病是由*APC*基因1B启动子转录因子YY1突变相关。该疾病的癌变率极高，推荐接受预防性全胃切除术。

（二）错构瘤性息肉综合征　包含一组疾病，其特点是某些肠段被一些组织的无规律的混合体所累及，具有非肿瘤性但有肿瘤样增生的特征。

1. 波伊茨-耶格综合征（Peutz-Jeghers syndrome，PJS）　本病系伴有黏膜、皮肤色素沉着的全胃肠道多发性息肉病，80%～94%患者与19号染色体短臂上*STK11/LKB1*基因突变有关。

临床表现差异较大。轻者可无自觉症状，严重者可出现腹痛、腹泻、便秘、肠套叠等消化道症状。本病有色素沉着、胃肠道息肉两大临床特征。色素沉着多见于口唇及其四周、颊部、面部、手指皮肤，偶见于肠黏膜。色素可呈黑色、棕褐色、灰色、蓝色等。胃肠道息肉常为多发，可发生在整个胃肠道，以小肠多见，其次为结肠，胃部少见。息肉大小不定，表面光滑，质硬，蒂的长短、粗细不一，也可无蒂。较大息肉可呈菜花样。本病患者80%～90%有家族史，15～64岁患癌的风险为93%，以胃肠道癌、乳腺癌、胰腺癌多见，其他部位（如肺、子宫、卵巢、睾丸）癌症亦可见。患者需定期随访，以识别较大息肉，并可早期识别少数恶变者。PJS胃肠道息肉的治疗详见扩展阅读15-6-5-2。

2. 结直肠幼年性息肉病（colorectal juvenile polyposis）　以多发性青少年的结直肠息肉为特征，亦可见于胃和小肠。发生率约为FAP的1/10，至少有2个单独的基因突变可引起，位于染色体18q21的*SMAD4/DPC4*或位于染色体10q21-22的*BMPR1A/ALK*。可与遗传性出血性血管扩张症共存，大部分患者的息肉呈典型的错构瘤特征，大息肉通常呈分叶状，而不典型结直肠幼年性息肉病可出现异型增生的腺瘤，增加结直肠癌的发病率。本病患者患结直肠癌、上消化道癌的危险性分别为30%和10%。危险人群从12～15岁起，每1～3年应做1次全结肠镜检查；25岁起，每1～2年应做1次上消化道内镜检查，直至35岁。但是，有相关基因突变的危险人群应定期随访至70

岁，结直肠幼年性息肉病的治疗详见扩展阅读 15-6-5-2。

3. 卡纳达-克朗凯特综合征（Canada-Cronkhite syndrome，CCS）　又称息肉-色素沉着-脱发-指（趾）甲营养不良综合征（polyposis-pigmentation-alopecia-onychatrophia syndrome），临床极为罕见。主要临床特点有：①中老年人起病（平均发病年龄为 59 岁）；②主要症状为腹泻、指（趾）甲异常、毛发脱落、色素沉着、味觉异常等；③无息肉病家族史；④以胃、大肠为主的消化道息肉病为特征；⑤病理表现为息肉有上皮细胞覆盖，腺体增生呈囊性扩张，细胞间质水肿并可见炎症细胞浸润；⑥蛋白漏出试验异常，多有低蛋白血症。

治疗以止泻等对症处理为主，部分患者可应用皮质激素、抗纤溶酶。内镜下切除局限或少量息肉可缓解病情。近年来应用柳氮磺吡啶抗感染治疗及高能量疗法，取得一定疗效。合并严重的并发症者（如大量出血、脱垂、肠套叠、肠梗阻和恶变）或病变肠段较短者应手术治疗。

4. 多发性错构瘤综合征（multiple hamartoma syndrome）　又称为考登综合征（Cowden syndrome），是一种全身多脏器化生性和错构瘤性病变的疾病。本病为常染色体显性遗传，为位于 10q23.3 的 *PTEN* 基因突变所致。本病临床表现为多发性错构瘤，以毛根鞘瘤为特征性表现。60%左右患者有消化道息肉，最常见的部位包括胃（75%）、结肠（66%）、食管（66%）和十二指肠（37%）。临床表现还包括黏膜上皮病变、甲状腺异常、乳腺纤维囊性病变、早年发病的子宫肌瘤、大头畸形、智力低下及小脑发育不良性神经节细胞瘤。约 40%合并恶性肿瘤，主要为乳腺癌、甲状腺癌、子宫内膜癌等。本病胃肠道息肉可行内镜下息肉摘除术。无法内镜下摘除者可考虑手术治疗。

推荐阅读

1. VAN LEERDAM M E, ROOS V H, VAN HOOFT J E, et al. Endoscopic management of Lynch syndrome and of familial risk of colorectal cancer: European Society of Gastrointestinal Endoscopy (ESGE) Guideline[J]. Endoscopy, 2019, 51(11): 1082-1093.
2. SAMADDER N J, BAFFY N, GIRIDHAR K V, et al. Hereditary cancer syndromes-a primer on diagnosis and management, part 2: gastrointestinal cancer syndromes[J]. Mayo Clin Proc, 2019, 94(6): 1099-1116.
3. KANTOR M, SOBRADO J, PATEL S, et al. Hereditary colorectal tumors: a literature review on MUTYH-associated polyposis[J]. Gastroenterol Res Pract, 2017, 2017: 8693182.
4. VASHISTHA N, CHAKRAVARTY S, SINGHAL D. Cronkhite-Canada syndrome[J]. Gastrointest Endosc, 2017, 86(5): 922-923.

第六节　嗜酸性粒细胞性胃肠病

刘　懿

嗜酸性粒细胞性胃肠病（eosinophilic gastrointestinal diseases，EGIDs）是一种嗜酸性粒细胞浸润消化道所致的炎性胃肠道功能失调疾病，与食物蛋白过敏有关，其机制为 IgE 和非 IgE 介导的免疫反应。EGIDs 包括嗜酸性粒细胞性食管炎（eosinophilic esophagitis，EoE）和嗜酸性粒细胞性胃肠炎（eosinophilic gastroenteritis，EG）。

一、嗜酸性粒细胞性食管炎

嗜酸性粒细胞性食管炎（EoE）是一种慢性的、由变应原驱动的、免疫介导的食管慢性炎症，其黏膜有高密度的嗜酸性粒细胞。多见于儿童和中青年。持续未被控制的食管慢性炎症逐渐引发食管运动障碍、组织顺应性降低及纤维狭窄，从而引起吞咽困难及食物嵌塞的临床表现。儿童主要表现为固态食物吞咽困难、食物嵌塞及因上述原因继发的发育不良。成年人多表现为进食困难、胸痛、食物反流、食物嵌塞。

【诊断】

诊断依赖于内镜检查和活检。典型表现为食管黏膜线性槽沟、白色渗出和环形皱纹。活检显示嗜酸性粒细胞≥15/HPF，并排除胃食管反流病即可诊断。

【治疗】

治疗策略包括利用饮食剔除以排除抗原刺激、皮质类固醇及 PPI 治疗以控制组织炎症和病理组织重塑，根据病情轻重可选择单一或联合治疗，建议由饮食剔除治疗开始逐步联合 PPI 和/或激素治疗。

（一）饮食剔除治疗　剔除食物源性抗原刺激对于实现 EoE 患者的组织学和临床缓解是非常有效的，有研究表明，要素饮食（包括人体所需易于消化的营养要素的化学精制食品）4 周改善了 88%的临床症状，71%的患者获得了组织学变化，黏膜屏障完整性得到改善，关键细胞因子如 IL-13、IL-5 和胸腺基[illegible]
[illegible]的[illegible]表[illegible]著降[illegible]

（二）[illegible]E 治[illegible]主要方[illegible]
[illegible]化[illegible]2[illegible]，或[illegible]
[illegible]

（三）[illegible]前[illegible]认[illegible]EoE[illegible]
[illegible]诱导[illegible]，以[illegible]屏障恢复的治疗效果，之后将维持剂量减至最低有效剂量。

（四）内镜下扩张治疗　出现纤维狭窄、有吞咽困难症状的 EoE 患者可以通过缓慢、渐进的内镜下扩张治疗来缓解，且患者耐受性良好。

二、嗜酸性粒细胞性胃肠炎

嗜酸性粒细胞性胃肠炎（EG）是一种少见的疾病，以嗜酸性粒细胞浸润到胃肠道的黏膜、肌层或者浆膜层为特点。本病通常累及胃窦和近端空肠，若一旦累及结肠，则以盲肠及升结肠较多见。

【流行病学】

EG 患者年龄跨度可从婴儿到 70 岁的老年人，好发年龄范围为 30~50 岁。男性发病率约为女性的 2 倍。

【病因与发病机制】

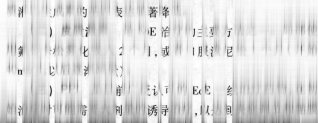

EG 的病因迄今未明。有人认为与某些外源性或内源性的

物质引起的机体过敏有关，但仅有20%～50%的患者有过敏史。外周血中嗜酸性粒细胞和免疫球蛋白IgE升高较为常见，为20%～80%。造成消化道损伤最重要的因素是嗜酸性粒细胞的浸润及脱颗粒作用。活化的T细胞还可产生IL-5，具有强大的嗜酸性粒细胞趋化和脱颗粒功能。研究表明，淋巴细胞所衍生的嗜酸性粒细胞趋化因子对于调节嗜酸性粒细胞聚集于胃和小肠起到不可或缺的作用。

【临床表现】

本病缺乏特异性表现，可因胃流出道梗阻而急性起病，也可表现为腹痛或不适（100%）、恶心（67%）、呕吐（33%）、焦虑（67%）、肠梗阻（50%）、腹水等慢性症状，接近80%的患者有长期反复发作病史。儿童及青少年通常表现为生长发育迟缓、青春期延迟、闭经等；成人主要表现为腹痛、腹泻、吞咽困难、体重降低，严重者表现为急性消化道梗阻或穿孔。

（一）按部位分类

1. 局限性　多见于中老年，病变仅累及胃，约占EG的26%。胃窦部最常见，主要表现为上腹部的痉挛性疼痛、恶心、呕吐等；胃内的肿块可以导致恶变或胃流出道梗阻。

2. 弥漫性　多见于中青年，主要表现为上腹部痉挛性疼痛、恶心、呕吐，发作有规律，可能与进食某些食物有关，约50%患者可出现肠梗阻表现。

（二）按浸润程度分类　Klein分型是目前常用的EG分类方法。

1. 黏膜型　病变主要累及胃肠黏膜。患者可有过敏性病史、血IgE浓度增高及白蛋白降低，其临床表现为胃肠道蛋白丢失、贫血、吸收不良、体重下降及腹泻等。

2. 肌层型　病变主要累及肌层，其临床表现为梗阻，另外，还偶有胃肠道出血和瘘管形成。

3. 浆膜型　病变主要累及浆膜层，其临床表现为腹痛、腹膜炎、腹水和腺体病，其中腹水较常见，对激素治疗反应较好。

【辅助检查】

（一）血常规　EG患者有嗜酸性粒细胞计数升高，且可随疾病病程波动，但有1/3的EG患者在整个过程中嗜酸性粒细胞计数始终正常。因此，无嗜酸性粒细胞增多不能除外EG的可能。

（二）粪便检查　大便隐血阳性，可以通过收集24小时的粪便检测α_1-抗胰蛋白酶判断消化道中蛋白的丢失情况，正常值为0～54mg/dl。EG患者该值往往会升高，部分患者有轻至中度脂肪泻。

（三）腹水检查　可见大量嗜酸性粒细胞。

（四）放射学检查　胃肠道钡餐造影可见胃窦部僵硬、黏膜皱襞增厚和黏膜结节样增生；小肠环状皱襞及增厚，但不伴溃疡和局部异常；CT检查可见胃肠壁增厚、肠系膜淋巴结肿大或腹水。

（五）内镜　可见受累黏膜充血水肿、糜烂、出血、增厚或有肿块。活检病理可见受累胃肠道黏膜有局灶或弥漫性嗜酸性粒细胞浸润、组织水肿及纤维化，但一般不伴组织坏死；胃、十二指肠及回肠高于20～30/HPF，结肠高于20～50/HPF，即支持EG诊断。对高度怀疑肌层型或浆膜型者，超声内镜有助于诊断。

【诊断与鉴别诊断】

（一）诊断　EG的诊断主要根据临床表现、血常规、放射学及内镜加活检病理检查的结果。常用的有两种诊断标准。

1. Talley标准　①存在胃肠道症状；②活检病理显示从食管到结肠的胃肠道有1个或1个以上部位的嗜酸性粒细胞浸润，或有放射学结肠异常伴周围嗜酸性粒细胞增多；③除外寄生虫感染和胃肠道外以嗜酸性粒细胞增多为特点的疾病，如结缔组织病、嗜酸性粒细胞增多症、克罗恩病、淋巴瘤、原发性淀粉样变性、Ménétrier病等。

2. Leinbach标准　①进食特殊食物后出现胃肠道症状和体征；②外周血嗜酸性粒细胞增多；③组织学证明胃肠道有嗜酸性粒细胞增多或浸润。现认为上消化道黏膜嗜酸性粒细胞计数>20/HPF，下消化道黏膜嗜酸性粒细胞计数>60/HPF，可以诊断为EG。

（二）鉴别诊断

1. 消化不良　需与消化性溃疡、反流性食管炎、胃癌、慢性胰腺炎等鉴别。

2. 肠道寄生虫感染　周围血嗜酸性粒细胞增多可见于钩虫、蛔虫、旋毛虫、华支睾吸虫、棘球蚴等所致的寄生虫病，各有其临床表现，外周血嗜酸性粒细胞绝对值明显升高；通过反复检查粪便虫卵不难鉴别。

3. 肠梗阻　肌层型EG，常发生肠梗阻，要注意除外胃肠道肿瘤、肠道血管性疾病等。

4. 嗜酸性肉芽肿　主要发生于胃和大肠、小肠，呈局限性肿块，病理组织检查为嗜酸性肉芽肿混于结缔组织基质中，病理学特点为黏膜下层的结节或息肉内有不同程度的嗜酸性粒细胞浸润。

5. 腹水　多见于浆膜型EG。腹水常规和生化检查、腹水癌胚抗原（CEA）检测、腹水病理检查有助于疾病的诊断。

6. 嗜酸性粒细胞增多综合征（hypereosinophilic syndrome，HES）　HES是一种病因未明的全身性疾病。HES和EG有时很难鉴别，有些学者认为弥漫性EG有可能是以胃肠道表现为主的HES。

【治疗】

（一）饮食　应尽量避免引起胃肠过敏的食物，有人曾试用要素饮食，但收效甚微。

（二）药物治疗

1. 糖皮质激素　EG对糖皮质激素的治疗有良好反应，以泼尼松为例，一般开始剂量为15～40mg/d，连续1～2周为1个疗程，治疗2个月后逐渐减量，糖皮质激素治疗缓解率可达90%。

2. 色甘酸钠　系肥大细胞膜稳定剂抑制其脱颗粒反应及NADPH氧化酶的活化，防止组胺、慢反应物质和缓激肽等介质的释放而发挥其抗过敏作用。

3. 抗过敏药物　阿司咪唑，10mg/次，1～2 次/d；酮替芬，1～2mg/次，1～2 次/d。

（三）手术治疗　EG 的手术治疗适用于有梗阻的患者，但远期效果不佳，如不用糖皮质激素治疗，即使行胃肠道局部切除，仍有可能复发。

【预后】

本病是一种变态反应性疾病，虽可反复发作，但长期随访未见恶变，如能及时治疗，其预后良好。

推荐阅读

1. SUNKARA T, RAWLA P, YARLAGADDA K S, et al. Eosinophilic gastroenteritis: diagnosis and clinical perspectives[J]. Clin Exp Gastroenterol, 2019, 12: 239-253.
2. ASHITANI K, TSUZUKI Y, YAMAOKA M, et al. Endoscopic features and diagnostic procedures of eosinophilic gastroenteritis[J]. Intern Med, 2019, 58(15): 2167-2171.

第七节　肠道微生态和消化系统疾病

陈　坚　戎　兰　沈锡中

肠道微生态指在机体消化道中存在的细菌、病毒、真菌、衣原体等微生物群体总称，以细菌为主。其总数可达 10^{13}～10^{14}，是人体体细胞数目的 10 倍，基因数目是人体的 100～150 倍，总重量可达 1 000g。正常情况下，肠道微生物之间相互依存、相互制约，处于相对平衡状态，在宿主消化、吸收、营养、免疫、生[illegible]刺激、生物拮抗等方[illegible]挥[illegible]，与宿主共发育、共代谢、[illegible]进化、互交[illegible]，成[illegible]的天然屏障。

【菌群分类与演变】

人体[illegible]道菌[illegible]是[illegible]态[illegible]杂过程，胎儿肠道处于相对无菌状态，出生后[illegible]与[illegible]接触及饮食摄入，开始不断有细菌定植，直至[illegible]定[illegible]的肠道菌群。每个婴幼儿的肠道菌群受生产方式（顺产或剖宫产）、喂养方式（母乳喂养或配方奶），以及生活环境（包括抗生素使用）的影响而差异较大。

肠道菌群可分为三大类：①原籍菌，是肠道优势菌群，为专性厌氧菌，定植在肠道黏膜表面的深部，低免疫原性，如拟杆菌、双歧杆菌、乳杆菌等，一般对机体有益；②共生菌，为肠道非优势菌群，与原籍菌有共生关系，与外籍菌有拮抗关系，如消化链球菌（*Peptostreptococcus*）、芽孢杆菌（*Bacillus*）等；③外籍菌，大多数是病原菌，在肠腔表层可以游动的菌群，如大肠埃希菌（*Escherichia coli*）、肠球菌（*Enterococcus*）等需氧菌或兼性厌氧菌，具有高度免疫原性，长期定植的机会少。

细菌经口进入机体过程中，先遇到胃酸屏障，胃液有杀菌能力，进食时胃内细菌数可升高至 10^4/ml。由于小肠液量大，包含胆汁酸、消化酶和氧气等，对细菌也有杀菌作用，因此小肠内细菌数相对较少。随着空肠至回肠蠕动速度的减慢，细菌数和种类随着 pH 梯度上升开始变化，空肠细菌浓度 10^3～10^5/ml，以革兰氏阳性需氧菌为主，回肠渐上升达 10^5～10^7/ml，革兰氏阴性菌开始超过革兰氏阳性菌。通过回盲瓣后，细菌浓度升高达 10^{10}～10^{12}/ml，98%为厌氧菌，主要为原籍菌，而潜在致病菌如梭菌（*Clostridium*）和葡萄球菌（*Staphylococcus*）浓度较低。

【菌群功能】

（一）生物屏障　肠腔内正常菌群与肠黏膜紧密结合构成生物屏障，将致病菌和毒素局限于肠腔内，保持机体内环境的稳定。

（二）生物拮抗　多数原籍菌在与致病菌的营养争夺中占绝对优势，限制致病菌黏附及繁殖。肠道原籍菌及共生菌通过竞争结肠黏膜表面的附着位点来维持对致病菌定植的抵抗，也称之为“占位效应”（occupying effect）。

（三）免疫调节　肠黏膜相关淋巴组织（mucosal-associated lymphoid tissue，MALT）内的免疫细胞约占人体总量的 70%，由派尔集合淋巴结（Peyer's patch，PP）、固有层淋巴细胞和上皮内淋巴细胞组成。肠道菌群刺激肠道淋巴组织发育，不仅在肠道内发挥黏膜免疫防御功能，也通过循环系统发挥全身免疫功能。菌群参与 T 淋巴细胞增殖分化和辅助性 T 细胞的分型（Th1、Th2、Th17），调节 T 淋巴细胞对非致病性抗原物质如食物应答，形成免疫耐受。

（四）代谢和营养　通过优势生长竞争性地消耗致病菌的营养素，将肠腔内不消化多糖，如低聚糖、非淀粉多糖、抗性淀粉等，进行发酵降解为短链脂肪酸（short-chain fatty acid，SCFA），促进肠上皮细胞生长和分化，促进调节性 T 细胞分化。参与多种维生素和微量元素合成吸收，维生素 K 主要来源于大肠埃希菌的合成。参与一些药物和毒物的代谢，如柳氮磺吡啶经肠道菌群代谢释放出 5-氨基水杨酸起治疗作用。

（五）脑-肠-微生物轴　脑-肠轴是将大脑和肠道功能整合的双向信息交流系统。脑-肠轴功能改变参与多种胃肠道疾病的发生，比如肠易激综合征及相关的功能性胃肠病。近年来的研究发现肠道微生物参与了脑和神经系统的发育，甚至和人类的情绪行为有关。肠道菌群可以通过内分泌途径（激素）、免疫途径（细胞因子）及自身的代谢产物（SCFA、生物胺、胆盐和酚类物质等）影响中枢神经系统的功能和大脑的发育，并参与应激反应、焦虑、抑郁、认知功能等中枢神经系统活动；同时机体也通过神经、免疫和内分泌系统影响，调节肠道菌群的平衡。脑-肠轴和微生物组成的双向应答的协调对于维持机体健康有着重要的作用，被称为脑-肠-微生物轴（brain-gut-microbiota axis，BGMA）。

【菌群失调】

胃肠道微环境发生变化，使胃肠道外来菌的数量和密度升高、原籍菌及共生菌的数量和密度下降，从而引发菌群失调。轻度的菌群失调仅表现为不同细菌之间的比例失调；中重度的比例失调会引发肠黏膜的通透性增加，肠道黏膜屏障受损，造成大量肠道细菌或内毒素易位，通过肠黏膜屏障进入血液或其他器官，诱发炎症和一系列细胞因子的释放，导致远隔器官的受损,引发各种疾病,称之为菌群失调症。菌群失调可能是由遗传倾向、感染、饮食和营养状况的改变及使用抗生素等诱因导致的。

【肠道微生物检测技术】

(一) 粪便涂片查球杆比　健康人粪便中的菌量和菌谱处于相对稳定状态,革兰氏阳性球菌与革兰氏阴性杆菌比例相对恒定。新鲜粪便涂片直接镜检,以球菌与杆菌比例的方式报告,简称球杆比,参考值为1∶3(成人)。但在某些病理情况下,如长期应用抗生素或免疫抑制剂,其菌量和菌谱发生改变而造成菌群失调。

(二) 16S rDNA/RNA 扩增子测序　16S rDNA/RNA 位于原核细胞核糖体小亚基(ribosomal small subunit,SSU)上,包括10个保守区域和9个高变区域,其中保守区在细菌间差异不大,高变区具有属或种的特异性,随亲缘关系不同而有一定的差异。因此,16S rDNA 可以作为揭示生物物种的特征核酸序列。16S rDNA 扩增子测序技术已成为研究人体样本中微生物群落组成结构的重要手段。

(三) 宏基因组测序　提供庞大数据,更大程度上提供微生物群中非细菌成分的信息,包括以往未能鉴定到的微生物,根据研究目标的不同(包括微生物的 DNA、RNA 或蛋白表达产物),分别称之为宏基因组学、宏转录组学、宏代谢组学。

【微生态制剂】

补充外源性有益菌、促进正常菌群的生长,抑制致病菌或条件致病菌的生长,调整微生态失衡。

微生态制剂主要有三类:①益生菌(probiotics),指对宿主有利无害的活菌群和/或死菌,可以是单一菌株制成,也可以是多种菌的复合制剂,具有菌株特异性和剂量依赖性。主要的益生菌包括双歧杆菌、乳杆菌和嗜热链球菌、芽孢杆菌、酵母菌(*Saccharomyces*)等制品。②益生元(prebiotic),指一类非消化的物质,可被结肠内正常细菌分解和利用,选择性地刺激结肠内有益菌生长,改善肠道功能,它包括果糖、乳果糖、异麦芽糖和纤维素、果胶及一些中草药等。③合生元(synbiotics),是益生菌与益生元合并的一类制剂,所添加的益生元既能促进制剂中益生菌生长,又能促进宿主肠道中原籍菌的生长与增殖。

【肠道菌群失调和消化系统疾病】

(一) 腹泻

1. 急性腹泻　饮食不当、环境变化等因素使肠道菌群紊乱,致病菌进入机体内,导致急性腹泻。

2. 旅行者腹泻　指去异地旅行者发生的急性腹泻,一般症状轻微,具有自限性。益生菌对旅游者腹泻有一定的预防和治疗作用。

3. 抗生素相关性腹泻　使用广谱抗生素或免疫力低下者,导致肠道菌群失调,使艰难梭菌大量繁殖,产生的毒素引起严重腹泻及结肠炎症(见本章第九节"假膜性肠炎")。治疗应选择对艰难梭菌敏感的抗生素,如甲硝唑、万古霉素等,健康人粪菌移植也有效。

(二) 肠易激综合征　肠易激综合征发病机制复杂,肠道菌群紊乱是其发病的重要因素之一。患者肠道内厚壁菌对拟杆菌的比例增加,菌群多样性减少。部分腹泻或便秘型患者使用抗生素治疗有明显疗效,提示肠易激综合征可能存在着菌群紊乱及病原菌异常繁殖的两种可能性。紊乱菌群通过细菌发酵产物,增高内脏的敏感性,降低疼痛阈值,产生腹痛或腹部不适的症状;紊乱代谢产物,如高浓度的 SCFA 和甲烷影响肠道固有神经或结肠平滑肌、结回肠反射等,影响肠道动力,导致腹泻和便秘的症状。菌群失调引起肠道黏膜持续低度炎症,刺激结肠黏膜内肥大细胞的增加,导致腹痛。益生菌能改善部分肠易激综合征症状,如腹胀、腹痛等。不同益生菌疗效有不一致报道。

(三) 功能性便秘　胃肠运动减慢导致肠道菌群繁殖,代谢产生的抑制性神经递质,如一氧化氮等,可加重便秘症状;肠道菌群可反作用于脑-肠轴,使 5-HT 分泌降低,抑制肠蠕动。益生菌,如双歧杆菌,可促进 5-HT 分泌,使肠腔内 pH 下降,中和肠道内毒素,减少水分吸收,缓解便秘症状。

(四) 小肠细菌过度生长综合征　小肠内细菌较少,若小肠上段 pH 梯度上升、肠道运动减弱时,小肠下段及结肠的致病菌,如葡萄球菌、梭菌等,出现上移,造成小肠细菌过度生长(small intestinal bacterial overgrowth,SIBO)。SIBO 可使结合胆酸分解为游离胆酸,继而影响脂肪的吸收;亦可竞争性摄取营养物质,造成巨幼红细胞贫血和骨质软化等疾病;还可代谢产气引发腹胀、腹痛等症状。小肠黏膜持续慢性炎症促进老年性疾病加速进展,如动脉粥样硬化、2 型糖尿病等。

(五) 炎症性肠病　发病机制复杂,肠黏膜对肠腔内菌群和食物均处于"可控"的炎症反应范围内,当肠腔内菌群紊乱后,可引起异常免疫应答,帕内特细胞分泌抗菌肽减少,抗菌免疫力降低。炎症性肠病患者肠道内菌群种类降低 30%~50%,厚壁菌门和拟杆菌门数量减少,变形杆菌门和放线菌门数量增加。益生菌和健康人粪菌移植对部分轻或中度溃疡性结肠炎有效,对克罗恩病治疗效果尚需进一步研究。

(六) 幽门螺杆菌防治　体外试验发现多种益生菌可抑制 Hp 感染菌株的生长繁殖,乳杆菌的硫酸脑苷脂结合蛋白能与 Hp 竞争结合 Hp 糖脂受体分子,有助于机体抑制 Hp 的定植。Hp 根治过程中大量抗生素应用后肠道内双歧杆菌数量明显减少,大肠埃希菌和克雷伯菌(*Klebsiella*)数量增加,近半数患者可发生抗生素相关性腹泻,益生菌可减少药物的相关性不良反应,如腹泻、味觉障碍等,提高治疗的耐受性。

(七) 肠源性内毒素血症　肠黏膜屏障有助于将细菌的内毒素局限于肠腔内。重大应激、败血症、缺血再灌注、长期禁食等因素使肠黏膜上皮细胞萎缩、凋亡,屏障功能障碍,细菌及内毒素可从肠道进入肠系膜淋巴结、腹腔外脏器(肝、脾、肾等)和血液,造成内源性感染。肠内细菌向肠外组织的迁移现象,称为细菌移位(bacterial translocation,BT)。

1. 慢性肝病　肠道动力障碍、胆汁分泌能力受损、肠道去垢作用削弱,增加了致病菌黏附和生长的机会;胃肠道淤血,肠黏膜通透性增加；抗生素的经常使用等加重肠道菌群的紊乱，可导致高内毒素血症，从而诱发自发性细菌性腹膜炎和肝性脑病、肝肾综合征和肝肺综合征等肝病并发症。补充双歧杆菌等益生菌或乳果糖益生元后，血浆和粪便氨水平降低，内毒素血症减轻，有利于缓解疾病。

2. 急性胰腺炎　长期禁食引发细菌移位是系统性炎症反应综合征及多器官功能衰竭的因素之一。早期鼻饲含有益生菌的肠内营养（enteral nutrition，EN）可促进肠道内菌群的平衡和维持有效的肠黏膜免疫状态，减少肠源性感染，缩短住院时间。

（八）代谢性疾病　肠道菌群是导致体重增加及能量代谢异常的环境因素，高脂饮食可导致肠腔内拟杆菌门含量降低及厚壁菌门升高。菌群紊乱降低黏膜通透性，可促进脂多糖与Toll-4受体结合、脂肪组织炎症细胞浸润、血清内炎症因子表达，引发一种低度炎症反应，最终引起肥胖、胰岛素抵抗、高脂血症及高血压等代谢紊乱性疾病。

（九）肿瘤　肠肿瘤者肠道内有害菌如拟杆菌、肠球菌、大肠埃希菌、肺炎克雷伯菌、链球菌及消化链球菌比健康对照增多，而共生菌则减少。由于肿瘤的发生发展是一个漫长的过程，菌群变化与肿瘤目前仍有大量疑问未解决。目前研究最多的促癌细菌为梭杆菌和肠杆菌，梭杆菌是有侵袭性、黏附性和致炎性的革兰氏阴性厌氧菌，肿瘤局部炎症因子水平与梭杆菌数量呈正相关；大肠埃希菌最为重要的毒力因子 colibactin 能破坏细胞的 DNA 双链结构，导致染色体不稳定的遗传性。

【粪菌[illegible]植】

1958年[illegible]美[illegible]外科[illegible]师[illegible]na[illegible]等[illegible]了4[illegible]用粪水治疗严重假膜性[illegible]肠[illegible]有效[illegible]粪菌[illegible]植（fec[illegible]microbi[illegible]a transplanta[illegible]tion，FMT）[illegible]将[illegible]人[illegible]便中[illegible]功能菌[illegible]离后移植到患者肠道内，重[illegible]健[illegible]肠[illegible]菌群[illegible]目前研[illegible]现对艰难梭菌感染（CDI）、炎症性肠[illegible]、肠易激[illegible]合征[illegible]便秘有效；对代谢性疾病、疲[illegible]综[illegible]征、肠道免[illegible]缺陷、帕[illegible]病和儿童孤独症[illegible]可能有效。2013年美国已将FMT列入治疗复发性CDI的临床指南中。但是FMT治疗中，供体治疗前和受体治疗前后肠道菌群缺乏观测，因此如何保证供体的健康性、理想的移植方法、技术标准化、安全性评估等方面尚有待于深入研究。

【益生菌安全性及副作用】

益生菌制剂的有效性具有菌株特异性和剂量依赖性。抗生素类药物影响益生菌在肠道的定植，因此在抗生素使用过程中避免同时使用益生菌制剂。抗生素耐药因子是否能通过益生菌传递给机体中其他细菌而造成耐药因子扩散，目前尚不明确，不过应予重视。对于免疫抑制人群服用益生菌，仍然需要慎重。

随着宏基因组学、高通量测序、激光扫描显微镜等方法在肠道菌群分析中的应用，希望更深入地了解肠道微生态系统与疾病相互作用，以便探知肠道菌群功能或特异性变化，实施个体化的治疗。

推荐阅读

1. Human microbiome project consortium. Structure, function and diversity of the healthy human microbiome[J]. Nature, 2012, 486(7402): 207-214.
2. MARCHESI J R, ADAMS D H, FAVA F, et al. The gut microbiota and host health: a new clinical frontier[J]. Gut, 2016, 65(2): 330-339.
3. 陈坚，张俊杰. 小细菌大健康——现代社会慢病微生态管理[M]. 上海：复旦大学出版社，2017：11.

第八节　梭菌坏死性肠炎

孙剑勇

梭菌坏死性肠炎（clostridial necrotizing enteritis），过去又称急性出血性坏死性肠炎（acute hemorrhagic necrotizing enteritis，AHNE），是由产气荚膜梭菌（*Clostridium perfringens*）引起的小肠坏死性病变，病变主要累及空肠和回肠。其临床表现可从轻度腹泻进展至感染性休克，甚至死亡，通过检测到粪便中C型产气荚膜梭菌毒素即可诊断，治疗主要使用抗生素，有时需要外科手术治疗。

【病因与发病机制】

目前认为与产生β外毒素的C型产气荚膜梭菌感染有关，该菌为一种革兰氏阳性厌氧菌，产生的β外毒素抵抗弱，对蛋白水解酶敏感，常规烹饪就可灭活。该病好发于新几内亚内陆地区和部分非洲、中南美洲和亚洲国家，而在新几内亚，该病常通过被污染的猪肉或其他肉类、花生等传播。常见发病危险因素包括：①长期营养不良，主食中缺乏蛋白质，人体产生的蛋白水解[illegible]也减少，下[illegible]分解[illegible]不[illegible]外毒素；②[illegible]卫生差；③[illegible]食以甘[illegible]为主或蛔虫感染[illegible]薯和蛔虫[illegible]有[illegible]大量胰[illegible]酶抑制[illegible]子；④间断[illegible]大量[illegible]入肉食等。

【[illegible]理】

[illegible]要病理改变为[illegible]小动脉内类[illegible]维[illegible]沉着[illegible]栓[illegible]致小肠[illegible]血和坏死。病[illegible]以空肠及回肠[illegible]，[illegible]严重[illegible]可累及十二指肠、结肠及胃，甚至全胃肠道。病变部分呈节段性，黏膜肿胀、广泛性出血，皱襞顶端被覆污绿色的假膜，但与正常黏膜分界清楚。病变可延伸至黏膜肌层，甚至浆膜层。病变肠壁明显增厚、变硬，严重者可致肠溃疡和肠穿孔。镜下肠绒毛充血和变粗，绒毛顶端黏膜上皮凝固性坏死，有多核及单核细胞浸润；黏膜下层广泛出血，水肿和炎症细胞浸润。肌层及浆膜层可有轻微出血。肠平滑肌可见肿胀、断裂、玻璃样变及坏死。血管壁呈纤维素样坏死，也可有血栓形成，坏死周围及血管周围有淋巴细胞、嗜酸性粒细胞和单核细胞。肠壁肌神经丛细胞可有营养不良性改变。肠系膜局部淋巴结肿大、软化。尚可有肝脏脂肪变性、急性脾脏炎、间质性肺炎、肺水肿，以及肾上腺灶性坏死等。

【临床表现】

起病急，多有不洁饮食史，如摄入变质肉类、生甘薯等，或暴饮暴食。受冷、劳累、肠道蛔虫感染及营养不良为诱发因素。

（一）腹痛 首发症状，突然出现，多有脐周或中上腹阵发性绞痛，后逐渐转为全腹或右下腹持续性剧痛，阵发性加剧。在1~3天后加重，出现腹膜刺激征，血便消失后减轻。

（二）腹泻、便血 粪便初为糊状、带粪质，其后渐为黄水样，每天腹泻2~8次，也有10次以上者，无明显里急后重感。少数可出现脱水和代谢性酸中毒等。12~72小时后可出现便血。便血是本病特征之一，出血量稍多者呈洗肉水样、赤豆汤样或果酱样，甚至可呈鲜血状或暗红色血块。严重者一天出血量多达数百毫升。粪便无黏液和脓液，有特殊的腥臭味。

（三）恶心、呕吐 常与腹痛、腹泻同时发生。呕吐物可为黄水样、咖啡样或血水样，亦可呕吐胆汁。

（四）全身症状及中毒症状 发热一般在38~39℃，少数可达41~42℃，多于4~7天渐退，持续2周以上者少见。重症病例起病后1~2天腹痛、呕吐加剧，大量血便，高热抽搐，部分病例可出现休克；或表现为明显腹胀，麻痹性肠梗阻。甚至有患者于24小时死亡。

（五）腹部体征 腹部膨隆，可见肠型。脐周和上腹部，甚至全腹，明显压痛，还可扪及包块。腹膜炎时腹肌明显紧张，有反跳痛。早期肠鸣音可亢进，而后可减弱或消失。

【临床分型】

（一）胃肠炎型 见于疾病的早期，有腹痛、水样便、低热，可伴恶心，呕吐。

（二）中毒性休克型 出现高热、寒战、神志淡漠、嗜睡、谵语、休克等表现，常在发病1~5天内发生。

（三）腹膜炎型 有明显腹痛、恶心、呕吐、腹胀及急性腹膜炎征象，受累肠壁坏死或穿孔，腹腔内有血性渗出液。

（四）肠梗阻型 有腹胀、腹痛、频繁呕吐，排便排气停止，肠鸣音消失，出现鼓肠。

（五）肠出血型 以血水样或暗红色血便为主，量可多达1~2L，可出现明显贫血和脱水。

【实验室检查】

（一）血常规 外周血白细胞增多，以中性粒细胞增多为主，常有核左移，少数可出现类白血病样反应。红细胞及血红蛋白常降低，嗜酸性粒细胞及血小板常减少。

（二）粪便检查 外观呈暗红或鲜红色，或隐血试验强阳性，镜下见大量红细胞，偶见脱落的肠黏膜。可有少量或中量白细胞。粪便可检测到C型产气荚膜梭菌毒素。

（三）粪便培养 需做厌氧菌培养。但需时较长，一般要7~10天。

（四）尿常规 可有蛋白、红细胞、白细胞及管型尿。部分病例尿液淀粉酶升高。

【辅助检查】

（一）X线检查 腹部X线片可见局限性小肠积气及液平面，中、晚期则可见肠麻痹或轻、中度肠扩张，肠腔内多个细小液平面，肠穿孔者可见气腹征象。急性期禁做钡餐及钡剂灌肠检查。

（二）结肠镜检查 全结肠腔内见大量新鲜血液，但未见出血病灶，并可见回盲瓣口有血液涌出。

（三）其他检查 轻症病例腹腔镜检查可见肠管充血、水肿、出血、肠壁粗糙及粘连等。腹腔穿刺液淀粉酶可大于5 000U/L。

【诊断与鉴别诊断】

诊断主要根据临床症状。有不洁饮食、暴饮暴食史，突发腹痛、腹泻、便血及呕吐，伴有中度发热，突然腹痛后出现休克症状或出现麻痹性肠梗阻，应考虑本病的可能，特别是呈腥臭味洗肉水样便而无明显里急后重者，粪便检测到C型产气荚膜梭菌毒素可诊断。

本病需与中毒性菌痢、过敏性紫癜、急性克罗恩病、溃疡性结肠炎、绞窄性肠梗阻、肠套叠、阿米巴肠病及肠息肉病等鉴别。

【治疗】

本病治疗以早期联合使用抗生素、纠正水和电解质平衡紊乱、解除中毒症状、积极防治中毒性休克及其他并发症等非手术疗法为主，而约50%的重症患者需手术治疗。

（一）非手术治疗

1. 一般治疗 完全卧床休息，禁食，重症者同时禁水。

2. 静脉补液或全肠外营养（total parenteral nutrition，TPN） 本病失水、失钠和失钾者较多见。可根据病情酌定输液总量和成分。纠正代谢性酸中毒。对重症患者及严重贫血、营养不良者，可施以TPN。患者恢复进食后可继续辅以肠内营养。

3. 纠正休克 除补充晶体溶液外，应适当输血浆、新鲜全血或人血清白蛋白等。血压不升者可适当应用血管活性药物。

4. 对症疗法 严重腹痛者可给予哌替啶（度冷丁）；腹胀和呕吐严重者可进行胃肠减压，并注意补钾。便血量多者可实施止血治疗，包括口服凝血酶或云南白药，以及静脉给予注射用血凝酶（立止血）、酚磺乙胺（止血敏）等。严重出血可用生长抑素及其类似物持续静脉滴注。

5. 抗生素 一般两种联合应用。常用的抗生素有青霉素G、甲硝唑或替硝唑，还包括喹诺酮类、第二代或三代头孢菌素类，以静脉滴注为主。

6. 肾上腺皮质激素 因有加重肠出血和促发肠穿孔危险，一般应用不超过5天。

7. 其他治疗 微生态制剂调节肠道菌群。蒙脱石散可吸附肠道内毒素，予口服或胃管内注入。补充胰蛋白酶可水解β外毒素，减少其被吸收。常用胰蛋白酶0.6~0.9g口服，3次/d；重症者1 000U肌内注射，1~2次/d。疑为或诊断为肠蛔虫感染者在出血停止、全身情况改善后应施以驱虫治疗。实验性类毒素疫苗已在流行地区成功使用，但未上市。

（二）手术治疗 下列情况可考虑手术治疗：①肠穿孔；②严重肠坏死，腹腔内有脓性或血性渗液；③反复大量肠出血，并发出血性休克；④肠梗阻、肠麻痹；⑤不能排除其他急需手术治疗的急腹症。

【预后】

本病死亡率直接与败血症、弥散性血管内凝血、腹水、极低体重儿有关，可达20%～27%。手术后的短肠综合征、吸收不良综合征等不多见，长期随访术后患儿的生长发育营养状态均较好，营养不良的发生率亦不高。

推荐阅读

PORTER R S. 默克诊疗手册[M]. 王卫平，译. 北京：人民卫生出版社，北京，2021，1400.

第九节　假膜性肠炎

陈世耀　李　锋

假膜性结肠炎（pseudomembranous colitis，PMC）是发生于结肠，也可累及小肠的急性肠黏膜坏死、纤维素渗出性炎症，黏膜表面覆有黄白或黄绿色假膜。常见于应用抗生素治疗后，故有"抗生素相关性肠炎（antibiotic-associated colitis）"之称。现已证实PMC主要是由艰难梭菌（*Clostridium difficile*，CD）的外毒素所致。病情轻重不一，严重病例可致死亡。艰难梭菌相关性腹泻（*Clostridium difficile* associated diarrhea，CDAD）和艰难梭菌感染（*Clostridium difficile* infection，CDI）曾经被认为主要是医院内获得的疾病，但是近年来社区获得的CDI逐渐被认识，可发生于儿童和成人。

【病因与发病机制】

CD是PMC的主要致病菌。该菌为厌氧的革兰氏阳性菌，广泛存在于自然界的土壤、水、各种动物粪便及人的肠道、尿道及阴道中。

PMC [illegible]主要由CD[illegible]株、[illegible]素、[illegible]微生物菌群和宿[illegible]同决[illegible]毒素是PMC发生[illegible]主要[illegible]。CD本身是非[illegible]性的[illegible]产生[illegible]A毒[illegible]（肠毒素，分[illegible]308kDa）和B毒[illegible]细胞[illegible]250kD[illegible]）可使Rho[illegible]鸟苷三磷酸酶的失活[illegible]导致[illegible]道上皮细胞[illegible]死、[illegible]屏障功能消失、中[illegible]细胞[illegible]A毒素和B毒素还[illegible]通[illegible]基化破坏细胞骨架，导致肠上皮细胞变圆、液体渗出、细胞坏死。

抗菌药物能诱发产生本病，以广谱青霉素类、林可霉素、克林霉素及第三代头孢菌素最为常见。近年来喹诺酮类药物引起的PMC明显增多，曾有院内暴发流行的报道。抗生素应用抑制了肠道的正常菌群，使CD得以迅速繁殖。肠道菌群失调也与PMC的复发相关。

基础疾病尤其是患者免疫功能低下是发病最重要的危险因素，包括胃肠道恶性肿瘤手术后、恶性肿瘤接受化疗、器官移植术后接受抗排斥治疗，以及其他严重的系统疾病，如尿毒症、糖尿病、心力衰竭合并感染状态。

【病理】

PMC主要侵犯结肠，以乙状结肠最多见，呈连续性分布，严重者可累及全结肠及远端小肠部位。病变肠腔扩张，腔内液体增加。肉眼可见病变处覆有大小不一、散在的高出黏膜面的黄白色斑块，即假膜。随病情进展假膜可由点状融合成不规则片状，严重时可出现剥脱性改变及渗血，局部呈现光剥的区域。显微镜下坏死一般限于黏膜层，严重病例可向黏膜下层伸延，极少数患者因累及肠壁全层而发生肠穿孔。病变愈合后，假膜脱落，假膜下愈合的创面发红，在假膜脱落后10天左右，内镜检查可完全恢复正常。

【临床表现】

本病多发生于50岁以上免疫功能低下的人群，女性多于男性。症状发生多见于抗生素治疗4～10天内或在停用抗生素后1～2周内。起病大多急骤，轻者仅有腹泻，重者可呈暴发型。

（一）腹泻　是最主要的症状，腹泻程度和次数不一，轻型病例，大便每日2～3次，停用抗生素后自愈。重者有大量水样腹泻，每日可达30余次。少数病例有脓血样便，或排出斑块状假膜。

（二）腹痛　通常发生在下腹部，呈钝痛、胀痛或痉挛性疼痛，有时很剧烈，可伴有腹胀、恶心、呕吐。

（三）毒血症表现　包括心动过速、发热、谵妄及定向障碍等。严重者常发生低血压、休克、严重脱水、电解质紊乱及代谢性酸中毒，甚至急性肾功能不全。

（四）并发症　部分患者由于病情严重或诊治不及时可发生严重并发症，如中毒性巨结肠、麻痹性肠梗阻、肠穿孔等。

【诊断与鉴别诊断】

在患有严重疾病机体免疫功能低下的病例中，使用抗生素治疗期间或停用抗生素后短期内，突然出现腹泻者，均要考虑CDI的可能。实验室检查不能区分无症状菌群定植和感染，因此诊断需结合临床表现，且同时符合以下两点才能诊断为CDI：①任何近期使用抗生素并出现不明原因腹泻（24小时内3次及3次以上不成形粪便，持续2天）；②粪便检测产毒素CD或其毒素为阳性，或内镜检查发现PMC。PMC是CDI的严重表现，仅在<50%的出现腹泻同时伴有粪便培养和毒素检测CD阳性的患者进行肠镜检查时发现。在重症患者伴有急腹症并怀疑PMC时，内镜检查是快速的诊断方法，但检查阴性不能除外CDI。

（一）实验室检查　周围血白细胞增多，在10×10^9/L以上，以中性粒细胞为主。粪常规检查仅有白细胞，肉眼血便少见。

疑诊病例应送CD培养。尽管有一系列检测方法可以用来检测CD及其毒素（扩展阅读15-6-9-1），但是没有一种传统检测方法既具有高敏感性又具有高特异性并且检测耗时短。

扩展阅读15-6-9-1

扩展阅读15-6-9-1　用于CDI诊断的检测方法的敏感性和特异性

（二）内镜检查　及时进行内镜检查不仅能早期明确诊断，还能了解病变的范围和程度。急性期由于结肠黏膜充血水肿，组织变脆，易造成出血或穿孔，结肠镜检查应特别小心。内镜下主要表现为黄白色隆起斑块（假膜），直径2～10mm。这些小斑块能相互融合,遍布整个肠道黏膜。斑块处活检可以发现典型的顶峰样或"火山"样病变,由炎症细胞、纤维素和来自表面上皮微小溃疡分泌的黏液组成。

(三)X线检查 腹部X线片可显示肠麻痹或肠扩张。

应注意本病与溃疡性结肠炎、克罗恩病、霉菌性肠炎及艾滋病结肠炎等鉴别。

【治疗】

当高度怀疑重症或伴并发症的PMC时,无论实验室结果如何,均应及早开始经验性治疗。合理使用抗生素、严格掌握用药指征是防治PMC的关键。

(一)停用原有抗菌药物 一旦怀疑本病,如果可能,应停用任何正在使用的抗生素,这是推荐的首要治疗措施。15%~23%的患者停用相关抗生素后疾病可缓解。对必须使用抗生素的患者应考虑更换。

(二)支持治疗 包括补液维持水、电解质及酸碱平衡,输入血浆、白蛋白纠正低蛋白血症。严重营养不良者可给予全肠外营养,有低血压休克者可在补充血容量基础上应用血管活性药物。肾上腺皮质激素可短期小量应用,以改善毒血症。避免使用抑制肠蠕动的药物和阿片类药物,以免掩盖症状并可能导致疾病恶化。

(三)微生态制剂治疗 直接或间接补充生理菌,纠正肠道菌群失调。但益生菌(乳杆菌、酵母菌)研究结论不一致。

(四)抗生素治疗 口服万古霉素、非达霉素或甲硝唑是推荐的一线治疗方案。虽然用药后腹泻缓解的平均时间是2~4天,但是甲硝唑的起效时间更慢。因此,除非用药的时间至少6天,否则不应该判定治疗失败。

绝大多数轻至中度的患者,口服甲硝唑有效;但是对于重症病例,口服万古霉素的疗效优于甲硝唑。虽然没有一个证实的严重程度评分系统可用来判定疾病的严重程度,但是如果患者出现病情加重,特别是白细胞升高(>15×10^9/L)或者肌酐水平≥1.5倍的正常值,应该开始口服万古霉素。

总体来说,15%~30%的成功治疗的患者将出现疾病复发,可能因为原始的菌株再次发作或者在治疗过程中再次感染所致。接受非达霉素治疗的患者疾病复发率明显低于接受万古霉素治疗的患者,万古霉素和甲硝唑的复发率相似。患者年龄≥65岁、在治疗本病过程中仍然接受其他抗生素的患者,以及本病最初发作后仍住院的患者复发率更高。有过一次复发的患者再次复发率高(33%~65%)。对于首次复发的患者,甲硝唑再治疗的疗效与万古霉素的效果相似,而非达霉素可降低进一步复发的风险。

抗生素的治疗方案是根据疾病的严重程度及复发风险决定的(表15-6-9-1)。

表15-6-9-1 PMC的抗生素治疗方案

疾病程度	临床表现和实验室检查	治疗
无症状携带者	无症状或体征	无须治疗
轻度至中度	轻度腹泻(3~5次/d),无全身感染体征;血白细胞<15×10^9/L,血清肌酐<1.5×基线*	轻者可仅停用抗生素后门诊随访;甲硝唑500mg口服,3次/d,或250mg口服,4次/d,10~14天;甲硝唑不耐受或无效时可口服万古霉素[a]125mg,4次/d,10~14天
重度	重度或血性腹泻,体温>38.9℃,伴或不伴血白细胞≥15×10^9/L,血清肌酐≥1.5×基线	万古霉素125mg口服,4次/d,10~14天;复发风险高者可口服非达霉素200mg,2次/d,10天
重度伴并发症	全身感染体征,伴有低血压、肠梗阻、巨结肠等	万古霉素125~500mg口服或鼻饲(4次/d)加甲硝唑500mg静脉滴注(每8小时或6小时);重者可同时万古霉素灌肠(500mg加入100ml生理盐水),4次/d
首次复发	完全治愈后8周内复发	甲硝唑或万古霉素,区别严重程度,同初发;非达霉素200mg口服,2次/d,10天
二次或多次复发		非达霉素200mg口服,2次/d,10天;万古霉素逐渐减量(125mg,4次/d,1周;125mg,3次/d,1周;125mg,2次/d,1周;125mg,1次/d,1周;125mg,1次/2d,1周;125mg,1次/3d,1周)或冲击(500mg)疗法。粪菌移植治疗

注:*基线指发病前的血清肌酐水平;[a]万古霉素口服制剂昂贵,可用静脉制剂调制口服制剂:粉针剂5g+无菌水47.5ml及适宜配料调制100mg(50mg/ml)。

(五)抗毒素及抑制毒素吸收治疗 抗污泥梭状芽孢杆菌抗毒素可中和艰难梭菌毒素,国外已用于临床。

(六)免疫治疗 静脉滴注丙种球蛋白可用于治疗CDI,其机制主要为中和CD A毒素。

(七)粪菌移植(fecal microbiota transplantation,FMT)治疗 停用所有抗生素,同时将健康、经筛选的捐献者的粪菌移植至患者肠道内,可将复发性PMC的平均治愈率提高至90%以上,疗效优于万古霉素。FMT治疗的适应证包括:①反复发作的 PMC（尤其是对万古霉素缓慢减量或冲击疗法无效者）；②标准疗法（万古霉素或非达霉素）治疗 1 周无效的中度 PMC；③标准疗法治疗 48 小时无效的重度或暴发型 PMC。轻度不良反应包括一过性发热、腹泻、呕吐、便秘等，严重不良反应，如穿孔、出血、窒息等，主要由 FMT 的操作导致。

（八）手术治疗　在暴发型病例，内科治疗无效或并发肠梗阻、中毒性巨结肠、肠穿孔时，可考虑手术治疗。

【预后】

轻症病例在停用抗生素之后可自愈，重者经及时诊断和积极治疗预后良好。出现严重并发症如中毒性巨结肠、麻痹性肠梗阻、肠穿孔时，病死率可达到 16%～22%。

【预防】

由于疾病带来的影响及复发的难治性，PMC 的预防十分重要。一是切断传播途径，包括戴手套、穿隔离衣、手卫生、隔离、打扫环境等，防止 CD 的孢子与患者接触；二是减少高危因素，最重要的是抗生素的合理应用，尤其是克林霉素、头孢类、喹诺酮类抗生素的使用。

推荐阅读

1. GERDING D N, JOHNSON S. Clostridium difficile infection, including pseudomembranous colitis[M]//KASPER D, FAUCI A S, HAUSER S L, et al. Harrison's Gastroenterology and Hepatology. 3rd ed. New York: McGraw-Hill Education, 2017: 263-268.
2. MCDONALD L C, GERDING D N, JOHNSON S, et al. Clinical practice guidelines for Clostridium difficile infection in adults and children: 2017 update by the Infectious Diseases Society of America (IDSA) and Society for Healthcare Epidemiology of America (SHEA)[J]. Clin Infect Dis, 2018, 66(7): e1-e48.
3. CZEPIEL J, DRÓŻDŻ M, PITUCH H, et al. Clostridium difficile infection: review. Eur J Clin Microbiol Infect Dis, 2019, 38(7): 1211-1221.

第十节　炎症性肠病

刘红春　戎　兰

炎症性肠病（inflammatory bowel disease，IBD）是一种免疫介导的慢性肠道炎症性疾病，主要包括溃疡性结肠炎（ulcerative colitis，UC）和克罗恩病（Crohn's disease，CD），好发于年轻人，以慢性复发性为其特征，病因不明。UC 以黏膜炎症为特征，始于直肠，向近端蔓延累及部分结肠或全结肠，呈连续弥漫性分布；CD 为非连续性全层炎症，可累及全消化道，最常累及末端回肠或回盲部。

【流行病学】

IBD 在西方国家较为常见，欧洲和北美 UC 年发病率最高分别为 24.3/10 万和 19.2/10 万，CD 年发病率分别为 12.7/10 万和 20.2/10 万，欧洲 UC 和 CD 的患病率分别为 505/10 万和 322/10 万。我国 IBD 年标化发病率为（1.77～3.14）/10 万，但近 20 年呈快速上升趋势。我国 IBD 协作组根据住院患者粗略推算 CD 的年发病率为 1.09/10 万；大部分地区 UC 较 CD 常见，男性略高于女性。IBD 主要的发病年龄在 20～40 岁。

【病因与发病机制】

疾病机制尚未完全明确，是近年来研究非常活跃的领域。

（一）环境因素　在经济发达地区发病率持续增高，如北美、北欧等。南亚裔发病率低，但移居至英国后 IBD 发病率增高，表明环境因素起着重要作用。母乳喂养可降低 IBD 的发病。在白种人中，吸烟对 UC 有保护作用，而使 CD 疾病恶化。

（二）遗传因素　5%～10% 的 IBD 患者有家族史，同卵双胞胎、兄弟姐妹和一级亲属发病率明显升高。白种人和犹太人发病率较高。IL-10 和 IL-10 受体缺陷与严重的早发 IBD 相关。已发现 IBD 有超过 163 个基因易感性位点，其中一些基因可能与疾病发病、严重程度及并发症有关。

（三）微生物因素　微生物可能在 IBD 发生发展中起作用。当 IBD 动物模型处于无菌状态时，不能诱发肠道炎症，导入正常菌群后，则出现肠道炎症。CD 和 UC 分别好发于患者肠道细菌浓度最高的回肠末端和结肠（10^{12}/g），使用广谱抗生素有助于缓解 CD。临床上也发现粪便转流能防止 CD 复发。

（四）免疫因素　近来认为 IBD 是固有免疫系统（触发 T 细胞反应）失调的产物。正常肠道组织免疫细胞适度激活，对肠道正常菌群和口服食物抗原等肠内容物耐受，而感染时肠道相关淋巴组织完全激活并适时消停。遗传易感者对肠道微生态环境敏感，肠道细菌触发了免疫反应，由抗原提呈细胞产生 IL-23 等炎症介质，激活 Th17 淋巴细胞，并募集淋巴细胞经血流回巢进入肠黏膜进一步促进炎症，最终导致组织损伤（详见第四篇第二章“免疫损伤与疾病”）。

目前认为 IBD 不仅是多基因病，也是一种遗传异质性疾病，遗传易感者在一定的环境因素作用下，使肠道正常菌群、肠上皮细胞和免疫细胞之间的稳态被打破，宿主对正常肠道菌群产生异常免疫应答而不受控制，导致肠道黏膜的慢性炎症。

一、克罗恩病

【临床表现】

（一）症状　起病缓慢，少数急骤。病情轻重不一，常迁延不愈，反复发作。临床症状多样化，以右下腹痛多见，腹泻、便血、乏力、营养不良、生长发育迟缓为常见症状。严重者可有发热、突发性剧烈腹痛伴腹胀、恶心、呕吐等症状。可伴有肛门处疼痛和脓液分泌。

（二）体征　腹部常扪及腹部包块伴压痛。有急性或慢性胃肠道梗阻、肠穿孔和消化道出血体征，以及肛周脓肿和肛瘘等。

（三）肠外表现　可伴皮肤结节红斑、坏疽性脓皮病、口腔溃疡、关节炎、关节痛、虹膜炎、胆管炎等肠外表现。

【实验室及辅助检查】

（一）实验室检查　贫血常见，血小板常明显升高，C 反应蛋白升高，与疾病活动有关。钙卫蛋白主要存在于中性粒细胞和巨噬细胞内，肠道炎症时，粪钙卫蛋白增高，与疾病活动度相关，可用于监测疾病活动。部分 CD 患者抗酿酒酵母抗体（anti-Saccharomyces cerevisiae antibody，ASCA）阳性。抗大肠埃希菌外膜孔道蛋白 C 抗体（抗 OmpC 抗体）、抗荧光假单胞菌抗体（抗 I2 抗体）和抗鞭毛蛋白抗体（抗 Cbir1 抗体）阳性可提供诊断线索，与长期病程中临床表现相关。

（二）内镜 内镜是诊断和疗效评估的重要手段。CD 早期黏膜可见阿弗他溃疡，随着疾病发展，溃疡变深变大，成为纵向和匍匐形溃疡，呈节段性非对称性分布，周围卵石样增生，肠腔增厚狭窄，偶见瘘口。回结肠部位病变累及最多见，肠镜需进入末段回肠观察。小肠检查应列为 CD 诊断的常规项目。胶囊内镜观察小肠黏膜病变敏感性高，但若合并狭窄，有发生滞留危险，检查前可先行影像学评估。小肠镜能更好地观察病灶，亦可进行活体组织检查。

（三）影像学检查 结肠钡剂灌肠已被结肠镜检查所代替，当 CD 患者肠腔狭窄内镜无法检查时结肠钡剂灌肠仍有诊断价值。小肠钡餐造影敏感性低，已被 CT 或 MR 肠道显像代替。活动期 CT 可见肠壁明显增厚（>4mm），黏膜明显强化伴有分层改变，呈“双晕征”，提示黏膜下层水肿；早期肠壁增厚以系膜侧为重，称偏心性增厚；后期肠壁纤维性狭窄，近端肠腔呈不规则扩张。可见腹腔脓肿、蜂窝织炎、瘘管和节段性病变等；肠系膜血管呈“木梳征”；MR 肠道显像是诊断 CD 复杂性瘘管和脓肿的重要手段，评价肛门内外括约肌的完整性。由于 MR 肠道显像无电离辐射，特别是对年轻及儿童 IBD 患者，更适合作为长期随访手段。腹部超声能观察病变部位、肠壁厚度、瘘管、脓肿等。

（四）病理组织学 黏膜活检建议多段多点活检（包括病变部位和非病变部位），活检病理可见局灶性慢性炎症、局灶性隐窝结构异常和非干酪样肉芽肿。外科标本应沿肠管纵轴切开（肠系膜对侧缘），可见肠系膜脂肪包绕病灶、节段性病变、纵行溃疡、卵石样增生、肠壁增厚伴肠腔狭窄、瘘管形成等。显微镜下表现为透壁性炎症；聚集性炎症分布，透壁性淋巴细胞增生；黏膜下层增厚；裂隙状溃疡；非干酪样肉芽肿（包括淋巴结）；肠道神经系统异常。相比手术切除标本，内镜活检标本受取材深度的限制，其诊断价值有限。

【诊断与鉴别诊断】

（一）诊断 包括病史采集、体格检查、内镜、影像学、实验室及组织细胞学检查，并进行综合分析得出，WHO 提出 6 个诊断要点（表 15-6-10-1）。对初诊不典型患者，应 6~12 个月密切随访。

表 15-6-10-1 WHO 推荐的克罗恩病诊断标准

项目	临床	放射影像学	内镜	活体组织检查	手术标本
1. 非连续性节段性改变		+	+		+
2. 卵石样改变和纵行溃疡		+	+		+
3. 全壁性炎症反应改变	+	+		+	+
4. 非干酪性肉芽肿				+	+
5. 裂沟、瘘管	+	+			+
6. 肛周病变	+				

注：具有 1、2、3 者为疑诊；再加上 4、5、6 三者之一可确诊；具备第 4 项者，只要加上 1、2、3 三者之二亦可确诊，“+”代表有此项表现。

（二）鉴别诊断 CD 诊断需要建立在排除诊断的基础上，与 IBD 鉴别的疾病详见扩展阅读 15-6-10-1。

扩展阅读15-6-10-1

扩展阅读 15-6-10-1 需与 IBD 鉴别的疾病

1. 肠结核 若鉴别困难且倾向于肠结核者，可按肠结核诊断性治疗 8~12 周（见第十篇第十章第二十八节“肠结核”）。

2. 白塞病 以反复发作口腔溃疡、生殖器溃疡、眼部病变和多形性的皮疹为主要特征，也可以末端回肠和回盲部溃疡为主要症状。肠道溃疡单发或多发，深浅不一，边界清楚，溃疡间不融合，无纵行溃疡，卵石样表现，可致肠壁穿孔、肠腔狭窄及瘘管形成等表现。

3. UC 当肠道病变不典型时，可暂诊断为未定型结肠炎（indeterminate colitis），长期随访后最终诊断。UC 与 CD 的鉴别诊断要点见表 15-6-10-2。

表 15-6-10-2 溃疡性结肠炎和克罗恩病的鉴别

鉴别点	溃疡性结肠炎	克罗恩病
症状	脓血便多见	有腹泻，但脓血便较少见
病变分布	病变连续	呈节段性
直肠受累	绝大多数受累	少见
肠腔狭窄	少见，中心性多见	多见，偏心性
内镜表现	溃疡浅，黏膜弥漫性充血水肿、颗粒状，脆性增加	纵行溃疡、卵石样外观，病变间黏膜外观正常（非弥漫性）
活体组织检查特征	固有膜全层弥漫性炎症、隐窝脓肿、隐窝结构明显异常、杯状细胞减少	裂隙状溃疡，非干酪性肉芽肿、黏膜下层淋巴细胞聚集

（三）疾病评估

1. 临床类型 CD 分型见表 15-6-10-3。

表 15-6-10-3 克罗恩病的蒙特利尔分型

确诊年龄(A)		
A1	16 岁以前	
A2	17~40 岁	
A3	>40 岁	
病变部位(L)		
L1	回肠、空肠	L1+L4
L2	结肠	L2+L4
L3	回结肠	L3+L4
L4	上消化道	
疾病行为(B)		
B1[a]	非狭窄、非穿透	B1p
B2	狭窄	B2p
B3	穿透	B3p

注：[a] 随着时间推移，B1 可发展为 B2 或 B3；L4 可与 Ll、L2、L3 同时存在；p 为肛周病变，可与 Bl、B2、B3 同时存在。

2. 疾病活动性 分为缓解期和活动期，常选用简化 Harvey 和 Brashow 标准判定疾病活动指数（表 15-6-10-4）。

表 15-6-10-4 Harvey 简化疾病活动指数计算法

项目	计分标准
一般情况	0:良好;1:稍差;2:差;3:不良;4:极差
腹痛	0:无;1:轻;2:中;3:重
腹泻	稀便每日 1 次计 1 分
腹部包块	0:无;1:可疑;2:确定;3:伴触痛
伴随疾病(关节痛、虹膜炎、结节性红斑、坏疽性脓皮病、阿弗他溃疡、裂沟、瘘管及脓肿)	每种症状计 1 分

注：≤4 分为缓解期；5~8 分为中度活动期；>9 分为重度活动期。

3. 并发症 40%以上病例有程度不等的肠梗阻，且可反复发生。急性肠穿孔占 10%~40%。还可有肛门区和直肠病变，以及瘘管、脓肿、出血和癌变等。

【治疗】

（一）一般治疗 慢性疾病常伴有营养不良，主张高蛋白低脂饮食；少渣饮食能减少排便次数；适当补充叶酸、维生素和微量元素。全肠外营养适用于重症患者、肠瘘、短肠综合征等并发症者。戒烟有益于疾病控制。因疾病多反复发作，迁延终生，患者常见抑郁和焦虑情绪，需予心理疏导和支持。

（二）药物治疗

1. 氨基水杨酸 适用于结肠型、回肠型和回结肠型，疗效有限，需及时评估（详见 UC 部分）。

2. 糖皮质激素 最常用的治疗药物，快速诱导部分患者缓解症状，但不能作为维持缓解的药物（详见 UC 部分）。布地奈德是一种局部作用强而系统生物利用度较低（10%）的药物，特别是病变局限于回盲部者，可减少治疗的副作用，但疗效弱于全身作用的激素。

3. 免疫调节剂 适用于激素依赖或无效者，以及激素诱导缓解后的维持治疗。

（1）硫嘌呤类药物：包括硫唑嘌呤（azathioprine，AT）和巯嘌呤（mercaptopurine，6-MP），是最常用的免疫抑制剂，起效慢（3~4 个月达到最大血药浓度）。部分 AT 不良反应者换用 6-MP 仍能耐受。欧洲共识推荐的目标剂量为 1.5~2.5mg/(kg·d)，我国患者耐受剂量较欧洲国家患者低，有报道为 1~1.5mg/(kg·d)，但尚未达成共识。AT 存在量效关系，剂量不足会影响疗效，增加剂量会增加不良反应的风险。有条件的单位建议行药物浓度 6-硫代鸟嘌呤核苷酸（6-thioguanine nucleotides，6-TGN）检测。密切随访不良反应，包括血常规、肝功能等。骨髓抑制可发生在 1 周~1 个月内，也可发生于 1 年后，与基因变异有关，用药前可检测 *NUDT15* 基因。

（2）甲氨蝶呤（methotrexate，MTX）：适合不耐受巯嘌呤者。诱导缓解期常推荐 MTX25mg/周肌内或皮下注射，缓解后改为 15mg/周肌内或皮下注射，口服疗效降低。胃肠道反应常见，叶酸可减轻不良反应。

（3）沙利度胺（thalidomide）：对难治性 CD 有效，用于无条件使用抗肿瘤坏死因子（tumor necrosis factor，TNF）单抗者。起始剂量建议 75mg/d 或以上，值得注意的是该药治疗疗效及毒副反应与剂量相关。他克莫司（tacrolimus，TAC）对激素依赖和难治性 CD 伴瘘管有效。

4. 生物制剂 英夫利西单抗（infliximab，IFX）是 TNF-α 抑制剂，目前是治疗 IBD 应用时间最长的生物制剂，对大部分 IBD 患者疗效肯定。IFX 使用方法为 5mg/kg 静脉滴注，可作为诱导期和维持期治疗的药物。维持治疗复发者，应查找原因，检测药物谷浓度及抗药抗体浓度。浓度不足者可增加 IFX 剂量或缩短给药间隔时间；联合免疫抑制剂可减少抗药物的抗体形成。目前尚无足够资料提出何时可以停用 IFX，对停用 IFX 后复发者，再次使用 IFX 可能仍然有效。IFX 可激活潜在结核分枝杆菌及肝炎病毒携带者病毒复制的危险，特别是联合免疫调节剂，并有诱发淋巴瘤的报道。其他不良反应包括过敏、多发性硬化、脱髓鞘病变和视神经炎等。

其他生物制剂包括全人源化抗 TNF-α 单体阿达木单抗（adalimumab，ADA）、阻断 IL-12/IL-23 介导信号转导的乌司奴单抗（ustekinumab）、抗肠道整合素 α4β7 维得利珠单抗（vedolizumab），以及抑制细胞内的非受体酪酸蛋白激酶小分子物质托法替尼（tofacitinib）等。

5. 抗生素类 用于并发症的治疗，即肛周病变、瘘管、炎性包块、预防术后复发等。甲硝唑、环丙沙星和利福昔明等为常用抗生素。

6. 营养制剂　当慢性疾病持续性活动，特别是小肠广泛累及、肠瘘时，可导致严重营养不良，肠内、肠外营养为重要的辅助手段。特别是肠内营养，应遵循尽量选择肠内营养的原则促进肠道吸收功能。整蛋白配方、低聚（短肽）配方或氨基酸单体（要素膳）配方，疗效并无明显差异。

7. 肠道菌群　尚无确切证据支持益生菌疗效，粪菌移植和干细胞移植在CD治疗中需进一步观察和研究。

（三）治疗方案　应制订个性化方案，综合考虑病变累及范围、部位、病程长短、全身情况、既往药物治疗疗效，以迅速控制疾病症状、维持缓解、促进黏膜愈合、防治并发症和掌握手术治疗时机。

轻度回结肠型和结肠型可予美沙拉嗪治疗，中重度首选激素或生物制剂诱导疾病缓解，随后继用免疫调节剂或生物制剂维持缓解。目前认为合并肛周病变、广泛性病变（病变累及肠段累计>100cm）、食管胃十二指肠病变、发病年龄小、首次发病即需要激素治疗而复发频繁者为“病情难以控制”高危因素，应考虑早期给予更积极治疗，包括激素联合免疫抑制剂、直接生物制剂，有助于提高疾病缓解率及减少缓解后的复发率。

疾病需长程治疗，缓解后仍需维持治疗。缓解期应撤离激素，免疫抑制剂是最常用的药物，抗TNF-α单抗诱导缓解后应以抗TNF-α单体维持治疗。对于维持缓解期间的复发，首先寻找病因，了解治疗的依从性、药物剂量是否足够、合并感染等因素，然后调整或更换药物。

（四）手术治疗　部分患者需要接受手术治疗，由于手术不能治愈疾病，接受多次手术的概率相当大。内科医师应慎重评估手术的价值和风险，短节段狭窄者可先行内镜下扩张。围手术期应调整营养不良，减少激素用量，减少手术并发症；另外，应避免盲目无效治疗而贻误手术最佳时机。手术指征包括纤维狭窄所致的梗阻，肠皮瘘、各种内瘘，腹腔脓肿，急性穿孔和大出血，癌变等。

肛瘘者，通过肠镜、肛检、影像学评估瘘管的解剖结构（单纯性和复杂性两大类），无症状单纯性肛瘘不需处理；脓肿者，先行外科引流，予抗菌药物；对不同肛瘘行个体化术式治疗，如单纯瘘管切除术、挂线疗法、肠道转流术等；外科治疗联合抗TNF-α单抗对复杂性肛瘘疗效较好。

CD术后复发率高，应定期随访，尤其是术后1年内的内镜复查，以利于制订预防复发的方案。早期复发的高危因素包括吸烟、肛周病变、穿透性疾病、有肠切除术史等。5-氨基水杨酸（5-aminosalicylic acid，5-ASA）制剂、硫嘌呤类药物、咪唑类抗菌药物对预防复发有一定疗效，嘌呤类药物疗效略优于5-ASA。若发现术后半年内镜下复发，可转换为生物制剂。

（五）肿瘤检测　小肠CD炎症部位癌变可增加检测的困难。

（六）妊娠　疾病本身，特别是活动期及治疗药物对妊娠期女性患者及胎儿均有潜在风险。甲氨蝶呤和沙利度胺存在明确的致畸作用，用药期间严格避孕。氨基水杨酸制剂、硫嘌呤类药物和抗TNF-α单抗不增加先天畸形风险；硫嘌呤类药物可能增加早产风险；抗TNF-α单抗妊娠中晚期可通过胎盘，对于婴儿活疫苗接种存在风险，6个月内婴儿不宜接种。

【预后】

本病经治疗可好转，部分可自行缓解，但多数患者迁延不愈、反复发作。在疾病漫长的病程中，将面临各种复杂临床变化，需要内外科、放射科、病理科及营养科的医师密切协作。总之，CD需长期治疗，以避免肠道功能的进展性不可逆损伤。

二、溃疡性结肠炎

【临床表现】

起病缓慢，少数急骤。易反复发作，发作的诱因有饮食失调、过度劳累、精神紧张和感染等。

（一）症状　腹泻、黏液脓血便、下腹痛，以及里急后重、排便紧迫感等直肠刺激症状。直肠炎患者常排新鲜血便或黏液血便，可混于大便或涂抹于成形便表面，少数可表现为便秘。重度和广泛结肠炎患者常排黏液脓血稀便，伴腹部隐痛或绞痛，以及乏力、恶心、呕吐、发热和体重下降。

（二）体征　轻型者或疾病缓解期可无阳性体征。直肠指检可见黏血，广泛结肠炎可有结肠压痛，中毒性巨结肠还可见腹部膨隆、肝区呈鼓音，若伴发穿孔则出现腹膜炎体征。

此外，UC可伴各种肠外表现（见CD部分）。

【辅助检查】

（一）实验室检查

1. 血常规和生化检查　广泛或严重病变患者可见贫血、白细胞升高、血小板增多，血沉增快，C反应蛋白升高。急性重症患者可出现低钾血症、低白蛋白血症和一过性转氨酶异常，持续性碱性磷酸酶升高需警惕合并原发性硬化性胆管炎。

2. 粪便检查　活动期镜检可见红细胞、白细胞，隐血试验阳性。粪乳铁蛋白或钙卫蛋白增高，可作为疾病监测的指标。

3. 免疫学检查　UC患者抗中性粒细胞核周抗体（anti-antineutrophilic perinuclear antibody，pANCA）阳性率为55%～70%，CD患者pANCA阳性率为5%～10%，特异性差，目前尚不支持血清抗体作为诊断或预后的依据。

（二）内镜检查　对便血、腹泻、腹痛等临床疑诊患者，内镜检查对本病诊断最有价值，急性重型者应暂缓进行或酌情检查至乙状结肠，以防穿孔。严重程度可参考Mayo内镜评分。

（三）影像学检查　钡剂灌肠已很少应用，可表现为黏膜粗糙呈细颗粒样改变，肠壁充盈缺损可为炎性息肉或肿瘤性息肉及癌变。慢性病变者呈铅管样。重型患者应暂缓检查。CT和MRI可辅助了解整个结肠情况，多表现为轻度非特异性肠壁增厚，呈连续性。

【病理】

病变往往局限于黏膜和黏膜下层，重症者可累及全层。活动期可见固有层充血水肿，伴急性炎症细胞浸润、隐窝炎、隐窝脓肿、杯状细胞黏液耗竭、上皮细胞坏死和溃疡形成。慢性期隐窝结构变形呈分枝状伴隐窝减少，隐窝基底和黏膜肌层间隙增宽，伴基底部浆细胞浸润和多发淋巴样聚集、帕内特细胞化生。

【诊断与鉴别诊断】

（一）诊断　诊断缺乏"金标准"，主要结合病史和临床表现、内镜和活检组织病理学表现进行综合分析，同时应排除肠道感染性和其他非感染性结肠炎。若诊断存疑应在4～6个月后复查内镜和病理检查。

诊断步骤：有典型临床表现者疑诊UC，同时符合上述结肠镜和/或影像学特征者，可为拟诊；若活检和/或手术标本具有上述病理学特征者，可以确诊。初发病例如临床表现和结肠镜改变均不典型，应列为疑诊定期复查以明确诊断。除了病灶，对病灶近端和远端外观正常的黏膜包括直肠黏膜进行活检有助于病理诊断和界定病变范围。诊断UC同时需排除其他原因引起的肠炎。

（二）鉴别诊断

1. 感染性结肠炎　包括细菌、病毒、真菌、寄生虫感染，临床表现与UC相似，内镜下亦可见黏膜充血水肿、糜烂，以及大小不一、形态多变的溃疡，与UC较难鉴别，但组织学无慢性炎症表现，如隐窝结构改变等；UC合并感染则病理无法鉴别感染或UC复发。常见沙门菌、志贺菌、空肠弯曲菌和致病性大肠埃希菌等细菌感染，起病急，血培养或粪便细菌培养可阳性，通常在4周内恢复正常。艰难梭菌引起的假膜性肠炎常见于院内感染，多有广谱抗生素应用史，镜下可见特征性的假膜形成，粪便毒素检测有助于诊断。直肠炎还应鉴别性传播疾病。巨细胞病毒感染多见于免疫抑制患者，肠镜下可见深溃疡；UC合并巨细胞病毒感染与UC病情加重难以鉴别，活检组织学检查见到细胞核内包涵体可确诊。HIV感染亦可出现腹泻发热伴结肠炎症，需鉴别。阿米巴感染有腹痛、里急后重和果酱样大便，镜下可见潜行溃疡，大便或活检找到阿米巴病原体或血清阿米巴抗体阳性有助于诊断。憩室炎部位局限，以乙状结肠好发。

2. 克罗恩病　详见表15-6-10-2。

3. 非感染性结肠炎　需鉴别的疾病有：系统性疾病如IgA血管炎、系统性红斑狼疮、结节性多动脉炎、淀粉样变等；药物性/毒素性肠炎如非甾体抗炎药、泻剂、化疗药、免疫相关药物等；炎症性疾病如放射性肠炎、缺血性肠炎、嗜酸性粒细胞性胃肠炎、直肠孤立性溃疡、显微镜下结肠炎、转流性结肠炎；子宫内膜异位症等；肿瘤性如淋巴瘤、原发性或转移性癌等。缺血性结肠炎多见于老年人，常急性起病并快速缓解，少数可呈慢性过程。孤立性直肠溃疡综合征排黏液血便伴便秘、排便费力堵塞感和肛周疼痛，镜下可见直肠前壁大溃疡，与括约肌过度活动、排便时直肠内压力过高或手抠大便有关，活检病理可确诊。显微镜下结肠炎多表现为水样泻，肠镜下黏膜正常，活检可发现上皮内淋巴细胞增多或胶原带。转流性结肠炎可见于回结肠造瘘术后，肛门排少量脓血便；镜下可见远端无粪便通过的结肠出现充血、颗粒样改变、质脆甚至溃疡，病理可见隐窝炎、隐窝脓肿，但隐窝结构正常，可与UC鉴别。

（三）疾病评估　包括疾病类型、病变范围、病期、疾病活动严重程度、并发症和肠外表现，以便选择治疗方案和用药途径，评估预后。

1. 疾病类型　分为初发型、慢性复发型。

2. 病变范围　分为直肠炎、左半结肠炎和广泛性结肠炎。

3. 疾病分期　分为活动期和缓解期。

4. 疾病活动严重程度　评价疾病活动度的改良的Truelove和Witts严重程度分型标准见表15-6-10-5。临床科研常用Mayo评分或部分Mayo评分以定量评价疾病活动度（表15-6-10-6）。

表15-6-10-5　改良Truelove和Witts疾病严重程度分型

严重程度分型	排便/（次·d^{-1}）	便血	脉搏/（次·min^{-1}）	体温/℃	血红蛋白	血沉/（$mm\cdot h^{-1}$）
轻度	<4	轻或无	正常	正常	正常	<20
重度	≥6	重	>90	>37.8	<75%正常值	>30

注：中度为介于轻、重度之间。

表15-6-10-6　溃疡性结肠炎的Mayo评分

项目	评分			
	0分	1分	2分	3分
排便次数	排便次数正常（与自身参照）	比正常增加1～2次/d	比正常增加3～4次/d	比正常增加≥5次/d
便血	未见出血	不到一半便中混血	大部分排便混血	总是大便出血
内镜发现	正常或无活动性病变	轻度病变 红斑、血管纹理减少、轻度易脆	中度病变 明显红斑、血管纹理缺乏、易脆糜烂	重度病变 自发性出血、溃疡形成
医师总体评价*	正常	轻度病情	中度病情	重度病情

注：*医师总体评价包括3项标准，即患者对腹部不适的回顾、患者总体感觉、对患者全身状态的评价。
临床缓解：评分≤2分且无单个分项评分>1分；轻度活动：3～5分；中度活动：6～10分；重度活动：11～12分。

5. 并发症　包括中毒性巨结肠、肠穿孔、消化道大出血、上皮内瘤变和癌变。狭窄需排除并发肿瘤。

【治疗】

（一）一般治疗　活动期少渣饮食能减少排便次数。全肠外营养适用于重症患者及中毒性巨结肠等并发症者。严重结肠炎时禁用止泻剂与解痉剂。低钾血症和解痉剂可诱发巨结肠。

（二）治疗常用药物

1. 5-氨基水杨酸制剂（5-aminosalicylic acid，5-ASA）　包括传统的柳氮磺吡啶（sulfasalazine，SASP）和不同制剂的美沙拉嗪，是治疗 UC 的主要药物。活动期予 3～4g/d，维持期 2g/d。SASP 在结肠内被细菌分解为 5-ASA 和磺胺，长期服用 SASP 者需补充叶酸，并关注磺胺类药物相关副作用。5-ASA 具有肠黏膜局部抗炎作用，常用制剂有前体药奥沙拉嗪（偶氮二聚体）和巴柳氮（偶氮异二聚体），在结肠内分解为 5-ASA 起效；pH 依赖包衣制剂在回肠末端 pH 5～7 时溶解释放，大部分在结肠释放；时间依赖型制剂起效范围从远端空肠至结肠。5-ASA 肛栓剂和灌肠剂治疗局部黏膜内药物浓度高，尤其适用于溃疡性直肠和左半结肠炎，不良反应少。复旦大学附属中山医院几十年来沿用混合配方（曲安奈德 40mg，柳氮磺吡啶 2g，锡类散 1 支，利多卡因 0.1g，生理盐水 100ml）保留灌肠，起效快，便血常在 1～3 天内消失。

2. 糖皮质激素　适用于中至重度 UC 及 5-ASA 无效的轻至中度病变，无维持缓解作用且长期应用不良反应多。常用泼尼松 0.75～1mg/（kg·d），起始需足量，起效后逐渐减量；病情重者可予静脉甲基泼尼松龙。

3. 免疫调节剂　适用于激素依赖和激素诱导缓解后 5-ASA 维持疗效不佳的患者，具体用法及不良反应见前。目前，甲氨蝶呤用于 UC 无足够证据。环孢素（cyclosporin，CsA）适于重症 UC 且激素无效者，2～4mg/（kg·d），1 周内快速起效。临床症状缓解后可改口服［4～6mg/（kg·d）］并逐渐转为硫唑嘌呤维持。用药期间需监测血药浓度和不良反应（包括白细胞下降、肝肾功能损害和神经毒性等）。他克莫司与 CsA 同为钙磷酸酶抑制剂，可有效诱导激素依赖的 UC 缓解和维持缓解。

4. 生物制剂　主要适用于经激素及免疫调节剂治疗无效或不能耐受者。抗 TNF 抗体是目前应用最多的生物制剂，用法同前。维得利珠单抗特异性作用于肠道黏膜，感染不良反应较低，能有效诱导缓解激素无效或抗 TNF 无效的患者；研究发现维得利珠单抗治疗中至重度活动性 UC 的临床和内镜下缓解率均显著高于阿达木单抗。

5. 益生菌　为肠道防御系统构建正常肠道菌群，一些研究提示双歧杆菌等益生菌对维持 UC 缓解有效。仍需多中心 RCT 来证实其在 UC 治疗中的作用。

其他尚有白细胞吸附术、粪菌移植和造血干细胞移植治疗重度或难治性 UC 的报道，仍需严密谨慎的研究。

（三）治疗原则和方案选择　尽早控制疾病的症状，维持缓解，促进黏膜愈合，防治并发症和掌握手术治疗时机。直肠炎选择 5-ASA 栓剂治疗，联合口服 5-ASA 疗效优于单用口服者，局部激素适用于局部 5-ASA 治疗无效者。局部泡沫剂和灌肠剂用于治疗左半结肠炎。广泛性结肠炎口服 5-ASA 联合栓剂或灌肠剂治疗可提高疗效。急性重度 UC 首选激素，若甲基泼尼松龙 40～60mg/d 静脉滴注 3～5 天症状无好转时，排除继发感染后，改为 CsA 或生物制剂治疗，同时加强对症支持治疗和病情监测，必要时手术切除。

（四）手术治疗　内科积极治疗下无效的重度 UC，特别是大出血、中毒性巨结肠需急诊手术治疗。合并穿孔者死亡率达 15%，需急诊手术切除全结肠并行回肠造瘘，以后再行回肠储袋肛管吻合术（ileal pouch-anal anastomosis，IPAA）。内科医师应对手术有充分的认识，与外科医师保持密切联系，掌握手术时机。

（五）肿瘤检测　广泛性 UC 发生肠癌的概率比一般人群增高 5%～10%。建议起病 8～10 年开始每 1～2 年 1 次结肠镜检查，伴发原发性硬化性胆管炎患者需每年行结肠镜检查。随机取样活检如发现高度异型增生，建议手术切除全结肠；平坦黏膜上的低度异型增生可行全结肠切除或 3～6 个月随访，仍有异型增生则行全结肠切除。

推荐阅读

1. 中华医学会消化病学分会炎症性肠病协作组. 炎症性肠病诊断与治疗的共识意见［J］. 中华消化杂志，2018，38（5）：292-311.
2. LICHTENSTEIN G R. Chapter 132. Inflammatory bowel disease［M］//GOLDMAN L，SCHAFER A I//Goldman-cecil medicine 26th ed. Philadelphia：Elsevier，2020：898-907.
3. SANDS B E，PRYRIN-BIROULET L，LOFTUS EV J R，et al. Vedolizumab versus Adalimumab for moderate-to-severe ulcerative colitis［J］. N Engl J Med，2019，381（13）：1215-1226.

第十一节　吸收不良综合征

陈世耀　张　颖

吸收不良综合征（malabsorption syndrome）是一种因小肠对营养物质消化、吸收功能障碍，造成营养物质不能正常吸收，而从粪便中排泄，引起营养物质缺乏的临床综合征。临床上常表现为腹泻，粪便稀薄而量多，或者脂肪泻；或者吸收不良相关的肠外器官系统功能障碍表现，包括贫血、骨质疏松、维生素和微量元素缺乏等。

吸收不良综合征可分为原发性和继发性两大类。原发性吸收不良综合征是因小肠黏膜具有某种缺陷，从而影响营养物质吸收及脂肪酸在细胞内的再酯化而发病。继发性吸收不良综合征见于多种因素造成的消化不良或吸收障碍。

【生理】

小肠是人体营养物质消化吸收的主要部位，成人小肠长度一般为 5～7m。营养物质的吸收在小肠各段有所不同。小肠近段(包括十二指肠远端和空肠近端)主要吸收铁、钙、水溶性维生素(叶酸、维生素 C、维生素 B 族,但不吸收维生素 B_{12})、脂肪酸、甘油一酯和部分单糖。小肠中段主要吸收部分单糖和大部分氨基酸。小肠远段(回肠末端)对胆盐和维生素 B_{12} 有选择性吸收作用。

碳水化合物和大多数饮食蛋白质是水溶性的,很容易被胰腺酶消化;大多数食物中的脂类(长链甘油三酯、胆固醇)和脂溶性维生素是非水溶性的,在它们被肠黏膜吸收之前,必须经过脂肪分解与结合。胆汁和胰酶在消化吸收中发挥了重要作用。

【病理】

吸收不良综合征可能在不同的疾病中出现,小肠黏膜病变可能是片状或弥漫性的,也可能无特殊改变。吸收不良发生的主要机制是吸收面积的减少,或者吸收障碍。肉眼所见的黏膜可从正常的绒毛状变为平绒状;显微镜下可见柳叶状绒毛缩短,形态不规则,尖端变钝,互相融合,有时绒毛可消失。表层环状细胞减少,黏膜柱状上皮细胞变低平,胞质有核细胞减少,核大小不一,上皮下层炎症细胞增多、腺体增生。

【病因与分类】

吸收不良综合征的病因很多,包括胰腺疾病导致的消化酶缺乏、胆道疾病导致的胆汁酸缺乏、胃肠手术相关疾病、系统疾病相关疾病、静脉或者淋巴回流相关疾病、各类小肠炎症性疾病和引起小肠吸收障碍性疾病(扩展阅读 15-6-11-1)。按照吸收障碍相关的疾病分为:①和消化道内消化吸收受损有关的;②和黏膜消化和吸收受损有关的;③同时受损;④和黏膜后营养输送有关的;⑤系统疾病。

扩展阅读15-6-11-1

扩展阅读 15-6-11-1　吸收不良综合征的病因分类

【临床表现】

吸收不良综合征由于营养物质、维生素及电解质、矿物质等吸收障碍,引起一系列病理生理改变和临床表现(扩展阅读 15-6-11-2)。如腹泻、腹胀、腹痛,口腔炎、舌炎;各种贫血或出血;骨关节病或骨质疏松;继发甲状旁腺功能亢进、月经不调、不孕;皮肤色素沉着、过度角化;眼干燥症、夜盲症和周围神经病变等。

扩展阅读15-6-11-2

扩展阅读 15-6-11-2　吸收不良综合征的临床表现及病理生理机制

【病理生理】

(一) 消化功能障碍　主要指对脂肪、糖和蛋白质的消化不良,其中脂肪消化不良尤为突出。黏膜摄取营养物质的效率受到绒毛吸收细胞的数量、刷状边界膜上功能性水解酶、特定营养转运蛋白和停留时间的影响。停留时间决定了肠内容物与刷状边界膜的接触时间和吸收营养的效率。

(二) 黏膜摄取和细胞内加工障碍　具有完整结构和功能的吸收细胞依靠细胞脂类组分的溶解性将与胆盐组成微胶粒复合体的脂肪摄入胞内,形成乳糜微粒。在热带性口炎性腹泻、乳糜泻、病毒性肠炎时,吸收细胞受损,较不成熟的隐窝细胞增生替代受损的吸收细胞。这些细胞加工脂肪的结构与功能并不健全。

(三) 淋巴血流转运障碍　Whipple 病、α 重链病、溃疡性结肠炎、小肠多发性淋巴瘤、小肠淀粉样变等可致肠壁受损、小肠绒毛剥脱或肿胀变形,导致肠淋巴回流障碍和脂肪吸收不良。

(四) 肠黏膜异常　肠黏膜酶缺乏,如乳糖酶、蔗糖酶、海藻糖酶缺乏,以及单糖转运障碍等,均可影响小肠消化和吸收过程,从而导致吸收不良。

(五) 小肠运动障碍　动力过速,如甲状腺功能亢进等,影响小肠吸收时间;动力过缓,如假性小肠梗阻、硬皮病,导致小肠细菌过度生长。

(六) 小肠细菌过度繁殖　细菌分解营养物质产生小分子脂肪酸、羟基长链脂肪酸,分解胆盐,使小肠吸收水和电解质障碍、肠黏膜细胞向肠腔分泌水和电解质增加,进而引起腹泻。

【辅助检查】

(一) 粪脂测定

1. 粪脂定性检测(苏丹Ⅲ染色法)　将一新鲜标本涂在载玻片上,滴冰醋酸微微加热数秒钟后即可形成脂肪小滴,用苏丹Ⅲ染色后可在光镜下观察着色的脂肪滴。正[illegible]中不出现脂肪滴,每中倍视野(×4)出现大量脂肪滴即为阳[illegible]

2. 粪脂定量检测和脂肪吸收试验　一般采用[illegible]测定法。试验方法:进食标准试餐(含脂肪 60~100g/d),连续 4~6 天,同时测定后 3 天粪脂含量,[illegible]计算脂肪吸收率。脂肪吸收率=(摄入脂肪量-粪脂量)/摄入脂肪量×100%。若粪脂量>6g/24h 或脂肪吸收率<95%,提示有脂肪吸收不良。

3. ^{14}C-甘油三油酸酯呼气试验　三油酸酯是甘油三酯的一种,正常情况下在小肠被胰酶水解,吸收后进一步代谢成 CO_2,从肺中呼出。脂肪吸收不良患者口服 ^{14}C 标记的甘油三油酸酯后,6 小时内由肺部呼出 ^{14}C 标记的 CO_2 减少。本法对轻度胰源性吸收不良敏感性较差。

(二) 蛋白质吸收试验　怀疑蛋白丢失性肠病时,可通过测定血清和 24 小时粪便中 α_1-抗胰蛋白酶浓度计算 α_1-抗胰蛋白酶清除率(清除率=粪便 α_1-抗胰蛋白酶浓度×24 小时粪便总量/血 α_1-抗胰蛋白酶浓度)。当清除率>25ml/d 时,考虑有肠道蛋白丢失。

(三) D-木糖(D-xylose)吸收试验　为小肠黏膜吸收试验,用于黏膜吸收不良和胰腺功能不全所致吸收不良的鉴别。D-木糖为一种戊糖,口服后不经消化酶分解,直接经空肠黏膜吸收，最后经肾排出。如肾功能正常，测定尿液中 D-木糖排出量可反映小肠吸收功能。

（四）希林试验（维生素 B_{12} 吸收试验）　应用放射性钴标记维生素 B_{12} 可测定回肠下段的吸收功能。肌内注射维生素 B_{12} 1 000μg，使体内饱和，同时口服钴-60 标记的维生素 B_{12} 2μg，收集 48 小时尿液，测定尿液中放射性含量。维生素 B_{12} 吸收正常者，48 小时能排出口服放射性钴的 5%～40%；维生素 B_{12} 吸收有缺陷者则只能排出 5%以下。

（五）^{14}C-甘氨胆酸呼气试验　口服 ^{14}C 甘氨胆酸 10μCi（微居里），正常人绝大部分在回肠吸收，循环至肝脏再经胆管进入小肠，仅极小部分排到结肠而从粪中排出；另一部分则在体内代谢成 $^{14}CO_2$ 通过肺排出。正常人口服 ^{14}C-甘氨胆酸后 4 小时内粪内 $^{14}CO_2$ 的排出量低于总量的 1%，24 小时排出量低于 8%。小肠内细菌过度繁殖、回肠病变或外科手术切除者呼气中 $^{14}CO_2$ 和粪内 $^{14}CO_2$ 的排出量明显增多，可达正常人的 10 倍。

（六）氢呼气试验　细菌发酵是哺乳动物氢气的唯一来源，未吸收的乳糖到达结肠后会产生大量的氢气，氢呼气试验用于小肠细菌过度生长的检测，也用于乳糖酶缺乏的诊断。①口服的葡萄糖（50～75g，1g/kg）或乳果糖（10g）在进入结肠之前，即被小肠过度生长细菌发酵分解产生氢气，2 小时内呼气中氢浓度>20ppm 提示小肠细菌过度生长；②口服乳糖（1g/kg）后 3～6 小时内呼出氢气出现晚期高峰（>20ppm）提示乳糖吸收不良。

（七）影像学检查　小肠气钡双重造影、小肠 CT/MR 检查、MRCP/ERCP 等可以明确或者排除胆道胰腺疾病、小肠器质性疾病，以及协助诊断。

（八）内镜检查与活检　胃镜、结肠镜检查可以明确或者排除上消化道、下消化道器质性疾病，十二指肠、末端回肠活检有助于诊断。胶囊内镜检查可以发现全小肠病变，经口或经肛小肠镜检查可以观察全小肠黏膜状态，获取小肠液检查或者培养有助于寄生虫、小肠细菌过度生长等疾病的诊断，不同部位的活检可以提供更详细的信息帮助诊断（扩展阅读 15-6-11-3）。

扩展阅读 15-6-11-3　小肠黏膜活检病理特征与诊断价值

【诊断】

吸收不良综合征诊断复杂，详细采集病史、体格检查，从临床表现和常规的实验室检查中发现吸收不良的迹象，按照一定的诊断流程思考，常常可以收到很好的效果。图 15-6-11-1 从营养不良和粪便性状两方面提供诊断思维与流程。

一、乳 糜 泻

乳糜泻（celiac disease）又称麦胶性肠病（gluten-induced enteropathy）或非热带口炎性腹泻（nontropical sprue），是一种以慢性小肠炎症、小肠隐窝增生和绒毛萎缩为特征的免疫介导性疾病。临床表现为对含麦胶蛋白的麦粉食物敏感，摄入后出现腹

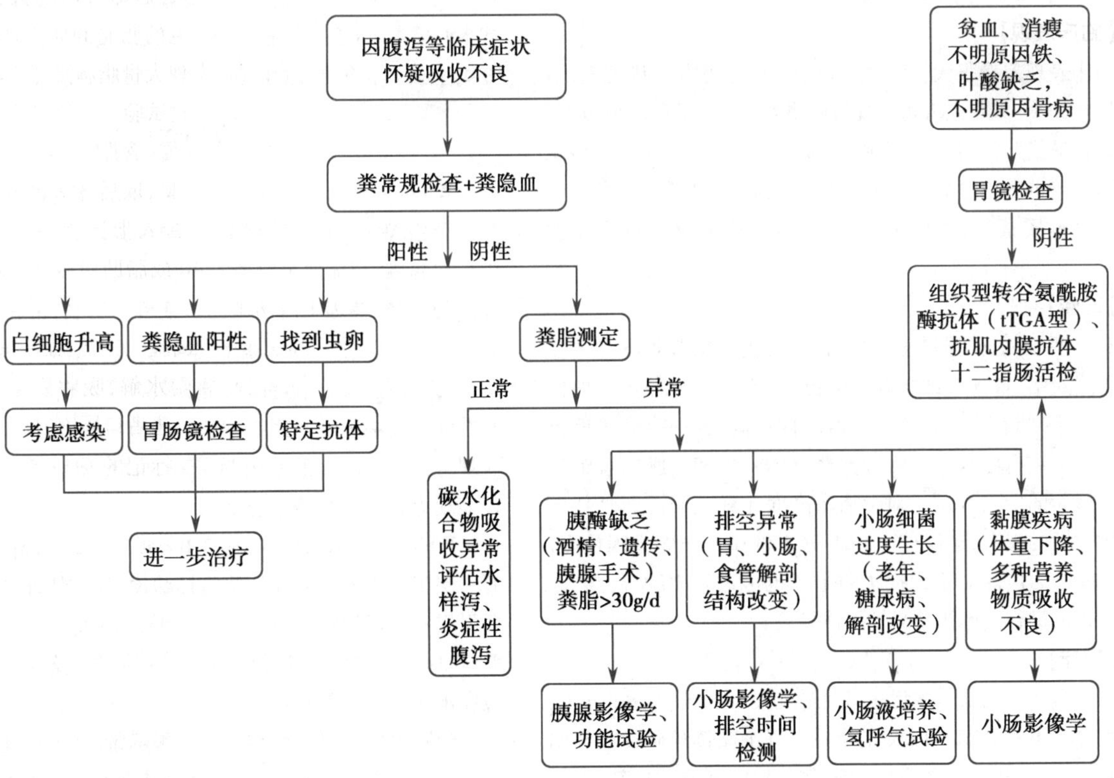

图 15-6-11-1　吸收不良诊断思路

泻、多种营养物质吸收不良、维生素缺乏及电解质紊乱、体重减轻和水肿表现，而去除饮食中麦胶蛋白后症状改善。欧洲白种人发病率为 0.3%～1.0%，女性发病多于男性，各年龄段均可发病。亚洲人群很少发病。

【病因与发病机制】

乳糜泻的发病主要与遗传、麦胶饮食和环境等因素相互作用的结果有关。乳糜泻具有遗传易感性，患者一级亲属中发病率较高（15%）。其发病与人类白细胞抗原（human leukocyte antigen，HLA）-Ⅱ型基因密切相关，主要的易感基因有两种：*HLA-DQ2*（*DQA1* 05-DQB1* 02*）和 *HLA-DQ8*（*DQA1* 03-DQB1* 0302*）。对同胞和单卵双生子的研究显示，人类 HLA-Ⅱ型基因是乳糜泻发病的主要驱动因素，但不是唯一起作用的基因。大约 95%的乳糜泻患者携带有 *HLA-DQ2* 和/或 *HLA-DQ8* 突变，这些分子的表达对乳糜泻的发生是必需的但不是决定性的，至少还有 40 个非 HLA 基因位于与乳糜泻相关的主要组织相容性复杂区域之外，但是这些基因导致乳糜泻的风险相对较小。部分健康人群中也有易感基因携带者，因此尚不足以将其作为诊断的依据。

【病理】

主要病理变化在小肠，表现为小肠黏膜结构的改变及炎症细胞的浸润。病变的程度和范围有很大的差异。目前多采用 Marsh 分期对乳糜泻的肠黏膜损伤情况进行评估。Ⅰ期，上皮内淋巴细胞数量增加；Ⅱ期，除上皮内淋巴细胞增加外，还有隐窝深度的增加，但不伴有绒毛高度下降；Ⅲ期，出现绒毛萎缩，根据绒毛萎缩程度分为Ⅲa 期（部分绒毛萎缩）、Ⅲb 期（次全绒毛萎缩）、Ⅲc 期（全部绒毛萎缩）。

【临床表现】

临床表现差异很大，症状可不典型，部分患者症状较轻，不易察觉。80%～97%患者可出现胃肠道症状，主要表现为腹泻，典型患者呈脂肪泻；几乎所有患者都会出现不同程度的体重减轻、乏力，严重者可呈恶病质；各种营养物质吸收不良、维生素缺乏及电解质紊乱；可以出现水肿，由于伴发感染可出现发热等。

【诊断】

对长期腹泻、体重减轻的患者，应警惕小肠吸收不良的存在。根据粪脂、胃肠 X 线检查及小肠吸收试验对吸收不良的性质作出初步判断，并与其他肠道器质性疾病、胰腺疾病等所致的吸收不良进行鉴别。血清特异性抗体阳性和小肠黏膜绒毛萎缩是诊断的“金标准”。对于临床高度怀疑乳糜泻而且特异性抗体阳性的患者，建议进行 *HLA-DQ2* 和 *HLA-DQ8* 基因检测，加强诊断的力度。对于无症状的个体也可进行 HLA 检测，以决定是否需进行乳糜泻特异性抗体检测。

【治疗】

严格的终生无麸质饮食是当前对乳糜泻的唯一治疗方法。应避免含有小麦、黑麦和大麦的食品。仔细阅读预制食品和调味品的标签，尤其注意食品添加剂，例如稳定剂或乳化剂，它们可能含有麸质。由于许多乳糜泻患者可有继发性乳糖不耐受，还应推荐去乳糖膳食，直至症状改善。

对无麸质食物治疗无效的乳糜泻称为无反应型，少部分患者可最终发展为难治性乳糜泻（指尽管严格遵守无麸质饮食 12 个月后，绒毛仍持续出现萎缩），这种状况较为罕见，可能是肠相关淋巴瘤的癌前病变。

乳糜泻潜在的并发症可通过严格的无麦胶饮食达到预防目的，长期禁食麦胶的患者易继发铁、锌、铜等微量元素不足，乳糜泻患者应筛查维生素和矿物质是否缺乏，测定骨密度。对经饮食结构调整仍不能改善者，建议根据同年龄、同性别的人群水平进行相应补充。对于骨密度减低或维生素 D 缺乏的患者，应积极补充钙剂和维生素 D。贫血者应及时补充铁剂、叶酸、维生素 B_{12} 等。

二、热带口炎性腹泻

热带口炎性腹泻（tropical sprue）又称热带脂肪泻，是一种可能由感染导致的慢性腹泻病，多累及小肠，以维生素 B_{12} 和叶酸吸收不良为主要特征，病因不明，抗生素治疗有效。见于热带人群（以南美、非洲、印度及东南亚地区最为常见）或近期热带旅行者。任何年龄均可患病。典型的症状为腹泻，约 30%患者可表现为脂肪泻及低白蛋白血症，部分患者可仅表现为贫血。维生素 B_{12} 吸收试验异常。小肠黏膜活体组织检查可见腺窝变长、腺窝细胞核肥大、嗜银细胞增多、上皮细胞呈方形或扁平形、杯状细胞减少。上皮细胞酶活力减低。电镜检查见微绒毛不规则，成团且分叉多，微粒体和线粒体均有增加。

诊断主要依靠病史、维生素 B_{12} 或叶酸缺乏证据及小肠黏膜活检结果。治疗方法是延长四环素疗程（口服 250mg，每日 4 次）或多西环素（口服 100mg，每日 2 次），以及叶酸（口服 5mg/d），补充维生素 B_{12}（每周 1 000μg）直到症状缓解。

三、Whipple 病

Whipple 病（Whipple disease）又称肠源性脂肪代谢障碍症，是一种由 Whipple 杆菌引起的慢性、复发性、累及多系统的感染性疾病，病变部位主要位于小肠，可累及十二指肠第一、二段及空肠，很少累及整个小肠，罕见累及结肠，淋巴结、关节、肝脏、脾脏、心脏、肺、脑等器官亦可受累。临床表现为腹痛、腹泻、体重减轻等消化道症状，部分患者可出现发热、关节痛等全身性症状或中枢神经系统症状。约 1/3 的患者可有心脏受累，表现为血培养阴性的心内膜炎。少数患者可无胃肠道症状而仅表现为眼部或神经系统受累。

Whipple 杆菌为杆状，宽 2.0μm，长 1.5～2.5μm，细胞壁外有三层革兰氏染色阴性的浆膜样结构，具有特征性。病原菌主要经粪-口途径传播，人与人之间传播的文献证据很少。在 Whipple 病患者中存在持续或暂时性的免疫缺陷，提示免疫反应在本病发生中起一定作用。

诊断主要依赖小肠镜检查和病理活检。内镜下可见十二指肠及空肠黏膜充血白斑、溃疡及出血。病理活体组织检查可见本病特征性的含有糖蛋白（可被 PAS 染色）的泡沫状巨噬细胞,电子显微镜检查可见巨噬细胞内有小棒状杆菌。若在淋巴结、中枢神经系统、心脏、胃、结肠、肝脏、肌肉、肺等组织中发现PAS染色阳性的巨噬细胞,则提示本病的多系统损害。应注意排除艾滋病、巨球蛋白血症及全身性网状内皮细胞真菌病(扩展阅读15-6-11-4)。

扩展阅读 15-6-11-4 常见的小肠吸收不良疾病与 Whipple 病的鉴别

Whipple病治疗主要是应用广谱抗生素:青霉素G 120万U,链霉素1g,每日1次,静脉滴注10~14天,或头孢曲松2g,静脉滴注,每日1次,或美罗培南1g,静脉滴注,每8小时1次,10~14天,以后甲氧苄啶160mg和磺胺甲基异噁唑800mg,每日2次,共1年。治疗后容易复发。PAS染色阳性巨噬细胞在治疗成功后仍可持续存在。

四、小肠细菌过度生长

小肠细菌过度生长(small intestinal bacterial overgrowth,SIBO)是指由于肠道蠕动受损(功能性淤滞)或肠道解剖改变(解剖性淤滞),导致结肠型细菌在小肠内过度增殖。在正常情况下,近端小肠内腔定植细菌不到10^5CFU/ml,其中大部分来源于口咽部菌群,维持小肠内菌群稳态的机制是正常的肠道运动功能与正常的胃酸分泌。任何干扰这些保护机制的情况,尤其是受损的肠道蠕动、结构损伤可诱发肠道淤滞、胃酸分泌明显减少或缺失,以及免疫缺陷综合征,都可能导致SIBO(扩展阅读15-6-11-5)。

扩展阅读 15-6-11-5 小肠细菌过度生长的病因分类

患者可出现腹泻、腹胀、厌食、体重减轻等胃肠道症状和体征,以及维生素B_{12}和脂溶性维生素缺乏。肠道细菌过度生长可能与肠易激综合征有关。小肠液培养菌群数大于10^5CFU/ml是诊断本病的"金标准",但并不常用。其他非侵入性试验包括葡萄糖氢和甲烷呼气试验(glucose hydrogen and methane breath test)、抗生素治疗前后的希林试验等均有助于本病的诊断。

治疗主要是尽可能地纠正肠道动力障碍及结构异常。对于细菌培养阳性的患者给予积极的针对性抗感染治疗。

五、蛋白质丢失性肠病

蛋白质丢失性肠病(protein-losing enteropathy)是一组在没有蛋白尿或蛋白合成缺陷(如慢性肝病)的情况下出现低蛋白血症和水肿的胃肠道和非胃肠道疾病。这类疾病的特点是过多的蛋白质通过胃肠道丢失,可能的原因主要有三大类:①黏膜溃疡,蛋白质流失集中在伴有渗出的受损黏膜,如炎症性肠病、胃肠道肿瘤和消化性溃疡;②非溃疡黏膜损伤,黏膜上皮通透性增加导致蛋白丢失,如脂肪泻、小肠和胃 Ménétrier 病;③淋巴回流功能障碍,表现为原发性淋巴疾病或继发性部分淋巴梗阻,导致吸收不良或脂肪泻。

临床表现包括下肢水肿、脂肪或糖类吸收不良导致腹泻、免疫功能降低。治疗主要是针对病因,低白蛋白血症严重时需要补充白蛋白。

推荐阅读

1. HUSBY S, MURRAY J A, KATZKA D A. AGA clinical practice update on diagnosis and monitoring of celiac disease-changing utility of serology and histologic measures: expert review[J]. Gastroenterology, 2019, 156(4):885-889.
2. TRIER J S. Intestinal malabsorption current diagnosis & treatment: gastroenterology, hepatology, & endoscopy[M]. 2nd ed. New York: McGraw-Hill Education, 2012:265-287.

第十二节 原发性小肠肿瘤

沈锡中 董 玲

小肠约占全消化道长度的75%,但发生在小肠的肿瘤仅占消化道肿瘤的3%~6%。其中国外良性肿瘤和恶性肿瘤比例为1∶1.9;国内为1∶3.7。小肠肿瘤(small intestinal tumors)发病率低可能与下列因素有关:①液状食糜对小肠黏膜机械性刺激小;②小肠蠕动快,使小肠黏膜接触潜在的致癌物质时间短;③碱性小肠液减少亚硝胺的合成;④小肠黏膜内高浓度的苯并芘羟基化酶可以降解苯并芘类致癌化合物;⑤小肠黏膜内有大量浆细胞和密集的淋巴细胞,具有强大的免疫功能;⑥小肠腔内细菌较少,由细菌参与胆酸的代谢而产生的潜在致癌物浓度低;⑦小肠黏膜干细胞位于隐窝基底层深处,接触致癌物较少等。近年来,原发性小肠恶性肿瘤发病率有上升趋势,其发病原因可能与环境、饮食和基因相关。小肠肿瘤可根据其组织发生来源及良、恶性分类(表15-6-12-1)。

(一)小肠间质瘤 属胃肠道间质瘤(gastrointestinal stromal tumor,GIST),起源于胃肠道间叶组织(详见本篇第六章第二节"胃肠道间质瘤")

(二)小肠良性肿瘤 小肠良性肿瘤(benign tumors of small intestine)较少见,好发于回肠,空肠其次,十二指肠最少见。良性肿瘤通常根据组织来源分类,分为上皮性肿瘤和非上皮性肿瘤。上皮性肿瘤如腺瘤,最常见,发病年龄多见于40岁左右,男女发病率相近;非上皮性肿瘤有脂肪瘤、血管瘤、神经纤维瘤、纤维瘤和淋巴管瘤等。

1. 腺瘤 起源于小肠上皮细胞。瘤体上有分化程度不同的腺泡、腺细胞。腺瘤可以是单个或多个,大小不等,也可成串累及整个小肠段。绒毛状腺瘤容易癌变。

表 15-6-12-1　原发性小肠肿瘤分类

组织起源	良性	恶性
上皮性	腺瘤,上皮性良性息肉	腺癌、神经内分泌肿瘤
非上皮性		
淋巴组织	免疫增生性小肠疾病(如地中海淋巴瘤)(良性或恶性)	非霍奇金淋巴瘤、霍奇金淋巴瘤、卡波西肉瘤
	淋巴管瘤	淋巴管肉瘤
脂肪	脂肪瘤	脂肪肉瘤
纤维	纤维瘤	纤维肉瘤
血管	血管瘤	血管内皮肉瘤
神经	神经纤维瘤、神经鞘瘤、节细胞神经瘤	恶性神经纤维瘤、恶性神经鞘瘤、恶性节细胞神经瘤
间叶组织	间质瘤(良性或恶性)	
其他组织	Peutz-Jeghers 息肉	

2. 脂肪瘤　好发于回肠末端,起源于黏膜下层,有明显的界限,为一脂肪组织肿块。自黏膜下膨胀性长大而压迫肠腔,也可向浆膜层生长而突出肠壁外。

3. 纤维瘤　是较少见的一种界限清楚的小肠肿瘤,由致密的胶原囊及多少不等的成纤维细胞所组成,可累及黏膜下层、肌层或浆膜层。纤维瘤有纤维肌瘤、神经纤维瘤、肌纤维瘤等类型。

4. 错构瘤样病变　最常见的是 Peutz-Jeghers 综合征,有家族史。参见本篇第六章第五节“胃肠道息肉及遗传性疾病”。

[illegible]腺腺瘤(Brun[illegible]腺[illegible]是十二指肠常见良[illegible]部及十二指[illegible]乳头[illegible]部,可呈弥漫性或局限[illegible]一,直径数毫[illegible]到[illegible]厘米均可,来源于 Brun[illegible]于黏膜下层[illegible]

[illegible]性肿瘤　小[illegible]恶性[illegible]瘤(malignant tumor of [illegible])[illegible]胃肠道全部恶性肿[illegible]的 1%~3%。男性多于[illegible]45 岁以后患[illegible]率[illegible],60~70 岁较多。原发性小肠恶性肿瘤分为四类:癌、神经内分泌肿瘤、恶性淋巴瘤和间质瘤。其他少见的尚有黑色素瘤、浆细胞瘤等。

1. 腺癌　占小肠恶性肿瘤的一半,65%发生于十二指肠,其次为空肠上段。多为高、中分化型腺癌。往往呈息肉样增生或浸润型,并可引起腹部包块、梗阻、出血或黄疸等四种主要表现。除可向局部淋巴结转移外,还可转移到肝、肺、骨和肾上腺。小肠腺癌有时还可同时有两个原发癌灶,另一个癌灶可位于结肠、乳房、胰、肾、子宫颈、直肠或乙状结肠。

2. 神经内分泌肿瘤　占小肠肿瘤的 13%~34%,占小肠恶性肿瘤的 17%~46%,多起源于远端回肠,30%为多灶性。参见本篇第六章第三节“胃肠胰神经内分泌肿瘤”。

3. 恶性淋巴瘤　原发性小肠恶性淋巴瘤多为非霍奇金淋巴瘤,发生部位以回肠最多,十二指肠少见。主要症状为腹痛、腹部包块、间歇性黑便,肠段如被广泛浸润或肿瘤压迫,淋巴管阻塞则可出现吸收不良综合征。本病需与肠结核、克罗恩病、继发性小肠恶性肿瘤和地中海淋巴瘤鉴别。

4. 其他　如恶性黑色素瘤等。

【临床表现】

小肠肿瘤缺乏特异性临床表现。良性肿瘤多数无症状,部分以急腹症或腹部包块而就诊,过去主要靠手术和尸体解剖意外发现。恶性肿瘤常在中晚期才出现症状,临床表现多样、复杂且无规律,主要临床表现有:

(一) 腹痛　为最常见症状,出现较早,轻重不一,隐匿无规律,[illegible]慢性[illegible]间[illegible]和进行性加重[illegible]过程[illegible]可因[illegible]阻、肿瘤牵拉、[illegible]管[illegible]动失[illegible]以及瘤体中心[illegible]坏死[illegible]炎症[illegible]疡、穿孔引起。[illegible]痛部位[illegible]瘤位置有关。

([illegible]) 腹部包块[illegible]是常见体征[illegible]一,[illegible]40[illegible]恶性肿瘤腹部肿[illegible]发生率[illegible]良性肿瘤[illegible]

([illegible]) 消化道[illegible]　占 18%~[illegible].9%[illegible]由肿[illegible]面糜烂、溃疡、[illegible]死所致,[illegible]癌最常见,间[illegible]瘤和[illegible]巴瘤[illegible]血管瘤也可发生。

(四) 肠梗阻　占 21.4%~31.5%,多为不完全性肠梗阻,呕吐、腹胀症状不十分明显。若肿瘤带动肠管扭转,可造成绞窄性肠梗阻。

(五) 肠穿孔及腹膜炎　穿孔发生率为 8.4%,其中恶性肿瘤发生穿孔者占 12%~19.4%,良性肿瘤为 2%。穿孔的主要原因是肠壁溃疡、坏死、感染。可导致腹膜炎,死亡率高。除上述临床表现外,小肠肿瘤常可出现腹泻、发热、腹胀、乏力、贫血、消瘦等症状。恶性肿瘤广泛浸润可压迫淋巴管引起乳糜泻、小肠吸收不良、低蛋白血症、水肿、恶病质、腹水及远处转移等。

【诊断】

小肠肿瘤病灶隐匿且症状非特异,常被延误诊断。对于常规胃肠镜检查阴性的腹痛、消化道出血和肠梗阻的患者,应考虑是否存在小肠肿瘤的可能。不明原因的营养不良、贫血、体重下降也要考虑该病可能。目前常用的小肠肿瘤诊断方法有小肠CT/MRI成像、小肠镜、胶囊内镜、选择性血管造影术、腹腔镜、PET/CT、术中内镜等。小肠CT成像,具有无创伤性、费用较低、对病灶空间分辨率高等优点,可作为小肠肿瘤诊断的首选方法;小肠MRI成像对小肠肿瘤性质判断方面优于CT,但检查时间长、花费高、对于时间和空间的分辨率较差,未广泛应用。如无梗阻存在,胶囊内镜是可以选择的诊断手段。小肠镜对小肠肿瘤的诊断具有明确的价值,随着气囊辅助小肠镜和螺旋式小肠镜的发展,理论上能观察到整个小肠,且能进行病理活检。^{18}F-FDG PET/CT可应用于GIST、淋巴瘤、小肠类癌的病情评估。选择性肠系膜上动脉造影对血管瘤、血管丰富的间质瘤、腺癌等诊断意义较大。如造影时出血量≥0.5ml/min,可显示造影剂从血管内溢出,对病灶部位的判断有一定的帮助。诊断流程如图15-6-12-1所示。

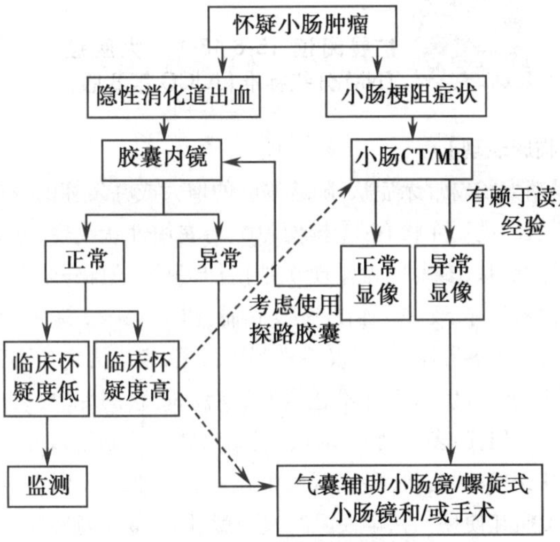

图15-6-12-1　小肠肿瘤的诊断流程

【治疗】

小肠肿瘤以手术切除为首选治疗方法,良性肿瘤切除率可达100%。对小肠恶性肿瘤,应尽可能行根治手术。腺癌恶性程度高,其手术切除后的5年生存率也仅15%~35%。对可疑小肠肿瘤的患者手术探查是必要的,且要与回肠末端多见的克罗恩病相区分。小肠恶性肿瘤对放疗不敏感,且正常小肠黏膜放射反应较大,所以除淋巴瘤和一些转移性肿瘤外,一般不主张放疗。小肠恶性肿瘤化疗尚未制定标准化治疗方案,可参考胃肠癌等疾病的化疗方案,部分分子靶向药物亦可用于治疗。

推荐阅读

BENSON A B, VENOOK A P, AI-HAWARY M M, et al. Small bowel adenocarcinoma, Version 1.2020, NCCN Clinical Practice Guidelines in Oncology [J]. J Natl Compr Canc Netw, 2019, 17(9): 1109-1133.

第十三节　大　肠　癌

陈世耀　刘天舒

大肠癌(colorectal carcinoma, CRC)包括结肠癌和直肠癌,是常见的消化道恶性肿瘤。我国大肠癌发病率升高趋势明显,尤其在城市。且发病年龄以40~50岁居多,发病中位年龄约为45岁。男性大肠癌的发病率高于女性,约为1.6∶1。

【病因】

(一)生活方式　研究认为,吸烟、食用红肉和加工肉类、饮酒、低运动量,以及肥胖/高体重指数是大肠癌发病的危险因素。

(二)遗传因素　遗传因素在大肠癌发病中具有相当重要的角色。约2/3患者有遗传背景,5%~6%的患者可确诊为遗传性结直肠癌。目前已有以下两种遗传性易患大肠癌的综合征被确定:家族性腺瘤性息肉病(familial adenomatous polyposis, FAP)和遗传性非息肉病性结直肠癌。

大肠癌的发生发展是一个多阶段的、涉及多基因改变的、逐渐积累的复杂过程,即由正常上皮转化为上皮过度增生、腺瘤的形成,腺瘤伴异型增生,并演进至癌及癌的浸润与转移,先后发生了许多癌基因的激活、错配修复(*MMR*)基因的缺失及抑癌基因的失活与缺如。最常见的有:*APC*、*MCC*基因的突变,*MMR*基因失活,*K-ras*基因突变,抑癌基因*DCC*的缺失,抑癌基因*p53*的突变与缺失,以及*nm23*改变等(图15-6-13-1)。

(三)大肠腺瘤　从腺瘤演变为大肠癌需要5年以上,平均10~15年,但也可终生不变。根据腺瘤中绒毛状成分所占比例不同,可分为管状腺瘤(绒毛成分在20%以下)、混合性腺瘤(绒毛成分占20%~80%)和绒毛状腺瘤(绒毛成分在80%以上,又称乳头状腺瘤)。临床发现的腺瘤中管状腺瘤约占70%,

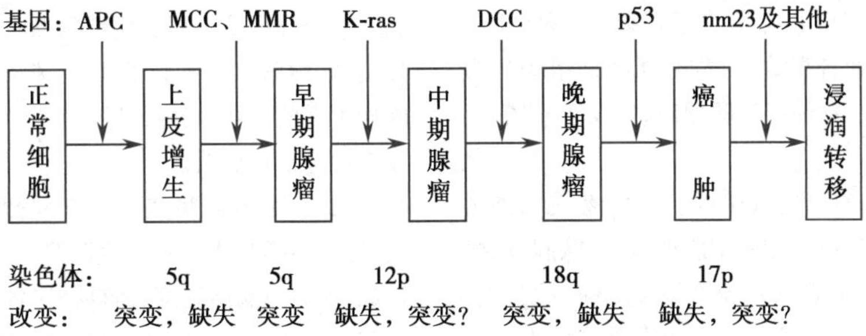

图15-6-13-1　大肠癌发生发展的分子遗传学模式

混合性腺瘤和绒毛状腺瘤分别占10%与20%。管状腺瘤、混合性腺瘤及绒毛状腺瘤的癌变率分别为5%~9%、20%~30%及40%~45%。

（四）大肠慢性炎症 炎症性肠病（如溃疡性结肠炎、克罗恩病）患者的结直肠癌风险升高。慢性非特异性溃疡性结肠炎，特别是合并有原发性硬化性胆管炎的患者大肠癌发生率比正常人高出5~10倍，病程越长癌变率越高。血吸虫病、慢性细菌性痢疾、慢性阿米巴肠病及克罗恩病发生大肠癌的概率均比同年龄对照人群高。

（五）其他因素 亚硝胺类化合物中致癌物也可能是大肠癌的致病因素之一。宫颈癌放射治疗后患直肠癌的风险增高，放射后15年危险性开始上升。胆囊切除术后的患者大肠癌发病率显著高于正常人群，而且多见于近端结肠。原发性与获得性免疫缺陷病也可能与本病发生有关。

【病理】

大肠癌绝大部分为单个，少数病例同时或先后有一个以上癌肿发生，即多原发大肠癌。文献资料显示，2%~9%的大肠癌患者为多原发大肠癌。大肠癌最好发部位是直肠与乙状结肠，占75%~80%，其次为盲肠及升结肠，再其次为结肠肝曲、降结肠、横结肠及结肠脾曲。大肠癌的大体形态随病期而不同，可分为早期和进展期。

（一）早期大肠癌 指原发灶肿瘤限于黏膜下层者（pT_1）。其中限于黏膜层者为“黏膜内癌”。由于黏膜层中没有淋巴管，很少发生淋巴结转移。癌限于黏膜下层但未侵及肠壁肌层者为“黏膜下层癌”，属早期大肠癌，但因黏膜下层内有丰富的脉管，因此部分黏膜下层癌可发生淋巴结转移甚或血道转移。早期大肠癌可分为3型：①息肉隆起型（Ⅰ型），又进一步分为有蒂型（1p）、广基型（1s）两个亚型，此型中多数为黏膜内癌；②扁平隆起型（Ⅱ型），如分币状隆起于黏膜表面，此型中多数为黏膜下层癌；③扁平隆起伴溃疡型（Ⅲ型），如小盘状，边缘隆起，中心凹陷，此型均为黏膜下层癌。

（二）进展期大肠癌 当癌浸润已超越黏膜下层而达肠壁肌层或更深层时归于进展期大肠癌。其大体可分为3型，其中以隆起型和溃疡型多见浸润型少见。

1. 隆起型 肿瘤的主体向肠腔内突出，呈结节状、息肉状或菜花样隆起，界限清楚，有蒂或广基，可发生于结肠任何部位，但多发于右半结肠和直肠壶腹部，特别是盲肠。

2. 溃疡型 癌体一般较小，早期形成溃疡，溃疡底可深达肌层，穿透肠壁侵入邻近器官和组织，好发于直肠与远段结肠。

3. 浸润型 肿瘤向肠壁各层弥漫浸润，伴纤维组织异常增生，肠壁增厚，形成环形狭窄，易引起肠梗阻，好发于直肠、乙状结肠及降结肠。

组织病理学类型根据结直肠癌WHO组织学分型为普通类型腺癌、特殊类型腺癌（黏液腺癌、印戒细胞癌、锯齿状腺癌、微乳头状癌、髓样癌、筛状粉刺型腺癌）、少见类型腺癌（腺鳞癌、鳞癌、梭形细胞癌/肉瘤样癌、未分化癌），以及其他特殊类型。

大肠癌转移途径：①直接浸润，癌肿浸润浆膜层而累及附近组织或器官，并可能发生直肠膀胱瘘和胃结肠瘘。②淋巴转移，大肠癌如侵犯黏膜肌层，就有淋巴转移的危险。③血行转移，大肠癌发生血行转移的情况相当常见。癌肿侵犯血管（主要是静脉）后，癌栓易通过门静脉转移到肝脏，也可经体循环到肺、脑、肾、肾上腺、骨骼等处。④癌肿浸润大肠浆膜层时，脱落癌细胞可种植到所接触的组织，如直肠膀胱或直肠子宫陷凹，或手术肠吻合口等处。

【分期】

TNM分期参照美国癌症联合委员会（American Joint Committee on Cancer，AJCC）/国际抗癌联盟（Union for International Cancer Control，UICC）关于结直肠癌TNM分期系统（2017年第8版）（扩展阅读15-6-13-1），以及中国结直肠肿瘤早诊筛查策略专家共识（2018年）。

扩展阅读15-6-13-1

扩展阅读 15-6-13-1 大肠癌 TNM 分级标准（AJCC 第8版）

【临床表现】

早期大肠癌常无症状，随着癌肿的增大或并发症的发生才出现症状。主要症状有：①排便习惯与粪便性状改变，常为最早出现的症状，多表现为排便次数增加，腹泻、便秘，或腹泻与便秘交替；有黏液便、血便或脓血便，里急后重，粪便变细。②腹痛，由于癌肿糜烂、继发感染刺激肠道，表现为定位不确切的持续隐痛，可仅为腹部不适或腹胀感。③腹部肿块，大肠癌腹部肿[illegible]以右腹多[illegible]肿块质硬，呈[illegible]节状[illegible]般为大肠癌晚期[illegible]表现为低[illegible]不完[illegible]腹胀、腹痛和便秘[illegible]梗阻时，症[illegible]加剧[illegible]慢性失血、癌肿溃[illegible]染、毒素吸[illegible]等，[illegible]瘦、乏力、低热等。[illegible]肿瘤外侵、转[illegible]的症[illegible]盆腔广泛浸润时[illegible]起腰骶部酸痛、坠[illegible]经丛时[illegible]有腰骶尾[illegible]续性疼痛。[illegible]瘤远[illegible]淋巴[illegible]植转移时，可出现肝、肺、骨转移，以及左锁骨上、腹股沟淋巴结转移，还可出现直肠前凹结节及癌性腹水。晚期可出现黄疸、水肿等。国内资料显示，大肠癌患者的首诊主诉症状以便血最多（48.6%），尤其直肠癌患者，其次为腹痛（21.8%），以结肠癌患者为多。

（一）右侧结肠癌 右侧结肠腔径较大，以吸收功能为主，肠腔内粪汁稀薄。故右侧结肠癌时，可有腹泻、便秘、腹泻与便秘交替、腹胀、腹痛、腹部压痛、腹部包块、低热及进行性贫血。晚期可有肠穿孔、局限性脓肿等并发症。以肝内多发转移为首发表现也不在少数。

（二）左侧结肠癌 由于左侧结肠腔不如右侧结肠腔宽大，乙状结肠腔狭小并与直肠形成锐角，且粪便在左侧结肠已形成，因此左侧结肠癌时容易发生慢性进行性肠梗阻。由于梗阻多在乙状结肠下段，所以呕吐较轻或缺如，而腹胀、腹痛及肠型明显。

（三）直肠癌　主要表现为大便次数增多，粪便变细，带黏液或血液，伴有里急后重或排便不净感。当癌肿蔓延至直肠周围而侵犯骶丛神经时，可出现剧痛。如癌肿累及前列腺或膀胱，则可出现尿频、尿急、尿痛、排尿不畅和血尿等症状，并可形成通向膀胱或女性生殖器的瘘管。

（四）肛管癌　主要表现为便血及疼痛，疼痛于排便时加剧。当癌侵犯肛门括约肌时，可有大便失禁。肛管癌可转移至腹股沟淋巴结。

【诊断】

大肠癌除早期可无症状之外，绝大多数均有不同程度的症状存在。详细询问病史、认真体格检查辅以实验室、内镜和X线检查，确诊一般并无困难。大肠癌检查手段包括：

（一）直肠指诊　直肠指诊简便易行，一般可发现距肛门7~8cm以内的中下段直肠肿瘤。是早期发现直肠癌的重要检查方法，应引起临床重视。

（二）内镜检查　多采用全结肠镜检查，可观察全部结肠，直达回盲部，并对可疑病变进行组织学检查，有利于早期及微小结肠癌的发现。对内镜检查发现的病灶，除需要活检确定性质之外，可采用病灶上下缘金属夹定位，有利于进一步治疗。

（三）钡剂灌肠X线检查　应用气钡双重造影技术，可清楚显示黏膜破坏、肠壁僵硬、结肠充盈缺损、肠腔狭窄等病变，现多为肠镜检查替代。临床疑似或诊断肠梗阻患者不建议钡剂灌肠检查。

（四）腔内超声、CT、MRI　推荐直肠腔内超声用于早期直肠癌（T_2期及以下）分期诊断。CT及MRI检查对了解肿瘤肠管外浸润程度及有无淋巴结或远处转移更有意义。CT检查提供结直肠恶性肿瘤的分期；发现复发肿瘤；评价肿瘤对各种治疗的反应。MRI检查提供直肠癌的术前分期；结直肠癌肝转移的评价；腹膜及肝被膜下病灶。

（五）大便隐血检查　可作为大规模普查时的初筛手段，或提供早期诊断的线索。

（六）血清癌胚抗原（CEA）测定　CEA非大肠癌所特有，但多次检查观察其动态变化，对大肠癌的预后估计及监测术后复发有一定的意义。

（七）PET/CT　不推荐常规使用，但对于临床怀疑转移但其他影像学检查无法确诊或重大治疗决策前，PET/CT可用于发现可能存在的转移灶，从而避免过度治疗。

（八）基因检测　对于转移性结直肠癌患者，建议在治疗前常规进行*RAS/RAF*基因检测，*Her2*基因及*MMR*基因的状态可以作为选择性检测项目。如果是*RAS/RAF*基因均为野生型的患者，在后期治疗中可以在化疗药物的基础上加用抑制表皮生长因子受体的抗体，如西妥昔单抗。如果是*BRAF*突变的患者，一般预后相对较差，因此在首选治疗时会选择高强度的方案和药物，尽快抑制肿瘤细胞的增殖。*Her2*基因扩增在转移性结直肠癌中的发生率在5%左右，这部分患者的治疗要考虑抗*Her2*的靶向药物，常规的化疗药物、抗血管内皮类或者抗表皮生长类的靶向药物不一定是优选。错配修复基因缺失（deficiency of mismatch repair，dMMR）或微卫星高度不稳定（microsatellite instability-high，MSI-H）在结直肠癌中的发生率为15%，这部分患者在早期肠癌中有比较好的预后，如果是Ⅱ期结肠癌，这类患者术后不推荐辅助化疗，如果是Ⅳ期患者，更推荐使用免疫检查点抑制剂的治疗。

在鉴别诊断上，右侧结肠癌应与阑尾脓肿、肠结核、血吸虫病肉芽肿、肠阿米巴病及克罗恩病相鉴别。左侧结肠癌的鉴别诊断包括血吸虫肠病、慢性细菌性痢疾、溃疡性结肠炎、结肠息肉病、结肠憩室炎等。直肠癌应与子宫颈癌、骨盆底部转移癌、粪块嵌塞等相区别。

【预防】

对一般人群和高危人群进行筛查是早期诊断的重要措施。一般人群为50~74岁，首次筛查进行高危因素问卷调查和免疫法大便隐血检测，阳性者进行结肠镜筛查。高危人群包括有结直肠腺瘤病史、结直肠癌家族史和炎症性肠病的患者，应每年参加结直肠癌筛查。预防措施包括改变生活方式如戒烟、保持体重指数、锻炼身体增加纤维膳食，积极防治癌前病变如炎症性肠病、处理结肠及直肠腺瘤和息肉病。化学药物阿司匹林、塞来昔布等尚未常规推荐。

【治疗】

（一）手术治疗　根治手术，包括癌肿、足够的两端肠段及区域淋巴结清扫。建议常规清扫两站以上淋巴结。

1. 结肠癌　结肠具有宽长系膜，易将整个相关的系膜淋巴引流系统全部切除，预后较直肠癌为好，左半结肠癌预后好于右半结肠癌。结肠癌的手术方法和范围见扩展阅读15-6-13-2。

扩展阅读15-6-13-2　结肠癌、直肠癌、直肠癌并发肠梗阻的手术治疗以及肠癌手术治疗后辅助化疗原则

2. 直肠癌　直肠癌原发灶的手术治疗方法众多，主要取决于肿瘤的部位及肿瘤的广泛程度，直肠癌的手术方法详见扩展阅读15-6-13-2。放疗在直肠癌，尤其是低位直肠癌的治疗中具有很高的地位，术前放疗及术后放疗均可以减少局部的复发与转移。

3. 肝转移的处理　确诊大肠癌时，15%~25%已有肝转移。在大肠癌切除后的患者随访中另有20%~30%将发生肝转移。大肠癌肝转移的处理一般需要多学科的参与。如果大肠癌患者除肝脏转移外无其他远处转移，原发灶又能做根治性切除者，则应对肝脏转移灶做积极的治疗。判定肝转移瘤是否适合手术在于保留正常肝储备功能的基础上是否能获得阴性手术切缘。

对于肝转移灶无法根治手术的患者可以分为潜在可切除或者不可切除。对于肝转移灶潜在切除的患者一般选择高效的转化方案（化疗联合靶向），尽可能在短期内达到肿瘤缩小，实现R0切除。对于判断无法实现肝转移灶R0手术的患者，遵循肿瘤内科的原则，合理安排一线、二线及三线治疗。鼓励参加新药临床试验。相对孤立的肝转移灶还可以采用除手术以外的局部治疗手段，如射频消融、微波消融、冷冻消融、经皮无水酒精注射和电凝固技术。也可以采用适型（立体）外照射放疗。

4. 并发症的处理　结直肠癌发生完全性肠梗阻占8%～23%，患者死亡率及并发症发生率较高。梗阻时，应当在进行胃肠减压、纠正水和电解质紊乱及酸碱失衡等准备后，早期施行手术，手术治疗详见扩展阅读15-6-13-2。

结肠梗阻尤其左半结肠梗阻的患者，可在灌肠等准备后经内镜行结肠支架放置术或结肠引流，解除梗阻，减少肠壁水肿，在梗阻解除1～2周后再行Ⅰ期肿块切除+肠吻合术。

结直肠癌穿孔手术的围手术期并发症发生率和死亡率均较高，手术原则与结直肠癌性梗阻相同。

（二）药物治疗　临床诊断的大肠癌患者中，20%～30%已属晚期，手术已无法根治，必须考虑予以化疗为主的药物治疗。化疗药物包括5-氟尿嘧啶/亚叶酸钙（5-FU/LV）、伊立替康、奥沙利铂、卡培他滨等。靶向药物包括抗表皮生长因子的药物（西妥昔单抗和帕尼单抗）、抗肿瘤血管新生的抗体类药物（贝伐珠单抗、雷莫卢单抗及阿柏西普）及小分子药物（瑞戈非尼、呋喹替尼等）。近年来免疫检查点抑制剂（PD-1/PD-L1抑制剂、CTLA-4抑制剂）在一小部分肠癌（MSI-H/dMMR）中也有很好的应用前景。

治疗方案的选择主要取决于治疗目标、既往治疗的类型和时限，以及治疗方案构成中各种药物不同的不良反应。在考虑不同给药方案对具体患者的疗效和安全性时，不但要考虑药物构成，还要考虑药物的剂量、给药计划和途径，以及外科根治的潜在性和患者的身体状况。对于适合接受高强度治疗的转移性患者（对该方案能够良好耐受，而获得的高治疗反应性可能具有潜在的临床获益），推荐5个化疗方案作为初始治疗的选择：FOLFOX（即mFOLFOX6，含奥沙利铂、亚叶酸钙及氟尿嘧啶）、FOLFIRI（含伊利替康、亚叶酸钙及氟尿嘧啶）、卡培他滨联合奥沙利铂（CapeOX）、输注5-FU/LV或卡培他滨，或FOLFOXIRI（含氟尿嘧啶、亚叶酸钙、伊利替康及奥沙利铂）。

术后辅助化疗选择根据分期而定，手术治疗后辅助化疗原则详见扩展阅读15-6-13-2。

$T_{3\sim4}$或$N_{1\sim2}$据肛缘≤12cm的直肠癌，推荐术前新辅助放化疗，如术前未行新辅助放疗，建议术后辅助放化疗，其中同步化疗方案推荐氟尿嘧啶类单药。术中或术后区域性缓释化疗与腹腔热灌注化疗目前不常规推荐。

（三）放射治疗　直肠癌放疗或放化疗常作为新辅助或辅助治疗的手段，姑息放疗的适应证为肿瘤局部区域复发和/或远处转移时改善局部症状。对于某些不能耐受手术或保肛意愿强烈的患者，可以尝试根治性放疗或放化疗。

（四）内镜下治疗　结肠腺瘤或部分T_1期结肠腺癌可采用内镜下黏膜切除术（EMR）或者内镜黏膜下剥离术（ESD）治疗。对于不能进行手术治疗的晚期病例，可通过内镜放置金属支架预防或者解除肠腔狭窄和梗阻。

（五）其他治疗　基因治疗、导向治疗、免疫治疗、中医中药治疗，均作为辅助疗法。

【预后】

大肠癌预后与其生物学行为有关。结肠癌根治术后5年生存率达到60%以上，直肠癌5年生存率也达到50%以上。结肠癌的预后比直肠癌好，直肠癌位置越低，局部复发率越高。除针对肿瘤治疗外，积极处理并发症可提高患者生存质量和延长患者的寿命。

推荐阅读

1. 中华人民共和国卫生和计划生育委员会医政医管局. 中国结直肠癌诊疗规范（2017版）[J]. 中华胃肠外科杂志，2018，21（1）：92-106.
2. 中国抗癌协会大肠癌专业委员会中国结直肠肿瘤早诊筛查策略制定专家组. 中国结直肠肿瘤早诊筛查策略专家共识[J]. 中华胃肠外科杂志，2018，21（10）：1081-1086.
3. 中国临床肿瘤学会指南工作委员会. 中国临床肿瘤学会（CSCO）结直肠癌诊疗指南2019[M]. 北京：人民卫生出版社，2019.
4. 中国抗癌协会大肠癌专业委员会遗传学组. 遗传性结直肠癌临床诊治和家系管理中国专家共识[J]. 中华肿瘤杂志，2018，40（1）：64-77.

第十四节　肠道血管性疾病

丁伟群　陆　玮

肠道缺血是指内脏血供不能满足肠道代谢需求所致的肠组织[illegible]伤。[illegible]发[illegible]率（2～3）/[illegible]，老年人发[illegible]高[illegible]。

[illegible]约占心排血量的30%，一般情况下，肠系膜毛[illegible]血[illegible]就能维持正常氧供。肠系膜缺血时，肠道血流[illegible]交感[illegible]和全身血管紧张素Ⅱ、血管[illegible]或前列腺[illegible]）体液因子调节，可自行[illegible]正常血供的75%达12小时，且其开放新侧支循环血管及提高氧合解离等保护性代偿反应。随缺血时间延长，广泛的肠系膜血管收缩将不可逆，即使纠正了潜在疾病，低氧及再灌注损伤、氧自由基产生、内皮合成一氧化氮减少、细胞炎症反应上调等全身炎症反应也可导致微血管及终末器官的损害。起初，终末器官的损害累及黏膜，但损害可由黏膜溃疡进展至透壁性坏死（坏疽）。一些缺血肠段可通过纤维化而愈合（狭窄）。即使缺血早期阶段，肠道细菌经由肠道黏膜易位致菌血症更或脓毒血症发生。

肠缺血临床表现取决于受累肠管范围、程度、持续时间、吻合支丰富程度与可能形成的侧支循环状况等。

一、慢性肠系膜缺血

慢性肠系膜缺血（chronic mesenteric ischemia，CMI）又称腹（肠）绞痛，内脏动脉粥样硬化狭窄是导致绝大多数CMI的病因。

【病因】

主要是高龄及能引起粥样硬化的各种高危因素。血管炎及主动脉动脉瘤偶尔也可成为慢性肠系膜缺血的病因。粥样硬化狭窄通常累及供应肠道血供的 2 支或 3 支内脏动脉的起始部。

【临床表现】

临床表现为发作性的缺血性腹痛。腹痛常位于上腹部或中腹部，一般在餐后 30~60 分钟发作，持续 1~3 小时。由于惧怕进食后腹痛，因此进食减少伴体重明显减轻。恶心、呕吐、腹胀、腹泻、便秘也会出现。一些患者表现吸收不良伴脂肪泻，或不能解释的胃十二指肠溃疡，小肠活检发现微绒毛萎缩，非特异性上皮细胞变扁平。腹部柔软，疼痛发作期亦无压痛。腹部检查可能听到收缩期杂音。

【诊断】

多普勒彩超发现病灶常在血管近端，血流通过明显狭窄区域时流速会增快。三维重建动态 CT 血管成像（computed tomography angiography，CTA）对肠道缺血诊断准确率高达 95%~100%。气囊张力测定法可检测到肠缺血者肠壁内 pH 减低。动脉造影可见 2 支或 3 支腹主动脉大分支有明显狭窄及侧支循环证据，确认解剖学发现与症状是否相吻合非常重要。

【治疗】

内科治疗可给予扩血管药物，如钙通道阻滞剂（硝苯地平等）对部分患者有效。外科手术包括旁路术、动脉内膜切除术和血管重建术等。气囊导管扩张术和/或支架置入提供了非手术治疗的可能性。

二、急性肠系膜缺血

急性肠系膜缺血（acute mesenteric ischemia，AMI）不常见，随着人口老龄化及心血管疾病的增加，本病发病率也在增长。

AMI 中肠系膜上动脉栓塞（superior mesenteric artery embolus，SMAE）最常见（占 40%~50%），其他依次为非闭塞性肠系膜缺血（non-occlusive mesenteric ischemia，NOMI）（占 25%）、肠系膜上动脉血栓形成（superior mesenteric artery thrombosis，SMAT）（占 10%）、肠系膜静脉血栓形成（mesenteric venous thrombosis，MVT）（占 10%）、局灶性节段性小肠缺血（focal segmental ischemia，FSI）（占 5%左右）。

【病因】

SMAE 多见于心房颤动、新发的心肌梗死、心脏瓣膜疾病和新近心血管插管术等所致的栓塞性血栓形成。SMAT 主要的病变基础为动脉硬化，其他尚有主动脉瘤、血栓闭塞性脉管炎、结节性动脉周围炎和风湿性血管炎等。低血容量或心排血量突然降低、心律不齐、血管收缩剂或过量利尿剂为常见的诱因。NOMI 的病因为大剂量血管升压素、低血容量性休克、充血性心力衰竭、严重心律失常、可卡因过量致收缩压降低或血管痉挛引起小肠动脉血流不足。MVT 常有高凝状态（如抗凝血酶Ⅲ、蛋白 C 和 S 缺乏及真性红细胞增多症、癌症）、肠系膜上静脉损伤（外伤、手术、放疗、门-腔静脉分流术后）、局部炎症改变（如胰腺炎、憩室炎和胆道系统感染）、长期服用避孕药等。近半数患者有周围静脉血栓性炎症病史。FSI 一般由粥样硬化性栓子、绞窄性疝、血管炎、腹部钝性外伤、放射及口服避孕药等引起。

【临床表现】

（一）肠系膜上动脉栓塞（SMAE） 肠系膜上动脉（SMA）主干口径较大，与腹主动脉呈倾斜夹角，栓子易于进入。大约 15%栓子位于 SMA 开口处，50%左右在结肠中动脉开口处（SMA 最大的分支）。1/3 患者以往有栓塞史。

本病起病急，早期有脐周或上腹部突然发作的剧痛，但腹软，甚至无压痛，“病征不符”是其典型临床表现。6~12 小时后，肠肌麻痹、持续性腹痛，肠鸣音减弱，肠黏膜可发生坏死或溃疡，导致便血或呕吐咖啡样物。此时如解除血管阻塞，肠缺血尚可恢复。12 小时后如出现腹膜刺激征或腹部包块、肠鸣音消失、发热、脉速等，提示病变已不可逆。如栓塞发生在分支，侧支循环较好，急性发病后可自行缓解。

（二）肠系膜上动脉血栓形成（SMAT） 血栓形成最常见于 SMA 开口处附近。由于发病前 SMA 已有病变，进展较慢，故有一定程度侧支循环形成。临床上可分为慢性、亚急性和急性三种类型。慢性者常表现为餐后腹痛、体重下降。急性者临床表现可与 SMAE 相似，但腹痛程度没有 SMAE 剧烈。近 1/3 的患者在急性发作前有慢性肠系膜缺血的症状及病史。如果 SMA 或重要的侧支血管阻塞，则缺血或梗死的部位较广，病变范围可从十二指肠到横结肠。

（三）非闭塞性肠系膜缺血（NOMI） 肠系膜血管血流量下降，血管床呈收缩状态。如时间稍长，即使原发因素已被解除，但系膜血管仍持续收缩。临床上有腹痛、胃肠道排空症状。少数患者无腹痛，但有明显腹胀。如出现严重腹痛、呕吐咖啡样物或便血，尤其有腹膜刺激征时，常提示病变已进入肠梗死阶段，甚至已有穿孔或腹膜炎。

（四）肠系膜静脉血栓形成（MVT） 起病有急性、亚急性和慢性之分。急性 MVT 发病与 SMAT 相似，但症状持续时间更长。亚急性 MVT 常有腹部不适、厌食、大便习惯改变等先驱症状，最常见的临床表现是发热、腹胀、大便隐血试验阳性。随病情进展而出现腹痛加剧（下腹部最常见）、呕吐、血便、呕吐咖啡样物、腹膜刺激征甚至循环衰竭。腹腔穿刺如抽到血性腹水，提示肠管已有坏死。慢性 MVT 多数无症状，如门静脉被累及，则可见门静脉高压征象。

（五）局灶性节段性小肠缺血（FSI） 临床表现多样，因有丰富的侧支循环，不会引起全层坏死，无致命性并发症。有三种临床表现：①急性小肠炎酷似阑尾炎；②慢性小肠炎酷似克罗恩病；③肠梗阻，常伴细菌过度生长和盲袢综合征。

【诊断】

（一）血管造影 选择性肠系膜血管造影以往是 AMI 诊断的“金标准”，目前是基础治疗的重要部分。不仅可诊断 AMI 及其病因，还可经导管应用血管扩张剂以松弛收缩的内脏血管，如是闭塞性疾病，还有助于制订血管再通方案。闭塞性病变的血管造影可见充盈缺损。NOMI 的造影显示动脉本身无阻塞，但其主干或其分支有普遍或节段性痉挛，肠壁内血管充盈不佳为其特征性表现。

（二）CT/CTA 和 MRI/MRA

1. 常规 CT 检查　对 AMI，特别是 MVT 有一定诊断价值，但是早期表现无特异性，而坏死和坏疽则是后期表现。

2. CTA　三维重建动态 CTA 对肠道缺血诊断准确率高达 95%～100%，被推荐为肠道缺血的首选影像学诊断方法。可发现血管狭窄或堵塞的程度及与分支血管的关系，提示栓子可能的来源及其他腹部结构异常病理改变，如肠壁增厚、肠系膜合股、肠壁积气征、腹腔游离气体和门静脉积气等。

3. MRI　主要显示动脉主干病变。

4. 磁共振血管成像（magnetic resonance angiography，MRA）是另一种诊断肠系膜缺血的新方法。MRA 与 CTA 或动脉造影相比较，其主要优点是没有肾毒性。然而对继发于低血容量 NOMI 或远端栓塞性疾病的诊断价值有限。

（三）腹部 X 线片　缺血早期可见肠壁水肿（“拇纹征”），病程进展可见肠壁、门脉系统积气，发现腹腔游离气体提示肠穿孔。主动脉及其分支钙化提示动脉粥样硬化病。

（四）多普勒超声　可作为筛查方法及治疗后监测，SMA 高峰值流速对肠系膜缺血的阳性诊断率近 80%，阴性结果可排除肠系膜缺血。

（五）内镜　疑诊肠系膜缺血累及结肠，肠镜检查有诊断价值。

【治疗】

（一）AMI [illegible]治疗原[illegible]　恢复[illegible]纠[illegible] AMI 可能病因，避免使用所有血管收缩药物，静脉[illegible]广[illegible]抗生素（覆盖革兰氏阴性菌及厌氧菌）以预防细菌[illegible]血[illegible]黏膜转位引起败血症。

（二）血管[illegible]张剂　[illegible]诊为[illegible]或 NOMI，并排除其他急腹症者，立即经导管[illegible]减灌注[illegible]mg，作为初始剂量，随后 30～60mg/h 持续输注[illegible]2～48 小时[illegible]张肠系膜血管，改善血流，可避免肠切除或减少切除范围。

（三）溶栓抗凝治疗　任何确诊 AMI、进展 CMI 及肠系膜静脉缺血患者均需尽早全身抗凝治疗（如静脉用肝素）以预防血块围绕栓子扩展并防止其进一步栓塞至小肠或其他器官（如脑、冠状动脉、肾、四肢）。抗凝一般术前终止，术后 24～48 小时恢复使用，具体视术中情况而定。由于 MVT 病变有复发性，故需常规给予抗凝治疗，有主张在关腹前或术后 12 小时内开始肝素抗凝治疗，而后改为口服抗凝剂，治疗 3～6 个月。抗凝治疗期间要定期监测凝血酶原时间。

（四）血管修复术和外科手术　血管修复术包括取栓术、血管成形术和支架置入术，可使 95% 的 CMI 患者症状缓解。AMI 缺血不严重或伴严重合并症致开腹手术并发症发生率及死亡率高的患者亦可考虑血管修复术。当 AMI 患者出现腹膜刺激征时，应进行剖腹探查。外科干预包括切除坏死和穿孔的肠段、栓子切除术、溶栓术、血管成形、支架置入、内膜切除和旁路手术等。如手术时对某些肠段能否存活不能肯定，则应于 24～48 小时进行第二次手术，术前应用抗生素、补液和纠正严重并发症，以最大限度保住存活肠段。FSI 的治疗是切除累及的肠段。

【预后】

AMI 发展到肠坏死，死亡率可高达 60%～70%。如能早期诊断治疗，生存率可明显改善。总体而言，结肠缺血的预后比小肠缺血的预后好得多。肠系膜静脉血栓形成的预后比急性原发动脉性肠系膜缺血累及小肠的预后也好得多。

三、结肠缺血

结肠缺血（colon ischemia，CI）或缺血性结肠炎（ischemic colitis，IC）是指由于各种原因引起结肠某肠段血供减少，不足以维持细胞正常代谢，从而引起结肠缺血的疾病状态。90% 以上的 CI 患者年龄大于 60 岁，女性患者相对多见。

【病因】

体循环变化、肠系膜血管器质性或功能性病变均可导致 CI，而直接病因多为局部灌注不足及再灌注损伤。危险因素包括合并有心血管疾病、糖尿病、肠易激综合征和便秘史。相对少见的病因包括高凝状态、医源性结扎肠系膜下动脉（inferior mesenteric artery，IMA）、栓塞、血管炎（特别是系统性红斑狼疮）、镰状细胞病及任何能引起结肠梗阻的病因，包括肠道肿瘤、粪石、腹腔嵌顿性疝、肠扭转、肠套叠等。其他更少见的相关因素包括长途奔跑、腹腔内炎症或感染性疾病。药物（可致便秘药物、免疫调节剂、违禁药品等）也可导致与 CI 相同或类似的损伤。

【分类】

CI 肠道损伤类型分为可[illegible]性与[illegible]可[illegible]性损伤。可逆性损伤包括结肠病（上皮下出血[illegible]肿）和结[illegible]炎（溃疡）。非可逆性损伤包括肠壁坏疽、暴发[illegible]肠炎、肠[illegible]狭窄等[illegible]性缺血性结肠炎和细菌移位导致复[illegible]性脓[illegible]血[illegible]为罕见的肠道非可逆性损伤表现。

【临床表现】

CI 常表现为左下腹部突发痉挛性疼痛，排便急迫感，24 小时内排鲜红色或暗红色血便甚或血性腹泻。腹痛常先于便血出现，通常为轻至中度腹痛，而孤立性右半结肠缺血（isolated right-colon ischemia，IRCI）常仅表现为急性、严重腹痛。受累肠段部位可有压痛。大多数患者临床症状于 2～3 天内缓解，结肠病变在 1～2 周内痊愈。坏疽型结肠炎的特点是进行性加重的腹部压痛、反跳痛、肌抵抗、体温升高及麻痹性肠梗阻。暴发型全结肠炎可表现为突发的、急速进展的腹膜炎征象。

【诊断与鉴别诊断】

腹部 CT 检查为可疑 CI 的首选影像学检查方法，同时可评估病变范围，肠壁增厚、水肿及“拇纹征”提示诊断。发现肠壁积气和门静脉肠系膜静脉气体，则提示透壁性梗死的存在。疑诊 IRCI 可行 CTA 或血管造影。CI 诊治流程见图 15-6-14-1。

如疑为 CI 且 CT 发现节段性肠壁增厚，应在发病 48 小时

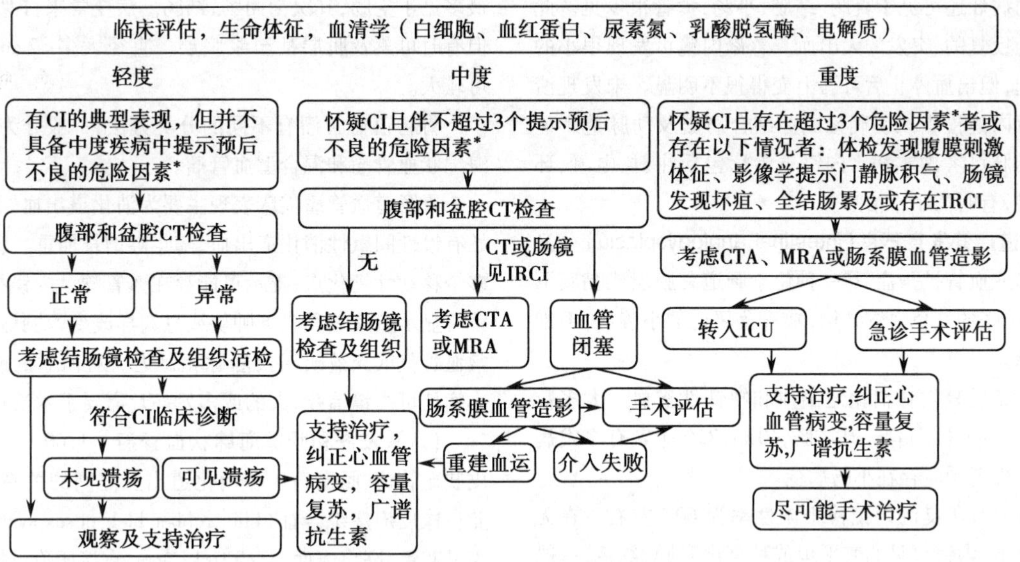

图 15-6-14-1 结肠缺血的诊治流程

* 提示预后不良的危险因素:男性,低血压(收缩压<90mmHg),心动过速(心率>100 次/min),腹痛但不伴有直肠出血,血尿素氮(BUN)>20mg/dl,血红蛋白(Hb)<120g/L,乳酸脱氢酶(LDH)>350IU/L,血钠<136mmol/L,白细胞>15×10^9/L。

内实施结肠镜检查。疾病早期可仅见黏膜充血、水肿、红斑和黏膜质脆,随着病变的加重可出现广泛糜烂、出血、溃疡和肠腔狭窄,暗紫色肠黏膜伴紫蓝色出血性结节常提示坏疽。沿结肠纵轴分布的孤立线性红斑伴糜烂和/或溃疡则更倾向于 CI 的诊断。

CI 好发于左半结肠,其由 IMA 供血,管径相对狭窄,与腹主动脉呈锐角,影响血流速度,尤其是在各动脉供血相交区域,如结肠脾曲和乙状结肠,前者存在 SMA、IMA 的吻合点(Griffith's point),后者为 IMA 的乙状结肠最末分支(Sudeck's point)。这些部位血管发育不全或缺如,易导致狭窄,故缺血好发于此。直肠由 IMA 和直肠动脉双重供血,较少发生缺血性梗死。

约 10%的 CI 累及右半结肠,右半结肠的动脉血供来自 SMA 的回结肠动脉分支,发病时可同时伴有末端回肠缺血并导致小肠坏死。常为亚急性过程,死亡率可高达 50%以上。

CI 需与克罗恩病、溃疡性结肠炎、感染性肠炎和结肠癌等能引起腹痛、便血的疾病相鉴别。本病与溃疡性结肠炎的区别在于直肠很少受累,且病变黏膜与正常黏膜分界清楚。

【治疗】

确诊 CI 患者应结合病因、并发症等,视病情缓急给予相应治疗。大部分 CI 患者可在控制原发病和去除危险因素的基础上常规支持治疗,禁食、停用可疑药物(包括缩血管药物)、补液、扩血管和改善微循环等,必要时胃肠减压、肛管排气等。对中、重度 CI 应考虑应用广谱抗生素治疗。有症状及体征提示肠坏死、穿孔、大量出血或狭窄形成时考虑外科手术治疗(见图 32-6-14-1)。

四、其他肠道血管疾病

(一)肠系膜上动脉压迫症 见本篇第五章第六节“十二指肠壅积症”。

(二)血管炎 许多血管炎综合征可以累及胃肠道,同时常伴有其他内脏受累。

1. 结节性多动脉炎 结节性多动脉炎(polyarteritis nodosa,PAN)患者消化道发生率高达 50%,约 2/3 患者有胃肠道症状,常见有腹痛并餐后加重、恶心、呕吐、腹泻、血便、梗阻;常合并肠溃疡、出血(黏膜或黏膜下血管缺血)、肠壁缺血坏死及穿孔(系膜血管缺血)。小肠比大肠易受累(详见第二十二篇第九章第二节“大血管炎”)。

2. 过敏性紫癜 IgA 血管炎(IgA vasculitis,IgAV),既往称之为过敏性紫癜(Henoch-Schönlein purpura)(详见第十六篇第七章第三节“过敏性紫癜”),50%~85%累及胃肠道,腹痛最为常见,称为“腹型紫癜”。表现为典型的绞痛,12%~19%以腹痛为首发症状,其他症状包括腹泻、便血和呕吐,可出现肠套叠、梗阻、穿孔。内镜检查对早期诊断有无可替代价值,内镜下可见黏膜充血、发红、瘀点、多发溃疡、结节样改变和血肿样隆起。

3. Wegener 肉芽肿(坏死性肉芽肿性血管炎) 是原因未明的全身性血管炎,可累及中小动脉,肉芽肿性炎症累及胃肠道并不多见,但可能引起肠道缺血、出血或穿孔。

4. 其他 累及肠道的血管炎还包括系统性红斑狼疮(systemic lupus erythematosus,SLE)(2%)、类风湿关节炎血管炎(1%)、血栓闭塞性脉管炎(Buerger disease)、白塞病(Behcet disease)、嗜酸性肉芽肿性多血管炎(eosinophilic granulomatosis with polyangiitis,EGPA)(详见第二十二篇第三章“系统性红斑狼疮”,第九章“原发性血管炎”,第十章“白塞病”)。

(三)结肠和小肠杜氏病(dieulafoy disease) 其病理特点是小的黏膜缺损伴其基底部有一支粗大扭曲的小动脉,该小动脉穿破黏膜进入肠腔内,通常位于食管胃连接处近端 6cm 范围内。类似的病灶还可见于直肠、结肠、小肠，食管很少见。此病临床表现为反复的、突发的大出血。急诊内镜可发现很小的血管瘤样突起，但出血停止后可马上变得很不明显。未发现溃疡者需反复行内镜检查以明确诊断。结合病史及动脉造影显示粗大扭曲动脉可考虑本病。内镜下治疗包括注射、电凝、环扎或止血钳夹，有时需手术治疗。

（四）肠道血管发育不良（intestinal angiodysplasia） 又称动静脉畸形或血管扩张症，是一种位于肠道黏膜层或黏膜下层的薄壁的、扩张的红色血管结构，常累及邻近的小静脉、毛细血管及小动脉。

临床特点是反复发作消化道出血和缺铁性贫血。大多数病变（54%～100%）位于盲肠、升结肠，40%～75%患者有多发病灶，11%～20%患者同时存在小肠病变。

肠道血管发育不良的内镜检查阳性率为60%左右。在无严重失血情况下，内镜可见病变平坦或稍高出黏膜，红色，一般直径为2～10mm，圆形、星状或有明显的蕨样边缘，可有显著的供血血管。内镜检出病变且有活动性出血或有血块黏附是肠道血管发育不良出血的依据。对大量出血者，动脉造影为首选，其主要征象有：①动脉期可见血管丛；②动脉后期可见静脉早期显影；③充盈的静脉延迟排空。动脉造影在肠腔内看到外溢的造影剂可确定它是出血原因。

单发病变可采用内镜下氩等离子体凝固术（argon plasma co-agulation，APC）、注射硬化剂、激光及止血夹等治疗。药物治疗包括雌激素、孕激素、沙利度胺治疗，但疗效有待进一步肯定。对急性大量出血或经内科治疗无效者应考虑手术治疗。

（五）先天性动静脉畸形（[illegible]） 病变可发生在[illegible]较多见，肠道病变主要在直肠和乙状结肠。[illegible]累及一段肠段。组织学改变是黏膜下动脉和静脉之[illegible]的先天性[illegible]通，特征性改变是静脉的"动脉化"，病[illegible]见动脉扩张[illegible]和硬化。动脉造影是主要的诊断[illegible]有出血的大病灶需要切除累及的肠段，较小病灶可[illegible]

（六）其他血管扩张

1. 遗传性出血性毛细血管扩张症　又称为奥斯勒-韦伯-朗迪病（Osler-Weber-Rendu disease），本病是一种常染色体显性的家族性病变。特点是皮肤、黏膜的毛细血管扩张和反复消化道出血。80%患者有家族史。血管扩张易累及口唇、黏膜（尤其是口腔及鼻部）、消化道（尤其是胃、小肠）、肝、肺、视网膜及中枢神经系统。典型临床表现为婴幼儿时有反复鼻出血，10岁以前半数患者有消化道出血。内镜检查易作出诊断。可采用雌激素、氨基己酸等药物治疗，无效者可内镜下止血或手术切除肠段。

2. 胃窦血管扩张或西瓜胃　可累及小静脉和毛细血管，伴有血栓形成或血管扩张。典型的酷似西瓜图案的红斑性条纹可从胃窦辐射至幽门。患者大都有粪隐血阳性或黑便，多与SLE、混合结缔组织病、硬皮病、恶性贫血有关。

（七）胃肠道血管瘤 胃肠道任何部位都可发生血管瘤，最多见于空肠，其次为回肠、结肠。病变常来自黏膜下血管丛，但有时可累及肌层甚至浆膜层。直径大多<2cm，但直肠病变可较大。

胃肠道血管瘤有不同的分类方法，一般分为毛细血管瘤、海绵状血管瘤和混合型血管瘤。

胃肠道血管瘤临床表现主要为消化道出血，有时从幼年开始有慢性间歇性消化道出血，随年龄增长加重。腹部X线片见多个移动性钙化点，提示可能存在血管瘤。内镜检查和胶囊内镜可显示蓝紫色黏膜下肿块或息肉样改变，动脉造影可发现异常血管丛或充盈缺损及静脉相延迟。对孤立的或数量较少的小病灶可内镜治疗，大的或多发病灶需要手术治疗。

（八）皮肤和肠道海绵状血管瘤 1860年有作者描述了皮肤血管痣、肠道病变和消化道出血之间的关系，以后称之为蓝色橡皮疱痣综合征（blue rubber bleb nevus syndrome）。血管瘤呈蓝色，高出表面，直径0.1～5cm，直接压迫可排空血管瘤内血液而留下带皱纹的囊是本病的特点。病变单发或多发，常见于躯干、四肢和面部，可累及胃肠道任何部位，但以小肠最常见，亦可在结肠远端。诊断和治疗同胃肠道血管瘤。

（九）静脉硬化性结肠炎 静脉硬化性结肠炎（phlebo-sclerotic colitis，PC）是以肠系膜上静脉及其属支广泛钙化并右半结肠增厚为主要特征的静脉闭塞性疾病，由于其病因不明，也称为特发性肠系膜静脉硬化病（idiopathic mesenteric phlebo-sclerosis，IMP），以区别由于动脉硬化、静脉血栓、栓塞及血管炎等导致的有明确病因的缺血性结肠炎。患者几乎均为亚洲人。临床表现以慢性腹痛、慢性腹泻或肠梗阻最为常见，病变部位[illegible]

推荐阅读

1. BRANDT L J，FEUERSTADT P，LONGSTRETH G F，et al. ACG clinical guideline：epidemiology，risk factors，patterns of presentation，diagnosis，and management of colon ischemia（CI）[J]. Am J Gastroenterol，2015，110（1）：18-44.
2. CLAIR D G，BEACH J M. Mesenteric ischemia[J]. N Engl J Med，2016，374（10）：959-968.
3. CHETTY R，SERRA S. A pragmatic approach to vasculitis in the gastrointestinal tract[J]. J Clin Pathol，2017，70（6）：470-475.

第十五节　肠　梗　阻

蒋　炜

肠梗阻（intestinal obstruction）指由于病理因素发生肠内容物在肠道中通过受阻，为临床常见急腹症之一。

【分类】

（一）按梗阻的原因

1. 机械性肠梗阻 最为常见，是指肠壁及肠管内外的器质性病变造成肠腔狭窄或闭塞，致使肠内容物通过受阻。

2. 动力性肠梗阻 是指各种原因导致肠壁肌肉舒缩紊乱，肠内容物不能有效排出而导致梗阻，而肠壁无解剖上的病变。

动力性肠梗阻又可分为麻痹性肠梗阻和痉挛性肠梗阻。

（1）麻痹性肠梗阻：亦称无动力性肠麻痹。因感染、中毒、低钾血症、脊髓炎、甲状腺功能减退、腹部手术等原因影响到肠道自主神经系统，致使肠道平滑肌收缩障碍，使肠管扩张、蠕动消失，肠内容物无法推进。

（2）痉挛性肠梗阻：任何原因引起的肠道副交感神经兴奋，使肠道处于异常的高动力状态致痉挛，肠内容物不能运行，多为短暂性。

3. 缺血性肠梗阻 是指由于肠系膜血管病变引起肠壁缺血，继而引起蠕动障碍造成的梗阻。

（二）按肠壁血供情况

1. 单纯性肠梗阻 仅有肠腔阻塞而无肠壁血供障碍，多见于肠腔内堵塞或肠外肿块压迫所致的梗阻。

2. 绞窄性肠梗阻 肠腔阻塞时，肠壁因血管被压迫而引起缺血坏死，多因肠扭转、肠套叠、嵌顿疝、肠粘连等引起。

（三）按梗阻发生的部位

1. 小肠梗阻 又可分为高位小肠梗阻和低位小肠梗阻。高位小肠梗阻主要指发生于十二指肠或空肠的梗阻；低位小肠梗阻主要是指发生于远端回肠的梗阻。

2. 结肠梗阻 多发生于左侧结肠，以乙状结肠或乙状结肠与直肠交界处为多见。

（四）按梗阻的程度 可分为完全性梗阻与不完全性（或部分性）梗阻。

（五）按起病的缓急 可分为急性肠梗阻与慢性肠梗阻。

各类型相互关联，并可随病理过程演变而转化：由单纯性变为绞窄性，由不完全性变为完全性等；机械性肠梗阻长时间存在，梗阻以上部位肠袢由于过度膨胀，以及毒素的吸收、血运障碍等，也可转化为麻痹性肠梗阻。

【病因】

（一）机械性肠梗阻的常见病因

1. 肠管外病因

（1）粘连与粘连带压迫：先天性粘连带较多见于小儿，而腹盆腔手术、结核性腹膜炎及非特异性腹腔内感染产生的粘连是成人最常见原因，但少数病例可无腹部手术及炎症史。

（2）疝：腹股沟斜疝、股疝、内疝的嵌顿。

（3）肠扭转：常由于粘连所致。

（4）肠外肿瘤或腹部包块压迫。

2. 肠腔内阻塞 由胆石、粪石、异物、蛔虫等引起。

3. 肠壁病变

（1）先天性狭窄和闭孔畸形。

（2）炎症、肿瘤、吻合手术及其他因素所致的狭窄，如炎症性肠病、肠结核、放射性损伤、肿瘤（尤其是结肠癌）、肠吻合术等。

（3）肠套叠：多见于儿童，因息肉或其他肠管病变引起。

（二）动力性肠梗阻的常见病因

1. 麻痹性肠梗阻 可并发于：①腹部大手术后；②腹腔内炎症；③电解质紊乱；④腹膜后炎症或出血破裂等；⑤肠缺血，如肠系膜栓塞等；⑥肾和胸部疾病，如肾周围脓肿、心肌梗死等；⑦全身性脓毒血症；⑧应用某些药物，如吗啡类药物、抗胆碱药物等。

2. 痉挛性肠梗阻 肠道炎症及神经系统功能紊乱均可引起肠管暂时性痉挛。

（三）血管性肠梗阻的病因 肠系膜动脉栓塞或血栓形成和肠系膜静脉血栓形成为主要病因。

【病理解剖】

单纯性完全性机械性肠梗阻时，梗阻部位以上的肠腔扩张，肠壁变薄、黏膜糜烂和溃疡发生，可因血供障碍而坏死穿孔；而梗阻部位以下肠管多呈空虚塌陷。麻痹性肠梗阻时肠管扩张、肠壁变薄。绞窄性肠梗阻早期，静脉回流受阻，小静脉和毛细血管可发生淤血、通透性增加，甚至破裂而渗血；继而动脉血流受阻、血栓形成，肠壁因缺血而坏死，肠内细菌和毒素可通过损伤的肠壁进入腹腔。坏死肠管呈紫黑色，最后可自行破裂。

【病理生理】

肠梗阻的严重程度因梗阻部位的高低、梗阻时间的长短及肠壁有无血液供应障碍而不同。慢性肠梗阻多为不完全性，梗阻近端肠管长时期蠕动加强，导致肠壁代偿性增厚和肠腔膨胀，远端肠管则变细萎缩；全身性病理生理改变主要表现为营养不良。而急性肠梗阻可引起以下变化。

（一）局部病理生理变化

1. 肠蠕动增加 梗阻近端的肠管蠕动频率和强度增加，肠鸣音亢进；而远端肠管可正常蠕动，肠内容物排出后肠管塌陷空虚，交界处即为梗阻部位。病情进展时，近端肠管进一步膨胀，终使肠壁平滑肌收缩力减弱直至麻痹。

2. 肠腔扩张、积气积液 梗阻近端积聚大量液体和气体，抑制肠壁黏膜吸收水分并刺激其分泌增加，导致肠腔膨胀进行性加重。

3. 肠壁充血水肿，通透性增加 随着梗阻时间的延长，肠管内压力增高，致使肠壁静脉回流障碍、通透性增加，甚至引起细菌性腹膜炎，严重时肠管可因缺血坏死而溃破穿孔。

（二）全身病理生理变化

1. 水、电解质丢失 梗阻位于幽门或十二指肠上段，呕吐频繁，易产生脱水和低氯低钾性碱中毒；若梗阻位于十二指肠下段或空肠上段，则重碳酸盐丢失严重。低位肠梗阻时，因肠黏膜吸收功能降低而分泌量增多，肠腔中大量积液；肠壁水肿和血浆外渗，严重时可导致低血压和低血容量性休克。

2. 感染和毒血症 当单纯性梗阻转变为绞窄性时，梗阻近端的肠内容物淤积，细菌繁殖产生大量毒素，可透过肠壁引起肠源性的腹腔内感染，并经腹膜吸收导致全身性中毒。

3. 休克 急性肠梗阻若不及时治疗，大量的水、电解质丧失引起血容量减少，加之感染和中毒，极易导致脓毒症休克。

4. 心肺功能障碍 肠腔扩张致腹压增高时，横膈上升，影响肺内气体交换；同时导致下腔静脉血液回流障碍，血容量减少，进一步影响心排血量。

总之，高位肠梗阻容易引起水、电解质紊乱，低位肠梗阻易产生肠腔膨胀、感染和中毒。绞窄性肠梗阻容易导致休克，闭袢性肠梗阻容易引起肠穿孔和腹膜炎。而在不同类型肠梗阻后期，各种病理生理变化均可出现。

【临床表现】

（一）临床症状

1. 腹痛 常为首发症状，多为阵发性绞痛。十二指肠、上段空肠梗阻及回肠梗阻时，患者绞痛较轻；而急性空肠梗阻时绞痛较剧烈，常每2~5分钟即发作1次。不完全性肠梗阻腹痛在肠鸣或排气后可见缓解。慢性肠梗阻亦然，且间歇期亦长。结肠梗阻时除阵发性绞痛外可有持续性钝痛，此时应注意有闭袢性肠梗阻即肠段两端梗阻的可能性。若腹痛的间歇期不断缩短或疼痛呈持续性伴阵发性加剧，则可能是单纯性梗阻发展至绞窄性肠梗阻，若肠壁已发生缺血坏死则呈持续性剧痛。肠梗阻晚期，梗阻部位以上肠管过度膨胀，收缩能力减弱，则阵痛的程度和频率都降低；当出现麻痹性肠梗阻时，则无绞痛发作，而呈持续性胀痛。

2. 呕吐 早期多为反射性呕吐，后期则为反流性呕吐。梗阻部位越高，呕吐出现愈早、愈频繁，呕吐物为胃液、十二指肠液和胆汁；低位肠梗阻时，呕吐出现较晚，呕吐物为粪样液体，或有粪臭味。绞窄性肠梗阻时，呕吐物为血性或棕褐色。而麻痹性肠梗阻的呕吐往往为溢出性。结肠梗阻呕吐少见，但后期回盲瓣因肠腔过度充盈而关闭不全时亦有较剧烈的呕吐，吐出物可含粪汁。

3. 腹胀 高位小肠梗阻呕吐频繁多无明显腹胀；低位小肠梗阻或结肠梗阻晚期常有显著的全腹膨胀。肠扭曲引起的闭袢性梗阻的肠段膨胀很突出，常呈不对称的局部膨胀。麻痹性肠梗阻时，全部肠管均膨胀扩大，故腹胀显著。

4. 便秘和停止排气 完全性肠梗阻时，排便和排气现象消失。但在高位小肠梗阻的最初2~3天，如梗阻以下肠腔内积存了粪便和气体，则仍有排便和排气现象，不能因此否定完全性梗阻的存在；同样，绞窄性肠梗阻，如肠扭转、肠套叠及结肠癌所致的肠梗阻等，都仍可有血便或脓血便排出。

5. 全身症状 单纯性肠梗阻患者一般无明显全身症状，但呕吐频繁和腹胀严重者必有脱水。血钾过低者有疲软、嗜睡、乏力和心律失常等症状。绞窄性肠梗阻患者全身症状最显著，早期即有虚脱，可很快进入休克状态。伴有腹腔感染者，腹痛持续并扩散至全腹，同时伴有感染和毒血症表现。

（二）体征

1. 全身情况 一般表现为急性痛苦面容，神志清楚，呼吸受限、急促；有酸中毒时，呼吸深而快。当有脱水时，可表现为唇干舌燥、眼窝及两颊内陷、皮肤弹性消失。若出现休克症状，可出现神志萎靡、淡漠、恍惚，甚至昏迷。

2. 腹部体征

（1）腹部膨胀：高位小肠梗阻多在上腹部，低位小肠梗阻多在中腹部，麻痹性肠梗阻则呈全腹膨隆。

（2）肠型和蠕动波：特别在慢性肠梗阻和腹壁较薄时，肠型和蠕动波明显。

（3）肠鸣音（或肠蠕动音）亢进或消失：机械性肠梗阻绞痛发作时，在梗阻部位经常可听到肠鸣音亢进，如一阵密集气过水声；肠腔明显扩张时，蠕动音可呈高调金属音性质。在麻痹性肠梗阻或机械性肠梗阻并发腹膜炎时，肠蠕动音极度减少或完全消失。

（4）腹部压痛：常见于机械性肠梗阻，压痛伴肌紧张和反跳痛主要见于绞窄性肠梗阻，尤其是并发腹膜炎时。

（5）腹部包块：蛔虫性肠梗阻时可为柔软索状团块，回盲部肠套叠时可见右中上腹腊肠样平滑包块，腹外疝嵌顿多为圆形突出腹壁的压痛性肿块，而癌肿性包块多坚硬，压痛明显的部位往往为病变所在。直肠指检时可触及直肠内外的肿块或肠套叠的底部。

【实验室及辅助检查】

（一）实验室检查 单纯性肠梗阻早期白细胞计数正常或轻度增高，梗阻晚期或有绞窄时则明显增加，血红蛋白与血细胞比容因脱水和血液浓缩而升高。血气分析及血清钾、钠、氯的变化可反映酸碱平衡和电解质紊乱的情况。呕吐物和粪便检查有大量红细胞或隐血阳性，应考虑肠管有血运障碍。

（二）影像学检查

1. 腹部X线片 一般在肠梗阻发生4~6小时后，即可见肠腔内积气，立位片可见多个液平面，呈阶梯状，伴有倒U形扩张的曲影。空肠梗阻时，扩张的小肠影位于腹部中央，呈横向排列，空肠黏膜皱襞展平消失、肠皱襞呈环形伸向腔内，环形皱襞呈“鱼肋骨刺状”。而回肠梗阻时，皱襞黏膜较平滑，至晚期时小肠肠袢内多个液平面出现，典型的呈阶梯状。结肠梗阻时梗阻近端肠腔内扩张积气，回盲瓣闭合良好时形成闭袢样梗阻，结肠扩张十分明显，尤以右半结肠更为显著，腹腔外形呈“镜框形”。

2. X线造影 多用于慢性不完全性肠梗阻或缓解期。肠梗阻时多不宜采用钡餐造影检查，而采用水溶性碘油造影，可以了解梗阻的原因及部位，特别是高位梗阻。

3. CT检查 小肠梗阻时，多排螺旋CT小肠造影可利用梗阻近端腔内较多潴留液作为阴性对比剂，对梗阻部位、程度的确定及梗阻病因的估计体现出诊断优势，特别对怀疑腹部恶性肿瘤所致梗阻。

（三）纤维结肠镜检查 慢性不完全性结肠梗阻患者在钡剂灌肠不能明确诊断时，可考虑结肠镜检查。

【诊断与鉴别诊断】

典型的肠梗阻不难诊断，其诊断要点为：①有腹痛、腹胀、呕吐、肛门停止排气排便四项主要症状；②腹部检查可见肠型，腹部压痛，肠鸣音亢进或消失；③X线腹部透视或摄片检查可见肠腔明显扩张与多个液平面。但要重视其病因的分析判断。例如有腹部手术或外伤史、有结核性腹膜炎或腹腔内其他炎症病史者应考虑粘连性肠梗阻可能。如在便秘或餐后劳动或剧烈活动后发生急性腹痛、呕吐、腹胀者，应考虑肠扭转可能。如出现痉挛性腹痛、腹部包块、黏液血便者，尤其发生于小儿，应考虑肠套叠可能。腹部检查应包括腹股沟部以排除腹外疝嵌顿；直肠指检应注意有无粪块充填、直肠内肿瘤等。

病因判断虽然重要，但从临床治疗的角度来说，判别梗阻的类型与治疗方案的选择更密切相关。应考虑的鉴别如下：

1. 机械性肠梗阻和动力性肠梗阻的鉴别　机械性肠梗阻的特征是阵发性肠绞痛、肠鸣音亢进和非对称性腹胀；而麻痹性肠梗阻的特征为无绞痛、肠鸣音消失和全腹均匀膨胀；痉挛性肠梗阻可有剧烈腹痛突然发作和消失，间歇期不规则，肠鸣音减弱而不消失，但无腹胀。腹部X线片有助于鉴别：机械性梗阻的肠胀气局限于梗阻部位以上的肠段；麻痹性梗阻时，全部胃、小肠和结肠均有胀气，程度大致相同；每隔5分钟拍摄正、侧位腹部X线片以观察小肠有无运动更有助于两者鉴别。而痉挛性肠梗阻时，肠腔无明显胀气和扩张。

2. 单纯性肠梗阻和绞窄性肠梗阻的鉴别　绞窄性肠梗阻常发生于单纯性肠梗阻基础上，出现下列征象应疑有绞窄性肠梗阻：①腹痛急骤发生且持续不减，或由阵发性绞痛转变为持续性腹痛，疼痛部位较为固定，若伴背部牵涉痛更提示为绞窄性肠梗阻；②腹部有压痛、反跳痛和腹肌强直，肠鸣音亢进可不明显；③腹胀不对称，腹部触及有压痛的肿块；④呕吐物、胃肠减压引流物、腹腔穿刺液含血液，亦可有便血；⑤全身情况恶化出现早、进展快，毒血症表现明显，病情急剧恶化可出现休克征象，若梗阻不能解除，抗休克治疗改善将不显著；⑥经胃肠减压后，腹胀减轻，但腹痛发作无明显减少；⑦X线检查可见孤立、凸出胀大的肠袢，不因时间而改变位置，或有假肿瘤阴影。临床不能除外绞窄性肠梗阻者，应在积极准备下，及时手术探查为宜。

3. 小肠梗阻和结肠梗阻的鉴别　高位小肠梗阻呕吐频繁而腹胀较轻，低位小肠梗阻则反之。结肠梗阻的临床表现与低位小肠梗阻相似。但腹部X线片检查时，小肠梗阻充气的肠袢遍及全腹，液平面较多，而结肠则不显示；结肠梗阻则在腹部周围可见扩张的结肠和袋形，小肠内积气则不明显。

4. 完全性肠梗阻和不完全性肠梗阻的鉴别　完全性肠梗阻多为急性发作而且症状明显，不完全性肠梗阻则多为慢性、间歇性发作，症状不明显。X线检查完全性肠梗阻者肠袢充气扩张明显，不完全性肠梗阻者则充气扩张不明显。

【治疗】

治疗方法取决于梗阻的病因、性质、部位、病情和患者的全身情况。但首先必须纠正肠梗阻所引起的脱水、电解质丢失和酸碱平衡紊乱，而胃肠减压及控制感染等皆属必要。

（一）纠正脱水、电解质丢失和酸碱平衡紊乱　首先根据病程、临床表现等估计液体丢失量和欠缺的正常需要量，一般成人症状较轻的需补液约1 500ml，有明显呕吐的则需补液3 000ml，而伴周围循环衰竭和低血压时则需补液4 000ml以上。再根据心功能、肾功能、血清电解质和血气分析结果加以调整，并应监测尿量及中心静脉压的变化。单纯性肠梗阻早期较易纠正，但在绞窄性肠梗阻和机械性肠梗阻晚期，尚需补给全血或血浆、白蛋白等方能有效地纠正循环障碍。

（二）胃肠减压　胃肠插管减压可减轻腹胀，有利于肠壁循环的恢复，避免吸入性肺炎的发生。少数轻型单纯性肠梗阻经有效减压后肠腔可恢复通畅。对拟手术治疗的患者胃肠减压可增加手术的安全性。结肠梗阻发生肠膨胀时，插管减压无效，常需手术减压。

（三）控制感染和毒血症　肠梗阻时间过长或发生绞窄时，肠壁和腹膜常有多种细菌感染，积极地采用以抗革兰氏阴性杆菌及厌氧菌为重点的广谱抗生素静脉滴注治疗十分重要。

（四）解除梗阻、恢复肠道功能

1. 非手术治疗　对一般单纯性机械性肠梗阻，尤其是早期不完全性肠梗阻可行非手术治疗。早期肠套叠、肠扭转引起的肠梗阻亦可在严密观察下先行非手术治疗，动力性肠梗阻除非伴有外科情况，一般不需要手术治疗。

（1）中药：可予复方大承气汤、甘遂通结汤，煎成200ml，分次口服或经胃肠减压管注入。

（2）油类：可用液状石蜡、生豆油或菜油200～300ml分次口服或由胃肠减压管注入。

（3）麻痹性肠梗阻如无外科情况可用新斯的明注射、腹部芒硝热敷等治疗。

（4）内镜治疗：内镜不仅可实施乙状结肠扭转纤维肠镜复位，并通过肛管对扭转部位进行减压，还可进行内镜取异物及嵌顿物治疗。近年来，多种新技术应用于肠梗阻内镜治疗。①X线透视或胃镜引导下经鼻行肠梗阻导管置入，不仅可用于急性单纯性、粘连性小肠梗阻及小肠造影，还可用于广泛肠粘连松解术中。小肠内放置肠梗阻导管行肠排列术，可以预防术后小肠再次发生粘连性梗阻。但食管狭窄、幽门狭窄、肠坏死及绞窄性肠梗阻为其禁忌证。②经肠镜支架置入，既可作为肿瘤无广泛或远处转移、有根治术适应证的结直肠癌肠梗阻的术前过渡，又可应用于肿瘤已远处转移无法行肿瘤根治术结肠癌患者，或者其他肿瘤腹腔转移压迫肠管引起肠梗阻患者的姑息治疗。

（5）若为肠套叠，亦可用气钡灌肠法使之复位解除梗阻。

（6）针刺足三里、中脘、大枢、内关、合谷、内庭等穴位可作为辅助治疗。

2. 手术治疗　绝大多数机械性肠梗阻患者需行外科手术治疗，缺血性肠梗阻和绞窄性肠梗阻患者更应及时手术处理。

（1）手术指征：①积极非手术治疗无效，临床症状不缓解或有加重者；②绞窄性肠梗阻及不能除外绞窄性肠梗阻者；③有腹膜刺激征者。

（2）外科手术的主要内容为：①松解粘连或嵌顿性疝、整复扭转或套叠肠管等，以消除梗阻的局部原因；②切除坏死的或有肿瘤的肠段、引流脓肿等，以清除局部病变；③肠造瘘术可解除肠膨胀,肠吻合术可绕过病变肠段,从而恢复肠道的通畅。

【预后】

单纯性肠梗阻的死亡率在3%左右,而绞窄性肠梗阻的死亡率则可达10%~20%。改善预后的关键在于早期诊断、及时处理。

［附］慢性假性肠梗阻

假性肠梗阻(intestinal pseudo-obstruction,IPO)是有肠梗阻的症状和体征,但无机械性肠梗阻证据的综合征。可分为急性和慢性(复发性)两类,前述的麻痹性肠梗阻即为急性假性肠梗阻,此处介绍慢性假性肠梗阻。

原发性假性肠梗阻的病因主要是肠壁平滑肌或肠肌神经丛病变,该病主要为常染色体显性遗传,可表现为家族性或散发性发病。继发性假性肠梗阻可继发于多种基础疾病,如结缔组织病、淀粉样变性、原发性肌病、神经系统与内分泌疾病,以及药物因素(吩噻嗪类、三环类抗忧郁药、抗帕金森病药等)、手术因素(如空肠回肠旁路术等)等。

症状多始于儿童或青春期,少数在30~40岁时才出现。常急性发作与缓解反复交替,发作时有程度不等的恶心、呕吐、腹痛、腹泻或脂肪泻;缓解期可无或只有较轻症状。可累及全消化道或某一局部,如只累及十二指肠,可表现为巨十二指肠,常有大量呕吐和体重减轻,易被误诊为肠系膜上动脉综合征;如只累及结肠则主要表现为慢性便秘和反复粪块嵌塞。有的病例有膀胱排空障碍。

慢性假性肠梗阻常由于非特异性症状的隐匿性及间歇性发作而被忽视,临床诊断需遵循以下原则:①确定无胃肠道机械性梗阻;②确定梗阻再次发作的根本原因;③确定疾病的特征和并发症,并综合多学科实践作出诊断。放射学检查是调查潜在肠梗阻的关键;内镜检查可排除机械性肠梗阻并可用于治疗性减压,也有助于收集活检以排除乳糜泻;一旦放射学排除了肠梗阻,便需实验室检查以确定引起继发性慢性肠梗阻的潜在疾病;尽管小肠测压不能诊断慢性假性肠梗阻,但有助于了解潜在的病理生理学并将慢性假性肠梗阻与机械性梗阻区分开,而高分辨率的肛门直肠测压结合直肠活检可用于先天性巨结肠的诊断。

尽管目前尚无针对慢性假性肠梗阻的治疗方式,但多学科诊疗模式非常关键,主要治疗目标包括:①患者的健康教育;②避免不必要的手术;③保持足够的营养与热量摄入,维持电解质平衡;④增强胃肠道运动的协调性;⑤治疗症状和并发症(如疼痛和小肠细菌过度生长),治疗继发性慢性假性肠梗阻和管理潜在疾病。总体上当前的治疗远未达到预期效果,也没有具体的治疗方法。对于出现严重胃肠外营养并发症(如败血症复发、肝衰竭或静脉通路丢失)的患者,可以考虑单独小肠移植或改良的多器官移植。

推荐阅读

1. JACKSON P G,CRUZ M V. Intestinal obstruction:evaluation and management[J]. Am Fam Physician,2018,98(6):362-367.
2. DOWNES T J,CHERUVU M S,KARUNARATNE T B,et al. Pathophysiology,diagnosis,and management of chronic intestinal pseudo-obstruction[J]. J Clin Gastroenterol,2018,52(6):477-489.

第七章　腹 膜 疾 病

第一节　急性腹膜炎

蒋　炜

急性腹膜炎(acute peritonitis)是由感染、化学性物质(如胃液、肠液、胆汁、胰液等)或损伤引起的腹膜急性炎症,其中以细菌感染引起者最多。

【病因】

急性腹膜炎的主要病因包括:

1. 腹腔内脏器急性穿孔与破裂　空腔脏器因溃疡或坏疽性病变进展而突发穿孔,实质脏器也可因脓肿或癌肿发生破裂。

2. 腹腔内脏器急性感染的扩散　如急性阑尾炎、胆囊炎、憩室炎、女性生殖道上行性感染等。

3. 腹腔内脏器缺血　如肠套叠、肠扭转、嵌顿性疝、肠系膜血管栓塞或血栓形成等引起绞窄性肠梗阻。

4. 腹部外伤　如外伤穿破空腔脏器或将外界细菌引入腹腔,或腹部撞伤使内脏发生破裂。

5. 腹部手术　如手术因素使局部感染扩散、缝合口溢漏,腹腔穿刺放液或腹膜透析时忽视无菌操作。

6. 血行播散性感染　病菌由腹外病灶经血行或淋巴播散而感染腹膜,称为原发性腹膜炎。

【病理解剖】

腹腔感染一旦发生,腹膜充血、水肿、渗液,渗液中的大量纤维蛋白可促使肠袢、大网膜和其他内脏在腹膜炎症区粘连。如果未能去除感染病灶、修补穿孔内脏或进行腹腔引流,或因细菌毒力强、数量多,或因免疫功能低下而致感染扩散形成弥漫性腹膜炎。尽管保守治疗后炎症可逐步吸收,但渗出的纤维蛋白机化,可致腹膜、肠袢、网膜之间粘连,有机械性肠梗阻后患。

【病理生理】

急性腹膜炎形成后，腹腔渗液中大量细菌与毒素经腹膜吸收、循淋巴管进入血液。初期，肠蠕动增加，继而减弱并发展为肠麻痹，肠腔内大量液体、气体积聚，肠壁、腹膜、肠系膜水肿致大量炎性渗出物进入腹腔，造成大量水、电解质、蛋白质丢失；在血容量降低和毒血症的共同作用下，肾上腺皮质大量儿茶酚胺的分泌导致心率加快、血管收缩。抗利尿激素与醛固酮的分泌增加则导致水钠潴留，并引发低钠血症。细胞外液的减少和酸中毒使心排血量降低，心脏收缩功能减退。而腹胀、膈肌上抬又使患者通气量降低，呼吸急促，导致组织低氧血症。在低血容量、低心排血量及抗利尿激素与醛固酮增加共同作用下，肾小球滤过率降低，尿量减少。由于代谢率增高而组织灌流不足，以致产生高乳酸血症。

【分类】

腹膜炎通常分为原发性腹膜炎、继发性腹膜炎（急性、化脓性）、第三类腹膜炎与腹腔脓肿四大类。此外也有根据病因、临床经过、发病部位将腹膜炎分为：非细菌性（化学性）和细菌性；急性、亚急性（术后腹膜炎）和慢性（一般为特殊感染）；局限性和弥漫性腹膜炎。

一、原发性腹膜炎

原发性腹膜炎（primary peritonitis）又称自发性细菌性腹膜炎（spontaneous bacterial peritonitis，SBP），是一种临床上相对少见的急性或亚急性弥漫性细菌性腹膜炎，而腹腔内无明显的感染源。肠道细菌过度生长及肠道通透性增加、病理性细菌移位是致病主要机制。

原发性腹膜炎常见于：①肾病综合征，占儿童革兰氏阳性菌腹膜炎的2/3，3%～5%的肾病综合征患儿发生原发性腹膜炎；②肝硬化腹水，是成年人原发性腹膜炎最多见的原因；③免疫缺陷，包括恶性肿瘤及使用免疫抑制剂，或进行器官移植者；④系统性红斑狼疮；⑤其他部位感染引起的菌血症者。

【临床表现】

起病突然，有腹痛、发热与呕吐，全腹疼痛和压痛，以中下腹为显，腹肌紧张不常见。腹部叩诊有移动性浊音。直肠指检在直肠膀胱陷凹或直肠子宫陷凹有触痛，但无肿块。

【实验室及辅助检查】

确诊腹水感染之前必须行腹腔穿刺术及腹水分型。腹水中性粒细胞计数≥0.25×10^9/L可诊断为原发性腹膜炎。临床如符合此标准，但腹水在血培养瓶中培养仍阴性、既往无抗生素治疗史且无其他腹水中性粒细胞升高可解释的原因，如血性腹水、胰腺炎或腹膜结核等，可诊断为培养阴性的中性粒细胞腹水。亦有部分患者腹水中检测到细菌感染，但中性粒细胞<0.25×10^9/L，称之为中性粒细胞不增高单株细菌性腹水。致病菌多为单一菌种，其中2/3为肠道菌。腹部X线片常见小肠、结肠均匀充气，双侧腹脂线消失。

【诊断与鉴别诊断】

原发性腹膜炎一般具有全身中毒症状重而腹部体征相对较轻的特点。临床上对腹水患者、菌血症患者及免疫功能低下患者，如出现腹膜炎表现，需考虑原发性腹膜炎存在，进行腹腔穿刺液镜检、生化及细菌学检查。如诊断仍有困难，尤其不能排除继发性腹膜炎可能时，可考虑剖腹探查。

【治疗】

一旦考虑为原发性腹膜炎，即给予经验性抗菌治疗，基于肠杆菌对第三代头孢菌素及碳青霉烯类药物耐药的增加，推荐社区卫生机构首选第三代头孢菌素（头孢噻肟）或哌拉西林/他唑巴坦，大型医院首选哌拉西林/他唑巴坦或碳青霉烯类单用，若有败血症或高水平革兰氏阳性多重耐药菌，加用糖肽类或利奈唑胺或达托霉素，再根据腹水细菌涂片及培养结果选择或改用合适的抗生素。同时积极加强白蛋白等支持治疗，并积极治疗原发疾病。难以与继发性腹膜炎区别时可进行剖腹探查，术中如确定为原发性腹膜炎，可在腹腔灌洗后关闭腹腔而不置管引流。

【预后】

对于高危人群（腹水蛋白低于15g/L、Child-Pugh评分≥9、血清胆红素水平≥3mg/dl、肾功能受损或低钠血症），除积极治疗原发疾病外，可采用口服喹诺酮类抗生素初级预防，对原发性腹膜炎发作中恢复的患者亦可采用该措施次级预防。

二、继发性腹膜炎

继发性腹膜炎（secondary peritonitis）由腹内脏器炎症、外伤、梗阻、血管栓塞或术后并发症引起。继发性腹膜炎可分为两种亚型：内脏游离穿孔（最常见于急性阑尾炎，其次为消化性溃疡）及无穿孔的包裹性脓肿（如肾周脓肿等）。

【临床表现】

急性腹痛是最常见症状，呈持续性剧痛而后涉及邻近部位乃至全腹，但仍以原发病变处最显著。空腔脏器穿孔引起弥漫性腹膜炎时，为急剧强烈的全腹疼痛。深呼吸、咳嗽及改变体位时腹痛加剧。多有食欲缺乏，并常伴恶心和呕吐；发热伴间歇性寒战，重症时有低血压或休克表现。

腹部视诊腹式呼吸变浅；触诊可发现典型的腹膜炎三联征——腹部压痛、腹壁肌肉痉挛和反跳痛，局限性腹膜炎时，局限于原发病变处，而在弥漫性腹膜炎，全腹有压痛和反跳痛，甚至“板样强直”，但极度衰弱患者腹膜刺激征可很轻微或缺如；叩诊腹部呈鼓音，肝浊音界有时缩小或消失，腹腔内有多量渗出液时，可查出移动性浊音；听诊肠鸣音减弱或消失。

腹膜炎全身并发症主要有休克、肠麻痹和以肺、肾为主的多器官功能衰竭，败血症见于30%患者，常由大肠埃希菌和脆弱拟杆菌引起。局部并发症主要有腹内脓肿与粘连。

【实验室及辅助检查】

（一）实验室检查 常见外周血白细胞计数及中性粒细胞比例增加，严重弥漫性腹膜炎时，周围血中白细胞数可能不高，但中性粒细胞比例仍高。酸中毒与电解质紊乱常见。腹腔渗液为脓性，培养常可获得病原菌。

（二）辅助检查

1. X线检查　腹部立、卧位X线片示膈下游离气体有助于消化道穿孔的诊断。腹部X线片示大小肠广泛充气和多个小液平是肠麻痹的征象。腹脂线模糊、消失为腹膜炎征象。膈肌上抬和胸腔少量积液是急性弥漫性腹膜炎常见的间接征象。

2. 腹部超声实时检查和CT检查　有助于了解原发病因。

【诊断与鉴别诊断】

继发性腹膜炎的诊断一般不难。但对老人与儿童、肥胖者、全身免疫功能低下者、原发感染病灶在盆腔者及术后仍在使用镇痛药者,容易误诊。

诊断性腹腔穿刺极为重要。若为脓性渗液,腹膜炎诊断即可确立,但仍应进行细菌学检查;若为血性则需考虑有肠坏死、脾破裂、肝癌结节破裂可能。影像学检查有助于确定腹膜炎的原发病变。

原发性腹膜炎与继发性腹膜炎鉴别要点如下:

1. 原发性腹膜炎主要见于肝硬化腹水及肾病综合征等免疫功能减退的患者及婴幼儿,尤其是10岁以下的女童。而继发性腹膜炎则多无此特点。

2. 原发性腹膜炎腹部体征中的"腹膜炎三联征"不及继发性腹膜炎明显。

3. 腹腔内有无原发感染病灶是两者鉴别的关键。X线检查如发现膈下游离气体则是继发性腹膜炎的证据。

4. 首次腹水检测,原发性腹膜炎都为单一细菌感染,而继发性腹膜炎几乎皆是混合性细菌感染。

5. 原发性腹膜炎恰当的抗生素治疗48小时后,腹水中性粒细胞计数较前明显降低;而继发性腹膜炎尽管已治疗,腹水中性粒细胞计数仍升高。

【治疗】

急性继发性腹膜炎诊断一旦明确,若患者情况许可,针对原发病灶应尽早施行手术治疗,并同时冲洗、引流腹腔脓性渗出物。但对已有局限化或局限化趋势的腹膜炎患者、年老体衰者、中毒症状严重者,则可先行内科支持治疗并密切观察,必要时仍需手术治疗。内科支持治疗包括:

1. 卧床休息,宜前倾30°~45°半卧位,若休克严重则自当取平卧位。

2. 禁食及鼻胃管减压。

3. 纠正体液、电解质及酸碱平衡的紊乱。给予充分的输液,使每日尿量在1 500ml左右,并根据中心静脉压测定结果调整输液量。

4. 静脉内高营养治疗,有助于改善全身情况及增强免疫力。

5. 抗生素治疗。常为多种需氧菌与厌氧菌的混合感染,可选择碳青霉烯类抗生素,而第三代头孢菌素与奥硝唑联合在目前临床上亦常用。如能获得病原菌、依据药敏试验结果选用抗生素更佳。

6. 镇痛,剧烈疼痛或烦躁不安者,如诊断明确,可酌情使用哌替啶等药物。

7. 如有休克应积极进行抗休克治疗。

【预后】

继发性腹膜炎的病死率在5%~10%,尤以小儿、老人及伴心、肺、肾疾病与糖尿病者预后差。因此,对可能引起腹膜炎的腹腔内炎症性疾病早诊、早治是根本预防措施。腹腔手术甚至包括腹腔穿刺等皆应严格执行无菌操作,肠道手术前给予抗生素口服可减少腹膜炎的发生。

三、第三类腹膜炎

1990年Rotstein与Meakins观察到一部分腹膜炎患者经过积极治疗,腹腔感染症状仍持续存在,并伴有低热、心血管动力参数和代谢亢进,但剖腹探查时并无局限性脓肿,而仅有散在的或未全局限的血清脓性液积聚。他们称之为第三类腹膜炎(tertiary peritonitis,TP)。目前对其认识仍有分歧,Nathens将TP定义为:原发性腹膜炎或继发性腹膜炎经过积极的治疗,腹腔内感染仍然持续存在或治愈后复发的腹腔感染,具有复杂院内感染的特征;而Reemst则认为TP是一种弥漫性腹膜炎,经细菌培养证实无病原菌,或为真菌感染,或为致病性弱的病原菌。国内有学者认为腹部创伤手术后或腹部大手术后经积极治疗的存活病例,在恢复期出现的复发性或持续性腹膜炎亦为TP。

TP常发生于重危患者,因宿主免疫功能低下,常导致多器官功能衰竭以至死亡。其致病菌主要来源于肠道菌群易位,以肠球菌、念珠菌和凝固酶阴性的葡萄球菌最为常见。TP目前尚无统一的治疗模式,主要治疗措施包括全身支持治疗、控制感染与污染源及有效的抗生素治疗。因此预防是关键;最重要措施是第一次剖腹引流时控制感染源,尽量去除坏死组织和感染源;选择抗生素时应针对肠球菌和耐药的革兰氏阴性菌,对于高危患者可考虑预防性抗真菌治疗。

推荐阅读

1. DEVER J B,SHEIKH M Y. Review article: spontaneous bacterial peritonitis-bacteriology, diagnosis, treatment, risk factors and prevention[J]. Aliment Pharmacol Ther,2015,41(11):1116-1131.

2. European Association for the Study of the Liver. EASL Clinical Practice Guidelines for the management of patients with decompensated cirrhosis[J]. J Hepatol,2018,69(2):406-460.

第二节　腹膜恶性肿瘤

刘天舒

腹膜恶性肿瘤分为原发性腹膜恶性肿瘤和转移性腹膜恶性肿瘤。本章着重探讨原发性腹膜恶性肿瘤:腹膜恶性间皮瘤及原发性腹膜癌。

一、腹膜恶性间皮瘤

腹膜恶性间皮瘤(malignant peritoneal mesothelioma)是起源

于腹膜间皮组织的一种罕见的恶性肿瘤，占所有间皮瘤的10%~15%，年发病率为(1~2)/100万人。目前尚无确切有效的治疗手段，是一种致命的恶性进展性疾病。

【病因与发病机制】

接触石棉是导致恶性间皮瘤的主要致病因素，70%~85%的恶性间皮瘤患者有石棉接触史。其他致病因素包括暴露于其他天然纤维或人造纤维、病毒感染、慢性炎症刺激、电离辐射等。发病机制尚不明确，抑癌基因如细胞周期依赖性激酶抑制基因、神经纤维瘤病2型基因及BRCA1相关蛋白1基因的突变和失活可能与腹膜恶性间皮瘤的发生发展密切相关。

【病理】

根据肿瘤的生长方式和大体形态可分为局限型和弥漫型。局限型极为少见，通常具有包膜，主要侵犯局部腹膜；弥漫型临床最常见，肿瘤于腹膜表面广泛分布，直径从几毫米至几厘米。在组织学上分为上皮样型、肉瘤样型和混合型(双相型)3种亚型，其中上皮样型最为常见，约占94%，常伴有大量腹腔积液。腹膜间皮瘤目前尚无普遍接受的分期方法，Butchart分期对选择治疗方法有一定帮助。

【临床表现】

腹膜恶性间皮瘤起病隐匿，临床表现缺乏特异性。症状主要表现为腹部胀痛、腹部肿块、腹水、体重下降、厌食、发热、腹泻或便秘及泌尿系统症状。60%以上的患者腹水量多且顽固，常为血性渗出液。晚期因肿瘤持续进展及压迫腹部器官，可出现恶病质和肠梗阻。部分患者因血小板增多可出现静脉血栓栓塞。

【实验室及辅助检查】

(一) 实验室检查 常见贫血和低蛋白血症，半数以上的患者伴有血小板增多。多数患者可出现血清CA125显著升高，腹水中CA125亦可明显升高。

(二) 影像学检查 超声典型表现为腹水，腹膜片状或结节状增厚。CT及MRI可见腹膜增厚及多发结节，并有强化。PET/CT检查可协助肿瘤分期。

(三) 组织学检查 腹水细胞学检查见大量脱落的轻度至中度异型间皮细胞可明确诊断，但腹水阳性率较低。CT或B超引导下腹膜活检或手术探查活检是诊断该病的主要手段，可用特制腹膜穿刺活检针经皮肤做腹膜活检，也可在腹腔镜直视下取病变组织做病理活检以明确诊断。

【鉴别诊断】

腹膜恶性间皮瘤需与腹膜炎、胃肠道或盆腔恶性肿瘤腹膜转移相鉴别。最终诊断依赖于病理。

【治疗】

肿瘤细胞减灭术(cytoreductive surgery，CRS)联合腹腔热灌注化疗(hyperthermic intraperitoneal chemotherapy，HIPEC)是目前首选的治疗方案，术中尽可能切除肿块，分离粘连脏器，HIPEC的药物多选用顺铂和多柔比星，可杀灭残存的微小瘤体。对于无法接受手术的患者，可采取姑息性化疗，培美曲塞、吉西他滨及顺铂是最常用的化疗药物，其中培美曲塞与顺铂的联合方案较单药治疗可以明显提高患者的生存率。放疗仅作为辅助治疗手段以便更有效地控制疾病。靶向治疗和免疫治疗目前尚处于临床研究阶段。

【预后】

CRS/HIPEC使患者的5年生存率达到29%~63%，而无法接受手术的患者中位生存期则不到1年。肿瘤细胞减灭程度是最重要的预后因素。

二、原发性腹膜癌

原发性腹膜癌(primary peritoneal carcinoma，PPC)是指原发于腹膜的恶性肿瘤，组织学特征与原发于卵巢的同类型肿瘤相一致，而卵巢正常或仅浅表受累。近年来逐渐更改使用“卵巢外腹膜癌(extraovarian peritoneal carcinoma，EOPC)”来命名。

【病因与发病机制】

原发性腹膜癌的病因尚不明确。组织来源主要有两种学说：一种认为腹膜上皮与卵巢上皮均来自胚胎体腔上皮，具有向米勒管分化潜能，即所谓第二米勒系统(second Müllerian system，SMS)，该系统受到某种致癌刺激恶变；第二种学说则认为输卵管纤维膜或卵巢表面上皮先种植于腹膜，继而抑癌基因*p53*、*BRCA1*/*BRCA2*的突变导致上述细胞癌变。第二种学说近年来逐渐得到更多的分子病理学研究的支持。

【病理】

(一) 大体病理学特征 大体标本可见病灶弥漫分布于盆腹腔及脏器表面，双侧卵巢正常大小或稍大。

(二) 组织病理学特征 常见类型为低分化浆液性腺癌。米勒系统的其他组织学类型亦有报道。

(三) 分期 原发性腹膜癌尚无专门的分期系统，FIGO和NCCN分期均将原发性腹膜癌和输卵管癌一并归入卵巢癌分期系统。

【临床表现】

原发性腹膜癌的早期临床表现无特异性，多数患者在确诊时已达到FIGO Ⅲ期或Ⅳ期，出现腹胀及大量腹水，而盆腔肿块较少见。血清检查常见CA125升高。影像学检查可见腹膜增厚、肠壁增厚或大网膜肿块，伴有腹水，而附件区一般无明显肿物，卵巢大小正常。

【诊断与鉴别诊断】

诊断原发性腹膜癌首先要排除原发于卵巢的恶性肿瘤、腹膜间皮瘤及其他部位的肿瘤腹膜转移。1993年美国妇科肿瘤学组制定了原发性腹膜癌的诊断标准：①双侧卵巢正常大小(最大直径<4cm)或为良性增大。②卵巢外的病灶大于卵巢表面的病灶。③镜下检查具备以下情况：卵巢无病变存在；肿瘤仅侵及卵巢表面上皮，无间质浸润；肿瘤侵及卵巢皮质，但瘤体<5mm×5mm；无论卵巢表面有无浸润，其实质内病灶<5mm×5mm。④无论肿瘤的分化程度如何，其组织学类型及细胞学特征与卵巢浆液性癌相似或一致。

【治疗】

原发性腹膜癌目前的治疗原则参考上皮性卵巢癌的治疗

原则,推荐肿瘤细胞减灭术联合腹腔或静脉化疗。手术应力争彻底切除肿瘤或达到满意的肿瘤细胞减灭。此外,因原发性腹膜癌淋巴结转移常见,行盆腔和腹主动脉旁淋巴结清扫显得尤其必要。但原发性腹膜癌亦有其特殊性,主要表现为确诊时肿瘤多累及腹腔内多个脏器,且患者年龄明显高于同期别卵巢癌,这就意味着实施肿瘤细胞减灭术的风险更大、效果更差。有研究证实先接受新辅助化疗,再接受肿瘤细胞减灭术可减轻手术压力,并提高减瘤效果。化疗药物推荐以铂类(顺铂或卡铂)药物为基础的单药或联合化疗,给药方式可选择静脉给药或腹腔给药。

【预后】

因原发性腹膜癌误诊率高,临床分期晚,预后较差。中位生存时间为21~26个月。肿瘤级别及分期、肿瘤细胞减灭术是否理想、化疗是影响预后的重要因素。

推荐阅读

1. SALO S A S,ILONEN I,LAAKSONEN S,et al. Malignant peritoneal mesothelioma:treatment options and survival[J]. Anticancer Res,2019,39(2):839-845.
2. CONNOLLY C F,YAHYA S,CHAN K K,et al. Outcomes following interval debulking surgery in primary peritoneal carcinoma[J]. Anticancer Res,2016,36(1):255-259.

第三节 腹膜后疾病

罗忠光 陆 玮

腹膜后区器官主要有肾上腺、肾脏、输尿管、下腔静脉、腹主动脉及其大分支,此外胰腺、门静脉、胆总管、十二指肠和结肠等器官的一部分亦在腹膜后区。腹膜后间隙尚有脂肪、蜂窝结缔组织及神经、血管和淋巴组织,腹膜后疾病(retroperitoneal diseases)包括腹膜后器官和组织的疾病。本节主要讨论腹膜后脓肿、肿瘤及纤维化。

一、腹膜后脓肿

腹膜后脓肿(retroperitoneal abscess)常继发于邻近器官的炎症、损伤穿孔、手术及败血症等。腹膜后脓肿来源于腹膜内的器官或腹膜后邻近的器官,以肾脏最常见,胃肠道次之。大多数患者都有免疫抑制症状,如糖尿病、恶性肿瘤和慢性肾衰竭等。致病菌以大肠埃希菌最常见,脓肿一般局限于病变器官附近,可向上、下及脊柱对侧延伸。

腹膜后脓肿可根据腹膜后间隙的位置分为5类:肾周脓肿、上腹膜后脓肿、盆腔脓肿、腹膜后盆腔联合脓肿、局部肌肉骨骼脓肿。

【临床表现】

腹膜后脓肿起病隐匿,症状出现在疾病的后期,且可能缺乏特异性腹部体征,因此诊断存在困难。

(一)常见症状 有发热、寒战、盗汗、厌食。多数病例有腰背痛、下背部痛或腹痛。疼痛部位与脓肿位置有关,可放射到臀、膝部,并可有腰大肌、髂腰肌刺激征。有时在曲髋或侧卧于脓肿对侧位时疼痛可缓解。可有食欲减退、恶心、呕吐、体重减轻及全身衰竭等。

(二)体检 可有发热(38~39℃)、心动过速、肋脊角和腰部局部饱满伴压痛,患部可有皮下水肿,或阴囊肿胀及触痛。脊柱侧凸较常见。可扪及腹部包块。直肠指诊可有饱满与触痛。脓肿可穿入腹腔、小肠、结肠、阴道、胸腔、肛门周围皮肤或向上穿入纵隔、气管、心包及血管等出现相应表现。

【实验室及辅助检查】

(一)血液检查 血白细胞增多,败血症时细菌培养可阳性。

(二)尿液检查 尿常规一般正常,如尿检有蛋白、脓细胞及细菌则提示同时有肾盂肾炎、肾周围脓肿。

(三)B超检查 操作简便,为首选检查方法,可探及腹膜后某区域的液性暗区,并可确定其大小、部位。

(四)CT及MRI CT和MRI的诊断敏感度分别可达88.5%和100%,能提供脓肿的准确位置,并显示与周围脏器的关系。

(五)穿刺检查 在B超或CT引导下穿刺抽液,行脓液生化、病理学、细菌培养等,或向脓腔内注入造影剂了解脓腔的大小及形态。

【治疗】

手术与引流是治疗的主要手段,并辅以抗生素。大部分脓肿可在B超或CT引导下行经皮穿刺置管引流术,对于病情较重、脓肿较大应及时手术切开或腹腔镜下经腹引流,并积极治疗原发病。脓肿直径小于3cm,临床症状较轻者,可单用抗生素治疗。应在确诊后,立即使用经验性抗生素,直到获得培养结果。轻到中度感染者,单药可选择头孢西丁、厄他培南、莫西沙星、替加环素和替卡西林克拉维酸,联合用药可选择甲硝唑联合头孢吡肟、头孢他啶、环丙沙星或左氧氟沙星。重度感染者可选用亚胺培南西司他丁、美罗培南或者哌拉西林他唑巴坦。

二、腹膜后肿瘤

原发性腹膜后肿瘤(primary retroperitoneal tumor)是一种罕见但病理多种多样的腹膜后肿瘤,约占所有软组织肿瘤的10%。可起源于腹膜后间隙的脂肪、平滑肌、结缔组织、血管、筋膜、神经组织、淋巴组织及胚胎生殖泌尿残留组织等。高发年龄为50~60岁,男性略多于女性。按其病理学分类可分为间叶组织起源肿瘤、神经组织起源肿瘤、生殖细胞起源肿瘤、淋巴造血系统起源肿瘤、其他肿瘤及瘤样病变。腹膜后肿瘤起病隐匿,周围毗邻重要血管和脏器,诊断时多已在疾病进展期,手术切除后的局部复发率高。

【临床表现】

大多数初起无典型症状,当肿瘤逐渐长大,产生压迫症状,或患者就医检查时偶尔发现。

（一）压迫性表现 常为首要症状，一般是胀、酸、麻、痛等。腰背痛、腹痛及下肢痛为常见。疼痛的性质和程度与肿瘤侵袭的部位及范围有关。压迫和刺激胃可产生餐后上腹饱胀、恶心、呕吐；压迫小肠引起脐周腹痛、腹胀；刺激直肠产生排便次数增多、里急后重，肿瘤向肠腔溃破可引起便血；压迫输尿管引起肾盂积水或尿毒症；压迫和刺激膀胱产生尿频、尿急；压迫静脉和淋巴管可引起下肢水肿、腹壁静脉曲张、阴囊水肿、精索静脉曲张等症状；压迫动脉时还可听到血管杂音；胆总管受压则出现阻塞性黄疸。

（二）占位性表现 腹部包块和盆腔肿块是主要的占位表现。肿块多为单发，可为球形、橄榄形及不规则形等。囊性肿瘤常有囊性感。一般无压痛和腹肌紧张，少数有轻触痛。恶性肿瘤中心坏死、出血、继发感染或破裂时则触痛明显，且腹肌紧张和反跳痛，

（三）毒性反应表现 肿瘤细胞和坏死组织所产生的大量毒素被吸收后，表现为发热、乏力、食欲减退、体重减轻等，可出现恶病质。

（四）内分泌功能紊乱表现 主要是具有内分泌功能的肿瘤，可引起高血压、低血糖等表现。

【实验室及辅助检查】

（一）血液与尿液检查 主要用于鉴别及诊断内分泌功能性肿瘤。成人的嗜铬细胞瘤和儿童的神经母细胞瘤，尿中香草基扁桃酸（VMA）高于正常。胚胎生殖泌尿残留组织演变的肿瘤患者血清中甲胎蛋白（AFP）升高，并对判断手术的彻底性、有无复发及推测预后有价值。血沉增快，尤以恶性肿瘤者明显。肿瘤坏死或继发感染时可有白细胞升高。

（二）CT 和 MRI 检查 增强 CT 是腹膜后肿瘤评估检查的重要手段，在此基础上的血管成像技术，有助于准确评估肿瘤自身的血供情况及与邻近大血管的关系，为手术风险评估和方案的设计提供了有力依据。亦可引导穿刺活检进行细胞学检查。MRI 可提供腹膜后肿瘤解剖结构、毗邻关系、浸润范围、血管及神经受累情况，以及肿瘤的病理生理特征等多种信息，为肿瘤的定位及定性诊断、个体化治疗方案的制订、疗效评估、方案调整及随访提供了较为全面可靠的信息。

（三）超声检查 B 超能显示肿块的部位、大小、数目及与周围脏器的关系，区分囊性与实质性。可引导穿刺活检进行细胞学检查。彩色多普勒了解肿瘤内部血流情况，有利于良、恶性肿瘤的鉴别。

（四）PET/CT 检查 对腹膜后肿瘤诊断及良恶性鉴别有重要价值。其对全身肿瘤负荷评估具有明显优势，从而为恶性肿瘤分期和个体化治疗方案的制订提供依据。

（五）腹部正、侧位 X 线片和腰椎 X 线片 可发现肿块阴影、肾轮廓不清或位置异常，或见到局部钙化影。腰椎 X 线片显示椎间孔扩大甚至骨质破坏，是神经根肿瘤的特征。

（六）静脉或逆行肾盂造影 可显示输尿管、肾移位，局部压迫、浸润等。

（七）内镜检查 胃镜、结肠镜、小肠镜及胶囊内镜检查可排除消化道肿瘤。

（八）消化道钡餐和钡剂灌肠 可排除消化道肿瘤。可发现胃肠道被挤压或推移现象。

（九）主动脉、静脉或选择性造影或腹膜后充气造影 有利于确定肿块的位置、大小，并可了解肿瘤的血供及血管分布情况。

（十）病理诊断 病理检查是腹膜后肿瘤诊断的“金标准”，但活体组织检查结果有时难以反映肿瘤整体的准确类型和分级。对于术前影像学检查明确诊断为肉瘤的病例，应尽量避免行术前活体组织检查。

【治疗】

放疗、化疗的疗效有限，外科手术有望治愈，但大部分肿瘤侵袭生长，不能完全切除，预后较差。近年来开展的扩大根治术，能显著降低局部复发率、提高存活率。对无法扩大手术切除的区域，可辅以术中或术后放射治疗。除淋巴瘤等少数腹膜后肿瘤对化疗敏感，多数的腹膜后肿瘤的化疗方案有待进一步临床研究（扩展阅读 15-7-3-1）。

预后主要取决于能否根治性切除，其次为肿瘤的病理组织学分级、分期及肿瘤大小。术中、术后放疗可提高疗效，但术后化疗对预后无明显影响。行根治性手术前 2 年每隔 3～6 个月随访 1 次 CT，接下来 2 年每隔 6 个月随访 1 次，可早期发现肿瘤复发，对提高复发肿瘤的切除率有益。

扩展阅读 15-7-3-1 腹膜后软组织肉瘤的联合化疗方案

三、腹膜后纤维化

腹膜后纤维化（retroperitoneal fibrosis，RPF）是以腹膜后空腔脏器周围纤维组织异常增生为特点的罕见的炎症性疾病。约 2/3 的病例病因不明，称为特发性腹膜后纤维化（iRPF）；另 1/3 的病例发病可能与自身免疫病、某些药物、肿瘤、各种感染与炎症、损伤或手术、增殖性疾病（如 Erdheim-Chester 病）等因素有关，故称为继发性腹膜后纤维化。

iRPF 主要病理改变为腹膜后组织慢性非化脓性炎症，伴纤维组织进行性增生（扩展阅读 15-7-3-2）。

扩展阅读 15-7-3-2 特发性腹膜后纤维化（iRPF）的主要病理改变

【临床表现】

可以发生在任何年龄，好发于 40～60 岁，男女比为 2∶1。起病隐匿，病程漫长，可有自限性。

最常见症状是腹痛（腰腹痛或侧腰痛），常常为钝痛且定位

模糊，不受活动和体位影响，且随着时间迁延而加重。疼痛可急性发作，类似肾绞痛。全身表现可有发热、体重减轻、乏力、食欲减退、恶心呕吐、便秘、阴囊水肿、睾丸疼痛、下肢水肿等。异常增生的纤维组织包裹输尿管和其他腹部器官或血管，可发生梗阻症状。

【实验室及辅助检查】

（一）血液检查　可有贫血、血沉增快、C 反应蛋白升高、血白细胞轻度增多，血浆 α_2 及 γ 球蛋白、尿素氮、肌酐升高，自身抗体阳性。血清 IL-6 升高是急性期反应；高水平 IgG4 是 IgG4 相关性 RPF 的表现（见第二十二篇第十九章“IgG4 相关性疾病”）。

（二）尿液检查　尿镜检可见脓细胞，尿细菌培养阳性则提示有继发性尿路感染。

（三）CT 及 MRI 检查　是主要的诊断手段。增强 CT 是显示纤维化范围和评估淋巴结肿大和肿瘤的首选检查。还可以在 CT 引导下进行穿刺活检。MRI 有同样的诊断效果，还可更好地分辨出 RPF 与周围组织，有助于鉴别 RPF 和恶性肿瘤。

（四）超声检查　可观察尿路梗阻与肾盂积水的程度。彩色多普勒可观察腹主动脉及髂血管的血流信号，可判断血管是否存在狭窄及狭窄程度。

（五）静脉或逆性肾盂造影　不用于诊断，但有助于评估输尿管受累范围并指导治疗（如输尿管支架置入）。

（六）剖腹探查及多部位取活组织病理检查　有确定诊断的价值。

（七）PET/CT 检查　有助于良、恶性病灶的鉴别诊断。

【治疗与预后】

iRPF 的治疗原则是缓解纤维化的炎症反应，缓解输尿管及其他腹膜后结构梗阻状态，阻止疾病急性病变进程并预防疾病复发。糖皮质激素是一线治疗，起效快，有效率可达 90%，多数患者在治疗的初始 4~6 周，临床及影像学表现均有显著好转。初始剂量为每天 0.75~1mg/kg 的泼尼松，在 6~9 个月内减量至每天 5~7.5mg，部分患者可继续接受低剂量维持治疗 2 年。缓解时的表现通常为肾积水消退，纤维化团块的平均厚度减少 50%或以上。免疫抑制剂主要用于激素抵抗、不耐受或激素停用后复发的患者，可单独或与皮质类固醇联合用药。对于激素及免疫抑制剂治疗失败的患者，可应用生物制剂，如英夫利西单抗、利妥昔单抗、托珠单抗。iRPF 复发率较高，在治疗终止后，iRPF 患者应终生随访。在开始免疫抑制剂治疗后，患者应在之后 6 个月内至少每个月接受 1 次包括肾功能、贫血指标及炎症指标检查，之后每季度检查 1 次，当患者出现无法解释的体重下降、反复疼痛时应立即就诊。

药物治疗无效时，考虑手术和支架（引流管），如输尿管或肾盂内的支架（引流管）可以在短期内缓解症状。如果肾脏出现严重炎症（严重肾积水），可首选手术治疗。对继发性腹膜后纤维化，针对不同病因治疗可获得较好疗效。

腹膜后纤维化患者的治疗预后通常被认为是良好的。在最初的 2 周内，经常观察到肾功能恢复，但在治疗结束后的 10 年内仍然可以发现疾病复发，因此应经常对患者进行定期检查。恶性肿瘤导致的 RPF 预后差，平均生存期为 3~6 个月。

推荐阅读

1. RUSCELLI P，RENZI C，POLISTENA A，et al. Clinical signs of retroperitoneal abscess from colonic perforation：Two case reports and literature review［J］. Medicine（Baltimore），2018，97（45）：e13176.
2. Management of metastatic retroperitoneal sarcoma：a consensus approach from the Trans-Atlantic Retroperitoneal Sarcoma Working Group（TARPSWG）［J］. Ann Oncol，2018，29（4）：857-871.
3. VAGLIO A，MARITATI F. Idiopathic retroperitoneal fibrosis［J］. J Am Soc Nephrol，2016，27（7）：1880-1889.
4. ALMOND L M，GRONCHI A，STRAUSS D，et al. Neoadjuvant and adjuvant strategies in retroperitoneal sarcoma［J］. Eur J Surg Oncol，2018，44（5）：571-579.
5. 张伟，邵乐平. 腹膜后纤维化研究新进展［J］. 中华老年医学杂志，2017，36（10）：1156-1160.

第八章　肝 脏 疾 病

第一节　肝硬化及其并发症

王吉耀　李　锋

肝硬化（hepatic cirrhosis）是由各种原因引起的慢性肝病进展而至的最终阶段。其特征是在肝细胞广泛坏死基础上产生肝脏纤维组织弥漫性增生，并形成再生结节和假小叶，导致肝小叶正常结构和血液供应进一步遭到破坏。病变逐渐进展，晚期出现肝衰竭、门静脉高压和多种并发症，每年约有 100 万患者死亡。

【病因】

（一）病毒性肝炎　乙型、丙型和丁型肝炎病毒引起的慢性肝炎是我国肝硬化的主要病因，占 50%~60%。慢性乙型肝炎演变为肝硬化的年发生率为 0.4%~14.2%。病毒的持续存在、中到重度的肝脏坏死炎症及纤维化是演变为肝硬化的主要原因。乙型和丙型或丁型肝炎的重叠感染或酗酒常可加速肝硬化的进展。

（二）慢性酒精性肝病　在欧美国家慢性酒精中毒为肝硬

化最常见的原因(50%~90%),在我国近年来有升高趋势。长期大量饮酒可导致肝硬化,如合并乙型和丙型肝炎,可加速病情的进展。

(三) 非酒精性脂肪性肝炎　由非酒精性脂肪性肝炎引起的肝硬化逐年增多,尤其是合并代谢综合征者。非酒精性脂肪性肝炎是上述两种病因外,最为常见的肝硬化病因。

(四) 长期胆汁淤积　包括原发性胆汁性胆管炎和继发性胆汁性肝硬化。后者由各种原因引起的肝外胆道长期梗阻所致。高浓度胆酸和胆红素对肝细胞的毒性作用可导致肝细胞变性、坏死、纤维化,进而发展为肝硬化。

(五) 药物或毒物　由各种药物、化学毒物或保健品引起的肝损伤可演变为肝硬化。

(六) 肝脏血液循环障碍　慢性右心衰竭、慢性缩窄性心包炎和各种病因引起的肝静脉和其开口以上的下腔静脉段阻塞(Budd-Chiari 综合征,又称布-加综合征)、肝窦阻塞综合征/肝小静脉闭塞性疾病引起肝窦长期淤血、缺氧,导致肝小叶中心区肝细胞坏死、纤维化,演变为肝硬化。

(七) 遗传和代谢性疾病　由遗传和代谢性疾病的肝脏病变发展成肝硬化,又称代谢性肝硬化。在我国,以由铜代谢障碍所致的肝豆状核变性(Wilson disease)最多见。其他少见的有肝糖原贮积症和由铁代谢障碍引起的血色病。α_1-抗胰蛋白酶(α_1-antitrypsin,α_1-*AT*)基因异常引起 α_1-AT 缺乏症、酪氨酸代谢紊乱造成酪氨酸血症极为少见。

(八) 免疫紊乱　自身免疫性肝炎最终可发展为肝硬化。

(九) 血吸虫病　血吸虫卵在门静脉分支中堆积,造成嗜酸性粒细胞浸润、纤维组织增生,导致窦前区门静脉高压,在此基础上发展为血吸虫性肝硬化。

(十) 隐源性肝硬化　由于病史不详,组织病理辨认困难、缺乏特异性的诊断标准等原因,未能查出病因的肝硬化占5%~10%。其他可能的病因包括营养不良、肉芽肿性肝损伤、感染等。

【发病机制】

上述各种病因均可引起肝脏的持续损伤。致病因素作用于肝脏,首先由库普弗(Kupffer)细胞和肝免疫细胞产生的细胞因子激活位于肝窦的肝星形细胞(hepatic stellate cell,HSC),后者转化为肌成纤维细胞,产生大量胶原和炎症因子。细胞外基质(extracellular matrix,ECM)成分合成增加、降解减少,总胶原量增加为正常时的3~10倍,同时其成分发生变化、分布改变。在血管内皮生长因子(vascular endothelial growth factor,VEGF)等的调控下,胶原在肝窦沉积,导致肝窦内皮细胞上窗孔直径变小、数量减少,细胞间隙变窄、消失,基质蛋白沉积,最终形成肝窦内皮细胞下基底膜,称为肝窦毛细血管化(sinusoid capillarization)。肝细胞表面绒毛变平及屏障形成,肝窦内物质穿过肝窦壁到肝细胞的转运受阻,直接扰乱肝细胞功能,导致肝细胞的合成功能障碍。肝窦变狭窄、肝窦血流受阻、肝内阻力增加影响门静脉血流动力学,造成肝细胞缺氧和养料供给障碍,加重肝细胞坏死,使始动因子得以持续起作用。肝细胞广泛坏死、坏死后的再生及肝内纤维组织弥漫增生,导致正常肝小叶结构的破坏。正常门管区消失,代之以增生的肝细胞结节,被增生的纤维组织重新分割,形成假小叶。肝实质结构的破坏还引起了肝内血管分流,例如从门静脉分支到肝静脉的短路,肝硬化时约1/3的肝血流分流,加重了肝细胞的营养障碍。缺氧引起 VEGF 增加,导致的新生血管形成也增加了分流。纤维隔血管交通吻合支的产生和再生结节压迫及增生的结缔组织牵拉门静脉、肝静脉分支,造成血管扭曲、闭塞,使肝内血液循环进一步障碍,假小叶的肝细胞没有正常的血流供应系统,可再发生坏死和纤维组织增生。如此病变不断进展,肝脏逐渐变形、变硬,功能进一步减退,形成肝硬化。以上病变也是出现硬化的肝脏进一步发生肝功能不全和门静脉高压的基础(图15-8-1-1)。

近年来研究提示肝纤维化是 ECM 合成和降解失平衡的动态过程,通过治疗,特别是去除病因,可以逆转肝纤维化和早期

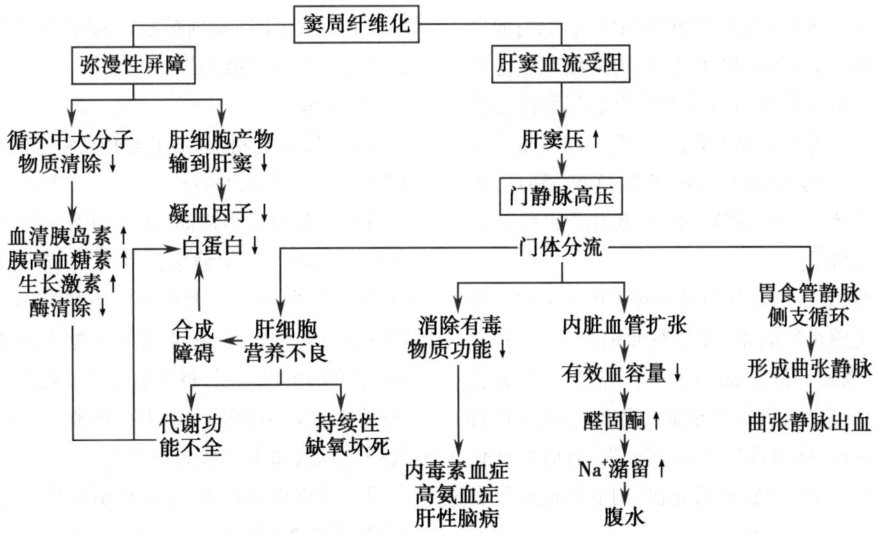

图 15-8-1-1　结缔组织在窦周隙沉积(窦周纤维化)的后果

肝硬化。

【病理与病理生理】

（一）病理 病理特点是在肝细胞坏死基础上，小叶结构塌陷，弥漫性纤维化及肝脏结构破坏，代之以纤维包绕的异常肝细胞结节（假小叶）和肝内血管解剖结构的破坏。

1. 结节 1994年国际肝病信息小组按结节形态将肝硬化分为三类：小结节性肝硬化（结节大小相等，直径<3mm，纤维间隔纤细）、大结节性肝硬化（结节大小不等，直径>3mm，也可达5cm或更大，纤维间隔粗细不等，一般较宽）、大小结节混合性肝硬化（大结节与小结节比例相同）。

2. 纤维化 用特殊染色可以观察到肝病理切片中的肝纤维化程度。用半定量方法及常用的分级系统（METAVIR或Ishak）可以将纤维化分为4级（前者）或6级（后者）来说明肝纤维化的严重程度。第4级或第6级可以诊断为肝硬化。早期观察发生肝纤维化的位置对病因的判断有一定帮助，如从门管区和门静脉周围开始的纤维化常提示慢性病毒性肝炎、自身免疫性肝炎，而如果开始时累及中央静脉，常见于酒精性和非酒精性脂肪性肝病或静脉流出道障碍。进展期和晚期肝硬化，肝脏正常结构消失，无法辨认。

3. 血管的改变 除了纤维化进展，血管结构的改变在增加肝内循环血管阻力和引起门静脉高压的病理生理机制中起重要作用。纤维间隔中有新生的血管，CD31染色可见血管密度增加。

肝穿刺活检时，采用18G穿刺活检针，标本长度应1.5~2cm，至少包括11个门管区。

（二）病理生理

1. 门静脉高压症（portal hypertension） 指门静脉压力持续升高引起的临床综合征。表现为侧支循环形成、腹水和脾大。门静脉压力取决于门静脉血流量和门静脉阻力。肝硬化时门静脉阻力增加是门静脉高压发生的始动因子；而门静脉血流的增加是维持和加剧门静脉高压的重要因素。

（1）门静脉阻力增加：主要由肝结构改变相关的机械因素引起（70%）。包括肝窦毛细血管化导致肝窦顺应性减少；胶原在窦周隙（又称Disse间隙）沉积使肝窦变狭，再生结节压迫肝窦和肝静脉系统导致肝窦及其流出道受阻均引起门静脉血管阻力的增加。另有30%是可调控的因素，如肝窦内内皮素增加和一氧化氮（NO）减少引起星形细胞收缩、5-羟色胺（5-HT）等缩血管激素作用于门静脉上受体导致的血管阻力增加和对α-肾上腺素能刺激反应性增强。

（2）门静脉血流量增加：肝硬化时肝脏对去甲肾上腺素等物质清除能力降低及交感神经兴奋，使心脏收缩增加，心排血量增加，又由于胰高血糖素和肝外循环中NO增加，其扩血管作用及对缩血管物质G蛋白依赖的传导途径损害，造成了血管对缩血管物质的低反应性，导致内脏小动脉扩张，形成肝硬化患者的内脏高动力循环。此时内脏血管充血，门静脉血流量增加，静脉压力持续升高，形成门静脉高压症。

晚近的研究结果提示新生血管的形成既增加了肝内阻力，又增加了内脏血流量，因此也是导致门静脉压力增高的因素。

（3）门静脉高压的后果

1）侧支循环形成：门静脉高压时形成侧支循环来降低门静脉压力，因此在门静脉与腔静脉之间形成许多交通支。这些交通支开放后，出现血流方向的改变，静脉扩张和迂曲。此时门静脉血可不经肝，通过侧支经腔静脉直接回右心。

主要的侧支循环有：①食管下段和胃底静脉曲张：门静脉血液通过胃左和胃短静脉、食管静脉回流到奇静脉。由于食管下段黏膜下静脉缺乏结缔组织支持，曲张静脉突出于食管腔内，该静脉距门静脉主干最近，最直接持续地受门静脉高压影响。食管曲张静脉的局部因素决定了出血的危险性，包括曲张静脉的直径、静脉壁的厚度、曲张静脉内与食管腔之间的压力梯度。而出血的严重度则取决于肝脏失代偿程度、凝血功能障碍程度、门静脉压力和曲张静脉的粗细。门静脉高压导致的胃底静脉曲张及胃黏膜血管扩张充血、黏膜水肿糜烂（门静脉高压性胃病）也是引起上消化道出血的重要原因。②腹壁静脉显露和曲张：门静脉高压时脐静脉重新开放，通过腹壁上、下静脉回流，形成脐周和腹壁静脉曲张。脐静脉起源于肝内门静脉左支，因此肝外门静脉阻塞时无脐静脉开放，亦无腹壁静脉曲张。③直肠下端静脉丛：肠系膜下静脉分支痔上静脉与回流髂静脉的痔中、下静脉吻合，形成肛管直肠黏膜下静脉曲张，易破裂产生便血。此外，所有腹腔脏器与腹膜后或腹壁接触、黏着部位，均可能有侧支循环的建立。

侧支循环建立后不仅可因曲张静脉破裂引起消化道出血，还由于大量门静脉血不经肝脏而流入体循环，一方面使肝细胞营养进一步障碍，坏死增加，代谢障碍；另一方面对毒素清除减少，易产生内毒素血症和引起肝性脑病，内毒素血症可促使NO合成增加，进一步加重高动力循环。门静脉高压引起的胃肠道淤血、胃肠黏膜水肿可引起胃肠道分泌吸收功能紊乱，产生食欲减退、消化吸收不良、腹泻、营养不良等后果。

2）腹水形成：见下文。

3）脾大：门静脉压力增高，脾血回流障碍，导致脾淤血和体积增大。由于红髓内单核巨噬细胞增生，小梁增厚，脾索增宽，从而伴有脾功能亢进。

2. 腹水

（1）形成机制：肝窦压力升高和水钠潴留导致液体潴留在腹腔形成腹水（ascites）。

1）门静脉压力增高：正常时肝窦压力极低（0~2mmHg），门静脉高压时，肝窦静水压升高（门静脉压力>10mmHg，是腹水形成的基本条件），大量液体流到Disse间隙，造成肝脏淋巴液生成过多。肝硬化患者常为正常人的20倍，当胸导管不能引流过多的淋巴液时，就从肝包膜直接漏入腹腔形成腹水。肝窦压升高还可引起肝内压力受体激活，通过肝肾反射，减少肾对钠的排泄，加重了水钠潴留。

2）内脏血管扩张：肝硬化引起的门静脉阻力增加导致扩血管物质如NO增加；门静脉高压增加了细菌移位，细菌的内毒素和炎症因子如TNF-α均可导致内脏血管扩张，进而有效动脉循环血容量下降,动脉压下降,激活交感神经系统、肾素-血管紧张素-醛固酮系统、增加抗利尿激素释放来维持动脉压,造成肾血管收缩和水钠潴留。门静脉高压与内脏血管扩张相互作用,改变了肠道的毛细血管压力和通透性,有利于液体在腹腔积聚。

3）血浆胶体渗透压降低:肝硬化患者摄入减少,肝储备功能下降,合成白蛋白能力下降,导致血浆白蛋白降低,进而血浆胶体渗透压降低,大量的液体进入组织间隙,形成腹水。

4）其他因素:肝硬化患者的内毒素血症和炎症还可导致毛细血管通透性增加。血浆中心房钠尿肽相对不足和机体对其敏感性降低、雌激素灭活减少、抗利尿激素分泌增加导致的排水功能障碍和前列腺素分泌减少,造成肾血管收缩,肾脏灌注量下降,肾血流量重新分布,均与腹水的形成和持续存在有关。

腹水可经壁腹膜吸收,最大速率 900ml/d,吸收的腹水经肠淋巴管引流或经内脏毛细血管重吸收。由于淋巴系统已超负荷,内脏毛细血管循环因 Starling 力的作用吸收有限,加上肝硬化患者常有腹膜增厚,吸收率下降。腹水生成增加而吸收下降,使腹水逐渐增多。

（2）自发性细菌性腹膜炎形成机制:在腹腔内无感染源的情况下,腹腔积液自发性感染导致自发性细菌性腹膜炎（spontaneous bacterial peritonitis,SBP）和内毒素血症。肝硬化患者肠道细菌过度生长和肠壁通透性增加,肠壁局部免疫防御功能下降,使肠腔内细菌发生易位经过肠系膜淋巴结进入循环系统产生菌血症。由于患者单核巨噬细胞系统活性减弱,以及腹水中调理素、免疫球蛋白、补体及白蛋白下降导致腹水感染。

3. 内分泌系统

（1）性激素紊乱:由于肝细胞功能衰竭及门体分流使主要在肝脏灭活的雌激素水平增高,在外周组织例如皮肤、脂肪组织、肌肉中雄激素转换为雌激素的转换率增高。患者出现肝掌、蜘蛛痣及男性乳房发育。

（2）甲状腺激素:肝硬化患者血清总 T_3、游离 T_3 减低,游离 T_4 正常或偏高,严重者 T_4 也降低。上述改变与肝病严重程度之间具有相关性。由于肝病时 5′-脱碘酶活性降低,T_4 转化为 T_3 减少,反 T_3(rT_3)形成增加,临床上可致生化性低 T_3 综合征。此外,肝硬化血氨增高时,多巴胺类物质减少,可使促甲状腺素（TSH）水平增高。

（3）肾上腺皮质功能:肝硬化特别是有并发症的患者常伴有肾上腺功能不全,并随着疾病进展,严重度增加。

4. 呼吸系统

（1）肝性胸腔积液:腹水患者常伴胸腔积液,其性质与腹水相同,称为肝性胸腔积液（hepatic hydrothorax）。其发生机制可能由于腹压增高,膈肌腱索部变薄,形成胸腹间通道。由于胸腔负压,腹腔积液由孔道进入胸腔。也可能与低蛋白血症引起胸膜毛细血管胶体渗透压降低,胸腔积液滤出增加,吸收降低,以及奇静脉、半奇静脉压力增高及肝淋巴回流增加,导致胸膜淋巴管扩张、淤积、破坏,淋巴液外溢形成胸腔积液有关。

（2）门静脉性肺动脉高压:门静脉高压患者中 2%～5%有继发性肺动脉高压,称为门静脉性肺动脉高压（portopulmonary hypertension）。由肺动脉收缩、肺动脉内膜纤维化和微小血栓形成所致。

（3）肝肺综合征:肝肺综合征（hepatopulmonary syndrome,HPS）是进展性肝病、肺内血管扩张、低氧血症/肺泡-动脉氧梯度增加（>20mmHg）组成的三联征,肝脏对肺部扩血管活性物质灭活能力降低和肺部 NO 增多,引起肺血管阻力降低,出现肺内血管尤其是肺前毛细血管或毛细血管扩张,使氧分子难以弥散到毛细血管中去,难以与血红蛋白氧合,引起低氧血症/肺泡-动脉氧梯度增加。

5. 泌尿系统　由于肾血管极度收缩导致肾皮质灌注不足,从而引起肾衰竭称肝肾综合征（hepatorenal syndrome,HRS）,是终末期肝硬化最常见而严重的并发症。肝硬化患者肝窦压升高,NO 增加,造成内脏动脉扩张,有效血容量不足,反射性激活肾素-血管紧张素和交感系统产生肾动脉极度收缩,造成肾内血供过度不足,引起肝肾综合征。肝肾综合征时,患者虽然有肾功能不全,但是肾脏可无组织学上改变,是可逆的循环相关性肾衰竭。

6. 血液系统　常表现为门静脉高压导致脾大和脾功能亢进（hypersplenism）。外周血全血细胞和血小板减少,加上肝脏合成障碍导致凝血因子合成减少,凝血酶原时间延长,患者常有贫血及出血倾向。同时由于肝星状细胞功能障碍,血管性血友病因子（von Willebrand factor,vWF）裂解酶产生减少,不能清除血小板栓子,导致血小板积聚,因此肝硬化患者容易形成血栓,特别是门静脉血栓。

7. 心血管系统　心排血量和心率增加、内脏血管扩张形成高动力循环。由于 β-肾上腺能受体信号转导降低,跨膜电流和电机械耦合的改变,NO 产生过多和大麻素-1 受体刺激上调出现心肌收缩和舒张功能不全,导致肝硬化性心肌病（cirrhotic cardiomyopathy）。

8. 神经系统　在肝硬化基础上出现的神经和精神异常,称为肝性脑病（hepatic encephalopathy,HE）。氨中毒是 HE 的重要发病机制。肝硬化失代偿时,肠道来源的氨生成和吸收增加,过多的氨由于肝脏实质的严重损害不能充分通过鸟氨酸循环合成尿素来清除,且因门静脉高压引起门体分流,肠道的氨未经肝脏解毒而直接进入体循环,导致血氨增高,其通过血-脑脊液屏障进入脑组织,产生对中枢神经系统的毒性。

氨中毒引起 HE 的机制:①脑内星形胶质细胞肿胀:脑内清除氨的主要途径依靠存在于星形胶质细胞中谷氨酰胺合成酶合成谷氨酰胺,后者是一种很强的有机渗透质,可导致该细胞肿胀、功能受损,进一步影响氨的代谢,并可影响神经元有效摄入或释放细胞外离子和神经递质的能力。②脑能量障碍:血氨过高可抑制丙酮酸脱氢酶活性,从而影响乙酰辅酶 A 生成,干扰大脑的三羧酸循环。谷氨酸被星形细胞摄取,在合成谷氨酰胺过程中消耗线粒体上的 α-酮戊二酸及 ATP。其减少能使三羧酸循环运转降低,致大脑细胞能量供应不足,导致功能紊乱。③干扰神经细胞膜离子转运:氨可通过干扰神经细胞膜离子转运改变基因如水通道蛋白的表达,损害颅内血流自动调节机制,产生脑水肿。④氨促进活性氧的释放:启动氧化应激反应,导致线粒体功能障碍,损害细胞内信号通路,促进神经元中凋亡级联反应的发生。

其他毒性物质包括 γ-氨基丁酸(gamma-aminobutyric acid, GABA)和假性神经递质等。前者进入血-脑脊液屏障通过与GABA/Bz复合受体结合促进氯离子由神经元胞膜的离子通道进入突触后神经元的细胞质,使膜超极化,引起神经传导抑制。后者因肝衰竭时,对食物中的芳香族氨基酸如酪氨酸、苯丙氨酸等经肠菌脱羧酶转变为酪胺和苯乙胺的清除发生障碍,通过血-脑脊液屏障进入脑组织,在脑内经 β-羟化酶的作用分别形成章胺(β-羟酪胺)和苯乙醇胺。后两者的化学结构式与正常兴奋性神经递质去甲肾上腺素相似,但不能传递神经冲动,故称为假性神经递质。它们在脑内取代了突触中的正常递质,兴奋冲动不能正常地传到大脑皮质而产生异常抑制,故出现意识障碍与昏迷。

感染引起的全身炎症反应,促炎因子增加,NO 和一氧化氮合酶(NOS)氧化应激增加,TNF-α 刺激星形胶质细胞分泌 IL-1 和 IL-6 等细胞因子,影响了血-脑脊液屏障的完整性。

总之,HE 是由多种因素共同作用的结果,其中氨起了主要作用。星形胶质细胞功能的改变导致了神经细胞之间联系及功能破坏,低钠血症可以加重脑白质的轻度水肿。星形胶质细胞水肿还可刺激产生神经激素,促进 GABA 能神经递质的产生,进一步激活氧化应激和蛋白激酶。以上多种因素相互协同、依赖、互为因果,共同促进了 HE 的发生和发展。

静息态功能 MRI(fMRI)的研究显示,HE 患者存在静息态脑网络的选择性损害,即背侧注意网络、脑默认网络、视觉网络及听觉网络异常,而感觉运动网络和自我参照网络未受损。利用全脑功能连接的 fMRI 研究发现,轻微 HE 患者存在广泛的脑功能连接异常,尤其是基底核-丘脑-皮质网络功能连接的改变在轻微 HE 的形成中起了关键作用。

大多数 HE 的发病通常都可以找到诱发因素,如:①消化道出血;②高蛋白饮食;③低钾性碱中毒;④低血容量与缺氧;⑤感染;⑥麻醉、镇痛、催眠、镇静等类药物;⑦便秘。这些诱发因素通过促进氨等毒素的生成,加重肝功能的损伤或增强毒素对神经系统的损伤,诱发 HE 的发生。

【临床表现】

起病常隐匿,早期可无特异性症状、体征,根据病程进展可分为代偿期和失代偿期。

(一)代偿期肝硬化 包括临床 1 期(无静脉曲张、无腹水)和临床 2 期(无腹水,内镜检查有食管静脉曲张,无出血)。10%~20%的代偿期肝硬化患者无症状。其他患者可有食欲减退、乏力、消化不良、腹泻等非特异性症状。临床表现同慢性肝炎,鉴别常需依赖肝脏病理。

(二)失代偿期肝硬化 出现腹水是肝硬化患者进入失代偿期的标志。此期包括临床 3 期(有腹水,伴或不伴食管静脉曲张,无出血)、4 期(食管静脉出血,伴或不伴腹水)和 5 期(出现脓毒血症或肝肾综合征等)。

1. 症状 患者症状包括食欲减退、乏力、腹胀、腹痛、腹泻(较普遍,常与肠壁水肿,吸收不良和肠腔菌群失调有关)、体重减轻;出血倾向(凝血功能障碍可出现牙龈、鼻腔出血、皮肤黏膜紫斑或出血点,女性常有月经过多);内分泌系统失调(男性有性功能减退、男性乳房发育,女性常有闭经及不孕)。肝硬化患者的糖尿病发病率增加,表现为高血糖、糖耐量试验异常、高胰岛素血症和外周性胰岛素抵抗。进展性肝硬化伴严重肝细胞功能衰竭患者常发生低血糖及各种并发症的临床表现。

2. 体征 患者常呈慢性病容,面色黝黑,面部有毛细血管扩张、口角炎等。皮肤表现常见蜘蛛痣、肝掌,可出现男性乳房发育,胸、腹壁皮下静脉可显露或曲张,甚至在脐周静脉突起形成水母头状,曲张静脉上可听到静脉杂音。黄疸常提示病程已达到中期。1/3 的患者常有不规则发热,与病情活动及感染有关。腹部移动性浊音阳性。肝性胸腔积液常见于右侧(占85%),但也有双侧(2%)甚至仅为左侧(13%)。

肝脏在早期肿大,晚期坚硬缩小、肋下常不易触及。胆汁淤积和静脉回流障碍引起的肝硬化晚期仍有肝大。35%~50%的患者有脾大,常为中度,少数为重度。

3. 并发症的临床表现

(1)食管胃底静脉曲张破裂出血:急性出血患者出现呕血、黑便,严重者休克。死亡率平均 32%,是肝硬化较为常见和严重的并发症。

(2)自发性细菌性腹膜炎:住院的腹水患者中发生率为10%~30%。常表现为短期内腹水迅速增加,对利尿剂无反应,伴腹泻、腹痛、腹胀、发热,腹壁压痛和反跳痛。少数患者伴血压下降、肝功能恶化或门体分流性脑病加重。

(3)原发性肝癌:进行性肝大,质地坚硬如石,表面结节状。

(4)肝肾综合征:顽固性腹水基础上出现少尿、无尿及恶心等氮质血症时的临床表现。常伴黄疸、低蛋白血症、肝性脑病;无蛋白尿。临床有两种类型:Ⅰ型,进展性肾功能损害,2 周内肌酐成倍上升;Ⅱ型,肾功能缓慢进展性损害。

(5)肝肺综合征:终末期肝病患者中发生率 13%~47%。可出现杵状指、发绀、蜘蛛痣和劳力性呼吸困难。

(6)肝性脑病:常在诱因作用下,患者出现认知障碍,表现为计算能力下降,定位定时错误,轻度性格改变例如欣快激动或淡漠少言,行为失常,如衣冠不整或随地便溺、昼夜倒错。严重时出现谵妄,进而昏迷。患者有肝臭,可引出扑翼样震颤(flapping tremor 或 asterixis)。

HE 患者神经认知异常是一个渐进的过程。根据临床表现的严重度分为隐匿性肝性脑病(covert hepatic encephalopathy, CHE)和显性肝性脑病(overt hepatic encephalopathy, OHE)。CHE 包括没有临床异常仅通过特殊检查才能发现的认知障碍的轻微肝性脑病(minimal hepatic encephalopathy, MHE)和 West Haven 分级的 1 级。OHE 为 West Haven 分级的 2、3、4 级(表 15-8-1-1),我国住院肝硬化患者中,MHE 占 39%。

表 15-8-1-1 West Haven 分级和临床说明

分级		说明	建议的操作标准
未受损		完全无脑病,无 HE 史	检验并证实为正常
轻微	隐匿性	心理测试或精神运动速度/执行功能测试的神经心理学改变或者没有精神改变临床证据的神经生理改变	确定的心理测试或神经心理测试的异常结果,无临床表现
1 级	隐匿性	轻微的认知障碍 欣快或焦虑 注意力持续的时间缩短 加法或减法的计算能力减退 睡眠节奏改变	时间和空间的定向能力正常(见下述),但临床检查或者看护者发现患者存在就其标准而言的一些认知/行为衰退
2 级	显性	嗜睡或冷漠 对时间的定向力障碍 明显的个性改变 不恰当行为 运动障碍 扑翼样震颤	对时间不能定向(以下问题中至少存在 3 项错误:月的哪一天、周的哪一天、月份、季节或年)和/或提及的其他症状
3 级	显性	嗜睡至半昏迷 对刺激有反应 神志不清 严重的定向障碍 怪异行为	对空间也不能定向[以下问题中至少存在 3 项错误:国家、州(或地区)、城市或地点和/或提及的其他症状]
4 级	显性	昏迷	即使对疼痛刺激也无反应

注:要求所有情况与肝功能不全和/或门体分流有关。

(7)门静脉血栓形成:发生率 10%~25%,大多 B 超检查时发现。43%为稳定型,血栓缓慢形成,无明显临床症状;38%出现食管静脉或门静脉高压性胃病出血;18%可出现剧烈腹痛,其中 70%出现小肠梗死。

(8)肝硬化性心肌病:没有其他已知的心脏疾病的肝硬化患者,在应激情况下(行创伤性措施如外科手术/经颈静脉肝内门体分流术),心脏收缩反应损害和/或舒张功能不全及电生理异常(如 QT 间期延长),发生心功能不全甚至猝死。

综上所述,肝硬化早期表现隐匿,晚期的临床表现可以归结为:①门静脉高压的表现,如侧支循环、脾大、脾功能亢进、腹水等;②肝储备功能损害所致的蛋白合成功能降低(包括白蛋白、凝血酶原)、黄疸、内分泌失调及皮肤表现等,并可出现并发症相关的临床表现。

【实验室及辅助检查】

(一)实验室检查

1. 血常规 代偿期多在正常范围。失代偿期由于出血、营养不良、脾功能亢进可发生轻重不等的贫血。有感染时白细胞可升高,脾功能亢进者白细胞和血小板均减少。

2. 尿液检查 乙型病毒性肝炎(简称乙肝)肝硬化合并乙肝相关性肾炎时尿蛋白阳性。胆汁淤积引起的黄疸,尿胆红素阳性,尿胆原阴性。肝细胞损伤引起的黄疸,尿胆原亦增加。腹水患者应常规测定 24 小时尿钠、尿钾。

3. 粪常规 消化道出血时出现肉眼可见的黑便和血便,门静脉高压性胃病引起的慢性出血,粪隐血试验阳性。

4. 肝功能试验

(1)血清胆红素:失代偿期可出现结合胆红素和总胆红素升高,胆红素的持续升高是预后不良的重要指标。

(2)蛋白质代谢:肝脏是合成白蛋白的唯一场所,在没有蛋白丢失的情况(如蛋白尿)时,血清白蛋白量常能反映肝脏储备功能。在肝功能明显减退时,白蛋白合成减少。正常值为 35~55g/L,白蛋白低于 28g/L 为严重下降。肝硬化时由于损伤的肝细胞不能清除从肠道来的抗原,或后者经过门体分流直接进入体循环,刺激脾脏 B 淋巴细胞产生抗体,形成高球蛋白血症。白蛋白与球蛋白比例降低或倒置。蛋白电泳可显示白蛋白降低,γ 球蛋白显著增高,β 球蛋白轻度升高。血清前白蛋白也由肝合成,半衰期为 1.9 天,显著短于白蛋白(17~18 天)。当肝细胞受损伤尚未引起血清白蛋白下降时,血清前白蛋白则已明显下降。肝硬化患者可下降 50%左右。

(3)凝血酶原时间:是反映肝脏储备功能的重要预后指标,晚期肝硬化及肝细胞损害严重时明显延长,如补充维生素 K 后不能纠正,更说明有功能的肝细胞减少。

(4)血清酶学检查:①氨基转移酶(简称转氨酶):肝细胞受损时,谷丙转氨酶(ALT)升高,肝细胞坏死时,谷草转氨酶(AST)升高。肝硬化患者这两种酶不一定升高,但肝脏的炎症活动时可升高。酒精性肝硬化患者 AST/ALT≥2。②γ-谷氨酰转肽酶（γ-GT）：90%的肝硬化患者可升高，尤其以原发性胆汁性肝硬化（primary biliary cirrhosis，PBC）和酒精性肝硬化升高更明显。合并肝癌时明显升高。③碱性磷酸酶（ALP）：70%的肝硬化患者可升高，合并肝癌时常明显升高。④胆碱酯酶（ChE）：肝硬化失代偿期 ChE 活力明显下降，其降低程度与血清白蛋白大致平行，若 ChE 极度降低者提示预后不良。

（5）反映肝纤维化的血清学指标：有Ⅲ型前胶原氨基末端肽（PⅢNP）、Ⅳ型胶原、透明质酸。肝纤维化时以上各项指标升高，由于受多种因素影响，尚不能作为确诊肝纤维化的指标，联合不同的血清学指标的数学模型有助于鉴别有无显著肝纤维化。

（6）脂肪代谢：代偿期患者血中胆固醇正常或偏低，PBC 和非酒精性脂肪性肝病患者升高。失代偿期总胆固醇特别是胆固醇酯明显降低。

（7）定量肝功能试验：如吲哚菁绿（ICG）试验，检测肝细胞对染料清除情况以反映肝细胞储备功能，是临床初筛肝病患者较有价值和实用的试验，ICG 试验详见扩展阅读 15-8-1-1。其他的定量肝功能试验包括利多卡因代谢产物生成试验、氨基比林呼气试验、半乳糖耐量试验、色氨酸耐量试验、咖啡因清除试验等。

扩展阅读15-8-1-1

扩展阅读 15-8-1-1　吲哚菁绿（ICG）试验和血氨检测注意事项

（8）血氨　动脉血氨的测定对肝性脑病有辅助诊断的价值，但血氨水平的高低与肝性脑病的严重程度不平行，血氨检测的注意事项详见扩展阅读 15-8-1-1。

5. 血清电解质　对于判断患者有无电解质紊乱及治疗有重要意义。

6. 甲胎蛋白（AFP）　肝脏炎症活动时，AFP 可升高。合并原发性肝癌时明显升高，如转氨酶正常，AFP 持续升高，需怀疑原发性肝癌。

7. 病毒性肝炎标记测定　疑肝硬化者须测定乙、丙、丁型肝炎标记以明确病因。肝脏炎症有活动时应进行甲、乙、丙、丁、戊型肝炎标记及巨细胞病毒（CMV）、EB 病毒抗体测定，以明确有无重叠感染。

8. 血清免疫学检查　血清抗线粒体抗体阳性提示 PBC（阳性率 95%），自身免疫性肝炎时常有抗平滑肌抗体、抗核抗体阳性。

9. 血清铜蓝蛋白　肝豆状核变性时明显降低（<200mg/L），伴尿铜增加（>100μg/24h）。年龄<40 岁的肝硬化患者应检查血清铜蓝蛋白排除此病。

（二）影像学检查

1. 超声检查　肝硬化的声像图为肝表面不光滑或凹凸不平；肝叶比例失调，多呈右叶萎缩和左叶、尾叶增大；肝实质回声不均匀增强，肝静脉管腔狭窄、粗细不等。此外，还有脾大、门静脉扩张和门静脉侧支开放等门静脉高压症的声像图改变，部分患者还可探及腹水。多普勒超声可发现门静脉侧支开放、门静脉血流速率降低甚至门静脉血液逆流等改变。对门静脉血栓形成和肝癌等肝硬化的并发症也有较高的诊断价值。超声造影检查对鉴别肝硬化结节和肝癌有较高的诊断价值。

2. CT　肝硬化 CT 影像学表现与超声检查所见相似，表现为肝叶比例失调、肝裂增宽和肝门区扩大，肝脏密度高低不均。此外，还可见脾大、门静脉扩张和腹水等门静脉高压症表现（图 15-8-1-2）。对于肝硬化和原发性肝癌的鉴别十分有用。

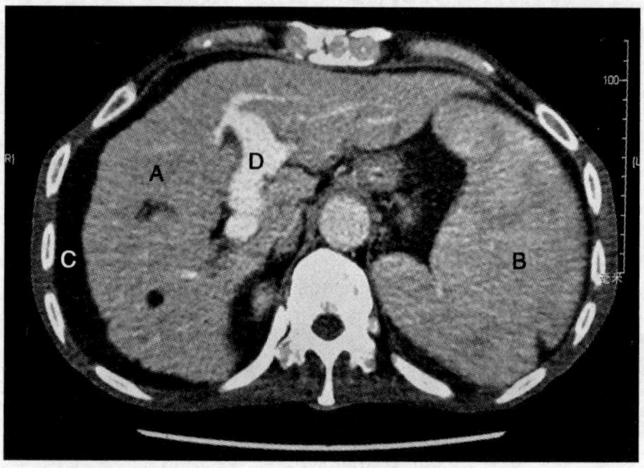

图 15-8-1-2　肝硬化 CT 表现

A. 肝；B. 脾；C. 腹水；D. 门静脉；肝硬化表现肝脏表面高低不平，肝实质密度不均，门静脉扩张，脾大和腹水形成。

3. MRI　MRI 的影像学表现除与 CT 相似外，对鉴别肝硬化结节、肝瘤结节更优于 CT 检查。MRA 可代替血管造影显示门静脉血管变化和门静脉血栓，用于门静脉高压病因的鉴别及肝移植前对门静脉血管的评估。

4. 放射性核素显像　经放射性核素 ^{99m}Tc-扫描测定的心/肝比值能间接反映门静脉高压和门体分流程度，对诊断有一定意义，正常值 0.26，肝硬化患者一般在 0.6 以上，伴门静脉高压者常>1。

5. 上消化道钡餐摄片　可发现食管及胃底静脉曲张征象，食管静脉曲张呈现虫蚀状或蚯蚓状充盈缺损，胃底静脉曲张呈菊花样缺损。但诊断敏感性不如胃镜。

（三）特殊检查

1. 内镜　肝硬化诊断一旦成立，应常规行胃镜检查以评估是否存在食管胃底静脉曲张及其严重程度和范围，并确定有无门静脉高压性胃病。出现曲张静脉即可诊断门静脉高压。无曲张者 2~3 年复查 1 次，轻度曲张者 1~2 年复查 1 次。食管静脉曲张根据内镜下曲张静脉直径的大小分为轻、中、重度。胃静脉曲张根据内镜下的部位，可以分为四型（Sarin 分型，详见扩展阅读 15-8-1-2），曲张静脉表面存在红色征或糜烂是近期容易出血的危险因素。结肠镜可在结肠发现异位静脉曲张；胶囊内镜和小肠镜可发现小肠异位静脉曲张。

扩展阅读 15-8-1-2 胃静脉曲张分型

2. 肝穿刺 1秒快速穿刺、超声指引下或腹腔镜直视下肝穿刺，取肝组织做病理检查，对肝硬化，特别是早期肝硬化确定诊断和明确病因有重要价值。凝血酶原时间延长及有腹水者可经颈静脉、肝静脉做活检，安全、并发症少。

3. 肝硬度检测 瞬时弹性成像技术（transient elastography，TE）又称 Fibroscan，通过量化肝硬度值（kPa）诊断慢性肝病肝纤维化。是目前最常用的基于图像的纤维化评估方法，广泛用于各种肝病的肝纤维化无创诊断。不同原因的肝病诊断进展性肝纤维化或者肝硬化时 TE 的阈值不同，一般来说，无或1级纤维化<7.3kPa；显著肝纤维化（3～4 级）>12.4kPa；>17.5kPa 时，诊断肝硬化的特异度>90%。>20kPa 时，提示合并临床显著门静脉高压（clinical significant portal hypertension，CSPH）。急性肝炎、嗜酒、检查前的2～3小时内进食、充血性心力衰竭及肝外胆汁淤积等情况影响 TE 检查的准确性。

4. 腹腔镜 可见肝脏表面高低不平，有大小不等的结节和纤维间隔，边缘锐利不规则，包膜增厚，脾大，圆韧带血管充血和腹膜血管曲张。腹水原因诊断不明确时，腹腔镜检查有重要价值。

5. 肝静脉压力梯度的测定 经颈静脉测定肝静脉楔入压和肝静脉游离压，两者差为肝静脉压力梯度（hepatic venous pressure gradient，HVPG），代表肝窦的压力，可间接反映门静脉压力。正常值为3～5mmHg；HVPG≥10mmHg，为 CSPH，更容易出现门静脉高压的并发症（如静脉曲张）及肝硬化失代偿期的表现（包括腹水、曲张静脉出血及肝性脑病）；HVPG>12mmHg，食管胃底静脉曲张有更高的出血风险，通过药物治疗使 HVPG ≤12mmHg 将明显降低曲张静脉出血的风险。

6. 腹水检查 所有新出现的腹水者、进展性肝硬化或上消化道出血伴腹水者及腹水稳定的患者病情突然恶化，都应做诊断性腹腔穿刺，目的在于明确腹水是否由肝硬化引起。如果血清腹水白蛋白梯度（serum-ascites albumin gradient，SAAG）>11g/L，提示腹水由肝硬化门静脉高压所致。此时则应寻找是否存在导致腹水增加的原因，如自发性细菌性腹膜炎等。检查内容包括：腹水的性质（如颜色、比重），白蛋白和总蛋白含量，细胞分类及腺苷脱氨酶（ADA），血与腹水乳酸脱氢酶（LDH）比值，细菌培养和内毒素测定。腹水培养应在床旁进行，使用血培养瓶，包括需氧、厌氧两种。每个培养瓶接种的腹水至少10ml。

【诊断与鉴别诊断】

（一）肝硬化的诊断与鉴别诊断

1. 肝硬化的诊断主要依据 ①病史：以了解肝硬化病因。应详细询问肝炎史、饮酒史、药物史、输血史、社交史及家族遗传性疾病史。②症状体征：根据上述临床表现逐条对患者进行检查，确定是否存在门静脉高压和肝功能障碍表现。③肝功能试验：血清白蛋白降低，胆红素升高，凝血酶原延长提示肝功能失代偿，定量肝功能试验也有助于诊断。④影像学检查：B超、CT等有助于本病诊断。

完整的诊断应包括病因、病理、功能和并发症四个部分。

（1）病因诊断：明确肝硬化的病因对于评估患者预后及进行治疗密切相关。根据上述各种病因做相关检查以排除及确定病因诊断，如应做病毒性肝炎标志物排除由肝炎引起的肝硬化，怀疑 Wilson 病时应由眼科检查 K-F 环，测定血清铜蓝蛋白、尿铜、血铜等。

（2）病理诊断：肝活体组织检查（简称肝活检）可明确诊断，特别在有引起肝硬化的病因暴露史，又有肝脾大但无其他临床表现、肝功能试验正常的代偿期患者。

（3）肝脏储备功能诊断：可用 Child-Pugh 分级（Child-Pugh classification，CPC）来评定（表 15-8-1-2）。

表 15-8-1-2 肝硬化患者 Child-Pugh 分级标准

临床和生化指标	评分		
	1分	2分	3分
肝性脑病分级	无	1～2	3～4
腹腔积液	无	轻度	中重度
*血清胆红素(SB)/(μmol·L^{-1})	<34	34～51	>51
白蛋白/(g·L^{-1})	>35	28～35	<28
国际标准化比值(INR)	<1.3	1.3～1.5	>1.5
或凝血酶原时间较正常延长/s	1～3	4～6	>6

注：在原发性胆汁性肝硬化（PBC）评分是按照此标准：SB（μmol/L）为17～68：1分；69～170：2分；>170：3分。

总分：A级≤6分；B级7～9分；C级≥10分。

2. 鉴别诊断

（1）肝脾大：与血液病、代谢性疾病的肝脾大鉴别。必要时做肝活检。

（2）腹水的鉴别诊断：应确定腹水的程度和性质，与其他原因引起的腹水鉴别。肝硬化腹水为漏出液，SAAG>11g/L；合并自发性腹膜炎为渗出液，以中性粒细胞增多为主，但 SAAG 仍大于11g/L。结核性和肿瘤性腹水 SAAG<11g/L。结核性腹膜炎为渗出液伴 ADA 增高。肿瘤性腹水比重介于渗出液和漏出液之间，腹水 LDH/血 LDH>1，可找到肿瘤细胞。腹水检查不能明确诊断时，可做腹腔镜检查，常可明确诊断。

（二）并发症的诊断与鉴别诊断

1. 食管胃底静脉曲张破裂出血 表现为呕血、黑便，常为上消化道大出血。在大出血暂停，血压稳定后，急诊胃镜检查（一般在入院后12～48小时）可以明确出血部位和原因，鉴别是胃食管静脉曲张出血（gastric esophagealvariceal bleeding）还是门静脉高压性胃病（portal hypertensive gastrophathy）或溃疡病引起。如由静脉曲张引起，需进一步检查明确静脉曲张由单纯肝硬化所致门静脉高压引起还是由门静脉血栓或癌栓引起。

2. 感染 发热的肝硬化患者需要确定有无感染及感染的部位和病原。应摄胸片，做痰培养、中段尿培养、血培养，有腹水者进行腹水检查，以明确有无肺部、胆道、泌尿道及腹水感染。患者在短期内腹水迅速增加，伴腹痛、腹胀、发热，腹水检查白细胞>500×10^6/L 并且中性粒细胞>250×10^6/L，如能排除继发性感染者，即可诊断 SBP。腹水和血鲎试验及血细菌培养可阳性，常为革兰氏阴性菌。少数患者可无腹痛，患者可出现低血压或休克（革兰氏阴性菌败血症）。鉴别诊断应除外继发性腹膜炎、内脏破裂或脓肿。继发性腹膜炎的特点是腹水中性粒细胞>100 00×10^6/L，糖<0.5g/L，蛋白>10g/L，腹水可分离出 2 种以上病原体，以及不常见病原体如厌氧菌及真菌。

3. 肝肾综合征（hepatorenal syndrome，HRS） 顽固性腹水患者出现少尿、无尿、氮质血症、低血钠、低尿钠，考虑出现 HRS。国际腹水协会诊断标准：①肝硬化腹水；②血清肌酐>133μmol/L（1.5mg/dl）；③停止使用利尿剂和使用白蛋白[1g/(kg·d)，最多 100g/d]扩容治疗后 2 天，血清肌酐水平无改善（降低到 1.5mg/dl 或以下）；④未出现休克，或近期使用过肾毒性或血管扩张药物；⑤无肾实质病变（蛋白尿>500mg/d），无微小血尿（红细胞>50 个/HPF）和/或无超声波肾脏异常发现。应与非甾体抗炎药、环孢素 A 和氨基糖苷类药物的应用引起的医源性肾衰竭区分开来。其中Ⅰ型 HRS 以快速进展的肾功能减退为特征，在 2 周内血清肌酐升高至原水平的 2 倍或升至>226μmol/L（2.5mg/dl），或 24 小时内生肌酐清除率下降低于 20ml/min，平均生存期少于 2 周；Ⅱ型 HRS 肾功能损害相对较轻，进展较慢，血清肌酐>133μmol/L 或肌酐清除率<40ml/min，平均生存期 3～6 个月。

4. 肝细胞性肝癌 患者出现肝大、肝区疼痛、有或无血性腹水、无法解释的发热要考虑此症。血清甲胎蛋白持续升高而转氨酶正常或 B 超提示肝占位病变时应高度怀疑本病，CT 或 MRI 可确诊。

5. 肝性脑病（HE） 主要诊断依据为：①有严重肝病史和/或广泛门体侧支循环分流；②出现精神错乱、昏睡或昏迷；③有常见的诱因；④存在明显肝功能损害或血氨增高。以精神症状为唯一突出表现的 HE 易被误诊为精神病，因此凡遇精神错乱患者，应警惕 HE 的可能性。HE 还应与可引起昏迷的其他疾病，如代谢性疾病（糖尿病、低血糖、糖尿病酸中毒、Wilson 病）、缺氧、高（低）钠血症、尿毒症、颅内损伤/创伤、脑血管意外（颅内出血、硬膜下和硬膜外血肿）、脑部肿瘤或感染、癫痫、中毒、酒精相关性、某些药物（镇静剂、催眠药、麻醉剂等）、特殊的营养缺乏（维生素 B_1）等相鉴别。诊断 CHE 前提是除外症状性 HE。对于“高危人群”，我国专家推荐采用数字连接试验-A（number connect test-A，NCT-A）、数字-符号试验（number-digit test，DST），两者均阳性可作出 MHE 的诊断（扩展阅读 15-8-1-3）。有条件者可进行磁共振波谱（MR spectroscopy，MRS）、fMRI 和临界闪烁频率（critical flicker frequency，CFF）等检查。

6. 肝肺综合征（HPS） 有 HPS 临床表现，立位呼吸室内空气时动脉氧分压<80mmHg 或肺泡-动脉氧梯度>15mmHg。下述试验提示肺血管扩张有助于作出诊断：①超声心动图气泡造影左心房有延迟出现的微气泡（心搏 4～6 次后）；②肺扫描阳性。前者敏感度高，后者特异度高。HPS 应与肺动脉高压相鉴别，后者右心导管平均肺动脉压>25mmHg，肺动脉楔压（又称肺毛细血管楔压）<15mmHg。

扩展阅读15-8-1-3

扩展阅读 15-8-1-3 NCT-A 和 DST(包括异常的判定)

7. 肝硬化性心肌病 诊断标准为患者有隐匿性收缩功能不全，表现在运动、血容量变化、药物刺激时，心排血量的增加受阻，休息时射血分数（ejection fraction，EF）<55%；舒张功能不全，表现为二尖瓣舒张早期血流峰值速度及舒张晚期血流峰值速度比值（E/A）<1.0、减速时间延长（>200 毫秒）、等容舒张时间延长（>80 毫秒）；QT 间期延长、左心房扩大等。

【治疗】

（一）治疗原则 肝硬化疾病的发展是一个动态的过程，治疗主要是预防和治疗肝硬化的并发症。针对病因进行治疗常可以改善肝脏结构和功能，进而逆转或减慢肝硬化的进程，如酒精性肝硬化患者必须戒酒，乙型肝炎和丙型肝炎肝硬化者须行抗病毒治疗，忌用对肝脏有损害的药物。

（二）一般治疗

1. 休息 代偿期患者可参加轻工作，失代偿期尤其出现并发症患者应卧床休息。由于直立体位激活肾素-血管紧张素-醛固酮系统（RAAS）及交感神经系统引起肾小球滤过减少和钠潴留。因此，肝硬化腹水的住院患者卧床休息有一定益处。

2. 饮食 肝硬化是一种慢性消耗性疾病，目前已证实营养疗法对于肝硬化患者特别是营养不良者降低病残率及死亡率有作用。肝硬化患者的饮食热量为 35～40kcal/(kg·d)，其中碳水化合物占 45%～65%，蛋白质 1～1.5g/(kg·d)。应给予高维生素、易消化的食物，增加一次夜宵，严禁饮酒。可食瘦肉、河鱼、豆制品、牛奶、豆浆、蔬菜和水果。盐和水的摄入应根据患者水及电解质情况进行调整，食管静脉曲张者应禁食坚硬粗糙食物。

（三）病因治疗

1. 抗病毒治疗 乙肝肝硬化患者只要 HBV DNA 阳性，不管 ALT 是否升高，均需要长期甚至终生口服抗病毒效力强、不易耐药的核苷类似物，如恩替卡韦或替诺福韦抗病毒治疗。治疗目标是通过抑制病毒复制，改善肝功能，以延缓降低肝功能失代偿和肝细胞肝癌（hepatocellular carcinoma，HCC）的发生，减少肝移植的需求。服药期间须随访。代偿期患者在严密监测下也可选择干扰素，疗程 1 年。

新一代口服直接抗丙肝病毒药物（direct-acting antiviral drugs，DAAs）的问世，使丙肝病毒感染的治愈率达到 90%以上。所有 HCV RNA 阳性的患者均应接受抗病毒治疗，对进展性肝纤维化和失代偿期肝硬化应选用不含蛋白酶抑制剂的安全性较高的 DAAs。患者服药后，如能达到持续病毒学应答（sustained virologic response, SVR），则可以改善终末期肝病模型（model for end-stage liver disease, MELD 评分）和 Child-Pugh 评分，逆转失代偿症状，改善生存。但是其 SVR 明显低于代偿期肝硬化患者，特别是严重失代偿和门静脉高压患者。

2. 抗纤维化药物　针对病因的治疗例如抗病毒治疗能够逆转和减轻肝纤维化。《肝纤维化中西医结合诊疗指南（2019 年版）》推荐扶正化瘀胶囊和复方鳖甲软肝片等药物，有抗纤维化作用。

3. 其他　酒精性肝病患者需戒酒、肝豆状核变性驱铜治疗、非酒精性脂肪性肝病针对代谢综合征的治疗等。

（四）腹水的治疗　目的是减轻由于腹水或下肢水肿给患者带来的不适并防止腹水引起的并发症，如 SBP、脐疝的破裂及进一步发展为肝肾综合征。应测定体重、血清电解质、肾功能及 24 小时尿钠、尿钾排出量，以指导治疗。

1. 腹水的一般治疗

（1）控制水和钠盐的摄入：对有轻度钠潴留者，钠的摄入量限制在 88mmol/d（每天 2.0g 钠/5.0g 食盐）可达到钠的负平衡。应用利尿剂时，可适度放开钠摄入，以尿钠排出量为给药指导。轻、中度腹水在限钠饮食和卧床休息后可自行消退。稀释性低钠血症（<130mmol/L），应限制水的摄入（800~1 000ml/d）。

（2）利尿剂的应用：经限钠饮食和卧床休息腹水仍不消退者须应用利尿剂，建议同时口服螺内酯和呋塞米，通常最初给予螺内酯 100mg 和呋塞米 40mg，每日早晨给药 1 次。对于腹水量少的瘦小的患者，可采用更低剂量（例如，螺内酯 50mg 和呋塞米 20mg）。若应用 3~5 天后临床效果不明显或体重减轻程度不理想，则药物剂量可分别增加 100mg 和 40mg。若有需要，可以重复进行增量。推荐的最大剂量为螺内酯 400mg/d 和呋塞米 160mg/d。服药后体重下降为有效（无水肿者每天减轻体重 500g，有下肢水肿者体重减轻 1 000g/d）。体重下降过多时，利尿剂需要减量。对于肾实质疾病患者，应用低于 100mg/40mg 比例的螺内酯与呋塞米（如 100mg/80mg 或 100mg/120mg）。需要反复尝试来确定剂量，以达到不伴高钾血症的尿钠排泄。某些情况如肾小球滤过率极低或患者出现高钾血症时不能使用螺内酯。避免采用静脉给予呋塞米，因为静脉给予呋塞米可能导致急性肾功能减退并可以导致逐渐加重的氮质血症，随后可能造成肝肾综合征假象。如出现肝性脑病、低钠血症（血钠<120mmol/L）、肌酐>120mmol/L 应停用利尿剂，可用胶体或盐水扩容或用选择性的血管加压素 V_2 体拮抗剂托伐普坦，但须避免 24 小时血钠上升>12mmol/L。临床指南不推荐托伐普坦用于肝硬化患者低钠血症的常规治疗。

（3）提高血浆胶体渗透压：对于低蛋白血症患者，每周定期输注白蛋白、血浆可提高血浆胶体渗透压，促进腹水消退。

对于血压逐渐下降的进行性肝硬化患者，停用或避免开始使用血管紧张素转换酶抑制剂（ACEI）、血管紧张素Ⅱ受体拮抗剂（ARB）及β受体阻滞剂，对于顽固性腹水患者不使用β受体阻滞剂。应避免使用前列腺素抑制剂，如非甾体抗炎药（NSAIDs），因为这些药物可以降低尿钠排泄并诱发氮质血症。

2. 顽固性腹水的治疗　对大剂量利尿剂（螺内酯 400mg/d，呋塞米 160mg/d）缺少反应（无体重下降）或在小剂量利尿剂时就发生肝性脑病、低钠、高钾等并发症，均属于顽固性或难治性腹水（refractory ascites），其在失代偿期肝硬化患者中的发生率为 10%。治疗首先应针对导致顽固性腹水发生的一些可逆性原因，如不适当的限钠、利尿；使用肾毒性药物；自发性细菌性腹膜炎；门静脉、肝静脉血栓形成及未经治疗的活动性肝病。还可以用下列方法治疗：

（1）排放腹水、输注白蛋白：对于顽固性大量腹水患者，如无其他并发症（肝性脑病、上消化道出血、感染）、肝储备功能为 Child-Pugh A、B 级，无出血倾向（INR<1.6，血小板计数>50×10^9/L），可于 1~2 小时内抽排腹水 4~6L，同时补充白蛋白 6~8g/L 腹水，以维持有效血容量，阻断 RAAS 系统激活。一次排放后仍有腹水者可重复进行，该方法腹水消除率达 96.5%，排放腹水后应用螺内酯维持治疗。

（2）经颈静脉肝内门体分流术：经颈静脉肝内门体分流术（transjugular intrahepatic portosystemic shunt, TIPS）是目前治疗顽固性腹水患者最有效的措施。术后门静脉压力下降，阻断钠潴留，改善肾脏对利尿剂反应，可预防腹水复发。适应证是肝功能损害轻度而门静脉高压显著者。MELD 评分≥15 的患者不宜行 TIPS，应该考虑肝移植[MELD 评分=9.6log（肌酐 mg/dl）+3.8（胆红素 mg/dl）+11.2log（INR）+6.4]。

（五）并发症的治疗

1. 食管胃底静脉曲张破裂出血　是肝硬化严重并发症和死亡主要原因，应予以积极抢救。

（1）预防首次出血：肝硬化患者中静脉曲张出血高危人群（伴有中/重度的静脉曲张、轻度的静脉曲张伴有红色征及失代偿期肝硬化患者伴有静脉曲张）应选择非选择性β受体阻滞剂防止首次出血，对于存在β受体阻滞剂使用禁忌证或者不能耐受的患者可以考虑内镜治疗。不推荐 TIPS 作为预防静脉曲张首次出血的措施。

（2）控制急性出血

1）重症监护：卧床、禁食、保持气道通畅、补充凝血因子、迅速建立静脉通道以维持循环血容量稳定，密切监测生命体征及出血情况。必要时输血。短期应用抗生素，不仅可以预防出血后感染，特别如 SBP，还可提高止血率、降低死亡率。可先予静脉用头孢曲松 1g/d，能进食时口服环丙沙星 0.4g，2 次/d，共 7 天。

2）血管活性药物治疗：一旦怀疑食管胃底静脉曲张破裂出血，应立即静脉给予下列血管活性药物，收缩内脏血管，减少门静脉血流量，达到止血效果，用 2~5 天。常用药物有 14 肽生长抑素，首剂 250μg 静脉推注，继以 250μg/h 持续静脉滴注；8 肽奥曲肽，首剂 100μg 静脉推注，继以 25~50μg/h 持续静脉滴注，必要时剂量加倍；三甘氨酰赖氨酸加压素（特利加压素）静脉注射，1~2mg，每 6~8 小时 1 次。

3）气囊压迫术：对没有条件立即进行内镜治疗或者出血

量大,在内镜治疗前需要稳定生命体征者可使用三腔二囊管对胃底和食管下段行气囊填塞压迫止血,压迫总时间不宜超过24小时,否则易导致黏膜糜烂。

4）内镜治疗:经过抗休克和药物治疗血流动力学稳定者应尽早行急诊内镜检查,以明确上消化道出血原因及部位。如果是食管静脉曲张破裂出血,应予以内镜下皮圈套扎(endoscopic varix ligation,EVL)或者注射硬化剂止血(数字资源15-8-1-1、数字资源15-8-1-2);若是胃曲张静脉破裂出血,宜注射组织黏合剂止血。

数字资源15-8-1-1　内镜下注射组织黏合剂联合套扎治疗胃食管静脉曲张(视频)

数字资源15-8-1-2　内镜透明帽辅助注射硬化剂治疗食管静脉曲张(视频)

5）介入治疗:食管胃底静脉曲张破裂出血患者如经药物治疗和内镜治疗仍有活动性出血或短期内再次出血,尤其是HVPG>20mmHg者,可考虑行TIPS。证据显示Child-Pugh C级(10~13分)患者或者在内镜治疗时有活动性出血的Child-Pugh B级患者进行早期TIPS(入院24~48小时),止血效果好,延长生存。对胃静脉曲张活动性出血药物和内镜治疗无效时可紧急行经皮经肝胃冠状静脉栓塞术。

6）急诊手术:上述急诊治疗后仍出血不止,患者肝脏储备功能为Child-Pugh A级者,可行断流术。

(3)预防再出血:在第一次出血后,一年内再出血的发生率约70%,死亡率30%~50%,因此在急性出血控制后,应采用以下措施预防再出血。

1）内镜治疗:单纯食管静脉曲张,可用EVL或硬化剂治疗,推荐与β受体阻滞剂联合应用;而对于胃静脉曲张,GOV1型的治疗可参照食管静脉曲张的治疗,采用内镜治疗(EVL或注射组织黏合剂)联合β受体阻滞剂,而GOV2型、IGV1型或2型的治疗可予注射组织黏合剂。

2）药物治疗:非选择性β受体阻滞剂(普萘洛尔、纳多洛尔、替莫洛尔)通过其β受体阻滞作用,收缩内脏血管,降低门静脉血流量而降低门静脉压力。用法:普萘洛尔从10mg/d开始,每天增加10mg,直至静息时心率下降到50~55次/min,血压≥90mmHg作为维持剂量,长期服用,并根据心率调整剂量。15%的患者有禁忌证(窦性心动过缓、支气管哮喘、慢性阻塞性肺疾病、心力衰竭、低血压、房室传导阻滞、胰岛素依赖性糖尿病);另外有15%的患者不能耐受,出现乏力、头晕、低血压等不适。β受体阻滞剂的使用还可影响肝硬化患者的系统血流动力学代偿能力,尤其是合并严重肝硬化并发症(如顽固性腹水、SBP、肝肾综合征等)的患者,可增加死亡率。因此如果病程中患者出现SBP、顽固性腹水、肾损害、低钠血症(<130mmol/L)或低血压(<90mmHg)时需停用普萘洛尔,经治疗上述并发症缓解后为了预防食管胃曲张静脉再出血可重新小剂量开始使用。卡维地洛(carvedilol)通过非选择性β受体阻滞和α_1肾上腺素能阻滞作用,同时降低门静脉血流量和肝血管张力,其降低门静脉压力的作用大于普萘洛尔。起始剂量6.25mg/d,1周后增加到维持量12.5mg/d,但是由于其扩血管和液体潴留作用,不宜用于腹水患者,仅用于应用β受体阻滞剂有禁忌证的代偿期患者。

3）TIPS:经内镜和药物治疗失败、仍有反复出血患者,可考虑行TIPS。

4）外科减压或断流:如果患者为代偿期或Child-Pugh A级肝硬化,在药物或内镜治疗失败时也可考虑做远端脾肾吻合术或断流术。

5）肝移植:终末期肝病伴食管胃底静脉曲张反复出血者是肝移植的适应证。

2. 自发性细菌性腹膜炎(SBP)　主要致病菌为革兰氏阴性菌(70%),如大肠埃希菌(47%)、克雷伯菌(13%)。由于SBP后果严重,如临床上怀疑SBP或腹水中性粒细胞>250×10^6/L,应立即行经验性治疗,抗生素首选头孢噻肟2g每12小时1次,静脉滴注,或头孢曲松2g每天1次,静脉滴注。在用药后48小时再行腹水检查,如中性粒细胞数减少一半,可认为抗生素治疗有效,疗程5~10天。腹水蛋白<10g/L、已发生过一次SBP及食管胃底静脉曲张破裂出血者是发生SBP的高危患者,应口服环丙沙星400mg/d进行预防。SBP最严重的并发症是肝肾综合征。一旦诊断SBP,立即给予白蛋白输注1.5g/(kg·d),48小时后1g/(kg·d),可预防肝肾综合征,提高生存率。

3. 肝肾综合征　治疗原则是增加动脉有效血容量和降低门静脉压力,在积极改善肝功能前提下,可采取以下措施:①早期预防和消除诱发肝肾衰竭的因素,诸如感染、出血、电解质紊乱、不适当的放腹水、利尿等。②避免使用损害肾功能的药物。③输注白蛋白1g/(kg·d),以后20~40g/d,持续5~10天,使血肌酐<132.6μmol/L。④血管活性药物特利加压素0.5~2mg静脉注射(缓慢静脉推注1小时或用输液泵),12小时1次,通过收缩内脏血管,提高有效循环血容量,增加肾血流量,增加肾小球滤过率,阻断RAAS激活,降低肾血管阻力。也可用去甲肾上腺素(0.5~3mg/h)或米多君(2.5~3.75mg/d)加奥曲肽(300~600μg/d)代替特利加压素。⑤TIPS有一定帮助,应用对象:血清胆红素(SB)<51μmol/L、Child-Pugh评分<12、无心肺疾病和肝性脑病者。⑥肝移植:对可能发生肝肾综合征的高危患者如稀释性低钠血症、低血压、低尿钠患者在发生肝肾综合征前行肝移植。

4. 肝性脑病

(1)寻找并消除诱因:及时控制感染和上消化道出血并清除积血,避免快速和大量的排钾利尿和放腹水,注意纠正水、电解质和酸碱平衡失调,缓解便秘,并控制使用麻醉、止痛、安眠、镇静等药物。当患者狂躁不安或有抽搐时,禁用吗啡及其衍生物、水合氯醛、哌替啶及速效巴比妥类，必要时可减量使用（常量的1/2或1/3）地西泮（安定）、东莨菪碱，并减少给药次数。异丙嗪、氯苯那敏（扑尔敏）等抗组胺药有时可作为安定药代用。

（2）乳果糖：乳果糖在结肠内被乳酸菌、厌氧菌等分解为乳酸和醋酸，降低结肠pH，使肠腔呈酸性，从而减少氨的形成与吸收；其轻泻作用有助于肠内含氮毒性物质的排出；肠道酸化后，促进乳酸杆菌等有益菌大量繁殖，抑制产氨细菌生长，氨生成减少。剂量为每次15~30ml，每天3~4次口服。从小剂量开始，根据每天2~3次软便，调整剂量。严重肝性脑病昏迷患者时，可用乳果糖经置入鼻胃管给药，一般为15~45ml，每8~12小时1次；或乳果糖300ml置于1L水中灌肠保留1小时，每2小时1次，直到症状改善。乳果糖还可以用于复发性肝性脑病的预防，我国多中心临床研究表明其可以改善轻微肝性脑病患者的认知和生活质量，用于轻微肝性脑病的治疗。

（3）抑制肠道细菌生长：利福昔明是一种口服后肠道吸收极少的广谱抗生素，其对肝性脑病有良好的疗效，具有耐受性好、起效快等优点。可作为Ⅰ~Ⅲ级肝性脑病的治疗和预防复发性肝性脑病发作，推荐剂量是800~1 200mg/d，分次口服或与乳果糖合用。

含有双歧杆菌、乳酸杆菌等的微生态制剂可起到维护肠道正常菌群、抑制有害菌群、减少毒素吸收的作用。

（4）促进氨的转化和代谢：L-鸟氨酸-L-天冬氨酸（L-ornithine-L-aspartate，OA）中的鸟氨酸能增加氨基甲酰磷酸合成酶和鸟氨酸氨基甲酰转移酶活性，其本身也是鸟氨酸循环的重要物质，可促进尿素合成。天冬氨酸可促进谷氨酰胺合成酶的活性，促进脑、肝、肾利用和消耗氨以合成谷氨酸和谷氨酰胺而降低血氨，减轻脑水肿。每天静脉滴注20g，用于显性肝性脑病，能显著降低肝性脑病患者血氨，改善临床症状，安全性好。

5. 肝肺综合征　内科治疗无效，TIPS可改善患者症状，为肝移植创造条件。

6. 肝硬化性心肌病　治疗为非特异性，主要针对左心室衰竭，肝移植是唯一可治疗的手段。

7. 门静脉血栓形成　详见本章第六节“肝脏血管性疾病”。

8. 原发性肝癌　详见本章第八节“肝肿瘤”。

【预后】

肝硬化临床1~5期的年死亡率分别为1%，3.4%，20%，57%，>60%。Child-Pugh分级也与预后密切相关，1年和2年的估计生存率分别为Child-Pugh A级100%、85%，B级80%、60%，C级为45%、35%。呕血、黄疸、腹水是预后不良因素。肝移植的开展已明显地改变了肝硬化患者的预后。移植后患者1年生存率90%、5年生存率80%，生活质量大大提高。

【预防】

针对病因的防治，可以防止或者延迟肝硬化的形成和并发症的发生。在我国肝硬化的病因主要为慢性乙肝，因此防治乙肝是预防本病的关键。新生儿和高危人群应注射乙肝疫苗，乙肝患者给予积极的抗病毒治疗；严格执行器械的消毒常规，严格选择献血员；节制饮酒；注意合理的营养；避免应用对肝脏有损害的药物；加强劳动保健；避免工农业生产中的各种慢性化学品中毒；定期体格检查，无疑也是预防本病的积极措施。

推荐阅读

1. WIJDICKS E F. Hepatic encephalopathy[J]. N Engl J Med，2016，375(17)：1660-1670.
2. GARCIA-TSAO G. Cirrhosis and its sequelae[M]//GOLDMAN L，SCHAFER AI//Goldman-cecil medicine. 26th ed. Philadelphia：Elsevier，2020：990-998.
3. LIM J K，FLAMM S L，SINGH S，et al. American gastroenterological association institute guideline on the role of elastography in the evaluation of liver fibrosis[J]. Gastroenterology，2017，152(6)：1536-1543.

第二节　药物性肝病

郭津生　王吉耀

药物性肝病（drug induced liver disease，DILD）是指药物和/或其代谢产物引起的不同程度和类型的肝脏病变，又称为药物性肝损伤（drug-induced liver injury，DILI），是引起肝损伤的常见病因。目前已发现有1 200种以上药物有潜在的肝毒性（见LiverTox和HepaTox网站），包括医学处方药物及人们因治疗、营养等目的使用的非处方药物、中草药、保健品以及膳食补充剂。DILI约占所有药物不良反应的6%，急性肝炎的5%，非病毒性慢性肝炎的20%~50%，是引起暴发性肝衰竭的重要病因之一（50%以上）。

DILI中只有少部分由剂量依赖的毒性药物引起，而绝大多数是在推荐剂量下发生的个体对药物或其代谢产物的特异质性反应，难以预测，无特异性诊断标志物，发病与遗传易感因素、药物的理化和毒理性质及环境因素有关。

【发病机制】

肝是药物清除、生物转化和分泌的主要场所，常能通过多种机制适应低水平的肝毒性。当药物代谢过程中毒反应性产物的产生超过能安全排泄的速率时就会引起肝损伤。

（一）非免疫机制　某些药物（如对乙酰氨基酚）在肝内细胞色素P450酶作用下可转化为毒性代谢产物，产生亲电子基和氧自由基，引起肝内谷胱甘肽耗竭，并与蛋白质、核酸和脂质等大分子物质共价结合，引起脂质过氧化，破坏线粒体、细胞骨架、微管、内质网及细胞核功能，结果导致肝细胞变性、坏死、凋亡和对炎症介质的敏感性增高。如果药物及其代谢产物引起肝窦底侧膜的摄取障碍、肝细胞分泌胆汁功能破坏和毛细胆管膜上转运器的功能障碍，则可导致药物性胆汁淤积。

（二）免疫机制

1. 免疫过敏机制　药物反应性代谢产物可通过改变肝细胞的蛋白质形成新抗原、以半抗原复合物形式获得抗原性、诱导自身抗体的产生等启动细胞免疫和/或体液免疫反应，引起免疫介导的肝损伤。

2. 免疫脱靶效应　免疫检查点抑制剂（immune checkpoint inhibitors，ICIs）通过阻断 CTLA4、PD-1 及 PD-L1 或其他控制淋巴细胞抗肿瘤活性的分子而促进 T 细胞介导的肿瘤细胞监视和杀伤。这些分子也在对自身抗原有特异性的 T 细胞群体表达，因此定向这些分子的单克隆抗体可通过直接作用于自身反应性 T 杀伤细胞或作用于正常时抑制自身免疫反应性细胞的调节性 T 细胞（T-regs）而引起免疫性肝损伤。

（三）易感因素　①年龄（老龄）；②性别（女性）；③慢性酒精摄入；④药物的化学性质、剂量、疗程及药物间协同作用；⑤基础疾病（肝脏疾病和代谢紊乱）；⑥肥胖；⑦宿主遗传因素：一些与药物生物转化、解毒及免疫反应过程相关基因（如细胞色素 P450、跨膜转运蛋白、溶质转运蛋白、解毒酶、免疫因子、HLA 等）的单核苷酸多态性与特异质性药物性肝损伤相关。

【病理】

DILI 可引起所有类型的肝损伤病理变化，包括坏死性肝炎、胆汁淤积、脂肪变、血管损伤和肝肿瘤（表 15-8-2-1）。而肝内所有细胞均会受到药物的影响，不同药物可导致相同类型肝损伤，同种药物也可导致不同类型的肝损伤。有些药物甚至可能出现多种损伤表现。临床较多见的是类似急性黄疸性肝炎和胆汁淤积性肝病的症状和实验室检查异常。

【临床表现与实验室检查】

（一）临床表现　DILI 可因肝损伤药物的种类及机制不同而出现所有急、慢性肝胆疾病的类似表现（表 15-8-2-1）。最多见的是急性肝炎型和胆汁淤积型。

表 15-8-2-1　药物性肝病的临床病理表现

类型	肝损伤类型	潜伏期	临床病理表现	举例	特点
暴发性肝衰竭	直接肝毒性	数天	显著、快速的 ALT 增高；ALP、胆红素轻度上升	对乙酰氨基酚，阿司匹林，烟酸，摇头丸	常因过量引起
肝酶增高	直接肝毒性	数天到数月	轻到中度 ALT 或 ALP 上升	许多药物	常常短暂和无症状
急性肝炎	特异质性	数天到数月	服药与发病期间出现肝炎症状；ALT 显著增高（达正常上限 5~50 倍），中度 ALP 上升；局灶、桥样、大块肝坏死；部分患者出现药物过敏反应的肝外表现	异烟肼、双氯酚酸、丹曲林、洛伐他汀、呋喃妥因、氟烷、磺胺、苯妥英钠、酮康唑、特比萘芬、阿司匹林、鹅膏蕈毒素、别嘌醇、卡马西平、苯妥英、磺胺药、大环内酯类抗生素	可危及生命
胆汁淤积性肝炎	特异质性	数周到数月	伴有肝炎的胆汁淤积，具有肝炎症状，瘙痒、黄疸；ALP 中度至显著增高，ALT 中等度上升；一些病例可发展为胆管消失综合征，表现为持续黄疸、肝衰竭而需要移植	阿莫西林-克拉维酸、头孢唑林、替莫唑胺、特比萘芬、氧哌嗪青霉素类、酮康唑、非甾体抗炎药（如舒林酸、匹罗昔康）、甲巯咪唑、环孢素、硫唑嘌呤	瘙痒，早发、显著
混合性肝炎	特异质性	数周到数月	中等度 ALT 及 ALP 上升	氟喹诺酮，苯妥英，大环内酯类抗生素、磺胺类（甲氧苄啶-磺胺甲噁唑）	常常良性、自限
慢性肝炎 肝纤维化	特异质性 间接肝毒性	数月到数年	慢性肝病的临床和实验表现；中等度 ALT 增高伴胆红素上升；常出现自身抗体；界面性肝炎，桥样坏死，纤维化/硬化	呋喃妥因、甲基多巴、他汀类、非诺贝特、双氯酚酸、米诺四环素、对乙酰氨基酚（出现肝损伤后如继续使用，可进展到肝硬化）、异烟肼、甲氨蝶呤、高剂量维生素 A	起病隐匿，可能需要糖皮质激素
单纯性胆汁淤积	不明，可能为异质性	数月	显著而持续的黄疸伴瘙痒（30~90 天内出现） 轻至中度肝酶上升；胆汁淤积，少量炎症和坏死	同化激素、雌激素	一般自限

续表

类型	肝损伤类型	潜伏期	临床病理表现	举例	特点
急性脂肪肝，乳酸酸中毒，肝衰竭	直接肝毒性	数日到数月	非特异性的腹部不适症状、乏力；可进展为肝衰竭：出现意识障碍、神志不清、昏迷；乳酸酸中毒，不同程度的ALT升高；弥漫性或区域性；严重肝损伤、线粒体毒性表现，小囊泡性脂肪肝	丙戊酸、司他呋啶、阿司匹林（Reye综合征）、静脉用四环素、利萘唑胺、去羟肌苷	线粒体衰竭，可伴随其他组织相似的损害（胰腺炎、肾病、肌病）
脂肪肝炎	非直接肝毒性 直接肝毒性	数月	轻度ALT及ALP升高，脂肪变性，灶性坏死，Mallory小体	糖皮质激素、胺碘酮、他莫西芬、氟哌啶醇	无症状，超声下见脂肪肝
血窦阻塞综合征	直接肝毒性	数周	各种肝酶异常；血窦内皮细胞急性损伤破坏，血窦血流阻塞及肝损伤	清髓性药物（造血组织细胞移植准备）、烷化剂（白消安）、环磷酰胺、吡咯烷碱、吉妥单抗-奥唑米星、奥沙利铂、砷	肝大，体重增加，水肿，腹水
结节性增生肝肿瘤	直接肝毒性	数年	轻微ALT、ALP上升	化疗药物（硫唑嘌呤、硫鸟嘌呤、奥沙利铂）、第一代核苷类抗反转录病毒药物（齐多夫定、司他夫定、去羟肌苷）	非硬化性门静脉高压（食管静脉曲张或腹水）

注：ALP. 碱性磷酸酶；ALT. 谷丙转氨酶。

急性肝炎表现为主者常有全身症状如发热、乏力、食欲缺乏、黄疸和血清转氨酶增高达正常值上限（ULN）2～30倍，ALT/ALP≥5，高胆红素血症和凝血酶原时间延长与肝损伤严重度相关。病情较轻者，停药后短期能恢复（数周至数月）。重者发生暴发性肝衰竭，出现进行性黄疸、凝血异常和肝性脑病，常发生死亡。药物性肝损伤是引起急性肝衰竭的最常见原因之一。

以胆汁淤积为主的DILI其临床与实验室表现主要为黄疸和瘙痒，可伴有发热、上腹痛、右上腹压痛及肝大，伴血清转氨酶轻度增高而ALP明显增高达正常上限2～10倍，ALT/ALP≤2，结合胆红素明显升高（34～500μmol/L），胆盐、脂蛋白X、γ-GT及胆固醇升高，而抗线粒体抗体阴性。一般于停药后3个月到3年恢复，少数可进展为胆汁淤积性肝硬化。混合型ALT≥3×ULN，ALP≥2×ULN，2<ALT/ALP<5。

以过敏反应为主的急性DILI，常有发热、皮疹、嗜酸性粒细胞增多症、黄疸、淋巴结肿大等药物超敏反应征象，伴血清转氨酶、胆红素和ALP中度增高，药物接触史常较短（4周以内）。疾病严重程度与药物剂量之间无肯定联系；再次给药时，不仅疾病严重度增加，潜伏期也缩短，患者血清中存在自身抗体为其特点。严重者可发生DRESS综合征（drug rash with eosinophilia and systemic symptoms，DRESS，一种具有发热、皮疹及内脏受累三联征的急性严重性药物不良反应），以及重症多形红斑（Stevens-Johnson syndrome，SJS，一种皮肤与黏膜严重过敏反应，导致表皮细胞死亡，真皮与表皮分离，为多形性红斑的严重型）。

慢性DILI在临床上可表现为慢性肝炎、肝纤维化、代偿性和失代偿性肝硬化、自身免疫性肝炎样DILI、慢性肝内胆汁淤积和胆管消失综合征等，还可出现肝窦阻塞综合征/肝小静脉闭塞性疾病（hepatic sinusoidal obstruction syndrome/veno-occlusive disease，HSOS/VOD）及肝脏肿瘤。HSOS/VOD也可呈急性，并有腹水、黄疸、肝大等表现。

（二）严重程度分级 可分为0～5级。

0级：无肝损伤，患者对暴露药物可耐受，无肝毒性反应。

1级：轻度肝损伤，血清ALT和/或ALP呈可恢复性升高，总胆红素（TBil）<2.5mg/dl，且国际标准化比值（INR）<1.5。多数患者可适应。可有或无乏力、虚弱、恶心、厌食、右上腹痛、黄疸、瘙痒、皮疹或体重减轻等症状。

2级：中度肝损伤，血清ALT和/或ALP升高，TBil≥2.5mg/dl，且INR≥1.5。上述症状可有加重。

3级：中至重度肝损伤，血清ALT、ALP、TBil和/或INR增高。患者症状进一步加重，需要住院治疗，或住院时间延长。

4级：重度肝损伤，血清ALT和/或ALP升高，TBil≥2.5mg/dl并至少出现以下一项：①肝衰竭（INR≥1.5，腹水或肝性脑病）；②与DILI相关的其他器官功能衰竭。

5级：致死性，因DILI死亡，或需接受肝移植才能存活。

（三）临床分型

1. 发病机制分型 ①直接肝毒性（固有型）：可预测，与药物剂量密切相关，个体差异不显著。②特异质性：临床上较为常见和多样化，不可预测，个体差异显著。又分免疫特异质性和遗传特异质性。前者有免疫反应特征，通常起病较快。③间接肝毒性：比特异质性肝毒性更常见。由药物的作用（而不是本身的毒性或特异质性）诱导了一个新的肝脏病变或加重了原有病情，如诱导免疫介导的肝炎，或加重乙肝、丙肝或脂肪肝。表型是那些潜在的疾病或易患病，如引起体重增加（利哌立酮、氟哌啶醇）或改变甘油三酯沉积（洛美他派）或胰岛素敏感性（糖皮质激素）的药物间接促进脂肪肝病；抗肿瘤化疗药物以及各种免疫调节药物、激酶和靶向酶抑制剂、单克隆抗体类药物可引起乙肝再激活；抗反转录病毒药物引起免疫重建和丙肝加重；因各种免疫调节药物、特别是肿瘤坏死因子拮抗剂以及抗肿瘤免疫检查点抑制剂引起的免疫介导的肝损伤，越来越多见。

2. 病程分型　①急性：占绝大多数；②慢性：定义为发生6个月后血清ALT、AST、ALP及TBil仍持续异常，或存在门静脉高压或慢性肝损伤的影像学和组织学证据。

3. 受损靶细胞类型分类　由国际科学组织理事会（The Council for International Organizations of Medical Sciences，CIOMS）初步建立后经修订，通过计算R值进行临床分型和观测演变。R=（ALT实测值/ALT ULN）/（ALP实测值/ALP ULN）。可分为四型。①肝细胞损伤型：ALT≥3×ULN，且R≥5；②胆汁淤积型：ALP≥2×ULN，且R≤2；③混合型：ALT≥3×ULN，ALP≥2×ULN，且2<R<5；④肝血管损伤型：相对少见，靶细胞可为肝窦、肝小静脉和肝静脉主干及门静脉等的内皮细胞。表现为HSOS/VOD，紫癜性肝病（peliosis hepatis，PH）、Budd-Chiari综合征、可引起特发性门静脉高压症（IPH）的肝汇管区硬化和门静脉栓塞、肝脏结节性再生性增生（NRH）等。

【诊断与鉴别诊断】

DILI的诊断主要根据服药史、发病过程与服药的时间相关特点并排除其他肝损伤因素作出综合诊断（图15-8-2-1）。完整的诊断应包括诊断命名、临床类型、病程、RUCAM评分结果、严重程度分级。

（一）用药史和危险因素

1. 用药史　需了解发病前3个月内服用过的药物，包括剂量、用药途径、持续时间及同时使用的其他药物。更应详细询问非处方药、中草药及保健品应用情况，此外还应了解患者的职业和工作环境。

中草药引起的肝损伤需引起警示。其毒理学基础见扩展阅读15-8-2-1。对使用中草药对疾病的治疗和可能引起的肝毒性应按照中医药辨证论治的原则和考虑配伍问题。

美国国家糖尿病、消化系统疾病和肾病研究所药物性肝损伤数据库LiverTox收录草药及膳食补充剂（herbals and dietary supplements，HDS）项下的具有肝损伤报道品种（扩展阅读15-8-2-2），主要是用来减肥、治疗关节炎和便秘的药物。毒性成分大多不明，并具有异质性，也有部分可能因掺杂物和错误标签所致。常常不仅是单一一种草药。

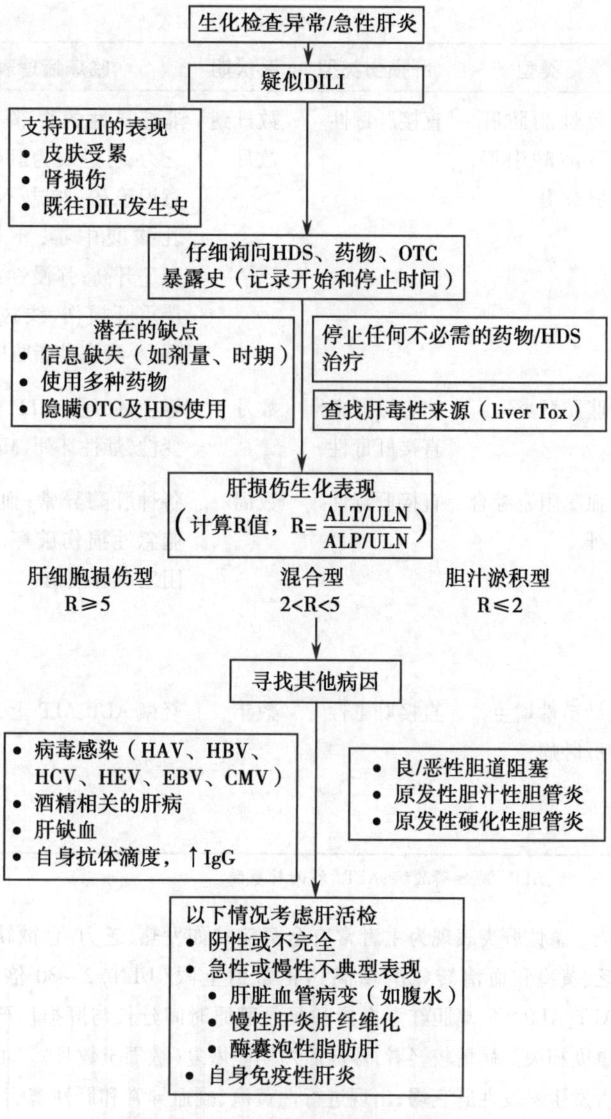

图15-8-2-1　药物性肝损伤诊断流程

HDS. 中草药和膳食补充剂；OTC. 非处方药；HAV. 甲肝病毒；HBV. 乙肝病毒；HCV. 丙肝病毒；HEV. 戊肝病毒；EBV. EB病毒；CMV. 巨细胞病毒；IgG. 免疫球蛋白G。

扩展阅读15-8-2-1

扩展阅读15-8-2-1　可引起药物性肝损伤的中草药和毒性成分

扩展阅读15-8-2-2

扩展阅读15-8-2-2　LiverTox数据库中有肝毒性报道的草药与膳食补充剂

临床支持DILI的诊断依据有：使用已知有肝毒性的药物（如化疗、抗结核、某些抗生素类药物）；血液药物分析阳性（如对乙酰氨基酚-蛋白加合物，吡咯-蛋白加合物、维生素A）；肝活检有药物沉积（如维生素A自发荧光）及小囊泡性脂肪肝、嗜伊红细胞、小叶中央坏死、胆管损伤等肝损伤证据。

2. 危险因素　①肝病史：原来有无病毒性肝炎和其他肝

病的证据；②原发病：是否有可能累及肝；③年龄大于 50 岁；④使用许多种药物。

3. 时序特点 ①可疑药物的给药到出现肝损伤的时间间隔多在 1~12 周。但既往已有对该种药物的暴露史或致敏史的患者可能在较短的时间内发病（1~2 天）。1 年以前服用的药物基本排除是急性肝炎的诱因。②停药后肝功能异常和肝损伤好转，常常数周内完全恢复。如果停药后临床表现在几天内消失而转氨酶在 1 周内下降超过 50%以上，则对诊断非常有意义。③偶然再次给予损伤药物引起肝功能异常的复发。但不可故意重新给予可疑损伤药物，以免引起严重肝损伤的危险，特别是免疫致敏性肝炎，重新给药有时会引起急性重型肝炎。

（二）药物过敏或过敏性疾病表现 任何相关的过敏反应如皮疹和嗜酸性粒细胞增多对诊断 DILI 十分重要。药物过敏反应具有以下特点：①服药开始后 5~90 天及距最后一次用药 15 天之内出现肝功能障碍；②首发症状主要为发热、皮疹、皮肤瘙痒和黄疸等；③发病初期外周血嗜酸性粒细胞上升（达 6%以上）或白细胞增加；④药物敏感试验（淋巴细胞培养试验、皮肤试验）为阳性，血清中有自身抗体；⑤偶然再次用药时可再引起肝病。对于药物过敏反应所致的肝病具备①④或①⑤者可以确诊，具备①②或①③者可以拟诊。

（三）排除其他能够解释肝损伤的病因 ①病史：询问有无肝胆疾病史、酒精滥用史和流行病学上与病毒感染相符合的情况（吸毒、输血、最近外科手术、流行病地区旅行）；②对主要的肝炎病毒应进行血清学分析；③排除与心功能不全有关的潜在的肝缺血，特别是老年患者，以及肝脏血管阻塞；④通过超声或其他适当的检查手段排除胆石症和肿瘤引起的胆道阻塞；⑤排除自身免疫性肝炎或胆管炎、一些酷似急性肝炎过程的细菌感染（如弯曲菌属、沙门菌属、李斯特菌属）；⑥HIV 和艾滋病的并发症。年轻患者应排除 Wilson 病。

诊断 DILI 的难点在于某些临床表现不典型的病例，如：①药物用于治疗的疾病本身会导致肝异常（如细菌感染）；②既往已有慢性肝病；③同时摄入几种肝毒性药物（如联合抗结核治疗）；④药物处方难以分析的病例，如自服被认为是安全的药物（中草药）、隐瞒信息（非法药物）、遗忘信息（老年），急性或亚急性重型肝炎。

多数情况下诊断 DILI 不需要肝活检，然而在需要排除其他肝损伤病因和定义至今未知肝毒性药物的损伤等情况下可进行肝活检。

CIOMS 或 RUCAM 量表（表 15-8-2-2）是最主要的评估 DILI 的相对标准化的评分系统。

【治疗】

（一）预防 药物性肝损伤重在预防，应严格掌握药物的适应证。避免同时使用多种药物，特别是应谨慎使用那些在代谢中有相互作用的药物；避免不必要的用药；避免服药时饮酒（酒精与多种药物合用）。

表 15-8-2-2 RUCAM 量表

基准	分数
按时间顺序标准	
（按肝损伤的类型：肝细胞损伤型或胆汁淤积型或混合型）	
发病与用药时间的相关性	
提示有时间关联（服药开始后 5~90 天；距最后一次用药 15 天之内）	+2
可疑（服药开始后小于 5 或大于 90 天；距最后一次用药大于 15 天）	+1
从停止用药到发病的时间	
可疑（15 天之内）	+1
病程	
8 天内 ALT 从峰值下降≥50%	+3
30 天内 ALT 从峰值下降≥50%	+2
持续用药，不确定或不详	0
危险因素*	
年龄≥55 岁	+1
年龄<55 岁	0
饮酒	+1
不饮酒	0
妊娠（胆汁淤积型）	+1 到 0
伴随药物	
无	0
时间上不相配	0
时间上相配但未知反应	−1
出现反应的时间相配	−2
在该病例中被证明起作用	−3
没有或无可用信息	0
排除非药物相关原因**	
排除所有原因	+2
排除 6 种原因	+1
排除 4 或 5 种原因	0
排除少于 4 种原因	−2
非常可能为非药物因素	−3
药物肝毒性的已知信息	
在说明书中已注明	+2
曾有报道但未标注在说明书中	+1
不明	0
再次用药	
阳性	+3
可疑阳性	+1
阴性	−2
未再用药或无法解释	0
CIOMS/RUCAM 评分结果	
药物与肝损伤的因果相关性：≥8，高度可能或确定；6~8 分，很可能；3~5 分，可能；1~2 分，可能性小；≤0，可排除	

注：CIOMS. 国际医学科学组织理事会；RUCAM. Roussel Uclaf 因果关系评估方法。

*有：1 分，无：0 分。

**非药物相关原因：病毒性肝炎，胆道梗阻，酒精性肝病，低血压或心力衰竭，潜在其他疾病，巨细胞病毒（CMV）、EB 病毒（EBV）、单纯疱疹病毒（HSV）感染等。

（二）停用和防止重新给予引起肝损伤的药物 包括属于同一生化家族的药物（以防止有相关化学结构的药物之间的交叉毒性反应）。免疫检查点抑制剂相关的肝损伤的处理和停药建议见表 15-8-2-3。

表 15-8-2-3 免疫检查点抑制剂相关的肝损伤的处理

肝毒性 CTCAE 严重程度分级*	一般推荐
分级≥2（AST 和/或 ALT≥3~5 倍 ULN 或总胆红素>1.5~3 倍 ULN）	1. 开始皮质激素治疗（最小剂量相当于泼尼松 0.5~1.0mg/d）并 2. 停止 ICI（直到恢复到Ⅰ级或基线才考虑重新开始使用）并 3. 监测肝功能的改变：每 3 天复查肝功能、凝血酶原时间/国际标准化比值（INR）、白蛋白；审核所有潜在肝毒性药物；排除其他病毒或自身免疫性肝损伤病因
分级≥3（AST 和/或 ALT>5 倍 ULN 或总胆红素>3 倍 ULN）	1. 开始皮质激素［剂量相当于泼尼松 1~2mg/(kg·d)］并 2. 永久停药

注：*常见不良反应事件评价标准，根据以下一般准则对每个不良事件的严重程度（1 级至 5 级）作了特定的临床描述：
1 级（轻度）：无症状或轻微，仅为临床或诊断所见，不需要治疗。
2 级（中度）：需要较小、局部或非侵入性治疗，与年龄相当的工具性日常生活活动受限。
3 级（严重或者医学上有重要意义但不会立即危及生命）：导致住院或者延长住院时间、致残、个人日常生活活动受限。
4 级：危及生命，需要紧急治疗。
5 级：与不良事件相关的死亡。
ULN. 正常值上限。

（三）早期清除和排泄体内药物 服药 6 小时内可通过洗胃、导泻（硫酸镁）、吸附（活性炭）等清除胃肠残留的药物。血液透析（血浆药物浓度高，分布容积低的情况下）、血液超滤（摄取过量在 14~24 小时以内的患者）、渗透性利尿（血浆药物浓度低，分布容积高，采用血液超滤无效的情况下）可促进药物的排泄。

（四）药物治疗 包括抗氧化剂（促进反应性代谢产物的清除）、保护性物质的前体、阻止损伤发生的干预剂或膜损伤的修复剂。常用药物有：①N-乙酰半胱氨酸，对乙酰氨基酚过量的患者有特殊疗效，可作为谷胱甘肽的前体或通过增加硫酸盐结合解毒已形成的反应性代谢物，此外还有促进肝内微循环的作用。治疗应尽早，10 小时内给药可获最大保护效果。用法：初次口服（或灌胃）140mg/kg，以后每 4 小时口服 70mg/kg，共 72 小时；或首次静脉滴注 150mg/kg（加入 5% 葡萄糖液 200ml 内静脉滴注 15 分钟），以后静脉滴注 50mg/kg（500ml/4h），最后 100mg/kg（1 000ml/16h）。②还原型谷胱甘肽。③S-腺苷甲硫氨酸。④多烯磷脂酰胆碱。⑤熊脱氧胆酸（UDCA）。⑥甘草酸制剂。⑦皮质激素，可诱导多元耐药相关蛋白 2（MRP2），从而加速胆红素排泄，可用于胆汁淤积和有免疫高敏感性证据的患者，可采用甲泼尼松龙 30~40mg/d，有效后减量。

对发生 DILI 的患者应加强支持治疗。卧床休息，密切检测肝功能等指标，特别是监测急性肝衰竭和进展为慢性肝衰竭的征象。药物引起急性肝衰竭的治疗原则基本同急性重型肝炎。

皮质激素治疗通常对抗肿瘤免疫检查点抑制剂引起的免疫性肝炎有效，但激素减量后常常复发。激素难治性患者可使用麦考酚酯和他克莫司、抗胸腺细胞球蛋白治疗。

（五）支持治疗 重症 DILI 可选择人工肝支持治疗。

（六）肝移植 重症 DILI 导致肝衰竭、重度胆汁淤积和慢性肝损伤进展到肝硬化时，可考虑肝移植治疗。

推荐阅读

1. HOOFNAGLE J H, BJÖRNSSON E S. Drug-induced liver injury-types and phenotypes[J]. N Engl J Med, 2019, 381(3): 264-273.
2. European Association for the Study of the Liver. EASL Clinical Practice Guidelines: Drug-induced liver injury [J]. J Hepatol, 2019, 70(6): 1222-1261.
3. SUZMAN D L, PELOSOF L, ROSENBERG A, et al. Hepatotoxicity of immune checkpoint inhibitors: an evolving picture of risk associated with a vital class of immunotherapy agents [J]. Liver Int, 2018, 38(6): 976-987.

第三节 自身免疫性肝病

郭津生 王吉耀

自身免疫性肝病（autoimmune liver diseases, AILD）是一类病因尚不明确，具有自身免疫基础的非化脓性炎症性肝病，表现为机体对自身肝组织失去免疫耐受性，肝脏出现病理性炎症性损伤，同时血清中发现与肝有关的循环自身抗体。AILD 根据主要受累的肝细胞类型不同可分为两大类：肝细胞受累的自身免疫性肝炎、胆管细胞受累的自身免疫性胆管病。后者有胆汁淤积的表现，包括原发性胆汁性肝硬化、原发性硬化性胆管炎、IgG4 相关硬化性胆管炎

一、自身免疫性肝炎

自身免疫性肝炎（autoimmune hepatitis, AIH）以血清中出现非特异性自身抗体、血清转氨酶和 IgG 增高（高 γ 球蛋白血

症)、组织学表现界面性肝炎、门静脉大量浆细胞浸润为特点，常共存有肝外自身免疫性疾病。治疗上对激素等免疫抑制剂等有反应。男女比例为 1∶4，大部分患者年龄>40 岁。亚太地区的患病率（40～245)/100 万，年发病率（6.7～20)/100 万。

AIH 可根据自身抗体进一步分型。Ⅰ型最常见，血清抗核抗体（ANA，靶抗原为着丝粒，52kDa SSA/Ro，组蛋白，核糖核蛋白)和抗平滑肌抗体（ASMA，靶抗原为肌动蛋白、微管蛋白、中间丝)，或抗可溶性肝抗原/肝胰抗原抗体（抗 SLA/LP）阳性；Ⅱ型主要发生于儿童，抗肝肾微粒体抗体（抗 LKM，靶抗原为细胞色素单氧化酶 P450ⅡD6）和/或抗肝细胞胞质 1 型抗体（抗 LC1）阳性。此外还有一些非标准抗体对诊断也有帮助（扩展阅读 15-8-3-1）。

扩展阅读 15-8-3-1　诊断自身免疫性肝炎（AIH）的抗体

【发病机制】

AIH 的发病机制为机体对自身组织蛋白失去耐受产生自身抗体和/或自身致敏淋巴细胞，攻击自身靶抗原细胞和组织，发生病理改变和功能障碍。

1. 遗传易感性　主要与人类白细胞抗原（HLA）Ⅰ类分子及Ⅱ类分子有关。其中 *HLA* DR3（*DRB1* 0301*）及 DR4（*DQB1* 0401*）是Ⅰ型 AIH 的危险因子，而Ⅱ型 AIH 可能与 *DR7* 有关。

2. 环境促发因素及抗原交叉反应　一些因素如感染（麻疹病毒、肝炎病毒和 EB 病毒感染等）、药物和毒素、交叉抗原等可能诱导自身抗体的产生和打破自身耐受，发生针对肝的自身免疫反应。

3. 免疫功能异常　从体液免疫角度，AIH 患者可能具有抑制性 T 细胞功能缺陷，不能正常抑制对自身抗原有反应性的 B 细胞，后者产生针对自身抗原的自身抗体，进一步可通过抗体依赖的细胞介导的细胞毒作用（antibody-dependent cellular cytotoxicity，ADCC）破坏自身细胞。从细胞免疫角度，AIH 发生时 HLA 分子、细胞黏附分子及淋巴细胞功能相关抗原异常表达，细胞因子失衡，T 细胞打破耐受而识别自身抗原，导致效应 T 细胞与靶细胞结合复合体的形成和细胞溶解，引起肝损伤和坏死。

【病理】

肝组织学检查对 AIH 的诊断和治疗非常重要，可帮助明确诊断、评价肝病分期和分级。

AIH 特征性肝组织学表现包括：①界面性肝炎，指汇管区和小叶间隔周围肝细胞呈碎片样坏死，伴淋巴细胞、浆细胞为主的炎症细胞浸润，也可出现汇管区-汇管区、小叶中央-汇管区的桥样坏死；②淋巴-浆细胞浸润，主要见于门管区和界面处，也可出现在小叶内；③肝细胞玫瑰花瓣样改变，指数个水样变性的肝细胞形成的假腺样结构，中心有时可见扩张的毛细胆管，形似玫瑰花环，一般见于界面炎周围；④淋巴细胞穿入现象和小叶中央坏死等。

肝细胞的持续坏死刺激胶原结缔组织的增生及肝细胞再生结节的形成，可表现为进展性纤维化、肝硬化。

【临床表现】

（一）发病特点　发病常隐匿性，患者可无症状，或诉说某些症状体征波动长达数月或 2 年以上。本病也可急性、亚急性甚至暴发性发作，临床上很难与急性病毒性肝炎相区别。急性发病的患者大多先前已有慢性肝损伤过程。

女性患者占多数（80%）。发病的年龄分布呈双峰型，即青春期（15～24 岁）和女性绝经期前后（45～64 岁）为两个发病高峰。年轻患者病情多较严重，糖皮质激素难以控制病情。而年长患者病程趋于缓和，易由免疫抑制剂控制。

（二）症状　最常见的主诉是极度疲乏、嗜睡，其他症状可有厌食、体重减轻、右上腹不适或疼痛、皮肤瘙痒、关节肌肉疼痛、发热等。10%的患者无任何症状。本病常伴有肝外免疫性疾病，一些患者以关节炎的关节疼痛、白癜风、自身免疫性甲状腺疾病、胰岛素依赖性糖尿病就诊，在治疗其他疾病时出现肝病的症状或体征，或发现肝功能异常。

（三）体征　常有显性黄疸，可有肝大、脾大、蜘蛛痣、腹水、周围水肿、呕血及黑便。8%患者以呕血和/或黑便就诊。30%患者就诊时已有肝硬化。

【实验室检查】

常规肝功能检查结果差异大，可表现为急慢性肝损伤、胆汁淤积。转氨酶和胆红素的水平可以刚刚超过正常上限，也可以高于正常的 30～50 倍。实验室检查的异常程度与肝活检组织学严重程度可以不一致。伴有胆汁淤积者可有碱性磷酸酶（ALP）和 γ-谷氨酰转肽酶（γ-GT）的轻、中度升高。

【诊断与鉴别诊断】

原因不明的肝功能异常和/或肝硬化患者均应考虑 AIH 的可能。自身抗体是诊断 AIH 的重要依据，ANA、ASMA、抗 SLA/LP、抗 LKM1 和/或抗 LC1 阳性是诊断 AIH 的关键依据，对疑似患者应首先进行检测。拟诊 AIH 时应常规检测血清 IgG 和/或 γ 球蛋白水平，对诊断和观察治疗应答有重要价值。AIH 特征性肝组织表现包括界面性肝炎、淋巴-浆细胞浸润、肝细胞玫瑰花环样改变等，应尽可能对拟诊 AIH 的患者进行肝组织学检查以明确诊断。

（一）诊断标准　AIH 的明确和疑似诊断标准见表 15-8-3-1。诊断不明的患者也可根据临床表现和影响因素经过积分系统进行诊断（表 15-8-3-2），并通过累积分数反映激素治疗前后诊断的准确性。2008 年提出简化积分系统（表 15-8-3-3），具有较低的敏感度和较高的特异度。

（二）临床分期和特殊类型的 AIH　临床上 AIH 可分为：①无症状 AIH；②有症状 AIH；③缓解期 AIH；④治疗中复发；⑤代偿期无活动性肝硬化；⑥失代偿期活动性肝硬化；⑦肝衰竭。

表 15-8-3-1　AIH 诊断标准*

特征	明确	疑似
无遗传性肝病	血清 α_1-抗胰蛋白酶、铜蓝蛋白、铁及转铁蛋白水平正常，角膜 K-F 环阴性	部分 α_1-抗胰蛋白酶缺陷；非特异性血清铜、铜蓝蛋白、铁和/或转铁蛋白异常
无活动性病毒感染	无现在感染甲、乙、丙型肝炎病毒的证据	无现在感染甲、乙、丙型肝炎病毒的证据
无药物、毒素或酒精性肝损伤依据	平均每天摄入乙醇<25g 最近没有使用肝毒性药物	平均每天摄入乙醇<50g 最近没有使用肝毒性药物
实验室表现	血清转氨酶异常为主 球蛋白、γ 球蛋白水平超过正常 1.5 倍	血清转氨酶异常为主 任何程度的高 γ 球蛋白血症
自身抗体	成人 ANA、ASMA 或抗 LKM1>1∶80，儿童>1∶20；AMA 阴性	成人 ANA、ASMA 或抗 LKM1<1∶40 或出现其他自身抗体
组织学发现	中度或重度界面性肝炎、小叶性肝炎或中央区-汇管区桥接坏死、没有胆管病变、肉芽肿、铜沉积或其他提示不同诊断的表现	中度或重度界面性肝炎、小叶性肝炎或中央区-汇管区桥接坏死、没有胆管病变、肉芽肿、铜沉积或其他提示不同诊断的表现

注：*美国肝病学会 2002 年公布；ANA. 抗核抗体；ASMA. 抗平滑肌抗体；抗 LKM1. 抗肝肾微粒体抗体 1 型；AMA. 抗线粒体抗体。

表 15-8-3-2　成人不典型 AIH 的诊断积分系统[a]

类别	评分要素	积分
性别	女性	+2
ALP/AST(ALT)比值	>3 1.5~3.0 <1.5	−2 0 +2
γ 球蛋白或 IgG(超出正常上限倍数)	>2.0 1.5~2.0 1.0~1.5 <1.0	+3 +2 +1 0
ANA、SMA 或抗 LKM1 滴度	>1∶80 1∶80 >1∶40 <1∶40	+3 +2 +1 0
AMA	阳性	−4
活动性病毒感染标志(HAV，HBV，HCV)	阳性 阴性	−3 +3
肝毒性药物使用史	是 否	−4 +1
乙醇平均消耗/$(g \cdot d^{-1})$	<25g/d >60g/d	+2 −2
同时伴随免疫性疾病	任何肝外免疫相关性疾病，包括乳糜泻	+2
其他自身抗体[b]	抗 SLA/LP，actin，LC1，pANCA	+2
组织学表现	界面性肝炎 淋巴浆细胞浸润 玫瑰花结 以上均无 胆道改变[†] 其他不典型改变[‡]	+3 +1 +1 −5 −3 −3

续表

类别	评分要素	积分
人类白细胞抗原(HLA)	*HLA* DRB1*03 或 DRB1*04	+1
对皮质激素对治疗反应	完全缓解	+2
	撤药后复发	+3
治疗前累积分数	明确诊断	>15
	疑似诊断	10~15
治疗后累积分数	明确诊断	>17
	疑似诊断	12~17

注:[a] 美国肝病学会 2002 年公布;[b] 与肝病相关但非传统的或不常检测的抗体,包括:抗 SLA/LP(可溶性肝抗原/肝胰抗原)、actin(肌动蛋白)、LC1(肝细胞胞质 1 型)、pANCA(中性粒细胞核周)、ASGPR(去唾液酸糖蛋白受体)的抗体。

[†] 包括破坏性和非破坏性胆管炎或胆管稀少。

[‡] 包括脂肪肝,支持遗传性血色病的铁负荷,酒精诱导的肝炎,病毒感染表现(毛玻璃样肝细胞),或包涵体(巨细胞病毒,单纯疱疹病毒)。

表 15-8-3-3　AIH 的简化诊断积分系统

类别	评分要素	结果	积分
自身抗体	ANA 或 ASMA	1:40(间接免疫荧光法)	+1
	ANA 或 ASMA	≥1:80(间接免疫荧光法)	+2
	抗 LKM1(替代 ANA 和 ASMA)	≥1:40(间接免疫荧光法)	+2
	抗 SLA(替代 ANA、ASMA 及抗 LKM1)	阳性	+2
免疫球蛋白	IgG 水平	>ULN	+1
		>1.1 倍 ULN	+2
组织学发现	界面性肝炎	符合表现	+1
		典型表现	+2
病毒标志	抗 HAV IgM,HBsAg,HBV DNA,HCV RNA	无病毒标志	+2
		可能诊断	≥6
		明确诊断	≥7

一些情况需特殊治疗:①儿童;②妊娠;③多次复发或对皮质类固醇耐受;④合并丙肝;⑤特殊类型的 AIH,如 AIH-PBC 重叠综合征、自身免疫性胆管炎;⑥AIH-PSC 重叠。特殊类型的 AIH 的表现和临床意义见扩展阅读 15-8-3-2。

扩展阅读 15-8-3-2

扩展阅读 15-8-3-2　AIH 发病的特殊表型

(三) 鉴别诊断　临床上 AIH 与其他肝病在治疗上有着明确的区别,需仔细鉴别。主要包括:①肝遗传性疾病,如 Wilson 病、血色病、α_1-抗胰蛋白酶缺陷;②药物诱导的肝病;③慢性病毒(如 HCV、HBV)感染;④酒精性肝病;⑤其他自身免疫性肝病或重叠。

【治疗】

AIH 对激素等免疫抑制药物治疗敏感,但一般仅对严重、快速进展的 AIH 才使用免疫抑制药物治疗,对于尚不满足绝对指征的患者的治疗应基于临床判断并个体化;对没有治疗过的失代偿肝硬化患者也应考虑使用皮质激素或其他免疫抑制药物作为防止和延迟移植手术的补救治疗措施。治疗的总体目标是获得肝组织学缓解、防止肝纤维化进展或发生肝衰竭、延长患者生存期、提高患者的生存质量。治疗目标是获得完全生化指标缓解,即 ALT/AST 和 IgG 水平均恢复正常。非活动性 AIH 患者还应每 3~6 个月密切观察肝功能和免疫球蛋白,病情加重可考虑重复肝组织检查。

(一) 免疫抑制药物治疗

1. 治疗指征

(1) 绝对指征:①血清转氨酶至少 10 倍于正常上限甚至重症(伴出凝血异常,INR>1.5);②血清转氨酶至少 3 倍于正常,而 γ 球蛋白至少 1.5 倍于正常;③病理组织学检查示桥样坏死,或多小叶坏死,界面性肝炎(重度、融合)。

(2) 相对指征:乏力、关节痛、黄疸症状明显;血清转氨酶和/

或 γ 球蛋白增高水平低于绝对指征；界面性肝炎（轻、中度）。

（3）无指征：无活动性肝硬化，既往对泼尼松和/或硫唑嘌呤不耐受，已有共存疾病。

2. 治疗方案　推荐使用泼尼松或泼尼松联合硫唑嘌呤的成人治疗方案（表 15-8-3-4）。有严重血细胞减少、硫嘌呤甲基转移酶缺陷、妊娠或希望妊娠、恶性肿瘤的患者选择激素方案；而停经状态、肥胖、严重痤疮、高血压、脆性糖尿病、骨质疏松、情绪不稳定的患者选择联合治疗方案。

表 15-8-3-4　AIH 的标准药物治疗方案

临床情境	定义及注意事项	联合治疗		单一治疗
		泼尼松或泼尼松龙	硫唑嘌呤	泼尼松或泼尼松龙
初次治疗（成人 AIH 治疗方案）		每日 30mg ×1 周（第 1 周） 每日 20mg ×1 周（第 2 周） 每日 15mg ×1 周（第 3 周） 每日 10mg 维持（直到治疗终点）	每日 50mg 固定剂量	每日 60mg ×1 周 每日 40mg ×1 周 每日 30mg ×1 周 每日 20mg 维持（直到治疗终点）
治疗失败	在治疗中出现临床、生化或组织学表现的恶化。应进一步排除其他因素如病毒、药物、毒素、酒精的影响，以及患者对治疗方案的依从性。治疗失败的患者大部分具有活动性组织学变化和皮质激素依赖性，常常发生严重药物相关的不良反应和出现肝衰竭	每日 30mg ×1 个月 如有改善则每日 20mg ×1 个月 如果持续改善则每日 10mg 维持 如果加重则增加剂量到上次改善的水平 ×1 个月，如果持续加重则增加到每日 30mg	每日 150mg ×1 个月 如有改善则每日 100mg ×1 个月 如果持续改善则每日 50mg 维持 如果加重则增加剂量到上次改善的水平 ×1 个月，如果持续加重则增加到每日 150mg	每日 60mg ×1 个月 如有改善则每月减少 10mg 直到每日 20mg 的维持剂量 如果加重则增加剂量到上次改善的水平 ×1 个月，如果持续加重则增加到每日 60mg
不完全反应	约 13% 的患者在治疗 2～3 年后临床、实验室和组织学表现仅部分改善，未完全恢复正常	每日 10mg 剂量减少到维持肝功能检测正常或接近正常，目标为撤药	每日 2mg/kg 随激素剂量减少或停用采用固定剂量，目标为无限期使用硫唑嘌呤维持	调整药物减量至可能维持正常或接近正常肝功能检测的最小剂量
药物不耐受（不良反应）	激素使用发生容貌变化（库欣体征），有症状的骨质疏松，情绪不稳定，难以控制的高血压，脆性糖尿病；或硫唑嘌呤使用出现进行性血细胞减少的不良反应或药物不耐受	减少剂量或停用激素 如需要增加硫唑嘌呤剂量到每日 100mg 或 150mg	减少剂量或停用硫唑嘌呤 如需要增加激素剂量或谨慎考虑麦考酚酯每日 1～2g 治疗	减少剂量或根据不良反应的程度停药，调整并维持能够耐受的药物剂量 加用硫唑嘌呤每日 50mg 并调整剂量
撤药后复发	停药过程中或之后症状重新出现，血清 AST 水平上升到正常上限的 3 倍以上，或组织学检查再出现至少是门静脉周围炎改变。停药后复发是 AIH 的临床特点之一。3 年内复发率高达 70%。复发患者比那些停药后持续缓解的患者预后差，更易发生药物有关的不良反应	恢复原始方案直到肝功能检测恢复 随硫唑嘌呤剂量增加逐渐撤药或停药	恢复原始方案直到肝功能检测恢复 增加剂量到每日 2mg/kg 并无限期维持	恢复原始方案直到肝功能检测恢复，减少激素剂量至最小剂量并无限期维持 复发多于一次的患者应联合泼尼松和硫唑嘌呤治疗，或低剂量泼尼松或单用硫唑嘌呤维持治疗

短程治疗(<6个月)应持续进行直到疾病缓解,或确定治疗失败、出现严重药物不良反应。联合治疗可显著减少泼尼松(龙)剂量及其不良反应。也可在使用泼尼松(龙)2周出现显著生物化学应答后再加用硫唑嘌呤。

约65%的患者治疗后症状缓解,肝功能恢复正常(血清转氨酶水平正常或小于正常2倍),组织学上没有活动性肝炎证据(肝组织正常,或少量炎症及没有界面性肝炎)。应经肝活检证实有组织学改善再逐渐停药(停药间期应不短于6周),而过早中断治疗是复发的常见原因。停药期内应每3周进行血清AST、胆红素、γ球蛋白的检查,治疗结束后也应经常(至少每3个月进行1次)复查以监测复发。

3. 复发、治疗失败及应答不完全的处理　AIH的免疫抑制治疗可能出现停药后复发、治疗失败、应答不完全、药物不良反应和出现不耐受的情况,相应的定义和处理见表15-8-3-4。

(二) 其他替代药物　第二代皮质激素布地奈德可替代泼尼松(龙)作为AIH的一线治疗方案,可减轻糖皮质激素相关不良反应,但不推荐用于传统激素无应答的病例,也不宜应用于肝硬化患者。可试用于AIH治疗的二线药物有麦考酚酯(MMF,每日1.5~2g或联合泼尼松龙每日0.5~1mg/kg)、钙调神经磷酸酶抑制剂如环孢素A[2~5mg/(kg·d)]、他克莫司(FK506,3mg,2次/d),细胞保护性药物多聚不饱和磷脂酰胆碱、熊去氧胆酸等,其中MMF是标准治疗效果不佳患者中应用最多的替代免疫抑制剂(扩展阅读15-8-3-3)。

扩展阅读15-8-3-3

扩展阅读15-8-3-3　AIH的替代药物治疗方案

(三) 肝移植治疗　终末期肝病模型(MELD评分)>16、急性失代偿、症状难以控制、治疗不耐受或检测到肝癌的患者可考虑肝移植。在同种肝移植后至少17%的受体AIH可能复发,主要发生于免疫抑制不充分或*HLA* DR3与供体不匹配的患者,移植后复发患者可通过调整免疫抑制药物的方案来控制。

(四) 新出现的治疗方法　尚在研究中的新治疗方法介绍见扩展阅读15-8-3-4。

扩展阅读15-8-3-4

扩展阅读15-8-3-4　新出现的AIH分子、细胞和药物治疗

二、原发性胆汁性肝硬化

原发性胆汁性肝硬化(primary biliary cirrhosis,PBC),又名原发性胆汁性胆管炎(primary biliary cholangitis),是一种成年人慢性进行性胆汁淤积性肝疾病。以肝内进行性非化脓性小胆管破坏伴门静脉炎症和肝纤维化为特点,绝大多数PBC患者抗线粒体抗体(anti-mitochondrial antibody,AMA)阳性,特别是AMA-M2亚型阳性对本病诊断敏感度和特异度较高。最终可进展为肝硬化和肝衰竭,是肝移植的主要适应证之一。

PBC主要发生在40~60岁的中年女性,女性与男性比例约为9∶1。估计每年的发病率和患病率分别为(0.3~5.8)/10万和(1.9~40.2)/10万。PBC有家族因素,在患者的一级亲属中患病率远远高于普通人群。

【发病机制】

PBC至今病因不明,以选择性破坏肝内胆管上皮细胞和肉芽肿形成为特点,是一种器官特异性的自身免疫性疾病。PBC与AMA,特别是线粒体内膜丙酮酸脱氢酶的E2成分有密切关系。胆管上皮细胞异常表达线粒体抗原、T细胞介导的异常免疫反应、细菌和异生物素有关的分子模拟(molecular mimicry)和宿主自身抗原发生变化等机制可能参与PBC的发生。

【临床表现】

(一) 无症状类型　又分为无症状肝功能正常及无症状肝功能异常两种。这些患者中相当一部分(60%)在诊断时已经形成肝纤维化,80%的患者在随访的第1个5年产生PBC的症状和体征。

(二) 有症状类型　有症状PBC患者表现为慢性进行性胆汁淤积,主要表现为伴或不伴黄疸的瘙痒(25%~70%)、非特异的症状如乏力(65%~85%)、右上腹痛及肝硬化失代偿表现如腹水、静脉曲张出血等。体检可发现有皮肤色素沉着、搔痕、黄斑瘤和黄瘤(皮下大量胆固醇沉积)。肝脾大在早期就常见,而门静脉高压的体征可能在发展成肝硬化之前就出现。患者常常没有其他慢性肝病的皮肤表现,如蜘蛛痣。

(三) 并发症及表现

1. 骨质疏松　因维生素D缺乏、激素应用、缺少日照等因素引起。

2. 脂溶性维生素缺乏　维生素A缺乏引起夜盲;维生素E缺乏引起反射异常、本体感觉减退、共济失调等神经系统异常。

3. 高胆固醇血症　胆固醇沉积出现黄瘤、黄斑瘤。

4. 脂肪泻　胆酸向小肠排泌异常、胰腺外分泌功能不全、细菌过度生长等。

5. 晚期进展性肝病的表现　如静脉曲张出血、腹水和肝性脑病等。

6. 其他自身免疫性疾病及结缔组织病　发生于80%的PBC患者。特别是干燥综合征(75%)、硬皮病或CREST综合征(钙质沉着、雷诺现象、食管动力异常、硬皮病和毛细血管扩张)等。部分患者可检测到抗甲状腺抗体(抗微粒体、抗促甲状腺激素抗体)并出现淋巴细胞性甲状腺炎,Graves病及甲状腺功能亢进症(简称甲亢)少见。

【实验室及辅助检查】

(一) 血清生化及免疫学指标　典型的肝功能检查表现为碱性磷酸酶(ALP)、5-核苷酸酶、γ-谷氨酰转肽酶(γ-GT)显著升高。血清转氨酶常常仅轻度增高(<5倍)。血清胆红素水平

早期可正常而晚期随疾病进展上升。高胆固醇血症（多与脂蛋白-X 有关）常见，脂蛋白（a）浓度下降。凝血酶原时间延长提示可能有维生素 K 的缺乏。血清免疫球蛋白特别是 IgM 增加，还可发现许多血清自身抗体，但 AMA 及抗核孔复合物成分的抗体与 PBC 最密切相关。AMA-M2 诊断 PBC 的敏感度为 84%，特异度为 97%，阳性和阴性预测值超过 95%。

临床上还有一小部分患者虽有典型的 PBC 临床、生化和组织学表现，但血清 AMA 检测阴性，被称为自身免疫性胆管炎或抗线粒体阴性的 PBC，这些患者大多数具有 ANA 或 ASMA，并常有血转氨酶活性及 IgG 增高。

（二）影像学检查　超声检查常用于排除肝外胆管阻塞引起的黄疸。CT 或 MRI 能提供其他信息，如门静脉高压表现（脾大、腹腔内静脉曲张及门静脉逆向血流）和可能的隐性进展性疾病。PBC 患者中 15%可出现门静脉周围腺病，需与恶性肿瘤鉴别。

（三）组织学特点　肝活检有助于对疾病的分期和诊断线粒体阴性的 PBC。PBC 的诊断性病理特征是非化脓性损伤性胆管炎或肉芽肿性胆管炎。病理组织学（Scheuer 分期系统）将 PBC 分为四期（扩展阅读 15-8-3-5）。

扩展阅读15-8-3-5

扩展阅读 15-8-3-5　原发性胆汁性肝硬化（PBC）的病理分期

【诊断与鉴别诊断】

PBC 的诊断主要建立在符合以下三条标准中的两条：①生化指标支持胆汁淤积的存在（血清 ALP 水平上升超过 24 周，无其他病因解释）；②血清 AMA 和/或免疫荧光法检测特异性 ANA（核点状或核周环状）或 PBC 特异性 ANA（包括抗 sp100 或抗 gp200）阳性；③肝组织学活检符合 PBC 表现，即非化脓性胆管炎和小叶间胆管损伤。

PBC 需与其他胆汁淤积性肝病进行鉴别，其中主要包括肝外胆管阻塞、原发性硬化性胆管炎、肝炎肝硬化、药物性肝病、结节病、重叠自身免疫性肝炎综合征、原因不明的成年人胆管稀少等。

【治疗】

（一）病因治疗

1. 一线药物　熊脱氧胆酸（ursodeoxycholic acid，UDCA）作用机制包括促进内源性胆酸分泌、提高膜稳定性、减少肝细胞 HLA Ⅰ类抗原的异常表达、降低细胞因子的产生、抑制疏水胆酸引起的凋亡和线粒体失功能等。部分患者对 UDCA 治疗有反应，能延长生存期，减少食管静脉曲张及肝硬化的发生。约 40%的患者对 UDCA 治疗的生化反应不理想而有进展风险。2011 年 Corpechot 等提出针对早期 PBC（病理学分期为Ⅰ～Ⅱ期）的 UDCA 生物学应答的巴黎Ⅱ标准：UDCA 治疗 1 年后，ALP 及 AST≤1.5×ULN，总胆红素正常。约 66%的患者对长期 UDCA 单一药物治疗表现为“不完全反应”。“不完全反应”定义为血清碱性磷酸酶浓度不能降至正常和/或发展为肝硬化。治疗初始血清 ALP 浓度较高及组织学进展程度较严重的不完全反应者较多。

2. 二线药物

（1）奥贝胆酸：是合成的天然胆酸鹅去氧胆酸变异体，是核受体超家族成员法尼醇 X 受体的强激动剂，除利胆作用外还具有抗炎或抗纤维化作用。起始剂量为每日奥贝胆酸 5mg，如耐受调整至每日 10mg。

（2）贝特类药物：非诺贝特（PPAR-α 合成激动剂，100～200mg/d）或苯扎贝特［泛 PPAR 激动剂（α、γ、δ），400mg/d］联合 UDCA 较 UDCA 单药治疗对 UDCA 反应不充分患者可能有改善效果。但治疗过程中需密切监测肝毒性、横纹肌溶解、肌酐增高的不良反应。

（3）其他免疫抑制剂：如皮质激素、硫唑嘌呤、麦考酚酯、环孢素 A、甲氨蝶呤、苯丁酸氮芥等往往不良反应大，而且疗效不确定。

（二）症状及并发症的处理

1. 瘙痒　一线治疗药物是离子交换树脂考来烯胺（消胆胺），4～12g/d 口服（其他药物服药前后 2～4 小时）。二线药物为利福平，口服 150～300mg/d 可能缓解症状，但偶可引起肝毒性和骨髓抑制。瘙痒常因日照加重，因此患者应避光。非常严重并难以控制的瘙痒和乏力可考虑进行肝移植。

2. 乏力　与肝病严重程度无关，对药物治疗无反应，可在肝移植后持续存在。

3. 干燥综合征　详见第二十二篇第十一章“干燥综合征”。

4. 高脂血症的治疗　血清胆固醇和甘油三酯浓度均增高。经验性使用考来烯胺和他汀类药物（3-羟-3-甲基-戊二酰辅酶 A 还原酶抑制剂）可能有效。

5. 代谢性骨病的防治　推荐每天口服补充钙（1 000～1 200mg/d）。在检测维生素 D 血清浓度低于正常时给予口服替代（25 000～50 000U，每周 2～3 次）治疗。降钙素、氟化钠及羟乙二磷酸钠也能增加骨密度。

6. 脂肪泻的治疗　对胆酸浓度下降的患者口服补充中链甘油三酯（代替长链混合物）辅以低脂饮食常有益。胰酶替代治疗及经验性抗生素使用可能分别对胰腺功能不足及细菌过度生长有效。

7. 脂溶性维生素吸收不良的治疗　维生素 A、D、E 缺乏者给予补充。

（三）肝移植　肝移植是终末期 PBC 患者唯一有效的治疗方法，移植后长期随访发现有部分患者出现组织学上 PBC 复发的证据。

【预后】

PBC 患者的预后差异很大。无症状患者总的中位生存时间显著长于有症状患者。影响预后的因素包括老年、血清总胆红素浓度增高、肝合成功能降低及组织学分期的程度。

三、原发性硬化性胆管炎

原发性硬化性胆管炎(primary sclerosing cholangitis,PSC)是一种特发性肝内外胆管炎症和纤维化导致多灶性胆管狭窄、慢性胆汁淤积综合征、门静脉高压和最终肝衰竭的慢性胆汁淤积性肝病,10%~30%的患者还会发生胆管癌。主要累及年轻人,平均诊断年龄是40岁,并且70%的患者是男性。国外报道PSC常常伴有炎症性肠病(约70%),特别是慢性溃疡性结肠炎。

【临床表现】

临床表现可为无症状但肝功能异常,或以慢性胆汁淤积、复发性胆管炎、慢性肝病的并发症就诊,也有剖腹手术时偶然发现。症状和体征常见有乏力、瘙痒、黄疸症状,还可有体重减轻、发热等不适。体征可有肝大、黄疸、脾大、色素过度沉着、黄瘤等。部分患者并发炎症性肠病(特别是慢性溃疡性结肠炎)而有相应肠道表现。

【实验室及辅助检查】

(一)生化检查 主要表现为胆汁淤积,ALP、γ-GT活性增高,且持续超过6个月;血清转氨酶通常正常,或可升高2~3倍正常值上限,显著升高的转氨酶水平需考虑存在急性胆道梗阻或重叠有AIH可能。

(二)免疫学检查

1. 血清免疫球蛋白 30%的患者可出现高γ球蛋白血症,50%的患者可伴有IgG或IgM水平的轻至中度增高,部分PSC患者可见IgG4轻度增高(9%~36%),需与IgG4相关胆管炎鉴别。

2. 自身抗体 超过50%的PSC患者血清中可检测出多种非特异性自身抗体,对PSC无诊断价值。

(三)影像学检查

1. 磁共振胰胆管造影(MRCP) 表现为局限或弥漫性胆管狭窄,“串珠”样改变,显著狭窄的胆管在MRCP上显影不佳,表现为胆管多处不连续或呈“虚线”状,病变较重时可出现狭窄段融合,小胆管闭塞导致肝内胆管分支减少,其余较大胆管狭窄、僵硬似“枯树枝”状,称“剪枝征”。

2. 经内镜逆行胰胆管造影(ERCP) 典型表现为肝内和/或肝外胆管弥散性、多灶性环状狭窄;短带状狭窄;憩室状突出;胆管壁僵硬似铅管样、狭窄上端的胆管可扩张,呈串珠样表现,进展期患者可显示长段狭窄和胆管囊状或憩室样扩张,但肝内胆管广泛受累时可表现为枯枝样改变。ERCP更有助于判断肝外胆管梗阻及严重程度。

3. 经腹超声检查 可作为PSC的初始筛查,协助肝内外胆管结石、胆管癌、继发性胆管炎及术后胆道狭窄等与PSC有相似临床症状疾病的鉴别。

(四)肝脏病理学检查 病理学表现早期非特异,只提示胆道损伤,晚期表现为胆道系统的纤维化改变,累及整个肝内外胆道系统,胆管纤维化呈节段性分布,狭窄与扩张交替出现,肝内小胆管典型改变为胆管周围纤维组织增生,呈同心圆性“洋葱皮样”纤维化。病理组织学分期见扩展阅读15-8-3-6。

扩展阅读15-8-3-6 原发性硬化性胆管炎(PSC)的病理分期

【诊断】

胆道成像对于PSC诊断的确立至关重要,肝活检并不必需。对于具有胆汁淤积生化表现的患者,若胆道成像具备PSC典型表现,且除外其他原因所致者可诊断PSC。对于疑诊PSC的患者,首选MRCP进行胆道成像检查,但仅45%~58%的PSC患者MRCP可发现显著的胆道狭窄。

胆管成像结果显示明显狭窄者通过ERCP细胞学及活体组织检查有助于排除胆管癌。

【鉴别诊断】

(一)继发性硬化性胆管炎(secondary biliary cirrhosis) 临床特征与PSC相似,但病因明确。既往有胆道手术或同时患有胆道结石或肝胆管肿瘤时,两者的鉴别诊断困难,需仔细询问病史、了解病程中是否伴有炎症性肠病、了解手术病理表现,对鉴别诊断具有重要作用。

(二)IgG4相关性胆管炎(IgG4 related cholangiopathy,IAC) 其生化和胆道造影表现与PSC相似。常累及肝外胆管。患者有梗阻性黄疸的临床表现,如乏力、黄疸、瘙痒、体重减轻等。常伴发自身免疫性胰腺炎及其他纤维化疾病,血清IgG4水平升高(≥135mg/dl)和肝内胆管组织IgG4阳性浆细胞浸润(>10个/HPF)是其特征性表现。免疫抑制治疗有效者的长期预后良好。

(三)其他胆汁淤积性疾病 如PBC、AIH、药物性肝损伤、慢性活动性肝炎、酒精性肝病等。特别是有些不典型的PSC,血清ALP仅轻度升高,而转氨酶却明显升高,易误诊为AIH。

【治疗】

PSC的治疗没有特异或有效的方法。改善症状可采用机械性(内镜下ERCP进行球囊扩张治疗胆道狭窄、短期胆管支架植入进行胆汁引流、鼻胆管引流)、外科性(胆道重建、胆肠内引流术、正位肝移植)、内科性(免疫抑制剂、抗纤维化、利胆药、抗生素)方法。应在发生胆管癌和晚期肝衰竭之前就考虑肝移植,然而术后有20%的复发率。

四、重叠综合征

一些患者可同时或顺序出现自身免疫性肝炎和自身免疫性胆管病变,如这些疾病中任意两者同时出现则称为“重叠综合征(overlap syndrome)”,其中以PBC-AIH重叠综合征最为常见。

PBC-AIH重叠综合征是指患者或先后,或同时在临床、生化、血清学、伴或不伴组织学特征出现PBC和AIH这两种疾病的表现。发生于8%~10%的PBC患者。

【诊断】

PBC和AIH的诊断需联合血清、生化和组织学特征。PBC

和 AIH 需要分别至少满足 3 个诊断指标的 2 个,才能诊断为 PBC-AIH 重叠综合征(表 15-8-3-5),其中组织学表现中重度淋巴细胞碎屑样坏死(界面性肝炎)是诊断所必需的。

表 15-8-3-5　PBC-AIH 重叠综合征的诊断标准

PBC 诊断标准
1. 碱性磷酸酶(ALP)>2×ULN 或 γ-GT>5×ULN
2. 抗线粒体抗体(AMA)≥1∶40
3. 肝组织学示非化脓性破坏性胆管炎
AIH 诊断标准
1. 谷丙转氨酶(ALT)>5×ULN
2. IgG>2×ULN 或抗平滑肌抗体(SMA)阳性
3. 肝组织学示中重度界面性肝炎

注:PBC 和 AIH 需要分别至少满足 3 个诊断指标的 2 个,其中包括组织学重度界面性肝炎表现。

【治疗】

联合疗法(UDCA 和糖皮质激素)是 PBC-AIH 重叠综合征的最佳治疗选择。另一种治疗方法是:开始时单用 UDCA,如果一定时间段内(如 3 个月)没有达到充分的生化应答,应加用糖皮质激素。开始阶段泼尼松使用量是 0.5mg/(kg·d),一旦 ALT 水平出现应答就要逐步减量。泼尼松(龙)联合 UDCA 治疗不能缓解或泼尼松(龙)不良反应明显者,可加用免疫抑制剂如硫唑嘌呤,或其他二线免疫抑制剂如环孢素 A、他克莫司和 MMF。

UDCA 治疗的 PBC 患者,如进展为 AIH(序贯综合征),需用免疫抑制治疗。

PSC-AIH 和 PBC-PSC 重叠综合征少见,见扩展阅读 15-8-3-7。

扩展阅读15-8-3-7

扩展阅读 15-8-3-7　PSC-AIH 重叠综合征和 PBC-PSC 重叠综合征

推荐阅读

1. CZAJA A J. Diagnosis and management of autoimmune hepatitis: current status and future directions[J]. Gut and Liver, 2016, 10(2): 177-203.
2. ONOFRIO F Q, HIRSCHFIELD G M, GULAMHUSEIN A F. A practical review of primary biliary cholangitis for the gastroenterologist[J]. Gastroenterol Hepatol, 2019, 15(3): 145-154.
3. CHAPMAN M H, THORBURN D, HIRSCHFIELD G M, et al. British Society of Gastroenterology and UK-PSC Guidelines for the diagnosis and management of primary sclerosing cholangitis[J]. Gut, 2019, 68(8): 1356-1378.
4. MACK C L, ADAMS D, ASSIS D N, et al. Diagnosis and management of autoimmune hepatitis in adults and children: 2019 practice guidance and guidelines from the American Association for the Study of Liver Diseases. Hepatology, 2020: 72(2): 671-722.

第四节　酒精性肝病

董　玲

酒精性肝病(alcoholic liver disease, ALD)是由于长期大量饮酒导致的中毒性肝损伤,初期表现为肝细胞脂肪变性,进而发展为酒精性肝炎,最终导致肝纤维化、肝硬化。短期严重酗酒也可诱发广泛肝细胞损害甚或肝衰竭。本病在欧美国家多见,近年来在我国发病率上升,是我国主要的慢性肝病之一。

【病因与发病机制】

饮酒后乙醇主要在小肠上段吸收,90%以上在肝内代谢。乙醇进入肝细胞后,80%~85%经过乙醇脱氢酶(ADH)代谢为乙醛,再通过乙醛脱氢酶(ALDH)代谢为乙酸,后者在外周组织中降解为水和 CO_2。多余的乙醇可通过肝微粒体乙醇氧化酶(MEOS)、过氧化氢酶(H_2O_2 酶)降解。MEOS 中细胞色素 P450 CYP2E1 是代谢限速酶,可由酒精诱导而加速乙醇降解。乙醇代谢为乙醛、乙酸过程中,氧化型辅酶Ⅰ(NAD)转变为还原型辅酶Ⅰ(NADH)明显增加,肝内氧化还原状态异常。

酒精性肝病发病机制主要是:

1. 酒精对肝细胞的直接毒性　包括:①乙醇和乙醛脱氢酶引起氧化还原反应异常;②长期摄入酒精诱导 P450 CYP2E1 和线粒体电子呼吸链,加剧细胞氧化应激和脂质过氧化反应。③乙醇诱导核转录因子 AMPK 和 SREBP-1c,促进蛋白加合物形成,诱导叶酸、甲硫氨酸代谢异常,内质网应激紊乱。

2. 破坏肠黏膜屏障促进肝脏炎症和纤维化发生　酒精使肠黏膜通透性增加,肠道菌群移位,产生内毒素血症,病原体相关分子模式(PAMPs)进入肝细胞,激活细胞网络,招募免疫细胞进入肝脏,释放大量促炎因子,如 TNF-α 可促进肝细胞凋亡、转化生长因子-β(TGF-β)、血小板衍生生长因子(PDGF)可促进肝星状细胞活化、胶原蛋白形成、肝纤维化进展。其他如 IL-1、IL-6、IL-8、IL-10 也促进酒精性肝病发展。

【病理特点】

酒精性肝病病理学改变主要为大泡性或大泡性为主伴小泡性混合性肝细胞脂肪变性。中华医学会肝病学分会脂肪肝和酒精性肝病学组于 2018 年修订酒精性肝病防治指南,依据病变肝组织是否伴有炎症反应和纤维化可分为单纯性脂肪肝、酒精性肝炎肝纤维化和酒精性肝硬化,详见扩展阅读 15-8-4-1。

扩展阅读15-8-4-1

扩展阅读 15-8-4-1　酒精性肝病病理分级

1. 单纯性脂肪肝　依据肝细胞脂肪变性占组织标本量的范围分为 3 度(F 0~3)。F0:<5%的肝细胞脂肪变性。

2. 酒精性肝炎肝纤维化　酒精性肝炎的脂肪肝程度与单

纯性脂肪肝一致，分为3度（F 1~3）。依据炎症程度，分为4级（G 1~4）。依据纤维化范围和形态，肝纤维化分为4期（S1~4）。此外正常组织学表现用G0：无炎症；S0：无纤维化表示。

3. 酒精性肝硬化　肝小叶结构完全损毁，代之以假小叶和广泛纤维化，典型的是小结节性肝硬化。根据纤维间隔是否有界面性肝炎，分为活动性和静止性。

【诊断与鉴别诊断】

酒精性肝病的诊断包括病因诊断、病理诊断、鉴别诊断。

（一）病因诊断

1. 病史

（1）饮酒史：长期大量饮酒是诊断酒精性肝病的必备条件。包括酒的种类、每天的摄入量和持续时间等。目前酒精摄入的安全量尚有争议，我国标准是：长期饮酒史，一般超过5年，折合乙醇量男性≥40g/d，女性≥20g/d，或2周内有大量饮酒史（>80g/d）。但应注意性别、遗传易感性等因素的影响。

乙醇量换算公式：乙醇量（g）= 饮酒量（ml）×酒精含量（%）×0.8（酒精比重）

（2）饮酒方式：不同酒精饮料所致肝损伤亦有差异。狂饮模式，空腹饮酒、混合饮酒造成的肝损伤更严重。

（3）慢性肝炎病毒感染史：酒精性肝病和慢性病毒性肝炎有明显协同作用。酒精性肝损伤可增加患者对HBV、HCV的易感性；反之，慢性肝炎患者对酒精敏感性增高，容易促进肝硬化和肝癌的发生发展。

（4）其他：女性对酒精介导肝毒性的敏感性是男性的2倍，酒精性肝硬化发生于非白色人种者较多。蛋白质热量营养不良的存在和程度对决定酒精性肝病患者预后有重要作用，死亡率与营养不良程度成正比。种族、遗传、个体差异、基因多态性（*PNPLA3*与脂代谢相关，酒精代谢酶等）、吸烟、肥胖也影响酒精代谢。此外尚需排除代谢异常和药物因素引起的肝脏损伤。

2. 症状和体征

（1）轻症酒精性肝病：肝脏生化、影像学和组织病理学，检查基本正常或轻微异常。

（2）酒精性脂肪肝：一般情况良好，常仅有肝大，影像学诊断符合脂肪肝标准，血清ALT、AST或γ-GT可轻微异常。

（3）酒精性肝炎：症状各不相同，可有乏力、疲倦、恶心、发热、营养不良。体检可发现黄疸、腹水、肝性脑病、瘀斑、脾大。严重者可并发急性肝衰竭，常伴内毒素血症。

（4）酒精性肝纤维化：临床症状、体征、常规超声显像和CT检查常无特征性改变。应结合瞬时弹力成像、MRI、血清肝纤维化指标等综合评估。

（5）酒精性肝硬化：常有明显酒精性容貌，肝掌、蜘蛛痣、面部毛细血管扩张。可以门静脉高压为主要表现。还可出现肝外器官酒精中毒损害，如酒精性心肌病、胰腺炎，巨幼红细胞贫血，骨骼肌萎缩、生育障碍。可伴神经系统表现，如谵妄、Wernicke脑病、周围神经病等。

（6）评价酒精性肝病严重程度的指标：有几种方法可用于评估酒精性肝炎的严重程度和近期存活率。Maddrey判别函数（discriminant function，DF），即4.6×（凝血酶原时间-对照值）+血清总胆红素（mg/dl），当DF>32时，提示患者近期死亡率高。MELD评分>20，Glasgow评分>8，ABIC评分>9，提示预后不良。重症酒精性肝炎激素治疗7天，如Lille评分>0.45提示续用激素无效，Lille评分详见扩展阅读15-8-4-2。

扩展阅读15-8-4-2

扩展阅读 15-8-4-2　Lille 评分

3. 实验室检查

（1）血常规：多有白细胞升高、营养不良性贫血。脾功能亢进时可有白细胞、血小板减少。

（2）生化检查：①血清AST、ALT轻中度升高，以AST为著，AST/ALT比值>1.5~2倍。线粒体AST/总AST明显增高。禁酒后4周血清AST、ALT基本恢复正常（低于2倍正常上限值），但酒精性肝炎AST<50U/L或>400U/L较少，需考虑其他病因。②血清γ-GT升高2倍以上，禁酒4周后明显下降（降到正常值的1/3或比戒酒前下降40%以上）。美国肝病研究协会（American Association for the Study of Liver Diseases，AASLD）酒精性肝炎临床诊断标准：持续饮酒>6个月，出现黄疸前戒酒<60天；8周内出现的黄疸；血清总胆红素>3mg/dl；AST>50U/L，AST/ALT>1.5，ALT和AST<400U/L；并排除其他肝病。③糖缺陷转铁蛋白（carbohydrate-deficient transferrin，CDT）增高：过量乙醇抑制糖蛋白糖基转移酶活性，影响转铁蛋白糖基化过程，是反映慢性乙醇中毒的指标，但敏感度和特异度有限。④其他：平均红细胞容积（mean cell volume，MCV）增高。

4. 影像学检查

（1）B型超声：可见肝脏体积增大，近场回声弥漫性增强，远场回声逐渐衰退；肝内管道结构显示不清，有助于诊断弥漫性脂肪肝。但较难识别<30%的脂肪变性。肝硬化为小结节性肝硬化，肝表面波纹状，可有门静脉高压症。

（2）CT：可见弥漫性肝脏密度降低，肝脾CT比值≤1。0.7<肝脾CT比值≤1.0为轻度；0.5<肝脾CT比值≤0.7为中度；肝脾CT比值≤0.5者为重度。

（3）MRI：磁共振波谱分析、肝脏双回波同位向/反位相MRI可定量评估肝脏脂肪变的程度。

（4）瞬时弹性成像诊断：受控衰减参数（controlled attenuation parameters，CAP）诊断肝脏脂肪变敏感性高（可检出超过5%肝脏脂肪变），特异性好，稳定性强。

（二）病理学检查　肝活体组织检查是确定酒精性肝病及分期分级的可靠方法，是判断其严重程度和预后的重要依据。但很难与其他病因引起的肝脏损害鉴别。

（三）鉴别诊断　首先应排除其他原因所引起的脂肪肝。排除非酒精性脂肪肝、嗜肝病毒感染、药物、中毒性肝损伤和自身免疫性肝病等。对于酒精性肝病与病毒性肝炎所致的肝硬化应审慎鉴别。肝性脑病要和酒精性谵妄、Wernicke 脑病等相鉴别。

【治疗】

酒精性肝病的治疗原则：戒酒、营养支持、清除肝脂肪浸润、治疗酒精性肝炎、防治肝硬化及并发症。

（一）戒酒 戒酒是治疗酒精性肝病的关键。戒酒 4 周可使酒精性脂肪肝恢复正常，也可使酒精性肝炎的临床症状、肝功能、病理学改变逐渐减轻，在彻底戒酒后甚至可完全恢复。虽然戒酒难以逆转肝硬化的病理改变，但可以提高肝硬化患者的存活率。主动戒酒比较困难者可给予巴氯芬口服。若出现酒精戒断症状时可给予阿坎酸、减量应用安定类药物。

（二）营养支持 长期酗酒者，酒精代替了食物提供身体所需热量，故而蛋白质营养不良和维生素缺乏症常见。在戒酒的基础上，对重症酒精性肝炎患者应给予高热量（35~40kcal/kg）、高蛋白（1.2~1.5g/kg）、低脂饮食，肠内营养是最优选择。如有肝性脑病的表现或先兆，应限制蛋白质饮食。此外，乙醇代谢过程中 B 族维生素缺乏较为普遍，应注意及时补充维生素 A、B、E、叶酸和微量元素。

（三）药物治疗 单纯戒酒可使酒精性脂肪肝恢复正常，戒酒配合积极的药物治疗也可使酒精性肝炎恢复，肝纤维化得到改善，并降低肝衰竭的死亡率。

1. 糖皮质激素 主要机制是通过抑制 NF-κB 转录活性进而抑制以 TNF 为主的多种炎症因子的转录，抑制肝细胞的炎症反应。无糖皮质激素禁忌证（感染和消化道出血）的重型酒精性肝炎（DF≥32 或 MELD 评分>21），可降低其 28 天死亡率。泼尼松龙每天 40mg，7 天后如果 Lille 评分<0.45，可继续激素治疗 3 周，2 周内逐步撤药；如果 7 天后 Lille 评分>0.45，提示预后不良，合适的患者应尽早考虑肝移植。

2. 抗氧化剂 静脉注射 N-乙酰半胱氨酸联合泼尼松龙（40mg/d）可提高重症酒精性肝炎 30 天生存率。其他如 S-腺苷甲硫氨酸可增加肝细胞内谷胱甘肽含量；美他多辛可加速乙醇从血清中清除，有助于改善酒精中毒症状。

3. 己酮可可碱（pentoxifylline，PTX） 目前不再推荐治疗酒精性肝炎。

4. 积极处理酒精性肝病各种并发症 如全身炎症反应综合征、自发性细菌性腹膜炎、食管胃底静脉曲张出血、肝性脑病、肝细胞肝癌等。

（四）肝移植 Child-Pugh C 级和 MELD 评分>21 的酒精性肝硬化失代偿患者在经过仔细的医疗和心理评估后可考虑肝移植，但要求患者肝移植前戒酒 6 个月，且无其他脏器严重酒精性损害。药物治疗无应答的重症酒精性肝炎可考虑早期肝移植，以提高患者生存率。

【预后】

酒精性脂肪肝一般预后良好，戒酒后可完全恢复。酒精性肝炎如能及时戒酒和治疗，大多可恢复，主要死亡原因为肝衰竭。若不戒酒，酒精性脂肪肝可进展为酒精性肝硬化，部分酒精性肝硬化可并发肝癌。

推荐阅读

1. 酒精性肝病防治指南（2018 年更新版）. 中华医学会肝病学分会脂肪肝和酒精性肝病学组[J]. 中华肝脏病杂志，2018，26（3）：188-194.
2. CRABB D W，IM G Y，SZABO G，et al. Diagnosis and treatment of alcohol-associated liver diseases：2019 practice guidance from the American Association for the Study of Liver Diseases[J]. Hepatology，2020，71（1）：306-333.

第五节 非酒精性脂肪性肝病

董 玲 沈锡中

非酒精性脂肪性肝病（nonalcoholic fatty liver disease，NAFLD）是一种无过量饮酒和其他明确肝损害因素，以肝实质细胞脂肪变性为特征的临床病理综合征。在组织学上，NAFLD 分为非酒精性脂肪肝（non-alcoholic fatty liver，NAFL）和非酒精性脂肪性肝炎（non-alcoholic steatohepatitis，NASH）两种类型。NAFL 的特点为有 5%以上肝细胞大泡性为主的脂肪变，可伴轻度非特异性炎症；NASH 的特点为有 5%以上肝细胞脂肪变，合并小叶内炎症和肝细胞气球样变性，可以无或仅有轻度纤维化（F 0~1，早期 NASH），或合并显著纤维化或间隔纤维化（F 2~3，纤维化性 NASH）、合并肝硬化（F 4，NASH 肝硬化）。NASH 可进展为肝硬化、肝衰竭和肝癌。

【流行病学】

不同种族、不同年龄组男女均可发病。中东、欧美 NAFLD 患病率可达 30%~40%，亚洲国家 NAFLD 患病率>25%。近年来中国患病率不断上升，呈低龄化趋势，发达城区成人 NAFLD 患病率在 30%左右。体重指数（body mass index，BMI）正常的成人 NAFLD 患病率也高达 10%。

NAFLD 患病率与代谢综合征、2 型糖尿病、肥胖症流行相平行。国际上也提出用代谢相关脂肪性肝病（metabolic associated fatty liver disease，MAFLD）命名的建议。

NAFLD 相关肝硬化和肝细胞肝癌（hepatocellular carcinoma，HCC）通常发生于老年患者。年龄>50 岁、BMI>30kg/m^2、代谢综合征、2 型糖尿病、原发性高血压病是高危因素。NASH 肝硬化患者发生 HCC 风险明显增加。

【病因与发病机制】

NAFLD 主要分为原发性和继发性两大类，通常所指的 NAFLD 是原发性的，与胰岛素抵抗、肝细胞内过量非酯化脂肪酸有关；而继发性的 NAFLD 包括了由药物（胺碘酮、他莫西芬等）、广泛小肠切除、内分泌疾病等病因所致的脂肪肝。此外，NAFLD 与一些少见的脂质代谢病（如无 β-脂蛋白血症）和存在严重胰岛素抵抗的罕见综合征（如脂肪萎缩性糖尿病和 Mauriac 综合征等）有关。

本病病因复杂。发病机制中，“二次打击（two hits）”或“多重打击”学说已被广泛接受。初次打击主要指胰岛素抵抗，肝细胞内非酯化脂肪酸过载，引起大泡性脂肪变。第二次打击主要为脂质过氧化产物增多，导致损伤肝细胞内质网应激加剧，细胞损伤凋亡；脂肪细胞因子激活，星状细胞活化，促进肝纤维化。"多重打击"学说即遗传因素（家族聚集、种族、*PNPLA3*基因多态变异）、环境因素（高热量饮食、久坐少动、胰岛素抵抗、肠道菌群紊乱、脂肪细胞因子失调）共同导致NAFLD的发生和进展。

【病理】

常规进行NAFLD活动度积分（NAFLD activity score，NAS）和肝纤维化分期。NAS积分（0~8分）：①肝细胞脂肪变：0分，<5%；1分，5%~33%；2分，34%~66%；3分，>66%。②小叶内炎症（20倍镜计数坏死灶）：0分，无；1分，<2个；2分，2~4个；3分，>4个。③肝细胞气球样变：0分，无；1分，少见；2分，多见。

NAS为半定量评分系统，NAS<3分可排除NASH，NAS>4分则可诊断NASH，介于两者之间者为NASH可能。不伴有小叶内炎症、气球样变和纤维化，但肝脂肪变>33%者为NAFL，脂肪变达不到此程度者仅称为肝细胞脂肪变。

肝纤维化分期（0~4期）：0期，无纤维化；1期，肝腺泡3带轻、中度窦周纤维化或仅有门静脉周围纤维化；2期，腺泡3带窦周纤维化合并门静脉周围纤维化；3期，桥接纤维化；4期，高度可疑或确诊肝硬化。

【临床表现】

NAFLD起病隐匿，发病缓慢，常无症状。少数患者可有乏力、肝区隐痛或上腹胀痛等非特异症状。严重脂肪性肝炎可出现黄疸、食欲减退、恶心、呕吐等症状。部分患者可有肝大。失代偿期的肝硬化患者临床表现与其他原因所致的肝硬化相似。体检：30%~100%的患者存在肥胖；50%患者有肝大，表面光滑，边缘圆钝，质地正常，无明显压痛。进展至肝硬化时，患者可出现黄疸、水肿、肝掌、蜘蛛痣等慢性肝病体征及门静脉高压症。

【实验室检查】

血清转氨酶（ALT/AST）上升2~5倍常见于NASH患者，但不反映NAFLD严重程度。30%的NAFLD患者γ-GT可升高2~3倍。肝硬化和肝衰竭时，可出现血清白蛋白和凝血酶原时间异常。30%~50%的NASH患者存在血糖增高或高脂血症。近来，合并代谢综合征、2型糖尿病、ALT和细胞角蛋白片段（CK 18）持续升高的NAFLD提示进展为NASH可能大。NAFLD纤维化评分或FIB-4指数有助于判断是否发生桥接纤维化（S3）或肝硬化。

【辅助检查】

（一）超声检查 当肝脂肪沉积超过30%时，可检出脂肪肝，肝脂肪含量达50%以上时，超声诊断敏感度可达90%。弥漫性脂肪肝表现为肝脏近场回声弥漫性增强，远场回声逐渐衰减，肝内管道结构显示不清。

（二）CT 弥漫性脂肪肝表现为肝的密度（CT值）普遍降低，增强后肝内血管显示非常清楚，其形态走向均无异常。0.7<肝脾CT比值≤1.0为轻度；肝脾比值0.5<CT比值≤0.7为中度；肝脾CT比值≤0.5者为重度脂肪肝。CT诊断脂肪肝的特异性优于B超。

（三）瞬时弹性成像诊断 受控衰减参数（CAP）诊断肝脏脂肪变敏感性高，（可检出超过5%肝脏脂肪变），稳定性强。当BMI>30kg/m^2、皮肤距肝包膜超过25mm时，诊断准确性受干扰。

（四）MRI 磁共振波谱分析可以检出5%以上的脂肪变性、二维MRI也是无创性诊断研究的热点，但是花费高。

（五）肝穿刺活检 仍是诊断NASH的"金标准"。指征：①经常规检查和诊断性治疗仍未能确诊的患者。②存在脂肪性肝炎和进展期肝纤维化风险，但临床或影像学缺乏肝硬化证据者。③鉴别局灶性脂肪性肝病与肝肿瘤及某些少见疾病如血色病、胆固醇酯贮积病和糖原贮积病。④血清铁蛋白和铁饱和度持续增高者推荐进行肝活检，尤其是存在血色沉着病C282Y基因纯合子或杂合子突变的患者。

【诊断】

明确NAFLD的诊断必须符合以下3项条件：①无饮酒史或饮酒折合乙醇量每周<140g（女性<70g/周）；②除外病毒性肝炎、药物性肝病、Wilson病、全胃肠外营养、自身免疫性肝病等可导致脂肪肝的特定疾病；③肝脏组织学表现符合脂肪性肝病的病理学诊断标准。

【鉴别诊断】

（一）酒精性肝病 酒精性肝病和NAFLD在组织学特征、临床特点和实验室检查存在一定的重叠。故而应重视病史、体检信息的采集。NAFLD常为肥胖和/或糖尿病、高血脂患者，AST/ALT比值<1。酒精性肝病则一般病情较重，血清胆红素水平较高，AST/ALT比值>2；常见组织学表现如Mallory小体、胆管增生、巨大线粒体等在NAFLD中常不明显；一般发生于每日饮酒量超过40g（女性每日超过20g）的长期酗酒者，无饮酒史或每周饮酒量小于140g基本可以排除酒精性肝病。但是每周饮用乙醇介于少量（男性<140g/周，女性<70g/周）和过量（男性>280g/周，女性>140g/周）之间的患者，其血清酶学异常和脂肪肝原因常难以界定，需考虑酒精滥用和代谢因素共存可能。

（二）其他可导致脂肪肝的肝病 NASH需与慢性病毒性肝炎（基因3型丙肝）、自身免疫性肝炎、早期Wilson病等可导致脂肪肝的肝病相鉴别。NASH肝细胞损害、炎症和纤维化主要位于肝小叶内，且病变以肝腺泡3区为重；其他疾病的肝组织学改变主要位于门静脉周围等特征，病史资料、肝炎病毒标志、自身抗体和铜蓝蛋白等检测有助于相关疾病的明确诊断。NASH如存在血清铁及铁饱和持续性增高，需与血色病相鉴别。

（三）其他原因导致的脂肪肝 还需除外药物、全胃肠外营养、炎症性肠病、甲状腺功能减退、库欣综合征、无β脂蛋白血症及一些与胰岛素抵抗有关的综合征导致脂肪肝的特殊情况。

【治疗】

首要目标：改善胰岛素抵抗，防治代谢综合征和终末期靶器官病变；次要目标：减少肝脏脂肪沉积，避免"多重打击"导致

NASH 和肝功能失代偿。包括病因治疗、饮食控制、运动疗法和药物治疗。

（一）病因治疗　针对原发病和危险因素予以治疗，如减少体重和腰围、合理控制血糖和血脂、纠正营养失衡等。

（二）控制饮食和适量运动　是治疗关键。建议低热量低脂平衡饮食，肥胖成人每日热量摄入需减少 500~1 000kcal。避免久坐少动，坚持中等量有氧运动（每周至少 150 分钟）。体重下降 3%~5%可以改善肝脂肪变，体重下降 10%并维持一年以上可以改善肝纤维化。

（三）药物治疗

1. 胰岛素增敏剂　改善胰岛素抵抗，纠正糖脂代谢紊乱。噻唑烷二酮类胰岛素增敏剂，可改善 NASH 患者肝脏病理异常。二甲双胍可以改善胰岛素抵抗、血清转氨酶异常，但不改善 NASH 的肝脏病理改变，不推荐用于 NASH 治疗。胰高血糖素样肽-1 类似物如利拉鲁肽治疗 NAFLD 或 NASH 有一定前景。

如无明显肝功能异常、失代偿期肝硬化，NAFLD 患者可安全使用血管紧张素Ⅱ受体阻滞剂降血压，他汀类、依折麦布调脂治疗。Omega-3 可推荐用于 NAFLD 患者高甘油三酯治疗。

2. 抗氧化剂　维生素 E 800IU/d 应用 2 年可作为无糖尿病的 NASH 成人的一线治疗药物。但尚未推荐用于合并糖尿病和 NASH 相关肝硬化患者。

3. 有研究提示己酮可可碱可改善 NASH 个体肝酶和组织学表现。其他如奥贝胆酸、PPAR α/γ 激动剂、ASK-1 抑制剂等也显示出良好治疗前景。

4. 护肝抗炎药　无足够证据推荐 NAFLD/NASH 患者常规使用护肝药物。可以根据疾病的活动度、病期、药物的效能选择以下药物：必需磷脂、还原型谷胱甘肽、水飞蓟素等。

5. 中医药治疗　常用中药有丹参、泻泽、草决明、山楂、柴胡等。

（四）外科手术

1. 减肥手术　对于 2 型糖尿病患者、中度肥胖伴保守治疗不能有效控制血糖的 2 型糖尿病患者，减肥手术可显著改善肝组织学损伤。但对于 NASH 肝硬化患者，安全性和有效性尚未确定。

2. 肝移植　推荐肝衰竭晚期 NASH 患者进行肝移植。然而部分患者肝移植后容易复发，并迅速进展至 NASH 和肝硬化，可能与遗传及术后持续性高脂血症、糖尿病和皮质激素治疗等有关。BMI>40kg/m^2 不宜做肝移植。

【随访】

大多数 NAFLD 呈良性经过。少数 NASH 患者可进展为肝硬化、肝衰竭或肝癌。NASH 合并肝硬化的患者应进行食管胃底静脉曲张和 HCC 筛查。

推荐阅读

1. 中华医学会肝脏病学分会脂肪肝和酒精性肝病学组. 非酒精性脂肪性肝病防治指南（2018 年更新版）[J]. 实用肝脏病杂志，2018，21（2）：177-186.

2. NAGA C I, ZOBAIR Y, JOEL E L, et al. The diagnosis and management of nonalcoholic fatty liver disease: Practice guidance from the American Association for the Study of Liver Diseases [J]. Hepatology, 2018, 67（1）：328-357.

第六节　肝脏血管性疾病

高　虹　郭津生

肝脏血管性疾病是累及肝脏循环系统的一组异质性疾病，可以由肝脏实质性疾病或者全身疾病引起，也可以是原发的血管病变造成。根据解剖结构可分为肝动脉疾病、肝静脉疾病、门静脉系统疾病和肝窦阻塞性疾病，但有些疾病病变可以累及两个以上的解剖结构，如遗传性出血性毛细血管扩张症可以累及肝窦、肝动脉、肝静脉。

大多数肝脏血管性疾病患者发病年龄相对轻，以门静脉高压表现为主，如果不及时诊断和治疗，最终可进展为肝硬化，后果严重，需要引起重视。本节从门静脉系统疾病、肝静脉流出道阻塞和肝窦阻塞性疾病三个方面阐述肝脏血管性疾病。其中，先天性和获得性门静脉疾病包括门静脉异常、门静脉炎、门静脉血栓形成及其他门静脉疾病。在正文中主要阐述门静脉血栓形成的相关内容，其他内容如门静脉炎、先天性门静脉异常、门静脉瘤见扩展阅读 15-8-6-1。肝血管瘤见本章第八节“肝肿瘤”。

扩展阅读15-8-6-1

扩展阅读 15-8-6-1　门静脉炎、先天性门静脉异常、门静脉瘤

一、门静脉系统疾病

门静脉血栓形成（portal vein thrombosis，PVT）是由于血栓形成而使门静脉变窄或阻塞。血栓形成可以在门静脉主干或其肝内分支中发展，甚至可以延伸到脾静脉或肠系膜上静脉。PVT 是引起肝前性门静脉高压的主要原因，病死率高。对所有的 PVT 患者都必须排除促血栓形成性疾病的可能。

【病因与发病机制】

（一）局部因素

1. 肝硬化　PVT 最常见的原因是肝硬化，随肝硬化的进展而发病率增加。代偿期肝硬化患者 PVT 发生率为 0.6%~5%，失代偿期患者可达 25%，与门静脉血流改变、终末期肝病凝血状态异常有关。

2. 腹腔内感染或炎症性疾病　导致血管内皮损伤的腹腔内炎症会引起 PVT，如急慢性胰腺炎、憩室炎、胆管炎、阑尾炎、炎症性肠病、肝脓肿、新生儿脐炎、先天性胆总管囊肿、十二指肠溃疡、胆囊炎、结核性淋巴结炎、巨细胞病毒性肝炎。

3. 门静脉系统损伤　门静脉通路的局部损伤，如脾切除

术、结肠切除术、胃和胆囊、胆管手术、肝移植等，特别是具有获得性或遗传性易栓症可导致PVT。

（二）全身因素 在非肝硬化肝脏中，PVT主要是由于遗传性或获得性易栓症所致（见第十六篇第七章第十四节“血栓形成和血栓栓塞性疾病概述”）。

原发性骨髓增生性疾病是最常见的促凝状态，其他易栓症包括阵发性睡眠性血红蛋白尿症（paroxysmal nocturnal hemoglobinuria，PNH）、抗磷脂综合征、白塞病、高同型半胱氨酸血症、遗传性血栓形成前疾病，例如蛋白C、S和抗凝血酶Ⅲ缺乏症，还见于Ⅴ因子Leiden突变、Ⅱ因子突变和亚甲基四氢叶酸还原酶（*MTHFR*）基因突变。与PVT相关的状态或疾病还有妊娠、慢性炎症性疾病、口服避孕药及恶性肿瘤。

【病理生理学】

血栓形成的病理生理学Virchow三联征包括高凝状态、血管内皮损伤、门静脉血流量减少。肝硬化患者通常门静脉血流缓慢，改变的门静脉血流动力学更有可能产生凝块，并可能引起PVT。肝细胞肝癌直接血管侵袭可见恶性门静脉阻塞。其他的机制还包括肿块或淋巴结压迫。

【临床表现】

病情严重程度与门静脉血栓发展的速度和范围有关，临床上PVT可以分为急性和慢性，但尚无明确的时间框架进行区分，急性PVT通常指近期出现的有症状的PVT。

（一）急性PVT

1. 腹痛或腰痛 门静脉或肠系膜静脉快速和完全阻塞可引起肠道淤血，表现为严重持续性腹部绞痛有时伴腹泻，突然发生或逐渐进展。

2. 腹水、静脉曲张出血、血性腹泻 PVT可导致门静脉压力增高，诱发消化道出血、腹水。

3. 急性脓毒性PVT（常称急性门静脉炎） 以出现单发或多发感染性血栓为特点，临床表现包括高热伴寒战、肝痛，呼吸频率与心率加快，有时出现休克，还可能出现脓毒症有关的胆汁淤积。

4. 肠缺血、坏死 肠梗死是严重的并发症，死亡率高，但鉴别比较困难，持续性严重腹痛、血性腹泻、大量腹水和器官衰竭提示肠梗死。

（二）慢性PVT 慢性PVT患者门静脉高压和门体侧支循环形成，典型变化为门静脉海绵样变（cavernous transformation of the portal vein，CTPV）。

最常见的表现是门静脉高压伴反复食管胃底静脉曲张出血、脾功能亢进。阻塞部位门静脉、胃窦、十二指肠、胆道静脉、胰静脉可显著扩张，压迫大胆管引起变形，出现胆汁淤积提示海绵状血管瘤等因素引起的胆树受压（又称门静脉海绵状血管瘤胆管病，portal cavernoma cholangiopathy）。

【实验室检查】

急性PVT时白细胞常显著增高。肝功能可正常，或表现为血清转氨酶水平轻到中度一过性升高，部分有胆汁淤积表现。血细胞比容或血小板计数增高提示潜在的髓系增生性疾病。部分患者血培养拟杆菌属阳性伴或不伴其他肠菌生长。

【影像学检查】

超声检查可显示管腔内高回声并向门静脉及其分支延伸，多普勒图像显示部分或所有管腔血流缺失。CT和MRI及其血管造影能更好地评估血栓范围、侧支循环情况及进行良恶性鉴别（恶性血栓在增强时有强化）。长期PVT可能会引起肝硬化的影像学表现。

根据血栓栓塞程度和累及肠系膜上静脉的范围，PVT可以分为4型：1型，血栓累及<50%的门静脉管腔；2型，累及>50%的门静脉管腔；3型，门静脉和肠系膜上静脉的上段完全栓塞；4型，累及门静脉和肠系膜上静脉的全部（图15-8-6-1）。PET/CT也有助于区分良性和恶性门静脉阻塞。

【诊断】

急性腹痛患者，特别是存在高凝状态或肝硬化情况下，需要考虑PVT。多普勒超声检查是诊断急性PVT的第一选择，增

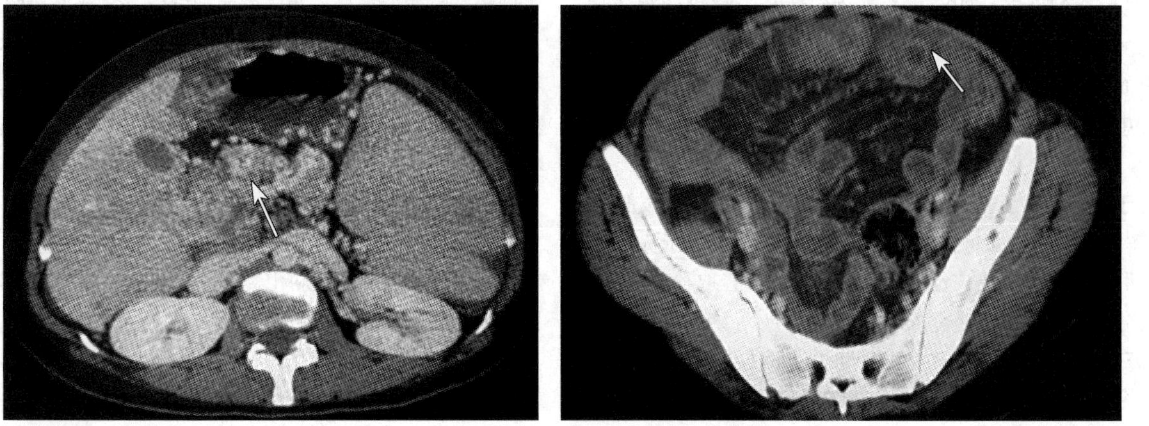

图15-8-6-1 门静脉血栓形成的CTA表现

A. 肝硬化，脾大伴局部梗死，肝门区结构紊乱；肠系膜上静脉及分支、门静脉主干广泛血栓，门静脉海绵样变（箭头）。B. 中下腹小肠管壁水肿增厚（箭头）。

强 CT 或腹部 MRI 用于确认和评价病变范围，但需要鉴别肿瘤性和非肿瘤性血栓，以及寻找潜在疾病。所有 PVT 患者，特别是没有肝硬化基础疾病者应全面筛查易栓症。PVT 患者常规需要进行胃镜检查，评估静脉曲张和黏膜病变情况，有时需要进行预防性套扎处理。

【治疗】

PVT 的治疗手段包括密切监测、抗凝、溶栓、血栓切除术和经颈静脉肝内门体分流术（TIPS）等。完全性 PVT 应尽早开始治疗，部分性 PVT 则该尽量避免进展。急性 PVT 治疗目的是防止血栓延伸和栓塞及再通门静脉，慢性患者主要针对门静脉高压并发症治疗，无临床症状患者可不予以治疗。需要注意的是诊断和治疗 PVT 的病因非常重要。

（一）抗凝治疗　急性非肝硬化 PVT 患者应该给予抗凝治疗，特别对有血栓形成危险因素、反复发生的患者。低分子肝素和直接口服抗凝药物对代偿期肝硬化伴 PVT 患者相对安全、有效。直接口服抗凝药物对于 child-pugh C 级肝硬化患者的疗效和安全性需要进一步评估。对于既往有 GEV 出血史或高风险患者，在抗凝治疗前建议用非选择性 β 受体阻滞剂，或内镜下套扎，或 TIPS 治疗。

建议对以下患者进行抗凝治疗：①可能肝移植的急性或近期 PVT 患者；②有症状的急性闭塞性 PVT 患者（如门静脉高压恶化）；③影像学上具有 PVT 进展的患者（尤其是当近端静脉，如肠系膜上静脉受累时）；④担心存在肠系膜缺血风险的患者。

急性期抗凝治疗首选低分子量肝素（LMWH），然后口服维生素 K 拮抗剂华法林用于长期治疗，维持 INR 2~3。抗凝的疗程尚不统一，一般认为至少需要治疗 6 个月，如果处于高凝状态或者等待肝移植则要更长时间。等待肝移植的患者建议抗凝治疗 6 个月或者直到行肝移植。抗凝治疗患者应在第 1、3 个月和以后每 3 个月监测超声，CT 评估建议在第 6~12 个月进行。治疗过程中要警惕肝素相关血小板减少症。

直接口服抗凝剂（DOACs）达比加群、阿哌沙班、利伐沙班或贝曲西班（betrixaban）已经用于 PVT 的治疗。

（二）介入治疗　TIPS 应在已进行抗凝治疗或抗凝治疗为禁忌的进展性 PVT 患者考虑使用。TIPS 也可用于控制曲张静脉出血和难治性腹水、内镜治疗症状性门静脉性胆管病失败的慢性患者及出现门静脉海绵样变而肝内门静脉分支开放患者。

对于肝外门静脉血栓，采用球囊血管成形术或/和支架植入术，解除梗阻因素即可恢复门静脉血流；门静脉主干完全闭塞合并肝内门静脉分支广泛血栓，建议 TIPS 途径取栓、溶栓治疗。充分的抗凝伴随整个介入治疗过程。

（三）外科手术　对于急性 PVT 介入溶栓效果不佳或者累及肠系膜上静脉引起腹痛、便血、腹膜刺激征怀疑肠坏死者，应尽早行剖腹探查术，常见的手术方式是肠切除吻合术和肠系膜静脉取栓术。

（四）其他治疗　高热和血白细胞增高者应使用抗生素。门静脉高压并发症的处理与肝硬化患者相似。

【预后】

在未接受抗凝治疗的患者中，多数 PVT 不能自发消退。非肝硬化非肿瘤患者再通率为 16.7%，2 例再通的患者原发疾病是自限性疾病或被治愈；肝硬化非肿瘤患者随访 20.22 个月再通率为 22.73%，47.6%的患者情况改善。

不良的预后与年长、恶性肿瘤、肝硬化、肠系膜静脉血栓和肝功能恶化有关。在非肝硬化非肿瘤患者中，腹水是一个独立的预后因素。

PVT 引起的肠梗死可导致 20%~50%的致死率。急性 PVT 如不及时治疗，数周内即形成侧支循环以致门静脉海绵样变。慢性非肝硬化性 PVT 出现门静脉高压后消化道出血风险高。慢性髓增生性疾病的患者特别是骨髓纤维化真性红细胞增多症，其预后多与潜在的血液系统紊乱有关。

二、肝静脉流出道阻塞——Budd-Chiari 综合征

Budd-Chiari 综合征（Budd-Chiari syndrome，BCS），又称巴德-吉亚利综合征、布-加综合征，是在无右心衰竭和缩窄性心包炎的情况下，由肝小静脉至下腔静脉回流入右心房的连接处之间的任意段病变导致肝静脉流出道阻塞所引起，是肝后性门静脉高压的主要原因。

【病因与发病机制】

BCS 的病因可分为原发性（原发于静脉有关疾病如血栓形成、静脉炎）和继发性（良、恶性疾病侵袭或压迫）。BCS 应该被视作多因素疾病，超过 1/3 的患者存在多种血栓前疾病（状态）。常见病因与危险因素有：①肝下腔静脉膜样蹼；②遗传或获得性疾病引起高凝状态和血栓形成倾向，如骨髓增生性疾病（常与 *JAK2* V617F 突变有关）、白塞病、Ⅴ因子 Leiden 突变等；③肿瘤压迫和浸润肝静脉和/或下腔静脉，如肾或肾上腺肿瘤、后腹壁肉瘤、肝细胞癌、下腔静脉肿瘤；④肝棘球蚴病及肝脓肿；⑤使用避孕药；⑥妊娠妇女（通常是产后）。

西方国家 BCS 单纯的肝静脉阻塞较常见，而在非西方国家下腔静脉阻塞较常见。我国等亚洲国家 BCS 常与膜阻塞有关，而在西方国家常由血栓形成引起。早期理论认为膜的来源是先天性的，但现在认为也是血栓形成的结果，起始因素也包括感染的过程。肝静脉阻塞和下腔静脉肝内段阻塞的症状是一样的。

【病理与病理生理】

根据堵塞的位置和解剖，BCS 可分为三种类型：①肝静脉型（隔膜型和广泛肝静脉闭塞型）；②下腔静脉型（隔膜型和节段型）；③混合型（肝静脉+下腔静脉型）。

肝静脉总的流出道受阻，肝脏出现进行性广泛的小叶中央性淤血、肝实质细胞缺血、坏死、肝纤维化等病理变化。肝脏通过增加动脉血流量、增加门静脉压力、门静脉血液重新分配、侧支循环的发展等方式保持肝脏血液灌注，随着病情发展最终出现窦后性门静脉高压症的肝大、腹水、食管胃底静脉曲张甚至消化道出血。有 15%的 BCS 患者出现门静脉血栓形成。

【临床表现】

BCS患者的临床表现因其阻塞部位、静脉阻塞的范围、阻塞进展的速度而有很大不同，从无症状到暴发性肝衰竭都可能发生。根据症状分为暴发性(5%)、急性(20%)、亚急性或慢性BCS(60%)三种类型，另有约15%的BCS患者没有症状，但实际上已经存在很长时间的肝静脉阻塞。因此，对每例急性或慢性肝病患者进行肝静脉流出道的通畅度检查非常有必要。

典型的临床表现一般在大部分肝静脉流出道被阻塞(至少两支肝静脉或肝上腔静脉发生阻塞)的情况下才会出现，表现为腹水、急性腹痛、肝脾大、右上腹不适、黄疸、静脉扩张、下肢水肿，甚至下肢溃疡提示下腔静脉的受压或血栓形成。

【诊断与鉴别诊断】

诊断首先来源于临床表现，有腹水和肝淤血、急性腹痛伴肝脏增大、暴发性肝衰竭伴腹水、难治性腹水等表现的患者，尤其是伴已知的血栓形成倾向性疾病应考虑BCS这一诊断。确诊需要肝静脉流出道堵塞的证据。重要的鉴别诊断是右心衰竭、缩窄性心包炎。

肝静脉流出道阻塞的发现可借助多普勒超声显影、三维CT或CTA、直接肝静脉DSA显影等。多普勒超声诊断是首选的检查方法，CT扫描或MRI可显示肝实质地图样强化的典型诊断特征。实验室检查有助于发现潜在基础疾病。

【治疗】

BCS的治疗目的在于纠正阻塞、预防再阻塞、治疗门静脉高压及其并发症、改善肝功能。应该迅速查找和治疗病因。针对阻塞的肝静脉和下腔静脉的初始治疗是抗凝治疗。对于保守治疗无效的肝静脉狭窄或闭塞，应尝试血管再通，如腔内血管成形术、血管内支架植入术；上述治疗无效或者不适合的患者建议考虑外科分流、TIPS或原位肝移植。

(一) 药物治疗和并发症的治疗

1. 抗凝治疗　除非有禁忌证，所有患者均应进行。初始治疗可以选择低分子量肝素或者华法林，建议低分子量肝素和华法林一起治疗直至INR达到2~3。

2. 门静脉高压及对症治疗　如针对腹水选用利尿剂等治疗，防治消化道出血等。

(二) 介入治疗　BCS首选介入治疗，创伤小，效果好。DSA下腔静脉或肝静脉造影能明确病变部位，血管狭窄或闭塞的程度，同时应用介入放射学方法开通狭窄闭塞的血管，球囊扩张血管成形，必要时植入支架，开通肝静脉、下腔静脉血流。

根据情况选择介入血管成形术和血管内支架植入术(用于局限的局部狭窄或堵塞，如下腔静脉膜性或段性闭塞、局限性肝静脉狭窄或闭塞)、TIPS(适用于肝静脉广泛闭塞型BCS)和导管定向溶栓(尿激酶、链激酶、组织纤溶酶原复合物局部注射对部分急性栓塞有效，优于全身给予溶栓药物)。

(三) 肝移植　当抗凝治疗、经皮血管成形术和TIPS不成功或者治疗效果不佳的时候，肝移植是唯一选择。多数研究显示TIPS或者经皮放置流出道支架对移植效果没有影响。移植术后不能解除高凝状态的患者需接受长期抗凝治疗。

【预后】

病因、发病速度、肝脏失代偿的严重性、血栓形成的解剖学位置决定了BCS的预后。

三、肝窦阻塞综合征/肝小静脉闭塞性疾病

肝窦阻塞综合征/肝小静脉闭塞性疾病(hepatic sinusoidal obstruction syndrome/veno-occlusive disease，HSOS/VOD)是一种以肝大、腹水、体重增加和黄疸为特点的临床综合征。由于部分患者肝小静脉损伤不显著，而且实验研究发现该病的血流阻塞最早发生在肝窦，已有学者提出用肝窦阻塞综合征(HSOS)来代替肝小静脉闭塞性疾病(VOD)这一术语。

【病因】

HSOS的病因较多，造血干细胞移植、化疗药物、放射性肝病、草药和植物、肝移植术后应用免疫抑制剂、免疫缺陷性静脉闭塞性疾病等都可能引起HSOS。

(一) 造血干细胞移植及器官移植　国外报道造血干细胞移植(hematopoietic stem cell transplantation，HSCT)相关HSOS(HSCT-HSOS)及其他实质性器官移植尤其是肾移植后发生HSOS的报道，主要与硫唑嘌呤、环磷酰胺毒性有关。

(二) 毒素和药物　主要是含有吡咯里西啶生物碱(pyrrolizidine alkaloids，PAs)的植物或食物、6-巯基嘌呤、6-硫鸟嘌呤、放线菌素D、硫唑嘌呤、白消安、阿糖胞苷、环磷酰胺、达卡巴嗪、氨基甲酸酯，在我国相关的中草药主要是土三七。

(三) 肿瘤化疗　在吉妥珠单抗奥佐米星(gemtuzumab ozogamycin)治疗急性髓细胞白血病患者，以及奥沙利铂等治疗结直肠癌肝转移的患者中都有HSOS的报道。

【病理生理】

典型表现为以肝腺泡3区为主的肝窦内皮细胞肿胀、损伤、脱落，肝窦显著扩张充血。肝细胞不同程度的肿胀、坏死，红细胞渗入窦周隙(又称迪塞间隙，Disse space)。肝内小静脉管壁增厚，管腔狭窄、闭塞，无纤维化表现或可见汇管区轻度纤维增生。

【临床表现】

HSOS患者因其病因和各自情况不同，临床表现有较大差异。部分患者起病隐匿，等发现时已经出现门静脉高压表现。常见表现为腹胀、肝区疼痛、食欲减退、乏力、腹水、黄疸、肝大。体格检查有不同程度的皮肤巩膜黄染、肝区叩击痛、移动性浊音阳性，严重者合并胸腔积液和下肢水肿。

【实验室及辅助检查】

多数患者的血常规没有明显异常，合并感染时有白细胞升高，一些严重患者可表现为血小板进行性降低。肝功能异常主要表现为血清总胆红素轻中度升高，ALT、AST和/或ALP、γ-GT升高，少部分重度患者血清胆红素显著升高。严重患者凝血酶原时间及活化部分凝血酶原时间延长。血清腹水白蛋白梯度(serum-ascites albumin gradient，SAAG)>11g/L。

服用含有PAs植物的患者血中可以通过超高效液相色谱-串联质谱法(UPLC-MS)检测到吡咯-蛋白质加合物，具有较高

敏感度和特异度，而且血吡咯-蛋白质加合物浓度与疾病的严重程度和预后有关。

腹部多普勒超声检查是一线的影像学检查方法，可发现肝脏弥漫性增大、肝实质回声增粗增密，分布不均匀，以及沿肝静脉走行的"斑片状"回声减低区，肝静脉变细和/或胆道扩张，腹腔积液。彩色多普勒超声的表现是门静脉、脾静脉内径正常，血流速度减慢。

CT 可见肝脏弥漫性增大，平扫提示肝实质密度不均匀减低；增强 CT 静脉期和平衡期肝实质呈特征性的"地图样""花斑样"强化(图 15-8-6-2)；CTA 或 MRA 可除外肝静脉流出道阻塞，以与 Budd-Chiari 综合征鉴别。

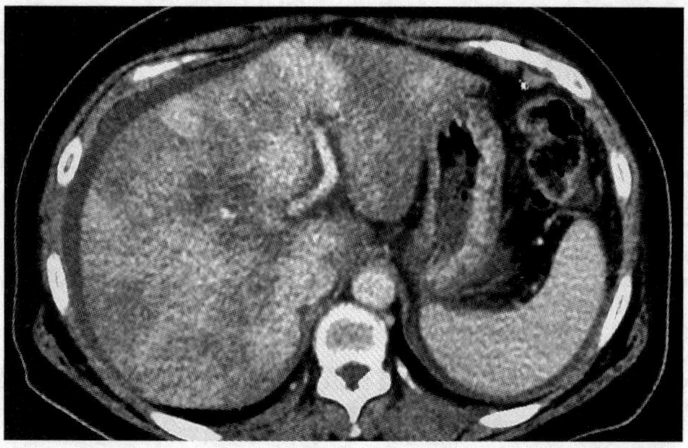

图 15-8-6-2　肝窦阻塞综合征的 CT 表现
示肝脏地图样强化不均，腹水。患者口服土三七后出现肝损伤。

肝静脉导管术可测定肝静脉压力梯度(hepatic venous pressure gradient，HVPG)和行肝活检。肝静脉和下腔静脉间缺乏显著压力差(<6mmHg)可排除流出道堵塞的解剖学因素。HVPG 还有助于判断预后，HVPG 大于 20mmHg 与不良预后相关。

【诊断】

HSOS 的诊断基于症状、体征和病史(可疑药物、食物及 HSCT 病史等)，需要结合相关检查结果排除其他肝脏疾病后诊断，还可通过检测血中吡咯-蛋白质加合物浓度协助诊断 PAs 相关 HSOS(PAs-HSOS)和评估预后。

常用的 HSOS 临床诊断标准有以下 3 种，其中 Baltimore 标准和 Seattle 标准更适用于骨髓 HSCT 预处理后的 HSOS，而我国的共识更适用于 PAs 相关 HSOS。

1. Baltimore 标准　血清总胆红素水平上升(≥2mg/dl)，并有以下 3 条标准中至少 2 条：①有触痛的肝大；②体重上升超过基线 5%；③腹水。

2. Seattle 标准　在 HSCT 后 20 天内发生以下事件中的 2 项：①高胆红素血症(≥2mg/dl)；②肝大或肝脏源性右上腹痛；③因液体积聚所致不能解释的体重增加(超过基线 2%)。患者有相应病史，符合上述临床标准，加上彩色多普勒超声显示逆向血流及 CT 肝脏斑片状增强表现，除外 Budd-Chiari 综合征，基本上可以作出诊断。肝活检和 HVPG 测定为"金标准"。

3. 我国《吡咯生物碱相关肝窦阻塞综合征诊断和治疗专家共识意见(2017 年，南京)》　有明确服用含 PAs 植物史，且符合以下 3 项或通过病理确诊，同时排除其他病因所致肝损伤：①腹胀和/或肝区疼痛、肝大和腹水；②血清胆红素升高或其他肝功能异常；③典型的增强 CT 或 MRI 表现。

【鉴别诊断】

需要和病毒性肝炎所致肝硬化、自身免疫性肝病、酒精性肝病、Budd-Chiari 综合征、肝脏遗传性疾病、移植物抗宿主病、继发性胆汁淤积性肝硬化、心力衰竭和肝脏肿瘤浸润等鉴别。

【治疗】

(一) 支持治疗　通过限制钠的摄入、应用利尿剂和腹腔穿刺术治疗腹水。严重的患者常需纠正凝血紊乱、脏器衰竭和预防感染，并通过清除肠道感染来避免细菌的异位。

(二) 特异性治疗　去纤维蛋白多核苷酸[10~60mg/(kg·d)，每 6 小时 1 次]是一种具有抗纤维蛋白溶解和抗栓活性的多聚脱氧核苷酸，可减少白细胞滚动和与内皮的黏附，降低凝血因子的产生和循环中纤溶酶原激活抑制剂-1(PAI-1)的水平。但在国内难以获得。

(三) 抗凝治疗　急性/亚急性期患者是抗凝治疗的主要人群，首选低分子量肝素，亦可联合或序贯口服维生素 K 拮抗剂(华法林)。华法林是长期抗凝治疗的口服药物，疗效检测需要监控 INR。

(四) 糖皮质激素治疗　糖皮质激素对于 PAs-HSOS 患者疗效存在争议，但有国外报道激素对于 HSCT-HSOS 可能有效，使用时需谨慎。

(五) 经颈静脉肝内门体分流术(TIPS)　有助于解除充血肝窦的压力，减轻门静脉高压和预防 HSOS 患者发生肾衰竭。严重 HSOS 已发生多器官功能衰竭的患者一般不建议 TIPS 治疗。

(六) 肝移植　可作为对药物治疗无反应的 SCT 后 HSOS 患者的抢救性治疗。不能控制的恶性肿瘤和多器官功能衰竭的存在是肝移植的禁忌证。对肝移植本身之后发生的 HSOS，由于肝脏是唯一损伤器官，可再次行肝移植作为抢救性治疗。

【预防】

由于严重 HSOS 患者缺乏有效的治疗方法，必须优先采取预防措施。

(一) 加强宣教　误服土三七是我国引起 HSOS 的主要原因。应加强宣教，提高民众及医务人员警惕性。

(二) 识别高危患者　危险因素有：①最近使用可引起 HSOS 的药物；②既往 HSOS 病史；③罹患某种肝脏疾病如丙型肝炎、肝纤维化；④与 HSOS 发生危险相关的基因多态性：如谷胱甘肽 S 转移酶和 *TNF-α* 基因多态性。对有 HSOS 危险因素的患者应避免肝毒性药物或优化治疗方案。

【预后】

HSOS 患者体重增加的比例、胆红素、腹水和末梢水肿与存活较差有关。HVPG>20mmHg 是独立的死亡预测标志。血中吡咯-蛋白加合物是评价预后的一个指标。

四、遗传性出血性毛细血管扩张症导致的肝血管畸形

遗传性出血性毛细血管扩张症(hereditary hemorrhagic telangiectasia,HHT)是一种常染色体显性遗传性出血性疾病,以反复鼻出血、皮肤毛细血管扩张和内脏血管畸形为主要特征,常累及肺、肝、脑等内脏器官。

HHT 患者常见肝内动静脉血管畸形,异常肝动脉和肝静脉血管畸形可引起充血性心力衰竭,门静脉和肝动脉血管瘘会引起门静脉高压及各种相关并发症。临床常通过超声、CT 等影像学方法进行筛查,而对于可能潜在 HHT 患者不推荐肝活检。对于门静脉高压和心力衰竭患者出现相应并发症时需要进行相应对症治疗。

经导管动脉栓塞化疗(transcatheter arterial chemoembolization,TACE)可应用于没有肝移植条件的患者,但仅作为一个暂时性的治疗方案。HHT 患者进行肝移植术后效果较好。

推荐阅读

1. EASL clinical practice guidelines: Vascular diseases of the liver[J]. J Hepatol,2016,64:179-202.
2. 中华医学会消化病学分会肝胆疾病协作组. 吡咯生物碱相关肝窦阻塞综合征诊断和治疗专家共识意见(2017 年,南京)[J]. 临床肝胆病杂志,2017,33(9):1627-1637.
3. 中华医学会消化病学分会肝胆疾病学组. 肝硬化门静脉血栓管理专家共识(2020 年,上海)[J]. 中华消化杂志,2020,40(11):721-730.
4. GAO H,RUAN J Q,CHEN J,et al. Blood pyrrole-protein adducts as a diagnostic and prognostic index in pyrrolizidine alkaloid-hepatic sinusoidal obstruction syndrome[J]. Drug Des Devel Ther,2015,9:4861-4868.

第七节 肝 脓 肿

蒋 炜

肝脓肿(liver abscess)是指肝实质内单发或多发的脓性物积聚,多为细菌性、阿米巴性或混合性脓肿。而细菌性肝脓肿(bacterial liver abscess)是指化脓性细菌侵入肝脏,造成局部肝组织炎症、坏死、液化,脓液积聚而形成的肝内化脓性感染。本节重点介绍细菌性肝脓肿,阿米巴性肝脓肿参见相关章节。

【流行病学】

细菌性肝脓肿全球发病率每年估计为(1.1~2.3)/10 万,亚洲地区发病率相对较高,我国大陆地区为(1.1~3.6)/10 万,台湾地区可达 17.6/10 万。细菌性肝脓肿常继发于恶性肿瘤或良性疾病引起的胆道梗阻(约占 60%),阑尾炎或其他腹腔感染(如憩室炎)引起的门静脉性脓毒血症约占 20%。肺炎克雷伯菌现已成为细菌性肝脓肿主要病因,而糖尿病亦是主要易患因素。

【病理生理】

局部细菌感染(如阑尾炎)通过肠系膜系统引流后经门静脉系统进入肝脏;其他机制包括良性或恶性阻塞引起的细菌性胆管炎,以及未经治疗的口腔感染和细菌性心内膜炎等系统性菌血症引起的肝脏感染。炎症性肠病(尤其是克罗恩病)肠黏膜屏障受损亦为肝脓肿的危险因素,钝器或穿透性创伤(如异物吞食导致肠穿孔)、邻近器官脓肿扩大至肝脏(如肝瘘)也可引起肝脓肿。肝移植由于肝动脉血栓形成和缺血性胆管狭窄引起的血管受损也可发生肝脓肿。

既往引起细菌性肝脓肿的病原体多为以肠道来源菌群为主,如大肠埃希菌及其他肠杆菌科、链球菌属及肠球菌属。近 10 年间,在东亚地区包括中国,肺炎克雷伯菌已占据主要地位,其致病性与其荚膜多糖、脂多糖、铁摄取系统和菌毛等毒力因子关系密切。值得注意的是,引起肝脓肿的肺炎克雷伯菌中有一种高毒力菌株,易通过血流造成全身多部位侵袭性播散性病灶,如眼内炎、脑膜炎、筋膜炎等,临床上称为肝脓肿侵袭综合征(liver abscess invasive syndrome)。

【临床表现】

细菌性肝脓肿症状非特异性,常见高热、全身乏力、食欲缺乏、体重减轻。也有 5%~20%的患者无发热。约一半的患者有肝区疼痛。约 1/3 的患者有恶心、呕吐。少数患者可有黄疸,除非继发于胆道感染,否则一般出现较迟。体格检查可发现肝大、压痛、肝区叩痛。

【实验室检查】

实验室检查白细胞计数明显升高,核左移或有中毒颗粒。部分患者有贫血。大部分患者有血沉增快,部分患者可出现肝功能轻度异常,血糖检测不可忽视。

【影像学检查】

(一)超声 常作为诊断首选。脓肿前期,病灶为不均匀、边界不清楚的低回声区,周围组织水肿可产生较宽的声圈。肝脓肿液化后,表现为边缘清楚的无回声区,壁厚。脓腔内可随液化程度形成不同的回声表现。

(二)CT 检查 平扫时,脓腔为单发或多发低密度区,边界多数不清楚,脓腔内壁不规则,呈稍高于脓腔、低于正常肝的环形带。增强扫描后,脓肿壁可呈单环、双环甚至三环,由外到内分别为水肿、纤维肉芽组织和炎性坏死组织的病理结构。

(三)MRI 检查 T_1WI 表现为低信号,T_2WI 为高信号。脓肿腔可表现为均匀或不均匀信号,注入造影剂后,肝脓肿典型表现为周边强化,而后病变中央信号缓慢升高。

【诊断】

感染性疾病(尤其是胆道感染、菌血症者)出现高热、肝区疼痛及肝区叩击痛、肝大并触痛者,应高度怀疑。结合腹部 B 超、CT 和 MRI 诊断多不困难,B 超、CT 可检出直径>2cm 脓肿病灶,而 MRI 可检出直径<2cm 脓肿病灶。肝穿刺抽取脓液即

可确诊。

【鉴别诊断】

（一）阿米巴肝脓肿　主要表现为发热、肝区疼痛及肝大。如继发细菌感染，可出现消化道症状。粪便常规常能发现阿米巴包囊或滋养体。细菌性肝脓肿与阿米巴肝脓肿的鉴别见表15-8-7-1。

表 15-8-7-1　细菌性肝脓肿与阿米巴肝脓肿的鉴别

鉴别点	细菌性肝脓肿	阿米巴肝脓肿
流行病学	年龄 50~70 岁，无性别差异	年龄 20~40 岁，男性多发
病史	近期有胆道感染、败血症或腹部化脓性感染病史	可有阿米巴肠病史
症状	肝区疼痛，发热，寒战，乏力，食欲减退，体重减轻	急性表现：高热，寒战，腹痛，败血症 亚急性表现：体重减轻，发热和腹痛较少见
体征	肝大，腹部包块，黄疸	肝区压痛
实验室检查	白细胞增多，贫血，肝酶升高，胆红素升高，低蛋白血症；血培养阳性（50%~60%）	阿米巴抗原、抗体阳性（70%~95%）
影像学表现	50%为多发脓肿，肝右叶多见，边缘不规则	80%为单个脓肿，肝右叶多见，圆形或椭圆形
脓液	黄白色或有臭味	棕褐色，继发细菌感染可呈黄白色，半数可查到阿米巴滋养体
治疗	抗生素治疗有效	抗阿米巴治疗有效

（二）右膈下脓肿　多继发于化脓性腹膜炎或上腹部大手术后。全身反应如寒战、发热等和局部体征不如肝脓肿明显，但右肩牵涉痛较显著，深吸气时尤重。X线检查右膈下常有液气面出现，右侧横膈升高，膈肌运动受限。

（三）原发性肝癌　巨块型肝癌中心坏死液化，继发感染时临床表现与细菌性肝脓肿相近，但前者一般情况较差，肿大肝表面不平，有结节感或可触及较硬的包块，血清甲胎蛋白及脓肿穿刺病理检查有重要鉴别意义。

（四）胆道感染　多有右上腹绞痛及黄疸，压痛主要在胆囊区，肝大及肝压痛不明显。B型超声检查肝区无液性暗区。

【治疗】

（一）药物　广谱抗生素的应用及迅速识别和治疗感染源至关重要，以脓液或血培养为指导，一旦确定了病原细菌，及时调整抗生素治疗方案。对于脓肿直径≤3cm及散在小脓肿、脓肿早期且尚未完全液化、局部中毒症状轻者，临床上多选择第三代头孢菌素或喹诺酮类药物联合硝基咪唑类予以治疗，基于合并糖尿病患者更易遭受产超广谱β内酰胺酶肺炎克雷伯菌的感染，在积极控制血糖的同时使用碳青霉烯类药物可降低这部分患者的病死率。抗生素疗程一般4~6周，最后2~4周可以改为口服。影像学肝脓肿病灶的改善和消失较临床和生化特征更慢，因此，后者应被用作调整治疗方案的依据。

（二）介入治疗　B超或CT引导下经皮肝穿刺抽脓或置管引流术已作为治疗细菌性肝脓肿的首选方案。指征为：①保守治疗效果不佳。②脓肿液化明显，脓肿壁已形成。③脓肿直径>3cm时且直径<5cm，经反复穿刺抽脓即可获得理想疗效；脓肿直径≥5cm，脓液多且不易抽净，建议置管引流；脓腔≥10cm，建议从不同部位向同一脓腔置入2根引流管以便充分引流。④对于凝血功能正常，全身状况差不能耐受开腹手术者，近年来，内镜超声引导下细菌性肝脓肿引流治疗成为一种新的选择，其优势在于可以到达经皮穿刺方式不易处理的部位（如肝尾状叶和肝左叶腹腔面脓肿）。

（三）外科手术治疗　传统手术包括肝脓肿切开引流和肝叶切除术。对于需要手术干预的脓肿大小存在争议，通常手术限于上述介入治疗及抗感染效果不佳的患者。随着微创外科的进步，腹腔镜治疗可有效地处理多房性细菌性肝脓肿及对脓肿破裂后行腹腔灌洗引流。

【预后】

多数病例经介入及高效广谱抗生素等非手术疗法而治愈，但若得不到及时有效的治疗，患者亦可并发败血症死亡。

推荐阅读

1. RUSSO T A, MARR C M. Hypervirulent klebsiella pneumonia[J]. Clin Microbiol Rev, 2019, 32(3): e00001-e00019.
2. REDDY K R. Bacterial, parasitic, fungal, and granulomatous liver diseases//GOLDMAN L, SCHAFER A I. Goldman-cecil medicine[M]. 26th ed. Philadelphia: Elsevier, 2020: 977-979.

第八节　肝　肿　瘤

任正刚　陈荣新　纪　元

一、原发性肝癌

原发性肝癌（primary carcinoma of the liver，以下简称肝癌）是原发于肝脏的上皮性恶性肿瘤，其中超过80%的肝癌为肝细胞肝癌，其余为胆管细胞癌和混合型肝癌。

【流行病学】

肝细胞肝癌（hepatocellular carcinoma，HCC）的发病率在全世界恶性肿瘤中男性居第六位，死亡率居第三位。全球每年新发病例约84.1万，高发病率国家主要位于西非、北非、东亚及东南亚。我国是肝癌的高发地区，据2015年国家癌症中心的统计数据表明，肝癌年新发病例为46.6万。比较2000年至2011年发病率的变化，我国肝癌发病呈现下降趋势。由于在20世纪90年代开始实行了新生儿乙肝疫苗的接种，预计在10~20后肝癌的发病率会有明显的下降。但由于我国人口基数大及老龄化进程加快，肝癌粗发病率仍然呈上升趋势，目前仍然是我国最常见的恶性肿瘤之一。

【病因与发病机制】

（一）病毒性肝炎　乙型肝炎病毒（HBV）和丙型肝炎病毒（HCV）和肝癌发生有关。在亚洲（日本除外）HBV感染是肝癌的主要发病因素。在原发性肝癌的患者中，有乙型肝炎感染背景者占80%以上。前瞻性的队列研究结果显示，有HBV感染的人群，发生肝癌的危险性较普通人群高5~100倍。其中，乙型肝炎表面抗原（HBsAg）阳性者较阴性者危险性更高；病毒载荷量和患肝癌的危险性成正比。在欧洲、北美，以及日本，HCV感染是肝癌的主要发病因素。HCV在日本肝癌患者中的阳性率为80%~90%，意大利为44%~66%，美国为30%~50%。结果显示，HCV抗体阳性的人群较阴性的人群，患肝癌的危险性高15~20倍。其中伴有肝纤维化或肝硬化者发生肝癌的风险要显著高于无肝纤维化或肝硬化者。

（二）黄曲霉毒素　在流行病学上，黄曲霉毒素B1（aflatoxin B1，AFB1）与肝癌有密切的关系。在我国的东南沿海，气候温暖、潮湿，适宜黄曲霉的生长，在谷物中黄曲霉毒素的污染较为普遍，这些地区也是肝癌的高发地区。研究表明，AFB1的摄入量与肝癌的死亡率呈正相关。迄今为止，AFB1是已知最强的致癌物，可使多种动物发生肝癌，但尚缺乏导致人肝癌的直接证据，一般认为，黄曲霉毒素污染进一步增加了感染HBV人群患肝癌的危险性。

（三）代谢因素　随着生活方式的改变，代谢因素与肝癌的关系受到关注。糖尿病患者较对照人群患肝癌的风险高2.5倍；西方的研究提示，肥胖和非酒精性脂肪肝成为西方发达国家肝癌的重要发病因素，并认为是美国肝癌发病率提高的重要原因。

（四）长期饮酒和抽烟　可增加患肝癌的危险性，特别是增加HBsAg阳性患者患肝癌的危险性。在中国台湾一项前瞻性的研究中，HBsAg阳性患者发生肝癌的相对危险性为13.1~19.2，而HBsAg阳性患者有长期饮酒和抽烟习惯的患者患肝癌的相对危险性为17.9~26.9。在我国的肝癌高发区，有肝癌的家族聚集现象，提示肝癌具有遗传的倾向，尚待进一步研究证实。

【病理】

（一）组织学分型　原发性肝癌主要有三种类型：肝细胞肝癌、胆管细胞癌和混合型肝癌。约4/5为肝细胞肝癌，1/5为胆管细胞癌和混合型肝癌。

1. 肝细胞型　大多伴有肝硬化。癌细胞呈多角形，核大，核仁明显，胞质丰富。癌细胞排列成巢状或索状，癌巢之间有丰富的血窦。癌细胞有向血窦内生长的趋势。肿瘤分化程度按Edmondson标准分四级，Ⅰ级分化最好，癌细胞形态和正常肝细胞相似；Ⅳ级分化最差，癌细胞核大，形态变异大。肝细胞癌中以Ⅱ、Ⅲ级为多见，同一病例的癌组织可呈现不同的分化程度。透明细胞癌属肝细胞癌，在肝细胞癌中约占10%，属分化较好的肝细胞性肝癌。纤维板层肝癌是肝细胞癌的一种特殊类型，以癌细胞巢间出现大量平行排列的板层状纤维组织为特点，多见于年轻人，常不伴有HBV感染和肝硬化，甲胎蛋白多为低浓度阳性，但预后较好。

2. 胆管细胞型　癌细胞呈柱状或立方状，胞质嗜碱性，无胆汁小滴，偶有黏液分泌；排列成腺泡、囊或乳头状；间质组织多。

3. 混合型　癌组织中部分似肝细胞，部分似胆管细胞，或细胞形态介于二者之间。

（二）转移　肝癌是高转移潜能的恶性肿瘤。研究显示，即使直径小于2cm的小肝癌，有20%肝癌结节发现有微血管的侵犯。肝癌的转移包括了肝内转移和肝外的远处转移。

1. 肝内转移　肝内血行转移发生最早，也最常见，是肝癌切除术后早期复发的主要原因。肝癌容易侵犯门静脉而形成癌栓。肝静脉发生癌栓后，也可进一步侵犯下腔静脉，甚至达右心房。

2. 远处转移　①血行转移：以肺转移最常见，其他常见的转移部位有骨、肾上腺、肾、脑和软组织；②淋巴转移：肝门淋巴结转移最常见（占12.6%），也可转移至主动脉旁、胰周、锁骨上淋巴结；③种植或直接浸润：腹腔种植可形成腹腔肿块，种植于腹膜可形成血性腹水。肝癌也可直接浸润邻近的器官如膈肌、胃、十二指肠和结肠等。

【临床表现】

（一）症状

1. 亚临床肝癌或小肝癌　肝癌起病隐匿，一旦出现症状和体征大多已经处于晚期。不少肝癌是在体检或普查中发现，这些肝癌患者既无症状也无体征，只表现为甲胎蛋白升高和影像学上的肿块，称为“亚临床肝癌”。在这些亚临床肝癌中，大部分肝癌体积小于5cm，称为“小肝癌”。故多数小肝癌为“亚临床肝癌”，但也有肿瘤直径大于5cm，没有症状和体征的，故亚临床肝癌也包括了一部分直径大于5cm的肝癌。

2. 肝癌的症状　肝区疼痛、乏力、食欲减退、消瘦是最具有特征的临床症状。一旦出现症状而来就诊者则大多已处于中晚期。不同阶段的肝癌，其临床表现有明显的差别。

（1）肝区疼痛：最常见，多为肝区的间歇或持续性的钝痛或胀痛，由癌肿迅速生长使包膜绷紧所致。如肿瘤侵犯膈肌，疼痛可放射至右肩；左叶肝癌可出现上腹疼痛，可被误诊为溃疡病、胃炎等。突然发生的剧烈的肝区疼痛或腹痛提示有癌结节的破裂出血，可有突然增加的腹水，并伴有心率增快、血压下降、血红蛋白降低等。

（2）消化道症状：食欲缺乏、消化不良、恶心、呕吐，因缺乏特异性而易被忽视。腹水或门静脉癌栓可导致腹胀、腹泻等症状。

（3）乏力、消瘦、全身衰弱：少数晚期患者可呈恶病质状。

（4）发热：一般为低热，偶达39℃以上，呈持续性或午后低热或弛张型高热。

（5）转移灶症状：有时成为肝癌的首发症状。如转移至肺可引起咳嗽、咯血，胸膜转移可引起胸痛和血性胸腔积液。肺动脉及其分支癌栓栓塞，可突然发生严重的呼吸困难、低氧血症和胸痛。癌栓阻塞下腔静脉，可出现腹水、下肢严重水肿；阻塞肝静脉可出现Budd-Chiari综合征。骨转移可引起局部疼痛，或病理性骨折。转移至脊柱或压迫脊髓神经可引起局部疼痛和截瘫。颅内转移可出现相应的症状和体征，甚至脑疝而突然死亡。

（6）副肿瘤综合征：有时可先于肝癌本身的症状出现。常见的有：①自发性低血糖，见于10%～30%的患者，系因肝癌细胞的异位分泌胰岛素或胰岛素样物质；或肿瘤抑制胰岛素酶或分泌一种胰岛β细胞刺激因子；亦可因肝癌组织过多消耗葡萄糖所致。严重时可引起昏迷、休克而导致死亡。②红细胞增多症，2%～10%的患者可发生，可能系循环中红细胞生成素增多引起。③罕见的有高脂血症、高钙血症、类癌综合征、性早熟和促性腺激素分泌综合征、皮肤卟啉症和异常纤维蛋白原血症等，可能与肝癌组织的异常蛋白合成，异位内分泌及卟啉代谢紊乱有关。

（二）肝癌的体征

1. 肝大　进行性肝大为最常见的体征之一。肝质地坚硬，表面及边缘不规则，常呈结节状，少数肿瘤深埋于肝实质内者则肝表面光滑，伴或不伴明显的压痛。肝右叶膈面癌肿可使右侧膈肌明显抬高。

2. 脾大　多见于合并肝硬化门静脉高压的病例。门静脉或下腔静脉癌栓或肝癌压迫门静脉或下腔静脉也能引起充血性脾大。

3. 腹水　草黄色或血性，多因为合并肝硬化、门静脉高压、门静脉或下腔静脉癌栓所致。腹腔内种植可引起血性腹水，肝癌破裂可从腹腔内抽出不凝血。

4. 黄疸　当癌肿广泛浸润可引起肝细胞性黄疸；如侵犯或压迫肝内胆管或肝门淋巴结压迫肝管可引起梗阻性黄疸。

5. 转移灶相应的体征　可有锁骨上淋巴结肿大，胸膜转移可出现胸腔积液或血胸。骨转移可有局部压痛，有时可出现病理性骨折。脊髓转移压迫脊髓神经可表现为截瘫，颅内转移可出现偏瘫等神经病理性体征。

【临床分期】

肝癌的分期主要有国际抗癌联盟的TNM分期、巴塞罗那肝癌（Bacelona Clinic Liver Cancer，BCLC）分期、意大利肝癌分期（CLIP）、Okuda分期、日本整合计分（JIS）等分期系统。目前的分期系统大多整合了肝功能状态和体能状态，如西班牙的BCLC分期。BCLC分期在国际上广泛应用，该分期根据患者的体能状态、肝功能分级、肿瘤大小及数目、大血管侵犯及远处转移等情况，将肝癌分为极早期、早期、中期、晚期和终末期。该分期如图15-8-8-1所示。

我国在2011年制定了肝癌的诊治规范，并在2017年和2019进行了修订。在2011年版的规范中也增加了中国的肝癌分期。我国的分期为早期（Ⅰa、Ⅰb）、中期（Ⅱa、Ⅱb）、晚期（Ⅲa、Ⅲb）、终末期（Ⅳ）。如图15-8-8-2所示。

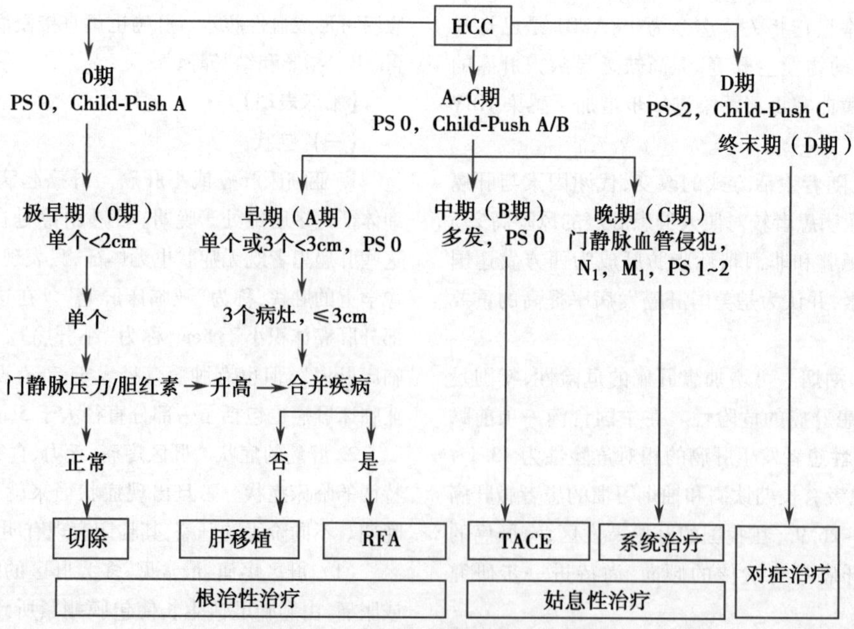

图15-8-8-1　巴塞罗那肝癌分期

HCC. 肝细胞肝癌；PS. 体能状态；M. 转移；N. 淋巴结；RFA. 射频消融；TACE. 经导管动脉栓塞化疗。

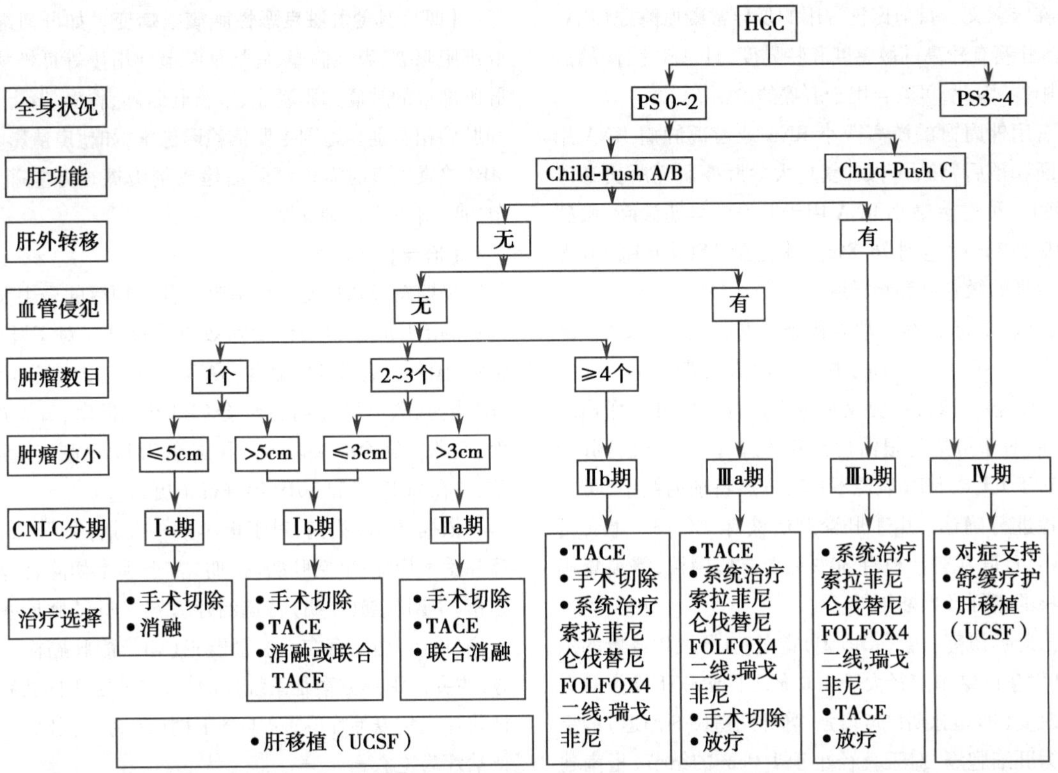

图 15-8-8-2 我国肝癌诊疗规范——肝癌分期

PS. 体能状态；TACE. 经导管动脉栓塞化疗；UCSF. 美国加州大学旧金山分校标准；CNLC. 中国肝癌分期方案。

【并发症】

可由肝癌本身或并存的肝硬化引起，常见于病程的晚期，是肝癌的主要致死原因。

（一）肝性脑病 常为终末期肝癌的并发症。常于肝癌进展、肝功能失代偿后发生，消化道出血、大量利尿或高蛋白饮食等是常见的诱因。

（二）消化道出血 多数因合并肝硬化和/或门静脉高压而引起食管或胃底静脉曲张破裂出血。也可因胃肠黏膜糜烂、凝血机制障碍而出血。合并门静脉癌栓可进一步加剧门静脉高压，增加上消化道出血的风险。

（三）肝癌结节破裂出血 肝癌组织坏死、液化可致自发破裂或因外力而破裂。多见于巨块型的晚期肝癌，但也可发生于包膜下或外生型小肝癌。如限于包膜下可有急骤疼痛，肝脏体积迅速增大；若破入腹腔则引起腹痛、出血性休克或死亡。腹部穿刺抽出不凝固血液可作出诊断。

（四）血性胸腹水 膈面肝癌可直接浸润膈肌或胸膜引起血性胸腔积液，多见于右侧。血性腹水多因腹腔种植转移或肝硬化凝血障碍所致。

（五）继发感染 因癌肿长期消耗，机体抵抗力减弱，尤其在放射或化学治疗后血白细胞下降者，易并发各种感染，如肺炎、肠道感染、自发性细菌性腹膜炎等。

【诊断】

（一）病史和体检 多发于男性，既往有慢性病毒性肝炎、肝硬化、酗酒、非酒精性脂肪肝等病史，或肝癌家族史。对于无肝病背景的有肝占位性病变患者，应该了解有无肿瘤手术史和治疗情况。查体要注意肝硬化和门静脉高压体征、淋巴结及腹部包块等。

（二）实验室和辅助检查

1. 辅助检查 对于超声检查发现肝脏可疑占位性病变的患者，需要进行动态增强 CT 或 MRI 检查，以确定肝癌的诊断。CT 诊断肝癌的敏感度和特异度分别为 55%～80% 和 89%～96%；MRI 的敏感度和特异度为 70%～91% 和 77%～93%。CT 和 MRI 检查中肝癌的特征性改变为动脉期的快速强化，而门静脉期或实质期消退。影像学检查还可发现门静脉或肝静脉癌栓、胆管癌栓、肝门或腹主动脉旁淋巴结转移、远处器官（肺、骨、肾上腺、脑）转移等。

PET/CT 对肿瘤分期、治疗方案的选择、预后估计、治疗后随访有较大优势。对肝病患者移植前评估和移植后随访也有重要意义。但由于存在比较高的假阳性率（如炎症）及假阴性率（如高分化肝癌），需要谨慎判断 PET/CT 的结果。

2. 血清学检查 甲胎蛋白（AFP）作为传统的肝癌标志物，可用于肝癌诊断的补充，特别有助于那些缺乏 CT 或 MRI 肝癌特征性改变的肝脏结节的鉴别诊断。尽管 AFP 具有一定的假阳性，但对于 AFP 值超过 400μg/ml 的患者，在排除继发性肝癌、生殖腺肿瘤或活动性肝病情况下，对肝癌的诊断具有重要价值。肝癌根治术后定期复查 AFP 亦是判断肝癌治疗效果及监测是否复发的重要指标之一。

鉴于 AFP 的阳性率和特异性有限，其他肝癌标志物的研究有重要的临床意义。目前比较常用的是异常凝血酶原(PIVKA-Ⅱ),诊断肝癌有较高的敏感度和特异度,且AFP阴性的肝癌患者也可阳性,因此,可联合用于肝癌的诊断。

近年来有用外周血的游离微小RNA或游离肿瘤DNA用于肝癌的诊断和预后判断,例如,复旦大学肝癌研究所樊嘉等开发和应用的7种血浆微小RNA用于肝癌的早期诊断,敏感度达到86.1%,特异度达到76.8%。并且在AFP阴性的肝癌患者中仍有较高的敏感度和特异度。

乙肝、丙肝病毒标志物应常规检查。癌胚抗原(CEA)、糖类抗原19-9(CA19-9)检查有助于排查其他消化道肿瘤。

3. 肝穿刺活检　通过病史及影像学检查一般可以作出肝癌的临床诊断,对于可进行根治性治疗的患者,不必进行肝穿刺活检。但对于CT或MRI表现不具有肝癌特征的结节,可进行肝穿刺活检进行确诊。由于肝穿刺活检有2%~3%患者可发生针道种植,且肝穿刺活检有30%患者有假阴性,需慎重确定肝穿刺活检的指征及判断结果。

根据美国肝病研究协会(AASLD)指南,有肝硬化背景的患者,肝脏内新发生的结节直径大于1.0cm,CT或MRI检查具有肝癌特征性改变(即动脉期快速增强,静脉期造影剂消退)的患者即可诊断为肝细胞癌;对于直径小于1.0cm的结节,指南建议每3个月1次的密切随访,如果结节增大超过1.0cm,则可用上述方法确定肝癌的诊断。

肝癌的早期诊断依赖于肝癌高危人群的筛查。有慢性乙型、丙型肝炎或任何原因的肝硬化患者,应该每年进行2次超声及AFP的检查,发现AFP升高或肝脏占位性病变者,应进一步进行CT或MRI检查,以明确诊断。

【鉴别诊断】

原发性肝癌有时需与下列疾病相鉴别。

(一)继发性肝癌　继发性肝癌大多为多发性结节,影像学上多无肝硬化的表现。血清AFP多呈阴性,但其他血清标志物如CEA、CA19-9可阳性。胸腹部CT、胃镜、肠镜等检查可能发现原发癌。必要时可应用PET/CT发现原发癌。肝穿刺活检有助于鉴别原发性肝癌和继发性肝癌。

(二)肝硬化、慢性肝炎　需要鉴别的主要有两种情况:一是AFP升高。慢性肝炎活动可引起AFP升高,但多伴有血清转氨酶升高,随着肝炎活动的恢复,转氨酶恢复正常,AFP可逐渐下降,并恢复正常;而肝癌引起的AFP升高,血清AFP水平会逐步升高,不随肝功能的恢复而下降。通过同期检测AFP和肝功能多可鉴别。二是肝硬化结节。肝硬化结节有时和小肝癌难以鉴别,如超声检查可表现肝内低回声结节或高回声结节;CT表现为低密度占位。但通过增强CT或MRI,以及超声造影,根据结节的血供情况可资鉴别。

(三)肝脓肿　临床表现发热、肝区疼痛和压痛明显,白细胞总数及中性粒细胞增高,超声检查常可发现脓肿的液性暗区,四周多有较厚的炎症反应区,增强CT可见到肿块周边的炎症反应带。在超声导引下诊断性肝穿刺或抗生素试验性治疗有助于确诊。

(四)其他肝脏良恶性肿瘤或病变　如肝海绵状血管瘤、肝细胞腺瘤、炎性假瘤、局灶性结节样增生等良性病变,或邻近肝脏部位的肿瘤如胆囊癌、结肠肝曲癌、胃癌、肾上腺肿瘤等需和肝癌相鉴别。鉴别主要依赖影像学,如超声造影、增强CT或MRI检查。有时需要穿刺活检或剖腹探查方能确诊。详见本节“四、肝脏良性肿瘤”。

【治疗】

早期发现和早期治疗是改善肝癌预后的最主要因素,而规范化的治疗是获得最佳治疗效果的保证。对于肝癌的规范化治疗,国际上有BCLC指南、AASLD指南、欧洲肝病研究会(EASL)指南、欧洲肿瘤内科学会(ESMO)指南、日本的J-HCC指南、亚洲肝癌诊治共识等。我国在2011年制定了肝癌诊治规范,并在2017年和2019年进行了更新。

依据BCLC指南,对于极早期(A0期)的肝癌首选消融治疗和手术切除;早期肝癌(A期)首选手术切除、消融治疗及肝移植;中期肝癌(B期)首选治疗方案是肝动脉栓塞化疗;晚期肝癌(C期)由于存在大血管侵犯(如门静脉癌栓)或远处的转移,主要的治疗方案是系统性治疗,如分子靶向药物治疗、系统性化疗或免疫治疗等;对于终末期(D期)的肝癌,则主要以支持治疗为主。

我国肝癌的主要病因是乙型肝炎病毒感染,与西方肝癌患者主要是丙型肝炎及非肝炎病因引起有显著的差别,同样在肝癌的临床特征、治疗反应及预后方面也有显著的差别。因此,在中国肝癌的临床实践过程中,治疗方案的选择也与BCLC指南有所差别。例如,在中国的肝癌诊治规范中,中期肝癌(Ⅱa期及Ⅱb期)的部分患者也推荐采用手术切除或消融治疗,甚至局部晚期的肝癌如合并门静脉分支癌栓的Ⅲa期患者,也可采用手术切除为主的联合治疗方案。

总体而言,根据肿瘤的分期确定治疗方案。早期肝癌首选采用根治性的治疗方法,如手术切除、局部消融等;中期的肝癌多采用局部区域性治疗——肝动脉栓塞化疗,部分中期的肝癌除了推荐肝动脉栓塞化疗外,也可采用根治性治疗方法可能获得更好的效果。对于晚期肝癌则以系统性治疗为主,如分子靶向治疗、系统性化疗、免疫治疗等,对于终末期的肝癌,则只能给予支持和对症治疗为主。

(一)治疗前评估

1. 肿瘤情况　依据上腹部增强CT/增强MRI、胸部CT、放射性核素骨扫描、头颅CT、PET/CT,根据肿瘤大小、数目、门静脉(肝静脉)侵犯、有无远处转移等情况,给予肿瘤分期。

2. 肝功能状态(Child-Pugh评分)　依据血清总胆红素、白蛋白(A)、凝血酶原时间、有无肝性脑病及腹水评估肝功能状态。

3. 全身情况　依据ECOG评分评估肝癌患者全身情况。

4. 有无系统性合并症　如心、肺功能,糖尿病等;血、尿、粪常规,肾功能,糖化血红蛋白,心电图、超声心动图,肺功能等。

(二)治疗方案　根据肝癌治疗指南和共识决定治疗方案。

1. 外科手术治疗 肝癌的外科治疗包括肝切除术和肝移植。

肝切除是传统的根治性治疗方法,根治性切除后5年生存率在50%以上,是肝癌的首选治疗。手术切除的指征主要根据:①肿瘤的累及范围;②肝功能状态;③全身状况。在我国,肝癌切除术主要适用于肿瘤局限于一个肝叶或虽然位于多个肝叶,但可以完整切除者。一般认为,若肿瘤单个,或肿瘤多发,数目不超过3个,即我国肝癌规范的Ⅰa、Ⅰb和Ⅱa期,外科切除为首选的治疗方案;若肝癌为多发,如肿瘤数目超过3个,即我国肝癌规范的Ⅱb期,多选择肝动脉栓塞化疗;但部分Ⅱb期的肝癌,如肝功能允许,可能行根治性切除者,也可以选择手术切除,或者联合局部消融治疗,可获得优于肝动脉栓塞化疗的效果。Ⅲa期患者主要选择系统性治疗,但部分合并分支癌栓的患者,如果可能将肿瘤全部切除,也可选择手术切除的方案。

肝功能状态是决定患者能否接受手术切除的重要因素,一般为Child-Pugh A级或B级的肝癌患者。吲哚菁绿(ICG)试验对于判断肝脏的储备功能,确定手术指征很有帮助。

肝移植治疗肝癌除了可完全切除肝癌之外,还可治疗肝癌合并的肝硬化,特别适用于合并严重肝硬化的早期肝癌,治疗小肝癌可获得较好的效果。但是,由于肝癌容易发生肝内和远处转移,移植术后应用免疫抑制剂,如适应证选择不严格,术后容易复发。因此,肝移植治疗肝癌应该严格掌握适应证。西方国家多采用Milan标准或UCSF标准(单个肿瘤直径≤6.5cm,或多发肿瘤数目≤3个且每个肿瘤直径均≤4.5cm、所有肿瘤直径总和≤8cm)。由于我国肝癌的临床特征与西方的肝癌有所不同,根据我国肝癌的临床实践,制定了适合我国国情的肝癌肝移植标准,如“杭州标准”“复旦标准”“华西标准”等,适应证较Milan标准和UCSF标准有所扩大,但仍然能获得较好的远期生存。

肝癌切除术后,复发率较高,术后5年累积复发率可达61.5%~79.9%。故应该密切随访肿瘤标志物、超声、CT或MRI等,以便能够早期发现复发,及时治疗。肝癌术后复发超过80%发生在肝内,如能及时发现,再手术切除后5年生存率仍可达38.7%。射频毁损治疗或瘤内无水乙醇注射治疗术后复发的小肝癌也可获得较好的效果。

2. 肝动脉栓塞化疗 AASLD指南认为经导管动脉栓塞化疗(transcatheter arterial chemoembolization,TACE)是无血管侵犯和肝外转移的多发肿瘤(BCLC B期)的有效治疗。对于TACE是否能使BCLC C期患者获益,目前仍有争议,缺乏有效循证医学证据。传统的方法是在局部应用化疗药物的基础上,给予碘化油(lipoidol)或明胶海绵(gelfoam)进行肝动脉栓塞。近年来,有采用药物缓释微球或放射性铱-90微球进行肝动脉栓塞化(放)疗。随机对照研究和荟萃分析结果显示,对于Child-Pugh A级或B级的患者,与支持治疗或全身化疗做对照,肝动脉栓塞化疗均能显著地延长肝癌患者的生存期,从而肯定了肝动脉栓塞化疗的疗效。TACE最主要的并发症是肝衰竭,故应强调术中超选择肿瘤血管,以利肿瘤控制和肝功能保护。其他严重并发症包括上消化道出血、溶瘤综合征、异位栓塞、胆汁瘤继发胆道感染、血管损伤假性动脉瘤形成等。TACE禁忌证为:Child-Pugh C级、门静脉主干完全栓塞且侧支形成少、严重凝血功能障碍、急性感染期、ECOG>2分、全身广泛转移预计治疗不能改善生存期等。

3. 局部消融治疗 包括射频消融(radiofrequency ablation)、微波消融(microwave ablation)、激光消融(laser ablation)及经皮无水酒精注射(percutaneous ethanol injection)。超过90%的患者可以在超声(或CT)引导下经皮穿刺消融,少数影像学显示不清楚或突出肝包膜的肝癌可在开腹和腹腔镜下消融。射频和微波的适应证为肿瘤直径≤5cm的单发肿瘤或直径≤3cm的3个以内多发结节,无血管、胆管侵犯或远处转移的患者,即我国肝癌诊治规范的Ⅰa、Ⅰb期。单发肿瘤直径≤3cm可获得根治性消融。超出以上标准的部分中期肝癌,联合TACE做消融治疗,可获得优于单纯TACE的疗效。无水酒精对于单发肿瘤直径≤2cm可取得类似于射频消融的疗效。禁忌证为Child-Pugh C级、近期有食管胃底静脉曲张破裂出血、ECOG>2分、活动性感染尤其胆系感染,严重凝血功能障碍或血液病等。严重并发症主要包括出血、周围脏器损伤和继发感染。

4. 放射治疗 放射治疗主要适用于合并有远处转移病灶的姑息性治疗。近年来采用立体定向放射治疗技术的进步,有临床研究显示对小肝癌有良好的局部控制效果,但尚需充分的循证医学证据推荐为早期肝癌的首选治疗。对于部分不适合手术切除或局部消融的小肝癌,可选择立体定向放射治疗的方案。更有采用计算机断层技术与放射治疗结合的断层放射治疗(TOMO)治疗肝癌,使放射治疗应用更为广泛。适应证为肿瘤局限但位于重要解剖部位无法进行手术者,肿瘤压迫致胆道梗阻,胆道、门静脉或下腔癌栓,远处转移灶(淋巴结、肺、肾上腺、骨)。急性不良反应包括胃肠道反应、严重肝功能损害、骨髓抑制、放射性胃肠炎和肺炎,严重的放射后期损伤为放射诱导肝病(radiation induced liver disease,RILD)。严重肝功能失代偿(Child-Pugh C级)或全身情况差(KPS评分<50分)不宜行放射治疗。放射治疗过程中应定期随访肝肾功能及血常规。

5. 分子靶向治疗 分子靶向药物主要针对肿瘤发生和发展中的驱动基因,特异性地抑制肿瘤的生长。但迄今为止,尚未能明确肝癌增殖的驱动基因。目前主要应用针对肝癌新生血管形成、抑制肝癌增殖的分子靶向药物。一线选择的药物有索拉非尼、仑伐替尼。二线药物有瑞戈非尼。肝癌的分子靶向药物是有充分循证医学证据证实能够延长肝癌生存的药物,主要用于有远期转移,或合并门静脉癌栓的晚期肝癌患者,也可联合TACE用于中期肝癌的治疗。

6. 免疫治疗 免疫检查点抑制剂近年来应用于临床的免疫治疗,包括PD-1/PD-L1抗体、CTLA-4抗体在各种实体瘤的临床试验中获得良好的效果,其特点是持续缓解时间长。纳武单抗(nivolumab)及帕博利珠单抗(pembrolizumab)根据Check-

mate040 试验及 Keynote224 试验结果被美国食品药品监督管理局(FDA)批准为肝癌的二线治疗。进一步的临床研究显示,单一的免疫检查点抑制剂治疗肝癌的临床缓解率不超过 20%,联合抗肿瘤血管生成抑制剂如仑伐替尼或贝伐单抗的治疗方案可提高缓解率。近期 IMbrave150 的研究证实,PD-L1 抗体联合贝伐单抗在总体生存期和无疾病进展生存期方面,均显著优于索拉非尼,国家药品监督管理局批准了该方案为晚期肝癌的一线治疗方案。

7. 其他治疗 肝癌多发生在乙型肝炎的基础上,在手术切除或抗肿瘤治疗同时应该注意监测乙肝病毒 DNA 载量的变化。如果治疗前或治疗过程发现有乙肝病毒复制,应及时给予核苷类抗乙肝病毒药物治疗。随机对照研究结果显示,如在肝癌切除术后大剂量应用 α 干扰素有降低术后复发率的作用。对于中晚期的肝癌患者,中药可以缓解症状、延长生存。此外,淋巴因子诱导的杀伤细胞——细胞因子诱导杀伤(cytokine-induced killer,CIK)细胞、肿瘤浸润淋巴细胞(tumor infiltrating lymphocyte,TIL)等过继细胞免疫治疗在肝癌切除术后应用,可降低术后的复发率。应掌握适应证应用。

(三)治疗后评估

1. 肿瘤情况 ①肝癌切除术后,通常需要在 1 个月行肿瘤标志物、超声等检查。对于复发高危的患者,如有大肝癌、有子灶或病理发现有血管侵犯,可在术后 1~2 个月给予辅助性的肝动脉栓塞化疗,能有效发现残留微小病灶并给予早期治疗。②TACE 后 1 个月复查 CT 平扫评估碘油沉积情况,或增强 MRI 或超声造影可评估肿瘤存活情况,决定后续治疗方案。③消融治疗后 1 个月复查增强 CT 或增强 MRI,评估消融彻底性,消融不全,或符合适应证的新发灶可重复消融。对于消融彻底的患者,应定期随访超声或 MRI,以便早期发现复发,及时治疗。④随访肿瘤标志物如甲胎蛋白或异常凝血酶原,如术后未降至正常,则提示有残留癌的可能。

2. 肝功能状态(Child-Pugh 评分)及其他 治疗后再次 Child-Pugh 评分,评估肝功能状态。TACE 及放疗后应随访血常规,观察骨髓抑制情况。随访 HBV DNA 和 HCV RNA,观察有无免疫抑制引起的病毒复制。

3. 全身情况和并发症评估 重新 ECOG 评分。

【预后】

由于肝癌大多合并有肝硬化,因此,肝癌患者的预后主要和肝癌的累及范围及基础疾病(肝硬化)有关。因此,我国的肝癌分期及 BCLC 分期将肝功能的状态作为分期的主要因素之一,对于肝功能为 Child-Pugh C 级的肝癌,即便是小肝癌,其预后也很差。

早期肝癌能够获得根治性治疗(肝移植、手术切除、局部消融)的机会,术后 5 年生存率在 40%~70%。肿瘤大小、肿瘤结节的数目、有无血管侵犯与手术后的复发率有显著关系。肝癌结节有血管侵犯,结节周围有子灶,或者多发癌结节的患者术后复发率高。

【预防】

预防 HBV 和 HCV 感染是防治肝癌最有效的措施。乙肝疫苗的计划免疫将会显著降低 HBV 相关的肝癌发病率。预防 HCV 的主要措施是切断传染途径,包括血源的管理、使用一次性注射器具、外科器械的彻底消毒等。有效的抗病毒治疗如干扰素及核苷类抗 HBV 药物可减少肝炎后肝硬化的发生,以及降低肝癌的发生率。

二、继发性肝癌

继发性肝癌指全身其他部位的恶性肿瘤,通过血液或淋巴系统转移至肝脏,或邻近器官肿瘤直接侵犯肝脏,在肝脏形成单发或多个病灶,以腹部内脏癌肿如结直肠癌、胃癌、胰腺癌、肾癌、卵巢癌多见;腹部外脏器如乳腺、肺、鼻咽等部位癌肿也可转移至肝脏。此外,胆囊(管)、胃、肾上腺与肝脏毗邻,癌症容易直接侵犯肝脏,形成浸润转移。

【临床表现】

大多数患者有原发癌肿引起的症状,而肝脏本身的症状并不明显。也有部分患者以肝区疼痛、上腹肿块,甚至黄疸、腹水等继发性肝癌的症状起病。少部分患者原发病灶来源不明。

【诊断】

多依据影像学表现诊断。继发性肝癌影像学表现为多发性结节,大多无肝硬化。典型表现为"牛眼征",即病灶周边有晕环,中央乏血供而呈低密度。血清肿瘤标志物有助于继发性肝癌诊断,甲胎蛋白(AFP)多为阴性,部分胃肠道癌、生殖腺癌肿肝转移可伴 AFP 升高。诊断关键在于明确原发病灶。大多数患者有原发癌肿的病史。首次发现继发性肝癌患者通过影像学和内镜检查多可以查明原发病灶;对原发灶不明者,可行 PET/CT 全身扫描检查,提供原发病灶线索。

大多数患者根据肝外原发性癌肿的病史结合肿瘤标志物、典型的影像学特征可作出诊断。诊断不明的患者,肝肿瘤组织病理活检及免疫组化结果,有助于发现原发癌肿的来源。

【治疗】

如仅为孤立的转移灶或者多发转移结节局限于肝脏一叶,原发癌灶又可切除者,可与原发性癌肿同期或二期手术切除。如原发灶切除后出现肝转移的患者,局部病灶符合切除条件,无其他部位转移,首选手术切除。继发性肝癌患者肝脏一般无基础疾病,可耐受较大范围肝切除。肝切除后剩余肝脏体积不足的患者,术前门静脉栓塞(portal vein embolization,PVE),使剩余肝叶代偿性增生,从而使原先无法耐受肝切除患者能接受手术切除,或者采用联合肝实质分割和门静脉分支结扎的分阶段肝切除术。手术无法切除的局限性肝转移灶(病灶直径<3cm,数目≤3),可行局部消融治疗。

手术无法切除,不能局部消融治疗的患者,根据患者情况及原发癌的病理性质,选用全身化疗、分子靶向治疗、经肝动脉介入治疗、放疗等治疗。部分患者肝转移灶经过"转化治疗",可再次切除。

【预后】

出现肝转移,提示原发病灶的扩散,预后不佳。但是随着医学技术的发展,尤其是外科技术进步、局部消融、新的化疗药物、靶向治疗、多学科诊治出现,继发性肝癌患者预后较以前已大为改善。

三、肝脏其他恶性肿瘤

原发于肝脏的其他组织类型恶性肿瘤还可见以下几种(WHO,2000):①上皮性肿瘤:胆管囊腺癌、肝母细胞瘤、肝鳞状细胞癌和肝鳞腺癌、未分化癌;②非上皮性肿瘤:肝上皮样血管内皮瘤、肝血管肉瘤、未分化肉瘤、肝横纹肌肉瘤、其他来源于间叶组织的恶性肿瘤;③杂类:肝癌肉瘤等;④造血和淋巴样肿瘤:肝淋巴瘤等。这些肿瘤虽然少见,但容易在临床诊断上混淆,造成误诊,病理是明确诊断的“金标准”。以下将探讨部分具有代表性的原发性肝脏恶性肿瘤。

(一)肝母细胞瘤 肝母细胞瘤(hepatoblastoma)是儿童最常见的肝脏恶性肿瘤,多见于5岁以下的儿童。常在3岁前发病确诊,男女之比为2.5∶1。肝母细胞瘤是胚胎源恶性肿瘤,主要有两种组织类型,即上皮型和混合型(上皮与间质混合型)。肝母细胞瘤诊断主要依据影像学,如CT或MRI。多数患儿血清甲胎蛋白升高,有利于诊断和判断预后。

肝母细胞瘤如病灶局限,手术切除可获得较好的疗效。不能切除的可给予系统化疗或肝动脉栓塞化疗。肝母细胞瘤多数对化疗敏感,常用药物如顺铂、5-氟尿嘧啶等。部分不能切除的肝母细胞瘤化疗后缩小转化为可手术切除。

(二)肝肉瘤 原发性肝肉瘤(primary sarcomas of the liver)很少见,好发于男性,多见于儿童和老年人。儿童发病可能与先天性或胚胎性结缔组织异常发育有关。约1/3的成人患者可并发肝硬化。病理类型以内皮细胞来源为多,其他尚有平滑肌肉瘤、脂肪肉瘤或淋巴瘤。

本病与血清甲胎蛋白阴性的原发性肝癌仅能从组织学检查上作出鉴别。临床症状有发热和腹部包块,病程发展急剧。

原发性肝肉瘤对化疗不敏感。如病灶局限,可能获根治者宜首选手术切除,可获满意的效果。如病灶直径在3cm以下,也可考虑行局部消融治疗。

1. 肝上皮样血管内皮瘤(epithelioid haemangioendothelioma,EHE) 是由上皮样或梭形细胞沿既有脉管生长或形成的恶性肿瘤。临床表现无特征性,约40%的病例是偶然发现的。EHE是缓慢生长的恶性肿瘤,预后明显好于血管肉瘤,手术切除或肝移植后可生存5~28年,部分EHE患者肝切除后行化疗或放疗后有一定治疗效果,但因肿瘤自身的病程长,不能确定各种治疗的确切效果。在未治疗的病例中,54%生存超过2年。

2. 肝血管肉瘤(hepatic angiosarcoma) 为一种高度恶性的肿瘤,起源于血管或淋巴管内皮细胞的恶性肿瘤。较少见。多为先天性,常见于婴儿,偶见于老年人。曾有报道认为此病与曾用造影剂二氧化钍(thorium dioxide)、雄性激素、避孕药或摄入砷有关。近来还认为与氯乙烯(vinyl chloride)有关。临床表现为腹痛、乏力、体重下降及腹部包块等。患者肝脏可迅速增大,并伴腹胀、腹痛、厌食和贫血,肝区可听到血管杂音。肿瘤破裂是常见的并发症,部分患者还可发生弥散性血管内凝血(DIC)。肿瘤破裂时有血腹。病理可见肝脏有大小不等充血的血窦,并衬有大小不等核深染的内皮细胞,腔内可见血栓形成,免疫组织化学显示血管内皮标志物CD34、CD31阳性。肝脏血管肉瘤预后差,多数患者在6个月内死亡。病灶局限者,可考虑手术切除。不能手术切除的患者,也可应用系统化疗或肝动脉栓塞化疗,但疗效不确定。

四、肝脏良性肿瘤

(一)肝血管瘤 大多数属海绵状血管瘤(cavernous hemangioma),是一种常见的肝脏良性肿瘤,可发生于任何年龄,女性较多。肿瘤见于肝脏任何部位。肿瘤表面呈暗红或紫色,外有包膜,切面海绵状。显微镜下血管瘤是一内壁为扁平内皮细胞的血管管道构成交通的空隙网,其中含红细胞,有时可见新鲜的机化血栓。肿瘤与周围组织分界清楚。

临床表现:多数无症状,常于腹部超声时偶然发现。较大的海绵状血管瘤(超过5cm)可能有腹部不适症状。肝血管瘤内可能反复血栓形成,造成肿瘤肿胀,牵拉胀痛。肿块软硬不一,有不同程度的可压缩感,少数呈坚硬结节感。海绵状血管瘤很少自发破裂。肝功能一般正常,过大的血管瘤罕见的综合征为消耗性凝血障碍、血小板减少及低纤维蛋白血症。多种影像学检查可助诊断,超声波显像呈典型的边缘清晰的回声增强区,可见管道通入。大血管瘤可见网状回声不均,有时见钙化。CT造影剂增强或延迟扫描呈先有肿瘤周边过度增强,逐渐向中心填充呈等密度的典型表现。MRI在SET_1加权像上,瘤灶示边界清楚的类圆形低信号区,T_2加权像上瘤灶信号显著增强且均匀升高,增强扫描呈现与增强CT类似的特征,即动脉期周边强化,静脉期持续强化并向中心填充。海绵状血管瘤大多可以通过增强CT或增强MRI诊断,但需要定期随访。诊断和鉴别诊断有困难者,可考虑剖腹探查,因为穿刺容易导致出血,不推荐针刺活检。

肝海绵状血管瘤多数不需要治疗。但需定期随访。体积较大有明显临床症状的血管瘤,特别是伴有消耗性凝血障碍者应手术切除,如病变广泛不能切除者可予肝动脉结扎术或栓塞治疗。

(二)肝腺瘤(adenoma of liver) 是极罕见的一种良性肿瘤,按细胞来源可区分为肝细胞性、胆管细胞性两种。胆管腺瘤(cholangioadenoma)又可分为管状腺瘤和囊腺瘤两种。后者少见,常为多房性。胆管腺瘤可以单个或多个。直径大小不等。外观可与正常肝组织的色泽相似,外有包膜,肉眼有时不易与肝癌区别。

肝细胞腺瘤(hepatocellular adenoma)是一种非常罕见的良性肿瘤,多见于中年女性,发病年龄多在20~39岁。发病机制不明,多数有长期口服避孕药史。但实验证明,性激素仅起促进作用。5%~10%系偶然发现,25%~35%有腹部包块,20%~

25%有慢性或轻度发作性腹痛，30%～40%为急腹痛。其中30%发生肿瘤内出血，70%发生腹腔内出血。腹腔内出血是最严重的并发症，须急诊手术处理。

肝细胞腺瘤多为孤立结节，肿瘤呈球形或向肝表面膨出，检出时肿瘤直径常为5～15cm，常有大血管横跨于肿瘤表面，少数可呈外生型。切面可见肿瘤与周围肝组织分界清楚。色泽黄褐色到棕色，常伴坏死出血区。显微镜下，腺瘤细胞似良性肝细胞排列呈片状或索状，无腺泡状结构，细胞大小一致，核规则无分裂象。

常用的影像学方法实时超声、CT、肝动脉造影等，均可有助于定位诊断。肝胆显像剂PMT（吡哆醛-5甲基色氨酸）行肝核素扫描，腺瘤区呈强阳性填充，有助于腺瘤诊断。确诊依靠病理组织学检查。

治疗：肝腺瘤可发生危及生命的破裂内出血故应及早手术切除。持续服用避孕药者停用口服避孕药多不再发展。巨大肝腺瘤、肝腺瘤癌变或发生破裂出血时均须外科手术处理。

（三）肝脏非寄生虫性囊肿（non parasitic cysts of liver） 据尸解和剖腹手术资料，发病率为0.14%～5.3%。先天性肝囊肿如孤立性肝囊肿、多囊肝；后天性如创伤性肝囊肿等。肝囊肿多见于女性，多在40岁以后发现。孤立性肝囊肿可为单个，也可多发。而多囊肝多伴有肾或其他脏器的多囊症，约50%伴有多囊肾。囊肿大小不等，增速缓慢。肝右叶囊肿多见。既可布满肝脏，也可局限于胆小管而表现为胆小管的分段扭曲及扩张。囊内液体成分随囊肿类型、大小及有无并发症而改变。多囊肝的囊液澄清，不含胆汁；若囊内出血则囊液呈棕红色；如并发感染，囊液可呈脓性。

临床表现与囊肿大小有关，主要为消化道症状如消化不良、食欲减退、右上腹痛。有时腹痛难忍，平卧后可减轻，继发感染后出现寒战和发热。巨大囊肿压迫胆总管或肝管可致黄疸，但少见。腹部触诊可扪到肿大肝脏或富有弹性的肿块，表面不平整。肝功能多正常。合并其他脏器囊肿者有相应症状，如多囊肾有肾功能不全和高血压。

诊断主要依靠影像学检查，如超声检查肝区可见多个液性暗区。如有多囊肾，肾区也可见液性暗区。CT示明显低密度区，造影剂无填充。肝囊肿需要和囊肿的癌变或囊腺癌鉴别，CT或MRI显示内部不规则的实质性改变，动脉相有增强，血清CEA或CA19-9升高。穿刺活检的阳性率不高，怀疑或不能排除癌变者可手术切除。

体积较小的肝囊肿无须治疗。对于巨大有压迫症状的肝囊肿，需行开窗术治疗。

（四）肝脏局灶性结节增生（hepatic focal nodular hyperplasia，hFNH） 是少见的肝脏良性肿瘤之一。常为单发，多见于青壮年，45岁以下占80%。多数患者无症状，85%患者无肝炎背景。影像学特征：彩超可以见特征性的粗大的中央血管，血流流速快，阻力系数低。CT动态扫描多数的患者呈现动脉早期增强；50%强化均匀，部分有中央星状瘢痕；75%静脉相等密度。MRI示多数的患者增强后早期明显强化；66.7%信号均一；诊断时绝大多数病灶小于5cm、无包膜，病灶中央见星状纤维瘢痕并向四周放射将病灶分成大小不等的结节。

FNH系良性病变，无恶变的倾向，也很少发生出血，可长期随访观察。FNH需要和HCC及肝腺瘤进行鉴别，鉴别依赖于影像学检查，必要时可做肝穿刺活检鉴别。

（五）炎性假瘤（inflammatory pseudotumor） 发生于任何年龄，患者一般情况好或症状轻微，无肝硬化史，AFP阴性。实时超声示质地均匀、低回声区，CT显示为质地不太均匀、边界清楚的低密度区。手术时肝质地柔软，肿瘤边界清晰，剖面平滑，黄色。病理为多种细胞组成的炎性肉芽肿。炎性假瘤发生癌变的可能性也需注意。

（六）肝硬化再生结节 肝硬化多伴有肝内再生结节。再生结节CT呈低密度区，增强亦无强化，如和肝细胞癌鉴别困难，MRI检查，多可作出鉴别诊断。值得注意的是，有报道肝再生结节长期随访发生癌变，因此需要密切随访。鉴别困难者，可行针刺活检明确诊断。

（七）肝间叶性错构瘤（hepatic mesenchymal hamartoma，HMH） 肝脏发育畸形所形成的肿瘤样肿物，婴幼儿多见。实时超声显示中央有回声增强的光带分隔，内伴有大小不等的囊性暗区或低回声区。应尽可能予以切除。

推荐阅读

1. BRAY F，FERLAY J，SOERJOMATARAM I，et al. Global cancer statistics 2018：GLOBOCAN estimates of incidence and mortality worldwide for 36 cancers in 185 countries[J]. CA Cancer J Clin，2018，68(6)：394-424.
2. CHEN W，ZHENG R，BAADE PD，et al. Cancer statistics in China，2015[J]. CA Cancer J Clin，2016，66(2)：115-132.
3. EL-KHOUEIRY A B，SANGRO B，YAU T，et al. Nivolumab in patients with advanced hepatocellular carcinoma (CheckMate 040)：an open-label，non-comparative，phase 1/2 dose escalation and expansion trial[J]. Lancet，2017，389(10088)：2492-2502.
4. ZHU A X，FINN R S，EDELINE J，et al. Pembrolizumab in patients with advanced hepatocellular carcinoma previously treated with sorafenib (KEYNOTE-224)：a non-randomised，open-label phase 2 trial[J]. Lancet Oncol，2018，19(7)：940-952.
5. FINN R S，QIN S，IKEDA M，et al. Atezolizumab plus bevacizumab in unresectable hepatocellular carcinoma[J]. N Engl J Med，2020，382(20)：1894-1905.

第九节　肝　衰　竭

李　蕾　张顺财

肝衰竭（liver failure）是多种因素引起的严重肝脏损害，导致其合成、解毒、排泄和生物转化等功能发生严重障碍或失代偿，出现以凝血功能障碍、黄疸、肝性脑病、腹水等为主要表现的一组临床症候群。我国2012年《肝衰竭诊疗指南》根据病理组织学特征和病情发展速度，将肝衰竭分为急性、亚急性、慢加急性、慢性四类。目前，我国以慢加急性肝衰竭为主，疾病进展快，病死率较高，应受到广泛关注。

【病因】

在我国，引起肝衰竭的首要病因是肝炎病毒（主要是乙型肝炎病毒），其次是药物及肝毒性物质（如乙醇、化学制剂等）。在欧美国家，药物是引起急性、亚急性肝衰竭的主要原因；酒精性肝损伤常引起慢性或慢加急性肝衰竭。儿童肝衰竭还可见于遗传代谢性疾病（表 15-8-9-1）。

表 15-8-9-1 肝衰竭的病因

病因	实例
肝炎病毒	甲型、乙型、丙型、丁型、戊型肝炎病毒
其他病毒	巨细胞病毒（CMV）、EB 病毒（EBV）、肠道病毒、疱疹病毒等
药物及肝毒性物质	对乙酰氨基酚、抗结核病药物（异烟肼、利福平、吡嗪酰胺等）、抗代谢药、抗肿瘤化疗药物、部分中草药（如土三七）、抗风湿病药物、乙醇、毒蕈等
细菌及寄生虫等病原体感染	严重或持续感染（如败血症、血吸虫病等）
妊娠急性脂肪肝	
自身免疫性肝病	
代谢异常	肝豆状核变性、遗传性糖代谢障碍等
缺血缺氧	休克、充血性心力衰竭等
肝移植、部分肝切除、肝脏肿瘤	
先天性胆道闭锁	
其他	胆汁淤积性肝病、创伤、辐射等

【病理】

目前，肝衰竭的病因、分类和分期与肝组织学改变的关联性尚未取得共识。以 HBV 感染所致肝衰竭为例，各类肝衰竭典型病理表现为：急性肝衰竭肝细胞呈一次性坏死，坏死面积≥肝实质的 2/3 为大块坏死；或亚大块坏死（1/3～2/3 肝实质），肝窦网状支架不塌陷或非完全塌陷。亚急性肝衰竭肝组织呈新旧不等的亚大块坏死或桥接坏死；较陈旧的坏死区网状纤维塌陷，或有胶原纤维沉积；残留肝细胞有程度不等的再生，并可见细、小胆管增生和胆汁淤积。慢加急性肝衰竭表现为在肝硬化/肝纤维化基础上沿中央静脉分布的亚大块肝实质坏死（坏死面积 15%～90%），但酒精性慢加急性肝衰竭以严重的炎症和肝细胞变性为特征；此外严重的胆汁淤积、卵圆细胞来源的肝再生及病理上表现的脓毒血症均是所有慢加急性肝衰竭病理共有的特征。而慢性肝衰竭主要为弥漫性肝脏纤维化及异常结节形成，可伴有分布不均的肝细胞坏死。

【发病机制】

肝衰竭的发病机制十分复杂，受多种因素影响，具体机制目前尚未完全明确，主要包括以下两个方面。

（一）各种因素对肝细胞的直接损伤 各型肝炎病毒都可引起肝衰竭，这些病毒的致病性与其数量、毒力及其变异有关。大量临床研究发现肝炎病毒感染，特别是肝炎病毒的重叠感染或混合感染和变异株的感染与肝衰竭的发生密切相关。

（二）免疫损伤机制 促炎细胞因子促进组织破坏，在急性肝衰竭早期占主导地位。细胞因子参与肝衰竭的发生机制主要包括以下两种：参与肝衰竭、肝细胞坏死发生过程；参与构成抑制肝细胞再生的细胞外环境，导致肝衰竭时肝细胞再生障碍。

【肝衰竭分类与诊断】

（一）分类 肝衰竭分为四类：急性肝衰竭（acute liver failure，ALF）、亚急性肝衰竭（subacute liver failure，SALF）、慢加急性肝衰竭（acute-on-chronic liver failure，ACLF）和慢性肝衰竭（chronic liver failure，CLF）。

（二）临床诊断

1. 急性肝衰竭 急性起病，2 周内出现Ⅱ级以上肝性脑病并有以下表现者：①极度乏力，有明显厌食、腹胀、恶心、呕吐等严重消化道症状；②短期内黄疸进行性加深；③出血倾向明显，血浆凝血酶原活动度（prothrombin activity，PTA）≤40%或国际标准化比值（INR）≥1.5，且排除其他原因；④肝脏进行性缩小。

2. 亚急性肝衰竭 起病较急，2～26 周出现以下表现者：①极度乏力，有明显的消化道症状；②黄疸迅速加深，血清总胆红素大于正常值上限 10 倍或每日上升≥17.1μmol/L；③伴或不伴有肝性脑病；④出血倾向明显，PTA≤40%或 INR≥1.5，并排除其他原因者。

3. 慢加急性肝衰竭 东、西方在诊断上存在差异。西方以酒精性（西方型）为主，因此几乎所有的西方型 ACLF 均发生在肝硬化基础上。而东方型 ACLF 以 HBV 为代表，可以发生在肝硬化或非肝硬化基础上。

西方型 ACLF 的诊断标准按照慢性肝衰竭联盟器官衰竭评分（Chronic Liver Failure Consortium Organ Failure scores），即 CLIF-OFs 标准（表 15-8-9-2），以多器官衰竭的数量作为评判依据。

表 15-8-9-2 CLIF-OFs 评分

器官/系统	检测项目	1 分	2 分	3 分
肝脏	TB/(μmol·L^{-1})	<102.6	102.6~<205.2	≥205.2
肾脏	CR/(μmol·L^{-1})	<176.8	176.8~<309.4	≥309.4 或肾脏透析
神经	HE 分级	0	Ⅰ~Ⅱ	Ⅲ~Ⅳ
凝血	INR	<2.0	2.0~<2.5	≥2.5
循环	平均动脉压/mmHg	≥70	<70	使用升压药
呼吸	SpO_2、FiO_2	>357	215~357	≤214

上述六大器官中出现以下任何一种情况均诊断为 ACLF：①单独肾衰竭；②一个器官衰竭合并肾或神经系统损伤；③两个或以上器官衰竭。其中达到肾衰竭的评分为 2 分，其余五个器官衰竭需达到 3 分。

东方型 ACLF 诊断根据亚太肝病协会共识意见来进行诊断：

在慢性肝病基础上，短期内发生急性或亚急性肝功能失代偿的临床症候群，表现为：①极度乏力，有明显的消化道症状；②黄疸迅速加深，血清总胆红素大于正常值上限 10 倍或每日上升≥17.1μmol/L；③出血倾向明显，PTA≤40%或 INR≥1.5，并排除其他原因者；④失代偿性腹水；⑤伴或不伴有肝性脑病。

通过比较东西方定义和诊断标准，可以看出主要差异如下：①包含的器官不同。东方诊断标准侧重于肝衰竭的表现，而西方诊断标准强调多器官功能衰竭。②肝衰竭的诊断标准不同。东方诊断标准侧重于早期，INR≥1.5，有或无肝性脑病，而西方对凝血和神经系统衰竭的诊断标准分别是 INR≥2.5，肝性脑病Ⅲ/Ⅳ期，侧重于病情的晚期。

4. 慢性肝衰竭　在肝硬化基础上，肝功能进行性减退和失代偿：①血清总胆红素明显升高；②白蛋白明显降低；③出血倾向明显，PTA≤40%或 INR≥1.5，并排除其他原因者；④有腹水或门静脉高压等表现；⑤肝性脑病。

（三）分期　根据临床表现的严重程度，亚急性肝衰竭和慢加急性肝衰竭可分为早期、中期和晚期。

1. 早期　①极度乏力，并有明显厌食、呕吐和腹胀等严重消化道症状；②黄疸进行性加深（血清总胆红素≥171μmol/L或每日上升≥17.1μmol/L）；③有出血倾向，30%<PTA≤40%（或 1.5<INR≤1.9）；④未出现肝性脑病或其他并发症。

2. 中期　在肝衰竭早期表现基础上，病情进一步发展，出现以下两条之一者：①出现Ⅱ级以下肝性脑病和/或明显腹水、感染；②出血倾向明显（出血点或瘀斑），20%<PTA≤30%（或 1.9<INR≤2.6）。

3. 晚期　在肝衰竭中期表现基础上，病情进一步加重，有严重出血倾向（注射部位瘀斑等），PTA≤20%（或 INR≥2.6），并出现以下四条之一者：肝肾综合征、上消化道大出血、严重感染、Ⅱ级以上肝性脑病。

（四）肝衰竭诊断书写格式　肝衰竭不是一个独立的临床疾病，而是一种功能性诊断。在临床实际应用中，完整的诊断应包括病因、临床类型及分期。例如：病毒性肝炎，慢性，乙型，慢加急性肝衰竭（早期）。

【实验室检查】

1. 血清胆红素测定　常呈进行性增高，多超过 171μmol/L，可达 800μmol/L 以上。

2. 血清转氨酶　血清谷丙转氨酶（ALT）及谷草转氨酶（AST）常明显升高，尤以后者升高更明显。AST/ALT 比值对估计预后有意义，存活者比值介于 0.31~0.63，死亡者多在 1.20~2.26。肝衰竭时，由于肝细胞大量坏死，ALT 及 AST 活性反而迅速下降。与此形成对比的是，血清胆红素显著升高，此现象称为“胆酶分离”现象，对肝衰竭的诊断及预后有重要意义。

3. 血清胆固醇与胆固醇脂　胆固醇与胆固醇脂主要在肝细胞内合成，合成过程需多次酶促反应。正常血清胆固醇浓度为 2.83~6.00mmol/L，如低于 2.6mmol/L 则提示预后不良，ALF 时胆固醇脂也常明显下降。

4. 血清胆碱酯酶活力　胆碱酯酶有两种，即乙酰胆碱酯酶和丁酰胆碱酯酶。后者在肝细胞内合成，肝衰竭时此酶活力常明显下降。

5. 血清白蛋白　最初可在正常范围内，如白蛋白逐渐下降则预后不良。但这种变化的敏感度不高，主要因白蛋白的半衰期可达 3 周，其合成明显降低需 2~3 周才逐渐显现。

6. 凝血功能检查

（1）凝血酶原时间（PT）：凝血因子Ⅰ、Ⅱ、Ⅴ、Ⅶ、Ⅹ中任何一种缺乏均可致 PT 延长。PT 的表示方法有三种：①PT 延长的秒数，比对照值延长 3 秒为异常；②INR，>1.2 为异常；③PTA，由 PT 计算而来。PT 测定是目前最常用的评估肝细胞功能指标之一，但需排除因维生素 K 缺乏所致的 PT 延长。

（2）活化部分凝血活酶时间（APTT）：参与内源性凝血系统的任何因子缺乏时均可致 APTT 延长。APTT 延长首先提示因子Ⅷ、Ⅸ、Ⅺ、Ⅻ缺乏，但也提示Ⅰ、Ⅱ、Ⅴ、Ⅹ因子缺乏。肝衰竭时 APTT 延长较为常见。

（3）纤维蛋白原定量：由于肝细胞合成能力降低及并发 DIC 等原因，可出现血浆纤维蛋白原含量降低。

（4）凝血因子测定：Ⅱ、Ⅴ、Ⅶ、Ⅸ、Ⅹ等因子明显减少。

7. 其他检查　肝炎病毒标志物包括甲、乙、丙、戊及其他病毒抗体的检查有助于病因的诊断。血氨、血浆氨基酸测定有助于肝性脑病的诊断及处理。细菌学检查及鲎试验有利于确定感染的存在。电解质检查对监测患者病情极为重要。

8. 其他脏器功能衰竭指标　见表 15-8-9-2。

【肝衰竭的治疗】

（一）病因治疗　所有的肝衰竭患者应明确病因，并给予必要的病因特异性治疗，包括发病原因及诱因。针对单一病因 ALF 的特异治疗手段很少，例如以 N-乙酰半胱氨酸（NAC）治疗对乙酰氨基酚（APAP）过量引起的 ALF，立即分娩以治疗妊娠相关的 ALF。对 HBV DNA 阳性的肝衰竭患者，不论其检测出的 HBV DNA 滴度高低，建议立即使用核苷（酸）类药物抗病毒治疗。

（二）内科综合治疗

1. 支持治疗

（1）卧床休息。

（2）加强病情监测，应加强多学科协作综合治疗，并进行凝血功能、血氨及血液生物化学指标的监测，床边 B 超监测肝脏大小及腹水变化。

（3）推荐肠道内营养，供给足够热量，饮食以高碳水化合物、低动物蛋白、低脂肪为宜。每日总热量成人应在 5～6.7kJ（1 200～1 600kcal）。进液量应控制在 2 000ml 左右，并补充足量的维生素 B、C、K 等。临床上多给予 10%～20% 葡萄糖，同时配给支链氨基酸。

（4）积极纠正低蛋白血症，补充白蛋白或新鲜血浆，并酌情补充凝血因子。

（5）纠正电解质、酸碱平衡：定期随访血气及电解质检查，及时发现，及时纠正。

（6）保持室内空气流动，注意消毒隔离，加强口腔护理及肠道管理，预防医院内感染发生。

2. 其他治疗

（1）免疫调节治疗：目前对于肾上腺皮质激素在肝衰竭治疗中的应用尚存在不同意见。非病毒感染性肝衰竭，如自身免疫性肝病及急性乙醇中毒（严重酒精性肝炎）等是其适应证。其他原因所致的肝衰竭早期，若病情发展迅速且无严重感染、出血等并发症者，可酌情使用并及早停药。后期为调节肝衰竭患者机体的免疫功能、减少感染等并发症，可酌情使用胸腺素 α_1 等免疫调节剂。

（2）促进肝细胞再生：疗效不肯定，但可试用以下一些药物。①肝细胞生长因子及肝细胞刺激物质，有促进 DNA 合成，促进肝细胞再生，抑制肿瘤坏死因子，增加库普弗细胞功能，增加肝细胞对氨基酸的摄取，增加 ATP 酶活性等作用；②前列腺 E_1，能改善组织灌流，但对已有出血的患者不能应用；③生长激素可增加肝细胞再生能力，提高巨噬细胞的吞噬功能，增加肠黏膜屏障功能，可考虑使用。

（3）微生态调节治疗：可应用肠道微生态调节剂、乳果糖等，减少肠道细菌易位或降低内毒素血症及肝性脑病发生。

3. 并发症防治

（1）脑水肿治疗：25%～35% 的Ⅲ期肝性脑病患者和约 75% 的Ⅳ期肝性脑病患者存在脑水肿，其后果包括颅内压增高、脑缺血和缺氧及脑干疝，这些是 ALF 患者死亡的最常见原因。肝移植是脑水肿唯一的确定性治疗，但未控制的颅内压升高是肝移植的禁忌证。

对于颅内压升高的患者，治疗目标是将颅内压降至 20mmHg 以下并将大脑灌注压维持在高于 60mmHg 的水平。降低颅内压的方法包括给予高渗药物（如甘露醇）和过度通气，但使用这些方法的获益通常短暂。静脉快速给予甘露醇（0.5～1.0g/kg）通常是颅内压升高患者的一线治疗。如果其他治疗重度颅内压升高的方法无效，则应采用戊巴比妥或硫喷妥诱导巴比妥昏迷。可单次静脉快速给予 3～5mg/kg 戊巴比妥。巴比妥类药物能降低颅内压，但也可能导致体循环低血压而降低脑灌注压，应予注意。由于 ALF 时巴比妥类药物的清除率明显降低，所以较长时间内将不可能进行神经系统评估。

试验性疗法包括诱导低体温及吲哚美辛（25mg 静脉注射 1 分钟），可考虑在标准治疗无效的颅内压升高患者中使用。

肾上腺皮质激素不推荐用于控制 ALF 患者的颅内高压。

（2）肝性脑病的治疗：详见本章第一节“肝硬化及其并发症”。

（3）抗感染治疗：应行定期监测培养，以早期发现潜在的细菌或真菌感染，以便根据培养结果尽早采取适当治疗措施。

（4）肾功能不全处理：密切注意肝衰竭患者的液体复苏及血管内血容量的维持。伴急性肾衰竭患者如需要透析支持，建议采用持续性而不是间歇性血液透析。

（5）出血的防治：只有在出血和进行侵入性操作前才推荐对血小板减少症和凝血时间延长者进行补充治疗。ALF 患者应接受 H_2 受体拮抗剂或质子泵抑制剂治疗，以预防因为应激性溃疡导致的酸相关性胃肠道出血。

（三）人工肝支持系统　人工肝是指通过体外的机械、物理化学或生物装置，清除各种有害物质，补充必需物质，改善内环境，暂时替代衰竭肝脏部分功能的治疗方法，能为肝细胞再生及肝功能恢复创造条件或等待机会进行肝移植。人工肝支持系统分为非生物型、生物型和组合型三种。非生物型人工肝已在临床广泛应用并被证明确有一定疗效。生物型及组合型人工肝不仅具有解毒功能，还具备部分合成和代谢功能，是人工肝发展的方向，现正处于临床研究阶段。

（四）肝细胞和干细胞移植　利用动物或人肝细胞经微载体、球形体、微囊凝胶滴等植入系统植入人的腹腔或脾脏，以取代人的肝脏功能，目前尚未广泛应用于临床。近期已有报道脐带间充质干细胞治疗能够显著提高早中期肝衰竭患者的生存率，自体骨髓间充质干细胞移植能够显著提高 ACLF 患者的近期生存率。

（五）原位肝移植　肝移植是目前治疗肝衰竭的有效手段，中长期（5 年）生存率可达到 70%。应掌握时机，具体应用指征见本章第十一节“原位肝移植的内科问题”。

【预后】

肝衰竭尚缺乏敏感、可靠的临床评估指标或体系。多因素预后评价模型如序贯器官衰竭评估（sequential organ failure assessment，SOFA）、终末期肝病模型（MELD 评分）、Child-Pugh 评分等，以及单因素指标如凝血酶原时间、Ⅴ因子、INR、肾功能、胆红素水平、血钠、动脉血 pH 等对肝衰竭预后评估有一定价值，可在临床上参考使用。

推荐阅读

1. GUSTOT T，FERNANDEZ J，GARCIA E，et al. Clinical Course of acute-on-chronic liver failure syndrome and effects on prognosis［J］. Hepatology，2015，62（1）：243-252.
2. 中华医学会感染病学分会肝衰竭及人工肝学组，中华医学会肝病学分会重型肝病与人工肝学组. 肝衰竭诊治指南［J］. 临床肝胆病杂志，2019，35（1）：38-44.
3. BERNAL W，JALAN R，QUAGLIA A. Acute-on-chronic liver failure［J］. Lancet，2015，386（10003）：1576-1587.
4. NANCHAL R，SUBRAMANIAN R，KARVELLAS C，et al. Guidelines for the management of adult acute and acute-on-chronic liver failure in the ICU：cardiovascular，endocrine，hematologic，pulmonary and renal considerations：executive summary［J］. Crit Care Med，2020，48（3）：415-419.

第十节　肝脏遗传性疾病

孙　旭　刘厚钰

一、肝豆状核变性

肝豆状核变性（hepatolenticular degeneration），又称为 Wilson 病（Wilson disease，WD）是以铜代谢障碍为特征的常染色体隐性遗传病。由于基因 *ATP7B* 突变，导致其编码的转运铜的 ATP 酶功能减弱或者消失，血清铜蓝蛋白（ceruloplasmin，CP）合成减少和胆道排铜障碍，铜离子在肝、脑（尤其是基底节）、肾、角膜等沉积，表现为肝硬化、锥体外系症状、肾功能损害、角膜 K-F 环等。

【临床表现】

（一）发病情况　本病绝大多数在 5~25 岁发病，10~25 岁发病者占 85%，最迟可在 40~50 岁时才发病，5 岁前与 50 岁后几乎不发病。男女之比为（2~5）：1。起病一般较隐袭，呈慢性进行性。本病的临床表现差异较大，可出现各系统的复合表现。各系统症状出现的先后可相距数年，不同年龄组发病时临床表现不同。在儿童期以肝脏受累为主，随着年龄的增长，神经精神症状则越来越明显。

（二）肝脏症状　肝脏病变常早于中枢神经系统损害，约半数患者在锥体外系症状出现前曾有黄疸或肝大。临床上肝脏损害症状表现形式多样，多为隐匿发病，表现为疲乏、食欲缺乏、恶心、呕吐等。少数患者可出现大块性肝坏死，进行性黄疸、腹水和肝衰竭等急性重型肝炎的表现。10%~30%的患者表现为慢性活动性肝炎，临床和病理与其他类型的慢性活动性肝炎无法区别，临床上有黄疸、转氨酶增高和高 γ 球蛋白血症，症状时好时坏，迁延不愈，逐渐发展成肝硬化。晚期患者均可有肝脾大、腹水、水肿、上消化道出血或肝性脑病等表现。

（三）神经精神系统症状　详见第二十三篇神经系统疾病第六章第一节“少动-强直综合征”。

（四）角膜色素环（K-F 环）　见于 90%以上的患者，是诊断本病的重要体征之一，在神经症状出现前几年已存在，是早期发现无症状型患者的重要依据。此外，K-F 环还可见于长期胆汁淤积伴有铜沉积的患者，色素环经驱铜治疗后色素变淡或消失，可作为判断疗效的指标之一。

（五）溶血性贫血　由于铜对红细胞膜的破坏所致，与大量的肝铜释放到血液循环中有关。可以发生于急性肝衰竭时。

【诊断】

诊断主要依据：①遗传病史；②临床表现；③辅助检查；④血铜和血清铜蓝蛋白降低；⑤尿铜增加；⑥青霉胺排铜试验阳性；⑦放射性铜负荷试验；⑧眼裂隙灯检查显示 K-F 环阳性；⑨脑 CT 扫描显示脑室扩大或脑实质软化灶；⑩基因诊断，用于早期诊断，尤其是确定症状前病例。临床上凡是原因不明的肝功能异常患者，甚至已经有肝硬化及其并发症，应该询问家族史，并检查血铜和血清铜蓝蛋白、K-F 环，如有异常，测定 24 小时尿铜，必要时做青霉胺排铜试验，以排除此病。

【治疗】

（一）低铜饮食　每日食物中含铜量不应>1mg，不宜进食动物内脏、鱼虾海鲜、巧克力和坚果等含铜量高的食物。避免使用铜器烹饪储备。

（二）驱铜治疗　促进体内铜排泄及减少铜吸收，建立体内铜代谢负平衡。常用药物为 D-青霉胺及锌制剂（详见第二十三篇神经系统疾病第六章第一节“少动-强直综合征”），二巯基丙醇、二巯丁二酸、二巯丙磺酸钠、依地酸二钠钙等。

（三）肝移植　本病发生急性肝衰竭或者发生肝硬化并发症均是肝移植指征。

二、α_1-抗胰蛋白酶缺乏性肝病

α_1-抗胰蛋白酶缺乏性肝病（alpha-1 antitrypsin deficiency，α_1-ATD）为常染色体显性遗传病，基因定位于 14q32.1，正常为纯合子 *PiMM* 基因，变异时成纯合子 *PiZZ* 基因或杂合子 *PiMS*、*PiMZ*、*PiSZ* 基因，在肝内产生病理性 α_1-AT，无抑制胰蛋白酶和其他蛋白酶作用，现已知有 76 种等位基因变异。病理性 α_1-AT 分子量小，溶解度低，肝无法排泌到血中，大量积聚在肝中造成肝细胞营养障碍，炎症破坏，可发展为肝硬化和肝癌。*PiZZ* 基因型造成肝损伤较严重，*PiMS*、*PiMZ*、*PiSZ* 基因型损害较轻。病理表现为小结节性肝硬化，HE 染色见大小不等球形红色嗜酸性小体，过碘酸希夫染色（PAS 染色）阳性，称为 PAS 小体。

【临床表现】

任何年龄男女均可发病，临床表现多样。新生儿黄疸，肝损伤，15%~20%有肝大，*PiZZ* 基因型 2%有肝硬化。儿童、成人表现为慢性活动性肝炎，肝硬化发病率为 10%，男性多于女性，肝癌的发病率明显高于正常。70%~80%的患者伴有肺气肿。结直肠癌风险为正常人的 3 倍。

【诊断】

1. 原因不明的肝硬化需怀疑。

2. 血 α_1-AT 明显减少或缺乏，血清球蛋白减少。

3. 肝穿刺活检发现 PAS 包涵体。

4. 家族史。

5. 孕期羊膜穿刺或绒毛活检检出 ZZ 基因型。

6. *Pi* 基因表型分析。

【治疗】

（一）肝移植 对于失代偿期肝硬化肝衰竭期或肝癌患者应考虑肝移植。

（二）促进 α_1-AT 分解 通过基因治疗、基因修复、干细胞移植等方法，来加速肝细胞内病理性 α_1-AT 的蛋白分解。上述方法大多处于研究阶段，虽然应用于临床还需假以时日，但是为治疗该病提供了新的可能。

三、肝囊性纤维化

肝囊性纤维化（cystic fibrosis，CF）为常染色体隐性遗传性疾病，因调节胆汁转运的囊性纤维化跨膜转导调节子（*CFTR*）基因变异所致。可形成胆汁性肝硬化，表现为肝大、碱性磷酸酶增高、黄疸、腹水等门静脉高压症状。

四、遗传性血色病

遗传性血色病（hereditary hemochromatosis，HH）是先天性铁代谢障碍导致体内铁存积过多而引起肝硬化、心肌病、糖尿病、性腺功能减退、皮肤色素沉着、关节炎等多系统表现的遗传性疾病。定位于 6p21.3 的 *HFE* 基因变异引起饮食中的铁吸收大量增加，称为原发性铁过载。原发性铁过载时，大量铁沉积在肝、胰、心、关节和皮肤等。肝内铁沉积可超过正常 10 倍，使肝内强氧化剂形成过多，造成细胞膜、脂质、蛋白质和核酸损伤，也增加癌变可能。*HFE* C282Y 纯合子变异可引起肝损伤，杂合子变异可有铁过载但无肝损伤。

【临床表现】

新生儿起即有铁过载，但损伤进展较慢。通常 40~50 岁出现临床症状。75%以上有肝病表现，表现为纤维化至肝硬化至癌变。*HFE* 纯合子变异 1/3 可癌变。女性发病晚于或轻于男性，因为女性月经可引起铁丢失，男女发病之比为 10∶1。如果患者出现难以解释的肝大、皮肤色素沉着、特发性心肌病、关节炎、糖尿病和/或性欲减退，则应考虑遗传性血色病。16%~58%的患者有腹痛表现。

【诊断】

具有以下三点即可诊断：①血清转铁蛋白饱和度大于45%；②血清铁大于正常 2 倍；③肝穿刺活检肝组织铁大于1.9mmol/g；④基因检测 HFE 突变。

【治疗】

（一）铁螯合剂排铁 去铁胺，1 分子可络合 3 个铁离子。

（二）控制铁摄入，放血排铁 有证据表明，在肝硬化或糖尿病发生前进行放血疗法可显著降低遗传性血色病的发病率和死亡率。因此，对高危人群进行早期诊断和及时处理非常必要。初始治疗：只要能耐受，每周放血 1~2 次，每次 1 个单位（根据血细胞比容，大约相当于 250mg 铁）。放血后血细胞比容应下降 10%或低于初始值的 20%。维持治疗：治疗初始阶段每进行 10~12 次放血治疗后检测血清铁蛋白水平，血清铁蛋白 <50ng/ml，则停止常规放血，改为维持放血，频率宜个体化，使血清铁蛋白水平保持在 25~50ng/ml，低于 25ng/ml 表明铁缺乏，应暂停放血治疗，避免出现缺铁性贫血。

（三）抗氧化治疗 如维生素 E、维生素 C。

（四）受累器官并发症的相应治疗 如肝损伤、糖尿病、关节炎、心肌病等的治疗。

五、遗传性果糖不耐受症

遗传性果糖不耐受症（hereditary fructose intolerance，HFI）为常染色体隐性遗传性疾病。肝内果糖-1-磷酸醛缩酶缺乏导致果糖和果糖-1-磷酸在肝内结聚，造成肝脏炎症及纤维化、肝硬化等表现。

【临床表现】

1. 婴儿期即发病，进果糖或蔗糖后恶心、呕吐、腹痛、低血糖，甚至昏迷，抽搐，意识障碍。发病率为（0.3~0.4）/10 万。

2. 可有肝大，脾大，黄疸，腹水等。

3. 可有低血磷，高尿酸血症等。

【诊断】

肝活检组织果糖-1-磷酸醛缩酶活性缺乏。

【治疗】

患者饮食中要完全去除蔗糖、果糖和山梨糖醇。由于这些糖类经常作为添加剂，甚至大部分药物也存在，可能很难做到完全去除。开始治疗后，患者肝肾功能好转，智力发育一般不受影响。进入成年期，即使患者摄入了果糖，症状也较轻微。

六、其　他

其他肝脏相关的遗传性疾病还有肝糖原贮积病（glycogen storage disease，GSD）（见第十九篇第八章）、半乳糖血症（galactosemia）（见第十九篇第十六章）、遗传性果糖不耐受症（hereditary fructose intolerance）（见第十九篇第十五章），以上疾病均可引起肝大、肝硬化，因此对肝硬化进行鉴别诊断时应加以考虑。

推荐阅读

ROBERTS E A. Update on the diagnosis and management of Wilson disease [J]. Curr Gastroenterol Rep，2018，20（12）：56.

第十一节　原位肝移植的内科问题

王吉耀　涂传涛

肝移植(liver transplantation,LT)是目前治疗各种病因所致的急性肝衰竭、肝细胞肝癌(HCC)和终末期肝病的标准方案之一。肝移植术后1年、5年和10年生存率分别为96%、85%和71%。患者不仅可长期生存且生活质量得以显著提高,甚至包括生殖能力的恢复。

选择适当的肝移植受者和移植时机是肝移植成功的必要条件,而对于术后并发症及原发病复发的监测与有效防治是提高患者长期生存率的重要保证。

一、肝移植受者的选择与评估

【适应证与时机】

(一)终末期肝病　对各种病因所致的终末期肝硬化登记移植的指征:①肝硬化 Child-Pugh C 级或者终末期肝病模型(MELD 评分)>20(扩展阅读 15-8-11-1)。②肝硬化的并发症,包括难治性的曲张静脉破裂出血,发生过自发性腹膜炎,反复出现肝性脑病,顽固性腹水,肝肺综合征或肝肺动脉高压或者内科治疗无效的顽固性瘙痒等。

扩展阅读15-8-11-1

扩展阅读 15-8-11-1　MELD 积分计算公式

(二)急性肝衰竭　伦敦国王学院标准:PT>100 秒或 INR>6.5,或者满足以下任何三条者需要做急诊肝移植:①年龄<10岁或>40岁;②不利的病因(药物中毒或血清反应阴性的肝炎);③PT>50 秒或 INR>3.5;④黄疸出现到发生脑病时间>7天;⑤血清胆红素>300molμ/L(17.5mg/dl)。伴有全身真菌感染或重症胰腺炎或对治疗有反应者除外。

(三)肝细胞肝癌(HCC)　目前肝移植是合并严重肝硬化的早期 HCC 患者的最佳治疗手段。国际上多采用米兰标准:单发肿瘤直径≤5cm,或多发肿瘤不超过3个且最大病灶直径≤3cm,不伴有血管及淋巴结累及。另外有一些放宽的标准包括 UCSF 标准、"复旦标准"和"杭州标准"等。

【禁忌证】

(一)感染　除肝脏、胆道以外的严重的全身感染或未控制的败血症,包括活动性肺结核和艾滋病。

(二)恶性肿瘤　2年内肝外恶性肿瘤史、HCC 伴血管侵犯或肝外转移。

(三)神经心理疾病　肝移植不能治疗的严重精神障碍或不能控制的精神变态。

(四)重要器官功能衰竭　心、脑、肺、肾等重要器官功能衰竭不能耐受手术者。

(五)吸毒、酗酒　不能依从术后免疫抑制剂治疗方案;对肝移植无充分理解者。

【移植前的处理】

为了减少患者等待肝移植时的死亡率,应及时处理肝硬化及其威胁生命的并发症。

(一)乙型肝炎或丙型肝炎　HBV 患者首选恩替卡韦或替诺福韦酯,若患者肌酐清除率<50ml/min 应调节药物剂量。HCV 患者首选直接抗病毒药物(DDAs)。目的在于改善肝功能和降低术后病毒性肝炎的复发率。

(二)经颈静脉肝内门体分流(TIPS)　顽固性腹水及食管胃底曲张静脉反复出血者应行 TIPS 以改善症状、减少术中失血,并可缩短手术时间,改善预后。

(三)急性肝衰竭　可在支持治疗的同时,短期人工肝处理。

(四)HCC　必要时可以先行局部治疗,如经肝动脉栓塞化疗、射频消融等。

(五)静脉内高营养　改善患者营养不良状态,改善移植的预后。

(六)其他　酒精性肝病患者必须戒酒半年以上;非酒精性脂肪性肝病患者如有肥胖、高血压、糖尿病及血脂紊乱必须进行评估并予以控制或纠正。

二、肝移植术后并发症及处理

【术后近期并发症】

(一)感染　感染是肝移植术后最常见的并发症和主要死亡原因。

1. 细菌感染　细菌感染最为常见,多发生于术后1个月内,可表现为手术部位感染、肝脓肿、胆道感染、肺炎、尿路感染、全身性菌血症及败血症。发生率为6%~30%,病死率为5%~40%。最常见的细菌是大肠埃希菌、变形杆菌、肠球菌、肺炎球菌和金黄色葡萄球菌等,但多半为混合感染。只要肝移植患者表现出感染的任何征兆(如明显的发热)及败血症的迹象,或者出现部位明确的感染,在获取血或其他相关组织样本后应立即开始经验性抗生素治疗。常用的药物是第三代和第四代头孢菌素,哌拉西林-三唑巴坦及喹诺酮类药物。败血症患者和在耐甲氧西林金黄色葡萄球菌(MRSA)、超广谱β-内酰胺酶(ESLBs)革兰氏阴性杆菌感染高发的移植中心,可使用糖肽类药物(万古霉素或替考拉宁)及碳青霉烯类药物(亚胺培南、美罗培南或厄他培南)。一旦鉴定出致病菌应行药敏试验,并根据药敏结果及时调整治疗方案。

肺炎易发生于移植后早期及机械通气的患者,应及时采用侵入性诊断方法,如通过纤维支气管镜行支气管肺泡灌洗或肺活检。适度止痛、加强通气可预防肺部感染;有大量胸腔积液时应及时穿刺放液。如患者伴有 ALP、γ-GT、胆红素升高,应行B型超声检查明确有无胆道梗阻,必要时行 ERCP。建议患者在接受 ERCP 时预防性应用广谱抗菌作用的抗生素,如哌拉西林-三唑巴坦和碳青霉烯类,尽量采用胆道球囊扩张,减少支架的放置。

2. 真菌感染 发生率为 7%~42%，是死亡的重要病因。其中念珠菌和曲霉菌是最常见的病原体。氟康唑、伊曲康唑和脂质体两性霉素 B，单独或联合应用 5 天到 10 周的预防方案对于降低真菌感染的发病率（*RR* 0.7）和死亡率（*RR* 0.72）是有益的。侵袭性念珠菌感染应采用氟康唑或伊曲康唑治疗。侵袭性曲霉菌病的治疗可单独或联合应用两性霉素 B、伏立康唑或卡泊芬净。

3. 病毒感染 巨细胞病毒（CMV）感染发生率达 30%~65%，多发生在移植后 3~8 周。临床表现为发热、乏力、关节痛、白细胞减少，严重者伴肝炎症状及转氨酶升高和恶心呕吐、腹泻及消化道出血，有时无转氨酶升高而发生胆汁淤积。血清抗原检测或 PCR 技术检测 CMV DNA，组织学检查可及时作出诊断。更昔洛韦 5mg/kg，每 12 小时 1 次，静脉滴注 14~21 天，直到 CMV DNA 阴性 2 周（每周检测 1 次），接着口服泛昔洛韦共 3 个月。应同时减少免疫抑制剂用量。供体血清 CMV 阳性而受体阴性者，术后推荐口服更昔洛韦或缬更昔洛韦预防 CMV 感染。术后早期加入哺乳动物雷帕霉素靶蛋白（mTOR）抑制剂依维莫司（免疫抑制剂）可减少 CMV 的感染。

其他的病毒感染常见的有单纯疱疹病毒（发生率最高达 40%）和 EB 病毒（EBV）。肝移植前 EBV 血清阳性患者，随着术后免疫抑制剂的逐渐增加，其发生移植后淋巴细胞增生性疾病（post-transplant lymphoproliferative disorder，PTLD）的风险较高。一般采用阿昔洛韦和泛昔洛韦进行治疗和预防。

4. 卡氏肺孢子虫感染 卡氏肺孢子虫肺炎多发生在术后 3~6 个月，临床表现为干咳和呼吸困难，血气提示中重度低氧血症而胸片可正常。怀疑该病时应静脉用复方磺胺甲噁唑（SMZ-TMP）。通过支气管镜进行气管冲洗、拉网、银染色查到肺孢虫可诊断。测定血中卡氏肺孢虫抗原与抗体可获快速诊断。出现肺浸润难以诊断时应行肺活检，早期诊断可缩短病程，诊断延误常造成死亡。

（二）排斥反应 肝移植后患者肝功能稳定情况下，突然出现 ALT 升高和黄疸，排除感染、肝动脉栓塞和胆道疾病，应考虑排斥反应。肝脏组织学是诊断排斥反应的“金标准”。急性排斥反应可用泼尼松龙 500mg/d，共 3 天。丙肝患者慎用，可加大钙调磷酸酶抑制剂（calcineurin inhibitor，CNI）的剂量。

基于 CNI 包括环孢素 A（CsA）和他克莫司（tacrolimus，Tac，FK506）的免疫抑制治疗，尤其是 Tac 的应用，改善了肝移植患者移植物的长期生存率，是免疫抑制治疗的基石。激素最早可在术后 1 周后停用，低剂量的 CsA 或 Tac 与抗代谢药（硫唑嘌呤或吗替麦考酚酯）或 mTOR 抑制剂依维莫司合用是最常用的方案（免疫抑制药物的作用机制和不良反应见第十七篇第五章“同种异体肾移植的内科问题”）。

（三）胆道并发症 发生率 10%~40%，包括胆道狭窄、胆漏、胆道感染、结石等，其中 6%~13% 需再次移植，病死率约 19%。发生缺血型胆道病变的高危因素为：原发病为重型乙肝、ABO 血型不符，供肝冷保存时间>12 小时和术后肝动脉病变。87%的胆漏能通过 ERCP 识别。

（四）肾脏损害 移植后 1 年和 3 年的肾功能不全累积发生率分别为 8.0%和 13.9%，是移植后致死和致病的主要原因。防治措施包括：控制血压和糖尿病；避免肾毒性药物；缩短 CNI 药物（其慢性毒性导致肾实质结构的改变）使用时间。1/3 肝移植患者需要做短期血液透析，5%需长期血液透析治疗。

（五）药物性肝损伤 减少不必要的药物和缩短静脉高营养时间，密切监测肝功能，一旦出现肝损伤停用可疑药物。

【术后远期并发症】

（一）高血压 发生率达 40%~85%，CNI 和糖皮质激素的应用是导致高血压的主要原因。对于持续性高血压应给予钙通道拮抗剂、β 受体阻滞剂或利尿剂联合治疗，ACEI 制剂可用于伴糖尿病患者的治疗，血压应控制在 140/90mmHg 以下。

（二）糖尿病 新发糖尿病高达 10%~64%，糖化血红蛋白>6.5%应该开始治疗。餐前血糖>120mg/L 或餐后>160mg/L 需要胰岛素治疗。必要时调整免疫抑制剂。

（三）高脂血症 发生率 40%~66%，CsA 易致高脂血症，应用他克莫司替代 CsA 可减轻高脂血症。应用他汀类药物治疗时，需要注意他汀类药物与 CNI 均通过细胞色素 P450 酶代谢。

（四）骨质疏松症 肝移植术后应常规监测骨密度，对骨密度减低和骨质缺乏者应补充钙与维生素 D 制剂。对骨质疏松症或反复骨折患者可行双膦酸盐治疗。

（五）恶性肿瘤 移植后患者实质器官肿瘤的发生率升高。

1. PTLD 患者出现类似于感染性单核细胞增多症的反应性浆细胞增生或形成淋巴瘤。在病情允许的情况下将免疫抑制剂减量，当 PTLD 进展为淋巴瘤时采取化疗和抗 B 细胞抗体（利妥昔单抗）治疗，对有肿瘤的患者行外科手术和放疗。

2. 其他 原发性硬化性胆管炎和炎症性肠病患者移植后结直肠癌的风险较高，推荐每年行结肠镜筛查。

【原发肝病复发监测与防治】

（一）原发肿瘤的复发 严格掌握移植指征，可以减少复发。

（二）病毒性肝炎

1. 慢性乙型肝炎 肝移植前 1~3 个月口服恩替卡韦或替诺福韦，术后长期联合使用乙型肝炎免疫球蛋白（HBIG），并根据抗 HBs 水平调整 HBIG 剂量和用药间隔。肝移植后 HBV 复发应选择恩替卡韦或替诺福韦。对于肝脏供者抗 HBc 阳性，受体 HBsAg 阴性而抗 HBs 阳性者，可以不做处理；如果受体 HBsAg 及 HBs 均为阴性，应该在移植后立即给予恩替卡韦治疗。

2. 慢性丙型肝炎 在移植前进行抗病毒治疗。移植后应随访 HCV，如果复发，应用直接抗病毒药物。

【术后妊娠】

移植后最初 12~24 个月避免妊娠。妊娠期间免疫抑制剂仍应当维持治疗，尚未报道类固醇激素、CNI 和硫唑嘌呤有致畸作用，不推荐吗替麦考酚酯和硫唑嘌呤联合应用。

推荐阅读

1. European Association for the Study of the Liver. EASL Clinical Practice Guidelines: Liver transplantation[J]. J Hepatol, 2016, 64(2): 433-485.

2. EVERSON G T. Hepatic failure and liver transplantation[M]//Goldman L, Schafer A I. Goldman-cecil medicine 26th ed. Philadelphia: Elsevier, 2020: 998-1004.

第十二节 肝酶异常的评估

吴盛迪 涂传涛 王吉耀

肝功能检查(liver function tests, LFTs)的内容反映肝脏合成、分泌与代谢功能状态及肝损伤的相关生化改变。本节主要介绍肝酶异常(abnormal liver enzyme)的临床意义与评估思路。肝酶异常在临床上很常见,可因体检或其他疾病行 LFTs 时偶然发现,患者往往无症状或症状轻微;也可以因恶心、腹胀、皮肤或巩膜黄染等症状在进一步检查中发现。临床实践中检查肝酶的意义在于:对肝胆疾病的筛查与随访;对药物潜在肝毒性的监测;对已知肝病严重程度、预后及治疗应答的判断等。

【肝酶的分类】

(一) 提示肝细胞炎症坏死的酶类

1. 氨基转移酶(简称转氨酶) 包括谷丙转氨酶(又称丙氨酸转氨酶, alanine aminotransferase, ALT)、谷草转氨酶(又称天冬氨酸转氨酶, aspartate aminotransferase, AST)。肝脏中 ALT 主要存在于肝实质细胞的胞质内, AST 主要存在于肝细胞的线粒体内(约占 80%)。ALT 在肝细胞有炎症,细胞膜通透性改变时就可以升高,而 AST 在肝细胞坏死时才升高。ALT 是肝脏相对特异性酶,敏感度与特异度超过 AST,且比 AST 释放血液循环更早,但 AST 升高更能反映肝细胞的坏死程度。AST 和 ALT 常联合应用, ALT 通常稍高于 AST。ALT 与 AST 的绝对水平不能预测肝病的严重程度,但它们可能是潜在病因的线索。ALT 在药物/毒物或缺血性肝损伤时最高,可达到 1 000U/L 或更高; ALT 值大于 10 倍 ULN(正常值上限)也常见于急性病毒性肝炎;在酒精性肝炎或胆道梗阻中, ALT 水平通常小于 300U/L。然而在急性胆道梗阻期间, ALT 或 AST 水平可能暂时升高到大于 1 000U/L。慢性肝病患者的转氨酶值通常小于 5 倍 ULN,除非发生急性损伤。AST/ALT 比值是解释肝酶升高的一个有用的辅助指标: AST/ALT 比值≤1 常见于无晚期纤维化的急慢性肝病; AST/ALT 比值>1 可见于任何病因的肝硬化、酒精相关性肝病或 Wilson 病患者,也可见于应用双环醇、联苯双酯、五味子制剂等药物治疗后的肝损伤患者; AST/ALT 比值≥2 提示酒精性肝病。酒精性肝病患者 ALT 水平相对偏低是由于吡哆醇缺乏和营养状况差。吡哆醇是 ALT 和 AST 的辅酶,但吡哆醇的缺乏对 ALT 的合成影响较大。另外,酒精对线粒体的损伤会导致更多的 AST 渗漏。特别注意的是急性肝衰竭或重症肝病时肝细胞大量坏死, ALT 迅速"正常化"而胆红素却进行性升高,出现"胆酶分离",提示预后不良。

2. 乳酸脱氢酶(lactate dehydrogenase, LDH) 广泛存在于机体各组织中,对肝病诊断的敏感度和特异度均不及转氨酶,血清中存在 5 种 LDH 同工酶,借助同工酶分析有助于对肝实质性损伤的诊断。

(二) 提示胆汁淤积的酶类

1. 碱性磷酸酶(alkaline phosphatase, ALP) 肝脏中 ALP 主要分布在肝细胞胆管侧细胞膜,肝病时 ALP 升高可能与胆汁酸诱导该酶合成增加有关。成人血清 ALP 升高最常见于肝胆疾病(如原发性胆汁性胆管炎、肝内胆汁淤积、肝脏占位性病变)、骨骼疾病及妊娠,在评估 ALP 异常时可结合同工酶分析。Wilson 病、恶性贫血、甲状腺功能减退、先天性低磷酸盐血症、锌缺乏及儿童的某些类型进行性家族性肝内胆汁淤积等疾病时 ALP 通常低于正常值。

2. γ-谷氨酰转肽酶(γ-glutamyltransferase, γ-GT) 在肝脏中广泛分布于肝细胞的毛细胆管一侧和整个胆管系统,升高程度与 ALP 相似。胆汁淤积时 γ-GT 活性显著升高,但骨骼疾病时并不升高,因此 γ-GT 是胆道疾病最敏感的血清标志物。此外,高 γ-GT 水平也见于肝硬化、肝脏占位性病变、酒精性肝病以及服用巴比妥类药物或苯妥英钠,此时其他血清酶和胆红素浓度可正常。

3. 5′-核苷酸酶(5′-nucleotidase, 5′-NT)和亮氨酸氨基肽酶(leucineaminopeptidase, LAP) 血清 5′-NT 和 LAP 升高主要见于肝胆疾病和妊娠,升高程度与 ALP 相似,但特异性较 ALP 高,是鉴别阻塞性肝病与肝细胞性肝病的可靠指标。部分药物(氯丙嗪、雌激素、吗啡等)也可引起 LAP 升高。

【对肝酶异常的评估与分析思路】

对肝酶异常的评估应基于完整病史及其相关临床资料,既要贯彻规范化的评估思路,又要有针对性的分析策略,避免过度检查。同时,应当记住肝酶正常也不能完全排除肝胆疾病存在。评估肝酶升高通常遵循以下思路。

(一) 判断肝酶异常是否为肝病所致 肝酶异常无特异性,一过性或轻度肝酶升高需动态随访加以明确。ALT 与 γ-GT 的肝脏特异性较高,而 AST 及 ALP 的肝脏特异性欠佳。当 AST 或 ALP 单独升高时需结合其同工酶检测或其他生化指标以排除心脏、骨骼、骨骼肌、肾脏、甲状腺等器官相关疾病,以及剧烈运动、生长发育、妊娠等生理状态。

(二) 基于酶学特点判断肝损伤类型 ALT、AST 和 LDH 升高通常提示肝细胞炎症坏死; ALP、γ-GT、LAP 和 5′-NT 升高则提示胆汁淤积。肝酶升高大致分为三类:①肝细胞损伤型: ALT≥3×ULN,且 ALT/ALP≥5;②胆汁淤积型: ALP≥2×ULN,且 ALT/ALP≤2;③混合型: ALT≥3×ULN, ALP≥2×ULN,且 2<ALT/ALP<5。

(三) 基于肝损伤类型探寻肝酶升高的病因 系统而有重点地询问病史往往能发现潜在危险因素或初步判断肝酶异常的方向,全面而详细的体格检查有助于发现慢性肝病的体征和病因线索。病史应着重于慢性病毒性肝炎的危险因素;酒精摄入、肝毒性药物使用、毒素暴露;疫区旅游史;非酒精性脂肪性肝病代谢危险因素；慢性肝病及胆道疾病家族史以及心、脑、肾、甲状腺功能异常，糖尿病，胆道结石和胆囊炎等慢性疾病史；是否存在乏力、厌食、纳差、皮肤瘙痒、发热、右上腹痛、关节与肌肉疼痛等症状；以及女性的月经、妊娠史等。体格检查应关注有无慢性肝病相关的体征，如皮肤巩膜黄染、肝脾大、移动性浊音、肝掌、蜘蛛痣、腹壁静脉曲张、男性乳房发育、眼周黄色瘤等，以及全身状况，如体重指数、腰围、腹部压痛及包块、墨菲征、颈静脉充盈或怒张、突眼和甲状腺肿大等。

基于第二步所得的肝损伤类型，结合详细的病史询问与体格检查结果，进行下一步病因学探索（图 15-8-12-1）。

1. 肝细胞损伤型 急性损伤相关病因包括急性病毒性肝炎、缺血性肝炎、药物性肝损伤、急性巴德-吉（基）亚利（Budd-Chiari）综合征、自身免疫性肝炎、暴发性 Wilson 病等；慢性损伤相关病因包括慢性病毒性肝炎、酒精性肝病、自身免疫性肝炎、非酒精性脂肪肝、药物性肝损伤、Budd-Chiari 综合征、Wilson 病、血色病、α_1-抗胰蛋白酶缺乏症、糖原贮积症等。

针对肝细胞损伤型肝酶异常，询问病史、既往史、家族史，须排查近期使用的药物清单（包括中草药及保健品）及酒精摄入，初步检测病毒性肝炎标志物、EB 病毒抗体、巨细胞病毒抗体、血清蛋白电泳、ANA、铜蓝蛋白（45 岁以下）、铁蛋白、α_1-抗胰蛋白酶，以及肝脏超声检查等。在此基础上，对于 HBV 和 HCV 患者行病毒学检测；ANA 阳性或球蛋白升高需怀疑自身免疫性肝炎，须完善自身抗体（ASMA、AMA、抗 SLA、抗 LKM1、抗 LC1 等）及免疫球蛋白定量（IgM、IgG 和 IgG4）检测，并结合

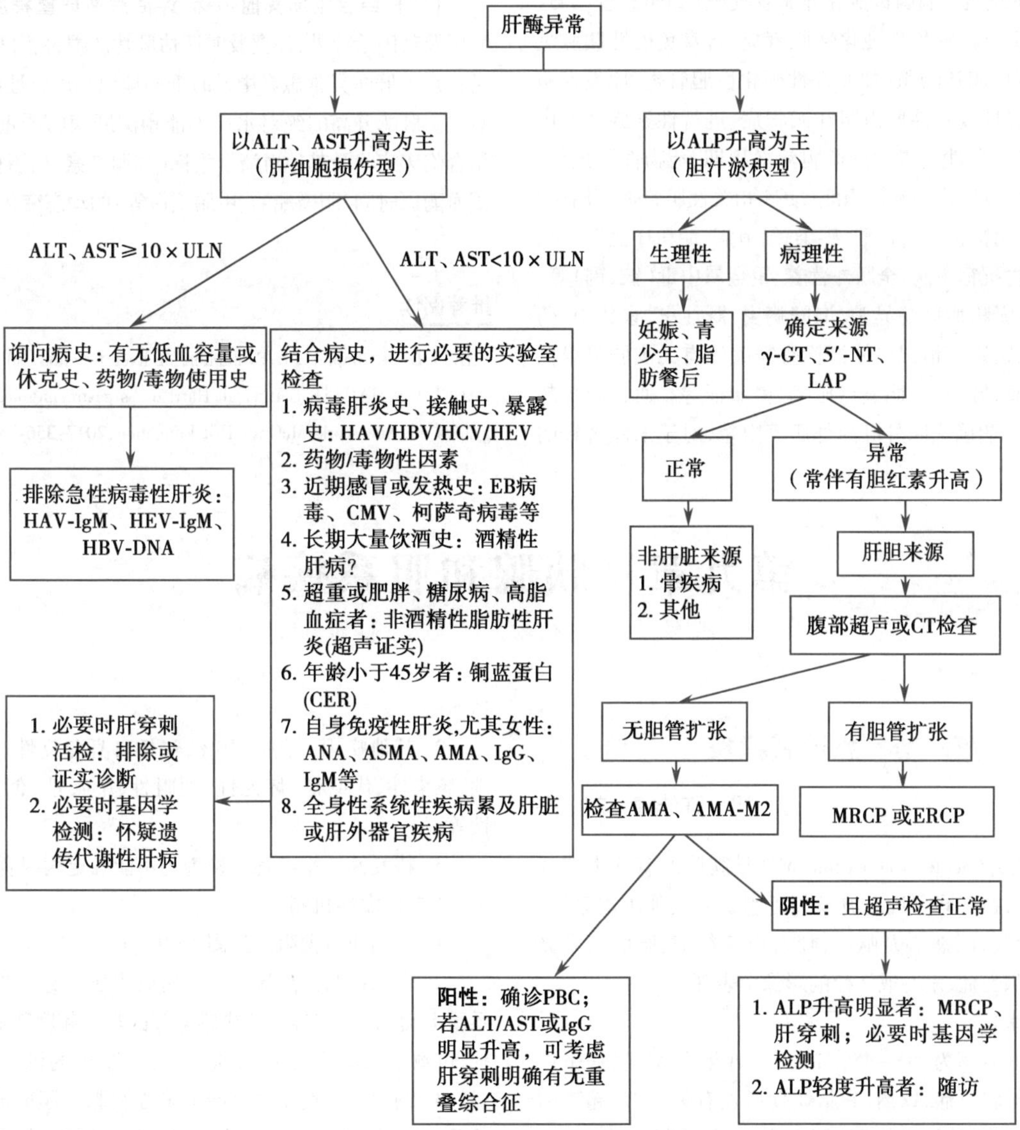

图 15-8-12-1 肝酶升高的诊断评估流程

ALT. 丙氨酸氨基转移酶；AST. 门冬氨酸氨基转移酶；ALP. 碱性磷酸酶；γ-GT. γ-谷氨酰转肽酶；5′-NT. 5′-核苷酸酶；LAP. 亮氨酸氨基肽酶；ANA. 抗核抗体；ASMA. 抗平滑肌抗体；AMA. 抗线粒体抗体；AMA-M2. 抗线粒体 M2 亚型；IgG. 免疫球蛋白 G；IgM. 免疫球蛋白 M；CER. 铜蓝蛋白；PBC. 原发性胆汁性肝硬化；HAV. 甲型肝炎病毒；HBV. 乙型肝炎病毒；HCV. 丙型肝炎病毒；HEV. 戊型肝炎病毒；HBV-DNA. 乙肝病毒 DNA；MRCP. 磁共振胰胆管成像；ERCP. 经内镜逆行胰胆管造影；ULN. 正常值上限。

自身免疫性肝炎综合诊断积分系统明确诊断；铜蓝蛋白降低需进一步检测血清铜、24 小时尿铜及眼科 K-F 环检查等排除 Wilson 病；铁蛋白显著升高可继续完善血清铁、总铁结合力、转铁蛋白饱和度等检测及肝脏 MRI 检查以排除血色病；怀疑 Budd-Chiari 综合征时应进行肝静脉和下腔静脉的多普勒超声检查及血管造影等；疑似药物性肝损伤的病例应采用 RUCAM 评分系统进行量化评估；怀疑淤血性肝病者行心脏超声检查。

通过以上检查仍无法明确肝病原因的患者须考虑肝穿刺活检，主要目的为排除或证实诊断，或为病因诊断提供线索。此外，部分不明原因的肝损伤可能为遗传代谢性肝病，若结合肝脏病理学检查仍无法明确病因，则须考虑进行相关的基因学检测。

2. 胆汁淤积型　病因包括肝外胆管梗阻（如胆总管结石、胆胰及壶腹部占位、继发性硬化性胆管炎、自身免疫性胰腺炎等）、原发性肝内胆汁淤积（如原发性硬化性胆管炎、原发性胆汁性胆管炎、良性复发性肝内胆汁淤积症、进行性家族性肝内胆汁淤积症等）、急性病毒性肝炎胆汁淤积期、药物性肝损伤、酒精性肝病、妊娠肝内胆汁淤积症、IgG4 相关性胆管炎、肝脏浸润性疾病（如实体肿瘤、淋巴瘤、感染、结节病、淀粉样变性等）、脓毒症、移植物抗宿主病、全肠外营养、重金属中毒（铍、铜）等。

针对胆汁淤积型肝酶异常，询问病史、既往史、家族史、药物治疗史和酒精摄入情况。体格检查需关注有无皮肤巩膜黄染、眼周黄色瘤、肝脾大、胆囊点压痛、墨菲征等。通过腹部超声或 CT 检查以明确或除外肝内外胆管阻塞，对于未能解释的胆汁淤积患者可以进一步行 MRCP 和/或超声内镜检查明确有无肝内外胆道系统病变，同时影像学检查还能发现肝脏局部浸润性病灶并进一步探寻病因。除外胆道系统梗阻及肝脏局部浸润性病变后，须考虑肝内胆汁淤积，可继续完善病毒性肝炎标志物、自身抗体（AMA 及其 M2 亚型、ANA、抗 Sp100、抗 Gp210 等）、免疫球蛋白定量（IgM、IgG、IgG4）等检查。AMA 或 AMA-M2 阳性者需考虑原发性胆汁性胆管炎，AMA 阴性患者或怀疑重叠综合征者（AMA 阳性且转氨酶或 IgG 显著升高）可考虑在排除禁忌后行肝穿刺活检。若结合肝脏病理学检查仍无法明确病因，可考虑胆汁淤积相关的基因学检测。

3. 混合型　须结合肝细胞损伤型和胆汁淤积型的相关诊断思路。

（四）结合临床其他指标，评估病情严重程度　除了找到病因及对因治疗外，还要及时评估肝功能损害程度及预后，特别是在众多肝酶异常患者中及时准确地识别出急性或慢加急性肝衰竭。肝酶升高的绝对水平不能预测肝病的严重程度，需同时结合临床症状及其他血清学指标（如胆红素、白蛋白、前白蛋白、凝血酶原时间、胆碱酯酶、甲胎蛋白等）的动态变化综合判断。

推荐阅读

PRATT D S. Chapter 37. Evaluation of liver function［M］//KASPER D, FAUCI A S, HAUSER S L, et al. Harrison's gastroenterology and hepatology. 3rd ed. New York: McGraw-Hill Education, 2017: 356-362.

第九章　胰腺和胆系疾病

第一节　急性胰腺炎

孙　旭　陈佳婕　刘　杰

急性胰腺炎（acute pancreatitis, AP）是胰腺的急性炎症和细胞损害过程，在不同程度上波及邻近组织和其他脏器系统。其临床表现为腹痛、恶心及呕吐，伴有血淀粉酶、脂肪酶升高和/或伴有胰腺炎症、水肿或坏死的影像学表现。

【流行病学】

AP 的年发生率为（13～45）/10 万。近年来 AP 发病呈逐年增加趋势，与胆石症、饮酒、高脂饮食增加有关。CT、超声内镜和 ERCP 等检查手段的广泛使用也使 AP 的诊断率更高。

【病因与发病机制】

（一）病因分类

1. 常见病因　胆石症、酒精仍是最常见病因，占 70% 以上。随着我国人民生活水平的提高和饮食习惯的改变，由高脂血症诱发的 AP 逐年增多，占 10% 左右，在妊娠妇女中甚至高达 50%。

2. 其他病因　约占 10%，包括自身免疫性、先天性、医源性、感染性、代谢性、坏死性、梗阻性、中毒性、创伤性、血管源性等。

3. 特发性　指经各项检查仍不能确定病因者。

（二）发病机制

1. 共同通道梗阻　见图 15-9-1-1。

2. 十二指肠液反流　十二指肠内压力异常增高（呕吐、肠系膜上动脉压迫综合征）或感染等因素引起肝胰壶腹括约肌松弛，可致十二指肠液反流，通过与前述类似的机制诱发 AP。

3. 酗酒　长期饮酒可明显增强胰腺对胆碱能和促胰酶素的反应，引起富含酶的胰液分泌增加。同时，长期饮酒者胰腺溶酶体的脆性增加，溶酶体酶可激活胰蛋白酶。

4. 胰管梗阻　结石、虫卵、肿瘤使胰管发生完全或不完全阻塞，胰液分泌物不能通过胰管及时排泄，导致胰管内压力增高而胀破胰管，胰液反流入胰实质破坏胰腺。

5. 高脂血症　高脂血症性胰腺炎的发生与血清胆固醇无

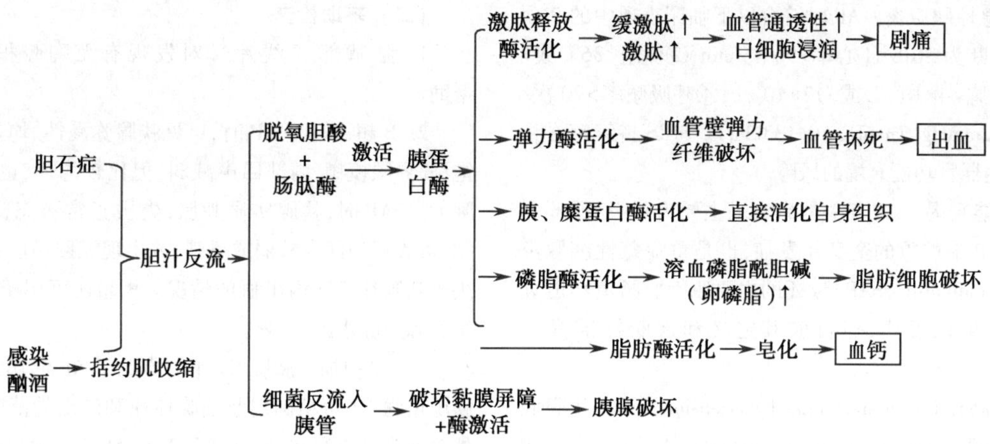

图 15-9-1-1 梗阻引起急性胰腺炎示意

关，而与甘油三酯密切相关。胰腺毛细血管床中的脂肪酶作用于血清中高水平的甘油三酯，产生有毒性的游离脂肪酸，损伤胰腺小血管内皮，产生炎症细胞和血栓。该型胰腺炎血清淀粉酶可不升高，但脂肪酶升高。

【病理】

（一）间质水肿性胰腺炎（interstitial edematous pancreatitis） 多数 AP 患者由于炎性水肿引起弥漫性或局限性胰腺肿大。显微镜下见胰腺间质充血、水肿和炎症细胞浸润为主，可见少量腺泡坏死，血管变化常不明显，内外分泌腺无损伤表现。CT 表现为胰腺实质均匀强化，胰周脂肪间隙模糊，可伴有胰周积液。

（二）坏死性胰腺炎（necrotizing pancreatitis） 少数 AP 患者伴有胰腺实质和/或胰周组织坏死。基本病变为：①胰实质坏死；②血管损害引起水肿、出血和血栓形成；③脂肪坏死；④伴随的炎症反应。胰腺灌注损伤和胰周坏死的演变需要数天，早期增强 CT 有可能低估胰腺及胰周坏死程度，起病 1 周后的增强 CT 更有价值。

【临床表现】

（一）症状

1. 腹痛 95%的 AP 患者有腹痛，多呈突然发作，与饱餐和酗酒有关。腹痛为持续性刀割样，也可为束带样，多位于中上腹，其次可见于右上或左上腹。50%的腹痛可向左背部放射，呈"一"字样分布；蜷曲体位和前倾体位可使疼痛缓解。腹痛通常可持续 48 小时，偶可超过 1 周。

2. 发热 多为中度发热，少数为高热，一般持续 3~5 天。如发热不退或逐日升高，尤其持续 2 周以上者，要警惕胰腺脓肿可能。发热由胆道感染或胰腺炎症、坏死组织吸收等引起。

3. 恶心、呕吐 多数患者有恶心、呕吐。酒精性胰腺炎患者的呕吐常于腹痛时出现，胆源性胰腺炎患者的呕吐常于腹痛发生后出现。呕吐物为胃内容物，重者可混有胆汁，甚至血液。呕吐后患者无舒适感。

4. 黄疸 病情较轻的 AP 患者可无黄疸。下列原因可引起黄疸：①胆道感染、胆石症引起胆总管梗阻；②肿大的胰头压迫胆总管；③合并胰腺脓肿或胰腺假囊肿压迫胆总管；④合并肝脏损害等情况。

（二）体征

1. 腹胀伴肠鸣音减弱 轻者有上腹部或全腹部的轻压痛；重者可出现肌紧张、压痛、反跳痛等腹膜刺激三联征。少数重症者还可出现移动性浊音阳性的腹水体征。

2. 腹部包块 10%~20%的患者可在上腹部扪及块状物。块状物常为急性胰腺假囊肿或胰腺脓肿，一般见于起病 4 周以后。

3. 皮下瘀斑 少数重症患者可出现皮下青紫表现，出现在两肋部者，称为 Grey-Tuner 征；出现在脐部者，称为 Cullen 征。Grey-Tuner 征是由于血性液体从肾旁间隙后面渗透至腰方肌后缘，然后再通过肋腹部筋膜流到皮下；Cullen 征是由于后腹膜出血渗入镰状韧带，随后由覆盖于韧带复合体周围的结缔组织进入皮下。

4. 其他 气急、胸腔积液、手足搐搦等。

【并发症】

（一）局部并发症

1. 急性胰周液体积聚（acute peripancreatic fluid collections，APFC） 发生于病程早期，表现为胰周或胰腺远隔间隙液体积聚，缺乏完整包膜，可单发或多发。

2. 急性坏死物积聚（acute necrotic collections，ANC） 发生于病程早期，表现为混合有液体和坏死组织的积聚，坏死物包括胰腺实质或胰周组织。在此基础上可发生继发感染

3. 胰腺假性囊肿（pancreatic pseudocyst） 起病 4 周后，随着时间的推移，持续存在的急性胰周液体积聚形成囊壁，有完整的非上皮性包膜包裹。

4. 包裹性坏死（walled-off necroses，WON） 是一种包含胰腺和/或胰周坏死组织且具有清晰界限炎性包膜的囊实性结构，多发生于起病 4 周后。

（二）全身并发症

1. 全身炎症反应综合征（systemic inflammatory response syndrome，SIRS） SIRS 是 AP 最常见的全身并发症，多发生于

中重症和重症急性胰腺炎。AP 时符合以下临床表现中的 2 项及以上,可以诊断为 SIRS:①心率>90 次/min;②体温<36℃或>38℃;③血白细胞<4×10^9/L 或>12×10^9/L;④呼吸频率>20 次/min 或 PCO_2<32mmHg(1mmHg=0.133kPa)。SIRS 持续存在将会增加 AP 发生器官功能衰竭的风险。

2. 器官功能衰竭　AP 相关器官衰竭主要为呼吸、循环和肾脏衰竭,是 AP 最严重的全身并发症,也是重症急性胰腺炎(severe acute pancreatitis,SAP)致死的主要原因。肠道功能衰竭在 SAP 中也可以发生,但目前其定义和诊断标准尚不明确。

3. 腹腔内高压(intra-abdominal hypertension,IAH)和腹腔间室综合征(abdominal compartment syndrome,ACS)　在 SAP 中,严重的肠道屏障功能障碍和高内毒素水平可引起 IAH 和 ACS,促炎反应引起了积液、腹水及后腹膜水肿,也可因过度的补液治疗导致 IAH。ACS 会导致腹腔和腹腔外重要的脏器发生功能障碍,病死率明显升高。

4. 胰性脑病(pancreatic encephalopathy,PE)　发生率为 5.9%~11.9%,表现为神经精神异常,定向力缺乏,精神错乱,伴有幻想、幻觉、躁狂状态等。常为一过性,可完全恢复,也可留有精神异常。

【实验室及辅助检查】

(一) 实验室检查

1. 血、尿淀粉酶　急性胰腺炎起病 6 小时后,血淀粉酶>500U/L(Somogyi 单位)或 12 小时后尿淀粉酶>1 000U/L(Somogyi 单位)可作为参考。血清酶活性高低与病情严重程度无相关性。

2. 血脂肪酶　急性胰腺炎时血清脂肪酶水平增高与淀粉酶平行。但脂肪酶增高持续时间较长,有助于发作后胰腺炎的诊断。在巨淀粉酶血症和腮腺炎时脂肪酶水平正常。

3. 血清标志物　C 反应蛋白(CRP)发病 72 小时后>150mg/L 提示胰腺组织坏死,动态测定 IL-6 水平增高均提示预后不良。

4. 血常规　白细胞总数与分类均增高,重者有血细胞比容降低。

5. 甘油三酯　当甘油三酯>11.3mmol/L,或甘油三酯虽为 5.65~11.3mmol/L,如血清呈乳糜状的胰腺炎,亦称为高甘油三酯血症急性胰腺炎。血清甘油三酯在 1.7~5.65mmol/L 的胰腺炎,则称为伴有高甘油三酯血症急性胰腺炎。所有患者都应测定血清甘油三酯的水平,还须由此分析血清淀粉酶不增高的现象。酗酒者甘油三酯多呈中度暂时增高,因此可能只是胰腺炎的表象而非真正的病因。

6. 血钙　血钙值的明显下降提示胰腺有广泛脂肪坏死,血钙<1.75mmol/L(7mg/dl)提示预后不良。

7. 其他　约半数病例可见血清胆红素和转氨酶、碱性磷酸酶的水平增高,与胰腺发炎压迫胆总管,或病变严重时伴随非梗阻性胆汁淤积有关。白蛋白从腹膜后炎症区和腹膜表面外渗,可使血清中白蛋白水平减低。

(二) 辅助检查

1. 胸、腹部 X 线片　对发现有无胸腔积液、肠梗阻有帮助。

2. B 超　轻型 AP 时,可见胰腺弥漫性、均匀地增大,外形饱满,界限模糊,内部回声减弱,但比较均匀,也可有胰腺局部肿大。SAP 时,胰腺实质肿胀,失去正常形态,内部回声不规则,可表现为回声减弱或增强,或出现无回声区,回声的改变取决于胰腺坏死和内出血的情况。B 超还可用于判断有无胆道结石和胰腺水肿、坏死。

3. CT 扫描　胰腺 CT 平扫有助于 AP 起病初期明确诊断,胰腺增强 CT 可精确判断胰腺坏死和渗出的范围,并判断胰腺外并发症是否存在,通常建议起病 5~7 天后进行。改良的 CT 严重指数(modified CT severity index,MCTSI)评分(表 15-9-1-1)常用于炎症反应及坏死程度的判断,轻症 AP 的 MCTSI 评分<4 分,中重症及重症急性胰腺炎的 MCTSI 评分≥4 分。

表 15-9-1-1　改良的 CT 严重指数(MCTSI)评分

特征	评分
胰腺炎症反应	
正常胰腺	0
胰腺和/或胰周炎症改变	2
单发或多个积液区或胰周脂肪坏死	4
胰腺坏死	
无胰腺坏死	0
坏死范围≤30%	2
坏死范围>30%	4
胰腺外并发症,包括胸腔积液、腹水、血管或胃肠道受累等	2

注:MCTSI 评分为炎症反应与坏死评分之和。

4. MRI　MRI 检查对于胰腺炎的诊断价值并不优于 CT。可通过磁共振胰胆管造影(MRCP)判断有无胆胰管梗阻。

5. 内镜逆行胰胆管造影(ERCP)和超声内镜(EUS)　对 AP 的诊治均有重要作用。EUS 主要用于诊断,尤其对于鉴别诊断恶性肿瘤和癌前病变(如壶腹部肿瘤、胰腺囊性肿瘤、微小结石病等)有重要意义。ERCP 主要用于治疗,但对于一些少见病因(如 Oddi 括约肌功能障碍等)有帮助诊断作用。

【诊断】

(一) 诊断　任何有上腹疼痛,难以解释的休克或血尿淀粉酶增高的患者,均应考虑急性胰腺炎的可能。急性胰腺炎的诊断标准为:①与急性胰腺炎相符合的腹痛症状;②血清淀粉酶和/或脂肪酶至少高于正常上限 3 倍;③腹部影像学检查符合急性胰腺炎影像学改变。具有上述 3 项的 2 项标准可诊断急性胰腺炎。

当急性胰腺炎有以下表现时即可诊断为急性胆源性胰腺炎(acute biliary pancreatitis):①B 超检查见胆总管内结石或胆

总管扩张>4mm(胆囊切除者胆总管扩张>8mm);②血清胆红素>40μmol/L;③胆囊结石伴 ALP 和/或 ALT 高于正常上限的3倍。

(二)严重程度分级　多数急性胰腺炎为轻症,且多为自限性,仅需短期住院治疗。重症急性胰腺炎占15%~20%,根据是否出现持续的器官衰竭(>48 小时),可分为中重症急性胰腺炎和重症急性胰腺炎。同时根据 APACHE Ⅱ评分、Ranson 评分、BISAP 评分等动态评估急性胰腺炎的严重程度及其预后。

1. 轻症急性胰腺炎(mild acute pancreatitis, MAP)　占急性胰腺炎的多数,不伴有器官功能衰竭及全身并发症,通常在1~2周内恢复,病死率极低。Ranson 评分<3 分,APACHE Ⅱ评分<8 分,BISAP 评分<3 分,MCTSI 评分<4 分。

2. 中重症急性胰腺炎(moderate and severe acute pancreatitis, MSAP)　伴有一过性(≤48 小时)的器官功能障碍,或伴有局部或全身并发症而无持续器官功能衰竭。早期病死率低,后期如坏死组织合并感染,病死率增高。Ranson 评分≥3 分,APACHE Ⅱ评分≥8 分,BISAP 评分≥3 分,MCTSI 评分≥4 分。

3. 重症急性胰腺炎(severe acute pancreatitis, SAP)　占急性胰腺炎的5%~10%,伴有持续(>48 小时)的器官功能衰竭。重症急性胰腺炎早期病死率高,如后期合并感染则病死率更高。器官功能衰竭的诊断标准依据改良 Marshall 评分系统,任何器官评分≥2 分均可定义为存在器官功能衰竭(表 15-9-1-2)。

表 15-9-1-2　改良 Marshall 评分系统

项目	评分				
	0	1	2	3	4
呼吸(PaO_2/FiO_2)	>400	301~400	201~300	101~200	≤101
心血管(收缩压/mmHg)	≥90	<90,输液有应答	<90,输液无应答	<90,pH<7.3	<90,pH<7.2
肾脏[血肌酐/($\mu mol \cdot L^{-1}$)]	<134	134~169	170~310	311~439	>439

注:PaO_2 为动脉血氧分压,FiO_2 为吸入气氧浓度。非机械通气患者中,室内空气(FiO_2 为 21%),吸氧 2L/min,FiO_2 为 25%;4L/min,FiO_2 为 30%;6~8L/min,FiO_2 为 40%;9~10L/min,FiO_2 为 50%。既往有慢性肾衰竭患者的评分依据基线肾功能进一步恶化的程度而定。

Ranson 标准是最为人熟知的重症胰腺炎的评估标准(表 15-9-1-3),包括 11 项特征。BISAP 系统可用于住院 48 小时内的任何时间,虽仅有 5 个参数,但对预后评估的准确性与 Ranson 标准相似。急性生理学和慢性健康状况评价Ⅱ(APACHE Ⅱ)系统采用 14 项常规检查指标,较复杂,多用于重症监护室(ICU)。

表 15-9-1-3　急性胰腺炎严重程度的评估系统

评估系统	标准	轻症急性胰腺炎限定分数	中重症急性胰腺炎和重症急性胰腺炎限定分数
Ranson	入院时 年龄>55 岁 血白细胞>16×10^9/L 血糖>11.1mmol/L 谷草转氨酶(AST)>250U/L LDH(乳酸脱氢酶)>350U/L 入院后 48 小时 血细胞比容下降>10% 液体隔离>6L 血钙离子<2.0mmol/L 动脉血氧分压<60mmHg 血尿素氮上升>1.79mmol/L 碱缺失>4mmol/L	总评分<3 分	总评分≥3 分
BISAP	血尿素氮>8.93mmol/L 精神障碍 存在全身炎症反应综合征(SIRS) 年龄>60 岁 胸腔积液	总评分<3 分	总评分≥3 分
APACHE Ⅱ	多项临床及实验室指标	总评分<8 分	总评分≥8 分

【治疗】

（一）轻症急性胰腺炎　以内科治疗为主，但对于有胆囊结石的轻症急性胰腺炎患者，在病情控制后应尽早行胆囊切除术；胆源性轻症急性胰腺炎在治疗过程中出现病情进展，可行鼻胆管引流或内镜下十二指肠乳头括约肌切开术（endoscopic sphincterotomy，EST）。

1. 支持治疗　对于急性胰腺炎的早期处理，液体复苏预防血容量不足或器官灌注不足已成为核心措施。早期足量的静脉水化，给予每小时250～500ml的等渗晶体液（首选乳酸林格液），除非患者存在心血管或肾脏疾病等禁忌证。

2. 抑制胰腺分泌

（1）禁食及胃肠减压：可减少胰腺分泌。轻症急性胰腺炎待恶心呕吐和腹痛消失，即可逐步开放进食，可先给予少量无脂流质，逐步过渡到低脂固体饮食。若有复发表现，需再度禁食。

（2）H_2受体拮抗剂或质子泵抑制剂：抑制胃酸以保护胃黏膜及减少胰腺分泌。

（3）生长抑素及类似物：具有多种内分泌活性，如抑制胃酸分泌，抑制胰腺外分泌，使胰液量、碳酸氢盐、消化酶分泌减少，抑制胰岛素、胰高血糖素、缩胆囊素等，被认为对胰腺细胞有保护作用，可阻止急性胰腺炎的进展。早期应用能迅速控制病情、缓解临床症状，使血淀粉酶快速下降并减少并发症，提高治愈率。生长抑素的剂量为首剂250μg加入生理盐水或5%葡萄糖溶液20ml中缓慢静脉推注（3～5分钟），继而3～6mg加入生理盐水或5%葡萄糖溶液500ml静脉滴注维持12～24小时。奥曲肽首剂为0.1mg加入生理盐水20ml缓慢静脉推注，继而0.6mg加入生理盐水500ml静脉滴注维持治疗12～24小时。奥曲肽也可以皮下注射，每日2～3次，每次0.1mg。

3. 抑制胰酶活性，减少胰酶合成

（1）抑肽酶：抑制肠肽酶，中断瀑布效应，应早用，剂量宜大。参考剂量：第1天50 000U/h，总量100 000～250 000U，随后20 000～40 000U/d，疗程1～2周。

（2）加贝酯：为一种非肽类蛋白分解酶抑制剂，对胰蛋白酶、血管舒缓素、磷脂酶A2等均有极强的抑制作用，并有松弛肝胰壶腹部（Oddi）括约肌作用。用法：100mg加入250ml液体内，3次/d，静脉滴注3天，症状减轻后100mg，1次/d，静脉滴注，疗程7～10天，滴速为1mg/（kg·h），不宜>2.5mg/（kg·h）。用药期间要注意皮疹及过敏性休克。

（3）乌司他丁：为一种蛋白酶抑制剂，可抑制胰蛋白酶等各种胰酶，还可稳定溶酶体膜、抑制溶酶体酶释放、抑制心肌抑制因子产生和炎症介质释放。用法：100 000U+液体500ml，静脉滴注，1～2小时内滴完，1～3次/d。

4. 抗生素的应用　胆源性急性胰腺炎可选用喹诺酮类、头孢菌素、碳青霉烯类及甲硝唑等抗菌药物，其他病因的轻型急性胰腺炎不推荐静脉使用抗生素预防感染。

5. 镇痛　急性重症胰腺炎患者常有明显疼痛，甚至可导致休克，因此镇痛非常重要。常用的有盐酸布桂嗪、哌替啶肌内注射，一般不用吗啡和胆碱能受体抑制剂。

（二）中重症急性胰腺炎及重症急性胰腺炎

1. 内科治疗

（1）禁食和胃肠减压：可减少胰腺分泌，减少胃酸的刺激及减轻胀气和肠麻痹。

（2）营养支持：营养支持对保护肠黏膜屏障功能、降低感染等并发症十分重要，应贯穿中重症急性胰腺炎及重症急性胰腺炎的整个治疗。在血流动力学和心脏功能稳定情况下，应早期进行营养支持，初期主要是肠外营养（parenteral nutrition，PN），但应尽早（发病48小时内）过渡到肠内营养（enteral nutrition，EN）。重症急性胰腺炎患者胃肠功能一旦恢复即应肠内营养，建议留置空肠营养管进行肠内营养。

（3）液体复苏：早期液体复苏目的是改善有效循环血容量和器官灌注不足，建议采用"目标导向治疗"策略。输液种类包括胶体物质（天然胶体如新鲜血浆、人血白蛋白）、0.9% NaCl溶液（生理盐水）和平衡液（乳酸林格液）。扩容时应注意晶体与胶体的比例（推荐初始比例为晶体：胶体=2：1），并控制输液速度［在快速扩容阶段可达5～10ml/（kg·h）］。复苏成功的指标包括：尿量>0.5ml/（kg·h）、平均动脉压（MAP）>65mmHg、心率<120次/min、血尿素氮（BUN）<7.14mmol/L（如果BUN>7.14mmol/L，在24小时内下降至少1.79mmol/L）、血细胞比容在35%～44%。入院后的24～48小时，应每隔4～6小时评估液体需求。在达到复苏指标后应控制液体输注速度和输液量，并可小剂量应用利尿剂避免组织水肿。

（4）广谱高效抗生素的应用：伴有感染的中重症及重症急性胰腺炎应常规使用抗生素。推荐方案为碳青霉烯类、第三代头孢菌素联合抗厌氧菌药物、青霉素联合内酰胺酶抑制剂。疗程14天，可根据病情延长应用时间。临床上无法用细菌感染来解释发热等表现时，应考虑到真菌感染的可能，可经验性应用抗真菌药，同时进行血液或体液真菌培养。

（5）糖皮质激素：一般不用，除非出现重要脏器严重并发症，常用甲泼尼松龙，40～80mg/d，静脉滴注，每天1～2次。

（6）中药：中医中药治疗可促进胃肠功能恢复及胰腺炎症的吸收，包括理气攻下的中药内服、外敷或灌肠等。常用清胰汤、大承气汤和生大黄。用法：生大黄25～30g/d，开水100～200ml浸泡15～30分钟，去渣分3次服用。

（7）降脂治疗：对高脂血症患者常用非诺贝特或他汀类降血脂药物。非胰岛素依赖的糖尿病患者应用小剂量胰岛素和肝素治疗，肝素可刺激脂蛋白酶的活化，加速甘油三酯的降解，还可改善微循环和防止中性粒细胞激活作用。用胰岛素应将血糖控制在11.1mmol/L，从而达到缓解病情的目的。

（8）血浆置换：如有严重高脂血症，可用血浆置换法降低血中甘油三酯含量，尽量降至5.65mmol/L以下。对于高脂血症性急性胰腺炎，要限用脂肪乳剂，避免应用升高血脂的药物。

2. 减少腹腔内有毒液体　重症急性胰腺炎患者腹腔积液中有大量血管活性物质及毒性细胞因子，对胰腺炎的恶化和全身病理生理影响很大。传统方法为手术清除加引流，但创伤大、感染机会多，目前国内有人试用在腹腔镜下腹腔灌洗，并获初步成功。

3. 手术治疗　主要针对胰腺局部并发症继发感染或产生压迫症状，如消化道梗阻、胆道梗阻等，以及胰瘘、消化道瘘、假性动脉瘤破裂出血等。胰腺及胰周无菌性坏死积液无症状者无须手术治疗。

4. 内镜治疗　对于急性胆源性胰腺炎合并胆管炎患者行急诊(24小时)ERCP和胆道引流术。持续性胆道梗阻患者ERCP应在72小时内进行，可清除胆管结石、恢复胆流，并减少胆汁性胰腺炎的反流，使患者病情迅速改善并减少复发，疗效优于传统常规治疗，成功率可达90%以上。没有胆管炎或持续性胆管梗阻的急性胆源性胰腺炎患者不应进行ERCP。

5. 对重要脏器衰竭的处理　对呼吸、循环、肾脏衰竭的处理可分别参阅第十三篇第十四章、第十二篇第二章、第十七篇第四章等有关章节。

6. 对局部并发症的处理　①APFC和ANC：无症状者无须手术治疗；症状明显，出现胃肠道压迫症状，影响肠内营养或进食者，或继发感染者，可在B超或CT引导下行经皮穿刺置管引流(percutaneous catheter drainage，PCD)治疗，感染或压迫症状不缓解需进一步手术处理。②WON：无菌性WON，原则上不手术治疗，随访观察；发生感染时，可行PCD或手术治疗。③胰腺假性囊肿：继发感染者治疗与WON相同，无症状，不做处理，随访观察；若体积增大出现压迫症状则需外科治疗。外科治疗方法以内引流手术为主，内引流手术可在腹腔镜下手术或开腹手术。目前EUS引导下胰腺假性囊肿和胰腺脓肿穿刺引流术已在临床广泛应用，能对胰腺假性囊肿、胰腺脓肿进行准确的定位评估，并对进针过程实时监测，可准确穿刺并引流病灶，与传统引流术及外科手术相比，创伤小，安全性高，且术后并发症较少。

【预后】

急性胰腺炎的总体病死率为1%～2%，中重症急性胰腺炎患者预后较好，重症急性胰腺炎患者病死率较高，为34%～55%，伴有多器官功能衰竭者，病死率几乎达100%。

推荐阅读

1. 中国急性胰腺炎诊治指南(2019)[J]. 中华胰腺病杂志，2019，19(5)：321-328.
2. CROCKETT S D，WANI S，GARDNER T B. American Gastroenterological Association Institute Guideline on initial management of acute pancreatitis [J]. Gastroenterology，2018，154(4)：1096-1101.
3. ARVANITAKIS M，DUMONCEAU J M，ALBERT J，et al. Endoscopic management of acute necrotizing pancreatitis：European Society of Gastrointestinal Endoscopy (ESGE) evidence-based multidisciplinary guidelines[J]. Endoscopy，2018，50(5)：524-546.

第二节　慢性胰腺炎

丁伟群　陆　玮

慢性胰腺炎(chronic pancreatitis，CP)是指各种病因引起的胰腺组织和功能不可逆改变的慢性炎症性疾病，病理特征为胰腺腺泡萎缩、破坏和间质纤维化。临床以反复发作的上腹疼痛和/或胰腺内、外分泌功能不全为主要症状，可伴有胰腺实质钙化、胰管结石、胰管狭窄、胰管不规则扩张、胰腺假性囊肿形成等。

【流行病学】

全球新发病率每年(4～8)/10万，患病率(26～42)/10万，死亡率为0.09/10万。我国患病率约为13/10万，且有逐年增长趋势。男女比为1.86∶1。男女发病年龄无显著差异。

【病因与发病机制】

(一) 胆道疾病　胆道疾病者占病因的36%～65%。胆囊、胆管结石约占77%，其次为胆囊炎、胆道狭窄、肝胰壶腹括约肌功能障碍等。胆道疾病可诱发频发的胰腺炎，胰腺弥漫性纤维化，胰管狭窄、钙化。胆囊炎还可通过淋巴管炎引起CP。

(二) 慢性酒精中毒　患者平均乙醇摄入量≥60g/d，持续2年或以上。由于酒精本身和/或其代谢产物的毒性和低蛋白血症，造成胰实质进行性的损伤和纤维化；酒精刺激胰腺分泌，使胰液中胰酶和蛋白质的含量增加，钙离子浓度增高，形成小蛋白栓阻塞小胰管，导致胰腺结构发生改变而形成CP。酒精性CP胰腺钙化较多。

(三) 自身免疫因素　约占2.8%。

(四) 胰管梗阻　各种良、恶性疾病和癌前病变导致胰管的慢性梗阻，包括十二指肠疾病引起壶腹部梗阻(乳糜泻、克罗恩病、壶腹部腺瘤或腺癌)；重症胰腺炎、胰腺手术或腹部外伤后；胰管恶性狭窄(胰管腺癌、导管内乳头状黏液性肿瘤)。

(五) 营养因素　亚非发展中国家，最常见类型是营养不良诱发的(热带)胰腺炎，又称纤维钙化性胰腺性糖尿病。

(六) 基因突变　如阳离子胰蛋白酶原(*PRSS1*)基因、囊性纤维化跨膜传导调节因子(*CFTR*)基因、钙离子敏感受体(*CASR*)基因、糜蛋白酶原C(*CTRC*)基因、胰腺分泌型胰蛋白酶抑制(*SPINK1*)基因、Claudin-2(*CLDN2*)基因为常见突变基因。

(七) 高钙血症　约10%甲状旁腺功能亢进患者发生CP。始动因素是高钙血症。其机制有：①钙沉积形成胰管内钙化，阻塞胰管；②钙促进胰蛋白酶原活化，促发自身消化；③直接影响胰腺腺泡细胞的蛋白分泌。高钙血症也见于维生素D中毒、甲状旁腺癌、多发性骨髓瘤等疾病。

(八) 高脂血症　家族性高脂血症中Ⅰ、Ⅳ、Ⅴ型患者易致胰腺炎反复发作。其机制可能为：①过高的乳糜微粒血症使胰腺的微血管阻塞；②胰腺毛细血管内高浓度的甘油三酯被脂肪酶大量分解，所形成的大量游离脂肪酸引起毛细血管栓塞或内膜损伤致胰腺炎发生。

（九）其他因素　①吸烟是 CP 剂量相关性独立危险因子；②上腹部手术后，可致肝胰壶腹括约肌痉挛、狭窄，以及胰腺损伤或供血不良而引起胰腺炎；③一部分复发性和急性重症胰腺炎可发展成 CP；④胰供血动脉硬化，以及胃十二指肠后壁穿透性溃疡等。

（十）特发性　占 6%～37.5%，多见于年轻人和老年人，发病率无明显性别差异。随着诊断手段的不断提高，所占比例将逐渐下降。已发现一部分“特发性慢性胰腺炎”与肝胰壶腹括约肌功能异常有关。

目前国际上对 CP 病因普遍使用 TIGAR-O 危险因子分类系统（扩展阅读 15-9-2-1）。

扩展阅读 15-9-2-1　慢性胰腺炎病因 TIGAR-O 危险因子分类系统

【病理】

CP 的基本病理变化包括不同程度的腺泡组织萎缩、胰腺间质纤维化、胰管扩张、胰管内结石形成和囊肿形成等。按其病理变化可分为慢性钙化性胰腺炎、慢性阻塞性胰腺炎和慢性自身免疫性胰腺炎，慢性钙化性胰腺炎最多见。

【临床表现】

CP 的两大临床表现为腹痛和胰腺功能不全。

（一）腹痛　占 60%～100%，疼痛呈间歇性或持续性，常在上腹部，可放射至左、右季肋区，左侧肩部及背部，坐直或者身体前倾可部分缓解。进食后 15～30 分钟，腹痛加剧。病程早期腹痛间歇性发作，随疾病进展，腹痛更加持续。后期随着胰腺内、外分泌功能下降，疼痛可能会减轻，甚至消失。

（二）胰腺外分泌不足的表现　重度不足者表现为食物的消化和吸收障碍。脂肪吸收不良表现为脂肪泻——难以冲掉的稀薄、油腻、恶臭粪便。脂肪酶排量降低到正常的 10% 以下时才会出现。早于蛋白质缺乏出现。患者还有多种维生素特别是脂溶性维生素缺乏的表现。

（三）胰腺内分泌不足的表现　6%～46%患者有糖耐量异常或 3C 型糖尿病，糖尿病常在出现临床症状后 5～10 年内发生。

（四）体征　上腹部压痛，急性发作时可有腹膜刺激征。当并发巨大假性囊肿时可扪及包块。由于消化吸收功能障碍可导致消瘦，亦可出现其他并发症相关体征。

【并发症】

患者除脂肪泻和糖尿病或糖耐量减退外，尚可有下列并发症。

（一）胰源性门静脉高压和上消化道出血　可出现呕血和黑便。其病因有：①脾静脉受压及门静脉、脾静脉血栓形成引起区域性门静脉高压，脾大和胃底静脉曲张破裂出血；②胰腺假性囊肿壁的大血管或动脉瘤受胰腺分泌的消化酶侵蚀而破裂出血；③胰腺分泌碳酸氢盐减少并发消化性溃疡和出血。

（二）胰腺假性囊肿　见于 10%～18%的患者，形成机制：①胰管内压力增高致胰管破裂，胰液外渗。因无活动性炎症，胰液常为清亮。②活动性炎症合并脂肪坏死（也可能有胰腺实质的坏死），胰液自小胰管外渗。因含坏死组织，胰液常有变色。

（三）胆道或十二指肠梗阻　见于 5%～10%的患者，主要是由于胰头部炎症或纤维化、假性囊肿所致。

（四）胰源性胸、腹水　可能是由于胰管破裂，与腹腔和胸腔形成瘘管，或是假性囊肿的破溃致胰液进入胸、腹腔。胰源性胸、腹水可呈浆液性、血性或乳糜性，后两者较少见。胰源性胸腔积液以左侧多见，具有慢性、进行性、反复发作及胸腔积液量多的特点。

（五）胰腺癌　约 4%患者在 20 年内并发胰腺癌。

（六）胰瘘（pancreatic fistula）　包括胰腺外瘘和内瘘。外瘘常发生于胰腺活检、胰腺坏死、外科引流术后、手术中的胰腺损伤或腹部钝伤后。内瘘常发生于 CP 主胰管或假性囊肿破裂后，酒精性 CP 易出现内瘘。

（七）其他　少数患者可有胰性脑病；脾动脉、肝动脉、胃十二指肠动脉和胰十二指肠动脉假性动脉瘤等。

【实验室及辅助检查】

（一）实验室检查

1. 粪便的显微镜检查　粪便中含有未消化的肌肉纤维和脂肪滴。

2. 胰腺外分泌功能测定　分为直接外分泌功能试验和间接外分泌功能试验两大类，两者均通过测量胰腺分泌的胰液量、胰液电解质浓度和胰酶量来评估胰腺外分泌的功能。包括胰泌素试验、Lundh 试餐试验，血、尿苯甲酰-酪氨酰-对氨基苯甲酸（BT-PABA）试验、胰月桂酸试验（PLT）、粪便试验（苏丹Ⅲ染色、粪便脂肪定量测定和弹力蛋白酶 I 测定）及核素胰腺外分泌功能试验（^{131}I-甘油三酯/油酸吸收试验、双标记希林试验及^{13}C-呼气试验）等。其中胰泌素试验敏感度、特异度最高，但属侵入性检查，临床应用受限。

3. 胰腺内分泌功能测定　包括糖耐量异常、血胰岛素、C肽和血浆胰多肽（PP）减少。继发于 CP 的糖尿病归类为ⅢC型，诊断标准为糖化血红蛋白（HbA1c）≥6.5%，空腹血糖（FBG）≥7mmol/L。但只有晚期（胰腺功能损失 90%以上）方出现变化，敏感度低。

4. 血清缩胆囊素（CCK）测定　正常为 30～300pg/ml，CP 患者可高达 8 000pg/ml。

5. 其他实验室检查　急性发作期时血清淀粉酶、脂肪酶可升高；胰源性胸腹水中淀粉酶明显升高。血清 CA19-9 值可增高，但通常升幅较小，如明显升高，应警惕合并胰腺癌可能。其他指标如 IgG4、血钙、血脂、甲状旁腺素、病毒、基因检测等检查有助明确 CP 病因。

（二）影像学检查

1. 腹部 X 线片　部分患者可见胰腺区域的钙化灶、阳性结石影。

2. 超声及其相关技术

(1) 腹部超声：可见胰腺形态改变；胰腺纤维化时，胰腺内部回声增强；胰管有不规则扩张及管壁回声增强；有结石或钙化时可见光团及声影；有囊肿时可见液性暗区。敏感度和特异度较差，可作为CP的初筛检查。

(2) 超声内镜（EUS）：避免了肠道气体和肠壁脂肪的干扰，克服了体外超声诊断胰腺疾病的不足，可以显示胰腺实质和导管的损害，是早期诊断CP的手段之一。目前常用的EUS诊断标准有两种，即传统标准和Rosement标准。EUS结合胰腺功能试验（EUS-ePFT）可用于慢性腹痛患者的CP筛查。

(3) 胰管内超声（IDUS）：是将超声探头经十二指肠乳头逆行插至主胰管中，可对主胰管内局灶性狭窄病变进行鉴别诊断。

3. 胰腺CT　为首选的检查方法，可见胰腺失去正常结构，呈弥漫性增大或萎缩，密度不均；胰管不规则扩张或粗细不匀；胰管内结石或钙化征象。CT是显示胰腺钙化的最优方法，并有助于并发症的诊断，包括假性囊肿、门脾静脉血栓、假性动脉瘤及胰管胸膜瘘。

4. MRI　对胰实质异常改变敏感，但对钙化和结石的显示不如CT，主要包括T_1抑脂加权像信号强度降低，加造影剂后延迟增强，且增强不明显。

5. 胰胆管影像学检查　包括经内镜逆行胰胆管造影（ERCP）和磁共振胰胆管造影（MRCP）。ERCP为有创性检查，仅诊断困难时选用，更多用于胆管、胰管病变治疗操作。MRCP可清楚显示胆管、胰管病变的部位、程度和范围，胰泌素刺激MRCP（s-MRCP）能观察胰管顺应性；评估胰管分支数量或出现的新分支；通过碳酸氢盐及胰液的分泌量间接评估胰腺外分泌功能。依据剑桥分型可将CP可分为轻度、中度和重度三型。

6. 胰管镜检查　胰管镜检查可直接观察胰管内病变，如狭窄、结石、阻塞等，同时还能进行组织学活检、收集胰液及细胞学刷检等，对CP早期诊断及胰腺癌鉴别诊断有意义。

7. PET（正电子发射断层成像）　^{18}FDG-PET对不明原因的胰腺肿块进行检查有助于与胰腺癌鉴别，胰腺癌可表现为核素浓聚区，但在合并急性炎症时可出现假阳性结果。

8. 胰腺活检　组织活检是诊断的“金标准”，主要用于与胰腺癌鉴别诊断。方法包括CT或超声引导下经皮胰腺穿刺活检；EUS引导下胰腺活检，包括细针穿刺抽吸（EUS-FNA）及活检（EUS-FNB）；手术或腹腔镜下胰腺活检。

【诊断与鉴别诊断】

（一）诊断　主要诊断依据：①典型临床表现，如反复发作上腹痛或急性胰腺炎等；②影像学检查提示胰腺钙化、胰腺萎缩、胰管结石、胰管狭窄或扩张等；③病理学特征性改变；④胰腺外分泌功能不全表现。其中②或③可确诊，①+④拟诊。

根据临床表现、形态学改变和胰腺内外分泌功能受损程度进行分期，对治疗方案选择具有指导意义。

1期（早期）：无胰腺功能不全，出现腹痛、血清或尿淀粉酶升高等临床症状，CT、超声检查多无特征性改变，EUS、ERCP或组织学检查可有轻微改变。

2期（进展期）：主要表现为反复腹痛或急性胰腺炎发作，胰腺实质或导管出现特征性改变，部分内分泌或外分泌功能不全，病程可持续数年。

3期（并发症期）：胰腺内外分泌功能异常，胰腺及导管形态明显异常，胰腺实质明显纤维化或炎性增生改变，可出现假性囊肿、胆道梗阻、十二指肠梗阻、胰源性门静脉高压、胰源性胸腹水等并发症。

4期（无痛终末期）：腹痛发作频率和严重程度可降低，甚至疼痛症状消失；胰腺内外分泌功能显著异常，临床出现腹泻、脂肪泻、体重下降和糖尿病。

（二）鉴别诊断

1. 胰腺癌　肿块型CP与胰腺癌鉴别甚为困难。可用的方法：①血清CA19-9、CA125、CA50、CA242，在胰腺癌诊断中有一定参考价值，但有假阳性；②胰液检查：通过ERCP获取胰液，如检出癌细胞，则确诊；同时胰液CA19-9及*K-ras*基因检测有一定鉴别诊断价值；③实时超声及EUS导引下细针胰腺穿刺，如发现癌细胞，可确诊，但阴性不能排除诊断；④CT、MRI和PET有助于鉴别。

2. 消化性溃疡　十二指肠球部后壁穿透性溃疡可与胰腺粘连而引起顽固性疼痛。内镜检查可鉴别。

3. 原发性胰腺萎缩　多见于50岁以上的患者。无腹痛、脂肪泻、体重减轻、食欲减退和全身水肿等临床表现。超声及CT检查等一般能鉴别。

【治疗】

CP的治疗原则为去除病因、控制症状、改善胰腺功能、治疗并发症和提高生活质量等。

（一）一般治疗　CP患者须禁酒、戒烟，避免过量高脂饮食。

（二）内科治疗

1. 去除病因　戒酒和积极治疗胆道疾病。戒酒能使半数以上酒精性CP患者疼痛缓解，延缓胰实质破坏进展。甘油三酯（TG）>500mg/dl需以他汀类药物控制。硫唑嘌呤等药物能引起胰腺炎，故应注意清除这些可能的原因。

2. 急性发作期的治疗　治疗原则同急性胰腺炎。

3. 胰腺外分泌功能不全的治疗　主要应用外源性胰酶制剂替代治疗并辅助饮食疗法，有助于改善消化吸收不良、脂肪泻。比较理想的胰酶制剂应是肠溶型高活性脂肪酶制剂，于餐中服用。

4. 止痛

(1) 胰酶制剂等非镇痛药物：胰酶制剂的替代治疗可抑制CCK的释放和胰酶分泌而缓解疼痛。H_2受体拮抗剂（H_2RA）或质子泵抑制剂（PPI）可减少胰液分泌，降低胰管内压，减轻疼痛，并可增加胰酶制剂疗效（保持胰酶活性的最佳pH应>6.0）。CCK受体拮抗剂（丙谷胺600mg/d）也有一定疗效。如经治疗疼痛无改善甚或加重者，可试用生长抑素衍生物奥曲肽治疗，每次餐前100~200μg，皮下注射。

（2）镇痛药物：遵循 WHO 的疼痛三阶梯治疗原则，宜以对乙酰氨基酚和非甾体抗炎药物开始，效果不佳可选择弱阿片类药物，仍不能缓解甚或加重可选用强阿片类镇痛药物。吗啡能使肝胰壶腹括约肌痉挛，应避免使用。

（3）内镜介入治疗：因胰管狭窄、胰管结石、假性囊肿等引起的梗阻性疼痛，可行内镜介入治疗。CT 或 EUS 介导的腹腔神经丛阻滞推荐用于合并胰腺恶性肿瘤的疼痛治疗。

5. 内分泌不足的替代治疗　主要是糖尿病的治疗，二甲双胍是一线治疗。采用强化的常规胰岛素治疗方案，维持 CP 患者最佳的代谢状态。由于 CP 合并糖尿病患者对胰岛素较敏感，应注意预防低血糖的发生。

6. 营养　营养不良者给予足够的热能、高蛋白、低脂饮食（脂肪摄入量限制在总热量的 50%以下，一般不超过 75g/d），严重脂肪泻患者可静脉给予中长链甘油三酯。补充脂溶性维生素及水溶性维生素 B_{12}、叶酸等。有条件者可应用要素饮食或全肠外营养。

（三）内镜介入治疗　内镜治疗主要用于胰管减压和取石，以及胰腺假性囊肿等。包括十二指肠乳头括约肌切开取石、鼻胆管和鼻胰管引流、胰管胆管支架置入和辅以胰管括约肌切开及狭窄扩张、EUS 引导下胰管引流术（EUS-PD）、内镜下网篮取石及气囊扩张取石、碎石、囊肿引流等。对内镜取出困难的、直径大于 5mm 的主胰管阳性结石，首选体外冲击波碎石术（extracorporeal shock wave lithotripsy，ESWL）。

（四）外科治疗　手术的目的为解除胰管梗阻、缓解疼痛及保证胰液和胆汁流出的通畅。手术治疗分为急诊手术和择期手术。急诊手术适应证：慢性胰腺炎并发症引起的感染、出血、囊肿破裂等。择期手术适应证：①疼痛治疗无效者；②十二指肠、胆道、胰管梗阻，内镜治疗无效者；③有症状假性囊肿、胰源性门静脉高压伴出血、胰瘘、胰源性腹水等，内科和介入治疗无效者；④不能排除恶变者。手术方式主要分为：胰管引流术、部分胰腺切除和全胰切除术。

【预后】

慢性胰腺炎诊断后的 20～25 年内死亡率为 50%，15%～20%的患者死于并发症。

推荐阅读

1. ZOU W B，RU N，WU H，et al. Guidelines for the diagnosis and treatment of chronic pancreatitis in China（2018 edition）[J]. Hepatobiliary Pancreat Dis Int，2019，18（2）：103-109.
2. MAJUMDER S，CHARI S T. Chronic pancreatitis[J]. Lancet，2016，387（10031）：1957-1966.

第三节　自身免疫性胰腺炎

丁伟群　陆　玮

自身免疫性胰腺炎（autoimmune pancreatitis，AIP）是由自身免疫介导、以胰腺和胰管结构改变（胰腺弥漫或局灶性肿大和胰管不规则狭窄）为特征、激素治疗有效的一种特殊类型的慢性胰腺炎。

【流行病学】

AIP 在全球各地区散在分布，全球报道 AIP 以 1 型为主。1 型 AIP 在亚洲地区多见，欧美 2 型 AIP 相对多见。国外报道的 AIP 病例数占同期慢性胰腺炎的 2%～10%，我国报道的这一比例为 3.6%～9.7%。AIP 的男女患者比例约为 2∶1，多见于老年人。

【发病机制】

发病机制尚未明确，但证据高度提示 AIP 的发病与机体免疫相关。基因多态性是 AIP 的易感因素。AIP 患者胰腺组织及外周血中激活的、携带 HLA-DR 的 CD_4^+ 及 CD_8^+T 细胞显著增加。此外，IgG 及 IgG4 水平升高、多种自身抗体阳性[包括抗碳酸酐酶抗体、抗乳铁蛋白抗体、抗泛素连接酶抗体、抗胰蛋白酶抗体、抗分泌型胰蛋白酶抑制物（PSTI）抗体、抗核抗体、Hp 抗体等]及激素治疗有效也间接反映了 AIP 发病的免疫机制。

【临床表现】

AIP 临床症状无特异性。

1 型 AIP 常见临床表现为梗阻性黄疸、不同程度的腹痛、后背痛、乏力、体重下降等。其中无痛性梗阻性黄疸最常见，可在几周内形成，因此常常被误诊为胰腺癌。50%～70%的 AIP 患者合并糖尿病或糖耐量异常，1/3 患者有体重减轻。1 型 AIP 是 IgG4 相关性疾病累及胰腺，故 40%～90%的 AIP 患者有胰腺外器官受累，包括 IgG4 相关硬化性胆管炎、类风湿关节炎、干燥综合征、硬化性泪腺及涎腺炎（Mikulicz's disease）、腹膜后纤维化、炎症性肠病、纵隔纤维化和淋巴结病、间质性肺炎、间质性肾炎、自身免疫性甲状腺炎、慢性主动脉周围炎等。胰腺外表现可与 AIP 同时发生，也可在其之前或之后出现。

2 型 AIP 更多表现为急性胰腺炎，包括腹痛、血清胰酶高于正常上限的 3 倍。除 20%合并炎症性肠病尤其是溃疡性结肠炎外，少有其他胰腺外器官受累。1 型和 2 型 AIP 的比较见扩展阅读 15-9-3-1。

扩展阅读 15-9-3-1　1 型和 2 型自身免疫性胰腺炎（AIP）的比较

【辅助检查】

（一）血清学　血清 IgG4 升高已成为诊断 AIP 最有价值的血清学指标，敏感度 67%～94%，特异度 89%～100%。但血清 IgG4 不能单独用于诊断 AIP，其水平正常并不能排除 AIP。临床上可用于监测病情。

（二）影像学　影像学表现在 AIP 诊断中至关重要，包括腹部超声、CT/MRI、ERCP 和 MRCP 及胰管内超声（IDUS）等。EUS 不仅能观察胰腺和胰管系统，并可通过 EUS-FNA 行活组织病理检查。

AIP 的影像学特点为：①胰腺呈弥漫性或局灶性肿大，典型者为"腊肠样"改变，部分不典型病例可出现局部肿块，需要与胰腺癌鉴别；通常 AIP 患者无胰腺钙化、结石和假性囊肿等。②主胰管弥漫性变细或节段性、局灶性狭窄，病变累及胆总管下段时可造成局部呈陡然向心性狭窄，狭窄区往往较细长；少见胰管扩张。③CT 检查可见胰腺实质延迟强化。由于胰周积液、炎症反应或脂肪组织纤维化而出现胰周低密度包膜样边缘。MRI 检查示胰腺 T_1WI 信号减低，T_2WI 信号增强。

（三）组织病理学　AIP 的大体特征表现胰腺肿胀增大，疾病后期胰腺实质广泛纤维化。根据胰腺病变范围可分为弥漫性增大和局灶性肿块两种。弥漫性增大较常见，局灶性肿块多位于胰头部。AIP 通常没有胰腺钙化、胰管扩张、假性囊肿或结石。两种亚型的组织学特点见扩展阅读 15-9-3-1。

【诊断】

AIP 诊断参照 HISORt 标准，主要有以下几点：①影像学表现为胰腺弥漫性或局灶性肿大，主胰管节段性或弥漫性不规则狭窄；②实验室检查血清 IgG4 升高，或自身抗体阳性；③组织学检查见淋巴浆细胞浸润和胰腺组织纤维化；④胰腺外器官受累；⑤皮质激素治疗有效。

【治疗】

（一）药物治疗　大多数患者皮质激素治疗有效（详见第二十二篇第十九章"IgG4 相关性疾病"）。

（二）内镜介入治疗　年老体弱患者，若对糖皮质激素应用有顾虑或激素治疗风险较大则可对梗阻性黄疸行内镜介入治疗。

（三）外科治疗　不建议手术治疗，但临床难以排除恶性肿瘤时可考虑手术。

【预后】

1 型 AIP 复发率较高，20%～40%的患者初次激素治疗停药后可能复发，但再次应用激素仍可有效。2 型 AIP 少有复发。

推荐阅读

1. NAGPAL S J S, SHARMA A, CHARI S T. Autoimmune pancreatitis[J]. Am J Gastroenterol, 2018, 113(9): 1301-1309.
2. KAZUICHI O, KAZUSHIGE U. Current concept of autoimmune pancreatitis and IgG4-related disease[J]. Am J Gastroenterol, 2018, 113(10): 1412-1416.

第四节　胰　腺　癌

钟　良　邱冬妮　孙大裕

胰腺癌（pancreatic carcinoma）主要指胰腺导管上皮来源的肿瘤，是胰腺恶性肿瘤中最常见的一种，近年来胰腺癌的发病率在中国有明显增高趋势。美国最新统计显示，2019 年胰腺癌在美国恶性肿瘤死亡中，男、女性都占第 4 位。胰腺癌早期症状隐匿，诊断困难，当出现典型症状时多已属晚期，治疗效果也不理想，病死率很高，总体 5 年生存率不足 5%（日、美少数领先国家可以到 15%）。胰腺癌是恶性程度高、进展迅速、严重危害人类健康的肿瘤之一。

【病因与发病机制】

病因尚未完全阐明，一般认为是由于基因和环境多种因素共同作用的结果。胰腺癌的危险因素包括吸烟、肥胖、酗酒、慢性胰腺炎等，接触萘酚胺及苯类化合物等化学制剂者，胰腺癌发病率明显增加。糖尿病是胰腺癌可能的危险因素之一，并没有完全确认，但在老年、低体重指数、无糖尿病家族史的患者，新发糖尿病时应注意随访并警惕胰腺癌可能。胰腺癌具有遗传易感性，约 10%的胰腺癌患者具有遗传背景。患有波伊茨-耶格（Peutz-Jegjers）综合征、遗传性胰腺炎、家族性恶性黑色素瘤的患者，胰腺癌的风险显著增加。

【病理】

（一）病变部位及分类　胰腺癌可发生于胰腺的任何部位，以胰头多见，占 60%～70%，胰体尾部癌占 20%～25%；全胰癌占 5%～10%。按 WHO 标准，原发性胰腺外分泌腺肿瘤有导管腺癌、浆液性囊腺癌、黏液性囊腺癌、导管内乳头状黏液癌、腺泡细胞癌等，其中 85%～90%起源于腺导管上皮细胞。

（二）分期　按照 AJCC 第 8 版标准进行胰腺癌的 TNM 分期和病理分期，详见扩展阅读 15-9-4-1。

扩展阅读 15-9-4-1　胰腺癌的分期

（三）转移方式

1. 直接侵犯　胰头癌可压迫并浸润邻近的脏器和组织，如胆总管末端、十二指肠、胃、横结肠及小肠，引起溃疡及出血，并可引起腹膜种植转移癌和癌性腹水。

2. 淋巴转移　出现较早。胰头癌常转移至幽门下淋巴结，也可累及胃、肝、腹膜、肠系膜、主动脉周围，甚至纵隔、支气管周围淋巴结。癌肿可沿肝镰状韧带的淋巴结转移至锁骨上淋巴结。

3. 血行转移　经门静脉转移至肝最为常见。癌细胞可从肝静脉侵入肺部、再经体循环转移至骨、肾、肾上腺等器官或其他组织。

4. 沿神经鞘转移　胰头癌常侵犯邻近神经如十二指肠、胰腺和胆囊壁神经。胰体癌压迫和侵蚀腹腔神经丛，可引起剧烈的背痛。

【临床表现】

胰腺癌的临床表现取决于癌肿的部位、病程早晚、胰腺破坏的程度、有无转移及邻近器官累及的情况。其临床特点是整个病程短、病情发展快和迅速恶化。

（一）上腹部不适或疼痛　约半数以上患者有上腹部不适或疼痛，是胰腺癌的主要症状。多数由轻逐渐加重。腰背痛常见,进展期病变腰背痛更加剧烈,或限于双季肋部呈束带状,提示癌肿沿神经鞘向腹膜后神经丛转移。典型胰腺癌的腹痛常在仰卧时加重,坐起或向前弯腰、屈膝可减轻疼痛,有时患者夜间辗转不眠,可能是由于癌肿浸润压迫腹腔神经丛所致。

(二)体重减轻 胰腺癌造成的体重减轻突出,可达15kg以上,伴有衰弱、乏力等症状。体重下降的原因是主要是厌食,或因进食后上腹部不适或诱发腹痛而不愿进食,另一个主要原因是肿瘤消耗。此外,胰腺外分泌功能不良或胰液经胰腺导管流出受阻,影响消化和吸收功能,也有一定的关系。

(三)黄疸 黄疸是胰腺癌,特别是胰头癌的重要症状。黄疸为进行性,虽可有轻微波动,但不可能完全消退。黄疸的暂时减轻,在早期可能与伴有的壶腹周围炎症消退有关,晚期则由于侵入胆总管下端的肿瘤溃烂所致。胰体尾癌在波及胰头时才出现黄疸,或者发生肝十二指肠韧带淋巴结转移,亦可压迫胆管引起梗阻性黄疸。近半数的患者可触及肿大的胆囊,与胆管下段梗阻有关。临床上有梗阻性黄疸伴有胆囊肿大而无压痛者称为库瓦西耶(Courvoisier)征,对胰头癌有一定诊断意义。

(四)腹部包块 腹部包块多数属晚期体征。肿块形态不规则,质地坚硬、固定,可有明显压痛。腹部包块相对多见于胰体尾部癌。

(五)症状性糖尿病 少数患者起病的最初表现为糖尿病的症状;也可表现为原有糖尿病的患者病情突然加重。因此,若糖尿病患者出现持续性腹痛,或原有糖尿病而近期突然病情加重,或老年人新发糖尿病,应警惕胰腺癌可能。

(六)血管血栓性疾病 很罕见,出现游走性或多发性血栓性静脉炎。

(七)精神症状 部分胰腺癌患者可表现为焦虑、急躁、忧郁、个性改变等精神症状,可能由于胰腺癌患者多有顽固性腹痛、不能安睡及不能进食等症状,容易对精神和情绪产生影响。

(八)急性胆囊炎或胆管炎 约4%的胰腺癌患者以突然发作的右上腹绞痛伴发热、黄疸等急性胆囊炎或急性化脓性胆管炎为首发症状。可因肿瘤压迫致胆总管下端梗阻,或同时合并结石引起。

【影像学检查】

(一)超声 超声广泛应用于胰腺肿瘤的筛查,优点是操作简便、安全价廉,但易受胃肠道气体干扰及操作者经验水平影响,灵敏度、特异度均不高。

(二)CT和CTA(CT血管成像) 胰腺癌在CT平扫检查时多数呈等密度或稍低密度改变,增强后可表现为明显的低密度改变,CT还可显示肿瘤与周围结构关系,可以了解血管受侵犯情况。常规CT诊断直径≤2cm胰腺癌的敏感度为27%~65%,64排以上CT设备,薄层扫描加增强对直径<2cm的小胰癌敏感度在95%以上。因此薄层增强CT扫描已成为当前胰腺癌分期评估的首选检查方法。CTA适用于判断胰腺癌对血管侵犯。

(三)MRI、MRCP(磁共振胰胆管造影)和MRA(磁共振血管成像) 近年来MRI的成像质量已接近CT。MRCP可以清晰地显示类似ERCP的胰胆管影像学效果,不需造影剂、无创伤,对胰腺癌诊断正确性为70%~100%。MRA能获得类似血管造影的三维动静脉像,有助于准确地评价肿瘤与周围血管关系。

(四)ERCP(经内镜逆行胰胆管造影) ERCP主要表现为主胰管及其主要分支的狭窄、扩张、阻塞、扭曲、充盈缺损、不显影等,另外可显示主胰管和胆总管呈双管征等特征性改变。同时可抽取胰液或用细胞刷刷取细胞进行病理或肿瘤标志物检查。

(五)超声内镜(EUS) EUS从胃后壁和十二指肠探测整个胰腺,能避免胃肠道气体和腹壁脂肪的干扰,对胰腺癌,包括早期胰腺癌的诊断有较大的价值,可准确描述是否有区域淋巴结转移及血管累及。目前认为EUS诊断胰腺占位的敏感度为95%~100%,准确率超过90%。EUS-FNA已经被NCCN列为化疗前常规。

(六)胰腺导管内超声(IDUS) 经十二指肠镜活检钳通道将高频超声微探头直接插入胰管内进行实时超声扫描,主要用于检测导管内乳头状黏液性肿瘤,判断其范围及是否有浸润等,对微小胰腺病灶的检出率明显优于超声、CT和ERCP等。

(七)经口胰管镜检查 细胰管镜(直径3.3~4.5mm)可行活检,但需行内镜下乳头括约肌切开术(EST)才能进入主胰管。超细胰管镜(直径0.75~0.8mm)无须行EST,但不能取活检。

(八)腹腔镜和腹腔镜超声(LUS)检查 对于瘤体较大,疑有腹腔种植或远处转移的患者,腹腔镜探查可以避免不必要的剖腹探查。

(九)正电子发射断层成像(PET) 作为CT和MRI的补充,在检测肿瘤远处转移方面具有优势。

(十)影像学引导下胰腺活检和细胞学检查 术前或术中细针穿刺胰腺活检(FNA)以诊断胰腺癌,获取胰腺细胞的方法有:经十二指肠从胰管、十二指肠壁穿刺胰腺或抽取胰液或细胞刷取细胞;经超声、EUS或CT引导下穿刺胰腺组织;术中直视下穿刺胰腺。近年来,EUS引导下的FNA或FNB已成为临床上主要的获取胰腺癌细胞组织学活检的方法。

【实验室检查】

(一)血清学标记物 CA19-9可异常表达于多种肝胆胰疾病及恶性肿瘤患者,是最有诊断价值且应用最广泛的肿瘤相关抗原,对诊断胰腺癌灵敏度80%,特异度82%~90%。但部分胰腺癌患者为Lewis抗原阴性血型结构不表达CA19-9。CA19-9在某些良性疾病所致的胆道梗阻或胆道炎症患者也可升高。CA19-9水平检测亦是判断术后肿瘤复发、评估放化疗效果的重要手段。联合CA242、CA50、CEA可以提高诊断的灵敏度和特异度,联合CA125检测对判断预后有帮助。

(二)胰腺癌基因标志物 联合检测*K-ras*基因、*p53*基因、*p16*抑癌基因及端粒酶活性有助于胰腺癌的早期诊断,指导胰腺癌的基因治疗。

【诊断与鉴别诊断】

由于胰腺癌早期诊断十分重要，如出现明显上腹痛、与体位有关的腰痛、进行性消瘦、梗阻性黄疸、B超显示胰腺占位多数已属晚期，丧失根治手术的机会。早期诊断应重视下列胰腺癌的高危人群：①年龄>40岁，有上腹部非特异症状患者，伴有乏力和进行性消瘦；②上腹不适的部位较深，范围较广、不适与饮食的关系不密切；③有胰腺癌家族史者；④慢性胰腺炎患者；⑤突发糖尿病；⑥长期吸烟、酗酒及长期接触有害化学物质者。联合肿瘤标志物检测加上增强CT、MRI、MRCP、PET/CT及EUS-FNA、EUS-FNB等先进的影像学技术有助于诊断早期胰腺癌。

以下疾病应与胰腺癌作鉴别：

（一）慢性胰腺炎　以缓起的上腹部胀满不适、消化不良、腹泻、食欲减退、消瘦等为主要临床表现的慢性胰腺炎须与胰腺癌鉴别，尤其是肿块型慢性胰腺炎。慢性胰腺炎常呈慢性病程，有反复的急性发作史，腹泻（或脂肪泻）较著，而黄疸少见。如影像学检查发现胰腺部位的钙化点，则有助于慢性胰腺炎的诊断。有时鉴别仍较困难，即使在手术中慢性胰腺炎的胰腺亦可坚硬如石，或呈结节样改变。EUS-FNA或EUS-FNB有助于明确诊断。

（二）自身免疫性胰腺炎　胰腺头部的自身免疫性胰腺炎常伴有梗阻性黄疸，多表现有血清IgG4升高，激素治疗有效。

（三）十二指肠壶腹癌　胆总管、肝胰壶腹和胰头三者的解剖位置邻近，临床表现十分相似，但手术疗效和预后方面，胆总管和壶腹癌比胰头癌好。鉴别诊断见扩展阅读15-9-4-2。

扩展阅读15-9-4-2

扩展阅读15-9-4-2　梗阻性黄疸疾病的鉴别

【治疗】

胰腺癌的治疗包括外科手术、化学治疗（简称化疗）、放射治疗（简称放疗）、介入治疗、分子靶向治疗和免疫治疗等。

（一）外科手术　手术治疗至今仍是唯一能治愈胰腺癌的方法。只要条件许可，应力争根治性切除。

（二）化疗与新辅助化疗　对胰腺癌有效的有氟尿嘧啶、吉西他滨、白蛋白结合型紫杉醇、奥沙利铂等。化疗分为经动脉局部灌注化疗和全身静脉化疗。近年来，胰腺癌术前的新辅助化疗受到越来越多的重视（扩展阅读15-9-4-3）。新辅助化疗能够提高可能切除胰腺癌的R0切除率，减少术后的复发转移，进而改善患者预后。NCCN指南明确指出：交界可切除胰腺癌应先行新辅助化疗而非手术，但对于可切除胰腺癌是否应行新辅助化疗目前仍有争议。NCCN指南提出：可切除胰腺癌的新辅助化疗仅适用于临床试验，以及伴有CA19-9明显升高、肿瘤较大、区域淋巴结较大、体重明显下降和剧烈腹痛，且FNA穿刺病理证实为胰腺癌是必要条件。

扩展阅读15-9-4-3

扩展阅读15-9-4-3　胰腺癌新辅助化疗

（三）放疗及放疗加化疗　胰腺癌对放射不太敏感，但放疗可使30%～50%患者腹痛和背痛得到缓解，并在一定程度上抑制肿瘤的发展。某些化疗药物如5-氟尿嘧啶及其衍生物、吉西他滨等有放射增敏作用，而放疗由于改变了血胰屏障，增加了胰腺对化疗药物的通透性，因而又能增加化疗效果。

（四）介入治疗　随着超声内镜和微创外科的发展，介入治疗在胰腺癌尤其是无法外科手术的晚期胰腺及其并发症的治疗中发挥越来越大的作用。

1. 解除梗阻性黄疸　内镜下鼻胆管引流术（ENBD）、内镜下胰胆管支架术（ERPD、ERBD）、对于ERCP插管失败的病例可行超声内镜引导下胰胆管造影（EGCP）及引流术或经皮肝穿刺胆道引流手术（PTCD）联合ERCP引流术。支架堵塞是介入治疗的主要问题，为减少支架堵塞，各种新材料塑料支架、覆膜金属支架和放射性金属支架均有报道，如在积极研究开发中的含铱-192或钯-103的放射性金属支架因对局部肿瘤内照射的治疗作用，较不易发生支架堵塞。

2. 解除消化道梗阻　常用十二指肠支架置入术。采用自膨式金属支架用于解除恶性十二指肠梗阻无须对狭窄部位先行扩张术，且操作简便安全、微创伤，为晚期胰腺癌患者提供了行之有效的治疗。

3. 晚期胰腺癌镇痛　超声内镜引导下腹腔神经丛阻滞术（EUS-CPN）或毁损，是通过向腹腔动脉干根部两侧腹腔神经节注射化学药物起到阻滞神经或使神经坏死，以缓解各种原因所致腹痛的作用，尤其适用于不能手术的晚期胰腺癌患者，是晚期胰腺癌安全、高效、经济的镇痛方案。常用的药物有无水乙醇和/或丁哌卡因（或利多卡因），酌情加用糖皮质激素。

4. 瘤内注射治疗　在B超、CT或超声内镜引导下将各种抗肿瘤药直接注射到瘤体内，通过化学、物理或生物效应杀灭肿瘤细胞，优点是创伤小、全身不良反应轻。目前临床上报道的注射药物有顺铂、无水乙醇、^{125}I粒子、重组人p53腺病毒等。

5. 动脉插管化疗（transcatheter arterial chemotherapy，TAC）区域性的动脉灌注化疗能使药物在靶器官区域达到高浓度分布，提高抗肿瘤效果而减少全身化疗的不良反应，还可能减少肿瘤耐药性，并可能抑制TNF、IL-1、IL-6的产生和释放，从而抑制肿瘤生长和转移。

6. 腔内近距离放疗（intraluminal brachytherapy，ILBT）　将放射源置于空腔脏器腔内，在局部对肿瘤释放高剂量的射线而不累及周围器官，是一种安全可行的方法。常采用^{192}Ir（铱）作为放射源，可缓解胆胰管恶性狭窄引起的黄疸和梗阻性疼痛，但能否延长存活期尚需进一步研究。

（五）分子靶向治疗　针对癌基因K-RAS、表皮生长因子（EGFR）与血管内皮生长因子受体（VEGFR）或其配体的分子靶向治疗药物目前已成为晚期胰腺癌药物治疗的临床研究重点。

（六）免疫治疗　免疫检查点抑制剂主要包括 PD-1（programmed cell death-1）/PD-L1（programmed death-ligand 1）单抗和 CTLA-4（cytotoxic T-lymphocyte associated antigen 4）单抗。过继性 T 细胞治疗包括 CAR-T（chimeric antigen receptor T cell）疗法等。主动免疫疗法如肿瘤疫苗，是通过激活患者体内的抗癌免疫细胞，引发强烈而持久的抗癌免疫应答反应。

（七）支持治疗　支持治疗对晚期胰腺癌及术后患者均十分重要，可选用静脉高能营养和氨基酸液输注以改善营养状况；给予多种维生素及胰酶片、多酶片等口服。中链脂肪酸可减轻脂肪泻。

【预后】

胰腺癌死亡率很高，其 5 年生存率低于 5%，中位生存期不到 20 个月，出现转移后的中位生存期小于 6 个月。由于临床确诊者大多属于肿瘤的中、晚期，手术切除率只有 10%～20%，术后 5 年生存率 5%～20%，术后平均生存 17.6 个月。

推荐阅读

1. LEE J H, AHMED O. Endoscopic management of pancreatic cancer[J]. Surg Oncol Clin N Am, 2019, 28(1): 147-159.
2. LAMBERT A, SCHWARZ L, BORBATH I, et al. An update on treatment options for pancreatic adenocarcinoma[J]. Ther Adv Med Oncol, 2019, 11: 1758835919875568.
3. IDACHABA S, DADA O, ABIMBOLA O, et al. A review of pancreatic cancer: epidemiology, genetics, screening, and management[J]. Open Access Maced J Med Sci, 2019, 7(4): 663-671.

第五节　胰腺囊性肿瘤

钟　良　孙大裕　邱冬妮

【定义】

胰腺囊性疾病（pancreatic cystic lesions, PCLs）是指由胰腺上皮和/或间质组织形成的肿瘤或非肿瘤性（单发或多发的肿瘤样）含囊腔的病变，主要包括胰腺囊性肿瘤（pancreatic cystic neoplasms, PCNs）、胰腺假性囊肿（pancreatic pseudocysts, PPs）和先天性囊肿（真性囊肿）。PPs 是急慢性胰腺炎的后遗症，详见胰腺炎章节。本文主要介绍 PCNs。

【分类】

PCNs 是一组异质性的胰腺囊肿，它们的生物学行为不同，发展为恶性肿瘤的风险也不同。主要包括导管内乳头状黏液性肿瘤（intraductal papillary mucinous neoplasm, IPMN）、黏液性囊性肿瘤（mucinous cystic neoplasm, MCN）、浆液性囊性肿瘤（serous cystic neoplasm, SCN）、实性-假乳头状肿瘤（solid pseudopapillary neoplasm, SPN）和其他少见的囊性肿瘤，如异位脾脏上皮样囊肿、浆液性囊腺癌、囊性导管腺癌、囊性神经内分泌肿瘤（G1, G2）、囊性胰母细胞瘤、囊性腺泡细胞癌、淋巴管瘤等。其中 IPMN 又可分为主胰管型 IPMN（MD-IPMN）、分支型 IPMN（BD-IPMN）和混合型 IPMN（MT-IPMN）。PCN 可分为黏液性（IPMN 或 MCN）或非黏液性囊性肿瘤（SCN、SPN 等）。黏液性 PCN 内衬内皮衍生柱状细胞上皮细胞，而非黏液性 PCN 由简单的立方上皮细胞排列。

【临床表现】

PCNs 主要以中老年女性多见，肿瘤生长缓慢，多数无症状，由体检或 CT 检查偶然发现。随着肿瘤的逐渐增大，压迫邻近器官或肿瘤囊内压力增高，出现上腹部疼痛不适或腹部肿物，少数病例可有梗阻性黄疸、消化道出血、急性胰腺炎等表现。IPMN 可反复发作胰腺炎，病程长者可表现脂肪泻、糖尿病和体重下降等胰腺内外分泌功能不全的症状。

【诊断】

（一）影像学检查　是诊断 PCNs 的主要手段。影像学诊断应关注肿瘤的生长部位、单发或多发、病变大小、胰管直径、病变是否与胰管相通、有无壁结节、有无钙化等。腹部超声操作简单，价格低廉，可以检测胰腺囊性占位性病变并将之与实性占位性病变相鉴别，可作为初级筛查手段。对于表现不典型的病灶，建议同时采用胰腺增强薄层 CT、增强 MRI 及 MRCP 等多种检查手段，以提高诊断的准确性。PET 虽对诊断有所帮助，但不宜作为常规检查。MRI 结合 MRCP 是 PCNs 随访的首选方法，因为研究表明反复暴露于电离辐射会增加恶性肿瘤的风险。

（二）内镜检查　超声内镜（EUS）可以对囊性疾病的可切除性提供一定参考依据（诊断具有较高的价值），尤其对于复杂的 IPMN 患者，术前行 EUS 检查，明确囊壁内是否有乳突状突起或者实性结节，以及病变累及的范围和部位，有助于指导手术切除的范围。对于放射影像和 EUS 仍无法明确诊断者，EUS 引导下细针穿刺（EUS-FNA）可以获取组织和囊液，进行细胞学病理检查及囊液肿瘤标志物、淀粉酶或分子生物学检测（CEA、CA19-9、*K-ras* 基因突变等），可以对疾病的鉴别诊断提供帮助。EUS-FNA 对 PCNs 的诊断效率不高，目前经 EUS-FNA 19G 穿刺针探头型激光共聚焦对囊壁的扫查具有较高的诊断价值；另外经 EUS-FNA 19G 穿刺针对囊壁的微活检钳活检也具有较高的诊断价值。还有 ERCP、胰管镜检查、胰腺导管内超声（IDUS）、光学相干断层成像（OCT）、激光共聚焦显微镜（CLE）等，胆道镜（如 SpyGlass）可根据病情需要选择使用。

【治疗】

胰腺囊性疾病治疗方案的制定，取决于对疾病性质、生物学行为的评估，还应考虑患者的年龄、一般状况、治疗意愿、医疗及随访条件等诸多因素。大部分 PCNs 为良性，临床上须密切观察，对手术指征的把握须谨慎。尽管如此，由于 PCNs 对其他治疗均不敏感，手术切除仍是最主要、最关键的治疗手段。如果影像学表现或囊液分析后具有相应手术指征，则应建议尽早行手术治疗。对于有明显症状、确诊或可疑恶性的 PCNs，均推荐手术治疗。手术的目的不仅在于切除有明确侵袭性癌，也要切除中度或重度异型增生病变，对于提高长期存活率及缓解症状均有直接效果。但考虑到胰腺手术并发症发生的风险及某些高危高龄患者高手术风险的客观原因，对于无恶性表现的PCNs，是否必须立刻外科手术治疗尚存争议。对于肿瘤直径<3cm、CA19-9无升高、无临床症状，并排除恶变者，可以考虑保守观察，定期随访。临床常见的4种PCNs的治疗策略如下：

（一）浆液性囊性肿瘤（serous cystic neoplasm，SCN） SCN良性多见，预后良好，通常建议患者监测和随访，当肿瘤直径>6cm时应积极行手术治疗。即使肿瘤直径<6cm，若出现以下危险因素亦应行手术治疗：①出现相关症状（如腹痛、肿块压迫、黄疸、呕吐等）；②肿瘤位于胰头部；③无法完全排除恶变；④出现侵袭性表现如肿瘤侵犯周围组织（血管、胰周淋巴结等）。如为浆液性囊腺癌，需手术治疗，术后仍可长期生存。

（二）黏液性囊性肿瘤（mucinous cystic neoplasm，MCN） MCN具有恶变潜能，因此，术前明确MCN患者均建议手术治疗，尤其是以下几种情况之一者：①病灶引起相关症状；②存在壁结节、实性成分或囊壁蛋壳样钙化者；③肿块直径>3cm；④囊液细胞学检查证明或提示恶性可能。尽管恶性MCN的淋巴结转移率较低，但对于术中快速冷冻病理检查提示恶性者，或术中探查发现肿瘤侵及邻近器官、有周围淋巴结转移时，可行联合脏器切除及区域性淋巴结清扫术。此外，由于部分直径<3cm的MCN术前影像学检查难以与SCN或分支胰管型IPMN相区分，无法明确诊断。因此，对于某些存在严重合并症的高危高龄患者，也可采用先随访，待出现危险因素再行手术的治疗。

（三）导管内乳头状黏液性肿瘤（intraductal papillary mucinous neoplasm，IPMN） 主胰管型IPMN因其有较高的恶变概率，均建议行手术治疗。主胰管型及混合型IPMN，由于肿瘤在胰管内纵向生长，因此，为保证肿瘤的完整切除，建议常规行术中快速冷冻病理检查证实切缘阴性。若存在以下情况，则须扩大切除范围甚至切除整个胰腺：①切缘阳性；②切缘显示中高度异型增生；③术中快速冷冻病理检查无法明确须进一步检查者。对于分支胰管型IPMN，由于不侵犯主胰管且恶变倾向相对较低，因此直径<3cm者可随访观察。但以下因素为其恶变高危因素，须积极手术处理：①肿瘤直径>3cm；②有壁结节；③主胰管扩张>10mm；④胰液细胞学检查发现高度异型细胞；⑤引起相关症状；⑥肿瘤快速生长≥2mm/年；⑦实验室检查CA19-9水平高于正常值。主胰管扩张5~9mm的患者如合并其他危险因素根据情况亦可积极手术治疗。对于存在严重合并症的高危高龄患者，若仅存在肿瘤直径>3cm一项高危因素，则可继续观察，但随访频率应相应增加。

（四）实性-假乳头状肿瘤（solid pseudopaillary neoplasm，SPN） 所有的SPN均推荐手术治疗。如肿瘤较小，包膜完整且与周围组织界限清楚可行局部剜除术。对周围组织有明显侵犯者，应当予以扩大切除范围以减少术后复发。因极少发生淋巴结转移，故不必常规清扫胰周淋巴结，胰体尾部肿瘤亦可保留脾脏。SPN无论行根治术与否均存在远处转移或复发可能性，但即使出现远处转移或复发，仍建议积极手术治疗，预后相对较好。

PCNs的消融治疗也在不断发展中。在超声胃镜引导下，向囊内注射无水酒精或联合紫杉醇是目前应用较多的介入治疗。近年来有学者改用聚桂醇囊内注射，认为比无水酒精效果更好，副作用更小。胰腺结节的超声内镜引导下射频消融（EUS-RFA）也在不断探索中。

鉴于不同类型胰腺囊性疾病生物学行为的巨大差异，术前通过影像学检查无法明确诊断且通过其他检查方法亦无法准确定性肿瘤的患者，推荐采用多学科协作（MDT）的诊疗模式，依据患者的具体临床特点决定治疗方案或建议患者定期随访。

推荐阅读

1. VAN HUIJGEVOORT NCM，DEL CHIARO M，WOLFGANG C L，et al. Diagnosis and management of pancreatic cystic neoplasms：current evidence and guidelines[J]. Nat Rev Gastroenterol Hepatol，2019，16(11)：676-689.
2. WAGH M S，DRAGANOV P V. Pancreatic masses-advances in diagnosis and therapy[M]. Switzerland：Springer International Publishing，2016.
3. RIDTITID W，AL-HADDAD M. Cystic lesions of the pancreas[M]. Switzerland：Springer International Publishing，2016.
4. 中华医学会外科学会分会胰腺外科学组，胰腺囊性疾病诊治指南（2015版）[J]. 中华普通外科杂志，2016，31(1)：75-78.

第六节　胆　石　症

许丽莉　孙剑勇

胆石症（cholelithiasis）是指胆道系统（包括胆囊和胆管）的任何部位发生结石的疾病，结石的种类和成分不完全相同，临床表现取决于结石是否引起胆道感染、胆道梗阻及梗阻的部位和程度。

【胆结石类型】

（一）按成分分类

1. 胆固醇结石　单发者居多，多光滑。质地坚硬，呈圆形或椭圆形，结石内约含胆固醇98%。也有多发结石呈多面状，X线片不显影。

2. 胆色素结石　形状不定，质软易碎。结石由胆色素、钙盐、细菌、虫卵等组成。结石的大小不等，数目较多，常随胆汁的排放流动，成为胆总管结石。

3. 混合性结石　在胆色素结石或胆固醇结石形成后，在原来的结石外面，再有胆固醇或胆色素、钙盐的沉积，从而形成胆色素胆固醇混合性胆石。X线片常可显影。

根据报道，我国的胆结石中，混合性结石最多，胆色素结石次之，胆固醇结石最少。

（二）按部位分类　①胆囊结石：多为胆固醇和混合性结石。②胆总管结石：多为胆色素结石。可以原发于胆总管，也可以来自胆囊或肝内胆管。③肝内胆管结石：多为胆色素结石。呈泥沙样，容易往下流动，因此多数同时有胆总管结石。

（三）其他分类方法　按形态分类。

【流行病学】

胆结石的发病率在不同国家、不同人种之间都存在差异，可能与遗传因素有关；不同国家间胆结石的类型也存在差异，在西方国家，75%以上的胆结石为胆固醇型，通常发生在胆囊内；在非洲和亚洲，以胆色素结石为主并多见于胆管内。生活方式如饮食习惯也是导致差异的原因之一。我国胆结石的发病率随年龄增加而上升，在同一年龄组中，女性的发病率高于男性。

【危险因素】

女性，多次生育，胆石症家族史与胆固醇结石的发生密切相关。肥胖、与代谢综合征相关的血脂异常（特别是以高甘油三酯血症和低高密度脂蛋白为主的高脂蛋白血症Ⅳ型）、胰岛素抵抗或2型糖尿病等均是胆石症发生的危险因素。

【病因与发病机制】

（一）胆汁的形成　胆汁的溶质组分主要包括胆酸（80%）、卵磷脂和其他磷脂（16%），未酯化的胆固醇（4.0%）。胆汁由水分（90%）和三种脂质即胆固醇（溶质重量的4%）、磷脂（24%）和胆盐（72%）组成。肝脏分泌的基础胆汁量为500～600ml/d，调控胆汁流的主要因素包括肝细胞到胆小管的主动转运，有机阴离子的主动转运及胆管细胞的分泌。

（二）胆汁酸的肠肝循环　在正常情况下胆汁酸的保存非常有效。结合和未结合胆汁酸在整个肠道被动吸收。结合胆汁酸在末端回肠的主动吸收更为重要。重新吸收的胆汁酸经门静脉血流被肝细胞快速吸收，重新结合再分泌到胆汁中，这一过程称为肠肝循环。正常胆汁酸池的大小为2～4g。在进餐过程中，胆汁酸池至少经过一次肠肝循环，通常情况下，胆汁酸池一天经过5～10个肠肝循环。肠道对胆汁酸的吸收率高达95%。

（三）胆固醇结石的发病机制　体内总胆固醇池大部分为可溶性的胆固醇，不经修饰随胆汁分泌，或转变成胆汁酸排泌。胆汁中的胆固醇80%来源于肝脏内已形成的胆固醇池。和该池有关的因素包括贮存的胆甾烯酯的水解、食物中的乳糜微粒，以及高密度脂蛋白（HDL）、低密度脂蛋白（LDL）和极低密度脂蛋白（VLDL）。胆结石的形成与血清中HDL的降低和LDL的升高有关。

非肥胖型的胆结石患者细胞内总的和游离的胆固醇水平均升高，提示细胞内胆固醇转运的增加。肥胖、年龄、缺乏运动、药物作用和激素治疗等与胆道内胆固醇排泌增多有关。最近研究结果提示了*ApoE4*基因与人类胆固醇结石发病有关。

胆酸在肠道内的过度丢失或生成减少造成胆酸池的减少和排泌不足，胆汁酸的相对排泌不足造成胆汁的超饱和。回肠疾病、回肠手术、原发性胆汁性胆管炎、慢性淤胆可导致胆酸分泌相对减少。

形成胆固醇结石的第一步是成核，即饱和胆汁中胆固醇晶体的形成。胆囊中高浓度的胆酸将囊泡中的磷脂动态地转移到微体，剩余的囊泡内的胆固醇和磷脂的比例增高而易于聚集和融合，是晶体形成的重要步骤。胆汁中的黏蛋白含量与过度分泌也与成核有关。钙盐存在于几乎所有胆固醇结石的核心基质中。钙复合物干扰胆酸溶解，在成核过程中起着重要作用。

胆囊在胆固醇结石的形成过程中也起着重要作用。胆囊切除可治愈反复发生的胆固醇结石。胆囊黏膜浓缩胆汁，当胆汁的酸化功能障碍时，钙盐更易沉淀，胆囊黏膜催化胆固醇酯化的酶的活性明显增高。胆囊的动力障碍是结石形成的危险因素，长期全肠外营养、高位脊索损伤、妊娠、口服避孕药、肥胖、糖尿病及奥曲肽治疗均与胆囊排空障碍和胆石症有关。

（四）胆色素结石的发病机制　胆红素的分泌增加，胆囊淤积和炎症使胆红素葡糖苷酸水解成溶解度较低的分子形式。胆囊上皮的酸化能力下降有利于钙盐和胆红素的沉积。钙可促进非结合胆红素沉淀。褐色结石内的胆红素钙以单体的形式存在，并交叉连接成多聚体和晶体。

胆色素结石分黑色和褐色两种。黑色结石的形成并无明显的诱因，主要发生于胆囊且不伴感染。慢性溶血、心脏瓣膜修复术、年龄增长、长期全肠外营养及肝硬化与黑色结石形成有关。在亚洲，褐色结石常发生于胆道且与细菌和寄生虫感染有关。发生大肠埃希菌感染的比例很高（扩展阅读15-9-6-1）。

扩展阅读15-9-6-1

扩展阅读15-9-6-1　各种类型胆结石的特征和主要危险因素

【临床表现】

胆石症的临床表现与结石所在的部位、大小、性质、并发症有关。理论上胆石症可分为4期：第1期（"胆石生成期"）尚未具体形成胆石；第2期胆石已形成，但尚无症状；第3期是有症状胆石症（胆绞痛）；第4期出现胆石并发症，如急性胆囊炎、急性化脓性胆管炎、慢性胆囊炎、胆总管胆石梗阻、胆囊腺癌。流行病学调查显示，大多数胆石皆无症状，并可存在数十年之久。

（一）无症状胆囊结石　无症状性胆囊结石是指从未出现过症状的胆囊结石病，主要靠B超普查检出。

（二）胆绞痛　胆绞痛是最常见的主诉，由于结石堵塞胆道造成强直性痉挛所致的内脏痛。典型的胆绞痛为突然发作的剧痛，常由饱食诱发。通常位于中上腹或右上腹，偶见左上腹、心前区，疼痛可放射至肩胛间区。在15分钟之内疼痛加剧至最高峰并可持续3小时，消退较慢。可伴有呕吐和冷汗。两次发作间隔时间并无规律。

（三）急性胆囊炎　最常见的原因是结石堵塞胆囊管造成胆囊的急性炎症。可继发细菌感染，并可造成胆囊积脓。典型的急性胆囊炎的疼痛持续3小时以上，3小时以后疼痛部位从剑突下转移至右上腹，并出现局限性的触痛。常伴有呕吐、低中度发热。在年老的患者，症状和体征不明显。体检可发现

Murphy 征阳性。30%～40%患者可触及包块，15%急性胆囊炎患者可以有黄疸。

（四）慢性胆囊炎 慢性胆囊炎的患者多有急性胆囊炎和胆绞痛发作史，通常伴有胆结石，有胆囊壁增厚、纤维化。疼痛发作时，一般不能触及胆囊。可有反复发作的胰腺炎、胆总管结石和胆管炎。

（五）胆总管结石和胆管炎 大部分的胆总管结石为继发性的，小部分为原发性。胆总管结石是梗阻性黄疸的常见原因之一。胆道梗阻可造成黄疸和皮肤瘙痒，由于胆道梗阻不完全，白陶土样便并不常见。肝内和肝外胆管的扩张是诊断胆总管梗阻的有价值的征象。长期的梗阻可造成肝实质的损害，形成继发性胆汁性肝硬化，平均时间为 5 年。胆总管内的淤泥可诱发急性胰腺炎。

胆总管结石常见的并发症是胆管炎。梗阻和胆汁淤积可造成细菌感染。典型的临床表现是胆痛、黄疸和寒战，即 Charcot 三联征。临床体征没有特异性，可有轻度的肝大，触痛，偶尔可有反跳痛。随着病情的进展，可出现休克和神志改变（即 Reynold 五联征），肝多发脓肿，或多器官功能衰竭。血培养常阳性。最常见的病原菌为大肠埃希菌、克雷伯菌属、假单胞菌属肠球菌。合并厌氧菌感染的发生率为 15%。

（六）肝内胆管结石 肝内胆管结石是指发生于左右肝管汇合部以上的结石。可以原发，也可因胆囊或胆总管内的结石迁移到肝内胆管形成继发性肝内胆管结石。它可广泛分布于两肝叶胆管的各分支内，亦可局限于一处，一般以左肝外叶或右叶最为多见。可以没有症状，也可反复发作腹痛，常伴有黄疸、寒战和发热。

【实验室及辅助检查】

（一）实验室检查 急性胆囊炎常见白细胞增多和核左移。间歇性的胰管梗阻造成血清淀粉酶的增高。胆囊的炎症和水肿可压迫胆总管或胆总管炎症时转氨酶和碱性磷酸酶增高，增高水平与梗阻的程度相平行。

（二）影像学检查

1. 腹部 X 线片 价值不大，只有 13%～17%的胆结石可以显影。若存在气肿性胆囊炎，可见到黏膜内气体勾勒出的胆囊外形。

2. 超声检查 诊断胆结石的特异度和敏感度均较很高，应作为首选检查。超声下结石表现为高振幅回声及声后阴影。还可见胆囊壁的增厚（>2mm），黏膜内气体及胆囊周围积液。肝内、肝外胆道扩张提示肝外胆道梗阻。

3. 超声内镜（EUS） 诊断胆总管结石病的敏感度和特异度均较高。因其不依赖结石的大小和胆管的直径，因此对于无扩张的胆总管内小结石的诊断尤其有价值。既往有过胃手术史的患者其诊断的可靠性较差。

4. CT 检查 CT 可显示胆管的扩张、结石和肿块。若高度怀疑肿瘤造成的胆总管梗阻，则可行 CT 检查。和超声检查相比，CT 对于胆结石的诊断并不具优势。

5. 胆管造影 经内镜逆行胰胆管造影（ERCP）或经皮肝穿刺胆管造影（PTC）可较精确地显示胆道系统，ERCP 更适用于显示较低部位的梗阻，是诊断胆总管结石的“金标准”，而 PTC 显示较高部位或近端的梗阻。PTC 也是诊断肝内胆管结石较可靠的方法。

6. 磁共振胰胆管造影（MRCP） 是诊断肝内胆管结石较有价值的方法。为非侵入性检查，避免了 ERCP 和 PTC 所带来的风险。诊断胆管内疾病、胆管扩张和胆道狭窄的特异度和敏感度均较高（图 15-9-6-1）。

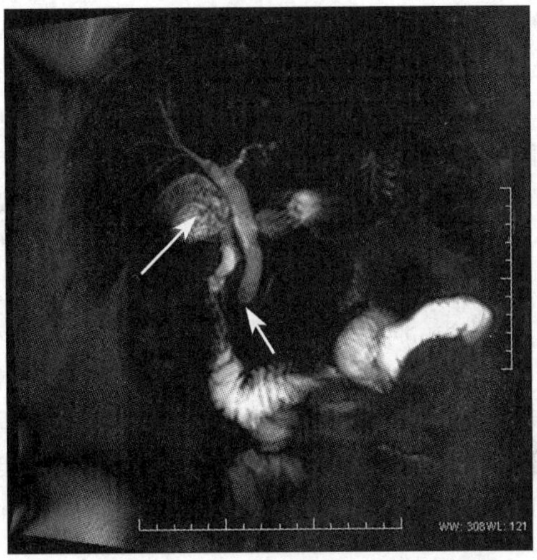

图 15-9-6-1 磁共振胰胆管造影（MRCP）胆石症表现

胆囊轮廓清晰，胆囊内多发结石表现为胆囊内多处充盈缺损（长箭头所指），胆总管下端结石表现为胆总管下端充盈缺损（短箭头所指），结石以上胆总管轻度扩张，肝内胆管无扩张。

【诊断与鉴别诊断】

诊断有赖于临床表现和影像学检查。典型的胆绞痛也应通过影像学的检查进一步证实。发现胆结石并不能排除其他能引起相似临床表现的疾病，应通过适当的检查，排除其他内脏包括上消化道、结肠、肾脏和胰腺的疾病。一些腹腔外疾患如心绞痛、降主动脉瘤、脊髓神经痛、胸膜炎、心包炎及不常见的代谢性疾病如遗传性血管性水肿、急性间歇性卟啉病。B 超有助于鉴别低位胆囊和肝下的阑尾。急性胰腺炎可由胆结石诱发，急性胆囊炎血清淀粉酶可轻度升高，B 超和 CT 均有助于诊断。消化性溃疡的穿孔所致的疼痛更剧烈并伴有腹膜刺激征。腹部 X 线片和 CT 扫描可发现膈下游离气体。注意继发性胆汁性肝硬化和原发性胆汁性胆管炎、结石所致的胆管炎与硬化性胆管炎的鉴别。

【并发症】

最严重的并发症是不同严重程度的急性胆囊炎，包括坏疽性、气肿性胆囊炎，胆囊周围脓肿和穿孔等。慢性结石性胆囊炎也是胆囊结石常见的并发症。此外还有胰腺炎、肝脓肿、胆管炎、上行性肝炎、门静脉炎和胆囊癌等。

【治疗】

无症状胆石症患者出现症状和并发症的比例很低，一般无须治疗。是否需要行胆囊切除术基于以下三方面的评估:①症状发生的频率和严重程度是否影响患者日常生活;②既往曾有过胆石症相关的并发症;③存在出现胆石症并发症的风险因素。结石直径>3cm 或胆囊先天异常者也建议预防性胆囊切除术。一旦出现症状或并发症,应充分考虑手术或药物治疗。

(一) 手术治疗

1. 腹腔镜胆囊切除术 适应证为有症状的胆囊结石,急性胆囊炎早期(确诊 1 周之内)。

2. 开腹胆囊切除术 开适用于大部分有症状的胆结石患者,与腹腔镜胆囊切除术相仿,是有并发症患者的第一选择。

3. 内镜治疗 是胆总管结石的首选治疗方法,可行内镜下十二指肠乳头括约肌切开术(endoscopic sphincterotomy, EST),乳头切开后,直径小于 1cm 的结石可自行排出,1~2cm 的结石可经网篮取出,2cm 以上的结石可经碎石网篮或激光、超声等器械碎石后排出(取出)。直径 1.5cm 以上的结石,如初次行乳头切开后无法取出,可放置支架或鼻胆管引流预防急性胆管炎的发生(部分结石在支架作用下变小或碎裂,利于再次 ERCP 取石)。常见并发症有十二指肠穿孔、出血、急性胰腺炎和急性胆管炎。近来内镜下经自然腔道保胆取石术及胆囊球部短路等技术已有报道,该治疗技术保留了患者的胆囊,是值得尝试的新方法。但术后复发率高,需要重点关注预防术后复发。

(二) 药物溶石 拒绝手术治疗或手术风险高者可予胆酸口服数月以溶解胆囊结石,适用于较小且可透光结石(多数为胆固醇结石)且胆囊收缩功能良好无梗阻者,常用剂量熊去氧胆酸 8~10mg/(kg·d),分 2~3 次口服,微小结石 6 个月内溶解,较大的结石溶石成功率很低;溶石成功者,5 年内复发率 50%。

(三) 体外冲击波碎石术(extracorporeal shock wave lithotripsy, ESWL) 帮助结石溶解和消除,目前已很少应用。

推荐阅读

1. EVAN L F, STUART S. Diseases of the gallbladder and bile ducts[M]// GOLDMAN L, SCHAFER AI. Goldman-cecil medicine. 26th ed. Philadelphia: Elsevier, 2020: 1005-1015.
2. GREENBERGER N J, PAUMGARTNER G. Diseases of the gallbladder and bile ducts[M]//KASPER D, FAUCI A S, HAUSER S L, et al. Harrison's gastroenterology and hepatology. 3rd ed. New York: McGraw-Hill Education, 2017: 482-498.

第七节 胆道系统肿瘤

钟 良 邱冬妮 孙大裕

一、胆 囊 癌

在胆囊恶性肿瘤中胆囊癌(carcinoma of gallbladder)占首位。其他恶性肿瘤还包括恶性淋巴瘤、神经内分泌肿瘤、恶性黑色素瘤及肉瘤。胆囊原发性肉瘤较少见,恶性程度高,多见于女性,常伴胆囊结石,可分为平滑肌肉瘤、血管肉瘤等,较早转移,预后差。继发性胆囊癌多来源于肝、胆管、胃、结肠、胰腺等,通常仅侵犯胆囊壁而不累及黏膜。本章主要讨论原发性胆囊癌。

胆囊癌为胆道系统中常见的恶性肿瘤之一,占消化道癌肿的 8.5%,仅次于胃、结肠、直肠、食管及胰腺而居第 6 位。女性远较男性多见,男女之比为 1:(3~5),年龄多在 45~75 岁,以胆囊底部和颈部多见。

【病因】

原发性胆囊癌的病因仍不甚清楚,目前一般认为本病的发生可能与多种因素有关。①与慢性胆囊炎、胆石症的长期慢性刺激有关;②胆囊腺瘤癌变:胆囊癌变遵循腺瘤—异型增生—原位癌—浸润癌的发展过程;③特殊类型胆囊病变:如胆囊腺肌增生、胆囊壁钙化(瓷胆囊);④其他:如胆汁淤积、胆酸代谢异常、遗传因素、性激素、X 线照射、胆汁内的致癌因子等。

【病理】

胆囊癌可分为肿块型和浸润型。其病理组织类型以腺癌为主,占 80%~90%;鳞癌及鳞腺癌占 5%~10%;小细胞癌占 10%左右,又称未分化癌,恶性程度最高。

【转移途径】

75%的胆囊癌可直接侵犯周围脏器,发生频率依次为肝、胆管、胰、胃、十二指肠、网膜和结肠。60%有淋巴转移,远处转移者约占 15%,腹膜转移者不到 20%。沿神经鞘扩散是肝胆系统癌肿特点之一,在进展期胆囊癌患者中有近 90%发生神经侵犯,是本病引起疼痛的主要原因。

【临床表现】

胆囊癌起病隐匿,早期大多无症状。临床上主要表现为上腹痛(>90%)、右上腹部包块(50%)、黄疸(40%)。腹痛无特异性,可酷似急、慢性胆囊炎或胆石症。出现腹部包块和进行性黄疸往往提示病程已进入晚期。胆囊癌晚期还可出现肝大、发热、腹水、贫血和消瘦等。并发症有胆囊感染、积脓、穿孔,以及肝脓肿、膈下脓肿、胰腺炎、胃肠道出血等,也可与附近胃肠道形成瘘管。

【诊断】

胆囊结石患者出现上腹痛、右上腹部包块、黄疸及食欲减退、消瘦等临床表现时,诊断并不困难。对无明显症状患者作早期诊断并不容易,而这正是能否取得根治的关键。

实验室检查有黄疸者都呈梗阻性,血胆红素尤其是结合胆红素增高,碱性磷酸酶及 γ-GT 增高。肿瘤标志物检测中,CA19-9 和 CEA 在胆囊癌中有一定阳性率,其升高程度与病期相关,对诊断和术后随访有一定帮助。

影像学检查是诊断胆囊癌的重要手段。超声检查无创,诊断率为 70%~90%,并能发现肝脏内转移病灶,应作为首选。EUS 大大提高了对本病的诊断率,对诊断早期胆囊癌及其浸润深度和范围都有重要价值。CT 能观察肿瘤与周围血管关系,是胆囊癌术前必不可少的检查。梗阻性黄疸建议行 MRCP,必要时 PTC 和 ERCP 收集胆汁做细胞学和肿瘤标志物检查。经皮经肝胆囊内镜检查(percutaneous transhepatic cholecystoscopy, PTCCS)是目前诊断胆囊病变最直观的手段,能直接观察到胆囊黏膜的细微改变,并在直视下取病变组织活检,是当今诊断早期胆囊癌的最好方法。本病应与胆石症、胆囊息肉样变、肝癌、胰腺癌、胆管癌及壶腹癌相鉴别。

【预后与预防】

胆囊癌预后与临床分期有关。大多数胆囊癌预后很差,总的胆囊癌术后 5 年生存率不超过 5%,80%患者生存期不超过 1 年。仅有局限于黏膜和黏膜下层的早期胆囊癌经手术后效果较好,尽管如此,术后 5 年生存率也只有 40%~60%。

胆囊癌预后差,故对胆囊癌高危人群应做密切监测,有下述情形者应尽早行胆囊切除术:①中年以上胆石症患者,尤其是女性;②实时超声检查胆石直径>25mm;③胆囊腺瘤、胆囊腺肌瘤或胆囊壁增厚者;④胆囊息肉样病变直径>10mm 者;⑤慢性萎缩性胆囊炎;⑥瓷化胆囊。

【治疗】

根据胆囊癌临床分期,选择恰当的手术方法。主要手术方法如下:①胆囊切除加胆囊床周围肝叶切除;②胆囊癌根治术;③胆囊癌扩大根治术;④姑息性手术。如胆囊癌广泛侵犯胆管引起梗阻者则行胆道外引流或放置支架内引流以减轻黄疸。癌瘤切除后及无法切除者可进行放疗和/或化疗。对于复发转移,无法手术的胆囊癌患者,有条件可以将肿瘤组织进行二代测序,在基因层面寻找个体化的药物治疗。

二、肝外胆管癌

肝外胆管恶性肿瘤有胆管癌、类癌、肉瘤、血管内皮瘤等,其中原发性胆管癌最多。

原发性胆管癌(primary cancer of the bile duct)是指原发于肝门以下,除肝胰壶腹以外的肝外胆管癌肿。远端胆总管癌、胰头癌、壶腹癌与十二指肠乳头癌则统称为壶腹周围癌。原发性胆管癌少见,不到胆道手术的 1%。男性多于女性,为(2~3):1。年龄多数在 50~60 岁。

【病因】

本病病因尚未完全阐明,可能与多种因素有关,如胆管结石、原发性胆总管囊肿、先天性肝内胆管扩张(Caroli 病)、原发性硬化性胆管炎、溃疡性结肠炎和华支睾吸虫等。

【病理】

病理类型以腺癌为主,占 90%以上,其他如鳞癌、硬癌和未分化癌总计不足 10%。

【转移途径】

以直接浸润和淋巴转移为主,发生血行远处转移的较少。癌肿多沿胆管壁扩散,可直接浸润附近器官特别是肝脏,神经受侵犯是引起疼痛的主要原因。

【临床表现】

胆管癌最常见的症状是黄疸,可见于 90%以上的患者。黄疸多呈进行性,常伴有瘙痒;少数呈波动性,但一般不会降至正常范围。消瘦、食欲缺乏、中上腹或右上腹疼痛也常见,并发胆道炎症时有畏寒、发热。大多数患者有肝大,扪及胆囊者不及半数。晚期出现胆汁性肝硬化、门静脉高压症。

【诊断】

实验室检查呈梗阻性黄疸的表现,血清胆红素以结合胆红素增高为主,γ-GT 及碱性磷酸酶增高。在长期胆道梗阻者可有继发性肝功能损害。血清和胆汁中 CEA 和 CA19-9、CA50、CA242 在胆管癌中有一定阳性率,可用于辅助诊断和术后随访。

超声检查对胆管梗阻部位和程度的诊断率高,为首选检查。EUS 可更清晰地观察胆道情况。EUS-FNA 是一种安全有效的方法。管腔内超声(intra-ductal ultrasonography, IDUS)更能探查到胆管微小癌。CT、MRI、MRCP 可以显示肝内外胆管的扩张、肿大的胆囊及周围组织器官、血管的受累情况,为病变分期和手术切除的可能性提供依据。胆管造影分为:①PTC,适用于肝内胆管有扩张的患者,术后可行胆汁引流(PTCD)。②ERCP,适用于胆管未完全阻塞的病例,术后可行胆汁引流(ENBD/ERBD)。引流的胆汁可行肿瘤标志物检测和细胞学检测。③超声内镜引导下胰胆管造影(endosonography guided cholangiopancreatography, EGCP)适用于 MRCP 显示不满意、ERCP 插管失败病例。经口胆道子母镜(peroral cholangioscopy, PCS)可直视胆管内病变并钳取组织活检或细胞刷检。

本病应与胰腺癌、壶腹癌、原发性胆汁性肝硬化和肝内胆汁淤积相鉴别。

【治疗】

治疗方法为手术切除肿瘤。不能做根治性切除者,可行姑息性手术,如减轻黄疸的胆肠吻合术和解除梗阻的胃空肠吻合术。基于 ERCP 基础上的 ERBD 对于手术风险极大的高龄胆道疾病及无法外科手术的恶性胆道梗阻患者是一项很好的姑息性治疗手段。与胆道外引流相比,ERBD 不丢失胆汁,更符合生理要求,术后无须特殊护理,患者无鼻咽部不适。

胆道支架可分为塑料支架和金属支架。金属支架在预防细菌滋生、保持支架持久通畅方面有一定的优势;但存在价格昂贵,放置后无法取出的缺点。支架堵塞是介入治疗的主要问题,为减少支架堵塞,各种新材料塑料支架、覆膜金属支架和放射性金属支架均有报道。

【预后】

胆管癌预后很差,不做任何手术和引流,多在作出诊断后 3 个月内死亡。肿瘤切除较彻底的 1 年和 3 年生存率分别为 90%和 40%,而姑息性手术的生存率仅在 55%和 10%。单纯引流的晚期患者生存时间很少超过 1 年。

三、胆囊良性肿瘤

【分类】

胆囊良性肿瘤分为真性肿瘤及假性肿瘤两大类。真性肿瘤有腺瘤、胆囊腺肌瘤和中胚层来源的血管瘤、淋巴管瘤、脂肪瘤、平滑肌瘤、纤维瘤等。假性肿瘤中有息肉(胆固醇性、炎症性、增生性)、异位组织等。

(一) 胆囊腺瘤(adenoma of the gallbladder)　腺瘤是胆囊肿瘤中最常见者,为黏膜上皮增生形成的良性肿瘤。多为单发,有蒂者占4/5以上,呈褐色、红色或红棕色的平滑圆形(非乳头状腺瘤)或绒毛状(乳头状腺瘤)。肿瘤有可能自行脱落而飘浮在胆囊腔内,可伴有胆囊结石胆囊炎。腺瘤的发生与胆囊黏膜上皮慢性炎症致上皮细胞异型增生有关。腺瘤有明显的恶变倾向,恶变率为25%~30%,腺瘤大小与恶变有一定相关性,直径>10mm多为恶性,是一种重要的癌前病变。

(二) 胆囊腺肌瘤(adenomyoma of the gallbladder)　由黏膜上皮增生和平滑肌增生形成,分为弥漫型、节段型和基底型,常并发胆石症,有20%的恶变率,也是重要的胆囊癌前病变。

(三) 胆固醇性息肉　占胆囊息肉样病变的60%,为胆固醇沉着经巨噬细胞吞噬后形成泡沫细胞的堆积,刺激上皮增生形成。属非肿瘤病变,不会癌变。

(四) 炎性息肉　为慢性炎症所致肉芽肿,由毛细血管、慢性炎症细胞和纤维细胞组成,不会癌变。

(五) 增生性息肉　是一种非炎症性又非肿瘤性的增生性病变,由丰富结缔组织和少量平滑肌束组成。

【临床表现】

胆囊良性肿瘤本身大多无症状,多于检查时偶然发现。部分患者以右下腹或剑突下痛为表现,腹痛无特异性,与慢性胆囊炎、胆石症相似。

【诊断】

胆囊隆起样病变的检查,实时超声检查列为首选,根据隆起病变的形态、部位、回声特点进行诊断。CT检出率40%~80%,可与B超结合运用,互相补充。超声内镜对鉴别胆固醇息肉、腺瘤及胆囊癌有重要作用。

【治疗】

现公认胆囊腺瘤、胆囊腺肌瘤是癌前期病变,应积极手术切除。对于非肿瘤性息肉,无明显症状不一定需要手术。胆囊息肉样病变治疗原则包括:①直径≥10mm者应手术切除,术中行冷冻病理检查,若为恶性加行根治性淋巴清扫;②直径<10mm无症状者严密随访,若肿瘤达到10mm或短期内迅速增长则应及早手术治疗;③对有症状患者行胆囊切除术。

四、肝外胆管良性肿瘤

肝外胆管良性肿瘤十分罕见。其中乳头状瘤是最常见的一种,常发生于肝胰壶腹。其他还有腺瘤、囊腺瘤、纤维瘤、脂肪瘤与错构瘤等。其中乳头状瘤、腺瘤、囊腺瘤有恶变倾向。

本病早期可无任何症状。肿瘤增大后可造成胆管梗阻、继发感染和坏死出血,主要临床表现为梗阻性黄疸、上腹痛、胆管炎和胆管出血。

实时超声和内镜超声可检测到病变以上胆管扩张,病变部位有半球形中低回声区,无声影。胆管造影(PTC和ERCP)及MPCP可以见到胆管扩张及梗阻的部位和形态。纤维胆道镜及经口胆道子母镜可直视胆管内病变并取组织活检。

治疗以手术切除最可靠,术中行冷冻病理检查,以确定良、恶性,行相应手术。对于壶腹部良性肿瘤也可行内镜介入治疗。

推荐阅读

1. MORIZANE C,UENO M,IKEDA M,et al. New developments in systemic therapy for advanced biliary tract cancer[J]. Jpn J Clin Oncol,2018,48(8):703-711.
2. KRASINSKAS A M. Cholangiocarcinoma[J]. Surg pathol Clin,2018,11(2):403-429.
3. RIZVI S,KHAN S A,HALLEMEIER C L,et al. Cholangiocarcinoma-evolving concepts and therapeutic strategies[J]. Nat Rev Clin Oncol,2018,15(2):95-111.

第八节　胆囊和Oddi括约肌功能障碍

刘韬韬　王吉耀

因胆囊或Oddi括约肌功能障碍引起的胆源性疼痛在临床上相当常见,但确切的发病率尚无数据。运动功能障碍、痛觉高敏和括约肌的瘢痕狭窄可能参与了疾病的发生。

胆源性疼痛(biliary pain)表现为间歇性右上腹和/或中上腹的疼痛,发作时疼痛逐渐加重至稳定水平,可持续30分钟或更长时间,疼痛可向背部和/或右肩胛下区放射,可伴恶心和呕吐,疼痛影响患者的日常活动,可出现夜间痛醒甚至因此至急诊就诊。胆源性疼痛与排便无明显相关性,改变体位或抑酸治疗无法缓解。根据罗马Ⅳ标准,诊断胆囊功能障碍(functional gallbladder disorder),必须存在胆源性疼痛,且无胆囊结石或其他结构性疾病;支持标准为转氨酶、结合胆红素、淀粉酶和脂肪酶正常,胆囊核素显像显示胆囊排空指数低。诊断胆管Oddi括约肌功能障碍(functional biliary sphincter of Oddi disorder),必须存在胆源性疼痛、转氨酶升高或胆管扩张,且无胆管结石或其他结构性异常;支持标准为淀粉酶和脂肪酶正常,Oddi括约肌压力测定异常,肝胆核素显像异常。

胆囊功能性障碍往往可以治愈。解痉、调节神经功能或熊去氧胆酸等药物治疗可能有效。对于反复发作、症状典型且严重的胆源性疼痛患者,腹腔镜胆囊切除术可能有效,但仍需要严格的临床研究证实。曲美布汀和硝酸酯类药物可降低Oddi括约肌基础压力,可尝试用于胆管Oddi括约肌功能障碍者。对于无明确括约肌狭窄或梗阻的括约肌功能障碍的患者,需谨慎进行内镜下括约肌切开术。

第十章　其他消化系统疾病

蒋晓芸　孙　旭　刘厚钰

一、巨　结　肠

先天性巨结肠(congenital megacolon)是一种常见的消化道先天性发育畸形，主要病因是肠神经系统发育过程中神经嵴细胞的迁移异常，导致远端肠管肠神经系统缺失，为多基因遗传性疾病，多见于新生儿。临床表现为出生后不排胎便或胎便排出延迟，伴有腹胀、腹痛、呕吐，甚至发生急性肠梗阻、穿孔或小肠结肠炎，儿童期可表现顽固性便秘。治疗选择手术，也有神经干细胞移植报道。

获得性巨结肠包括神经源性疾病(如糖尿病，假性肠梗阻)；全身性疾病所致肠平滑肌病变引起的巨结肠、炎症性肠病或严重感染性肠炎所致中毒性巨结肠；代谢性疾病，如甲状腺功能减退、低钾血症等；药物因素；直肠肛门部位的梗阻。发生机制不明、无明显病因的巨结肠，称为特发性巨结肠。临床表现为腹部高度膨隆、腹胀、长期便秘，有低位肠梗阻表现。

【诊断】

根据典型病史、体征、X线的表现和肛门直肠测压等，可作出诊断。对于难以诊断的患者可行直肠黏膜肌层活检及乙酰胆碱酯酶染色测定：患者狭窄肠段内神经节缺失或神经干肥大，乙酰胆碱酯酶测定活性明显增高。术中探查结合病理检查是诊断的关键。目前HE染色结合乙酰胆碱酯酶染色在全世界范围内应用更加广泛。

【治疗】

治疗方法包括非手术疗法和手术疗法，前者主要是调节饮食，保持肠道润滑，促进通便。经内科保守治疗失败的应行外科手术。

二、肝淀粉样变性

肝淀粉样变性(hepatic amyloidosis)是一种浆细胞疾病，由于单克隆免疫球蛋白轻链或轻链片段错误折叠，形成不溶性淀粉样蛋白，沉积于除大脑外的器官组织中，可引起相应器官或组织的功能障碍，沉积于肝脏时便称为肝脏淀粉样变性。该病的发病年龄多大于40岁，男性多于女性。

【临床表现】

起病隐匿，早期无任何不适，随病情进展，肝脏体积逐渐增大，肝功能进一步恶化，引起腹痛、腹胀、食欲减退、乏力、消化不良等，同时伴有黄疸、脾大、腹水体征，肝掌和蜘蛛痣临床少见。肝外淀粉样变性表现主要有肾病综合征、充血性心力衰竭、直立性低血压等。实验室检查肝酶水平正常或轻度升高，碱性磷酸酶、γ-GT升高，血常规可见贫血和血小板增多。肾脏受累可出现蛋白尿。影像学检查可见肝脏弥漫性增大。

【诊断】

肝活检行免疫组化刚果红染色阳性可明确淀粉样物质沉积，是诊断的“金标准”。

【治疗】

无特异性方案，目前推荐的一线治疗是干细胞移植，其器官反应率高达65%，其中40%的患者病情可缓解，完全缓解的患者10年存活率达53%。有文献报道美法仑联合泼尼松治疗可在一定程度上延长生存期。对终末期肝淀粉样变性患者来说，肝移植是最好的治疗手段。

三、肝脏结节病

肝脏结节病(hepatic sarcoidosis)为原因不明之多器官多系统的肉芽肿性疾病，50%~79%累及肝脏，进程缓慢，我国多见于女性，仅少数患者存在非特异性症状。血清血管紧张素转换酶(SACE)是反映疾病活动度的良好指标，但由于SACE敏感度及特异度均不高，该值正常也不能排除结节病的诊断。影像学亦无特异性，但与临床结合有一定提示作用。肝活检见汇管区周围非干酪性肉芽肿病灶。

病程倾向良性，30%~50%的患者可自行缓解。单一器官受累并不一定需要立即治疗，但当累及心脏、肝脏、神经系统而可能导致严重后果或危及生命者，存在经饮食治疗无法改善的高钙血症者及眼部受累者则需要治疗。药物治疗常用激素、免疫抑制剂等。极少数终末期肝病患者需要进行肝移植。

四、肠气囊肿症

肠气囊肿症(intestinal pneumatosis cystoids)指在肠道黏膜下或浆膜上存在很多气囊的一种少见疾病。最多见于小肠，特别是回肠，其次是结肠及身体其他部位。发病原因尚不清楚。

【临床表现】

本病可发生在任何年龄，以30~50岁较多见，男性多于女性。依据是否合并有基础疾病，可分原发性或特发性和继发性。85%肠气囊肿继发于溃疡合并幽门梗阻、炎症性肠病、胃肠道肿瘤，以及慢性肠梗阻、肠结核及不明原因的腹泻等胃肠疾病，其症状为原发疾病的表现。原发性肠气囊肿症会有发作性腹泻，大便稀，有很多黏液和气泡，腹痛伴便秘，或大便变细，便血也不少见。如广泛位于小肠可发生吸收不良综合征、小肠麻痹、肠套叠或肠扭转。气囊肿有时自行破裂引起气腹而不伴有腹膜炎表现，偶尔可引起腹膜粘连，黏膜下囊肿堵塞肠腔可致肠梗阻。

【辅助检查】

（一）腹部X线片　气囊小、数量少时，无特征性表现，若浆膜下气囊大而多，在充气肠曲的边缘可见聚簇或波浪状的连续囊状透光区，自粟粒至葡萄样大小不等。

（二）X线钡餐　在充钡肠腔边缘有大小不等的囊状透光区，若浆膜下气囊肿，透光区常位于充钡肠腔轮廓之外缘。

（三）内镜检查　可见黏膜下有大小不等的圆形隆起，黏膜表面光滑完整，基底较宽，无茎蒂。以镜身压挤肿物时可改变其形状，当囊肿被钳破后，肿物可消失。

（四）CT　可显示黏膜下或浆膜下多个囊样透光区，有助于与腹部、盆腔其他疾病鉴别，是诊断该疾病最有效的方法。

本身无特殊治疗方法，如无明显症状，无须治疗。有明显的腹部不适、腹胀、腹泻等临床症状时，可吸氧治疗。氧疗同时内镜下活检钳夹破囊壁排气或对囊壁套扎治疗。抗生素治疗可能有效。要素饮食也可使气囊肿消失或减轻。此外，应避免使用山梨醇、乳果糖、α-葡萄糖苷酶抑制剂等。发生急腹症应紧急处理。如继发其他疾病应针对原发疾病进行治疗。

五、显微镜下结肠炎

显微镜下结肠炎（microscopic colitis，MC）是一组以慢性非血性腹泻为主要表现，而肠镜及钡剂灌肠检查正常或无特异性改变，只有结肠组织活检在显微镜下才能诊断的疾病。包括2个亚型：胶原性结肠炎（collagenous colitis，CC）和淋巴细胞性结肠炎（lymphocytic colitis，LC）。LC与CC临床表现无明显差异，仅病理组织学存在差异，多数学者认为LC与CC是MC的不同发展阶段。

病因不明，免疫异常是主要的发病机制，其次是与某些药物相关。非甾体抗炎药、质子泵抑制剂、抗血小板药、阿卡波糖、β受体阻滞剂和他汀类药物等都可能与之相关。MC以中老年患者尤其是女性多见，以慢性或间断性水样腹泻为特点，可有夜间腹泻。腹泻程度与肠黏膜的炎症程度相关。多数患者可伴有腹痛、腹胀和轻度体重减轻，极少出现脱水。无发热、呕吐或便血，如果出现应考虑其他诊断。粪检可见白细胞，血沉加快，抗核抗体阳性。内镜检查黏膜正常或仅见红斑。

治疗首先是停服可能加重腹泻的药物或食物。药物：洛哌丁胺（易蒙停）、5-氨基水杨酸（5-ASA）、抗-TNF、乳香浸膏、益生菌、己酮可可碱、维拉帕米、奥曲肽、抗生素等。布地奈得可用于5-氨基水杨酸治疗无效的患者，建议6mg/d口服维持26周，尚不清楚26周之后如何维持或撤药。激素无效或依赖者可用硫唑嘌呤（AZA）、甲氨蝶呤（MTX）。粪菌移植或可用于治疗。症状严重，药物治疗无反应者，手术是最后的方法。

六、小肠淋巴管扩张症

小肠淋巴管扩张症（small intestinal lymphangiectasia）分原发性和继发性。原发性小肠淋巴管扩张症（primary intestinal lymphangiectasia，PIL）也称Milroy病、Waldmann病，是因淋巴管的发育畸形所引起，常同时累及身体其他部位的淋巴管。继发性小肠淋巴管扩张症的原因很多，包括部分消化道疾病，甚至缩窄性心包炎和慢性充血性心力衰竭。

【临床表现】

（一）水肿　水肿开始是间歇性，以后转为持续性。水肿从婴儿或儿童期开始者，多属先天性。

（二）腹泻　大多数患者有轻度脂肪泻和吸收不良综合征，如在10岁内出现，会有发育迟缓。约半数患者粪便中含有乳糜液，严重脂肪泻可引起低钙性抽搐。

（三）浆膜腔积液　约半数会出现腹腔或胸腔乳糜积液。

【实验室及辅助检查】

（一）免疫学检查　血IgA、IgM和IgG显著降低。

（二）血常规　外周血淋巴细胞减少，这是一种具有特征性的临床表现。

（三）肝功能　低蛋白血症。

（四）粪便　α_1-抗胰蛋白酶清除率测定增加。

（五）淋巴造影　淋巴造影可见末梢与内脏淋巴管发育不全及腹膜后淋巴结缺如。

（六）病理　肠绒毛结构严重扭曲，绒毛的中央乳糜小管明显扩张，其中含有充满脂质的巨噬细胞，电镜下可见肠细胞之间和固有层细胞外间隙中有乳糜微粒。

（七）小肠镜和胶囊内镜　病变肠黏膜水肿、肥厚，绒毛苍白，大小不等的黄白色结节或呈多发白色假性息肉，甚至肠腔狭窄，黏膜呈广泛白斑样改变。

（八）腹腔镜检查及手术探查　腹膜、肠系膜上可见多发黄白色结节，结节周围可见扩张的淋巴管；肠管壁增厚、质硬及质软肿块，相应肠系膜可见弥漫分布囊状病变，内为清亮液体。黏膜增厚表面可呈绒毛状突起或息肉样增生，其下为乳糜积聚。病变肠段可有黏膜糜烂。易见乳糜性腹水。

【诊断】

①典型的临床表现；②外周血淋巴细胞绝对计数减少；③血浆白蛋白和IgG同时降低；④内镜活检或手术标本病理证实有小肠淋巴管扩张症；⑤辅助检查证明有肠道丢失蛋白质增多。具备前3条为疑诊，具备后2条即可确诊。排除继发性因素，可诊断PIL。

【治疗】

（一）一般治疗　为补充白蛋白，采用正常热量、低脂、高蛋白、中链甘油三酯（MCT）饮食。低脂（每天脂肪限5g以下），用不经淋巴管输送的中链甘油三酯（橄榄油、棕榈油、椰子油）替代普通食用油或食物中的脂肪，从而降低淋巴管的负荷，使淋巴管压力降低，减少蛋白质丢失。

（二）药物治疗　利尿药对淋巴水肿有益。如水肿的肢体破损感染，应及时用抗生素治疗。补充维生素D有助于预防骨软化。奥曲肽、普萘洛尔、抗纤溶酶、雷帕霉素靶蛋白（TOR）受体抑制剂报道有疗效。

（三）手术治疗　如能明确本病淋巴管扩张仅限于一小段小肠，可将该肠段切除，术后仍需坚持MCT饮食。

七、先天性肝内胆管扩张症

先天性肝内胆管扩张症(congenital intrahepatic bile duct dilatation syndrome),又称Caroli病,是一种以肝内大胆管节段性囊状扩张为特征的罕见先天性遗传性肝病,系常染色体隐性遗传,以男性多见,好发于30~50岁,也可幼儿期发病。其病因可能是由于先天性的胆管壁薄弱、胆管腔内压增高,扩大形成囊肿;也可能是由于交感神经缺如所引起。扩张的囊状管壁内层柱状上皮常因炎症、淤胆和压迫而被破坏。由于远端胆管梗阻易引起癌变,癌变率较正常人高出10~20倍。本病可分为Ⅰ型和Ⅱ型。Ⅰ型为影像学或病理学证实肝内胆管节段性交通性囊状扩张。Ⅱ型除存在Ⅰ型特征外,还至少具有以下三种表现之一:①影像学提示肝硬化;②有门静脉高压症;③病理学提示先天性肝纤维化。

【临床表现】

临床表现无特异性,典型者可表现有腹痛、黄疸和腹部肿块三联征。

常因胆汁淤滞反复发作胆管炎。病变压迫十二指肠可引起食欲减退、恶心、呕吐等。儿童可有胆汁样便,偶致肝脓肿,严重者可发生败血症,常伴多囊肾。Ⅱ型患者更可出现各种门静脉高压表现。

【诊断】

该病早期在临床表现上缺乏特异性,故诊断主要依靠影像学资料。

B超检查是常规的诊断方法,可见肝内多发性囊肿群,常呈簇状分布,若发现囊肿内合并结石,可提高诊断率。

CT检查优于超声,可明确显示病变部位及性质,同时可以显示肝脏、门静脉、脾脏及双肾病变情况。

MRCP可见扩张的囊腔与胆管相通。

【治疗】

手术治疗目前是Caroli病的主要治疗方法,术式选择依据患者病情而定。手术治疗的适应证:①有明显临床症状;②囊肿群限于一叶或段,能以手术彻底切除;③合并有感染,肝内、外胆管结石;④合并胆总管囊状扩张;⑤疑有恶性变而尚可手术切除者。

肝内胆管多发囊性扩张者,病变弥漫累及全肝或无法单纯手术,反复胆管炎、肝内胆管结石、黄疸发作,出现门静脉高压相关并发症者可行肝移植。

非手术治疗主要适用于:①无明显临床症状者;②无严重并发症者;③无可疑恶变者;④肝纤维化晚期及肝功能不全者;⑤癌变晚期。此外,多发性病变不易手术切除者可仅做姑息性治疗及相应对症处理而不手术。熊去氧胆酸常用于Caroli病患者中原发肝内胆管结石和胆管炎的治疗及预防发作。

推荐阅读

1. 黄敏诗,吴江. 先天性巨结肠的诊疗进展及挑战[J]. 赣南医学院学报,2019,39(7):720-723,728.
2. 张雨,邵玥玥,殷鑫,等. 硬皮病合并肝结节病一例报告[J]. 临床肝胆病杂志,2019,35(7):1588-1590.
3. 王倩怡,贾继东. 肝结节病诊断与治疗进展[J]. 胃肠病学和肝病学杂志,2010,19(12):1063-1065.
4. 池肇春. 显微镜结肠炎研究进展与现状[J]. 世界华人消化杂志,2017,25(32):2858-2865.
5. 叶珊,詹学. 原发性小肠淋巴管扩张症的研究进展[J]. 中华临床医师杂志,2016,10(11):1613-1616.
6. ALTIN Z,ATABAY Y,ÖZER S,et al. Primary intestinal lymphangiectasia and a review of the current literature[J]. Turk J Gastroenterol,2018,29(6):714-716.
7. 吴欣,吴孟晋,罗生强,等. Caroli病Ⅰ、Ⅱ型的临床特征——78例分析[J]. 胃肠病学,2016,21(7):424-428.

第十六篇

血液系统疾病

第一章 概 论

林果为

由于分子生物学、细胞遗传学和免疫学的理论和研究方法日益渗入血液系统疾病的研究,传统的血液病学有了迅猛的发展——从过去的形态血液病学进入了结合形态学、免疫学、细胞遗传学和分子生物学的现代血液病学。血液病的诊断也从单纯依靠形态学,进入了以形态为基础,结合免疫表型、细胞遗传学和分子生物学的新时代,这使得我们对血液病的认识更深入,诊断更精准。

一、造血器官

造血器官包括骨髓、胸腺、脾、淋巴结,以及胚胎和胎儿的造血组织。人体的造血过程分为:①胚胎及胎儿造血期,其中包括卵黄囊造血期、肝造血期和骨髓造血期,后者从产前期第3个月开始;②出生后骨髓承担了粒、红、巨核三系血细胞的生成和发育的职责。出生后在某些病理情况下,肝、脾、淋巴结等骨髓外器官也会出现粒、红、巨核三系血细胞的增生,这种现象称为髓外化生或髓外造血(extramedullary hematopoiesis)。

(一)骨髓 正常成人骨髓腔的重量为1 600~3 700g,造血组织平均占骨髓总量的40%,脂肪组织占28%。骨髓的供血丰富,进入骨髓腔的小动脉分支形成毛细血管,连接于血窦,形成网状结构,血窦逐渐汇合成小静脉,小动脉和小静脉伴行离开骨髓腔。血窦壁由内皮细胞、基底膜和外膜细胞组成,具有阻挡未成熟细胞进入周围血液的作用,称为骨髓的髓-血屏障。

造血细胞新生于窦间隙造血索内,不同类型的细胞均有其特定部位。幼红细胞常围绕着巨噬细胞靠近血窦旁成堆分布,形成红系造血岛。幼稚粒系细胞常散在定位于骨小梁旁生长。巨核细胞紧贴在窦壁上,将其周边的胞质突起深入窦壁内皮细胞空隙处。从巨核细胞分离的血小板可根据需要直接进入血窦。此外,尚可见淋巴小结,少数具有生发中心。

在骨髓内增殖分化的淋巴系祖细胞再进一步增殖分化为前体细胞,其中T淋巴系前体细胞转入胸腺内增殖,发育成长为T淋巴细胞各亚群,B淋巴系前体细胞则留在骨髓内增殖成长为B淋巴细胞。

(二)淋巴结和脾 淋巴结和脾是人体的主要免疫器官。淋巴结主要分布在非黏膜部位,存在于黏膜部位的淋巴组织是淋巴小结,称结外淋巴组织或黏膜相关淋巴样组织(mucosa associated lymphoid tissue,MALT)。淋巴结外包结缔组织被膜,被膜上有淋巴输入管,直通被膜下周边窦。被膜下为皮质浅区,是B淋巴细胞居住地,由B淋巴细胞聚集形成初级淋巴滤泡,主要含静止的初始B淋巴细胞。在抗原刺激下增殖发展为生发中心,又称次级淋巴滤泡,由增殖分化的B淋巴母细胞组成。后者可转移至淋巴结中心部髓质的髓索上转化成浆细胞,产生抗体。在滤泡边缘有一层密集的小淋巴细胞,称为套区,这种小淋巴细胞称为套细胞。其外围还有一层淋巴细胞,称为边缘区。皮质浅区与髓质之间是皮质深区,为T淋巴细胞居住地。淋巴结中心部是髓质,由髓索围成髓窦。淋巴结内T、B淋巴细胞免疫应答生成的致敏T淋巴细胞及特异性抗体都汇集于髓窦内,由淋巴输出管输出。

脾外包有结缔组织被膜,被膜向下伸展成若干小梁。脾实质由白髓、红髓和边缘区构成。白髓中有T、B淋巴细胞区,B淋巴细胞形成淋巴滤泡,T淋巴细胞分布在动脉周围。红髓分为髓索和髓窦两部分,后者为静脉窦。由于脾特殊的血液循环结构,血细胞不易迅速通过基膜小孔而达脾血窦。因此脾对血细胞有阻留作用,衰老的红细胞在弯曲的脾索内缓慢行进,尤其在低葡萄糖及酸性环境下,红细胞逐渐形成球形,最终在脾索中心被巨噬细胞吞噬。正常血小板在脾索内黏附性增加,容易被脾内网状纤维阻滞,约30%被阻留在脾中。机体产生的抗体一部分来源于脾,是IgM产生的主要场所。脾被膜具有平滑肌纤维,经小梁而深入实质间,脾具有血液贮存功能,对全身血流量起调节作用,急性失血后脾可以收缩。在胚胎时期脾可以生成各种血细胞,出生后则仅产生单核及淋巴细胞。正常脾尚具有控制血细胞成熟及自骨髓释放入血的功能。脾切除后,周围血中白细胞和血小板可在数小时内迅速上升,并在2~3天、1周内分别达到高峰,血涂片中可出现靶形红细胞、幼红细胞、铁粒幼细胞及含豪-胶(Howell-Jolly)小体的红细胞。

(三)胸腺 其大小和结构随年龄增长而逐渐退化。主要由淋巴细胞和上皮细胞构成,后者分泌胸腺素。胸腺是培育T淋巴细胞的中枢淋巴器官。骨髓内的淋巴系共同祖细胞经血流进入胸腺后,在胸腺素的诱导下经过分裂、增殖,分化为成熟的T淋巴细胞,然后随血流送到脾、淋巴结等参与免疫反应。

此外,尚有单核巨噬细胞系统,包括:骨髓内幼单核细胞,血液单核细胞,淋巴结、脾和结缔组织的固定和游走巨噬细胞,肺泡巨噬细胞,肝的Kupffer细胞以及神经系统的小神经胶质细胞等。它们都有共同的结构、活跃的吞噬功能、体外黏附玻璃能力,以及细胞膜上具有免疫球蛋白和补体受体。单核巨噬细胞系统相当于以往Aschoff所称的单核-吞噬细胞系统。单核巨噬细胞除吞噬外来的胶状及颗粒状物外(包括各种微生物),尚参与免疫反应以及铁、脂肪和蛋白质代谢,并可清除被激活的凝血因子。

树突状细胞(DC)是专职抗原提呈细胞,从髓系干细胞分化而来的称髓系 DC，包括朗格汉斯树突状细胞、指突树突状细胞和浆细胞样树突状细胞。滤泡树突状细胞是从间充质干细胞分化而来。

二、造血与造血调控

传统将干细胞分为胚胎干细胞（embryonic stem cell）和成体干细胞（somatic stem cell）。胚胎干细胞来源于胚胎胚泡的内细胞团，它具有无限的自我更新能力，能分化成包括生殖细胞在内的各种类型的细胞。成体干细胞存在于分化的组织中，仅能分化成它们所在组织的特定类型细胞，如骨髓中多潜能造血干细胞及间充质干细胞，前者可分化形成各种血细胞，后者可分化为多种类型的结缔组织支持造血。成体干细胞具有可塑性，一旦处于特定微环境中，它们将有可能分化为其他类型的细胞。

造血（hemopoiesis）过程是指造血干细胞（hemopoietic stem cell，HSC）分化为多向祖细胞（progenitor cells），再不断增殖逐步分化为各系祖细胞，然后成为各系前体细胞（precursor cells），最后发育成具有生理功能的各系成熟细胞。造血过程可参见图 16-1-0-1。骨髓中最早的 HSC 有分化为髓系和淋系共同祖细胞的潜能，可称为全能干细胞。造血干细胞具有自我更新和自我维持能力。正常 HSC 只进行不对称性有丝分裂，即每次有丝分裂产生两个子细胞，只有一个分化为早期祖细胞，而另一个仍然保持为干细胞，一旦干细胞分化为早期祖细胞时，就可以进行对称性有丝分裂，因而能大量扩增祖细胞。因此在干细胞的不断有丝分裂中，所增加的仅仅是祖细胞，而

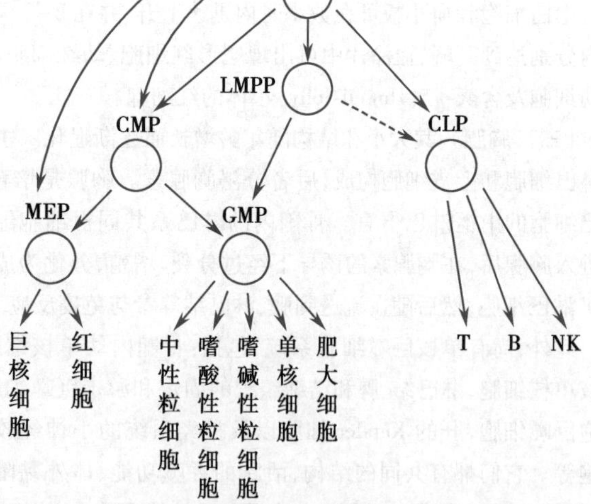

图 16-1-0-1　造血过程示意

LT-HSC. 长周期造血干细胞；ST-HSC. 短周期造血干细胞；LMPP. 淋系多能祖细胞；CMP. 髓系共同祖细胞；CLP. 淋系共同祖细胞；MEP. 巨核红系祖细胞；GMP. 粒单核系祖细胞；T. T 淋巴细胞；B. B 淋巴细胞；NK. 自然杀伤细胞。

干细胞自身数量与特性不变。体内 HSC 绝大多数处于静止状态（G_0 期）。具有自我更新能力的造血干细胞称为长周期造血干细胞（LT-HSC），随着细胞发育，造血干细胞的自我更新能力逐渐减退，成为短周期造血干细胞（ST-HSC）。人类造血干细胞约占骨髓细胞的 1/100 000，形态学不能识别，但可依据物理性能联合细胞表面蛋白单抗（包括 $CD34^+$）纯化。

祖细胞是一个功能性名称，从形态无法识别，须从体外培养形成集落加以识别。体外培养能形成集落的祖细胞，称集落形成细胞（colony forming cell，CFC）；集落内部都是一个个 CFC 的后代细胞，在集落计数时，称集落形成单位（colony forming unit，CFU）。CFU-GEMM 表示髓系共同祖细胞（common myeloid progenitors，CMP），具有向粒系（G）、红系（E）、单核系（M）、巨核系（Meg）分化的潜能；淋系共同祖细胞（common lymphoid progenitors，CLP），具有向 B 祖细胞（pro-B）和 T 祖细胞（pro-T）分化的潜能。然后从多向性祖细胞向定向性祖细胞分化。包括 CFU-GM、CFU-MegE、CFU-G、CFU-M、BFU-E、CFU-Meg，此外尚有嗜酸性粒细胞祖细胞（EoP）和嗜碱性粒细胞祖细胞（BaP）。定向祖细胞经过若干次有丝分裂后，就分化出形态可以辨认的各类前体细胞（precursor cells）。粒、红系的前体细胞自原始、早幼到中幼阶段，再进行 3~5 次有丝分裂便成熟进入晚幼阶段，不再合成 DNA，停止增殖，继续进行终末分化。巨核系造血只在祖细胞阶段进行增殖，巨核系细胞分化为前体细胞时，即失去了增殖能力。

人类每天都有大量血细胞衰老凋亡和消耗，同时每天都产生大量新生血细胞。为保持各阶段细胞增殖与分化，生长和消亡之间的平衡，必须要有造血调控机制。现发现在造血干、祖细胞周围有一个造血微环境，这是由各类调控细胞及细胞因子组成的空间，这个调控造血细胞增殖分化的空间称为造血微环境（hemopoietic microenvironment），又称龛位。造血调控细胞包括巨噬细胞、内皮细胞、含脂细胞、成纤维细胞及肥大细胞等间质细胞（或称基质细胞），以及成熟的血细胞。造血细胞因子对造血的调控是造血细胞外的调控，即通过造血细胞因子和造血细胞表面受体结合而发挥调控作用，细胞因子种类繁多，形成了复杂的调控网络。参与血细胞生成的正调控细胞因子有：①集落刺激因子（colony stimulating factor，CSF），包括 G-CSF、GM-CSF、M-CSF、IL-3、EPO、TPO、IL-5；②协同作用的细胞因子，包括干细胞因子（SCF）、Flt-3 配体（FL）、白细胞介素-6 家族等。

造血干/祖细胞的增殖和分化尚受基因水平的调控，主要通过转录因子和微小 RNA（MicroRNA，MiR）的方式进行造血细胞内部的调控。

三、血液系统疾病分类与常见的症状和体征

（一）血液系统疾病的分类　血液系统疾病包括原发于血液系统（如白血病等）和主要累及血液系统的疾病（如缺铁性贫血等）。许多其他系统疾病有血液方面改变者，只能称为系统性疾病的血液学表现。

血液系统疾病一般可分为:①红细胞疾病;②白细胞疾病;③出血性疾病,已扩大为"止血与血栓"的范畴。近年来在上述分类基础上再进一步细分:造血干细胞疾病,红细胞疾病,粒细胞疾病,淋巴、组织细胞疾病,血小板疾病,凝血因子疾病等。2016 年发表的造血和淋巴组织肿瘤的 WHO 分型,将血液系统肿瘤进一步分为髓系肿瘤,急性未定系列白血病,前体淋系肿瘤,成熟 B 细胞肿瘤,成熟 T 细胞和 NK 细胞肿瘤,霍奇金淋巴瘤,免疫缺陷相关淋巴增殖性疾病,组织细胞及树突状细胞肿瘤。该分类将为国际上血液系统肿瘤的统一分型起重要作用。

(二) 血液系统疾病常见的症状和体征

1. 贫血 各种贫血综合征如缺铁性贫血、巨幼细胞贫血、再生障碍性贫血、铁粒幼细胞贫血、溶血性贫血等都以贫血为共同表现。血液系统肿瘤如白血病、骨髓瘤、恶性组织细胞病等都可以贫血为首发表现,出血性疾病也可引起贫血。各系统疾病均可引起贫血,如慢性肾病、慢性肝病、各种病原所致的慢性感染、结缔组织病、恶性肿瘤、各种原因的失血等。急性失血性贫血可引起血容量减少;急性血管内溶血可致急性肾衰竭;慢性严重贫血,血红蛋白低于 30g/L 常导致贫血性心脏病,发生心力衰竭可致死。

2. 出血 皮肤、黏膜出血是出血性疾病共同的首起表现,如皮肤瘀点(直径<2mm)、紫癜(直径 3~5mm)、瘀斑(直径>5mm)、血肿(片状出血伴皮肤显著隆起),亦可表现为鼻出血、齿龈渗血和月经过多等。一般皮下的点状出血多为毛细血管性出血;皮下瘀斑或月经量增多常为血小板量和质的异常;深部肌肉血肿及关节腔积血多为凝血机制障碍。手术中出血较重,局部压迫止血效果较持久者多为血管或血小板异常;手术中出血不严重但术后却有严重渗血,局部压迫止血效果不持久者多为凝血机制异常所致。紫癜的特点也有助于鉴别。内脏出血,如血尿、消化道出血、颅内出血等常是出血性疾病的严重表现,颅内出血可致死。

3. 发热 淋巴瘤、白血病、恶性组织细胞病、朗格汉斯细胞组织细胞增生症、噬血细胞综合征及粒细胞缺乏症等的首起表现。血液系统疾病发热的机制主要包括两方面:其一是因粒细胞减少、免疫功能减退引起的各种病原体感染,为感染性发热;其二是血液系统疾病本身引起的发热,大多系肿瘤性发热,其中淋巴瘤和恶性组织细胞病等可引起不明原因的长期发热,有时成为临床上的"发热待查",一时难以明确诊断。霍奇金淋巴瘤常可引起特征性周期性发热,亦称 Pel-Ebstein 热。

4. 淋巴结、肝、脾大 其主要见于血液系统肿瘤浸润或因骨髓病变引起的髓外造血。可见于淋巴瘤、淋巴细胞白血病(急性和慢性)、粒细胞白血病(急性和慢性)、浆细胞病、朗格汉斯细胞组织细胞增生症和恶性组织细胞病、原发性骨髓纤维化、类脂质蛋白沉积症等。溶血性贫血尤其是血管外因素引起的,以及脾功能亢进等都可致脾大。

四、血液系统疾病的诊断方法

(一) 基本方法 主要还是依靠详细地病史询问,全面地体格检查,结合有针对性的实验室检查,用正确的临床思维进行分析,一般都能获得正确的诊断。由于许多其他系统疾病都可以有血液学表现,如贫血、白细胞增多和减少、血小板减少、高球蛋白血症等;而血液系统疾病的某些临床表现,如发热,淋巴结、肝、脾大,又常见于其他系统疾病,缺乏特异性。因此,对血液科的临床医师来讲,必须具有扎实的内科基础才能对血液系统疾病进行正确的诊断。

(二) 血常规检查 各医院普遍采用 5 分类分析仪,用减压管静脉采血,EDTA 盐抗凝(对血细胞形态影响最小)。同时获得血红蛋白量(Hb)、红细胞数、血细胞比容(HCT)、红细胞体积分布宽度(RDW)、红细胞平均体积(MCV)、红细胞平均血红蛋白量(MCH)、红细胞平均血红蛋白浓度(MCHC)、白细胞数、白细胞分类计数、血小板计数、平均血小板体积(MPV)、血小板比积(PCT)、血小板分布宽度等多项参数,如采用全套血常规(complete blood count,CBC)仪,尚可报告网织红细胞参数。自动血细胞分析仪的精密度大大超过以往手工显微镜计数板法,因此提高了血细胞计数的正确性,但必须注意某些因素可影响自动仪计数的正确性,如高浊度的血浆可导致红细胞、白细胞计数的假性增高,血浆中具有冷凝集素、冷球蛋白可使红细胞计数假性降低、MCV 假性增高,需注意鉴别。为了血液病的正确诊断,还必须强调制作一张高质量的外周血涂片进行人工分类计数和观察细胞形态改变,因为迄今尚无一台自动分析仪可以完全替代显微镜进行细胞形态学检查。

(三) 骨髓检查 临床上骨髓检查习惯上指骨髓细胞形态学检查。实际上骨髓检查的含义更广,它不仅包括骨髓细胞形态学检查,而且包括骨髓活组织检查即病理学检查、电镜检查、遗传学检查、分子生物学检查及骨髓造血祖细胞培养等。虽然目前分子生物学发展迅猛,但迄今骨髓细胞形态学仍然是血液系统疾病最基本的诊断方法。分析骨髓涂片细胞形态学检查结果必须有两方面的认识,一是骨髓穿刺涂片检查代表穿刺点的骨髓造血情况,这里要考虑抽样误差的问题;二是骨髓液来自血窦血,因此混入周围血是很自然的,骨髓小粒才是真正的造血组织,因此千万不要忽视骨髓小粒检查在估计骨髓增生情况中的意义。

(四) 流式细胞术 流式细胞仪(flow cytometer,FCM)是 20 世纪 70 年代中期发展起来的一种高度自动化分析单个细胞生物学特性的仪器。FCM 具有在流动状态测量细胞和分选功能,因此标本必须是单个细胞悬液,可以是活细胞、固定的细胞或由病理组织制成的单个细胞。在流动状态下的单个细胞依次通过测量区时,细胞被激光准确地瞄准后,其大小、颗粒性和所标记的特殊荧光信号,以光散射、光阻抗、荧光强度的电子信号,通过计算机分析,并可作图分析。目前临床普遍采用的仪器可以测定每个细胞 3 种或 4 种荧光物质,好的仪器甚至可测定 6~8 种或 10 种以上的荧光物质。FCM 分选功能可将待检的细胞群从混杂的细胞群中分选出来,纯度可达 95%~99% 以上。FCM 已成为血液病临床诊断、疗效监测和研究不可缺少的工具。FCM-免疫分型在血液恶性肿瘤的诊断中具有极其重要的地位，依据异常细胞的免疫表型，即可确定异常细胞的所属系列和分化程度。FCM 在红细胞病中应用最广的是阵发性睡眠性血红蛋白尿（PNH）的诊断，PNH 血细胞可以 CD59 和 CD55 单抗标记全血用 FCM 测定其表达的荧光强度确定锚蛋白缺失程度，亦可用荧光素 Alexa488 标记的 FLAER 测定 PNH 细胞。此外，FCM 尚可应用于造血干/祖细胞计数，细胞周期和 DNA 倍体测定，细胞凋亡、残存白血病细胞测定及细胞免疫功能的测定等。

（五）细胞遗传学和分子生物学技术 染色体核型分析和 FISH 分析对于恶性血液病的诊断起着越来越重要的作用。分子生物学技术已深入到白血病和淋巴增殖性疾病的基因诊断和分型。慢性粒细胞白血病的 *BCR/ABL1* 融合基因，急性早幼粒细胞白血病的 *PML/RARA* 融合基因，*BCR/ABL1* 阴性 MPN 的 *JAK2* V617F 突变、*JAK2* 外显子 12 突变、*MPL* 515 突变，伴嗜酸性粒细胞增多髓系肿瘤的 *PDGFRA/B* 或 *FGFR* 突变，急性髓系白血病的 *FLT3* 突变，免疫球蛋白重链（IgH）和 T 细胞受体（TCR）基因的重排，以及第二代测序（NGS）技术都已在临床上广泛应用。NGS 具有通量高、灵敏度高的特点，在基因突变检测方面尤为成熟，对血液系统肿瘤的诊断分型、预后判定、指导治疗、微小残留病监测、及时了解克隆演变都有重要意义。应用定量 PCR（qPCR）或 RT-PCR 方法检测 mdr1 mRNA，可用于多药耐药的诊断。基因芯片技术已用来筛选致病基因，分子生物学技术也已广泛用于遗传性血液病的诊断和产前诊断。

（六）影像学诊断 X 线淋巴造影、^{99m}Tc-Dextran（右旋糖酐）淋巴显像的应用，使对淋巴瘤深部病灶的诊断成为可能，还能应用于放、化疗效果的评价以及复发的诊断。^{67}Ga 扫描对淋巴瘤纵隔病变有高度灵敏性，正电子发射断层成像（PET）系定量代谢显像技术，应用 PET/CT 检测淋巴瘤病灶尤其是深部病灶其诊断价值优于 CT。^{99m}Tc-Dextran 全身骨显像对多发性骨髓瘤骨病变的灵敏度要高于 X 线检查。MRI 在检出骨髓疾病方面比其他影像学检查更具有优越性。MRI T_2^* 值可用于血色病的诊断。

五、血液系统疾病的治疗方法

（一）补充治疗 如缺铁性贫血的铁剂治疗、缺乏叶酸或维生素 B_{12} 引起的巨幼细胞贫血，应补充叶酸或维生素 B_{12}。遗传性或获得性凝血因子缺乏患者，目前能提供的补充治疗凝血因子制剂有新鲜冷冻血浆、冷沉淀物、纤维蛋白原、因子Ⅷ浓缩物、vWF 浓缩物、因子Ⅸ浓缩物、凝血酶原复合物浓缩剂及基因重组凝血因子等。成分输血实质上也是补充治疗。肾性贫血补充红细胞生成素，也可以看成内分泌激素的替代治疗。

（二）免疫治疗 免疫抑制治疗适用免疫机制介导的血液病，如原发性再生障碍性贫血、纯红细胞再生障碍性贫血、自身免疫性溶血性贫血、免疫性血小板减少症等，均可选用免疫抑制治疗，包括肾上腺皮质激素、抗胸腺细胞球蛋白（ATG）和抗淋巴细胞球蛋白（ALG）、环孢素、大剂量静脉应用丙种球蛋白等。免疫失调在许多血液病的发生发展中起重要作用，适用免疫调节剂治疗。靶向免疫治疗是近年来治疗白血病和淋巴瘤一种重要手段，如抗 CD20 单抗，抗 CD52 单抗、抗 CD33 单抗、抗 CD22 单抗及嵌合型抗原受体基因修饰的 T 细胞（CAR-T）等。目前靶点为 CD19 的 CAR-T 细胞免疫治疗对复发难治性急性 B 淋巴细胞白血病的完全缓解（CR）率已达 83%，对复发难治 B 细胞淋巴瘤及多发性骨髓瘤也取得很好的疗效。

（三）抗肿瘤化学治疗 对血液恶性肿瘤的主要治疗方法仍是抗肿瘤化学治疗。近代肿瘤化学治疗（化疗）始于 20 世纪 40 年代，到 60 年代末，大部分目前常用的化疗药物都已出现，并且开始认识到肿瘤细胞动力学及化疗药物药代动力学的重要性，依据肿瘤细胞动力学设计了联合化疗方案。到了 70 年代，已有不少成熟的联合化疗方案，80 年代起由于支持疗法的发展，特别是细胞因子的应用，使抗肿瘤化学治疗的剂量有可能加大，实验证明，化疗剂量增加 1 倍，其杀伤力可达 10 倍，出现了以中剂量/大剂量阿糖胞苷为主的联合化疗方案，以及大剂量甲氨蝶呤为主的治疗方案。血液肿瘤应按 WHO 标准分型，不同细胞遗传学预后分层和不同治疗反应采用不同治疗策略是提高抗肿瘤化疗效果的关键。

（四）造血细胞因子 20 世纪 80 年代中期，由于 DNA 重组技术的发展，可以生产大量高纯度的造血细胞因子，为其临床应用开辟了广阔的前景，现重组技术生产的干扰素、红细胞生成素、血小板生成素和集落刺激因子已在临床上广泛使用，积累了不少经验。α 干扰素对毛细胞白血病有显效。红细胞生成素对肾性贫血取得了显著疗效，和血液透析联合应用极大改善了慢性肾衰竭患者的生存质量，红细胞生成素还对内源性红细胞生成素分泌减少性贫血，以及伴有继发性铁过载的贫血患者纠正贫血提供了有效的措施。集落刺激因子的应用使造血系统恶性肿瘤的大剂量化疗得以保证，可使粒细胞缺乏时间缩短、程度减轻、并发感染的机会减少、住院天数缩短，从而极大提高了恶性血液病的治疗效果。

（五）造血干细胞移植 造血干细胞移植（hematopoietic stem cell transplantation，HSCT）在 20 世纪 80 年代开始发展迅速，其适应证已从造血系统肿瘤扩展到实体瘤及某些遗传性疾病。近年来我国造血干细胞移植也有显著发展，直至 2017 年进行异基因 HSCT 的例数已达到 6 601 例，而且疗效接近国际水平。我国血缘半相合移植的水平已走向世界的前列，利用其治疗高危或难治性急性白血病已获得与非血缘全相合移植相似的疗效，造血干细胞重建时间及移植相关死亡和后者亦无明显差别，解决了我国供体来源相对困难的问题。异基因 HSCT 现已成为一种常规治疗方法，其疗效好，但是风险高，目前主要用于初次完全缓解急性白血病的根治性治疗，特别适用于高危病例，并且异基因 HSCT 的适应证也已扩展到其他难治性和致命性血液病。自体 HSCT 因其来源不受限制、患者年龄可以相对较大、移植相关死亡率较低，国内已广泛开展，但其主要缺点是复发率较高，初次完全缓解的 AML 患者做自体 HSCT，至今尚无足够的资料认为优于强化疗，因此目前主要用于侵袭性非霍奇金淋巴瘤、霍奇金淋巴瘤和多发性骨髓瘤的治疗，也可作为 AML 患者缓解后治疗的组成部分。

（六）基因治疗和分子靶向治疗 基因治疗（gene therapy）目前局限于单基因缺陷引起遗传性血液病等治疗，且尚处于临床前阶段。分子靶向治疗（molecular target therapy）直接作用于靶基因或其表达产物而达到治疗目的，我国首次发现全反式维甲酸（ATRA）和三氧化二砷（ATO）具有协同分子靶向治疗作用（降解 PML-RARA）使急性早幼粒细胞白血病（APL）的5年总生存率（OS）、无事件生存率（EFS）、无复发生存率（RFS）分别达 92%、89%和 95%。甲磺酸伊马替尼是一种高度特异的酪氨酸激酶抑制剂（TKI），是针对 Ph^+ 白血病基因产物的分子靶向药物，目前第二代 TKI 也已在临床使用。采用表观遗传学原理的药物，如干扰 DNA 甲基化（5-氮杂胞苷）和 DNA 甲基转移酶抑制剂（地西他滨）用于骨髓增生异常综合征（MDS）的治疗，都在临床广泛应用。

推荐阅读

1. 林果为，欧阳仁荣，陈珊珊，等. 现代临床血液病学[M]. 上海：复旦大学出版社，2013：13-26，55-70，114-138.
2. GOLDMAN L，SCHAFER A I. Goldman-cecil medicine[M]. 26th ed. Philidelphia：Elsevier Saunders，2019：1018-1020.
3. World Health Organization. WHO classification of tumours of hematopoitic and lymphoid tissues[M]. Revised 4th ed. Lyon：IARC，2017：16-27.

第二章 贫 血

第一节 概 述

林果为

【定义和诊断标准】

贫血（anemia）是指人体循环红细胞容量减少引起的一种病理状态。临床上常以外周血单位容积内血红蛋白（Hb）量、红细胞（RBC）数和/或血细胞比容（Hct）代替红细胞容量来反映贫血程度，一般都以 Hb 量低于正常参考值 95%的下限作为贫血的诊断标准。血红蛋白浓度的降低一般都伴有相应红细胞数量或血细胞比容的减少，但也有不一致。个别轻型缺铁性贫血或珠蛋白生成障碍性贫血可仅有血红蛋白减少，而红细胞数量和血细胞比容都在正常范围内。单位容积血液中血红蛋白量因地区、年龄、性别以及生理性血浆容量的变化而异。婴儿和儿童的血红蛋白量约比成人低 15%。男女之间的差异在青春期后才逐渐明显。妊娠时血容量增加，血红蛋白和红细胞可因被稀释而浓度相对降低。男性 65 岁以后 Hb 测定值较 65 岁以前为低，但女性无差异。贫血诊断的标准，都以 1972 年 WHO 制订的诊断标准为依据。在海平面地区 Hb 低于以下水平可诊断为贫血：6 个月到 6 岁儿童 110g/L，6～14 岁儿童 120g/L，成年男性 130g/L，成年女性（非妊娠）120g/L，妊娠女性 110g/L。Hb<110g/L 作为 65 岁以后老年人贫血诊断标准，不分男女。选用某一血红蛋白值来划分有无贫血，要做到非常合理是相当困难的。因为正常人群血红蛋白分布曲线和贫血人群血红蛋白分布曲线之间互有重叠。事实上 Hb 正常值的个体差异较大，如患者一周前 Hb 155g/L，现 Hb 降低为 140g/L，虽然在正常范围，但应认为是有意义的。决定患者是否有贫血时还须注意 Hb 测定的标准化，以及采血的部位。对于指端血、耳垂血、静脉血，其测定值可略有不同。WHO 规定的标准方法为静脉血氰化高铁血红蛋白法。此外，血浆容量的生理和病理变化，如妊娠后期 3 个月、全身水肿、充血性心力衰竭、低蛋白血症及某些细胞因子的作用，因血浆容量增加，血液被稀释，Hb 浓度下降，可能被误诊为贫血，也称为稀释性假性贫血；血浆容量的丢失（如失水、腹泻、呕吐、重度烧伤或大量使用利尿剂后）血液浓缩，Hb 浓度可上升，即使有贫血检测值也可正常。急性大量失血，红细胞和血浆同时丢失，虽然红细胞丢失过多，但贫血可不明显。贫血按严重程度可分为：极重度贫血，Hb≤30g/L；重度贫血，Hb 为 31～60g/L；中度贫血，Hb 为 61～90g/L；轻度贫血，Hb>90g/L 与低于正常参考值的下限之间。

贫血是一种症状，而不是具体的疾病。各种疾病都可伴有贫血。如果许多原因不同的贫血具有类似的临床表现和血液学特征，则可归纳为一种综合病征，如再生障碍性贫血、缺铁性贫血等。贫血在世界各地均属常见病，在发展中国家以及血红蛋白病或葡萄糖-6-磷酸脱氢酶变异高发的多民族及地区，贫血问题尤为突出。

【发病机制】

（一）红细胞生成减少引起的贫血

1. 临床上最常见的是造血原料缺乏引起的红细胞生成减少，包括缺铁性贫血和缺乏维生素 B_{12} 或叶酸引起的巨幼细胞贫血。自红系祖细胞发育至中幼红细胞，细胞要经过多次分裂增殖，而 DNA 的合成倍增是细胞分裂期前所必需的。维生素 B_{12} 和叶酸则是 DNA 合成的主要辅酶。无论是维生素 B_{12} 或叶酸缺乏或由于其他因素影响 DNA 合成，都可导致核分裂延迟甚至停顿；形成核和胞质发育不平衡、核染色质疏松、形态巨大而畸形的巨幼红细胞。周围血液可见卵圆形的大红细胞，称为巨幼细胞贫血。在幼红细胞不断增殖的过程中，细胞质也逐渐发育成熟。早在早幼红细胞胞质内就开始合成微量血红蛋白，至中幼红细胞阶段血红蛋白合成达到高峰，一直持续到网织红细胞。血红蛋白的合成需要铁。铁通过血浆中的转铁蛋白运输到幼红细胞表面，和幼红细胞表面的转铁蛋白受体结合，通过胞饮方式进入质内，输送到线粒体，和原卟啉合成正铁血红素。珠蛋白是在幼红细胞内的核糖体上合成的。正铁血红素与珠蛋白合成血红蛋白分子。所以任何原因引起的血红蛋白合成障碍，不论是缺铁（缺铁性贫血）或铁代谢紊乱（慢性病贫血）、珠蛋白合成障碍（血红蛋白病）及血红素卟啉环合成障碍（铁粒幼细胞贫血）等，都可以导致 Hb 合成障碍，出现大量细胞质不足（小红细胞）及血红蛋白含量减少（低色素）的成熟红细胞，统称为低色素性贫血。

2. 骨髓造血衰竭综合征系是多种不同原因引起骨髓造血干/祖细胞凋亡增加，或理化因素、生物因素对造血干细胞的损伤，或造血干细胞具有遗传性缺陷，或造血微环境有缺陷，导致骨髓造血衰竭，引起全血细胞生成减少的一组贫血。其中最常见的是自身免疫性再生障碍性贫血，属于自身免疫性疾病，其靶器官为骨髓。遗传性骨髓衰竭综合征包括 Fanconi 贫血、先天性角化不良及 Shawachman-Diamond 综合征。骨髓造血衰竭发生在单系，如单系红系造血衰竭，而其他系列如髓系、巨核系、淋系血细胞均正常，称纯红细胞再生障碍性贫血。

3. 继发于慢性系统性疾病的贫血，其中最常见为炎症性贫血（anemia of inflammation），继发于慢性炎症、恶性肿瘤和自身免疫性疾病，其发病率仅次于缺铁性贫血，在住院贫血病例中居首位。炎症性贫血病理生理的特点是体内炎症性细胞因子分泌增多，包括 IL-1、TNF-α、IFN-γ、IL-6，导致 EPO 产生减少，EPO 反应迟钝，IL-6 通过肝脏上调铁调素（hepcidin）的产生，过量的铁调素导致炎症性贫血铁代谢的异常，TNF-α、IL-1 和 IFN（IFN-α、IFN-β、IFN-γ）可抑制 BFU-E 和 CFU-E 的增殖和分化，最终导致红细胞生成减少，此外，炎症性贫血尚有红细胞寿命缩短。慢性肾病贫血（anemia of chronic kidney disease）也很常见，在透析患者中，贫血患病率高达 51.5%，且贫血随肾功能恶化而加重，慢性肾脏病发生贫血的主要原因是 EPO 产生不足，同时具有炎症性贫血相同病理生理特点。许多内分泌激素参与红细胞生成的调节，包括甲状腺激素、糖皮质激素、睾酮和生长激素，因此甲状腺功能减退症、甲状腺功能亢进症、肾上腺皮质功能减退症、垂体功能减退症、甲状旁腺功能亢进症均可导致贫血。由于主要见于内分泌功能减退症，因此这类贫血统称为内分泌功能减退症贫血（anemia of endocrine hypofunction），一般为轻、中度贫血，激素替代治疗可纠正贫血。慢性肝病也引起轻、中度贫血，称慢性肝病性贫血（anemia of chronic liver disease）。

4. 其他引起红细胞生成减少性贫血还包括骨髓发生纤维化或骨髓被异常细胞所侵犯，可导致骨髓结构和功能的破坏，同时伴有骨髓外造血灶的建立。临床上出现贫血，周围血液出现幼粒和幼红细胞，称为幼粒-幼红细胞贫血或骨髓病性贫血（myelophthisic anemia）。无效红细胞生成是指患者骨髓增生，幼红细胞增多，但由于幼红细胞本身有缺陷导致过早在骨髓凋亡，引起红细胞生成减少，网织红细胞减少，导致贫血。见于骨髓增生异常综合征——难治性贫血、巨幼细胞贫血及珠蛋白生成障碍性贫血等。

（二）红细胞破坏过多引起的贫血　正常红细胞的平均寿命约 120 天。衰老的红细胞被单核巨噬细胞吞噬、破坏，尤其是脾脏在破坏红细胞中占重要地位。红细胞的生存期和红细胞膜的结构、酶系的活力及血红蛋白分子等密切相关。任何原因导致红细胞有内在缺陷或外部原因，使红细胞在血管内破坏或被脾脏和肝脏过早清除，都可引起贫血。如骨髓造血功能正常，可以具有产生红细胞 6~8 倍的代偿能力，也可不出现贫血。如红细胞寿命缩短，破坏加速超过了骨髓代偿能力就会引起溶血性贫血（hemolytic anemia）。红细胞内在因素引起的溶血性贫血大多是遗传性的，红细胞外在因素所致溶血性贫血均系获得性的。

1. 红细胞内在因素引起的溶血性贫血　红细胞内在缺陷包括红细胞膜缺陷、红细胞酶的缺陷和血红蛋白异常。红细胞膜缺陷多因基因突变致红细胞膜骨架蛋白异常，引起红细胞形态改变，这种形态异常红细胞容易在单核巨噬细胞系统内破坏，如遗传性球形红细胞增多症，也可因造血干细胞克隆性病变引起获得性红细胞膜缺陷，受累红细胞对补体介导的溶血敏感性增高，造成血管内溶血称阵发性睡眠性血红蛋白尿。参与红细胞代谢的酶（糖代谢酶）由于基因突变使酶活性改变，导致无氧糖酵解途径酶缺陷可造成红细胞能量来源不足，使细胞膜功能异常，产生溶血，如丙酮酸激酶缺乏症。磷酸戊糖旁路代谢酶缺陷的结果造成还原型谷胱甘肽的减少，细胞易受氧化损伤而发生溶血，如葡糖糖-6-磷酸脱氢酶缺乏。因基因突变，使珠蛋白肽链结构异常（异常血红蛋白病）或肽链合成异常（珠蛋白生成障碍性贫血），导致红细胞硬度增加。或异常血红蛋白在红细胞内形成聚合体、结晶体或包涵体，造成红细胞变形性降低，通过单核巨噬细胞系统（特别是脾）时，破坏增加。

2. 红细胞外在因素引起的贫血　红细胞本身正常，但由于某些外在因素，包括化学、物理、机械、感染、毒素及免疫因素的影响，导致红细胞破坏过多，引起溶血性贫血。因此可分为有免疫性因素和非免疫性因素两种。免疫性溶血是抗原抗体介导的红细胞破坏。自身免疫性溶血性贫血患者产生抗红细胞抗体，温抗体型为不完全抗体，与红细胞结合后，致敏红细胞在单核巨噬细胞系统内被破坏或清除，是免疫性溶血性贫血中最常见的类型。冷抗体型多为完全抗体，可使红细胞直接在血管内破坏。血型不合输血亦可造成血管内溶血。新生儿溶血病是因为母婴血型不合，母亲产生的抗胎儿血型 IgG 型抗体通过胎盘进入胎儿血液循环，造成溶血，最常见的是 ABO 血型不合，其次是 Rh 血型不合。药物诱发的免疫性溶血性贫血，因药物分子量小，称"半抗原"和大分子载体蛋白（红细胞膜蛋白）结合，可诱发免疫反应产生抗体，20 世纪 80 年代引起溶血药物主要为 α-甲基多巴和大剂量青霉素，近年来随着上述药物应用的减少，80%病例由第二三代头孢菌素和 β-内酰胺酶抑制剂引起，特别是头孢替坦、头孢曲松和哌拉西林。嘌呤类似物（氟达拉滨等）引起的也日益增多。

非免疫因素有：①感染因素，引起溶血的病原体种类繁多，有细菌（包括钩端螺旋体、支原体）、病毒、寄生虫等，但以疟疾为最常见，间日疟原虫仅侵犯网织红细胞，恶性疟原虫可侵犯各期红细胞，以后者导致的溶血更为严重。巴尔通体和巴贝虫感染也可引起溶血。梭状芽孢杆菌脓毒血症可致严重急性溶血。②物理因素，包括机械性损伤和热损伤。红细胞通过部分阻塞的血管或经过血管异常表面，会使细胞破裂导致溶血，患者外周血涂片见到红细胞碎片，可见于心脏瓣膜修复术（包括人工瓣膜、同种瓣膜、异种瓣膜和自身瓣膜成形术）、腱索断裂及心内补片修复术，瓣膜疾病（特别是主动脉瓣狭窄）和主动脉缩窄。也见于运动性血红蛋白尿症等。微血管病性溶血性贫血（microangiopathic hemolytic anemia），包括血栓性血小板减少性紫癜、溶血尿毒症综合征、弥散性血管内凝血及 HELLP 综合征等也属于红细胞的机械性损伤。严重烧伤后可出现急性血管内溶血。③化学因素，包括药物诱发（主要是氧化剂）可使血红蛋白氧化变性，形成高铁血红蛋白，变性血红蛋白，均可导致红细胞破坏，特别当红细胞内还原系统有缺陷或血红蛋白异常时更易发生。非氧化剂类化学物包括砷化氢、铜、铅，高浓度氧等也可以引起红细胞破坏。④生物毒素，包括毒蛇咬伤，有些蛇毒对红细胞膜具有直接毒性，有些可激活补体引起溶血。毒蜘蛛、毒蜂咬伤也可引起溶血。

（三）红细胞丢失过多引起的贫血 血液在短期内大量丢失，可导致急性失血后贫血（acute post-hemorrhagic anemia），其实急性大量失血主要病理生理改变是血容量急剧减少引起，其主要临床表现为血容量不足，2~3 天后血容量的恢复主要依靠水、电解质和白蛋白从血管外被动员入血，使血浆容量扩增，血液被稀释，该时才会出现贫血。慢性失血性贫血实质上就是缺铁性贫血。

贫血的发病机制往往是多因素的。例如恶性肿瘤所致贫血的发生机制有失血（失血性贫血）、骨髓浸润（骨髓病性贫血）、肿瘤广泛转移在微血管形成瘤细胞栓（微血管病性溶血性贫血）、营养障碍致造血物质缺乏（营养性贫血）、红细胞生成素减少（慢性病贫血）、化疗和放疗的应用（治疗相关性贫血）。此外，某些肿瘤如胸腺瘤患者体内可产生抗幼红细胞或抗 EPO 抗体，致单纯红细胞再生障碍性贫血，淋巴瘤等可导致自身免疫性溶血性贫血，多发性骨髓瘤等因血浆球蛋白异常增多，大量细胞外液进入血管内可致稀释性贫血。药物也能通过不同机制引起多种类型的贫血，许多药物可抑制骨髓造血引起再生障碍性贫血（如抗肿瘤药物和氯霉素等），某些药物可影响红系细胞的 DNA 合成，引起巨幼细胞贫血（如抗代谢药、抗癫痫药等），阿司匹林可引起胃肠道出血致缺铁性贫血，抗结核药可引起铁粒幼细胞贫血，药物或其代谢产物可与红细胞膜发生作用，导致新抗原形成，引起药物免疫性溶血性贫血，如奎尼丁、非那西丁、磺胺类药物等，药物还能作用于有遗传性酶缺陷或异常血红蛋白的患者，引起溶血性贫血发作。同一类型的贫血也可有多种发病机制并存，如巨幼细胞贫血既有 DNA 合成障碍，又有红细胞破坏过多和幼红细胞在髓内过早凋亡等因素。

【分类】

（一）贫血的形态学分类 贫血可按不同的发病机制和细胞形态学特征进行分类（表 16-2-1-1）。按发病机制可分为红细胞生成减少、红细胞破坏过多及失血三类。按形态学，则可分为正常细胞性、大细胞性和小细胞低色素性三类。形态学分类不是固定不变的。例如再生障碍性贫血多数是正常细胞性贫血，但偶可表现为大细胞性贫血，溶血性贫血和急性失血后贫血也可呈正常细胞性贫血也可呈大细胞性贫血。贫血的形态学分类虽过于简单，但易于掌握，可提供诊断线索，如小细胞低色素性贫血多数是缺铁性贫血，大细胞性贫血很可能是由维生素 B_{12} 或叶酸缺乏所引起。

表 16-2-1-1 贫血的发病机制和形态学分类

按机制分类	主要机制	主要临床类型	形态学分类
红细胞生成减少	1. 造血干细胞的数量减少	再生障碍性贫血	正常细胞性
	2. 红系祖细胞，幼红细胞或红细胞生成素免疫性破坏	纯红细胞再生障碍性贫血	正常细胞性
	3. 骨髓被异常细胞或组织所浸润	骨髓病性贫血	正常细胞性
	4. 脱氧核糖核酸合成障碍（叶酸或维生素 B_{12} 缺乏）	巨幼细胞贫血	大细胞性
	5. 红细胞生成素产生减少和作用迟钝	慢性病贫血，肾性贫血	正常细胞性
	6. 血红蛋白合成障碍		
	①正铁血红素合成障碍	缺铁性贫血	小细胞低色素性
		铁粒幼细胞贫血	小细胞低色素性
		铅中毒贫血	小细胞低色素性
	②珠蛋白合成障碍	珠蛋白合成障碍性贫血等	小细胞低色素性

续表

按机制分类	主要机制	主要临床类型	形态学分类
红细胞破坏过多	1. 红细胞内在异常		
	①膜结构缺陷	遗传性球形红细胞增多症	小细胞高色素性
	②酶活性缺陷	葡萄糖-6-磷酸脱氢酶缺陷等	正常细胞性
	③珠蛋白肽链量改变及分子结构变异	血红蛋白病	小细胞低色素性
	2. 红细胞外在异常		
	①红细胞被血清中抗体或补体影响	自身免疫性溶血性贫血等	正常细胞性
	②机械性损伤	微血管病性溶血性贫血等	正常细胞性
	③化学、物理及生物因素	砷化氢中毒、大面积烧伤及毒蛇咬伤等	正常细胞性
	④脾脏内阻留及脾功能亢进	脾功能亢进	正常细胞性
失血	急性失血	急性失血后贫血	正常细胞性
	慢性失血	即缺铁性贫血	小细胞低色素性

（二）溶血性贫血的分类　按病情可分为急性和慢性溶血性贫血。按溶血的场所可分为血管内溶血和血管外溶血。按病因可分为遗传性和获得性溶血性贫血。按发病机制可分为红细胞内异常和红细胞外异常引起的溶血性贫血。

按临床表现分类：①急性溶血：急性溶血性贫血起病急骤，短期大量溶血引起寒战、高热、头痛、呕吐、四肢腰背疼痛，紧接着出现血红蛋白尿，其后出现黄疸。由于红细胞大量破坏，其分解的产物对机体产生毒性作用，严重者可发生周围循环衰竭。红细胞破坏的产物可引起肾小管坏死和管腔阻塞，导致急性肾衰竭。②慢性溶血：慢性溶血性贫血多为血管外溶血，发病缓慢，表现为贫血、黄疸和脾大三大特征。长期的高胆红素血症，可并发胆石症和肝功能损害。③血管内溶血：以急性溶血多见，多有腰背酸痛、高热并伴有血红蛋白血症、血红蛋白尿。也有慢性血管内溶血，可有含铁血黄素尿。见于阵发性睡眠性血红蛋白尿、红细胞破碎综合征、ABO 血型不合所致输血反应、阵发性冷性血红蛋白尿、感染（如恶性疟疾、梭状芽孢杆菌败血症）、化学因素（砷、蛇毒、蜘蛛毒）引起的溶血性贫血、输注低渗溶液及热损伤引起的溶血性贫血。④血管外溶血：血管外溶血主要发生于脾，临床表现一般较轻，可有血清游离胆红素轻度升高，一般不出现血红蛋白尿，可有脾大。

【病理生理】

贫血的病理生理学基础是血红蛋白减少，血液携氧能力减低，全身组织和器官发生缺氧变化等。首先体内相应的代偿机制发挥作用，例如脉搏变快、心搏排血量增加、呼吸加速、红细胞生成素分泌增多，以及血红蛋白与氧的亲和力降低等。有些脏器（如肾脏等）则发生血管收缩，使更多的血液流向缺氧较为敏感的器官如脑、心脏等。红细胞内合成更多的 2,3-二磷酸甘油酸（2,3-DPG），后者与脱氧血红蛋白的 β 链相结合，以降低血红蛋白对氧的亲和力，使组织获得更多的氧。

【临床表现】

贫血症状的有无及轻重，除原发疾病的性质外，主要取决于贫血的程度及其发生的速度，同时也与患者年龄、有无其他心肺疾病以及心血管系统的代偿能力有关。慢性贫血，无心肺疾病基础，代偿机制可充分发挥，即使血红蛋白低达 80g/L 亦可无症状；有时低至 60g/L 以下才引起患者的注意。反之，急性溶血和急性失血，虽然贫血不很严重，但由于发生较快来不及代偿，症状却很显著。儿童及年轻患者由于其心血管系统代偿功能良好，往往较老年患者更易耐受贫血。

（一）一般表现　皮内毛细血管缺血所致的皮肤黏膜苍白，是贫血最常见的体征。但影响皮肤颜色的因素很多，除血红蛋白量外，还和皮内毛细血管分布和舒缩程度、皮肤色素和皮下组织含水量的多寡有关。一般以观察指甲、手掌皮肤皱纹处及口唇黏膜和睑结膜等较为可靠。疲倦、乏力、头晕耳鸣、记忆力衰退、思想不集中等，可能由于神经系统及肌肉缺氧所致。贫血严重时可有低热和基础代谢率增高。

（二）呼吸系统　活动增加可引起血氧含量进一步降低和二氧化碳含量增高，反射性地刺激呼吸中枢，发生呼吸急促。

（三）循环系统　中度贫血患者常表现为窦性心动过速、心搏亢进、脉搏充实、脉压增宽、循环时间加速及心排出量增多等。肺动脉瓣或心尖区可听到中等响度的吹风样收缩期杂音，其产生原因与血液循环加速、血黏度及缺氧后心肌张力降低有关。当血红蛋白量低于 60g/L 时，约 30% 患者可有心电图改变，表现为低电压、ST 段压低、T 波平坦倒置，严重者甚至可有 QT 时间延长。严重贫血（血红蛋白低于 30g/L 以下）或贫血进展较速的病例，可有明显的全心扩大；以后由于心肌营养障碍，无法代偿日益增加的高输出量状态，最终导致充血性心力衰竭。

（四）消化系统　贫血影响消化系统的功能和消化酶的分泌，出现食欲减退、恶心、呕吐、腹胀甚至腹泻。部分患者有明显的舌炎。

（五）泌尿生殖系统　贫血时肾血管收缩和肾脏缺氧，可导致肾功能变化。早期有多尿、尿比重降低及血尿素氮增多，贫血严重时可出现蛋白尿。月经失调（闭经）和性欲减退也颇常见。

【实验室检查】

实验室检查既是确立贫血的可靠方法，又是明确其类型的重要步骤。

(一) 红细胞参数 根据自动血细胞分析仪获得的参数,有助于贫血的形态学分类(表16-2-1-2)。其中以MCV和RDW意义最大,MCV是反映红细胞大小的参数,RDW是反映红细胞大小不一程度的参数。

表16-2-1-2 贫血的细胞形态学分类

形态学分类	MCV/fL	MCH/pg	MCHC/(g·L^{-1})	临床诊断
大细胞性贫血	>100	>34	320~360	巨幼细胞贫血、正常幼红细胞性大红细胞性贫血*
正常细胞性贫血	80~100	27~34	320~360	急性失血性贫血、溶血性贫血、再生障碍性贫血、骨髓病性贫血、慢性病贫血
小细胞、低色素性贫血	<80	<27	<320	缺铁性贫血、铁粒幼细胞贫血、珠蛋白生成障碍性贫血、异常血红蛋白病和慢性病贫血

注:*包括溶血性贫血、急性失血后贫血、肝病贫血、难治性贫血。

(二) 周围血涂片 它不仅有助于贫血的形态学分类,而且又能从中发现异形红细胞。红细胞有大小不均、小型红细胞增多且中央苍白区扩大,见于低色素性贫血。球形红细胞增多见于遗传性球形红细胞增多症和自身免疫性溶血性贫血,椭圆形红细胞增多见于遗传性椭圆形红细胞增多症等,镰形红细胞见于镰状细胞贫血,口形红细胞见于遗传性口形红细胞增多症等,棘形红细胞见于先天性无β脂蛋白血症和肝衰竭,靶形红细胞常见于珠蛋白生成障碍性贫血。各种异形红细胞,如梨形、哑铃形、三角形甚至红细胞碎片,则提示有微血管病性溶血性贫血的可能。泪滴状红细胞可见于骨髓纤维化。出现幼粒幼红细胞是骨髓病性贫血的重要依据。溶血性贫血周围血液可出现幼红细胞,但数量不多,主要是晚幼红细胞,严重溶血时数量增多且可见豪-胶小体和幼粒细胞。

(三) 网织红细胞计数 网织红细胞(reticulocyte,Ret)是晚幼红细胞脱核后尚未完全成熟的红细胞,因细胞质内残存核糖体RNA,经煌焦油蓝或新亚甲蓝活体染色后在显微镜下呈网状而得名。Ret在骨髓停留2~3天,外周血停留1天后变为成熟红细胞。显微镜下人工计数因影响因素较多,故当Ret数量较低时计数结果误差较大。血细胞自动分析仪计数的精确度比人工计数提高了10倍以上。新型的血细胞自动分析仪采用流式激光技术和荧光染色技术测量Ret胞质内的RNA含量,并根据荧光强度,将Ret分为高荧光强度Ret(HFR)、中荧光强度Ret(MFR)和低荧光强度Ret(LFR),并计算未成熟Ret分数(IRF)[IRF=(HFR+MFR)/Ret]。IRF值与RNA含量和Ret幼稚程度呈正相关,能更好地反映骨髓红系的造血功能,因此IRF是评估Ret成熟度的参考指标,其正常参考值为5%~22%。

当外周血有幼红细胞出现时要影响分析仪计数的测定值,故此时应推荐人工计数。

Ret计数是反映骨髓红系增生情况的重要指标,是临床上鉴别红系增生不良性贫血和溶血性贫血最简单的方法。溶血性贫血及急性失血性贫血,其贫血原因系外周性,骨髓代偿性增生功能良好,故Ret数增高,溶血性贫血一般可高达5%~20%,但溶血性再障危象,Ret数可减少;再生障碍性贫血和纯红细胞再生障碍性贫血Ret常有显著减少,骨髓幼红细胞无效增生即髓内过早凋亡,Ret也减少,因此Ret减少常提示贫血原因是骨髓性的。

由于Ret的百分数受红细胞总数的影响,当外周血红细胞数减少时,可使Ret百分数增高,但实际上从骨髓释放的Ret并无增多,因此必须计算绝对值才能反映真实情况。有贫血时Ret绝对值<75×10^9/L表示贫血是低增生的或红系有成熟障碍;如Ret绝对值>100×10^9/L常提示贫血的性质为溶血性或出血性及营养性贫血补充治疗后红系的增生反应。

(四) 骨髓象检查 根据骨髓增生与否,可将贫血分为增生性和增生不良性两大类。再生障碍性贫血属骨髓增生不良;缺铁性贫血、巨幼细胞贫血、溶血性贫血、急性失血性贫血骨髓增生良好,骨髓增生异常综合征贫血的骨髓增生多数也是良好的;单纯幼红细胞减少或缺如应疑及纯红细胞再生障碍性贫血或继发于肾脏及内分泌疾病的贫血。骨髓涂片检查是确定巨幼细胞贫血的重要方法,但出现幼红细胞巨幼样改变尚见于骨髓增生异常综合征贫血及红白血病等。骨髓涂片铁染色检查是诊断缺铁性贫血和铁粒幼细胞贫血的重要依据,慢性病贫血有铁利用障碍(骨髓小粒可染铁增多,但铁粒幼细胞减少)。骨髓"干抽"常是诊断骨髓纤维化贫血的线索之一。

(五) 其他实验室检查

1. 有关溶血性黄疸的检查

(1) 血清非结合胆红素水平增加:大量溶血时,血清非结合胆红素增加,结合胆红素常少于总胆红素的15%。由于肝脏清除胆红素的能力很强,黄疸仅轻度或中度,即使大量溶血时,一般也不超过85.5μmol/L。血清胆红素浓度除了取决于血红蛋白分解的程度外,还与肝脏清除胆红素的能力密切相关。慢性溶血性贫血患者长期高胆红素血症,会引起肝功能损害,合并肝细胞性黄疸。

(2) 尿胆原增加:正常人每天从尿中排出的尿胆原为0~5.9μmol/L。急性大量溶血时,尿胆原排出量明显增多。慢性溶血时,只有当肝功能减退时,尿胆原才会增加。

(3) 粪胆原排出增加:正常人每天从粪便中排出的粪胆原为68~473μmol/L。当血红蛋白大量分解时,每日粪胆原排出量可多达680~1 700μmol/L,甚至可高达2 550μmol/L。

2. 有关血管内溶血的检查

(1) 血红蛋白血症:正常血浆只有微量的游离血红蛋白,

含量 1~10mg/L。当大量溶血时，主要是血管内溶血时可高达 1 000mg/L 以上。由于血液标本在体外储存时容易造成溶血，游离血红蛋白检测的实际意义不大。

（2）血红蛋白尿：血浆中的游离血红蛋白超过了结合珠蛋白所能结合的量时，多余的血红蛋白即可从肾小球滤出。血红蛋白尿需和肌红蛋白尿进行鉴别，肌红蛋白是小分子片段，极容易经肾过滤，不会在血浆中积蓄变成肉眼所见的红色，因此观察到血浆变成红色可有助于血红蛋白尿的确定。

（3）含铁血黄素尿：被肾小管重吸收的游离血红蛋白，在近曲小管上皮细胞内被分解为卟啉、铁和珠蛋白。铁以含铁血黄素形式沉积在上皮细胞内，当细胞脱落随尿排出，即成为含铁血黄素尿。含铁血黄素尿主要见于慢性血管内溶血，急性血管内溶血时，含铁血黄素尿要几天后才阳性，并可持续一段时间。

（4）血清结合珠蛋白降低：血清结合珠蛋白是血浆中的一组 α_2 糖蛋白，是血红蛋白的转运蛋白，在肝内产生，正常血清含量为 500~1 500mg/L。当血管内溶血后，1 分子的结合珠蛋白可结合 1 分子的游离血红蛋白。此种结合体很快地从血中被肝细胞清除。血清结合珠蛋白的降低可见于血管内溶血，亦可见于血管外溶血，特别是在微血管病性溶血性贫血时是最敏感的溶血指标，可出现在贫血或血红蛋白血症之前。血清结合珠蛋白降低也见于巨幼细胞贫血、髓内溶血和肝病时，而在感染及恶性肿瘤中可升高。

3. 血清乳酸脱氢酶（LDH）　溶血性贫血时红细胞内酶（LDH1、LDH2、LDH3）大量进入血浆所致。但很多原因可以引起 LDH 增高，因此缺乏特异性。

4. 红细胞寿命缩短　红细胞寿命测定为诊断溶血的可靠指标。常用 51Cr、32P-DFP 或 3H-DFP（二异丙基氟磷酸）标记红细胞。51Cr 仅代表红细胞寿命指数，后两者测定比较接近红细胞的寿命且敏感。近年有研究应用一氧化碳呼气试验测定红细胞寿命。红细胞肌酸是红细胞寿命的定量指标，因为年轻红细胞肌酸水平高于年老的红细胞，因此可作为溶血的指标，特别是血管内溶血。

【诊断步骤和思路】

贫血的诊断一般分三个步骤：①贫血及其严重度的确立；②贫血的性质诊断，即属于何种贫血综合征；③贫血的病因诊断。

贫血的性质诊断可以从贫血的形态学分类入手。小细胞低色素性贫血以缺铁性贫血最常见，因此可从铁代谢检查入手；如属铁利用障碍，要考虑慢性病贫血，如属体内铁过多，则可能是铁粒幼细胞贫血或血红蛋白病，前者经骨髓涂片铁染色即可确诊，后者需要借助血红蛋白性质的检测。大细胞性贫血经骨髓检查可区分巨幼细胞贫血和非巨幼细胞大细胞性贫血，后者见于急性失血性贫血、溶血性贫血、肝脏病贫血和内分泌功能减退性贫血，通过网织红细胞、血清维生素 B_{12}、叶酸及相关检查即可确定。正常细胞性贫血如有网织红细胞增高，除外急性出血性贫血后，主要是一组溶血性贫血综合征，由于后者最常见的是自身免疫性溶血性贫血，因此可从血清抗人球蛋白试验入手进行鉴别诊断；如网织红细胞不增多，多系骨髓造血过程有障碍所致的贫血，应仔细检查骨髓象（图 16-2-1-1）。

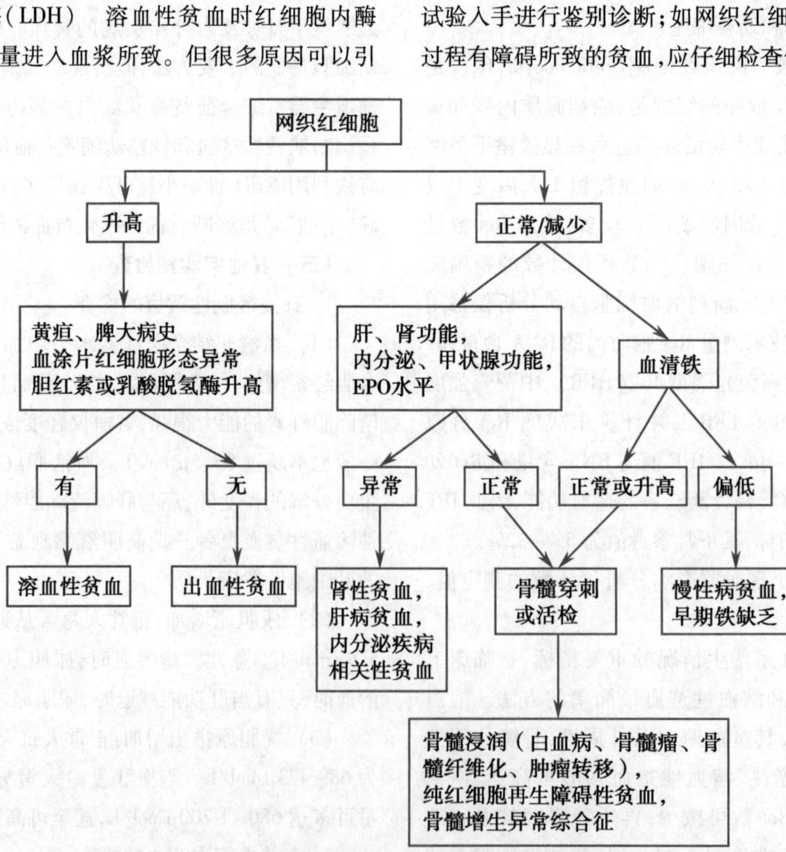

图 16-2-1-1　正常细胞贫血诊断流程

伴有网织红细胞增高或伴有黄疸的贫血不一定都是溶血性贫血。贫血伴有网织红细胞增多尚可见于缺铁性贫血或巨幼细胞贫血补充铁剂、维生素 B_{12} 或叶酸治疗有效时及失血性贫血时。无效造血（骨髓内溶血），周围血可出现幼红细胞，骨髓幼红细胞显著增生。体腔或组织内出血，也可出现贫血伴有无胆红素尿性黄疸，血清非结合胆红素增高。无胆红素尿性黄疸而无贫血，要和以非结合胆红素升高为主的家族性非溶血性黄疸（Gilbert 综合征和 Crigler-Najjar 综合征）、新生儿高胆红素血症等鉴别。

贫血的病因诊断十分重要，目的是不要延误重要疾病特别是恶性肿瘤的诊断。短期内血红蛋白过速下降应疑为急性失血和急性溶血性贫血，许多遗传性贫血患者常自幼即有贫血史，月经期妇女以缺铁性贫血最常见，成年男性发生缺铁性贫血要高度怀疑胃肠道出血，老年人贫血特别是有有害物质暴露史者应高度怀疑骨髓增生异常综合征贫血。药物暴露史的询问也很重要。不明原因的贫血患者大便潜血、肾功能检查、已婚妇女的妇科检查、农村来的患者的寄生虫检查等，均应视为常规检查。

推荐阅读

1. 林果为，欧阳仁荣，陈珊珊，等. 现代临床血液病学[M]. 上海：复旦大学出版社，2013：279-290.
2. GOLDMAN L，SCHAFER A I. Goldman-Cecil Medicine[M]. 26th ed. Philidelphia：Elsevier Saunders，2019：1028-1034.
3. 林果为，王小钦. 贫血[M]//林善锬. 慢性肾脏病贫血. 北京：中国协和医科大学出版社，2019：123-138.

第二节　再生障碍性贫血和其他骨髓衰竭综合征

林果为

一、再生障碍性贫血

再生障碍性贫血（aplastic anemia，AA），是一组最常见的获得性骨髓造血功能衰竭症（bone marrow failure），导致骨髓造血干/祖细胞和三系血细胞产生减少，外周血呈全血细胞减少，但骨髓中无恶性细胞浸润，无广泛网硬蛋白纤维增生。据国内 21 个省、自治区、直辖市的调查，该病年发病率为 0.74/10 万。西方国家为 0.20/10 万。各年龄组均可发病，发病年龄有两个高峰：15～25 岁和 60～65 岁。

【病因和类型】

（一）自身免疫性再生障碍性贫血　绝大多数临床诊断原发性的获得性再生障碍性贫血是属于自身免疫性疾病，其靶器官为骨髓，最终引起骨髓衰竭。获得性再生障碍性贫血应用抗淋巴细胞球蛋白和/或环孢素等免疫抑制剂治疗后，至少有 50%～80%的患者获得缓解；患者骨髓祖细胞体外培养去除 T 淋巴细胞可使集落生长恢复；再生障碍性贫血骨髓寡克隆 T 淋巴细胞内及患者血清中均可检出含高浓度 IFN-γ 和 TNF-α。由于骨髓中 IFN-γ 和 TNF-α 产生过多，诱导骨髓 $CD34^+$ 细胞大量凋亡，从而引起造血干/祖细胞减少。自身寡克隆抑制性 T 淋巴细胞产生的机制尚不清楚，可能和调节性 T 细胞（$CD4^+$、$CD25^+$ 和 $FoxP3^+$）功能丧失有关。近年来由于二代测序技术的应用，发现 50%再生障碍性贫血存在克隆性造血，约有 1/3 的患者具有骨髓增生异常综合征相关的基因突变，出现阵发性睡眠性血红蛋白尿克隆是最常见的一种克隆性造血。AA 的克隆性造血是造血干细胞免疫打击后筛选出来的，不等同于恶性克隆性疾病，但有克隆性演变为骨髓增生异常综合征的风险。此外 AA 可继发于胸腺瘤、系统性红斑狼疮、嗜酸性筋膜炎和类风湿关节炎等，患者血清中可找到抑制造血干细胞的抗体。药物的特异质反应及病毒性肝炎相关性再生障碍性贫血也是自身免疫性再生障碍性贫血。

（二）药物性再生障碍性贫血　有两种类型：

1. 和剂量有关，系药物毒性作用，达到一定剂量就会引起骨髓抑制，如各种抗肿瘤药。其中细胞周期特异性药物主要作用于容易分裂的细胞，因此发生全血细胞减少时骨髓仍保留一定量的多能干细胞，停药后 AA 可以恢复；白消安和亚硝脲类不仅作用于进入增殖周期的细胞，而且也作用于非增殖周期的细胞，常导致长期骨髓抑制难以恢复。此外，无机砷、雌激素、苯妥英钠、吩噻嗪、硫尿嘧啶及氯霉素等也可以引起与剂量有关的骨髓抑制。

2. 和剂量关系不大，仅个别患者发生造血障碍，多系药物的特异质反应，是自身免疫性的，常导致持续性 AA。常见的有氯霉素、有机砷、米帕林、三甲双酮、保泰松、金制剂、氨基比林、吡罗昔康、磺胺、甲砜霉素、卡比马唑、甲巯咪唑、氯磺丙脲等。最常见是由氯霉素引起的，氯霉素的化学结构含有一个硝基苯环，其骨髓毒性作用与亚硝基-氯霉素有关，它可抑制骨髓细胞内线粒体 DNA 聚合酶，导致 DNA 及蛋白质合成减少，也可抑制血红素的合成，幼红细胞质内可出现空泡及铁粒幼细胞增多。

（三）病毒性肝炎相关性再生障碍性贫血　其简称肝炎相关性再生障碍性贫血（hepatitis associated aplastic anemia，HAAA），是病毒性肝炎最严重的并发症之一，发生率不到 1.0%，占 AA 患者的 3.2%。20%病例现已明确由乙型肝炎引起，而 80%病例引起 AA 的病毒性肝炎亚型至今尚未明确（非甲、乙、丙、丁、戊）。临床上有两种类型：①急性型居多数，起病急，肝炎和 AA 发病间期平均 10 周左右，肝炎已处于恢复期，但 AA 病情重，生存期短，发病年龄轻，大多病毒性肝炎亚型不明确；②慢性型属少数，大多在慢性乙型肝炎基础上发病，病情轻，肝炎和 AA 发病间期长，生存期也长。肝炎病毒对造血干细胞有直接抑制作用，也可通过病毒介导的自身免疫异常，尚可破坏骨髓微循环。其他病毒（如人类微小病毒 B19、EB 病毒等）也有报道。

（四）苯中毒相关再生障碍性贫血　苯及其衍化物和 AA

的关系已为许多实验研究所肯定，苯进入人体易固定于富含脂肪的组织，慢性苯中毒时苯主要固定于骨髓，苯的骨髓毒性作用与其代谢产物（苯二酚、邻苯二酚）有关，酚类为原浆毒，可直接抑制细胞核分裂，所形成的半抗原可刺激免疫反应。

（五）造血干/祖细胞自身缺陷相关再生障碍性贫血　PNH 和 AA 的关系相当密切，PNH 系获得性造血干/祖细胞自身缺陷引起造血衰竭。约 30% PNH 患者有 AA 病史，AA 患者采用流式细胞术检测 PNH 克隆阳性率可达 25%～67%，甚至临床上有 AA-PNH 综合征，两者可先后或同时发生。AA 患者出现 PNH 克隆的机制仍不清楚，可能和 AA 患者造血干/祖细胞"逃逸"免疫攻击而自身选择的结果。近年研究还发现某些获得性再生障碍性贫血患者白细胞染色体端粒长度缩短，这些患者常对免疫抑制剂无效。

（六）其他因素　包括：

1. 电离辐射　X 线、γ 线或中子可直接损害造血干细胞和骨髓微环境。长期超允许量放射线照射（如放射源事故）可致 AA。全身照射超过 700～1 000cGy 可致持久性 AA，>4 000cGy 骨髓微环境被破坏，骨髓不能支持造血。

2. 妊娠　有极少数病例报道 AA 在妊娠期发病，分娩或人工流产后缓解，第二次妊娠时再发，可能与妊娠激活免疫反应有关。

【临床表现】

AA 可按严重度不同分为严重型、极严重型和非严重型再生障碍性贫血（non-severe aplastic anemia，NSAA）。严重型再生障碍性贫血（severe aplastic anemia，SAA）的诊断标准（Camitta 标准）：①骨髓细胞增生程度<正常的 25%；如≥正常的 25%但<50%，则残存的造血细胞应<30%。②血常规须具备以下三项中的两项：中性粒细胞绝对值<0.5×10⁹/L；血小板数<20×10⁹/L；网织红细胞绝对值<20×10⁹/L。中性粒细胞<0.2×10⁹/L 者称极重型再生障碍性贫血（very severe aplastic anemia，VSAA）。

我国早年以急性再生障碍性贫血、慢性再生障碍性贫血（chronic aplastic anemia，CAA）分型。在 1987 年第四届全国再生障碍性贫血学术会议上，急性再生障碍性贫血被命名称为重型再生障碍性贫血Ⅰ型，慢性再生障碍性贫血后期发生恶化被命名为重型再生障碍性贫血Ⅱ型。

（一）SAA　起病急，进展迅速，常以出血和感染、发热为首发及主要表现。病初贫血常不明显，但随着病程呈进行性进展。几乎均有出血倾向，60%以上有内脏出血，主要表现为消化道出血、血尿、眼底出血（常伴有视力障碍）和颅内出血。皮肤、黏膜出血广泛而严重，且不易控制。病程中几乎均有发热，系感染所致，常在口咽部和肛门周围发生坏死性溃疡，从而导致败血症。肺炎也很常见。感染和出血互为因果，使病情日益恶化，如仅采用一般性治疗多数在 1 年内死亡。

（二）NSAA　起病缓慢，以贫血为首发和主要表现；出血多限于皮肤黏膜，且不严重；可并发感染，但常以呼吸道为主，容易控制。若治疗得当、坚持不懈，不少患者可获得长期缓解甚至痊愈，但也有部分患者迁延多年不愈，甚至病程长达数十年，少数到后期出现 SAA 的临床表现。

【辅助检查】

（一）血常规检查　血常规检查呈全血细胞减少，贫血属正常细胞型，亦可呈轻度大红细胞型。外周血片手工分类十分重要，红细胞形态应基本正常，仅见轻度大小不一，但无明显畸形及多染现象，无幼红幼粒细胞出现。网织红细胞显著减少。

（二）骨髓象检查　应做多部位骨髓穿刺涂片检查并同时进行骨髓小粒分类计数。SAA 呈多部位增生减低或重度减低，三系造血细胞明显减少，尤其是巨核细胞和幼红细胞；非造血细胞增多，尤为淋巴细胞增多。NSAA 不同部位穿刺所得的骨髓象很不一致，可从增生不良到增生象，但至少要有一个部位增生不良；如增生良好，晚幼红细胞（炭核）比例常增多，其核为不规则分叶状，呈现脱核障碍，但巨核细胞明显减少。NSAA 可有轻度红系病态造血，但绝对不会出现粒系和巨核细胞病态造血。骨髓涂片肉眼观察油滴增多，骨髓小粒镜检非造血细胞和脂肪细胞增多，一般在 60%以上。

（三）骨髓活组织检查和放射性核素骨髓扫描　由于骨髓涂片易受周围血液稀释的影响，有时一两次涂片检查难以正确反映造血情况，而骨髓活组织检查（至少取 2cm 骨髓组织）估计增生情况优于涂片，可提高诊断的正确性，应作为诊断 AA 必备条件。

AA 骨髓病变的特点是造血组织减少，造血组织与脂肪组织比例多在 2∶3以上。造血灶中造血细胞（粒系、红系和巨系）减少，而非造血细胞（淋巴细胞、浆细胞、肥大细胞和网状细胞）增多。骨髓中有血浆渗出、出血及间质水肿。SAA 骨髓病变发展迅速而广泛；CAA 则呈渐进性向心性萎缩，先累及髂骨，然后是椎骨棘突与胸骨。CAA 尚存在代偿性增生灶，后者主要是幼红细胞增生伴成熟障碍。^{99m}Tc 硫化锝或 ^{111}In 氯化铟全身骨髓 γ 照相可反映功能性骨髓的分布，可以间接反映造血组织减少的程度和部位。

（四）其他检查　流式细胞仪检测骨髓 $CD34^+$ 细胞数对鉴别 AA 和 MDS 有重要意义，AA 显著降低（<0.5%），低增生 MDS 则明显增高。造血祖细胞培养不仅有助于诊断，而且有助于检出有无抑制性淋巴细胞或血清中有无抑制因子。成熟中性粒细胞碱性磷酸酶活力增高，血清溶菌酶活力减低。抗碱血红蛋白量增多。染色体检查除 Fanconi 贫血染色体畸变较多外，一般 AA 属正常，如有核型异常须除外 MDS，但也有 12% AA 患者可存在染色体核型异常，常见有+8、+6、13 号染色体异常。

【诊断和鉴别诊断】

1987 年第四届全国再生障碍性贫血学术会议修订了 AA 的诊断标准，并于 2007 年再次修订如下：①全血细胞减少，网织红细胞绝对值减少，淋巴细胞相对增多；②骨髓检查显示至少有一个部位增生减低或重度减低（如增生活跃，巨核细胞应明显减少及淋巴细胞相对增多，骨髓小粒成分中应见非造血细胞增多），有条件者应做骨髓活检（显示造血组织减少，脂肪组织增加）；③能除外其他引起全血细胞减少的疾病，如阵发性睡眠性血红蛋白尿、骨髓增生异常综合征、自身抗体介导的全血细胞减少、急性造血功能停滞、意义未明的特发性血细胞减少、骨髓纤维化、急性白血病、恶性组织细胞病等。

AA 必须和下列疾病相鉴别：

（一）PNH 尤其是血红蛋白尿不发作者极易误诊为 AA。本病出血和感染较少见，网织红细胞增高，骨髓幼红细胞增生，尿中含铁血黄素、糖水试验、Ham 试验及蛇毒因子溶血试验呈阳性反应，成熟中性粒细胞碱性磷酸酶活力低于正常，外周血红细胞、中性粒细胞或淋巴细胞 CD59 和 CD55 标记率测定至少有二系血细胞 CD59/CD55 缺失率>10%及 Flaer 检测阵发性睡眠性血红蛋白尿等，均有助于鉴别。

（二）骨髓增生异常综合征 其中难治性贫血型极易和不典型 AA 相混淆，尤其是低增生 MDS（骨髓活检造血细胞面积 60 岁以下<30%，60 岁及以上<20%）。MDS 虽有全血细胞减少，但骨髓三系细胞均增生，巨核细胞也增多，三系均可见病态造血，染色体检查核型异常占 31.2%，骨髓组织切片检查可见“幼稚前体细胞异常定位”（ALIP）现象。低增生骨髓增生异常综合征者骨髓增生减低，染色体检查出现-5/5q-、-7/7q-、inv（3）等典型 MDS 异常核型，但原始细胞数已>1%～20%，AA 不应发现原始细胞。

（三）低增生性急性白血病 多见于老年人，病程缓慢或急进，肝、脾、淋巴结一般不肿大，外周呈全血细胞减少，未见或偶见少量原始细胞。骨髓灶性增生减低，但原始细胞百分比已达白血病诊断标准。

（四）纯红细胞再生障碍性贫血 溶血性贫血的 AA 危象和急性造血停滞，可呈全血细胞减少，起病急，有明确诱因，去除后可自行缓解，后者骨髓象中可出现巨原红细胞。慢性获得性纯红细胞 AA 如有白细胞和血小板轻度减少，需注意和 NSAA 鉴别。

【治疗】

包括病因治疗、支持疗法和促进骨髓造血功能恢复的各种措施。以自身免疫性 AA 为例，非重型如不必依赖输血者治疗可以雄激素为主，辅以其他综合治疗，不少病例血红蛋白恢复正常，但血小板长期处于较低水平，临床无出血表现。输血依赖的非重型 AA 首选环孢素（CsA）+雄激素治疗，6 个月治疗无效者亦可选用 ATG/ALG+CsA 治疗。SAA 预后差，一旦确诊宜及早（3 周内）选用骨髓移植或 ATG/ALG+CsA 治疗。治疗方案的选择可依据我国 2017 年版再生障碍性贫血诊断和治疗中国专家共识（图 16-2-2-1）。

（一）免疫抑制剂治疗 免疫抑制剂治疗（immunosuppressive therapy，IST）适用于年龄大于 50 岁或无 HLA 相配同胞供髓者的 SAA。60 岁以上患者慎用 ATG。最常用的是抗胸腺球蛋白（ATG）和抗淋巴细胞球蛋白（ALG）。其机制主要通过去除抑制性 T 淋巴细胞对骨髓造血的抑制，其对 B 淋巴细胞无作用。剂量因来源不同而异，马源 ALG/ATG 10～15mg/（kg·d），兔源 ALG/ATG 2.5～3.75mg/（kg·d），猪源 ATG 20～30mg/（kg·d），共 5 天；用生理盐水稀释后先做过敏试验（单支 ATG/ALG 的 1/10 量加入生理盐水 100ml 静脉滴注 1 小时），如无反

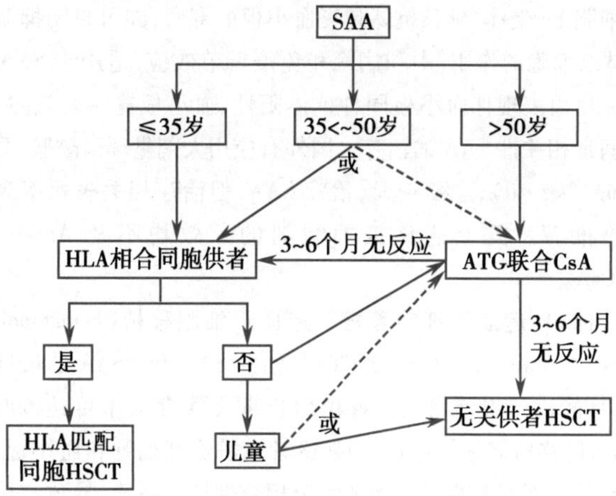

图 16-2-2-1 重型再生障碍性贫血治疗选择

CsA. 环孢素 A；HSCT. 造血干细胞移植。

应，缓慢从大静脉内滴注，每天分 2 次，每次 6～8 小时；同时静脉滴注氢化可的松 4mg/（kg·d），经另一静脉通道与 ATG/ALG 同步输注。患者应给予保护性隔离。为预防血清病，宜在第 5 天后口服泼尼松 1mg/（kg·d），第 15 天后每 5 天剂量减半，第 30 天停用。起效时间一般在用药后 6～9 个月，无效确认后可进行第 2 次 ALG/ATG 治疗，须换用其他动物来源的制剂。单用治疗 SAA 的有效率可达 40%～60%，有效者 50%可获长期生存，但有 30%复发率。不良反应有发热、寒战、皮疹等过敏反应，以及中性粒细胞和血小板减少引起的感染和出血，滴注静脉可发生静脉炎，血清病在治疗后 7～10 天出现。用药期间维持血小板>10×10^9/L。因 ALG/ATG 具有抗血小板活性作用，故不能在输注 ALG/ATG 的同时输注血小板悬液。

环孢素（CsA）的作用机制主要通过阻断 IL-2 受体表达来阻止细胞毒性 T 淋巴细胞的激活和增殖，抑制产生 IL-2 和 γ 干扰素。剂量为 3～5mg/（kg·d），分两次口服。多数病例需要长期维持治疗，减量要缓慢，减量过快会增加复发风险。一般推荐疗效达平台期后持续服药至少 12 个月，以后逐渐减量，总疗程 2～3 年。对 SAA 的有效率也可达 40%～60%，出现疗效的时间至少要 3 个月。不良反应有消化道症状、肝肾毒性作用、多毛、牙龈肿胀、肌肉震颤，因安全血药浓度范围较窄宜采用血药浓度监测，常采用测定全血 CsA 谷浓度来指导用药，安全有效谷浓度范围成人为 150～200μg/L，儿童为 100～150μg/L。

现代强烈免疫抑制治疗（指 ALG/ATG 和 CsA 联合治疗，CsA 口服可与 ALG/ATG 同时应用或 ALG/ATG 开始后 4 周用）已成为 SAA 的标准治疗，有效率可达 70%～80%，并且有效速度略快于单用 ATG，强烈免疫抑制治疗的疗效已可和骨髓移植相近，但前者不能根治，且有远期并发症，如出现克隆性疾病，包括 MDS、PNH 和白血病等。伴有明显 PNH 克隆（>50%）的 AA 患者慎用 ALG/ATG 治疗；妊娠期不推荐使用 ALG/ATG，但可予 CsA 治疗；先天性 AA 对 IST 无效。

其他免疫抑制剂尚有单克隆抗 T 淋巴细胞抗体（如抗 CD52 单克隆抗体，alemtuzumab）及吗替麦考酚酯（麦考酚酸酯）等。大剂量静脉输注免疫球蛋白（HD-IVIg），可封闭单核巨

噬细胞 Fc 受体，延长抗体包裹血小板的寿命，亦可封闭抑制性 T 淋巴细胞的作用，中和病毒和免疫调节效应，适用于 SAA 有致命出血表现伴血小板同种抗体阳性、血小板输注无效时，以及病毒相关性 SAA 的治疗。国外有应用大剂量环磷酰胺[CTX 45mg/(kg·d)，连续 4 天]治疗 SAA，但治疗相关病死率高而未被推荐。但上述免疫抑制剂的疗效均不及 ALG/ATG 和 CsA。

（二）造血干细胞移植 造血干细胞移植（hematopoietic stem cell transplantation，HSCT）是治疗 SAA 和 VSAA 的最佳方法，且能达到根治目的。移植后长期无病存活率可达 60%～80%，但移植需尽早进行，因初诊者常需输红细胞和血小板，这样易使受者对献血员的次要组织相容性抗原致敏，导致移植排斥的发生率升高。一旦确诊 SAA 或 VSAA，具有 HLA 配型相合的同胞供者，年龄<35 岁，应首选同胞供者造血干细胞移植（MCD-HSCT）；年龄在 35～50 岁的患者，应于 2 个疗程标准免疫抑制剂治疗失败后才考虑移植治疗。HLA 配型相合无关供者的 HSCT 适应证掌握必须严格，仅适用于无同胞供者，且免疫抑制治疗失败患者的二线治疗。近年来，国内临床研究发现随着 HLA 配型技术的发展，预处理方案的改进及移植后支持疗法的加强，亲缘半相合造血干细胞移植（Haplo-HSCT）、无关供者 HSCT（UD-HSCT）和脐血 HSCT（UCB-HSCT）疗效与 MSD-HSCT 无明显差异，UCB-HSCT 虽然造血重建率明显低于其他移植方式，但总体预后亦无明显差异。

（三）雄激素治疗 雄激素是治疗 NSAA 不必依赖输血患者和先天性 AA 的首选药物。常用的雄激素有司坦唑醇（系 17α-烷基雄激素类）、丙酸睾酮和十一酸睾酮系睾丸素酯类。两者对造血干细胞具有直接刺激作用，促使其增殖和分化。

因此雄激素必须在一定量残存的造血干细胞基础上才能发挥作用，SAA 常无效，但有端粒缩短的 AA 患者有效。用法为：丙酸睾酮 50～100mg/d 肌内注射，司坦唑醇 6～12mg/d 口服，十一酸睾酮 120～160mg/d 口服，十一酸睾酮注射液 0.25g 肌内注射，每周 1 次，首次 1.0g。疗程至少 6 个月以上。红系疗效较好，一般治疗后 1 个月网织红细胞开始上升，随后血红蛋白上升，2 个月后白细胞开始上升，但血小板多难以恢复。部分患者对雄激素有依赖性，停药后复发率达 25%～50%，复发后再用药仍可有效。丙酸睾酮的男性化副作用较大，肌内注射多次后局部常发生硬块，宜多处轮换注射。17α-烷基类雄激素的男性化副作用较丙酸睾酮轻，但其肝毒性反应显著大于丙酸睾酮，多数患者服药后出现谷丙转氨酶升高，严重者发生肝内胆汁淤积性黄疸，少数甚至出现肝血管肉瘤和肝癌，但停药后可消散。

（四）细胞因子 G-CSF 可有效减轻 SAA 患者粒细胞缺乏的程度，缩短粒细胞缺乏的时间，减低感染率，因此在 HSCT 或 IST 基础上应尽早使用。TPO 和 TPO 受体激动剂能促进巨核细胞增殖、分化和成熟，并对粒细胞和红细胞也有提升作用。近年有报道 TPO 受体激动剂艾曲波帕用于难治性 SAA，有效率达 40%～50%，如和 IST 合用可提高疗效，剂量可用固定剂量（150mg/d）或递增剂量（初始 50mg/d，每两周每日剂量增加 25mg，直到 150mg/d）。

二、纯红细胞再生障碍性贫血

纯红细胞再生障碍性贫血（pure red cell aplasia，PRCA），系选择性影响骨髓红系前体细胞增殖和分化，引起单纯红系造血衰竭，而髓系、巨核系、淋巴系正常。单系造血衰竭综合征尚见于粒系和巨核系，前者即再生障碍型粒细胞缺乏症（见本篇第六章第一节"中性粒细胞减少与粒细胞缺乏症"），后者即获得性无巨核细胞性血小板减少性紫癜（acquired amegakaryocytic thrombocytopenic purpura），临床上以纯红细胞 AA 最常见。

获得性纯红细胞 AA 共同的临床表现是有严重进行性贫血，呈正常红细胞性或轻度大红细胞性贫血，伴网织红细胞显著减少（<1%，绝对值<10×10^9/L），白细胞和血小板数正常或接近正常；骨髓有核细胞并不减少，粒细胞和巨核细胞系列增生正常，但幼红细胞系列显著减少，甚至完全缺乏，应<5%。个别病例可见幼红细胞系列成熟停顿于早期阶段，出现原红细胞小簇且伴巨幼样变，但缺乏较成熟的幼红细胞。临床有两种类型：

（一）急性自限型获得性纯红细胞 AA 该病多数以急性造血功能暂时停顿为主要表现。起病急，常在轻度感染后突然发生进行性全血细胞减少，网织红细胞减少，依据其血常规和骨髓象检查结果不能与再生障碍性贫血鉴别，有时在骨髓中出现巨大原始红细胞，经 2～6 周后自然恢复，恢复期网织红细胞上升，甚至出现反跳，骨髓象逐渐出现各期幼红细胞，称为急性造血停滞（acute arrest of hemopoiesis），如在原有慢性溶血性贫血基础上发生，原有溶血性黄疸亦可减轻，又称为溶血性贫血的再生障碍危象（aplastic crisis）。其病因多数为病毒感染，特别是人类微小病毒（parvovirus）B19 感染，可选择性感染和溶解红系祖细胞，溶血性贫血因骨髓红系增生，易为人类微小病毒 B19 所侵犯，尤其是患者有免疫缺陷时，可测定血清人类微小病毒 B19 的 IgG、IgM 抗体，两者均阳性表示有近期感染，最好测定病毒的 DNA 序列。AA 危象亦可发生在 EB 病毒、肝炎病毒和腮腺炎病毒感染基础上。药物也能引起急性造血停滞，如磺胺类药物、氯霉素、苯妥英钠、异烟肼、硫唑嘌呤等，通过免疫机制或直接抑制造血细胞 DNA 合成引起。急性纯红细胞 AA 尚可见于 1～4 岁儿童，且无感染因素，数周后自愈，称儿童暂时性幼红细胞减少症（transient erythroblastopenia of childhood，TEC）。病毒感染引起应选用大剂量静脉用丙种球蛋白[400mg/(kg·d)，每 3～4 周 1 次]。药物引起应及时停药，停药后大多数病例会完全恢复。

（二）慢性获得性纯红细胞 AA 主要见于成人，多数系自身免疫机制导致 PRCA，可通过 T 淋巴细胞或 NK 细胞介导，少数可通过自身抗体介导的红系抑制。可分原发性 PRCA（原因不明，约占 50%的病例）和继发性 PRCA。后者可与许多疾病相关，包括：①10%～15%的患者伴有胸腺瘤，仅 5%的胸腺瘤患者有纯红细胞 AA；这些胸腺瘤多数系良性，少数为恶性；女性多见[女:男为(3.0~4.5):1]。因此慢性型 PRCA 均应详细检查有无胸腺瘤,必须进行 CT 扫描,胸腺瘤诊断一旦确立应尽早切除,术后贫血的缓解率仅 30%;如术后未获缓解者,应给予免疫抑制剂治疗。②淋巴细胞增殖性疾病,PRCA 见于 6%的慢性淋巴细胞白血病,10%~15%的 T 细胞大颗粒淋巴细胞白血病,偶见于非霍奇金淋巴瘤和急性淋巴细胞白血病。③结缔组织病,PRCA 可见于系统性红斑狼疮、类风湿关节炎、干燥综合征、混合结缔组织病、成人 Still 病。④重组人红细胞生成素诱发的纯红细胞 AA(epo-PRCA):主要见于长期应用基因重组人红细胞生成素(epoietin-alpha)皮下注射后发生 PRCA,体内产生中和抗体。诊断 epo-PRCA 应至少使用 EPO 三周以上,血清检出 EPO 抗体,并有中和 EPO 的能力,疑 epo-PRCA 应及时停药。⑤骨髓增生异常综合征,PRCA 亦可是 MDS 首发表现,此系红系生成异常的克隆性疾病,并非免疫机制引起。

本病的治疗应及时选用免疫抑制剂。自身免疫因素引起的 PRCA,包括慢性淋巴细胞白血病或自身免疫性疾病,发现有抑制红系和中和 EPO 的抗体,可选用肾上腺皮质激素治疗。若为恶性肿瘤伴发者应积极治疗原发病。对 T 淋巴细胞介导的慢性获得性纯红细胞 AA 应选用环孢素、抗淋巴细胞球蛋白或抗胸腺细胞球蛋白、环磷酰胺、西罗莫司等免疫抑制剂,雷公藤总苷也可选用,环孢素的疗效高于再生障碍性贫血,应作为首选。应用免疫抑制剂治疗可使 66%以上的患者获得缓解,但复发率可达 80%。体内抗体滴度高者也可选用血浆置换术。达那唑(炔羟雄烯异噁唑,danazol)或 CD20 单克隆抗体亦可试用。为改善症状可输红细胞,长期反复输血铁过载者,宜及时选用去铁胺。

三、遗传性骨髓衰竭综合征

遗传性骨髓衰竭综合征包括 Fanconi 贫血(Fanconi anemia,FA)、先天性角化不良(dyskeratosis conigenita,DC)、Diamond-Blackfan 贫血(Diamond-Blackfan anemia,DBA)、Shwachman-Diamond 综合征(Shwachman-Diamond Syndrome,SDS)等,其共同特点:①虽见于儿童期,但均可在成年期被诊断;②均有染色体或基因检查的异常;③部分病例可合并先天性畸形;④均容易发生恶性肿瘤,包括 MDS/AML;⑤治疗方针不同于获得性骨髓衰竭症,采用免疫抑制剂治疗无效,如用常规造血干细胞移植治疗反而引起高病死率,特别是 FA 和 DC。

最常见为 FA,多数系常染色体隐性遗传性疾病,有家族性。贫血多发现于 5~10 岁,多数病例伴有先天性畸形,特别是骨骼系统,如拇指短小或缺如、多指、桡骨缩短、体格矮小、小头、眼裂小、斜视、听力损失、肾畸形及心血管畸形等,皮肤色素沉着也很常见。本病血红蛋白 F(HbF)常增高。染色体异常发生率高,可见染色体断裂、缺失、染色单体互换、核内再复制、环形染色体畸变等。淋巴细胞培养加入 DNA 交联剂可显示大量染色体断裂,借此确诊患者中,37%无先天性畸形,31%无贫血,7%两者皆无,故可诊断出不典型病例。患者 DNA 修复机制有缺陷,发现至少有 16 种不同的 DNA 修复基因(*FANCA*、*FANCB*、*FANCC* 等)与本病有关,因此恶性肿瘤特别是白血病的发生率显著增高。10%的患儿双亲有近亲婚配史。可借助皮肤成纤维细胞或外周血淋巴细胞作染色体断裂试验诊断。

DC 呈常染色体隐性遗传,发病者多为 10 岁以下儿童,其表现除全血细胞减少外,常具有指甲营养不良、皮肤色素沉着、口腔黏膜白斑三联征。已分离鉴定 10 个基因与 DC 发病有关,包括 *DKC1*、*TERC*、*TERT*、*TINF2* 等,这些基因编码的蛋白和维持染色体端粒有关,因此其端粒长度变短,可借助淋巴细胞端粒长度测定诊断。SDS 呈常染色体隐性遗传,80%病例有 *SBDS* 基因突变,临床特征为胰腺外分泌功能不全和骨髓衰竭。

上述三类遗传性骨髓衰竭综合征均呈再生障碍性贫血表现,而 DBA 呈现纯红细胞 AA 表现。DBA 90%于 1 岁内起病。10%~20%的患者有家族史,为常染色体显性遗传,少数为隐性遗传。累及至少 10 个基因(*RPS17*、*RPS19*、*RPL5*、*RPL11* 等),这些基因编码核糖体蛋白。患儿生长发育迟缓,可有先天性畸形,如骨骼、心血管或泌尿生殖器畸形。患者红细胞腺苷脱氨酶和 HbF 升高。80%的患儿对小剂量肾上腺皮质激素[泼尼松 2mg/(kg·d),口服]有效,白介素-3[5~10μg/(kg·d),皮下注射]或甲氧普胺(10mg,每日 3 次口服,共 4 个月)亦有效。无效者可做 HLA 相合同胞供者异基因骨髓移植。

重型再生障碍性贫血典型病例见扩展阅读 16-2-2-1。

扩展阅读 16-2-2-1 重型再生障碍性贫血(病例)

推荐阅读

1. 中华医学会血液学会分会红细胞疾病(贫血学组).再生障碍性贫血诊断和治疗中国专家共识(2017 年版)[J].中华血液学杂志,2017,38(1):1-5.
2. 邵宗鸿.我如何规范诊治重型再生障碍性贫血[J].中华血液学杂志,2017,38(2):89-91.
3. SCHEINBERG P. Activity of eltrombopag in severe aplastic anemia[J]. Blood advances,2018,2(21):3054-3062.

第三节 阵发性睡眠性血红蛋白尿

王小钦

阵发性睡眠性血红蛋白尿(paroxysmal nocturnal hemoglobinuria,PNH)系获得性造血干细胞基因突变引起红细胞对补体敏感所致的慢性血管内溶血,常在睡眠时加重,可伴发作性血红蛋白尿、潜在的骨髓衰竭和血栓形成。

【病因与发病机制】

PNH 是一种获得性造血干细胞克隆性疾病。位于 X 染色体上的 *PIG-A* 基因发生突变,使造血干细胞及其分化成熟的各种血细胞生成糖化磷脂酰肌醇锚(GPI-Anchor)障碍,使得需要借助于 GPI 锚才能连接在细胞膜上的一组膜蛋白称为 GPI 锚蛋白(GPI-AP)缺失(图 16-2-3-1),其中包括一些补体调节蛋白,使异常血细胞对补体敏感而破溶。正常红细胞有补体调节蛋白,能够保护红细胞免受自身补体的攻击,而 PNH 红细胞表面缺乏 20 种以上补体调节蛋白,故易受活化补体的攻击发生溶血,其中研究较清楚的补体调节蛋白有两种:CD55 和 CD59。PNH 引起溶血的主要原因是 CD59 缺乏,而 CD55 的功能主要是防止补体的继续激活和放大。

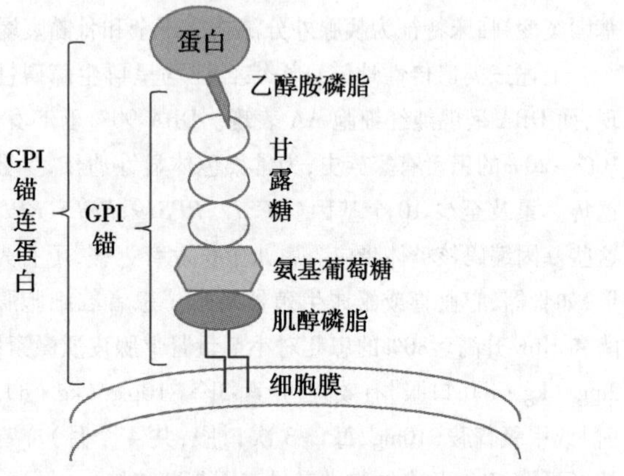

图 16-2-3-1　糖化磷脂酰肌醇锚(GPI 锚)结构示意

根据红细胞对补体敏感性的不同,将 PNH 红细胞分为三型:Ⅰ型(补体敏感度正常)、Ⅱ型(中度敏感)、Ⅲ型(高度敏感),溶血程度与对补体敏感的红细胞所占比例密切相关。若Ⅲ型细胞占红细胞总量的半数以上,则经常有血红蛋白尿;若主要为Ⅱ型细胞,则可见间断的血红蛋白尿。Ⅲ型红细胞 CD55、CD59 完全缺失,Ⅱ型部分缺失,Ⅰ型基本正常。

【临床表现】

本病少见,发病率在 1/100 万~1.5/100 万,亚洲高于欧美国家,我国北方高于南方。半数以上发生于 20~40 岁的青壮年。男性患病多于女性。我国患者的临床表现与欧美病例有所不同,起病多隐匿缓慢,以贫血为首发症状较多,以血红蛋白尿起病者较少,血栓形成也比国外少。

(一) 贫血　初诊时 95%患者有贫血,54%呈全血细胞减少。PNH 和 AA 关系相当密切,约 25%~31%患者可以 AA 起病,经过一定阶段出现 PNH 的表现;或患者以典型的 PNH 起病,以后在疾病过程中发生骨髓再生障碍;亦可 PNH 伴 AA 特征或 AA 伴 PNH 特征;都可称 AA-PNH 综合征,约占 PNH 病例的 10%。

(二) 血红蛋白尿　约 3/4 患者在病程中可有血红蛋白尿(hemoglobinuria)发作,但以血红蛋白尿发作为首发症状仅占 15.9%。可频发,也可偶发(发作间隔>2 个月),有的病例仅有尿隐血偶然阳性。以贫血为首发表现者,多在发病后半年至 2 年后进入血红蛋白尿发作期,最初较轻,发作次数少,以后逐渐加重,发作频繁。血红蛋白尿一般在晨起较重,呈红葡萄酒或红茶色、酱油样,轻者可无任何不适,重者有气短、面色苍白,腰腹部疼痛和发热等症状。血红蛋白尿的诱发因素有药物(铁剂、氯化铵、阿司匹林、呋喃妥因、氯丙嗪、苯巴比妥、磺胺药、青霉素、有机碘造影剂等)、病毒感染、输血、过度疲劳、情绪波动、大量饮酒、月经或妊娠期、疫苗接种、手术等。因慢性血管内溶血,含铁血黄素尿阳性。血红蛋白尿和持续的含铁血黄素尿导致不同程度的缺铁。

(三) 出血　约 18%患者以出血为首发症状。

(四) 黄疸　约 9%患者有黄疸。

(五) 血栓形成　凡有严重溶血,具有较大 PNH 克隆的病例,易有血栓形成。欧美报道 23.1%~49.7%患者在病程中可发生一次或一次以上血栓形成,而国内发生率(5.3%)较低,且血栓形成发生较晚,多为单发,主要在肢体表浅静脉,很少累及内脏血管,静脉比动脉多见,病情较轻,很少引起死亡。如病程中反复发生腹痛,可能与血栓形成有关,可见肠系膜血栓形成、脾栓塞、肝静脉血栓形成所致 Budd-Chiari 综合征;肺微血管血栓形成可致肺动脉高压;大脑静脉最易累及矢状窦血栓形成,有头痛、眼痛、视乳头水肿、偏瘫等,个别见附睾静脉血栓形成、周围肢体静脉血栓形成、肾静脉血栓形成等。血栓形成的原因与多种危险因素有关,包括血小板缺失 CD59、补体激活血小板功能异常,血管内反复溶血、一氧化氮(NO)的耗竭均可使血小板聚集增强,血浆凝血因子活性增高及纤溶受损等。

(六) 感染　易有继发感染,以支气管、肺部及泌尿生殖道感染较为常见,感染的原因与中性粒细胞减少及吞噬功能降低,以及溶血导致单核巨噬细胞系统封闭有关。感染可诱发溶血或引起 AA 危象。

(七) 肾脏损害　多数患者有不同程度血尿、蛋白尿及肾功能减退,多在起病 5 年内发生。X 线检查见肾脏外形单侧或双侧增大,密度较高,皮质梗死、增厚,肾乳头坏死。在严重血红蛋白尿发作期,可发生急性肾衰竭。

(八) 其他　因溶血产生大量游离血红蛋白使 NO 耗竭致平滑肌功能障碍,引起吞咽困难、食管痉挛、腹痛及勃起障碍。脾常轻度或中度增大,肝轻度或中度肿大,少数病例由于长期大量溶血形成胆色素性结石。也有报告本病可合并肿瘤,包括淋巴瘤和白血病。伴有妊娠常可致流产、死胎,且妊娠可以诱发溶血发作,增加血栓形成的发生率,对母体有生命危险。

【实验室检查】

(一) 血常规检查　贫血程度轻重不一,红细胞形态无特殊,伴溶血者可轻度大红细胞增多,大小不一,若伴缺铁,可见小细胞低色素改变。网织红细胞轻至中度增多,但不及其他类型溶血性贫血为高。中性粒细胞数常减少,感染时可升高,此与 AA 不同。白细胞碱性磷酸酶活力降低。血小板可有中至重度减少,血小板寿命多为正常。半数以上有全血细胞减少,以血红蛋白尿不发作组为著。

(二) 骨髓象检查　呈增生象,红系增生;但也可增生在正常范围,甚至增生低下。骨髓象可存在二系或三系病态造血,故易误诊为骨髓增生异常综合征(MDS)。

(三) 尿常规检查　可有血红蛋白尿或尿潜血阳性,镜检无红细胞。含铁血黄素尿(Rous 试验)常持续阳性。

(四)红细胞补体溶血试验

1. 酸溶血试验(Ham test) 其原理是 PNH 红细胞在酸化血清(pH 6.4)条件下易被替代途径激活的补体破溶,正常红细胞则否。本试验特异性高,但灵敏度比糖水试验差,常需反复多次检查,才呈阳性反应。如使用血型不合的血清或酸化过度,或先天性红细胞生成异常性贫血Ⅱ型时,可出现假阳性。

2. 糖水试验 灵敏度高,但特异性不及酸溶血试验。在 PNH 患者,溶血度一般为 10%~80%,个别低达 5%,某些白血病及骨髓纤维化患者,也可发生溶血,然溶血度一般<10%,故溶血度须超过 30%才有诊断价值,5%~10%为可疑。对酸溶血试验阳性的先天性红细胞生成异常性贫血患者,糖水溶血试验则呈阴性。

3. 蛇毒因子溶血试验 本试验溶血度在一定程度上能反映 PNH Ⅲ型红细胞的多少,与临床上溶血程度呈平行关系。其特异性强,敏感性优于酸溶血试验,但低于糖水试验。

4. 补体溶血敏感试验 检测使红细胞破溶所需的补体量,据此可将 PNH 细胞分为Ⅰ、Ⅱ、Ⅲ型,临床溶血轻重取决于Ⅲ型细胞的多少。诊断价值高,但方法烦琐。

(五)流式细胞术测定 GPI 锚蛋白 应用针对 GPI 锚蛋白包括 CD55、CD59、CD16、CD67、CD24 等的相应抗体做免疫荧光染色,以流式细胞仪检测并计数缺乏这类膜蛋白的异常细胞比例,是诊断 PNH 灵敏且特异的方法。PNH 患者不论外周血红细胞、中性粒细胞或骨髓单个核细胞 CD59 阴性细胞均>10%,当 $CD55^-$ 或 $CD59^-$ 细胞占 3%~5%时即可检出,远较酸溶血试验敏感。PNH 克隆累及造血细胞次序为粒细胞→单核细胞→红细胞→淋巴细胞,骨髓 PNH 克隆出现比外周血早,建立 PNH 诊断至少有一系及以上细胞的两种 GPI 锚蛋白缺失。CD59 敏感度要高于 CD55,$CD59^-$ 粒细胞可最早被检出,有早期诊断价值,且不易受输血影响。

(六)流式细胞术检测气单胞菌溶素前体变异体 单胞菌溶素前体变异体(Flaer)是 Alexa-488 标记的无活性气单胞菌溶素前体的变异体,可特异地结合于 GPI 锚连蛋白,该标记类似于荧光素,可在一定条件下被激发出荧光,可以通过流式细胞仪进行检测。同传统的检测 CD55、CD59 相比,Flaer 对检测微小 PNH 克隆非常敏感,且不受输血和溶血的影响,诊断 PNH 更敏感、更特异。中性粒细胞 Flaer 缺失≥1%作为 PNH 的诊断标准。

【诊断】

临床表现符合 PNH;酸溶血、糖水、蛇毒因子或含铁血黄素尿试验中有任两项阳性,或仅一项阳性,但有 2 次以上阳性者;或流式细胞术发现外周血中 CD55 或 CD59 阴性中性粒细胞或红细胞>10%(5%~10%为可疑),即可诊断。

本病漏诊、误诊率高,故须认真与遗传性球形红细胞增多症、自身免疫性溶血性贫血、葡萄糖-6-磷酸脱氢酶缺乏症所致的溶血、阵发性冷性血红蛋白尿、AA、先天性红细胞生成异常性贫血、MDS 等相鉴别。先天性红细胞生成异常性贫血(congenital dyserythropoietic anemia,CDA)罕见,其临床特点为幼红细胞形态有病态改变,如多核、核碎裂、巨幼样变、无效造血及铁过载,可分Ⅰ、Ⅱ、Ⅲ型。

国际 PNH 工作组将 PNH 患者分为三类:①经典型 PNH,该类患者有典型的血管内溶血症状和实验室生化异常,骨髓红系增生活跃;②合并其他骨髓衰竭性疾病,有溶血的症状,同时合并骨髓衰竭,如 AA、MDS、骨髓纤维化等;③亚临床型 PNH,无溶血的临床症状和实验室溶血证据,患者有微量 PNH 克隆(GPI 缺陷的粒细胞和/或红细胞<10%),常伴有骨髓衰竭疾病(如 AA 或低危 MDS)。

【治疗】

治疗原则是促进正常造血功能的恢复,尽量避免诱发因素,控制急性溶血发作,防治并发症。根治有赖于骨髓移植,但不作为首选。

(一)骨髓移植 异基因骨髓移植是唯一可以治愈本病的方法,但 PNH 是良性克隆性疾病,少数患者还可能自愈,而骨髓移植有一定风险,因此需谨慎考虑。目前认为仅适用于年轻、有重型 AA 或难以控制的重度溶血、反复血栓形成患者。

(二)依库珠单抗 依库珠单抗(eculizumab)是一种人源化的单克隆抗体,可特异地与补体 C5 结合,阻止其活化,从而抑制膜攻击复合物的形成。对经典型 PNH 控制溶血,脱离输血依赖,防止血栓形成有明显疗效,已获得美国 FDA 和欧洲药物协会的批准应用于临床。具体用法:前 4 周每周静脉输注 600mg,第 5 周静脉输注 900mg,以后每两周输注 900mg,全疗程共 6 个月。但对 AA-PNH 综合征疗效不明显。要警惕脑膜炎球菌感染。

(三)免疫抑制剂单独或联合应用 ATG、ALG、环孢素等免疫抑制剂对伴有骨髓增生不良的 AA-PNH 综合征有一定疗效,对经典型 PNH 无效。但必须注意 ATG/ALG 易诱发补体的激活。

(四)其他减轻溶血发作的方法

1. 糖皮质激素 作用机制可能与抑制替代途径的补体激活有关。剂量为泼尼松 20~60mg/d[0.25~1mg/(kg·d)],溶血控制后可隔日口服 15~40mg 维持。急性溶血发作也可用氢化可的松 100~200mg/d 或地塞米松 10~15mg/d 静脉滴注,多数血红蛋白尿可在 1~3 天内消失,7 天内尿潜血转阴,为防止复发,改口服泼尼松维持。约 50%以上患者可能有效,若泼尼松应用 4~6 周后无效,可停用。

2. 小剂量化疗 有应用 6-巯嘌呤或苯丁酸氮芥加泼尼松或长春新碱、环磷酰胺和泼尼松联合或美法仑加泼尼松治疗以抑制 PNH 干细胞,但多数报告认为疗效不确定。

3. 维生素 E 维生素 E 可稳定细胞膜,减少氧化损伤。每日 300mg,分 3 次口服,但效果并不肯定。

4. 尽量减少血红蛋白尿的诱发因素,急性溶血发作时口服 $NaHCO_3$ 3g/d。

（五）贫血的治疗　PNH贫血原因是多因素的，应视不同机制选择下列治疗：①PNH患者合并明确缺铁时，可以小剂量、短期补铁，口服铁剂一般为常规量的1/3，铁剂不会加剧溶血；②雄激素，可促进红系造血；③溶血严重时需补充叶酸；④重度贫血时可以输洗涤红细胞。

（六）合并血栓时的治疗　PNH血栓的急性期，应用华法林或低分子肝素抗凝可有效治疗静脉血栓。但须注意小剂量肝素可激活补体，加重溶血，血栓形成恶化，因此须尽快地转为双香豆素类药物抗凝治疗。也有应用链激酶及尿激酶溶栓治疗PNH伴血栓形成。

（七）PNH合并妊娠的治疗　治疗主要以输注红细胞和血小板改善贫血和预防出血为主，目前依库珠单抗尚未批准应用于妊娠期妇女。必要时给予低分子量肝素预防血栓，直至产后6周。

【病程与预后】

本病多呈慢性过程，中数生存期约10年，也有长达20年以上。极少数可呈急性病程，发病后数月即死亡。其预后与补体敏感的红细胞量、骨髓再生障碍程度及有无并发症相关。国内主要死因是出血和感染，国外是血栓。某些PNH患者随着年龄增长，病情可减轻，甚至达到完全缓解。约5%患者可演变为急性髓系白血病。

推荐阅读

1. 中华医学会血液学分会红细胞疾病（贫血）学组. 阵发性睡眠性血红蛋白尿症诊断与治疗中国专家共识[J]. 中华血液学杂志，2013，34（3）：276-279.
2. 付蓉. 我如何诊治阵发性睡眠性血红蛋白尿[J]. 中华血液学杂志，2018，39（11）：887-891.
3. SAHIN F，AKAY O M，AYER M，et al. Pesg PNH diagnosis，follow-up and treatment guidelines[J]. Am J Blood Res，2016，6（2）：19-27.

第四节　缺铁性贫血和其他低色素性贫血

王小钦

一、缺铁性贫血

缺铁性贫血（iron deficiency anemia，IDA）是体内贮存铁缺乏影响血红素合成所引起的贫血，其特点是骨髓、肝、脾等器官组织中贮存铁减少，血清铁、转铁蛋白饱和度和血清铁蛋白降低，典型的呈小细胞低色素性贫血。它是一种综合征，各种原因均会导致缺铁。

铁缺乏（iron deficiency，ID）是最常见的营养素缺乏症，最初导致贮存铁耗尽，继之发生红系细胞内缺铁（iron deficient erythropoiesis，IDE），最后发生IDA。ID至今仍是世界各国普遍而重要的健康问题，尤其是发展中国家，其高危人群为育龄期妇女、婴幼儿、儿童和妊娠期妇女。据全球187个国家1990年至2010年间疾病负担数据证实，铁缺乏影响了20亿人。ID的患病率约为IDA的2倍。我国的调查发现7个月~7岁儿童的ID和IDA患病率分别为32.5%和7.8%，育龄妇女为34.4%和15.1%，妊娠期妇女为42.6%和19.1%。

【铁代谢】

（一）铁稳态和铁分布　铁是人体最丰富的必需微量元素之一，所有具有功能的细胞均含有铁，它广泛参与机体内的代谢过程。缺铁可引起血红素合成障碍导致IDA，也会影响含铁酶包括线粒体中细胞色素酶系统的活力以及肌红蛋白的合成。同时，机体还必须防止游离铁的毒害作用，后者可促发产生大量自由基。因此，人体存在严格的铁代谢调节机制，可以确保体内铁始终处于正常生理水平，称机体的铁稳态（iron homeostasis）。人体铁代谢是在"封闭"系统内反复循环，铁重复被利用，衰老红细胞被巨噬细胞吞噬后，所释放的铁约80%以上被重新利用（图16-2-4-1）。除月经及上皮细胞脱落丢失铁外，人体无明显的生理性排泄铁，因此正常成年男性和绝经后妇女一般不会发生缺铁。

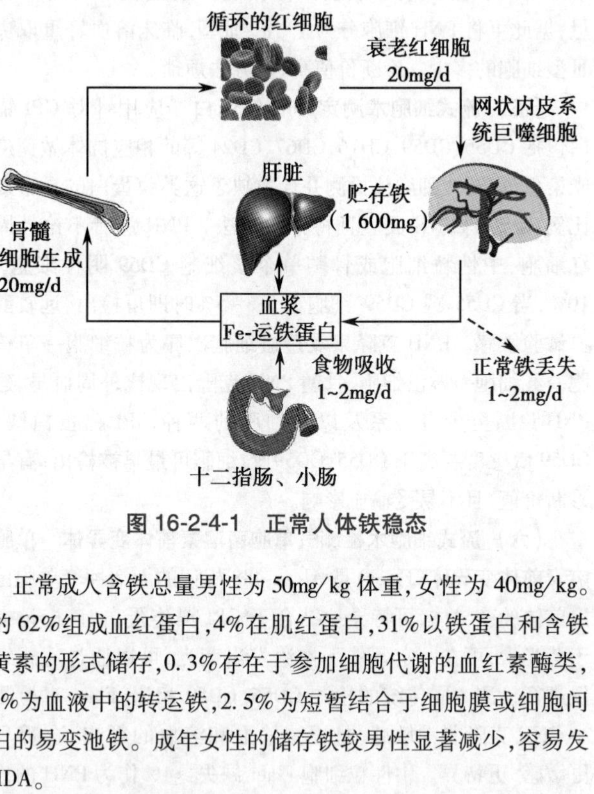

图16-2-4-1　正常人体铁稳态

正常成人含铁总量男性为50mg/kg体重，女性为40mg/kg。铁的62%组成血红蛋白，4%在肌红蛋白，31%以铁蛋白和含铁血黄素的形式储存，0.3%存在于参加细胞代谢的血红素酶类，0.1%为血液中的转运铁，2.5%为短暂结合于细胞膜或细胞间蛋白的易变池铁。成年女性的储存铁较男性显著减少，容易发生IDA。

（二）铁的吸收和转运　国人每日普通饮食中所供给的铁量为15~30mg，其中5%~10%被吸收，吸收量约1~2mg/d，主要吸收部位在十二指肠和空肠上段。铁的吸收形式有两种：①血红素铁，来自血红蛋白及动物食物的其他血红素蛋白，为二价铁，吸收率高。②非血红素铁，来自植物性食物中的高铁化合物等，为三价铁，必须转变为可溶性二价铁才易被吸收。胃酸可增加非血红素铁的溶解度，维生素C作为还原剂利于铁吸收。植物性食物中的磷酸盐、植酸盐、茶叶中的鞣酸及咖啡中的一些多酚类化合物等，都可与铁形成难以溶解的盐类而抑制非血红素铁的吸收，蛋黄中的磷蛋白和卵黄高磷蛋白和铁结合后可溶性差而不易吸收。因此铁的吸收率因食物种类而异，动物性食物约为20%～25%（蛋仅3%），植物性食物的吸收率小于5%（但大豆为7%），人乳铁吸收率为50%，牛乳仅10%。

食物中三价铁还原为二价铁后，在二价金属离子转运体1（DMT1）介导下进入肠上皮隐窝细胞，穿过上皮细胞的基底膜进入血流，转变为三价铁后与转铁蛋白结合，转运到肝和各组织。转铁蛋白主要由肝合成，分子量为79 500的糖蛋白，1分子转铁蛋白有2个结合三价铁的位点。正常人转铁蛋白血浆浓度为2.65～4.30g/L，应用间接法测定，即为总铁结合力（total iron binding capacity，TIBC），即血浆中能与铁结合的球蛋白的总量。正常情况下仅以其总量的1/3与铁结合，这部分称血清铁，2/3未与铁结合的转铁蛋白称为未饱和的转铁蛋白（图16-2-4-2）。转铁蛋白饱和度=血清铁/总铁结合力×100%。

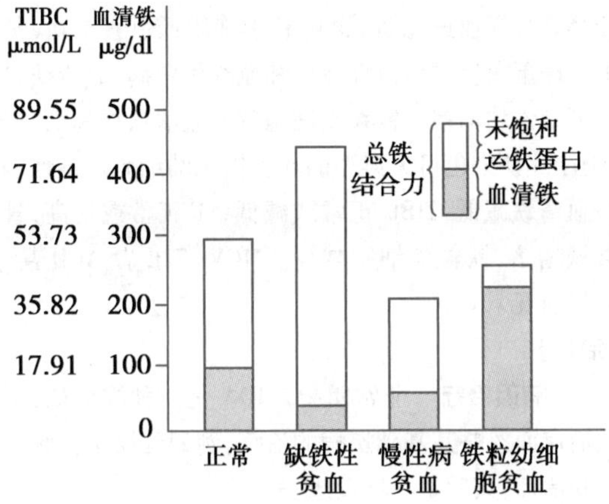

图16-2-4-2　各种疾病血清铁和总铁结合力的比较

肝细胞膜上有两种转铁蛋白受体（transferrin receptor，TfR）：TfR1和TfR2。幼红细胞摄取转铁蛋白铁也需TfR，中幼红细胞TfR最多，受体可随细胞成熟而丢失。TfR是一种跨膜糖蛋白，铁被受体运送到幼红细胞内后，转铁蛋白和受体重新被运送到细胞表面，转铁蛋白被释放而重新被利用，铁被幼红细胞所摄取。进入幼红细胞的铁在线粒体上与原卟啉结合形成血红素，多余的铁以铁蛋白形式贮存于幼红细胞中。

铁的储存形式有铁蛋白和含铁血黄素两种。铁粒幼细胞中的铁颗粒即为聚合的铁蛋白。含铁血黄素是变性或部分去蛋白质的铁蛋白聚合形成的不溶性含铁复合物，骨髓中可染铁即分布于骨髓小粒的含铁血黄素。

（三）铁代谢的调节　铁调素（hepcidin）是调节体内铁稳态的重要的铁调节激素，是由肝脏产生的含25个氨基酸的多肽，可调节小肠铁吸收、巨噬细胞铁再循环及肝铁的动用。铁调素是一种小肠铁吸收和巨噬细胞、肝细胞铁释放的负调控因子。在高铁状态、感染、炎症时产生增加，缺铁、组织释放缺氧信号时产生减少。铁缺乏时，铁调素转录受抑，促进肠道铁吸收和体内贮存铁释放。贫血缺氧时，低氧诱导因子2α（HIF-2α）增加，肾脏产生红细胞生成素（EPO）增多，从而刺激红系造血。HIF-2α增加了肠上皮细胞顶端DMT1的表达，以增加膳食铁从肠道吸收入肠上皮细胞。铁调素水平下降，转铁蛋白不再分解，肠上皮细胞基底膜铁转运增加，铁调素可与巨噬细胞表面的膜铁转运蛋白（ferroportin，FPN）结合，即通过铁调素-FPN轴使巨噬细胞贮存铁转运至血液循环增多。肝细胞对铁的释放较巨噬细胞为慢。总之，在缺铁状态下，铁调素通过增加肠道铁吸收、增加巨噬细胞贮存铁和肝铁的释放和转运来调节铁代谢。

【病因】

（一）营养因素　因饮食中缺乏足够量的铁或食物结构不合理，导致铁吸收和利用减低。国人膳食中供铁量并不少，但铁来源的食物构成不合理，仅20%的铁来源于动物食品。当生理性铁需要量增加时，如婴幼儿、青少年、妊娠期和哺乳期妇女，就容易发生营养性IDA。妇女一次月经平均失血量40～60ml，相当于20～30mg铁，因此需铁量比男性多，为2mg/d；妊娠期为供应胎儿所需及分娩时失血所丢失的铁，估计一次正常妊娠要额外增加960mg铁，妊娠中、后期需铁量达4～6mg/d，单纯从饮食中难以获得。

（二）慢性失血　慢性失血是IDA最常见的病因之一。如按每毫升血含铁0.5mg计算，慢性长期失血即使每天失血量少至3～4ml，也足以引起缺铁。IDA常是胃肠道肿瘤的首发表现，成年男性发生IDA一定要进行胃镜和肠镜检查。妇女缺铁的常见原因是月经量过多。在农村，钩虫感染是慢性消化道失血的原因。血尿、咯血、反复鼻出血、血红蛋白尿（如PNH、心脏人工瓣膜和运动性血红蛋白尿症），也是慢性失血的原因。

（三）吸收障碍　常见于胃全切除和胃次全切除后数年发生缺铁。消化性溃疡长期服用H_2受体拮抗药或质子泵抑制剂不致引起IDA，但萎缩性胃炎可影响铁的吸收。慢性腹泻、累及十二指肠和近端空肠的小肠疾病，不仅引起铁吸收不良，并且随着大量肠上皮细胞脱落而失铁。幽门螺杆菌（Hp）感染可能与宿主竞争可利用铁，减少铁的吸收。口服铁制剂常失效，Hp根治后，口服铁剂疗效恢复。

（四）遗传性　遗传性IDA甚为罕见，近年有一种常染色体隐性遗传的铁难治性缺铁性贫血（iron-refractory iron deficiency anemia，IRIDA）被认识。由于TMPRSS6（一种Ⅱ型跨膜丝氨酸蛋白酶，可抑制激活铁调素的信号通路）突变，导致铁调素高表达，阻断肠道铁吸收和铁再循环障碍，引起铁剂治疗无效的IDA。

【临床表现】

因贫血引起组织器官缺氧导致的一般性表现如乏力、心慌、头昏等，还有许多影响细胞氧化还原过程的酶含有铁或为铁依赖酶，酶活力降低可产生多种临床表现：①可引起患儿精神发育和行为改变，这可能和单胺氧化酶活力降低、儿茶酚胺代谢紊乱有关；②劳动耐力降低，可能和细胞色素C及线粒体中α-甘油磷酸氧化酶活力降低、肌红蛋白量减少、影响骨骼肌氧代谢有关；③细胞免疫功能减弱，中性粒细胞杀菌能力减低；

④抗寒能力降低，三碘甲腺原氨酸(T_3)水平减低。严重IDA可致黏膜组织变化和外胚叶营养障碍，出现口炎、舌炎、萎缩性胃炎和胃酸缺乏，皮肤干燥、毛发干枯脱落、指甲扁平、脆薄易裂和反甲，甚至出现吞咽困难及异食癖。

【实验室检查】

（一）血常规检查　铁缺乏症早期无贫血。IDA阶段呈典型的低色素小细胞性贫血。成熟红细胞大小不一，中心淡染区扩大。红细胞分布宽度(RDW)>0.14。网织红细胞计数大多正常，亦可减低或轻度升高。白细胞计数正常，血小板正常或增多。

（二）骨髓象检查　幼红细胞轻度或中度增生，中幼红细胞比例增多。幼红细胞体积偏小，胞质减少，边缘不整齐，有血红蛋白形成不良的表现。骨髓铁染色显示骨髓小粒可染铁消失，铁粒幼红细胞低于15%。富含骨髓小粒的涂片铁染色缺乏可染铁，是诊断缺铁的“金标准”。

（三）血清铁和总铁结合力测定　在IDA时，血清铁<8.95μmol/L(50μg/dl)，总铁结合力(TIBC)>64.44μmol/L(360μg/dl)，转铁蛋白饱和度(transferrin saturation，TS)<0.15。血清铁并非缺铁的灵敏指标，且有昼夜变化，早晨高而夜间低，炎症性疾病、结缔组织病和恶性肿瘤都可使血清铁降低，肝细胞坏死可使血清铁升高。TIBC测定值较稳定。

（四）血清铁蛋白测定　血清铁蛋白(serum ferritin，SF)和体内贮铁相关性极好，1μg/L的SF相当于8~21mg贮铁，可作为贮铁缺乏的指标。一般认为SF<30μg/L表示贮铁减少，<12μg/L为贮铁耗尽。SF系反映缺铁较敏感的指标，可用于早期诊断和人群的筛检，诊断IDA的敏感度为92%，特异度为83%。但SF易受感染、炎症、结缔组织病、肿瘤和肝疾病的影响而升高，而红细胞内碱性铁蛋白则较少受上述因素的影响，更能正确地反映贮铁状态，但是要先分离纯化红细胞，操作困难，临床很少开展。

（五）红细胞游离原卟啉和血液锌原卟啉测定　缺铁时锌原卟啉(ZPP)和红细胞游离原卟啉(FEP)均可升高。FEP和ZPP升高尚见于铅中毒、慢性感染、炎症、恶性肿瘤和铁粒幼细胞贫血等。

（六）血清转铁蛋白受体(sTfR)测定　sTfR水平不受炎症、肝病和妊娠等因素的影响，可以较准确地反映缺铁，因此可用于妊娠期缺铁和慢性病贫血合并缺铁的诊断，其灵敏度和特异度均优于SF。一般sTfR浓度>26.5nmol/L(2.25μg/ml)可诊断缺铁。sTfR的水平也可反映贫血患者骨髓幼红细胞的生成情况。有认为采用复合参数如sTfR/SF和sTfR/logSF，尤其是后者更有助于慢性病贫血伴缺铁的诊断。

（七）网织红细胞血红蛋白量测定　诊断缺铁的标准为网织红细胞血红蛋白量(reticulocyte hemoglobin content，CHr)<28pg。

【诊断与鉴别诊断】

（一）IDA的诊断　IDA的诊断包括两个方面：确立是否系缺铁引起的贫血和明确引起缺铁的病因。典型的IDA诊断不难，诊断标准如下：①小细胞低色素贫血，平均红细胞容积<80fl，平均血红蛋白含量<27pg，平均血红蛋白浓度<320g/L；②血清铁蛋白<12μg/L，血清铁<8.95μmol/L，转铁蛋白饱和度<0.15，总铁结合力>64.44μmol/L；③红细胞游离原卟啉>0.9μmol/L或血液锌原卟啉>0.96μmol/L，或红细胞游离原卟啉/血红蛋白>4.5μg/g；④血清可溶性转铁蛋白受体(sTfR)>26.5nmol/L；⑤骨髓铁染色提示骨髓小粒可染铁消失，铁粒幼红细胞<15%。符合第1条和2~5条中任何一条，可诊断为IDA。

早期缺铁的诊断需借助于实验室检查，单一SF≤30μg/L为贮铁减少，此时虽无贫血，也需要补铁治疗。

（二）鉴别诊断　低色素性贫血可见于珠蛋白生成障碍性贫血、血红蛋白病和铁粒幼细胞贫血等。功能性缺铁(functional iron deficiency)指患者体内总铁量并不少，但铁被锁定在巨噬细胞，不能释放供幼红细胞合成血红蛋白用，常见于慢性病贫血和肾衰长期血透患者，也可有小细胞低色素贫血，都需注意鉴别。珠蛋白生成障碍性贫血和血红蛋白病，血清铁、TS、SF和骨髓可染铁均增多。铁粒幼细胞贫血血清铁增高而TIBC降低，骨髓涂片铁染色可见典型的环状铁粒幼细胞。慢性病贫血(ACD)血清铁减低，TIBC正常或减低，SF正常或增高，骨髓小粒可染铁增多，铁粒幼细胞减少。MCV<72fl者ACD甚罕见，而IDA则常见。

【治疗】

（一）病因治疗　非常重要。IDA是一种综合征，不能只顾补铁治疗而忽略其基础疾病的治疗，例如延误了胃肠道肿瘤的诊断和治疗，其后果不堪设想。

（二）口服铁剂　是治疗IDA的首选方法。口服铁剂的种类很多(表16-2-4-1)，可分三类：无机铁、有机铁及血红素铁。至今仍认为硫酸亚铁是口服铁剂中的标准制剂，但它是无机铁剂，故胃肠反应大，主要和含有的游离铁离子有关。有机铁剂反应小，其中以多糖铁复合物最小；琥珀酸亚铁不仅含铁量高且吸收好，生物利用度高，不良反应又小，较常用。成人治疗剂量以每天100~200mg元素铁为宜，预防剂量每天10~20mg元素铁。多年来推荐的口服方式为每天给药，近年来有证据表明隔日给药铁的吸收更好，不良反应更少。为减少胃部刺激反应，宜在餐后服用。较大剂量维生素C(每30mg铁剂至少口服200mg)或琥珀酸可增加铁剂的吸收，铁剂忌与茶同服，钙盐及镁盐亦可抑制铁吸收，应避免同时服用。

铁剂治疗有效者网织红细胞在4~5天后即开始上升，一周后血红蛋白上升，一般治疗1~2个月左右，血红蛋白恢复正常。贫血纠正后至少需要继续治疗3个月或使SF恢复到50μg/L以补足贮存铁，总疗程一般需要4~6个月，否则易复发。

口服铁剂的不良反应有恶心、上腹痛、便秘和腹泻。如治疗3周无治疗反应，应检查诊断是否准确、是否按医嘱服药、有无活动性出血、有无铁吸收障碍、有无胃Hp感染、有无干扰铁吸收和利用的因素存在。

表 16-2-4-1　常用口服铁剂

药名	剂量/(mg/片)	元素铁含量/mg	用法
硫酸亚铁	300	60	300mg,每日 3 次
硫酸亚铁控释片	525	105	500mg,每日 2 次
富马酸亚铁	200	66	200mg,每日 3 次
葡萄糖酸亚铁	300	38	300mg,每日 3 次
琥珀酸亚铁	100	35	100mg,每日 3 次
多糖铁复合物	150	150	150mg,每日 2 次

(三) 注射铁剂　常用右旋糖酐铁注射液、蔗糖铁注射液及葡萄糖酸铁钠注射液三种(表 16-2-4-2)。注射铁剂推荐静脉注射。静脉注射过快(>100mg/min)可致局部静脉疼痛、发红及金属味,但时间很短,只要缓慢注射即可消失。全身反应包括即刻及延迟反应;即刻反应有低血压、头痛、恶心、荨麻疹,罕有过敏反应,但严重可致命;延迟反应包括淋巴结肿大、肌痛、关节痛、发热等。但严重过敏反应甚少见,主要见于右旋糖酐铁,发生率约 0.6%,葡萄糖酸铁钠为 0.04%,蔗糖铁则更低。长期过量应用会增加氧化应激和感染的风险。

表 16-2-4-2　三种静脉铁剂的剂量

铁剂名称	皮试	每次标准剂量	单次最大剂量	致命过敏反应发生率
低分子右旋糖酐铁	需要	100mg/2 分钟	1 000mg/1~2 小时	0.6%
蔗糖铁	不需要	100~300mg/2~90 分钟	300mg/2 小时	罕见
葡萄糖酸铁	不需要	125mg/10~60 分钟	250mg/1 小时	0.04%

注射铁剂应严格掌握指征:①不能耐受口服铁剂或口服无效者,如胃大部切除、小肠旁路手术、乳糜泻、萎缩性胃炎、炎症性肠病等消化道疾病,遗传性铁难治性 IDA;②需要尽快补铁患者,如妊娠后期的缺铁,失血速率快于口服铁剂的补偿率,先天性凝血出血疾病;③长期血透不能维持铁平衡或有功能性缺铁患者(如慢性肾衰贫血)同时应用红细胞生成素治疗者。

注射铁剂总量可按下列公式计算:

$$铁剂总量(mg)=体重(kg)\times[150-患者血红蛋白(g/L)]\times 0.24+500mg$$

注射铁剂的具体用法如下:右旋糖酐铁注射液(100mg/支),可以肌内注射、静脉推注和静脉滴注。静脉滴注首次使用前先做过敏试验,25mg 溶于 50ml 生理盐水中,静脉滴注 5 分钟以上,如 60 分钟后无不良反应,即可静脉滴注。右旋糖酐铁 100mg(2ml)用 0.9%氯化钠溶液稀释至 100ml,30 分钟内滴注完毕,开始要慢。1 周 2~3 次,可根据补铁总量决定。如采用一次性滴注给药方法,右旋糖酐铁 1 000mg(20ml)应稀释至 250~500ml,静脉滴注 1~2 小时。也可不经稀释肌内注射,每次 100mg。

蔗糖铁注射液(100mg/支),可以静脉滴注和静脉推注,不建议肌内注射。静脉滴注时只能用生理盐水稀释,100mg(5ml)稀释于 100ml 生理盐水中静脉滴注。也可以不经稀释直接静脉推注,100mg(5ml)至少推注 5 分钟,每次最大推注剂量为 200mg(10ml)。

葡萄糖酸铁钠(62.5mg/支),125mg(10ml)用 0.9%生理盐水稀释,静脉滴注 1 小时。

【预防】

应加强妇幼保健,预防早产,做好喂养指导,提倡母乳喂养,及时添加含铁量及铁吸收率高的辅食品。重视置节育环月经过多的问题。防治寄生虫病,特别是钩虫病。积极治疗慢性出血病灶。对早产儿、妊娠期妇女、胃切除者及反复献血者,应预防性口服铁剂。在高危人群也可推行铁强化食品。

二、炎症性贫血

炎症性贫血(anemia of inflammation,AI)又称慢性病贫血(anemia of chronic disease,ACD),是继发于感染、自身免疫性疾病、恶性肿瘤、慢性肾脏病和其他炎症性疾病的一组贫血。患病率仅次于 IDA,在住院患者中居首位。因为其发病与炎症细胞因子增多密切相关,所以称为炎症性贫血,其特点是血清铁降低,但单核巨噬细胞系统有充足的铁储存。

【发病机制】

炎症性细胞因子增多,如白介素-6、肿瘤坏死因子、干扰素、低氧诱导因子等,导致铁调素(hepcidin)增多,会阻止铁从肠道吸收(血清铁减低),通过铁调素-FPN 轴阻止铁从巨噬细胞中释放(储存铁增多,血清铁蛋白增加),从而铁稳态失衡,铁利用障碍,发生贫血。EPO 减少和对 EPO 敏感性下降也是发病机制之一。自身免疫性疾病发生 AI 的患病率为 8%~71%,急性和慢性感染为 18%~95%,肿瘤发生 AI 的患病率为

30%~77%。

【诊断与鉴别诊断】

1. 国内诊断标准 具体如下：

（1）贫血多为轻、中度。

（2）常有感染、炎症、肿瘤等基础疾病。

（3）多数为正细胞、正色素性贫血，也有 20%~50%表现为小细胞低色素性贫血，但 MCV 很少<72fl。

（4）血清铁和总铁结合力均降低，转铁蛋白饱和度正常或降低，血清铁蛋白增高。

（5）红细胞游离原卟啉增多。

（6）骨髓铁染色提示骨髓小粒中巨噬细胞内铁颗粒增多，而幼红细胞内铁减少。

（7）EPO 水平低于贫血时应有的 EPO 水平。

2. 鉴别诊断 临床上经常会遇到 AI 合并缺铁性贫血的患者，当血清铁蛋白<100μg/L 时，就要警惕有无 AI 合并缺铁的可能；当铁蛋白>100μg/L 时可以排除缺铁，诊断为单纯 AI。如果可以同时检测 sTfR，就更容易判断有无合并缺铁，sTfR 增高，或 sTfR/logSF>2 则诊断为合并缺铁。网织红细胞血红蛋白量(CHr)不受炎症等急性时相反应的影响，也可以帮助判断有无合并缺铁，如果 CHr<28pg，可以诊断合并缺铁（表 16-2-4-3）。

表 16-2-4-3 慢性病贫血与缺铁性贫血的实验室鉴别指标

指标	慢性病贫血	缺铁性贫血	慢性病贫血合并缺铁
红细胞平均体积	正常或↓	↓	↓
血清铁	↓	↓	↓
总铁结合力	正常或↓	↑	↓
转铁蛋白饱和度	↓	↓	↓
血清铁蛋白(SF)	正常或↑	↓	正常或↓
sTfR	正常	↑	正常或↑
sTfR/logSF	↓(<1)	↑(>2)	↑(>2)
CHr	↑	↓	↓
骨髓铁染色	铁粒幼红细胞↓，巨噬细胞铁↑	铁粒幼红细胞↓，巨噬细胞铁↓	铁粒幼红细胞↓，巨噬细胞铁↓
铁调素(hepcidin)	↑	↓	正常或↓

注：sTfR. 可溶性转铁蛋白受体；CHr. 网织红细胞血红蛋白；↓降低；↑升高。

【治疗】

1. 治疗基础疾病 AI 最有效的治疗是治疗基础疾病，包括急性和慢性感染、自身免疫性疾病、肿瘤等。有时基础疾病不能治愈，但治疗有症状的贫血可以提高生活质量和改善预后。

2. 输血 一般不需要输血治疗，仅在某些致命的情况下，如合并大量失血的慢性病贫血或 Hb<60g/L 时需要输血。

3. 静脉补铁治疗 在慢性病贫血中补铁需慎重，只有在慢性病贫血合并明确的缺铁，或 EPO 治疗造成功能性缺铁时，才需要补铁治疗。SF≤30μg/L 且 TS<20%，属于绝对性缺铁，必须补铁。SF 30~800μg/L 且 TS 20%~50%，可能存在功能性缺铁，根据临床需要补铁。SF>800μg/L 或 TS≥20%，不存在缺铁，不需补铁。因为小肠吸收铁的功能受抑，所以需要补铁时首选肠道外补铁。用法和剂量参照缺铁性贫血。

4. EPO 及其类似物 AI 治疗中 EPO 的作用已得到公认。常用重组人 EPO(rhEPO)制剂有二类：短效的有重组人促红细胞成素 α、重组人促红细胞成素 β 等，长效的有达依泊汀 α、聚乙二醇倍他依泊汀等。开始治疗的指征为 Hb<100g/L，治疗的目标值为 110~120g/L，不超过 120g/L。

短效 EPO 常用剂量为 100~150IU/kg，或 10 000IU，每周 3 次皮下注射；或者 30 000~40 000IU，每周 1 次。有反应的患者 2 周内 Hb 上升≥10g/L，减量 25%~40%维持，如果 Hb≥120g/L 则暂时停用，Hb 下降到 120g/L 后再以初始剂量的 40%开始应用。维持 Hb 在 110~120g/L 左右。如果上述剂量应用 4~6 周后 Hb 无提高，则 EPO 剂量加倍，同时根据铁代谢指标，有功能性缺铁时静脉补铁，应用 4~6 周后仍无反应，则认为 EPO 治疗无效，停用。

达依泊汀 α 是长效制剂，半衰期是普通 EPO 的 3 倍，每 2~3 周用 1 次，可以提高患者依从性，初始剂量为每周 2. 25μg/kg，也可以 200μg，每 2 周 1 次，或 500μg，每 3 周 1 次。

EPO 治疗后可增加心血管事件、血栓栓塞事件发生，有血栓形成高危因素的患者可以用低分子肝素预防。长期治疗的副作用是高血压，应用抗高血压药物或 EPO 减量后可以控制血压。应用 EPO 的一个罕见的并发症是发生纯红细胞再生障碍性贫血，是由于产生了 EPO 抗体，必须马上停药。有研究提示 EPO 可以促进肿瘤的生长和复发，缩短生存期。所以需要严格掌握适应证，不能长期应用。

5. 罗沙司他(roxadustat，代号 FG-4592) 是低氧诱导因子脯氨酰羟化酶抑制剂，为口服胶囊，通过低氧诱导因子(HIF)使 EPO 表达增加，也能使 EPO 受体增加。目前的适应证是治疗肾性贫血。治疗低危 MDS 和 AI 的临床试验尚在开展中。

三、铁粒幼细胞贫血

铁粒幼细胞贫血（sideroblastic anemia，SA）是一组异质性疾病，由于铁粒幼细胞血红素生物合成途径中某些酶的缺陷导致血红素生成不足，或参与铁代谢途径的线粒体功能缺陷，导致线粒体内铁沉积和铁利用不良，特征性表现为骨髓中存在大量环状铁粒幼细胞，红细胞无效生成，临床表现为低色素性贫血和体内铁负荷过多。

【分类】

根据病因和发病机制，铁粒幼细胞贫血可分为遗传性和获得性两大类，其中获得性远较遗传性多见。遗传性 SA 包括遗传性 X 连锁（*ALAS-2* 基因突变最常见，其次是 *hABC7* 基因突变）、常染色体显性遗传、常染色体隐性遗传和线粒体细胞病等。获得性 SA 又可分为原发性和继发性两类。原发获得性铁粒幼细胞贫血是骨髓增生异常综合征的一个亚型，即伴环状铁粒幼细胞增多的 MDS（MDS-RS）。继发获得性铁粒幼细胞贫血见于酗酒，药物性（异烟肼、氯霉素、环丝氨酸等），铜缺乏或锌摄入过多，维生素 B_6 缺乏，铅中毒等。

【诊断标准】

1. 贫血为中度到重度，Hb 常在 40～100g/L。红细胞分布宽度增大。白细胞计数正常，血小板计数正常或增高。

2. 外周血涂片　遗传性的往往表现为小细胞、低色素性贫血，可以出现较多的嗜碱性点彩红细胞。MDS-RS 可以为正细胞，也可以为大细胞性贫血。极少数遗传性 SA 可以表现为大细胞性贫血，如罕见的骨髓-胰腺综合征（Pearson 综合征），其原因为线粒体 DNA 突变。

3. 铁负荷增加，表现为血清铁蛋白增加，血清铁和转铁蛋白铁饱和度升高。

4. 骨髓细胞学及骨髓铁染色检查，可发现至少 15%以上的幼红细胞出现特征性环状铁粒幼细胞，这是最主要的诊断依据。要求幼红细胞内铁颗粒≥5 粒，环核 1/3 周以上才判断为环状铁粒幼红细胞（数字资源 16-2-4-1）。

数字资源16-2-4-1

数字资源 16-2-4-1　骨髓铁染色示环状铁粒幼细胞

5. 遗传性多有家族史，多数在儿童期发病，少数贫血不严重的也可以到成年才被发现。继发获得性往往有药物、酗酒、中毒等继发因素。

【治疗】

1. 治疗基础疾病　如果有明确的酗酒、药物史，停止酒精和药物接触约 2 周后，骨髓环状铁粒幼细胞可以消失。

2. 给予维生素 B_6 治疗　对一些营养性 SA（如酗酒）和 X-连锁的遗传性 SA，特别是 ALAS-2 缺陷的患者，维生素 B_6 有一定疗效。所以，凡诊断 SA 均应该尝试一下该药。剂量为 100～200mg/d，口服 3 个月。如果有效的话，Hb 将会上升。长期大剂量治疗有引起周围神经病的危险。

3. 输血　严重贫血患者需要定期输血，以提高生活质量为目的，不要求达到正常 Hb 水平。应定期检查血清铁蛋白，如有铁过载，则需要驱铁治疗。

4. EPO 治疗　对于少部分 MDS-RS 亚型，而且血清 EPO<500U/L 的患者，可以试用 2～3 个月，无效则停用。

5. 异基因骨髓移植　适用于维生素 B_6 治疗无效严重型遗传性铁粒幼细胞贫血和高危型 MDS-RS。

推荐阅读

1. LONGO D L. Iron-deficiency anemia[J]. N Engl J Med，2015，372(19)：1832-1843.
2. WEISS G，GANZ T，GOODNOUGH L T. Anemia of inflammation[J]. Blood，2019，133(1)：40-50.

第五节　巨幼细胞贫血

王小钦

巨幼细胞贫血（megaloblastic anemia）是由于脱氧核糖核酸（DNA）合成障碍所致的一组贫血，主要系体内缺乏维生素 B_{12} 或叶酸所致，亦可因遗传性或药物等获得性 DNA 合成障碍而引起。特点是呈大红细胞性贫血，骨髓内出现巨幼红细胞，粒系、巨核系也可出现巨幼样变。该巨幼细胞易在骨髓内破坏，出现无效性红细胞生成。缺乏维生素 B_{12} 或叶酸所致巨幼细胞贫血是一个逐渐发展的过程，最初是体内叶酸或维生素 B_{12} 储备减少，继之引起叶酸或维生素 B_{12} 缺乏症，最后才引起形态学呈典型表现的巨幼细胞贫血。据流行病学调查，叶酸或维生素 B_{12} 缺乏症是全世界最常见的维生素缺乏症。北京大学于 2001 年在我国河北、无锡、太原地区进行 35～64 岁健康人群抽样调查，发现叶酸缺乏症患病率南方人为 6.2%，北方人 38%；维生素 B_{12} 缺乏症患病率南方人为 11%，北方人 39%。维生素 B_{12} 缺乏症的患病率老年人群尤高，并随年龄而增加。

【维生素 B_{12} 与叶酸代谢】

（一）维生素 B_{12} 代谢　维生素 B_{12} 为含钴的维生素，化学名钴胺（cobalamin，Cbl），仅由某些微生物合成，人体所需的维生素 B_{12} 主要从动物性食物如肉类、肝、鱼、蛋和乳制品等中摄取。成人推荐每天的摄入量为 2.4μg，妊娠妇女 2.6μg，哺乳期妇女为 2.8μg。一般饮食中的供给量已远超过需要量。正常成人体内含维生素 B_{12} 的总量约为 2～5mg，其中约 1/2 贮存在肝内，因此单纯因食物中含量不足而导致缺乏者极为罕见。

食物蛋白中维生素 B_{12} 在胃中经胃酸和胃蛋白酶的作用游离后与咕啉结合蛋白（haptocorrin，HC）结合，运送到十二指肠，胰蛋白酶消化 HC，释放出维生素 B_{12}，维生素 B_{12} 与内因子结合。内因子-维生素 B_{12} 复合物与回肠末端特殊受体(cubam受体)结合,被吸收入回肠黏膜细胞,被运钴胺(TC)转运到血液和组织。血浆中有三种维生素 B_{12} 结合蛋白:运钴胺Ⅰ、Ⅱ、Ⅲ(简称TCⅠ、TCⅡ和TCⅢ)。

血浆中维生素 B_{12} 绝大多数以甲基钴胺的氧化型(Co^{3+})存在,进入细胞内必须还原为 Co^{2+} 或 Co^{+},形成具有活性的辅酶形式:甲基钴胺和腺苷钴胺。药用维生素 B_{12} 系氰钴胺,必须在体内转变为活性形式才能被利用。体内维生素 B_{12} 的主要作用是:①甲基钴胺是甲硫氨酸合成酶的辅酶,催化同型半胱氨酸转变为甲硫氨酸,后者是体内合成蛋白质的必需氨基酸,且S-腺苷甲硫氨酸(SAM)又是体内许多重要酶反应的甲基提供者;②腺苷钴胺是甲基丙二酰辅酶A变位酶的辅酶,促使甲基丙二酰辅酶A转变为琥珀酰辅酶A。

(二)叶酸代谢　叶酸是一种水溶性B族维生素,化学名蝶酰谷氨酸(pteroylglutamic acid)。叶酸在新鲜绿叶蔬菜中含量最多,肝、肾、酵母和蘑菇中也较多。食物加水煮沸、腌制及储存过久等均可被破坏。成人推荐每天的摄入量为400μg,妊娠妇女为600μg,哺乳期妇女为500μg。食物中的叶酸以蝶酰多聚谷氨酸的形式存在,要经过小肠中的叶酸多聚谷氨酸水解酶水解成蝶酰单谷氨酸才能吸收。叶酸进入肠黏膜细胞要通过管腔表面的叶酸转运蛋白介导。叶酸在肠黏膜细胞内还原成四氢叶酸(FH_4),并且甲基化形成具有活性的甲基-FH_4,经门静脉入肝,叶酸的吸收也有肠肝循环。血浆中以5-甲基 FH_4 的形式和白蛋白疏松结合运输,通过叶酸受体被摄取进入细胞内,在维生素 B_{12} 依赖的甲硫氨酸合成酶作用下形成四氢叶酸而发挥作用(图16-2-5-1)。叶酸储存于肝细胞内,储存量仅5~10mg,因此营养性巨幼细胞贫血主要由叶酸缺乏所引起。

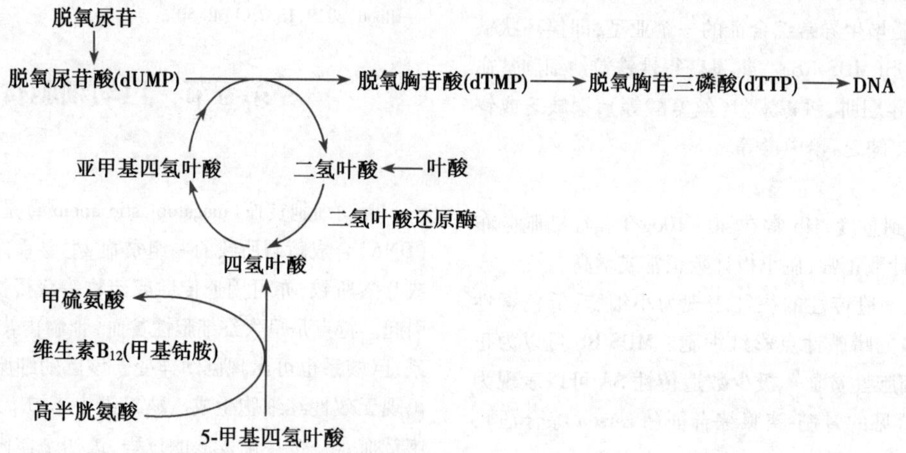

图16-2-5-1　四氢叶酸参与dTMP合成及对DNA合成的影响

【发病机制与病理】

维生素 B_{12} 和叶酸是细胞合成DNA过程中的重要辅酶,维生素 B_{12} 和叶酸缺乏可导致DNA合成障碍。维生素 B_{12} 缺乏导致DNA合成障碍是通过叶酸代谢障碍引起的,维生素 B_{12} 缺乏,细胞内 N^5-甲基四氢叶酸不能转变成其他形式的活性四氢叶酸,并且不能转变为聚合形式的叶酸以保持细胞内足够的叶酸浓度。维生素 B_{12} 和叶酸缺乏,使脱氧尿嘧啶核苷酸(dUMP)转变为脱氧胸腺嘧啶核苷酸(dTMP)发生障碍,使DNA合成速度减慢,过多的dUMP使尿嘧啶掺入DNA,使DNA呈片段状,DNA复制减慢,核分裂时间延长,故细胞核比正常大,核染色质呈疏松点网状,缺乏浓集现象,而胞质内RNA及蛋白质合成并无明显障碍。随着核分裂延迟和合成量增多,形成胞体巨大、核浆发育不同步、核染色质疏松,即所谓"老浆幼核"改变的巨型血细胞。

巨型改变以幼红细胞最显著,幼红细胞形态巨大,核染色质疏松,呈点网状结构。巨原红细胞核仁大而蓝,巨晚幼红细胞核染色质浓集差,核常靠边缘,可呈分叶状,浆内充满血红蛋白。成熟红细胞巨大而厚,常呈卵圆形,缺乏中心苍白区,出现大小不等、嗜多色性或有嗜碱性点彩、卡波环或豪-胶小体等。

巨型改变也见于粒细胞和巨核细胞系,尤以晚幼粒细胞为突出。分叶核分叶过多,常在5叶以上,甚至达16叶,称巨多叶核粒细胞。巨核细胞体积也增大,核分叶过多,并且核间可不相连接。血小板生成障碍,可见巨大和形态不规则的血小板。

骨髓呈增生象,但血象为全血细胞减少,其主要病理生理改变为无效造血,可有髓内溶血。巨幼细胞和大型红细胞的生存期较正常为短,可出现血清胆红素增高、结合珠蛋白降低、乳酸脱氢酶增高,特别是 LDH_1 和 LDH_2(来自幼红细胞)增高。血清溶菌酶增高反映幼粒细胞的破坏。

维生素 B_{12} 还参与神经组织的代谢。维生素 B_{12} 缺乏,S-腺苷甲硫氨酸合成减少,后者导致转甲基反应障碍,造成髓鞘质合成障碍,并且由于腺苷钴胺缺乏,导致大量甲基丙二酰辅酶A及其前身丙酰辅酶A堆积。合成异常的脂肪酸进入髓鞘质,从而导致脱髓鞘病变、轴突变性,最后可导致神经元细胞死亡。神经系统可累及周围神经、脊髓后侧索及大脑。

【病因】

维生素 B_{12} 或叶酸缺乏,或者两者同时缺乏,或者基因缺陷等原因都可以导致巨幼细胞贫血(扩展阅读 16-2-5-1)。

扩展阅读 16-2-5-1 巨幼细胞贫血的病因

(一) 维生素 B_{12} 缺乏症(vitamin B_{12} deficiency)

1. 摄入不足,需要量增加 即营养性维生素 B_{12} 缺乏症。单纯因摄入不足引起者甚罕见,仅见于长期严格素食者。摄入不足而需要量增加见于妊娠、婴幼儿、溶血性贫血、感染、甲状腺功能亢进及恶性肿瘤等。妊娠期维生素 B_{12} 缺乏可致流产、早产、胎儿宫内发育延迟及神经管发育缺乏。

2. 食物蛋白中维生素 B_{12} 释放障碍(食物-钴胺吸收不良综合征) 老年人中维生素 B_{12} 缺乏最常见的原因,约 30%~50%的老年人有维生素 B_{12} 储备不足。主要原因与萎缩性胃炎和胃酸缺乏有关导致食物蛋白中维生素 B_{12} 释放障碍,幽门螺杆菌感染及因胃酸缺乏导致小肠细菌过度生长均可加重维生素 B_{12} 缺乏。长期服用剂量较大的 H_2 受体拮抗药和质子泵抑制剂也能通过胃酸分泌减少引起维生素 B_{12} 吸收障碍。

3. 内因子缺乏 可因胃大部切除或全胃切除,以及自身免疫性破坏(恶性贫血)引起胃壁细胞数量减少、胃酸缺乏,导致内因子缺乏影响维生素 B_{12} 的吸收。全胃切除术后发生巨幼细胞贫血的时间平均为 5 年(2~10 年),约 30%~40%的次全胃切除者有内因子缺乏致维生素 B_{12} 吸收不良。罕见病例有先天性分泌无活性的内因子。恶性贫血是西方人群最常见的维生素 B_{12} 缺乏症,主要累及 60 岁以上人群。恶性贫血是自身免疫性胃炎发展到后期的表现,这种慢性胃炎仅累及胃体,称为 A 型萎缩性胃炎,引起大量胃壁细胞破坏,从自身免疫性胃炎发展到恶性贫血大约需要 20~30 年。自身免疫性胃炎患者血清中存在壁细胞抗体,恶性贫血患者存在内因子抗体。内因子抗体有两型:Ⅰ型抗体能阻断维生素 B_{12} 与内因子相结合,故又称为阻断抗体;Ⅱ型抗体能阻止内因子-维生素 B_{12} 复合体与回肠末端 Cubam 受体相结合,从而阻止维生素 B_{12} 的吸收,故又称结合抗体。

4. 小肠疾病引起维生素 B_{12} 吸收障碍 包括胰蛋白酶分泌不足引起咕啉结合蛋白降解障碍;Zollinger-Ellison 综合征可灭活内源性胰蛋白酶;热带/非热带口炎性腹泻、克罗恩病、小肠淋巴瘤、硬皮病等引起吸收不良综合征都可导致维生素 B_{12} 吸收障碍;末端回肠具有丰富的 Cubam 受体,如回肠切除过多就会影响维生素 B_{12} 的吸收;小肠寄生阔节裂头绦虫,手术盲袋形成和回肠憩室炎因其中细菌过度繁殖,都可夺取食物中的维生素 B_{12},从而影响人体吸收。

5. 药物诱发维生素 B_{12} 缺乏 二甲双胍可抑制内因子和胃酸的分泌,抑制转运维生素 B_{12} 进入肠黏膜细胞;考来烯胺、秋水仙和新霉素等均可抑制转运维生素 B_{12} 进入肠上皮。NO_2 可灭活维生素 B_{12} 引起功能性细胞内维生素 B_{12} 缺乏。

6. 遗传性维生素 B_{12} 缺乏 见于 Cubam 受体遗传性缺陷引起 Imerslund-Gräsbeck 综合征和先天性 TCⅡ缺乏症。

(二) 叶酸缺乏症(folate deficiency)

1. 摄入不足,需要量增加 见于婴儿、儿童及妇女妊娠期和哺乳期,需要量可增加 3~10 倍。营养不良性主要由于新鲜蔬菜及动物蛋白质摄入不足所致。需要量增加尚见于慢性溶血、骨髓增殖症、恶性肿瘤、甲状腺功能亢进及剥脱性皮炎等。孕妇叶酸缺乏可增加婴儿先天性缺陷发生的危险性。血液透析过程,因叶酸丢失过多,也使叶酸需要量增加。婴儿长期用山羊乳喂养也易引起叶酸缺乏。

2. 酗酒和慢性酒精性肝硬化 在美国最常见的叶酸缺乏症来自慢性酒精性肝硬化。

3. 肠道吸收不良 如小肠吸收不良综合征、热带口炎性腹泻、短肠综合征、小肠疾病等都可引起叶酸缺乏,并且常常同时有维生素 B_{12} 缺乏和缺铁。

4. 药物诱发叶酸缺乏症 叶酸对抗物如甲氨蝶呤、乙胺嘧啶和甲氧苄啶都是二氢叶酸还原酶的抑制剂,导致叶酸利用障碍。柳氮磺吡啶可抑制多聚谷氨酸水解成单谷氨酸,从而影响叶酸的吸收。乙胺嘧啶、柳氮磺吡啶和质子泵抑制剂尚可抑制叶酸转运蛋白,从而抑制叶酸吸收。口服避孕药可增加叶酸分解代谢。抗癫痫药可抑制叶酸吸收。

5. 遗传因素引起叶酸代谢障碍 例如叶酸转运蛋白的突变引起叶酸吸收不良,遗传性叶酸代谢酶缺陷等。

(三) 维生素 B_{12} 或叶酸治疗无效的 DNA 合成障碍 包括许多抗代谢药如 6-巯嘌呤、氟尿嘧啶、羟基脲及阿糖胞苷等的治疗;某些遗传性疾病如乳清酸尿症、Lesch-Nyhan 综合征、亚氨甲基转移酶或 N^5-甲基四氢叶酸转移酶缺乏;尚有维生素 B_6 反应性巨幼细胞贫血和维生素 B_1 反应性巨幼细胞贫血。维生素 B_1 反应性巨幼细胞贫血(Rogers 综合征)是一种常染色体隐性遗传性疾病,主要特征是巨幼细胞贫血、糖尿病、感觉神经性听力损失、白细胞和血小板不同程度的减少、骨髓中可见环形铁粒幼细胞。主要是 *SLC19A2* 基因缺陷,该基因编码维生素 B_1 转运蛋白。大剂量维生素 B_1 治疗可能有效。

【临床表现与类型】

维生素 B_{12} 和叶酸缺乏的临床表现基本相似,都可引起巨幼细胞贫血、白细胞和血小板减少,以及消化道症状如食欲减退、腹胀、腹泻及舌炎等,以舌炎最为突出,舌质红、舌乳头萎缩、表面光滑,俗称“牛肉舌”,伴疼痛。维生素 B_{12} 缺乏时常伴神经系统表现,如乏力、手足麻木、感觉障碍、行走困难等周围神经炎、亚急性或慢性脊髓后侧索联合变性表现,后者多见于恶性贫血,小儿和老年患者常出现精神症状,如无欲、嗜睡或精神错乱。叶酸缺乏可引起情感改变,补充叶酸即可消失。维生素 B_{12} 缺乏尚可影响中性粒细胞的功能。主要的临床类型有:

(一) 营养性巨幼细胞贫血(nutritional megaloblastic anemia) 以叶酸缺乏为主,我国西北地区较多见,主要见于山西、陕西等省份,常有营养缺乏病史,新鲜蔬菜摄入少又极少荤食,加上饮食和烹调习惯不良,因此常伴有复合性营养不良表现,如缺铁,缺乏维生素 B_1、维生素 B_2、维生素 C 及蛋白质。本病好发于妊娠期和婴儿期。1/3 的妊娠妇女有叶酸缺乏,妊娠期营养不良性巨幼细胞贫血常发生于妊娠中末期和产后,感染、饮酒、妊娠高血压综合征及合并溶血、缺铁及分娩时出血过多均可诱发本病。婴儿期营养不良性巨幼细胞贫血好发于 6 个月~2 岁的婴幼儿,尤其应用山羊乳及煮沸后的牛奶喂养者,母亲有营养不良、患儿并发感染及维生素 C 缺乏易发生本病,维生素 C 有保护叶酸免受破坏的作用。

(二)恶性贫血(pernicious anemia,PA)　系胃壁细胞自身免疫性(毒性 T 淋巴细胞)破坏,胃黏膜萎缩导致内因子缺乏,使维生素 B_{12} 吸收障碍。好发于北欧斯堪的纳维亚人。多数病例发生在 60 岁以上,发病率随年龄而增高,但也有少数幼年型恶性贫血,后者可能和内因子先天性缺乏或异常及回肠黏膜受体缺陷有关。90%左右的患者血清中有壁细胞抗体,60%的患者血清及胃液中找到内因子抗体,有的可找到甲状腺抗体,恶性贫血可见于甲状腺功能亢进、慢性淋巴细胞性甲状腺炎、类风湿关节炎等,胃镜检查可见胃黏膜显著萎缩,有大量淋巴、浆细胞的炎性浸润。本病和遗传也有一定关系,患者家族中患病率比一般人群高 20 倍。脊髓后侧索联合变性和周围神经病变发生于 70%~95%的病例,也可先于贫血出现。胃酸缺乏显著,注射组胺后仍无游离酸。

(三)药物性巨幼细胞贫血(drug-induced megaloblastic anemia)　这组药物包括前述干扰叶酸或维生素 B_{12} 吸收和利用的药物,以及抗代谢药等。药物性巨幼细胞贫血可分两大组:一组是用叶酸或维生素 B_{12} 治疗有效者,另一组是应用上述药物无效者。

【诊断与鉴别诊断】

(一)确定巨幼细胞贫血　主要依据血细胞形态学特点结合临床表现进行诊断。周围血象最突出的表现为大卵圆形红细胞增多,且中央苍白区缩小,中性粒细胞核分叶过多。MCV 常大于 110fl,MCH 常大于 32pg。中性粒细胞核分叶过多具有特征性,血中 5 叶以上的中性粒细胞超过 5%,或出现 6 叶以上的中性粒细胞,或计算 100 个中性粒细胞的核叶平均数超过 3.5,或 5 叶以上和 4 叶以下中性粒细胞的比率超过 0.17,均具有诊断价值。重症病例可呈全血细胞减少,网织红细胞减少。因无效造血,血清间接胆红素可轻度升高,血清乳酸脱氢酶升高,其中 LDH_1 及 LDH_2 明显升高,以前者更为显著。骨髓呈增生象,巨幼红细胞系列占骨髓细胞总数的 30%~50%,其中巨原红细胞及巨早幼红细胞可达半数以上,需注意在维生素 B_{12} 或叶酸治疗开始 6~24 小时后即可找不到典型的巨幼红细胞。中性粒细胞分叶过多要早于巨幼红细胞的出现,粒系巨型变在治疗后的恢复要迟于巨幼红细胞。巨幼红细胞糖原染色阴性。

本病细胞形态学改变具有一定的特征性,但必须注意应和引起全血细胞减少、大细胞性贫血及骨髓有巨幼样改变的疾病相鉴别,特别是骨髓增生异常综合征(MDS)中的难治性贫血、急性髓系白血病中的红血病和红白血病、甲状腺功能减退、肿瘤化疗后及先天性红细胞生成异常性贫血等相鉴别。有困难时应做诊断性治疗,即肌内注射维生素 B_{12} 和口服叶酸后观察用药后患者是否有临床症状改善、网织红细胞是否升高、巨幼红细胞形态是否迅速消失及血红蛋白是否上升,从而达到确诊目的。巨幼细胞贫血时,血清铁、转铁蛋白饱和度、血清和红细胞碱性铁蛋白均增高,如降低则表示有缺铁。

(二)确定维生素 B_{12} 或叶酸缺乏症　主要依据血清维生素 B_{12} 或叶酸测定,以及其代谢产物的测定。

1. 血清维生素 B_{12} 测定　常用微生物法及放射免疫法,后者测定方便,为临床常用。血清维生素 B_{12}<148pmol/L(200pg/ml)可诊断维生素 B_{12} 缺乏。有许多因素可影响血清维生素 B_{12} 测定值,叶酸缺乏、妊娠、口服避孕药、TCⅠ缺乏症、多发性骨髓瘤、大剂量维生素 C 治疗均可引起假性维生素 B_{12} 缺乏;血清维生素 B_{12} 测定值升高尚见于骨髓增殖症、肝脏肿瘤、活动性肝病、先天性 TCⅡ缺乏症及小肠细菌过度繁殖。因此评价血清维生素 B_{12} 测定值的临床意义时应同时测定血清叶酸值。该试验敏感度约 65%~95%,特异度约 50%~60%,特别对于存在内因子抗体的患者不易正确诊断。

2. 血清及红细胞叶酸测定　可用微生物和放射免疫法测定,前者较正确,后者方便为临床常用。血清叶酸<6.8nmol/L(3μg/L)或红细胞叶酸<363nmol/L(160μg/L)可诊断为叶酸缺乏。由于血清叶酸水平极易受饮食的影响,而不能反映组织内的叶酸水平,因此要以红细胞内叶酸为准。单独血清叶酸水平减低可见于 1/3 的住院患者伴厌食者,急性酒精中毒、正常妊娠及使用抗癫痫药的患者。25%~55%酗酒者有血清叶酸浓度降低。

3. 血清同型半胱氨酸及甲基丙二酸测定　同型半胱氨酸和甲基丙二酸(methylmalonic acid,MMA)是维生素 B_{12} 和叶酸的代谢产物。同型半胱氨酸转变为甲硫氨酸需要维生素 B_{12} 和叶酸作为辅酶,因此不论维生素 B_{12} 或叶酸缺乏,都可以使血清同型半胱氨酸水平升高。甲基丙二酸 CoA 转变为琥珀酰 CoA 仅需要维生素 B_{12},因此维生素 B_{12} 缺乏可使血清 MMA 水平升高。血清同型半胱氨酸的正常参考值为 5~14μmol/L,血清 MMA 的正常参考值为 70~270nmol/L。如果以血清同型半胱氨酸>21μmol/L,或血清 MMA>400nmol/L 为诊断阈值,其敏感度和特异度均可以达到 90%以上,但因价格昂贵难以作为常规项目。目前仅用于血清 B_{12} 或叶酸测定难以确定是否有维生素缺乏或是哪一种维生素缺乏时才选用。须注意脱水和肾衰竭可使两者均升高。

(三)确定维生素缺乏的原因　需要借助病史、体检、胃肠道检查及寄生虫检查分析维生素缺乏的病因。疑有恶性贫血则可能需要测定血清内因子抗体和血清壁细胞抗体。

【治疗】

(一)补充治疗　根据"缺什么补什么"的原则,应补足应有的贮存量。维生素 B_{12} 缺乏可肌内注射维生素 B_{12},最常用为氰钴胺,每次剂量为 500~1 000μg,开始每天 1 次,连续 1 周,后改每周2次，共2周，然后每周1次，共4周；维持量为每月1次，每次1 000μg肌内注射，直到病因去除。凡恶性贫血、胃切除者、Imerslund综合征及先天性内因子缺乏者，需终身维持治疗。有神经系统症状的患者治疗剂量要比较大。维生素B_{12}的其他制剂也可选用，如羟钴胺(hydroxocobalamin)、甲钴胺(mecobalamin)。由于羟钴胺在组织潴留时间比氰钴胺长，因此可每1~3个月肌内注射1次，每次500~1 000μg。

晶体型维生素B_{12}亦可口服治疗，但需要较大剂量。因为只有1%~2%的口服维生素B_{12}可通过肠道被动弥散吸收。初剂氰钴胺每天1~2mg口服，连续3个月，维持量每天500μg用于摄入不足及食物中钴胺吸收不良患者，对恶性贫血患者需要每天1~2mg口服维持。

维生素B_{12}治疗1~2个月贫血被纠正，3~6个月左右神经系统症状改善。维生素B_{12}缺乏常同时加用叶酸治疗，有利神经系统恢复。一般不需输血，给予足量的治疗2~3天后患者状况就会有极大的改善，即使贫血尚未纠正。

叶酸缺乏者可口服叶酸，每日3次，每次1~5mg，对肠道吸收不良者也可肌内注射亚叶酸钙(甲酰四氢叶酸钙)3~6mg/d，直至贫血和病因被纠正。如不能明确是哪一种缺乏，也可以维生素B_{12}和叶酸联合应用。补充治疗开始后1周网织红细胞升高达到高峰，2周内白细胞和血小板恢复正常，约4~6周贫血被纠正。

(二) 其他原因导致的巨幼细胞贫血 如果是药物因素导致的，尽可能减量或停药。亚叶酸(5-甲酰基四氢叶酸)可以有效对抗叶酸拮抗药抑制二氢叶酸还原酶的作用，剂量为100~200mg/d。铁粒幼细胞贫血的巨幼变，可以试用维生素B_6，剂量必须达到100mg/d才有效。维生素B_1反应性巨幼细胞贫血用维生素B_1治疗，剂量25mg/d，成人反应较差。

(三) 病因治疗和其他辅助治疗 应积极去除病因，治疗原发疾患。上述治疗后如贫血改善不满意，要注意有否合并缺铁，重症病例因大量红细胞新生也可出现相对性缺铁，要及时补充铁剂。严重病例补充治疗后血钾可突然降低，因为大量血钾进入新生的细胞内，所以要及时补钾，尤对老年患者及原有心血管病者。营养性巨幼细胞贫血可同时补充维生素C、维生素B_1和维生素B_6。

【预防】

加强营养知识教育，纠正偏食习惯及不正确的烹调习惯。婴儿应提倡母乳喂养，合理喂养，及时添加辅食品。孕妇应多食新鲜蔬菜和动物蛋白质，妊娠期可补充叶酸，400μg/d是标准剂量，如果以前出生过神经管缺陷的婴儿，则每天补充叶酸4mg。在营养性巨幼细胞贫血高发区，应积极宣传改进食谱。对慢性溶血性贫血、骨髓增殖性疾病或长期服用抗癫痫药者应给予叶酸预防性治疗(1mg/d)，全胃切除者应每月预防性肌内注射维生素B_{12} 1次(100~1 000μg)。长期服用质子泵抑制剂或H_2受体拮抗药的消化道溃疡患者也需预防性口服维生素B_{12}(1 000μg/d)。素食者应该经常补充维生素B_{12}片剂(平均5~10μg/d)。

推荐阅读

1. GOLDMAN L,SCHAFER A I. Goldman's Cecil Medicine[M]. 26th ed. Philadelphia:Elsevier Inc. Megaloblastic Anemias. 2019:1069-1076.
2. HUNT A,HARRINGTON D,ROBINSON S. Vitamin B_{12} Deficiency[J]. BMJ,2014(349):g5226.

第六节 红细胞膜缺陷所致的溶血性贫血

王小钦 林果为

遗传性红细胞膜病主要是由于红细胞膜蛋白的质和量的改变所致。影响红细胞膜不稳定的因素有以下几类：①膜的变形性与胆固醇含量有关，磷脂与胆固醇的比值改变，将出现溶血。②膜骨架结构异常是引起膜不稳定的主要因素。③ATP缺乏时细胞内K^+少，Na^+多，Mg^{2+}也增多；Ca^{2+}与收缩蛋白结合，使红细胞变形能力差，渗透性脆性增加，易于破坏。

红细胞膜由双层脂质及膜蛋白构成。膜蛋白种类繁多，膜蛋白电泳至少有7条以上电泳区带，以分子量从大到小排列命名为带1~带7，其中带1和带2分别为收缩蛋白的α链和β链；带2.1为锚蛋白；带3蛋白是红细胞的阴离子交换蛋白；带4.1蛋白功能可加强收缩蛋白与肌动蛋白连接及通过它与血型糖蛋白连接；带4.2蛋白可加强锚蛋白与带3蛋白之间的连接；带5为肌动蛋白带。带1、2、2.1、4.1和5蛋白主要组成骨架蛋白，维持红细胞形态和变形能力。带3蛋白和血型糖蛋白，均嵌入膜中，和红细胞内阴离子转运和能量代谢有关，后者是红细胞的血型标志(数字资源16-2-6-1)。

数字资源16-2-6-1

数字资源16-2-6-1 红细胞膜结构的模式图

一、遗传性球形红细胞增多症

遗传性球形红细胞增多症(hereditary spherocytosis,HS)是一种红细胞膜缺陷引起的遗传性溶血性贫血。其遗传方式有常染色体显性遗传、隐性遗传及新的突变等，其中75%的病例是常染色体显性遗传。有1/4的HS没有明确的家族史，可能与基因新突变有关。本病为国内和北欧人遗传性膜缺陷病中最常见者，北欧人群发病率为1/3 000~1/2 000。临床主要特征有球形红细胞显著增多，对低渗盐液脆性增加，并有不同程度的黄疸和脾大。脾切除疗效良好。

【病因与发病机制】

HS的基本病变是基因突变，导致膜骨架蛋白缺陷。其分子缺陷主要发生在锚蛋白、膜收缩蛋白、带3蛋白和带4.2蛋白。锚蛋白(*ANK1*)突变约占50%，带3蛋白(*SLC4A1*)突变占20%，收缩蛋白β链和α链(*SPTB*和*SPTA1*)突变占20%，带 4.2 蛋白(*EBP42*)突变较少。由于收缩蛋白缺乏导致膜脂质缺乏支撑而自动流失,最终使膜表面积丢失,形成球形红细胞。

球形红细胞的直径虽然小于 6μm,但由于细胞膜变形性和柔韧性减退而被阻留在脾索内,不能通过内皮细胞间空隙(直径仅为 3μm 左右)进入脾窦。大量红细胞在脾索内滞留过程中,ATP 及葡萄糖进一步消耗,代谢缺陷更加剧,终至破坏而溶解。

【临床表现】

HS 是一组异质性疾病,可有不同的遗传方式、不同膜蛋白缺陷及不同临床严重度,临床表现多样,诊断困难。典型的表现为贫血、黄疸和脾大。贫血可轻可重,甚至无贫血。外周血片球形红细胞可多可少,即使无球形红细胞也不能排除 HS。黄疸和贫血严重程度可不成比例,HS 患者可合并 Gilbert 综合征,合并时黄疸重,但无贫血。根据疾病严重程度分为以下四型(表 16-2-6-1)。

表 16-2-6-1　HS 根据疾病严重程度分型

分型	血红蛋白/(g·L^{-1})	网织红细胞百分比/%	胆红素/(μmol·L^{-1})	脾切除术
携带者	正常	<3	<17	无指征
轻型	110~150	3~6	17~34	通常不推荐
中型	80~120	>6	>34	可能需要
重型	<80	>10	>51	有指征,尽量 6 岁后手术

人群中以轻型占多数,携带者和轻型 HS 甚难诊断,只有在临床突发事件,如妊娠、叶酸缺乏、感染等时才出现贫血。凡 40 岁以下患者出现胆石症、间歇性黄疸、贫血、新生儿期高胆红素血症等,都应排除 HS 可能。

并发症包括:①溶血危象最常见,病程呈自限性,一般发生于各种感染所致的单核巨噬细胞系统功能一过性增强;②AA 危象少见,症状重可危及生命,常需要输血,一般由人类微小病毒 B_{19} 感染所致;③巨幼细胞贫血,反复溶血、妊娠等没有及时补充时可出现;④胆囊结石,超过一半的 HS 患者有胆红素性胆囊结石症;⑤其他少见的并发症,包括下肢复发性溃疡、慢性红斑性皮炎和痛风,脾切除后可痊愈,发育异常或智力迟钝很罕见。

【实验室检查】

(一)血常规检查　除非有急性发作,贫血一般不重,但溶血危象时血红蛋白可低至 30g/L 左右。网织红细胞计数增高,一般为 5%~20%。当再生障碍危象发生时,可表现为严重贫血、网织红细胞显著减少。多数患者 MCHC 增高,MCV 降低,呈小细胞高色素性贫血。红细胞形态单一,体积小,呈球形,细胞中央浓密而缺乏苍白区,细胞直径变短但厚度增加(见文末彩图 16-2-6-1)。典型小球形红细胞数量可从 1%~2% 到 60%~70%,大多在 10% 以上(正常人<5%)。部分 HS 无球形红细胞的典型表现。

(二)红细胞渗透脆性试验　红细胞渗透脆性(OF)试验是测定红细胞在不同浓度的低渗盐水溶液内的抵抗能力,主要受红细胞表面积和体积比值的影响。HS 红细胞表面积/体积比值低,渗透脆性增高。正常红细胞开始溶血的生理盐水浓度为 0.42%~0.46%,完全溶血为 0.28%~0.32%,HS 红细胞开始溶血的浓度多为 0.52%~0.72%。红细胞渗透性脆性试验的灵敏度约 66%,约 20%~25%患者缺乏典型的球形红细胞,OF 试验结果可正常,但将患者红细胞孵育 24 小时后,再进行 OF 试验,可使灵敏度提高(图 16-2-6-2)。免疫介导的溶血性贫血和

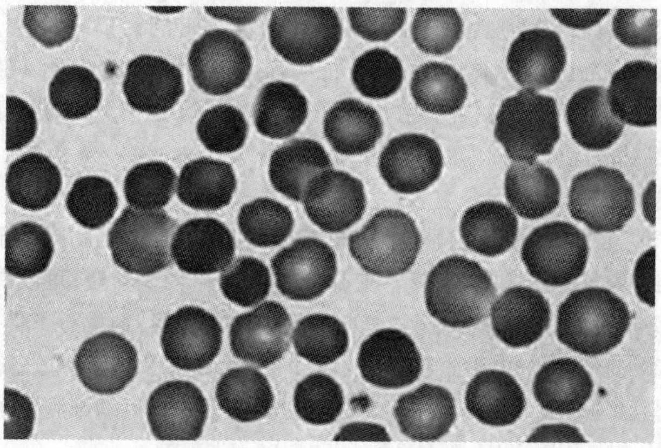

图 16-2-6-1　外周血涂片示球形红细胞

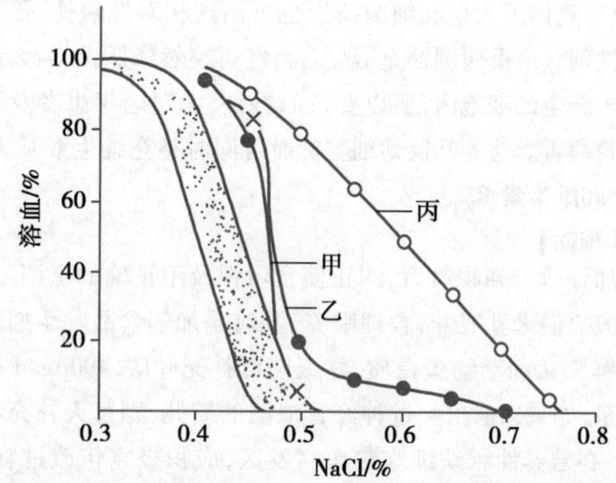

图 16-2-6-2　HS 红细胞渗透脆性试验的各种不同曲线

甲. 轻型,球形红细胞很少,曲线形态接近正常,稍向右偏;乙. 球形红细胞稍多,大部分曲线接近正常形态,但尾端则在较高浓度中,呈拖尾曲线;丙. 重型,球形红细胞占优势,曲线全偏向右。有点状部分曲线为正常人(图中最左侧)。

其他溶血疾患可能出现假阳性。新技术采用流式细胞仪进行OF试验(FCM-OF),用流式细胞仪测定在等渗溶液中的红细胞数量和按比例加入重蒸馏水后在低渗溶液中剩余红细胞的数量,当剩余红细胞百分率低于23.6%时,诊断HS的敏感性为100%,特异性为98%,比传统的OF试验要准确和稳定。

(三) 酸化甘油溶血试验 酸化甘油溶血试验(acidified glycerol lysis test,AGLT)是测定红细胞在一定浓度的甘油试剂中的溶解速度,用溶解率在50%时的时间来表示(称$AGLT_{50}$),正常参考值>290秒,HS的$AGLT_{50}$一般在140秒之内,较正常人显著缩短。作为HS的过筛试验,灵敏度高于OF试验,但特异度不高,自身免疫性溶血性贫血、慢性肾衰竭、白血病、妊娠期妇女可能出现假阳性。

(四) 伊红-5'-马来酰亚胺结合测定 应用伊红-5'-马来酰亚胺(eosin-5-maleimide,EMA)标记红细胞,流式细胞仪测定荧光强度。可反映Rh相关的整合蛋白和带3蛋白的量。HS的荧光强度显著降低。作为HS筛检试验,其灵敏度为92.7%,特异度为99.1%。

(五) 其他 红细胞膜蛋白SDS-PAGE分析,多数病例可以发现收缩蛋白等骨架蛋白缺少。应用基因测序技术可在基因水平检出膜蛋白基因缺陷。

【诊断与鉴别诊断】

典型病例具有外周血球形红细胞增多(>10%)、红细胞渗透脆性增加,有明确的家族史,无论有无脾大、黄疸、贫血等症状,诊断都可确立。

如果外周血球形红细胞<10%,需做渗透脆性试验、酸化甘油溶血试验、流式细胞术伊红-5'-马来酰亚胺结合试验等加以证实。

如果球形细胞不够多,又无家族史,则需要红细胞膜蛋白组分分析和基因分析等,并需要排除先天性非球形红细胞溶血性贫血。

外周血涂片出现球形红细胞,除了HS外,还见于温抗体型自身免疫性溶血性贫血,新生儿ABO血型不合溶血病,热损伤,微血管病性溶血,肝脏疾病,败血症,输血反应的溶血,某些蛇、蜘蛛、毒虫咬伤,严重的低磷血症等,要注意鉴别。HS患者抗球蛋白试验阴性,自身免疫性溶血性贫血多为阳性。

【治疗】

脾切除对本病有显著疗效。但切脾后球形红细胞数不变甚至反而增多,但红细胞寿命接近正常。应严格掌握切脾指征,因为切脾后可发生致命的败血症,尤其是儿童发生率较高。此外尚有切脾后反应性血小板增多症和肺动脉高压及术后血栓形成的危险。因此,脾切除适用于严重型HS,中度HS有脾大贫血,如可代偿,也可不切脾。脾切除术的指征为:①Hb≤80g/L、网织红细胞百分比≥10%的重型患者。②Hb 80~110g/L、网织红细胞百分比8%~10%的患者符合以下情1种以上者:a. 贫血影响生活质量或体能活动;b. 贫血影响重要脏器功能;c. 发生髓外造血性肿块。③年龄限制:主张10岁以后手术。对于重型HS,手术时机也应尽可能延迟至6岁以上。应提倡腹腔镜切脾,儿童严重型HS也可考虑脾次全切除,以减少术后感染,但易复发。有症状的胆石症才考虑同时切除胆囊。脾切除失败的原因为:①存在副脾;②因手术中脾破裂而致脾组织植入腹腔形成再生脾;③特殊类型的重型HS;④诊断错误或同时合并其他溶血性疾患(如葡萄糖-6-磷酸脱氢酶缺乏症)。

脾切除之前要注射肺炎链球菌、流感嗜血杆菌、脑膜炎球菌疫苗,术后如果有发热要及时就诊。术后是否需要常规预防性应用抗生素存在争议。术前或重型HS应补充叶酸(1mg/d)。

二、遗传性椭圆形红细胞增多症

遗传性椭圆形红细胞增多症(hereditary elliptocytosis,HE)是一组以外周血红细胞呈椭圆形改变为特征的遗传性溶血性贫血。HE的发生率低于HS,但疟疾高发区其发病率较高。HE常见的基因突变为:*SPTA1*、*SPTB*、*EPB41*。

HE有4种类型,即普通型HE、遗传性热变性异形红细胞增多症(hereditary pyropoikilocytosis,HPP)、球形细胞性HE和口形细胞性HE,后者又称东南亚卵圆形细胞增多症(Southeast Asian ovalocytosis,SAO)。其中普通型、球形细胞性HE及SAO为常染色体显性遗传,HPP为常染色体隐性遗传,因此多数病例可追溯到家族史。

普通型HE最常见。杂合子无症状,仅见外周血有椭圆形红细胞。纯合子或双重杂合子按贫血、黄疸、脾大的程度分轻、中、重3型,红细胞形态呈椭圆形和棒形(见文末彩图16-2-6-3),OF增高,脾切除可获得不同程度的改善。多数轻型和杂合子携带者无须治疗,但轻型HE在合并感染性脾大时也可诱发显著溶血。

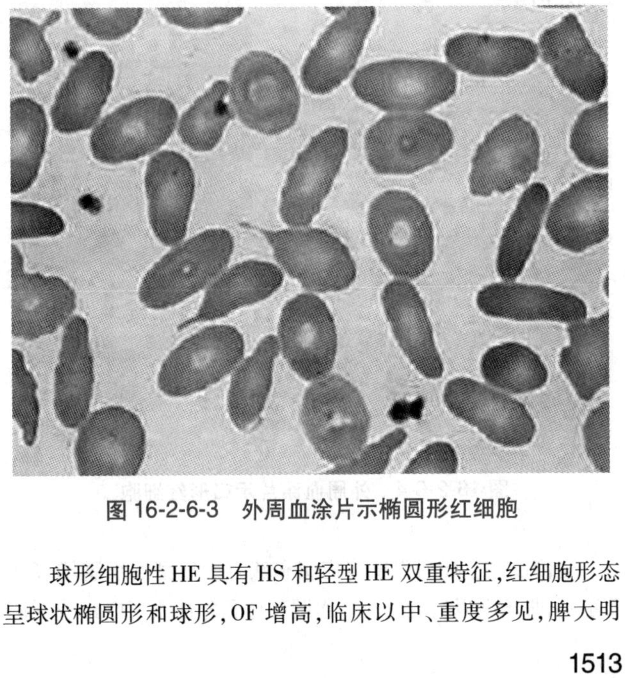

图16-2-6-3 外周血涂片示椭圆形红细胞

球形细胞性HE具有HS和轻型HE双重特征,红细胞形态呈球状椭圆形和球形,OF增高,临床以中、重度多见,脾大明显，脾切除可获得明显改善。

HPP 红细胞形态以小椭圆形、小球形、大量碎裂和不规则异形为特征，MCV 明显下降，OF 增高，临床中以中、重度多见，脾大明显，切脾可获得部分改善。

SAO 在东南亚地区多见，分子病变累及带 3 蛋白，红细胞形态呈口形样卵圆形，中间有横嵴，红细胞膜僵硬，具有抵抗疟原虫的入侵，OF 降低。纯合子可产生致死性溶血，因此仅见杂合子存活者，后者无症状无脾大，无须治疗。

HE 的诊断主要依据外周血片椭圆形红细胞的增多，一般约占 25%~90%。正常人椭圆形红细胞一般不超过 5%~15%。须与其他引起椭圆形红细胞增多的疾病，如轻型珠蛋白生成障碍性贫血、缺铁性贫血、巨幼细胞贫血、骨髓纤维化、MDS、红细胞丙酮酸激酶缺乏症加以区别。

多数 HE 患者不需要治疗，贫血严重者可以脾切除，但增加血栓的风险，要严格掌握指征，其手术指征参见 HS。溶血严重的患者要补充叶酸。经常做 B 超检查有无胆囊结石。

三、遗传性口形红细胞增多症

遗传性口形红细胞增多症（hereditary stomatocytosis）是一组罕见的常染色体显性遗传性慢性溶血性贫血。细胞形态学特点为红细胞中心苍白区像一条长孔，类似一个微张的鱼口（见文末彩图 16-2-6-4）。这类细胞在正常人血片中也可找到，但一般少于 4%。发病机制认为系红细胞膜蛋白质异常，导致红细胞膜阳离子通透性异常。临床上有 3 型：①水肿型，因红细胞膜阳离子通透性异常，导致 Na^+ 和水内流，引起红细胞水肿，MCV 升高，OF 增加；②脱水型，曾称遗传性干瘪细胞增多症（hereditary xerocytosis），因红细胞膜阳离子通透性异常，导致细胞内阳离子及水的丢失，引起红细胞脱水，除出现口形细胞外，同时见靶形、棘形细胞，MCHC 增加，OF 减低；③中间型，不属于上述两型。

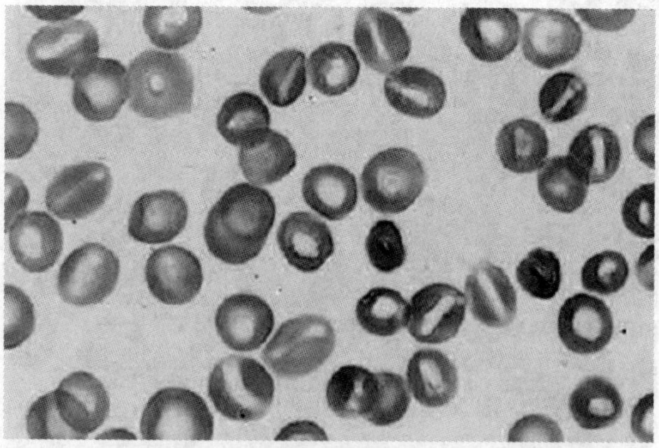

图 16-2-6-4　外周血涂片示口形红细胞

遗传性口形红细胞增多症应和获得性口型红细胞增多症相鉴别，临床上以后者常见。水肿型应和急性酒精中毒或肝病相鉴别；脱水型应和镰状细胞综合征、遗传性球形红细胞增多症和血红蛋白 C 病相鉴别。

严重水肿型口形细胞增多症脾切除有效，但某些患者在切脾后可发生高凝状态和血栓形成。脱水型脾切除属禁忌，因为具有术后血栓形成的高度危险性。

遗传性球形红细胞增多症典型病例见扩展阅读 16-2-6-1。

扩展阅读16-2-6-1

扩展阅读 16-2-6-1　遗传性球形红细胞增多症（病例）

推荐阅读

KIM Y, PARK J, KIM M. Diagnostic approaches for inherited hemolytic anemia in the genetic era[J]. Blood Res, 2017, 52(2): 84-94.

第七节　红细胞酶缺陷所致的溶血性贫血

王小钦

一、概　述

红细胞酶缺陷（erythrocyte enzyme deficiency）所致的溶血性贫血又称红细胞酶病（erythrocyte enzymopathy）。遗传性红细胞酶病是指参与红细胞代谢（主要是糖代谢）的酶由于基因缺陷，导致活性改变而发生溶血的一组疾病，通常没有红细胞形态改变，血常规和溶血常规试验也无特征性变化，以往统称为先天性非球形红细胞溶血性贫血。迄今已知 19 种酶缺陷和 1 种酶（腺苷脱氨酶）活性增加可所致溶血。红细胞酶按照其在红细胞内的代谢作用可归纳为以下三类：①无氧糖酵解途径中的有关酶；②磷酸戊糖旁路和谷胱甘肽代谢的酶；③参与核苷酸代谢的酶。

成熟红细胞无核，细胞器已全部消失，不能进行核酸和蛋白质合成，也不能通过三羧酸循环以及氧化磷酸化进行糖的有氧氧化供能，且又无糖原储存，因此红细胞所需能量主要来源于血浆中的葡萄糖，作为细胞代谢的主要底物，葡萄糖通过两种途径代谢：糖酵解途径和磷酸戊糖旁路（图 16-2-7-1），产生红细胞生存所需的 ATP 和还原型辅酶Ⅰ（NADH）、还原型辅酶Ⅱ（NADPH），保护红细胞免于过早破坏。参与代谢的葡萄糖约 90%~95%通过糖酵解途径转化成乳酸，这是成熟红细胞合成 ATP 的主要途径。糖酵解途径也是红细胞 NADH 的主要来源。另外大约 5%~10%的葡萄糖通过磷酸戊糖旁路代谢，是红细胞 NADPH 的主要来源。NADPH 使红细胞中保持高浓度的还原型谷胱甘肽（GSH），能保护红细胞免受氧化剂的损伤。

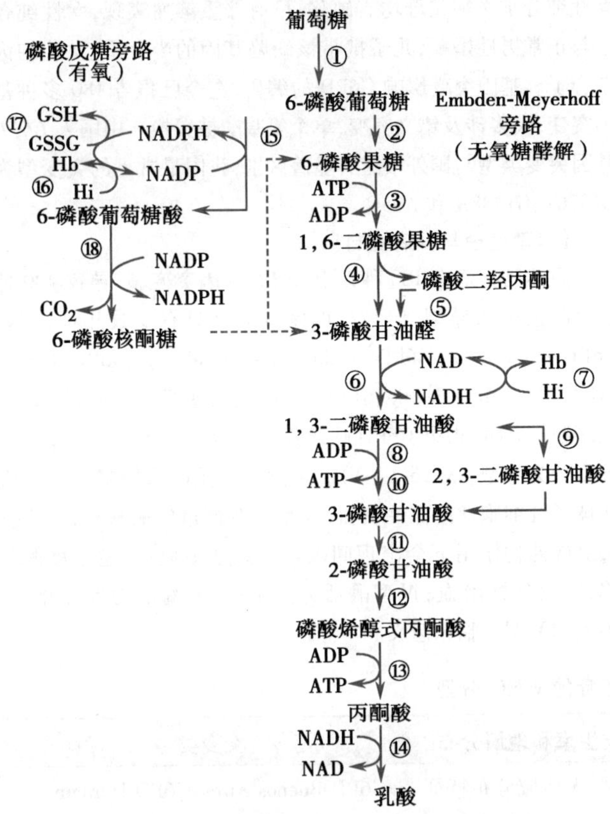

图 16-2-7-1 红细胞代谢途径和相关酶缺陷

GSH. 还原型谷胱甘肽；GSSG. 氧化型谷胱甘肽；NADPH. 还原型辅酶Ⅱ；NADP. 氧化型辅酶Ⅱ；ATP. 腺苷三磷酸；ADP. 腺苷二磷酸；NAD. 氧化型辅酶Ⅰ；NADH. 还原型辅酶Ⅰ；①己糖激酶；②磷酸葡萄糖异构酶；③磷酸果糖激酶；④醛缩酶（二磷酸果糖酶）；⑤磷酸丙糖异构酶；⑥甘油醛-3-磷酸脱氢酶；⑦NADH-高铁血红蛋白还原酶；⑧磷酸甘油酸激酶；⑨二磷酸甘油酸变位酶；⑩二磷酸甘油酸磷酸酶；⑪磷酸甘油酸变位酶；⑫烯醇酶；⑬丙酮酸激酶；⑭乳酸脱氢酶；⑮葡萄糖-6-磷酸脱氢酶；⑯NADPH-高铁血红蛋白还原酶；⑰谷胱甘肽还原酶；⑱6-磷酸葡萄糖酸脱氢酶。

红细胞酶缺陷所致溶血性贫血可分为以下三类：

（一）红细胞无氧糖酵解途径酶缺陷所致溶血性贫血 无氧糖酵解途径（Embden-Meyerhoff pathway）是红细胞内 ATP、2,3-DPG 和 NADH 的主要来源。每分子葡萄糖经糖酵解最终生成 2 分子乳酸，净生成 2 分子 ATP，是成熟红细胞获取能量的主要方式。2,3-DPG 是红细胞中调节 Hb 对 O_2 亲和力的重要因素。NADH 的主要作用是还原高铁血红蛋白，以维持血红素铁的还原状态。

无氧糖酵解需要一系列酶的催化作用。任何酶的缺陷都能影响无氧糖酵解过程的进行，使 ATP 合成减少，导致红细胞能量缺乏，从而引起红细胞变形能力降低，红细胞形态异常，引起溶血。

红细胞无氧糖酵解途径酶缺陷疾患包括丙酮酸激酶（PK）缺乏症、葡萄糖磷酸异构酶（GPI）缺乏症、磷酸果糖激酶（PFK）缺乏症、2,3-二磷酸甘油酸变位酶（DPGM）缺乏症、己糖激酶（HK）缺乏症、磷酸甘油酸激酶（PGK）缺乏症等。

按红细胞酶病发病率高低排列，葡萄糖-6-磷酸脱氢酶（G6PD）缺乏症居第一位，PK 缺乏症第二位。遗传方式除 PGK 缺乏症是 X 连锁隐性遗传（仅男性患病）外，其他均为常染色体隐性遗传。一般纯合子或双重杂合子具有溶血表现，杂合子患者的红细胞含有突变的酶，且活性低于正常，但临床无溶血表现。溶血呈慢性过程，符合先天性非球形红细胞溶血性贫血（CNSHA），常伴脾大。可在婴幼儿或青少年开始出现症状。某些酶缺陷尚可引起其他组织的酶缺陷，如 PFK 缺乏症可累及红细胞和肌肉，出现肌无力表现。

（二）红细胞磷酸戊糖旁路和谷胱甘肽代谢酶缺乏所致的溶血性贫血 磷酸戊糖旁路（pentose phosphate pathway），从属于红细胞无氧糖酵解途径，后者所产生的 6-磷酸葡萄糖（G-6-P）在葡萄糖-6-磷酸脱氢酶（G6PD）的作用下生成 6-磷酸葡萄糖酸（6-PG）；接着又在 6-磷酸葡萄糖酸脱氢酶催化下变为 5-磷酸核酮糖和 CO_2。在这一系列过程中所产生的 H^+，使氧化型辅酶Ⅱ（NADP）还原成为还原型辅酶Ⅱ（NADPH）。NADPH 是一种重要辅酶，在谷胱甘肽（GSSG）还原酶催化下，使氧化型谷胱甘肽（GSSG）还原为还原型谷胱甘肽（GSH）。GSH 是红细胞重要的抗氧化物质，成熟红细胞可合成大量 GSH，后者可保护红细胞免受氧化物质的损伤。活性氧包括 H_2O_2、超氧阴离子（O_2^-）和羟自由基（·OH），这些氧化物质（以 H_2O_2 为代表）的蓄积就可损伤红细胞的蛋白和脂质。GSH 的功能可清除 H_2O_2 对细胞的毒害作用，维持含巯基物质包括 Hb、膜蛋白、酶类的还原状态，从而维持红细胞的正常功能和寿命。所以足够量的 GSH 对保持红细胞的稳定性具有很重要的意义。红细胞磷酸戊糖旁路和谷胱甘肽代谢紧密结合从而保护了红细胞免受氧化物质的损伤。红细胞磷酸戊糖旁路酶缺乏所致溶血性疾患主要是葡萄糖-6-磷酸脱氢酶（G6PD）缺乏症，这是发病率最高的遗传性酶病。

（三）红细胞核苷酸代谢酶缺陷所致溶血性贫血 成熟红细胞不能合成嘌呤和嘧啶核苷酸，但可通过补救途径利用磷酸戊糖旁路生成的五碳糖合成核苷酸。临床上有 3 种红细胞核苷酸代谢酶缺陷所致的溶血性疾患：①嘧啶-5′-核苷酸酶（P5′N）缺陷所致溶血性疾患，发病率居遗传性红细胞酶病的第三位，和遗传性 GPI 缺陷并列第三；②红细胞腺苷脱氨酶（ADA）缺陷，系唯一因酶活力异常增高导致的遗传性溶血性贫血；③红细胞腺苷激酶（AK）缺陷。后两种少见。

二、葡萄糖-6-磷酸脱氢酶缺乏症

葡萄糖-6-磷酸脱氢酶缺乏症（glucose-6-phosphate dehydrogenase deficiency）是最常见的红细胞酶病。

【流行病学】

几乎所有的磷酸戊糖旁路缺陷均是因葡萄糖-6-磷酸脱氢酶（glucose-6-phosphate dehydrogenase，G6PD）缺乏所致，这是和溶血性贫血相关的最常见的酶异常，全世界约有 4 亿人受累。红细胞 G6PD 遗传缺陷患者遍及世界各大洲，以东半球的热带和亚热带地区为主，不同种族的发生率有很大差异，最高者为土耳其东南部的犹太人(58.2%),也多见于美国及非洲黑种人、意大利和希腊白种人,以及西班牙和葡萄牙血统犹太人。因为疟疾流行区 G6PD 缺陷发生率特别高,所以认为 G6PD 缺陷可能是逃避恶性疟疾感染的一种优势选择。我国广西壮族自治区的某些地区(15.7%)、海南省黎族(13.7%)、云南省傣族发病率较高,其次为四川省简阳市及广东省等。复旦大学附属华山医院采用荧光斑点试验普查发现,上海地区一般人群 G6PD 缺乏症患病率为 0.87%(标化率 1.38%)。

【病因】

G6PD 基因定位于 X 染色体(Xq28)。遗传方式为 X 伴性不完全显性遗传,具有不同的表现度。男性患者为半合子,由于只有一条 X 染色体,故酶活力显著缺乏,男性患者与正常女性婚配,所生儿子全部正常,女儿全部为杂合子。女性有两条 X 染色体,女性杂合子的另一条 X 染色体等位基因正常,通常溶血代偿良好,而无贫血,但如酶活力显著减低时也可有临床症状。女性杂合子与正常男性婚配,有 50%概率遗传给后代,获得突变基因的儿子有临床表现,女儿则 50%可能为杂合子。女性纯合子必须父母均有缺陷,可有严重溶血表现,女性纯合子与正常男性婚配,儿子携带该缺陷基因的半合子,女儿均为杂合子。基因突变影响 G6PD 的编码,迄今已报告 180 多种基因突变,大多涉及错义突变,单个氨基酸被置换。中国人 *G6PD* 基因突变类型与国外报道有显著区别,我国最常见的突变型为 G1376T、G1388A 和 A95G。

【病理生理与发病机制】

虽然已报道有 180 种以上 *G6PD* 基因突变型,导致 400 种以上的生化变异型,但常见的酶变异型只有少数几种,例如 G6PD A-(Gd^{A-})、G6PD Mediterranean(Gd^{Med})、G6PD Canton(Gd^{Canton})、G6PD Seattle、G6PD Union 变异型等,其中 Gd^{A-} 占绝大多数。WHO 根据 G6PD 缺乏程度和溶血严重度将 G6PD 变异型分为 5 型(表 16-2-7-1)。Ⅰ型有严重的酶缺陷引起慢性非球形红细胞性溶血性贫血;Ⅱ型也有严重的酶缺陷,通常在蚕豆或药物作用下会出现间歇性的急性溶血;Ⅲ型中度酶缺陷,偶发急性溶血;Ⅳ型酶活力正常;Ⅴ型酶活力反而增高。Ⅳ型和Ⅴ型无临床意义。

表 16-2-7-1 G6PD 缺乏症的 WHO 分型

分型	残留的酶活性	临床表现	发生率和地域分布	突变类型
Ⅰ	<1%	慢性溶血	罕见,无地域分布特征	G6PD-Buenos Aires,G6PD Durham
Ⅱ	<10%	蚕豆或药物相关的急性溶血	常见,全世界都有分布	G6PD Mediterranean,G6PD-Cassano,G6PD-Santamaria
Ⅲ	10%~60%	偶发急性溶血	疟疾流行地区常见	G6PD-A⁻,G6PD-Seattle,G6PD-Canton,G6PD-Rignano
Ⅳ	60%~90%(活性正常)	无症状	发生率未知	G6PD-Montalbano,G6PD-Orissa
Ⅴ	>110%(活性增加)	无症状	罕见	未报道

G6PD 缺陷红细胞由于不能生成 NADPH,GSH 显著减少,使红细胞对氧化剂的攻击敏感性增高,Hb 的巯基遭受氧化损害,形成高铁血红蛋白和变性 Hb,在红细胞内形成 Hb 沉淀物,并与变性的红细胞膜脂质和膜蛋白形成不可逆的变性珠蛋白小体沉淀在红细胞膜上,称 Heinz 小体。血涂片中需用活体染色如甲紫染色才能见到。在体内形成的 Heinz 小体易被脾从血循环的红细胞中"剔除",因此脾切除后患者的红细胞中会出现更多的 Heinz 小体。所谓"咬痕细胞"是指被脾摘除 Heinz 小体而形成缺失膜表面积的红细胞,可出现于急性溶血发作时的血液循环中。由于红细胞膜脂质和膜蛋白的氧化损伤,影响红细胞膜变形性,更易被脾扣留而破坏。

【临床表现】

G6PD 缺乏所致溶血的主要表现为四种临床类型:新生儿高胆红素血症、蚕豆病、先天性非球形红细胞溶血性贫血和药物或感染诱发的急性溶血性贫血。绝大多数 G6PD 缺乏症无临床表现,在暴露于感染或药物后发生急性溶血,除药物外,感染是诱发溶血的最主要的因素,糖尿病酮症酸中毒也能诱发 G6PD 缺陷的红细胞破坏。少数 G6PD 变异型酶活力严重缺乏,在没有感染或药物诱导下呈慢性溶血表现,但慢性先天性非球形红细胞溶血性贫血甚少见。在我国较多见的是蚕豆病和新生儿高胆红素血症及药物、感染诱发的急性溶血性贫血。

(一)新生儿高胆红素血症 其包括Ⅰ型和Ⅱ型 G6PD 缺乏症,常在缺乏明显氧化剂的情况下即发生严重溶血。特别要注意在出生后 24 小时内发生的黄疸,发病高峰在出生后 2~3 天。和 Gilbert 综合征合并存在,黄疸严重而贫血不明显。

(二)蚕豆病 蚕豆病(favism)俗称胡豆黄,是一种由于进食蚕豆后引起的急性血管内溶血性贫血。蚕豆病主要见于意大利、希腊和亚洲国家。我国四川、广西、上海、贵州、云南、安徽、广东、北京、江西等地均有报道,国内并不少见。本病因蚕豆中何种成分引起,尚不清楚。蚕豆中含有蚕豆嘧啶、香豌豆嘧啶、异尿咪和伴蚕豆嘧啶核苷,可能是致氧化性溶血的成分。有认为大巢豆素可产生自由基,和发病有关。但同一地区 G6PD 缺陷者仅部分人发病。有的患者并未每年食蚕豆,但均发病,发病程度与摄入蚕豆量不一定成比例。成人发病显著低于小儿。

患者中绝大多数为 1~5 岁儿童,3 岁以内占病例的 70%左右。男性显著多于女性,约占 90%以上。本病发生于 3~5 个月间蚕豆成熟季节。起病多急骤,均在食新鲜蚕豆后几小时(最短 2 小时)至几日内(一般 1~2 天,最长 15 天)突然发作。

其严重程度与摄入蚕豆量无关,有时虽进食1~2粒也会发病。患者贫血多严重,黄疸显著,有重度血红蛋白尿。重症患者尚有酸中毒及氮质血症。实验室检查G6PD活性中至重度缺乏,涉及酶变异型计有30余种。国内所见变异型与药物性溶血相似,Gd^{Med}对蚕豆敏感。

患者或家族中有过本病历史者,均应禁食蚕豆,但晒干、煮沸及去皮等处理后似可降低致病机会。多数患者停止食用可自行恢复,严重病例需要输血(应避免输亲属鲜血)及肾上腺皮质激素,并积极纠正酸中毒。

(三)慢性非球形红细胞性溶血性贫血 慢性非球形红细胞性溶血性贫血(chronic non-spherocytic hemolytic anemia, CNSHA)是红细胞酶病溶血性贫血的泛称,其中多数病例是由于G6PD缺陷所致的慢性溶血,具有以下几点特征:①孵育前红细胞渗透脆性试验多不增加;②孵育后自体溶血试验阳性,经加入葡萄糖或ATP可部分纠正;③铁粒幼细胞较多见,尤在脾切除后;④脾切除术治疗效果不明显或无效;⑤无异常血红蛋白血症。与药物溶血性贫血不同,自婴幼儿时期起即有轻至中度贫血,可因感染、服药而加重。明确肯定的与之相关的感染有伤寒、细菌性肺炎、肝炎等,此外尚有流感、传染性单核细胞增多症、钩端螺旋体病、水痘、腮腺炎等。CNSHA不包括红细胞膜病、血红蛋白病、免疫介导性溶血、PNH等。

脾常肿大,血中无球形红细胞。引起本症的G6PD变异型约80种以上,酶活性可低至0。一般情况良好或贫血不严重者不需输血。脾切除术后效果大多不佳,所以应严格掌握手术指征。

(四)药物或感染诱发的急性溶血性贫血 药物诱发的G6PD缺陷溶血性贫血以往称为伯氨喹型药物溶血性贫血。除伯氨喹外尚有多种药物(表16-2-7-2)均具有氧化剂或具有催化血红蛋白氧化变性作用的特性。

表16-2-7-2 可能诱导G6PD缺陷患者发生溶血性贫血的药物

药物	明确相关	可能相关	可疑相关
抗疟药	伯氨喹 帕马喹	氯喹	米帕林 奎宁
磺胺药	磺胺醋酰 磺胺吡啶 磺胺甲噁唑	磺胺二甲嘧啶 柳氮磺胺吡啶 格列本脲	磺胺苯砜 磺胺嘧啶 磺胺异噁唑
砜类	氨苯砜		
呋喃妥因类	呋喃妥英		
解热镇痛药	乙酰苯胺	阿司匹林	对乙酰氨基酚 非那西丁
其他药物	萘啶酸 尼立达唑 非那吡啶 复方新诺明	环丙沙星 氯霉素 维生素K 维生素C 美沙拉嗪	氨基水杨酸 多柔比星(阿霉素) 丙磺舒 二巯丙醇
其他化合物	樟脑丸 三硝基甲苯	铁苋菜提取物	

典型表现为在服药后2~3天有血管内溶血发作,一周左右贫血最严重,甚至发生周围循环或肾衰竭。停药后7~10天溶血现象逐渐减退。由于新生红细胞有较高的G6PD活力,因此停用药物后,随着幼红细胞的代偿增多,溶血常为自限性。但也有不自限者,与种族及不同酶变异有关。糖尿病、酸中毒及继发感染,均可加重甚至诱发溶血。重复用药可再度发作。如果间歇或持续少量用药,可发生慢性溶血。引起此类溶血的变异型有40余种,如Gd^{A-}、Gd^{Canton}等。

【实验室检查与诊断】

G6PD缺陷所致的溶血性贫血的诊断除服药史、家族史和临床表现外,主要依靠实验室检查,其方法有以下几种。

(一)筛查试验

1. 荧光斑点试验 如果受检标本中G6PD活性正常,则能将试剂中的NADP还原为NADPH,后者在长波紫外线(260~340nm波长)的照射下,发出蓝色荧光。10分钟内出现荧光为正常,10~30分钟间出现为中间缺乏值,30分钟不出现为严重缺乏。如果G6PD活性低于25%即无荧光产生。本试验操作方便,筛检试验中特异性最高。

2. 硝基四氮唑蓝纸片法 还原型辅酶Ⅱ(NADPH)通过吩嗪二甲酯硫酸盐的递氢作用,使硝基四氮唑蓝(淡黄色)还原成紫色的甲噁。NADPH生成的量与甲噁产生的量在一定范围内呈线性关系。根据颜色变化,判断有无G6PD缺乏。正常酶活性者,温育后纸片应转为紫色。酶活性缺乏者,纸片仍为红色。酶活性中间值或女性杂合子,纸片颜色介于正常与缺乏中间,为淡紫色。

3. 高铁血红蛋白还原试验 以高铁血红蛋白还原率间接

反映磷酸戊糖旁路代谢状态。在 G6PD 活性正常者还原率为≥75%，中度缺乏者为 31%～74%，重度缺乏者≤30%。该试验简便，敏感性较高，但假阳性高，逐渐被淘汰。

4. 红细胞 Heinz 小体计数　正常红细胞中不应发现 Heinz 小体。凡能引起高铁血红蛋白的化学物几乎都能在红细胞内产生 Heinz 小体，G6PD 缺乏及不稳定血红蛋白病导致溶血时也可发现 Heinz 小体。G6PD 缺乏导致急性溶血后 48 小时内，Heinz 小体明显增多。红细胞内 Heinz 小体>5%，有诊断意义。

（二）确诊试验

1. G6PD 酶活性定量测定　催化特异底物的酶活力定量法是诊断的“金标准”。国际血液学标准化委员会（ICSH）推荐 Beulter 确立的速率法，通过紫外分光光度计监测 37℃ 条件下红细胞 G6PD 酶反应初速度阶段催化产生的产物 NADPH 含量来计算酶活力。该方法是基于 WHO 推荐的 Zinkhamf 法、Glock 法、Mclean 法的改良。G6PD 活力正常参考值：（12.10±2.00）EU/gHb（37℃）；（8.34±1.95）EU/gHb（37℃，G6PD 校正）。

2. 基因型鉴定　应用 PCR 方法进行已知突变基因的鉴定。最常见的有 G6PD A-、地中海 G6PD Mediterranean 和亚洲 G6PD Canton。

上述各项试验必须在溶血高峰时操作，必要时 2～3 个月重复检验。同时检查患者母亲更有意义。此外，尚须注意和获得性 G6PD 缺乏症鉴别，白血病和 MDS 可有多种红细胞酶活性改变。复旦大学附属华山医院统计获得性 G6PD 缺乏症的患病率高达 43.1%（标化率 42.8%）。

G6PD 缺乏症往往有家族史、无法解释的新生儿高胆红素血症、外周血出现咬痕细胞和 Heinz 小体、在感染或服用药物或食用蚕豆后急性发作，这些均有助于临床诊断，确诊需要进行上述实验室检查。荧光斑点筛选试验和直接测定 G6PD 活力为最常用的试验。

【治疗】

在没有外源性氧化剂作用的情况下，绝大多数 G6PD 缺陷者的红细胞表现正常，因此 G6PD 缺陷本身不需要治疗。防治要点是避免氧化剂的摄入和积极控制感染。轻中度急性溶血者需立即停服相关药物或控制相应的感染，严重溶血者需少量反复输血。由于 G6PD 缺乏引起的新生儿溶血与一般新生儿溶血的处理基本相同，为了防止神经系统受损，当未结合胆红素>150μmol/L 时需要光疗，>300μmol/L 时需要输注红细胞进行换血疗法。注意水电解质平衡并保持足够多的尿量，警惕肾衰竭的发生。应用有关药物前，均应询问患者及其家属有无溶血或红细胞 G6PD 缺陷病史。抗氧化剂（维生素 E、硒）疗效不肯定。不推荐切脾治疗，除非是依赖输血的严重病例。

三、红细胞丙酮酸激酶缺乏症

丙酮酸激酶缺乏症（pyruvate kinase deficiency）简称 PK 缺乏症，是无氧糖酵解通路中红细胞酶缺陷所致的最常见的溶血性贫血。其发生频率仅次于 G6PD 缺陷，PK 等位基因突变频率为 51/100 万。国外报道患病率差异很大，多数报道为（3.2～8.5）/100 万，也有报道 2 万分之一。

【发病机制】

本病为常染色体隐性遗传。纯合子表现明显的溶血性贫血，而杂合子的表现型通常正常。遗传性红细胞 PK 缺乏症是结构基因突变产生性质异常的酶分子病，现已发现 PK 基因突变的数目已达 100 多种，且多数为错义突变，也会发生缺失突变和插入突变。

编码 PK 的有两种不同的基因（*PKM* 和 *PKLR*），编码生成四种不同的 PK 同工酶。PK 缺乏的溶血性贫血是由 *PKLR* 基因突变引起的。已知 *PKLR* 基因突变型超过 150 种。另一方面结构正常的酶生成减少也可导致 PK 缺乏。溶血严重度与酶缺乏程度不一定平行。

磷酸烯醇式丙酮酸在 PK 作用下转化为丙酮酸，同时使 ADP 转为 ATP 以供应能量。所以 PK 缺乏可使 ATP 产生减少，使红细胞内能量缺失和脱水，发生溶血。

【临床表现】

PK 缺乏症临床主要表现为慢性溶血性贫血，溶血严重程度不等，可以轻至完全被代偿，也可以严重到需经常输血。贫血与酶缺陷程度不相平行，因各种变异酶活力各不相同。杂合子酶活性下降 50%，可无溶血。溶血主要发生在纯合子。常呈慢性溶血过程，并不受药物或其他氧化剂影响，但可由感染激发。常有脾大。临床过程可因发生 AA 危象而复杂化，通常由微小病毒感染引起。绝大多数病例溶血过程开始于儿童时期，如有新生儿黄疸，通常需血浆置换，但很少发生核黄疸。10 岁以后胆石症发病率上升。脾切除术后，溶血常常减轻。

【实验室检查】

1. 红细胞 PK 酶活力测定　ICSH 推荐紫外分光光度速率法，通过紫外光谱检测 NADH 消耗量来反映 PK 酶催化活力。正常参考值为（15.00±1.99）EU/gHb（37℃）。测定时必须除去白细胞，因为 PK 缺乏症溶血者的白细胞 $PK\text{-}M_2$ 基因未受影响，白细胞 PK 活性是正常红细胞 PK 活性的 300 倍。部分红细胞 PK 缺乏变异型在高底物浓度时，红细胞 PK 活性接近正常，但在低底物浓度时活性明显降低；也有部分红细胞 PK 缺乏变异型在实验室检查上主要表现为对其变构因子二磷酸果糖（FDP）的反应异常。因此临床上怀疑红细胞 PK 缺乏，而红细胞 PK 荧光斑点筛选试验和常规的 PK 活力定量检查没有明显异常时，应考虑做低底物酶活力（Low S）测定，或加 FDP 的 PK 活力（Low S+FDP）测定。年轻的红细胞 PK 活性较高，而衰老的红细胞 PK 活性降低，因此在诊断红细胞 PK 缺乏时，应考虑到网织红细胞数量的影响。

2. PK 荧光斑点法初筛试验　正常参考值为 20 分钟内荧光消失。杂合子 25～60 分钟内荧光消失。纯合子 60 分钟以上荧光仍不消失。

3. 红细胞渗透脆性试验正常。

4. 红细胞形态　多数病例在脾切除术前红细胞形态变化不明显，但脾切除后血涂片中常有典型的小棘球形红细胞，但这并不是该病所独有。

【诊断】

有贫血、黄疸、脾大表现,不明原因的重度新生儿黄疸,要怀疑 PK 缺乏。筛查试验采用荧光斑点法。诊断“金标准”为直接测定红细胞 PK 酶活性,纯合子残存酶活力低于正常值的 50%,杂合子在正常值的 50%~75%。测定 *PK* 基因的特异性突变,可以明确基因型。

本病需与遗传性球形红细胞增多症、G6PD 缺乏症及血红蛋白病相鉴别。骨髓增生异常综合征和白血病可有获得性红细胞 PK 缺乏,须注意鉴别。

【治疗】

除严重贫血外一般不需输血。输血依赖者可以脾切除,有一定疗效,为了减少脾切除后的并发症和死亡率,一般>5 岁后才实施。慢性溶血者需补充叶酸、维生素 B_{12}。反复输血者要同时去铁治疗。多数病例可活到成年,仅少数死于严重贫血。

四、红细胞嘧啶-5′-核苷酸酶缺乏症

红细胞嘧啶-5′-核苷酸酶缺乏症(pyrimidine-5′-nucleotidase deficiency)是引起遗传性非球形红细胞溶血性贫血的常见病因之一,其发生率仅次于丙酮酸激酶缺陷,最早由 Valentine 等于 1972 年报道,目前国内外报道已有 60 余例,国内曾报告 2 例,其遗传方式为常染色体隐性遗传,编码基因位于 7p15~p14,患者自幼得病,贫血明显,伴巨脾,外周血嗜碱性点彩红细胞显著增多,多合并智能障碍。具有杂合性生化缺陷的患者家属常无血液学症状,因而不易发现。切脾后症状可部分改善。

推荐阅读

BELFIELD K D, TICHY E M. Review and drug therapy implications of glucose-6-phosphate dehydrogenase deficiency[J]. Am J Health-Syst Pharm, 2018,75(3):97-104.

第八节 血红蛋白病

翟晓文

一、概 述

血红蛋白病(hemoglobinopathy)是由于血红蛋白分子结构异常或珠蛋白肽链不能合成或合成不足所引起的一组遗传性血液病。临床可表现为溶血性贫血、高铁血红蛋白血症、缺氧或代偿性红细胞增多所致发绀。

【血红蛋白的组成和结构】

人类血红蛋白是一种结合蛋白,由珠蛋白和亚铁血红素组成,血红素由原卟啉与亚铁原子组成。一个血红蛋白有两对珠蛋白肽链:一对是 α 链,包括 α 与 ζ 两种,在载氧中有重要生理作用;另一对是非 α 链,有 β、γ、δ 及 ε 四种。ζ、ε、α 与 γ 链,分别组成胚胎早期(妊娠 3 个月以内)Hb、Hb Gower1($\zeta_2\varepsilon_2$)、Hb Gower2($\alpha_2\varepsilon_2$)、Hb Portland($\zeta_2\gamma_2$)。一条肽链连接一个血红素,构成一个血红蛋白单体,人类血红蛋白是由两对单体聚合而成的四聚体。

血红蛋白的四级结构:一级结构指由氨基酸顺序排列的肽链结构。氨基酸可分为亲水的极化氨基酸(侧链为羧基、氨基)与非极化氨基酸(侧链是芳香族)。侧链相互拉紧形成 α 螺旋,螺旋间由短而非螺旋形节段相连。螺旋形从 N 端至 C 端分别以 A~H 表示(图 16-2-8-1),α 链包含 7 个螺旋(无 D 螺旋),非 α 链包含 8 个螺旋。非螺旋形节段用 AB、CD 等表示,称为血红蛋白二级结构。肽链围绕血红素为中心,构成内外两层螺旋状蛇形盘曲的三维空间结构,为三级结构(图 16-2-8-1)。亲水氨基酸分布于外层,使血红蛋白能溶于水而不致沉淀;疏水氨基酸分布于内层,使水分子不能进入血红素腔内部,避免 Fe^{2+} 氧化为 Fe^{3+}。四个血红蛋白单体按一定的空间关系结合成四聚体:由相同三级结构血红蛋白单体结合成的四聚体称同质型四聚体,不同单体结合成异质型四聚体。四聚体为血红蛋白四级结构。

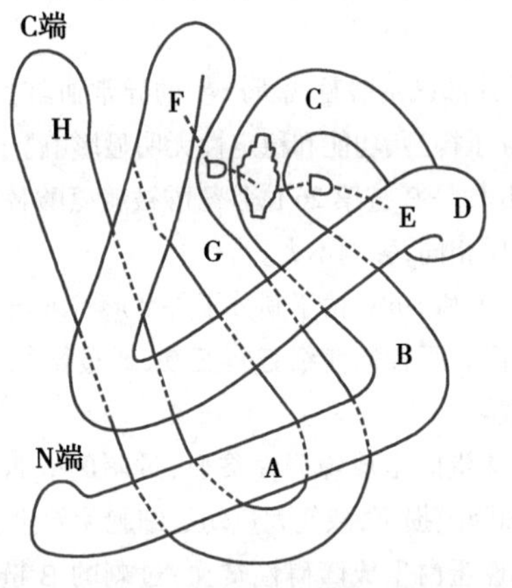

图 16-2-8-1 血红蛋白三级结构示意

肽链 N~C 端折叠成 8 个螺旋节段(A~H),螺旋节段由非螺旋节段(AB~GH)相连,血红素位于中心与 F_8E_7 组氨酸相连,构成内外两层螺旋状蛇形盘曲的三维空间结构。

【血红蛋白种类和异常血红蛋白】

正常人出生后有三种血红蛋白:①血红蛋白 A(HbA,$\alpha_2\beta_2$):占正常成人及 6 岁以上儿童血红蛋白总量的 90%以上。胚胎两个月时 HbA 即有少量出现,出生时占 10%~40%,出生 6 个月后即达成人水平。②血红蛋白 A_2(HbA_2,$\alpha_2\delta_2$):自出生 6~12 个月起,占血红蛋白的 2%~3%。③胎儿血红蛋白(HbF,$\alpha_2\gamma_2$):出生时占体内血红蛋白的 70%~90%,以后渐减,生后 6 个月其含量降至 1%左右。血红蛋白的不同肽链是由不同遗传基因控制的,α 链基因位于第 16 号染色体短臂,β、δ、γ 链位于第 11 号染色体短臂,呈连锁关系。

基因突变而致肽链氨基酸改变或缺如,导致珠蛋白分子结构改变,称为异常血红蛋白。若基因缺失或缺陷,导致珠蛋白链合成减少或缺乏,称为珠蛋白生成障碍性贫血或地中海贫血/海洋性贫血。主要集中在热带和亚热带地区,好发于地中海沿岸

等,在我国,广西壮族自治区、广东省、海南省发病率较高,其中广西壮族自治区地中海贫血基因携带率为12.22%~23.02%。

【种类和分子机制】

血红蛋白病种类繁多,临床症状多样,但归纳其结构变异所致功能异常,大致分为:

1. 分子内部氨基酸替代所产生的异常血红蛋白　非极性氨基酸被不同理化性质的氨基酸替代,会影响分子的构型和稳定性,包括血红蛋白M(Hb M)、不稳定血红蛋白(UHb)和氧亲和力改变的血红蛋白。

(1) Hb M:肽链中与血红素铁原子连接的组氨酸被酪氨酸所替代,使亚铁氧化成稳定的高铁状态,影响血红蛋白的正常释氧功能,组织供氧不足表现。高铁血红素且易与珠蛋白链分离而发生溶血。

(2) UHb:肽链中与血红素紧密结合的氨基酸发生替代或缺失,亚铁血红素氧化为高铁血红素;硫氢基氧化为硫化物,形成硫化血红蛋白。游离珠蛋白链在37℃即不稳定,四聚体解离为单体,在红细胞内聚集沉淀,形成包涵体,细胞膜变硬,在脾阻留而破坏。

2. 分子外部氨基酸替代所产生的异常血红蛋白　种类很多,一般对分子构型、功能和稳定性无明显影响。

(1) Hb E是β链第26位谷氨酸被赖氨酸替代,但两种氨基酸理化性质相同,影响不大。

(2) Hb S和Hb C由于其分子外部形状或电荷改变,缺氧时溶解度降低。两者均使细胞膜变硬,通过微循环障碍,在脾窦内阻留、破坏。

(3) β-珠蛋白生成障碍性贫血:过剩的α肽链形成多聚体,引起红细胞膜损害,致使大量幼红细胞无效生成。

(4) α-珠蛋白生成障碍性贫血:过剩的β链及γ链形成Hb H(β_4)或Hb Barts(γ_4)。Hb H是一种不稳定血红蛋白,Hb H包涵体结合在红细胞膜上,使膜对阳离子通透性发生改变,钾盐与水逐渐从红细胞内渗至胞外。缺钾红细胞寿命缩短,易被单核巨噬细胞破坏,导致溶血。Hb Barts对氧亲和力增高,造成组织缺氧。

【诊断】

本病分布因地域、种族而异,应详细询问患者国籍、籍贯、民族,临床有无黄疸、贫血、肝脾大、生长发育迟缓或发绀、红细胞增多,家系中有无同样病史患者。实验室检查包括网织红细胞计数、血细胞比容、外周血细胞形态及红细胞脆性试验,了解有无低色素、小细胞性贫血。对提示有血红蛋白病可能的患者及其家系进行基因诊断和产前诊断进一步确诊。

【预防与治疗】

在此病高发地区及家系中,务必行婚前检查、遗传咨询及血红蛋白病筛查工作,劝阻均为本病基因携带者婚配;对高危家系应作产前诊断,早期发现重型胎儿,终止妊娠。

二、珠蛋白生成障碍性贫血

珠蛋白生成障碍性贫血(hematological diseases in the formation of aplastic anemia)又称海洋性贫血或地中海贫血(thalassemia),因珠蛋白链合成缺陷致珠蛋白链合成不平衡,致无效红细胞生成。它是一组遗传异质性溶血性贫血,是人类最常见的单基因疾病,按受抑制的肽链不同而区分为α、β、δ、δβ和γβ-珠蛋白生成障碍性贫血等,以α及β型最常见。

(一) α-珠蛋白生成障碍性贫血　其亦称α-地中海贫血(α-thalassemia),是一组常染色体隐性遗传病,是我国长江以南各省发病率最高、影响最大的遗传病之一。

1. 流行病学　世界人口中约5%有珠蛋白变异,其中1.7%有α-地中海贫血症状。男女患病率一样,新生儿发病率约4.4/10 000。α-地中海贫血常发生在非洲和东南亚人群中。我国长江以南的广大地域为该病的高发区,尤以广西壮族自治区、广东省和海南省最为严重,这些地区人群中的重型地中海贫血(包括Hb H病)的发生率为1.2‰~8.1‰,其中α^0-地中海贫血发生率为8.5%,新生儿携带率为0.23%。在北方地区少见。

2. 分子机制　α珠蛋白由16号染色体上的2个基因控制。单基因缺失导致α-地中海贫血携带者,血液学检测正常,临床无表型。2个基因缺失导致小红细胞症和无贫血的轻度α-地中海贫血。3个基因缺失导致的Hb H病(中度α-地中海贫血)有小红细胞性贫血、溶血和脾大。4个基因缺失导致的Bart胎儿水肿综合征(属于重度α-地中海贫血)常有致死性胎儿水肿。

3. 临床表现

(1) 静止型:无任何临床症状和体征,其父母一方有α-地中海贫血。

(2) 标准型:即轻型α-地中海贫血。临床症状轻,有轻度贫血;其父母一方有α-地中海贫血。

(3) Hb H病:亦称中间型α-地中海贫血。该型患者的临床表现多样,约半数在20岁以后发病。多数患者病情较轻,主要表现为轻、中度的贫血和肝脾大;重者则伴黄疸。少数可伴骨骼轻微改变,不影响生长发育,因此无地中海贫血貌。某些严重者的表现与纯合子型β-地中海贫血类似。往往父母双方都有α-地中海贫血。

(4) Bart胎儿水肿综合征(Bart fetus dropsy syndrome):妊娠30~40周时即可发生宫内死亡,或在早产或出生后数小时内死亡。胎儿皮肤苍白、全身水肿和各浆膜腔积液,伴或不伴黄疸、皮肤出血、肝脾大,胎盘大而脆,脐带水肿明显。其父母均为--/αα型地中海贫血。

4. 血液学筛查　血常规检查是α-地中海贫血筛查的首选方法,α-地中海贫血的红细胞重要特征之一是小红细胞和低色素。目前国内成人α-地中海贫血的参考标准为:红细胞平均体积(MCV)<80fl;红细胞平均血红蛋白(MCH)<26pg。对各种血红蛋白进行定性、定量检测分析:①血红蛋白电泳;②毛细管电泳;③高效液相色谱。国内将HbA2<2.5%作为α-地中海贫血的阳性指标。

5. 基因诊断

(1) α-地中海贫血缺失型:α-地中海贫血基因是16号染

色体末端16p13.3人珠蛋白基因*HBA1*和*HBA2*。目前已知基因突变主要是结构基因的缺失或点突变。全球发现约65种不同的缺失，在中国人群中已鉴定出5种α^0-地中海贫血基因（2个α基因都缺失）：$--^{SEA}$、$--^{THAI}$、$--^{FIL}$、$--^{HW}$和$--^{11.1}$，3种α^{+-}地中海贫血基因（1个α基因缺失）：$-\alpha^{3.7}$、$-\alpha^{4.2}$和$-\alpha^{2.7}$。$--^{SEA}$是我国南方最常见的基因类型，其余依次为：$-\alpha^{3.7}$、$-\alpha^{4.2}$、$\alpha^{CS}\alpha$和$\alpha^{QS}\alpha$，这5种基因约占我国人群突变的90%。

（2）α-地中海贫血非缺失型：非缺失型的α-地中海贫血由点突变、核苷酸插入等导致。目前已发现约72种不同的突变，最常见的为α^{IVSI}(-5nt)、多腺苷酸点突变α_2、α_2^{AATGAA}和α_2^{AATA}--。

6. 基因诊断技术 α-地中海贫血基因有两个富含GC、高同源性的α1和α2基因，可以使用高保真、热稳定性好的特异引物和特异反应条件进行扩增。目前，检测α-地中海贫血突变类型的技术主要有下列8种。

（1）DNA印迹法：传统的诊断缺失型α-地中海贫血的技术方法，准确、可靠，但操作复杂，且存在同位素放射性污染等诸多问题。

（2）寡核苷酸（ASO）探针检测法：检测点突变或缺失引起的遗传性疾病的灵敏度高，但易出现假阳性或假阴性，且成本高。

（3）突变特异性扩增系统法（ARMS）：检测已知突变的方法，但对罕见突变无法鉴别。

（4）PCR-单链构象多态性检测：复杂，多用于科研单位检测未知突变。

（5）跨越断裂点PCR法：用于$--^{SEA}$基因携带者的分子筛查，但只能诊断缺失纯合子而不能区分正常和杂合子样品，且易产生假阳性。

（6）DNA测序分析技术：鉴定未知突变，是基因检测的"金标准"。

（7）反向点杂交法：准确性是仅次于DNA测序，是目前采用最广泛的诊断方法之一，可一次同时检测多种微小缺失和突变，极大提高诊断效率。

（8）基因芯片技术：利用荧光标记及引物延伸，可将α、β-地中海贫血基因诊断集中在一张芯片上完成，适合于大面积普查，缺点是成本造价高。

7. 治疗 静止型和标准型患者无须治疗，注意膳食平衡，避免感染，必要时补充叶酸。重型患者总体尚无有效的治疗方法，偶有通过异基因造血干细胞移植获得成功的报道。因此，加强遗传咨询、婚前及产前筛查，是目前最有效的预防措施。

（二）β-珠蛋白生成障碍性贫血 其亦称β-地中海贫血（β-thalassemia），是指β链合成部分受抑（β^+基因）或完全抑制（β^0基因）而引起的一组血红蛋白病。

1. 流行病学 全球大约有1.5%的人携带β-地中海贫血基因。在20世纪80年代，对我国20个省、市、自治区的60万人进行血红蛋白病的调查显示，我国β-地中海贫血的患病率约为0.67%。β-地中海贫血常发于地中海、非洲和东南亚人群。

2. 分子机制 β-地中海贫血的发生主要是由于珠蛋白基因突变或缺失，基因突变类型至少有186种，主要为点突变，比较常见的类型为CD41~42、IVS Ⅱ 654、CD17、TATA-28、CD71~72、TATA-29等。

3. 临床表现 β-地中海贫血的遗传状态不同，临床表现轻重不一，可分为下列三类。

（1）重型β-地中海贫血（β-thalassemia major）：亦称Cooley贫血，一般为β^+、β^0基因纯合或复合杂合状态。患儿出生时正常，生后半年起逐渐苍白，重度贫血，黄疸，肝脾大。生长发育迟缓、矮小、肌张力松弛，常有发热及胃肠道症状。因长期骨髓增生，骨质疏松，骨骼生长畸形，并可引起病理骨折。颅骨增厚，额部隆起，鼻梁凹陷，眼距增宽，呈特殊面容。髓外造血灶可压迫脊髓，产生相应神经症状。贫血呈低色素小细胞性，靶形红细胞多见，网织红细胞升高。血红蛋白电泳分析示Hb F达30%以上，甚至可达100%，Hb A多低于40%，红细胞渗透脆性明显减低。诊断根据典型病史、临床表现尤以特殊面容、骨骼X线表现、重度低色素小细胞性溶血性贫血及Hb F增多等。患者父母应为轻型β-地中海贫血患者。如无适当输血治疗，患者往往于婴幼儿期死亡。

（2）中间型β-地中海贫血（β-thalassemia intermedia）：一般不需经常输血，血红蛋白可维持在60~70g/L以上。患者贫血、黄疸程度不一，脾轻至中度肿大，少数病例有轻度骨骼改变，生长阻滞，性发育迟，但性功能仍能成熟。患者常可生存至成年甚至老年。本组包含多种不同遗传基础的血红蛋白病。

（3）轻型β-地中海贫血（β-thalassemia minor）：无症状或仅轻度贫血，血红蛋白在90~110g/L，偶有轻度脾大。血片中可见少量靶形红细胞，红细胞较小。红细胞渗透脆性减低，本病特征性表现为HbA2升高。由于临床无明显症状，多在普查时发现，父母中至少有一人患病。本病需与缺铁性贫血鉴别，后者HbA2正常，骨髓可染铁、血清铁及血清铁蛋白均减低，铁剂治疗有效。

4. 血液学筛查 同α-地中海贫血。

5. 基因诊断技术

（1）针对"已知突变"的基因诊断：对于基因缺失型β-地中海贫血，可采用Gap-PCR和多重连接探针扩增技术进行分析；对于点突变型β-地中海贫血，则可采用RDB技术，也可采用变性高效液相色谱分析或实时荧光PCR来进一步验证RDB技术分析的结果。但DNA印迹杂交技术和DNA测序技术仍是诊断β基因大片段缺失和点突变的"金标准"。

（2）针对"未知突变"的基因诊断：对用上述手段分析后仍然不能鉴定突变类型，则需要采用如DHPLC、变性梯度凝胶电泳、单链构象多态性和MLPA等将这些不确定的基因突变锁定在某个DNA片段内，然后再用DNA测序来分析具体突变。

（3）植入前遗传学诊断（preimplantation genetic diagnosis，PGD）：辅助生殖技术与遗传学诊断技术相结合而形成的一种孕前诊断技术，是在体外受精的基础上，应用分子生物学技术对活检得到的卵母细胞的极体或胚胎的1~2个卵裂球进行遗传学分析，以去除携带严重遗传性疾病的胚胎，选择正常胚胎植入宫内。目前国内外均有地中海贫血患者经 PGD 后获得健康婴儿的报道，以 β-地中海贫血 PGD 的报道较多。

6. 治疗　根据疾病类型和严重程度采用不同的治疗措施。

（1）一般治疗：防治感染，禁用氧化剂药物，补充叶酸。

（2）输血治疗：高量输血治疗 β-地中海贫血是国际上推荐使用的一种方法，也是目前治疗 β-地中海贫血的主要方法。通过反复输血可使 Hb 维持在 90～105g/L 以上，但本法易导致含铁血黄素沉着症，因此，如果长期高量输血治疗则必须同时给予铁螯合剂。

（3）祛铁治疗：具体用法参见第十九篇第十三章"血色病与铁过载"。高量输血联合规律的祛铁治疗明显提高了 β-地中海贫血患儿的生存质量，并且可使患儿长期存活。

（4）γ 珠蛋白基因诱导药物：①细胞毒药物羟基脲（HU）为 γ 珠蛋白基因诱导药物的代表，其细胞毒作用对红细胞系的成熟和分化产生了影响，间接在细胞水平上增加了 Hb F 的含量。长期应用 HU 治疗，部分重型 β-地中海贫血患儿的血常规指标获得改善，Hb F 水平及 F 细胞数量提升，患儿的输血频率减少，中间型患者肺动脉高压的发生也得到有效预防。②DNA 甲基转移酶（DNMT）抑制剂代表药物有 5-氮胞苷（5-Aza）和地西他滨。5-Aza 治疗 β-地中海贫血的机制最开始被认为是通过细胞毒的间接作用，后来发现，还可通过抑制 DNMT 而使 γ 珠蛋白基因的启动子 CpG 岛低甲基化而促进其表达。地西他滨治疗 β-地中海贫血的机制与 5-Aza 类似，低剂量的地西他滨即可显著提升中间型 β-地中海贫血患者的 Hb 和 Hb F 的水平。③组蛋白脱乙酰基酶（HDAC）抑制剂：主要作用机制是通过抑制 HDAC 来促进组蛋白 H3、H4，特别是 γ 基因启动子区域内的组蛋白发生乙酰化，致使染色质的结构开放而促进 γ 珠蛋白的表达。这类药物的代表药物丁酸盐及其衍生物可以选择性地激活胎儿珠蛋白基因的转录，诱导 HbF，从而增强细胞的体外造血。④雷帕霉素靶点（TOR）抑制剂能诱导正常人及 β-地中海贫血患者红系前体细胞 γ 珠蛋白基因的表达。TOR 抑制剂是免疫抑制剂，但并不依赖细胞毒作用，而是与 FRAP/mTOR 细胞信号转导通路的调节有关。⑤细胞因子：诱导 Hb F 生成的细胞因子主要有干细胞因子（SCF）、红细胞生成素（EPO）和转化生长因子（TGF）等。

（5）基因治疗：①基因导入：近年来科研工作者在动物实验中应用慢病毒属载体将内源性位点调控区（LCR）激活元件与 β 基因一起导入造血干细胞内，可使 β 珠蛋白基因高效表达。但如果珠蛋白基因导入的量不合适或者表达调节失控，都会造成新的珠蛋白基因之间的不平衡。②基因改造：用低分子量的核酸 U1 snRNA、U2 snRNA 或者 U7 snRNA 对 β654、β705 等突变基因的非正常剪接位点进行反义封闭，这样剪接系统就可略过此结构从而增加选择正常剪接途径的概率，减少异常 β 珠蛋白 mRNA 的形成。这些 RNA 修复策略在细胞模型上得到了证实，但是因为基因缺陷仍然存在，子代必须反复修补，因此此种治疗距临床应用仍有较大距离。

（6）造血干细胞移植：是目前治愈重型 β-地中海贫血患者的唯一手段。移植患者生活质量明显优于输血治疗患者。人类白细胞抗原（HLA）全相合同胞供者是移植的首选，其无病生存率可达 80%～87%。多次输血容易导致严重的移植物抗宿主病（GVHD），患者脏器功能异常难以耐受预处理方案及易引起肝静脉闭塞病等严重并发症，从而影响了移植疗效。目前，非亲缘移植效果已经达到同胞移植的疗效水平，非亲缘外周干细胞较非亲缘骨髓移植的植入率更高、无病存活率更高，疗效更好。非亲缘移植发生急性 GVHD 较同胞骨髓移植高。

三、不稳定血红蛋白病

不稳定血红蛋白病（unstable hemoglobinopathy，UHb）是由于 α 或 β 珠蛋白肽链与血红素紧密结合的氨基酸发生替代或缺失，损害肽链的立体结构或减弱与血红素的结合力，形成分子结构不稳定的异常血红蛋白。UHb 易氧化而丢失血红素，在红细胞内聚集沉淀形成变性珠蛋白小体（Heinz 小体），红细胞膜变硬，易被脾破坏，溶血。本病属常染色体显性遗传，但不少患者无家族史。迄今已发现 200 多种不稳定血红蛋白，种类虽多但总发病率较低。绝大多数是由 β 链变异引起。各种不稳定血红蛋白的临床表现轻重不一，按贫血程度可分为四组：①重度溶血性贫血：常为 β 链氨基酸替代或缺失引起，1 岁以内起病，表现为慢性溶血性贫血，血红蛋白 40～80g/L，网织红细胞常在 20%以上，切脾无效；②中度溶血性贫血：儿童或青春期起病，脾大，发作性黄疸，血红蛋白 60～100g/L，行脾切除术有效；③轻度或无贫血：网织红细胞轻度增高，感染及服用氧化剂药物均引起溶血急性发作，甚至发生溶血危象，较常见的不稳定血红蛋白病如 HbZürich、HbKöhn 属此组；④无贫血及任何临床表现，但实验室有不稳定血红蛋白检出。多数患者在溶血发作时尿液呈深褐色或黑色，为血红素与珠蛋白肽链解离后产生的二吡咯色素尿。伴高铁血红蛋白血症者可出现发绀。

热变性试验（新鲜溶血液，50℃加热 2 小时后，如沉淀血红蛋白>5%，提示 UHb 存在）及异丙醇试验（新鲜溶血液加入异丙醇 37℃ 10～15 分钟，UHb 可产生绒毛状沉淀）是诊断本病简便、敏感并具有特异性的试验。血红蛋白电泳对不稳定血红蛋白检出率不高，仅 HbKöhn、HbSydney、HbZürich 等不稳定血红蛋白可与 Hb A 分开而被检出。本病应与 G6PD 缺陷及其他血红蛋白病鉴别。对本病患者应注意预防感染和避免服用磺胺类等氧化型药物。急性溶血时应积极对症治疗。脾切除对中度贫血患者效果较好，但对重型患者无效。

四、高铁血红蛋白血症及硫血红蛋白血症

正常人血红蛋白含二价铁（Fe^{2+}），如被氧化为三价铁（Fe^{3+}）时，称为高铁血红蛋白（MetHb），其氧亲和力高，影响氧释放。体内 MetHb>10%时，称高铁血红蛋白血症（methemoglobinemia）。

1. 获得性高铁血红蛋白血症（acquired methemoglobinemia）多种药物或有毒化学物质（如亚硝酸盐类、利多卡因、苯胺衍生

物、磺胺类等)引起;临床症状严重度取决于 MetHb 含量、发病速度及患者心、肺和造血系统对缺氧的代偿能力。MetHb>15%时,常有脑缺血症状;>40%时可产生心悸、乏力、呼吸困难等缺氧症状;>60%时可出现虚脱、出汗、昏迷甚至死亡。慢性型多表现发绀,缺乏全身症状。不能用心、肺疾病解释的发绀,且吸氧无效者,应考虑本病。患者血液加入几滴 10%氰化钾后,产生鲜红色氰化高铁血红蛋白,可与硫化血红蛋白及其他 MetHb 鉴别。急性中毒性高铁血红蛋白血症是一种严重的医疗急症。轻症患者(MetHb 20%~30%)不需特殊处理,停服有关药物或脱离化学物质接触 24~72 小时后,可降至正常;MetHb>40%,应给亚甲蓝 1~2mg/kg 加入 25%葡萄糖缓慢静注,对伴有 G6PD 缺乏者无效,且会诱发溶血。维持治疗可口服亚甲蓝(60mg,3~4 次/d)或维生素 C(300~600mg/d)。西咪替丁可以减轻因氨苯砜引起的高铁血红蛋白血症。

2. 先天性高铁血红蛋白血症(congenital methemoglobinemia)　细胞色素 b5 还原酶(b5R)缺陷(酶活力<20%),为常染色体隐性遗传,血 MetHb 可达 50%~60%。患者生后即有发绀,但寿命正常。本病分单纯红细胞型及全身型(占 10%~15%):前者血 MetHb 8%~40%,静脉血呈巧克力色;后者除高铁血红蛋白血症外,尚伴进行性脑病和智力低下,多数夭折。治疗口服维生素 C 300~600mg/d,分 3~4 次,亚甲蓝静注可暂时纠正血象,但不宜长期应用。

3. 血红蛋白 M 病(hemoglobin M disease)　珠蛋白基因突变使铁稳定在三价状态,已知多种 Hb M,如 Boston、Iwate、Hyde Park 和 Saskatoon。目前尚缺乏有效的治疗。

4. 硫血红蛋白血症(sulfhemoglobinemia)　正常人硫血红蛋白约占 0~2%,高于正常为硫血红蛋白血症,常伴发于高铁血红蛋白血症,接触硝基甲苯、乙酰苯胺、农用杀虫剂代森锌等,可引起本病。硫血红蛋白形成后不能逆转,含硫血红蛋白红细胞寿命及渗透性均正常,临床表现主要为缺氧发绀,有时可有轻度溶血,与高铁血红蛋白血症不易区分,亚甲蓝及维生素 C 治疗无效。

五、血红蛋白 S 病

血红蛋白 S 病(hemoglobin S disease)亦称镰状细胞病(sickle cell disease)。血红蛋白 S(Hb S)是 β 珠蛋白链第 6 位谷氨酸被缬氨酸替代所致的异常血红蛋白(α2Aβ26Glu→Tyr)。在氧张力和 pH 减低时,高浓度的脱氧 Hb S 相互作用,在红细胞内聚合成液晶,其溶解度比氧合 Hb S 低五倍。脱氧 Hb S 连接成细丝状多聚体,细丝缠成中空螺旋形细长条,使红细胞由正常双凹盘状变形如镰刀状(镰刀样变)。镰刀样变的红细胞膜僵硬,无法通过微循环,引起局部缺氧。血黏稠度增加,小血管淤滞栓塞。当血红蛋白与氧结合时,分子间的相互作用消失,红细胞可迅速恢复正常。如红细胞膜明显受损,红细胞失钾失水,可导致镰状细胞不可回逆,微血管阻塞扩大成大面积梗死。酸中毒或红细胞内 2,3-二磷酸甘油酸增高,氧亲和力降低,增加脱氧血红素形成,进一步加重红细胞镰刀样变。上述引起红细胞镰刀样变的多聚体的形成和稳定均需 β 珠蛋白链的参与,故不含 β 链的 Hb F 可抑制 Hb S 多聚体化,不易镰刀样变。肾髓质的高渗环境中能引起局部红细胞镰刀样变及肾乳头梗死形成。本病主要见于非洲与美洲的非洲后裔,我国已有报道,患者亲代系非洲黑种人。血红蛋白 S 病可分下列三种主要类型。

1. Hb S 纯合子(镰状细胞病)　患者红细胞内 Hb S 浓度高,对氧亲和力显著减低,氧解离曲线右移,加速氧释放,患者能耐受严重缺氧。患者生后 3~4 个月即开始出现苍白、黄疸、肝脾大,发育较差。镰状红细胞阻塞微循环可引起全身脏器功能障碍,表现为腹痛、气急、肾区痛、血尿,尚有手、足、关节骨骼肿痛及下肢溃疡等。患者躯干短小、四肢细长,性成熟延迟。可因造血旺盛而发生叶酸缺乏性贫血,也可因再生障碍危象(特别是微小病毒 B19 感染引起红系造血抑制)而使贫血突然加重。贫血通常表现为正色素正细胞性,其稳态 Hb 水平在 50~110g/L。血涂片易见镰形红细胞,重亚硫酸钠镰刀样变试验可见大量镰状红细胞生成。血红蛋白碱性条件下电泳,Hb S 位于 Hb A 与 Hb A2 间;酸性电泳时,Hb S 位于 Hb A 的阳极端。纯合子 Hb S 在 80%以上,Hb F 2%~20%,Hb A2 正常,Hb A 缺如。

2. Hb AS(镰状细胞性状)　患者为 Hb S 与 Hb A 基因杂合子,从双亲分别继承了一个正常 β 基因和一个异常 β 基因(β6 Glu-Lys)。一般无临床症状,血象可正常,但在缺氧状态时,红细胞发生镰刀样变,出现脾、肾梗死症状。血红蛋白电泳示 Hb A60%,Hb S35%,Hb A2 正常。患者常同时伴有叶酸缺乏。患者寿命一般不受影响。

3. Hb S 与 β-珠蛋白生成障碍性贫血杂合子　由于无正常 β 链生成,血红蛋白电泳显示无 Hb A,Hb S 浓度较高,Hb A2 轻度增多,Hb F 5%~10%。常在幼年起病,伴严重溶血性贫血,血管梗死,常早年死亡。

Hb F 可改善 SCD 的表型,通过调节 Hb F 来治疗 SCD。羟基脲是可降低疼痛危象、急性胸腔综合征和输血的频率。起始剂量可为 15mg/(kg·d),逐步加量至毒性反应出现或到最大剂量 35mg/(kg·d)。补充叶酸,积极预防感染和缺氧。溶血发作时应供氧及补液。发生梗死危象时,尚可使用血管扩张药及抗凝剂。AA 危象及脾滞留危象(脾显著肿大)、进行性器官损害、外科手术时应予输血或部分换血。慢性长期输血会发生铁过载,稳定状态下血清铁蛋白超过 1 000mg/ml 或者红细胞总输注量达 120ml/kg 被作为铁过载指标,通常用去铁胺 25~40mg/(kg·d)。国际血液及骨髓移植中心对镰状细胞病患者进行异基因骨髓移植,5 年总生存率达 97%。Gardos 通道抑制剂和去甲基化药物(地西他滨)是两类具有良好应用前景的药物。在本病多发人群及地区,应进行 Hb S 普查,开展遗传咨询。对高危家系孕妇,应做好产前诊断。

六、血红蛋白 C 病

血红蛋白 C 病(hemoglobin C disease)又称 Hb C 病。Hb C

($\alpha 2A\beta 26$ Glu-Lys)是第二个被阐明的血红蛋白变异,多见于非洲黑种人,我国无报道。Hb C 的氧亲和力较低,氧合 Hb C 或含 Hb C 红细胞在高渗介质时,易形成细胞内结晶,细胞膜变硬,在血液循环中丢失部分细胞膜而形成小球形细胞。本病可分为以下三型。

1. Hb C 病　患者从父母各继承一个异常 β 基因,为 Hb C 纯合子,表现轻中度溶血性贫血,轻到重度脾大,胆石症。血片中见靶形及小球形红细胞增多,偶可见红细胞内有长形结晶。血红蛋白电泳显示 Hb C 可高达 90%以上,Hb A 缺如,Hb F 增多。本病无根治疗法,切脾疗效不明显。患者寿命一般不受影响,应注意防治感染,补充叶酸,对症治疗。

2. Hb C 特征　Hb C 与 Hb A 杂合子。无临床表现,血象正常,可见靶形红细胞。血红蛋白电泳显示 Hb C 约 40%,Hb A2、Hb F 正常,余为 Hb A,不需治疗。

3. 镰状红细胞 Hb C 病　Hb C 与 Hb S 杂合子,症状介于纯合子 Hb S 与杂合子 Hb S 患者之间,常于儿童青春期出现轻中度溶血性贫血、脾大,可发生视网膜病变、血尿,妊娠期易有并发症。治疗原则参照上文"血红蛋白 S 病"。

七、血红蛋白 D 病

血红蛋白 D 病又称 Hb D 病。Hb D 是第三个被发现的血红蛋白变异,主要见于印度、巴基斯坦和伊朗。其不是单一的异常血红蛋白,其特点是在碱性电泳时迁移率与 Hb S 相同,而在酸性电泳时与 Hb S 分离,与 Hb A 共迁移。无溶解度异常,镰刀样变试验阴性。现已发现几种 β 或 α 链氨基酸顺序不同的 Hb D,最多见的是 Hb D-Punjab(或 Hb D-Los Angeles,β121 Glu-Gln)。纯合子 Hb D-Punjab 无症状和血液学异常,复合杂合子有轻度小细胞贫血和溶血,无脾大,血涂片中有靶形红细胞。杂合子多无症状。而 Hb D-Los Angeles 和 Hb S 共遗传导致严重的镰形红细胞病表型,与纯合子 Hb S 相同,两者鉴别可以联合使用酸性电泳和碱性电泳方法,等电点聚焦、HPLC 和毛细管电泳技术也容易做出鉴别。

八、血红蛋白 E 病

血红蛋白 E 病又称 Hb E 病。Hb E(β26 Glu-Lys)是第四个被发现的异常血红蛋白,最常见于东南亚,也为我国较常见的异常血红蛋白,遍布南北 16 个省区,以广西壮族自治区、广东省、云南省多见。血红蛋白 E 病(hemoglobin E disease)属常染色体不完全显性遗传,Hb E 与其他珠蛋白变异体共遗传在其流行地区也很常见,其中最重要的是 Hb E-β-地中海贫血综合征。纯合子 Hb E 个体没有症状,常在筛查或家系研究过程中被诊断。Hb E-β-地中海贫血临床表现可由中度地中海贫血表型至严重依赖输血的重型地中海贫血。纯合子 Hb E 常无明显贫血,但存在低色素小红细胞症,血涂片可见靶形红细胞,红细胞渗透脆性降低,血红蛋白电泳显示 Hb E 高达 90%以上,Hb F 为 5%~10%,Hb A 则缺如;在碱性 pH 电泳时,Hb E 与 Hb A2 泳速相同,但 Hb E 浓度高,Hb A2 罕有高于 10%者。Hb E 对氧化剂不稳定,异丙醇试验多呈阳性,热变性试验也轻度阳性,部分患者变性珠蛋白小体生成率增高。Hb E 纯合子患者不需治疗。严重的 Hb E-β^0-地中海贫血治疗参见中重型。长期使用羟基脲或其他 Hb F 诱导剂可以提高患者 Hb F 水平,并降低红细胞无效生成。造血干细胞移植也有成功治疗该病的报道。

推荐阅读

黄艳环,陆泠羽,苏国生,等. β-地中海贫血临床诊治研究进展[J]. 慢性病学杂志,2014,15(8):619-622.

第九节　自身免疫性溶血性贫血

陈勤奋

一、概　述

【定义】

自身免疫性溶血性贫血(autoimmune hemolytic anemia,AIHA)是一种获得性自身免疫性疾病。B 淋巴细胞功能异常亢进,产生抗红细胞自身抗体,与自身红细胞膜表面的抗原结合,然后活化补体,激活巨噬细胞,使红细胞破坏加速;或是自身抗体促进补体与红细胞结合,使红细胞寿命缩短,从而引起获得性溶血性贫血的一组疾病。

【分类】

根据自身抗体与红细胞反应的最佳温度,可分为温抗体型、冷抗体型和温冷抗体混合型。

(一)温抗体型　温抗体与红细胞最佳反应温度为 37℃,可分为温性不完全抗体及温性自身溶血素。前者常为 IgG,吸附在红细胞膜上,通过单核巨噬细胞系统时被巨噬细胞大量吞噬而破坏,为血管外溶血,溶血主要发生在脾脏;后者主要为 IgM,罕见。按化学结构,分为 IgG、IgM、IgA 三类,主要是 IgG,极少数为 IgM,IgA 很罕见;IgG 又分为 IgG_1、IgG_2、IgG_3 和 IgG_4 亚型,主要是 IgG_1 和 IgG_3,IgG_2 和 IgG_4 少见。直接抗球蛋白试验(direct antiglobulin test,DAT)为 IgG 阳性或 IgG+C3 阳性。

(二)冷抗体型　冷抗体与红细胞的最佳反应温度为 0~5℃,主要为完全抗体 IgM,容易凝集红细胞,可结合补体,称为冷凝集素(cold agglutinin,CA),多见于冷凝集素病(cold agglutinin disease,CAD),也称为冷凝集素综合征(cold agglutinins syndrome,CAS),为血管内溶血。另有一种特殊冷抗体,称为冷热溶血素(Donath-Landsteiner 抗体,D-L 抗体),为 7S IgG 抗体,见于阵发性冷性血红蛋白尿症(paroxysmal cold hemoglobinuria,PCH)。DAT 多为 C3 阳性 IgG 阴性。

(三)混合型　温抗体与冷抗体各自识别红细胞膜上的抗原,反应温度在 4~37℃,通常红细胞破坏更严重。

根据病因明确与否,AIHA 还可分为原发性和继发性两大类。由于诊断技术日趋完善,继发性病例的比例逐渐增高。见表 16-2-9-1。

表 16-2-9-1 自身免疫性溶血性贫血的分类

分类		病因
温抗体型	原发性	无基础疾病或病因不明
	继发性	(1) 淋巴细胞增殖性疾病:CLL,非霍奇金淋巴瘤,意义未明的单克隆 IgM 丙种球蛋白血症,霍奇金淋巴瘤,自身免疫性淋巴细胞增生综合征 (2) 实体瘤/卵巢皮样囊肿 (3) 自身免疫性疾病:SLE,桥本甲状腺炎,溃疡性结肠炎 (4) 感染:支原体;EBV,CMV,HIV,微小病毒,肝炎病毒,轮状病毒及其他肠道病毒,腺病毒,呼吸道合胞病毒和流感病毒;结核杆菌,布鲁氏杆菌,梅毒 (5) 免疫缺陷:常见变异型免疫缺陷病,原发性联合免疫缺陷病 (6) 药物:嘌呤类似物,头孢菌素,哌拉西林,β-内酰胺酶抑制剂 (7) 其他:妊娠;异基因骨髓、肝脏或小肠移植后
冷抗体型	由冷凝集素介导	(1) 原发性 CAD:通常与 B 淋巴细胞克隆性增殖相关 (2) 继发性 CAD:支原体肺炎,传染性单核细胞增多症(EB 病毒),腺病毒、CMV、流感病毒、水痘-带状疱疹病毒和 HIV 感染等;与恶性 B 淋巴细胞增殖性疾病相关
	由冷热溶血素介导	(1) 原发性 PCH:罕见 (2) 继发性 PCH:病毒感染或梅毒感染
混合型	原发性	无基础疾病或病因不明
	继发性	自身免疫性疾病如 SLE;HIV(+)、免疫缺陷者的 CMV 感染

注:CLL. 慢性淋巴细胞白血病;CAD. 冷凝集素病;PCH. 阵发性冷性血红蛋白尿症;CMV. 巨细胞病毒。

【流行病学】

可在儿童(主要在 5 岁前)和成人发病,年发病率约为 0.8~3/10 万(国外),儿童患者男性多于女性,成人男女患病比约 1:(1.5~2)。成人患者多超过 40 岁,发病高峰年龄 70 岁,这可能与淋巴增殖性肿瘤在老年人群高发相关。绝大多数为散发病例,家族性病例罕见。

温抗体型占成人病例的 70%~80%,儿童病例的 90%;CAD 约占 AIHA 的 7.7%~25%,几乎都在 50 岁以上发病;PCH 约占 AIHA 的 1.7%~5.1%,可发生在所有年龄,以儿童常见,男女患病比约 2.1:1,无种族差异;混合型少见,50 岁以上发病居多,男女患病比为 1:1.5。

二、温抗体型自身免疫性溶血性贫血

【发病机制】

温抗体型自身免疫性溶血性贫血的发病机制是一个复杂的多步骤的过程,不仅涉及自身抗体,还涉及免疫系统的各种效应,包括补体系统、巨噬细胞及 B、T 淋巴细胞。机制已部分阐明,主要包括抗体依赖、细胞介导的细胞毒以及补体依赖的细胞毒。但自身耐受性遭到破坏的机制尚未明了。

(一)红细胞自身抗体 源于 B 淋巴细胞对自身红细胞抗原产生的免疫反应,这是由于自身免疫耐受状态的破坏、免疫调节的异常和免疫监视功能的异常等原因。树突状细胞和 T、B 淋巴细胞在自身免疫耐受过程中起重要作用,而 Th1/Th2 细胞的平衡以及调节性 T 细胞(Treg)则在免疫调节中起重要作用,某些疾病如淋巴增殖性疾病会造成免疫监视或识别功能的紊乱,不能识别自身抗原而产生自身抗体。此外,还与遗传素质相关。

(二)红细胞的破坏 巨噬细胞的 Fc 受体(FcR)有 FcR Ⅰ、FcR Ⅱ和 FcR Ⅲ三种类型,温抗体型的自身抗体多为不完全抗体,致敏红细胞在通过单核巨噬细胞系统时被巨噬细胞识别,FcR 与 IgG 的 Fc 片段结合,完整吞噬致敏红细胞,或吞噬部分红细胞膜使红细胞变成球形,最后在脾脏破坏,发生血管外溶血。FcR Ⅰ与 IgG_1 及 IgG_3 有高度亲和力,通过 FcR Ⅱ和 FcR Ⅲ对吸附有自身抗体的红细胞发生吞噬作用。IgG_1 与 FcR Ⅲ结合后主要反应为吞噬作用,IgG_3 与 FcR Ⅲ结合后为细胞毒溶解,最后都在脾内破坏,IgG_3 对致敏红细胞的破坏远较其他亚型严重,IgG_2 和 IgG_4 几乎无反应。温抗体的 Fc 还有 C1q 的结合位点,可激活补体 C1,但只能到达 C3 阶段,不能形成 C5-C9 膜攻击复合物,不造成血管内溶血。

温抗体型 AIHA 的溶血速度与红细胞表面自身抗体的数量、亲和力相关,也与巨噬细胞的数量和活动度相关。贫血程度则与红细胞的破坏速度和骨髓红系代偿增生的能力相关。红细胞的半衰期缩短至 10 天左右(正常半衰期约 30 天)时才会出现贫血。骨髓通过增加红系祖细胞的数量、加速网织红细胞的释放甚至允许有核红细胞进入外周血来代偿红细胞的破坏。

【临床表现】

主要为贫血,以黄疸为首发表现者较少见。原发性 AIHA 通常呈慢性过程,但也有数天内突发严重贫血和黄疸。临床症状依年龄、贫血程度、原发或继发、有无其他基础疾病等而不同。在稳定代偿阶段,红细胞数可接近正常。苍白及黄疸约见于 1/3 患者。超半数有轻至中度脾大,质硬不痛。1/3 有中等肝大,不痛。淋巴结多不肿大。急性发病多发生于小儿,特别是伴有感染者，偶见于成年，起病急骤，有寒战、高热、腰背痛、呕吐和腹泻，可有休克及头痛、烦躁以至昏迷等神经系统表现。继发性者常伴有原发疾病的临床表现。血栓栓塞性疾病以抗磷脂抗体阳性者为甚，发生血栓时应注意筛查抗磷脂抗体。妊娠可促使温抗体型 AIHA 加重或诱发首次发作，但绝大多数症状较轻，如治疗及时，胎儿总体预后良好。

在感染和叶酸相对缺乏时可发生危象，有的患者以危象为首发表现而就诊。溶血危象（hemolytic crisis）特点有：①贫血突然加重，黄疸加深；②血管外溶血，尿色呈浓茶样，血管内溶血则有血红蛋白尿；③网织红细胞明显增高；④脾大；⑤白细胞和血小板数一般正常；⑥骨髓为增生性贫血象。再生障碍性贫血危象（aplastic crisis）特点有：①贫血突然加重，但黄疸不加深；②网织红细胞减低，甚而阙如；③全血细胞减少，如为纯红细胞 AA 危象则白细胞和血小板数正常；④骨髓象增生减低，类似再生障碍性贫血，如为纯红细胞 AA 危象，则仅红系减少或缺如。

【实验室检查】

（一）血常规检查　多数为正细胞、正色素性贫血，血片上可见多数球形红细胞，1/3 患者有数量不等的幼红细胞，偶见吞噬红细胞现象。网织红细胞多增高，极个别可达 50%，因而 MCV 增大；因网织红细胞和球形红细胞形态不同，RDW 也增大。白细胞数多正常，急性溶血阶段白细胞增多，甚至有类白血病反应，但也有并发白细胞减少和粒细胞减少。血小板数正常或增多。

（二）骨髓象检查　以幼红细胞增生为特征，粒/红比例倒置，偶见红细胞轻度巨幼样变。AA 危象时骨髓呈增生低下。

（三）生化检查指标　血清总胆红素升高，以非结合胆红素为主，乳酸脱氢酶升高，急性溶血时结合珠蛋白降低。

（四）抗球蛋白试验　抗球蛋白试验（antiglobulin test，Coombs test）是诊断 AIHA 的经典实验室检查。有直接（direct antiglobulin test，DAT）和间接（indirect antiglobulin test，IAT）两种。DAT 采用多价抗血清测定吸附在红细胞膜上的不完全性抗体（IgG、IgA、IgM）和补体（C3），称广谱 DAT；IAT 检测血清中游离抗体或补体，对诊断药物诱发的免疫性溶血及同种抗体介导的溶血有价值。广谱 DAT 阳性，还需用特异单价抗血清检测亚型。抗 IgG 和抗 C3 型占 67%，红细胞破坏最严重，贫血最重。单独抗 IgG 型占 20%，溶血中等。单独抗 C3 型占 13%，溶血最轻。抗 IgA 和抗 IgM 型均罕见。

DAT 阳性必须每个红细胞上至少有 300～400 个 IgG 分子或 60～115 个 C3 分子，抗体量不够或低亲和力抗体被洗脱时可出现假阴性。更敏感的检测方法如流式细胞术可能检出抗红细胞抗体。真正 DAT 阴性的 AIHA 极少。

DAT 阳性不一定有溶血性贫血。在正常献血者和普通住院患者中，可检出 1/15 000～1/100 的 DAT 阳性而无临床溶血表现，称 DAT 假阳性，主要是由于红细胞表面吸附有非特异性、低亲和力的 IgG。假阳性时，洗脱的抗体不能结合到正常红细胞上。通过洗脱红细胞上的抗体并检测其结合到正常红细胞上的能力可以区别 DAT 阳性的真假。其他假阳性的原因有：①标本中有血块微粒；②用硅胶管采血；③静脉血混有低离子强度溶液；④高免疫球蛋白血症；⑤某些药物如头孢菌素可致血浆蛋白非特异性吸附于红细胞表面。极少数情况下并不是假阳性，而是 AIHA 进展的一个预兆。DAT 阴性 IAT 阳性可能系同种免疫抗体所致，与输血或妊娠相关，而不是自身免疫所致。

【诊断与鉴别诊断】

按下列步骤进行诊断：①贫血是否为溶血性；②溶血是免疫性还是非免疫性；③如为 AIHA，进一步鉴定抗体类型；④确定 AIHA 是原发还是继发。

诊断标准：①Hb 水平达贫血标准。②检测到红细胞自身抗体。③至少符合以下一条：网织红细胞百分比>4%或绝对值>$120×10^9$/L；结合珠蛋白<100mg/L；总胆红素≥17.1μmol/L，以非结合胆红素升高为主。

球形红细胞增多要与遗传性球形红细胞增多症鉴别。有的 AIHA 可有 PNH 样缺陷，使 Ham 试验阳性，CD55 和 CD59 表达减少，与 PNH 的鉴别点在于 AIHA 时：①CD55 和 CD59 缺陷仅见于自身抗体致敏的红细胞而骨髓有核红细胞表达正常；②粒细胞表达 CD55 和 CD59 正常或轻度异常；③缓解后 CD55 和 CD59 表达恢复正常。

【治疗】

（一）病因治疗　积极寻找病因，迅速脱离病因（如药物），控制原发病（如感染、肿瘤）。

（二）支持治疗与输血　溶血活动期补充叶酸（5～10mg/d）可预防因红系增生所致的叶酸耗竭，避免危象。应尽量避免或减少输血，因自身抗体会增加交叉配血难度，增大同种抗体致溶血性输血反应的危险。急性溶血出现严重症状时能排除同种抗体者须立刻输注红细胞。慢性溶血者，Hb>70g/L 可不必输血；Hb 在 50～70g/L 时如有不能耐受的症状时可适当输血；Hb<50g/L 时应输血。交叉配血不完全相合时，选用多份标本交叉配血中反应最弱的，缓慢输注，密切观察有无输血反应。抢救时不强调应用洗涤红细胞。输血前加用糖皮质激素可减少和减轻输血反应。注意碱化利尿、利胆去黄、电解质平衡。

（三）一线治疗　无禁忌者首选糖皮质激素。其作用机制可能为：抑制抗体产生；降低抗体对红细胞膜抗原的亲和力；减少巨噬细胞 FcR 和 C3 受体数量。仅对温抗体型疗效较好，约 80%以上可获得早期完全或部分缓解，但停药后多数复发，长期应用不良反应较显著。起始剂量为（均按泼尼松计算）1～1.5mg/（kg·d），至 HCT>30%或 Hb 稳定>100g/L 考虑减量。每周减量 1 次，每次减 5～10mg/d，4 周内减至 20～30mg/d。以后每月递减 2.5～10.0mg/d，至 5mg/d，并持续 2～3 个月停药。如出现复发，则须回至先前最后一次有效剂量，至获疗效为止。如足量治疗 4 周无改善，则视为无效。无效或维持量>15mg/d 者，应考虑其他疗法。

（四）二线治疗　以下情况建议二线治疗：①对糖皮质激素耐药或维持剂量>15mg/d；②其他禁忌或不耐受糖皮质激素

治疗;③AIHA 复发;④难治性/重型 AIHA。二线治疗包括脾切除术、给予利妥昔单抗和免疫抑制剂等。

1. 脾切除术 脾既是温抗体型 AIHA 致敏红细胞破坏的主要场所,又是产生抗体的器官。脾切除术适应证:①糖皮质激素治疗无效;②糖皮质激素维持量>15mg/d;③不能耐受或有糖皮质激素应用禁忌证。总有效率 60%~75%,尚无指标能预示其疗效。一般不适用于冷抗体型,因冷性抗体往往是依赖于补体的完全抗体,可直接在血液循环中引起溶血,凝集的红细胞有时在肝内破坏。术后感染是主要危险,其他并发症有静脉血栓、肺栓塞、肺动脉高压等。推荐腹腔镜切脾。有禁忌者可行脾区放疗。

2. 利妥昔单抗 是一种与 B 淋巴细胞表面 CD20 抗原具有高亲和力的嵌合体单抗,可迅速清除循环中和淋巴组织中的 B 淋巴细胞,剂量为 375mg/m^2,每周 1 次,共 4 次。也有报道小剂量利妥昔单抗在降低经济负担、减少不良反应的同时,并不降低疗效。监测 B 淋巴细胞水平可以指导控制利妥昔单抗的并发症,包括感染、进行性多灶性白质脑病等。HBV 感染者应在抗病毒药有效控制并持续给药的情况下使用利妥昔单抗。

3. 免疫抑制剂 非细胞毒类免疫抑制剂环孢素 A 多以 3mg/(kg·d)起给药,维持血药浓度(谷浓度)不低于 150~200μg/L。因环孢素 A 需达到有效血药浓度后才起效,建议初期与糖皮质激素联用。他克莫司和霉酚酸酯用于难治性 AIHA 也有报道。细胞毒性免疫抑制剂最常用的有环磷酰胺、硫唑嘌呤、长春碱类药物等,有效率为 40%~60%,多数情况下仍与糖皮质激素联用。环磷酰胺 50~150mg/d,开始 3 个月与糖皮质激素合用,以后糖皮质激素减量以至停用,再单用免疫抑制剂 6 个月。硫唑嘌呤 50~200mg/d。需密切观察不良反应。

(五) 继发性 AIHA 积极治疗原发疾病,其余治疗同原发性 AIHA。

(六) 其他 包括静脉丙种球蛋白、血浆置换。静脉丙种球蛋白 400mg/(kg·d),连用 5 天,但疗效并不肯定。血浆置换对 IgM 型冷抗体效果较好(37℃时 80%IgM 型抗体呈游离状态),对其他吸附在红细胞上的温抗体疗效有限。但在严重病例,血浆置换可能挽救生命。

【预后】

继发性 AIHA 的预后取决于原发病的控制程度。原发性 AIHA 通过糖皮质激素或/和脾切除治疗,75%的患者贫血能被纠正。少数患者溶血证据可消失,但多数患者 DAT 持续阳性,可有轻度溶血复发,需间断用糖皮质激素治疗。

温抗体型自身免疫性溶血性贫血典型病例见扩展阅读 16-2-9-1。

扩展阅读16-2-9-1

扩展阅读 16-2-9-1 温抗体型自身免疫性溶血性贫血(病例)

【Evans 综合征】

AIHA 同时或相继发生免疫性血小板减少时称为 Evans 综合征(Evans syndrome),可出现于部分成人和儿童急性 AIHA 中,国内统计约占 AIHA 的 17.8%~23%,女性多于男性(3.3∶1)。少数病例还可伴有显著粒细胞减少,可诊断为免疫性全血细胞减少,其自身抗体直接针对红细胞、白细胞和血小板。IgG+C3 型占 70%~100%,C3 型 17.6%~25.5%,IgG 型 11.8%~14.9%,也有冷抗体或温冷抗体混合型、Coombs 试验阴性的 Evans 综合征。病程迁延,容易复发。通常糖皮质激素用于控制急性发作,有些持续性血细胞减少的患者需要延长激素疗程或更积极的治疗。行脾切除术可能获益,但儿童患者脾切除后感染风险增高且易复发。

三、冷凝集素病

【发病机制】

(一) 冷凝集素(CA) 多为 IgM 型单克隆免疫球蛋白,在低于阈值温度下,与红细胞膜抗原结合,激活补体途径,当红细胞循环到高于阈值温度的中央部位时,红细胞与 CA 解离,结合了 C3b 的红细胞被网状内皮系统吞噬,发生血管外溶血。CA 与红细胞抗原的亲和力弱,表现为温度依赖,反应可逆。多数 CA 主要针对红细胞表面的 i 抗原和 I 抗原,少数针对 Pr 抗原。由于把 i 抗原转化为 I 抗原的酶在出生后才活化,因此成人红细胞上都是 I 抗原而没有 i 抗原。支原体肺炎感染相关的 CA 具有抗-I 特异性,传染性单核细胞增多症相关的 CA 具有抗-i 特异性。抗-I 抗体的重链段由 *VH4-34* 基因编码,抗 Pr 的 *CA* 基因位于轻链可变区 κⅣ。约有 10%的正常 B 淋巴细胞有 *VH4-34* 基因片段,这可能就是正常血清中低滴度 CA 的来源。

(二) 红细胞的破坏 在 CAD 中,红细胞破坏的基础是 IgM 抗体固定补体的能力。IgM 分子有两个 C1q 结合位点,一个 IgM 分子足以结合 C1,启动补体瀑布。正常红细胞上有补体抑制物。温度较低的血液提供 CA 与红细胞结合,启动红细胞表面 C3b 和 C4b 的产生。进入温暖的内脏循环后,红细胞释放 CA,但保留了 C3 片段。补体 C1 和免疫球蛋白重链 Fc 段结合后,经过经典补体活化途径,活化的 C3 插入红细胞膜,引起膜渗透性的不稳定,造成血红蛋白漏出。该过程的效力依赖于红细胞表面 CA 的数量、激活补体途径的能力及热波幅。热波幅比 CA 效价更具有临床意义,仅在非常低温时有活性的 CA 所导致的损害很轻,而在接近 37℃时有活性的 CA 导致的溶血则很严重。

【临床表现】

遇冷后肢体末端、耳垂、嘴唇等青紫,部分病例有网状青斑,极少数出现肢端坏死。此外,可出现贫血。黄疸不常见,肉眼血尿发生频率低。

高亲和力的 CA 遇冷可使红细胞在毛细血管循环中大量凝集,手足发绀,发生血管内溶血,出现血红蛋白尿,罕见情况下出现急性肾衰竭。手足发绀与 Raynaud 现象不同,没有苍白、反应性充血和局部坏疽,也不是冷球蛋白血症的血管炎。脾大不常见，除非与B细胞肿瘤相关。

【实验室检查】

1. 室温时红细胞有自凝现象，加热后凝集现象消失常提示CAD的可能性。血液凝集使红细胞形成钱串状，可能干扰自动血细胞计数仪。

2. 慢性轻度至中度贫血，网织红细胞计数与贫血程度成比例。可有轻度的高胆红素血症，反复发作者可有含铁血黄素尿。

3. CA试验阳性，4℃时效价高达1∶1 000，甚至1∶16 000，30℃时在白蛋白或生理盐水内凝集效价仍高者有诊断意义。

4. 如果CA有宽温幅，若DAT阳性，几乎全为C3型。

5. 如有B细胞淋巴瘤，可在血清中检出单克隆IgM的CA。

【诊断与鉴别诊断】

CAD的诊断需同时满足以下3条标准：①典型的临床表现和体征：有溶血性贫血相关的临床表现，90%的患者有遇冷后肢体末端、耳垂、嘴唇等部位青紫，部分病例有网状青斑，极少数出现肢端坏死；②DAT为C3阳性和/或IgM阳性；③CA滴度≥1∶64。

需与PNH、PCH和冷球蛋白血症进行鉴别，进一步做冷热溶血试验和冷球蛋白试验以分别除外PCH和冷球蛋白血症。红细胞自凝集现象明显，应与红细胞钱串形成相区别，自凝集现象加热至≥37℃时可消失。

【治疗】

尚无标准治疗方法。原发性慢性CAD往往处于稳定状态，主要需避免寒冷。继发于感染的急性CAD以保暖及支持疗法最为重要，溶血程度重时需及时输注预加温至接近37℃的红细胞悬液。继发于肺炎链球菌感染应使用抗生素，继发于病毒（EBV）感染的严重CAD可考虑用短程糖皮质激素以缩短病程。切脾无效。在慢性CAD和B细胞淋巴瘤患者，治疗主要针对肿瘤，抑制单克隆IgM的合成，降低抗体滴度，减轻溶血程度。可用苯丁酸氮芥和环磷酰胺，但疗效不确切。对烷化剂耐药的原发性CAD可考虑使用氟达拉滨。利妥昔单抗（375mg/m^2每周1次，4~8次）在某些病例有效。血浆置换对IgM型冷抗体更有效，需用5%白蛋白做置换液，以避免血浆中的补体加剧溶血。

【预后】

较温抗体型好，多数患者能耐受轻度贫血，对劳动力影响较少，能长期生存，仅少数严重病例死于贫血或输血反应。

四、阵发性冷性血红蛋白尿症

【发病机制】

红细胞表面产生的D-L（Donath-Landsteiner）抗体，低温时可直接与红细胞膜上的P抗原结合并激活补体C1q，37℃时与红细胞分离，但C1q仍结合在红细胞膜上并引发补体瀑布式反应，造成红细胞膜真性穿孔，导致血管内溶血。D-L抗体多为多克隆抗体。

【临床表现】

发作前有寒冷环境暴露史，在返回温暖环境时引发急性血管内溶血，典型表现为寒战、高热（可高达40℃）、无力、腰背痛、腹部不适和血红蛋白尿，荨麻疹常见，但急性肾衰竭罕见，严重血管内溶血可致贫血。发作为自限性，多数持续数小时，偶有持续几天者。

【实验室检查】

发作时贫血严重，进展较迅速，急性期有网织红细胞减少，但最终会增多。周围血可见红细胞大小不一及畸形，并有球形红细胞、红细胞碎片、嗜碱点彩细胞及幼红细胞。初始可有短暂的白细胞减少，随后有白细胞增多。血小板数通常正常或增高。红细胞渗透脆性增加常伴有球形红细胞增多。反复发作者有含铁血黄素尿。D-L试验阳性。DAT为C3阳性但IgG阴性。

【诊断与鉴别诊断】

除典型临床表现外，D-L试验阳性可诊断本病，但该试验相对不敏感。尚需排除CAD、PNH、运动性血红蛋白尿症、肌红蛋白尿。

【治疗】

以治疗原发病、保暖及支持治疗为主。通常2~3天后即症状消失，数周或数月内可自行缓解。切脾无效。

【预后】

虽在急性发作时症状严重，但一般预后良好。儿童严重贫血可导致猝死。D-L抗体可持续多年。

五、温冷抗体混合型自身免疫性溶血性贫血

血清中既有温抗体（主要为IgG、C3补体，极少数为IgM、IgA）又有CA的AIHA，称为温冷抗体混合型（mixed warm and cold antibody）AIHA。温抗体型AIHA约35%有低效价CA（4℃时≤1∶64），在20℃时可凝集红细胞，在30℃时失去活性。少数AIHA除温抗体外还有冷活性IgM抗体，4℃时效价高，30~37℃时仍有活性，为高温幅的CA，此为真正兼有温冷抗体的AIHA。临床表现复杂，主要为严重贫血、黄疸，多数患者有肝脾大，可有雷诺现象、肢端发绀或血红蛋白尿，也可表现为Evans综合征。受冷不一定加重病情。DAT多为IgG和C3阳性，CA试验阳性（常<1∶64），有宽温幅特征（4~37℃均有活性），D-L抗体阴性。红细胞自凝集现象强阳性。糖皮质激素治疗反应差，宜加用环孢素A、环磷酰胺、长春新碱、硫唑嘌呤等免疫抑制剂。血浆置换仅作为急救辅助治疗。脾切除疗效不肯定。

六、药物诱发的免疫性溶血性贫血

药物诱发的免疫性溶血性贫血（drug-induced immune hemolytic anemia，DIIHA）指用药后和/或治疗过程中出现的溶血性贫血。少见，发病率0.1/10万。近年来80%的病例由第二、三代头孢菌素和β内酰胺酶抑制剂引起，嘌呤类似物氟达拉滨、2-氯脱氧腺苷和脱氧助间型霉素引起的病例也在增多。

DIIHA 按发病机制分三大类：抗原/药物吸附型、免疫复合物/新抗原型、自身抗体型。临床表现无特异性，可以是药物暴露后立即引起急性血管内溶血致严重贫血，也可以用药数月后引起轻度血管内溶血。确定药物暴露史有时有一定困难，否认暴露史的患者不能排除曾进食有抗生素污染的食品可能。由于绝大多数病例 DAT 阳性，因此极易误诊为原发性温抗体型 AIHA。如有明确的药物暴露史，停药后溶血缓解即可诊断。

一旦疑及 DIIHA 应立即停药，贫血严重具有药物依赖型抗体者应输血，必要时血浆置换。凡属真性自身抗体引起者可用糖皮质激素或其他治疗温抗体型 AIHA 的方法。

推荐阅读

1. 沈悌，赵永强. 血液病诊断及疗效标准[M]. 4 版. 北京：科学出版社，2018：59-69.
2. 中华医学会血液学分会红细胞疾病（贫血）学组. 自身免疫性溶血性贫血诊断与治疗中国专家共识（2017 年版）[J]. 中华血液学杂志，2017，38（4）：265-267.
3. GOLDMAN L，SCHAFER A I. Goldman-Cecil Medicine[M]. 26th ed. Philidelphia：Elsevier Saunders，2019：1040-1045.
4. FRIEDBERG R C，Johari V P. Autoimmune hemolytic anemia[M]//GREER J P，ARBER D A，GLADER B，et al. Wintrobe's clinical hematology. 13th ed. Philadelphia：Lippincott Williams & Wilkins，2014：746-765.

第十节 母婴血型不合溶血病

周文浩

母婴血型不合溶血病（blood group incompatible hemolytic disease of the newborn）又称新生儿溶血病（hemolytic disease of the newborn，HDN），是指母婴血型不合引起的同族免疫性溶血，仅见于胎儿和新生儿期，是新生儿期黄疸和贫血的重要原因。胎儿红细胞所具有的血型抗原恰为母亲所缺少时，胎儿红细胞通过胎盘进入母体循环或母亲通过其他途径（比如输血）接触到此类抗原后，可使母体产生对胎儿红细胞抗原相应的抗体，此抗体（IgG）又经胎盘循环抵达胎儿循环，作用于胎儿红细胞使其致敏并导致溶血，这是新生儿溶血病发病的基本原理。在我国以 ABO 血型系统母婴不合引起溶血者最为常见，其次为 Rh 血型不合，其他如 Kell、Duffy、Kidd、MNSs 等抗原性较弱的血型系统不合引起的新生儿溶血病极为少见。

【发病机制】

胎儿红细胞在妊娠 30 多天时即具有 ABO 和 Rh 系统抗原。母胎间的血-胎盘屏障并不完善，妊娠早期即可发生母亲至胎儿及胎儿至母亲的输血。妊娠 3 个月时在母体血液中可检测到胎儿红细胞。

1. Rh 血型不合溶血病 Rh 血型不合溶血病（Rh blood type incompatible hemolytic disease）在第一胎发病率很低（1%左右）。Rh 血型系统共有 5 种抗原，即 D、C、c、E、e。D 抗原的免疫源性最强，含有该抗原者称为 Rh 阳性血型，不含该抗原者称为 Rh 阴性血型。RhD 溶血病主要发生在 Rh 阴性母亲和 Rh 阳性的胎儿；也可发生于母婴均为 Rh 阳性时，其中以抗 E 较为多见，我国汉族人群中无 E 抗原者几占半数，其他如抗 C 或抗 e、抗 c 也可引起新生儿溶血病。Rh 阴性的频率在白种人群中约 15%，维吾尔族占 5%以上，但在汉族人群中仅占 0.34%。

2. ABO 血型不合溶血病 ABO 血型不合溶血病（ABO blood type incompatible hemolytic disease）是指 ABO 血型不合所致的新生儿溶血病，常发生于第一胎（40%～50%），多见于 O 型母亲所生的 A 或 B 型胎儿（新生儿），而罕见 A 型母亲所生的 B 型胎儿（新生儿）或 B 型母亲所生的 A 型胎儿（新生儿）。A 型或 B 型母亲所生的 B 型或 A 型新生儿发生的溶血病不足 ABO 溶血病的 5%。

【临床表现】

新生儿溶血病的临床表现可以轻重不一，Rh 溶血病和 ABO 溶血病的临床特点比较见表 16-2-10-1。一般而言，在 ABO 溶血病中，新生儿 A 型血型者较 B 型者多见，但 B 型者病情较 A 型者重。

表 16-2-10-1 Rh 溶血病和 ABO 溶血病的比较

比较项目	Rh 溶血病	ABO 溶血病
临床特点		
频率	不常见	常见
苍白	显著	轻
水肿	较常见	罕见
黄疸	重度	轻～中度
肝脾大	显著	较轻
第一胎受累	很少	约半数
下一胎更严重	大多数	不一定
晚期贫血	可发生	很少发生
实验室特点		
母血型	Rhd、e、c	O（多数）
婴儿血型	RhD、E、C	A 或 B
贫血	显著	轻
抗人球蛋白试验（直接）	阳性	改良法阳性
抗人球蛋白试验（间接）	阳性	阳性
红细胞形态	有核红细胞增多	球形红细胞增多

1. 轻度溶血 以 ABO 溶血病最为常见，受累患儿仅轻度溶血，几乎没有贫血（脐血 Hb>14g/dl）。除早期光疗外，新生儿一般不需要治疗。

2. 中度溶血 表现为中度贫血（脐血 Hb<14g/dl）。黄疸常在生后 24 小时内出现，具有出现早、上升快等特点，若不治

疗,可发生胆红素脑病。肝脾明显肿大,外周血有核红细胞增多。可在2~6周发生明显贫血(Hb<80g/L),称晚期贫血。

3. 重度溶血　主要见于Rh溶血病,患儿可死于宫内,或出生时胎儿水肿,表现为全身水肿、苍白、皮肤瘀斑、胸腔积液、腹水、心力衰竭、肝脾大和呼吸窘迫。黄疸可在生后迅速出现并进行性加深。此型病情极重,如不及时治疗,常于生后不久死亡。除晚期贫血外,其他血液系统并发症还包括血小板减少症、凝血障碍、白细胞减少等。

【诊断及干预】

1. 出生前诊断及干预　其原则是减轻病情,治疗贫血。抗体筛查应在第一次产前检查或妊娠24~28周时通过间接抗人球蛋白试验(Coombs试验)测定。当母亲RhD血型抗原阴性、胎儿RhD血型抗原阳性,妊娠期妇女存在RhD抗原暴露风险时,在妊娠28周时给予抗D免疫球蛋白(RhoGAM)进行预防,可使胎儿发生RhD血型不合溶血病的风险下降至<1%。对于在宫内严重受累、存在中重度贫血的胎儿,胎龄<32周和肺功能不成熟的胎儿,可在B超引导下胎儿脐血管穿刺直接血管内红细胞输注。如果宫内输血操作困难或胎儿不能耐受,在35周之前计划早产也是一个可选择的方法。

2. 出生后诊断及干预　其原则是及时纠正贫血和黄疸,避免胆红素脑病的发生。

(1) 对疑有母婴血型不合溶血病的新生儿应进一步作下列实验室检查:红细胞及血红蛋白下降(脐血<140g/L),网织红细胞增高(>6%)、外周血有核红细胞增高(>10/100只白细胞)等均提示患儿可能存在溶血。但确诊本病的主要依据是血清特异性免疫抗体的检查。Rh血型不合者Coombs试验直接法阳性即可确诊,并可作释放试验以了解是哪种Rh血型抗体。

(2) 新生儿治疗:新生儿溶血病的防治目的:①预防严重贫血和低氧所致的宫内或出生后不久的死亡;②避免由于高胆红素血症所致的胆红素脑病。

1) 产房复苏及新生儿水肿的处理:儿科医师应该参与分娩和心肺复苏。脐血标本立即测定新生儿血型、抗体滴度、血红蛋白和胆红素浓度。如果出生时即有胎儿水肿、严重贫血、高心排血量心力衰竭或休克的体征,应保持有效通气、抽腹腔或胸腔积液和尽快换血。危重者可先用浓缩红细胞小量输血或部分交换输血以纠正贫血,然后再以正常红细胞比容的2倍血容量进行换血。

2) 大剂静脉丙种球蛋白的应用:新生儿溶血病诊断明确者,必要时可考虑给予大剂静脉丙种球蛋白,以有效阻断新生儿巨噬细胞Fc受体,抑制溶血过程,使胆红素产生减少,从而减少换血。

3) 预防胆红素脑病:对高胆红素血症者应采取积极措施(光疗或换血)降低血清胆红素和保持内环境稳定,以避免胆红素脑病的发生。

4) 纠正贫血:早期贫血严重者往往血清胆红素很高而需换血。晚期贫血若程度不重可进行观察,但当患儿因贫血而心率加快、气急或体重不增时应适量输血。输血的血型应不具有可引起发病的血型抗原和抗体,可输注浓缩红细胞,每次10~20ml/kg。

5) 监测胆汁淤积:目前临床资料显示溶血所致的胆汁淤积症可在生后1周至3个月自发缓解,但是在此期间直接胆红素和肝脏酶学的监测是非常必要的。

推荐阅读

1. ZWIERS C,SCHEFFER-RATH M E,LOPRIORE E,et al. Immunoglobulin for alloimmune hemolytic disease in neonates[J]. Cochrane Database Syst Rev. 2018,3(3):CD003313.
2. WEBB J,DELANEY M. Red blood cell alloimmunization in the pregnant[J]. Transfus Med Rev,2018,32(4):213-219.

第三章　白血病和相关疾病

第一节　白血病概述

陈　彤

骨髓内造血干/祖细胞的增殖和分化维持着正常造血,而造血祖细胞恶变可以导致白血病的发生。这些恶变的克隆性细胞丧失了分化成熟的能力,但却能无限增殖,最终取代骨髓中的正常造血,影响红细胞、白细胞、血小板的数量和功能,进而出现感染、出血、贫血等各种临床表现。随着病程的进展,骨髓和血液中的白血病细胞浸润至淋巴结、肝脾及其他重要脏器而产生相应的症状和体征。

第一例急性白血病由Friedreich于1857年报道,但"急性白血病"的名词在1889年才开始正式使用,此后临床开始定义区分急性髓系白血病(acute myeloid leukemia,AML)和慢性髓系白血病(chronic myeloid leukemia,CML)。从1878年开始,Neumann提出白血病细胞起源于骨髓的假设,而通过多色染色技术对成熟细胞与原始细胞形态的鉴别,结合对红细胞与淋巴细胞起源的分析,是现代白血病分类标准的基础。

白血病有多种分类依据,根据白血病细胞的起源可以分为髓系白血病和淋系白血病,根据病情发展的速度和细胞分化的阶段可以分为急性白血病和慢性白血病。近年来随着对白血病发病机制研究的深入,白血病分类标准中整合了各种分子和细胞遗传的特殊标志，针对各种分子标志的靶向治疗进展迅速，结合造血干细胞移植在临床的广泛应用，某些特殊类型白血病的疗效已达到可治愈的水平。

【流行病学】

白血病是一种常见的血液系统恶性肿瘤，在过去的几十年，白血病的发病率基本持平，占癌症总发病数的3%～5%左右。不同类型白血病有一定的年龄分布，急性淋巴细胞白血病(acute lymphoblastic leukemia，ALL)多发于2～10岁儿童，是15岁以下人群最常见的癌症，占儿童癌症死亡病因的1/3以上。AML的发病率则随着年龄增长逐渐增高，其确诊的中位年龄是60岁。而慢性淋巴细胞白血病(chronic lymphocytic leukemia，CLL)则多见于老年患者，大部分患者确诊时年龄在50岁以上，中位发病年龄是65岁。

我国白血病发病率与其他亚洲国家相近，男性略多于女性，某些类型白血病的发病有显著的东西方差异，如我国CLL的发病率明显低于欧美国家。2020年美国年龄标化白血病发病率男性19.4/10万、女性11.7/10万、儿童5.2/10万，年龄标化白血病死亡率男性8.6/10万、女性4.8/10万。2012年我国农村地区白血病年龄标化后的发病率4.50/10万、死亡率3.09/10万，城镇地区年龄标化死亡率3.17/10万。根据上海市疾病预防控制中心的调查数据，2008—2012年我国上海地区新发白血病数占所有部位恶性肿瘤的1.53%，男女标化发病率分别为5.14/10万和4.11/10万。值得注意的是，比较1973—2012年的总白血病标化发病率，上海地区男性和女性CLL的发病率均呈明显上升趋势。

【病因与发病机制】

白血病的致病因素至今未明确，遗传因素、基因突变、射线和化学物暴露、病毒感染等都被认为与白血病发病有关。正常健康人群中一般都有低拷贝数的白血病细胞或淋巴瘤细胞。随着年龄的增长，大约2%的人群(>70岁约为5%～6%)的血细胞中可发现克隆性扩增的突变细胞，这是白血病发病率随年龄增长的一个有力证据。此外，某些急性白血病还可能是其他异常造血祖细胞的克隆性演变，是慢性疾病的进展期表现。

各种致病因素的持续作用使造血干细胞发生突变而产生白血病干细胞(leukemic stem cells，LSCs)，某些特定白血病类型中细胞突变发生在分化阶段。LSCs多从正常造血干细胞突变而来，是极少量的一群细胞，AML中白血病干细胞多为$CD34^+CD38^-$表型，ALL白血病干细胞尚无明确的表型。这种肿瘤细胞自我复制、无序分化，当体内白血病细胞数量达到10^{10}～10^{11}时逐渐成为优势克隆，抑制骨髓正常造血而产生白血病的相关症状和体征。

(一) 遗传倾向　同卵双生子中如果一个孩子在1岁内患白血病，另一个孩子则几乎肯定会罹患白血病，说明遗传因素是重要的白血病发病因素。在*RNUX1*、*CEBPA*、*GATA2*等位点的生殖细胞突变可以直接导致急性白血病发生。与DNA修复或者核糖体异常相关的疾病、如Fanconi贫血、Bloom综合征、Diamond-Blackfan综合征、Schwachman-Diamond综合征中发生白血病或骨髓衰竭症的比例高于普通人群。此外，生殖细胞*P53*基因突变也与急性白血病的高发病率有关。

(二) 放射性因素　电离辐射是确定的白血病致病因素，接受放疗的肿瘤患者、经历原子弹爆炸的幸存者中各种白血病的发病率明显增高。放射线的剂量、暴露时间和个体年龄等都与发病有关，年轻患者、短期内接受高剂量辐射是重要的危险因素。此外，氡等自然存在的放射物刺激也是染色体畸变的一大因素，电子产品产生的非放射性超低频磁场也可能具有一定的致白血病性，但作用较小。

(三) 病毒　病毒在白血病发病中的作用已有深入研究。致癌DNA病毒中携带有病毒的原癌基因，与包括人在内的脊椎动物中的原癌基因具有同源序列，病毒DNA整合入宿主细胞基因组后细胞转化为肿瘤细胞。C型RNA病毒(逆转录病毒)能通过内生的逆转录酶，按照病毒RNA模板合成DNA链，即前病毒。前病毒插入宿主染色体DNA中后诱发细胞突变。

目前确认有致白血病性的病毒有两种：人类嗜T细胞病毒I(HTLV-I)和EB病毒。HTLV-I是一种单链RNA病毒，与成人T淋巴细胞淋巴瘤/白血病(ATL)的发病确切相关，在日本西南部、加勒比海地区和非洲人群中感染高发，这一地域也是ATL的高发区域。为防止输血相关的HTLV-I感染发生，美国已将HTLV-I抗体检测作为献血人员的常规检测指标。EB病毒属DNA疱疹病毒家族，EB病毒感染的患者常出现单个核细胞增多，与非洲地域性Burkitt淋巴瘤/白血病的发病有关。

(四) 化学因素　暴露于高剂量的苯和煤油、四氯化碳等含苯化学物可导致骨髓损伤，进而出现再生障碍性贫血、骨髓增生异常综合征(MDS)、急性白血病等疾病的症状和体征。烟草与白血病发生也有一定联系。鉴于放化疗在其他肿瘤中的治疗地位和广泛应用，既往接受放化疗的患者中大约10%可发生AML，发生ALL的比例较低，发生率与前序放化疗的强度、持续时间有关。其中，美法仑、亚硝脲类烷化剂与继发AML的发病密切相关，患者常首先表现为MDS，出现第5、7或者8号染色体异常，一般在接受烷化剂治疗后4～6年进展为AML。另一类易诱发AML的化疗药物为拓扑异构酶Ⅱ抑制剂，如替尼泊甙、依托泊甙、柔红霉素等，发生AML的潜伏期较烷化剂短，仅1～2年，缺乏MDS阶段，白血病细胞形态多为单核细胞类型，常累及11号染色体(q23)或21号染色体(q22)的长臂。近年来，有报道多发性骨髓瘤患者接受来那度胺维持治疗会增加继发髓系肿瘤的风险，但由于这类患者多有联合化疗史，较难判断单药与继发白血病的相关性。

【分类】

白血病分类的目的是精确地定义、描述不同类型白血病的临床特征，进而精准地选择相应的治疗手段。统一的定义和命名标准，不仅有助于临床诊断和治疗决策，还能为后续的研究提供基础，能不断充实各种新发现的疾病信息。通用的白血病分类标准经历了多次更新，从单纯注重白血病细胞的形态转向结合形态学(morphology)、免疫学(immunology)、细胞遗传学(cytogenetics)和分子生物学(molecular biology)的MICM分类模式。建立在此基础上的世界卫生组织造血和淋巴组织肿瘤分类(简称 WHO 分类)已被全世界血液和肿瘤工作者广泛采用。

(一) 按细胞分化程度和病程分类　急性白血病(acute leukemia):白血病细胞以异常的原始细胞和/或早期幼稚阶段细胞为主,一般在骨髓、外周血中的比例占 20%以上,病情发展迅速。若白血病细胞比例<20%,诊断时需要特殊的染色体或基因突变的依据。慢性白血病(chronic leukemia):骨髓和外周血中的白血病细胞以相对成熟阶段的细胞为主,原始细胞比例一般不超过 10%~15%,临床表现较为惰性,病情进展缓慢。

(二) FAB 分类　1976 年 FAB(法-美-英)协作组将急性白血病分成 ALL 和 AML 两大类,白血病细胞的形态和细胞化学染色是其分类依据,对白血病的治疗策略选择和预后估计有一定的参考价值。因其方法简便实用,得到世界各国血液学家和病理学家的认可,是 WHO 分类方案推行之前国际上公认的白血病分类依据,至今仍有一定影响。根据 FAB 分类,AML 分为 M0~M7 九个类型(表 16-3-1-1),ALL 分为 L1~L3 三个类型(表 16-3-1-2)。我国 1986 年在天津召开的全国白血病分类分型讨论会,以 FAB 为基础,将 AML 分为 M0~M7,有些还可分为 a、b、c 等不同亚型。慢性白血病主要分为 CML 和 CLL。

表 16-3-1-1　AML 的 FAB 分型

类型	特征
M0(AML 微分化型)	原始细胞≥90%NEC,无嗜天青颗粒和 Auer 小体,MPO⁺细胞<3%
M1(急性粒细胞白血病未分化型)	原始粒细胞(Ⅰ、Ⅱ)≥90%NEC
M2(急性粒细胞白血病部分分化型)	原始粒细胞(Ⅰ、Ⅱ)30%~90%NEC
M3(急性早幼粒细胞白血病)	早幼粒细胞≥30%
M4(急性粒单核细胞白血病)	原始细胞>30%NEC,单核细胞>20%,粒细胞 30%~80%
M4 Eo(急性粒单核细胞白血病伴嗜酸性粒细胞增多)	除 M4 的特点外,嗜酸性粒细胞>5% NEC
M5(急性单核细胞白血病)	单核细胞≥80%。原始单核细胞≥80%为 M5a 型,原始单核细胞<80%为 M5b 型
M6(红白血病)	有核红细胞≥50%,原始细胞(Ⅰ+Ⅱ)≥30%
M7(急性巨核细胞白血病)	原始巨核细胞≥30%。血小板 POX⁺,血小板膜蛋白Ⅱb/Ⅲa 或Ⅲa 或ⅧR:Ag 检测阳性

表 16-3-1-2　ALL 的 FAB 分型

类型	特征
L1	原幼淋巴细胞以小细胞为主,细胞质少,核型规则,核仁小而不清楚
L2	原幼淋巴细胞以大细胞为主,细胞质较多,核型不规则、常见凹陷,核仁明显
L3	原幼淋巴细胞以大细胞为主,大小一致,细胞质多,内有明显空泡,核仁规则,核仁清楚

此外,某些少见类型的白血病,如低增生性白血病(hypoplastic leukemia)、髓系肉瘤(myeloid sarcoma)、急性嗜碱粒细胞白血病(acute basophilic cell leukemia)、急性全髓增殖症伴骨髓纤维化(acute panmyelosis with myelofibrosis)、系列不明的急性白血病(acute leukemia of ambiguous lineage)、浆细胞性白血病(plasma cell leukemia)等属于急性白血病范畴。少见类型的慢性白血病有慢性粒单核细胞白血病(chronic myelomonocytic leukemia,CMML)、慢性中性粒细胞白血病(chronic neutrophilic leukemia,CNL)、多毛细胞白血病(hairy cell leukemia,HCL)、幼淋巴细胞白血病(prolymphocytic leukemia,PLL)、成人 T 细胞白血病(adult T cell leukemia)等。

(三) WHO 分类　白血病是一组高度异质性的血液系统恶性肿瘤,随着对疾病研究的深入,尤其是认识到 *BCR-ABL1*、*PML-RARα* 等融合基因在 CML、急性早幼粒细胞白血病(APL)等疾病的地位,进一步针对这些融合蛋白发展起来的靶向治疗显著地延长了患者的生存期,基于精准治疗的目的,将临床特征、细胞形态和遗传信息等整合在一起的 WHO 分类正是在此基础上逐渐发展和完善的。

WHO 分类是国际淋巴瘤研究组(ILSG)倡导,在修订的欧美淋巴肿瘤分类(REAL)的基础上,分别由负责髓系肿瘤及其他急性白血病的临床委员会和负责淋系肿瘤的临床委员会修订完成。2001 年发布的 WHO 分类(第 3 版)首次将各种遗传信息整合入疾病的诊断,是第一个在全世界范围内被广泛认可的血液系统肿瘤分类标准。根据近年来多种新发现的特征性基因信息,WHO 分类分别在 2008 年和 2016 年修订了更新版本,新版 WHO 分类综合了疾病进程、遗传信息、细胞类型和分化程度等参数,在完整表述同类疾病特征的同时,也为以后修订时纳入各种新发现保留了足够的空间。

新版 WHO 分类(2016)中 AML 主要分类见于下述急性髓系白血病和相关前体细胞肿瘤(acute myeloid leukemia and related precursor neoplasms),ALL 见于淋系前体细胞肿瘤(precursor lymphoid neoplasms),而特征性的 *BCR-ABL1* 融合基因阳性的 CML 归类于骨髓增殖性肿瘤(myeloproliferative neoplasms,MPN),CLL、HCL、PLL 等归类于成熟 B 细胞肿瘤。其他类型的白血病分别按照特殊的临床特征和基因突变信息进行不同归类,如慢性中性粒细胞白血病归类于 MPN,CMML 归类于骨髓增生异常/骨髓增殖性肿瘤(MDS/MPN),成人 T 细胞淋巴瘤/白血病归类于成熟 T 和 NK 细胞肿瘤。此外,新版 WHO 分类(2016)中涉及的白血病的还包括髓/淋肿瘤伴嗜酸性粒细胞增多和基因重排、髓系肿瘤伴胚系易感性、未明系列急性白血病等。关于 AML、ALL 等较为常见的急性白血病分类如下:

1. AML 及相关前体细胞肿瘤

(1) 伴重现性遗传学异常的 AML

- AML 伴 t(8;21)(q22;q22.1);*RUNX1-RUNX1T1*
- AML 伴 inv(16)(p13.1;q22)或 t(16;16)(p13.1;q22);*CBFB-MYH11*
- APL 伴 *PML-RARA*
- AML 伴 t(9;11)(p21.3;q23.2);*KMT2A-MLLT3*
- AML 伴 t(6;9)(p23;q34.1);*DEK-NUP214*
- AML 伴 inv(3)(q21.3;q26.2)或 t(3;3)(q21.3;q26.2);*GATA2*,*MECOM*
- AML(原始巨核细胞)伴 t(1;22)(p13.3;q13.1);*RBM15-MKL1*
- AML 伴 *BCR-ABL1*
- AML 伴基因突变

  AML 伴 *NMP1* 突变

  AML 伴 *CEBPA* 双等位基因突变

  AML 伴 *RUNX1* 突变

(2) AML 伴骨髓增生异常相关改变

(3) 治疗相关性髓系肿瘤

(4) AML,非特指型

- AML 微分化型
- AML 未分化型
- AML 部分分化型
- 急性粒单核细胞白血病
- 急性单核细胞白血病
- 纯红白血病
- 急性巨核细胞白血病
- 急性嗜碱性粒细胞白血病
- 急性全髓增殖症伴骨髓纤维化

(5) 髓系肉瘤

(6) Down 综合征相关的髓系增殖症

- Down 综合征相关短暂髓系造血异常(TAM)
- Down 综合征相关髓系白血病

2. 前体淋巴细胞肿瘤

(1) B-ALL/淋巴母细胞性淋巴瘤(LBL),NOS

(2) B-ALL/ABL 伴重现性遗传学异常

- B-ALL/ABL 伴 t(9;22)(q34.1;q11.2);*BCR-ABL1*
- B-ALL/ABL 伴 t(v;11q23.3);*KMT2A* 重排
- B-ALL/ABL 伴 t(12;21)(p13.2;q22.1);*ETV6-RUNX1*
- B-ALL/ABL 伴超二倍体
- B-ALL/ABL 伴亚二倍体
- B-ALL/ABL 伴 t(5;14)(q31.1;q32.1);*IGH/IL3*
- B-ALL/ABL 伴 t(1;19)(q23;p13.3);*TCF3-PBX1*
- B-ALL/ABL,*BCR-ABL1* 样
- B-ALL/ABL 伴 *iAMP21*

(3) T-ALL/ABL 伴 t(9;22)(q34.1;q11.2);*BCR-ABL1*

- 早期 T 前体细胞性急性白血病(ETP)

(4) NK 细胞淋巴母细胞白血病/淋巴瘤

3. 母细胞性浆细胞样树突状细胞肿瘤

4. 系列模糊的急性白血病

- 急性未分化细胞白血病
- 混合表型急性白血病伴 t(9;22)(q34.1;q11.2);*BCR-ABL1*
- 混合表型急性白血病伴 t(v;11q23.3);*KMT2A* 重排
- 混合表型急性白血病,B/髓系型,NOS
- 混合表型急性白血病,T/髓系型,NOS
- 混合表型急性白血病,NOS,少见类型
- 系列模糊的急性白血病,NOS

推荐阅读

1. SWERDLOW S H,CAMPO E,HARRIS N L,et al. WHO Classification of Tumor of Hematopoietic and Lymphoid Tissues[M]. Switzerland:WHO Press,2017.
2. GOLDMAN L,SCHAFER A I. Goldman-Cecil Medicine[M]. 26th ed. Philadelphia,PA:Elsevier,2019.
3. HENLEY S J,WARD E M,SCOTT S,et al. Annual report to the nation on the status of cancer,part I:National cancer statistics[J]. Cancer,2020,126(10):2225-2249.

第二节　急性白血病

陈　彤　袁　燕

根据受累及细胞系列,急性白血病(acute Leukemia,AL)主要可分为急性髓系白血病(acute myeloid leukemia,AML)和急性淋巴细胞白血病(acute lymphoblastic leukemia,ALL)两大类,另有少数病例白血病细胞系列无法归于某一系列,称为系列模糊的急性白血病(acute leukemia of ambiguous lineage,ALAL)。WHO 造血和淋巴组织肿瘤分类中关于急性白血病分类见本章第一节。

我国 1986 年的白血病流行病学调查研究显示,我国 AML

年发病率为 1.62/10 万，ALL 年发病率为 0.69/10 万，均低于美国的数据（年发病率 AML 为 3.7/10 万，ALL 为 1.6/10 万）。近些年来我国部分省市的流行病学调查显示，AML（不含急性早幼粒细胞白血病）的年发病率为 1.179/10 万，ALL 的年发病率为 0.569/10 万，急性早幼粒细胞白血病（acute promyelocytic leukemia，APL）的年发病率为 0.23/10 万，较 20 世纪 80 年代略有下降。白血病的男性患者多于女性患者，约（3～3.5）：2。AML 在年轻人中发病率较低，随着年龄的增加发病率逐渐增高，50 岁以上出现发病的高峰。ALL 则有 2 个发病高峰，分别为 10 岁以下儿童及 45 岁以上成人。

急性白血病的 FAB 分型中有关于 AML 的亚型分型被 WHO 的分型体系继续采纳，归为 AML 非特指型（AML-NOS），关于 ALL 的 FAB 亚型分型基本已不再沿用，而是根据淋巴细胞的免疫类型进行亚型分类。AML 各亚型的构成比中，M0 亚型比例小于 5%，M1 亚型占 5%～10%，M2 亚型占 10%左右，M3 亚型占 3%～8%，M4 亚型占比 5%～10%，M5 亚型占比低于 5%，M6 和 M7 亚型均极罕见。ALL 中，B 细胞性 ALL 多见，特别是儿童患者，约占 80%～85%，T 细胞性 ALL 在儿童患者中约占 15%，成人患者最高可达到 25%。

【临床表现】

急性白血病的起病通常开始于骨髓，随着白血病细胞的不断增殖，正常造血受到抑制，血髓屏障遭到破坏，异常的未成熟细胞（即白血病细胞）迁移出骨髓，向体内其他组织器官浸润。因此，AL 的临床表现可以分为正常血细胞数量功能受抑及白血病细胞增殖浸润这两大类表现。虽为急性白血病，但起病可以急缓不一。

（一）正常血细胞数量和功能受抑表现　随着急性白血病细胞克隆在骨髓里的增殖，骨髓正常造血克隆受到抑制，从而引起正常血细胞（白细胞、红细胞、血小板）的数量和功能受抑的表现。

1. 发热与感染　急性白血病患者骨髓的正常白细胞受抑，包括中性粒细胞、单核细胞和淋巴细胞的数量及功能均受到抑制，引发患者固有免疫与特异性免疫力下降，患者易被感染，是 AL 患者最常见的致死原因。约 50%的患者以发热为首发症状，体温低于 38.5℃时可由于肿瘤本身或严重贫血引起，体温高于 38.5℃时通常由于感染引起。常见感染部位为呼吸道、消化道等处，由于患者常表现出中性粒细胞减少，甚至达到粒细胞缺乏的程度，加之皮肤与黏膜屏障易损，因此感染不易被局限，容易出现败血症。引发感染的病原体多样，包括细菌、真菌、病毒等，可由于病原体的不同有不同的临床表现。

2. 出血　出血也是 AL 患者常见就诊原因。患者骨髓的巨核系增生受抑引起血小板减少，当血小板计数低于 20×10^9/L 时，自发性出血风险显著上升，可以表现为皮肤瘀点、紫癜、鼻出血、牙龈出血等，甚至出现自发性颅内出血。有些亚型，特别是急性早幼粒细胞白血病患者还易并发弥散性血管内凝血（DIC）从而引发严重出血，可以表现为皮下大片瘀斑、消化道泌尿道出血及颅内出血。

3. 贫血　大部分 AL 患者诊断时有中度贫血，主要由于红系造血受抑引起，部分患者可继发于骨髓增生异常综合征，以无效造血、贫血为首发症状。长期贫血者，特别是老年人还可并发贫血性心脏病，甚至出现贫血性心功能衰竭。

（二）白血病细胞增殖浸润表现　AL 细胞克隆起于骨髓，可向全身各组织器官浸润，根据浸润的组织器官不同，而有不同的表现。

1. 肝脾淋巴结肿大　AL 患者可见到肝脾淋巴结肿大，其中更常见于急性粒单核细胞白血病（AML-M4）、急性单核细胞白血病（AML-M5）及 ALL。肝脾大常为轻中度，如继发于慢性髓系白血病和骨髓增殖性肿瘤的患者可出现巨脾。肝脏累及的患者可以表现为肝功能不全及黄疸。淋巴结肿大可以是浅表和/或深部淋巴结肿大，肿大的淋巴结如压迫周围组织或血管，还可引起相应的症状。

2. 皮肤黏膜浸润　单核细胞浸润性较强，因此 AML-M4 和 AML-M5 患者常可见牙龈肿胀。这些患者亦多见皮肤浸润，其皮肤病变通常没有特异性，多为皮下结节型的浸润，可呈蓝灰色斑丘疹。

3. 骨骼与软组织浸润　AL 患者由于骨髓细胞增殖过度旺盛，常有胸骨下段压痛，是 AL 特征性体征。AL 细胞浸润至骨膜及骨和关节可引起骨关节疼痛，尤多见于儿童。少部分 AML 患者骨膜或软组织中可出现粒细胞肉瘤，粒细胞肉瘤为 AML 的髓外实体瘤形式，可以与 AML 共同发生，也可以在骨髓或外周血都还无 AML 证据时存在。粒细胞肉瘤的病理标本 HE 染色下类似淋巴瘤，必须经过免疫酶标标记与淋巴瘤进行区别。

ALL 事实上是淋巴母细胞性淋巴瘤与急性白血病作为同一疾病实体的两种不同表现。当疾病仅表现为实体瘤形式时可诊断为淋巴母细胞性淋巴瘤，当疾病表现为骨髓和/或外周血累及时，则为急性淋巴细胞白血病。因此对于实体瘤形式为首发表现的淋巴母细胞性淋巴瘤，必须进行骨髓检查以明确是否存在 ALL。

4. 中枢神经系统白血病（central nervous system leukemia，CNSL）　20%～40%的儿童患者和 5%的成人患者可合并 CNSL，常出现于缓解以后，少数为首发表现。通常为白血病细胞广泛弥散性脑膜浸润，因此患者的表现类似于脑膜炎的表现，有头痛、喷射性呕吐和视神经乳头水肿的三联征表现，另可由于累及的颅神经不同而出现不同的症状。CNSL 常会成为 AL 髓外复发的根源，因此对于容易出现 CNS 累及的患者类型，需要进行中枢预防性治疗。

5. 睾丸浸润　睾丸累及常为单侧的无痛性肿大，多见于 ALL 化疗缓解后的男性儿童或青年患者。因为血睾屏障的存在，睾丸属于特殊的免疫豁免器官，但是也成为 AL 髓外复发除 CNS 以外最常见部位。

6. 胸腺　约 10%的 ALL 患者有前纵隔（胸腺）肿块，多见于 T-ALL 患者。如前纵隔肿块巨大，可以压迫大血管和气管，还会引起上腔静脉压迫综合征，出现咳嗽、呼吸困难、发绀、颜面水肿、颅内压增高等表现。

7. 其他　理论上白血病细胞可以累及侵犯除毛发与指甲以外的所有组织器官，胸膜、心、肺、消化系统、泌尿系统等均可受累，可伴或不伴相应的临床表现。

【实验室检查】

（一）血象　绝大部分白血病患者初诊时已有血象异常，典型的 AL 患者血常规检查结果为白细胞升高、贫血及血小板减少。白细胞通常高于 10×10^9/L，高于 100×10^9/L 者称为高白细胞性白血病（hyperleukocytic leukemia）。也有少部分患者表现为白细胞计数正常范围内，或表现为全血细胞减少，通常见于急性早幼粒细胞白血病、低增生性白血病等患者。血片细胞分类检查通常可见原始和/或幼稚细胞。但少数白细胞正常或减低的患者，外周血白血病细胞可以缺如。部分病例外周血片可找到幼红细胞。

（二）骨髓检查　骨髓穿刺是白血病诊断的必要手段，骨髓细胞形态学检查是 AL 诊断的基础。大部分 AL 病例骨髓象增生活跃至极度活跃，约 10%的 AML 患者骨髓增生低下，称为低增生性白血病（hypoplastic leukemia）。WHO 诊断标准为原始细胞占骨髓有核细胞的比例≥20%。多数 AML 患者骨髓白血病细胞阻滞于原始与早期幼稚阶段，发育成熟中的中晚期幼粒细胞缺如，仅残留少部分成熟粒细胞，这一现象称为“裂孔现象”。骨髓中正常的红系与巨核系细胞增生受抑。AML 细胞细胞质内可见 Auer 小体，粒系或单核系白血病细胞均可出现，但不见于 ALL 细胞。

（三）细胞化学染色　以瑞氏染色为基础的骨髓细胞形态学检查难以明确区分原始细胞的性质，需要加做细胞化学染色，为鉴别各类 AL 提供重要依据。用于鉴别原始细胞系列性质的常见化学反应见表 16-3-2-1。

表 16-3-2-1　常用辅助 AL 诊断的细胞化学染色

细胞化学染色	原始粒细胞	原始单核细胞	原始淋巴细胞
过氧化物酶染色（POX）	+～+++	-～+	-
糖原反应（PAS）	-～+（弥漫性）	-～+（弥漫性）	+（团块或颗粒状）
非特异性酯酶（NSE）	-～+ 不可被 NaF 抑制	++～+++ 可以被 NaF 抑制	-
碱性磷酸酶积分（NAP）	减少或-	正常或增加	增加

（四）免疫学检测　不同系列细胞表面表达不同的表面标记，统称为 CD 抗原，采用针对不同 CD 抗原标志物的抗体来对血细胞进行免疫学表型分析，可以准确分析细胞的来源，有助于 AL 的诊断，特别是对于 ALL 的诊断。特定的免疫表型与细胞形态及染色体改变存在一定的相关性。

欧洲白血病工作组曾推出白血病免疫分型 EGIL 积分系统（表 16-3-2-2），推荐用于白血病细胞系列的分析，每个系列的得分≥2 分方可诊断属于该系列。

表 16-3-2-2　白血病免疫分型积分系统（EGIL 1998）

积分/分	B 淋巴细胞系	T 淋巴细胞系	髓系
2	CD79a	CD3	MPO
	cyIgM	抗 TCR	
	CyCD22		
1	CD19	CD2	CD13
	CD20	CD5	CD33
	CD10	CD8	CD65
		CD10	
0.5	TdT	TdT	CD14
	CD24	CD7	CD15
		CD1a	CD64

目前判断白血病细胞属于某一细胞系列的要求为：

1. 髓系　MPO 阳性（流式细胞仪、免疫组化或细胞化学染色证实）；或单核细胞分化（至少表达以下标记中的 2 个：NSE、CD11c、CD14、CD64、溶菌酶）。

2. B 淋巴细胞系　CD19 强表达并伴下列至少 1 个标记阳性：CD79a、细胞质内 CD22、CD10；或 CD19 弱表达并伴下列至少 2 个标记阳性：CD79a、细胞质内 CD22、CD10。

3. T 淋巴细胞系　细胞质内 CD3 强表达（应用抗 CD3ε 链的抗体经流式细胞仪检测）；或细胞表面 CD3 阳性。

（五）细胞遗传学与分子生物学检测　细胞遗传学与分子生物学检测在 AL 诊断中的作用日益重要。特定的重现性遗传学异常可以通过染色体核型分析获得细胞染色体结构突变信息，通过 PCR 技术、FISH 技术、基因组测序技术获得融合基因、突变基因信息，与特定亚型的 AL 诊断、疾病的预后与转归、治疗选择密不可分。相信随着对 AL 研究的深入，更多的伴有重现性基因突变的 AL 亚型会被识别，从而成为新的诊断实体。

（六）其他实验室检查　AL 患者乳酸脱氢酶水平通常升高，可反映患者体内肿瘤负荷的高低，但不具有特异性。白血病细胞累及肝脏时，可出现转氨酶的升高，并可伴有胆红素升高，可出现肝内胆管淤滞或压迫现象，表现为胆汁淤积型黄疸，升高的胆红素以直接胆红素为主。伴有中枢神经系统侵犯的 CNSL 患者，脑脊液检查可见压力升高，脑脊液蛋白水平增高，白细胞计数增多。脑脊液涂片镜检可找到白血病细胞，亦可行脑脊液流式细胞仪检测，可以发现数量更低的白血病细胞。

【诊断与鉴别诊断】

（一）诊断　根据临床表现、血象和骨髓象特征来诊断 AL 通常不难。细胞形态学的诊断是 AL 诊断的基础。FAB 分型是以细胞形态学、细胞化学染色等技术为基础的 AL 诊断分型标准。这一诊断分型标准中，AML 被分为 M0～M7 这 9 种亚型（含 M4Eo），ALL 被分为 L1～L3 这 3 种亚型。FAB 分型诊断系统里，诊断 AL 的基本标准是骨髓原始细胞+早期幼稚细胞≥30% NEC（非红系细胞）。目前全世界范围内，WHO 的诊断标准更受到认可，在 WHO 诊断标准里，AL 基本的诊断标准为骨髓原始细胞比例占有核细胞比例≥20%。

随着单克隆抗体和免疫分型技术流式细胞仪检测的发展，通过识别细胞表面或细胞质内抗原，对 AL 细胞系列的确定愈加准确。人们在 POX(-)的原诊断为 ALL 的患者群中，识别出了一部分其实应属于髓系细胞肿瘤的 AML 患者。正因为如此，FAB 分型体系曾将 AML 的诊断分型进行修订，增加了 M0 亚型。目前更为完善的亚型诊断基于 MICM 分型诊断系统，即全面整合细胞形态学（morphology）、免疫学（immunology）、细胞遗传学（cytogenetics）和分子生物学（molecular biology）技术来明确 AL 亚型的诊断。这也是 WHO 分型的诊断基础。基因水平的分型更有利于进行判断患者预后的危险度分层，以便制定相应的治疗方案。

（二）鉴别诊断　典型的 AL 患者表现为外周血白细胞的增高，需与同样表现为白细胞增高的疾病进行鉴别。部分表现为全血细胞减少的 AL 也需与其他以全血细胞减少为主要表现的疾病进行鉴别。

1. 类白血病反应　类白血病反应为继发于某些特定原因的以白细胞计数明显升高为主要表现的继发性反应。根据升高的细胞类型可分为中性粒细胞性、单核细胞性和淋巴细胞性类白血病反应。其中以中性粒细胞性类白细胞反应最为常见，可继发于严重感染、全身炎症反应、其他恶性肿瘤等多种情况。患者的外周血白细胞显著升高，但一般不超过 50×10^9/L，外周血可以见到有幼稚细胞出现，一般没有原始细胞，NAP 积分通常明显升高。骨髓检测原始细胞一般正常范围内，偶有轻度升高，这是与 AL 进行鉴别的要点。

2. 传染性单核细胞增多症　EB 病毒感染引起的传染性单核细胞增多症，可以出现白细胞升高，伴有发热、肝脾淋巴结肿大，可有肝功能损害、乳酸脱氢酶水平升高。患者外周血可见异形淋巴细胞的增多，比例可高达 60%~70%，但这些异形淋巴细胞并非原始细胞。血中可检测出 EB 病毒相关抗体及 EB 病毒 DNA 滴度增高。本病通常为自限性疾病，病情在 3~4 周间自行缓解。

3. 骨髓增生异常综合征　骨髓增生异常综合征（MDS）表现为全血细胞的减少，其中 MDS-EB 亚型可在外周血发现原始和/或幼稚细胞，需与 AL 进行鉴别。MDS 患者骨髓可见一系或多系的病态造血，且骨髓原始细胞比例低于 20%，可与 AL 进行鉴别。

4. 再生障碍性贫血　再生障碍性贫血也是典型以全血细胞减少为主要表现的疾病，本病源于造血干细胞的增生障碍，骨髓中非造血细胞比例相对增高，最为关键的是原始细胞比例正常或减低，可与 AL 进行鉴别。

【预后】

下列因素与 AML 预后不佳相关：老年患者、体力状况不佳、LDH 升高、继发于 MDS 或 MPN、对诱导方案疗效不佳者。然而，最为重要的预后因素为细胞遗传学与分子生物学特性，根据患者的基因突变情况，可以对 AML 进行危险度分层（表 16-3-2-3）。

表 16-3-2-3　基于遗传学的 AML（非 APL）的危险度分层（2019 NCCN 肿瘤临床实践指南）

危险度分层	遗传学异常
好（favorable）	t(8;21)(q22;q22.1);RUNX1-RUNX1T1
	inv(16)(p13.1;q22)或 t(16;16)(p13.1;q22);CBFB-MYH11
	双等位 *CEBPA* 基因突变
	NPM1 基因突变不伴 FLT3-ITD，或伴 $\text{FLT3-ITD}^{\text{low}}$
中等（intermediate）	*NPM1* 基因突变伴 $\text{FLT3-ITD}^{\text{high}}$
	野生型 *NPM1* 基因不伴 FLT3-ITD，或伴 $\text{FLT3-ITD}^{\text{low}}$（不伴其他预后不佳基因）
	t(9;11)(p21.3;q23.3);KMT2A-MLLT3
	其他不属于预后好或差的基因异常
差（poor/adverse）	t(6;9)(p23;q34.1);DEK-NUP214
	t(v;11q23.3);KMT2A 重排
	t(9;22)(q34.1;q11.2);BCR-ABL1
	inv(3)(q21.3;q26.2)或 t(3;3)(q21.3;q26.2);GATA2,MECOM
	-5 或 del(5q);-7;-17/abn(17p)
	复杂核型（3 个或以上互不相关的染色体异常，但不包括下列任一突变：t(8;21),inv(16),t(9;11),t(v;11)(v;q23.2),t(6;9),inv(3),BCR-ABL1
	单倍体核型
	野生型 NPM1 伴 $\text{FLT3-ITD}^{\text{high}}$
	RUNX1 突变
	ASXL1 突变
	TP53 突变

注：NCCN. National Comprehensive Cancer Network，美国国家综合癌症网络。

ALL的总体预后，儿童好于成人患者，尤其是儿童的B-ALL患者，现行的治疗方案可获得95%以上的完全缓解率，已经是一种在不行异基因造血干细胞移植的情况下也可以追求临床治愈的疾病，治愈率约为80%。成人ALL患者的预后较差，完全缓解率仅为60%~85%。与ALL预后不佳相关的因素有：年龄>35岁，高白细胞（B-ALL>30×10^9/L，T-ALL>100×10^9/L），达到完全缓解时间超过4周，诱导缓解后微量残留病（MRD）>10^{-4}（流式细胞仪检测白血病细胞克隆占有核细胞比例）。B-ALL患者还需基于细胞遗传学与分子生物学特征进行危险度分层（表16-3-2-4）。

表16-3-2-4　B细胞性急性淋巴细胞白血病患者的细胞遗传学危险度分层

危险度分层	遗传学异常
好（favorable）	超二倍体染色体（51~65条染色体，其中4、10、17号染色体三体患者显示有最佳的预后结果） t(12;21)(p13.2;q22.1)；ETV6-RUNX1
差（poor）	亚二倍体染色体（染色体<44条） KMT2A重排[t(4;11)或其他] t(v;14q32)/IGH BCR-ABL1（在TKI前年代为预后不佳因素） 复杂核型（5个或以上染色体异常） Ph样ALL iAMP21

【治疗】

（一）治疗原则　AL诊断明确以后，根据亚型诊断、预后分层诊断，结合患者体力状况、治疗意愿和家庭经济条件等，制定适合该患者的治疗方案。治疗的最理想目标是彻底清除体内的白血病细胞，完全恢复患者的正常造血功能，达到对疾病的治愈。治疗的基础目标是达到疾病的完全缓解，尽量延长患者的生存时间，提高患者的生活质量。目前AL的治疗阶段分为诱导缓解治疗和缓解后治疗两个阶段。

对大部分亚型的AL而言，化疗还是最主要的治疗手段，但单纯化疗通常不能达到治愈疾病的目标。目前能够治愈AL的治疗方法主要是异基因造血干细胞移植。然而，随着对预后危险度分层的研究，以及靶向药物的发展，部分亚型的AL已经可以在不进行异基因造血干细胞移植的情况下达到治愈的目的，改变了这些患者缓解后治疗的策略。

（二）非APL的AL治疗

AL治疗的第一个阶段为诱导缓解治疗，在这一阶段内，治疗的目标是获得完全缓解（complete remission，CR）。传统的CR标准为血液学完全缓解：①白血病相关症状体征消失；②血象恢复，血红蛋白>100g/L（男性），>90g/L（女性和儿童），中性粒细胞计数≥1×10^9/L，血小板计数≥100×10^9/L；③外周血未见白血病细胞；④骨髓原始细胞比例<5%。随着MICM分型体系的确立，对CR的深度要求也提高。还必须对患者进行MRD检测，通常使用流式细胞仪对骨髓细胞中残留的白血病克隆进行检测，白血病克隆至少应<1%。有重现性遗传学异常的患者，还需监测相应的突变基因或融合基因表达水平，以明确是否获得分子生物学水平的CR。

对于非APL的AL患者，目前采取的诱导缓解治疗主要是联合化疗，根据AL亚型不同，化疗药物的方案组合不同。

1. AML的诱导缓解治疗　对于非APL的AML，诱导缓解方案主要是蒽环类药物+阿糖胞苷的“3+7”方案。目前NCCN指南推荐基于患者年龄及危险度分层进行化疗方案的选择。60岁以下患者，推荐选择较高的药物剂量。60岁以下中等预后或预后不良组的患者，还可以选择大剂量阿糖胞苷+蒽环类药物的方案。此外，也可以选择FLAG方案作为诱导缓解的方案。常用诱导缓解方案见表16-3-2-5。

表16-3-2-5　成人非APL的AML的常用诱导缓解化疗方案

年龄	方案名称	药物	参考剂量	用法
<60岁	IA	伊达比星（IDA）	10~12mg/m²	d1~3，静脉滴注
		阿糖胞苷（Ara-C）	100~200mg/m²	d1~7，静脉滴注
	DA	柔红霉素（Daun）	60~90mg/m²	d1~3，静脉滴注
		阿糖胞苷（Ara-C）	100~200mg/m²	d1~7，静脉滴注
	大剂量AraC+蒽环类	阿糖胞苷（Ara-C）	2 000mg/m²，每12小时1次	d1,3,5，静脉滴注
		伊达比星（IDA）	10~12mg/m²	d1~3，静脉滴注
		（或）柔红霉素（Daun）	60~90mg/m²	d1~3，静脉滴注
	FLAG	氟达拉滨（Flud）	30mg/m²	d2~6，静脉滴注
		阿糖胞苷（Ara-C）	2 000mg/m²	d2~6，静脉滴注
		G-CSF	200μg/m²	d1~6，皮下注射
	HA	高三尖杉酯碱（H）	4mg	d1~7，静脉滴注
		阿糖胞苷（Ara-C）	100~200mg/m²	d1~7，静脉滴注

续表

年龄	方案名称	药物	参考剂量	用法
>60 岁	DA	柔红霉素（Daun）	45~60mg/m²	d1~3，静脉滴注
		阿糖胞苷（Ara-C）	100mg/m²	d1~7，静脉滴注
	IA	伊达比星（IDA）	8~10mg/m²	d1~3，静脉滴注
		阿糖胞苷（Ara-C）	100mg/m²	d1~7，静脉滴注
	CAG	阿糖胞苷（Ara-C）	10mg/m²，每 12 小时 1 次	d1~14，皮下注射
		阿克拉霉素（Acla）	14mg/m²	d1~4，静脉滴注
			（或 5~7mg/m²）	d1~8，静脉滴注
		粒细胞集落刺激因子（G-CSF）	200μg/m²	d1~14，皮下注射

60 岁以上可以耐受大强度化疗的患者推荐蒽环类药物剂量略低于 60 岁以下的患者。对不能耐受大强度化疗的患者，NCCN 推荐的诱导缓解治疗方案是以 Bcl-2 抑制剂 venetoclax+去甲基化药物或小剂量阿糖胞苷的方案，也可以选择去甲基化药物为基础的方案。

诱导缓解期的骨髓监测：根据 NCCN 的指南，对于使用标准剂量阿糖胞苷为基础方案进行诱导的患者，推荐在诱导缓解化疗的第 14~21 天进行骨髓检查，检测骨髓增生程度及 MRD 水平评估，以决定是否需要追加标准剂量阿糖胞苷或者加用大剂量阿糖胞苷（1.5~3g/m²，每 12 小时 1 次，6 次）再次进行诱导缓解治疗。目标是使患者在最多 2 疗程的诱导缓解治疗后达到 CR。对于使用大剂量阿糖胞苷为基础方案进行诱导的患者，推荐于化疗的第 21~28 天进行骨髓检查，目标是经过一个疗程的诱导达到 CR。

2. ALL 的诱导缓解治疗　患者诱导缓解方案的选择，根据年龄、身体状况及是否是 Ph^+ 来进行分层治疗。根据年龄可以分为青少年及年轻成人组（<35 岁）、成人非老年组（35~65 岁）及老年组（>65 岁）3 组。根据患者的身体状态及是否有合并症，还可分为体能良好与体能不佳组。根据 *BCR/ABL1* 融合基因阳性与否，分为 Ph^+ALL（为 B-ALL）和 Ph^-ALL（包括 B-ALL 和 T-ALL）。

青少年及年轻成人患者建议选择儿童 ALL 的治疗方案，儿童方案药物组成类似但采用的剂量加大，因此化疗强度较大。成人非老年或老年体能良好患者，可采用多药联合化疗的方案进行诱导，例如 VDL（C）P 方案或 hyper-CVAD 方案。老年体能不佳患者则不推荐多药联合的大强度治疗，可采取 VP 方案等进行诱导。常用诱导缓解方案见表 16-3-2-6。

表 16-3-2-6　成人 ALL 的常用诱导缓解化疗方案

方案名称	药物	参考剂量	用法
VP	长春新碱（VCR）	2mg	每周 1 次
	泼尼松	1mg/kg	每日 1 次，2~3 周
VDL（C）P	柔红霉素（Daun）	45~90mg/m²	d1~3、15~17，静脉滴注
	长春新碱（VCR）	2mg	d1、8、15、22，静脉注射
	（环磷酰胺，CTX）	750mg/m²	d1、15，静脉注射
	左旋门冬酰胺酶	5 000~10 000U	d19~28，皮下注射
	（或培门冬酶）	3 750U	d19，肌内注射
	泼尼松	1mg/kg	每日 1 次，4 周，d15 起逐步减量
Hyper-CVAD			
A 方案	环磷酰胺（CTX）	300mg/m²，每 12 小时 1 次	d1~3，静脉注射
	长春新碱（VCR）	2mg	d4、11，静脉注射
	阿霉素（ADM）	50mg/m²	d4，静脉滴注
	地塞米松（DXM）	40mg	d1~4、11~14，静脉滴注
B 方案	甲氨蝶呤（MTX）	1 000mg/m²	d1，静脉滴注
	阿糖胞苷（Ara-C）	2 000mg/m²	d2~6，静脉滴注

Ph^+的患者推荐在联合化疗同时加用酪氨酸激酶抑制剂(TKI,如伊马替尼、达沙替尼等)治疗。Ph^- ALL 的患者有条件的单位建议进行 Ph 样基因谱的筛查,对于 CRLF2 阳性的 Ph 样 ALL 的患者,可以考虑加用鲁索替尼治疗。诱导缓解期间,同样需对患者的骨髓及 MRD 情况进行检测。

(3) 中枢神经系统白血病(CNSL)的治疗:对于 CNSL 的治疗可以分为治疗与预防两大类。有 CNSL 高危因素的患者需要进行预防性鞘内注射治疗,包括:①所有的儿童 AL 患者;②ALL 或 AML-M5、AML-M4 患者;③有髓外病灶的患者;④起病时外周血白细胞$>50\times10^9/L$;⑤AML 伴 inv(16)或 t(8;21)。有这些危险因素之一者,需进行预防性鞘内注射治疗。初次腰椎穿刺的时机选择,于成人患者为达到血液学 CR 时,对于儿童患者则在初次诊断时即需进行。可用于鞘内注射的药物有:甲氨蝶呤 5mg 或阿糖胞苷 50mg,合并地塞米松 5mg 一起使用。预防性鞘注的频率为每疗程化疗时进行 1 次,总共需 6 次鞘注治疗。

对于已有相应神经系统症状、疑诊 CNSL 的患者,则可即刻进行腰椎穿刺脑脊液检查以明确诊断,无须等待骨髓达到 CR 以后。治疗性鞘内注射治疗的药物选择与预防性相同,治疗的频率为每周 2~3 次,直至脑脊液检查白血病细胞转阴后再巩固 1~2 次,之后每疗程进行 1 次,共需 6 次。

(三) 缓解后治疗　对于经过诱导缓解治疗后达到完全缓解的患者来说,缓解后的治疗包括巩固与维持治疗。

1. 非 APL 的 AML 患者的缓解后治疗　根据 NCCN 指南,缓解后的治疗仍然是按照年龄进行分层治疗。

对于 60 岁以下的患者,强调大剂量阿糖胞苷在缓解后治疗的重要地位,使用的剂量在 $1.5\sim3g/m^2$,每 12 小时 1 次,每疗程共使用 6 个剂量,在缓解后治疗阶段建议使用 3~4 个疗程大剂量阿糖胞苷方案治疗。

对于 60 岁以上以大强度化疗进行诱导的患者,仍使用诱导缓解的标准剂量阿糖胞苷"3+7"方案进行巩固治疗。使用的阿糖胞苷剂量与蒽环类药物的剂量均与诱导缓解方案的剂量相仿。对于以减低强度方案进行诱导治疗的患者,也建议继续原方案进行巩固。

2. ALL 患者的缓解后治疗　ALL 患者达到完全缓解以后仍建议进行多药联合化疗方案治疗,Ph^+ ALL 患者继续联合应用 TKI 进行治疗。对于年龄在 21 岁以下的 Ph^+ ALL 患者进行异基因造血干细胞移植,患者的生存获益并未优于 TKI 加联合化疗方案的治疗,因此对这一亚型的患者来说,第一次完全缓解期间不再推荐异基因造血干细胞移植。对于其他的有移植适应证成人患者,在有合适供者的情况下仍推荐异基因造血干细胞移植来进行巩固治疗。Ph^+ ALL 患者在巩固治疗以后,推荐继续应用 TKI 来作为维持治疗的方法。

3. 异基因造血干细胞移植　异基因造血干细胞移植(allogeneic hematopoietic stem cell transplantation,allo-HSCT)仍为目前公认的可以治愈 AL 的方法。在 allo-HSCT 发展的很长一段时间内,所有符合移植条件并有合适供者的 AL 患者均推荐进行 allo-HSCT 作为巩固治疗的手段。但目前随着对 AL 的危险度分层的研究,多种亚型的 AL 已经不推荐在第一次完全缓解期进行 allo-HSCT,包括预后良好的 AML 患者、21 岁以下的 Ph^+ ALL 患者等。

(四) 复发难治的 AL 患者的治疗　患者是否在诱导缓解治疗及时获得完全缓解,与患者的无病生存期相关。1 疗程 CR 者,无病生存期(disease-free survival,DFS)长,2 个疗程诱导治疗才得到 CR 者,5 年 DFS 仅 10%。对于经过 2 个疗程标准剂量治疗,还未达到 CR 的患者,可称为难治性急性白血病。这部分患者大约占 20%,属于对联合化疗药物的原发耐药。同时很多患者会在 2 年内复发。

对于这部分难治性患者来说,allo-HSCT 是他们唯一可能获得长期缓解的治疗措施,有条件进行 allo-HSCT 的,推荐进行移植。某些特定的基因突变的患者,可以考虑改用相应的靶向药物治疗。对于 CD19 阳性的 B-ALL 患者,可以考虑进行 CD19-嵌合抗原受体 T 细胞的免疫治疗。如果有合适的临床试验,推荐加入临床试验。

(五) 免疫细胞治疗　嵌合抗原受体 T 细胞(chimeric antigen receptor T cell,CAR-T)治疗是将目标抗原及共刺激分子一起感染表达于患者自身 T 细胞,以期 T 细胞自行寻找靶细胞并发挥杀伤作用,属于基因工程化的过继免疫治疗。目前在临床广泛应用的属于第二代 CAR-T 细胞,共刺激分子主要有 4-1BB 和 CD28 两种。最初成功应用 CAR-T 细胞治疗的病种为复发或难治的急性和慢性 B 淋巴细胞白血病,选择的靶抗原是 CD19,完全缓解率可达到 90%。CD19/CD22 双 CAR、CD33 CAR 等其他靶抗原的 CAR-T 细胞也在进行临床研究。

CAR-T 治疗的不良反应有细胞因子释放综合征和神经毒性。

(1) 细胞因子释放综合征(cytokine release syndrome,CRS):CAR-T 细胞回输、接触 ALL 细胞以后,T 细胞被活化、增殖,释放出大量细胞因子,形成类似细胞因子风暴的表现,是 CAR-T 治疗最为重要的不良反应。CRS 诊断标准包括:①发热至少持续 3 天;②两种细胞因子浓度最高值至少升高 75 倍或一种细胞因子浓度最高值至少升高 250 倍;③至少出现一种毒性临床症状如低血压(至少一项静脉血管压力),或缺氧(血氧浓度<90%),或神经系统症状(包括神志改变,迟钝和癫痫发作)。此外,在严重 CRS 中 C 反应蛋白(CRP)≥200mg/L。CRS 的反应可以分为 1~5 级,1 级的 CRS 以补充水分支持治疗为主,2 级及以上的 CRS 可以使用 IL-6 受体的抗体托珠单抗进行治疗。CRS 如继续升级,必要时使用糖皮质激素治疗。

(2) 神经系统毒性:神经系统毒性既往被认为是 CRS 影响到中枢神经系统的表现,目前更普遍地认为是一种独立的不良反应类型。神经系统毒性反应包括混乱、谵妄、发展表达性失语、迟钝、肌阵挛、癫痫发作等。新发≥2 级神经毒性的评价应包括神经系统检查(包括 MMSE)、脑磁共振、脑电图,以及脑脊液(CSF)检查。重度病例中可能需要气管内插管,保护气道。治疗上需密切观察、及时进行托珠单抗与糖皮质激素的治疗。

（六）靶向药物治疗　随着对肿瘤发病机制研究的不断深入，越来越多的靶向药物被研发，经临床试验研究后批准上市。应根据不同的靶点选用相应的药物，如针对 *BCR/ABL* 融合基因的伊马替尼、尼洛替尼；针对 FLT3 突变的索拉非尼、舒尼替尼；CD20 单克隆抗体等，整体上提高了患者的缓解率，延长了患者的生存期（详见第八篇第二章“抗肿瘤药物的临床应用”）。

（七）对症支持治疗

1. 高白细胞白血病及溶瘤综合征的预防和治疗　高白细胞性白血病患者外周血的白细胞计数显著升高，当白细胞 $>200\times10^9/L$ 时，可出现白细胞淤滞综合征，表现为呼吸困难、低氧血症、言语不清、颅内出血等，男性患者还可出现阴茎异常勃起。当白细胞 $>100\times10^9/L$ 时即给予及时的血细胞分离治疗，但 APL 患者不可进行血细胞分离，易触发 DIC。

溶瘤综合征是指初发的 AL 患者在化疗有效以后，大量白血病细胞死亡，产生高尿酸血症、高磷低钙等代谢和电解质紊乱的情况，严重时可发生急性肾衰竭或因高钾血症引发心搏骤停。因此临床上必须给予充分的水化碱化治疗，每天输液量需 2 000~2 500ml/m^2。

2. 中性粒细胞减少及粒细胞缺乏的治疗　AL 患者在化疗后都会出现中性粒细胞减少的情况，显著增加感染发热的概率。G-CSF 和 GM-CSF 可以缩短粒缺持续的时间，对于 ALL 的患者来说，应及时予以这些细胞因子的治疗。由于髓系白血病细胞表面通常也有表达 G-CSF 和 GM-CSF 的受体，因此对于 AML 的患者来说，这些药物需要慎用。

3. 贫血和血小板减少的支持治疗　AL 患者起病时往往已伴贫血，经过化疗以后，贫血的程度会进一步加重。严重的贫血可导致贫血性心脏病，甚至出现心功能衰竭。因此在治疗期间，应输注浓缩红细胞，保持血红蛋白水平在 80g/L 以上。

大部分 AL 患者起病时也往往伴有血小板的减少，在经过化疗以后，血小板的水平会降低得更为明显。血小板计数低于 $10\times10^9/L$，则自发性出血风险明显增加，如并发颅内出血，则是诱导缓解期患者死亡的最主要原因。建议进行单采血小板输注，以维持血小板计数水平在 $10\times10^9/L$ 以上。

【伴有重现性遗传学异常的急性白血病及少见类型急性白血病】

（一）急性早幼粒细胞白血病伴 *PML-RARA*　FAB 分类中的 AML-M3 亚型也称为急性早幼粒细胞白血病（APL），在 WHO 诊断体系中，这一亚型被诊断为急性早幼粒细胞白血病伴 *PML-RARA*（acute promyelocytic leukemia with PML-RARA，APL with PML-RARA）。这是最早被识别出有特异性染色体结构异常及相应融合基因突变的一种急性白血病。这个亚型的白血病细胞为早幼粒细胞，是髓系细胞系列发育成熟过程中体积最大的一个时期，最难以通过血髓屏障，因此大部分病例诊断时的典型外周血象表现为全血细胞减少。早幼粒细胞阶段细胞质内嗜天青颗粒最为多见，APL 患者的骨髓白血病细胞常可见柴束状的 Auer 小体，这些细胞质内的组分在细胞破裂后容易触发 DIC 发生，这也是 APL 患者比较特别的临床表现。APL 的特异性融合基因突变 *PML-RARA* 可以翻译出相应的 PML-RARA 蛋白，是 APL 的致病机制，但同时也成为全反式维 A 酸（ATRA）靶向治疗 APL 的靶点，使得 APL 伴 *PML-RARA* 成为第一种以靶向药物诱导分化治疗为主要治疗方法的 AML。

急性早幼粒细胞白血病的诊断也是按照 MICM 的分型标准。形态学上，患者骨髓细胞质颗粒增多的早幼粒细胞占有核细胞 20%以上，细胞质内常见柴束样 Auer 小体，细胞化学染色 POX 强阳性。流式免疫分型显示这些细胞 MPO$^+$，髓系的标记如 CD13/CD33 等阳性，早期原始细胞标记 CD34 和 HLA-DR 低表达或阴性。染色体核型分析可见 t(15;17)(q22;q12)，分子生物学分析可发现 *PML-RARA* 融合基因，是诊断 APL 最为重要的标准。40%的 APL 患者可合并其他染色体异常或基因突变，如+8、*FLT3-ITD* 或 *TKD* 突变等。约 2%的 APL 患者的基因突变不是典型的 t(15;17)(q22;q12)，称之为 APL 变异型。这类患者的基因突变常涉及 17 号染色体的 *RARA* 基因，其伙伴基因则包括 11q23.2 的 *ZBTB16*、11q13.4 的 *NUMA1* 和 17q21.2 的 *STAT5B*。

1. 预后　APL 伴 *PML-RARA* 总体而言属于预后良好的 AML。APL 自身的预后分层根据治疗模式不同有不同的分层方法。

（1）以全反式维 A 酸（ATRA）联合化疗作为一线治疗模式下的预后分层：①低危，$WBC\leqslant10\times10^9/L$，$PLT\geqslant40\times10^9/L$；②中危，$WBC\leqslant10\times10^9/L$，$PLT<40\times10^9/L$；③高危，$WBC>10\times10^9/L$。

（2）以 ATRA 联合砷剂作为一线治疗模式下的预后分层：①低危，$WBC\leqslant10\times10^9/L$；②高危，$WBC>10\times10^9/L$。

2. 治疗　根据 2018 年版我国治疗 APL 的专家共识，APL 的治疗按照预后分层进行治疗。

（1）低（中）危 APL 患者的治疗：

1）诱导缓解治疗：

A. 方案：全反式维甲酸（ATRA）25mg/(m^2·d)+三氧化二砷（ATO）0.16mg/(kg·d)［或复方黄黛片 60mg/(kg·d)］。

B. 诱导方案治疗的时间：直到达到完全缓解，总计约 30 天。

C. 治疗前白细胞 $4\sim10\times10^9/L$ 者，加用羟基脲 1g，每日 3 次，口服。

D. 治疗前白细胞 $<4\times10^9/L$ 者，待治疗中白细胞 $>4\times10^9/L$ 时加用羟基脲 1g，每日 3 次，口服。

E. 治疗中白细胞 $>10\times10^9/L$ 者，酌情加用蒽环类药物或阿糖胞苷治疗。

2）巩固治疗：

A. 药物：ATRA 25mg/(m^2·d)×2 周，休 2 周为一疗程，共 7 个疗程。ATO 0.16mg/(kg·d)［或复方黄黛片 60mg/(kg·d)］×4 周，休 4 周为一疗程，共 4 个疗程。

B. 用药流程见图 16-3-2-1。

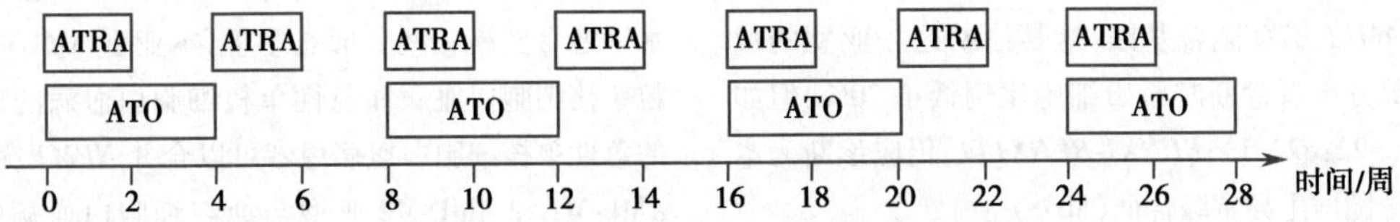

图 16-3-2-1 低(中)危 APL 巩固治疗的方案

ATRA.全反式维甲酸;ATO.三氧化二砷。

3) 维持治疗:以每3个月为1个周期,共完成3个周期。

A. 每周期第1个月:ATRA 25mg/(m^2·d)×2周,休息2周。

B. 周期第2、3个月:ATO 0.16mg/(kg·d)[或复方黄黛片60mg/(kg·d)]×2周,休息2周。

4) 其他可供选择的方案:在巩固治疗阶段,也可选择蒽环类+阿糖胞苷的方案。对于砷剂不能耐受的患者,也可以选择ATRA+蒽环类药物作为诱导缓解的方案。

(2) 高危APL患者的治疗

1) 诱导缓解治疗:ATRA 25mg/(m^2·d)+三氧化二砷(ATO)0.16mg/(kg·d)[或复方黄黛片60mg/(kg·d)],使用至达到完全缓解;蒽环类药物:柔红霉素45mg/(m^2·d)或伊达比星8mg/(m^2·d),第1~3天。

2) 巩固治疗

A. 可用以下阿糖胞苷+蒽环类(蒽醌类)方案,巩固3个疗程:

HA方案:高三尖杉酯碱2mg/(m^2·d),第1~7天+阿糖胞苷100mg/(m^2·d),第1~5天。

MA方案:米托蒽醌6~8mg/(m^2·d),第1~3天+阿糖胞苷100mg/(m^2·d),第1~5天。

DA方案:柔红霉素45mg/(m^2·d),第1~3天+阿糖胞苷100mg/(m^2·d),第1~5天。

IA方案:伊达比星8mg/(m^2·d),第1~3天+阿糖胞苷100mg/(m^2·d),第1~5天。

B. 对于第3次巩固化疗后未达分子学转阴的患者,加用伊达比星8mg/(m^2·d),第1~3天+阿糖胞苷1g/m^2,每12小时1次,第1~3天方案治疗,直到分子学检查结果转阴,再转入维持治疗。

3) 维持治疗:以每3个月为1个周期,共完成8个周期。

A. 每周期第1个月:ATRA 25mg/(m^2·d)×2周,休息2周。

B. 每周期第2、3个月:ATO 0.16mg/(kg·d)[或复方黄黛片60mg/(kg·d)]×2周,休息2周。

4) 其他可选择的方案:还可以选择ATRA+砷剂+化疗诱导、ATRA+砷剂巩固、ATRA/6-MP/MTX维持治疗的方案。

(3) 首次复发APL患者的治疗:一般采用亚砷酸±ATRA±蒽环类化疗进行再次诱导治疗。达到血液学再次缓解者进行*PML-RARA*融合基因的检测,融合基因阴性者行自体造血干细胞移植或亚砷酸巩固治疗(不适合移植者)6个疗程,融合基因阳性者进入临床试验或行异基因造血干细胞移植。再诱导未缓解者可加入临床试验或行异基因造血干细胞移植。

(4) 支持及其他治疗

1) APL分化综合征:发生于初发或复发患者ATRA诱导缓解期间,因诱导分化治疗有效后,骨髓里大量早幼粒细胞向中晚幼粒细胞方向分化,细胞体积缩小,大量细胞向外周血迁移,致使外周血白细胞持续增长,并向其他组织器官浸润,出现APL分化综合征。表现为不明原因发热、呼吸困难、胸腔或心包积液、肺部浸润、肾脏衰竭、低血压、体重增加5kg以上。

诱导缓解期间出现WBC>10×10^9/L并持续增长者,应考虑减量或停用ATRA或亚砷酸,并密切关注体液容量负荷和肺功能状态,尽早使用地塞米松(10mg,静脉注射,每日2次)直至低氧血症解除。

2) CNSL的预防和治疗:低、中危APL患者,以ATRA联合砷剂作为一线治疗方案的,建议预防性鞘内治疗2~3次;高危APL或复发患者,因发生CNSL的风险增加,对这些患者应进行至少2~6次预防性鞘内治疗。对于已诊断CNSL的患者,按照CNSL常规鞘内注射治疗方案执行。

3) 其他需要注意之处:APL患者容易发生低纤维蛋白血症和DIC,治疗期间需密切监测DIC指标的变化,对于已出现亚临床或确诊DIC表现的患者,需及时加用低分子肝素的治疗、单采血小板输注、冷沉淀、纤维蛋白原、凝血酶原复合物和冰冻血浆维持纤维蛋白原水平。如有器官大出血,可应用重组人凝血因子Ⅶa。高白细胞APL患者不推荐进行白细胞分离术,以避免诱发DIC,可给予水化及化疗药物治疗。使用砷剂治疗前需进行心电图检查,评估有无QT间期延长。评估肝肾功能。

(二) AML伴t(8;21)(q22;q22.1);*RUNX1-RUNX1T1*

本型AML伴有特征性的8号与21号染色体的易位,90%的病例在FAB的分型系统中被分为AML-M2b亚型。这部分患者的骨髓细胞形态学有其独特点,表现为粒系发育异常,原始粒细胞胞体较大,细胞质嗜碱性明显,常含多量嗜天青颗粒,但核周带无颗粒,Auer小体常见。有些原始细胞细胞质内还可见巨大颗粒(假Chediak-Higashi颗粒),提示了这些细胞存在异常的基因融合。骨髓中还可见发育异常的早幼粒细胞和中性中幼粒细胞,但其他系列细胞的形态通常是正常的。另有10%的患者属于FAB分型的AML-M1亚型。

该亚型患者的免疫分型可见CD19与CD56的共表达,是诊断标准之一。骨髓细胞核型分析显示存在特征性t(8;21)

(q22;q22.1),分子生物学方法检测可见 *RUNX1-RUNX1T1* 融合基因,也可称为 *AML1-ETO* 融合基因,这是诊断这一亚型的最重要标准,即使部分患者诊断时原始细胞比例低于20%,但如检测到 t(8;21)(q22;q22.1);*RUNX1-RUNX1T1*,仍应诊断为本病,而不诊断为骨髓增生异常综合征(MDS)。

70%~95%的患者还可合并有其他的染色体异常,如性染色体缺失或9q22缺失。20%~30%的患者伴有 *KIT* 突变,30%的儿童患者和10%~20%的成人患者可继发出现 *KRAS* 或 *NRAS* 突变。*ASXL1* 突变见于约10%的患者,其中大部分为成人患者,20%~25%的患者可发生 *ASXL2* 突变,可见于各年龄段。

AML伴 t(8;21)(q22;q22.1)预后通常良好,经过目前的一线诱导缓解方案和大剂量阿糖胞苷的巩固治疗,患者有较高的完全缓解率,较长的无病生存期。因此,该亚型患者在获得初次完全缓解时不推荐进行异基因造血干细胞移植。对于这一亚型的AML患者来说,疗效评估需进行分子生物学检测,治疗目标是达到分子生物学水平的完全缓解。成人患者合并 *KIT* 突变则提示预后欠佳。

(三) AML伴 inv(16)(p13.1;q22)或 t(16;16)(p13.1;q22);*CBFB-MYH11* 本亚型AML的核型检测,可见16号染色体的内倒转 inv(16)(p13.1;q22),或姐妹16号染色体之间的易位 t(16;16)(p13.1;q22),分子生物学检测可见 *CBFB-MYH11* 融合基因。本型AML在FAB分型系统中分为AML-M4Eo,即急性粒单核细胞白血病伴异常嗜酸性粒细胞增多。绝大部分病例在细胞形态学上的特征性表现为骨髓中嗜酸性粒细胞的异常升高,但比例通常<5%。各阶段嗜酸性粒细胞均可见,并无明显的成熟停滞现象,幼稚嗜酸性粒细胞细胞质内的嗜酸颗粒常比正常嗜酸性粒细胞的更大。但患者外周血的嗜酸性粒细胞并不增多。

本亚型的诊断同样依赖染色体核型检测和分子生物学融合基因检测,大部分病例都是16号染色体的内倒转 inv(16),姐妹16号染色体易位则较为少见。但这两种染色体异常的结果都是出现 *CBFB-MYH11* 融合基因。约40%的患者还合并继发的细胞遗传学异常,比较常见的有+22和+8(各见于10%~15%的患者)、7q-和+21(大约5%的患者)。90%以上的患者存在继发性基因突变,*KIT* 突变见于30%~40%的患者,45%的患者可测及 *NRAS* 突变,*KRAS* 见于13%的患者,*FLT3* 突变有14%。*ASXL2* 突变在本亚型中罕见,这一点与AML伴 t(8;21)(q22;q22.1)不同。

本亚型患者的预后较为良好,经过一线方案诱导和大剂量化疗巩固治疗后,患者可获得较高的完全缓解率和较长的生存期。合并KIT突变不影响本亚型的预后,合并FLT3突变(特别是FLT3-TKD突变)则提示预后欠佳。

(四) AML伴 *NPM1* 突变 *NPM1* 突变是AML患者最常见的复现性突变之一,且为AML所特有,可见于2%~8%的儿童患者和27%~35%的成人患者。45%~64%的成人患者染色体核型正常。AML伴 *NPM1* 突变患者常有贫血和血小板减少表现,和其他类型AML相比,本亚型AML患者的血小板计数水平通常要高一些。形态学上,本亚型AML一般表现为急性粒单核细胞白血病和急性单核细胞白血病的形式,80%~90%的急性单核细胞白血病患者可以合并 *NPM1* 突变,但也可以在AML-M1和AML-M2亚型与纯红细胞白血病中检测到 *NPM1* 突变。

本亚型AML的诊断依赖于分子生物学检测确定 *NPM1* 突变存在,或者免疫组化染色显示 *NPM1* 存在细胞质内的异常表达。大部分病例显示两系及以上细胞(粒系、单核系、红系和巨核系)存在 *NPM1* 的异常表达。约1/4的初发AML伴 *NPM1* 突变患者有多系病态造血表现,这些患者通常细胞核型正常,而原始细胞CD34阴性。这种病态造血表现不代表预后变差,也不影响本亚型的诊断。

免疫表型上,本亚型AML高表达CD33,CD13表达通常减低,KIT、CD123和CD110表达常见,HLA-DR常为阴性。免疫分型可见有两种亚群的AML伴 *NPM1* 突变患者,一种亚群为髓系标记表达为主,另一种亚群为单核系标记表达(CD36+、CD64+、CD14+)。大部分病例CD34阴性,但CD34阳性的也存在,且通常与预后不佳相关。骨髓活检样本免疫组化染色可见 *NPM1* 异常表达于细胞质。

AML伴 *NPM1* 突变患者通常为正常核型,然而也有5%~15%的患者有染色体核型异常,包括+8,del(9q)。在大部分AML病例中,del(9q)被认为是骨髓增生异常相关突变,曾被用来诊断AML伴骨髓增生异常改变。但是在伴有 *NPM1* 突变的AML患者中,出现该突变仍应诊断为AML伴 *NPM1*。其他常见继发突变基因包括 *FLT3*、*DNMT3A*、*IDH1*、*KRAS*、*NRAS* 等。

AML伴 *NPM1* 突变对目前的诱导缓解方案反应很好,正常核型且 *FLT3-ITD* 阴性的AML伴 *NPM1* 突变患者预后良好,初次完全缓解期无须异基因造血干细胞移植。合并 *FLT3-ITD* 突变患者预后较差,但仍好于合并 *FLT3-ITD* 突变伴野生型 *NPM1* 的AML患者。同时合并有 *FLT3-ITD*、*DNMT3A* 和 *NPM1* 突变的AML患者预后则很差。

(五) AML伴 *CEBPA* 双突变 本亚型AML见于4%~9%的儿童和年轻成人AML患者,老年患者中本亚型较少。细胞形态学上没有特点,通常为AML-M1或AML-M2亚型,约26%的初发患者可以有病态造血表现,与AML伴 *NPM1* 突变类似,这种病态造血表现也不代表预后变差,同样也不是排除诊断的标准。

细胞通常表达一个或以上的髓系抗原,大部分病例CD34和HLA-DR表达阳性,50%~73%的病例表达CD7,但不表达CD56和其他淋系抗原,单核系标记CD14和CD64常为阴性。

CEBPA 双等位突变与单突变患者的基因表达谱系不同,*CEBPA* 双等位突变AML患者预后良好。70%的双等位 *CEBPA* 突变AML患者核型正常,不到10%的患者合并 *FLT3-ITD* 突变。也有部分AML伴双等位 *CEBPA* 突变患者合并 del(9q),且与AML伴 *NPM1* 突变相似,合并 del(9q)也不能诊断为AML伴骨髓增生异常改变,也不代表患者预后会变差。

本亚型 AML 预后良好，类似于 AML 伴 inv(16)或伴 t(8;21)患者，初次完全缓解期不需要进行异基因造血干细胞移植。合并 *FLT3-ITD* 突变对患者预后的影响目前尚不明确。

（六）B-ALL/LBL 伴 t(9;22)(q34;q11.2)；*BCR-ABL1* B-ALL/LBL 伴 *BCR-ABL1* 是急性淋巴细胞白血病中第一种被识别出伴有复现性遗传性异常的亚型。成人患者多于儿童患者，25%的成人 ALL 和 2%～4%的儿童 ALL 是这种亚型。

临床表现上，本亚型 ALL 与其他 ALL 没有什么区别，细胞形态学也没有什么差别。免疫分型上，B-AL/LBLL 伴 *BCR-ABL1* 患者白血病细胞 CD10\CD19\TdT 阳性，且常还表达髓系抗原 CD13 和 CD33，通常不表达 *KIT*，CD25 表达与成人 B-ALL 伴 *BCR-ABL1* 高度相关。此外还有极个别伴 *BCR-ABL1* 的 ALL 是 T 细胞源性。

绝大部分儿童患者的 *BCR-ABL1* 产生的融合蛋白是 p190，半数的成人患者是 p210 型，即与 CML 的融合位点相同，其他的也是 p190 型。这两种不同融合位点的病例临床特征无显著差别。

本亚型的预后以往是属于预后不佳组，为 ALL 各种不同基因亚型中预后最差的一型。随着 TKI 被引入本亚型的治疗方法中，目前 B-ALL 伴 *BCR-ABL1* 预后已经大大改善。

（七）纯红系白血病（pure erythroid leukemia，PEL） 2016 年版 WHO 诊断标准中去除了急性红白血病这一亚型，保留了原急性红白血病中的纯红系白血病，原始细胞的比值不再以骨髓非红系细胞计算，而改为基于所有骨髓有核细胞。PEL 极为罕见，成人及儿童均可发生。临床表现无明显特异性，但患者可有严重的贫血，外周血循环幼红细胞常见。细胞形态学可见骨髓以幼红细胞为主，大于骨髓有核细胞的 80%，其中 30%以上为原红细胞。环形铁粒幼细胞多见。幼红细胞表达糖蛋白和血红蛋白 A，分化差的幼红细胞可以表现为这两个标记的缺失。原始细胞通常 *KIT* 阳性，CD34 和 HLA-DR 阴性，CD36 常为阳性。基因学检测常无特异染色体异常，几乎所有病例均为复杂核型，其中 del(5q)、del(7q)最常见。PEL 通常病程进展迅速，预后差，中位生存期仅 3 个月。

（八）早期前体 T 淋巴母细胞白血病（early T cell precursor lymphoblastic leukemia，ETP-ALL） ETP-ALL 是 2016 年版 WHO 分型诊断里新加入的诊断实体，白血病细胞局限于早期前体 T 细胞阶段，在免疫表型和基因水平都保留部分髓系细胞和干细胞的特征。儿童与成人患者均有此亚型，约占儿童 T-ALL 患者中的 10%～13%，占成人患者的 5%～10%。

ETP-ALL 的白血病细胞有比较特殊的免疫表型，免疫表型为 $CD7^{+}$、$CD1a^{-}$、$CD8^{-}$、$CD2^{+}$、$cyCD3^{+}$，部分病例 $CD4^{+}$；同时表达 1 个以上的髓系细胞/干细胞标志：CD34、CD117、HLADR、CD13、CD33、CD11b、CD65；CD5 通常阴性，若是阳性，则 $CD5^{+}$ 的原始细胞<75%。ETP-ALL 的基因表型也比较特殊，常见髓系相关基因突变高频表达，如 *FLT3*、*NRAS/KRAS*、*DNMT3A*、*IDH1/2*；而典型的 T-ALL 相关突变则不常见。

这一亚型最初被识别后，被认为属于预后非常差的一个亚型，但是近年来通过更为有效的治疗，目前显示其与其他 T-ALL 没有明显的预后差异。

（九）NK 细胞淋巴母细胞白血病/淋巴瘤（NK-lymphoblastic leukemia/lymphoma） 该亚型在 2008 年版 WHO 分型诊断中隶属于系列模糊的急性白血病，2016 年版 WHO 诊断标准中被纳入前体淋巴细胞肿瘤分类中。肿瘤细胞表达 CD56 为本病特征，还可表达不成熟 T 淋巴细胞相关标记，因此目前如何很好地定义本诊断还存在困难，部分表达 CD56 的 NK 细胞白血病目前被诊断为母细胞性浆细胞样树突状细胞肿瘤。NK 细胞发育早期缺乏特异标记，部分标记与 T 细胞重合，包括 CD7、CD2 等。发育至更为成熟的阶段时，NK 细胞可表达 CD16、CD94、CD161 等不太常用但更为特异的标记，可用以鉴别细胞类型。本疾病为罕见疾病，诊断时需与髓/NK 细胞急性白血病、母细胞性浆细胞样树突细胞肿瘤进行仔细鉴别。

（十）系列模糊的急性白血病（acute leukemia of ambiguous lineage，ALAL） ALAL 是一组无法明确诊断为某一细胞系列的 AL，可以分为无细胞系列特异性抗原表达的急性未分化细胞白血病，和表达 1 个系列以上特异性抗原的混合表型急性白血病（mixed-phenotype acute leukemia，MPAL）。对于 MPAL，可以是 1 群白血病细胞同时表达不同系列细胞特异性抗原，即双表型 AL，也可以是有 2 群分别表达不同细胞系列的白血病细胞存在，即双系列性 AL。在 2016 年版的 WHO 分型标准中，不再特别强调区分双表型还是双系列性。

ALAL 属于少见疾病，占 AL 患者比例<4%，儿童和成人患者均可见到，成人更多见，中位发病年龄约 50 岁。MPAL 中，以髓系表达合并 T 细胞或 B 细胞性更为多见，混合 T/B 性很少见（仅占 4%），混合 T/B/髓系的病例仅 2%。目前主要通过免疫分型来明确细胞系列，2016 年版的分型标准见前所述，具体分型见表 16-3-4。染色体和基因检测显示 20.5%的患者是正常核型，有 Ph 染色体的患者有 28.5%，11q23 和 12p 突变患者各约 9%，-7 的患者约 8%。使用 ALL 的方案进行治疗，缓解率明显高于用 AML 的方案进行治疗。

急性髓系白血病典型病例见扩展阅读 16-3-2-1。

扩展阅读16-3-2-1

扩展阅读 16-3-2-1 急性髓系白血病（病例）

推荐阅读

1. ARBER D A，BRUNNING R D，LE BEAU M M，et al. Chapter 8-Acute myeloid leukaemia and related precursor neoplasms[M]//SWERDLOW S H，CAMPO E，HARRIS N L，et al. WHO classification of tumours of haematopoietic and lymphoid tissues[M]. Revised 4th version. Lyon：International Agency for Research on Cancer(IARC)，2017：129-172.
2. BOROWITZ M J，CHAN J K C，DOWNING J R，et al. Chapter 12-Precursor lymphoid neoplasms[M]//SWERDLOW S H，CAMPO E，HARRIS N

L, et al. WHO classification of tumours of haematopoietic and lymphoid tissues[M]. Revised 4th version. Lyon: International Agency for Research on Cancer(IARC),2017:199-214.

3. TALLMAN M S, POLLYEA D A, ALTMAN J K, et al. NCCN Clinical Practice Guidelines in Oncology: Acute Myeloid Leukemia. Version 3. 2021[EB/OL]. (2021-03-02)[2021-07-04]. https://www. nccn. org/professionals/physician_gls/pdf/aml. pdf.

4. BROWN P A, SHAH B, ADVANI A, et al. NCCN Clinical Practice Guidelines in Oncology: Acute Lymphoblastic Leukemia. Version 1. 2021 [EB/OL]. (2021-04-06)[2021-07-04]. https://www. nccn. org/professionals/physician_gls/pdf/all. pdf.

5. 中华医学会血液学分会,中国医师协会血液科医师分会. 中国急性早幼粒细胞白血病诊疗指南(2018 年版)[J]. 中华血液学杂志,2018,39(3):179-183.

第三节　慢性白血病

陈　彤

慢性白血病(chronic leukemia)是一组异质性造血系统肿瘤,病程较缓慢,白血病细胞有一定的分化成熟能力,骨髓及周围血中以异常的较成熟细胞为主。临床常见有两种类型:①慢性粒细胞白血病(又称慢性髓性白血病,chronic myeloid leukemia,CML);②慢性淋巴增殖性疾病(chronic lymphoproliferative disorders,CLPD),包括慢性淋巴细胞白血病、幼淋巴细胞白血病、毛细胞白血病、绒毛淋巴细胞脾淋巴瘤、大颗粒淋巴细胞白血病、成人 T 细胞白血病/淋巴瘤、Sézary 综合征等。CLPD 再根据免疫表型分成 B 细胞型、T 细胞和 NK 细胞型。

慢性粒-单核细胞白血病、不典型慢性粒细胞白血病、幼年型粒-单核细胞白血病、慢性中性粒细胞白血病、慢性嗜酸性粒细胞白血病也均属于慢性白血病,其中慢性中性粒细胞白血病、慢性嗜酸性粒细胞白血病在 2016 版 WHO 分型中归入骨髓增殖性肿瘤(MPN),上述其他类型慢性白血病则归入骨髓增生异常(MDS)/骨髓增殖性肿瘤(MPN)。

一、慢性粒细胞白血病

慢性粒细胞白血病简称慢粒,是起源于多能造血干细胞的恶性克隆增殖性疾病,表现为髓系各个阶段细胞的过度增殖,以外周血中粒细胞增多并出现幼稚粒细胞、嗜碱性粒细胞增多、贫血、血小板增多和脾大为特征,具有异常的 Ph 染色体 t(9;22)(q34;q11.2)和 *BCR-ABL1* 融合基因,可从慢性期(chronic phase,CP)向加速期(accelerated phase,AP)、急变期(blastic phase,BP 或 blast crisis,BC)发展,一旦转变为急性白血病,预后较差。

慢粒约占全部白血病的 15%,国内慢性白血病中 90%为慢粒,发病年龄大多在 20~60 岁,发病率随年龄的增长逐步上升,45~50 岁年龄组最高,5~20 岁仅占慢粒的 10%以下,男性略多于女性。我国慢粒的年发病率约为 0.7/10 万,确诊时中位年龄为 40(2.45~83.29)岁,男女比例约为 1.78∶1。

【病因与发病机制】

大剂量的放射线照射是慢粒较明确的致病因素。日本广岛和长崎原子弹爆炸后幸存者、强直性脊柱炎患者接受放疗后,以及宫颈癌放疗的患者中,慢粒的发病率明显高于普通人群。

慢粒是一种获得性、起源于单个干细胞的肿瘤性疾病。90%以上的慢粒患者中可发现有 Ph 染色体,即 t(9;22)(q34;q11),9 号染色体 q34 带上原癌基因 *c-abl* 的片段易位至 22 号染色体 q11 带上的断裂点簇集区 bcr(break point cluster region),产生 *BCR/ABL* 融合基因,转录成融合 mRNA,编码生成具有很强酪氨酸蛋白激酶活性的融合蛋白,参与细胞信号传导途径中的多种蛋白磷酸化,抑制细胞凋亡,削弱造血祖细胞与骨髓基质细胞的黏附,使细胞生长缺乏接触抑制而致增殖过度(图 16-3-3-1)。

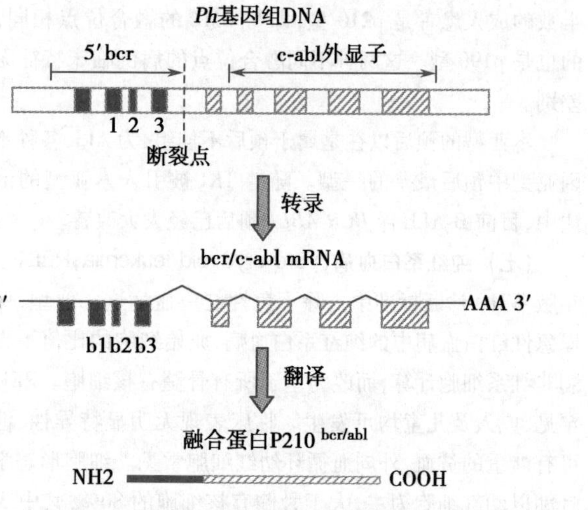

图 16-3-3-1　*BCR-ABL* 融合基因示意

22 号染色体上的 BCR 位点主要有三种:M-bcr、m-bcr 和 μ-bcr,分别形成 3 种融合蛋白 P210、P190 和 P230。大部分慢粒患者在 e14a2 或 e13a2 位点融合,表达 P210 融合蛋白。而 P190(e1a2)多与 Ph^+ 的急性淋巴细胞白血病有关,P230(e19a2)则预示更为惰性的 CML,患者可表现为异常增多的成熟中性粒细胞和血小板增多。

【临床表现】

绝大多数患者起病时处于慢性期。患者可因造血过盛的症状和体征就诊,如易疲倦、乏力、食欲缺乏、低热、多汗、体重减轻、上腹部不适及脾大。大约 10%~30%的患者在出现症状前因定期体检而发现,起病时即处于加速期或急变期的患者各占 10%左右。

1. 脾大　脾大程度不一,与外周血白细胞升高的水平有关,患者常感上腹部饱胀不适。少数患者因发生脾梗死或脾周围炎而出现显著左上腹和左肩部疼痛,可有局部压痛和摩擦音,自发性脾破裂罕见。15%~20%的患者有肝大,程度较轻。淋巴结肿大较少见,但可作为早期急变的首发症状。

2. 发热、贫血和出血　由于肿瘤负荷增加,可出现典型的怕热、消瘦和盗汗等高代谢综合征。疾病早期甚少有感染,急变期可出现明显的贫血及出血。

3. 白细胞淤滞综合征 白细胞极度增高时，由于白细胞淤滞、循环受阻，可出现呼吸困难、发绀、脏器梗死、眼底静脉扩张、视乳头水肿、眼底出血和阴茎异常勃起、耳鸣、神志改变，甚至中枢神经系统出血等表现。

4. 其他 可出现胸骨压痛、尿酸升高导致的痛风性关节炎、嗜碱性粒细胞增多，组胺释放出现荨麻疹、皮肤瘙痒以及消化性溃疡，偶有中性粒细胞浸润所致的急性发热性中性粒细胞皮病（Sweet 综合征）。

【实验室检查】

1. 血象 外周血中白细胞升高是主要的特征，通常高于 25×10^9/L，少数患者在 100×10^9/L 以上。分类可见各期粒细胞，中性晚幼及杆状核粒细胞的比例明显增多，原粒和早幼粒细胞较少，可见过度分叶核粒细胞。嗜酸性粒细胞及嗜碱性粒细胞绝对值均可增多，嗜碱性粒细胞的比例可以指导慢粒的分期诊断。半数患者可有血小板计数增高，若血小板计数明显升高或降低，则预示着疾病向加速期或急变期进展。

2. 骨髓象 有核细胞增生极度活跃，造血组织占整个骨髓体积的 75%～90%，脂肪含量明显减少。以粒系增生为主，红系增生受抑，粒：红比值可达（10～30）：1，原粒和早幼粒细胞一般不超过 5%～10%，嗜酸性粒细胞及嗜碱性粒细胞比例增多。巨核细胞数量正常或增加，半数患者骨髓内Ⅲ型胶原（网状纤维）增生，部分可发生骨髓纤维化。

3. 祖细胞集落培养 慢性期骨髓和外周血粒系、巨核系、嗜酸粒系集落形成增加。具有长期造血能力的原始祖细胞亦显著增加，所形成的集落较正常致密。进入加速期和急变期后祖细胞的增殖和分化能力减弱，集簇增加，已成为慢粒的分期指标之一。

4. 中性粒细胞碱性磷酸酶测定 90%以上的患者成熟中性粒细胞碱性磷酸酶（NAP）积分降低或缺失，治疗后白细胞下降或接近正常，炎症感染时该酶活性可升高或接近正常。NAP 检测有助于与类白血病反应及其他骨髓增殖性疾病相区别。

5. 细胞与分子遗传学检测 Ph 染色体 t（9；22）（q34；q11），是慢粒的标记染色体。Ph 染色体存在于早期造血干/祖细胞，可见于有核红细胞、粒细胞、单核细胞、巨核细胞，T、B 淋巴细胞中较少见，不存在于骨髓基质细胞。利用 FISH 技术和定量 PCR 技术可以检测 *BCR-ABL1* 融合基因，尤其是定量 PCR 技术对治疗后微小残留病灶的检测有重要价值。大约有 20%～30%患者确诊时仅有 *BCR-ABL1* 基因重排，部分患者可表现为特殊的核型，如[t（Ph），$22q^-$]、[t（Ph），-Y]、[t（Ph），+8]等。当进入加速期或急变期时可合并 Ph 染色体以外的染色体核型异常。

【诊断与鉴别诊断】

根据典型的外周血白细胞增高以及分类异常、嗜碱性粒细胞绝对计数增高、脾大伴有 Ph 染色体或其变异核型以及 22 号染色体上的 *BCR/ABL1* 基因重排，诊断并不困难。

本病应与以下疾病鉴别：

1. 类白血病反应 多发生在严重感染、肿瘤或炎症性疾病的基础上，无 Ph 染色体和 *BCR/ABL1* 融合基因，外周血白细胞可达（30～100）$\times10^9$/L，以中性杆状核居多，可有少量晚幼粒细胞，原始及早幼粒细胞罕见，中性粒细胞 NAP 积分升高或正常。

2. 其他类型 MDS/MPN 显著的粒系增殖但 Ph 阴性的患者需与其他慢性髓系白血病鉴别。①慢性粒单细胞白血病（CMML）：CMML 属于 MDS/MPN 范畴，外周血单核细胞持续性增高$>1\times10^9$/L，NAP 积分正常或增高，无 Ph 染色体和 *BCR/ABL1* 融合基因；②不典型慢性粒细胞白血病（aCML）：临床表现类似 Ph 染色体阳性 CML，但嗜碱性粒细胞无明显增多，骨髓血细胞可具有病态造血的形态学表现，无 Ph 染色体和 *BCR/ABL* 融合基因，对治疗 CML 的药物反应较差，病程进展快。

3. 其他类型 MPN ①慢粒可合并骨髓纤维化，也可同时有血小板和红细胞增多，需与真性红细胞增多症（PV）、原发性血小板增多症（ET）、原发性骨髓纤维化（PMF）鉴别。一般来说，其他 MPN 常以某一系细胞异常增多为特征，白细胞一般在 30×10^9/L 以下，无 Ph 染色体和 *BCR/ABL* 融合基因，且有相应病变的表现。*JAK2V617F*、*JAK2* 外显子 12、*CALR*、*MPL* 等基因突变有助于明确诊断。②慢性中性粒细胞白血病：慢性中性粒细胞白血病是一种罕见的 MPN，骨髓中中性粒细胞增殖而导致外周血中中性粒细胞持续增多、肝脾大，约 90%患者无遗传性学异常，无 Ph 染色体和 *BCR/ABL1* 融合基因，诊断需除外类白血病反应和其他 MDS/MPN。

4. 其他 慢粒有贫血及脾大时需与肝硬化、血吸虫病、淋巴瘤等鉴别，发生脾梗死及脾周围炎时应与急腹症相鉴别。

【临床分期】

1. 慢性期（CP） ①无症状或有低热、乏力、多汗、体重减轻等症状；②白细胞计数增高，主要为中性中、晚幼和杆状核粒细胞。原始粒细胞（Ⅰ型+Ⅱ型）<10%，嗜酸性粒细胞和嗜碱性粒细胞增多，可有少量有核红细胞；③骨髓增生明显至极度活跃，以粒系增生为主，中、晚幼粒细胞和杆状核粒细胞增多，原始粒细胞<10%；④有 Ph 染色体或 *BCR/ABL* 融合基因；⑤CFU-GM 培养集落和集簇较正常明显增加。

2. 加速期（AP） 具有下列之一者可诊断为本期：①持续性的外周血白细胞增高$>10\times10^9$/L 或进行性脾大，治疗无效；②对治疗无反应的血小板持续增高（$>1\,000\times10^9$/L）；③与治疗无关的血小板进行性降低（$<100\times10^9$/L）；④出现克隆演变的遗传学证据（即慢粒初诊时没有的其他遗传学异常）；⑤外周血嗜碱性粒细胞>20%；⑥外周血或骨髓中原始细胞占 10%～19%。标准①～④常提示疾病从 CP 向 AP 的转变，标准⑤和⑥更多见于 AP 向 BP 的发展。

3. 急变期（BP） 具有下列之一者可诊断为本期：①外周血或骨髓中原始细胞≥20%；②髓外原始细胞增殖。慢粒急变通常为急粒变或急粒单变，约 10%的患者可出现红白血病变，偶见巨核细胞白血病变、早幼粒变或嗜碱粒变，1/3 的患者可急淋变，有些病例可呈急性混合细胞白血病变。

【治疗】

（一）慢性期治疗　治疗目的是促进正常造血干/祖细胞的生长和抑制白血病克隆增殖，以期降低外周血白细胞计数，缓解脾大并控制高代谢综合征，达到分子生物学完全缓解。

1. 酪氨酸激酶抑制剂（TKI）　TKI 是三磷酸腺苷（ATP）与酪氨酸激酶结合的竞争性抑制剂，也可作为酪氨酸的类似物，阻断酪氨酸激酶的活性，抑制细胞增殖，进而达到治疗慢粒的目的。

（1）甲磺酸伊马替尼：为 2-苯胺嘧啶衍生物，是 ABL1 特异性酪氨酸激酶的抑制剂，能特异性阻断 ATP 在 ABL 激酶上的结合位置，使酪氨酸残基不能磷酸化，从而抑制 BCR/ABL 阳性细胞的增殖（图 16-3-3-2）。能抑制 P210、P190、v-ABL、c-ABL 和 PDGF 受体等多种酪氨酸激酶，是治疗慢粒的首选药物。

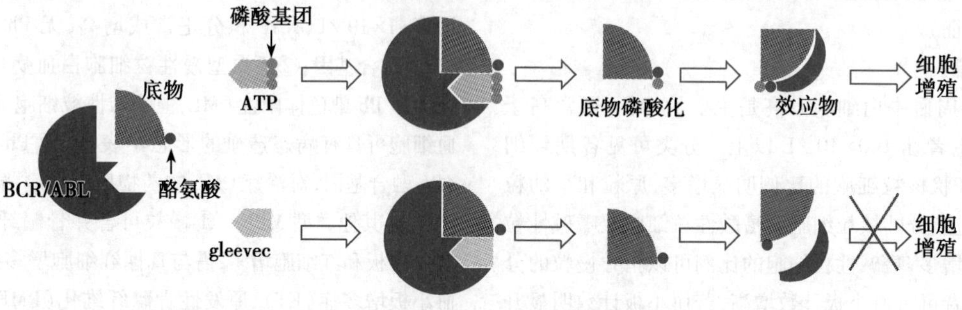

图 16-3-3-2　甲磺酸伊马替尼作用机制示意

伊马替尼具有较高的血液学完全缓解（CHR）和细胞遗传学完全缓解（CCyR）率。慢性期口服用量 400mg/d，若疾病处于进展阶段可增至 600~800mg/d。常见的不良反应有恶心、呕吐、水肿、肌肉痉挛、皮疹、骨痛、QT 间期延长等副作用，可适当应用镇吐、利尿剂或调整剂量。大约 10%~20%的初治患者使用伊马替尼后可出现骨髓抑制，可短暂停药或调整剂量，但不推荐以低于 300mg/d 的剂量维持。

目前临床上最常用的 TKI 有 5 种（表 16-3-3-1）。尼洛替尼对 *BCR-ABL1* 的选择性比伊马替尼高 30 倍，达沙替尼则是 *SRC-ABL1* 的双重抑制剂。一线 TKI 的选择需考虑起效时间、无转化生存、无事件生存时间以及价格等因素，初治患者可选择伊马替尼、尼洛替尼或达沙替尼。*ABL1* 激酶突变是 TKI 无效或耐药的主要原因，突变位点有 Thr315Ile、Gly250Glu、Thr253His 等，对一线治疗无效或不耐受的患者可选用博舒替尼或泊那替尼，有 T315I 突变的患者应选用泊那替尼。

表 16-3-3-1　临床常用 TKI 的比较

		伊马替尼	尼洛替尼	达沙替尼	博舒替尼	泊那替尼
适应证		一线治疗，复发/难治 Ph+ALL	一线治疗，对伊马替尼耐药或不耐受	一线治疗，对其他 TKI 耐药或不耐受	二线治疗	对其他 TKI 耐药或不耐受，所有 T315I+患者
剂量	CP	400mg/d	300mg 每日 2 次	100mg/d	500mg/d	45mg/d
	AP/BP	600~800mg/d	400mg 每日 2 次	140mg/d		
用法		餐时服用	空腹	空腹或餐时服用	餐时服用	空腹或餐时服用
常见非血液学毒性		胃肠道反应，水肿，肌肉痉挛，关节痛，皮疹，低磷	皮疹，胃肠道反应，脂肪酶增高，高血糖，低磷	水肿，腹腔积液，胃肠道反应，皮疹，低磷	腹泻，皮疹，水肿，低磷，	高血压，皮疹，胃肠道反应，头痛
其他可能发生的严重副作用		肝酶增高，心脏毒性（少见）	肝酶增高，QT 间期延长，猝死	肺动脉高压，QT 间期延长	肝酶增高	动脉血栓、肝毒性

（2）α 干扰素（interferon-α）：α 干扰素可以直接抑制 DNA 多聚酶活性，治疗有效率与 *BCR/ABL1* 的转录本数量有关。起始剂量可以为 100 万~300 万 U/d，隔日皮下注射，可增量至 500 万 U/d，每日皮下注射或肌内注射 1 次。使用 α 干扰素早期有头痛、肌肉酸痛等流感样症状，延迟反应包括重要脏器功能受损、免疫性贫血、脱发、失眠、血小板减少和神经毒性等。

（3）羟基脲（Hu）：是细胞周期特异性 DNA 合成抑制剂，毒性低，可延缓疾病进程，曾是慢粒慢性期治疗的主要药物。开始剂量为 1~3g/d，此后随白细胞数量的变化调整剂量。单用本药不能清除 Ph 阳性细胞，并可使红细胞出现巨幼样改变。

（4）阿那格雷（anagrelide）：对血小板明显增高的慢粒患者可以使用阿那格雷，它可以减少巨核细胞数量降低血小板数量。对于以甲磺酸伊马替尼治疗后血小板仍持续在高水平的患者也可以联用(参见本篇第四章第三节)。

(5) 疗效判定:慢粒治疗反应的评判标准和TKI治疗后随访标准见表16-3-3-2。根据NCCN指南,在TKI起始治疗后每3个月随访一次,满半年后每6个月随访一次。使用伊马替尼最初半年内*BCR-ABL1*≤10%或≥部分细胞遗传学反应(PCyR),继续同剂量TKI治疗;若*BCR-ABL1*≥10%或未达到PCyR,3个月内的患者可考虑换用其他TKI或增加伊马替尼剂量至800mg/d,治疗满6个月的患者则需考虑换用其他TKI。TKI治疗一年以上的患者随访标准未满足CCyR者,均需考虑增加剂量或者换用其他TKI。

表16-3-3-2　慢粒治疗反应的标准和定义

分层	反应类别	定义
血液学	完全血液学缓解(CHR)	白细胞计数低于 $10\times10^9/L$ 血小板计数低于 $450\times10^9/L$ 外周血无幼稚细胞、无脾大的症状和体征
细胞遗传学	极小细胞遗传学反应(miniCyR)	66%~95% Ph^+细胞
	次要细胞遗传学反应(mCyR)	36%~65% Ph^+细胞
	主要细胞遗传学反应(MCyR)	0~35% Ph^+细胞
	• 部分细胞遗传学反应(PCyR)	1%~35% Ph^+细胞
分子学	• 完全细胞遗传学反应(CCyR)	0% Ph^+细胞
	主要分子生物学反应(MMR)	BCR-ABL1(IS)mRNA≤0.1%或下降≥3个对数级

注:IS. 国际标准化。

2. 造血干细胞移植　对TKI治疗达到完全分子遗传学缓解的初治慢性期患者一般不再主张进行异基因造血干细胞移植。而对于TKI治疗后复发、耐药、疾病进展至加速期或急变的患者,可考虑进行同种异基因造血干细胞移植(allo-HSCT)。在移植前是否应用TKI并不增加移植相关死亡率,但TKI疗效不理想常预示疾病进展。加速期或急变期患者进行allo-HSCT后使用TKI仍可获得细胞遗传学或分子学缓解。

3. 其他治疗　白细胞数过高伴有白细胞淤滞综合征或妊娠患者可考虑白细胞单采术。化疗耐药、脾极度增大的患者可行脾区照射,若有骨骼、软组织浸润也可采用局部放疗。

(二)加速期和急变期治疗　加速期和急变期患者尽早进行allo-HSCT是唯一的治愈手段。未使用过TKI的患者可以选用一线TKI桥接allo-HSCT治疗,而TKI治疗过程中出现的疾病进展需换用达沙替尼、博舒替尼或泊那替尼,并联合allo-HSCT。化疗方案根据细胞类型而定。发病时即为加速期的患者,若TKI治疗后能达分子学缓解可考虑长期使用TKI。

(三)防止高尿酸血症的辅助治疗　慢粒确诊和复发时常伴有高尿酸血症,患者可出现痛风或肾脏损害。别嘌醇300mg/d,注意补充水分、利尿和碱化尿液等措施可以降低血尿酸。别嘌醇容易出现皮肤过敏现象,一旦出现应立即停药。血尿酸水平达535μmol/L以上时可考虑使用拉布立酶,疗效比别嘌醇显著。

【病程与预后】

在TKI广泛使用前,慢粒的中位数生存期为39~47个月,5年存活率为25%~35%,发病时外周血白细胞和血小板计数、原幼细胞比例、肝脾大小、骨髓纤维化和嗜酸及嗜碱性粒细胞计数和慢性期长短与预后相关。TKI使用后,85%CML患者能获得8~10年的无病生存,上述这些预后指标的重要性也逐渐下降。TKI联合造血干细胞移植可使40%~80%的慢性期患者获得治愈,加速期患者的期望治愈率为15%~40%,急变期为5%~20%。

二、慢性淋巴细胞白血病

慢性淋巴细胞白血病(chronic lymphocytic leukemia,CLL)简称慢淋,是一种慢性淋巴细胞增殖性疾病,以$CD5^+$单克隆性B淋巴细胞在外周血、骨髓、脾和淋巴结等淋巴组织中大量克隆性积蓄为特征,细胞形态接近成熟淋巴细胞,表面标志多为$CD19^+$、$CD5^+$、$CD23^+$。

我国慢淋发病率低,约为(2~3)/10万,但近年有些地区报道发病率有上升趋势。而在西方国家慢淋是最常见的成人白血病,发病率占所有白血病的20%~30%左右。男性发病率约为女性的2倍,大部分患者发病时年龄在50岁以上,中位年龄为65岁,30岁以下罕见。

【病因与发病机制】

环境和职业因素在B细胞慢淋的发病中并不占主要地位,长期接触低频电磁场可能和慢淋的发病有关。淋巴增殖性疾病家族史是慢淋的高危因素。

大部分慢淋细胞处于非增殖期,细胞表达多种抗凋亡蛋白,具有较高的抗凋亡能力,细胞寿命较长而在外周血内聚积。多数CLL细胞形态类似成熟B淋巴细胞,表达全B细胞抗原CD19、CD20和CD23,弱表达膜表面SmIg。CD20的表达比正常B细胞弱,也低于其他B淋巴细胞肿瘤。

从细胞发生的角度可以将散发型CLL分为两种:①来源于生发中心的慢淋,肿瘤细胞具有*IGHV*基因突变,ZAP-70表达低;②来源于生发中心前的慢淋细胞则无*IGHV*基因突变,ZAP-70表达高。B细胞受体(BCR)持续激活在慢淋的发生发展中起着重要作用，其活化信号通过下游 *LYN*、*PI3K*、*SYK*、*BTK* 等激酶转导，使磷脂酶 C-γ2（PLC γ2）磷酸化而进一步调控细胞存活时间。近年来，针对 BCR 信号通路的靶向治疗显著改善慢淋的预后。

【临床表现】

慢淋早期常无症状，患者常因发现无痛性淋巴结肿大或不明原因的淋巴细胞绝对值升高而就诊，可有轻度乏力、易疲劳等非特异性表现。病程早期无发热、盗汗、体重减轻等症状，一旦出现需警惕向大细胞的转化或疾病进展。

1. 淋巴结肿大　80%的患者确诊时有无痛性淋巴结肿大，可为全身性，轻至中度，常累及颈部、锁骨上、腋下及腹股沟等处，巨块型肿大可导致局部压迫。扁桃体、泪腺、唾液腺累及时，可产生 Mikulicz 综合征。

2. 肝脾大　出现肝大、脾大的发生率分别为 10%和 40%，伴腹部饱胀感。浸润导致的脏器功能异常少见。

3. 贫血和出血　病情进展时可导致贫血或血小板减少而产生相应的症状，多数情况下由于白血病细胞骨髓浸润或产生自身抗体所致，偶见因脾大引起的脾功能亢进。溶血性贫血多见于温抗体 IgG 型，少数患者可出现纯红细胞再生障碍性贫血。

4. 结外浸润　淋巴细胞可浸润至皮肤、结膜、肺、胸膜、胃肠道、骨骼、神经系统、肾脏、前列腺、性腺和眶后组织，但由浸润所致的症状并不多见。

5. 并发症　由于低免疫球蛋白血症、补体水平低、T 细胞功能缺陷以及免疫抑制剂的使用，患者的体液免疫和细胞免疫均受影响，可合并条件致病性病原体感染、自身免疫性疾病和第二肿瘤。

【实验室检查】

1. 血象　白细胞持续增多≥10×10^9/L，淋巴细胞比例≥50%，单克隆淋巴细胞绝对值≥5×10^9/L。细胞形态接近正常的静止期淋巴细胞，细胞质少、Wright-Giemsa 染色呈蓝色，细胞核形态正常，偶见少数带核仁的幼稚淋巴细胞或不典型细胞。大约 15%~20%患者可出现贫血或血小板减少。

2. 骨髓象　骨髓增生活跃，淋巴细胞显著增多，占 40%以上，形态与外周血基本一致，原始淋巴细胞少见，红、粒及巨核细胞系生成受抑，有时呈纯红细胞再生不良。骨髓活检可判断骨髓受累的程度，分为间质型、结节型、结节-间质混合型和弥漫型，后者提示病情进展迅速，预后较差。

3. 淋巴结活检　淋巴结病理可见典型的小淋巴细胞弥漫性浸润，细胞形态与血液中的淋巴细胞一致，病理与低度恶性“小淋巴细胞淋巴瘤”的淋巴结病理表现类似。CLL 向多形性大细胞淋巴瘤转化者称 Richter 综合征，发生率约 3%~15%。

4. 免疫学检查　利用流式细胞仪可以检测细胞表面分化抗原、膜表面免疫球蛋白（SIg）和 κ、λ 轻链，以确定细胞是否是克隆性增殖并提供进一步分型。典型的慢淋细胞表型为 $CD5^+$、$CD10^-$、$CD19^+$、CD20（dull）、$CD23^+$、$CD103^-$、$FMC7^-$，慢淋 B 细胞膜表面的免疫球蛋白密度较低，但具有大量胞质免疫球蛋白，CD22、CD79b 的表达很弱或缺失。大约 50% CLL 患者表达 CD38（>30%），$CD38^+$CLL 细胞无 *IGHV* 基因突变，与 ZAP-70 同为慢淋预后指标。

5. 染色体和基因检查　传统细胞遗传学检查可以发现大约 50%的患者有染色体数目及结构异常，多为 11、12、14 和 13 号染色体异常。FISH 检测则可将基因异常的阳性率提高至 80%。常见的染色体畸变有 del（11q）、del（13q）、+12、del（17p）等，涉及 *TP53*（15%）、*SF3B1*（15%）、*ATM*（9%）、*MYD88*（10%）和 *NOTCH1*（4%）等基因突变。

【诊断与鉴别诊断】

从年龄、临床表现、外周血白细胞>10×10^9/L、淋巴细胞比例≥50%、单克隆淋巴细胞绝对值>5×10^9/L、骨髓象淋巴细胞>40%且以成熟淋巴细胞为主，以及淋巴结肿大等典型表现，多数病例诊断并不难。持续性淋巴细胞增多最具诊断意义。有淋巴结肿大须与淋巴结结核、淋巴瘤及慢性炎症所致的淋巴结病变相鉴别。淋巴细胞增多者应区别于传染性单核细胞增多症、麻疹、水痘、巨细胞病毒感染等反应性淋巴细胞增多。

WHO（2016）分型将慢性淋巴细胞白血病和小淋巴细胞淋巴瘤归成一类，称之为慢性淋巴细胞白血病/小淋巴细胞淋巴瘤（chronic lymphocytic leukemia/small lymphocytic lymphoma，CLL/SLL）。如有明显淋巴结肿大，外周血淋巴细胞<5×10^9/L，免疫表型同 CLL，应诊断为 SLL。此外，单克隆 B 淋巴细胞增多症（monoclonal B-Cell lymphocytosis，MBL），是指免疫表型同 CLL，但无淋巴结肿大，外周血单克隆淋巴细胞<5×10^9/L，骨髓淋巴细胞浸润<30%。根据其表型可以分为 CLL 型、不典型 CLL 型和非 CLL 型三类。

一般慢淋细胞的免疫表型特征为：①表达 B 细胞分化抗原（CD19、CD20、CD23）和 CD5，不表达 T 细胞相关抗原；②单克隆表达 κ 链或 λ 链；③低表达膜表面免疫球蛋白（smIg）。亦有用 CLL 诊断评分系统（表 16-3-3-3）与其他 B 淋巴细胞肿瘤进行鉴别。采用该评分系统，诊断 CLL 需 4~5 分，仅少部分 CLL 为 2~3 分，其他 B 细胞淋巴瘤多为 1~2 分。其他慢性淋巴增殖性疾病如幼淋巴细胞白血病、毛细胞白血病、各种类型淋巴瘤，细胞表面抗原有助于各种疾病之间鉴别（图 16-3-3-3）。

表 16-3-3-3　CLL 诊断评分系统

表面标记	评分	
	1 分	0 分
smIg	弱阳性	强阳性
CD5	阳性	阴性
CD23	阳性	阴性
CD22/CD79b	弱阳性	强阳性
FMC7	阴性	阳性

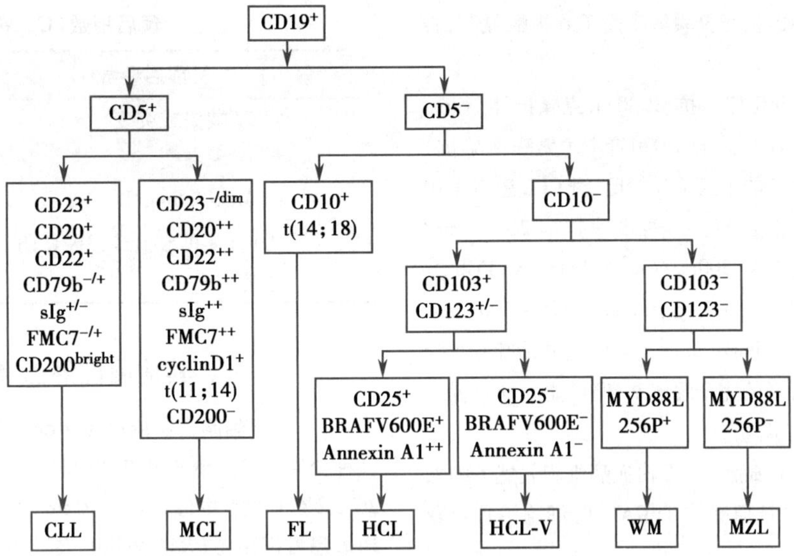

图 16-3-3-3 B 细胞慢性淋巴增殖性疾病鉴别诊断流程

CLL. 慢淋;MCL. 套细胞淋巴瘤;FL. 滤泡淋巴瘤;HCL. 毛细胞白血病;HCL-V. 毛细胞白血病变异型;WM. 华氏巨球蛋白血症;MZL. 边缘区淋巴瘤。

【临床分期】

1978 年 Rai 提出的分期法将慢淋分为 0~Ⅳ期:0 期仅有淋巴细胞增多;Ⅰ期伴有淋巴结肿大;Ⅱ期伴有脾大;Ⅲ期伴有贫血(Hb<110g/L);Ⅳ期伴有血小板减少(<100×10⁹/L)。1987 年,Rai 将其分期法补充为低危(0 期)、中危(Ⅰ期、Ⅱ期)和高危(Ⅲ期、Ⅳ期)三组。1981 年 Binet 等提出的分期法共分为 3 期:A 期无贫血(Hb>100g/L)或血小板减少(PLT>100×10⁹/L),肝、脾与颈、腋下、腹股沟淋巴结共 5 个区域中累及 3 个以下;B 期无贫血或血小板减少,但累及区域≥3 个;C 期出现贫血和/或血小板减少。

【治疗】

慢淋治疗的主要问题在于何时开始治疗及选择何种方案治疗。外周血白细胞<15×10⁹/L、HB>130g/L、骨髓非弥漫型受累以及淋巴细胞倍增时间较慢者无须治疗。早期 CLL 患者使用烷化剂治疗并不延长患者的无病生存时间,却增加罹患第二肿瘤的风险。因此,早期(Rai 0 期、Binet A 期)患者可以定期观察、以对症治疗为主。对于有进行性骨髓衰竭或免疫因素导致的血红蛋白和/或血小板下降;巨脾或脾进行性增大;淋巴结区肿大>10cm 或进行性肿大;外周血淋巴细胞计数>200×10⁹/L,或 2 个月内淋巴细胞增多>50%,或淋巴细胞倍增时间<6 个月等指征时即应该开始治疗。目前慢淋的治疗方案已从单纯化疗转为化疗联合免疫治疗,针对慢淋发病机制,以 BCR 及下游信号通路为作用靶的靶向治疗、以预后危险度分层选择治疗方案是近年来的重大进展。

对于一线治疗方案的选择需参考 del(17p)/*TP53* 基因突变、年龄及身体状态进行分层治疗。伴有 del(17p)/*TP53* 基因突变的高危患者则首选伊布替尼或其他 BCR 信号抑制剂,或推荐进入临床试验。初始治疗缓解的年轻患者后续可选择异基因造血干细胞移植。无 del(17p)/*TP53* 基因突变患者一旦符合治疗指征亦应选择 BTK 抑制剂治疗。

(一) BCR 信号通路抑制剂 BCR 信号通路抑制剂的使用明显提高了对慢淋的治疗效率,尤其对 del(17p)/*TP53* 基因突变的高危患者、复发/难治性慢淋疗效显著。目前应用最成功的 BCR 信号抑制剂是伊布替尼,属 Bruton 酪氨酸激酶抑制剂(BTK 抑制剂),通过抑制 B 细胞的黏附和归巢而使慢淋细胞发生失巢凋亡。口服剂量为 420mg/d,常见副作用有短暂的外周血淋巴细胞增多、感染、出血、房颤、高血压等。其他针对慢淋的信号通路抑制剂有 venetoclax(BCL2 抑制剂)、idelalisib(PI3K δ抑制剂)。BCR 信号抑制剂与单克隆抗体联合应用亦能提高慢淋的疗效。

(二) 化学治疗

1. 氟达拉滨(fludarabine) 是单磷酸腺苷氟化物。单药 25mg/(m²·d)连用 5 天,每 4 周重复 1 个疗程或与 CTX 联用,患者能获得较好的完全缓解,总体反应率可达 50%~60%。主要不良反应有骨髓抑制、免疫抑制持续时间长、神经毒性及易激发自身免疫性溶血性贫血。此外,克拉屈滨(cladribine,2-氯脱氧腺苷)、喷司他丁(pentostatin,2-脱氧助间型霉素)、糖皮质激素以及联合化疗方案等,对慢淋患者有一定疗效。

2. 烷化剂 苯丁酸氮芥(chlorambucil),口服给药剂量为 2~4mg/d,可增至 6~8mg/d,待淋巴细胞减少 50%时减量,稳定后予维持量,也有主张间歇治疗,0.4~0.7mg/kg,第 1 天口服或分4天口服,每2~4周重复一次,总体缓解率比较低。苯达莫司汀(bendamustine)治疗慢淋,完全缓解率高于苯丁酸氮芥,骨髓抑制是其主要副作用。

(三)单克隆抗体联合化疗 抗CD20单克隆抗体(rituximab)、阿托珠(obinutuzumab)、人源CD20单抗(奥法木单抗)也可用于慢淋治疗。和传统的单药治疗相比,对CLL患者采用含氟达拉滨的联合治疗方案[FC方案:氟达拉滨20~30mg/(m^2·d)×3天、环磷酰胺200~300mg/(m^2·d)×3天;FCR方案:环磷酰胺250mg/(m^2·d)×3天、rituximab375~500[mg/(m^2·d)×1天]、氟达拉滨25mg/(m^2·d)×3天,共治疗6个疗程],可以明显提高初治患者的完全缓解率,但可能增加骨髓抑制和感染等并发症的发生率。

(四)嵌合抗原受体T细胞 CLL白血病细胞表达CD19,对复发/难治患者选用嵌合抗原受体T(CAR-T)细胞治疗可获得完全缓解的疗效。

(五)造血干细胞移植 对年轻、能耐受强烈治疗、具有高危因素(如无*IGHV*基因突变、11q22-q23缺失或17p13缺失/*TP53*基因突变)的患者在早期疾病无进展时考虑行异基因造血移植。异基因移植具有细胞免疫杀灭肿瘤细胞的优点,是CLL的唯一治愈手段,但移植相关死亡率高于自体移植。

(六)其他治疗 有明显淋巴结肿大(包括纵隔或巨脾)、神经侵犯、重要脏器或骨髓浸润且有局部症状者可考虑放射治疗。有严重贫血、血小板减少而药物或脾区放疗无效时,可考虑脾切除术;有低γ球蛋白血症、反复感染或自身免疫性疾病者,可定期静脉给予丙种球蛋白。

【疗效及预后判断】

患者的症状和体征消失、外周血中性粒细胞>1.5×10^9/L、血小板>100×10^9/L、淋巴细胞计数<4×10^9/L、血红蛋白>110g/L、骨髓中淋巴细胞比例低于30%,且持续2个月以上时认为处于缓解期。如果淋巴细胞绝对计数比起病时减少50%以上,肝脾、淋巴结比起病时缩小50%以上,外周血中性粒细胞>1.5×10^9/L或比起病时增加50%以上,血红蛋白>110g/L或比起病时增加50%以上,血小板>100×10^9/L或比起病时增加50%以上,且持续2个月以上,认为是部分缓解。一旦出现新发的淋巴结肿大,上述各项指标比起病时增加50%以上时,则认为疾病进展。

无*IGHV*基因突变、17p或11q缺失、表达ZAP70和CD38,以及*TP53*、*SF3B1*、*ATM*、*NOTCH1*等基因突变是慢淋的不良预后因素,可根据慢性淋巴细胞白血病国际预后指数(CLL-IPI)进行预后分层(表16-3-3-4):0~1分为低危、2~3分为中危、4~6分为高危、7~10分为极高危,5年生存率分别为93.2%、79.3%、63.3%、23.3%。幼淋巴细胞比例增高、向弥漫大B细胞转化(称Richter综合征,Richter syndrome)、乳酸脱氢酶水平增高、出现全身B症状等预示疾病进展。

表16-3-3-4 慢性淋巴细胞白血病国际预后指数(CLL-IPI)

预后参数	积分/分
*TP53*缺失或突变	4
*IGHV*无突变	2
β_2-MG>3.5mg/L	2
Rai Ⅰ~Ⅳ或Binet B~C期	1
年龄>65岁	1

三、其他慢性淋巴增殖性疾病

(一)毛细胞白血病(hairy cell leukemia,HCL) HCL是一种少见的成熟小B淋巴细胞的惰性肿瘤,约占淋系白血病的2%,诊断时患者中位数年龄约58岁,男∶女=4∶1。几乎所有HCL患者都存在*BRAF* V600E突变,提示HCL中存在丝裂原活化蛋白激酶(MAPK)通路活化,是HCL的发病机制,也是HCL靶向治疗的基础。

经典型HCL的临床特征:全血细胞减少伴单核细胞减少,易发生感染,脾大显著而淋巴结肿大不显著,50%病例骨髓穿刺有干抽(骨髓纤维化)。肿瘤细胞常侵犯骨髓、外周血和脾,具有典型的毛细胞形态(周边有不规则的锯齿状伪足和细长毛发状突起,在电镜下尤为突出),酸性磷酸酶(ACP)阳性,不被酒石酸抑制,透射电镜下在胞质内可见核糖体-板层复合物(RLC)。肿瘤细胞强表达CD20、CD22和CD11c,可表达CD103、CD25、CD123、TBX(TBET)、annexinA1、FMC7、CD200和cyclin D1,不表达CD5,仅10%~20%患者表达CD10。毛细胞"特异性"标记:抗BRAF V600E抗体VE1检测阳性,但HCL-V并不表达BRAF V600E。

HCL主要应和绒毛淋巴细胞脾淋巴瘤(splenic lymphoma with circulating villous lymphocytes,SLVL)鉴别,后者肿瘤细胞不表达*BRAF* V600E突变,在细胞两端有短绒毛,借免疫表型亦可鉴别,脾病理HCL主要侵犯红髓,SLVL主要侵犯白髓。

HCL对一般化疗不敏感,切脾仅能缓解脾功能亢进,减少肿瘤负荷。威罗菲尼可以抑制由*BRAF*基因激活而产生的ERK和MEK的磷酸化而使白血病细胞凋亡,在化疗无效的患者中日益得到广泛应用并取得良好的效果。HCL对α干扰素和核苷类似物[喷司他丁(DCF)和克拉曲滨(2-CDA)]较敏感。复发、难治的患者可联用CD20单抗。病情进展较缓慢,总体10年生存率90%以上。

(二)幼淋巴细胞白血病(prolymphocytic leukemia,PLL) 根据细胞类型分为B-PLL和T-PLL。B-PLL是B幼淋巴细胞侵犯骨髓、外周血和脾所致的恶性肿瘤,约占淋系白血病的1%,多数患者确诊时年龄>60岁,中位年龄为65~69岁,男性和女性发病率相似。常有巨脾,淋巴结肿大不明显,白细胞计数常>100×10^9/L,外周血幼淋巴细胞常>55%,有明显的核仁。B-PLL肿瘤细胞表达较强的膜IgM/IgD,以及其他B细胞抗原(CD19、CD20、CD22、CD79a、CD79b、FMC-7),多数病例$CD5^-$;

50%的患者有 Del(17p13)染色体异常,提示 *TP53* 基因缺失或突变;半数患者可有 *MYC* 基因异常。治疗可选用 BCR 信号抑制剂(伊布替尼,idelalisib)、CD20 单抗,可联合化疗,中位生存时间仅 30~50 个月。T-PLL 是具有成熟的胸腺后 T 淋巴细胞表型的幼淋巴细胞增殖所导致的一种侵袭性 T 淋巴细胞白血病,中位发病年龄 65 岁,常累及外周血、淋巴结、肝脾和皮肤;表达 CD2、CD3、CD5 和 CD7,60%以上病例为 $CD4^+CD8^-$,但不表达 TdT 和 CD1a;多数患者有 *TCR* 基因重排,inv(14)(q11;q32)较多见;中位生存期少于 1 年。不同给药途径予人源 CD52 单抗(CAMPATH-1H)治疗总体反应率可达 30%~90%。异基因造血干细胞移植是 PLL 的唯一治愈手段。

(三)大颗粒淋巴细胞白血病(large granular lymphocytic leukemia,LGLL)　LGLL 可根据细胞类型分为 T-LGLL 和 NK-LGLL。WHO 分型将 T-LGLL 单独列出,NK-LGLL 归于 NK 细胞的慢性淋巴增殖性疾病(CLPD-NK)。T-LGLL 是一组异质性疾病,以不明原因的外周血大颗粒淋巴细胞持续(>6 个月)增高(绝对值 $2\sim20\times10^9$/L)为特征,常侵犯骨髓和外周血。大颗粒淋巴细胞体积较大(约为成熟红细胞体积的 2 倍),胞质丰富,含较多嗜天青颗粒,可粗,可细。典型的免疫表型为 $CD3^+$、$CD8^+$、$CD16^+$、$CD57^+$、$TCR\alpha\beta^+$。患者常出现严重的粒细胞缺乏和贫血,但血小板减少比较少见,严重者可出现纯红细胞再障,常伴有自身免疫性疾病。病情呈惰性,进展缓慢,可以环孢素 A、MTX、CTX、肾上腺糖皮质激素等治疗。

(四)成人 T 细胞白血病/淋巴瘤(adult T-cell leukemia/lymphoma,ATLL)　ATLL 是一种与人 T 细胞白血病病毒Ⅰ(HTLV-Ⅰ)感染直接相关、发生于成人的淋巴系统恶性克隆增殖性疾病。日本西南部、加勒比海地区和中非是高发地点。病变侵犯部位常比较广泛,临床表现多样,可表现为急性型(最常见,以白血病为主要表现,白细胞计数升高)、淋巴瘤型(以显著淋巴结肿大为特征,无外周血受累)、慢性型(常以皮肤肿瘤浸润为主要表现)和冒烟型。肿瘤细胞表达 T 细胞相关抗原,但 $CD7^-$,大部分为 $CD4^+$、$CD8^-$。国内诊断标准:①发病于成年人;②有浅表淋巴结肿大,无纵隔和胸腺肿瘤;③外周血白细胞数常增高,淋巴细胞高度多形性,多形核淋巴细胞呈分叶,花瓣样(花细胞)占 10%以上,有成熟 T 细胞表面标志;④血清抗 HTLV-Ⅰ抗体阳性。

颗粒淋巴细胞白血病合并多发性骨髓瘤典型病例见扩展阅读 16-3-3-1。

扩展阅读 16-3-3-1　大颗粒淋巴细胞白血病合并多发性骨髓瘤(病例)

推荐阅读

1. 中华医学会血液学分会白血病淋巴瘤学组,中国抗癌协会血液肿瘤专业委员会,中国慢性淋巴细胞白血病工作组. 中国慢性淋巴细胞白血病/小淋巴细胞性淋巴瘤的诊断与治疗指南(2018 年版)[J]. 中华血液学杂志,2018,39(5):353-358.
2. 中华医学会血液学分会白血病淋巴瘤学组,中国抗癌协会血液肿瘤专业委员会,中国慢性淋巴细胞白血病工作组. B 细胞慢性淋巴增殖性疾病诊断与鉴别诊断中国专家共识(2018 年版)[J]. 中华血液学杂志,2018,39(5):359-365.
3. GOLDMAN L,SCHAFER A I. Goldman-Cecil Medicine[M]. 26th ed. Philadelphia,PA:Elsevier,2019.
4. VOELKER R. New hairy cell leukemia therapy[J]. JAMA,2018,320(15):1528.

第四节　骨髓增生异常综合征

邹善华

骨髓增生异常综合征(myelodysplastic syndrome,MDS)是一组造血干细胞获得性髓性克隆性疾病,常同时或先后出现红细胞、粒细胞和巨核细胞系的发育异常(又称病态造血)导致进行性、难治性外周血红细胞、粒细胞及血小板减少,骨髓有无效性造血,临床主要表现为贫血、感染和/或出血。原始细胞增多的 MDS 转化为 AML 危险性增高;也有些 MDS 患者的生物学行为相对惰性,或者向骨髓衰竭方向发展。

【病因与发病机制】

原发性 MDS 病因不明,继发性 MDS 与接触放射线、苯或接受烷化剂、拓扑异构酶Ⅱ抑制剂类化疗药物治疗有关(于治疗后发生的 MDS 又称为治疗相关性 MDS,2008 年 WHO 分类归入"治疗相关性髓系肿瘤")。

MDS 的发病机制尚未完全明确。通过大量研究证实 MDS 是源于骨髓造血干/祖细胞的克隆性疾病。在 MDS 的发生发展过程中,包含了骨髓细胞的凋亡、增殖及克隆扩张等多重机制。在 MDS 的患者中,细胞遗传学异常较为常见,如 5q-、+8、-7 等,治疗相关性 MDS 多为复合染色体异常。表观遗传学的改变在 MDS 的发病中起重要作用,涉及 RNA 剪接、DNA 甲基化、组蛋白修饰、转录、DNA 修复调控、黏结蛋白、RAS 通路、DNA 复制等多方面的基因突变,造成 DNA 的高度甲基化和组蛋白去乙酰化等现象。免疫机制异常和骨髓微环境异常在 MDS 中的发病意义亦得到重视。

【分型】

有 FAB 分型和 WHO 分型。FAB 简单,使用方便(扩展阅读 16-3-4-1)。WHO 分型取消了难治性贫血名称,将 CMML 归入 MDS/MPN,改变了划分 MDS 和 AML 原始细胞标准,结合了细胞遗传学发现,更为全面(表 16-3-4-1)。

扩展阅读 16-3-4-1　骨髓增生异常综合征的 FAB 分型及主要诊断标准

表 16-3-4-1　WHOMDS 修订分型(2016 年版)

名称	血细胞发育异常系列	细胞减少系列*	环形铁粒幼细胞	骨髓和外周血原始细胞	常规核型分析
MDS 伴单系血细胞发育异常(MDS-SLD)	1	1 或 2	<15%或<5%**	骨髓<5%,外周血<1%,无 Auer 小体	任何核型,但不符合伴单纯 del(5q)MDS 标准
MDS 伴多系血细胞发育异常(MDS-MLD)	2 或 3	1~3	<15%或<5%**	骨髓<5%,外周血<1%,无 Auer 小体	任何核型,但不符合伴单纯 del(5q)MDS 标准
MDS 伴环状铁粒幼红细胞(MDS-RS)					
MDS-RS-SLD	1	1 或 2	≥15%或≥5%**	骨髓<5%,外周血<1%,无 Auer 小体	任何核型,但不符合伴单纯 del(5q)MDS 标准
MDS-RS-MLD	2 或 3	1~3	≥15%或≥5%**	骨髓<5%,外周血<1%,无 Auer 小体	任何核型,但不符合伴单纯 del(5q)MDS 标准
MDS 伴单纯 del(5q)	1~3	1 或 2	任何比例	骨髓<5%,外周血<1%,无 Auer 小体	仅有 del(5q),可以伴有 1 个其他异常[-7 或 del(7q)除外]
MDS 伴原始细胞增多(MDS-EB)					
MDS-EB-1	0~3	1~3	任何比例	骨髓 5%~9%或外周血 2%~4%,无 Auer 小体	任何核型
MDS-EB-2	0~3	1~3	任何比例	骨髓 10%~19%或外周血 5%~19%或有 Auer 小体	任何核型
MDS,不能分类型(MDS-U)					
外周血原始细胞 1%	1~3	1~3	任何比例	骨髓<5%,外周血=1%***,无 Auer 小体	任何核型
单系血细胞发育异常伴全血细胞减少	1	3	任何比例	骨髓<5%,外周血<1%,无 Auer 小体	任何核型
伴有诊断意义核型异常	0	1~3	<15%△	骨髓<5%,外周血<1%,无 Auer 小体	有定义 MDS 的核型异常

注:* 血细胞减少的定义为血红蛋白<100g/L,血小板计数<100×10^9/L,中性粒细胞绝对计数<1.8×10^9/L;极少情况下,MDS 可见这些水平以上的轻度贫血或血小板减少;外周血单核细胞必须<1×10^9/L;** 如果存在 SF3B1 突变;*** 外周血 1%的原始细胞必须有两次不同场合检查的记录;△ 若环形铁粒幼红细胞≥15%的病例有红系明显血细胞发育异常,则归类为 MDS-RS-SLD。

【临床表现】

患者以 50 岁以上中老年人居多,确诊中位年龄>65 岁。国外报道中青年及儿童极少见。儿童 MDS 十分罕见,据统计<14 岁儿童 MDS 仅占该年龄组造血系统肿瘤患者 5%以下。儿童 MDS 具有一定特点,如骨髓低增生甚常见,$5q^-$综合征和 RARS 甚罕见。因此,2008 年 WHO 分类将儿童 MDS 另列一个亚型。据国内报道中青年患者并不十分少见,国内发病率约 1.5/10 万,男性多于女性。多数患者起病隐匿,可无症状。最常见的表现为贫血。这种贫血可能在就诊前已存在数年,体检时才被发现。亦可有体重下降。原因不明的发热占 10%~15%,多数为低热,与感染无关。高热多数由于白细胞减少,并发感染引起。1/3 病例可因血小板减少出血。少数患者可有关节疼痛或类似结缔组织病的症状,极少数病例可发生急性发热性嗜中性皮病(Sweet syndrome)或坏死性脓皮病(pyoderma gangrenosum)。肝脾大,多数为轻度,见于 5%~20%病例。淋巴结一般不肿大。本病转化为急性白血病后,病程短促,疗效甚差。

【实验室检查】

(一) 血象及骨髓涂片　血象及骨髓象中血细胞形态和数量的异常变化是诊断的重要依据之一。血象中有全血细胞减少的病例占半数以上,部分病例仅为一系或两系血细胞减少。一系减少常为红细胞减少,并可能在全血细胞减少前存在数年。大多数病例骨髓造血细胞呈显著增生。部分病例为增生或增生活跃,仅极少数病例增生低下。增生低下者可称低增生性 MDS,仅占 10%,但无独立预后意义。90%以上的病例有不同程度的细胞发育异常(病态造血)。各系细胞形态的变化归纳见扩展阅读 16-3-4-2。

扩展阅读 16-3-4-2 骨髓增生异常综合征各系细胞形态的变化归纳

（二）骨髓活检 通常在髂后上棘取骨髓组织，长度不少于 1.5cm。骨髓活检组织中可见到原粒细胞及早幼粒细胞在小梁旁区或小梁间中央区形成集丛（3~5 个细胞）或集簇（>5 个细胞），称为“幼稚前体细胞异常定位”（abnormal localization of immature precursors，ALIP），每张骨髓切片上都能看到至少 3 个集丛或集簇为 ALIP（+）。切片中亦可见到幼红细胞聚集成堆，原红细胞增多，伴成熟障碍。小巨核细胞增多。怀疑为 MDS 的患者建议进行 Gomori 银染色和原位免疫组化（immunohistochemical，IHC），常用的检测标志包括 CD34、MPO、GPA、CD61、CD42、CD68、CD20 和 CD3。部分患者伴骨髓网硬蛋白纤维增生。有显著骨髓纤维化约占 10%MDS 病例，称 MDS 伴骨髓纤维化，多表示疾病进入进展期，有原始细胞增多。

（三）骨髓染色体检查 常见的变化包括染色体全部或部分缺失，染色体数目增多，但易位少见。常见的染色体变化为 -5、5q-、-7、-7q-、+8、20q-和-Y 等。5q-综合征常有明显的大细胞性贫血，血小板通常正常或增多，骨髓增生正常或明显增生，巨核细胞的核分叶较少。染色体的变化对随访病情，评估预后有参考意义。在非整倍体的病例中，亚二倍体比超二倍体的预后差。对初诊时核型正常而在随访中出现染色体异常者，预后差，预示有转化为急性白血病的征兆，对有复杂染色体异常者尤为如此。形态学未达到标准（一系或多系细胞发育异常比例<10%）、但同时伴有持续性血细胞减少的患者，如检出具有 MDS 诊断价值的细胞遗传学异常，应诊断为 MDS 不能分类（MDS-U）。为提高部分 MDS 患者细胞遗传学异常检出率，对疑似 MDS 者，可进行 FISH 检测，通常探针包括：5q31、CEP7、7q31、CEP8、20q、CEPY 和 p53 等。

（四）流式细胞术检测 目前尚未发现 MDS 特异性的抗原标志或标志组合，但流式细胞术对于低危 MDS 与非克隆性血细胞减少症的鉴别诊断有应用价值。对于无典型形态和细胞遗传学证据、无法确诊 MDS 的患者，流式细胞术检测有辅助诊断参考价值。

（五）分子遗传学检测 对常见基因突变进行检测对于 MDS 的诊断有潜在的应用价值。随着基因芯片、第二代基因测序等高通量技术的广泛应用，多数 MDS 患者中可检出体细胞性基因突变，常见突变包括 *TET2*、*RUNX1*、*ASXL1*、*DNMT3A*、*EZH2*、*N-RAS/K-RAS*、*SF3B1* 等。部分基因的突变状态对 MDS 的鉴别诊断和危险度分层中有一定的价值，推荐作为选做检测项目，包括：*TP53*、*TET2*、*DNMT3A*、*IDH1/2*、*EZH2*、*ASXL1*、*SRSF2*、*RUNX1*、*U2AF1*、*SETBP1* 等。

单核苷酸多态性-微阵列比较基因组杂交技术（SNP-array）等基因芯片技术可以在多数 MDS 患者中检测出 DNA 拷贝数异常和单亲二倍体，进一步提高 MDS 患者细胞遗传学异常的检出率，在有条件的单位可作为常规核型分析的有益补充。

【诊断与鉴别诊断】

（一）诊断 2007 年出台了 MDS 维也纳最低诊断标准，2017 年经过修订（表 16-3-4-2），诊断 MDS 需具备两个必要条件和至少一条确定标准，对于符合必要条件、不符合确定性标准，但又具有典型 MDS 相关的临床表现的患者，应进行其他检查，以得出诊断或进行随访，部分可暂时归为意义未明的特发性血细胞减少症（idiopathic cytopenia of undetermined significance，ICUS）。一些 ICUS 患者，可逐渐发展为典型 MDS，因此应严密监测，随访过程中如患者出现典型的细胞遗传学异常，即使仍然缺乏原始细胞增加及细胞发育异常的表现，应诊断为 MDS。MDS 诊断依赖于多种实验室检测技术的综合使用，其中骨髓细胞形态学和细胞遗传学检测技术是 MDS 诊断的核心。MDS 的主要诊断方法见扩展阅读 16-3-4-3。

表 16-3-4-2 MDS 维也纳最低诊断标准

条件	
必要条件（两条均需满足）	1. 一系到三系血细胞持续减少（≥4 个月）：血红蛋白<110g/L，中性粒细胞<1.5×10^{9}/L，血小板<100×10^{9}/L（如检出原始细胞增多或 MDS 相关细胞遗传学异常，无须等待可诊断 MDS）； 2. 除外其他克隆性或非克隆性造血系统疾病，或非造血系统疾病导致的血细胞减少和病态造血
确定标准（至少满足一条）	1. 发育异常 骨髓涂片中红细胞系、粒细胞系、巨核细胞系发育异常细胞的比例>10%； 2. 环状铁粒幼红细胞占有核红细胞比例>15%，或>5% 且同时伴有 SF3B1 突变； 3. 原始细胞 骨髓涂片原始细胞达 5%~19%（或外周血涂片 2%~19%）； 4. 常规核型分析或 FISH 检出有 MDS 诊断意义的染色体异常
辅助标准	对于符合必要条件、未达主要标准、存在输血依赖的大细胞性贫血等常见 MDS 临床表现的患者，如符合≥2 条辅助标准，诊断为疑似 MDS： 1. 骨髓活检切片的形态学或免疫组化结果支持 MDS 诊断； 2. 骨髓细胞的流式细胞术检测发现多个 MDS 相关的表型异常，并提示红系和/或髓系存在单克隆细胞群； 3. 基因测序检出 MDS 相关基因突变，提示存在髓系细胞的克隆群体

扩展阅读16-3-4-3

扩展阅读 16-3-4-3　MDS 的主要诊断技术

（二）鉴别诊断

1. 慢性再障　再障多为全血细胞减少，部分患者骨髓有局灶性增生，而 MDS 多为增生性，少数为增生低下，需要鉴别。慢性再障淋巴细胞相对增多，骨髓象中红系、粒系及巨核系形态无异常，且巨核细胞常减少或缺如，骨髓小粒主要是非造血细胞。染色体检查无异常。MDS 骨髓一般有红系、粒系及巨核系的增生，并有病态造血，骨髓小粒主要是造血细胞。常有染色体异常。

2. 巨幼细胞贫血　MDS 会出现巨大红细胞及巨幼样红细胞，应与巨幼细胞贫血鉴别。后者常可找到引起叶酸和/或维生素 B_{12} 缺乏的原因，血清叶酸和/或维生素 B_{12} 测定降低，红、粒、巨核细胞均可巨幼变，幼红细胞 PAS 染色阴性，补充叶酸和/或维生素 B_{12}，病情可以改善。

3. 纯红系白血病（PEL）　MDS 骨髓红系比例可明显增加，有时可达≥50%有核细胞，该时需注意和纯红系白血病、急性红白血病及 AML 伴 MDS 相关改变作鉴别，如外周血或骨髓原始细胞<20%，骨髓非红系细胞中原始细胞<20%应诊断为 MDS。

【治疗】

MDS 患者自然病程和预后的差异性很大，应根据病情的不同进行个体化的治疗。应根据 MDS 患者的预后分组，同时结合患者年龄、体能状况、合并疾病、治疗依从性等进行综合分析，选择治疗方案。较低危组 MDS 患者的治疗目标是改善造血、提高生活质量，较高危组 MDS 治疗目标是延缓疾病进展、延长生存期和治愈（扩展阅读 16-3-4-4）。

扩展阅读16-3-4-4

扩展阅读 16-3-4-4　骨髓增生异常综合征（MDS）的治疗路径

（一）对症支持治疗　对一些病情较稳定低危患者，以支持疗法为主，同时密切观察病情及血象的变化。对大多数有较严重贫血（Hb<60g/L）的患者，可以输红细胞以改善贫血。TGF-β 抑制剂可适当改善部分低危 MDS 患者存在的输血依赖。对于红细胞输注依赖的患者应定期监测血清铁蛋白（SF）水平、累计输血量和器官功能（心、肝、胰腺），评价铁超负荷程度（铁过载的诊断标准及具体祛铁剂治疗参见第十九篇第十三章“血色病与铁过载”）。对严重血小板减少（$<10\times10^9/L$）伴有明显出血倾向时输注单采血小板悬液。有感染时应给予抗生素治疗，控制感染。

（二）促造血治疗

1. 雄激素　雄激素对部分有贫血表现的 MDS 患者有促进红系造血作用，是 MDS 治疗的常用辅助治疗药物，包括达那唑、司坦唑醇和十一酸睾酮。接受雄激素治疗的患者应定期检测肝功能。

2. 红细胞生成素（EPO）　推荐 40 000~60 000IU/周，分次注射，至少使用 8 周评估。对于轻度贫血的 RA、RARS 患者且血清 EPO 水平较低，体外造血细胞培养 CFU-E，BFU-E 对 EPO 有反应者效果较好，血清 EPO 水平>500U/L 者疗效较差。

3. 粒细胞-巨噬细胞集落刺激因子（GM-CSF）和粒细胞集落刺激因子（G-CSF）　不推荐长期单独使用，仅在反复或伴有耐药感染的粒细胞缺乏患者中可以使用剂量 60~200μg/（m^2·d），皮下注射，疗程视病情需要确定，一般 2~8 周。对于原始细胞过多的 RAEB 患者应在化疗的基础上使用。

4. 促血小板生成素（TPO）　剂量 1μg/（kg·d），皮下注射，主要用于血小板有明显减少者，7~14 天。

5. 白细胞介素-11（IL-11）　用于血小板减少的治疗，25~50μg/（kg·d），皮下注射，7~14 天。

6. 艾曲泊帕　起始剂量和最大剂量可以高于治疗 ITP 用量。

（三）去甲基化药物　常用的去甲基化药物包括 5-阿扎胞苷（azacitidine，AZA）和 5-阿扎-2-脱氧胞苷（decitabine，地西他滨）。去甲基化药物可应用于较高危组 MDS 患者，与支持治疗组相比，去甲基化药物治疗组可降低患者向 AML 进展的风险、改善生存。较低危组 MDS 患者如出现严重粒细胞减少和/或血小板减少，也可应用去甲基化药物治疗，以改善血细胞减少。

1. 阿扎胞苷　推荐用法为 75mg/（m^2·d）×7 天，皮下注射，28 天为 1 个疗程。接受 AZA 治疗的 MDS 患者，首次获得治疗反应的中位时间为 3 个疗程，约 90%治疗有效的患者在 6 个疗程内获得治疗反应。因此，推荐 MDS 患者接受 AZA 治疗 6 个疗程后评价治疗反应，有效患者可持续使用。高龄、血象较低、骨髓增生低下者耐受性也相对比较好。

2. 地西他滨　最佳给药方案仍在不断探索中，较低危组 MDS 患者地西他滨最佳给药方案迄今尚未达成共识。推荐方案之一为 20mg/（m^2·d）×5 天，每 4 周为 1 个疗程。推荐 MDS 患者接受地西他滨治疗 4~6 个疗程后评价治疗反应，有效患者可持续使用。部分患者骨髓抑制较明显。

（四）免疫调节剂治疗　沙利度胺：50~200mg，每晚 1 次。部分患者可改善红系造血，减轻或脱离输血依赖；便秘、周围神经炎等不良反应常见。来那度胺，其抗肿瘤和免疫调节作用比沙利度胺更强，而不良反应明显低于沙利度胺，推荐剂量为 10mg/d，连用 21 天，4 周为 1 个疗程。对于伴有 del(5q)±1 种其他异常（除-7/7q-外）的较低危组 MDS 患者，如存在输血依赖性贫血，可应用来那度胺治疗，部分患者可减轻或脱离输血依赖，并获得细胞遗传学缓解，延长生存。对于不伴有 del(5q) 的较低危组 MDS 患者，如存在输血依赖性贫血，且对细胞因子治疗效果不佳或不适合采用细胞因子治疗，也可以选择来那度胺治疗。伴有5q-的MDS患者，若出现下列情况不建议使用来那度胺：骨髓原始细胞比例>5%；复杂染色体异常；IPSS-中危2或高危组；检出*p53*基因突变。

（五）化疗

1. 小剂量化疗　常采用小剂量阿糖胞苷（Ara-C）10～20mg/（m^2·d），14～21天为1个疗程；三尖杉酯碱（H）1mg/d，10～14天为1个疗程；阿克拉霉素3～14mg/（m^2·d），7～10天为1个疗程；或依托泊苷（VP16），25～35mg/（m^2·d），7～10天为1个疗程。预激方案为在小剂量阿糖胞苷（10mg/m^2，每12小时1次，皮下注射，14天）基础上加用G-CSF，并联合阿克拉霉素或高三尖杉酯碱或去甲氧柔红霉素，常用于老年或身体机能较差的相对高危组患者；预激方案可联合去甲基化药物使用。

2. 联合化疗　按照AML标准方案治疗，具体可参见本篇第三章第二节“急性白血病”的相关治疗部分。

（六）免疫抑制剂治疗　抗胸腺淋巴细胞球蛋白（ATG）与环孢素A，通过抑制CD8细胞来调节MDS的免疫反应。ATG（马抗）剂量15～40mg/（kg·d），连用4～5天；环孢素A剂量3～5mg/（kg·d），3～6个月。ATG和环孢素可以合用，用于年龄≤60岁、属较低危组，伴骨髓原始细胞比例<5%、骨髓增生低下、正常核型或单纯+8、存在输血依赖、HLA-DR15阳性、存在PNH克隆或携带有STAT-3突变细胞毒T细胞克隆的患者。原始细胞>5%、-7或有复杂染色体等情况下不宜使用。

（七）造血干细胞移植　异基因骨髓移植（allo-HSCT）是目前可能治愈本病的一种治疗方法，其适应证：①年龄<65岁、较高危组MDS患者；②年龄<65岁、伴有严重血细胞减少、经其他治疗无效或伴有不良预后遗传学异常（如-7、3q26重排、*TP53*基因突变、复杂核型、单体核型）的较低危组患者。近年，减低强度的预处理方案受到重视，该法降低移植相关死亡率，而疗效基本不受影响。拟行allo-HSCT的患者，如骨髓原始细胞≥5%，在等待移植的过程中可应用化疗或联合去甲基化药物桥接allo-HSCT。

MDS国际工作组（International Working Group，IWG）于2000年提出国际统一疗效标准，2006年又进一步修订，使不同临床治疗方案结果间具有可比性。MDS的治疗反应包括以下四种类型：改变疾病的自然病程、细胞遗传学反应、血液学改善和改善生存质量（扩展阅读16-3-4-5）。

扩展阅读16-3-4-5　MDS国际工作组（IWG）疗效标准

【病程与预后】

由于MDS亚型的异质性及其临床表现的多样性，MDS患者的生存率变化也非常大，影响预后的因素包括年龄、疾病的自然病程、临床特征、骨髓及外周血原始细胞的水平、细胞遗传学异常以及血细胞减少的系列数等。此外，病理特征如骨髓中Auer小体的存在，ALIP和假Pelger-Hüet畸形等对预后也产生影响。1997年，英、美、法、德、西班牙等国的血液工作者提出了MDS患者预后的国际积分系统，已广泛用于临床（扩展阅读16-3-4-6）。这一系统把患者分为相对低危（低危，0分；中危-1，0.5～1分）和相对高危（中危-2，1.5～2分；高危，≥2.5分）预后组（扩展阅读16-3-4-7）。在中位生存期和AML转化危险性确定后，发现年龄与生存也相关，60岁与>60岁年龄组预后不同（扩展阅读16-3-4-8）。2012年，MDS预后国际工作组依据5个MDS数据库，共7 012例MDS患者的研究结果，对IPSS预后评分系统进行了修订，对染色体核型、骨髓原始细胞数和血细胞减少程度进行了细化分组积分（表16-3-4-3）。核型分析结果是IPSS-R分类最重要的参数，共分为5个级别：极低危≤1.5分；低危1.5<～3分；中危3<～4.5分；高危4.5<～6分；极高危>6分。

据WHO分型、输血是否依赖、染色体核型情况的WHO预后分析系统（WPSS）把患者分为5组：极低危组（0分）、低危组（1分）、中危组（2）、高危组（3～4分）、极高危组（5～6分）。2011年修订的WPSS预后评分系统将评分依据中的红细胞输注依赖改为血红蛋白水平（扩展阅读16-3-4-9）。

骨髓增生异常综合征典型病例见扩展阅读16-3-4-10。

扩展阅读16-3-4-6　MDS的国际预后积分系统（IPSS）

扩展阅读16-3-4-7　按IPSS分组的MDS病人的中位生存和AML转化时间

扩展阅读16-3-4-8　按IPSS及年龄分组的MDS病人的中位生存和25% AML转化时间

扩展阅读16-3-4-9　MDS的WHO预后分析系统（WPSS）

扩展阅读16-3-4-10　骨髓增生异常综合征（病例）

表 16-3-4-3　MDS 的国际预后积分系统（IPSS-R）

预后参数	积分				
	0	1	2	3	4
细胞遗传学*	极好	好	中等	差	极差
骨髓原始细胞/%	≤2	2～5	5～10	>10	
血红蛋白/（$g \cdot L^{-1}$）	≥100	80～100	<80		
血小板计数/（$\times 10^9$/L）	≥100	50～100	<50		
中性粒细胞绝对值/（$\times 10^9$/L）	≥0.8	<0.8			

注：*细胞遗传学分类标准：①极好：-Y，11q-；②好：正常核型，5q-，12p-，20q-，5q-附加另一种异常；③中等：7q-，+8，+19，i（17q），其他 1 个或 2 个独立克隆的染色体异常；④差：-7，inv（3）/t（3q）/del（3q），-7/7q-附加另一种异常，复杂异常（3 个）；⑤极差：复杂异常（>3 个）。

推荐阅读

1. ARBER D A，ORAZI A，HASSERJIAN R，et al. The 2016 revision to the World Health Organization classification of myeloid neoplasms and acute leukemia[J]. Blood，2016，127（20）：2391-2405.
2. VALENT P，ORAZI A，STEENSMA D P，et al. Proposed minimal diagnostic criteria for myelodysplastic syndromes（MDS）and potential pre-MDS conditions[J]. Oncotarget，2017，8（43）：73483-73500.
3. 吴德沛，肖志坚，黄晓军. 骨髓增生异常综合征中国诊断与治疗指南（2019 年版）[J]. 中华血液学杂志，2019，40（2）：89-97.

第五节　骨髓增生异常/骨髓增殖性肿瘤

袁　燕

骨髓增生异常/骨髓增殖性肿瘤（myelodysplastic/myeloproliferative neoplasms，MDS/MPN）是一组少见的，兼有 MDS 与 MPN 特征的髓系肿瘤。其特点是髓系细胞中一系或多系为有效增殖，导致外周血中该系细胞增多；而另一系或多系为无效增殖，导致外周血中该系细胞减少；并且伴有髓系各系细胞发育异常。WHO 分类（2016）将 MDS/MPN 分为 5 种亚型：①慢性粒单核细胞白血病（CMML）；②不典型慢性粒细胞白血病（BCR-ABL1 阴性）（aCML，BCR-ABL1-negative）；③幼年型粒单核细胞白血病（JMML）；④伴有环形铁粒幼细胞与血小板增多的 MDS/MPN（MDS/MPN-RS-T）；⑤未分类 MDS/MPN（MDS/MPN-U）。

CMML 是其中最为常见的亚型，约占 MDS/MPN 的 31%，中位发病年龄约 70 岁，较多发于男性。患者外周血白细胞计数增高，粒系有核左移现象，特征性表现为单核细胞持续增高且形态异常。患者还可伴有贫血和血小板减少、脾大、血 LDH 水平增高。WHO 分类（2016）诊断要点为：①外周血持续性单核细胞增多（≥1×10^9/L，伴白细胞分类中比例≥10%）；②外周血或骨髓的原始细胞比例<20%；③排除 BCR-ABL1 阳性慢性粒细胞白血病、原发性骨髓纤维化、真性红细胞增多症和原发性血小板增多症，无 *PDGFRα*、*PDGFRβ*、*FGFR1* 基因重排及无 *PCM1-JAK2* 融合基因（尤其是伴有嗜酸性粒细胞增多的病例）；④髓系细胞一系或多系发育异常，如无发育异常，应具有获得性克隆性细胞遗传学或分子遗传学异常。WHO 根据外周血和骨髓原始细胞比例将 CMML 分为 3 型：CMML-0（外周血中<2%，骨髓中<5%），CMML-1（外周血中 2%～4%，骨髓中 5%～9%）和 CMML-2（外周血中 5%～19%，骨髓中 10%～19%，或有 Auer 小体）。CMML 常见基因突变有 *TET2*、*SRSF1*、*ASXL1* 和 *SETBP1*。鉴别诊断应除外反应性单核细胞增多症和其他髓系肿瘤伴单核细胞增多。本病目前无特效治疗方法，异基因造血干细胞移植虽可根治，但因本病好发于老年，适应证受到限制。高危 CMML，尤其 CMML-2 应首选去甲基化药物（如地西他滨），羟基脲主要用于高白细胞和脾大的患者，强烈化疗并不适宜。本病中位生存期为 20～30 个月，约 15%～20%的患者会进展为急性髓系白血病。

推荐阅读

SWERDLOW S H，CAMPO E，HARRIS N L，et al. Chapter 5-Myelodysplastic/myeloproliferative neoplasms[M]//ORAZI A，BAIN B J，BENNETT J M，et al. WHO classification of tumours of haematopoietic and lymphoid tissues. Revised 4th version. Lyon：International Agency for Research on Cancer（IARC），2017：81-96.

第六节　类白血病反应

陈波斌

当白细胞计数大于 11.0×10^9/L 时，诊断为白细胞增多症（leukocytosis）。并非由白血病引起的外周血白细胞显著增多和/或出现幼稚的血细胞而类似白血病血象者，称为类白血病反应（leukemoid reaction，LR）。类白血病反应是由非白血病原因诱导某些骨髓细胞释放细胞因子，引起的正常骨髓极度增生反应。随原发病治疗好转，刺激因素消除，类白血病反应也迅速消失。临床上以中性粒细胞类白血病反应最常见。

一、中性粒细胞类白血病反应

成人周围血中性粒细胞绝对数大于 7.5×10^9/L 时，临床上可诊断为中性粒细胞增多症（neutrophilia）。非白血病引起的周围血中性粒细胞极度升高，白细胞计数达 50×10^9/L 以上和/或出现幼稚粒细胞，称之为中性粒细胞类白血病反应（neutrophilic leukemoid reaction,NLR)。

在急性炎症反应时,骨髓中组织细胞分泌多种细胞因子,促进髓系祖细胞向中性粒细胞前体细胞的分化和增殖,导致中性粒细胞显著增多,核左移和幼稚粒细胞被释放到外周血液。某些肿瘤细胞也可产生细胞集落刺激因子,刺激造血细胞增生、分化、释放。毒素、缺氧、免疫反应、化学物质等可损伤骨髓毛细血管内皮细胞,使髓血屏障受损,导致部分幼稚粒细胞进入血液循环。

【病因】

中性粒细胞增多症和中性粒细胞类白血病反应的病因如下:

(一)感染　这是最常见的病因,可见于化脓性球菌感染、部分杆菌感染、部分真菌(球孢子菌、放线菌等)、钩端螺旋体及部分病毒、立克次体(斑疹伤寒)、肝吸虫病等感染。结核性脑膜炎、干酪样坏死灶溃破以及胸膜的累及可引起中性粒细胞显著增多。NLR 可见于严重的全身感染。

(二)其他炎症性疾病、创伤和组织坏死　急性肾小球肾炎、血清病、风湿热、血管炎、某些类型过敏反应(Shwartzman 和 Arthus 反应)和 Sweet 综合征可引起中性粒细胞增多。手术后中性粒细胞可持续升高 12~36 小时。创伤、挤压伤、电击、中暑、低温、缺氧等;心肌梗死、肺梗死、肠梗阻、疝嵌顿引起绞窄及重症胰腺炎等均可引起中性粒细胞显著增多。严重烧伤、创伤和电击可引起 NLR,甚至可高达 50×10^9/L 以上伴核象左移。

(三)非血液恶性肿瘤　生长很快的恶性肿瘤常因肿瘤组织坏死、分泌肿瘤坏死因子(TNF-α)或集落刺激因子直接刺激骨髓,导致中性粒细胞增多。乳腺、前列腺、甲状腺、肺、肝脏、肾和胃肠道等部位的恶性肿瘤患者有时可出现类白血病反应,此时应排除骨髓受恶性肿瘤细胞浸润的可能。真性红细胞增多症、原发性血小板增多症和原发性骨髓纤维化等常伴中性粒细胞显著增多。

(四)中毒和药物因素　内源性中毒包括甲状腺危象、痛风急性发作、糖尿病酮症酸中毒、尿毒症、子痫、肝性脑病等;化学物中毒如铅、汞、砷、苯及其衍生物等;一氧化碳中毒及有机磷中毒;药物中毒如氯化钾、洋地黄、樟脑、安替比林、乙酰苯胺、非那西丁、奎尼丁、松节油、吡啶、联苯三酚等;水母、毒蛇或毒蜘蛛咬伤均可引起中性粒细胞增多。应用肾上腺皮质激素、锂盐、肾上腺素及集落刺激因子(G-CSF、GM-CSF)等药物均可引起中性粒细胞增多,类白血病反应在停药后消失。

(五)急性出血、急性溶血和中性粒细胞缺乏恢复期　急性失血后 1~2 小时就可引起中性粒细胞增多,尤见于出血进入浆膜腔者,如异位妊娠破裂出血、颅脑外伤出血及脾破裂出血可致中性粒细胞明显增多。急性大出血或严重溶血可导致中性粒细胞的增多甚至可达类白血病的程度。粒细胞缺乏症恢复期周围血象中可出现幼稚粒细胞,骨髓中原始及早幼粒细胞的比例也明显增高,白细胞计数也可高达 30×10^9/L 以上,但此类白血病血象及骨髓象仅持续 1~3 周。

(六)其他　中性粒细胞增多还见于脾切除后、阵发性心动过速、分娩、麻醉、Down 综合征、遗传性及特发性中性粒细胞增多症。

【实验室检查】

1. 血象　白细胞计数一般在$(50\sim100)\times10^9$/L,罕有超过 200×10^9/L 者,中性粒细胞核象有明显左移。一般幼稚细胞比例不太高,原始细胞少见,常无贫血及血小板减少。如出现较多幼稚细胞,也以晚幼粒和中幼粒细胞为主,该时白细胞计数<50×10^9/L 也能诊断 LR。少数 LR 病例白细胞计数可不增高甚至降低,可出现原始及早幼粒细胞,血象酷似急性白血病,主要见于严重结核病。

2. 骨髓象　增生活跃或明显活跃,核左移,原始及早幼粒细胞并无明显增多(但严重结核病引起 LR 可有明显增多),无白血病"裂孔"现象,也无多系血细胞病态造血表现,中性粒细胞碱性磷酸酶活性升高。

3. 特殊检查　细胞遗传学和分子生物学检查无 Ph 染色体,无 *bcr-abl* 融合基因,血清 G-CSF 浓度升高,克隆性检测示多克隆造血。

【诊断与鉴别诊断】

诊断 NLR 的要点:①有明确病因,如严重感染、外伤、出血、溶血、恶性肿瘤及药物史等,并有相应的临床表现;②中性粒细胞计数明显增高,一般>50×10^9/L,中性粒细胞核象左移,细胞形态变化除中毒改变(细胞质中存在中毒性颗粒和空泡)外,无细胞畸形和病态造血表现,一般无贫血及血小板减少;③中性粒细胞碱性磷酸酶(NAP)积分增高;④通过细胞遗传学和分子生物学检查能除外慢性粒细胞白血病(CML)和慢性中性粒细胞白血病(CNL);⑤原发病经治疗去除后,血象随之恢复正常。

中性粒细胞类白血病反应主要应与 CML 和 CNL 相鉴别(表 16-3-6-1)。

表 16-3-6-1　中性粒细胞类白血病反应与 CML、CNL 的鉴别诊断

鉴别要点	中性粒细胞类白血病反应	CML	CNL
有其他基础疾病	有	无	无
脾大	少见	常见	常见
嗜酸和嗜碱性粒细胞增多	少见	常见	少见
NAP 积分	升高	降低	升高
维生素 B_{12} 浓度	正常	升高	升高
Ph 染色体	无	有	无
bcr/abl 融合基因	无	有	无
血清 G-CSF 浓度	升高	降低	降低

二、单核细胞类白血病反应

外周血单核细胞>0.8×10^9/L（儿童）及>0.5×10^9/L（成人），称单核细胞增多症（monocytosis）。促单核巨噬细胞生长最有力的因子是由骨髓基质细胞分泌的M-CSF。单核细胞增多可见于结核、梅毒、真菌感染、布鲁菌病、感染性心内膜炎、伤寒和副伤寒、原虫和某些病毒感染（如水痘、登革热）等。也可见于急性感染恢复期、肉芽肿性疾病、结节病及溃疡性结肠炎、肝硬化及药物反应、霍奇金淋巴瘤等各种肿瘤疾病。单核细胞显著增多最常见于造血系统肿瘤，包括急性和慢性粒单核细胞白血病（CMML）、急性单核细胞白血病和幼年型粒-单核细胞白血病。当白细胞计数大于30×10^9/L，单核细胞>30%，可有幼稚单核细胞出现，即可诊断单核细胞型类白血病反应，单核细胞型LR多见于结核、感染性心内膜炎、菌痢、传染性单核细胞增多症等，曾有报道菌痢患者白细胞总数达33×10^9/L，单核细胞占44%。单核细胞型LR需要与CMML进行鉴别，后者可表现为：①骨髓有明显髓系单系或多系病态造血；②肝脾大，脏器存在白血病细胞浸润现象；③骨髓象单核系细胞形态有异型，并经细胞组织化学染色和免疫表型（CD14、CD64、CD68）确认；④Gomori染色显示网状纤维增多，少数合并骨髓纤维化。单核细胞型LR，除单核细胞数量增多外，形态基本正常，为成熟型单核细胞，无异型，其他髓系细胞无病态造血，一般无肝脾大。

三、淋巴细胞类白血病反应

当淋巴细胞计数超过5.0×10^9/L可诊断为淋巴细胞增多症（lymphocytosis）。轻到中度淋巴细胞增多（淋巴细胞计数<15×10^9/L）最常见于病毒感染，如传染性单核细胞增多症、病毒性肝炎、传染性淋巴细胞增多症、麻疹、水痘、流行性腮腺炎、巨细胞病毒、腺病毒感染等，其他的感染如百日咳、弓形虫病、布鲁菌病、结核、伤寒、梅毒也可引起淋巴细胞增多。其中有显著淋巴细胞增多（≥15×10^9/L）主要见于传染性单核细胞增多症、传染性淋巴细胞增多症及百日咳。急性淋巴细胞白血病和慢性淋巴细胞增殖性疾病亦有显著淋巴细胞增多。此外甲状腺功能亢进、干燥综合征和药物反应（如四环素）也可引起淋巴细胞增多。当白细胞总数显著增多，分类中成熟淋巴细胞占40%以上，绝对值>5.0×10^9/L，并伴有幼稚淋巴细胞出现时，可诊断为淋巴细胞类白血病反应。

四、嗜酸性粒细胞类白血病反应

当外周血嗜酸性粒细胞>0.5×10^9/L，诊断为嗜酸性粒细胞增多（eosinophilia）。若外周血嗜酸性粒细胞≥1.5×10^9/L，并出现幼稚型，可诊断为嗜酸性粒细胞类白血病反应（详见本篇第四章第五节“嗜酸性粒细胞增多综合征”）。

推荐阅读

1. 沈悌.类白血病反应[M]//沈悌，赵永强.血液病诊断与疗效标准.4版.北京：科学出版社，2018：152-153.
2. GOLDMAN L，SCHAFER A I. Goldman-Cecil Medicine[M]. 26th ed. Philadelphia，PA：Elsevier，2019.
3. KAUSHANSKY K，LICHTMAN M A，PRCHAL J T，et al. Williams Hematology[M]. 9th ed. New York：McGraw Hill Inc，2016.

第四章　骨髓增殖性肿瘤

第一节　概　　述

庄静丽

骨髓增殖性肿瘤（myeloproliferative neoplasms，MPN）是一组克隆性造血干细胞疾病，其特征是分化相对成熟的髓系细胞一系或多系克隆性增生。临床表现为外周血细胞增多，肝、脾大。疾病进展缓慢，可发生骨髓纤维化、无效造血或转变为急性白血病。根据2016年WHO髓系肿瘤分类，MPN包括：慢性粒细胞白血病BCR-ABL1阳性（CML）、慢性中性粒细胞白血病（CNL）、真性红细胞增多症（PV）、原发性骨髓纤维化（PMF）、原发性血小板增多症（ET）、慢性嗜酸性粒细胞白血病非特定型（CEL，NOS）、骨髓增殖性肿瘤不能分类（MPN，U）7型；肥大细胞增生症（mastocytosis）不再列入MPN范畴，而是作为独立髓系肿瘤。本篇按传统概念将CML和CNL列入白血病章节叙述，其他疾病均在本章叙述。经典的MPN包括PV、ET、PMF等，又统称BCR/ABL阴性MPN，在BCR/ABL阴性的MPN患者中多数存在*JAK2V617F*、*JAK2*基因第12号外显子（EXON 12）、血小板生成素受体（myeloproliferative leukaemia virus oncogene，MPL）及钙网蛋白（calretieulin，CALR）基因突变，检测这些基因突变可为MPN疾病的诊断提供克隆性增殖的证据。

第二节　真性红细胞增多症

庄静丽

真性红细胞增多症（polycythemia vera，PV），是一种克隆性以红细胞异常增生为主要表现的骨髓增殖性肿瘤。临床特征有皮肤黏膜红紫、脾大和血管及神经系统症状。血液学的特征为红细胞和全血容量绝对增多，血黏度增高，常伴有白细胞和血小板增多。据国外报道年发病率为（0.4~2.6）/10万，无明显国家和地区间的差别。50~60岁是发病的高峰,也有少数青年和儿童发病。男性发病率略高于女性。依据病程进展,可分三期:①PV前期,仅有轻度红细胞增多;②显性PV期,红细胞显著增多;③衰竭期或PV后骨髓纤维化期(post-PV MF),血细胞减少,无效造血,骨髓纤维化,髓外造血,脾功能亢进。少数可向MDS和AML发展。

【病因与发病机制】

PV的发病原因目前尚不清楚。约90%~95%的PV患者可检测到*JAK2* V617F基因突变(位于第617位的缬氨酸被苯丙氨酸所取代),另有5%的PV患者为*JAK2*基因的12号外显子突变。*JAK2* V617F突变使得酪氨酸激酶过度活化并持续激活JAK2/STATS信号传导途径,最终患者外周血红细胞、血小板和粒细胞增多。但*JAK2*突变并不是引起PV的唯一因素。

【临床表现】

起病隐匿,偶在血常规检查时发现,也可因血栓形成及出血症状而就诊。主要临床表现有以下几个方面:

(一)血管神经系统的表现 早期有头痛、头昏、头胀、耳鸣、眩晕、健忘、肢体麻木、出汗等。重者可出现盲点、复视和视力模糊等症状;也可有心绞痛、间歇性跛行。红斑性肢痛多发生在下肢。

(二)血栓形成和栓塞症状 血栓形成是PV最常见和最重要的并发症,见于约1/3的患者,发生血栓的患者中1/2~3/4为动脉血栓,可发生在脑动脉、冠状动脉和外周动脉,引起脑血栓、心肌梗死等严重后果;静脉血栓主要发生门静脉、肠系膜、下腔静脉、脾和肺静脉等,引起相应器官的症状,如布-加综合征(Budd-Chiari syndromes)。

(三)出血症状 仅见于少数患者,常表现为鼻出血、牙龈出血和皮肤瘀点、瘀斑等。

(四)高代谢和组胺增高表现 易发高尿酸血症、痛风。消化性溃疡发生率较正常人高4~5倍,可引起消化道出血。皮肤瘙痒也常见,10%可伴荨麻疹。

PV常见临床特征是面部、鼻、耳、唇、手掌和结膜充血,呈暗红色,如醉酒样。球结膜和口腔充血。3/4的患者有脾大,2/3的患者有肝大,1/3的患者有高血压,以收缩压升高明显。

【实验室检查】

(一)血常规 红细胞数大多在(6~10)×10^{12}/L,血红蛋白在(170~240)g/L,血细胞比容为55%~80%,红细胞形态多数正常或轻度大小不一,偶见幼红细胞。有明显出血或多次放血者,红细胞可为小细胞、低色素性。白细胞计数可轻度升高,半数患者血小板增多达(450~1 000)×10^9/L。

(二)骨髓检查 增生活跃或明显活跃,粒、红、巨核三系细胞显著增生,尤其以幼红细胞为甚。骨髓细胞外铁和铁粒幼细胞减少或消失。合并骨髓纤维化时网状纤维增加。

(三)动脉血氧饱和度及红细胞生成素 均在正常范围。由于粒细胞和血小板计数均增高,动脉血氧饱和度应及时测定,否则检测结果易出现低假性氧血症。

(四)血液生化及血黏度 多数患者血尿酸增高。2/3患者血、尿组安测定增高。血清维生素B_{12}及维生素B_{12}结合力增加。血及尿中EPO水平往往降低,少数正常。嗜中性粒细胞碱性磷酸酶活性增高。总血容量增多及红细胞容量明显增多,血液黏滞度增高,可达正常人的5~8倍。

(五)染色体及基因检测 90%~95%的PV患者检测到*JAK2* V617F突变,5%的PV患者可检测到*JAK2* EXON12突变,对PV有极高的诊断价值。染色体异常发生率30%~40%,如9pLOH,del(20q)及8号和9号染色体三体,del(13q)及dup(1q)、del(5q)等。

【诊断与鉴别诊断】

典型病例皮肤黏膜暗红色,脾大,血红蛋白:男性≥165g/L,女性≥160g/L;红细胞:男性≥6.5×10^{12}/L,女性≥6.0×10^{12}/L;排除继发性红细胞增多症;诊断并不困难。诊断标准见表16-4-2-1。

表16-4-2-1 真性红细胞增多症诊断标准(WHO 2016)

主要标准	①Hb(男性>165g/L,女性>160g/L),或HCT(男性>49%,女性>48%),或红细胞量超过正常平均值的25%; ②骨髓活检示三系细胞高度增生(年龄矫正),伴多形性成熟巨核细胞; ③有*JAK2* V617F突变或*JAK2*外显子12突变
次要标准	血清EPO水平低于正常

注:符合三项主要标准,或符合主要标准①、②和次要标准,即可诊断。

红细胞增多症可继发于下列情况:①组织缺氧引起红细胞生成素增加,如有右至左分流的先天心脏病、慢性肺部疾患、高铁血红蛋白血症等;②红细胞生成素或红细胞生成素样物质异常增多引起红细胞增多症,如肾母细胞瘤、肝癌等。各种原因引起的红细胞增多症鉴别见表16-4-2-2。

表16-4-2-2 各种红细胞增多症的鉴别要点

鉴别要点	真性红细胞增多症	继发性红细胞增多症	相对性红细胞增多症
病因	不明	组织缺氧或异常红细胞生成素增加,见于高山病、发绀型先天性心脏病、慢性肺部疾患、肾母细胞瘤等	血液浓缩,见于脱水、烫伤
皮肤与黏膜	砖红	发绀常见	不红
脾大	多	罕见	无

续表

鉴别要点	真性红细胞增多症	继发性红细胞增多症	相对性红细胞增多症
高血压	常见	无	无
红细胞容量	↑	↑	正常
血浆容量	正常或↓	正常或↓	↓
动脉血氧饱和度	正常	正常或↓	正常
白细胞数	↑	正常	正常
血小板数	↑	正常	正常
中性粒细胞碱性磷酸酶积分	↑	正常	正常
骨髓涂片	粒、红、巨核系均增生	红系增生	粒、红系正常
红细胞生成素	↓或正常	↑	正常
血清维生素 B_{12}	↑	正常	正常
JAK2 V617F 或 EXON12 突变	+	-	-

注：↑增多；↓减少；+阳性；-阴性。

【治疗】

治疗目标是避免初发或复发的血栓形成、控制疾病相关症状、预防 post-PV MF 和/或急性白血病转化。

（一）静脉放血　疗效迅速，简单安全。定期的放血治疗保持红细胞数量在正常范围，保持男性血红蛋白水平≤140g/L，女性血红蛋白水平≤120g/L，可以避免血栓形成的并发症。每周静脉放血 2~3 次，每次 300~400ml，老年及有心血管疾病患者放血应慎重，每次不超过 200~300ml。有条件使用血细胞分离机，可单采红细胞。放血仅减少红细胞，不能抑制骨髓增生；单纯的放血有较高的出血和血栓形成的危险，故放血治疗同时采用骨髓抑制药物更为合适。

（二）骨髓抑制药物　有效率为 80%~85%，适用于血细胞显著增多，反复放血无效者。羟基脲对 PV 的骨髓抑制作用较好，且一般无致白血病作用。常用剂量为 15~20mg/kg，维持白细胞在（3.5~5）$\times 10^9$/L 时须间歇服用。羟基脲无效者可选用白消安，2~6mg/d；苯丁酸氮芥（CB1348）4~10mg/d；环磷酰胺 100~150mg/d，左旋苯丙氨酸氮芥 4~6mg/d；烷化剂有致突变作用。

（三）干扰素　重组 α 干扰素作用机制是抑制造血细胞的增殖作用，同时可以抑制血小板衍化生长因子（PDGF）以减少骨髓纤维组织增生。剂量每次 300 万~500 万 U，皮下注射，每周 3 次。

（四）阿那格雷（anagrelide）　用于 PV 伴血小板增多而用羟基脲不能控制的患者。用法参考本篇第四章第三节“原发性血小板增多症”。

（五）芦可替尼　芦可替尼用于羟基脲疗效不佳或不耐受的 PV 患者。用法参考本篇第四章第四节“原发性骨髓纤维化”。

【预后】

本病进展缓慢，经治患者如无严重并发症可生存 10~15 年以上。不治疗者平均生存仅 18 个月。死亡原因主要为血栓、栓塞及出血，部分患者晚期可转变为白血病或发生骨髓纤维化、骨髓衰竭。

推荐阅读

1. 中华医学会血液学分会白血病淋巴瘤学组. 真性红细胞增多症诊断与治疗中国专家共识（2016 年版）[J]. 中华血液学杂志，2016，37（4）：265-268.

2. BARBUI T，THIELE J，GISSLINGER H，et al. The 2016 WHO classification and diagnostic criteria for myeloproliferative neoplasms：document summary and indepth discussion[J]. Blood Cancer J，2018，8（2）：15.

第三节　原发性血小板增多症

庄静丽

原发性血小板增多症（essential thrombocythemia，ET）系主要累及巨核细胞系的 MPN。其特征为外周血中血小板持续增多，且伴功能异常，骨髓中巨核细胞过度增殖，临床表现有自发出血倾向及或有血栓形成，约半数患者有脾大。年发病率为（1~2.5）/10 万。中位发病年龄 60 岁（范围 2~90 岁），好发于 50~70 岁。女：男为1.3：1。

【病因与发病机制】

ET 的发病机制仍不明确，*JAK2* V617F 突变发生率为 23%~57%，*MPL W515L/K* 基因突变见于 3%~5%的 ET 和 8%~10%的 PMF 患者。在 67%~82%的 ET 和 80%~88%的 PMF 患者中检测到钙网蛋白（calreticulin，CALR）基因突变。*CALR* 突变可激活 JAK-STAT 信号传导通路，并可能存在其他分子机制。

其出血机制是由于血小板量虽多，但有功能缺陷，如血小板黏附及聚集功能减退、释放功能异常、血小板第 3 因子活性降低、5-羟色胺减少等；部分患者有凝血功能异常，如纤维蛋白原、凝血酶原、因子Ⅴ、因子Ⅷ的减少，可能是由于凝血因子消耗过多引起。

活化的血小板产生血栓素，引起血小板强烈的聚集释放反应，形成微血管栓塞，进一步发展为血栓。

【临床表现】

（一）一般症状　起病隐匿。约有20%的患者，尤其年轻患者，发病时无症状，偶尔因血小板增多及脾大进一步检查而确诊。

（二）血栓形成及出血　出血为自发性，可反复发作，以胃肠道出血常见，也可有鼻及齿龈出血、血尿、呼吸道出血、皮肤及黏膜瘀斑，偶有脑出血，引起死亡。血栓发生率较出血少。血栓形成是ET发病和死亡的主要原因，国内统计30%病例有动脉或静脉血栓形成，动脉血栓形成多见，可发生在中枢、冠状动脉、外周动脉引起相应的疾病和症状。静脉以脾、肠系膜及下肢静脉为血栓好发部位。

（三）脾大　见于50%～80%的病例，一般为轻到中度肿大，少数患者有肝大，巨脾少见。

（四）骨髓纤维化转化　部分ET可以进展至骨髓纤维化，在诊断为ET后第一个10年及第二个10年，骨髓纤维化发生率分别为3%～10%及6%～30%。发生ET后骨髓纤维化的临床预后与PMF相似。

（五）白血病转化　少数ET可以进展为急性髓系白血病，诊断ET后第一个10年及第二个10年AML发生率分别为1%～2.5%及5%～8%。接受羟基脲单药治疗是否具有潜在的致白血病作用仍存在争议，有研究者报道即使先前没有进行细胞抑制剂治疗的MPN患者，也可以转化为白血病。

【实验室检查】

（一）血象　血小板计数超过$450\times10^9/L$，多在$(600\sim3\,000)\times10^9/L$之间，最高可达$20\,000\times10^9/L$。血小板形态一般正常，但有巨大型、小型及畸形，常聚集成堆，偶尔见到巨核细胞碎片及裸核。白细胞计数可正常或增高，多在$(10\sim30)\times10^9/L$，偶尔可达到$(40\sim50)\times10^9/L$。

（二）骨髓象　有核细胞增生活跃或明显活跃，巨核细胞增生尤为显著，原始及幼稚巨核细胞增多，有大量血小板聚集成堆。

（三）血小板及凝血功能试验　出血时间延长，凝血酶原消耗时间缩短，血块退缩不良。血小板黏附功能及肾上腺素和ADP诱导的聚集功能均降低，但对胶原聚集反应一般正常。凝血酶原时间正常或延长，白陶土部分凝血活酶时间延长。

（四）生化　血尿酸、乳酸脱氢酶、血清酸性磷酸酶均增高，中性粒细胞碱性磷酸酶活性也增高。部分患者因血小板破坏，大量钾离子释放到血中，引起假性高钾血症。

（五）分子生物学　23%～57%的ET患者有*JAK2*基因突变，3%～5%有*MPL*基因突变，而在*JAK2*阴性的ET患者中67%～82%可检测到*CALR*基因突变。部分患者有21号染色体长臂缺失(21q-)，也有报告21号染色体长臂大小不一的变异。

【诊断与鉴别诊断】

ET的诊断(表16-4-3-1)还需与继发性血小板增多症，即反应性血小板增多鉴别，后者见于感染、药物、妊娠、恶性肿瘤、应激状态等，有相应的原发病临床表现，伴有血小板增高，但很少超过$600\times10^9/L$，更少见多于$1\,000\times10^9/L$，且为一过性增高，原发病控制后血小板恢复正常，同时无骨髓克隆性增殖的证据。引起血小板增多常见疾病的分类见表16-4-3-2。其次ET需与MPN其他类型引起的血小板增多相鉴别，详见相关章节。

表16-4-3-1　原发性血小板增多症诊断标准(WHO 2016)

主要标准	①血小板计数(PLT)≥$450\times10^9/L$； ②骨髓活检示巨核细胞高度增生，胞体大、核分叶过多的成熟巨核细胞数量增多，粒系、红系无显著增生或左移，伴有网状轻度纤维化(1级)； ③排除CML、PV、PMF及其他符合WHO诊断标准的其他髓系肿瘤； ④有*JAK2*、*CALR*或*MPL*基因突变
次要标准	存在其他克隆性证据或排除反应性血小板增多的证据

注：符合4条主要标准，或者符合前3条主要标准和次要标准，即可诊断ET。

表16-4-3-2　血小板增多症的分类

克隆性血小板增多
原发性血小板增多症
真性红细胞增多症
慢性髓细胞白血病
伴环状铁粒幼红细胞的难治性贫血及血小板增多
5q-综合征
反应性血小板增多症
(1)暂时性血小板增多
急性失血
血小板减少后恢复(反弹性血小板增多)
急性感染或炎症
对药物的反应(长春新碱、肾上腺素、全反式维A酸)
运动后
(2)持续性血小板增多
铁缺乏
脾脏切除或先天性脾脏缺乏
恶性肿瘤
慢性感染或炎症
溶血性贫血
家族性血小板增多症
假性血小板增多
冷球蛋白血症
机械性溶血性贫血时红细胞碎片
急性白血病时细胞质碎片
菌血症

【治疗】

治疗目的是预防血栓及出血的发生。对初诊ET患者应判断是否存在心血管疾病危险因素，并给予相应的治疗（表16-4-3-3）。年轻无症状的患者如果血小板<1 500×10^9/L可以观察而不治疗，或谨慎使用骨髓抑制药物治疗。但必须强调的是这些低危的患者中也有较少比例的血栓形成发生率。

表16-4-3-3　ET患者危险分层及治疗选择

危险度分级	危险因素	治疗选择
低危	年龄<40岁，无心血管疾病危险因素	无须治疗或小剂量阿司匹林
中危	年龄40~60岁，无心血管危险因素	小剂量阿司匹林
高危	年龄>60岁，有血栓症既往史，血小板>1 500×10^9/L	细胞抑制剂和小剂量阿司匹林

（一）抗血小板治疗　小剂量阿司匹林（100mg/d），若患者不能耐受或有阿司匹林使用禁忌证，可使用氯吡格雷抗血小板治疗。如发生血栓形成或栓塞，可用纤溶酶激活剂治疗。

（二）骨髓抑制性药物　高危ET（年龄>60岁，或者有血栓症史）应用羟基脲治疗，可以降低血栓形成风险，羟基脲剂量1~2g/d，分2~3次口服。血小板减少至正常时停药或改为维持量。

（三）干扰素　年轻患者的首选治疗药物。剂量为300万U/m^2，每周3次，皮下注射。根据耐受性和治疗反应调整剂量。可伴有治疗相关的流感样症群和精神障碍，使用前应询问患者是否有精神障碍史。

（四）阿那格雷（anagrelide）　是喹唑啉的衍生物。可抑制巨核细胞成熟，使血小板产生减少。有效率为90%，是降细胞治疗的二线药物，推荐起始剂量0.5mg、每日2次，至少1周后开始调整剂量，维持血小板<600×10^9/L。剂量增加每周不超过0.5mg/d，最大单次剂量为2.5mg，维持剂量2.0~2.5mg/d。不良反应有头痛、体液潴留、直立性低血压、心悸、心动过速、心力衰竭等。

（五）血小板分离术　可以迅速减少血小板数量，改善症状。常用于胃肠道出血，妊娠及分娩、择期手术前。切脾是禁忌，因术后可致血小板明显增多，血栓形成。

【病程预后】

大多数病例进展缓慢，中位生存期10~15年。约10%患者可转为骨髓纤维化，部分病例可转化为真性红细胞增多症，小于5%病例可转化为MDS或AML。重要脏器发生栓塞及出血，常为本症致死的主要原因。

推荐阅读

1. 中华医学会血液学分会白血病淋巴瘤学组. 原发性血小板增多症诊断与治疗中国专家共识（2016年版）[J]. 中华血液学杂志，2016，37（10）：833-836.
2. BARBUI T，THIELE J，GISSLINGER H，et al. The 2016 WHO classification and diagnostic criteria for myeloproliferative neoplasms：document summary and indepth discussion[J]. Blood Cancer J，2018，8（2）：15.

第四节　原发性骨髓纤维化

庄静丽

原发性骨髓纤维化（primary myelofibrosis，PMF）是MPN的一种，骨髓中巨核细胞和粒细胞显著增生伴反应性纤维结缔组织沉积，同时发生髓外造血。临床特点为起病缓慢，脾脏常明显肿大，外周血中出现幼红和幼粒细胞，骨髓穿刺常干抽和骨髓增生低下。男和女发病率相等，白种人较其他种族多见。好发于中老年人，但儿童甚至婴儿亦可见到。

【病因与发病机制】

目前病因尚不明确。50%以上的患者可检测到*JAK2* V617F突变。此外约8%~10% *JAK2* V617F阴性的PMF患者中有*MPL* W515L/K突变，*MPL*突变直接激活JAK-STAT信号传导通路。约80%~88%的PMF患者中可检测到*CALR*突变。2型*CALR*突变的患者较1型*CALR*突变的患者预后差。*ASXL1*位于染色体20q11.1，可见于约13%~30% PMF患者。另外*ASXL1*突变可能与疾病进展相关，是PMF患者的预后指标。

至于髓外造血也是同一异常刺激引起的增生反应；也可能由于骨髓纤维化过度破坏正常的骨髓超微结构，从而使造血前体细胞从骨髓中释放进入周围血，并在肝、脾等髓外器官增殖，而不是代偿作用。

【临床表现】

大多在50~70岁发病。起病缓慢，约30%的患者诊断时无自觉症状或仅表现有乏力、多汗、消瘦、体重减轻及脾大引起的上腹闷胀感等。严重的患者可有骨痛、发热、贫血、出血。因高尿酸血症，有4%的患者有肾结石及40%可引发痛风性关节炎。几乎所有患者均有脾大，约50%的患者就诊时脾大已达盆腔，质地中等硬度。50%~70%的患者有肝大，多为轻到中度肿大。约有10%~20%的病例合并肝硬化，由于肝血窦周围血管阻塞及肝窦髓外造血引起门静脉血流量增加所致。肝静脉或门静脉内血栓形成可导致门静脉高压或Budd-Chiari综合征。少数患者由于无效红细胞生成可有黄疸。

【实验室和特殊检查】

（一）血象　多数患者有贫血，晚期可有严重的贫血。成熟红细胞有显著泪滴样改变及异形。网织红细胞轻度增多。约70%的患者外周血中出现幼粒、幼红细胞也是本病的特征之一。

白细胞数增多，一般在（10~30）×10^9/L，很少超过50×10^9/L，少数患者白细胞可减少。分类中可见到中幼粒、晚幼粒细胞，甚至原粒细胞和早幼粒细胞。嗜酸性粒细胞和嗜碱性粒细胞轻度增加。

血小板计数高低不一，约1/3病例血小板数增高，个别可达1 000×10^9/L。外周血中可见到大而畸形的血小板，偶见巨核细胞碎片或巨核细胞。血小板功能有缺陷。

（二）骨髓穿刺涂片及活检　约有1/3的病例有"干抽"现象。骨髓涂片有核细胞常增生低下，也可为增生象。骨髓活检可见到骨髓细胞增生活跃，粒系、巨核系细胞增生过度，巨核细胞形态异常。骨髓活检见到大量网状纤维组织为诊断本病的依据。根据骨髓中保留的造血组织和纤维组织增生的程度不同，分为全血细胞增生期，骨髓萎缩与纤维化期，骨髓纤维化及骨质硬化期。

（三）影像学检查　约50%的病例X线检查有骨质硬化征象，骨质密度不均匀性增加，伴有斑点状透亮区，形成所谓"毛玻璃"样改变；MRI检测常可见斑片状或弥漫性骨硬化，以及"三明治脊椎"（因椎体上下缘放射密度明显增高而得名）。MRI不能区分原发还是继发性骨髓纤维化，需结合临床体征及其他实验室检测来区分。

（四）染色体和基因检测　约半数的患者确诊时有造血细胞的染色体异常，最常见的为1q部分三体，其他还有del（13q），del（20q）、8号染色体三体等。检测到*JAK2* V617F、*MPL* W515L/K、*CALR*等基因突变可为PMF诊断提供克隆性证据。

（五）其他　血清碱性磷酸酶、尿酸、乳酸脱氢酶、维生素B_{12}及组织胺均见增高。2/3的慢性病例血清碱性磷酸酶因骨病改变增加。但随着病程进展逐渐降低。

【诊断与鉴别诊断】

PMF的诊断标准见表16-4-4-1。

表16-4-4-1　原发性骨髓纤维化诊断标准（WHO 2016）

诊断标准	诊断条件
主要标准	①巨核细胞增生和异形，常伴有网状纤维或胶原纤维增多（MF-2或MF-3）
	②排除ET、PV、BCR-ABL阴性CML、MDS和其他髓系肿瘤
	③具有*JAK2*、*CALR*或*MPL*基因突变，或其他克隆性标志，或无继发性骨髓纤维化证据
次要标准	①非合并疾病导致的贫血
	②WBC≥11×10^9/L
	③触及脾脏
	④外周血出现幼粒幼红血象
	⑤血清乳酸脱氢酶水平增高

注：诊断需符合3条主要标准和至少1条次要标准。

1. PMF的纤维化前/早期　需与ET相鉴别，有血细胞减少的PMF需与MDS相鉴别。PMF纤维化期还需与其他MPN继发的骨髓纤维化相鉴别。

2. PMF与继发性骨髓纤维化相鉴别　后者见于恶性肿瘤、感染和暴露于某些理化因素（苯、放射线）以及其他疾病（甲状腺功能亢进、甲状腺功能减退、特发性肺动脉高压等）可引起继发性骨髓纤维化。

3. PMF的脾大　需与其他引起脾大的疾病相鉴别，如毛细胞白血病可有全细胞减少，脾大，伴有骨髓纤维化；慢性肝病可引起的脾脏肿大及全血细胞减少。*JAK2* V617F等MPN相关基因突变阳性、临床表现、多部位、多次骨髓穿刺及活检等有助于鉴别。

【治疗】

治疗的目的是改善骨髓的造血功能，纠正贫血、出血，缓解脾大所致的压迫症状。对骨髓纤维化的治疗策略可依据患者的预后分组来加以制订，并根据患者的年龄和IPSS危险分层选择治疗方案。

（一）纠正贫血　严重贫血可输红细胞。雄激素及蛋白合成剂有改善骨髓造血功能的作用。约有50%的患者对雄激素有较好的疗效，部分的患者还可使白细胞和血小板增多，但肝病者慎用。合并有溶血或血清中找到免疫复合物或自身抗体者，可给泼尼松治疗，剂量为20～30mg/d。红细胞生成素也有一定疗效。小剂量沙利度胺（50mg/d）联合泼尼松[0.5mg/(kg·d)]对改善贫血有一定疗效。来那度胺在血小板不低于100×10^9/L的患者起始剂量为10mg/d，连续服用21天后停用7天，28天为1个周期，同时联合泼尼松（30mg/d），贫血和脾大的有效率分别为30%、42%。

（二）细胞毒药物治疗　一般用于脾大，骨髓处于增生阶段，周围血细胞减少不明显的病例。常用的有羟基脲，开始剂量500mg，每日1次，渐加量至每日用量1 000～2 000mg。密切观察脾大和白细胞、血小板数，少数患者用药一年内可以改善症状。苯丁酸氮芥联合泼尼松：苯丁酸氮芥每日15mg，泼尼松每日30mg。3～4周一个疗程，可以保持血红蛋白较好的水平和减轻脾大。

（三）芦可替尼　用于中、高风险的骨髓纤维化患者，可缩小脾脏和改善疲劳感、盗汗、红细胞输注依赖等症状，用药6个月后40%的患者脾脏缩小，乏力等症状亦可明显改善，同时可显著延长患者的总生存期。芦可替尼的起始剂量主要依据患者的血小板计数水平决定。治疗前PLT>200×10^9/L，起始剂量为20mg、每日2次；PLT（100～200）×10^9/L；起始剂量为15mg、每日2次；PLT（50～<100）×10^9/L，起始剂量为5mg，每日2次。最大用量25mg，每日2次。PLT<50×10^9/L应停药，在7～10天内逐渐减停，应避免突然停药，停药过程中推荐加用泼尼松20～30mg/d。

（四）脾切除术　脾切除术一般仅限于：①巨脾有明显的压迫症状或出现脾梗塞引起的持续性疼痛；②由于脾功能亢进引起顽固性溶血或血小板减少，经药物治疗无效且需长期反复输血但造血功能尚未完全丧失者；③伴有门静脉高压并发食管静脉曲张破裂出血者。对血小板数偏高者，术后容易发生静脉内血栓，一般视为手术禁忌证。

（五）脾区照射　对明显脾大者，照射后可使症状减轻，脾脏缩小，但疗效短暂，4~6个月后脾又出现肿大，且有使周围血细胞进一步降低的副作用。

（六）α干扰素　有抑制正常粒系祖细胞和巨核系细胞增殖作用，但仅少数病例临床症状及体征取得一定程度的缓解。剂量为300万~500万U，皮下注射，每周3次，宜长期应用。

（七）异基因造血干细胞移植　是目前唯一可能治愈PMF的治疗方法，但有相当高的治疗相关死亡率和并发症发生率。对于预计生存时间小于5年且符合造血干细胞移植条件者，应权衡allo-HSCT相关并发症的风险，判断是否进行allo-HSCT。

【病程与预后】

病程长短不一，1~20年不等，中位生存时间2~5年。约有8%~20%的患者最后演变为急性白血病，死因多为严重感染、出血、心力衰竭。

推荐阅读

1. 中华医学会血液学分会白血病淋巴瘤学组. 原发性骨髓纤维化诊断与治疗中国指南（2019年版）[J]. 中华血液学杂志，2019. 40(1)1-5.
2. BARBUI T, TEFFERI A, VANNUCCHI A M, et al. Philadelphia chromosome-negative classical myeloproliferative neoplasms: revised management recommendations from European Leukemia Net [J]. Leukemia, 2018, 32(5): 1057-1069.
3. ABER D A, ORAZI A, HASSERJIAN R, et al. The 2016 revision to the World Health Organization classification of myeloid neoplasms and acute leukemia[J]. Blood, 2016, 127(20): 2391-2405.

第五节　嗜酸性粒细胞增多综合征

马　燕

嗜酸性粒细胞增多综合征（eosinophilic syndromes）是一组异质性疾病，定义为外周血液和/或组织中嗜酸性粒细胞增多。外周血液中嗜酸性粒细胞占白细胞总数的1%~3%。嗜酸性粒细胞的绝对值上限为$0.35\times10^9/L$，高于此上限即可称为嗜酸性粒细胞增多（eosinophilia），并根据增多的程度将其分为：①轻度增多，嗜酸性粒细胞绝对值$(0.351\sim1.5)\times10^9/L$；②中度增多，$(>1.5\sim5.0)\times10^9/L$；③重度增多，$>5.0\times10^9/L$。组织嗜酸性粒细胞增多，如嗜酸性粒细胞增多相关的胃肠道疾病等，不一定有外周血嗜酸性粒细胞增多，诊断依赖显微镜下发现组织中嗜酸性粒细胞的浸润及其引起的组织损伤。

【反应性嗜酸性粒细胞增多】

（一）寄生虫感染　是嗜酸性粒细胞增多最常见的原因。单细胞的原虫感染一般不引起嗜酸性粒细胞增高，而多细胞的蠕虫、吸虫感染可引起嗜酸性粒细胞增多，其增多的程度与虫体特别是幼虫侵入组织的数量和范围相平行。在组织内被包裹的或仅限于肠道腔内的感染（蛔虫、绦虫），一般不引起嗜酸性粒细胞增多。但能破坏肠黏膜的寄生虫（钩虫）可使嗜酸性粒细胞增多。临床上对原因不明的嗜酸性粒细胞增多者必须仔细了解其生活环境和饮食史，检查粪便以发现虫卵和幼虫。但有的寄生虫如旋毛虫、丝虫并不能从粪便中检出，因而，有寄生虫接触可能者、有哮喘发作、移位性肺炎、肝大等蚴虫移行症可疑者，必须进行有关的血液和组织学检查，以明确病因。

（二）变态反应性疾病　包括过敏性鼻炎、支气管哮喘、荨麻疹、血管神经性水肿和药物过敏反应等，均可出现嗜酸性粒细胞增多。药物过敏反应可仅表现为嗜酸性粒细胞增多，亦可引起间质性肾炎、血清病、胆汁淤积性黄疸、过敏性血管炎和免疫母细胞性淋巴结病等。一旦出现药物热和器官受累时应立即停药。药物引起的间质性肾炎嗜酸性粒细胞不但在血液内增多，而且在尿液中亦可检出。

（三）感染性疾病　某些传染病感染期，嗜酸性粒细胞常减少，恢复期可引起嗜酸性粒细胞增高，唯有猩红热急性期嗜酸性粒细胞常增高。有的真菌（曲菌、球孢子菌）感染和个别的慢性分枝杆菌病者，可有嗜酸性粒细胞增多。

【与嗜酸性粒细胞增多相关的疾病】

（一）皮肤病　多种皮肤病如疥疮、天疱疮、疱疹性皮炎、剥脱性皮炎、湿疹、妊娠期疱疹和瘙痒性荨麻疹性丘疹及斑块综合征、银屑病、发作性血管神经性水肿等，均可伴嗜酸性粒细胞增多。

（二）肺嗜酸性粒细胞浸润症（pulmonary infiltration with eosinophilia，PIE）　是一组并不少见的疾病。其发病机制多与异常的免疫反应有关，但病因尚不确切。详见第十三篇第六章第八节。

（三）胃肠道疾病　嗜酸性粒细胞胃肠病（Eosinophilic Gastrointestinal Diseases，EGIDs）的发病与变态反应有关，详见第十五篇六章第六节“嗜酸性粒细胞性胃肠病”。

（四）免疫性疾病　风湿性疾病（SLE、类风湿关节炎、结节性多动脉炎、皮肌炎等）、过敏性血管炎和肉芽肿性血管炎、部分先天性免疫缺陷、嗜酸性粒细胞筋膜炎药物治疗后及移植物抗宿主反应等，常有嗜酸性粒细胞增多（参见第二十二篇第九章“原发性血管炎”和第十五章“嗜酸性筋膜炎”）。

（五）实体瘤　少数实体肿瘤，特别是能产生黏蛋白的上皮细胞来源的、转移至浆膜及骨骼的、病灶中心有坏死的癌肿和肉瘤患者，血液中亦可见嗜酸性粒细胞增多。朗格汉斯细胞组织细胞增生症骨嗜酸肉芽肿多见于婴幼儿和青少年，病变主要侵犯骨组织。病理示大量组织细胞和嗜酸性粒细胞浸润，但外周血嗜酸性粒细胞多<10%。Kimura病（Kimura disease）是一种病因不明的嗜酸性粒细胞增生性淋巴肉芽肿，常以头颈部肉芽肿病变伴外周血嗜酸性粒细胞增高为主要临床表现。

（六）其他　浆膜表面受刺激，如炎症、腹部照射、长期腹膜透析、损伤或反复穿刺等，可引起浆膜腔积液及血液中嗜酸性粒细胞增多。严重的中毒性疾病、嗜酸性粒细胞增多肌痛综合征、肾上腺及垂体功能低下者，可引起嗜酸性粒细胞增多。

【原发性嗜酸性粒细胞增多疾病】

(一) 髓系/淋系肿瘤伴嗜酸性粒细胞增多和基因重排 是WHO血液淋巴组织肿瘤分类中的一类疾病,该类疾病包括四组罕见的疾病:①伴PDGFRA重排的髓系和淋巴系肿瘤;②伴PDGFRB重排髓系肿瘤;③伴FGFR1异常的髓系和淋巴系肿瘤(同义疾病名有8p11骨髓增生综合征、8p11干细胞综合征、8p11干细胞白血病/淋巴瘤综合征);④伴PCM1-JAK2异常的髓系和淋巴系肿瘤。这四组疾病的发生机制均与编码异常酪氨酸激酶的融合基因形成有关。

(二) 慢性嗜酸性粒细胞白血病,非特指(chronic eosinophilic leukemia, not otherwise specified, CEL, NOS)和特发性高嗜酸性粒细胞综合征(idiopathic hypereosinophilic syndrome,特发性HES) 2016年WHO分类将CEL,NOS确定为骨髓增殖性肿瘤(MPN)中的一个疾病实体,并且强调诊断CEL,NOS必须确定不存在*PDGFRA*、*PDGFRB*或*FGFR1*异常。特发性HES应在CEL,NOS诊断条件不能满足前提下作出。

CEL,NOS与特发性HES的临床表现甚难区分。两者均可因嗜酸性粒细胞浸润组织并释放细胞因子和体液因子,导致全身多个器官的损伤。心、肺、中枢神经系统、皮肤和胃肠道最常受累,严重者出现心肌内膜纤维化、限制性心肌肥大,心脏瓣膜斑痕导致瓣膜性回流和附壁血栓形成,可引起脑栓塞、周围神经病变等。30%~50%的患者有肝、脾受累。还常见风湿病样表现。但也有10%左右的患者并无明显症状,偶然因查血常规发现嗜酸性粒细胞增多。

【诊断】

外周血中嗜酸性粒细胞绝对值增高即可诊断为嗜酸性粒细胞增多症。关键是明确病因诊断。最常见为反应性嗜酸性粒细胞增多症和继发性嗜酸性粒细胞增多症,见于寄生虫感染、过敏性疾病、肺嗜酸性粒细胞浸润症、皮肤病、结缔组织病、Kimura病和肿瘤等。必须详尽地询问病史和进行全面的体格检查,选用必要的辅助诊断方法加以明确。

罕见情况包括家族性嗜酸性粒细胞增多症、高IgE综合征、Omenn综合征、发作性血管水肿和Gleich综合征以及嗜酸性粒细胞增多-肌痛综合征。详细询问旅行史、重复寄生虫检测、粪便培养以及寄生虫特异性抗体检测,对诊断有帮助。高IgE是非特异性改变,其他实验室检查和影像学检查应根据患者旅行史、症状和体检结果决定。

特别须注意有否造血系统肿瘤伴嗜酸性粒细胞增多,有条件单位应常规作骨髓细胞染色体核型分析和涉及*PDGFRA*、*PDGFRB*或*FGFR1*融合基因,T细胞受体基因重排等分子遗传学检测,以确定是否为克隆性嗜酸性粒细胞增多症。对诊断一时不能肯定者应密切随访。不能筛选*FIP1L1-PDGFRA*时,血清类胰蛋白酶升高可作为*FIP1L1-PDGFRA*阳性疾病和HE骨髓增殖性疾病变异型的替代标记。

无*FIP1L1-PDGFRA*融合时应评价其他分子异常。*PDGFRA*、*PDGFRB*或*FGFR1*融合基因通常伴有异常核型:4q12(*PDGFRA*)、5q31~33(*PDGFRB*)或8p11~12(*FGFR1*)易位。如果发现上述染色体区域易位,建议FISH检测确认可疑基因重排。*PDGFRB*或*FGFR1*重排时可无嗜酸性粒细胞增多,偶尔*PDGFRB*重排细胞遗传学检查未能发现,可通过RT-PCR或RNA-seq检测。下一代测序(NGS)可帮助识别更多与嗜酸性粒细胞增多相关的体突变和再现性基因融合。

WHO(2016)分类提出的CEL,NOS诊断标准为:①外周血嗜酸性粒细胞增多≥1.5×10^9/L;②不满足*BCR-ABL1*融合基因阳性的CML、MPN或MDS/MPN诊断标准;③无*PDGFRA*、*PDGFRB*、*FGFR1*重排,无*PCM1-JAK2*、*ETV6-JAK2*或*BCR-JAK2*异常;④外周血原始细胞和骨髓原始细胞<20%,无inv(16)(p13;q22)或t(16;16)(p13;q22),无AML其他特征;⑤有克隆性细胞遗传学或分子遗传学异常,或外周血原始细胞>2%,或骨髓原始细胞>5%。

特发性HES的诊断标准须符合:①外周血嗜酸性粒细胞增多≥1.5×10^9/L至少6个月;②除外反应性和继发性嗜酸性粒细胞增多症;③除外髓系肿瘤包括AML、MPN、MDS、MDS/MPN和系统性肥大细胞增生症;④除外具有免疫表型异常,细胞因子产生异常的T细胞群的疾病;⑤具有因嗜酸性粒细胞增多产生的组织损害。若只符合上述标准中的①~④,则应该诊断为特发性嗜酸性粒细胞增多,以便与特发性HES相鉴别。

【治疗】

反应性和继发性嗜酸性粒细胞增多的处理以治疗原发病为首要。非克隆性嗜酸性粒细胞增多治疗目的在于抑制嗜酸性粒细胞的生成。初用泼尼松1mg/(kg·d)可使约1/3的患者得到缓解,用药一般需持续2个月,见效后逐渐减量至能控制疾病的最小剂量。疗效不佳者可加用羟基脲口服。剂量为0.5~1.5g/d,维持白细胞计数在(4~10)$\times10^9$/L。如嗜酸性粒细胞计数大于100×10^9/L,应考虑白细胞单采术。α干扰素对改善心功能和心肌损害有效。有血栓并发症者可用抗血小板药物或华法林抗凝治疗。心脏瓣膜受累者偶需外科手术。

对于有*FIP1L1-PDGFRA*融合基因阳性和*PDGFRB*重排者,近年来取得的重大进展是酪氨酸激酶抑制剂伊马替尼疗效瞩目。*FIP1L1-PDGFRA*融合基因阳性的患者口服伊马替尼每日从100mg逐步增至400mg,可使所有患者取得完全血液学缓解及融合基因转录本转为阴性,但需要维持给药。对于部分*FIP1L1-PDGFRA*融合基因阴性的CEL/HES患者,伊马替尼也有一定的疗效,据推测这些患者可能存在着未知的隐蔽基因异常。对于*PDGFRB*重排者,口服伊马替尼每日400mg可以使中位生存从不到24个月延长到65个月。但*FGFR1*相关肿瘤对现有的酪氨酸激酶抑制剂治疗无效,*JAK2*抑制剂芦可替尼和干扰素可能有效。此外,IL-5单克隆抗体、CD52单克隆抗体及自体造血干细胞移植也正在应用于临床治疗。

推荐阅读

1. 沈悌,赵永强. 血液病学[M]. 4版. 北京:人民卫生出版社,2018.
2. TANG G, SYDNEY P J, WEINBERG O, et al. Hematopoietic neoplasms

with 9p24/JAK2 rearrangement: a multicenter study [J]. Mod Pathol, 2019, 32(4): 490-498.

第六节　系统性肥大细胞增生症

马　燕

肥大细胞增生症(mastocytosis)是由于克隆性、肿瘤性增生的肥大细胞积聚在一个或多个器官的一组异质性疾病。由于肥大细胞来源于造血系统的前体细胞,因此肥大细胞增生症也属造血系统疾病。肥大细胞增生症的临床表现呈多样化,从自限性的皮肤病变到累及全身多器官的高度侵袭性肿瘤不等。因此,2016 年 WHO 已将肥大细胞增生症列为一个疾病目录,共包括三种疾病:①皮肤肥大细胞增生症(cutaneous mastocytosis, CM);②系统性肥大细胞增生症(systemic mastocytosis SM);③肥大细胞肉瘤(mast cell sarcoma, MCS)。皮肤肥大细胞增生症是指肥大细胞的增生局限于皮肤,包括色素性荨麻疹/斑丘疹、弥漫性皮肤肥大细胞增生症及孤立性皮肤肥大细胞瘤三类。本节着重介绍属 SM 的六类,即惰性系统性肥大细胞增生症(indolent systemic mastocytosis, ISM),骨髓肥大细胞增生症(bone marrow mastocytosis, BMM),冒烟型系统性肥大细胞增生症(smoldering systemic mastocytosis, SSM),系统性肥大细胞增生症伴相关血液肿瘤(systemic mastocytosis with an associated hematological neoplasm, SM-AHN),侵袭性系统性肥大细胞增生症(aggressive systemic mastocytosis, ASM)和肥大细胞白血病(mast cell leukemia, MCL)。

【临床特点】

系统性肥大细胞增生症在诊断时的表现和症状取决于 SM 的亚型、肥大细胞释放的介质和器官受浸润程度。可归纳为以下几类:①体质性症状,如乏力、体重减轻、发热和出汗;②皮肤表现,可有瘙痒、风疹和皮肤地图样变等;③介质相关症状,常见有腹痛、胃肠道不适、脸红、昏厥、高血压、头痛、低血压、心动过速、呼吸道症状等;④骨相关症状,包括骨痛、骨折和关节痛等。体检可发现脾脏肿大,而淋巴结肿大和肝脏肿大相对少见。

【实验室检查】

多数患者有血液学的异常。贫血、白细胞与血小板增多或减少都可能出现,有的患者可见到嗜酸性粒细胞增多。除个别肥大细胞白血病的患者外,周围血象中肥大细胞不常见。

骨髓活检多数患者在骨小梁旁和血管周围可见到多灶性、界限清楚的肥大细胞聚集。通常病灶的中心是淋巴细胞,周围有肥大细胞包绕,边缘是反应性嗜酸性粒细胞。部分患者病变呈单一的形态特征,主要由梭形肥大细胞沿骨小梁边缘呈串状分布。其他常被累及的器官有脾、淋巴结、肝和胃肠道。50%以上的患者可出现皮肤病变。

正常肥大细胞缺乏髓过氧化物酶,但存在萘酚-ASD-氯乙酸酯酶。CD45、CD33、CD68 和 CD117 表达阳性,CD14、CD15、CD16 及 T 细胞和 B 细胞相关抗原表达阴性。所有肥大细胞表达类胰蛋白酶,而糜蛋白酶仅表达于部分亚群。肿瘤性的肥大细胞除表达类似正常肥大细胞的抗原外,还可表达 CD2 和 CD25。

类胰蛋白酶是特异性存在于肥大细胞中的中性蛋白酶,占肥大细胞中蛋白酶含量的 25%。血浆总类胰蛋白酶水平反映肥大细胞的载量,因此可用于肥大细胞增生症的诊断及病情评估,尤其在与 IgE 升高的其他过敏性疾病相鉴别时有重要价值。血浆总类胰蛋白酶正常值 1~15ng/ml,平均 5ng/ml。系统性肥大细胞增生症患者,常高于>20ng/ml,甚至可超过 200ng/ml。但应注意当机体发生超敏反应或存在其他肿瘤性骨髓增生异常时血浆类胰蛋白酶也可一过性升高。

【诊断】

WHO(2016)诊断标准

1. 主要标准　在骨髓的组织切片中或其他非皮肤器官中可见多灶性密集的肥大细胞浸润(≥15 个肥大细胞聚集)。

2. 次要标准

(1) 在骨髓活检切片或其他非皮肤器官中,>25%浸润的肥大细胞为梭形细胞样或非典型形态;或骨髓穿刺涂片所有肥大细胞中>25%的为幼稚或非典型。

(2) 骨髓、血液或其他非皮肤器官可检出位于密码子 816 的 *KIT* 基因点突变。

(3) 骨髓、血液或其他非皮肤器官的肥大细胞除了正常肥大细胞标记外,同时表达 CD25,可以表达或不表达 CD2。

(4) 血浆总类胰蛋白酶浓度持续>20ng/ml(如伴有相关的髓系克隆性异常疾病,此参数无效)。

具备主要标准和 1 个次要标准,或 3 个及以上次要标准即可诊断系统性肥大细胞增生症。SM 各亚型的诊断标准详见 WHO(2016)诊断标准。

【治疗】

系统性肥大细胞增多症的治疗强调个体化,其个体化的主要依据是患者的亚型分类。ISM 无症状的患者可以长期随访观察,有症状的患者应以对症治疗为主,包括避免肥大细胞炎性介质释放的激发、控制炎性介质的释放以及治疗肥大细胞对器官的浸润。

激发肥大细胞炎性介质释放的常见因素有温度改变、劳累、情绪焦虑;某些药物如阿司匹林、非类固醇类消炎药、阿片类止痛剂、全身麻醉用的肌肉松弛剂等;此外,酒精、蛇毒与昆虫叮咬也可激发炎性介质的释放。

组胺 H1 和 H2 受体拮抗剂对组胺引起的相关症状有效。此外还可选用糖皮质激素、色甘酸钠及抗胆碱能药等。如出现过敏性休克,给予肾上腺素治疗。

有肿瘤细胞显著增生导致器官浸润者可考虑应用骨髓抑制性药物单药或联合治疗,以减少器官浸润程度。包括 α 干扰素、2-氯脱氧腺苷等。midostaurin(PKC412)是一种口服的多激酶抑制剂,最近一项多中心Ⅱ期临床试验结果显示总有效率达 60%,可以明显提高 MCL 患者的总生存期。伊马替尼对 KIT 野生型或敏感性突变患者有效,但是 KIT-D816V 突变的患者伊马替尼无效,除了 α 干扰素、2-氯脱氧腺苷,可试用达沙替尼、尼罗替尼和其他酪氨酸酶抑制剂。异基因造血干细胞移植仍然是目前唯一可能治愈的方法。SM-AHN 还需要同时进行合并的血液病治疗。

【预后】

预后取决于患者所属疾病的种类。侵袭性者如肥大细胞白血病,可能仅能存活几周至数月。而惰性的系统性肥大细胞增生症通常不影响预期寿命。SM 影响预后的一个重要指标是有无皮肤的累及。无皮肤累及常为侵袭性病变,反之,则多呈惰性过程。

推荐阅读

1. SWERDLOW S H, CAMPO E, HARRIS N L, et al. WHO Classification of Tumors of Haematopoietic and Lymphoid Tissues [M]. 4th ed. Lyon: IARC, 2016, 61-69.
2. USTUN C, AROCK M, KLUIN-NELEMANS H C. Advanced systemic mastocytosis: from molecular and genetic progress to clinical practice [J]. Haematologica, 2016, 101(10): 1133-1143.

第五章　淋巴细胞与浆细胞疾病

第一节　淋巴瘤概述

陈波斌

淋巴瘤(lymphoma)是一组异质性的肿瘤性疾病,起源于发生突变的单个淋巴细胞。它可发生于身体的任何部位,无痛性、进行性淋巴结肿大和局部肿块是其特征性的临床表现,可伴有某些器官的受压迫症状。病变侵犯结外组织,可出现相应组织器官受损的症状。根据组织病理学特征,将淋巴瘤分为霍奇金淋巴瘤(Hodgkin lymphoma, HL)和非霍奇金淋巴瘤(non-Hodgkin lymphoma, NHL)两大类。

【分类的演变】

1982 年,美国国立癌症研究所(NCI)的工作分类(working formulation)将淋巴瘤分为高度恶性、中度恶性和低度恶性三类,该分类被广泛应用于临床实践。我国学者结合中国淋巴瘤的特点,于 1985 年制定了成都会议分类。1992 年和 1994 年,对 Kiel 分类和 Lukes-Collins 分类进行修改,将非霍奇金淋巴瘤明确区分为 B 细胞和 T 细胞两大类。

1994 年,国际淋巴瘤研究组提出了修订的欧美淋巴瘤分类标准(REAL 分类),将淋巴瘤的诊断建立在组织病理学、免疫学和细胞遗传学的基础上。2001 年,欧美学者在 REAL 分类基础上制定出 WHO 关于造血与淋巴组织肿瘤的分类标准,2008 年进行了修订,2016 年根据最新的研究进展,再次进行更新。

【流行病学】

淋巴瘤的发病率,男性高于女性。它可见于任何年龄,发病率随年龄的增长而增高。我国淋巴瘤的发病率明显低于欧美各国及日本,城市人口的发病率高于农村。据全国肿瘤登记中心报告,2014 年我国淋巴瘤的发病率为 5.94/10 万,标化发病率为 4.18/10 万,位于男性肿瘤第 10 位。我国淋巴瘤标化死亡率为 3.74/10 万,占男性恶性肿瘤死亡率的第 9 位。淋巴瘤发病率有逐年上升的趋势,1950—1990 年,全球 NHL 的死亡率增加了 1.5 倍,可能与环境污染、寿命延长,以及诊断水平的不断提高等有关。此外,不同国家、地区的淋巴瘤亚型分布也存在差异。

【预后】

淋巴瘤是一类高度异质性的血液肿瘤性疾病,临床过程、对治疗的反应和预后不仅与病理学类型有关,甚至同一种病理学类型的患者间也存在差异。既往建立在患者临床特征基础上的疾病预后判断指标(如 IPI、FLIPI 等)目前仍广泛地应用于临床,新的免疫学和分子生物学指标可能从本质上更好地预测疾病的结果,为临床治疗决策提供更客观依据。

推荐阅读

1. SWERDLOW S H, CAMPO E, HARRIS N L, et al. WHO classification of tumors of haematopoietic and lymphoid tissues [M]. Rev. 4th ed. Lyon: IARC, 2017: 190-198.
2. LIU W, LIU J, SONG Y, et al. Mortality of lymphoma and myeloma in China, 2004-2017: an observational study [J]. J Hematol Oncol, 2019, 12(1): 22.

第二节　霍奇金淋巴瘤

陈波斌

霍奇金淋巴瘤(Hodgkin lymphoma, HL)是一类成熟 B 细胞肿瘤,大多起源于生发中心,主要累及淋巴结、脾、肝脏和骨髓。HL 的发病率以北美、北欧为最高,东亚的发病率较低。在我国,HL 占淋巴瘤的 8%~11%,男、女性别比为 1.2∶1,中位发病年龄 38 岁。发病年龄有两个高峰:15~34 岁和 60 岁以上;10 岁以下者罕见。

【病因】

(一)病毒感染　曾患传染性单核细胞增多症的 EB 病毒感染者发生 HL 的风险增加了 3 倍,HL 患者血清 EB 病毒衣壳抗体的滴度显著高于对照组,而且在发生肿瘤以前已存在数年。约50% HL患者的Reed-Sternberg细胞（R-S细胞）内可以检出含有EB病毒编码的小RNA，尤易见于混合细胞亚型及年龄大于60岁的患者。HIV感染者发生HL的风险是正常人群的10~20倍。

（二）遗传因素　遗传易感性在HL的发病中也发挥了重要作用，有文献报道4.5%的患者家族中有人患HL或其他肿瘤；同卵双生同胞之一发生HL，另一同胞发生该病的风险比异卵双生者显著增高。HL患者第一代亲属发生该病的风险增加5倍。具有自身免疫性疾病尤其结节病病史或家族史者，HL的患病风险增加。

（三）其他免疫性疾病　移植后应用免疫抑制剂的患者，先天性免疫缺陷者（如共济失调毛细管扩张、Klinefelter综合征、Chediak-Higashi综合征、Wiskott-Aldrich综合征）及自身免疫性疾病患者（类风湿关节炎、非热带性口炎性腹泻、Sjögren综合征、系统性红斑狼疮）等可轻度增加HL的发病风险。

【临床表现】

（一）淋巴结肿大　大多数为无痛性颈部或锁骨上淋巴结进行性肿大（60%~70%），其次为腋下淋巴结肿大（约30%），横膈下淋巴结肿大约为10%。肿大的淋巴结可以活动，也可互相粘连，融合成团，触诊有软骨样感觉。少数患者仅有深部淋巴结肿大，表现为纵隔或后腹膜肿块。HL侵犯各器官可引起相应部位的症状，骨髓受累（发生率低于10%）常无症状。颅内、胃和皮肤损害罕见。

（二）发热及其他特殊表现　约30%的患者出现全身症状，部分患者以原因不明的持续性发热为首发表现，通常年龄稍大，男性多见，常有腹膜后淋巴结累及。约1/6的患者出现周期性发热（Pel Ebstein热），表现为有规律的高热数天后，体温恢复至正常或低于正常，维持数天后再次发热。局部或全身皮肤瘙痒，多见于年轻患者，尤其女性，瘙痒甚至是HL的唯一全身症状，在确诊前数年即已出现。不到10%的患者在饮用含酒精饮料后在病变淋巴结可出现疼痛，机制不明。随着疾病进展，恶病质常见。

部分霍奇金淋巴瘤患者在确诊时存在副肿瘤综合征表现，包括胆管消失综合征和特发性胆管炎、肾病综合征、自身免疫性血液病（如免疫性血小板减少或溶血性贫血）等。霍奇金淋巴瘤神经系统的副肿瘤综合征包括亚急性小脑变性、脊髓病变进行性多灶性脑病和边缘叶脑炎。

【实验室检查与特殊检查】

（一）血液和骨髓检查　常有轻到中度贫血，一般见于疾病晚期，多为慢性病贫血；白细胞可增高，以中性粒细胞增多为主，约1/5的患者嗜酸性粒细胞升高；可见血小板增多。血小板减少的病因除脾功能亢进外，也可有免疫因素或骨髓受累等。血细胞减少尤易见于疾病进展期及淋巴细胞削减型HL。血清$β_2$微球蛋白水平与肿瘤负荷及预后具有相关性。

对于就诊时有B症状（发热、盗汗和体重减轻）或外周血细胞计数低于正常水平的患者，应做骨髓活检和涂片检查。12%的初诊患者有骨髓受累，尤其见于老年、进展期、组织学预后不良、有全身症状或免疫缺陷者。年轻、无症状且临床分期为Ⅰ或Ⅱ期者，很少骨髓受累及。骨髓涂片找到R-S细胞是HL浸润骨髓的依据；骨髓穿刺涂片阳性率仅3%，但骨髓活检可提高至9%~22%。疾病活动期红细胞沉降率（血沉）增快，血清乳酸脱氢酶活性增高，后者提示预后不良。

（二）影像学检查　所有患者均应做胸部、腹部和盆腔的CT检查，当骨骼或软组织受累及或静脉应用造影剂有禁忌时进行磁共振检查。PET/CT用于疾病的分期、检查和治疗后残留病灶的检查，敏感度和特异度高于CT，已成为临床分期的标准检查。目前，Deauville 5分类法是判定PET/CT结果最常用的方法（扩展阅读16-5-2-1），一般≤3分为阴性，4~5分为阳性。但需要注意，PET/CT判断骨髓是否存在病变时可出现假阳性，在化疗后骨髓造血恢复或应用造血细胞集落刺激因子时易于出现。在随访过程中，出现胸腺增生、肉芽肿病或感染性疾病也可导致PET/CT出现假阳性。尤其是此前CT未发现的病灶，需要组织活检以进一步确诊。

扩展阅读16-5-2-1　Deauville 5分类法判断PET/CT检查结果

（三）病理活组织检查　病理学检查是确诊HL的基本方法。选取较大的淋巴结完整地取出，避免挤压。深部淋巴结可在B超或CT引导下粗针穿刺病理学检查，单纯细针穿刺往往不能确诊HL；如果只有纵隔淋巴结肿大，最好采用纵隔镜或纤维支气管镜对纵隔淋巴结进行活检取材，也可以考虑CT引导粗针穿刺病理学检查。

（四）剖腹探查　发热待查病例，如临床高度怀疑淋巴瘤，B超或CT发现有腹腔淋巴结肿大，但在无浅表淋巴结或病灶可供活检的情况下，宜选择剖腹探查或腹腔镜活检，尤其后者对患者的创伤较小，值得推荐。

【病理与诊断】

HL确诊依赖于病理检查，在淋巴结或结外组织如骨髓、肺或骨骼组织中，可找到R-S细胞，它起源于滤泡中心B细胞，在R-S细胞表面有程序性死亡-1（PD-1）配体PD-L1、PD-L2过表达，保护R-S细胞免于T细胞介导的杀伤。WHO（2016）分类中，将HL分为经典型和结节性淋巴细胞为主型（表16-5-2-1）。免疫组织化学检查为HL的分型诊断提供了依据：经典型HL的R-S细胞免疫表型为$CD30^+$（80%~100%病例）、$CD15^+$（75%~85%病例）、B细胞特异性的激活蛋白（BSAP）（+）（>90%的病例）。约有40%的经典型CD20弱阳性；几乎所有结节性淋巴细胞优势型CD20、CD79a和CD45强阳性，CD30和CD15阴性。

表 16-5-2-1 不同亚型霍奇金淋巴瘤的病理学特点和构成情况

组织学类型	形态学表现	肿瘤细胞免疫表型	构成比
经典型			
结节硬化性	致密纤维组织包绕 HL 组织结节	$CD15^{+}$、$CD30^{+}$、$CD20^{-}$	67%
混合细胞性	中等数量的 R-S 细胞浸润为背景	$CD15^{+}$、$CD30^{+}$、$CD20^{-}$	25%
富含淋巴细胞性	少量 R-S 细胞、大量 B 细胞和纤细硬化	$CD15^{+}$、$CD30^{+}$、$CD20^{-}$	3%
淋巴细胞削减性	大量的 R-S 细胞和广泛纤维化	$CD15^{+}$、$CD30^{+}$、$CD20^{-}$	2%
结节性淋巴细胞为主性	少量肿瘤细胞、很多小 B 细胞，表现为结节性	$CD15^{-}$、$CD30^{-}$、$CD20^{+}$、EMA^{+}	3%

【鉴别诊断】

以发热为主要表现的 HL，需与结核病、败血症、结缔组织病、坏死性淋巴结炎等鉴别。颈部无痛性淋巴结肿大或影像学表现为纵隔淋巴结肿大，应与传染性单核细胞增多症、结核病、弓形体病、巨细胞病毒感染、白血病或 NHL、胸腺瘤鉴别。局部淋巴结肿大还需要排除淋巴结炎和恶性肿瘤转移的可能。累及纵隔的 HL 胸部影像学表现有时与肺癌、结节病或结核相似。确诊依赖于病灶活检病理学检查。HL 与 NHL 的鉴别要点见扩展阅读 16-5-2-2。

扩展阅读16-5-2-2

扩展阅读 16-5-2-2 霍奇金淋巴瘤与非霍奇金淋巴瘤的比较

病理学检查发现 R-S 细胞对 HL 的诊断有重要价值，但 R-S 细胞也可见于传染性单核细胞增多症、结缔组织病及其他恶性肿瘤，因此在缺乏 HL 其他组织学特征，仅见到 R-S 细胞时不能肯定诊断。Castleman 病是另一种需要与 HL 鉴别的疾病。假性淋巴瘤是一种罕见的、组织学上以成熟淋巴细胞组成生发中心和滤泡的慢性炎症性疾病，病理学检查是其诊断依据。

形态学和免疫组化检查有助于鉴别诊断，如富含 T 细胞的弥漫大 B 细胞淋巴瘤（DLBCL）CD30 和 CD15 阴性，CD20 和 CD45 阳性，可与经典型 HL 相鉴别，但与结节性淋巴细胞为主型 HL 的鉴别困难，因为两者均 CD30 和 CD15 阴性而 CD45 阳性，主要根据形态学特征进行鉴别。从临床和组织学特征上鉴别 HL 和原发纵隔大 B 细胞淋巴瘤比较困难，后者遗传学上与经典型 HL 相似；混合细胞性霍奇金淋巴瘤由不同的细胞和基质成分组成，应与外周 T 细胞性淋巴瘤鉴别。总之，一般采取适当的组织病理学和免疫组化检查可以有效地鉴别，在多数情况下，诊断困难是由于组织取材不足或不当所致。

【临床分期】

HL 病变扩散倾向于侵犯邻近部位的淋巴结，跳跃式播散较少见。现常用 Cotswold 改良的 Ann Arbor 分期系统（表 16-5-2-2），脾和咽淋巴环分别作为一个淋巴结区。Ⅳ期为结外病变，主要为骨髓、肺、骨骼或肝脏受累；HL 累及其他部位者，需要考虑诊断是否成立或寻找有无 HIV 感染的证据。结合症状、体征、影像学检查和单侧骨髓活检等进行分期，根据有无全身症状分组。准确分期有助于合理治疗和预后判断。

表 16-5-2-2 霍奇金淋巴瘤分期标准
（改良的 Ann Arbor 分期系统）

分期	标准
Ⅰ	累及单个淋巴结区域或结外淋巴组织（如脾脏、胸腺、Waldeyer 环）（Ⅰ$_{E}$）
Ⅱ	累及横膈同侧两个或多个淋巴结区域（纵隔作为一个淋巴结区域，单侧肺门淋巴结应该看作一个区域，如果两侧均有淋巴结受累及，应分为Ⅱ期）或局部结外淋巴组织和一个或多个淋巴结区域（Ⅱ$_{E}$）
Ⅲ	累及横膈两侧的淋巴结区域或伴有局灶性的结外淋巴组织（Ⅲ$_{E}$），包括脾脏（Ⅲ$_{S}$）或局限性结外器官受累（Ⅲ$_{E}$），或脾脏和结外脏器均局限性受累（Ⅲ$_{ES}$）
Ⅳ	弥漫累及一个或多个淋巴结外器官或组织，伴或不伴淋巴结受累
A	无症状
B	至少存在如下症状之一：在分期以前 6 个月内，不能以其他原因解释的体重下降 10%以上，或不能以其他原因解释的持续或反复发热，体温超过 38℃，或反复盗汗

【治疗与预后】

（一）经典型霍奇金淋巴瘤的治疗 大多数 HL 预后较好，甚至可以治愈，选择治疗方案需考虑最大限度地减少治疗相关的远期并发症。根据患者的预后合理地选择治疗，35%的 HL 患者在确诊时病变局限，临床分期为Ⅰ期或ⅡA 期、非巨块型、无 B 症状，治愈率达 90%～95%。Ⅲ期或Ⅳ期、巨块型、伴有 B 症状等提示疾病处于进展期。研究显示，该期患者有 7 项独立的预后危险因素：男性、年龄大于 45 岁、Ⅳ期、血红蛋白 <105g/L、白细胞计数 $>15\times10^{9}$/L、淋巴细胞计数 $<0.6\times10^{9}$/L 或占白细胞的比例 $<8\%$、血清白蛋白低于 40g/L，具有上述危险因

素3项以下者，5年无进展生存率70%，而有4项以上者，5年无进展生存率低于50%。预后不同的患者在治疗上有不同的选择（表16-5-2-3）。

1. 病变局限的霍奇金淋巴瘤的治疗　临床分期为Ⅰ期或ⅡA期、非巨块型、无B症状。无论病变发生的部位或组织学类型，大多可以治愈。2个疗程的ABVD方案（表16-5-2-4）化疗联合病变部位的放疗，可使95%的患者治愈，并发症较少。4~6个疗程的ABVD方案与2个疗程ABVD方案联合放疗治疗病变局限期的HL，两者疗效相当，在心血管疾病的发生和继发肿瘤方面两种治疗方案是否不同，还需要长期随访；90%以上的患者只需接受4~6个疗程的ABVD方案化疗，如果经过2个疗程的化疗肿瘤不能完全缩小者，宜行PET/CT检查评估，以决定是否联合放疗，如果此时PET/CT提示仍有残留病灶者，预后相对较差。

表16-5-2-3　成人霍奇金淋巴瘤的治疗方案选择

分期	预后因素	治疗方案
ⅠA或ⅡA、非巨块型	≤3不良因素	4个疗程ABVD或2个疗程ABVD联合受累部位放疗
ⅠB、ⅡB、Ⅲ或Ⅳ、非巨块型	≤3不良因素	6~8个疗程ABVD
巨块型（无论分期）	≥4不良因素	Stanford Ⅴ或BEACOPP或6个疗程ABVD联合受累部位的放疗

注：化疗的剂量必须根据患者的具体情况进行个体化调整。

表16-5-2-4　HL常用化疗方案

方案	剂量	给药时间	给药周期
ABVD			每28天
多柔比星	$25mg/m^2$	第1、15天	
博来霉素	$10mg/m^2$	第1、15天	
长春碱	$6mg/m^2$	第1、15天	
达卡巴嗪	$375mg/m^2$	第1、15天	
BEACOPP			每21天
博来霉素	$10mg/m^2$	第8天	
依托泊苷	$100mg/m^2$	第1~3天	
多柔比星	$25mg/m^2$	第1天	
环磷酰胺	$650mg/m^2$	第1天	
长春新碱	$1.4mg/m^2$（最大2mg）	第8天	
泼尼松	$40mg/m^2$	第1~14天	
丙卡巴肼	$100mg/m^2$	第1~7天	
Stanford Ⅴ			每28天
多柔比星	$25mg/m^2$	第1、15天	
长春碱	$6mg/m^2$（>50岁，$4mg/m^2$）	第1、15天	
氮芥	$6mg/m^2$	第1天	
长春新碱	$1.4mg/m^2$（最大2mg，>50岁，$1mg/m^2$）	第8、22天	
博来霉素	$5U/m^2$	第8、22天	
依托泊苷	$60mg/m^2$	第15、16天	
泼尼松	40mg	隔天口服（第1~6周），在第7~8周逐渐减量、停用	

放疗是霍奇金淋巴瘤重要的治疗方法之一。受累野放疗是指仅仅照射病变淋巴结区域。如果患者上颈部、女性患者的腋下没有受累,应避免成为照射野。如果计划行盆腔照射,对停经前的女性应保护卵巢功能。

2. 进展期 HL(ⅡB-Ⅳ期)的治疗　采用 ABVD 方案化疗作为一线治疗。联合放疗可以显著提高 10 年疾病无进展生存率,但不能改善总的生存,因为放疗增加了与淋巴瘤无关的其他原因所致的死亡,已取得完全缓解的患者再给予放疗无意义。化疗期间进行 PET/CT 评估,以确定是否需要调整治疗方案,也有助于判断预后。国外也有使用 AVD 联合维布妥昔单抗的临床研究,期望减少化疗的不良反应,疗效与 ABVD 相当。其他可供选择的化疗方案,如改良的 Stanford Ⅴ方案和增加剂量的 BEACOPP 方案在国外也被较广泛地应用于临床。Stanford Ⅴ方案 8 年无进展生存率达 91%,总生存率为 95%,保留了生育能力;BEACOPP 联合放疗可以比 COPP/ABVD 方案联合放疗带来更好的无进展生存和总的生存率,但增加血液学毒性和不育症。对有 0~3 种不良预后因素的低危患者,最常采用 ABVD 方案作为起始的治疗方案,70%患者有望治愈,其余 30%病情仍然进展者,应给予大剂量化疗和自体造血干细胞移植。具有 4 种以上不良预后因素的高危患者,常规化疗治愈可能性小于 50%,在开始治疗时即采用 Stanford Ⅴ或 BEACOPP 方案进行强烈的化疗。

3. 难治或复发 HL 的治疗　大剂量化疗/自体造血干细胞移植(HDC/HSCT)适合以下两类患者:在初始化疗过程中或 3 个月内疾病继续进展(难治性 HL)和完成完整的化疗疗程 3 个月后复发者(复发性 HL)。对于仅在初发部位复发、未进行过淋巴结放疗、无 B 症状或结外病变者,进行放疗可使 40%~50%的患者治愈;对于化疗结束 1 年以后复发、无 B 症状者,再次给予化疗,联合或不联合放疗可使治愈率达到 30%~40%,这两组患者在 HDC/HSCT 后 10 年无病生存率达 80%。因此,对于进展期 HL 患者给予标准化疗疾病仍然进展者,不管复发时的特征如何,大剂量化疗后自体造血干细胞移植是标准的治疗方法。对于反复复发者,根据病情考虑异基因造血干细胞移植。

一些新药也陆续被临床试验证实对复发、难治性 HL 具有一定的疗效。维布妥昔单抗是 CD30 导向抗体药物结合物,被美国 FDA 批准单药用于自体造血干细胞移植后的维持治疗或治疗失败后,具有良效。对于应用自体造血干细胞移植和维布妥昔单抗治疗后复发者,应用抗 PD-1 抗体治疗可获得很高的有效率和持久的缓解。维布妥昔单抗与 PD-1 单抗联合用于 HL 的二线治疗,也得到认可与推荐。此外,蛋白特异性"小分子药物"组蛋白去乙酰化酶抑制剂如帕比司他、mTOR 抑制剂如依维莫司、作用于肿瘤微环境的免疫调节剂来那度胺等均有望成为复发、难治 HL 的新的治疗选择。

(二)结节性淋巴细胞为主型 HL(LPHL)的治疗　病程呈惰性过程,经治疗后偶有晚期复发,疾病的自然史和对治疗的反应与经典型 HL 明显不同。德国的一项研究显示,导致治疗失败的不良预后因素包括:临床分期为进展期、贫血、淋巴细胞减少,年龄>45 岁。早期预后良好的ⅠA 期患者仅给予受累野照射或区域照射的 5 年无复发生存率为 95%,5 年生存率为 100%。儿童患者在淋巴结切除后,可观察和密切随访。进展期 LPHL,大多数患者可采用化疗联合或不联合放疗。常用的化疗方案有 ABVD 或 CHOP 联合利妥昔单抗等。

【特殊情况的处理】

(一)HL 伴妊娠　尽量不用放射影像学检查,可采用腹部 B 超判断后腹膜是否存在肿块,单次胸部后前位摄片(在适当防护的前提下)用于判断纵隔是否存在巨大肿块。50%以上患者可以继续妊娠到分娩而无须治疗,如果出现症状或疾病进展,应在妊娠的中、晚期进行化疗。也可以间歇性小剂量长春碱单药化疗以控制症状,直到分娩,分娩后给予完整剂量 6~8 个疗程的联合化疗。

(二)HL 与获得性免疫缺陷综合征　HIV 感染者发生 HL 的风险增加了 5~10 倍,一般为混合细胞型或淋巴细胞削减型,易累及结外部位,尤其骨髓。80%以上患者有 B 症状,处于疾病的进展期,易发生机会感染,需联合抗病毒、抗真菌、粒细胞集落刺激因子等积极治疗,在此基础上给予 ABVD 方案或 EBVP 方案(表柔比星、博来霉素、长春碱和泼尼松)等化疗。但化疗药物与其他治疗药物同时使用可能降低患者的耐受性,治愈率低于非 HIV 感染人群。

(三)老年 HL　预后较差,大于 65 岁者 5 年生存率仅为 50%,原因包括诊断时疾病已处于进展期、合并其他致死性疾病、诊断延误、分期不确切,以及未全剂量的化疗。老年患者的治疗方案除了与年轻者相似,必要时加用粒细胞集落刺激因子以确保全剂量的化疗。对于存在心肺疾病者,可能需要减少或停用博来霉素或多柔比星。

【随访与远期并发症的监测】

在完成全疗程的治疗后进行全面评估,以此作为以后随访的基线,定期随访。长期生存者,继发肿瘤、心血管疾病、甲状腺功能减退和不孕不育是最严重的迟发不良反应,随着随访时间的延长,发生率增加,需要关注。

推荐阅读

1. GOLDMAN L, SCHAFER A I. Goldman-Cecil medicine[M]. 26th ed. Philidelphia: Elsevier Saunders, 2019: 1241-1246.
2. ANSELL S M. Hodgkin lymphoma: 2018 update on diagnosis, risk-stratification, and management[J]. Am J Hemtol, 2018, 93(5): 704-715.
3. EICHENAUER D A, ALEMAN B M P, ANDRE M, et al. Hodgkin lymphoma: ESMO Clinical Practice Guidelines for diagnosis, treatment and follow-up[J]. Ann Oncol, 2018, 29(Suppl 4): iv19-iv29.

第三节　非霍奇金淋巴瘤

陈波斌

【流行病学】

非霍奇金淋巴瘤(non-Hodgkin lymphoma, NHL)占所有新

诊断癌症的 4%,在癌症死亡中的构成也有 4%。随着年龄的增加,发病率显著增加,诊断时的中位年龄为 60 岁。NHL 的发病率在美国、欧洲和澳大利亚最高,而在亚洲的发病率也呈升高趋势,我国淋巴瘤的病理类型分布与欧美国家有所不同,在所有淋巴瘤中,T 细胞型 NHL 占 21.38%,B 细胞型 NHL 占 66.31%。

【病因学】

确切病因不明,目前的研究发现很多相关危险因素,见扩展阅读 16-5-3-1。

扩展阅读16-5-3-1

扩展阅读 16-5-3-1　NHL 的危险因素

【病理学特征】

NHL 是源于免疫系统的细胞在分化的不同阶段发生突变,淋巴结病变常表现为多中心起源或越过邻近淋巴结向远处淋巴结跳跃式播散。侵袭性 NHL 常累及结外组织,发展迅速。NHL 的淋巴结的切面外观呈鱼肉样。镜下正常淋巴结构破坏,淋巴滤泡和淋巴窦可以消失。增生或浸润的淋巴瘤细胞成分单一、排列紧密。不同来源的 NHL 细胞的免疫表型、染色体核型、异常基因及临床表现不同,从而形成各种 NHL 亚型。2008 年,WHO 淋巴肿瘤分类结合了形态学、免疫学、遗传学和临床的特征,将 NHL 分为 B 细胞肿瘤、T/NK 细胞肿瘤两大类,2016 年,WHO 对淋巴瘤的分类进行了更新(表 16-5-3-1,表 16-5-3-2)。

在我国,弥漫大 B 细胞型淋巴瘤占 37.5%,滤泡淋巴瘤占 9%。T/NK 细胞肿瘤在亚洲多见,疾病的确诊主要依据临床特点、病理形态学、免疫组化和 TCR 基因重排等。

【临床表现】

最常见的临床表现是浅表淋巴结肿大,受累淋巴结质地韧、无触痛。纵隔或后腹膜淋巴结肿大可出现压迫或浸润症状,如胸痛、咳嗽、上腔静脉综合征、腹痛、背部疼痛、脊髓压迫等;输尿管受压可致肾功能不全。部分 NHL 可伴全身症状,如发热、盗汗和原因不明的体重减轻。还可有非特征性的症状,如乏力、皮肤瘙痒等。NHL 几乎可以累及任何器官而出现相应症状。骨髓受累及可致血细胞减少,表现为感染、出血和贫血。NHL 也可并发各种免疫异常,如自身免疫性溶血性贫血和免疫性血小板减少性紫癜是小淋巴细胞淋巴瘤/慢性淋巴细胞白血病、弥漫大 B 细胞淋巴瘤,以及其他亚型 B 细胞淋巴瘤较常见的并发症。周围神经病变与单克隆免疫球蛋白增高有关,主要见于淋巴浆细胞性淋巴瘤。NHL 相关的肿瘤伴发性综合征可影响神经系统(如脱髓鞘性多神经病、吉兰-巴雷综合征、外周神经病变等),皮肤(如天疱疮),肾脏(如肾小球肾炎)和多器官损害(如血管炎、皮肌炎和胆汁淤积性黄疸)。

表 16-5-3-1　WHO 关于成熟 B 淋巴系肿瘤的分类(2016)

慢性淋巴细胞白血病/小淋巴细胞淋巴瘤
单克隆 B 淋巴细胞增多症
B 细胞幼淋巴细胞白血病
毛细胞白血病
毛细胞白血病变异型
脾脏 B 细胞边缘区淋巴瘤
脾脏 B 细胞淋巴瘤/白血病,无法分类
脾脏弥漫红髓小 B 细胞淋巴瘤
淋巴浆细胞性淋巴瘤
华氏巨球蛋白血症
意义未明的单克隆丙种球蛋白病,IgM
意义未明的单克隆丙种球蛋白病,IgG/A
重链病
浆细胞骨髓瘤
骨骼孤立性浆细胞瘤
骨外浆细胞瘤
黏膜相关淋巴组织结外边缘区淋巴瘤
淋巴结边缘区淋巴瘤
滤泡淋巴瘤
儿童型滤泡淋巴瘤
伴有 *IRF* 重排的大 B 细胞淋巴瘤
原发皮肤滤泡中心淋巴瘤
套细胞型淋巴瘤
弥漫大 B 细胞淋巴瘤,非特指型
慢性炎症相关性弥漫大 B 细胞淋巴瘤
富含 T 细胞/组织细胞大 B 细胞淋巴瘤
原发中枢神经系统弥漫大 B 细胞淋巴瘤
原发皮肤大 B 细胞淋巴瘤,腿型
EBV 阳性大 B 细胞淋巴瘤,非特指型
EBV 阳性皮肤黏膜溃疡
慢性炎症相关的弥漫大 B 细胞淋巴瘤
淋巴瘤样肉芽肿病
原发纵隔(胸腺)大 B 细胞淋巴瘤
血管内大 B 细胞淋巴瘤
ALK 阳性大 B 细胞淋巴瘤
浆母细胞淋巴瘤
源于 HHV8 相关多中心性 Castleman 病的大 B 细胞淋巴瘤
原发渗出性淋巴瘤
HHV8 阳性弥漫大 B 细胞淋巴瘤,非特指型
伯基特淋巴瘤
伴 *11q* 异常的伯基特样淋巴瘤
伴有 *MYC* 与 *BCL2* 和/或 *BCL6* 重排的高级别 B 细胞淋巴瘤
高级别 B 细胞淋巴瘤,非特指型
具有介于弥漫大 B 细胞淋巴瘤和经典型霍奇金淋巴瘤特征的 B 细胞淋巴瘤,未分类型

表 16-5-3-2　WHO 关于成熟 T 和 NK 系成熟细胞肿瘤的分类(2016)

T 细胞幼淋巴细胞白血病	原发皮肤 CD30 阳性 T 细胞淋巴增殖性疾病
T 细胞大颗粒淋巴细胞性白血病	淋巴瘤样丘疹病
NK 细胞慢性淋巴增殖性疾病	原发性皮肤 γδT 细胞淋巴瘤
侵袭性 NK 细胞白血病	原发性皮肤 CD8 阳性侵袭性亲表皮细胞毒性 T 细胞淋巴瘤
儿童系统性 EB 病毒阳性 T 细胞淋巴瘤	原发性皮肤肢端 CD8 阳性 T 细胞淋巴瘤
牛痘水泡样淋巴增殖性疾病	原发性皮肤 CD4 阳性小/中等大小 T 细胞淋巴增殖性疾病
成人 T 细胞白血病/淋巴瘤	外周 T 细胞淋巴瘤,非特指型
结外 NK/T 细胞淋巴瘤,鼻型	血管免疫母细胞性 T 细胞淋巴瘤
肠病相关性 T 细胞淋巴瘤	滤泡型 T 细胞淋巴瘤
单形上皮样小肠 T 细胞淋巴瘤	伴有 TFH 表型淋巴结性外周 T 细胞淋巴瘤
肝脾 T 细胞淋巴瘤	间变大细胞性淋巴瘤,ALK 阳性
皮下脂膜炎样 T 细胞淋巴瘤	间变大细胞性淋巴瘤,ALK 阴性
蕈样霉菌病	乳房植入物相关的间变大细胞淋巴瘤
Sézary 综合征	

【诊断】

NHL 的诊断依赖于肿大淋巴结或受累的器官组织活检标本的病理学检查。病变部位较深时,粗针穿刺对于诊断具有定价值;不推荐细针穿刺用于淋巴瘤的诊断。各阶段 B 淋巴细胞免疫表型的特点在亚型诊断中有很大的价值,免疫组化染色是分型诊断的重要依据(表 16-5-3-3)。细胞遗传学和分子遗传学对于疑难病例的诊断很有帮助。如 t(8;14)的存在支持 Burkitt 淋巴瘤的诊断,而 t(11;14)伴 cyclin D1 的过度表达可确定套细胞淋巴瘤的诊断(扩展阅读 16-5-3-2)。部分患者骨髓检查可找到淋巴瘤细胞,晚期可并发淋巴瘤细胞白血病或伴发噬血细胞综合征。总之,对任何新诊断的 NHL 均应进行系统而全面的评估。

扩展阅读 16-5-3-2　NHL 染色体易位特征

表 16-5-3-3　常见 NHL 典型免疫表型

淋巴瘤类型	CD20	CD3	CD10	CD5	CD23	其他
小淋巴细胞型	+	−	−	+	+	
淋巴浆细胞型	+	−	−	−	−	CIg^+
结外边缘区 MALT	+	−	−	−	−	
淋巴结边缘区	+	−	−	−	−	
滤泡型	+	−	+	−		
套细胞型	+		−	+	−	cyclin $D1^+$
弥漫大 B 细胞型	+	−				
纵隔大 B 细胞型	+	−				
Burkitt	+	−	+	−		TdT^-
前体 T 淋巴母细胞型	−	+/−				TdT^+, $CD1a^{+/-}$, $CD7^+$
间变大细胞型	−	+/−				$CD30^+$, $CD15^-$, EMA^+, ALK^+
外周 T 细胞型	−	+/−				其他全 T 标记

注:ALK. 间变性淋巴瘤激酶;EMA. 上皮细胞膜抗原。

【与淋巴瘤易于混淆的疾病】

1. IgG4相关性疾病(IgG4-related disease,IgG4-RD) 又称IgG4阳性多器官淋巴增殖综合征(IgG4-positive multiorgan lymphoproliferative syndrome,IgG4$^+$ MOLPS),是近年来新发现的疾病实体,以血清中IgG4水平升高、受累组织有IgG4阳性浆细胞浸润及纤维化、阻塞性静脉炎为特征(参见第二十二篇第十九章"IgG4相关性疾病")。

2. Castleman病(Castleman disease) 是一种原因不明的反应性淋巴结病,可无症状而偶然发现,有症状者可表现为局部巨大淋巴结、肝脾大,常伴发热、盗汗、体重减轻和乏力等。伴有全身症状的Castleman病往往与IL-6的过度产生有关,HIV感染者出现Castleman病常与HHV-8感染有关。临床表现有局灶型和多中心型,确诊依据病理学检查,有透明血管型和浆细胞型,部分病例可转化为淋巴瘤。透明血管型和局灶型无全身症状,多中心型和浆细胞型常伴全身症状及多器官受累,预后不及前者。病变局限者可行手术切除或放疗,有全身病变者应用大剂量糖皮质激素可能有效。过度产生IL-6者,应用IL-6抗体常常有效。如果其他方法无效,患者接受联合化疗、自体或异基因造血干细胞移植有时有效。

3. Rosai-Dorfman综合征(Rosai-Dorfman syndrome) 也称为窦性组织细胞增生伴巨大淋巴结病,是一种良性局限性淋巴结增生,表现为儿童和青年出现无痛性巨大淋巴结,多数累及头颈部,约40%病例累及淋巴结外部位。其病理特征为淋巴样增殖,伴较厚的纤维包膜,淋巴窦膨胀,浆细胞聚集和体积较大,常为不典型的组织细胞增殖,淋巴窦内充满吞噬性组织细胞。疾病具有自限性,可伴自身免疫性溶血性贫血,肿大淋巴结可在数周至数月内自行消退。

4. Kikuchi病(Kikuchi disease) 又称组织细胞增生性坏死性淋巴结炎(histocytic necrotizing lymphadenitis),病因不明,最常发生于年轻女性。最常见的症状包括疼痛性颈部淋巴结肿大,常伴有发热、流感样症状和皮疹。对症治疗,症状一般在数周至数月缓解。淋巴结活检显示有坏死性组织细胞灶。肾上腺皮质激素疗效甚佳。

5. 组织细胞和树突状细胞肿瘤(dendritic cell neoplasms) 来源于组织细胞或单核巨噬细胞,包括组织细胞肉瘤、指突树突状细胞肉瘤和滤泡树突状细胞肉瘤等,病变可累及淋巴结,亦易与淋巴瘤混淆。

【临床分期】

病理确诊后应进一步检查肿瘤累及的范围,以明确疾病的分期和判断预后,为选择治疗方案及疗程提供依据。除详细询问病史与仔细体格检查外,还需要进行实验室的检查,包括血常规、血清乳酸脱氢酶和β_2微球蛋白、骨髓涂片和活检病理学检查等;影像学检查包括胸、腹、盆腔增强CT等。PET/CT可以显示淋巴瘤尤其侵袭性淋巴瘤的病变部位,优于CT及其他影像学检查,可提供全身病变的完整信息,无论是在肿瘤的分期还是在判断疗效、预后方面同样有重要价值,在放射性核素浓集的部位进行穿刺,可以大大提高活检病理诊断的阳性率。NHL的分期采用Cotswold改良的Ann Arbor分期系统(参见本章第二节"霍奇金淋巴瘤")。

【治疗】

不同组织学类型的NHL生物学特征存在差异,肿瘤的生物学行为还与病变的部位、肿块大小及患者的体能状态等有关。因其多中心发生的倾向,治疗策略应以化疗为主。手术对于NHL的治疗作用不大。放疗常单独或与化疗联合应用于病灶局限的NHL,有时用于巨块型NHL化疗后的巩固治疗,也可用于淋巴瘤复发部位的照射以缓解症状。

(一)化疗

1. 惰性淋巴瘤 B细胞惰性淋巴瘤包括小淋巴细胞淋巴瘤、浆细胞样淋巴细胞淋巴瘤、边缘区淋巴瘤和滤泡细胞淋巴瘤等;T细胞惰性淋巴瘤包括蕈样肉芽肿/Sézary综合征等。惰性淋巴瘤发展较慢,化、放疗有效,但不易缓解。Ⅰ期和Ⅱ期患者放疗或化疗后存活可达10年左右,部分患者可自发性肿瘤消退。Ⅲ期和Ⅳ期患者化疗后虽可能多次复发,但中位生存时间也可达10年。故在疾病早期主张观察和等待的姑息性治疗原则。惰性B细胞淋巴瘤若病情进展,可采用R-CVP方案、R-FC方案、R-CHOP方案(表16-5-3-4)、BR方案(苯达莫司汀+利妥昔单抗)或R^2方案(来那度胺+利妥昔单抗)治疗。

表16-5-3-4 NHL常用化疗方案

方案	剂量	给药时间	给药周期
苯丁酸氮芥	6~8mg/(m^2·d),口服	第1~3或1~5天	每21天
CHOP(R)			每21天
环磷酰胺	750mg/(m^2·d),静脉注射	第1天	
多柔比星	50mg/(m^2·d),静脉注射	第1天	
长春新碱	1.4mg/(m^2·d),静脉注射,总剂量不超过2mg	第1天	
泼尼松	固定剂量,100mg/d,口服	第1~5天	
利妥昔单抗	375mg/(m^2·d),静脉注射	第1天	

续表

方案	剂量	给药时间	给药周期
CVP(R)			每 21 天
环磷酰胺	1 000mg/(m²·d),静脉注射	第 1 天	
长春新碱	1.4mg/(m²·d),静脉注射,总剂量不超过 2mg	第 1 天	
泼尼松	固定剂量,100mg/d,口服	第 1~5 天	
利妥昔单抗	375mg/(m²·d),静脉注射	第 1 天	
FC(R)			每 28 天
氟达拉滨	25mg/(m²·d),静脉注射	第 1~3 天	
环磷酰胺	250mg/(m²·d),静脉注射	第 1~3 天	
利妥昔单抗	375mg/(m²·d),静脉注射	第 1 天	
ICE			每 21 天
异环磷酰胺	5 000mg/(m²·d),静脉滴注同时用美司钠	第 2 天	
卡铂	AUC=5(最大 800mg/d),静脉滴注	第 2 天	
依托泊苷	100mg/(m²·d),静脉滴注	第 1~3 天	
GDP			每 21 天
吉西他滨	1 000mg/(m²·d),静脉滴注	第 1、8 天	
地塞米松	40mg/d,口服	第 1~4 天	
顺铂	75mg/(m²·d),静脉滴注	第 1~4 天	
ESHAP			每 21 天
依托泊苷	40mg/(m²·d),静脉滴注	第 1~4 天	
甲泼尼松	500mg/d,静脉滴注	第 1~4 天	
顺铂	25mg/(m²·d),静脉滴注	第 1~4 天	
阿糖胞苷	2 000mg/(m²·d),静脉滴注	第 5 天	
苯达莫司汀	90mg/(m²·d),静脉滴注	第 1~2 天	每 21 天
DHAP			每 21 天
地塞米松	40mg/d,静脉滴注	第 1~4 天	
阿糖胞苷	2 000mg/m²,静脉滴注,每 12 小时 1 次,共 2 次	第 2 天	
顺铂	100mg/(m²·d)	第 1 天	
R-EPOCH			每 21 天
利妥昔单抗	375mg/(m²·d),静脉滴注	第 1 天	
多柔比星	10mg/(m²·d),静脉滴注	持续第 2~4 天	
长春新碱	0.4mg/(m²·d),静脉滴注	持续第 2~4 天	
依托泊苷	50mg/(m²·d),静脉滴注	持续第 2~4 天	
环磷酰胺	750mg/(m²·d),静脉注射	第 5 天	
泼尼松	60mg/(m²·d),口服	第 1~5 天	

2. 侵袭性淋巴瘤　B 细胞侵袭性淋巴瘤包括套细胞淋巴瘤、弥漫大 B 细胞淋巴瘤和 Burkitt 淋巴瘤等，T 细胞淋巴瘤除皮肤型这一组外大多均为侵袭性。侵袭性淋巴瘤不论分期，均应以化疗为主，对化疗残留肿块、局部巨大肿块等可行局部放疗作为化疗的补充。

CHOP 方案为侵袭性 NHL 的标准治疗方案。5 年无病生存率达 41%~80%。挽救性治疗可选用 ICE 方案、GDP 方案、DHAP 或 ESHAP 方案等，对淋巴母细胞性淋巴瘤/白血病、Burkitt 淋巴瘤等高度恶性淋巴瘤，采用治疗急性淋巴细胞白血病的化疗方案。

（二）免疫和靶向治疗　CD20 阳性的 B 细胞淋巴瘤加用 CD20 单抗（利妥昔单抗、奥滨尤妥珠单抗）治疗，可明显提高完全缓解率和延长无病生存时间；免疫调节剂（如来那度胺）、BTK 抑制剂（如伊布替尼）、PI3K 抑制剂（如 Idelalisib）、Bcl-2 抑制剂（如维奈托克）、抗 CD19 CAR-T 等对治疗 B 细胞淋巴瘤显示了良好的疗效。针对 T 细胞淋巴瘤的新疗法，包括 CD30 单抗、CD52 单抗、PD-1 单抗及组蛋白去乙酰化酶抑制剂（如西达本胺），也在一定程度上改善了疾病的预后。

（三）造血干细胞移植　详见本篇第十一章“造血干细胞移植”。

【预后】

1993 年建立的国际预后指数（IPI）评估系统被广泛用于评价 NHL 的预后。DLBCL 的 IPI 与经年龄调整 IPI 危险分组与预后关系见表 16-5-3-5。

表 16-5-3-5　DLBCL 国际预后指数分组与预后的关系

分类	国际预后指数得分（危险因素个数）/分	完全缓解率/%	5 年无复发生存率/%	5 年总生存率/%
所有患者[Δ]				
低危	0 或 1	87	70	73
低中危	2	67	50	51
中高危	3	55	49	43
高危	4 或 5	44	40	26
经年龄调整，年龄≤60 岁[*]				
低危	0	92	86	83
低中危	1	78	66	69
中高危	2	57	53	46
高危	3	46	58	32

注：[Δ]对于所有患者，不良预后因素：年龄>60 岁、LDH 增高、体力状态 2~4、1 个以上的结外病变、Ann Arbor 分期Ⅲ或Ⅳ期；[*]对于≤60 岁患者：LDH 增高、体能状态 2~4、Ann Arbor 分期Ⅲ或Ⅳ期。

【常见类型淋巴肿瘤】

（一）前体淋巴组织肿瘤　包括 B 淋巴母细胞性白血病/淋巴瘤和 T 淋巴母细胞性白血病/淋巴瘤两类。肿瘤累及淋巴结或其他实体组织，肿瘤细胞在形态与免疫学上与 B 细胞或 T 细胞急性淋巴细胞白血病的幼稚细胞相同。当患者有明显的淋巴结病变而骨髓病变较轻或没有累及时，被划分为淋巴母细胞性淋巴瘤，当骨髓中的肿瘤细胞比例大于 25%时，则诊断为淋巴细胞白血病。儿童比成人更常见。B 淋巴母细胞性淋巴瘤常表现为实体肿瘤，伴随皮肤和骨骼受累及，而 T 淋巴母细胞性淋巴瘤的典型表现为年轻男性出现纵隔肿块。常见中枢神经系统受累及。淋巴母细胞性淋巴瘤约 90%为 T 细胞来源，而急性淋巴细胞性白血病 85%为 B 细胞表型。不良预后因素包括中枢神经系统受累、分期为Ⅳ期和乳酸脱氢酶升高等。治疗可参照急性淋巴细胞性白血病的化疗方案，包括诱导、巩固、维持治疗、中枢神经系统预防。

（二）成熟 B 细胞肿瘤

1. 慢性淋巴细胞白血病/小淋巴细胞淋巴瘤（chronic lymphocytic leukemia/small lymphocytic lymphoma，CLL/SLL）　小淋巴细胞淋巴瘤（SLL）是指淋巴结或其他组织器官被肿瘤细胞浸润，这些细胞在形态和免疫学上与慢性淋巴细胞白血病（CLL）相同，$CD5^+$，$CD23^+$，$CD19^+$，$CD10^-$，cyclin $D1^-$。患者可无症状或仅有乏力等，常有淋巴结或脾大，易于感染。当疾病进展时，可出现全身症状。预后不良因素包括肿瘤细胞高表达 CD38 和 ZAP-70，免疫球蛋白无重链基因重排，细胞遗传学异常如 del（17p）和 del（11q）。约 2%~3%的患者可转化为弥漫大 B 细胞淋巴瘤或霍奇金淋巴瘤（Richter 综合征），一旦转化，预后差。无不良预后特征的患者的中位生存时间超过 10 年，无症状、血细胞减少或脏器功能受累者，可等待观察。对于进展迅速、出现症状性淋巴结肿大、血细胞减少者，可按惰性淋巴瘤治疗。

CLL 的治疗请参见本篇第三章第三节“慢性白血病”的相关内容。

2. 黏膜相关淋巴样组织结外边缘区淋巴瘤（extranodal marginal zone lymphoma of mucosa-associated lymphoid tissue，

MALT lymphoma） 属惰性淋巴瘤，占B细胞淋巴瘤的7%～8%。最常累及胃肠道、腮腺、乳腺、甲状腺、眼眶、结膜、皮肤和肺。原发于胃的MALT淋巴瘤约占胃淋巴瘤的50%。组织学特征为异型性小B淋巴细胞，肿瘤细胞包绕反应性滤泡，可呈星空状，侵犯上皮组织，形成淋巴上皮样病变。免疫学表型：$CD20^+$，$CD79^+$，$CD5^-$，$CD10^-$，$CD23^-$。细胞遗传学可出现t(11;18)，+3等。大多数患者在确诊时为Ⅰ期或Ⅱ期。无症状者可密切监测，有症状的局限性病灶，放疗可以取得很高的治愈率。30%的患者病变播散至骨髓或其他部位，呈弥漫性病变，参照滤泡淋巴瘤治疗。胃MALT淋巴瘤常与幽门螺杆菌感染有关，浅表病变经抗生素治疗可使50%以上的患者获得完全缓解，但容易复发，应每3个月复查胃镜，共1.5年。如果病变侵袭较深、淋巴结播散或染色体检查提示t(11;18)存在，应予利妥昔单抗单药或联合化疗。

3. 滤泡淋巴瘤（follicular lymphoma，FL） 是一种惰性淋巴瘤，最常见无痛性淋巴结肿大，或因咳嗽、呼吸困难或胸腔积液，腹痛或腹胀发现深部淋巴结肿大而就诊；少数患者有发热、盗汗或体重减轻等全身症状。组织学特征是有滤泡存在，外套区消失，细胞形态呈小至中等大小的生发中心细胞和大的无核裂中心母细胞组成。WHO造血系统肿瘤分类标准依据中心母细胞的数量分为1级、2级、3a级和3b级。1级、2级和3a级FL呈惰性病程，不易治愈，而3b级滤泡的FL有较强的侵袭性。免疫学表现：$CD10^+$，$CD19^+$，$CD20^+$，$CD79a^+$，$CD5^-$，$CD43^-$，BCL-2^+。几乎所有病例均有细胞遗传学异常，最常见为t(14;18)及*BCL-2*重排。3b级FL参照弥漫大B细胞淋巴瘤治疗。1级、2级和3a级FL可参照惰性淋巴瘤治疗，大约5%～15%的患者在确诊时为Ⅰ～Ⅱ期，可予受累部位的放疗，10年无病生存率大约在50%以上，总的生存率60%～70%。Ⅲ～Ⅳ期的中位生存时间为8～10年。有30%～50%可转化为弥漫大B细胞淋巴瘤。无症状者，尤其老年人和伴有其他疾病的患者，可密切随访观察。如出现全身症状或进行性淋巴结肿大、脾大、胸腔积液、腹水或血细胞减少，则需要治疗。对于有治疗指征、临床分期Ⅰ～Ⅱ期且肿瘤负荷较小者，可采用局部放疗或利妥昔单抗单药治疗；对于肿瘤负荷较大者、临床分期为Ⅲ～Ⅳ期者，则采用免疫化疗。单用利妥昔单抗，可取得50%以上的有效率，疗效维持的中位时间为1～2年。利妥昔单抗联合CVP方案或CHOP化疗，有效率、疗效持续时间及生存时间等均优于单纯化疗；利妥昔单抗联合苯达莫司汀(BR)或来那度胺(R^2)等，均可获得良好疗效。对于有症状、病变局限的患者，放疗有效。对于体能状态良好的年轻、复发患者，进行大剂量化疗及自体造血干细胞移植可以获得持久的缓解。

滤泡淋巴瘤的特殊类型包括儿童型滤泡淋巴瘤、十二指肠滤泡淋巴瘤、原位滤泡肿瘤。儿童滤泡淋巴瘤诊断时一般处于疾病的早期，可表达*BCL-2*，无*BCL-2*易位，预后良好，仅手术切除即可。十二指肠型滤泡淋巴瘤病变局限于黏膜及黏膜下层，形态学上表现为滤泡1～2级。病程惰性，预后良好，临床上观察、等待。原位滤泡肿瘤定义为形态学正常的淋巴结或其他淋巴组织中有少量*BCL-2*阳性的滤泡。部分患者有FL病史或身体其他部位存在FL，也有些患者无其他淋巴瘤的证据，这类患者几乎不会进展为临床性滤泡淋巴瘤，推荐随访、观察。

4. 套细胞型淋巴瘤（mantle cell lymphoma，MCL） 套细胞型淋巴瘤是一种小B细胞肿瘤，占NHL的3%～10%，男性发病率是女性的2.5倍，中位年龄68岁。多数病例呈进展型，60%～70%的患者在确诊时已达Ⅳ期，半数病例在诊断时有骨髓累及。结外病变以骨髓、咽淋巴环及胃肠道受累常见，尤以胃肠道多发性淋巴瘤样息肉病具有特征性，因此在确诊MCL后初次评估时，应进行胃肠道内镜检查。组织学上肿瘤细胞为小或中等大小的淋巴细胞，形态一致，核不规则，类似有核裂滤泡中心细胞，但无中心母细胞，淋巴结结构破坏。免疫学表型：$sIgM^+$，$CD19^+$，$CD5^+$，$CD43^+$，$CD23^-$，$CD10^-$，BCL-2^+，cyclin $D1^+$，90%患者有t(11;14)。一些患者外周血和骨髓受累及的临床表现与CLL相似，两者淋巴细胞均可CD5阳性，但MCL的CD23阴性。当存在t(11;14)和cyclin D1的过度表达或FISH检查发现*BCL-1/IgH*(*CCND1/IgH*)易位时，可以确诊MCL；少数患者cyclin D1阴性，但cyclin D2、cyclin D2、Sox11阳性。套细胞淋巴瘤预后较差，中位生存时间为3～4年。对于年轻或体能状态较好的患者，采取较为强烈化疗（如R-Hyper-CVAD、R-CHOP/R-DHAP等）可以改善预后，而年龄较大的患者可应用比较缓和的化疗方案，包括BR方案，VR-CAP（硼替佐米、利妥昔单抗、环磷酰胺、多柔比星、泼尼松），R^2（利妥昔单抗、来那度胺）等。二线方案包括：BTK抑制剂（如伊布替尼）、BCL-2抑制剂（如维奈托克）单药或不同组合的使用，也具有良好疗效。在化疗初次缓解后，行自体造血干细胞移植可改善预后。异基因造血干细胞移植可治愈本病，但移植相关的死亡率和病死率高。

5. 弥漫大B细胞淋巴瘤（diffuse large B-cell lymphoma，DLBCL） 是最常见的NHL，约占成人NHL的30%～40%。细胞和遗传学特征存在很大的异质性。WHO关于造血系统肿瘤的分类标准中，根据临床、形态学和生物学特征，将DLBCL分为不同的亚型和疾病实体，如原发中枢神经系统DLBCL、原发皮肤DLBCL，腿型、EBV阳性DLBCL非特指型，等等；DLBCL的组织学特征为大B淋巴细胞弥漫浸润，形态有较大变异，又可分为中心母细胞型、富含T细胞/组织细胞型、间变细胞型、免疫母细胞型；免疫学表型：sIg^+，$CD19^+$，$CD20^+$，$CD22^+$，$CD79^+$，$CD5^{-/+}$，$CD3^-$，BCL-$2^{+/-}$，cyclin $D1^-$。分子学上将DLBCL分为两种亚型：生发中心B细胞型和活化B细胞型，前者（$CD10^+$，BCL-6^+，Mum-1^-）预后比非生发中心来源（$CD10^-$，BCL-6^-，Mum-1^+）好。肿瘤细胞同时表达*BCL-2*（≥50%肿瘤细胞表达）和*MYC*（≥40%肿瘤细胞核表达）的亚型，称为双表型(double expressor)DLBCL，最常见于ABC型DLBCL；应用FISH方法可在部分患者的肿瘤组织中检出*MYC*和*BCL-2*/或*BCL-6*突变，称为二次打击(double-hit)淋巴瘤，主要见于GCB亚型的DLBCL，现已将之归为新的疾病类型，即伴有*MYC*和*BCL-2*和/或*BCL-6*重排的高级别B细胞淋巴瘤。

目前，R-CHOP 方案是 DLBCL 的标准方案。初诊时临床分期为Ⅰ期或Ⅱ期、年龄在 60 岁以下者，75%可取得完全缓解，5 年无病生存率 47%，5 年总生存率 58%。年轻患者采用 R-DA-EPOCH 方案或 R-ACVBP 可获得更好的疗效。对于具有不良预后特征的患者，在进行常规化疗达到缓解后，大剂量化疗及自体造血干细胞移植可能有益。近年来的研究显示，R-CHOP 方案联合来那度胺、硼替佐米或伊布替尼等治疗 DLBCL 的疗效不确定，存在争议。复发难治患者的解救方案包含了顺铂、阿糖胞苷、依托泊苷、卡铂和异环磷酰胺，联合治疗的有效率在 50%以上，但只有 10%~15%的患者可取得长期无病生存。对于复发的 DLBCL 患者，大剂量化疗和自体造血干细胞移植是公认的挽救性治疗措施；近年来的临床研究显示 CAR-T 治疗复发、难治的 DLBCL 具有较好的疗效。

6. 原发纵隔大 B 细胞淋巴瘤（primary mediastinal large B-cell lymphoma，PMLBCL）　起源于胸腺，最常见于年轻女性，是 DLBCL 的一种亚型，具有独特的临床、形态学和遗传学特征，与经典型霍奇金淋巴瘤相似。突出的表现是纵隔肿块及由此而引起的咳嗽、胸痛或上腔静脉综合征。大多数患者的病变局限于颈部和胸部，出现巨块（>10cm）或恶性胸腔积液者提示预后不良。治疗方案参照 DLBCL，也有文献报道 R-EPOCH 方案可取得更好的疗效，对于巨块型或化疗后残留病灶，可加做受累野放疗。复发常常发生于淋巴结外区域，如中枢神经系统、肺、胃肠道、肝脏、卵巢和肾脏等。

7. 伯基特淋巴瘤（Burkitt lymphoma，BL）　约占淋巴瘤的 1%~2%，是一种高度侵袭性淋巴瘤，儿童和免疫缺陷者如 HIV 感染者比健康成人更为常见。广泛累及淋巴结外区域。地方性 BL 最常见于居住于赤道非洲的儿童，下颌骨常受累及，发病与 EB 病毒感染有关。散发性 BL 最常见于儿童和年轻成人，表现为腹部肿块，有时肾脏、卵巢和乳腺可受累及，约 1/3 的患者病变累及骨髓。肿瘤细胞形态一致，中等大小 B 淋巴细胞，胞质嗜碱性，易见分裂象。免疫学：$sIgM^+$，$CD10^+$，$CD19^+$，$CD20^+$，$BCL\text{-}6^+$，$CD5^-$，$CD23^-$。细胞遗传学异常主要有 t(8；14)、t(2；8)。该类淋巴瘤常有巨大肿块，增长迅速，肿瘤细胞对化疗极其敏感，可出现肿瘤溶解综合征，应尽早治疗。一般采用包含利妥昔单抗在内的强烈化疗方案（R-Hyper-CVAD 方案等）或 R-EPOCH 方案，并行预防性鞘注甲氨蝶呤、阿糖胞苷等。R-CHOP 方案疗效不佳。化疗开始前即予以水化、碱化。Burkitt 淋巴瘤的治愈率大于 50%。

8. 淋巴浆细胞性淋巴瘤（lymphoplasmacytic lymphoma，LPL）　是一种惰性淋巴瘤，常常累及骨髓、外周血和脾。存在单克隆 IgM 血症，也被称为 Waldenström 巨球蛋白血症（详见本篇第五章第六节“淋巴浆细胞淋巴瘤与 Waldenstrom 巨球蛋白血症”）。

9. 脾边缘区淋巴瘤（splenic marginal zone lymphoma，SMZL）　是一种惰性淋巴瘤，常表现为脾大和淋巴细胞增多，浅表淋巴结肿大不常见。1/3~1/2 的患者有单克隆球蛋白血症。可伴有自身免疫性溶血性贫血和免疫性血小板减少。外周血可出现绒毛状淋巴细胞，绒毛短，集中于细胞的两端，故称伴绒毛细胞脾淋巴瘤（SLVL）。切脾治疗可改善贫血和血小板减少。蒽环类药物单药化疗或以此为基础的联合化疗有效。利妥昔单抗治疗可取得良好疗效。对 HCV 阳性、有脾大且无抗病毒禁忌证的患者，应予以抗 HCV 治疗。

10. 淋巴结边缘区淋巴瘤（nodal marginal zone lymphoma，NMZL）　是一种惰性淋巴瘤，常出现全身性淋巴结肿大，临床过程和预后与 FL 相似，两者的治疗也相似。

11. 血管内大 B 细胞淋巴瘤（introvascular large B-cell lymphoma）　是一种少见结外弥漫大 B 细胞淋巴瘤，肿瘤细胞浸润小血管的管腔。临床表现呈多样性，累及多器官，可有血栓形成、出血和坏死。具有高度侵袭性，易累及骨髓，患者长期发热，极易误诊。多数患者最后由尸检确诊。

12. 原发性渗出性淋巴瘤（primary effusion lymphoma）　与 HHV-8 病毒有关，见于 HIV 感染者和其他免疫缺陷患者。可出现多浆膜腔积液，无浅表淋巴结肿大，化疗疗效不佳，预后很差。

13. 高级别 B 细胞淋巴瘤（high-grade B-cell lymphoma，HGBL）　这是一组侵袭性 B 细胞淋巴瘤，包括两型：①伴有 *MYC* 与 *BCL-2* 和/或 *BCL-6* 重排的 HGBL，即“二次打击”或“三次打击”淋巴瘤；②HGBL，不能分类，具有介于弥漫大 B 细胞淋巴瘤和伯基特淋巴瘤之间特征或母细胞样特征，这组淋巴瘤具有高度侵袭性，易于化疗耐药和早期复发。目前没有标准的治疗方法，R-CHOP 方案大多疗效不满意，优先考虑采用如治疗伯基特淋巴瘤的强烈免疫化疗，但总体疗效也不理想，自体造血干细胞移植巩固治疗并未显示生存获益，因此仅限于诱导治疗未达完全缓解的患者。BCL-2 抑制剂、CAR-T 治疗等临床研究显示有一定疗效，临床试验尚在进行中。

（三）成熟 T 细胞和 NK 细胞肿瘤

1. 蕈样肉芽肿/Sézary 综合征（mycosis fungoides/Sézary syndrome，MF/SS）　俗称蕈样霉菌病，是一种惰性肿瘤，最常见于中老年人。疾病进展缓慢，不能治愈。临床分为三期：红斑期（皮损无特异性）、斑块期、肿瘤期。皮肤病变的病理特点为浸润向表皮性，具有 Pautrier 微脓疡。肿瘤细胞为小或中等大小 T 淋巴细胞，细胞核呈脑回状。免疫学：$CD2^+$，$CD3^+$，$CD5^+$，$CD4^+$，$CD7^-$，$CD8^-$。细胞遗传学：*TCR* 基因重排可呈阳性。Sézary 综合征具有三联征：红皮病，全身淋巴结肿大，（皮肤、淋巴结、血液中）存在脑回形细胞核的克隆性 T 细胞（Sézary 细胞）。诊断尚需满足如下条件之一：Sézary 细胞 > 1 000/μl，CD4/CD8≥10，1 个或多个 T 细胞抗原丢失（包括 CD7 或 CD26）。疾病早期（病灶<20%体表面积）常采用紫外线照射、局部应用激素或氮芥治疗；药物干预措施包括贝沙罗汀、α 干扰素、类视黄醇、阿伦单抗（抗 CD52 抗体）、地尼白介素-2 和细胞毒性化疗药（阿霉素脂质体、甲氨蝶呤、普拉曲沙等）治疗。此外，组蛋白去乙酰化药物如伏立诺他、罗米地辛、西达本胺等治疗蕈样肉芽肿具有较好的疗效；自体造血干细胞移植疗效差，异基因造血干细胞移植可能对部分患者有效。

2. 成人 T 细胞白血病/淋巴瘤（adult T-cell leukemia/lymphoma，ATLL）　与 HTLV-Ⅰ病毒感染有关，可通过哺乳、输血及血制品而传染。多数感染者无症状，发生成人 T 细胞淋巴瘤/白血病的风险约为 3%。临床上分为四型：①急性型：最常见，有全身症状，肝、脾、淋巴结肿大，皮损，白细胞升高，异常淋巴细胞>10%，高钙血症，有或无溶骨性病变；②慢性型：以皮损为主，可有肝大、脾大、淋巴结肿大、淋巴细胞增多、异常淋巴细胞>5%、无高钙血症、LDH 增高；③冒烟型；④淋巴瘤型：有明显淋巴结肿大，外周血异常细胞<1%。急性型和淋巴瘤型肿瘤细胞有明显核多形性，分叶呈花瓣状，称花细胞。病情呈惰性进展者仅需密切观察而无须治疗。病情进展者一般需要联合化疗，5 年生存率低于 10%。

3. CD30 阳性皮肤淋巴增殖性疾病（CD30 positive cutaneous lymphoproliferative disorders）　这类疾病具有相同的组织学表现和相互重叠的临床表现。治疗方案取决于病变进展情况。肿瘤细胞表达 CD30，但不表达间变性淋巴瘤激酶（anaplastic lymphoma kinase，ALK）蛋白。

（1）淋巴瘤样丘疹病（lymphomatoid papulosis，LYP）：组织学呈恶性表现的克隆性疾病，表现为皮肤红斑或与皮肤颜色一致的丘疹，病变部位出现自发性溃疡和坏死，病程持续数周，最终可能演变为淋巴瘤，但预后良好。

（2）原发性皮肤间变大细胞淋巴瘤（primary cutaneous anaplastic large cell lymphoma，PC-ALCL）：最常发生于老年男性，5 年生存率大于 90%，常可自发性缓解。治疗措施以局部治疗（手术或放疗）为主，广泛病变时化疗。

4. 间变性大细胞淋巴瘤（anaplastic large cell lymphoma，ALCL）　是一种 $CD30^+$ 的侵袭性外周 T 细胞 NHL。过去诊断为恶性组织细胞病（malignant histiocytosis）的现绝大多数被证实为间变性大细胞淋巴瘤。WHO 分类将 ALCL 分为 ALK 阳性与阴性两类。前者好发于男性儿童与青年，后者以中老年居多，男女发病率相仿。ALCL 组织病理学检查形态表现多样化，所谓“标志”细胞（hallmark cell）的特征是胞质丰富，呈弱嗜碱性或双性染色，有一偏心细胞核，呈马蹄形或肾形，常含多个较小的嗜碱性核仁。肿瘤细胞免疫学特征：$CD30(Ki\text{-}1)^+$，$CD3^+$，CD15 和 BCL-2 表达在 ALK^+ 患者通常阳性，而在 ALK^- 患者常阴性。细胞分子遗传学检查：*TCR* 基因重排阳性；75% ALK^+ 患者可检测到 t(2;5)(p23;q35)及相应的 *NPM-ALK* 融合基因。常表现为淋巴结肿大，皮肤、骨骼和胃肠道可受累及。一线治疗可选用 CHOP+/-依托泊苷化疗。ALK^+ 的年轻患者预后良好，5 年生存率 70%～90%；ALK^- 患者疗效差，生存期短。一些新药如抗 CD30 的抗体药物结合物维布妥昔单抗 brentuximab vedotin 用于治疗复发患者，具有良好疗效；ALK 抑制剂克唑替尼用于治疗表达 ALK 的淋巴瘤有效。

5. 外周 T 细胞淋巴瘤，非特指型（peripheral T-cell lymphoma，NOS）　是一组高度异质性的成熟 T 细胞肿瘤，占 PTCL 病例的大多数。肿瘤细胞 CD3 阳性，CD5 和 CD7 表达常缺失，约 40%表达 CD52。CD57 高表达提示预后不良。临床表现与侵袭性 B 细胞淋巴瘤相似，B 症状和淋巴结外病变常见。最常用的化疗方案是 CHOP+依托泊苷等方案（≥60 岁者不用依托泊苷），但预后差。达到完全缓解后采用大剂量化疗联合自体造血干细胞移植可提高无病生存（DFS）率。

6. 血管免疫母细胞性 T 细胞淋巴瘤（angioimmunoblastic T-cell lymphoma，AITL）　表现为全身淋巴结肿大、发热、肝脾大、皮疹和多克隆球蛋白血症；常并发自身免疫性溶血性贫血和纯红细胞再生障碍性贫血。治疗方法及疗效与外周 T 细胞淋巴瘤非特指型相似，化疗联合组蛋白去乙酰化酶抑制剂（如西达本胺）可以提高疗效。

7. 结外 NK/T 细胞淋巴瘤，鼻型（extranodal NK/T-cell lymphoma，nasal type）　常发生于淋巴结外部位，尤其见于鼻腔、腭部和鼻咽部。呈破坏性肉芽肿性病变，肿瘤细胞弥漫浸润，血管中心性，呈凝固性坏死。免疫学：$CD2^+$，$CD56^+$，$sCD3^-$，$cCD3^+$。本病呈侵袭性，放疗和联合化疗有效，但进展期患者治疗反应差，生存期短。含门冬酰胺酶（L-Asparaginase，L-Asp）的方案可显著提高疗效，近年的研究显示 PD-1 单抗用于治疗复发、难治患者，可使部分病例获益。

8. 肝脾 T 细胞淋巴瘤（hepatosplenic T-cell lymphoma）　系结外淋巴瘤，肿瘤细胞中等大小，为细胞毒性 T 细胞。特征性表现为脾、肝和骨髓窦状隙被肿瘤细胞浸润，导致肝脾大、全身症状和血细胞减少。淋巴结肿大不常见。典型表现为青年男性，常发生于曾接受异体移植者或有免疫缺陷者，化疗很少能缓解，预后差。

9. 肠病相关 T 细胞淋巴瘤（enteropathy-associated T-cell lymphoma）　部分患者的病因与麦胶肠病有关，典型表现为腹痛、腹泻，有时可出现肠穿孔。分为Ⅰ型和Ⅱ型，亚洲患者一般为Ⅱ型。CHOP 方案化疗有效，但很快复发，预后较差。

10. 皮下脂膜炎样 T 细胞淋巴瘤（subcutaneous panniculitis-like T-cell lymphoma，SPTLL）　是一种罕见的皮肤 T 细胞淋巴瘤，可见于儿童和成年人。肿瘤细胞为多形性 T 细胞，在皮下组织浸润，伴反应性巨噬细胞增生，类似结节样脂膜炎，表现为多发皮下结节，可形成溃疡，常被误诊为脂膜炎。采用化疗或免疫抑制剂（如环孢素 A、泼尼松）治疗有效。总体预后良好，但继发噬血细胞综合征时预后差。

【原发性结外淋巴瘤】

（一）原发性中枢神经系统弥漫大 B 细胞淋巴瘤（primary diffuse large B-cell lymphoma of the central nervous system）

占脑部肿瘤的 2%～3%，病理类型大多为弥漫大 B 细胞淋巴瘤。常在免疫缺陷患者（如 HIV 感染、器官移植后）伴发，也可发生于无免疫缺陷者。肿瘤生长迅速，数周即可出现症状，主要为颅内压增高，可累及眼内。本病需与硬脑膜淋巴瘤、血管内大 B 细胞淋巴瘤、系统性淋巴瘤累及中枢神经系统鉴别。肿瘤对糖皮质激素敏感，大剂量地塞米松常可迅速缓解症状，在活检手术前一般不建议应用，手术切除病灶并不能延长生存。治疗的主要措施为大剂量甲氨蝶呤（MTX）为基础的化疗，剂量每次为 $3\sim8g/m^2$，CHOP 方案无效。全颅照射疗效可使病灶很快缩小、消失，但脑白质病的发生率增加，尤其老年患者更需要关注。

（二）原发性睾丸淋巴瘤（primary testicular lymphoma） 最常见于60岁以上男性，占全部睾丸肿瘤的5%～9%，双侧发病10%～30%，病变可同时或先后出现。治疗方案包括睾丸切除、联合化疗、中枢神经系统预防、对侧睾丸放疗。

（三）原发性胃肠道非霍奇金淋巴瘤（primary gastro intestinal non-Hodgkin lymphoma） 是最常见的结外淋巴瘤，约占结外NHL的40%。最常见的部位是胃（50%～60%），小肠第二位（20%～30%）。85%为B细胞，50%为DLBCL。胃部淋巴瘤很少需要手术切除治疗。一般参照DLBCL方案进行化疗，有时需要辅助放疗。小肠淋巴瘤易引起出血和穿孔，尤其化疗后肿瘤组织坏死，因此一般主张手术切除后再化疗。

（四）原发性骨淋巴瘤（primary bone lymphoma） 大多为DLBCL，少数为HL。占骨原发性恶性肿瘤的7%左右。原发病变部位以下肢长骨最常见，尤其是股骨，其次为骨盆、脊柱及颌骨。治疗建议化疗联合放疗加双膦酸盐。化疗可采用CHOP样方案。放疗总剂量不宜超过50Gy，以免发生承重骨病理性骨折。

（五）原发性乳腺淋巴瘤（primary breast lymphoma） 占结外淋巴瘤的2.2%，占乳腺恶性肿瘤的0.5%。病理类型以DLBCL最为多见，其次为MALT淋巴瘤。初诊时多数患者以单侧乳腺发病，累及双侧占7.5%～30%。病理诊断为DLBCL的原发性乳腺淋巴瘤治疗宜采用R-CHOP化疗，大肿块或双侧病变者需进行中枢神经系统预防性鞘注化疗药物。

【特殊情况的处理】

（一）妊娠妇女患NHL 淋巴瘤在妊娠妇女发生的肿瘤中占第四位，其中NHL的发病率低于HL，但近20年NHL的发病率增加，病理学类型以弥漫大B细胞淋巴瘤最常见，病变部位多累及乳腺、卵巢、子宫等。妊娠期诊断为NHL，因治疗涉及临床和伦理问题，需要多学科合作。虽然在适当的防护下进行胸片检查是安全的，但往往以B超进行腹腔和盆腔检查以替代CT，在早中孕期避免X线、MRI等检查。若为惰性淋巴瘤（如滤泡淋巴瘤），可以观察等待，在中晚孕阶段，如果症状明显或疾病进展，可予以利妥昔单抗单用或联合CHOP或CVP方案化疗，一般对于母体和胎儿影响不大；对于侵袭性（如弥漫大B细胞淋巴瘤）或高度侵袭性淋巴瘤（Burkitt淋巴瘤）患者，如果在早孕阶段确诊，终止妊娠，参照非孕NHL患者的方案治疗。如果在中、晚孕阶段诊断该病，参照非孕的NHL患者的治疗方案可能使胎儿和孕妇受影响，在治疗方案中尽可能避免应用甲氨蝶呤和脂质体多柔比星等。

（二）免疫缺陷者伴发NHL HIV感染者发生NHL的风险显著增加，大多为DLBCL或BL。艾滋病相关淋巴瘤病情进展迅速，常常累及中枢神经系统和其他少见部位如胃、肛门、直肠、皮肤和软组织。对于体能状态良好的患者，在应用有效的抗病毒治疗的基础上给予化疗，可以取得无HIV感染的淋巴瘤患者同样的疗效。由于中枢神经系统受累及的风险很高，因此需要预防性鞘内注射化疗药物。器官移植后患者发生NHL的风险显著增加，组织学与发生于非免疫缺陷的淋巴瘤相似。可于移植手术后数周内发生，尤其见于在移植后应用强烈免疫抑制剂的患者，淋巴瘤常累及移植的器官，结外病变常见，减量或停用免疫抑制剂可使移植后淋巴增殖性疾病减轻。由于这类淋巴瘤常与EB病毒感染有关，建议移植后使用阿昔洛韦或更昔洛韦，但疗效尚存争议。

（三）老年NHL 50%以上罹患NHL的患者年龄大于60岁，一般预后相对不良，与患者接受化疗时对药物的耐受性降低、缓解率低、复发率高及死于心血管疾病或其他非淋巴瘤疾病的风险增加等有关。如果患者体能状态良好，且无其他合并症，可予常规剂量。患者大于80岁，可考虑药物剂量减半化疗。

弥漫大B细胞淋巴瘤典型病例见扩展阅读16-5-3-3，蕈样肉芽肿典型病例见扩展阅读16-5-3-4。

扩展阅读16-5-3-3　弥漫大B细胞淋巴瘤（病例）

扩展阅读16-5-3-4　蕈样肉芽肿（病例）

推荐阅读

1. SWERDLOW S H, CAMPO E, PILERI S A, et al. The 2016 revision of the World Health Organization classification of lymphoid neoplasms[J]. Blood, 2016, 127(20): 2375-2390.
2. KAUSHANSKY K, LITCHMAN M A, PRACHAL J, et al. Williams Hematology[M]. 9th ed. New York: McGraw-Hill Education, 2016: 1493-1736.
3. GOLDMAN L, SCHAFER A I. Goldman-Cecil medicine[M]. 26th ed. Philidelphia: Elsevier Saunders, 2019: 1229-1240.

第四节　多发性骨髓瘤

刘　澎

多发性骨髓瘤（multiple myeloma, MM）是一种克隆性浆细胞异常增殖的恶性疾病。异常浆细胞及其产物导致MM患者一系列靶器官功能异常和临床表现，包括骨痛及骨折、肾功能损害、贫血、高钙血症和容易罹患感染。其他少见症状有凝血功能异常、神经损害及高黏滞血症。

【流行病学】

MM占全部恶性肿瘤的1%；是淋巴造血系统发病率居第二位的肿瘤，具体占比略高于10%。目前，美国及欧洲国家MM的年发病率约为（4～6）/10万；男女发病率之比约为2∶1。MM是主要见于老年人的恶性肿瘤，诊断时中位年龄65岁，75%的患者诊断时超过55岁，40岁以下患者只占约2%。中国当下尚缺乏确切的MM流行病学数据，有报道称中国MM年发病率约为 0.9/10 万；最近的研究提示这一数字存在低估的可能。

【病因与发病机制】

MM 的确切病因尚不清楚。有资料提示暴露于放射线可以导致 MM。经历 20 年的潜伏期后，第二次世界大战原子弹轰炸幸存者中 MM 发生率较正常人群显著上升。此外，苯等有机溶剂、除草剂和杀虫剂均可能与 MM 发病相关。

（一）MM 干细胞　随着治疗 MM 的新药不断应用于临床，MM 患者的治疗反应及长期生存均得到明显改善。但目前的治疗手段仍不能使 MM 得到彻底治愈，绝大多数患者最终疾病复发。这一临床经过提示 MM 患者体内存在具有高度增殖潜能且对抗骨髓瘤药物不敏感的肿瘤干细胞。截至目前，关于 MM 干细胞的确切免疫表型尚存在争议。$CD138^+$ 细胞可以在免疫缺陷动物体内增殖并引起骨髓瘤样溶骨性损害，显示其中可能含有 MM 干细胞组分；但该群细胞经在免疫缺陷动物体内连续移植数代后，失去了干细胞应有的自我复制和更新的能力。同样应用连续移植的动物模型和体外克隆形成试验中，有学者证实 MM 干细胞表型可能为 $CD19^+$，$CD27^+$，$CD38^-$，$CD138^-$，该群细胞可以在体内外形成 MM 样肿瘤；相对于 $CD138^+$ 细胞，$CD138^-$ 细胞对地塞米松、来那度胺和硼替佐米等 MM 治疗药物的敏感性明显减低。MM 干细胞精确表型及增殖分化网络的进一步明晰，将为根治性的 MM 靶向治疗提供有价值的线索。

（二）骨髓微环境　MM 细胞赖以生存的骨髓微环境对疾病的发生发展至关重要。骨髓微环境中有细胞外基质和大量细胞成分，后者包括基质细胞、成骨细胞、破骨细胞、T 淋巴细胞、树突细胞、内皮细胞，以及其他造血细胞。MM 细胞与上述细胞间的相互作用由相应受体、黏附分子和细胞因子介导。微环境的其他异常，如低氧和血管新生亢进，同样是 MM 发病机制的重要环节。

（三）两次打击模型（two-hit model）　几乎所有 MM 都由一个癌前阶段，即意义未明的单克隆免疫球蛋白血症（MGUS）演变而来；MGUS 患者在其一生中进展为 MM 或相关浆细胞肿瘤的风险为每年 1/100，这一固定速率提示了一个简单的两次打击肿瘤发生模型。从 MGUS 转化为 MM 的详细机制尚未完全揭示，已有研究显示 *RAS* 和 *P53* 基因突变、*p16* 甲基化、*MYC* 基因异常，以及其他继发性基因易位在此过程中发挥重要作用。

（四）克隆演变　高通量的基因组学技术手段已经允许研究者探索 MM 患者体内在初诊和疾病进展等不同时间点的肿瘤细胞克隆组分。与既往人们认定的不同，MM 并不是起源于单一干细胞的均质肿瘤，而是由具有巨大遗传异质性的许多亚克隆（subclone）组成。在疾病的不同阶段，患者体内 MM 亚克隆的种类及相对比例各不相同。针对自然病程特别是治疗措施驱动的 MM 克隆演变模式的研究，将为揭示 MM 发生和进展的机制、实现真正意义上的个体化治疗提供崭新的思路。

【临床表现】

（一）骨骼损害　初诊时表现为骨骼损害的 MM 患者比例约为 80%。MM 最突出的临床表现为骨痛，超过 2/3 的患者诊断时即以此症状为主诉。骨痛发生部位主要是背部和肋骨，四肢骨骼疼痛相对较少。跌倒或者抬举物品导致的脊柱压缩性骨折，会引起突然、剧烈的背痛。突然发生的肋骨痛并伴有局部触痛，提示肋骨骨折；尽管有时细微的骨折不能被普通 X 线检查发现。部分患者会因椎骨塌陷导致身高减低。

（二）贫血　约 75% 的 MM 患者在诊断时即呈现贫血。贫血发生原因多为骨髓中正常造血成分被 MM 细胞取代，红系造血减低；其他原因可为肾功能损害所致红细胞生成素（EPO）水平减低。MM 引起的贫血为正细胞正色素性贫血。贫血导致的乏力和虚弱可为 MM 患者就诊主诉。

（三）肾功能损害　初诊时，近 50% 的 MM 患者血肌酐水平升高，约 20% 血肌酐超过 177μmol/L，部分患者需要透析治疗。MM 患者的肾功能损害多表现为慢性肾功能不全，在疾病进展、脱水、应用造影剂及误用其他肾毒性药物等情况下，也可以发生急性肾衰竭。MM 患者发生肾功能损害的主要原因为轻链管型肾病和高钙血症。单克隆轻链可于远曲小管和集合小管沉积形成管型。尿中游离轻链水平与管型肾病及肾功能不全的程度直接相关。骨骼破坏导致的高钙血症也可以引起肾功能不全。肾功能损害的其他原因包括淀粉样变性、获得性 Fanconi 综合征和轻链沉积病。

（四）高钙血症　约 15% 的 MM 患者在诊断时存在高钙血症（>2.75mmol/L）。临床表现不一，可以呈现乏力、虚弱、烦渴、多尿、便秘、厌食、恶心、呕吐、神志不清、嗜睡和昏迷。应该动态监测 MM 患者的血钙水平，以免导致肾衰竭等严重后果。

（五）感染　感染在 MM 患者中较普遍。感染发生的原因是多方面的，包括受损的抗体应答反应、正常免疫球蛋白减少、中性粒细胞缺乏，以及应用含糖皮质激素的化疗方案治疗。感染可以表现为肺炎、败血症，甚至脑膜炎。肺炎链球菌和葡萄球菌曾被认为是主要感染病原体，目前国外资料显示，MM 患者病程中 50% 以上感染由革兰氏阴性细菌引发。

（六）神经系统症状　由于椎骨旁浆细胞瘤或椎骨本身损害压迫神经所导致的神经根病（radiculopathy）是 MM 最常见的神经系统并发症，通常累及胸部及腰骶部区域。MM 患者如果出现严重背痛、下肢无力或感觉异常、膀胱和肠道功能障碍，应警惕脊髓压迫，此症状在 MM 患者中出现的比例为 5%～10%，必须紧急处理。周围神经病变在 MM 中较少见，如果发生，多由淀粉样变性引起。骨髓瘤细胞偶尔浸润至脑膜。颅骨病灶有时延伸形成颅内浆细胞瘤。

（七）出凝血功能异常　出血及血栓事件在 MM 患者中均可发生。出血主要源于大量单克隆免疫球蛋白包被血小板影响其正常功能，血小板减少是另一个重要原因。MM 患者发生深部静脉血栓甚至肺栓塞的风险增加，血栓事件有时由针对 MM 的治疗而引发。

（八）体征　面色苍白是 MM 患者体格检查最常见的发现。肝大和脾大的比例分别为 5% 和 1%，淋巴结肿大少见。大约 5% 的初诊 MM 患者和 5% 的长期随访患者可于体表触及髓外浆细胞瘤，直径由小于 1cm 至超过 10cm 不等。其他体征包括骨骼畸形、局部骨骼触痛和皮肤紫癜。

【辅助检查】

（一）外周血　初诊时，75%的 MM 患者呈正细胞正色素性贫血；白细胞和中性粒细胞计数多正常；约 5%的患者血小板减少。血涂片中偶见幼红及幼粒细胞。由大量单克隆免疫球蛋白包被的红细胞容易发生聚集，从而在血涂片呈现典型的缗钱状改变。尽管血涂片中很少检出浆细胞，应用流式细胞术可以发现约 10%的 MM 患者外周血中含有超过 $0.1×10^9/L$ 的浆细胞。外周血中浆细胞比例大于 20%或绝对计数超过 $2.0×10^9/L$ 者，称为浆细胞性白血病（参见本篇第五章第六节“其他浆细胞病”）。

（二）鉴别 M 蛋白　骨髓瘤细胞分泌的异常单克隆免疫球蛋白称为 M 蛋白（又称骨髓瘤蛋白）。血清蛋白电泳中，M 蛋白可以呈现为琼脂糖凝胶上的密集条带或光密度仪中的高耸窄峰。血清免疫固定电泳可以确定 M 蛋白的重链和轻链类型，在鉴别 M 蛋白方面比血清蛋白电泳更加灵敏。部分 MM 患者的异常浆细胞只分泌单克隆游离轻链，又称本周蛋白（Bence Jones proteins）。单克隆轻链通常难以由血清电泳检出，但很容易在尿蛋白电泳及免疫固定电泳中发现。尿电泳需要收集患者 24 小时尿液。单独应用血清蛋白电泳、血清蛋白电泳结合免疫固定电泳、联用血清和尿液的蛋白电泳及免疫固定电泳检出 M 蛋白的概率分别为 80%、93%和 97%。经由上述方法鉴定，MM 中 M 蛋白 IgG 型占 50%，IgA 型占 20%，轻链型占 15%～20%，IgD 型占 2%，双克隆型占 2%，IgM 型占 0.5%，IgE 型罕见。M 蛋白轻链 κ 型占 65%，λ 型占 35%。约有 3%的 MM 患者没有 M 蛋白检出，称为不分泌型骨髓瘤。

（三）血清游离轻链（free light chains，FLC）　FLC 检测可以定量未结合到完整免疫球蛋白中的 κ 或 λ 轻链。κ/λ 比值的正常范围为 0.26～1.65，该比值异常提示包含相应轻链的免疫球蛋白的克隆性增殖。相较蛋白电泳和免疫固定电泳，血清 FLC 检测在鉴别 M 蛋白方面更加敏感，越来越广泛地应用于 MM 的诊断、风险分层和疗效评估中。对于已经接受血清 FLC 检查的 MM 患者，尿蛋白电泳及免疫固定电泳不再是必需项目。

（四）骨髓　约 96%的 MM 患者初诊时骨髓中克隆性浆细胞比例超过 10%，中位浆细胞比例 50%。判定浆细胞的克隆性可以采用流式细胞学、免疫组化或免疫荧光方法检验免疫球蛋白轻链是否存在限制性表达。譬如应用第一种方法，浆细胞的克隆性由 κ/λ 比值判定：κ/λ 比值大于 4∶1提示 κ 轻链型浆细胞克隆性增殖；该比值小于 1∶2为 λ 轻链型 MM。骨髓活检是普通骨髓穿刺涂片的有益补充，若两种方法所获浆细胞比例存在差距，以比例较高者为准。多数 MM 细胞的免疫表型为细胞质 Ig^+，$CD38^+$，$CD138^+$，$CD19^+$，$CD56^+$，$CD45^-$；20% MM 细胞呈 $CD20^+$，小部分表达 CD10 及 HLA-DR。由于 MM 细胞在骨髓微环境中呈局灶性分布，约有 4%的初诊患者，尽管呈现典型的活动性 MM 表现，但首次骨髓检查浆细胞比例不足 10%。这种情况下，需更换部位再次进行骨髓检查；对可疑的溶骨性损害部位骨骼或髓外浆细胞瘤的活检同样有助于确立诊断。

（五）影像学检查　普通 X 线检查可以揭示溶骨性损害、骨质疏松和病理性骨折等改变。骨骼损害多见于椎骨、颅骨、胸廓、骨盆和四肢骨骼近端。放射性核素（锝-99m）骨显像在发现溶骨性损害方面的效果不及普通 X 线检查，不应采用。CT、MRI 和 PET/CT 是更为灵敏的鉴别 MM 骨骼损害的影像学方法，在诊断和疗效判定等方面得到越来越多的应用。

（六）细胞遗传学　应用间期荧光原位杂交（FISH）可以在几乎所有 MM 患者中检出细胞遗传学异常。遗憾的是，尚未发现 MM 专有或特征性的细胞遗传学改变。间期 FISH 目前被广泛用于 MM 的预后分层判定。

（七）微小残留病（minimal residual disease，MRD）　应用二代测序技术或流式细胞术可以评价患者体内残存的微小肿瘤负荷。在治疗不同阶段 MRD 的状态对 MM 的预后具有重要提示意义；MRD 转为阴性的患者生存时间更长。

（八）其他　90%的 MM 患者正常免疫球蛋白（非受累免疫球蛋白）水平减低。血清乳酸脱氢酶（LDH）水平是 MM 的独立预后参数。血清 $β_2$ 微球蛋白反映肿瘤负荷，并且是对 MM 患者分期的关键指标。其他尚可开立的检查包括浆细胞标记指数（plasma cell labeling index，PCLI）和刚果红染色（皮下脂肪、骨髓或受累器官活检标本）等。

【诊断与鉴别诊断】

（一）诊断标准　依据美国国立综合癌症网络及国际骨髓瘤工作组相关定义的更新，MM 按照有无特征性临床表现和是否需要治疗分为活动性骨髓瘤（有症状骨髓瘤）和冒烟型多发性骨髓瘤（smoldering multiple myeloma，SMM，或无症状骨髓瘤），具体标准见表 16-5-4-1。

表 16-5-4-1　多发性骨髓瘤诊断标准

活动性骨髓瘤	同时满足以下 2 个条件： 1. 骨髓克隆性浆细胞比例≥10%或组织活检证实存在（骨或髓外）浆细胞瘤 2. 存在以下任何 1 条骨髓瘤相关的靶器官损害表现或异常检测指标： （1）血清钙超过正常值上限 0.25mmol/L，或>2.75mmol/L （2）肌酐清除率<40ml/min 或血清肌酐>177μmol/L （3）血红蛋白低于正常值下限 20g/L 以上，或<100g/L （4）X 线片、CT 或 PET/CT 显示 1 处或多处溶骨性骨骼损害 （5）骨髓克隆性浆细胞比例≥60% （6）血清受累/非受累游离轻链（FLC）比≥100（受累 FLC 须≥100mg/L） （7）MRI 检出>1 处局灶性骨骼损害（至少 5mm 以上）
冒烟型骨髓瘤	同时满足以下 2 个条件： 1. 血清 M 蛋白（IgG 或 IgA）≥30g/L（或尿本周蛋白≥500mg/24h）和/或骨髓克隆性浆细胞比例介于 10%～60% 2. 无骨髓瘤相关的靶器官损害及特征性异常检测指标（见本表活动性骨髓瘤诊断标准）和淀粉样变性

（二）分型 MM依照受累的免疫球蛋白类型分为IgG型、IgA型、IgD型、IgM型、IgE型、轻链型、双克隆型，以及不分泌型。上述各类型又可根据轻链类型进一步分为κ型和λ型。

（三）鉴别诊断 部分自身免疫性疾病、慢性肝病、感染和转移癌等可引起反应性浆细胞增多（reactive plasmacytosis），其浆细胞呈多克隆性且患者不能检出M蛋白。其他需与MM鉴别的疾病包括MGUS、华氏巨球蛋白血症、轻链淀粉样变性、孤立性浆细胞瘤、B细胞淋巴瘤，以及骨转移癌等。

【分期和风险分层】

MM是高度异质性的疾病，患者生存可由数月至数年不等。通过建立完善的临床分期系统，可以精确判断患者预后，选择合适的治疗方案，并且可以实现不同临床试验结果的可信比较。因其简单有效并全部使用客观参数，2005年提出的国际分期体系（International Staging System，ISS）（表16-5-4-2）是目前应用最广泛的MM分期系统。ISS主要反映了MM患者体内的不同肿瘤负荷，近来有学者在ISS基础上，整合进反映MM细胞生物学特征的指标（异常的细胞遗传学和LDH水平），建立了修正的国际分期体系（Revised International Staging System，R-ISS）（表16-5-4-3），以期更好地区分MM患者的预后。此外，梅奥诊所的骨髓瘤风险分层系统（Mayo Stratification for Myeloma and Risk-Adapted Therapy Classification，mSMART）引入更多细胞遗传学信息，有助于指导治疗方案的选择（表16-5-4-4）。mSMART系统还在不断改进完善中。

表16-5-4-2 国际分期体系（International Staging System，ISS）

分期	标准	中位生存时间/个月
Ⅰ	血清 β_2 微球蛋白<3.5mg/L和白蛋白≥35g/L	62
Ⅱ	不能为Ⅰ和Ⅲ期纳入的患者	44
Ⅲ	血清 β_2 微球蛋白≥5.5mg/L	29

表15-5-4-3 修正的国际分期体系（Revised International Staging System，R-ISS）

分期	标准	5年生存率/%
Ⅰ	细胞遗传学标危并且LDH正常的ISSⅠ期患者	82
Ⅱ	不能为Ⅰ和Ⅲ期纳入的患者	62
Ⅲ	细胞遗传学高危或LDH高于正常水平的ISSⅢ期患者	40

注：细胞遗传学高危指间期荧光原位杂交检出del(17p)，t(4;14)，t(14;16)；除此之外为标危。

表16-5-4-4 Mayo骨髓瘤风险分层系统（mSMART）

分层	标准	患者占比/%	中位生存/个月
标危	t(11;14)，t(6;14)，三体	75	84~120
中危	t(4;14)，1q扩增	10	*
高危#	t(14;16)，t(14;20)，del(17p)	15	24~36

注：*应用硼替佐米为基础方案诱导，自体造血干细胞移植巩固并给予维持治疗，预后与标危者相仿；#在同时存在三体情况下，具有高危细胞遗传学标志的患者应被归为标危组。

【疗效标准】

根据美国国立综合癌症网络及国际骨髓瘤工作组相关定义的最近更新，可依下述标准对MM患者疗效进行判定：

1. 完全缓解（CR） 血清和尿免疫固定电泳阴性，无软组织浆细胞瘤，骨髓中浆细胞比例<5%；对仅依靠血清FLC水平作为可测量病变的患者，除满足以上CR的标准外，还要求FLC的比率恢复正常（0.26~1.65）。以上指标均需连续2次评估。

2. 严格意义的CR（sCR） 满足CR标准的基础上，要求FLC比率正常以及骨髓中无克隆性浆细胞（免疫组化或2~4色的流式细胞术证实）。以上指标均需连续2次评估。

3. 免疫表型CR（ICR） 满足sCR标准的基础上，要求经多参数流式细胞术（4色以上）分析 10^6 个骨髓细胞，证实无表型异常的（克隆性）浆细胞。

4. 分子学CR（MCR） 满足CR标准基础上，要求等位基因特异性寡核苷酸PCR（ASO-PCR）检测阴性（敏感度要求达到 10^{-5}）。

5. 非常好的PR（VGPR） 蛋白电泳检测不到M蛋白，但血清和尿免疫固定电泳阳性；或血清M蛋白降低≥90%且尿M蛋白<100mg/24h；仅依靠血清FLC水平作为可测量病变的患者，除满足以上VGPR的标准外，还要求受累和未受累FLC之间的差值缩小>90%。以上指标均需连续2次评估。

6. 部分缓解（PR） ①血清M蛋白减少≥50%，24小时尿M蛋白减少≥90%或降至<200mg/24h；②若血清和尿中M蛋

白不可测，则要求受累与非受累 FLC 之间的差值缩小≥50%；③若血清和尿中 M 蛋白及血清 FLC 均不可测，且基线骨髓浆细胞比例≥30%时，则要求骨髓内浆细胞数目减少≥50%；④除上述标准外，若基线存在软组织浆细胞瘤，则要求浆细胞瘤缩小≥50%；⑤如做影像学检查，则应无新的骨质病变或原有骨质病变进展的证据。以上指标均需连续 2 次评估。

7. 微小缓解（MR）　血清 M 蛋白减少 25%～49%，24 小时尿本周蛋白减少 50%～89%；若基线存在软组织浆细胞瘤，则要求浆细胞瘤缩小 25%～49%；溶骨性骨骼损害的数量和大小没有增加（可允许压缩性骨折的发生）。

8. 疾病稳定（SD）　不符合 CR、VGPR、PR 及 PD 标准。如做影像学检查，则应无新的骨质病变或原有骨质病变进展的证据。

9. 疾病进展（PD）　至少应符合以下 1 项标准（以下百分数均为与治疗获得的相应指标最低数值相比）：①血清 M 蛋白升高≥25%（升高绝对值须≥5g/L），若基线血清 M 蛋白≥50g/L，M 蛋白增加≥10g/L 即可；②尿本周蛋白升高≥25%（升高绝对值须≥200mg/24h）；③若血清和尿 M 蛋白无法检出，则要求血清受累与非受累 FLC 之间的差值增加≥25%（增加绝对值须>100mg/L）；④若血清和尿中 M 蛋白以及血清 FLC 均不可测，则要求骨髓浆细胞比例升高≥25%（增加绝对值≥10%）；⑤原有骨病变或软组织浆细胞瘤增大≥25%，或出现新骨骼损害或软组织浆细胞瘤；⑥出现完全归因于 MM 的高钙血症。在开始新治疗前必须进行连续 2 次疗效评估。

近来，国际骨髓瘤工作组提出了整合 MRD 状态的疗效评判标准。虽然 MRD 检测相对于传统生化及形态指标更加灵敏，但根据 MRD 状态指导调整治疗方案的有效性尚需临床试验证实。

【治疗】

MM 的治疗方法在过去 15～20 年间经历了非常大的变化。随着蛋白酶体抑制剂（硼替佐米、卡非佐米、伊沙佐米），免疫调节剂（沙利度胺、来那度胺、泊马度胺）和单克隆抗体［靶向 CD38 的达雷妥尤单抗（daratumumab）及靶向 SLAMF7 的埃罗妥珠单抗（elotuzumab）］等新药的应用和造血干细胞移植的广泛开展，MM 患者的疗效及生存均得到明显的提高。

（一）适合自体造血干细胞移植（ASCT）的 MM 患者的治疗　综合考虑体能状态评分、是否合并其他严重疾病及年龄因素，大约有 50%的初治 MM 患者适合接受 ASCT，多数中心将移植患者的年龄上限设置为 65～75 岁。由于目前应用的预处理方案尚不能彻底清除患者体内的 MM 细胞，并且回输的干细胞中有较大可能含有采集过程中混入的 MM 细胞，故而 ASCT 不能根治 MM。但与单纯应用传统化疗相比，ASCT 可以显著延长 MM 患者的无事件生存和总生存。

1. 诱导治疗　适合移植的 MM 的初始治疗应注意避免使用含美法仑等影响干细胞动员药物的方案。干细胞采集前通常进行 3～4 个疗程的诱导治疗。诱导方案在各国家地区因相关药物可获得性、医保政策及经济因素等有所差别。目前，最常用的方案包括硼替佐米/来那度胺/地塞米松（VRD），伊沙佐米/来那度胺/地塞米松（IRd），硼替佐米/沙利度胺/地塞米松（VTD），硼替佐米/环磷酰胺/地塞米松（VCD），达雷妥尤单抗/来那度胺/地塞米松（DRd），以及来那度胺/低剂量地塞米松（Rd）等，具体方案的剂量和用法见表 16-5-4-5。

表 16-5-4-5　多发性骨髓瘤常用化疗方案

方案	药物	剂量和用法
MP	美法仑 泼尼松	8～10mg，口服，第 1～7 天 60mg，口服，第 1～7 天 每 6 周一疗程
TD	沙利度胺 地塞米松	200mg，口服，第 1～28 天 40mg，口服，第 1、8、15、22 天 每 4 周一疗程
Rd	来那度胺 地塞米松	25mg，口服，第 1～21 天 40mg，口服，第 1、8、15、22 天 每 4 周一疗程
VD	硼替佐米 地塞米松	1.3mg/m²，皮下注射或静脉，第 1、8、15、22 天 40mg，口服，第 1、8、15、22 天 每 4 周一疗程
MPT	美法仑 泼尼松 沙利度胺	0.25mg/kg，口服，第 1～4 天（75 岁以上患者每天用量减为 0.20mg/kg） 2mg/kg，口服，第 1～4 天 100～200mg，口服，第 1～28 天（75 岁以上患者每天用量 100mg） 每 6 周一疗程

续表

方案	药物	剂量和用法
VMP	硼替佐米 美法仑 泼尼松	1.3mg/m^2,皮下注射或静脉,第1、8、15、22天 9mg/m^2,口服,第1~4天 60mg/m^2,口服,第1~4天 每5周一疗程
VRD	硼替佐米 来那度胺 地塞米松	1.3mg/m^2,皮下注射或静脉,第1、8、15天 25mg,口服,第1~14天 20mg,口服,第1、2、8、9、15、16天 每3周一疗程
IRd	伊沙佐米 来那度胺 地塞米松	4.0mg,口服,第1,8,15天 25mg,口服,第1~21天 40mg,口服,第1、8、15、22天 每4周一疗程
VTD	硼替佐米 沙利度胺 地塞米松	1.3mg/m^2,皮下注射或静脉,第1、8、15、22天 100~200mg,口服,第1~21天 40mg,口服,第1、8、15、22天 每4周一疗程
VCD(CyBorD)	硼替佐米 环磷酰胺 地塞米松	1.3mg/m^2,皮下注射或静脉,第1、8、15、22天 300mg/m^2,口服,第1、8、15、22天 40mg,口服,第1、8、15、22天 每4周一疗程
Carfilzomib	卡非佐米	20mg/m^2(第1疗程)和27mg/m^2(随后疗程),静脉滴注,第1、2、8、9、15、16天 每4周一疗程
KCD	卡非佐米 环磷酰胺 地塞米松	20mg/m^2(第1疗程)和36mg/m^2(随后疗程),静脉,第1、2、8、9、15、16天 300mg/m^2,口服,第1、8、15天 40mg,口服,第1、8、15天 每4周一疗程
KRD	卡非佐米 来那度胺 地塞米松	27mg/m^2,静脉滴注,第1、2、8、9、15、16天(第1疗程第1、2天用量20mg/m^2) 25mg,口服,第1~21天 40mg,口服,第1、8、15、22天 每4周一疗程
PD	泊马度胺 地塞米松	4mg,口服,第1~21天 40mg,口服,第1、8、15、22天 每4周一疗程
KPD	卡非佐米 泊马度胺 地塞米松	27mg/m^2,静脉滴注,第1、2、8、9、15、16天(第1疗程第1、2天用量20mg/m^2) 4mg,口服,第1~21天 40mg,口服,第1、8、15、22天 每4周一疗程
DRd	daratumumab 来那度胺 地塞米松	16mg/kg,静脉滴注,第1~2疗程:第1、8、15、22天;第3~6疗程:第1、15天;第7疗程及之后:第1天 25mg,口服,第1~21天 40mg,口服,第1、8、15、22天 每4周一疗程

在美国东部肿瘤协作组进行的一项随机对照试验证实，在上述药物组合中，低剂量的地塞米松（40mg，每周1次）相比高剂量地塞米松（40mg，第1～4天、第9～12天、第17～20天），给患者带来更好的总生存和更低的药物毒性。故而在所有含地塞米松的联合方案（如VTD，VCD，VRD，Rd等）中，均推荐应用低剂量的地塞米松（40mg，每周1次）。硼替佐米的主要副作用包括胃肠道反应、短暂的血细胞减少、乏力和周围神经病变。研究显示，相比每周2次（第1、4、8、11天）静脉给药，应用每周1次的用药间隔并采用皮下注射的给药方式能显著减低硼替佐米相关的周围神经病变。每周2次的密集给药方式，在需要紧急降低肿瘤负荷的情况下（如管型肾病引起的急性肾衰，浆细胞性白血病，广泛的髓外病变和脊髓压迫等），可以考虑。伊沙佐米为口服蛋白酶体抑制剂，应用方便，同时周围神经病变发生率较硼替佐米明显减低。沙利度胺的副作用包括镇静、乏力、皮疹、心动过缓、周围神经病变、便秘和致畸。相比沙利度胺，来那度胺的非血液学毒性显著减低，主要副作用为血小板及中性粒细胞减少。此外，有报道长期应用来那度胺会引起腹泻和腿痛性痉挛。深静脉血栓是沙利度胺和来那度胺共同的严重副作用，服用这两种药物的患者均需常规应用阿司匹林或其他抗凝剂。

2. 自体造血干细胞移植　诱导治疗后应用粒细胞集落刺激因子±环磷酰胺动员采集能够满足1～2次移植的外周血造血干细胞，一份用于早期ASCT（即4次诱导方案后进行），另一份（如果采集到足够的干细胞）则冻存以备首次移植未能取得CR/VGPR或移植后复发者做第二次ASCT。常用的预处理方案是美法仑200mg/m^2，有学者尝试通过整合入硼替佐米或卡非佐米来改良预处理方案。与单纯常规化疗相比，ASCT能够显著提高CR率并延长MM患者的中位生存大约12个月，治疗相关死亡率为1%～2%。

3. 巩固与维持治疗　在ASCT后，有学者通过短期（2～4个疗程）应用与诱导阶段强度类似的联合方案（如VTD、VRD等）来提高缓解深度和对疾病的控制。另外，有报道移植后长期给予减低剂量的方案（通常单药）可以延长缓解持续时间和患者生存。一项随机对照试验显示，来那度胺的维持治疗（前3个月10mg/d，如能耐受提高剂量至15mg/d）能够显著延长MM患者的无进展生存，但长期用药使得药物毒性包括致继发肿瘤的情况有增加趋势。此外，每2周1次的单药硼替佐米维持同样收到延长无进展生存和总生存的效果。由于是口服药物且1周服用1次，伊沙佐米成为另一个维持治疗的理想药物。目前，中危或高危患者的维持治疗推荐伊沙佐米或硼替佐米；其他患者，特别是移植后未获得VGPR以上反应者，推荐采用来那度胺。

（二）不适合自体造血干细胞移植（ASCT）的MM患者的治疗　约50%的MM患者由于各种原因无法接受ASCT。传统上对这部分患者的主要起始治疗方案为包含美法仑的组合（如MP、MPT和VMP，具体用法见表16-5-4-5），三药联合方案效果优于两药组合。近来的趋势是倾向于不适合ASCT的MM患者采用与适合ASCT者相同（不含美法仑）的起始方案（如VRD、IRd、VCD及Rd等）。如采用Rd方案，建议应用至疾病进展或总共应用18个月。如采用三药联合方案（如VCD、VRD、MPT、VMP），则建议应用至8～12个月，其后单药（来那度胺或伊沙佐米）维持治疗。

（三）复发及难治MM（relapsed/refractory multiple myeloma，RRMM）的治疗　尽管新药不断出现，几乎所有的MM患者终将复发，使得RRMM成为患者和临床医师面临的严重挑战。根据IMWG的定义，RRMM包括复发MM和难治MM。难治MM是指接受初次治疗或挽救治疗未获MR以上反应甚至疾病进展（PD），以及末次治疗后60天内PD的MM患者，包括所谓"原发难治MM"和"复发-难治MM"。复发MM为曾经接受过治疗但疾病进展需要接受挽救治疗，同时不符合前述难治MM的MM患者。RRMM治疗的策略取决于相关药物的可获得性、前期治疗的反应和反应持续的时间、复发的侵袭程度、患者的体能状态，以及ASCT是否可行。

蛋白酶体抑制剂（硼替佐米、卡非佐米、伊沙佐米），免疫调节剂（沙利度胺、来那度胺、泊马度胺），单克隆抗体（达雷妥尤单抗等），糖皮质激素和烷化剂等单药或联合应用构成化疗方案的选择。复发时呈现多发髓外浆细胞瘤或浆细胞性白血病者可考虑多药联合方案，如硼替佐米+地塞米松+沙利度胺+顺铂+阿霉素+环磷酰胺+依托泊苷（VDT-PACE）。适合ASCT且前期未进行移植或ASCT后缓解时间超过18～24个月的患者（尤其是诱导治疗后已采集第二份干细胞冻存者），应考虑进行ASCT的可能。

针对B细胞成熟抗原（B-cell maturation antigen，BCMA）的嵌合抗原受体T细胞（chimeric antigen receptor T cells，CAR-T）疗法和偶联细胞毒药物的BCMA单克隆抗体，是两种非常有前景的MM药物。Bcl-2抑制剂——维奈克拉（venetoclax）对携有t(11;14)标记的MM显示出良好疗效。其他药物选择包括核输出蛋白XPO1抑制剂——塞利尼索（selinexor），组蛋白去乙酰化酶抑制剂——帕比司他（panobinostat）及传统化疗药物——苯达莫司汀等。此外，RRMM患者应积极考虑纳入临床试验。

（四）异基因造血干细胞移植　大多数MM患者由于年龄、缺乏供者和不佳的脏器功能储备无法接受异基因造血干细胞移植。尚没有足够有力的证据显示异基因造血干细胞移植相对ASCT在疗效上的优势。考虑到现有的治疗策略的理想结果和异基因造血干细胞移植较高的治疗相关死亡率（约20%），目前认为异基因造血干细胞移植在MM治疗中的作用有限。部分年轻的高危患者在首次或复发时，异基因造血干细胞移植可能是一种选择。

（五）冒烟型骨髓瘤的处理　SMM进展为活动性MM风险在诊断后的第一个5年为10%/年，第二个5年为5%/年，之后为（1%～2%）/年。已有试验显示早期治疗可以延长高危SMM患者的总生存，提早干预这部分患者的临床实践已逐步展开。除了在临床试验的情境下，对其他风险度SMM的标准处理措施仍然是每3~4个月1次的随访观察(参见本章第六节“其他浆细胞病”)。

【并发症处理】

(一)高钙血症　主要措施包括水化、糖皮质激素和双膦酸盐。静脉应用帕米膦酸二钠(60~90mg,维持2~4小时)或唑来膦酸(4mg,维持15分钟)可以使大多数患者的血钙水平在24~72小时内恢复正常。对难治性高钙血症,可考虑应用降钙素。

(二)肾功能不全　MM患者出现急性肾衰竭的主要原因为轻链管型肾病,此时多伴有血清FLC增高(血清FLC>150mg/dl),紧急处置急性肾衰竭关乎患者长期生存。此时最关键的措施为针对MM的有效治疗,推荐三药联合方案如VTD或VCD方案,并且药物剂量无须调整。此外,若患者尚未进入少尿期,应水化、利尿,维持尿量>100ml/h。尽管随机对照试验并未提供明确证据,仍可考虑采用血浆置换降低循环中异常轻链水平。症状性氮质血症建议血液透析,有报道提示高截留量血液透析清除FLC效果较好。高尿酸血症患者需应用别嘌醇。避免使用非甾体抗炎药(NSAIDs)和静脉造影剂。长期接受双膦酸盐治疗的患者需监测肾功能。

(三)骨骼损害　防治MM骨病的关键方法是双膦酸盐的应用。每月1次静脉应用帕米膦酸二钠(60~90mg,维持4小时)或唑来膦酸(4mg,维持15分钟),可有效减低骨痛、病理性骨折和脊髓压迫的发生并延长患者的生存,全部有骨骼损害的MM患者均应接受这一预防措施。双膦酸盐的应用至少应维持1~2年,之后可减低用药频率至每3个月1次,以避免长期应用双膦酸盐引起颌骨坏死。唑来膦酸和帕米膦酸二钠均有引起颌骨坏死的报道,以唑来膦酸为多,双膦酸盐使用前应该进行口腔检查,使用中避免口腔侵袭性操作。如需进行口腔侵袭性操作,需前后停用双膦酸盐3个月,并加强抗感染治疗。

系统化疗并酌情应用镇痛剂可以使大部分的MM患者的骨痛显著缓解;仍不能减轻的剧烈疼痛且病灶局限者,可给予20~30Gy的局部放疗。椎体成形术可以缓解因严重椎骨骨折引起的疼痛。发生长骨病理性骨折及脊柱不稳者可行外科手术治疗。对于发生病理性骨折风险较高并将严重影响生存质量和疗效的MM患者,经审慎评估后可以考虑给予预防性的外科干预。

MM患者出现严重背痛、下肢无力或感觉异常、排便失禁等症状时要怀疑椎旁髓外浆细胞瘤引起的脊髓压迫。治疗措施包括地塞米松和局部放疗,以及手术解压。

(四)感染　有条件的患者可以给予肺炎和流行病感冒疫苗接种。对于正常免疫球蛋白显著减低且反复发生严重感染者,可以每3~4周静脉输注丙种球蛋白。所有接受硼替佐米或卡非佐米治疗的患者,应服用阿昔洛韦等抗病毒药物预防带状疱疹病毒激活。长期应用含糖皮质激素化疗方案的患者,应预防卡氏肺囊虫感染。

(五)其他　对接受以沙利度胺或来那度胺为基础的方案的患者,建议预防性抗凝治疗。贫血患者多数对红细胞生成素治疗反应良好。血浆置换可显著缓解MM患者的高黏滞血症症状。

【预后】

过去15~20年间,随着对MM发病机制理解的深入和治疗措施的不断改进,MM患者的生存已经获得明显提升,目前中位总生存期约为5年左右。在梅奥诊所,MM患者的5年总生存期由1971—1996年的37%提高到2006—2010年的66%。但对于绝大多数患者来说,目前MM仍是不可治愈的疾病。未来MM疗效和患者生存的进一步改善有赖于包括免疫细胞疗法在内的新药研发、理想药物组合的探索,以及新药与造血干细胞移植的合理整合。

推荐阅读

1. 刘澎. 复旦大学附属中山医院多发性骨髓瘤诊疗规范(v1.2019)[J]. 中国临床医学,2018,25(5):855-859.
2. GOLDMAN L, SCHAFER A I. Goldman-Cecil medicine[M]. 26th ed. Philidelphia:Elsevier Saunders,2019:1246-1255.
3. LI J, WANG Y, LIU P. The impact on early diagnosis and survival outcome of M-protein screening-driven diagnostic approach to multiple myeloma in China:a cohort study[J]. J Cancer,2019,10(20):4807-4813.
4. RAJKUMAR S V, KUMAR S. Multiple myeloma:diagnosis and treatment[J]. Mayo Clin Proc,2016,91(1):101-119.
5. RAJE N, BERDEJA J, LIN Y, et al. Anti-BCMA CAR t-cell therapy bb2121 in relapsed or refractory multiple myeloma[J]. N Engl J Med, 2019,380(18):1726-1737.

第五节　淋巴浆细胞性淋巴瘤/Waldenström巨球蛋白血症

魏　征

淋巴浆细胞性淋巴瘤(lymphoplasmacytic lymphoma, LPL)是由小B淋巴细胞、浆细胞样淋巴细胞和浆细胞组成的肿瘤。Waldenström巨球蛋白血症(Waldenström macroglobulinemia, WM)为LPL伴骨髓侵犯及单克隆免疫球蛋白IgM血症,是LPL的主要亚型。

LPL/WM约占血液系统肿瘤1%,美国发病率约每年0.33/10万。好发于老年人,男女比例为1.51∶1。亚洲国家发病率约为美国的1/10。

【病因和发病机制】

近年发现两种基因突变可能与发病有关。

1. *MYD88* L256P突变　存在于约90%的LPL/WM患者,通过激活核转录因子κB及Bruton酪氨酸激酶(Bruton tyrosine kinase, BTK)信号通路促进肿瘤细胞存活。

2. *CXCR4*基因突变　*CXCR*4基因在30%的LPL/WM患者中发生C-末端突变,类似“疣、低丙种球蛋白血症、感染及先天性髓性粒细胞减少综合征”(warts, hypogammaglobinemia, infections and myelokathexis syndrome, WHIM综合征),故称

WHIM 突变。该突变通过 *CXCR4* 基因的配体 SDF1-a 调节 CX-CR4 信号通路，促进肿瘤细胞增殖存活。

【临床表现】

本病常见临床表现包括：

（一）血液异常　高 IgM 血症伴正细胞正色素性贫血常为本病首发表现，血小板减少及黏附异常、高球蛋白血症可导致皮肤黏膜出血。

（二）高 IgM 血症　高 IgM（>30g/L）可表现为视网膜病变、视力障碍、头痛、昏迷、心力衰竭等；伴发冷球蛋白血症时，可有雷诺现象、关节疼痛、紫癜及皮肤溃疡等。

（三）肿瘤浸润　肿瘤主要浸润骨髓，少数患者出现脾大及淋巴结肿大，较少发生结外浸润。

（四）周围神经病变、冷凝集素血症　单克隆 IgM 可导致自身免疫紊乱，包括脱髓鞘周围神经病变及冷抗体型自身免疫性溶血性贫血。

（五）淀粉样变性　可见于单克隆 IgM-λ 型患者。

【实验室检查】

（一）血液及生化　约 40% 患者诊断时中度贫血，中性粒细胞或血小板减少较少见。LDH 一般不升高。大部分患者可检测到单克隆 IgM 血症。游离轻链在 LPL/WM 中的价值尚未得以验证。

（二）骨髓　骨髓涂片以小淋巴细胞、浆细胞样淋巴细胞和浆细胞浸润为主。骨髓活检可见淋巴样细胞结节样或弥漫性间质浸润，成熟浆细胞比例增高。

（三）免疫表型　肿瘤细胞表达全 B 抗原 CD19、CD20、CD22、CD79a 及 FMC-7，单克隆膜表面 Ig，很少表达 CD10、CD5 及 CD23。

（四）遗传学异常　尚未发现特征性遗传学改变，FISH 检测超半数病例有 6q-。

【诊断与鉴别诊断】

根据 WHO 淋巴造血系统肿瘤分类定义本病：

1. 肿瘤由小 B 淋巴细胞、浆细胞样淋巴细胞及浆细胞组成。
2. 常累及骨髓，有时累及淋巴结和脾脏。
3. 排除其他表现为浆细胞分化的小 B 细胞淋巴肿瘤。
4. WM　伴骨髓受累及单克隆 IgM 血症的 LPL。

患者符合以上标准且具有肿瘤浸润或 M 蛋白引起相关症状时诊断为 LPL/WM，而无相关症状时诊断为冒烟型 WM。由于其他小 B 细胞淋巴肿瘤伴有浆细胞分化，尤其是边缘区淋巴瘤有时难与本病鉴别，部分病例仅能诊断为小 B 淋巴肿瘤伴有浆细胞分化以待进一步鉴别，此时 *MYD88* L265P 突变对诊断具有辅助价值（约 90% 的 LPL/WM 存在，但并非特异及必备诊断条件）。同时重链病不再考虑作为淋巴浆细胞性淋巴瘤的变异型。

初诊 LPL/WM 分期可参照其他非霍奇金淋巴瘤。需要治疗的 LPL/WM 患者，可通过 WM 国际预后评分系统（International Prognosis Scoring System，IPSS-WM）判断预后：①年龄>65 岁；②血红蛋白≤115g/L；③血小板≤100×10^9/L；④β_2-MG>3mg/L；⑤血清单克隆免疫球蛋白浓度>70g/L。根据 5 个危险因素将患者分为低、中、高三组。年龄≤65 岁，危险因素≤1 个为低危组，2 个危险因素或年龄>65 岁为中危组，多于 2 个危险因素为高危组。

【治疗】

目前 LPL/WM 仍是不可治愈的疾病，无症状患者可在严密监测下观察等待。

（一）治疗指征及疗效评价　临床指征：反复发热盗汗及体重减轻；高黏滞血症；有症状的淋巴结肿大或淋巴结肿大最大直径超过 5cm；有症状的肝脾大或器官肿大、浸润；与 WM 相关的周围神经症状。实验室指征：有症状的冷球蛋白血症；冷凝集素血症；免疫性溶血或血小板减少；WM 相关的周围神经病或淀粉样变；血红蛋白≤100g/L 或血小板<100×10^9/L。LPL/WM 疗效评价主要采用第六届国际 WM 工作组制定的疗效标准。

（二）血浆置换　适应证：有症状的高黏滞血症、严重冷球蛋白血症、冷凝集素血症；IgM≥40g/L 的患者在应用利妥昔单抗前可预防性血浆置换。

（三）药物治疗

1. 利妥昔单抗为基础　利妥昔单抗（rituximab）无骨髓抑制及干细胞毒性，尤其适合血细胞减少的 LPL/WM 患者，但单药疗效欠佳（30%反应率）。血细胞减少及伴周围神经病或脏器肿大的患者一线推荐 DRC 方案（地塞米松、利妥昔单抗及环磷酰胺）；替代方案可选择苯达莫司汀联合利妥昔单抗（BR）。利妥昔单抗治疗后患者存在 IgM 短期内进一步增高的风险，若基线 IgM≥40g/L 可预防性血浆置换；或待治疗使 IgM 降低后再加用本药。

2. 蛋白酶体抑制剂为基础　硼替佐米可快速降低 IgM，在有症状的高黏血症、冷球蛋白血症及冷凝集素血症患者中，以硼替佐米为主方案有较大优势。BDR 方案（硼替佐米、地塞米松及利妥昔单抗），2~3 个月反应率达 66%~83%。二代制剂卡非佐米神经毒性较硼替佐米轻，可作为减少神经毒性的替代选择。

3. BTK 抑制剂依鲁替尼（ibrutinib，IB）　LPL 中超过 90% 患者存在 *MYD88* L265P 突变，通过 BTK 促进肿瘤细胞生长。在 $MYD88^{L265P}$ $CXCR4^{WT}$ 患者中 IB 的总反应率为 100%。

4. 核苷类似物　氟达拉滨及克拉屈滨单药治疗 WM 有良好的反应率，无法耐受联合化疗的老年患者，可予氟达拉滨单药治疗。但因增加组织学转化及骨髓增生异常综合征风险，在年轻患者中应用受到一定限制。

5. 其他　沙利度胺及来那度胺分别因神经及骨髓毒性，限制了其在 WM 中应用。

（四）移植　在化疗敏感的复发患者中，低中危患者可考虑自体干细胞移植，高危患者可考虑异基因造血干细胞移植。

推荐阅读

1. SWERDLOW S H, CAMPO E, PILERI S A, et al. The 2016 revision of the World Health Organization (WHO) classification of lymphoid neoplasms[J]. Blood, 2016, 127(20): 2375-2390.

2. LEBLOND V, KASTRITIS E, ADVANI R, et al. Treatment recommendations from the Eighth International Workshop on waldenström's macroglobulinemia[J]. Blood, 2016, 128(10): 1321-1328.

第六节 其他浆细胞病

季丽莉

(一) 意义未明的单克隆球蛋白血症 意义未明的单克隆球蛋白血症(monoclonal gammopathy of undetermined significance, MGUS)是一组单克隆球蛋白(monoclonal globulin, M 蛋白)升高的良性疾病。这类患者将来发生多发性骨髓瘤、轻链淀粉样变、华氏巨球蛋白血症及其他淋巴瘤的风险升高，每年有 1%的患者出现进展，MGUS 是多发性骨髓瘤、轻链淀粉样变、华氏巨球蛋白血症的癌前状态。

MGUS 在人群中的检出率是 0.3%~6.6%，在不同种族分布略有不同，随年龄增加而提高：在 50 岁以上的人群中占有 1.5%~3%，而 80 岁以上人群的检出率是 6.6%。年龄调整后的发病率男性高于女性(4.0% vs. 2.7%，$P<0.01$)。

MGUS 的发病原因目前尚不明确，与基因和环境因素都可能有关。研究表明在 MGUS 阶段，异常浆细胞即可出现原发性细胞遗传学异常：染色体三体，和涉及免疫球蛋白重链(IgH)基因的异位，目前认为这两种基因异常与 MGUS 发病有关。环境因素包括电离辐射和化学品接触。

MGUS 的诊断需要寻找克隆性浆细胞增殖的依据，同时排除其他疾病。前者可进行血清免疫固定电泳确认 M 蛋白，并对 M 蛋白进行定量检测。血清游离轻链(serum free light chain, sFLC)检测可用来代替 24 小时尿蛋白电泳和免疫固定电泳。骨髓穿刺及活检进行形态学检查和流式细胞仪检测，确定浆细胞数量及异常浆细胞比例。MGUS 的诊断标准是：单克隆球蛋白升高，M 蛋白<30g/L；骨髓浆细胞<10%；不伴有 CRAB 症状(本章第四节“多发性骨髓瘤”)；排除其他疾病(恶性肿瘤、风湿性疾病、感染、多发性骨髓瘤、淀粉样变等)。确诊后应定期(6 个月~1 年，以及出现相关症状时)随访，内容包括血常规、免疫固定电泳、免疫球蛋白定量、肾功能、血钙、sFLC，当出现 CRAB 症状时加做骨髓穿刺和骨骼影像学检查。

大部分 MGUS 患者没有症状，但少部分患者可出现肾脏损害，发病可能与 M 蛋白相关。MGUS 对患者的主要损害在于疾病进展的风险，Mayo 标准、西班牙标准可预测该风险。

(二) 冒烟型多发性骨髓瘤 冒烟型多发性骨髓瘤(smoldering multiple myeloma, SMM)是指不伴有 SLiMCRAB 症状的 MM，在新诊断的 MM 中约占 8%~15%。其诊断标准是：M 蛋白≥30g/L，或尿 M 蛋白≥500mg/24h，和/或骨髓克隆性浆细胞 10%~60%；不伴有 SLiMCRAB 症状。轻链型 SMM 是一种特殊的类型，仅合成克隆性 FLC，而不表达免疫球蛋白重链，因此表现为尿中单克隆 FLC 排出过多(本周蛋白尿)。

SMM 进展为有症状 MM 的风险为：前 5 年，每年 10%；第二个 5 年，每年 3%~5%；10 年后的进展风险是每年 1%。具有以下任何一条的 SMM 患者是高危 SMM，2 年进展的风险可达到 50%：①M 蛋白≥30g/L；②IgA 型 SMM；③2 型未累及免疫球蛋白水平低下；④sFLC 比值≥8(但<100)；⑤连续 2 次随访(6 个月)M 蛋白增长≥25%；⑥骨髓克隆性浆细胞占 50%~60%；⑦≥95%浆细胞免疫表型异常，且 1 型未累及免疫球蛋白降低；⑧t(4；14)或 del(17p)或 1q+；⑨循环浆细胞增多；⑩MRI 发现弥散性病变或 1 处局限性病灶；⑪PET/CT 发现局限性病灶并有放射性摄取增高，同时没有溶骨性病变。

SMM 的处理仍然以随访为主，高危 SMM 患者可考虑参加临床试验，同时需要较密切的临床随访。随访 5 年未进展的 SMM 可降低随访频率。

(三) 孤立浆细胞瘤 孤立性浆细胞瘤(solitary plasmacytoma, SP)是一种少见的浆细胞肿瘤，占所有浆细胞肿瘤的 5%。可以发生在骨髓以外的任何器官，按发生部位可分为骨 SP(bone SP, SBP)和髓外 SP(extramedullary SP, SEP)。SBP 多发于中轴骨，如脊柱和颅骨；而 SEP 多发生于上呼吸道，以鼻腔、鼻旁窦和鼻咽部最为常见。多见于 40 岁以上男性，患者中位年龄是 55 岁，男女比例是 2∶1。

诊断要求活检证实为单克隆浆细胞肿瘤，同时排除 MM：骨髓中克隆性浆细胞<10%(少数学者要求骨髓无浆细胞克隆性增殖)，血清可有 M 蛋白存在，尿本周蛋白可阳性；需排除 CRAB 及其他靶器官受损症状。

SBP 预后较差，SBP 患者 10 年、15 年进展为 MM 的风险分别是 65%~84%和 65%~100%。即使给予治愈性的治疗，进展为 MM 的中位时间是 2~3 年。相比而言，SEP 预后稍好，进展为 MM 的患者占 50%~60%，即使进展为 MM，其 5 年生存率是 100%，而 SBP 进展为 MM 的患者 5 年生存率仅为 33%。SP 的危险因素有：高龄、高 M 蛋白水平、sFLC 比例异常、局部病灶>5cm。

SP 治疗以局部放疗和手术切除为主要治疗。对有不良预后因素(如分化差、局部破坏、浸润明显等)的患者可以考虑辅助性化疗，以减缓病情进展。化疗方案参考 MM。

(四) 浆细胞性白血病 浆细胞性白血病(plasma cell leukemia, PCL)是一种侵袭性极强的少见恶性浆细胞疾病，年发生率为 0.04/10 万。诊断标准是：外周血浆细胞增加，占白细胞的 20%以上，并且外周血浆细胞绝对值$>2\times10^9/L$。可分为原发 PCL(primary PCL, pPCL)和多发性骨髓瘤治疗后继发的 PCL(secondary PCL, sPCL)。两者具有外周血浆细胞升高、预后恶劣的共同特点，但是为两种不同的疾病：pPCL 起病急，对强烈化疗敏感，几乎 100%化疗有效，但疾病常在早期复发并迅速进展，预后不良；而 sPCL 是 MM 复发进展后的临床终末阶段，50%以上患者对治疗无效。

pPCL 中位发病年龄是 65 岁，较 MM 患者中位年龄年轻 10

岁。起病急,从发病到临床症状出现仅需数周(类似于急性白血病),临床上表现为严重的贫血,体检可发现肝脾大、淋巴结肿大、胸腔积液,常有中枢神经系统侵犯。溶骨性病变较MM少见(pPCL 35%,MM 80%),而髓外软组织浆细胞瘤较常见。由于疾病侵袭性强,实验室检查可以发现白细胞显著升高、乳酸脱氢酶和β_2微球蛋白较MM患者有更明显的升高。相当一部分PCL仅分泌游离轻链(26%~44%,而MM中类似情况仅占15%)。骨髓中浆细胞浸润广泛,浆细胞呈现浆母细胞形态。pPCL肿瘤细胞表面CD27、CD56、CD71、CD117、HLA-DR表达率较MM浆细胞低,而CD20、CD44、CD45、CD19、CD23表达较多。细胞遗传学和分子生物学检查往往提示PCL具有更恶劣的基因异常:del(17p),1q21扩增,*MYC*异常等。

PCL一经诊断,需尽快治疗。硼替佐米可显著改善疗效,是本病治疗的主要药物。强烈化疗方案(如hyperCVAD和DT-PACE)诱导、序贯干细胞移植可改善患者长期生存。如患者年龄小于50岁,同时具备合适供者,则建议异基因干细胞移植。对于sPCL和复发的pPCL,治疗需要考虑前序治疗方案和疾病进展的时间,多数患者可从硼替佐米和大剂量化疗中短暂获益。PCL总体预后不良,且由于发病率低,国内外均缺少满意的治疗经验,临床试验和其他新药组合的诱导方案,以及后续巩固治疗、维持治疗方案的确定,都需进一步探索。

(五)轻链型淀粉样变 系统性淀粉样变(systemic amyloidosis)指一组少见的淀粉样物质沉积在细胞外中形成的疾病。轻链(amyloid light-chain,AL)沉积所致系统性淀粉样变是最常见的一种,发病率约为每100万人中3~5例。淀粉样物质由于可在任何器官沉积,因此临床表现多样,缺乏特异性,为诊断造成困难。约有50%患者出现心脏累及,这是淀粉样变患者主要的死因。表现为限制性心肌病,通常伴有不相称的右心衰(水肿、颈静脉压力增加、淤血性肝大),晚期患者可表现为心脏射血分数降低和低血压。肾脏是AL型淀粉样变累及最多的脏器,表现为蛋白尿,常进展为肾病综合征,而肾功能不全仅在晚期患者出现。约1/5系统性AL型淀粉样变患者可出现周围神经轴索病变,大、小纤维均受累,患者表现为感觉异常,可伴有疼痛,很难与慢性炎症性脱髓鞘病变鉴别。自主神经也可受累,出现直立性低血压、腹泻、便秘。软组织受累是AL型淀粉样变独特的临床表现(腕管综合征除外),常见症状包括巨舌、假性肌肥大、唾液腺增大、下颌下软组织浸润。巨舌和眶周紫癜同时出现是AL淀粉样变最具特征性的表现,具有诊断意义,但也仅有1/3的患者有此表现。

所有的淀粉样变沉积物由于特殊的反式β折叠结构特点使其在刚果红染色后在偏振光下产生绿色双折射光。目前,受累器官活组织检查行刚果红染色仍是淀粉样变诊断的"金标准",如受累器官活检无法操作,腹壁皮下脂肪、直肠、唇腺活检可替代。新兴的诊断性辅助检查是对受累组织沉积物质的质谱分析,其意义在于明确沉积物成分以指导后续治疗,但该技术在国内尚未普及。AL型淀粉样变尚需完善免疫固定电泳、血清FLC、骨髓穿刺等寻找潜在浆细胞疾病的依据。大多AL型淀粉样变患者浆细胞疾病处于MGUS阶段,约10%~15%患者则同时患有多发性骨髓瘤。

AL系统性淀粉样变患者治疗沿用多发性骨髓瘤化疗方案,如美法仑联合地塞米松,含有新药(沙利度胺、硼替佐米、或来那度胺)的化疗,低危患者可序贯自体干细胞移植。尽管新型化疗药物可显著改善AL淀粉样变的预后,但晚期患者仍然疗效不佳,早期明确诊断是改善预后的关键。

局限性AL淀粉样变与克隆性B细胞分泌淀粉样轻链局部沉积有关,常见部位有呼吸道、膀胱、眼睑和皮肤,呈惰性过程,几乎不会发展为系统性淀粉样变。局部手术治疗是主要的治疗方式,放疗可选择。

(六)POEMS综合征 POEMS综合征是一种少见的副肿瘤综合征,诊断标准几经变更,于2007年制定了最新的POEMS综合征诊断标准:同时具备2条必备条件(单克隆浆细胞增殖性疾病和多发性周围神经病变),并且1条主要标准(Castleman病,血清VEGF升高或硬化性骨病),1条次要标准(视乳头水肿、内分泌异常皮肤改变、器官肿大、血管外液体容量增加或血小板增多/红细胞增多)。诊断POEMS综合征中,"M"不仅指血清或尿的免疫固定电泳阳性,还包括组织活检经轻链免疫组织化学染色,或流式细胞术证实轻链限制性浆细胞,或血清游离轻链比值异常。有一些Castleman病患者同时出现POEMS综合征的次要标准,却无法找到"P"和"M"的依据,可诊断为POEMS综合征变异型。

POEMS综合征的治疗建立在对患者的全面临床评估之上:如患者仅表现为局限性骨损害,且骨髓穿刺未找到克隆性浆细胞依据,首选放疗。如患者具有2处以上骨骼病变,或找到克隆性浆细胞疾病依据,需要接受全身化疗,化疗方案有传统的美法仑联合地塞米松方案,包含新药(沙利度胺、来那度胺、硼替佐米)的化疗方案可有效提升其治疗效果。高剂量化疗联合外周血干细胞移植也是有效的治疗选择。POEMS综合征典型病例见扩展阅读16-5-6-1。

扩展阅读16-5-6-1

扩展阅读16-5-6-1 POEMS综合征(病例)

推荐阅读

GOLDMAN L,SCHAFER A I. Goldman-Cecil medicine[M]. 26th ed. Philidelphia:Elsevier Saunders,2019:1256-1260.

第七节 淋巴结肿大与脾大

陈彤

一、淋巴结肿大

淋巴结是外周免疫器官,是淋巴细胞增殖与分化的场所。

正常淋巴结很小，直径多在0.2~0.5cm，呈豆形或椭圆形，质地柔软，扁平，表面光滑，无压痛，与周围组织无粘连。淋巴结直径达1cm以上、外形改变、质地异常者称为淋巴结肿大（lymphadenopathy）。

健康成人浅表淋巴结除在颌下、腋窝、腹股沟可触及少数淋巴结以外，一般不易触及，如在枕后、耳后、滑车上、锁骨上等部位触及则属异常。事实上健康成人在颌下、腹股沟部位扪及1~2cm的淋巴结十分常见。深部淋巴结肿大须借影像学检查才能发现，临床上常见肺门及纵隔的气管、支气管旁及气管分叉部，以及腹膜后主动脉旁和肠系膜淋巴结肿大。儿童由于经常接触新抗原，大部分健康儿童和青少年可触及一定程度的肿大淋巴结，质地软，扁平。成人淋巴结短径>1cm可认为异常，而肿大淋巴结所处的区域可提示外来抗原入侵的部位。局限性淋巴结肿大（localized lymphadenopathy）是指一个引流区域的累及。全身性淋巴结肿大（disseminated lymphadenopathy）系指至少有两个以上非毗连区域的淋巴结同时肿大。

【病因】

在西方国家，大约2/3就诊于家庭医师的淋巴结肿大患者无特殊原因，肿瘤性疾病仅占1%左右。免疫活性细胞的增殖、外来的细胞和物质的浸润都可致淋巴结肿大，具体病因见表16-5-7-1。

表16-5-7-1　淋巴结肿大的病因

类别	病因
感染	病毒（EBV、CMV、肝炎、疱疹、水痘-带状疱疹、风疹、麻疹、腺病毒、HIV等）
	细菌（链球菌、葡萄球菌、结核、布鲁氏菌病、兔热病、白喉、鼠疫等）
	真菌（组织胞浆菌病、球孢子菌病、副球孢子菌病）
	衣原体（性病淋巴肉芽肿、沙眼）
	螺旋体（梅毒、钩端螺旋体病）
	寄生虫（弓形虫病、黑热病、锥虫病、丝虫病）
	立克次体（恙虫病、Q热、猫抓病）
免疫系统良性疾病	类风湿关节炎、成人Still病、系统性红斑狼疮、混合结缔组织病、皮肌炎、干燥综合征、血清病、移植物抗宿主病、原发性胆汁性肝硬化、药物高反应、自身免疫性淋巴增殖综合征、血管滤泡性淋巴结增生症等
恶性肿瘤	造血系统（淋巴瘤、白血病、恶性组织细胞病、淀粉样变等）
	转移性肿瘤［乳癌、肺癌、黑色素瘤、头颈部肿瘤、胃肠肿瘤、生殖细胞肿瘤、卡波西肉瘤（Kaposi sarcoma）等］
脂质沉积病	戈谢病、尼曼-皮克病、Fabry病、Tangier病等
内分泌疾病	甲状腺功能亢进等
其他	Castleman病、结节病、皮肤病性淋巴结炎、淋巴瘤样肉芽肿病、Kimura病、Kikuchi病、Rosai-Dorfman病、Kawasaki病、朗格汉斯细胞组织细胞增生症、家族性地中海热、重症高甘油三酯血症、淋巴结炎性假瘤等

感染是淋巴结肿大的最常见因素，病毒、细菌、真菌、原虫等病原微生物的感染都可导致引流区淋巴结的局限性肿大，在鼠疫、猫抓病等感染性疾病中尤为突出；全身性淋巴结肿大则多见于病毒感染和弓形虫病。

淋巴结内细胞的增殖和浸润都可导致局限性或全身性淋巴结肿大，常是免疫性疾病主要临床表现，类风湿关节炎、SLE等自身免疫性疾病常合并有淋巴组织增生和淋巴瘤的可能，增加了确诊的难度。某些良性淋巴增生性疾病，如Castleman病、药物高反应、血管滤泡性淋巴结增生症等也易与淋巴瘤混淆。而某些淋巴结肿大的疾病有明显的地域特点，如Kawasaki病、Kimura病等在亚洲多见。

淋巴结肿大的另一重要原因是免疫细胞的恶变，常是淋巴瘤、慢性淋巴细胞白血病、Waldenström巨球蛋白血症等淋巴增殖性肿瘤的首发症状，在髓系肿瘤中较为少见，多发性骨髓瘤中更罕见。在其他实体器官恶性肿瘤中，肿瘤细胞可循淋巴转移而导致相关引流区域的淋巴结肿大，晚期肿瘤也可见淋巴结广泛转移。

其他疾病，如脂质沉积病、内分泌疾病、结节病、淀粉样变性（骨髓瘤、遗传性、慢性炎性病变）等都可导致淋巴结肿大。

【诊断与鉴别诊断】

淋巴结肿大患者需重视其有无相关的全身表现和患者的年龄，既往史，肿大淋巴结的部位和范围、大小、持续时间和伴随的炎症表现（表16-5-7-2）。有明确的感染症状且肿大淋巴结位于病灶的淋巴引流区可考虑感染所致；有可致淋巴结肿大的自身免疫性疾病史者可考虑为原发病所致。但是，上述患者若淋巴结持续肿大仍需考虑淋巴结活检，此外，局限性的淋巴结进行性肿大，尤其伴发热、体重减轻时，应行淋巴结活检以排除淋巴瘤。

表 16-5-7-2　不同部位淋巴结肿大需考虑的原发病

部位	感染	肿瘤	其他
颈部	咽炎、头颈部感染、单核细胞增多症、弓形虫病、结核	头颈部肿瘤、甲状腺肿瘤、淋巴瘤	
锁骨上		腹腔内肿瘤(尤其左锁骨上淋巴结)、肺癌、淋巴瘤	
腋窝	猫抓病、肢端感染、鼠疫	乳癌、黑色素瘤、淋巴瘤	植入假体
纵隔	结核、真菌感染、炭疽	淋巴瘤、肺癌、生殖细胞肿瘤	结节病
腹膜后	结核	淋巴瘤、睾丸癌、肾癌、上消化道肿瘤	结节病
肠系膜	阑尾炎、胆囊炎、憩室炎、胶脂质营养不良	淋巴瘤、消化道肿瘤	炎症性肠病、脂膜炎
腹股沟	肢端或生殖器、鼠疫、性传播疾病	淋巴瘤、黑色素瘤、外阴肿瘤	

(一）病史　咽痛、咳嗽、发热、盗汗、乏力、消瘦和淋巴结疼痛，以及患者的年龄、性别、职业、动物接触史、性行为和用药史等病史对淋巴结肿大的鉴别诊断很有帮助。急性淋巴结肿大、有疼痛和发热，多为感染性疾病所致，病史较长的慢性淋巴结肿大可考虑慢性感染、结缔组织病等因素。

(二）体格检查　淋巴结触诊对浅表淋巴结肿大的鉴别甚有价值，可依据淋巴结肿大的部位、大小、数目、外形、硬度、压痛、活动度和局部皮肤表现进行综合分析。急性炎症性淋巴结最初肿大时多柔软，有压痛和痛感，表面光滑、无粘连，一般不引起巨大淋巴结肿大，应用抗生素治疗多能很快消退；慢性者稍硬，延时较久，但最后仍能缩小至消退。淋巴结结核引起淋巴结肿大多发生在颈血管周围，大小不一，有时成串，可互相粘连或与周围组织粘连，如发生干酪样坏死，亦可触到波动，晚期常溃破，不易愈合而形成瘘管，愈合后形成不规则瘢。破溃瘘管和瘢痕还见于放线菌病，但一般不出现在淋巴瘤和转移癌。恶性淋巴瘤引起的淋巴结肿大常为无痛性，质如硬橡皮，呈块状，可以融合，如生长很快的淋巴瘤淋巴结肿大也可有疼痛。恶性肿瘤转移的淋巴结肿大常质坚硬，固定，一般无压痛。通过体格检查还可从淋巴引流区域发现原发灶，不同部位淋巴结肿大需考虑的原发病不同(表 16-5-7-2)。过度肿大的淋巴结可产生局部的压迫症状，如纵隔淋巴结肿大可引起咳嗽、肺不张、颈交感神经麻痹综合征、上腔静脉压迫征；肝门淋巴结肿大压迫胆总管引起黄疸；腹膜后淋巴结肿大可引起下肢、会阴部水肿。

(三）影像学检查　影像学检查包括常规平片、CT、超声、磁共振(MRI)和正电子发射计算机断层显像 CT 扫描(PET/CT)等，在纵隔和腹腔淋巴结肿大的诊断过程中尤为重要。对于腹腔和腹膜后淋巴结肿大，CT 和超声检查有效，CT 较为精确，超声检查则较经济，且患者无射线接触。MRI 和 PET 对于淋巴结肿大并非首选，PET 检查可用于淋巴瘤患者病变部位的检测，尤其对化疗后再评估有重要意义。

(四）淋巴结穿刺涂片及淋巴结印片　系通过细胞形态学检查来诊断淋巴结病变，其缺点是不能判断正常淋巴结结构的破坏，对分化好的淋巴细胞淋巴瘤难以鉴别，因此，诊断淋巴瘤宜选用淋巴结活组织检查并且取材完整的淋巴结组织，但淋巴结穿刺涂片对确定癌肿淋巴结转移具有重要价值。淋巴结穿刺涂片的优点是可以通过穿刺获得标本，不需要通过淋巴结活组织检查手术，方便、易于操作，且诊断速度极大加快。淋巴结穿刺活检，取其淋巴结穿刺和活组织检查两方面优点，但对淋巴瘤的病理诊断和分型仍不及完整淋巴结活组织检查。淋巴结印片细胞形态学检查还可以补充病理组织学检查的不足。因此，建议做淋巴结活组织检查的同时做印片行细胞形态学检查。

(五）淋巴结活组织检查　是诊断淋巴结病变的“金标准”，不仅可通过病理形态学诊断，还可以进行免疫组化和选择相应的单克隆抗体对淋巴细胞的免疫表型进行分析，对淋巴结病变的诊断有很大提高。对原因不明的深部淋巴结肿大，因需要进行 CT 引导下深部淋巴结穿刺或通过纵隔镜、腹腔镜或剖腹探查进行深部淋巴结活组织检查，具有一定风险，因此必须严格掌握指征。一般认为应先进行详细的影像学检查，特别是 PET/CT 疑有恶性可能，且淋巴结短径>1cm，有多个淋巴结肿大，宜做侵入性检查。

【诊治思路】

临床就诊的淋巴结肿大患者常因自行触摸或健康体检时发现头颈部、腋窝或腹股沟肿大淋巴结，抑或在胸腹部影像学检查时发现。若肿大淋巴结较软、<2cm、无全身症状，可定期观察；若肿大淋巴结为多发、质地硬、短径>1cm，且伴有不明原因的发热、盗汗、体重减轻等症状时，需考虑淋巴结活检。头颈部淋巴结肿大活检前须仔细检查患者耳鼻和咽部，其他深部淋巴结活检可通过纵隔镜、腹腔镜、开腹或开胸手术进行。

患者可予血常规和外周血涂片检查随访，对传染性单核细胞增多症等感染患者和血液病患者有一定的诊断价值,若抗感染治疗后淋巴结缩小不明显,甚至持续增大者,仍需行淋巴结活检以明确诊断。

二、脾 大

无论任何体位,正常脾在肋弓下,一般是不能触及的。如能触到脾下缘即属脾大(splenomegaly)。但须注意确定脾大时宜除外脾下垂,后者亦可在肋缘下触及,见于内脏下垂患者或由左侧胸腔积液、积气致横膈下降所致,脾下垂者叩诊脾上界可降低。临床上判断脾大也可通过影像学诊断方法,正常脾脏前后径不超过 10cm,厚度(宽)不超过 6cm,上下径不超过 15cm。临床上将脾大分为轻度、中度、高度肿大。肋缘下触及肋下 3cm 以内属轻度肿大,3cm 至脐水平位置为中度肿大,超过脐水平则为高度肿大或称巨脾。

【病因与发病机制】

(一)对脾脏功能需求过度所致的脾大 单核巨噬细胞系统和免疫系统增生时都可能引起脾脏内细胞增殖而导致脾大。具体原因有:

1. 感染性疾病 细菌、分枝杆菌、真菌、寄生虫、立克次体、病毒等感染都可刺激引起脾脏巨噬细胞与淋巴细胞增生,伴有充血而致脾大。伴脾大的急性感染性疾病包括传染性单核细胞增多症、病毒性肝炎、巨细胞病毒感染、伤寒与副伤寒、败血症、播散性结核、回归热、钩端螺旋体病及亚急性细菌性心内膜炎、AIDS、组织胞浆菌病、麻疹、疟疾等。伴脾大的慢性感染包括结核病、布鲁氏菌病、梅毒、真菌感染、锥虫病、慢性疟疾、黑热病、弓形虫病及血吸虫病等。直接侵犯脾的感染有脾脓肿、脾结核性肉芽肿等。

2. 免疫调节功能异常 机体免疫调节功能异常时,脾内淋巴细胞、巨噬细胞增生引起脾大,可见于类风湿关节炎、系统性红斑狼疮、风湿热、白塞病、血清病、血管炎、药物热、甲状腺功能亢进及白介素-2 治疗等。类风湿关节炎合并白细胞减少及脾大的特殊类型称为 Felty 综合征。

3. 单核巨噬细胞系统增生 遗传性球形红细胞增多症等先天性红细胞膜缺陷性疾病、珠蛋白生成障碍性贫血、异常血红蛋白分子病及自身免疫性溶血性贫血等情况下,因为过量红细胞在脾内破坏,含铁血黄素在脾内沉积,脾脏单核巨噬细胞增生,脾索增宽,血窦扩张而致脾大。

4. 髓样化生 脾脏仅在胚胎期有造血功能,但在某些疾病或应急情况下脾脏可恢复造血功能,脾脏内各期造血细胞增殖且伴有巨噬细胞增生而导致脾大。药物和放射线骨髓损害、骨髓纤维化、真性红细胞增多症、原发性血小板增多症、白血病、肿瘤浸润和戈谢病也可发生不同程度的脾髓样化生而引起脾大。真性红细胞增多症脾大的原因尚与血容量增多有关。

(二)脾静脉或门静脉血流异常所致的脾大 脾静脉属门静脉系统,脾静脉压力增高,脾血回流受阻,可导致脾脏淤血和体积增大。充血性脾大常见于各种原因引起的慢性心功能不全、慢性缩窄性心包炎、肝静脉阻塞(Budd-Chiari 综合征)、各种原因所致的肝硬化及门静脉或脾静脉血栓形成等,常伴腹水。由于红髓内单核巨噬细胞增生,小梁增厚,脾索增宽,故充血性脾大易伴有脾功能亢进。

(三)脾内浸润所致的脾大

1. 细胞内或细胞外物质沉积 溶酶体贮积症包括葡萄糖脑苷脂病(戈谢病)、神经鞘磷脂病(尼曼-皮克病)、海蓝组织细胞增生症等,系类脂质分解代谢途径中某种酶缺陷,使代谢中间产物在脾等器官大量堆积,组织细胞大量增生引起脾大,遗传性溶酶体贮积症常引起巨脾。淀粉样蛋白沉积于脾可引起脾大。

2. 细胞浸润 许多血液系统恶性肿瘤,如白血病、淋巴瘤、Walderström 巨球蛋白血症、血管免疫母细胞淋巴结病(免疫母细胞 T 细胞淋巴瘤)和恶性组织细胞病时,恶性细胞易浸润脾并引起脾大。重度脾大多见于慢性白血病,慢性粒细胞白血病、慢性淋巴细胞白血病、幼淋巴细胞白血病、毛细胞白血病等。某些恶性淋巴瘤及恶性组织细胞病也可见巨脾。除黑色素瘤外,癌或肉瘤有脾转移者极其罕见。

朗格汉斯细胞组织细胞增生症常有脾大,在病变区有大量朗格汉斯细胞浸润,常与巨噬细胞、嗜酸性粒细胞、淋巴细胞形成炎性肉芽肿。噬血细胞综合征是一种单核巨噬细胞系统良性反应性组织细胞增生症,52%的病例有脾大。此外,先天性囊肿和假性囊肿(脾血肿退行性变所致)、错构瘤、血管瘤、淋巴管瘤、纤维瘤等,都是某种非恶性的细胞成分在脾内浸润所致。

(四)其他 铍中毒、原发性脾大的原因不明。

【诊断与鉴别诊断】

(一)病史 详细询问病史对不明原因脾大的诊断和鉴别诊断具有重要价值。脾大伴全身症状如发热、盗汗、消瘦或淋巴结肿大者,常由血液病、恶性肿瘤、感染和炎症性疾病引起。感染引起脾大常有特殊热型,如伤寒呈稽留热;疟疾、回归热呈间歇热;布鲁氏菌病为波状热;急性血吸虫病有间歇热或弛张热;亚急性感染性心内膜炎、结核病可呈不规则热或持续低热。肿瘤亦可引起长期不规则发热,恶性淋巴瘤有周期性发热。血液疾病脾大常伴有淋巴结肿大、血象改变或网织红细胞增高。如脾进行性肿大常为血液恶性肿瘤。对慢性脾大,需询问有否病毒性肝炎病史、慢性疟疾病史、酗酒史、风湿性疾病及疫水接触史,后者应考虑有血吸虫病的可能性。

(二)体格检查 体检时应注意脾的大小、质地、有否压痛及脾区摩擦感等。急性感染性脾大常为轻度肿大,质偏软,伴触痛,感染控制后脾可恢复正常大小。慢性感染所致脾大因有纤维组织增生常质地明显增加,感染控制后脾不能恢复正常大小。直接侵犯脾的感染如脾脓肿、脾结核等常伴脾周围炎,脾触诊可有摩擦感伴压痛,听诊有摩擦音。巨脾因血供不足发生脾梗死者亦有明显的压痛、摩擦感和摩擦音。慢性充血性脾大外形规整,表面光滑;脾结核可扪及结节;淋巴瘤、脾囊肿和脾肿瘤可引起脾表面不平滑和变形。

（三）实验室检查 血常规、血涂片、网织红细胞计数、厚血片查疟原虫、肝肾功能、血红蛋白电泳、血清蛋白电泳、自身抗体检查、结核酶联免疫斑点试验（T-spot）、肝炎病毒检查、LDH和抗人球蛋白试验等在脾大的鉴别诊断中是常用的检查。血象和骨髓象检查对分析原因不明的脾大有重要参考价值。脾大伴中性粒细胞增多大多提示有细菌感染，伴淋巴细胞增多并有异形淋巴细胞出现提示为病毒感染。若周围血液出现大量幼稚细胞应考虑为白血病，老年患者脾大伴成熟淋巴细胞增多要考虑慢性淋巴细胞白血病。脾大伴红细胞或血小板增多，应考虑有骨髓增生性肿瘤的可能。脾大伴贫血、网织红细胞增多和黄疸应考虑溶血性贫血。

（四）影像学检查 影像学检查在脾大的诊断中主要用于测定脾大小、估计脾的内部结构，以及其他脏器评估和引导穿刺。超声检查是最常用的方法，没有电离辐射，可以精确提供脾脏的大小，便于重复。CT可以提供连续的成像，有助于鉴别脾源性肿瘤和脓肿。PET/CT在确定脾占位病变的良恶性方面有一定参考价值。核素^{51}Cr或^{59}Fe标记红细胞注入体内测定脾区放射量，能协助了解脾功能有无异常及寻找有无副脾的存在。^{99m}锝肝脾显像尚能帮助肝硬化致脾大的诊断。

（五）活组织检查 脾大的原因不明，通过上述步骤仍不明原因者，可进行脾活组织检查以明确诊断。鉴于脾所处的部位和易出血的特征，脾穿刺术要慎重考虑，所谓的脾活组织检查即指脾切除后活检。脾切除可经剖腹手术或腹腔镜下进行，但腹腔镜下手术时组织易损坏，可能减低切脾后病理确诊的价值。患者有副脾或切脾时脾细胞腹腔内种植，导致切脾治疗的效果不明显，可以通过外周血红细胞中是否含有豪-胶小体以鉴别。

【脾大与脾功能亢进】

脾大约占健康青年的3%和所有住院患者的5%。1907年，Chauffard开始提出脾功能亢进的概念，但迄今为止，脾功能亢进的诊断尚无法精确定义。脾功能亢进（hypersplenism）简称脾亢，是一种综合征而不是一种独立的疾病，临床表现为脾大、一种或多种血细胞减少、骨髓造血细胞代偿性增生、脾切除后血象可恢复。

脾亢主要分为原发性和继发性两大类。原发性脾亢指原发性脾增生，无其他明确的可以导致脾大的原发病因，可见于非热带性特发性脾大、原发性脾性粒细胞减少、原发性脾性全血细胞减少、脾性贫血或脾性血小板减少症。继发性脾亢多有明确的导致脾大的因素，常由门静脉高压和脾内浸润引起，可见于感染伴脾大、充血性脾大、炎症性肉芽肿、恶性肿瘤、慢性溶血性疾病、溶酶体贮积症、骨髓增殖性肿瘤等。随着对脾大病因诊断手段的日益改进，原发性脾亢的比例已逐渐减少。

脾功能亢进引起血细胞减少的机制，可能与过分阻留、过分筛选和吞噬作用有关。正常人脾内并无红细胞或白细胞贮藏作用，但约1/3的血小板及部分淋巴细胞却被阻留在脾。当脾有病理性显著肿大时，不但更多血小板（50%～90%）及淋巴细胞在脾内阻留，而且也可有30%以上的红细胞在脾内滞留，导致周围血中血小板及红细胞减少。此外，脾亢时脾内单核巨噬细胞系统过度活跃，而脾索内异常红细胞（如球形细胞及受抗体、氧化剂或其他化学毒物、物理因素损伤的红细胞等）明显增多并为巨噬细胞清除，导致周围血中红细胞明显减少。有些红细胞膜上出现海因小体，或浆内有豪-胶小体，甚至疟原虫的滋养体，自脾索进入血窦时，红细胞因其海因小体或豪-胶小体被夹在窦壁基膜小孔而进退两难，最后为窦壁巨噬细胞挖除，同时红细胞膜受损。反复多次受损后红细胞成为球形细胞，终至无法通过基膜小孔而被吞噬。此外，尚有学者提出脾亢时脾产生过多的体液物质，以抑制骨髓造血细胞的释放和成熟；也有认为脾亢是一种自身免疫性疾病，但均缺乏有力的佐证，有待研究证实。

【诊治思路】

脾大患者的主诉不一，可以因左上腹痛、左季肋区不适或进食后腹胀等就诊，左上腹痛且向左肩放射提示脾梗死，脾破裂罕见。有些患者的脾大在常规体检或其他原因行影像学检查时发现，亦可由于不明原因的全血细胞减少就诊而发现。脾大的原发病多为全身性疾病，如传染性单核细胞增多症、白血病和淋巴瘤、类风湿关节炎、结节病、肝硬化、疟疾等。确诊并治疗后，需随访脾脏大小，若治疗成功，则脾脏可缩回正常大小。

诊断脾功能亢进有赖于以下各项指标，①脾大；②一系或多系血细胞减少，一般早期病例只有白细胞或血小板减少，晚期病例发生全血细胞减少；③代偿性增生的骨髓象，部分病例还可同时出现成熟障碍；④脾切除后血细胞数接近或恢复正常。在考虑脾亢的诊断时，以前三条尤为重要。确诊原发性脾亢需严格排除可以引起脾大的其他病因，后可尝试肾上腺皮质激素，对血细胞减少有一定效果。

无明确主诉的脾大患者确诊较困难，可能为隐匿的肝病或自身免疫性疾病所致，需仔细随访，对隐匿性肝病、门脉高压者，不需要选择切脾。其他原因的脾大有明显压迫症状、严重血细胞减少且有相应症状（反复感染、出血等），可考虑行脾切除。若怀疑肿瘤所致的脾大，患者常伴有发热、盗汗、体重减轻、影像学检查发现局灶性病变，亦可作为切脾的指征。切脾患者应进行充分的术前准备，若无上述的症状和检查结果，则需密切随访和重复检查，切脾应慎重。

推荐阅读

1. GOLDMAN L, SCHAFER A I. Goldman-Cecil medicine[M]. 26th ed. Philidelphia: Elsevier Saunders, 2019: 1103-1108.
2. SJOBERG B, MENIAS C O, LUBNE M G, et al. Splenomegaly: A combined clinical and radiologic approach to the differential diagnosis[J]. Gastroenterol Clin North Am, 2018, 47(3): 643-666.

第六章　粒细胞、组织细胞疾病

第一节　中性粒细胞减少与粒细胞缺乏症

李　锋

正常白细胞总数为$(3.5\sim9.5)\times10^9/L$。当白细胞计数<$3.5\times10^9/L$时,称为白细胞减少症(leukopenia)。因为中性粒细胞在白细胞中占绝大部分(50%~70%),所以白细胞减少在大多数情况下是因为中性粒细胞减少所致。当中性粒细胞绝对计数<$1.5\times10^9/L$时,称为中性粒细胞减少症(neutropenia);<$0.5\times10^9/L$时,称为粒细胞缺乏症(agranulocytosis),简称粒缺,极易发生严重的难以控制的感染。

【病理生理】

正常人每日在骨髓内生成大量的中性粒细胞(约$10^{11}/d$),粒细胞集落刺激因子(G-CSF)和粒-单核巨噬细胞集落刺激因子(GM-CSF)能促使骨髓增殖池内的静止期造血干细胞进入细胞增殖周期,诱导粒系祖细胞进一步增殖和分化。晚幼粒细胞停止增殖,在骨髓成熟池内继续分化成熟为杆状核和中性分叶核粒细胞。这些细胞在进入周围血液前可在骨髓贮备池内逗留5天左右,数量可达血液中的8~10倍。

进入血管内的中性粒细胞约有1/2进入边缘池,也就是紧贴于毛细血管和小静脉的内皮细胞,它们不随血液流动。临床所测得的白细胞计数,是随血液循环流动的循环池内的白细胞。

粒细胞在血管内一般仅逗留数小时即凋亡或移游至血管外进入组织,执行防御病原体等功能,约1~2天死亡。在感染或过敏反应等情况下,受GM-CSF、G-CSF、黏附分子、趋化因子IL-8和IL-1等的调节,粒细胞生成增加,从骨髓释放和进入组织增多,吞噬作用和杀菌活性增强。在严重感染时,机体对上述因子缺乏足够的反应,同时中性粒细胞上的黏附分子(CD11/CD18等)和血管内皮细胞上的黏附分子(ICAM-1)被炎症介质所激活,使粒细胞易于黏附血管壁并迁移至组织。

【病因】

(一)先天性中性粒细胞减少症　为一组罕见的先天性遗传性疾病,多婴幼儿发病,有三种类型:重型先天性中性粒细胞减少症(severe congenital neutropenia,SCN):由多种基因突变导致,最常见为*ELANE*和*HAX1*基因突变;周期性中性粒细胞减少症(cyclic neutropenia,CyN):每间隔21天发作粒细胞缺乏一次,每次持续3~5天,由*ELANE*基因突变导致;伴随其他先天性综合征包括一些免疫缺陷综合征的中性粒细胞减少症。此外,尚有种族性和良性家族性中性粒细胞减少症(ethnic and benign familial neutropenia)。

(二)获得性继发性中性粒细胞减少症

1. 药物诱发中性粒细胞减少症　是临床上最常见的病因。抗肿瘤药物和免疫抑制剂都能直接杀伤增殖细胞群,抑制或干扰粒细胞的代谢和分裂。其他多类药物亦可通过直接的细胞毒性或药物作为半抗原在敏感者体内经免疫机制产生抗体,使粒细胞生成减少或破坏增多。

特应性药物性粒细胞缺乏症(idiosyncratic drug-induced agranulocytosis)是临床上的严重情况,呈急性发作,多数病例中性粒细胞<$0.1\times10^9/L$,伴严重深部组织感染和败血症,特别是老年(>65岁),伴休克及脏器功能衰竭,病死率极高。近年来随着广谱抗生素及G-CSF的应用,病死率已降低为5%。欧洲统计这种粒细胞缺乏发生率为(1.6~9.2)/100万,最常见药物是β-内酰胺类、复方磺胺甲异噁唑、抗甲状腺药物(卡比马唑)、抗血小板药(噻氯匹定)、抗癫痫药及非甾体抗炎药等。

2. 骨髓损伤引起中性粒细胞减少　见于慢性苯中毒;放射线可导致急性和慢性骨髓损伤;骨髓被异常细胞浸润损伤骨髓包括各种肿瘤转移至骨髓,骨髓造血功能衰竭,恶性造血系统疾病及骨髓纤维化等,都能引起骨髓正常血细胞的生成减少,中性粒细胞减少。

3. 感染相关中性粒细胞减少症(infection-related neutropenia)　许多病毒感染可引起暂时性中性粒细胞减少,其机制可能同粒细胞产生减少、重新分布和免疫性破坏有关。病毒性肝炎引起中性粒细胞减少十分常见。其他感染如伤寒、结核分枝杆菌和布鲁氏菌病等也可引起中性粒细胞减少。发生严重脓毒败血症时可出现中性粒细胞减少,其机制与骨髓贮备池中性粒细胞消耗过多或由于补体激活,使边缘池粒细胞增多有关。

4. 免疫性中性粒细胞减少症(immune neutropenia)　有四种类型:①新生儿同种免疫性中性粒细胞减少症,由于母亲体内产生针对来自父亲遗传的中性粒细胞特异性抗原的IgG抗体,通过胎盘进入胎儿体内引起,约7~11周后会自行恢复;②原发性自身免疫性中性粒细胞减少症,见于<4岁的儿童,其IgG抗体是针对粒细胞FcγⅢb受体抗原,导致补体介导粒细胞溶解和脾扣押,95%的患儿可在2年内自发缓解;③继发性自身免疫中性粒细胞减少症,是成人最常见的免疫性中性粒细胞减少症,常继发于系统性红斑狼疮,类风湿关节炎(RA)[Felty综合征(Felty syndrome,系RA、脾大、粒缺三联征)],Sjögren综合征等,其机制可为因抗粒细胞抗体、细胞介导的破坏及抑制G-CSF抗体;④药物免疫性中性粒细胞减少症。

5. 慢性特发性中性粒细胞减少症（chronic idiopathic neutropenia） 是成人慢性中性粒细胞减少的常见原因，无症状，中性粒细胞绝对值很少，低于 $0.8 \times 10^9/L$。

6. 其他 中性粒细胞减少尚见于巨幼细胞贫血、阵发性睡眠性血红蛋白尿、脾功能亢进症、补体激活综合征（边缘池粒细胞增多），以及假性粒细胞减少（循环池粒细胞减少，边缘池增多）等。中性粒细胞减少症分类见扩展阅读 16-6-1-1。

扩展阅读16-6-1-1

扩展阅读 16-6-1-1 中性粒细胞减少症分类

【临床表现与诊断】

（一）临床表现 中性粒细胞减少本身患者除乏力外并无特殊临床表现。其临床表现主要与原发病和中性粒细胞减少引起的各种感染有关。中性粒细胞减少患者发生感染的概率与中性粒细胞减少的程度和持续时间呈正相关；随中性粒细胞减少的程度加重，感染严重度也加重。粒细胞缺乏持续 10 天，几乎 100%有感染，超过 1 周，真菌和特殊病原菌的感染概率大大提高。粒细胞缺乏患者常起病急骤，突然畏寒和高热。肺、泌尿系、口咽部、肛周和皮肤是最常见的感染部位，黏膜可有坏死性溃疡。由于介导炎症反应的粒细胞缺乏，所以感染的局部表现可不明显。如严重的肺炎在胸片上仅见轻微浸润，亦无脓痰；严重的皮肤感染不形成脓液等。感染极易迅速播散发展为败血症，若不积极救治则病死率极高。

（二）诊断 根据中性粒细胞数值不难诊断。可按照图 16-6-1-1 的流程进行病因诊断。要注意中性粒细胞减少症的临床特点，其减少方式系暂时性、慢性或周期性；是单纯粒细胞减少还是同时伴贫血和血小板减少；分析患者的发病年龄对诊断也有帮助，婴幼儿期以原发性自身免疫性中性粒细胞减少症最为常见，成人慢性中性粒细胞减少以慢性肝病、继发性自身免疫性中性粒细胞减少症及慢性特发性中性粒细胞减少症为多见；以急性粒细胞缺乏起病，有药物暴露史，病情凶险者以特应性药物性粒细胞缺乏症最为可能。

（三）特殊诊断实验 对原因不明的慢性粒细胞减少症，可进行下列检查以明确原因：①骨髓粒细胞贮备功能检测：用肾上腺糖皮质激素后可使骨髓粒细胞释放，以了解骨髓贮备粒细胞的量及释放功能。予氢化可的松 200mg 或泼尼松 40mg，5 小时后白细胞计数较用药前增加 $2 \times 10^9/L$ 以上者为正常。②粒细胞边缘池功能检测：皮下注射肾上腺素 0.2mg，20 分钟后白细胞计数较注射前增高 $2 \times 10^9/L$ 或较注射前增高 1 倍以上者，提示粒细胞过多地聚集于血管壁或血窦的内皮细胞上（边缘池）。如无脾大，则可考虑为假性粒细胞减少。③白细胞凝集素或中性粒细胞抗体检测：免疫性粒细胞减少者的粒细胞表面和血清中可测得抗体，但多次输血者或经产妇亦可阳性。④体外骨髓细胞培养：观察 CFU-G，可了解干细胞和骨髓基质有无缺陷。

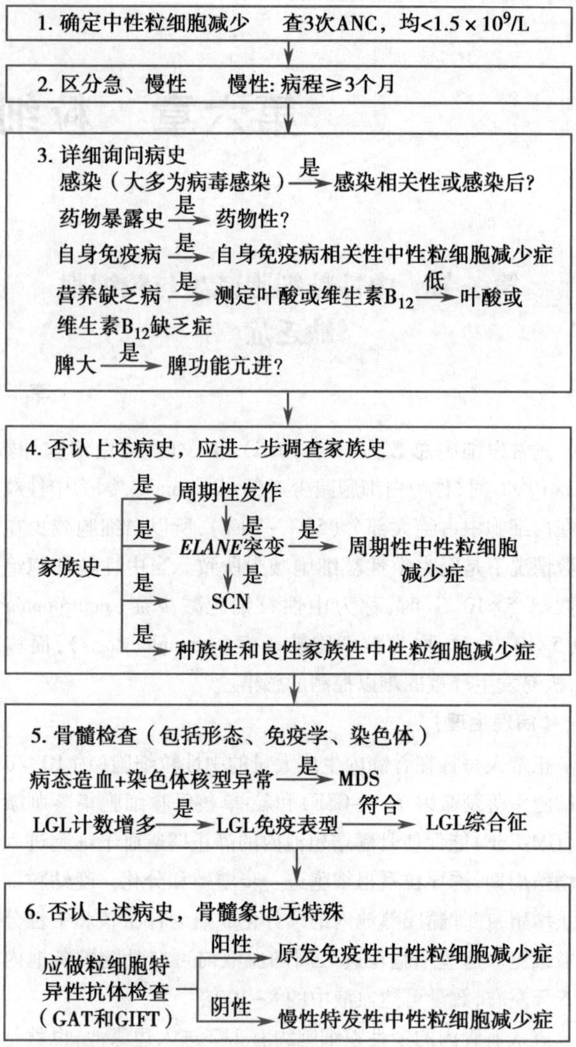

图 16-6-1-1 中性粒细胞减少症诊断流程

ANC. 中性粒细胞绝对值；SCN. 严重先天性中性粒细胞减少症；MDS. 骨髓增生异常综合征；LGL. 大颗粒淋巴细胞；GAT. 粒细胞凝集试验；GIFT. 粒细胞免疫荧光试验。

【治疗】

治疗原则和方法取决于病因、严重程度，以及是否合并感染性发热。

1. 急性粒细胞缺乏症伴感染性发热 应视为急重症处理，立即进行病原微生物检查，按经验性治疗的“广覆盖”原则立即选用抗生素治疗，严重感染者应遵循“广谱、高效、足量”原则，不能有丝毫延误。选用人重组粒细胞（或粒-单核细胞）集落刺激因子（G-CSF 和 GM-CSF），皮下注射，待粒细胞上升到 $0.5 \times 10^9/L$ 以上可停用。如合并严重感染而合适抗生素不能控制，G-CSF 治疗无效者应选用粒细胞输注，每天输注 1 次，连续 3~4 天，输注时应加过滤器。

2. 粒细胞缺乏症不伴感染性发热 应立即给予住院保护性隔离，最好收住层流病房，常规口腔护理杀菌性漱口液，保持大便柔软而通畅，肛门、外阴部位清洗，保持皮肤清洁，当中性粒细胞 $<0.2 \times 10^9/L$，应预防使用抗生素和抗真菌药。同时按上

述方法及时选用 G-CSF。

3. 慢性中性粒细胞减少症　除积极寻找粒细胞减少原因外,可选用一般口服促进白细胞生成药(如利血生、脱氧核苷酸、碳酸锂等),但均缺乏肯定疗效,可选用 1~2 种,每 4~6 周更换一组,直到有效,若连续数月无效,可不必继续使用。

4. 病因治疗　立即停用可疑药物和毒物的接触,免疫介导的中性粒细胞减少应选用免疫抑制剂治疗,大颗粒淋巴细胞增多症可选用小剂量 MTX 和 CsA 治疗,积极治疗原发病。

5. 特殊治疗　异基因骨髓移植适用于先天性中性粒细胞减少症和先天性造血衰竭,Felty 综合征和脾功能亢进可选用脾切除治疗。

第二节　中性粒细胞功能障碍

李　锋

一、概　　述

成熟中性粒细胞的完整结构和生化功能保证了其能识别和杀伤病原微生物,成为人体抵御病原微生物的第一道防线,在保护皮肤、黏膜、呼吸道和胃肠道免受感染中起重要作用。粒细胞表面的糖蛋白 CD11/CD18 被炎症介质激活,使粒细胞很容易黏附于血管内皮上。被病原微生物侵袭的组织不断地释放趋化因子,使黏附于血管内皮细胞的粒细胞移出血管壁,定向运动至炎症部位。中性粒细胞吞食被调理素覆盖的病原微生物,在中性粒细胞内形成吞噬泡。在吞噬泡内,微生物主要通过中性粒细胞脱颗粒和呼吸爆发激活两种方式被杀死。多种颗粒内容物和过氧化物一起杀死被吞噬的病原微生物。中性粒细胞的黏附、趋化、吞噬、脱颗粒及杀菌功能中的任何一项缺陷,均可导致粒细胞功能障碍。

中性粒细胞功能障碍(disorders of neutrophil function)性疾病临床上可分遗传性和获得性两组。前者罕见,好发于婴幼儿,因基因突变引起;后者常见,常继发于全身性疾病,随病因的控制,粒细胞功能可获得改善。中性粒细胞功能障碍虽然种类繁多,但其主要的临床表现相似,即反复发生严重的细菌感染。亦常伴有中性粒细胞减少、免疫球蛋白或补体的异常。中性粒细胞功能异常的筛选试验主要有:血涂片观察中性粒细胞的形态;Rebuck 皮窗试验:观察粒细胞的趋化和移动功能;四唑氮蓝还原试验(NBT):检测粒细胞的吞噬功能和呼吸爆发产生过氧化物的活力;特殊染色:检查中性粒细胞内的髓过氧化物酶、碱性磷酸酶等;流式细胞术检测外周血中性粒细胞膜表面 CD11、CD18 或 CD15 受体的表达。

二、遗传性中性粒细胞功能障碍

遗传性中性粒细胞功能障碍是基因突变引起中性粒细胞功能障碍的一组疾病,大致有以下分类:

(一) 中性粒细胞黏附缺陷　黏附作用是中性粒细胞表面的黏附分子和内皮细胞表面的黏附分子共同作用的结果。中性粒细胞黏附性增加的分子基础是整合蛋白 β_2 亚族的 CD11/CD18 在趋化因子作用下表达增加并被激活。内皮细胞上的黏附分子主要是免疫球蛋白超家族的 ICAM-1 和 VCAM-1 及 E 选择素,它们被细胞因子或细菌产物内毒素等激活,通过配体-受体反应相互识别发生相互黏附作用。中性粒细胞黏附缺陷导致中性粒细胞在循环中积蓄,而感染灶处粒细胞却很少。遗传性白细胞黏附缺陷(leukocyte adhesion deficiency,LAD)是一组常染色体隐性遗传性疾病。发病率约为 1/100 万。因为黏附分子表达缺失,中性粒细胞无法牢固地黏附在炎症部位的内皮表面并进行跨内皮细胞迁移所致。临床特征为反复软组织感染,创伤愈合延迟,感染部位炎症反应不明显,局部没有红、肿和脓液形成。难以到达感染部位的中性粒细胞在循环血液中明显增多(可高达 100×10^9/L),易被误诊为类白血病反应。临床上有三型:LAD-Ⅰ型,编码 CD18 的基因突变引起 CD11/CD18 缺乏;LAD-Ⅱ型是 LAD-Ⅰ的变异型,是基因缺陷导致 CD15 表达缺乏;LAD-Ⅲ型系由于白细胞上三种 β_2 整合素缺陷引起。流式细胞仪检测中性粒细胞 CD11/CD18,如无 CD11/CD18 表达即可作出诊断。有的患者 CD11/CD18 部分表达,亦有患者 CD11/CD18 表达正常,但其功能异常,中性粒细胞不能稳定地黏附于血管内皮细胞及移行。约 3/4 以上的患儿在 10 岁以前死亡。因而,CD11/CD18 完全缺乏者应争取及早进行异基因造血干细胞移植。

(二) 中性粒细胞趋化性缺陷　趋化性缺陷可直接影响中性粒细胞的运动。遗传性中性粒细胞趋化性缺陷十分罕见。如高免疫球蛋白 E 综合征(hyperimmunoglobulin E syndrome)又称 Jobe 综合征(Jobe syndrome),为常染色体显性遗传,最常见的类型是由于 *STAT3* 基因突变,引起细胞因子信号传导异常,导致粒细胞趋化功能障碍。表现为中性粒细胞活动性降低伴有反复皮肤和肺部感染,血清 IgE 水平显著升高。

(三) 中性粒细胞吞噬和脱颗粒功能缺陷　脱颗粒作用是中性粒细胞杀菌主要机制之一,颗粒内含多种抗微生物蛋白。嗜天青颗粒含水解酶、杀菌肽及髓过氧化物酶;特异性颗粒含胶原酶和乳铁蛋白。

1. Chediak-Higashi 综合征(Chediak-Higashi syndrome,CHS)　是一种罕见的常染色体隐性遗传性疾病,系 *LYST* 基因突变,致中性粒细胞膜改变,胞质内出现巨大畸形和功能异常的溶酶体颗粒,在瑞氏染色(Wright staining)的血片中很易发现。中性粒细胞的趋化及杀菌作用下降,患者易发生感染。患者还可有轻度出血倾向、眼和毛发及皮肤局部白化、进展性周围神经病变等。患者能在一生中任何时候发生疾病加速,出现淋巴瘤样病变,肝、脾和骨髓内多克隆 T 淋巴细胞增殖,出现肝脾大和高热,全血细胞减少加重。处理主要是防治感染,维生素 C 口服 0.5~1g/d,对部分患者可有帮助。有合适供者时可进行异基因造血干细胞移植。

2. 先天性特异颗粒缺乏(congenital specific granule deficiency,CSGD)　是一种非常罕见的常染色体隐性遗传性疾病。中性粒细胞趋化性缺陷,难以迁移至炎症部位。CSGD 的中性粒细胞在电镜下可见嗜天青颗粒正常，而特异性颗粒稀少或阙如。细胞核分叶异常，常呈两叶，似 Pelger-Huët 畸形。白细胞碱性磷酸酶活力减弱。与颗粒相关的蛋白质也缺乏，杀菌能力受损。患者易发生各种常见病原菌引起的反复、严重感染。可服用复方 SMZ 或双氯苯甲异噁唑青霉素预防感染。

（四）中性粒细胞杀菌功能缺陷　中性粒细胞有两种杀菌机制：脱颗粒作用与非氧化型杀菌。中性粒细胞吞食细菌后，粒细胞的颗粒移位并与质膜内陷形成吞噬泡，进而与溶酶体融合形成吞噬体，颗粒中各种抗菌蛋白水解酶随即释放出来，此过程称脱颗粒作用；氧依赖性杀菌机制，主要通过 NADPH 氧化酶的激活，利用氧大量生成活性氧物质（ROS），ROS 有杀菌效应，又称呼吸爆发作用。遗传性中性粒细胞杀菌作用缺陷见于慢性肉芽肿病、髓过氧化物酶缺乏症、G6PD 缺乏症、谷胱甘肽还原酶和谷胱甘肽合酶缺乏症。

1. 遗传性髓过氧化物酶缺乏　髓过氧化物酶（MPO）存在于中性粒细胞和单核细胞内的嗜天青颗粒中。*MPO* 基因突变引起的 MPO 缺乏是最常见的遗传性中性粒细胞功能缺陷，常染色体隐性遗传。MPO 缺乏的中性粒细胞吞噬细菌和真菌的功能正常，其烟酰胺腺嘌呤磷酸二核苷酸（NADPH）氧化酶活性并不受累。因此，患者发生感染的机会并不增加，亦常无其他临床表现。由于 H_2O_2 杀死微生物的作用有所降低，当糖尿病患者或其他免疫功能缺陷者合并本症时，会发生内脏念珠菌感染和其他细菌的反复感染。一般无须治疗。

2. 慢性肉芽肿病（chronic granulomatous disease，CGD）是一组吞噬细胞不能表现呼吸爆发的遗传性疾病。大约 2/3 的患者为 X 连锁隐性遗传病，由编码 NADPH 氧化酶膜结合亚单位的糖蛋白 91 吞噬细胞氧化酶基因（$gp91^{phox}$ gene）突变引起。其余 1/3 左右患者为常染色体隐性遗传，由 NADPH 氧化酶胞质组成部分 $P47^{phox}$（25%）、$P67^{phox}$（5%）或小的膜结合亚单位 $P22^{phox}$（5%）基因缺陷所致，$P40^{phox}$ 基因缺陷亦有报道。

初筛试验有细菌杀伤实验和四氮唑蓝还原试验，确诊需用抗 NADPH 氧化酶不同亚单位的单克隆抗体做免疫印迹（Western blot）检测。如果各亚单位蛋白表达水平均正常但呼吸爆发功能异常，表明蛋白质功能存在异常。有缺陷的吞噬细胞可以正常处理许多细菌，但其不能产生足够的过氧化氢，因而对主要依赖吞噬细胞氧化产物杀灭的细菌（金黄色葡萄球菌、假单胞菌属、白色念珠菌等）不能有效地处理。患者自婴幼儿期即可出现反复、严重、难以治疗的多种细菌感染，多在 10 岁或 20 岁前死亡。大量新型抗菌药物的应用使 CGS 的治疗结果有一定的改善，但最终难免死于不能控制的感染及合并症。选用复方 SMZ 长期服用可预防 CGS 患者感染。急性感染时应用足量的抗菌药物。γ 干扰素可能有助于某些患者杀菌功能的改善。可行异基因造血干细胞移植治疗。

三、获得性中性粒细胞功能障碍

疾病、应激、药物或某些治疗可直接或间接影响中性粒细胞的功能，造成获得性中性粒细胞功能障碍。多种血液系统恶性疾病，包括白血病、骨髓增生性疾病、骨髓瘤和淋巴瘤等均有不同程度的中性粒细胞功能缺陷。糖尿病和肾衰竭患者中性粒细胞的趋化、黏附、吞噬和杀菌功能均有受损。类风湿关节炎和系统性红斑狼疮患者体内的免疫复合物可与中性粒细胞表面的 Fc 受体结合，引起其趋化功能受损。G^- 细菌败血症、胰腺炎、严重创伤、血液透析等均可诱发补体 C5 活化（C5a）和肿瘤坏死因子（TNF）的生成增加，使中性粒细胞过度激活。这些过度激活的中性粒细胞由于活动能力减弱，常黏附于基质，造成炎症部位的大量积聚。同时，它们还释放一些蛋白酶和有毒物质，诱导产生多种细胞因子，使组织损伤进一步加重。秋水仙碱、非甾体抗炎药、抗疟药、糖皮质激素、肾上腺素和乙醇等，均可使粒细胞功能受损。肾上腺素能直接引起血管内皮细胞释放 cAMP，使粒细胞的黏附能力减弱，而从边缘池迅速释放至循环池，血液中粒细胞显著增多。糖皮质激素和乙醇亦可使粒细胞的活动和吞噬功能受损。以治疗原发疾病为主。

四、遗传性中性粒细胞形态异常

遗传性 Pelger-Huët 畸形（中性粒细胞核分叶异常，常染色体显性遗传），Alder-Reilly 异常（中性粒细胞内出现紫黑色粗大颗粒的 Alder-Reilly 小体，常染色体隐性遗传），Jordan 异常（家族性白细胞内出现多个空泡）等。它们均有粒细胞形态改变，其粒细胞功能基本正常。

推荐阅读

1. DALE D C，BOLYARD A A. An update on the diagnosis and treatment of chronic idiopathic neutropenia[J]. Curr Opin Hematol，2017，24(1)：46-53.
2. GOLDMAN L，SCHAFER A I. Goldman-Cecil medicine[M]. 26th ed. Philidelphia：Elsevier Saunders，2019：1094-1103.

第三节　噬血细胞综合征

陈　彤

噬血细胞综合征（hemophagocytic syndrome，HS），又称噬血细胞淋巴组织细胞增生症（hemophagocytic lymphohistiocytosis，HLH），于 1939 年最早报道，是由遗传性或获得性因素引起免疫紊乱，导致活化的淋巴细胞和组织细胞增生、组织器官非可控性高炎性反应的一组综合征。部分 HS 与染色体缺陷有关，属原发性（家族性）；非遗传性 HLH 常继发于感染、恶性肿瘤和自身免疫疾病。

【临床类型】

（一）原发性（家族性）噬血细胞综合征（family hemophagocytic syndrome）　为常染色体或性染色体隐性遗传性疾病。家族性 HLH（FHLF）常表现为 *PRF1*、*UNC13D*（*MUNC13-4*）、*STX11*、*STXBP2*（*MUNC18-2*）等基因的纯合突变，分别与 FHLH2～FHLH5 亚型有关。患有先天性免疫缺陷的患者亦可因免疫相关的基因突变而伴发 HLH，如 *LYST*（Chediak-Higashi 综合征），*AP3B1*（Hermansky-Pudlak 综合征，Ⅱ型），*RAB27A*（Griscelli 综合征，Ⅱ型），*SH2D1A*（X 连锁淋巴增殖性疾病，Ⅰ型），*BIRC4/XIAP*（X 连锁淋巴增殖性疾病，Ⅱ型），*IL2RG*（X 连锁重症免疫缺陷），IL-2 诱导 T 细胞激酶（*ITK*）等。

（二）继发性（反应性）噬血细胞综合征（secondary hemophagocytic syndrome）

1. 感染相关噬血细胞综合征（infection-induced hemophagocytic syndrome）　与病毒、细菌、真菌和寄生虫感染有关，多发生于有免疫缺陷的患者，儿童多见，常在轻度病毒血症 2~6 周后突然出现全身症状。

2. 恶性肿瘤相关噬血细胞综合征（malignancy-induced hemophagocytic syndrome）　见于急性白血病、淋巴瘤、多发性骨髓瘤、胚细胞肿瘤、胸腺瘤、胃癌等，但以非霍奇金淋巴瘤和急性白血病最常见。

3. 伴发于自身免疫病的巨噬细胞活化综合征（macrophage activation syndrome）　也是一种继发性噬血细胞综合征，见于幼年类风湿关节炎、成人 Still 病和红斑狼疮（SLE）等。

【临床与实验室特征】

起病急骤，进行性加重，高热、寒战、关节肌肉酸痛，肝大、脾大、淋巴结肿大，黄疸及中枢神经系统症状。可有一系或多系血细胞减少；肝功能异常，甘油三酯、LDH、铁蛋白（SF）增高；凝血障碍，凝血酶原时间延长，血浆纤维蛋白原减低；免疫学检查异常，$CD8^+$细胞比例增高，疾病活动期血清 IFN-γ、IFN-α、IL-10、血浆巨噬细胞炎症蛋白（MIP）-1α 等炎症因子水平增高，NK 细胞活性降低或缺乏，血浆可溶性 CD25（可溶性 IL-2 受体）升高，可≥2 400U/ml；骨髓涂片示增生减低，组织细胞显著增生，伴典型的吞噬红细胞或其他血细胞的现象，即噬血细胞。

【诊断与鉴别诊断】

组织细胞协会 2004 年修订的诊断标准，凡有 HLH 相关分子生物学异常或符合以下 8 条标准中 5 条即可诊断（表 16-6-3-1）。

表 16-6-3-1　HLH 诊断标准

确诊 HLH 需符合下述第 1 或第 2 项
1. 分子诊断符合 HLH
2. 下述指标中符合 5~8 项
发热
脾大
血细胞减少，累及二系以上
Hb<90g/L；血小板<100×10^9/L；中性粒细胞<1.0×10^9/L
高甘油三酯和/或低纤维蛋白原
甘油三酯≥265mg/dl；纤维蛋白原≤1.5g/L
骨髓、淋巴结或脾脏中发现噬血细胞
NK 细胞活性降低或缺失
铁蛋白≥500μg/L
sCD25（sIL2R）≥2 400U/ml

【治疗】

HLH 的诊断和治疗流程见图 16-6-3-1。治疗的目标除治疗原发病外，应尽快抑制危及生命的过度炎症反应。可选择依托泊苷（VP-16）、肾上腺皮质激素、环孢素（CsA）、静脉用大剂量丙种球蛋白等药物。具体用法可参考 HLH-2004 方案：①初始治疗（第 1~8 周），包括地塞米松 10mg/(m^2·d) 共 2 周，依次 5mg/(m^2·d) 共 2 周，2.5mg/(m^2·d) 共 2 周及 1.25mg/(m^2·d) 共 1

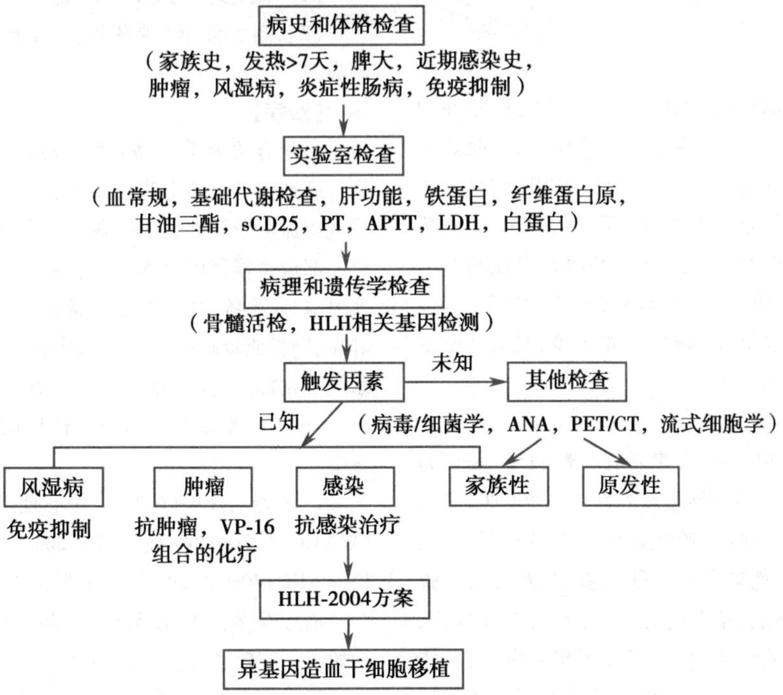

图 16-6-3-1　成人 HLH 诊断和治疗流程

周，逐渐减停；依托泊苷 150mg/m² 静脉滴注，第 1、2 周每周 2 次，第 3~8 周每周 1 次；环孢素 A 6mg/(kg·d)口服。如有神经系统症状，则在第 3、4、5、6 周各加用 1 次鞘内注射 MTX 联合地塞米松。②继续治疗（第 9~40 周），地塞米松 10mg/(m²·d)共 3 天，隔周 1 次；依托泊苷 150mg/m² 静脉滴注，隔周 1 次；环孢素 A 用法同前。③后续治疗（第 40 周后），仅用地塞米松和环孢素 A。

HLH 的预后不一，因此也没有统一的标准化治疗方案。HLH-2004 方案治疗无效，以及家族性、复发或难治性的原发 HLH 患者应行白消安、环磷酰胺联合 VP-16 作为预处理方案的异基因造血干细胞移植。近年来，有文献报道尝试使用 INF-γ 单克隆抗体治疗 EBV 相关 HLH；以蛋白酶体抑制剂、组蛋白乙酰化酶抑制剂、Janus 激酶抑制剂等治疗 EBV 感染相关淋巴增殖性疾病合并 HLH，但疗效尚有待进一步观察。

推荐阅读

1. BERGSTEN E, HORNE A, ARICÓ M, et al. Confirmed efficacy of etoposide and dexamethasone in HLH treatment: long-term results of the cooperative HLH-2004 study[J]. Blood, 2017, 130(25): 2728-2738.
2. KIMURA H, FUJIWARA S. Overview of EBV-associated T/NK-cell lymphoproliferative diseases[J]. Front Pediatr, 2018, 6: 417.

第四节　朗格汉斯细胞组织细胞增生症

王宏胜　翟晓文

朗格汉斯细胞组织细胞增生症（Langerhans cell histiocytosis, LCH）是一组以免疫表型和功能不成熟的朗格汉斯细胞克隆性增殖为特征的疾病。

【病因与发病机制】

LCH 是类似于表皮朗格汉斯细胞的 LCH 细胞克隆性增殖。病灶部位 LCH 细胞是一类不完全成熟的树突状细胞，可能来源于一种髓系前体细胞，其增殖与 MAPK/ERK 信号通路激活一致，多种体细胞突变导致该通路激活。约 60% LCH 活检标本中存在 *BRAF* V600E 突变，在 *BRAF* V600E 阴性的 LCH 标本中，包括 *MAP2K1* 在内的缺失与其他改变导致 *BRAF* 上调以及相对较少的 CSF-1 受体、*RAS* 和 *ARAF* 等的改变，尚有 10%~20%病例基因改变还不明确。

【临床表现】

临床表现极为多样。70%~80%患者有骨骼病变，表现为骨缺损、痛性肿胀、突眼和乳突炎导致顽固性中耳炎（耳流脓）及牙齿松动脱落等。30%~50%患者有皮疹，主要分布于躯干、头皮、发际和颈部，为淡红色粟米大小斑丘疹，中央可结痂脱屑，也可为出血性、湿疹样或脂溢性皮炎样。还可有肺部病变、肝脾大及淋巴结肿大、骨髓受累。肠道病变表现为腹泻，垂体或下丘脑受累可导致生长发育落后和中枢性尿崩症。年龄越小，临床表现越重，全身症状明显，年长儿常以骨质破坏为唯一表现。肝、脾或骨髓受累时，死亡风险增加，故肝、脾和骨髓被认为是 LCH 的危险器官（RO）。

【辅助检查】

骨质破坏 X 线检查多呈典型的“穿凿样”溶骨性改变。肺部受累在胸片表现为广泛间质改变，可呈弥漫网状或点状阴影或蜂窝样、粟粒样病变，晚期可出现多发囊肿、大泡和广泛纤维化，需行胸部高分辨 CT 检查。头颅 CT 可了解脑部尤其是蝶鞍部病变，MRI 可了解下丘脑垂体系统病变。骨髓受累时，外周血象可呈全血细胞减少，骨髓涂片可见 LC 细胞，严重者可出现噬血现象。B 超检查部分患者肝脾大、淋巴结肿大。肝脏受累时，除肝大外还可有肝功能异常、黄疸和低蛋白血症。PET/CT 扫描也可用于评估治疗反应。新鲜皮疹印片可见大量组织细胞。病变组织活检病理光镜下见 LC 细胞，电镜下见 Birbeck 颗粒，组织免疫组化染色 CD1a、S100 和 Langerin（即 CD207）阳性。

【诊断】

根据临床表现、影像学及实验室检查，确诊依赖于病理诊断。受累组织免疫组化染色见 CD1a 和/或 Langerin 阳性的组织细胞是诊断 LCH 的“金标准”。

【分组】

1. 根据患者受累器官/系统分为两组。

（1）单系统 LCH（SS-LCH）：单个器官或系统受累（单系统单部位或多部位）。

（2）多系统 LCH（MS-LCH）：骨骼、消化系统（肝、脾）、肺、骨髓、内分泌系统、眼、中枢神经系统、皮肤、淋巴结在内的两个或以上器官系统受累。

2. 根据有无危险器官分为两组。

（1）低危组：无 RO 受累组。

（2）高危组：RO 受累组，一个或多个危险脏器受累，死亡率高。

【治疗】

治疗方法为手术、放射治疗或化疗，应根据病变部位和疾病程度选择。单纯皮肤受累可临床观察，如皮疹广泛、疼痛、溃疡或出血可予局部类固醇激素治疗或口服化疗（如甲氨蝶呤）。单一部位骨损害可手术刮除。某些椎体及股骨颈病变存在瘫痪风险，应系统化疗，可尝试低剂量放疗缓解病变。颅面骨如乳突、颞骨或眼眶病变时引起中枢性尿崩症概率大，建议进行系统性化疗。高危和低危组多系统病变应进行联合化疗。

（一）一线治疗　目前多使用国际组织细胞协会 LCH-Ⅲ方案：

1. 初始治疗一（6 周）　长春地辛（VDS）3mg/m² 或长春新碱（VCR）1.5mg/m²（最大剂量 2mg），静脉注射，每周 1 次；泼尼松（PRED）40mg/(m²·d)，口服，4 周后减停 2 周。

治疗 6 周后评估，无 RO 受累者病变无改善或 RO 受累对初始治疗有效者，进入初始治疗二，完全缓解者进入维持治疗。

2. 初始治疗二（6 周）　VDS 或 VCR 剂量用法同上；PRED 剂量同上，每周口服 3 天。

治疗12周仍无效者转入其他二线治疗挽救方案。

3. 维持治疗　VDS或VCR剂量同上，每3周1次；PRED剂量同上，每3周口服5天。多系统病变者加用6-巯基嘌呤(6MP)50mg/(m²·d)，每晚1次，口服。总疗程至12个月。

年龄<6个月者按体表面积的50%计算；6~12个月按体表面积75%计算。

（二）二线治疗　用于病变持续或复发的LCH病例。无RO受累者可病灶内注射类固醇激素、联合VBL、PRED和阿糖胞苷(Ara-C)化疗或单用克拉屈滨(2-CDA)化疗。RO受累者2-CDA和Ara-C联合化疗，以及减低剂量预处理方案后异基因造血干细胞移植挽救治疗，有一定疗效。*BRAF* V600E抑制剂治疗*BRAF* V600E阳性LCH的早期疗效已有报道。

（三）中枢神经系统病变的治疗　应根据疾病类型和程度及以往接受治疗情况，选用可透过血脑屏障的药物，2-CDA或其他核苷类似物(如Ara-C)可能有效。

（四）支持治疗　口服复方磺胺甲噁唑预防卡氏肺囊虫肺炎。骨髓抑制时予输血支持。持续粒细胞缺乏者，予粒细胞集落刺激因子。尿崩症可用1-脱氨基-8D-精氨酸加压素。生长激素缺乏而引起的生长发育落后可用生长激素治疗。

【预后】

LCH-Ⅲ研究总生存率84%，单系统或骨/皮肤病变通常均能存活。治疗6周反应不佳者死亡率达35%。婴幼儿伴有RO受累者生存率低。最常见的后遗症有骨骼畸形、尿崩症和神经退行性病变。多系统病变者慢性并发症有肺和肝纤维化、听力损害、身材矮小、永久性共济失调、神经认知缺陷和牙列不齐。肝脏病变可能会导致硬化性胆管炎，需肝移植治疗。

推荐阅读

1. ALLEN C E, MERAD M, MCCLAIN K L. Langerhans-cell histiocytosis[J]. N Engl J Med, 2018, 379(9): 856-868.
2. ALLEN C E, LADISCH S, MCCLAIN K L. How I treat Langerhans cell histiocytosis[J]. Blood, 2015, 126(1): 26-35.

第五节　溶酶体贮积症

王　苹　翟晓文

溶酶体贮积症(lysosomal storage diseases)是一组由于溶酶体水解酶缺乏功能缺陷所致遗传代谢性疾病，少数与蛋白通路上辅助因子缺陷或受体受损有关。包括神经鞘脂贮积症、黏多糖贮积症、黏脂质贮积症、糖原贮积症，疾病种类总计40余种。临床以神经鞘脂贮积症最为常见，如戈谢病、尼曼-皮克病、法布里病等。

一、戈　谢　病

戈谢病(Gaucher disease)是由于β-葡萄糖脑苷脂(又称glucocerebroside，GC)酶活性缺乏引起GC在单核巨噬细胞内沉积所致，为常染色体隐性遗传，突变基因位于1q21。本病严重性与残留酶活性相关。

临床分为三个亚型：Ⅰ型(非神经病变型)最多见，慢性起病，多无原发中枢神经系统病变。约2/3患者在儿童期发病，发病越早，症状越重。脏器表现主要为肝脾大，尤以脾大伴脾功能亢进。血液系统主要表现为血小板减少和贫血，也可见三系下降、凝血异常。多数患者骨骼受累，表现急慢性骨痛。肺部受累表现为间质性肺病、肺实变、肺动脉高压等。此外，还可有糖和脂类代谢异常、恶性肿瘤发病风险增高、胆石症、免疫系统异常等。成年或老年起病者临床表现多不典型，骨骼病变更显著。Ⅱ型(暴发性神经病变型)罕见，以急进性神经系统表现为特征，如延髓麻痹、动眼障碍、癫痫发作、角弓反张及认知障碍等。新生儿及婴儿期发病，病死率高。Ⅲ型(慢性或亚急性神经病变型)早期与Ⅰ型相似，逐渐出现神经系统受累表现，常儿童期发病，进展缓慢。

本病病理特征为GC在胞质内沉积形成戈谢细胞，该细胞胞体大，直径约20~80μm，含有一或数个偏心胞核，核染色质粗糙，胞质量多，无空泡，呈淡蓝色，充满交织成网状或洋葱皮样条纹结构，糖原和酸性磷酸酶染色呈强阳性。根据临床症状体征及在单核巨噬系统中(特别是骨髓)找到戈谢细胞可初步诊断，有时其他血液病(包括慢性粒细胞白血病、地中海贫血、多发性骨髓瘤及某些淋巴瘤等)的骨髓中也可找到类戈谢细胞，要注意鉴别。白细胞或经培养的皮肤成纤维细胞GC酶活性检测是诊断的“金标准”，活性降低至正常值30%以下，即可确诊戈谢病。少数患者GC酶活性低于正常高于低限，需参考血浆壳三糖酶活性等结果，进一步基因检测。对胎盘绒毛或羊水进行GC酶活性检测和/或基因检测有助于产前诊断。

戈谢病治疗包括对症治疗、特异性治疗和造血干细胞移植等。对症治疗包括成分输血、止痛、处理骨折等。脾切除应谨慎，因其会加速GC在其他器官贮积使临床症状加剧。特异性治疗为注射用伊米苷酶(imiglucerase)替代治疗，是目前Ⅰ型戈谢病标准治疗方法，为目前国内批准的唯一特异性药物，需终身用药，可明显改善Ⅰ型戈谢病患者病情，该酶不能透过血脑屏障，对神经系统病变无效。

二、尼曼-皮克病

尼曼-皮克病(Niemann-Pick disease，NPD)是由于酸性神经鞘磷脂酶缺乏导致神经鞘磷脂在单核巨噬细胞中堆积所致，为常染色体隐性遗传。

临床分为四种类型。A型和B型均为*SMPD1*基因突变引起神经鞘磷脂酶缺乏所致，*NPC1*和*NPC2*基因突变引起胆固醇转运缺陷导致C型。A型(急性神经型或婴儿型)最常见，婴儿早期即出现进行性神经系统退行性病变，约1/4患儿眼底检查见黄斑区樱桃红斑。患儿常因反复呼吸道感染在2~3岁死亡。B型(慢性非神经型或内脏型)发病较A型稍晚，在儿童或成年期诊断，慢性病程，内脏受累明显，但不累及神经系统。C型(亚急性神经型或少年型)常于1~6岁出现症状，亚急性病程，主要表现为神经系统受累，伴有轻微内脏受累。多数患者于20~30岁时死亡。

本病主要病理改变为网状内皮系统丰富的内脏器官中见尼曼-皮克细胞，该细胞直径20~100μm，单个偏心胞核，染色质疏松，可见2~3个核小体，胞质充满空泡，呈泡沫样，PAS染色(periodic acid-Schiff staining)空泡中心呈阴性，泡壁阳性，酸性磷酸酶呈阴性。根据临床症状结合骨髓涂片见尼曼-皮克细胞可初步诊断。确诊依据酶活性检测及基因检测。

尼曼-皮克病治疗主要为对症治疗，尚无特异性治疗。酶替代治疗仍在研究中。异基因造血干细胞移植仅对极少部分B型患者有效。国外报道美格鲁特(miglustat)可改善、稳定或延缓C型患者的神经症状。

三、法布里病

法布里病(Fabry disease，FD)的突变基因位于Xq22，由于α半乳糖苷酶A(α-GalA)活性丧失，三己糖酰基鞘脂醇(GL3)和相关的鞘糖脂在溶酶体进行性贮积，导致受累系统出现相关表现。

临床分为两型：①经典型：α-GalA活性明显下降(≤5%)，儿童期出现临床表现，疼痛和血管角质瘤最常见；②迟发型：α-GalA活性部分下降(>5%)，成人期发病，常限于肾脏或心脏受累。

FD通过测定血浆或培养细胞中α-GalA活性确诊。治疗包括对症治疗和使用重组α半乳糖苷酶(fabrazyme)进行替代治疗。

推荐阅读

1. STIRNEMANN J，BELMATOUG N，CAMOU F，et al. A review of gaucher disease pathophysiology，clinical presentation and treatments[J]. Int J Mol Sci，2017，18(2)：441.

2. FERREIRA C R，GAHL W A. Lysosomal storage diseases[J]. Transl Sci Rare Dis，2017，2(1-2)：1-71.

第七章　止血与血栓

第一节　出血性疾病概述

王伟光　程韵枫

出血性疾病指由于遗传性或获得性原因，出现止血、凝血及纤维蛋白溶解机制的缺陷或抗凝机制异常的一组疾病。该类疾病有以下特点：①自发性或轻微外伤出血难止；②出血常发生于多部位或非寻常部位；③病情反复发作，持续时间较长；④不能解释的手术或创伤时出血严重；⑤一般止血药物效果差，血液制品效果佳；⑥部分患者有明确的出血史或家族史。该组疾病病因复杂，在临床上占血液疾病的30%，近年来，随着分子生物学、免疫学和生物化学的发展，对其有更新的认识。

【正常止凝血机制】

正常的止血由三个过程组成。初级止血(一期止血)依赖于血小板的激活，形成血小板栓子(白色血栓)；次级止血(二期止血)依赖于凝血机制参与，形成纤维蛋白凝块(红色血栓)；纤维蛋白溶解在于清除纤维蛋白，恢复正常血流。

(一)血管壁的止血功能　参与止血作用的血管主要有小动脉、小静脉和毛细血管。

1. 血管壁的结构　其基本结构分为内膜、中膜和外膜层。内膜层由内皮细胞组成，内皮细胞有一种特异的细胞器被称为棒杆状小体或Weibel-Palade小体，是血管性血友病因子(von Willebrand factor，vWF)贮存加工的场所。内皮细胞还合成和分泌的分子包括血小板活化因子(platelet activating factor，PAF)，凝血酶敏感蛋白(thrombospondin，TSP)，纤维连接蛋白(fibronectin，Fn)，纤溶酶原激活物抑制剂-1(plasminogen activator inhibitor-1，PAI-1)，凝血酶调节蛋白(thrombomodulin，TM)和层素(laminin，Ln)。vWF参与血小板与血管基底膜的黏附，内皮细胞表面的糖萼(glycocalyx)蛋白是多种受体所在部位。

血管内皮细胞结构和功能完整时，前列环素和一氧化氮作为强烈的血管扩张剂在局部起到了对血小板的抑制作用。但在血管损伤处，这些活性物质减少，为血小板的黏附聚集提供了基础。

中膜层介于内皮细胞和外膜层之间，包括基底膜，微纤维，Ⅲ、Ⅳ、Ⅴ型胶原，平滑肌和弹力纤维。基底膜是一种胶原蛋白，支撑内皮细胞及诱导血小板的黏附和聚集，并启动内外源性凝血过程；平滑肌和弹力纤维参与血管的收缩功能。内皮细胞和中膜层均可表达组织因子(tissue factor，TF)，启动外源性凝血过程。

外膜层由结缔组织构成，是血管与组织之间的分界层。

2. 血管壁的止血功能

(1)增强收缩反应：血管损伤时，通过神经轴突反射和缩血管活性物质，如内皮素-1(endothelin-1，ET-1)、儿茶酚胺、血管紧张素、血栓烷A_2(thromboxane A_2，TXA_2)及5-羟色胺(5-HT)的释放使受损血管收缩以利止血。

(2)激活血小板：主要通过三个途径：vWF的作用；PAF，迄今所知最强的血小板诱聚剂；TXA_2，除收缩血管外，尚能促进血小板黏附、聚集和活化。在上述因子的作用下，以血管内皮细胞下胶原的暴露为基础，使血小板发生黏附和聚集，形成血小板栓子。

（3）激活凝血系统：胶原的暴露激活凝血因子Ⅻ、血管内皮细胞表达Ⅺ/Ⅺa活性，并结合活化的Ⅹa加速内皮细胞表面凝血酶原的激活；内皮细胞表达TF；分别启动内、外源性凝血过程。

（4）抑制纤溶：通过血管内皮细胞合成分泌PAI-1实现。

（5）增高局部血黏度：通过激活凝血因子Ⅻ和激肽释放酶原，生成激肽；激活血小板释放血管通透性因子；两者的作用使血管通透性增加、血浆外渗、血液浓缩、血黏度增高，血流缓慢，有利于止血。

（二）血小板的止血功能

1. 血小板结构和生化组成　电镜下，血小板由表面结构、骨架、细胞器和特殊膜系统四部分组成。

（1）血小板表面主要由糖萼蛋白和细胞膜组成。糖萼蛋白由糖蛋白和糖链部分组成，是许多血小板膜受体（ADP、肾上腺素、胶原、凝血酶）的所在部位；细胞膜主要由蛋白质和脂质组成，其中膜脂质磷脂酰丝氨酸主要分布在内侧面，在血小板激活时转向外侧，可能为血小板第3因子（platelet factor 3，PF_3）的主要成分；膜蛋白主要为糖蛋白，其中GPⅠb/Ⅸ参与血小板的黏附，GPⅡb/Ⅲa与血小板聚集有关，GPⅠa/Ⅱa是胶原的受体，GPⅠc/Ⅱa为Fn的受体，GPⅣ是TSP的受体，GPⅤ参与血小板的黏附。主要血小板膜糖蛋白见扩展阅读16-7-1-1。

扩展阅读16-7-1-1

扩展阅读16-7-1-1　主要血小板膜糖蛋白

（2）骨架系统包括微管和微丝，前者维持血小板的形状，后者的肌动蛋白细丝和肌球蛋白粗丝构成血小板的收缩蛋白，参与了血小板的收缩、伪足形成和释放反应。

（3）电镜下血小板内有许多细胞器，其中重要的是α颗粒、致密（δ）颗粒、溶酶体（γ）颗粒。

1）α颗粒中主要活性物质：①β-血小板球蛋白（β-thromboglobulin，β-TG），可抑制血管内皮细胞产生PGI_2，促进血小板的聚集；②血小板第4因子（platelet factor 4，PF_4），中和肝素的抗凝活性，减慢凝血酶的灭活，促进血栓形成；③TSP，是血小板α颗粒的主要糖蛋白，促进血小板的聚集；④血小板源生长因子（platelet derived growth factor，PDGF），在凝血酶作用下释放，刺激成纤维细胞和肌细胞生长和分裂，参与动脉粥样硬化的发生；⑤Fn，在血小板受凝血酶或胶原刺激后释放于膜表面，介导血小板对胶原的黏附反应。

2）δ颗粒含有：①ATP和ADP，前者维持血小板形态、功能和代谢活动，后者促进血小板的聚集和释放；②5-HT，接受凝血酶的刺激，促进血小板的聚集和血管收缩。

3）γ颗粒含有多种酸性水解酶和组织蛋白酶，是血小板的消化结构。

4）血小板的特殊膜系统主要包含开放管道系统（open canalicular system，OCS）和致密管道系统（dense tubular system，DTS）。OCS是血小板内与血浆物质交换的通道，DTS参与花生四烯酸代谢、前列腺素的合成、血小板的收缩活动和释放反应。

2. 血小板的止血功能

（1）黏附功能：血小板黏附（platelet adhesion）是指血小板黏着于血管内皮下组分和其他异物表面的功能，血小板膜糖蛋白GPⅠb～Ⅸ作为vWF受体，通过vWF和内皮下胶原结合来实现。

（2）聚集功能：黏附的血小板发生"释放反应"，释放出储存颗粒组分如二磷酸腺苷（ADP），并通过环氧化物酶反应由花生四烯酸合成血栓烷A_2。ADP、TXA_2和其他因子共同作用，活化更多的血小板。活化的血小板以形成表面GPⅡb～Ⅲa的形式，把结合的位点暴露给纤维蛋白原。激活的血小板在Ca^{2+}存在的条件下，膜糖蛋白GPⅡb～Ⅲa作为纤维蛋白原受体，通过纤维蛋白原、vWF、Fn形成血小板聚集（platelet aggregation）。

（3）促凝功能：指血小板参与凝血的过程。PF_3促凝活性，特指PF_3参与凝血因子Ⅸa-Ⅷa-Ca^{2+}和Ⅹa-Ⅴa-Ca^{2+}复合物的形成；接触产物生成活性（contact product-forming activity，CFPA），血小板受ADP或胶原刺激后，CFPA从血小板膜磷脂成分释放，激活因子Ⅻ；胶原诱导的凝血活性（collagen induced coagulant activity，CICA），血小板受ADP或胶原刺激后，CICA从血小板膜磷脂成分释放，激活因子Ⅺ；α颗粒中凝血因子（Ⅴ、Ⅺ、纤维蛋白原）的释放。

（4）释放反应：指血小板在活化中由于病理因素或诱导剂作用将其颗粒内容物通过OCS释放到细胞外的过程。β-TG、PF_4、血栓烷B_2（TXB_2）、血小板颗粒膜蛋白-140（GMP-140）已作为检测血小板活化分子标志物。

（5）血块收缩功能：通过激活血小板的肌动蛋白细丝和肌球蛋白粗丝的相互作用形成的血小板伪足向心性收缩来完成。

（6）维护血管内皮的完整性：血小板填充血管内皮细胞脱落形成的孔隙，参与血管内皮细胞的再生和修复，增加血管壁的抗力，减低血管壁的通透性和脆性。

（三）血液凝固

1. 凝血因子的特性　凝血因子迄今已知至少有14种，包括经典凝血因子12个和激肽系统2个，经典凝血因子采用罗马数字命名。除Ⅳ因子是钙离子外，其余均为蛋白质；除Ⅲ因子存在于组织外，其余均存在于血浆中。凝血因子的特性见扩展阅读16-7-1-2。

扩展阅读16-7-1-2

扩展阅读16-7-1-2　凝血因子的特征

2. 凝血过程的瀑布学说　凝血反应是凝血因子通过酶促反应而相继被激活，以瀑布效应形成纤维蛋白的过程。

（1）内源性凝血途径：指从FⅫ被激活到FⅩa形成的过程。血浆中FⅫ以酶原形式存在，带负电荷的异物表面或损伤的血管内皮下成分与之接触，即可激活FⅫ成为FⅫa（接触激活);FⅫa 将前激肽释放酶(prekallikrein,PK)激活为激肽释放酶(kallikrein,KK),KK 可反馈地通过酶解方式激活 FⅫ(液相激活)。FⅫa 激活 FⅪ成为 FⅪa,在此过程中,高分子量激肽原(high molecular weight kininogen,HMWK)发挥辅因子作用。FⅪa 在 Ca^{2+} 存在下,激活 FⅨ为 FⅨa。FⅨa、FⅧa 和 Ca^{2+} 在活化的血小板提供 PF_3 作用下形成 FⅩ激活复合物,该复合物激活 FⅩ成为 FⅩa。

(2) 外源性凝血途径:血管内皮细胞受损或组织损伤,均能将 TF 释放入血;或者作为一种跨膜蛋白,TF 表达于血管内皮细胞表面。TF 作为辅因子与 FⅦ结合形成 FⅦ/TF 复合物,该复合物被血液中痕量 FⅩa 激活形成 FⅦa/TF,后者正反馈激活 FⅩ形成 FⅩa。

(3) 共同通路:FⅩa 在 FⅤa 和 Ca^{2+} 存在条件下,以活化血小板提供的 PF_3 为磷脂表面,形成凝血酶原酶复合物,该复合物由 FⅩa 首先水解凝血酶原(FⅡ)分子精氨酸 271-苏氨酸 272 肽键,释放出源于分子氨基端的片段,即凝血酶原碎片 1+2(F_{1+2})后,形成尚不具备酶解活性的前凝血酶 2(prothrombase 2);前凝血酶 2 仍为单链分子,再经 FⅩa 进一步作用于精氨酸 320-异亮氨酸 321 肽键,形成含有 A、B 两条多肽链的凝血酶(FⅡa,thrombin)。FⅡa 先后裂解纤维蛋白原 2 条 Aα 链的氨基端精氨酸 16-甘氨酸 17 肽键和 2 条 Bβ 链的氨基端精氨酸 14-甘氨酸 15 肽键,相继脱下含 16 个氨基酸残基的纤维蛋白肽 A 与含 14 个氨基酸残基的纤维蛋白肽 B(FPA,FPB)后形成纤维蛋白单体,单体间通过自动聚合形成可溶性纤维蛋白单体复合物,该复合物在 FⅩⅢa 作用下形成交联,产生非可溶性纤维蛋白,完成血液凝固过程。F_{1+2}、FPA、FPB 作为体内凝血激活状态分子标志物,而用于对机体凝血过程激活的预测。

3. 经典凝血途径的修正　经典的瀑布学说认为接触激活相是内源性途径的始动阶段,内源性途径是生理性止凝血过程的主要途径,外源性途径是次要的或辅助性的。

研究表明:内源性凝血过程中的接触激活不参与生理性止血,而主要与病理条件下(如内毒素血症致 DIC)血压降低和炎症反应有关。因为 KK 作用于 HMWK 使之生成缓激肽,缓激肽通过刺激血管内皮细胞释放内皮衍生松弛因子(endothelial derived relaxing factor,EDRF)与 PGI_2 引起血管扩张,说明接触激活是 DIC 引起低血压休克的基本原因;其次 FⅫa 与 KK 对白细胞具有趋化效应,且能激活补体系统,故与炎症反应的发生发展有关。另有研究发现,FⅦ缺陷可导致严重出血倾向;补充 FⅦ或应用组织因子通路抑制物(tissue factor pathway inhibitor,TFPI)单克隆抗体可以纠正血友病 A(FⅧ缺陷)的出血倾向。因此,Davie 与 Broze 对经典的瀑布学说进行了修正,认为凝血过程分为两个阶段,首先是启动阶段,确认生理性止血过程是由组织因子启动,由于 TFPI 的作用,只可能形成少量凝血酶,不足以完成凝血过程;然后是放大阶段,即少量凝血酶反馈激活血小板与 FⅪ,激活内源性凝血过程。在病理性止血过程中,凝血过程是由于内皮细胞或单核细胞在损伤、感染、内毒素、细胞因子、缺氧作用下表达产生 TF 而启动的,组织因子在凝血过程中属于主角地位。目前一般认为,外源性凝血途径在体内生理性凝血反应的启动中起关键性作用,组织因子被认为是生理性凝血反应的启动物,而内源性凝血途径对凝血反应开始后的维持巩固阶段可能发挥作用(图 16-7-1-1)。

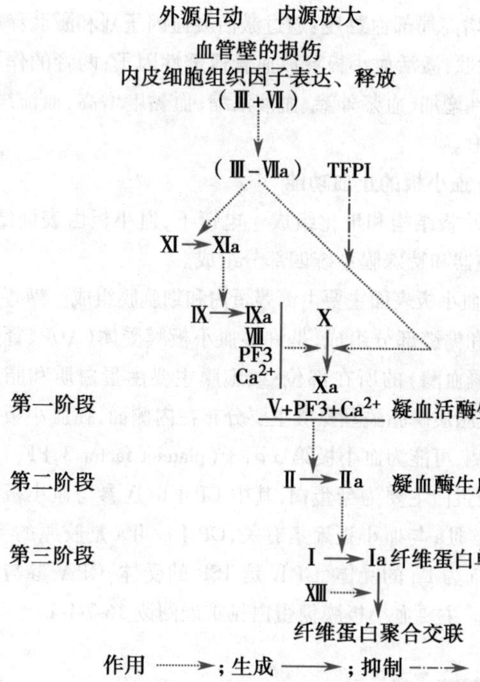

图 16-7-1-1　凝血过程瀑布学说

(四) 抗凝系统的作用　体内凝血的启动及凝血因子的活化,同时引起凝血抑制物的干预。体内抗凝系统大致可分为两个方面:细胞抗凝机制和体液抗凝机制。前者指单核巨噬细胞系统对激活的凝血因子、凝血酶原酶复合物及可溶性纤维蛋白单体的吞噬作用,而后者主要包括以下方面。

1. 抗凝血酶系统　曾称为抗凝血酶-Ⅲ和肝素辅因子Ⅰ,是最重要的抗凝因子,主要作用机制是其羧基端一个精氨酸残基与丝氨酸蛋白酶活性部位丝氨酸相结合,从而形成一个 1∶1 不可逆的共价复合物,主要灭活凝血酶,尚能抑制 FⅩa、Ⅸa、Ⅺa、Ⅻa。肝素主要作用于抗凝血酶的赖氨酸残基而放大其抗凝血酶活性。

2. 蛋白 C 系统　主要包括蛋白 C(PC)、蛋白 S(PS)、凝血酶调节蛋白(TM)和蛋白 C 抑制物。PC 在凝血酶作用下形成活化的蛋白 C(APC),主要能灭活凝血辅因子 FⅤa、FⅧa;阻碍因子Ⅹa 与血小板结合;促进纤维蛋白溶解;PS 主要通过加速 APC 对 FⅤa 的灭活而发挥作用;TM 固定于胞膜上,本质是凝血酶受体,在 Ca^{2+} 存在的条件下,加速 PC 的活化。

3. TFPI 系统　直接抑制 FⅩa,并以依赖 FⅩa 形成在 Ca^{2+} 存在的条件下,抑制 TF/FⅦa 复合物。

4. 其他　包括肝素辅因子Ⅱ、肝素、α_2 巨球蛋白、α_1 抗胰蛋白酶等。

(五) 纤维蛋白溶解系统　纤溶系统主要由纤溶酶原和纤溶酶、纤溶酶原激活剂、纤溶抑制物组成;机体对纤维蛋白的清除主要依靠纤溶酶对纤维蛋白的降解。纤溶系统的激活主要包括：①内激活途径，凝血接触激活中产生FⅫa及FⅫa碎片（Ⅻf）激活PK形成KK，KK激活纤溶酶原成纤溶酶；②外激活途径，血管内皮细胞在各种病理因素作用下释放t-PA从而激活纤溶酶原，此过程受到纤溶酶原活化剂抑制物（PAI-1）调节；③外源性激活途径，将体外的激活纤溶系统的制剂链激酶（SK）、尿激酶（UK）、重组织型纤溶酶原激活剂（rt-PA）注入体内激活纤溶系统达到溶栓目的。原发性纤溶亢进主要由外激活途径完成，而继发性纤溶亢进由内、外两条激活途径实现。

纤维蛋白（原）降解产物（FDP）见图16-7-1-2。

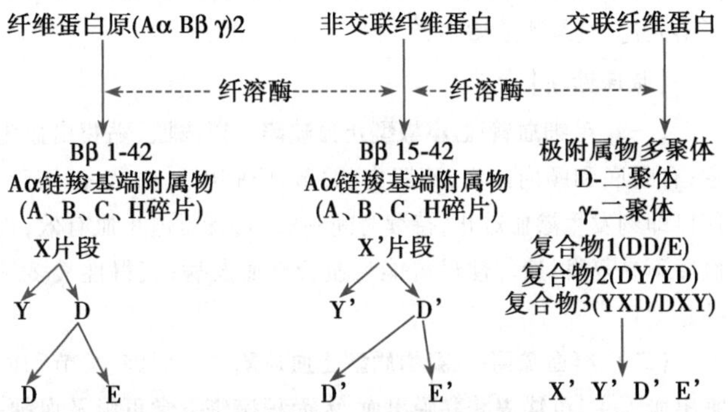

图16-7-1-2 纤维蛋白（原）降解产物FDP

【分类】

出血性疾病分遗传性和获得性两大类，以病理环节为基础分成以下类型。

（一）血管壁异常 因血管壁结构及其周围支撑组织功能异常或受损所致。遗传性包括遗传性毛细血管扩张症、巨大海绵状血管瘤、马方综合征等。获得性包括免疫性（过敏性）、感染性、化学性、代谢性及机械性紫癜。

（二）血小板异常

1. 血小板数量减少 ①生成减少，如再生障碍性贫血、免疫性血小板减少性紫癜（ITP）、急性白血病、肿瘤骨髓浸润等；②消耗过多，如弥散性血管内凝血（DIC）、血栓性血小板减少性紫癜（TTP）、溶血尿毒综合征（HUS）等；③破坏过多，如ITP、脾功能亢进等。

2. 血小板增多症 反应性血小板增多症及骨髓增殖性疾病。

3. 血小板功能缺陷 ①先天性：A. 黏附异常（巨血小板综合征、血管性血友病等）；B. 分泌异常（灰色血小板综合征、贮存池病等）；C. 活化异常（环氧化酶缺乏症、TXA_2合成酶缺乏症等）；D. 聚集异常（血小板无力症等）；E. 促凝功能缺陷（PF_3缺乏症）。②获得性：药物、尿毒症、免疫性疾病、肝病、白血病、骨髓增生异常综合征、骨髓增殖性肿瘤、异常蛋白血症及抗血小板抗体等。

（三）凝血因子异常 临床上以获得性因素为多见，主要包括：①重症肝病：缺乏纤维蛋白原，凝血酶原，因子Ⅴ、Ⅶ、Ⅸ、Ⅹ、Ⅺ、Ⅻ、ⅩⅢ等；②维生素K依赖性因子Ⅱ、Ⅶ、Ⅸ、Ⅹ缺乏，见于胆道疾病、广谱抗生素长期应用，口服抗凝剂等。

遗传性因素最多见的是血友病A（因子Ⅷ缺乏）；其次是血友病B（因子Ⅸ缺乏），遗传性凝血因子Ⅺ缺乏症，纤维蛋白原和凝血酶原疾病，包括活性下降和抗原性异常，因子Ⅴ、Ⅶ、Ⅹ、Ⅻ、ⅩⅢ，激肽释放酶原及高分子量激肽原缺乏症，家族性复合性凝血因子缺乏症等。

（四）纤维蛋白（原）溶解亢进 获得性包括原发性和继发性两种。所谓原发性者指组织型纤溶酶原激活物（t-PA）或尿激酶型纤溶酶原激活物（u-PA）释放入血（前列腺、甲状腺、胰腺手术过度挤压）或抗纤溶酶活性降低（肝病、肿瘤）所致纤溶亢进；继发性指凝血反应启动后，因子Ⅻa激活激肽释放酶原生成激肽释放酶，后者激活纤溶系统，同时纤维蛋白沉积于血管内皮细胞表面导致t-PA的释放，见于DIC及各种血栓性疾病。

先天性少见，包括α_2-纤溶酶抑制物（α_2-PI）缺乏症、纤溶酶原活化物抑制物（PAI）缺乏症等。

（五）病理性抗凝物质过多 因子Ⅷ抑制物；获得性因子Ⅸ、Ⅺ、Ⅴ、ⅩⅢ抑制物；狼疮样抗凝物质；组织因子抑制物；高肝素血症等。

（六）复合因素引起的出血性疾病 临床上较常见的为各种致病因素导致的DIC和重症肝病引起的出血。

【临床表现】

（一）病史特征

1. 年龄 出生后出现的出血如脐带断端出血、幼年期出血是遗传性疾病的特征；产后数小时出现的紫癜和瘀斑伴血小板减少，应考虑同种免疫性血小板减少性紫癜。年轻或成年后出血多为获得性因素所致，如免疫性血小板减少症、凝血因子抑制物出现。轻度血友病可在成年后发病。老年期出血常与血管病变有关。随年龄增加而改善的出血是血管性血友病及先天性血小板功能缺陷的临床特征。老年人的免疫性血小板减少应警惕继发于淋巴系统恶性增殖性疾病的可能，凝血因子活性下降应考虑循环中存在病理性抗凝物质。

2. 性别 血管性血友病属于常染色体遗传，男女均可患病，随着检测水平提高，证实该病在遗传性疾病中发病率最高。血友病A在男性中占绝大多数，女性罕见。

3. 手术和创伤 ①无诱因的出血或原发病不能解释的出血，常提示患者有严重的出血性疾病，如血友病或DIC；②小手术或轻度外伤后出血，特别是渗血不止是遗传性疾病的重要特征；③小手术或轻度外伤后延迟出血常见于凝血机制障碍；④大手术或严重创伤后的出血如果排除大血管损伤表明可能伴发DIC；⑤子宫、卵巢、前列腺、胰腺、甲状腺是t-PA含量最丰富的部位，这些部位术后出血应考虑原发性纤维蛋白原溶解亢进的可能；⑥小伤口或注射部位出血不止常提示有血小板减少、严重凝血机制缺陷或复合性止凝血机制紊乱。

4. 药物 ①药物过敏性紫癜，如青霉素、链霉素、磺胺药、异烟肼等；②药物免疫性血小板减少性紫癜，如水杨酸类解热镇痛药、多种抗生素、植物碱类（如奎尼丁）、镇静催眠药、磺胺衍化物、氢氯噻嗪、洋地黄类、金盐、西咪替丁等；③药物致血小板生成减少,如抗肿瘤药物引起骨髓抑制等;④影响血小板功能药物,如阿司匹林、双嘧达莫、肝素及纤溶剂等;⑤广谱抗生素致肠道菌群失调,维生素 K 合成减少;⑥诱导凝血因子抗体形成,如青霉素、链霉素、磺胺药、异烟肼等;⑦医源性抗凝、溶栓药物应用过量。值得注意的是,青霉素可通过过敏性紫癜、免疫性血小板减少、诱导凝血因子抗体产生多种机制引起出血倾向。

5. 妊娠、分娩　①妊娠期可有血小板减少;②并发因子Ⅷ抑制物的产生;③并发血栓性微血管病,如 TTP、HUS、HELLP(妊娠-肝酶升高-溶血-血小板减少)综合征、急性脂肪肝;④产科意外(羊水栓塞、胎盘早剥、前置胎盘、宫内死胎、感染性流产)可导致 DIC。

6. 家族史　与出血性疾病相关遗传方式有:常染色体显性遗传;常染色体不完全显性遗传;常染色体隐性遗传;X 连锁隐性遗传。

(二) 出血频度和程度

1. 经常性严重出血　提示有遗传性凝血机制障碍、重症血管性血友病、重症肝病等。

2. 间歇性反复出血　为血小板减少性疾病的常见表现。固定部位的反复出血表明局部血管性病变,如遗传性毛细血管扩张症。

3. 一过性出血　通常提示获得性疾病,如病毒感染导致急性血小板减少性症,凝血因子抑制物的形成,药物免疫性血小板减少症及过敏因素等。

4. 暴发性出血　多为严重血小板减少及复合性止凝血障碍所致。见于:①急性血小板减少症:病因包括急性 ITP、TTP、药物免疫性血小板减少、血小板 GPⅡb/Ⅲa 拮抗药相关性血小板减少;②暴发性紫癜:如 Waterhouse-Friderichsen 综合征,主要表现以紫癜为首发症状的严重感染,伴血小板进行性下降,酸中毒、休克和神志改变;③DIC 暴发期;④传染病:如流行性出血热、钩端螺旋体病等。

5. 延迟出血　是凝血机制障碍性疾病的特征,由于缺乏牢固纤维蛋白网支持,血小板血栓增大后崩解,而随后发生出血。

(三) 出血倾向的特征

1. 皮肤黏膜出血　是血小板和血管性出血性疾病最常见、最易发现的症状和体征,可表现为:①出血点、紫癜和瘀斑:大片瘀斑是严重血小板减少、凝血障碍性疾病的特征;②血疱:为大小不等的口腔及舌部位的黏膜下出血,常见于暴发性紫癜、急性血小板减少症等疾病;③鼻出血:局部异常可为遗传性毛细血管扩张症,全身性疾病多为血小板减少;④齿龈出血:多由局部炎症引起,严重者见于血小板减少及凝血功能障碍。

2. 深部器官出血　①血肿:为深部皮下、肌肉及其他软组织出血的表现,多见于凝血机制障碍,轻度外伤后或自发性血肿为血友病的特征;②关节积血:多见于负重的关节,尤其是膝关节,多见于严重凝血机制障碍,如血友病;③浆膜腔出血:血性浆膜腔积液排除外伤及肿瘤性因素,多见于凝血机制障碍;④眼底出血:见于重症血小板减少。

3. 内脏出血　①呼吸道:表现为咯血。如排除呼吸道病变,见于重症血小板减少和凝血机制障碍。另外,肺脏组织富含 t-PA,纤溶亢进参与出血过程。②消化道:如果排除消化道本身病变,凝血因子缺陷和血小板减少可能为消化道出血的原因,但复合因素更为多见。③泌尿道:肿瘤性疾病出现血尿,如果排除转移,应考虑 DIC 的可能;前列腺术后出血可有纤溶亢进因素参与。④颅内出血:通常见于血小板减少症患者,因中枢神经系统内丰富微血管之完整性需依靠血小板来完成;也见于凝血机制紊乱,但更多发生于复合因素所致的止凝血障碍。⑤阴道出血和月经过多:可为血小板减少首发表现,亦可见于纤溶亢进、抗凝物质增多者。

【临床诊断】

(一) 毛细血管-血小板型止血缺陷　以皮肤、黏膜出血为主;有眼底和颅内出血,而肌肉、关节、内脏出血少见;创伤后,伤口即刻发生渗血难止,持续时间一般不长;压迫止血有效,止血后不易复发;遗传性最可能为血管性血友病;获得性最多见的是 ITP。

(二) 凝血障碍-抗凝物质型止血缺陷　以肌肉、关节和内脏出血为主,可伴皮肤黏膜出血,大面积瘀斑下常可触及血肿;创伤当时出血可能不明显,但延迟出血严重;出血持续时间较长,局部压迫和药物止血效果差,但输血或血制品有显效;遗传性常见为血友病(A、B);获得性多见于肝病,其次为维生素 K 缺乏、DIC、凝血因子抑制物、抗凝治疗。出血性疾病临床特征见扩展阅读 16-7-1-3。

扩展阅读 16-7-1-3　出血性疾病的临床特征

(三) 纤维蛋白溶解(纤溶)活性增强　以皮肤瘀斑,可融合成大片状地图样为特征;注射部位或创面渗血难止;凝血块易溶解;多为获得性或继发性。

【实验诊断】

出血性疾病的检测项目和技术已达到基因诊断水平。从众多检验项目中提出一组适用于初诊患者的过筛,并有助于进一步确定检验项目的选择。

(一) 毛细血管-血小板型止血缺陷

1. 筛选试验　常用出血时间(BT)和血小板计数(PLT)。BT 和 PLT 均正常:除正常人外,多数是血管性紫癜;BT 延长伴 PLT 减少:多数是血小板减少性紫癜;BT 延长伴 PLT 增多:多数是血小板增多症伴功能异常;BT 延长伴 PLT 正常:多数是血小板功能异常或某些凝血因子缺陷所致。

2. 血小板功能检测　黏附功能:血小板黏附试验(PAdT);聚集功能:血小板聚集试验(PAgT);释放反应:β-TG、PF_4、GMP-140、TSP、5-HT 测定;花生四烯酸代谢:TXB_2、cAMP/cGMP 测定等;收缩蛋白试验:血块收缩时间等;促凝活性:PF_3

有效性(PF_3aT)测定。

（二）凝血障碍-抗凝物质型止血缺陷

1. 筛选试验　常用活化的部分凝血活酶时间(APTT)、血浆凝血酶原时间(PT)和凝血酶时间(TT)和纤维蛋白原定量。APTT模拟内源性凝血过程,主要反映因子Ⅴ、Ⅷ、Ⅸ、Ⅹ、Ⅺ的变化;PT模拟外源性凝血过程,主要反映因子Ⅴ、Ⅶ、Ⅹ的变化;TT延长表明纤维蛋白原减少或血浆存在抗凝物质。通过正常血浆的纠正试验,可以初步判断出凝血因子的缺乏或者抗凝物质的出现。

(1) APTT和PT均正常:除正常人外,仅见于因子ⅩⅢ缺乏症。

(2) APTT延长伴PT正常:多数是内源凝血途径缺陷,若临床上有出血倾向,为血友病(A、B),遗传性凝血因子Ⅺ缺乏症,循环中出现抗因子Ⅷ、Ⅸ或Ⅺ抗体,血管性血友病等;若临床上无出血倾向,则为因子Ⅻ、激肽释放酶原、高分子量激肽原缺乏。

(3) APTT正常伴PT延长:多数是外源凝血途径缺陷,见于遗传性或获得性因子Ⅶ缺陷症,其中获得性者常见于肝病、维生素K缺乏、循环中因子Ⅶ抗体出现和口服抗凝剂等。

(4) APTT和PT均延长:多数是由于共同途径凝血缺陷所引起的出血性疾病。如遗传性和获得性因子Ⅹ、Ⅴ、凝血酶原和纤维蛋白原缺陷症。获得性者主要见于肝病和DIC、口服抗凝剂、循环中抗凝血因子(Ⅹ、Ⅴ和凝血酶原)抗体出现及肝素治疗时。为明确病因,应进一步选择TT和纤维蛋白原(Fg)定量。①TT正常:Ⅹ、Ⅴ、凝血酶原缺陷,见于肝病、维生素K缺乏。②TT延长和Fg下降(<0.75g/L):低或缺乏纤维蛋白原血症。③TT延长和Fg正常(或不低于0.75g/L):血浆中存在抗凝物质。此时如果延长的TT可被甲苯胺蓝所纠正,表明肝素样物质增多;反之,表明FDP增多。

(5) 凝血障碍与血小板异常共存:如血管性血友病、DIC等。

对系统性止血障碍性疾病的初步筛查应该包括BT、PLT、APTT和PT。所有四项结果均正常,实际上已可排除任何有临床意义的系统性凝血功能障碍性疾病,但也有一些必须关注的例外。如因子ⅩⅢ缺乏症可有严重的出血倾向,但筛查试验是正常的;由于敏感性的原因,PT和APTT只能检出严重的涉及因子水平在正常的30%以下的凝血因子缺陷。疑为轻度的凝血因子缺乏时,尚需做凝血因子水平(活性)检测。

PT和APTT延长除表明一种或以上的凝血因子缺乏,尚有抑制物存在的可能,此种抑制物常为相应凝血因子抗体。区分这两种可能性,可行混合正常血浆纠正试验。

2. 凝血因子检测

(1) 凝血因子促凝活性(F:C)和抗原性(F:Ag)测定:包括Ⅱ、Ⅴ、Ⅶ、Ⅷ、Ⅸ、Ⅹ。

(2) vWF相关试验:vWF抗原测定(vWF:Ag),瑞斯托霉素辅因子活性测定(vWF:RcoF),瑞斯托霉素诱导的血小板凝集试验(RIPA),vWF多聚体分析等。

（三）纤维蛋白溶解亢进出血的实验诊断

1. 筛选试验　常用纤维蛋白(原)降解产物(FDP)和D-二聚体(D-D)测定。FDP是血液循环中纤维蛋白(原)在纤溶酶作用下生成的X(x)、Y(y)、D(d)、E(e)碎片,含量增高反映纤溶系统的激活。D-二聚体是交联纤维蛋白的降解产物,其表明纤维蛋白的形成及溶解的发生,理论上可用于原发性纤溶和继发性纤溶亢进的鉴别。

(1) FDP和D-D均正常:表示纤溶活性正常。

(2) FDP阳性伴D-D阴性:理论上只见于纤维蛋白原被降解,而未有纤维蛋白降解,见于原发性纤溶。实际上在肝病、术后大出血、重症DIC、纤溶初期、剧烈运动后、类风湿因子阳性、抗Rh(D)抗体存在条件下,可出现FDP假阳性。

(3) FDP阴性伴D-D阳性:理论上只见于纤维蛋白被降解,见于血栓栓子自发性溶解。而在DIC、动静脉血栓形成和溶栓治疗后,可出现FDP假阴性。

(4) FDP和D-D均阳性:纤维蛋白原和纤维蛋白同时被降解,见于继发性纤溶,如DIC和溶栓治疗。

2. 纤溶功能检测

(1) t-PA(活性及抗原性)和u-PA测定。

(2) 纤溶酶原活性(PLG:a)和抗原含量(PLG:Ag)测定。

(3) 纤溶酶原激活抑制物(PAI)测定和α_2-抗纤溶酶(α_2-PI)测定。

（四）分子标志物检测

1. 血管内皮细胞受损　血浆ET-1;TM抗原及活性检测。

2. 血小板激活　β-TG;PF_4;GMP-140;TXB_2。

3. 凝血因子活化　F_{1+2};FPA;可溶性纤维蛋白单体复合物(SFMC)。

4. 抗凝和纤溶　凝血酶-抗凝血酶Ⅲ复合物(TAT);纤维蛋白肽$B\beta_{1\text{-}42}$和$B\beta_{15\text{-}42}$。前者为纤维蛋白原降解产物,后者见于纤维蛋白降解。

（五）整体检验(global assay)　常规出凝血功能筛选试验如血小板计数不能提供血小板功能;APTT、PT只反映凝血起始阶段少量凝血酶的形成,并不能反映血栓强度、纤溶活性等信息;况且这些体外试验的温度、pH、血小板水平与体内环境有所不同,不能真实反映体内的凝血状态;因此该类检测结果和临床出凝血功能判断相关性差,不能真实反映体内状态。血栓弹力图(thromboelastogrPaghy,TEG)采用微量全血检测血小板、凝血因子、纤维蛋白原、纤溶系统之间的相互作用,提供有关整个凝血过程的动态、连续监测,准确地提供患者体内的止血、凝血、纤溶状态并对原因作出初步判断。

【治疗】

（一）毛细血管-血小板型止血缺陷　局部治疗包括压迫冷敷、凝血酶及吸收性明胶海绵应用;降低血管壁脆性和通透性的药物主要有:芦丁(rutoside),属黄酮类,可增强毛细血管壁抗力;卡巴克络(carbazochrome),可增强毛细血管及周围组织中的酸性黏多糖,降低血管壁通透性;酚磺乙胺(dicynone),增强血小板黏附、降低血管壁通透性;维生素C,作为羟化酶辅酶参与胶原组织中脯氨酸和赖氨酸羟化;肾上腺皮质激素可降低血管壁脆性和通透性。另外可选用血管收缩药如垂体后叶素等。

促进血小板生成药物,如:血小板生成素(thrombopoietin,TPO)或TPO受体激动剂可刺激巨核细胞生成血小板;白细胞介素11(IL-11)可促进巨核细胞成熟,增加外周血小板的数量;酚磺乙胺尚有促进血小板由骨髓释放作用。

增强血小板功能药包括:巴曲酶(血凝酶、batroxobin、reptilase)为血液凝固酶,促进血小板活化,诱导血小板聚集。

肾上腺皮质激素、免疫抑制剂、大剂量免疫球蛋白、脾切除治疗免疫性血小板减少症有效见本篇第七章第五节"原发免疫性血小板减少症"。

血小板输注,适应证为严重血小板减少症($\leqslant 20\times10^9$/L)和/或血小板功能缺陷。

(二)凝血障碍-抗凝物质型止血缺陷　维生素K参与因子Ⅱ、Ⅶ、Ⅸ、Ⅹ的合成。血浆及凝血因子制品主要有:新鲜冷冻血浆,指新鲜全血去红细胞于6小时内冷冻至-18℃,富含因子Ⅱ、Ⅴ、Ⅶ、Ⅸ、Ⅹ、Ⅺ、Ⅻ;冷沉淀物,新鲜冷冻血浆于4℃融化时产生,富含因子Ⅰ、Ⅷ、Ⅻ、vWF、Fn;纤维蛋白原制剂;因子Ⅷ浓缩物;vWF浓缩物;因子Ⅸ浓缩物;凝血酶原复合物浓缩物(PCC)富含因子Ⅱ、Ⅶ、Ⅸ、Ⅹ;其适应证包括严重肝病、血友病、维生素K缺乏、DIC,首次剂量一般为40U/(kg·d),维持量为15~20U/(kg·d)。凝血因子缺乏的补充治疗见扩展阅读16-7-1-4。

扩展阅读16-7-1-4

扩展阅读16-7-1-4　凝血因子缺乏的补充治疗

基因重组的FⅧ、FⅦ的临床应用见相应章节。

针对病理性循环抗凝物质的治疗包括硫酸鱼精蛋白,适用于肝素过量、重症肝病;肾上腺皮质激素和免疫抑制剂的应用;补充大剂量凝血因子以中和抗体;血浆置换。

(三)纤维蛋白溶解活性增强　氨基己酸(EACA),竞争性抑制纤溶酶原与纤维蛋白的结合,使纤溶酶原不被其活化剂激活,用于全身纤溶亢进(高纤溶酶血症、肝病、肿瘤、手术),局部纤溶亢进(节育环月经过多、蛛网膜下腔出血、前列腺术后);同类药物有氨甲苯酸(PAMBA)和氨甲环酸(AMCA)。

其他具有综合作用的止血药物如1-去氨基-8-D-精氨酸加压素(DDAVP)、红细胞生成素等见相关章节。

推荐阅读

1. 王学锋,吴竞生,胡豫,等.临床出血与血栓性疾病[M].北京:人民卫生出版社,2018.
2. GOLDMAN L,SCHAFER A I. Goldman-Cecil medicine[M]. 26th ed. Philidelphia:Elsevier Saunders,2019:1118-1123.

第二节　血管性紫癜

程韵枫

血管性紫癜(vascular purpura)是指血管壁及周围组织的结构和功能异常所致的出血性疾病,是由于遗传性或获得性因素造成的血管完整性被破坏,导致红细胞渗漏进入皮肤,造成压之不褪色的出血性病变。血液从血管内流出进入皮肤或皮下组织的机制包括:①血管透壁压增加:如剧烈咳嗽、呕吐、分娩时用力、静脉淤滞等;②血管损伤:如紫外线辐射、感染、栓塞、过敏、炎症、肿瘤、中毒、药物相关性等因素对血管的损害;③微循环和血管支持组织的完整性降低:如年龄相关性紫癜、糖皮质激素使用过量、维生素C缺乏、结缔组织异常、淀粉样物质浸润等。

(一)单纯性紫癜　单纯性紫癜(purpura simplex)是一种病因不明的血管性出血性疾病。以青年女性为主,常与月经周期有关,可能与激素的影响有关,若同时服用影响血小板功能的药物可使紫癜加重。表现为轻微创伤后或自发性出现下肢皮肤紫癜或瘀斑,病变局限于皮肤,反复发作,但不留后遗症。束臂试验往往阳性。避免使用非甾体抗炎药,可服维生素C、芦丁和卡巴克络(又称安络血)等。注意与血管性血友病或血小板功能异常相鉴别。

(二)老年性紫癜　老年性紫癜(purpura senilis)多见于60岁以上患者,老年人由于皮下结缔组织中胶原及脂肪等组织萎缩以致血管床依托不足,轻度外伤或皮肤牵拉小血管即可引起皮下出血及瘀斑。紫癜常见于面部、颈部、手背、前臂和小腿,可持续数周,吸收缓慢,以后留下棕色色素沉着。

(三)机械性紫癜　机械性紫癜(mechanical purpura)是指毛细血管遇到超过其耐受上限的机械性张力,使得血管内红细胞溢出血管而形成。紫癜出现前有静脉压升高或血管受压等病史。可因呕吐、抽搐、剧烈咳嗽等引起的毛细血管压升高,颜面部出现瘀点,举重或运动性创伤可引发手或足的紫癜。

(四)药物性紫癜　药物可引起血小板减少性紫癜,少数情况下出现药物性紫癜而血小板数量正常。与免疫复合物引起小血管损伤、血管支撑组织减弱和干扰血小板功能有关。阿司匹林、吲哚美辛、别嘌醇、磺胺药、青霉素、奎宁及香豆类等药物均可引起皮肤紫癜。应停用相关药物,或给予维生素C及糖皮质激素等。

(五)维生素C缺乏性紫癜　既往称为坏血病(scurvy)。由于胶原分子中的羟脯氨酸的合成需要维生素C,维生素C缺乏影响胶原合成,使血管壁及周围的结缔组织的韧性降低,毛细血管脆性增加而引起出血。表现为毛囊周围皮肤出血、肌肉出血及牙龈肿胀等。治疗口服维生素C。

(六)精神性紫癜　精神性紫癜(psychogenic purpura)是一种罕见的紫癜类型,患者一般有严重情绪困扰。局部瘙痒、刺痛或烧灼感,瘀斑周围可有红斑和水肿,并逐渐扩大出现疼痛性红斑。伴有头痛、发热、恶心、呕吐和腹痛等。对症处理和精神治疗有一定疗效。

（七）异常蛋白血症性紫癜　异常蛋白直接损伤血管内皮是其紫癜发生的重要因素，但其出血原因包括血小板减少、血小板质量异常和凝血障碍、血黏度过高等。系统性红斑狼疮、冷球蛋白血症及淀粉样变性等异常球蛋白浸润和损害血管壁可引起血管性紫癜。常伴雷诺现象，可有色素沉着。

（八）遗传性血管性紫癜　如马方综合征、Ehlers-Danlos综合征及弹性假黄色瘤等，由于结缔组织基质发育异常使血管脆性增加，引起皮肤出血。

（九）其他血管性紫癜　还有直立性紫癜、激素性紫癜，以及医源性紫癜等。

第三节　过敏性紫癜

程韵枫

过敏性紫癜（anaphylactoid purpura）又称 Henoch-Schönlein 紫癜（Henoch-Schönlein purpura，HSP），是一类主要累及小血管的免疫复合物性血管炎，IgA 介导的免疫异常在其发病中起着核心作用。临床以血液溢于皮肤、黏膜之下，瘀点瘀斑为常见，可累及皮肤、胃肠道、肾脏、关节，甚至心、脑等多个器官，出现肿痛、腹痛、便血、血尿和蛋白尿。本病多见于儿童和青少年，男女之比为 3∶2。

【病因与发病机制】

由于机体对某些过敏物质发生变态反应而引起毛细血管壁的通透性和脆性增高。与本病发生有关的因素有：①感染：细菌以溶血性链球菌多见，其他细菌如金黄色葡萄球菌和肺炎球菌亦可引起；柯萨奇病毒、EB 病毒、微小病毒 B19、麻疹病毒、风疹病毒、水痘病毒、肝炎病毒等感染也可诱发。②药物：青霉素、链霉素、磺胺类、异烟肼、水杨酸钠、奎宁等。③食物：鱼、虾、蟹、蛋、牛奶、鸡，以及海鲜等。④疫苗：流感疫苗、乙肝疫苗、狂犬疫苗、流脑疫苗等的接种可能诱发。⑤遗传：涉及的基因有 *HLA*，可能与 *DRB*01*，*DRB1*11*，*DRB1*14* 及 *HLA-B35* 等型别相关。⑥其他：寒冷、外伤、更年期，甚至精神因素都能诱发本病。

以上各种因素引起自身免疫反应，免疫复合物反应损害小血管，血管壁通渗性和脆性增高，导致皮下组织、黏膜及内脏器官出血及水肿。IgA 介导的免疫异常在发病中起到关键作用，患者血清中往往可检测出 IgA 免疫复合物。2012 年，教堂山国际会议将过敏性紫癜更名为 IgA 血管炎，将其定义为累及小血管的血管炎，有 IgA 免疫复合物的沉积，伴有皮肤、胃肠道、关节及肾脏损害，不过目前该新的名称在临床上尚未应用。电镜检查肾小球血管系膜有免疫复合物沉着，经免疫荧光证明主要是 IgA（少量为 IgG 及 IgM）、C3、纤维蛋白/纤维蛋白原，故过敏性紫癜肾脏损害与免疫复合物有关。HSP 患者 B 细胞处于高激活状态，T 细胞功能紊乱包括 T 细胞亚群失调、活化异常及 T 细胞功能紊乱。细胞因子 IL-6、IL-4、TNF-α 在 HSP 患者血清中表达水平显著升高。

【临床表现】

本病主要见于儿童及青年，6 岁以上占多数，起病前 1～3 周有上呼吸道感染史。可有倦怠、乏力、低热、食欲减退等前驱症状。

（一）皮肤　皮肤紫癜最常见。常对称性分布，以下肢伸侧及臀部多见，分批出现，紫癜大小不等，呈紫红色，略高出皮肤，可互相融合，常伴荨麻疹、多形性红斑及局限性或弥漫性水肿，偶有痒感。严重的紫癜可融合成大疱，发生中心出血性坏死。

（二）腹部　约 50%的病例有腹痛，常发生在出疹的 1～7 天，位于脐周或下腹部，呈阵发性绞痛，可有压痛但无肌紧张，呈症状与体征分离现象。严重者可合并呕吐及消化道出血（呕血、便血等）。少数患者可误诊为急腹症而进行剖腹探查。

（三）关节症状　多见于膝、踝等大关节，可有轻微疼痛或明显的红、肿、痛及活动障碍，反复发作，但不遗留关节畸形。

（四）肾脏病变　见于 1/3～1/2 的患者，一般于紫癜出现后 1～8 周内发生，主要表现为血尿、蛋白尿、水肿、高血压。

（五）神经症状　若病变累及脑和脑膜血管，可出现头痛、头晕、呕吐、目眩、神志恍惚、烦躁、谵妄、癫痫、偏瘫、意识模糊、昏迷等，但例数极少。

（六）其他症状　病变累及呼吸道时，可出现咯血、胸膜炎症状，临床少见。

根据体征本病可分为皮肤型、腹型、关节型、肾型及混合型。

【实验室检查】

（一）一般检查　白细胞计数正常或轻度升高，有感染时可增高，血红蛋白及血小板计数基本正常。伴发肾炎时，血尿和蛋白尿常见，胃肠受累时大便隐血阳性。红细胞沉降率（血沉）增高，抗 O（抗链球菌溶血素 O）可增高。血清循环免疫复合物增高。在严重肾型病例中，尿素氮及肌酐增高。骨髓检查正常。

（二）凝血功能　30%～50%的病例束臂试验阳性。凝血功能检查正常。

（三）免疫学检查　半数患者血清 IgG 和 IgA 增高，以 IgA 增高为明显。

（四）皮肤或肾脏活检　病理组织学或电子显微镜检查对非典型病变具有重要诊断价值。

【诊断与鉴别诊断】

（一）诊断　典型病例的诊断不难：①四肢出现对称分布、分批出现的紫癜，以下肢为主；②发病前 1～3 周可有低热、咽痛或上呼吸道感染史，可伴有腹部绞痛、便血、关节肿痛、血尿、蛋白尿及水肿等；③血小板计数、凝血功能检查及骨髓检查等均正常；④排除其他原因或疾病所致的皮肤紫癜或血管炎。

（二）鉴别诊断

1. 皮肤型过敏性紫癜需与药疹或血小板减少性紫癜鉴别。药疹患者有服药史，皮疹常分布于全身，停药后药疹即可消失。血小板减少性紫癜患者瘀点和瘀斑可呈不规则分布，血小板计数减少，骨髓象见巨核细胞成熟障碍。

2. 关节型过敏性紫癜需与风湿病鉴别。

3. 腹型过敏性紫癜的腹痛部位不固定，腹痛虽明显，但局部体征较轻，需与急性阑尾炎、肠梗阻、肠套叠、肠穿孔等鉴别。

4. 肾型过敏性紫癜的需与急性肾小球肾炎、狼疮肾炎、肾结核等区别。

【治疗】

（一）消除致病因素　原则上应停止接触任何可能引起过敏的物质，停用可能引起过敏的食物或药物，控制感染等。

（二）一般治疗

1. 抗组胺类药物　口服药物，如盐酸异丙嗪，每次12.5～25mg，每天3次；马来酸氯苯那敏，每次4mg，每天3次；苯噻啶，每次0.5～1mg，每天1～3次；盐酸去氯羟嗪，每次25～50mg，每天3次；特非那定，每次60mg，每天2次；氯雷他定，每次10mg，每天1次；阿司咪唑，每次10mg，每天1次。

2. 芦丁和维生素C　作为辅助用药，芦丁20～40mg，每天3次，口服；维生素C每次1g，每天1～2次口服或静脉滴注。

3. 止血药　卡巴克洛每次10mg，每天2～3次，肌内注射，或40～60mg加入葡萄糖溶液中静脉滴注；酚磺乙胺每次0.25～0.5g，每天2～3次肌内注射、静脉注射或静脉滴注。有肾脏病变者，抗纤溶药物应慎用。

（三）肾上腺皮质激素　对关节型、腹型和皮肤型疗效较好，对肾型无效，不能改变肾型患者预后。常用泼尼松每天30mg，直至紫癜消失后逐渐停药。如1周后皮疹不退，可加至每天40～60mg。

（四）免疫抑制剂　环磷酰胺2.5mg/(kg·d)，或硫唑嘌呤2.5mg/(kg·d)，口服，连续4～6个月。可与肾上腺皮质激素合用。

（五）抗凝治疗　如肝素治疗，使APTT维持至正常值的1.5～2.0倍；后改华法林，使凝血酶原时间维持在正常的1～2倍。

【病程与预后】

HSP是儿童期常见的过敏性紫癜，而成人往往发病更为严重，易发生肾脏损害，复发率亦较高。关节及皮肤症状者病期较短，腹部症状明显者病程较长，可转为慢性。预后大多良好，少数迁延数年。如果并发肾炎进展为肾衰竭，或有脑部病变并发脑出血者，预后不良。

第四节　遗传性出血性毛细血管扩张症

程韵枫

遗传性出血性毛细血管扩张症（hereditary hemorrhagic telangiectasia，HHT）是一种常染色体显性遗传性疾病，其特征为皮肤、黏膜多部位的毛细血管扩张性损害，引起鼻出血和其他部位出血。

【病因与发病机制】

可能与HHT发病相关的两个基因，分别是位于染色体9q33-34的*endoglin*与12q的*ALK1*。血管壁缺乏弹性纤维和平滑肌，血管壁易破，呈血管瘤样扩张，称为毛细血管扩张，易引起出血。

【临床特点】

同一部位的反复出血，病变以皮肤与黏膜血管的表层处最常见，成簇的红色或紫色斑点，或呈小血管瘤，稍微隆起于皮肤，直径为1～2mm。在肺部出现动静脉畸形（PAVM），其他部位也可出现动静脉瘘。

【实验室检查】

血小板计数、出凝血功能无明显异常，束臂试验可阳性。合并PAVM者，胸部X线检查可能发现一种“钱币”样阴影，螺旋CT扫描诊断PAVM的敏感性较高。HHT的基因检测主要用于临床明确诊断HHT家系中的致病突变，基因检测协助诊断临床表现不典型的病例。

【诊断】

诊断主要根据：①反复发作的自发性鼻出血；②多个特征部位出现毛细血管扩张，如唇、鼻、手指和口腔黏膜等；③内脏受累，如消化道的毛细血管扩张，肺、肝、脑的动静脉畸形；④阳性家族史，直系亲属中有HHT患者。符合以上3条或3条以上条件者可确诊为HHT，符合其中2条者为疑似病例。

【治疗】

本病以对症治疗为主。避免外伤，避免服阿司匹林类药物，避免引起血压增高及血管扩张的因素和药物。

推荐阅读

沈悌，赵永强. 血液病诊断与疗效标准[M]. 4版. 北京：科学出版社，2018.

第五节　原发免疫性血小板减少症

程韵枫

原发免疫性血小板减少症（primary immune thrombocytopenia，ITP）是一种获得性免疫介导的血小板减少疾病，其外周血小板少于100×10^9/L，没有其他引起血小板减少的明显诱因或基础疾病。ITP是较为常见的出血性疾病，年发病率（5～10）/10^6，发病率男女比例无差别，但育龄期女性发病率高于男性。在成年人，典型病例一般为隐匿发病，病前无明显的病毒感染或其他疾病史，病程为慢性过程。在儿童，一般病程较短，80%的患儿在6个月内自发缓解。

【病因与发病机制】

ITP的经典发病机制是自身抗体致敏的血小板被单核巨噬细胞系统过度破坏所致，近年来细胞免疫介导的血小板减少亦在ITP的发病中起着重要作用。主要发病机制：患者对自身抗原的免疫失耐受，导致免疫介导的血小板破坏增多和免疫介导的巨核细胞产生血小板的相对不足。

大约50%～60%的ITP患者血小板表面包被有IgG型自身

抗体，可识别血小板表面的一种或多种糖蛋白（GP），包括GPⅡb/Ⅲa、GPⅠb/Ⅸ等。儿童ITP的发病可能与病毒感染密切相关，通常在感染后2~21天发病。ITP患者自身抗体的产生机制：抗原递呈细胞（antigen-presenting cells，APCs）捕获血小板抗原，加工处理成抗原肽并提呈到APCs表面；活化的APCs把抗原肽提呈给CD4HLA-DR限制性T细胞和CD3/CD8 T细胞；CD4HLA-DR限制性T细胞活化，产生细胞因子，刺激B细胞分化产生抗体；APCs和CD4HLA-DR限制性T细胞，以及CD4HLA-DR限制性T细胞与B细胞之间的相互作用被CD40、CD154等共刺激因子加强并导致特异性T细胞和B细胞克隆性增生，从而导致最初的免疫反应维持与放大；活动期ITP患者，活化的T淋巴细胞对凋亡的抵抗，从而产生持续的免疫性血小板破坏；B细胞产生血小板特异性抗体，结合了抗体的血小板一方面与脾巨噬细胞表面的Fcγ受体结合，血小板被吞噬；血小板本身也表达CD154（CD40L）与APCs表面的CD40相互作用，进一步导致自身免疫反应放大。

细胞免疫异常在ITP发病中也起着非常重要的作用，ITP患者$CD4^+$T细胞亚群异常，主要表现为Th1/Th2的比率失衡，主要向Th1亚群分化，能抑制自身反应性T、B细胞的活化和增殖的$CD4^+CD25^+$调节性T细胞减少。细胞毒性T细胞（cytotoxic T cell，CTL）介导的针对血小板的细胞毒作用是ITP患者血小板破坏的原因之一，FasL、TNF-α与相应受体结合所介导的凋亡途径是CTL发挥其细胞毒作用的机制之一，另外穿孔素和颗粒酶B途径参与了CTL对血小板的细胞毒作用。

传统的发病机制认为ITP患者骨髓巨核细胞数升高，然而，对ITP患者骨髓形态学的研究发现，多数患者骨髓巨核细胞计数并不增多，形态异常，如胞质空泡增多、颗粒减少、细胞膜光滑等，且巨核细胞超微结构异常，包括由于线粒体和内质网肿胀形成的胞质内空泡增多以及染色质固缩等。抗血小板抗体可与巨核细胞发生特异性结合，可干扰巨核细胞的成熟、血小板产生及释放。T细胞亦可能介导巨核细胞的增生及凋亡异常。

【临床表现】

儿童新诊断的ITP发病前1~3周84%的患者有急性上呼吸道或其他病毒感染史，部分发生在预防接种之后，起病急，血小板显著减少，可有轻度发热、畏寒，突然发生广泛而严重的皮肤黏膜紫癜，甚至大片瘀斑。黏膜出血多见于鼻腔、齿龈，口腔可有血疱。胃肠道及泌尿道出血并不少见，不到1%的患儿发生颅内出血而危及生命。如患者头痛、呕吐，则要警惕颅内出血的可能。80%以上的患者可自行缓解，少数可迁延转为慢性。

ITP患者的出血表现在一定程度上与血小板计数有关，血小板数在$(20\sim50)\times10^9/L$之间轻度外伤即可引起出血，少数为自发性出血，如瘀斑、瘀点等，血小板数$<20\times10^9/L$有严重出血的危险。皮肤紫癜、瘀斑、瘀点多见，静脉穿刺点周围可见瘀斑，一般无皮下或关节血肿。可有鼻、牙龈及口腔黏膜出血，口腔血疱见于严重血小板减少，女性月经过多有时是唯一症状，泌尿道及胃肠道出血分别表现为血尿及黑粪，呕血少见。体格检查除出血体征外，脾通常不大。

【实验室检查】

（一）外周血细胞计数　ITP的特点是外周血只有血小板减少而其他各系血细胞都在正常范围。部分患者由于失血导致缺铁，可有贫血存在。单纯ITP网织红细胞计数基本正常。

（二）外周血涂片　由于EDTA依赖性血小板凝集而导致的假性血小板减少需排除；出现破碎红细胞应除外血栓性血小板减少性紫癜（thrombotic thrombocytopenic purpura，TTP）和溶血尿毒综合征（hemolytic uremic syndrome，HUS）；过多出现的巨血小板或微小血小板需考虑遗传性血小板减少症。

（三）骨髓检查　ITP骨髓呈增生象，巨核细胞数可正常或增多，有成熟障碍，产血小板的巨核细胞数明显减少。

（四）HIV、HBV和丙型肝炎病毒（HCV）检测　对疑似ITP的成人患者均应进行HIV、HBV和HCV检查，HIV及HCV感染引起的血小板减少在临床上有时很难与原发性ITP患者相鉴别。

（五）免疫球蛋白定量　血清IgG、IgA、IgM水平要求常规测定。低水平的免疫球蛋白常提示常见变异型免疫缺陷病（common vaviable immunodeficiency disease，CVID）或选择性IgA缺陷。但应注意，应用免疫抑制剂治疗的ITP可与CVID混淆。

（六）其他实验室检查　抗GPⅡb/Ⅲa、GPⅠb/Ⅸ等抗血小板自身抗体的测定有助于鉴别免疫性和非免疫性血小板减少，目前采用MAPIA法检测。贫血伴有网织红细胞计数升高时应做直接抗人球蛋白试验（DAT）。ITP患者通常血清血小板生成素（TPO）水平正常，网织血小板计数增加。儿童ITP患者抗核抗体（ANA）阳性可能预示为慢性。甲状腺功能测定对鉴别患者是否出现临床甲状腺疾病有意义。微小病毒、EB病毒和巨细胞病毒（CMV）检查，血清学或^{14}C呼气试验可确定是否存在幽门螺杆菌（HP）感染。

【诊断与鉴别诊断】

（一）目前ITP的诊断仍是临床排除性诊断　根据病史，家族史，皮肤、黏膜出血症状，其诊断要点如下：①至少2次检查血小板计数减少，血细胞形态无异常；②脾一般不大；③骨髓中巨核细胞数正常或增多，伴有成熟障碍；④须排除其他继发性血小板减少症。

由药物引起的血小板减少应仔细询问服药史；先天性血小板减少性紫癜与本病相似，应调查家族史，必要时检查其他家庭成员加以区别；结缔组织疾病早期的表现可能仅有血小板减少，对血小板减少患者应进行相关实验室检查；伴有血栓形成者注意抗磷脂综合征，应询问流产史及检测抗磷脂抗体加以鉴别；伴有溶血性贫血者应考虑为Evans综合征；伴有中度以上脾大者应考虑脾功能亢进，除血小板减少外还有白细胞减少及贫血；血涂片中出现红细胞碎片提示血小板减少可能与血栓性微血管病有关；DIC患者有多项凝血功能检查异常；获得性单纯无/低巨核细胞性血小板减少症患者可仅表现为血小板减少，但其骨髓中巨核细胞缺如或减少；白血病、淋巴系统增殖性疾病、骨髓瘤及骨髓增生异常综合征(MDS)等均可有血小板减少,骨髓检查可资鉴别;HIV 感染者可通过检测 HIV 抗体及 $CD4^+$细胞数值下降等加以鉴别;对 HP 感染阳性者予以抗 HP 治疗,若治疗有效者血小板计数上升则为 HP 所致的继发性 ITP;TPO 有助于鉴别 ITP 与不典型再生障碍性贫血(AA)或低增生性 MDS。

(二)按疾病发生的时间及其治疗情况分期

1. 新诊断的 ITP　指确诊后 3 个月以内的 ITP 患者。

2. 持续性 ITP　指确诊后 3~12 个月血小板持续减少的 ITP 患者。包括没有自发缓解的患者或停止治疗后不能维持完全缓解的患者。

3. 慢性 ITP　指血小板减少持续超过 12 个月的 ITP 患者。

4. 重症 ITP　指 PLT<10×10^9/L,且就诊时存在需要治疗的出血症状或常规治疗中发生新的出血症状,且需要采用其他升高血小板药物治疗或增加现有治疗的药物剂量。

【治疗】

ITP 的治疗应个体化。一般说来血小板计数>30×10^9/L、无出血倾向者可予观察并定期检查;血小板计数介于(20~30)×10^9/L 之间,则要视患者临床表现、出血程度及风险而定;血小板<20×10^9/L 者通常应予治疗。出血倾向严重的患者应卧床休息,避免外伤,避免服用影响血小板功能的药物。本病治疗的目的是控制出血症状,减少血小板的破坏,提升血小板到安全水平,提高患者生活质量。

(一)ITP 的初始治疗

1. 肾上腺糖皮质激素治疗　糖皮质激素是标准的初治治疗,但应注意其副作用。短程大剂量地塞米松治疗方法为 40mg/d,共 4 天,若在 6 个月内血小板计数再次降至 20×10^9/L 以下,则可重复一次,然后泼尼松 15mg/d 维持,并渐减量。泼尼松常用起始剂量为 1mg/(kg·d),有反应的患者一周内血小板开始上升,2~4 周内达峰值,稳定后逐渐减量,6~8 周减停。治疗 4 周后血小板仍低于 30×10^9/L 且增加不到基础值的两倍者,表明激素无效。

2. 大剂量丙种球蛋白(IVIG)　IVIG 通过封闭单核巨噬细胞上的 Fc 受体,抑制抗体与血小板的结合。剂量为 400~1 000mg/(kg·d),静脉滴注,2~5 天。

3. 抗 Rh(D)免疫球蛋白(anti-D)　适用于 Rh(D)阳性,非脾切除术 ITP 患者。有自身免疫性溶血性贫血患者应避免使用,因为其可加重溶血。Anti-D 为混合性的生物血制品,这种产品须慎重使用。

(二)急诊治疗　对于出血风险高或需要急诊手术的血小板减少患者需要立即升高血小板。糖皮质激素加 IVIG 作为推荐疗法,其他快速有效的治疗包括血小板输注。应用抗纤溶药物氨甲环酸 1g,3 次/d 或氨基己酸 1~4g,每 4~6 小时 1 次,最大剂量 24g/d,可阻止严重血小板减少患者的反复出血。

(三)ITP 的二线治疗

1. TPO 或 TPO 受体激动剂　主要包括重组人促血小板生成素(thrombopoietin,TPO),以及 TPO 受体激动剂艾曲波帕(eltrombopag)和罗米司亭(romiplostim),刺激血小板生成。艾曲波帕是一种口服的非肽类 TPO 受体激动剂,每日给予 25~75mg;罗米司亭 1~10μg/kg 每周 1 次皮下注射。

2. 利妥昔单抗 375mg/m^2,或 100mg,每周 1 次,共 4 次,一般在注射后 4~8 周内起效。

3. 脾切除是治疗本病有效的方法之一。作用机制是减少血小板抗体生成,消除血小板破坏的场所。切除指征:经糖皮质激素和其他内科治疗无效,病程超过 12 个月以上者;激素治疗虽然有效,但对激素产生依赖,停药或减量后复发;激素治疗有禁忌证;有颅内出血倾向,经内科治疗无效者。手术相对禁忌证有:ITP 首次发作;患有心脏病等严重疾病,不能耐受手术;妊娠妇女患 ITP;儿童患者,尤其是 5 岁以下患儿切脾后可发生难以控制的感染。有条件者术前可用放射性核素示踪方法了解血小板破坏的主要场所是否在脾。切脾有效者术后出血迅速停止,术后 24~48 小时内血小板上升,10 天左右达高峰,70%~90%的患者可获得明显疗效,其中约 60%的患者获得持续完全缓解。术前、术中认真检查有无副脾,切脾无效或复发时可再用激素治疗。

4. 可供选择的二线治疗药物　硫唑嘌呤 1~3mg/(kg·d);环孢素 A 3~5mg/(kg·d),分两次口服,血药浓度控制在 100~200ng/ml,用药期间监测肝肾功能;达那唑口服 10~15mg/(kg·d),反应率为 60%~67%;吗替麦考酚酯(霉酚酸酯,MMF)是一种抗增生性免疫抑制剂,MMF 治疗需逐渐增加剂量(250mg/d 逐渐增加到 1 000mg/d,2 次/周,至少 3~4 周);长春新碱总剂量 6mg,每周注射 1~2mg,共 4 次。

(四)其他治疗　有临床试验证据的三线的治疗方案包括:①全反式维 A 酸(ATRA)联合达那唑:ATRA 20mg/d(分 2 次口服),达那唑 400mg/d(分 2 次口服);②地西他滨:3. 5mg/(m^2·d),3 天,静脉滴注,间隔 3 周后再次给药,共 3~6 个周期,治疗 3 个周期无效患者应停用。

(五)一线和二线治疗失败 ITP 患者的治疗　大约 20%的患者在应用一线和二线治疗或行脾切除术后不能达到可以止血的血小板数量,另外,10%~20%对脾切除术有效的患者最终复发。慢性难治性 ITP 可以选择环磷酰胺、联合化疗、吗替麦考酚酯及干细胞移植等治疗。

脾酪氨酸激酶(SYK)抑制剂福他替尼(fostamatinib)被美国 FDA 批准可用于难治性成人慢性免疫性血小板减少症的治疗。阿仑珠单抗(campath-1H)可作为严重的难治性 ITP 选择性治疗的一种方式。阿伐曲泊帕(avatrombopag)是一种口服 TPO 受体激动剂,可用于治疗血小板减少症。自体或异体造血干细胞移植(hematopoietic stem cell transplantation,HSCT)只被应用于严重的慢性难治性 ITP 且其他治疗方式无效的患者。

推荐阅读

中华医学会血液学分会血栓与止血学组. 成人原发免疫性血小板减少症诊治的中国指南(2020 版)[J]. 中华血液学杂志,2020,41(8):617-623.

第六节 继发性血小板减少症

化范例 程韵枫

继发性血小板减少症(secondary thrombocytopenia)是指有明确病因或在一些原发病基础上发生的血小板减少症。

【病因与发病机制】

(一) 血小板生成障碍或无效生成

1. 巨核细胞生成减少

(1) 物理、化学因素:如电离辐射、肿瘤化疗药物、抗生素类(氯霉素、磺胺药)、解热镇痛药、抗甲状腺药、抗糖尿病药(氯磺丙脲)、抗癫痫药、苯及无机砷等,可干扰DNA合成,抑制细胞丝状分裂,表现为骨髓增生低下和巨核细胞极度减少,常伴有全血细胞减少。另有一些药物如阿那格雷、利奈唑胺、乙醇、雌激素、替硝唑胺等选择性抑制巨核细胞生成,仅使血小板生成减少。靶向药物(伊马替尼、硼替佐米等)及去甲基化药物(地西他滨等)可影响信号传导通路或表观遗传学而抑制巨核细胞生成血小板。

(2) 造血系统疾病:再生障碍性贫血、获得性单纯无巨核细胞性血小板减少性紫癜、白血病、骨髓瘤、阵发性睡眠性血红蛋白尿、骨髓增生异常综合征,骨髓纤维化等,除血小板减少外,常伴有其他血细胞质和量的异常。

(3) 实体肿瘤骨髓浸润:如骨髓转移癌、异常细胞浸润骨髓等造血功能受抑,血小板减少。

(4) 感染性疾病:风疹、麻疹、腮腺炎、登革热、肝炎病毒、艾滋病及某些病原菌引起的败血症等。可能是病原体直接损害巨核细胞,使血小板生成减少。

(5) 血小板生成调控紊乱:少见,包括血小板生成素缺乏和周期性血小板减少症。

(6) 遗传性疾病:如血小板减少伴桡骨缺失(TAR)综合征、范可尼贫血、Chediak-Higashi综合征、Shwachman-Diamond综合征和先天性无巨核细胞性血小板减少性紫癜等。

2. 血小板无效生成 维生素 B_{12}、叶酸缺乏及骨髓增生异常综合征等,特征为骨髓巨核细胞数量正常或增多,但血小板产率降低,循环中血小板寿命不同程度地缩短。

(二) 血小板破坏增加或消耗过多 血小板寿命缩短或破坏过多,导致周围血中血小板减少。骨髓中巨核细胞数正常或代偿增生,伴有成熟障碍。常见的病因如下:

1. 免疫性 除ITP外,继发性常见病因还有:

(1) 药物相关抗体:药物作为半抗原与血浆蛋白或血小板蛋白质结合成全抗原,产生相应抗体。药物抗体复合物激活补体,损伤血小板,被单核巨噬细胞系统吞噬。如奎宁、奎尼丁、铋剂、金盐、洋地黄毒苷、异烟肼、甲基多巴、镇静、安眠、抗惊厥药物等。肝素诱导的血小板减少(heparin induced thrombocytopenia,HIT)既可由于免疫性破坏(Ⅱ型)也可由于非免疫性因素(Ⅰ型)导致。

(2) 某些免疫反应异常疾病:包括风湿性疾病如SLE、淋巴增殖性疾病如CLL、淋巴瘤等,均可引起免疫性血小板破坏。噬血细胞综合征可为家族性或继发于感染、恶性肿瘤特别是淋巴瘤、自身免疫性疾病,巨噬细胞活化吞噬血细胞而导致包括血小板减少在内的全血细胞下降。

(3) 感染相关血小板减少:常见于病毒及细菌感染,如流感、麻疹、水痘、出血热、肝炎、艾滋病、伤寒及败血症等。这与病毒抗原-抗体复合物致敏血小板或血中抗血小板抗体水平升高引起血小板破坏过多有关。

(4) 同种免疫性血小板减少:包括新生儿同种免疫性血小板减少性紫癜和输血后紫癜。前者是由于母亲对胎儿不相容的血小板抗原产生同种血小板抗体,通过胎盘进入胎儿体内引起血小板减少。近半数发生在首次妊娠,常见于患儿母亲是 PL^{A1} 阴性而父亲是阳性者。新生儿出生时可见全身散在性紫癜、瘀斑,病程有自限性,一般持续1~2周,很少超过2~4周,约10%的患儿并发颅内出血死亡。输血后紫癜参见本篇第十二章“输血”中的相关内容。

2. 非免疫性 血管炎、人工心脏瓣膜、动脉插管、体外循环、血液透析等,血管内异物或血液流经体外管道时可引起血小板机械破坏,血小板黏附在内膜或异物表面,亦可导致血小板减少。抗磷脂综合征则由于抗磷脂抗体损伤及激活血管内皮细胞诱发高凝状态,常伴有血小板减少。血栓性微血管病因微血管内弥散性血栓形成使血小板消耗过多,导致血小板减少。

(三) 血小板分布异常 各种原因的脾大,包括脾肿瘤、淤血性脾大、脾浸润(戈谢病、尼曼-皮克病)等,肿大的脾脏可以扣留全血85%的血小板。骨髓巨核细胞正常或增多。巨大海绵状血管瘤由于血小板在血管瘤内滞留而大量破坏,致血小板减少。

(四) 假性血小板减少症 检测血常规常用的抗凝剂如乙二胺四乙酸(EDTA),可致部分受检者血小板在体外聚集,出现血小板计数减少的假象,称为EDTA依赖性假性血小板减少症。患者无出血表现,血涂片可发现血小板明显聚集,更换抗凝剂后血小板恢复正常。

继发性血小板减少往往是综合因素,如感染、药物、肿瘤不仅抑制骨髓造血,同时还有免疫性血小板破坏或分布异常。大量输注库血不仅引起稀释性血小板减少,同时库血中含有促凝因子或小血栓阻塞微循环,使血小板消耗增加。

【临床表现与实验室检查】

临床表现包括血小板减少导致的出血表现及原发病的临床表现。出血严重程度与血小板数值有关,轻者无出血表现,重度血小板减少临床表现可从轻度皮肤黏膜瘀点、瘀斑至重度消化道、泌尿道、呼吸道出血甚至颅内出血而死亡。实验室检查除血小板减少外可有束臂试验阳性,出血时间延长,血块退缩不佳。在针对病因的相关检查中应重视血涂片检查,其对于发现血小板聚集及其他血细胞异常如红细胞碎片、白细胞异常形态等意义重大。骨髓涂片检查可发现造血系统疾病及骨髓浸润性疾病，且巨核细胞增生程度有助于判断血小板减少是否为生成不足。血小板生成素(TPO)检测和网织血小板计数，对鉴别血小板生成减少还是破坏加速有重要价值。

【诊断】

血小板减少患者应明确是否存在继发性因素。详细询问患者的用药、电离辐射、妊娠、输血史、家族史、伴随症状，体格检查尤其是肝、脾、淋巴结体征，结合患者的血液、骨髓涂片、影像学、病理组织等相关检查，明确血小板减少的病因。

【治疗】

主要针对原发病。出血严重时肾上腺糖皮质激素可以改善症状，IL-11、TPO以及艾曲波帕等均促进巨核细胞生成血小板，必要时输注血小板悬液。免疫性血小板减少皮质激素大多有效，部分患者可行血浆置换治疗。药物性血小板减少停用可疑药物后大多在7~10天血小板恢复正常。感染性血小板减少应积极抗感染治疗，一般在感染控制后2~6周血小板恢复正常。对脾功能亢进者，可做脾切除治疗。海绵状血管瘤可采取肿瘤照射或手术切除治疗。

第七节 血栓性血小板减少性紫癜和溶血尿毒综合征

化范例

血栓性血小板减少性紫癜(thrombotic thrombocytopenic purpura，TTP)是由ADAMTS 13的活性严重下降所导致的一种罕见但致命性的血栓性微血管病。临床以血小板减少、微血管病性溶血性贫血(microangiopathic hemolytic anemia，MAHA)以及由血小板性微血栓引起的缺血性器官损伤为特征。其与溶血尿毒综合征同属血栓性微血管病(thrombotic microangiopathy，TMA)范畴。溶血尿毒综合征见相关章节。

【病因与发病机制】

TTP发病与vWF裂解蛋白酶(vWF-CP)即ADAMTS 13的活性明显下降有关。微血管内皮细胞受到损伤后释放超大分子vWF多聚体(UL-vWF)，暴露出与血小板、胶原蛋白的结合位点，诱导血小板活化及聚集。生理情况下，血浆中vWF-CP可将UL-vWF降解成正常大小的多聚体。当vWF-CP缺乏或活性明显减弱时，UL-vWF不能被有效降解而在血管内诱导大量血小板聚集，在末梢动脉、毛细血管内形成广泛的血小板血栓，导致血小板的消耗性减少，同时红细胞在通过病变微血管时被阻留、破坏，出现微血管病性溶血性贫血。TTP可分为遗传性和获得性，遗传性是由位于9q34的*ADAMTS 13*基因缺陷导致活性下降。获得性TTP患者体内存在ADAMTS 13抗体，部分患者无明显病因，是为原发性TTP，继发于自身免疫性疾病、药物、感染、妊娠、肿瘤等称为继发性TTP。

【临床表现】

临床上TTP男女比为1∶(2~3)。大多起病急骤，进展迅速。主要表现有：①血小板消耗性减少几乎见于所有患者，可引起皮肤、黏膜和内脏广泛出血，严重者有颅内出血。②微血管病性溶血，95%以上患者出现不同程度的贫血，部分伴有黄疸或脾大。③神经精神症状的特点为变化不定，从轻微头晕、头痛至嗜睡、昏迷均可出现。由于其多变性、一过性，在病程中应注意观察和识别。以上表现通常称为TTP三联征。④肾血管广泛受累导致肾损害，表现为蛋白尿、镜下血尿和管型尿，重者可发生氮质血症和急性肾衰竭。⑤发热可见于不同病期。三联征加上肾脏损害、发热称为TTP五联征。但典型五联征仅见于约7% TTP患者。⑥其他方面：心肌、肺、腹腔内脏器微血管受累的相应症状。

【实验室与辅助检查】

血浆ADAMTS 13活性显著下降。获得性TTP患者中可检测到ADAMTS 13抗体。血液常规检查血小板明显减少，贫血，网织红细胞升高，涂片中可见破碎红细胞及有核红细胞。凝血功能检查基本正常，Coombs试验阴性，血浆游离血红蛋白增高。生化检查包括溶血所致的血清乳酸脱氢酶和未结合胆红素增高、结合珠蛋白减少以及肾脏损害表现如血尿素氮、肌酐升高等。头颅CT检查往往并无异常发现，但MRI成像对检出病灶可能有所帮助。组织病理学检查可在小动脉、微血管中发现均一性透明血栓，PAS染色阳性。

【诊断与鉴别诊断】

根据患者的临床表现(三联征或五联征)、典型的血细胞变化(血小板减少、贫血、红细胞碎片、网织红细胞增多)和血生化改变(溶血证据)、血浆ADAMTS 13活性下降(<10%)并排除其他伴有血小板减少和溶血的疾病如溶血尿毒综合征、弥散性血管内凝血等疾病后可诊断。

【治疗】

血浆置换为首选治疗。临床上一旦发现血小板减少和MAHA疑诊为TTP的患者，即应启动血浆置换。PLASMIC评分(血小板<30×10^9/L、溶血证据、无进展期肿瘤、无移植、MCV<90fl、INR<1.5、肌酐<2.0mg/dl各计1分)与ADAMTS 13活性有较好的相关性，高危患者(6~7分)及早血浆置换。血浆置换推荐每天40~60ml/kg，直至血小板>150×10^9/L连续2天，以后可延长置换间隔。难治性TTP可增加置换量及置换频次。无条件血浆置换者可行血浆输注，但疗效不及前者。可同时应用肾上腺糖皮质激素(甲泼尼龙200mg/d或地塞米松10~15mg/d)，根据病情也可考虑冲击剂量，病情缓解后渐减量。血浆置换联合利妥昔单抗每周375mg/m^{2}连用4周可明显减少复发。卡普赛珠单抗(caplacizumab)是一种人源化的抗vWF单可变区免疫球蛋白，可缩短TTP患者血小板计数恢复正常的时间并减少死亡和复发。其他如硼替佐米、长春新碱、环磷酰胺、环孢素A、丙种球蛋白等在难治性、复发性患者中亦可应用。除非出现致命性出血或颅内出血，血小板输注是禁忌的。贫血严重可输注红细胞。

【预后】

自血浆置换用于治疗TTP，本病的预后有较大改观，病死率由过去的95%~100%降到10%~20%甚至5%以下，但约20%~50%患者可复发，复发患者上述治疗依旧有效。

血栓性血小板减少性紫癜典型病例见扩展阅读 16-7-7-1。

扩展阅读 16-7-7-1　血栓性血小板减少性紫癜(病例)

第八节　血小板功能障碍性疾病

化范例

血小板功能障碍性疾病是一组血小板结构或代谢异常引起血小板黏附、聚集、释放及促凝活性等功能缺陷所致的出血性疾病,可伴有血小板计数或形态改变。临床表现为血管、血小板型皮肤、黏膜出血,严重程度因病因而异。此类疾病分为先天性和获得性两大类,见扩展阅读 16-7-8-1 血小板功能障碍性疾病的分类。

扩展阅读 16-7-8-1　血小板功能障碍性疾病的分类

一、先天性血小板功能障碍性疾病

本组疾病种类众多,血小板活化过程中涉及的任何膜糖蛋白、受体、信号分子、酶等出现结构或功能的异常均可导致相应的黏附、聚集、释放、促凝等功能障碍。许多疾病已经可以从基因水平进行诊断。根据疾病所累及血小板的成分可以分为:

1. 血小板受体异常　Bernard-Soulier 综合征(Bernard-Soulier syndrome,BSS)即巨大血小板综合征,由于血小板膜 GPⅠb/Ⅸ/Ⅴ复合物减少或缺乏所致,血小板计数正常或减少,最低可至 20×10^9/L,体积增大似淋巴细胞样。血小板型血管性血友病患者血小板膜 GPⅠbα 功能异常,使血小板自发性与血浆中高分子量 vWF 多聚体结合而难以解离,GPⅠbα 位点被封闭致黏附功能障碍,与血管性血友病相似。血小板无力症又称为 Glanzmann 病(Glanzmann thrombocytopenia,GT),是由于组成血小板整合素 αⅡbβ3 的糖蛋白质或者量的缺陷,影响血小板的聚集功能。血小板活化过程涉及的 ADP 受体 P2Y12、胶原蛋白受体 GPVI、TXA_2 受体等异常导致血小板聚集功能缺陷,表现为手术或外伤后轻中度出血。患者血小板对 ADP、胶原或肾上腺素等诱导剂的聚集反应减低。

2. 血小板颗粒异常　指血小板内颗粒缺陷所致的一组出血性疾病,称为贮存池病。分为致密体颗粒缺陷、α 颗粒缺陷及两者合并缺陷。

致密体颗粒缺陷:致密体颗粒内容物 ADP、ATP、5-HT 等缺乏,使血小板第二相聚集波减弱或消失。致密体颗粒缺陷可单独存在,或伴有其他遗传性缺陷而形成特定的综合征,如 Hermansky-Pudlak 综合征中伴有眼及皮肤白化病、蜡样脂褐斑,Chediak-Higashi 综合征易发感染,Wiskott-Aldrich 综合征则伴有湿疹、免疫缺陷等。

α 颗粒缺陷:血小板因缺少 α 颗粒蛋白而在美蓝-伊红染色下呈灰蓝色,又称灰色血小板综合征,有早期发生骨髓纤维化倾向。α 颗粒缺陷可与致密体颗粒缺陷同时存在。

贮存池病多见于儿童,可有轻到中度皮肤黏膜出血、手术或创伤后过度出血。血小板计数正常或轻、中度减少,出血时间延长,对 ADP、肾上腺素第一相聚集波正常而无第二相聚集波,PF_3 有效性降低。电镜下血小板和巨核细胞内致密体颗粒或 α 颗粒减少或缺乏有助于诊断。

3. 血小板信号传导缺陷　血小板信号传导途径中的任何缺陷均可导致血小板功能异常。目前已经鉴定出花生四烯酸/TXA_2 途径、GTP 结合蛋白、磷脂酶 C 活化、GPⅥ/FcRc 通路等异常。阿司匹林样缺陷即为血小板环氧化酶-1 缺乏(1 型)或质量缺陷(2 型),影响 PGG_2 和 PGH_2 的形成和 TXA_2 的合成,与阿司匹林作用相仿。

4. 血小板膜磷脂异常　Scott 综合征罕见,因 *TMEM16F* 基因突变导致血小板内膜的磷脂酰丝氨酸不能有效外翻,因子Ⅴa 和Ⅹa 无法与血小板结合,凝血酶原不能转化为凝血酶。Ca^{2+} 的内流障碍或其下游的移位酶活性异常均可影响磷脂酰丝氨酸的翻转从而影响第二阶段的凝血过程。患者可出现中重度关节肌肉出血。

本病诊断包括两个步骤,筛查试验包括血小板计数、血涂片、血块收缩试验、光透射聚集测定等。流式细胞检测则可通过血小板膜 CD62P、CD63 及糖蛋白等的表达了解血小板的聚集、释放和促凝功能。确诊需要进行特异性诊断实验,包括详细的流式细胞检测、免疫沉淀分析、电镜检查,乃至借助细胞遗传学和基因测序等分子生物学手段进行确诊。

患者应避免剧烈运动、肌内注射、抗血小板药及抗凝药的使用。糖皮质激素和抗纤溶药物可改善出血症状,DDAVP 及 FⅦa 亦可应用,但输注血小板仍是严重出血或外科手术时的主要措施。BSS 和 GT 患者由于缺乏相应血小板膜糖蛋白,反复输注血小板可诱发同种免疫而出现无效输注,故应视为紧急措施仅在必要时给予。严重的 WAS、BSS、GT 等患者权衡利弊后可进行骨髓移植或基因治疗。

二、获得性血小板功能障碍性疾病

患者无出血病史及家族出血史,但有导致血小板功能障碍的原发病或服药史,发病机制复杂,常见病因如下:

1. 药物　①影响血小板膜的药物:ADP 受体拮抗剂噻氯匹定、氯吡格雷,GPⅡb/Ⅲa 拮抗剂阿昔单抗、替罗非班、依替巴肽,以及青霉素、头孢菌素、右旋糖酐等。上述药物通过阻断血小板膜受体和膜糖蛋白抑制血小板的黏附和聚集功能,部分通过抑制血小板的释放反应。②抑制血小板环氧化酶的药物:阿司匹林、吲哚美辛、布洛芬、保泰松和苯磺唑酮等,使花生四烯酸不能合成前列环素(PGI_2)和 TXA_2,影响血小板的释放功能。③作用于血小板环腺苷系统的药物:双嘧达莫、茶碱、咖啡因、前列环素、异丙肾上腺素等,通过抑制磷酸二酯酶或活化腺苷酸环化酶使血小板内 cAMP 增多,抑制血小板的聚集。④其他:肝素、链激酶、尿激酶、t-PA、硝酸甘油、维拉帕米、硝苯地平、速尿、奎尼丁、ACEI 制剂、三环类抗抑郁药、吩噻嗪类药物、选择性 5-HT 再摄取抑制剂、全麻药氟烷、抗肿瘤药物光神霉素、柔红霉素以及造影剂等,均可影响血小板的功能。

2. 疾病 ①某些血液病:骨髓增殖性肿瘤由于血小板形态及膜糖蛋白异常、致密体和 α 颗粒及内容物减少(获得性贮存池病);异常球蛋白血症由于异常蛋白覆盖于血小板表面,影响血小板功能;急性白血病也有部分是由于血小板畸形伴颗粒异常,聚集功能异常及促凝活性降低。②尿毒症患者血浆中积聚的 PGI_2 和 NO 等代谢产物抑制血小板黏附聚集。③其他:肝病患者血小板膜上 GP Ⅰb 表达减少,引起血小板功能障碍。系统性红斑狼疮和其他免疫复合物疾病,可能与血浆或血小板上的 IgG 能抑制血小板聚集有关,提示为抗体介导的血小板功能异常。

治疗原则首要是处理原发病和停用有关药物,严重出血者应予以输注血小板。

推荐阅读

MICHELSON A D. Platelets[M]. 4th ed. Pittsburgh: Academic Press, 2019: 877-920.

第九节 血 友 病

王志梅

血友病(Hemophilia)是伴随染色体 X 隐性遗传的出血性疾病,按缺乏的凝血因子不同,分为血友病 A(血友病甲,FⅧ缺乏症)和血友病 B(血友病乙,FⅨ缺乏症)。在凝血酶促反应过程中,FⅧa 作为 FⅨa 的非酶性辅因子,与 FⅨa 按 1∶1结合,在 Ca^{2+} 及磷脂存在的条件下,激活 FⅩ生成凝血活酶。血友病 A 或血友病 B 由于 FⅧ或 FⅨ促凝活性减少导致凝血活酶生成障碍,凝血时间延长和出血倾向。欧美各国发病率约为(5~10)/10 万,日本 10.4/10 万,我国 1992 年 24 个省市 37 个地区普查结果为 2.72/10 万,其中血友病 A 约占 80%,血友病 B 约占 15%~20%。

【病因与发病机制】

FⅧ、*FⅨ* 基因均位于 X 染色体,*FⅧ* 基因位于染色体 Xq28,*FⅨ* 基因位于染色体 Xq26.3-27.2,均表现为伴性遗传且为隐性遗传特点,即女性传递,男性发病。若男性血友病患者与正常女性结婚,则女儿均为携带者,儿子全部健康;若女性血友病携带者与正常男性结婚,则儿子发病概率为 50%,女儿有 50%概率为携带者;若男性患者与女性血友病携带者结婚,其儿子与女儿均有 50%发病的概率,未发病女儿为携带者;若男性患者与女性患者结婚,其下一代不论男女均为血友病患者。

血友病 A 的发病机制是相应基因缺陷,缺陷类型主要为内含子 22 倒位、点突变、缺失和异常基因插入等。约 70%的患者有阳性家族史,30%的病例无家族史。重型患者中 42%为内含子 22 倒位,其余的多为大片段缺失、无义突变、错义突变导致阅读框架移位等,中型和轻型血友病中 86%为错义突变,多数突变的发病机制尚不完全清楚。基因缺陷致使 FⅧ合成障碍或 FⅧ分子结构异常导致促凝活性降低,凝血功能障碍。FⅧ在正常人血浆中的含量为 0.1mg/L,是含量最低的凝血因子。在血液循环中 FⅧ与血管性血友病因子(vWF)以复合物形式存在。FⅧ的生物活性通过 FⅧ促凝成分(FⅧ:C)来实现。FⅧ的合成部位未完全阐明,但肝脏间质细胞、外周血细胞及某些淋巴细胞都有 FⅧ基因的表达。

血友病 B 的基因缺陷包括缺失、插入和点突变,导致 FⅨ合成减少或变异型 FⅨ合成所致。FⅨ在肝内合成,是维生素 K 依赖性凝血因子。血浆 FⅨ水平为 10mg/L,是 FⅧ的 100 倍。

【临床表现】

主要表现为异常出血、血肿导致的压迫症状或并发症。肌肉关节腔内出血、深部组织出血、创伤后过量出血是本病的特征性表现。肌肉出血多见于负重的肌肉群,可形成血肿,局部肿痛,活动受限。关节出血多累及负重或活动较多的大关节,急性期因关节腔及周围软组织出血致使局部红肿,活动受限,患者疼痛感明显。多数患者因反复关节腔出血致使血液不能被完全吸收,形成慢性炎症,滑膜增厚、纤维化,软骨变性及坏死,最终关节僵硬、畸形,周围肌肉萎缩,导致正常活动受限。骨膜下或肌腱、筋膜下出血会形成血友病血囊肿,常见部位为骨盆和大腿。消化道及泌尿道出血也较为常见。颅内出血及硬脊膜下血肿不常见,多发生于外伤后,病死率高。深部组织内血肿可压迫附近血管引起组织缺血甚至坏死,压迫神经可产生疼痛、麻痹等症状。口腔、喉、舌或颈部严重出血可引起窒息。皮肤、黏膜出血并非血友病的特征性表现,但由于皮下组织、口腔黏膜、牙龈、舌等部位容易受伤,故损伤后过量出血常见。创伤后异常出血也是血友病的主要表现,如拔牙、肌内注射等可导致持久的出血或渗血,可历时数天甚至数周。血友病 B 重型患者的比例较血友病 A 少,临床出血表现较轻,但部分携带者 FⅨ活性明显低于正常,可有出血表现。

【临床分型】

血友病按照凝血因子活性水平进行临床分型。血友病 A 分型:①重型,约 50%~60%患者为重型患者,其血浆中 FⅧ:C <1%,常在 2 岁以前就有严重出血,甚至结扎脐带时出血不止,肌肉或关节自发性出血常见。②中间型,FⅧ:C 为1%~5%,约占患者总数的 25%~30%,起病在童年时期以后,以皮下及肌肉出血居多,亦有关节腔出血,但反复次数较少。③轻型,约占 15%~20%,FⅧ:C 为5%~40%,出血多发生在青年期,由于运动、拔牙或外科手术后出血不止而被发现,自发性出血罕见,可以正常生活。

血友病 B 的临床分型标准:分型标准及临床表现与同型血

友病A相仿。但血友病B患者大多数为中型及轻型。

【实验室检查】

1. 筛选试验　出血时间、血小板计数、凝血酶原时间测定均正常，活化部分凝血活酶时间（APTT）在血友病患者可能会出现异常。APTT可以检测出FⅧ：C<25%的患者。

2. 纠正试验　正常血浆经硫酸钡吸附后尚含有FⅧ、FⅪ，正常血清中含有FⅨ、FⅪ。如果患者APTT延长仅被硫酸钡吸附正常血浆纠正时，为FⅧ缺乏症；仅被正常血清纠正时，为FⅨ缺乏症；如二者皆可纠正，则为FⅪ缺乏症。借此可将三种凝血因子缺乏加以鉴别。

3. 确诊试验　需进行FⅧ：C和FⅧ：Ag测定、FⅨ：C和FⅨ：Ag测定。在多数血友病患者中，血浆抗原水平与活性水平平行减少，但部分患者的抗原与活性水平不平行。通过检测FⅧ抗原水平，将血友病A分为三类：血浆中无法检测到FⅧ抗原，为交叉反应物质阴性型（CRM-）；如果血浆中可以检测到抗原，且抗原和活性平行降低则称为交叉反应物质下降型（CRM-red）；另有约5%的患者血浆中可以检测到抗原，但活性降低程度大于抗原，称为交叉反应物质阳性型（CRM+）。CRM-者占血友病A的3/4左右，此类患者接受替代治疗后易于产生抑制性抗体；CRM+占5%，此类患者的发病主要是FⅧ：C结构和功能异常。90%的血友病B为CRM-，10%为CRM+。

【诊断】

1. 男性患者（女性患者极其罕见），有或无家族史，有家族史者符合隐性遗传规律。

2. 多数幼年发病，有肌肉、关节腔或深部组织出血，或手术、创伤后过量出血的表现。

3. 实验室检查　APTT延长，亚临床型可正常，血小板计数、凝血酶原时间正常，FⅧ：C或FⅨ：C减少。

4. 排除继发因素所致相应的凝血因子减少。

【鉴别诊断】

血友病A与血管性血友病的鉴别诊断：后者为常染色体遗传性疾病，两性均可发病；出血好发于黏膜和内脏，很少累及关节腔及肌肉深部，罕见关节畸形，随着年龄增长出血症状减轻；实验室检查发现出血时间延长，血小板黏附率降低，多数患者的血小板对瑞斯托霉素无凝集反应，血浆中FⅧ：C/vWF：Ag比例增高或正常，血浆中vWF数量减少或结构异常，而血友病A除FⅧ：C和FⅧ：C/vWF：Ag比例降低外，上述其他实验室检查均正常。

FⅪ缺乏症：本病为常染色体隐性遗传疾病，两性均可发病，自发性出血不多见，检测FⅪ：C可诊断。

FⅧ或FⅨ减少还见于合成减少、消耗增多的情况，如严重肝脏疾病、严重胆道梗阻、抗凝治疗、长期广谱抗生素治疗、弥散性血管内凝血等。

获得性血友病：非血友病患者体内出现FⅧ或FⅨ抑制物导致相应凝血因子活性下降、凝血功能障碍，出现异常出血。抑制物多针对FⅧ。多发生于恶性肿瘤患者、自身免疫性疾病患者及围产期女性，约半数患者无明显诱因。获得性血友病患者血液中可检测到FⅧ抗体，是与血友病A鉴别的关键点。

轻型血友病A患者需注意有无合并FⅤ减少，同时检测APTT、PT有价值。

【治疗】

（一）预防治疗　将血友病的性质、防治知识及注意事项向患者、家属、学校及工作单位宣教，使他们能正确地认识和对待疾病并和医务人员密切合作，避免创伤及较重的体力活动。尽量避免手术，如必须施行手术，术前应充分准备。出血时及时就医，禁止肌内或皮下注射，静脉穿刺后至少压迫5分钟以预防出血。禁服抑制血小板功能药物和促使血管扩张药物。预防治疗是指为了防止出血而定期给予的规律性替代治疗，是以维持正常关节和肌肉功能为目标的治疗，国际上尚无统一的标准方案。美国国家血友病基金会的医学专家委员会推荐对重型血友病患儿早期（1~2岁）进行预防性治疗，维持FⅧ：C或FⅨ：C>1%。推荐剂量为：FⅧ：25~40U/（kg·次），每周3次，FⅨ：25~40U/（kg·次），每周2次。预防治疗能够减少严重出血发生、降低因病致残、提高生活质量。

（二）局部止血治疗　若轻微损伤，可用明胶海绵、纤维蛋白泡沫、凝血酶、肾上腺素等配合局部压迫止血。若配制止血剂中含冷沉淀、凝血酶、氨基己酸，用于血友病A患者的局部止血治疗效果较好。

（三）替代治疗　是出血时最主要的治疗方法，目标是将FⅧ、FⅨ活性水平提高到足以止血水平；也是预防出血的手段，重症患者定期输注凝血因子，使其活性保持在一定水平，能降低严重出血、致残发生率。国内可选用的制剂包括重组FⅧ及FⅨ（rFⅧ及rFⅨ）、FⅧ浓缩剂、凝血酶原复合物浓缩剂（PCC）、冷沉淀制剂、新鲜血浆和新鲜冰冻血浆。治疗时首选重组产品，浓缩制剂其次，新鲜血浆因容量因素使用受限。

以下简单介绍几种制品的特点：①rFⅧ及rFⅨ：首先推荐使用的制剂。重组制品的功能特征、药代动力学等生化特征与血浆源性制品大致相同，病毒传播性疾病的发生大大降低，临床应用安全、有效；少数患者应用后可产生抗FⅧ抗体但多数滴度不高，对诱导免疫耐受治疗反应良好。近年来针对重组凝血因子结构进行修饰的研发较多，目的在于提高疗效、降低免疫原性。近几年美国FDA先后批准多种聚乙二醇化重组FⅧ上市，经过聚乙二醇化处理后rFⅧ在血液中半衰期延长，用于预防性治疗可降低出血频次，减少注射次数，在治疗出血方面同样安全有效。另外，重组凝血因子与Fc片段的融合药物已经获批，rFⅧ与Fc片段的融合蛋白（rFⅧFc）、rFⅨ与Fc片段的融合蛋白（rFⅨFc）先后应用于临床，半衰期延长、预防出血时使用频次明显降低。②FⅧ浓缩剂：是从多份冷沉淀制剂中提取和制备得来，已灭活病毒。③冷沉淀制剂：每袋20ml冷沉淀制剂取自200ml新鲜血浆，约含有80U~100U FⅧ，冰冻保存于-20℃以下，但室温下放置1小时活性将丧失50%。适用于轻型和中型血友病A患者。具有效力大而容量小的优点。④PCC：每瓶200U，相当于200ml血浆中所含有的因子Ⅸ，适用于血友病B。⑤新鲜血浆和新鲜冰冻血浆：新鲜血浆和新鲜冰冻血浆含所有的凝血因子,五天内的储存血浆治疗仍可用于血友病 B 患者;单次最大安全输注剂量约为 10~15ml/kg,因受限于容量因素单纯输注新鲜血浆和新鲜冰冻血浆难以使 FⅧ:C 或1U FⅨ:C 达到有效止血浓度,因此不作为常规治疗选择。输入 FⅧ 1U/kg,FⅧ活性可升高 2%;输注 FⅨ 1U/kg 可提高活性 1%。FⅧ体内的半衰期 8~12 小时,替代治疗一般需要 8~12 小时输注一次;FⅨ半衰期 24 小时,每 24 小时输注一次。不同疾病状态下替代治疗方法血友病患者获取凝血因子不受限时的替代治疗方案(扩展阅读 16-7-9-1)和血友病患者获取凝血因子受限时的替代治疗方案(扩展阅读 16-7-9-2)。

扩展阅读16-7-9-1

扩展阅读 16-7-9-1　血友病患者获取凝血因子不受限时的替代治疗方案

扩展阅读16-7-9-2

扩展阅读 16-7-9-2　血友病患者获取凝血因子受限时的替代治疗方案

(四) 血友病患者的外科手术问题　尽量避免手术。围手术期充分准备,大手术时术前数小时应开始补充凝血因子使之正常,术中可维持静脉滴注,术后监测至少 2 次/d,使谷浓度达到足够止血的水平,替代治疗持续到创口完全愈合。

(五) DDAVP(1-去氨基-8-右旋精氨酸加压素)　抗利尿激素衍生物,有增加血浆内 FⅧ水平的作用,静脉注射后可使 FⅧ:C 及 vWF:Ag 增加2~3 倍。适用于轻型血友病 A 和血友病 A 携带者。

(六) 其他药物治疗　抑制纤维蛋白溶解药物:与替代疗法合用有协同作用;部分轻型血友病患者在口腔小手术时应用疗效满意。常用药物如 6-氨基己酸、氨甲环酸等。肾出血不宜应用,以免造成梗阻。达那唑每日 400~600mg 可提高Ⅷ因子活性水平。避孕药复方炔诺酮 1mg/d,连用 1~2 个月,可提高Ⅷ因子浓度,对血尿、深部组织血肿有一定疗效。

(七) 基因治疗　血友病是单基因病,病因明确;凝血因子可在多种细胞中合成,靶细胞选择余地大、治疗效果直观,有开展基因治疗可能。目前基因治疗依然处于研究阶段。

(八) 替代治疗的不良反应及处理　抑制物的处理包括控制出血和清除抑制物。血友病 A 患者反复输注 FⅧ后数周至数月内可产生抗 FⅧ抗体,发生比例可高达 30%。血友病 B 产生抗 FⅨ抗体者较少。①急性出血时的治疗方法:抗体水平为低滴度者(抗体滴度<5Bu)可以加大 FⅧ或 FⅨ制剂剂量,大剂量凝血因子制剂可以中和抑制性抗体并达到止血所需凝血因子浓度。高滴度者(抑制性抗体滴度>5Bu)推荐使用 FⅧ旁路途径药物 rFⅦa 和活化凝血酶原复合物浓缩剂(aPCC)。rFⅦa 能在组织损伤部位发挥止血作用,单独使用 rFⅦa 治疗 8 小时以内关节腔出血、一般外科手术中急性出血、有抗体生成的血友病患者择期手术,可取得理想的疗效。通常剂量为 90~110μg/kg,每 2~3 小时一次,直至出血控制。关节腔出血和一般外科手术中急性出血平均注射 2~3 次可达止血。aPCC 50~100U/kg 每 6~12 小时一次,单次剂量不超过 100U/kg,每日剂量不超过 200U/kg。国外临床研究显示 aPCC 75U/kg 静脉使用疗效与 rFⅦa 疗效及不良反应均相当。rFⅦa 和 aPCC 诱导血栓形成依据尚有限,有血栓形成危险因素的患者用药需谨慎。另外重组猪 FⅧ(rpFⅧ)近年来也进入临床研究阶段。抑制性抗体滴度>10Bu 或抗猪 FⅧ抗体滴度高时,治疗难度较大,血浆置换或体外抗体吸附联合大剂量 FⅧ或 FⅨ及免疫抑制治疗有效。②诱导免疫耐受去除抑制物:抗体滴度显著升高的患者应同时诱导免疫耐受,主要药物为环磷酰胺、肾上腺糖皮质激素。单独应用免疫抑制剂作用有限,与输注凝血因子联合使用可抑制抗体形成,反复治疗后可诱发部分免疫耐受性,使高反应者转成低反应者。临床上多在输入 FⅧ或 FⅨ后继以大剂量静脉丙种球蛋白、环磷酰胺,规则地输注 FⅧ或 FⅨ,多数患者可在 2~3 周内产生免疫耐受,抗体滴度下降。FⅨ抗体阳性者输入大剂量 FⅨ浓缩剂有诱发超敏反应的危险,并发肾病综合征亦可发生,成功地诱导免疫耐受仅占少数。有研究者使用抗 CD20 单克隆抗体诱导免疫耐受。

艾美赛珠单抗是一种双特异性单克隆抗体,模拟 FⅧa 的辅因子功能,同时桥接 FⅨa 和 FⅩ,使 FⅩ在没有 FⅧ的情况下得以激活。国内已获批用于血友病 A 合并 FⅧ抑制物患者的常规预防治疗。前 4 周给予负荷剂量 3mg/kg 每周 1 次皮下注射,第 5 周起给予维持剂量 1.5mg/kg 每周 1 次。在艾美赛珠单抗用药前 24 小时停止使用旁路制剂。在预防治疗期间如发生突破性出血,首选 rFⅦa 治疗。因大剂量的 aPCC 在艾美赛珠单抗存在时可能产生过量的凝血酶,发生血栓或血栓性微血管病事件的风险增加,应尽量避免同时使用 aPCC。在艾美赛珠单抗预防期间也应避免使用 PCC 类药物。

病毒感染:输注血制品存在乙型及丙型肝炎病毒、B19 微小病毒、HIV 等感染的可能,重组凝血因子、灭活病毒血制品可避免病毒传播可能。

血栓形成事件:大剂量使用 PCC 等制剂时,因其中含有部分已活化的凝血因子,治疗中有发生血栓形成的可能。

溶血:FⅧ浓缩剂是从混合血浆中制备而来,其中混有抗 A、抗 B 同型凝集素,大量输注 FⅧ浓缩剂有发生溶血的可能。反复多次输注 FⅧ患者体内结合珠蛋白水平较低,可能是因为体内存在慢性亚临床型溶血。

推荐阅读

中华医学会血液学分会血栓与止血学组,中国血友病协作组. 血友病治疗中国指南(2020 年版)[J]. 中华血液学杂志,2020,41(04):265-271.

第十节　血管性血友病

王志梅

血管性血友病(von willebrand disease,vWD)是最多见的遗传性出血性疾病,1926年Eric Von Willebrand首先报道,发病率约占人口的1%,但出现临床症状者很少。血管性血友病因子(von willebrand因子,vWF)作为血小板黏附于内皮下的桥梁及FⅧ的载体,在止血中发挥着至关重要的作用。vWF发生量或质的改变而导致止血功能缺陷,即称为vWD。临床上以皮肤、黏膜出血为主要表现,出血时间延长。本病为常染色体遗传性疾病,多数患者为显性遗传,少数为隐性遗传。

【病因与发病机制】

vWF基因位于12号染色体短臂末端,vWF由血管内皮细胞和巨核细胞合成,血小板中也含有vWF。正常人血浆中的vWF由不同数量亚单位、分子量变化范围很大的多种多聚体组成。vWF基因异常,使vWF的合成或释放减少、多聚体形成障碍或出现vWF质的异常,导致vWD的发生。在止血过程中,血小板通过GPⅠb与vWF结合黏附于血管内皮下胶原,血小板活化后GPⅡb/Ⅲa与vWF结合,最终形成血小板血栓;vWF作为瑞斯托霉素辅因子,加速瑞斯托霉素诱导的血小板聚集。vWF含量减少或与GPⅠb相互作用处分子结构改变,将影响血小板黏附于受损血管,出血时间延长。vWF作为FⅧ的载体稳定FⅧ:C,间接影响凝血过程。vWF含量减少或与FⅧ结合处分子结构改变将导致FⅧ:C灭活加速,出现二期止血障碍。

【临床表现】

本病的出血倾向差异很大,随年龄增长出血症状可减轻。出血多表现为皮肤和黏膜出血,拔牙及创伤后过度出血也常见,亦可有消化道出血、血尿等。临床上将vWD分为三型:①1型约占vWD的75%,vWF多聚体的结构和功能正常但浓度降低,为常染色体显性遗传,临床上有轻到中度出血症状。②2型vWF多为常染色体显性遗传,分为四型:2A型高分子量vWF多聚体缺失且与血小板结合能力明显降低,约占2型的75%;2B型与血小板GPⅠb结合明显增加,约占2型的20%,此型vWF可自发地或在低浓度瑞斯托霉素时与血小板结合,高分子多聚体分布正常但消耗性减少;2M型与血小板GPⅠb亲和力降低,vWF量与多聚体分布正常;2N型vWF质的异常导致与FⅧ亲和力降低,出血表现较重。③3型vWF几乎完全缺失,FⅧ:C<10%,甚至<1%,终身出血症状严重,可发生自发性关节和肌肉出血而致残。为常染色体隐性遗传,发病率最低。

【实验室检查】

出血时间(BT)延长为本病的主要特点,但部分患者可正常。血小板黏附率减低,除2B型外多数患者对瑞斯托霉素诱导的聚集反应下降,重者几乎不发生聚集,而对其他诱导剂反应正常。2B型vWD血小板可对低浓度瑞斯托霉素起聚集反应。FⅧ:C和FⅧ抗原含量正常或减低。通过对vWF抗原的定量测定、多聚体分析及瑞斯托霉素辅因子活性测定等检查进行临床分型。

【诊断与鉴别诊断】

本病的诊断要点:自幼有皮肤、黏膜出血史,症状随年龄增长而减轻;约半数病例有家族史;出血时间延长;多数患者血小板黏附率降低及对瑞斯托霉素聚集反应减弱或不聚集;FⅧ:C正常或降低;vWF抗原减少或多聚体分布或功能异常。

鉴别诊断:①血友病A:为伴性遗传性疾病,为FⅧ减少,有关vWF检查无异常。②巨大血小板综合征:发病机制为血小板GPⅠb缺乏,导致出血时间延长;血涂片可见特征性的巨大血小板,vWF功能正常。③血小板型血管性血友病:又称"假性"vWD,发病机制为血小板膜糖蛋白缺陷,与vWF亲和力增高,使血浆中vWF浓度降低引起类似于vWD的表现,部分患者血小板减少,vWF功能正常。④获得性血管性血友病:又称vWD综合征,由于vWF合成减少、消耗增加或抗体产生所致,常见于淋巴细胞增殖性疾病、慢性骨髓增殖性疾病、心血管疾病、免疫性疾病和其他恶性肿瘤等,治疗以原发病为主,必要时可替代治疗或静脉输注大剂量免疫球蛋白治疗。

【治疗】

轻型患者可不需特殊治疗,但禁服阿司匹林等影响血小板功能的药物。尽量避免手术,必须手术时应做好充分准备。口服避孕药如复方炔诺酮等,可改善月经过多及经期延长。治疗目的是使BT、FⅧ:C恢复正常,以往成功的治疗经验有重要的参考价值。

DDAVP:可促使组织中vWF释放入血,FⅧ:C增高。对大多数1型和2型患者有效,2B型不宜使用DDAVP治疗。

替代治疗:3型及对DDAVP反应差者必要时需替代治疗。冷沉淀物为首选制剂;输注新鲜血浆或新鲜冷冻血浆10~15ml/kg可使血中FⅧ:C活性达75%以上;不推荐按高纯度FⅧ制剂。vWF半衰期为24小时,应每24小时或48小时输血浆一次,每次5ml/kg。术前输400~600ml血浆,可使出血时间维持在2~4分钟内。

其他治疗:纤溶抑制剂对月经过多者有一定疗效。非损伤性运动可提高FⅧ:C及vWF浓度,也有缩短出血时间的作用。

第十一节　其他遗传性凝血因子缺乏症

王志梅

其他遗传性凝血因子缺乏症(hereditary coagulation factor deficiency)发病率均很低,都是常染色体遗传性疾病,隐性遗传为主。部分患者父母系近亲结婚,杂合子患者一般无出血表现,部分纯合子患者有异常出血。介绍部分疾病如下。

(一)遗传性凝血因子Ⅺ缺乏症　纯合子患者的FⅪ水平多在15%以下,有出血倾向,杂合子若不合并其他凝血功能障碍应无症状。手术或外伤后出血是主要表现,出血可发生在创伤即刻或数小时、数天之后。出血表现与FⅪ含量不呈正相关,患者既往出血史或其家属出血表现对判断病情的严重程度更有价值。FⅪ活性及抗原测定具有诊断价值。大手术或手术部位纤溶活性高时需将FⅪ水平升至45%，替代治疗时可用贮存血浆、新鲜血浆或冷沉淀物。

（二）遗传性纤维蛋白原缺乏症　按严重程度分为无纤维蛋白原血症（含量<0.4g/L时）、低纤维蛋白原血症两种（含量在0.5~0.8g/L时），部分可伴有异常纤维蛋白原血症。临床表现为轻度自发性出血、外伤或术后严重出血及创面愈合延迟和不佳。无纤维蛋白原血症患者终身有出血风险，可表现为出生时脐带出血不止、颅内出血，突发胃肠道出血，关节腔出血等。纤维蛋白原含量测定即可建立诊断。补充纤维蛋白原可达到止血效果。

（三）遗传性异常纤维蛋白原血症　发病机制以单碱基突变为主，通过影响纤维蛋白肽链释放、纤维蛋白单体聚合、纤维蛋白多聚体交联等途径影响纤维蛋白原发挥正常功能。临床表现主要是出血倾向、血栓形成或伤口愈合不佳，也有无症状者。如有急性出血或外科手术可考虑输注纤维蛋白原制剂。

（四）遗传性凝血酶原缺乏症和遗传性异常凝血酶原血症　均极为罕见，主要表现为轻到中度皮肤黏膜及软组织出血。FⅡ:C<1%时有自发性出血、术后或创伤后出血明显，关节腔出血很少见。FⅡ:C在2%~5%时出血表现差异很大，可无症状，也可表现为轻微创伤后严重出血。FⅡ:C在5%~50%者多无出血症状或仅在大手术或严重创伤后出血。FⅡ:C及FⅡ:Ag检测有确诊价值。凝血酶原的有效止血浓度在40%~50%。替代治疗首选PCC及FⅡ浓缩剂。

（五）遗传性凝血因子Ⅴ缺乏症　发病率不超过1/100万。约25%的遗传性FⅤ缺乏症患者有出血表现，表现为瘀斑、鼻出血和月经过多、术后出血等，发生危及生命的出血罕见，出血严重性与FⅤ:C水平没有一致性，杂合子型多无出血症状，多数纯合子型患者的出血症状较轻；部分患者有静脉血栓形成事件。FⅤ:C降低具有确诊价值。有严重活动性出血时应予以替代治疗，一般认为正常止血所需的FⅤ:C达到25%即可。

第十二节　获得性凝血功能障碍

王志梅

一、获得性FⅡ、FⅦ、FⅨ、FⅩ缺乏症

FⅡ、FⅦ、FⅨ、FⅩ在肝脏合成后，需进一步在肝细胞羧化酶的作用下对其谷氨酸残基进行羧化，方具有凝血功能。维生素K是肝细胞羧化酶的辅因子，故FⅡ、FⅦ、FⅨ、FⅩ又称维生素K依赖因子。

【病因】

获得性FⅡ、FⅦ、FⅨ、FⅩ缺乏症的主要病因有：

1. 合成减少　严重肝病引起多种凝血因子合成障碍，其中以FⅡ、FⅦ、FⅨ、FⅩ缺乏最常见。缺乏的程度与肝病的严重程度相一致。

2. 维生素K缺乏吸收不良　长期口服抗生素，肠道细菌群受抑制，以致细菌合成的维生素K不足；严格限制脂肪类食物摄入导致维生素K缺乏症，导致依赖维生素K凝血因子活性降低，影响凝血功能。

3. 维生素K拮抗剂的应用　口服抗凝剂如双香豆素通过阻断维生素K还原来抑制维生素K依赖凝血因子的合成。此外抗凝血杀鼠药，抗凝血作用通过干扰肝脏对维生素K的利用实现。

4. 弥散性血管内凝血　因多种凝血因子大量消耗而严重缺乏。

5. 新生儿出血症　即新生儿因维生素K缺乏所致的出血。

6. 单一的依赖维生素K凝血因子缺乏　①获得性FⅨ缺乏症：肾病综合征患者可从尿中丢失维生素K依赖凝血因子，尤以FⅨ丢失最多；戈谢病患者FⅨ半衰期缩短，使其血浆浓度降低。②FⅩ缺乏症：全身性淀粉样变及急性白血病患者可出现单独的FⅩ缺乏，可能与淀粉样物质吸附或灭活FⅩ有关。应用广谱抗生素除影响维生素K依赖因子的合成外，也可引起单一的因子Ⅱ、Ⅶ、Ⅸ、Ⅹ缺乏。

【临床表现】

出血症状轻重不一，与原发病的性质及凝血因子缺乏的程度有关。一般表现为皮肤、黏膜自发性出血，也可有血尿、胃肠道出血、月经过多或手术、外伤后出血增多，但未见到深部血肿和关节腔出血。除出血表现外尚有原发病的临床表现。新生儿出血大多发生于出生后2~3天，表现为脐带残端及胃肠道出血，轻症患者4~5天自愈，重者也可发生颅内出血而死亡。

【实验室检查】

PT及APTT延长，而TT正常。FⅡ、FⅦ、FⅨ、FⅩ含量及活性测定最具有价值。注射维生素K_1 5~10mg后24~48小时测定PT，有助于鉴别肝病及维生素K缺乏症。后者凝血酶原时间有明显改善，而前者改善不明显或无改善。

【治疗】

原则上治疗原发病因或原发疾病。

1. 对于维生素K缺乏症，静脉或肌内注射维生素K_1即可纠正。长期吸收不良应每周肌内注射维生素K_1 10mg。必要时可输凝血酶原复合物浓缩剂，以补充凝血因子的不足。

2. 新生儿出血症有出血表现时，可肌内或静脉注射维生素K_1 0.5~10mg，每天1次，连续3~4天。出血严重者，应输新鲜血浆或凝血酶原复合物10U/kg，每4~6小时输注1次。

3. 双香豆素类药物过量引起出血时，应立即停用抗凝剂，静脉或肌内注射维生素K_1 10~15mg/d，至出血控制为止。严重出血者应输新鲜血浆和凝血酶原复合物，以迅速止血。

4. 对严重肝病引起的出血，治疗参照肝脏疾病凝血障碍的有关内容。

二、肝脏疾病凝血障碍

异常出血是严重肝脏疾病的常见症状之一，出血的原因往

往是多因素的，如血小板减少或功能障碍、凝血因子合成减少、纤溶活性增强、异常纤维蛋白原血症、维生素 K 缺乏、DIC、感染等，出血的严重程度与肝脏实质细胞功能损伤的程度呈正相关。

【分类】

1. 凝血因子合成减少或同时合成异常凝血因子　除 FⅢ、FⅧ、FⅣ（Ca^{2+}）、FⅩⅢα 链以外，其余所有凝血因子均由肝实质细胞合成，肝细胞功能严重受损可导致凝血因子合成缺少，部分患者合并维生素 K 缺乏，进而导致维生素 K 依赖性凝血因子功能障碍。纤维蛋白原通常在肝功能严重损害或合并 DIC 时才明显减少。重症肝病时肝脏可能合成异常纤维蛋白原，影响正常的凝血功能。

2. 抗凝血因子合成减少　抗凝血酶（AT）、蛋白 C（PC）系统是人体抗凝系统最重要的组成部分，AT 主要由肝细胞合成；PC、蛋白 S（PS）在肝脏合成且依赖维生素 K，故严重肝病时 AT、PC、PS 含量减少且可同时伴有后二者结构及功能异常。另外纤溶酶原、α2-纤溶酶抑制剂（α2-PI）在严重肝病时也会合成减少。

3. 纤溶活性增强　肝硬化患者组织型纤溶酶原活化剂（t-PA）含量 5 倍于正常对照，其原因为伴发的内皮细胞功能损伤，内皮细胞来源的 t-PA 和尿激酶型纤溶酶原活化剂（u-PA）活性增强，肝脏清除和灭活 t-PA、u-PA 的能力减低，导致纤溶活性增强，其结果使凝血因子的进一步消耗性减少，产生的 FDP 具有抗凝血作用，加重了出血的危险或程度。

4. 引起凝血异常的其他原因　肝病时肥大细胞产生的肝素增多，肝脏对肝素的灭活减少，结果血浆中肝素和类肝素物质浓度增高，加重出血；出现内毒素血症时，内毒素通过损伤肝细胞、血管内皮细胞、激活血小板、趋化白细胞等多种途径加重止血功能紊乱。

5. 并发弥散性血管内凝血机制　在致病因素如病毒、免疫复合物、内毒素等作用下，内皮细胞受损、内皮下胶原暴露启动内源性凝血途径并激活血小板，肝细胞受损释放大量组织凝血活酶样物质启动外源性凝血途径，肝功能障碍时抗凝血因子合成减少，肝脏灭活活化凝血因子的能力下降，上述种种原因都可导致 DIC 的发生；内毒素血症及假性神经介质的存在在 DIC 的发生中起到参与及推动的作用。

6. 血小板减少　是肝病出血的主要原因之一，多数患者因合并脾功能亢进所致，部分患者有免疫因素参与，亦可伴有血小板功能异常。

综上所述，肝脏不仅在凝血因子、生理性抗凝物质及纤溶成分的合成中有着重要作用，也通过灭活激活的凝血因子、t-PA 等调节凝血及纤溶，虽然因抗凝血因子生成减少、激活的凝血因子灭活减少及 α2-PI 合成减少使理论上有血栓形成的可能，但最终凝血因子减少、纤溶活性增强占主导地位，临床上表现为出血。

【实验室检查】

1. 血小板计数　肝脏疾病时因为血小板因素引起出血的机会不多，除非为严重的血小板减少，而在这种情况下往往伴有其他原因或并发症。

2. 凝血时间检查　PT、APTT 为常规检查项目；肝脏疾病时除 FⅢ、Ⅳ、Ⅷ以外，所有凝血因子的合成均减少，故 PT、APTT 均可延长，但 PT 延长的程度往往大于 APTT。

3. FDP 和 D 二聚体　在肝脏疾病时 FDP 和 D 二聚体常常是升高的，反映的是机体处于纤维蛋白溶解增强状态，因此肝脏合并 DIC 时，FDP>60mg/L 方有意义。

4. 抗凝因子检查　AT、PC、PS、纤溶酶原、α2-PI 因肝脏合成减少，血液中含量下降；t-PA、纤溶酶血浆水平升高，纤溶酶原活化剂抑制剂（PAI）含量下降，上述检查结果改变越明显提示肝损越重。

5. 循环抗凝物质检查　TT 延长且能被甲苯胺蓝纠正或血浆肝素浓度增高，提示体内存在肝素样抗凝物质。

6. 肝脏疾病合并 DIC 的实验室诊断标准　肝脏在多环节参与凝血与抗凝过程，因此合并 DIC 时诊断标准不同于其他疾病，标准如下：①血小板少于 50×10^9/L，或有 2 项以上血小板活化产物增高；②血浆纤维蛋白原小于 1.0g/L；③血浆 FⅧ：C 水平小于 50%；④PT 延长大于 5 秒；⑤3P 试验阳性或 FDP>60mg/L 或 D 二聚体水平明显增高。

【治疗】

1. 补充凝血因子　输注新鲜冰冻血浆，可补充所有凝血因子及生理性抗凝血成分。输注 PCC 可有效地提高凝血因子浓度、改善出血，但不能纠正 FⅤ减少，PCC 中含有微量激活的凝血因子，尤其是因子Ⅸa 和Ⅹa，同时肝病时抗凝能力差，因此 PCC 输注有血栓形成可能，多用于有严重出血的肝病患者。输注纤维蛋白原或冷沉淀，维持纤维蛋白原含量在 1.5g/L 以上。

2. 输注单采血小板　使其计数大于 50×10^9/L。

3. 其他治疗　补充维生素 K_1 可使部分患者的凝血异常得到改善；硫酸鱼精蛋白用于治疗肝素或类肝素过多效果好，通常 1mg 鱼精蛋白中和 1mg 肝素；原发性纤溶患者可予以抗纤溶治疗；肝病时应慎用影响血小板功能的药物；慎用可能损伤胃黏膜的药物。

三、获得性循环抗凝物质增多

【病因与发病机制】

广义的获得性循环抗凝物质包括医源性抗凝物质、凝血因子抑制物及存在肝素样抗凝物质三种情况。

1. 医源性抗凝物质　主要为肝素及双香豆素类抗凝药两种。肝素能加速抗凝血酶对凝血酶、FⅩa、FⅪa 等的灭活作用。若循环中肝素增多，则凝血时间及部分凝血活酶时间延长。双香豆素类抗凝药对肝内羧基化酶有抑制作用，导致维生素 K 依赖性凝血因子功能低下，凝血时间延长。以上两类药物若剂量过大可引起出血。

2. 凝血因子抑制物　指体内存在凝血因子抑制物，中和相应的凝血因子、导致凝血时间延长。凝血因子抑制物通常为 IgG，少数为 IgG 和 IgM 混合存在。产生机制有两种：一是遗传性凝血因子缺乏症患者多次输注血制品后产生针对“外来抗原”的免疫反应；二是免疫异常产生针对凝血因子的自身抗体。有关 FⅧ、FⅨ抑制物相关内容见血友病章节。FV 抑制物多见于老年人，多继发于结核感染、输血、手术、某些药物的应用，发生于遗传性 FV 缺乏者很少，多数患者的抗体为多克隆 IgG。其他凝血因子及纤维蛋白原抑制物均少见。vWF 抑制物的发生率不低，可导致 vWF 减少并引起出血表现。

3. 血液中的肝素样抗凝物质　见于严重肝病时肝素降解减少、恶性肿瘤细胞分泌、流行性出血热，以及 SLE 等疾病时内皮细胞过量释放类肝素样物质。

【临床表现】

通常表现为遗传性凝血因子缺乏患者出血加重，替代治疗不易奏效，非出血性疾病患者除原发病的表现外出现出血症状，出血的轻重因抗凝物质对凝血因子的灭活程度而定，抗 FⅧ抗体严重者可使 FⅧ活性下降至 1%以下，出现典型的血友病出血症状，可因严重的出血死亡。出现 FV 及 FⅨ抑制物者的临床出血症状多数较轻，但外伤或手术后可能出血较重。

【实验室检查】

PT、APTT 延长及纠正试验测定有助于判断抗凝物质存在，抑或凝血因子缺乏，能纠正提示凝血因子缺乏，不能纠正提示有抗凝物质。检测抗凝物质滴度及做抗体中和试验有确诊价值。肝素样抗凝物可作 TT 及甲苯胺蓝纠正试验证实。

【治疗】

积极治疗原发病，部分患者可自发缓解。对 FⅧ、FⅨ抑制物的治疗，参阅血友病治疗章节。其他凝血因子抑制物引起出血时可输新鲜血浆中和抗体止血，糖皮质激素及免疫抑制剂对自身抗体可能有效。鱼精蛋白治疗肝素样抗凝物质常有明显疗效。肝素过量也可用鱼精蛋白治疗，静脉注射 1mg 可以中和 1mg 肝素。双香豆素类药物过量的治疗见“获得性 FⅡ、Ⅶ、Ⅸ、Ⅹ缺乏症”。

四、获得性因子ⅩⅢ缺乏症

获得性 FⅩⅢ缺乏较先天性常见，发生机制可由于合成障碍、消耗过多或血浆中有抑制物存在。约 30%的肝病患者 FⅩⅢ活性降低，淋巴瘤、白血病、尿毒症、系统性红斑狼疮及骨髓瘤等也可引起 FⅩⅢ减少。遗传性 FⅧ缺乏症输注血浆后、结核病患者应用异烟肼治疗，以及以往健康者均可产生 FⅩⅢ抑制物。临床可表现为轻度自发性出血，但在外伤或手术后出血倾向可能较为显著。实验室检查与先天性 FⅩⅢ缺乏症相同。治疗主要针对原发病，对急性出血者宜静脉输新鲜血浆，也可用近期库存血治疗，抗体滴度高者予以血浆置换联合免疫抑制治疗。

五、获得性纤维蛋白原缺乏症

获得性纤维蛋白原缺乏症较遗传性纤维蛋白原缺乏症明显多见。按发病原理可分为三类：①纤维蛋白原合成不足，如严重肝病、晚期癌肿患者；②纤维蛋白原消耗过多，如弥散性血管内凝血、血栓性血小板减少性紫癜、巨大海绵状血管瘤等；③纤维蛋白原溶解，导致纤溶系统过度活化或抑制物减少的任何原因，都会产生纤维蛋白原过度溶解，称为原发性纤维蛋白原溶解症。心、肺、前列腺、子宫及胰腺等器官含有丰富的组织型纤溶酶原激活剂，上述部位的手术、外伤或晚期癌肿可产生局部或全身纤溶反应，白血病、淋巴瘤、转移性癌等患者血液中可出现非纤溶酶性蛋白质分解酶，降解纤维蛋白原。除原发病的临床表现外，可有严重的出血症状。如手术中大量出血或渗血不止，可同时伴有皮肤、黏膜的大片瘀斑或体腔出血。实验室检查可发现纤维蛋白原含量降低，PT、APTT、TT 均可延长甚至不凝，正常血浆或正常纤维蛋白原均可以纠正凝血时间延长。若存在纤维蛋白原消耗过多或纤维蛋白溶解亢进可行纤维蛋白肽 Bβ1-42、纤维蛋白(原)降解产物等检测。治疗：积极治疗原发病，纤维蛋白原严重减少时补充纤维蛋白制剂。

推荐阅读

1. 中华医学会血液学分会血栓与止血学组，中国血友病协作组. 血友病治疗中国指南(2020 年版)[J]. 中华血液学杂志，2020，41(4)：265-271.

2. KRUSE J R，KEMPTON C L，BAUDO F，et al. Acquired hemophilia A：Updated review of evidence and treatment guidance[J]. Am J Hematol，2017；92(7)：695-705.

第十三节　弥散性血管内凝血

程韵枫

弥散性血管内凝血(disseminated intravascular coagulation，DIC)是一种在严重原发病基础之上，以机体广泛的微血栓形成，伴继发性纤维蛋白溶解亢进为特征的获得性全身性血栓-出血综合征。由于血管内皮细胞损伤，血小板活化，凝血反应启动，从而导致弥散于血管内，特别是毛细血管内的微血栓形成。在这一过程中，血小板和凝血因子因大量消耗而减少，继发性纤溶亢进又导致凝血因子大量降解，产生具有抗凝血活性的纤维蛋白(原)降解产物，从而引起多脏器栓塞和功能衰竭，广泛严重的全身出血，微血管病性溶血性贫血。大多数 DIC 起病急骤，病情复杂，发展迅猛，诊断困难，预后凶险，如不及时识别处理，常危及患者生命。

2001 年，国际血栓与止血学会(International society on thrombosis and hemostasis，ISTH)所设立的科学标准化委员会(SCC)对 DIC 的定义：DIC 是指不同的病因导致局部损害而出现的以血管内凝血为特征的一种继发性综合征，它既可由微血管体系受损而致，又可导致微血管体系损伤，严重者可导致多器官功能衰竭。

【病因】

（一）病因

1. 严重感染　包括细菌、病毒、真菌、螺旋体及原虫感染等。革兰氏阴性杆菌最为常见，如脑膜炎双球菌、大肠杆菌、铜绿假单胞菌等;某些革兰氏阳性菌如金黄色葡萄球菌;病毒、立克次体、疟原虫、钩端螺旋体等病原体感染也是DIC的病因。

2. 恶性肿瘤 如急慢性白血病、淋巴瘤,其中发病率最高的是急性早幼粒细胞白血病;其他实体瘤以肺癌、胰腺癌、前列腺癌、肝癌多见,且广泛转移者更易诱发DIC。

3. 病理产科 见于妊娠高血压综合征、羊水栓塞、胎盘前置、胎盘早剥、死胎滞留及感染性流产等。

4. 手术及创伤 富含组织因子的器官如肺、前列腺、胰腺、肾上腺、子宫及胎盘等;颅脑手术,联合器官移植及严重创伤等均可诱发DIC。

5. 内科与儿科疾病 各种原因所致休克;恶性高血压;严重缺氧;重症肝病及急性胰腺炎;急性肾小管坏死及肾病综合征;溶血性贫血;糖尿病酮症酸中毒和系统性红斑狼疮等。

6. 医源性因素 包括药物、手术等;肿瘤放射治疗和化学治疗;溶血性输血反应;细菌污染性输入;严重输液反应等。

（二）诱因

1. 休克 休克是DIC的表现,也是DIC的发病诱因,主要原因包括:血流动力学的紊乱,血流缓慢;多种生物介质活化血小板,激活凝血过程;组织细胞缺氧坏死;合并代谢性酸中毒;血管通透性增加,血浆外渗,血液浓缩及黏滞度增高。

2. 酸中毒 因血液凝固性升高、血小板聚集性增强、酸性代谢产物对内皮细胞损伤等原因所致。

3. 单核巨噬系统功能受抑 严重肝病、脾切除术后、肾上腺皮质激素大量应用可封闭单核巨噬细胞功能,降低其清除已激活凝血因子的能力。

4. 缺氧 组织坏死细胞溶解,内皮细胞损伤,组织因子表达释放。

5. 妊娠 妊娠期多种凝血因子水平增高、血小板活性增强、纤溶活性减低、血流动力学异常等。

【发病机制】

（一）微血管体系损伤

1. 血管壁损伤 在缺血、缺氧、内毒素、抗原抗体复合物、酸中毒等作用下,血管内皮细胞发生轻度损伤,包括:vWF合成释放增加;PAF释放;合成FⅤ、HMWK,表达TF;合成分泌PAI。或发生重度损伤血管壁结构破坏,包括:血小板黏附于胶原;伴随血小板黏附聚集出现血小板释放反应;TF合成和活性增加;抗凝蛋白含量及活性下降。

2. 血小板活化 包括血小板聚集形成血小板血栓;刺激花生四烯酸代谢与TXA_2生成;活化的血小板释放PF_3促进凝血;ADP和5-HT释放加速诱导血小板聚集及缩血管作用。

3. 凝血途径的激活 凝血途径的激活是DIC发病机制中最重要的一环。组织损伤、内毒素血症、感染等可使组织因子及其类似物释放入血而启动外源性凝血过程,抑制TF/Ⅶa可完全阻断内毒素诱导的凝血过程。血管内皮受损,因子Ⅻ和内皮下胶原组织发生接触激活而启动内源性凝血过程,细菌内毒素、血浆中游离饱和脂肪酸、抗原抗体复合物等可直接激活因子Ⅻ。

4. 抗凝系统受损 AT是最主要的凝血抑制物,其血浆水平下降,一方面由于激活的中性粒细胞释放弹性蛋白酶的水解作用,另一方面则由于AT的生成受到干扰;PC系统维持血液循环中抗凝系统稳定的能力下降;DIC患者存在获得性TFPI的不足或功能缺陷。

5. 纤维蛋白溶解系统功能紊乱 DIC早期凝血系统被激活,而由于血管内皮细胞持续高表达PAI-1,同时缺氧使t-PA合成减少,PAI-1释放增加导致纤溶系统则极度受抑;晚期DIC可产生继发性纤溶亢进。

（二）发病机制 DIC的发病机制非常复杂,但以凝血酶生成为中心关键环节。TF在DIC凝血反应启动中起着关键作用,同时,细胞因子也在DIC发病中发挥作用;免疫性血栓形成(immunothrombosis)失衡通过TF启动了凝血途径,参与了DIC的发病。

1. TF在DIC发病中的主导作用 外科大手术、创伤、产科意外导致TF直接释放入血;细菌感染、内毒素血症、抗原抗体复合物、炎症因子激活机体单核巨噬细胞和血管内皮细胞以跨膜蛋白形式表达TF,启动外源性凝血;内皮细胞损伤后,内皮下胶原暴露,Ⅻ因子启动内源性凝血过程;抗凝血酶系统、PC系统、TF通路抑制剂系统的缺陷共同作用导致凝血功能失衡,凝血酶过度产生,导致广泛的微血栓形成。同时,凝血过程消耗大量的凝血因子和血小板,激活纤维蛋白溶解系统,进一步发生消耗性低凝和继发性纤溶亢进从而引起微血栓形成、广泛出血、休克和微循环障碍等一系列临床表现。

2. 炎症因子在发病中的作用 多种细胞因子可以调节血管内皮细胞和单核巨噬细胞的TF表达:TNF、IL-1α、IL-1β、IL-6、IL-8、MCP-1可以上调TF表达;TGF-β、IL-4、IL-10、IL-13可以抑制多种因素介导的TF表达增加。细胞因子对PC和PS的作用可以解释DIC病理过程中抗凝系统的缺陷,TNF和IL-1可以降低培养的内皮细胞凝血酶调节蛋白(TM)的活性及基因的表达;TNF也可降低内皮细胞的内皮细胞PC受体(EPCR)的表达及信号传导;IL-1β可以促进EPCR由内皮细胞上脱落、抑制PC的活化;TNF和IL-1可以降低多种组织PC的表达而影响凝血过程,TNF和IL-1亦影响纤溶系统。

3. 免疫性血栓形成失衡 外伤后,血液凝固防止血液丢失的同时,也使得外来病原体局限化,以此发挥防御功能,此为免疫性血栓形成。这种作用失去平衡则可导致病理性血栓形成。生物病原体相关分子模式(PAMPs)和损害相关分子模式(DAMPs)与DIC的发生和进展存在密切关系。

【病理生理改变】

（一）微血栓形成 是DIC最本质的病理变化。DIC微血栓形成的主要原因包括:血小板活化、聚集形成血小板血栓;纤维蛋白聚体形成;内毒素、缺氧、酸中毒致内皮细胞脱落,形成小块堵塞血管;可溶性纤维蛋白单体复合物(SFMC)在PF_4及粒细胞释放的某些蛋白作用下沉积于微循环。微血栓的发生部位广泛,以肺、心、脑、肾最为多见。

（二）凝血障碍 是DIC最常见的病理变化。可分为三个阶段:①初发高凝期:DIC 早期改变,以血小板活化、黏附聚集并释放大量血小板因子、凝血酶及纤维蛋白大量形成为特征。②消耗低凝期:以血小板、纤维蛋白原、凝血酶原及其他因子因广泛微血栓形成而大量消耗,从而以血栓形成过程减弱为特征。③继发纤溶亢进期,以凝血过程中因子Ⅻa 激活激肽释放酶,进而激活纤溶酶原,微血栓刺激血管内皮细胞释放 t-PA 使纤溶系统激活而实现,临床上以广泛再发性出血倾向为特征。

(三) 微循环衰竭 微循环衰竭与 DIC 互为诱因,DIC 休克机制:①因子Ⅻa 激活激肽和补体系统。激肽、缓激肽及由此诱生的 EDRF、PGI_2 及某些补体碎片使微动脉及毛细血管前括约肌舒张,外周阻力显著下降,导致低血压。②PAF 产生,导致血小板活化及释放反应,参与休克的发生。③凝血纤溶产物:大量纤维蛋白肽 A(FPA)及纤维蛋白肽 B(FPB)可引起微静脉及小静脉收缩;FDP 引起血管舒张,毛细血管通透性升高,血浆外渗,导致休克的发生。

(四) 微血管病性溶血 缺氧与酸中毒使红细胞可塑变形能力降低;微血栓形成,可塑性降低的红细胞在通过纤维蛋白网时受到挤压而破碎;败血症 DIC 时,内毒素与纤溶碎片 D 激活补体系统,引起白细胞的趋化反应,产生大量自由基,使红细胞代谢及结构发生改变,导致溶血。

【临床表现】

DIC 除原发病表现外,常见临床表现为出血、休克、栓塞和溶血。

(一) 出血 在 DIC 中发生率达 80%~90%。常有以下特点:早期表现穿刺部位瘀斑或出血不止或试管血不凝固;皮肤自发性出血,表现为瘀点瘀斑,甚至大片广泛紫癜伴皮肤黏膜栓塞性坏死;不能用原发病解释的多部位、多脏器的自发性出血;严重者可致颅内出血且常为 DIC 致死病因;单纯补充凝血因子不仅不能纠正出血,反而加重病情,而适当采用抗凝辅以补充凝血因子和血小板治疗,可取得较好效果。

(二) 休克 休克与低血压是 DIC 又一主要表现,一般有以下特点:起病突然,早期找不到明确病因;常伴有全身多发性出血倾向,但与出血症状不相称;早期出现重要脏器的功能障碍;休克顽固,常规抗休克治疗效果不佳。

(三) 微血栓形成 微血栓形成是 DIC 最早期的表现之一,但可能较隐匿,不易识别。皮肤黏膜微血栓表现为血栓性坏死,主要特点为全身出血性皮肤瘀斑进展为界限清晰的紫黑色皮肤坏死;肺微血栓常导致急性呼吸窘迫综合征,不明原因的呼吸快、低氧血症;肾微血栓引起急性肾衰竭,表现为少尿、无尿;心脏微血栓轻者表现为不明原因的心跳加快,重者导致心功能不全及急性心肌梗死;脑组织受累可表现为神志模糊、嗜睡与昏迷等。广泛的微血栓形成也是引起多脏器功能衰竭的重要因素。

(四) 微血管病性溶血 患者不明原因的与出血程度不成比例的贫血,可并发寒战、高热、黄疸、血红蛋白尿等,外周血出现较多的红细胞碎片(>2%)和/或畸形红细胞。微血管病性溶血也可在急性肾衰竭、血栓性血小板减少性紫癜、肿瘤广泛性转移、恶性高血压等疾病中出现,所以在考虑溶血与 DIC 的关系时,应加以鉴别。

【实验室检查】

DIC 实验室检查主要针对其病理过程中的血管壁(血管内皮细胞为主)、血小板数量及质量、凝血和抗凝系统及纤溶的变化进行检测。DIC 实验室检查亦缺乏特异性,需密切结合临床,动态观察及分析。

(一) 血管内皮细胞的检验

1. 血浆内皮素-1(ET-1)测定 ET-1 是血管内皮细胞损伤的分子标志物之一,正常参考值<5ng/L。

2. 血管性血友病抗原(vWF:Ag)测定 免疫火箭电泳法,参考值为 94.1%±32.5%。

3. 血浆凝血酶调节蛋白(TM)活性测定 发色底物法,参考值为 100%±13%,敏感性高,且有助于疗效判断。

(二) 血小板检查

1. 血小板计数 血小板数减少是 DIC 中最常见且重要的实验室异常,动态观察血小板进行性减少更有价值。

2. 血小板活化的分子标志物改变 β-TG、PF_4 可作为血小板体内活化的指标,PF_4 升高可作为广泛血小板聚集活化的指标;P 选择素是血小板 α 颗粒膜外显糖蛋白,可反映血小板活化的程度;TXB_2 是花生四烯酸代谢启动的分子标志物,在急性 DIC 的早、中期其水平显著升高,后期由于血小板数量减少,逐渐下降至正常,在慢性或代偿性 DIC,TXB_2 也有较大的诊断意义。

(三) 血浆凝血因子的检查

1. APTT 和 PT 分别反映内、外源性凝血过程的改变。DIC 时凝血因子的广泛消耗,APTT 和 PT 可有不同程度的延长,两者同时延长诊断意义更大。

2. 纤维蛋白原(FIB) DIC 时纤维蛋白原减少多见,严重者可呈乏纤维蛋白原血症状态,但是由于纤维蛋白原在体内代谢快、代偿能力强且为急性时相反应蛋白,因此在慢性、亚急性 DIC,甚至急性 DIC 早期纤维蛋白原可正常,甚至升高,动态观察纤维蛋白原水平变化更有意义。

3. 组织因子 TF 是凝血反应(特别是病理性)的始动因子,对评估前 DIC、早期 DIC 尤为重要。

4. 因子Ⅴ、Ⅶ 因子Ⅴ是组成凝血活酶所必需的消耗性因子,因子Ⅶ是外源性凝血途径中必需的非消耗性因子,两者均产生于肝脏。DIC 时因子Ⅴ呈消耗性减少,因子Ⅶ理论上并不减少,以此与肝病两者合成障碍性减少相鉴别。

5. 因子Ⅷ DIC 时Ⅷ:C 减低发生率为60%~80%,早期Ⅷ:C 可有暂时性升高,中后期因子Ⅷ虽有消耗,但Ⅷ:C 仍在正常低限;在慢性 DIC,因生成加速也罕见Ⅷ:C 下降。

6. 因子Ⅹ 组成凝血活酶的重要成分,DIC 时呈消耗性减少,其异常敏感性明显高于 PT、APTT 和纤维蛋白原等指标。

7. 分子标志物 血浆凝血酶原片段 1+2(F_{1+2})是凝血酶原转变为凝血酶过程中最早释放出来的片段,它直接反映凝血酶生成的总量;FPA 反映凝血酶水解纤维蛋白原的活性。

（四）抗凝物质检测

1. 血浆抗凝血酶（AT）活性测定　DIC 时 AT 与凝血酶结合而呈消耗性减少，敏感性达 90%，但 AT 由肝脏生成，故对重症肝病性 DIC 诊断价值有限。

2. 血浆蛋白 C（PC）、蛋白 S（PS）测定　PC 和 PS 在发病过程中明显下降，其主要原因在于消耗性减少及肝功能受损的生成障碍，但由于其依赖于维生素 K 合成，因此在维生素 K 缺乏及肝功能不良患者，PC 和 PS 不宜作为 DIC 实验诊断指标。

3. 血浆组织因子途径抑制物（TFPI）测定　TFPI 抑制 TF/Ⅶa 的活性，DIC 时存在 TFPI 的调控不足。

4. 血浆凝血酶-抗凝血酶复合物（TAT）测定　AT 与产生的凝血酶迅速结合形成 TAT，从而时使凝血过程减弱，TAT 反映凝血酶与抗凝血酶结合形成复合物的量，间接提示凝血酶的生成，是前 DIC 及早期 DIC 敏感指标之一。

（五）纤溶活性检查

1. 血浆鱼精蛋白副凝固试验（3P 试验）　是临床上常用的 SFMC 定性试验，它反映凝血和纤溶两个病理过程的存在。DIC 血浆中出现的 SFMC 主要是纤维蛋白单体与 FDP 中的碎片 X 所组成的复合物，鱼精蛋白可使此复合物解离，纤维蛋白单体聚合形成纤维蛋白丝胶状物，此称为副凝固现象。3P 试验阳性，主要表明血液中有 SFMC 存在；而血清鱼精蛋白副凝固试验阳性，表明有 FDP 增多。碎片 X 是一种分子量较大的早期降解产物，在 DIC 早期，纤溶系统尚未启动，血浆内无足够的 FDP 和 SFMC 产生；而晚期，由于继发性纤溶亢进，体内无过量的纤维蛋白单体存在，碎片 X 极少，而分子量较小的晚期降解产物 Y、D、E 增多，此类小碎片不能与纤维蛋白单体形成 SFMC，因此在这两种情况下，3P 试验可呈阴性结果。

2. 优球蛋白溶解时间（ELT）　血浆优球蛋白组分中含有 Fg、PLG 和 PA，但不含纤溶酶原抑制物。在 pH 为 4.5 时可使优球蛋白沉淀，将此沉淀溶解于缓冲液中，再加 Ca^{2+} 或凝血酶使其凝固；在 37℃ 条件下观察凝块完全溶解所需要的时间。参考值为 120 分钟以上。DIC 时，如纤溶亢进，则 ELT 缩短；反之，则提示纤溶活性降低。

3P 试验和 ELT 检查历史悠久，但两者的敏感性低，在三级医院中已被其他检查所替代，在基层医院中仍有其价值。

3. FDP　反映血液中纤维蛋白（原）在纤溶酶作用下生成 X（x）、Y（y）、D（d）、E（e）碎片的含量，DIC 时阳性率 85%～100%，诊断有效率 75%，血清 FDP>20mg/L，对继发性纤溶有诊断价值。

4. D-二聚体　D-二聚体增高表明体内有纤维蛋白的形成及纤溶的发生，其敏感性及特异性均较高，是目前诊断 DIC 有价值的指标之一。

5. 血浆纤溶酶原（PLG）活性　血浆纤溶酶原活性降低，表明其被消耗而提示纤溶活性增强。

6. 血浆纤溶酶与抗纤溶酶复合物（PAP）　在 DIC 的早期 PAP 可正常或轻度下降，而在继发性纤溶亢进期，PAP 明显上升。

7. 血浆纤维蛋白肽 $B\beta_{1-42}$ 和 $B\beta_{15-42}$ 测定　前者为纤维蛋白原的降解产物，后者是纤维蛋白的降解产物，两者升高表明纤溶酶的激活，是 DIC 的敏感指标之一。

8. SFMC 定量　反映凝血和纤溶两个病理过程的存在，对 DIC 的早期诊断极有价值，比 3P 试验更直接、敏感、特异。

（六）中性粒细胞细胞外捕获网（neutrophil extracellular traps，NETs）　病原体或炎症通过 PAMPs 和/或 DAMPs 活化中性粒细胞释放 NETs，血浆 NETs 增高。组蛋白 H2A、H2B、H3 和 H4 是主要的染色质组成成分，DIC 时这些组蛋白的血浆水平增高。

（七）评价　DIC 实验室检查项目繁多，国外 DIC 研究机构通过荟萃分析 5 个独立的临床研究得出结论，诊断项目出现异常的概率由高至低分别为血小板减少、纤维蛋白降解产物增加、PT 延长、APTT 延长、纤维蛋白原降低。

血小板减少或进行性下降是诊断 DIC 敏感非特异的指标。FDP 和 D-二聚体是继发性纤维蛋白溶解亢进的指标，前者是纤维蛋白原和交联纤维蛋白单体的降解产物，而后者仅为交联纤维蛋白单体的降解产物，D-二聚体对诊断 DIC 更有特异性，需动态观察。SFMC 产生于血管内，外界影响小，其诊断 DIC 敏感性几乎达 100%，但特异性低。

APTT 和 PT 在 50%以上的患者疾病的某一阶段存在着延长，亦即半数 DIC 患者 PT 和 APTT 正常或缩短，这是由于活化的凝血因子（如凝血酶或因子Ⅹa）所致，因此 PT 和 APTT 正常不能排除凝血系统的激活，必须动态监测。

纤维蛋白原属于急性时相反应蛋白，尽管在 DIC 时持续消耗，但其血浆水平仍可在正常范围，临床上，典型 DIC 病例中，纤维蛋白原降低的敏感性不足 30%，对 DIC 诊断帮助不大。有关细胞游离 DNA 及其结合蛋白测定尚处于研究阶段，对于肿瘤和创伤相关的 DIC 诊断意义较大，具有良好应用前景。DIC 常用实验室指标及其评价见扩展阅读 16-7-13-1。

扩展阅读 16-7-13-1

扩展阅读 16-7-13-1　DIC 常用实验室指标及其评价

【分型与分期】

根据患者病理过程，可以分为以血栓形成为主型和以纤溶过程为主型，见扩展阅读 16-7-13-2；根据临床经过可分为急性型和慢性型，见扩展阅读 16-7-13-3。

扩展阅读 16-7-13-2

扩展阅读 16-7-13-2　以血栓形成为主型与以纤溶过程为主型的 DIC 主要特点

扩展阅读16-7-13-3

扩展阅读 16-7-13-3　急性型与慢性型 DIC 的不同特点

根据患者内环境调节功能紊乱的情况，DIC 可分为代偿性 DIC 和失代偿性 DIC。ISTH/SSC 将 DIC 分为两型，显性 DIC 与非显性 DIC，前者包含了既往分类命名的急性和失代偿型 DIC，后者包含了慢性和代偿性 DIC 及 DIC 前期。

DIC 在临床上可分为临床前期、早期、中期及后期。①临床前期亦称前 DIC（pre-DIC），指在基础病因下，体内凝血纤溶系统发生一系列变化，但尚未出现典型 DIC 症状及体征，或尚未达到 DIC 确诊标准。此期特点为血液呈高凝状态，血小板的活化、凝血过程已经开始但尚无广泛的微血栓的形成，纤溶过程尚未或刚刚启动，血小板、凝血因子的消耗均不明显。②早期 DIC，属于病理过程中的高凝期。③中期 DIC，属于病理过程中的消耗性低凝期。④后期 DIC，属于病理过程中的继发纤溶亢进期。

【诊断】

国际、国内关于 DIC 的诊断标准众多，在此主要介绍 ISTH/SSC 的诊断积分系统和国内标准。

（一）ISTH/SSC 推荐的诊断积分系统

1. 显性 DIC 诊断积分系统

（1）风险评估：患者是否存在与典型 DIC 发病相关的基础疾病，包括：严重感染、创伤、器官损伤、恶性肿瘤、产科意外、血管异常、严重肝功能衰竭、严重中毒或免疫反应等。

如果存在，则进入下一步评估。

（2）进行实验室检查，包括：血小板计数；凝血酶原时间；纤维蛋白原；可溶性纤维蛋白单体；纤维蛋白降解产物等。

（3）评分：血小板计数：$>100\times10^9$/L＝0 分，（50～100）$\times10^9$/L＝1 分，$<50\times10^9$/L＝2 分；纤维蛋白相关标志物升高：不升高＝0 分，轻度升高＝1 分，显著升高＝2 分；凝血酶原时间延长：<3 秒＝0 分，3～6 秒＝1 分，>6 秒＝2 分；纤维蛋白原水平：≥1g/L＝0 分，<1g/L＝1 分。

（4）结果判定：将以上各分数相加后，如果≥5 分，符合显性 DIC，每天重复积分；如果<5 分，提示（非肯定）非显性 DIC，随后 1～2 天重复积分。

2. 非显性 DIC 诊断积分系统

（1）风险评估（同上）。

（2）进行实验室检查，包括：血小板计数；凝血酶原时间；纤维蛋白降解产物；蛋白 C 活性；抗凝血酶活性等。

（3）评分：血小板计数：增加＝－1 分，减少＝1 分；凝血酶原时间延长：不延长＝－1 分，延长＝1 分；D-二聚体：不升高＝－1 分，升高＝1 分；蛋白 C 活性：正常＝－1 分，降低＝1 分；抗凝血酶活性：正常＝－1 分，降低＝1 分。

（4）结果判定：将以上各分数相加后，如果≥5 分，符合非显性 DIC，随后 1～2 天重复积分。

该积分系统以基础疾病为前提，检测项目简单易行，对诊断 DIC 敏感性为 91%，特异性为 97%，评分≥5 分时诊断 DIC 阳性预测值为 96%，评分<5 分时排除 DIC 的阴性预测值为 96%，适用范围广，目前其诊断价值已得到广泛的认同。

（二）中国 DIC 诊断标准修订方案

1. 一般诊断标准

（1）存在引起 DIC 的基础疾病，如感染、恶性肿瘤、病理产科、大型手术及创伤等。

（2）有下列两项以上临床表现：①严重、多发性出血倾向；②不易以原发病解释的微循环衰竭或休克；③广泛性皮肤、黏膜栓塞、灶性缺血性坏死、脱落及溃疡形成，或不明原因的肺、肾、脑等脏器功能衰竭；④抗凝治疗有效。

（3）实验室检查：在上述指标存在的基础上，同时有以下 3 项以上异常：①血小板$<100\times10^9$/L 或进行性下降；②纤维蛋白原<1.5g/L 或呈进行性下降或>4.0g/L；③3P 试验阳性或 FDP>20mg/L 或 D-二聚体水平升高（阳性）；④凝血酶原时间缩短或延长 3 秒以上或呈动态性变化，或者活化的部分凝血活酶时间延长 10 秒以上；⑤疑难者，可考虑行抗凝血酶、FⅧ：C 及凝血、纤溶、血小板活化分子标志物测定：血浆纤溶酶原（PLG）<300mg/L，抗凝血酶 AT 活性<60%（不适用于肝病）或 PC 活性降低，血浆 ET-1 含量>80ng/L 或 TM 增高，血浆凝血酶片段 F_{1+2}、凝血酶-抗凝血酶复合物（TAT）或纤维蛋白肽 A（FPA）含量增高，血浆可溶性纤维蛋白单体复合物（SFMC）含量升高，血浆纤溶酶-纤溶酶抑制物复合物（PIC）水平升高，血浆组织因子（TF）含量增高（阳性）或组织因子通路抑制物（TFPI）水平下降。

2. 肝病合并 DIC 的实验室诊断标准　血小板$<50\times10^9$/L；纤维蛋白原<1.0g/L；血浆凝血因子Ⅷ：C 活性<50%（必备）；凝血酶原时间延长 5 秒以上或者呈动态性改变；3P 试验阳性或 FDP>60mg/L 或 D-二聚体水平升高（阳性）。

3. 白血病并发 DIC 的实验室诊断标准　血小板$<50\times10^9$/L 或血小板活化、代谢产物水平增高；纤维蛋白原<1.8g/L；凝血酶原时间延长 5 秒以上或者呈动态性改变；3P 试验阳性或 FDP>40mg/L 或 D-二聚体水平显著升高（阳性）。

总之诊断值得注意：①是否存在引起 DIC 的基础疾病；②DIC 的症状或体征有些基础疾病难以鉴别；出血往往发生于多个部位；③DIC 的实验室检查缺乏特异性，不能单凭某一项或者某几项试验来确诊 DIC；④动态检测有重要意义。

【鉴别诊断】

（一）重症肝病　重症肝病的出血机制涉及内皮损伤、血小板减少、激活、凝血因子减少、纤溶亢进多种因素，临床上与重症肝病诱发 DIC 较难鉴别。肝病合并 DIC 的诊断较其他疾病引起的 DIC 有更加严格的要求，其中引人注意的是 FⅧ的变化。目前认为 FⅧ可能由肝脏间质组织等单核巨噬细胞系统合成，在肝病时尽管大多数凝血因子合成减少，活性下降，但因库普弗细胞功能亢进，FⅧ活性增强；内皮损伤导致 vWF 水平升高。肝病合并 DIC 时，由于凝血因子的消耗，FⅧ和 vWF 水平下降。所以，FⅧ活性高低是单纯肝病性出血和肝病合并 DIC 鉴别诊断的要点之一。FⅧ：C<50%以上或动态下降是肝病合并 DIC 诊断必不可缺少的条件。

（二）原发性纤维蛋白溶解亢进 在出血倾向、纤维蛋白原水平低下及纤溶亢进方面与 DIC 十分相似，但本病不涉及血小板的活化和下降，无凝血反应的启动和内皮细胞损伤，D-二聚体作为交联纤维蛋白之降解产物，理论上只见于 DIC。

（三）血栓性血小板减少性紫癜 vWF 裂解酶 ADMATS 13 先天或获得性缺乏为基本病因，以血小板血栓形成为主要病理变化，临床上以血小板减少性、微血管病性溶血、神经精神症状、发热和肾功能损害为特征，表现与 DIC 有较多相似之处。但本病微血管病性溶血重，无凝血及纤溶系统的激活，血浆置换有效，检测血浆 ADMATS 13 活性及其抑制物有助于鉴别诊断。

（四）抗磷脂综合征（APS） 临床上有反复发作的血栓形成、习惯性流产、血小板减少，伴随神经症状、肺动脉高压、皮肤网状青斑等，实验室检查可见抗磷脂抗体阳性、狼疮样抗凝物质阳性、β_2 糖蛋白 1 抗体（抗 β_2-GP1）阳性。

【治疗】

DIC 的主要治疗措施包括：去除病因和诱因；根据临床分期，干预 DIC 病理生理过程，阻断血管内凝血过程，恢复正常的血小板和血浆凝血因子水平，抗纤溶治疗；对症支持治疗。

（一）治疗原发病、消除诱因 积极控制感染，抗生素应足量早期联合应用，选择敏感杀菌药物。对于革兰氏阴性菌感染，应考虑到抗生素诱导的内毒素释放效应，应尽可能使用低诱导内毒素释放的抗生素。积极抢救休克，改善微循环，纠正酸碱失衡、电解质紊乱及缺氧，改善心肌代谢、增强心肌收缩力。

（二）根据临床分期进行分层治疗

1. DIC 早期（弥散性微血栓形成期） 抗凝治疗是阻断 DIC 病理过程的最重要措施之一，目的在于抑制广泛性微血栓形成，防止血小板和凝血因子的进一步消耗。

（1）普通肝素：肝素治疗 DIC 的机制主要包括：①抑制凝血因子Ⅻa、Ⅺa、Ⅸa 活性；②抑制因子Ⅹa 对凝血酶原的激活，在肝素辅因子（HC-2）存在条件下肝素结合 AT 后可与凝血酶形成复合物，降低凝血酶活性；③肝素与血管内膜结合使内皮细胞释放 t-PA，促进纤溶活性；④通过抗血小板聚集作用，使凝血活性受抑；⑤肝素诱导 TFPI 活性，抵抗 TF 作用。

肝素的剂量选择：多数学者认为，①首剂 50～100U/kg，一般 5 000U，静脉滴注，每 6～8 小时半量重复，皮下注射，以 APTT 调整用量，根据病情连续使用 3～5 天，适用于急性 DIC 患者；②50～100U/kg 使用，或每日总量 200U/kg，分 3～4 次给药，皮下注射，每疗程 8 天，适用于慢性 DIC 患者；③每日总量 10～15U/（kg·h），持续静脉滴注可逆转 DIC 的病理过程而无严重出血危险，无须血液学监测，适用于急性 DIC 患者；④每日总量 50U/kg，小剂量应用，分 3～4 次给药，皮下注射，连续 5～8 天，适用于 DIC 预防。

肝素治疗时血液学监护：①凝血时间（CT）（试管法）：CT 正常在 8～12 分，肝素的有效治疗应控制 CT 在正常高限的 2 倍左右，即 25 分钟；超过 30 分，意味肝素过量；低于 15 分，则肝素用量不足。②APTT：控制 APTT 较正常延长 1.5～2.5 倍意味用量适宜。

肝素的剂量调整：①根据 DIC 的临床类型和病期，急性型、重症 DIC 早期，肝素用量适当增加；②酸中毒时，肝素灭活快，用量宜偏大；③肝素在肝脏代谢，50%由肾排出，肝肾功能障碍时，用量宜小；④血小板重度减少，凝血因子明显低下时，应减少肝素用量；⑤血浆 AT 减少时，肝素用量增加，但应提高 AT 水平。

肝素治疗有效指标及停药指征如下。提示肝素治疗有效：①出血停止或逐步减轻；②休克改善或纠正；③尿量增加；④PT 比治疗前缩短 5 秒以上，纤维蛋白原及血小板计数不再进一步下降或有不同程度的回升；⑤其他凝血现象检查逐步改善。停药指征：①诱发 DIC 的原发病已控制或缓解。②临床上病情改善明显，如停止出血、休克纠正、有关脏器恢复正常。③PT 缩短到接近正常，纤维蛋白原升到 1.0～1.5g/L 以上，血小板数量逐渐回升或至少不再下降。④APTT 超过肝素治疗前 2.5 倍以上；或 PT 超过 30 秒；凝血酶时间超过 50 秒；APTT 延长接近 100 秒。⑤出现肝素过量的表现。

肝素无效的原因：①病因未去除；②血小板因素：血小板大量破坏，PF_4 大量释放于血液循环，拮抗肝素的作用；③AT 减少：因肝素的抗凝作用是通过 AT 发挥的，故此造成肝素作用减弱。

（2）低分子量肝素（LMWH）：DIC 凝血的启动几乎均首先形成Ⅹa，再形成凝血酶。一般认为抗凝治疗中，抗Ⅹa 活性与其抗凝能力密切相关，而抗凝血酶活性则与用药后出血并发症有关。鉴于 LMWH 抗Ⅹa 作用远大于抗凝血酶活性（4∶1），而普通肝素为 1∶1，因此 LMWH 抗 DIC 疗效优于普通肝素。

LMWH 用法：①预防：每日总量 50～100U/kg，分 2 次皮下注射，疗程 5～10 天或更长。②治疗：每日总量 200U/kg，分 2 次皮下注射，疗程 5～8 天。为预防治疗相关性出血，可以行抗Ⅹa 活性试验检测，使其维持在 0.4～0.7IU/ml 的最佳治疗剂量；也可用 APTT 监测，标准同普通肝素。

2. DIC 中期（消耗性低凝血期） 此期微血栓仍在形成，应抗凝治疗，但因凝血因子进行性消耗，所以应充分抗凝基础上，进行血小板和凝血因子的替代治疗，适当输注新鲜全血、新鲜血浆、纤维蛋白原、血小板悬液、凝血酶原复合物浓缩剂。

新鲜血浆所含凝血因子和新鲜全血相似，并可减少输入液体总量，有助于纠正休克、改善微循环。

纤维蛋白原适用于急性 DIC 出现低纤维蛋白原血症或出血倾向严重者，首剂 2～4g 静脉输注，以后根据血浆纤维蛋白原水平而补充，使血浆纤维蛋白原达到 1.0g/L 以上为宜。纤维蛋白原血浆半衰期 96～144 小时，可根据病情每周使用 2～3 次。

血小板悬液适用于当血小板≤20×10^9/L,或< 50×10^9/L伴活动性出血时输注单采血小板。

凝血酶原复合物浓缩剂(PCC):剂量为20~40U/kg,每次以5%葡萄糖液50ml稀释,要求在30分钟内静脉滴注完毕,每日1~2次。PCC缺少因子Ⅴ,而且有可能加重凝血功能紊乱,发生血栓形成,因此应谨慎使用,密切观察,同时应注意到输注PCC 6个小时内应避免使用抗纤溶药物。

3. DIC晚期(继发性纤溶亢进期)　此期继发性纤溶为主要矛盾,若临床确认纤溶亢进是出血的首要原因,则可适量应用抗纤溶药物。对于有出血倾向而没有排除DIC,或怀疑为DIC的患者,不宜将抗纤维蛋白溶解制剂作为首选的止血药,以免诱发或加重DIC。

常用的抗纤溶药物包括:①6-氨基己酸(EACA),常用剂量每次4~10g,以5%葡萄糖或生理盐水100ml稀释,静脉输注,小剂量每日5g以下,中等剂量每日10g以下,大剂量每日可达20g,本品快速静脉注射可引起血压下降,休克者慎用。②氨甲苯酸(对羧基苄胺,PAMBA),每次200~500mg加入葡萄糖液20ml中,静脉注射,每日1~2次。③氨甲环酸,用量为EACA的1/10,小剂量每日0.5g以下,中等剂量每日1.0g以下,大剂量每日可达2.0g。④抑肽酶:抑肽酶兼有抑制纤溶酶和因子Ⅹ等激活作用,每日8万~10万U,分2~3次使用,或首剂5万U,随后每小时1万U,缓慢静脉注射。

(三)其他治疗

1. 抗凝血酶　AT是一种重要的凝血抑制物,AT可改善DIC患者实验室参数、减少出血、纠正凝血异常,但不能降低死亡率。因此在欧洲国家和日本对AT使用存在明显分歧:英国指南不推荐,而日本专家共识却强烈推荐。

2. 组织因子通路抑制剂　TFPI抑制TF的活性,在败血症患者中开展的TFPIⅡ期临床中显示了预期的治疗效益,但在Ⅲ期临床中,患者存活率未显示有显著改善。

3. 活化蛋白C　PC系统在DIC发病中起了重要作用,补充APC可能对DIC治疗有益。

推荐阅读

1. 沈悌,赵永强,周道斌,等.血液病诊断及疗效标准[M].4版.北京:科学出版社,2019.
2. 中华医学会血液分会血栓与止血学组.弥散性血管内凝血诊断中国专家共识[J].中华血液学杂志2017,38(5):361-363.

第十四节　血栓形成与血栓栓塞性疾病概述

王伟光　程韵枫

血栓是血液成分在血管或心脏内膜表面形成的凝块或沉积物。血栓栓塞性疾病指由于先天遗传性或后天获得性原因,导致患者止血和抗血栓机制失衡,引起血凝块阻塞血管的疾病。高凝状态包括一系列引起病理性血栓形成倾向和血栓形成风险的遗传或获得性病变,亦称为前血栓形成状态。血栓并非一种永久的结构,它经历延伸和滋长、溶解、机化、再通和钙化、栓塞不同的病理过程,该组疾病是当今世界上致病、致畸、致死的主要原因。

【血栓形成机制】

早在1845年德国病理学家Virchow就提出血栓形成机制三要素学说,即血管壁的损伤,血流的紊乱和血液成分的异常。在此基础上,经过多年的临床和实验研究,并随着近年来分子生物学、免疫学和生物化学的发展,对其发病机制有更丰富的认识。

(一)血管壁的损伤　引起血管损伤的原因包括机械因素(血液流动产生的切变应力、血管内压力及机械性损伤);化学物和代谢产物;感染因素(细菌、病毒及内毒素血症的作用)及免疫因素。

1. 血管内皮细胞的抗血栓形成作用

(1)生成和释放促进血管松弛的物质:主要包括内皮衍生松弛因子(endothelial-derived relaxing factor,EDRF)和前列环素I_2(prostacyclin I_2,PGI_2)。EDRF实质是内皮衍生的一氧化氮(NO),它激活血小板鸟苷酸环化酶,使cGMP增加;PGI_2是内皮细胞磷脂代谢产物,它与血小板膜上相应受体结合,激活腺苷酸环化酶,使cAMP增加。cGMP和cAMP协同可发挥舒张血管及抑制血小板聚集作用。

血管内皮细胞结构和功能完整时,血小板对管壁是排斥而被动进入循环的,PGI_2和NO作为强烈的血管扩张剂在局部起到了对血小板的抑制作用。但在血管损伤处,这些活性物质减少,为血小板的黏附聚集提供了基础。

(2)生成和释放抑制血小板黏附和聚集的物质:除EDRF和PGI_2外,血管内皮细胞上ADP酶能水解血小板诱聚剂ADP,生成AMP和腺苷,后者具有抑制血小板聚集的作用。

(3)生成抗凝类物质:血管内皮细胞膜表面结合的大量硫酸乙酰肝素;分泌抗凝血酶(antithrombin,AT);合成分泌凝血酶调节蛋白(thrombomodulin,TM);产生组织因子途径抑制物(tissue factor pathway inhibitor,TFPI)及细胞表面分布蛋白C(protein C,PC)受体。上述物质均抑制血栓形成。

(4)释放促进纤溶活性的物质:血管内皮细胞合成和分泌组织型纤溶酶原激活剂(tissue plasminogen activator,t-PA)和尿激酶型纤溶酶原激活剂(urokinase type plasminogen activator,u-PA),完整的血管内皮细胞表面存在t-PA和纤溶酶原受体,两者能促进纤溶活性。

(5)血管内皮细胞可摄取或破坏促进血小板聚集的物质,如5-羟色胺。

2. 血管壁的促血栓形成作用

(1)内皮细胞产生内皮素-1(endothelin-1,ET-1):ET-1是目前所知最强烈的缩血管物质。

(2)血管内皮细胞合成和分泌黏附分子:包括von Willebrand因子(vWF),Ⅲ、Ⅳ、Ⅴ型胶原及凝血酶敏感蛋白(thrombospondin,TSP),纤维连接蛋白(fibronectin,Fn)。vWF是参与血小板与血管基底膜黏附的主要蛋白。

(3)内皮细胞产生血小板活化因子(platelet activating factor,PAF):PAF是迄今所知最强的血小板诱聚剂。

(4)血管内皮细胞表达组织因子(tissue factor,TF):TF是跨膜糖蛋白,在血管外层的平滑肌细胞、成纤维细胞、星形细胞和树突状细胞可恒定表达,以备止血。而正常情况下,血管内皮细胞、单核细胞、中性粒细胞及巨噬细胞不表达TF活性,在病理因素(缺氧、内毒素、IL-1、TNF等)作用下,可启动血管内皮细胞和单核细胞TF诱导性表达,导致血液凝固。

(5)血管内皮细胞表达Ⅺ/Ⅺa活性,并结合活化的Ⅹ(Ⅹa)加速内皮细胞表面凝血酶原的激活。

(6)血管内皮细胞合成分泌纤溶酶原激活物抑制剂-1(plasminogen activator inhibitor-1,PAI-1)。

血管壁的损伤主要导致其抗栓和促栓机制失衡,如促进血小板的黏附聚集和活化(vWF、Fn、PAF释放增多);血管壁的痉挛(ET-1增多,PGI_2和EDRF减少);促凝活性增强(TF表达);抗凝活性下降;纤溶机制异常。

(二)血流的紊乱 血液是一种非牛顿流体,即血流缓慢(低切变应力)导致血黏度升高,而黏度升高加重血流缓慢。凝血因子局部的堆积,单核巨噬细胞系统清除作用受限,易形成静脉血栓。当血流速很快(高切变应力),在血管分叉处易形成湍流,造成血管壁损伤、内皮下胶原的暴露、红细胞内ADP的释放及血小板的活化,易形成动脉血栓。

(三)血液成分的改变

1. 血小板的变化 血小板膜表面糖蛋白(GP)Ⅰb在血小板静息的状态下即可与vWF结合而发生黏附反应,而血小板聚集必须依靠血小板的活化才能实现,GPⅡb/Ⅲa的表达是血小板活化的基础。血小板激活方式有三种:①释放5-HT或ADP。血小板受ADP刺激后,GPⅡb/Ⅲa的表达;接触产物生成活性(CFPA)和胶原诱导的凝血活性(CICA)从血小板膜磷脂成分释放,分别激活因子Ⅻ和因子Ⅺ,参与凝血反应。②依赖于花生四烯酸代谢过程中TXA_2的产生。TXA_2激活的血小板磷脂酰丝氨酸由膜内向外翻转,形成PF_3,启动凝血过程。③胶原和凝血酶刺激血小板释放PAF,促进纤维蛋白原和GPⅡb/Ⅲa的结合。

活化的血小板胞质中Ca^{2+}浓度升高后,其促凝作用体现在以下几个方面:①磷脂酰丝氨酸通过磷脂翻转酶的作用从膜内侧转移到膜表面,与凝血因子Ⅹ、Ⅸa、Ⅷa、Ⅴ相互作用形成凝血酶原酶,从而启动血小板表面的凝血反应。②GPⅢa上的纤维蛋白原受体在静息血小板上是通过凝血酶原上的RGD与凝血酶原结合,在血小板活化时,结合在GPⅢa上的凝血酶原迅速被纤维蛋白原取代后,快速形成凝血酶。③活化血小板表面存在的效应细胞蛋白酶受体-1(effector cell protease receptor-1)能与FⅩa结合,参与凝血反应。④活化的GPⅠb可激活FⅪ。

血小板由诱导剂和血流切变应力两个方面引起聚集。诱导剂可分为:①弱作用:ADP、儿茶酚胺、血管升压素;②中等作用:TXA_2;③强作用:凝血酶、胶原、PAF。切变应力引起血小板聚集包括以下两种情况:在低切变应力($18mN/mm^3$)下,GPⅡb/Ⅲa、纤维蛋白原、Ca^{2+}参与聚集过程;在高切变应力($108mN/mm^3$)下,除GPⅡb/Ⅲa、纤维蛋白原、Ca^{2+}外,尚有GPⅠb和vWF参与。

血小板功能亢进是引起血栓形成的常见原因,具体表现在:血小板对诱导剂的敏感性升高;释放反应增强(TXA_2、PF_4、β-TG的作用);血小板抗纤溶活性增强(血小板合成释放PAI-1,TGF-β加强内皮细胞合成PAI-1)。凡是血管内皮损伤、血流切变应力改变、某些药物和各种疾病(SLE、TTP、DIC、HUS和冠心病等)都可导致血小板活化而形成血栓。

血小板膜糖蛋白基因变异与血栓形成也有一定的关系,*GP Ⅲa*基因的PL^{A2}多态性与血栓形成之间相关;*GP Ⅰa*基因的α2多态性及*GP Ⅰbα*的Ko多态性、可变数目串联重复序列(VNTR)、Kozak多态性均与血栓形成有关。

2. 凝血因子异常 研究表明,纤维蛋白原增加(肥胖、糖尿病、高脂血症等)、因子Ⅶ活性增高(吸烟、口服避孕药、饮酒)是动脉粥样硬化血栓形成的两大独立危险因素。纤维蛋白原及因子Ⅶ结构异常,手术和创伤使凝血因子Ⅷ、Ⅸ、Ⅹ升高均有利于血栓形成。先天性凝血因子Ⅴ、Ⅷ增高患者常伴有自发性血栓形成倾向。

3. 抗凝系统减弱 先天性AT减少或缺乏、获得性AT消耗过多、蛋白C和S缺乏症以及肝素辅因子Ⅱ(HC-2)缺乏,均有利于血栓形成。

4. 纤溶活性过低 先天性因子Ⅻ缺乏症导致患者纤维蛋白溶解系统的内激活途径缺陷;广泛的内皮细胞损伤导致t-PA释放耗竭;大手术和严重创伤时纤溶抑制物(α_2巨球蛋白)增多;异常纤维蛋白原对凝血酶反应差,形成纤维蛋白缓慢,但形成的异常纤维蛋白对纤溶酶不敏感等因素均易造成血栓性疾病。

5. 白细胞因素 白细胞在正常情况下对血管内皮黏附作用轻微,在病理情况下明显增加。粒细胞和单核细胞表面都有黏附受体,可增加白细胞对内皮的黏附作用,黏附后又释放一系列血管毒性物质(如中性弹力酶、白三烯、氧化物质、IL-1、TNF、胶原酶等),降低了内皮细胞抗栓功能;病理情况下单核细胞表面可诱导性表达TF,启动凝血反应。急性早幼粒细胞白血病,病态的早幼粒细胞释放促凝物质,诱发DIC。

6. 副凝现象 指体内非凝血酶依赖性的类纤维蛋白沉积过程。在体内血流较快部位,虽然有凝血酶的产生及纤维蛋白单体的形成,但由于稀释作用,纤维蛋白稳定因子浓度较低,纤维蛋白单体可与纤维蛋白原或纤维蛋白较大的降解产物形成可溶性纤维蛋白单体复合物。这些复合物可以被单核巨噬细胞系统吞噬,在微循环中沉淀下来。PF_4、中性粒细胞释放的某些蛋白质均可使纤维蛋白单体从可溶性纤维蛋白单体复合物中解离出来,并通过氢键而聚合沉淀,形成微血栓。

【分类】

血栓的主要构成为血小板、白细胞、红细胞和纤维蛋白。

按性质与组成可分六类：血小板血栓、白色血栓、红色血栓、混合性血栓、微血栓、感染性血栓。仅以血小板聚集而成的栓子常发生于微血管；血小板栓子伴有纤维蛋白构成白色血栓，见于动脉粥样硬化斑块；红色血栓多发生于静脉，局部血流缓慢为先决条件；混合血栓最常见，包含所有四种成分，可见于动脉、静脉，或心脏部位；微血栓由紧密的纤维蛋白束组成，主要见于DIC；感染性血栓以内皮损伤为基础，血栓中有白细胞或细菌的聚集。临床上将血栓分为动脉血栓、静脉血栓、动静脉血栓和微血管血栓，一般而言，血小板活化是动脉血栓形成的基础，凝血-抗凝异常/血流缓慢易造成静脉血栓。血栓栓塞性疾病的临床分类见扩展阅读16-7-14-1。

扩展阅读16-7-14-1

扩展阅读 16-7-14-1　血栓栓塞性疾病的临床分类

【诊断】

血栓形成的过程基本可以分两个阶段，一为血栓形成前状态（高凝状态）和血栓形成初期，二为血栓形成期。后者造成脏器缺血坏死，临床表现突出，诊断较容易；而前者有血栓形成倾向或血栓尚不足以影响脏器血液供应，临床表现轻微，诊断困难。因此，预示血栓形成前的高凝状态实验诊断尤为重要。

（一）实验室检查　血栓性疾病常用实验诊断项目见扩展阅读16-7-14-2。

扩展阅读16-7-14-2

扩展阅读 16-7-14-2　血栓性疾病实验诊断项目

血浆D二聚体作为交联纤维蛋白的特异性降解产物之一，是继发性纤溶特有的代谢产物。目前临床上使用的D二聚体检测方法局限于低特异性和低阳性预测值，对可疑的静脉血栓形成有很大的局限性，通常对急性深静脉血栓形成灵敏度较高，ELISA法D二聚体>500μg/L有重要的参考价值；而D二聚体<500μg/L即可排除急性或活动性血栓栓塞的可能。

静脉血栓栓塞大多数以遗传性病因为基础，尤其以下肢静脉血栓或肺栓塞常见，发生动脉血栓的较少，但高同型半胱氨酸血症例外。过早发生动脉血栓，特别是不伴有明显的危险因子存在，应全方面检查，包括系统性栓塞的可能来源，以及血管炎、骨髓增殖性肿瘤、抗磷脂抗体综合征的筛选甄别。

（二）器械检查

1. 血管造影　包括动静脉造影，能显示血栓的部位，但由于是创伤性检查、部分患者碘过敏、检查本身可损伤血管内皮引起血栓形成，故受到一定限制。

2. 超声多普勒检查　包括多普勒频谱和彩色多普勒检查。前者可反映血流持续时间、流速、血流信号的强弱及血流的方向；后者可测定血流的方向、流速、血管管径及有无血流存在。

3. 螺旋CT和MRI血管成像　可精确诊断实质脏器中血栓形成的梗死病灶，但对肢体血管血栓形成的诊断不理想。

4. 数字减影血管造影术　能克服常规血管造影的缺点。

5. 放射性核素检查　通过放射性核素标记纤维蛋白原和血小板来检测。

【血栓栓塞性疾病】

（一）易栓症（thrombophilia）　不同于高凝状态或血栓前状态，指患者存在易发生血栓的遗传性或获得性缺陷。易栓症的病因分类见表16-7-14-1。遗传性的临床特点是有血栓家族史，无明显诱发因素的多发性、反复的血栓形成，年轻时（<45岁）发病，对常规的抗血栓治疗效果不佳；而获得性可见于肝病、肾病综合征及系统性红斑狼疮等。先天遗传性易栓症临床特征见扩展阅读16-7-14-3。

表 16-7-14-1　易栓症的分类

先天遗传性易栓症	后天获得性易栓症
天然凝血抑制物缺乏	易栓疾病
1. 遗传性抗凝血酶（AT）缺乏症	1. 抗磷脂综合征
2. 遗传性蛋白C（PC）缺乏症	2. 肿瘤性疾病
3. 遗传性蛋白S（PS）缺乏症	3. 后天性凝血因子水平升高
4. 遗传性肝素辅因子-Ⅱ缺乏症	4. 获得性抗凝蛋白缺乏
凝血因子缺陷	5. 糖尿病
1. 遗传性抗活化的蛋白C症：因子Ⅴ Leiden突变等	6. 骨髓增生性疾病
2. 凝血酶原*20210A*基因突变	7. 肾病综合征
3. 异常纤维蛋白原血症	8. 阵发性睡眠性血红蛋白尿症
4. 凝血因子Ⅻ缺乏症	
纤溶蛋白缺陷	易栓状态
1. 异常纤溶酶原血症	1. 年龄增加
2. 组织型纤溶酶原活化物（t-PA）缺乏	2. 血栓形成既往史
3. 纤溶酶原活化抑制物-1（PAI-1）增多	3. 长时间制动
血小板功能障碍	4. 创伤及围手术期
黏性血小板综合征	5. 妊娠和产褥期
代谢缺陷	6. 口服避孕药及激素替代疗法
1. 高同型半胱氨酸血症	
2. 富组氨酸糖蛋白增多症	

扩展阅读16-7-14-3

扩展阅读 16-7-14-3　先天遗传性易栓症临床特征

对于先天性者，应着重行AT、PC、PS、活化的蛋白C抵抗（activated protein C resistance，APC-R）、异常纤维蛋白原检测。

此外,有些疾病服用某些药物都可能影响 AT、PC、PS 等活性水平,如血栓性疾病、肾病综合征、DIC、肝病、失蛋白性肠病及应用肝素、雌激素均可导致 AT 活性降低;活动性血栓病、肝病、DIC、糖尿病及应用华法林、门冬酰胺酶、口服避孕药均可使 PC 活性降低。

黏性血小板综合征是属于先天性血小板聚集功能增强的易栓症,占不明原因动脉血栓的 20%。临床分三型:Ⅰ型:血小板对 ADP 和肾上腺素均产生高聚集反应;Ⅱ型:血小板仅对肾上腺素产生高聚集反应;Ⅲ型:血小板仅对 ADP 产生高聚集反应。AT 缺陷、PC 缺陷、PS 缺陷的诊断均有赖于实验室检查。

获得性因素常见的是抗磷脂抗体综合征(antiphospholipid syndrome, APS),是获得性易栓症的最常见原因,由抗磷脂抗体引起的一组相关的临床症候群称为 APS。抗磷脂抗体在系统性红斑狼疮阳性率约为 50%。本症血栓形成的发生率约 30%~40%。可能缘于胎盘血管的血栓形成,习惯性流产、胎死宫内、早产和胎儿发育迟缓是 APS 相关的常见并发症。

(二) 恶性肿瘤和血栓　恶性肿瘤患者血栓发生率约为 5%~15%,主要由于肿瘤细胞促进血小板的激活;单核巨噬细胞与肿瘤细胞接触后诱导性表达组织因子激活凝血系统;血管内皮细胞的改变;抗凝活性的减弱以及纤溶系统的受抑均为血栓形成的基础。另外,化疗药物、糖皮质激素、感染、手术、创伤性探查也为诱发血栓形成的因素。淋巴瘤患者有 6.4%并发血栓形成,其中 83.5%为静脉血栓,好发于上肢及颈部静脉。但若无血栓形成依据,一般不主张预防性抗凝。

(三) 系统性红斑狼疮　血栓并发症高达 20%,该病除由自身免疫机制损伤血管壁、活化血小板外,aPA 在其发病中占主导地位:损伤血管内皮,削弱其抗栓能力;使 TM 生成减少,影响蛋白 C 的活化;促进 PAF 的释放;t-PA 生成减少、PAI-1 活性升高;抑制 PGI_2 合成;使局部产生细胞因子,增加 TF 的表达从而形成高凝状态。各型冷球蛋白造成高黏滞综合征;循环免疫复合物导致内皮损伤造成局部血栓形成和纤维蛋白沉积。以上种种原因可导致 SLE 患者发生血栓性静脉炎、皮肤坏死性血管炎、心肌梗死、肺栓塞、缺血性骨坏死等。

(四) 心脑疾病和血栓　动脉粥样硬化所致血小板黏附聚集,血管内皮 TF 的表达、因子Ⅶ及纤维蛋白原增高激活凝血系统,为心脑血管疾病的发病基础。

(五) 糖尿病和血栓　糖尿病患者动脉粥样硬化发生率高,冠心病的发生率比正常人群高 25 倍,国内资料统计占 38%,其他可引起视网膜病变、四肢坏疽、脑血管意外等。控制高凝状态是防治血管病变的关键。

(六) 肝、肾病和血栓　重症肝病常易引起微血栓,发生 DIC。发生率一般为 8.8%~16%。机制主要是凝血因子激活,抗凝因子合成减少,单核巨噬系统功能不全所致。肾脏疾病的血栓主要见于肾病综合征、狼疮性肾炎、微小病变和膜性肾炎。

(七) 高脂血症和血栓　乳糜微粒(CM)和极低密度脂蛋白(VLDL)中的甘油三酯影响 FⅦ的抗原性及含量;VLDL 与 t-PA 呈负相关,与 PAI-1 正相关;低密度脂蛋白(LDL)中的胆固醇与血小板的活化、动脉粥样硬化的发生密切相关;LP(a)可直接与纤维蛋白结合,封闭纤溶酶的底物;诸多因素促进血栓的形成。

(八) 手术和创伤　不同类型的手术发生率有很大差异,尤其以骨科和神经外科手术的发生率为最高。

(九) 药物与血栓

1. 肝素　肝素诱导的血小板减少性血栓形成,机制不明,可能与肝素依赖的血小板抗体有关。诊断主要依靠有肝素依赖的血小板减少症,血小板下降 30%以上,出现新的血栓并排除其他原因所致。

2. 华法林　见下文"防治"部分。

3. 抗纤溶药　尤其是在高凝状态、肾功能不全、休克情况下,抗纤溶药应用不当,剂量偏大,疗程过长时造成。

4. 避孕药　血栓形成与雌激素有关,通过凝血系统激活、抗凝功能下降、增强血小板的功能、削弱纤溶系统功能导致血栓形成。

5. 左旋门冬酰胺酶　使蛋白 C、蛋白 S、AT 减少,凝血-抗凝失衡。

6. 沙利度胺为代表的免疫调节剂　沙利度胺、来那度胺均在多发性骨髓瘤、淋巴瘤中显示出疗效,并成为化疗方案的组成,在临床上其诱发血栓形成甚至致死性肺动脉栓塞也时有发生,目前主要考虑与内皮损伤、血小板活化、凝血因子活性升高、抗凝蛋白减少有关。

综上,临床上力求详尽的病史、体检,常规的全血细胞计数、血液生化及影像检查,以求早期发现诊断线索。除典型的深静脉血栓和肺栓塞外,游走性浅表血栓性静脉炎(Trousseau 综合征)和非细菌性血栓性心内膜炎提示潜在肿瘤可能;肝静脉、门静脉血栓形成可能反应存在骨髓增殖性肿瘤或阵发性睡眠性血红蛋白尿背景;华法林诱导的皮肤坏死高度提示蛋白 C 或蛋白 S 缺乏;反复自发性流产则与 APS 有关。

【防治】

广义而言,血栓栓塞性疾病的防治主要包括药物治疗和外科手术、介入治疗,前者常用药物主要包括抗血小板、抗凝和溶栓药物;后者包括手术取栓、腔静脉介入下导管接触性溶栓和机械性消栓、临时或永久性腔静脉滤器植入治疗等。本部分重点讨论药物治疗。

(一) 抗血小板药物　血小板激活方式主要有三种,ADP 受体的兴奋、花生四烯酸代谢、PAF 的释放,所造成的结果包括 GPⅡb/Ⅲa 的表达、PF_3 的形成和凝血过程的启动。因此封闭 ADP 受体、阻断花生四烯酸的代谢、拮抗 GPⅡb/Ⅲa 是抗血小板治疗的重点。抗血小板药物的分类见扩展阅读 16-7-14-4。

扩展阅读 16-7-14-4　抗血小板药物分类

1. 阿司匹林　不可逆地抑制环氧化酶1和环氧化酶2,从而阻断 TXA_2 的合成。这种作用持续血小板的一生,约7~10日。目前多数人认为以小剂量,即50~100mg/d已经足以抑制血小板聚集,个别患者可应用300mg/d,但再大剂量可抑制血管内皮细胞花生四烯酸的代谢,PGI_2 的合成减少,反而有利于血栓形成。

2. 双嘧达莫　能抑制ADP诱导的血小板聚集,使血小板cAMP增高;增强动脉壁合成前列环素;促进NO的释放。应用剂量口服25~50mg,每日3次,也可200~400mg/d加生理盐水或5%葡萄糖滴注。

3. ADP受体阻断药　代表药物为氯吡格雷(clopidogrel),氯吡格雷通过选择性抑制ADP与其血小板受体的结合及继发于ADP介导的糖蛋白GPⅡb/Ⅲa复合物的活化而抑制血小板聚集;氯吡格雷还能通过阻断由释放的ADP引起的血小板活化的扩增,抑制其他激动剂诱导的血小板聚集;氯吡格雷通过不可逆地修饰血小板ADP受体发挥作用,使暴露于氯吡格雷的血小板的寿命受到影响。常用剂量为75mg/d,在心绞痛、闭塞性周围动脉疾病及缺血性脑卒中的患者中显示出良好的疗效,该药的不良反应包括出血,胃肠道反应如腹痛、消化不良、胃炎和便秘,皮疹和其他皮肤病,神经系统症状如头痛、眩晕、头昏和感觉异常,肝脏和胆道疾病等。

4. 血小板膜GPⅡb/Ⅲa抑制剂　①单克隆抗体:阿昔单抗(abciximab),封闭纤维蛋白原受体,抑制血小板黏附和聚集。在血管成形术前10分钟,静脉滴注250μg/kg,持续1分钟以上,然后以10μg/min,维持12小时,然而严重的出血危险性不容忽略。②替罗非班(tirofiban)是一种非肽类的酪氨酸衍生物,为血小板糖蛋白Ⅱb/Ⅲa受体拮抗药,对于血管成形术/动脉内斑块切除术患者开始接受治疗时,应与肝素联用由静脉输注,起始推注剂量为10μg/kg,3分钟内完成,而后以0.15μg/(kg·min)的速率维持滴注,维持持续36小时。

(二)抗凝治疗

1. 肝素　广泛的抗凝活性是通过与AT的结合,放大AT的作用而实现,对凝血酶的抑制作用强,同时抗Ⅹa、Ⅻa,并具有t-PA释放效应,其适应证主要为预防和治疗各种动静脉血栓栓塞性疾病、DIC及血栓前期的高凝状态;急性缺血性脑血管综合征、心绞痛及周围血管疾病。一般分三种剂量:①小剂量,24小时成人用量为6 000~12 000U,每8~12小时分次应用,不必血液学监测。多用于冠心病心绞痛、高凝状态及预防性给药。②中剂量,24小时总量为20 000U左右,持续静脉滴注或每4~6小时分次给药,适用于血栓栓塞性疾病和DIC。③大剂量,比中剂量增加一倍左右,需监测凝血功能,以APTT延长不超过正常的1.5~2.5倍为宜,此时兼顾了良好的抗凝效果和较少的出血风险,适用于肺栓塞。肝素的疗程一般不超过10天。

肝素无效时应考虑以下原因:①病因未去除。②大量血栓已形成如DIC晚期。③血中AT、HC-Ⅱ缺乏或耗竭。④严重酸中毒、缺氧时肝素灭活。⑤大量血小板破坏释出 PF_4 和TSP拮抗肝素的作用;肝素主要副作用是出血、血小板减少、过敏反应,长期用药可引起注射部位皮肤坏死和骨质疏松。肝素所致的血小板减少症发生率约5%,轻型为肝素对血小板的直接作用所致,用药2~4天内发生,停用后很快恢复;重型因肝素依赖性抗血小板抗体所致,初用者4~15天内发生,再次用药在2~9天出现,常伴有血栓栓塞和出血,预后不佳。

2. 低分子量肝素(LMWH)　指分子量低于12 000的肝素,其特点有:①通过AT抑制Ⅹa的作用较强,无t-PA释放效应,所以临床出血倾向较小;②皮下注射吸收完全,生物利用度高,半寿期较长(约4小时),抗血栓能力强;③与 PF_4 的亲和力低而不发生中和反应。其适用于不稳定心绞痛、急性脑梗死、DIC、血液透析及防治深部静脉血栓和肺栓塞。

3. 磺达肝素　为完全人工合成的戊糖,其设计基础是普通肝素和低分子肝素均包含的天然戊糖结构,通过结构改良,加速Ⅹa复合物的形成,导致Ⅹa的快速抑制。与LMWH相比,磺达肝素半衰期更长(约17小时),生物利用度100%,无肝素诱导血小板减少/血栓形成作用。ACCP 2008年推出的静脉血栓防治指南和欧洲心脏病协会2008年推出的急性肺栓塞诊治指南均将该药列为A类推荐药物。预防用药,2.5mg,每日1次;治疗剂量,7.5mg,每日1次。由于其通过肾脏代谢,当内生肌酐清除率<50ml/min时慎用,<30ml/min时禁用。

4. 维生素K拮抗剂　主要是香豆素类衍生物和茚二酮衍生物。前者包括华法林(苄丙酮香豆素)、双香豆素、新抗凝等,其中华法林应用最广,该类药物抑制维生素K还原酶的活性而影响维生素K的再利用,在体内影响Ⅱ、Ⅶ、Ⅸ、Ⅹ因子的羧基化而起抗凝作用;后者在结构上类似维生素K,起竞争性拮抗作用。口服抗凝药优点是口服有效,作用时间长,但奏效慢,不易控制,多数用于预防。华法林的首剂剂量为7.5~10mg/d,5天后可获得稳定的抗凝作用,其后,以每天2.5~5mg/d,使INR维持在2.0~3.0左右。鉴于抗凝因子PC、PS亦为维生素K依赖,且华法林对PC、PS的影响先于凝血因子,所以华法林治疗早期可能有血栓形成倾向,应合用肝素3~5天,以起到抗凝效应。口服抗凝剂的主要副作用是出血,可补充维生素 K_1,必要时输注凝血酶原复合物或新鲜血浆;偶有皮肤坏死和胆汁滞留性黄疸。

使口服抗凝药的敏感性增高的因素:①老年人;②肝功能损害;③发热、甲状腺功能亢进;④服用广谱抗生素、磺胺药、吲哚美辛、保泰松、水杨酸、氯喹、西咪替丁、别嘌醇、奎尼丁、利血平、甲状腺素、胰高糖素、磺吡酮等。

以下原因可影响该药的疗效:①肠道吸收差;②黏液性水肿;③服用巴比妥类、肾上腺皮质激素、雌激素、灰黄霉素、利福平、苯妥英钠等。口服抗凝剂主要用于高凝状态、心脏换瓣术后、房颤、急性心肌梗死、深静脉血栓形成、大手术或分娩后等情况。在维生素 K 依赖凝血因子中，FⅦ半衰期最短，口服抗凝剂最先影响 FⅦ水平，可用反映外源性凝血过程的 PT、INR 作为观察指标，预防性抗凝要求 INR 在 1.5~2.5，治疗性抗凝 INR 为 2.5~3.5。

5. 新型抗凝药物

（1）直接的凝血酶抑制剂：包括水蛭素类和非水蛭素类，前者无论天然或基因重组，均较肝素类药物有更高的性和有效性，尤其已被 FDA 批准应用于肾衰竭患者；后者主要为阿加曲班和达比加群酯。

阿加曲班是合成的左旋精氨酸的衍生物，适用于严重肾功能不去和 HIT 的抗凝治疗；达比加群酯口服吸收，不需要 INR 监测，适用于 HIT 患者，2008 年达比加群酯被欧盟批准用于静脉血栓的预防和治疗，同年在骨关节大手术的血栓预防中，又获得加拿大的批准。该药 80%以原型经肾脏排泄，所以严重肾功能不全患者禁用。

（2）Ⅹa 直接抑制剂：利伐沙班是第一个口服的Ⅹa 拮抗剂，对Ⅹa 作用具有高度选择性，是其他凝血因子的 10 000 倍，不需要辅因子，任何患者均可口服固定剂量而不需要监测，常规预防剂量 10mg，每日 1 次；治疗剂量 20~30mg/d，一般维持 3~12 个月。不同抗凝药物的半衰期及清除方式见扩展阅读 16-7-14-5。

扩展阅读 16-7-14-5

扩展阅读 16-7-14-5　不同抗凝药物的半衰期及清除方式

一般而言，重大的静脉血栓和/或肺栓塞发生后，抗凝治疗疗程至少持续 6 个月，此后应结合出血并发症的风险加以权衡。先天性易栓症者已有过两次血栓形成事件发生的，应终生接受预防治疗；反复发生血栓形成者，即使未检出病因，也应坚持无限期终生抗凝。先天性易栓症的长期处理见扩展阅读 16-7-14-6。

扩展阅读 16-7-14-6

扩展阅读 16-7-14-6　先天性易栓症的长期处理

（三）溶栓治疗　目前已广泛应用于治疗急性心肌梗死、肺栓塞、深静脉血栓形成、外周动脉血栓形成等。

1. 第一代溶栓药物

（1）链激酶（SK）：由 β 溶血性链球菌产生提取的一种单链蛋白，有间接的纤溶酶原激活作用，形成纤溶酶。由于 SK 为细菌产物，在治疗后 8~9 天，产生大量抗 SK 抗体并在体内维持 4~6 个月，因此部分患者接受治疗后出现血压下降或皮肤潮红等过敏现象，故主张先注射少量链激酶以观察反应并中和部分抗体，然后用足够剂量静脉滴注。急性心肌梗死以 150 万 U 静脉滴注 60~90 分钟；肺栓塞和新鲜静脉血栓形成，先大剂量 25 万 U 静脉滴注 20 分钟，继以每小时 10 万 U 速度静脉滴注 24~72 小时；急性四肢缺血症状经动脉导管在血栓附近以每小时 5 000U 的速度滴注，直至好转。

（2）尿激酶（UK）：由尿中提取或组织培养人肾细胞制成，直接的纤溶酶原激活剂，体内半寿期约 15 分钟，无抗原性及过敏反应，一半被肾脏清除，其余由肝脏分解。临床应用参考剂量：急性心肌梗死为 200 万~300 万 U；肺栓塞和新鲜深静脉血栓，15 万~30 万 U 在 12~24 小时内滴注；急性四肢端缺血。可用导管介入血栓局部，每小时滴注 37 万~75 万 U，后根据纤维蛋白原含量加以调整。

2. 第二代溶栓药物

（1）重组组织纤溶酶原激活物（rt-PA）：t-PA 于血管内皮细胞中合成，在组织器官中以子宫、卵巢、前列腺、淋巴结、肺脏含量最为丰富。rt-PA 来源于黑色素瘤培养液中大肠埃希菌 DNA 重组，选择性激活血凝块纤溶酶原，半寿期 6~8 分钟，应持续静脉滴注 3~4 小时。该药无抗原性及过敏反应，大剂量应用可出现低纤维蛋白原血症，全疗程总量应低于 100mg。据报道，rt-PA 与肝素或阿司匹林联用疗效优于单用。

（2）重组单链尿激酶（rscu-PA）：有血、尿或条件培养液中提取，半衰期很短，只能静脉滴注，价格昂贵，目前仅小规模临床应用。

（3）乙酰化纤溶酶原-链激酶复合物（APSAC）：是一种经 cDNA 重组技术制成的链激酶-纤溶酶原复合物的改良型溶栓剂，其本质为选择性长效 SK 制剂，半衰期长，可一次性静脉推注给药，可提高纤溶效果的选择性，缺点是可引起过敏反应和被抗体中和活性。治疗急性心肌梗死的推荐剂量为 30mg，在 5 分钟内一次推注。

3. 第三代溶栓药物　是正在开发中的新型药物，目的是提高选择性溶栓效果和延长天然型溶栓药物的半衰期以减少药物的剂量。包括改造自然型 t-PA 的分子结构，组建嵌合型（t-PA 和 scu-PA）溶栓剂，单抗导向溶栓剂，葡激酶的开发等。

（四）外科手术、介入治疗　对于股静脉切开手术取栓、腔静脉介入下导管接触性溶栓和机械性消栓，需严格掌握适应证和禁忌证，关于临时或永久性腔静脉滤器植入治疗，更应充分评估远期并发症的风险，采取慎之又慎的态度。

推荐阅读

1. GOLDMAN L, SCHAFER A I. Goldman's Cecil Medicine[M]. 26th ed. Philadelphia: Elsevier Inc. Megaloblastic Anemias, 2019: 1118-1123.
2. 王学锋，吴竞生，胡豫，等. 临床出血与血栓性疾病[M]. 北京：人民卫生出版社，2018.

第八章 妊娠与血液病

程志祥 刘 澎

妊娠是育龄妇女的生理现象。在孕育胎儿过程中,体内各器官发生了显著的变化,以适应这一特定的生理现象及保证胎儿的正常发育。血液系统方面,妊娠和非妊娠有较大不同,这是一种生理性保护措施,其中以血容量增加、血细胞数量改变、血液黏滞度增加、红细胞生成素(EPO)分泌水平及铁代谢的改变最为显著。而血液病的患者妊娠时常使原有疾病恶化,威胁母婴安全。究竟是终止妊娠还是继续妊娠,应如何防治,都是临床需解决的具体问题。以下分别作简要论述。

一、妊娠期血液系统生理性变化

自妊娠第6周起,血容量即开始上升。到妊娠中期血容量扩充最快,32~34周达最高峰。足月妊娠时可增加近40%~50%,约1 200~1 800ml,且保持至产后1~3周,此后迅速恢复正常水平。妊娠期血容量的增加是一种适应性改变,主要为适应增大的子宫及高度增生的血管系统的需要。妊娠期红细胞容量增加,常于妊娠16周开始上升,仅增加18%~30%,两者不相平行,红细胞比容可降低30%~32%,形成了血液相对稀释,产生"妊娠期生理性贫血",导致肾脏缺氧,从而刺激EPO生成。白细胞总数轻度增多,自妊娠45天开始缓慢上升至妊娠30周时达高峰,分娩后6天恢复正常。一般在$(7\sim13)\times10^9/L$,波动范围较大,其中以中性粒细胞增多为主。约1/4孕妇外周血可见少量中、晚幼粒细胞。血小板数变化不恒定,可以保持在正常范围内,也可以轻度降低,但血小板活化程度加强。此外,妊娠期血液处于高凝、低纤溶状态。由于雌激素可促使内皮细胞合成血管性血友病因子(von Willebrand factor,vWF),妊娠期间vWF水平升高。大多数凝血因子(因子Ⅶ、Ⅷ、Ⅹ)有普遍增高趋势,因子Ⅶ可高达正常的10倍,因子Ⅷ和Ⅹ分别可达正常的100%~300%和120%~180%。而因子Ⅱ、Ⅴ、Ⅸ、Ⅻ改变不大,因子ⅩⅢ降低。纤维蛋白原(Fg)可增加2~3倍,至妊娠末可高达4~6g/L。活化部分凝血活酶时间(APTT)和凝血酶原时间(PT)均明显缩短。抗凝血酶和蛋白C改变不大,蛋白S下降约50%。纤溶酶(plasmin)含量增加,但组织纤溶酶原激活物(t-PA)和尿激酶(u-PA)减少,纤溶酶原激活剂抑制物(PAI)-1和2增加,其结果是纤溶活性降低。PAI-1由内皮细胞分泌,而PAI-2只在妊娠期由胎盘分泌。在整个妊娠期间,D-D二聚体(D-D dimer)均有升高。

二、妊娠和贫血

贫血是妊娠妇女最常见的血液并发症,必须予以重视。WHO标准为:孕妇外周血血红蛋白(Hb)<110g/L及红细胞比容(HCT)<0.3为妊娠期贫血;国内多年来一直沿用的标准为:红细胞计数(RBC)$<3.5\times10^{12}/L$,血红蛋白<100g/L,红细胞比容<0.3。轻度贫血对妊娠影响不大,但重度贫血则可能引起早产和死胎,亦导致妊娠高血压综合征,产后感染机会也增加。孕妇可发生心肌损害,甚至患贫血性心脏病而危及生命。

(一)缺铁性贫血 该类贫血相当普遍,且潜在缺铁发生率更高。缺铁的主要原因是摄入不足和妊娠期需要量增加所致。妊娠期间每日需补铁4mg或孕期补铁总量1 000mg。孕妇以单向方式通过胎盘向胎儿输送铁元素,即使轻度贫血也容易导致新生儿窒息、产后出血及低体重儿的发生。小儿发生缺铁可对智力产生轻微损害。妊娠期缺铁性贫血的治疗与未妊娠时相同,且可持续至妊娠结束。如果口服铁剂不能耐受,肠道吸收不良,或贫血较重而已处在妊娠晚期,也可给予铁剂静脉滴注。经过铁剂治疗后,三周内Hb水平应明显回升,通常在2个月左右恢复正常。如果连续治疗3周仍不见疗效,需要考虑地中海贫血的可能,以避免不恰当的补铁治疗。

(二)叶酸和维生素B_{12}缺乏所致巨幼细胞贫血 妊娠期巨幼细胞贫血主要由叶酸缺乏引起。叶酸缺乏可导致胎儿神经管发育缺陷(neural tube defects,NTDs)。成人每日需要叶酸量约100μg,体内储存量5~10mg,可供2~3个月需要,但妊娠时需要量可增加5~10倍。维生素B_{12}在体内的储存量约为4~5mg,而正常人每日最低需要量仅为1μg。妊娠期的妇女因胃壁细胞分泌内因子减少,胃酸及胃蛋白酶分泌降低,维生素B_{12}吸收也相应减少。同时胎儿不断从母体摄取维生素B_{12},因此孕妇血中维生素B_{12}水平逐渐下降,产后3~5周可恢复至正常水平。

妊娠期巨幼细胞贫血发病较急,还可能合并缺铁性贫血。为预防本病的发生,孕妇的食物应富含叶酸,如新鲜蔬菜、肉类等。如确定叶酸或维生素B_{12}缺乏后,即使并无贫血,也应补充叶酸或维生素B_{12}。

(三)再生障碍性贫血 再障患者应避免妊娠,若已受孕,最好考虑人工流产,终止妊娠。当妊娠已达中、晚期或病情危重或家属迫切要求保胎时,应予积极治疗,促使病情好转,使自然分娩。

治疗以对症治疗为主。积极纠正贫血,适当输血,使血红蛋白保持在70g/L以上,以减轻症状和保证胎儿生长发育;避免使用皮质激素,雄性激素如司坦唑醇、丙酸睾酮等可造成早产,亦可引起女婴男性化,一般不用。

(四)溶血性贫血 自身免疫性溶血性贫血(autoimmune hemolytic anemia,AIHA)患者妊娠可使原有疾病加重。妊娠中晚期可用肾上腺皮质激素,二线可用静脉丙种球蛋白和硫唑嘌呤。利妥昔单抗可通过胎盘,但有报道在20例妊娠期间使用该药,均顺利分娩正常婴儿。孕妇贫血明显的可予以输洗涤红细胞悬液。

阵发性睡眠性血红蛋白尿(PNH)伴妊娠可并发溶血危象、早产、胎盘早剥,死亡率高达5.8%。孕妇易伴发血栓并发症,如肝静脉血栓形成、脑栓塞、下肢静脉栓塞等。以往不主张继续妊娠。目前随着积极纠正贫血,预防感染,注意预防血栓并发症,已可使多数患者能耐受分娩。应用人源型抗C5单克隆抗体依库珠单抗(eculizumab)已有成功分娩的报道。

轻型β海洋性贫血和杂合子α海洋性贫血对妊娠影响不严重。重型海洋性贫血妇女很少怀孕,易伴发严重贫血及心力衰竭。在妊娠中、晚期在B超引导下取脐血行血红蛋白分析,如为巴氏胎儿水肿综合征则应终止妊娠。镰形细胞性贫血患者伴妊娠可促发溶血危象,反复尿路感染及肺梗死也较常见。母体病死率平均11%,胎儿病死率高达32%~52%。

血红蛋白病伴妊娠,除一般支持疗法外无特殊处理。输血量不宜过大,速度需减慢,必要时应用利尿剂以防心力衰竭。慢性溶血时需及时补充叶酸。对有葡萄糖-6磷酸脱氢酶(G6PD)缺陷可疑的妇女,应禁食蚕豆和禁用伯氨哇啉,非那西丁、磺胺类等药物。

三、妊娠和造血系统恶性肿瘤

造血系统恶性肿瘤伴妊娠机会很少,和患者的存活期及发病年龄有关。若处理得当,则母婴安全;反之死亡率甚高,须慎重对待。淋巴瘤和慢性粒细胞白血病(CML)合并妊娠机会较急性白血病多,而慢性淋巴细胞白血病(CLL)和骨髓瘤(MM)发病年龄高,伴发妊娠极少见。霍奇金淋巴瘤(HL)发病年龄以20~40岁多见,妊娠时并发该病比非霍奇金淋巴瘤(NHL)为多。一般认为妊娠头3个月不宜采取化疗,若妊娠已达中、晚期,且疾病处于静止状态,可等待分娩后化疗。绝大多数妊娠合并NHL属于侵袭性淋巴瘤,由于疾病进展快、预后差,应立即予正规治疗而不考虑胎儿后果。

随着白血病缓解率提高和存活期延长,其伴发妊娠的可能性也在增加。母体患白血病,娩出胎儿可正常健康。妊娠本身并不影响白血病病程,但可增加流产率和母体死亡率。一般主张一旦确定妊娠合并白血病,即应早期施行人工流产,终止妊娠,以保证化疗能顺利进行。另一方面,由于急性白血病妊娠后有可能娩出正常活婴机会,对中晚期孕妇,终止妊娠引起出血,感染危险也大,可不必干预,继续妊娠至分娩。慢性粒细胞白血病一般均能顺利通过妊娠期,达到足月分娩;治疗可用羟基脲或α干扰素(IFN-α)。酪氨酸激酶抑制剂(TKI)伊马替尼可能导致胎儿畸形,通常建议患者服药期间避免妊娠。二代TKI(如达沙替尼、尼洛替尼等)仅有少数成功妊娠的病例报道。Ph染色体阴性的骨髓增殖性肿瘤(MPN)合并妊娠少见,其中原发性血小板增多症(essential thrombocythemia,ET)多于真性红细胞增多症(PV),原发性骨髓纤维化(PMF)最少见。对于妊娠期MPN的治疗策略,取决于疾病状态和既往妊娠史。治疗选择包括抗凝治疗、静脉放血治疗和减细胞药物治疗。有证据显示,妊娠期应用低剂量的阿司匹林是安全的,能明显减少流产率。阿那格雷(anagrelide)可引起胎儿血小板减少,不推荐妊娠期使用。JAK-2抑制剂芦可替尼(ruxolitinib)也缺少充分和良好的对照研究,只有孕妇服用芦可替尼的获益大于对胎儿的潜在风险时才可以使用。

四、妊娠和出血性疾病

在妊娠合并的出血性疾病中,以血小板及凝血机制异常较多见。

(一)妊娠期血小板减少

1. 弥散性血管内凝血(disseminated intravascular coagulation,DIC) 妊娠期血液处于高凝、低纤溶状态,一旦存在诱发因素,极易发生DIC。常见病因有胎盘早剥、先兆子痫或子痫、羊水栓塞、死胎潴留、宫腔感染等。主要机制为内皮损伤、组织凝血活酶和磷脂物质释放而引起。胎盘早剥多发生于高血压、多产或羊水过多或早破的孕妇,也可见于正常孕妇;先兆子痫或子痫时可有多种血液学改变,如血小板减少、FDP升高、抗凝血酶Ⅲ(AT-Ⅲ)及蛋白-C和蛋白-S减少等,可有某些DIC的临床表现,若胎盘早剥合并子痫,则DIC过程将十分严重;死胎潴留时凝血异常通常是逐渐出现的,表现为纤维蛋白原、因子Ⅷ及血小板逐步下降,FDP升高;羊水栓塞是最具致命性的产科急症,常发生于高龄、难产的经产妇。临床表现为分娩时或分娩后突然呼吸困难、发绀、血压下降、肺水肿、昏迷或惊厥、呼吸循环衰竭。来势凶猛,常在1小时内死亡,死亡率高达80%~86%左右。应用单克隆抗体可检测出肺循环的血液中有羊水成分,从而确定诊断;围生期宫内感染或流产常合并内毒素性休克,感染原因多为革兰氏阴性杆菌。

关于DIC诊断与治疗原则可参见有关章节。需要注意的是,产科DIC的病因一般比较容易去除,是治疗中当务之急。子宫肌收缩对止血有利,故需尽量避免应用减弱子宫肌收缩的药物。若子宫内容物已清除,则不必切除子宫,如子宫肌收缩乏力,内容物不易清除而流血不止则应当机立断切除子宫。胎盘早剥如剥离面小,胎儿尚存活,则及时剖宫取胎,一般不主张用肝素,一般也不用6-氨基己酸等抗纤溶药物;羊水栓塞主要抢救呼吸循环衰竭,应用肝素及补充凝血因子;死胎潴留80%在胎死3周后自然娩出,否则需及时引产;宫腔感染则主要是积极控制感染、治疗休克。针对病因治疗的同时,应特别重视局部压迫止血,因抗凝治疗奏效及凝血因子恢复仍需要一定时间,绝对不能代替局部处理。

2. 原发免疫性血小板减少症(primary immune thrombocytopenia,ITP) ITP是妊娠早期血小板减少最常见的原因。当妊娠伴ITP时,应测定抗核抗体等以排除SLE。2B型von willebrand病(vWD)是一种罕见的遗传性血管性血友病,可误诊为ITP。未经治疗的ITP患者主要威胁是产程中和产后的出血问题,其次是新生儿紫癜及血小板减少症。这是由于母体的血小板抗体可通过胎盘到胎儿循环中。若母体血小板轻度减少,不需特殊治疗,但应定期监测血小板变化。如临床上有出血或血小板<50×10^9/L 则需给以肾上腺皮质激素治疗,一般起始每天口服泼尼松或泼尼松龙 10mg,可根据治疗反应调整剂量,但一般不超过 30mg。静脉输注丙种球蛋白(IVIg)可较快提高血小板数目。IVIg 0.4g/(kg·d),连续 3~5 天;或总剂量 1g/kg,分 1~2 次。达那唑和长春新碱不适用于孕妇;利妥昔单抗和血小板生成素受体激动剂不推荐孕妇使用。小剂量硫唑嘌呤可试用。脾切除术是治疗 ITP 的有效方法,但因手术可造成胎儿流产和孕妇死亡,故很少采用。如有必要,分娩前可输浓缩血小板悬液,以减少出血风险。

3. 先兆子痫(preeclampsia)或子痫(eclampsia) 这是严重妊娠高血压综合征的一种临床表现,多发生于 30 岁或>30 岁初次妊娠者,在病程中有 15%~50%患者可有血小板计数降低。有的甚至在子痫发作前已先有血小板下降(甚至无高血压、蛋白尿或血清尿素氮上升)。因此,对于进展性、孤立性血小板下降出现于妊娠期时,应高度警惕。治疗主要是针对妊娠高血压综合征,根据病情,可采用解痉、降压、利尿等控制、改善抽搐等症状,防治心力衰竭、肺水肿和高血压脑病。

4. HELLP 综合征(溶血、肝酶升高和低血小板计数,hemolysis,elevated liver enzymes and low platelets) 此综合征是重度妊娠高血压综合征的严重并发症,其罹患率占重症妊娠高血压综合征的 4%~12%,孕妇病死率可达 24%。围生儿病死率为 7.7%~60%。临床表现有三大主征:①微血管性溶血,外周血片可见破碎红细胞,乳酸脱氢酶(LDH)>600U/L 或总胆红素≥205.2μmol/L,②肝酶上升(AST)>70U/L;③血小板下降,往往低于 100×10^9/L。凝血因子Ⅴ基因 Leiden 突变与本征相关,近年发现长链-3-羟酰基辅酶 A 脱氢酶(*LCHAD*)基因缺陷是 HELLP 综合征、妊娠急性脂肪肝(acute fatty liver of pregnancy,AFLP)和先兆子痫/子痫发病的共同分子基础,支持三者是同一疾病的不同表现。及时终止妊娠是治疗的主要措施,对于未达 34 周的孕妇,可予地塞米松促进胎儿肺成熟,并于 48 小时内终止妊娠。

5. 血栓性血小板减少性紫癜(TTP) TTP 是以微血管性溶血、血小板严重下降及神经系统症状为突出表现,在妊娠时罹患率较高,提示妊娠本身可诱发本病。多发生在产前,平均 23.5 周。因此可与 HELLP 综合征鉴别,后者多见于妊 36 周时。妊娠合并 TTP,预后极差。但采用血浆输注或血浆置换,妊妇和胎儿生存率有明显提高。

6. 产后溶血性尿毒综合征(postpartum hemolytic uremic syndrome,PHUS) PHUS 是在产后发病(个别在孕期末临产前),以急性微血管性溶血、血小板减少及急性肾衰竭三大特征的综合征,病死率高。TTP 与 PHUS 均有微血管血栓,组织病理有重叠,可视为同一疾病的两种不同表现。轻者可用一般支持治疗,改善微循环、抗血栓性药物,如双嘧达莫或联合小剂量阿司匹林。重症者,应及时加用肝素,首次 7 500U,以后每 4~6 小时重复应用。若尿量少,应及早作血液透析;血浆输注与血浆置换亦可有效。

7. 妊娠相关的血小板减少(gestationgal thrombocytopenia,GT) GT 是只发生在妊娠期间的血小板减少,因其症状温和,母婴结局相对良好又称良性血小板减少症。多于妊娠中晚期发病,血小板计数一般稍低于 100×10^9/L,少数在 $50\sim70\times10^9$/L 之间,只需密切观察,不必治疗。

(二)妊娠和遗传性出血性疾病 遗传性出血性疾病包括凝血因子缺损和血小板功能缺陷两类。妊娠时凝血因子缺损最常见的是血管性血友病(vWD)。vWD 是一种 vWF 数量、结构缺陷的常染色体显性或隐性遗传性出血性疾病,男女均可发病,出血时间延长,因子Ⅷ活性降低。但由于妊娠时因子Ⅷ活性及 vWF 上升,出血时间缩短,一般无出血症状。除非为 vWD 变异型,在妊娠时 vWF 低甚至缺乏,用 1-去甲基-8-D-精氨酸血管加压素(1-deaminization-8-D-arginine vasopressin,DDAVP)效果不佳。分娩前如因子Ⅷ活性大于 50%,则一般无须治疗,但如果因子Ⅷ活性小于 30%,则在分娩时及分娩后 5~7 天输因子Ⅷ浓缩剂、新鲜血浆或冷沉淀物预防出血。对有血友病 A 或 B 家族史的孕妇,应及早确诊是否为血友病携带者,以便尽早终止妊娠。因胎儿因子Ⅷ刺激母体免疫系统而产生抗Ⅷ因子抗体是产后出血的少见原因,临床表现为产后 3 个月内有严重出血(胃肠道、生殖道、尿道),TT 和 PT 正常,APTT 延长,即使加了正常人的因子Ⅷ也不能纠正。需用激素和免疫抑制剂治疗,近来也有用重组因子Ⅶ制剂治疗有效的报道。抗体通常在 2 年内渐消失,再次妊娠时较少复发。妊娠合并纤维蛋白原缺乏极少见,出血程度常不严重,但易引起孕妇自然流产和子宫出血,孕妇需定期输注血浆或纤维蛋白浓缩剂以维持正常的妊娠。血小板功能缺陷如 Bernard-Soulier 综合征和 Glanzman 血小板无力症,虽然血小板计数是正常的,但由于血小板功能的缺陷也可引起出血,故治疗上需输血小板。

五、妊娠和血管栓塞性疾病

如前所述,妊娠时血液处于“高凝状态”,存在血栓形成的风险。血栓形成可发生于妊娠的任何时期,而非好发生于妊娠晚期。常见部位在腘静脉、股静脉和下腔静脉等。预防性应用抗凝药物对孕妇和胎儿皆有危险,故应用时,需加倍注意。预防性应用抗凝剂的指征为:既往有过深静脉血栓(VTE)或肺栓塞(PE)史;既往有心瓣膜疾病;置换人工瓣膜;抗磷脂综合征(APS)等。抗凝剂中,肝素不通过胎盘屏障为可选药物。低分子肝素优于普通肝素,其半衰期长,剂量可预测性好,母体安全性高。应避免使用维生素 K 拮抗剂(如华法林),机械瓣膜女性在预防血栓栓塞时可例外。由于缺乏足够的安全性数据,应避免口服凝血酶抑制剂(达比加群)和抗Ⅹa 抑制剂(利伐沙班)。

遗传性易栓症增加了母体血栓形成的风险。以下情况可考虑对遗传性易栓症进行筛查:①有 VTE 史,有或没有复发的危险因素,且之前未行易栓症检测;②直系亲属存在高风险的遗传性易栓症。患者使用抗凝剂,受个体 VTE 史、易栓症的严重程度、家族 VTE 史以及其他风险因素(如剖宫产、肥胖、长时间不动等)影响。另外,妊娠期需要药物预防的女性通常需要在产后继续应用抗凝剂6周以上。

推荐阅读

1. PAVORD S, BEVERLEY H. Management of inherited coagulopathies in pregnancy. The Obstetric Hematology Manual[M]. 2nd ed. Cambridge: Cambridge University Press, 2018: 246-254.

2. ACOG Practice Bulletin No. 196 Summary: Thromboembolism in Pregnancy[J]. Obstet Gynecol, 2018, 132(1): 243-248.

第九章　外科手术与血液病

魏　征

本章就血液病的外科手术、血液病患者并发外科疾病时的处理，以及外科手术后的血液学改变等三个方面予以论述。

第一节　血液病的外科手术治疗问题

一、血液病的脾切除治疗

脾切除用于多种血液病的诊断和治疗已有近百年的历史，但也有不少术后并发症，因此是否需要脾切除以及术前准备和术后并发症的处理，都是血液科及外科医师共同关心的问题。

（一）脾切除的常见适应证

1. 免疫性血液病　包括免疫性血小板减少性紫癜（ITP）、自身免疫性溶血性贫血（AIHA）及 Evans 综合征（自身免疫性溶血性贫血合并血小板减少）。脾脏既是产生抗血小板抗体和抗红细胞抗体的主要器官，又是致敏血小板及红细胞破坏的主要场所。这类患者的首选治疗是肾上腺糖皮质激素，激素治疗无效或依赖时，可考虑脾切除。多数 ITP 患者血小板在术后一周左右达到正常水平。温抗体型自身免疫性溶血性贫血（AIHA）患者脾切除的有效率为60%~65%左右，而一般来说脾切除对冷抗体型 AIHA 无效。由于近年利妥昔单抗在自身免疫性疾病中得到广泛应用并取得良好疗效，在免疫性血液病中进行脾切除术有减少趋势。

2. 遗传性血液病　主要包括遗传性球形红细胞增多症、遗传性椭圆形红细胞增多症及珠蛋白生成障碍性贫血。前二者由于红细胞的可变形性显著降低，当其通过脾索缝隙进入脾窦时遭到机械破坏而溶血，由于慢性溶血，患者常合并胆石症；脾切除是唯一有效的治疗办法，切脾后几乎所有患者的贫血均可得到改善，并可减少胆石症的发生，但红细胞的遗传缺陷仍然存在。珠蛋白生成障碍性贫血包括异常血红蛋白症（珠蛋白肽链分子结构异常）和海洋性贫血（珠蛋白肽链量的异常），脾切除不能纠正珠蛋白肽链缺陷，仅适用于脾脏明显肿大伴脾功能亢进或巨脾造成严重压迫症状者。

3. 骨髓增殖性肿瘤　包括原发性血小板增多症（ET）、真性红细胞增多症（PV）、慢性粒细胞白血病（CML）及原发性骨髓纤维化（PMF）。该组疾病患者一般都伴有脾脏增大，ET 与 PV 禁忌将切脾作为治疗手段，CML 或 PMF 患者仅在巨脾压迫症状明显无法缓解，或出现脾梗死疼痛剧烈者可考虑手术切脾，以部分改善症状，应严格掌握手术指征。

（二）脾切除的术前准备、术后并发症和血象变化

1. 术前准备　严重贫血患者需要术前输血，白细胞明显减少者可在术前短期应用粒细胞集落刺激因子（G-CSF）。免疫性血小板减少患者切脾可考虑在围手术期将肾上腺糖皮质激素口服改为静脉点滴氢化可的松，术后逐渐停用。血小板严重降低者，可考虑在手术当日输注血小板后进行手术治疗。

2. 脾切除后并发症

（1）感染：脾切除后，单核巨噬细胞系统功能受损可持续5年之久，又因大多数血液病患者术前接受过肾上腺糖皮质激素或细胞毒药物，损害了机体的防御机制，此外切脾后抗体生成减少、补体调理活性下降，均增加了机体对病原的易感性，因此，感染为切脾后最常见、最严重的并发症，约占14%。脾切除后凶险性感染（overwhelming post-splenectomy infection, OPSI）常见于婴幼儿，是极凶险的全身性感染，在全脾切除后数日至终身均可发病，多数在术后2~3年内发生，其致病菌50%为肺炎链球菌，其次为流感嗜血杆菌，患者可在发病后数小时内死亡。术前接种多价肺炎球菌疫苗和流感杆菌B型疫苗，术后常规预防性使用抗生素及部分脾切除，可明显降低术后感染率和死亡率。成人较少发生 OPSI。Holdsworth 总结了5 902例脾切除病例，术后败血症等全身性感染的患病率和病死率在成人分别为0.9%和0.8%，16岁以下为4.4%和2.5%，5岁以下为10.4%和4.5%，婴儿为15.7%和6.7%，因此对儿童脾切除年龄应尽可能偏大一些，5岁以下儿童不主张脾切除。

（2）出血：约占5%。

（3）血栓形成：约占2%~3%，在骨髓增殖性疾病中明显增多。脾切除后由于血小板增多、血小板黏附性增加和脾静脉残端血流淤滞，均易致血栓形成。血小板持续增多（$>800\times10^9$/L）时可用血小板分离术，亦可口服羟基脲。已有血栓形成时，应立即给予溶栓治疗。为防止血栓形成，对术后血小板增高者应给予抗血小板药物治疗。

（4）副脾和脾脏自体移植：切脾后数月至数年，患者又出现血细胞减少，要考虑有副脾或手术创伤引起脾组织自体植入的可能性。脾切除时副脾的发生率大约为15%~20%，而脾切除后复发患者有副脾者的发生率高达50%。

3. 脾切除后的血常规改变　切脾后周围血常规可见幼红细胞、靶形细胞和棘形细胞，成熟红细胞或晚幼红细胞胞质中可见一个或多个 Howell-Jolly 小体。白细胞可增多，术后 2 周达高峰。淋巴细胞增多而 $CD19^+$ B 细胞比例下降。血小板在切脾后 24~48 小时开始上升，7~14 天内达到高峰，以后逐渐下降，约在 2 个月内降至稳定水平。约 13%的患者可发生继发性血小板增多症。

二、淋巴瘤及相关疾病的手术治疗

原发性结外淋巴瘤的发生率约占非霍奇金淋巴瘤的 25%~40%左右，最常见于胃肠道，也常见于咽、扁桃体环、皮肤、涎腺、骨骼、甲状腺、乳房和睾丸。器官切除后病理检查，是诊断结外淋巴瘤的重要手段，但在不同解剖部位的结外淋巴瘤，手术治疗对于疾病预后的价值存在较大不同。

既往多项研究显示胃淋巴瘤的择期手术治疗对患者预后无明显获益，因此除非出现出血、幽门梗阻或穿孔等并发症才考虑外科手术治疗；但小肠或结肠淋巴瘤易引起出血和穿孔，外科手术对患者整体生存有改善。

对于甲状腺及乳腺的结外黏膜相关边缘区淋巴瘤，局限期患者外科手术切除不仅可作为确诊手段，同样有助于改善患者预后作为初始治疗方案。

原发中枢神经系统淋巴瘤，一般认为外科干预仅是确诊的辅助手段之一，不鼓励积极的外科治疗，但 2012 年一项纳入 526 例 PCNSL 患者的大型多中心研究发现外科切除可提高总生存率，因此对于单个病灶的 PCNSL，在手术安全而并发症风险较小的前提下，外科治疗亦可考虑作为一个治疗选择。

其他淋巴瘤相关疾病如 Castleman 病(CD)、滤泡树突细胞肉瘤(FDCS)等，外科手术也在治疗中具有较为重要的地位。单中心 CD，外科切除是首选的治疗方式；对于外科不可切除的单中心 CD，可待放/化疗缩小病灶后进一步进行外科手术。对于 FDCS，放疗及化疗的疗效尚未明确，而完全性手术切除目前看来是原发及复发 FDCS 的最佳选择。

三、胸腺瘤合并纯红细胞再生障碍性贫血的手术治疗

纯红细胞再生障碍性贫血分为先天性和获得性两种，先天性病因不清，获得性常继发于多种疾病或药物。据统计约 20%~50%的纯红细胞再生障碍性贫血病例合并胸腺瘤。对本病患者应常规进行胸部 X 线或 CT 检查，以明确有无胸腺瘤。如合并胸腺瘤，其瘤体较小多为良性，放射治疗无效，应手术切除胸腺瘤。术后骨髓红系造血增强，贫血改善，据报道继发于胸腺瘤的纯红细胞再生障碍性贫血在切除肿瘤后，29%~64%的病例贫血好转。

四、骨髓瘤的手术治疗

多发性骨髓瘤患者，在出现长骨骨折、肿瘤组织或骨损害压迫脊髓或脊柱不稳时需要外科手术干预，出现有症状的脊柱压缩性骨折时可考虑椎体成形术或后凸成形术。

在长骨评估病理性骨折风险通常使用 Mirels 积分系统，Mirels 评分≥9 分有病理性骨折风险，建议预防性固定(表 16-9-1-1)。

表 16-9-1-1　Mirels 积分系统

分值/分	解剖部位	性质	大小	疼痛
1	上肢	成骨性	<1/3 骨干直径	轻度
2	下肢(非小粗隆位置)	混合型	1/3~2/3 骨干直径	中度
3	小粗隆部位	溶骨性	>2/3 骨干直径	功能性

而脊柱受累时的处理无公认标准，通常认为有以下情况之一时可考虑手术治疗：①保守治疗(包括放化疗及口服激素)无效的顽固性疼痛。②脊柱不稳或椎体结构大范围破坏时有椎体塌陷倾向。③脊柱病理性骨折导致急性神经损伤。肿瘤组织压迫脊髓、马尾神经根均需行减压手术。

第二节　血液病患者并发外科疾病时的手术问题

一、贫血患者的手术问题

术前应设法去除病因，并适当提高血红蛋白水平。手术必须立即进行者，如急性阑尾炎、胃肠穿孔等，则术前要求先将血红蛋白补充到 80g/L 以上，或血细胞比容在 0.30 以上。老年或动脉硬化者术前血红蛋白必须在 100g/L 左右，以防止术中出血而引起心、脑、肾缺血。慢性贫血由于机体已有了良好的适应性和代偿功能，即使血红蛋白在 60g/L 左右，也能耐受一般手术。各种溶血性贫血，尤其是 AIHA 和 PNH 患者，在术前及术后 3~4 天尚需应用肾上腺糖皮质激素或加大原有的激素用量，以防止术中或术后发生溶血危象或肾上腺皮质危象。镰状细胞贫血或合并其他异常血红蛋白病患者，术中易有血栓形成，因此，在手术过程中要积极防止感染、缺氧、脱水、酸中毒和低温，因为这些都会促使红细胞镰变，诱发血栓形成。避免脊髓麻醉，减少内脏血管淤血。此外，术后要变换体位，避免肢体血流不畅而发生血栓。

二、白细胞减少患者的手术问题

一般来说中性粒细胞<$(0.5\sim1.0)\times10^9/L$，术后易引起严

重的感染和伤口难以愈合，故应避免手术。一般手术要求中性粒细胞至少>1.0×10^9/L，稍大一些的手术要求中性粒细胞至少>1.5×10^9/L，但如中性粒细胞在$(2.0\sim2.5)\times10^9$/L或白细胞总数>4.0×10^9/L，则患者可耐受各种手术。若白细胞减少又必须施行手术时，术前给予G-CSF 75~150μg/d，皮下注射，可迅速提高中性粒细胞计数。脾功能亢进引起的白细胞减少患者，手术后白细胞数回升，但一般幅度不大。

三、血小板减少或血小板功能障碍性疾病患者的手术问题

血小板质和量的异常与手术出血的关系密切。一般要求功能良好的血小板计数>80×10^9/L，手术时出血机会很少。如低于50×10^9/L，则伤口有渗血可能，<20×10^9/L则常有严重出血。因此，一般手术血小板不应低于50×10^9/L，最好能高于80×10^9/L。但为止血需做脾切除的ITP及脾功能亢进者，则不受此限制。

血小板明显减少和血小板功能缺陷者，任何手术均可引起异常出血。对这类患者如果必须手术，应在手术前、后24小时内及术中输注单采血小板或血小板悬液。血小板悬液每单位为30ml，相当于200ml新鲜血中的血小板含量，每输入1单位血小板悬液，理论上可使患者循环中血小板升高约$(5\sim6)\times10^9$/L。一份单采血小板数量约$(1\sim3)\times10^{11}$个，理论上可提高血小板计数30×10^9/L。实际升高数受供血者血小板数量、采血时间、保存及运输等诸多条件的影响。输入量应根据疾病种类、出血程度和手术范围而定。应该指出的是，此类患者禁用抑制血小板功能的药物。由于血小板表面的抗原性不同，多次输注可产生同种血小板抗体，加速血小板的破坏，应引起注意。

四、凝血障碍性疾病患者的手术问题

凝血障碍性疾病患者接受手术参见本篇第七章的第九节至第十三节相关内容。

五、其　　他

患者因罹患心血管疾病等接受抗血小板药物及抗凝药物长期治疗，在手术前整体评估十分重要，建议多学科讨论权衡围手术期出血及停药造成心血管不良事件的风险，决定是否停药及相应桥接治疗。此处仅以普通外科手术为例，阐述基本原则。

单药抗血小板治疗患者接受手术：阿司匹林在术前停用7~10天，氯吡格雷术前停用5天，术后24小时恢复用药。双联抗血小板治疗患者：推迟手术至裸支架植入后6周，药物洗脱支架植入后6个月，围手术期继续使用阿司匹林，术前5天停用氯吡格雷，术后24小时恢复；若不能推迟手术，建议在围手术期继续双联抗血小板治疗，若出血考虑输注血小板和其他止血处理。

术前使用华法林患者，围手术期根据血栓风险评估，血栓形成高危险患者需要低分子肝素桥接抗凝。在术前5天停服华法林，次日开始低分子肝素抗凝至术前24小时，术后根据手术出血风险在24~72小时重新开始低分子肝素抗凝；术后12~24小时重新开始华法林治疗，当INR超过2时停肝素类药物。

未控制的真性红细胞增多症(PV)和原发性血小板增多症(ET)患者，术后出血和栓塞的并发症及死亡率高，应避免手术。对急需手术的PV患者，应紧急放血使血容量接近正常。对ET患者，术前应用烷化剂、抗血小板药物和/或血小板分离术，使血小板降至$(200\sim300)\times10^9$/L再行手术。术后早期下床活动可减少深静脉血栓形成的危险。

对未缓解的急性白血病患者，手术是禁忌的。若必须手术(如白血病合并妊娠、合并急性阑尾炎、胃肠穿孔等)，应在手术前、后及术中输新鲜血及血小板悬液，宜在积极控制感染和出血的条件下进行。缓解期急性白血病、慢性白血病慢性期的手术指征相对放宽。慢性淋巴细胞白血病患者服用伊布替尼胶囊期间，由于影响血小板功能，若需择期手术，应停药7天待血小板功能恢复，在术后1~3天再根据患者情况重新开始原剂量口服。而服用伊布替尼期间需要非计划手术，原则上应输注血小板以获得50%的新鲜血小板，具体输注剂量可根据末次服药至术前间隔而定。

第三节　外科手术后引起的血液学改变

一、外科手术后的异常出血

外科手术后的异常出血发生率约为0.05%~4%，常见原因有：①外科止血不当；②隐匿性凝血因子缺乏，如因子Ⅷ、Ⅸ、Ⅺ和vWF缺乏；③血小板功能缺陷性疾病，如血小板无力症、贮存池病；④慢性肝病引起的纤维蛋白原、凝血酶原及因子Ⅶ、Ⅸ、Ⅹ等减少；⑤术中输入大量乏血小板的库血(用ACD液保存的库血24小时后血小板大多失活)，引起血小板稀释。库血中半衰期短的凝血因子(如因子Ⅴ、Ⅶ、Ⅷ)含量明显减少，此外抗凝剂枸橼酸钠随大量输血进入体内使游离钙减少，引起凝血障碍；⑥手术诱发的DIC和/或原发性纤溶亢进；⑦术中血型不合的输血引起溶血性输血反应，导致出血；⑧术前或术中使用肝素过量。对各种出血原因的鉴别诊断，可参阅第七章第一节“出血性疾病概述”和第十三节“弥散性血管内溶血”。

二、胃肠道手术后引起的贫血

胃或小肠大部切除后影响铁、维生素B_{12}和叶酸的吸收，导致缺铁性和/或巨幼细胞贫血，前者的发生率为28%~50%，后者约为5%。其发病机制及诊治参见本篇第二章第四节“缺铁性贫血和其他低色素性贫血”和第五节“巨幼细胞贫血”，本节不予赘述。

三、体外循环对血细胞和凝血机制的影响

血液通过体外循环管道时，因血流过速可引起红细胞大量

破坏。红细胞破坏过多可出现贫血与黄疸。血小板机械损伤、血小板黏附在异物表面消耗过多、凝血系统被激活及输入大量库血等,均可引起血小板减少。手术后1~2天血小板可轻度回升,术后10天左右血小板恢复正常。体外循环开始时白细胞因机械损伤而减少,随后增多,可持续1周左右。多种凝血因子减少、纤溶系统激活和体外循环过程中肝素应用过量,均可引起凝血障碍。

四、实体器官移植对血细胞的影响

实体器官移植后可有暂时性白细胞增多,部分患者移植术后白细胞减少,这可能与原发病、过量应用免疫抑制剂有关。发生急性排异反应前1~3天已有血小板减少,动物实验证明血小板聚集在被排异的移植器官血管内。肾移植成功后血循环中红细胞生成素增高,数日后网织红细胞升高,贫血随之改善。若发生排异反应,则氮质潴留明显,贫血又复加重。肝移植成功后贫血和凝血机制改善,如发生排异反应,则凝血因子生成减少,或因纤溶系统激活而导致出血。

五、人工心脏瓣膜装置与溶血

人工心脏瓣膜对红细胞的机械损伤及血流动力学改变可引起溶血。轻度溶血可无临床症状,仅有网织红细胞增多和血清结合珠蛋白降低,重度溶血伴有贫血和黄疸,其发生率在主动脉瓣膜置换中达5%~11%,在二尖瓣置换中仅占1%。少数患者出现Coombs试验阳性,可能与红细胞膜受到机械损伤后的抗原性改变有关。对严重溶血性贫血患者,应考虑再次手术。

推荐阅读

1. SHATZEL J J, OLSON S R, TAO D L, et al. Ibrutinib-associated bleeding: pathogenesis, management and risk reduction strategies[J]. Thromb Haemost. 2017, 15(5): 835-847.
2. 中华医学会外科学分会. 中国普通外科围手术期血栓预防与管理指南[J]. 中国实用外科杂志, 2016, 5(36): 469-474.

第十章　细胞因子的临床应用

季丽莉　刘　澎

一、概　述

细胞因子(cytokine)是体内多种细胞(免疫细胞和非免疫细胞)分泌的、具有高效能生物调控作用的小分子多肽或糖蛋白,主要通过自分泌、旁分泌途径,呈网络式地调控人体的免疫系统,其功能涉及免疫系统的三大功能:抗感染、免疫监督、免疫自稳,并参与刺激造血,具有重要的生理作用。

至今已发现200多种细胞因子,有多种分类法,比较常用的是根据细胞因子的功能不同进行分类,分为白细胞介素(interleukin, IL)、干扰素(interferon, IFN)、肿瘤坏死因子(tumor necrosis factor, TNF)、集落刺激因子(colony stimulating factor, CSF)、趋化因子(chemokine)和生长因子(growth factor, GF)。也有按照细胞因子产生的细胞分类。此外,由于细胞因子治疗是以细胞因子结合相应受体、启动后续信号通路产生作用的,因此也有人提出按照细胞因子结合的受体对细胞因子进行分类。

二、细胞因子的临床应用

细胞因子治疗(cytokine therapy)包括重组细胞因子治疗、细胞因子阻断和拮抗治疗,以及细胞因子基因治疗,属于免疫治疗范畴。其中细胞因子基因治疗是将细胞因子或其受体基因通过一定技术方法导入体内,使其在体内持续表达并发挥治疗效应。可在恶性肿瘤、感染、自身免疫性疾病等方面应用,可解决细胞因子类药物在体内半衰期短、高剂量反复多次注射往往导致严重副作用等问题,目前有多项细胞因子基因疗法进行临床前期研究,可待研究结果再对这种治疗进行评价。

细胞因子从实验室走向临床得益于免疫学基础和技术的发展:人们逐渐认识到造血系统疾病,以及感染性疾病、肿瘤、自身免疫性疾病背后有复杂的免疫系统改变,与这些疾病的发生发展相关。这是免疫治疗,包括细胞因子治疗的理论基础。从20世纪60年代红细胞生成素(erythropoietin, EPO)等细胞因子被成功提取,到目前基因工程技术合成细胞因子及其受体激动剂、拮抗剂,为细胞因子治疗提供了实践中的可行性。目前细胞因子在造血障碍、肿瘤、感染,以及自身免疫性疾病等方面都有应用。由于细胞因子具有多效性的特点,即一种细胞因子在不同的组织、对不同的细胞具有不同的作用;同时细胞因子受体也具有多样性,即一种细胞因子具有多种受体,而同一受体又能接受多种细胞因子的调节;接受细胞因子治疗的患者也具有个体差异,所以细胞因子治疗具有复杂性:部分细胞因子治疗效果良好,而另一些细胞因子治疗副作用广泛而巨大,甚至部分细胞因子在进行临床试验过程中被终止使用。因此,在临床应用细胞因子时,除了对细胞因子的疗效有所了解,更需要熟悉其副作用,并注意观察患者的反应,才能保证其安全地临床应用。以下将详细介绍各种细胞因子在血液系统疾病中的应用和不良反应及处理:

(一) 集落刺激因子　具有促进造血细胞增殖的作用,最早这类细胞因子用于提升血细胞的数量和功能，而最近的临床前期数据提示这类细胞因子在新的领域也可能具有治疗作用：

1. EPO 肾小管旁间质细胞合成的糖蛋白，红系造血的主要调节细胞因子，主要用于体内 EPO 不足、或骨髓红系增生不良的疾病：

（1）肾性贫血：肾性贫血是指由各种肾病造成 EPO 的相对或绝对不足导致的贫血，以及尿毒症患者血浆中的一些毒性物质通过干扰红细胞的生成和代谢而导致的贫血，是 EPO 临床应用的首选适应证。肾性贫血患者在使用 EPO 前需要处理好各种导致贫血的可逆性因素，如铁缺乏或炎症状态。肾性贫血患者血红蛋白<100g/L 时，可考虑开始给予 EPO 治疗：非透析患者，需评估贫血症状、EPO 治疗风险，个体化权衡和决策；透析患者，由于血红蛋白下降速度较非透析患者快，血红蛋白<100g/L 时即开始 EPO 治疗。治疗目标为血红蛋白≥110g/L，不应>130g/L。具体使用方法：建议初始剂量 50～100IU/kg，每周 3 次，或者 10 000IU 每周 1 次，皮下给药，同时补充铁剂。控制血红蛋白每月增加 10～20g/L，用药 1 个月后根据治疗效果调整剂量：如血红蛋白升高未达目标值，可将 EPO 剂量增加 20IU/kg，每周 3 次，或每次 20 000IU 每 2 周 3 次。血红蛋白升高且接近 130g/L 时，EPO 剂量降低约 25%。需要注意的是，在需要下调血红蛋白水平时，应减少 EPO 的剂量，尽量避免停药。停止应用 EPO，尤其是长时间停药，可能导致血红蛋白持续降低。

（2）慢性病贫血：在患有慢性病的患者，如感染、炎症性疾病、肿瘤等，疾病本身引起患者体内释放炎性细胞因子（如 TNF、IL-1、IFN-γ 等），可抑制 EPO 的产生，同时抑制储存铁的释放，对红系祖细胞的增殖也有阻碍作用，由此患者处于 EPO 相对不足状态，在排除营养缺乏、慢性失血等情况后，可考虑本诊断。在积极治疗原发病的基础之上，可以使用 EPO 治疗，以纠正患者的缺氧状态。具体治疗方案可参考肾性贫血。需要指出的是，部分临床实验结果提示 EPO 治疗与患者生存时间下降有关，因此以治愈为目的的实体肿瘤患者，不推荐使用 EPO。

（3）放化疗相关性贫血：放化疗后患者常常出现骨髓抑制，血红蛋白低于 100g/L 时可以开始给予 EPO 治疗，150U/kg 或 10 000U 每周 3 次，或 36 000U 每周 1 次，皮下注射，一个疗程 4～6 周。治疗目标值为 110～120g/L，血红蛋白高于 120g/L 即可停止治疗。如血红蛋白升高≥10g/L，继续治疗；如升高不明显，可酌情增加剂量；如血红蛋白持续下降，则判为无效，停用 EPO，改用输血支持治疗。

（4）骨髓红系增生不良：包括再生障碍性贫血、阵发性血红蛋白尿和低危骨髓增生异常综合征，由于骨髓造血干细胞损伤引起的贫血，这些患者体内 EPO 并不缺乏，甚至还高于正常，需要结合其他药物共同治疗，视骨髓反应调整治疗：如再生障碍性贫血，在联合免疫抑制剂治疗同时给予 EPO 治疗，但往往治疗效果不好；骨髓增生异常综合征，在相对低危组、治疗前 EPO 水平<500U/L 者可使用，可试用大剂量 EPO（40 000～60 000U，每周 3 次），根据疗效逐渐减量至常规剂量或换用其他方案。

（5）EPO 的不良反应和处理：①高血压：是 EPO 治疗最常见的不良反应，因此接受 EPO 治疗者，尤其是慢性肾病患者，需要监测血压，血压轻度升高可继续观察，明显升高者需要降压处理，除非是难以控制的高血压，一般无须因高血压而停药。②高钾血症：发生率<1%，在慢性肾病患者群体中应慎重对待。③肌痛及输液样反应：通常发生在应用 EPO 1～2 小时后，表现为肌痛、骨骼疼痛、低热、出汗等症状，可持续 12 小时。2 周后可自行消失，症状较重者可给予非甾体抗炎药对症治疗。④过敏反应：较少发生，一旦发生，之后应避免使用。⑤血栓：由于恶性肿瘤患者本身具有高凝倾向，因此在肿瘤患者中需要注意评估患者的血栓形成风险，包括：血栓栓塞史、遗传变异、血液高凝状态、化疗前血小板升高、高血压、长期制动、近期手术等，并注意合并用药，如糖皮质激素、沙利度胺、来那度胺等，做相应预防，可以口服阿司匹林 100mg/d 预防，并且当治疗到血红蛋白升至 120g/L 时及时停药。

2. 粒系集落刺激因子（G-CSF） 能促进髓系祖细胞的增殖和成熟、并促进粒细胞从骨髓释放，对中性粒细胞的数量和功能都有提升作用：

（1）粒细胞减少：包括有症状的先天性中性粒细胞减少、周期性中性粒细胞减少，以及化疗引起的粒细胞减少。推荐剂量为 5μg/（kg・d），皮下应用。对于化疗引起的粒细胞减少，每天应用，至粒细胞高于 1×10^9/L；而先天性中性粒细胞缺乏达到 0.75×10^9/L 即可。

（2）外周血干细胞动员：可用于自体干细胞移植患者动员化疗后的辅助用药，也可用于异体干细胞移植供者动员，剂量为 10μg/（kg・d），每天使用，至检测结果提示外周干细胞数量足够。

（3）其他：G-CSF 受体在急性髓系白血病细胞上有表达，因此与化疗药物组合成为预激方案，在难治性白血病中取得良好疗效。另外，G-CSF 在再生障碍性贫血、骨髓增生异常综合征中也可使用，但是疗效不够满意，且骨髓增生异常综合征患者应用 G-CSF 需要注意是否有向急性白血病转化的风险。

（4）G-CSF 的不良反应：G-CSF 的耐受性较好，动员干细胞时，可引起脾大；长期使用 G-CSF 的副作用有骨质疏松；对严重的先天性粒细胞减少症患者，长期应用可加速其向骨髓增生异常综合征或急性髓系白血病的转化。

3. 粒细胞-巨噬细胞集落刺激因子（GM-CSF） GM-CSF 作用较 G-CSF 广泛，在体内可刺激粒细胞、单核巨噬细胞、嗜酸性粒细胞增殖，对巨核细胞也有一定的作用，临床上使用 GM-CSF 治疗造血低下的疾病，如先天性中性粒细胞减少、放化疗后的中性粒细胞减少，剂量为 250μg/（m^2・d），也可用来动员外周血干细胞。GM-CSF 是肺泡巨噬细胞和自然杀伤细胞成熟的关键因子，还能提升巨噬细胞的吞噬功能，因此也可用于严重的感染。

GM-CSF 不良反应较 G-CSF 多，常见不良反应有短暂发热、骨痛，胸腔和心包积液也偶有发生，最严重的不良反应是渗漏综合征，临床需要注意观察，并对症处理。

4. 血小板生成素（TPO）及 TPO 受体激动剂 TPO 是调节巨核细胞和血小板生成最重要的细胞因子，与巨核细胞及其祖细胞表面的受体结合，刺激巨核系祖细胞增殖分化，促进血小板生成。TPO 受体激动剂（例如艾曲泊帕、罗米司亭）与受体结合后产生 TPO 类似作用。

临床上 TPO 主要用于放化疗相关的血小板减少症：当血小板低于 $50\times10^9/L$、有出血倾向时，可使用 300U/(kg·d)，皮下注射，连用 10~14 天，如血小板高于 $50\times10^9/L$ 应即停止。如前一次化疗发生 3 级以上化疗相关血小板减少（$<50\times10^9/L$）的患者，可预防性使用，即化疗结束后 6~24 小时开始使用。

在难治性免疫性血小板减少症中也可使用 TPO，剂量同上，连用 14 天，血小板 $\geqslant100\times10^9/L$ 时停药；应用 14 天血小板不升者，视为无效，应停药。艾曲泊帕片剂建议 25mg/d 开始口服，根据血小板计数调整剂量，维持血小板 $\geqslant50\times10^9/L$，血小板 $\geqslant100\times10^9/L$ 时减量，血小板 $\geqslant200\times10^9/L$ 时停药，最大剂量不超过 75mg/d。罗米司亭首次应用从 1μg/kg 每周一次皮下注射开始，如血小板 $<50\times10^9/L$ 则每周增加 1μg/kg，最大剂量 10μg/kg；如持续 2 周血小板 $\geqslant100\times10^9/L$，开始每周减量 1μg/kg；如血小板 $\geqslant200\times10^9/L$，则可停药。最大剂量使用 4 周血小板计数不升者视为无效，应停药。

另有临床试验发现艾曲泊帕可有效治疗部分免疫抑制治疗无效的再障患者。TPO 和 TPO 受体激动剂临床使用耐受性好，后者使用时注意监测肝功能。

5. 其他 集落刺激因子种类很多，如巨噬细胞集落刺激因子（M-CSF）能作用于较晚期的巨噬细胞发育，直接调控组织中的巨噬细胞的数量和成熟，而不是早先认为的在骨髓中作用于巨噬细胞早期阶段，具有炎性、抗炎性的作用，其小分子抗体正在进行多种炎症性疾病和肿瘤的Ⅰ期临床试验。

（二）白细胞介素 是由多种细胞产生的、在免疫调节、造血、炎症中发挥重要作用的细胞因子。目前至少已发现 38 种白细胞介素，功能复杂、互相调控，在临床上常用的有以下几种：

1. IL-2 由激活的单核细胞或 T 细胞产生，能刺激、活化 T 细胞生长和分化，促进自然杀伤细胞增殖，同时能增强 T 细胞、单核巨噬细胞和自然杀伤细胞的细胞毒活性，是扩展和激活肿瘤有杀伤活性的淋巴细胞（LAK）和肿瘤浸润的淋巴细胞（TIL）的必需因子，因此具有抗肿瘤效应。临床上已批准在转移性肾癌使用，而在血液系统的肿瘤中在试验阶段，有尝试联合 T 细胞治疗用于淋巴瘤患者中。

同时 IL-2 又是 $CD4^+$ 调节性 T 细胞（Treg）重要的维持者，在 $CD4^+T$ 各亚群分化中也发挥重要作用。两项小样本临床研究都支持小剂量 IL-2 用于预防和治疗 GVHD。

IL-2 的不良反应较多，最常见的一般不良反应包括畏寒、发热、乏力、厌食、恶心、呕吐、腹泻、皮疹等，可预防性给予非甾体抗炎药减少发热的发生，皮疹可用抗组胺治疗。较重的不良反应，应包括低血压、肾功能损害、心肺不良反应，以及毛细血管渗漏症、过敏性休克等，必要时需要及时停药。

2. IL-11 可与其他作用于早期或晚期造血的生长因子协同作用，刺激造血细胞的生长和分化。能促进各个阶段巨核细胞和血小板的生成，临床上用于化疗后血小板低下，推荐剂量为 25~50μg/kg，皮下注射，连用至少 7~10 天，至血小板 $\geqslant100\times10^9/L$ 或血小板较用药前升高 $50\times10^9/L$ 时可停药。需要注意的是：在下一周期化疗开始前 2 天及化疗中不可使用 IL-11。

IL-11 会造成水钠潴留，使用后房颤的发生率稍有升高，因此老年患者，尤其是合并充血性心功能衰竭、房性心律失常的患者需慎用。

3. 其他 IL-3：是多能集落刺激因子，可促进骨髓中多能造血干细胞的定性分化与增殖，但目前临床上并不常用。IL-6：是一种前炎症因子，促进 B 细胞功能产生免疫球蛋白、诱导其他炎症因子释放、诱导炎症细胞 Th17 分化、促进巨核细胞成熟。IL-6 及其受体在炎症性疾病中应用较多。血液系统疾病中，IL-6 受体拮抗剂在日本被批准用于 Castleman 病的治疗。IL-6 拮抗剂还可用来治疗 CAR-T 治疗中的细胞因子释放综合征。

（三）干扰素 是一组多功能的细胞因子，主要由单核细胞和淋巴细胞产生，分为 α、β、γ、ε、κ、ω 等多种亚型。可增强自然杀伤细胞、巨噬细胞和 T 淋巴细胞的活力，促进树突细胞成熟、迁徙至淋巴结，并能降低 Treg 细胞的免疫抑制功能，在抗病毒和肿瘤免疫监督方面具有重要作用。在血液系统中，主要有两方面的用途：

（1）抗肿瘤效应：IFN-α 在伊马替尼出现前曾是慢性粒细胞白血病（CML）的主要治疗方案之一，目前与慢粒首选治疗 BCR-ABL 酪氨酸激酶抑制剂能快速、高效获得临床应答。干扰素还能用于多种惰性淋巴瘤的治疗：毛细胞白血病在克拉屈滨治疗后未获得完全缓解者可用 IFN-α；IFN-α 能提高滤泡淋巴瘤患者化疗联合利妥昔单抗的疗效；原发皮肤 $CD30^+T$ 细胞淋巴瘤的局灶病变患者可使用 IFN-α 治疗，而 IFN-γ 已被证明对 IFN-α 和其他局部或全身治疗难治的各期 CTCL 患者有效；成人 T 细胞白血病/淋巴瘤（ATCL），IFN-α 联合抗病毒药物齐多夫定控制病毒滴度，对有部分亚型治疗有效；IFN-α、IFN-γ 可单独或联合光疗治疗蕈样肉芽肿。可用于多发性骨髓瘤的维持治疗。

（2）抗病毒效应：惰性淋巴瘤合并 HCV 感染者使用干扰素不仅能控制病毒复制，同时对淋巴瘤也有疗效，因此在这类患者在斟酌利弊后可暂缓化疗，先给予干扰素抗病毒治疗。

IFN 的剂量范围大，国内临床常用剂量为 300 万 U/次，皮下注射，隔天应用。常见不良反应有发热、关节酸痛，注射部位偶有皮疹。一般随着使用时间延长症状会有所改善，如症状严重，可用解热镇痛药对症处理。三系下降在 IFN 治疗之初即可出现，如不严重可给予对症治疗，如中性粒细胞计数 $<1.5\times10^9/L$，或血小板计数 $<40\times10^9/L$ 时，需停药。

（四）肿瘤坏死因子 主要有 TNF-α 和 TNF-β 两种，两者生物学作用相似，能影响免疫细胞分化和凋亡，增强抗体介导的细胞毒功能，能促进 IL-2 释放从而促进淋巴细胞增殖，促进炎症反应，在许多自身免疫性疾病中具有致病作用，因此其拮抗型抗体已被批准用于多种炎症性疾病中。TNF 还能影响细胞的分化和存活，诱导肿瘤细胞凋亡或坏死，通过巨噬细胞、自然杀伤细胞、LAK 细胞的细胞毒性作用对肿瘤细胞杀伤或抑制增殖。曾有前期临床试验在肿瘤患者中应用重组 TNF-α，但结果表明其疗效有限而副作用巨大。此外，TNF 是重要的内源性致热源，在败血症患者体内显著升高，TNF 受体阻断剂治疗败血症似乎能收到较好效果。TNF 对造血干细胞的分化和增殖具有双重作用，由后续的信号转导通路状态决定其生物学效应。

综上可见 TNF 虽然在多个方面都有应用的合理性，但是直接应用 TNF 副作用过多。在明确其作用机制后选择合适的作用靶点、采用基因工程技术制作高效且副作用小的药物可能是将来的方向。

（五）转化生长因子-β　是重要的生长因子，具有多种生物学功能，具有免疫调控、维持干细胞池、对抗造血衰竭作用。TGF-β 信号通路异常与血液系统多种疾病发病相关，如急性髓系白血病、急性 T 淋巴细胞白血病、成人 T 细胞白血病/淋巴瘤、骨髓增生异常综合征等；在骨髓干细胞移植患者中，短暂阻断 TGF-β 通路促进干细胞增殖，有利于移植成功。尽管 TGF-β 具有重要的生物学作用，然而由于其多样性的特定，因此需要对其作用机制了解透彻，并通过基因工程设计出作用单一的生物制剂，才能安全地在临床中应用。

（六）趋化因子　能控制免疫细胞和非免疫细胞，包括单核细胞、巨噬细胞、淋巴细胞，以及血管内皮细胞、成纤维细胞的迁移和定位，已知免疫细胞在初级免疫器官中成熟后转移至次级免疫进一步分化，正确的迁移、定位是功能成熟的保障，因此趋化因子与淋巴细胞的成熟、功能分化相关。趋化因子能吸引免疫细胞到免疫应答局部，参与免疫调节和免疫病理反应。趋化因子有助于多种肿瘤的转移、成瘤，参与肿瘤微环境的组成，在急性淋巴细胞白血病、慢性淋巴细胞白血病、非霍奇金淋巴瘤等疾病中有很好的应用前景。

三、细胞因子治疗的展望

细胞因子具有多种生物学作用，参与多种疾病的发生，因此理论上细胞因子治疗在临床上有极大的应用价值。然而，在使用细胞因子或其拮抗剂治疗在临床实践中常常疗效不明显，或者毒副反应大，从而限制了细胞因子治疗的应用。究其原因，这一结果可能与细胞因子受体的多样性，以及细胞因子作用广泛对非治疗标靶细胞也产生生物学效应有关。因此优化细胞因子治疗，选择作用选择性高的制剂对改善细胞因子治疗效果有极其重要的意义。

随着对细胞因子和受体治疗相互作用机制了解的深入，以及生物工程技术的发展，借助蛋白质基因工程手段对细胞因子及其拮抗剂进行修饰，更特异、高效地调控细胞因子信号通路，是今后的发展方向。

推荐阅读

1. REICH N C. Too much of a good thing: Detrimental effects of interferon [J]. Semin Immunol, 2019, 43(2): 101282.
2. CASSATELLA M A, ÖSTBERG N K, TAMASSIA N, et al. Biological roles of neutrophil-derived granule proteins and cytokines [J]. Trends Immunol, 2019, 40(7): 648-664.
3. ALTAN-BONNET G, MUKHERJEE R. Cytokine-mediated communication: a quantitative appraisal of immune complexity [J]. Nat Rev Immunol, 2019, 19(4): 205-217.
4. SCHELLER J, ENGELOWSKI E, Moll J M, et al. Immunoreceptor engineering and synthetic cytokine signaling for therapeutics [J]. Trends Immunol, 2019, 40(3): 258-272.

第十一章　造血干细胞移植

马洁娴　谢彦晖

一、概　　述

造血干细胞移植（hematopoietic stem cell transplantation, HSCT）就是在造血干细胞植入前患者通过一种称为“预处理”的措施，即包括全身照射、化疗和免疫抑制治疗，然后同种异体供者或患者自身的造血干细胞经血管输注，造血干细胞归巢，植入患者体内的治疗方法。植入患者体内的造血干细胞具有自我更新、分化、增殖功能，使患者获得各种成熟具有功能的血细胞。造血干细胞来源于患者自身的称自体造血干细胞移植（autologous hematopoietic stem cell transplantation, auto-HSCT），造血干细胞来源于他人的称为异基因造血干细胞移植（allogenous hematopoietic stem cell transplantation, allo-HSCT）。因 auto-HSCT 实质是大剂量化疗联合造血干细胞支持，本章主要介绍 allo-HSCT。

二、造血干细胞移植基础

（一）移植免疫学

1. 组织相容性抗原和 HLA 配型　组织相容性抗原是引起移植物排斥反应的抗原，根据排斥反应程度的大小又分为主要组织相容性抗原和次要组织相容性抗原，人类主要组织相容性抗原系统又称为人类白细胞抗原（human leukocyte antigen，HLA）系统。

目前供者的选择标准开始增加至5个位点：HLA-A、HLA-B、HLA-C、DRB1和DQB1。供受者5个位点的10个等位基因完全相同称为“10/10相合”；“6/6相合”指HLA-A、HLA-B抗原水平相合，DRB1抗原水平或基因水平相合；“8/8相合”指HLA-A、HLA-B、HLA-C和DRB1 4个位点高分辨水平相合。骨髓移植或外周血造血干细胞移植，要求大于等于5个位点相配，脐血要求大于等于4个位点相配。除了非血缘供者的HLA相合，移植前检测受者血清中的抗-HLA抗体也很重要。当有两个或多个非血缘供者具有同等HLA相合程度，则需要考虑其他如CMV血清状态、供者年龄、供者性别、供者与受者的亲缘关系、非母系遗传抗原（NIMA）、非父系遗传抗原（NIPA）和ABO血型等选择标准。

北大人民医院总结了单倍体移植领域供者选择原则：①年轻男性供者移植组移植相关死亡率低、生存率高；②父亲较母亲供者组移植物抗宿主病发病率低、移植相关死亡率低、生存率高；③子女较同胞供者组移植物抗宿主病发病率低；④父亲较姐姐供者组移植相关死亡率低、生存率高；⑤非母系遗传抗原（NIMA）不合同胞较父亲、非父系遗传抗原（NIPA）同胞供者组移植物抗宿主病发病率低。

2. NIMA和DSA　个体的两条单倍体分别来自母亲和父亲，非遗传性母系HLA抗原（noninherited maternal HLA antigen，NIMA）和非遗传性父系HLA抗原（noninherited paternal HLA antigen，NIPA）分别指未遗传给子代的母系和父系单倍体。NIMA具有重要的临床意义。人们认为在子宫内暴露于NIMA获得了免疫原性，而对NIPA却没有。因此部分学者观察到母供子的造血干细胞移植后的急性和慢性GVHD以及移植相关死亡率都低于父供子，但是也有学者观察到子供母或同胞NIMA不相合的供者移植后重度急性GVHD的发生率低于母供子。在脐血移植中，NIMA相合可以加快中性粒细胞恢复，降低移植相关死亡率并有降低移植后复发的倾向。

近期的研究证实抗HLA抗体，尤其是供者特异性抗体（donor specific antibodies，DSA）在造血干细胞移植中也发挥重要的作用。白血病患者常因输血而产生抗体，如果受者在移植前预存的特异性抗体正好针对供者基因型特异表达的抗原，这种抗体成为预存DSA。DSA是与植入失败唯一一个密切相关的因素，推荐在无关供者错配移植及脐血移植前进行抗HLA抗体的检测。

（二）造血与免疫重建

1. 造血重建供者或自体造血干细胞具有“归巢”功能，输入受者体内后，造血干细胞能迅速从外周血迁移定居在骨髓并重建造血，骨髓存在重建造血的微环境，该微环境由巨噬细胞、内皮细胞或纤维细胞等各类基质细胞构成。

2. 免疫重建主要涉及固有免疫和适应性免疫的重建。循环的中性粒细胞数量在移植后一个月内可恢复正常，但其功能会略低于正常；NK细胞在数量和功能上在移植后一个月内均可恢复，而补体如C3、C4一般移植后不出现缺陷。异基因造血干细胞移植适应性免疫重建比较困难。B细胞主要由植入的造血干细胞重建，对于成年人由于退化和损伤的胸腺，来源于造血干细胞的T细胞生成不足，因此移植后受体的T细胞主要由植入的成熟T细胞来重建。因此移植后的B细胞数量在1~2年后可回复至高于正常水平，但B细胞库*VDJ*基因体细胞突变的B细胞百分率低于正常水平，恢复至少还推迟一年，对于B细胞分泌免疫球蛋白lgM、lgG1、lgG3可在移植后期恢复正常，而lgG2、lgG4、lgA需数年。细胞免疫难以恢复，$CD4^+$细胞数量在骨髓移植后20年才能恢复正常，对于$CD8^+$ T细胞，移植后一年即可达到正常，$CD8^+$T细胞表型亦表现出已接触抗原的T细胞，$CD8^+$T细胞库与$CD4^+$T细胞库类似，移植后的$CD8^+$T细胞可能存在造血干细胞来缓和成熟T细胞来源共存的情况。在移植晚期则主要是造血干细胞来源。移植后抗原提呈细胞如树突状细胞（DC），移植后三个月低下，DC1数量较易性高，但DC2细胞数量甚至需一年才能恢复。

三、造血干细胞移植适应证

（一）恶性血液病

1. 急性髓系白血病（AML）

（1）急性早幼粒细胞白血病（APL）：仅在①APL初始诱导失败；②首次复发的APL患者，包括分子生物学复发、细胞遗传学复发或血液学复发，经再诱导治疗后无论是否达到第2次血液学完全缓解，只要PML/RARa仍阳性，具有allo-HSCT指征。

（2）除APL外的AML：年龄<60岁的患者，按照WHO分层标准，预后中危组，如有合适供者，可考虑行allo-HSCT；预后高危组；初发时即具有不良预后的细胞遗传学/分子生物学异常的白血病；白血病伴有*FLT3-ITD*、*TET2*、*ASXL*，*AML1/RUNX1*，以及*WT1*，*K-RAS*基因突变11q23/MLL重排等，在CR1期应积极寻找合适供者行allo-HSCT。预后良好组的患者（*NPM1*突变，*CEBPA*双突变，*AML/ETO*（+）不伴*FLT3*突变等），无须在CR1期进行allo-HSCT，可根据强化治疗后微小残留病（MRD）的变化决定是否移植，如2个疗程巩固强化后AML1/ETO下降不足3个对数级或在强化治疗后由阴性转为阳性可行allo-HSCT。经过2个以上疗程达到CR1的AML患者可考虑行allo-HSCT；骨髓增生异常综合征（MDS）转化的AML或治疗相关的AML，CR1期未行异基因造血干细胞移植，首次血液学复发的AML患者，经诱导治疗或挽救性治疗达到CR2后，争取尽早进行allo-HSCT；CR3期的任何类型AML患者具有移植指征。难治及复发性各种类型AML，如果不能获得CR，可以进行挽救性allo-HSCT。

年龄≥60岁：如果患者疾病符合上述条件，身体状况也符合allo-HSCT的条件，建议在有经验的单位进行allo-HSCT治疗，可选择非清髓方案的预处理移植。

2. 急性淋巴细胞白血病（ALL）

（1）年龄>14岁：原则上推荐14~60岁所有ALL患者在

CR1 期进行 allo-HSCT,尤其诱导缓解后 8 周 MRD 未转阴或具有预后不良临床特征的患者应尽早移植,如 ALL 伴有 Ph(+),t(9;22)。对于部分青少年患者如果采用了儿童化疗方案,移植指征参考儿童部分。>60 岁患者,身体状况符合 allo-HSCT 者,可以在有经验的单位尝试在 CR1 期移植治疗。对于难治、复发后不能缓解患者,可尝试性进行 allo-HSCT。

(2) 年龄≤14 岁:CR1 期在如下高危患者中推荐行异基因移植;33 天未达到血液学 CR,达到 CR 但 12 周时微小残留病(MRD)仍≥10^{-3},伴有 *MLL* 基因重排阳性,年龄<6 个月或起病时 WBC>300×10^9/L,伴有 Ph 染色体阳性的患者,尤其对泼尼松早期反应不好或 MRD 未达到 4 周和 12 周均为阴性标准,均推荐行异基因造血干细胞移植。很早期复发及早期复发 ALL 患者,建议在 CR2 期进行 HSCT;所有 CR3 以上患者均具有移植指征。对于难治、复发未缓解患者,可在有经验的单位尝试性进行 allo-HSCT。

3. 慢性粒细胞性白血病(CML) 慢性粒细胞性白血病多考虑选用酪氨酸激酶抑制剂,仅在以下情况时考虑行 allo-HSCT:①新诊断的儿童和青年 CML 患者,具有配型相合的同胞供者时;如果有配型较好的其他供体,在家长完全知情和理解移植利弊的情况下,也可以进行移植;②慢性期患者如果 Sokal 评分高危而 EBMT 风险积分≤2,且有 HLA 相合供者,可选择移植为一线治疗;③对于伊马替尼治疗失败的慢性期患者,可根据患者的年龄和意愿考虑移植;④在伊马替尼治疗中或任何时候出现 *BCR-ABL* 基因 T315I 突变的患者,首选 allo-HSCT;⑤对第二代酪氨酸激酶抑制剂(TKI)治疗反应欠佳、失败或不耐受的所有患者,可进行 allo-HSCT;⑥加速期或急变期患者建议进行 allo-HSCT,移植前首选 TKI 治疗。

4. 骨髓增生异常综合征(MDS) 包括 MDS 及 MDS/骨髓增殖性肿瘤(MPN),如慢性幼年型粒-单核细胞白血病(CMML)、不典型 CML、幼年型粒-单核细胞白血病(JMML)、MDS/MPN 未分类在以下情况时考虑行 allo-HSCT:①IPSS 评分中危Ⅱ及高危患者应尽早选择合适供者,接受移植治疗;②IPSS 低危或中危Ⅰ伴有严重中性粒细胞或血小板减少或输血依赖的患者且有合适供者;③儿童 JMML 患者。

5. 骨髓纤维化(MF) 中危和高危原发或继发性 MF 患者,可考虑行 allo-HSCT。

6. 多发性骨髓瘤(MM) allo-HSCT 适用于具有根治愿望的年轻患者,尤其具有高危遗传学核型的患者,如 t(4;14);t(14;16);17p-,或初次自体造血干细胞移植(auto-HSCT)后疾病进展需要挽救性治疗的患者。

7. 霍奇金淋巴瘤(HL)和非霍奇金淋巴瘤(NHL) 难治或 auto-HSCT 后复发患者可考虑行 allo-HSCT。

8. 慢性淋巴细胞白血病/小淋巴细胞淋巴瘤(CLL/SLL) 年轻患者在下列情况下具有 allo-HSCT 指征:①嘌呤类似物无效或获得疗效后 12 个月之内复发;②嘌呤类似物为基础的联合方案或 auto-HSCT 后获得疗效,但 24 个月内复发;③具有高危细胞核型或分子学特征,在获得疗效或复发时;④发生 Richter 转化。

(二) 非恶性血液病

1. 再生障碍性贫血(AA)和新诊断的重型再生障碍性贫血(SAA) 患者年龄<50 岁(包括儿童患者),病情为 SAA 或极重型 SAA(vSAA),具有 HLA 相合的同胞供者,HSCT 也可以作为一线选择,有经验的移植中心可以在患者及家属充分知情条件下尝试其他替代供者的移植。复发、难治 SAA,经免疫抑制治疗(IST)失败或复发,<50 岁的 SAA 或 vSAA,有非血缘供者、单倍体相合供者具有移植指征,在有经验的医院,也可以尝试脐血移植。经 IST 治疗失败或复发,年龄 50~60 岁,体能评分<2,病情为 SAA 或 vSAA,有同胞相合供者或非血缘供者也可进行移植。

2. 阵发性睡眠性血红蛋白尿症(PNH) SAA/PNH 移植参考 SAA。

3. 海洋性贫血 HSCT 适用于依赖输血的重型海洋贫血,如重型海洋贫血、重型血红蛋白 E 复合海洋贫血、重型血红蛋白 H 病等。建议尽量在患儿(2~6 岁)疾病进展前接受 HSCT。

4. 范可尼贫血 在输血不多且并未转变为 MDS 或白血病时。

5. 其他 如重症联合免疫缺陷综合征(SCID)等先天性缺陷、黏多糖贮积症等先天遗传代谢病等。

四、异基因造血干细胞移植

(一) 供者选择

1. 首选 HLA 相合同胞和 HLA 相合同卵双胞胎供者。

2. 亲缘 HLA 半相合(单倍型)供者 亲缘半相合移植疗效逐年提升,特别是移植后大剂量 CTX 的应用,移植后生存率已经等同于同胞 HLA 相合移植疗效。由于无须耗时等待非血缘供者查询,移植后可以按需再次提供 HSC 满足治疗所需,所以适用于因病情需要尽快移植或者复发高危患者。移植后复发率较低。

3. 联系 URD 查询 中华骨髓库和中国台湾慈济供者库是常用资源。

4. 非血缘脐血 我国目前已经有 10 余家脐血库可用。

5. HLA 相合的同胞是 allo-HSCT 的首选供者,次选供者为单倍体相合亲属、非血缘志愿供者和脐血。其他因素除 HLA 配型之外,应优先选择:①无输血史的男性供者;②无输血史的未孕女性供者;③年轻供者,年龄<40 岁成人最佳;④ABO 血型相合供者;⑤CMV 血清学(-)患者,应尽可能选择 CMV 血清学(-)供者。

(二) 造血干细胞的动员、采集和纯化、回输

1. 动员 是指将造血干细胞动员到外周血。在 Allo-HSCT,供者是健康人,造血干细胞动员采用 G-CSF,常规剂量为 5~8μg/kg,疗程 3~5 天,正常供者通常在动员后第 3 天 $CD34^+$ 细胞在外周血中增加,第 4、5 天达到最高值。采集日期常选择动员后第 4~5 天。国内王椿教授报道,使用 GM-CSF 动员健康供者,5~7μg/(kg·d),移植后 100 天移植相关死亡率、累积死亡率、600 天真菌相关死亡率均有所降低。

2. 采集　采用细胞分离机，循环血量7～10L，采集时间1～3小时。通常$CD34^+$细胞量应≥$2×10^6$/kg，单个核细胞含量≥$2×10^8$/kg。

3. 回输　采集后的外周血和骨髓造血干细胞采用静脉输注。脐带血输注时，除采用静脉输注以外，也可采用经主动脉输注的途径。当输注肝素抗凝的骨髓液时，必须同步另开静脉通路输入适量的鱼精蛋白锌以中和肝素。由于骨髓血上层会有脂肪小粒，这些含有脂肪小粒的悬浮物在输注时应避免输入以防止脂肪栓。如果供受者ABO血型不合属于主要不合者(major incompatible)，则须对供者骨髓血细胞进行去红细胞和去血浆处理，常规方法是：在骨髓液中加羟乙基淀粉液，使红细胞自然沉淀、去除，然后将位于细胞层顶部的富含造血干细胞、白细胞与血小板的部分悬浮后输给患者。如果供者是O型，而其血清抗A和抗B的滴度很高(1∶260以上)，则在输注骨髓液之前，须离心清除骨髓液中的大部分血浆。经细胞分离机采集的外周血中，由于每袋绝对红细胞含量少于10ml，因而供受者ABO血型不合时，无须去红细胞处理。

4. 移植后血制品输注　移植后至一年内，为防止输血相关性移植物抗宿主病(GVHD)，保护受者免疫系统功能免受外源性抗原干扰，Allo-HSCT受者所接受的血液成分应经过照射剂量≥受者预处理所接受的辐照剂量以及高效滤器(进口血小板滤器、红细胞滤器)滤过，以防止输血后GVHD。经过高效滤器滤过，使血制品输注前达到少白细胞血制品标准：残留白细胞计数<10^5/U。自体移植患者的血制品可以仅使用高效滤器滤过。

(三)移植前受者的准备和预处理　移植前需要考虑的问题需要了解和考虑下述移植相关性问题，并建议患者进一步咨询移植专科医师。

1. 移植前　①HSCT适应证有无；②HSCT禁忌证有无；③移植类型：自体、异体、脐血；④异体：供者选择；⑤预处理方案强度：清髓性还是非清髓性，是否减低强度预处理；⑥疾病病期：早期、中期、进展期；⑦移植时机：急性白血病以2～4个疗程化疗后移植为最佳。

2. 预处理相关性风险　①恶心、呕吐、腹泻；②黏膜炎、口咽疼；③水钠潴留；④静脉阻塞综合征；⑤肝肾器官毒性；⑥骨髓抑制、全血细胞减少并发感染，以及输血支持；⑦化疗相关性出血性膀胱炎；⑧脱发、皮肤色素沉着、影响生育；⑨白内障可能；⑩继发性肿瘤。

3. 移植相关性风险及合并症　①输注反应；②植入失败或者移植排斥；③免疫抑制剂的使用与副作用；④急性移植物抗宿主病(aGVHD)；⑤慢性移植物抗宿主病(cGVHD)；⑥肠道血栓性微血管病(TMA)；⑦感染合并症：细菌、病毒、真菌、结核等；⑧原发病复发风险评估；⑨营养不良，骨质疏松症；⑩抗体相关性器官特异性自身免疫性疾病：甲状腺炎、免疫性血小板减少症(ITP)、自身免疫性溶血性贫血(AIHA)、重症肌无力等。

4. 全身状态/伴随疾病评估　①年龄；②伴随疾病；③器官功能；④移植前放化疗；⑤是否是二次移植；⑥营养状态；⑦有无活动性感染；⑧输血史；⑨药物过敏史。

5. 其他相关事宜　①治疗费用是否充足；②生殖细胞冷冻；③移植受者自身护理及饮食指导；④不良嗜好纠正：戒烟、戒毒、不能嗜酒；⑤出院随访计划书；⑥移植后生存质量；⑦临床研究分组设计。

(四)预处理方案　移植预处理方案移植预处理的目的主要有两个方面，即最大限度地降低肿瘤负荷以及介导足够的免疫抑制，使供者细胞顺利植入。预处理方案可以分为清髓性(经典)方案和非清髓性方案。移植以HSCT的细胞输注日定为0天，移植前天数计为负天数，移植后天数计为正天数。

清髓性(经典)方案：方案设计原则是采用主要器官可耐受的最大剂量，以最大限度地降低肿瘤负荷。预处理的毒性根据除造血系统之外的九项主要器官功能进行评估，这九项主要器官包括：心、膀胱、肾、肺、肝、黏膜、中枢神经系统、消化系统以及皮肤。器官毒性分为0～4度。清髓性方案可以引起3度以上器官毒性。而在造血免疫系统则产生致死性毒性，如果没有外源性HSC补充，清髓强度使受者的造血系统功能3个月之内无法自身恢复。

非清髓性方案：其清髓强度低于经典方案，如果没有外源性HSC补充，方案强度容许受者血细胞3个月之内自身恢复。有些预处理方案使用后，患者甚至不伴有可见的器官毒性，造血系统受抑十分轻微。该预处理方案并不摧毁骨髓，而是通过对受者进行一定强度的免疫抑制，以使供者细胞植入，从而发挥持久的、强大的移植物抗白血病/移植物抗宿主(GVL/GVH)作用。其低毒性或无预处理相关毒性的优越性可以使高龄或有医疗问题的患者也能从移植治疗中获益。预处理方案的选择受患者疾病种类、疾病状态、身体状况、移植供者来源等因素的影响。以下分开阐述：

1. 恶性血液病

(1) 白血病/MDS方案：一般强度的预处理方案：清髓预处理方案常用的有经典TBI+Cy和Bu+Cy方案及其改良方案，后者以北京大学人民医院的方案在国内应用最多，其他如包含马法兰(Mel)的方案，因为药物来源受限国内很少应用。

抗胸腺细胞球蛋白(ATG)一般用于替代供者的移植，剂量不等，ATG常用剂量为6～10mg/kg，或兔抗淋巴细胞球蛋白(ATG-F)应用剂量为20～40mg/kg；为降低GVHD，更低剂量ATG也尝试用于配型相合的同胞HSCT中。ATG的使用可以减低移植后发生GVHD的风险，但可能由于同时增加感染和复发，ATG方案并没有显著改善移植的TRM和OS。单倍体移植中供受者之间存在更大的HLA屏障，理论上发生植入失败和GVHD的可能性更大。国内多中心经验表明，包含总量为10mg/kg兔源ATG的GAIC方案可以在非体外去T细胞单倍体移植中获得满意效果。近年来发现，含有ATG的预处理方案能够降低慢性GVHD的发生率，但并不能有效降低重度急性GVHD。也有一些研究在ATG的用量方面进行探索，发现ATG剂量和输注时间可以显著影响GVHD的发生率和严重程度，比如针对兔源ATG 6mg/kg和10mg/kg，有些研究认为，6mg/kg ATG可以预防致死性GVHD，而且并不会影响移植物抗肿瘤效应,10mg/kg ATG 相比于 6mg/kg,发生移植后淋巴造血系统紊乱性疾病的可能性更大。多数研究提示移植物回输近期内使用 ATG 可以获得更强的疗效,而 4.5~6mg/kg 的中等剂量似乎更能平衡 GVHD 预防和感染/复发之间的得与失。

减低强度预处理(RIC)方案:RIC 方案有多种,主要包括氟达拉滨的方案和/或减少原有组合中细胞毒药物剂量增加了免疫抑制剂如 ATG 的方案(扩展阅读 16-11-0-1)。

扩展阅读16-11-0-1

扩展阅读 16-11-0-1　减低强度预处理(RIC)方案

加强的预处理方案:加强的预处理方案常用于难治和复发的恶性血液病患者(扩展阅读 16-11-0-2)。一般在经典方案基础上增加一些药物,常用 Ara-C、(Vp16)、Mel、TBI 或氟达拉滨、塞替派等,目前认为加强的预处理方案对于减轻肿瘤负荷有一定帮助,一定程度上降低了复发率,但可能带来移植相关死亡率增加,不一定能带来存活的改善。

扩展阅读16-11-0-2

扩展阅读 16-11-0-2　加强的预处理方案

55 岁以下的患者一般选择常规剂量的预处理方案,年龄大于 55 岁或虽然不足 55 岁但重要脏器功能受损或移植指数大于 3 的患者,可以考虑选择 RIC 方案,RIC 方案提高了耐受性,需要通过免疫抑制剂和细胞治疗降低移植后疾病的复发率。而具有复发难治的年轻恶性血液病患者可以接受增加强度的预处理方案。

(2) 其他恶性血液病:也可以采用白血病的清髓预处理方案,如经典 BuCy 或 TBICy 方案。

2. 非恶性血液病

(1) 重型再生障碍性贫血的预处理方案:同胞相合移植的预处理方案为 Cy-ATG,即 Cy 200mg/kg,d-5~d-2;ATG 11.25~15.00mg/kg,d-5~d-3、d-2;非血缘供者移植推荐采用 FluCy-ATG,即 Flu 总量 120mg/m^2,d-5~d-2 方案;Cy 总量 120mg/kg,d-5~d-2;ATG 总量 11.25~15.00mg/kg,d-5~d-3、d-2。单倍体相合的移植治疗 SAA 尚无统一的预处理方案,常用方案有 BuCyATG,即 Bu 总量 6.4mg/kg(静脉滴注),d-7、d-6;Cy 总量 200mg/kg,d-5~d-2;ATG 总量 10mg/kg 或 ATG-F 总量 40mg/kg,d-5~d-2。FluCy-ATG 方案,即 Flu 总量 120mg/m^2,d-5~d-2;Cy 总量 90mg/kg,d-3、d-2;ATG 总量 10mg/kg,d-5~d-2。

(2) 地中海贫血:采用与白血病相同的常规强度预处理方案如 BUCy 方案疗效欠佳,国内一般采用加强的预处理方案如 FluBuCyATG,即 Flu 总量 150mg/m^2,d-12~-10;Bu 总量 12.8~16.0mg/kg(静脉滴注),d-9~d-6;Cy 总量 200mg/kg,d-5~-2;ATG 总量 10mg/kg,d-5~d-2;羟基脲 20mg/kg,每日 1 次,3 个月前开始。

(3) 范可尼贫血:HSCT 治疗范可尼贫血经常采用 FluCyA-TG 预处理(Flu 150mg/m^2,Cy 40mg/kg,兔抗人 ATG 10mg/kg)进行 allo-HSCT,替代供者移植可以再增加低剂量 TBI。

(4) 脐血移植方案:脐血移植在儿童恶性肿瘤及代谢性疾病方面应用广泛,近年来在成人血液病上也有发展,安徽省立医院对高危急性淋巴细胞白血病(ALL)伴中枢神经系统复发的患儿采用 UCBT,获得一定疗效,采用强化清髓预处理方案包括:Bu/CY2,Bu/CY2/Flu/BCNU,TBI/Cy/Ara-C 和 TBI/Cy/Ara-C、BCNU。美国霍普金斯医院巴尔的摩方案:Cy 50mg/(kg·d),d-6;Flu 40mg/(m^2·d),d-6~d-2;TBI 200cGy,d-1;CSA 谷浓度 200~400ng/ml,d-3~d+100,如没有 GVHD,每周减 10%的剂量直到 d+200;吗替麦考酚酯(霉酚酸酯,MMF),1g/次(体重≥50kg),或 15mg/(kg·次)(体重<50kg),每 8 小时 1 次,d-3~d+30。

(五) 造血干细胞移植并发症的预防与处理

1. 移植早期并发症　移植后 100 天内发生,常见有:中心静脉插管意外;ATG 变态反应;静脉导管感染;植入失败、造血重建延迟或失败;超急性移植物抗宿主病(GVHD):移植后 14 天之内出现;口腔溃疡及黏膜炎;肠道菌群失调;CMV 血症或 CMV 疾病;其他病毒感染:单纯疱疹病毒(HSV)、BK 病毒(BKV)、腺病毒(ADV)、EB 病毒(EBV)等;中性粒细胞缺乏;急性 GVHD;急性肺部损伤;肝静脉阻塞综合征;出血性膀胱炎;肠道感染、水电解质紊乱、营养不良;器官功能损伤(心、肝、肾);早期复发等。以下就造血重建与植入失败,急性 GVHD 以及感染并发症的防治作一简述。

(1) 移植物抗宿主病(graft versus host disease,GVHD)

1) 移植物抗宿主病定义及分级:aGVHD 在移植后 100 天内发病。受影响的组织与内脏主要为皮肤、胃肠道、肝脏等。一般采用的分类标准见表 16-11-0-1、表 16-11-0-2。

2) 常用 GVHD 预防方案:环孢素 A(CsA)联合短疗程甲氨蝶呤(MTX),或者 CsA+短疗程 MTX+吗替麦考酚酯(霉酚酸酯,MMF)。①CsA+短疗程 MTX:适用于 HLA 同胞相合移植。CsA3mg/(kg·d),静脉给药 5 天开始给药,根据血药浓度调整给药量。待患者能够耐受口服,改为口服,口服剂量为静脉给药量的 2~3 倍。给药时间由医师根据 GVHD、感染、免疫重建状况等决定减量和停药时间。MTX15mg/(m^2·d),d+1 给药;10mg/(m^2·d),d+3、d+6 天各 1 次。②CsA+短疗程 MTX+MMF:适用于 URD 或者亲缘半相合移植。CsA 和短疗程 MTX 同上,MMF15mg/(kg·d),分两次口服,d+2~d+14 给药。在接受含 Flu+ATG 预处理方案者,短疗程 MTX 可以减低剂量或者不用。③大剂量 CTX:移植后第三和第四天使用大剂量的 CTX(50mg/kg)以减轻急性 GVHD 的方案在一些临床试验中得到验证,移植后大剂量 CTX 可能可以减低移植后Ⅲ~Ⅳ度急性 GVHD 及慢性 GVHD 发生率,尤其在非清髓半相合移植中可使患者获益,在移植后Ⅱ~Ⅳ度 GVHD 发生率等指标基本可达到 HLA 相合移植供者的水平,而且并不影响移植物抗白血病效应。

表 16-11-0-1 改良 Glucksberg aGVHD 分级(Consensus 标准)

器官受损程度	皮肤(占体表面积)	肝(胆红素)	肠
1+	皮疹面积<25%	2~3mg/dl	腹泻>10ml/(kg·d)
2+	皮疹面积 25%~50%	3~6mg/dl	腹泻>20ml/(kg·d)
3+	皮疹面积>50%	6~15mg/dl	腹泻>30ml/(kg·d)
4+	全身皮疹、大疱及大片脱屑	>15mg/dl	严重腹泻,腹痛可伴肠梗阻
分级	皮肤损害	肝脏损害	肠道损害
Ⅰ	1~2 度	无损害	无损害
Ⅱ	3 度	和/或 1 度	和/或 1 度
Ⅲ	任意	2~3 度	和/或 2~4 度
Ⅳ	4 度	和/或 4 度	任意

表 16-11-0-2 国际骨髓移植登记处急性 GVHD 分级指南

分级	器官受损严重程度		
	皮肤	肠	肝
A	1 度	无损害	无损害
B	2 度	1 度或 2 度	1 度或 2 度
C	3 度	和/或 3 度	和/或 3 度
D	4 度	4 度	4 度

注:表中 1~4 度评分依据参见表 16-11-0-1。

3) 急性 GVHD 治疗:aGVHD 的一线治疗是甲泼尼龙(MP)+CsA。考虑到伴随严重感染并发症高发,MP 剂量建议按照 0.5~1mg/(kg·d),最大剂量 2mg/(kg·d),不建议超剂量使用。达到预期疗效后,可根据病情,开始按每 3~5 天减量一次,每次减量 10%,逐步剂量递减。二线药物:巴利昔单抗,1mg/kg,第 1、4、7、14、21 天分别给药 1 次、达利珠单抗,每次 1mg/kg,每 14 天给药 1 次,5 次为一疗程。可以根据病情增减给药次数。有活动性感染的患者不建议使用。

(2) 移植后感染并发症:是移植相关性死亡率(TRM)的主要原因。主要防治措施:移植前清除受者体内感染病灶、全环境保护、入住洁净病房、移植后定期监测病毒活化以及其他病原学调研,及时发现和处理感染病原体等。①巨细胞病毒感染:移植预处理期间常规使用更昔洛韦(d-9~d-2),d-2 后停用;d0 开始常规使用阿昔洛韦;如果检测病毒阳性,应在减停免疫抑制剂的同时,采用更昔洛韦或者可耐常规治疗两周;两周后根据病情改维持治疗 1~3 个月。在怀疑 CMV-间质性肺炎(CMV-IP)患者,应加用人丙种球蛋白(IVIG)静脉给药,以提高救治成功率。②细菌感染:避免无指征使用抗生素,常规给予益生菌制剂以维系正常肠道菌群;在粒细胞减少(粒减)或者粒细胞缺乏(粒缺)期合理使用抑菌性或者杀菌性抗生素;注重病原体分离和鉴定、体外药敏试验。在高度怀疑中心静脉导管感染的情况下,及时控制 G+细菌感染,必要时及时拔管。③抗真菌:在移植前未感染真菌的患者,在预处理和移植后低细胞期,常规采用氟康唑或者棘白菌素类药物;移植前已经感染真菌的患者,需要根据情况采用两性霉素 B 或者伏立康唑等杀菌性抗真菌药物。预处理期间药物和剂量选择需要考虑药物相互作用以及器官毒性。

(3) 植入综合征(ES):造血干细胞移植后中性粒细胞恢复早期,部分人出现发热、皮疹、水钠潴留、非心源性肺水肿、多脏器功能衰竭,主要见于接受自体造血干细胞移植的患者,也可以发生于脐血移植,异基因造血干细胞移植的患者,其临床症状难以和 GVHD 明确区分。

至今,ES 仍没有统一的诊断标准。Spitzer 提出如下主要标准:①体温≥38.3℃,无确定感染原;②非药物引起的红斑性皮疹,累及体表 25%以上;③非心源性肺水肿,表现为弥漫性肺浸润和低氧症状。次要标准:①肝功能异常,总胆红素>2mg/dl,或者转氨酶≥正常值的 2 倍;②肾功能不全(血清肌酐≥基础值的 2 倍);③体重增加≥基础值的 2.5%;④不能用其他原因解释的一过性脑病。

诊断 ES 需要符合 3 项主要标准,或者 2 项主要标准加至少 1 项次要标准。一般限定 ES 发生在植入后(连续 2 天中性粒细胞计数≥0.5×10^9/L,96 小时以内)。

（4）造血重建、植入失败与移植物功能不良

1）造血重建：移植后中性粒细胞（ANC）恢复达到 $0.5×10^9/L$，而且连续 3 次检查不低于该数值即 ANC 重建。正常情况下重建时间是第 9～15 天。血小板恢复达到 $20×10^9/L$，而且在一周以上不输血小板情况下连续 7 次检查不低于该数值即血小板重建。正常情况下所需时间是 28 天内。

2）植入失败：①原发性植入失败：移植后 28 天以上 ANC 仍未达标，移植后嵌合状态示受者型嵌合，表明由于移植排斥导致原发性植入失败。②继发性植入失败：指植入后出现至少两个细胞系植入失败或者被排斥。移植后嵌合状态示，原有供者型嵌合转为受者型嵌合。供者细胞被排斥。植入失败在 Allo-HSCT 较 Auto-HSCT 多见。常见原因：供受者之间基因差异性、药物副作用、原发病进展、所移植细胞数量不够或者质量问题（供者高龄或者造血免疫细胞功能低下）、药物、感染以及严重 GVHD。处理：移植前供者选择要慎重，移植细胞最好有多余部分冷冻保存有备无患，积极防治感染和 GVHD，移植 45 天后可以谨慎选择供者淋巴细胞输注（DLI）或择期二次移植。

3）移植物功能不良：表现为造血、免疫功能低下。与上述植入失败不同，移植物功能不良是在完全供者型嵌合状态下，供者细胞未能在受者体内重建适宜的造血、免疫功能。移植物功能不良同样可分为原发性和继发性。原因大体同上，但是感染因素和 GVHD 最为常见，如：CMV、EBV、HPV-B19、HHV6 病毒感染，严重真菌感染等。治疗主要针对病因，控制感染和严重 GVHD。部分患者治疗后可以出现造血恢复。如果病因去除后仍未纠正造血不良，可以输注供者骨髓或外周血细胞，输注细胞前无须或者仅用轻微预处理即可，通过供者细胞补充以纠正造血不良。

2. 移植晚期并发症　①慢性 GVHD，是指发生在移植 100 天后的 GVHD，可分为局限性和广泛性（全身性、严重性），慢性阻塞性肺疾病和硬皮病就是较为常见的严重慢性 GVHD 类型；②免疫功能低下伴感染；③不孕不育；④白内障；⑤生长障碍与内分泌紊乱；⑥甲状腺功能低下；⑦疾病复发；⑧继发肿瘤等。

慢性移植物抗宿主病（chronic graft versus host disease，cGVHD）：是最为严重的影响移植后患者生存质量的并发症。发生率 20%～70%。主要受累器官是皮肤、肝、肺。cGVHD 可分为局限性和广泛性。典型的治疗过程需要经历 1～3 年。慢性 GVHD 尽管降低了疾病复发率，但是可引起较高的非复发死亡率，所以是移植后期的一个主要死因。此外，继发性肿瘤，尤其是口腔和皮肤肿瘤在 cGVHD 更为多见。慢性炎症、长期使用免疫抑制剂、免疫功能紊乱可能诱发新的恶性疾病。cGVHD 的主要后果是受累器官和组织损伤，以及功能障碍所引起的生存质量下降。防治措施：①在女供男的供受者对中，避免高龄经产女性作为供者。②预处理方案中含 ATG 可降低严重 cGVHD 的发生率。③治疗上注意感染并发症的防治和营养支持。④在 cGVHD 慢性阻塞性肺疾病和硬皮病，应注意真菌防治、肺功能训练、体能训练以及免疫抑制剂的合理应用。⑤长期服用大环内酯类药物以及改善微循环药物。⑥免疫抑制剂：一线治疗，MP+小剂量 CsA。耐药病例可选择二线药物，MMF、西罗莫司、沙利度胺等。

（六）移植后复发的防治　根据原发病及发病状态的不同，Allo-HSCT 后白血病的复发率为 10%～70%，Auto-HSCT 后的复发率更高。在 Allo-HSCT 中，绝大多数复发来自受者体内残存的肿瘤细胞，复发直接影响 BMT 的远期疗效，减少复发及复发后的治疗如下。

1. 化疗　利用加大剂量的防/化疗剂量以减少复发，目前所用的清髓性预处理的剂量已达极限，再加大剂量已不可能放，有人研究用化疗增敏剂及耐药逆转剂增强预处理对肿瘤的杀伤，但目前仍无定论。移植后白血病一旦复发，可用化疗再次诱导缓解，但时间不长，自体移植后复发率较高，天津市血液病研究所王建祥教授等通过对部分急性淋巴细胞白血病患者移植后加用必要化疗，提高了治疗效果。

2. 二次移植　虽然二次移植的疗效不如第一次，但在复发患者中也为一种治疗选择。IBMTR 曾统计了 114 例患者，第二次移植 Allo-BMT 的 6 个月内复发 2 年无白血病生存（LFS）仅 7%，6 个月以后复发 2 年 LFS 为 28%，复发发生于 1 年之后，HLA 相同的女性供者，移植后无急性 GVHD、有慢性 GVHD 者生存较好。

3. 免疫治疗　目前利用 GVL 防治移植后复发已成为治疗某些恶性病的重要手段。①停用预防 GVHD 的药物诱发 GVHD。在使用免疫抑制剂预防 GVHD 过程中，如果出现白血病复发应及时停用此类药物。在诱发 GVHD 的同时可见复发的白血病得到控制。②供者淋巴细胞输注（DLI）。虽然 DLI 治疗移植后复发取得了一定疗效，但 DLI 引起输注相关移植物抗宿主病和骨髓造血功能障碍并由此造成重度感染影响其疗效。文献报道 DLI 后 GVHD 发生率高达 49%～91%，相关死亡可达 20%。为减少 DLI 毒性，同时最大限度地保留 GVL 效应，相关改良尝试也应运而生，比如北京大学血液研究所采用 G-CSF 动员后的外周血干细胞采集物输注结合短程免疫抑制剂的应用。③新药及靶向药物。分子靶向药物甲磺酸伊马替尼用于 Ph^+ ALL 患者移植后复发的预防及治疗，对难治/复发 AML/MDS 用于去甲基化药物进行预防及治疗。④CAR-T 技术。

推荐阅读

1. NAWAS M T，SCHETELIG J，DAMM F，et al. The clinical implications of clonal hematopoiesis in hematopoietic celltransplantation[J]. Blood Rev，2020，46：100744.
2. BLAZAR B R，HILL G R，MURPHY W J. Dissecting the biology of allogeneic HSCT to enhance the GvT effect whilst minimizing GvHD[J]. Nat Rev Clin Oncol，2020，17(8)：475-492.
3. PATEL S S，LAPIN B，MAJHAIL N S，et al. Patient-reported outcomes in acute graft-versus-host disease：optimizing patient care and clinical trial endpoints[J]. Bone Marrow Transplant，2020，55(8)：1533-1539.

第十二章　输　血

夏　荣

输血(blood transfusion)是指将献血者的血液输注给患者以保证患者组织器官血液供应,是特殊情况下抢救患者生命不可替代的治疗手段。目前世界卫生组织把将不必要的输血减少到最低限度列为全球的血液安全战略的目标之一,因此,安全、科学、有效的输血原则给内科输血提出了更高的要求。

近年来,我国输血医学的基础与临床迅猛发展。2016 年 7 月中国国家标准化管理委员会批准发布 GB/T 13745—2009《学科分类与代码》国家标准第 2 号修改单的公告,在"320 临床医学"下增设二级学科"32032 输血医学",下设基础输血学、献血服务学、输血技术学、临床输血学、输血管理学和输血医学其他学科 6 个三级学科。输血医学二级学科的增设对我国临床输血的发展和完善具有重要历史意义。

第一节　人类血型系统

"血型"广义是指血液中各种成分的遗传多态性标志;狭义而言特指红细胞表面抗原结构。红细胞膜上 ABO 血型由染色体 9p 上的基因决定,为显性遗传。ABO 血型根据红细胞膜表达的抗原来命名,分别为 A 型、B 型、O 型、AB 型 4 种血型。ABO 血型除红细胞表面表达外,在血管内皮细胞和一些组织细胞上也有 ABO 血型抗原分布。ABO 异型输血可致严重溶血,甚至死亡。

Rh 血型系统的抗原至今已发现了 49 个抗原,具有临床意义的主要是五个抗原,即 D、C、E、c、e 抗原,D 和两对等位基因 E/e、C/c 排列在 1 号染色体上。人们将红细胞上有 D 抗原的人的血型称为 Rh 阳性血型,缺乏 D 抗原的人的血型为 Rh 阴性血型。汉族 Rh 阴性者仅 0.3%,西方人为 15%。Rh 系统的免疫原性的强度仅次于 ABO 系统。Rh 系统血型抗原在临床输血及新生儿溶血病中具有十分重要的意义。Rh 系统中,以 D 抗原的抗原性为最强,50%~75% 的 Rh 阴性的个体,通过输血或妊娠,受到 D 抗原阳性红细胞的免疫,可以产生抗 D 抗体。在免疫反应的早期,最早出现的是 IgM 抗体,然后是 IgG 抗体,大部分抗体属于 IgG。接受过 Rh 阳性血免疫的 Rh 阴性个人,当再次输注 Rh 阳性血可致严重溶血或死亡,再次怀 Rh 阳性胎儿可致严重的新生儿溶血。

人类白细胞抗原(human leukocyte antigen, HLA)是指第 6 条染色体短臂上一段基因和由其编码的抗原总称。Dausset 于 1954 年首次报道,HLA 不仅表达于白细胞,人体的各种细胞几乎均有表达,为抗原最强的同种抗原。HLA 主要包括 HLA-Ⅰ类抗原、HLA-Ⅱ类抗原和 HLA-Ⅲ类抗原,其中前两种抗原为膜结合糖蛋白,可分离和纯化,而后一种则以可溶性形式存在于血浆中。HLA-Ⅰ类抗原包括 HLA-A、HLA-B、HLA-C;HLA-Ⅱ类抗原包括 HLA-DR、HLA-DQ、HLA-DP。HLA 及其抗体与输血引起的不良反应有关,包括:非溶血性发热性输血反应,输血相关性移植物抗宿主病,输血相关性急性肺损伤等。

血小板抗原,泛指存在于血小板膜上,能刺激机体产生抗体,并与之结合的血小板膜蛋白质和糖分子。血小板上的抗原种类较多,主要有 ABO 血型系统、HLA-Ⅰ类抗原、血小板特异性同种抗原(human platelet-specific alloantigen, HPA)等。HPA 基因种类复杂,具有遗传多态性,至今被国际输血协会确认的血小板特异性抗原已有 35 个,其中 12 个抗原被列入 6 个遗传系统,分别命名为 HPA-1~HPA-5 和 HPA-15。其余抗原尚未达到系统标准。HPA-1~HPA-5 对人类影响最大,这 5 个系统与新生儿同种免疫血小板减少性紫癜(NAITP)、输血后紫癜(PTP)以及血小板输注无效(PTR)等疾病密切相关。

血液免疫原性复杂,除了血细胞抗原的多样性外,人类血清中的蛋白质也具有"型"的差别,被称为血清型(serum group)。血清型是指该蛋白质所具有的遗传多态性,按蛋白的性质,可将血清型分为免疫球蛋白、血清酶、血清蛋白、补体血清型等几大类。

血型是人类血液的主要特征之一,表达了血液各种成分抗原的遗传性状。除了同卵双生的个体外,不同个体的血液抗原性都互不相同。

第二节　内科输血基本程序

(一) 输血前准备　输血前准备包括输血前对患者输血指证进行评估、医患双方签署《输血治疗知情同意书》、医师向输血科提出输血申请、护士根据备血医嘱识别患者后采集血标本、输血科进行输血前相容性检查、血液的领取与发放、血液输注前的运输与保存。

(二) 输血前相容性检查　输血前相容性检查的目的是选择与患者血型配合的血液成分,使之能在患者体内有效地存活,无不良反应。也就是供者与患者的血液在免疫血液学方面"相容",从而达到安全、有效输血的目的。红细胞输注前相容性检查,主要包括:

1. 受血者和供血者 ABO 和 Rh 定型　常规红细胞血型定型法包括红细胞与血清学试验两部分,即正定型与反定型。用标准的抗 A、抗 B 和抗 D 血清测定红细胞表面有无 A、B 或 D

抗原,称为正定型(forward grouping test)。用A型、B型红细胞来测定血清中抗体的类型,称为反定型(reserve grouping test)。

2. 不规则抗体筛检和鉴定 输血前对受血者的血清/血浆进行不规则抗体筛查,以发现有临床意义的不规则抗体。所谓不规则抗体是指抗A和抗B以外的血型抗体,此类抗体能引起各类免疫性输血反应、新生儿溶血病或使输入的红细胞存活时间缩短等。不规则抗体筛检和鉴定试验可在交叉配血试验之前进行或同时进行,这样有利于早期确认有临床意义的抗体,避免延误输血。

3. 交叉配血试验 交叉配血的目的是检测献血者与受血者血液是否有不相合的抗原、抗体成分,此试验是保障输血安全的一道屏障。交叉配血试验分为:"主测"试验,即将供者红细胞与受者血清反应;"次测"试验,即将受血者红细胞与供血者血清反应;"自身对照"试验,即采用受血者血清及自身红细胞进行反应,此试验有助于解释交叉配血试验中出现的阳性结果。

4. 血小板输血前相容性检查 是指输注血小板前进行的一系列检测血小板抗原、抗体及交叉配血的试验,以选择相合性供者血小板。血小板抗原检测包括血小板相关抗原检测如HLA抗原、ABO血型及血小板特异性抗原检测。血小板抗体的检查,即检出患者血清中的血小板抗体及其特异性。为避免临床发生血小板输注无效,可以选择HLA、HPA相合的供者血小板,或采取血小板交叉配合试验选择合适的血小板进行输注。

(三)输血后效果评价 患者接受输血治疗后,临床医师须及时观察患者的病情变化,并复查Hb、凝血功能等相关实验室指标,客观准确评价并记录患者输血效果。红细胞输注主要用于纠正红细胞减少而引起的缺氧症状,从而恢复携氧能力,因此循环血液中Hb升高是红细胞输注临床效果的重要评价指标。内科输血评价的主要内容包括:①是否达到输血的预期目的?②患者临床症状和实验室指标得到怎样的改善?③输血剂量是否不足或过量?④决定患者输血需求的因素是否仍然存在?⑤患者是否需要继续输血?⑥患者是否发生了输血不良相关反应等?

第三节 血液成分与科学输血

(一)红细胞输注(red cell transfusion) 用于补充患者缺少的红细胞,纠正缺氧状态,是治疗贫血的有效措施。但要认识到红细胞输注是替代疗法,应该积极寻找贫血的原发病因,予以彻底治疗。内科患者红细胞输注主要用于红细胞破坏过多、丢失或生成障碍引起的慢性贫血并伴缺氧症状,并血红蛋白<60g/L或血细胞比容<0.2时可考虑输注。输血应个体化,如慢性贫血患者,血红蛋白虽只有60g/L,由于生理性代偿机制,患者常可以适应,症状并不明显,不输血仍可以维持一般的生活状态。但老年人及伴有心肺功能异常者,虽仅轻度贫血,亦不能耐受。因此,红细胞的输注指征除了血红蛋白水平,还需要结合患者的临床情况,包括贫血程度、心肺代偿功能、有无代谢率增高以及年龄等因素来决定。红细胞制剂有:

1. 悬浮红细胞(suspended red blood cells) 从全血中移除血浆并添加保存液悬浮后制成,具有与全血相同的携氧能力而容量较小,用于心、肾和肝功能不全患者时较安全。它是红细胞制剂中最常用的制剂之一。

2. 少白细胞红细胞(leukocyte-reduced red blood cells) 在血液采集后,患者输注前,用滤器去除白细胞而制备的红细胞制剂,能预防HLA同种免疫、亲白细胞病毒(CMV、HTLV等)感染和因白细胞抗体引起的非溶血性发热反应。

3. 洗涤红细胞(washed red blood cells) 是全血去除血浆后,用生理盐水反复洗涤过的红细胞。适用于:①阵发性睡眠性血红蛋白尿患者;②输入全血或血浆后发生过敏反应的患者;③高钾血症及肝肾功能障碍需要输血者;④IgA缺乏有抗IgA抗体者。

4. 冰冻红细胞(frozen red blood cells) 用高浓度甘油作为冷冻保护剂,在-80℃以下可保存红细胞10年,适用于稀有血型红细胞的长期贮存和军事需要。

5. 辐照红细胞(irradiated red blood cells) 以25~30Gy的γ射线照射红细胞,以破坏有免疫活性淋巴细胞的有丝分裂能力,预防输血相关移植物抗宿主病(TA-GVHD)。供免疫缺陷、骨髓或器官移植后患者输血用。

6. 年轻红细胞(young red blood cells) 是用血细胞分离机制备的成熟程度在网织红细胞与成熟红细胞之间的红细胞,因其存活期明显延长,故可延长输血间隔时间,减少铁负荷过多的发生。适用于需长期输血的患者。

(二)血小板输注(platelet transfusion) 是指针对血小板数量或功能异常的患者进行血小板输血,以达到止血或预防出血的目的。根据血小板输注的目的不同,临床上将血小板输注分为治疗性血小板输注和预防性血小板输注。

治疗性血小板输注(therapeutic platelet transfusion)是指因血小板数量减少或功能异常引起出血时,输注血小板制品以达到迅速止血的目的。

预防性血小板输注(prophylactic platelet transfusion)是指通过输注血小板使各种血小板生成障碍的患者(如恶性血液病、再生障碍性贫血、骨髓移植等)的血小板计数提高到某一水平,防止出血。

目前欧美国家超过70%的血小板输注为预防性输注。但血小板究竟低到什么程度才需要预防性输注血小板,目前尚无统一的标准。一般认为:①PLT<20×10^9/L,并伴有导致血小板消耗或破坏增加的因素时,如感染、发热、脾大、DIC等;②病情稳定、无发热、出血、血管异常,PLT<10×10^9/L者;③PLT<5×10^9/L,无论有无出血症状,均必须输注血小板,因这种患者很容易发生内脏出血,特别是严重的颅内出血,一旦发生出血,后果严重。除以上三种临床情况,通常认为:再生障碍性贫血、骨髓增生异常综合征等慢性血小板减少不伴发热,无出血倾向,血小板<10×10^9/L时也不一定需要预防性输注;化疗时预防性血小板输注的指征是血小板<20×10^9/L;老年、感染或有影响血小板功能的药物存在时,指征是血小板<30×10^9/L;若给血小板减少的患者实施手术或执行侵入性检查时,PLT<50×10^9/L者

须预防性血小板输注,同时应考虑手术部位和手术的大小。脑部或眼部手术须提高血小板计数>100×10^9/L。血小板输注的禁忌证为血栓性血小板减少性紫癜(thrombotic thrombocytopenic purpura,TTP)、溶血尿毒综合征(HUS)、输血后紫癜、肝素诱导性血小板减少症(heparin-induced thrombocytopenia,HIT)。降低预防性输注血小板的标准,不但会使血小板的使用量增加,而且会使同种免疫反应和病毒传播的风险增加。

血小板制剂有:①浓缩血小板(platelet concentrates),1个单位为200ml全血沉降后血浆和血细胞交界处的富含血小板血浆,所含血小板数≥2.0×10^{10}个;②单采血小板(apheresis platelets),用血细胞分离机采集的单个供者血小板,1个单位即为1个治疗量,所含血小板数≥2.5×10^{11}个,相当于浓缩血小板10~12单位;③少白细胞血小板(leukocyte-reduced platelets),是使用专用血小板滤白器制备的少白细胞血小板制品,其主要目的是预防非溶血性发热反应、HLA同种免疫和噬白细胞病毒(如CMV、HTLV)的感染;④辐照血小板(irradiated platelets)和洗涤血小板(washed platelets)是在单采血小板的基础上分别进行辐照、洗涤等处理制备而成,辐照血小板主要是为了预防TA-GVHD,洗涤血小板主要用于对血浆蛋白过敏的患者。

(三)血浆及血浆蛋白制品输注　血浆是血液中的液体成分,输血医学主要关注的是其中的蛋白质,特别是凝血因子、白蛋白和免疫球蛋白。我国临床使用的血浆主要有新鲜冰冻血浆(fresh frozen plasma,FFP)、冰冻血浆(frozen plasma,FP)和从FFP中制备出的冷沉淀(cryoprecipitate,Cryo)。血浆输注原则上要求ABO同型输注,在缺乏同型血浆时,也可以考虑进行ABO不同型相容性输注。

1. 新鲜冰冻血浆(FFP)　采集后储存于冷藏环境中的全血,最好在6小时(保养液为ACD)或8小时(保养液为CPD或CPDA-1)内但不超过18小时将血浆分离出并速冻成固态的成分血。FFP在-18℃以下可保存1年(自血液采集之日起),我国部分采供血机构使用-30℃冰箱保存FFP。FFP输注前必须采用专用设备在受控条件下解冻,通常需要15~30分钟,解冻后不稳定凝血因子含量逐渐降低,宜尽快输注。2~6℃下可储存24小时,解冻后不得再次冰冻。输注10~15ml/kg的FFP能使凝血因子水平提高30%,重复输注应根据临床情况和凝血功能检查的结果。

2. 冰冻血浆(frozen plasma,FP)　符合新鲜冰冻血浆制备条件时,经全血分离后冰冻保存的血浆,或新鲜冰冻血浆保存期超过1年后,即成为冰冻血浆,其不稳定的凝血因子Ⅴ、Ⅷ等含量明显减少,其他成分含量与FFP相似。冰冻血浆在-18℃以下可保存4年(自血液采集之日起),解冻后宜尽快输注,2~6℃下可储存24小时,解冻后不得再次冰冻。冰冻血浆可用于补充稳定凝血因子,不适用于不稳定凝血因子缺乏引起的凝血障碍,包括Ⅴ因子、Ⅷ因子。

3. 冷沉淀(cryoprecipitate,Cryo)　也称为冷沉淀凝血因子,是采用特定的方法将保存期内的新鲜冰冻血浆置于2~6℃冰箱中过夜融化或在1~6℃水浴装置中融化,分离出大部分血浆,并将剩余的冷不溶物质在1小时内速冻的成分血。冷沉淀凝血因子富含五种成分:Ⅷ因子、ⅩⅢ因子、vWF、纤维蛋白和纤维结合蛋白。冷沉淀适用于血友病A、血管性血友病、纤维蛋白原缺乏症、手术后出血、重症创伤、DIC等患者。

第四节　输血不良反应与处理

输血不良反应(adverse reactions of blood transfusion)是指受血者在输血过程中,或输血后一段时间内,出现的一组新的无法用原有疾病解释的症状和体征。根据输血不良反应起病缓急和时间先后不同,可以将其分为急性输血不良反应和迟发性输血不良反应;根据发病机制是否涉及抗原-抗体反应,可分为免疫性或非免疫性输血不良反应,分类见表16-12-4-1。

表16-12-4-1　输血不良反应分类

分类	急性不良反应(24小时之内)	迟发性不良反应(24小时之后)
免疫反应	急性溶血性输血反应	迟发性溶血性输血反应
	非溶血性发热性输血反应	输血相关性移植物抗宿主病
	过敏性输血反应	血小板输注无效
	输血相关性急性肺损伤	输血后紫癜
	血小板无效性输注	输血诱导的免疫功能抑制
非免疫反应	细菌污染性输血反应	含铁血黄素沉着症
	输血相关性循环负荷过重	血栓性静脉炎
	空气栓塞	输血相关感染性疾病(如各种肝炎、HIV、CMV等病毒,细菌、梅毒和寄生虫等感染)
	非免疫性溶血反应	
	凝血功能障碍与出血倾向	
	枸橼酸盐中毒	
	酸碱平衡失调与电解质紊乱	
	低体温反应	
	微聚体引起的输血反应	

（一）溶血性输血反应（hemolytic transfusion reactions，HTRs） 是指由于输注血液与受血者的免疫学不相容，导致输入的红细胞在受血者体内加速清除或溶解。按照溶血反应起病时间的缓急，以24小时为界，可以将溶血反应分为急性溶血性输血反应和迟发性溶血性输血反应。根据病理生理学机制，也可以将溶血反应分为血管内溶血和血管外溶血。血管内溶血是由补体介导的溶血反应，多见于ABO血型不合的输血，主要表现为血红蛋白血症和血红蛋白尿。而血管外溶血是指单核巨噬细胞系统吞噬被IgG和/或补体致敏的细胞后，移至肝脏与脾进行破坏从而出现的一系列临床表现。血管外溶血往往没有血管内溶血那么严重，一般仅表现为发热和逐渐加重的贫血。

1. 急性溶血性输血反应（acute hemolytic transfusion reactions，AHTRs） 是指在输血过程中或输血结束后24小时内发生的溶血反应，是最严重的输血反应，多为血管内溶血，但抗体效价较高时也可合并血管外溶血。主要由于ABO血型不合，其次还可由A亚型、Rh血型、Duffy血型、Kidd血型、Kell等血型抗体引起。引起AHTRs的抗体大多为IgM，少数为补体结合性IgG。IgM类抗体诱发的血管内溶血是临床上最危险的输血反应，大多于输血后立即发生。轻者仅有一过性的发热、血红蛋白尿、轻度黄疸或显示输血疗效不佳。重者输血后数分钟至数小时出现烦躁、发热、呼吸困难以致血压降低等休克表现和急性肾衰竭。严重溶血反应时，因大量红细胞破坏激活凝血系统，导致弥散性血管内凝血（DIC）甚至死亡。全麻状态下出现不能解释的手术区严重出血及低血压，可为溶血反应的唯一表现。一旦疑有AHTRs时，应核对患者及供血者的各种记录，将输血前、后标本重做ABO、Rh血型鉴定和交叉配合试验。用受血者红细胞做直接抗人球蛋白试验，如阳性，说明已被抗体致敏。如受者血浆游离血红蛋白和血清胆红素升高、结合珠蛋白降低，反应后第一次尿标本呈浓茶色或酱油色提示血管内溶血，确定其为血红蛋白尿有助于AHTRs诊断。

无论患者症状轻重与否，一旦怀疑发生AHTRs，应立即停止输血。更换输液器，保持静脉通道，严密观察生命体征和水电解质、肝肾功能和DIC的实验室检查结果。抢救重点在于抗休克，保持肾血流量，防止急性肾衰竭。可适当补液维持血容量，使用氢化可的松、多巴胺、间羟胺等血管活性药，以治疗低血压及改善肾脏灌注。纠正血容量后适当用20%甘露醇、呋塞米或依他尼酸促进利尿，保持尿量在100ml/h。严重的氮质血症、高血钾等应按急性肾衰竭处理。DIC时可用肝素治疗，具体治疗参见本篇弥散性血管内凝血相关内容。

2. 迟发性溶血性输血反应（delayed hemolytic transfusion reactions，DHTRs） 一般发生于输血后24小时~1周，以血管外溶血为主，多由Rh、Kidd、Duffy、Kell、Lutheran、Diego等系统抗体引起，抗体性质多为IgG，不需要结合补体。Rh阴性人通过输血或妊娠产生抗D，抗体往往持续多年，甚至终生。DHTRs是回忆性抗体反应，机体第一次接触红细胞抗原时，初次抗体形成较迟，此时大多数输入的红细胞已不存在，一般不会发生溶血，再次输血后，机体对先前致敏的抗原产生回忆反应，在几天内产生大量抗体，使供者红细胞溶解。最常见的临床表现为输血后血红蛋白下降，并由此而诊断。其他临床表现有发热、黄疸，比AHTRs轻得多，偶见血红蛋白血症及血红蛋白尿、肾衰竭、DIC。DHTRs大多无须治疗。值得注意的是，由于DHTRs表现不典型，医师想不到该诊断而再次输入不相合的血液，则能引起急性溶血反应。为预防DHTRs，不能使用配血时有弱凝或有冷凝集发生的血液制剂。DHTRs患者如需输血要用抗原阴性的红细胞或输血前用血浆置换去除同种抗体。

3. 非免疫性溶血性输血反应（non-immune hemolysis transfusion reactions，NIHTRs） 除免疫因素外的许多其他因素，如物理、化学因素，都可以引起溶血反应。这些因素包括：储存、运输不当（过冷、过热、震荡或储存时间过长）；操作不当（如冰冻红细胞没有正确去除甘油）；机械性溶血，如机械瓣膜、体外循环功能异常，用小孔径输液针头快速输血；血袋中误加非等渗溶液、不适当加温、冷冻等可能引起输入的红细胞破坏。输入大量G6PD缺乏的红细胞亦可发生急性溶血。发生非免疫性溶血时会出现高钾血症、血红蛋白尿及一过性肾脏损害，但很少出现AHTRs的其他表现。

（二）非溶血性发热性输血反应（febrile nonhemolytic transfusion reactions，FNHTRs） 是指患者在输血过程中或输血结束后1小时内体温升高1℃以上，常伴畏寒或寒战，持续1~2小时后缓解，个别有高热，且排除溶血、细菌污染及其他可能引起发热的输血不良反应。FNHTRs是一种常见的输血不良反应，几乎占输血不良反应的一半，其发生率与输注血制品的种类有关。预防FNHTRs应严格无菌操作，应强调采血、输血器具无外源性致热源输注；采血后立即滤除白细胞的血液可减少发热反应。应注意鉴别是否合并溶血反应，是否是细菌污染或基础疾病的进展。高热症状严重者中止输血，明确为FNHTRs可用解热药，异丙嗪或肾上腺皮质激素，哌替啶能缓解严重的寒战。

（三）过敏性输血反应（allergic transfusion reactions，ATR） 过敏反应的程度与输入的血浆量相关。其发生机制可能与抗IgA抗体以及受者抗体与供者血浆蛋白相互作用有关。轻者表现为皮肤瘙痒、荨麻疹、红斑、血管神经性水肿，重者出现支气管痉挛、喉头水肿、呼吸困难、发绀、过敏性休克。如出现反应，应停止输血。重度反应者立即皮下注射肾上腺素0.5~1mg，必要时气管切开、抗休克。有过敏反应史的受血者，应在输血前预防性使用抗组胺药，选用洗涤红细胞输注。多次输血会使IgG缺乏患者产生IgA抗体，当再次输入血液中的IgA可与抗体结合而过敏。原发性胆汁性肝硬化往往伴IgA缺乏，应引起注意。为预防严重的过敏反应，有抗IgA抗体者宜用无IgA的血浆或洗涤红细胞。

（四）输血相关性急性肺损伤（transfusion-related acute lung injury，TRALI） 指输血中或输血后6小时内新出现的急性肺损伤，是目前输血相关疾病发病和死亡的首要原因之一。TRALI的临床表现类似急性呼吸窘迫综合征（ARDS），表现为输血后突然发生呼吸困难,泡沫痰,严重肺水肿,心慌,可伴发热,胸部X射线检查示双肺弥漫性水肿征象。TRALI应与严重过敏反应、循环负荷过重、细菌污染反应等相鉴别。治疗以支持为主,须立即停止输血。

（五）输血相关性移植物抗宿主病(transfusion-associated graft versus host disease,TA-GVHD)　由输入的供者淋巴细胞在受者体内植活并扩增引起,易发人群包括免疫缺陷的患者,接受放化疗和移植后的患者等。临床表现为发热、皮疹、黄疸、腹泻、肝功能异常及全血细胞减少,常出现于输血后3~30天。受者淋巴细胞的HLA表型或基因型为供者型,皮疹活检可以确诊。TA-GVHD无特效治疗,死亡率高达90%以上。避免近亲输血,免疫低下人群输注辐照血可以预防TA-GVHD发生。

（六）输血后紫癜(post-transfusion purpura,PTP)　输全血或输血小板后1周出现全身紫癜和严重血小板减少,女性多见。发生机制是受者产生针对血小板特异性抗原的同种抗体,多为抗HPA-1a抗体,发生PTP者应尽量避免再次输血。

（七）细菌污染性输血反应　在采血、运输、保存、输血过程中,如无菌操作不当均可引起细菌污染。室温储存的血液制品发生细菌污染的可能性较冷藏保存的为高。轻者可误认为一般发热反应,重者于输入少量血液(10~20ml)后立即引起寒战、高热、烦躁、休克、尿闭等,严重者可发生休克,急性肾衰竭和DIC。应立即停止输注,应将血袋剩血涂片染色找细菌并做培养。

（八）输血相关性循环负荷过重(transfusion associated circulatory overload,TACO)　短时间内输入大量血液,或输血速度过快,超过患者血液循环或心脏的负荷能力,导致心力衰竭或急性肺水肿,重者可死亡。表现为在输血过程中突然发生呼吸困难、发绀、泡沫样血痰等肺水肿征象。一旦出现上述症状,立即停止输血。

（九）输血传播性疾病(transfusion-transmitted diseases,TTD)　指受血者由于输入含有病原微生物的血液而引起的传染病。可经输血传播的病原体,包括乙型和丙型肝炎病毒、梅毒、艾滋病毒等。严格筛选献血者,严格进行血液病毒标志物的检测,对血液制品进行病毒灭活,避免不必要的输血以及提倡自身输血,可以预防和控制输血传播传染病的发生。

推荐阅读

1. 杨成名,刘进,赵桐茂. 中华输血学[M]. 北京:人民卫生出版社,2017:482-506.
2. 刘忠. 全血和成分血使用标准释义[M]. 北京:人民卫生出版社,2019:83-89.
3. ACOG Practice Bulletin No. 196 Summary:Thromboembolism in Pregnancy[J]. Obstet Gynecol,2018,132(1):243-248.

第十三章　治疗性血液成分单采

谢　毅

治疗性血液成分单采指血细胞分离机从患/供者采集某一血液成分并对其去除、置换或修饰后输注患者。

第一节　血细胞去除

一、白细胞去除

使用血细胞分离机去除某一血细胞成分每次需体外循环1.5~2个血容量。一次单采可使白细胞下降25%~50%,去除前白细胞计数越高,去除效果越好。单采后血容量减少、白细胞增生和从组织中动员,使白细胞下降往往少于估算。单采的白细胞不能输给白细胞缺乏的患者,因为异常有核细胞可能在受者体内植活。①治疗白细胞淤滞:急性白血病白细胞>100×10^9/L,慢性白血病>200×10^9/L时出现白细胞淤滞,可有血栓形成,血管损害,梗塞和出血。患者出现呼吸窘迫、心肌梗死、脾梗死、脑梗死或脑出血、阴茎异常勃起和死亡。单采降白细胞的速度比化疗快,并可避免化疗副作用和大量细胞死亡引起的肿瘤溶解综合征,如高尿酸血症、高磷酸盐血症、高钾血症、低钙血症,氮质血症和肾衰竭等。去除术后可有白细胞反跳,白细胞碎片可引起DIC。去除术可降低高白细胞白血病早期死亡,但长期生存无改善。②治疗合并肝功能异常或妊娠的白血病患者,每周至少去除3次并需补充红细胞或血小板。CLL和HCL用淋巴细胞去除治疗可使皮损消失,淋巴结肿大、肝脾大、贫血或血小板减少改善,但不能推迟或防止Richter变。③去除淋巴细胞可减轻类风湿关节炎的症状,减轻器官移植后的排斥反应。

二、血小板去除

原发性血小板增多症伴心肌梗死、脑梗死、胃肠道出血或肺血栓形成时,或伴妊娠需预防胎盘梗死、避免胎儿死亡时,或患者伴白细胞减少、肝功能受损等不能化疗时,可选用血小板去除。每次去除可减少血小板计数50%,连续数天后停用。脾脏是血小板主要储存器官,脾大者疗效较差。去除后使用羟基脲可使血小板维持在较低水平。

第二节　血液成分置换

去除某一容量较大的血液成分如血浆或红细胞时，需以去除速率回输等量置换液，保持去除过程中血容量恒定。

一、血浆置换(PE)

(一) 置换量估算　每次置换量为1~1.5个血浆容量较合适，一个血浆容量(L)=体重(kg)×7%×(1-血细胞比容%)。为使异常物质下降到预期水平，每天或隔天置换一次，共3~5次。

(二) 置换液的选择　①晶体液：如生理盐水、平衡液等。缺乏胶渗压，使用量应小于置换总量的30%，成人应小于1 000ml。可单用于巨球蛋白血症和置换量较小的病例。②血浆增容剂：如6%羟乙基淀粉、右旋糖酐70等。暂时提高胶渗压，可能有过敏反应，大剂量使用会影响凝血机制。③5%白蛋白：具有提高胶渗压，不传播疾病，不必考虑血型的优点。但价格昂贵，不含凝血因子和免疫球蛋白。PE后APTT需24小时，纤维蛋白原需72小时才能恢复原有水平。所以，大量白蛋白作为置换液时须延长PE间隔时间，避免出血倾向。④新鲜冰冻血浆(FFP)：含凝血因子，白蛋白和免疫球蛋白，须使用受者同型FFP。含枸橼酸钠，大量快速使用可能引起代谢性碱中毒、低钙。有过敏反应、传播肝炎病毒或HIV的危险。置换液配伍举例：患者体重50kg，血细胞比容20%。一个血浆容量=50×7%×(1-20%)=2.8(L)。实际置换量为3 300ml。组成：置换前管道中充满的生理盐水200ml首先换入体内。其次换入红细胞600ml，以减少重度贫血体外循环对身体的影响。然后换入6%羟乙基淀粉500ml，最后换入FFP 1 500ml。PE过程中消耗ACD-A抗凝剂500ml。为预防晶体液离开血管后血容量下降，FFP量应予保证。隔天PE一次，共3~5次。

(三) 注意事项　PE死亡率为万分之三，死亡原因为心力衰竭和严重的过敏反应。①注意血浆采出的速率和容量应与置换液输注平衡，避免心力衰竭与休克。②保持置换液37℃，可避免低温所致的心律失常。③控制FFP回输速度避免代谢性碱中毒和低钙。④延长PE间隔时间、置换足够的FFP预防凝血异常。⑤控制含钠溶液输入量避免高钠。⑥发现过敏性荨麻症应予葡萄糖酸钙静脉注射。荨麻疹增加时应停止PE，给以糖皮质激素、肾上腺素等预防过敏性休克和喉头水肿。置换过程中保持与患者对话，如有声嘶提示喉头水肿时应停止PE并予药物治疗，必要时时抗休克和气管切开。⑦PE后体内血药浓度下降要及时补充，预防原发疾病反跳。

(四) 禁忌证　①肝肾严重损害；②有活动性出血，不能接受抗凝剂ACD-A。

(五) 适应证　PE的疗效缺乏随机对照临床试验证实，接受PE者病情危重，死亡常由疾病本身而非PE引起，所以除TTP外，宜常规治疗无效时才选用PE。

1. 免疫性血液疾病　①TTP患者体内有vWF金属蛋白裂解酶(ADAMTS13)的IgG自身抗体，酶活性<5%。循环vWF多聚物增大、血小板血栓形成，引起血栓性微血管病(TMA)。通常TTP出现TMA性溶贫和血小板减少时需要PE，选用新鲜血浆或FFP作为置换液。每日1次，3~5日后，随ADAMTS13活性增加和vWF低分子量多聚物增多，病情即可缓解。1970年前TTP病死率90%以上，用PE治疗后大部分患者治愈。PE对溶血尿毒综合征(HUS)也有疗效。其他TMA的PE疗效不确定，ADAMTS13活性偏低者PE效果较好。②特发性血小板减少性紫癜(ITP)：PE对急性、激素和切脾无效或HIV相关的ITP效果较好，PE与IVIG的疗效相当。③自身免疫性溶血性贫血(AIHA)：冷抗体型AIHA的PE效果较好，PE时要注意纠正贫血。置换液和体外循环血液的温度保持在37℃，偏低将致体内红细胞凝集，发生溶血。为防止激活补体破坏红细胞，置换液最好用5%的白蛋白溶液。温抗体型PE效果较差。④纯红细胞再生障碍性贫血：PE对某些急性期纯红细胞再生障碍性贫血有效。⑤婴儿溶血性贫血：Rh阴性的母亲再次怀孕，如母婴Rh不合将引起胎儿溶血，可在妊娠早期PE去除母亲的抗D抗体。18~20周后胎儿较大，可在PE同时宫内输注相容的红细胞治疗胎儿溶贫。⑥输血后紫癜：系血小板特异抗原不同诱导产生同种抗血小板抗体引起的血小板减少，PE疗效甚佳。⑦输血反应：多次输血后产生同种抗体引起严重输血反应和血小板输注无效，PE有效。⑧凝血因子抑制物：FⅧ治疗的血友病患者，可产生抗FⅧ抑制物(同种抗体)，使FⅧ治疗无效。老年人也会产生FⅧ抑制物(自身抗体)而患获得性血友病。FFP为置换液的PE可以降低FⅧ抑制物浓度，改善FⅧ疗效。⑨伴高黏滞血症的单株免疫球蛋白病：巨球蛋白血症是最早应用PE治疗有效的疾病。伴肾功能损害的骨髓瘤多次PE后，去除了影响肾功能的轻链，有很好的效果。⑩造血干细胞移植中的应用：PE可降低患者抗A或抗B的滴度，已用于ABO血型不相合造血干细胞移植前准备、以减轻移植后溶血性贫血或纯红细胞再生障碍性贫血。

2. 免疫相关的神经系统疾病　可试用于急性期的重症肌无力、Lambert-Eaton肌无力综合征、Guillain-Barre综合征、僵人综合征或Rasmussen脑炎，但对肌肉已萎缩的慢性患者无效。

3. 免疫性肾病　肺出血肾炎综合征或伴肾功能不全的ANCA相关的血管炎时，PE的效果比甲泼尼龙好。

4. 风湿病与其他　红斑狼疮、类风湿关节炎、结节性多动脉炎，Raynaud病，天疱疮等也可选用PE作为治疗措施。

5. 去除血浆中异常物质　①家族性高胆固醇血症：PE有效减低LDL和胆固醇的血浓度，促使黄瘤和动脉粥样硬化的吸收，对饮食和药物治疗无效者有效。②急性肝功能衰竭：PE去除致病的活性因子，补充白蛋白、凝血因子和血浆成分等，有利肝功能恢复。③药物中毒、蘑菇中毒或甲亢危象：PE可以去除与白蛋白结合的小分子药物、蘑菇毒素或甲状腺素。④Refsum病：PE降低血和组织中的植烷酸的堆积，改善运动失调。

二、红细胞置换

(一) 用正常红细胞置换异常红细胞

1. 血红蛋白S病　处于卒中、胸痛综合征、黄疸和阴茎异常勃起等危象状态时，实施红细胞置换术可去除含血红蛋白S的红细胞，换入等容量正常红细胞，中断低氧镰变、血管淤滞阻塞和梗死的恶性循环，缓解危象。也可用于患者妊娠或全身麻醉前。儿童出现卒中或脑梗死者，需要长期保持HbA在70%以上，多次置换后可维持HbA/HbA+HbS>50%～70%达数周。红细胞置换不产生铁负荷加重的风险。有的患者在置换术后1～11天出现癫痫，颅内高压等。

2. 珠蛋白生成障碍性贫血、阵发性睡眠性血红蛋白尿和亚甲蓝治疗无效的急性高铁血红蛋白血症也可用红细胞置换治疗。暴发性恶性疟疾和巴贝虫病通过置换可减少寄生虫负荷。

（二）用置换液置换红细胞

1. 血色病　用血浆等置换等容量的红细胞，可以迅速降低铁负荷，避免静脉放血引发的低血容量和血栓并发症。

2. 真性红细胞增多症　红细胞单采同时，等速输入等容量的6%羟乙基淀粉，比传统的静脉放血安全、方便和有效，无低血容量和血栓并发症。每单采200ml浓缩红细胞可使血红蛋白下降10g/L，一次采出浓缩红细胞最多可达1 800ml，血红蛋白下降90g/L。通常只需单采一次即可使血红蛋白恢复正常，术后少量羟基脲即可有效控制血黏度和血红蛋白水平，如出现缺铁，应补铁。

（三）用红细胞置换等容量血浆治疗严重贫血　可迅速提高血红蛋白含量，不增加血容量。

第三节　血液成分修饰

单采患者或供者的某一血液成分进行某种处理，然后回输患者。

（一）体外光化学治疗　是皮肤T细胞淋巴瘤、Sézary综合征的标准治疗。口服甲氧基补骨脂，2小时后单采淋巴细胞，用紫外线A照射后回输患者。因紫外线激活药物损伤了细胞，回输刺激抗肿瘤免疫发生，可诱导长时间缓解。

（二）封闭单核巨噬系统治疗难治性ITP　VP_{16} 100mg与供者1袋单采血小板37℃孵育数小时后输注患者，每周1次，共4次，对难治性ITP有效。VP_{16}或长春碱类生物碱极易与血小板膜的微管亚单位及微管蛋白结合，当此种偶联药物的血小板被单核巨噬细胞吞噬后能抑制吞噬功能。

（三）过继免疫治疗　采集患者淋巴细胞，通过细胞因子和基因工程等不同方法修饰淋巴细胞，使之具有攻击肿瘤的免疫能力，扩增后回输患者，使患者获得抗肿瘤免疫能力。①肿瘤浸润淋巴细胞输注（TIL）：手术切除的肿瘤组织中浸润的淋巴细胞，体外在大剂量IL-2作用下扩增后，回输患者。TIL细胞有向肿瘤归巢的能力。有效率为10%～25%。②DC-CTL和DC-CIK：造血干/祖细胞，单核细胞在含一定浓度的GM-CSF、IL-4和TNF-α的培养基中可被诱导生成树突状细胞（dendritic cell，DC）。用肿瘤基因转染DC，基因可在DC的细胞膜表达，在黏附分子和共刺激分子协助下，在体外将抗原信息提呈给采集的患者T细胞，使激活成为对肿瘤有攻击力的DC-CTL，回输DC-CTL对肿瘤有一定疗效。用INF-γ、IL-2、IL-1以及抗CD3的单抗诱导采集的淋巴细胞，形成$CD3^+/CD56^+$细胞为主的混合细胞，即CIK。再用转染表达肿瘤抗原的DC激活此种细胞，即成为DC-CIK，静脉输注对白血病有一定疗效。③CD19-CAR-T：是一种个人定制的长期有效的细胞过继免疫治疗。在体外通过基因工程将抗CD19单抗的基因嵌入T细胞抗原受体的基因中，然后让此嵌合性基因在患者采集的自身T细胞内表达，形成CD19-CAR-T，经体外扩增后输回患者体内。自身CD19-CAR-T能识别表达CD19的淋巴细胞白血病或淋巴瘤细胞，与CD19靶抗原结合后被激活，发生细胞毒反应，分泌细胞因子、颗粒酶和穿孔素，靶向杀伤肿瘤细胞。如患者肿瘤负荷较大，会产生细胞因子释放综合征，重者危及生命，须及时处理。细胞激活后可形成记忆T细胞，长期保持对肿瘤细胞的杀伤能力。治疗中表达CD19的正常和肿瘤性B细胞都被破坏，会发生免疫球蛋白缺乏症，需要定期补充静脉用免疫球蛋白进行替代治疗。

（四）人造血　2011年，法国实验室体外培养造血干细胞，诱导生成形态正常的成熟红细胞2ml，约100亿个红细胞（10^{11}）。回输供者26天后输入红细胞的41%～63%还在体内存活，与体内正常生成的红细胞存活率相同。

第四节　采集特殊血细胞用于治疗

（一）供者淋巴细胞输注（DLI）　同种异基因造血干细胞移植后DLI可获得供者抗白血病免疫力和抗感染免疫力，降低了复发和感染。同时使混合型嵌合体转成完全供者型嵌合体。DLI可使70% CML移植后复发患者的Ph染色体消失。

（二）干细胞的采集与移植　①造血干细胞移植：周围血造血干细胞含量约为骨髓的1%。随着造血干细胞动员技术的完善，可用血细胞分离机单采周围造血干细胞，数量足以重建造血和免疫系统。与抽骨髓相比，不需麻醉、重建造血的速度快，但周围血干细胞采集物中有大量T细胞，易引起移植物抗宿主病。②间充质干细胞（MSC）：周围血造血干细胞采集物中含间充质干细胞，已试用于心肌梗死，脑梗死，骨不连，下肢缺血坏死，股骨头坏死等组织修复。造血干细胞移植后输注MSC，不仅有促进造血干细胞植入的作用，而且具有诱导免疫耐受，抑制GVHD的效果。

推荐阅读

LEE D W，KOCHENDERFER J N，STETLER-STEVENSON M，et al. T cells expressing CD19 chimeric antigen receptors for acute lymphocytic leukemia in children and young adults：a phase 1 dose-escalation trial[J]. The Lancet，2015，385(9967)：517-528.

第十七篇

肾脏和泌尿系统疾病

第一章　概　　论

林善锬　郝传明

肾脏是机体重要器官之一，其功能包括排出代谢废物，调节水、电解质平衡，合成肾素、活性维生素 D_3、红细胞生成素等，以维持全身内环境稳定。肾脏通过每侧约 100 万个肾单位完成上述功能。肾小球是肾脏滤过的最重要部分，心排血量的 1/5 灌注到肾脏，血浆中除大分子物质以外，都可经肾小球滤过膜滤过，进入肾小管。滤过液除了含有大量代谢废物以外，还有大量水、氨基酸、葡萄糖及电解质等。肾小管根据全身情况的需要，对滤液进行重吸收，或分泌部分物质，以维持机体内环境的平衡。机体通过多种机制感应内环境变化，引起神经、内分泌的改变，直接或间接作用于肾脏各特殊部位，最终实现上述功能。

肾脏疾病既可以是以肾脏本身为起源的疾病，包括各种类型的原发性肾小球、肾小管间质疾病；也可以是全身病变的一部分，称为继发于全身的肾脏疾病，包括继发于糖尿病、自身免疫性疾病（如系统性红斑狼疮）、副蛋白血症、感染性疾病（如乙型肝炎、丙型肝炎）等的肾脏疾病。

【肾脏结构与生理功能】

（一）肾小球　肾小球内压是决定肾小球滤过的重要因素。尽管肾小球血液灌注受到许多因素影响，但滤过相对稳定（约 125ml/min）。肾小球通过入球、出球小动脉的收缩或舒张，以调节滤过压的高低。众多神经体液血管活性物质，可对全身血流动力学改变做出相应反应，通过入球小动脉和出球小动脉上的特有受体调控肾小球毛细血管内压。这些因子因为对入球和出球小动脉反应不同，可以起到及时调节的作用。例如血容量过多造成右心压力升高而分泌心房钠尿肽，后者选择性作用于入球小动脉上的受体使其扩张，使滤过增多，过高容量得到部分解除；相反，容量过少时交感神经系统激活，使入球小动脉收缩，减少了滤过。

肾小管-肾小球反馈是维持肾脏滤过稳定另一重要机制。肾小管致密斑通过感受小管内的氯化钠（NaCl），控制入球小动脉平滑肌以及肾素分泌，达到调节肾小球滤过的功能。当到达致密斑滤液的 NaCl 增加时，NaCl 经管腔侧上的 NKCC2（钠氯钾协同转运子）转运增加，而后通过复杂机制将该信号传递到处于出入球小动脉之间的系膜细胞，导致入球小动脉收缩、出球小动脉舒张，毛细血管内压下降，滤过下降。

（二）肾小管　肾小管连接于肾小球，呈细长、弯曲的小管结构。其各段结构有差异，对各种离子通透性质不同，可根据全身水电解质、酸碱平衡的需要，精密地对肾小球的滤液进行处理，使之最终以尿液形式排出。根据解剖部位以及结构特点，肾小管又分为近端小管（proximal tubule，PT）、髓袢（loop of Henle）、远曲小管（distal convoluted tubule，DCT）、皮质集合管和髓质集合管。

PT 又分为 S1、S2、S3 三段。PT 的 S1、S2 重吸收大约 60% 滤过液，尤其 S1 段的重吸收基本是无选择性的。大多数滤过物质，如氨基酸、葡萄糖等在近端小管的重吸收，都与 Na^+ 的重吸收相关。为了保持与 Na^+ 共同重吸收的物质可以持续进入细胞内，胞内的 Na^+ 必须不断从基底侧泵出到间质回到血管内，以保持细胞内低 Na^+ 浓度。通过此种方式重吸收的物质包含氨基酸、葡萄糖、磷酸盐等。它们与 Na^+ 一起的重吸收通常由一些称为转运子（transporter）的特殊蛋白所介导，如钠葡萄糖转运子、钠磷转运子等。这些转运子可受对应激素控制，如钠磷转运子受甲状旁腺激素等调控。尿酸在 S1 段的调节较复杂，先由 S1 段分泌到管腔，其后又经过 S3 段大量重吸收。生理情况下，滤出的碳酸氢盐几乎全部在近曲小管被重吸收。碳酸氢盐重吸收阈降低可以导致近端肾小管酸中毒。同样，参与磷、氨基酸、葡萄糖等转运蛋白的先天性基因变异可以产生肾性糖尿、肾性氨基酸尿以及由于钙磷代谢异常出现的各种骨骼异常等疾病。当近端小管广泛功能不全时，可表现为范科尼综合征（Fanconi syndrome）。

髓袢是连接近端小管的 U 形小管，分为下降支和上升支。它们具有对水的通透不同以及与直小血管相互平行排列的特点，参与形成一个从髓质到皮质的渗透压从高到低的梯度，后者是肾脏浓缩稀释功能的基础。髓袢上升支粗段表达 NKCC2，能够重吸收 Na^+、K^+ 和 Cl^-。重吸收的 K^+ 通过肾外髓钾通道（ROMK）重新分泌入管腔，ROMK 的正常功能，对维持 NKCC2 的正常转运有重要意义。NKCC2 参与了肾脏渗透梯度的形成，参与尿液的浓缩机制。NKCC2 可被袢利尿剂（如呋塞米）所阻断。

远曲小管（DCT）指从致密斑后到皮质部集合小管间的肾小管，虽然很短，但担负着调节细胞外液和电解质平衡的作用。DCT 含有丰富的线粒体，线粒体中含有最大密度的 Na^+-K^+-ATP 酶。DCT 前段对水不通透，管腔内的 NaCl 通过钠氯协同转运子（NCC）被继续重吸收，使管腔内液达到最大稀释度。噻嗪类利尿剂可以阻断钠氯协同转运子。DCT 同样对镁离子具有重吸收作用，主要通过瞬间受体电位通道（TRPM6）起作用。参与远曲小管转运的蛋白的基因异常可以表现为相应的综合征,包括家族性高钾性高血压、Gitelman 综合征、家族性低镁血症等。DCT 对一些激素(如血管紧张素Ⅱ、醛固酮)反应敏感,对交感神经反应也很灵敏。该段也参与对血钾变化的反应调节。DCT 除了有 NCC 以外,还有少量对阿米洛利敏感的上皮钠通道(ENaC),以及钠钙交换子。ENaC 受饮食钠盐量、醛固酮、血管紧张素Ⅱ调节。远曲小管后半部和连接小管因为同样对醛固酮十分敏感,统称为醛固酮敏感性远端小管(aldosterone-sensitive distal nephron,ASDN)。ASDN 虽然仅吸收 10%的滤过钠,但它是决定钠盐最后从尿中排出的关键;同时也是决定钾排泄的重要部位,且和酸碱平衡有关;该部分还参与了钙、镁重吸收。该部分各成分异常可以产生多种临床症状,包括假性醛固酮增多症(Liddle syndrome)、Ⅱ型假性醛固酮减低症(Gordon 综合征)、家族性高钾性高血压等。

集合管(CD)是肾脏控制和调节尿液酸化程度最主要部位,主要由主细胞(PC)和闰细胞(IC)组成,后者又分为 α 型和 β 型。主细胞富含水通道蛋白。α 型 IC 表达 H^+-ATP 酶,可以分泌 H^+重吸收 HCO_3^-;β 型 IC 除 H^+-ATP 酶外,在碱中毒时可以分泌 HCO_3^- 以及重吸收 H^+,β 型 IC 和 Cl^-重吸收有关。CD 异常与远端肾小管酸中毒、肾性尿崩症、Ⅱ型假性醛固酮减低等有关。

【肾脏疾病的临床表现】

疲乏、无力、精神不易集中、食欲下降等虽然是肾脏疾病最普遍症状,但因为可以出现在多种疾病中,而且程度不同,故不是肾脏病患者求医的主要主诉。除由系统疾病导致的肾脏疾病外,水肿、尿色改变、尿量明显改变是患者最常就诊的主诉。蛋白尿、血尿、高血压、肾功能减退、贫血则是肾脏专科检测确定肾脏疾病的可靠证据。遗传性肾脏疾病大多发生在小儿,常以发育不良、严重营养障碍、特殊电解质异常等被发现。除某些急性起病的肾脏疾病外,肾脏疾病的症状常较隐匿,因此定期健康体检,进行尿常规和血压等的检测能够实现肾脏疾病的早期发现。另外,肾脏疾病的症状和病情的轻重不一定平行,若无禁忌,往往需要进行肾脏活检以判断肾脏疾病病因、严重程度、治疗和预后。

(一) 水肿　在肾脏疾病中甚为多见。机体在其他多种情况下也可以出现水肿,包括严重营养不良、充血性心力衰竭、严重肝硬化和甲状腺功能减退等。与其他原因水肿不同的是:肾病水肿属全身性,不一定以特定部位为首现部位;水肿多为凹陷性;同时伴有蛋白尿;高血压也常伴随出现,但严重水肿时因为有效血容量减少,高血压可以不突出甚至出现低血压。

水肿是肾病综合征的主要临床表现。肾病综合征患者的水肿主要由两种因素引发,这两种因素均可导致水钠潴留,其作用程度可能因患者而异。一种是低白蛋白血症导致血浆胶体渗透压降低,促使液体从血管腔内转移至组织间隙,导致循环系统充盈不足并激活肾素-血管紧张素-醛固酮系统,引起继发性钠潴留,即充盈不足假说;另一种是肾脏疾病直接引起原发性钠潴留,即过度充盈假说。区分这些机制,能帮助判断患者耐受利尿治疗的能力。肾性钠潴留患者对利尿剂耐受良好,但如果是充盈不足为主要发病机制的患者,利尿剂可能会加重血容量不足。

(二) 蛋白尿　肾小球毛细血管内皮细胞、基底膜以及足细胞组成阻止蛋白滤过的屏障。足细胞中的细胞骨架蛋白,不仅对维持足突完整构型有重要作用,同时能够调控足突的复杂功能。足突与足突之间形成一种特殊结构膜,称为裂隙隔膜,其上带有负电荷,可以有效阻止蛋白通过。研究发现,裂隙隔膜或细胞骨架结构的一些蛋白异常是蛋白尿产生的重要机制,这些蛋白包括 nephrin、podocin、CD2AP、synaptopodin 等。

(三) 贫血　是肾病重要症状之一。轻度贫血在肾脏损伤早期[肾小球滤过率(glomerular filtration rate,GFR)为 60~90ml/(min·1.73m^2)]时就可见到。严重的肾功能减退[GFR<45ml/(min·1.73m^2)]时,大约 70%的患者出现贫血,而且相当部分患者的血红蛋白<10g/L。终末期肾病(end stage renal disease,ESRD)患者几乎 100%有贫血,而且更为严重。

慢性肾脏病(chronic kidney disease,CKD)时,肾脏产生红细胞生成素的细胞(renal erythropoietin producing cell,REPC)在纤维化过程中被破坏,红细胞生成素(erythropoietin,EPO)产生减少,造成骨髓红细胞生成障碍,导致贫血发生。同时,铁利用障碍、炎症等参与了慢性肾脏病贫血的发病。随着细胞感受低氧及对低氧反应机制的发现,人们对 CKD 贫血的机制有了进一步认识,特别在肾性贫血的治疗方面有了较大的进展。

正常人一旦由贫血引起的携氧减少,在 REPC 周围即能被感知,从而引起低氧诱导因子系统(hypoxia inducible factors,HIF)启动。HIF 由 α 和 β 两个亚单位组成。低氧信号被感知后,HIFα 与 β 相结合,转录出系列对抗低氧的众多基因,借以纠正低氧产生的后果。在 HIF 系统中,EPO 与红细胞制造相关的蛋白以及与铁代谢相关的蛋白也得到表达。感知低氧关键物质是一种脯氨酰羟化酶(proline hydroxylase,PHD)。低氧时该酶不起作用,HIFα、β 亚单位结合,HIF 系统激活;当氧恢复正常时,PHD 启动,其中 α 亚单位立即与冯希佩尔-林道蛋白(von Hippel-Lindau protein,pVHL)结合,从而被泛素化,最终经蛋白酶体系统水解。根据上述原理,已经开发出抑制 PHD 的药物,稳定 HIF 系统达到纠正 CKD 贫血的目的。该药已在中国首先完成临床试验,并在全球范围内首先上市,用于治疗肾性贫血。

(四) 高血压　在肾脏疾病中相当多见。比起一般原发性高血压,肾脏病引起的高血压常常比较严重,同时血压程度与肾病的进展有密切关系。导致肾性高血压原因比较复杂,肾素-血管紧张素系统激活为重要原因。另外,肾脏疾病引起的钠盐代谢异常、全身血管炎症性损害以及血管免疫细胞激活等都参与了高血压的发病。

【肾脏疾病的诊断】

肾脏疾病的诊断通常需包括临床诊断、病因诊断、病理诊断和功能诊断等。

在肾脏疾病的临床检查中，尿液检查有重要价值，可以判断蛋白尿/血尿的有无、明确类型和性质并进行定量。虽然有大量研究探讨肾脏损害的生物标记物，特别是急性肾损伤的生物标记物，然而结果依然不尽如人意。

由于肾脏活检技术的发展以及肾脏病理学的进步，肾脏病理在肾脏病诊断中起重要作用。由于肾脏病临床表现多为非特异性，目前仅有极少数非侵入性标志物能预测肾脏病理改变，而大多数患者即便有详细的病史、体格检查和实验室检查，仍需要通过肾活检来明确病理诊断并指导治疗。肾脏病理还有助于识别新的疾病、理解发病机制并观察临床疗效等。

肾脏病理常规包括三部分的检查：光镜、电镜和免疫荧光。除了通过常规组织学检查结果得出病理诊断外，有时需要辅以其他特殊染色等检查。例如，诊断肾淀粉样变需要刚果红染色阳性，且偏振光下应呈双折光现象，为进一步明确淀粉样物质的类型，则还需要进行免疫组化或质谱分析。有些特殊情况需要重复肾活检。例如狼疮性肾炎患者由于病程中存在病理类型转变可能，重复肾活检对了解病情以及更改治疗方案有利。肾移植患者也是随病情改变，需要重复肾活检。

临床上常用的肾功能测定如下：

1. 肾小球滤过功能　系指肾脏在单位时间内清除血浆中某一物质的能力，推算出肾脏每分钟能清除多少毫升血浆中的该物质，并以标准体表面积纠正，用于测定肾小球滤过率。菊粉清除率比较准确，可作为“金标准”，但操作较繁琐，临床较少应用。放射核素如^{99}锝 DTPA、^{51}铬 EDTA、^{125}碘油影酸钠(^{125}I-Na-io-thalamate)等方法相对准确，但较复杂，常用于临床试验。临床最常用的检测包括血肌酐、尿素氮、内生肌酐清除率等。但这些容易受到多种因素的影响，临床越来越多采用估算的肾小球滤过率(estimated glomerular filtration rate，eGFR)公式来评估，如 MDRD、C-G、CKD-EPI 等，这些公式在中国人群中的适用性也不断地得到验证。

2. 浓缩稀释试验　最简单的是用测定尿比重方法。测定尿中渗透浓度，可更好地反映肾脏浓缩稀释功能。在尿中不含过多蛋白、葡萄糖，以及外源性溶质包括甘露醇、造影剂等时，尿比重与尿渗透压比例极为固定。一般尿比重在 1.000～1.001 时，尿渗透压为 50mOsm/(kg·H_2O)，此值为肾脏可能达到的最大稀释能力；尿比重在 1.010 时，尿渗透压为 300mOsm/(kg·H_2O)，该值与正常血渗浓度较相近；尿比重在 1.020 时，尿渗透压为 800mOsm/(kg·H_2O)，常表示肾脏已能对尿液进行充分浓缩。

临床上通常测定自由水清除率(free water clearance，C_{H_2O})值来反映肾脏对水负荷的处理能力即稀释功能，常用下列公式来表示：

$$C_{H_2O}=V-C_{OSM}=V-\frac{U_{OSM}\times V}{P_{OSM}}$$

其中，C_{OSM} 为渗透溶质清除率，V 为每分钟尿量，U_{OSM} 为尿渗透压，P_{OSM} 为血渗透压。C_{H_2O} 越高，表示稀释功能越好。

3. 尿酸化功能　最简单的为测定尿 pH。在酸中毒时，尿 pH>5.5 者常表示肾脏酸化功能障碍。肾排酸由可滴定酸的排泄、铵的排泄和 HCO_3^- 的重吸收的代数和组成。测定尿阴离子间隙(urine anion gap)、尿渗透压间隙，也可以帮助诊断。

影像学检查也是诊断肾脏疾病的手段之一。超声检查对诊断肾脏囊肿、肿瘤、泌尿道畸形以及鉴别急、慢性肾衰竭有重要意义。计算机断层扫描(computed tomography，CT)在肾脏肿瘤、肾周病变等有较高的分辨率。磁共振成像(magnetic resonance imaging，MRI)综合了超声和 CT 技术的无电离、无损伤优点，显像清晰、分辨率高。

推荐阅读

1. ROY A，AL-BATAINEH M M，PASTOR-SOLER N M. Collecting duct intercalated cell function and regulation[J]. Clin J Am Soc Nephrol，2015，10(2)：305-324.
2. CHEN N，HAO C M，LIU B C，et al. Roxadustat for anemia in patients undergoing long term dialysis[J]. N Engl J Med，2019，381(11)：1011-1022.
3. SCHEFOLD J C，FILIPPATOS G，HASENFUSS G，et al. Heart failure and kidney dysfunction：epidemiology，mechanisms and management[J]. Nat Rev Nephrol，2016，12(10)：610-623.

第二章　急性肾损伤

第一节　急性肾损伤

王一梅　滕　杰　丁小强

急性肾损伤(acute kidney injury，AKI)是由各种病因引起短时间内肾功能快速减退而导致的临床综合征，表现为肾小球滤过率(glomerular filtration rate，GFR)下降，同时伴有氮质产物如肌酐、尿素氮等潴留，水、电解质和酸碱平衡紊乱，重者出现多系统并发症。2005 年急性肾损伤网络(AKI network，AKIN)将 AKI 定义为：不超过 3 个月的肾脏功能或结构异常，包括血、尿、组织学、影像学及肾损伤标志物检查异常。AKI 是涉及临床各科的常见危重病症，其发病率在综合性医院为 3%～10%，重症监护病房为30%~60%，危重AKI患者死亡率高达30%~80%，存活患者大部分遗留永久性肾功能减退，部分需要终身透析，防治形势十分严峻。

AKI以往称为急性肾衰竭，近年来临床研究证实轻度肾功能急性减退即可导致患者病死率明显增加，故目前将急性肾衰竭改称为AKI，期望能早期识别，并进行有效干预。

【病因】

AKI有广义和狭义之分，广义的AKI可分为肾前性、肾性和肾后性三类。狭义的AKI仅指急性肾小管坏死（acute tubular necrosis，ATN），是AKI最常见的类型，通常由缺血或肾毒性因素所致。

（一）肾前性AKI病因　肾前性AKI又称肾前性氮质血症，由各种原因引起的肾脏血流灌注降低所致，约占AKI的55%。引起肾脏低灌注（缺血）的常见病因包括有效血容量不足、心排血量降低、全身血管扩张、肾血管收缩和肾自主调节反应障碍（表17-2-1-1）。

表17-2-1-1　肾前性急性肾损伤的主要病因

病因	常见临床疾病及诱因
有效血容量不足	• 出血：外伤、手术、产后、出血性疾病 • 胃肠道体液丢失：呕吐、腹泻、引流 • 肾脏液体丢失：利尿剂应用过度、尿崩症 • 皮肤黏膜体液丢失：烧伤、高热 • 向细胞外液转移：胰腺炎、挤压综合征、低白蛋白血症
心排血量降低	• 心脏疾病：心力衰竭、瓣膜病、心包炎、心源性休克 • 肺动脉高压、肺栓塞 • 正压机械通气
全身血管扩张	• 药物：降压药、降低心脏后负荷药物、麻醉药 • 脓毒血症 • 肝硬化失代偿期（肝肾综合征） • 变态反应
肾血管收缩	• 药物：肾上腺素、去甲肾上腺素、血管紧张素转换酶抑制剂、血管紧张素Ⅱ受体拮抗剂、非甾体抗炎药、环孢素A等 • 高钙血症

（二）肾性AKI病因　肾性AKI由各种原因导致肾单位和间质损伤所致。以肾缺血和肾毒性物质导致肾小管上皮细胞损伤（如ATN）最为常见，还包括急性间质性肾炎、肾小球疾病和肾血管疾病等，约占AKI的40%。具体病因见表17-2-1-2。

表17-2-1-2　肾性急性肾损伤的主要病因

病因	常见临床疾病及诱因
急性肾小管坏死	• 缺血性：肾前性急性肾损伤持续发展 • 外源性毒素：抗感染药物、抗肿瘤药物、工业毒物、生物毒素等 • 内源性毒素：血红蛋白、肌红蛋白、尿酸、免疫球蛋白轻链等
急性间质性肾炎	• 药物：非甾体抗炎药、抗生素等 • 感染：细菌、病毒、真菌 • 肿瘤浸润：淋巴瘤、白血病、类肉瘤等
肾小球疾病	• 系统性血管炎、抗肾小球基底膜病、膜增生性肾小球肾炎、IgA肾病、急性感染后肾小球肾炎等
肾脏大血管疾病	• 肾动脉：血栓形成、粥样硬化斑块、主动脉夹层、大动脉炎 • 肾静脉：血栓形成、静脉受压、外伤
肾脏微血管疾病	• 溶血性尿毒症综合征、血栓性血小板减少性紫癜、恶性高血压、先兆子痫、高钙血症、硬皮病

肾毒性ATN可由各种肾毒性物质引起，包括外源性和内源性毒素。外源性肾毒素以药物最为常见，其次为重金属、化学毒物、生物毒素及微生物感染等。具体见表17-2-1-3、表17-2-1-4。

表 17-2-1-3　引起急性肾小管坏死的外源性肾毒性物质

分类	常见肾毒性物质
肾毒性药物	• 抗感染药物：①氨基糖苷类，如庆大霉素、阿米卡星、卡那霉素、新霉素、链霉素等；②多肽类，如多黏菌素、万古霉素等；③磺胺类，如磺胺嘧啶等；④两性霉素 B；⑤抗病毒药物，如阿昔洛韦、替诺福韦等 • 造影剂 • 肿瘤化疗药物：如顺铂、甲氨蝶呤、丝裂霉素等 • 免疫抑制剂：环孢素、他克莫司、青霉胺 • 利尿剂 • 其他药物：麻醉药（氨氟醚、加卤乙醚等）、右旋糖酐、甘露醇、海洛因等
工业毒物	• 重金属：汞、镉、砷、铀、铬、锂、锑、铋、钡、铅、铂等 • 化合物：氰化物、四氯化碳、甲醇、甲苯、乙烯二醇、三氯甲烷（氯仿）等 • 杀菌消毒剂：甲酚、间苯二酚、甲醛等 • 杀虫剂及除草剂：有机磷、百草枯、毒鼠强等
生物毒素	• 蛇毒、蝎毒、蜂毒、鱼胆、毒蕈等
微生物毒素及其代谢产物	• 金黄色葡萄球菌脓毒症、革兰氏阴性杆菌脓毒症、军团菌感染、真菌感染、重症病毒感染如流行性出血热、钩端螺旋体病等

表 17-2-1-4　导致急性肾小管坏死的内源性肾毒性物质

分类	常见临床疾病及诱因
肌红蛋白尿	
机械性损伤	创伤、电休克、癫痫发作、过量运动等
肌肉缺血	长时间压迫、大血管损伤（血栓栓塞、动脉夹层）
代谢性疾病	低钾血症、低磷血症、低钠血症、高钠血症、糖尿病酮症酸中毒、高渗状态
感染	流行性感冒、感染性单核细胞增多症、军团菌病、破伤风
毒素	乙醇、异丙醇、乙二醇、甲苯、蛇毒、虫毒、农药
药物	3-羟基-3-甲基戊二酰辅酶 A（HMG-CoA）还原酶抑制剂（他汀类）、苯丙胺、麦角酸二乙酰胺、海洛因、可卡因、美沙酮、大剂量水杨酸、琥珀酰胆碱
免疫性疾病	多发性肌炎、皮肌炎
遗传性疾病	肌磷酸化酶缺乏、磷酸果糖激酶缺乏、肉碱十六烷基转移酶缺乏、肌腺苷酸脱氨酶缺乏
其他	低温、高热
血红蛋白尿	
免疫性	输血反应
感染及毒素	疟疾、毒蛇咬伤、梭状芽孢杆菌感染（破伤风）、毒蜘蛛咬伤
药物及化学物质	苯胺、砷化三氢、蚕豆、肼屈嗪、奎尼丁、甲基多巴、苯酚、甲酚、丙三醇
遗传性疾病	葡萄糖-6-磷酸酶缺乏、阵发性睡眠性血红蛋白尿
机械性损伤	机械瓣膜、体外循环、微血管病性溶血性贫血、蒸馏水综合征（静脉注射、经尿道前列腺切除术）
尿酸	次黄嘌呤-鸟嘌呤磷酸核糖转移酶缺乏、恶性肿瘤化疗（特别是淋巴增殖性疾病和骨髓增生性疾病）
其他	骨髓瘤轻链、草酸盐等

（三）肾后性 AKI 病因　肾后性 AKI 特征是急性尿路梗阻，双侧尿路梗阻或孤立肾患者单侧尿路梗阻时可发生肾后性 AKI，约占 AKI 的 5%。梗阻可发生在从肾盂到尿道的尿路任何部位。常见原因包括结石、肿瘤（肾盂、输尿管、膀胱、前列腺等）、前列腺肥大、肾乳头坏死、血凝块和腹膜后疾病（腹膜后纤维化、结肠癌、淋巴瘤等）等。尿路功能性梗阻主要指神经源性

膀胱。尿酸盐、草酸盐、阿昔洛韦、磺胺类、甲氨蝶呤和骨髓瘤轻链等可在肾小管内形成结晶，导致肾小管梗阻。

【发病机制】

不同病因AKI的发病机制不同。肾前性AKI是肾灌注减少导致血流动力学介导的GFR降低，如果肾灌注减少能在6小时内纠正，血流动力学所致损伤可以逆转，肾功能也可迅速恢复。若低灌注持续，则小管上皮细胞明显损伤，继而发展为ATN。不同病因的ATN可以有不同的始动机制和持续发展因素，但均涉及GFR下降及小管上皮细胞损伤两个方面，并影响细胞修复过程及预后。毒性物质所致ATN，大多发生在多因素综合作用基础上，如老年、合并糖尿病等，也可有缺血因素参与。

（一）缺血性ATN时GFR下降机制　ATN患者GFR显著降低的主要原因是肾小管损伤、血流动力学异常及肾实质内炎症。

1. 肾小管阻塞学说　指坏死小管上皮细胞及微绒毛碎屑、细胞管型或血红蛋白、肌红蛋白等阻塞肾小管，导致阻塞部位近端小管腔内压升高，继而使肾小球囊内压升高，引起肾小球滤过停止。

2. 反漏学说　指小管上皮受损后坏死、脱落，肾小管管壁出现缺损和剥脱区，管腔与肾间质直接相通，致使小管腔中原尿液反流至肾间质，引起肾间质水肿，压迫肾单位，加重肾缺血，使GFR进一步降低。

3. 管-球反馈机制　缺血、肾毒素等因素引起急性肾小管损伤，致使该段肾小管重吸收钠、氯等明显减少，管腔内钠、氯浓度增加，经远端小管致密斑感应引起入球小动脉分泌肾素增多，继之血管紧张素Ⅰ、Ⅱ增加，使入球小动脉和肾血管收缩，肾血管阻力增加，GFR下降。

4. 肾血流动力学改变　严重血容量不足时，肾血流量明显减少，入球小动脉收缩，使肾灌注压明显降低，引起肾皮质缺血和ATN。此时即使迅速扩容使肾血流量增加，GFR仍不能恢复，提示在ATN早期，就存在肾内血流动力学改变和肾血流分布异常。缺血后肾血流动力学紊乱发生机制尚不清楚，可能与肾交感神经活性增强引起肾血管收缩、肾组织内肾素-血管紧张素系统激活、肾内前列腺素系统失衡、内皮损伤使内皮素产生增多及NO产生减少等有关。生理状况下，肾脏外髓氧分压较低，缺血再灌注后肾皮质和乳头部位氧分压有所改善，但外髓氧分压仍较低，故缺血性肾损伤以外髓部位最为严重。髓质淤血缺氧首先影响袢升支粗段肾小管细胞血供，由于袢升支粗段是高耗能区，对缺氧异常敏感。袢升支粗段损伤可使T-H糖蛋白易在粗段中沉积，引起远端小管的管腔阻塞及管腔液外溢，故髓质淤血也是缺血性ATN重要发病机制之一。

迄今尚难用一个学说来解释ATN的全部现象，各学说之间是相互联系和交错发生的。

（二）缺血性肾损伤的细胞生物学改变　缺氧是导致小管上皮细胞功能异常的根本原因。缺血首先引起细胞ATP储存减少，并继发一系列生化改变，如ATP消耗、细胞内游离钙离子增加、大量氧自由基生成、细胞内酸中毒、细胞骨架损伤等。缺血性或中毒性ATN恢复期，随着坏死小管上皮细胞被清除、小管细胞再生及小管完整性逐渐修复，肾功能逐步恢复。小管上皮细胞的再生和修复受许多多肽生长因子影响，如表皮生长因子、转化生长因子α、胰岛素样生长因子和肝细胞生长因子等。

（三）急性肾毒性损伤　肾毒性物质可引起肾小管直接及间接损伤。老年、糖尿病、低血压及有效血容量不足（如充血性心力衰竭、肝硬化、低白蛋白血症）、原先存在慢性肾脏病、同时合用其他毒性药物的患者对肾毒性药物更为敏感。造影剂、环孢素、他克莫司、非甾体抗炎药（nonsteroidal anti-inflammatory drugs，NSAIDs）等可引起肾内血管收缩，导致肾损伤。表现为肾血流量及GFR快速下降、尿沉渣形成、钠排泄分数下降，严重者小管细胞坏死。造影剂还可通过产生活性氧和高渗刺激，直接损伤小管上皮细胞。抗生素和抗肿瘤药物大多通过小管上皮细胞直接毒性作用和/或小管内梗阻引起ATN。氨基糖苷类抗生素可蓄积在小管上皮细胞内，引起局部氧化应激及细胞损伤，最终引起ATN。远端小管损伤还可引起尿液浓缩功能下降。两性霉素B可直接损伤近端肾小管上皮细胞及引起肾内血管收缩，导致剂量依赖性AKI。顺铂、卡铂可蓄积在近端肾小管引起AKI，常伴有低钾、低镁血症，潜伏期为7~10天。异环磷酰胺可引起出血性膀胱炎、血尿及急慢性肾功能减退，常伴Ⅱ型肾小管酸中毒和Fanconi综合征。阿昔洛韦、磺胺类药物可在小管内形成结晶，导致小管内梗阻，引起AKI。内源性肾毒性物质包括肌红蛋白、血红蛋白、尿酸盐、草酸盐、骨髓瘤轻链等。横纹肌溶解症时骨骼肌损伤，溶血时肌红蛋白、血红蛋白可引起肾内氧化应激损伤小管上皮细胞及小管内管型形成。肌红蛋白、血红蛋白还可抑制一氧化氮，引起肾内血管收缩及缺血。低容量或酸中毒可促进小管内管型形成。某些化合物，如乙二醇（草酸钙代谢物）、甲氨蝶呤及多发性骨髓瘤轻链等，其原形或代谢产物可以凝结，造成小管内梗阻。

（四）急性肾间质损伤　急性肾间质损伤引起的AKI称为急性间质性肾炎（acute interstitial nephritis，AIN）。通常由青霉素类、头孢菌素类、磺胺类及非甾体抗炎药等药物引起，感染和系统性疾病（系统性红斑狼疮、干燥综合征、冷球蛋白血症等）也可导致AIN。药物所致AIN的发病机制主要为Ⅳ型变态反应。AIN时，肾间质出现T淋巴细胞、单核细胞及巨噬细胞等炎性细胞浸润，引起间质损伤，病变呈弥散或片状分布。

（五）引起急性肾功能减退的其他机制　血管性肾性AKI包括肾脏微血管及大血管病变。传统的肾脏微血管疾病（血栓形成性血小板减少性紫癜、溶血尿毒症综合征、HELLP综合征等）可引起肾小球毛细血管血栓形成和微血管闭塞，最终导致AKI。肾脏大血管病变如动脉粥样硬化可形成粥样硬化栓子，引起AKI，多见于动脉粥样硬化疾病患者接受侵袭性或介入血管操作后。肾小球肾炎导致的AKI较少见，见于系统性红斑狼疮（systemic lupus erythematosus，SLE）、ANCA相关性血管炎、抗肾小球基底膜病等，AKI直接由肾小球炎症性损伤所致，称为快速进展性肾小球肾炎。

(六)肾后性 AKI 发病机制 尿路发生梗阻时，尿路内反向压力首先传导至肾小球囊腔，由于肾小球入球小动脉扩张，早期 GRF 尚能暂时维持正常。如果短时间内梗阻无法解除，GFR 将逐渐下降。梗阻持续 12~24 小时时，肾血流量、GFR、肾小管内压力均降低，肾皮质大量区域出现无灌注或低灌注状态。大量肾小球出现无灌注状态是 GFR 下降的主要原因。

【病理】

由于病因及病变严重程度不同，病理改变可有显著差异。肉眼见肾脏增大而质软，剖面可见髓质呈暗红色，皮质肿胀，因缺血而呈苍白色。缺血性 AKI 光镜检查见肾小管上皮细胞片状和灶性坏死，从基膜上脱落，堵塞小管腔。缺血性肾损伤时近端小管 S3 段坏死最严重，其次为亨利袢升支粗段，基底膜常遭破坏。如基底膜完整性存在，则小管上皮细胞可迅速再生，否则上皮不能再生。肾毒性 AKI 形态学变化最明显的部位在近端肾小管直部和曲部，小管细胞坏死不如缺血性明显。AIN 病理特征是间质炎症细胞浸润，包括淋巴细胞和单核细胞，偶尔有浆细胞和嗜酸性粒细胞。

【临床表现】

AKI 的临床表现差异很大，与病因和所处病程不同阶段有关，包括原发疾病、AKI 所致代谢紊乱以及并发症三个方面。明显的症状常出现于病程后期肾功能严重减退时。常见症状包括乏力、食欲减退、恶心、呕吐、尿量减少、气促等。体检可见外周水肿、肺部湿啰音、颈静脉怒张等。AKI 诊断常基于实验室检查异常，特别是血肌酐的绝对或相对升高，而非基于临床症状与体征。

ATN 是肾性 AKI 最常见类型，其临床病程可分为三期：

1. 起始期 患者遭受缺血或中毒等病因，但尚未发生明显肾实质损伤。在此阶段，如能及时采取有效的措施，AKI 常常是可预防的，一般持续数小时到数天，患者常无明显临床症状。

2. 维持期 又称少尿或无尿期。此阶段肾实质损伤已经形成，GFR 降至 5~10ml/min 以下，一般持续 1~2 周，也可长达 1~2 个月。

尿量<400ml/d 称为少尿，<100ml/d 称为无尿，但也有患者可无少尿，称为非少尿型 AKI。AKI 全身表现包括：消化系统症状，如食欲减退、恶心、呕吐、腹胀等，严重者可发生消化道出血；呼吸系统主要表现为急性肺水肿和感染；循环系统可出现高血压、心力衰竭、心律失常、心包炎和心肌病变；神经系统受累，可出现意识障碍、谵妄、抽搐、昏迷等症状；血液系统受累，可有出血倾向及贫血。感染是 AKI 常见而严重的并发症。

此外，水、电解质和酸碱平衡紊乱主要表现为水过多、代谢性酸中毒、高钾血症、低钠血症、低钙血症和高磷血症等。水过多常见于水分控制不严格，摄入量或补液量过多。少尿期时尿液排钾减少，高分解代谢和酸中毒使细胞内钾转移至细胞外，可在数小时内发生严重高钾血症。高钾血症可无特征性临床表现，严重者出现窦性心动过缓、传导阻滞、心室期前收缩和心室颤动(简称室颤)。高钾血症的心电图改变可早于临床表现，故心电图监护甚为重要。当同时存在低钠血症、低钙血症或酸中毒时，高钾血症心电图表现更显著。AKI 时由于肾小管泌酸和重吸收碳酸氢根下降，酸性代谢产物排出减少，血浆碳酸氢根浓度不断下降，在高分解状态时降低更多、更快。

3. 恢复期 此阶段肾小管上皮细胞再生、修复，GFR 逐渐恢复。进行性尿量增多是肾功能开始恢复的标志，每日尿量可成倍增加，>2.5L/d 称为多尿。血肌酐逐渐下降，滞后于尿量增多数天。多尿期早期，肾脏仍不能充分排出血中氮质代谢产物、钾和磷，故此时仍可发生高钾血症，持续多尿则可发生低钾血症和低钠血症。

AKI 患者的恢复时间差异很大，与 GFR 相比，肾小管上皮细胞功能(溶质和水重吸收)的恢复相对延迟，常需数月后才能恢复。

【实验室检查】

(一)尿液检查 不同病因所致 AKI 的尿检结果不同。肾前性 AKI 时无蛋白尿和血尿，可见少量透明管型；ATN 时可见少量尿蛋白，以小分子蛋白为主。尿沉渣检查可见肾小管上皮细胞、上皮细胞管型和颗粒管型及少许红细胞、白细胞等，但在重金属中毒时常有大量蛋白尿和肉眼血尿。ATN 时肾小管重吸收功能损害，尿比重多<1.015，尿渗透压<350mOsm/L，尿与血渗透压之比<1.1；滤过钠排泄分数(FE_{Na})常>1%；AIN 时可有少量蛋白尿，以小分子蛋白为主，血尿较少，可有嗜酸性粒细胞尿(尿液嗜酸性粒细胞/尿白细胞>5%)，可有明显肾小管功能障碍，FE_{Na}>1%；肾小球肾炎所致 AKI 常可见明显蛋白尿和/或血尿，以变形红细胞为主，FE_{Na}<1%；肾后性 AKI 尿检异常多不明显，可有轻度蛋白尿、血尿，合并感染时可出现白细胞尿，FE_{Na}<1%。应注意尿液检查须在补液、使用利尿剂前进行，否则影响结果。AKI 时尿检异常见表 17-2-1-5。

表 17-2-1-5 急性肾损伤时常见的尿检异常

病因	尿液检查
肾前性	正常或透明管型
肾性	
ATN	棕色颗粒管型、上皮细胞管型
AIN	脓尿、血尿、少量蛋白尿、颗粒管型、上皮细胞管型、嗜酸性粒细胞
肾小球肾炎	血尿、显性蛋白尿、红细胞管型、颗粒管型
肾血管性疾病	正常或血尿、少量蛋白尿
肾后性	正常或血尿、颗粒管型、脓尿

(二)血液检查 可有轻度贫血；血肌酐和尿素氮进行性升高，高分解代谢者升高速度较快；血清钾浓度常升高；血 pH 和碳酸氢根离子浓度降低；血清钠浓度正常或降低；血钙降低，血磷升高。

(三)影像学检查 超声检查发现肾脏缩小或皮质变薄，

提示慢性肾功能减退，是鉴别 AKI 和 CKD 的首选。超声检查还能排除肾后性梗阻。双肾体积明显不对称，应考虑肾大血管疾病。疑有肾动脉栓塞、肾动脉或肾静脉血栓者，可做肾动静脉彩色超声显像、放射性核素检查、CT 或 MRI 肾血管成像，仍不能明确者可行肾血管造影。

（四）肾活检　肾活检是 AKI 鉴别诊断的重要手段。在排除肾前性及肾后性病因后，拟诊肾性 AKI 但不能明确病因时，若无禁忌证，应尽早进行肾活检，但需注意 AKI 患者即使无全身出血倾向，肾穿刺后仍可发生出血等并发症。

【诊断与鉴别诊断】

既往 AKI 诊断标准并不统一，目前多采用 2012 年改善全球肾脏病预后组织（Kidney Disease：Improving Global Outcomes，KDIGO）制定的 AKI 诊断标准：48 小时内血肌酐升高≥0.3mg/dl（26.5μmol/L），或者 7 天内血肌酐较基础值升高≥50%，或者尿量减少[尿量<0.5ml/（kg·h），持续时间≥6 小时]（表 17-2-1-6）。

表 17-2-1-6　急性肾损伤的分期标准

分期	血肌酐标准	尿量标准
1 期	绝对升高≥0.3mg/dl（26.5μmol/L） 或相对升高≥50%，但<1 倍	<0.5ml/（kg·h）（时间 6~12 小时）
2 期	相对升高≥1 倍，但<2 倍	<0.5ml/（kg·h）（时间≥12 小时）
3 期	升高至≥4.0mg/dl（353.6μmol/L） 或相对升高≥2 倍 或开始肾脏替代治疗 或<18 岁患者 eGFR 下降至<35ml/（min·1.73m²）	<0.3ml/（kg·h）（时间≥24 小时 或无尿≥12 小时

需注意，单独用尿量改变作为诊断与分期标准时，必须考虑到影响尿量的一些因素，如尿路梗阻、血容量状态、利尿剂等。而血肌酐影响因素众多，且敏感性较差，常在 AKI 发生后延迟升高，并非最佳肾损伤标志物。现已发现血液和尿液中一些分子可作为 AKI 早期生物学标志物，如金属蛋白酶组织抑制因子-2（tissue inhibitor of metalloproteinase-2，TIMP-2）、胰岛素样生长因子结合蛋白 7（insulin like growth factor binding protein 7，IGFBP7）、中性粒细胞明胶酶相关脂质运载蛋白（neutrophil gelatinase associated lipocalin，NGAL）、肾损伤分子-1（kidney injury molecule-1，KIM-1）、血半胱氨酸蛋白酶抑制剂 C（cystatin C）和白介素-18（interleukin-18，IL-18）等。但上述生物学标志物临床诊断 AKI 的敏感性和特异性以及临床推广可行性等方面，仍有待进一步验证。

鉴别诊断步骤如下：

1. 是否为 AKI　发现患者血肌酐升高和/或尿量减少后，通过病史询问、体格检查和辅助检查，与慢性肾功能减退鉴别（表 17-2-1-7）。1 周内无血肌酐值的患者，可利用 MDRD 公式计算基础血肌酐估算值，血肌酐＝{75/[186×年龄－0.203×0.742（女性）]}－0.887，或采用过去 1 年内最低血肌酐值作为基线值。

表 17-2-1-7　急性与慢性肾功能减退的鉴别诊断

	急性肾损伤	慢性肾功能减退
病史		
病因线索	有引起急性肾损害病史，如导致有效血容量不足的各种疾病和血容量不足表现（体位性低血压、低血压等）、肾毒性药物或毒物接触史、泌尿系梗阻等	慢性肾脏病、高血压、糖尿病、系统性疾病病史
肾功能减退病程	肾功能快速减退表现，如短时间内出现进行性加重的尿量减少、胃肠道症状甚至血肌酐进行性升高	较长时间的夜尿增多、腰酸、水肿、食欲减退和面色苍白等，或无明显不适
体检	由血容量不足所致者可见皮肤干燥、弹性差、脉搏加快、低血压或脉压缩小；由药物所致者可见皮疹；严重肾后性梗阻可见腹部肿块。因尿量减少出现水钠潴留时，可见水肿，甚至肺部湿啰音	贫血貌、头发干枯等
辅助检查		
肾脏大小	正常或增大	缩小*
贫血	病程较短时不明显**	明显
肾性骨病	无	可有

注：*糖尿病肾病、多囊肾、肾淀粉样变等所致慢性肾功能减退时，肾脏不缩小。**急性肾损伤患者肾功能长时间不恢复、合并慢性贫血或 AKI 病因可导致贫血（如严重感染、出血、溶血、系统性红斑狼疮等）时，也可出现贫血。

2. 是否存在需要紧急处理的严重并发症　AKI 导致内环境紊乱，严重者可发生猝死，需及时识别。对于近期未行生化检查的少尿或无尿患者，初诊需常规进行心脏听诊、心电图及血电解质生化检查，快速评估其是否存在需要紧急处理的并发症如严重高钾血症等。

3. AKI 原因鉴别

（1）肾前性 AKI：肾前性氮质血症是 AKI 最常见病因，应详细询问病程中有无引起容量不足或相对不足的原因，包括呕吐、腹泻、充血性心力衰竭、利尿剂使用不当等。此外，还要询问近期有无血管紧张素转换酶抑制剂、血管紧张素Ⅱ受体拮抗剂、非甾体抗炎药等药物应用史。体检时应注意有无容量不足的常见体征，包括心动过速、全身性或体位性低血压、黏膜干燥、皮肤弹性差等。肾前性 AKI 时，实验室检查可见血肌酐和尿素氮升高，尿常规无异常改变，尿液浓缩伴尿钠下降，肾衰指数常<1，FE_{Na} 常<1%（表 17-2-1-8）。肾衰指数及 FE_{Na} 计算公式如下：

$$肾衰指数=\frac{尿钠}{尿肌酐/血肌酐}$$

$$FE_{Na}=\frac{尿钠/血钠}{尿肌酐/血肌酐}\times100\%$$

表 17-2-1-8　急性肾损伤时的尿液诊断指标

尿液检查	肾前性 AKI	肾性 AKI
尿比重	>1.018	<1.012
尿渗透压/[mOsm·$(kg·H_2O)^{-1}$]	>500	<250
尿钠/$(mEq·L^{-1})$	<10	>20
尿肌酐/血肌酐	>40	<20
血尿素氮/$(mg·dl^{-1})$ 或血肌酐/$(mg·dl^{-1})$	>20	<10~15
钠排泄分数/%	<1	>1
肾衰指数	<1	>1
尿沉渣	透明管型	棕色颗粒管型

注：1mEq/L=1mmol/L×原子价。

FE_{Na} 可用于鉴别 AKI 病因，但特殊情况时不适合。服用呋塞米等利尿剂的肾前性 AKI 患者，FE_{Na} 可>1%，此时可改用尿尿素排泄分数（FE_{urea}），FE_{urea}<35%提示肾前性 AKI。此外，当尿液中出现过量碳酸氢钠、葡萄糖、甘露醇等无法重吸收溶质时，FE_{Na} 也常>1%。慢性肾病、ATN、梗阻性肾病晚期，FE_{Na} 和 FE_{urea} 均不可靠。血尿素氮/血肌酐比值增加，需排除胃肠道出血、其他应激伴有的尿素产生增多和肾功能不全蛋白质摄入过多。

临床上怀疑肾前性少尿，可在早期小心地试用补液试验，即输液（5%葡萄糖 200~250ml）并静脉缓慢注射利尿剂（呋塞米 40~100mg），以观察输液后循环系统负荷情况。如果补足血容量后血压恢复正常，尿量增加，则支持肾前性少尿的诊断。低血压时间过长，特别是老年患者伴心功能低下时，补液后无尿量增多，应怀疑过长时间的肾前性氮质血症已过渡为 ATN。

（2）肾后性 AKI：对于有泌尿系结石、盆腔脏器肿瘤或手术史、突发完全性无尿或间歇性无尿或有肾绞痛病史者，更应警惕肾后性 AKI。泌尿系超声和 CT 等影像学检查可资鉴别。

（3）肾小球或肾小血管疾病所致 AKI：主要依据肾小球疾病病史，临床常表现为 AKI 伴肾炎综合征或肾病综合征，部分患者可有相应的肾外表现（如光过敏、咯血、免疫学指标异常等），蛋白尿常较严重，多大于 2g/d，血尿及管型尿显著，肾功能减退相对缓慢，常需数周，很少无尿。诊断困难者，应尽早行肾穿刺活检检查。

（4）AIN：多有药物过敏或感染史，药物引起者尚有发热、皮疹、关节疼痛、血嗜酸性粒细胞增多等。本病与 ATN 鉴别有时困难，应尽早行肾活检检查。

（5）肾大血管病变所致 AKI：若患者原有慢性肾脏病或孤立肾者，则一侧肾脏大血管闭塞也可引起 AKI。急性肾动脉闭塞常见于动脉栓塞、血栓、主动脉夹层分离，偶由血管炎所致。动脉栓塞常由动脉造影、血管成形术、主动脉手术过程中主动脉粥样斑块脱落所致。心房颤动（房颤）或心脏附壁血栓也是引起血栓栓塞的常见原因。急性肾静脉血栓罕见，常发生于成人肾病综合征、肾细胞癌、肾区外伤或严重脱水的肾病患儿，多伴有下腔静脉血栓形成。由肾动脉、静脉栓塞或血栓引起的 AKI 患者常出现腰痛、发热、血尿、蛋白尿，可完全无尿，多伴肺、脑等其他脏器栓塞，肾血管影像学检查有助于诊断。

【治疗】

尽早识别并纠正可逆病因，及时采取干预措施，避免肾脏受到进一步损伤，维持水、电解质、酸碱平衡是 AKI 治疗的基石。充足补液对于肾前性和造影剂肾损伤防治作用已获肯定，其他药物疗法（如小剂量多巴胺、袢利尿剂、甘露醇、心房钠尿肽、非诺多泮、重组人胰岛素样生长因子等）未获循证医学证据支持，故目前不推荐应用。AKI 少尿期常出现急性肺水肿、高钾血症、上消化道出血和感染，治疗重点为调节水、电解质和酸碱平衡，供给适当营养，治疗原发病和防治并发症。肾脏替代治疗（renal replacement therapy，RRT）是 AKI 治疗重要组成部分，但危重 AKI 时 RRT 的剂量、时机、模式等问题尚有争议。

1. 尽早纠正可逆病因　肾前性 AKI 早期需积极恢复有效血容量，包括静脉补充生理盐水、降低后负荷以改善心排血量、调节外周血管阻力至正常范围。确保容量充分是任何治疗策略的基础。既往有充血性心力衰竭史者，容量复苏时更需注意补液速度。及时停用影响肾血流灌注或肾毒性的药物。对于前列腺肥大引起的肾后性 AKI，应及时通过膀胱留置导尿予以纠正。

2. 早期干预治疗　在 AKI 起始期及时干预治疗，能最大限度减轻肾脏损伤、促进肾功能恢复。临床上怀疑 AKI 时，应尽早请肾内科医师会诊，以获得及时、妥当的处理。肾前性

AKI 患者必须尽快纠正肾前性因素。存在尿路梗阻时，则需请泌尿外科医师会诊，及时采取措施解除梗阻。肾性 AKI 常病情复杂，治疗困难，应尽早行肾活检。肾小球肾炎所致 AKI，常需使用糖皮质激素和/或免疫抑制剂治疗。AIN 患者必须尽早明确并停用可疑药物，即使尚未确诊，如无禁忌证，给予糖皮质激素治疗，起始剂量为 1mg/(kg·d)，逐渐减量，总疗程为 4~8 周。ATN 尚无特效治疗。

3. 饮食和营养支持　优先通过胃肠道提供营养。酌情限制水分、钠盐和钾盐摄入。AKI 患者总能量摄入应为 20~30kcal/(kg·d)(1kcal=4.2kJ)，包括碳水化合物 3~5g(最高 7g)/kg、脂肪 0.8~1.0g/kg。非高分解代谢、无需 RRT 的 AKI 患者蛋白质或氨基酸摄入量为 0.8~1.0g/(kg·d)，接受 RRT 者为 1.0~1.5g/(kg·d)，接受连续性肾脏替代治疗(continuous renal replacement therapy，CRRT)及高分解代谢的患者需 1.7g/(kg·d)。氨基酸的补充应包括必需和非必需氨基酸。静脉补充脂肪乳剂以中、长链混合液为宜。无高分解代谢状态患者，治疗数日后常见血钾、血磷降低，应适当补充。营养支持总量与成分要根据临床情况增减，以争取最佳治疗效果。危重病患者的血糖控制靶目标为 6.1~8.3mmol/L。

4. 并发症治疗　容量过负荷可能对 AKI 预后产生不良影响。少尿期患者应严密观察每日出入液量及体重变化。每日补液量应为显性失液量加上非显性失液量减去内生水量。非显性失液量和内生水量估计有困难时，可按前日尿量加 500ml 计算，但需注意有无血容量不足。肾脏替代治疗时补液量适当放宽。发热患者只要体重不增加，可适当增加入液量。观察补液量是否适中的指标包括：①皮下无脱水或水肿现象；②每日体重不增加，若超过 0.5kg 或以上，提示体液过多；③血清钠浓度正常，若偏低，无失盐基础，提示体液潴留的可能；④中心静脉压在 6~10cmH_2O，若高于 12cmH_2O，提示容量过多；⑤胸部 X 线片若显示肺充血征象，提示体液潴留；⑥心率快、血压升高、呼吸频速，若无感染征象，应怀疑体液过多。AKI 少尿患者在病程早期且合并容量过负荷时，可以短期谨慎试用利尿剂，以连续静脉滴注或缓慢推注为宜，呋塞米剂量以 40~200mg 为妥。利尿无反应且有透析指征时，应尽早透析。

高钾血症是临床危急情况，血钾>6.5mmol/L，心电图表现为 QRS 波增宽等明显异常时，应予以紧急处理，以血液透析或腹膜透析最为有效，其他治疗包括：①伴代谢性酸中毒者可予 5%碳酸氢钠 100~250ml 静脉滴注；②10%葡萄糖酸钙 10ml 静脉注射，以拮抗钾离子对心肌毒性作用；③50%葡萄糖液 50~100ml 加常规胰岛素 6~12U 静脉注射，可促使钾离子转移至细胞内；④利尿治疗；⑤钠型或钙型离子交换树脂 15~20g 口服，每日 3~4 次。此外，还应限制含钾高的食物，停用导致高钾的药物，不输库存血，清除体内坏死组织。

高分解代谢患者代谢性酸中毒发生早，程度严重，可加重高钾血症，应及时治疗，包括血液透析。当血浆实际碳酸氢根低于 15mmol/L，应予 5%碳酸氢钠 100~250ml 静脉滴注，根据心功能控制滴速，并动态监测血气分析。严重酸中毒，如 HCO_3^- <12mmol/L 或动脉血 pH<7.15~7.20 时，应立即开始透析。

AKI 并发心力衰竭时，对利尿剂和洋地黄制剂疗效差，加之肾脏排泄减少及合并电解质紊乱，易发生洋地黄中毒。通过透析清除水分以治疗容量过负荷继发心力衰竭最为有效，药物治疗以扩血管为主，使用减轻心脏前负荷的药物。

感染是 AKI 常见并发症及少尿期主要死因。多为呼吸道、泌尿道、胆管等部位感染和败血症，应尽早根据细菌培养和药物敏感试验结果，合理选用对肾脏无毒性的抗生素治疗，并注意调整药物剂量。

5. 肾脏替代治疗　AKI 时肾功能在短时间内快速减退，机体无法产生足够代偿反应，因此 RRT 指征与终末期肾病时有很大区别。例如，在严重创伤、多器官功能障碍复苏时，常通过大量补液维持循环稳定，复苏成功后则常需要应用 RRT 来清除过多液体，而此时患者体内尿素氮可能并没有明显升高。又如在全身性炎症反应综合征、急性呼吸窘迫综合征、多器官功能障碍综合征时，机体内有大量炎症物质，RRT 可清除炎症介质，对病情控制有一定帮助。从这个角度看，RRT 的目的不是传统意义上的"肾脏替代"，而是"肾脏支持"。

"肾脏支持"指征包括：营养支持；充血性心力衰竭时，清除过多体液；脓毒症时，清除炎症介质；肿瘤化疗时，清除肿瘤细胞坏死产生的大量代谢产物；急性呼吸窘迫综合征时，减轻肺水肿和清除部分炎症介质；多器官功能障碍综合征时，容量控制和清除炎症介质；纠正严重钠失衡(Na^+>160mmol/L 或 <115mmol/L)；持续高热或低温时，控制体温；清除过量药物。当出现威胁生命的严重并发症时，应紧急透析，如严重高钾血症(K^+>6.5mmol/L)，急性肺水肿且利尿效果不满意，严重代谢性酸中毒、动脉血 pH<7.15~7.2。

AKI 时的 RRT 主要包括间歇性肾脏替代治疗(intermittent renal replacement therapy，IRRT)、CRRT 和腹膜透析(peritoneal dialysis，PD)。选择应综合考虑患者病情、当地医疗资源等多方面因素，以安全、有效、简便、经济为主要原则。

与血液透析相比，PD 优点是具有更好的安全性和易操作性，但对水和溶质清除可能不足，还可导致严重高糖血症和蛋白质丢失。由于价格较便宜，且不需要使用抗凝剂，所以在发展中国家和地区，PD 仍是治疗 AKI 的常用方法。此外，在某些临床情况下，选用 PD 治疗有一定优势。如心、胸、血管等手术后并发 AKI，患者常有低血压等血流动力学不稳定的情况，且术后早期不宜全身抗凝，施行 IRRT 和 CRRT 均有一定困难，可首选 PD 或先施行 PD 作为过渡，条件成熟时转为 IRRT 或 CRRT。

目前，关于危重 AKI 时 RRT 的时机、剂量、模式等问题，仍存在较多争议。是否开始 RRT 还需综合考虑下列因素，包括基础肾功能、AKI 病情进展速度及发展趋势、合并症及并发症严重程度、容量负荷及血流动力学状态、出血及其他 RRT 相关风险等。2012 年 KDIGO 制定的 AKI 临床实践指南建议：AKI 患者接受间断或延长 RRT 时每周 spKt/V 应达到 3.9，接受 CRRT 时透析液+滤出液的总量应达到 20~25ml/(kg·h)。考虑到处方剂量与实际剂量的差异，RRT 处方剂量可增加 25%，以 30～35ml/(kg·h)为宜。另外，目前尚无足够证据提示 IRRT 和 CRRT 哪种治疗模式更好。两者并非竞争关系，而可以相互补充和替代。CRRT 的优势在于血流动力学稳定，故血流动力学严重不稳定、同时合并急性肝损伤、急性脑损伤的 AKI 患者，可能更适合行 CRRT。IRRT 主要优势是治疗灵活性、可操作性及经济性，尤其适用于需要快速平稳纠正的危急情况，如严重高钾血症等。而延长的 IRRT(如持续低效每日透析等)兼具 CRRT 和 IRRT 两者优点，近年来临床应用日益增多。在临床上，对危重 AKI 患者的肾脏替代治疗应该采取早期目标导向的个体化肾脏替代治疗，即针对不同 AKI 病因、不同并发症、合并症和其他临床具体情况，首先明确患者的治疗需求，确定 RRT 具体治疗靶目标，然后根据治疗靶目标决定 RRT 的时机、剂量、模式及抗凝方案，并在治疗期间依据疗效进行动态调整。

6. 恢复期治疗　AKI 恢复期早期，威胁生命的并发症依然存在，治疗重点仍为维持水、电解质和酸碱平衡，控制氮质血症，治疗原发病和防止各种并发症。恢复期早期即使尿量超过 2 500ml/d，尿素氮仍可继续上升。故已施行 RRT 者，仍应继续 RRT，直至血肌酐稳定降至 265μmol/L 以下。临床一般情况明显改善者可暂停 RRT 观察，病情稳定后停止 RRT。部分 ATN 病例多尿期持续较长，补液量应逐渐减少(比出量少 500～1 000ml)，尽量经胃肠道补充，以缩短多尿期。卧床患者应注意防治肺部感染和尿路感染。

【预后】

AKI 预后与原发病、合并症、年龄、肾功能损害严重程度、诊断治疗是否及时、有无并发症等相关。随着 RRT 广泛开展，直接死于肾衰竭的病例显著减少，而主要死于原发病和并发症，尤其是肾外脏器功能衰竭，多见于严重创伤、大面积烧伤、大手术等外科病因和脓毒症所致 AKI 患者。存活患者约 1/3 肾功能恢复至基线值，50%～70%遗留永久性肾功能减退，主要见于原发病严重、原有慢性肾脏疾病、高龄、病情重笃或诊断治疗不及时者，部分需要终身透析。平均每年每 100 例 AKI 患者中，有 7.8 例进展为 CKD，4.9 例转变为 ESRD，因此所有 AKI 患者均需在专科门诊长期随访。

【预防】

AKI 发病率及死亡率居高不下，疗效不甚满意，故预防极为重要。积极治疗原发病，及时发现导致 AKI 的危险因素并加以去除，是 AKI 预防的关键。AKI 防治应遵循分期处理原则：AKI 高危患者应酌情采取针对性预防措施，并需动态监测肾功能变化；早期 AKI 患者应及时纠正病因并予对症支持治疗，AKI 电子监控系统有助于 AKI 的早期诊断和治疗；危重 AKI 患者病情进行性加重，需适当提早开始 RRT。

AKI 发病高危因素包括既往有慢性肾脏病史、老年人、糖尿病、高血压、肾病综合征、冠状动脉粥样硬化性心脏病(冠心病)、周围血管疾病、有效血容量不足、应用肾毒性药物等。高危患者需根据临床具体情况，酌情采取下列预防措施：每日评估患者容量及血流动力学状态，及时纠正有效血容量不足，以避免肾脏低灌注；出血性休克扩容治疗首选补充等张晶体溶液而非胶体溶液，血管源性休克在扩容的同时适当使用缩血管升压药物；高危患者在围手术期或发生脓毒症休克期间应设定血流动力学及氧合参数的靶目标值；仔细评估高危患者暴露于肾毒性药物或诊断、治疗性操作的必要性，尽量避免使用氨基糖苷类药物、非甾体抗炎药、造影剂等肾毒性药物。必须使用上述药物时，在保证疗效的同时应注意降低肾毒性，如氨基糖苷类药物采用每日单次给药代替每日多次给药，或局部用药代替静脉用药，应用两性霉素 B 的脂质制剂、唑类或棘白菌素抗真菌药物代替两性霉素 B 传统剂型等；尽可能使用最低剂量、等渗或低渗的造影剂，或改用其他影像学检查方法。充足补液对于肾前性和造影剂肾损伤防治作用已获肯定。N-乙酰半胱氨酸、静脉输注碳酸氢盐溶液等可能对造影剂肾病有预防作用。高危患者在使用造影剂前、后 6～12 小时给予水化治疗[生理盐水 1mg/(kg·h)]，以预防造影剂肾病。

推荐阅读

1. RONCO C, BELLOMO R, KELLUM J A. Acute kidney injury[J]. Lancet, 2019, 394(10212): 1949-1964.
2. 丁小强. 急性肾损伤[M]//葛均波. 内科学. 9 版. 北京：人民卫生出版社，2018：511-517.
3. LEVEY A S, JAMES M T. Acute kidney injury[J]. Ann Intern Med, 2017, 167(9): ITC66-ITC80.
4. WANG Y, FANG Y, DING X, et al. AKI epidemiology: from recognition to intervention[J]. Contrib Nephrol, 2016, 187: 1-8.

第二节　灾难事件中的急性肾损伤

滕　杰　丁小强

在发生自然灾害(如地震、山体滑坡、泥石流、龙卷风等)和人为灾害(如战争、矿难、恐怖袭击、交通事故等)时，严重创伤可导致伤员立即死亡，而迟发性死亡主要归因于挤压伤引起的横纹肌溶解，尤其是挤压综合征(crush syndromes, CS)相关急性肾损伤(acute kidney injury, AKI)。CS 相关 AKI 主要是指四肢或躯干肌肉丰富部位长时间受到重物挤压，受压部分组织坏死和横纹肌溶解，出现以肢体肿胀、肌红蛋白尿、高钾血症为特点的 AKI 综合征，如果诊治不及时或救援不当，被解救伤员将再次面临死亡危险，是仅次于外伤直接致死的第二大死亡原因，必须高度重视。

CS 常继发于各种灾难性事件，而强烈地震可导致短时间内大量伤员发生 CS。资料显示，地震可造成 3%～20%的挤压伤，但这一比例在近年来有下降趋势。2008 年汶川地震挤压伤发生率为 2.1%；2010 年海地地震死亡人数超过 20 万人，伤员 30 万人，仅 19 例伤员发生需要肾脏替代治疗(renal replacement therapy, RRT)的 CS 相关 AKI。

【发病机制】

挤压伤所致 AKI 是多因素作用结果。创伤可引起大量失血。受压肌肉损伤，肌膜通透性增加，细胞外液、钙、钠等快速进入肌组织，可引起肌细胞肿胀、低钙血症、肌内压增高和血容量急骤减少。广泛肌群挤压数小时，即可使相当于全部细胞外液量体液进入受损肌肉，引起低血容量性休克。挤压解除后，缺血再灌注损伤产生大量具细胞毒性的氧自由基、炎症介质，坏死或受损肌肉释放大量钾、尿酸、乳酸、肌红蛋白等进入细胞外液及血循环，引起高钾血症、代谢性酸中毒，肌红蛋白在酸性条件下易形成管型堵塞肾小管并可导致 AKI。故早期积极扩容、碱化对预防休克、AKI 及纠正高钾血症、酸中毒极为重要。

此外，创伤后数分钟损伤肌肉内压可超过动脉压，进而影响受损肌肉血供，伴低血压时更易引起肌填塞及肌神经缺血性损伤。甘露醇通过渗透性利尿可能有助于冲洗堵塞于小管腔内的肌红蛋白，消除肾间质水肿，并缓解筋膜室内压力的增加。

【临床表现】

CS 伤员常有长时间重物挤压伤史，多伴低血容量性休克。体格检查见肢体渐进性皮肤肿胀，压痛明显，远端皮肤发白，皮温低，受累肌肉无力，牵拉痛等。尿液检查示蛋白尿、血尿、管型尿、肌红蛋白尿，尿液呈红棕色、深褐色或持续少尿、无尿。血清肌酐和尿素氮进行性升高，血清肌红蛋白、磷酸肌酸激酶（creatine phosphokinase，CPK）、乳酸脱氢酶水平升高。

【诊断】

长时间挤压受伤史；持续少尿或无尿，或尿液呈红棕色、深褐色；蛋白尿、血尿及管型尿；血清肌红蛋白、CPK、乳酸脱氢酶水平升高；血清肌酐升高。

【治疗】

（一）挤压综合征的早期现场救治和院前处理　严重 CS 伤员病情进展迅速，常在挤压解除后数小时内因严重休克、高钾血症等面临死亡风险。故及时、合理、高效的现场救治和院前处理，对降低早期死亡率、预防 AKI 极为重要。

1. 早期水化和碱化　发现被埋伤员后，应立即评估伤情包括出血情况、容量状态及生命体征，有条件者可用便携式诊断设备，快速检测血常规、尿常规、血型、血电解质及酸碱等指标。第一时间建立静脉通路，解救前就尽早开始液体复苏。无法静脉输液者，应设法口服补液。早期充分水化和碱化对纠正低血容量性休克、酸中毒和严重高钾血症，预防 AKI 极为关键（图 17-2-2-1）。

此外，受压肢体短期使用止血带，虽有助于避免钾、肌红蛋白等有害物质大量进入血液循环，但同时加重受压肢体缺血，增加截肢风险，故仅对危及生命的出血使用动脉止血带，且绑扎不宜过紧和时间过长。

2. 静脉补液速度和种类　鉴于有效性和可行性，静脉补液首选等渗、不含钾的生理盐水。起始补液速度为成人 1 000~1 500ml/h，儿童 15~20ml/(kg·h)。2~3 小时后补液速度减半，并根据伤员年龄、体重、基础疾病、血流动力学及容量状态等因素，尤其是失血、失液（显性及不显性）速度及其纠正程度、

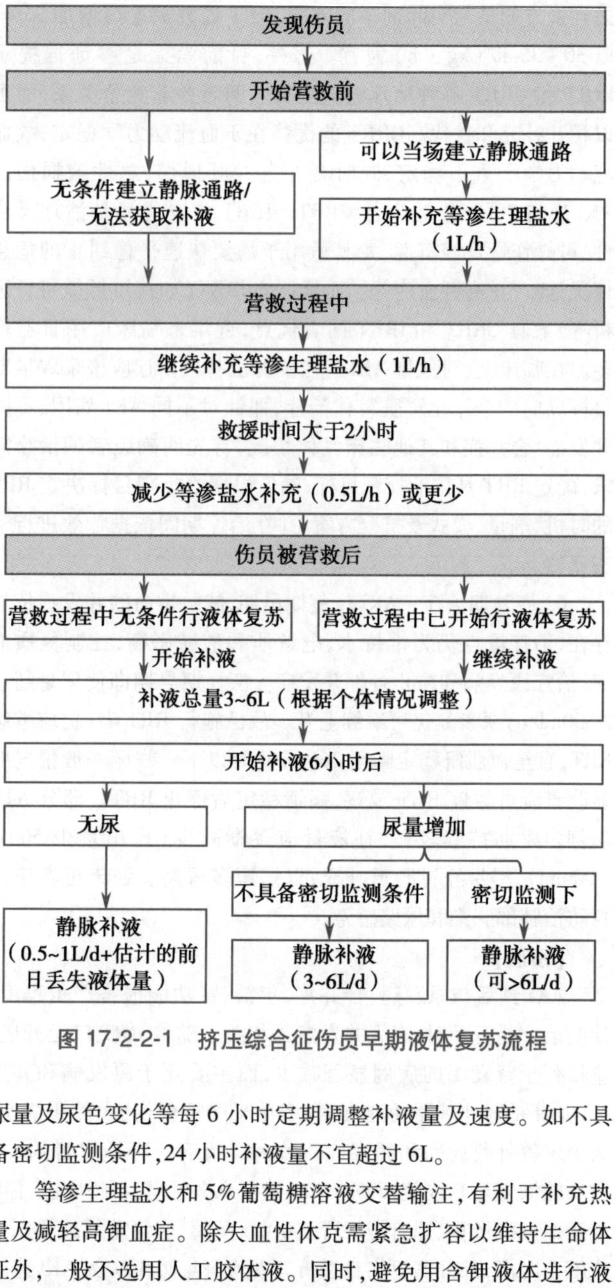

图 17-2-2-1　挤压综合征伤员早期液体复苏流程

尿量及尿色变化等每 6 小时定期调整补液量及速度。如不具备密切监测条件，24 小时补液量不宜超过 6L。

等渗生理盐水和 5%葡萄糖溶液交替输注，有利于补充热量及减轻高钾血症。除失血性休克需紧急扩容以维持生命体征外，一般不选用人工胶体液。同时，避免用含钾液体进行液体复苏。24 小时内静脉补充 5%碳酸氢钠溶液 300~500ml，维持尿液 pH>6.5，有助于缓解高钾血症，纠正酸中毒，减轻肌红蛋白尿对肾小管损伤。液体复苏后如尿量>30ml/h，则每升液体中再加入 20%甘露醇 50ml，输入速度<5g/h。但无尿、低血容量、心力衰竭者禁用甘露醇。拟诊 CS 伤员首选转运至具备肾脏替代治疗能力的医疗救护机构。

（二）挤压综合征的入院后治疗　伤员入院后应立即全面评估病情及前期救治效果，包括受伤情况、骨筋膜室压力、有无活动性出血、血流动力学、容量负荷状态（失血失液纠正程度）、电解质及酸碱紊乱程度、各脏器功能等。血清 CPK 可作为疾病严重程度和治疗选择的重要生物标志物，但需除外脑梗死、心肌梗死等。CPK>1 000U/L 或超过正常上限 5 倍，提示横纹肌溶解症；CPK>5 000U/L 提示存在 AKI；入院时 CPK<40 000U/L，较少需要肾脏替代治疗。

1. 防治高钾血症　挤压伤综合征所致 AKI 伤员常迅速出现严重高钾血症，细胞外钙进入受损肌肉内造成低钙血症及休克、代谢性酸中毒等均加重高钾血症所致的心血管抑制和严重心律失常，导致许多伤员解救后不久即死于高钾血症。血钾可在数小时内快速上升，故每天应监测血钾 3~4 次甚至更多。血钾进行性升高者应积极治疗，血钾超过≥6.5mmol/L，心电图表现为 QRS 波增宽等明显异常时，更应紧急处理，以血液透析或腹膜透析最为有效，其他措施包括伴代谢性酸中毒者静脉滴注碳酸氢钠、静脉滴注葡萄糖加普通胰岛素、静脉缓慢推注葡萄糖酸钙溶液、口服阳离子交换树脂、有尿者静脉缓慢注射呋塞米等。

2. 预防挤压综合征相关 AKI　早期充分水化和碱化，对于预防 CS 相关 AKI 极为重要。低血容量性休克伤员早期快速液体复苏，并密切监测尿量。补液 3L 后仍无尿者，除外尿道撕裂伤后留置导尿管以观测尿量。此外，酌情适当补充碱剂，维持尿液 pH>6.5，以预防肌红蛋白和尿酸在肾小管内沉积。住院伤员如果补液后尿量增加，应加大补液量，使尿量超过 300ml/h，以降低 AKI 发生率。甘露醇用量为 1~2g/(kg·d)，输入速度<5g/h，但无尿、低容量及心力衰竭者禁用。上述补液方案应持续至肌红蛋白尿症的临床和生化学证据消失(通常在第 3 天)。慎用肾毒性药物，积极纠正尿路梗阻、感染、出血、低血压、心力衰竭等 AKI 病因。

3. 骨筋膜室综合征的治疗　发生筋膜室压力增高压迫动脉阻断远端肢体血供者，需及时外科切开减压。早期应用甘露醇有助于降低筋膜室压力，从而减少因筋膜切开减压继发严重出血及脓毒症风险。

4. 其他并发症的防治　密切监测伤员容量负荷和电解质、酸碱平衡状态，并尽快纠正异常。每日至少两次监测血钾，至少一次监测出入液量及血钠、血钙、血磷、血 pH。由于沉积于受损肌肉组织的钙在恢复期可再次释放入血，过多补钙可增加高钙血症风险，故除非严重高钾血症需要紧急处理，一般不首选静脉注射钙剂。CS 伤员常合并颅脑、胸腹部脏器、骨折等其他损伤，接诊时应全面评估，及时处理。

感染是 CS 伤员常见并发症，应及早予以足量有效抗生素治疗，并根据病原学检查及药敏试验结果调整药物，尽量选用低肾毒性药物，注意预防破伤风和气性坏疽等特殊感染。

重视营养支持，除有禁忌外，首选肠内营养。依据病情发展不同阶段，选择肠内营养和静脉营养配合使用。

(三) 挤压综合征相关 AKI 的肾脏替代治疗　CS 相关 AKI 伤员常合并多器官损伤，一般呈高分解代谢状态，甚至出现难以控制的电解质、酸碱、容量负荷异常。早期 RRT 有助于迅速清除伤员体内过多代谢废物，维持内环境平衡，预防多种并发症发生，使其平稳度过危险期。应密切观察 CS 伤员病情动态变化，一旦预测伤员将出现难以控制的电解质、酸碱、容量过负荷异常及严重氮质血症，就应及时开始 RRT。例如补液量>3L 后伤员出现容量过负荷，但仍无尿，排除尿道撕裂伤后，可及早开始 RRT。如果存在危及生命的水、电解质及酸碱紊乱，则应紧急进行 RRT。

挤压伤所致 AKI 时 RRT 首选间歇性血液透析或血液透析滤过，用于救治普通地震挤压伤伤员疗效肯定，能在短时间内救治较多伤员，但对血流动力学影响较大。故对于损伤重、血流动力学不稳定或出现严重感染及多器官功能衰竭伤员，需要实施连续性 RRT。使用通透性高、生物相容性好的滤器，可增加对体内毒性及炎症介质清除，有效维护内环境平衡，为外科手术治疗提供时机。但在交通运输不便地区，实施难度较大。而腹膜透析技术要求简单、不需电力、可快速投入治疗，由于挤压伤员多有快速发展的严重高钾血症，故对于腹部无外伤且无血液透析(血透)条件者，可先行腹膜透析(腹透)作为过渡性治疗。但腹透清除钾效率较低，在混乱环境下操作腹腔感染率高。因此，伤员应尽快转院进一步接受 RRT。

(四) 地震等突发灾难相关 AKI 救援工作的组织管理　如果救援及时，处理得当，CS 相关 AKI 预后好于其他病因所致 AKI，医学救援的科学有序对提高疗效和减少病死率至关重要。国际肾脏病学会于 1989 年组建肾脏灾难救援工作组，并制定肾脏灾难救援行动全球和当地协调合作流程。一旦侦测到地震，立即启动对国际救援力量介入需求程度的评估，包括全面评估灾区卫生保健基础设施、可能的 CS 伤员人数以及需要透析援助的情况等。根据上述信息，救援组织机构迅速动员救援队和物资供应，透析援助应在 3~4 天内到位。受灾国则应当指定一位负责人，以协调在当地的救援行动。但从近年来实践效果看，许多方面仍有待完善。

因此，今后仍应加强国家或区域性肾脏灾害救援专业队伍建设，建立标准化的设备、药品等救援物资储备体系，完善相关学科应急救援合作机制及灾害救援统一、高效的指挥机制，开展灾害专项研究，努力实现科学、有序的灾害医学救援。

推荐阅读

SKORECKI K, CHERTOW G, MARSDEN P, et al. Brenner and Rector's the kidney[M]. 10th ed. Philadelphia: Elsevier, 2016.

第三节　造影剂肾病与急性肾损伤

吉　俊

造影剂肾病(contrast-induced nephrology, CIN)又称对比剂肾病，指血管内注射碘造影剂后 48 小时内发生的急性肾损伤，血清肌酐(serum creatinine, SCr)升高 0.5mg/dl(44.2μmol/L)或较基础值升高 25%以上，并排除其他病因引起的肾损伤。随着影像学和介入诊治技术的迅速发展，造影剂的应用越来越广泛，CIN 已成为仅次于肾灌注不足和肾毒性药物引起的医院获得性急性肾损伤的第三大常见原因。目前已报道的 CIN 发生率差异较大，对于无危险因素的患者，发生 CIN 的风险<1%，但在伴有肾功能减退及其他危险因素的患者发病率可高达 10%~30%。CIN 不是一个良性的疾病，可显著降低心脏介入

和手术的患者生存率。

【危险因素】

1. 慢性肾脏病（chronic kidney disease, CKD）　eGFR<60ml/（min·1.73m²）的患者发生 CIN 的风险显著升高，且 CIN 发病率与造影前肾功能损伤程度呈正相关。

2. 糖尿病　糖尿病尤其是合并 CKD 时，造影后 CIN 的风险显著升高，主要原因是糖尿病合并 CKD 患者多合并高血压、代谢综合征、多支冠状动脉病变等。eGFR>60ml/（min·1.73m²）的糖尿病患者 CIN 的危险性是否增加尚有争论。

3. 高龄　老年人尤其年龄≥70 岁。

4. 心力衰竭　心功能Ⅲ～Ⅳ级或左心室射血分数减少（EF<40%）是 CIN 的独立危险因素。

5. 围手术期血流动力学不稳定　如围手术期低血压和使用主动脉内球囊反搏（intra-aortic balloon pump, IABP）。低血压增加了肾缺血的风险，而使用 IABP 本身表明已经存在血流动力学不稳定，同时还可能使主动脉斑块处动脉粥样硬化栓子脱落，加重肾损伤。

6. 肾毒性药物　使用肾毒性药物发生 CIN 的风险增加，包括大剂量或长期应用利尿剂、非甾体抗炎药、氨基糖苷类抗生素、两性霉素 B 等。

7. 造影剂因素

（1）造影剂用量：多项研究证实，在高危患者使用 100ml 以上的造影剂，CIN 发病率升高。

（2）造影剂种类：目前临床所用的造影剂大多为含碘的有机造影剂，按其分子结构分为离子型和非离子型两大类，根据其渗透压的不同则可分为高渗、低渗和等渗造影剂三大类。高渗造影剂的代表性药物为离子型碘造影剂泛影葡胺，其渗透压为血浆渗透压的 5～7 倍；低渗造影剂的渗透压约为血浆渗透压的 2 倍，所谓低渗只是相对于高渗而言，代表性药物为非离子型单体如碘海醇（欧乃派克）；等渗造影剂与血浆等渗，代表性药物为非离子型二聚体碘造影剂碘克沙醇（威视派克）。动物实验和临床研究已证实低渗非离子造影剂较高渗离子型造影剂安全，但等渗造影剂是否优于低渗造影剂尚有争议。

8. 其他　两次造影剂应用的间隔时间过短、动脉注射造影剂也可能增加 CIN 风险。

有研究者利用相关统计学模型对各危险因素进行评分，分值越高者 CIN 的风险越高，需要透析的危险度也越大（表 17-2-3-1，表 17-2-3-2）。

表 17-2-3-1　CIN 危险因素评分量表

危险因素	评分
低血压	5
主动脉球囊反搏	5
充血性心力衰竭	5
年龄>75 岁	4
贫血	3
糖尿病	3
造影剂剂量（每 100ml）	1
肾功能	
血肌酐>133μmol/L	4
或	
40≤eGFR<60ml/（min·1.73m²）	2
20≤eGFR<40ml/（min·1.73m²）	4
GFR<20ml/（min·1.73m²）	6

表 17-2-3-2　危险评分值与发生 CIN 及透析风险

危险评估总分	CIN 危险度/%	需要透析危险度/%
≤5	7.5	0.04
6～10	14.0	0.12
11～15	26.1	1.09
≥16	57.3	12.6

【发病机制】

造影剂肾病的发病机制十分复杂，目前认为可能与以下机制有关。

1. 肾脏血流动力学变化　造影剂对肾血流的影响呈双相反应，用药早期表现为短时间的肾血管扩张，继而持续强烈的肾血管收缩，导致肾内血流重新分配，髓质缺血，其机制可能与血管收缩因子（腺苷、钙离子、内皮素等）及舒张因子（一氧化氮、前列腺素等）比例失调有关。

2. 对肾小管的直接毒性　注射造影剂可引起实验动物近端肾小管上皮细胞空泡样变和间质水肿。在肾小管细胞培养液中加入造影剂，可破坏肾小管细胞线粒体膜的完整性，干扰细胞的氧代谢，使肾小管上皮细胞胞浆内 Ca^{2+} 明显增高，从而诱发细胞损伤。另有研究认为，造影剂能使尿酸、草酸盐、Tamm-Horsfall 蛋白等排泄增加，加上造影剂高渗造成的脱水，导致了肾小管的阻塞。

3. 氧自由基损伤　造影剂可使肾小管上皮细胞中的氧自由基产生增加，降低其抗氧化酶活性，从而引起肾小管细胞损伤。予急性脱水小鼠注射泛影葡胺后，其肾皮质过氧化氢酶、超氧化物歧化酶活性显著下降，脂质过氧化物产物显著升高。

4. 免疫机制　造影剂可以引起过敏反应，包括过敏性休克和死亡。给兔注射造影剂，可引起组胺释放、补体下降。有报道使用造影剂发生 AKI 的患者血中可检测出 IgM 抗体，均提示可能有免疫因素参与 CIN 的发生。

【临床表现】

典型的临床表现为 SCr 升高，多见于造影后 24～48 小时内，3～5 天达高峰，可有少量蛋白尿、血尿、管型尿、尿酶增高，尿浓缩功能下降。多于第 7～10 天 SCr 逐步恢复至基础水平。其中 20%的病例可出现一过性少尿，严重者可出现无尿，甚至需要透析治疗。不可逆肾衰竭较少见，主要见于高龄、原有CKD患者。

【诊断与鉴别诊断】

临床上有应用碘造影剂史，24～48小时内SCr升高，伴有少量蛋白尿、血尿、管型尿，在除外其他引起急性肾损伤的病因（如脱水、心力衰竭、外科大手术、应用肾毒性药物等）后可诊断CIN。一些尿液生物标志物如中性粒细胞明胶酶相关脂质运载蛋白（neutrophil gelatinase-associated lipocalin，NGAL）、IL-18、N-乙酰-β-D-氨基葡萄糖苷酶（N-acetyl-β-D-glucosaminidase，NAG）等可先于SCr出现异常，为早期诊断CIN提供了重要参考。肾活检通常对CIN的诊断没有帮助，因为ATN病变为局灶且非特异性，且CIN通常病程短暂。

CIN须与胆固醇栓塞引起的急性肾损伤相鉴别。胆固醇栓塞多发生于有动脉粥样硬化的患者，常见诱因为外科手术、血管造影及介入治疗、应用抗凝剂或溶栓药物。可出现血管栓塞的症状和体征（如下肢疼痛、肢体麻木、下肢皮肤网状青斑），外周血嗜酸性粒细胞增高，肾脏病理显示有特征性的胆固醇栓子。患者可出现低血压、少尿甚至由于多脏器梗死而死亡。

【治疗】

轻度CIN一般仅需对症处理，补液扩容，维持电解质和酸碱平衡，并密切监测肾功能变化。停用肾毒性药物。呋塞米、甘露醇等利尿剂可造成循环血量不足，加重肾缺血，故不主张使用利尿剂作为治疗CIN的方法。严重肾损伤者需透析治疗，其中部分患者需永久依靠透析治疗。

【预防】

1. 严格掌握适应证　识别存在CIN风险的患者，对高危患者考虑以无需碘造影剂的检查（如MRI、超声、核素或CO_2血管造影等）替代。当决定行碘造影剂诊治时，应尽可能在造影前纠正CIN的危险因素，如避免容量不足、停用非甾体抗炎药等。

2. 静脉补液（水化）　推荐静脉使用等张氯化钠扩容预防CIN，而非单纯口服补液。静脉水化的预防作用可能在于它能对抗肾素-血管紧张素系统，减轻管球反馈，降低造影剂在血液中的浓度从而减轻肾脏血管的收缩，增加尿量减轻肾小管的阻塞等。静脉水化的标准方案是在造影前6～12小时开始，静脉滴注生理盐水1～1.5ml/(kg·h)，直至使用造影剂后6～12小时，保持尿量>150ml/h。老年、心功能不全和肾功能减退的患者需注意补液速度和总剂量。对于门诊患者，操作前给予生理盐水3ml/kg持续输注1小时，在操作期间和操作后以1～1.5ml/(kg·h)的速率持续输注4～6小时。等张碳酸氢钠溶液（1.26%）与生理盐水在预防CIN中均有效，但碳酸氢盐溶液并无额外获益，却需进行混合配制。

3. 选择理想造影剂种类，减少造影剂剂量　对于eGFR<60ml/(min·1.73m^2)的患者，造影剂用量应尽可能小于100ml，并选择低渗或等渗性造影剂。有报道，造影剂限定最大使用剂量=5ml×体质量(kg)/SCr(mg/dl)，可降低CIN风险。

4. 远程缺血预处理（remote ischemic preconditioning，RIPC）　RIPC指主动诱导某器官短暂非致命性缺血，以防止另一器官随后出现缺血性损伤。一些研究表明，心脏手术前进行RIPC可预防AKI。RIPC也可能对CIN有预防作用，但需进行更大规模的随机对照试验进行验证。

5. 药物预防　除了静脉水化，并无强有力的证据证实任何一个药物（如茶碱、非诺多泮、他汀类药物等）可以降低CIN的发病率。N-乙酰半胱氨酸（N-acetylysteine，NAC）作为廉价的抗氧化制剂，曾广泛应用于CIN的预防，但近年来荟萃分析结果也并不一致。综合考虑NAC的疗效和卫生经济学等因素，2012年KDIGO急性肾损伤实践指南推荐，对于CIN高风险的患者，可采用口服NAC联合静脉等张晶体液扩容。静脉给予NAC因具有发生严重不良事件（类过敏反应）的风险，故不推荐该方法。

6. 血液滤过　血液滤过预防CIN的可能机制是其可清除体内造影剂，又不影响机体血流动力学，但近年来的荟萃分析为阴性结果，故亦不推荐血液滤过作为CIN发生的预防措施。

推荐阅读

SKORECKI K，CHERTOW G，MARSDEN P，et al. Brenner and Rector's the kidney[M]. 10th ed. Philadelphia：Elsevier，2016.

第四节　老年人急性肾损伤

傅辰生　叶志斌

随年龄增加，肾脏和其他脏器的结构和功能发生退行性变而修复能力逐渐下降。老年人急性肾损伤（acute kidney injury，AKI）的发病率高于一般人群，其病因、临床表现和诊断均有一定特殊性。加强AKI的预防对老年人尤为重要。老年人一旦确诊AKI，应综合其各方面情况施以个体化治疗，而不应仅根据年龄做出选择。老年人AKI进展至慢性肾脏病或终末期肾病的概率比青壮年患者高，但年龄是否是其独立危险因素目前尚无定论。

【病因与发病机制】

老年人较其他人群更易罹患AKI，这是因为：①老年人患有易导致AKI的疾病的机会较多，如心力衰竭、严重感染、严重营养不良、肿瘤、骨折以及急性尿路梗阻等；②老年人暴露于可能导致AKI的某些药物以及手术或诊断性操作（如心脏或血管的造影检查和手术等）的机会增多；③老年人中慢性肾脏病的患病率较高，如高血压肾小动脉硬化症、糖尿病肾病、系统性血管炎肾损害、骨髓瘤肾病、狼疮性肾炎、肾淀粉样变和梗阻性肾病等，患有这些慢性肾脏病的老年人发生AKI的风险增高；④增龄引起的肾脏结构和功能改变，使老年人肾脏储备功能下降，肾脏在应激或损伤状态下代偿、修复的能力也减弱。

老年人AKI亦可按病因和发病机制分为肾前性、肾性和肾后性三大类，但在分布上与非老年人群有所不同。急性肾小管坏死和肾前性AKI仍是老年人AKI的最常见类型。与年轻人相比，肾后性AKI在老年患者中更多见，良性前列腺增生、前列腺癌、后腹膜或盆腔的恶性肿瘤、神经源性膀胱等都是老年人肾后性AKI的常见病因。某些病因所致肾实质性AKI在老年人中相对多见，如寡免疫复合物型快速进展性肾小球肾炎以及肾动脉粥样硬化栓塞性疾病等。药物不良反应是引起老年人AKI的常见原因，常见的药物包括某些抗生素、利尿剂、非甾体抗炎药、化疗药、肿瘤靶向治疗药、造影剂、中草药和肾素血管紧张素转换酶抑制剂或肾素血管紧张素受体拮抗剂等。值得注意的是，就具体个体来说，其AKI常是多种病因共同所致，可能同时有肾前性、肾实质性和尿路梗阻等因素，需主要鉴别。

【临床表现】

老年人AKI的临床表现与一般人群AKI相仿，但症状常不典型，加之合并症较多、较重，往往易延误诊治。其不典型之处主要表现为：因肾脏浓缩功能差，AKI常呈非少尿型；少尿型者可能少尿期较长，尿量恢复慢；多尿期尿量增加不明显；血清肌酐上升水平有时不能确切反映肾小球滤过功能受损程度等。另外，老年人常合并其他系统疾病，AKI与其他器官疾病之间互相影响进而出现恶性循环，因此常导致多脏器功能衰竭。

【诊断】

老年人AKI的诊断标准与一般人群相同，但由于老年人肌肉含量较少和非少尿型AKI较多见，因此，以血清肌酐上升或尿量减少为依据的AKI诊断标准在老年人群中不能较早地体现肾功能减退状况，易致老年人AKI的诊治被延误，但动态监测血肌酐仍十分重要。血清半胱氨酸蛋白酶抑制剂C(cystatin C)水平不受年龄、瘦体质、感染或炎症状态的影响，可较血清肌酐更敏感地反映老年人肾小球滤过率的变化，更好地预测老年人死亡和心血管事件的发生，但cystatin C的检测可能受到糖尿病、炎症、高胆红素血症、甲状腺功能亢进、大剂量糖皮质激素、类风湿因子和高三酰甘油血症等因素的影响，目前还缺乏国际统一标准。其他一些新型生物标志物，如中性粒细胞明胶酶相关脂质运载蛋白(neutrophil gelatinase-associated lipocalin, NGAL)和肾损伤分子-1(kidney injury molecule 1, KIM-1)等，在老年人AKI诊断中的价值尚待进一步证实。

在鉴别肾前性和急性肾小管坏死时，尿钠排泄分数往往有提示作用，但老年人肾脏保钠能力下降，使用利尿剂的比例又较高，尿钠排泄分数会因此增加，故对老年人AKI，用尿尿素排泄分数而不是钠排泄分数来鉴别这两种类型的AKI可能更可靠。肾后性AKI在老年人中较为常见，对老年人AKI，均应尽早排除肾后性因素。

老年人AKI的病因常常是多方面的，因此，不论是在AKI发病之初，或是在AKI的病程之中，都应对所有老年AKI患者从肾前性、肾性、肾后性三个方面不断进行全面评估。一些老年人对疾病反应性较为迟钝，或者由于某些老年人特有的社会心理因素，不愿意轻易将自己的生活方式、身体感觉、饮食和服用药物情况等告知医护人员，因此，在收集病史、体格检查时需要特别仔细、多方求证。当病因难以确定时，即使是老年患者，也有行肾穿刺活检等有创性检查的指征，但事先需全面评估患者的耐受情况，权衡利弊。

【防治】

老年人AKI的防治原则与非老年人AKI相同，但因为老年人对AKI易感性高，因此从预防着手更为重要：①在进行各种治疗或操作前后及过程中，应注意了解肾功能状况，并密切监测其变化，尤其是对原有慢性肾脏病和慢性肾功能不全的老年患者；②禁用或慎用肾毒性药物，避免肾毒性药物的联合应用，因病情确实需要应用时，应根据肾功能调整用量，必要时采取相应的预防措施(如水化和碱化以预防造影剂肾病)，同时密切监测肾功能变化；③注意维持老年人血流动力学的稳定，保证肾脏供血与供氧；④老年人易发生感染，且感染征象可能较为隐匿，应尽量减少感染机会，一旦发生感染，尽早予以治疗；⑤老年人AKI常常是多种病因共同所致，因此在明确一种病因后，仍需全面、积极防治其他可能导致AKI的因素。

目前尚无针对老年人AKI的特殊治疗措施，纠正血流动力学异常、停用肾损害药物、保持尿路通畅、控制感染等针对病因的治疗对老年人AKI同样非常重要。传统的肾脏替代治疗疗法也适用于老年人AKI，但由于老年人心脏储备能力、自主神经功能等较差，合并症较多，应用药物也较多，透析中更容易发生各种血流动力学紊乱和心血管并发症，如低血压、高血压和心律失常等，也更容易出现出血和神经系统并发症等。连续性肾脏替代治疗对血流动力学的影响相对较小、较少引起失衡综合征，故一些学者认为它可能更适合于老年人，尤其是体质较虚弱的老年AKI患者。关于老年人AKI肾脏替代治疗的合适时机和剂量，需要根据患者情况个体化选择，一些老年人功能状态评估指数或量表对治疗方案的选择可能有益。对老年AKI的防治强调要多学科密切配合，尤其是对危重和大手术后的AKI患者，抢救团队的组织和协调至关重要。

【预后】

1~2级AKI老年患者，多数肾功能可完全或部分恢复，部分进入慢性肾脏病阶段。3级AKI老年患者的预后常较差，合并存在少尿、心力衰竭(心衰)、呼吸衰竭(呼衰)、重症感染、糖尿病、消化道出血和营养不良者，死亡风险显著增加。流行病学研究证实，老年与AKI患者出院时肾功能不能恢复至基线水平有关。研究发现，老年人发生一次轻度AKI，则进展至终末期肾病的机会翻倍；如果发生一次病情较重的AKI，进展至终末期肾病的机会增加3~13倍，提示老年人AKI较年轻人AKI更容易进展至终末期肾病，但目前大多数相关研究的样本量较小，且为回顾性研究，病例选择标准不统一，也缺乏必要的分层和对照等，故老年人AKI的预后是否相对较差仍有待进一步的研究加以证实。

关于老年人AKI的病死率是否较年轻人高以及年龄是否为AKI病死率的独立危险因子，目前亦尚无定论。虽然分别有研究证明，老年人AKI的短期病死率和长期病死率均较年轻人为高，但这可能是因为老年患者并发症与合并症较多、病情较严重、临床上倾向于对老年患者的治疗相对不太积极有关。

总之，老年人是AKI的高发人群，老年人AKI的病因、临床表现有其自身特点。虽然预后似乎较差,但老龄并不一定是其独立的危险因素。老年人 AKI 重在预防,一旦确诊,应积极治疗,个体化选择治疗方案甚为重要。由于老年人口基数大,AKI 发病率高,开展以老年患者为研究对象的相关临床研究,进一步提高老年人 AKI 的防治水平,对减少老年人慢性肾脏病或终末期肾病的发病率和降低 AKI 的病死率,仍具有重要意义。

推荐阅读

SKORECKI K,CHERTOW G,MARSDEN P,et al. Brenner and Rector's the kidney[M]. 10th ed. Philadelphia:Elsevier,2016.

第三章　慢性肾脏病

刘骏峰　张敏敏　陈　靖

慢性肾脏病(chronic kidney disease,CKD)已成为世界性的公共健康问题,随着人们生活水平的提高以及寿命的延长,CKD 的发病率和死亡率有增无减。CKD 患者最终会进展至终末期肾病(end stage renal disease,ESRD),需要长期依赖透析或肾移植维持生命,不仅严重降低患者的生活质量,也给社会和家庭带来了沉重的经济负担。

【定义和分期】

2001 年,美国肾脏病基金会-肾脏病预后质量倡议(National Kidney Foundation Kidney Disease Outcomes Quality Initiative,NKF-KDOQI)首次提出"CKD"概念,并在 2002 年发布了关于 CKD 定义、分期、评估的指南,这对于 CKD 的诊疗和管理产生了深远的影响。NKF-KDOQI 指南里具体定义为:①肾脏损伤(肾脏结构或功能异常)≥3 个月,可以有或无肾小球滤过率(GFR)下降,临床上表现为病理学检查异常或肾损伤(包括血、尿成分异常或影像学检查异常);② GFR < 60ml/(min · 1.73m²)≥3 个月,有或无肾脏损伤证据。同时,根据肾小球滤过率(glomerular filtration rate,GFR)水平,将 CKD 分为 1~5 期。

2009 年和 2012 年,改善全球肾脏病预后组织(Kidney Disease:Improving Global Outcomes,KDIGO)对 CKD 的定义和分期作了进一步修改,将尿蛋白含量作为判断预后的新增指标,并将 CKD3 期细分为 CKD3a[GFR 45~59ml/(min · 1.73m²)]和 CKD3b[GFR 30~44ml/(min · 1.73m²)]两个阶段(表 17-3-0-1)。

表 17-3-0-1　2012 年 KDIGO 指南中 CKD 分期

<table>
<tr><th colspan="4" rowspan="4">指标</th><th colspan="3">持续性蛋白尿分层[尿白蛋白/肌酐(尿 ACR)]</th></tr>
<tr><th>A1</th><th>A2</th><th>A3</th></tr>
<tr><th>轻度至中度增加</th><th>中度增加</th><th>重度增加</th></tr>
<tr><th><30mg/g
(<3mg/mmol)</th><th>30~300mg/g
(3~30mg/mmol)</th><th>>300mg/g
(>30mg/mmol)</th></tr>
<tr><td rowspan="6">GFR/(ml · min^{-1} · $1.73m^{-2}$)</td><td>G1</td><td>正常或升高</td><td></td><td rowspan="2">低危</td><td rowspan="2">中危</td><td rowspan="2">高危</td></tr>
<tr><td>G2</td><td>轻度下降</td><td>60~89</td></tr>
<tr><td>G3a</td><td>轻度至中度下降</td><td>45~59</td><td>中危</td><td>高危</td><td rowspan="4">极高危</td></tr>
<tr><td>G3b</td><td>中度至重度下降</td><td>30~44</td><td>高危</td><td rowspan="3">极高危</td></tr>
<tr><td>G4</td><td>重度下降</td><td>15~29</td><td rowspan="2">极高危</td></tr>
<tr><td>G5</td><td>肾衰竭</td><td><15</td></tr>
</table>

【流行病学】

2012 年一项流行病学研究调查了中国 13 个省市 4.7 万余人群,发现中国 CKD 的患病率是 10.8%,2015 年中国肾脏疾病监测网络(China Kidney Disease Network,CK-NET)数据显示,全国住院患者中 CKD 的发病率约为 4.8%,合并有糖尿病和高血压的患者其 CKD 的发病率更是高达 13.9%和 11.3%,且 CKD 占比随着年龄的增长而增加。

【病因】

CKD 的病因在西方国家以继发性因素为主,糖尿病和高血压为两大首位病因。我国 CKD 病因仍以 IgA 肾病为主的原发性肾小球肾炎最为多见,其次为糖尿病肾病、高血压肾损害、狼疮性肾炎、梗阻性肾病、多囊肾等。尽管中国的糖尿病和高血压在过去的 15~20 年呈现迅速增长趋势,但是目前对中国 CKD 人群构成的影响还需要大约 10 年的时间。

【发病机制】

CKD患者的肾脏损伤往往持续进展，导致肾单位和肾功能不可逆的丧失，最终导致ESRD，其致病机制复杂，至今仍未阐明。除原发病因、各种肾脏疾病特异性的病理生理改变之外，还存在一系列共同机制，包括肾小球高滤过、矫枉失衡、肾小管高代谢、蛋白尿、尿毒症毒素等学说。此外，各种生长因子和血管活性物质在CKD进展中的作用越来越被认识。

（一）肾小球高滤过学说 1986年Brenner等证实，健存肾单位存在肾小球滤过率增高（高滤过）、血浆流量增高（高灌注）和毛细血管跨膜压增高（高压力），即著名的“三高学说”或“肾小球高滤过学说”，其机制主要是残余肾单位入球小动脉较出球小动脉扩张更加显著所致。在三高状态下，肾小球显著增大，进而牵拉系膜细胞，使细胞外基质（extracellular matrix，ECM）大量积聚，会进一步加重肾小球损伤，最终发展为不可逆的肾小球硬化。

（二）矫枉失衡学说 慢性肾衰竭时体内某些物质的积聚，并非全部由于肾脏清除减少所致，而是机体为了纠正代谢失调的一种代偿适应，其结果又导致新的不平衡。CKD患者对钠平衡的维持就是一个典型。在肾脏损伤早期钠排泄减少，导致钠及细胞外液潴留，血压升高，早期的高血压有助于增加肾小球滤过及钠的排泄，然而这种维持钠平衡的矫枉失衡终将导致容量依赖性高血压。CKD进程中出现的钙、磷代谢异常也存在矫枉失衡的现象，但是该代偿机制的不良后果是产生了继发性甲状旁腺功能亢进症（继发性甲旁亢）、肾性骨病、心血管疾病等多系统病变。

（三）肾小管损伤学说 在CKD进程中，肾小管上皮细胞发生了炎症反应以及上皮细胞向间充质细胞的转分化过程（epithelial-mesenchymal transition，EMT），随之产生多种生物活性分子，导致间质炎症和纤维化。肾小管上皮细胞上的天然免疫受体也会加重免疫反应引起的坏死性炎症。最新研究发现，烟酰胺腺嘌呤二核苷酸（NAD^+）依赖的肾小管代谢失衡也可能导致慢性肾脏病，进一步了解影响NAD^+的生物合成可能为CKD的预防和治疗提供新的途径。

（四）高血压 持续高血压可导致肾功能减退，而肾功能进行性下降可导致血压难以控制，高血压与CKD之间的因果关系有时很难确定，大量循证医学证据表明血压的良好控制明显延缓CKD进展。高血压导致肾功能进行性下降的原因包括：首先，恶性高血压损伤入球小动脉及肾小球内皮细胞，甚至导致血管栓塞，直接造成肾功能下降；其次，高血压引起肾小球缺血性损伤，引起肾功能进行性减退。

（五）蛋白尿 研究表明，蛋白尿不仅仅是肾小球疾病最常见的临床表现之一，而且是一个独立的导致肾脏病变进展的决定因素。尿蛋白加重肾损伤的机制包括：①尿蛋白对肾小球系膜细胞和足细胞的毒性作用：大分子蛋白在系膜细胞中穿行可激活一系列信号通路，使系膜细胞增生并分泌细胞外基质（ECM）成分，导致肾小球硬化；②尿蛋白对近端肾小管上皮细胞的直接毒性作用：大量蛋白质进入肾小管腔超过肾小管重吸收能力时，可引起肾小管结构和功能的改变；③尿白蛋白通过损伤的肾小球内皮细胞发生渗漏，与肾小管上皮细胞接触可以改变其生物活性和生长特性，影响细胞因子及基质蛋白的表达，出现细胞转分化、凋亡等，导致肾小管-间质损害，肾功能持续减退。

（六）脂质代谢紊乱 高脂血症是慢性肾脏疾病的重要特征和独立的危险因素之一。高脂血症引起肾损伤的主要机制是：①脂蛋白沉积于肾小球系膜区，刺激系膜细胞增殖和细胞外基质产生，导致肾小球硬化；②血脂异常，尤其是氧化型低密度脂蛋白增加导致血管活性介质（包括内皮素-1、一氧化氮和血管紧张素Ⅱ等）及炎症因子大量释放，不仅在动脉粥样硬化的致病过程中起着重要作用，而且通过损伤内皮细胞导致肾脏损伤；③增加肾小球基底膜通透性，并通过产生具有细胞毒性的过氧化亚硝酸盐而导致肾脏细胞凋亡；④过量的游离脂肪酸可通过多种机制损伤足细胞、近端肾小管上皮细胞和间质组织，加重肾小球和肾小管病变。

（七）尿毒症毒素

1. 小分子物质 分子量<500，包括无机物质中的无机磷、氢离子、某些酸根（如SO_4^{2-}）和有机物质中的尿素、肌酐、尿酸、胍类、酚类和胺类等。尿素的神经毒性与其代谢产生的氰酸盐有关，后者可干扰高级神经中枢的整合功能。肌酐达到一定浓度时能引起细胞寿命缩短、溶血，还可以引起嗜睡、乏力等神经肌肉系统的功能异常。胍类毒素在积聚到一定量时，可引起多系统损害。

2. 中分子物质 分子量为500～5 000，主要是一些多肽类物质，可引起周围神经病变、尿毒症脑病、糖耐量异常，还对细胞生成、白细胞吞噬、淋巴细胞与纤维细胞增生有明显的抑制作用。

3. 大分子物质 分子量>5 000。目前认为这些物质主要是一些内分泌激素，如生长激素、甲状旁腺激素（parathyroid hormone，PTH）、促肾上腺皮质激素、胰高血糖素、胃泌素及胰岛素等，其中以PTH和胰岛素的细胞毒性作用最为突出。此外，β_2微球蛋白引起全身性淀粉样病变已为人们所熟知。

（八）细胞介质、血管活性因子、生长因子等

1. 促炎症分子 通过激活补体，抑或刺激局部淋巴细胞、单核/巨噬细胞和血小板聚集而导致局部炎症反应。

2. 炎症小体 炎症小体（inflammasome）是在胞质内组装而成的多蛋白复合物，是宿主先天防御免疫系统的关键组成部分。几种类型的炎症小体，如NLRP3、NLRP1、NLRC4和AIM2已被确定，其中NLRP3是CKD的重要致病机制，也是潜在的治疗新靶点。

3. 血管活性物质 血管紧张素Ⅱ（AngⅡ）作为缩血管物质主要是优先收缩肾小球出球小动脉，增加肾小球跨毛细血管压而损害肾小球，促进肾小球硬化。此外，AngⅡ和醛固酮还可以激活转化生长因子-β/Smad途径、1型纤溶酶原激活物抑制剂及其他细胞因子，加重肾小球、肾脏间质的损伤，该作用不依赖于其血流动力学效应。

4. 生长因子　主要介导肾组织损伤以后的过度修复，如转化生长因子β(transforming growth factor-β，TGF-β)、血小板衍生生长因子(platelet derived growth factor，PDGF)和胰岛素样生长因子1(insulin-like growth factor，IGF-1)等均能直接刺激肾小球系膜细胞增生，分泌ECM等。

5. ECM与蛋白酶　正常情况下肾组织中蛋白和ECM处在一个合成和降解的动态平衡状态下，在肾小球和肾小管-间质纤维化过程中，这种平衡往往被打破，即蛋白合成增加、各种蛋白酶活性下降、ECM合成增多而降解不足。

（九）免疫系统改变　免疫系统包括直接免疫和间接免疫作用，直接免疫介导的肾脏疾病通常是针对肾脏抗原产生自身抗体的结果，如抗肾小球基底膜病中的Ⅳ型胶原。体内免疫失衡会引起免疫细胞的持续性募集和肾脏损伤的加重，肾脏组织修复的不协调可导致肾脏重要结构发生纤维化，引起肾功能减退。许多肾脏疾病还与年龄密切相关。

（十）遗传学背景　在过去的数十年中，CKD相关基因以及基因变异的检测方法有了长足的进步，主要的突破包括：载脂蛋白L1(apolipoprotein L1，APOL1)与非糖尿病肾病的关联、糖尿病肾病相关基因和常染色体显性遗传的肾间质病变等。

【临床表现】

肾脏作为机体重要的排泄器官和内分泌器官，具有强大的代偿功能，CKD早期仍然能够保持对毒素、代谢产物、体液和溶质的有效清除，维持内环境的稳定，临床上可无明显症状。只有当肾功能进行性下降，健存肾单位的代偿能力不能满足机体最低需求时，才会出现明显的临床症状，即氮质血症或尿毒症时涉及全身多系统的功能失调或障碍。

（一）水、电解质、酸碱平衡紊乱　CKD早期这些代谢紊乱并不十分明显，当肾功能丧失约70%时，可能会有部分水、电解质、酸碱平衡紊乱，若肾功能继续下降，则出现明显的临床表现。

1. 水代谢　既可表现为水潴留，也可出现脱水。肾功能减退导致尿液浓缩稀释功能障碍，临床表现为多尿、夜尿增多。当患者伴有急性疾病或精神障碍至饮水量下降或水需求增加，如发热等非显性失水增加以及呕吐、腹泻等，可出现脱水、血容量不足，使肾功能进一步恶化。

2. 钠代谢　在饮食盐负荷和心血管系统稳定的情况下，肾小球滤过液中约99%的钠由肾小管重吸收入血，并随饮食钠负荷不同而有所变化。肾衰竭时肾小球钠滤过下降，表现为钠潴留，直接导致细胞外容量增加和心血管负荷增加，进而提高心排血量，促使肾小球钠滤过代偿性增加；同时，机体产生多种适应性利钠物质(如地高辛样利钠因子、心房钠尿肽等)，抑制肾小管对钠的重吸收。

3. 钾平衡　肾脏是机体排钾的主要器官，经肾小球滤过的钾几乎100%在亨利袢之前的肾小管被重吸收，尿中出现的钾都是经远端肾小管排泌。正常情况下肾脏排钾分数可达100%以上，只有在严重肾功能减退或突然少尿情况下，才会出现钾潴留。部分患者可出现顽固性高钾血症，其原因是盐皮质激素产生不足或功能障碍，如合并原发性或继发性肾上腺功能不全，或应用药物抑制肾素-血管紧张素-醛固酮系统(renin-angiotensin-aldosterone system，RAAS)等，可伴有轻度Ⅳ型肾小管酸中毒。

4. 磷代谢　磷代谢紊乱主要表现为高磷血症、继发性甲旁亢、活性维生素D_3作用抵抗、异常FGF23(成纤维细胞生长因子23)升高等，共同导致慢性肾脏病矿物质和骨代谢异常(chronic kidney disease-mineral and bone disorder，CKD-MBD)临床综合征群。高磷血症可诱发异位钙化和多组织损害。

5. 钙代谢　肾功能减退可导致低钙血症，进而引起神经肌肉应激性增加，是患者手足搐搦等症状的常见原因。少数CKD患者还可发生高钙血症，原因如骨髓瘤、原发性甲旁亢、维生素D毒性等。

6. 镁代谢　CKD患者可以出现高镁血症，因肾小球滤过减少所致，但在GFR下降至30ml/min之前，各种肾内外适应性改变仍可维持镁的代谢平衡。当患者血清镁浓度>1.64mmol/L时，可出现嗜睡、言语障碍、食欲不振等症状；当血镁>2.05mmol/L时，可明显抑制神经肌肉功能，出现昏睡、血压下降、腱反射减弱和肌无力；若血镁浓度进一步升高，则出现心动过缓、房室传导或心室传导阻滞，严重者可致心搏骤停。

7. 代谢性酸中毒　CKD早期患者体内酸中毒并不明显，一系列肾内外代偿性机制可维持pH在正常范围内。慢性酸负荷则动员体内碱贮备，主要是骨骼系统，表现为成骨细胞活性降低，破骨细胞活性增加。急性酸中毒最主要的危害是心血管系统和中枢神经系统功能障碍，可产生致死性室性心律失常、心肌收缩力降低以及对儿茶酚胺反应性降低。

（二）糖、脂肪、蛋白质和氨基酸代谢障碍

1. 糖代谢障碍　CKD患者多存在糖代谢紊乱，机制包括胰岛素抵抗、肝脏葡萄糖输出增加、胰岛素分泌异常、肾脏对胰岛素清除下降等。

2. 脂肪代谢障碍　CKD患者常有高甘油三酯血症及高胆固醇血症，高脂血症的产生与脂解酶活力的下降、低密度脂蛋白(low density lipoprotein，LDL)清除减慢、载脂蛋白分布谱改变有关。

3. 蛋白质和氨基酸代谢障碍　CKD患者常表现有蛋白质、氨基酸合成下降、分解代谢增加及负氮平衡，是CKD患者蛋白营养不良和死亡率增加的重要因素。

（三）各系统功能障碍

1. 消化系统　消化系统症状是CKD最早和最突出的临床表现，患者可出现食欲减退、恶心、呕吐、腹泻等。口腔炎、口腔黏膜溃疡在尿毒症时亦不少见，患者可有口臭、呼出气体中有尿味和金属味。部分患者还可出现胃或十二指肠溃疡，经内镜证实的溃疡病发生率可达60%以上。

2. 心血管系统　心血管系统疾病是CKD患者最常见的并发症和死亡原因，包括高血压、动脉粥样硬化、心肌病、心包炎和心功能不全等，涉及血管和心脏的各种病理改变。

(1) 高血压：CKD患者高血压发生率达80%以上，且多数作为 CKD 的首发临床表现。需要肾脏替代治疗的患者几乎均有高血压。CKD 患者高血压的发病机制主要包括：①钠平衡失调：CKD 时肾脏排钠能力受损及钠摄入相对过多易导致钠潴留，机体细胞外液总量增加，血压升高；②内源性洋地黄类因子增加：这是机体对钠潴留的代偿反应，可抑制肾小管上皮细胞 Na^+-K^+-ATP 酶，减少肾脏钠重吸收；③RAAS 及交感神经系统的激活：CKD 患者血循环中往往存在高水平的肾素、醛固酮及去甲肾上腺素，不仅导致血管收缩，还抑制扩血管物质如一氧化氮的产生；④肾脏分泌的抗高血压物质减少：如前列腺素（PGE_2、PGI_2）、激肽和肾髓质降压脂质等。

（2）动脉粥样硬化：动脉粥样硬化一方面会引起动脉结构的重塑，包括弥漫性扩张、肥大和大中小动脉僵硬；另一方面可引起心脏结构改变、心肌供血不足，如左心室肥大和心内膜下心肌血流量下降。

（3）心肌病：亦称尿毒症性心肌病，是指尿毒症状态下特异性心肌功能障碍，特征性病理变化是心肌间质纤维化，临床表现为左室肥厚和左室舒张功能下降、充血性心力衰竭等。

（4）心包炎：心包炎可分为尿毒症性心包炎和透析相关性心包炎，前者主要发生于透析前或透析早期阶段，由尿毒症本身代谢异常引起；后者可能与透析不充分致体液及某些毒素特别是中分子物质和 PTH 等蓄积有关。两类心包炎病理上都表现为纤维素性心包炎，伴渗出、出血，可发展成包裹性纤维化、亚急性或慢性缩窄性心包炎。患者常有胸痛，卧位及深呼吸时加剧，可有不同程度的房性心律失常，心前区可闻及粗糙的心包摩擦音或扪及摩擦感等心包积液体征，重症者可发生心脏压塞，因急性循环障碍致死。

（5）心功能不全：心衰是 CKD 患者死亡的重要原因，容量负荷过多、高血压、心肌病、心律失常、严重贫血、电解质代谢紊乱及严重代谢性酸中毒是最常见因素。另外，严重感染、动-静脉瘘等亦会促进心功能不全。临床常表现为心悸、气促、端坐呼吸、颈静脉怒张、肝大及水肿，严重者出现急性肺水肿。透析治疗清除容量负荷疗效显著，但正性肌力药物如洋地黄类强心药疗效差，且易在体内蓄积中毒。改善心脏前、后负荷药物如多巴胺、硝普钠等有时能达到缓解症状的作用。

（6）心律失常：CKD 患者心电图检查常有 PR 间期和 QRS 波延长，提示存在心内传导障碍，发生房颤、室性心动过速及室颤等风险比普通人群高 2~3 倍。原因可能与 CKD 患者自主神经病变、心率变异下降有关，容量及电解质在血液透析前、后的急剧变化可能也是原因，易导致心源性猝死。

3. 呼吸系统　CKD 早期患者即可出现肺活量减低、限制性通气障碍和氧弥散能力下降，当发生代谢性酸中毒时可出现气促，甚至发生 Kussmaul 呼吸。患者进入尿毒症期可出现尿毒症肺、尿毒症性胸膜炎及肺钙化，并且肺部感染发生率明显增加。

尿毒症性肺是指尿毒症时胸部 X 线片上呈现以肺门为中心向两侧放射的对称型蝴蝶状阴影。一般多见于尿毒症晚期，临床表现为咳嗽、血痰、呼吸困难，血气分析与成人呼吸窘迫综合征极相似，其诊断必须首先排除肺炎、结核等。

尿毒症性胸膜炎可发生于单侧或双侧，致病原因包括多种因素，如尿毒症毒素可使胸膜毛细血管通透性增加，充血性心力衰竭可致胸腔积液，血小板功能障碍，血液透析时应用肝素致胸腔内出血等。

肺钙化是矿物质代谢紊乱引起的转移性钙化在肺部的表现，病理上可见肺泡间隔钙质沉着，亦可见于支气管壁和小动脉壁。肺泡间隔增宽进而纤维化，肺组织变硬，重量增加钙化。临床上主要表现为干咳、气短，血气分析中 PaO_2 及动脉氧含量下降，下降程度与肺钙化范围或程度呈线性相关。

近年来尿毒症患者肺结核的发生率较一般人群有增高趋势，常伴有肺外结核，如淋巴结、肝脏、骨髓及血行播散性肺结核，若不及时治疗易致死亡。应用痰结核菌 PCR 检查和测定血结核菌素纯蛋白衍生物（PPD）可明显提高诊断率。

4. 神经系统　CKD 患者神经系统病变主要包括卒中、中枢认知功能障碍、周围神经病变和睡眠障碍等。在卒中类型上，80%以上为缺血性病变，其余为出血性病变。中枢神经系统病变早期常表现为功能抑制，如疲乏、注意力不集中、失眠；病变进展后会出现行为异常、抑郁、记忆力减退，判断力、定向力和计算力障碍，同时可伴发神经肌肉兴奋症状，如肌肉颤动或痉挛、呃逆、抽搐；晚期则表现为抑郁或躁狂、精神错乱、幻觉等，可出现肌阵挛、震颤和亨廷顿舞蹈症，甚至昏迷。严重者称为尿毒症脑病，与患者的死亡率、住院率增加及无法继续透析治疗有密切关系，显著降低患者生活质量。周围神经病变常见下肢疼痛、灼痛和痛觉过敏，运动后消失，故患者常活动腿，称为不宁腿综合征。

5. 血液系统　血液系统异常可表现为贫血、出血倾向、血栓倾向以及白细胞异常，偶有红细胞增多。

贫血是 CKD 最常见的并发症，表现为正细胞正色素性贫血，若缺铁明显，也可出现低细胞低色素性贫血。贫血在肾功能减退早中期 eGFR<60ml/（min · 1.73m^2）时开始出现，当 eGFR<30ml/（min · 1.73m^2）症状明显，故 KDIGO 指南建议从 CKD3 期开始定期筛查。

CKD 患者贫血的原因包括：①肾脏合成分泌红细胞生成素（EPO）功能相对不足，循环中存在抑制 EPO 生成的物质，骨髓 EPO 受体后缺陷等；②红细胞膜钠泵受抑制、微血管病、戊糖旁路代谢受损、G-6-PD（葡萄糖-6-磷酸脱氢酶）缺乏、氧化剂应用、透析液中含有氯胺、低磷血症引起红细胞僵硬、脾功能亢进和血中铝、铜浓度过高引起的红细胞寿命缩短；③叶酸、维生素 B_{12}、维生素 D_3 不足及蛋白质营养不良；④失血过多，如胃肠道慢性失血、血液透析慢性失血、过多抽血检验等；⑤甲状旁腺功能亢进、慢性感染、炎症等；⑥铁、铁调蛋白代谢异常；⑦药物：如肾素-血管紧张素系统（renin-angiotensin system, RAS）抑制剂等。

临床症状取决于贫血的程度和发病速度，主要是过度代偿引起高动力学状态的一系列表现，如心率加快、心排血量增加、心肌前负荷和收缩力增加，长期可致心肌增厚和血管扩张，是影响患者生活质量和死亡的重要危险因素。出血倾向是尿毒症患者常见合并症，一般为轻度出血，重者亦可出现出血性心包炎、腹膜后、胃肠道甚至颅内出血。出血机制尚不清楚，主要因血小板功能障碍，如血小板第三因子活性下降、血小板膜糖蛋白 GPⅢb/Ⅱa 复合物活性受损、血小板贮存缺乏及血小板产生 TXA_2（血栓素 A_2）减少等。

6. 运动系统　尿毒症晚期常有肌病，表现为肌无力，以近心端肌肉受累为主，可有举臂或起立困难、企鹅样步态等表现。电生理发现肌细胞静息电位降低，动作电位时程缩短，与细胞内离子浓度变化有关。患者可伴有骨痛、自发性骨折、关节炎和关节周围炎、肌腱断裂等改变。儿童常有生长发育迟缓及佝偻病表现，成人亦可发生腰椎侧突或脊柱后突等骨骼畸形。

肾性骨病也称肾性骨营养不良，骨活检可显示从高转运（如大量破骨细胞、成骨细胞及骨细胞）到低转运（如破骨细胞及成骨细胞数量减少，脱钙基质的聚集）多种不同病理特征。高转运骨病患者循环中 PTH 水平显著升高，而低转运骨病患者仅表现为 PTH 水平轻度升高或降低。第三种病理类型为混合型，以甲状旁腺功能亢进及骨矿化不全为特征，升高的 PTH 可激活破骨细胞减少骨量，因同时存在骨矿化异常，加重骨纤维化程度。

7. 皮肤变化　皮肤瘙痒也是 CKD 常见的并发症，其发生与继发性甲状旁腺功能亢进、皮肤钙沉积有关，高浓度尿素在皮肤形成尿素霜也有可能参与。此外，尿毒症患者可因贫血出现面色苍白或呈黄褐色，这种肤色改变曾被认为是尿素增加之故，现已证明由黑色素引起，成为尿毒症患者特有面容。

8. 免疫系统　CKD 患者对各种感染易感，其原因除了白细胞尤其是多形核白细胞（polymorphonuclear leukocyte，PMN）功能障碍外，还存在淋巴细胞和单核细胞功能缺陷。PMN 功能障碍的原因包括：①铁负荷过多，可明显抑制 PMN 吞噬功能，CKD 患者补铁时应避免铁过量；②继发性甲旁亢致细胞内钙增多，可抑制 PMN 吞噬和糖代谢能力，给予 $1,25(OH)_2$Vit D_3 和钙通道阻滞剂治疗可望改善；③营养不良；④透析期间应用生物不相容性膜，使 PMN 在肺脏中积聚导致低 PMN 血症，抑制 PMN 活化及其与血管内皮黏附功能，造成杀菌能力下降；⑤尿毒症毒素抑制 PMN 功能；⑥体内慢性炎症状态。

9. 内分泌系统　肾脏本身是重要的内分泌器官，参与多种内分泌激素的调节，也是体内许多激素作用的靶器官。CKD 时除肾脏产生的内分泌激素如 EPO、活性维生素 D 等减少外，几乎体内所有内分泌器官都有分泌及功能障碍，包括性腺、胰腺、甲状腺、肾上腺、下丘脑-垂体轴，以及甲状旁腺代谢。

【诊断】

CKD 的诊断及预后评估需要密切结合患者的临床病史、体格检查和血、尿液检查结果。当疑诊为 CKD 时，应注意询问有无高血压、糖尿病、高尿酸、异常脂质血症等病史，尿检异常史，可能影响肾脏功能的药物应用史，有无肾脏及尿道手术史，以及 CKD 的家族史。体格检查包括立卧位双上肢血压的测定，寻找可能提示 CKD 的相关体征，如外周水肿等。具体的诊断过程见图 17-3-0-1。

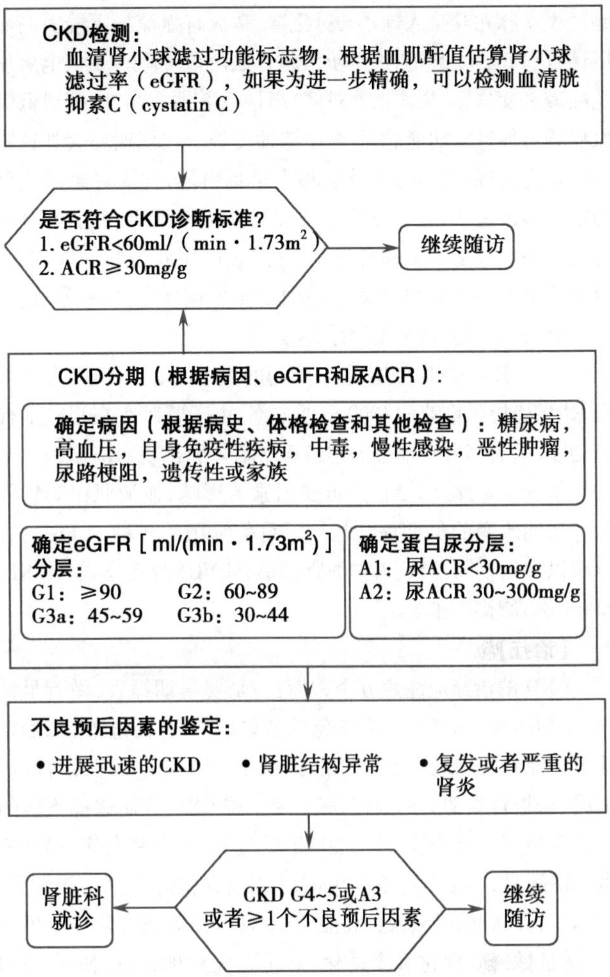

图 17-3-0-1　CKD 诊断流程

CKD. 慢性肾脏病；尿 ACR. 尿白蛋白/肌酐。

CKD 的诊断应注意下面几个问题：

（1）基础疾病的诊断：可通过病史询问、体检及实验室检查而确定，某些影像学检查如 B 超、X 线造影、MRI 及 CT 等对确定原发病甚有帮助。基础疾病的诊断在 CKD 早期相对容易，必要时可行肾穿刺活检以明确。尿液镜检很重要，红细胞管型往往提示肾小球肾炎，尿白细胞及细颗粒或粗颗粒管型多提示间质性肾炎，尿嗜酸性细胞阳性多提示药物反应导致的肾脏间质损伤。检测尿中蛋白总量时应准确收集 24 小时尿液。

（2）尽可能寻找引起肾功能恶化的可逆因素，纠正这些因素有望恢复或改善肾功能，常见的有：①血容量不足，包括绝对血容量不足和有效血容量不足，可由过度水钠限制伴强效利尿剂治疗、消化道丢失如恶心、呕吐、腹泻等引起，尿电解质分析有助于诊断；②肾毒性药物，最常见的为氨基糖苷类抗生素、造影剂和前列腺素合成抑制剂，尤其在血容量不足情况下使用更易发生；③尿路梗阻，包括肾内梗阻和肾外梗阻，前者主要由尿酸结晶和大量本周蛋白沉积阻塞肾小管引起，后者主要由尿路结石、前列腺肥大或增生、泌尿系及周围组织肿瘤等导致；④感染，包括全身感染和尿路感染，往往会加重机体额外负荷，促进肾功能恶化；⑤严重高血压，包括原发性和继发性高血压，可引起肾小动脉尤其是入球小动脉痉挛，造成肾血流量下降。高血压还可引起心力衰竭，进一步引起肾血流量下降；⑥水、电解质及酸碱平衡失调，失水或水过多、高钠或低钠血症、高钾或低钾血症均可促进肾功能恶化，酸中毒即使处于代偿期亦会加速肾功能减退进展；⑦高蛋白饮食和大量蛋白尿，均为肾脏病进展的危险因素之一；⑧充血性心力衰竭或心脏压塞，可引起肾脏有效循环血容量不足和肾淤血；⑨严重的甲状旁腺功能亢进，CKD 患者高磷饮食更易发生；⑩高分解代谢状态，如手术、消化道出血、大剂量激素冲击治疗、发热等。

(3) 明确 CKD 分期，制定不同的治疗计划：临床上普遍采用 KDIGO 指南推荐的 CKD 分期方案，由于肾脏存在很强的代偿功能，只有当肾功能丢失超过 50%后才会出现血清肌酐水平的异常升高。此外，受自身可变因素的影响，血清肌酐难以作为肾功能改变的早期评估指标。目前常用的各种 eGFR 公式可用以评估不同种族、人群的肾功能，MDRD 改良公式及 CKD-EPI 公式临床使用较多。

【治疗】

CKD 的治疗应注意五个方面：一是要早期筛查，做到早发现、早预防和早治疗，从而避免或者延缓 CKD 的进展；二是要重视对原发病和危险因素的治疗，这是控制和阻止慢性肾脏病进展、保护肾脏功能的关键；三是要根据 CKD 分期选择不同的防治策略，进一步延缓肾功能减退的进展、减少并发症、提高患者生活质量；四是营养治疗，临床上需要根据患者肾功能水平、病因、营养状况、摄食及消化能力、饮食习惯等制订营养干预方案，尽量做到合理化和个体化；五是并发症的治疗，随着 CKD 的进展，各种并发症随之而来，包括心脑血管疾病、贫血、高血压、慢性肾脏病矿物质和骨代谢异常（CKD-MBD），水、电解质紊乱和酸碱平衡失调等，如何更好地预防和治疗这些并发症将显著改善 CKD 患者的预后。

（一）CKD 筛查　鉴于大多数 CKD 患者没有任何临床症状，尤其是早期阶段，因此 CKD 筛查对早期发现疾病就显得格外重要，筛查指标包括血清肌酐和尿白蛋白/肌酐（ACR）的检测。临床危险因素包括糖尿病、高血压、自身免疫性疾病、系统性感染（HIV、乙肝病毒等）、肾毒性药物（非甾体抗炎药、中药等）、反复尿路感染、肾结石、尿路梗阻、恶性肿瘤、肥胖、肾实质减少（肾切除、出生低体重等）、AKI 病史、吸烟、静脉吸毒和家族性肾脏病史等。遗传学危险因素包括 APOL1 危险等位基因、镰状细胞病、多囊肾、Alport 综合征、先天性肾脏和尿路异常及其他家族性因素。

（二）去除诱因和原发病的治疗　对于初次诊断的 CKD 患者，必须积极重视原发病的诊断和治疗，同时应积极寻找诱发肾功能不全加重的各种因素，给予合理纠正。

1. 糖尿病的治疗　在全球范围内，糖尿病仍然位列 CKD 原发病的第一位，因此糖尿病的优化管理非常重要。首先，血糖控制能显著延缓 CKD 的进展，大多数指南建议糖化血红蛋白（HbA1c）应控制在 7%左右。其次，口服降糖药必须根据肾功能调整剂量，尽量避免使用依赖肾脏清除的药物，如格列本脲。通过肝脏清除或者部分通过肾脏清除的药物，如二甲双胍、二肽基肽酶 4（DPP-4）和钠-糖协同转运子-2（SGLT-2）抑制剂，则需要减量使用。对于尿蛋白显著增加的患者，应考虑使用 SGLT-2 抑制剂。卡格列净（canagliflozin）临床研究（CREDENCE）纳入了 4 401 例接受血管转换酶抑制剂（angiotensin converting enzyme inhibitor, ACEI）或血管紧张素受体拮抗剂（angiotensin receptor antagonist, ARB）治疗的 2 型糖尿病伴 CKD G2~3/A3 期患者，与安慰剂组相比，卡格列净治疗组发生肾脏复合事件（血清肌酐加倍、ESRD 或者死于肾病和心血管疾病）的风险降低 30%。即使在少量蛋白尿患者中，应用这类药物对心血管疾病亦有获益。

2. 肾毒性药物　所有 CKD 患者都应避免使用肾毒性药物。造影剂肾病是临床上常见的肾损伤，等渗非离子型造影剂临床使用相对安全。CKD 患者不推荐常规服用 NSAIDs，尤其是在服用 ACEI 或 ARB 药物时。中草药治疗在国际上一直存在争议，一些含有马兜铃酸或蒽醌的药物已被证实会引起各种肾脏疾病。近年来已有多个病例报道和一些流行病学研究显示，质子泵抑制剂可能会引起急性间质性肾病。肾毒性药物不仅可以直接损伤肾实质，还可以影响肾脏氧合功能，如环孢素改变肾脏氧供、渗透性利尿药增强肾小管转运的氧消耗等，导致缺氧性肾小管损伤。

3. 药物剂量的调整　随着肾小球滤过率的下降，需要减少剂量的临床常用药物包括：大多数抗生素、口服抗凝剂、加巴喷丁和普瑞巴林、胰岛素、化疗药和麻醉剂等。

（三）CKD 分期治疗　CKD 治疗应根据不同阶段开展不同的阶梯式治疗策略。

1. CKD 1~2 期　患者症状和并发症往往不明显，可能有相关继发疾病的表现，努力查找原发病因非常重要。应积极控制高血压，优选血管紧张素转换酶抑制剂（ACEI）/血管紧张素 AT1 受体阻断剂（ARB），大多需要联合降压。治疗原发病，降低蛋白尿，延缓肾功能进展。

2. CKD 3 期　该期患者比较关键，大多数已得到明确诊断，相关并发症及心血管事件开始出现，特别是 CKD 3b 期患者。此时除了寻找可治疗的病因外，纠正可逆因素、预防/延缓肾功能进展、减少心血管风险、治疗贫血等并发症是重点。

3. CKD 4 期　此期患者的临床表现更为明显，危险性更高，随访频率应增加，建议每 3~6 个月进行一次，包括血生化等检查。当 GFR<20ml/(min·1.73m^2)时，应启动肾脏替代治疗前期准备。该阶段应积极治疗 CKD 并发症，包括高血压、继发性甲状旁腺功能亢进、酸中毒、肾性贫血、尿毒症症状等。

4. CKD 5 期　当 GFR<15ml/(min·1.73m^2)时患者尿毒症症状更加明显，应给予肾脏替代治疗，目的是延长寿命，提高尿毒症患者的生活质量，并促进康复与回归社会。

（四）营养治疗　营养治疗及饮食管理能否延缓 CKD 进

展一直存在争议,近年来数个大型临床试验也得出模棱两可的结论。鉴于全世界大约10%的成年人患有CKD,再考虑到维持性透析治疗和肾移植的超高费用,越来越多的临床医师和患者把营养治疗作为CKD重要的管理策略之一。

1. 应对CKD患者进行营养状况监测和评估,包括生化检测、人体学测量、身体成分分析及饮食评价等。一般建议对于CKD 4~5期的患者开始评估营养不良的风险,稳定的血液透析患者和腹膜透析患者建议2~3个月评估一次。

2. 纠正代谢性酸中毒,静脉血中碳酸氢盐浓度应维持在正常范围内。

3. 蛋白饮食摄入的管理。KDIGO指南建议CKD 4~5期的患者饮食蛋白质摄入量应控制在0.8~1.0g/(kg·d),维持性血液透析患者在1.1~1.4g/(kg·d),腹膜透析患者在1.0~1.2g/(kg·d)。目前没有证据表明低蛋白饮食更适合进展期的CKD患者。值得注意的是,在低蛋白饮食的同时必须补充充足的能量,根据年龄和是否从事体力活动,热量的摄入需要维持在30~40kcal/(kg·d)。当患者合并高分解状态的急性疾病时,蛋白入量应增加至1.3g/(kg·d);维持性腹膜透析患者推荐蛋白入量为1.2~1.3g/(kg·d)。50%饮食蛋白应为高生物价蛋白。

4. 微量元素的补充　对于CKD患者,KDIGO指南建议钠的摄入量应控制在90mmol(2g,对应的氯化钠是5g)以内。

5. 其他营养支持　由于CKD患者实际蛋白摄入量大多超过指南的推荐量,所以指南并不推荐常规服用各种合成蛋白质(anabolic agents)。但是如果出现难以控制的营养不良,口服营养补充剂(oral nutritional supplements,ONS)、肠内营养支持和肠外营养支持都可以考虑。

(五)并发症治疗

1. 高血压的治疗　严格控制血压是延缓慢性肾脏病进展、降低心血管事件及死亡风险的最重要措施。2012年KDIGO指南建议,无论是糖尿病还是非糖尿病引起的CKD,当尿ACR<30mg/g(或同等水平)时,血压应控制在≤140/90mmHg(1mmHg=0.133kPa);当尿ACR≥30mg/g时,血压需要控制在≤130/80mmHg。控制血压的非药物措施包括限钠饮食、降体重、适当锻炼等;降压药物包括ACEI、ARB、利尿剂、钙通道阻滞剂(calcium channel blocker,CCB)、β受体阻滞剂、α受体阻滞剂、血管扩张药及中枢降压药等,在单用上述药物仍不能有效控制高血压时,可考虑多种降压药物联合使用。

应用ACEI和/或ARB时需注意以下几点:①应用初期应严密监测肾功能,部分肾脏病患者会出现肾小球滤过率下降致血肌酐上升,少数甚至出现急性肾损伤。一般用药后1~2周内血清肌酐上升和/或内生肌酐清除率下降小于30%,可在严密监测肾功能情况下继续应用;如果血清肌酐上升和/或内生肌酐清除率下降超过30%,应立即停药;②应用ACEI类药物可能产生咳嗽、皮疹、味觉异常及粒细胞减少等不良反应,这主要与ACEI导致体内激肽类和P物质增加有关,如果症状严重、难以耐受应立即停药;③ACEI或ARB均可能引起高钾血症,应定期复查电解质;④研究证实ACEI和ARB联合应用比单独应用具有更显著的降低尿蛋白的作用,但不推荐用于老年、明显心血管疾病的患者;⑤ACEI/ARB在下列情况下应尽量避免使用:双侧肾动脉狭窄、存在明显血容量不足临床表现、使用非甾体抗炎药,以及血肌酐水平高于265.2mmol/L(3mg/dl)的患者。

钙通道阻滞剂(CCB)在治疗高血压中的疗效已被临床广泛认可,对延缓肾功能减退也有一定疗效。应用CCB时也应注意药物不良反应,如非二氢吡啶类CCB导致的心动过缓;二氢吡啶类CCB导致的水肿(多发生于踝部,与扩张毛细血管前小动脉而不扩张小静脉相关)和反射性心动过速等。

β受体阻滞剂在高血压合并心肌梗死的患者中能减慢心率、抑制心肌收缩力、降低心肌氧耗、缩小梗死面积,从而保护缺血心肌,提高室颤阈值,降低死亡率。应用β受体阻滞剂不要突然停药,以免造成血压反跳。同时要根据β受体阻滞剂的药理学特点,给予个体化治疗,通常从小剂量给药开始。

CKD患者常常需要多种降压药物联合治疗,且用药剂量显著高于原发性高血压患者。应用利尿剂时应注意:①当GFR<30ml/min时,噻嗪类利尿剂疗效差,应更换为袢利尿剂;②随着肾功能不全的进展,往往需要更大剂量的袢利尿剂(如80~160mg呋塞米)来减轻CKD患者过多的容量负荷,袢利尿剂有助于维持CKD晚期患者肾脏血流,但易导致低钾血症,应用时要注意血电解质的变化;③保钾利尿剂容易出现高钾血症,肾功能不全患者应慎用。

2. 贫血的治疗　CKD相关贫血的定义是成年人血红蛋白(hemoglobin,Hb)男性<13g/dl、女性<12g/dl。2012年KDIGO组织发布了针对CKD相关贫血的指南,为临床实践提供了参考。

(1)贫血的评估:无论CKD分期和患者年龄,一旦出现贫血,就要开始临床评估,包括全血细胞检测(血红蛋白、血细胞比容、红细胞计数、白细胞计数、血小板计数和网织红细胞计数等)、血清铁蛋白、血清转铁蛋白饱和度(transferrin saturation,TSAT)、血清维生素B_{12}和叶酸水平等。

(2)铁剂的使用:众多研究显示,合理的铁剂使用可以使CKD患者获益,包括避免输血、减少促红素的剂量和改善症状等。对于未接受铁剂或红细胞生成素刺激剂(ESAs)治疗的成年CKD贫血患者,当TSAT≤30%、铁蛋白≤500ng/ml,可尝试使用静脉铁剂治疗(在非透析的CKD患者中,或可尝试进行为期1~3个月的口服铁剂治疗)。常用的铁剂有:右旋糖酐铁、蔗糖铁、葡萄糖酸铁等。临床上应注意补铁的不良反应,特别是过敏反应;需定期随访铁代谢指标,避免铁过量。

(3)红细胞生成素刺激剂(erythropoietin stimulating agents,ESAs)的使用:ESAs是目前CKD透析和非透析患者贫血治疗的常规用药,包括不同种类的促红素制剂,含长效制剂。在开始ESAs治疗前,应先处理所有可能纠正的贫血原因(包括铁缺乏和炎症状态等)。对于非透析的CKD患者,Hb≥100g/L者不建议使用ESAs治疗;Hb<100g/L者,建议基于Hb下降率、

需要输血的风险、与 ESAs 治疗相关的风险以及贫血所致症状等情况,个体化决定是否开始应用 ESAs 治疗。对于 CKD 5 期透析的患者,当 Hb 为 90~100g/L 时,建议开始 ESAs 治疗,以免 Hb 下降至 90g/L 以下。对所有患者应避免使用 ESAs 将 Hb 浓度升高超过 130g/L。

目前一些非促红素类制剂也已进入临床使用,包括 EPO 拟肽类及低氧诱导因子(hypoxia inducible factor,HIF)稳定剂,2019 年由中国学者牵头多中心临床试验进行验证的 HIF 稳定剂在中国上市。应用 HIF 稳定剂治疗 CKD 未透析患者贫血时,试验组在服药 8 周后血红蛋白水平显著提升,上升幅度为(1.9±1.2)g/dl,明显优于对照组;在透析患者中也有类似结果。HIF 稳定剂由于其使用方便,不良反应较小,有望为 CKD 相关性贫血的治疗带来获益。

(4) 输血疗法:对于 ESAs 治疗无效或 ESAs 治疗风险超过获益的患者,或需要快速纠正贫血以稳定患者病情或预先纠正 Hb 浓度时,进行红细胞输注的获益可能超过相关风险。

3. 矿物质和骨异常(mineral and bone disorder,MBD)的治疗 CKD-MBD 也是慢性肾脏病的常见并发症之一,主要表现为矿物质代谢紊乱、骨骼病变和/或血管及软组织钙化的一组临床症候群,防治 MBD 是 CKD 管理的重要内容。2017 年 KDIGO 组织对 CKD-MBD 临床实践指南进行了更新,为进一步规范化管理 CKD-MBD 提供了新的临床依据。

(1) CKD-MBD 的评估和诊断:对于成人患者,推荐从 CKD G3a 期开始监测血清钙、磷、甲状旁腺激素(PTH)和碱性磷酸酶水平,并且根据生化指标异常及其严重程度与 CKD 进展速度来决定监测频率。除了生化指标外,骨密度检查可用于评估骨折风险,骨活检可以判断肾性骨营养不良类型,侧位腹部 X 线检查及超声心动图检查有助于明确是否存在血管钙化和心脏瓣膜钙化。

(2) CKD-MBD 的治疗:新近研究表明,血钙、磷和 PTH 的管理应该同等重要。指南推荐 CKD-MBD 治疗目标是:①将过高的血磷降至接近正常范围;②避免高钙血症;③对 PTH 水平持续升高或持续高于正常值上限进行治疗;④最终降低各种合并症及死亡。治疗方案主要围绕三个方面:①血磷的控制,包括饮食限磷及磷结合剂;②活性维生素 D 及其相关制剂;③钙敏感受体拟似剂。

血磷的控制主要遵循 3D 原则:限制饮食中磷摄入(diet)、药物降磷(drug)和透析(dialysis)。若限磷饮食难以达到理想血磷水平时,需加用磷结合剂。目前国内外常用的磷结合剂包括碳酸钙、醋酸钙、司维拉姆及碳酸镧。对于接受降磷治疗的 CKD G3a~G5D 期成人患者,指南建议限制含钙、磷结合剂的使用。

此外,越来越多的证据表明高钙血症可显著增加 CKD 患者心血管钙化及死亡风险,对于 CKD G3a~G5D 期患者需要强调避免高钙血症。对于轻度、可耐受、无症状的低钙血症,临床无需积极纠正,以避免钙负荷增加。对于透析患者,建议使用钙离子浓度为 1.25~1.50mmol/L 的透析液。

对于 CKD 5 期透析患者,继发性甲旁亢的一线治疗药物包括骨化三醇或维生素 D 类似物(帕立骨化醇等)以及拟钙剂(西那卡塞),均可以单独使用或者拟钙剂联合骨化三醇或维生素 D 类似物使用。如果 CKD 患者出现严重甲状旁腺功能亢进,且药物治疗无效,可考虑进行甲状旁腺切除手术。

4. 纠正水、电解质和酸碱平衡紊乱

(1) 水盐代谢紊乱:对于有明显失水的患者,若无严重高血压和心力衰竭,可酌情补液。当 CKD 患者肾功能严重受损而水、钠摄入不加限制时,也可导致水潴留,此时应严格限制入水量,同时限制钠盐摄入量,并给予利尿剂治疗,一般选用袢利尿剂。对于严重水钠潴留的 CKD 患者,宜尽早开始透析治疗。

(2) 高钾血症:肾脏是机体排泄钾的主要途径,随着肾小球滤过率的下降,尿钾排泄减少,CKD 患者常合并高钾血症,高钾摄入、高龄、糖尿病、充血性心力衰竭和阻断肾素-血管紧张素-醛固酮系统(RAAS)类药物的使用更会增加高钾血症的风险。钾结合剂可以促进肠道排钾,分为四种类型,分别是聚磺苯乙烯(SPS,以钠交换钾)、聚苯乙烯磺酸钙(CPS,以钙交换钾)、帕替罗姆(patiromer,结合钾离子)和环硅酸锆钠(ZS-9,吸附钾离子)。后两种药物是新药,且无严重不良反应。

(3) 酸中毒:研究表明,酸中毒不仅是促进 CKD 进展的重要因素,而且是引起营养不良和肾性骨病的主要机制之一,需予以积极纠正。当 CKD 患者出现下列几种情况时可考虑“正常 HCO_3^- 浓度的酸中毒”:①反复腹泻或使用大量利尿剂;②阴离子间隙增加;③蛋白负荷过多;④肾石症和肾结石;⑤不明原因肾脏病进展;⑥尿枸橼酸排泄减少等。指南推荐,对于 CKD 患者,应维持其血浆 HCO_3^- 浓度在 22mmol/L 以上。轻度酸中毒可酌情给予碳酸氢钠口服,若二氧化碳结合力低于 15mmol/L,可采用碳酸氢钠或乳酸钠静脉滴注。酸中毒治疗过程中,应注意防止低钾血症和低钙血症,警惕发生高钠血症、高渗血症和心力衰竭。

5. 改善脂质代谢 肾功能减退可引起脂质代谢异常,CKD 患者血脂水平、组成和质量均会发生改变,易发生动脉粥样硬化。2013 年 KDIGO 发布的《慢性肾脏病血脂管理指南》为 CKD 和 ESRD 患者血脂异常的治疗提供了建议。对于新发 CKD 患者应进行脂质代谢评估,指标包括总胆固醇、低密度脂蛋白胆固醇(LDL-C)、高密度脂蛋白胆固醇(HDL-C)、甘油三酯、载脂蛋白 a 和载脂蛋白 B 等。年龄>50 岁的 CKD 患者,降胆固醇治疗主要采用他汀类药物,当 eGFR<60ml/(min·1.73m^2)时可以使用他汀类药物联合依折麦布治疗。年龄<50 岁的 CKD 成人患者,如有冠状动脉粥样硬化性心脏病(冠心病)、糖尿病、缺血性卒中既往史和/或预计 10 年冠脉事件死亡风险可能增加,建议使用他汀类药物治疗。透析患者应避免使用他汀类药物或者他汀联合依折麦布治疗,除非透析开始时就已经使用。对于成年 CKD 伴有高甘油三酯血症的患者,建议采用调整生活方式进行治疗。

6. 控制感染 CKD 患者极易并发感染,特别是肺部和尿路感染,加重肾功能损害,应根据病原菌耐药谱及药敏试验结果选择适合的抗生素,禁用或慎用肾毒性药物,必须使用时应根据肾功能决定药物剂量及给药间期。同时需注意抗生素中钠和钾的含量,避免加重电解质代谢紊乱。

7. 心血管疾病的处理　降低心血管疾病死亡风险需要制定综合的CKD管理策略,包括使用他汀类药物、强化血压控制等。心力衰竭处理原则与非尿毒症引起的心力衰竭相似,洋地黄宜选择快速、短效的制剂以减少蓄积中毒,利尿剂治疗无效的高容量性心力衰竭应尽早开始透析治疗。心律失常多为电解质代谢和酸碱平衡紊乱所诱发或加剧,故应在纠正这些代谢紊乱的基础上使用抗心律失常药物或起搏除颤治疗。透析相关性心包炎则需改变透析治疗方案,如血液透析滤过、腹膜透析等。

8. 其他并发症的处理

(1) 消化道症状:CKD患者出现食欲减退、恶心、呕吐等症状时,除限制蛋白质摄入和纠正酸中毒外,可应用甲氧氯普胺肌内注射/口服,或氯丙嗪肌内注射/口服。患者应注意口腔卫生,保持大便畅通,亦有助于减轻胃肠道症状。

(2) 出血:CKD患者常有明显的出血倾向,透析时使用肝素也有增加出血的潜在危险,必要时可改用低分子量肝素。纠正贫血也有助于防止出血。严重出血者除输注鲜血或血小板悬液外,可酌情使用抗纤溶止血剂。此外,还可使用冷沉淀制剂及1-去氨-8-D精氨酸升压素(DDAVP)。

(3) 神经精神症状:积极纠正水盐代谢和酸碱平衡紊乱,及时选择适合的血液净化治疗方案,可使大部分患者症状减轻。抽搐时可使用地西泮(安定)静脉或肌内注射,或用苯妥英钠或苯巴比妥等。严重烦躁不安者可静脉滴注冬眠合剂,但应保持气道通畅及血压稳定。有周围神经病变时应尽早充分透析,并可使用B族维生素。

9. 中医中药治疗　中医中药对肾脏病的治疗具有悠久历史,已积累了丰富的经验。黄芪、川芎、冬虫夏草、大黄等分别具有调节免疫、调节水盐代谢、减少尿毒症毒素积聚等功效,对延缓肾功能减退、降低尿蛋白、改善患者预后等具有一定的作用。

综上所述,CKD患者的诊断和治疗一方面由肾脏科医师主导,从早期预防、中期延缓肾功能减退到后期的肾脏替代治疗进行全程规范的防治;另一方面由多学科、多层次医师协同合作,对患者进行长期监测、指导和治疗,包括心理、社会和生物医学等的综合防治。

推荐阅读

1. DELANAYE P, JAGER K J, BÖKENKAMP A, et al. CKD: a call for an age-adapted definition [J]. J Am Soc Nephrol, 2019, 30(10): 1785-1805.
2. WEBSTER A C, NAGLER E V, MORTON R L, et al. Chronic kidney disease. Lancet, 2017, 389(10075): 1238-1252.
3. LIU H H, ZHAO S. Savings Opportunity from improved CKD care management[J]. J Am Soc Nephrol, 2018, 29(11): 2612-2615.
4. SATO Y, YANAGITA M. Immunology of the ageing kidney[J]. Nat Rev Nephrol, 2019, 15(10): 625-640.
5. CHEN T K, KNICELY D H, GRAMS M E. Chronic kidney disease diagnosis and management: a review[J]. JAMA, 2019, 322(13): 1294-1304.
6. PERKOVIC V, JARDINE M J, NEAL B, et al. Canagliflozin and renal outcomes in type 2 diabetes and nephropathy[J]. N Engl J Med, 2019, 380(24): 2295-2306.
7. KALANTAR-ZADEH K, FOUQUE D. Nutritional management of chronic kidney disease[J]. N Engl J Med, 2017, 377(18): 1765-1776.
8. CHEN N, HAO C, PENG X, et al. Roxadustat for anemia in patients with kidney disease not receiving dialysis[J]. N Engl J Med, 2019, 381(11): 1001-1010.
9. CHEN N, HAO C, LIU B C, et al. Roxadustat treatment for anemia in patients undergoing long-term dialysis[J]. N Engl J Med, 2019, 381(11): 1011-1022.
10. FERRO C J, MARK P B, KANBAY M, et al. Lipid management in patients with chronic kidney disease[J]. Nat Rev Nephrol, 2018, 14(12): 727-749.

第四章　血液净化疗法

第一节　腹膜透析

吉　俊　俞小芳　丁小强

腹膜透析(peritoneal dialysis, PD)是利用人体腹膜的半透膜特性,向腹腔内注入透析液,借助腹膜两侧的毛细血管内血浆及透析液中的溶质梯度和渗透压梯度,通过扩散和渗透原理,达到清除毒素、超滤水分、纠正酸中毒和电解质紊乱的治疗目的。PD具有如下优点:①技术设备要求低,可在床边进行,操作简单,费用相对较低;②血流动力学稳定,无需血透的体外循环,透析平稳、有效地进行,对残余肾功能的保护优于血透;③乙型、丙型病毒性肝炎等传染病的交叉感染危险性低;④不需要抗凝剂,安全性高,有利于手术后患者的治疗。在严重低血压、活动性出血和婴幼儿、老年患者中尤为适应。

我国从20世纪70年代起开展腹膜透析治疗慢性肾衰竭。20世纪90年代后,由于新型管路连接系统的应用,使腹膜炎发生率明显降低。随着患者管理的规范化,新型透析液生物相容性的提高,自动化腹膜透析技术的持续革新,腹透患者生存率和技术生存率逐年提高，接受腹膜透析的患者人数不断增多。

【腹膜透析基本知识】

（一）腹膜透析原理　腹膜总面积为 2.2m^2（大于两肾的总滤过面积 1.5m^2），壁腹膜约占 10%，脏腹膜约占 90%，正常腹腔约含 100ml 液体。腹膜结构包括毛细血管内静止液层、内皮细胞间隙、毛细血管基底膜、间质、间皮细胞间隙和腹腔内静止液层，共 6 层。

腹膜具有转运溶质及清除水分的功能。扩散是腹透清除溶质（毒素）的主要机制。血中浓度高的毒素（如尿素氮、肌酐等）由血液通过腹膜进入腹透液，腹透液中溶质（HCO_3^-、葡萄糖）则通过腹膜进入血中，直至腹膜两侧溶质浓度达到平衡。影响溶质扩散的因素主要是有效腹膜表面积、腹膜的通透性、透析液流量、溶质的浓度梯度以及腹透液停留时间等。水分由腹膜毛细血管超滤进入腹腔，也可经淋巴管回吸收，因此，腹膜对水的转运主要取决于渗透压、静水压和淋巴回流，但以渗透压超滤为主。葡萄糖是一种有效的渗透剂，葡萄糖透析液的渗透压高于血液，故水从血液移向腹透液中，达到超滤水的目的。腹透液中糖的浓度越高，超滤效果越好。净超滤在透析开始达到最大，随着透析过程中葡萄糖逐渐被吸收，腹透液葡萄糖浓度逐渐下降，脱水作用逐渐减少。

目前对 PD 时液体交换的最佳解释是由 Rippe 等提出的计算机模拟的“三孔模型”。该模型认为毛细血管是腹膜转运的主要屏障，包括 3 种孔隙：大孔［半径大于 150Å（1Å = 10^{-10}m）］转运大分子溶质，小孔（半径为 40～50Å）转运尿素、肌酐和葡萄糖等小分子溶质，而腹膜对水的转运则主要通过腹膜毛细血管上的超小孔（半径小于 5Å，又称“钠筛”）实现。研究发现，腹膜上存在特异性的水通道（aquaporin-1，AQP-1），主要表达在内皮细胞，这种跨细胞蛋白可能就是超小孔。已有实验表明，大约 50%的水滤过是通过水通道介导完成的。

（二）腹膜透析液

1. 葡萄糖透析液　葡萄糖是目前临床最常用的渗透剂，浓度分为 1.5%、2.5%、4.25%三种，渗透压在 346～485mOsm/L，pH 为 5.2。腹透液中不含钾离子，钠、氯离子与血清正常值相似，根据钙离子浓度分为高钙（普通钙）腹透液和低钙（生理钙）腹透液，高钙腹透液的钙离子浓度为 1.5～1.75mmol/L，低钙腹透液的钙离子浓度为 1.25mmol/L。研究证实，生理钙腹透液有助于降低心血管钙化的发生。

高渗透压、低 pH 的葡萄糖透析液可导致腹膜固有细胞损伤，葡萄糖降解产物和糖基化终末产物（advanced glycation end products，AGEs）的增加，也可引起腹膜纤维化。因此，葡萄糖透析液并不是理想的腹透液。

2. 新型透析液

（1）艾考糊精透析液：以 7.5%艾考糊精（icodextrin，一种葡聚糖）渗透压为 284mOsm/L，超滤作用靠胶体渗透压获得，通常用于失超滤患者与糖尿病患者。

（2）氨基酸透析液：以氨基酸替代葡萄糖作为渗透剂。目前常用 1.1%的氨基酸腹膜透析液。pH 为 6.6，渗透压 365mOsm/L。主要应用于营养不良的腹透患者。

（3）碳酸氢盐透析液：以碳酸氢盐代替乳酸盐作为缓冲剂。pH 为 7.4，生物相容性良好。适用于使用酸性腹透液时有灌注痛和不适的患者。有条件者也可作为常规腹膜透析液使用。碳酸氢盐不稳定，混合后的腹透液应于 24 小时内使用。

（三）腹膜透析的连接系统　腹透的连接系统是连通无菌（腹腔内部分）和有菌（腹腔外部分）环境的装置。此系统设计的合理性直接影响感染率的高低。腹透导管由硅胶或聚氨基甲酸乙酯等质地较软的材料制成，目前临床上使用的标准腹透管是 Tenckhoff 导管及其更新产品，在导管上有 1～2 个涤纶袖套（Cuff）便于成纤维细胞长入以利导管固定，导管腹内段末端有许多 1mm 的侧孔以利于液体引流。现已证实双 Cuff 导管比单 Cuff 导管腹膜炎发生率低、出口并发症少，且使用寿命长。

连接系统的另一个重要部分是体外的可拆卸系统（disconnect system），它是交换透析液时的连接导管，提供透析液进出的通道。它的设计亦经历了长期的发展，从封闭性“O”型管（O-set）、“Y”型管（Y-set）到目前广泛使用的双袋系统（twin bag），腹膜炎的发生率也随之明显下降。

（四）腹透管置管术及其护理　有三种基本的腹透管插管方式。

1. 穿刺法　可床旁进行，优点是切口小、快速，缺点是盲插损伤内脏或血管的风险较大。目前，借助超声或 X 线透视引导下的 Seldinger 技术穿刺法置管，安全性和成功率已得到很大提高。

2. 腹腔镜置管　其优势在于可在直视下将导管末端置入正确的位置，并可采用网膜固定术减少腹透管与冗余网膜的接触，降低网膜包裹风险，同时可以修补疝气、松解粘连等。不过，腹腔镜手术对技术和设备要求较高，往往需由外科医师实施或协助，费用较大，故目前一般适用于预计植管有困难的患者，如肥胖、有复杂腹部手术史、腹腔广泛粘连等，或进行导管功能障碍（如导管移位、大网膜包裹等）的矫正手术。

3. 开放手术法　最为常用。手术切口部位一般选择左（或右）旁正中切口、耻骨联合上方 9～13cm。患者仰卧，常规消毒铺巾，1%利多卡因局麻，切开皮肤，逐层分离至腹膜，在腹膜上做一小切口，借导丝植入导管，导管前端应位于膀胱直肠陷窝（女性为子宫直肠陷窝），观察液体进出通畅后荷包结扎，腹外段经皮下隧道引出皮肤，方向朝下，以防止汗液等进入导管，逐层关腹。操作时尚需注意：①术前排空膀胱和通便可减少腹胀及损伤膀胱、直肠；②术中务必动作轻柔，止血彻底；③腹膜切口要小，荷包缝合必须结扎牢固，这是避免术后腹透液渗漏的关键；④主张术前静脉注射第一代头孢菌素 1g 预防感染。

手术后切口愈合过程中应注意导管出口处的无菌处理，该处应保持干燥，除非发生出口处感染或出血，敷料的更换仅需每周 1～2 次，如果无须紧急透析，尽可能在术后 2 周开始透析。

（五）腹膜透析的适应证与禁忌证

1. 适应证

（1）慢性肾衰竭：腹膜透析适用于几乎所有病因所致慢性

肾衰竭的治疗。下列情况可优先考虑腹膜透析：①婴幼儿和儿童，可避免反复血管穿刺带来的疼痛和恐惧心理；②有心血管疾病史，如心绞痛、心肌梗死、心肌病、严重心律失常、脑血管意外、反复低血压和顽固性高血压等；③血管条件不佳，预计难以建立血管通路或多次动静脉造瘘失败；④凝血功能障碍伴明显出血或出血倾向，尤其如颅内出血、胃肠道出血、颅内血管瘤等；⑤尚存较好的残余肾功能；⑥需要居家治疗，或需要白天工作、上学者以及交通不便的农村偏远地区患者。

(2) 急性肾损伤：腹膜透析是治疗急性肾损伤的重要方法，尤其适用于血流动力学不稳定、凝血功能障碍、手术后早期等情况。

(3) 中毒性疾病：对于急性药物和毒物中毒，尤其是有血液透析、血液灌流等禁忌证或无条件进行上述治疗的患者，可考虑腹膜透析治疗。

(4) 其他：充血性心力衰竭，急性胰腺炎，肝性脑病、高胆红素血症等肝病的辅助治疗等。

2. 禁忌证

(1) 绝对禁忌证：①腹膜广泛粘连或纤维化；②腹部或腹膜后手术导致严重腹膜缺损。

(2) 相对禁忌证：①腹腔内有新植入物者，或存在腹腔内脏损伤，或腹部大手术早期，或结肠造瘘患者；②腹膜漏：腹腔内液体漏到皮下组织、阴道或直肠，增加感染危险，膈肌漏则可引起呼吸困难；③腹腔内恶性肿瘤，尤其伴腹膜转移患者；④有进展性肺部疾病或复发性气胸伴肺功能不全者；⑤合并炎症性或缺血性肠病者，或反复发作的憩室炎患者，因肠道微生物穿过黏膜引发腹腔感染的危险性增加；⑥腹壁或皮肤有感染灶者，可能导致透析管出口处、隧道或腹腔感染；⑦腹腔存在机械缺陷者，如外科无法修补的腹部疝、腹裂等；⑧晚期妊娠、腹内巨大肿瘤；⑨不合作或精神病患者。

【腹膜透析的不同方法与选择】

腹膜透析方式有持续非卧床腹膜透析(continuous ambulatory peritoneal dialysis, CAPD)和自动化腹膜透析(automated peritoneal dialysis, APD)两种。CAPD为手动操作，最大优点为透析过程持续不断地进行，对中分子量物质清除较充分。CAPD透析剂量应个体化，可从小剂量开始，根据患者透析充分性情况逐步递增。以8L/d为例，每次留腹2L，白天留置4~5小时，共3次，夜间8~12小时一次，每周7天。CAPD可以通过调节透析液渗透压浓度，满足超滤的需要，但尽可能少用高渗葡萄糖腹透液，以保护腹膜功能。

APD是一种借助于腹膜透析机自动控制透析液进出腹腔的透析方式，可监控透析液灌入和引流量、已完成的透析液交换次数和正在进行的交换次数、单次和累积超滤量、透析液温度以及透析液灌入、留置、引流时间和总治疗时间等。APD适合于：①常规CAPD无法获得充分的超滤量和溶质清除率的患者；②腹膜通透性较高者；③因腹腔压力增加导致的合并症，如疝、渗漏；④日常工作人士、社交活动频繁者、学生、需要帮助者如老人和儿童、不能耐受频繁换液者等。

APD主要有以下几种形式：①持续循环腹膜透析(continuous eycloassisted peritoneal dialysis, CCPD)：透析方式与CAPD相似，透析液交换在夜间由机器完成，白天腹腔保留适当腹透液。CCPD的清除效果与CAPD相似。②夜间间歇腹膜透析(nocturnal intermittent peritoneal dialysis, NIPD)：每晚透析8~12小时，每次灌注量1~2L，每次2小时左右，白天干腹。NIPD透析时间较短，对中、大分子物质清除较差，适用于白天工作、腹膜高转运且有一定残肾功能患者。③潮式腹膜透析(tidal peritoneal dialysis, TPD)：第一次灌入量加至患者能耐受的最大量(一般为3L)后，放出时只放半量，其余1.5L继续留在腹腔内，以后每次灌入1.5L，放出1.5L，每次交换周期不超过20分钟，每次停留4~6分钟，总需用腹透液可达26~30L。虽然TPD理论上可提高超滤率，但研究显示TPD的超滤率仅比NIPD高20%，却消耗了大量的腹透液，效价比不高，目前临床应用较少，主要用于排出液体时有空腹痛的患者。

常用腹膜透析方法见图17-4-1-1。

【腹膜转运特性和腹膜平衡试验】

腹膜转运特性是决定腹膜透析溶质转运和水分清除的重要因素之一，腹膜特性存在明显的个体差异，并可能随着腹透的进行而发生变化。

1. 腹膜平衡试验(peritoneal equilibrium test, PET)　PET

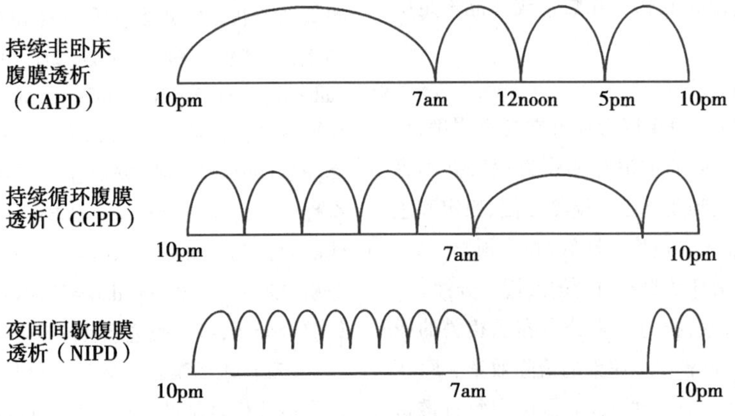

图17-4-1-1　常用腹膜透析方法

是测定腹膜特性的常用方法。参照 KDIGO 指南，透析开始后2~4 周应行 PET，作为患者的基础值，据此确定长期透析的治疗方案。如情况稳定，可每 6 个月复查 1 次 PET，并及时调整方案，以取得良好透析效果。通过检测 0 小时、2 小时、4 小时透析液肌酐及葡萄糖含量，计算腹透液与血清肌酐比值（D/Pcr）以及透析 4 小时后与透析前腹透液中葡萄糖浓度之比（D/D_0），以此判断腹膜转运特性（扩展阅读 17-4-1-1）。因透析液中葡萄糖可干扰肌酐的检测结果，故应对肌酐测定值应作校正，肌酐校正系数由各实验室自行测得。

扩展阅读17-4-1-1

扩展阅读 17-4-1-1　PET 值与腹膜溶质转运、超滤的关系

高转运者腹膜对肌酐的清除能力强，但因腹膜吸收葡萄糖快，导致超滤不足，不宜行标准的 CAPD，只适于做短时透析，如 NIPD 或日间非卧床腹膜透析（daytime ambulatory peritoneal dialysis，DAPD）。高平均转运及平均转运者，适于用标准的 CAPD 或 CCPD 治疗。低平均转运者，虽透析超滤量较高，但肌酐的清除低于平均值，对于残余肾功能尚好者仍可试行标准 CAPD 治疗。若治疗前残肾功能已很低，或随治疗进行残肾功能逐渐丧失，则需注意增加透析次数或每次透析液剂量以增加清除率。低转运者腹膜清除代谢产物能力很差，除非仍有相当量的残余肾功能，否则不宜做标准的腹膜透析，部分患者可借助 APD 通过高容量透析而达到充分透析（扩展阅读 17-4-1-2）。

扩展阅读17-4-1-2

扩展阅读 17-4-1-2　依据腹膜平衡试验（PET）选择腹膜透析方法

2. 改良腹膜平衡试验　改良 PET 对临床检测腹膜超滤衰竭更为敏感。用 2L 含 4.25%葡萄糖透析液腹腔中保留 4 小时后引流液的净超滤量<400ml，透析液/血浆肌酐值（D/Pcr）>0.81，则诊断为超滤衰竭。同时，改良 PET 还可通过比较透析液和血中的钠浓度帮助证实由腹膜超小孔数量或功能不足引起的超滤失败。

【腹膜透析充分性评估】

（一）小分子溶质清除率　由于尿毒症毒素尚不明确，至少不是单一的，因此确定何种溶质的清除率作为代表并不容易。代表小分子毒素的尿素氮和肌酐由于检测方便、稳定和重复性好，其清除率与患者的临床表现相关性好，并能预测预后，目前被广泛用作溶质的代表来评估腹透患者的透析充分性。

1. Kt/V　即尿素清除指数，指与尿素分布容积相关的尿素清除率，反映腹膜对小分子毒素——尿素的清除效率。Kt/V 值越高，提示尿素的清除越多。适当的 Kt/V 是确定每日透析用量和交换次数的关键。其中 K 为尿素的清除率，t 为透析时间，V 为尿素分布容积，V 可用体重×固定的常数表示（男性 60%，女性 55%），更精确的可用公式法算出，如 Watson 公式。在有残存肾功能的患者中，Kt/V 应包括残肾 Kt/V 和腹透 Kt/V 两部分。计算公式见扩展阅读 17-4-1-3。

扩展阅读17-4-1-3

扩展阅读 17-4-1-3　尿素清除指数计算公式

2. Ccr　即与体表面积相关的每周肌酐清除率。腹透患者的总肌酐清除率也包括两部分，即残肾 Ccr 和腹透 Ccr。由于肾衰竭时，小管分泌肌酐增加，因此，将肾脏对尿素和肌酐清除率加以平均，以免高估残肾肌酐清除率，计算公式为：

每周总 Ccr（L/周）=（腹透 Ccr+残肾 Ccr）×每周透析天数

腹透 Ccr=［透出液肌酐（mmol/L）/血肌酐（mmol/L）］×24 小时透出液量（L）

残肾 Ccr=［尿肌酐（mmol/L）/血肌酐（mmol/L）×24 小时尿量（L）+尿尿素（mmol/L）/血尿素（mmol/L）×24 小时尿量（L）］÷2

上值需用标准体表面积 $1.73m^2$ 进行校正。

KDIGO 指南强调要定期随访患者的充分性，一般在开始腹透后 1 个月内就应测定总的 Kt/V_{urea}，其后应至少每 4 个月 1 次。如果患者每天尿量大于 100ml，则应至少每 2 个月留取患者 24 小时尿液，测定残肾功能。CAPD 每周总 Kt/V_{urea} 至少要达到 1.7，每周总 Ccr 不应低于 $50L/1.73m^2$。

（二）营养状态　蛋白质能量消耗（protein-energy wasting，PEW）是腹膜透析的一个常见并发症，其发病原因可归纳于：①透析不充分，毒性产物潴留，使蛋白质和热量摄入减少；②代谢性酸中毒；③伴随疾病，如糖尿病、心力衰竭、慢性炎症、恶性肿瘤、肝脏疾病等，可使 CAPD 患者蛋白质和能量摄入减少；④蛋白质丢失，CAPD 每天透析液中蛋白质丢失量为 5~15g，腹膜炎时蛋白质丢失更多。

营养状态是评价腹透充分性的一个重要指标。评价透析患者营养状态的方法包括：①生化指标测量，如血清白蛋白、前白蛋白、转铁蛋白、胆固醇；②计算标准化蛋白氮呈现率（normalized protein equivalentofnitrogen appearance，nPNA）、标准化蛋白质分解代谢率（normalized protein catabolic rate，nPCR）；③人体测量，如体重指数、臂周径、三头肌皮肤皱褶厚度；④主观综合性营养评估（subjective global as sess-ment，SGA）；⑤双能 X 线吸收法（dualenergy X-ray absorptiometry，DXA）、生物电阻抗分析（bioelectrical impedance analysis，BLA）等。对这些数据进行综合分析，可对腹透患者的营养状态作出准确评估。

（三）水的清除　透析充分与体液平衡密切相关。CAPD 比血液透析容量过多更常见，对水的清除明显低于血液透析，特别是腹膜高转运患者腹膜溶质清除充分，但容易出现水潴

留，因而预后欠佳。

（四）透析充分性的新概念　透析充分的标准除了达到足够的尿素、肌酐清除率外，还应包括以下诸多标准：①足够的溶质清除率，包括小分子和中、大分子清除；②达到足够的超滤量；③维持水和电解质平衡，纠正代谢性酸中毒；④维持钙、磷代谢平衡及甲状旁腺素达到目标水平（正常高限值的2~9倍）；⑤具有良好的营养水平；⑥良好的血压控制（<140/90mmHg）；⑦改善贫血（靶目标值为Hb 110~120g/L）；⑧控制炎症和心血管疾病的发生。

【常见并发症及其处理】

（一）感染相关并发症

1. 腹膜炎　近年来随着腹膜透析装置的改进，透析技术和管理的不断完善，腹膜炎感染率有了明显下降，2016年国际腹膜透析协会（International Society for peritoneal dialysis，ISPD）关于腹透相关性腹膜炎预防及治疗指南中推荐，单中心腹膜炎发生率应控制在0.5次/（例·年）以下，而优秀的腹透中心腹膜炎发生率可低至0.18~0.20次/（例·年）。

（1）腹膜炎诊断及鉴别诊断：具备下列三项中一项为疑似，二项即可诊断：①有腹膜炎的症状和体征，包括不同程度的腹痛、发热、透出液浑浊、腹部压痛和/或反跳痛；②透出液白细胞计数>0.1×10^9/L，中性粒细胞>50%；③透出液培养有病原微生物生长。

（2）鉴别诊断：当PD患者出现腹痛时，首先应排除腹透相关性腹膜炎，但即使在确诊腹膜炎的情况下，也应排除急性胆囊炎、急性胰腺炎、急性阑尾炎、消化道溃疡或穿孔、肠梗阻、肾绞痛等其他可能引起腹痛的疾病。当出现透出液浑浊时，需与下列情况进行鉴别：①化学性腹膜炎；②嗜酸性粒细胞增多性腹膜炎；③血性腹水；④腹腔内恶性肿瘤；⑤乳糜性腹水。

（3）治疗：一旦腹透相关腹膜炎诊断明确，应立即开始抗感染治疗，包括经验性治疗和后续治疗。

1）经验性治疗：腹膜透析相关腹膜炎经验性治疗所选择的抗生素应覆盖革兰氏阳性菌和革兰氏阴性菌，并根据本地区常见的致病菌谱和药物敏感情况，结合患者既往腹膜炎病史选择药物。针对革兰氏阳性菌，可选用第一代头孢菌素或万古霉素；针对革兰氏阴性菌，可选用氨基糖苷类或第三代头孢菌素类等药物。如头孢唑林，首次1g，维持量为0.25g/L，或万古霉素，首次0.5g/L，维持量为15mg/L。抗革兰氏阴性菌选用一种氨基糖苷类药物，首次1.5mg/kg，维持量为4~8mg/L，头孢他啶首次1g，维持量为0.15g/L。腹膜炎时推荐腹腔内使用抗生素，可采用连续给药（每次腹膜透析液交换时均加药）或间歇给药（每天或每间隔若干天仅在1次腹膜透析液交换时加药）的方式。间歇给药时，加入抗生素的腹透液至少留腹6小时。透出液浑浊程度较重时，可在腹透液中加入肝素（500U/L）以避免纤维素凝结阻塞腹透管，但已知存在配伍禁忌的抗生素和肝素不得加入同一袋透析液中。通常腹膜炎症状在治疗开始后48小时内得到明显改善，治疗过程中应及时复查透出液细胞分类计数。临床症状和透出液细胞分类计数改善不明显的患者应及时获取微生物培养和药敏结果，调整治疗方案，必要时可重复进行培养，有条件的单位可利用抗生素清除技术提高抗感染治疗后的培养阳性率。

2）后续治疗：在获得透出液微生物培养和药敏试验结果后，应立即据此调整抗生素的使用。抗感染疗程至少需要2周，重症或特殊感染需要3周甚至更长时间。不同病原体导致的腹膜炎在病因、抗生素选择、疗效及预后等方面具有各自的特点。

（4）真菌性腹膜炎：真菌感染导致的腹透相关腹膜炎多见于近期有采用抗生素治疗细菌性腹膜炎史的患者。真菌性腹膜炎预后差，病死率高。透出液涂片或微生物培养结果证实后强调立即拔管，并继续使用敏感药物（如卡泊芬净、氟康唑、伏立康唑）等治疗至少10天。

（5）腹透相关腹膜炎的拔管：腹透相关腹膜炎的治疗原则是挽救生命、保护腹膜，而非保留腹膜透析导管，当抗感染治疗效果不佳时，为避免延长住院时间、进一步损害腹膜功能、增加发生真菌性腹膜炎甚至患者死亡的风险应尽早拔管。难治性腹膜炎、复发性腹膜炎、真菌性腹膜炎、药物治疗无效的分枝杆菌或多种肠道细菌导致的腹透相关腹膜炎等须拔管，拔管后应进行腹透管残端培养和药敏试验以指导后续用药。

（6）腹膜炎的预防：应注意提高患者机体免疫力，预防出口处感染和隧道感染，及时对患处分泌物做细菌涂片培养，注意痂下隧道内脓液积聚形成脓肿，患处可有波动感，并每日更换敷料。加强对患者及家属卫生和操作宣教与培训，严格无菌操作，可明显减低感染率。鼓励患者多下床活动，去除心理忧郁因素，防治肠道感染、低钾血症等。

2. 导管出口处及隧道感染　出口处感染是指导管出口处脓性分泌物和/或红肿，隧道感染是指皮下导管隧道出现红肿和疼痛，病原微生物培养可阳性或阴性。

（1）常见原因：①皮下隧道太短、涤纶套外露；②导管出口方向未向下；③导管周围渗漏或血肿；④导管经常牵拉可减慢皮肤隧道口及隧道愈合过程；⑤污染或未注意局部卫生；⑥全身性因素，如营养不良、糖尿病、长期使用糖皮质激素等。

（2）处理措施：①局部处理：首先行局部涂片和病原菌培养，出口处使用抗生素乳膏或安尔碘，每天1~2次换药，并先行经验性治疗，给予口服抗生素。待培养有结果后，再根据培养的致病菌选用敏感的抗生素。②全身用药：感染严重时应静脉给予敏感抗生素。③经局部处理及全身用药，感染难以控制者，应考虑拔除导管或去除皮下袖套。

（二）非感染相关并发症

1. 腹痛　除腹膜炎外，发生原因有灌注或排出液体速度过快、腹透管放置位置过深、透析液高渗或温度过低或过高等。发生腹痛时，应仔细寻找原因，尤其需要除外腹腔内脏病变。

2. 透析液引流不畅　见于下述情况：①隧道内导管扭曲，腹透液流入和排出均障碍，多由隧道太短或因皮下隧道瘢痕收缩所致，需重建隧道。②导管移位，表现为入液无障碍而流出障碍，腹部X线片可见导管末端未在真骨盆腔，可变换体位或取半卧位，尝试多运动，通便，无效时应重新置管。③大网膜包裹，灌入腹透液后引起腹痛，且流出障碍，腹腔CT造影可见局部造影剂浓聚，必要时重置导管或行腹腔镜网膜松解术。④纤维蛋白凝块堵塞腹透管，可用腹透液或生理盐水反复加压冲洗，亦可多次用肝素500U/L和/或尿激酶5 000~10 000U，加0.9%盐水20ml注入腹透管，保留30分钟至1小时。⑤腹胀或腹腔气体过多，可服用缓泻剂，适当运动，促进肠蠕动，保持大便通畅。腹胀明显者可给小剂量新斯的明。

3. 管周渗漏　由于腹膜切口过大，或荷包缝合不严密，或原存在腹壁薄弱者可出现腹透液外漏及继发感染，表现为导管周围出现渗液，腹壁局部水肿和/或腹透液在外生殖器、臀部、大腿部皮下的积聚。可用腹腔CT造影或同位素腹膜闪烁成像技术，帮助寻找渗漏所在位置。如发生管周渗漏，患者应多卧床，少活动，不剧烈咳嗽，可暂停腹透或低剂量透析，以利于伤口愈合，无效时应手术矫正。

4. 血性腹水　肾衰竭患者由于凝血功能障碍，置管术中易发生出血，皮肤切口或肌层出血，渗入腹腔出现血性腹水。可以局部压迫止血、腹透液灌洗，血性腹水可能逐步转清；如出血不止，应开腹寻找出血点，彻底止血。除手术外伤外，血性腹水也可因月经期、血小板减少、腹膜炎、卵巢肿瘤、多囊肾破裂等因素引起，需仔细鉴别并做相应处理。

5. 疝　疝可发生在腹股沟、脐、切口处或导管入口处，多见于原有腹疝、多次妊娠及多次腹部手术者。一般需做无张力修补术，可暂停腹透，术后2~4周待伤口愈合后再行腹透。

6. 胸腔腹腔瘘　可发生于腹透的各个时期，发生率为1%~10%，女性多见。多为膈的先天或获得性缺陷或经淋巴管的胸腹腔交通造成，其产生的病理生理基础是胸腹腔的压力差。常为单侧性，右侧常见，表现为持续性胸腔积液、胸闷或不明原因的超滤不足。胸腔积液生化检查表现为低蛋白、葡萄糖异常增高，成分与腹透液一致。影像学检查有助于诊断。也可经腹腔注入亚甲蓝，如胸腔积液中发现蓝染亦可确诊。出现胸腔腹腔瘘者可先暂停腹透或改为低容量间歇腹透，持续胸腔引流，无效者可尝试手术或胸腔镜修补。

7. 容量过负荷　患者水盐控制不严格、残肾功能减退、腹透管功能障碍、透析处方不合适、腹膜失超滤等原因，均可使患者水潴留加剧。容量过负荷不仅可导致充血性心衰、左室肥厚及高血压，还可引起患者食欲减退和蛋白能量消耗。因此，密切监测容量状态非常重要，可通过患者临床表现及影像学检查（如水肿、高血压、超滤量、尿量、胸部X线及心脏彩超）等评估，人体成分分析（如生物电阻抗、双能X线等）测定人体水负荷更为精确、可靠。治疗上在控制水、钠摄入的基础上，对有残肾功能的患者给予大剂量袢利尿剂可能使尿量显著增加，此外，增加腹透液交换次数、缩短留腹时间及高渗透析液应用，均可增加净超滤量，但高浓度葡萄糖透析液长期使用可损伤腹膜和残肾功能，故需结合临床情况，权衡应用，必要时需转为血透或采用腹透联合血透治疗。

8. 糖、脂代谢紊乱　目前常用的腹透液以葡萄糖为渗透剂，腹透液留腹后葡萄糖通过腹膜被人体吸收，腹透液浓度越高，葡萄糖吸收越多。CAPD患者平均每天吸收葡萄糖100~200g（400~800kcal），腹膜高转运患者，葡萄糖吸收更多，可使患者体重增加，血糖升高，胰岛素分泌增加及胰岛素抵抗，并产生脂代谢紊乱。

9. 超滤衰竭　国际腹透协会将腹膜透析超滤衰竭定义为4.25%葡萄糖透析液留腹4小时后超滤量小于400ml，并排除其他原因如渗漏、腹透管功能不良、容量不足以及透析方案不适当等。临床上分为4型：①Ⅰ型超滤衰竭，指腹膜有效表面积增加导致，是超滤衰竭最常见的病理生理类型，通常由长期使用高浓度葡萄糖透析液、反复发生腹透相关腹膜炎等因素引起腹膜对小分子溶质转运障碍；②Ⅱ型超滤衰竭，AQP-1功能受损，葡萄糖介导跨细胞水转运下降，水分清除不充分；③Ⅲ型超滤衰竭，腹膜有效表面积减少，引起腹膜对溶质和水分的转运能力均下降；④Ⅳ型超滤衰竭，因腹腔淋巴吸收增多所致。对于超滤衰竭的治疗，可以选择暂停腹透、临时转为血液透析，部分患者腹膜功能可能得到恢复，条件允许时可使用生物相容性较好的腹透液（如艾考糊精透析液）。无效者需转为永久血透。

10. 包裹性腹膜硬化（encapsulating peritoneal sclerosis，EPS）　EPS是长期腹膜透析可能发生的、少见的并发症之一，目前认为除与反复发生腹膜炎有关外，尚与非生理性透析液长期刺激腹膜有关。腹膜病理改变常见为腹膜增厚变硬，灰白色纤维性组织遮盖在腹膜及盆腔内腔表面，包裹肠段偶引起肠狭窄。临床表现为腹膜超滤减少或丧失，体重减轻、食欲减退，以及完全或部分小肠梗阻所致腹部饱胀感和疼痛。EPS治疗效果较差，主要包括：①支持治疗，包括停止腹透、腹腔冲洗及营养支持；②药物治疗，相关报道认为激素、他莫昔芬、西罗莫司治疗EPS有效，但均为回顾性研究及个案报道，尚缺乏随机对照试验证实；③手术，是治疗EPS最有效的方法，但手术指征、手术时间及手术方式仍有争议。

推荐阅读

1. LI P，SZETO C，PIRAINO B，et al. ISPD Peritonitis recommendations：2016 update on prevention and treatment［J］. Perit Dial Int，2016，36（5）：481-508.

2. BROWN E，BARGMAN J，VAN B，et al. Length of time on peritoneal dialysis and encapsulating peritoneal sclerosis-position paper for ISPD：2017 Update［J］. Perit Dial Int，2017，37（4）：362-374.

第二节　血液透析

邹建洲　丁小强

血液透析（hemodialysis，HD）是一种将血液引出体外，经带有透析器的体外循环装置，血液与透析液借透析膜进行水和溶质的交换，血液中水和尿毒症毒素包括肌酐、尿素等进入透析液而被清除，透析液中碱基（HCO_3^-）和钙等进入血液，从而达到清除水和尿毒症毒素，维持水、电解质和酸碱平衡目的的血液净化疗法。血液透析的示意见图 17-4-2-1。

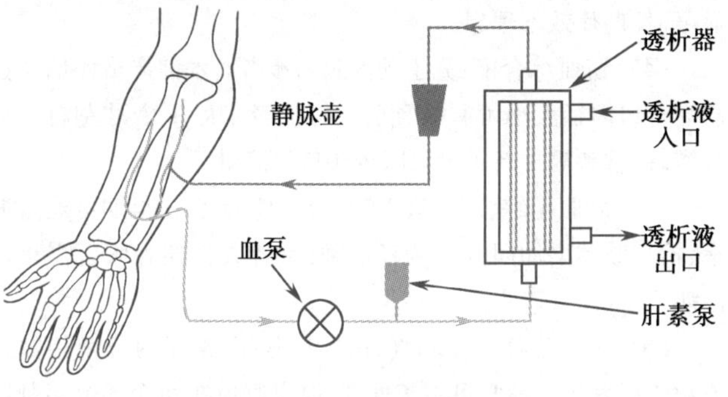

图 17-4-2-1　血液透析示意

【水和溶质清除原理】

（一）水清除原理　水清除方式主要有渗透（osmosis）和对流（convection）。半透膜两侧溶液中的水由渗透压低侧向高侧移动，称为渗透，水清除量与半透膜两侧液体渗透压差有关；液体由静水压高侧向低侧移动，称为对流，也称超滤（ultrafiltration）。半透膜两侧的静水压压差称为跨膜压（transmenbrane pressure，TMP），与对流作用的水清除量有关。

（二）溶质清除原理　溶质清除主要有扩散（diffusion）和对流。溶质依半透膜两侧溶液浓度梯度差，从浓度高侧向低侧移动转运，称为扩散。溶质依半透膜两侧静水压差，从压力高侧向低侧转运，称为对流转运。

扩散作用溶质清除的驱动力为膜两侧溶液中溶质的化学浓度差，清除量与溶质及半透膜特性有关。

对流作用溶质清除的驱动力为膜两侧 TMP。溶质的清除与水清除同时进行，是被动的。滤出液的溶质浓度与原溶液相等。溶质的清除量与超滤率和膜的筛系数有关。前者指溶液的清除量，与半透膜的超滤系数（Kuf）和 TMP 有关，Kuf 代表膜对水的通透性。筛系数指溶质通过膜对流转运时，超滤液中的溶质浓度与血液中浓度的比值，反映半透膜对溶质的通透性。

此外，血透中某些物质也可与半透膜表面发生吸附而被清除，但清除量较小。

【血液透析相关的主要设备和材料】

血液透析相关的主要设备和材料见扩展阅读 17-4-2-1。

扩展阅读17-4-2-1

扩展阅读 17-4-2-1　血液透析相关的主要设备和材料

【透析指征】

（一）急性肾损伤　目前尚无公认标准，KDIGO 有关治疗建议指出，当患者出现危及生命的容量失衡、电解质紊乱及酸碱失衡时应紧急行肾脏替代治疗，而在决定治疗时应充分考虑患者的临床状态及治疗对患者的可能益处。本文为保证临床可操作性，特提出如下标准：

1. 一般指征　出现下列任何一种情况即可进行透析：①急性肺水肿，对利尿剂无反应。②高钾血症，血钾≥6.5mmol/L。③高分解代谢状态。④无高分解代谢状态，但无尿 2 天或少尿 4 天以上。⑤血 HCO_3^-<12mmol/L 或动脉血 pH<7.2。⑥BUN 21.4～28.6mmol/L（60～80mg/dl）以上或血肌酐≥442μmol/L（5mg/dl）。⑦少尿 2 天以上，并伴有下列情况之一：体液过多，如球结膜水肿、胸腔积液、心包积液、心音呈奔马律或中心静脉压升高；持续呕吐；烦躁或嗜睡；血钾≥6mmol/L；心电图有高钾血症表现。

在原发病重、估计肾功能恶化较快且短时间内不能恢复时，可在并发症出现前早期透析。

2. 紧急透析指征　出现下列任何一种情况需立即透析：①严重高钾血症，血钾≥7.2mmol/L 或有严重心律失常；②急性肺水肿，对利尿剂无良好反应；③严重代谢性酸中毒，动脉血 pH<7.2。

（二）终末期肾病　透析指征的决定应考虑剩余肾功能和临床表现，包括并发症情况。通常非糖尿病肾病患者 eGFR<10ml/（min·1.73m²）；糖尿病肾病 eGFR<15ml/（min·1.73m²）时即可开始血透。当有下列情况时，可酌情提前：严重并发症，经药物治疗等不能有效控制者，如容量过多包括急性心力衰竭、顽固性高血压；高钾血症；代谢性酸中毒；高磷血症；贫血；体重明显下降和营养状态恶化，尤其是伴有恶心、呕吐等。

（三）急性药物或毒物中毒　如中毒药物、毒物的分子量低于透析器膜截留分子量、水溶性高、表观容积小、蛋白结合率低、游离浓度高者可作血透。

（四）其他　难治性充血性心力衰竭和急性肺水肿的急救、肝肾综合征、肝性脑病、严重电解质紊乱、高胆红素血症、严重高尿酸血症、精神分裂症和银屑病等也有报道血透治疗有效。

（五）禁忌证　无绝对禁忌证，其相对禁忌证包括：休克或未纠正的低血压、严重活动性出血、严重心脑并发症、非电解质紊乱引起的严重心律失常、精神障碍不能配合等。上述情况如需治疗，可选用其他血液净化技术或特殊抗凝方法。

【血管通路】

指体外循环血液引出和回流的通路。理想的血管通路要求有充足的血流量，一般在 250～400ml/min。血管通路类型和部位的选择应考虑患者心血管条件和特点、预期寿命、拟施透析时间、透析紧迫性等因素。需长期透析者应首选动静脉内瘘；急性透析则首选颈内静脉或股静脉临时插管。

1. 动静脉内瘘　适用于 ESRD 维持血透患者。由动脉与邻近静脉吻合而成，最常选用桡动脉和头静脉，因该部位易于反复穿刺及维护。对自身血管无法使用而需长期治疗患者，可行自身血管移植或选用人造血管。动静脉内瘘引起动静脉短路，可使心脏负荷增加 1/10～1/5，因此心功能较差者应谨慎选择，尤其是急性心力衰竭时应避免动静脉内瘘手术。

2. 中心静脉插管　适用于急性肾损伤等需紧急透析、ESRD 长期血管通路建立前或通路失功能而需继续血透时。具有操作简便、不易出血、不加重心脏负荷、对血流动力学影响小等优点。一般保留 2～3 周。常见并发症有血栓形成、血流量不足和感染，长期并发症有血管狭窄等。

对于长期血管通路未建立或未成熟而急需血透、肾移植前或腹膜透析因并发症需暂停腹透等需血透过渡者、无法建立内瘘或预期寿命有限的 ESRD 患者等，也可选择带涤纶套的隧道型中心静脉导管，与临时导管比较，具有感染发生率低、使用寿命长等优点。

3. 常见并发症及防治

（1）感染：多见于留置导管，包括导管出口部感染、隧道感染和导管相关性血行感染。导管出口部感染可予局部处理，常无需拔管；隧道感染需使用有效抗生素至少 2 周，无效者需拔管。血行感染一旦确诊，临时导管应拔管，并选择有效抗生素治疗；隧道型导管可先以有效抗生素治疗和封管，如无效则应拔管。

（2）血栓：中心静脉导管血栓者可予尿激酶溶栓治疗，如无效应予换管或拔管。内瘘血栓一旦诊断，可采取血管介入或手术治疗。

（3）血管狭窄：是中心静脉导管留置者常见长期并发症；动静脉内瘘者因反复穿刺也易发生。狭窄轻者无须处理，重者可采用腔内血管成形术或腔内血管成形术加支架术，短期疗效显著，长期疗效不理想。

（4）窃血综合征：见于动静脉内瘘者。术前严格评估及控制吻合口内径大小可有效预防。轻症者术后 1 个月左右可自行缓解，重者需重新手术以减少瘘口血流量。

（5）肿胀手综合征：见于动静脉内瘘患者。早期可通过握拳、抬高肢体增加回流以减轻水肿，重者或长期肿胀者需重做内瘘。

（6）内瘘瘤样扩张和真、假性动脉瘤：常于内瘘使用数月或数年后发生。通常可不予处理，但应避免在病变部位穿刺以防大出血。对移植物血管通路的假性动脉瘤，如迅速增大、超过移植物直径 2 倍、皮肤张力过高和有感染、表面皮肤溃破、有破裂危险和穿刺部位不够使用时，应切除动脉瘤或作间插式血管移植。

【抗凝】

血透时必须抗凝，以防体外循环血液发生凝固。常用方法有肝素抗凝法和枸橼酸抗凝法等，近年来也有使用阿加曲班等新型抗凝法，适用于高危出血倾向者（表 17-4-2-1）。

表 17-4-2-1　血液透析肝素抗凝时凝血时间目标值

指标	基础值	常规肝素化		边缘肝素化	
		透析中	透析末	透析中	透析末
WBPTT	60～85s	+80%（120～140s）	+40%（85～105s）	+40%（85～105s）	+40%（85～105s）
ACT*	120～150s	+80%（200～250s）	+40%（170～190s）	+40%（170～190s）	+40%（170～190s）
LWCT**	4～8min	20～30min	9～16min	9～16min	9～16min

注：WBPTT. 全血凝血酶时间；ACT. 活化凝血时间；LWCT. Lee-White 凝血时间。* ACT 有多种测定方法，有些方法的基础值相当低，如 90～120s；** LWCT 的基础值变化很大，依其测试执行的方式而定。

（一）肝素抗凝　最常用。根据剂量和用法不同，可有如下方法：①常规肝素抗凝法：最为常用。于血透开始前 5～15 分钟静脉端注射肝素 50～100U/kg，然后于血泵前持续输注 1 000U/h，血透结束前 0.5～1 小时停药。肝素可引起出血、过敏和血小板减少等不良反应。当发生出血时，可应用鱼精蛋白治疗，鱼精蛋白与肝素的生物学效价比值为 0.7～1.5。②小剂量肝素抗凝法：适用于低、中危出血倾向者。首剂肝素量为 10～50U/kg，追加剂量为 500U/h。③体外局部肝素抗凝法：适用于重度出血倾向或活动性出血者。透析开始时于血路动脉端予肝素 500U，然后 500～750U/h 持续滴注，静脉端予相应量鱼精蛋白中和。为保证安全，需监测凝血指标，及时调整鱼精蛋白用量。④低分子量肝素抗凝法：适用于中、高危出血倾向者。血透前静脉注射 60～80U/kg，常无须追加用药。

（二）局部枸橼酸抗凝法　适用于活动性出血者。该法具有引起低钙血症、代谢性碱中毒等不良反应，同时肝功能不全患者慎用。

（三）其他新型抗凝方法　如阿加曲班。用于高危出血倾向者。标准用法是首剂 250μg/kg，追加剂量 2μg/（kg·min），使 APTT 延长 1.5～2 倍，治疗结束前 0.5～1 小时停用。肝功能不全者慎用。

【透析剂量及透析充分性】

（一）透析充分性评价　充分的透析是指患者依靠透析而获得较好的健康状况、较高的生活质量和较长的生存期。衡量透析充分性的指标包括患者的临床情况如食欲、血压、心功能、贫血、营养状况等，实验室检查如血肌酐、尿素、电解质、酸碱平衡情况等。由于透析最主要的作用之一是清除尿毒症毒素，故临床主要以溶质清除情况作为评价透析充分性的量化指标。

目前常用的透析充分性评估量化指标有尿素清除指数（Kt/V）和尿素下降率（urea reduction ratio，URR）。其中，Kt/V 中 K 代表透析器对尿素的清除率，t 为单次透析时间，V 为尿素在体内的分布容积，反映的是单次透析清除尿素量占患者体液中尿素总量的比例。目前常用的是单室 Kt/V(single pool Kt/V，spKt/V)，其推荐计算公式为：spKt/V = -ln(透后血尿素/透前血尿素-0.008×治疗时间] + (4-3.5×透后血尿素/透前血尿素)×(透后体重-透前体重)/透后体重。其中 ln 为自然对数，治疗时间单位为小时。

URR 指单次透析清除尿素的分数，反映溶质下降百分率，与 Kt/V 有一定相关性，URR 65%相当于 spKt/V 1.0~1.2。计算公式：URR(%) = 100×(1-透析后尿素/透析前尿素)。

上述两种评价溶质清除的指标均是以尿素为代表，主要反映小分子尿毒症毒素的清除，不能反映中、大分子毒素的清除，有其局限性。事实上尿毒症众多病理生理紊乱发生中，中、大分子毒素起重要作用。

(二) 透析剂量　临床上透析剂量应根据患者临床状况和透析充分性指标决定。前者包括血压控制，消化道症状，营养状况，水、电解质及酸碱平衡情况，体重和残余肾功能等。后者美国肾脏病基金会 K/DOQI 指南推荐的透析剂量为：当残肾尿素清除率(Kru) < 2ml/(min·1.73m^2)时，每周血透 3 次者，每次透析 spKt/V 需至少达到 1.2；对于治疗时间<5 小时者，URR 至少应达到 65%。为达到上述目标，每次透析目标值应为 spKt/V 1.4 或 URR 70%(表 17-4-2-2)。

表 17-4-2-2　不同残肾功能和透析频率时 spt/V 的最低要求

透析频率(次/周)	Kru<2ml/(min·1.73m^2)	Kru≥2ml/(min·1.73m^2)
2	不推荐	2.0*
3	1.2	0.9
4	0.8	0.6
6	0.5	0.4

注：Kru. 残肾尿素清除率。* 一般不推荐每周 2 次透析，除非 Kru > 3ml/(min·1.73m^2)。

(三) 透析处方　指为达到设定的溶质和水清除目标所制订的各项透析方案，包括透析器选择、血流量、透析液流量、脱水量和速度、抗凝剂应用、透析频率和每次透析时间等。一般要求每周血透 3 次，每次 4~6 小时，每周透析 12~15 小时。体重大、食欲好、残余肾功能差时，应选较大透析膜面积透析器，并提高血流量和透析液流量(见透析液处方部分)。透析超滤量和速度由透析间期体重增长、心功能和血压等决定。一般单次透析超滤量为干体重的 3%左右，不超过 5%。当脱水速度过快和脱水量过大时，可引起有效血容量不足和血压下降。

(四) 透析不充分处理　应定期进行透析充分性评估。一旦存在透析不充分，应寻找原因，并根据原因予以纠正。常见原因有：①透析处方未完成，如治疗时间缩短、透析液流量和血流量过低等；②采血不规范或实验室检查误差；③血管通路，如内瘘狭窄、治疗中动静脉反接等；④透析器，如发生凝血、复用时再生不充分等。其处理见图 17-4-2-2。

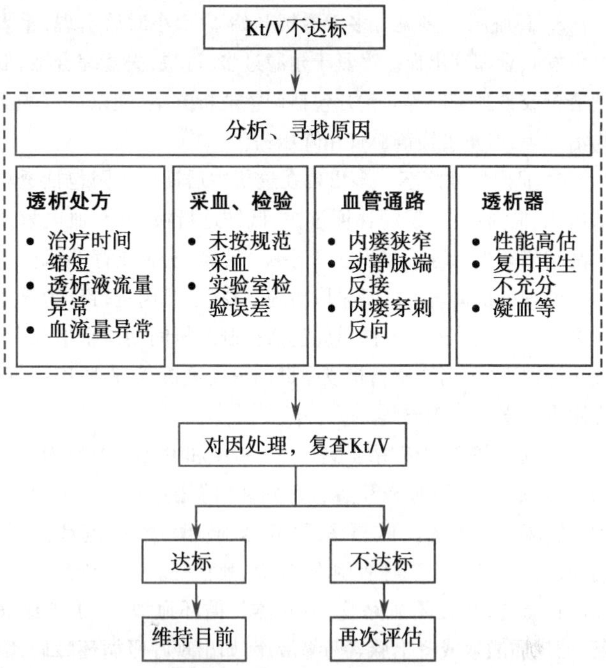

图 17-4-2-2　Kt/V 不达标处理示意

【透析并发症及其处理】

(一) 急性并发症　指透析过程中或结束后早期发生的并发症，严重时可危及生命。本文简单介绍可危及生命的并发症及其防治。

1. 失衡综合征　指透析中或后不久出现的以神经精神症状为主要表现的临床综合征。轻者仅有焦虑不安、头痛，可伴恶心、呕吐、视力模糊、脉压增宽和心率减缓等颅内高压症状；稍重者可有肌阵挛、震颤、定向力障碍、嗜睡等；重者可表现癫痫样发作、昏迷，甚至死亡。发病机制与血液内潴留代谢产物清除过快有关，多见于急性肾损伤、透析前血尿素和肌酐水平高、初次或诱导透析、透析间期过长患者，需与高血压脑病、硬脑膜下血肿、脑卒中、低血糖、透析高钙血症及硬水综合征等鉴别。另有报道以急性肺水肿为表现的肺型失衡综合征。

一旦考虑本症，轻者予吸氧、静脉注射高渗溶液等对症治疗。重者应终止透析、输注甘露醇，并及时给予生命支持。一般 24 小时内可好转。预防措施包括：首次透析者采用低效透析方法如缩短透析时间、减慢透析液和血液流速、选用小面积透析器等；维持性透析者应规律和充分透析，增加透析频率、缩短每次透析时间，或采用钠浓度曲线透析液序贯透析等。

2. 透析低血压　常见。多因超滤过多、过快而引起有效血容量不足所致，也见于透析膜破裂或其他原因引起的出血、严重心律失常、心肌梗死、心包出血和急性左心衰竭。可发生于透析各阶段。一旦出现，轻者应暂停超滤，采取头低脚高位；重者需补充生理盐水、高渗盐水或血白蛋白溶液。如由心脏病引起，应停止透析，并积极治疗原发病。预防措施包括及时调整干体重，减慢超滤速度，延长超滤时间，改用序贯透析，使用钠和钙浓度较高的碳酸氢盐透析液，低温透析，增加透析频率并减少每次超滤量，透析前不用降压药等。

3. 高血压　多见。多于透析开始1~2小时后出现，重者可引发心衰和脑出血。多见于超滤过多、过快，失衡综合征，低钠透析或紧张恐惧等。治疗包括调整透析方案、辅以适宜的药物治疗等，严重者需静脉使用降压药。

4. 肌肉痛性痉挛　多出现在透析中后期。原因包括透析低血压、低血容量、超滤速度过快、低钠透析液治疗、血电解质紊乱和酸碱失衡等。多发生于小腿、足部，上肢或背部肌肉偶见。处理可根据诱因酌情采取措施，对痉挛肌肉进行外力挤压按摩也有一定疗效。预防措施包括控制透析间期体重增长、减慢超滤速度、采用高钠透析或序贯钠浓度透析、加强肌肉锻炼、应用维生素E和肉碱等。

5. 透析器首次使用综合征　分A型和B型。A型为快速的变态反应，常于血透开始后5分钟内发生，少数迟至30分钟。临床可表现为皮肤瘙痒、荨麻疹、咳嗽、喷嚏、流清涕、腹痛、腹泻，重者可出现呼吸困难、休克、死亡等。一旦诊断，应立即停止血透，并夹闭血路管、丢弃体外循环血液，并予抗组胺药、糖皮质激素或肾上腺素药物治疗；如出现呼吸循环障碍，需予心脏呼吸支持治疗。透析器复用、停用环氧乙烷方式消毒可减少其发生。

B型反应常于血透开始后20~60分钟出现。发作程度常较轻。病因不清，透析器复用可减少发生风险。处理仅需吸氧等对症措施，常不必终止透析。预防措施包括透析器使用前充分冲洗、复用透析器、选择生物相容性好的透析器等。

6. 心力衰竭　罕见，主要见于容量过负荷、顽固性血高压、心脏扩大、严重心律失常、心包炎或填塞、急性心肌梗死、心功能减退、严重贫血者。除了祛除诱因和常规处理外，对容量过多者，可改用单纯超滤；对非容量过负荷者应中止透析。

7. 心包炎和心脏压塞　常见于原有尿毒症性心包炎为肝素化所加重。表现为透析中突发剧烈胸痛、低血压、交替脉、心音遥远等，一旦发现，应停止透析；必要时心包穿刺引流，改行腹膜透析。透析前心脏检查和慎用肝素，透析室备有心包穿刺包等是必要的防治措施。

8. 心绞痛和急性心肌梗死　心绞痛发生与左室肥厚、心肌纤维化、冠脉病变、血管内皮功能异常、心脏自主神经病变和主动脉顺应性下降等有关。发病者常有严重贫血、糖尿病史，透析中超滤使心率加快、发生严重心律失常和低血压等是诱因。一旦发生，应予平卧、吸氧、心电监护、降低血流量和超滤率、硝酸甘油含服（无低血压者）等措施；症状持续者应中止透析。如为心肌梗死，还应按普通人群心肌梗死处理。

9. 心律失常　透析中常见，多无症状。血电解质紊乱、酸碱失衡、器质性心脏疾病是常见诱因。常见的有室性期前收缩、非阵发性短阵室性心动过速和心房颤动。室上性心动过速和心房颤动多自行复律，若心室率不快、无心肌缺血及低血压症状，可不予处理。

此外，严重高钾血症可引起窦房阻滞、房室交界性心律、室性自主心律、房室传导阻滞并束支传导阻滞、窦室传导阻滞等致死并发症。因此，应特别关注血钾、心电图和透析液钾浓度等情况。

有症状或一些特殊类型心律失常如频发室性心律失常，需予抗心律失常药物治疗。重度心动过缓及潜在致命性心律失常者可予安装起搏器治疗。

10. 脑出血　为我国维持性血液透析患者的重要死因，与原有脑动脉粥样硬化、高血压控制不佳、肝素抗凝等有关，少数系脑血管畸形所致。头颅CT是确诊的有效手段。治疗措施与普通人群相似。需注意的是，对于急性出血期患者，有条件时建议改行连续性肾脏替代治疗或腹膜透析过渡。

11. 发热　多于透析开始后1~2小时内出现。表现为透析开始后不久出现寒战、高热。多因操作不当或透析用水异常所致，亦可因透析中输血、输液或静脉导管感染等引起。需立即予异丙嗪等药物，严重时应中止透析，同时应寻找原因并予相应处理。

12. 溶血　原因包括透析液温度过高、透析液和透析用水异常，异型输血或输入含抗体的血液等。表现为胸痛、胸部压迫感、呼吸急促、腹痛、发热、畏寒等，此时血液呈深红色或葡萄酒色，血细胞比容明显下降，常伴高钾血症。一经发现应立即处理，包括终止透析，夹闭血路管，丢弃管路中血液；纠正贫血，必要时输新鲜全血；严密监测血钾，避免高钾血症等。预防措施包括避免采用过低钠浓度透析及高温透析，严格监测透析用水和透析液，严格消毒操作，避免透析液污染，透析中严密监测血路管压力等。

13. 空气栓塞　罕见。多因泵前管道破损、注射装置漏气、空气捕捉器松脱和透析结束时回血不慎等引起。少量空气呈微小泡沫状，进入体内常无症状，若快速进入大量空气，可因气栓致死。一旦发现大量空气进入，应立即阻断静脉回路，面罩吸氧、左侧卧位并取头胸部低位；心搏骤停等严重患者，除心肺复苏外，应施心房穿刺抽气术、高压氧治疗等。

（二）远期并发症　指ESRD患者长期接受血透治疗过程中出现的并发症，包括心脑血管并发症、贫血、感染、营养不良、骨关节病变等。

1. 心脑血管并发症　是透析患者死亡的首要因素，包括左室肥厚、左室功能异常、缺血性心脏病、心力衰竭、外周血管病变、脑卒中等。发病危险因素除传统因素外，还包括贫血、高同型半胱氨酸血症、甲状旁腺功能亢进、氧化应激、慢性炎症、营养不良等尿毒症相关危险因素。防治关键在于充分透析、控制发病危险因素及定期心血管疾病评估，做到早发现、早治疗。

2. 贫血　原因包括红细胞生成素生成不足、红细胞寿命缩短、出血（失血）、慢性炎症、缺铁、继发性甲状旁腺功能亢进等。补充红细胞生成素是最主要治疗手段。治疗靶目标是使血红蛋白达到110~120g/L。在红细胞生成素治疗的同时应补充铁剂，首选静脉补铁。

3. 骨盐和矿物质代谢紊乱　是常见并发症，主要表现为低钙血症、高磷血症、甲状旁腺激素异常，以及由此引起的肾性骨病、组织器官钙化等。治疗的关键是纠正高磷血症，包括控制饮食中磷的摄入、选用合适的磷结合剂、充分透析等。对于甲状旁腺功能亢进者，可应用活性维生素 D 及其类似物、拟钙剂治疗；重症者，特别是存在甲状旁腺腺瘤者也可采取外科手术介入治疗。

4. 感染　是血透患者的第二位死因。其发生与免疫功能低下、营养不良、合并糖尿病、使用临时血管通路、复用透析器、透析液或供液管路污染等有关。主要是细菌感染及血源性疾病感染。细菌感染主要表现为发热、寒战，以及感染部位症状如咳嗽、咳痰等，治疗关键是应用有效抗生素治疗；此外，营养补充及相关支持治疗非常重要。

血源性疾病感染是影响透析安全的重要因素，与患者免疫功能低下、医疗操作不当、消毒不严格、输血等因素有关。感染后多数无明显症状，少数可出现食欲减退、恶心、黄疸等。治疗目标是抑制病毒复制，延缓肝病进展，防止肝硬化、肝癌发生，可采用抗病毒化学药物治疗。预防是关键，包括严格执行消毒隔离制度、严格透析器复用程序、避免输血、注射乙肝疫苗等。

5. 营养不良　为常见并发症，可增加患者的死亡率和住院率，增加感染风险，与营养摄入不足、丢失过多、蛋白质分解代谢增加等有关。应定期对患者进行营养状态评估。一旦发生或可能发生营养不良，即应进行饮食指导，加强营养支持，严重者可予鼻饲、透析中胃肠外营养甚至全静脉营养。充分透析，特别是高通量透析对患者的营养改善有益处。

6. 其他　心理障碍如抑郁、焦虑等在透析患者多见，需要给予心理治疗，家庭和社会的关心也十分重要，必要时应给予药物治疗。

推荐阅读

1. 丁小强. 临床血透工程技术[M]. 北京：人民卫生出版社，2018.
2. 丁小强. 血液透析血管通路临床规范[M]. 北京：人民卫生出版社，2018.

第三节　血液滤过与血液透析滤过

滕　杰　丁小强

一、血液滤过

与血液透析利用扩散原理清除溶质不同，血液滤过（hemofiltration，HF）利用对流方式清除溶质和水分。HF 对中分子尿毒症毒素的清除及血流动力学的影响方面优于血液透析（hemodialysis，HD），但因超滤量限制，对小分子尿毒症毒素清除则逊于常规 HD。

【原理】

HF 模仿肾单位的滤过重吸收原理，将患者血液引入膜面积与肾小球滤过膜面积相当的血液滤过器中，在跨膜压力差作用下，血浆水分及其溶质经由滤过膜上侧孔大量滤出。为补偿被滤出液体和电解质，在滤过器后或前同步输入与正常细胞外液成分相仿的等量或略少于超滤量的置换液。由于模拟了肾小球滤过和肾小球重吸收过程，HF 是一种更接近于生理状态的肾脏替代治疗。

HF 溶质清除率取决于超滤量及滤过膜筛系数，分子体积小于滤过膜侧孔孔径的溶质均能被清除，清除量与溶质血浆浓度成正比，而与溶质分子量无关，即滤除液溶质浓度与血浆浓度相等，又称为等渗超滤；而 HD 则是通过扩散作用清除溶质，其溶质清除率与溶质分子量成反比，因此超滤液中小分子溶质浓度远高于血浆，又称为高渗超滤。HF 尤其适合于需要清除过多中分子毒素、心血管功能差不能耐受 HD 治疗的患者。

【方法】

HF 需要具有良好通透性和生物相容性的滤过膜及血液滤过器、无菌置换液及配备精确容量平衡控制系统的血液滤过机。

1. 血液滤过器　血液滤过器的构造主要为空心纤维型，滤过膜是由高分子聚合材料制成的非对称膜，即由微孔基础结构支持的超薄膜，膜材料包括聚砜、聚醚砜、聚丙烯腈、聚酰胺等。血液滤过器及滤过膜应该具备以下要求：①水分通透性高，超滤系数（Kuf）≥50ml/（h・mmHg）；②溶质转运面积系数（KoA）及溶质清除率高，尿素清除率>600ml/min，β_2 微球蛋白清除率>60ml/min；③膜表面积大（1.5m^2 以上）；④截留分子量明确，使代谢产物（包括中分子物质）顺利通过，而白蛋白等仍留在血液内；⑤由无毒、无致热原，具有与血液生物相容性好的材料制成；⑥物理性能高度稳定。

2. 置换液　HF 时大量血浆中溶质和水被滤出，故必须补充相应量置换液。置换液必须无菌、无病毒、无致热原，内毒素<0.03EU/ml，细菌数少于 1×10^{-6}CFU/ml。电解质成分应与血浆相当，并可调整钠、钙等浓度，以适应个体化治疗需求。常用置换液配方为：钠 135～145mmol/L、钾 2.0～3.0mmol/L、钙 1.25～1.75mmol/L、镁 0.5～0.75mmol/L、氯 103～110mmol/L、碳酸氢盐 30～34mmol/L。置换液的获得可通过在线联机制备或使用市售袋装成品。不建议采用静脉输液制剂直接配制。

3. 容量平衡控制系统　可自动调节超滤量与补液量平衡，避免血容量不足或过多。置换液补充方式包括前稀释置换法（置换液在血滤器之前输入）、后稀释法（在血滤器之后输入）和混合稀释法（在血滤器前及后同时输入）。前稀释法因血液稀释，可滤过溶质浓度减低，清除率下降，但血浆蛋白等不易在滤膜上形成覆盖层，故随时间延长不至于降低超滤速率，缺点是补充置换液量较多；而后稀释法主要优点为可滤过物质清除率高，但血浆蛋白易在滤膜上形成覆盖层，影响超滤速率。目前多使用后稀释法。

4. 治疗参数　HF 用于治疗终末期肾病时，通常每周 3 次，每次 4～5 小时，建议血流量>250ml/min。前稀释置换法所需置换量大，每次不低于 40～50L。高危出血倾向患者对抗凝治疗有顾虑时，可选择前稀释法。后稀释法置换液用量较少，每次 20~30L,但高凝倾向患者不宜选用本方式。HF 治疗时抗凝方案与 HD 相似,但前稀释置换法时抗凝剂量应适当减少。

为防止超滤后血液过度浓缩,增加滤器凝血风险及降低滤膜通透性,前稀释置换法时,置换液流速一般低于血浆流速的 1/2,后稀释置换法时,置换液流速低于血浆流速的 1/3。

【临床应用】

HF 对血流动力学影响小,可清除较多甲状旁腺激素及其他中、大分子尿毒症毒素,有助于减轻终末期肾病伴严重甲状旁腺功能亢进患者的肾性骨营养不良。

1. 适应证　HF 适用于终末期肾病和急性肾损伤患者,特别是伴有下列情况者:①终末期肾病患者采用常规维持性 HD 不能控制的体液过多、顽固性高血压和心力衰竭;②常规 HD 期间或透析后易发生低血压和失衡综合征;③明显高磷血症或严重继发性甲状旁腺功能亢进;④尿毒症神经病变;⑤心血管功能不稳定、多脏器功能障碍及病情危重的急性肾损伤患者。

2. 禁忌证　同 HD。

3. 风险与不良反应　HF 除可出现与 HD 相同的并发症外,还因大量超滤液丢失一定量氨基酸、蛋白质、微量元素等,故接受 HF 治疗的终末期肾病患者应保证营养,提高蛋白质摄入量。此外,如果置换液发生污染,可出现发热甚至脓毒症。故需定期检测反渗水、置换液细菌及内毒素含量,定期更换内毒素过滤器,临时配制置换液必须严格无菌操作。一旦出现发热,应同时做血液和置换液细菌培养及置换液内毒素检测,并积极抗感染治疗。

二、血液透析滤过

【原理】

血液透析滤过(hemodiafiltration,HDF)可同时通过扩散和对流两种机制清除溶质,是 HD 与 HF 的结合,从而兼具两种疗法的优点,在保留对小分子毒素清除能力的同时,增强了对中分子毒素清除作用,对血流动力学的影响也小于单纯 HD。此外,目前 HDF 机大多配有内毒素滤器,可在线联机制备超纯置换液后直接使用,操作简便,比单纯 HF 更为常用。

【方法】

1. 机器　采用血液滤过机,并配备透析液配制系统。

2. 透析滤过器　与 HF 所用血液滤过器相同,均为高通透性、高生物相容性的滤器,应根据患者体表面积选择相应滤器膜面积。

3. 置换液与透析液　联机 HDF 的关键是超纯透析液和置换液制备,透析液需达到超纯水程度,要求细菌生长数<0.1CFU/ml,内毒素<0.03EU/ml。置换液与 HF 治疗时相同。

4. 治疗参数　需较高血流量及透析液流量,以达到最佳清除效果。一般设定血流量>250ml/min、透析液流量 600~800ml/min,每周 3 次,每次 4 小时。

【临床应用】

HDF 能更好地清除小分子和中分子尿毒症毒素,血流动力学影响小,临床应用广泛。

1. 适应证　与 HF 类似,主要是终末期肾病或急性肾损伤伴有容量过负荷、严重心力衰竭、肺水肿、代谢性酸中毒,终末期肾病伴顽固性高血压、低血压、高脂血症、神经病变、高磷血症等。

2. 禁忌证　HDF 治疗禁忌证与 HD、HF 相似。

3. 风险与不良反应　HDF 治疗风险主要是透析液、置换液污染及反超滤。如果透析液或置换液发生污染,可引起发热、低血压、心动过速、呼吸困难、胸痛、腹痛等急性反应,少量细菌来源颗粒反复进入血液,也会导致慢性微炎症状态而引起并发症。此外,采用高超滤系数透析滤过器,或 HDF 期间静脉压、超滤率较低时,靠近透析滤过器出口处的血液压力可能低于透析液侧,引发反超滤,严重者可致肺水肿。预防措施包括设定适宜的跨膜压(100~400mmHg),提高血流量(常>250ml/min),补液同时增加超滤率等。

HDF 不良反应主要与血液中有用成分丢失有关,尤其是采用后稀释法。因此,长期进行 HDF 治疗的患者应适当补充相关营养素,并调整部分用药方案。

此外,间歇补液型血液透析滤过(intermittent infusion hemodiafiltration,I-HDF)技术,在 HD 过程中将超纯透析液通过透析膜间歇性反超滤输注至血液中,短期内增加外周循环容量,实质是将超纯透析液作为置换液定时少量补充,以达到模拟 HDF 效果,可防止透析期间血压快速下降,尤其适用于低血压倾向患者。I-HDF 还可防止透析膜渗透性随时间延长而下降,有利于增加溶质清除。

推荐阅读

1. 丁小强. 临床血透工程技术[M]. 北京:人民卫生出版社,2018.
2. 丁小强. 血液透析血管通路临床规范[M]. 北京:人民卫生出版社,2018.

第四节　单纯超滤和序贯透析

邹建洲

单纯超滤(isolated ultrafiltration)是一种以清除机体水分为目的的治疗方法。其过程是把血液引入透析器后,单纯依赖透析膜两侧跨膜压差而达到清除体内水分。其水分和溶质的清除依赖对流原理。治疗过程中不用透析液,也无需补充置换液,因此与血液透析时的超滤及血液滤过疗法不同。

序贯透析(sequential dialysis)是指在一次治疗中,先后单独应用单纯超滤和血液透析模式进行治疗的一种血液净化疗法。换而言之,将扩散清除溶质与超滤脱水两个过程分开进行,既能有效清除溶质,又可满足脱水要求。

【操作方法】

1. 单纯超滤　简单的方法是将中空纤维透析器直立,动脉端朝上,下端透析液入口孔用橡皮塞封紧,上端透析液出口孔连接在负压瓶上(上有刻度),后者连接负压泵,当血液引入透析器后启动负压泵，以增加跨膜压差，液体依赖静水压而被超滤入负压瓶内。依据患者心血管功能状况及血流动力学参数调节负压以控制超滤速度，一般负压 20mmHg。当前常规透析机上均配有单纯超滤系统，因此单纯超滤多在透析机进行，此时透析液管道处于旁路状态，即透析液不通过透析器。可通过机器控制跨膜压来调节脱水速度，通常 1 小时可超滤 1 200~1 500ml，但在实际操作中应根据患者耐受程度、心血管功能状态及血流动力学参数等设定超滤速度，以免过快超滤引起血容量快速下降而导致低血压等并发症。

2. 序贯透析 单纯超滤结束时，撤去负压瓶及泵，将透析器倒置，静脉端朝上，透析器透析液侧孔入口连接到透析液供给装置，继续透析 3~5 小时。当然也可将透析过程置于超滤之前。目前常规透析机上多数有序贯透析程序，操作方便。序贯透析时氮质清除效果与常规透析相同，水分清除多于透析，超滤总量也易控制，低血压发生率低，但因弥散与超滤分别进行，故每次治疗时间稍长于常规透析。

【临床评价】

单纯超滤时因水分和溶质的清除是等渗清除，即清除液中的溶质浓度与血浆相同，因此治疗中患者血渗透压变化小；同时，因无需透析液，也避免了透析液成分对血管调节的影响，故单纯超滤中患者低血压发生率低、血流动力学较稳定。但是因每次治疗仅脱水 1 000~3 000ml，其溶质溶度与血浆又相似，因此治疗对溶质的清除量较小，难以达到有效清除溶质的目的。为此，如需有效清除溶质，应采用序贯透析方法或血液滤过疗法。

【适应证】

单纯超滤能迅速、有效地清除体内过多水分，在 1~2 小时内即可控制或改善心力衰竭症状，疗效确切、操作方便、不良反应少，因此最适用于下列情况：①尿毒症性急性肺水肿或严重充血性心力衰竭时的急救；②维持性血液透析未能满意控制体液潴留者；③常规透析易发生低血压且需清除水分者；④需要清除水分的老年或心血管状态不稳定的透析患者。此时如需进行氮质清除，则可选择序贯透析。另外，对于一些水肿性疾病，如慢性心衰、肝硬化腹水或肾病综合征，如对利尿剂不敏感，也可应用单纯超滤进行治疗。

【不良反应】

单纯超滤一般安全、可靠，但过度或过快超滤脱水，亦可发生低血压、恶心、呕吐、肌肉痉挛等并发症，严重者可出现脑卒中、心搏骤停。治疗中如跨膜压过高，也可引起破膜反应。因此，治疗中应严密监测患者的血压、心率和呼吸以及相关治疗参数等。

推荐阅读

1. 丁小强. 临床血透工程技术[M]. 北京：人民卫生出版社，2018.
2. 丁小强. 血液透析血管通路临床规范[M]. 北京：人民卫生出版社，2018.

第五节 连续性肾脏替代治疗

滕 杰 丁小强

连续性肾脏替代治疗（continuous renal replacement therapy，CRRT）是指每天 24 小时或接近 24 小时连续清除水分和溶质等致病物质的所有血液净化治疗技术总称。其主要特点是缓慢、持续、等渗地清除溶质及水分。缓慢清除溶质有利于维持电解质和渗透压等内环境平衡；缓慢脱水有利于血流动力学稳定。连续清除溶质和水则可达到较大的总清除量，以满足临床治疗需要。

近年随着 CRRT 技术的成熟，其临床应用已从最初救治危重急性肾损伤，扩展到临床常见危重病如重症胰腺炎、急性呼吸窘迫综合征、多器官功能障碍综合征等的辅助治疗，在重症监护病房应用广泛。

【CRRT 技术分类】

CRRT 根据血管通路、水和溶质清除原理等不同而有不同方法，具体如下：

（一）连续性动-静脉血液滤过（continuous arteriovenous hemofiltration，CAVH）和连续性静-静脉血液滤过（continuous venovenous hemofiltration，CVVH） 治疗中采用高通量半透膜，溶质清除依靠对流作用完成，水分清除依靠超滤作用完成。由于动脉穿刺可引起低血压、出血等并发症，故目前都采用静脉-静脉通路，CAVH 基本淘汰。CVVH 时体外循环血液是从中心静脉引出，再回到静脉，体外循环血流驱动力由 CRRT 机器上蠕动泵提供，因此可达到较高血流量和超滤率。通常 CVVH 血流量可达 100~300ml/min，超滤率可达 10~30ml/min。为增加超滤率，还可在滤出液侧增加负压，通过调节负压水平来调节超滤率。

（二）连续性动-静脉血液透析（continuous arteriovenous hemodialysis，CAVHD）和连续性静-静脉血液透析（continuous venovenous hemodialysis，CVVHD） 主要是依靠弥散作用清除溶质，可克服血液滤过对小分子溶质清除效率低的缺点。多采用较大面积的高通量透析器，既提高小分子溶质清除效率，也提高中、大分子溶质清除量。CAVHD 目前也基本淘汰，CVVHD 血路管连接及体外循环血流动力驱动与 CVVH 相似。

（三）连续性动-静脉血液滤过透析（continuous arteriovenous hemodiafiltration，CAVHDF）和连续性静-静脉血液透析（continuous venovenous hemodiafiltration，CVVHDF） 采用高通量滤器，治疗中透析和滤过同时进行。与单纯血液滤过比较，小分子溶质清除效率显著提高；与单纯透析相比，中、大分子溶质清除效率也显著提高。目前多采用 CVVHDF。

（四）缓慢连续单纯超滤（slow continuous ultrafiltration，SCUF） 采用高通透性膜滤器，治疗中仅清除水分，而不能有效清除溶质。可每日 24 小时连续进行或根据脱水需要而决定治疗时间，适用于需清除过多液体但又不能耐受较快速脱水的情况。

【CRRT 技术要求】

（一）血管通路　当前由于 CRRT 机器普遍使用，中心静脉留置导管成为最普遍选择。一般选择双腔导管，优点是不增加心脏负担，对血流动力学影响小；且血流量大，可达到 250~350ml/min。置管静脉的选择建议按右侧颈内静脉-股静脉-左侧颈内静脉-优势侧锁骨下静脉顺序进行。

（二）血滤器或透析器选择　CRRT 应选用膜通透性高、生物相容性好、血流阻力小的合成膜血滤器或透析器。如治疗脓毒症、多器官功能障碍综合征等疾病时，可选用带有吸附性能的血滤器，以增加对炎症介质、内毒素清除。而高截留量滤膜侧壁孔径为高通量膜的 2~3 倍，可用于清除炎症介质和细胞因子，但增加对白蛋白等大分子物质及抗生素等清除，需注意适当补充。活动性出血或出血风险高患者，可酌情选用膜材料具有辅助抗凝作用的血滤器。

（三）置换液　血液滤过治疗需补充置换液。置换液成分应与细胞外液成分接近，并可根据需要调节置换液成分浓度。推荐使用商品化置换液，国内市售置换液成品多为乳酸盐置换液，但多器官功能障碍综合征、脓毒症伴严重乳酸酸中毒、合并重度肝功能障碍、乳酸不耐受者，需用碳酸氢盐置换液。不建议自行配制置换液，特殊情况下可用注射用水等自行配制（表 17-4-5-1），并根据病情随时调整置换液成分浓度，置换液必须无菌。

表 17-4-5-1　复旦大学附属中山医院 CRRT 置换液配方

配方	用量/ml	成分	浓度
生理盐水	2 500	Na^+	140mmol/L
注射用水	1 000	Cl^-	105mmol/L
10%氯化钾	12	K^+	4. 2mmol/L
10%葡萄糖酸钙	40	Ca^{2+}	2. 4mmol/L
25%硫酸镁*	3	Mg^{2+}	0. 8mmol/L
5%碳酸氢钠	250	HCO_3^-	39mmol/L
50%葡萄糖	10	葡萄糖	7. 3mmol/L
必要时添加磷制剂		渗透压	301mOsm/（kg · H_2O）

注：*硫酸镁临用前加入。根据需要酌情调整葡萄糖、氯化钾及碳酸氢钠溶液用量。

置换液既可从滤器前动脉管路输入（前稀释法），也可从滤器后静脉管路输入（后稀释法）。前稀释法具有使用肝素量小、不易凝血、滤器使用时间长等优点，但清除效率降低，适用于高凝状态或血细胞比容>35%者；后稀释法节省置换液用量，清除效率高，但容易凝血，故超滤速度不能超过血浆水流速［即血流速度×（1-Hct）］的 20%~25%。

（四）抗凝　CRRT 的治疗对象为危重患者，多存在凝血功能异常，故抗凝治疗前，应充分评价患者抗凝风险和益处。对无出血风险、无凝血功能受损者，可使用抗凝（与常规血液透析类似）；对存在出血风险者，首选局部枸橼酸抗凝，也可选用膜材料具有辅助抗凝作用的血滤器；对存在肝素所致血小板减少症患者，推荐使用直接凝血酶抑制剂（如阿加曲班）或Ⅹa 因子抑制剂。

由于 CRRT 的治疗时间长，故应用抗凝剂时间长、用量大，因此在治疗中应严密监测患者凝血功能，避免发生出血并发症。

（五）治疗剂量　CRRT 主要目的是通过稳定内环境，防止肾脏及肾外脏器进一步损伤，促进脏器功能恢复，为其他支持疗法创造条件。选择间歇性或延长的间歇性透析治疗模式时，推荐每周的治疗剂量应达到 Kt/V 3. 9；选择 CRRT 模式时，治疗剂量（透析液流量+滤出液流量）应达到 20~25ml/（kg · h）（后稀释法），考虑到处方剂量与实际剂量差异，处方剂量可增至 25~30ml/（kg · h）。而对于高分解代谢状态或脓毒症、重症胰腺炎、多器官功能障碍综合征等炎症介导的疾病，可考虑适当增加治疗剂量，达到 35ml/（kg · h）（后稀释法）或更高。

（六）治疗时机　危重 AKI 患者仍应及早开始 RRT，但不应仅根据血尿素氮、血清肌酐阈值决定 RRT 开始时机，而应综合评估整体病情（基础肾功能、基础疾病、合并症及并发症等严重程度）及发展趋势、治疗获益及风险等，精准早期识别需 RRT 的 AKI 患者极为重要。当临床上出现经积极内科治疗无效、可能危及生命的严重内环境紊乱如严重高钾血（≥6. 5mmol/L）、严重酸中毒（pH≤7. 2）、急性肺水肿等时，须紧急开始 RRT。当 AKI 病情持续或进展，在发生难治性内环境紊乱的早期，可酌情及时启动 RRT。呋塞米负荷试验等有助于预测难治性容量过负荷。

此外，当 AKI 后肾功能恢复至足以满足患者需求，或 CRRT 不再符合治疗目标时，可适时终止肾脏替代治疗。终止 CRRT 后仍需严密监测肾功能，定期评估是否需要重新启动肾脏替代治疗。

【CRRT 适应证和禁忌证】

（一）适应证　CRRT 临床上适用于伴有血流动力学不稳定、严重水钠潴留、需大量补液、严重高分解代谢状态、严重电解质紊乱等情况的危重患者,包括:①合并上述情况的急性肾损伤,以及合并急性颅脑损伤或其他原因导致颅内压增高或脑水肿的急性肾损伤;②合并上述情况的终末期肾病。

CRRT 对机体失控的炎症状态具有一定调节作用,因此适用于辅助救治炎症介导的若干危重病,包括全身性炎症反应综合征、急性出血坏死性胰腺炎、多器官功能障碍综合征、急性呼吸窘迫综合征、脓毒症等。

此外,一些非肾脏疾病如挤压综合征、乳酸酸中毒、慢性心力衰竭、肿瘤溶解综合征、热射病、肝性脑病、药物或毒物中毒、严重的电解质和酸碱代谢紊乱等也可行 CRRT。

(二)禁忌证 CRRT 无绝对禁忌证,但存在以下情况时应慎用,包括无法建立合适的血管通路、严重凝血功能障碍、严重活动性出血等,特别是颅内出血者。

【治疗技术选择】

根据临床治疗目的和患者耐受性,可选用不同技术。需较多或较快地清除小分子溶质时,以弥散清除(透析治疗)为主;需清除较多中、大分子溶质,以对流清除(滤过治疗)为主。RRT 单次治疗持续时间取决于需要清除的总量(水和溶质)和清除速度。此外,RRT 清除速度还受患者耐受程度、血流量、置换液和透析液流量、滤器或透析器清除效能等影响,治疗持续时间还受人力、费用、长时间抗凝后出血风险等因素影响(图 17-4-5-1)。治疗炎症介导的疾病如脓毒症、多器官功能障碍综合征等,可选择高容量滤过疗法,并选用具有吸附性能的血滤器,必要时还可行内毒素吸附治疗。AKI 合并严重呼吸窘迫综合征时,CRRT 可联合体外膜肺氧合(extracorporeal membrane oxygenerator,ECMO)治疗。

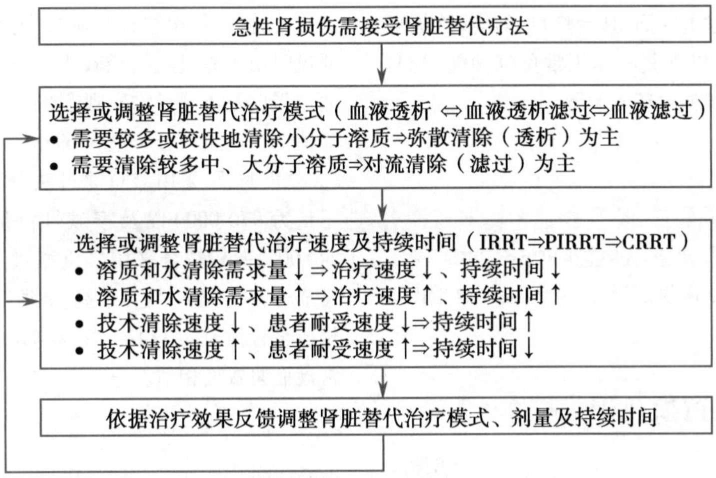

图 17-4-5-1 急性肾损伤时肾脏替代治疗方案选择及调整流程
IRRT. 间隙性肾脏替代治疗;PIRRT. 延长的间隙性肾脏替代治疗;CRRT. 连续性肾脏替代治疗。

【CRRT 并发症及处理】

CRRT 相关并发症可分为与置换液相关、血管通路相关和抗凝相关。置换液相关并发症的发生与置换液成分异常、污染等有关,在置换液配制过程中严格执行无菌操作、严密监测患者生化指标及生命体征等是重要预防手段。由于 CRRT 选择的材料生物相容性均较高且治疗为缓慢持续进行,因此总体并发症发生率较常规血液透析低。但由于长时间持续抗凝,因此出血风险增加,在临床实践中应严密监测患者凝血功能。

【新型 CRRT 技术】

(一)连续性高流量透析(continuous high flux dialysis,CHFD) 包括连续性血液透析和特殊的透析液容量控制系统。超滤过程由速度不同的两个泵控制,第一个泵输送已加温的超纯透析液,第二个泵调节透析液流出量和控制超滤。透析液可以一次性或循环使用。当超滤为 0 时,在滤器内同时存在超滤和反超滤,此时弥散和对流同时存在,其中对流发生在滤器的"动脉端",此处超滤量最大;反超滤发生在滤器的"静脉端",反超入透析器的超纯透析液相当于补充置换液,故 CHFD 实际相当于无需置换液的"HDF"系统。由于该系统既可控制超滤,又可保证对流,适用于需增加对中、大分子溶质清除的情况,如脓毒症、多器官功能障碍综合征、高分解代谢急性肾损伤等。

(二)连续性高容量血液滤过(high volume hemofiltration,HVHF) HVHF 是指置换量>35ml/(kg·h),每日输入置换液总量>50L 的 CVVH 疗法。通常要求采用高通量滤器,面积为 1.6~2.2m^2,血流量达到 300ml/min 以上。实施方法有两种,分别为:①标准 CVVH,置换液输入速度维持在 3~4L/h;②夜间采用标准 CVVH 模式,但白天置换液输入速度提高至 6L/h,每日置换液总量>60L。

HVHF 可能有助于增加对中、大分子溶质清除,改善免疫抑制状态和循环功能、维持内环境平衡,可酌情应用于某些炎症反应明显的疾病如全身炎症反应综合征、脓毒症、多器官功能障碍综合征等。

(三)连续性血浆滤过吸附(continuous plasma filtration adsorption,CPFA) 应用血浆滤过器连续分离血浆,滤出血浆进入包裹活性炭或树脂吸附装置,净化后的血浆再经静脉通路返回体内。治疗中不需补充置换液,血流量为50~200ml/min,血浆流量为20~30ml/min。该治疗模式可选择性去除炎症介质、细胞因子、内毒素和活化的补体,减少低血压发生,因此临床上主要用于清除内毒素及促炎症介质。

(四) 配对血浆滤过吸附(coupled plasma filtration adsorption,CPFA)　配对血浆滤过吸附是指全血先经由血浆分离器分离出血浆,滤出血浆通过合成树脂柱吸附后与血细胞重新混合,再经过第二个滤器(透析器或滤器),行血液透析或血液滤过后回输体内。配对血浆滤过吸附治疗分为两部分:一是血浆分离和血浆吸附,用于吸附内毒素和炎症介质;二是血液透析、血液滤过或血液透析滤过,用于清除过多水分和小分子溶质。

配对血浆滤过吸附可用于治疗伴有全身性炎症反应综合征及水、电解质、酸碱失衡的危重疾病,其治疗目标是清除循环中过多的炎性介质、细胞因子以恢复机体正常免疫功能,同时纠正水、电解质及酸碱失衡,调整内环境平衡。

推荐阅读

1. 丁小强.临床血透工程技术[M].北京:人民卫生出版社,2018.
2. 丁小强.血液透析血管通路临床规范[M].北京:人民卫生出版社,2018.

第六节　血浆置换及相关技术

邹建洲

血浆置换(plasma exchange,PE)是指将患者血液引至体外,经离心法或膜分离法分离血浆和细胞成分,弃去血浆,而把细胞成分和所需补充的白蛋白、血浆及平衡液等回输体内,以清除体内致病物质,包括自身抗体、免疫复合物、胆固醇、胆红素、药物和毒物等。目前多采用膜式分离法分离血浆。血浆分离器是用高分子聚合物制成的空心纤维型滤器,滤过膜孔径为0.2~0.6μm,可允许血浆滤过,但能截留所有细胞成分。

血浆置换时,患者血浆容量(plasma volume,PV)的估算公式为:$PV=(1-Hct)\times(b+cw)$。其中PV为血浆容量(ml);Hct为血细胞比容;w为体重(kg);b为常数,男性为1 530,女性为864;c为常数,男性为41,女性为47.2。若患者的血细胞比容正常(0.45),则血浆容量可粗略估算为40ml/kg。每次血浆置换,通常置换血浆容量1~1.5倍,最多不超过2倍。置换液可采用4%~5%人体白蛋白、新鲜血浆及复方氯化钠溶液,晶体液与胶体液的容积比为1:2,其中血浆代用品最大补充量不建议超过交换总量的20%。

血浆置换可治疗的疾病涉及神经系统疾病、肾脏病、血液病、肝脏疾病、代谢性疾病、结缔组织病及移植领域等。目前血浆置换有明确疗效且可作为常规治疗的疾病包括:神经系统疾病如Guillain-Barré综合征、重症肌无力、慢性炎症性脱髓鞘性多发性神经病;血液系统疾病如巨球蛋白血症、冷球蛋白血症、血栓性血小板减少性紫癜、输血后紫癜;代谢性疾病如高胆固醇血症和高胆红素血症;肾脏疾病如Goodpasture综合征等。血浆置换治疗可能有效的疾病有溶血尿毒症综合征、血友病甲、系统性红斑狼疮、血管炎尤其是抗中性粒细胞胞质抗体阳性者、急进性肾小球肾炎、多发性骨髓瘤、紫癜性肾炎、肾移植排异反应、药物和毒物中毒(见本篇章第八节血液灌流)等。

血浆置换的并发症与常规血液透析相似,包括与体外循环相关的并发症和抗凝剂有关的并发症。此外,与置换有关的并发症还有体外循环容积过大或回输液胶体渗透压偏低所致低血压、血浆凝血因子不足所致出血、血液成分丢失等。

目前,为更加特异性地清除致病物质,以提高疗效,减少并发症,可采用二重滤过法(double filtration)进行血浆分离。通过两个不同滤器串联排列,由于滤过膜孔径大小不同,可将血浆成分分开,首次滤过时血浆中全部蛋白被分离出来,第二次滤过时由于滤过膜孔径较小,大分子致病物质被滞留并弃去,而白蛋白及小分子物质则顺利通过,然后与血细胞成分一同回输体内。白蛋白分子量为69 000,当致病物质分子量大于白蛋白10倍时,可采用二重滤过法分离,如巨球蛋白血症(IgM分子量为970 000)以及家族性高脂血症(β-脂蛋白分子量为240 000)等较适合采用二重滤过。二重滤过对血浆容量及正常成分改变较小,特异性高,故所需补充置换液的量较小,为常规血浆置换时的1/4~1/2,甚至可完全不用。其治疗并发症与常规血浆置换相似。

推荐阅读

丁小强.临床血透工程技术[M].北京:人民卫生出版社,2018.

第七节　血浆吸附和免疫吸附

邹建洲

血浆吸附是指将患者的血液引出体外后,首先经血浆分离器,分离出血浆,然后血浆与固相的吸附剂接触,以吸附方式清除血浆中的某些内源性致病物质或外源性药物或毒物,净化后的血浆再与循环血液一起回输给患者,从而达到治疗目的的一种血液净化疗法。

当前血浆与吸附剂的吸附作用主要有物理吸附、化学吸附、生物亲和吸附和物理化学亲和吸附4种方式,所用的吸附材料则有活性炭和吸附树脂、离子交换树脂类、生物亲和吸附剂等。其中,采用生物亲和吸附剂如葡萄球菌蛋白A吸附剂、抗原抗体结合型吸附剂等作为吸附材料来进行治疗时,称为免疫吸附疗法。

吸附疗法由于对致病因子的清除具有选择性强、特异性高、清除量大等特点,已被广泛用于神经系统疾病、肾脏病、血液病、肝脏疾病、代谢性疾病、结缔组织病及移植领域等疾病治疗,如神经系统疾病的重症肌无力、吉兰-巴雷综合征等,血液系统疾病如特发性血小板减少性紫癜、血友病等，肾脏疾病如Goodpasture综合征等，结缔组织疾病如系统性红斑狼疮、类风湿关节炎、抗中性粒细胞胞质抗体相关性血管炎等，肝脏疾病如高胆红素血症，其他如急性药物和毒物中毒、脓毒症、高胆固醇血症、器官移植领域中的超急性排异等。上述疾病临床研究证实疗效显著。需注意的是，吸附疗法由于吸附材料与致病因子之间的结合存在饱和性，故临床上为了有效地清除致病物质，需要进行反复多次治疗。同时，吸附治疗本身不是一种对因治疗，仅是一种对症处理，因此临床上需要同时针对原发病治疗。

吸附疗法的并发症主要包括与体外循环相关的并发症和与吸附剂相关的并发症，其中体外循环相关并发症与常规血液透析类似，与吸附剂相关并发症主要是由于吸附材料的脱落并进入血循环引起，包括致热原反应、过敏反应、中毒反应等。如是抗原性吸附剂脱落并进入血液，还可刺激机体产生相应抗体，引起抗体水平的反跳。

推荐阅读

丁小强. 临床血透工程技术[M]. 北京：人民卫生出版社，2018.

第八节　血液灌流

邹建洲

血液灌流（hemoperfusion）是指将患者血液引出体外并经过血液灌流器，通过吸附的方式清除血液中的有害代谢产物或外源性毒物或药物，而净化后的血液再回输入患者体内的一种血液净化疗法。临床上多被用于药物或毒物的解毒、肝性脑病、尿毒症等治疗。

血液灌流吸附剂包括活性炭及吸附树脂。活性炭是一种广谱吸附剂，能吸附多种化合物，特点是吸附速度快、吸附量大，但机械强度差，易有微粒脱落。树脂是具有网状立体结构的高分子聚合物，聚合物骨架上带有极性基团时称为极性吸附树脂，易吸附极性大且溶于水的物质；而非极性吸附树脂易吸附脂溶性物质。吸附剂小孔的孔径和表面积是影响树脂吸附性能的两个重要因素。血液灌流器一般为圆柱形，容量为100~300g炭量体积。

血液灌流常用于药物或毒物中毒（表17-4-8-1），也可用于尿毒症、肝昏迷、免疫性疾病、感染性疾病等的辅助治疗。药物或毒物可分为水溶性和脂溶性（或与蛋白质结合）两大类。水溶性药物或毒物中毒，如甲醇、水杨酸等，血液透析治疗也有一定效果；脂溶性或与蛋白质结合的药物或毒物中毒，血流灌注效果好。但对于代谢清除率超过血液灌流清除率的药物或毒物，一般不选择血液灌流治疗。此外，对于肝昏迷及高胆红素血症，血液灌流亦有一定疗效。血液灌流治疗免疫性疾病、感染性疾病等目前仅处于小范围临床试用阶段，疗效有待证实。

表17-4-8-1　可经血液灌流清除的药物或毒物

分类	药物
安眠药	巴比妥类：巴比妥、苯巴比妥、戊巴比妥、异戊巴比妥、司可巴比妥、硫喷妥钠 非巴比妥类：水合氯醛、地西泮等
解热镇痛药	阿司匹林、水杨酸、保泰松、对乙酰氨基酚等
抗抑郁药	阿米替林，丙咪嗪等三环类抗抑郁药
心血管类药	地高辛，硫氮䓬酮，丙吡胺，美托洛尔，普鲁卡因胺，奎尼丁
抗生素	庆大霉素，异烟肼，氨苄西林，克林霉素，氯喹
抗肿瘤药	多柔比星，甲氨蝶呤
其他药物	西咪替丁、氨茶碱、异烟肼
有机溶剂和气体	四氯化碳，氧化乙烯，三氧乙烯，二甲苯，有机磷，有机氯，百草枯
植物和动物毒素	毒蕈等

血液灌流的操作基本与常规血液透析相似，但是在治疗中需注意如下几点：①抗凝剂：由于吸附剂表面积较透析膜大且较粗糙，因此治疗时肝素的用量与血液透析存在差异，需适当加大剂量，但应密切监测患者凝血情况，以免引起出血并发症。②血流量：灌流时血流量一般采用100~200ml/min。因流速越快，吸附率越低；流速越慢，吸附率越高。③治疗时间：每次2~3小时，必要时可在2~3小时后换用第二个灌流器。某些患者因药物或毒物为高脂溶性而在脂肪组织中蓄积，或洗胃不彻底，可在灌流后一段时间，药物或毒物血浓度出现回升（反跳现象）；对此，可在数小时或1天后再行血液灌流治疗。一般经过2~3次治疗，药物或毒物即可大部分清除。

血液灌流的并发症与血液透析相似。如果吸附剂生物相容性差，可出现寒战、发热、粒细胞及血小板下降等不良反应，可应用糖皮质激素治疗。如有胸闷、呼吸困难，应考虑是否有炭颗粒脱落引起栓塞的可能。如灌流器凝血，则可能是抗凝剂剂量过低所致。由于血液灌流治疗时抗凝剂剂量应用较大，可引起出血并发症，临床应密切监测。

推荐阅读

丁小强. 临床血透工程技术[M]. 北京：人民卫生出版社，2018.

第九节　其他血液净化新技术

邹建洲

随着对疾病认识水平的提高，血液净化技术也在不断改进，包括对现有技术的改进如高通量血液透析、高效血液透析、夜间血液透析、每天短时血液透析等，以及为了加强各种溶质的清除而发明的组合式血液净化疗法如分子吸附再循环系统等。下面简要介绍。

(一) 高通量血液透析(high flux hemodialysis)　是指采用高通量透析器进行血液透析的一种治疗方法。要求透析器的超滤系数>20ml/(h·mmHg)，血流量达到300~450ml/min，透析液流量为600~800ml/min，每次治疗时间3小时以上，每周治疗至少9小时。其优点是溶质清除尤其是中分子溶质的清除高于常规透析，故单次透析时间可适当缩短。研究提示，对血液透析患者的心脑血管并发症的发生风险有降低作用，尤其适合于血白蛋白较低和透析龄较长的患者。

(二) 高效能血液透析(high efficiency hemodialysis)　是指采用高效透析器的一种血液透析模式。其优点就是对小分子溶质清除效能显著高于常规透析，对中分子溶质的清除也有提高，但不如高通量透析。

上述两种透析模式由于水和溶质清除速率较快，故低血压和失衡综合征等并发症的发生率较常规透析高。

(三) 每天血液透析(daily hemodialysis)　是指每周透析5~7天，每次1.5~3.5小时，采用较高的血流量和透析液流量，较每周透析3次的模式有更好的溶质清除率。其优点包括可有效降低尿毒症患者血浆毒素的峰值及更好控制透析间期的体重增长，使透析治疗更具生理性。

(四) 夜间血液透析(nocturnal hemodialysis)　是指在晚上进行的长时间血液透析，每次治疗5~8小时，每周3~7次，可以在家中透析，也可在透析中心进行。研究提示，每天夜间血液透析患者的血流动力学更稳定、血压控制更好、中分子溶质的清除显著增加，是一种较接近生理性的透析方式。

(五) 分子吸附再循环系统(molecular adsorbent recirulating system)　为20世纪90年代发明的一种基于白蛋白透析技术的新型非生物型人工肝系统。主要由血液循环、白蛋白循环和透析循环三个循环系统组成。研究显示，该治疗模式可有效广泛清除血液中的各种代谢产物，包括芳香族氨基酸、胆汁酸盐、胆红素、铜、内源性苯二氮䓬类、吲哚、硫醇、中长链脂肪酸、酚类、依前列醇(前列环素)、色氨酸、血氨、某些细胞因子(如TNF-α、IL-6、IL-8等)、某些激素(如游离T_3、T_4)等，因此临床对肝肾综合征、肝性脑病、全身炎症反应等有一定疗效，主要用于急性肝衰竭、慢性肝病失代偿期、胆汁淤积导致的顽固性瘙痒症、急性中毒等。

其他临床应用较多的组合式血液净化疗法还有Prometheus系统、连续性血浆滤过吸附(continuous plasma filtration adsorption，CPFA)等，其原理均是联合弥散或对流、吸附等技术进行治疗，治疗指征与分子吸附再循环系统(MARS)相似，疗效基本相当。另外，CPFA还常用于治疗脓毒血症，有一定疗效。

推荐阅读

王质刚. 血液净化学[M]. 2版. 北京：北京科学技术出版社，2016.

第五章　同种异体肾移植的内科问题

邹建洲

同种异体肾移植(allograft renal transplantation)是终末期肾病(end stage renal disease，ESRD)的重要治疗手段，也是理想的肾脏替代治疗方法。同种异体肾移植根据供肾来源，可分为尸体肾移植和活体肾移植。近年我国由于尸体供肾的减少及人们观念的转变，活体肾移植数量显著增加。

随着组织配型技术的进步、排斥反应免疫学机制的研究进展及新型免疫抑制剂的问世，肾移植技术取得长足进步，患者和移植肾长期存活率显著提高。为保证肾移植的顺利进行及移植肾和患者的长期存活，需要对拟行肾移植的患者进行严格的术前评估、术后规范处理及长期管理，此均为肾移植的内科问题。下面简要介绍。

【受者选择】

(一) 移植指征　各种病因导致的不可逆的ESRD并达到透析指征时，均可考虑肾移植。原发病为糖尿病者因心血管并发症发生率高，可适当提早肾移植，其最理想模式是同时接受肾脏和胰腺移植。

(二) 禁忌证　绝对禁忌证包括配型不符、患者不能耐受移植手术等。相对禁忌证包括活动性感染，如活动性乙型和丙型肝炎病毒感染、未控制的结核分枝杆菌感染和活动性艾滋病等；进展期代谢性疾病；新近发现(<2年)或不能有效治疗的其他脏器恶性肿瘤；无法保证移植肾血供的血管疾病等。此外，预期寿命短、静脉吸毒、原发性高草酸血症、无法承担移植后费用及依从性差者不建议行肾移植。

一些疾病术后易出现移植肾肾病复发，虽不是移植禁忌证，但需考虑选择供肾类型，一般不选择活体供肾。对于自身免疫性疾病相关性肾病，需治疗至循环抗体阴性后再手术，否则易复发。此外，婴幼儿应先行透析治疗，待体重增长至10~20kg以上时再手术；高于65岁尤其是伴有其他脏器严重疾病时，选择移植应慎重。

【供者选择】

供者应符合下列条件：①年龄为20~65岁。②无相应脏器疾病。肾功能和尿液检查正常，无慢性肾脏病病史和可累及肾脏的慢性病如糖尿病、高血压等。③无恶性肿瘤（非转移性颅内肿瘤除外）。④无传染性疾病或系统感染性疾病。⑤T淋巴细胞毒交叉试验阴性。⑥无精神异常。

目前临床上相当部分为活体供肾，多来自血缘相近的亲属以及脑死亡捐肾者。为保证活体供肾者安全，建议亲属供肾者年龄在20~30岁以上，以20~55岁为好，且无手术禁忌证和遗传性家族性疾病。

【术前准备】

（一）组织配型

1. HLA配型　供者与受者间相容性的主要决定因素是人类白细胞抗原（HLA），包括Ⅰ类和Ⅱ类，前者主要为HLA-A、HLA-B，后者主要为HLA-DR，每种各有两个抗原，故主要有六个HLA抗原。通常HLA匹配程度越高，术后生存率越高。

2. 交叉配型　可了解受者体内含有的各种抗体，筛选出已致敏的受者。目前开展的是淋巴细胞交叉配型试验，可了解受者血清中是否存在针对供者淋巴细胞的抗体。

3. 群体反应性抗体检测　群体反应性抗体（panel reactive antibody，PRA）为一种特异性的抗HLA抗体，通过检测可判断等候移植者的致敏情况。一般PRA>10%称为致敏，>50%为高度致敏。术前PRA水平越高，术后急性排斥反应发生率越高。

4. 血型　供者和受者血型原则上应相同，或达到输血要求。但也有报道血型不相容者行合适的移植前处理后成功肾移植。

（二）受者病情评估和术前处理　术前应对患者手术和术后免疫抑制剂治疗的耐受性作详细评估。

1. 感染性疾病　应做HIV、乙型和丙型病毒性肝炎、巨细胞病毒（CMV）感染等检查。原则上HIV阳性者不做移植；乙型和丙型病毒性肝炎患者需肾移植时，应待肝炎病情稳定后手术，并需排除早期肝癌，有严重肝衰竭者可同时做肝移植。此外，有条件时应行丁型肝炎病毒检测，其携带者禁止行肾移植。

2. 原发病的评估及治疗　某些肾脏病在移植后易复发，故术前应尽可能明确原发病的诊断。ESRD患者如病情不稳定，应先行透析治疗，以纠正危及生命的紧急情况，提高患者手术耐受性。对于维持透析患者，应在术前48小时内行透析治疗。

3. 心理评估和治疗　术前应向患者及其家属简要介绍移植的有关知识，手术的必要性和可能出现的并发症等，以取得他们的合作，消除思想顾虑。

（三）供者健康状况评估　应作详细检查，以了解有无禁忌证。对于活体供肾者，还应行分肾肾小球滤过率检测，选择滤过率较低的肾脏给受者。对于脑死亡患者，除常规评估外，还应排除系统感染性疾病等潜在疾病，以免给受者带来严重并发症。

（四）高致敏受者的处理　致敏受者术后发生急性排斥反应的风险大、远期预后差，因此多不建议肾移植。但因供肾减少，受者等待时间长，而新型免疫抑制剂的应用使排斥反应的发生得到显著改善，导致接受肾移植致敏者显著增加，但此类患者在移植前需进行预处理，以降低术后急性排斥反应的发生风险。

【术后随访和治疗】

术后应密切随访肾功能、肝功能、血液学、尿液学、肾脏B超等，并监测尿量情况，以了解移植肾功能和血供情况、有无急性排斥反应及免疫抑制剂的不良反应等。

（一）术后早期处理

1. 维持水、电解质和酸碱平衡　术后早期可出现明显多尿；也可因移植肾功能延迟恢复引起无尿或少尿，故易出现水、电解质和酸碱平衡紊乱，应及时识别和纠正。

2. 防治感染　术后放置导尿管、肾和膀胱周围引流管，以及免疫抑制剂应用等极易诱发尿路、肺及创面感染，故应加强支持治疗和消毒隔离，早日拔除不必要的插管，并预防性应用抗生素和更昔洛韦或阿昔洛韦等。

3. 饮食　术后根据肠道情况，予流质、半流质和普通饮食；肾功能快速恢复者不限制蛋白质摄入量；原有高血压、心脏显著扩大或心功能减退者仍应适当限制钠盐与钾盐。

（二）免疫抑制治疗　免疫抑制治疗是预防和治疗排斥反应的主要措施，也是移植肾长期存活的关键。理想的免疫抑制剂应仅选择性地抑制排斥反应，但目前大多药物的免疫抑制作用是非选择性的，故可使机体对细菌、真菌和肿瘤等的免疫降低。

1. 非选择性免疫抑制剂　①糖皮质激素：手术前即刻或术中给予甲泼尼龙200~300mg静脉滴注，后快速减量并口服维持，术后1周泼尼松减为每日30mg。如病情稳定6~12个月，可减量至10~15mg每日或隔日维持治疗。②硫唑嘌呤：起始量为3~5mg/（kg·d），用药后约5天可获稳态血浓度，维持剂量为1~3mg/（kg·d）。该药经肝脏代谢，肾衰竭时无须调整剂量，不良反应有骨髓抑制、肝损害和秃发等。③吗替麦考酚酯（mycophenolate mofetil，MMF）：为硫唑嘌呤的衍生物，免疫抑制作用较硫唑嘌呤强，不良反应则较小，可代替硫唑嘌呤。术后推荐每日口服2g，分两次服用。临床也可通过监测吗替麦考酚酯血药浓度来调整该药剂量，目前推荐的肾移植受者霉酚酸目标浓度为30~60（mg·h）/L。④环孢素A（CsA）和他克莫司（tacrolimus，FK506），统称钙调磷酸酶抑制剂：CsA一般推荐为术前10mg/kg一次，术后8~10mg/（kg·d），逐渐减量至3~5mg/（kg·d）维持用药，分两次服用；FK506起始剂量推荐为0.1~0.2mg/（kg·d），分两次服用。两药均需根据血药浓度进行剂量调整，以免出现药物毒性。不良反应主要是肝、肾毒性，CsA也可引起高血压、毛发增多和牙龈增生，FK506则可引起糖耐量异常和糖尿病。⑤西罗莫司（sirolimus，原称rapamycin）；结构与FK506相似，免疫抑制作用与FK506相当。通常采用每天1次给药方案，首剂负荷量为6mg，第2天开始剂量为

2mg/d，此后根据药物谷浓度调整剂量，通常目标靶谷浓度为5~8ng/ml。为避免食物对药物浓度的影响，可固定在餐前或餐后给药。不良反应有高脂血症和血栓性血小板减少性紫癜等。该药的肾毒性小且有抗肿瘤作用，适用于钙调磷酸酶抑制剂肾毒性受者的替代治疗及有肿瘤病史者（表 17-5-0-1）。

表 17-5-0-1　肾移植后维持期免疫抑制药的剂量或血物溶度范围

药物	C_0（谷溶度）	C_2（2 小时峰溶度）
移植术后>1 个月，但<1 年		
环孢素 A	200~400ng/ml	约 1 000ng/ml
他克莫司	8~12ng/ml	
吗替麦考酚酯	1.5g/d	
泼尼松	0~30mg	
移植术后≥1 年		
环孢素 A	100~200ng/ml	400~800ng/ml
他克莫司	3~8ng/ml	
吗替麦考酚酯	1.5g/d	
泼尼松	0~10mg	

2. 选择性免疫抑制剂　目前常用的为淋巴细胞抗体，包括：①抗淋巴细胞球蛋白（antilymphocyte globulin，ALG）和抗人T淋巴（胸腺）细胞球蛋白（antithymocytic globulin，ATG），主要用于移植早期预防排斥反应，不良反应有畏寒、发热、荨麻疹、关节酸痛和血小板减少等。②原位克隆 OKT3（orthoclone OKT3），系针对 CD3 分子的特异性单克隆抗体，可有效逆转肾移植排斥反应，用于治疗对激素无反应性的急性排斥反应，包括心、肝移植排斥反应。用药过程中要注意首剂治疗反应。③抗白介素-2 受体单克隆抗体，可显著减少急性排斥反应发生率和糖皮质激素剂量，不良反应明显低于 OKT3。

3. 肾移植术后免疫抑制方案的选择和应用　免疫抑制方案包括免疫诱导和维持治疗。免疫诱导方案以上述特异性的蛋白类免疫抑制剂为主，其中 ATG、ALG 及 OKT3 诱导治疗因可能会增加感染风险，临床已较少应用。目前常用的诱导药物为抗 IL-2R Mab 制剂，其不良反应少，用后感染发生无显著增加。

维持性免疫抑制方案主要采用多种非特异性免疫抑制剂的联合应用。常用的联合治疗方案有环孢素+硫唑嘌呤+泼尼松、环孢素+吗替麦考酚酯+泼尼松、他克莫司+吗替麦考酚酯+泼尼松、西罗莫司+钙调磷酸酶抑制剂+泼尼松和西罗莫司+吗替麦考酚酯+泼尼松。临床可根据患者实际情况选用。

（三）排斥反应及其处理　指受者对移植器官的一种免疫反应，包括超急性排斥反应、加速性急性排斥反应、急性排斥反应和慢性排斥反应等类型。早期诊断和及时治疗对保护移植肾功能、提高生存率十分重要。

1. 超急性排斥反应（hyperacute rejection，HAR）　为移植肾在恢复血流后即刻或几小时内发生的急性不可逆的体液免疫反应。均发生于移植后 48 小时内，大部分发生于手术过程中或术后几小时。典型表现为移植肾开放血流后无尿或尿量减少并迅速停止或仅有少量血性分泌物，移植肾脏色泽迅速由红转花斑，进而呈暗红色、暗褐色甚至紫色。对于该病的治疗目前尚无良策，一旦发生，应尽早切除移植肾。严格的术前准备是防治的最好办法。

2. 加速性急性排斥反应（accelerate rejection）　属急性体液性排异反应。多发生于移植术后 2~5 天，亦可延至 4 周或更晚。发生越早，程度越重。病理改变主要表现为肾小球和肾小动脉广泛性血管病理损害，如纤维蛋白和血小板沉积、纤维蛋白样坏死、内皮细胞水肿、中性粒细胞黏附于血管壁、血管腔内有不同程度血栓形成、出血和梗死灶等。常以发热或尿量减少为首发症状，可伴有乏力、恶心、呕吐、腹胀、肾区胀痛，并可出现肉眼血尿，继而少尿、无尿，肾功能快速减退和丧失，血压显著升高，移植肾区持续隐痛或剧烈刺痛难以耐受或仅有胀痛，肾质地显著变硬，常伴压痛，个别发生肾破裂出血。移植肾动态肾显像常显示无血流或极少血流通过。临床上如怀疑该病，应尽早行移植肾活组织检查，一旦确诊，应及早用 ATG 或 ALG 治疗，如无效，可考虑摘除移植肾。

3. 急性排斥反应（acute rejection）　系细胞免疫反应所致，为术后 1 年内移植肾失功能的主要原因。多发生在术后 3~6 个月内。表现为急性肾损伤、高血压和轻度的白细胞增多，可有发热、移植肾肿大和胀痛，也可无明显症状。特征性病理表现为肾小管炎，肾小管上皮细胞间淋巴细胞浸润，肾间质炎症常见。需与肾前性因素引起的肾功能减退、CsA 肾毒性、尿路感染和梗阻作鉴别。确诊有赖于肾活检病理检查。治疗首选甲泼尼龙冲击疗法，效果不佳时可应用 ALG、OKT3、CsA 等。多数患者无须摘除移植肾，但是对于频繁发作、难以控制的急性排异并伴有明显全身症状者、排异反应伴有不可逆的肾功能损害且局部症状明显者、移植肾特异性感染者、移植肾破裂难以手术修补者可考虑摘除移植肾。

4. 慢性排斥反应（chronic rejection）　指移植物慢性进行性功能减退，统称为慢性移植肾失功能（chronic renal allograft dysfunction），原因包括原发肾脏病复发、高血压、CsA 和 FK506 的肾毒性、慢性排斥反应等。多发生在术后 6~12 个月后，病情进展缓慢，是影响患者长期生存的主要因素。目前缺乏有效的治疗措施。应用 ACEI 控制系统高血压和肾小球高血压有助于延缓肾功能减退。肾活检有助于鉴别诊断。

（四）肾移植并发症及处理　随着肾移植技术的进步，外科并发症已逐步减少，内科并发症已成为移植患者的主要问题，也是影响患者预后、生活质量的重要因素，主要包括感染、心血管并发症、代谢性疾病、肿瘤等。

1. 感染 由于免疫抑制剂的应用，移植术后感染十分常见，是患者死亡的重要原因，且可诱发排斥反应。感染可发生在移植物，也可发生在其他脏器。感染部位和致病病原体与移植后时间和机体的免疫状态有关。术后 1 个月内的感染主要与外科手术直接相关，属医院内感染，包括伤口感染、肺炎、导管相关性脓毒症和尿路感染，致病菌主要为细菌和真菌。术后 6 个月后的感染则主要为机会性病毒、原虫和细菌感染，尤其易发生在加强抗排斥反应后。及时调整免疫抑制剂用量，避免因误诊排斥反应而增大免疫抑制剂用量等对减少感染的发生很重要。

(1) 细菌感染：术后 1 个月内的感染以细菌感染最为常见，手术创口、肺部和尿路是最常见的感染部位，导管相关性脓毒症也较常见。手术 1 个月后则以机会菌感染多见。由于免疫抑制剂和糖皮质激素的应用，感染的临床表现常较为隐匿或不典型，可迅速发展为全身性感染而无明显局部感染灶。故应早期识别和诊断，及时有效治疗。系统体检、血液学、影像学和病原学检查尤其是血培养对诊断十分有帮助。在治疗方面，细菌感染时除根据细菌培养和药物敏感性试验结果外，常应联合应用广谱抗生素，但药物的应用需考虑到其肝、肾毒性。

(2) 病毒感染：常见于术后 6 个月内，多为疱疹病毒感染，其中以 CMV 感染最为常见，后果也最为严重，可导致弥漫性肺部感染而致死。CMV 感染多表现为发热、肝脾大、白细胞减少等，可侵袭胃肠道和肺。血清 CMV-IgM 抗体升高，血、尿、痰液中巨细胞病毒抗原检测阳性，尿液、扁桃体分泌物或支气管吸出液分离出病毒或涂片染色寻找到包涵体有助于诊断。CMV 肺炎治疗的一线药物是更昔洛韦，疗程一般为 2～4 周。抗 CMV 特异性免疫球蛋白可用于辅助治疗。严重呼吸功能障碍者可同时应用中等剂量糖皮质激素（甲泼尼龙 40～80mg/d），并暂停其他免疫抑制剂。

移植 6 个月后则以慢性病毒感染常见，如乙型和丙型肝炎病毒感染、CMV 感染和 EB 病毒感染等。移植前乙型肝炎病毒无免疫者应接种疫苗。

(3) 真菌感染：移植后深部真菌感染是较常见的严重并发症。可发生在术后任何时期，但多见于头 3 个月内，多因反复大剂量激素冲击或长期用广谱抗生素或伴随于弥漫性肺部感染发生。常见菌株有念珠菌、曲菌和奴卡菌等。

口腔和皮肤真菌感染需局部用药，深部真菌感染则需全身用药，可选择两性霉素 B 和氟康唑等。对于侵袭性曲霉菌肺炎，高分辨率胸部 CT 结合痰液的病原学检查具有较好的敏感性和特异性，G 试验和 GM 试验也有辅助诊断价值，关键是掌握检测的时机和频度。曲霉菌感染可选用伊曲康唑或伏立康唑治疗。当高危患者出现咯血、胸痛等症状且高分辨率 CT 有特征性表现时，足以拟诊并开始治疗。对于真菌感染，早治疗是降低死亡风险的关键。

(4) 卡氏肺孢菌感染：多见于长期免疫抑制剂治疗和低球蛋白血症者。多发生于术后 3 个月内，临床表现为高热、干咳、呼吸困难，病程进展快，可出现低氧血症和呼吸衰竭，低氧血症可发生在呼吸困难或肺部 X 线改变之前。X 线摄片早期可出现两肺野散在不规则、网状、细小结节状阴影，进而肺门周围有模糊阴影，增大成结节并融合。本病确诊较为困难，病原体检出率低。一旦高度怀疑，即应尽早选用喷他脒（pentamidine isethionate）、复方磺胺甲噁唑（SMZ）或磺胺嘧啶（SD）治疗。高危者服用小剂量磺胺嘧啶有一定预防作用。

2. 心血管并发症 术后高血压多见，是影响移植肾功能的重要因素。发生原因包括原发病、排斥反应、肾动脉狭窄和 CsA 肾毒性等。一旦出现血压高，应仔细鉴别原因。治疗优选 ACEI、ARB 和钙通道阻滞剂，降压目标为 130/80mmHg。

心脏并发症是肾移植患者的重要死亡原因，术前详细的心脏病筛查、及时防治相关危险因素是防治的重要措施。

3. 内分泌和代谢并发症 肥胖在肾移植患者多见，适当的饮食控制和锻炼有助于防治。60% 左右的肾移植患者可发生高脂血症，其发病与免疫抑制药物的应用有关，治疗上应联合饮食干预和药物治疗。糖尿病也是移植术后的重要并发症，其发病与糖皮质激素、FK506 及肥胖等有关。

4. 肾脏原发疾病复发 一些肾脏病在术后可复发。

(1) 原发性肾小球疾病：局灶节段性肾小球硬化的复发率高达 20%～30%；膜增生性肾炎和 IgA 肾病等术后也可复发。

(2) 继发性肾小球疾病：如溶血尿毒症综合征、镰状细胞病、轻链沉积病、自身免疫性疾病相关肾病、过敏性紫癜性肾炎、肾淀粉样变、原发性混合性冷球蛋白血症等。此外，草酸盐沉积症患者移植肾损害复发率极高。

肾移植后原发肾脏病复发多发生在术后 9～12 个月，可表现为单纯蛋白尿、肾病综合征或普通型慢性肾炎，多数患者肾功能在较长时间内保持正常，亦有在术后早期或病程中突然出现进行性肾功能减退。肾活检病理检查有助于明确诊断。临床上原发肾脏病复发应与慢性排斥反应、CsA 肾毒性和高血压肾损害等作鉴别。

5. 恶性肿瘤 长期应用免疫抑制剂患者恶性肿瘤的发生率为 5%～6%，是普通人群的 100 倍。以皮肤癌和恶性淋巴瘤等多见，临床应重视。

推荐阅读

1. RODRIGUEZ F, BOISSIER R, BUDDE K, et al. European Association of Urology Guidelines on renal transplantation: update 2018 [J]. Eur Urol Focus, 2018, 4(2): 208-215.
2. LI J, BASLER M, ALVAREZ G, et al. Immunoproteasome inhibition prevents chronic antibody-mediated allograft rejection in renal transplantation [J]. Kidney Int, 2018, 93(3): 670-680.

第六章　肾小球疾病概论和分型

方　艺　丁小强

肾小球疾病是一组以血尿、蛋白尿、水肿、高血压和不同程度肾功能损害等为临床表现的肾小球疾病，是我国慢性肾衰竭的主要病因。根据病因，可分为原发性、继发性和遗传性三大类。原发性肾小球疾病常原因不明；继发性肾小球疾病是指继发于全身性疾病的肾小球损害，如狼疮性肾炎、糖尿病肾病等；遗传性肾小球疾病是指染色体结构或数目异常或基因突变导致的肾小球疾病，如 Alport 综合征等。

全球疾病负担（global burden disease，GBD）的数据显示1990—2017 年除南亚地区急性肾小球肾炎患病率略增高外，全球急、慢性肾小球肾炎的患病率均显著下降，而继发于高血压、糖尿病的肾脏疾病发病率迅速上升。本章节主要介绍原发性肾小球疾病。

【发病机制】

原发性肾小球疾病的发病机制尚未完全明确。目前认为，免疫反应介导的炎症损伤在其发病中起重要作用。同时，非免疫非炎症因素亦参与肾小球疾病的慢性化进程。此外，遗传因素及免疫遗传因素也参与发病（数字资源 17-6-0-1）。

数字资源17-6-0-1

数字资源 17-6-0-1　原发性肾小球疾病发病机制

（一）肾脏疾病免疫学发病机制　原发性肾小球疾病的主要发病机制是免疫系统功能异常导致肾小球损伤，包括体液免疫和细胞免疫。体液免疫在肾小球肾炎发病机制中的作用已被公认，细胞免疫在某些类型肾炎中的作用也得到了证实。小球损伤的类型不仅取决于机体最初的免疫应答，也取决于免疫反应的持续状态及其对肾小球的作用；炎症反应的激活及其转归也影响了肾小球的损伤程度（数字资源 17-6-0-2）。

数字资源17-6-0-2

数字资源 17-6-0-2　肾小球损伤机制

1. 肾脏损伤的体液免疫机制

（1）循环免疫复合物沉积：外源性或内源性抗原刺激产生抗体，在血液中形成免疫复合物（immune complex，IC），主要沉积于肾小球基底膜内皮下及系膜区，激活有关介质系统，引起肾小球损伤。

（2）原位免疫复合物形成：肾小球自身抗原或外源性种植于肾小球的抗原可刺激机体产生相应的抗体，抗原与抗体结合在肾脏局部形成原位免疫复合物并导致肾脏损伤。原位免疫复合物沉积主要位于肾小球基底膜上皮细胞侧。典型的肾小球疾病有抗肾小球基底膜肾炎、Heymann 肾炎等。

2. 肾脏损害的细胞免疫机制　肾炎动物模型及部分人类肾小球肾炎均提供了细胞免疫的证据，如实验性抗肾小球基底膜肾炎模型早期即在肾小球内发现较多的单核-巨噬细胞浸润；微小病变时肾小球内没有体液免疫参与的证据，而主要表现为 T 细胞功能异常。

（二）炎症细胞和炎症介质的作用　免疫反应引起的肾脏损伤均需炎症反应的参与。在炎症反应中起主导作用的是炎症细胞和炎症介质，炎症细胞激活后合成和释放大量的炎症介质如白细胞介素-1（interleukin-1，IL-1）、肿瘤坏死因子-α（tumor necrosis factor-α，TNF-α），炎症介质又可进一步趋化炎症细胞并刺激其释放更多炎症介质，导致炎症反应持续存在并不断放大。

1. 炎症细胞　主要包括中性粒细胞、致敏 T 淋巴细胞、单核-巨噬细胞、嗜酸性粒细胞及血小板等。此外，肾脏固有细胞如肾小管上皮细胞、血管内皮细胞和系膜细胞等亦被认为具有炎症细胞的功能。

2. 炎症介质　免疫反应激活炎症细胞，使之释放炎症介质和细胞因子而致肾损害。引起肾小球损伤所涉及的介质种类繁多，作用重叠。根据作用机制可分为以下几类：①影响肾小球血流动力学及肾小球毛细血管通透性：前列腺素（prostaglandins，PG）类（如 PGE_2、PGI_2、血栓素 A_2、白细胞三烯等）、血小板活化因子（platelet activating factor，PAF）、一氧化氮（NO）及 TNF-α 等；②影响炎症细胞趋化、黏附及活化：前列腺素类、PAF、IL-1、IL-8、骨调素（osteopontin，OPN）、单核细胞趋化蛋白（monocyte chemotactic protein 1，MCP-1）等；③影响肾脏固有细胞活化和增殖：前列腺素类、PAF、NO、IL-1、IL-6、转化生长因子-β（TGF-β）、TNF-α 等；④参与肾小管损伤和间质纤维化：血小板衍生生长因子（platelet derived growth factor，PDGF）、TGF-β、成纤维细胞生长因子（bFGF）、IL-1、TNF-α 等；⑤影响凝血与纤溶系统：前列腺素类、凝血及纤溶系统因子等；⑥直接损伤肾脏细胞：活性氧、NO、TNF-α 等。

（三）影响肾小球疾病进展的因素

1. 高血压　多数原发性肾小球疾病在病程早期或病情

进展阶段可出现不同程度的高血压，如血压控制不佳，可加速肾小球硬化和肾小动脉硬化，例如不少患者在一次高血压危象后发展为尿毒症。故控制高血压是保护肾功能的重要措施。

2. 蛋白尿　临床与实验研究均证实，尿蛋白作为独立因素，与肾功能损害及慢性肾脏病预后密切相关。在蛋白质超负荷的肾病模型中发现，随着尿蛋白增加，肾组织中 MCP-1 和 OPN 等黏附分子表达增高，肾间质炎症细胞浸润数量和细胞外基质积聚显著增加，提示尿蛋白参与肾小管-间质纤维化。

3. 重型肾病综合征　重型肾病综合征未能控制时，常易引起肾小球滤过功能减退，原因为：①严重水肿引起有效血容量不足；②严重低蛋白血症引起肾间质水肿；③长期大量蛋白尿可加重肾损害；④伴随高脂血症，特别是高胆固醇血症的脂质肾毒性。

4. 药物肾毒性加重肾间质损害　各种药物的长期应用，如在 20 世纪 70 年代应用较广的用于治疗蛋白尿的消炎痛，作为免疫抑制剂的环孢素等，他们本身可导致肾小管间质或血管的病变；长期应用利尿药，可加重合并用药的肾毒性；长程甘露醇治疗可导致渗透性肾病。

5. 高凝状态和肾静脉血栓形成　原发性肾小球疾病的免疫发病机制可激活凝血系统，促进肾内纤维素沉积及血小板凝集，导致肾小球滤过率下降。此外，肾功能不全时血清尿激酶浓度降低亦影响纤溶酶原激活，致使已沉积在肾小球内和肾小血管内的纤维蛋白裂解减少，各种增殖性肾小球肾炎常伴有明显的纤维蛋白沉积。微小病变、膜性肾炎伴肾病综合征患者的肾静脉血栓形成发生率占 20%~35%。

6. 感染　低蛋白血症、免疫抑制剂使用导致的造成患者免疫力低下易感染。感染本身以及抗感染药物的使用均可造成多种甚至病理改变，加重肾功能损害。

7. 过度疲劳　部分患者在隐匿病程中或已患有肾疾未引起重视，过劳后病情进展；此外，精神因素在疾病进展中亦起重要作用。

原发性肾小球疾病患者出现肾功能减退，特别是首次发生血肌酐升高，应积极寻找原因，及时治疗，常可使肾小球滤过功能部分或完全逆转，并在相当时期内保持良好肾功能。

【临床表现】

原发性肾小球疾病常见的临床表现包括肾脏疾病本身的表现及肾功能减退后引起各系统并发症的表现。这些表现可以是症状、体征和实验室及影像学检查异常，包括尿色异常、尿泡沫增多、尿量异常、排尿异常、水肿、腰酸腰痛、乏力、贫血、高血压、精神神经异常等。肾小球病变常以某种临床综合征或症候群的形式出现，各种临床综合征或症候群有其各自的特点，但相互之间可能有重叠（表 17-6-0-1）。

表 17-6-0-1　原发性肾小球疾病的常见临床综合征

名称	临床特点
急性肾炎综合征	起病急骤，以血尿、蛋白尿为主要表现，常伴有水肿和高血压
急进性肾炎综合征	急性起病，肾功能进行性减退，常伴有少尿、血尿、高血压和水肿，可在几天、几周或几个月内发展为肾衰竭
慢性肾炎综合征	起病隐匿，病程冗长，有不同程度的蛋白尿和血尿，可伴有水肿、高血压和不同程度的肾小球滤过功能减退
隐匿性肾炎综合征	无症状性的轻度蛋白尿和/或血尿或单纯肉眼或镜下血尿，肾功能正常
肾病综合征	大量蛋白尿（尿蛋白>3.5g/d），低蛋白血症（血浆白蛋白<30g/L），明显水肿和高脂血症

【诊断与鉴别诊断】

肾脏疾病的诊断一般包括定位（解剖）诊断、病因诊断、临床诊断、病理诊断、功能诊断五个层次。原发性肾小球疾病的临床诊断主要按照临床综合征或症候群来进行诊断。原发性肾小球疾病的病理诊断主要包括病理类型和病理分级或分期；功能诊断主要涉及肾小球滤过率评价。如果肾小球滤过率下降，还需要明确是急性抑或慢性，以及其病因。急性肾损伤和慢性肾脏病均需按肾功能减退程度进行分期。

在鉴别诊断方面需要注意的是：诊断隐匿性肾炎时应倍加谨慎，以免将外科或其他疾病引起的无症状尿检异常误诊为隐匿性肾炎；其次需系统排除继发性病因；对于无病理资料的病例，血尿、蛋白尿的诊断和病因鉴别见图 17-6-0-1 和图 17-6-0-2。对于肾功能减退者，应首先鉴别其病程为急性、慢性抑或慢性基础上的急性加重。仍然可以从病史、体检和实验室及影像学检查三个方面着手展开。

【肾小球疾病的分类和病理诊断】

目前国际上常用的肾小球疾病分类方法多根据病理改变进行分型。鉴于我国部分地区尚未普遍开展肾活组织病理检查，故仍保留原发性肾小球疾病的临床分型。

（一）临床分型

1. 肾炎综合征（nephritic syndrome）　①急性肾小球肾炎（acute glomerulonephritis）；②快速进展性肾小球肾炎（rapidly progressive glomerulonephritis，RPGN）；③慢性肾小球肾炎。

2. 肾病综合征（nephrotic syndrome）

3. 无症状性血尿和/或蛋白尿（asymptomatic hematuria with or without proteinuria）

（二）病理分类　肾脏疾病的病理诊断是临床诊断必要而有益的补充，有时也是确诊的唯一方法。对于肾小球疾病的诊断，一般情况下都必须有病理诊断和分型或分类，后者对评估

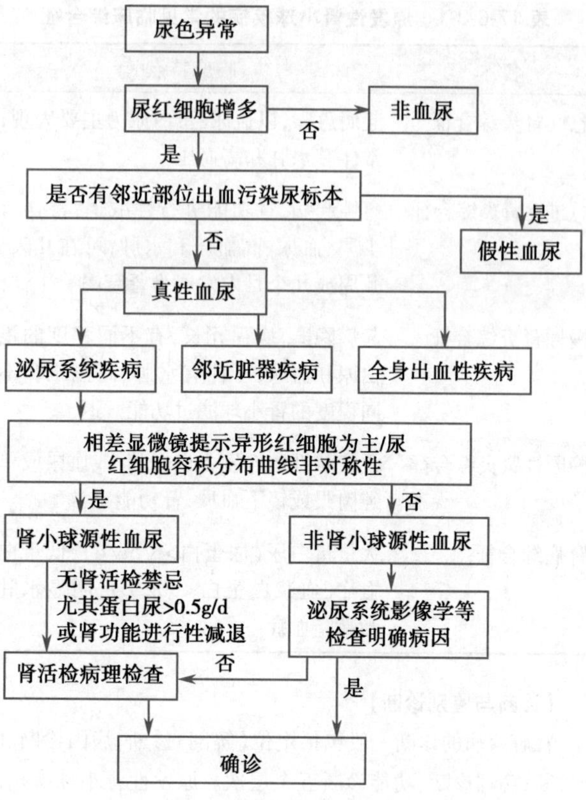

图 17-6-0-1　血尿诊断与鉴别诊断流程

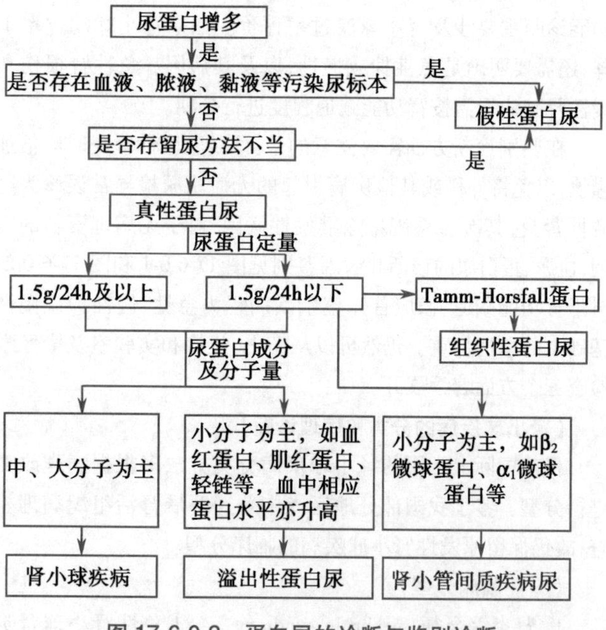

图 17-6-0-2　蛋白尿的诊断与鉴别诊断

病情、制定治疗方案、判断预后起到关键作用。某一种临床综合征或症候群可以表现为多种病理分类，某一种病理分类也有可能来自多种原发性或继发性肾脏疾病。

1. 肾小球疾病的基本病理改变　主要包括细胞增殖、纤维化、坏死和炎症细胞浸润。

2. 肾小球疾病的病理分类　分类的基本原则是依据基本病变性质和病变累及的范围。根据病变累及的肾小球比例将病变累及范围分为局灶和弥漫，局灶指病变肾小球数占总肾小球数比例<50%，弥漫指病变累及肾小球比例≥50%；根据病变累及的毛细血管袢比例分为节段和球性，节段指病变血管袢占该肾小球血管袢总数的比例<50%，球性指病变累及血管袢比例≥50%。

（1）微小病变型肾病（minimal change glomerulopahty）。

（2）局灶节段性肾小球病变（focal segmental glomerular lesions），包括局灶节段性肾小球硬化症（focal segmental glomerulosclerosis，FSGS）和局灶性肾小球肾炎（focal glomerulonephritis）。

（3）弥漫性肾小球肾炎（diffusive glomerulonephritis）：①膜性肾小球肾炎（膜性肾病）（membranous nephropathy）；②增生性肾小球肾炎（proliferative glomerulonephritis）；③系膜增生性肾小球肾炎（mesangial proliferative glomerulonephritis），包括 IgA 肾病（IgA nephropathy）；④毛细血管内增生性肾小球肾炎（endocapillary proliferative glomerulonephritis）；⑤系膜毛细血管性肾小球肾炎（mesangiocapillary glomerulonephritis），包括膜增生性肾小球炎（membranoproliferative glomerulonephritis）Ⅰ型和Ⅲ型；⑥致密物沉积肾小球肾炎（dense deposit glomerulonephritis），又称膜增殖肾炎Ⅱ型；⑦新月体性肾小球肾炎（crescentic glomerulonephritis）。

（4）硬化性肾小球肾炎（sclerosing glomerulonephritis）。

（5）未分类肾小球肾炎（unclassified glomerulonephritis）。

原发性肾小球疾病临床表现与病理分型之间有一定的相关性。如以肾病为临床表现的病理类型主要为微小病变、膜性肾病或局灶节段肾小球硬化；以肾炎为表现的病理类型，则以系膜增生性或膜增生性肾小球肾炎最为常见；以无症状性血尿、蛋白尿为临床表现者，多见于系膜增殖和局灶节段增殖性肾小球肾炎。不同病理类型肾小球疾病可出现相同的临床表现；同一病理改变可由不同致病因素所致或伴随不同临床表现，而同一病因也可引起不同的病理类型。此外，原发性肾小球疾病临床表现有时与病理类型亦可不一致，如临床表现较重而病理类型相对较轻，或病理类型较重而临床表现并无明显加重。故临床上应当综合患者临床表现、病理诊断结果及实验室和辅助检查结果对肾小球疾病作出正确诊断和客观的病情评估。

【治疗原则】

（一）一般治疗　肾小球肾炎的活动指标包括明显血尿、蛋白尿、水肿、严重高血压，或肾功能短期内恶化，患者如伴有肾小球肾炎活动表现均应休息；在疾病稳定期可一般活动，从事轻松工作，切忌劳累。有水肿和高血压者应严格控制钠盐摄入（每日 2~3g）；合并大量蛋白尿且肾功能正常者，宜补充生物效价高的动物蛋白质，如鸡蛋、牛奶、鱼类和瘦肉等。已有肾功能减退者（内生肌酐清除率<30ml/min），蛋白质酌情适量限制在 0.6~0.8g/kg，并辅以口服 α-酮酸治疗。

（二）利尿剂的合理应用　肾性水肿常用的利尿剂为袢利尿药，包括呋塞米（速尿）、布美他尼（丁尿胺）和托拉塞米；疗效不明显时可加用潴钾利尿剂，以螺内酯为宜；渗透性利尿剂，如甘露醇只限于严重水肿、上述药物无效时，并应注意剂量与用药天数。对顽固性水肿者有时联合使用袢利尿剂、噻嗪类和潴钾利尿剂，可同时阻断髓袢升支粗段和远端小管对钠的重吸收，产生明显的协同利尿效果。潴钾利尿剂长期使用有引起高钾血症之虞，尤其是肾功能减退患者应慎用。利尿剂的使用应采用短期或间歇用药为宜，以避免过度利尿造成血容量不足，长期用药的肾毒性作用，以及加重水、电解质紊乱和酸碱平衡失调。此外，各种利尿药尚有各自不同的不良反应，如听力减退、高尿酸血症、肾石症、肾功能减退和渗透性肾病等。用药期间，特别对老年患者，要注意观察病情变化，密切监测药物的不良反应。

（三）糖皮质激素和免疫抑制剂的合理使用　急进性肾炎早期和部分慢性肾小球肾炎患者，特别是伴有肾间质明显炎症细胞浸润者，常需糖皮质激素和/或其他免疫抑制剂的治疗。由于此类药物的不良反应，选用时需严格掌握适应证、用法与用量，慎重权衡药效与治疗风险。

1. 糖皮质激素（简称激素）　有抗炎和免疫抑制作用，能减轻急性炎性渗出，稳定溶酶体膜，降低毛细血管通透性而减少尿蛋白漏出，抑制 IL-2、IL-6 和 TNF-α 等细胞因子合成，抑制成纤维细胞活性，减轻纤维化。此外，它尚可抑制核因子 κB 活性，使细胞因子及炎症介质的合成和分泌减少，起到免疫抑制效应。

目前临床上常用激素的制剂有中效的泼尼松（在体内转化为皮质醇产生活性）、泼尼松龙和甲泼尼龙等；长效如地塞米松等，后者因潴钠明显，目前已较少用。激素可经胃肠道迅速吸收，其口服吸收速度与激素脂溶度成正比，故片剂为最常用的剂型。糖皮质激素的用法和用量各树一帜。不同类型原发性肾小球疾病和不同病理改变对激素反应不一，笔者主张适时、适量、个体化用药方案。适时是指及时、尽早用药，并择机减量，适量是指依据患者年龄、病情、病理改变严重程度、病程长短、既往用药的疗效和患者全身状况评估作出用量决定，既要考虑有效剂量，又要避免用药过量。

具体用法与用量详见各有关章节。一般成人常用量的初始剂量为：①泼尼松或泼尼松龙每日 0.5～1.0mg/kg，晨起一次口服为宜；②甲泼尼龙每日 0.4～0.8mg/kg，用法同上。甲泼尼龙静脉滴注主要用于治疗重症肾小球肾炎、急进性肾小球肾炎早期，或由于高度水肿影响胃肠道吸收的患者，每日 80～240mg，3～7 天；甲泼尼龙的冲击治疗应严格掌握适应证，多用于治疗细胞型新月体肾炎，剂量为 480mg/d，3～5 天。激素的用药原则为起始足量用药，减量宜慢，疗程相对延长，勿突然停药。减药方案和维持量视不同病理类型及治疗反应而定。对激素耐药的肾病患者，如膜性肾病，常需加用环磷酰胺（CTX）、硫唑嘌呤、环孢素或吗替麦考酚酯等其他免疫抑制剂。任何免疫抑制剂的选择一定要结合患者的全身情况和对治疗的耐受程度；选择免疫抑制剂需严格掌握适应证，如患者有潜伏感染或病毒携带，或合并消化道症状、血象改变、肾功能损害或肝功能损害时，慎重衡量利弊。

2. 环磷酰胺（cyclophosphamide，CTX）　一种烷化剂，在体外无活性，在体内经肝脏 P450 药酶水解为醛磷酰胺后转运至组织中形成磷酰胺氮芥而发挥作用。CTX 非选择性抑制 T 淋巴细胞和 B 淋巴细胞，对 B 淋巴细胞的抑制作用强于 T 淋巴细胞，故对抗体的抑制作用较强。在原发性肾小球疾病治疗中，CTX 适用于：①对激素产生依赖或拮抗的原发性肾小球疾病；②膜性肾病激素治疗效果欠佳；③狼疮性肾炎。目前临床上多以静脉内注射或冲击治疗为主，一般成人常用量为 1.5～2.5mg/kg，每日或隔日静脉注射一次，总量为 8～10g。静脉冲击治疗剂量为一次 8～15mg/kg，每隔 3～4 周 1 次，总量同上。首次冲击剂量以 400～500mg 为宜，密切随访血常规及不良反应。常见不良反应为增加感染易感性、骨髓抑制、出血性膀胱炎、脱发、性功能抑制。此外，孕妇忌用 CTX，因它可引起胎儿死亡或先天性畸形。多数学者认为，静脉冲击治疗配合小剂量激素联合治疗可提高疗效和减少不良反应发生。

3. 钙调磷酸酶抑制剂　环孢素 A 为高度选择性抑制 T 辅助细胞的免疫抑制剂，主要用于治疗对激素依赖或拮抗的原发性肾小球肾病；或对激素和其他免疫抑制剂有禁忌证的原发性肾病综合征。但对肾小球滤过功能轻度减退者慎用，血肌酐>2.5mg/dl（超过 200μmol/L）者禁用。具体用法与用量详见各有关章节。环孢素 A 的不良反应为：①肾毒性：发生率为 10%～40%。早期主要为肾小管损伤、肾间质纤维化及小血管损伤。环孢素 A 急性肾毒性主要与肾血流量下降有关，其肾毒性与剂量呈正相关。早期停药后，大部分患者肾功能可逐渐恢复；长期较大剂量用药者可出现不可逆的功能减退。②肝脏毒性：发生率为 5%～10%，亦多呈剂量依赖性，对原有乙型肝炎患者慎用，肝病活动患者忌用。③高血压：可高达 30%，一般加用或调整降压药可控制。④感染。⑤其他不良反应包括胃肠道反应、震颤、多毛、牙龈增生和高尿酸血症等。此外，用药期间如血肌酐浓度较用药前增加 30%或以上者，应减少药物剂量，如血肌酐持续增高不降者先停药观察，进一步寻找肾功能减退原因。他克莫司（tacrolimus，FK506）也属钙调磷酸酶抑制剂，但肾毒性不良反应小于环孢素，需注意药物对血糖的影响。用药期间环孢素 A 和他克莫司均需检测血药浓度。

4. 吗替麦考酚酯　本药口服后迅速分解为有活性的酶酚酸（MPA），口服后 6～12 小时达到血药浓度高峰，进食可使 MPA 浓度降低 40%。MPA 可有效地抑制 B、T 淋巴细胞的合成和增殖，减少细胞因子、生长因子的产生，从而抑制血管平滑肌细胞增殖，并对肾小球系膜细胞增殖亦有明显抑制作用。该药常作为原发性肾小球疾病治疗二线药物，用于激素或环孢素 A 治疗或疗效欠佳的病例。临床上也可与激素和/或环孢素 A 联合应用于某些难治性肾病综合征的治疗，达到协同疗效和减轻药物不良反应。具体的用法与用量详见各有关章节。一般成人起始常用量为 1.0～2.0g，分 2 次空腹口服，出现疗效后可逐渐减量，维持量为 0.25～0.5g/d。常见的不良反应为：①胃肠道反应：出现腹泻等，轻度者无须减药或停药；②感染：病毒与细菌感染为主；③少数可出现血白细胞减少或血小板减少，停药后可自行恢复；④其他：少数可出现一过性谷丙转氨酶升高，若不超过正常值 2 倍，且无血胆红素升高者，则在严密观察下继续用药或剂量减半，若不恢复则应停药。

5. 来氟米特　活性代谢产物可抑制嘧啶从头合成途径、抑制酪氨酸激酶途径，从而发挥抗淋巴细胞增殖作用。其负荷剂量为 50~100mg/d，连续 3 天，维持剂量为 20~30mg/d。常见不良反应为腹泻、恶心、脱发、皮疹、感染及转氨酶上升。

6. 生物制剂　指针对炎症或免疫反应过程中某一分子或受体的单克隆抗体或天然抑制分子的重组产物。抗 CD20 单抗——利妥昔单抗（rituximab）是用于 B 细胞清除治疗的最具代表性药物，利妥昔单抗能特异性地与跨膜抗原 CD20 结合，启动介导 B 细胞溶解的免疫反应。该药物最初应用于 B 淋巴细胞性恶性肿瘤，后逐渐应用于自身免疫性疾病，尽管利妥昔单抗不作为治疗肾小球疾病的常用药物，但在多种病理类型的肾小球疾病，尤其是难治性肾小球肾炎的治疗上已有应用。其他生物制剂，如 B 细胞激活因子特异性抑制剂——贝利尤单抗（belimumab）、肿瘤坏死因子 α 拮抗剂——英夫利昔单抗（infliximab）和补体 C5 的单克隆阻断剂——依库丽单抗（eculizumab）也有报道应用于肾小球疾病的治疗。

（四）抗高血压药物的应用　慢性肾小球肾炎，急进性肾炎和部分急性肾小球肾炎常伴有高血压，后者也是肾小球疾病病情进展的危险因素。肾性高血压较原发性高血压难以控制，对中度以上高血压往往需要两种以上的降压药联合用药。

（五）控制感染病灶　甚为重要，抗感染药物的选择需慎重，对于主要经肾脏代谢的药物，使用时需根据患者肾小球滤过功能进行剂量调整。

（六）抗凝治疗　原发性肾小球肾炎以肾病综合征为临床表现，或慢性肾小球肾炎伴肾小球滤过功能轻度减退时常伴高凝状态，微小病变和膜性肾病更易发生肾静脉血栓形成。早期给予抗凝治疗有助于预防血栓形成，减少蛋白尿并改善肾小球滤过功能。临床上常用的抗凝药物包括肝素、低分子量肝素、尿激酶、华法林等。阿哌沙班是近年来用于防治 CKD 患者血栓栓塞事件的新型口服抗凝药物，为Ⅹa 因子抑制剂，轻中度肾功能损害时无须调整剂量。

（七）高脂血症的治疗　原发性肾小球疾病中以肾病为主要表现者（如膜性肾病、微小病变）常伴有明显高胆固醇血症和高甘油三酯血症，由于脂质肾毒性已得到公认，故长期严重高胆固醇血症和高甘油三酯血症应予及时治疗，以防止心血管并发症发生和肾损害。

原发性肾小球疾病发生、发展过程中常伴有肾小球滤过功能减退，它是目前我国慢性肾衰竭的三大原因之一，早期诊断和及时干预是延缓慢性肾病进展、减少尿毒症的关键措施。

推荐阅读

1. FLOEGE J, BARBOUR S, CATTRAN D, et al. Management and treatment of glomerular diseases (part 1): conclusions from a Kidney Disease: Improving Global Outcomes (KDIGO) Controversies Conference [J]. Kidney Int, 2019, 95(2): 268-280.
2. ROVIN B, CASTER D, CATTRAN D, et al. Management and treatment of glomerular diseases (part 2): conclusions from a Kidney Disease: Improving Global Outcomes (KDIGO) Controversies Conference [J]. Kidney Int, 2019, 95(2): 281-295.

第七章　原发性肾小球疾病

第一节　无症状蛋白尿和/或血尿

章晓燕　丁小强

无症状蛋白尿和/或血尿是指患者无任何临床症状，在尿液检查中发现蛋白尿和/或镜下血尿，往往是早期发现肾小球疾病的依据。

【无症状性血尿】

无症状性血尿（asymptomatic hematuria）指离心尿（离心力为 400g，离心 5 分钟）镜检，每高倍视野红细胞数>3 个或红细胞>10×10^6/L。

无症状性血尿患者无任何临床表现，往往在常规体检中发现。可见于泌尿系结石、肿瘤、感染以及多种肾小球和肾小管-间质疾病等多种疾病（表 17-7-1-1，表 17-7-1-2）。肾小球性血尿的发病机制是由于肾小球基底膜出现微小破裂，红细胞受机械挤压漏出至肾小囊（鲍曼囊）中所致。一般多发生在系膜旁区基底膜，在有系膜区损伤的疾病中易于发生。由于挤压及肾小管内渗透压改变的影响，尿中红细胞大小、形态呈多型性。但当大量红细胞漏出或肉眼血尿时，即使是肾小球性血尿，红细胞也可为均一型。

表 17-7-1-1　血尿的常见病因及伴随情况

常见病因	伴随情况
各种原发性、继发性及遗传性肾小球疾病，包括恶性高血压肾损害	水肿、高血压、中等量以上蛋白尿、肾功能减退等
各种自身免疫性疾病导致的肾小球疾病	皮疹、关节痛、脱发、雷诺征、血细胞减少、血管炎等

续表

常见病因	伴随情况
紫癜性肾炎	腹痛、关节痛、黑便、下肢紫癜
多囊肾	多发性肾囊肿伴肾功能减退、肾病家族史
遗传性肾炎(Alport 综合征)	眼部异常、神经性耳聋、肾病家族史
过敏性间质性肾炎	皮肤过敏、药物热、血嗜酸细胞和 IgE 升高
尿路感染,男性患者应注意前列腺疾病	尿路刺激征
泌尿系结石引起的疼痛可很剧烈,疼痛部位可提示结石梗阻部位。肾动脉栓塞可出现突发的剧烈腰痛。肾静脉血栓形成也可有腰酸甚至腰痛	腰痛、腹痛或尿道痛
丝虫病、肿瘤、结核、外伤等	乳糜尿
肾囊肿、多囊肾、肾肿瘤	肾脏肿块
泌尿系结核	生殖系、肺部等结核
泌尿系外伤	外伤史、泌尿系器械操作史
运动性血尿	剧烈运动后

表 17-7-1-2　不同年龄患者血尿的常见病因

年龄	常见病因
儿童	急性肾小球肾炎、慢性肾小球肾炎(尤其是 IgA 肾病)、左肾静脉受压综合征、高钙尿症、泌尿系畸形、膀胱结石等
中、青年人	肾小球疾病,泌尿系结石、感染、肿瘤等。育龄或绝经期女性泌尿系感染较其他人群常见,肿瘤则在各个年龄段都有可能发生
老年人	泌尿系肿瘤、男性的前列腺疾病

若患者明确为无症状性肾小球性血尿,同时无蛋白尿,无红细胞管型,肾功能正常,则最常见的肾脏病理改变为 IgA 肾病、薄基底膜病、遗传性肾炎,也有部分患者肾组织学表现为正常的肾小球。

无症状性血尿的评估见图 17-7-1-1。

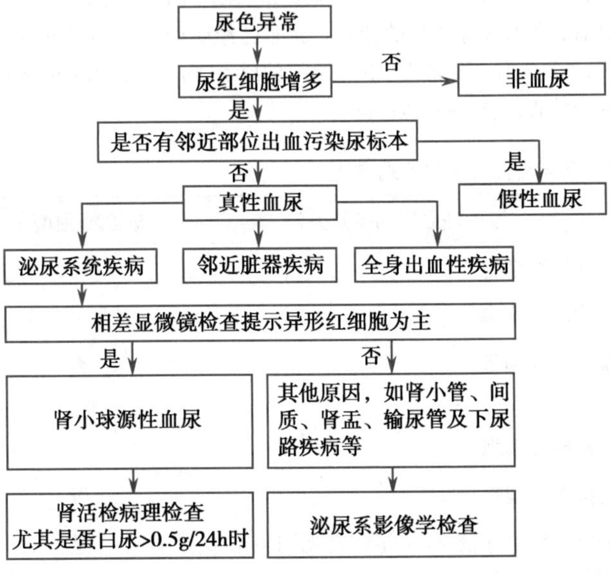

图 17-7-1-1　无症状性血尿的评估

【无症状性蛋白尿】

无症状性蛋白尿(asymptomatic proteinuria)是指轻、中度蛋白尿,不伴明显症状。可见于多种肾小球和肾小管-间质疾病以及功能性、溢出性和体位性蛋白尿(表 17-7-1-3)。

正常情况下,肾小球基底膜存在电荷屏障和机械屏障,阻止血浆中的蛋白分子滤出。若因各种原因使肾小球的电荷屏障或机械屏障受损,则尿液中可以出现不同分子量的蛋白尿,此为肾小球性蛋白尿。

肾小管重吸收障碍也是产生蛋白尿的重要原因。正常情况下,小分子蛋白如 β_1、β_2、α_1 微球蛋白可以从肾小球滤过,但被肾小管上皮细胞重吸收。当肾小管上皮细胞受损,则小分子蛋白重吸收减少,尿液中出现以小分子蛋白为主的肾小管性蛋白尿。

当处于发热、心力衰竭、剧烈运动等状态下,部分人尿液中亦可以出现<1g/d 的蛋白尿,此为功能性蛋白尿。此外,在一些疾病状态下,如浆细胞增生性疾病时,体内产生大量轻链、重链或各种免疫球蛋白片段等小分子蛋白,尿液中出现以这些小分子蛋白为主的溢出性蛋白尿。

体位性蛋白尿多见于青少年,30 岁以上者少见。在静息平卧状态下尿液中无蛋白检出,但直立尤其是运动后,可以出现蛋白尿,一般蛋白尿<1g/d,但也可多达 2g/d。体位性蛋白尿具体原因不明,部分肾小球疾病患者早期也可仅表现为体位性蛋白尿,因此对于诊断为体位性蛋白尿的患者应每年重新进行评估。

表 17-7-1-3　不同原因蛋白尿的特点

分类	病因	定量	分子量	蛋白质类型
功能性蛋白尿	高热、剧烈运动、交感神经兴奋、直立位	多<1g/d		
组织性蛋白尿	炎症、中毒等损伤时肾小管分泌的蛋白质增多	多<1g/d	小分子	Tamm-Horsfall 糖蛋白
肾小球性蛋白尿	肾小球疾病	可多可少，但>1.5g/d 的蛋白尿大多为此类	中、大分子为主	大分子如 IgG、C3，中分子如白蛋白
肾小管性蛋白尿	肾小管间质疾病	多<1g/d，最多一般不超过 1.5g/d	小分子	如 β_2 微球蛋白、α_1 微球蛋白（血中同种蛋白在正常范围）
溢出性蛋白尿	浆细胞病、溶血、横纹肌溶解症	可多可少，多时可达大量蛋白尿范围	小分子	轻链蛋白、血红蛋白、肌红蛋白（血中同种蛋白亦增高）

蛋白尿的诊断和鉴别诊断应该首先从尿蛋白的定量及分子量或类型着手。尿蛋白定量一般留取 24 小时尿液标本进行检测。尿蛋白电泳或尿系列蛋白检测有助于确定尿蛋白的分子量或类型。无症状性蛋白尿的评估见图 17-7-1-2。

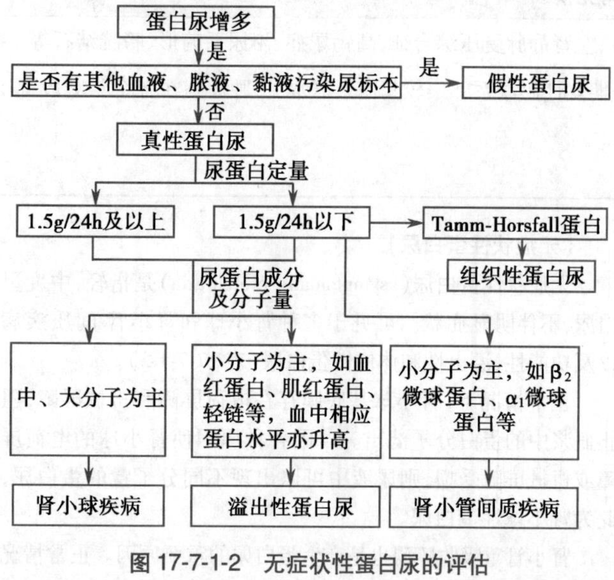

图 17-7-1-2　无症状性蛋白尿的评估

【无症状性蛋白尿和血尿】

无症状性蛋白尿和血尿（asymptomatic proteinuria with or without hematuria）多见于肾小球疾病。对于无症状性蛋白尿和血尿患者，即使尿蛋白在 0.5~1.0g/24h，但只要有持续镜下血尿或红细胞管型，都是肾穿刺的指征。

【肉眼血尿】

肾小球性无痛性肉眼血尿通常是棕色的或浓茶色的，而不是鲜红色的，一般也没有血块。需要与其他棕色尿相鉴别，如血红蛋白尿、肌红蛋白尿、卟啉尿，也需与食物色素（如食用甜菜根）、药物颜色（如利福平）所致的棕色尿相鉴别（表 17-7-1-4）。

肾小球性肉眼血尿主要见于儿童和青年，40 岁以后成人较少见。IgA 肾病是最常见致肉眼血尿的肾小球疾病，也可见于其他的肾小球疾病和非肾小球疾病，包括急性间质性肾炎。肉眼血尿一般是无痛性的，但也可伴有腰部钝痛，这时需与肾结石或腰痛血尿综合征进行鉴别。IgA 肾病的肉眼血尿一般是在上呼吸道感染后 1 天至数天内出现，由此可与急性感染后肾小球肾炎相鉴别，后者感染后有 2~3 周的潜伏期才出现血尿，而且一般具有其他肾炎综合征的特点。除非已经明确有肾小球肾炎病史，否则对任何年龄出现肉眼血尿的患者，均应进行相应的尿路系统检查，包括膀胱镜检查。

表 17-7-1-4　假性血尿可能的原因及其与真性血尿的鉴别方法

原因	尿色	与真性血尿的鉴别方法	尿红细胞增多
血红蛋白尿或肌红蛋白尿	酱油色或茶色	镜检尿红细胞	否
卟啉尿	红色或粉红色	镜检尿红细胞	否
某些药物、食物或染料，如苯茚二酮、酚酞、苯胺等	红色或粉红色	镜检尿红细胞	否
利福平、蒽醌类药物或尿胆原增高	橘红色	镜检尿红细胞	否
尿胆红素增高	棕黄色	镜检尿红细胞	否
月经、阴道出血或痔疮出血污染	红色或粉红色	按要求留取尿液标本，了解有无相关基础疾病及月经史等	是

推荐阅读

SKORECKI K,CHERTOW G,MARSDEN P,et al. Brenner and Rector's the kidney[M]. 10th ed. Philadelphia:Elsevier,2016.

第二节 感染相关性肾小球肾炎

刘 红 丁小强

一、急性链球菌感染后肾小球肾炎

【概述】

急性链球菌感染后肾小球肾炎(acute post-streptococcal glomerulonephritis,PSGN)简称急性肾小球肾炎,是最常见的感染性肾小球肾炎。由链球菌感染后诱发,临床表现可从无症状镜下血尿到急性肾炎综合征(血尿、蛋白尿、水肿和高血压),可伴一过性肾功能损害。其他病原微生物如细菌、病毒及寄生虫等亦可致病,但临床表现一般不如链球菌感染所致的急性肾小球肾炎典型。

【病因与发病机制】

发病机制:①免疫复合物沉积于肾脏;②抗原原位种植于肾脏;③肾脏正常抗原改变,诱导自身免疫反应。

以往研究认为,A组乙型溶血性链球菌表面的M蛋白是致PSGN的抗原,它与肾小球成分存在交叉抗原。抗肾小球皮质抗体可以与M蛋白中的6型和12型起交叉反应,而抗1型M蛋白氨基端的抗体可以与肾小球系膜细胞的骨架蛋白起交叉反应。但近年研究显示,M蛋白并不是致肾炎的抗原。目前已经从PSGN患者肾组织沉积物中提纯两个抗原,一个是从A组和C组链球菌中分离的肾炎相关血纤维蛋白溶酶受体(nephritis-associated plasmin receptor, NAPlr),具有甘油醛-3-磷酸脱氢酶(GAPDH)活性,具有结合纤维蛋白溶酶的能力,是致日本人PSGN的主要抗原,92% PSGN恢复期患者和60%链球菌感染患者血清NAPlr抗体阳性。另一个肾炎抗原是从A组链球菌提取的阳离子链球菌抗原,即阳离子半胱氨酸蛋白酶——链球菌致热性外毒素B(streptococcus thermogenic exotoxin B,SPEB)及其具免疫原性的酶原(zymogen),它是导致欧洲和美洲人群PSGN的主要致病原。电镜证实,肾小球上皮侧驼峰中SPEB、补体和IgG共同沉积。但在欧美患者肾组织中只发现SPEB而无NAPlr,血清中也只发现SPEB抗体。可能在不同的种族中,由不同的链球菌抗原导致PSGN。

持续的链球菌感染产生抗原血症,形成循环免疫复合物,沉积于上皮侧和系膜,触发炎症反应。SPEB可沉积在上皮侧,形成原位复合物,NAPlr和SPEB二者均可促进循环免疫复合物的形成,沉积于内皮侧,激活补体,产生低补体血症,诱导肾小球炎症。SPEB是一种超抗原,可以不依赖抗原提呈细胞、激发T细胞激活和增殖,产生细胞介导的免疫反应。此外,NAPlr和SPEB可激活血纤维蛋白溶酶,导致肾小球基底膜和系膜基质被金属蛋白酶和胶原酶降解和破坏。它们也可能通过凝集素途径激活先天性免疫反应。甘露醇结合凝集素激素链球菌细胞壁多糖,激活补体途径,这是激活获得性免疫前的第一道防御屏障。

【病理】

PSGN的病理改变与肾穿时间密切相关。急性期(起病后1~2周内)肾脏体积常较正常增大,病理改变为弥漫性毛细血管内增生性肾小球肾炎。肾小球内皮细胞和系膜细胞增生,较多炎细胞浸润,早期主要为中性粒细胞,后出现单核细胞、嗜酸细胞,淋巴细胞偶见。部分毛细血管袢可见轻度增厚,Masson染色高倍镜下有时可见上皮侧小结节状嗜复红物沉积。鲍曼囊腔中有时可见红细胞及中性粒细胞浸润。若4周以后,在急病的恢复期,则光镜下可仅表现为系膜增生,而肾小球肿胀、炎细胞浸润和上皮侧嗜复红物沉积均可消失,毛细胞血管袢也恢复正常厚度。肾小管间质病变一般较轻,当蛋白尿较多时,有时可见近端小管上皮细胞胞质内的蛋白吸收颗粒,间质可有轻度水肿或散在炎细胞浸润。免疫荧光显示IgG和C3沿系膜和毛细血管壁呈弥漫粗颗粒样沉积,半数患者可见IgM沉积,少见IgA和C1q沉积。荧光沉积呈三种形态:满天星状、花环状和系膜区散在沉积,这与疾病的发生时间和临床表现有一定相关。满天星状一般在疾病发生2周内出现,IgG和C3沿肾小球毛细血管袢和系膜区弥漫细颗粒状沉积;花环状指IgG和C3在内皮下沉积、融合,形如花环,多出现于有大量蛋白尿时;疾病发生4周后,病情好转,仅残留C3在系膜区散在沉积,有时也伴有很弱的IgG在系膜区散在沉积。电镜检查最特征性的表现是上皮细胞下"驼峰状"电子致密物沉积。PSGN病理改变呈自限性,一般6周以后趋于恢复正常。随着临床症状缓解,肾小球内的炎细胞数和电镜所示的免疫复合物沉积量会显著降低。若起病1个月后仍有较强IgG沉积,则可致病变迁延不愈。

【临床表现】

本病主要发生于儿童,高峰年龄为2~6岁,2岁以下或40岁以上的患者仅占所有患者15%。发作前常有前驱感染,潜伏期为7~21天,一般为10天左右。皮肤感染引起者的潜伏期较呼吸道感染稍长,3~6周。典型的急性PSGN临床表现为急性肾炎综合征,突发的血尿、蛋白尿、水肿、高血压,部分患者表现为一过性肾功能减退。患者的病情轻重不一,轻者可无明显临床症状,仅表现为镜下血尿及血C3的规律性变化,重者表现为少尿型急性肾损伤。

1. 尿液改变 患者均有肾小球源性血尿,可表现为不同程度的镜下血尿甚至肉眼血尿,尿液中可出现红细胞管型。血尿常伴有轻、中度的蛋白尿,少数患者出现肾病综合征水平的蛋白尿。水肿时尿量减少，尿比重稍增高，重症患者可出现少尿和无尿。尿量减少持续1~2周后逐渐增加，恢复期每天尿量可达2 000ml以上。若少尿持续存在，则提示可能形成新月体肾炎。

2. 水肿　90% PSGN患者可发生水肿，是多数患者就诊的首发症状。水肿的原因是肾小球滤过减少产生原发性水钠潴留。典型表现为晨起时颜面水肿或伴双下肢凹陷性水肿，严重患者可出现腹水和全身水肿，甚至表现为肺水肿导致的呼吸衰竭。利尿后，急性PSGN的水肿和高血压均好转，通常1~2周内消失。

3. 肾功能减退　部分患者在起病的早期由于肾小球滤过率降低，尿量减少而出现一过性肾功能减退，多数患者予以利尿消肿数日后恢复正常，仅极少数患者发展至严重的急性肾损伤。在肾活检确诊的PSGN患者中，约5%表现为RPGN、新月体肾炎，但在发展中国家，新月体肾炎的发生率较高。需透析的急性肾衰竭并不常见。

4. 高血压　75%以上患者会出现轻至中度高血压。主要因为水、钠潴留，经利尿治疗后可很快恢复正常，约半数患者需要降压治疗。高血压脑病是一种罕见但严重的并发症，MRI可能显示为可逆性后部白质脑病，一旦出现，需紧急干预。

此外，儿童或老年人由于耐受力低或存在基础疾病，当肾小球滤过率降低、水钠潴留、容量增加时容易并发充血性心功能衰竭、肺水肿，一旦出现颈静脉怒张、S_3奔马律、呼吸困难等危重情况，需要高度重视，及时对症处理。

【实验室检查】

（一）尿液检查

1. 血尿　几乎所有患者都有镜下血尿或肉眼血尿，伴或不伴红细胞管型。尿中红细胞多为畸形红细胞。肉眼血尿持续时间不长，大多数7~10天后转为镜下血尿，此后可持续很久，但一般在6个月至1年内完全恢复。

2. 蛋白尿　患者常有蛋白尿，半数患者蛋白尿少于500mg/d。约20%的患者可出现肾病综合征范围的蛋白尿，成人多见。一般于病后2~3周尿蛋白转为少量或微量，2~3个月多消失，成人患者消失较慢。若蛋白尿持续异常提示患者为慢性增生性肾炎。

3. 尿沉渣　早期除有多量红细胞外，白细胞也常增加，小管上皮细胞及各种管型也很常见。管型中以透明管型及颗粒管型最多见，红细胞管型的出现提示病情的活动性。

4. 尿中纤维蛋白降解产物（FDP）和C3含量常增高，尤其在利尿期。

（二）血常规、肾功能检查

1. 血常规检查　可有轻度贫血，常与水钠潴留、血液稀释有关。白细胞计数可正常或升高，红细胞沉降率（血沉，ESR）在急性期常加快。急性期，出凝血功能可出现异常，血小板减少。血纤维蛋白、血纤维蛋白溶酶、Ⅷ因子降低，循环中见高分子的血纤维蛋白复合物，往往提示疾病活动且预后不良。

2. 肾功能、电解质检查　在PSGN的急性期，肾小球滤过率GFR下降，多见于老年患者。由于肾小球滤过率下降，血容量增加，部分患者出现低肾素、低血管紧张素血症，从而产生轻至中度的高钾血症。利尿治疗后高钾血症可纠正。肾小管重吸收功能、浓缩稀释功能一般不受影响，但尿中钠、钙排泄下降。

（三）链球菌感染的细菌学及感染相关血清学检查

1. 咽拭子和细菌培养　急性PSGN自咽部或皮肤感染灶培养细菌，其结果可提示A组链球菌的感染。但试验的敏感性和特异性同试验方法有关，一般阳性率仅20%~30%。相比血清学检查结果，受影响的因素较多。

2. 抗链球菌溶血素“O”抗体（ASO）　在咽部感染的患者中，90%患者ASO滴度可大于200U。在诊断价值上，ASO滴度的逐渐上升比单纯的滴度高水平更有意义。在上呼吸道感染的患者中，2/3会有ASO滴度上升。ASO滴度上升2倍以上，高度提示近期曾有过链球菌感染。皮肤天疱疮感染产生PSGS的患者，抗核糖核酸酶抗体和抗脱氧核苷酸酶B抗体检测有助于诊断。链球菌抗体还包括抗透明质酸酶抗体（anti-hyaluronidase，AHase）、抗链激酶抗体（anti-streptokinase，ASKase）及抗烟酰胺腺嘌呤二核苷抗体（anti-nicotinamide-adenine dinucleotidase，anti-NAD），联合检测可提高阳性率。

（四）免疫学检查　动态观察C3的变化对诊断PSGN非常重要。疾病最初2周内，补体（C3和CH50）下降，4~8周内逐渐恢复到正常水平，是PSGN的重要特征。血浆中可溶性补体终末产物C5b-9在急性期上升，随疾病恢复逐渐恢复正常。若患者有3个月以上的低补体血症，常提示其他疾病的存在，如膜增生性肾小球肾炎、狼疮性肾炎、潜在感染或先天性低补体血症等。

【诊断与鉴别诊断】

链球菌感染后1~3周出现血尿、蛋白尿、水肿和高血压等典型临床表现，伴血清C3的动态变化，8周内病情逐渐减轻至完全缓解者，即可作出临床诊断。若起病后2~3个月病情无明显好转，仍有高血压或持续性低补体血症，或肾小球滤过率进行性下降，应行肾活检以明确诊断。

急性肾小球肾炎应与以下疾病鉴别：

1. 系膜增生性肾小球肾炎（IgA肾病和非IgA系膜增生性肾小球肾炎）　可呈急性肾炎综合征表现，潜伏期较短，多于前驱感染后同时或5~6天内出现血尿等急性肾炎综合征症状。患者无血清ASO滴度进行性升高，无补体C3下降，病情反复、迁延。IgA肾病患者的血尿发作常与上呼吸道感染有关。

2. 其他病原微生物感染后所致的急性肾炎　其他细菌、病毒及寄生虫等感染所引起的肾小球肾炎常于感染的极期或感染后 3~5 天出现急性肾炎综合征表现。病毒感染所引起的肾炎临床症状较轻，血清补体多正常，水肿和高血压少见，肾功能正常，呈自限性发展过程。

3. 膜增生性肾小球肾炎（membranoproliferative glomerulonephritis，MPGN）　又称系膜毛细血管性肾小球肾炎。临床表现类似急性肾炎综合征，部分患者可有前驱上呼吸道感染史，但蛋白尿明显，血清补体水平持续低下，8 周内不恢复，病变持续发展，可能出现血肌酐持续升高，无自愈倾向。鉴别诊断困难者需作肾活检。

4. C3 肾病　由于补体替代途径异常所致的肾小球肾炎。临床可表现蛋白尿、血尿、高血压，约半数患者可出现肾功能减退。患者持续低补体 C3 血症。肾活检是确诊和鉴别诊断的依据。

5. 急进性肾小球肾炎　临床表现及发病过程与急性肾炎相似，但临床症状常较重，早期出现少尿或无尿，肾功能持续进行性下降。确诊有困难时，应尽快做肾活检明确诊断。

6. 全身性疾病肾脏损害　系统性红斑狼疮、系统性血管炎、原发性冷球蛋白血症等均可引起肾损害，亦可合并低补体血症，临床表现类似急性肾炎综合征，可根据其他系统受累的典型临床表现和实验室检查来鉴别。

【治疗】

PSGN 是一种自限性疾病，以对症支持治疗为主，同时防治各种并发症、保护肾功能，以利于其自然病程的恢复。

1. 一般治疗　急性期应休息 2~3 周，直至肉眼血尿消失、水肿消退及血压恢复正常。水肿明显及血压高者应限制饮食中水和钠的摄入。肾功能正常者无须限制饮食中蛋白的摄入量，氮质血症时应适当减少蛋白的摄入。

2. 感染灶的治疗　活动性上呼吸道或皮肤感染者，应选用无肾毒性的抗生素治疗 10~14 天，如青霉素、头孢菌素等，青霉素过敏者可用大环内酯类抗生素。在链球菌感染流行区域或疑似链球菌感染咽炎或脓疱疮患者，可预防性应用抗生素。而由于 PSGN 是免疫介导的疾病，抗生素的应用对于 PSGN 治疗作用不大。与尿异常相关反复发作的慢性扁桃体炎，可在病情稳定（尿蛋白少于+，尿沉渣红细胞少于 10 个/HP）后行扁桃体摘除术，手术前、后使用抗生素 2 周。

3. 对症治疗　重点为治疗疾病的临床表现，尤其是容量超负荷引起的并发症，包括限制水钠摄入及适当使用袢利尿剂。经上述处理血压仍控制不佳者，应给予降压药，防止心、脑并发症的发生，但应慎用血管紧张素转换酶抑制剂（ACEI）。高钾血症患者应用离子交换树脂或透析，此时一些保钾制剂如螺内酯、阿米洛利、氨苯蝶啶等不能应用。

4. 糖皮质激素治疗及透析治疗　若肾活检提示有较多新月体形成，病程呈急进性进展，则治疗同新月体肾炎类似，可用大剂量甲泼尼龙冲击治疗，但目前没有充分证据显示积极的免疫抑制治疗对急进性新月体疾病患者有益。对于经药物治疗无效的心力衰竭、肺水肿、高血压、高钾血症，或发生急性肾衰竭有透析指征者应及时行透析治疗。成人患者可行血液透析或连续性血液滤过，儿童患者可行腹透治疗。由于本病呈自愈倾向，透析治疗帮助患者度过危险期后，肾功能即可恢复，一般不需维持性透析治疗。

5. 持续蛋白尿的治疗　对于成人 PSGN 患者，若起病后 6 个月仍有蛋白尿，甚至尿蛋白大于 1.0g/24h，则需应用血管紧张素转换酶抑制剂（ACEI）或血管紧张素受体拮抗剂（ARB）。

感染相关性肾炎的治疗见图 17-7-2-1。

【预后】

本病急性期预后良好，尤其是儿童。绝大多数患者于 2~4 周内水肿消退，肉眼血尿消失，血压恢复正常。少数患者的少量镜下血尿和微量白蛋白尿可迁延 6~12 个月才消失。血清补体水平 4~8 周内恢复正常。

PSGN 的长期预后，尤其是成年患者的预后报道不一。但多数患者的预后良好，仅有少部分患者遗留尿异常和/或高血压。若蛋白尿持续，往往提示患者病情迁延至慢性增生性肾小球肾炎。影响预后的因素主要有：①年龄：成人较儿童差，尤其是老年人；②散发者较流行者差；③持续大量蛋白尿、肾病综合征、高血压和/或肾功能损害者预后较差；④肾组织增生病变重，有广泛新月体形成者预后差；⑤低出生体重、有基础疾病或存在危险因素的患者。虽然 PSGN 总体预后良好，但仍有 17%的 PSGN 患者经 5~18 年随访，持续存在少量尿蛋白或高血压，因此 PSGN 患者即使痊愈后也需要定期随访观察。

二、非链球菌感染后肾小球肾炎

非链球菌感染后肾小球肾炎（nonstreptococcal postinfectious glomerulonephritis）的病因以细菌引起者较常见，肺炎双球菌、金黄色及表皮葡萄球菌、肺炎克雷伯菌、脑膜炎奈瑟球菌、伤寒沙门菌等均有报道，也包括各种病毒性和寄生虫性疾病。病毒感染如传染性单核细胞增多症、流行性感冒病毒（流感病毒）、埃可病毒、麻疹病毒、乙型肝炎病毒、丙型肝炎病毒、巨细胞病毒、人类免疫缺陷病毒等感染后均可发生肾炎，其他病原体如梅毒螺旋体、钩端螺旋体、组织胞浆菌、弓形体、疟原虫、血吸虫、棘球绦虫感染中也有发生。若感染时间短，或疾病有自愈倾向，则临床表现为急性肾炎；若长期不愈，则按患者免疫状态可转变为急进性肾炎或膜增生性肾炎。主要的感染相关肾脏综合征见表 17-7-2-1。

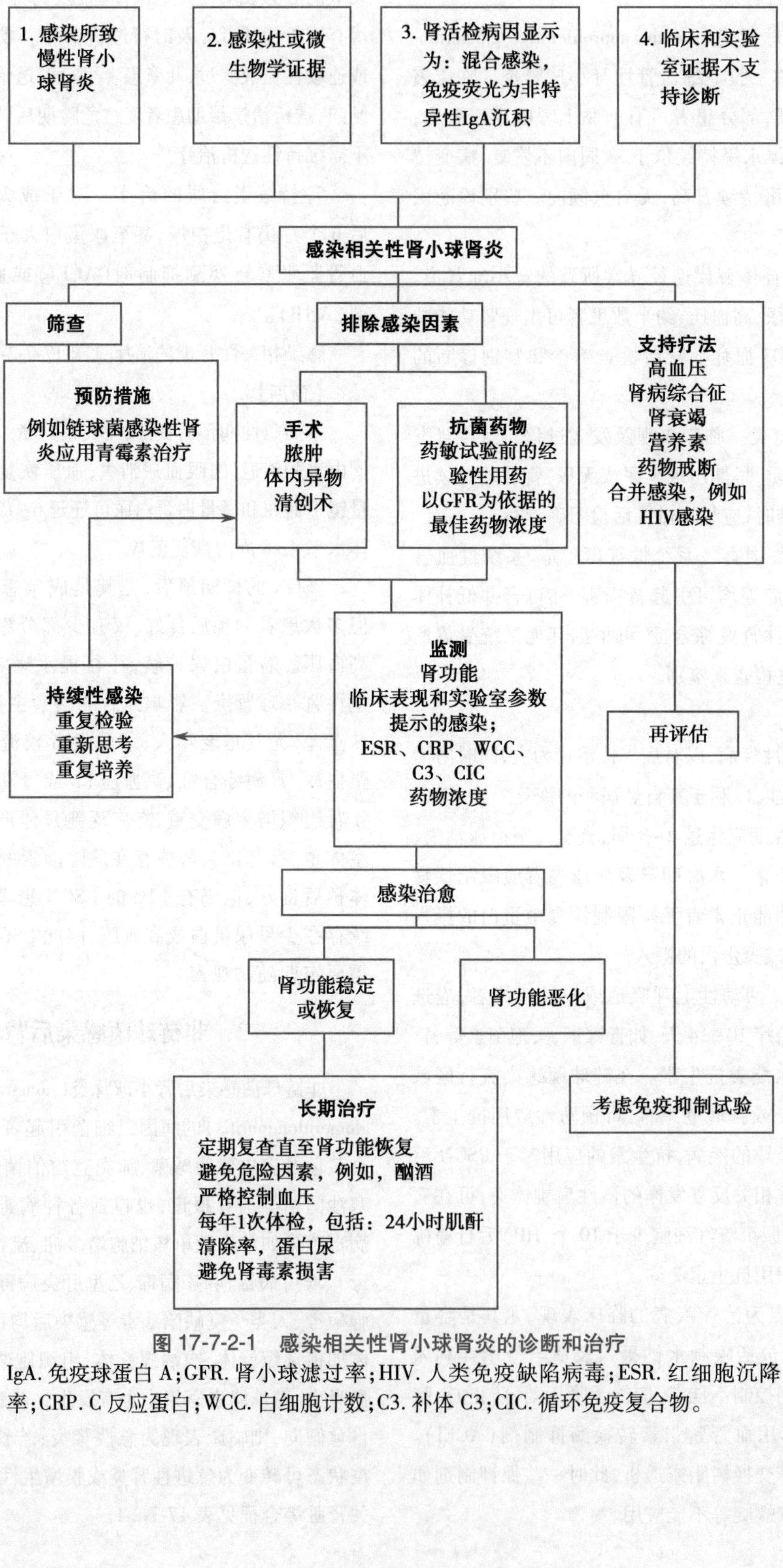

图 17-7-2-1　感染相关性肾小球肾炎的诊断和治疗

IgA. 免疫球蛋白 A；GFR. 肾小球滤过率；HIV. 人类免疫缺陷病毒；ESR. 红细胞沉降率；CRP. C 反应蛋白；WCC. 白细胞计数；C3. 补体 C3；CIC. 循环免疫复合物。

表 17-7-2-1 主要的感染相关的肾脏病变

肾脏病理类型	病程	临床表现	其他	举例
系膜增生性肾小球肾炎	急性或慢性	亚临床,镜下血尿,非肾性蛋白尿	以 IgA 沉积为主的病例常伴有肝病	急性伤寒热,急性疟疾
弥漫增生性肾小球肾炎	急性	肾功能异常,高血压,蛋白尿,水肿	偶见新月体或者血栓	心内膜炎或者肺炎球菌性肺炎相关的肾小球肾炎,链球菌感染后肾小球肾炎
膜增生性肾小球肾炎Ⅰ型(伴或不伴冷球蛋白血症)	慢性	肾性或者非肾性,GFR 下降	偶伴硬化	丙肝相关性肾小球肾炎,血吸虫性肾小球肾炎(Ⅲ型),疟疾(三日疟)性肾病
膜性(肾病)	慢性	肾病综合征	偶伴系膜区沉积	乙肝相关性肾小球肾炎,梅毒
局灶阶段性肾小球硬化	急性或者慢性	肾病综合征,GFR 下降		HIV 或者细小病毒 B19 感染

[附] 其他病原体感染后肾小球肾炎

(一) 其他细菌感染后肾小球肾炎 骨髓炎、腹内、盆腔浆膜腔和肠道脓肿与肾小球肾炎相关。常在感染出现数月后才被确诊和治疗。肾脏病变从轻的尿检异常至快速进展性肾炎均可出现,最常见肾病综合征。补体通常正常,常见多克隆丙种球蛋白病,这可能与许多微生物具有超抗原相关。肾组织学病变包括膜增生性肾小球肾炎、弥漫增生性肾小球肾炎或系膜增生性肾炎,可以出现新月体。治疗是根治感染。只有早期治疗,肾功能才能完全恢复。

先天性和继发性(或早期潜伏)梅毒可能与肾小球肾炎相关。在先天性梅毒,患儿出生 4~12 周出现全身水肿。8%的患者出现肾病综合征,为最主要的临床表现。0.3%获得性梅毒患者累及肾。成人可表现为肾病综合征或偶见急性肾炎。膜性肾病是最常见的病理类型。也可见其他类型,如弥漫增生性肾小球肾炎伴或不伴新月体,MPGN 和系膜增生性肾小球肾炎。在免疫沉积部位分出密螺旋体抗原。治疗梅毒也可治疗梅毒相关的肾小球疾病,4~18 周后肾脏病变有可能完全缓解。

急性伤寒热(沙门菌感染)重症患者可出现弥散性血管内凝血或溶血尿毒综合征,休克或急性肾损伤。2%的患者为有临床症状的肾小球肾炎,25%的患者为无症状镜下血尿或轻的蛋白尿。尿道中沙门菌和血吸虫共同感染,可产生特殊类型的肾小球肾炎。

麻风(分枝杆菌)感染可能与肾小球肾炎、间质性肾炎、淀粉样变相关。只有约 2%的感染者具有肾小球肾炎的临床表现<2%,但肾活检病理检查中 13%~70%患者有肾小球肾炎。临床表现多为肾病综合征,少见的为急性肾炎综合征,快速进展性肾小球肾炎更为罕见。最常见的病理类型是 MPGN 和弥漫增生性肾小球肾炎。免疫荧光示 IgG、C3、IgM、IgA 和纤维素沉积。不同患者麻风相关的肾小球疾病对麻风治疗反应不一。红斑结节麻风伴急性肾损伤可用短程泼尼松(40~50mg/d)治疗。

急性葡萄球菌感染可出现血尿、蛋白尿、血肌酐升高和/或水肿,为免疫复合物介导的肾损伤,病理表现为系膜增生性或弥漫增生性肾炎,免疫荧光和电镜表现类似于链球菌感染后肾炎。感染部位包括皮肤、软组织、心脏、留置导管、脓胸等,与链球菌感染后肾小球肾炎不同,上呼吸道感染通常不是葡萄球菌相关性肾小球肾炎的原因。已在免疫沉积中发现肺炎球菌抗原,细菌囊壁抗原可以激活补体替代途径。葡萄球菌相关性肾小球肾炎免疫荧光常见以 C3 为主或 C3 与其他成分为主,部分可见以 IgA 沉积为主或 IgA 与 IgG 为主(且 C3 染色增强),因为葡萄球菌抗原可能作为一种超抗原激活 T 细胞,导致多克隆 B 细胞活化,产生多克隆 IgA、IgG 和 IgM。很罕见的,在肺炎球菌神经胺酶的作用下,肺炎球菌 Thomsen-Friedenreich 抗原暴露导致溶血尿毒症综合征。如果感染得到有效治疗,肾小球肾炎的活动性最终将减轻。

胃肠炎症可能与系膜增生或弥漫增生性肾炎相关。其他细菌如大肠埃希菌、脑膜炎球菌和支原体都有报道诱发肾炎。

(二) 病毒感染后肾小球肾炎 肾小球肾炎可由一些病毒感染所致。最常见的为乙型肝炎、丙型肝炎和 HIV 感染。少见的肾小球肾炎也可因黄热病、腮腺炎、疟疾、疱疹或水痘感染所致。发病机制包括外源性免疫复合物沉积于肾脏或形成原位免疫复合物;病毒损伤后导致机体针对内源性抗原产生自身抗体;病毒诱导前炎症因子、化学趋化因子、黏附分子、生长因子释放以及病毒蛋白产生的直接的细胞损伤作用。

1. 甲型肝炎病毒相关性肾炎 严重甲型肝炎病毒感染相关肾衰竭可能由诱发间质性肾炎或者急性肾小管坏死所致。极少数也可表现为免疫复合物相关的弥漫增生性肾炎伴免疫球蛋白和补体 C3 沉积，临床表现为肾炎或肾病综合征。肝炎病情改善时，肾炎通常也可以缓解。

2. 乙型肝炎病毒相关性肾炎　急性乙型肝炎病毒感染可能与短期的血清病样综合征相关：荨麻疹或斑丘疹、神经病变、关节痛或关节炎，镜下血尿和非肾病综合征范围蛋白尿。肾活检病理检查示系膜增生性肾炎。当肝炎缓解时，肾脏病临床表现可自行恢复。乙型肝炎病毒携带者最常见的乙型肝炎病毒相关性肾炎是膜性肾病、膜增生性肾小球肾炎、结节性多动脉炎和 IgA 肾病。

3. 丙型肝炎病毒相关性肾炎　丙型肝炎相关肾脏疾病通常为膜增生性肾炎，表现为蛋白尿（轻度或大量），镜下血尿及轻至中度肾功能不全。丙型肝炎病毒感染可能导致严重的肾小管间质损伤，偶见严重的血管炎，包括急进性肾炎，见于长期丙型肝炎病毒感染（>10 年）的成年女性患者。丙型肝炎病毒感染还可导致膜性肾病、免疫管状肾炎，局灶性肾小球硬化（尤其是非洲裔美国人）和血栓性微血管病与抗心磷脂抗体综合征（尤其是肾移植后）。

4. 人免疫缺陷病毒相关性肾脏疾病　HIV 感染与一些肾脏综合征，包括 HIV 相关性肾病（human immunodeficiency virus associated nephropathy，HIVAN）、免疫复合物肾小球肾炎、血栓性微血管病、血管炎、急性肾损伤和电解质紊乱相关。此外，HIVAN 可以与其他感染所致肾病共存，如乙型肝炎病毒（hepatitis B virus，HBV）或梅毒相关性膜性肾病，丙型肝炎病毒（MPGN 伴冷球蛋白血症），也可合并糖尿病。此外，多种治疗 HIV 感染的药物也可导致肾功能减退。

5. 其他病毒感染相关的肾小球疾病　健康人重症巨细胞病毒（cytomegalovirus，CMV）感染罕见。CMV 感染与 IgA 肾病和移植肾肾病可能并无因果关系。极少报道成人和新生儿免疫复合物肾炎性弥漫增生性肾小球肾炎，颗粒状免疫沉积物中包含 CMV 抗原。CMV 感染可累及移植肾，其特点是肾小管细胞和间质巨噬细胞中有"枭样"包涵体，可能导致肾小管功能障碍，但无证据表明它可导致肾小球损伤。例外的是，巨细胞病毒合并 HIV 感染时，可出现塌陷性肾小球病及终末期肾病。

细小病毒 B19 感染可导致镰状细胞病患者出现再生障碍危象，极少数危象患者 3 天至 7 周后发生肾病综合征。急性期肾组织病理改变为弥漫增生性肾小球肾炎或 MPGN，后期为塌陷性 FSGS，类似于海洛因肾病和 HIVAN。少数无镰状细胞病患者发生细小病毒 B19 感染相关肾小球肾炎。临床体征包括短暂出现皮疹、关节痛或关节炎和贫血。

其他病毒，特别是导致上呼吸道感染的病毒可诱发短暂的蛋白尿，肾组织学改变为系膜增生。这表明发热性疾病引起的轻度蛋白尿并不总是通过改变肾小球内跨膜压，即通过血流动力学改变引起肾小球滤过率改变所致，而可能是由轻的肾小球肾炎所致。

（三）寄生虫感染后肾小球肾炎

1. 原虫相关的肾脏疾病　疟疾是由感染疟原虫的按蚊叮咬所致疟疾性急性肾损伤、肾衰竭的死亡率为 15%~45%。恶性疟感染常见急性肾炎和肾病综合征，肾组织病理多表现为系膜增生，IgM 和 C3 细颗粒状沉积，电镜下系膜区电子致密物沉积。患者临床表现为镜下血尿，轻度蛋白尿和低补体血症（低 C3 和 C4 水平）伴循环免疫复合物。三日疟感染特点是慢性肾小球肾炎。临床除每 4 天发疟疾症状外，无特殊。儿童（高峰年龄为 6~8 岁）和年轻患者可有肾病综合征。血清补体正常，肾脏病理表现为 MPGN，IgG、IgM 和 C3 粗颗粒状沉积，电镜见内皮下电子致密物，膜内空泡（免疫复合物吸收所致）形成，罕见新月体形成。三日疟即使治疗成功，患者仍将在 3~5 年后进展至慢性肾功能不全。激素的免疫抑制剂治疗不能改变三日疟肾脏损伤的病程。利什曼原虫可诱发肾脏病。

2. 线虫感染相关性肾脏疾病　盘尾丝虫、罗阿丝虫、班氏吴策线虫、马来丝虫、旋毛虫等均可诱发肾脏病。

3. 吸虫感染相关性肾脏疾病　血吸虫可诱发肾脏病。治疗重点是抗血吸虫感染和混合感染，如使用吡喹酮等药物，而不需要进行免疫抑制治疗。另外，还应处理其他加重病情的因素，如营养低下和间发感染。

4. 绦虫感染相关性肾脏疾病　棘球属绦虫可诱发肾脏病，主要为免疫复合物介导。

推荐阅读

1. FLOEGE J，BARBOUR S，CATTRAN D，et al. Management and treatment of glomerular diseases（part 1）：conclusions from a Kidney Disease：Improving Global Outcomes（KDIGO）Controversies Conference［J］. Kidney Int，2019，95（2）：268-280.
2. ROVIN B，CASTER D，CATTRAN D，et al. Management and treatment of glomerular diseases（part 2）：conclusions from a Kidney Disease：Improving Global Outcomes（KDIGO）Controversies Conference［J］. Kidney Int，2019，95（2）：281-295.

第三节　快速进展性肾小球肾炎和新月体肾炎

吉　俊　丁小强

快速进展性肾小球肾炎（rapidly progressive glomerulonephritis，RPGN）又称急进性肾小球肾炎（急进性肾炎），是一组表现为血尿、蛋白尿及短期内进行性肾功能减退的临床综合征，是肾小球肾炎中最严重的类型，病理通常表现为新月体肾炎。

【病理分型】

根据病理特征和发病机制将新月体肾炎分为 3 型：

Ⅰ型：又称抗基底膜抗体型新月体肾炎。血清抗肾小球基底膜（glomerular basement membrane，GBM）抗体阳性，免疫荧光显示免疫球蛋白（常为 IgG）沿肾小球基底膜呈线性沉积。

Ⅱ型：又称免疫复合物型新月体肾炎。免疫荧光显示，免疫复合物沉积于肾小球毛细血管袢和/或系膜区。大多数情况下,患者的血清学和组织学表现会指向其基础疾病。

Ⅲ型:又称寡免疫复合物型新月体肾炎。此型70%~80%患者血清中存在抗中性粒细胞胞质抗体(antineutrophil cytoplasmic antibody,ANCA),故又称为ANCA相关性肾炎。

一些患者同时检测出ANCA阳性和抗GBM抗体阳性,这种情况也被称为"双抗体"阳性RPGN。另一种情况有学者定义为"特发性RPGN",指的是:①不符合任一种已知分类的免疫复合物型RPGN;②ANCA阴性的寡免疫复合物型RPGN。

【临床分型】

按照病因、临床表现,新月体肾炎可以分为2类:①原发性新月体肾炎,指病因不明者和/或肾脏是唯一或最主要病变部位;②继发性新月体肾炎,指有明确原发病或明确病因者(表17-7-3-1)。

表17-7-3-1 导致新月体肾炎的疾病(新月体肾炎的临床分型)

临床分型	常见疾病
1. 原发性新月体肾炎	抗GBM肾炎
	免疫复合物型新月体肾炎
	寡免疫型新月体炎,常为ANCA相关性肾炎
2. 继发性新月体肾炎	其他原发性肾炎基础上的新月体肾炎(膜增生性肾炎、IgA肾病等)
	狼疮性肾炎、紫癜性肾炎、感染(细菌性心内膜炎、内脏脓肿)、冷球蛋白血症、肿瘤、药物等

【发病机制】

RPGN患者肾活检病理通常表现为新月体肾炎。新月体的形成对肾小球的结构和功能有重要影响。新月体的形成过程和机制如下:①肾小球基底膜的损伤和断裂:通过抗体的直接作用、补体系统C5b-9(膜攻击)成分的激活、活化的巨噬细胞蛋白水解酶活性以及系膜细胞增生挤压等均可导致基膜的损伤和断裂;②炎症细胞和血浆蛋白进入鲍曼囊(Bowman囊):基膜断裂破坏了肾小球毛细血管的完整性,导致循环细胞、炎症介质及血浆蛋白通过毛细血管壁而进入Bowman囊;③新月体形成:凝血因子,尤其是纤维蛋白原刺激肾小球壁层上皮细胞不断增生,并形成新月体,巨噬细胞和间质成纤维细胞在新月体形成中也发挥了重要作用。

新月体的发展与转归主要取决于Bowman囊的完整性及其组成成分。分为三个阶段:①细胞性新月体:发病初期在新月体细胞间仅有少许纤维素、红细胞及白细胞渗出;②细胞纤维性新月体:随着病程进展,细胞间纤维组织逐渐增多;③纤维性新月体:后期纤维组织持续增多,于数日至数周形成以纤维组织为主的新月体。三种新月体可在同一肾标本中出现。新月体一方面与肾小球囊腔粘连,造成囊腔闭塞,另一方面压迫毛细血管丛,造成毛细血管袢萎缩、坏死、出血,结构严重破坏,整个肾小球纤维化。肾小管上皮细胞早期表现为变性、间质水肿、炎性细胞浸润,后期肾小管萎缩、间质纤维化。

【临床表现】

RPGN患者可见于任何年龄,男女比例为2∶1。该病多呈急性起病,前驱期可有上呼吸道感染症状,伴乏力、体重下降、发热,进而可出现严重的少尿、无尿、高血压、贫血。RPGN亦可隐匿起病,并以乏力或水肿为初始症状。

实验室检查常见血尿、异形红细胞尿和红细胞管型,伴不同程度的蛋白尿。血清肌酐、尿素氮快速进行性升高,常伴代谢性酸中毒和水、电解质平衡紊乱。

不同RPGN的特征性临床表现见本章第四节至第六节。

【诊断与鉴别诊断】

临床表现为血尿、蛋白尿及短期内肾功能进行性减退者应考虑本病,详细了解病史和体检,包括感染和用药史,系统性疾病的表现如关节痛、发热、皮疹、光过敏以及肺部有无病变等,对诊断有重要意义。特殊的抗体检查和肾病理活检是确诊本病的关键。

(一)与表现为AKI的其他疾病鉴别

1. 急性肾小管坏死 常有明确的病因,如休克、手术、外伤、中毒(药物、鱼胆中毒等)、异型输血等,鉴别有困难时,需行肾活检病理检查以明确诊断。

2. 尿路梗阻性肾衰竭 常见于肾盂或双侧输尿管结石、膀胱或前列腺肿瘤压迫或血块梗阻等。患者常突发无尿,有肾绞痛或明显腰痛史,超声、膀胱镜检查或逆行尿路造影可证实存在尿路梗阻。

3. 急性间质性肾炎 可以急性肾损伤起病,常伴发热、皮疹、嗜酸性粒细胞增高等表现。常可查出过敏的原因,包括可疑药物应用史。鉴别有困难时,需做肾病理活检明确诊断。

4. 其他肾小球肾炎合并AKI 包括肾小球疾病严重的活动性病变,伴或不伴新月体形成。肾病综合征患者重度水肿或浆膜腔积液导致有效血容量不足,肾静脉血栓形成,肾间质水肿压迫肾小管,加之蛋白管型阻塞肾小管,导致肾小球滤过率下降。

(二)新月体肾炎的病理诊断和病因诊断

1. 病理诊断 新月体肾炎的诊断标准:①新出现的新月体为闭塞肾小球囊腔50%以上的大新月体,不包括小型或部分性新月体;②伴有大新月体的肾小球数超过或等于全部肾小球数的50%。

2. 病因诊断

(1)其他原发性肾小球肾炎伴新月体形成:系膜毛细血管性肾炎、IgA肾炎、膜性肾病、链球菌感染后肾炎的重症患者可伴有新月体形成,甚至表现为新月体肾炎,但这些疾病在光镜、电镜及免疫荧光有相应特征性表现。

(2)继发性新月体肾炎:主要依靠临床表现及血清学检查,如狼疮性肾炎患者多伴有多脏器损害,抗核抗体及dsDNA抗体阳性;紫癜性肾炎伴有皮肤紫癜;恶性肿瘤及某些药物引起的新月体肾炎应有相应临床表现和用药史。

（3）原发性新月体肾炎：排除以上两种情况后，可以确诊为原发性新月体肾炎，然后作分型诊断，分型诊断的要点见表17-7-3-2。

表 17-7-3-2　新月体肾炎的鉴别诊断要点

	抗肾小球基底膜型（Ⅰ型）	免疫复合物型（Ⅱ型）	寡免疫型（Ⅲ型）
免疫病理特点	IgG 沿 GBM 呈线状沉积	IgG 及补体颗粒状沉积	阴性或少量 IgG 沉积
光镜及电镜特点	肾小球炎症反应轻，无电子致密物	肾小球细胞增生及渗出明显，常伴广泛蛋白沉着及电子致密物	肾小球节段性坏死，无蛋白沉着及电子致密物
血清学特点	抗肾小球基底膜抗体（+）	循环免疫复合物（+）、冷球蛋白血症、低补体血症	ANCA（+）

【治疗】

RPGN 是一组病理发展快、预后差的疾病，一旦确诊，必须争分夺秒地进行治疗。对于重症 RPGN 患者，当肾脏活检被迫延迟时，仍可采用以下方法开始经验性治疗。

1. 肾上腺皮质激素　甲泼尼龙 0.5~1.0g 静脉滴注，每日 1 次，3 次为 1 个疗程，间隔 3~7 日可再用 1~2 个疗程，再改为泼尼松或泼尼松龙口服，泼尼松（龙）起始剂量为 1mg/（kg·d），4~6 周后开始减药，6 个月内逐渐减至 10mg/d 维持，服半年至 1 年或更久。

2. 免疫抑制药物　常用环磷酰胺，静脉注射（每月 1 次，0.5~1g/m^2 体表面积）共 3~6 个月，累积量达 6~8g 停药。维持治疗可用：①硫唑嘌呤，50~100mg/d，治疗 6~12 个月，需注意其骨髓抑制及肝脏损伤等不良反应；②吗替麦考酚酯，起始剂量为 1~2g/d，以后每半年减 0.5g/d，最后以 0.5g/d 剂量维持半年至 1 年。

3. 血浆置换　用膜血浆滤器或离心式血浆细胞分离器分离患者的血浆和血细胞，然后用正常人的血浆或血浆成分（如白蛋白）对其进行置换，每日或隔日置换 1 次，每次置换 2~4L。

4. 免疫吸附治疗　采用膜血浆滤器分离患者血浆，再将血浆经过免疫吸附柱以清除致病抗体或免疫复合物，疗效肯定。

5. 大剂量丙种球蛋白　静脉使用免疫球蛋白可中和循环中的致病性抗体，调节 Fc 受体，阻碍或抑制自身抗体和补体激活。具体方案是：丙种球蛋白 400mg/（kg·d）静脉滴注，5 次为 1 个疗程，必要时可应用数个疗程，尤其适用于合并感染的 RPGN 患者。

6. 替代治疗　如果患者肾功能急剧恶化达到透析指征时，应尽早进行透析治疗（包括血液透析或腹膜透析），以维持生命、赢得治疗时间。如果疾病已进入不可逆性终末期肾衰竭，则需长期维持透析治疗。肾移植应在病情静止、血中致病抗体（抗 GBM 抗体、ANCA 等）阴转后半年至 1 年才进行，以免术后移植肾再发 RPGN。

【预后】

如果不进行治疗，RPGN 通常会在数周至数月内进展为终末期肾病。如能及时行肾活检明确诊断和早期强化治疗，预后可得到显著改善，其中影响患者预后的主要因素：①免疫病理类型，Ⅱ型、Ⅲ型预后较好，Ⅰ型较差；②强化治疗是否及时，临床无少尿、血清肌酐低于 530μmol/L、病理尚未显示广泛不可逆病变（纤维新月体、肾小球硬化或间质纤维化）即开始治疗者预后较好，否则预后差；③老年患者预后相对较差。

推荐阅读

ROVIN B, CASTER D, CATTRAN D, et al. Management and treatment of glomerular diseases (part 2): conclusions from a Kidney Disease: Improving Global Outcomes (KDIGO) Controversies Conference [J]. Kidney Int, 2019, 95(2): 281-295.

第四节　抗肾小球基底膜肾炎

吉　俊

抗肾小球基底膜（glomerular basement membrane，GBM）病是循环中的抗 GBM 抗体在组织中沉积所引起的一组自身免疫性疾病，肾、肺为主要受累器官，多表现为急进性肾炎综合征和肺出血。如病变局限在肾脏，称为抗 GBM 肾炎；当肾、肺同时受累时，称为 Goodpasture 病（Goodpasture 综合征）。多数抗 GBM 肾炎患者起病急、病情进展快、预后差，肾功能常在几天或几周内进入肾衰竭阶段，少数患者早期即死于肺出血和呼吸衰竭。抗 GBM 肾炎较为罕见，人群患病率在（0.5~1）/100 万，约占急进型肾小球肾炎病例的 1%。随着对该病认识的不断深入，我国近年来确诊抗 GBM 肾炎的病例数有逐年上升趋势。

【发病机制】

人类Ⅳ型胶原是基底膜的重要组成成分，构成基底膜骨架结构。基底膜Ⅳ型胶原是由 6 条不同的 α 链（α1~α6）组成的三螺旋结构，抗 GBM 抗体的靶抗原位于Ⅳ型胶原 α3 链羧基端的非胶原区 1［α3（Ⅳ）NC1］。靶抗原分布存在局限性，肾、肺为主要受累器官。由于肾小球内皮细胞间存在裂孔，因此血液中的抗 GBM 抗体容易结合到肾小球基底膜上。

抗 GBM 肾炎是一种原位免疫复合物性肾炎。生理情况下肾小球基底膜 α3（Ⅳ）NC1 区域上的抗原决定簇处于遮蔽位置，机体对自身抗原表现为耐受状态，而天然抗 GBM 抗体在血循环中的滴度和亲和力均很低，不足以引起自身免疫反应，但在环境变化或某些因素如感染、吸烟、有毒的有机溶剂等刺激诱发下，Ⅳ型胶原的结构发生改变，α3(Ⅳ)NC1区域的抗原决定簇暴露，与抗GBM抗体结合诱发免疫反应。目前认为，体液免疫和细胞免疫共同参与了抗GBM肾炎的发病过程。

【病理】

1. 光镜检查　抗GBM肾炎的特征性改变是肾小球毛细血管壁破坏及球囊中新月体形成。细胞性新月体、纤维细胞性新月体和纤维性新月体可同时存在，但多数抗GBM肾炎新月体往往处于同一发展阶段，这是由于单一的、共同的免疫病理因素同时作用的结果。极少数轻症病例也可呈现局灶性肾炎，甚至光镜下基本正常（仅免疫荧光阳性）。

2. 免疫荧光　免疫荧光检查具有诊断性价值，肾小球基底膜显示强的、线性的IgG荧光染色，C3几乎在所有的病例均为阳性，但通常较IgG弱，而且可能为不连续的，甚至是颗粒状的。极为罕见的有IgA或IgM呈线性沉积。少数情况下抗GBM抗体可与肾小管基底膜发生交叉反应，产生肾小管基底膜的线性荧光染色，这种改变可能引起间质性肾炎和肾小管损伤。

3. 电镜　抗GBM肾炎的电镜超微结构改变不具有特异性，典型抗GBM肾炎少有电子致密物。

【临床表现】

抗GBM肾炎有两个发病高峰，第一个高峰在20~30岁，男性多见，多表现为肺出血-肾炎综合征；第二个高峰在60~70岁，女性多见，多为肾脏局限型。

1. 一般表现　常有乏力、体重下降等表现。贫血见于98%的患者，为小细胞性贫血、血清铁下降。贫血原因可能为亚临床（不显性）肺出血导致的失血性贫血。

2. 肾损伤表现　大多数表现为急进性肾炎综合征，尿检有不同程度镜下血尿，肉眼血尿少见，大量蛋白尿呈典型肾病综合征者较少，多伴有轻、中度高血压。近年来有报道，一些患者起病较慢、肾功能正常，原因可能为循环抗GBM抗体滴度较低、肾小球抗GBM抗体沉积较少。

3. 肺部受累表现　肺部损伤见于30%的患者，表现为肺出血。约2/3患者肺出血出现在肾损伤之前数日至数年，也可出现在肾损伤之后。临床上常以咯血为最早症状，轻者痰中略带血丝，重者大量咯血甚至窒息死亡。患者多伴气急、咳嗽、胸痛。胸部X线检查早期所见与肺水肿相似。如反复出血，肺内含铁血黄素沉积数量增多，X线片显示网状结节的典型改变。

【实验室检查】

特征性表现是循环中存在抗GBM抗体。抗GBM抗体最常见的类型是IgG型，其中以IgG1亚型最常见，少部分可以是IgG4亚型（女性相对多见），极少数是IgA型。此外，部分患者同时合并血清ANCA阳性。

【诊断与鉴别诊断】

1. 诊断　临床表现为血尿、蛋白尿、肾功能迅速减退，伴或不伴肺出血要考虑本病，如血清抗GBM抗体阳性，肾活检示新月体肾炎，免疫荧光见IgG沿肾小球毛细血管袢呈线状沉积可作出本病诊断。

2. 鉴别诊断

（1）其他类型新月体肾炎：根据病理特征性表现，与免疫复合物型（免疫复合物颗粒样沉积）及寡免疫复合物型新月体性肾炎（罕有免疫复合物沉积）的鉴别不难。

（2）同时伴有肾炎及肺出血的相关疾病：常见有SLE、各种类型小血管炎［如肉芽肿性多血管炎（granulomatosis with polyangiitis，GPA）、显微镜下多血管炎（microscopic polyangitis，MPA）等］、类风湿关节炎合并全身血管炎、过敏性紫癜、冷球蛋白血症、混合性结缔组织病及部分药物（如青霉胺、肼屈嗪、丙硫氧嘧啶等）相关性肾损伤等。SLE主要为育龄女性好发，GPA常有上呼吸道感染等多种临床症状，但更重要的是从血清学指标的差异来鉴别，如抗核抗体（ANA）、抗双链DNA（dsDNA）抗体阳性及血清补体C3、C4水平的下降主要见于SLE，血清冷球蛋白检测有助于冷球蛋白血症性肾炎的鉴别，而ANCA主要见于原发性小血管炎。

（3）其他：除疾病本身导致肺出血外，还需注意与急、慢性肾炎合并肺部感染、急性肺水肿及肺栓塞导致的咯血相鉴别。

1）肾炎伴左心衰竭：由于严重高血压、水钠潴留而产生的充血性心力衰竭时，也可有血痰和呼吸困难，抗GBM抗体检测和肾活检病理检查可资鉴别。

2）肾炎伴肺炎：常见于各种原发或继发性肾炎本身或免疫抑制剂治疗后并发的重症肺炎，胸部CT均可表现为肺出血和肺间质改变，但肾炎伴重症肺炎患者常伴高热，血白细胞和中性粒细胞显著升高伴核左移，而肾功能迅速减退不明显，抗GBM抗体阴性，积极抗感染及对症治疗有效。

3）肾炎伴肺栓塞：这类患者D-二聚体显著升高，并可见相应的心电图及X线表现，必要时做肺血管CT造影。

【治疗】

抗GBM肾炎一旦确诊，即应争分夺秒进行治疗，以尽可能恢复肾功能、阻止疾病向慢性化发展。同时，应告诫患者戒烟，避免接触各种挥发性有机溶剂，减少呼吸道感染的发生。

1. 强化血浆置换治疗　可清除患者循环中的抗GBM抗体，联合使用免疫抑制剂则可阻断抗体的再产生。强化血浆置换方案：每次置换2~4L，每日或隔日1次，可部分给予白蛋白作为置换液，直至抗体转阴。对于近期肾活检或有肺出血的患者，可应用新鲜冰冻血浆作为置换液改善凝血功能。如在血浆置换疗程中发生严重感染，可输注丙种球蛋白（100~400mg/kg）以部分补充抗体水平。

2. 双冲击治疗　常采用甲泼尼龙和环磷酰胺冲击治疗。甲泼尼龙0.5~1g/d静脉滴注3~5天，继以口服泼尼松1mg/(kg·d)。CTX冲击使用0.5g/m^2体表面积，每月1次静脉滴注，或1~2mg/(kg·d)口服。根据年龄、肾功能和白细胞计数调整用量，持续应用2~3个月。

3. 维持期免疫抑制治疗　诱导缓解后（通常约3周），泼尼松剂量逐步减至20~30mg/d，该剂量维持到第6~8周，然后缓慢减量直到6~9个月后停药。新型免疫抑制剂如吗替麦考酚酯、来氟米特、FK506、利妥昔单抗等临床应用越来越广泛，均有不少治疗成功的报道。

4. 支持和替代治疗　对于肾功能进入衰竭阶段或治疗无效、肾功能急速恶化的患者，应尽早行透析治疗以维持生命、赢得治疗时间。肾移植治疗主张在抗 GBM 抗体转阴半年以上进行，以防再次因自身免疫作用发生抗 GBM 肾炎。

【预后】

肾脏存活率和患者生存率与就诊时肾脏受损程度密切相关，就诊时不需要透析的患者预后较好，对于肾活检示 100%新月体形成的患者尚无脱离透析的报道。本病复发不常见，复发多见于合并 ANCA 阳性的患者。

推荐阅读

ROVIN B, CASTER D, CATTRAN D, et al. Management and treatment of glomerular diseases (part 2): conclusions from a Kidney Disease: Improving Global Outcomes (KDIGO) Controversies Conference [J]. Kidney Int, 2019, 95(2): 281-295.

第五节　免疫复合物介导的新月体肾炎

吉　俊

免疫复合物介导的新月体肾炎即 RPGN Ⅱ型，指光镜表现为新月体肾炎，免疫荧光见免疫复合物沉积于肾小球毛细血管袢和/或系膜区。该型在我国最为常见，占新月体肾炎的 40%～70%（在国外则以 RPGN Ⅲ型为主）。RPGN Ⅱ型可为原发或继发，继发病因常见于 SLE、感染性心内膜炎、过敏性紫癜等全身系统性疾病。

本型的病理特点类似于免疫复合物介导的动物实验性肾炎，提示本型与抗原（感染性或自身抗原）抗体形成的循环免疫复合物和/或原位免疫复合物有关。

【病理】

光学显微镜检查多表现为毛细血管内增生性病变，毛细血管袢细胞及系膜细胞增生明显。免疫荧光检查可见系膜和毛细血管壁散在 IgG 和/或 IgM，常伴 C3 沉积。电镜主要特征为系膜区有散在的、内皮下有不规则的电子致密物沉积。沉积物的位置、范围和程度，有助于不同病因 RPGN Ⅱ型的鉴别。链球菌感染后新月体性肾炎常有上皮下"驼峰样"电子致密物沉积；如果系膜区内以 IgA 沉积为主，则更可能是 IgA 肾炎或过敏性紫癜；存在较强的 C3 沉积伴少量或无免疫球蛋白沉积时，可见于Ⅱ型膜增生性肾炎；三种免疫球蛋白伴全部补体同时沉积时，常为 SLE 或细菌性心内膜炎，在后者 IgM 沉积尤为突出。少数情况下，膜性肾病患者也会出现新月体形成，目前仍不清楚这种情况中新月体的形成机制，但一些患者为 ANCA 阳性。

【临床表现】

免疫复合物介导的新月体肾炎除急进性肾炎综合征表现外，特异性临床表现取决于引起该病的原发病。如链球菌感染后肾炎常伴有水肿、高血压及上呼吸道感染病史，继发于 SLE、心内膜炎或过敏性紫癜等疾病时，可出现这些疾病相应症状。

【实验室检查】

病情活动期循环中常可测得抗核抗体阳性、循环免疫复合物、血清冷球蛋白阳性和血清补体水平下降，并可有抗 DNA 抗体、IgA 纤维连接蛋白，抗链球菌溶血素 O 升高等。如病情改善，上述指标可逐渐恢复正常。一般情况下，免疫指标与病情的活动性有一定的相关性，但并不一定与病情的严重性相关。

【诊断与鉴别诊断】

根据患者临床表现和实验室检查，肾脏病理显示新月体肾炎，免疫荧光见免疫复合物沉积于肾小球，免疫复合物介导的新月体肾炎诊断确立。Ⅱ型新月体肾炎临床要除外 SLE、感染性心内膜炎、过敏性紫癜等继发性疾病。

【治疗】

参见本章第三节。近年来，体外循环技术（血浆置换和免疫吸附）的日趋成熟，新型免疫抑制剂（吗替麦考酚酯、来氟米特、利妥昔单抗等）的临床应用，均为其治疗提供新的有力武器，疾病预后也大为改善。

推荐阅读

ROVIN B, CASTER D, CATTRAN D, et al. Management and treatment of glomerular diseases (part 2): conclusions from a Kidney Disease: Improving Global Outcomes (KDIGO) Controversies Conference [J]. Kidney Int, 2019, 95(2): 281-295.

第六节　寡免疫复合物新月体肾炎

吉　俊

寡免疫复合物新月体肾炎即新月体肾炎Ⅲ型，指光镜显示为新月体肾炎，而免疫荧光无或仅见少量免疫复合物沉积。通常认为，本病是系统性小血管炎的肾脏受累典型表现。

80%原发性小血管炎患者血清中可检测到抗中性粒细胞胞质抗体（ANCA），故又称为抗中性粒细胞胞质抗体相关性血管炎（antineutrophil cytoplasmic antibody associated vasculitis, AAV），包括肉芽肿性多血管炎（granulomatosis with polyangiitis, GPA，原称 Wegener 肉芽肿）、显微镜下多血管炎（microscopic polyangitis, MPA）、嗜酸性肉芽肿性多血管炎（eosinophilic granulomatosis with polyangiitis, EGPA，即 Churg-Strauss 综合征）。

【发病机制】

AAV 的发生是多重因素共同作用的结果，ANCA、中性粒细胞、补体、抗内皮细胞抗体、淋巴细胞等在 AAV 的发病中发挥了重要作用。ANCA 在整个血管炎的发病机制中起核心作用，它的形成与药物、环境及感染等因素相关。ANCA 可激活中性粒细胞，导致脱颗粒反应，产生氧自由基和释放各种蛋白酶，从而造成血管内皮的损伤。ANCA 对应的抗原已发现有多种。抗体在胞质呈均匀分布，称胞质型 ANCA（c-ANCA），这些抗体通常直接对抗蛋白酶 3(proteinase 3,PR3);抗体呈环核分布,称核周型 ANCA(p-ANCA),通常直接对抗髓过氧化物酶(myeloperoxidase, MPO)。GPA 主要与 PR3-ANCA 相关,而 MPA 主要与 MPO-ANCA 相关。20%的 GPA 或 MPA 患者为其他 ANCA 阳性,至少 10%的 AAV 患者为 ANCA 阴性。

【病理】

光镜下表现为局灶节段性肾小球毛细血管袢坏死、血栓形成和新月体形成,无明显细胞增殖,20%~50%肾活检标本显示肾小球以外的肾小动脉呈纤维素样坏死。有不同程度、范围不一的间质炎症病变,偶可见上皮样细胞和巨细胞形成的、以血管为中心的肉芽肿样病变。免疫荧光和电镜检查一般无或微量免疫复合物或电子致密物。

【临床表现】

本病好发于中、老年,最高发病年龄组为 50~60 岁,男女比例为 1.3∶1。

1. 肾外表现 可出现感冒样症状伴不规则发热、肌痛、关节痛等。大约 50%患者伴有肺部病变,其病变可由短暂的肺泡浸润至严重的可致命的肺出血。皮肤血管炎表现为紫癜、瘀斑、溃疡、结节、荨麻疹等。神经系统通常表现为周围神经病变,偶可有中枢神经系统累及。1/3 的患者可有胃肠道病变,表现为十二指肠溃疡、肠出血或穿孔。眼部表现(如虹膜炎、葡萄膜炎及巩膜炎)可导致红眼、眼痛等症状。GPA 患者耳鼻喉表现更多见,包括鼻窦炎、鞍鼻畸形、中耳炎以及多软骨炎。

2. 肾脏表现 几乎均有血尿(肾小球源性血尿),可伴有红细胞管型,肉眼血尿占 1/3。蛋白尿程度不一,国内报道大量蛋白尿可达 1/3~1/2,而国外报道不足 10%。高血压程度较轻,偶有出现急进性高血压。半数患者表现为急进性肾炎综合征,早期出现少尿、无尿,肾功能进行性减退至肾衰竭水平。

【实验室及影像学检查】

除 ANCA 外,缺乏特异性,可出现血沉增快,C 反应蛋白升高,γ 球蛋白增高,类风湿因子阳性等。胸部 X 线及 CT 表现多样,常见结节、斑片状或弥漫性阴影和肺部浸润,以及肺门淋巴结肿大。中晚期可出现肺间质纤维化。

【诊断与鉴别诊断】

中老年患者出现急进性肾炎综合征,伴全身症状(如发热、肌痛、关节痛、皮疹及消化道症状等)和/或肺出血时,应高度怀疑本病的可能。若出现血清 ANCA 阳性,肾活检光镜下显示肾小球纤维素样坏死或伴新月体形成,免疫荧光阴性或少量免疫复合物沉积,则 ANCA 相关性血管炎、寡免疫复合物新月体肾炎诊断成立。ANCA 阴性,并不能排除 AAV 的诊断。

不同类型的小血管炎有不同临床表现和血清学特征,需注意鉴别(表 17-7-6-1)。ANCA 可出现于 20%抗基底膜肾炎中,但这些患者同时会出现抗 GBM 抗体,有助于鉴别。此外,一些 ANCA 阳性 RPGN 病例由药物引起,如丙硫氧嘧啶、肼屈嗪、别嘌醇、青霉胺和米诺环素,大多数此类患者为 MPO-ANCA 阳性。

表 17-7-6-1 不同类型小血管炎诊断特征

特征	MPA	GPA	EGPA	过敏性紫癜	冷球蛋白血症
血管炎症状和体征	+	+	+	+	+
IgA 为主的免疫沉积	—	—	—	+	—
冷球蛋白	—	—	—	—	+
抗中性粒细胞胞质抗体	+	+	+	—	—
坏死性肉芽肿	—	+	+	—	—
哮喘和嗜酸性粒细胞增多	—	—	+	—	—

【治疗】

参阅本章第三节。本病治疗分为初始(诱导)治疗和维持治疗两个阶段,推荐环磷酰胺(CTX)联合糖皮质激素用于初始治疗,如环磷酰胺有禁忌,可激素联合利妥昔单抗治疗。需要透析或血肌酐快速升高或合并弥漫性肺泡出血的患者,建议联合血浆置换治疗。AAV 和抗 GBM 肾炎重叠的患者应参考抗 GBM 肾炎的标准治疗。维持治疗推荐硫唑嘌呤 1~2mg/(kg·d)或吗替麦考酚酯(1~2g/d)口服。肾血管炎是一类极易复发的疾病,故在维持治疗阶段应密切监测,直到疾病持续缓解至少 1 年才能中断治疗。ANCA 滴度不能作为治疗监测的唯一标准,必须结合临床病程、体格检查及其他的血清学指标综合考虑。

推荐阅读

ROVIN B, CASTER D, CATTRAN D, et al. Management and treatment of glomerular diseases(part 2): conclusions from a Kidney Disease: Improving Global Outcomes(KDIGO) Controversies Conference[J]. Kidney Int, 2019, 95(2): 281-295.

第七节 肾病综合征

刘 红 丁小强

肾病综合征(nephrotic syndrome, NS)是肾小球疾病中最常见的一组临床表现综合症候群,表现为大量蛋白尿(>3.5g/d)和低白蛋白血症,常有水肿及高脂血症。肾病综合征不是一个独立性的疾病，约75%由原发性肾小球疾病引起，如微小病变肾病、膜性肾病、局灶节段性肾小球硬化、IgA肾病；约25%为继发性肾小球疾病引起，如发生在糖尿病肾病、狼疮性肾炎、肾淀粉样变等继发性肾小球疾病。本节仅讨论原发性肾病综合征。

【临床表现与发病机制】

（一）大量蛋白尿　大量蛋白尿是肾病综合征最主要诊断依据。大量蛋白尿是指每日从尿液中丢失蛋白质多达3.0~3.5g，儿童为50mg/kg；大量蛋白尿的产生是由于肾小球滤过膜通透性异常，即机械屏障和电荷屏障损伤。机械屏障损伤，肾小球基底膜大量漏出大分子蛋白和中分子量白蛋白；电荷屏障损伤，基底膜涎酸成分明显减少，阴电荷减少，使带阴电荷的白蛋白滤过基膜增多，出现蛋白尿。此外，肾小球血流动力学改变也能影响肾小球滤过膜的通透性，跨肾小球的液体流动所产生的电位差也可能调节大分子穿过肾小球毛细血管壁的滤过量。临床监测肾病综合征患者24小时尿液蛋白定量，了解蛋白尿成分，有助于判断肾脏病变的部位和程度。如尿液中出现大量IgG成分，说明大分子量蛋白从尿液中丢失，提示肾小球滤过膜屏障结构破坏严重；若尿液中蛋白几乎均为中分子量的白蛋白或转铁蛋白，一般提示病变在肾小球或肾小管间质。

在导致原发性肾病综合征的疾病（膜性肾病、微小病变肾病和局灶节段性肾小球硬化）中，足细胞损伤是较为普遍的特征。超微结构均显示足细胞足突融合消失、裂孔隔膜破坏以及足细胞相对或绝对减少。对维持裂孔隔膜非常重要的足细胞蛋白（如nephrin和podocin）发生突变，或影响足细胞骨架完整性的蛋白（如α-辅肌动蛋白-4）突变时，均可导致遗传性足细胞损伤。而抗足细胞抗原的自身抗体或由可影响足细胞的循环因子则与原发性膜性肾病和局灶节段性肾小球硬化相关。这些足细胞蛋白质的参与和激活改变了裂孔隔膜或足细胞细胞骨架的排列。

（二）低白蛋白血症　低白蛋白血症见于绝大部分肾病综合征患者，即血清白蛋白水平在30g/L以下。其主要原因是尿中丢失白蛋白，同时受血浆白蛋白合成与分解代谢平衡的影响。肾病综合征时：①肝脏代偿性合成白蛋白量增加。如果饮食中能给予足够的蛋白质及热卡，正常人肝脏每日可合成白蛋白达20g以上。体质健壮和摄入高蛋白饮食的患者可不出现低蛋白血症。有人认为，血浆胶体渗透压在调节肝脏合成白蛋白及脂蛋白方面可能有重要的作用。另外，低白蛋白血症也可能导致一种会促进肝脏合成白蛋白增加的循环因子的释放。但是，在较多原发性肾病（如膜性肾病或微小病变肾病）中，肝脏代偿性合成白蛋白通常不足以维持正常的血浆白蛋白浓度，这可能与原发性肾病时细胞因子（如肿瘤坏死因子和白细胞介素-1）释放，直接抑制肝脏合成白蛋白。②肾小管分解白蛋白能力增加。正常人肝脏合成的白蛋白10%在肾小管内代谢。在肾病综合征时，由于近端小管摄取和分解滤过蛋白明显增加，肾内代谢可增加至16%~30%。③严重水肿，胃肠道吸收能力下降，肾病综合征患者常呈负氮平衡状态。年龄、病程、慢性肝病、营养不良均可影响血浆白蛋白水平。低白蛋白血症是NS的核心症状，长期低白蛋白血症会导致营养不良。

由于低白蛋白血症，药物与白蛋白的结合会有所减少，故血中游离的药物水平升高（如激素约90%与血浆蛋白结合，具有生物活性的部分仅占10%左右），此时，即使常规剂量也可产生毒性或不良反应。低蛋白血症时，花生四烯酸和血浆蛋白结合减少，从而促使血小板聚集和血栓素A_2（TXA_2）增加，后者可加重蛋白尿和肾损害。

（三）水肿　肾病综合征时水肿形成机制分为两种：①容量不足理论：由于血浆白蛋白下降导致血管内渗透压下降，体液渗出至组织间隙，引起血管内容量下降，激活肾素-血管紧张素系统、交感神经和血管升压素系统，三者的共同作用导致肾小管重吸收增加，水钠潴留，形成水肿。②容量增多理论：多数肾脏疾病时水肿的产生是由于某种原因导致排钠减少、钠潴留，血浆容量增加，血管内体液增多，渗漏至组织间隙，导致水肿，与低血容量激活肾素-血管紧张素-醛固酮系统无关。目前提出分子理论，即集合管主细胞管腔侧钠通道（epithelial Na^+ channel，ENaC）及基底侧Na^+-K^+-ATP酶过度活跃引起的原发性肾钠潴留，即钠重吸收增加。此外，心房钠尿肽（ANP）和脑利钠肽（BNP）也参与了肾病综合征时水肿的形成，在肾病综合征时两者水平升高，但它们的利尿和排钠作用钝化，导致水钠潴留和水肿形成。通常可通过利尿剂治疗去除多余液体而不引起容量不足。

（四）高脂血症　高脂血症是肾病综合征的主要特点之一，是由于脂质产生增多而代谢减少所致。胆固醇、甘油三酯、低密度脂蛋白（LDL）、极低密度脂蛋白（VLDL）、中间密度脂蛋白、脂蛋白(a)[Lp(a)]升高，高密度脂蛋白（HDL）降低或无改变，而有心脏保护作用的高密度脂蛋白亚型HDL2常显著下降。LDL-C/HDL-C比值升高，患者的心血管风险升高。肾病综合征时，血浆胶体渗透压下降，刺激肝脏过度合成胆固醇和载脂蛋白B。另外，胆固醇合成及代谢中一些重要的酶相对升高或降低是导致脂质代谢紊乱的重要起因：肝脏中合成胆固醇的限速酶3-羟基-3-甲基戊二酰辅酶A（HMG-CoA）还原酶升高，降解胆固醇的限速酶7α羟化酶降低。此外，LDL受体不足，限制了肝脏对胆固醇的摄取。低HDL可能是由于尿中丢失重要的卵磷脂酶[卵磷脂-胆固醇酰基转移酶（LCAT）]。HDL降低，减少了HDL介导的肝外胆固醇的摄取。肾病综合征时高甘油三酯血症也是由多种原因所致，包括脂蛋白脂酶、VLDL受体下调和甘油三酯脂肪酶损伤。由于脂质合成增多，Lp(a)显著升高，而Lp(a)是导致动脉粥样硬化的独立的危险因素。Lp(a)以二硫键与载脂蛋白a结合，而载脂蛋白a与血纤维蛋白溶酶原具有高度的相同性，它可以干扰血纤维蛋白溶酶原介导的纤维蛋白溶解过程，因此Lp(a)升高，血栓形成增加。蛋白尿也可能与高甘油三酯血症相关。有人提出，血管生成素样蛋白4（angiopoietin-like 4，Angptl4）可能是蛋白尿和高甘油三酯血症之间的关联分子，游离脂肪酸/白蛋白比值升高可引起循环Angptl4的水平升高，进而抑制脂蛋白脂酶，导致高甘油三酯血症。高脂血症可以导致动脉粥样硬化、心肌梗死等心血管疾病风险增加。高脂血症也进一步加重肾脏损伤。

（五）血中其他蛋白浓度改变 肾病综合征时多种血浆蛋白浓度可发生变化。如血清蛋白电泳中 α_2 和 β 球蛋白升高，而 α_1 球蛋白可正常或降低，IgG 水平可显著下降，而 IgA、IgM 和 IgE 水平多正常或升高，但免疫球蛋白的变化同原发病有关。补体激活旁路 B 因子的缺乏可损害机体对细菌的调理作用，为肾病综合征患者易感染的原因之一。纤维蛋白原、凝血因子Ⅴ、Ⅷ、Ⅹ可升高；血小板也可轻度升高；抗凝血酶Ⅲ可从尿中丢失而导致严重减少；C 蛋白和 S 蛋白浓度多正常或升高，但其活性降低；血小板凝集力增加和 β 血栓球蛋白的升高，可能是潜在的自发性血栓形成的一个征象。

【肾病综合征的常见并发症】

（一）感染 是最常见且严重的并发症，是肾病综合征患者的主要死因之一。NS 患者对感染抵抗力下降最主要的原因是：①免疫抑制剂的长期使用引起机体免疫损害。②尿中丢失大量 IgG。③B 因子（补体的替代途径成分）的缺乏导致对细菌免疫调理作用缺陷。④营养不良时，机体非特异性免疫应答能力减弱，造成机体免疫功能受损。⑤转铁蛋白和锌大量从尿中丢失。转铁蛋白为维持正常淋巴细胞功能所必需，锌离子浓度与胸腺素合成有关。⑥局部因素，如胸腔积液、腹水、皮肤高度水肿引起的皮肤破裂和严重水肿使局部体液因子稀释、防御功能减弱。严重的感染主要发生在有感染高危因素的患者，如高龄、全身营养状态较差、长期使用激素和/或免疫抑制剂、严重低蛋白血症者。临床上常见的感染有：原发性腹膜炎、蜂窝织炎、呼吸道感染和泌尿道感染等。一旦感染诊断成立，应立即予以相应治疗，并根据感染严重程度，减量或停用激素和免疫抑制剂。

（二）静脉血栓形成 肾病综合征存在高凝状态，主要是由于血中凝血因子的改变。包括Ⅸ、Ⅺ因子下降，Ⅴ、Ⅷ、Ⅹ因子、纤维蛋白原、β 血栓球蛋白和血小板水平增加；血小板的黏附和凝集力增强；抗凝血酶Ⅲ和抗纤溶酶活力降低。因此，促凝集和促凝血因子的增高，抗凝集和抗凝血因子的下降及纤维蛋白溶解机制的损害，是肾病综合征产生高凝状态的原因和静脉血栓形成的基础。激素和利尿剂的应用是静脉血栓形成的加重因素，激素通过凝血蛋白发挥作用，利尿剂则使血液浓缩、血液黏滞度增加，高脂血症亦是引起血浆黏滞度增加的因素。

肾病综合征时，当血浆白蛋白小于 20g/L 时，肾静脉血栓形成的危险性增加。膜性肾病患者中，肾静脉血栓形成发生率可高达 50%，在其他病理类型中，其发生率为 5%～16%。急性型肾静脉血栓形成的患者可表现为突然发作的腰痛、血尿、尿蛋白增加和肾功能减退。慢性型患者则无任何症状，但血栓形成后的肾淤血常使蛋白尿加重，出现血尿或对治疗反应差，有时易误认为激素剂量不足或激素拮抗等现象而增加激素用量。明确诊断需做肾静脉造影，Doppler 血管超声、CT、MRI 等无创伤性检查也有助于诊断。血浆 β 血栓蛋白增高提示潜在的血栓形成，血中 α_2 抗纤维蛋白溶酶增加也被认为是肾静脉血栓形成的标志。外周深静脉血栓形成率约为 6%，常见于小腿深静脉，仅 12%有临床症状，25%可由 Doppler 超声发现。肺栓塞的发生率为 7%，约有 12%无临床症状。其他静脉累及罕见。笔者所在科室早期对 60 例肾病综合征患者进行肾 CT 检查发现，12 例（20%）有单侧或双侧肾静脉血栓形成。其中 4 例经肾动脉内注射尿激酶 20 万单位，3 例经肾静脉造影证实后，肾静脉导管内注入尿激酶 12 万单位，其余 5 例仅每日静脉内滴注尿激酶 4 万～8 万单位和肝素 50～80mg，共 2～3 周，全数病例均获好转。

（三）急性肾损伤 为肾病综合征最严重的并发症。急性肾损伤的概念系指患者在 48 小时内血清肌酐绝对值升高 0.3mg/dl（26.5μmol/L），或较原先值升高 50%；此外，每小时尿量少于 0.5ml/（kg・h），且持续 6 小时以上。常见的病因为：①血流动力学改变：肾病综合征常有低蛋白血症及血管病变，特别是老年患者多伴肾小动脉硬化，对血容量变化及血压下降非常敏感，故当呕吐、腹泻所致体液丢失、抽腹水、大量利尿及使用抗高血压药物后，都能使血压进一步下降，导致肾灌注骤然减少，进而使肾小球滤过率降低，并因急性缺血后小管上皮细胞肿胀、变性及坏死，导致急性肾损伤；②肾间质水肿：低蛋白血症可引起周围组织水肿，亦导致肾间质水肿，压迫肾小管，使近端小管鲍曼囊静水压增高，GFR 下降；③药物引起的急性间质性肾炎；④双侧肾静脉血栓形成；⑤蛋白管型堵塞远端肾小管；⑥急进性肾小球肾炎；⑦肾炎活动；⑧心源性因素，特别是老年患者常因感染诱发心力衰竭。一般认为心排血量减少 1L/min，即可使肾小球滤过率降低 24ml/min，故原发性 NS 患者若心衰前血肌酐为 2mg/dl，则轻度心衰后血肌酐浓度可能成倍上升，严重者导致少尿。

（四）肾小管功能减退 肾病综合征的肾小管功能减退，以儿童多见。其机制认为是肾小管对滤过蛋白的大量重吸收，使小管上皮细胞受到损害以及肾小球疾病减少肾小管血供。常表现为糖尿、氨基酸尿、高磷酸盐尿、肾小管性失钾和高氯性酸中毒，小管功能严重受损提示预后不良。

（五）骨和钙代谢异常 肾病综合征时血循环中的 Vit D 结合蛋白（分子量为 65 000）和 Vit D 的复合物从尿中丢失，使血中 1,25（OH）$_2$Vit D$_3$ 水平下降，致使肠道钙吸收不良和骨质对 PTH 耐受，因而肾病综合征常表现有低钙血症。此外，体内部分钙与白蛋白结合，大量蛋白尿使钙丢失，亦是造成低钙血症的常见原因。

（六）内分泌及代谢异常 肾病综合征尿中丢失甲状腺结合蛋白（TBG）和皮质激素结合蛋白（CBG）。临床上甲状腺功能可正常，但血清 TBG 和 T_3 常下降，游离 T_3 和 T_4、TSH 水平正常。由于血中 CBG 和 17 羟皮质醇都减低，游离和结合皮质醇比值可改变，组织对药理剂量的皮质醇反应也不同于正常。由于铜蓝蛋白（分子量为 151 000）、转铁蛋白（分子量为 80 000）和白蛋白从尿中丢失，肾病综合征患者常有血清铜、铁和锌浓度下降。锌缺乏，可引起阳痿、味觉障碍、伤口难愈及细胞介导免疫受损等。持续转铁蛋白减少，可引起临床上对铁剂治疗抵抗的小细胞低色素性贫血。许多 NS 患者由于肾功能减退，血红细胞生成素水平下降产生贫血，而尿中丢失红细胞生成素，加重贫血。此外，严重低蛋白血症可导致持续性的代谢性碱中毒，因血浆蛋白减少 10g/L，则血浆重碳酸盐会相应增加 3mmol/L。

【诊断与鉴别诊断】

临床上根据大量蛋白尿(3～3.5g/d)、低蛋白血症(<30g/L)、水肿和高脂血症四个特点，即可作出肾病综合征诊断；若仅有大量蛋白尿和低白蛋白血症，不伴水肿和高脂血症者也可考虑诊断，因可能在病程早期所致。确定肾病综合征后，应鉴别是原发性或继发性，两者病因各异，治疗方法不一。

【治疗】

由于肾病综合征是一组疾病，因此一旦患者确诊为肾病综合征，需行肾活检，明确肾脏疾病病理类型，根据不同的病理类型，选择不同的治疗。儿童肾病综合征患者最常见的病理类型为微小病变，因此对于儿童患者先用糖皮质激素治疗。2012 年 KDIGO 指南制定了儿童肾病综合征的治疗方案。

(一) 儿童激素敏感肾病综合征(steroid sensitive nephrotic syndrome，SSNS)的初始治疗

1. 推荐应用糖皮质激素(泼尼松或泼尼松龙)治疗至少 12 周(1B)。

2. 推荐口服泼尼松一次顿服(1B)，起始剂量为 $60mg/(m^2 \cdot d)$ 或 2mg/(kg·d)，最大剂量为 60mg/d(1D)。

3. 推荐口服泼尼松 4～6 周后改为隔日服用，剂量为 $40mg/m^2$ 或 1.5mg/kg(隔日最大剂量为 40mg)(1D)，逐渐减量，维持 2～5 个月(1B)。

(二) 复发的 SSNS 应用糖皮质激素治疗

1. 对于非频繁复发的儿童 SSNS，应用糖皮质激素治疗。①建议应用泼尼松一次顿服，起始剂量为 $60mg/(m^2 \cdot d)$ 或 2mg/(kg·d)，最大剂量为 60mg/d，直到患儿完全缓解至少 3 天(2D)。②完全缓解后，予泼尼松隔日顿服至少应用 4 周(2C)。

2. 对于频繁复发(frequently relapsing，FR)或激素依赖(steroid-dependent，SD)SSNS　①建议每日应用泼尼松，起始剂量为 $60mg/(m^2 \cdot d)$ 或 2mg/(kg·d)，最大剂量为 60mg/d，直到患儿完全缓解 3 天后，改为隔日泼尼松治疗至少 3 个月。②以最低剂量泼尼松隔日维持，以达到持续缓解且无明显不良反应(2D)。③当隔日泼尼松疗效不好时，建议予最低剂量泼尼松每日应用，以达到持续缓解且无明显不良反应。④对于泼尼松隔日维持治疗的患儿，当出现上呼吸道感染或其他感染时，建议予泼尼松每日治疗，以减少复发的风险(2C)。

(三) 非糖皮质激素制剂治疗 FR 或 SD SSNS

1. 推荐对 FR 或 SD SSNS 患儿，出现激素相关的不良反应时，应用非糖皮质激素治疗。

2. 对 FR SSNS 患儿，推荐烷化剂、CTX 或苯丁酸氮芥治疗(1B)。

(1) 对于 SD SSNS 患儿，建议烷化剂、CTX 或苯丁酸氮芥治疗(2C)。建议 CTX 2mg/(kg·d)应用 8～12 周(最大累积剂量为 168mg/kg)(2C)。

(2) 建议患儿糖皮质激素治疗获得缓解后才开始 CTX 治疗(2D)。

(3) 建议可用苯丁酸氮芥 0.1～0.2mg/(kg·d)治疗 8 周(最大累积剂量为 11.2mg/kg)替代 CTX(2C)。

(4) 不建议应用第 2 个疗程的烷化剂治疗。

3. 推荐应用左旋咪唑作为糖皮质激素替代药(1B)。建议应用左旋咪唑隔日 2.5mg/kg(2B)至少 12 个月(2C)，但大多数患儿停用左旋咪唑后会复发。

4. 推荐钙调磷酸酶抑制剂(calcineurin inhibitor，CNI)环孢素或他克莫司作为糖皮质激素替代药(1C)。

(1) 建议起始环孢素剂量为 4～5mg/(kg·d)，用法为 1 天 2 次(2C)。

(2) 当不能耐受环孢素不良反应时，建议用他克莫司，起始剂量为 0.1mg/(kg·d)，分 1 天 2 次应用(2D)。

(3) 治疗时需监测 CNI 血药浓度，以减少不良反应(未分级)。

(4) 建议 CNI 至少应用 12 个月，因为多数患儿停用时会复发(2C)。

5. 建议用 MMF 作为糖皮质激素替代剂(2C)。建议 MMF 起始剂量为 $1\,200mg/(m^2 \cdot d)$，分 1 天 2 次应用，至少用 12 个月，因为多数患儿停用 MMF 时会复发(2C)。

6. 建议对于 SD SSNS 患儿，只有在联合应用泼尼松及糖皮质激素替代药仍反复复发，和/或有严重治疗不良反应时才考虑应用利妥昔单抗(rituximab)(2C)。

7. 对 FR 或 SD SSNS 不建议应用咪唑立宾作为糖皮质激素替代药(2C)。

8. 对 FR 或 SD SSNS 不推荐应用硫唑嘌呤作为糖皮质激素替代药(1B)。

(四) 对 SSNS 患儿的免疫化治疗　为减少 SSNS 患儿感染的风险，患儿可接种肺炎葡萄球菌疫苗；患儿及其护理者每年接种流感疫苗。泼尼松剂量低于 1mg/(kg·d)(<20mg/d)或隔日 2mg/kg(隔日<40mg)时，可接种活疫苗。应用免疫抑制剂的患儿禁止接种活疫苗。健康监护者接种活疫苗，可减少感染传给免疫抑制患儿的风险，但接种后 3～6 周内，要避免患儿与接种者的胃肠道、尿道或呼吸道分泌物直接接触。与水痘感染密切接触的无免疫的患儿，若有条件，应给予带状疱疹免疫球蛋白治疗。

(五) 儿童激素抵抗肾病综合征(steroid resistant nephrotic syndrome，SRNS)

1. 评估儿童激素抵抗肾病综合征

(1) 激素治疗至少 8 周，尿蛋白不缓解的定义为激素抵抗(2D)。

(2) 对 SRNS 患儿，需做诊断性肾活检；用 GFR 或 eGFR 评估肾功能；测定尿蛋白排泄量。

2. SRNS 儿童治疗推荐

(1) 建议连续应用 CNI 至少 6 个月，如果不能达到尿蛋白完全或部分缓解则停用(2C)。

(2) 如果应用6个月后达到部分或全部缓解，则建议CNI至少连续应用12个月(2C)。

(3) 建议CNI联合应用小剂量糖皮质激素。

3. 对SRNS患儿，推荐应用ACEI或ARB(1B)。

4. 应用CNI治疗失败的患儿　联合应用CNI和糖皮质激素不能达到尿蛋白部分或完全缓解的患儿，建议MMF(2D)、足量糖皮质激素或二者联合(2D)应用。对SRNS患儿，不建议用CTX治疗。

5. 对于治疗后完全缓解但复发肾病综合征的患者，可以应用任何一种药物再次治疗(2C)，如口服糖皮质激素(2D)；曾经治疗有效的免疫抑制剂(2D)；更换应用其他免疫抑制剂以减少可能存在的累积毒性(2D)。

推荐阅读

1. FLOEGE J, BARBOUR S, CATTRAN D, et al. Management and treatment of glomerular diseases(part 1): conclusions from a Kidney Disease: Improving Global Outcomes(KDIGO) Controversies Conference[J]. Kidney Int, 2019, 95(2): 268-280.
2. ROVIN B, CASTER D, CATTRAN D, et al. Management and treatment of glomerular diseases(part 2): conclusions from a Kidney Disease: Improving Global Outcomes(KDIGO) Controversies Conference[J]. Kidney Int, 2019, 95(2): 281-295.

第八节　微小病变肾病

刘　红　丁小强

微小病变肾病(minimal change disease, MCD)是指临床表现为肾病综合征、光镜下无明显病理改变、电镜下以足细胞足突融合为特点的一类肾小球疾病。本病最早在1913年由Monk报道。

MCD是儿童肾病综合征最常见的病理类型，占10岁以下儿童肾病综合征90%以上，10岁以上未成年人肾病综合征50%~70%，成人肾病综合征10%~20%。儿童MCD患者男女比例为(2~3)∶1，成年患者接近1∶1。MCD在亚洲发病率较高，欧洲和北美相对较低，其中黑种人又较白种人发病率低，这可能与环境、人种、不同单位肾活检指征掌握的差异有关。

【病因与发病机制】

微小病变的发病机制可能为循环中存在多种通透因子，使肾小球毛细血管壁通透性增加，损害肾小球的电荷屏障，产生选择性蛋白尿。肾小球通透因子可能由B细胞或T细胞通过B细胞调节或刺激的通路产生，目前普遍认为主要是由T辅助细胞2(T helper type 2, Th2)来源的细胞因子，特别是IL-13。当去除这些通透因子，肾脏毛细血管的通透性恢复正常。临床观察到将反复发作的MCD患者肾脏移植给无明显基线蛋白尿的受者后，受者都在移植后迅速出现蛋白尿，证实循环中可能存在使毛细血管通透性增加的因子。部分MCD与病毒感染、药物、恶性肿瘤及变态反应有关。未成熟及分化程度较低的T细胞($CD34^+$)可能与MCD相关。非甾体抗炎药(NSAIDs)尤其是布洛芬可引起MCD，其他相关药物还有干扰素、青霉素和利福平等。MCD偶尔与淋巴瘤有关，通常是霍奇金病；也可伴实质性肿瘤发生，出现明显的副肿瘤综合征现象。MCD还与变态反应有关，去除致变态原可缓解蛋白尿。MCD也与造血干细胞移植后的移植物抗宿主反应相关。近年来研究提出，肾小球中足细胞的损伤是导致MCD的关键因素，足细胞上CD80、血管生成素样蛋白4(angiopoietin-like 4, Angptl4)表达在蛋白尿的产生中起着关键作用。

【病理】

光镜：肾小球形态结构大致正常，毛细血管壁不增厚，开放良好。近端小管上皮细胞中可见双折光的脂质小滴和PAS染色阳性的蛋白小滴。间质水肿罕见，即使在严重肾病综合征和全身水肿的患者亦如此。若MCD伴可逆性急性肾衰竭综合征，则可见局灶性近端小管上皮扁平化。

免疫荧光：MCD大部分患者无免疫球蛋白和补体沉积，偶可见系膜区IgM和C3弱阳性(一般不超过1+)，如果电镜下没有看到系膜区电子致密物沉积，仍符合微小病变诊断。

电镜：肾小球脏层上皮细胞足突融合甚至消失、空泡变，裂孔闭塞，微绒毛形成，但这并非特异性的，任何导致严重蛋白尿的疾病肾小球均有此改变。足突消失的程度与蛋白尿的程度无关，但病情缓解时足突病变程度减轻。其他电镜表现还有足突细胞肥大、胞饮泡增多、胞质内脂质和蛋白小滴增多、游离面微绒毛变形等。

【临床表现与并发症】

儿童发病高峰年龄在2~6岁，成人以30~40岁多见，60岁以上肾病综合征患者发生率也不低。男童发病率约为女童2倍，成人男女比例基本相似。约1/3患者起病前可有上呼吸道或其他感染。起病大多较急，大多数MCD患者一般在数日至1~2周内突然出现肾病综合征的症状和体征，占儿童肾病综合征的90%、成人的20%。儿童MCD常出现胸腔积液和腹水，出现腹痛时可能合并腹膜炎，常有肝脏增大伴疼痛，水肿严重时甚至累及外生殖器。中等度高血压发生率在儿童为13%~30%，成人更多见。发病时血肌酐可有轻度上升。高血压和血肌酐升高均可随肾病综合征的缓解而恢复正常。但在60岁以上成人，严重的高血压、肾功能减退发生率更为多见。MCD常有脂尿，偶见镜下血尿(尤其是成人)，肉眼血尿罕见，无红细胞管型。由药物所致的MCD患者不仅有蛋白尿，大部分同时伴有急性小管间质性肾炎，出现脓尿和肾功能减退，停药后多数患者的蛋白尿即能缓解，但脓尿和肾功能完全恢复可能需花数周甚至数月的时间。变态反应相关的MCD常伴有过敏表现，如皮疹、IgE水平升高等。

MCD的并发症有可逆性急性肾损伤，甚至急性肾衰竭，成人发病率高于儿童。患者肾功能均能恢复，但其中一部分可能需要透析支持后才能恢复。因此在治疗老年MCD患者时要注意是否伴急性肾衰竭，糖皮质激素治疗的同时部分患者需要给予短期的透析支持。MCD另一种并发症是骨密度降低，可能是由糖皮质激素的作用及维生素D缺乏所致。

【实验室检查】

MCD 特点为严重的蛋白尿，主要为白蛋白尿，通常>3.5~4.0g/d，有时>15~20g/d。小于 15%的患者出现镜下血尿，肉眼血尿罕见。部分患者随着血浆蛋白的迅速降低出现血液浓缩，血红蛋白和血细胞比容增高。由于高纤维蛋白原和低白蛋白血症，血沉增快。血清总蛋白降至 45~55g/L，白蛋白浓度通常低于 20g/L，甚至低于 10g/L。血总胆固醇、低密度脂蛋白、甘油三酯水平升高，可以出现假性低钠血症，而低白蛋白血症使血钙降低。病情严重患者出现血液黏滞度升高，红细胞聚集，血纤维蛋白溶原酶和抗血栓因子Ⅲ减少，从而促进血栓形成。患者肾功能一般正常（30%~40%患者发病时血肌酐可轻度升高），老年患者可出现急性肾损伤。发作期 IgG 浓度一般很低，复发患者更为明显，故易于感染。IgM 在发作期及缓解期均轻度增高，IgA 亦升高。半数以上患者 IgE 升高，表明疾病与过敏相关。血补体正常。

【诊断与鉴别诊断】

根据患者临床表现及实验室检查结果，诊断肾病综合征并不困难。微小病变的明确诊断有赖于肾组织活检。在成年人肾病综合征，微小病变并不是最主要的病理类型，为进行鉴别及指导治疗，肾活检是必要的。在儿童肾病综合者患者，常常不首先进行肾活检，即按照微小病变进行激素正规治疗。但对于激素依赖、激素抵抗、频繁复发及需要应用免疫抑制剂的儿童患者，也应进行肾活检。

诊断原发性微小病变之前应当排除继发性微小病变，常见的继发性因素包括病毒感染、药物（如 NSAIDs、α-干扰素等）、肿瘤及过敏反应等。与微小病变肾病关系较密切的是淋巴瘤，尤其是霍奇金淋巴瘤。有些实体瘤伴发微小病变，有时甚至出现在肿瘤发现前。因此，不论是儿童还是成人患者，都有必要进行肿瘤方面的筛查。部分微小病变与过敏反应存在联系，常见的如花粉和食物。去除变应原（过敏原），往往可以显著减轻蛋白尿。

【治疗方案】

MCD 很少能自动缓解，因此必须积极治疗，否则易因脂质紊乱、血栓栓塞、动脉粥样硬化、感染等产生较高的死亡率。治疗的目的是达到尿蛋白缓解。儿童 MCD 患者对糖皮质激素非常敏感，首选治疗是正规激素口服治疗，50%的患儿在治疗 2 周内缓解，几乎所有患儿都在 8 周内缓解。在未行肾活检时，激素敏感甚至可以作为诊断微小病变的证据。治疗方案同儿童肾病综合征激素敏感或抵抗的治疗方案见图 17-7-8-1，治疗疗效判断见表 17-7-8-1。40%儿童 MCD 至成人时会复发。成人 MCD 疗效较儿童差，糖皮质激素治疗后起效慢，约 50%的患者到 4 周时有应答，10%~25%患者起始激素治疗 3~4 个月才起效，且只有约 75%的患者激素治疗有效。缓解通常突然发生，蛋白尿在开始出现反应后的 2~3 周内消失。50%~75%的糖皮质激素敏感型成人患者将复发，超过 1/3 的成人患者会频繁复发成为激素依赖型。复发可能由变态反应或感染引发，特别是病毒感染。成人 MCD 糖皮质激素治疗的前瞻随机对照研究较少，多是参考儿童激素治疗方案（图 17-7-8-2）。2012 年 KDIGO 指南推荐用糖皮质激素治疗。泼尼松或泼尼松龙 1mg/kg（最大剂量为 80mg/d）每日顿服或 2mg/kg 隔日顿服。若患者能耐受，尿蛋白缓解，则起始剂量的激素最少应用 4 周，若尿蛋白不缓解，可延长足量激素应用时间，但最长不超过 16 周。尿蛋白完全缓解后，激素每周减≤5~10mg，减量疗程为 6 个月。若患者有应用激素的相对禁忌证或不耐受足量的激素治疗（如未控制的糖尿病、病态肥胖、精神障碍、严重骨质疏松、出血性消化道溃疡等），建议应用口服环磷酰胺或钙调磷酸酶抑制剂（CNI），或联用小剂量泼尼松。对于复发的成人 MCD，可重复应用上述的足量激素诱导和逐渐减量的治疗方案。

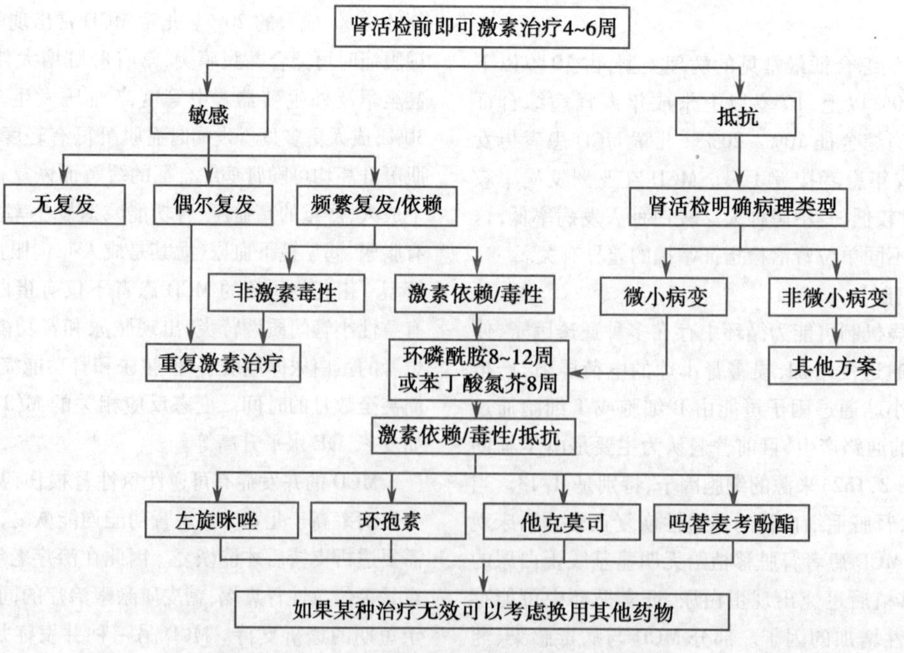

图 17-7-8-1　儿童微小病变肾病治疗方案示意

表 17-7-8-1 微小病变对糖皮质激素治疗后的反应

项目	内容
完全缓解	尿蛋白定性转阴或定量<0.3g/24h 或尿蛋白肌酐比<200mg/g
部分缓解	尿蛋白下降至≤基线值 50%,且绝对值在 0.3~3.5g/24h
激素敏感	足量激素治疗 8 周内缓解
激素依赖	足量激素治疗缓解,在激素减量时或停激素后 2 周内复发
激素抵抗	对足量激素治疗无反应(儿童 8 周,成人>12 周)
非频繁复发	在激素治疗缓解后 6 个月内有 1 次复发
频繁复发	在激素治疗缓解后 6 个月内有 2 次及以上复发,首次发作时激素治疗可缓解,复发时对激素无反应

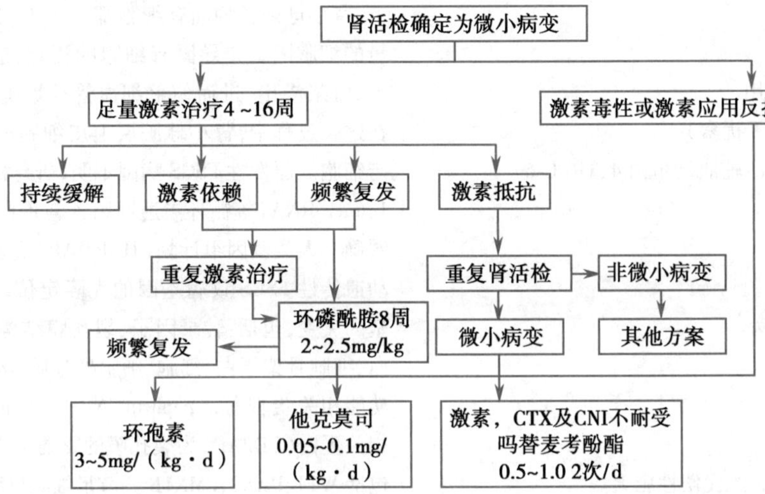

图 17-7-8-2 成人微小病变肾病治疗方案示意

对于频繁复发或激素依赖的成人 MCD,建议在糖皮质激素诱导缓解后,口服 CTX 2~2.5mg/(kg・d),治疗 8~12 周。鉴于 CTX 的不良反应,应避免长期治疗(>12 周)和重复疗程。应用 CTX 后仍复发或希望保留生育功能的患者,建议应用 CNI 治疗,环孢素 3~5mg/(kg・d)或他克莫司 0.05~0.1mg/(kg・d),分 2 次用,疗程为 1~2 年。不耐受激素、CTX 和 CNI 治疗的患者,建议用 MMF 0.5~1.0g,2 次/d,疗程为 1~2 年。对于 CTX 或 CNI 治疗后未获得持续缓解的患者,建议尝试使用利妥昔单抗。左旋咪唑已被尝试用于糖皮质激素依赖型肾病综合征患儿,但用于 MCD 成人患者的数据有限,长期益处和风险仍不明确。可使用持续小剂量[0.15~0.20mg/(kg・d)]泼尼松维持糖皮质激素敏感但频繁复发的 MCD 患者缓解。

5%~10%的成人 MCD 经足量激素治疗 16 周尿蛋白不缓解,称为激素抵抗 MCD。对激素抵抗 MCD 患者要重新评估病情,应重新进行肾活检明确是否为取样误差导致漏诊局灶节段性肾小球硬化(FSGS),FSGS 的疗效和预后均差于 MCD;而病理特征与 MCD 相似的特发性系膜增生、IgM 肾病和 C1q 肾病也可能导致激素抵抗。有报道,对儿童激素治疗 4 周、成人激素治疗 8~12 周时仍未对口服糖皮质激素治疗产生反应,尝试甲泼尼龙冲击疗法,失败则表明存在糖皮质激素抵抗。对于激素抵抗 MCD 的治疗目前尚缺乏足够的 RCT 研究,治疗原则同 FSGS 的治疗,应逐渐减量泼尼松至较低剂量,并开始使用 CNI。

如果 MCD 患者病情严重,甚至出现 AKI,需要透析治疗时,仍需同时使用糖皮质激素作用为一线治疗。

非免疫抑制治疗包括低钠膳食和使用利尿剂。严重低蛋白血症时,可接受预防性抗凝治疗。儿童期间短暂的高脂血症者远期心血管风险并不增加,故不建议应用他汀类降脂药物。严重 NS,积极利尿治疗的 MCD 患者应用 ACEI 或 ARB 易出现 AKI,因此对血压正常的 MCD 患者不建议应用 ACEI 或 ARB 降尿蛋白。

推荐阅读

ROVIN B, CASTER D, CATTRAN D, et al. Management and treatment of glomerular diseases(part 2): conclusions from a Kidney Disease: Improving Global Outcomes(KDIGO) Controversies Conference[J]. Kidney Int, 2019, 95(2):281-295.

第九节 局灶节段性肾小球硬化症

袁 敏 丁小强

局灶节段性肾小球硬化症(focal segmental glomerulosclesis,FSGS)是一种包括多种病因及发病机制在内的临床病理综合征的诊断。临床主要表现为蛋白尿、肾病综合征,主要病理表现为部分肾小球(局灶)及部分肾小球毛细血管袢(节段)发生硬化性改变。本病对各种治疗的反应均较差,疾病呈慢性进行性过程,最终发生慢性肾衰竭。

【分类】

(一) 原发型(特发性)FSGS

1. 非其他类型 FSGS(NOS 型)
2. 尖端型 FSGS
3. 塌陷型 FSGS
4. 细胞型 FSGS
5. 门周型 FSGS

(二) 继发型 FSGS

1. HIV 感染
2. 静脉毒品(海洛因)滥用
3. 其他药物(帕米磷酸、干扰素)
4. 基因异常(in podocin、α-辅肌动蛋白 4、TRPC-6)
5. 肾小球肥大

(1) 病态肥胖。
(2) 镰状细胞病。
(3) 发绀型先天性心脏病。
(4) 缺氧性肺病。

6. 肾单位减少

(1) 单侧肾发育不全。
(2) 先天性肾单位减少症伴代偿性肥大。
(3) 反流间质性肾炎。
(4) 局灶性肾皮质坏死后。
(5) 肾切除术后。

【病理】

光镜:肾小球病变呈局灶性(仅累及部分肾小球)、节段性(仅累及部分肾小球毛细血管袢)硬化分布是本病特征性的病变。病变常从皮质深层或近髓部位肾小球开始,逐渐扩展至肾皮质。各个肾小球的病变程度轻重不一,节段性硬化的范围亦不相同。节段硬化的肾小球内可见泡沫细胞(单核巨细胞吞噬低密度脂蛋白形成),并可见节段袢与邻近的囊壁粘连。炎性细胞常聚集在节段硬化处。未硬化的肾小球病变轻微或呈弥漫性系膜基质增生改变。硬化肾小球比例较高时,相对完好的肾小球体积代偿性增大。早期就可以出现明显的肾小管-间质病变。在肾小管常可见到基底膜局灶增厚和萎缩,伴间质细胞浸润及纤维化。小动脉内膜玻璃样物质沉积和小动脉透明样变亦很常见。

按 2004 年国际肾脏病理学会 FSGS 病理分型标准,光镜下 FSGS 可分为五型:门周型、细胞型、顶端型、塌陷型和非其他类型(NOS 型)。

免疫荧光:非硬化性肾小球节段通常不会有免疫荧光着色或补体沉积,硬化节段毛细血管袢可有 C3、C1q、IgM 呈不规则颗粒状、团块状或结节状沉积。

电镜:FSGS 的超微结构特点为非特异性,肾小球上皮细胞呈广泛的足突融合,系膜基质增多,毛细血管塌陷,电子致密物沉积,上皮细胞和内皮细胞空泡变性。

【发病机制】

原发性 FSGS 机制尚不清楚。本病在不同人种间的发病率具有显著差异;有报道本病于 MHC 抗原全部相同的供肾移植后复发率达 82%,不完全相同的亲属供肾者复发率为 53%,而其他异体供肾复发率仅 35%,提示遗传因素在发病机制中起重要作用。10%左右 FSGS 具有家族聚集性(家族性 FSGS)。在肾小球硬化区可见 IgM 及 C3 颗粒样沉积,支持本病为免疫复合物性疾病。肾组织减少、缺血缺氧、血流动力学改变,即肾小球毛细血管袢内高压也是重要的发病因素。在致病因素作用下,肾小球内各种固有细胞都受到不同程度的刺激,产生出大量的细胞因子介导固有细胞的活化,造成细胞外基质产生增多、血浆渗出,进而使毛细血管袢塌陷、闭塞,硬化逐渐形成。在这一过程中,肾小球脏层上皮细胞——足细胞,是主要的参与细胞。原发性 FSGS 病因不明,研究相继报道了 suPAR、CLC-1、microRNAs 等循环渗透性因子与蛋白尿相关,但其机制仍不明确。人类基因组计划(HAPMAP)和新一代测序技术极大推动遗传性 FSGS 致病基因的克隆定位,现已报道引起 FSGS 单基因突变,包括:转录因子、裂孔膜结构蛋白、信号通路相关蛋白、细胞骨架蛋白、细胞/细胞外基质、溶酶体相关蛋白、线粒体功能相关蛋白等。nephrin(NPHS1)、podocin(NPHS2)和 CD2 相关蛋白(CD2AP)为裂孔膜的重要组成蛋白,足细胞转录因子包括 WT1、PAX2、LMX1B 调节足细胞早期发育和分化,这些基因突变均可导致 FSGS 发生。TRPC6 为足细胞膜表面的钙离子内流通道,突变后可导致钙离子内流增加引起发病。PLCE1 属于磷脂酶 C 家族,调控肾小球发育,其突变可引起 FSGS 和弥漫性系膜硬化(diffuse mesangial sclerosis, DMS)。此外,ACTN4、MYH9 等足细胞骨架相关分子突变也可与 FSGS 密切相关。

【临床表现】

在过去二十年中,FSGS 发病率有所增长,从低于 10%上升到约 25%。

本病临床表现无特异性,所有年龄均可发病,但多数发病年龄在 25~35 岁,男性高于女性,黑种人多见。

所有患者均有不同程度的蛋白尿,50%可表现为肾病综合征,半数以上患者有血尿,多为镜下血尿,偶有肉眼血尿。约 1/3 患者有不同程度的肾功能不全,1/3 患者可有高血压。

成人和儿童 FSGS 临床表现有所不同,儿童蛋白尿多见,成人高血压多见。

【实验室检查】

尿常规检查可有血尿、蛋白尿,血清蛋白均有不同程度下降,可有不同程度的肾功能异常,血清补体一般正常,免疫球蛋白可降低。

【诊断与鉴别诊断】

由于 FSGS 病变呈局灶节段分布的特点,所以容易漏诊,并且应注意除外其他肾小球疾病引起的类似病理改变。FSGS 早期，病变多局限于皮髓交界区，因而肾活检常因穿不到该部位而误诊为肾小球轻微病变，对于经正规糖皮质激素治疗无效的患者应警惕 FSGS 早期可能，必要时重复肾活检。确诊 FSGS 后，还应注意排除继发因素。

【治疗】

大剂量长期激素治疗是 FSGS 的主要治疗。初始用泼尼松 60mg/(m^2·d)，最多用到 80mg/d，建议初始大剂量泼尼松使用至少 4 周，如果能耐受，为达到缓解，可持续 16 周或直至完全缓解，缓解后缓慢减量。对于复发患者，重复激素疗程可能再次达到缓解，需延长疗程(>6 个月)。对于频繁复发的激素依赖性患者，可加用环孢素(CsA)。大剂量激素可达缓解，但有些患者不能耐受口服泼尼松，可换用静脉用甲泼尼龙 30mg/(kg·d)，最大剂量为 1g，隔日 1 次。

激素抵抗性患者，加用环磷酰胺或 CsA、他克莫司(普乐可复、FK506)，可能会有一定效果。一般常用 CsA 剂量为 5~6mg/(kg·d)口服，大部分患者于 1 个月内起效，但 75%的患者在减量或停用时复发；若 4~6 个月后仍无反应，应予停药。对于慢性肾功能不全及已有严重小管间质病变的 FSGS 患者，CsA 可加快其进展，应慎用。肾功能异常者起始剂量宜为 2.5mg/(kg·d)，血肌酐在 2.5mg/dl(221μmol/L)以上者忌用，通常在 CsA 治疗获得缓解后 12 个月以上缓慢减量，以减少复发。FK506 常用于 CsA 治疗无效或依赖患者，建议剂量为 0.05mg/(kg·d)。吗替麦考酚酯(MMF)对部分激素或 CsA 不敏感的 FSGS 患者可能有效果，建议剂量为 750~1 500mg/d，分 2 次口服。

ACEI/ARB 能改善 FSGS 的肾脏病症，且远期预后良好，因此该治疗应在其他抗炎及免疫抑制疗法基础上使用，即使其有高钾血症、减少肾小球滤过率等不良反应，仍应酌情使用。

【病程与预后】

FSGS 患者一般总体预后相对较差，约半数患者在 10 年内发展为 ESRD。

与预后有关的因素有：蛋白尿程度、发病时肾功能、病理中的慢性病变、肾病综合征是否缓解、病理类型，尖端型 FSGS 患者长期预后一般好于其他类型 FSGS，其次是门周型和 NOS 型，而细胞型和塌陷型预后最差。不足 5%的原发性 FSGS 可自发性缓解。

推荐阅读

ROVIN B, CASTER D, CATTRAN D, et al. Management and treatment of glomerular diseases(part 2): conclusions from a Kidney Disease: Improving Global Outcomes(KDIGO) Controversies Conference[J]. Kidney Int, 2019, 95(2): 281-295.

第十节　膜性肾病

俞小芳　刘　红

膜性肾病(membranous nephropathy, MN)是成人肾病综合征的主要病因，系抗体介导，特征性表现为肾小球上皮侧免疫复合物沉积，引起足细胞亚致死性损伤和肾小球滤过屏障破坏，最终导致蛋白尿和肾病综合征的其他表现。在发达国家，75%的 MN 为原发性膜性肾病(primary membranous nephropathy, PMN)，系器官特异性的自身免疫疾病，其余则为继发性，如继发于恶性肿瘤、感染、系统性的自身免疫病和药物等。本节主要介绍 PMN。

【病因与发病机制】

目前认为 PMN 是一种自身免疫性肾小球疾病，即原位免疫复合物沉积于肾小球基底膜的上皮侧，导致免疫损伤和炎症。相反，继发性 MN 是循环免疫复合物沉积于肾小球基底膜所致。补体与原位免疫复合物中的抗体结合，通过形成膜攻击复合物导致足细胞亚急性损伤、复杂的细胞骨架破坏和足细胞裂孔膜丢失等，最终导致显性的非选择性蛋白尿。损伤的足细胞也可分泌细胞外基质包绕在免疫复合物周围，病理学上表现为基底膜增厚和钉突形成。

近 10 年来，得益于分子生物学技术的进步，PMN 两个自身抗原足细胞抗原 M 型磷脂酶 A_2 受体(M-type phospholipase A_2 receptor, PLA_2R)和 1 型血小板反应蛋白 7A 域(thrombospondin type-1 domain-containing 7A, THSD7A)被发现，使得人们对于 PMN 的认识和研究进入了一个崭新的时代。约 80%的 PMN 患者自身抗原为 PLA_2R 和 THSD7A，但目前仍有 20%的 PMN 尚未确认对应的自身抗原。

(一) PLA_2R　2009 年 Beck 等采用肾小球微切割、代谢组学和高通量等技术，发现 70%~75%成人 PMN 的自身抗原为 PLA_2R，这些患者的血清中存在抗 PLA_2R 的自身抗体，且主要为 IgG4 亚型。PLA_2R 是甘露糖受体家族成员，主要表达于人的肾脏、甲状腺唾液腺的上皮细胞中。在人肾脏中 PLA_2R 仅表达于足细胞，主要亚型为 PLA_2R1，主要作用包括对基底膜滤过的小分子物质的解毒作用、大分子物质的内吞作用及维持有丝分裂后足细胞结构等。

(二) THSD7A　2014 年 Tomas 等在自身抗原非 PLA_2R 的成人 PMN 患者中找到了 PMN 的第二种自身抗原 THSD7A，3%~5%的成人 PMN 自身抗原为 THSD7A。它在人肾小球内也仅表达于足细胞，与 PLA_2R 有类似的分子结构，系跨膜的大分子糖蛋白，识别该抗原的自身抗体也主要是 IgG4 亚型。

(三) 其他

1. megalin　人们对 PMN 发病机制的了解源于大鼠 Heymann 肾炎模型，20 世纪 70 年代后期研究者就在该模型中发现足细胞表面分子 megalin 为肾小球基底膜上的自身抗原。但这一结论现已被否定，缘于 megalin 在人类足细胞并不表达，且 Heymann 肾炎肾小球中沉积的 IgG 抗体很容易激活补体经典途径，但人类 PMN 中沉积的 IgG 主要为 IgG4 亚型，它不能激活补体经典途径。

2. NEP　2002 年 Debiec 发现新生儿 PMN 的自身抗原为足细胞中性内肽酶(neutra lendopeptidase, NEP)。该基因在母体内发生筛除突变，在前一胎受孕流产后母体血清中产生了抗 NEP 自身抗体，在第二胎妊娠后该抗体通过胎盘作用于新生儿肾小球基底膜的 NEP，形成原位免疫复合物导致新生儿 PMN。

【病理】

早期肾脏肿大、苍白，慢性肾衰竭晚期肾脏大小仍正常或略小。光镜和电镜下病理特点为上皮下免疫复合物沉积及基底膜增厚与变形。PMN 的免疫复合物只分布在毛细血管袢而不分布在系膜区，一般无内皮或系膜细胞增生；而继发性 MN 由循环免疫复合物引起，免疫复合物除分布于毛细血管袢外，还可在系膜区沉积。免疫荧光检查可见 IgG、C3 呈细颗粒状弥漫性沉积于肾小球毛细血管袢。为鉴别原发和继发性 MN，需常规进行 PLA_2R 抗原和 IgG 亚型染色，其中 PLA_2R 和 IgG4 阳性提示 PMN 可能，而继发性 MN 主要是 IgG1 和 IgG2 阳性，PLA_2R 阴性。有报道 MN 合并结节病和丙型肝炎的患者肾穿刺标本中仍可见 PLA_2R 阳性染色，认为这仍是 PLA_2R 相关的 PMN 同时合并了肝炎病毒血清学阳性或肿瘤。但 SLE 所致的 MN 一般 PLA_2R 阴性，如出现 C1q 阳性，也提示继发可能，特别是与 SLE 有关。肾间质可见以淋巴细胞为主的细胞浸润，其程度与肾病综合征和肾功能减退程度明显相关。

根据光镜、免疫荧光和电镜所见，本病可分为四期（表 17-7-10-1）。研究发现，上皮下免疫复合物颗粒小、基底膜无明显增厚，多提示临床症状明显、免疫活动；而在基底膜明显增厚的 MN 后期，免疫活动多已静止。因此，免疫荧光和电镜在 MN 的价值尤为重要。

表 17-7-10-1　膜性肾病的病理分期

分期	光镜	免疫荧光	电镜
Ⅰ期	节段分布的细小的上皮下嗜复红物，未见“钉突”	IgG 及 C3 沿基膜颗粒状分布	上皮下电子致密物小，形态不规则，稀疏分布，基膜致密层正常，钉突不明显，壁层上皮细胞改变明显
Ⅱ期	肾小球毛细血管袢基膜弥漫均匀一致性增厚，上皮侧“钉突”形成，弥漫分布	免疫复合物呈颗粒状弥漫分布于基膜上皮侧，继发性膜性肾病如 SLE 时，系膜区免疫复合物沉积不仅包括免疫球蛋白和补体，而且强度明显大于上皮侧	上皮侧电子致密物及钉突显而易见，其大小、形态多较规则，均匀一致分布。脏层上皮细胞足突融合，系膜区尚属正常
Ⅲ期	肾小球毛细血管袢基膜明显增厚，“钉突”较大，多数区域融合连接成片	肾小球毛细血管袢上皮侧沉积物体积增大，散在分布，逐渐融合于基膜之中，废弃的肾小球中也可见阳性的免疫球蛋白和补体	肾小球基膜致密层明显增厚，外侧缘（上皮侧）不规则，增厚的致密层中及上皮侧仍可见电子致密物。脏层上皮细胞足突融合，微绒毛化均较Ⅱ期明显
Ⅳ期	肾小球废弃增多，除肾小球基膜明显增厚外，袢腔变狭窄	同Ⅲ期	致密层明显增厚，被包绕至膜中的电子致密物有的已开始溶解，出现透亮区

【临床表现】

PMN 可见于任何年龄，以成人多见，发病高峰为 50～60 岁，儿童不常见，男女比例为 2∶1，占成人肾病综合征的 20%～40%，在原发性肾小球疾病中约占 10%。起病隐匿，少数有前驱感染史。15%～20% 以无症状性蛋白尿为首发症状，80% 表现为肾病综合征。蛋白尿为非选择性。30%～50% 成人患者有镜下血尿，肉眼血尿罕见。早期血压多正常，随病程进展，约 50% 的患者出现高血压，可随肾病缓解而恢复正常。80% 有不同程度水肿，重者可有胸腔积液和腹水等浆膜腔积液。本病早期肾功能多正常，约 30% 缓慢进展为慢性肾功能减退，部分进入终末期肾病，需要透析或移植治疗。

PMN 易合并静脉血栓，发生率报道差异颇大，可能与各报道中患者的病情、诊断血栓的方法不同有关。血栓形成可见于任何部位，但以肾静脉血栓相对多见，为 4%～52%。急性肾静脉血栓形成表现为突然出现的腰痛，伴肾区叩击痛，尿蛋白突然增加，常出现肉眼血尿、白细胞尿和高血压，超声检查见病侧肾脏增大。双侧肾静脉血栓形成可致少尿和 AKI。慢性肾静脉血栓形成表现为肾病综合征加重，并出现肾小管功能损害表现，如肾性糖尿、氨基酸尿和肾小管性酸中毒等。同位素肾图及 CT 亦有助于诊断，确诊需做肾静脉造影。肺、脑、心和下肢等部位血栓可有相应表现，需特别警惕栓子脱落可导致猝死。

部分患者可合并抗肾小球基底膜型新月体肾炎，可能由于基底膜受损引起膜抗原裸露或释放，导致抗基底膜抗体形成，血清中可能检测到抗基底膜抗体和抗中性粒细胞抗体。因此，如果病情稳定的患者出现迅速的肾功能减退和快速进展性肾炎样表现，应高度警惕合并此症的可能。

【实验室检查】

（一）常规检查　蛋白尿是膜性肾病最显著的特点，80% 以上的患者尿蛋白大于 3g/d，部分患者甚至可大于 20g/d。血脂蛋白升高，常见 LDL 和 VLDL 升高。部分患者有镜下血尿。发病时肾功能正常或仅轻度减退。补体 C3 和 C4 水平常正常，在一些活动性膜性肾病患者，尿中可检测出膜攻击复合物 C5b-9，病变静止时其排出减少而检测不出。膜性肾病患者有高凝倾向，血纤维蛋白原升高，循环中前凝血因子升高，抗凝因子如抗凝血酶Ⅲ降低。静脉血栓形成时，静脉造影、Doppler 超声和磁共振检查可发现栓子。

继发性膜性肾病，行乙型肝炎病毒标志物、丙型肝炎病毒（hepatitis C virus，HCV）抗体、抗核抗体（ANA）、抗双链 DNA（SLE 标志）、补体 C3 和 C4 及冷球蛋白等检查可能有阳性发现。部分患者抗肾小球基底膜抗体和抗中性粒细胞胞质抗体可阳性，肿瘤相关性者检查胸部 X 线片、结肠镜、大便隐血、女性乳房 X 线照相等，肿瘤标志物如癌胚抗原（carcinoembryonic antigen，CEA）和前列腺特异性抗原（prostate specific antigen，PSA）等可能有阳性发现。

（二）血清抗 PLA_2R 抗体 血清抗 PLA_2R 自身抗体目前已成为成人 PMN 诊断、原发和继发的鉴别诊断、疾病活动度监测和指导药物治疗有前景的标志物。在诊断方面，血清抗 PLA_2R 抗体阳性对 PMN 诊断的特异性大于 99%，敏感性为 75%～80%，即使血清抗 PLA_2R 抗体阴性的患者，依然有 20%～25%的可能为 PMN。在鉴别诊断方面，对于肾活检提示为 MN，且没有临床和实验室证据支持继发性 MN，如血清抗 PLA_2R 抗体阳性，则肿瘤相关性 MN 的危险将减少 92%；相反，对于抗体阴性的患者，约 37%的患者将在肾活检后被诊断为肿瘤和肿瘤相关性膜性肾病；如肾组织和血清学 PLA_2R 双阴性的患者，则更加提示肿瘤继发 MN 的可能。在疾病活动度监测方面，对于肾活检标本 PLA_2R 阳性的患者，低水平甚至阴性的血清 PLA_2R 高度提示 MN 自发缓解的可能。但界定血清抗 PLA_2R 滴度高低没有绝对数值，而随访同一患者抗体滴度的动态改变对监测病情活动度更有意义，如抗体滴度下降甚至消失，即为“免疫缓解”，平均 3～6 个月后将出现临床缓解。在指导药物治疗方面，有研究认为如抗体滴度较前明显升高，提示需免疫抑制治疗；如滴度稳定，则可考虑调整免疫抑制剂的剂量；对于滴度下降 90%以上的患者，则可停用免疫抑制治疗。

【诊断与鉴别诊断】

成人以大量蛋白尿尤其是以肾病综合征为主要表现者，应疑及本病，确诊靠肾脏病理学检查。对于血清抗 PLA_2 R 抗体阳性的慢性肾脏病患者，如果病情较轻或者肾穿刺风险较大者，可以不做肾穿刺而临床诊断膜性肾病；但若要给予患者免疫抑制治疗，则建议先行肾穿刺明确病理诊断。此外，早期膜性肾病应与轻微病变或局灶性肾小球硬化鉴别，有时在光镜下不能区别，需电镜检查区分。

PMN 诊断之前必须除外继发性因素，如肿瘤、SLE、乙型肝炎病毒感染和药物等（表 17-7-10-2），可以通过常规的实验室检查，特别是结合肾活检 PLA_2R 染色和血清 PLA_2R 抗体检测，综合诊断 MN 为原发或继发。

此外，无论是初诊还是复诊的 MN 患者，都要警惕是否存在合并症。如临床上出现急性腰腹痛，难以解释的血尿、蛋白尿增加，AKI 伴单或双侧肾体积增大等应高度怀疑肾静脉血栓形成，并作影像学检查确诊。

表 17-7-10-2 继发性膜性肾病病因

病因	举例
感染	HBV、HCV、HIV、寄生虫、麻风病、梅毒、棘球蚴病（又称包虫病）、肉状瘤
恶性肿瘤	实体瘤
自身免疫性疾病	SLE、甲状腺炎、糖尿病、类风湿关节炎、Sjögren 综合征、皮肌炎、混合型结缔组织病、强直性脊柱炎、腹膜后硬化、移植物抗宿主疾病、抗 GBM 病、ANCA 相关性血管炎、IgA 肾病、IgG4 肾病
药物和毒素	NSAIDS、环氧合酶 2（Cox2）抑制剂、金制剂、青霉胺、布西拉明、卡托普利、丙磺舒、三甲双酮、氯吡格雷、锂、汞、甲醛、烃类化合物
同种免疫病	膜样肾小球病变伴隐匿性 IgG-κ 沉积、移植物性葡萄球菌病、自体干细胞移植肉瘤、移植物肾病

【治疗】

（一）保守治疗

1. 一般治疗 严重肾病综合征患者需要休息，限水限钠。对无明显肾功能损害者蛋白质摄入以 1～1.5g/（kg·d）为宜，必要时适当静脉输入白蛋白增进利尿。同时，保证足够的热量摄入。

2. ACEI/ARB 控制血压在 125/75mmHg，定期随访肾功能和电解质。

3. 抗凝 对于血清白蛋白<25g/L 的患者，若出血风险低，建议使用华法林抗凝；若出血风险高，则使用阿司匹林治疗。新型口服抗凝药物利伐沙班出血风险小，也不需监测凝血功能，可考虑试用于 PMN 的预防性抗凝治疗。对于血清白蛋白 25～32g/L 的患者，若血栓风险较高，也可使用阿司匹林抗凝。

4. 降脂 对于高脂血症的患者，建议使用他汀类药物降脂治疗。

（二）免疫抑制治疗

1. 时机 对于表现为肾病综合征的患者，糖皮质激素及免疫抑制剂的使用时机仍存争议。2012 年 KDIGO 发布的 PMN 治疗指南指出，对于表现为肾病综合征并至少具备以下条件之一的患者，才考虑使用免疫抑制：①经过至少 6 个月的降压和降蛋白（ACEI/ARB 治疗）观察期内，尿蛋白持续超过 4g/d，且维持在基线水平 50%以上，无下降趋势（1B）；②存在与肾病综合征相关的严重、致残或威胁生命的临床症状（1C）；③在确诊后 6～12 个月内血清肌酐（SCr）升高≥30%，但 eGFR 不低于 25～30ml/（min·1.73m²），且上述改变非肾病综合征并发症所致（2C）；④对 SCr 持续>309.4μmol/L［eGFR<30ml/（min·1.73m²］及肾脏体积明显缩小（长径<8cm）

者，或同时存在严重或潜在的威胁生命的感染患者，建议避免使用免疫抑制治疗（未分级）。2012 年 KDIGO 指南 PMN 治疗流程见图 17-7-10-1。

近年来，以血清抗 PLA_2R/THSD7A 抗体滴度水平界定 PMN 免疫活动程度从而指导免疫抑制治疗被逐渐接受。图 17-7-10-2 为 Couser 2017 年提出以血清抗 PLA_2R/THSD7A 抗体滴度指导 MN 临床诊治的流程。

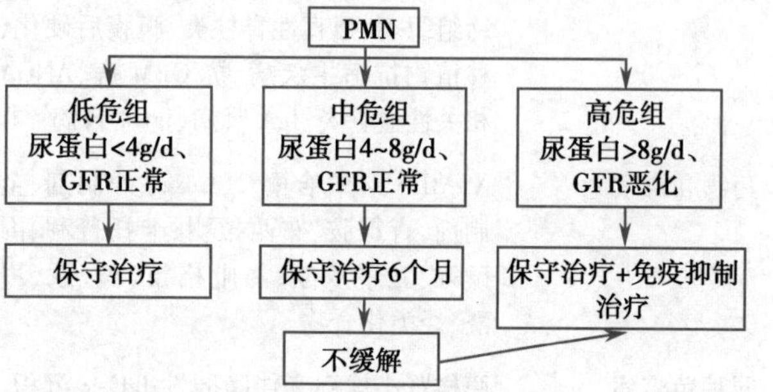

图 17-7-10-1　2012 年 KDIGO 指南 PMN 治疗流程

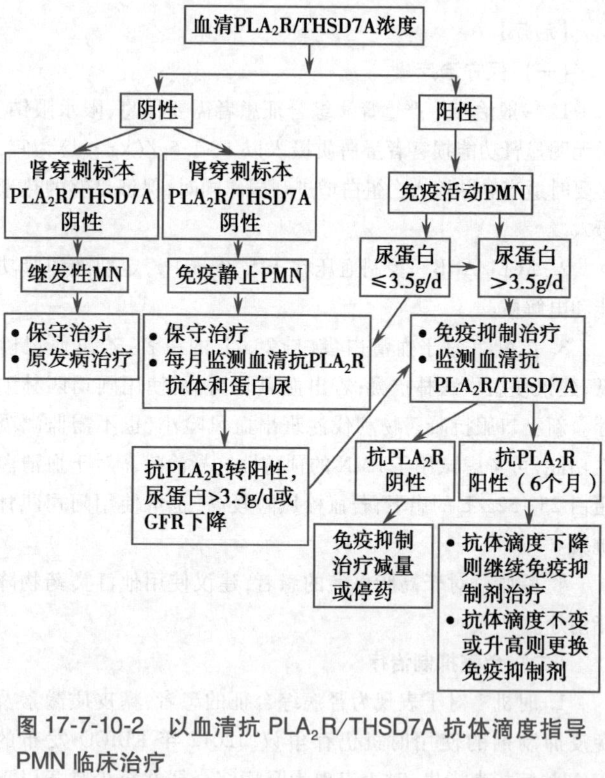

图 17-7-10-2　以血清抗 PLA_2R/THSD7A 抗体滴度指导 PMN 临床治疗

2. 药物选择

（1）细胞毒性药物：2012 年 KDIGO 指南推荐的 PMN 初始治疗方案是细胞毒性药物。推荐使用改良的 Ponticelli 方案：第 1、3、5 个月的第 1~3 天，甲泼尼松龙每天静脉滴注 1g，连续 3 天，继以泼尼松 0.5mg/（kg·d）晨顿服，连用 27 天；第 2、4、6 个月每天口服 CTX 2.0~2.5mg/kg。该方案的复发率为 20%~30%。如复发，最多可再重复使用 1 次上述初始治疗方案。但在 2020 年 KDIGO 指南（草稿）推荐中，考虑到 CTX 致癌性等严重不良反应，CTX 不再作为 PMN 的初始治疗方案，仅在有严重肾衰竭高危患者中考虑使用 CTX。

（2）钙调磷酸酶抑制剂（CNI）：包括环孢素 A（CsA）和他克莫司（FK506）两类。该方案是 2012 年 KDIGO 指南推荐的 PMN 次选治疗方案，而在 2020 年 KDIGO 指南（草稿）中被列为重度 PMN 的首选治疗方案。CNI 可以联合小剂量泼尼松治疗，或者单独使用 CNI 治疗。该方案中 CsA 剂量为 3.5~5mg/（kg·d），分 2 次口服，间隔 12 小时，目标血药浓度为 120~200μg/L；FK506 剂量为 0.05~0.075mg/（kg·d），分 2 次口服，间隔 12 小时，目标血药浓度为 3~5μg/L；小剂量联合的泼尼松剂量为 0.15mg/（kg·d）。若 CNI 治疗 6 个月无效，建议停止使用；若达到完全或部分缓解，且无 CNI 相关肾毒性发生，建议在 4~8 周内将 CNI 剂量减至初始剂量的 50%，总疗程至少 12 个月。CNI 治疗后 PMN 的复发概率为 40%~50%。

（3）利妥昔单抗（rituximab）：采用抗 CD19/20 单克隆抗体利妥昔单抗可以通过去除 B 细胞，从而抑制 PMN 自身抗体的产生，实现免疫缓解。包括 2019 年 MENTOR 研究在内的多个 RCT 研究结果提示，利妥昔单抗对 PMN 的治疗效果与 CTX 或 CNI 相当，但药物不良反应明显减少。经典的治疗方案为每周静脉注射 1 次，375mg/m^2，连续 4 次；部分研究也采用单次静脉注射 1 000mg，间隔 15 天再注射 1 次，共 2 次。在 2020 年 KDIGO 指南（草稿）中，利妥昔单抗与 CNI 被并列推荐为重度 PMN 的首选治疗方案。

（4）其他：MMF 单药治疗 PMN 被证明是无效的，但对于难治性的 PMN 可尝试与其他免疫抑制剂联合用药。促肾上腺皮质激素（ACTH）治疗 PMN 的剂量为单次肌内注射 1mg，每周 2 次，共 1 年。少数小样本 RCT 研究提示，ACTH 单药治疗对 PMN 的疗效与 CTX 相当。但 ACTH 价格昂贵，且研究相对较少，目前它在 PMN 药物治疗中的作用尚未被肯定。

【预后】

MN 自然病程不可预见。1/3 的患者即使初始存在大量蛋白尿，数年后仍可以发生自发缓解。其余部分患者可能持续存在蛋白尿，而肾功能减退不明显。但仍有部分患者持续存在大量蛋白尿，且肾功能进行性下降，并最终进展为 ESRD，或并发深静脉血栓等肾病综合征并发症。持续大量蛋白尿、就诊时肾功能减低、老年男性、病理Ⅲ~Ⅳ期提示预后不佳，有严重并发症者亦差。

推荐阅读

1. COUSER W G. Primary membranous nephropathy[J]. Clin J Am Soc Nephrol，2017，12(6)：983-997.

2. FERNANDO C，GERALD B，SEAN J，et al. Rituximab or cyclosporine in the treatment of membranous nephropathy[J]. N Engl J Med，2019，381(1)：36-46.

第十一节　IgA 肾病

刘　红　丁小强

IgA 肾病(IgA nephropathy,IgAN)是指免疫球蛋白 A 在肾小球系膜区异常沉积所导致的慢性肾小球肾炎,病理上表现为系膜增生,系膜区以 IgA 为主的免疫复合物沉积。它是我国最常见的原发性肾小球疾病,占肾活检中原发性肾小球疾病的 30%~50%,并且有上升趋势。IgA 肾病主要累及青年人,发病高峰为 20~30 岁,5%~25%的患者确诊后 10 年内进入终末期肾病(end stage renal disease,ESRD),15%~40%的患者 20 年内进展至 ESRD,是导致我国 ESRD 最重要的疾病。IgA 肾病最主要的临床表现为肉眼血尿或镜下血尿,伴不同程度的蛋白尿,病情呈慢性进行性发展。少数患者也可表现为快速进展性肾小球肾炎,甚至起病时就伴有高血压或肾功能减退。IgA 肾病组织病理学主要表现为不同程度的系膜增生,可伴有其他多种病变,如肾小球球性或节段硬化、新月体、袢坏死和血管病变等。由于 IgA 肾病临床及病理表现多样,其预后也完全不同,治疗必须结合临床表现和病理特征,制订个体化治疗方案。

【病因与发病机制】

IgA 肾病是免疫复合物性肾炎,其发病与免疫、遗传等因素有关。

1. 免疫发病机制　IgAN 是由于循环免疫复合物在肾小球系膜区异常沉积,激活补体替代途径所致。目前用多重打击(multi-hit pathogenesis)学说阐述其发病机制(图 17-7-11-1)。第一重打击为具有遗传背景的患者黏膜表面感染,启动天然防御反应时,机体产生半乳糖基化异常的 IgA1 分子(Gd-IgA1),这是致 IgAN 的关键原因。IgA1 分子重链的两个恒定区之间有一个独特的铰链结构,可结合 3~5 个 O 聚糖链。IgA1 分子 O 聚糖链半乳糖基化异常致使 O 聚糖链半乳糖缺失。第二重打击为识别 Gd-IgA1 分子的抗体形成。第三重打击为 Gd-IgA1 自身聚合或作为自身抗原与体内的抗 Gd-IgA1 分子的抗体结合,形成免疫复合物,在血循环中含量增加;异常的免疫复合物通过毛细血管窗孔和基底膜沉积在肾小球系膜区,使系膜基质增多,激活补体、细胞因子和化学趋化因子;第四重打击为系膜细胞增生和细胞外基质合成增多导致肾小球炎症和肾损伤。

2. 遗传因素　IgA 肾病发病率随种族和地理分布而不同,部分具有家族聚集现象,表明遗传因素在 IgA 肾病的发病机制中起重要作用。IgA1 糖基化异常具有遗传性。目前越来越多的研究专注于寻找 IgA 肾病的致病基因。通过家族性 IgA 肾病基因组连锁分析显示,IgA 肾病与染色体 6q22-23(IGAN1)、4q26-31(IGAN2)和 17q12-22(IGAN3)连锁,但是在这三个候选位点中并未找到 IgAN 易感基因。英国学者用基因组关联分析法(Genome-wide Association Study,GWAS)发现,在染色体 6pMHC 区域有强关联信号,最强的关联信号在 DQ 位。对 1 194 例中国汉族人 IgA 肾病的研究发现 5 个关联位点,3 个在主要组织相容复合物(MHC)区域,另外 2 个分别是染色体

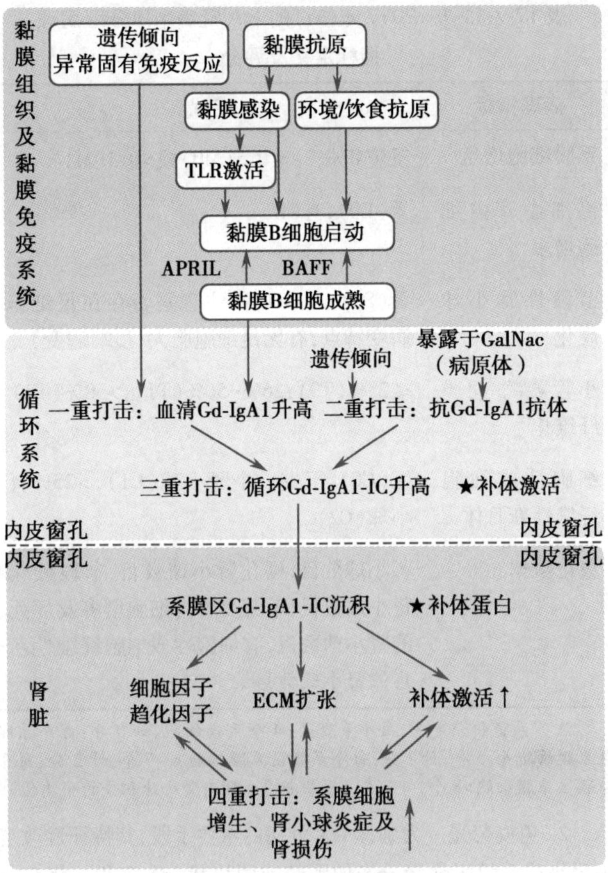

图 17-7-11-1　IgA 肾病发病机制

BAFF. 淋巴细胞激活因子;APRIL. 增殖诱导配体;IC. 免疫复合物;ECM. 细胞外基质。

1q32 和 22q12 的 CFHR1 和 CFHR3 缺失。

【病理】

1. 光镜　IgA 肾病的病理表现多样,所有免疫复合物介导的增生性肾小球肾炎的肾组织病理改变都可以出现在 IgA 肾病中,但以系膜增生为其最主要和核心的病变。肾活检时,IgA 肾病通常表现为局灶或弥漫系膜增生或增生性肾小球肾炎,一些患者光镜下可仅表现为轻微病变,也有部分患者表现为进展性病变,出现新月体,偶也可见慢性的硬化性病变。

2009 年国际 IgA 肾病协作组发表了 IgA 肾病的牛津分型,肾活检标本必须有 8 个以上的肾小球,以系膜细胞增生(M)、节段性肾小球硬化(S)、毛细血管内增生(E)、肾小管萎缩/间质纤维化(T)4 项指标(MEST)作为病理参数评价 IgA 肾病。2017 年修订的牛津分型中继续沿用上述指标,但增加了新的内容(表 17-7-11-1):①对于节段性肾小球硬化(S),需注意是否存在足细胞病变特点(有无足细胞肥大/顶端病变)。②增加了新月体评分指标(C):C0,为肾小球无新月体形成;C1,至少 1 个肾小球存在细胞性或细胞纤维性新月体;C2,>25%的肾小球存在细胞性或细胞纤维性新月体。③进一步证实 M、S、T 是影响预后的因子,但只有 T 可以持续独立预测肾脏预后,未应用免抑制剂的患者,E 可以预测预后。④紫癜性肾炎并不建议用 MEST 指标。

表 17-7-11-1 2017 年修订的 IgA 肾病牛津分型病理指标定义及评分

病理指标	定义
系膜细胞增生	系膜积分*：≤0.5(M0)或>0.5(M1)
毛细血管内细胞增多	无(E0)，有(E1)
节段性肾小球硬化	无(S0)，有(S1，需注意是否存在足细胞病变特点，有无足细胞肥大/顶端病变)
小管萎缩/间质纤维化	≤25%(T0)，26%-50%(T1)，>50%(T2)
细胞性或细胞纤维性新月体	无(C0)，至少一个肾小球(C1)，>25%肾小球(C2)
量化数据	肾小球数目，硬化肾小球数目，节段硬化肾小球数目，毛细血管内细胞增多及坏死的肾小球数目，有细胞性或细胞纤维性新月体肾小球数目

注：*系膜积分定义：每个系膜区<4 个系膜细胞，计 0 分；每个系膜区系膜细胞 4~5 个，计 1 分；每个系膜区系膜细胞 6~7 个，计 2 分；每个系膜区系膜细胞>8 个，计 3 分。系膜积分是所有肾小球积分的平均值。

2. 免疫荧光 为确诊 IgA 肾病的重要手段，其特征性改变为肾小球系膜区弥漫分布的颗粒或团块状 IgA 沉积。将荧光强度分为 0~4+，则 IgA 的平均沉积强度为 3+、IgM 和 IgG 的沉积率分别约为 84%和 62%，但平均沉积强度为 1+。几乎所有患者均有 C3 沉积，罕见 C1q 和 C4 沉积。

3. 电镜 可见系膜细胞增生、基质增多，系膜区伴有高密度电子致密物沉积。病变严重的尚可见基底膜增厚、系膜插入、基底膜溶解乃至断裂等改变。呈现大量蛋白尿或肾病综合征的 IgA 肾病，可见上皮细胞足突融合和微绒毛形成。

【临床表现】

40%~50%患者起病时表现为单纯镜下血尿或肉眼血尿。其中约 50%患者的肉眼血尿发生在上呼吸道感染后数小时至 2 日内，少数于胃肠道或尿道感染后发生。肉眼血尿可持续数小时至数日，个别达 1 周。30%~40%表现为无症状持续或间歇性镜下血尿，伴或不伴蛋白尿，常于健康体检或其他疾病就诊时被发现。另有约 5%者表现为肾病综合征，病理表现常为弥漫性系膜增生。不到 10%的患者表现重度急性肾损伤，主要由于肾小球病变严重（新月体形成）或大量血尿致肾小管或输尿管堵塞而引起。约 10%患者确诊时已有肾功能减退，尤其是确诊时年龄较大的患者。高血压常见，尤其是就诊较晚或年龄较大的患者，但在儿童仅占 5%，少数出现恶性高血压。

实验室检查：尿检示血尿和/或蛋白尿，部分见红细胞管型，尿相差显微镜异形红细胞增多，提示为肾小球源性血尿。部分患者血清 IgA 升高，与病情活动无关，血补体成分大致正常。

【诊断与鉴别诊断】

IgA 肾病的诊断包括病理诊断和病因诊断。于上呼吸道感染的同时或 1 周内出现肉眼血尿、镜下血尿和/或蛋白尿，应考虑 IgA 肾病的可能，但需与紫癜性肾炎等继发性肾小球肾炎，以及急性链球菌感染后肾炎、其他病理类型的慢性肾小球肾炎急性发作、新月体肾炎等鉴别。

IgA 肾病的确诊必须依靠肾活检免疫病理检查。病理诊断的要点包括：①IgA 或以 IgA 为主的免疫球蛋白在肾小球系膜区弥漫沉积；②光镜下主要表现为系膜增生。病理确诊后，应进行病因诊断和鉴别诊断。

【治疗】

因为 IgA 肾病病变表现极不均一，应根据患者临床指标、病理改变进行个体化治疗（图 17-7-11-2）。

（一）疾病评估 对所有确诊的 IgA 肾病患者，治疗前均须进行下列 3 个方面的评估：①排除继发性因素；②在诊断时和随访中评估尿蛋白、血压和 eGFR，判断疾病进展的风险；③根据病理改变评估预后。

（二）非免疫抑制剂治疗

1. 对于尿蛋白>1.0g/24h 的 IgA 肾病患者，推荐长期应用 ACEI 或 ARB 治疗，并根据血压调整 ACEI 或 ARB 的剂量。

2. 对于尿蛋白波动在 0.5~1g/d［儿童 0.5~1g/(d·1.73m²)］的 IgA 肾病患者，建议应用 ACEI 或 ARB 治疗。

3. 可上调 ACEI 或 ARB 剂量至患者最大耐受程度，以期达到尿蛋白<1.0g/d。

4. 鱼油 对于经 3~6 个月合适的支持治疗（ACEI 或 ARB 治疗，血压控制良好），eGFR>50ml/(min·1.73m²)而尿蛋白≥1g/d 的患者，可以应用鱼油治疗。

5. 对于尿蛋白<1g/d 的 IgA 肾病患者，应控制血压<130/80mmHg，而对于尿蛋白>1g/d 的患者，血压应<125/75mmHg。抗血小板药物和扁桃体切除术对 IgAN 的疗效尚无一致结论，故不建议常规应用。

（三）糖皮质激素治疗 2012 年 KDIGO 指南指出，对于经 3~6 个月合适支持治疗（ACEI 或 ARB 治疗，血压控制良好），GFR>50ml/(min·1.73m²)、尿蛋白≥1g/d 的 IgA 肾病患者，可以接受为期 6 个月的糖皮质激素治疗。

糖皮质激素治疗 IgA 肾病的研究较多，但由于大多数研究为小样本或回顾性、非随机对照研究，各研究中患者的年龄、病情轻重均不一致，故研究结论不完全一致。近年 STOP-IgAN 研究（进展性 IgA 肾病，支持治疗与免疫抑制治疗的随机对照研究）中，患者随机分为支持治疗、单用激素治疗及激素序贯环磷酰胺及硫唑嘌呤治疗，结果提示，3 年后单纯激素治疗患者尿蛋白下降最多，激素联合免疫抑制治疗患者尿蛋白短暂下降，但对 eGFR 没有改善，还会产生感染等严重的不良反应。而合适的支持治疗患者肾功能下降较慢。另一项 TESTING 研究（激素治疗 IgA 肾病的全球评估研究），患者随机分为激素治疗

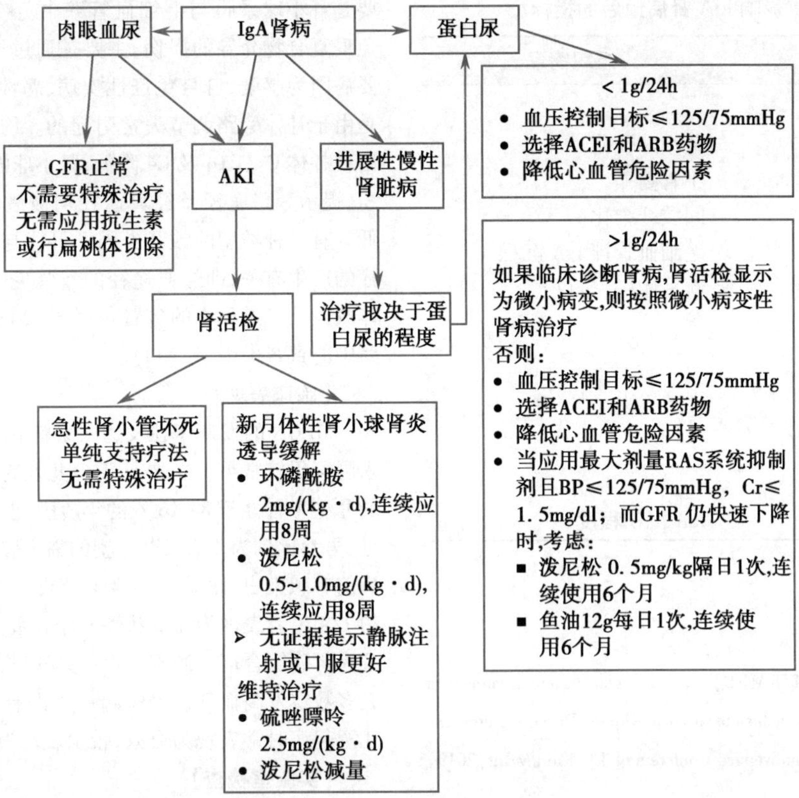

图 17-7-11-2　IgA 肾病的治疗

和安慰剂治疗,虽然激素治疗组 eGFR 下降或进入 ESRD 的风险降低 40%,但严重感染,包括致死性的肺孢子菌肺炎风险升高,因此该研究中期评估时就提前终止了。因此,对于 IgA 肾病患者,需要根据患者 eGFR 水平,评估治疗风险及治疗有效性,选择激素的应用。

(四) 免疫抑制剂　细胞毒性药物环磷酰胺(cyclophosphamide,CTX)和硫唑嘌呤治疗 IgA 肾病的研究大多入组人数太少,各研究在联合用药的设计、药物类别、治疗期和随访期均不同,基础肾功能和组织学特点亦不同,无法得出一致的结论。2015 年 Rauen 前瞻、随机、对照、开放标签的研究发现,对应用最大剂量或耐受剂量 eGFR>30ml/(min・1. 73m^2)者随机分为继续最大剂量或耐受剂量 RAAS 抑制剂治疗或糖皮质激素+CTX+硫唑嘌呤联合治疗,随访 3 年,虽然免疫抑制治疗者尿蛋白较单纯 RAAS 抑制剂治疗者显著降低,但肾功能并无改善,相反感染、肥胖、糖耐量异常等不良反应却更为常见。KDIGO 指南建议,除新月体型 IgA 肾病、肾功能快速减退的患者外,对 IgA 肾病患者不建议糖皮质激素联合环磷酰胺或硫唑嘌呤治疗。

环孢素、吗替麦考酚酯治疗 IgA 肾病的疗效目前仍无一致意见。利妥昔单抗主要是减少循环中 B 细胞,在小样本随机对照研究中,利妥昔单抗没有显著降 IgA 肾病患者蛋白尿,改善肾功能,相反不良反应增加,进一步说明 IgA 肾病主要是黏膜免疫异常。其他免疫抑制剂如他克莫司、来氟米特等都未取得肯定的疗效。

(五) 将来治疗　在 IgA 肾病患者黏膜免疫过程中,淋巴细胞激活因子(BAFF)、增殖诱导配体(APRIL)起重要作用,因此抑制 BAFF、APRIL 的单克隆抗体正在临床试验中;氯喹可以调节黏膜免疫,有报道治疗 IgA 肾病取得一定疗效。肠黏膜免疫异常参与 IgA 肾病的发病,肠道应用布地奈德可以降低 IgA 肾病患者蛋白尿,减少全身应用激素的不良反应。脾酪氨酸激酶抑制剂 fostamatinib、抑制补体系统的依库珠单抗、蛋白酶抑制剂硼替佐米等治疗 IgA 肾病的初步研究正在进行,有的已经完成。这些新型治疗措施疗效都需进一步的临床验证。

(六) 非典型 IgA 肾病的治疗

1. 对于临床表现肾病综合征,肾病理示微小病变伴有系膜区 IgA 沉积的患者,治疗同微小病变。

2. 急性肾损伤伴肉眼血尿　①急性肾损伤伴肉眼血尿,肾功能减退 5 天无改善,需重复肾活检;②肾活检若提示急性肾小管坏死伴红细胞管型,建议一般支持治疗。

3. 新月体型 IgA 肾病　参考新月体肾炎的治疗,建议应用激素和环磷酰胺。

【预后】

影响预后的临床指标主要是就诊时高血压、尿蛋白>1. 0g/d 和肾功能减退,随访中出现高血压且控制不良、持续尿蛋白>1. 0g/d。病理指标主要是出现明显的慢性化病变和小管间质病变(表 17-7-11-2)。

表 17-7-11-2 影响 IgA 肾病预后的指标

临床	组织病理
预后不良	
高血压	肾小球硬化
肾损伤	小管萎缩
严重蛋白尿	间质纤维化
高尿酸血症	毛细血管袢 IgA 沉积
重度肥胖	新月体(有争议)
先前症状持续时间	
预后良好	
再发的肉眼血尿	
对预后没有影响	
性别(有争议)	
血清 IgA 水平	IgA 沉积程度

推荐阅读

FLOEGE J,BARBOUR S,CATTRAN D,et al. Management and treatment of glomerular diseases(part 1):conclusions from a Kidney Disease:Improving Global Outcomes(KDIGO) Controversies Conference[J]. Kidney Int,2019,95(2):268-280.

第十二节 膜增生性肾小球肾炎

袁 敏 丁小强

膜增生性肾小球肾炎(membranoproliferative glomerulonephritis,MPGN)又称系膜毛细血管性肾小球肾炎(mesangiocapillary glomerulonephritis),约占原发性肾小球疾病的 10%,根据病因可分为原发性和继发性;根据病理特点可分为 3 型,即Ⅰ型、Ⅱ型(致密物沉积病)、Ⅲ型;最新的分类是根据发病机制分类,即免疫复合物介导性、补体介导性。本节讨论原发性 MPGN。

【病理】

以肾小球基底膜增厚、系膜细胞增生及系膜基质增多、毛细血管壁重构(系膜组织的插入和基底膜"双轨征"形成)为主要特点。光镜下可见弥漫性毛细血管壁增厚及内皮细胞增生,伴单核细胞和中性粒细胞浸润。系膜细胞和基质重度增生,并沿毛细血管内皮细胞间插入,毛细血管壁增厚。插入毛细血管壁的系膜基质与基膜有相似的染色,在嗜银染色下表现为双层或多层基膜图像,呈"双轨征"。系膜基质显著增加,毛细血管腔大部分闭塞,小叶结构呈分叶状。根据电镜下电子致密物沉积的部位可将 MPGN 分为三型:Ⅰ型内皮下和系膜区有致密物沉积;Ⅱ型毛细血管基膜致密层被大量呈带状分布的电子致密物取代,故又称电子致密物沉积病;Ⅲ型可见内皮下和上皮下致密物沉积,又可分为 Burkholder 亚型和 Strife and Anders 亚型

Ⅰ型最常见,占 80%;Ⅱ型和Ⅲ型分别占 13%和 7%左右。

【发病机制】

MPGN 的病因与发病机制目前认为与免疫学机制有关,主要是肾小球系膜与毛细血管壁中免疫球蛋白与补体的沉积。免疫复合物介导的损伤,主要是通过经典补体激活途径,其主要病因为感染、自身免疫性疾病、恶性疾病。补体介导的损伤是由于补体旁路调节失常引起的。约 3/4 的 MPGN 患者血中出现补体 C3、C1q 及 C4 降低,肾小球内有免疫球蛋白及补体沉积,提示旁路途径及经典途径均被激活而导致血中补体的降低。有三种类型的致肾炎因子可能与 MPGN 患者的低补体血症的产生有关,即经典途径的致肾炎因子(NFc 或 C4NeF)、补体放大反应过程中的致肾炎因子(NFa 或 C3NeF)以及终末通路中的致肾炎因子(NFt)。

【临床表现】

MPGN 的发病率在发达国家有下降趋势,但在低到中等收入国家仍较常见。主要见于少儿及青年。90%的Ⅰ型和 70%的Ⅱ型患者处于 8~16 岁的年龄段,小于 5 岁或大于 40 岁者少见,男女比例为 1.2:1。三型的临床表现相似,1/3 以上患者起病前有感染史,尤其上呼吸道感染。几乎所有患者均有血尿,约 1/4 患者表现为无症状性血尿和蛋白尿,至少一半的患者表现为肾病综合征。30%~40%起病时有高血压,随病情进展,绝大多数继发高血压。25%起病时即有肾功能损害,预后多差。儿童起病时常表现为血尿,较少表现为肾功能不全和高血压。

【实验室检查】

有肉眼或镜下血尿,30%的无症状蛋白尿,半数患者有肾病综合征,肾功能不全也常发生。低补体血症是 MPGN 的重要临床特征,Ⅰ型 MPGN,C3 降低或正常、C4 和 CH50 降低;Ⅱ型 MPGN,C3 降低、C4 正常、CH50 降低;Ⅲ型 MPGN,C3 降低、C4 正常、C5~C9 降低。

【诊断与鉴别诊断】

临床表现不具特征性,确诊依赖肾活检病理检查。在诊断为原发性 MPGN 前,首先需排除某些光镜下病理改变与 MPGN 相似的疾病(表 17-7-12-1),一般通过电子显微镜检查可加以鉴别。另外,需仔细排除继发性 MPGN(表 17-7-12-2),根据病史、体格检查、病毒血清学、血清肿瘤标志物及肾脏组织相关标志物可以鉴别。免疫复合物介导性 MPGN 应评估有无感染性疾病、自身免疫性疾病和单克隆丙种球蛋白病;补体介导的 MPGN 比免疫复合物介导的 MPGN 少见,应检查有无先天性或获得性补体旁路级联调节机制缺陷。鉴于 C3 肾小球疾病的认识以及免疫复合物介导的 MPGN 的多种原因,原发性 MPGN 现在是一个非常罕见的诊断,应积极寻找病因和潜在疾病。

表 17-7-12-1 光镜表现与膜增生性肾小球肾炎相似的疾病

异型蛋白血症:尤其是原纤维性肾小球肾炎,轻链肾病
血栓性微血管病:溶血尿毒症综合征,硬皮病,放射性肾病,恶性高血压
肝病中的肾小球硬化
感染后肾小球肾炎
"移植性"肾病
罕见疾病:Ⅲ型胶原肾病,C1q 肾病,脂蛋白肾病

表 17-7-12-2　膜增生性肾小球疾病的分类

特发性	继发性
Ⅰ型 Ⅱ型 Ⅲ型	感染： HBV、HCV、HIV 化脓性感染 感染性心内膜炎 分流性肾炎 疟疾 血吸虫肾病 风湿性疾病： SLE 硬皮病 干燥综合征 结节病 混合性原发性冷球蛋白血症伴或不伴丙型肝炎病毒感染 抗平滑肌综合征 恶性肿瘤： 肿瘤 淋巴瘤 白血病 轻链病和浆细胞病 先天性疾病： α_1 抗胰蛋白酶缺乏症 C2 或 C3 缺乏，伴或不伴脂肪代谢障碍

【治疗】

MPGN 的治疗建议见表 17-7-12-3。对于表现为肾功能减退的成人患者，可试用阿司匹林和/或双嘧达莫（75~100mg，每日 3 次）治疗 12 个月，有报道可改善组织学变化，若无效，则及时停药。虽然目前还没有充足的证据表明激素和免疫抑制剂对成人 MPGN 有效，但一般仍认为隔天使用低剂量激素可能对肾脏有保护作用。对于有肾病综合征或肾功能减退的患者，也可试用免疫抑制剂。

表 17-7-12-3　膜增生性肾小球肾炎（MPGN）推荐治疗策略

	病情分类	治疗建议
儿童	非肾病蛋白尿，且肾功能正常	每 3 个月随访 1 次
	中度蛋白尿（<3g/d），且肾功能正常	隔日泼尼松 40mg/m^2×3 个月
	肾病综合征或肾功能减退	隔日泼尼松 40mg/m^2（最大 80mg）×2 年，减量至隔日 20mg/m^2×（3~10）年
成人	非肾病蛋白尿，且肾功能正常	每 3 个月随访 1 次
	肾病综合征或肾功能减退	泼尼松加用或不加用细胞毒性药物（环磷酰胺）或环孢素、他克莫司，吗替麦考酚酯×6 个月
	急进性肾衰竭伴弥漫性新月体形成	同原发性急进性肾小球肾炎

研究报道，利妥昔单抗（RTX）对肾移植后复发的 MPGN 病例能够减少蛋白尿。

【预后】

本病预后差，自然缓解率不足 5%，约 40% 患者诊断 10 年内进展为终末期肾病。预后与下列因素有关：①年龄：儿童较成人发展慢。②临床表现：病初有肾功能不全、高血压、持续性肾病综合征者预后差。③类型：Ⅰ型 MPGN 10 年生存率<65%。Ⅲ型较Ⅰ型佳，Ⅱ型最差，临床缓解很少见，儿童患者的临床缓解率<5%。患者通常在疾病的第 8~12 年进入肾衰竭。④新月体形成>30%者预后差。

MPGN 患者行肾移植治疗容易复发。Ⅰ型 MPGN 移植后 20%~30%复发，Ⅱ型 MPGN 80%~90%复发。

推荐阅读

ROVIN B, CASTER D, CATTRAN D, et al. Management and treatment of glomerular diseases (part 2): conclusions from a Kidney Disease: Improving Global Outcomes (KDIGO) Controversies Conference[J]. Kidney Int, 2019, 95(2): 281-295.

第十三节　纤维样肾小球病和免疫触须样肾小球病

刘　红　丁小强

纤维样肾小球病（fibrillary glomerulonephritis，FGN）是 1977 年由 Rosenmann 和 Eliakim 提出，占自体肾活检的 0.8%~1.5%，发病高峰是 50~60 岁，白种人好发。其特点是在肾小球内弥漫的、长的、非分支的、随机排列的纤维丝状物质沉积，其纤维丝电镜下无中空结构。免疫触须样肾小球病（immunotactoid glomerulopathy，ITG）由 Schwartz 和 Lewis 于 1980 年首先提出。它的发病率较 FGN 更低，从目前报道看，仅为 FGN 的 1/10。一般 ITG 发病年龄在 50 岁以上，60 岁为发病高峰。目前倾向于认为，FGN 与免疫触须样肾小球病是两种不同的疾病。

【发病机制】

目前对 FGN 的发病机制的研究获得了突破性的进展。2018 年美国梅奥诊所及华盛顿大学研究团队通过肾小球微切割及液相层析和质谱分析技术发现，DNAJB9 是 FGN 肾小球蛋白组中最主要的蛋白质，DNAJB9 可能作为自身抗原，诱导 FGN 的发生和进展。

【病理】

FGN 是形态学诊断名词。光镜表现多样，可以为膜增生性肾炎、系膜增生性肾炎、弥漫增生性肾炎伴毛细血管内渗出、硬化性肾炎，偶见新月体形成。免疫荧光检测可见多克隆 IgG、C3 在毛细血管袢基底膜呈融合、模糊的颗粒状或假线性样沉积。IgG 亚型分析显示 IgG4 是最主要的亚型，约 15%伴有 IgG1 沉积，IgG2、IgG3 为阴性。IgM、IgA 沉积少见，且强度较弱。约

5%的患者有 κ 或 λ 沉积,往往伴随异常蛋白血症。电镜下可见,肾小球系膜区、基底膜内随机排列的无分支的类似淀粉样物质的丝状纤维沉积。丝状纤维直径在 12～30nm,一般为 20nm,刚果红染色阴性。目前肾组织 DNAJB9 染色阳性也是确诊 FGN 的指标,敏感性为 98%,特异性为 99%。

ITG 光镜下可表现为非典型的膜性病变、膜增生性病变或肾小球弥漫增生性改变,通常没有新月体形成。免疫荧光示 IgG、C3 在肾小球系膜区或毛细血管袢颗粒状沉积。通常有一种轻链 γ 或 κ 沉积。刚果红染色阴性。电镜是确诊的依据。在电镜下,系膜区、肾小球基底膜可以平行排列的或网格状排列的微管状纤维,微管直径>30nm,一般为 30～49nm。

【临床表现】

FGN 一般平均发病年龄 60 岁以上,女性略多见(66%),70%的患者发病时就出现了肾功能不全。平均尿蛋白为 5.7g/d,36%的患者达肾病综合征,82%的患者伴有血尿。FGN 患者可同时伴有其他疾病,如 HCV 感染、副球蛋白血症、自身免疫性疾病、糖尿病、恶性肿瘤。ITG 常见肾病范围内蛋白尿、血尿、肾功能不全和高血压。此外,可伴有低补体血症、淋巴增生性疾病或单克隆 M 蛋白血症。

【诊断与鉴别诊断】

肾组织中 DNAJB9 染色阳性或电镜肾小球系膜区弥漫 15～20nm 丝状纤维沉积,可确诊 FGN。ITG 需依赖电镜确诊。

【治疗与预后】

目前有限的病例报道显示,激素及免疫抑制剂如细胞毒性药物治疗 FGN 有一定疗效。利妥昔单抗可能可以减少 FGN 患者蛋白尿,延缓 GFR 下降,尤其对治疗时基础肾功能相对正常的患者更为有效。FGN 预后较差,预后与就诊时肾功能水平、年龄、肾小球硬化程度、间质纤维化程度相关。激素及免疫抑制剂如细胞毒性药物治疗 ITG 的疗效有限,若患者合并有慢性淋巴细胞白血病或淋巴细胞性淋巴瘤,则部分患者用苯丁酸氮芥治疗可能有效。FGN 和 ITG 患者肾移植后复发率高,但移植后复发的 FGN 和 ITG 病情进展较原发疾病缓慢,5 年以后肾存活率高,因此 FGN 或 ITG 患者进入 ESRD,肾移植治疗是可行的治疗方法。

推荐阅读

ROVIN B, CASTER D, CATTRAN D, et al. Management and treatment of glomerular diseases (part 2): conclusions from a Kidney Disease: Improving Global Outcomes (KDIGO) Controversies Conference [J]. Kidney Int, 2019, 95(2): 281-295.

第十四节　C1q 肾病

章晓燕　丁小强

C1q 肾病(C1q nephropathy)是一种比较罕见的以系膜增生为主的肾小球疾病,约占肾活检患者的 0.2%,主要特征是免疫荧光染色可见系膜区高强度 C1q 沉积,电镜下可见系膜区电子致密物沉积。本病好发于青少年,常见临床表现为持续性蛋白尿或肾病综合征,激素治疗多不敏感,容易复发,预后差,血清学检查和补体无明显异常。

【病理】

光镜表现差异较大,可表现为微小病变肾病、局灶性肾小球损伤、系膜增生性肾炎或为局灶节段性肾小球硬化(FSGS),甚至难以与 FSGS 分辨。还有报道为膜性肾病、膜增生性肾小球肾炎、新月体肾炎的。免疫荧光显示肾小球系膜区的免疫复合物沉积中有突出的 C1q 染色,并常伴有少量 IgG、IgM 和 C3 染色。电镜可见系膜区免疫复合物的致密沉积,肾小球足细胞足突部分或广泛融合。

【发病机制】

C1q 在补体激活途径中具有重要作用,是补体经典激活途径中首先参与活化的补体。C1 由 5 个亚基组成,包括 1 个 C1q、2 个 C1r、2 个 C1s。补体经典激活途径由 C1q 与免疫复合物结合开始,免疫复合物与 C1q 结合使 C1q 构型改变,从而顺序活化 C1r 和 C1s,活化的 C1s 使 C4 裂解,进一步进行级联反应。C1q 的相对分子质量为 410 000,包括 6A、6B 和 6C 三个亚基,每个亚基包括 1 个球状 N 端结构域和 1 个保守的 C 端结构域。C1q 与 IgM、IgG1 和 IgG3 等免疫球蛋白结合紧密,但与其他免疫球蛋白如 IgG2 结合疏松,与 IgG4、IgA、IgD、IgE 等免疫球蛋白不结合。C1q 首先与 IgG 或 IgM 抗原结合区的 Fc 段结合,发生构型改变,使 C1q 与 C1r、C1s 形成经典激活途径的首个酶 C1。活化的 C1 将 C4 裂解成 C4a 和 C4b,C4b 与抗原表面的糖蛋白结合并与 C2 形成复合物,活化的 C1 将 C2 裂解为 C2a 和 C2b,C2a 与 C4b 结合形成 C4b2a 复合物即 C3 转化酶,继续参与补体经典激活途径。C1q 由单核/巨噬细胞、上皮细胞、间充质细胞等多种细胞在肝脏外合成。上述细胞合成的 C1q 作为配体。C1q 的受体在单核细胞、巨噬细胞、系膜细胞等多种细胞中均有表达。C1q 受体对提高系膜细胞与免疫复合物的结合能力起到重要作用。

C1q 的沉积与 C1 被激活有关,所以 C1q 肾病是免疫复合物性肾小球肾炎,有复杂的免疫发病机制。C1q 沉积的病理生理机制尚未完全阐明。目前的理论包括:①C1q 与系膜区沉积的免疫球蛋白结合,引起 C1q 沉积,即系膜区 C1q 沉积可能由 C1q 与系膜区的 IgM 和 IgG Fc 段结合或与循环免疫复合物表面的免疫球蛋白直接结合所致。因此,部分学者根据上述机制将 C1q 肾病归于 FSGS 的一种亚型。②另有学者认为 C1q 肾病系膜区电子致密物沉积不能解释足突损伤,因此不能完全归于 FSGS。③有研究认为 C1q 肾病与病毒感染有关,尤其与 BK 病毒、EB 病毒等 DNA 病毒关系密切。④少数研究认为,C1q 抑制蛋白变异可能是系膜区 C1q 沉积的危险因素。最近有报道部分病例呈现家族性聚集性发病,这些结果提示遗传因素参与发病的可能性。

【临床表现与实验室检查】

女性多见,男女比例为 1∶2.8。美国研究显示患者主要为黑种人,黑种人与白种人比例为 4.7∶1。多见于 15~30 岁,所有患者起病时都有蛋白尿,可表现为大量蛋白尿及肾病综合征,占 40%~67%,40%有高血压,30%有血尿,15%~28%患者可在确诊时就有肾功能不全。有些患者起病时可以无症状,蛋白尿或血尿是在体检时查出,极少数患者可呈急进性肾炎综合征表现。个别病例可自发缓解。实验室检查示血清免疫球蛋白水平基本正常,血清补体水平正常,血清中各种自身抗体均无明显异常,在诊断时应注意除外狼疮性肾炎。

【诊断与鉴别诊断】

免疫病理检查发现肾小球系膜区有显著的 C1q 沉积是诊断本病的重要依据,但需排除狼疮性肾炎、乙肝病毒相关性肾炎等。

【治疗与预后】

尚未证实糖皮质激素治疗该疾病有效。一般认为效果不好,且易呈激素抵抗。少数病例治疗后可缓解,但仍可复发。对于表现为肾病综合征的患者,可尝试激素联合细胞毒性药物或免疫抑制剂治疗。本病的 5 年肾脏存活率为 78%,表现为肾病综合征者预后差。但也有报道 C1q 肾病有自发好转的可能。

推荐阅读

ROVIN B, CASTER D, CATTRAN D, et al. Management and treatment of glomerular diseases(part 2): conclusions from a Kidney Disease: Improving Global Outcomes(KDIGO) Controversies Conference[J]. Kidney Int, 2019, 95(2): 281-295.

第八章　继发性肾小球疾病

第一节　狼疮性肾炎

薛　骏

系统性红斑狼疮(systemic lupus erythematosus, SLE)是一种病因未明的多系统累及的自身免疫疾病,人群发病率为(30~50)/10 万。我国约 50%初发 SLE 患者就伴有肾脏累及,即狼疮性肾炎(lupus nephritis, LN)。LN 是我国最常见的继发性肾小球肾炎,是 SLE 发病和死亡的主要原因。

【病因与发病机制】

SLE 的病因仍不清楚,但明显涉及多种因素,其中包括遗传、激素、免疫和环境因素等具有研究证明。

免疫调节异常是 SLE 的主要问题,失去对细胞核自身抗原的免疫耐受是 SLE 的中心机制。$CD8^+$效应性 T 淋巴细胞杀伤靶细胞,释放出核小体等自身抗原。树突细胞呈递自身抗原给 T 淋巴细胞。树突细胞表面的 T 淋巴细胞受体的异常可增加自身抗原的免疫原性。含 DNA 与 RNA 的自身抗原分别通过 TLR9、TLR7 激活树突细胞。抗原提呈细胞以自身抗原为第一信号,以共刺激分子如 B7/CD28/CTLA-4 为第二信号,活化 T 辅淋巴细胞。正常情况下,调节性 T 细胞可以抑制这个过程。但 SLE 患者 $CD4^+CD25^+$调节性 T 细胞减少。而且,SLE 患者 2 型 T 辅助淋巴细胞因子过度产生,导致 B 淋巴细胞持续活化、向浆细胞分化增多,自身抗体持续产生。

不同的临床表现是自身抗体形成及免疫复合物(immune complex, IC)产生的直接或间接结果。临床患者自身抗体包括抗核抗体(antinuclear antibody, ANA),其中高滴度的抗双链DNA(anti-double strand DNA, dsDNA)抗体、抗 Sm 抗体对诊断 SLE 有高特异性。自身抗体可以和肾小球抗原结合,引起免疫炎症。自身抗体也可以同肾小球上已种植的自身抗原结合,或形成自身抗原抗体复合物经循环沉积于肾小球内。在肾脏的 IC 可以固定补体,引起免疫炎症。此外,IC 还能激活其他炎症反应,上调及激活内皮细胞上的黏附分子,从而募集白细胞及启动自身免疫损伤。被激活及损伤的肾小球细胞、浸润的巨噬细胞及细胞产生的炎性因子,使肾脏损害进一步扩大。

【病理】

(一)肾小球病变　LN 肾脏的组织病理变化多样,不同患者、不同肾小球,甚至在不同时间肾脏病理也会发生变化,既可是自发的改变,亦可与治疗相关。

肾小球内细胞增生及浸润是本病的基本病变,致肾小球呈分叶状,部分细胞出现核碎裂。肾小球内免疫复合物沉着是本病的第二基本病变,可沉积于上皮下、内皮下、基底膜及系膜区。免疫荧光可见 IgG、IgM、IgA、补体 C3、C1q 阳性,常称为"满堂亮"表现。

2003 年国际肾脏病学会/肾脏病理学会(International Society of Nephrology/Renal Pathology Society, ISN/RPS)LN 分型是目前公认的病理分类标准。分型如表 17-8-1-1 所示。

由于 ISN/RPS 分型标准主要依赖光镜,2018 年国际肾脏病理工作小组对 LN 病理类型和肾组织活动性指数(activity index, AI)和慢性指数(chronic index, CI)评分标准提出建议,对Ⅳ型 LN 不再区分球性和节段性,同时建议所有类型使用 AI/CI 评分系统。

表 17-8-1-1　2003 年 ISN/RPS 狼疮性肾炎病理分型

病理分型	分型标准
系膜轻微病变性 LN(Ⅰ型)	肾小球形态学正常,免疫荧光系膜区可见免疫复合物沉积,不伴肾损伤的临床症状
系膜增生性 LN(Ⅱ型)	系膜细胞增生或基质增加,伴系膜区免疫沉积物;电镜或免疫荧光可见孤立性上皮下或内皮下沉积物
局灶性增生性 LN(Ⅲ型)	50%以下肾小球表现为毛细血管内或血管外节段或球性细胞增生;通常伴有节段内皮下,伴或不伴系膜区免疫沉积物
弥漫性增生性 LN(Ⅳ型)	50%以上肾小球表现为毛细血管内或血管外节段或球性细胞增生;伴弥漫内皮下,伴或不伴系膜区免疫沉积物
膜性 LN(Ⅴ型)	光镜和免疫荧光检查显示球性或节段上皮下免疫沉积物,伴或不伴系膜病变
严重硬化型 LN(Ⅵ型)	90%以上肾小球球性硬化,残余肾小球无活动性病变

注:Ⅲ型或Ⅳ型 LN 如果光镜、免疫荧光或电镜提示肾小球上皮侧有广泛(>50%血管袢)免疫沉积物,通常提示同时存在Ⅲ+Ⅴ型,或Ⅳ+Ⅴ型。

(二) 间质、血管病变

1. 小管间质性肾炎　小管间质性肾炎(间质浸润、小管损害)伴或不伴小管基底膜 IC 沉积十分常见,常与其他肾小球病变同时存在。小管间质受累程度是判断预后的一个重要指标,它同高血压、血肌酐水平及临床病程进行性发展呈正相关。

2. 血管病变　LN 常见的肾血管受累,对肾脏预后造成不良影响。包括恶性小动脉性肾硬化、免疫复合物沉积、非炎症性坏死性血管病变、坏死性血管炎和血栓性微血管病。肾小球血栓性微血管病和 LN 并存时容易漏诊,需要光镜结合电镜加以鉴别。

3. 肾小球足细胞病　SLE 通过非免疫复合物沉积途径介导,多归入Ⅱ型 LN。临床表现为肾病综合征,组织学特征为弥漫性足突融合,系膜区无或少量 IC 沉积,无内皮下或上皮侧电子致密物沉积。

【临床表现】

LN 的临床表现大致可分为无症状血尿和/或蛋白尿、肾病综合征型、急性和急进性肾炎综合征、慢性肾炎型。肾病综合征型多属膜型或弥漫增殖型,前者病程缓慢,而后者常同时伴肾炎综合征,全身性狼疮活动较显著,未经治疗容易发展成终末期肾病(end stage renal disease,ESRD)。急性/急进性肾炎综合征表现为肾功能急性减退,病理多有新月体形成。除肾小球病变的表现外,有些患者可同时有小管间质病变表现,可出现完全性或不完全性肾小管酸中毒、尿浓缩功能不全、夜尿等。

【诊断】

2009 年美国风湿病学会(American College of Rheumatology,ACR)给出了狼疮的分类标准,系统性红斑狼疮国际协作组(Systemic Lupus International Collaborating Clinics,SLICC)随后于 2012 年作出修订。为了进一步提高 SLE 的诊断准确性和特异性,2019 年欧洲抗风湿病联盟(European League Against Rheumatism,EULAR)/ACR 对目前的标准进行优化,共同推出了新的诊断分类标准。该分类标准包括 10 个分级域,22 个不同权重的标准,采用权重积分,有助于单脏器受累患者的诊断。权重积分达 10 分即可分类诊断 SLE。简述如下:进入标准,ANA 阳性(Hep2 免疫荧光法 ≥1∶80);评分标准见表 17-8-1-2。

表 17-8-1-2　SLE 诊断分类标准的评分标准

临床领域及标准	权重	免疫学领域及标准	权重
全身状况		**抗磷脂抗体**	
发热>38.3℃	2	抗心磷脂抗体或抗 β_2 糖蛋白 1 或狼疮抗凝物阳性	2
皮肤		**补体**	
非瘢痕性脱发	2	低 C3 或低 C4	3
口腔溃疡	2	低 C3 和低 C4	4
亚急性皮肤或盘状狼疮	4	高度特异性抗体	
急性皮肤狼疮	6	抗 dsDNA 抗体阳性	6
关节		抗 Sm 抗体阳性	6
≥2 个关节滑膜炎或≥2 个关节压痛+≥30 分钟的晨僵	6		

续表

临床领域及标准	权重	免疫学领域及标准	权重
神经系统			
谵妄	2		
精神症状	3		
癫痫	5		
浆膜炎			
胸腔积液或心包积液	5		
急性心包炎	6		
血液系统			
白细胞减少(<4×10^9/L)	3		
血小板减少(<100×10^9/L)	4		
免疫溶血	4		
肾脏			
蛋白尿>0.5g/24h	4		
肾穿病理Ⅱ或Ⅴ型 LN	8		
肾穿病理Ⅲ或Ⅳ型 LN	10		

注:①如果计分标准可被其他比 SLE 更符合的疾病解释,该计分标准不计分;②既往符合某条标准,可以计分;③标准不必同时发生;④至少符合一条临床标准;⑤在每个方面,只有最高权重标准等得分计入总分。

【治疗】

LN 治疗最终目标是提高人和肾脏长期存活率,实现尽可能低的疾病活动度,预防器官损伤,最大限度减少药物毒性,提高患者生活质量。由于不同治疗方案、疗程中可能发生的不良反应各有特点,因此临床医师须熟悉其特点并对患者进行个体化治疗。

(一)常用免疫抑制剂及其用法

1. 羟氯喹 除有禁忌外,羟氯喹均应用于各型 LN。研究表明,羟氯喹能降低 LN 的发生率及复发率,增加肾脏缓解率,同时延缓 ESRD 进展。最大剂量不超过 6~6.5mg/(kg·d),缓解期可减量为 0.2g/d。羟氯喹有潜在视网膜毒性,须定期接受眼底检查。

2. 糖皮质激素 激素在 LN 疗法中普遍使用,剂量和用法取决于肾脏损伤的类型、活动性、严重程度及其他器官损伤的范围和程度。与无肾脏累及的患者相比,LN 患者更容易发生激素相关器官损害。因此,在维持治疗期间应尽量减少剂量(目标维持剂量:泼尼松<7.5mg/d)。一般口服起始剂量为 1mg/(kg·d),根据临床反应在 6 个月内逐渐减至维持量。对于活动增生性及伴血栓性微血管病(thrombotic microangiopathy,TMA)的 LN,起始应予大剂量激素。目前正在研究激素快速渐减方案及无激素的方案。

3. 环磷酰胺(cyclophosphamide,CYC) 既可影响增殖细胞,也可影响处于静止期的细胞,其免疫抑制程度与剂量及疗程呈正相关。有分析表明,加用 CYC 较单用激素可使 ESRD 发生率降低 40%,是大多数 LN 患者诱导缓解的标准疗法。常用的治疗方案包括 NIH(National Institutes Of Health)冲击方案(每月冲击治疗联合激素为重症 LN 的标准治疗方案。CYC 0.5~1g/m^2,每月 1 次,共 6 个月;后续每 3 个月 1 次的同剂量治疗,持续 2 年,累积剂量为 9~12g)和欧洲狼疮冲击方案(剂量小于 NIH 方案。CYC 0.5g,2 周 1 次,共 3 个月)。初步报道,对增殖性 LN 欧洲方案疗效不差于 NIH 方案,但不良反应减轻。

4. 吗替麦考酚酯(mycophenolate mofetil,MMF) 可用于诱导和维持治疗,是大多数 LN 诱导缓解的标准疗法。经典诱导剂量为 2.0~3.0g/d,亚洲人群用量较少。在长期维持期间,剂量减少 33%~50%。

5. 硫唑嘌呤(azathioprine,AZA) 主要用于维持期帮助激素减量。研究显示,以 AZA 或 MMF 作为维持治疗的方案显著优于 CYC 方案,且不良反应较少。维持治疗剂量一般为 1~2mg/(kg·d)。建议持续时间为 24 个月或更长。

6. 钙调磷酸酶抑制剂(calcineurin inhibitor,CNI) 主要用于膜性 LN 诱导治疗,也可用于维持治疗。需要监测药物浓度且有潜在的不良反应,影响治疗决策。常用剂量:环孢素 A 3~5mg/(kg·d),或他克莫司 0.05~0.1mg/(kg·d),分 2 次服用,一般 6~8 周可见效,病情稳定后逐渐减量。

7. 来氟米特(leflunomide,LEF) 主要不良反应包括消化道症状、肝功能异常、感染等。起始先予 50~100mg/d 负荷量,连续 3 天,维持剂量为 20~30mg/d。

（二）其他治疗方法

1. 血浆置换 血浆置换可迅速清除致病自身抗体，但尚不能成为一线治疗。目前认为，血浆置换在狼疮相关性抗磷脂综合征及血栓性血小板减少性紫癜的治疗中可发挥一定的作用。

2. 免疫球蛋白静脉注射 静脉注射人丙种球蛋白0.2～0.4g/(kg·d)，每日或隔日1次，连用5～10天。通常用于治疗对激素及CYC禁忌或产生显著不良反应；有严重感染；狼疮伴血小板减少或难治性中枢神经系统病变。研究表明，此种疗法有免疫抑制的特性，可作为LN诱导缓解后的辅助维持用药。

3. 生物制剂 由于激素和免疫抑制剂是非特异性治疗药物，会引起感染、代谢异常等不良反应。研发生物制剂以控制特定的分子靶点是优先考虑的。利妥昔单抗(rituximab，RTX)是一种特异性针对CD20分子的抗体，常用剂量为375mg/m^2，每周1次，共4次；或固定剂量为1g/次，2周1次，共2次。一项单中心研究报道，LN患者早期使用RTX效果显著(90%的完全或部分缓解)，在前6个月可以完全去激素，提示抗CD20可能在早期疾病中有价值。针对B细胞活化因子的抗体belimumab是首个被美国食品药品管理局批准作为狼疮治疗的药物，常用剂量为10mg/kg，4周1次。根据现有关安全性和有效性的临床试验观察到贝利尤单抗有获益，对于严重LN的研究正在进行。许多生物制剂，如靶向于B细胞的CD20抗体、小分子量的化合物等新型治疗药物都值得期待。

（三）并发症管理及协同治疗 由于并发症的存在，LN患者的死亡风险是一般人群的5倍。存在蛋白尿者应常规使用血管紧张素转换酶抑制剂(angiotensin converting enzyme inhibitior，ACEI)或血管紧张素Ⅱ受体拮抗剂(angiotensin Ⅱ receptor blocker，ARB)，目标蛋白尿控制应小于0.5～1mg/d。目标血压控制在小于130/80mmHg，ACEI/ARB为首选。当肾病综合征持续时间超过2～3个月时，通常需开始用他汀降脂，目标LDL(low density lipoprotein)小于80～100mg/dl。建议患者注意防晒、戒烟、适当运动、免疫接种、均衡饮食。

（四）不同类型LN治疗方案的选择 免疫抑制剂治疗并非适用于每个患者，LN的治疗应按个体化分级进行，其中肾活检病理检查对LN的治疗起着重要的指导作用。

1. 所有类型LN 除有禁忌，均建议使用羟氯喹，慢性肾脏病的剂量可减少。

2. Ⅰ或Ⅱ型LN 支持治疗为主。蛋白尿>3g/d接受激素联合免疫抑制治疗。Ⅱ型LN达到肾病范围蛋白尿者往往存在足细胞病变，推荐MMF或CNI治疗。

3. Ⅲ型和Ⅳ型LN 初始强化治疗目的在于诱导肾脏缓解及疾病静止，激素联合CYC或MMF为首选。对于重度活动的患者应采用甲泼尼龙静脉冲击疗法，诱导快速免疫抑制。对于非重度活动的病变，使用常规口服方案。ELNT试验表明，欧洲方案与NIH方案结局相当。前瞻性研究证实，作为增殖性LN患者的初始治疗，MMF不劣于CYC。由于增殖性LN患者在免疫抑制治疗减量或停药后复发多达50%，因此KDIGO建议，诱导治疗获得部分或完全缓解应继续维持治疗。EULAR/ACR指南建议，将AZA或MMF作为成功诱导后的最佳维持治疗药物。

4. Ⅴ型LN 一般认为Ⅴ型均需要进行治疗，当其合并Ⅲ型及Ⅳ型相关病变时，一般应采用强化治疗，方案可参照弥漫增殖性LN治疗方案。KDIGO建议，选择MMF联合激素作为初始治疗。对于有MMF禁忌或无法耐受该药的患者，建议CYC或CNI联合激素治疗，同时，不建议单用激素治疗。免疫抑制治疗起效较慢，因此不应过早改变免疫抑制治疗方案，建议观察3个月。若3个月内临床参数日益恶化或6个月治疗未显示任何改善，建议改变治疗方案。同时，必要时行肾活检以指导治疗。

5. Ⅵ型LN 支持治疗为主，有肾外表现者可适当行免疫抑制治疗。

6. 难治性LN 对于初始免疫抑制治疗无效的患者，KDIGO和EULAR推荐用MMF治疗CYC耐药患者，反之相同，并且耐药LN患者诱导和维持治疗方案应一致。CYC、MMF是目前仅有已证实的对重度LN有效的药物，故建议使用短疗程CYC治疗MMF耐药患者。2010年相关研究表明，MMF联合他克莫司多靶点治疗可能对耐药LN有效。若MMF和CYC均无效，可以采用RTX治疗。

随着免疫抑制剂减停，很多增生性LN患者会复发。治疗方案取决于最初的免疫抑制方案、复发严重程度和时间。对于轻度复发患者建议最初使用CYC或MMF诱导治疗，AZA维持的患者，增加激素及AZA的剂量；若初始使用MMF进行诱导并减停，可以重新使用MMF；尚在维持期未停药的患者增加激素及免疫抑制剂量。中到重度复发的患者需要重建更积极的免疫抑制治疗。MMF是复发的优选初治方案；对于使用CYC诱导目前用AZA维持治疗的，多数会选择MMF以避免CYC累积毒性；若对MMF耐药，则选择进行第二轮CYC治疗。若MMF诱导和维持治疗均结束，则MMF或CYC均可使用。若使用MMF维持治疗期间复发的，则优选CYC；若是MMF低剂量维持状态，则增加至诱导治疗的推荐剂量。若仍出现复发的患者，试用RTX可能获益。

7. 对于肾功能急剧恶化、严重高血容量、顽固性心力衰竭病例，则应紧急采用肾脏替代治疗，为其他治疗创造条件。对于病情呈慢性过程，病理亦以慢性为主者，不宜盲目地长期使用激素及细胞毒性药物，以防产生致死性不良反应。

8. LN合并妊娠的治疗 建议达到完全缓解至少6个月可考虑妊娠。妊娠期应禁用CYC、MMF和ACEI/ARB，可继续使用小剂量激素、AZA和羟氯喹。他克莫司可以用于希望保留生育功能的年轻患者。小剂量阿司匹林有助于减少流产的风险。妊娠期间应多学科团队定期密切评估狼疮活动性和妊娠合并症，调整治疗和决定是否继续妊娠。

（五）疗效监测 治疗期间定期随访尿蛋白很重要，治疗后尿蛋白快速下降是远期肾脏预后良好的标志。目前普遍接受的疗效评估标准：①完全缓解：血肌酐恢复至基值，同时尿蛋白/肌酐(urine protein/creatinine ratio,uPCR)<500mg/g。②部分缓解:血肌酐水平稳定(±25%),或下降但未恢复至正常,同时 uPCR 下降≥50%。如原有肾病范围的蛋白尿(uPCR≥3 000mg/g),则需要 uPCR 下降≥50%,同时 uPCR<3 000mg/g。③未达到上述标准为无效。免疫抑制治疗的疗效通常与狼疮炎性病变特征减轻如肾外症状得到控制及补体、抗 dsDNA 滴度水平相关。蛋白尿的检测也是衡量治疗反应的一个重要指标。将来可能通过测定尿液中细胞因子、化学因子和/或血清抗 C1q 来评估疾病是否活动。

【预后】

LN 病程长久,系终身性疾病。其预后与临床表现、有无中枢神经系统及心脏累及、病理分类及程度等相关。随着诊疗手段的改进,LN 的预后明显改善,其 5 年和 10 年的存活率分别达 90%及 85%。

推荐阅读

1. ZHANG H,LIU Z H,ZHOU M L,et al. Multitarget Therapy for Maintenance Treatment of Lupus Nephritis[J]. J Am Soc Nephrol,2017,28(12):3671-3678.
2. ARINGER M,ARINGER M,COSTENBADER K,et al. 2019 EULAR/ACR classification criteria for systemic lupus erythematosus[J]. Ann Rheum Dis,2019,78(9):1151-1159.
3. DÖRNER T,FURIE R. Novel paradigms in systemic lupus erythematosus[J]. Lancet,2019,393(10188):2344-2358.

第二节 IgA 血管炎肾损害

赖凌云 郝传明

IgA 血管炎(IgA vasculitis,IgAV)曾命名为过敏性紫癜(Henoch-Schönlein purpura,HSP),是一种全身系统性的血管炎,其特征性表现为小动脉、毛细血管以及小静脉的血管壁和肾小球的中性粒细胞浸润伴 IgA1 沉积。IgAV 肾脏累及称为 IgAV 肾炎,既往称为过敏性紫癜性肾炎,其特点表现为慢性肾小球肾炎,肾脏病理表现为,荧光染色可见 IgA 特异性在肾小球系膜区颗粒样沉积。非血栓性皮肤紫癜是最常见的表现,常位于下肢和臀部,呈对称性。还伴有全身其他脏器受累,包括腹痛、血便、关节疼痛伴或不伴关节炎和蛋白尿、血尿等肾小球肾炎表现。因其肾脏的组织学表现与 IgA 肾病相一致,提示此两种疾病可能具有相似的致病机制。

【病因与发病机制】

IgAV 病因不明,大部分疾病的发生多见于秋、冬季节,往往和前期感染,尤其上呼吸道感染有关。近年研究发现,IgAV 肾炎的发病机制与 IgA 肾病相似,血清 IgA 亚型 IgA1 分子铰链区 O 糖基化异常(Gd-IgA1)与抗 Gd-IgA1 抗体形成循环免疫复合物,导致小血管炎。IgAV 肾炎与 IgA 肾病在肾脏具有相同的组织学病变,肾脏均以 IgA 沉积为主。补体激活在过敏性紫癜的发病机制中也起到一定作用,尤其凝集素途径和旁路补体途径也得到广泛认识。

【病理】

光镜下肾穿刺发现 HSP 与 IgA 肾病相似。典型的肾小球病变为系膜增生性肾小球肾炎伴不同程度的新月体形成,包括系膜细胞的增生和基质的扩张,可以是局灶性,亦可为弥漫性。在严重的病例,单核及多核细胞可浸润肾小球毛细血管丛,出现坏死现象。有些病例新月体形成,病变从节段到周围,起始为细胞性,最终变成纤维化。小管间质萎缩改变及间质纤维化与肾小球损伤程度相一致。免疫荧光镜检可见 IgA 呈颗粒样在肾脏系膜区较广泛沉积,也可有 IgG、IgM、C3 备解素和纤维蛋白相关抗原的沉积。

国际儿童肾脏病理研究组将该病病理分为六类(表 17-8-2-1)。

表 17-8-2-1 国际儿童肾脏病理研究组过敏性紫癜性肾炎病理分型

病理分型	分型标准
Ⅰ	微小病变
Ⅱ	系膜增生:局灶性 弥漫性
Ⅲ	系膜增生性肾炎伴少于 50%新月体形成或节段病变或血栓、坏死、硬化 A. 局灶性 B. 弥漫性
Ⅳ	系膜增生性肾炎伴 50%~70%新月体形成
Ⅴ	系膜增生性肾炎伴 75%以上新月体形成
Ⅵ	膜增生性肾炎

【临床表现】

(一)肾外表现

1. 皮疹 IgAV 的特征性皮疹发生在四肢远端、臀部及下腹部,多呈对称性分布,为出血性斑点,稍高于皮肤表面,可有痒感,1~2 周后逐渐消退,常可分批出现,几乎所有患者均有此损害。

2. 关节症状 多发性、非游走性关节肿痛约在 2/3 患者出现,多发生在踝关节,少数发生在腕和手指关节。

3. 胃肠道症状 最常见为腹痛,以脐周和下腹部为主,为阵发性绞痛,可伴恶心、呕吐及血便,有时可误诊为急腹症而予剖腹探察。儿童有时可并发肠梗阻、肠套叠和肠出血。

4. 其他 淋巴结肿大,肝脾大及神经系统受累如头疼、抽搐和行为异常等。

(二)肾脏症状 肾炎在 IgA 血管炎患者中很常见,典型的肾脏累及通常在系统性症状发生后数天至 1 个月后出现,但与肾外病变的严重程度并不平行。大多数患者呈较轻病情,以无症状性血尿、蛋白尿为主,伴正常肾功能或仅血肌酐轻度升高。然而亦有患者出现严重症状包括肾病综合征、高血压和急性肾衰。>50%的肾小球新月体发生是判断预后的一个最重要指标。

【诊断】

本病诊断依靠典型的皮肤(可触性皮肤紫癜不伴血小板减少和凝血功能障碍)、关节炎/关节痛、胃肠道腹痛和/或黑便及肾脏受累,这些临床特征中至少出现 2 种,容易作出诊断。但约 1/4 患者的首发体征并非典型皮疹,皮肤或肾脏活检证实白细胞分裂性血管炎伴以 IgA 沉积为主,即可确诊 IgAV。

【鉴别诊断】

本病肾脏病理改变同 IgA 肾病难以区分,但本病的肾小球毛细血管袢坏死及纤维沉着程度较重。以皮疹及肾炎综合征为表现的除本病外,应与其他继发性小血管炎相鉴别,如系统性红斑狼疮、冷球蛋白血症等。当皮疹等肾外表现不明显时,应注意与急性链球菌感染后肾炎相鉴别,本病血清 C3 及抗"O"滴度正常。

【治疗】

肾外表现主要为对症治疗。急性期去除诱因(如感染、药物或食物等)、休息、水化、镇痛及抗过敏等。有证据显示激素可改善关节炎及腹痛症状,然而它不能预防疾病的复发。

IgAV 一般建议采用血管紧张素转换酶抑制剂(ACEI)或血管紧张素Ⅱ受体拮抗剂(ARB)治疗所有蛋白尿>0.5g/d 的患者以降低蛋白尿,除非存在禁忌证。每周监测 1 次尿蛋白排泄和血清肌酐,持续 1 个月,之后每 2 周监测 1 次,持续 2 个月,其目的是为评估疾病是否发生进展。对于出现蛋白尿增加至>1g/d 或血清肌酐增加的患者,则需进行肾活检以评估是否需要更积极的治疗。

尽管糖皮质激素广泛应用于表现为大量蛋白尿的患儿。但是有关 IgAV 肾炎的治疗 RCT 研究较少,循证力度弱,KIDGO 有关成人的治疗目前还是建议参照特发性 IgA 肾病。

对于肾活检示有较大量活动性新月体(超过 20%~25%)的患者,可使用环磷酰胺或吗替麦考酚酯(mycophenolate mofetil,MMF)联合 6 个月疗程糖皮质激素。

终末期肾衰患者可做透析及移植治疗。

【预后】

大多数 IgAV 有肾脏累及的患者短期预后良好,在为期 18 个月平均随访期中,儿童和成人的完全恢复率分别可达 94%和 89%。在儿童,IgAV 活动通常能自行缓解;大多数患者仅为局灶性肾小球累及和一过性血尿、蛋白尿,肾脏预后良好。IgAV 的复发十分常见,约 1/3 的患者,尤其是有肾脏累及的患者出现复发,通常发生在初次发病后 4 个月。但复发并不意味其长期预后差。

推荐阅读

1. MARITATI F, FENOGLIO R, PILLEBOUT E, et al. Rituximab for the treatment of adult-onset IgA vasculitis (Henoch-Schönlein) [J]. Arthritis Rheumatol, 2018, 70(1): 109-114.
2. BERTHELOT L, JAMIN A, VIGLIETTI D, et al. Value of biomarkers for predicting immunoglobulin A vasculitis nephritis outcome in an adult prospective cohort[J]. Nephrol Dial Transplant, 2018, 33(9): 1579-1590.
3. AUDEMARD-VERGER A, PILLEBOUT E, GUILLEVIN L, et al. IgA vasculitis (Henoch-Shönlein purpura) in adults: diagnostic and therapeutic aspects[J]. Autoimmun Rev, 2015, 14(7): 579-585.

第三节 混合性结缔组织病肾损害

张 明 陆福明

混合性结缔组织病(mixed connective tissue disease, MCTD)是一种血清中有高滴度的斑点型抗核抗体(antinuclear antibodies, ANA)和抗 U1-RNP 抗体,临床有雷诺现象、双手肿胀、多关节痛或关节炎、肢端硬化、肌炎、食管运动功能障碍、肺动脉高压等特征的临床综合征。提出 MCTD 这个概念的首要前提是其为一种重叠综合征,存在抗 U1-RNP 抗体且合并了以下几种疾病的某些临床特征:系统性红斑狼疮(systemic lupus erythematosus, SLE)、系统性硬化症(systemic sclerosis, SSc,即硬皮病)、多发性肌炎(polymyositis, PM)、皮肌炎(dermatomyositis, DM),类风湿关节炎(rheumatoid arthritis, RA)和干燥综合征(Sjögren's syndrome, SS)。1972 年首次报道 MCTD 后,人们对将其视为一种"单独的"弥漫性结缔组织病(diffuse connective tissue disease, DCTD)存在争议,但经过 40 余年,超过 2 500 篇 MCTD 相关文献发表之后,目前一致认为应将 MCTD 视为一种单独的临床疾病。该病的病因及发病机制尚不明确,目前认为 B 细胞的高反应性导致高滴度的抗 U1-RNP 抗体及抗 ul-70 000 抗体,外周血中抗 ul-70 000 反应性 T 细胞的存在及 T 细胞的活化,u1-70 000 抗原的凋亡修饰和针对修饰抗原的自身免疫以及与人类白细胞抗原 HLA-DRBl*04/*15 的遗传学相关因素参与 MCTD 发病。我国 MCTD 发病率不明,但并非少见。

【肾脏受累的特点】

缺乏严重的肾脏表现为 MCTD 的重要标志,可能与 MCTD 患者中,标志性的高滴度抗 U1-RNP 抗体具有保护肾脏、阻止其发展成弥漫增殖性肾小球肾炎的作用相关。许多 MCTD 患者临床表现轻微,仅为镜下血尿或少量蛋白尿,然而一些患者可出现重度蛋白尿、肾病综合征、严重高血压和急性肾衰竭。MCTD 的病理以肾小球病变最常见,包括膜性肾病、局灶性增殖性肾小球肾炎,在系膜、毛细血管壁和内皮下有沉积物;血管病变与硬皮病肾损害类似,类似系统性硬化肾病的高血压危象亦有报道。仅很少部分 MCTD 患者会发展成终末期肾衰竭。

【病理】

受累肾脏的病理变化亦具有混合病变的特点,肾小球、肾血管及间质均可出现病变。肾脏的中、小动脉病变可有进行性系统性硬化和多动脉炎的特点,肾间质常见淋巴细胞、单核细胞和浆细胞大片浸润。肾小球则可出现狼疮性肾炎时的多样化表现。Kitridon 等对 76 例 MCTD 肾脏病理结果分析表明,

34%为膜性肾病,30%为系膜病变,17%为局灶或弥漫增殖性病变,5%为混合性病变,7%为正常,表明 MCTD 肾脏受累时病理变化以膜型及系膜增生型为主,但缺乏规律性。免疫荧光检查可见系膜和/或毛细血管壁 IgG、C3、C4 沉积,与 SLE 相似。

【临床表现】

将 MCTD 视为一种单独临床疾病的主要原因是,常发现该病存在较高的抗 U1-RNP 抗体滴度并伴一些独特临床特征。例如有 U1-RNP 抗体的患者很少会出现弥漫性增生性肾小球肾炎、精神病或癫痫发作,这些异常是 SLE 中并发症及死亡的主要原因。患者可表现出组成本疾病的各种结缔组织病(SLE、SSc、PM/DM 或 RA)的临床症状,然而 MCTD 具有的多种临床表现并非同时出现,重叠的特征可以相继出现,不同的患者表现亦不尽相同。在该病早期,与抗 U1-RNP 抗体相关的常见临床表现是双手肿胀、关节炎、雷诺现象、炎性肌病和指端硬化等。大多数患者早期有易疲劳、肌痛、关节痛和雷诺现象,若患者出现手或手指肿胀、高滴度斑点型 ANA 时,应仔细随诊。急性起病的 MCTD 较少见,表现包括 PM、急性关节炎、无菌性脑膜炎、指趾坏疽、高热、急性腹痛和三叉神经病。本病很少出现严重的肾脏病变。

【诊断】

MCTD 因其临床表现的重叠性及其病程不断演变故诊断较为困难。

MCTD 有不同的诊断标准,经复习如下 4 种诊断标准,即 Sharp、Alarcon-Segovia、Kasukawa 和 Kahn,其中 Alarcon-Segovia 所设的诊断标准颇佳,其敏感性和特异性分别为 63%和 86%,较多被采用,参见第二十二篇第十二章。

【治疗】

MCTD 被认为是不能治愈的,也没有进行过随机试验以指导治疗。治疗主要是参照 SLE、硬皮病或多发性肌炎中类似问题的特定治疗作为指导。肾脏病变者,膜性肾病:轻型不需要处理,进展性蛋白尿者试用血管紧张素转换酶抑制剂(ACEI)及华法林抗凝,严重者酌情使用泼尼松 15~60mg/d,加环磷酰胺冲击治疗每月 1 次或苯丁酸氮芥(chlorambucil)每日给药。肾病综合征:单独应用肾上腺皮质激素通常效果不佳,常需加用环磷酰胺冲击治疗,另用 ACEI 减少蛋白丢失及华法林抗凝,必要时进行透析。

【预后与转归】

既往认为 MCTD 预后相对良好且对皮质激素治疗显效。目前已明确,携带高滴度抗 U1-RNP 抗体者较少发生严重肾脏并发症和危及生命的神经系统病变;由此而言,MCTD 比 SLE 预后良好,但进展性肺动脉高压和心脏并发症是 MCTD 患者死亡的主要原因。大多数 MCTD 患者预后相对良好,与早期诊断、早期治疗有关。

推荐阅读

1. CAPPELLI S, BELLANDO RANDONE S, MARTINOVIĆ D, et al. "To be or not to be", ten years after evidence for mixed connective tissue disease as a distinct entity[J]. Semin Arthritis Rheum, 2012, 41(4): 589-598.
2. ORTEGA-HERNANDEZ O D, SHOENFEID Y. Mixed connective tissue disease: an overview of clinical manifestations, diagnosis and treatment [J]. BestPract Res Clin Rheumatol. 2012, 26(1): 61-72.

第四节　类风湿关节炎肾损害

张　明　陆福明

类风湿关节炎(rheumatoid arthritis, RA)为一种以关节滑膜炎为特征的慢性全身性结缔组织病,我国人群发病率为 0.24%~0.4%,为自身免疫性结缔组织病之首。既往由于对本病肾损害认识不足,以致认为 RA 本身很少引起肾脏病变,但近 20 年来由于肾活检技术的广泛开展及免疫学研究的不断深入,发现 RA 肾脏损害并不少见。

【类型】

患者中可见多种不同的肾损害,概括而言包括三类:与 RA 本身相关的肾损害,RA 治疗药物造成的肾损害,肾脏淀粉样变性。

(一)与 RA 本身相关的肾损害　由于 RA 属于自身免疫性疾病,活动期有明显的血清 IgG、IgM 等免疫球蛋白增高,高滴度的类风湿因子(RF)阳性可以形成循环免疫复合物在肾小球内沉积或形成原位免疫复合物,肾组织免疫荧光可见系膜区及血管袢有颗粒状免疫复合物及补体沉积。电镜下见电子致密物沉积,说明 RA 免疫学紊乱可造成肾小球肾炎。曾彩虹等曾分析了 42 例排除了药物相关的类风湿关节炎肾损害患者的临床和病理资料,病理改变以伴或不伴 IgA 沉积的肾小球系膜增生性病变最多(26.2%);其次为膜性肾病(23.8%);节段坏死性肾小球肾炎(16.7%),均见新月体形成,其中 3 例 ANCA 阳性;膜增生性肾炎(4.7%)。

1. 系膜增生性肾炎(mesangial proliferative glomerulonephritis, MsPGN)　是 RA 原发性肾损害中最多见的病理类型,占 RA 肾损害的 28.2%~77.8%。病理改变为肾小球系膜细胞和基质增生,程度一般较轻,基底膜不受累,免疫荧光检查系膜区有 IgA、IgM、IgG 及 C3 颗粒状沉积,可以 IgA 为主或 IgM 为主,也可能无免疫球蛋白沉积或仅 C3 沉积。临床大多表现为血尿及蛋白尿,少数可呈肾病综合征,肾功能损害很轻。

2. 膜性肾病(MN)　类风湿关节炎属于自身免疫性疾病,本身可直接导致膜性肾病,为仅次于 MsPGN 的病理类型。与其他继发性膜性肾病一样,组织学除肾小球基膜内和上皮侧免疫复合物沉积,系膜区和内皮下可有少量免疫复合物的分布,同时可伴有不同程度的系膜增生性病变。以往认为 MN 主要继发于青霉胺或金制剂治疗,但未经上述药治疗前也可发生 MN,临床表现为肾病综合征,血 M 型磷脂酶 A_2 受体(PLA_2R)抗体检测为阴性,进一步提示为继发性膜性肾病。M 型 PLA_2R 被认为是成人原发性膜性肾病最主要的靶抗原,PLA_2R 抗体可用于帮助判断是否为继发性膜性肾病。

3. 血管炎　类风湿关节炎相关的血管炎性肾损害，可伴或不伴ANCA阳性。Rother等对比了46例ANCA阳性和48例ANCA阴性的类风湿关节炎血管炎样肾损害患者发现，性别和发病年龄无统计学差异，但是ANCA阳性的类风湿关节炎患者发现肾损害时的病程更长，平均达12.8年，而ANCA阴性患者平均为7.8年，而且ANCA阳性患者预后更差。临床表现为高血压、血尿、蛋白尿、少数表现为肾病综合征，肾功能减退较快。病理表现以肾脏小血管（主要见于叶间动脉和弓形动脉，小叶间动脉也可受累）节段性坏死为特点，坏死部位的主要结构为核崩解碎片及纤维素样蛋白。可用泼尼松、环磷酰胺、血浆置换改善病情，短期疗效较好，长期疗效仍有待提高。

4. 其他　其他少见的病理类型有膜增生性肾小球肾炎（MPGN）和新月体肾炎等。

（二）继发性淀粉样变　长期存在炎性疾病的患者可能出现继发性（AA型）淀粉样变性，但由于有了更为有效的炎症控制手段，目前继发性淀粉样变性在RA患者中相对罕见。病理表现为肾小球体积增大，淀粉样物质在肾小球基底膜及系膜区、肾小管间质和血管处沉积，基底膜增厚，晚期毛细血管腔阻塞。免疫荧光检查可见较弱的免疫球蛋白和C3在肾小球毛细血管壁、系膜区、肾小管壁和间质小动脉壁沉积。电镜下可见系膜区和基底膜有特征性的无分支的排列紊乱的淀粉样纤维结构。淀粉样变肾病暂无特异治疗，一般会发展至慢性肾衰，但也有RA淀粉样变缓解的报道。RA淀粉样变可与MN同时或先后发生，也可与系统性血管炎和新月体肾炎同时发生。

（三）药物性肾损害　药物引起的肾脏损害是RA最常见的原因，从古老的金制剂，到最新的环孢素A均有较多的报道。

1. 非甾体抗炎药（NSAIDs）引起的肾损害　NSAIDs是当前各种关节肌肉疼痛使用最多的药物，NSAIDs虽经不断改进，已开发出选择性环加氧酶2抑制剂，其对肾脏的损害仍不能完全避免。NSAIDs肾损害临床表现复杂，可出现急性肾衰竭，长期服药者可出现蛋白尿、血尿，也可出现肾病综合征，也可表现为慢性间质性肾炎、肾小管性酸中毒、肾乳头坏死、继发性尿路感染，以及逐渐出现慢性肾衰竭。

2. 青霉胺引起的肾损害　青霉胺引起肾损害与剂量和用药时间相关，多发生在治疗2~24个月后，常引起蛋白尿和肾病综合征，病理上多为MN，少数为MsPGN，发病机制主要是青霉胺作为半抗原形成免疫性损害，及时停药或加用小剂量糖皮质激素后能消失。

3. 环孢素A（CsA）引起的肾损害　CsA作为一种新型免疫抑制剂，在器官移植广泛应用并取得较好的效果，由于其良好的选择性免疫抑制作用已被风湿科及肾脏科广泛应用，近年来也被用于RA治疗，但CsA有肾毒性，因而可以引起CsA相关性肾病。CsA肾损害有急性和慢性两类。急性CsA肾损害主要表现为急性可逆性肾衰，病理上为急性肾小管坏死、肾间质充血水肿及淋巴细胞浸润，小动脉中层黏液样改变、肾小球有轻度系膜增生。慢性CsA肾损害多发生在用药1年以上患者，表现为蛋白尿、高血压及渐进性肾衰竭。病理上表现为肾小管萎缩，肾间质局灶性条带状间质纤维化，小动脉透明样变及肾小球硬化。

4. 继发于甲氨蝶呤的肾损害　甲氨蝶呤有免疫抑制和抗炎作用，主要由肾排出，其肾毒性与剂量有关，每天5~60mg/m^{2}时很少发生肾毒性，而500~7 500mg/m^{2}时常发生肾小管阻塞而导致急性肾衰竭，除此之外，该药对肾小管也有直接毒性作用。适度水化（保持尿量>100ml/h），碱化尿液（保持尿pH>7）可减少急性肾衰竭发生率。由于肾功能减退可使该药半衰期延长，故应根据肾功能调整用药剂量。

【诊断】

RA肾损害的诊断并无困难，既往由于对RA原发性肾损害认识不足而容易漏诊。药物引起的肾损害早期可能仅有轻微蛋白尿，特别是NSAIDs及CsA以肾小管间质损害为主的病变，尿常规检查往往阴性，而表现为肾小管功能障碍（多尿、夜尿、低渗尿及肾小管蛋白尿）及肾小管性酸中毒等，逐渐出现缓缓进展的慢性肾衰竭。因此，对RA肾损害诊断不能仅凭尿常规是否阳性作为诊断依据。由于RA肾损害可以表现多种类型，故提出以下几点供诊断参考。

1. 对未经药物治疗的RA，出现了蛋白尿、血尿、高血压或肾病综合征，应考虑RA引起的免疫复合物肾炎，必要时作肾穿刺明确诊断。

2. 对未经治疗的RA，无明显原因出现急性肾衰竭，或蛋白尿、血尿、少尿及肾功能快速进展，首应考虑RA血管炎引起的急性肾衰竭。

3. 服NSAIDs或CsA早期突然出现少尿、无尿，应立即作肾功能检查。以明确药物引起的可逆性急性肾衰竭。

4. RA在药物治疗期出现多尿，夜尿、口干、多饮，尽管尿常规正常，应作尿渗透压、尿pH及血液电解质，肾功能、CO_2结合力检查，以确定是否为慢性小管间质性病变，肾小管性酸中毒以及慢性肾衰竭。

5. RA服用NSAIDs或止痛剂治疗期间，可因RA肾损害的继发感染而反复出现尿路感染症状。

6. 虽然服抗RA药期间出现的肾脏损害以药物性肾损害多见，但由药物引起的肾损害多与剂量和服药时间密切相关，因此，当肾损害类型与药物不符合时，不要轻易排除原发性肾炎的可能，或是二者合并，必要时应作肾穿刺以明确诊断。

总之，既要想到RA肾损害可由药物引起，也应了解RA原发性肾脏病发生率是相当高的，避免对RA肾损害的漏诊或误诊。

【治疗】

对RA肾损害的治疗，首先在于预防，即积极治疗RA控制其活动，有可能防止肾脏损害发生．对一个RA肾损害的患者。首先鉴别是原发还是继发（包括药物性损害）。RA原发性各种肾脏病变，可用泼尼松及免疫抑制剂治疗，既可治疗RA，又可治疗其引起的免疫性肾损害。对继发性肾淀样变，有人主张可试用糖皮质激素．但多数不主张用。由药物引起的肾损害，首先停用该药，如早期及时停药，大多可以恢复，对由于金制剂或青霉胺引起的肾病综合征，在停药后加用糖皮质激素，多数患者有效。对已经出现慢性肾衰竭的患者，可按慢性肾衰竭处理。

推荐阅读

KARSTILA K, KORPELA M, SIHVONEN S, et al. Prognosis of clinical renal disease and incidence of new renal findings in patients with rheumatoid arthritis: follow-up of a population-based study[J]. Clin Rheumatol, 2007, 26(12): 2089-2095.

第五节　系统性硬化症肾损害

张　敏　陆福明

系统性硬化症（systemic sclerosis, SSc）又称硬皮病，病理为不受控制的胶原沉积和以血管壁增厚、管腔狭窄为特征的广泛血管病变。硬皮病可仅累及皮肤和皮下组织，也可累及全身。当引起弥漫性皮肤增厚和纤维化以及内脏器官结构功能异常，称为 SSc。

SSc 中肾脏受累常见，10%～20%会发生严重的肾脏病变，称为硬皮病肾危象（scleroderma renal crisis, SRC）。本节主要讨论 SRC。

【流行病学】

尸检发现，60%～80% SSc 存在肾脏受累。约 50%有微量蛋白尿、血肌酐轻度升高和/或高血压，但大多数不会发展为终末期肾病（end stage renal disease, ESRD）。10%～20%弥漫性皮肤型 SSc 患者发展成 SRC。

【发病机制】

SSc 发病机制主要包括免疫异常、血管内皮激活和/或损伤、成纤维细胞活化导致胶原纤维过度产生。肾损害与血管病变密切相关：①肾皮质血管收缩，由寒冷诱发的雷诺氏现象可加剧血管收缩；②叶间动脉内膜增殖，可使管腔狭窄，肾血流量减少，刺激 RAAS 激活，升高血压，皮质血管进一步收缩、血流量减少，细胞缺氧、肿胀，皮质灶性坏死，而致肾衰竭。

【危险因素】

SRC 通常发生在疾病早期，大多在起病前 5 年。已证实 SRC 有多个危险因素：

（一）弥漫性皮肤受累　是 SRC 最重要的危险因素，局限性硬皮病很少发生 SRC。有回顾性研究发现，皮肤厚度快速进展是早期 SRC 的独立预测因素。可触及性肌腱摩擦感与 SRC 风险增加有关。

（二）使用糖皮质激素　研究提示，使用中至大剂量泼尼松大于 6 个月，SRC 发病风险显著增加，所以通常推荐尽可能避免激素剂量大于 15mg/d。

（三）自身抗体　某些血清自身抗体的出现或缺失可预测 SRC。抗-RNA 多聚酶或 ANA 抗体阳性发生 SRC 风险增加；而抗-着丝点抗体在 SRC 中很少出现。

（四）环孢素　有个案报道环孢素可加速 SSc 肾脏病变。

（五）其他　还包括大关节挛缩，新发贫血，新发心血管事件如心力衰竭、心包积液等。相反，之前存在的高血压、血肌酐升高、尿检异常等不是预测 SRC 发病风险增加的危险因素。

【病理】

肾脏主要组织学改变位于弓形动脉、小叶间动脉及肾小球。光镜下，急性期可见纤维蛋白血栓和血管壁纤维素样坏死，血管内膜黏液样变，内皮细胞肿胀、血管壁见红细胞碎片。其愈合会导致小叶间动脉黏液样内膜增厚，向心性“洋葱样”肥厚，致管腔狭窄甚至阻塞，形成肾皮质灶性坏死。典型的肾小球病变为缺血性塌陷，导致局灶性坏死性肾小球肾炎，终致肾小球硬化。也可见系膜溶解和纤维素样坏死。免疫荧光可见 IgM、C3 非特异性沉积，纤维连接蛋白也可沉积在纤维素样坏死或急性血栓性微血管病累及的肾小球或小动脉。电镜下可见小叶间动脉内皮细胞肿胀、扩张。慢性病变可见肾小球基底膜双轨征及细胞插入。

SRC 是一种血栓性微血管病，与恶性肾动脉硬化、血栓性血小板减少性紫癜/溶血尿毒症综合征（thrombotic thrombocytopenic purpura/hemolytic uremic syndrome, TTP/HUS）、放射性肾炎、慢性移植排斥反应及抗磷脂抗体综合征等病理改变相似。

【临床表现】

临床表现不一。早期可表现为蛋白尿，大部分伴有高血压和/或肾功能不全。SRC 的典型特征如下：

1. 急性肾损伤。

2. 突发的中至重度高血压，常伴有恶性高血压的临床改变如高血压眼底病变（出血、渗出）及高血压脑病。但近 10%的 SRC 患者发病时血压正常，其中部分患者血压较其基础值仍有升高。这部分血压正常者肾脏预后差，死亡率更高。

3. 尿沉渣通常正常或仅有轻微的蛋白尿伴少量细胞或管型。

4. 其他表现主要与恶性高血压或潜在的血管病变相关，如微血管病性溶血性贫血，心力衰竭、肺水肿、头痛、视力模糊及高血压脑病、癫痫发作等。如不治疗，大致在 1～2 个月内会发展成 ESRD。

【诊断】

有高危风险的 SSc 患者出现特征性表现，需考虑 SRC，包括：①新发高血压：BP>150/85mmHg（24 小时测量大于 2 次）。②急性肾损伤，可伴有少尿或无尿。③其他包括以下一种或多种：微血管病性溶血性贫血及血栓性血小板减少；恶性高血压引起的急性视网膜改变；新出现蛋白尿、血尿等；急性肺水肿；肾活检特征性改变。

极少数情况下，恶性高血压相关性 AKI 会发生在 SSc 较罕见的一种类型：无皮肤硬化的系统性硬化（systemic sclerosis sine scleroderma），此时还需要评估其他指标：①甲床毛细血管扩张及血流阻断现象；②胃肠道受累证据（如食管或小肠运动障碍）或间质性肺病（如肺下叶间质浸润、限制性肺功能异常）、肺动脉高压；③存在特异性的自身抗体如抗-RNA 多聚酶抗体或ANA免疫荧光染色为细斑点型。

结合SSc的诊断,临床表现典型的SRC诊断并不困难,真正困难的是如何发现那些可能在近期发生SRC的高危患者。

【鉴别诊断】

单凭肾脏病理不能确诊SRC,因为同样的病理改变可见于其他血栓性微血管病,包括恶性肾动脉硬化(由急进型高血压所致)、HUS、TTP、放射性肾炎、慢性移植肾排异及抗磷脂抗体综合征等。

(一) SRC与恶性高血压鉴别 病史尤为重要,如一位长期血压控制欠佳者,出现血压升高及视乳头出血、渗出,提示恶性高血压和恶性肾动脉硬化可能大。但对之前血压正常者诊断较为困难,此时应先与其他可引起急性高血压的病变(如肾动脉狭窄等)进行鉴别。

(二) SRC与HUS/TTP鉴别 HUS/TTP通常表现为特征性的血小板减少、紫癜、微血管病性溶血性贫血,肾功能快速恶化,与SRC临床表现类似,但HUS/TTP患者缺乏SSc的临床或血清学变化。TTP时可通过测定金属蛋白酶ADAMTS13,以及典型的病史特征(如存在某些诱因如儿童腹泻或成人经过某种化疗时),帮助疾病的诊断。

【治疗】

首要治疗为控制血压,力争在72小时内将血压降至基础范围,也有推荐每日降压不超过20mmHg。如在不可逆肾损伤前强化治疗、控制高血压,则70%的患者能改善或稳定肾功能,提高存活率。

血管紧张素转换酶抑制剂(angiotensin converting anzyme inhibitior, ACEI)类药物为首选,可使90%的患者逆转因血管紧张素Ⅱ所引起的血管收缩,部分还能改善皮肤硬化及雷诺氏征,其机制尚不明。无明确证据表明ACEI能预防SRC发生,所以不推荐仅出于预防目的使用。

使用经验最多的是卡托普利,其起效快(60~90分钟达到峰值)、作用时间短、可快速增加剂量。对无中枢神经系统受累者(无高血压脑病、视乳头水肿)起始剂量6.25~12.5mg,每4~8小时增加12.5~25mg直到血压达标,最大使用剂量为300~450mg/d。有中枢神经系统受累者,可予相同的卡托普利递增方案,并同时推荐静脉使用硝普钠,一旦卡托普利剂量增加到能够将血压降到基线范围,尽快停用硝普钠。近10%血压正常SRC患者也推荐卡托普利6.25mg起始,如能耐受,增加剂量至12.5mg,注意防止低血压。

由于SRC病变某种意义上类似于双侧肾动脉狭窄,而ACEI可降低出球小动脉阻力及肾小球内压,引起血肌酐升高,所以用药后应密切监测血肌酐水平,同时还要监测全血细胞计数、纤维蛋白降解产物及外周血涂片。与其他情况下使用ACEI不同,即使肾功能进一步恶化,SRC仍要坚持使用ACEI。部分患者尽管已经开始透析,但使用ACEI有助于控制高肾素血症,仍有机会部分恢复肾功能。

其他非ACEI类降压药:血管紧张素Ⅱ受体拮抗剂(ARB)类依据不足。如对ACEI治疗抵抗者(最大推荐剂量仍不能有效降压),可在ACEI基础上加用二氢吡啶类钙通道阻滞剂。β受体阻滞剂因可能会加重血管痉挛,禁用。

尽管使用ACEI治疗,20%~50%的SRC患者仍会进展至ESRD。肾衰竭的治疗如下:①透析:出现SRC时,有时因病情需要紧急血液透析。如有长期肾脏替代治疗指征,血液透析和腹膜透析均可,但SSc患者血管通路问题相当棘手。在急性SRC后,肾功能可能仍有恢复机会及脱离透析的可能,有时肾功能恢复和改善需延续至18个月,所以急性SRC后短期内不考虑肾移植。②肾移植:经验有限。移植肾生存率通常较无硬皮病患者低,但有报道移植后患者生存率较等候移植的患者高。既往肾移植后此病复发率为20%,随着ACEI广泛应用,其复发率降至2%~3%。

推荐阅读

1. BATAL I, DOMSIC R T, SHAFER A, et al. Renal biopsy findings predicting outcome in scleroderma renal crisis[J]. Hum Pathol, 2009, 40(3): 332-340.
2. MARK A L, BEHZAD N, CHARLES E A, et al. AJKD atlas of renal pathology: systemic sclerosis[J]. Am J Kidney Dis, 2016, 67(4): e19-e20.

第六节 原发性干燥综合征肾损害

张 敏 陆福明

干燥综合征(Sjögren syndrome, SS)是一种慢性自身免疫性炎性疾病,其特点为淋巴细胞及浆细胞浸润泪腺、腮腺和唾液腺等外分泌腺。根据是否伴随其他结缔组织病(如类风湿关节炎、系统性红斑狼疮等)可分为原发性干燥综合征(primary Sjögren syndrome, pSS)及继发性SS两类。因对干燥综合征肾损害的定义不同,文献报道的肾损害发生率变化范围很大(2%~67%)。本文主要讨论pSS肾损害。

【病理】

根据累及部位,可分为慢性肾小管间质性肾炎和肾小球肾炎。

最常见为慢性小管间质性肾炎,间质有局灶或弥漫性小淋巴细胞、浆细胞和单核细胞浸润,伴有不同程度的小管萎缩和间质纤维化。pSS的间质性肾炎组织病理特征无特殊。

肾小球通常正常,也可表现为膜增生性肾小球肾炎(mesangial proliferative glomerular nephritis, MPGN)和膜性肾病(membranous nephropathy, MN)。部分患者中亦可出现轻度非特异性肾小球改变包括节段系膜细胞增生,系膜基质增生,小球周围纤维化或不常见的小球消失等,这些变化通常继发于小管的改变。其他如微小病变、IgA肾病以及抗中性粒细胞胞质抗体(Anti-neutrophil cytoplasmic antibodies, ANCA)相关性血管炎等也有报道。

【临床表现】

起病多隐匿、病程缓慢,主要见于女性(90%),平均发病年龄为44~54岁。pSS除口、眼干燥外，极易累及其他器官，产生神经病变、肌病、雷诺现象、间质性肺炎、胸膜炎、淋巴结炎、关节痛、肾脏病变等。

干燥综合征肾损害临床表现不同，分述如下：

（一）间质性肾炎 血肌酐轻度升高，相对良好尿检结果，小管功能异常，包括Fanconi综合征，远端型肾小管酸中毒，肾性尿崩症（肾小管抵抗抗利尿激素）和低钾血症等。有些病例还有肉芽肿、眼葡萄膜炎，提示可能存在结节病或小管间质性肾炎葡萄膜炎综合征（tubulointerstitial nephritis and uveitis syndrome，TINU综合征）。更多慢性疾病与小管萎缩和间质纤维化相关。

1. 远端型肾小管酸中毒　多达25%的SS会出现远端肾小管酸化功能障碍，SS相关Ⅰ型RTA通常较轻微，呈轻度代谢性酸中毒，但部分患者因尿钾丢失而使血浆碳酸氢盐浓度<10mmol/L及血钾水平<1.5~2.0mmol/L。严重者会出现低钾性麻痹，如肌肉麻痹、呼吸抑制等。Ⅰ型RTA可发生在SS诊断前，所以成年人原因不明的远端肾小管酸中毒，需考虑SS的可能。

2. 肾性尿崩症　表现为多尿、烦渴，是肾小管功能障碍的另一种重要表现，可出现在SS诊断之前。有明显肾性尿崩症症状的成年患者，如能排除长期服用锂制剂或高钙血症两大常见原因，还应排除SS的可能。

3. 范科尼综合征（Fanconi综合征）　累及近端肾小管，除表现为肾性过多丢失的碳酸氢盐尿、低碳酸氢根血症外，可伴葡萄糖尿、磷酸盐尿、氨基酸尿等异常。

4. 低钾血症（不伴肾小管酸中毒的低钾血症）　由间质性肾炎导致的小管功能障碍可间接引起钾的消耗，从而产生严重的低钾血症。

原发性缺陷可能为钠消耗，其可产生两个增加钾分泌的效应：一是增加集合管钾分泌部位的钠输送，二是通过容量损耗而增加醛固酮的释放。患者可以正常酸化尿液，且没有代谢性酸中毒。

（二）肾小球病变 肾小球病变远较小管间质病变少见。肾小球病变主要为MPGN和MN。其他包括微小病变、IgA肾病等。

（三）坏死性血管炎 也有ANCA相关性血管炎的报道。

（四）肾功能损害 可出现进行性肾小球硬化和慢性肾脏病。当出现大量蛋白尿、水肿及慢性肾功能不全时，常提示伴有SLE或混合性冷球蛋白血症。14%的SS者可能有丙型肝炎病毒感染，而在有冷球蛋白血症的干燥综合征中丙型肝炎病毒感染率高达47%。

（五）尿路感染发生率增加 可能与其黏膜及局部免疫屏障受损相关。此外，尿石形成、肾钙化等发生率亦较高，与肾小管酸中毒有关。

【诊断】

SS肾脏病变无特异性，诊断时通常要求有干燥症状，眼部发现客观异常，唇腺活检提示唾液腺周围淋巴细胞浸润。但有时与其他疾病较难鉴别，如结节病（类肉瘤病）有类似眼部表现，而多种药物都能引起口干症状。抗-Ro（SSA）及抗-La（SSB）自身抗体对诊断具有一定特异性。此外，IgG4相关疾病可存在唾液腺和泪腺受累以及间质性肾炎，需加以鉴别。

对成人原因不明的肾小管酸中毒、肾性尿崩症及原因不明的进行性肾功能损伤者均需鉴别有无本病。对有肾脏损害者，应考虑肾活检。对于SS诊断明确，肾小球病变为主，肾活检意义更为重要。此外，须注意有无合并其他结缔组织病，并筛查丙型肝炎病毒感染。

【治疗】

本病治疗以对症及支持治疗为主。

SS间质性肾炎治疗数据较少。在缺乏相关资料情况下，严重且处于活动期（如轻到中度间质纤维化，伴明显间质炎症，尤其是肾小管炎）的间质性肾炎可使用糖皮质激素治疗。除非已发生不可逆的小管间质损害，激素治疗通常有益。激素依赖者可使用硫唑嘌呤作为类固醇药物助减剂。当广泛间质性肾炎伴肾功能显著受损时，可尝试予激素及其他免疫抑制剂联合治疗。

肾小管酸中毒通常仅予补充小剂量枸橼酸钠和钾，纠正酸中毒和低钾。除非发生容量不足及脱水症状，尿浓缩功能障碍亦无需特别治疗。当有肾小球病变时，首先要区分为SS原发病变还是与其相关的其他结缔组织病如SLE、MCTD、淀粉样变等所致。当存在较严重的进展性肾功能损害或肾小球炎症改变时，可参照SLE治疗方案，予激素联合/不联合免疫抑制剂（如环磷酰胺、吗替麦考酚酯等）或利妥昔单抗治疗，成功率不一。

推荐阅读

TAKEMOTO F，HOSHINO J，SAWA N，et al. Autoantibodies against carbonic anhydrase Ⅱ are increased in renal tubular acidosis associated with Sjogren syndrome[J]. Am J Med，2005，118（2）：181-184.

第七节　抗中性粒细胞胞质抗体相关性血管炎肾损害

刘少军　薛　骏

抗中性粒细胞胞质抗体相关性血管炎（antineutrophil cytoplasmic antibody associated vasculitis，AAV）是一组以血管壁炎细胞浸润伴血管壁损伤为主要病理特征，以多器官系统受累为主要临床表现的疾病。主要包括显微镜下多血管炎（microscopic polyangiitis，MPA），肉芽肿性多血管炎（granulomatosis with polyangiitis，GPA）和嗜酸性肉芽肿性多血管炎（eosinophilic granulomatosis with polyangiitis，EGPA）。近年也有研究主要根据抗中性粒细胞胞质抗体（anti-neutrophil cytoplasmic antibody，ANCA）的种类进行分类。由于肾脏血管分布丰富，因此它是血管炎中最常受累的器官。肾损害表现为血尿、蛋白尿、活动性尿沉渣及急性肾功能不全等。本节主要讨论AAV的肾损害。

【病理】

肾活检是诊断肾脏AAV的重要标准。特别是对于ANCA阴性的患者。典型的ANCA相关性肾小球肾炎的病理改变包括节段性纤维素样坏死、新月体形成和寡免疫复合物沉积。轻者可能仅表现为不足10%的肾小球节段的纤维素样坏死。重者则可能表现为弥漫性的新月体形成。有时可见鲍曼囊壁断裂,有明显的小管间质炎性病变。如果不合并其他肾小球疾病,则未受累的肾小球节段无明显病变。少数情况下,可见肾小球外血管炎性病变。尽管该病通常是寡免疫复合物性,但有时仍可以观察到少量的IgG和C3沉积,这往往提示病变更为严重。有时可观察到髓质直小血管炎。与GPA和MPA不同的是,EGPA中常有明显的嗜酸性粒细胞聚集并形成肉芽肿,围绕着坏死的小叶间动脉或更大的动脉。

肾活检不仅用于诊断,同时亦可用于判断预后,Berden等依据正常肾小球、细胞性新月体和肾小球硬化的比例,将ANCA相关性肾小球肾炎分成4类:①局灶型:是指正常肾小球比例超过50%。此型预后良好。②新月体型:是指50%以上的肾小球有细胞性新月体。此型经积极治疗,肾功能可能恢复正常。③混合型:是指正常肾小球<50%,新月体<50%,硬化肾小球<50%。此型患者肾功能不能恢复的风险比新月体型患者差。④硬化型:是指超过50%的肾小球全球硬化,因此其预后最差,即1年内发展为终末期肾病(end stage renal disease, ESRD)或死亡的风险最高。这一分类系统对于1年和5年的肾脏存活率预测良好,亦有助于预测患者对于治疗的反应。

【临床表现】

AAV多见于50~70岁患者,通常存在非特异性的症状,如发热、乏力、体重减轻、食欲减退、关节痛、肌痛等前驱症状。AAV可累及多个脏器,临床表现可多种多样,可产生咳嗽、咯血、鼻窦炎、视力障碍、周围神经病变、肾脏病变等。肾脏累及在AAV中最为常见,在MPA中为90%,GPA为80%,在EGPA中相对少见,为45%。肾脏累及时,通常表现为快速进展性肾小球肾炎,出现快速肾功能下降伴有血尿、蛋白尿和高血压。然而,也有一些患者缓慢出现肾功能下降和很少的活动性尿沉渣。如果出现快速进展性肾小球肾炎,而没有接受适当的治疗,则可能导致终末期肾功能不全。和没有累及肾脏的患者相比,累及肾脏的AAV患者死亡率更高。AAV在肾移植后可能会出现复发,复发率约20%。ANCA阳性与疾病复发有关。

【诊断】

AAV的诊断标准参见第二十二篇第九章第四节"抗中性粒细胞胞质抗体相关性血管炎"。AAV的肾脏病变为非特异性。对中老年人出现原因不明的快速进展性肾小球肾炎需考虑该疾病可能。对有肾脏损害者,应进行肾活检明确诊断,从而指导治疗。

AAV中疾病活动指数评分目前一般常采用伯明翰血管炎活动性评分(Birmingham Vasculitis Activity Score, BVAS),BVAS以不同器官/系统受累的临床表现为基础(全身表现、皮肤、黏膜和眼、耳鼻喉、胸部、心血管、胃肠道、肾脏、神经系及其他),依据病变的项目和严重程度评分,它既可用于研究,亦可用于临床决策制定。

【治疗】

总的来说,AAV的治疗原则强调早期诊断和早期治疗。未经有效治疗的AAV患者预后很差。但由于糖皮质激素和环磷酰胺(CTX)以及其他治疗的应用,AAV患者的预后已经明显改善,已由致命性的疾病在很大程度上转变成可治疗的疾病。在过去40多年来,治疗目标主要集中于提高疗效,减少毒性。

无论采用何种方案,均需要强调两个关键性原则:①序贯性治疗:在AAV的治疗中,初始3~6个月为诱导期,需要强化免疫抑制。随后是更长时间的维持治疗。目前对于维持治疗的持续时间仍存在争议,但公认至少需要24个月。②需要对疾病严重程度进行分级:通常将AAV分为局限性(或轻症)以及系统性(或重症)。这有助于对那些存在生命危险或器官衰竭的患者进行积极强化免疫抑制治疗,而对于那些病情相对轻微的患者,则需要选择毒性更小的诱导药物。

(一)诱导期 目前诱导缓解的主要治疗包括大剂量糖皮质激素联合CTX或利妥昔单抗。

1. 糖皮质激素 尽管糖皮质激素治疗AAV已有超过50年的历史,但并没有随机对照试验(RCT)支持,也缺乏指导剂量和疗程。尽管如此,糖皮质激素仍处于诱导治疗方案中的核心,特别是在有肾脏累及时。通常诱导期起始剂量较大,随后逐步递减。表现为急进性肾小球肾炎(RPGN)/肺出血的患者,常给予甲泼尼龙500~1 000mg冲击治疗3天,然后给予1mg/(kg·d)口服,最大剂量为60~80mg,2~4周后再逐步减量。最佳减量策略并不明确,通常在6个月时减至5~10mg/d。尽管激素在控制疾病活动性方面疗效确凿,但激素暴露量与不良反应密切相关。PEXIVAS研究表明,和标准剂量激素相比,半量激素的疗效类似,但严重感染的不良反应明显更少。

2. 环磷酰胺 CTX经验性用于治疗AAV亦已超过40年。目前仍是最主要的诱导药物治疗(另一种药物为利妥昔单抗)。通常CTX给予3~6个月,直至缓解。口服2mg/(kg·d)或每2~3周静脉15mg/kg,持续3~6个月。2组缓解率并无差异,但累积剂量静脉组显然更低(16g *vs.* 8g),而且静脉组发生白细胞减少的比例更低。口服组复发率更低,可能与CTX累积剂量更多有关。

3. 利妥昔单抗 利妥昔单抗最初主要用于难治性AAV患者。研究表明,该药对于那些常规药物控制不佳的患者能发挥良好疗效。随后美国和欧洲均进行了RCT研究,比较CTX和利妥昔单抗的差异。利妥昔单抗组采用375mg/m^2,为期4周,随后不再使用免疫抑制剂。CTX组采用口服CTX,随后给予硫唑嘌呤。结果表明,6个月末两组完全缓解率类似(利妥昔单抗组64% *vs.* CTX组53%)。对于复发患者利妥昔单抗的有效率(67%)超过了CTX组(42%)。FDA已批准利妥昔单抗用于治疗复发或难治的患者,以及存在CTX禁忌的患者。需要注意的是,如果患者同时接受血浆置换,则需要调整利妥昔单抗的使用时间，通常建议在用药后 48 小时内不给予血浆置换。目前也有一些研究联合使用 CTX 和利妥昔单抗用于诱导治疗，提示可能缓解率更高（>80%），而激素累积剂量更小。

4. 血浆置换　由于血浆置换可快速移除 ANCA 和其他炎症介质。MEPEX 研究观察了血浆置换对严重的 AAV 的治疗效果，结果发现长期随访（4 年）结果和标准治疗相比并无差异。最近发表的 PEXIVAX 研究提示，在严重的 AAV 中，血浆置换并不能减少 ESRD 或死亡的风险。亚组分析提示，在减少肺出血方面亦未获得益处。因此，在 AAV 中，血浆置换可能主要适用于同时合并抗肾小球基底膜病（抗 GBM 病）的患者。

5. 吗替麦考酚酯（MMF）　MYCYC 研究比较了 CTX 与 MMF 对初发的 AAV 患者的作用，主要终点为 6 个月末时完全缓解率。结果表明，MMF 组缓解率低于 CTX 组，18 个月时 MMF 组复发率更高。基于这一研究，目前吗替麦考酚酯不再推荐为一线诱导治疗。

6. 其他　有研究提示，补体抑制剂亦可用于 AAV 的诱导治疗。

（二）维持缓解期　基本所有患者在诱导缓解后，均需要接受维持治疗，除外局限于肾脏的 AAV 诱导缓解失败已经进入透析的患者。维持缓解期通常采用小剂量糖皮质激素联合免疫抑制剂。糖皮质激素能否完全撤除尚无统一意见。

1. 硫唑嘌呤　为减少 CTX 的不良反应，通常建议在维持缓解期将 CTX 更换为硫唑嘌呤。但 CYCAZAREM 研究比较了诱导缓解后持续给予 CTX 1.5mg/（kg・d）或转换为硫唑嘌呤 2mg/（kg・d），结果表明，18 个月时两组复发率并无差异，但延长随访后发现硫唑嘌呤组复发比例更高。因此，如何转换仍需进一步研究。

2. 吗替麦考酚酯　由于吗替麦考酚酯在移植领域取得了明显的成功，因此在 AAV 治疗中，希望吗替麦考酚酯能取代硫唑嘌呤用于 AAV 患者的维持期治疗。IMPROVE 研究比较了硫唑嘌呤和吗替麦考酚酯在维持期的疗效，结果发现吗替麦考酚酯组维持缓解时间更短，复发率更高。因此，在维持治疗期间不推荐吗替麦考酚酯作为一线方案。但对于不能耐受硫唑嘌呤或甲氨蝶呤患者，可以选择吗替麦考酚酯。

3. 利妥昔单抗　MAINRITSAN 研究比较了重复低剂量利妥昔单抗和硫唑嘌呤用于维持治疗［0 天、2 周、6 个月、12 个月、18 个月时分别给予 500mg，硫唑嘌呤组为 2mg/（kg・d），治疗 22 个月，共有 115 例患者入选，其中 79% 的患者为新诊断的 AAV］。28 个月时，利妥昔单抗组仅有 5% 的患者复发，而 AZA 组为 29%。延长至 60 个月时，利妥昔单抗仍优于硫唑嘌呤。MAINRITSAN 2 研究则比较了不同利妥昔单抗治疗方案，结果发现，根据 B 细胞数量和 ANCA 滴度调整 RTX 剂量组在复发率和不良反应方面无差异，但剂量调整组药物使用量更少。维持治疗的最佳时间目前仍不确定，目前仍推荐根据 ANCA 血清型、ANCA 滴度、器官累及、肾脏功能和诱导治疗强度等决定。

尽管 AAV 的治疗进展明显，仍有 20%~25% 的患者将进展至 ESRD。透析患者 AAV 复发率低［0.08 次/（患者・年）］。因此，透析治疗 6 个月后，如果没有肾外表现，建议停用免疫抑制剂。

（三）疾病复发　如果完全缓解后血管炎再次出现，并伴有威胁生命或器官的情况时应该重新诱导缓解，倾向于利妥昔单抗治疗可以减少复发。

（四）难治性患者的治疗　可以增加糖皮质激素剂量，在原先使用 CTX 的基础上可以加用利妥昔单抗，反之亦可。血浆置换也可以考虑用于难治性患者的治疗。

（五）肾移植　通常建议在临床缓解至少 6 个月后且 ANCA 阴性的情况下接受肾移植。由于肾移植后免疫抑制剂的使用，移植后血管炎复发率低至 0.01~0.02 次/（患者・年）。

推荐阅读

GEETHA D, JEFFERSON J A. ANCA-associated vasculitis: core curriculum 2020[J]. Am J Kidney Dis, 2020, 75(1): 124-137.

第八节　糖尿病肾脏病

游怀舟　郝传明

糖尿病肾脏病是糖尿病的主要并发症之一，是发达国家患者中导致终末期肾病的（end stage renal disease, ESRD）首位病因（约占 50%）。我国糖尿病肾脏病的患病率亦呈上升趋势。1 型和 2 型糖尿病患者一生中发生糖尿病肾脏病的风险大致相当。

2007 年美国国家肾脏基金会（National Kidney Foundation, NKF）所属“肾脏病预后质量提议”（K/DOQI）工作组提出，将糖尿病导致的肾脏疾病命名为糖尿病肾脏病（diabetic kidney disease, DKD），并建议用 DKD 代替传统专业术语糖尿病肾病（diabetic nephropathy, DN），而糖尿病肾小球病变（diabetic glomerulopathy, DG）这一病理诊断术语仍保留。DKD 的定义陆续被改善全球肾脏病预后组织（Kidney Disease: Improving Global Outcomes, KDIGO）和美国糖尿病学会采纳。DN 侧重于病理诊断，大致与 DG 的概念相似，二者需肾活检确诊。DKD 定义为慢性高血糖所致的肾脏损害，病变可累及全肾，包括肾小球、肾小管间质、肾血管等。临床上以持续性白蛋白尿和/或肾小球滤过率（GFR）进行性下降为主要特征，可进展为 ESRD。

【发病机制】

由胰岛素代谢障碍而致长期高血糖是糖尿病肾脏损伤发生的最关键原因，高血糖造成肾脏血流动力学改变以及葡萄糖本身代谢异常所致的一系列后果为造成肾脏病变的基础，众多生长因子、细胞因子被激活则是病变形成的直接机制。

（一）糖代谢紊乱　高血糖导致的代谢异常是糖尿病肾脏病发生发展的最重要因素。高血糖可以导致：活性氧产生增加；还原型烟酰胺腺嘌呤二核苷酸减少；多元醇通路激活，促进二酰甘油产生，导致蛋白激酶 C（protein kinase C, PKC）活性增加；氨基己糖通路改变；对组织蛋白产生非酶糖基化作用，如产生晚期糖基化终末产物(advanced glycation end products，AGEs)。上述机制都参与了糖尿病肾小球病变和其他糖尿病微血管病变的发生、发展过程。

（二）肾脏血流动力学改变　主要表现为肾小球高滤过、高灌注、高压力。导致高滤过的原因有:入球小动脉与出球小动脉不成比例的扩张,扩张入球小动脉的活性物质(如前列腺素、一氧化氮、心房钠尿肽等)过多或作用过强;肾小管-肾小球反馈失常;肾髓质间质压力过低;近来认为近端肾小管中钠、葡萄糖协同转运过强使钠盐在该处过度重吸收是发病的关键。由于这种过度重吸收使鲍曼囊压力降低,肾小球滤过被迫增多。高滤过可导致肾小球血流量及毛细血管压力升高、蛋白尿生成、肾小球毛细血管应切力改变、局部肾素血管紧张素醛固酮系统(RAAS)兴奋、血管活性因子/生长因子增加等。在血糖控制欠佳的患者中,也可以出现肾小球体积增大,肾小球毛细血管表面积增加。肾小球内血流动力学和结构的改变导致糖尿病肾损伤的发生和发展。

（三）激素和细胞因子的作用　一系列细胞因子、激素及细胞内信号通路(如转化生长因子 β(TGF-β)、结缔组织生长因子、血管紧张素Ⅱ、血管内皮生长因子、内皮素、前列腺素和一氧化氮等)可能参与了糖尿病肾脏病的发生、发展。

（四）遗传因素　许多证据表明,遗传因素在糖尿病肾脏病的患病和严重程度中起作用。如糖尿病患者有兄弟姐妹或父母罹患糖尿病肾脏病时,该患者出现糖尿病肾脏病的概率明显升高,1 型和 2 型糖尿病均是如此。糖尿病患者肾脏累及还存在种族差异性。

【病理】

糖尿病肾病光镜下早期可见肾小球肥大,基底膜轻度增厚,系膜轻度增生。随着病情进展,基底膜弥漫增厚,基质及少数系膜细胞增生,形成典型的 K-W(Kimmelstiel-Wilson)结节,称为结节性肾小球硬化症。部分患者无明显结节,称为弥漫性肾小球硬化症。常可见内皮下纤维蛋白帽、球囊滴、小动脉透明样变,伴随肾小管萎缩、近端肾小管上皮细胞空泡变性、肾乳头坏死及间质炎症细胞浸润等。

免疫荧光检查可见沿肾小球毛细血管袢、肾小管和肾小球基膜微弱的弥散的线状 IgG 沉积,还可伴有 IgM、补体 C3 等沉积。系膜区及 K-W 结节中罕见 IgG、IgM 或 C3 沉积。

电镜下,早期肾小球基底膜不规则增厚,系膜区扩大,基质增多,晚期则形成结节状,这与光镜下所见的 K-W 结节吻合;渗出性病灶可显示为微细颗粒状电子致密物,还可见足突融合等。

2010 年肾脏病理学会(RPS)国际专家组制定了糖尿病肾小球病变病理分级标准,该分级系统适用于 1 型和 2 型糖尿病患者。根据肾脏组织光镜、免疫荧光和电镜的改变,将糖尿病肾小球病变分为Ⅰ~Ⅳ型(表 17-8-8-1),并对肾小管、间质与血管的损伤进行了定量评分(表 17-8-8-2)。

表 17-8-8-1　糖尿病肾小球病变的病理分型标准

分型	描述	标准
Ⅰ型	单纯肾小球基底膜增厚	光镜下显示无或轻度特异性改变;电镜提示肾小球基底膜增厚:女性>395nm,男性>430nm(年龄≥9 岁);未出现Ⅱ、Ⅲ或Ⅳ型改变[a]
Ⅱa 型	轻度系膜增宽	在Ⅰ型改变的基础上,>25%的肾小球有轻度系膜增宽,未出现Ⅲ、Ⅳ型改变
Ⅱb 型	重度系膜增宽	在Ⅰ型改变的基础上,>25%的肾小球有重度系膜增宽,未出现Ⅲ、Ⅳ型改变
Ⅲ型	结节性硬化(K-W 病变)	在Ⅰ、Ⅱ型改变的基础上,肾小球系膜区出现结节性硬化,未出现Ⅳ型改变
Ⅳ型	晚期糖尿病肾小球硬化	超过 50%的肾小球出现球性硬化,同时存在Ⅰ~Ⅲ型病理改变

注:[a]肾小球基底膜厚度以电镜测量结果为准,其他测量方法亦可参考本数值。

表 17-8-8-2　糖尿病肾脏病的间质病变和血管病变评分标准

病变	判定标准	评分/分
肾间质病变		
间质纤维化和肾小管萎缩(IFTA)	无	0
	<25%	1
	25%~50%	2
	>50%	3
肾间质炎症	无	0
	仅在 IFTA 的周围出现炎性细胞浸润	1
	无 IFTA 的间质亦出现炎性细胞浸润	2

续表

病变	判定标准	评分/分
肾血管病变		
肾小动脉透明变性	无	0
	1处小动脉透明变性	1
	多处小动脉透明变性	2
肾大血管病变		有/无*
肾动脉硬化(病变最重血管)	无内膜增厚	0
	内膜增厚小于中膜厚度	1
	内膜增厚大于中膜厚度	2

注：*只评定，不参与评分。

【临床表现与分期】

(一) 糖尿病肾病的自然病程　1型糖尿病患者的发病时间比较确切，糖尿病肾病的自然病程进展更为典型。2型糖尿病发病年龄相对较大，合并症如高血压、动脉粥样硬化性心血管疾病、肥胖等较1型糖尿病相对较多。1型和2型糖尿病肾病的进展进程相似，将糖尿病肾病的进展分为四期。

1. Ⅰ期　在糖尿病相关临床表现后随即出现，肾血流量和肾小球滤过率增加近50%，肾小球及肾小管增大。偶可检测到短暂的微量白蛋白尿，尤其当应激、强体力活动、伴发疾病或血糖控制不佳时更为明显。高血压在1型糖尿病早期较少，而2型糖尿病起病初就较为多见，占10%~25%。

2. Ⅱ期　约30%的1型糖尿病患者在历经10年左右的病程后进展至Ⅱ期，主要特征表现为微量白蛋白尿(30~300mg/24h)。GFR可偏高或在正常范围内。肾脏病理表现为肾小球及肾小管基底膜增厚，系膜基质增生。微量白蛋白尿的患者常伴有其他微血管病变的证据，如增生性视网膜病变。由于高血压本身也可导致微量白蛋白尿，与高血压发生率高的2型糖尿病相比，1型糖尿病患者中微量白蛋白尿为糖尿病肾病更特征性表现。

3. Ⅲ期　大部分微量白蛋白尿患者在经历5~7年后进入显性肾脏病时期(Ⅲ期)，通过常规的尿蛋白试纸可检测出蛋白尿(总蛋白>500mg/24h)及大量白蛋白尿(>300mg/24h)。估算的肾小球滤过率(eGFR)通常低于年龄的正常范围，并随疾病进展逐步下降。1型糖尿病患者可出现血压升高，2型糖尿病患者由于常伴有高血压病，血压变得较难控制。

肾活检主要表现为弥漫性或结节样(K-W结节)肾小球硬化，K-W结节是进展性糖尿病肾病的特征性病理改变，可出现于约25%患者中。类似K-W结节的肾小球结节样病变也可见于轻链沉积病、淀粉样变性及膜增生性肾小球肾炎Ⅱ型。糖尿病肾病的另一种特征性病理改变为入球及出球小动脉透明变性。在显性肾脏病时期，进展性小管间质纤维化与肾功能减退密切相关，GFR开始下降，但血清肌酐水平仍可维持正常。

4. Ⅳ期　即糖尿病肾病晚期，肾功能进行性下降直至终末期肾病。患者表现为肾病范围内蛋白尿(>3.5g/24h)及高血压，而无炎性肾小球病变(红细胞管型)或小管间质病变(白细胞尿或白细胞管型)。肾脏体积往往表现为与肾功能不全程度不一致的增大。

(二) 其他肾脏并发症或合并症　糖尿病患者发生其他肾脏和泌尿系统异常的风险增加。Ⅳ型肾小管酸中毒(低肾素低醛固酮)伴高钾血症在糖尿病合并轻-中度肾功能不全的患者中较常见。这类患者当存在容量不足，或应用ACE抑制剂(ACEI)、血管紧张素Ⅱ受体拮抗剂(ARB)、β受体阻滞剂、选择/非选择性环加氧酶2(COX-2)、非甾体抗炎药、肝素、保钾利尿剂等影响肾素-血管紧张素系统的药物时，需注意监测预防高钾血症的发生。

糖尿病患者并发尿路细菌或真菌感染较常见，除了下尿路感染外，出现肾盂肾炎、肾内或肾周脓肿的风险也较高。单侧或双侧肾动脉狭窄在2型糖尿病中更常见，尤其是当糖尿病患者出现难以控制的高血压或应用ACEI、ARB后出现血清肌酐快速升高时，需考虑到该并发症的可能。其他导致急性肾损伤的原因包括肾乳头坏死、肾乳头脱落所致的输尿管梗阻；膀胱自主神经病变功能失常导致的尿路梗阻；造影剂介导的急性肾小管坏死等。此外，当糖尿病患者合并心功能不全或容量不足因素(如胃轻瘫所致的呕吐及自主神经病所致的腹泻等)时，也可出现肾前性氮质血症或急性肾小管坏死。

【诊断】

DKD的临床诊断思路如下：

1. 明确糖尿病是否合并CKD　CKD的诊断见本篇第三章“慢性肾脏病”。

2. 明确糖尿病与CKD的因果关系或糖尿病是否为CKD的起始病因　需结合患者病程、血糖控制情况、肾脏损害和肾脏功能下降程度、是否合并其他糖尿病微血管病变等情况进行综合评估。1型糖尿病患者病程在10年以上，对大多数患者高血糖与CKD的因果关系可基本确立。因2型糖尿病患者诊断时机通常较晚，无法明确具体发病时间，且合并高血压、血脂紊乱、高尿酸血症等其他肾脏损害的危险因素,甚至伴发原发性慢性肾小球肾炎,故通过病程确定高血糖与 CKD 的关系较困难。

3. 是否存在糖尿病视网膜病变　糖尿病视网膜病变见于 90%~95%的 1 型糖尿病患者,以及 60%~65%的 2 型糖尿病患者。因此,无论 1 型还是 2 型糖尿病患者,如果合并糖尿病视网膜病变,则有利于 DKD 诊断。其中,增殖期糖尿病视网膜病变更具特异性。

4. 是否存在非糖尿病所致肾脏损伤　肾活检并非常规用于 DKD 的诊断。但在有非糖尿病所致肾脏病存在的证据时,需考虑行肾穿刺活检。若出现以下情况,应考虑非糖尿病所致肾脏病变:①病程较短。如 1 型糖尿病<5 年,因为通常 1 型糖尿病至少 10~15 年才出现明显的糖尿病肾病。②出现 eGFR 的迅速下降。③尿白蛋白迅速增加或迅速出现肾病综合征。④出现活动性尿沉渣,如棘形红细胞或细胞管型。⑤存在提示非糖尿病所致肾脏疾病的系统性疾病的症状和体征。⑥无糖尿病视网膜病变,特别是 1 型糖尿病患者。

DKD 的诊断至少具备以下 1 条:①能够肯定高血糖与 CKD 的因果关系,或高血糖为 CKD 的起始病因,或排除了非糖尿病所致肾脏损伤。②已有病理学诊断的支持:对于已行肾穿刺病理检查的患者,如存在糖尿病特征性的肾脏损害的病理学证据,DKD 诊断可确立。

鉴于糖尿病的肾脏损害累及全肾,完整的 DKD 诊断应该包括 4 个方面:①肾小球病变:1 型糖尿病患者在发病后 5 年,2 型糖尿病患者在确诊的同时就应每年进行肾小球受累的早期筛查。筛查的指标主要为任意时间点尿白蛋白与肌酐的比值(albumin creatinine ratio,ACR;单位为 mg/g),以及测量血肌酐值,并计算 eGFR。如果 ACR>300mg/g 诊断为大量白蛋白尿;ACR 在 30~300mg/g 为微量白蛋白尿。诊断以 3~6 个月内 2~3 次 ACR 值作为基础,根据 CKD 分期标准进行临床分期。若已获得肾脏穿刺活检标本,可进行 DKD 肾小球病变病理分型。②肾小管病变:尿白蛋白阴性的患者,进行肾小管受累的筛查,可检测任意时点尿标本(清晨首次尿最佳)测定尿 α_1 微球蛋白(α_1-MG)。③肾脏形态:常规行肾脏的影像学检查评估肾脏形态。其中,以肾脏超声作为首选,可有效评估肾脏大小、排除梗阻等其他临床情况。④肾脏血管:早期可使用彩色多普勒超声评估肾内血流动力学变化情况。对于糖尿病合并 CKD 且怀疑肾动脉狭窄的患者,应尽可能避免使用造影剂。此类患者可选用磁共振血管成像(magnetic resonance angiography,MRA)等评估肾动脉狭窄情况。

【治疗】

糖尿病肾脏病的治疗,主要强调早期干预各种危险因素,包括积极控制高血糖、控制血压、纠正脂质代谢紊乱、治疗肥胖、戒烟等措施,以防止进一步肾损害,不同病期、不同对象治疗的侧重点有所不同。DKD 各期的治疗原则如表 17-8-8-3 所示。

表 17-8-8-3　各期糖尿病肾脏病的治疗原则

分期	治疗原则
Ⅰ期	严格的血糖控制 血压控制:应用 ACEI 或 ARB
Ⅱ期	严格的血糖控制 ACEI 或 ARB 血压控制 戒烟 控制体重 运动 每年眼科检查
Ⅲ期	ACEI 或 ARB 血压控制 限制蛋白质饮食[0.8g/(kg·d)] 降血脂治疗
Ⅳ期	肾病综合征的治疗 慢性肾功能不全及其并发症的治疗 肾脏替代治疗准备

(一)控制血糖　糖尿病肾脏病患者的血糖控制应遵循个体化原则。对于未透析的 CKD 患者,糖化血红蛋白(HbA1c)目标值<6.5%~8.0%。由于 CKD 患者的红细胞寿命缩短,在 CKD G4~G5 期的患者中,特别是透析患者,HbA1c 的准确性下降,可以用果糖胺、糖化血清白蛋白、连续血糖监测等反映血糖控制水平。

控制血糖的治疗,除了生活方式的改善之外,在降糖药物的选择方面,最新的 KDIGO 指南建议将二甲双胍和钠-葡萄糖协同转运蛋白 2(sodium-dependent glucose transporters 2,SGLT-2)抑制剂(SGLT2i)作为糖尿病合并 CKD,且 eGFR≥30ml/(min·1.73m^2)患者的一线治疗。由于二甲双胍具有明显的降糖作用,但对 DM 并发症的长期作用中等;而 SGLT2i 虽降糖作用较弱,但对 CKD 进展和心血管并发症具有明显的保护作用,因此对于 eGFR≥30ml/(min·1.73m^2)的 2 型 DM CKD 患者,二甲双胍和 SGLT2i 联合使用受益更大。在使用二甲双胍时,需监测肾功能变化,若 eGFR<45~60ml/(min·1.73m^2),需调整剂量;若 eGFR<30ml/(min·1.73m^2),需停用二甲双胍。如二甲双胍与 SGLT2i 联合使用,仍未达到降糖目标,可加用其他降糖药物。人胰高糖素样肽-1(GLP-1)受体激动剂(GLP-1RA)利拉鲁肽或索马鲁肽因具有明确的心血管保护作用,以及可能的肾脏保护作用可作为首选的添加药物。需根据肾功能,调整 GLP-1RA 剂量。若与其他药物如磺酰脲类或胰岛素合用后低血糖风险增加,建议合用时减少磺酰脲类或胰岛素剂量。

(二)控制血压　血压升高是糖尿病肾脏病进展的重要危险因素。既往认为糖尿病患者的血压控制目标应低于一般人群,但近年来研究注意到糖尿病肾病患者低血压的不利影响,因此提倡中等程度的血压控制(收缩压为 130~140mmHg)。

ACEI 或 ARB 在糖尿病肾脏病中有控制血压、减少蛋白尿、延缓肾功能进展的作用，是目前治疗糖尿病肾脏病的药物中临床证据最多的，被推荐作为治疗糖尿病肾脏病的一线药物。对于糖尿病伴高血压和白蛋白尿的患者，使用 ACEI 或 ARB，可用至患者可耐受的最高批准剂量。对于糖尿病伴白蛋白尿但无高血压的患者，可以考虑使用 RAS 抑制剂。虽然在这类患者中 RAS 阻断的益处尚待研究，但由于糖尿病患者白蛋白尿的严重程度和 ESRD 强烈相关，因此可能有益。在应用 ACEI、ARB 过程中，特别是初始应用的第 1 周，应监测血清肌酐及血钾水平。不应对糖尿病肾病患者使用 ACEI 加 ARB 联合治疗，联合治疗并不能预防肾病进展和死亡，且会使严重不良事件的发生率升高。

若血压控制仍未达标，可联合使用其他降压药，如利尿剂、心脏选择性 β 受体阻滞剂、α 受体阻滞剂、钙通道阻滞剂（CCB）等。

（三）纠正脂质代谢紊乱　高脂血症不仅直接参与糖尿病胰岛素抵抗和心血管并发症的发生，低密度脂蛋白胆固醇（LDL-C）还可以加重蛋白尿和肾小球及肾小管间质纤维化的进展，因此积极纠正脂代谢紊乱具有重要意义。

低密度脂蛋白胆固醇（LDL-C）的治疗目标应<2.6mmol/L，合并心血管疾病的糖尿病患者 LDL-C<1.8mmol/L。建议首选口服他汀类药物，单用他汀类药物治疗效果不理想者，可考虑他汀类和依折麦布联用。以甘油三酯升高为主时，可选择贝特类降脂药。对于维持性血液透析的 2 型糖尿病肾脏病患者，由于目前的大型随机对照临床试验未发现他汀类治疗对心脑血管事件的益处，所以患者如果临床无特定的心血管方面的治疗指征，可以不予他汀类药物治疗。如果患者开始透析时已接受他汀类药物治疗，则可继续治疗。

（四）生活方式的调整　糖尿病患者生活方式的自我调整包括饮食治疗、运动、戒酒、戒烟、控制体重等，有利于减缓糖尿病肾脏病进展，保护肾功能。

适宜的营养治疗可能延缓肾脏损伤的进展，对于非透析 CKD 患者和透析患者，蛋白质摄取量分别为 0.8g/(kg·d) 和 1.0~1.2g/(kg·d)。限制钠饮食，每日钠摄入<2g，或氯化钠<5g 有助于血压的控制。每日摄入的总热量应使患者维持接近理想体重。

（五）肾脏替代治疗　当糖尿病肾脏病患者接近 ESRD 时，处理原则与非糖尿病患者类似。通常情况下，当 GFR<10ml/(min·1.73m^2) 时需开始透析治疗，但对于糖尿病肾脏病患者尤其合并容量依赖性高血压，或难以控制的高钾血症者，往往需要早期开始透析治疗。可供选择的肾脏替代治疗包括血液透析、腹膜透析和移植。肾移植患者的长期存活和生活质量高于慢性透析患者，但肾移植本身不能改善其他微血管并发症（如视网膜病变、神经病变）。胰腺或胰-肾联合移植可改善糖尿病肾脏病患者自主神经病变，延缓视网膜病变进展，同时可避免胰岛素应用相关并发症，使患者的生活质量得到明显提高。

推荐阅读

1. RUOSPO M, SAGLIMBENE V M, PALMER S C, et al. Glucose targets for preventing diabetic kidney disease and its progression[J]. Cochrane Database Syst Rev, 2017, 6(6): CD010137.
2. MANN J F E, FONSECA V, MOSENZON O, et al. Effects ofliraglutide versus placebo on cardiovascular events in patients with type 2 diabetes mellitus and chronic kidney disease[J]. *Circulation*, 2018, 138(25): 2908-2918.
3. MARSO S P, BAIN S C, CONSOLI A, et al. Semaglutide and cardiovascular outcomes in patients with type 2 diabetes[J]. N Engl J Med, 2016, 375(19): 1834-1844.
4. NEAL B, PERKOVIC V, MAHAFFEY K W, et al. Canagliflozin and cardiovascular and renal events in type 2 diabetes[J]. N Engl J Med, 2017, 377(7): 644-657.

第九节　肝肾综合征

李铭新

肝肾综合征（hepatorenal syndrome, HRS）是在肝衰竭晚期、门静脉高压基础上出现的肾灌注不足，以肾功能不全为主要表现，肾脏病理改变轻微，无急性肾小管坏死。

【病因与发病机制】

肝肾综合征常见于病毒性肝炎、酒精性肝炎、原发和继发性肝癌、妊娠脂肪肝等各种类型肝病引起的肝硬化、暴发性肝衰竭的晚期。原发性胆汁性肝硬化患者少有肝肾综合征，这与胆盐的利钠、肾血管扩张作用有关。

随着门脉压力增高以及肠菌迁入门脉系统（可上调一氧化氮合成酶活性），门脉内皮细胞产生一氧化氮增多，内脏动脉（胃肠动脉）扩张，继而体循环阻力下降，激发肾素-血管紧张素-醛固酮系统与交感神经系统兴奋，后二者导致肾皮质血管收缩，肾灌注减少。

内脏血管扩张并非是肾灌注不良的唯一因素，还包括：①肾血流自身调节曲线右移，需要更高的血压才能保持肾的灌注。这是肾交感神经系统兴奋，血管紧张素、腺苷和内皮素合成增加的后果。②肝损伤后炎性介质介导的肝硬化性心肌病（表现为心脏的应激性反应迟钝，见于 50% 以上的肝硬化患者），不足以维系动脉系统充盈低下时的心排血量增加的需求。③肾上腺皮质功能减退（见于 25% 肝硬化失代偿患者），削弱了血管对升压物质的反应。

【临床表现】

肝肾综合征主要表现是尿量减少，显著的少尿与无尿发生在死亡前数日。血肌酐缓慢上升，有时这个过程会停止甚至好转。由于肝病，血肌酐水平不能准确反映真实的肾小球滤过率，肌酐清除率会过高估计肾小球滤过率。

与急性肾小管坏死不同，肝肾综合征患者肾脏浓缩功能常维持正常，尿比重大于 1.020，尿/血渗透压比值大于 1.5，尿钠通常低于 10mmol/L。尿蛋白阴性或微量，尿沉渣正常或可有少量红细胞、白细胞,透明、颗粒管型或胆红素染色的肾小管细胞管型。患者常有稀释性低钠血症,这和抗利尿激素分泌增多有关。如果血钠浓度正常,则要排除其他原因后,才能考虑为肝肾综合征。

肝肾综合征全身血管阻力下降,动脉压降低,但由于绝大多数患者心排血量增加,因此得以维持平均动脉压在70mmHg左右。肝肾综合征患者很少有肺水肿。

严重的细菌性感染,尤其是败血症、自发性细菌性腹膜炎和肺炎是肝肾综合征患者的常见并发症,也是导致死亡的主要原因。

【诊断与鉴别诊断】

肝肾综合征是一种排除性临床诊断,分为急性肾损伤、急性肾脏病、慢性肾脏病三型。

急性肾损伤型诊断标准:①肝硬化,急性肝衰竭,慢性基础急性加重肝衰竭;②血肌酐(SCr)在48小时内升高大于0.3mg/dl,或SCr比基线(以3个月内的最近期的SCr值为基线值)升高超过50%,或每小时尿量<0.5ml/kg体重,持续6小时以上;③停用利尿药并用白蛋白(1g/kg,最大100g/d)扩容2天无效;④无休克;⑤近期内未使用肾毒性药物;⑥24小时尿蛋白≤500mg,无血尿,肾脏超声检查正常,滤过钠排泄分数<0.2%。

急性肾脏病型诊断标准:①无其他结构性损伤病因下的、3个月内出现的估测肾小球滤过率<60ml/(min·1.73m^2);②3个月内出现SCr比基线(以3个月内的最近期的SCr值为基线值)升高,但不超过50%。

慢性肾脏病型诊断标准:无其他结构性损伤病因、估测肾小球滤过率<60ml/(min·1.73m^2)持续3个月以上。

鉴别诊断包括:容量不足引起的肾前性急性肾衰竭、病毒性肝炎相关性肾小球肾炎、急性肾小管坏死等。肾前性急性肾衰竭临床表现与肝肾综合征相似,但扩容后,前者肾功能可迅速恢复。如果患者24小时尿蛋白量较多或有血尿,需要高度怀疑肾小球疾病,需行肾穿刺明确。肝硬化患者使用肾毒性药物或败血症后很容易发生急性肾小管坏死,尿钠浓度下降(<10mmol/L)并不能作为鉴别的主要标准,需计算尿钠排泄分数。

【预防与治疗】

肝肾综合征的预防包括:避免肾毒性药物的使用;对张力性腹水在放腹水的同时用白蛋白扩容;对低血压的患者需考虑补充皮质激素。对于预防自发性细菌性腹膜炎,有证据支持长期使用诺氟沙星。

血管收缩剂联合白蛋白是目前的一线治疗。标准的治疗方案是特利加压素(terlipressin)联合白蛋白,次选方案为去甲肾上腺素联合白蛋白,再次为米多君、奥曲肽联合白蛋白。特利加压素的初始剂量是每4~6小时1mg,如果治疗到第3天SCr不能较治疗前下降25%,剂量可以加到每4~6小时2mg。去甲肾上腺素剂量为0.5~3mg/h。米多君1日3次,每次7.5~15mg。奥曲肽静脉持续输注50μg/h,或皮下注射1次100~200μg,每日3次。血管收缩剂目标是将平均动脉压升高10mmHg。血管收缩剂治疗2周后,若肾功能无改善,那么这些药物可被认为无效。若肾功能部分改善,可考虑延长疗程。白蛋白用法:静脉输注1g/(kg·d),连续2天,然后每天25~50g,直到停用血管收缩剂。

药物治疗无效的,正等待肝移植的、尚未达到肝硬化Child分级C级的,可经颈静脉肝内门体分流术(transjugular intrahepatic portosystemic shunt,TIPS),但经验有限。

血液净化治疗有益于等待肝移植或可逆性肝病的肝肾综合征患者。无论血透还是腹透,都会带来严重不良反应,尤其是低血压。

肝肾综合征的完全逆转只有接受肝移植,或肝病恢复。部分接受透析治疗的肝肾综合征患者,在肝移植后肾功能得以恢复。

推荐阅读

1. GINES P, GUEVARA M, ARROYO V, et al. Hepatorenal syndrome[J]. Lancet, 2003, 362(9398): 1819-1827.
2. DAVENPORT A, SHEIKH M F, LAMB E, et al. Acute kidney injury in acute-on-chronic liver failure: where does hepatorenal syndrome fit?[J]. Kidney Int, 2017, 92(5): 1058-1070.

第十节　副蛋白相关肾脏病

李铭新

副蛋白相关肾脏病是指浆细胞或B细胞异常生成的副蛋白引起的肾脏疾病。副蛋白类型有:轻链、重链、免疫球蛋白,以及轻、重链的淀粉样变蛋白等。病因按照细胞克隆性增生程度,分为达到恶性血液病标准的(多发性骨髓瘤、瓦氏巨球蛋白血症等)和未达到恶性标准的(冒烟型骨髓瘤、冒烟型瓦氏巨球蛋白血症等)两大类。后者又称有肾脏意义的单克隆免疫球蛋白病(monoclonal gammopathy of renal significance, MGRS)。

副蛋白相关肾脏病根据病理免疫荧光表现,分为有或无单克隆副蛋白沉积两大类。前者根据其沉积物的超微结构,又可分为有序沉积和无序沉积。有序沉积包括纤维丝样沉积(轻、重链淀粉样变,纤维样肾小球病)、微管样沉积(免疫触须样肾小球病、Ⅰ型和Ⅱ型冷球蛋白血症肾损害)、结晶体或包涵体样沉积(轻链近段肾小管病、晶体储积性组织细胞病、晶体型冷球蛋白肾损害);无序沉积(指呈点状、颗粒状沉积)包括单克隆免疫球蛋白沉积病、增生性肾小球肾炎伴单克隆免疫球蛋白沉积以及少见的疾病(如单克隆免疫球蛋白相关的抗肾小球基底膜病、膜性肾病等)。肾脏病理无单克隆副蛋白沉积的,其发病机制主要是单克隆免疫球蛋白引起的补体调节异常,包括单克隆免疫球蛋白相关的C3肾病、单克隆免疫球蛋白相关的血栓性微血管病。

一、单克隆免疫球蛋白沉积病

单克隆免疫球蛋白沉积病(monoclonal immunoglobulin deposit disease,MIDD)分为三个亚型:最常见的是轻链沉积病(light chain deposition disease,LCDD),沉积物是单克隆的轻链(92%是 κ 型,且大多是 VκⅣ亚型);重链沉积病(heavy chain deposition disease,HCDD),沉积物是单克隆的重链(缺乏第一恒定区的 γ 重链);轻重链沉积病(light and heavy chain deposition disease,LHCDD),沉积物是单克隆的轻、重链。MIDD 几乎所有患者血清游离轻链比例异常,73%患者血清蛋白电泳发现 M 蛋白。

LCDD 常见病因为多发性骨髓瘤、淋巴瘤等。临床表现为不同程度的蛋白尿,伴/不伴镜下血尿,偶有肉眼血尿。半数患者出现慢性间质性肾炎的表现。血、尿中发现游离的轻链蛋白。尿本周蛋白阳性。几乎诊断时就出现肾衰竭。合并轻链管型肾病者,常表现为急性肾损伤。

肾脏病理:①光镜:肾小球系膜呈均一的结节状硬化,PAS 染色强阳性,银染弱阳性,刚果红染色阴性。有肾小管损伤、萎缩,肾小管基底膜增厚、皱缩、分层,其外缘有 PAS 阳性、嗜伊红、折光的缎带状沉积物。肾间质不同程度纤维化,可伴单个核细胞浸润。小动脉壁增厚,基底膜外 PAS 阳性物沉积。②免疫荧光:抗轻链抗体染色见单克隆轻链沉积于肾小球系膜结节、基底膜、鲍曼囊壁;而肾小管基底膜外呈强阳性、光滑线样沉积。③电镜:点状、颗粒状电子致密物沉积于肾小球系膜结节、基底膜、鲍曼囊壁、肾小管基底膜、小血管壁。

鉴别诊断:首先,本病要同轻链型肾淀粉样病变鉴别。后者的轻链以 λ 为主,病理上沉积物刚果红染色阳性,偏振光镜下呈绿色双折光,电镜下沉积物呈细纤维结构。其次,要同糖尿病肾病的 kimmelstiel-wilson 结节鉴别。后者结节大小不一,PAS 染色较弱,银染更强,抗轻链染色阴性,入球小动脉壁透明样变,肾小球见微血管瘤。

治疗主要控制原发病。

二、增生性肾炎伴单克隆免疫球蛋白沉积

增生性肾小球肾炎伴单克隆免疫球蛋白沉积(proliferative glomerulonephritis with monoclonal immunoglobulin deposits,PGNMID)是肾小球呈增生性改变,且有单克隆免疫球蛋白沉积,常为能固定补体的单克隆 IgG3κ。

3/4 以上的患者有血尿,半数以上呈肾病综合征范围的蛋白尿,2/3 以上肾功能不全。仅 1/3 患者血中可测得单克隆免疫球蛋白。1/3 患者可完全或部分缓解,1/3 患者呈慢性肾脏病,1/5 患者进入终末期肾病。

病理表现:①光镜:主要表现为膜增生性病变,肾小球基底膜双轨征,偶有系膜增生。罕见呈膜性病变。②免疫荧光:单克隆 IgG 于系膜、毛细血管壁不规则、粗颗粒状沉积,最常见为 κ 型的 IgG3,其次为 κ 型的 IgG1。与之相关的,可见 C3 沉积,也可见 C1q。球外无 IgG 沉积。③电镜:系膜与内皮下见电子致密物无序沉积,通常与免疫复合物沉积的特征类似。肾小管基底膜无沉积物。

治疗:如果检测到浆细胞的克隆性增生,可选硼替佐米、环磷酰胺、地塞米松的联合方案;如果检测到 B 细胞的克隆性增生,可选利妥昔单抗、环磷酰胺、地塞米松的联合方案。

如果没有检测到细胞克隆性增生,但是血液或尿液,以及肾脏中发现单克隆免疫球蛋白:如果是 IgM,因为多系 CD20 阳性细胞生成的,可选利妥昔单抗,或利妥昔单抗联合环磷酰胺、地塞米松,或利妥昔单抗联合苯达莫司汀(bendamustine);如果不是 IgM,那么其生成细胞可能是 B 细胞或浆细胞,可在试用利妥昔单抗无效后,选用抗浆细胞治疗。

如果没有检测到细胞克隆性增生,血液或尿液无单克隆免疫球蛋白,仅肾脏中发现单克隆免疫球蛋白:①肾功能正常和尿蛋白小于 1g/d:选肾素血管紧张素系统阻断剂。②肾功能进展和尿蛋白大于 1g/d:肾脏沉积的是 IgM,选利妥昔单抗;肾脏沉积的是非 IgM,先试用利妥昔单抗,无效则换用抗浆细胞治疗。

三、冷球蛋白血症肾脏损害

冷球蛋白血症分为三种类型:Ⅰ型冷球蛋白是单克隆性的,常见于多发性骨髓瘤。Ⅱ型冷球蛋白含有多克隆 IgG 和单克隆 IgM,95%由丙型肝炎病毒引起。Ⅲ型是冷球蛋白含有多克隆 IgG 和多克隆 IgM。近半数为丙型肝炎病毒引起,其他为自身免疫病、恶性淋巴增殖性疾病。

冷球蛋白可导致高黏滞血症,或在寒冷刺激下凝固,引发血管炎性病变;也可同相应抗原(如 IgG-HCV)形成免疫复合物而致病。

临床上多见于中年女性,以全身性、反复发作性、感染性血管炎为特点。以皮肤紫癜、乏力、关节炎为典型三联征。遇冷皮肤出现紫癜和寒冷性荨麻疹最常见。25%~50%患者合并肾脏损害,常在全身病变 4 年后出现,有蛋白尿、镜下血尿、高血压,轻、中度肾功能减退。

肾脏病理:①光镜:系膜增生,毛细血管内增生。毛细血管袢内见冷球蛋白组成的栓子,内皮下见大量沉积物,苏木精-伊红染色(又称 HE 染色)时为嗜伊红性,过碘酸希夫(periodic acid Schiff,PAS)反应呈阳性,Masson 染色为红色,非嗜银,刚果红染色呈阴性。基底膜呈双轨样增厚。30%可见中、小动脉肉芽肿性血管炎。②免疫荧光:可见毛细血管袢腊肠样沉积物的成分通常是轻链,呈单克隆性的 IgM 与 C3,可伴补体 C4、C1q。③电镜:系膜、内皮下可见电子致密物。内皮下沉积物量大时形成新基底膜,产生双轨征。沉积物可呈直径约 30nm 的管状结构,或呈束状曲线样,横切面则呈轮状改变,毛细血管内出现含有大吞噬性溶酶体的单核细胞。

肾脏病治疗:丙型肝炎病毒引起的,用无干扰素的直接抗病毒方案。对存在危及生命的快速进展性并发症(如冷球蛋白血症相关的高黏滞综合征、皮肤血管炎引起的难治性溃疡、冷球蛋白比容超过 10%的肾小球肾炎),无论丙型肝炎是否活动,都应采用血浆置换联合大剂量激素和利妥昔单抗(或环磷酰胺)。病情控制后,续予抗丙型肝炎病毒治疗。如果是乙型肝炎病毒、人类免疫缺陷病毒(human immunodeficiency virus,

HIV)引起的,需在免疫抑制治疗前或同时抗病毒治疗。

推荐阅读

1. LEUNG N, BRIDOUX F, BATUMAN V, et al. The evaluation of monoclonal gammopathy of renal significance: a consensus report of the International Kidney and Monoclonal Gammopathy Research Group[J]. Nat Rev Nephrol, 2019, 15(1): 45-59.

2. FOGO A B, LUSCO M A, NAJAFIAN B, et al. Atlas of renal pathology Ⅱ[J]. Am J Kidney, 2016, 67(3): e11-e12.

第十一节　多发性骨髓瘤肾损害

李铭新

多发性骨髓瘤(multiple myeloma, MM)是浆细胞系异常增生的恶性疾病,常引起不同类型的肾脏损害。

【类型与原因】

多发性骨髓瘤的肾脏损害大多是单克隆免疫球蛋白轻链介导的,轻链蛋白可变区的组成、氨基酸的序列特征决定了多发性骨髓瘤的肾脏损害的类型。65%的肾脏损害表现为骨髓瘤管型肾病(Myeloma cast nephropathy),7%呈原发性淀粉样变(primary amyloidosis),5%呈轻链沉积病(light chain deposition disease)。通常一个患者只有一种类型。

骨髓瘤管型肾病是由轻链蛋白与肾小管的 Tamm-Horsfall 蛋白结合,堵塞肾小管引起的。不同的轻链蛋白与 Tamm-Horsfall 蛋白有不同的亲和力。有些轻链能自行聚合形成大分子管型。血中的轻链蛋白可以被巨噬细胞吞噬、部分代谢,形成β-片层原纤维,然后被分泌、沉积到组织中,刚果红染色阳性,此即原发性淀粉样变。致病的轻链蛋白大多是λ轻链,其中大部分是λⅥ。轻链沉积病在发病机制上与原发性淀粉样变类似,但是轻链片段不形成原纤维,而是呈颗粒状沉积,刚果红染色呈阴性。致病的轻链蛋白大多是κ轻链。

原发性淀粉样变、轻链沉积病都有大量轻链沉积在肾脏,主要是肾小球和肾小管基膜,临床上出现肾病综合征,有明显的白蛋白尿,与骨髓瘤管型肾病不同。

在部分患者,轻链蛋白的毒性作用仅限于肾小管,而不影响肾小球。近端肾小管重吸收轻链蛋白,由于其轻链的可变区能够抵抗蛋白酶体的降解,在细胞内积聚形成结晶,造成了肾小管损害。临床上出现 Fanconi 综合征。

【病理】

双肾大体表现为肿大,即使到慢性肾衰竭阶段也很少出现双肾萎缩。

骨髓瘤管型肾病:光镜下肾小管巨大管型形成,多见于远曲小管和集合管,色泽鲜亮,有折光性,呈层状改变,有"骨折线"样特点,PAS 阳性(周边深染,中心淡染),周边有单核和多核细胞围绕。电镜观察可见管型由丝状或菱形结晶形成。也可以仅表现为急性肾小管坏死而无管型,很少见浆细胞浸润。

轻链型淀粉样变肾病:大量无结构的、呈嗜伊红的、均质淀粉样物质沉积于肾脏各部。淀粉样物质刚果红染色阳性,偏振光下呈绿色双折光,电镜显示直径为 7.5~10nm、直而不分支的原纤维。沉积部位以肾小球病变为主。早期出现在肾小球系膜区,晚期毛细血管腔闭塞、肾小球荒废。

轻链沉积病:系膜结节性改变为其重要特征,刚果红染色呈阴性。电镜下可见均匀的细颗粒状电子致密物沉积于小球基膜的内层和小管基膜的外围。确诊依靠免疫荧光特异性游离轻链κ或λ沿肾小球系膜结节和肾小管基底膜沉积,以κ型多见。

【临床表现】

肾脏表现:早期即有溢出性蛋白尿,尿蛋白主要成分是本周蛋白。如果病变累及肾小球,尿中可出现白蛋白尿。如近端肾小管受累,则表现为范科尼综合征;远端肾小管受累,表现为尿钾丢失增多,尿浓缩、酸化功能障碍。半数以上患者就诊时已存在肾功能不全。进展较快,贫血出现早,肾脏体积多无缩小。

【诊断与鉴别诊断】

多发性骨髓瘤肾脏损害的类型需肾活检确定。

致病性单克隆浆细胞增生性疾病的筛查需联合血免疫固定电泳、血游离轻链比值。若需排查轻链淀粉样变,还要加上 24 小时尿的免疫固定电泳。

正常人血清游离轻链(serum free light chain, sFLC)仅占总轻链(游离的加上结合的)的不到 1%。骨髓瘤细胞分泌的单克隆蛋白产物虽然 80%是完整的免疫球蛋白,但有 15%是单克隆的 sFLC(又称为受累游离轻链),游离轻链常超过 100mg/L。游离轻链半衰期比完整的免疫球蛋白短,能快速反映体内肿瘤负荷,游离轻链与未受累游离轻链的差值可作为疗效判断指标。而且非分泌型多发性骨髓瘤很难被蛋白电泳检出单克隆蛋白,但有超过 70%的该类患者可检出受累游离轻链。正常κ链分子量为 22 500,40%经肾清除,平均血浓度为 7.3mg/L;λ链在血中以二聚体存在,分子量为 45 000,20%经肾清除,平均血浓度为 12.7mg/L;正常κ/λ比值为 0.58(正常值为 0.26~1.65)。比值过高提示存在受累κ链,比值过低提示存在受累λ链。其他疾病引起的肾功能不全会增加血游离κ、λ水平,但少有κ/λ比值异常。

骨髓瘤患者若有基础肾脏病时,尿 FLC 可以呈阳性,甚至在 sFLC 还处于正常范围阶段就呈阳性了。这是由于轻链滤出的量超过已受损的肾小管重吸收能力所致。但随着管型肾病的发展,肾小管被轻链堵塞的数量越来越多,尿 FLC 转阴。

【治疗】

多发性骨髓瘤的初治诱导方案推荐硼替佐米、来那度胺、地塞米松三联化疗,无论患者是否适合造血干细胞移植。硼替佐米、环磷酰胺、地塞米松三联方案是另一种选择,这个方案尤其适用于急性肾功能不全者。来那度胺联合低剂量地塞米松推荐用于不适合造血干细胞移植者,尤其是虚弱的老年患者。其他推荐方案是:卡非佐米、来那度胺、地塞米松三联;卡非佐米、环磷酰胺、地塞米松三联；伊沙佐米、来那度胺、地塞米松三联。在某些情况下（虚弱、年老）硼替佐米联合地塞米松也是有用的。

就无疾病进展生存时间与总生存时间而言，维持方案推荐来那度胺，但有继发第二肿瘤的可能。另一个维持治疗选择是硼替佐米。

复发的患者，如果是缓解 6 个月后复发，可以用原方案再次诱导。卡非佐米（每周 2 次）联合地塞米松推荐用于复发或难治性病例，另一个选项是卡非佐米、环磷酰胺、地塞米松三联治疗。伊沙佐米、来那度胺、地塞米松联合化疗，或达雷木单抗（抗 CD38）、来那度胺、地塞米松联合化疗用于先前至少治疗过 1 次的复发或难治性病例。伊沙佐米、泊马度胺、地塞米松联合化疗，或达雷木单抗、泊马度胺、地塞米松联合化疗用于先前至少治疗过 2 次的复发或难治性病例。

对于发生急性肾衰竭的多发性骨髓瘤的患者，应尽快开始以地塞米松为基础的化疗。若有脱水的表现，应予液体治疗，以保持正常有效循环血量及每天 3L 尿量为目标。但需监测液体负荷情况。

作为挽救管型肾病的方法，可在化疗同时在 7~10 天内行 5~7 次血浆净化，以快速降低 sFLC。管型肾病的治疗窗在 1 个月左右，此后肾单位将发生不可逆的损伤。在血浆净化疗程结束 2 天后复查 sFLC，以决定是否还需要再次血浆净化。

多发性骨髓瘤发生肾衰的建议透析。肾移植对于造血干细胞移植后的患者来说，在理论上是可行的。

对于高血钙，但血钙不高于 4mmol/L，先补液观察 12 小时，若无改观，用二膦酸盐治疗。若血钙高于 4mmol/L，在补液的基础上立即用二膦酸盐。慢性肾衰竭者用二膦酸盐时，要慎防严重的低血钙发生。

推荐阅读

1. DISPENZIERI A, KYLE R, MERLINI G, et al. International Myeloma Working Group guidelines for serum free light chain analysis in multiple myeloma and related disorders[J]. Leukemia, 2009, 23(2): 215-224.
2. KUMAR S K, CALLANDER S K, ALSINA M, et al. Multiple myeloma, Version 3. 2018, featured updates to the NCCN guideline[J]. J Natl Compr Canc Netw, 2018, 16(1): 11-20.

第十二节　肾淀粉样变性

李铭新

淀粉样变（amyloidosis）是一组蛋白质分子病态折叠后沉积于组织中，引起器官功能障碍的疾病。因这些蛋白纤维跟淀粉一样，在接触碘与硫酸时出现相似的显色反应，故命名为淀粉样变性蛋白。肾淀粉样变性（renal amyloidosis）是指淀粉样蛋白在肾脏沉积致病。

【病因与发病机制】

各类淀粉样变蛋白纤维的结构组成有 2 个部分：一是共同成分，包括血清淀粉样 P 物质、胺聚糖等；二是前体蛋白，可以折叠、自我聚合形成特殊的 β 片层结构，在共有成分的帮助下进一步稳固而不被酶解。

最常见的前体蛋白是免疫球蛋白轻链 N 端片段由它构成的致病蛋白称为轻链型淀粉样蛋白（amyloid light chain, AL 蛋白），其所致疾病常称为原发性淀粉样变性。轻链由单克隆浆细胞亚群持续产生，经由巨噬细胞的溶酶体以一种不正常的方式裂解，最终产生 AL 蛋白。

继发性淀粉样变的致病蛋白为 AA 蛋白，这种蛋白的前体是长期的慢性炎症刺激肝脏合成的血清淀粉样 A 蛋白，也经由巨噬细胞处理后获得致淀粉样变的能力。

其他致淀粉样变的前体蛋白有纤维蛋白原 Aα、载脂蛋白 A1、载脂蛋白 A2、免疫球蛋白重链、$β_2$ 微球蛋白、甲状腺素运载蛋白等。

【临床分型】

淀粉样变性可分为获得性、遗传性。常见的获得性淀粉样变性有原发性淀粉样变性、继发性淀粉样变性、透析相关性淀粉样变性。遗传性淀粉样变性有家族性淀粉样变性并多发性神经病变和家族性地中海热。

原发性淀粉样变性近 80%患者有单克隆免疫球蛋白血症，10%为多发性骨髓瘤，其余 10%有恶性淋巴瘤等。病变主要累及肾脏、心血管、周围神经。表现为肾病综合征、肾功能不全、充血性心力衰竭、直立性低血压、周围神经病变。免疫固定电泳可在血清和尿内检出单克隆轻链。

继发性淀粉样变常继发于慢性感染、类风湿关节炎尤其青少年的类风湿关节炎、克罗恩病等。常累及肾脏、心脏、肝、脾、肠。

【病理】

肾淀粉样变肾脏早期体积常增大，可为正常人肾体积的 2 倍，质坚硬，外观苍白、肿胀，表面呈颗粒状。

（一）光学显微镜检查　早期肾小球系膜区有淀粉样物质沉积，但系膜细胞不增多；晚期淀粉样物质沉积于毛细血管基底膜，使之增厚，血管腔闭塞，整个小球呈无结构的淀粉样蛋白团块。这种团块经刚果红染色呈现为砖红色，若染上的刚果红不能被高锰酸钾清除，则多为 AL 蛋白，反之则多为 AA 蛋白。淀粉样蛋白在偏光显微镜下呈苹果绿色双折光物质。肾间质、偶尔肾小管基膜也可有淀粉样蛋白沉积。病变轻微时可类似微小病变。

2010 年世界肾脏病大会肾淀粉样变病理分期标准：Ⅰ期轻微淀粉样沉积；Ⅱ期系膜区 10%~25%肾小球淀粉样沉积；Ⅲ期 26%~50%肾小球淀粉样沉积；Ⅳ期 51%~75%肾小球弥漫性系膜毛细血管淀粉样沉积；Ⅴ期膜性淀粉样沉积，主要沉积在毛细血管基底膜，缺乏系膜区沉积；Ⅵ期 76%以上肾小球淀粉样沉积。

（二）免疫荧光显微镜检查　IgG、IgA、IgM、C3、C1q 等有时可呈阳性，无特殊诊断价值。抗 AA、抗 κ 或 λ、抗 $β_2$ 微球蛋白抗血清与其相应的淀粉样蛋白反应呈阳性时，具有诊断和鉴别意义。

（三）电子显微镜检查　淀粉样蛋白呈直径为 8~10nm、无分支的细纤维丝状，紊乱、无规则排列。常出现在肾小球系膜区、肾小球基膜、小血管壁和肾间质。早期肾内淀粉样蛋白沉积用光镜或免疫荧光方法不易确诊，电镜下的特异表现有确诊意义。

【诊断与鉴别诊断】

轻链淀粉样变的筛查需联合检测血免疫固定电泳、血游离 κ 与 λ 轻链比值、24 小时尿的免疫固定电泳。

淀粉样变性的确诊依靠病理学检查。肾活检阳性率可达 85%以上，但有出血的危险。患者有高度水肿、腹水，不宜行肾活检，可考虑行直肠、口腔黏膜、腹部脂肪、骨髓等活检。腹部脂肪活检在 AL 淀粉样变有 80%~90%的敏感性；在 AA 淀粉样变有 65%~75%的敏感性。骨髓活检有 50%的阳性率。联合腹部脂肪抽吸和骨髓活检，将检出 87%的淀粉样变患者。

【治疗】

肾淀粉样变性的治疗包括减少前体蛋白产生和肾脏替代治疗。

（一）减少前体蛋白的治疗　要减少 AL 淀粉样变性的前体蛋白的产生，需针对浆细胞的克隆性增生。大剂量的美法仑及随后的自身干细胞移植可使 25%~50%的患者获得血液学完全缓解，是以下人群的一线治疗方案：年龄最多不过 65~70 岁；估算的肾小球滤过率（estimated glomerular filtration rate，eGFR）大于 50ml/(min · 1.73m^2)；心脏生物标志低；骨髓浆细胞浸润程度低；没有禁忌证[包括年龄大于 70 岁，N-末端脑钠肽前体（NT-proBNP）大于 590pmol/L，钙蛋白 T 大于 0.06 ng/ml，淀粉样变导致的严重的胃肠道出血，严重肾衰竭，淀粉样变导致的反复的症状性胸腔积液]。

蛋白酶体抑制剂为基础的联合化疗是一线治疗方案。硼替佐米、地塞米松、环磷酰胺的三联方案将血液学完全缓解率提高到 70%左右，因而推荐用于以下需要快速缓解的患者：心脏受累的、肾损伤的、严重低白蛋白血症的。

继发性淀粉样变性主要是治疗原发病。

（二）肾脏替代治疗　肾淀粉样变发展到终末期肾衰竭，无严重的淀粉样变相关的心力衰竭的可考虑透析治疗。

一般状况良好、几无肾外淀粉样变、达到血液学完全缓解者可考虑肾移植。

推荐阅读

WECHALEKAR A D，GILLMORE J D，BIRD J，et al. Guidelines on the management of AL amyloidosis[J]. Br J Haematol，2015，168(2)：186-206.

第十三节　高尿酸血症肾病

肖　婧　叶志斌

尿酸生成和/或排泄障碍均可致高尿酸血症（hyperuricemia）。尿酸盐在肾脏和尿路沉积或通过激活肾脏固有细胞炎症反应等途径，可引起急性尿酸盐肾病和尿酸性肾石病，高尿酸血症还可能会引起或加重慢性肾脏疾病。高尿酸血症患者是否应接受降尿酸药物治疗以及降尿酸的靶目标，取决于其是否有痛风、慢性肾脏疾病、尿路结石、心血管疾病和代谢性疾病等，肾功能评估对于痛风和高尿酸血症的合理治疗至关重要。

【高尿酸血症的概念与分类】

高尿酸血症是指在正常嘌呤饮食状态下，非同日两次空腹血尿酸水平均高于 420μmol/L（7mg/dl），可分为原发性和继发性两大类，二者又分别可分为尿酸生成增多型和排泄减少型。原发性高尿酸血症原因未明，多因嘌呤合成或代谢的基因缺陷引起尿酸盐生成过多所致。继发性高尿酸血症继发性于一些系统性疾病，如肾功能不全、慢性铅中毒和血液系统增生性疾病（如白血病、淋巴瘤）等。对所有高尿酸血症患者，都应仔细寻找其产生的原因。

【尿酸相关肾脏损害】

尿酸相关肾脏损害包括急性尿酸盐肾病、慢性尿酸肾病和尿酸性肾石病，持续酸性尿和高尿酸尿症是引起尿酸性尿路结石的主要原因，不少尿酸性尿路结石患者并无高尿酸血症。

（一）急性尿酸盐肾病（acute urate nephropathy）　由于血尿酸骤然显著升高，高浓度的尿酸经肾小球滤过，超过了近端肾小管的重吸收能力并在尿液中析出引起肾内、外梗阻所致。血容量不足、尿流率降低和酸性尿是其重要的诱发或加重因素。

1. 临床表现　急性尿酸性肾病多见于肿瘤溶解综合征患者，如淋巴瘤、白血病或骨髓增生性疾病等患者接受放、化疗后，通常发生在化疗后 1~2 天内，常见的临床症状为恶心、呕吐、腰痛、腹痛、少尿甚至无尿，重者可昏睡，甚至惊厥。随着少尿时间的延长，可出现水肿和心力衰竭。患者多同时伴有溶瘤综合征的特点，如高钾血症、高磷血症、乳酸酸中毒和低钙血症等。

2. 诊断与鉴别诊断　有上述相关疾病和放、化疗病史者，若出现急性少尿型肾损伤伴血尿酸显著升高（>900μmol/L），应考虑急性尿酸盐肾病的诊断。尿液分析可见大量尿酸晶体，但由于阻塞肾单位无法排出，尿中尿酸盐晶体也可能并不明显。肾脏病理可见肾小管不同程度变性、坏死，伴部分肾小管萎缩和肾间质纤维化。肾小球无明显病变或毛细血管袢缺血、皱缩。偏振光显微镜可见到肾小管腔内尿酸结晶沉积。急性尿酸盐肾病的诊断一般不需肾脏病理，但当无法与药物引起的急性间质性肾炎区别时，可考虑肾活检。

3. 防治　急性尿酸盐肾病重在预防，主要防治措施包括：①抑制尿酸生成：可选用黄嘌呤氧化酶抑制剂别嘌醇或非布司他，或尿酸酶拉布立酶，至少应在肿瘤放、化疗前 48~72 小时服用，将血尿酸控制在 300μmol/L 以下。②适当补液或饮水，若无禁忌证，放、化疗期间每日液体摄入量应不低于 3 000ml，使尿流率达到 80~100ml/h，以利于磷酸盐和尿酸排泄。水化时应注意尿量，如果尿量没有明显增加，需使用利尿剂，若利尿作用不明显，应减少水化剂量。③碱化尿液。常予静脉滴注碳酸氢盐或口服乙酰唑胺，使尿 pH 维持在 6.5~7.0，但补碱不当可引起碱中毒，加重低钙血症，导致抽搐和惊厥，尿液 pH 过高可降低磷酸钙的溶解性，诱发磷酸盐肾病。④透析治疗：适用于已发生肾衰者。血液透析对尿酸的清除效率远高于腹膜透析，血液透析 4~6 小时可使血尿酸降低 50%。大多数急性尿酸盐肾病患者经积极对症或透析治疗后，肾功能可以完全恢复。

（二）慢性尿酸盐肾病（chronic urate nephropathy） 无症状高尿酸血症是否可引起慢性肾脏病，尚存不同意见。目前多数学者认为，无症状高尿酸血症可以引起或加重慢性肾脏病，其机制涉及多个方面，其中尿酸盐结晶在髓质肾小管和间质中沉积是主要原因，尿酸还可诱发肾脏固有细胞的炎症反应，激活局部肾素-血管紧张素-醛固酮系统，损伤毛细血管内皮细胞，减少血管内皮细胞一氧化氮合成等，这些均与慢性尿酸盐肾病的发生有关。

1. 临床表现 慢性尿酸盐肾病主要表现为肾间质性损害，如夜尿增多、多尿、尿比重降低等，患者多伴有痛风性关节炎和痛风石，但肾损害与痛风性关节炎的严重程度可不平行。随病情进展，可出现肾小球滤过率下降，但肾功能减退的速度一般较慢。20%~40%的患者间歇出现少量蛋白尿，一般不超过 1g/d，可有镜下血尿，部分患者有尿路结石。患者常合并轻中度高血压、高脂血症、糖尿病或代谢综合征。

肾脏病理：特征性表现为肾间质和肾小管内出现双折光的针状尿酸盐结晶，结晶体周围有单个核细胞浸润，肾小管上皮细胞可有坏死、萎缩，肾间质呈不同程度纤维化，以上病变以肾髓质更为常见。可伴有不同程度肾小动脉硬化和肾小球硬化。

2. 诊断与鉴别诊断 高尿酸血症/痛风患者出现肾小管功能障碍，如夜尿增多、低比重尿、小分子蛋白尿等，提示存在慢性尿酸盐肾病，在排除其他慢性肾脏病后可考虑该诊断，但通常很难与合并高尿酸血症的其他慢性肾脏病鉴别，肾活检发现肾组织中有尿酸盐结晶沉积对鉴别诊断的作用甚为有限。

3. 防治

（1）合理饮食：这是防治慢性尿酸盐肾病的基础。应控制总热量，避免经常性摄入高嘌呤类食物和长期高果糖饮食，蛋白总量限制在 1.0g/kg 体重之内。心、肾功能正常者应多饮水，使每日尿量保持在 2~3L，多食蔬菜、水果等碱性食物。应限酒或戒酒。

（2）碱化尿液：可选用口服碳酸氢钠（每日 3~4 次，每日 3~6g）或枸橼酸钠合剂，使尿 pH 维持在 6.2~6.8。若夜尿 pH 过低，可睡前口服乙酰唑胺 250mg。注意尿液不宜过碱，尿 pH >7 易致碳酸钙结石形成。

（3）避免应用可致血尿酸升高的药物：如利尿剂、水杨酸盐、乙胺丁醇、吡嗪酰胺、维生素 A 和环孢素等。

（4）降尿酸药物治疗：慢性肾脏病合并痛风史者，按照痛风的治疗原则积极降尿酸治疗，使血尿酸值控制在 360μmol/L 以下。合并严重痛风（如痛风石、慢性关节炎、痛风频繁发作）的患者应更严格控制血尿酸水平，治疗目标值<300μmol/L，但不建议降至 180μmol/L 以下。对无症状性高尿酸血症合并慢性肾脏病的患者是否需要以及何时开始使用降尿酸药物治疗尚有争议。一般认为，出现肾功能损害（G2 期及以上）、血尿酸超过 480μmol/L 时，即应开始降尿酸药物治疗，使血尿酸值<360μmol/L。降尿酸药物选择应根据肾功能、尿尿酸排泄量等情况而定，不少学者主张首选抑制尿酸合成类制剂，如别嘌醇和非布司他。促尿酸排泄药物主要有苯溴马隆和丙磺舒，肌酐清除率低于 30ml/min、有尿酸性尿路结石或 24 小时尿尿酸排泄量超过 700mg 者不宜使用，服用过程中应大量饮水，使每日尿量达 2L 以上，同时应用碳酸氢钠或乙酰唑胺碱化尿液。

（5）其他治疗：包括治疗高血压、高脂血症、肥胖症等。

（三）尿酸性肾石病（uric acid nephrolithiasis） 是由尿酸盐在肾实质和尿路中析出、沉淀所致，占所有尿路结石的 5%~10%，仅次于草酸钙结石。持续性酸性尿、高尿酸尿症和尿量不足，是引起尿酸性尿路结石的三个主要因素。根据血尿酸水平，可将尿酸性尿路结石患者分为伴高尿酸血症和血尿酸正常者两大类。特发性尿酸结石患者无高尿酸血症或高尿酸尿症，主要生化异常是持续性酸性尿，其尿 pH 多低于 5.5。慢性腹泻或接受结肠切除术的患者自粪便中丢失的碳酸氢盐较多，尿液往往呈酸性，是尿酸性尿路结石的好发人群。2 型糖尿病和代谢综合征患者尿酸性尿路结石的发生率相对较高，可能与肾小管氨生成减少和尿液 pH 降低有关。

1. 临床表现 尿酸性肾石病常表现为腰痛和血尿，亦可无任何症状。不少患者有尿结石排出史。纯尿酸结石为黄色或微红色，或呈鱼卵样棕色砂石。结石常为多发性，易形成鹿角形结石。约 25%患者有痛风发作史，半数患者有家族性尿酸结石史。

辅助检查主要包括：①尿液：尿 pH 多低于 5.5，可有不同程度血尿和少量蛋白尿，尿沉渣检查可见尿酸结晶。24 小时尿液检测测定尿钙、尿磷、尿酸、尿草酸、尿胱氨酸、尿镁和尿枸橼酸有助于了解患者有无代谢异常。②血液：部分患者血尿酸升高，肾功能受损严重者可有血肌酐和尿素氮升高。③影像学检查：肾脏 B 超可见高回声区伴声影。纯尿酸结石在 X 线片上不显影，但若尿酸结石合并草酸钙或磷酸钙成分而形成混合结石，则 X 线片可见结石影。CT 对尿酸性肾石症的诊断很有帮助。巨大结石可引起肾盂、肾盏变形和肾盂积水而有相应的影像学异常。④结石成分分析：通过对已排出的结石进行化学分析来确定。双能 CT 扫描可助区分尿酸结石和钙结石。

2. 诊断与鉴别诊断 尿路结石的诊断主要根据上述影像检查，进一步根据尿结石成分分析和是否可透 X 线，明确是否为尿酸性结石。应注意与其他透 X 线的结石进行鉴别，如胱氨酸结石、黄嘌呤结石和 2,8-二羟腺嘌呤结石。此外，尿酸结石应与泌尿系肿瘤进行鉴别。

3. 防治

（1）一般疗法：包括增加液体摄入、限制高嘌呤饮食及适当运动。

（2）溶石疗法：主要措施是碱化尿液，理想的尿 pH 应保持在6.5~6.8,尿液过度碱化可促使在尿酸结石表面形成磷酸盐外壳,从而阻止其进一步溶解。全身碱化溶石治疗适用于无尿路梗阻,或仅有部分梗阻但尚无明显尿路积水、无尿路感染的纯尿酸结石患者。尿酸结石已导致尿路梗阻、无尿或少尿以及有尿素分解细菌感染伴碱性尿者则为禁忌。碱化尿液方法包括口服和静脉补碱两种方法。常用口服药物有碳酸氢钠、枸橼酸钾和枸橼酸合剂等,以枸橼酸钾为首选,它可增加尿枸橼酸的含量而起到预防含钙结石形成的作用。静脉法碱化尿液一般采用连续数天静脉滴注5%碳酸氢钠溶液或0.167mol/L乳酸钠溶液(含钠167mEq/L)的方法。补碱过程中应密切监测血电解质、尿pH、血压及心功能,防止高血压、充血性心力衰竭和高钠血症等并发症的发生。

(3)抑制尿酸合成:尿酸性尿路结石患者若合并痛风,或尿尿酸排泄量大于1 000mg/d者,可予抑制尿酸生成类药物别嘌醇或非布司他等,但不宜应用促进尿酸排泄类降尿酸药。

(4)其他:包括体外冲击波碎石术或经皮肾镜取石术等,其疗效与结石成分、结构和位置有关。

推荐阅读

1. 高尿酸血症相关疾病诊疗多学科共识专家组.中国高尿酸血症相关疾病诊疗多学科专家共识[J].中华内科杂志,2017,56(3):235-248.
2. 中国医师协会肾脏内科医师分会.中国肾脏疾病高尿酸血症诊治的实践指南(2017版)[J].中华医学杂志,2017,97(25):1927-1936.

第十四节 血栓性微血管病

李铭新

血栓性微血管病(thrombotic microangiopathy,TMA)是微血管内血小板血栓形成的一组疾病,以微血管病性溶血、血小板减少为特征,伴有不同器官、不同程度的栓塞。原发性TMA由血管性血友病因子裂解酶(又称带血小板反应素基序的去整合素样金属蛋白酶13,a disintegrin-like and metalloproteinase with thrombo-spondin motif 13,ADAMTS13)基因突变或其自身抗体引起。继发性TMA则见于感染、自身免疫疾病、肿瘤、恶性高血压、妊娠、移植、药物。根据肾、脑受累程度以及ADAMTS13活性,将TMA分为血栓性血小板减少性紫癜(thrombotic thrombocytopenic purpura,TTP)、溶血尿毒症综合征(hemolytic uremic syndrome,HUS)。

一、血栓性血小板减少性紫癜

TTP是ADAMTS13酶活性降低、微血管内的血小板血栓含有von Willebrand因子(vWF)多聚体的TMA。栓塞主要累及中枢神经系统和肾脏。

【病因与发病机制】

vWF是凝血因子Ⅷ的载体,vWF多贮存在内皮细胞中,受到刺激或损伤时,数十个二聚体相互聚合形成大分子进入血流,在血流高切应力的作用下展开,暴露出蛋白酶水解位点。在剪切酶的作用下,生成小多聚体。若不能被正常剪切,vWF多聚体展开时,可活化并凝聚血小板,形成血小板血栓。

正常情况下,上述剪切酶是ADAMTS13。原发性酶活性降低是基因突变引起的,获得性酶活性降低是产生针对该酶的抑制性IgG型自身抗体。

微血管内血小板血栓形成造成器官栓塞,而血小板呈消耗性减少。红细胞流经含血栓的微血管时被机械性破坏。

【病理】

TTP的血栓发生在末端小动脉和毛细血管内,是一种透明血栓,成分是脱颗粒的血小板和vWF多聚体。血栓位置包括脑、肾、肾上腺、脾、胰、心。

TTP的肾小球病理表现,如果血栓形成在入球小动脉以上的部位,可出现无血栓性肾小球表现:毛细血管袢塌陷、毛细血管壁增厚和皱缩,有时可见破碎红细胞。如果血栓形成在入球小动脉,可见其呈纤维素样坏死。如果血栓形成在入球小动脉以下的部位,除可在肾小球内见到微血栓外,还有以下改变:内皮细胞肿胀,内皮与基底膜间物质积聚,后者光镜银染呈双轨征,电镜示电子透光物将二者分离。系膜溶解、系膜结构消失,可导致该处的毛细血管袢呈瘤样扩张。免疫荧光见纤维素、纤维蛋白原在肾小球、系膜区、血管壁沉积。随着病程发展,病变小球可出现硬化性和/或增生性改变,分别表现为系膜区硬化、毛细血管内增生,此时难以同Ⅰ型膜增生性肾小球肾炎区分,需借助免疫荧光与电镜鉴别基底膜分离的原因。

受累的肾血管依据轻重不同,可有内皮细胞肿胀、中膜纤维素样坏死、血栓形成等改变。小动脉的肌内膜细胞肿胀呈现出黏液样内膜增生表现,是血栓性微血管病的典型特征。

肾小管间质的改变属继发性,表现为小管塌陷、萎缩、坏死、梗死。

【临床表现】

典型的TTP五联征:微血管病性溶血、血小板减少、中枢神经系统损害、肾脏损害、发热。

微血管病性溶血是指外周血破碎红细胞(裂红细胞,schistocytosis)占所有红细胞比例大于1%,或在放大100倍的显微镜下每视野见到2个或2个以上裂红细胞,以上是诊断TTP所必需的。短期内血红蛋白迅速下降。血乳酸脱氢酶升高。抗人球蛋白试验呈阴性。

90%患者血小板减少。裂红细胞数目增加时,会使血小板虚假性增高。血小板减少可出现紫癜,但不会有严重的出血。血小板减少但不伴凝血功能障碍,是与弥散性血管内凝血的鉴别点。

TTP的神经系统表现在早期多种多样,变化不定,可反复发作。患者可有不同程度的意识障碍、吐词不清、眩晕、惊厥、感觉异常、谵妄、昏迷、瘫痪等,大多数患者可恢复。其他少见的有微小卒中和脑干损伤。

TTP可有轻至中度蛋白尿、血尿、脓尿和管型尿。可有肾功能不全,急性肾衰竭是少数。

少数患者发热，为轻至中度不规则发热，无寒战、高热、弛张热。

其他少见的表现：胰腺炎、周围指趾缺血、胸膜出血、心脏损伤（心律失常、猝死、心力衰竭、心肌梗死）和眼部症状等。

成人 TTP 发作期 ADAMTS13 活性不足正常人的 5%，获得性酶活性降低的可检测到 ADAMTS13 抑制物。

【诊断与鉴别诊断】

没有其他原因可解释的微血管病性溶血与血小板减少就可考虑血栓性微血管病。在排除感染、自身免疫疾病、肿瘤、恶性高血压、妊娠、药物、移植等继发性因素后，可考虑原发性 TMA。如果中枢症状明显、肾损伤程度轻、ADAMTS13 活性降低，则为原发性 TTP。若存在 ADAMTS13 基因突变，为先天性 TTP；若存在 ADAMTS13 抑制物，为获得性 TTP。

原发性 TTP 主要同以下疾病鉴别：

1. 继发性 TMA　继发性 TMA 常见的病因有：恶性高血压、先兆子痫、硬皮病肾危象、移植相关血栓性微血管病等。同原发性比，继发性 TMA 有以下特点：溶血情况轻，破碎红细胞比例为 0~5%（原发性 TTP 一般在 2%~10%）；肾损伤轻（原发性 TTP 则轻至重度肾损伤均可见）；常无中枢神经系统表现，但可出现急性肺损伤、肝损伤、胰腺损伤、心肌损伤、周围肢体缺血等表现；血中的 vWF 多聚体增多的情况不确定；ADAMTS13 酶活性降低的情况也不确定；血浆置换效果不确定；除移植相关血栓性微血管病外，很少复发。

2. 同时有贫血、血小板减少的疾病　系统性血管炎的表现类似 TTP，但系统性血管炎通常有特征性 ANCA 抗体；血小板计数正常；通常是外周神经受累而不是中枢神经受累；肾脏受累表现为急进性肾炎，病理上有新月体。

重症的 TTP 要同弥散性血管内凝血（disseminated intravascular coagulation，DIC）鉴别。DIC 常见于败血症、休克，可有微血管病性溶血、血小板减少，甚至 ADAMTS13 活性降低。但 DIC 凝血酶原时间、部分凝血活酶时间延长，纤维蛋白原减少，凝血因子Ⅴ与Ⅷ减少，3p 试验阳性。

灾难性抗磷脂综合征有大血管与微血管血栓形成。鉴别点在于这些患者体内有狼疮样抗凝物、抗磷脂抗体；凝血酶原时间、部分凝血活酶时间延长。

Evans 综合征、系统性红斑狼疮可出现贫血、血小板减少，但均系免疫介导，并有特异性抗体出现。

【治疗】

对于没有其他原因可解释的微血管病性溶血、血小板减少，推荐尽快血浆置换治疗。血浆置换方法是每日血浆置换量为患者预计血浆容积的 1.0~1.5 倍。血浆置换至少持续到血小板计数恢复正常后 2 天。血浆置换的原理是清除异常巨大的 vWF 多聚体和 ADAMTS13 的自身抗体，并补充 ADAMTS13。

有 ADAMTS13 自身抗体的要考虑激素治疗。

家族性 TTP 的儿童每 3 周输入一次新鲜冻干血浆，或冷上清，或用有机溶剂和去污剂处理过的血浆。这些血制品含有患者缺乏的 ADAMTS13。患者通常无需血浆置换。

重症患者需透析支持，部分患者要终生透析。对于所有发生急性肾衰竭的患者，提倡尽早进行透析治疗。

避免输注血小板，除非有活动性出血或需要手术。

二、溶血尿毒症综合征

溶血尿毒症综合征可分为：原发性 HUS，病因有补体基因突变、抗补体的自身抗体，又称为不典型 HUS。继发性 HUS，病因有感染（出血性大肠埃希菌引起的 HUS 称为典型 HUS）、药物性（奎宁、噻氯匹定、环孢素 A 等）、自身免疫性疾病、造血干细胞移植、妊娠。

【病因与发病机制】

典型 HUS 常见于儿童，80%是由产志贺样毒素的大肠埃希菌感染引起。毒素使内皮细胞损伤、剥离、内皮下胶原暴露，启动凝血过程，最终在微血管内形成血栓，这种血小板-纤维蛋白栓中通常不含 vWF。

非典型 HUS（atypical hemolytic uremic syndrome，aHUS）多由补体替代途径过度活化，从而溶解内皮细胞。正常情况下，内皮细胞与血浆的接触面有膜辅助蛋白（如 CD46），与补体 H 因子（complement factor H，CFH）联合，将 C3 转化酶，即 C3bBb 复合物中的 Bb 置换出来，游离的 C3b 很快被补体因子 I（complement factor I，CFI）灭活，同时 C3b 也因 C3 转化酶被 CFH 因子降解而产生减少。C3b 产生减少，其下游的 C5 转化酶生成减少，继而攻膜复合物形成减少。

补体替代途径的调节因子（如 CFH、CFI、CD46）基因突变及 CFH 自身抗体形成，均导致补体持续活化。此外，补体 H 因子相关基因（CFHR）突变产生的 FHR 蛋白能竞争结合 CFH，从而影响 CFH 对替代途径的调节。

补体固有成分（B 因子、C3）基因突变会影响补体系统活性。B 因子基因突变使 B 因子与 C3 的亲和力增强，形成高度活性 C3 转化酶，导致补体慢性激活。C3 基因的突变导致 C3b 与 H 因子、CD46 结合减少而出现降解障碍。

另外，凝血途径调节蛋白，血栓调节蛋白（thrombomodulin，THBD）和二酰基甘油激酶 ε（diacylglycerol kinase ε，DGKE）的基因突变，也对补体活性造成影响。THBD 除了起抗凝作用外，还能结合 CFH，使其失活，导致补体替代途径异常活化。DGKE 基因突变通过影响内皮细胞胞内信号传递，使其细胞膜上的 CD46 表达下降，间接影响补体系统的活性。

儿童 aHUS 的病因还有钴胺素 C 缺乏，导致高同型半胱氨酸、低蛋氨酸血症，尿甲基丙二酸升高，引起血小板活化、内皮功能障碍、凝血激活。

在以上致 aHUS 的基因突变中以 CFH 基因突变最为常见，占所有突变的 20%~30%。另外，8%~10%的 aHUS 患者中存在 CFH 的自身抗体。患者可同时存在基因突变和补体蛋白抗体。

【病理】

HUS 的特征性损伤为微血栓形成，可以分布于肾、脑、皮肤、胰腺、心脏、脾脏和肾上腺的小动脉和毛细血管内。

HUS 肾脏病理改变主要有 3 种:①肾皮质坏死型:可呈灶状、多灶状或弥漫分布;②肾小球病变为主型:肾小球内皮细胞弥漫增生、肿胀,微血栓形成;③动脉病变为主型:小动脉血栓形成,内膜葱皮状增厚、管腔狭窄,肾小球病变轻微或伴缺血性病变。

肾脏病理不是临床诊断所必需的检查。

【临床表现】

HUS 诊断的主要临床依据是微血管病性溶血性贫血(血红蛋白水平常低于 80g/L,Coombs 试验阴性,外周血涂片可见红细胞碎片)、血小板减少(血小板计数下降通常低于 50×10^9/L,但皮肤紫癜及活动性出血少见)及急性肾衰竭(血尿、蛋白尿、急性肾损伤的严重程度因人而异)三联征。

典型 HUS 主要发生在 6 个月至 4 岁的婴幼儿和儿童,多发生在夏季(6~9 月),大多有前驱大肠埃希菌 0157:H7感染性腹泻表现。

无腹泻的 HUS 要考虑 aHUS。aHUS 患病率约为 7/100 万。aHUS 患者中 20%~30%存在家族史,约 60%的患者成年起病。70%~80%的患者存在激活补体旁路途径的诱因,如感染、妊娠等。

aHUS 患者补体 C3 降低,C4 偶有降低。但是血浆 C3、C4、CFB、CFH 和 CFI 水平正常并不能排除 aHUS。其他检查包括 THBD 血浆水平,白细胞表达 CD46 水平,血清 CFH 抗体。对于存在阳性家族史、既往有 HUS 发作、出生后 6~12 个月内发病或在妊娠期或产后发病的患者以及病因不明、临床病程较差的患者,应考虑筛查补体系统基因,应包括 CFH、CFI、CD46、C3、CFB、THBD、CFHR1、CFHR5 和 DGKE。

【治疗】

典型 HUS 无特殊治疗。抗生素、止泻药会加重病情,要避免使用。轻症患者只需维持水电解质平衡。重症患者需透析支持,但部分患者要终生透析。

aHUS 的特异性治疗包括阻断补体活化途径和血浆置换。

依库珠单抗是补体 C5 的单克隆抗体,能结合 C5,阻止其裂解,从而阻断攻膜复合物生成。对补体遗传缺陷及补体因子自身抗体导致的 aHUS 均有效,有效率高达 90%,目前为 aHUS 的一线治疗。对于疑诊 aHUS 的患者,若条件具备,应在入院后 48 小时内尽快予以依库珠单抗治疗。依库珠单抗的主要不良反应是危及生命的脑膜炎奈瑟菌感染,年发病率约为 5%,使用前 2 周要接种疫苗,或同时预防性使用抗生素。

在依库珠单抗应用于 aHUS 治疗之前,血浆置换是 aHUS 的一线治疗。可以帮助清除有缺陷的突变补体蛋白及自身抗体,并补充功能正常的补体蛋白。目前国内临床应用依库珠单抗存在实际困难,应尽早对所有疑似 aHUS 的患者开始经验性血浆置换。约半数 aHUS 患者对血浆治疗有反应,可获得肾功能改善及血液学缓解。血浆治疗的疗效因受累补体成分而异,CFH 基因突变或 CFH 抗体介导的 aHUS 效果较好,C3 和 THBD 基因突变患者也可能获益,而 CFI 基因突变、CD46 缺陷患者疗效较差。

对于所有发生急性肾衰竭的患者,尽早进行透析治疗。CFH、CFI 或 C3 基因突变的患者如果对血浆治疗无反应和/或存在复发疾病,则可能进展至尿毒症。

要避免输注血小板,除非有活动性出血或需要手术。

CFH、CFI 或 C3 基因突变的患者 50%在肾移植后复发。CD46 基因突变患者或因 CFH 抗体致病的患者肾移植结局较好,但移植时需要 CFH 自身抗体转阴。

推荐阅读

1. GEORGE J N, NESTER C M. Syndrome of thrombotic microangiopathy[J]. N Engl J Med, 2014, 371(7): 654-666.
2. FAKHOURI F, ZUBER J, FREMEAUX-BACCHI V, et al. Haemolytic uraemia syndrome[J]. Lancet, 2017, 390(10095): 681-696.

第十五节 可卡因和海洛因相关肾病

陆轶君 叶志斌

一、可卡因诱发的肾脏疾病 (cocaine-induced renal disease)

可卡因是最常被吸食的毒品之一。滥用可卡因可致急性肾损伤,其病因多样。滥用可卡因还可引起 CKD,表现为肾病综合征、慢性肾小球肾炎、肾淀粉样变性和慢性间质性肾炎等。一项对 647 例门诊高血压患者的前瞻性随访观察发现,有任何一个非法药应用史者发生轻度 CKD 的相对危险度为 2.3,而使用可卡因和迷幻药者发生轻度 CKD 的相对风险分别为 3.0 和 3.9。对 40 例死于可卡因相关事件者所作尸解发现,与 40 例死于非可卡因相关事故者相比,其硬化肾小球数与总肾小球数之比是后者的 18 倍,肾小球周围纤维化、肾间质炎症细胞浸润、肾小动脉硬化程度也严重得多。长期饲喂可卡因的大鼠,其肾小球出现非特异性改变,部分肾小管明显扩张,近段和远端小管上皮细胞有不同程度坏死。

可卡因滥用引起急性和慢性肾脏病的机制涉及多个方面。可卡因可引起多种类型的严重疾病,如恶性高血压、卒中、心肌梗死、动脉夹层、双侧肾梗死、血栓性微血管病、急性间质性肾炎等和横纹肌溶解症等,滥用可卡因还增加艾滋病、肝炎和其他感染性疾病风险,这些因素均可间接或直接导致肾脏损害。此外,街头毒贩兜售的可卡因常掺有局部麻醉剂、止痛药或咖啡因等其他物质,这些掺杂剂也都可能引起肾脏病变。例如近年发现有的可卡因毒品中掺杂左旋咪唑,可卡因和左旋咪唑都能刺激机体产生抗中性粒细胞胞质抗体(ANCA)而诱发小血管炎,导致相应的肾脏和肾脏外脏器损害。可卡因可激活交感神经系统,促进血管平滑肌细胞钙内流,激活肾素血管紧张素系统,增加内皮素和血栓素的合成和释放,降低一氧化氮、前列腺素 E_2 和前列环素的生成,引起内皮功能障碍、氧化应激和血小板活化,从而导致全身血管收缩、高血压、肾血管阻力增加和严重的动脉粥样硬化等。

滥用可卡因所致肾损害的防治，关键是要尽早停用可卡因，同时积极治疗已引起的其他脏器损害。对于血管炎患者，其治疗方法和疗效与特发性血管炎类似，但在应用免疫抑制剂过程中要警惕诱发感染（如病毒、结核等）的风险。

二、海洛因肾病
（heroin associated nephropathy）

海洛因是滥用最广泛的鸦片类物质，其化学名是二乙酰吗啡。海洛因进入人体后，首先被水解为单乙酰吗啡，再进一步水解成吗啡。滥用海洛因可引起多种类型的肾脏疾病。典型病例表现为肾病综合征，也可表现为不同程度的蛋白尿和/或血尿，伴或不伴肾功能损害，其肾脏病理改变呈多样性。非洲和美洲的资料显示，在滥用海洛因的黑种人中，最常见的肾脏病理改变是局灶节段性肾小球硬化（FSGS），但欧洲的一组大样本资料显示滥用海洛因白种人肾脏病理以膜增生性肾小球肾炎（MPGN）为主，该研究对 179 例有静脉应用成瘾药物史者进行尸体解剖，发现其中 105 例（占 61.7%）呈 MPGN，无一例表现为 FSGS。尚有报道本病表现为微小病变、肉芽肿性间质性肾炎、慢性间质性肾炎和肾淀粉样变性等，后者多见于年龄较大、滥用海洛因时间较长和有慢性皮下化脓性病灶者。

滥用海洛因者发生肾脏损害的机制尚不明确。虽然有体外研究显示，一定浓度的吗啡可促进免疫复合物在肾小球系膜区沉积，刺激系膜细胞增生和系膜基质合成，高浓度吗啡可诱导肾小管上皮细胞凋亡，但海洛因本身可能并非其导致肾脏病变的关键因素。滥用海洛因者常合并感染（如皮肤的链球菌或葡萄球菌感染、人类免疫缺陷病毒感染、乙型或丙型肝炎病毒感染、感染性心内膜炎等）、横纹肌溶解、全身和肾脏淀粉样变性（因长期不洁注射引起的慢性感染所致），上述因素均可引起肾脏病变。有学者认为，非洲和美洲滥用海洛因者 FSGS 占比例较高，可能并非源于海洛因本身，而是由于合并的人免疫缺陷病毒感染所致。海洛因制剂中的掺杂剂（如非甾体抗炎药）或其他成分可引起急性或慢性间质性肾炎等，也可能是海洛因制剂引起肾损害的重要原因。吸毒者的社会经济条件、文化和行为方式、遗传易感性等因素，亦可能与滥用海洛因者肾损害的发生及其类型有很大关系。

海洛因肾病的治疗：所有方法似乎都无效，且停用海洛因后病灶仍可进展。有报道 3/4 呈 FSGS 的患者在出现蛋白尿 4 年内即发生终末期肾衰竭。对于合并存在的肾脏淀粉样变性，可试用秋水仙碱，有报道用该药治疗 12 个月，可使肾病综合征完全缓解和肌酐清除率好转，但肾脏淀粉样物质沉积并无减少。

推荐阅读

LOTSCHER F，KRUSCHE M，RUFFER N，et al. Cocaine-induced ANCA-associated renal disease：a case-based review［J］. Rheumatol Int，2019，39（11）：2005-2014.

第十六节 病毒感染相关肾损害

张 敏 郝传明

病毒感染是诱发肾脏疾病的常见病因之一，通过直接感染或形成免疫复合物等途径损伤肾脏。常见引起肾损害的病毒有：乙型肝炎病毒（hepatitis B virus，HBV）、丙型肝炎病毒（hepatitis C virus，HCV）、人类免疫缺陷病毒（human immunodeficiency virus，HIV）、巨细胞病毒（cytomegalovirus，CMV）、多瘤病毒（polyomavirus BK，BKV）、汉坦病毒等。本节主要讨论前三种。

一、HBV 相关性肾脏疾病

HBV 相关性肾脏疾病可以分为两大类：①免疫复合物型肾小球肾炎：表现为膜性肾病（membranous nephropathy，MN）、膜增生性肾小球肾炎（membranoproliferative glomerulonephritis，MPGN）、IgA 肾病（IgA nephropathy，IgAN）等；②免疫复合物相关血管炎：结节性多动脉炎（polyarteritis nodosa，PAN）。其中，HBV 相关性肾小球肾炎（HBV associated with glomerulonephritis，HBV-GN）是最早被认识的病毒相关性肾小球肾炎。

【流行病学】

全球有慢性乙肝病毒感染者约 2.4 亿人。整体而言，HBV-GN 发病率为总感染者的 3%～5%。

【发病机制】

主要由 HBV 免疫复合物介导。

【病理】

最常见的病理类型为 MN、MPGN 和 PAN，系膜增生性肾小球肾炎、IgAN 以及淀粉样变等少见。

HBV 相关性 MN 可能存在一些与特发性 MN（idiopathic membranous nephropathy，IMN）不同的病理改变。如光镜下除弥漫性肾小球基底膜增厚及钉突外，可能有系膜增生。免疫荧光除见 IgG 及 C3 呈颗粒样沉积外，也常有 IgM、IgA 和 C1q 沉积于毛细血管壁和系膜区。电镜检查可见分布于上皮下、内皮下或系膜区的电子致密物，有时可发现病毒样颗粒，并可见管网状包涵体。近年来，磷脂酶 A_2 受体（phospholipase A_2 receptor，PLA_2R）检测对两者的鉴别意义尚无定论，复旦大学附属华山医院数据显示，64%的乙型肝炎病毒相关 MN 肾组织 PLA_2R 呈阳性。

MPGN 病理表现为系膜细胞及基底膜增生，肾小球呈典型的分叶状改变，免疫复合物沉积于肾小球系膜区、内皮下。Ⅲ型 MPGN 甚至在上皮下电子致密物沉积。

PAN 肾活检可能发现中动脉特征性炎症表现。

【临床表现】

多为血尿、不同程度蛋白尿或肾病综合征。发病时肾功能可正常，MPGN 和 PAN 患者常有不同程度肾功能减退及高血压。肝病表现各异，可从无症状携带到慢性肝炎不等。

【诊断】

确诊需肾活检。国际上无统一诊断标准。国内一般采用下列诊断标准：①血清 HBV 相关抗原阳性；②患肾小球肾炎，并可除外狼疮肾炎等其他继发性肾小球疾病；③肾组织上找到 HBV 抗原或 DNA。其中，第③点为基本诊断。

【治疗】

HBV-DNA 复制活跃（HBV DNA>2 000IU/ml）的 HBV-GN 患者推荐抗病毒治疗。

激素和免疫抑制治疗易诱导病毒复制，使用仍存争议。如存在快速进展性肾小球肾炎（rapidly progressive glomerulonephritis，RPGN）、严重并发症的 PAN，则应考虑在抗病毒治疗基础上，联合免疫抑制治疗和/或血浆置换。

二、HCV 相关性肾脏病

HCV 相关性肾病可表现为：混合性冷球蛋白血症、MPGN、MN 和 PAN。上述均可合并新月体性肾炎。也有少数局灶节段性肾小球硬化（focal segmental glomerular sclerosis，FSGS）、增生性肾小球肾炎、纤维样肾病、免疫触须样肾小球病等报道。

【发病机制】

混合性冷球蛋白血症者血清和冷沉淀物中可检测到抗 HCV 抗体和 HCV-RNA。目前认为 HCV 感染刺激 B 细胞后产生多克隆扩增，最终经长期慢性抗原刺激以及克隆选择而只剩下产生单克隆 IgMκ 类风湿因子的克隆。大量免疫复合物形成，介导肾脏损伤。

【病理】

Ⅱ型混合性冷球蛋白血症典型病理表现为 MPGN，部分肾小球内可见栓子形成。免疫荧光见内皮下 IgM、IgG、C3 沉积，电镜下可见卷曲的微管状亚结构，直径在 20～30nm。HCV 与 MN 的相关性尚不明确。

【临床特点】

HCV 相关混合性冷球蛋白血症可表现为系统性血管炎等非特异性症状，如紫癜、关节痛、发热、神经病变等。肾脏可表现为血尿、蛋白尿（部分为肾综范围蛋白尿）及肾功能损害。实验室检查可发现低补体血症（C4 降低程度大于 C3）和循环中冷球蛋白阳性。HCV 相关混合性冷球蛋白血症最常见的是Ⅱ型。

无冷球蛋白血症时，HCV 感染与 MPGN 的相关性尚存争议。

HCV 感染相关 PAN 患者全身血管炎表现更为严重，易出现发热、体重下降、高血压、胃肠道受累、严重单神经病和 C 反应蛋白水平升高。

【诊断】

对于混合性冷球蛋白血症、MPGN、MN 和 PAN 患者，需评估有无 HCV 感染。同样，HCV 感染者应评估是否有蛋白尿、血尿、高血压和肾功能减退。有肾脏损伤者，应进行冷球蛋白血症、补体及类风湿因子检测。肾活检可明确诊断。

【治疗】

慢性 HCV 感染治疗已进入了直接抗病毒药物（direct acting antivirals，DAAs）的泛基因型时代。HCV 相关肾脏病建议抗病毒治疗，优先推荐无干扰素的 DAAs 方案治疗。

混合性冷球蛋白血症和 PAN 患者还需血浆置换、激素、利妥昔单抗（rituximab）、环磷酰胺等免疫抑制治疗，用于控制急性炎症性血管炎症状。

三、HIV 与肾损伤

HIV 相关肾脏病主要分为 HIV 相关性肾病（HIV-associated nephropathy，HIVAN）、HIV 相关免疫复合物肾病（HIV immune complex kidney disease，HIVICK）。HIV 感染者发生急性肾损伤（acute kidney injury，AKI）和慢性肾脏病（chronic kidney disease，CKD）的风险均增加。

【流行病学】

2017 年数据显示全球 HIV 感染者有 3 680 万人，每年新增 194 万人。其中，40.5%没有接受抗反转录病毒治疗（antiretroviral therapy，ART）。需重视 HIV 感染者合并感染的问题：5%～10%合并 HBV 感染，25%～30%合并 HCV 感染。

【发病机制】

HIVAN 与病毒直接感染肾组织有关。特别是直接感染壁层、脏层上皮细胞，没有免疫复合物沉积。关于 HIV 如何直接进入足细胞、系膜细胞以及小管上皮细胞目前尚不清楚。

HIVAN 主要发生在 APOL1 基因 G1 或 G2 变异的黑种人，提示宿主遗传因素也起到重要作用。这种 APOL1 基因变异几乎只存在于西非后裔。如果是 APOL1 纯合变异，发生 HIVAN 的危险性增加 50%。

HIVICK 主要为免疫复合物介导，其组分包括 HIV 抗原或经典的感染后免疫复合物。

【病理】

HIVAN 病理以塌陷型 FSGS（collapsing FSGS，cFSGS）为特征，其他典型病理改变包括肾小管微囊样扩张、间质性肾炎，以及电镜下可见胞质内管网状包涵体（tubulo-reticular inclusions）。cFSGS 是诊断 HIVAN 的必要条件，后几种病理改变不一定同时出现。

HIVICK 代表一类组织病理改变的疾病，近 50%为急性感染后肾小球肾炎，其余表现为 MN、IgA 肾病、MPGN 和“狼疮样”弥漫增生性肾小球肾炎（“lupus-like”DPGN）等病理改变。

【临床表现】

HIVAN 通常表现为肾综范围蛋白尿和肾功能快速减退。血尿、高血压、水肿等亦可出现。

因 HIVICK 代表一组 HIV 感染相关的肾脏病，所以无法描述其典型临床表现或预后。但总体而言，HIVICK 肾脏预后优于未治疗的 HIVAN。2 年内 70%的 HIVAN 患者需要透析治疗,而34%的HIVICK患者进入透析。

【诊断】

临床疑似HIVAN者,需肾活检确诊。

【治疗】

推荐对于尚未接受ART的HIVAN患者开始ART治疗。其他治疗包括血管紧张素转换酶抑制剂(angiotensin-converting enzyme inhibitor,ACEI)/血管紧张素Ⅱ受体拮抗剂(angiotensin receptor blocker,ARB)类药物、哺乳动物雷帕霉素靶蛋白(mammalian target of rapamyoin,mTOR)通路抑制剂等。

推荐阅读

1. KUPIN W L. Viral-Associated GN: Hepatitis C and HIV[J]. Clin J Am Soc Nephrol,2017,12(8):1337-1342.
2. KUPIN W L. Viral-Associated GN: Hepatitis B and other viral infections[J]. Clin J Am Soc Nephrol,2017,12(9):1529-1533.

第九章　肾血管疾病

第一节　肾动脉狭窄

章晓燕　丁小强

肾动脉狭窄是指各种原因导致的肾动脉管腔内径变小引起的单侧或双侧肾脏低灌注。最常见的两种原因是动脉粥样硬化和肌纤维发育不良,两者的患病率、病理生理、临床表现、预后和治疗方法不同。

【病因】

动脉粥样硬化比肌纤维发育不良更为常见,约90%的肾动脉狭窄由动脉粥样硬化导致。普通人群中肾动脉狭窄的患病率只有0.5%,但在高血压人群中高达2%~4%,慢性肾脏患者群中约为5.5%。动脉粥样硬化在老年人、心血管疾病患者和心血管疾病高危人群(例如高血压、糖尿病、血脂异常、颈动脉或外周血管疾病等)中更为普遍。

肌纤维发育不良在女性中更为常见,发病率是男性的2~10倍。是无心血管疾病危险因素的年轻患者发生肾动脉狭窄的重要原因,病理学和血管造影上与动脉粥样硬化有显著区别。虽然该病的发病机制尚未阐明,但发现肌纤维发育不良发病存在遗传倾向。其他可能的致病因素包括激素影响(患者多为育龄期女性)、药物因素和血管壁缺血。

【发病机制】

动脉粥样硬化性肾动脉狭窄的发病机制与其他血管的动脉粥样硬化疾病相同。肌纤维发育不良包括4种不同的组织病理学类型:中膜纤维增生(最常见类型,占75%~80%)、中膜外纤维增生(伴中膜不规则增生)、中膜增生(伴有平滑肌增生,而不伴有纤维增生)以及内膜纤维增生。与动脉粥样硬化多发生于肾动脉近心端不同,肌纤维发育不良更常见于肾动脉中段和远心端。

通过肾动脉夹闭建立的肾动脉狭窄性高血压动物模型证明了由于肾脏低灌注激活肾素-血管紧张素-醛固酮系统(renin-angiotensin-aldosterone system,RASS)可导致全身血压上升,进一步使用血管紧张素转换酶抑制剂和血管紧张素受体拮抗剂也能够控制动物和患者的继发性高血压。但肾动脉狭窄引起高血压的机制远不止于此,肾动脉粥样硬化造成肾脏低灌注,进而激活RASS,对于启动升压反应非常重要,但这个过程非常短暂。随着时间的推移,病理学机制转变为独立于血管紧张素Ⅱ的缩血管机制,包括氧化应激、血管内皮功能紊乱、内皮素释放以及交感激活引起的血管收缩。血管损伤的协同危险因素包括吸烟、高龄、血脂异常、糖尿病以及高血压本身。这些协同危险因素间不确定的因果关系可能是肾血管重建在肾动脉粥样硬化和肌纤维发育不良患者中降压反应不同的原因。

肾动脉狭窄导致的缺血性肾病指肾脏主要动脉阻塞性病变以外的肾功能损伤。肾功能损伤的病理生理机制可能是多方面的。与心脏和中枢神经系统不同,肾脏灌注取决于肾小球超滤作用以及肾小球滤过率(glomerular filtration rate,GFR)和肾血流量的自身调节,而不是代谢的需求。正常用于维持肾脏氧供的肾血流量不足10%。因而只有肾实质灌注严重不足,才会显著影响肾功能。所以,肌纤维发育不良患者往往血流动力学异常显著,但肾功能损伤少见;相反,肾功能减退在肾动脉粥样硬化患者中很常见。动脉粥样硬化的危险因素,例如高胆固醇血症,会放大氧化应激反应,并激活促炎和促纤维化两条反应通路。动脉粥样硬化患者中反复发生的低灌注,也可能导致肾小管损伤,并随着时间推移导致肾小管间质纤维化。所以,反复肾脏低灌注和动脉粥样硬化的危险因素共同引起了肾功能减退。

【临床表现】

肾动脉狭窄的临床表现(表17-9-1-1)与肾血管性高血压和缺血性肾病有关。大部分患者有顽固性高血压,大剂量使用多种抗高血压药物都不能控制,还可能会发生恶性高血压。

表 17-9-1-1　肾动脉狭窄的临床表现

临床表现
高血压 30 岁之前起病或 50 岁之后起病
无高血压家族史
病程短或近期高血压加重
严重的高血压或视网膜病变
降压药物疗效欠佳
心脑血管疾病的症状
ACEI 或 ARB 治疗后肾功能恶化
腹部血管杂音
难以解释的伴或不伴代谢性酸中毒的低钾血症
难以解释的肾脏疾病进展或肾衰竭
神经纤维瘤病

血流动力学改变显著的肾动脉狭窄还可能会导致肾脏以外的器官衰竭。比如在左室功能正常的患者中出现难以用其他心血管疾病解释的一过性肺水肿。严重高血压也可导致急性冠脉综合征、脑梗死、短暂性脑缺血发作、颅内出血、高血压脑病以及视神经乳头水肿等。

【诊断】

目前尚无公认的肾动脉狭窄筛查指南，患者往往会因其他原因接受非侵入性影像学检查时发现轻微的肾动脉狭窄。推荐的影像学检查包括肾脏多普勒超声检查、CT 血管成像及磁共振血管成像。卡托普利肾动态显像由于其对肾功能不全、双侧病变以及孤立肾患者的灵敏度及特异度低，已不再推荐使用。肾脏多普勒超声检查是较好的非侵入性筛查方法，能够识别各种类型的肾动脉狭窄，常作为肌纤维发育不良的首选检查方法。但其也有诸多局限性，比如检查结果取决于检查者的操作，会受到身体状态和肠道气体的影响，需要从多个角度才能观察到皮质的分支。

对临床怀疑存在动脉粥样硬化性肾动脉狭窄的患者如何选择筛查方法，取决于可供选择的检查技术、血管成像技术的熟练程度以及专家的意见。CT 血管成像检查迅速，且具有良好的空间分辨率，但需使用造影剂。MRA 无需使用碘造影剂，且能获得肾动脉近心段的精确影像，但对中段和远心段的成像受到运动伪影和空间分辨率的限制。MRA 需要使用含钆造影剂进行强化，尤其是在严重慢性肾脏病或者急性肾损伤患者中使用线性钆螯合物时，可能导致肾源性系统性纤维化这种少见但是严重的疾病。在诊断不明确或者考虑进行肾动脉血管重建时，必须进行"金标准"的侵入性数字减影肾血管造影术。

【治疗】

治疗目标是控制血压、保护肾功能以及减少心血管并发症。动脉粥样硬化性肾动脉狭窄反映了动脉粥样硬化的风险，是心血管事件和心血管死亡率的有效预测指标。二级预防药物治疗方案包括：①阿司匹林；②他汀类药物；③控制糖尿病；④控制血压。控制血压的药物治疗方案应包括 ACEI 或 ARB 类降压药物，这两类药物对肾脏有保护作用。在开始 ACEI 或 ARB 类药物治疗后的第 1 周，尤其是老年患者，应测定血清肌酐和 GFR。若血清肌酐上升 1.0mg/dl(88.4μmol/L)或更高，提示可能存在双侧肾动脉狭窄、孤立肾肾动脉狭窄或移植肾肾动脉狭窄，则需停用 ACEI 或 ARB 类药物。除此以外，建议戒烟、控制体重和增加锻炼等。

关于动脉粥样硬化性肾动脉狭窄患者是否需要行肾动脉血管重建术，目前仍存在争议。动脉粥样硬化性肾动脉狭窄患者中应用肾动脉血管重建术的潜在价值仍有待研究。近期降压疗效下降、肾功能快速下降，肾动脉阻力指数<0.8，顽固性高血压或者恶性高血压的缺血性肾病患者，可能更能从血管重建术中获益。

对于肌纤维发育不良的患者，目前普遍不推荐单独使用药物治疗，因为这些肾动脉狭窄患者在血压控制良好的情况下仍可能发展为肾动脉阻塞。肌纤维发育不良患者对球囊扩张术反应良好，而且较少应用支架植入术，再狭窄率较低。术后每 3~4 个月随访动态血压，并评估肾功能。

【预后】

动脉粥样硬化性肾动脉狭窄是心血管死亡率的独立危险因素，校正后的 4 年死亡率高达 25%~40%。死亡危险因素包括基线血肌酐水平较高、肾动脉狭窄程度较重、高龄、合并糖尿病或其他心血管疾病以及心力衰竭。血管重建术可改善血压控制情况或肾功能，有利于提高生存率，但血管重建术本身并不影响生存率。

肌纤维发育不良患者中，约 45%的患者能通过血管成形术治愈高血压。年轻、轻度高血压以及高血压持续时间较短者的预后更好。对于肾脏缩小(<8cm)的患者，通过血管重建术恢复的可能性不大。

推荐阅读

SKORECKI K, CHERTOW G, MARSDEN P, et al. Brenner and Rector's the kidney[M]. 10th ed. Philadelphia: Elsevier, 2016.

第二节　缺血性肾病

牛建英　顾　勇

经典缺血性肾病(ischemic renal disease, IRD)是由于单侧或双侧肾动脉主干或其主要分支严重狭窄或阻塞、影响肾脏血供，导致肾脏血流动力学改变，肾小球滤过率(glomerular filtration rate, GFR)下降、慢性肾功能减退。主要病因：动脉粥样硬化、纤维肌性发育不良。其他病有：高血压所致肾小动脉硬化、胆固醇栓塞、肾动脉血栓、肾脏血管炎、微血管病变以及移植后肾动脉狭窄等。要注意的是，并非所有肾动脉狭窄都有高血压、肾缺血表现。临床涉及肾脏病科、高血压科、血管外科及介入医学科等。

【流行病学】

肾动脉狭窄占轻中度高血压患者 0.6%~3%，顽固性高血压 20%，慢性肾脏病患者 5.5%。动脉粥样硬化性肾动脉狭窄（atherosclerotic renal arterial stenosis，ARAS）最常见，占 90%以上。好发于老年人，常同时合并典型的心血管高危因素如冠状动脉疾病、心功能不全、颈动脉或外周血管疾病、血脂异常、吸烟等。在已有明确冠脉疾病、外周血管疾病或高血压的患者中，发生率可高达 20%~40%。晚近研究资料显示，终末期肾病（end stage renal disease，ESRD）患者中 3%~11%是由 IRD 所引起，60 岁以上的 ESRD 患者可高达 15%~20%。随着人口的老龄化及生活方式的不断改变，我国 ARAS 的发病率有逐年上升的趋势，由此所致的 IRD 明显增加。

【发病机制】

IRD 的发生与发展与肾动脉狭窄程度有关。研究显示，动脉梗阻程度达 70%~80%、梗阻前后血压变化>10~20mmHg，开始出现相关肾脏血流动力学等异常改变。狭窄后血压低于肾脏的自主调节，肾脏出现一系列代偿变化，导致血压升高，以期恢复肾脏有效灌注。随着病变进展，该过程循环往复、血压越来越高。急性肾血管梗阻与慢性、进展性病变在临床表现上有明显差异。

肾脏对血供减少、缺氧有较强的代偿能力，参与机制包括：肾血流的自主调节、减少能量需求、增加侧支循环、肾内血流重新分布等。缺血达到一定程度后，超出上述代偿能力。

肾脏组织局部的慢性缺血、缺氧，肾脏对缺氧调节性功能受损，激活血管活性因子（包括肾素血管紧张素系统、细胞/生长因子、氧化应激、炎症等）均参与发病，最终导致肾脏损伤、肾功能丧失。

肾素-血管紧张素-醛固酮（renin-angiotensin system，RAS）系统的改变在单侧狭窄和双侧狭窄的高血压发病机制中有差异，前者表现为经典的肾素依赖，后者开始肾素分泌增多，但血压升高则为容量依赖。研究显示，肾动脉狭窄高血压的发生、发展经过三个阶段，最后阶段血压出现不可逆转变。

引起肾动脉狭窄的另一种主要原因为纤维肌性发育不良（fibromuscular dysplasia，FMD），可累及血管的内膜、中层、纤维层或多层。FMD 累及肾脏者占 65%~70%，多为右肾血管。部分病例可无症状。中层纤维发育不良最常见，血管造影常出现串珠样改变。年轻女性多见，是男性的 2~10 倍，是导致无心血管危险因素的青年患者中可治疗性高血压的重要原因之一。由于腔内手术的进展，FMD 的病理组织学分型临床上已不再采用，代之为影像学分类：单局灶性和多局灶性。除狭窄外，其他表现可有动脉瘤、夹层、动脉扭曲。尽管病因尚不清楚，但纤维肌性发育不良表现出一定的遗传倾向，目前尚未发现明确基因，全基因组关联分析（Genome Wide Association Study，GWAS）发现 rs9349379-A 的 SNP 可能与之相关。其他可能因素还包括激素（女性）、吸烟、血管壁的机械因素或缺血等。转化生长因子-β（TGF-β）在发病机制中可能发挥作用。

【病理】

年轻患者多为纤维肌性发育不良或大动脉炎，病变发展快，可见急性与亚急性病变；老年患者多为粥样硬化性肾动脉狭窄，病变发展慢，多表现为慢性病变。

主要病理特征为缺血性改变，可累及肾小球、肾小管以及肾血管。其中肾小管的病变最为突出，主要表现有：肾小管上皮细胞剥脱、凋亡或斑点状坏死，小管萎缩或闭锁，基底膜增厚、分层，部分存在上皮细胞的新生，肾间质局灶性炎细胞浸润和纤维化。肾小球病变出现较晚，表现为缺血性毛细血管袢开放不良、皱缩、闭锁及局灶性节段性硬化，最后发展为肾小球废弃。肾血管病变表现多样，可存在血管平滑肌细胞增生和活化，胶原沉积，弹力层断裂，血管腔狭窄终至玻璃样变。

免疫荧光一般无免疫复合物在肾组织的沉积，偶见肾小球系膜区和血管袢有 IgM 的非特异性沉积。

电镜下可见肾小管刷状缘微绒毛化，大部分线粒体和胞质消失，以近端肾小管萎缩最为突出。肾小球基底膜皱缩。

【临床表现】

IRD 的临床表现包括肾脏和全身两个方面（表 17-9-2-1）。

表 17-9-2-1 缺血性肾病的临床表现

临床表现
30 岁前或 50 岁以后发生的高血压
无高血压家族史
短期内急剧恶化的高血压
严重高血压或视网膜病变
难以控制的高血压
发作性肺水肿
顽固性充血性心力衰竭
其他心血管疾病
应用 ACEI 或 ARB 后肾功能恶化
腹部血管杂音
无法解释的低钾血症伴/不伴代谢性酸中毒
无法解释的进展性肾脏疾病或肾功能不全
神经纤维瘤病

（一）肾脏 典型表现为肾血管性高血压和慢性肾功能不全。肾损伤早期表现为肾小管功能损害，如尿浓缩功能减退、夜尿增多、尿钠排出增多、尿比重降低等；后期出现肾小球损伤，呈现少量尿蛋白，部分患者呈现中度蛋白尿，甚至肾病范围

内的蛋白尿，部分患者有少量红细胞尿，血清肌酐可逐渐升高。蛋白尿是评定动脉粥样硬化性肾实质病变严重程度的指标之一，是患者进展至ESRD更为可靠的独立危险因素。晚期肾脏体积进行性缩小，两侧常不一致。大约10%的患者在上腹正中、脐两侧2~3cm或肋脊角可闻及收缩期血管杂音。

（二）全身表现　主要为全身（心、脑、外周血管）动脉粥样硬化以及高血压所引起的症状或并发症的表现。表现为左心室肥大，反复发作的急性肺水肿，应用降压药，特别是血管紧张素转换酶抑制剂（angiotensin converting enzyme inhibitior，ACEI）/血管紧张素Ⅱ受体拮抗剂（angiotensin receptor blocker，ARB）后肾功能急剧恶化，顽固性充血性心力衰竭，需要联合应用多种降压药控制的急进性或恶性高血压（血压迅速增高，舒张压>130mmHg，并伴第Ⅲ或Ⅳ级高血压视网膜病变）等。

【辅助检查】

检查方法主要为实验室和影像学检查。

实验室检查：少至中等量蛋白尿，少量镜下血尿，尿比重及禁水后尿渗透压降低，不同程度肾功能受损，低钾血症等。肾素活性升高，但肾素检测受许多因素影响：年龄、性别、钠摄入、容量、肾功能、合并用药、体位变化、采血时间等。此外，敏感性和特异性也不高。

影像学检查分为非侵袭性和侵袭性，主要用于评估肾血管状态，不同的影像学检查方法各有其优点和局限性，但诊断肾动脉狭窄的“金标准”仍然是肾动脉造影。

（一）非侵袭性

1. 彩色多普勒超声　能够观察肾脏的大小、形态和结构，以及肾血管主干和肾内血流的变化。可以检测肾动脉血流阻力指数（resistive index，RI），RI小于0.8一般提示肾组织的损伤为可逆性，高血压可以控制，肾功能可以恢复或保持不变。对于诊断IRD的敏感性和特异性可达到80%~95%。检测肾动脉血流阻力指数是进行IRD人群普查、筛选、诊断、监测、肾血管狭窄再通后随访的主要手段。主要缺点是操作者主观依赖性，不同单位间的差异，对于副肾动脉和肾动脉分支病变、肾动脉狭窄程度在50%左右的病变不敏感，难以区分严重狭窄抑或血管完全阻塞。有时肠道气体、肥胖等因素会影响观察结果。

2. CT血管成像（CT angiography，CTA）　与传统血管造影相比，CTA的符合率达95%。对于判断ARAS狭窄程度的敏感性、特异性和准确性分别为100%、98.6%和96.9%。CTA的优点在于可以同时观察和测量肾动脉管腔和动脉管壁，尤其对于血管壁的钙化和血栓显示最佳，同时还可观察有无肾肿瘤、结石等病变。但检查过程中需要大量的造影剂，对于有肾功能不全、糖尿病、老年的患者应谨慎。CTA是目前临床应用较广的无创性诊断方法。

3. 磁共振血管成像（magnetic resonance angiography，MRA）　诊断的敏感性达83%~100%，特异性可达92%~97%。是一种很好的安全、无创方法，主要用于肾功能减退和对碘造影剂过敏者的筛选检查。目前的MRA技术对小血管的显像尚不理想，对肾动脉分支的狭窄不敏感。此外，造影剂钆可能导致一种少见但严重的并发症：肾源性系统性纤维化，尤其是在CKD晚期或急性肾损伤患者中，严重者可导致死亡。此外，对伴有金属内置物的患者不能进行MRA检查。

4. 卡托普利肾图　卡托普利肾图诊断敏感性达65%~96%，特异性达62%~100%。由于高特异性，对于人群的筛查有重要意义，阴性预测价值可达100%。该方法无创伤性，可评估分肾功能。其局限性是检查前4~14天需撤减ACEI/ARB和利尿剂。图像为功能显示而非解剖显示。血肌酐大于176.8μmol/L时，诊断的敏感性和特异性明显下降。

（二）侵袭性诊断　数字减影肾血管造影（digital subtractive angiography，DSA）：是目前确诊肾动脉狭窄的“金标准”。临床上往往在行其他血管造影时，顺带行肾血管检查，偶尔发现病变。仅用于临床诊断不明或血管重建术前检查，不作为常规筛查。血管内超声技术可检测狭窄前后的血流压力，根据压力差可判断血管狭窄程度。应用DSA检查在发现肾动脉异常的同时即可以有效地进行血管成形术或肾动脉入口支架术等治疗。

【诊断与鉴别诊断】

IRD早期临床症状隐匿，诊断尚无统一标准，易导致漏诊或误诊。目前临床主要根据肾动脉狭窄和慢性肾功能不全的同时存在作出诊断。对于有下述临床线索的患者，应进一步行相关检查以及时明确诊断：①高血压的发病年龄>50岁或<30岁，没有高血压家族史。②程度严重或原因不明难以控制的高血压，表现为高血压患者合并有Ⅳ级以上视网膜病变，或应用3种或3种以上的抗高血压药物仍难以控制血压，或伴反复出现急性肺水肿（<10%）。③既往控制稳定的高血压突然恶化难以控制、迅速进展、应用ACEI（特别是在脱水状态下）后血肌酐浓度突然上升者。ACEI导致的GFR下降通常在停用ACEI后能够很快恢复。④高血压患者出现不能解释的氮质血症，而尿检又无明显异常。⑤腹部或腰部可闻及血管杂音。⑥双肾大小不对称，两肾长径相差>1.5cm。

IRD的诊断步骤包括：①根据临床线索发现可疑患者。②应用肾功能检查和影像学检查进行筛查。检查方法依据各中心的设备与经验等具体情况而定。一般来说，对于GFR>50ml/min的患者，可首选彩色多普勒、卡托普利肾图等功能性检查方法；对于GFR<50ml/min的患者，可首选CTA、MRA等解剖学检查方法。③对疑诊的患者通过DSA给予确诊。④明确是单侧还是双侧肾动脉狭窄及狭窄的程度。⑤肾功能状况，双肾大小、血管解剖学改变的情况。⑥进一步明确病因：如动脉粥样硬化性肾血管疾病、大动脉炎、纤维肌性发育不良等。

经典的IRD需与良性肾小动脉硬化、肾小动脉胆固醇栓塞等鉴别（表17-9-2-2）。

表 17-9-2-2 缺血性肾病的鉴别

临床特点	经典 IRD	高血压良性肾小动脉硬化	肾小动脉胆固醇栓塞
起病年龄	<30 岁或>50 岁	40~50 岁	60 岁以上
高血压	常伴肾血管性高血压	10 年以上原发性高血压病史	可合并肾实质性高血压
诱因	使用 ACEI/ARB 后出现肾功能不全或加重	无	血管外科手术或介入治疗后
肾功能不全	慢性	晚期可出现	常见急性或进展性慢性肾功能不全
肾外表现	反复发作急性肺水肿	高血压其他靶器官损害	多样,可累及皮肤、心、脑、肠道、视网膜等
肾脏大小	双肾不对称	双肾大小一致,晚期对称性缩小	急性栓塞时双肾体积可增大,慢性栓塞时双肾对称性缩小
肾动脉狭窄	有	无	有/无
肾脏病理	弥漫缺血性改变	肾小动脉硬化病变突出	小动脉或肾小球中可见胆固醇结晶

【治疗】

主要目标是控制高血压、纠正严重的肾动脉狭窄以防止肾功能减退或使已受损的肾功能得到恢复或改善、减轻心血管合并症。治疗方法包括内科药物治疗及狭窄血管再通术两种。

治疗方法的选择主要取决于肾实质的损害程度,以及是否具有可逆性。肾动脉严重狭窄或完全阻塞并不表明肾实质损害已不可逆转。根据以下线索可以初步判断肾功能仍具有一定的可恢复性,其中包括:①肾脏长径>9cm;②应用 ACEI 或 ARB 后肾小球滤过率急剧下降;③近期内血清肌酐升高明显;④血管造影提示已有侧支循环形成;⑤肾活检提示肾小球病变轻,肾小管上皮细胞增生活跃,无肾小球或肾间质纤维化;⑥同位素肾图等检查显示肾功能尚可。相反,如果出现严重的肾功能异常(如血清肌酐>353.6μmol/L),或肾单位已严重硬化,肾脏长径<8cm,则提示各种干预性治疗措施效果不大,肾实质多已发生不可逆损伤。

药物治疗主要为控制血压及危险因素如高脂血症的处理等,但无法从根本上解除肾动脉的解剖异常。对于肾动脉狭窄在 50%~75%的患者,选择药物治疗还是介入治疗目前还存在争议。血管再通术尽管从解剖上改善了肾动脉狭窄,但并不是所有患者都可获得血压与肾功能的改善或稳定。

1. 药物治疗 主要目的是控制血压、改善肾小球灌注、保护残余肾功能、控制危险因素。欧洲心脏病学会(ESC)2017 年指南:对于动脉粥样硬化动脉狭窄,药物为首选治疗。多种降压药物均可应用,其中钙通道阻滞剂和 β 受体阻滞剂成为治疗的常用药物。ACEI 和 ARB 也是治疗的最有效药物,过去认为对肾动脉狭窄的患者慎用或禁用 ACEI 和 ARB,近期研究表明,对于单侧肾动脉狭窄应用 ACEI 和 ARB 治疗后,双肾总 GFR 保持较稳定的水平,长远看对肾脏纤维化具有保护作用,但应定期监测肾功能;在孤立肾伴肾动脉狭窄、双侧肾动脉狭窄,或移植肾动脉狭窄者一般不用。

对于引起 ARAS 的高危人群应给予戒烟,加强锻炼,控制体重,抗血小板聚集,控制高脂血症、糖尿病、高尿酸血症等。

2. 血管再通术

(1) 介入治疗:由于介入治疗手术创伤小,并发症少,死亡率低,效果与手术相似,已迅速发展成为目前治疗的首选方法。包括经皮肾动脉腔内成形术(percutaneous transluminal angioplasty,PTA)和肾动脉支架植入术(percutaneous transluminal angioplasty stent placemen,PTAS)。

PTA 和 PTAS 两者均能不同程度地使患者血压下降、肾功能改善。但有研究表明,PTAS 可能优于 PTA。介入治疗的主要问题是血管再狭窄,其他不良反应有血肿、腹膜后出血、动脉栓塞、动脉壁夹层形成等。

CORAL、ASTRAL 大型随机对照研究结果显示,药物治疗及肾动脉支架植入术对于患者血压的控制及肾功能的恢复,疗效无明显差异;另一项小型随机对照研究也显示,药物治疗与介入相比,疗效无差异。因此,目前介入治疗的数量上升趋势有所下降。然而,对于纤维肌性发育不良患者,肾动脉腔内成形术反应良好,再狭窄比例较低。

目前主流意见认为,对于下述情况给予血管内介入治疗:①单侧肾脏小、药物不耐受的难治性高血压;②肾功能持续进展;③反复发作不明原因的充血性心力衰竭/肺水肿/不稳定心绞痛者。

(2) 外科血管重建手术:主要有主-肾动脉搭桥术(自身或人工血管)、肾动脉内膜切除术、肾动脉狭窄自身移植术等。由于许多患者同时伴有主动脉病变,不经主动脉的搭桥术也有开展,如肝-肾、脾-肾等。多项临床研究显示,经手术血管重建后,80%~100%的病例肾功能可得到改善或稳定。但外科手术创伤大,手术风险高,特别是老年、肾功能有障碍、合并其他血管病变者,外科手术对于 ARAS 疗效并不比介入疗法更好,故目前已不作为首选方式。以下情况才建议外科手术:①肾动脉狭窄合并腹主动脉瘤或肾动脉瘤;②急性肾动脉闭塞;③孤立肾伴严重的 ARAS;④肾功能急剧恶化、对降压药抵抗的高血压患者;⑤介入手术失败。外科手术一般都在高水平的医院实施。

3. 其他　去肾神经治疗,目前尚无强烈循证医学证据。干细胞治疗目前在研究中,许多动物实验显示良好效果。

【预后】

大部分 IRD 可最终发展为 ESRD,预后较差。应高度重视和认识 IRD,控制危险因素,早期诊断和治疗 IRD,最大限度地保护肾脏,延缓肾功能的进展,这将有着深远的意义。

推荐阅读

1. COOPER C J, MURPHY T P, CUTLIP D E, et al. Stenting and medical therapy for atherosclerotic renal artery stenosis[J]. N Engl J Med, 2014, 370(1):13-22.
2. SANDRA M H, STEPHEN C T. Current concepts in the treatment of renovascular hypertension[J]. Am J Hypertens, 2018, 31(2):139-149.
3. HEATHER L G, ALEXANDRE P, DAVID A, et al. First international consensus on the diagnosis and management of fibromuscular dysplasia [J]. J Hypertens, 2019, 37(2):229-252.

第三节　肾动脉栓塞和血栓形成

章晓燕　丁小强

肾动脉闭塞是指肾动脉主干或较大分支由于血管壁或血液因素导致肾动脉腔内发生的完全闭塞,按起病缓急分为急性及慢性。急性肾动脉闭塞经常是因为腔壁血栓引起的栓塞或肾动脉急性血栓形成,慢性肾动脉闭塞多在肾动脉狭窄基础上逐渐出现完全堵塞。

【病因】

急性肾动脉及其分支闭塞可能由肾动脉固有疾病、腹部外伤或者心脏、升主动脉血栓栓塞所引起。随着动脉粥样硬化的进展,也可能会形成血栓,这也是导致肾功能减退进行性加重的重要原因。血栓形成还可能与高凝状态有关,如抗心磷脂抗体综合征。血栓形成也可能继发于炎症性疾病,例如 Takayasu 动脉炎、梅毒、血栓闭塞性脉管炎和系统性血管炎,尤其是 Wegener 肉芽肿。在结构异常的肾动脉中可以观察到原位血栓形成,例如肌纤维发育不良或者肾动脉瘤。在 60 岁以下的患者中,外伤是血栓形成的主要病因。钝击伤和减速性损伤可造成内膜撕裂、脊柱挫伤或者腹膜后血肿压迫,进一步导致急性血栓形成。医源性因素包括诊断性血管造影检查以及肾动静脉近肾脏段的血管介入治疗。

栓塞作为肾动脉闭塞的病因,相较于原位血栓形成更为常见。与节段性肾梗死或肾缺血相比,完全性肾梗死极少见。大约 90% 的肾动脉栓塞栓子来源于心脏。其中,心房颤动导致的心房血栓栓塞是最常见的病因,其他病因还包括左室血栓、心脏瓣膜病、细菌性心内膜炎、非细菌性(无菌性)心内膜炎以及心房黏液瘤等。非心源性栓子来源包括主动脉瘤、附壁血栓,还有房间隔缺损或卵圆孔未闭导致的反常性栓塞。肾动脉闭塞的病因见表 17-9-3-1。

表 17-9-3-1　肾动脉闭塞的病因

血栓形成
进行性动脉粥样硬化
外伤、钝击
主动脉或肾动脉瘤
主动脉或肾动脉夹层
主动脉或肾动脉血管造影
合并炎症性疾病
血管炎
血栓闭塞性脉管炎
梅毒
合并血管结构损伤
肌纤维发育不良
血栓栓塞
心房颤动
二尖瓣狭窄
附壁血栓
心房黏液瘤
人工瓣膜
细菌性或无菌性瓣膜赘生物
反常性栓子
肿瘤栓子
脂肪栓
动脉粥样硬化性栓塞(胆固醇栓塞)
合并严重动脉粥样硬化的高龄患者
腹主动脉手术史
外伤、钝击伤
血管造影导管手术史
血管成形术后或支架植入术后
过度抗凝治疗

【临床表现】

肾动脉闭塞的临床表现多种多样,容易与更为常见的肾绞痛混淆。急性血栓形成与梗死可能会有突发侧腹痛、发热、恶心、呕吐等表现,有时还会出现血尿。疼痛可定位于腹部、背部甚至胸部，但50%的病例无疼痛感。发生肾梗死后，肾实质缺血引起肾素释放增加，进一步加重高血压。患者还可能出现无尿，提示可能存在双侧肾脏受累或者孤立肾肾动脉闭塞的情况。尿液检查通常会有镜下血尿，也可能出现微量蛋白尿。肾梗死后，血液检查中白细胞计数升高，谷草转氨酶、乳酸脱氢酶以及碱性磷酸酶水平升高。以上实验室检查结果没有特异性，而尿乳酸脱氢酶水平升高具有一定特异性。发生单侧肾梗死后，血尿素氮与肌酐水平会出现一过性升高，双侧肾梗死和孤立肾梗死通常有持续性的严重肾功能不全。

【诊断】

CT检查是肾动脉闭塞的最佳诊断依据。CT具有准确、快速以及能够识别外伤性相关损伤的优势。肾动脉主干或分支的灌注缺损以及肾组织增强缺失等影像学表现提示肾脏灌注不足。对于血肌酐水平>2.0mg/dl（176.8μmol/L）或eGFR<60ml/（min·1.73m²）的患者须警惕造影剂肾病。对于慢性肾脏病、急性肾损伤或合并糖尿病、高龄的患者可考虑进行其他检查以代替增强CT检查。MRA具有较高的诊断准确性，适用于无法接受增强CT检查的高龄或糖尿病患者，但肾功能减退的患者进行该项检查需谨慎。在诊断急性肾动脉闭塞时不推荐使用同位素肾图、排泄性尿路造影和多普勒超声检查。由于侵入性血管造影检查本身有造成肾动脉闭塞的风险，故仅在诊断不明确或考虑行经皮再灌注治疗时进行该项检查。对于疑似肾动脉栓塞的患者要进行心动超声图检查，寻找心脏内有无可疑栓子。对于非外伤性血栓形成的肾动脉闭塞患者，应评估是否存在血栓形成倾向、血管炎或者进行性动脉粥样硬化。

【治疗】

肾脏通常能耐受60~90分钟的热缺血，在有侧支循环存在的情况下，热缺血时间还可进一步延长。因此，急性肾动脉血栓形成必须行紧急治疗以恢复肾脏灌注。非外伤性肾动脉闭塞的治疗方法包括使用肝素进行全身性抗凝治疗，后改为口服华法林，维持INR在2.0~3.0；或者进行动脉内溶栓治疗。血管重建手术相比药物治疗，死亡率较高，且肾脏存活率无明显改善，因此不作为首选治疗方法，但对于存在双侧肾动脉闭塞或者孤立肾动脉闭塞的患者可考虑进行手术。经皮血管内治疗（例如局部溶栓术、血栓摘除术、支架植入术等）在治疗急性肾动脉栓塞方面较为成功。而由血管造影操作或血管成形术导致的医源性肾动脉闭塞可以考虑行动脉内支架植入术。对于外伤性肾动脉血栓形成的患者，也可选择手术治疗，但应注意只有紧急手术才能挽救肾功能。肾动脉血栓形成患者还需要密切的医疗监护，往往需要肠外营养，控制高血压，使血压维持在110~140/70~90mmHg。充分的补液支持治疗也是必不可少的。

【预后】

肾动脉闭塞死亡率较高，特别是需要肾脏替代治疗的患者，死亡率与患者的基础健康状况相关。接受血管重建手术的完全性肾动脉闭塞患者的死亡率高达11%~25%。关于肾功能减退的风险目前尚无定论。高血压是肾动脉闭塞常见的晚期并发症，可选择ACEI类、ARB类或非二氢吡啶类钙通道阻滞剂进行治疗。

推荐阅读

SKORECKI K，CHERTOW G，MARSDEN P，et al. Brenner and Rector's the kidney[M]. 10th ed. Philadelphia：Elsevier，2016.

第四节　肾小动脉胆固醇结晶栓塞

章晓燕　丁小强

肾小动脉胆固醇结晶栓塞又称粥样硬化栓塞性肾病，是指由于主动脉或肾动脉壁上粥样硬化斑破裂，释放出胆固醇结晶并栓塞肾脏小动脉导致的肾血管性疾病。该病多引发急性或亚急性肾损伤，临床表现为发热、肌痛、食欲减退，外周血嗜酸性粒细胞增多，尿液异常等。

【病因与发病机制】

胆固醇结晶栓塞是动脉粥样硬化的并发症之一。其危险因素即为动脉粥样硬化的危险因素，包括吸烟、高血压、高脂血症、糖尿病和高龄。在白种人中动脉粥样硬化栓塞更为常见，但由于在黑种人中难以对网状青斑进行评价，可能存在疾病的低估。

最常见的诱发因素为血管造影术或血管成形术中对血栓、腹主动脉或肾动脉的治疗性操作。因此，肾小动脉胆固醇结晶栓塞往往会被误诊为造影剂肾病。胆固醇结晶栓塞还与抗凝治疗、溶栓治疗有关，体检常可发现脚趾发绀。附壁斑块脱落导致自发性动脉粥样硬化栓塞的情况并不常见。胆固醇结晶栓塞的特点是不会完全阻断动脉血流，但会引发炎症反应，导致血管内皮细胞增生，因此临床症状出现较晚。

【临床表现】

虽然全身所有器官都有可能发生胆固醇结晶栓塞，其中肾脏累及最为常见，且伴有脾脏和消化道的累及。通常表现为肾功能不全和高血压，还可能出现发热、肌肉酸痛、头痛、体重减轻等非特异性表现。在视网膜、肌肉和皮肤会出现网状青斑或蓝趾等胆固醇结晶栓塞的表现。栓塞还可以引发脑血管意外、急性胰腺炎、缺血性肠病以及肢体坏疽。

【诊断】

临床上大部分情况下通过急性期临床表现诊断胆固醇结晶栓塞并不困难，但高危患者往往存在其他相关慢性疾病，例如肾功能减退、高血压和动脉粥样硬化，在这些疾病的诊疗过程中可出现无症状的慢性轻度栓塞。尿液检查一般不易发现胆固醇结晶，诊断意义不大，但通常可见轻度蛋白尿、嗜酸细胞尿和尿沉渣细胞成分的增多。一过性嗜酸细胞尿最为常见，可伴有血沉升高、低补体血症、贫血以及白细胞增多。约80%患者的血肌酐可>2mg/dl（176.8μmol/L）。

肾活检在肾微血管中发现胆固醇结晶，且伴有血管阻塞，即可确诊。但一般对于有典型临床表现（包括网状青斑、蓝趾、嗜酸细胞增多和血沉升高）的患者不必进行肾活检。若高度怀疑，可对下肢皮肤、腓肠肌、大腿肌肉或胃黏膜进行非侵入性活检，约80%的患者依据活检结果可明确诊断。

【治疗】

胆固醇结晶栓塞目前尚缺乏有效治疗手段达到完全治愈，主要采取支持治疗。可使用他汀类药物调节脂质代谢紊乱，有利于稳定内皮细胞。使用抗凝药物没有临床获益，甚至可能延缓动脉粥样硬化性溃疡的愈合；如有可能，尽可能停用抗凝药物。充分补液治疗对于维持肾脏灌注非常重要。推荐使用血管紧张素Ⅱ受体拮抗剂和扩血管药物控制血压，可使用利尿剂控制容量，使用时需注意预防低血压的发生。尽可能避免血管腔内介入治疗和血管外科手术。

【预后】

胆固醇结晶栓塞的1年存活率为80%。大部分患者死于心血管并发症。严格控制血压几个月或几年后，肾功能可能恢复，无需血液透析治疗。进展为终末期肾病的患者死亡率较高。

推荐阅读

SKORECKI K，CHERTOW G，MARSDEN P，et al. Brenner and Rector's the kidney［M］. 10th ed. Philadelphia：Elsevier，2016.

第五节　高血压肾小动脉硬化

章晓燕　丁小强

高血压患者发生高血压肾小动脉硬化的风险与高血压的严重程度以及病程长短有关。虽然仅少部分高血压肾小动脉硬化患者会发展为终末期肾病，但高血压的高患病率使之成为终末期肾病的主要原因之一。目前有效的降压药物治疗大大降低了该病的发病率。高血压引起的良性小动脉肾硬化（又称高血压肾小动脉硬化）和恶性小动脉肾硬化及其后遗症多见于非裔人群。

【发病机制】

肾血管系统对于高血压导致的损伤极为敏感。升高的血压可直接传递到肾小球毛细血管床，肾小球毛细血管静水压的持续性升高最终导致肾硬化。在良性高血压性小动脉肾硬化中，肾脏是高血压影响的重要靶器官。在恶性高血压和急进性高血压中，肾动脉内膜的损伤导致肾脏缺血，肾素产生增多，可进一步加重高血压，甚至导致急性肾衰竭，若治疗不及时，可进展为终末期肾病。与恶性高血压相似的肾血管损伤还可见于硬皮病、血栓性微血管病以及移植肾排异反应。在非裔美国人群中，MYH9基因多态性与高血压、高血压肾小动脉硬化、局灶节段性肾小球硬化和HIV相关肾病相关。

【临床表现与诊断】

良性高血压性小动脉肾硬化的患者往往有10～15年的高血压病史。影像学检查提示肾脏缩小，尿沉渣检查表现为蛋白尿，通常<1.5g/24h。轻中度高血压患者和没有高血压病史的患者均可发生恶性高血压和急进性高血压，表现为血压的急剧升高（舒张压>130mmHg），常伴有高血压视网膜病变，可伴有视神经乳头水肿和肾功能快速下降。这些患者可表现为肾脏增大，尿检可见肉眼血尿或镜下血尿，蛋白尿水平与肾病综合征相近，还可出现微血管病性溶血性贫血。中枢神经系统症状显著，包括头痛、脑血管意外、癫痫发作，甚至昏迷。

【治疗】

良性高血压性小动脉肾硬化的预后取决于开始有效治疗的时机、患者依从性以及密切的随访。首要目标是将血压控制在130/80mmHg以下。可保护肾脏的降压药物有ACEI类和ARB类。非二氢吡啶类钙通道阻滞剂无法防止肾功能进一步减退，因而仅用于不能使用ACEI类或ARB类药物的患者。恶性高血压需要更积极的治疗。

【预后】

通过选择肾脏保护性的降压药物，有效控制血压，通常可以防止肾脏疾病进展。需要注意的是，要早期启动这些措施，才能有效预防进展为终末期肾病。

推荐阅读

SKORECKI K，CHERTOW G，MARSDEN P，et al. Brenner and Rector's the kidney［M］. 10th ed. Philadelphia：Elsevier，2016.

第六节　肾静脉血栓形成

章晓燕　丁小强

肾静脉血栓形成是指肾静脉主干和/或其分支内血栓形成，导致肾静脉全部或部分阻塞而引起的一系列病理改变和临床表现的肾血管性疾病。

【病因】

双侧、单侧肾静脉主干或分支的栓塞不易被察觉，可由多种疾病引发，特别是肾病综合征和肾脏恶性肿瘤。其他病因包括外伤、使用口服避孕药、容量不足、肾移植和高凝状态。肾病综合征包括膜性肾病、膜增殖性肾小球肾炎、局灶节段性肾小球硬化、镰状细胞肾病、淀粉样变性、糖尿病肾病、肾脏血管炎和狼疮性肾炎，据报道这类患者的肾静脉血栓形成发病率为5%～62%。自发性肾静脉血栓形成在没有潜在危险因素的患者中极为罕见（表17-9-6-1）。

表17-9-6-1　肾静脉血栓形成病因

肾病综合征
肾细胞癌侵犯肾静脉
妊娠状态或使用雌激素治疗
容量不足（尤其是婴儿）
外源性压迫（淋巴结、肿瘤、腹膜后纤维化、主动脉瘤）
使用糖皮质激素

【发病机制】

肾静脉血栓形成的诱发因素为凝血或纤溶功能异常。在肾病综合征患者中，尿液中抗凝血酶Ⅲ丢失增多导致抗凝血酶Ⅲ和纤溶酶原水平下降。腹膜后来源的疾病可对肾静脉造成外源性压迫，如淋巴结、纤维化结构、脓肿、主动脉瘤或肿瘤等，使肾静脉血流速度缓慢，进一步导致肾静脉血栓形成。急性胰腺炎、外伤和接受腹膜后手术的患者也容易发生肾静脉血栓形成。肾细胞癌具有易侵犯肾静脉的特征，降低肾静脉血流速度，最终导致肾静脉血栓形成。在容量严重减少、肾脏血流灌注不足的情况下，年轻患者也会发生肾静脉血栓形成。

【临床表现】

肾静脉血栓形成的临床表现因栓塞程度与进展速度不同而不同。急性肾静脉血栓形成会有恶心、呕吐、腰痛、血尿的表现，实验室检查方面会出现白细胞计数升高、肾功能减退，影像学上可见肾脏体积增大。这些临床表现特点易与肾绞痛、肾盂肾炎混淆。成人肾病综合征患者和慢性肾静脉血栓形成患者临床表现可能更为隐匿，可表现为蛋白尿急剧增多、肾小管功能紊乱(包括糖尿、氨基酸尿、高磷酸盐尿)，尿酸化功能受损。慢性肾静脉血栓形成也可能以肺栓塞为首发表现。

【诊断】

急性肾静脉血栓形成多伴有高凝状态，增强CT影像显示肾脏体积增大，肾盂扩大以及输尿管切口征。目前很少使用静脉造影检查，但在急性肾衰竭考虑行血栓摘除术或溶栓术时可以考虑进行该项检查。对于肾病综合征患者不推荐常规血栓筛查，但对有疑似临床表现的患者推荐进行增强CT检查。

【治疗】

急性与慢性肾静脉血栓形成的最主要治疗方法是使用肝素或低分子量肝素抗凝治疗，7~10天后可转为口服华法林，并维持INR在2.0~3.0至少1年。具有危险因素的患者应继续抗凝治疗，例如持续性肾病综合征、血栓形成复发等。对于急性肾衰竭相关的急性肾静脉血栓形成也可考虑使用溶栓治疗。

【预后】

肾静脉血栓形成的预后取决于病因与相关身体状况。继发于膜性肾病、肾病综合征的肾静脉血栓形成，若原发疾病治疗有效，则通常可以溶解，有时也会自发性溶解。相比之下，继发于肾细胞癌的肾静脉血栓形成预后较差。

推荐阅读

SKORECKI K，CHERTOW G，MARSDEN P，et al. Brenner and Rector's the kidney[M]. 10th ed. Philadelphia：Elsevier，2016.

第十章 遗传性肾炎

徐 虹

遗传性肾炎又常称Alport综合征(Alport syndrome，AS)，主要表现为血尿、蛋白尿和肾功能进行性减退，常伴有感音神经性耳聋和前圆锥形晶状体等眼部异常，极少数患者尚伴有弥漫性平滑肌瘤，由编码基底膜Ⅳ型胶原的COL4A3/4/5基因发生突变所致。1927年，Alport首次将家族性血尿及神经性耳聋联系，当时称该病为"遗传性家族性先天性出血性肾炎"，1961年Williamson等提议将有明显遗传倾向，临床上主要表现为血尿、耳聋，且自然病程有显著性别差异的疾病命名为Alport综合征，之后AS又被称为"遗传性肾炎""眼-耳-肾综合征""遗传性血尿肾病耳聋综合征"等。来自欧美地区的资料显示人群AS基因突变发生率为1∶(5 000~10 000)。由于肾活检指征不同，不同地区接受肾活检儿童中，AS占比波动在1%~12%。我国肾活检病理研究资料显示，0.73%~1.2%患者病理诊断为AS。不同的资料还显示，终末期肾病患者中AS占0.2%~5%，占儿童慢性肾衰竭患者的1.8%~3%，占各年龄接受肾移植患者的0.6%~2.3%。AS是儿童持续性血尿的常见原因。

【发病机制】

目前已发现Ⅳ型胶原α3~α5链编码基因COL4A3、COL4A4和COL4A5突变可分别引起不同类型AS。

现已发现AS有3种遗传方式，分别为伴X染色体显性遗传、常染色体显性遗传和常染色体隐性遗传。X连锁显性遗传型AS最多见，约占85%，发病率为1/1万，致病基因为编码Ⅳ型胶原α5链的COL4A5基因，位于Xq21-q22，共有51个外显子。目前已经报道了数百种突变，突变类型多种多样。突变位置分布于整个基因，不断有新的突变位点被发现。X连锁显性遗传型AS有1个亚型累及COL4A5和COL4A6基因，即从COL4A5基因到COL4A6基因2号外显子的缺失。迄今国外已报道的具有这样突变的AS系共20余个，我国学者也确定并报道了这样的病例。基因分析结果证实COL4A6基因缺失断点在第2内含子中的患者除具有AS的临床表型外，还伴有弥漫性平滑肌瘤。

常染色体隐性遗传AS约占15%，其发病率为1/5万，分别由COL4A3和COL4A4基因纯合或复合杂合突变引起，其中COL4A3突变居多，尚未发现有二者共同引起的AS报道。COL4A3和COL4A4基因分别编码Ⅳ型胶原α3和α4链，都位于2q35-37。表型较严重的病例均为COL4A3或COL4A4基因的纯合子突变或复合杂合子突变。截至目前，在常染色体隐性遗传型AS患者中发现的COL4A3或COL4A4基因突变位点达

100余个，以单碱基突变为主，且突变位置分布于整个基因。

常染色体显性遗传型AS非常罕见，是COL4A3或COL4A4基因的单个杂合突变引起的。我国学者发现COL4A3基因单个杂合突变还可致局灶节段性肾小球硬化，其电镜下肾小球基底膜(glomerular basement membrane，GBM)无异常，并无AS患者GBM特征性改变。

Ⅳ型胶原是GBM中主要的细胞外基质蛋白。肾小球内皮细胞、系膜细胞和足细胞均可合成和分泌Ⅳ型胶原分子，其被分泌后自我组建成多边形网状结构的Ⅳ型胶原网。Ⅳ型胶原网与层黏蛋白网、巢蛋白、蛋白聚糖及其他糖蛋白分子是GBM的主要分子成分。基底膜可以作为细胞附着的支架，维持细胞正常的结构形态，同时，基底膜与邻近细胞相互作用，影响细胞的增殖、分化、黏附、迁移及分子滤过等。作为胶原家族的一个成员，Ⅳ型胶原分子同样是由3条α链相互缠绕、紧密扭曲而形成的3股螺旋结构的分子。现已证实参与Ⅳ型胶原分子结构的α链至少有6种，分别命名为α1(Ⅳ)~α6(Ⅳ)链，它们分别由头对头的、成对位于不同染色体上的6个不同基因所编码，COL4A1和COL4A2在染色体13q34，COL4A3和COL4A4在染色体2q35-37，COL4A5和COL4A6定位于X染色体Xq22，6种α链自发聚集，形成3种不同的原体，不同的原体又构建组成3种不同的胶原网。第1种为由α1α1α2(Ⅳ)-α1α1α2(Ⅳ)链构成的Ⅳ型胶原网，在未发育成熟的肾单位广泛表达；在肾小球发育过程中GBM中的Ⅳ型胶原网发生转变，α3α4α5(Ⅳ)三聚体取代α1α1α2(Ⅳ)三聚体。第2种为由α3α4α5(Ⅳ)-α3α4α5(Ⅳ)链构成的Ⅳ型胶原网，它们仅在GBM、远端肾小管基底膜(tubular basement membrane，TBM)以及肺泡基底膜、眼和耳蜗基底膜表达。第3种为α1α1α2(Ⅳ)-α5α5α6(N)链构成的N型胶原网，它们在肾脏的鲍曼囊壁和集合管基底膜表达，在GBM、表皮基底膜和平滑肌细胞基底膜均不表达。以上COL4A3、COL4A4和COL4A5基因突变造成相应α链分子表达异常，α链自发聚集障碍，不能形成正常的Ⅳ型胶原网，而且易于降解，最终影响基底膜的结构与功能。胚胎发育期，足细胞足突的分化受到GBM的Ⅳ型胶原α1α1α2链和α3α4α5链三聚体调节，GBM的Ⅳ型胶原α1α1α2链三聚体持续性存在导致足细胞足突融合；GBM结构受损后与足细胞脱离，以及足细胞凋亡增加，从而导致足细胞丢失。AS患者蛋白尿形成和局灶节段性肾小球硬化与上述足细胞变化有关。AS晚期，肾脏对足细胞和GBM受损进行修复，上皮细胞-间充质干细胞转化为成纤维细胞，促发肾脏间质纤维化。

【病理】

大体表现早期无明显病变，后期体积缩小，皮质变薄，呈萎缩肾。

1. 光镜 病理改变不具特异性，早期肾脏结构大致正常，肾小球可从局灶节段系膜增生逐渐发展至肾小球硬化，肾间质可从炎症细胞浸润发展为间质纤维化，并伴有肾小管萎缩。其他的肾小球病变还包括：节段毛细血管壁硬化，系膜区轻度不规则增宽，鲍曼囊壁节段增厚，局灶性毛细血管内皮细胞和/或系膜细胞增多等。肾小球球性硬化、TBM增厚、小管扩张、萎缩，间质纤维化、泡沫细胞出现、小动脉管壁增厚是晚期表现。

2. 免疫荧光 多数病例呈阴性，少数可见C3和IgM在肾小球系膜区及沿GBM呈节段性或弥漫性颗粒状沉积。应用特异性的抗Ⅳ型胶原不同α链的抗体在肾脏以及皮肤组织进行免疫荧光检测，观察不同α链分布连续性，可用于X连锁显性遗传型男性、女性以及常染色体隐性遗传型AS的诊断。

3. 电镜 透射电镜是诊断AS主要手段。电镜下可观察到AS特征性的病理改变，GBM广泛增厚、变薄或厚薄不均，以及致密层增厚、分裂为其典型病变。GBM致密层增厚，充以无特殊排列的微细的纤维样结构、使之呈撕裂状和蛛网状，其中常混有微小的电子致密颗粒。GBM弥漫性变薄多见于年幼患儿、女性患者或疾病早期，偶见于成年男性患者。

目前仍认为GBM弥漫性增厚、撕裂为诊断AS的病理依据，其他病理变化如GBM变薄等则要结合家族史、GBM中Ⅳ型胶原α链的表达以及遗传学特征予以诊断，尤其要与薄基底膜肾病鉴别。

【临床表现】

AS是Ⅳ型胶原α链分子病变的一种遗传性疾病，Ⅳ型胶原不仅分布于肾小球基底膜，还分布晶状体前囊膜、视网膜及内耳等部位的基底膜。其临床表现不仅涉及肾脏，还累及其他系统。

1. 肾脏表现 血尿是AS患者最常见临床表现，为肾小球性血尿。X连锁显性遗传型的男性患者表现为持续性镜下血尿，甚至可在出生后几天内出现血尿。镜下血尿的外显率为100%。约67%的AS男性患者有发作性肉眼血尿，多数在10~15岁前，肉眼血尿可在上呼吸道感染或剧烈运动后出现。X连锁显性遗传型AS的女性患者90%以上有镜下血尿，少数女性患者表现为肉眼血尿。几乎所有常染色体隐性遗传型的患者均表现血尿，而常染色体隐性遗传型的杂合子亲属中，血尿发生率为50%~60%，一般不超过80%。X连锁显性遗传型AS男性患者均会出现蛋白尿，随年龄增长或血尿出现而表现为持续蛋白尿，蛋白尿呈渐进性加重，甚至出现肾病综合征范围的蛋白尿，后者发生率为30%~40%。本病高血压不常见，但高血压的发生率和严重程度也随年龄而增加，且多发生于男性患者。X连锁显性遗传型AS男性患者肾脏预后极差，近90%患者在40岁之前发展至终末期肾病。进展速度每个家系间有差异，从出现肾功能异常至肾衰竭通常为5~10年。部分X连锁显性遗传型AS女性患者也会出现肾衰竭，至40岁约有12%患者，60岁以上有30%~40%的患者出现肾衰竭。许多常染色体隐性遗传型的患者于青春期出现肾衰竭，所有患者几乎30岁前均出现肾衰竭。常染色体显性遗传型的患者临床表现相对较轻，在50岁后才进展到终末期肾病。

2. 听力障碍 AS患者听力障碍表现为感音神经性耳聋，发生于耳蜗部位。耳聋为进行性，两侧不完全对称，初为高频区听力下降，须借助纯音测听诊断，渐累及全音域，甚至影响日常的对话交流。目前，尚无先天性耳聋的报道。X连锁显性遗传型 AS 男性耳聋发生率高于女性，发生年龄也较女性早。有报道 X 连锁显性遗传型 AS 男性、女性耳聋的发生率分别约为 81%和 19%，而常染色体隐性遗传型 AS 约 66.6%的患者于 20 岁前即表现出感音神经性耳聋。

3. 眼部病变　AS 患者特征性眼部病变包括前圆锥形晶状体、眼底黄斑周围点状和斑点状视网膜病变及视网膜赤道部视网膜病变。前圆锥形晶状体表现为晶状体中央部位突向前囊，患者可表现为进行性近视，甚至导致前极性白内障或前囊自发穿孔。前圆锥形晶状体多于 20~30 岁时出现，迄今报道的最小患者为 13 岁男性，有 60%~70%的 X 连锁型男性、10%的 X 连锁显性遗传型女性以及约 70%的常染色体隐性遗传型 AS 患者出现前圆锥形晶状体。AS 特异性的视网膜病变通常不影响视力，用眼底镜或视网膜摄像的方法可见眼底黄斑周围或视网膜赤道部有暗淡，甚至苍白的点状和斑点状病灶，病变会伴随肾功能的减退而进展。约 70%X 连锁显性遗传型男性、10%的 X 连锁显性遗传型女性以及约 70%的常染色体隐性遗传型 AS 患者视网膜病变与耳聋和前圆锥形晶状体并存，但视网膜病变出现时间早于圆锥形晶状体，病变常与早期肾衰竭相关。其他病变有后层多形性营养不良和复发性角膜糜烂，较少见。目前，尚未见常染色体显性遗传型 AS 患者伴眼部受累的报道。

4. 弥漫性平滑肌瘤（diffuse leiomyomatosis）　某些青少年型 AS 家系或患者伴有显著的平滑肌过度生长，食管、气管和女性生殖道为常见受累部位，并出现相应症状，如吞咽困难、呼吸困难等。COL4A5 基因的 5' 端存在染色体微缺失（延伸至 COL4A6 基因）的 X 连锁遗传型患者中有 2%~5%可见平滑肌瘤。2003 年，我国报道了首例 Alport 综合征伴弥漫性平滑肌瘤的病例。

5. 其他表现　另有一些其他的变异类型，如有一些有 AS 患者合并多发性周围神经病变、肌萎缩、血小板病（巨血小板减少症）和多发性畸形等。另有一些患者有高脯氨酸血症，可有癫痫发作、异常脑电图。

【诊断与鉴别诊断】

自 1927 年 Alport 描述并命名本病始，其后 40 年始终以"血尿+耳聋+肾衰竭家族史"这一临床综合征标准诊断本病。20 世纪 80 年代电子显微镜技术的应用揭示了本病 GBM 典型的超微结构改变，在此基础上，Flinter 等提出了诊断 AS 的 4 条标准，即血尿或慢性肾衰竭家族史、肾活检电镜检查有典型改变、进行性感音神经性耳聋、眼部改变。1996 年 Gregory 等在总结前人研究的基础上提出诊断 AS 的 10 条标准，对于无家族史的患者的诊断，至少应符合诊断标准中的 4 条指标。以上诊断标准均存在不足，所以并未被广泛采纳和应用。2013 年 Alport 综合征国际工作小组提出了目前采用较多的诊断标准：

临床表现为持续性肾小球源性血尿或血尿伴蛋白尿患者具备如下任一条则可拟诊为 AS：AS 家族史；排除其他疾病引起的血尿、肾功能不全家族史；感音神经性耳聋、锥形晶状体或黄斑周围斑点状视网膜病变。

主要临床表现为持续性肾小球源性血尿或血尿伴蛋白尿患者具备如下任一条标准则可确诊为 AS：肾活检电镜检查可见 GBM 致密层出现特异性的超微病理病变；免疫荧光显微镜发现皮肤基底膜 α5（Ⅳ）链表达异常，或肾小球基底膜 α3/4/5（Ⅳ）链的表达异常；基因测序发现 COL4A3/4/5 基因突变。

因此，诊断 AS 至少应包括临床症状、病理、家系分析遗传类型、基底膜中Ⅳ型胶原链表达、基因测序等方面。在收集临床资料时，尿常规以及肾功能的检查固然必要，同时也应借助纯音测听检查和眼裂隙灯检查来判断有无肾外症状，如感音神经性耳聋和眼部异常。

COL4A3/4/5 基因检测是 AS 诊断和分型的"金标准"，基因检测不仅无创，而且有助于遗传咨询，并能够发现无症状的基因携带者和进行产前诊断。随着测序技术的发展，采用 AS 靶向基因测序或全基因组外显子测序，已大大节约医疗成本，缩短检测时间。对于极少数测序不能确诊的患者，仍有必要行肾活检明确诊断。

AS 应该与同时有肾脏病变和耳聋的遗传性疾病鉴别，这些遗传性疾病主要有受体缺陷病（TSPAN24、DDR1）、线粒体相关肾病（COQ6）、细胞骨架蛋白编码基因突变（MYH9）、纤毛病（ALMS1）以及离子通道病（KCNJ10、ATP6V1B1）。

【治疗】

AS 无特异性治疗，目前主要为：一方面是用药物延缓 AS 进展，推迟肾衰竭的发生；另一方面试图通过新技术治愈疾病，即通过基因干扰或干细胞治疗修复肾小球基底膜结构。

1. 药物治疗　AS 的自然病程是随着年龄增长，蛋白尿逐渐加重，肾功能进行性减退，最终出现肾衰竭。目前研究显示，减轻蛋白尿、抗肾脏纤维化等治疗均能延缓 AS 进展的速度，进而延缓肾衰竭的出现。临床主要应用于 AS 患者治疗的药物包括肾素-血管紧张素-醛固酮系统（RAS）阻断剂和环孢素 A（CsA），这些药物在消除患者水肿的同时，可明显减少尿蛋白，延缓肾脏病变的进展，尽可能延长患者的生存期。血管紧张素转换酶抑制剂（ACEI）和血管紧张素受体拮抗剂（ARB）在多种肾小球疾病中降低蛋白尿的作用已得到公认，有临床试验和动物模型实验都显示血管紧张素转换酶抑制剂对 AS 有一定的治疗作用：能减少尿蛋白、保护肾小球滤过功能、延缓肾脏病变的进展。可能的作用机制为：①调节肾小球血流动力学；②抑制血管紧张素Ⅱ、内皮素、TGF-β 等的表达；③改善血管内皮细胞功能，减少肾小球毛细血管对蛋白的通透性，减少蛋白尿等。CsA 是一种免疫抑制剂，能够用于治疗和控制肾病患者的蛋白尿。近年来基础研究发现，CsA 还可通过稳定足细胞骨架等非免疫作用机制，减少尿蛋白。其他能够延缓 AS 肾衰竭的治疗还包括 HMG-CoA 还原酶抑制剂、骨形成发生蛋白 7（bone morphogenetic protein 7，BMP-7）、Anti-microRNA 和胶原受体拮抗剂等。但目前相应的研究报道还十分有限，其作用尚需要进一步证实。

2. 修复 AS 肾小球 GBM 结构的治疗　AS 是由于编码肾小球 GBM 的Ⅳ型胶原 α 链基因突变导致肾小球 GBM 结构异常的肾脏疾病，治愈 AS 的根本方法即修复 AS 肾小球 GBM。主要方法有基因和干细胞治疗。基因治疗是指利用转基因技术，

使足细胞分泌正常 α3、α4、α5 链，修复肾小球基底膜，从而治疗 AS。但目前基因治疗仍面临严峻挑战，主要包括缺乏安全有效的目的基因载体，转染效率低等，因此基因治疗用于临床目前尚不成熟。近年来实验研究发现，骨髓、胚胎和羊水干细胞分别治疗 COL4A3 和 COL4A5 基因敲除的 AS 小鼠模型后，可明显改善 AS 小鼠肾组织病理和肾功能，但尚未在临床开展此类研究。

3. 肾脏替代治疗　AS 患者进展至终末期肾病（eGFR<15ml/min）阶段需进行肾脏替代治疗。AS 患者 ESRD 时可选择腹膜透析或血液透析治疗。对于 AS 进展至 ESRD 的患者，肾移植是有效的治疗措施，整体存活率优于其他肾脏疾病的肾移植。然而国外报道，3%～5%接受肾移植的 AS 患者移植后体内对移植肾的正常 GBM 产生抗体，进而发生抗 GBM 肾炎，致使移植失败。我国尚未见 AS 患者移植后发生抗 GBM 肾炎的病例。

4. 遗传咨询　对于确诊为 Alport 综合征及遗传基因型明确的家系，如有再次生育需求，可进行产前基因诊断，明确胚胎或胎儿在出生前明确是否遗传该家系的突变基因。对 Alport 综合征家系成员做基因型筛查，有助于合理、正确地进行遗传咨询和生育指导。

推荐阅读

Alport 综合征诊疗共识专家组. Alport 综合征诊断和治疗专家推荐意见[J]. 中华肾脏病杂志，2018(3)：227-231.

第十一章　泌尿道感染

尤　莉　陈　靖

第一节　概　　述

泌尿道感染（urinary tract infection，UTI）又称尿路感染，是肾脏、输尿管、膀胱和尿道等泌尿系统各个部位感染的总称。泌尿道感染十分常见，每年影响全球 1.5 亿人，因尿路感染致休克而死亡者在所有感染致死中占第 3 位。泌尿道感染的发病率随年龄增长而增加，且与性别有关，约 50%的女性在其一生中曾罹患尿路感染。近年来由于耐多药病原体的出现，导致尿路感染患病率持续升高，治疗难度增加，是人类健康所面临的最严重的威胁之一。根据感染发生的部位、合并因素及症状，可将尿路感染进行分类（表 17-11-1-1）。

表 17-11-1-1　尿路感染的分类定义

分类	定义
单纯性尿路感染	泌尿道没有相关的功能或解剖学异常；不伴有肾功能损害；无伴随疾病（促进尿路感染或导致严重并发症风险）
急性单纯性膀胱炎	下尿道感染，急性症状仅涉及下泌尿道，如尿频、尿急、尿痛、排尿困难及耻骨联合部位的疼痛
急性单纯性肾盂肾炎	上尿路感染，伴有持续症状，包括侧腹疼痛、压痛和/或发热（>38℃）
无症状性尿路感染	在没有泌尿道症状的情况下，尿培养阳性[>10^5 菌落形成单位（colony-forming units，CFU）/ml]
复发性单纯性尿路感染	6 个月内发生≥2 次或 12 个月内发生≥3 次有症状的尿路感染

【病原体】

致病性大肠埃希菌（E. coli）是单纯性和复杂性尿路感染中最主要的病原体，肠球菌属和念珠菌属在复杂性感染中更常见（表 17-11-1-2）。大多数尿路感染由单一细菌引起，在泌尿道解剖或功能异常以及留置尿管时，尿培养中分离出多种病原体并不罕见；克雷伯菌、假单胞菌、肠杆菌、变形杆菌和肠球菌感染明显增多；真菌感染多发生于留置导管、糖尿病、使用广谱抗生素或免疫抑制剂的患者；某些病毒感染可累及尿路，临床多无症状；支原体感染少见，但能引起急性尿道综合征。近年来，随着抗生素和免疫抑制剂的广泛应用和人口老龄化，尿路感染病原谱发生了明显变化，革兰氏阳性菌与真菌性尿路感染的发病率升高，耐药甚至耐多药病原体也呈现明显增加趋势。

表 17-11-1-2　单纯性和复杂性尿路感染病原体的流行病学

	患病率/%	
病原体	单纯性尿路感染	复杂性尿路感染
致病性大肠埃希菌	75	65
肺炎克雷伯菌	6	8
腐生葡萄球菌	6	—
肠球菌	5	11
无乳链球菌	3	2
奇异假单胞菌	2	2
铜绿假单胞菌	1	2
金黄色葡萄球菌	1	3
念珠菌属	1	7

【发病机制】

（一）感染途径

1. 上行感染　是指病原体经尿道进入膀胱、输尿管和肾盂肾盏导致的感染，是最常见的感染途径，可累及单侧或双侧。正常人前尿道、尿道口周围及女性阴道前庭都有细菌存在，但一般不引起感染。尿路器械使用、性交引起尿道损伤、排尿终末后尿道尿液的反流等因素导致细菌进入膀胱，当膀胱防卫机制受损，并出现诱发因素时发生尿路感染。

各种原因引起的膀胱-输尿管反流（vesicoureteral reflux，VUR）和肾内反流是致病菌进一步上行引起肾脏及肾盂肾炎的重要病理基础。正常人输尿管末端插入膀胱壁肌肉组织中形成膀胱-输尿管瓣，当排尿时膀胱肌肉收缩可压迫输尿管，防止尿液反流。脊柱损伤以及膀胱肿瘤、前列腺肥大、尿道结石患者都可出现不同程度的VUR，VUR可导致病原菌上行感染到达肾盂，而肾内反流则是感染自肾盂扩散至肾皮质的重要因素。

此外，肾脏髓质由于血供较少、氧分压偏低，加上高渗和氨浓度过高可影响巨噬细胞的移动和活性，抑制补体激活，从而损伤防御机制，使病原体易于生长繁殖。

2. 血行感染　仅占尿路感染的3%以下。肾脏血流量占心排血量的20%~25%，因此，血中致病性病原体如金黄色葡萄球菌、沙门菌属、铜绿假单胞菌和念珠菌属很容易到达肾脏。当肾脏结构或功能受损，如尿路梗阻、瘢痕或肾小管内药物沉积引起肾内梗阻、血管异常（肾血管收缩、高血压等）、钾缺乏、多囊肾、糖尿病、应用止痛药等，易感性明显增加。

（二）易感因素

1. 尿路梗阻　各种原因引起的泌尿道梗阻，如肾及输尿管结石、尿道狭窄、泌尿道肿瘤、前列腺肥大等均可引起尿液潴留；妊娠子宫压迫输尿管、肾下垂或肾盂积水等均可使尿液排泄不畅，细菌容易繁殖而产生感染。

2. 泌尿系统结构或功能异常　如肾发育不全、多囊肾、海绵肾、铁蹄肾、双肾盂或双输尿管畸形及巨大输尿管等，均易使局部组织对细菌抵抗力降低；神经源性膀胱的排尿功能失常，导致尿潴留和细菌感染。

3. 留置尿管及器械检查　留置尿管、膀胱镜检查、泌尿道手术均可引起局部黏膜损伤，并把前尿道的致病菌带入膀胱或上尿路而致感染。据统计，留置尿管4天以上，持续性菌尿的发生率高达90%以上，并有致严重肾盂肾炎和革兰氏阴性败血症的危险。

4. 女性尿路解剖生理特点　女性尿道口与肛门接近，尿道长度较男性短，且直而宽，尿道括约肌作用较弱，故细菌易沿尿道口上升至膀胱。尿道周围的局部刺激（如月经期）、妇科疾病（阴道炎、宫颈炎等）、性激素变化（妊娠期、产后及性生活时）等均可导致阴道、尿道黏膜改变而利于致病菌入侵。故成年女性尿路感染的发生率高于男性8~10倍。

5. 机体抵抗力减弱　高龄及全身疾病如糖尿病、高血压、慢性肾脏疾病、慢性腹泻、长期使用肾上腺皮质激素等使机体抵抗力下降，尿路感染的发生率较高。

（三）免疫反应　在泌尿道感染，尤其是肾盂肾炎的发病过程中，机体可针对病原体抗原产生获得性免疫反应，血中IgG、IgM明显升高，尿中出现大量分泌型IgA，肾间质和黏膜下T细胞浸润等。然而这些特异性反应在尿路感染中的确切作用至今未明，它们一方面有利于清除细菌，另一方面也可能导致组织损伤进行性加重。

【临床表现】

泌尿道感染的临床表现多种多样，下尿路感染以尿路刺激症状多见，典型的尿路刺激症状包括尿频、尿急、尿痛和排尿困难，症状常常并存。尿频指排尿次数增加，多于正常人排尿的频率（4~6次/昼及0~2次/夜）；尿急是指一有尿意即要排尿，常出现尿失禁；尿痛是由于排尿时病损部位受刺激而产生疼痛或烧灼感。不同种类尿路感染临床表现上有所差别，一些患者可以没有典型尿路刺激症状。

急性膀胱炎患者可有耻骨上区压痛，但缺乏特异性。发热、心动过速、肋脊角压痛对肾盂肾炎的诊断特异性高。应进行全面的泌尿系统体检，盆腔和直肠检查对鉴别是否同时存在的合并疾病有意义。当患者存在不明原因的发热、严重的低血压、感染中毒性休克时，要考虑存在肾盂肾炎的可能。

【实验室与辅助检查】

（一）尿液检查

1. 尿常规检查　尿液外观浑浊。尿液生化检查包括：①亚硝酸盐（nitrite，NIT）：正常定性为阴性，阳性见于大肠埃希菌等革兰氏阴性杆菌引起的尿路感染，尿液中细菌数$>10^5$CFU/ml时多数呈阳性反应，应注意尿中有大量淋巴细胞时会出现假阴性；②白细胞酯酶（leukocyte esterase，LEU）：正常定性为阴性，尿路感染时为阳性；③尿蛋白：正常定性为阴性，定量$<$100mg/24h。尿路感染可有蛋白尿，但通常$<$2g/24h。

尿沉渣检查：①WBC：女性WBC$\geqslant$5个/HP，男性WBC$\geqslant$1~2个/HP，结合革兰氏染色可以作为感染的确定性诊断。应注意的是，尿检没有WBC，不能除外上尿路感染，同时尿WBC也可见于非感染性肾疾病。②镜下血尿：正常情况下尿红细胞数$<$3个/HP，40%~60%的膀胱炎患者尿RBC升高。

2. 病原体检查　传统标准将清洁中段尿培养菌落计数$\geqslant 10^5$CFU/ml称为有意义的菌尿；但1/3有尿路刺激症状的急性膀胱炎患者尿培养菌落计数小于10^5CFU/ml；使用抗菌药物治疗者以$\geqslant 10^3$CFU/ml作为尿路感染诊断标准的敏感性为80%，特异性为90%。

（二）影像学检查　复杂性尿路感染，尤其临床怀疑存在泌尿道畸形和/或梗阻时应行影像学检查，根据不同情况选用B超、静脉肾盂造影、逆行造影、CT、磁共振或放射性核素肾显像等。

【诊断】

根据2015年版《尿路感染诊断与治疗中国专家共识》，尿路感染的诊断标准是在临床诊断的基础上，符合以下四个条件之一：①清洁中段尿或导尿留取尿液（非留置导尿）培养革兰氏阳性球菌数$\geqslant 10^4$CFU/ml、革兰氏阴性杆菌数$\geqslant 10^5$CFU/ml；②新鲜尿标本经离心应用相差显微镜检查，在每30个视野中有半数视野见到细菌；③无症状者，在近期（通常为 1 周）有内镜检查或留置导尿史，尿液培养革兰氏阳性球菌数≥10^4CFU/ml、革兰氏阴性杆菌数≥10^5CFU/ml 应视为尿路感染；④耻骨上穿刺抽吸尿液细菌培养只要发现细菌，即可诊断尿路感染。

【鉴别诊断】

1. 全身感染性疾病 上尿路感染的全身症状较明显，易误诊为流行性感冒、疟疾、脓毒症、伤寒等，通过病史、有无尿路刺激征、肾区叩压痛、尿常规及细菌学检查等可以鉴别。

2. 肾乳头坏死 半数以上的肾乳头坏死发生于糖尿病患者，多继发于尿路感染，也可见于滥用非甾体抗炎药及尿路梗阻者。临床表现与典型的肾盂肾炎相似，但坏死组织脱落从尿中排出，可引起肾绞痛、肾功能不全甚至肾衰竭。逆行肾盂造影可见肾乳头不规则、肾盂（肾盏）扩张和造影剂侵入肾实质围绕肾乳头形成月牙形的“环形征”。

3. 急性尿道综合征 也称无菌性尿频排尿不适综合征，有时与下尿路感染的临床症状相似，但前者尿沉渣镜检正常，尿细菌检查阴性。急性尿道综合征病因不明，可能与局部刺激、性生活导致的创伤、外用避孕药的使用有关，部分患者与焦虑性神经官能症有关。

【治疗】

尿路感染治疗的目的在于缓解症状、清除潜在感染源、预防和治疗全身脓毒血症、预防并发症。应根据细菌培养及药敏结果，选择肾毒性小、不良反应少、尿液内有较高药物浓度的抗生素。还应根据病变的部位、病情的严重程度及是否存在复杂因素而合理用药和确定疗程，病情严重者应联合用药。近年来，由于广谱抗生素的广泛应用，使得产气荚膜杆菌/梭状芽胞杆菌/破伤风杆菌所致的难治性尿路感染越来越多见，而以往首选的药物如甲氧苄啶-磺胺甲噁唑（SMZ-TMP）、氟喹诺酮类的耐药性日渐增多，单纯性尿路感染的抗生素应用开始倾向于窄谱类药物。药物疗效的判断标准为：①有效：治疗后复查尿沉渣镜检与细菌学检查阴性；②治愈：抗生素疗程结束后，尿沉渣镜检与细菌学检查阴性，在停止抗菌药后 2 周、4 周和 6 周追踪复查尿细菌学检查仍为阴性；③失败：在治疗后仍持续有菌尿。

第二节 肾盂肾炎

肾盂肾炎（pyelonephritis）是指肾脏及肾盂的炎症，大都由细菌感染引起，可伴有侧腹疼痛或压痛，尿液分析常提示菌尿和/或脓尿，尿培养可见病原体，最常见的是大肠埃希菌或其他革兰氏阴性杆菌。根据临床病程及症状，肾盂肾炎可分为急性及慢性两期，慢性肾盂肾炎是导致慢性肾功能不全的重要原因。

急性肾盂肾炎的全球发病率为 1 050 万～2 590 万人次/年，在幼儿和年龄超过 65 岁的成人中发病率明显增高。性行为、既往尿路感染史等是肾盂肾炎的易感因素，怀孕或机械梗阻等阻碍尿流的因素使风险进一步增加。其他危险因素包括遗传易感性（如低 CXCR1 的先天免疫异常）、高微生物负荷、病原体毒力属性（如大肠埃希菌的 P 型菌毛）以及合并糖尿病等。

急性肾盂肾炎可出现突发的发热，畏寒和乏力，有时伴有尿频、尿急和排尿困难。临床表现和严重程度因人而异，从轻度腰痛、低热或无发热到脓毒症休克。在重症、免疫功能低下、尿路梗阻及 65 岁以上的患者中，菌血症发病率较高。

经过适当的治疗和护理，急性肾盂肾炎一般较快治愈，表现为症状减轻、体温高峰下降以及白细胞计数的下降。症状完全改善可能需要 5 天左右，如 24～48 小时症状没有改善或恶化时应引起足够重视，需要除外梗阻（合并肾结石、肿瘤、镰状细胞病或糖尿病）、肾脏或肾周脓肿（通常由梗阻所致）及气肿性肾盂肾炎（罕见的伴坏死和气体形成的感染，与糖尿病相关）的可能。

轻度急性肾损伤在肾盂肾炎中比较常见，由炎症导致的血流动力学变化所致，随治疗反应改善而恢复。复发性肾盂肾炎相对不常见（复发率<10%），常提示诱因的存在。

【病原学】

在年轻健康女性中，致病性大肠埃希菌占肾盂肾炎病例的 90%以上。而在男性、老年女性、泌尿系统受损或住院患者中，毒力较小的大肠埃希菌菌株、非大肠埃希菌革兰氏阴性杆菌、革兰氏阳性菌和念珠菌更为普遍。

【诊断与鉴别诊断】

急性肾盂肾炎一般有典型症状和尿检异常，诊断不难。如仅有高热而尿路刺激症状不明显者，应与各种发热性疾病相鉴别。腹痛明显者要与急性胆囊炎、阑尾炎、肾结石、棘旁肌肉疾病、肾静脉血栓形成及盆腔炎相鉴别。慢性肾盂肾炎的泌尿道症状不明显，尿常规无明显改变或间歇异常，易被误诊。在女性，凡有不明发热、腰酸、乏力、轻度泌尿道症状者均应考虑本病的可能性。此外，尚需与下列疾病鉴别：

1. 肾结核 泌尿道、生殖道结核常同时伴发，是最常见的肺外结核，多系血行感染。急性期有发热（低热）、盗汗、乏力、腰痛、尿频、尿急、尿痛、血尿等症状，约 20%病例可无临床表现，又称寂静型尿路感染。后期肾功能受损，膀胱挛缩。肺部 X 线检查，前列腺、附睾及盆腔结核的检出有助于此病的诊断。尿液检查可有血尿（镜下血尿或肉眼血尿）和脓尿，尿结核菌培养阳性，检出率为 90%以上。聚合酶链反应也可用于尿结核分枝杆菌的检测，阳性率高达 95%。而静脉肾盂造影仅能发现较晚期的病例。

2. 慢性肾小球肾炎 表现为水肿、蛋白尿，一般>3g/24h。而肾盂肾炎的尿蛋白量一般在 1～2g/24h 以下。肾小球肾炎尿常规中有较多红细胞，而肾盂肾炎则以白细胞为主。此外，低热、尿频等症状亦有助于鉴别。

3. 前列腺炎 50 岁以上的男性因有前列腺增生、肥大、留置尿管等易得此病。急性前列腺炎除畏寒、发热、血白细胞总数升高外，可有腰骶和会阴部疼痛以及尿频、尿痛。慢性前列腺炎除尿检异常外，临床症状多不明显。前列腺按摩得到的前列腺液中白细胞数>10 个/HP 及前列腺 B 超有助于鉴别诊断。

【治疗】

急性肾盂肾炎的治疗需要结合疾病的严重程度、伴随基础疾病等进行评估，选择不同处理方案（图 17-11-2-1）进行初始治疗。

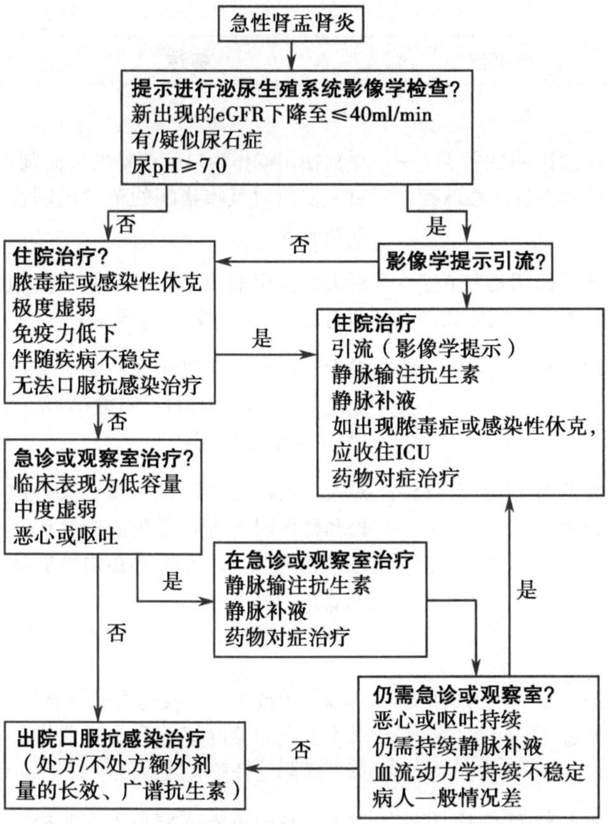

图 17-11-2-1　推荐的成人急性肾盂肾炎的处理原则

选用在尿液及血液中均有较高浓度的抗菌药物。治疗原则是:①控制或预防全身脓毒症的发生;②消灭侵入的致病菌;③预防再发。治疗分为三大部分,即对症支持治疗、抗感染治疗和明确诱因。

(一) 对症支持治疗　液体复苏可以减少不适、恶心和呕吐。因脓毒症或感染性休克应该接受积极的液体复苏(等渗晶体液 30ml/kg,3 小时内输注)和可能的血管活性药物治疗。另外,结合病情可以酌情应用止吐药、镇痛药和退热药以缓解症状。

(二) 抗感染治疗　抗感染治疗最好在尿/血细菌培养及药物敏感试验指导下进行。

1. 初始治疗　2015 年版《尿路感染诊断与治疗中国专家共识》建议,在致病菌的特性和药敏试验结果尚不清楚情况下,不推荐选用氨苄西林或第一代头孢菌素作为急性肾盂肾炎初始治疗药物,因为现已发现超过 60% 的大肠埃希菌对它们耐药。成人常见急性肾盂肾炎抗生素方案见表 17-11-2-1。

对仅有轻度发热和/或肋脊角叩痛的肾盂肾炎,应口服有效抗菌药物 14 日。如果治疗有效,则继续使用。如果用药后 48~72 小时仍未见效,则应根据药敏试验选用有效药物治疗。治疗后应追踪复查,如用药 14 日后仍有菌尿,则应根据药敏试验改药,再治疗 6 周。

对发热超过 38.5℃、肋脊角压痛、血白细胞升高等或出现严重的全身中毒症状、疑有菌血症者,首先应予以胃肠外给药,在热退 72 小时后,再改用口服抗菌药物完成 2 周疗程。

表 17-11-2-1　常见成人急性肾盂肾炎抗生素方案

给药途径、药物分类及剂量	治疗时间/d	抗菌谱	备注
口服			
氟喹诺酮类			
环丙沙星 0.5g,每日 2 次	7	革兰氏阴性杆菌	可能存在抗药性,常需额外静脉给药
左氧氟沙星 0.75g,每日 1 次	5	革兰氏阴性杆菌	可能存在抗药性,常需额外静脉给药
抗叶酸类药物			
SMZ-TMP(TMP 160mg/SMZ 800mg),每日 2 次	10~14	革兰氏阴性杆菌	可能存在抗药性,常需额外静脉给药
青霉素类			
阿莫西林/克拉维酸 1.0g(阿莫西林 875mg/克拉维酸 125mg),每日 2 次	10~14	大肠埃希菌,部分革兰氏阴性杆菌	病原体可能为肠球菌,不适用于经验性单药治疗
头孢菌素类			
头孢克肟 400mg,每日 1 次	10~14	革兰氏阴性杆菌	对许多耐氟喹诺酮和 SMZ-TMP 的革兰氏阴性杆菌有效,但临床证据少
头孢泊肟 200mg,每日 2 次	10~14	革兰氏阴性杆菌	对许多耐氟喹诺酮和 SMZ-TMP 的革兰氏阴性杆菌有效,但临床证据少
静脉			
青霉素类			
哌拉西林/他唑巴坦 3.375~4.5g(哌拉西林 3~4g/他唑巴坦 0.375~0.5g),每 6 小时 1 次	10~14	革兰氏阴性杆菌,大肠埃希菌	对一些耐头孢菌素的革兰氏阴性杆菌有效

续表

给药途径、药物分类及剂量	治疗时间/d	抗菌谱	备注
头孢菌素类			
头孢曲松钠 1g,每 24 小时 1 次	7~10	革兰氏阴性杆菌,一些革兰氏阳性球菌	单独使用或作为口服药物的补充剂,对大多数耐氟喹诺酮的革兰氏阴性杆菌有效
头孢吡肟 1~2g,每 8~12 小时 1 次	7~10	革兰氏阴性杆菌,一些革兰氏阳性球菌	对大多数耐氟喹诺酮和一些耐头孢曲松的革兰阴性杆菌有效
ceftolozane/他唑巴坦 1.5g(ceftolozane 1g/他唑巴坦 0.5g),每 8 小时 1 次	7	耐药性革兰氏阴性杆菌	对大多数耐氟喹诺酮和一些耐头孢曲松的革兰氏阴性杆菌有效(对新德里 β-内酰胺酶无效)
头孢他啶/阿维巴坦 2.5g(头孢他啶 2g/阿维巴坦 0.5g),每 8 小时 1 次	7~14	耐药性革兰氏阴性杆菌	对大多数耐氟喹诺酮,一些耐头孢曲松和许多耐碳青霉烯类的革兰氏阴性杆菌有效(对新德里 β-内酰胺酶无效)
碳青霉烯类			
厄他培南 1g,每 24 小时 1 次	7~10	耐药性革兰氏阴性杆菌	单独使用或作为口服药物的补充剂,对大多数耐氟喹诺酮和头孢曲松的革兰氏阴性杆菌有效
美罗培南 1g,每 8 小时 1 次	7~10	耐药性革兰氏阴性杆菌	对大多数耐氟喹诺酮和头孢曲松的革兰氏阴性杆菌有效
氨基糖苷类			
庆大霉素 5.0~7.5mg/kg,每 24 小时 1 次	7~10	革兰氏阴性杆菌	单独使用或作为口服药物的补充剂,对大多数耐氟喹诺酮和头孢曲松的革兰阴性杆菌有效
阿米卡星 15~20mg/kg,每 24 小时 1 次	7~10	耐药性革兰氏阴性杆菌	单独使用或作为口服药物的补充剂,对许多耐庆大霉素的革兰氏阴性杆菌有效

为应对细菌耐药性的发生,经验性抗生素的选择应建立在地方性耐药监测数据和患者个体特性之上。如预期可能出现耐药性时,接受居家治疗的患者应肠外给予额外 1 剂广谱、长效的药物(如头孢曲松、庆大霉素、阿米卡星或厄他培南)。

2. 监测治疗反应　居家接受经验性口服药物治疗的患者需要密切随访,以确认病情是否得到改善,根据尿/血培养及药敏的结果及时调整药物,如没有合适的口服制剂可供选择,可选择门诊静脉输液或入院治疗。

抗生素治疗 48~72 小时后症状恶化或无改善者,应重复行尿培养及影像学检查,以除外泌尿系统的梗阻或其他解剖学异常。

3. 疗程　①感染敏感病原体的女性,可采用氟喹诺酮/氨基糖苷类,疗程为 5~7 天,或 SMZ-TMP 疗程为 14 天;②男性患者的发热性尿路感染有 1/3 为临床肾盂肾炎,对环丙沙星敏感的病原体可采用 7 天疗法;③女性患者使用超广谱头孢菌素或美西林-托美西林治疗,疗程最长为 10~14 天;④在伴有严重基础疾病、治疗反应差、采用手术干预(包括输尿管积水、结石、脓肿或坏死性感染)或患者中尚缺乏有效疗程的数据。

(三)明确诱因　当患者存在基础危险因素或治疗 24~48 小时后症状恶化或无改善时,应行影像学检查以评估梗阻、脓肿或坏死性感染。超声检查敏感、经济,操作方便;增强 CT 对脓肿、炎症和气体形成的诊断更敏感,但需警惕造影剂肾病的可能;CT 平扫是明确泌尿系统结石的首选。

【预防】

对慢性肾盂肾炎患者要增强体质,提高机体的防御能力。消除和控制各种诱发因素,如糖尿病、肾结石及尿路梗阻等。减少不必要的导尿及泌尿道器械操作,如必须保留导尿,应预防性应用抗菌药物。女性与性生活有关者,应于性生活后即刻排尿,并口服 1 剂 SMZ-TMP。妊娠期及月经期更应注意外阴清洁。

第三节　膀　胱　炎

膀胱炎(cystitis)可分为单纯性和复杂性,好发于女性。女性急性单纯性膀胱炎多由大肠埃希菌(86%)、腐生葡萄球菌(4%)等所致。复杂性膀胱炎的好发因素有:①解剖或全身因素,如糖尿病、免疫抑制状态、多囊肾、输尿管结石、膀胱输尿管反流、流出道阻塞(前列腺肥大、尿道狭窄)、神经性膀胱(多发性硬化、糖尿病);②医院获得性,如留置尿管或输尿管支架,泌尿生殖系统手术等。女性随年龄增长、雌激素水平下降及阴道pH的升高,都可促进革兰氏阴性肠道微生物如大肠埃希菌的定植。

急性膀胱炎一般无明显的全身症状,常表现为尿频、尿痛、尿急、排尿困难、下腹部不适等尿路刺激症状,有10%~20%的女性患者可有耻骨上压痛。如患者出现全身症状,尤其伴有发热、心动过速或肋脊角压痛时应除外急性肾盂肾炎。

尿常规检查可见脓尿、血尿;尿亚硝酸盐阳性往往提示革兰氏阴性菌的感染,特异性高,敏感性低;白细胞酯酶也有助于诊断,敏感性和特异性均较高。当怀疑复杂性膀胱炎时,应行尿培养以及影像学检查。

急性膀胱炎的治疗应强调个体化,根据可能的病原体,选择有效且不良反应及抗药性低的抗生素,疗程也有差别,平均而言,患者将在开始治疗后36小时内出现症状缓解。

1. 单纯性膀胱炎　根据我国2015年的专家共识,对于绝经前非妊娠妇女急性单纯性膀胱炎可采用短程抗菌药物疗法:呋喃妥因、喹诺酮类、第2/3代头孢菌素抗菌药物3日疗法,治疗后4~7天复查。对症治疗包括口服碳酸氢钠或枸橼酸钾碱化尿液,并可用黄酮哌酯盐或抗胆碱能类药物缓解膀胱痉挛,减轻膀胱刺激症状。

2. 复杂性膀胱炎　目前没有相应的指南推荐,一般需要7日以上的疗程。

(1) 非妊娠女性:口服环丙沙星500mg,每日2次,共7~10日;或肠溶性呋喃妥因100mg,每日2次,共7日。

(2) 孕期女性:阿莫西林/克拉维酸500mg/125mg,每日2次,共7日;或头孢氨苄500mg,每日4次,共3~5日;或头孢泊肟100mg,每日2次,共5~7日。

(3) 男性:急性膀胱炎一般都是复杂性的,若没有前列腺炎症状或体征者可以选用环丙沙星500mg口服,每日2次,共7日;或左氧氟沙星750mg,口服,每日4次,共7日;或呋喃妥因100mg,每日2次,共7日。

我国幅员辽阔,各地医疗水平差异大,细菌耐药性与国外不同。因此,对于膀胱炎的治疗应结合地方性耐药监测结果及患者具体情况进行个体化治疗。当出现门诊治疗失败、难治性恶心和呕吐、无法缓解的疼痛、败血症/脓毒症休克、急性肾损伤、脓肿形成等并发症时,应考虑入院进一步检查及治疗。

第四节　复杂性尿路感染

不同研究对复杂性尿路感染(complicated urinary tract infections,cUTIs)的定义不同,一般认为患者如符合以下一种或多种情况的泌尿道感染属于复杂性尿路感染:①男性、儿童、孕妇或年龄≥65岁的个体。②伴有泌尿系统解剖和/或结构异常;任何类型的输尿管衍生物或异物(包括留置尿管),多囊肾,孤立肾;泌尿道近期(1个月内)仪器检查或手术史;糖尿病;肾功能不全或移植;其他免疫抑制状态或基础疾病(肝硬化、活动性恶性肿瘤、充血性心力衰竭)。③严重的败血症。

【诊断】

1. 病史　病史采集包括:①尿路感染症状:如尿频、尿急、尿痛、等下尿路刺激症状,腰痛和/或下腹痛等;②全身感染症状:如寒战,发热、头痛、恶心、呕吐、食欲不振等;③伴随疾病本身引起的症状:如尿路结石、糖尿病引起的症状;④先前的治疗史,尤其是抗菌药物的应用史。

2. 体格检查　包括泌尿外生殖器的检查,腹部和肾区的体检。盆腔和直肠指检对鉴别是否同时存在合并疾病有意义。

3. 辅助检查　①尿常规。②尿培养。③血液检查:血液白细胞计数和中性粒细胞升高,血沉增快。若怀疑伴有肾功能不全、糖尿病、免疫缺陷等潜在性疾病,必须进行相关的血液学检查。当患者出现脓毒症先兆症状时,还需进行血液细菌培养和药敏试验。④影像学检查:明确有无合并因素(如尿路梗阻、结石、前列腺肥大)。

【治疗】

复杂性尿路感染的治疗方案取决于疾病的严重程度。除了抗菌药物治疗外,还需要纠正泌尿系的解剖或功能异常以及治疗合并的其他潜在性疾病。

1. 初始治疗　推荐根据尿培养和药敏试验结果,选择敏感抗菌药物。对于多数症状较轻的患者,口服抗菌药物即可;若患者胃肠功能受损、血流动力学不稳定,或者病原体的敏感抗生素口服途径无法无效时,推荐胃肠外给药。

氟喹诺酮类主要经肾脏排泄,抗菌谱广,局部药物浓度高,可作为经验性治疗的首选,也可选择氨苄西林加β-内酰胺酶抑制剂、2代/3a代头孢菌素、氨基糖苷类。

2. 疗程　一般推荐治疗7~14天。伴有下尿路症状的患者治疗时间通常为7天,有上尿路症状或脓毒症患者通常为14天。根据临床情况,疗程有时需延长至21天。对于长期留置导尿管或尿路支架管的患者,应尽量缩短治疗时间,以避免细菌耐药。

3. 后续治疗　如果初始治疗失败,或判断为临床严重感染的病例,须改用能有效覆盖假单胞菌的药物,如氟喹诺酮(如果未被用于初始治疗)、脲基青霉素(哌拉西林)加β-内酰胺酶抑制剂、3b代头孢菌素或碳青霉烯类抗菌药物,最后联用氨基糖苷类。

【细菌耐药的对策】

肠杆菌科(如大肠埃希菌)仍是复杂性尿路感染常见的病原体,自20世纪90年代以来,肠杆菌科中某些细菌出现了对碳青霉烯类抗药性,研制针对耐碳青霉烯类肠杆菌的新型抗生素的需求日益迫切。

革兰氏阴性菌产生碳青霉烯酶,水解大多数β-内酰胺类(包括碳青霉烯类)是产生抗药性的主要机制。将β-内酰胺酶与β-内酰胺酶抑制剂结合起来,以恢复β-内酰胺类活性,有望克服耐药性,目前头孢他啶/阿维巴坦和头孢唑嗪/他唑巴坦已被批准应用于复杂性尿路感染的患者。在耐碳青霉烯类肠杆菌高发病率和高危险因素的地区,应考虑头孢他啶/阿维巴坦、氨曲南、氨基糖苷类、磷霉素、多黏菌素与碳青霉烯类的联合用药。对于留置尿管和脓毒症休克的患者,抗生素的选择还应覆盖多重耐药革兰氏阳性微生物,如耐甲氧西林金黄色葡萄球菌和尿肠球菌。

推荐阅读

1. MEDINA M. CASTILLO-PINO E. An introduction to the epidemiology and burden of urinary tract infections[J]. Ther Adv Urol,2019,11:3-7.
2. 尿路感染诊断与治疗中国专家共识编写组. 尿路感染诊断与治疗中国专家共识(2015版)[J]. 中华泌尿外科杂志,2015,4(36):241-248.
3. MCLELLAN L K. HUNSTAD D A. Urinary tract infection: pathogenesis and outlook[J]. Trends Mol Med,2016,22(11):946-957.
4. JOHNSON J R. RUSSO T A. Acute pyelonephritis in adults[J]. N Engl J Med,2018,378(1):48-59.
5. DHILLON S. Meropenem/Vaborbactam: A Review in complicated urinary tract infections[J]. Drugs,2018,78(12):1259-1270.

第十二章　间质性肾炎

钟一红　徐元钊

间质性肾炎(interstitial nephritis)又称小管-间质性肾炎(tubulointerstitial nephritis),是以肾小管间质的组织学和功能异常为主的一组疾病的总称。肾小管和肾间质是肾脏中结构与功能相对独立而又紧密联系的两个部分,损伤累及其中一个部分,不可避免地最终会累及另一个部分,故目前广泛采用小管间质疾病(tubulointerstitial diseases)来描述。该病的病变部位包括肾小管、肾小管基底膜(TBM)、血管结构、间质细胞及其周围的细胞外基质。

【分类】

本组疾病可分为原发性和继发性两大类。原发性小管间质性肾炎是指肾脏受损起源于肾小管和肾间质,以肾小管和间质的病理损害和功能异常的涉及程度远较肾小球和肾血管严重为特征;继发性小管间质性肾炎是指继发于系统性疾病、肾小球或肾血管疾病的肾小管和间质损害,是肾小球和肾血管病变恶化的结果。

临床上,小管间质疾病可以表现为急性的或者慢性的,可以是轻微的肾小管功能障碍也可以是严重的肾衰竭,造成的肾小管间质的结构或者功能改变可以是可逆的也可以是永久的。

从病理形态上来看,急性期的特点是间质水肿,皮髓质的单核细胞和中性粒细胞的浸润,肾小管细胞的片状坏死。慢性期则以间质纤维化为主,炎症细胞通常为单核细胞,肾小管病变广泛,表现为:小管萎缩、管腔扩张、小管基底膜增厚。但是,因为病理学改变缺乏特异性,尤其是在慢性间质性肾炎,肾活检往往不能给出特异性的诊断。

除非合并有肾小球病变,小管间质疾病一般不出现大量蛋白尿(>2g/d)、红细胞管型、变形红细胞等类似肾小球肾炎的临床表现。相比肾小球肾炎,在肾小管间质疾病中,高血压往往不严重,但常有钠盐的丢失和脱水的倾向,容易发生容量不足。

小管间质疾病患者的肾功能异常主要表现为肾小管酸化和浓缩功能的障碍。早期往往表现为高氯性代谢性酸中毒,此时肾脏产氨能力降低,造成酸的生成和排泄减少。在肾淀粉样变和梗阻性肾病中,以集合管的损害为主,表现为Ⅰ型肾小管酸中毒。当病变以肾髓质和乳头为主时,如镇痛剂肾病和镰状细胞病,则常有尿浓缩功能的障碍,表现为夜尿增多。常见的系统性疾病,如高血压、糖尿病和动脉粥样硬化可同时损伤肾小球和小管间质。很多研究表明,相比肾小球,肾小球滤过率与肾小管间质的损害程度似有更大的相关性。

【发病机制】

肾小管间质损伤的发病机制十分多样,但基本上包括先天性和适应性免疫损伤两部分。炎症或损伤可始于肾小管间质或继发于肾小球和肾血管病变,个体间不同的基因型对炎症过程有一定的影响。持续的炎症最终导致毁损性的纤维化进程。

(一)遗传性疾病　在过去的几年里,发现了少数几个引起间质性肾炎的遗传性疾病。其中值得关注的是,肾髓质囊性病相关纤毛病的多基因损伤、与DNA修复缺陷有关的巨核间质肾病、戊烯基转移酶突变、线粒体细胞病以及尿调节素突变等。同时,还发现了HLA与肾小管间质性肾炎的新关联,其中伴有葡萄膜炎的间质性肾炎HLA为DQA1*01:04和DRB1*14,不伴有葡萄膜炎的间质性肾炎HLA为DQA1*04:01、DQB1*04:02和DRB1*08。

(二)由肾小球病变引发的系列机制　肾小球病变可通过

多种途径引起小管间质损伤。例如:①肾小球滤过膜的通透性受损,使某些有形物质进入小管液;②小球内血流动力学改变,使球内压力增高或血流灌注不足造成球后血流量减少,引起小管缺血;③肾小球失去免疫耐受,引起小管间质的损害;④炎症介质从肾小球滤过进入原尿,或通过肾小球旁器渗入到间质。同时,白细胞也可通过系膜极和血管极进入间质。肾小球和相连小管的破坏使肾单位减少,剩余存活肾单位的代谢相应增高,通过肾素血管紧张素系统导致小管间质损伤(扩展阅读 17-12-0-1)。

扩展阅读 17-12-0-1　慢性肾小球肾炎引起间质损害的假说

1. 蛋白尿诱发的小管细胞激活和损伤　由肾小球滤过的蛋白可趋化激活间质成纤维细胞、单核巨噬细胞和肥大细胞,产生炎症反应和间质纤维化。此外,肾小管重吸收蛋白过多将导致细胞溶酶体酶和补体释放增加,在肾小管原位形成 C5b-9 攻膜复合物,刺激肾小管上皮细胞分泌内皮素,引起间质缺氧。肾素血管紧张素系统抑制剂,可衰减小管细胞内白蛋白诱导的信号传递。

2. 蛋白尿诱导的小管细胞凋亡　近端小管的凋亡造成球管断裂和小管萎缩。间质纤维化程度与凋亡的细胞数量成正相关。其作用机制可能与以下四个方面有关:①Fas-FADD-caspase 8 通路的激活;②血管紧张素Ⅱ的 2 型受体(AT2)的上调;③过氧化物酶体增殖物激活受体 γ(PPAR-γ)的激活;④NF-κb 活性的上调和骨桥蛋白的表达。

(三)滤过的生长因子、细胞因子和脂质　小管液中滤过的 IGF-1、TGF-β、肝细胞生长因子(hepatocyte growth factor, HGF)等与肾小管表面的信号受体结合后,可增加细胞外基质(extracellular matrix, ECM)蛋白的表达,导致间质纤维化。

用脂肪酸饱和白蛋白刺激体外培养的小管细胞可诱导趋化活性,而在同样条件下的去脂白蛋白则几乎不产生趋化活性。油酸和亚油酸被认为是最能促纤维化、最具有肾小管毒性的脂肪酸。

(四)补体成分的激活　富含蛋白的尿中尿氨生成增多,使 C3 酰胺化,并通过旁路途径激活补体,形成攻膜复合物 C5b-9。此外,肾小管上皮细胞还可自身合成多种补体,包括 C3、C4、B 因子、C5。局部合成的 C3 可诱导 T 细胞跨小管上皮细胞屏障迁移,并与 T 细胞表面的 C3 受体直接作用。这可能是淋巴细胞抑制剂,如吗替麦考酚酯潜在的治疗靶点。

(五)小管间质抗原和协同刺激信号

1. 来自肾脏细胞和小管基底膜的抗原　慢性间质性肾炎、髓质囊性病和反流性肾病时,可见含有 Tamm-Horsfall 糖蛋白(THP)和抗 THP 的抗原抗体复合物在肾间质的异常沉积。抗小管基底膜抗体介导的间质性肾炎的抗原,主要位于近端小管的基底膜上,与Ⅳ型胶原和层粘连蛋白的亲和力较高。

2. 肾小管细胞外源性和内源性抗原表达　近端小管上皮细胞切断内源性和外源性蛋白,产生并传递新的具有免疫特性的肽段。同时,滤过的促炎细胞因子如干扰素(interferon, IFN)-γ, IL-1 和 TNF-α 通过上调Ⅱ型 MHC 分子和黏附分子增强肾小管对抗原的提呈能力。

3. 致肾炎抗原的药物和微生物　药物和/或药物-半抗原复合物作为肾炎抗原和抗体结合后,可以在间质原位沉积或者成为循环免疫复合物。针对微生物的抗体和间质的成分发生交叉反应,如针对链球菌的抗体可以和Ⅳ型胶原发生交叉反应。某些抗 DNA 抗体也可以和层粘连蛋白和硫酸肝素等细胞外基质成分发生反应。

4. 共刺激分子的作用　促炎细胞因子可诱导小管上皮细胞 B7.1、B7.2 以及 CD40,细胞间黏附分子(intercelluar adhesion molecule, ICAM)-1,血管细胞黏附分子(vascular cell adhesion molecule, VCAM)-1 和可诱导共刺激分子配体(inducible costimulator ligand, ICOSL)的表达,从而参与 T 细胞的活化。此外,小管上皮细胞表达的 PD-L1 可抑制 T 细胞增殖和活化。

(六)间质炎症细胞的浸润　蛋白尿开始的 7 天之内,小管间质内以巨噬细胞的浸润为主,2 周之后可见 T 辅助细胞和 T 杀伤细胞的浸润。第 3 周后,T 辅助细胞的浸润开始减少,T 杀伤细胞则至少持续 7 周。

无论是慢性缺血、免疫反应、氨基核苷酸肾病、环孢素肾毒性或者蛋白尿负荷过高引起的间质性肾炎,间质浸润的细胞组成是相似的。缺血或毒性物质损伤间质细胞,使之表达新的抗原,针对这种新抗原的免疫炎症反应可能是间质病变的共同途径。

肾间质病变的组织学表现可以是细胞浸润丰富的肉芽肿,也可以是细胞浸润稀疏的微囊性病变。不同的表现形态反映了免疫介导的病变的不同阶段或者所针对的不同的靶抗原,体现了不同亚群 T 细胞的不同生物学活性。

(七)间质纤维化和瘢痕形成　肾小管间质纤维化的过程包括肾小管的丢失、肌纤维母细胞增多以及细胞外基质蛋白如胶原蛋白(包括Ⅰ、Ⅲ、Ⅳ、Ⅴ和Ⅶ型)、纤维连接蛋白和层粘连蛋白等的积聚。来源于上皮间质转化(epithelial mesenchymal transition, EMT)的成纤维细胞在肾小管间质纤维化中具有关键作用。

1. 上皮间质转化　新的肾脏成纤维细胞来自:移行到肾脏的骨髓的非增殖产物(35%),原位成纤维细胞的增殖(50%),以及内皮-上皮的间充质转分化(15%)。小管上皮细胞 TGF-β 和 ERK1/2 的表达以及 Kindlin-2 的活化与炎症和纤维化密切相关,而 HGF 和 BMP-7 可对抗由成纤维细胞生长因子(fibroblast growth factor, FGF-2)和 TGF-β_1 引起的上皮细胞转化。成熟的上皮细胞始终处于分化的动态中,但间质的慢性炎症则通过纤维化打破了上皮组织结构和功能的稳定。

2. 慢性缺氧　缺氧引起上皮细胞和成纤维细胞的增殖和基质增多。局部毛细血管血流减少,导致小管营养不良,引起小管萎缩和丢失。此时剩余的小管处于高代谢耗氧状态,进一步加重缺氧。

第一节　急性间质性肾炎

钟一红　徐元钊

急性间质性肾炎(acute interstitial nephritis,AIN)是以肾间质的急性炎症和水肿为病理学特征,伴有急性肾小管功能障碍的肾损伤。据报道,AIN 在所有肾活检的病例中占 2%~3%,在急性肾损伤的活检病例中占 10%~15%。

【病因】

AIN 的病因主要包括药物、感染、自身免疫性疾病和肿瘤。其中,70%~90%是由药物引起的(表 17-12-1-1)。

表 17-12-1-1　急性间质性肾炎的常见病因

病因	具体内容
药物	
抗生素	β-内酰胺类、磺胺类、氟喹诺酮类、利福平、万古霉素、红霉素、乙胺丁醇、氯霉素
抗病毒药	阿昔洛韦、阿塔扎那维尔、阿巴卡韦
止痛药	NSAIDs、选择性 COX-2 抑制剂
胃肠道药	PPIs、H_2 受体拮抗剂、5-氨基水杨酸盐
抗惊厥药	苯妥英钠、卡马西平、苯巴比妥
利尿药	氢氯噻嗪、呋塞米、三甲基甲苯、氯沙利酮
抗癌药	免疫检查点抑制剂、酪氨酸激酶抑制剂、B-RAF 抑制剂
其他	别嘌醇、中草药
感染	
细菌	白喉棒状杆菌、嗜肺军团菌、葡萄球菌、链球菌、耶尔森菌、布鲁氏菌、大肠埃希菌、弯曲杆菌
病毒	巨细胞病毒、EB 病毒、汉坦病毒、丙型肝炎病毒、单纯疱疹病毒、人类免疫缺陷病毒、腮腺炎病毒、多瘤病毒
其他	钩端螺旋体、结核分枝杆菌、支原体、立克次体、梅毒、弓形体、衣原体
免疫性疾病	干燥综合征、结节病、系统性红斑狼疮、IgG4 相关疾病、抗肾小管基底膜肾炎、肾小管间质性肾炎-葡萄膜炎综合征(TINU)
恶性肿瘤	淋巴增生性疾病、浆细胞病

注:PPIs. 质子泵抑制剂。

1. 药物　引起 AIN 的药物种类和数量不断增加,但抗生素仍是药物性肾损最主要的原因,约 1/3 的药物相关性 AIN 是由抗生素引起的。多数情况下抗生素与其他药物联合给药,比如氨基糖苷类抗生素和非甾体抗炎药(NSAIDs)联合,一种药物的肾毒性会加重另一种药物的毒性作用。此外,大多抗生素主要通过肾脏排出体外,当肾功能不全时,药物的血浓度会明显升高。

最常见的青霉素半抗原是青霉素噻唑结合物,它是一个打开的 β-内酰胺环,产生了额外的羧基,从而可以和蛋白质的氨基酸侧链和末端共价结合。青霉素原型和几乎所有的半合成青霉素及其衍生物均可发生这种反应。但头孢菌素类的结构较为复杂,其抗原决定簇除了 β-内酰胺环外,还与其侧链的高分子致敏性聚合物有关。因此,青霉素类和头孢菌素类之间的交叉过敏反应并不常见。β-内酰胺诱导的 AIN 通常在用药后 10~14 天发生,患者可出现发热、皮疹、关节痛和嗜酸性粒细胞增多等全身症状,同时伴有 AKI。实验室检查显示,约 75%的患者有少量蛋白尿、血尿和白细胞尿。停药后,肾功能通常可恢复,但部分患者仍持续进展为慢性肾脏病。

与连续给药方案相比,利福平诱导的 AIN 可能更常见于接受间歇给药方案的患者,且与剂量相关。临床上除 AKI 之外,另有突然发热、胃肠道症状和肌痛以及溶血、血小板减少和转氨酶升高等肾外表现。尽管在患者血液中可检测到针对利福平的循环抗体,但多数情况下免疫荧光染色未见免疫球蛋白和补体的沉积,提示细胞介导的免疫反应在间质炎症中发挥主要作用。

非甾体抗炎药(NSAIDs)包括选择性环氧合酶-2(COX-2)抑制剂均可导致 AIN,尤其当合并血容量不足、低心排血量或其他原因造成肾脏灌注不足,进一步增加 AIN 的风险。此外,高龄也是危险因素。NSAIDs 阻断环加氧酶(COX),使花生四烯酸转向脂氧合酶的作用途径,从而增加了促炎性白三烯或环氧和羟基类花生酸的形成,后者导致免疫损伤。相比抗生素,NSAIDs 相关的 AIN 更具隐蔽性,患者较少有发热、嗜酸性粒细胞增多和皮疹等临床表现。值得注意的是,NSAIDs 在引起 AIN 的同时,其中 3/4 的病例可伴随类似微小病变的肾小球病变,表现为肾病综合征,这种情况通常见于 50 岁以上的患者,大多发生在用药后的几个月(平均 6 个月)。

自 20 世纪 90 年代初奥美拉唑上市以来,质子泵抑制剂(proton pump inhibitors,PPIs)的处方数量一直在增加,与此同时,至少有 100 例以上由 PPIs 导致的 AIN 被陆续报道。从开始用药到并发 AIN 的平均时间约 11 周。绝大多数患者症状轻微无特异性,然而研究发现,这些患者有可能在此之后逐渐演变为 CKD,提示 PPIs 诱导的 AIN 可致永久性肾损伤。

别嘌醇诱导的 AIN 通常伴有皮疹和肝功能不全,有时可呈现严重的 Stevens-Johnson 综合征。这种过敏反应主要见于人白细胞抗原 B58 基因型患者。

近年来,癌症免疫疗法被广泛用于多种类型癌症的治疗,由此产生了一系列免疫相关不良事件(immune-related adverse events,irAEs),其中大多数是由产生疗效的相同的免疫机制诱发的。

正常肾脏足细胞产生大量血管内皮生长因子(vascular endothelial growth factor,VEGF),与肾小球和肾小管内皮细胞和系膜细胞上的 VEGF 受体(VEGF receptor,VEGFR)结合,维持这些细胞的正常功能和肾小球滤过膜的完整性。因此,所有针对VEGF和VEGFR的抗血管增生化疗药物都可能导致肾脏损伤,表现为高血压、蛋白尿、肾小球滤过率下降以及较为罕见的血栓性微血管病(TMA)。以表皮生长因子受体1(epidermal growth factor receptor 1,EGFR1)为靶点的抗血管增殖药如西妥昔单抗(cetuximab)、帕尼图单抗(panitumumab)和厄洛替尼(erlotinib)等对肾脏的影响主要表现为低镁血症,因为远曲小管中镁的再吸收部分依赖于基底外侧膜上的EGFR活性。

免疫检查点抑制剂(immune checkpoint inhibitors,ICIs)也可并发肾脏损害。如细胞毒性T淋巴细胞相关蛋白4(CTLA-4)拮抗剂伊普利单抗(ipilimumab)可诱发AIN、足细胞病和低钠血症,而与程序性死亡受体-1(PD-1)抑制剂(如pembrolizumab-、nivolumab-)相关的肾损伤主要是AIN。CTLA-4拮抗剂引起的肾脏损害通常发生在用药早期(2~3个月),而PD-1抑制剂诱发的肾损伤往往在用药一段时间后(3~10个月)。ICIs并发的AKI可达9.9%~29%,多见于CTLA-4拮抗剂和PD-1抑制剂联合用药者。病理表现与其他药物诱导的AIN难以区分,糖皮质激素似乎能有效治疗这些药物引起的irAEs。

ICIs如何触发AIN的确切机制尚不明确。除了免疫检查点抑制剂可降低对潜在肾毒性药物的耐受阈值外,更重要的可能是ICIs使“自我耐受”机制丧失,从而触发了对肾脏自身抗原的免疫反应。众所周知,人类携带的一些自身反应性T细胞,可逃脱胸腺的阴性选择,而处于休眠状态,但在应用ICIs后被激活。因此,部分肾活检组织中可见$CD4^+$T和$CD8^+$T细胞大量浸润,以及外周血高度活化和增殖的T细胞以及一系列强烈的促炎细胞因子。炎症中的某些成分如IFN-γ,本可上调PD-L1表达,阻止过度免疫反应引起的靶器官损伤,但是免疫检查点抑制剂干扰了这种局部微环境的调节,使组织浸润的T细胞活化失控,造成靶器官损伤。

2. 感染　细菌是引起感染相关性AIN最常见的病原微生物。AIN可因病原微生物直接侵袭肾实质而诱发,如急性细菌性肾盂肾炎、肾结核、真菌性肾炎、钩端螺旋体病等。全身性感染也可引起AIN。如HIV可因机会性感染、应用硫酸茚地那韦和磺胺类药物以及诱发免疫反应造成AIN。汉坦病毒引起的流行性出血热又称肾综合征出血热,以发热、出血、充血、低血压休克及肾脏损害为临床表现。其中,肾脏损害表现为伴有肉眼或者镜下血尿和蛋白尿的AKI。病理显示肾间质多型核白细胞、嗜酸性粒细胞和单核细胞的炎症性浸润以及肾血管淤血和间质出血,50%的患者可见颗粒状的免疫沉积物沿TBM沉积。

3. 免疫性疾病　结节病、干燥综合征可在没有肾小球受累的情况下,引起肾小管间质炎症。前者表现为高钙尿症和高钙血症,后者可出现严重的低钾血症伴远端肾小管酸中毒。约2/3狼疮患者的肾活检中可见肾小管间质受累,免疫荧光染色显示免疫复合物沿TBM呈颗粒状沉积。IgG4相关疾病的肾脏损伤主要表现为以IgG4阳性浆细胞间质浸润和沿TBM的免疫沉积为特征的AIN,进一步可出现标志性的席纹状纤维化,同时,常伴有膜性肾病、肾脏炎性肿块或输尿管梗阻。

抗小管基底膜肾炎与膜性肾病均以男性为主,儿童期发病,可有镜下血尿和肾病范围的蛋白尿。不同的是,抗小管基底膜肾炎有肾小管功能的障碍(完全或者不完全的Fanconi综合征)、血清抗TBM抗体阳性以及进展到ESRD的不良预后。血清抗TBM抗体作用于近端小管基底膜中的抗原。膜性肾病可先于抗TBM肾炎发生,提示可能蛋白尿中的某些成分对肾小管间质性肾炎抗原进行了修饰,诱导产生了抗TBM抗体。肾小管间质性肾炎-葡萄膜炎(tubulointerstitial nephritis and uveitis,TINU)综合征与机体免疫功能紊乱相关,表现为AIN和眼葡萄膜炎。肾活检免疫荧光显示,IgG沿TBM线性或颗粒状沉积。儿童预后较好,肾功能常在几周内恢复正常。成人则预后不佳,皮质类固醇治疗有助于防止演变为慢性肾损伤。

4. 恶性肿瘤　原发性肾淋巴瘤可致AKI,但较罕见。非霍奇金淋巴瘤和急性淋巴母细胞性白血病通常弥漫浸润肾实质,使双肾体积增大。多发性骨髓瘤和浆细胞病可因滤过的轻链阻塞肾小管管腔引起AKI。肾活检显示,这些梗阻的“管型”伴随着不同程度的小管损伤和坏死与典型的间质性肾炎的病理改变相似。

【病理】

AIN以肾间质有明显的炎症细胞浸润,而肾小球和血管很少累及为特征。炎症的程度与肾功能下降密切相关。药物所致AIN以斑片状损害多见,常起始于肾皮质深部。

急性过敏性间质性肾炎,病变主要在皮质,可散在、局部或弥漫。浸润的炎症细胞主要是淋巴细胞,尤其是$CD4^+$T细胞。嗜酸性粒细胞的数量在药物诱导的AIN中最为突出。炎症反应集中在小管上皮周围或者直接侵入其中(即所谓的小管炎)。严重病例可见小管上皮细胞变性、坏死、基底膜断裂,间质肉芽肿形成,但血管炎罕见。细胞外基质(ECM)增多,继之出现纤维化,这种变化早在急性期的第2周即可看到。在β-内酰胺相关的间质性肾炎中,可见IgG和补体线样沉积于TBM,产生Ⅱ型超敏反应。NSAIDs所致的AIN中,可伴有微小病变肾病,间质亦有炎性渗出与急性过敏性间质性肾炎类似。间质炎症的严重程度并不一定与临床表现相关,但如有一定程度的间质纤维化和小管萎缩,则提示预后不佳。

【临床表现】

患者通常表现为血肌酐、尿素氮的急性或亚急性升高和全身过敏性炎症反应。前者主要表现为乏力、厌食或恶心、呕吐等非特异性症状,多伴有尿检异常。后者表现为发热、皮疹、关节痛和嗜酸性粒细胞增多,目前统称为DRESS综合征(drug rash with eosinophilia and systemic symptoms,DRESS),可见于40%以上的药物相关性AIN。

绝大多数患者有轻至中度蛋白尿,通常在2g/d以下,镜下血尿为主,肉眼血尿少见,可有无菌性白细胞尿。尿液涂片染色如嗜酸性粒细胞超过5%,支持急性过敏性间质性肾炎。药物性AIN常为非少尿性急性肾损伤,钠排泄分数(FE_{Na})>1。少尿性急性肾损伤多提示间质炎症病变严重,已引起小管梗阻和尿流阻断。尿 N-乙酰-β-氨基葡萄糖苷酶(NAG)升高,提示肾小管上皮细胞损伤;尿 β_2 微球蛋白、α_1 微球蛋白和维生素 A 结合蛋白增高,提示可能有近端肾小管重吸收功能障碍;尿比重和尿渗透压降低,提示远端肾小管浓缩功能减退。患者有时还出现肾性糖尿,甚至 Fanconi 综合征(肾性糖尿、氨基酸尿和磷酸盐尿等)和肾小管酸中毒(表 17-12-1-2)。

表 17-12-1-2　AIN 的一般临床表现

药物过敏史或近期有感染和应用抗生素的病史
突然发热持续数天或数周
不同程度的高血压
血肌酐上升伴钠排泄分数(FE_{Na})>1;没有预期的急性肾小管坏死或肾小球肾炎
肾脏大小正常或者增大
血尿伴有轻中度蛋白尿(<2.0g/d)
尿中有白细胞或者白细胞管型,主要是嗜酸性粒细胞

【诊断】

任何不明原因的急性肾损伤均要考虑 AIN 的可能。根据病史、上述临床表现及实验室检查,一般不难作出临床诊断,但肾活检才是诊断 AIN 的"金标准"。然而,并非所有患者都必须肾活检。对停用引起 AIN 的药物或疑似药物后仍病情进行性加重者、鉴别诊断困难的以及病情严重可能须类固醇治疗的病例,应施行肾活检。

研究发现,Hansel 染色比 Wright 染色对嗜酸性粒细胞的检测更加敏感,但是尿中嗜酸性粒细胞的存在并不能绝对地诊断或者排除 AIN,膀胱炎、前列腺炎和肾盂肾炎等病变也可以有尿嗜酸性粒细胞出现。

B 超等影像学检查可见肾脏体积大小正常或者略有增大,对 AIN 的诊断价值不大。

【治疗与预后】

AIN 的治疗取决于潜在病因。感染相关性 AIN 须积极抗感染治疗,如与恶性肿瘤相关,则应抗肿瘤治疗。在治疗自身免疫性疾病的同时,也可改善与此相关的 AIN。

对药物性 AIN 而言,最重要的是早期发现、及时停药。换药时,应注意换成不同类别的药,而不是同一种药物的不同衍生物。停药或换药后,先观察一段时间(3~5 天),若肾功能没有改善,可考虑使用类固醇激素。由于缺乏足够的随机对照临床试验,类固醇在 AIN 治疗中的作用还不肯定。然而,一些个例报道和回顾性调查表明,类固醇治疗后 72 小时内,可有临床症状改善,甚至肾功能恢复。泼尼松用量为 1mg/(kg·d),口服 2~3 周,随后 3~4 周逐渐减量。若 2~3 周仍未好转,尤其是肾活检呈现免疫复合物沉积、伴有循环抗 TBM 抗体或有补体下降者,可加用免疫抑制剂,如环磷酰胺 2mg/(kg·d),共 4 周,一般不超过 6 周。血浆置换仅用于对激素和环孢素无效的抗 TBM 抗体引起的 AIN。

癌症免疫治疗的整个疗程都应监测肾功能。无论是抗血管增殖还是免疫检查点抑制剂 ICIs 引起的肾损伤,皮质类固醇都有一定的疗效(表 17-12-1-3)。

表 17-12-1-3　关于免疫检查点抑制剂(ICIs)引起的肾脏免疫相关不良事件(irAEs)的治疗建议

级别	CTCAE[a] 描述	处理意见
1	血肌酐上升>0.3mg/dl;或在基础值上增加 1.5~2.0mg/dl	继续应用 ICIs,但同时排查可能的原因,并密切随访
2	血肌酐在基础值上增加 2~3mg/dl	• 停用 ICIs 血肌酐降至≤1 级时,恢复用药[b] • 根据事件发生的时间和对治疗的反应来做决定 • 应用皮质类固醇[c] • 如果持续或再次血肌酐升高,则停用 ICIs
3	血肌酐在基础值上增加>3mg/dl,或>4.0mg/dl;需要住院治疗	• 停用 ICIs • 如果 3 级肾损伤已解决并已明确损伤的原因,可考虑恢复用药。同时,兼顾不良事件发生的时间和对治疗的反应 • 应用皮质类固醇[c] • 血肌酐持续或再次升高者,应停用 ICIs
4	危及生命,需要透析	• 不再应用 ICIs • 应用皮质类固醇[c]

注:[a]CTCAE:The Common Terminology Criteria for Adverse Events,不良事件的通用术语标准。按 CTCAE 中"急性肾损伤"所列等级分级。[b]监测基础值上增加的血肌酐而非血肌酐的绝对值,尤其是原发肾癌或其他有肾脏病基础的患者。[c]持续性血肌酐升高≥2 级且无其他明确的原因的患者,予皮质类固醇。剂量和时间根据损伤等级个体化。当血肌酐改善到等级 1 时,应逐渐减少皮质类固醇。

AKI 超过 3 周者，长期预后不佳。年龄越大，预后越差。此外，致病因素、病程长短、间质炎症的严重性和纤维化程度以及治疗是否及时、适宜均影响 AIN 疗效和预后。

推荐阅读

SKORECKI K,CHERTOW G,MARSDEN P,et al. Brenner and Rector's the kidney[M]. 10th ed. Philadelphia:Elsevier,2016.

第二节　慢性间质性肾炎

钟一红　徐元钊

慢性间质性肾炎（chronic interstitial nephritis，CIN）是一组由多种病因引起的慢性肾小管间质疾病。病理表现以肾小管上皮细胞的萎缩、小管扩张、间质纤维化和单核细胞的浸润为主要特征。免疫荧光偶尔可见免疫球蛋白和补体 C3 沿肾小管基底膜沉积。CIN 早期即使已有肾小球滤过率（GFR）下降，光镜下肾小球的形态仍保持基本正常。随着慢性间质损害的进一步加剧，小球的病变也逐渐明显，可见小球周围的纤维化、局灶硬化以及最后的球性硬化。小动脉和细动脉内膜可见不同程度的增厚，但无血管炎表现。

【病因】

如表 17-12-2-1 所示。

【临床表现】

CIN 起病隐匿，表现为非肾病范围内的蛋白尿（通常<2g/d），镜下血尿、脓尿和管型。早期以肾小管功能障碍（酸化和浓缩功能减退）为主，晚期进入 ESRD，出现肾衰竭的一系列表现。系列肾穿刺病理资料显示，大约有 75%的 CIN 肌酐清除率低于 50ml/min，33%低于 15ml/min。28%的 CIN 患者可尿培养阳性。因肾小管重吸收尿酸功能障碍，可见与肾功能水平不相一致的低尿酸血症。贫血程度常重于肾功能下降的程度。晚期近一半的患者有高血压，但血压上升幅度不大。当血肌酐还未高于 221μmol/L（2.5mg/dl）时，即可出现继发性 Fanconi 综合征，多见于药物、多发性骨髓瘤、HIV 感染、铅中毒及中草药肾病所引起的 CIN。慢性间质性肾炎的临床表现见表 17-12-2-2。

【诊断】

根据病史、临床表现、实验室检查，特别是肾小管功能检查，常可提示诊断。仅需要确诊或鉴别困难的病例才需做肾组织学检查，因为病理结果通常对治疗帮助不大。病因的诊断需要结合临床情况再做进一步检查，如血清和尿蛋白电泳、血培养、自身免疫性疾病的血清学检查等。

【治疗与预后】

ACEI 或者 ARB 有延缓进展的作用，建议将收缩压控制在 130mmHg 以下。纠正存在的酸中毒（从碳酸氢钠 600mg/d，分 3 次口服开始，逐渐加量）、贫血（红细胞生成素每周 0.45μg/kg）、高磷血症（口服磷结合剂）和甲状旁腺功能亢进症（维生素 D 从 0.25μg/d 开始）可使病情稳定或部分恢复。

表 17-12-2-1　慢性间质性肾炎的病因

病因	具体内容
药物/毒物	镇痛药 重金属（铅、镉、汞） 锂 中草药（马兜铃酸） 钙调磷酸酶抑制剂（环孢素、他克莫司） 顺铂 亚硝基脲类 除草剂（草甘膦）
遗传性疾病	多囊肾病 髓质囊性疾病-幼年肾病 遗传性肾炎
代谢紊乱	高钙血症/肾钙化 低钾血症 高尿酸血症 高草酸尿症 胱氨酸病
免疫介导疾病	肾移植排斥反应 系统性红斑狼疮 结节病 肉芽肿伴多血管炎（韦格纳肉芽肿） 血管炎 Sjögren 综合征 肾小管间质性肾炎-葡萄膜炎（TINU）综合征
血液学紊乱	多发性骨髓瘤 轻链病 异常蛋白血症 淋巴增生性疾病 镰状细胞病
感染	肾脏局部 全身性
梗阻/功能障碍	肿瘤 结石 膀胱输尿管反流
其他	Balkan 肾病、马兜铃酸肾病 斯里兰卡农业肾病（SAN） 中美洲肾病 放射性肾炎 肾脏老化 高血压病 肾缺血

表 17-12-2-2　慢性间质性肾炎的临床表现

慢性间质性肾炎的临床表现
肾小管功能障碍程度重于肾小球滤过率的下降
肾小管功能障碍
尿浓缩功能障碍(多尿、夜尿增多)
肾小管酸中毒(高氯性代谢性酸中毒)
完全或部分性 Fanconi 综合征
糖尿、氨基酸尿、磷酸盐尿、碳酸氢盐尿、高尿酸尿
钠丢失
高钾血症
肾脏内分泌缺陷
低肾素低醛固酮血症(高钾血症、代谢性酸中毒)
活性维生素 D_3 缺乏(肾性骨病)
红细胞生成素缺乏(肾性贫血)
尿液检查
尿常规可见低比重或比重固定,可伴有尿沉渣异常
尿蛋白通常为少量(通常<2g/d),主要为小分子的小管性蛋白尿,包括溶菌酶、维生素 A 结合蛋白、β_2 微球蛋白等

镇痛剂肾病,停用 NSAIDs 后有助于延缓病变进展。而免疫介导的慢性间质性肾炎,如 SLE、TIMU、结节病等,除非病变早期,否则无使用糖皮质激素和/或免疫抑制剂的必要。化疗可缓解多发性骨髓瘤因轻链过多导致的管型肾病,同时,还要治疗高钙血症、碱化尿液。在容量不足的情况下,谨慎使用袢利尿药。EDTA 用于铅中毒时的螯合治疗,对少数患者而言,可以控制和延缓肾衰的发生。

慢性间质性肾炎的预后取决于病因、病变程度、合并症和并发症。过度使用镇痛剂还会增加心血管疾病的风险,引起缺血性心脏病或肾动脉狭窄。而马兜铃酸引起的慢性间质性肾炎不仅预后较差,而且泌尿系统上皮恶性肿瘤的风险明显增加。

推荐阅读

SKORECKI K,CHERTOW G,MARSDEN P,et al. Brenner and Rector's the kidney[M]. 10th ed. Philadelphia:Elsevier,2016.

第三节　Balkan 肾病

章晓燕　丁小强

Balkan 肾病(Balkan nephropathy)是一种原因未明的地方性慢性进行性间质性肾炎。多发生在长期居住于多瑙河流域多雨潮湿地区的农村人群中,尤在保加利亚、罗马尼亚和南斯拉夫境内的多瑙河两岸 100km 内。高发区患病率可达当地人口的 20%,起病以 30~50 岁多见,20 岁以下罕见。

在流行区生活少于 15 年的人几乎不发病,而迁入流行区 15 年以上的定居者才会发病,因此怀疑与当地环境毒素有关,包括某些微量元素(如铅)、植物毒素、病毒、真菌中的赭曲霉素,甚至马兜铃酸等,但迄今均未能证实。有关基因的研究显示,可能与遗传易感性的个体长期暴露于危险因素有关。

病理改变呈典型的慢性间质性肾炎特征,以皮质萎缩、严重的小管细胞变性和间质纤维化为特征;肾小球受累极微,但晚期可变得明显。

起病隐匿,进程缓慢。由于无特异性诊断指标,早期诊断极为不易。无症状患者中可见肾小管性蛋白尿,如 β_2 微球蛋白等增多、肾性糖尿、尿酶排出增多和排酸能力下降,病程 20 年以上会出现尿浓缩功能的进行性下降。其中,最常见的首发改变是尿 β_2 微球蛋白增多,继而出现蛋白尿(常<2g/d)、多尿、肾小管性酸中毒、近曲小管功能障碍等。通常没有水肿,血压一般也正常,高血压只出现在疾病晚期。疾病早期即有正常细胞性贫血,与病情严重程度相关。血清补体、蛋白电泳正常,血抗 GBM 或抗肾小管基底膜抗体阴性。

明确诊断后 10 年以上可发展成尿毒症。2%~47%的患者可伴发肾盂输尿管上皮癌。本病无特效治疗,主要是支持疗法,疾病晚期可开展肾脏替代治疗。

推荐阅读

SKORECKI K,CHERTOW G,MARSDEN P,et al. Brenner and Rector's the kidney[M]. 10th ed. Philadelphia:Elsevier,2016.

第四节　镇痛剂肾病

章晓燕　丁小强

镇痛剂肾病(analgesic nephropathy,AN)是因长期过量服用镇痛剂而引起的一种特殊类型的肾脏疾病,病理上主要表现为肾乳头坏死和肾小管间质炎症,常缓慢进展为 ESRD;停止服用镇痛剂,常可减缓或终止本病进展。

【发病机制】

镇痛剂肾病是较常见的导致慢性肾衰竭的肾脏疾病之一,特别是在澳洲和部分欧洲地区。我国和日本报道该病发病率较低。所谓镇痛剂通常指阿司匹林、对乙酰氨基酚、非那西丁、咖啡因或可待因,有证据表明具有肾毒性的是非那西丁和对乙酰氨基酚而非阿司匹林。肾损伤的程度与服药的量和时间有关。调查显示,在伴有严重肾衰竭的本病患者中,平均服用镇痛剂总量约为 10kg,历时 13 年。可引起本病的最低服药量还未查明,但有报道称规律地摄入镇痛剂每日 6 片、超过 3 年,便可引起本病。

最常见的致病药物是非那西丁和对乙酰氨基酚(paracetamol,APAP,曾称扑热息痛),而后者是前者的代谢物。APAP 所致肾损伤可能由于其经肾脏 P450 酶代谢活化后生成 N-乙酰-p-苯醌亚胺(N-acetyl-p-benzoquinone imine,NAPQI),后者迅速与还原型谷胱甘肽反应，引起细胞内谷胱甘肽耗竭。APAP 还可通过抑制环氧化酶来抑制由花生四烯酸合成的前列腺素，引起肾血管收缩、肾血流减少，造成缺血性肾损伤。另有研究表明，APAP 也可引发内质网应激反应而非线粒体损伤。如果单独服用 APAP，由于肾乳头区有足够的谷胱甘肽可以减轻肾毒性，并不足以造成肾损害；但是如果同时服用阿司匹林，阿司匹林与对乙酰氨基酚合用时可被转化为水杨酸，而水杨酸会浓缩至肾皮质和肾乳头，引起谷胱甘肽耗竭；同时，对乙酰氨基酚的活性代谢产物可产生脂质过氧化物和引起组织蛋白芳基化作用，最终导致肾乳头坏死。阿司匹林在肾功能正常时作为治疗药物使用并不损害肾功能，但是阿司匹林的过量使用，尤其是在已有肾病的患者中使用，则可损害肾功能。损伤与药物或其代谢物的浓度有关，而毒性物浓度又在肾髓质和肾乳头区最高，故常损伤该区域；足够的水化和利尿，可降低髓质乳头区的毒性物浓度。病理研究发现，损伤首先从乳头区开始，先是斑片状坏死，以后可发展至外髓区，程度与范围不断增加，随后较大的坏死灶形成钙化。镜下可见发自肾髓质直血管的毛细血管显著增厚，伴乳头管坏死；肾盂和输尿管毛细血管亦可见类似改变。晚期可发生整个肾乳头坏死、脱落或存留原位，发生收缩和钙化。

【临床表现与诊断】

本病好发于 30～50 岁易焦虑的女性，起病较隐匿，早期多无明显症状，可有多尿和夜尿增多，常因使用镇痛剂引起的贫血和/或消化性溃疡症状或合并症就诊者，继而发现本病。随着病情的发展可出现失钠性肾病或远端肾小管性酸中毒。有 50%～75%的患者有高血压，并可表现为恶性高血压，可能与髓质抗高血压物质的减少和肾素、血管紧张素、交感神经系统的活性增高有关。本病的显著特点是无菌性脓尿和肾乳头坏死。急性肾乳头坏死表现为突发性肉眼血尿、肾绞痛及严重氮质血症，慢性肾乳头坏死可无明显的临床表现。约 60%患者伴发尿路感染。持续或反复发作尿路感染者可并发肾结石。晚期出现慢性肾功能不全，有显著的肾小管功能减退，少数患者表现为少尿型肾衰竭。如继续用药，则肾脏病变继续发展，导致尿毒症。每日服镇痛剂 1g 超过 2 年，是目前诊断本病可接受的最低的剂量和时限标准。

对于长期服用镇痛药，有多种身体不适主诉的慢性肾衰竭患者，都应考虑镇痛剂肾病。影像学检查包括超声探测、静脉肾盂造影（IVP）和 CT 等，具有一定的诊断价值，CT 平扫最具意义的特征是肾乳头钙化、肾体积缩小和肾外形改变。影像学早期表现为肾盂增宽，肾盏杯口变钝，晚期出现肾乳头坏死的典型表现，肾盂、肾盏充盈缺损，使造影剂进入肾实质，并包围着肾乳头而形成典型的环形影。静脉肾盂造影还可显示肾脏缩小、皮质萎缩，部分病例可见肾乳头坏死。CT 检查可以发现围绕肾窦有典型的花环样肾乳头钙化。

后期易合并恶性肿瘤和动脉粥样硬化，8%～10%患者可发生尿路移行上皮癌，在 50 岁以下的女性中，镇痛剂肾病是引起膀胱癌的主要病因。对所有患者，包括已停用镇痛剂的患者，尤其是最近出现血尿的患者应监测和追踪泌尿道上皮细胞恶性肿瘤的线索。停用镇痛剂后，大多数患者的肾功能可稳定甚至恢复。无法停用者应增加饮水，避免脱水。

【治疗与预防】

虽然停止使用镇痛剂对本病十分重要，但是避免联合使用镇痛剂可能更重要，特别是避免合用咖啡因和/或可待因。尽管目前还缺乏确凿的对单独或联合使用不含非那西丁的镇痛剂导致肾病的证据，医师仍应该提高警惕，对非甾体抗炎药（NSAIDs）的重度使用者进行筛选，并尽可能劝阻患者使用这些药物。

推荐阅读

SKORECKI K，CHERTOW G，MARSDEN P，et al. Brenner and Rector's the kidney[M]. 10th ed. Philadelphia：Elsevier，2016.

第五节　马兜铃酸肾病

章晓燕　丁小强

马兜铃酸肾病（aristolochic acid nephropathy）指由于应用含马兜铃酸的植物药而引起的肾脏损害。马兜铃属植物药主要包括关木通、马兜铃（果）、天仙藤（马兜铃茎）、青木香（马兜铃根）、广防己、朱砂莲和寻骨风等。马兜铃属植物中的马兜铃酸为混合物，主要含马兜铃酸Ⅰ及Ⅱ，还含有少量的马兜铃酸Ⅲ等。药材中马兜铃酸含量受产地、生长方式（栽培或野生）、生长时间、采集季节、药用部位以及炮制方法等多种因素影响很大。目前，上述含马兜铃酸植物药的肾脏毒性问题已引起了较足够的重视，但民间应用此类药物仍不少见，尤其值得注意的是许多常用复方中药制剂中含有不等量的马兜铃属类药物，这些药物在临床上应用仍较为广泛，应引起足够的警惕。

【发病机制】

动物实验显示，静脉注射马兜铃酸后，各脏器中马兜铃酸含量以肾脏最高。马兜铃酸在人体内有蓄积效应，肾脏是马兜铃酸最主要的蓄积场所之一。马兜铃酸主要以代谢产物马兜铃内酰胺的形式从尿和粪便排出。硝基簇和甲基簇是马兜铃酸肾毒性效力的重要因子。马兜铃酸可直接引起肾小管上皮细胞损伤。短期、大剂量应用马兜铃属植物药可导致急性肾小管坏死，长期小剂量应用马兜铃属植物药或其复方制剂所致的肾脏损害主要累及肾小管和间质，表现为肾小管上皮细胞凋亡、萎缩和广泛的肾间质纤维化，主要发生在肾脏皮质，从外髓到内髓逐渐减轻，而肾小球很少累及且损伤很轻，部分肾小球呈缺血性硬化，残存肾小球正常或毛细血管袢塌陷，基底膜呈缺血性皱缩，免疫荧光多阴性。马兜铃酸诱导肾小管上皮细胞凋亡和萎缩的机制尚不清楚，动物试验显示马兜铃酸Ⅰ和马兜铃酸Ⅱ都可以与 DNA 形成加合物，诱导基因突变，megalin 表达下降，马兜铃酸Ⅰ对肾脏超微结构的影响以核变异为主，以上可能是马兜铃酸引起肾小管上皮细胞凋亡和间质纤维化的主要原因。此外，急、慢性马兜铃酸肾损害患者肾脏常可见小叶间和入球小动脉内皮细胞肿胀，动脉壁增厚，提示原发性损害集中在血管壁，进而导致缺血和间质纤维化等病变；部分长期服用广防己的患者，其血清 p-ANCA 明显升高；在动物实验中发现，长期饲喂广防己大鼠的血清和肾组织前列腺素系统 TXA_2/PGI_2 失衡，这些证据提示血管病变在本病的发生中也起一定的作用。值得注意的是，对马兜铃酸肾毒性的认识，主要来源于对马兜铃属植物药的临床观察，但马兜铃属植物中除含马兜铃酸外，还含有许多其他成分，后者是否有肾脏毒性，目前还不能清楚。药物炮制方法和配伍等对马兜铃酸肾脏毒性大小也可能有一定程度影响，对此尚缺乏研究。

【临床表现】

马兜铃酸肾病的临床表现与所用马兜铃属植物药的种类、用量和用法以及个体易感性、毒素代谢的个体差异等有关，可表现为急性肾损伤、慢性肾衰竭和以肾小管损害为主的三种类型：①急性肾损伤：均为一次或短期大剂量服用关木通而引起急性肾损伤。各报道中患者所服用的关木通剂量相差较大，所服剂型均为煎剂。急性肾衰竭可呈少尿或非少尿型，多伴近端及远端肾小管功能障碍，如肾性糖尿和低渗尿，常合并消化道症状（如恶心、呕吐、上腹不适、肝损害）和血液系统异常（贫血、血小板减少等），高血压不常见。尿常规示少量蛋白尿，伴少量红、白细胞及管型。光镜下可见急性肾小管坏死、肾间质水肿和小动脉内皮细胞肿胀，肾小球基本正常，免疫荧光阴性。经积极治疗，停药后肾功能多可逐渐恢复，但恢复速度较一般急性肾小管坏死慢，往往需数月，不少病例遗留不同程度的肾功能不全。②慢性肾衰竭：见于长期应用马兜铃属植物药者，也可由重症急性马兜铃酸肾病迁延而来。国外有关资料主要来源于比利时学者的系列报道，他们发现百余例年轻女性因长期服用含广防己的减肥胶囊而发生慢性肾衰竭，国内则以长期服用关木通或含马兜铃酸的复方制剂（如龙胆泻肝丸、甘露消毒丸）最为多见。慢性马兜铃酸肾病表现为慢性间质性肾炎和进行性肾功能减退，病程早期以肾小管功能异常为主要表现，如夜尿增多，贫血发生早且程度较重，血压正常或稍高，肾功能恶化速度快且在停药后仍迅速进展，恶化速度受用药时间以及停药至作出诊断的时间等因素影响。实验室检查：低渗尿、肾性糖尿和轻度蛋白尿，偶见少量红、白细胞及管型。病程后期则出现氮质血症或尿毒症症状。B 超见双肾缩小，半数患者双肾大小不对称。③肾小管功能障碍：见于长期、小剂量服用马兜铃属植物药者。患者以肾小管功能损害为主要表现，常呈Ⅰ型和/或Ⅱ型肾小管酸中毒，甚至呈 Fanconi 综合征，表现为乏力、口渴、多饮、多尿和夜尿增多等。尿常规改变轻微，可有少量蛋白尿，尿渗透压降低，呈 Fanconi 综合征者有肾性糖尿和氨基酸尿。血生化示低钾和高氯性代谢性酸中毒。

长期服用马兜铃酸属植物药者常伴有肾外器官受累，如主动脉瓣关闭不全和输尿管周围纤维化而引起的双侧输尿管肾盂积水。尤其需要注意的是，马兜铃酸有致癌作用，长期应用可导致泌尿生殖系统或消化系统上皮不典型增生或癌变，且肿瘤常为多发性。

【诊断】

目前尚无特异性的诊断标准。任何服用中草药制剂而出现无法解释的进行性发展相对较快的肾脏病均需考虑该诊断。肾小管性蛋白尿，尤其是在发病早期出现，是一个诊断线索。肾活检病理无特异性。肾脏 CT 可见双侧肾脏萎缩，轮廓不规则，无肾实质钙化。

根据临床特征和用药史，可作出初步诊断。典型的肾脏病理改变有助于确诊。马兜铃酸有累积的肾脏毒性作用，即使长期按《中华人民共和国药典》剂量服用，也可能导致慢性肾损害。原有慢性肾脏疾病者，对马兜铃酸肾损害的易感性增加。

【防治】

最好的措施就是停用所有马兜铃属植物药或其制剂。目前尚无有效的针对病因的治疗方法。个别报道用糖皮质激素治疗中等度肾损害的马兜铃酸肾病，认为可延缓肾衰竭发展速度，但因该研究病例少，缺乏长期随访资料，尚难以对其疗效作出客观评价。动物实验显示，牛磺酸有减轻马兜铃酸肾脏毒性的作用；循环中的转基因 HGF（肝细胞生长因子）可减轻马兜铃酸相关的肾间质纤维化，均有待于研究。出现水、电解质和酸碱代谢紊乱者应及时纠正，严重急、慢性肾衰竭者需透析或肾移植治疗，移植后所有患者的马兜铃酸肾病无复发。泌尿生殖系统上皮细胞不典型增生的高发病率提示此类患者应常规行尿脱落细胞学检测。

推荐阅读

SKORECKI K，CHERTOW G，MARSDEN P，et al. Brenner and Rector's the kidney[M]. 10th ed. Philadelphia：Elsevier，2016.

第十三章　肾乳头坏死

钟一红　徐元钊

肾乳头坏死（renal papillary necrosis）是因肾内髓区缺血和/或严重感染导致的肾实质毁损性并发症，通常局限于肾乳头部，其本质上应归属于慢性间质性肾炎。

【病因】

本症病因包括糖尿病、肾血管病变、尿路梗阻、肾盂肾炎、镇痛剂肾病、移植肾排异反应、镰状血红蛋白病、慢性酒精中毒等。

【病理与发病机制】

本症常累及双肾，但也可只累及一侧。按坏死部位分为髓质型（穹窿部和乳头部正常）和乳头型（穹窿部和乳头部坏死）两型。慢性患者还可见不同程度的钙化。本症的发病机制与髓质乳头区血供降低有关，肾髓质血流量仅为肾血流量的10%~15%，乳头区则更少。在有缺氧、小血管和微血管病变（如糖尿病）、肾盂内压力增高（如梗阻性肾病）、酸性物刺激、血黏稠度增高（如镰状血红蛋白病）和肾毒性物作用（如镇痛剂肾病）时，肾乳头可有严重缺血缺氧，最终导致坏死。缺血的肾乳头组织，对病原体感染的易感性增加，易发生肾盂肾炎；后者又进一步加重缺血促进坏死。

【临床表现】

临床表现的轻重，取决于坏死的部位、范围和病变发展的速度。按起病方式和病程的不同可分为两型：①急性肾乳头坏死：起病急，肾区或者腹部疼痛伴肉眼血尿和尿路刺激征，可有寒战、高热，严重者可发展为急性肾损伤、少尿或者无尿。②慢性肾乳头坏死：较少见。隐匿起病，或偶发肾绞痛，亦可呈间歇或持续镜下血尿，伴或不伴进行性肾功能减退；亦有无临床症状者，偶因作泌尿系造影时被发现。

【诊断与治疗】

当糖尿病或者慢性梗阻性肾病患者的肾盂肾炎抗感染治疗效果不佳，并出现进行性肾功能减退者，应高度怀疑本症。如在尿中查到肾组织块，或者影像学证实有环形征，诊断便可成立。治疗应按病因施治，积极控制感染、解除梗阻，并缓解疼痛，充分水化，已发生肾功能不全者按肾功能不全处理。如为单侧性肾乳头坏死，必要时可考虑手术治疗。

推荐阅读

SKORECKI K，CHERTOW G，MARSDEN P，et al. Brenner and Rector's the kidney［M］. 10th ed. Philadelphia：Elsevier，2016.

第十四章　肾小管疾病

肾小管参与许多重要物质的重吸收和排泌，不同节段发挥不同的作用。各种不同的肾小管疾病，导致不同物质或离子的转运异常，产生相关的表现：水、钠、钾、钙磷代谢障碍、酸碱平衡异常、尿中异常氨基酸尿、糖尿等。

第一节　肾性糖尿

匡鼎伟　郝传明

一、肾小管对葡萄糖的重吸收

非结合状态的葡萄糖能自由通过肾小球的滤过膜，故血浆与滤出的肾小囊原尿中葡萄糖浓度基本相同。滤过的葡萄糖在近端肾小管几乎全部被重吸收，其中大多数在近端肾小管的S1段完成，剩余部分在S2、S3段被吸收。在最高的葡萄糖滤过负荷下，如无更多的葡萄糖被肾小管上皮细胞重吸收，可得到肾小管葡萄糖最大重吸收率（tubular maximum reabsorption for glucose，TmG）。正常人TmG为1.7~2.0mmol/（min·1.73m^2）（2 450~2 880mmol/d）。当肾小球滤液中葡萄糖量超过TmG时，就出现糖尿。TmG男性高于女性，小儿按体表面积校正后与成人相同，但老年人逐渐下降。TmG由肾小球滤过率（glomerular filtration rate，GFR）和血糖浓度决定，临床上可见一些高滤过状态，即使血糖正常也可出现糖尿，如妊娠、独肾；反之，在GFR下降时，血糖要高到一定程度才会出现糖尿。所以有研究者认为TmG/GFR更能反映肾小管的再吸收功能。

临床上把出现尿糖时的血糖水平称为肾糖阈，为9~11mmol/L。但是肾小管葡萄糖的重吸收存在伸展现象，有时未达到TmG之前，可以出现葡萄糖尿。目前认为是各个肾单位在大小、结构及作用机能存在差异，各自的GFR与TmG并不完全相同所致。有研究者考虑到GFR与基础糖尿的影响，提出以每分钟出现尿糖1mg时的滤液糖负荷量（mg/min）来表示（最低）肾糖阈（用FminG表示）更为合理。成人FminG为（224±41）mg/（min·1.73m^2）。

葡萄糖在近曲小管的再吸收，涉及顶膜侧转运入细胞内及基侧膜转出。顶膜侧的管腔重吸收通过钠-葡萄糖同向转运体SGLT1及SGLT2完成，二者为SLC5转运体家族，其中SGLT2可能起主要作用。该转运为需钠的耗能主动过程，能量消耗主要用于钠泵，转运速率受膜两侧糖与钠的浓度差的调节。

基侧膜的葡萄糖转出为被动过程，由膜上的葡萄糖转运子家族（glucose transporter，GLUT）介导，现已发现18个基因、14个蛋白产物，参与肾脏转运的为GLUT1和GLUT2。GLUT2在S1段的分布远超GLUT1，GLUT2的变异在临床表现为Fanconi综合征，有明显糖尿。

近端小管葡萄糖的重吸收与Na^+重吸收密切相关。进入胞内的钠在基侧膜上的钠泵的主动转运下，泵出至管周间隙的体液中，使细胞内与管腔内钠保持一定浓度梯度差，维持葡萄糖的重吸收。当GFR增加，或血浆葡萄糖或Na^+浓度增高，可促进葡萄糖的重吸收。而D半乳糖、根皮苷也能与转运体结合，洋地黄、2,4-二硝基苯酚可干扰钠泵转运，故均可抑制葡萄糖的重吸收。

二、原发性肾性糖尿
(primary renal glucosuria)

本病是近端肾小管对葡萄糖重吸收功能减低而引起的疾病,又称家族性肾性糖尿或良性糖尿。以无高血糖的孤立性持续性糖尿为特征表现。本病比较少见,可能与下列因素有关:①近端肾小管解剖面积减少,与肾小球滤过面积相比,比率下降(球管功能不平衡);②肾小管细胞对葡萄糖的转运系统有器质或功能上的不平衡;③肾小管细胞内对不同浓度的葡萄糖贮积功能减低;④肾小管细胞膜对葡萄糖的渗透性降低;⑤肾小管转运葡萄糖的细胞载体对葡萄糖的亲和力减低。

在有轻度糖尿的系谱中,本病常表现为常染色体显性遗传特征;有严重糖尿的系谱则表现常染色体隐性遗传。最近的研究表明,本病的遗传具有可变外显率的共显性特征。目前已发现,本病与 10 处 SLC5A2 的基因错义突变导致其编码 SGLT2 功能异常有关。

根据糖滴定曲线可分为三型:①A 型:肾阈与 TmG 均减低,为真性糖尿,是 GLUT 转运能力下降,常合并有其他肾小管转运功能缺陷;②B 型:肾阈降低而 TmG 仍正常,假性肾性糖尿,表现为转运子亲和力的下降,常为孤立性肾性糖尿;③O 型:表现为任何情况下都不能重吸收葡萄糖,遗传机制不清楚。

本病因无症状,多偶然或根据家族史追查发现。根据前述临床特点与家族史,诊断不难。需与下列情况鉴别:

1. 糖尿病　特别是真性糖尿病患者伴有肾阈降低者。因为两者治疗方法、预后完全不同,可通过血糖或糖耐量试验来鉴别。

2. 其他糖尿　如戊糖尿,为常染隐性遗传疾病,Bial 反应阳性;果糖尿,见于特发性或遗传性不能耐受性果糖症,Selivanoff 反应阳性;乳糖尿,半乳糖尿及甘露庚糖尿等可用纸上层析法来鉴别。

此外,慢性肾炎、肾盂肾炎、多发性骨髓瘤、中毒、Fanconi 综合征以及妊娠也均可有糖尿,但原发病明确,不难鉴别。

一般不需治疗,严重病例有低血糖者对症处理。但在妊娠或长期禁食,O 型糖尿可发生脱水和酮症。

三、先天性葡萄糖-半乳糖肠-肾小管吸收不良综合征

为罕见的常染色体隐性遗传疾病。表现为新生儿渗透性腹泻,可致脱水、营养不良及代谢性酸中毒,粪便中可检出大量半乳糖,停用葡萄糖/半乳糖/乳糖可以缓解症状,改喂果糖可以治愈。空肠与肾小管上皮对半乳糖与葡萄糖转运均有先天缺陷,主要表现在肠道吸收功能障碍,肾脏病变较轻,且只见于纯合子,每日尿糖仅 0.4~1.0g,TmG 亦仅轻度下降,甚或正常,但 FminG 常降低。有证据表明,该病与 SGLT1 的变异有关,该转运子在近端小管的 S3 段及肠道上皮有表达。

推荐阅读

LI S,YANG Y,HUANG L,et al. A novel compound heterozygous mutation in SLC5A2 contributes to familial renal glucosuria in a Chinese family,and a review of the relevant literature[J]. Mol Med Rep,2019,19(5):4364-4376.

第二节　肾性氨基酸尿

匡鼎伟　郝传明

肾性氨基酸尿(renal aminoaciduria)是一组以肾小管对氨基酸转运障碍为主的肾小管病。

一、生理性氨基酸尿

血浆中氨基酸可自由通过肾小球滤过膜而进入原尿,绝大部分氨基酸在通过近端肾小管时被重吸收。重吸收率一般达 98%~99%。在 24 小时尿中游离氨基酸总量为 1.1g,结合氨基酸 2.0g,后者水解后主要生成甘氨酸、门冬氨酸和谷氨酸。尿中氨基酸排量与组成的个体差异主要同血浆中氨基酸浓度及肾小管重吸收功能有关。此外,年龄、膳食、妊娠、遗传等因素亦有影响。尿中氨基酸超过滤过负荷 5%,被认为异常。

肾脏本身也参与许多氨基酸的代谢,包括肾单位所有细胞的基侧膜重吸收血中的氨基酸用于细胞本身的代谢;近端小管细胞的谷氨酰胺代谢产生氨,参与体内酸碱平衡的调节;瓜氨酸的代谢为机体提供精氨酸等。

肾小管对氨基酸的重吸收主要在 S1 和 S2 段,余下部分在 S3 段。目前已发现在顶端膜和基侧膜上存在与氨基酸重吸收有关的转运体。根据氨基酸的不同理化特性,分为中性氨基酸、阳离子及阴离子氨基酸转运系统。

与顶端膜中性氨基酸重吸收有关的转运分子有:①B^0AT1,与钠 1:1耦合,能转运几乎所有的中性氨基酸,特别大的脂肪族氨基酸。主要分布在 S1 和 S2 段,在小肠上也有分布。②$IMINO^B$,转运脯氨酸、羟脯氨酸、N-甲基化氨基酸,为钠、氯依赖。③PAT2(氢氨基酸转运子 2),转运亚氨基酸及甘氨酸,与氢共转运,分布在 S1 段近肾小球。④TauT,转运牛磺酸、β-丙氨酸、γ-氨基丁酸,为 $2Na^+$:$1Cl^-$:1牛磺酸转运。与基侧膜中性氨基酸转运有关的转运分子有 TAT1 及 4F2hc/LAT2。

与阳离子氨基酸转运有关的转运体有:顶端膜侧的 rBAT/$b^{0,+}$AT 及基侧膜的 4F2hc/y^+LAT1。此外,某些碱性氨基酸的重吸收还可能通过被动扩散。

阴离子氨基酸、顶端膜的 EAAT3 及基侧膜的 AGT1 参与了转运,与谷氨酰胺的转运有关。

二、病理性氨基酸尿

(一) 溢出性　亦称为饱和性氨基酸尿,是由于氨基酸代谢异常,血内浓度升高,超过肾阈而溢流排出。主要由肝病和某些遗传性代谢病引起。

(二) 肾性　氨基酸在体内的代谢正常,由于氨基酸转运有关的基因发生突变,或肾小管本身受损,致肾小管的转运功能障碍,尿中丢失氨基酸。

根据不同肾小管氨基酸转运缺陷，分为五种类型：①中性氨基酸（中性单氨基及单羧基氨基酸）转运系统缺陷，如 Hartnup 病；②二碱基氨基酸（赖氨酸、精氨酸、鸟氨酸和胱氨酸）转运系统缺陷，如典型的胱氨酸尿、二碱基氨基酸尿、高胱氨酸尿等；③亚氨基甘氨酸（包括脯氨酸、羟脯氨酸及甘氨酸）转运系统缺陷，如亚胺基甘氨酸尿；④二羧基氨基酸（包括天门冬氨基酸、谷氨酸）转运系统缺陷，如二羧基氨基酸尿；⑤β-氨基酸（包括牛磺酸、β-丙氨酸、β-氨基异丁酸）转运系统缺陷。

（三）普遍性氨基酸丢失 肾性氨基酸也可表现为“全氨基酸尿”，即各组氨基酸转运系统都有障碍。常是继发性损伤的结果，且常伴有葡萄糖、HCO_3^-、钠、钾、钙等转运异常，从而引起氨基酸尿、糖尿、磷尿等。临床上称为 Fanconi 综合征。

（四）竞争性 氨基酸转运系统可由特异性稍差而出现组间交叉转运，如中性氨基酸可以竞争抑制甘氨酸的重吸收，与碱性氨基酸也有互相竞争抑制作用。此外，某些溢出性氨基酸尿，因转运系统饱和而影响了同组其他氨基酸的重吸收。

三、遗传性肾性氨基酸尿

（一）胱氨酸尿 是一种家族性常染色体隐性遗传病。本病少见，发病率为 1∶7 000，不同国家和地区差异较大，两性无差别，但男性症状常较重。难溶解的胱氨酸易在泌尿道形成结石，为导致本病的主要基础，易发生感染及肾衰竭。虽出生即发病，往往在 20～30 岁时因突然结石发作才获诊断。

本病系近端肾小管对胱氨酸转运缺陷，为 rBAT 及 $b^{0,+}$AT 两个亚单位的基因变异所致，同时也导致其他二碱基氨基酸重吸收受损，包括鸟氨酸、精氨酸和赖氨酸。纯合子患者尿中大量排出这些氨基酸，杂合子患者程度较轻或无排出。

正常人尿中胱氨酸排量仅 18mg/g 肌酐。而胱氨酸尿患者则常达（630±64）mg/g 肌酐，或 0.5～1.8g/d，为正常人的 30 倍。胱氨酸溶解度很低，在 pH 为 5～7 时，每升尿中仅能溶解 0.3～0.4g，易析出结晶形成结石，占所有肾结石的 1%～2%。结石呈鹿角样更应考虑该病的可能。

此前，胱氨酸尿症是根据患病儿童双亲的胱氨酸排泄量进行分类（表型分类）。若患者双亲胱氨酸排泄量正常，则为Ⅰ型；若显著增加则为Ⅱ型；中度增加则为Ⅲ型。随着对导致本病的基因识别，已采用胱氨酸尿症的基因分型：

A 型为染色体上 2p16.3-21 的 SLC3A1 基因变异，编码 S3 段的 rBAT 氨基酸转运体，目前已报道>100 种变异，其中 M467T 的点突变最多。大多为Ⅰ型表型；B 型为染色体上 19q12-13.1 的 SLC7A9 基因变异，编码 $b^{0,+}$AT1 亚单位，已有>90 种基因变异。大多为Ⅱ型或Ⅲ型表型；AB 型很少，目前仅发现 SLC3A1 及 SLC7A9 各一种变异，遗传特征不清。

常见的临床症状有腰痛、排石和血尿。相关疾病包括高尿酸血症、血友病、肌张力减退、视网膜色素变性、21-三体综合征（唐氏综合征）、胰腺炎等。大多数患胱氨酸尿的小儿生长不受影响，部分表现为杂合子的患者可以没有明显临床症状，或只有暂时性胱氨酸尿。

氰化硝普盐试验阳性（显示尿为特征性的品红色）表明尿胱氨酸浓度>75mg/L。尿镜检可见特征性的六角形胱氨酸结晶。离子交换色谱测定可发现过多的尿胱氨酸和阳离子氨基酸排出而血浆浓度正常。肾脏病理可见胱氨酸晶体堵塞了 Bellini 氏管；内髓集合管和 Henle 袢细段内可发现磷酸钙结晶；局灶性区域肾小管扩张，伴随不同程度的周围间质纤维化。

本病常因肾衰竭而死亡，故应争取早期发现，减少合并症。治疗主要为积极降低尿中胱氨酸浓度，防治结石。具体措施是：①多喝水，特别是夜间也要保证一定入量，保持每天尿量>3L；②碱化尿液，提高尿中溶解度：摄入枸橼酸钾或碳酸氢钾高达 3～4mmol/（kg・d），分 3～4 次使用，使 pH>7.0；③控制饮食中钠（<100mmol/d）和蛋白质[0.8～1.0g/（kg・d）]摄入以减少胱氨酸排泄；④内服 D-青霉胺（二甲基半胱氨酸），可与胱氨酸形成溶解度很大的 L-半胱氨酸 D-青霉胺二硫化物，日服 0.5～2g，分 3～4 次给药。可使尿中游离胱氨酸减少 50%。本药不仅有预防作用，且可溶解已形成的结石。但常有血清病样反应、一过性粒细胞减少、蛋白尿及可逆性肾病综合征等不良反应，故不宜作为常规应用药物。⑤硫普罗宁（2-巯基丙酰甘氨酸）疗效与青霉胺相似，400～1 200mg/d，分 3 次使用，可减少高达 70%患者的胱氨酸排泄和结石复发。不良反应与 D-青霉胺类似，但发生率比青霉胺低。对症处理包括：控制继发感染，手术解除梗阻症状，有指征时手术取石，治疗肾功能不全等。

（二）二碱基氨基酸尿 目前称为赖氨酸尿蛋白不耐受症，为非常罕见常染色体隐性遗传性疾病，系空肠及肾小管对二碱基氨基酸转运障碍，肾排出赖氨酸、鸟氨酸和精氨酸增加，而对胱氨酸转运正常。该病常累及呼吸、血液、肾脏和消化等多个系统，肺间质病变常常是该病突出的临床表现，并伴有生长与智力减退及发育迟缓，严重骨质疏松、贫血、肝脾大等症状和体征，同时实验室检查如血氨、尿乳清酸等升高，血赖氨酸、精氨酸、鸟氨酸降低。其临床表现有两型：Ⅰ型为无症状性二碱基氨基酸尿，纯合子可有智力减退；Ⅱ型病例的二碱基氨基酸尿的程度较Ⅰ型严重，血中相应氨基酸多降低。y^+LAT1 蛋白的功能是与细胞表面 4F2HC（CD98）结合，负责二碱基氨基酸转运编码。而 SLC7A7 基因突变导致 y^+LAT1 蛋白缺陷是本病的基因分子机制。Ⅰ型病例无须治疗，纯合子可给补充精氨酸与赖氨酸，因有肠道转运障碍，口服常无效。Ⅱ型病例则应当给患者补充赖氨酸、精氨酸或瓜氨酸，特别是后者在肝脏可转化为精氨酸。并予适当蛋白，以促生长发育，但需防止高氨血症。

（三）中性氨基酸尿（Hartnup 病） 本病尿中排出大量中性氨基酸即单氨酸或单羧基氨基酸，其中最重要的是色氨酸。国外新生儿发病率为 1∶26 000。为常染色体隐性遗传疾病，系空肠黏膜与近端肾小管上皮细胞对单氨基单羧基氨基酸转运障碍，中性氨基酸转运子 B(0)AT1(SLC6A19) 突变可导致本病发生。由于色氨酸在空肠及肾小管重吸收不全，体内烟酰胺不足，而导致光感性糙皮病样皮疹。肠道内大量色氨酸、苯丙氨酸及酰氨酸大量降解，产生胺类过多，超过肝脏解毒功能而引起中枢神经系统中毒症状。分为三型：Ⅰ型肾和小肠均有病变；Ⅱ型仅肾有病变；Ⅲ型仅小肠有病变。典型的尿氨基酸谱可与其他氨基酸尿如 Fanconi 综合征相区别。

常于儿童期发病，症状常间歇发作，但成年后可自动缓解。主要表现为：大便中有大量色氨酸及其他支链氨基酸、苯丙氨酸等。尿中有大量吲哚代谢产物如吲哚基-3-乙酸、尿蓝母。尿蓝母在尿中呈蓝色，小儿可表现为蓝尿布综合征。其他表现包括光感性糙皮病样皮疹，皮疹呈红色、干燥有鳞屑或起泡渗出，见于暴露部位，暴晒后加重。偶有阵发性小脑共济失调，如眼震、复视、步态不稳、动作震颤、四肢不自主舞蹈动作等，重者可有昏厥，偶有精神症状，多短期发作，缓解后不留后遗症。营养障碍，身材矮小，但智力正常或稍受损。

本病无特殊治疗，患者随年龄增长可自行缓解。补充烟酰胺可缓解粗皮病症状。给予碳酸氢钠可促进吲哚代谢产物排出，减少肠道支链氨基酸的脱羧作用。如有小脑共济失调及精神病发作，禁用高蛋白饮食、静脉滴注葡萄糖补充热量。可口服新霉素杀灭肠道细菌。严重者还可清洁灌肠，以减少毒素的形成与吸收。

推荐阅读

1. SAHOTA A, TISCHFIELD J A, GOLDFARB D S, et al. Cystinuria: genetic aspects, mouse models, and a new approach to therapy[J]. Urolithiasis, 2019, 47(1): 57-66.
2. PILLAI N R, YUBERO D, SHAYOTA B J, et al. Loss of CLTRN function produces a neuropsychiatric disorder and a biochemical phenotype that mimics Hartnup disease[J]. Am J Med Genet A, 2019, 179(12): 2459-2468.

第三节　肾性尿崩症

匡鼎伟　郝传明

肾脏排水包括肾小球滤过与肾小管重吸收两个步骤。人体每日经由肾小球滤出的液体量约 180L，而尿量仅 1~2L，几乎 99%的滤液都被肾小管重吸收。如果肾小管对水的重吸收功能稍有减退，便可产生多尿。所谓尿崩症（diabetes insipidus, DI）是指由于肾脏出现尿浓缩功能障碍、水重吸收减少、排出大量稀释性尿，出现多饮、多尿、烦渴的一组临床综合征。从发病机制上，尿崩症可分为：中枢性和肾性，前者由抗利尿激素（ADH；人体为精氨酸升压素，AVP）产生不足引起；后者由 ADH 作用抵抗所致。

肾性尿崩症（nephrogenic diabetes insipidus, NDI），广义的是指血浆 ADH 正常甚至增高情况下，肾脏不能浓缩尿液而持续排出稀释尿的病理状态。患者的尿比重常常持续<1.005 或尿渗透压<200mOsm/(kg·H_2O)，给以溶质利尿，亦只能达到与血浆等渗[280~300mOsm/(kg·H_2O)]的程度。有先天性与后天性两大类，前者系遗传性肾小管病，可称为遗传性或原发性抗 ADH 性尿崩症，亦有称为家族性 NDI。后者则由于肾脏或肾外疾病（如锂中毒、低钾、高钙等）的抗 ADH 作用和/或破坏了肾脏髓质间液的高渗状态，使尿液浓缩功能受到一定影响，但对 ADH 仍有一定反应，甚而尿液渗透压可以高于血浆渗透压，因此也称为继发性或不完全性抗 ADH 性尿崩症。

一、遗传性抗 ADH 性尿崩症

【发病机制】

目前发现先天性 NDI 的致病基因有两种：一种为精氨酸升压素 2 类受体（$AVPR_2$）基因，定位于 X 染色体长臂 28 区（Xq^{28}），大多数病例（>90%）由该基因突变所致，呈 X 连锁隐性遗传，已报道有数百种致病性基因变异；另一种为升压素依赖性水通道蛋白基因（AQP2 基因，为常染色体隐性遗传，极少数家族显示常染色体显性遗传），位于染色体 12q13 区，报道的基因变异有 42 种。两者表现型相似，90%发生于男性，多为"完全表现型"，病情较重；女性少见，多为"不完全表现型"，病情较轻或无症状，对外源性抗利尿激素（又称升压素）可有部分反应。

先天性 NDI 主要是远端小管和集合管对升压素无反应所致。患者血循环中升压素水平正常或升高，渗透性刺激可促进升压素释放，患者的升压素结构和活性与正常人完全一致。但尽管有足够内源性升压素或给予外源性升压素，患者仍不能浓缩尿液。在正常情况下，ADH 首先与远端小管和集合管上皮细胞基底侧胞膜上的 $AVPV_2$ 受体结合，通过细胞内 cAMP-PKA 途径使细胞质溶胶内的 AQP2 磷酸化，其与腔膜融合后导致细胞骨架和腔膜结构改变，从而增加水的通透性。在升压素作用时，AQP2 的膜内颗粒可通过排粒作用和摄粒作用重复循环到腔膜，使水易于从腔内进入胞质。在无升压素作用时，含水通道的包被小凹与腔膜分离，进入胞质，形成小泡，此为 AVP 对 AQP2 的短期调节效应。超过 24 小时的 AVP 长期调节效应则涉及 AQP2 的转录与蛋白合成。先天性 NDI 是由于 $AVPV_2$ 受体或水通道蛋白缺陷，阻断了升压素刺激信号的产生和效应，导致水重吸收障碍。

V_2 受体主要是抗利尿作用，此外还介导其他肾外作用，如可增加凝血因子Ⅷ和 Von Willebrand 因子释放、血管扩张、心动过速、舒张压下降和面部潮红。患者的受体缺陷可以仅限于肾脏，或扩展到肾外，累及全身 V_2 受体。X 连锁的 NDI 与常染色体 NDI 可用 AVP 类似物（DDAVP）输注试验相区分。前者患者缺乏 DDAVP 输注后的肾外凝血、纤溶及血管扩张反应，而后者的这些反应完全与正常人相同。除此以外，这两类患者在临床表现上并无明显差异。

【临床表现】

一般在出生后不久或数日内发病，极少数迟至 10 岁才出现症状。新生儿阶段极易被忽视。临床表现为多尿、夜尿增加，严重者可达 16~24L/d。尿呈清水样，患者昼夜尿量相等，每 30~60 分钟须排尿和饮水，表现为易怒、常因严重脱水致体重下降、发热、呕吐、大便干结等而被误诊为消化道疾病或感染。发热为间歇性高热，补水后改善。病儿常有智力低下和体格发育迟缓，与长期脱水、高钠血症、过快水化和营养不良等有关。严重者可有精神错乱、抽搐或昏迷。

体检可见皮肤干瘪、弹性差、花斑样，前囟、眼窝凹陷，口干舌燥、泪少，脉搏微弱、低血压等脱水征。腹部可触及多个可动性包块（干结的粪块）。患者烦渴、易怒、反复不明原因发热。

【诊断与鉴别诊断】

根据典型的临床表现、实验室检查及家族史等，一般即可确诊。尿比重常<1.005，尿渗透压<200mOsm/（kg·H_2O），血钠>142mmol/L，而血浆AVP水平正常或轻度升高。患者还可以通过禁水升压素试验诊断，但对于疑诊为遗传性NDI的新生儿或非常小的婴儿不进行禁水试验，而直接进行去氨升压素试验。此外，检测未限水时单次基线和肽素（AVP前体的C-末端糖蛋白部分）水平>21.4pmol/L可鉴别NDI与其他病因所致尿崩症，其敏感性和特异性均为100%。对伴性遗传的患儿，特别是对男性患儿可通过基因分析方法进行产前和症状前诊断。

本病主要与垂体性尿崩症、精神性多饮多尿症、糖尿病和继发性NDI鉴别。在血浆渗透压高的情况下，血管升压素水平无增加等可助鉴别。精神性多饮多尿症多见于成人女性，多有精神神经功能异常征象，先有烦渴、多饮，后出现多尿，且尿量波动大，血钠正常或偏低，对升压素试验有反应，对高渗盐水反应迅速等可助鉴别。糖尿病易与本病鉴别。继发性NDI的症状较轻，加上原发病的临床表现可与本病鉴别。

【治疗】

对于患有遗传性NDI的婴儿，治疗目的在于最大限度地减轻多尿症及避免高钠血症和容量不足。推荐每2小时提供1次饮水以避免严重脱水，同时注意患儿可能产生的胃食管反流的治疗。限制溶质入量，如低盐（NaCl 0.5~1.0g/d）、低蛋白饮食。对症治疗，如低血钾的补钾治疗。利钠治疗，利尿剂如氢氯噻嗪25mg每日1~2次可使尿量减少50%。其机制可能是通过影响远端肾小管产生负钠平衡来刺激近端小管对钠的再吸收，使流经髓袢与远端肾小管液呈低张性。对于所有显著多尿的患者，推荐频繁排尿和“二次排尿”以防止膀胱扩张和膀胱功能障碍。垂体升压素类药物对肾性尿崩症疗效有限。促进垂体升压素作用的药物，如氯磺丙脲可以加强ADH的活性；卡马西平可刺激ADH释放。其他辅助药物，如抗醛固酮药对某些醛固酮增高者有部分作用；非甾体抗炎药（NSAIDs）如吲哚美辛对抗前列腺素的作用，可增加肾脏集合管对ADH的反应。

二、继发性肾性尿崩症

常见于以下几种情况：

（一）对ADH失敏

1. 各种原因的低钾血症与高钙血症　这两种情况均可干扰ADH激发cAMP的产生，对肾脏血流动力学与肾髓质溶质亦有影响，故可引起部分或完全性尿浓缩功能障碍。如导致肾钙化等器质性改变，去除病因后可以恢复。

2. 药物　甲氧氟烷、丙氧吩、锂盐、地美环素（又称去甲金霉素）、秋水仙碱、两性霉素、长春碱等。

（二）肾髓质渗透梯度消失而导致浓缩功能障碍　多尿程度较轻，可见于慢性肾衰竭、慢性梗阻性肾病解除梗阻后、多囊肾、髓质囊性病、肾盂肾炎、肾石或钙化、肾淀粉样变、地中海贫血、肾小管酸中毒、Fanconi综合征、急性肾衰竭多尿期及渗透性利尿。遗传性胱氨酸贮积症也可出现尿崩症的表现。

继发性NDI多有原发病史，较易诊断。对上述两型，可通过自由水清除率及自由水再吸收率作出鉴别。继发性NDI治疗亦以治疗原发病为主，多尿严重者给予对症治疗。

推荐阅读

KAVANAGH C, UY N S. Nephrogenic diabetes insipidus[J]. Pediatr Clin North Am, 2019, 66(1): 227-234.

第四节　肾小管钙/磷转运障碍

尤　莉　郝传明

一、肾脏对钙、磷代谢的调控

肾小球每日滤过的复合及离子钙为9 000~10 000mg，98%~99%被肾小管重吸收，60%~70%滤过的钙在近曲小管中被重吸收，终末肾单位虽仅负责重吸收滤过钙的5%~10%，却是调节钙排泄的主要部位。影响肾脏钙调控的因素包括：甲状旁腺素、活性维生素D、高血钙、细胞外液和酸中毒、利尿剂的应用等。

正常血磷水平（0.8~1.5mmol/L）对于能量代谢、骨骼形成、信号转导或作为磷脂和核酸的组成部分等至关重要。肾脏在体内磷酸盐平衡中起关键作用，肾小管可重新吸收每日过滤磷的75%~85%。这其中近端小管重吸收量为85%，近端小管磷的重吸收是一种能量依赖的过程，需要钠的存在，目前已发现三种磷酸盐-钠共转运蛋白（sodium phosphate cotransporter，Npt）定位于近端小管上皮细胞的刷状缘，磷酸盐顺钠的浓度梯度，从管腔中进入细胞。Npt对磷酸盐重吸收的调控受多种激素和代谢因子的调节。

二、先天性钙/磷代谢紊乱

很多原因可导致钙磷代谢紊乱，本部分内容将着重介绍几种先天性钙磷代谢紊乱的疾病。

（一）家族性低尿钙性高钙血症　家族性低尿钙性高钙血症（familial hypocalciuric hypercalcemia，FHH）又称家族性良性高钙血症（familial benign hypercalcemia），是一种少见的常染色体显性遗传疾病，是由钙敏感受体（CaSR）基因失活突变所致，可导致受体功能下降或数量减少。

本病特点为轻至中度高钙血症（2.58~2.95mmol/L），但通常无高钙血症的临床表现；尿钙排泄低（多<5mmol/24h），而血甲状旁腺激素（PTH）浓度却正常；骨密度及 1,25-(OH)$_2$D$_3$ 均正常。因此，FHH 是一无症状的良性疾病，患者具有正常的预期寿命。甲状旁腺次全切除术无效，对其他常规治疗无反应，钙敏感受体（calcium sensitive receptor，CaSR）拟钙剂——西那卡塞可能有效果。

（二）常染色体显性遗传高钙尿性低钙血症

常染色体显性遗传高钙尿性低钙血症又称家族性低钙血症，与 FHH 恰好相反，与 CaSR 的活化突变相关，表现为低钙血症（1.5~2.0mmol/L）、正常 PTH 水平、尿钙正常或增加。

一旦诊断成立，除非患者出现明显低钙血症症状，多不需要积极的补钙治疗，即使补钙也只需缓解症状，无须达到正常范围，因为过度补钙，特别是同时补充钙三醇，将进一步增加尿钙排泄，反而增加发生肾结石的风险。

（三）假性甲状旁腺功能减退症

假性甲状旁腺功能减退症（pseudohypoparathyroidism，PHP）于 1942 年由 Albright 首次报道，故又名 Albright 遗传性骨营养不良，是一组甲状旁腺素的靶器官（骨和肾）对其失敏而引起的疾病。本病为 X 染色体连锁显性遗传病。

本病多于 15~17 岁起病，两性发病率相等。临床表现为：①多种特征性先天性畸形，如侏儒、圆脸、发育迟缓、智力低下、粗肥体形、短指趾畸形等，骨疣为本病独有表现；②甲状旁腺功能减退：高磷血症，低钙血症并导致手足搐搦、心律不齐等；③由于本病是靶器官对 PTH 失敏，故甲状旁腺多正常或轻度增生，血 PTH 浓度正常或增高。注射外源性 PTH 也不能纠正血尿钙磷异常，尿中 cAMP 含量也不增加。

假-假性甲状旁腺功能减退症（pseudo-pseudohypoparathyroidism，PPHP）是指仅有前述先天畸形，但无甲状旁腺功能减退的病例。因为假性与假假性甲状旁腺功能减退病例可出现在一个家族，也可以认为是本病的一个亚型。

本病如及时采取适当治疗，一般预后好，但如出现白内障与精神障碍则是不可逆性的，主要治疗措施是用大剂量维生素 D，但必须注意定期检查血钙、磷，以免发生高钙血症。新近报道，用 1,25(OH)$_2$D$_3$ 或 1α-(OH) D$_3$ 可能效果更好。

（四）家族性维生素 D 佝偻病或骨软化症

家族性维生素 D 佝偻病或骨软化症（familial vitamin D resistant rickets or osteomalacia，VDRR）是先天性肾小管功能障碍中最单纯的一种，仅有磷酸盐重吸收障碍，肾小管磷重吸收率明显降低，造成尿磷大量丢失，血磷降低，严重者并有佝偻病（儿童）或软骨病（成人）。因多数为 X 性连锁显性遗传，又称遗传性或 X 性连锁低血磷性佝偻病（hereditory or X-linked inherited hypophosphatemic rickets，XLH）、家族性低血磷性佝偻病。

本病发病早，出生不久即有低磷血症，1 周岁左右开始走路时出现骨病变，膝内翻（O 形腿）常为引起注意的最早症状，严重者可有骨痛、骨畸形和发育停滞。成人多表现为软骨病。多有低磷血症，常 0.32~0.78mmol/L。血清与尿中钙和镁正常或稍低，血钙三醇水平多正常。治疗应补充磷酸盐，还应适时配用维生素 D 或钙三醇；其他治疗包括补充维生素 C 及钙剂、手术治疗等。

（五）常染色体显性低血磷性骨病

常染色体显性低血磷性骨病（autosomal dominant hypophosphatemic bone disease，HBD）虽与 X 性连锁低血磷性佝偻病（XLH）均属于肾小管转运异常而导致低血磷与骨病，但这两类不同遗传基因，可能控制的磷转运系统不同，因此引起不同类型的骨病。HBD 为常染色体显性遗传，呈男性-男性传递，肾小管磷重吸收率降低不明显，骨病较轻，在儿童期应用钙三醇治疗，可使肾小管磷转运功能好转及血磷上升。

（六）常染色体隐性遗传维生素 D 依赖症Ⅰ型

常染色体隐性遗传维生素 D 依赖症Ⅰ型是一种罕见常染色体隐性遗传的酶缺乏病，肾脏缺乏 1α-羟化酶，因而不能生成 1,25(OH)$_2$D$_3$，严格意义上不存在小管转运障碍。本病发病早，通常在半岁以内，属低钙型佝偻病（低血钙、低血磷、血 PTH 升高，常有肌病与全氨基酸尿），低钙搐搦常见，骨病与营养不良性者极其相似而更为严重，血中维生素 D 及 25(OH)D$_3$ 浓度正常或升高，而 1,25(OH)$_2$D$_3$ 浓度低下甚至无法测出。应用 1,25(OH)$_2$D$_3$(0.5μg/d) 或 1α-(OH)D$_3$(0.5μg/d) 治疗有效。

（七）维生素 D 依赖症Ⅱ型

维生素 D 依赖症Ⅱ型又称遗传性 1,25-(OH)$_2$D$_3$ 抵抗性佝偻病（hereditary vitamin D-resistant rickets，HVDRR），系肾小管对钙三醇失敏而引起的佝偻病，发病机制为维生素 D 受体（vitamin D receptor，VDR）缺陷。本病发病早，女性多见，骨病严重，多有畸形与侏儒，常有秃顶，血 25-(OH)D$_3$ 水平正常，1,25-(OH)$_2$D$_3$ 水平显著升高，应用大剂量钙三醇常无效。

第五节　Fanconi 综合征

尤　莉　郝传明

Fanconi 综合征（Fanconi syndrome）是由于遗传性或获得性疾病导致近端肾小管整体功能异常引起的一组症候群，因肾脏过多丢失而产生全氨基酸尿、葡萄糖尿、磷酸盐尿、碳酸氢盐尿以及尿酸等有机酸尿；由于过多丢失电解质而产生各种代谢性并发症，如高氯性代谢性酸中毒、脱水、电解质紊乱、佝偻病、骨软化症、生长迟缓等。

【发病机制】

Fanconi 综合征的发病机制尚未完全阐明，且因不同病因而异。可能的机制包括：近端小管载体的广泛异常、刷状缘或基底侧细胞膜“渗漏”、Na^+-K^+-ATP 酶抑制或功能异常、线粒体能量代谢异常或其他细胞器功能障碍。儿童 Fanconi 综合征最常见的病因是先天性转运和代谢异常，而成人 Fanconi 综合征最常见的病因则是内源性或外源性毒素。具体的病因分类见表 17-14-5-1。

表 17-14-5-1　Fanconi 综合征的病因

遗传性病因	获得性病因
胱氨酸贮积病	药物：顺铂，异环磷酰胺，替诺福韦，西多福韦，阿德福韦，双羟肌苷，庆大霉素，硫唑嘌呤，丙戊酸，苏拉明(萘磺苯酰脲)，链佐星，雷尼替丁
半乳糖血症	重金属：铅，镉
遗传性果糖不耐受症	副蛋白血症：多发性骨髓瘤，干燥综合征，轻链病，淀粉样变性
遗传性 I 型酪氨酸血症	中药：马兜铃酸
Wilson 病	甲苯
Lowe 综合征	肾病综合征
Dent 病	肾移植
糖原贮积病	急性肾小管坏死
线粒体细胞病	
特发性	

【临床特点】

1. 氨基酸尿　全氨基酸尿是 Fanconi 综合征的主要特征。由于相对于饮食摄入而言，尿液中损失的氨基酸微不足道，为 0.5~1.0g/d，因此没有临床后果。

2. 糖尿　糖尿是 Fanconi 综合征的另一个主要特征，因肾小管对葡萄糖的重吸收受损所致，通常是最早的诊断线索之一。与氨基酸尿一样，糖尿很少引起诸如体重减轻或血糖过低等症状。

3. 低磷血症　由于肾脏对磷酸盐重吸收损害所致的低磷(酸盐)血症也是 Fanconi 综合征常见的临床表现。血 PTH 水平升高和维生素 D 含量降低也可能参与了低磷血症的发病；低磷血症的另一种机制是 megalin 依赖性 PTH 降解受损。低磷血症通常会导致严重的骨病，并伴有疼痛、骨折、佝偻病或生长发育迟缓。

4. 高氯性代谢性酸中毒　是近端肾小管碳酸氢根重吸收障碍所致(近端或 2 型肾小管酸中毒)，正常滤过碳酸氢根的重吸收下降超过 30%，而血清碳酸氢根离子浓度通常保持在 12~18mmol/L。

5. 肾脏丢失钠、钾　Fanconi 综合征的患者在碳酸氢根丢失的同时常伴有钠、钾的丢失，严重时甚至可危及生命。

6. 多尿、多饮　多尿、多饮和频发严重脱水是年轻的 Fanconi 综合征患者的常见症状。

7. 发育迟缓　Fanconi 综合征儿童的发育迟缓是多方面的。低磷血症、佝偻病和酸中毒会导致发育迟缓，慢性低钾血症和细胞外液容量收缩也会加重发育障碍。

8. 蛋白尿　除非 Fanconi 综合征合并肾病综合征，通常蛋白尿很少，且以低分子量蛋白尿(<30 000)为主。

【遗传性 Fanconi 综合征】

1. 胱氨酸贮积症　又称胱氨酸增多症，是小儿 Fanconi 综合征最常见的病因，其生化特征是胱氨酸在细胞内尤其是在溶酶体中贮积过多。

本病是一种常染色体隐性遗传疾病，由 *CTNS* 基因突变引起。往往在出生 6 个月后首先出现 Fanconi 综合征的临床症状和体征，出生 1 年后表现为佝偻病和发育迟缓，肾小球滤过率(GFR)持续下降，一般尚未进入青少年期就进展为终末期肾病。常见晚期并发症包括甲状腺功能减退、肝脾大、视力下降、吞咽困难、肺功能不全和角膜溃疡。老年患者可有血管尤其是冠状动脉的钙化，进而导致心肌缺血。

本病诊断的依据是细胞内胱氨酸水平升高，角膜裂隙灯检查发现胱氨酸结晶强烈提示本病的诊断。羊水或绒毛膜标本直接检测胱氨酸含量对产前诊断有很大帮助。

本病的非特异性疗法包括补充维生素 D 和纠正酸中毒及电解质紊乱，终末期肾衰竭时需替代治疗。半胱胺疗法可降低组织中的胱氨酸水平并延缓 GFR 的降低，尽早开始治疗(在 2 岁之前)可改善发育迟缓，但不能改善 Fanconi 综合征。

2. 半乳糖血症　为半乳糖代谢异常的常染色体隐性遗传疾病，由半乳糖 1-磷酸尿嘧啶转移酶的活性降低引起。当患儿摄入含半乳糖的牛奶后，会迅速出现呕吐、腹泻，以后出现黄疸、肝大、白内障、智力发育迟缓和 Fanconi 综合征。治疗主要为无半乳糖饮食。

3. 遗传性果糖不耐受症　本病是另一种与 Fanconi 综合征有关的影响碳水化合物代谢的常染色体隐性遗传疾病。因果糖 1-磷酸醛缩酶 B 异构体缺乏，导致 1-磷酸果糖不能裂解而储积在细胞中，同时不能产生 ATP 而影响细胞能量代谢，出现近端小管功能障碍和乳酸酸中毒。患儿在摄入果糖后不久可发生急性 Fanconi 综合征，出现恶心，呕吐和低血糖症状，甚至出现惊厥、休克和急性肾损伤。治疗为严格限制果糖、蔗糖和山梨醇饮食。

4. 糖原贮积症(glycogen storage disease，GSD)　大多数为常染色体隐性遗传病，其特征为糖尿过多以及肝脏和肾脏中糖原大量贮积。本病主要是由于肾小管和肠上皮细胞葡萄糖转运蛋白 2(glucose transporter 2，GLUT2)的活性不足，无法将葡萄糖从近端小管和肠上皮细胞的基底侧运出，另外也使葡萄糖无法进出肝细胞和胰腺 β 细胞。该疾病的治疗主要针对肾脏溶质流失，治疗佝偻病以及频繁进食以预防酮症。

5. 酪氨酸血症　是罕见的常染色体隐性遗传病。由于富马酰乙酰乙酸盐水解酶、马来酰乙酰乙酸盐水解酶缺陷，导致琥珀酰丙酮升高，引起 Fanconi 综合征。肾脏的损伤则是琥珀酰丙酮的毒性作用所致。急性型出生早期就出现肝功能失代偿；慢性型变现为 Fanconi 综合征、肝硬化和低血磷佝偻病、肝癌。早期予尼替西农，90%患者有治疗反应。晚期肝硬化患者可行肝移植术。

6. Wilson 病　Wilson 病是影响铜代谢的常染色体隐性遗传疾病，是由 P 型铜转运腺苷三磷酸酶 ATP7B 的缺陷引起的，影响肝脏、肾脏和中枢神经系统,导致组织中大量铜的贮积。Fanconi 综合征通常出现在肝衰竭之前,还可出现高钙尿症,近端和远端小管功能均有障碍。根据疾病严重程度,给予 1.0~1.5g/d 的青霉胺治疗可逆转肾功能不全,并可逆转肝脏和神经系统病变。

7. Lowe 综合征 又称眼-脑-肾综合征,是一种 X 连锁疾病,由磷脂酰肌醇 4,5-二磷酸 5 磷酸酶的活性不足引起,临床特征是先天性白内障和青光眼、严重智力低下、新生儿肌张力低下和肾脏异常。肾脏累及后出现 Fanconi 综合征,但终末期肾病通常要到 30~40 岁时出现。目前仅能对症治疗。

8. Dent 病 Dent 病是一种 X 连锁隐性遗传疾病,表现为低分子量蛋白尿、高钙尿症、肾结石、肾脏钙化和佝偻病,大多数患者的肾脏存在 ClC-5 氯化物通道的缺陷,干扰肾小管蛋白质重吸收,导致血尿、糖尿和氨基酸尿。

9. 线粒体细胞病 是由于线粒体 DNA 异常导致的广泛临床异常症候群,包括神经系统疾病、色素性视网膜炎、糖尿病、胰腺功能不全、贫血、肝病和心肌病。肾脏受累可以表现为局灶节段性肾小球硬化和激素抵抗的肾病综合征,但 Fanconi 综合征更常见。但本病目前没有根治方法。

10. 特发性 Fanconi 综合征 部分患者在没有任何已知病因的情况下罹患 Fanconi 综合征。临床表现在起病之初可不典型,而随时间推移逐步出现。大多数仍为偶发,没有家族遗传的证据。

【获得性 Fanconi 综合征】

多种物质损伤近端肾小管后可表现为不完全的 Fanconi 综合征、急性肾小管坏死或终末期肾病。肾小管损伤的严重程度取决于毒素的类型、摄入量和宿主的易感性。因此,对于肾小管功能障碍的患者,了解毒物暴露史和近期用药史非常重要。表 17-14-5-1 的右列为获得性 Fanconi 综合征的常见原因。

1. 重金属 近端肾小管功能障碍的主要病因是急性重金属中毒,主要是铅和镉。铅中毒的患者肾小管功能障碍(氨基酸尿、轻度糖尿和血尿)通常被慢性肾脏病的进展以及其他器官尤其是中枢神经系统受累的表现所掩盖。与镉中毒有关的 Fanconi 综合征可引起严重骨痛。

2. 化疗药物 许多癌症化疗药物与 Fanconi 综合征的肾小管功能障碍有关,尤其是顺铂和异环磷酰胺,两者的肾毒性都是剂量依赖且不可逆的。

3. 其他药物和毒素 通常与 GFR 降低有关,包括 6-巯基嘌呤、甲苯(嗅探胶)和含有马兜铃的中草药。也有丙戊酸、苏拉明、庆大霉素及雷尼替丁导致 Fanconi 综合征的报道。抗病毒药物,尤其是抗反转录病毒药物,如替诺福韦(tenofovir)等是导致获得性 Fanconi 综合征最常见的药物。

4. 副蛋白血症 多发性骨髓瘤、轻链病、干燥综合征和淀粉样变性引起的副蛋白血症有时与 Fanconi 综合征相关,与尿液游离轻链在细胞内结晶或导致溶酶体功能障碍,进而引起近端肾小管功能障碍有关。

5. 肾小球肾炎 肾病综合征很少与 Fanconi 综合征相关,近端小管功能障碍可发生于局灶节段性肾小球硬化(FSGS)的患者,且与预后不良相关。

【治疗】

(一) 病因治疗 如继发者治疗基础疾病,Wilson 病或重金属中毒等促进毒物排泄,遗传代谢病通过饮食管理减少代谢毒性物质沉积。

(二) 对症治疗 主要针对肾脏溶质丢失及骨病。

1. 酸中毒 根据碳酸氢根丢失情况补充碱剂,可用碳酸氢盐、枸橼酸盐、乳酸盐等,以血中碳酸氢根水平恢复正常为标准。

2. 多尿 除针对病因如低钾血症治疗外,应补充足量的含盐液体(钾、钠、钙等)。

3. 低磷血症 补充中性磷酸盐,1~3g/d 使血清磷酸盐浓度正常化,如有腹泻或腹部不适,可减量。

4. 骨病 许多 Fanconi 综合征的患者需要补充维生素 D,以治疗佝偻病和骨软化症。维生素 D 治疗开始后,低钙血症者应补充钙。应注意补磷治疗也可加重低钙血症及骨病,故应合用维生素 D。

5. 肉毒碱 补充肉毒碱可改善肌肉功能和脂质代谢,但结论不一。

第六节 肾小管钠/钾转运障碍

尤 莉 郝传明

一、肾脏对钠/钾代谢的调控

钠是细胞外的主要阳离子,对维持细胞外液容量起关键作用。钾是体内另一种含量丰富阳离子,是细胞内含量最多的阳离子,对于细胞的各项功能都非常重要。肾脏是调节钠、钾平衡的重要脏器,主要是通过肾小管不同节段的生物学行为进行精确地调节。

(一) 近端肾小管 近端肾小管是肾脏重吸收钠离子的主要部位,约占所有钠离子重吸收量的 2/3,在这一节段,肾小球滤出的钠主要通过旁细胞途径被动重吸收,在基底膜 Na^+-K^+-ATP 酶介导下泵出细胞外,使细胞内钠保持在较低水平。

50%~60%肾小球滤过的钾在近端小管被重吸收,这个部位钾重吸收的速度由钠、水的重吸收决定,绝大多数钾是通过旁细胞途径在溶质的牵引作用下被动重吸收的。

(二) 亨利袢升支粗段 亨利袢升支粗段(thick ascending limb,TAL)对水无通透性,对氯化钠进行主动重吸收,稀释了尿液并提供了逆流倍增的能量。

在 TAL 的细胞顶膜表达有 Na^+-K^+-$2Cl^-$ 协同转运蛋白(NKCC2),该蛋白由 *SLC12A1* 基因编码,对袢利尿剂(呋塞米、布美他尼等)敏感,负责这一节段钠和氯化物的转运。基底膜的 Na^+-K^+-ATP 酶主动将钠转运到细胞外;而氯化物则通过特定氯离子通道(CLC-Ka 和 CLC-Kb)离开细胞。

TAL 部位钾的重吸收也依靠 NKCC2,通过 NKCC2 吸收入细胞的钾,需要分泌型钾通道(SK),如肾脏外髓钾通道

(ROMK)再循环把钾分泌到管腔，以维持顶膜协同转运蛋白的活性。

（三）远端肾单位　远端肾单位包括远曲小管(distal convoluted tubule，DCT)、连接管(connecting tubule，CNT)和集合管(collecting duct，CCD)。

DCT前段钠的重吸收与氯耦联，是由细胞顶膜对噻嗪类利尿剂敏感的钠-氯协同转运蛋白(Na^+-Cl^- cotransporter，NCC)介导的。DCT后段及CNT的钠吸收与CCD相似，沿钠的电化学梯度通过顶膜上皮钠通道(epithelial sodium channel，ENaC；对阿米洛利敏感)进入主细胞，然后钠被基底侧膜的Na^+-K^+-ATP酶泵出并交换钾离子，同时胞内的钾超过了平衡浓度，通过ROMK途径排入管腔。

远端肾单位是肾脏调节钾分泌的主要部位，排泌到尿液里的钾仅占滤过量的10%~20%，主要在CNT和CCD完成。在远端肾单位，钾的运输方向和净流量，取决于钾的重吸收和分泌，主要由主细胞和闰细胞介导。

多种因素可以影响肾脏对钠/钾的代谢，包括饮食、球管平衡、儿茶酚胺类、甲状旁腺素、血管紧张素Ⅱ、盐皮质激素、抗利尿激素和前列腺素E_2等。

二、先天性钠/钾代谢异常

本部分将重点介绍常见影响钠/钾代谢的先天性遗传病的分子发病机制和相关临床特征。

（一）Bartter综合征　Bartter综合征(Bartter syndrome)是一组常染色体遗传性疾病，表现为低钾、代谢性碱中毒、高醛固酮血症、高肾素血症、血压正常。病变累及的是肾脏髓袢升支粗段(TAL)几种重要离子通道的基因，目前根据突变的基因不同，把Bartter综合征分为5型(表17-14-6-1)。

表17-14-6-1　肾脏钠转运相关遗传病

疾病名称	突变基因及异常蛋白	病变位置	病因	临床特征
血压正常或偏低				
Batter综合征Ⅰ型	NKCC2(*SLC12A1*)	TAL	减少Na^+-K^+-$2Cl^-$共转运	低血压、低血钾、代谢性碱中毒
Batter综合征Ⅱ型	ROMK(*KCNJ1*)	TAL，CD	减少顶膜K^+循环回小管腔	同上
Batter综合征Ⅲ型	CLC-Kb	TAL	减少基底侧膜氯离子外流	低血钾、碱中毒、肾素过多
Batter综合征Ⅳ型	Barttin(*BSDN*)	髓袢升支，内耳	减少基底侧膜氯离子外流	同上，伴有感音性耳聋
Batter综合征Ⅴ型	CaSR	TAL	抑制ROMK，减少顶膜K^+循环回小管腔	低钙血症，低血钾、代谢性碱中毒
Gitelman综合征	NCCT(*SLC12A3*)	DCT	减少氯化钠共转运	低血钾、代谢性碱中毒、低血镁、低尿钙
假性醛固酮减少症Ⅰ型	ENaC(*SCNN1A*、*B*、*G*)盐皮质激素受体	CCD	减少阿米洛利敏感的钠转运或降低对盐皮质激素的敏感性	低血压、高钾血症，伴/不伴代谢性酸中毒
高血压				
Liddle综合征	β或γENaC(*SCNN1B*、*G*)	CCD	增加细胞表面ENaC的表达及活性	高血压、低血钾、代谢性碱中毒、阿米洛利敏感
假性醛固酮减少症Ⅱ型(Gordon综合征)	WNK1或WNK4	DCT、CCD	增加氯化钠共转运及细胞旁路对氯的通透性	高血压、高钾血症、代谢性酸中毒、噻嗪类敏感
表观盐皮质激素增多综合征	11β-HSD_2	DCT、CCD	过度激活盐皮质激素受体	高血压、低血钾、代谢性碱中毒、地塞米松敏感
其他疾病				
肾性糖尿病	SGLT2(*SLC5A2*)	PCT	减少钠-葡萄糖耦联吸收	肾糖阈值降低
近端肾小管酸中毒	NBC1(*SLC4C4*)	PCT	减少基底侧膜Na^+-HCO_3^-耦联转运	代谢性酸中毒、视觉异常、神经发育滞后

本病需依赖基因检测来确诊，临床上出现肾脏钾和氯的丢失、代谢性碱中毒，排除其他低钾性疾病，还要排除假性 Bartter 综合征（常见原因：囊性纤维化、利尿剂过量、滥用泻药、长期低氯饮食、氨基糖苷类药物肾毒性、干燥综合征等）。

本病的治疗包括替代治疗和药物治疗。治疗的目的是纠正低钾血症和碱中毒。目前最有效的药物是前列腺素合成酶抑制剂，如吲哚美辛、阿司匹林、布洛芬等。治疗过程中还需纠正低镁血症，才能改善低钾血症。

（二）Gitelman 综合征　Gitelman 综合征（Gitelman syndrome）又称家族性低钾低镁血症，曾被认为是 Bartter 综合征的一种，现认为是一种完全不同的病种，可表现为腕足痉挛、感觉异常、严重疲劳、软骨钙化症、心律失常等，血浆肾素活性、血浆醛固酮浓度仅轻度升高，低镁血症和低尿钙可以区别于 Bartter 综合征。其发病机制是远曲小管（DCT）噻嗪类利尿剂敏感的钠氯协同转运子 NCC 基因失功能型突变。*SLC12A3* 基因变异的携带者在普通人群有 1%，估计患病率为 25/100 万，是最常见的遗传性肾小管疾病，但许多患者临床无表现，成年后才被确诊。

大部分 Gitelman 综合征患者需要终身补镁，但是血清镁离子浓度要纠正到正常非常困难，因为大量补镁会导致腹泻。低钾的治疗包括醛固酮的拮抗剂，远端小管上皮钠通道（ENaC）阻断剂如阿米洛利、氨苯蝶啶，联合补钾。

（三）假性醛固酮减少症Ⅰ型

假性醛固酮减少症（pseudohypoaldosteronism，PHA）是少见的家族性遗传疾病，表现为肾脏失盐、高钾血症和代谢性酸中毒，血肾素和醛固酮水平显著升高，皮质醇水平正常。

Ⅰ型 PHA 有 2 种遗传形式：常染色体隐性遗传是 ENaC 基因突变，累及 α、β、γ 三个亚单位，伴 Na^+ 大量丢失，K^+ 分泌减少；常染色体显性遗传或偶发是盐皮质激素受体（mineralocorticoid receptor，MR）基因突变，导致 MR 数量减少，是一种少见的失盐综合征，症状比隐性遗传轻。PHA Ⅰ型多在新生儿期发病，可于生后数小时出现症状反复呕吐、腹泻，渴感减退或消失，生长发育迟缓为主要症状。治疗予补充盐及降钾，隐性遗传者需终身维持。

（四）Liddle 综合征　Liddle 综合征（Liddle syndrome）是一种罕见的累及远端肾单位（远曲小管、皮质和髓质集合管）常染色体显性遗传病，其发病机制是 ENaC 的基因功能亢进型突变导致膜通道增加并持久激活，钠重吸收增加随后钾排泄增强。长期的高容量抑制醛固酮合成酶的活性，醛固酮水平降低，抑制肾素的活性。患者心脑血管风险明显增加。治疗包括限盐、应用阿米洛利或氨苯蝶啶直接抑制 ENaC。因本病 ENaC 的活性与醛固酮无关且不受其影响，因此醛固酮拮抗剂螺内酯治疗无效。

（五）假性醛固酮减少症Ⅱ型（Gordon 综合征）　假性醛固酮减少症Ⅱ型（Gordon 综合征）是一种常染色体显性遗传性疾病，表现为对噻嗪类利尿剂敏感的容量依赖性、低肾素高血压、高钾血症和代谢性酸中毒。该病是由噻嗪类利尿剂敏感的 NCCT 功能增强所致，噻嗪类利尿剂治疗有效。

（六）表观盐皮质激素增多综合征　表观盐皮质激素增多综合征（syndrome of apparent mineralocorticoid excess，AME）是一种罕见的常染色体隐性遗传的高血压遗传病，伴有低血钾、低肾素及醛固酮水平，其发病是由 11β-羟化类固醇脱氢酶（11β-HSD2）的缺陷所致，盐皮质激素受体过度激活，导致低肾素性高血压、低钾血症性碱中毒、低出生体重、发育停滞或不全和肾脏钙沉着症等特征。治疗上，应限钠饮食及使用阿米洛利或氨苯蝶啶等。

（七）家族性肾性糖尿　家族性肾性糖尿是由近端小管对葡萄糖重吸收功能减退引起的先天性疾病，常见的病变蛋白为 SGLT2，近端小管钠、葡萄糖的耦联重吸收减少，尿肾糖阈降低。

（八）近端肾小管酸中毒（*SLC4A4* 基因突变型）　近端肾小管酸中毒的病因较多，既有先天性因素，如碳酸酐酶缺乏，也可继发于维生素 D 缺乏症、多发性骨髓瘤等疾病。其中 *SLC4A4* 基因突变引起的 Na^+-HCO_3^- 耦联转运蛋白（NBC1）异常，造成 Na^+、HCO_3^- 重吸收障碍，导致近端肾小管酸中毒。

第七节　肾小管酸中毒

尤　莉　郝传明

肾脏是维持机体酸碱平衡的重要脏器。肾小管酸中毒（renal tubular acidosis，RTA）是以肾小管酸碱调节缺陷为特征的一组疾病，导致净排酸减少和高氯性代谢性酸中毒，此时肾小球滤过率（GFR）正常或仅有轻度降低，但仍会发生酸碱失衡。

RTA 分为 3 种主要类型：远端型、近端型和高钾型。远端 RTA 与酸排泌减少有关；近端 RTA 的特征在于碳酸氢盐（HCO_3^-）重吸收受损；高钾型 RTA 则是由醛固酮缺乏或抵抗而引起的酸碱紊乱。电解质紊乱和酸碱平衡异常是各型 RTA 的特征表现，部分患者可表现为发育迟缓、脱水、精神状态改变，而有些患者是血液生化检查时偶然发现的。

RTA 可原发或继发，表 17-14-7-1～表 17-14-7-3 罗列了各型 RTA 的常见病因。RTA 仍属罕见疾病，且缺乏量化标准，因此患病率和发病率的确切数据很少。病因不同，RTA 的预后也不尽相同，一些患者通过少量对症治疗就能正常生活，而另一些患者则进展为终末期肾衰竭并降低了生存率。

确定 RTA 的诊断比较困难，而且常常会延迟，导致治疗效果欠佳。本节将介绍各型 RTA 的临床表现、诊断和治疗。

表 17-14-7-1 远端肾小管酸中毒的常见病因

先天性	散发基因突变(特发性)
	遗传性基因突变(SLC4A1、ATP6V1B1 及其他许多)
获得性	自身免疫疾病
	干燥综合征
	SLE
	类风湿关节炎
	原发性胆汁性肝硬化
	自身免疫性肝病
	肾毒性药物
	两性霉素 B
	锂
	甲氧苄啶
	其他
	结节病
	淀粉样变性
	梗阻性肾病
	间质性肾炎
	肾盂肾炎
	原发性甲状旁腺功能亢进
	任何原因导致的血容量耗竭
	任何原因导致的慢性肾脏病

表 17-14-7-2 近端肾小管酸中毒的常见病因

先天性	散发性基因突变(特发性)
	遗传性基因突变(SLC4A4、OCRL1 及其他许多)
获得性	自身免疫疾病
	干燥综合征
	肾毒性药物
	庆大霉素
	四环素
	托吡酯
	丙戊酸钠
	乙酰唑胺
	铅中毒
	代谢性疾病
	胱氨酸病
	Wilson 病
	低钙血症
	其他
	淀粉样变性
	多发性骨髓瘤
	单克隆免疫球蛋白病
	轻链沉积病
	梗阻性肾病
	肾病综合征
	髓样囊性肾病

表 17-14-7-3 高钾性肾小管酸中毒的常见病因

先天性	散发性基因突变(特发性)
	遗传性基因突变(P450c11AS、WNK4 及其他许多)
获得性	原发性肾上腺功能减退
	自身免疫性肾上腺炎
	肾上腺功能抑制(如缺氧、败血症、重症疾病)
	先天性肾上腺增生(21-羟化酶缺乏症)
	继发性肾上腺功能减退
	慢性肾脏病(如糖尿病、高血压)
	血管紧张素抑制剂(如 ACEI、ARB)
	下丘脑-垂体疾病
	醛固酮抵抗
	保钾利尿剂
	甲氧苄啶
	慢性肾脏病(如 LN、反流性肾病)

【发病机制与临床特征】

(一)远端肾小管酸中毒 远端肾小管酸中毒又称Ⅰ型 RTA,其特点为肾小管无法最大程度酸化尿液,使尿 pH 降到 5.5,可滴定酸(titratable acid,TA)和 NH_4^+ 排泄下降,体内出现酸的正平衡,导致高氯性代谢性酸中毒伴低钾及高尿钙。

Ⅰ型 RTA 的机制尚未完全阐明,可能是由于集合管 A 型闰细胞顶端膜上的 H^+-ATP 酶和 H^+-K^+-ATP 酶以及基侧膜的 HCO_3^--Cl^- 转运子任何一个基因缺陷,或顶端膜通透性改变,使远端小管 H^+ 反漏增加所致。远端泌氢障碍使 K^+ 分泌增加,同时由于细胞外液收缩,继发性肾素-血管紧张素系统激活可加重钾的排泄,使低钾血症更为明显。酸的正平衡激活肾脏缓冲机制,使尿钙增多。酸中毒时近端小管对枸橼酸的重吸收增加,尿枸橼酸明显下降,易形成肾结石,而肾结石反过来更加重净排酸泄障碍。

先天遗传性基因突变受累儿童的临床表现可轻可重,严重者表现为呕吐、严重脱水、反应迟钝、发育迟缓和佝偻病,婴儿期即可发病;轻者在儿童期后期起病,症状轻微,可在青春期以肾结石为首发症状。获得性Ⅰ型 RTA 常见于成人,与自身免疫性疾病或肾毒性药物有关,可表现出其潜在疾病的特征。

(二)近端肾小管酸中毒 近端 RTA 又称Ⅱ型 RTA,流行病学特征与Ⅰ型 RTA 相似,先天性好发于儿童。近端小管可以重吸收滤过液中约 80% 的 HCO_3^-,各种原因导致该段重吸收能力下降,则过多的 HCO_3^- 流至远端小管,而远端小管的重吸收能力有很大限制,导致大量 HCO_3^- 由尿液排出,致使净排酸减少;细胞外液量的下降促使氯重吸收增加,出现高氯性代谢性酸中毒。当血 HCO_3^- 持续下降至一定水平时,肾小球滤过率相应减少,HCO_3^- 的重吸收达到新的平衡。

本病的发病机制分为单纯酸化功能障碍或同时伴有近端

小管的其他功能障碍两类。前者少见，后者广泛的近端小管功能障碍可由 ATP 产生障碍、管腔侧的广泛转运异常、Na^+-K^+-ATP 酶障碍等产生，临床上称为 Fanconi 综合征（见本章第五节）。尽管尿钙很高，但因尿枸橼酸排泄相对较多，肾结石很少发生，此与Ⅰ型 RTA 不同。遗传性单纯近端 RTA 的理化改变通常是短暂的，一般肾小管功能会在 3~5 年后恢复，但发育迟缓则不可逆，这种相对罕见进展与远端 RTA 的自然病程形成鲜明对比，后者往往会影响终身。

（三）高钾性肾小管酸中毒　高钾性 RTA 通常也称为Ⅳ型 RTA，除高氯性酸中毒外，还有明显的高钾和尿 NH_4^+ 减少，常伴肾功能的下降。主要是盐皮质激素轴的障碍所致。其具体机制分为：①肾上腺皮质带的原发性缺陷导致肾上腺功能广泛异常的原发性醛固酮缺乏，如艾迪生病、先天性 21-羟化酶缺乏症等；②肾素-血管紧张素轴抑制，如容量扩张或吲哚美辛及血管紧张素转换酶抑制剂等药物；③集合管对醛固酮耐受/抵抗，如假性醛固酮减低症Ⅱ型（PHA Ⅱ，Gordon 综合征）等。

【诊断】

1. 血清生化与酸碱检测　大多数 RTA 的典型特征是肾脏酸碱缓冲功能受损和正常阴离子间隙的代谢性酸中毒，因此诊断任何类型的 RTA 的第一步是确认持续存在的高氯代谢性酸中毒，需除外引起高氯酸中毒的其他常见病因，如慢性腹泻等。由于 RTA 仅涉及酸碱机制异常，单纯 RTA 的肾小球滤过功能基本正常或仅轻度减退。低钾血症是远端 RTA 和近端 RTA 的特征，而高钾血症则提示高钾性 RTA。一些患有近端 RTA 的患者也可能患有 Fanconi 综合征，表现为典型的营养缺乏症。

2. 尿液生化检查　尿液生化检查对 RTA 的诊断很重要，反常性碱性尿（尿 pH>5.5）的患者应高度怀疑 RTA。当然，需除外容量缩减或泌尿道感染的病原体分解尿素后导致尿液 pH 升高的因素。此外，远端 RTA 和高钾性 RTA 的尿液 pH 值通常<5.5。尿钙升高在远端 RTA 中普遍存在，这也导致了远端 RTA 患者易出现肾脏钙化和结石。

3. 确诊试验　确认 RTA 诊断的试验比较复杂，主要涉及尿液中酸和 HCO_3^- 的测定。高钾性 RTA 由于存在高钾和低醛固酮血症，与远端 RTA 及近端 RTA 之间的区分相对简单，而鉴别近端 RTA 和远端 RTA 则需要不同的方法。

（1）HCO_3^- 负荷试验：可确诊近端 RTA。

原理：近端肾小管功能正常的患者出现酸血症时，血浆 HCO_3^- 浓度降低，外源性给予 HCO_3^- 后，因 HCO_3^- 被小管重吸收，尿液中 HCO_3^- 的水平无改变；在近端 RTA 患者中，由于近端小管重吸收功能受损，输注 HCO_3^- 后，尿中 HCO_3^- 浓度升高。

血清 HCO_3^- 水平明显降低和严重代谢性酸中毒的患者可直接测定尿 HCO_3^- 排出分数，也有助于确诊近端 RTA，计算公式如下：

$$FE_{HCO_3^-}=\frac{\text{尿 }HCO_3^-\text{ 浓度}\times\text{血 }HCO_3^-\text{ 浓度}}{\text{尿肌酐}\times\text{血肌酐}}\times 100$$

若该值>15%可诊断近端 RTA，远端 RTA<5%。近年来也有学者提出，血 HCO_3^- 正常或降低时，该值>3%~5%即需考虑近端 RTA 的诊断。

（2）氯化铵负荷试验：可确诊远端 RTA。正常肾功能的患者给予氯化铵（NH_4Cl）酸负荷后，尿液能正常酸化以缓冲血液 pH；在远端 RTA 和尿 H^+ 及 NH_4^+ 排泌受损的患者中，尿 pH 不会如预期的那样下降。对于可疑或不典型病例，可在停用碱性药物 2 天后开始口服 NH_4Cl 0.1g/(kg·d)（每日量分 3 次，已有明显酸中毒者不适用），连续 3 天后测尿 pH。如果尿 pH 不能降至 5.5 以下，则有诊断价值。

氯化铵负荷试验无法定量 NH_4^+ 排泌值，此时可以进行尿阴离子间隙（urinary anion gap，UAG）测定，作为替代指标。UAG 正常范围为 20~90mmol/L。肾脏通过分泌 NH_4^+ 来酸化尿液，NH_4^+ 通常是与 Cl^- 一起分泌的，因此，测定尿中的 Cl^- 可间接代替 NH_4^+ 的排泌量。在给予正常人 NH_4Cl 负荷后，因为增加的 NH_4^+ 排泌伴随着尿液 Cl^- 的增加，UAG 的正值减小，并最终变为负值；NH_4^+ 排泌障碍的患者 UAG 始终维持正值。对于远端 RTA 的诊断，氯化铵负荷试验是“金标准”，但在明显的高氯代谢性酸中毒和尿液 pH 过高的患者中并不适用，此时，单纯进行 UAG 测量有助于确定远端 RTA 的诊断（图 17-14-7-1）。

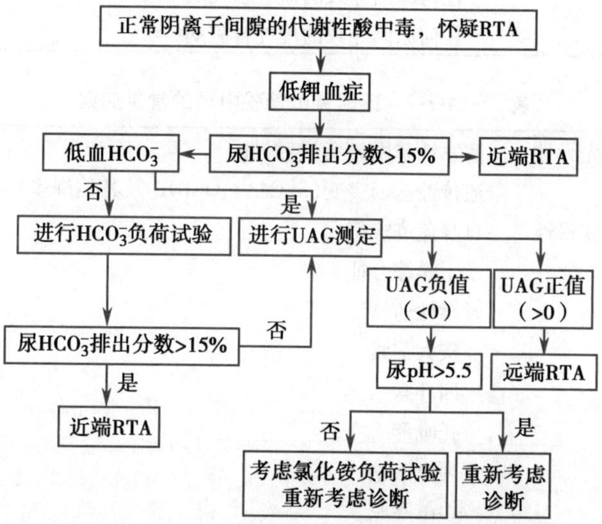

图 17-14-7-1　正常阴离子间隙代谢性酸中毒怀疑 RTA 患者的诊断流程

【治疗】

（一）远端 RTA　治疗目标是改善发育，促进生长并预防骨代谢异常、肾结石和肾脏钙化。高钙尿症与Ⅰ型 RTA 患者的尿枸橼酸不足有关，碱疗法首选枸橼酸钾或枸橼酸钠/钾合剂，一般总量很少需要超过 5mmol/(kg·d) 即可纠正代谢性酸中毒。上皮钠通道（ENaC）阻断剂阿米洛利可用于持续低钾血症的患者。

（二）近端 RTA　治疗原则同Ⅰ型 RTA，但由于 HCO_3^- 丢失多，为纠正酸中毒所用的碱性药物补充量也远较Ⅰ型为多，一般每日 5~10mmol/kg 甚至更多(如 10~15mmol/kg)。但也有人认为,有效的方法应是通过减少细胞外液容量(如限制钠盐摄入、服用噻嗪类利尿剂),造成肾小球滤过率下降,滤过 HCO_3^- 减少来实现。严重骨病患者可试用活性维生素 D 制剂。

(三) 高钾性 RTA　治疗应首先明确病因,特别是用药史。治疗前应了解肾脏排钾情况,尿 NH_4^+ 的排泌、肾素-醛固酮水平。控制高钾最重要,因为降钾本身有时可改善代谢性酸中毒。对醛固酮低下或缺乏者可适当补充。一旦有危及生命的高钾血症出现,应予紧急处理。

推荐阅读

1. BLAINE J, CHONCHOL M, LEVI M. Renal control of calcium, phosphate, and magnesium homeostasis[J]. Clin J Am Soc Nephrol, 2015, 10(7): 1257-1272.
2. FOREMAN J W. Fanconi syndrome[J]. Pediatr Clin North Am, 2019, 66(1): 159-167.
3. ALEXANDER R T, BITZAN M. Renal tubular acidosis[J]. Pediatr Clin North Am, 2019, 66(1): 135-157.
4. YAXLEY J, PIRRONE C. Review of the diagnostic evaluation of renal tubular acidosis[J]. Ochsner J, 2016, 16(4): 525-530.

第十五章　梗阻性肾病

匡鼎伟　郝传明

梗阻性肾病(obstructive nephropathy)是指因为尿流障碍而导致肾脏功能和器质性损害的疾病。尿路梗阻(urinary tract obstruction, UTO)通常是造成梗阻性肾病的重要原因。梗阻性肾病可因梗阻的解除而停止甚至逆转,如果 UTO 没有得到纠正,则可能诱发尿路感染和尿源性脓毒症,最终引起终末期肾病。

【分类】

根据 UTO 的程度,可分成完全性梗阻和不完全性梗阻;根据性质,可分为先天性和获得性;根据病程,可分为急性和慢性梗阻;根据梗阻的部位,可分成单侧性梗阻和双侧性梗阻或腔内梗阻和腔外梗阻。如梗阻发生在输尿管膀胱连接部的上、下,可分为上尿路梗阻和下尿路梗阻。

【病因】

(一) 小儿 UTO　主要为先天性尿路畸形,通常于 6 岁前发病。后尿道瓣膜是先天性 UTO 最常见的原因,与妊娠第 9~14 周里的男性尿道胚胎发育中肾管插入发生异常形成后尿道腔内梗阻性膜状皱褶有关。肾盂输尿管连接部梗阻是指输尿管进入肾脏时发生的部分或间歇性尿流完全阻塞。原发性巨输尿管与妊娠 20 周时远端输尿管的肌肉发育异常或延迟导致形成无蠕动功能的输尿管段有关。

(二) 成人 UTO　主要病因多见尿路结石、前列腺增生或前列腺癌、腹膜后或盆腔肿瘤。主要原因有内源性和外源性两大因素。

1. 内源性 UTO　指由于泌尿道管腔及管壁的异常。

(1) 腔内梗阻:肾脏内梗阻会引起单个或多个肾盏扩大,或称为肾盏扩张。病因包括肾结石、移行细胞癌、本周蛋白、血凝块和坏死脱落的肾乳头。肾盂或其远端的输尿管梗阻可引起广泛肾盏扩张或肾积水,原因包括结石、移行细胞癌、血凝块和真菌球。

(2) 输尿管壁本身障碍:有功能性及解剖性异常两大类。前者常因输尿管纵行肌或环状运行肌障碍,致使尿液不能正常下行。此类梗阻多发生在输尿管盆腔交界处或输尿管膀胱交界处。由解剖性病变造成输尿管壁病变,包括炎症、肿瘤等所造成的狭窄。

(3) 膀胱功能障碍:大多为神经源性,可因先天性肌肉发育不全或脊髓功能障碍等引起。后天性常见于糖尿病、脑血管病变、多发性硬化症或帕金森病等。

2. 外源性 UTO　指除了泌尿道管腔和管壁外的其他因素。常因生殖系统、胃肠系统、血管或后腹膜其他病变引起。前列腺肥大或肿瘤常是男性发病的原因。女性则多因怀孕、子宫或卵巢等病变引起。其他包括克罗恩病或胃肠其他肿瘤、腹膜后病变(炎症、纤维化、肿瘤)引起。

【发病机制】

依照梗阻发生快慢,单侧或双侧,以及梗阻完全程度而有不同。主要病理生理改变如下所述:

(一) 输尿管内压力上升　取决于尿流率、梗阻部位和程度。管腔内压力过高可促使管腔扩张,蠕动加强。如果梗阻较轻,则增高的腔内压可随蠕动的动力作用有时可自行将梗阻部分克服。正常输尿管腔内压力为 0.8~1.33kPa(6~10mmHg),明显梗阻时该压力可达到 5.33~6.67kPa(40~50mmHg)。

(二) 肾血流动力学改变　在急性双侧性梗阻的动物实验中可观察到肾血流量(renal plasma flow, RPF)先有短暂上升,但之后(约 1 小时后)即减少,肾小球滤过率(glomerular filtration rate, GFR)下降。早期 RPF 升高与局部前列环素和前列腺素 E 产生增加有关,而后期下降与血管紧张素Ⅱ、血栓烷 A_2、抗利尿激素产生增加、一氧化氮(NO)产生减少有关。致密斑在此过程中起着重要的调控作用。慢性单侧梗阻时 RPF 一般下降 40%左右,双侧性梗阻 RPF 为正常的 60%~70%。急性单侧梗阻时 RPF 改变可以不十分明显,对侧 RPF 可代偿性上升,其机制可能是肾-肾反射被激活所致。

（三）GFR 下降　取决于梗阻的严重程度和持续时间。梗阻使近端小管内压力上升，导致肾小球跨毛细血管膜净水压压力梯度的下降，进而造成 GFR 的下降。急性梗阻在数小时后 GFR 便开始下降，至 24 小时时下降至正常的 30%。在输尿管慢性部分梗阻 GFR 可保持不变或缓慢降低，但完全梗阻后便进行性下降。在输尿管完全梗阻时，1 周内解除梗阻可使 GFR 相对完全恢复，而梗阻 12 周后 GFR 极少恢复或完全不会恢复。

（四）肾小管功能　部分非完全性的梗阻可出现远端肾小管功能障碍，其主要表现为肾脏的尿液浓缩功能和小管酸化功能障碍。这与不完全性梗阻后髓质渗透梯度的破坏及小管压力变化后对水钠代谢异常等有关。

（五）间质纤维化　是长期尿路梗阻后一个常见肾脏组织表现，其过程主要与细胞外基质蛋白的合成与降解失衡、小管上皮细胞损害有关。

（六）肾脏代谢的变化　在梗阻性肾病的肾脏中尚存在一些代谢性障碍，除远端部位肾小管有环磷腺苷（cyclic adenosine monophosphate，cAMP）产生障碍外，尚有对 PTH 反应障碍、泌 H^+ 及 HCO_3^- 重吸收障碍、Na^+-K^+-ATP 酶、Mg^{2+}-ATP 酶障碍、ATP 产生障碍，以及葡萄糖氧化、糖原新生等许多代谢障碍。

（七）梗阻解除以后肾功能改变　完全性梗阻 24 小时后解除，GFR 需 14~60 天才能恢复到稳定水平，但仍有约 15% 的肾小球功能不可逆减退。RPF 在梗阻解除后大多可渐渐上升，但因血液大多重新分布到髓质，所以改善有限。

在双侧梗阻解除后常可出现“梗阻后利尿”的现象，给予抗利尿激素并不能纠正，其机制有：①肾乳头间质内溶质含量的减少；②远端肾小管上水通道蛋白表达减少；③存在髓袢对 NaCl 重吸收障碍；④集合管对抗利尿激素和 cAMP 反应性下降；⑤cAMP 产生障碍；⑥近髓肾单位的永久功能丧失而影响髓质渗透梯度的形成。

【病理】

早期主要为肾小管管腔扩张，以集合管及远端小管为主。后期肾小管上皮细胞变为扁平并渐萎缩，病变由远端部分肾小管逐渐迁延到近端肾小管。肾小球在早期病变不明显，鲍曼囊可以扩张，肾小球周围渐渐出现巨噬细胞浸润、纤维化形成。其后小管-间质慢性炎症细胞、成纤维细胞或肌纤维母细胞浸润明显，间质纤维化加剧，小球部分可以完全塌陷或出现硬化，肾血管也可产生缺血硬化样改变。

【临床表现】

患者可无症状或表现多样化，根据梗阻部位、梗阻程度、梗阻发展的速度而有不同。

（一）疼痛　典型的表现为肾绞痛，可以是持续性但常阵发性加剧。肾盂或输尿管上段梗阻往往有腰部疼痛，而输尿管下段梗阻时疼痛可向会阴部放射。严重时可出现恶心、呕吐或食欲不振。慢性梗阻性肾病患者通常没有疼痛。

（二）排尿异常　双侧完全性梗阻可以造成无尿，但大部分患者梗阻并不完全，因此常呈多尿，常伴有烦渴。在合并感染时，可出现膀胱刺激症状。由膀胱颈部阻塞引起者则可有尿潴留、尿流变细等表现。结石、肿瘤等可以出现肉眼血尿。

（三）肾盂积水、肾实质萎缩和肾功能不全　若梗阻持续，则可在梗阻的近侧端出现扩张，表现为肾盂积水。但许多梗阻性肾病（例如肾内梗阻、先天性输尿管畸形）并不一定有肾盂积水。梗阻侧肾脏常有体积增大、实质变薄，但若为不完全性、间歇性的长期梗阻，导致肾脏硬化时体积变小。梗阻若持续，最终可发展至终末期肾病。急性肾损伤常见于尿路完全性梗阻早期。

（四）高血压　可能与肾素分泌过多或水、钠调节机制障碍有关。一般由单侧梗阻导致的高血压以肾素依赖型为多，双侧病变引起者则水钠依赖型占多数。

（五）反复或难治性尿路感染　可发生于任何部位尿路梗阻，但常见于低位梗阻。感染发生与尿流不畅有关。

（六）红细胞增多症　少见。主要由梗阻引起肾脏缺血而刺激红细胞生成素分泌过多所致。在纠正梗阻后可以改善。

（七）酸中毒　慢性梗阻患者通常存在高钾性远端肾小管酸中毒，其原因可能为盐皮质激素抵抗伴远端小管钠重吸收受损，以及转运蛋白（如顶侧膜 $Na^+/K^+/2Cl^-$ 协同转运蛋白、钠通道以及基侧膜的 Na^+-K^+-ATP 酶）活性降低引起的管腔负电位差丧失。

（八）尿性腹水　新生儿或婴儿梗阻性肾病时，偶见尿液自发性外渗入腹腔，引起尿性腹水。此时腹水肌酐/血清肌酐比率变为 3∶1，而非尿性腹水比例为 1∶1，此点可供鉴别。

【诊断】

尿常规检查依病因不同而异。大多有蛋白尿，但定量一般 <1.5g/d。常可见红细胞、白细胞。肾乳头坏死引起者，典型的尿色呈洗肉水样，经纱布滤过后可见坏死组织。合并感染者的尿 pH 常升高。

贫血常继发于慢性梗阻引起的尿毒症。当远端肾小管酸中毒存在时，出现高氯性代谢性酸中毒。

B 超检查属非创伤性，不依赖肾功能，故为首选检查。除可测得肾脏大小外，还可探得肾盂积水或结石。如果检查中发现残余尿增多，则提示可能有前列腺肥大、肿瘤或者神经源性膀胱。多普勒超声提示，单侧梗阻侧肾动脉阻力指数>0.7。腹部 X 线片检查简单易行，可以显示 90% 的结石和其他置入物（如支架）。必要时可通过静脉肾盂造影（intravenous pyelogram，IVP）或逆行尿路造影来明确梗阻的部位和性质。

通常对超声检查有疑问、肾脏显示不清或梗阻性质不明时，可采用 CT 检查，特别是由肿瘤、腹腔后病变等引起者。但增强 CT 对肾功能已明显受损的患者则应慎用。如果怀疑梗阻性结石，优选非增强 CT。近年来，通过血氧依赖的磁共振成像技术来反映器官组织的能量消耗，被用于评价急性输尿管梗阻后肾脏 RPF 的变化和 GFR 功能，此技术不需造影剂，有助于判断梗阻肾的功能预后。

放射性核素检查可灵敏地显示分侧肾功能，但对梗阻定位较差。肾图和泌尿系统动态显像检查期间，静脉注射呋塞米

0.3~0.5mg/kg,可有助于确定有无机械性梗阻。

尿液肾损伤分子-1、尿液肝型脂肪酸结合蛋白和尿液中性粒细胞明胶酶相关脂质运载蛋白被证实可用于早期诊断梗阻性肾病的发生和预测远期肾脏损害转归。

【治疗】

(一)去除梗阻 根据病因和梗阻部位而定。小于5mm的结石常可自行排出。震波碎石方法一般对7~15mm大小的结石较有效。在输尿管中下段结石经保守治疗后仍无效者,应采用在输尿管镜下逆行取石。对已有肾功能损害或用上法不能成功者,则需考虑外科手术解除梗阻。对急性尿潴留患者,应选择经尿道置入导尿管或耻骨上造瘘置入导尿管以膀胱减压。外源性压迫输尿管引起的UTO患者需积极评估治疗对策,可临时置入输尿管D-J管恢复尿路通畅。

(二)延缓梗阻性肾病的进展 伴高血压者应予降压药物治疗。近年来证实,血管紧张素转换酶抑制剂和血管紧张素受体拮抗剂可延缓梗阻性肾病的进展。对于有酸中毒的病例,则应纠正酸中毒。

(三)感染及其他并发症的治疗 尿路梗阻常合并有感染,不少病例梗阻并不完全,但因继发感染造成水肿、炎症分泌物阻塞等可使梗阻变得更明显。使用抗生素的剂量、疗程及选择用药,需依据感染的严重程度、病程、病原菌培养结果及肾功能情况而加以调整。通常在药物敏感试验出结果之前,就应选用在肾脏和尿中浓度高的抗生素,疗程要长,通常3~4周。对于肾功能已不可逆地完全丧失且反复发生感染的肾脏,则可考虑肾切除。常用非甾体抗炎药和阿片类药物来控制急性肾绞痛。在保守治疗的基础上加用α受体拮抗剂治疗4周,可能有助大于5mm但不超过10mm的结石自发排出。

梗阻或梗阻解除后所出现的多尿等造成的水、电解质紊乱等障碍,应及时予以纠正。对于已出现急性、慢性肾衰竭者则必要时应予透析治疗,终末期肾衰竭也适合肾移植,但手术前通常做双肾切除以去除感染灶。

推荐阅读

1. CHEUNG K W, MORRIS R K, KILBY M D. Congenital urinary tract obstruction[J]. Best Pract Res Clin Obstet Gynaecol, 2019, 58: 78-92.
2. FRØKIAER J. Urinary Tract Obstruction[M]//SKORECKI K, CHERTOW G, MARSDEN P, et al. Brenner and Rector's the kidney. 10th ed. Philadelphia, PA: Elsevier, 2015: 1257-1282.

第十六章 肾 石 症

俞小芳 钟一红 丁小强

肾石症(nephrolithiasis)是指在肾小管或肾集合系统形成的晶体物质,部分可随尿液排入输尿管或膀胱,成为输尿管结石或膀胱结石。随着全球工业化的发展,肾结石的患病率不断上升。男女比例为(2~4):1,男性发病高峰在30~60岁,女性发病高峰在20~40岁。

【病因与发病机制】

肾结石的形成通常是由于尿液中的盐因各种因素造成溶解和沉淀失衡所致。一方面,肾脏要重吸收水分,并分泌一些溶解度较低的代谢产物;另一方面,尿液中含有一些抗晶体形成的物质,来维持溶解和沉淀的平衡。当不溶性物质分泌速率增加和/或水分重吸收过度,或当尿中结晶形成抑制物含量减少时,尿液便会呈现过饱和状态,导致晶体析出并逐渐增大、聚集,最终形成肾结石。

反复发作肾结石的成年患者和初发的肾结石儿童均应进行全面评估,以明确结石成因,指导治疗,预防发作。评估的基本内容包括一份完整的病史:既往结石发作的频率、程度、结石大小和数量、首发年龄、手术干预措施、尿路感染、肠道病变或肠道手术史、腹泻或滥用泻药史、结石家族史以及提示甲状旁腺功能亢进(简称甲旁亢)的症状或体征等。此外,还应包括饮食饮水习惯、维生素(如维生素C、维生素D)和其他微量元素的补充、药物应用(如乙酰唑胺、利尿剂)等。实验室检查包括尿沉渣镜检检测晶体的情况,24小时尿定量分析尿钙、草酸、尿酸、pH、尿量、肌酐和枸橼酸的排泄,有条件的实验室还可检测草酸钙、磷酸钙和尿酸饱和度用于病情分析。

【肾结石的分类】

目前肾结石70%~80%为草酸钙结石、磷酸钙结石或两者的混合物,10%为鸟粪石,10%为尿酸结石,其余不到1%为胱氨酸结石或药物相关肾结石。男性多见含钙结石和尿酸结石,女性多见鸟粪石。绝大多数含钙肾结石能在X线片上显影。

(一)含钙结石 含钙结石是由草酸钙结石或草酸钙与磷酸钙/尿酸钙组成的混合结石。高尿钙、尿量减少和低枸橼酸尿的患者容易发生含钙结石。碱性尿会促进磷酸钙结石的形成。高草酸尿是草酸钙结石形成的危险因素,常发生于肠道疾病和遗传性草酸代谢障碍的患者。饮食中草酸的摄入对结石的形成也非常重要,大量食入则增加尿中草酸排泄,从而促进草酸钙结石的形成。大剂量维生素C治疗时,维生素C的代谢将增加草酸的生成。外科减重手术多采用Rou-Y吻合、胃部分切除等,容易导致吸收不良,草酸钙结石形成渐成为该治疗的常见并发症。腹泻可以导致容量不足和尿量减少，同时大便中碳酸氢盐的丢失导致代谢性酸中毒，使得尿中 pH 下降及低枸橼酸尿，亦可致尿酸结石和草酸钙结石的形成。

（二）尿酸结石 单纯的尿酸结石可透光，因此 X 线检查不能显影，但超声波和 CT 仍可探测到。尿酸结石可发生于高尿酸血症的患者中，15%～20%的尿酸结石患者有痛风史。饮食中摄入高动物蛋白，由于嘌呤含量增加，使血尿酸增加，从而增加尿酸结石形成的危险。当尿 pH<5.5 时，尿酸溶解度下降；而当 pH>6.5 时，尿酸溶解度增加。

（三）鸟粪石 鸟粪石又称为磷酸镁氨结石或感染性结石。女性发病率高于男性。此类结石由细菌性上尿路感染所致，通常为产尿素酶的细菌（常见为变形杆菌和克雷伯菌）感染。正常情况下尿磷酸铵未达到饱和，而尿素酶可将尿素分解为 NH_3 和 CO_2，NH_3 水解为 NH_4^+ 并使尿液 pH 升高至 8 或 9，与 CO_2 水合为 H_2CO_3，进而解离成 CO_3^{2-}，后者结合钙离子生成 $CaCO_3$。最终 NH_4^+ 与 PO_4^{3-} 和 Mg^{2+} 结合形成了 $MgNH_4PO_4$（鸟粪石）。鸟粪石也可继发于含钙结石、尿酸结石和胱氨酸结石发生感染后，特别是接受器械操作的患者。

（四）胱氨酸结石 只存在于胱氨酸尿患者中，这是一种常染色体隐性遗传病，在美国成人中的发病率是 1∶15 000，肾结石是唯一的临床表现，系肾小管转运功能异常、尿中排出大量胱氨酸所致。胱氨酸尿男女患病率相同，但男性患者症状更为严重。结石形成于疾病的最初 10～40 年间，且会逐渐变大、多发和双侧改变。尿中找到典型的六角形晶体，可确诊该病。尿路感染和梗阻常见。

【临床表现】

一颗肾结石一般需要数周到数月的时间才能形成，但临床表现隐匿，可以数年甚至数十年没有症状。当症状或体征出现时，往往是结石移动到输尿管所致，并非结石的形成。

（一）急性肾绞痛 当肾结石进入输尿管或嵌顿于肾盂输尿管连接处时，常因梗阻而疼痛和出血。典型的症状是突发的一侧腰背部剧烈绞痛，间歇性发作，进行性加重，需要镇痛药物控制。常伴有恶心、呕吐、大汗淋漓等症状。不同部位结石导致的输尿管或肾盂平滑肌痉挛，表现出不同的放射痛：如结石在输尿管上段，疼痛可向前放射；如在输尿管下段，疼痛可放射至男性的同侧睾丸或女性的同侧阴唇；如在输尿管膀胱开口处，则为尿道和阴茎头部的疼痛，同时有尿频尿急。当双侧输尿管完全梗阻或孤立肾输尿管完全梗阻时，可引起尿闭，造成急性肾损伤。当结石排入膀胱，随输尿管痉挛解除，肾绞痛可突然消失。

肾绞痛可引起高血压和心动过速，但一般很少有发热，除非合并尿路感染。

查体可见明显肋脊角叩痛。由于肾脏位于后腹膜，因此腹壁柔软，一般没有压痛和反跳痛。

血常规基本正常，部分患者可有白细胞升高。镜下血尿多见，肉眼血尿少见，也可没有血尿；伴少量白细胞。血生化检查基本正常，血肌酐升高可见于孤立肾、尿路明显梗阻或合并脱水患者。

CT 平扫已取代静脉肾盂造影成为肾结石诊断的"金标准"，能够发现被静脉肾盂造影忽略的 1mm 大小的结石。除传统的不透光结石外，CT 还可检出尿酸结石而无需使用造影剂。CT 还可用于鉴别其他可能引起上腹痛的疾病。在检测肾脏或输尿管结石方面，超声的敏感性不及 CT，且只对肾脏和近端输尿管的结石敏感，而错过大部分中下段输尿管结石，但超声检查价格便宜且无放射性，比较适合儿童和孕妇急腹症的鉴别诊断。

（二）慢性肾结石 很多有肾结石史的患者可仅有少许镜下血尿，而慢性的腰痛或背痛极少见，甚至没有任何临床症状。体检一般无异常，但可做尿路影像学检查来全面评价。腹部 X 线检查因价格低廉，辐射量小于 CT，可用于监测新肾石的形成，或原有肾石大小的变化。钙盐结石、胱氨酸结石和鸟粪石均是不透光结石，而尿酸结石是透光结石。

【治疗】

（一）急性发作的处理 急性发作时的外科手术适应证是：梗阻、尿路感染、肾功能减退、顽固性疼痛或呕吐、孤立肾或移植肾的梗阻。首先要止痛，可使用 NSAIDs，与麻醉药物止痛效果相同，且无明显恶心，但肾功能不全者慎用。疼痛与肾包膜被牵拉有关，因此顽固性疼痛可能需要尽快解除梗阻。静脉扩容也很重要，一方面可以纠正因水摄入不足或呕吐所导致的容量不足，另一方面可以通过促进尿量的增加加快结石排出。

如无手术指征，可先行内科排石治疗，但当结石直径大于 5～6mm 时，结石排出的可能性小。重复影像学检查可以了解结石的排出过程，对于不透光结石可行 KUB 检查，而透光结石可行 CT 检查。如果随访 1 个月后结石仍没有移动，就需要泌尿外科的介入。

（二）外科治疗 直径较大的输尿管上段结石自行排出的可能性极小。如患者肾绞痛急性发作，且预测结石短时内不能自行排出，可让患者先回家口服止痛药并密切观察，如出现发热或药物不能控制的疼痛，需尽快手术治疗。

1. 体外冲击波碎石术（ESWL） 通过冲击波碎石使结石在肾脏、肾盂、输尿管原位粉碎。在多重冲击波碎石后，大部分结石能够变成粉末，数日或数周后能自行排出体外。目前 ESWL 渐成为临床治疗泌尿系统结石的标准手段。但该技术对于肾下盏结石的治疗存在一定限制，且术后出现泌尿道损伤的发生率也较高。合并有出血性疾病、妊娠、失代偿性血管疾病、肥胖、肾功能不全者慎用该治疗。胱氨酸结石由于结石非常坚硬，也不推荐 ESWL 治疗。

2. 经皮肾镜取石术 属于微创治疗的一种，需将膀胱镜类的装置通过在体表的小切口进入肾盂，随后通过超声波或激光碎石。但肾镜的临床应用率并不高，多用于治疗复杂性肾结石，如肾结石直径>2cm、胱氨酸结石、鹿角形结石、合并梗阻性尿路疾病、其他治疗方法失败者。

3. 腹腔镜肾盂及输尿管切开取石术 针对一些无法采取

体外冲击波碎石术进行治疗的患者可经腹腔镜肾盂、输尿管切开术取石治疗，该技术属于微创操作，损伤较小，安全、有效，术后患者恢复较快。

4. 开放手术　针对一些复杂肾结石，体外冲击波碎石术、输尿管镜碎石术及腹腔镜治疗失败者，合并有复杂解剖结构者方选择开放手术治疗。

（三）内科治疗　对于无外科手术适应证且结石直径<0.6cm者，多采取内科保守治疗，包括饮食和药物治疗。

1. 饮食治疗　饮食治疗的前提是了解肾结石的成因，此时患者评估显得尤为重要。液体摄入非常重要，建议肾结石患者每日尿量>2.5L。避免饮用咖啡、茶、啤酒、红酒及含糖饮料。不建议限制饮食中钙的摄入，因为钙摄入减少后肠道内难溶性草酸钙的形成也会减少，导致肠道内草酸吸收增加，使得尿液中草酸排泄增加，易形成草酸结石。需要限制草酸摄入。常见的高草酸食物有苋菜、韭菜、西芹、菠菜、木薯、甜菜、大黄、巧克力和坚果等。高草酸的食物多富含纤维、微量元素和矿物质，经常被认为是健康食物而推荐给高血压、高血脂和糖尿病患者，而当他们合并肾结石后，又慎用此类食物，需要个体化给患者制定饮食方案。

2. 药物治疗

（1）含钙结石：①噻嗪类利尿剂：如氢氯噻嗪、吲达帕胺，可以通过促进尿液中钙的重吸收抑制含钙结石的形成，因此可用于高尿钙患者的治疗。但利尿剂易导致低钾血症，可通过测定尿液pH及尿中枸橼酸的值选择补充枸橼酸钾或氯化钾预防低钾。②枸橼酸钾：10%~60%的含钙结石患者合并低枸橼酸尿，对于此类患者，补充枸橼酸钾可预防结石的复发，同时可抑制尿液中钙的排泄。常用剂量为10~30mmol每天2次。需定期监测血钾水平，对于并发高钾血症的患者，可考虑使用碳酸氢钠、枸橼酸和枸橼酸钠合剂替代。③别嘌醇：约20%的含钙结石患者合并有高尿酸尿，对于此类患者，如通过饮食无法降低尿中尿酸的水平，建议使用别嘌醇。此外，别嘌醇同时具有独立于降尿酸作用外的抗氧化作用，对抑制结石的形成有一定作用，但需注意过敏和肝损伤等不良反应。④吡哆醇：是维生素 B_6 的组成成分。补充吡哆醇，可适当减少患者尿中草酸的含量，从而减少草酸钙结石的形成。

（2）尿酸结石的治疗：由于尿酸容易在碱性尿液中溶解，因此碱化尿液在尿酸结石的治疗中尤为重要。目标尿pH为6.0~6.5，首选药物为枸橼酸钾，对于无法耐受其不良反应，可用碳酸氢钠替代。若患者血尿酸水平升高，需要低嘌呤饮食，同时使用别嘌醇减少尿酸的生成。新药非布司他为非嘌呤类的黄嘌呤氧化酶抑制剂，皮肤过敏等不良反应少，降尿酸作用强大而持久，但需注意肝功能损害等不良反应。

（3）鸟粪石的治疗：鸟粪石由于多数直径较大，首选手术治疗。将结石完全取出后继以尿路灭菌治疗是治疗鸟粪石的有效措施。应用尿素酶抑制剂乙酰氧肟酸，可延缓结石的生长和新结石的形成，但乙酰氧肟酸有许多不良反应，如头痛、震颤和血栓静脉炎，这些限制了它的临床应用。低盐饮食也有助于预防鸟粪石。

（4）胱氨酸结石的治疗：胱氨酸结石除大量喝水外无特别饮食推荐，每日尿量需达3L以上。碱性尿液可增加胱氨酸的溶解度，但需尿pH>7~7.5，首选枸橼酸钾。不能大量饮水及碱化尿液的患者可服用含硫醇的药物如青霉胺和硫普罗宁，这些药物可以增加胱氨酸的溶解度，但青霉胺不良反应大。卡托普利可通过它的巯基与半胱氨酸形成二硫键，从而增加胱氨酸的溶解度，也可能用于胱氨酸结石的治疗，但目前疗效尚不清楚。低动物蛋白饮食可减少胱氨酸前体物质蛋氨酸的形成，也可能有助于减少胱氨酸结石的生成。

3. 中成药治疗泌尿系统结石　除以上药物与外科手段治疗泌尿系统结石外，随着中医药技术的发展，中成药在泌尿系统结石的治疗中也发挥了一定的作用。研究显示，肾石通冲剂、排石颗粒、琥珀消石颗粒、消石片、复方金钱草颗粒和石淋通片等对泌尿系统结石均有较好的临床疗效。

推荐阅读

SKORECKI K, CHERTOW G, MARSDEN P, et al. Brenner and Rector's the kidney[M]. 10th ed. Philadelphia: Elsevier, 2016.

第十七章　肾脏囊肿性疾病

朱彤莹

肾脏囊肿性疾病（cystic kidney disease）是指在肾脏内出现单个或多个内含液体或半固体碎片的良性囊肿的一组疾病。囊肿可发生在一侧或双侧肾脏，呈单个或多个，在皮、髓质部位都可发生；多为遗传性，也可为获得性；可发生在婴儿期，也可见于老年人。其发病机制和疾病发展过程尚未完全清楚，但至少包含以下三个因素：覆盖于囊肿壁内层上皮细胞增殖，持续或间断性向囊内分泌液体，以及包绕囊肿的细胞外基质改变。目前对该病的认识还不全面，缺乏统一的分类依据，本章将其分为六大类（表17-17-0-1）。特定的肾脏囊肿性疾病可对应特征性的临床表现（表17-17-0-2）。

表 17-17-0-1　肾脏囊肿性疾病分类

多囊肾病
常染色体显性遗传多囊肾病(autosomal dominant polycystic kidney disease,ADPKD)
常染色体隐性遗传多囊肾病(autosomal recessive polycystic kidney disease,ARPKD)
围产期型、新生儿型、婴儿型、少儿型
获得性肾囊肿病(acquired cystic kidney disease,ACKD)
肾脏髓质囊肿病
髓质囊肿病(medullary cystic disease,MCD)
常染色体隐性遗传、常染色体显性遗传、肾-视网膜发育不良
海绵肾(medullary sponge kidney,MSK)
单纯性肾囊肿(simple renal cyst,SRC)
囊性肾发育不良
其他
遗传性
结节性硬化综合征(Bourneville 病)、von Hippel-Lindau 综合征
非遗传性
孤立性多囊肿、肾盂肾盏囊肿、肾脏淋巴管瘤病、肾门及肾周假囊肿

表 17-17-0-2　肾脏囊肿性疾病的特征

项目	SRC	ADPKD	ARPKD	ACKD	MCD	MSK
遗传方式	不遗传	常染色体显性遗传	常染色体隐性遗传	不遗传	多样	不遗传
发病率	常见,随年龄增长而升高	1/(400~1 000)	1/20 000	40%的透析患者	罕见	常见
起病年龄	成人	通常在成人	新生儿、儿童	中、老年人	青少年、青年	成人
起病症状	偶尔发现血尿	腰痛、血尿、感染、家族史	腹部肿块、肾衰竭、生长发育迟缓	血尿	多尿、夜尿、烦渴、肾衰竭、生长发育迟缓	偶尔发现尿路感染、血尿、肾结石
血尿	可见	常见	可见	可见	少见	常见
反复感染	少见	常见	可见	无	少见	常见
肾结石	无	常见	无	无	无	常见
高血压	少见	常见	常见	原发病引起	少见	无
诊断方法	超声	超声	超声	CT	无可靠方法	静脉肾盂造影
肾脏大小	正常	正常或增大	初始时增大	缩小或正常偶有增大	缩小	正常

注:SRC. 单纯性肾囊肿;ADPKD. 常染色体显性遗传多囊肾;ARPKD. 常染色体隐性遗传多囊肾;ACKD. 获得性肾囊肿病;MCD. 髓质囊肿病;MSK. 海绵肾。

第一节　单纯性肾囊肿

单纯性肾囊肿(simple renal cysts,SRC)最为常见,一般不伴有肾功能减退。随着年龄增长,其发生率逐渐升高。

【病因与发病机制】

病因和发病机制尚未完全阐明,目前认为它不具遗传性而是后天获得。

【病理】

囊肿可为单个或多个,常累及单侧肾脏,可伴对侧肾病变,偶尔可数目巨多,易与 ADPKD 及 ACKD 混淆。囊肿常位于肾皮质,在皮质深层和髓质部位的相对少见。

【临床表现】

大多数患者无症状,超声波等影像学检查时偶然发现。有些患者可扪及腹部包块(儿童患者较多见,多见于肾下极的较大囊肿)。较大囊肿牵拉肾包膜或压迫肾实质,或囊肿出血、感染等会出现胁腹部疼痛。

【诊断】

主要依靠影像学检查(B 超或 CT)。鉴别诊断需排除恶性肿瘤,有报道二者同时存在的发生率为 2%~4%。若患者有多个囊肿,需要与多囊肾相鉴别。

【治疗】

无并发症者,无需治疗,定期复查。反复感染、严重血尿、并发高血压、合并肿瘤、有破裂可能或已破裂的患者应考虑尽早治疗。对直径超过4cm的较大囊肿,可考虑穿刺抽液并注入硬化剂以防复发。对体积大于500ml的巨大囊肿、有恶变倾向或穿刺后复发的患者,应行囊肿切除甚至肾切除术。

第二节 多囊肾病

多囊肾病(polycystic kidney disease,PKD)是一种先天性肾脏异常,为遗传性疾病,双侧肾脏的皮髓质均可累及,双肾多个小管节段或肾小球囊进行性扩张,形成多个液性囊肿,导致不同程度的肾功能损害。按遗传方式分为Ⅰ型(常染色体显性遗传多囊肾病)和Ⅱ型(常染色体隐性遗传多囊肾病)。

一、常染色体显性遗传多囊肾病

常染色体显性遗传多囊肾病(autosomal dominant polycystic kidney disease,ADPKD)曾被称为成人型多囊性肾脏病,是最常见的多囊肾病,具有遗传异质性。全球发病率为1/(1 000~2 500)。男女罹患机会无明显差异。主要表现为肾脏囊肿的发生、增多和增大,多系统受累。本病在严重程度、进展至终末期肾病的时间及肾外表现等方面的个体差异很大,甚至体现在同一家系中。

【病因与发病机制】

PKD1和PKD2两个基因突变可致ADPKD。PKD1基因位于16号染色体(16p13.3),编码多囊蛋白1(polycystin1,PC1),占ADPKD患者的85%。PKD2基因位于4号染色体(4q21),编码多囊蛋白2(polycystin2,PC2),约占患者中的15%。两种多囊蛋白的比较见表17-17-2-1。具有PKD2突变的患者肾功能损害进展稍慢。同时具有两者突变(transheterozygotes)的患者病变更加严重。还有极少数患者发现存在PKD3基因,但确切的异常位点尚未定位。目前为止,已经发现PKD1基因中有1 923种截断突变,但主要发生在3'端。而5'端突变的患者病变更重,更容易伴有颅内血管瘤及血管瘤破裂出血。而在PKD2基因中,目前发现有241种类型各异的突变。

表17-17-2-1 两种多囊蛋白的比较

类别	PC1	PC2
基因长度/kb	54	68
外显子数目	46	15
mRNA长度/kb	14	5.4
氨基酸数目	4 302	968
相对分子质量	462 000	110 000
跨膜区数目	11	6
蛋白质结构	NH_2-端2 500个氨基酸位于胞外,COOH-端位于胞内	NH_2-端和COOH-端均位于胞内
在肾脏中的表达部位	主要局限在集合管	髓袢升支粗段和远端集合管
在细胞内的分布	初级纤毛,黏合连接(adherens junctions),桥粒(desmosomes),黏着斑(focal adhesions),胞间囊泡,泌尿器官的外泌小体	初级纤毛,基侧膜,内质网,中心小体(centrosome),分裂细胞的纺锤丝,泌尿器官的外泌小体(exosome)
推测可能具有的功能	经过胞内磷酸化途径,通过胞外基质和细胞骨架与E-钙黏蛋白和α、β和γ连环蛋白相联系,介导细胞与细胞,细胞与基质的相互作用	电压依赖型钙钠通道

仅有1%左右的肾单位会演变成肾囊肿,以往认为患者从父母一方遗传了含有突变PKD1或PKD2的基因,从另一方遗传了野生型基因,这种先天存在的突变PKD1或PKD2基因影响到所有细胞,出生后少数细胞的正常等位基因又在感染、中毒等外界因素作用下发生体细胞突变(somatic mutation),即"二次打击模型(two-hit model)",双重突变导致细胞正常功能丧失,后一次"打击"触发囊肿形成并决定其发生时间和部位。然而,PKD1或PKD2的单一等位基因不足会产生正常基因产物水平的随机波动,即便没有体细胞突变的"二次打击",也会降低疾病产生的阈值(单一等位基因不足模型)。目前越来越多的证据支持单一等位基因不足模型。当然,PKD1和PKD2单倍体状态的基因不稳定性也会增加体突变二次打击的可能性,导致囊肿的形成和疾病的进展。

PC1和PC2通过细胞内的羧基端螺旋区相互连接作用,促进PC1转移到浆膜上,并稳定PC2的钙通道活性。PC1或PC2的缺乏或不足会导致细胞内钙离子浓度的下降,从而刺激环磷腺苷(cAMP)介导的囊肿上皮细胞的增生。

具有高增殖指数的肾小管的发育更容易受PC1和PC2水

平减少的影响。而疾病的严重程度取决于基因灭活的时间。小鼠实验中如果 PKD1 和 PKD2 基因在尚未成熟的小管上皮细胞增生过程中灭活，就会引起巨大的囊肿及胚胎或新生儿期死亡。而如果基因灭活发生在肾脏上皮细胞已经分化成肾单位后，则病变较轻。

【病理】

ADPKD 患者早期肾脏大小正常，后期则增大，并出现形态异常。囊肿呈球形，大小不一。初起时肾内可仅有少数囊肿，随病程进展而渐增多，最终全肾均被囊肿所占，肾脏可达足球大小。光镜下，囊肿间尚可见到完整肾结构，从正常表现到肾小球硬化，小管萎缩、间质纤维化等程度不一，这些改变均为囊肿压迫引起肾缺血所致。囊液一般较清晰，当出现囊内感染或出血时则可为脓性或血性。

【临床表现】

（一）肾脏表现

1. 腹部肿块　肾脏增大到一定程度可被扪及，表面呈结节状，合并感染时伴压痛。

2. 腰、腹痛　比较常见，见于 60%的患者，可为持续性或间歇性发作，程度较轻，如突然出现剧痛或疼痛加剧需考虑是否有囊肿破裂、尿路梗阻或合并感染等可能。

3. 尿常规异常　主要表现为血尿或蛋白尿，30%～50%患者有镜下或肉眼血尿，肾脏增大及高血压患者更常见。蛋白尿多为轻度（小于 1g/24h）并呈持续性。如果出现大量蛋白尿，往往提示合并其他肾小球疾病。出现尿路感染时，尿中可出现白细胞甚至脓细胞。

4. 高血压　常见且发生较早，30%的儿童和 60%成人患者在病程中出现高血压，大都先于肾功能减退，和肾脏增大、囊肿扩大的程度相关，并对以后的肾损害进展起促进作用。ADPKD 的高血压发生机制主要与肾素-血管紧张素系统、交感神经、内皮素、血管升压素系统亢进，以及肾小管水、钠重吸收增加有关。

5. 肾脏浓缩功能减退　表现为多尿及夜尿，但程度较轻。

6. 肾功能损害　随着年龄增长，发生率增高。有资料表明，具有 PKD1 基因突变，男性，发病早，伴有高血压、蛋白尿和/或血尿患者较早出现肾功能受损。临床上肾脏体积增大的速度可以很好地反映肾脏病变进展的速度。

（二）肾外表现

1. 囊性表现　ADPKD 为系统性疾病，囊肿还可累及其他器官，其中肝囊肿最为常见，占总数的 40%～60%，合并概率随年龄增长而上升，60 岁以后约 73%的患者合并肝囊肿，但肝功能损害及门静脉高压者罕见。女性易受累，妊娠后肝囊肿的数量及大小均增加。少数患者可出现腹痛及呼吸困难等巨型肝大症状。胰腺囊肿的发生率约 10%。5%患者有脾囊肿、甲状腺、卵巢、附睾等囊肿。精囊囊肿是引起男性不育的潜在原因。

2. 非囊性表现　①动脉瘤：如腹主动脉瘤或胸主动脉瘤等。国外资料提示，4%～11.7%的患者伴颅内动脉瘤，常具有家族史，有些可以蛛网膜下腔出血起病。②心血管系统：二尖瓣脱垂、二尖瓣反流、主动脉瓣关闭不全、三尖瓣反流等心瓣膜病变。26%患者合并二尖瓣脱垂，部分可出现黏液瘤变性。另外，在血压正常患者中，左心室肥厚也较常见。③食管裂孔疝、肠道憩室、腹股沟疝等。④由于囊内促红素生成异常增加，可出现红细胞增多症，或表现在终末期 ADPKD 患者贫血程度较轻。

【并发症】

尿路感染最常见，大多为下尿路感染，也可出现肾盂肾炎、囊肿感染等。其他并发症有尿路结石、梗阻，动脉瘤破裂出血，特别是颅内动脉瘤破裂占 ADPKD 患者死亡的 4%～7%。极少数情况下可出现囊肿癌变。

【诊断与鉴别诊断】

早期肾囊肿很小，无临床表现时，诊断较难。影像学检查发现双侧肾皮、髓质布满大小不等的囊肿，结合上述临床表现和家族史可明确诊断。对于肾外表现不明显、家族史不明确、只有单侧肾囊肿或囊肿数目较少时，应随访影像学检查。超声检查简单易行，但可能有 2%～6%漏诊，基因连锁分析结合超声可减少假阳性及假阴性率。用 CT、MRI 测定肾脏体积（total kidney volume，TKV）和囊肿体积（total cyst volume，TCV）及变化情况可以帮助监测 ADPKD 的进展，当肾小球滤过率（glomerular filtration rate，GFR）仍在正常范围时，TKV 和 TCV 的变化较血清肌酐水平更敏感。

鉴别诊断主要需与多发性单纯性肾囊肿鉴别（表 17-17-2-2）。其他鉴别需考虑 ARPKD、其他少见的遗传性疾病出现双侧肾脏囊肿（GANAB 突变、DNAJB11 突变等）、获得性肾囊肿、多囊性肾发育不良等。

表 17-17-2-2　早期 ADPKD 与多发性单纯性肾囊肿鉴别表

特点	多发性单纯性肾囊肿	ADPKD
家族史	无	约 60%有
其他家庭成员	无	约 90%有
超声检查证实有囊肿		
年龄	成人多见	儿童成人均有
性别	男>女	男=女
肾脏大小	正常	正常至轻度增大
肾脏累及范围	通常单侧，可双侧	通常双侧，早期可单侧
囊肿分布	皮质	皮、髓质
囊内出血	罕见	常见
肝囊肿	一般无	40%～60%有
颅内小动脉瘤	无	10%～40%有
高血压	罕见	60%有

【治疗】

目前主要为对症处理，以缓解症状、预防和处理并发症。近年来随着对多囊肾病发病机制的研究，为该病的治疗提供了很多新的靶点。

(一) 一般处理 剧烈运动可造成肾囊肿破裂而致肾损害，应尽量避免。避免使用咖啡因、茶碱等会增加 cAMP 产生的物质。而大量饮水，可以抑制抗利尿激素的产生，并减少肾结石形成的危险性。尿路感染、肾结石、梗阻需积极处理。对于明确有颅内或其他动脉瘤患者，需密切随访，较大的动脉瘤应考虑手术切除，以防止破裂出血。肾切除一般不予考虑，除非出现：不能耐受疼痛，不能控制的感染，巨大肾脏所致压迫症状严重，反复血尿、严重肾结石、恶性肿瘤可能等。

(二) 降压治疗 首选药物为血管紧张素转换酶抑制剂(angiotensin converting enzyme inhibitor，ACEI)或血管紧张素Ⅱ受体拮抗剂(angiotensin receptor antagonist，ARB)，效果显著。目前已经明确 ACEI 和 ARB 可以改善多囊肾患者蛋白尿和左心室肥厚，对肾功能进展的作用尚未得出阳性结论。钙通道阻滞剂降压效果也较明显，但有动物实验提示钙通道阻滞剂会加重囊肿的发展，需谨慎使用。利尿剂虽然对控制高血压有益，但利尿剂容易引起容量不足并可能会加速 ADPKD 囊肿的生长，应尽量避免使用。对于难治性高血压可适当加用 α 受体阻滞剂。

(三) 实验性治疗方法 随着对 ADPKD 病理机制的深入了解，提出了一些新的治疗方法希望能够通过抑制囊肿上皮细胞的增生和囊液分泌延缓或终止 ADPKD 疾病的进展。其中，血管升压素 V_2 受体拮抗剂 tolvaptan 可以延缓肾脏体积的增大和肾功能的下降。在欧洲、日本、加拿大等国家已经被批准用以治疗 ADPKD。但是 tolvaptan 会导致肝功能受损，25%的患者耐受性差。因此，美国 FDA 还没有批准用以治疗 ADPKD。生长抑素类似物奥曲肽在小规模的临床实验中虽然可以阻止囊肿的扩大，但是对 GFR 的下降没有明显改善。荟萃分析发现，mTOR 抑制剂无法延缓 ADPKD 患者肾功能的进展。其他药物如他汀类药物、二甲双胍、酪氨酸激酶抑制剂等目前都处于临床试验阶段。

【预后】

与患者年龄、起病年龄、高血压的控制情况、是否反复发作尿路感染、血尿等有关。男性、血压控制差、起病年龄早、PKD1 突变的患者肾脏病变进展最快。家族成员中有 60 岁进展到终末期肾病(end-stage renal disease，ESRD)的高度提示是 PKD1 突变(阳性预测值为 100%，敏感性为 75%)，而 70 岁后进展到 ESRD 的提示 PKD2 突变(阳性预测值为 95%，敏感性为 75%)。有血管瘤的患者约 5%死于颅内出血。

二、常染色体隐性遗传多囊肾

常染色体隐性遗传多囊肾(autosomal recessive polycystic kidney disease，ARPKD)又称婴儿型或儿童型多囊肾，是一种少见的遗传性畸形综合征，包括肾脏和胆道畸形。在存活新生儿中，发生率为 1/(1 万～5 万)。Blyth 和 Ockenden 根据发病年龄和肾脏集合管扩张比例将其分为 4 个表型：肾集合管扩张占 90%以上为围产期型，60%为新生儿型，25%为婴儿型，小于 10%为少儿型。

【病因与发病机制】

虽然 ARPDK 的临床表现多样，但分子遗传学的研究表明 ARPKD 是一种单基因(PKHD1)疾病。异常基因位于第 6 号染色体(6q21)，表达 4074 氨基酸的纤维囊蛋白(fibrocystin/polyductin)，也是一种跨膜蛋白，胞外部分类似免疫球蛋白结构，与蛋白配体作用后，胞内部分有蛋白激酶 A 或 C 的磷酸化位点，将信号转导至胞核。基因数据库目前发现 PKHD1 有 305 种突变类型，约 40%的突变导致蛋白质截断，60%为错义突变。Bergmann 报道严重致死表型的 ARPKD 一般是两个截断突变，而错义突变临床表型相对较轻。

PKHD1 编码的纤维囊蛋白主要在皮质及髓质集合管及亨利袢升支粗段，在胰腺、肝脏和肺也有少量表达，这些都是 ARPDK 可以累及的脏器。纤维囊蛋白同样存在于肾脏初级纤毛、基体及肝内胆管的胆管细胞纤毛上，对维持纤毛结构完整性具有重要作用。ADPKD 囊肿可来源于肾单位的任何部分，而 ARPKD 囊肿仅来源于远端肾单位，囊肿结构的差异提示其分泌机制可能和 ADPKD 有所不同。

纤维囊蛋白缺失可以下调 PC2，纤维囊蛋白和 PC2 形成复合物调节肾脏上皮细胞内的钙浓度，但是其在正常及囊肿上皮细胞中的确切作用尚不清楚。

【病理】

双肾体积和重量明显增大，可达正常的 10 倍左右，包膜光滑，外观上仍保持肾脏的大体形状。切面可见梭状或柱状囊肿呈放射状分布。光镜下囊壁上皮细胞呈立方形，与集合管上皮细胞一致。肾盂和肾盏被膨胀的肾实质压迫而变窄、变小。常见肾脏钙化。

肝脏质地较硬。光镜下病变局限于门脉周围，呈弥漫性，胆管扩张伴结缔组织增生，小叶间胆管增多且形态弯曲；门脉周围纤维化，可见小门脉分支及肝内小动脉发育不良；肝细胞病变多不严重，一般很少出现肝硬化。

【临床表现】

本病一般累及肾脏和肝脏两个脏器。肾脏病变较重者，肝脏病变则较轻；反之亦然。围产期型或新生儿型以肾脏表现为主；婴儿型或少儿型则以肝脏表现为主，尤其是少儿型，通常有肝硬化，常导致门静脉高压症；年长儿及成人患者少见。主要临床表现为腹部肿块、尿路感染、肾脏浓缩功能下降及酸化功能减退。90%患儿有高血压，发育不良。肝脏表现为胆道发育不全、反复上行性胆管炎，以及肝大、脾功能亢进和食管静脉曲张、破裂出血等门静脉高压表现。严重患儿在出生时即出现呼吸障碍。

【诊断与鉴别诊断】

根据发病年龄、临床表现、典型家族遗传史及影像学检查，可确立诊断。目前胎儿超声是产前诊断的“金标准”。

鉴别诊断主要包括双侧肾脏 Wilm 瘤、肾母细胞瘤及 ADPKD。患儿家庭成员检查、肝脏超声、肝活检等有助于鉴别诊断。

【治疗】

目前尚无特殊疗法。主要为对症处理。新生儿期的最大问题是呼吸障碍导致呼吸衰竭,应适时采用包括人工呼吸在内的综合抢救措施,一旦能度过这一危险阶段,患儿预后大都有所好转。其他治疗包括对高血压、肾衰竭及肝衰竭的处理,尿路感染的积极控制等。针对囊肿本身的治疗参见 ADPKD。对于轻度患儿应注意其生长发育状况。所有的 ARPKD 患者均应密切监测门静脉高压的发生情况。

【预后】

缺乏长期随访研究,目前该病的预后还很难确定。ARPKD 的患者,死亡率最高的是发生在出生后第一年,50%~80%的患者可以存活到 15 岁。

第三节　获得性肾囊肿性疾病

获得性肾囊肿性疾病(acquired cystic kidney disease, ACKD)是指在非肾囊肿性疾病导致肾衰竭的患肾上发生的囊肿性疾病。病理上的定义指 40%以上的肾实质被多发囊肿替代,影像学检查可发现 4 个以上的囊肿。和肾功能不全的原因、透析方式无关。老年、男性、黑色人种发病率相对较高,发生率为 10%~95%,取决于患者的肾功能以及病程。

【病因与发病机制】

尚不完全清楚。可能的参与因素有草酸盐或其他化学物质积聚、间质纤维化、继发性甲状旁腺功能亢进、促肾因子及缺血等。

【病理】

囊内液体清晰,偶尔为血性。囊液钠与血清钠比值约为 1,而囊内肌酐与血肌酐比值>1,后者与单纯性囊肿及 ADPKD 有明显的不同,可资鉴别。当患者接受肾移植后,原有肾脏不再出现囊肿或原有囊肿消失或退缩。

【临床表现】

大多数患者无任何症状,部分患者可因囊内出血而有肉眼血尿、腰痛等表现。本病的另一个重要特点是有伴发肾脏肿瘤的可能。

【诊断】

根据患者病史及影像学检查。鉴别诊断主要与 ADPKD 区别,前者肾脏相对小,无肝脏累及,无阳性家族史,囊肿出现后于肾衰竭。

【治疗】

主要为对症治疗。严重的反复肉眼血尿或引起血流动力学改变时,可行患肾的肾动脉栓塞或肾切除。注意随访,出现或不能除外恶变时应行肾切除。

第四节　髓质囊性病

髓质囊性病(medullary cystic disease, MCD)又称家族性青少年肾单位痨病(familial juvenile nephrophthisis, FJN)、囊性髓质复合体(cystic medullary complex)或肾视网膜发育异常,现在趋于称青少年肾单位痨病-髓质囊性病(JN-MCD),为罕见的遗传性疾病,迄今全世界仅报道 300 多例患者。主要特征是肾髓质囊肿形成和隐匿性慢性肾衰竭。

【病因与发病机制】

青少年肾单位痨病(juvenile nephrophthisis, JN)的致病基因是 NPH1,表达产物是胞内蛋白——83 000 的肾囊蛋白(nephrocystin)。发病机制尚不清楚。

【病理】

患者双肾相对较小,外表呈颗粒状。囊肿位于皮髓交界处、髓质深部及乳头部。肾小球常呈透明样变,基底膜增厚、分层;肾小管广泛萎缩、扭曲,小管基底膜增厚、变薄或缺损;间质出现纤维素样改变及单核细胞浸润。囊腔与肾小管之间有沟通。

【临床表现】

80%以上患者早期出现浓缩功能障碍,表现为多饮多尿。多数患者可有失盐性肾炎,高、低血钾,近、远端肾小管酸中毒等表现。儿童可有生长发育迟缓,贫血明显。后期出现肾衰竭。少部分患者有视网膜病变,表现为色素性视网膜炎、视神经萎缩及黄斑退行性变等。腰痛、高血压、肉眼血尿、肾结石罕见。

【诊断】

本病诊断较困难,凡儿童或青少年有肾浓缩功能障碍、失盐性肾炎、肾功能下降。肾脏偏小,伴髓质囊肿形成,有家族史,应考虑诊断。如同时伴色素性视网膜炎者可确诊。

【治疗】

治疗主要为对症,保护和延缓肾功能。

第五节　海绵肾

海绵肾又称髓质海绵肾(medullary sponge kidney, MSK),是一种较常见的先天性肾发育异常,肾功能一般无影响。

【病因】

绝大多数为散发,少数有家族性发病倾向,呈常染色体隐性遗传。发病机制不明。

【病理】

大多为双侧肾病变。位于肾髓质及乳头部,常累及多个锥体。肾脏大小正常或略大。集合管扩张形成无数个大小不等的囊肿,内覆上皮细胞,囊内含钙物质、小结石等,囊内液体清亮,有时呈透明胶冻状(jelly-like)。

【临床表现】

大多无症状,往往至成人时偶然发现。临床上主要表现为反复血尿、尿路感染及肾结石。肾浓缩功能及酸化功能有轻度损害，可有不完全性肾小管酸中毒表现。结石主要位于髓质内或锥体部，常为磷酸盐结石，少部分为草酸钙结石。尿钙排泄增多常导致继发性甲状旁腺功能亢进。约25%的海绵肾患者有偏身肥大。

【诊断】

主要依赖影像学检查。腹部X线片可见多发性小结石或囊肿区钙化；静脉肾盂造影可见髓质明显增大，多数囊肿和扩张的小管与肾单位相通，造影剂充盈小囊肿见花球样、毛笔尖样或葡萄串样，可确诊该病。

【治疗】

以对症处理为主。无症状或无并发症者一般无需治疗，但需每年复查尿钙和尿细菌培养。多饮水增加尿量，以防止或减少结石形成。肾小管性酸中毒属Ⅰ型，需谨慎应用碳酸氢盐，因尿pH增高易促进磷酸盐结石形成。对于反复尿路感染者，尤其是女性，一般主张小剂量抗菌药物抑菌治疗。对单侧肾脏长期出血或感染不能控制，肾结石严重时，可慎重考虑部分或单侧肾切除。

【预后】

预后大多良好。约10%患者因反复尿路结石、尿路感染而使肾损害进展。

第六节　肾发育不良

肾发育不良（renal dysplasia）是肾脏未能进行正常生长发育的先天性疾病，大多呈散发性，少数有家族性倾向。

【病因与病理】

发病机制不清楚，可能与肾脏在生长发育的某阶段受到外界理化及毒物因素影响所致。病理上的重要特征是发现原始肾小管，被不同分化阶段的肾实质组织包绕。肾脏大小取决于受累的生长发育阶段。部分肾发育不良病变呈局灶性分布。

【临床表现】

临床表现不一，取决于肾脏受累程度。双侧肾脏受累者常在新生儿期死亡。单侧累及可无症状，仅在以后被偶然查出。患肾常有肾脏异位如位于盆腔等。部分肾发育不良者可无症状，偶有巨大输尿管、巨大囊肿表现。

【治疗】

无特殊方法。

第七节　其他肾囊肿性病变

一、结节性硬化综合征

结节性硬化综合征（tuberous sclerosis complex，TSC）又名Bournerville病，目前认为是一种斑痣性错构瘤病（phakomatosis），表现为除周围神经、骨骼肌、脑脊膜及松果体以外的许多器官出现错构瘤（hamartorm）的综合征，呈常染色体显性遗传，基因突变率很高，影响多个器官的细胞移行和分化。

目前发现TSC存在两个相关位点，TSC1位于9q34，TSC2在16p13，两者均已被克隆，其蛋白产物分别是错构瘤蛋白（hamartin）和薯球蛋白（tubertin）。75%的TSC由TSC2突变所致。TSC2和PKD1基因位点邻近，同时突变会引起ADPKD和TSC，约占2%的TSC患者。

该病以皮脂腺瘤、智能低下及癫痫为三大主要表现。50%患者出现肾脏血管肌脂瘤，肾囊肿的发生率约30%，其他肾脏损害表现还有大嗜酸性粒细胞瘤、肾细胞癌等。约25%患者出现肾脏恶性肿瘤。本病的肾脏囊肿常发生于双侧肾。肾脏囊肿和血管肌腺瘤同时存在，被认为是结节性硬化症的特征性表现。

临床表现除皮肤、中枢神经系统及其他脏器（如心、肺、血管等）受累表现外，肾脏表现主要为腰背痛、血尿、腹膜后出血，高血压及肾衰竭等。50%患者寿命低于20岁，肾脏因素在死因中占第2位。

治疗主要是对并发症的处理，尤其要严格控制血压。

二、von Hippel-Lindau综合征

von Hippel-Lindau（VHL）综合征又称家族性视网膜及中枢神经系统血管瘤病，为罕见的常染色体显性遗传病。临床特征为全身多脏器发生肿瘤或囊肿，如视网膜血管瘤、小脑或血管细胞瘤、肾肿瘤、脊柱成血管细胞瘤、嗜铬细胞瘤，以及肾、胰腺、附睾等的囊肿。VHL基因在1993年被定位于3号染色体短臂顶端，即3p25-26区，属于肿瘤抑制基因家族，参与了肾细胞恶性变的起始阶段。

3个外显子编码含213个氨基酸的VHL蛋白（pVHL）。

VHL的肾累及包括单个肾囊肿、血管瘤、腺瘤、恶性肾上腺样瘤等。

临床上主要包括神经系统及其他脏器受累表现，如头痛、眼球震颤、共济失调、颅内高压，眼底变化等。临床调查中，有76%的VHL患者有肾囊肿，常为多发，大多无症状或临床表现轻微。25%患者有肾肿瘤，且半数出现转移；同时也是VHL患者的主要死因。

治疗主要是对症处理。肿瘤（特别是恶性肿瘤）的早期诊断很重要，以便于尽早手术切除，提高生存率。

推荐阅读

1. EMILIE CORNEC-LE G，AHSAN A，RONALD D P. Autosomal dominant polycystic kidney disease[J]. Lancet，2019，393(10174)：919-935.
2. HIGASHIHARA E，NUTAHARA K，OKEGAWA T，et al. Kidney volume and function in autosomal dominant polycystic kidney disease[J]. Clin Exp Nephrol，2014，18(1)：157-165.
3. TORRES V E，CHAPMAN A B，DEVUYST O，et al. Tolvaptan in patients with autosomal dominant polycystic kidney disease[J]. N Engl J Med，2012，367(25)：2407-2418.

第十八章　肾脏肿瘤

邹建洲　丁小强

肾脏肿瘤包括良性肿瘤和恶性肿瘤，其中恶性肿瘤占90%以上，主要有肾细胞癌、肾盂癌、肾母细胞瘤、肾脏肉瘤和肾转移肿瘤等，其中成人以肾细胞癌多见，小儿则以肾母细胞瘤多见；肾脏良性肿瘤（不包括肾脏囊性疾病）主要有肾血管平滑肌脂肪瘤、肾嗜酸细胞瘤、肾腺瘤、肾纤维瘤、脂肪瘤和肾素瘤等。

第一节　肾脏恶性肿瘤

（一）肾细胞癌（renal cell carcinoma，RCC）　简称肾癌，约占成人恶性肿瘤的2%，为泌尿生殖系第二位恶性肿瘤，仅次于膀胱肿瘤，占肾脏肿瘤的85%。通常男女比例为（2~3）∶1，城市高于农村，可见于各年龄段，高发年龄为50~70岁。肾癌的病因未明，其发病与遗传、吸烟、肥胖、高血压和抗高血压药物等有一定关系，其中遗传性肾癌或家族性肾癌占肾癌总数的2%~4%。此外，终末期肾病长期透析患者，饮酒，职业暴露于三氯乙烯、石棉、多环芳香烃等物质，高雌激素女性等患肾癌风险也显著增加。

肾癌多数起源于近曲小管上皮细胞。当前肾癌病理组织学分类多采用2016年WHO肾脏肿瘤病理组织学分类方法，共15类，其中以透明细胞癌、乳头状癌和嫌色细胞癌最多见，占肾癌总数90%以上。

早期肾癌多无明显的临床症状，常在体检时发现。常见症状为血尿、腰痛和腹部肿块，称为肾癌三联征，临床出现率不足15%，而三联征出现时约60%患者至少已达T_3期。血尿多为间歇性、无痛性肉眼血尿。腰痛多表现为钝痛或隐痛，如血块通过输尿管时亦可引起肾绞痛。

除上述症状外，肾癌尚可出现全身表现，如高血压、贫血、红细胞增多症、体重减轻、恶病质、发热、肝功能异常、高钙血症、高血糖、血沉增快、神经肌肉病变、淀粉样变性、溢乳症、凝血机制异常等，为副瘤综合征，发生率约30%。

本病可向邻近的肾包膜、脂肪组织、淋巴结、肾静脉、下腔静脉和同侧肾上腺侵袭，亦可远处脏器如肺、纵隔、骨、肝、肾上腺、皮肤、中枢神经系统等转移。约1/4患者就医时即已发生转移。

肾癌临床表现多变，依临床症状诊断较困难，借助B超、CT、磁共振、PET/CT等影像学检查有助诊断，确诊需病理学检查。一旦确诊，则需进行肿瘤分期评估，其分期标准如表17-18-1-1和表17-18-1-2。

表17-18-1-1　肾细胞癌TNM分期
（2017年第8版美国癌症分期联合委员会TNM分期系统）

分期	标准
原发肿瘤（T）	
T_X	原发肿瘤无法评估
T_0	无原发肿瘤的证据
T_1	肿瘤最大径≤7cm，且局限于肾内
T_{1a}	肿瘤最大径≤4cm，且局限于肾内
T_{1b}	4cm<肿瘤最大径≤7cm，且局限于肾内
T_2	肿瘤最大径>7cm，且局限于肾内
T_{2a}	7cm<肿瘤最大径≤10cm，且局限于肾内
T_{2b}	肿瘤局限于肾脏，最大径>10cm，且局限于肾内
T_3	肿瘤侵及主要静脉或肾周围组织，但未侵及同侧肾上腺，未超过肾周围筋膜
T_{3a}	肿瘤侵及肾静脉或其分支的肾段静脉，或侵犯肾盂系统，或侵犯肾周脂肪和/或肾窦脂肪，但是未超过肾周围筋膜
T_{3b}	肿瘤侵及膈下的腔静脉
T_{3c}	肿瘤侵及膈上的腔静脉或侵及腔静脉壁
T_4	肿瘤侵透肾周筋膜，包括侵及邻近肿瘤的同侧肾上腺
N_X	区域淋巴结无法评估
N_0	区域淋巴结无转移
N_1	区域淋巴结有转移
M_0	无远处转移
M_1	有远处转移

表17-18-1-2　肾细胞癌临床分期/预后分组

分期	肿瘤情况		
Ⅰ期	T_1	N_0	M_0
Ⅱ期	T_2	N_0	M_0
Ⅲ期	$T_{1/2}$	N_1	M_0
	T_3	$N_{0/1}$	M_0
Ⅳ期	T_4	任何N	M_0
	任何T	任何N	M_1

外科手术是最好方法，对于有指征者（局限性和局部进展性肾癌）应行手术治疗。对于转移性肾癌，目前多采用干扰素和/或分子靶向药物治疗。单纯化疗因疗效差，多不推荐单独使用；放疗和介入治疗也仅用作缓解转移性肾癌的疼痛、改善其生存质量。

肾癌的预后与肿瘤的病理分期和组织学分级、患者的行为状态评分、症状、肿瘤中是否有组织坏死等有关。早期局限性肾癌根治术后5年生存率可达60%～90%，而未能手术者常小于2%，但近年分子靶向药物的应用使其预后显著提高。晚期肾癌的预后可应用评估表来进行评估，有助于患者危险分层和治疗选择（表17-18-1-3）。

表17-18-1-3　晚期肾癌预后风险评估标准

危险因素	MSKCC标准	IMDC标准
1	诊断到治疗的间隔时间<1年	诊断到治疗的间隔时间<1年
2	卡式（Karnofsky）体能状态<80%	卡式（Karnofsky）体能状态<80%
3	血清钙>正常指标上限	血清钙>正常指标上限
4	血红蛋白<正常指标下限	血红蛋白<正常指标下限
5	乳酸脱氢酶>正常指标上限1.5倍	中性粒细胞>正常指标上限
6		血小板水平>正常指标上限
危险分组		
低危组	0个危险因素	0个危险因素
中危组	1～2个危险因素	1～2个危险因素
高危组	3～5个危险因素	3～6个危险因素

注：MSKCC. Memorial Sloan Kettering Cancer Center（纪念斯隆-凯特琳癌症中心）；IMDC. International Metastatic Renal Cell Carcinoma Database Consortium（国际转移性肾细胞癌联合数据库）。

（二）肾盂癌（renal pelvic carcinoma）　相对少见，约占泌尿系统肿瘤的1%，尿路上皮肿瘤的5%，肾脏肿瘤的7%～8%。多发于50～70岁，男性为女性的3倍。病因不明，与吸烟、年龄、性别、种族等有一定关系，其他危险因素还有接触芳香烃胺、长期服用镇痛药物、饮咖啡、应用环磷酰胺、反复发作的肾盂肾炎、肾结石等。

肾盂癌病理上以移行细胞癌为主，占90%以上，其次为鳞状细胞癌，腺癌少见，肾髓质癌、肾盂未分化癌和肾盂癌肉瘤罕见。血尿是最常见症状，近3/4的患者以间歇性、无痛性肉眼血尿就诊。晚期患者可出现体重减轻、厌食和骨痛等症状。多数患者体检时无特殊体征。

静脉肾盂造影是诊断该病最常用方法，75%～100%病例表现异常，常见异常有肾盂内的充盈缺损、肾盂积水或患肾不显影。如静脉肾盂造影显示不佳，可行逆行肾盂造影检查。B超、CT及磁共振检查对该病诊断及分期有重要价值，尿液细胞学检查有助于确诊。

肾盂癌一经诊断，即应积极治疗，最佳方法是外科手术，但对晚期肾盂肿瘤疗效不佳。有转移者可行放疗或全身化疗，但疗效不佳。

肾盂癌的预后与肿瘤的分期及分级有关，如T_{is}期（原位癌）患者术后5年生存率可达75%，而T_4期患者则不足27%。

（三）肾母细胞瘤（nephroblastoma）　又称肾混合瘤、肾胚胎瘤或Wilms瘤。占肾脏肿瘤的5%～6%，是小儿泌尿系最常见恶性肿瘤，占小儿所有实体肿瘤的8%，5岁以下儿童泌尿生殖系恶性肿瘤的80%。发病高峰为3～4岁，新生儿和成人少见，男女发病相似。

该病发病原因未明，未分化形成小管和小球的后肾胚芽异常增生、肾母细胞瘤增生复合体形成、肿瘤抑制基因WT1和WT2缺失可能与肿瘤的发生有一定关系。

12%～15%的肾母细胞瘤患者合并有其他先天性畸形，如虹膜阙如、偏身肥大、泌尿生殖系畸形和Bekwith-Wiedemann综合征等。临床上多数患者因无意中发现腹部肿块而诊断，部分患儿可有腰腿痛、腹痛及恶心、呕吐和食欲减退等症状。约20%患者出现血尿，常为无痛性、间歇性全程肉眼血尿，部分患者可伴有高血压及不同程度的发热。静脉尿路造影、B超、CT或磁共振、PET/CT等影像学检查有助于诊断及了解疾病的扩散情况，确诊有赖于病理检查。

肾母细胞瘤常采用手术、放疗和化疗的综合治疗方案。该病对放疗敏感，对于Ⅱ、Ⅲ和Ⅳ期肿瘤应行辅助性放射治疗。化疗对控制局部复发和转移有作用。目前，经治疗，Ⅰ期和Ⅱ期组织类型良好的肾母细胞瘤患者4年生存率已达90%以上。

第二节　肾脏良性肿瘤

（一）肾血管平滑肌脂肪瘤（angiomyolipoma）　又称错构瘤，为良性肿瘤。其既可以是单独疾病，也可是结节性硬化的一种表现。国外有报道50%的错构瘤患者存在结节性硬化，有家族倾向，并伴有大脑发育不良、癫痫和面颊部皮脂腺瘤。我国错构瘤合并结节性硬化相对少见。此外，该病也可发生在脑、眼、心、肺、骨等器官，常被误诊为转移病灶。

该病多见于女性，占 80%，常于 40 岁后发病，可呈双肾、多发病灶。通常有结节性硬化者发病年龄相对较小，病灶多呈双侧、体积也较小；不合并结节硬化者发病年龄相对较大，多呈单侧，病灶体积相对较大。临床上多数患者为体检时偶然发现，症状不明显。肿瘤体积较大可引起腰痛及消化道症状。肿瘤破裂、出血，常表现突发腰痛或腹痛，并迅速出现休克等表现，需紧急处理，包括手术或介入治疗。

错构瘤的诊断一般不困难，借助 B 超、CT 或磁共振等影像学技术多能明确。治疗上通常认为体积较小（<4cm）者无需治疗；体积较大者（>4cm）应定期随访，如体积有增大趋势，则可考虑手术或介入等治疗。此外，如肿瘤引起的症状较重，或肿瘤有出血或破裂，也应治疗。

（二）肾嗜酸细胞瘤（renal oncocytoma）　临床相对少见，占肾脏肿瘤的 3%~5%。肿瘤特点是大的嗜酸细胞，胞质有颗粒，细胞核分化良好并均匀抑制，罕见细胞分裂象。目前多认为其来源于远曲小管，特别是与集合管相连处细胞。。

病理形态上该病多表现为浅棕色，圆形，边界清晰，有包膜，中央有致密纤维带，卫星状向外伸展。临床上多为单发，少数可为双侧病变，有家族性发病倾向。

B 超、CT 等影像学检查有助于诊断，但确诊仍需病理诊断。临床上该病应与嗜酸性粒细胞性肾细胞癌鉴别。处理多采用手术治疗。对于高龄体衰有手术危险者则以随访观察为主。

（三）肾腺瘤（renal adenoma）　为良性肿瘤。肿瘤病理特征为由嗜酸细胞或嗜碱细胞组成，细胞核大小一致，细胞排列整齐。如肿瘤内有透明细胞、核分裂象、多型性核、细胞分层、坏死等现象，则应考虑为肾癌。

临床上多无症状，于体检中发现。因影像学技术等检查难与肾癌鉴别，临床上多积极手术探查，术中病理检查以确诊。

（四）肾脂肪瘤（renal lipoma）　罕见，多见于中年女性。起源于脂肪细胞，可发生在肾实质和肾包膜。临床多无症状，少数可出现血尿。应用 B 超、CT 等影像学检查多可确诊。常无需处理，对于体积较大且有症状者也可手术治疗。

（五）肾纤维瘤（renal fibroma）　少见，可发生于肾实质、肾周组织及肾包膜。其中髓质纤维瘤多见于女性，可出现血尿。多数无症状，常在体检时偶然发现。位于肾周组织时难与腹膜后纤维肉瘤鉴别，临床应注意。该病多无需特殊处理，但是因难以与恶性肿瘤鉴别，对肿瘤体积较大并有较重症状者也可行手术治疗。

（六）肾素瘤（renal juxtaglomerular cell tumor）　又称肾球旁细胞瘤、血管外皮细胞瘤。为分泌肾素的良性肿瘤。多见于年轻人，尤好发于女性。常表现为高血压、高肾素血症、高醛固酮血症和低血钾。需与原发性醛固酮增多症、肾动脉狭窄等鉴别，血肾素水平增高有助于鉴别。处理上可采用手术治疗，疗效良好。

推荐阅读

国家卫生健康委员会. 肾癌诊疗规范（2018 年版）[R/OL].（2018-12-13）[2021-02-01]. http://www.nhc.gov.cn/yzygj/s7659/201812/b21802b199814ab7b1219b87de0cae51.shtml.

第十九章　肿瘤相关性肾脏病

陈晓泓　丁小强

肾脏病变是肿瘤发生、发展过程中的常见并发症。肿瘤患者可发生多种肾脏并发症，包括急性肾损伤（acute kidney injury, AKI）、慢性肾脏病（chronic kidney disease, CKD）、蛋白尿、肾病综合征以及电解质紊乱。肿瘤患者肾脏损害的常见病因与非肿瘤患者的相似，但也有其独特性。狭义的肿瘤相关性肾脏病是肿瘤导致的肾脏损害，包括肿瘤直接侵犯肾脏所致的肾损害、免疫机制介导的肾脏损害以及高尿酸血症、高钙血症等肿瘤代谢异常所引起的肾损害。广义的肿瘤相关性肾脏病还包括与肿瘤诊治相关的肾脏损害，如肾癌切除术导致的肾脏实质减少、造血干细胞或器官移植相关的肾脏并发症、放射线肾病、抗肿瘤药物（传统细胞毒性药物、分子靶向药物、免疫治疗药物）相关的肾损伤、造影剂肾病等。及时诊断和处理肿瘤的肾脏并发症，对于肾脏的预后以及后续的肿瘤治疗至关重要。

【发病机制】

肿瘤可通过多种机制导致肾脏损伤：①肾脏本身的肿瘤破坏肾脏自身结构。②肾外肿瘤浸润肾脏或转移累及肾脏：以血液系统肿瘤较常见，实体瘤的转移相对少见。③肿瘤细胞的产物（如激素、生长因子、细胞因子和肿瘤抗原等）通过体液和细胞免疫诱发肾脏病：肿瘤可通过免疫复合物和细胞免疫介导肾小球疾病，临床主要表现为肾病综合征。体液免疫介导的肾小球疾病以膜性肾病为主，细胞免疫则 80% 表现为微小病变。④肿瘤代谢异常损伤肾小管-间质：常见有副球蛋白血症、高钙血症、高尿酸血症和低钾血症。⑤与肿瘤诊治过程相关的肾脏损害：包括手术、化疗、放疗等抗肿瘤治疗以及反复接触造影剂等造成肾损伤。

【临床表现与实验室检查】

肿瘤患者肾脏损害的临床表现常可被原发肿瘤所掩盖，但有时可出现不同程度的血尿、蛋白尿、水肿、高血压、反复尿路感染、腰酸、腰痛、肾区疼痛不适等。患者可表现为肾病综合征、肾炎综合征、梗阻性肾病、不同程度的肾功能不全以及伴随的水电解质紊乱等。当出现溶瘤综合征时，则表现为高尿酸血症、高磷血症、低钙血症、高钾血症以及急性肾衰竭等。总之，不同的发病机制，肾脏受累的部位不同，临床表现也不尽相同（表 17-19-0-1）。

表 17-19-0-1　不同发病机制的肾脏病变及临床表现

发病机制	肾脏病变	临床表现
肿瘤直接损害		
1. 血液系统肿瘤多见，实体瘤相对少见	• 浸润性肾损害	• AKI、尿检异常
2. 极少数肺癌可发生肾转移，常为多发性，累及双侧肾脏	• 缺血性肾病（肾动脉受压）/血管内癌栓	• 高血压、AKI、CRF、HUS/TTP
	• 梗阻性肾病	• AKI、CRF
免疫介导（以体液免疫为主）		
1. 肿瘤相关抗原 2. 胚胎抗原再现 3. 病毒抗原	• 肾小球肾炎（膜性肾病、微小病变、膜增生性肾小球肾炎、IgA 肾病）	• 肾病综合征、蛋白尿
4. 肿瘤诱发自身蛋白变异和产生自身抗体 5. 细胞免疫	• 血管炎	• 急进性肾炎综合征
代谢异常		
1. 低钾血症	• 低钾性肾病（异环磷酰胺、顺铂）	• 肾小管功能障碍、肾间质损害
2. 高钙血症 3. 高尿酸血症 4. 副球蛋白血症（淋巴增生性疾病）	• 高钙性肾病	• AKI、肾小管浓缩功能减退（肾性尿崩症）、肾小管酸中毒、代谢性碱中毒、间质性肾炎、肾纤维化
5. SIADH、低钠血症、高钠血症、低镁血症	• 急性尿酸性肾病	• 溶瘤综合征
	• 淀粉样变性、管型肾病、单克隆免疫球蛋白沉积病	• 肾病综合征、AKI、CRF
其他		
	• 血栓性微血管病	• AKI、尿检异常、HUS
	• DIC 导致的肾损害	• AKI
	• 低血容量	• AKI、电解质紊乱
	• 肝肾综合征	• AKI

注：AKI. 急性肾损伤；CRF. 慢性肾衰竭；HUS. 溶血尿毒症综合征；DIC. 弥散性血管内凝血；SIADH. 抗利尿激素分泌失调综合征。

根据肾脏病变的位置，大致可分为肾前性、肾性以及肾后性三大类。然而，在很多情况下，肿瘤患者肾脏损害是多因素参与的。

（一）肾前性因素　肾前性肾损伤主要由肾脏灌注不足导致，通常不伴肾小管或肾小球病变。容量不足在肿瘤患者常见，可因肿瘤本身的症状（如消化系统肿瘤）或肿瘤治疗过程中的不良反应，如呕吐、腹泻（常伴有液体摄入不足）等引起。发生癌性心包积液可导致心排血量减少，肾脏灌注不足。此外，癌性腹水、肿瘤消耗导致的低白蛋白血症、贫血以及缓解癌性疼痛的非甾体抗炎药等也能引起肾前性损伤。

肿瘤患者中造成肾前性损伤的原因还包括一些特殊因素，如肾细胞癌导致肾血管内癌栓形成、高钙血症（以肺癌、乳腺癌、多发性骨髓瘤、淋巴瘤多见）、IL-2 相关的毛细血管渗漏综合征（主要见于转移性肾细胞癌和转移性恶性黑色素瘤的治疗中）及肝肾综合征（见于清髓性异基因造血干细胞移植后、肿瘤累及肝脏以及使用酪氨酸激酶抑制剂等）。

（二）肾后性或梗阻性因素　梗阻常导致肿瘤患者发生 AKI。任何表现为与肾脏结石无关的双侧尿路梗阻，都应考虑恶性肿瘤的可能。梗阻可发生于肾小管内或肾外。

1. 肾小管内梗阻　尿酸结晶（肿瘤溶解综合征中）、轻链管型（骨髓瘤）或某些药物（如高剂量甲氨蝶呤）结晶可在高危患者的肾小管内发生梗阻。

2. 肾外梗阻　可由泌尿系肿瘤如膀胱癌、前列腺癌等引起。妇科肿瘤如子宫癌、宫颈癌等也可引起尿路梗阻，常提示疾病已发生转移。腹膜后纤维化（与骨盆接受放疗以及淋巴瘤、肉瘤等有关）、腹腔淋巴结病变（多见于淋巴瘤以及腹部肿瘤或乳腺癌的淋巴结转移）也可引起尿道梗阻。

梗阻性肾病的临床表现取决于梗阻的部位、程度以及持续时间。无尿、侧腹疼痛、腹部扪及包块或膀胱均提示肾后性梗阻。部分梗阻的患者可不表现为尿量减少。高钾血症伴阴离子间隙正常的代谢性酸中毒,常提示为伴有梗阻的肾小管酸中毒。尿检可无异常,也可出现晶体或血尿,这取决于梗阻的原因。

肾后性梗阻的诊断可通过影像学检查(如腹部超声或CT等)明确,主要表现为肾盂或输尿管积水。但以下情况导致的梗阻可无泌尿系统积水的表现:①梗阻早期(12~24小时内);②严重脱水导致肾小球滤过率显著下降时;③腹膜后淋巴结病变或腹膜后纤维化。需要注意的是,有肾盂积水并不一定说明梗阻,如使用利尿剂或存在尿崩症等高尿流状态、有尿路梗阻史或先天性巨输尿管症等情况时,也可表现为轻度肾盂积水。

(三)肾性因素　肿瘤可直接侵犯肾脏导致肾损害,也可通过免疫介导(以体液免疫为主)、代谢异常(常见有副球蛋白血症、高钙血症、高尿酸血症和低钾血症)等引起肾脏损害。此外,患者在抗肿瘤过程中接触的肾毒性药物也是导致肾性损伤的重要因素。

1. 肿瘤对肾脏的直接侵犯　肾癌本身以及肾外肿瘤均可直接侵犯肾脏导致肾损害。肾外肿瘤以血液系统肿瘤较为常见,特别是进展迅速的淋巴瘤或白血病。白血病时的肾脏浸润十分常见,发生率在60%~90%,但多数患者无明显临床症状,极少数患者可发生AKI。淋巴瘤的肾脏浸润可达90%,可分为肾间质浸润型(占80%)和肾小球浸润型,间质浸润型中的87%表现为AKI,一般不出现肾病范围的蛋白尿;肾小球浸润型中的45%表现为AKI,50%可出现肾病范围的蛋白尿。实体瘤的肾转移相对较少,以肺癌、胃肠道(胃、结肠、直肠)癌、乳腺癌最为常见,甲状腺癌、前列腺癌、皮肤基底细胞癌、肾上腺嗜铬细胞瘤、子宫滋养细胞瘤、膀胱移行细胞癌等也报道。转移癌常为多发性并累及双侧肾脏。对于已知存在恶性肿瘤,特别是淋巴瘤或白血病的患者,若影像学检查显示肾脏增大但无肾积水,需考虑肿瘤浸润。当患者无恶性肿瘤病史却存在肾脏增大和肾衰竭时,则需要肾活检明确病理诊断。

2. 肾小球病变　肾小球疾病的主要表现为蛋白尿或肾病综合征,可有镜下血尿和轻度的肾功能减退,严重肾衰竭者少见。大多数发生在肿瘤之后或与肿瘤同时发现,也可在肿瘤诊断之前出现。主要特征为肿瘤根治或缓解后肾损伤消失或好转,肿瘤复发或恶化时肾损伤再现或加剧。肿瘤患者发生肾小球疾病的可能机制包括病毒感染和肾小球内肿瘤抗原沉积,而抗原沉积可诱发抗体积聚和补体激活。血液系统和淋巴增生性疾病最为常见,如白血病、淋巴瘤、多发性骨髓瘤等。实体瘤主要见于肺、胃肠道、甲状腺、乳腺、前列腺、皮肤、肾上腺及泌尿生殖道等。患者可有多种肾脏病理改变,最常见的为膜性肾病,其他包括ANCA相关性血管炎、局灶节段性肾小球硬化(focal glomerular sclerosis,FSGS)、微小病变、膜增生性肾小球肾炎、淀粉样变、轻链沉积病等。肾脏的病理类型常与肿瘤的类型有关,但同一类型的肿瘤也可导致多种病理改变(表17-19-0-2)。

表17-19-0-2　肿瘤导致肾小球病变的主要病理类型

肾脏病变类型	常见肿瘤
膜性肾病(最常见)	肺癌、胃肠道肿瘤、乳腺癌、前列腺癌等实体瘤多见
微小病变	淋巴瘤(霍奇金淋巴瘤多见)、白血病、胸腺瘤以及胰腺癌、前列腺癌、间皮瘤等实体瘤
膜增生性肾小球肾炎	白血病、慢性淋巴细胞性白血病、淋巴瘤
局灶节段性肾小球硬化	白血病、淋巴瘤
IgA肾病	肺癌、肝癌、淋巴瘤
新月体肾炎	肺癌
系统性淀粉样变性	骨髓瘤(AL型)、霍奇金病、巨球蛋白血症、腺癌(尤其是肾腺癌)
冷球蛋白血症性肾损害	慢性淋巴细胞性白血病
管型肾病	多发性骨髓瘤
单克隆免疫球蛋白沉积病	多发性骨髓瘤
免疫管状肾小球病	淋巴瘤
溶血尿毒症综合征	胃癌

3. 肾小管-间质病变　肾缺血(感染、休克)或肾毒性药物的使用可造成肾小管-间质损伤。老龄、合并慢性肾脏病或充血性心力衰竭、同时存在容量不足或脓毒血症的患者风险较高。肿瘤患者除了这些普遍因素外,还有其特有的情况。通常,原发性肾外肿瘤对肾脏的影响主要表现在肾小管和间质,如多发性骨髓瘤、白血病、淋巴瘤,以及以肺癌为主的实体瘤等。此外,介入诊断或治疗中使用的造影剂、抗肿瘤药物(如顺铂、异环磷酰胺、甲氨蝶呤)、肿瘤溶解综合征(tumor lysis syndromes,TLS)等也是造成小管-间质病变的重要因素。大多数的药物性肾损伤以小管间质病变为主,表现为多尿、尿酸化功能障碍、肾性失盐(尿镁增多最突出),可有低镁、低钙性抽搐以及低钾性麻痹,部分患者可出现急性肾衰竭。

4. 血管病变　血栓性微血管病(thrombotic microangiopathy,TMA),包括溶血尿毒症综合征(hemolytic uremic syndrome,HUS)和血栓性血小板减少性紫癜(thrombocytopenia purpura,TTP),是最常见的血管性因素,常导致肿瘤患者发生AKI。TMA与肿瘤的类型有关,与TMA关系最为密切的肿瘤为胃癌,约占50%,其次为乳腺癌、肺癌、前列腺癌以及胰腺癌等;转移性肿瘤发生TMA的风险为5.7%。一些抗肿瘤药物(如吉西他滨、丝裂霉素C、博来霉素、顺铂、氟尿嘧啶、血管内皮细胞生长因子抑制剂以及酪氨酸激酶抑制剂等)、放射线的接触以及同种异体造血干细胞移植等也可导致TMA。常发生于治疗开始或结束后的数月,新发的高血压或高血压加重是其突出的临床症状。高危患者需密切观察有无以下征象的演变,如血压、血肌酐和乳酸脱氢酶升高,出现红细胞碎片和结合珠蛋白下降,或出现难以解释的贫血及血小板减少。

【诊断与鉴别诊断】

肿瘤患者的肾脏损害处于早期阶段时,往往无明显症状,仅在常规检查中才发现尿检异常或血肌酐升高,导致疾病不能早期诊断、早期治疗。因此,需要定期评估肾脏相关指标(如尿液分析、肾功能、电解质以及泌尿系超声等)以协助诊断。对于肿瘤患者,则需要更为频繁地评估这些指标。一旦发现肾脏并发症,应评估肾脏损害的严重程度及其进展速度,并对其产生原因进行分析诊断。肿瘤患者肾脏疾病的诊断流程见图 17-19-0-1。

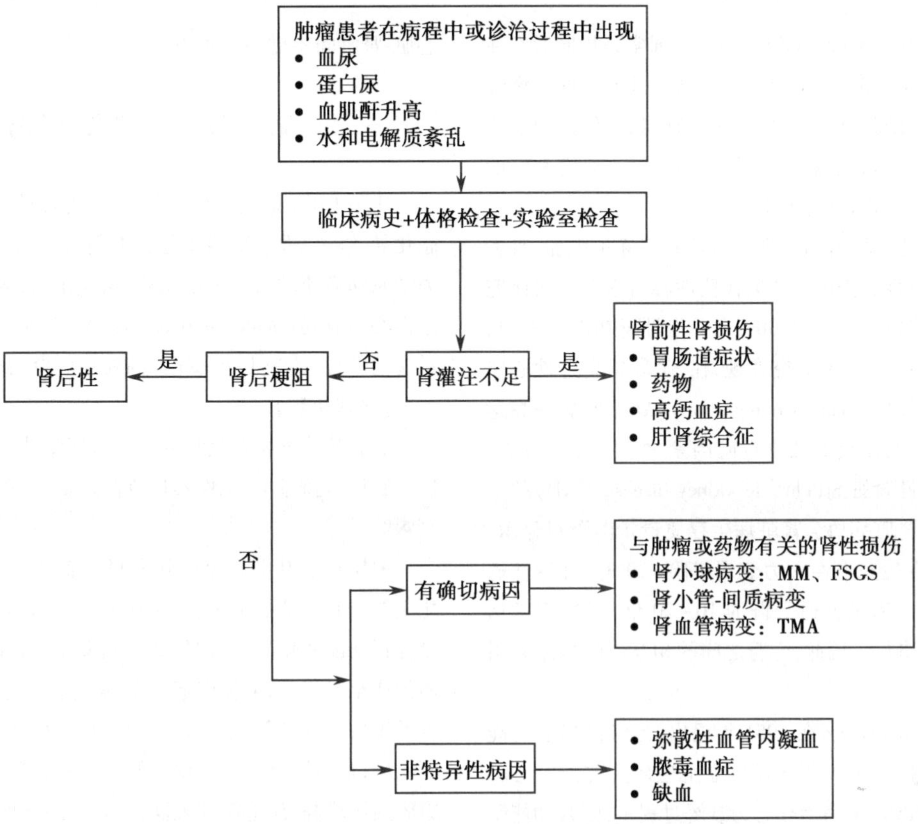

图 17-19-0-1　肿瘤患者肾脏疾病的诊断流程

【治疗与预后】

及时诊断和处理肿瘤的肾脏并发症,对于肾脏的预后以及后续的抗肿瘤治疗至关重要。通过甄别患者在病程中或临床诊治过程中出现的肾脏问题而采取不同的治疗措施。肾前性损伤的治疗关键在于预防,祛除诱因、维持有效的血容量至关重要。保持高尿量是避免肾小管内结晶的最佳方法。

肿瘤本身导致的肾脏损伤,肾脏的转归情况主要取决于肿瘤本身:①梗阻性肾病的治疗主要是解除梗阻,包括放置支架或经皮肾造瘘。完全性梗阻的患者在解除梗阻后可发生梗阻后利尿,需密切注意尿量和电解质等情况。肾功能的恢复取决于梗阻的程度和持续时间,长时间梗阻可造成肾小管损伤和肾实质萎缩。梗阻的原因、是否有肾脏病基础、有无感染等也影响肾脏的恢复。患者的预后取决于肿瘤的分期及类型。与非泌尿系肿瘤造成的梗阻相比,泌尿系肿瘤造成的梗阻预后较好。当双侧尿路发生梗阻时,常提示肿瘤负荷大,预后较差。②肿瘤相关的产物或代谢异常导致的肾损害,则以去除肿瘤病灶或抑制肿瘤产生的异常物质(如异常蛋白或轻链等)为主。肿瘤去除后部分患者的肾脏病可完全缓解。肿瘤病灶不能切除者,通过放疗或化疗使肿瘤病灶缩小,也可使肾脏病变得到缓解。③原发于肾脏的肿瘤,建议行手术或消融治疗。需要注意的是,CKD 患者在肾脏肿瘤治疗后,其肾功能可能恶化。对于双侧肾脏累及的患者,常需要行肾脏替代治疗。对于无远处转移的患者,可考虑行肾移植。

在肿瘤治疗过程中,警惕 TLS 的发生,同时需注意预防感染、出血、失水或电解质紊乱等。发生 TMA,则以停止可疑药物、控制高血压和血浆置换等对症支持治疗为主。在肿瘤诊治过程中出现的肾损害,则需要考虑当前正在进行的治疗是否加重肾毒性以及治疗是否需要调整等。同时,还应处理肿瘤其他合并症可能导致肾损害的因素。当出现急性肾衰竭时,及时给予肾脏替代治疗,可避免此类患者进入长期透析。当然,在及时有效的干预下,肾脏并发症通常可以预防和可逆。

推荐阅读

SKORECKI K, CHERTOW G, MARSDEN P, et al. Brenner and Rector's the kidney[M]. 10th ed. Philadelphia: Elsevier, 2016.

第二十章　心肾综合征

滕　杰　丁小强

心肾综合征(cardiorenal syndrome,CRS)通常是指同时存在的心脏和肾脏病理生理紊乱,多数是由于某一脏器急性或慢性功能障碍导致另一脏器功能的急性或慢性减退,既包括继发于心力衰竭的肾功能减退,也包括肾功能受损后对心血管系统的不良影响,两者相互影响,互为因果。

随着社会老龄化,急慢性心、肾疾病发病率逐年增加,且大多治疗困难,预后不良。美国急性失代偿性心力衰竭注册研究显示,急性左心衰竭住院患者中,30%合并慢性肾功能减退史,20%血清肌酐>2mg/dl。还有研究发现,在ST段抬高急性心肌梗死患者中急性肾损伤(acute kindney injury,AKI)发病率高达55%,且是并发心源性休克的独立危险因素之一。另一方面,心血管疾病又是慢性肾脏病(chronic kidney disease,CKD)的主要死亡原因。美国肾脏病协会肾脏病生存质量指南资料显示,CKD患者10年内发生充血性心力衰竭风险>20%。维持性透析患者中心血管死亡率是普通人群的10~20倍,超过50%透析患者死于心血管事件。因此,心肾之间的相互影响越来越引起临床医师重视。

CRS概念最早由Ledoux在1951年提出,当时仅指心功能不全引起肾功能受损。2004年美国国立卫生研究院国家心肺和血液研究所将CRS定义为治疗心力衰竭过程中,因肾功能受损而导致治疗效果欠佳的情况。2008年Ronco等提出CRS新定义,即因心脏或肾脏急性或慢性功能障碍而导致另一器官急性或慢性功能受损的一组临床综合征。该定义强调了心肾之间的相互影响,并根据心脏、肾脏损伤的病理生理机制及发病时间先后将CRS分为5型:

Ⅰ型CRS:急性心肾综合征,心脏功能急剧恶化继发引起急性肾功能减退;

Ⅱ型CRS:慢性心肾综合征,慢性心力衰竭导致慢性肾功能减退;

Ⅲ型CRS:急性肾心综合征,肾功能急性恶化引发急性心功能不全;

Ⅳ型CRS:慢性肾心综合征,慢性肾功能减退引起慢性心功能下降;

Ⅴ型CRS:继发性心肾综合征,系统性疾病同时影响心脏和肾脏功能。

CRS发病机制涉及多个方面,包括血流动力学变化、神经内分泌激活、炎症、免疫损伤、贫血、氧化应激等。CRS治疗原则强调兼顾心脏和肾脏。积极治疗心脏和肾脏基础疾病,及时发现和纠正CRS易患因素,积极改善心脏、肾脏功能,尽早阻断心脏-肾脏间不良相互作用。

第一节　Ⅰ型心肾综合征

Ⅰ型CRS(急性心肾综合征)较为常见,是指心脏功能急剧恶化导致的急性肾功能恶化。Ⅰ型CRS发病机制包括血流动力学及非血流动力学机制,心肾相互作用,多种因素参与其中。急性心力衰竭(acute heart failure,AHF)患者继发AKI不仅提示病情严重,还是1年内死亡的独立危险因素。

【发病机制】

心脏功能急剧恶化常见病因包括急性弥漫性心肌病变、急性心脏后负荷过重、急性容量负荷过重、心源性休克、急性右心衰竭等。

AHF时肾功能恶化可分为两种亚型。多数急性肾功能恶化主要与右心功能不全、右房压和中心静脉压升高有关(即充血性肾功能恶化)。后向压力假说认为,中心静脉压升高可逆向传递至肾静脉,继发引起肾静脉主动性充血,导致肾小管周围毛细血管床扩张,压迫肾小管管腔。肾静脉充血还可增加肾间质压,加重肾脏尤其是皮质低氧。中心静脉压升高还可引起腹腔内压增高,压迫腹腔脏器,肾脏也静脉回流减少,导致被动性静脉淤血。此外,大量腹水等其他原因所致腹腔内压升高也可增加中心静脉压,进而影响肾脏灌注。AHF时还有部分肾功能恶化则主要与心排血量下降,导致肾血流灌注不足有关。AHF时心脏收缩和舒张功能障碍均引起心排血量减少,超过肾脏代偿能力,导致肾血流量降低和肾脏灌注不足,持续低灌注还可使肾脏对各种损害因素易感性增加,最终导致肾皮质缺血、梗死。上述两种发病机制可共存。因此,临床上需仔细评估Ⅰ型CRS患者肾静脉压力升高和心排血量下降对肾脏灌注的影响。

神经体液因素、炎症、氧化应激、免疫调节、凋亡、内皮激活、利尿剂抵抗、药物性肾损伤等非血流动力学因素也在Ⅰ型CRS发病中起重要作用。低血压和肾脏低灌注可使神经内分泌系统异常活化,促使肾素-血管紧张素-醛固酮系统(renin-angiotensin-aldosterone system,RAAS)过度激活和交感神经系统(sympathetic nervous system,SNS)兴奋、抗利尿激素(精氨酸血管升压素)释放增多。AHF时促血管收缩、钠潴留的神经激素和促血管扩张、利钠的激素均释放增多,但前者更占优势,最终导致肾血管收缩、水钠潴留,进一步加重肾功能恶化,加重容量过负荷、体循环高血压及肾性高血压。精氨酸血管升压素分泌增多也可促使血管收缩,加重容量过负荷和低钠血症,进而增加心力衰竭患者因心功能失代偿再住院、死亡及AKI发生风险。肾静脉压升高也常伴有RAAS过度激活、SNS兴奋,并促使炎症介质释放,增强炎症反应。

值得重视的是,RAAS过度激活和SNS兴奋虽可增加钠水重吸收和血管收缩,维持肾脏灌注压、肾小球内压和滤过分数,但代偿机制也伴有负性效应。RAAS和SNS长时间激活对心肾均产生不利影响,如促使心脏左心室肥大和重塑、心肌纤维化和凋亡,促进肾脏钠水潴留、肾内血流重新分布和髓质血流减少、肾小球硬化和肾小管纤维化、入出球小动脉收缩和有效滤过率下降等。此外,RAAS和SNS过度激活还可通过刺激氧化应激及炎症反应等途径损伤肾脏。

【临床表现】

急性左心衰竭主要临床表现为肺循环淤血和心排血量降低所致的临床综合征。急性右心衰竭则主要表现为体循环淤血为主的临床综合征。Ⅰ型CRS患者急性肾功能减退易发生在急性心功能恶化早期(48小时内)。由于肾脏灌注不足,Ⅰ型CRS早期表现为尿量减少和肾前性氮质血症,但后期常伴有不同程度容量过负荷,且对利尿剂反应明显降低。

【诊断】

Ⅰ型CRS尚无临床诊断标准,AHF病程中应密切随访肾功能,根据尿量、血清肌酐、估算的肾小球滤过率变化,早期明确AKI诊断,某些尿液生物学标志物浓度有助于早期发现AKI。

【治疗】

Ⅰ型CRS临床治疗重点和难点在于同时兼顾心肾。首先治疗基础心脏疾病,纠正心功能恶化诱因。

肺/体循环淤血但不伴有外周组织低灌注的"湿暖"型急性心力衰竭,如以高血压为主要表现,首先血管扩张剂,其次为利尿剂;肺/体循环淤血为主,首先利尿剂,其次为血管扩张剂。肺/体循环淤血伴外周组织低灌注的"湿冷"型急性心力衰竭最为危重,如收缩压≥90mmHg,可给予血管扩张药、利尿剂,疗效欠佳者可考虑正性肌力药物;收缩压<90mmHg则首选正性肌力药物,无效可考虑使用血管收缩药,低灌注纠正后再使用利尿剂。

AHF患者应严格控制出入液量。肺/体循环淤血及水肿明显者应严格限制饮水量和静脉输液速度。无明显低血容量因素者,每天摄入液体量一般宜在1 500ml以内,不要超过2 000ml。保持每天出入量负平衡约500ml,严重肺水肿者水负平衡每天为1 000~2 000ml,3~5天后过渡到出入量大体平衡。同时限制钠摄入<2g/d。

AHF合并容量过负荷时,纠正容量过负荷极为重要,首先静脉袢利尿剂。但大剂量利尿剂易导致电解质紊乱、循环血容量减少过快过多,导致肾功能恶化,进而增加死亡风险,且袢利尿剂预防和治疗AKI作用未获循证医学证据支持,故Ⅰ型CRS患者仅在病程早期短期谨慎使用。新型利尿剂托伐普坦是血管升压压素V_2受体拮抗剂,只排水不利钠,可用于充血性心力衰竭、常规利尿剂治疗效果不佳的顽固性水肿、伴低钠血症、肾损伤倾向患者,可显著改善充血相关症状。AHF患者利尿剂抵抗时处理策略包括:①增加袢利尿剂剂量;②静脉推注联合持续静脉滴注,以避免袢利尿剂浓度下降引起钠水重吸收;③2种及以上利尿剂联合使用,如袢利尿剂加噻嗪类利尿剂,也可加用血管升压素V_2受体拮抗剂;④应用增加肾血流药物,如小剂量多巴胺或重组人利钠肽等,以提高肾灌注,改善利尿效果和肾功能;⑤纠正低血压、低氧血症、代谢性酸中毒、低钠血症、低蛋白血症、感染等,尤其注意纠正低血容量;⑥必要时超滤脱水或其他肾脏替代治疗。

超滤治疗时需综合考虑患者容量过负荷状态、心功能、血流动力学状态等因素,设定超滤速度及超滤量,平稳、有效地纠正容量过负荷,进而改善患者呼吸困难等充血性心力衰竭症状。对心功能不稳定的CRS患者严格控制超滤速度,酌情延长肾脏替代治疗时间,直至24小时不间断连续进行,在治疗过程中尽量保持血流动力学稳定。

在药物选择方面,Ⅰ型CRS患者应慎用ACEI/ARB类药物,以避免或减少高钾血症、血清肌酐进行性升高等不良反应,但已用ACEI者发生失代偿性心力衰竭并非停用ACEI的指征。Ⅰ型CRS心排血量降低尚未纠正时,不推荐使用β受体阻断药。另外,心功能减退患者尽量避免和减少造影剂肾损伤。

正性肌力药物能通过改善血流动力学而增加心排血量,有助于改善心源性休克患者心脏功能,维持肾脏灌注,改善肾功能。顽固性低血压、心源性休克患者,可考虑使用主动脉内球囊反搏或左心室辅助装置。血管扩张剂能降低心室充盈压、中心静脉压及心肌耗氧量。利钠肽不仅有扩张血管,降低肺毛细血管楔压、肺动脉压力、右心房压力和体循环阻力,增加心排血量作用,还具有排钠、利尿、抑制RAAS和SNS激活、改善肾小球滤过率作用。

【预防】

从防治CRS角度出发,首先强调尽量避免和阻止急性心血管事件的发生发展,改善心脏收缩及舒张功能,改善肾静脉充血和肾灌注不足,及时发现和纠正CRS易患因素,尽早阻断心脏-肾脏间不良相互作用。

第二节 Ⅱ型心肾综合征

Ⅱ型CRS(慢性心肾综合征)是指慢性心力衰竭或AHF反复发作导致逐渐进展的慢性肾功能损伤。慢性心力衰竭患者中,45%~63%合并CKD。肾小球滤过率(glomerular filtration rate,GFR)即使轻度下降,也会显著增加慢性心力衰竭患者死亡风险,并提示血管病变严重。值得注意的是,心血管疾病和CKD同时存在不一定是Ⅱ型CRS,诊断Ⅱ型CRS还需临床上能推断慢性心力衰竭是CKD发生或发展的病因。

【发病机制】

慢性心力衰竭患者肾功能减退的独立危险因素包括高龄、

高血压、糖尿病和急性冠脉综合征等。心力衰竭反复发作次数也与肾功能损害程度呈正相关。Ⅱ型 CRS 时，肾脏静脉压增加、肾脏低灌注、右房压增高同样是慢性心力衰竭患者肾功能减退的重要病理生理机制。肾静脉压升高和肾静脉扩张可刺激机械感受器和肾脏局部交感神经，引起肾动脉血管收缩和 GFR 下降。心排血量减少、肾灌注压降低可激活 RAAS 和 SNS，增强钠水重吸收，从而维持肾脏灌注压和滤过分数，但神经内分泌长期过度活化对心肾均产生不利影响。RAAS 和 SNS 过度激活均可引起血管收缩，肾血流减少，引发肾缺血缺氧，还可促进炎症因子和活性氧簇（ROS）释放，增强炎症反应和氧化应激反应，造成肾脏结构和功能损害。

【治疗】

对于慢性射血分数降低性心力衰竭，干预目的是通过治疗原发病（如高血压、糖尿病、冠心病、心律失常等）消除诱因，避免心肌损害发生、发展，避免出现心力衰竭临床表现，同时缓解症状，改善预后。而射血分数保留性心力衰竭需根据急性失代偿期和慢性稳定期病情不同特点，合理选择治疗药物。

除纠正诱因、控制出入水量、吸氧等一般治疗外，心力衰竭常用治疗药物包括利尿剂、血管紧张素转换酶抑制剂（ACEI）、β 受体阻滞剂、醛固酮受体拮抗剂、血管紧张素受体拮抗剂（ARB）、洋地黄类药物、血管扩张剂、正性肌力药物（β 肾上腺素能激动剂、磷酸二酯酶抑制剂、钙离子增敏剂）、窦房结起搏电流特异性抑制剂等。此外，近年来有研究发现，心力衰竭伴 CKD 和贫血时，应用重组人红细胞生成素治疗纠正贫血可能有助于改善左心室肥大和心脏功能。

合并肾功能减退的 CRS 患者服用 ACEI/ARB 应从小剂量开始逐步增加剂量，并密切随访肾功能及血钾变化，如果服药后 4 周内血清肌酐升高超过基础值 30%，ACEI/ARB 剂量减半并酌情加用其他降压药，超过基础值 50%或出现高钾血症，应及时停用 ACEI/ARB。不能耐受 ACEI 者可尝试改用 ARB。此外，血管紧张素受体-脑啡肽酶抑制剂复方制剂用于治疗射血分数降低的慢性心力衰竭，可同时抑制脑啡肽酶（减少利钠肽降解）和 RAAS 系统，有助于改善心功能，降低心血管死亡及心力衰竭住院风险，延缓肾病进展。

对于容量过负荷导致心力衰竭症状明显者，治疗要点是在不降低心排血量前提下纠正容量过负荷。因此，利尿方案选择应综合考虑患者循环血量、心力衰竭程度、肾功能、血压等多方面因素，个体化用药，并严密监测出入液量、有效血容量、血压等血流动力学指标。部分心力衰竭患者可出现利尿剂抵抗，可改为袢利尿剂持续性静脉输注以维持利尿效应，或联合噻嗪类、醛固酮拮抗剂、血管升压素 V_2 受体拮抗剂等其他类型利尿剂，还可与正性肌力药物如多巴胺等合用以增加利尿效果。但 CRS 患者对洋地黄制剂疗效差，合并肾功能减退及电解质紊乱时，易发生洋地黄中毒，故临床用药多采用个体化原则。

除药物治疗外，顽固性心力衰竭患者还可进行肾脏替代治疗。尤其是合并严重容量过负荷、电解质紊乱、低蛋白血症的利尿剂抵抗患者，连续性肾脏替代治疗（continuous renal replacement therapy，CRRT）可克服利尿剂抵抗，快速、平稳地清除体内多余水分，减轻肺水肿，降低中心静脉压和腹内压，改善肾脏灌注，保护肾功能。但需动态调整超滤脱水速度，治疗期间严格保持血流动力学稳定。

【预防】

慢性心力衰竭患者需定期随访肾功能，以早期发现 CRS。积极治疗导致心血管损伤和 CHF 进展的病因或疾病可能对避免或减轻肾损伤有益。在失代偿性心力衰竭治疗过程中，应避免进一步增加肾损害的因素，如避免使用碘造影剂、非甾体抗炎药及其他肾毒性药物、避免血流动力学异常波动等，及时发现和纠正 CRS 易患因素，尽早阻断心脏-肾脏间不良相互作用，阻止 CRS 的发生与发展。

第三节　Ⅲ型心肾综合征

Ⅲ型 CRS（急性肾心综合征）是指肾功能急性恶化引发急性心功能不全。

【发病机制】

AKI 导致的严重内环境紊乱可引起心功能损伤。水钠潴留引起高血压、回心血量增加、静脉压增高，心脏前后负荷增加，进而继发或加重肺淤血和心力衰竭；电解质紊乱尤其是高钾血症易引起心律失常甚至室颤、心搏骤停；酸中毒和心肌抑制因子蓄积不仅可抑制心肌收缩，同时合并电解质紊乱时进一步增加心律失常发生风险，酸中毒时肺血管收缩也常加重右心衰竭。此外，缺血性肾损伤临床极为常见，肾缺血本身可诱发炎症反应和氧化应激，促使心肌细胞凋亡、坏死。危重 AKI 患者血液净化治疗不当也可引起或加重血流动力学不稳定，诱发低血压、心律失常、心肌缺血等。

【治疗与预防】

Ⅲ型 CRS 治疗的关键是积极预防肾功能恶化，早期识别心脏损伤。为防止心力衰竭，应积极治疗 AKI 及其并发症，严格控制入液量，积极纠正容量过负荷，维持血流动力学稳定，及时纠正电解质和酸碱紊乱。危重 AKI 应尽早启动 CRRT，对维持内环境稳定最为有效，但需根据容量过负荷程度及血流动力学状况个体化调整超滤脱水速度，避免诱发低血压，加重心脏和肾脏损伤。密切监测心肌标志物如肌钙蛋白、BNP、NT-proBNP 等，有助于早期发现心肌损伤和心力衰竭。

第四节　Ⅳ型心肾综合征

Ⅳ型 CRS（慢性肾心综合征）是指慢性肾功能减退引起慢性心功能下降。

【发病机制】

慢性肾功能减退可通过多种途径引起心力衰竭，如水钠潴留、电解质及酸碱紊乱、尿毒症毒素蓄积、肾性贫血、胰岛素抵抗、糖基化终产物、钙磷代谢紊乱、慢性炎症反应、氧化应激和脂质代谢异常等，终末期肾病可继发出现心包炎、左心室肥厚、动脉粥样硬化、心肌病、高血压、血管钙化等一系列心血管系统并发症。尤其是接受肾脏替代治疗者，心血管事件发生风险更高。

【治疗】

Ⅳ型CRS治疗目的是减缓CKD进展，从而减缓慢性肾心综合征进展。积极治疗原发疾病，及时纠正引起肾功能恶化的可逆因素，以延缓肾功能减退，保护肾脏功能。

【预防】

在CKD治疗过程中需定期监测各种CVD危险因素，并给予针对性预防和治疗。CKD患者可干预的CVD传统危险因素包括高血压、高脂血症、糖尿病、吸烟、肥胖、体力活动减少、精神压力等，可干预的非传统危险因素包括GFR下降、蛋白尿（包括微量白蛋白尿）、贫血、营养不良、高凝状态、容量负荷增加、脂代谢紊乱、钙磷代谢紊乱、血管钙化、氧化应激、微炎症状态、高同型半胱氨酸血症、RAS系统活性增强等。

肾性贫血在Ⅳ型CRS患者中极为常见，且与死亡、心肌梗死、卒中、心力衰竭等密切相关。人红细胞生成素除可刺激红系祖细胞增殖与分化外，还具有抗氧化、抗炎、抗细胞凋亡、促进血管生成及促进细胞增殖和潜在的细胞保护作用，但血红蛋白治疗后不宜过高，目标值<130g/L。

严格控制血压达标不仅可延缓肾功能减退，还有助于降低心血管事件发生风险。CKD患者血压控制目标值<130/80mmHg。目前常用的降压药物均可用于CKD患者降压治疗。但如无禁忌证，则首选ACEI/ARB。

终末期肾病患者需适时开始肾脏替代治疗，无尿或少尿患者尤其需严格饮食控制，控制透析间期体重增长，防止容量过负荷和心力衰竭发生。

第五节　Ⅴ型心肾综合征

Ⅴ型CRS（继发性心肾综合征）是系统性疾病同时影响心脏和肾脏功能。

【发病机制】

Ⅴ型CRS常见慢性病因包括糖尿病、高血压、血管炎、淀粉样变性等。多种病因均可致血管收缩、心脏负荷加重、肾脏灌注减少，SNS和RAAS系统激活还可使心室重构、肾小球硬化、肾小管间质纤维化，导致继发性CRS。Ⅴ型CRS常见急性病因是严重脓毒症及脓毒症休克。脓毒症时，炎症因子及内毒素等促使全身血管扩张、血管通透性增加，缺血、缺氧和内毒素还可直接损害心肌，影响心肌收缩力，同时损伤肾脏。肾功能减退则进一步影响心功能，形成恶性循环。

【治疗】

Ⅴ型CRS的治疗包括积极治疗原发疾病和心肾功能不全。首先应针对原发病进行治疗，如糖尿病严格控制血糖、高血压严格控制血压、血管炎酌情予以糖皮质激素及免疫抑制剂治疗、脓毒症积极抗感染等。脓毒症休克患者常规进行血流动力学和氧合指标监测，AKI高危患者如存在血管收缩功能障碍性休克，推荐使用血管活性药物联合液体复苏进行干预。在心功能支持方面，正性肌力药中去甲肾上腺素是较为理想的血管收缩剂，磷酸二酯酶抑制剂兼有收缩和舒张血管效应，且不会明显增加心肌耗氧量。血容量不足时，强力血管收缩剂对心排血量及脏器灌注并无益处，而血管舒张药能增加心排血量，尤其是在心脏收缩功能受损时。在肾脏支持方面，应避免使用肾毒性药物，保持肾脏充足灌注，必要时适时进行血液净化治疗。

Ⅴ型CRS需要血液净化治疗者多见于脓毒血症或伴有多器官功能障碍，临床表现常较重，大多合并严重电解质及酸碱紊乱，血流动力学不稳定，对体外循环耐受性差，常需要行CRRT。在危重患者血液净化治疗期间还需严密监测心、肺功能状况，防止发生心律失常、猝死等严重心血管事件。

推荐阅读

1. PALAZZUOLI A, RUOCCO G. Heart-kidney interactions in cardiorenal syndrome type 1[J]. Adv Chronic Kidney Dis, 2018, 25(5): 408-417.
2. RONCO C, BELLASI A, DI L. Cardiorenal syndrome: An Overview[J]. Adv Chronic Kidney Dis, 2018, 25(5): 382-390.

第二十一章　肺肾综合征

朱加明

肺肾综合征（pulmonary renal syndrome）即肺出血-肾炎综合征并不是单一的疾病形式，而是许多同时具有肺出血和肾小球肾炎表现的临床综合征，临床上主要特指与自身免疫相关的肾脏和肺损害，最重要的为抗肾小球基底膜病和ANCA相关性血管炎，前者也叫Goodpasture综合征，在1919年由Ernest Goodpasture博士确认并命名，两者占了肺肾综合征的80%，所以本章节主要介绍上述两种疾病。其他的疾病还包括系统性红斑狼疮、系统性硬化症、冷球蛋白血症、抗磷脂综合征、血栓性微血管病、流行性出血热、药物性血管炎。该类疾病进展迅速，及时明确病因，早期开始合理的治疗是改善患者预后的关键。

【发病机制】

肺出血肾炎综合征属于内科危重急症。肺出血主要原因为肺泡毛细血管炎，临床上多表现为咳嗽、痰中带血，严重者可发生大咯血而危及患者生命，轻症仅表现为肺泡灌洗液中含铁血黄素细胞阳性。肾炎指肾小球肾炎，临床上主要表现为血尿、蛋白尿和不同程度的肾功能不全。肺出血肾炎综合征病因多种多样，经典的肺出血肾炎综合征主要指抗肾小球基底膜病（抗 GBM 病），而近年的研究发现更多的患者为抗中性粒细胞胞质抗体（antineutrophil cytoplasmic antibody，ANCA）相关小血管炎所致，上述二者占肺出血肾炎综合征的 80% 以上。具体发病机制见第十七篇第七章第四节、第六节。其他病因包括：系统性红斑狼疮、系统性硬化、抗磷脂综合征、血栓性微血管病、冷球蛋白血症、流行性出血热、胆固醇结晶栓塞、药物性血管炎等。

【临床表现】

除肺出血和肾小球肾炎的表现外，不同病因的疾病也具有各自不同的表现。

1. 抗肾小球基底膜病　该病是一种器官特异性的自身免疫病，由抗肾小球基底膜（GBM）抗体介导。该病典型的表现是急进性肾小球肾炎所导致的急性肾衰竭，伴随可能致命性的肺出血的症状出现，在 1919 年由 Ernest Goodpasture 博士确认并命名，是狭义的肺出血-肾炎综合征，也叫 Goodpasture syndrome。该病通常认为白种人较黑种人多，在 20~30 岁及 60~70 岁两个年龄段组高发。

抗 GBM 病以产生直接作用于肾小球基底膜的抗体为特征，尽管基底膜普遍存在，但只有肺泡和肾小球基底膜在临床上被认为是易受到影响，特殊的行为、环境和基因背景存在更高的发病率，如吸烟、感染、与 HLA-DR15 基因型相关等。该病一般可急骤起病，也可隐匿起病。除肺、肾受累，全身的多系统受累不多见。

（1）肺部症状：常为咯血，为少量血痰至大咯血，常间断反复发作。咯血时常伴有咳嗽、气促、全身不适，肺部听诊可闻及干、湿性啰音，有时伴胸痛和发热，少数病例可因大量咯血而窒息死亡。肺部病变广泛者可出现呼吸衰竭。

（2）肾脏表现：类似肾小球肾炎，初期表现为镜下血尿、蛋白尿、细胞和颗粒管型等，继之发生进行性肾功能损害，并迅速出现少尿、无尿、水肿、贫血、血压升高、恶心、呕吐及神经精神症状等尿毒症表现。由于血清学诊断方法的广泛应用，临床表现较轻，无肾功能损害的抗 GBM 病患者亦可见到，但多为肺出血合并轻度系膜增生性肾小球肾炎。1/4~1/3 患者同时合并血清 ANCA 阳性，以 p-ANCA/MPO-ANCA 阳性为主。但两者同时存在的原因及发生的时间顺序不清。临床上合并 ANCA 的患者可以出现肺、肾以外的脏器受累，主要为小血管炎所致。

如患者有反复咯血病史，胸部 X 线检查可见典型肺浸润阴影，尿中检测出红细胞、颗粒管型及蛋白，痰中检测出含铁血黄素细胞，同时有进行性贫血等，可作出初步诊断。血清抗肾小球基底膜（GBM）抗体阳性，肺或肾活组织免疫荧光检查显示肺泡毛细血管或 GBM 出现 IgG 及补体 C3 沉积可明确诊断。

2. 抗中性粒细胞胞质抗体相关性血管炎　属于自身免疫性疾病，可以累及多个脏器。主要包括肉芽肿性多血管炎（granulomatosis with polyangiitis，GPA）、显微镜下多血管炎（microscopic polyangitis，MPA）和变应性肉芽肿性血管炎（allergic granulomatosis with polyangiitis，AGPA，亦称 churg-strauss syndrome）。肺和肾脏是最易受累的脏器。我国 ANCA 阳性小血管炎以显微镜下多血管炎为主，占 70%~80%。

ANCA 相关小血管炎患者肺受累多表现为哮喘、咳嗽、胸痛和咯血，重症者因肺泡广泛出血而发生呼吸衰竭危及生命。影像学检查最常见的表现是肺脏的浸润影和结节影。肺脏的浸润影形式多样，可以呈弥漫性、双侧、低密度影，提示为肺出血。弥漫性肺泡出血者可以表现为双侧肺门的蝶形阴影而类似于急性肺水肿的征象。结节可以有空洞形成。部分患者表现为肺间质纤维化，双侧中下肺野毛玻璃样改变、网格样改变或晚期表现为支气管扩张。患者累及肺脏者常被误诊为肺部感染、肺结核、肺部肿瘤或肺转移癌而延误诊断和治疗。多数患者肾脏受累，表现为血尿、蛋白尿和肾功能不全。肾脏受累可隐匿发生，也可以表现为急进性肾炎。肾脏病理多为肾小球毛细血管袢纤维素样坏死和新月体形成。除肺肾综合征的表现外，多数 ANCA 相关小血管炎发病时可有发热、乏力和体重下降。还有其他脏器受累，如头颈部脏器的眼耳鼻，常见“红眼病”、听力下降、鼻塞等；还可以有多发性单神经炎、肌痛、关节痛、皮疹和消化道等受累表现。

3. 其他相关疾病　系统性红斑狼疮（systemic lupus erythematosus，SLE）是一种多因素（包括遗传、环境、感染、药物和免疫反应）参与的自身免疫性结缔组织病，多见于育龄期女性，患者突出表现为存在多种自身抗体，其中最重要的是抗双链 DNA 抗体。SLE 常累及多个系统和器官，临床症状复杂，病程迁延反复，当同时累及肺和肾的时候，临床可以表现为肺出血-肾炎综合征。临床上 SLE 累及肺并不少见，仅次于肾脏、关节和皮肤病变，肺脏受累可以表现为急性肺泡炎、间质性肺炎、肺动脉高压、坏死性血管炎、肺水肿、胸腔积液及弥漫性肺泡出血，其中合并间质性肺炎最常见，肺泡出血少见，伴肺动脉高压时更容易发生，其发生机制主要是肺泡毛细血管急性损伤，具有非特异性肺泡炎和肺血管炎的表现，以 DAH 和大量含铁血黄素细胞沉积在肺泡腔内为特征，也可见肺泡壁增厚，透明膜形成，纤维蛋白、免疫球蛋白和/或补体沉积于肺泡隔和小血管壁。少数肺泡出血属于轻症和慢性，而危及生命的急性、大量出血表现为突发性呼吸困难、发热、咳嗽、大咯血，并迅速出现低氧血症和严重贫血，进展迅速，死亡率可以达到 60%。狼疮性肾炎常表现为程度不等的血尿、蛋白尿和肾小球滤过率下降，发生肺肾综合征的狼疮性肾炎以Ⅲ型、Ⅳ型或混合型更为多见，病理上往往可见弥漫性增生且伴有新月体形成。肾炎和肺出血可以先后或者同时出现，也可在病情迁延或治疗复发时突然并发。

系统性硬化症是一种原因不明的以皮肤、血管和内脏器官（包括胃肠道、肺、心、肾等）的纤维化为特征的结缔组织病，儿童及青年不多见，发病高峰为 30~50 岁，男女比例为 1∶3。少数系统性硬化患者表现为肺出血肾炎综合征，病理上为累及肺肾的自身免疫性血管炎，最常见的肺部表现是间质性肺炎，其次是肺动脉高压。发生肺间质性纤维化的患者常见症状为咳嗽，多为干咳，若出现弥漫性肺泡出血，其机制可能为免疫复合物参与的毛细血管炎和肺泡壁局限性纤维素性坏死。与硬皮病肾危象不同，患者多血压正常。

冷球蛋白血症是由冷球蛋白或其形成的免疫复合物沉积于血管内皮（主要累及中小动脉）导致的系统性血管炎，可累及全身多系统，如产生皮肤血管炎、肾小球肾炎和神经系统症状等。冷球蛋白血症患者的临床表现复杂，10%～30%的患者可出现肾损害表现，且个体差异较大，通常表现为蛋白尿、血尿、水肿、高血压及不同程度的肾功能减退，其中部分患者累及肺可出现咯血，临床上呈现肺肾综合征表现。

其他少见的疾病还包括如抗磷脂综合征也可以肺肾同时受累，患者血清抗磷脂抗体阳性，血小板减少，女性患者可有流产史。血栓性微血管病包括恶性高血压、溶血尿毒症综合征、血栓性血小板减少性紫癜等。药物相关的肺出血肾炎综合征也应引起重视，常见药物包括丙硫氧嘧啶（PTU）、D-青霉胺和硫唑嘌呤等。病理上多表现为小血管炎，PTU 引起的小血管炎与原发性小血管炎临床表现类似。

【诊断】

肺出血-肾炎综合征的诊断依据临床表现、实验室检查和影像学检查，特别是肾活检的病理结果和特异性的自身抗体检查对诊断是最关键的证据。不同病因的肾小球疾病的病理特点可参阅相应的章节，这里简述特异性的自身抗体的诊断意义。

多数肺出血肾炎综合征患者血清可检测到自身抗体，为早期诊断提供帮助。ANCA 相关小血管炎患者血清 ANCA 阳性，间接免疫荧光（indirect immunofluorescence，IIF）法联合抗原特异性 ELISA 法的特异性可以达到 99%。c-ANCA/PR3-ANCA 或 p-ANCA/MPO-ANCA 分别用来诊断韦格纳肉芽肿病和显微镜下多血管炎。ANCA 既可以用来协助诊断，还可以指导治疗和预测复发。但目前红细胞沉降率、CRP 和血管炎的 BVAS 积分常用于判断病情活动。

抗 GBM 抗体对抗 GBM 病的诊断具有重要价值。目前多采用抗原特异性 ELISA 法，其靶抗原为人 GBM 可溶性抗原。该方法敏感性和特异性均较高，而且判定结果较为客观。值得注意的是，1/4～1/3 患者合并 ANCA 阳性。

系统性红斑狼疮、系统性硬化和抗磷脂综合征均可在患者血清中检测出相应的特异性自身抗体，对诊断具有重要价值。药物相关的肺出血肾炎综合征患者多为药物引起的小血管炎所致，其中 PTU 引起的小血管炎也为 ANCA 阳性，且可同时识别多种靶抗原。

【治疗】

不同病因的肺出血肾炎综合征其治疗原则也不尽相同。具体单一疾病可以参考相应章节，本章介绍疾病的治疗原则。

抗 GBM 病预后凶险，如无治疗，患者多进展至终末期肾衰竭，很少自发缓解。该病最危险的指征是肺出血，迅速、大量的肺出血可危及生命；其次为急性肾衰竭。首选治疗为疾病早期应用强化血浆置换，同时联合应用糖皮质激素及细胞毒性药物。临床上出现少尿或无尿、血肌酐>600μmol/L 及肾活检中>85%的肾小球有大新月体形成是该病预后不好的指标。近年的报道发现，如果强化血浆置换及免疫抑制治疗在血肌酐大于 600μmol/L 之前开始，1 年后约 90%的患者可以保存正常肾功能。但如果治疗在血肌酐大于 600μmol/L 之后开始，仅 10%患者可恢复肾功能。

ANCA 阳性小血管炎的治疗应分为诱导缓解和维持治疗。诱导缓解治疗：疗效最为肯定的药物为激素联合环磷酰胺（CTX）。对于 ANCA 相关的局灶坏死或新月体性肾炎，近年的循证医学资料提出了如下推荐意见：首先应用甲泼尼龙 7～15mg/（kg · d）（最大量为 1g/d）静脉滴注连续 3 次，口服泼尼松 1mg/（kg · d）共计 1 个月，在随后的 6～12 个月内逐渐减量至 10mg/d 维持。CTX 口服一般为 2mg/（kg · d），静脉滴注为 0.6～1.0g/月，连续应用 6～12 个月直至病情缓解。应引起注意的是，不应片面强调 CTX 的总量而过早停用 CTX，从而不能有效达到病情完全缓解。对于有危及生命的肺出血的原发性小血管炎患者，血浆置换疗法的作用较为肯定。新型抑制剂如吗替麦考酚酯（MMF）比 CTX 有更小的不良反应和更高的缓解率，逐步应用于 ANCA 血管炎的诱导和缓解期治疗。对与小血管炎密切相关的少免疫沉积型新月体性肾炎而言，即使肾脏病理以细胞纤维性新月体为主，经强化免疫抑制治疗，仍可部分恢复肾功能，脱离透析。

系统性红斑狼疮的治疗原则与 ANCA 相关小血管炎基本一致，有肾活检的病例按狼疮性肾炎的分型治疗。药物相关的肺出血肾炎综合征最为重要的治疗是停用可疑药物；但肺肾受累严重者也建议应用强化免疫抑制治疗和血浆置换疗法。

推荐阅读

SKORECKI K，CHERTOW G，MARSDEN P，et al. Brenner and Rector's the kidney［M］. 10th ed. Philadelphia：Elsevier，2016.

第二十二章　肾脏疾病相关高尿酸血症

戴　艳　章晓燕　丁小强

慢性肾脏病（CKD）是产生继发性高尿酸血症的最常见病因，CKD 患者高尿酸血症的患病率在 40%～70%。与血尿酸正常人群相比，血尿酸水平男性≥420μmol/L（7.0mg/dl）、女性≥360μmol/L（6.0mg/dl）发生终末期肾病的风险分别增加 4 倍和9倍。因此,高尿酸血症不仅是CKD发病的独立危险因素,也是促进其进展的独立危险因素。

【发病机制】

(一)肾脏在血尿酸代谢中的重要作用 人体内嘌呤来源有两种:内源性嘌呤来源于自身合成和核酸降解(约600mg/d,占80%),外源性嘌呤来自摄入嘌呤饮食(约100mg/d,占20%),共700mg。在正常状态下,其中2/3经肾脏排泄,1/3从肠道排泄,另有极少量由汗腺排泄。已知肾脏尿酸的代谢过程包括滤过(肾小球100%滤过)—重吸收(98%在近端肾小管S1段重吸收)—分泌(50%在S2段分泌)—分泌后重吸收(40%~44%在S3段分泌后重吸收)四个步骤,最后6%~10%肾小球滤过的尿酸排出体外。高尿酸血症的病因包括尿酸排泄减少、尿酸生成增加和混合型三大类。

(二)肾脏疾病导致高尿酸血症发病机制 肾小球和肾小管功能正常是保证尿酸排泄的重要条件,约90%的高尿酸血症患者可能存在肾小球滤过和/或肾小管分泌功能障碍。CKD患者由于肾组织血管内皮受损,组织缺血、缺氧,导致次黄嘌呤、嘌呤氧化酶表达增高使尿酸产生增多;局部或血乳酸水平增高、入球小动脉收缩引起肾小球滤过率下降,尿酸排泄减少;利尿剂使用或者肾小管功能受损导致尿酸重吸收及分泌异常,均可导致血尿酸水平增高。

多种单基因遗传病表现为遗传性肾脏尿酸排泄异常,基因多态性变异也与尿酸水平密切相关。最常见的单基因遗传病为常染色体显性遗传的家族性青年型高尿酸血症性肾病(familial juvenile hyperuricemia nephropathy,FJHN)。常染色体显性髓质囊性肾病(medullary cystic kidney disease,MCKD)是另一种具有高尿酸血症和痛风临床表现的遗传性肾病,肾功能不全起病较FJHN晚,肾组织学检查示肾皮髓质和髓质呈囊性变,并且髓质结缔组织增多。其他单基因遗传病还包括尿酸转运蛋白或其调控因子异常疾病(肾性低尿酸血症1型和2型、假性甲状旁腺功能减退症1B型)、遗传性近端小管功能异常(范科尼综合征4型、Fanconi-Bickel综合征)、其他水分子屏障疾病(Alstrom综合征),以及远端小管渗透压梯度异常疾病(高尿酸血症、肺动脉高压、肾衰竭和代谢性碱中毒综合征),这些疾病均可导致尿酸排泄异常(表17-22-0-1)。

表17-22-0-1 单基因遗传肾脏尿酸排泄异常性疾病

疾病(MIM)	遗传方式	致病基因	基因位置	突变蛋白	临床表现	尿酸排泄异常的机制
HNFJ1(162000)	常显	*UMOD*	16p12.3	Tamm Horsfall蛋白(UMOD蛋白)	尿尿酸排泄减少,早发高尿酸血症和痛风,间质性肾病	远端小管水分子屏障减弱
HNFJ2(613092)	常显	*REN*	1q32.1	肾素蛋白	早发贫血,尿尿酸排泄减少,早发高尿酸血症和痛风,间质性肾病	肾素-血管紧张素活性降低
RCAD(137920)	常显	*HNF1B*	17q12	肝细胞核因子1β	肾脏发育异常,成年发病的儿童糖尿病,高尿酸血症性肾病	肾小管发育异常,UMOD基因表达降低
MCKD1	常显	*MUC1*	1q21	黏蛋白1	高尿酸血症,肾脏浓缩功能受损,在皮髓交界处或髓质内出现多发小囊肿,肾活检表现为肾间质纤维化、肾小管萎缩、小管基底膜增厚等	远端肾小管功能障碍和坏死
MCKD2	常显	*UMOD*	16p12	UMOD蛋白	高尿酸血症,肾脏浓缩功能受损,在皮髓交界处或髓质内出现多发小囊肿,肾活检表现为肾间质纤维化、肾小管萎缩、小管基底膜增厚等	远端小管水分子屏障减弱
RHUC 1(220150)	常隐	*SLC22A12*	11q13.1	尿酸转运子1	运动后急性肾衰竭,低尿酸血症	尿酸重吸收转运障碍

续表

疾病(MIM)	遗传方式	致病基因	基因位置	突变蛋白	临床表现	尿酸排泄异常的机制
RHUC2(612076)	常隐	*SLC2A9*	4p16.1	葡萄糖转运子 9	运动后急性肾衰竭,低尿酸血症	尿酸重吸收转运障碍
PHPI B(603233)	常显	*STX16*	20q13.32	突触融合蛋白 16	单纯肾脏甲状旁腺抵抗,低钙血症、高磷血症和外周血甲状旁腺激素水平升高;低尿酸血症	尿酸转运子 1 活性降低,尿酸重吸收障碍
FRTS4(6160226)	常显	*HNF4A*	20q13.12	肝细胞核因子 4a	出生巨大儿合并高胰岛素血症,青年发病近端肾小管整体功能障碍的糖尿病,近端肾小管病变;低尿酸血症	近端肾小管整体功能障碍
FBS(227810)	常隐	*SLC2A2*	3q26.2	葡萄糖转运子 2	糖原蓄积,近端肾小管病变和肾脏高灌注;低尿酸血症	近端肾小管整体功能障碍
ALMS(203800)	常隐	*ALMS1*	2p13.1	Alstrom 综合征蛋白 1	进行性视神经萎缩,感音神经性耳聋,扩张型心肌病,高尿酸血症	肾脏纤毛发育异常,水分子屏障减弱
HUPRAS(613845)	常隐	*SARS2*	19q 13.2	线粒体丝氨酸 tRNA 连接酶	早产,肺动脉高压和发育迟滞,远端肾小管疾病,低镁、低钠、低容量、低氯性代谢性碱中毒,高尿酸血症	远端小管细胞内线粒体功能障碍,Na^+-K^+-ATP 酶活性降低

注:MIM. 人类孟德尔遗传疾病编码;HNFJ1. 家族性青年型高尿酸血症性肾病 1 型;HNFJ2. 家族性青年型高尿酸血症性肾病 2 型;RACD. 肾囊肿糖尿病综合征;MCKD. 髓质囊性肾病;RHUC1. 肾性低尿酸血症 1 型;RHUC2. 肾性低尿酸血症 2 型;PHP1B. 假性甲状旁腺功能减退症 1B 型;FRTS4. 范科尼综合征 4 型;FBS. Fanconi-Bickel 综合征;ALMS. Alstrom 综合征;HUPRAS. 高尿酸血症、肺动脉高压、肾衰竭和代谢性碱中毒综合征。

(三)高尿酸血症导致 CKD 进展的细胞生物学机制　从病理生理机制上看,尿酸是一把"双刃剑"。生理浓度的血尿酸是细胞外环境中有效的抗氧化剂,清除人体 60%的自由基。但高血尿酸却是细胞内的促氧化剂,通过诱导细胞的氧化应激导致线粒体功能失调、炎症反应和肾素-血管紧张素系统的活化等机制导致内皮功能障碍、血管平滑肌细胞增殖、间质炎症浸润,进一步导致 CKD 肾小球硬化和间质纤维化。

【诊断与分型】

高尿酸血症是指在正常嘌呤饮食状态下,非同日 2 次空腹血尿酸男性和绝经后女性 >420μmol/L、非绝经期女性 >360μmol/L。根据严格限制嘌呤饮食 5 天后血尿酸和尿尿酸排泄情况,高尿酸血症分为排泄不良型、生成过多型和混合型。尿尿酸排泄情况可用尿尿酸排泄率(urinary uric acid excretion,UE_{UA})和尿酸排泄分数(fractional excretion of uric acid,FEUA)两个指标来表示。

1. 排泄不良型　UE_{UA}<3 600μmol 或 600mg/d,并且 FE_{UA}<5.5%。

2. 生成过多型　UE_{UA}>3 600μmol 或 600mg/d,并且 FE_{UA}≥5.5%为尿酸生成增多型。

3. 混合型　UE_{UA}>3 600μmol 或 600mg/d,并且 FE_{UA}<5.5%为尿酸生成增多型。

CKD 患者一方面肾小球滤过率下降,导致肾脏滤过的尿酸减少;而另一方面 CKD 患者往往合并酸中毒,竞争性抑制肾小管的尿酸排泄,导致血尿酸升高。故 CKD 时尿尿酸排泄情况多为排泄不良型。

【治疗】

(一)CKD 非透析患者高尿酸血症的治疗

1. 降尿酸药物治疗时机　无痛风患者在非药物治疗 3 个月后血尿酸≥420μmol/L 时,可给予降尿酸药物治疗;痛风患者血尿酸≥360μmol/L,严重痛风患者血尿酸≥300μmol/L 时,应给予降尿酸药物治疗。

2. 血尿酸控制靶目标　根据目前已有临床依据,合并痛风的 CKD 患者控制血尿酸<360μmol/L；合并严重痛风的 CKD 患者（痛风石、慢性关节病变、痛风反复发作≥2 次/年）控制血尿酸<300μmol/L；其他 CKD 患者一般建议血尿酸<420μmol/L，不建议应用药物长期控制血尿酸<180μmol/L。

3. 非药物治疗

（1）避免摄入高嘌呤食物如动物内脏、肉类、海鲜和豆类等；多饮水，保持每日尿量 2 000ml 以上；避免饮酒及富含果糖的饮料；低盐饮食，规律锻炼。

（2）全面筛查并积极控制高血压、糖尿病、高脂血症、肥胖、冠心病、心力衰竭、外周动脉疾病及吸烟等高尿酸血症危险因素。

（3）避免应用可升高血尿酸的药物，包括噻嗪类和袢利尿剂、某些抗结核药、小剂量水杨酸类药物、某些降糖药（磺酰脲类和双胍类降糖药）、含有乙醇的药物、左旋多巴、环孢素 A、他克莫司等。

（4）适当碱化尿液，尿 pH 为 6.2~6.8 有利于尿酸盐结晶溶解和从尿液排出，尿 pH>7.0 易形成草酸钙及其他种类结石，因此碱化尿液过程中要密切监测尿液 pH 并及时调整用药方案。常用药物包括碳酸氢钠、枸橼酸及其钠钾合剂等。

4. 降尿酸药物治疗

（1）抑制尿酸生成的药物：通过抑制嘌呤分解代谢的关键酶，从而抑制尿酸合成。目前临床最常用的为黄嘌呤氧化酶（XO）抑制剂，常用药物如下：①别嘌醇：别嘌醇及其活性代谢产物羟嘌呤醇分别与次黄嘌呤和黄嘌呤竞争性与 XO 结合，从而抑制尿酸合成，但仅对还原型 XO 有效。成人初始剂量每次 100mg，逐渐增加剂量使血尿酸达标，GFR<60ml/（min·1.73m^2），别嘌醇推荐剂量为 50~100mg/d，GFR<15ml/（min·1.73m^2）时禁用。别嘌醇活性产物羟嘌呤醇通过肾脏排泄，在肾功能减退可出现积聚，增加过敏反应风险，建议用药前检测 HLA-B5801 基因。若在根据 eGFR 调整的合适剂量下血尿酸无法达标，应改用非布可他或联合使用促尿酸排泄药物。②非布司他：此药为非嘌呤类黄嘌呤氧化酶高选择性抑制剂，对还原型和氧化型 XO 均有显著的抑制作用。作用时间较长，适合每天一次用药；49%通过肾脏排泄，45%通过粪便排泄，属于双通道排泄药物，因此 GFR≥30ml/（min·1.73m^2）患者无需调整剂量。推荐起始剂量为 20~40mg/d，如果 2~4 周后血尿酸没有达标，剂量递增 20mg/d。当目标低于靶目标 60μmol/L，可以酌情递减 20mg/d。可用于别嘌醇过敏或 HLA-B580 基因阳性或治疗不缓解的 CKD 患者，严重肝功能损害者慎用，注意个别患者也可发生过敏反应。

（2）促进尿酸排泄的药物：抑制尿酸盐在肾小管的主动重吸收，增加尿酸盐的排泄，从而降低血尿酸的浓度。代表药物为苯溴马隆。该药为非选择性抑制尿酸盐阴离子转运体（URAT1）和葡萄糖转运蛋白 9（GLUT9）活性。肾功能正常起始剂量为 50~100mg/d，eGFR 为 30~60ml/（min·1.73m^2）者推荐起始剂量为 50mg/d。严重肾功能损害者［eGFR<30ml/（min·1.73m^2）］和患有严重肾结石患者禁用。治疗期间需增加饮水（2 000ml/d 以上）以增加尿量促进尿酸排泄；同时使用碱化尿液药物，治疗过程中要定期随访尿 pH 和泌尿系统超声。

（3）新型降尿酸药物：①托匹司他：与非布司他结合位点相同，通过高选择性抑制氧化型和还原型 XO，减少尿酸生成。该药 100%从肝脏代谢，代谢产物从胆汁排出，肾脏安全性高。成人起始剂量为 20mg/d，最大剂量为 80mg/d、2 次/d。②促进尿酸分解药物：尿酸氧化酶可催化尿酸分解为分子量更小、水溶性更高的尿囊素，从而降低血尿酸水平。代表药物主要包括拉布立酶和培戈洛酶，可以作为常规治疗无效患者的二线药物。

（4）其他具有降尿酸作用的药物：①氯沙坦：可通过抑制 URAT1 活性促进尿酸排泄，可以降低 CKD 患者尿酸水平并延缓肾病进展；②钠-葡萄糖协同转运蛋白 2（SGLT2）：目前上市药物卡格列净、达格列净、恩格列净均有不同程度降尿酸作用，适用于对于 2 型糖尿病合并 DKD 患者。

（5）联合治疗：如果单药治疗不能使血尿酸水平达标，则可以考虑联合治疗。

5. CKD 患者急性痛风发作　CKD 患者急性痛风发作时已在服用降尿酸药物治疗者无需停药，尚未服降尿酸药物者需等待痛风缓解后再给予降尿酸药物治疗。

（1）糖皮质激素：糖皮质激素是治疗 CKD 患者急性痛风发作的有效药物。单关节急性发作，可行关节内注射糖皮质激素，以减少药物的全身反应；对于多关节或严重的急性发作时可使用泼尼松 20~30mg/d 口服，至发作开始缓解后逐渐减量，一般使用 7~10 天减停。

（2）秋水仙碱：在痛风发作初始 24 小时内，若 45ml/min≤eGFR<60ml/min 时，首剂 0.5mg，6~8 小时给予 0.25mg/次，第 2 日 0.25mg，之后每 2 日 0.25mg 至痛风症状减轻。30ml/min≤eGFR<45ml/min 减量 50%，eGFR<30ml/min 避免使用。

（3）非甾体抗炎药（NSAIDs）：不作为治疗 CKD 急性痛风发作的首选药物。

（二）血液透析患者的高尿酸血症和痛风的治疗

1. 降尿酸药物治疗时机和血尿酸控制靶目标　血液透析患者的血尿酸水平存在周期性变化，单次透析后下降 60%以上。一般认为非糖尿病肾病、高龄、营养不良的血液透析患者，透析前血尿酸≥540μmol/L 时可给予降尿酸药物治疗，合并痛风患者的治疗时机和血尿酸控制靶目标参考 CKD 非透析患者。

2. 治疗原则　包括：①生活方式及饮食结构调整参考 CKD 非透析患者；②保证透析充分性可有效降低血尿酸，每周透析 3 次者单室尿素清除指数（spKt/V）>1.4。

3. 降尿酸药物治疗　血液透析患者因肾小球滤过率降低促尿酸排泄药物常无效，需使用其他作用机制降尿酸药物。①别嘌醇：起始剂量为隔天用 100mg，透析后使用。若尿酸不达标，应每 2~5 周增加 50mg，同时监测透析前血清尿酸浓度。②非布司他：建议血液透析患者非布司他初始剂量为 5~10mg/d，2 周后复查血尿酸水平调整剂量,一般最大剂量为 40mg/d,对于不达标者应注意严格控制饮食,增加透析充分性。③透析患者使用培戈洛酶同肾功能正常者,推荐剂量为每 2 周静脉注射培戈洛酶 8mg。④血液透析患者禁用苯溴马隆、丙磺舒、柳氮磺吡啶。

4. 痛风发作时药物使用　包括:①秋水仙碱不能被透析滤过,推荐血透患者使用秋水仙碱剂量为 0.3mg/次,每周 2 次,并严密监测。②血液透析患者可以低剂量使用 NSAIDs 治疗痛风发作。③糖皮质激素剂量为 0.5mg/(kg·d),并快速减量。

(三)腹膜透析患者高尿酸血症的治疗

1. 降尿酸药物治疗时机和血尿酸控制靶目标　对于合并高尿酸血症的腹膜透析患者,治疗时机为男性>420μmol/L、女性>360μmol/L,合并痛风患者的治疗时机和血尿酸控制靶目标参考 CKD 非透析患者。

2. 生活方式及饮食结构调整　参考 CKD 非透析患者。

3. 提高腹膜透析充分性　透析充分性标准为每周尿素 Kt/V≥1.7,每周肌酐清除率≥50L/1.73m^2。

4. 药物治疗　药物选择基本同血液透析。

(四)肾移植患者高尿酸血症的治疗　肾移植后可发生尿酸排泄减少引发高尿酸血症和痛风性关节炎,尤其使用环孢素 A 抗排异者。肾移植患者痛风急性发作一线治疗首选口服糖皮质激素,治疗方案为泼尼松 30~40mg/d,连用 5 天。如果糖皮质激素不耐受或有禁忌,可以选择低剂量秋水仙碱和 NSAIDs。我们建议在痛风发作初始 24 小时内行秋水仙碱 0.5mg/d 治疗,且至少 3 天内不重复使用。肾移植患者长期使用降尿酸药物时应注意:①因硫唑嘌呤代谢过程中将 6-巯嘌呤转化为 6-硫脲酸需要黄嘌呤氧化酶参与,因此使用硫唑嘌呤者应避免使用别嘌醇和非布司他等黄嘌呤氧化酶抑制剂,从而避免 6-硫脲酸累积导致严重的骨髓毒性的发生。②对于需要使用黄嘌呤氧化酶抑制剂治疗痛风的患者,推荐使用吗替麦考酚酯替代硫唑嘌呤抗器官排异。使用别嘌醇时,应根据血清尿酸水平和肌酐水平对别嘌醇进行剂量调整,将尿酸水平维持在 360μmol/L(6mg/dl)以下。对肾功能正常或接近正常的肾移植患者,可考虑使用促尿酸排泄药物或氯沙坦联合用药。

(五)急性肾损伤高尿酸血症的治疗　高尿酸血症是手术后和造影剂所致急性肾损伤的危险因素,建议男性和绝经后女性血尿酸浓度高于 420μmol/L 或者非绝经期女性高于 360μmol/L 时,在心血管手术或使用造影剂前将血尿酸浓度降至正常水平。此外,由于急性肾损伤患者容易合并容量过负荷,对于少尿或无尿的急性肾损伤患者,水化和碱化尿液需谨慎。

推荐阅读

中国医师协会肾脏内科医师分会. 中国肾脏疾病高尿酸血症诊治的实践指南(2017 版)[J]. 中华医学杂志,2017,97(25):1927-1936.

第二十三章 妊娠与肾脏疾病

王 昱　鲍晓荣

妊娠与肾脏包括两方面,即妊娠期由于病理生理变化导致肾脏病,或妊娠前已有肾脏病并在此基础上发生妊娠。妊娠期女性由于解剖及生理变化可增加肾脏负荷,引起肾脏疾病;原有肾脏疾病,妊娠可使病情加重。妊娠并发肾损害可危及母婴生命,是产科和肾脏病科共同关注和应处理好的疾病。

【妊娠期肾脏结构与生理功能变化】

(一)形态和结构变化　妊娠期肾血流量增加,肾脏长径可增加约 1cm,产后 6 个月内逐渐恢复正常。显微镜下可见肾小球体积增大,但组织结构无变化。妊娠 3 个月开始,肾盏、肾盂和输尿管可发生扩张,并可持续至分娩后 12 周。由于增大的子宫右倾,所以右侧扩张更明显。

(二)生理功能变化

1. 肾血流量及 GFR 改变　妊娠早期肾血浆流量就已开始增加。GFR 在妊娠 4 周即明显升高,9~11 周达高峰,并维持到 36 周。由于 GFR 增加,血尿素氮和肌酐水平偏低,一般尿素氮<4.6mmol/L,血肌酐<70μmol/L。

2. 妊娠期尿蛋白改变　妊娠期可发生生理性蛋白尿,一般尿蛋白量在 250~300mg/d,如超过 500mg/d 应考虑病理性。

3. 肾小管功能改变

(1)酸碱平衡:常有轻度呼吸性碱中毒,但当孕妇突然发生先兆子痫、糖尿病酮症或急性肾衰竭等时,更易出现严重代谢性酸中毒。

(2)肾性糖尿和氨基酸尿:糖尿发生率为 5%~40%,但血糖及糖耐量试验正常。尿糖排出高峰在妊娠 8~11 周,分娩后 1 周尿糖逐渐恢复正常。由于肾小管重吸收减少,也常会出现轻度氨基酸尿。

4. 血压变化　常出现生理性低血压。血压在妊娠早期开始下降,16~22 周达高峰,比孕前平均降低 10~15mmHg,妊娠后期血压逐渐上升,但仍低于孕前水平,直至分娩后 1 周又恢复至孕前水平。妊娠中期舒张压在 75mmHg,妊娠后期舒张压超过 85mmHg,均被认为是正常血压上限。

【妊娠与原有肾脏疾病的相互影响】

肾脏病妇女妊娠有两方面问题：一是本身肾脏病是否会加重，包括高血压、蛋白尿和肾功能的恶化；二是妊娠对胎儿的影响，如流产、宫内胎儿发育延缓、早产和围产期婴儿病死率是否会增高。

（一）妊娠对原有肾脏疾病的影响　妊娠可导致和加速肾小球硬化及肾功能丢失，影响肾脏病的自然病程，且妊娠期间肾功能恶化程度与原有肾功能损害程度有关。目前认为，蛋白尿>1g/d、血肌酐>132.6μmol/L及高血压是加剧或造成肾脏病发展的主要危险因素。

（二）原有肾脏疾病患者的妊娠问题　肾病妇女妊娠率正不断提高，胎儿活产率也明显增加，但仍需对风险有足够认识。肾功能损害程度是影响妊娠结局的最关键因素。肾功能基本正常，尿蛋白<1g/d，血压、血糖控制良好，无明显并发症，停药1年以上且病情稳定者可考虑妊娠。如下情况不宜妊娠：①CKD3~5期；②高血压难以控制；③大量蛋白尿；④活动性LN；⑤中重度肾功能损害的糖尿病肾病；⑥血液透析及腹膜透析患者。CKD孕妇合并难以控制的高血压、严重肾功能损害、HELLP综合征、严重心脑血管疾病等时，应及时终止妊娠。

1. 原发性肾小球肾炎　其病理类型与妊娠预后有关。其中MCD最好，MN患者胎儿预后也相对较好，FSGS患者妊娠后胎儿的风险与受孕后血压、肾功能及尿蛋白量有关，MPGN Ⅰ型患者妊娠后胎儿的早期流产率、围产期死亡率及早产率均较高，而MPGN Ⅱ型患者胎儿较为理想。肾功能正常的IgA肾病患者，怀孕对患者长期预后无明显影响，但孕期有明显高血压或轻度肾功能不全者，肾功能进展的风险增加，且胎儿死亡率高，有明显肾血管损害者，胎儿存活机会更小。肾病综合征原则上不宜妊娠，若已怀孕，孕早中期应及时终止妊娠，晚期需定期监测白蛋白、血压、肾功能、尿蛋白等。蛋白和钠盐摄入原则上不作严格限制，可应用中小剂量激素治疗，禁用免疫抑制剂。

慢性肾小球肾炎患者允许妊娠条件为：①血压正常；②肾功能正常；③病情稳定；④肾活检病理类型属于微小病变、早期膜性肾病或轻度系膜增生性肾炎，无明显的小管间质病变和血管病变。患者具备的条件数目越多，妊娠后母儿的安全性、成功妊娠的可能性越大。有慢性肾炎的年轻妇女如希望怀孕，最好在孕前有肾脏病理和24小时尿蛋白定量、血压、肾功能等检查。孕期如发现肾功能下降，首先要注意有无可逆因素，不可逆的肾功能下降应终止妊娠。

2. 狼疮性肾炎　妊娠可诱发SLE。SLE患者妊娠易出现病情加重、流产、先兆子痫、早产、胎儿宫内发育迟滞等，尤其妊娠前病情未控制或已有肾功能损害者，故通常不建议怀孕。对于SLE稳定期且无严重器官损害，同时口服泼尼松剂量<10mg/d至少6个月，尿蛋白≤300mg/d，血清肌酐<1.5mg/dl，血压良好控制者，可考虑妊娠。相对于LN Ⅱ型和Ⅴ型来讲，Ⅲ型和Ⅳ型更易发生高血压和先兆子痫。

SLE患者妊娠除遵循上述慢性肾炎的原则外，尚应注意：①妊娠前半年内无狼疮活动，最好2年以上；②抗磷脂抗体应阴性；③妊娠期及产前应密切监测血清自身抗体、狼疮抗凝物及尿液指标，病情有变化应立即加强治疗，尽快分娩；④产后有复发和恶化倾向，应严密随访。有狼疮活动者应用或加用激素。LN患者母体的抗核抗体可通过胎盘造成新生儿狼疮综合征，其特征为先天性心脏传导阻滞和/或一过性皮肤损害。

妊娠早中期，新发狼疮或狼疮活动时可以肾活检，妊娠32周后应避免肾活检。

妊娠期SLE的治疗应权衡SLE活动度及药物对母子的影响，避免使用引起胎儿畸形的药物。糖皮质激素是SLE妊娠期主要用药，但应加强不良反应的观察，并尽可能减量。妊娠期SLE活动者激素用法为：孕前已停用者，孕期5~10mg/d；孕前5~15mg者，孕期适当加量；严重恶化者，加强治疗，及时终止妊娠。环孢素A、他克莫司等钙调磷酸酶抑制剂妊娠期间可以使用，但应注意监测血药浓度。硫唑嘌呤在人类因胎儿肝脏不能将其代谢为活性形式，未发现有致畸作用，也是安全的。应避免使用CTX、MMF、来氟米特和甲氨蝶呤，计划怀孕前6个月应停用MMF。羟氯喹允许在妊娠期间继续使用。必要时可行血浆置换。研究表明，阿司匹林可以减少先兆子痫的发生，增加新生儿体重，对于狼疮抗凝物阳性者可使用小剂量阿司匹林及肝素。妊娠期间SLE病情活动、存在高滴度抗磷脂抗体等时，应及时终止妊娠。

3. 糖尿病肾病　糖尿病无明显并发症者并非妊娠反指征，但需严格控制血糖。糖尿病肾病早期且无明显高血压者，妊娠并不加速糖尿病肾病进展。临床蛋白尿期者不宜妊娠，因为子痫、胎儿宫内发育迟滞、早产以及胎儿发育障碍的可能明显增高。伴有重度妊高征、子痫、酮症酸中毒、严重肝肾损害、恶性进展性增殖性视网膜症、动脉硬化性心脏病、严重感染时，应及时终止妊娠。妊娠前严格的饮食控制且使用ACEI至少6月以上者，妊娠成功率明显提高。但是，妊娠前ACEI及ARB需停用。糖尿病肾病妊娠妇女需严密监测血压、血糖、尿糖、尿蛋白等，将血压控制于<135/85mmHg，尿白蛋白<300mg/d。血糖控制首选胰岛素，降压药物应避免ACEI/ARB。妊娠12周的糖尿病肾病患者需口服低剂量阿司匹林（50~150mg/d）以预防子痫。

4. 多囊肾病　成人型多囊肾病一般50岁以后才出现肾衰，大多数育龄期的本病妇女妊娠转归良好，伴高血压的患者先兆子痫的发生率增高。多囊肾妊娠妇女无症状性菌尿及尿路感染的概率和严重程度较高。分娩前建议脑成像检查以明确有无动脉瘤，如有动脉瘤，建议剖宫产。

5. 肾小管间质疾病　妊娠预后情况与慢性肾炎者类似。

6. 终末期肾病及透析者　终末期肾病患者受孕机会减少，强化HD、提高毒素清除有助于提高妊娠率。HD患者妊娠结局与透析强度有关，若受孕，需增加透析时间（至少每周36小时）。PD患者妊娠率更低。PD患者由于高渗的腹膜环境、腹膜炎的潜在风险会对胎儿生长产生不良影响，可考虑改HD。然而妊娠期死胎、早产、母体发生高血压危险性仍很高，故此类患者不宜妊娠。

7. 肾移植 育龄期妇女肾移植后随着肾功能、月经和排卵功能的恢复,较易妊娠,且对肾功能远期无明显影响,但妊娠不良事件发生率较正常妇女多,妊娠前血肌酐增高、伴有高血压和糖尿病是导致肾移植妊娠不良结局的高危因素。妊娠期移植排异反应罕见,如发生主要选择大剂量糖皮质激素。肾移植妇女妊娠的条件有:①活体供肾移植后至少1年,尸体供肾肾移植后至少2年,患者一般健康状况良好,免疫抑制剂的应用已处于维持量阶段;②血肌酐<132.6μmol/L;③无高血压或有高血压但容易控制;④蛋白尿<0.5g/d;⑤移植肾无活动排斥表现;⑥近期无肾盂、肾盏扩张;⑦泼尼松维持用量≤15mg/d,硫唑嘌呤维持用量≤2mg/(kg·d);环孢素尽可能不用,如必须用则剂量应在2~4mg/(kg·d)。应避免使用MMF以及西罗莫司。妊娠期间易并发尿路细菌感染、阴道霉菌感染、弓形虫感染、巨细胞病毒感染及疱疹病毒感染等。产后应避免母乳喂养。

【妊娠相关的肾脏疾病损害(pregnancy associated renal disease)】

(一)尿路感染 妊娠期妇女菌尿发生率为4%~7%,主要包括无症状性菌尿、急性膀胱炎和急性肾盂肾炎,大肠埃希菌为最常见致病菌。孕期无症状菌尿者30%~40%可发展为急性肾盂肾炎,因此需定期进行清洁中段尿培养,及时发现并治疗。一般推荐孕早期至少筛查1次,如培养阳性者予以3~7日疗程治疗。无症状性菌尿尿培养阳性及膀胱炎患者,予抗生素治疗,并继续随访。肾盂肾炎者应静脉使用抗生素7~14天。妊娠期抗菌药物选择应考虑母体的安全和对胎儿的影响。

(二)妊娠期肾病综合征 发生于孕期的肾病综合征有3种类型:①伴发于妊娠中毒症,是妊娠后期肾病综合征的最常见原因。②妊娠期发病、产后自发缓解、未妊娠期间肾脏正常、再次妊娠又复发,称为周期性妊娠肾病综合征。其发病机制被认为是肾脏对妊娠产物包括胎儿或胎盘释放的异常蛋白或其他产物的反应所致。患者早期出现蛋白尿,多无高血压,用激素治疗有效,但在妊娠初3个月内不用。③妊娠期合并膜性肾病,激素治疗亦有效。

(三)妊娠高血压综合征 妊娠高血压综合征(妊高征)发生于妊娠20周以后,是围产期妇女和围生儿死亡的主要原因。初产妇、孕妇年龄小于18岁或大于40岁、多胎妊娠、妊娠期高血压疾病及家族史、高血压、慢性肾炎、糖尿病、营养不良、低社会经济状况是其发生的高危因素。

1. 发病机制 主要有:①免疫机制;②子宫胎盘缺血;③血管内皮细胞受损;④DIC;⑤营养缺乏;⑥胰岛素抵抗。

2. 病理生理 基本病理生理变化为全身小血管痉挛,全身各系统各脏器血流灌注减少。

3. 诊断与鉴别诊断 主要表现为20周以后出现高血压、蛋白尿、水肿,可伴有头痛、视力模糊、腹痛等症状,也可发生溶血、血小板减少和转氨酶升高,即HELLP综合征。妊高征分为以下5种类型:①妊娠期高血压;②子痫前期;③子痫;④慢性高血压并发子痫前期;⑤妊娠合并慢性高血压。

4. 治疗 关键在于预防和及时诊断,避免并发症。终止妊娠是唯一绝对有效的方法,对于血压轻中度升高,肝肾功能稳定,无凝血异常及胎儿宫内窘迫者可给予保守治疗,如有先兆子痫预兆,应及时终止妊娠。硫酸镁是最有效的药物。

有慢性高血压孕妇,如妊娠前血压仅轻度升高且无并发症,孕早期应停用任何降压药。若BP>150/100mmHg,并且高血压有造成脑出血和其他严重并发症可能时,需给予治疗。药物首选硝苯地平、肼屈嗪、拉贝洛尔,也可选用甲基多巴。钙通道阻滞剂、利尿剂应用需谨慎,β受体阻滞剂只建议在妊娠晚期使用,ACEI/ARB妊娠期禁用。

终止妊娠指征有:①子痫前期经积极治疗24~28小时仍无明显好转者;②子痫前期患者孕周已超过34周;③子痫前期患者孕龄不足34周,胎盘功能减退,胎儿已成熟者;④子痫前期患者,孕龄不足34周,胎盘功能减退,胎儿尚未成熟者,可用地塞米松促胎肺成熟后终止妊娠;⑤子痫控制后2小时可考虑终止妊娠。

(四)妊娠期急性肾损伤 急性肾损伤(AKI)是妊娠妇女的严重合并症,其发病率为0.02%~0.05%,是导致母婴死亡的重要原因。妊娠期AKI的常见病因有:妊娠剧吐致容量不足、低钠、低钾;严重感染;妊高征(为妊娠AKI最常见及最主要的病因);产科失血性休克;胎盘早剥;流产;妊娠期急性脂肪肝;产后AKI(即产后溶血尿毒症综合征)及血栓性微血管病;原发性和继发性肾小球疾病(如狼疮性肾炎);急性肾小管坏死和急性肾皮质坏死;尿道梗阻。

妊娠期AKI治疗原则与其他病因引起者相同,患者有可能导致AKI的疾病如重度妊高征、胎盘早剥、失血、感染性休克等时应及早治疗;血容量不足引起尿少时应及时补充血容量;若已发生AKI则治疗诱因、维持血容量、保持液体出入量平衡、纠正电解质和酸碱平衡紊乱,必要时透析。

应特别注意:①妊娠后期子宫出血量难以确切估算,必须早期输血以避免发展成肾小管坏死和肾皮质坏死;②血透和腹透均可应用,后者对血流动力学影响小;③应早做透析,在透析中应注意水的平衡,以免影响子宫胎盘灌注。血透孕妇早产发生率可高达75%,主张每次透析前肌内注射100mg孕酮。

(五)梗阻性肾病 妊娠妇女突然出现少尿或无尿时应当考虑此可能,并予以肾脏超声检查明确。使用外科手段进行干预的适应证包括持续性疼痛、败血症、持续进展的肾盂积水、高位堵塞以及孤立肾。

推荐阅读

SKORECKI K, CHERTOW G, MARSDEN P, et al. Brenner and Rector's the kidney[M]. 10th ed. Philadelphia: Elsevier, 2016.

第二十四章　药物、物理和化学因素导致的肾损害

章晓燕　丁小强

中毒性肾病(toxic nephropathy)是指由外源性肾毒性物质以及某些内源性物质异常引起的肾脏病。肾毒性物质除了某些药物、化学物质、生物毒素等具有明显肾毒性的物质外,还有一些一般并不认为是毒物的物质,如药物、营养物、某些内源性物质等,如在体内达到一定浓度,或在一定的条件下有时也可能会成为肾毒性物质。目前已经明确的肾毒性物质有药物、生物毒素、农药和鼠药、重金属及其化合物、轻金属元素及其化合物、非金属元素及其化合物、碳氢化合物及有机溶剂、醇酚醚类化合物、醛酮类化合物、卤族元素及其化合物、羧酸类及其衍生物、物理因素、一氧化碳等其他外源性毒物和肌红蛋白、血红蛋白、脂蛋白、异常蛋白、尿酸、草酸等内源性物质。在外源性肾毒性物质中,过去以金属毒物和动、植物毒素等引起的中毒性肾病较为常见,近年则以药物、化学性毒物等引起者更为多见。

第一节　药物相关性肾损害

章晓燕　丁小强

一、抗生素相关性肾损害

抗生素是住院患者中最常见的肾毒性药物。某种药物肾脏损害的发病率很难明确。危重患者经常使用抗生素,所以容量不足、血流动力学不稳定、败血症和肾毒性药物等因素经常同时出现。因此,急性肾衰竭经常是多因素的,很难归结于某个单一因素。

抗生素可以通过很多机制引起肾脏毒性,包括直接细胞毒性、免疫或高敏反应以及药物沉积所引起的肾小管堵塞。表 17-24-1-1 根据抗生素的肾毒性作用机制进行了归纳。抗生素肾毒性最常见的临床表现是无尿型急性肾衰竭。值得注意的是,某些药物可以通过干扰肌酐分泌或肌酐测定引起假性血肌酐升高。此外,很多抗生素可以引起电解质和酸碱紊乱。

(一) β-内酰胺类(青霉素和头孢菌素类)抗生素　尸检发现,接受过青霉素治疗且伴有青霉素相关抗体的患者在其肾小管基底膜上有沉淀物,但并无间质性肾炎的证据,说明免疫应答基因对发病是必需的,这可以解释为什么几乎各种青霉素都有引起本病的报道,但发生本病的却为数不多。对甲氧西林的

表 17-24-1-1　抗生素相关肾毒性的临床表现

肾毒性作用机制	抗生素
肾血管收缩	两性霉素 B
肾小球损害	青霉素
	磺胺类
急性间质性肾炎	青霉素
	甲氧西林
	氨苄西林
	利福平
	磺胺类
急性肾小管坏死	氨基糖苷类
	多黏菌素
	头孢噻啶
	亚胺培南
肾小管综合征	过期四环素
	两性霉素 B
	庆大霉素
	金霉素
	磺胺类
	阿昔洛韦
电解质紊乱	羧苄西林
	替卡西林
	咪康唑
	异烟肼
酸碱紊乱	两性霉素 B
	青霉素
	萘啶酸

研究颇深入,但此药现已很少使用。近年氨苄西林引起本病的报道增多,奈夫西林钠等亦偶有报道。曾用本类药物中的一种而罹患本病且康复者,再次使用本类药物中任何一种都有引起本病复发的危险。潜伏期为 2 天至数周,通常为 2 周。儿童多见,用药剂量与发病无关。临床表现除急性间质性肾炎表现

外，部分病例呈现肾性失钠、高氯性酸中毒和高钾血症；肾外表现可有发热、皮疹、关节痛和外周血嗜酸性粒细胞增多等；部分患者可有无菌性脓尿和/或嗜酸性粒细胞尿。停药后数周，大多能恢复，少数病例需透析治疗。有人认为使用泼尼松 1mg/(kg·d)1~2 周可加速恢复，但有争议。单独使用头孢类药物肾毒性并不很高，但合并使用氨基糖苷类抗生素时可引起急性肾小管坏死和急性间质性肾炎。

（二）氨基糖苷类　氨基糖苷类抗生素是由 2 个或 2 个以上的氨基糖分子配糖相连结的化合物，具有亲水性，在试管和活体内均有与带负电荷的膜结合的特性。临床上常用的氨基糖苷类有链霉素、新霉素、卡那霉素、庆大霉素、妥布霉素、阿米卡星等。过去曾广泛用于革兰氏阴性杆菌感染的治疗，但因其强大的肾毒性而使其应用受到限制。

1. 病因与发病机制　氨基糖苷类抗生素口服几乎不被吸收，中毒均由注射用药引起。氨基糖苷类抗生素的肾毒性与疗程和剂量相关，每日注射 3 次要比每日注射 1 次的肾毒性大，疗程超过 14 天者的肾毒性很大，但疗程<11 天也有发生肾毒性的可能。此外，氨基糖苷类的肾毒性大小与其游离氨基基团的数目相关，药物所含的游离氨基基团数目愈多，其肾毒性愈大。临床上常用的氨基糖苷类抗生素肾毒性大小依次为：新霉素、妥布霉素、庆大霉素、卡那霉素、链霉素。

氨基糖苷类抗生素在体内很少与蛋白结合，90%以上以原形经肾小球滤过后从尿中排出。以庆大霉素为例，肾小管重吸收庆大霉素的量仅为滤过量的 10%~30%，吸收后再由肾小管分泌及排泄，表明其很少在肾小管被分泌或重吸收。氨基糖苷类抗生素可在肾组织内积聚，肾皮质浓集氨基糖苷类抗生素的能力为血浆的 10~20 倍。由于氨基糖苷类抗生素在近端肾小管细胞最为浓集，故近端肾小管细胞的损伤常最严重，在给药数小时后即可见到近端肾小管的病理学改变。氨基糖苷类抗生素损伤近端肾小管上皮细胞的机制见扩展阅读 17-24-1-1。

扩展阅读 17-24-1-1　氨基糖苷类抗生素损伤近端肾小管上皮细胞的机制

2. 病理　氨基糖苷类抗生素肾损害的主要病理改变是在肾小管间质，早期为近端肾小管上皮细胞刷状缘绒毛的减少或消失，溶酶体肿胀，髓样小体形成。其后出现其他亚细胞器的病理改变，如线粒体肿胀、粗面内质网扩张、胞质内空泡形成等。近曲小管也可见到变性、坏死，还常见到坏死与再生同时存在。虽然上述的形态学改变以近端肾小管最为明显，但也可见于远端肾小管。重症病例，病变也可累及肾小球，电镜下可见内皮细胞窗孔变小，上皮细胞足突融合、变性等改变。

3. 临床表现　氨基糖苷类抗生素肾损害症状一般在用药后 5~7 天后发生，用药后 7~10 天这一段期间的肾毒性最强。主要临床表现有：

（1）非少尿型急性肾衰竭：氨基糖苷类抗生素肾损害最常见的表现，开始症状常为因浓缩功能降低而引起的多尿，多伴有血尿、蛋白尿、白细胞尿和管型尿。一般在应用氨基糖苷类抗生素 7~10 天后出现血肌酐、尿素氮升高。氨基糖苷类抗生素引起的急性肾衰竭多为多尿型，其严重性较少尿型为轻，发病也较缓慢，血肌酐升高的速度也较其他原因引起的急性肾衰竭缓慢。50%以上病例的肾功能减退是在治疗完成以后发生的。也有少数病例可出现少尿型急性肾衰竭。氨基糖苷类抗生素引起的急性肾衰竭多为可逆性，恢复后可无后遗症，但恢复较为缓慢，常需 4~6 周才可恢复。

（2）肾小管功能损害综合征：氨基糖苷类抗生素可引起近端肾小管及远端肾小管功能不全的临床表现，近端肾小管功能受损，可出现糖尿、氨基酸尿、肾小管性蛋白尿及尿酶升高等类似 Fanconi 综合征的表现；远端肾小管功能受损，则可出现多尿、尿比重与渗透压降低。此外，还可发生尿酸化功能不全的表现。

（3）电解质紊乱：如低钾血症、低钙血症、低镁血症等。

（4）尿崩症：也是氨基糖苷类抗生素肾损害的常见表现之一。

氨基糖苷类抗生素还可引起一些全身症状如乏力、食欲减退、恶心、眩晕、听力下降、耳鸣等。这些表现对及早发现氨基糖苷类肾毒性可能有帮助。

4. 诊断　诊断可根据氨基糖苷类抗生素应用史，用药后 5~10 天内出现蛋白尿，尿中可见红细胞、白细胞和管型，尿酶升高，尿比重与尿渗透压降低，非少尿型（或少尿型）急性肾衰竭等表现，一般诊断并不困难，如有必要可作肾活检。但在诊断时，需除外其他原因引起的肾脏病，并需注意原有肾脏病者可以由于应用氨基糖苷类抗生素而使病情加重。

5. 治疗　首要的治疗措施是停用氨基糖苷类抗生素，并给予相应的对症支持治疗。应用碳酸氢钠、乙酰唑胺对庆大霉素的肾毒性有明显保护作用，可能由于碱化尿液后可降低刷状缘上的阴电荷，减弱庆大霉素的多价碱基基团与肾小管膜上磷酸酯的静电作用，减少了毒物在体内的蓄积，碱性尿液还可溶解 Tamm-Horafall 蛋白，干扰肾小管内的管型形成。有急性肾衰竭者如有透析指征，应尽早进行透析。

6. 预防　至今尚无可靠方法防止或预测氨基糖苷类抗生素肾毒性或耳毒性的发生，因而合理用药，采用肾毒性较小的抗菌药物以代替氨基糖苷类抗生素是预防氨基糖苷类抗生素肾毒性的重要措施。如需使用氨基糖苷类抗生素治疗，应在用药前纠正水、电解质紊乱及酸碱失衡。用药后应严密监测尿酶、尿沉渣、尿蛋白、尿糖及肾功能和血、尿电解质。氨基糖苷类抗生素的肾毒性与用药剂量及用药间隔呈直接的相关性，所以应从最小的有效剂量开始，疗程不要超过 10~12 天，最好每日给药 1 次，2 周内不宜重复给药。对高龄、有基础肾脏病或肾功能不全的患者，应减量甚至禁用氨基糖苷类抗生素。同时，应避免与其他有肾毒性的药物连用，也应避免与利尿剂尤其是袢利尿剂合用。

（三）磺胺类　抗菌性磺胺药和利尿性磺胺药均可引起急

性间质性肾炎。联合用药，如使用复方磺胺甲噁唑或氢氯噻嗪和氨苯蝶啶与本病发生有密切关系。典型表现者在用药后几天内发生，但已有磺胺类药物引起急性间质性肾炎者可在数小时内使症状重现、临床表现与青霉素类引起者类似，但皮疹较少见，严重者亦需透析。停药后常可恢复，皮质激素类药物有益于恢复。但已有肾脏病者，应高度警惕。本品亦可引起血管炎。

（四）抗结核药　常用抗结核药物均可引起急性间质性肾炎，但以利福平最常见。间断使用，或停药后再次使用，甚至仅再用一个剂量的利福平，便可引起急性间质性肾炎。临床上常变现为发热、寒战、腰痛、无尿或少尿型急性肾衰竭，较为特殊的是常伴暂时性高钙血症，原因未明。停药后肾功能可恢复，但有时相当缓慢。皮质激素类药物对恢复无助。

二、抗肿瘤药物相关的肾毒性

1. 顺铂　顺铂可引起患者 GFR 下降、急性肾衰竭和慢性间质性肾炎。有慢性间质性肾炎者约半数有肾性失镁、肾性失钾和浓缩功能下降。有报道用药前适度水化和形成钠利尿状态、用微量泵延长给药时间（数小时至数日）等方法可降低发病率。卡铂等新药则较为安全。

2. VEGF 通路抑制剂　VEGF 配体抑制剂和小分子酪氨酸激酶抑制剂（tyrosine kinase inhibitors，TKI）可阻断 VEGFR 的胞内结构域。蛋白尿是所有 VEGF 抑制剂的类效应。贝伐珠单抗、雷莫芦单抗、阿柏西普和小分子抗血管生成的 TKI 都会引起无症状蛋白尿，偶尔可导致肾病综合征。高血压常伴随着蛋白尿。尚不明确蛋白尿的确切机制。对于接受 VEGF 靶向药物出现蛋白尿的患者，肾活检的相关报道很少，已报道的最常见致病药物为贝伐珠单抗。组织学发现包括血栓性微血管病和塌陷性肾小球病，还有冷球蛋白血症性肾小球肾炎和免疫复合物性肾小球肾炎的单独报道。

3. 免疫检查点抑制剂　急性肾损伤是检查点抑制剂免疫治疗的罕见并发症。最常报道的基础病理改变为急性肾小管间质性肾炎，但也有观察到免疫复合物型肾小球肾炎和血栓性微血管病。

4. 异环磷酰胺　异环磷酰胺代谢产物有肾小管毒性，可引起急性和慢性肾功能不全、肾小管功能障碍和间质损害。

5. 亚硝脲类　本组药物有剂量相关肾毒性。引起肾小球硬化、慢性间质性肾炎（肾小管萎缩和间质纤维化），以近端小管功能障碍为突出。最早的表现为蛋白尿，一经发现，便应停药；出现氮质血症便应永久停药。重复用药，即便间隔数周，导致慢性肾衰竭的可能性极高。本组药物亦可引起急性肾小管坏死。

三、非甾体抗炎药相关的肾毒性

非甾体抗炎药（NSAIDs）可引起急性缺血性肾病、镇痛剂肾病和急性间质性肾炎等表现。急性间质性肾炎又可分为两型，一型为偶见的伴或不伴肾乳头坏死的、不伴任何肾小球损伤的急性间质性肾炎，另一型为常见的（约占 86%）伴肾小球肾炎（微小病变，个别可为膜性肾病）的急性间质性肾炎，认为与选择性环氧化酶-2 抑制剂有关，此型可呈大量蛋白尿、肾病综合征和肾衰竭，非诺洛芬是本类药物中最易引起本型急性间质性肾炎者。详见本篇第十二章第四节“镇痛剂肾病”相关内容。

四、抗排异药物引起的肾损害

环孢素和他克莫司两者均可引起急性肾损害和慢性间质性纤维化，表现相似，均以引起肾微血管收缩、闭塞性小动脉病变、肾小管上皮损伤和间质条纹化纤维化为特征，停药或减量后，临床表现可有改善；长期使用本品可引起 ESRD，但也有使用低剂量引发本病的报道。

五、造影剂肾病

造影剂肾病相关内容详见本篇第二章第三节“造影剂肾病与急性肾损伤”。

六、神经精神科药物引起的肾损害

锂盐可引起肾性尿崩、远端肾小管酸中毒和肾性失钠。长期使用或反复使用锂盐者可发生慢性间质性肾炎，部分患者有肾小球滤过率下降。血肌酐高于 200μmol/L 时，应停用锂盐。

七、马兜铃酸肾病

马兜铃酸肾病相关内容详见本篇第十二章第五节“马兜铃酸肾病”。

第二节　重金属及其化合物相关肾损害

章晓燕　丁小强

一、铅　肾　病

慢性铅中毒时可发生铅肾病，急性铅中毒则少有铅肾病。这种隐匿的慢性的铅积聚过程，使起病方式呈多样性，可表现为以高尿酸血症、高血压和进行性肾功能不全为特征的症候群。病理上可见铅沉积于近端小管 S3 节段，在近曲小管上皮细胞内见核包涵体和间质内有少量细胞浸润等铅肾病特征，此可以解释临床常见近端小管功能损害，后者可表现为某方面的肾小管功能缺陷或 Fanconi 综合征，多见于儿童。成人铅肾病常以慢性间质性肾炎为特征，可有间质纤维化、小管萎缩和肾硬化症等表现。临床上常有高血压，高血压性血管改变相当突出。半数以上病例有复发性铅痛风发作史。详见第十一篇第七章第一节“铅中毒”。

二、镉　肾　病

本病由长期低水平接触过量的镉致病。常因环境污染或职业接触且防护不当等使镉进入体内,迅速沉积于肝和肾,后者主要在近曲小管上皮细胞,故血浓度不高而排除缓慢,生物学半衰期可达10年以上。这种局部的积聚是引起慢性间质性肾炎的原因,而临床上以近端小管功能障碍(如Fanconi综合征)、高钙尿症、代谢性骨病(常有骨痛)和肾石症为特征,可进展至慢性肾衰竭。诊断依赖尿镉测定和肾活检。无特效治疗。详见第十一篇第七章第四节"镉中毒"。

第三节　生物毒素相关肾损害

章晓燕　丁小强

一、蜂　毒

蜂类属昆虫纲膜翅目,蜂毒中毒是由蜂蜇伤人体皮肤后引起的一系列反应,轻者一般只有皮肤局部红肿、疼痛,重者可出现全身症状,甚至导致急性肾衰竭或其他肾脏损伤。

蜂毒是一种复合物质,可作用于机体的一些器官组织,主要毒性作用表现为溶血性贫血、急性肾衰竭及休克。急性肾衰竭一般由于中毒缺血性机制合并低血容量、过敏性休克、肌红蛋白尿、血红蛋白尿或由于蜂毒的直接毒性而引起的急性肾小管坏死所致。蜂毒中毒引起的肾损害可有不同的病理改变,如急性肾小管坏死、微小病变肾病、急性肾小管间质性肾炎等,也有蜂蜇引起血管炎的报道。

蜂蜇伤临床表现可轻可重,严重者可发生横纹肌溶解、溶血与急性肾衰竭三联征。蜂蜇引起的肾损害,宜早期采用短程肾上腺皮质激素治疗,可促进肾功能恢复及防止肾间质纤维化的发展。有肾衰竭的患者应及时给予透析治疗。

二、蛇　毒

毒蛇咬伤引起的肾损害患者肾小球、肾小管均可受累,一般肾小球的病理改变比较轻微,严重的毒蛇咬伤可引起急性肾小管坏死及急性肾皮质坏死。毒蛇咬伤也可引起急性间质性肾炎,但较少见。

临床表现轻者可仅有尿液改变,重者则可出现急性肾衰竭。肾损害的症状一般出现在毒蛇咬伤后3~21天,临床上可有血尿、少尿或无尿,尿检可发现蛋白尿、红细胞尿、管型尿,有时可见肾小管上皮细胞增多。横纹肌溶解是毒蛇损伤的一种严重症状,也是引起肾损害的一个重要原因。另一种少见的表现是引起体内主要脏器缺血性损害,可导致脑血管意外、心肌梗死、急性肾衰竭及DIC,其中DIC的发生率相当高。

毒蛇咬伤的主要治疗措施详见第十一篇第十一章第一节"毒蛇咬伤"。有肾损害者注意保护肾脏功能,避免低血压、休克等导致肾脏灌注不足的因素,避免使用肾毒性药物。有急性肾衰竭者应及早采取透析治疗。由于急性肾衰竭是一些毒蛇如具窍蝮蛇咬伤的主要死亡原因,积极抢救急性肾衰竭十分重要。

三、鱼　胆

鱼胆中毒是由于服食生鱼胆所致,主要为服食鲤科鱼类的鱼胆,较常引起中毒者有草鱼、鲤鱼、银鲤鱼、青鱼、鲢鱼、鳙鱼、鲳鱼、鳊鱼等。一般服食一个鱼胆即可引起中毒,不过服食生鱼胆者并非人人都会发生中毒,发生中毒与否与个体体质有关,与所服食的生鱼胆的胆汁含量也可能有关。

生鱼胆引起的肾脏病理改变中肾小球、肾小管均可受累,但主要的病理改变是在肾小管间质。可见肾小管上皮细胞混浊肿胀、变性、坏死和脱落,肾小管管腔内可见红细胞和管型。肾间质水肿、炎性细胞浸润。免疫荧光阴性,肾小球无异常发现。

从服食鱼胆到症状发生的潜伏期最短只有半小时,最长可达16小时以上。开始时多为胃肠道症状,常表现为恶心、呕吐,并可伴有上腹部疼痛、水样便或糊状便。大部分患者在12~24小时内出现少尿、水肿和血压升高,严重病例还可发生无尿。鱼胆中毒患者还常有肝脏损害,便血也是常见表现。临床上常见心血管及呼吸系统症状,如心悸、心律失常、胸闷、ST-T改变和房室传导阻滞等心电图异常,气促、呼吸困难也常见,一些患者还可出现周围循环衰竭。血液系统受累表现为急性溶血、皮肤黏膜出血等。神经系统受累表现为四肢发麻、眼球震颤、头痛、嗜睡、抽搐,严重者可发生脑水肿、意识障碍和昏迷。多器官功能损害也常有发生,其损害程度依次为肾、肝、心脏和胃肠道。

鱼胆中毒引起的肾损害根据进食鱼胆病史,进食鱼胆后出现恶心、呕吐、腹痛、腹泻、肝功能损害并出现肾脏损害的临床表现,一般诊断不太困难,但需除外其他原因引起的胃肠道症状及肝、肾损害,如食物中毒、急性胃肠炎等。

目前对鱼胆中毒的治疗尚无特殊治疗药物,主要治疗措施详见第十一篇第十一章第五节"鱼胆中毒"。早期进行血液净化治疗十分重要,因为早期进行透析治疗,除了可以治疗急性肾衰竭外,还可以清除鱼胆毒素。由于鱼胆毒素的分子量较大,腹膜透析较血液透析更为有效。此外,也可采用血液滤过、血液透析合并血液滤过等血液净化疗法进行治疗。

第四节　农药相关肾损害

章晓燕　丁小强

一、有机磷农药

有机磷农药在世界范围内应用很广,用量也很大,是引起中毒事件较多的一类农业杀虫剂。急性有机磷农药中毒(acute organophosphate pesticides poison,AOPP)呼吸系统和神经系统的并发症最为常见。肾脏虽不是有机磷农药作用的主要靶器官,但有机磷农药常会引起肾损害。有机磷农药中毒的发病机制详见第十一篇第四章第一节"有机磷酸酯类农药中毒"。肾脏损害是有机磷中毒引起的全身损伤的一个组成部分,因而有机磷中毒机体损伤的各种机制可能均与肾脏损害有关。此外,有机磷农药引起的肾前性因素如脱水、休克、呼吸循环衰竭、血管痉挛和溶血也可能是肾脏损害的原因。有机磷农药中毒引起的肌肉损伤造成的横纹肌溶解也是引起肾脏损害的一个可能机制。有机磷农药或其代谢物对肾脏的直接毒性也不能完全排除。

有机磷农药引起肾脏损伤的病理改变视肾脏受累的严重程度而定，一般可见肾小管上皮细胞肿胀、变性，甚至肾小管坏死等改变。

有机磷农药引起肾损害的临床表现可轻可重，轻者可仅有尿液改变，如蛋白尿、红细胞尿、白细胞尿和管型尿等，也可出现肾小管功能不全或肾小球滤过率下降，严重者则可表现为急性肾衰竭。需要指出的是，在有机磷农药中毒时，由于其引起的全身性中毒症状十分突出，肾脏损害的表现常被全身性中毒症状所掩盖。AOPP 引起的全身症状主要是外周 M 样症状、N 样症状和中枢神经系统症状。

有机磷农药中毒引起的肾损害的治疗原则首先是要治疗有机磷农药中毒，具体措施详见第十一篇第四章第一节“有机磷酸酯类农药中毒”。血液净化治疗是治疗有机磷农药中毒的一个较好方法，目前推荐对重度有机磷农药中毒者应尽早进行血液透析加血液灌流治疗。血液灌流指征为有重度有机磷中毒的症状和体征、胃内容物多、胃内容物难于彻底清洗、估计常规治疗难达到理想疗效、有慢性肝肾疾病者。需注意的是，患者仍需在 4~6 小时内彻底洗胃；灌流治疗中不停用阿托品；体外循环量约 200ml，灌流要充分，但每次不超过 3 小时，必要时 6 小时后进行第二次灌流；肝素应常规应用；有失水者应予补充；发生灌流综合征者可静脉应用激素。

二、百草枯

百草枯中毒详见第十一篇第四章第五节“百草枯中毒”，表现常有剂量依赖性。百草枯引起的肾脏损害，轻者可仅有尿液改变、轻微肾小管或肾小球功能异常，发生急性肾小管坏死的患者可有急性肾衰竭的表现。还可发生出血性膀胱炎、尿频、尿急、排尿困难等泌尿系统。值得注意的是，百草枯中毒中，呼吸系统症状常比肾脏病症状更为显著，突出表现是迅速进展的弥漫性肺纤维化，常十分严重，预后也较差。一些患者在临床上还可出现肝脏和心脏损害症状。百草枯中毒的预后主要取决于重要器官的损伤程度及功能状态，其中肾功能状态对判断患者的预后相当重要。

根据百草枯接触史、百草枯中毒的临床表现和肾脏损伤的表现，诊断一般不太困难，但在作出诊断时需除外其他原因引起的肾脏病。首要治疗措施是治疗百草枯中毒。治疗原则详见第十一篇第四章第五节“百草枯中毒”。血液透析、血液灌流等均有一定效果，应根据适应证及早开始，否则效果不佳。

第五节　化学毒物相关肾损害

章晓燕　丁小强

一、一氧化碳

一氧化碳（carbon monoxide，CO）中毒详见第十一篇第五章第三节“一氧化碳中毒”。CO 中毒引起的肾损害主要见于严重 CO 中毒的患者，其临床表现可轻可重，一般可有少尿、肌红蛋白尿、红细胞尿、白细胞尿和管型尿，尿比重及渗透压降低等。严重病例可出现急性肾衰竭的表现。需要注意的是，CO 中毒患者的肾脏损害常被 CO 中毒的其他症状所掩盖，临床上应仔细进行观察。一般非创伤性横纹肌溶解引起的急性肾衰竭预后较好，但其预后主要依靠对 CO 中毒引起的急性肾衰竭的早期诊断，以及是否及时给予适当的治疗，此外还与 CO 引起的其他器官的损伤程度、有无严重合并症以及治疗措施是否有效等有关。

CO 中毒引起肾损害的首要治疗措施是治疗 CO 中毒。主要治疗措施详见第十一篇第五章第三节“一氧化碳中毒”，有急性肾衰竭者应尽早进行血液透析治疗。

二、乙　醇

乙醇中毒详见第十一篇第十章“急性酒精中毒”。脂质过氧化损害是乙醇引起肾脏损害的可能机制之一。乙醇引起的全身症状可能也参与了乙醇引起的肾脏损害，如休克、昏迷、循环衰竭等造成肾组织的缺血、缺氧可引起急性肾小管坏死，临床上表现为急性肾衰竭。乙醇还可引起横纹肌溶解症导致急性肾衰竭，主要是由于乙醇中毒引起意识障碍使肌肉受压或是由于乙醇对肌肉的毒性造成。近年来横纹肌溶解症已成为药物滥用（包括酒精）伴发急性肾衰竭的一个常见原因。长期、大量饮酒不仅可引起高血压或促进高血压病的进展，还可引发酒精性肝硬化，并发肝肾综合征。乙醇引起肾损害的病理改变主要见于肾小管间质，其形态学改变可轻可重，严重者可发生急性肾小管坏死。

乙醇中毒除可引起肾脏病表现外，更为常见的是，乙醇中毒广为人知且易于认识的全身性中毒表现。乙醇中毒引起的肾损害临床表现可轻可重，轻者可仅有轻度尿液改变如肾小管性蛋白尿、酶尿、红细胞尿、白细胞尿等，但重者可出现非创伤性横纹肌溶解症引起的急性肾衰竭。需要指出的是，乙醇中毒引起的肾损害症状可能被乙醇引起的全身症状所掩盖。

治疗乙醇中毒引起的肾损害首先要治疗乙醇中毒，详见第十一篇第十章“急性酒精中毒”。有横纹肌溶解症应大量补液和碱化尿液，并应避免使用有肾毒性的药物，特别是非甾体抗炎药，发生急性肾衰竭者应尽早进行透析治疗。对慢性乙醇中毒，首先的治疗措施是戒酒、补充足够营养和维生素，并给予抗氧化剂即其他对症支持治疗。

第六节　物理因素相关肾损害

章晓燕　丁小强

一、放射性肾炎

由放射线（通常称电离辐射）所造成的损伤一般称为放射病，详见第十一篇第十四章“放射病”。肾脏是放射性损伤的一个靶器官，由放射引起的肾损害称为放射性肾炎。

【病因与发病机制】

放射性肾炎的发病机制尚未完全阐明。已知放射线可引起进展性肾功能减退，由放射线引起的肾损害呈剂量依赖性，表明其对肾脏有直接的细胞毒性。血管损伤是放射线肾炎的重要机制之一，肾小球和肾小动脉对放射线均很敏感。严重的肾小球内皮和小动脉壁损伤可引起纤维素样坏死和内膜增厚。血管损伤还可引起肾脏缺血、肾素释放和血管紧张素Ⅱ生成。此外，放射线还可使血管更易受到高血压的影响，加重放射性肾炎。急、慢性放射性肾炎的发病与血管损伤的程度相关，严重的坏死性血管损伤导致急性放射性肾炎；如病变较轻、缺血过程缓慢，则发生慢性放射性肾炎。急性放射性肾炎迁延不愈，也可转成慢性放射性肾炎，放射性肾炎可能还与微血管血栓形成有关，在临床上有些患者表现为溶血性贫血、血小板减少、血浆纤维蛋白原减少等溶血尿毒症综合征的特点。微血管血栓形成可能与放射线引起的血管内皮损伤有关。

【病理】

放射性肾炎的病理改变与放射剂量和时间有关，轻者病变可不明显，重者可引起肾脏萎缩。由大剂量放射线引起的急性放射性肾炎，肾脏的形态学检查可见到有肾脏充血、水肿、出血，血管内皮细胞变性、水肿等改变，严重者可出现血管的管壁有纤维素样坏死及血栓形成。放射损伤数天后，可见肾小球毛细血管扩张充血、内皮细胞肿胀、变性及脱落，并可伴微血栓形成，部分病例也可出现血管袢纤维素样坏死及新月体形成。随着病程进展，系膜细胞及基质增生，并向肾小球基底膜与内皮细胞间插入，使肾小球基底膜呈现双轨状改变，最终出现肾小球硬化。肾小球上皮细胞（以近端肾小管为甚）变性、坏死，后期可发生萎缩。肾间质小动脉早期为内膜水肿、内皮损伤及纤维素沉积，后期内膜增厚与结缔组织增生，管腔狭窄和闭塞。肾间质早期可见水肿，晚期可发生弥漫性纤维化。免疫荧光检查可见早期受损的肾小球、小动脉有纤维蛋白的沉积。电镜可见肾小球基底膜疏松层增厚并有组织碎片沉积，系膜插入。

【临床表现】

放射性肾炎可表现为急性放射性肾炎、慢性放射性肾炎、蛋白尿、良性高血压和恶性高血压5种类型。

1. 急性放射性肾炎　临床表现类似于急性肾小球肾炎，可有蛋白尿、红细胞尿、白细胞尿、管型尿，伴水肿，高血压、贫血和肾功能损害也很常见。蛋白尿是放射性肾炎的特征之一，临床上可仅有蛋白尿而不伴有其他症状，蛋白尿常发生在肾功能减退之前。水肿也是常见表现之一，大多数患者均可见到水肿，少数患者还可发生胸腔积液和腹水。高血压可见于疾病的某一阶段，在发病后6个月达到高峰，但程度和持续时间各有不同。恶性高血压也较常见。患者还常有顽固性正细胞正色素性贫血。预后与恶性高血压有关，死因多由于恶性高血压引起的心力衰竭和肾衰竭。如患者如能生存超过6个月，病情一般可以好转。

2. 慢性放射性肾炎　可由急性放射性肾炎迁延不愈而来，也可能在放射治疗后数年至十余年发病。一般起病缓慢，多数患者有乏力、头昏、头痛、睡眠障碍、记忆力减退与心悸等自主神经功能紊乱表现，并可有牙龈出血、鼻出血、皮下瘀点和瘀斑等出血症状。部分男性患者可有性欲减退、阳痿，而女性患者则出现月经失调、痛经、闭经等症。肾脏病变的临床表现类似于慢性间质性肾炎，主要症状为肾功能减退和高血压，可伴有钠的消耗和血容量减少，血压的升高通常多不严重。但也可发生恶性高血压者。慢性放射性肾炎蛋白尿也很常见，但多为轻度，偶见颗粒管型。尿浓缩功能减退常见，有的患者可仅出现乏力和夜尿。也可发生低肾素、低醛固酮血症综合征，出现高钾血症和高氯性酸中毒。重症患者也可发生慢性肾衰竭。

3. 单纯性蛋白尿　蛋白尿是肾脏放射性损伤的常见表现，可单独存在而无其他症状，蛋白尿具有剂量依赖性。患者在放射治疗后长时间内可有轻度蛋白尿而肾功能正常，但由于肾脏储备功能降低，在负荷增加时可出现尿素氮增高。

4. 良性高血压　少数患者在放射治疗后2~5年后出现高血压，有的可长期生存，有的可死于高血压引起的心力衰竭。

5. 恶性高血压　发生于急性放射性肾炎者称为早期恶性高血压，发生于放射后1.5~11年者称为晚发性恶性高血压。有些晚发性恶性高血压是由于放射引起的肾动脉狭窄所致，肾实质可无放射性病理学改变。有时一侧肾接受超剂量X线照射数年后发生恶性高血压，用手术摘除萎缩肾可以治愈。

【诊断】

放射性肾炎诊断主要依据病史、临床表现和实验室检查，一般并不太困难。需要指出的是，慢性外照射放射病的症状并无特异性，易和其他疾病相混淆。首先必须具备明确放射源接触史，特别要注意实际接触放射性的有效时间。根据超剂量当量限值的照射史、受照剂量、临床表现和实验室检查进行综合分析，并排除其他疾病之后，方能作出诊断。

【治疗】

急、慢性放射性肾炎的治疗有所不同，应分别对待。

1. 急性放射性肾炎　发生急性肾衰竭的患者，予抗休克、纠正水电解质紊乱、解毒、镇静和改善微循环障碍等措施，及时进行血液透析治疗，及早应用抗放射线药物和清除自由基的药物。糖皮质激素可减轻炎症反应，减少渗出，常用于极重度急性放射病的早期治疗。同时，积极控制血压以减少血管损伤。

2. 慢性放射性肾炎　积极控制血压，可以试用抗氧化剂治疗。

二、中　暑

中暑（heat stroke）是由于自然界的热浪侵袭或在高温的环境下工作、劳动或运动导致机体受热过度而产生的一组急性临床综合征。中暑可引起肾损害，甚至可引起急性肾衰竭，但未广为人们所熟知。

中暑的病理生理及其引起肾损害的发病机制尚未完全清楚，详见第十四篇第四章“高温与低温综合征”。中暑引起肾损害的患者肾脏病理检查可见肾脏有缺血性改变，肾小管上皮细胞发生混沌、肿胀，严重者可见变性、坏死，并伴有肾小管间质水肿和炎性细胞浸润等改变。中暑引起的肾损害症状是中暑的全身性表现之一，而且肾损害的症状常被全身性症状所掩盖，详见第十四篇第四章“高温与低温综合征”。

可根据在高温环境中劳动和生活时出现体温升高、肌肉痉挛和/或晕厥，尿中出现蛋白和管型、血CRP和尿素氮升高、尿肌酸升高等作出诊断，但应排除其他原因引起的疾病。

应采取强有力的综合性治疗措施，迅速降低中心温度是抢救的关键，详见第十四篇第四章“高温与低温综合征”。

三、电击

电击伤是指人体直接触及电源或高压电，经过空气或其他导电介质传递电流通过人体时引起的组织损伤和功能障碍，重者可发生心搏和呼吸骤停，也有因电击烧伤而发生急性肾衰竭的报道。超过1 000V的高压电还可引起灼伤。闪电损伤(雷击)属于高压电损伤范畴。电击也可引起肾脏损害，不过尚未被人们广泛认识。

电击引起肾损害的发病机制与电击引起的身体其他器官损伤的机制相同，详见第十一篇第十七章“电击伤”。电击引起肾损害的临床表现可轻可重，轻者可仅有轻度的尿液改变和/或肾功能异常，但重者可表现为急性肾衰竭。实验室检查可见蛋白尿、管型，也可有血红蛋白尿或肌红蛋白尿，尿比重常降低，血清尿素氮、肌酐升高等。电击伤者还可有溶血性贫血表现，血白细胞总数和中性粒细胞增多，血钾升高、二氧化碳结合力降低、血pH降低等表现。诊断主要根据病史、临床表现和实验室检查等。

电击引起的肾损害是电击伤的一个组成部分，其治疗措施首先要针对电击伤，可按电击意外抢救，立即进行心肺复苏，积极防治急性肾衰竭，有横纹肌溶解或溶血的患者给予大量液体及碱化尿液。发生急性肾衰竭者应及时进行血液透析。

推荐阅读

SKORECKI K, CHERTOW G, MARSDEN P, et al. Brenner and Rector’s the kidney[M]. 10th ed. Philadelphia: Elsevier, 2016.

第二十五章 肾功能不全患者的用药

张敏敏 顾 勇

肾功能不全患者在给药时，应考虑药物的吸收、分布、代谢、排泄及活性或毒性产物的影响，如何正确、合理地用药，既避免肾功能受损者因药物蓄积和毒性作用而受到进一步影响，又使药物达到治疗目的至关重要。

一、肾功能不全对药代动力学的影响

药物的作用主要取决于药物及其代谢产物在组织或靶器官中的浓度，药代动力学主要研究药物在体内的代谢过程，包括吸收、分布、代谢、清除等，受多种因素的影响和制约。

（一）对吸收过程的影响 药物的吸收是指药物从给药部位进入循环的过程。药物所通过的生物膜的性质、吸收部位血流量、吸收面积及药物的理化性质等都影响药物的吸收。

（二）对分布过程的影响 血浆蛋白结合率是影响药物分布的重要因素，某些尿毒症毒素可降低白蛋白与多种药物的亲和力，另外有机酸可与酸性药物竞争蛋白结合位点，所以酸性药物与蛋白的结合可能减少，其血浆游离药物水平升高。

（三）对药物代谢的影响 药物代谢的主要器官是肝脏，肾功能不全时药物的相互作用以及肝脏参与药物代谢酶类的异常变化使药物的分解代谢表现为氧化速率加快，还原、水解过程减慢。

（四）对药物清除的影响 大多数的药物主要以原形或代谢产物的形式经肾脏从尿中清除体外，在肾功能减退时，有效肾单位减少，药物的清除半衰期($t_{1/2}$)延长，血药浓度升高。

二、透析与药物

（一）药物本身的性质 药物的分子量、分子大小及蛋白结合率是影响其透析清除率的主要因素。一般分子量≤1 000的药物大多可通过弥散经透析清除。药物的蛋白结合率是另一个影响透析清除率的参数，肾功能不全时血浆蛋白结合率的下降，使游离状态的药物浓度升高而易为透析清除。

（二）透析因素 透析器的特性如透析膜的性质、面积、药物-透析膜的电荷作用和膜结合影响药物的清除。药物的清除还受透析液流量、血流量、溶质浓度、pH、温度以及透析对流等因素的影响。

三、肾功能不全患者用药调整方法

肾功能不全患者在临床上需根据肾功能损害程度、药物对肾毒性的大小、药物的药代动力学特点、药物的主要清除途径、药物经血液透析或腹膜透析的可清除程度等因素，来决定药物的剂量和用法。

肾功能不全时药物的调整方法：①延长间期法：即药物剂量不变，但延长用药间期；②减量法：即药物的初始量不变，用药间期不变，但维持剂量减少。临床工作中计算公式及常规方案用药只能作为参考，必须根据病情变化及加强药物浓度监测,个体化给药。

四、各种常见药物在肾功能不全时的使用

(一) 抗生素 抗菌药物的应用原则是:①尽量避免使用肾毒性药物;②需根据患者感染的严重程度、病原菌对药物的敏感度等,选用肾毒性低或无肾毒性的药物;③根据肾功能减退程度,调整给药剂量和方法。抗菌药物在肾功能减退患者感染时选用有以下4种情况:

1. 维持原剂量或剂量略减 此类主要包括由肝脏代谢或主要由肝胆系统排泄的大环内酯类,如红霉素、螺旋霉素、利福平等;青霉素类和头孢菌素类中的氨苄西林、美洛西林、头孢哌酮、头孢曲松等亦属此类。

2. 剂量适当调整 此类药物排泄途径主要为肾脏,肾功能减退时血半衰期明显延长,药物可在体内积聚,因此在肾功能减退时均需调整药物剂量。如大部分青霉素、头孢菌素,比如头孢他啶、头孢噻肟、头孢唑林等。氟喹诺酮类中的氧氟沙星、依诺沙星、诺美沙星亦属此类。

3. 避免使用,或在血药浓度监测下减量应用 此类药物均有明显肾毒性,且主要经肾排泄,氨基糖苷类、万古霉素、多黏菌素等均属此类。

4. 不宜应用 此类药物主要为四环素类(除多西环素外)、呋喃妥因和萘啶酸。

(二) 抗高血压药和心血管药物 由于患者常同时应用2种或2种以上的心血管药物,因此,应考虑药物的协同作用。

β受体阻滞剂在肾功能不全时半衰期延长,需适当减量以避免低血压。血管转换酶抑制剂(angiotensin converting enzyme inhibitor,ACEI)和血管紧张素受体拮抗剂(angiotensin receptor antagonist,ARB)在肾功能不全时一般不必减量,但是由于可能出现急性肾衰竭和高钾血症,故建议从低剂量开始逐渐加量,并应密切随访电解质和肾功能。大多数钙通道阻滞剂类降压药都不主要经肾脏清除,故不需要调整剂量。普罗帕酮及其活性代谢产物——5-羟普罗帕酮的分布不受肾功能影响,肾功能不全时不必调整剂量。

(三) 麻醉镇静药 慢性肾功能不全时此类药物的疗效和毒性作用的敏感性增加,因此应减量使用,根据临床反应调整剂量。

长期应用盐酸哌替啶可引起其代谢产物去甲盐酸哌替啶蓄积,诱发癫痫,应避免长期应用。地西泮、氟西泮和氯氮䓬的活性代谢产物在肾衰竭时常蓄积,使其作用延长,也应避免长期应用。咪达唑仑是一种短效的苯二氮䓬类药物,其主要代谢产物α-羟咪达唑仑在肾衰竭时蓄积,可使镇静作用延长。

抗抑郁药一般无需减量,但三环类抗抑郁药的不良反应增加,需逐渐增加至有效剂量。吩噻嗪类锥体外系症状和精神状态改变在肾衰竭时可能增加,需给予最小剂量。

(四) 抗癌药 在肾功能不全时,一些主要由肾排泄的抗肿瘤药物,如博来霉素、顺铂、环磷酰胺、羟基脲、甲氨蝶呤等需减量调整。

(五) 非甾体抗炎药(non-steroidal anti-inflammatory drugs,NSAIDs) 能够引起肾脏损伤或肾间质纤维化,同时会加重慢性肾脏病(chronic kidney disease,CKD)患者的胃肠道反应,因此CKD患者使用NSAIDs需谨慎。

(六) 内分泌及代谢药物 磺酰脲类药物的代谢产物经主要经肾排泄,它的活性代谢产物可能在CKD患者体内积聚,引起低血糖,故不建议使用。二甲双胍主要在肾脏清除,在肾衰竭时可蓄积引起乳酸性酸中毒,在肾功能不全时必须慎用。阿卡波糖在肾功能不全的患者应用比较安全,CKD患者应用胰岛素应减量。新型降糖药钠-葡萄糖协同转运蛋白2(sodium-dependent glucose transporters 2,SGLT-2)抑制剂可以持续降低尿蛋白,延缓蛋白尿进展,并可以显著降低肾脏复合终点事件,被认为是治疗糖尿病和CKD患者的有利武器。

肾衰竭患者应用降脂药应相当谨慎,这类药物如与环孢素或烟酸合并使用时,肌肉溶解更易发生。抗甲状腺或甲状腺替代治疗一般无需调整剂量。

(七) 抗凝药 维生素K拮抗剂华法林的代谢在肾功能不全时无显著变化,但是由于CKD患者血小板功能障碍以及和其他药物的相互作用,使用华法林应该密切监测国际标准化比值。新型直接口服抗凝药Xa因子抑制剂如达比加群、利伐沙班等高选择性阻断游离及结合的Xa因子的活性部位,抑制凝血酶的产生,且利伐沙班的药代动力学不受年龄、性别、体重、药物、食物的影响,无需监测国际标准化比值(INR),安全性和有效性优于华法林。

(八) 胃肠道用药 H_2受体拮抗剂主要经肾排泄,西咪替丁可使血肌酐假性升高,肾衰竭时则需调整剂量。硫糖铝及其他含铝、镁、钙的制剂应避免使用,过多使用会造成铝蓄积,铝的毒性主要表现在骨病、贫血和神经损害。

(九) 神经系统用药 肾功能不全时,苯妥英钠半衰期延长、分布容积增大、游离浓度增高,因此必须调整剂量后使用。

推荐阅读

1. NEAL B,PERKOVIC V,MAHAFFEY K E,et al. Canagliflozin and cardiovascular and renal events in type 2 diabetes[J]. N Eng J Med,2017,377(7):644-657.
2. PERKOVIC V,JARDINE M J,NEAL B,et al. Canagliflozin and renal outcomes in type 2 diabetes and nephropathy[J]. N Eng J Med,2019,380(24):2295-2306.

第十八篇

内分泌系统疾病

第一章 概 论

胡仁明 王宣春 朱禧星

经典的内分泌腺包括垂体、甲状腺、甲状旁腺、胰岛、肾上腺及性腺，它们通过神经系统、激素、细胞因子、生长因子与其他器官进行广泛的联系。中枢神经系统通过下丘脑释放的因子发挥了对垂体激素分泌的主要调控作用；肾上腺和胰岛的激素合成分泌还受周围神经调节。肾上腺皮质激素将免疫系统和内分泌系统紧密联系在一起。同样，细胞因子、分泌蛋白等对垂体、肾上腺、甲状腺、胰岛及性腺的功能有着重要的调节作用。而激素在维持血压、血容量和外周血管阻力等心血管系统功能的同时参与了血管节律性的动态改变。除经典的内分泌腺外，近年来，某些非经典的内分泌组织器官也被发现能分泌激素或细胞因子，譬如：脂肪组织分泌的瘦素、脂联素及心脏分泌的心房利钠肽等，它们在调控糖脂代谢和能量平衡的过程中也发挥重要的作用。从广义角度而论，机体大部分器官或组织均具有内分泌功能。内分泌学是研究内分泌腺及相应激素的学科，与其他临床学科不同，内分泌学很难通过解剖学的原则进行严格界定。因此内分泌疾病可首发表现为其他系统的症状，所以了解内分泌系统的相关知识有助于临床各个学科疾病的诊疗。

【激素分类与代谢】

（一）分类 激素一般可以被分为五大类：

1. 氨基酸衍生物 如多巴胺、儿茶酚胺和甲状腺素。

2. 神经小肽 如促性腺激素释放激素、促甲状腺激素释放激素、生长抑素、抗利尿激素。

3. 大分子蛋白 如胰岛素、促黄体激素和甲状旁腺激素等都由经典的内分泌腺产生。

4. 类固醇类激素 如皮质醇和雌激素都从具有胆固醇结构的前体物衍生而来。

5. 维生素衍生物 如类视黄醇（维生素 A）和维生素 D。

（二）激素的合成与加工、分泌与降解

1. 合成与加工 肽类激素合成由经典的基因表达产生，大致为：基因转录→mRNA→蛋白→转录后蛋白加工→细胞内分选、膜整合或分泌。除了与其他基因具有相似的 DNA 调控元件外，激素基因还具有特异激素反应元件。微小 RNA（microRNA，miRNA）大约可调控 30%人类基因的表达，因而部分内分泌激素或相关蛋白基因亦会受微小 RNA 的负调控。

大多数肽类激素是以前体物的形式存在，通过分选途径将蛋白转运至适合的小泡及相应的酶处，进行特异的剪切加工，随后蛋白完成折叠并转运至分泌小泡。合成的激素在氨基末端信号肽的引导下，转运进入内质网，同时信号肽被切除。在经过内质网、高尔基体时，激素受到一系列的转录后加工修饰，改变蛋白的空间构象，调节其循环半衰期及生物学活性。

绝大多数的类固醇激素的合成是通过对前体物胆固醇进行修饰完成的。在类固醇激素如睾酮、雌二醇、皮质醇等的合成过程中，酶促反应受到遗传及获得性紊乱因素的影响。

2. 分泌与降解 激素在血液中的水平由其分泌速度和循环半衰期决定。经过蛋白加工后，肽类激素（生长激素、胰岛素等）被储存在分泌颗粒内。当这些颗粒成熟后，聚集在细胞膜的周边，可随时释放进入血。自噬（autophagy）参与胰岛素的合成、分泌：胰岛素前体肽包装在反式高尔基体的分泌小泡-β 颗粒中，β 颗粒保存在胞内的储存池中，在高血糖等生理刺激下，这些颗粒转运到膜上，以胞吐的形式释放出胰岛素。分泌吞噬（crinophagy）只降解了分泌小泡中的颗粒，胞膜完整回收利用，而在自噬途径中，颗粒连同胞膜都被降解，所以自噬在胞内降解中起了更为重要的作用。相反，类固醇激素在合成的同时便开始弥散入血液循环中，因此其分泌速率与合成速率几乎是平行的。

激素的转运和降解决定激素信号衰竭的速度。有些激素（如生长抑素）的信号较为短暂，而其他激素的信号[如促甲状腺激素（thyroid stimulating hormone，TSH）]则较为持久。生长抑素在多个组织发挥作用，由于它较短的半衰期使得其有效浓度和作用范围可以得到局部控制。结构上的修饰可以阻碍生长抑素的降解，利用该修饰已经开发了长效的治疗性类似物，比如奥曲肽。

掌握激素的循环半衰期是进行激素生理性替代治疗的一个关键，因为定量给药的频率对于达到一个稳定的激素水平是必需的，该稳定状态与激素的降解速度紧密相关。例如，四碘甲腺原氨酸（T_4）的循环半衰期为 7 天，这就使得 T_4 达到循环稳态需要一个多月，但对于保持恒定的激素水平只需每天给药 1 次。相反，三碘甲腺原氨酸（T_3）的半衰期只有 1 天，给药后血清水平变化频率及幅度较大，因此每天必须给药 2~3 次。绝大多数蛋白类激素[如促肾上腺皮质激素（adrenocorticotropic hormone，ACTH）、生长激素（growth hormone，GH）、催乳素（prolactin，PRL）、甲状旁腺激素（parathyroid hormone，PTH）、黄体生成素（luteinizing hormone，LH）]的半衰期<20 分钟，具有分泌和降解的峰值。在一定时间内（8~24 小时）频繁测量它们血中的浓度水平（每 10 分钟测量一次）能准确地描述这些激素释放的脉冲频率和变化幅度。某些激素的临床应用必须模拟生理脉冲给药，譬如促性腺激素释放激素（gonadoliberin，gonadotropin releasing hormone，GnRH）治疗下丘脑性性腺发育不良一定是脉冲输入，否则会反相抑制性腺功能。

许多激素与血浆蛋白结合，包括：①T_3 和 T_4 与甲状腺素结合球蛋白（TBG）结合、白蛋白和甲状腺素前白蛋白（TBPA）结合；②皮质醇与皮质类固醇结合球蛋白（CBG）结合；③雄激素和雌激素与性激素结合球蛋白（SHBG）（也称为睾酮结合球蛋白，TeBG）结合；④胰岛素样生长因子（insulin-like growth factor，IGF）-1 和 IGF-2 与多种 IGF 结合蛋白（IGF-BPs）结合；⑤GH 与生长激素结合蛋白（GHBP）相互作用，该蛋白为生长激素受体胞外结构域的循环片段；⑥苯丙酸诺龙与卵泡刺激素结合。与血浆蛋白结合为激素提供了一个贮存池，防止了未结合激素的快速降解，限制了激素与特定位点（比如 IGFBPs）结合，并调控维持未结合激素，即游离激素的水平。只有游离的激素可与受体结合产生生物学效应。

【激素受体】

（一）膜受体　依据结合的激素，膜受体主要可分为以下几类（扩展阅读 18-1-0-1）：①7 次跨膜的 G 蛋白偶联受体（GPCRs）；②酪氨酸激酶受体；③细胞因子受体；④丝氨酸激酶受体。

扩展阅读 18-1-0-1　膜受体家族及其信号通路

G 蛋白偶联受体家族可结合多种激素，包括大分子蛋白（如 LH、PTH）、小肽（如促甲状腺激素释放激素、生长抑素）、儿茶酚胺类（肾上腺素、多巴胺）及无机离子（如钙离子）。GPCRs 在细胞外具有可变的结构域，是大分子激素的主要结合位点，激素与之结合后诱导这些区域发生构象变化，并将结构变化传递进入细胞内 G 蛋白锚定的区域。G 蛋白为异三聚体，包括 α 催化亚基和 β、γ 调节亚基。Gα 亚基具有许多亚型，刺激型 Gsα 亚基激动腺苷酸环化酶产生第二信使环磷酸腺苷，激活蛋白激酶 A；抑制型 Giα 亚基则抑制腺苷酸环化酶。Gq 亚基与磷脂酶 C 偶联，产生二酯酰甘油和三磷酸肌醇，激活蛋白激酶 C 和细胞内钙离子信号通路。

酪氨酸激酶受体转导胰岛素和许多生长因子信号，比如 IGF-1、表皮生长因子（EGF）、神经生长因子（NGF）、血小板衍生因子（PDGF）及成纤维细胞生长因子（FGF）等。酪氨酸激酶受体内半胱氨酸富集的配体结合结构域含有生长因子结合位点，在配体结合后，这类受体通过自身磷酸化，作用于细胞内的接头蛋白，例如 Shc 及胰岛素受体底物 1 至 6。酪氨酸激酶受体在细胞生长、分化及中间代谢中发挥重要的作用。

GH 和 PRL 受体属于细胞因子受体家族，与酪氨酸激酶受体类似，当配体与受体结合后诱导受体与细胞内激酶——酪氨酸激酶（JAKs）的相互作用，JAKs 磷酸化胞质内的转录因子 STATs，活化的 STATs 蛋白转移进入细胞核内，刺激靶基因的表达。

丝氨酸激酶受体介导苯丙酸诺龙、转化生长因子-β、米勒（氏）抑制物质[也称为抗米勒管激素（anti-Müllerian hormone，AMH）]及成骨蛋白（BMPs）等的活性作用。该家族受体（由Ⅰ和Ⅱ亚基组成）的信号转导是由 Smads 蛋白完成，正如 STAT 蛋白一样，Smads 蛋白扮演着受体信号转导和转录因子的双重角色，这些生长因子主要在局部发挥作用（旁分泌或自分泌）。

（二）核受体　所有的核受体最终均导致基因转录的增加或减少，但是有些核受体（例如糖皮质激素受体）主要定位在细胞质内，与配体结合后转移至核内，而其他的（如甲状腺素受体）则始终位于细胞核内。

锌指 DNA 结合结构域是核受体具有特定功能的高度保守的结构域，根据与 DNA 结合位点的特异性，核受体家族被分为结合类固醇的Ⅰ型受体和结合甲状腺激素、维生素 D、视黄酸或脂质衍生物等的Ⅱ型受体。对于Ⅱ型受体，在没有配体结合时与辅助抑制子结合，沉默基因表达；当配体结合，诱导受体空间构象改变，促发辅助抑制子从受体上释放并诱导募集转录共激活因子，促发基因转录。大多数的Ⅰ型类固醇激素受体并不与转录共激活因子结合，但是配体可介导与转录共激活因子的相互作用。

【激素功能】

（一）生长发育　比如身材矮小，可能与 GH 缺乏、甲状腺功能低下、皮质醇增多症（又称库欣综合征）、青春期性早熟、营养不良、慢性疾病或者因影响骨骺生长板的基因异常（如 FGR3 或 SHOX 突变）有关。其中，许多激素（GH、IGF-1、甲状腺素）可以刺激生长，而其他一些激素（性激素）则可导致骨骺闭合。

（二）保持内环境稳定　几乎所有激素参与维持内环境稳定，但以下几种激素发挥的作用更大：①甲状腺激素在大部分组织中控制着大约 25%的基础代谢；②皮质醇除了自身直接作用外，对其他激素有允许性作用；③PTH 调节钙和磷的水平；④血管升压素（又称加压素）通过控制肾脏自由水清除率来调节血浆渗透压；⑤盐皮质激素控制血管容量和血清电解质浓度（Na^+，K^+）；⑥胰岛素维持空腹和餐后正常血糖水平，当血糖低于 3.9mmol/L 时，胰岛素停止分泌，胰高血糖素分泌迅速增加，紧接着肾上腺素、皮质醇、甲状腺素、生长激素等升糖激素的分泌也增加。低血糖的感觉部位在下丘脑腹内侧区（ventral medial hypothalamus，VMH），该区损伤后低血糖不能刺激胰高血糖素和肾上腺素的分泌。

肾脏对自由水清除率主要受抗利尿激素的调节，但糖皮质激素和甲状腺激素可影响肾小管对抗利尿激素的反应性。尿崩症患者补充糖皮质激素，其尿崩症状会加重。PTH 和维生素 D 以相互依赖的方式调节钙代谢，PTH 刺激肾脏合成 1,25-二羟维生素 D，而维生素 D 可以增加胃肠道钙吸收并增强 PTH 在骨骼中的作用。钙浓度的升高，可与维生素 D 一起反馈抑制 PTH 分泌，从而维持血钙平衡。

在急性严重应激如创伤或休克时，交感神经系统激活，儿茶酚胺被释放，引起心排血量增加和骨骼肌肉系统的预先激动，儿茶酚胺同时增加平均动脉压并刺激产生葡萄糖。ACTH 可刺激肾上腺，提高皮质醇血浓度，从而维持血压并减轻炎症反应，抗利尿激素水平的升高增加了水的潴留。

（三）生殖 生殖阶段包括：①胚胎发育过程中性别的决定；②青春期性成熟；③受精、妊娠、泌乳、分娩和抚养后代；④绝经后生殖能力的终止。28 天一次的月经周期是一个表现激素水平动态变化的典型实例，在早期卵泡阶段，LH 和卵泡刺激素（follicle-stimulating hormone，FSH）的脉冲式分泌可以刺激卵巢卵泡成熟，并导致雌激素和孕激素水平逐渐升高，引发下丘脑对 GnRH 敏感性增加，最终与 GnRH 分泌水平升高一起触发 LH 激增和成熟卵泡的破裂，生长因子如 EGF 和 IGF-1 参与调节卵泡对促性腺激素的敏感性，血管内皮生长因子和前列腺素在卵泡血管化和破裂中发挥作用。

妊娠期间，升高的催乳素及胎盘衍生的类固醇激素（如雌激素和孕激素）可启动哺乳。神经系统和催产素参与吮吸反射和乳汁释放的生理过程。

【激素调控】

反馈调节，包括正反馈和负反馈，是内分泌系统的基本特性。下丘脑-垂体-激素轴的每个重要组成部分均受负反馈控制（数字资源 18-1-0-1），从而使激素水平维持在较窄的范围。下丘脑-垂体负反馈的例子包括：①促甲状腺激素释放激素（TRH）-TSH 轴上的甲状腺素；②促肾上腺皮质激素释放激素（CRH）-ACTH 轴上的糖皮质激素；③GnRH-LH/FSH 轴上的性腺类固醇激素；④生长激素释放激素（GHRH）-GH 轴上的 IGF-1。

数字资源18-1-0-1

数字资源 18-1-0-1 下丘脑-垂体-靶腺体激素反馈机制及级联放大效应

甲状腺激素水平的轻微下降可以触发 TRH 和 TSH 的快速分泌，刺激甲状腺增加甲状腺激素的释放。当甲状腺激素达到正常水平时，通过负反馈机制，抑制 TRH 和 TSH，并达到新的稳态。

正反馈调节的一个实例就是月经中期雌激素水平的逐渐升高导致 LH 迅速增加，这种效应的发生，涉及下丘脑 GnRH 脉冲发生器的激活和促性腺细胞对 GnRH 敏感性的增加。

（一）自分泌与旁分泌 旁分泌主要是指由一种细胞分泌的因子可以作用在同一组织中邻近的细胞。比如，胰岛 δ 细胞分泌的生长抑素可以抑制邻近 β 细胞胰岛素分泌。同一细胞分泌的因子作用于自身的过程则称为自分泌，IGF-1 作用于分泌细胞自身，包括软骨细胞、乳腺上皮细胞和性腺细胞。

腺体之间的解剖位置也影响激素之间的作用：胰岛中 α、β、δ、PP 细胞有序的排列维持了胰岛素、胰高血糖素、生长抑素、胰多肽之间的相互调节；下丘脑释放激素通过下丘脑-垂体的门静脉系统调控垂体功能。

（二）激素的节律 几乎所有的垂体激素的节律都与睡眠和昼夜节律有关，形成了 24 小时循环模式，例如，ACTH 和皮质醇分泌在清晨达到最高峰，而在夜间降到最低值。掌握这些节律对内分泌激素的测定和治疗具有重要的意义，例如，皮质醇节律消失提示患者可能是库欣综合征。

许多肽类激素呈 1 小时至数小时一次的脉冲式分泌。例如 GnRH 脉冲式分泌为 90 分钟一次，垂体对 GnRH 的敏感性依赖于间断脉冲式释放的 GnRH，如果 GnRH 持续释放则引发垂体对 GnRH 的脱敏。故 90 分钟脉冲式给药治疗 GnRH 缺乏中枢性青春期延缓，而持续 GnRH 输入可治疗中枢性性早熟。

在测定血清激素水平时应注意激素节律性和脉冲式释放的特点，注意样本的收集或通过特定的标记物来测定某些激素，可避免激素波动所导致的误差。如 24 小时尿测定皮质醇可反映昼夜总的激素水平。

评价某种激素水平需要参考其他相关激素或物质水平。例如，PTH 水平通常与血清钙离子浓度同时测定，高血钙伴 PTH 水平升高提示甲状旁腺功能亢进，而 PTH 水平不高则提示其他恶性疾病导致的高血钙。因反馈抑制作用，当 T_3、T_4 浓度下降时 TSH 应该升高，否则应考虑下丘脑-垂体-甲状腺轴上其他的异常，如因垂体水平的缺陷，TSH 不能反馈升高，可能为继发性甲状腺功能低下。

【内分泌疾病的病理生理机制】

内分泌疾病可以分为三种类型（扩展阅读 18-1-0-2）：①激素过多；②激素缺乏；③激素抵抗。

扩展阅读18-1-0-2

扩展阅读 18-1-0-2 内分泌功能紊乱的原因

（一）激素过多 激素过多一般由内分泌肿瘤、自身免疫系统异常和外源性激素过量所致。良性内分泌肿瘤包括甲状旁腺、垂体和肾上腺的腺瘤，腺瘤通常保留分泌激素的功能。许多内分泌肿瘤对反馈机制中的“调定点”存在一定的缺陷，例如，库欣病患者 ACTH 的分泌不受皮质激素的负反馈抑制。

（二）激素缺乏 大多数激素缺乏与自身免疫、手术、感染、梗死、出血或肿瘤浸润等引起的腺体破坏有关。自身免疫对甲状腺（桥本甲状腺炎）和胰岛 β 细胞（1 型糖尿病）的损伤破坏是这两种内分泌疾病的主要原因。另外，激素、激素受体、转录因子、酶及通道的突变同样可以在某些内分泌疾病中导致激素缺乏。

（三）激素抵抗 绝大多数较为严重的激素抵抗综合征与膜受体、核受体及它们介导的受体信号通路的遗传缺陷有关，表现为激素水平升高，但激素的作用却下降，譬如：在完全性雄激素抵抗中，虽然患者的 LH 和睾酮水平升高，但由于雄激素受体的突变，导致基因型为男性（XY）的患者具有女性（XX）表型的特点。

【内分泌疾病的诊断原则】

在内分泌病史采集和体格检查中，需考虑内分泌系统与其他生理系统之间存在的相互作用。由于大多数腺体在体外无法触及，所以主要通过观察激素过多或减少引起的临床表现和检测激素水平，来判断腺体的功能。对甲状腺和性腺应做仔细的直接检查。由于以上原因，所以必须对患者的症状（尤其是与反映激素活性相关的症状）、系统回顾、家族和个人史、服用影响内分泌系统的药物史及与反映激素活性相关的体征等进行综合分析。

（一）内分泌疾病的基本诊断流程

1. 内分泌功能的判断　内分泌功能主要通过相关激素的生物活性来体现，活性的高低也必然会在症状和体征中逐渐表现出来。因此，临床症状和体征是患者最基础的资料，尽管先进检测手段的灵敏度和特异度很高，但也必须与临床资料相结合来分析，避免偏差。

放射免疫法使用抗体来检测特定的激素，其灵敏度之高足以检测到皮摩尔与纳摩尔水平之间的激素浓度，同时也易于辨别结构上相关的蛋白，比如鉴别 PTH 与 PTHrP（甲状旁腺激素相关蛋白），为临床诊断提供了特异、灵敏和翔实的数据，因此该方法是目前内分泌学检查的重要手段之一。近年来建立的免疫放射测定（immunoradiometric assay，IRMA）提高了肽类激素的特异度，还有其他一些用于检测特定激素的技术，包括质谱技术、色谱法和酶学法，而生物学鉴定法较少使用。

大多数激素水平可通过血浆或血清测定，尿中某些激素水平的测定也具有一定的价值。许多激素的血浆水平在一天内不断变化，通过收集 24 小时尿液可以全面地评价激素及其代谢产物的生成量。要确保收集完整的 24 小时尿样，同时检测尿肌酐可为尿样激素的标准化提供内参。24 小时尿游离皮质醇测定基本上可以反映一天内未结合皮质醇的总量，为该激素生物活性的评价提供了一个可靠的指标。其他尿液中检测的激素包括：17-羟皮质类固醇、17-酮甾类、3-甲氧基 4-羟基扁桃酸（VMA）、3-甲基肾上腺素、儿茶酚胺类、5-羟吲哚乙酸（5-HIAA）等。

激素的正常范围还存在性别和年龄差异。因此，对某些激素的测定需建立不同年龄和性别的标准数据库，如 IGF-1。同时必须考虑激素的脉冲释放及影响它们分泌的其他因素如睡眠、饮食和思考等。例如皮质醇的水平从午夜到黎明增加近 5 倍；性激素在月经周期中发生明显的变化。

促激素和释放激素的测定有助于下丘脑-垂体-靶腺体的功能判断和定位诊断。例如，低水平的睾酮和升高的 LH 水平提示原发睾酮病变，而当两者都低时很可能是下丘脑-垂体功能紊乱。TSH 水平是判断甲状腺功能的敏感指标，TSH 水平升高多为甲状腺功能减退引起，而 TSH 水平降低绝大多数是由甲状腺功能亢进所致，并且可以通过进一步检测游离甲状腺素水平加以确诊。血钙和 PTH 两者水平的升高提示原发性甲状旁腺功能亢进症，而由恶性肿瘤或肉芽肿性疾病所致的高血钙则可以抑制 PTH 的水平。

病理状态下内分泌激素的基线水平与正常范围之间存在重叠，动态监测（激发试验和抑制试验）有助于鉴别，这些方法多是基于内分泌轴反馈调节的原理。抑制试验常用于内分泌高功能状态评估，例如地塞米松抑制试验用于库欣综合征和单纯性肥胖的鉴别。激发试验则用来评价内分泌腺的低功能状态，例如，ACTH 激发试验用于评价肾上腺对 ACTH 的反应能力。下丘脑释放的因子（如 TRH、GnRH、CRH 及 GHRH 等）用于评价垂体激素的储存水平及垂体的储备功能。

2. 定位诊断　影像学检查是确定内分泌腺病变部位的重要手段，特别是可以进行手术治疗的功能亢进的内分泌疾病。高分辨率的 MRI 和 CT 常用于垂体或肾上腺皮质或髓质肿瘤的定位检查。B 超常用于甲状腺、卵巢、睾丸、胰腺等器官的检查。放射性核素检查用于甲状腺与肾上腺显像及功能测定。超选择性静脉插管采血有助于分泌激素的内分泌腺肿瘤定位，如岩下窦血取样并测定 ACTH 可有助于明确垂体 ACTH 瘤与异位 ACTH 分泌的鉴别诊断；肠系膜静脉采血测定胰岛素可作为胰岛素瘤的定位等。

3. 病因诊断　下列技术有助于临床病因分析：

（1）细胞学和免疫细胞化学技术：应用于垂体瘤和肾上腺瘤的手术标本、甲状腺细针穿刺及手术标本，可以进一步明确病变的良恶性及分泌激素的种类，以选择治疗措施。

（2）放射性受体分析法、重组 DNA 技术等：用于遗传性受体缺陷的检测。

（3）DNA 杂交技术：用于内分泌肿瘤样本的基因检测。

（4）各种自身免疫抗体的检测：有助于明确内分泌腺的自身免疫性疾病。

（二）常见内分泌紊乱和疾病的筛查和鉴定　由于许多内分泌紊乱和疾病主要发生在成年人（扩展阅读 18-1-0-3）。临床医师在常规体检中应当关注高患病率的内分泌代谢性疾病；对筛选出来的高危人群建议进行实验室检查。

扩展阅读18-1-0-3

扩展阅读 18-1-0-3　成年人常见的内分泌和代谢紊乱疾病

（三）从系统生物学的角度探索异病同防和异病同治的策略　有些内分泌腺体病变的机制相似，临床整合这些疾病为新的疾病名称或综合征，如有 2 个或 2 个以上的内分泌肿瘤称多发性内分泌腺瘤病；2 个或 2 个以上内分泌腺体因免疫功能失调导致的功能低下，称自身免疫性多内分泌腺综合征；胰岛素抵抗及高血压等为代谢综合征等。某些代谢性疾病，如动脉粥样硬化、非酒精性脂肪性肝病、肥胖和 2 型糖尿病等，都与不良的生活习惯及其产生的慢性低度炎症相关，因此提出患有上述 2 个或 2 个以上代谢性疾病者为代谢性炎症综合征（metabolic inflammatory syndrome）。生活干预或某种药物（如二甲双胍）可预防或改善代谢性炎症综合征，提示代谢性疾病异病同防和异病同治策略的可能性。

推荐阅读

1. JAMESON J L. Principles of endocrinology[M]//JAMESON J L, DENNIS L K, ANTHONY S F, et al. Harison endocrinology. 4th ed. [S. l.]:

McGraw-Hill Education,2016:1-13.
2. ROYE W. Neuroendocrinology and the neuroendocrine system[M]//GOLDMAN L,SCHAFER A I. Goldman-Cecil medicine. 26th ed. Philadelphia:Elsevier Saunders,2019:1434-1440.
3. SHLOMO M,RICHARD J A,ALLISON B G,et al. Principles of endocrinology[M]//SHLOMO M,RICHARD J A,ALLISON B G,et al. Williams textbook of endocrinology. 14th ed. Philadelphia:W. B. Saunders Company,2019:2-12.

第二章 内分泌功能试验

凌 雁 杨永年 叶红英

第一节 下丘脑-垂体功能检查

下丘脑调节激素分别与其对应的腺垂体细胞膜受体特异地高亲和结合,以调节垂体细胞的相应促激素分泌,每种腺垂体激素的分泌均呈脉冲式。除催乳素外,腺垂体促激素都受其相应靶腺激素的反馈调节(表 18-2-1-1)。故下丘脑-垂体轴功能测定不仅对其储备功能,而且对各靶腺功能状态的确定均有重要意义。借助各种不断发展的免疫标记技术,当代实验室测定已可精确测定血浆各种垂体促激素及各种主要的下丘脑激素:如 TRH、GnRH、CRH、GHRH 和生长激素释放抑制激素(growth hormone release-inhibiting hormone,GHIH)[即生长抑素(somatostatin,SMS)],并已在临床普遍应用,可精确判断下丘脑-垂体轴储备功能,并对于有关靶腺疾病的诊断也有重要价值;相关垂体激素的测定亦是衡量腺垂体功能的重要依据,两者必须相互参照,以取得正确判断。依据此类测定而确定的有关治疗将伴随患者一生,因此对其测定结果的判断必须仔细慎重。

表 18-2-1-1 下丘脑、垂体和靶腺分泌的反馈调节

下丘脑调节激素	垂体促激素	靶腺	反馈激素或因子
TRH	促甲状腺激素(TSH)	甲状腺	T_3/T_4
LHRH	黄体生成素(LH)	性腺	E_2(女),T(男)
LHRH	卵泡刺激素(FSH)	性腺	抑制素、E_2(女),T(男)
GHRH、GHIH(SMS)	生长激素(GH)	多种	IGF-1
PIF(DA)	催乳素(PRL)	乳腺	?
CRH、AVP	促肾上腺皮质激素(ACTH)	肾上腺	皮质醇
AVP(ADH)	郝林体	肾集合管	血钠浓度

注:TRH. 促甲状腺激素释放激素;LHRH. 促黄体素释放激素;GHRH. 生长激素释放激素;GHIH(SMS). 生长激素释放抑制激素;IGF-1. 胰岛素样生长因子-1,也称生长介素-C;PIF. 催乳素释放抑制因子;DA. 多巴胺;CRH. 促肾上腺皮质激素释放激素;AVP. 精氨酸血管升压素,与 CRH 互相协同对 ACTH 分泌有重要的调节作用,但不影响其他垂体激素的分泌;ADH. 抗利尿激素。

一、垂体激素贮备功能试验

(一) GH 分泌功能试验

1. GH 激发试验

(1)胰岛素低血糖兴奋试验(insulin-induced hypoglycemia test):利用低血糖可刺激 GH 分泌的生理作用,给予受试者一定量的胰岛素,使其出现低血糖反应,测定不同时相的 GH 水平,以评估垂体分泌 GH 的储备功能,用于 GH 缺乏的诊断。

方法:试验前一天晚上 10 时后禁食。试验当天早上 8 时静脉滴注生理盐水以建立静脉通路。通常静脉推注短效人胰岛素 0.1~0.15U/kg。胰岛素抵抗的患者为 0.2~0.3U/kg,怀疑垂体功能减退的患者可用 0.05U/kg。试验前及试验后 30、45、60、90、120 分钟采血测生长激素与血糖。低血糖反应多出现于 30~45 分钟。血糖低于 2.2mmol/L 或比推注胰岛素前降低 50%以上,并伴有明显的低血糖反应为有效刺激。低血糖成功诱发后,患者进食纠正低血糖。如低血糖反应严重,有中枢神经系统症状者,静脉给予 25%葡萄糖 20~50ml。如果未成功诱发低血糖,可以再追加注射胰岛素。此试验有一定的危险性,尤其是应用于儿童患者需慎重。整个试验过程需要有医师在场,并备好相应的急救措施。此试验禁用于老年人、有心脑血管疾病及癫痫病史者。

结果判断及临床意义:正常人用胰岛素后,当血糖降至 2.2mmol/L 或降至推注胰岛素前对照值血糖的 50%以下时,生长激素应明显升高,峰值出现在 30~60 分钟,GH 升高≥5μg/L。

垂体性侏儒和腺垂体功能减退者，用胰岛素后生长激素无反应或反应低下，峰值在5μg/L以下。对于儿童，一般认为峰值>10μg/L为正常儿童，GH峰值可达15~30μg/L；5μg/L<GH峰值<10μg/L，为部分性生长激素缺乏；GH峰值<5μg/L为完全性生长激素缺乏。体质性矮小症、特纳（Turner）综合征等，本试验可正常。

（2）精氨酸兴奋试验（arginine stimulation test）：精氨酸可以通过抑制生长抑素的分泌而兴奋GH的分泌，因而定量精氨酸负荷后GH的分泌反应可以帮助评估垂体GH分泌的储备功能。

方法：患者禁食过夜，卧床休息。于30分钟内静脉滴注精氨酸（精氨酸0.5g/kg，最多30g+生理盐水100ml）。分别于0、30、60、90、120分钟采血测GH。

结果判断及临床意义：正常人血GH水平>3μg/L；GH缺乏患者GH<3μg/L。正常儿童用药后GH>7μg/L。本试验GH峰值的评定标准各家不一，此处切点供参考。

（3）胰高血糖素试验（glucagon stimulation test）：用于评估成人GH分泌的储备功能。

方法：患者禁食过夜，卧床休息。静脉注射胰高血糖素1mg（溶解于10ml生理盐水中），分别于0、30、60、90、120、150、180、210、240分钟测定GH和血糖。

结果判断及临床意义：正常人于90分钟时GH升高（>3μg/L），低于3μg/L提示GH分泌不足或缺乏。值得注意的是，肥胖者对胰高血糖素的反应可减低。

（4）可乐定兴奋试验（clonidine stimulation test）：用于评估儿童GH分泌的储备功能。

方法：口服可乐定（可乐定4μg/kg），在0、30、60、90、120分钟测定GH。

结果判断及临床意义：GH峰值应出现在60分钟至120分钟之间。此试验在成人可靠性较差。试验过程可出现轻度血压下降，一般无明显症状。

2. GH抑制试验：葡萄糖抑制试验（glucose suppression test）是GH瘤常用的诊断试验。

方法：口服葡萄糖75g，分别于0、30、60、90、120和180分钟采血测定血糖和GH。

结果判断及临床意义：正常人75g葡萄糖负荷后GH<1μg/L。肢端肥大症和巨人症患者口服葡萄糖不能抑制GH，GH水平可轻度下降、无变化或升高。

（二）PRL分泌功能试验

1. PRL兴奋试验

（1）促甲状腺激素兴奋试验［thyrotropin-releasing hormone（TRH）stimulation test］：TRH具有兴奋垂体分泌TSH和PRL的双重作用。注射一定剂量的外源性TRH，观察PRL的分泌反应。

方法：将TRH 200μg溶于2ml生理盐水中，快速静脉推注。分别于0、15、30和45分钟采血检测PRL。

结果判断及临床意义：正常人在TRH兴奋后PRL升高到基础值的3倍以上，峰值在15~30分钟出现。90%的垂体PRL腺瘤患者PRL基础水平增高，TRH兴奋反应减低。各种原因引起的腺垂体功能减退症可呈减低反应。

（2）甲氧氯普胺试验（metoclopramide test）：甲氧氯普胺为多巴胺受体拮抗剂，能够阻断催乳素抑制因子多巴胺的作用，从而促进PRL的分泌。

方法：肌内注射或口服甲氧氯普胺10mg。分别于0、30、60、90、120分钟抽血检测PRL。

结果判断及临床意义：正常人及非催乳素瘤性高PRL血症患者的峰值在1~2小时，峰值是基础值的3倍以上。催乳素瘤患者呈无反应或反应迟钝，峰值少于基础值的2倍。

2. PRL抑制试验　使用多巴胺受体激动剂，包括：溴隐亭、左旋多巴、多巴胺注射剂，可以抑制PRL的分泌。

方法：试验前测定PRL基础值，口服溴隐亭2.5mg，每2小时测定1次PRL，共8小时。使用多巴胺注射液剂量为4μg/（kg·min），或口服左旋多巴500mg，均在120分钟内每30分钟采血测定1次PRL。

结果判断及临床意义：用药后PRL水平下降50%为可以抑制。催乳素瘤患者有时不受多巴胺激动剂的抑制。

二、下丘脑释放激素兴奋试验

（一）促甲状腺激素兴奋试验［thyrotropin-releasing hormone（TRH）stimulation test］　TRH具有兴奋垂体TSH分泌的作用。注射一定剂量的外源性TRH，观察TSH的分泌反应，可评价垂体TSH细胞的储备功能。

方法：患者不需要特殊准备，于清晨将TRH 200μg溶于2ml生理盐水中，快速静脉推注，分别于0、30、60、90分钟抽血检测TSH。

结果判断及临床意义：正常人在TRH兴奋后TSH升高到基础值的3倍以上，峰值在30分钟出现。原发性甲状腺功能减退患者的TSH基础水平显著高于正常人，TRH兴奋后TSH升高的倍数和正常人接近，但绝对值显著增高。垂体性甲状腺功能减退患者的反应程度与TSH细胞受损的程度有关，可为低弱反应或无反应。下丘脑病变引起的甲状腺功能减退多为延迟反应，反应高峰在60分钟或90分钟出现。多数垂体TSH瘤患者对TRH兴奋的反应减低，或无反应。毒性弥漫性甲状腺肿患者对TRH兴奋无反应。

（二）促性腺激素释放激素兴奋试验［gonadotropin-releasing hormone（GnRH）stimulation test］　GnRH是下丘脑释放的多肽激素，可刺激垂体释放LH及FSH。

方法：晨8时（不需要禁食）于半分钟内静脉注射GnRH 100μg（溶于5ml生理盐水中），分别于0、30、60、90分钟抽血测FSH和LH。

结果判断：正常反应为：

（1）青春期前：LH分泌反应很少，FSH分泌则增加1/2~2倍。

（2）成人：GnRH对正常成人主要是刺激LH分泌，刺激

FSH 分泌则较弱。男性 LH 可增加 4～10 倍，FSH 仅增加 1/2～2 倍。女性 LH 在下列各期分别增加：卵泡期早期 3～4 倍，排卵前期 3～5 倍，黄体期 8～10 倍。FSH 可增加 1/2～2 倍，与月经周期无关。

临床意义：主要用以反映垂体 LH 的储备功能，对于下丘脑性或垂体性性腺功能减退的鉴别十分重要，但单剂 GnRH 注射后，此两种性腺功能减退时 LH 与 FSH 分泌反应均可不良，故需予以静脉滴注 GnRH 加以鉴别。给予 GnRH 250μg 静脉滴注 8 小时，其正常反应为：滴注后 30～45 分钟时 LH 上升（第一次上升反应），60～90 分钟下降，在 2～4 小时内 LH 第二次上升，可维持 4 小时。如下丘脑病变而垂体有惰性，GnRH 单剂兴奋试验可以阴性，而静脉滴注 GnRH 2 小时左右则可见有延迟反应；垂体本身储备功能缺陷者，见于创伤、手术、放射治疗及营养不良等，则第一次上升反应依然存在，但第二次上升反应消失。长期下丘脑功能缺陷而致严重惰性病例，对 GnRH 静脉滴注也无反应者，则可每天肌内注射 GnRH 400μg 共 5 天，或静脉滴注（剂量不变）连续 3 天，如给药后 LH 分泌反应恢复，则提示下丘脑病变。

（三）生长激素释放激素兴奋试验［growth hormone-releasing hormone（GHRH）stimulation test］ GHRH 可兴奋垂体分泌 GH，可帮助鉴别下丘脑性和垂体性 GH 缺乏症。

方法：静脉注射 GHRH（1μg/kg 溶于 5ml 生理盐水中），于半分钟内注完，分别于 0、30、60、90、120 分钟抽血测 GH。

结果判断及临床意义：GH 峰值>7μg/L 即可排除 GH 缺乏。如<5μg/L，则需除外垂体惰性。可于每晚 7～8 时予受试者皮下注射 GHRH（1μg/kg），连续 7 天。于第 8 天晚深睡（即入睡后 0.5 小时）抽血测 GH，如>7μg/L，则为延迟反应，提示病变在下丘脑；如 GH 分泌仍无反应，则垂体非为惰性而为原发性病变。

（四）促皮质释放激素兴奋试验［corticotropin-releasing hormone（CRH）stimulation test］ 如下丘脑-垂体-肾上腺皮质轴的功能缺陷在下丘脑水平，则可予超生理量的合成牛 CRH（b-CRH）（作用同 h-CRH，但作用时间较之更长，符合临床要求），刺激垂体可分泌 ACTH；但如缺陷在垂体，则 ACTH 分泌反应低下或缺如。

方法：于下午 4 时以后 ACTH 分泌处于低谷状态时进行，试验前至少 4 小时不能进食。建立静脉抽血和注射通道各一条。静脉注射 b-CRH 1.0μg/kg（溶于 5ml 生理盐水，在半分钟内注完），注射前及注射后 5、10、15、30、45、60、90 和 120 分钟分别抽血测血浆 ACTH 与皮质醇。注药后，有些患者可有轻度面部发红，肠鸣音亢进与血压轻度下降。肝素可改变 CRH 作用，故不应通过肝素化静脉采血通道推注 CRH。

正常反应：95%正常人注药后 ACTH 可比基值增加 2～4 倍，于注药后 10～15 分钟峰值可达 4.4～22pmol/L（20～100pg/ml），血皮质醇可于注药后 30～60 分钟升至 550～690nmol/L（20～25μg/dl）。

临床意义：本试验一般用于部分性或完全性垂体功能减退的病因鉴别，并用以评价手术或放射后功能恢复或破坏程度，故常与 GHRH、GnRH、TRH 试验同时进行，同时测定各相关垂体激素的反应水平。垂体微腺瘤引起的库欣病，术后如 CRH 试验表明 ACTH 无兴奋反应，则提示手术摘除成功，否则需结合上述其他下丘脑激素试验综合评价。垂体纳尔逊（Nelson）瘤患者对于 CRH 刺激可有显著增强的 ACTH 分泌反应。对于肾上腺皮质功能减退症，CRH 试验如无 ACTH 与皮质醇兴奋性反应，则提示病变在垂体；如 ACTH 反应为持续性升高，正常峰值消失则提示病变在下丘脑。CRH 试验一般不用于原发性与继发性肾上腺皮质功能减退症的鉴别。

三、神经垂体激素功能测定

神经垂体与下丘脑紧密连接，由神经胶质细胞及下丘脑的无髓鞘神经末梢形成的垂体束构成，不含腺体细胞。神经垂体所含的升压素与缩宫素是由下丘脑视上核与室旁核的肽能神经元所分泌的，实际上并非神经垂体所分泌。人升压素的第 8 个氨基酸残基为精氨酸，称为精氨酸血管升压素（arginine vasopressin，AVP）。因 AVP 生理浓度很低，其抗利尿作用远较其升压作用明显，可使尿中游离水减少而不影响溶质的排出，尿液浓缩而呈高渗状态，故也称为抗利尿激素（antidiuretic hormone，ADH）。

1. 正常人 AVP 开始分泌的血浆渗透压阈值为 280～284mOsm/L，有口渴感的血浆渗透压阈值则为 290～294mOsm/L，此时 AVP 水平大多为 2～12pg/ml。由于 AVP 高精度测定尚未在临床广泛应用，故在临床上实际测定其下列生理活性指标作为诊断依据。

2. AVP 生理活性指标测定

（1）血浆渗透压：血浆渗透压是 ADH 主要的促分泌因素。当血浆渗透压在 AVP 兴奋阈值以上时，其分泌水平与渗透压上升相平行。血浆渗透压正常范围较窄（280～295mOsm/L），也可通过公式计算估计值。估测值高于冰点渗透压计实际测量值 10～15mOsm/L。

（2）尿渗透压：肾功能正常者尿渗透压非卧床时可低达 50mOsm/L（最大稀释尿），最高时则可达 800～1 500mOsm/L（最大浓缩尿）。肾脏血流动力学变化或疾病，以及肾集合管对 AVP 敏感性可影响尿渗透压。

（3）自由水清除率：实际排尿量包括两部分，即渗透压与血清渗透压相等的溶质尿，以及不含溶质的部分即自由水。尿液为低渗时，实际尿量大于溶质尿量，其自由水清除率为正值，表明 AVP 活性极弱或无作用；尿液为高渗时，实际尿量少于溶质尿量，自由水清除率为负值，系 AVP 之抗利尿作用所致。因而测定自由水清除率可知 AVP 的生理活性。

计算公式如下：$C_{H_2O} = V(1 - Uosm/Posm)$

C_{H_2O}. 自由水清除率；V. 尿量（ml/h）；Uosm. 尿渗透压；Posm. 血浆渗透压。

正常值：-25～100ml/h

3. AVP 动态试验

（1）禁水加压试验（fluid deprivation-vasopressin test）：比较禁水后与使用血管升压素后的尿渗透压的变化，是确定尿崩症及尿崩症鉴别诊断的简单可行的方法。

原理：正常人禁水后血浆渗透压升高，循环血量减少，二者均刺激 AVP 释放，使尿量减少，尿渗透压增高，尿比重升高，而血浆渗透压变化不大。

方法：禁水时间 6～18 小时不等。轻中度多尿患者的禁水试验可以从夜间开始，重度多尿患者的禁水试验应该从白天开始，在医师严密观察下进行。试验前测定体重、血压、血钠、血渗透压、尿渗透压和尿比重。禁水开始后，每小时测定体重、血压、尿量、尿渗透压和尿比重。当连续 2 次尿量和尿比重变化不大、尿渗透压变化<30mOsm/L（<10%）或体重下降 3%时，测定血、尿渗透压、血钠和尿比重，然后于皮下注射水剂血管升压素 5U，于注射后 60 分钟和 120 分钟测定血、尿渗透压，血钠，尿比重和尿量。

结果解读：正常人禁水后体重、血压、血浆渗透压变化不大，而尿渗透压可以超过 800mOsm/L，注射水剂升压素后，尿渗透压上升不超过 9%。原发性多饮（精神性烦渴）患者在禁饮后尿量可见减少，尿比重上升，但不超过 1.020，尿渗透压也可上升。由于这种患者长期多饮造成的水利尿状态，使肾髓质高渗透压梯度降低，尿液最大浓缩受限，因此禁水后尿渗透压上升幅度较小，不能达到正常人禁饮后的水平。但仍存在最大程度内源性 AVP 的释放，表现为应用外源性 AVP 后，尿渗透压可以继续上升，但上升幅度<9%。完全性中枢性尿崩症患者于禁水后，尿渗透压上升不明显，在给予外源性 AVP 后，尿渗透压迅速升高，上升幅度可以超过 50%。尿量明显减少，尿比重可上升至 1.020。部分性中枢性尿崩症患者，于禁饮后尿液有一定程度的浓缩，注射 AVP 后尿渗透压上升幅度至少达到 10%。部分性中枢性尿崩症患者在禁水后，尿渗透压峰值随着进一步禁水而下降，提示有限的内源性 AVP 储存在第一次禁水刺激下释放耗竭，继续禁水时没有内源性 AVP 释放，使尿渗透压峰值下降。肾性尿崩症患者在禁水和应用外源性 AVP 后尿渗透压不会升高，尿量不能减少。

试验特点：对原发性多饮患者进行禁水加压试验时，他们有可能做不到完全禁饮（可能会悄悄地饮水），如果没有注意到这种情况，在注射升压素后很容易发生水中毒。完全性尿崩症患者在禁水过程中，如体重下降>3%、严重者出现血压下降和烦躁等表现时，应立即注射水剂升压素，尽快终止试验。

（2）水负荷试验（water loading test）：对于鉴别轻度低钠血症的病因有一定价值。

方法及结果解读：于 30 分钟内按 20ml/kg 饮水。正常人 ADH 分泌受抑制，大量排尿，4 小时排尿量大于或等于饮水量的 90%，尿渗透压低于 100mOsm/L。抗利尿激素分泌失调综合征患者排尿小于饮水量的 40%，尿渗透压不适当增高（>100mOsm/L）。本试验具有一定的危险性，限于血钠>125mmol/L、无明显症状的患者。需要注意的是，抗利尿激素分泌失调综合征的渗透压调定点重设置亚型的患者，当血渗透压低于重新设置的 ADH 分泌阈值时，水负荷后尿量排出仍可正常。

第二节　内分泌靶腺功能检查

（一）皮质醇昼夜节律测定

1. 原理　正常人血皮质醇水平呈典型的昼夜节律（上午 8～9 时最高，午夜最低），皮质醇基线水平及昼夜节律可以反映肾上腺皮质分泌皮质醇的功能。

2. 适应证　临床疑似库欣综合征患者。

3. 禁忌证　无明确禁忌证。

4. 试验方法　分别在上午 8:00、下午 4:00 和午夜 12:00 采血测定皮质醇。可同步测定 ACTH。

5. 结果解读　库欣综合征患者晨起血皮质醇正常或升高，午夜血皮质醇低谷消失。午夜睡眠状态血皮质醇≥50nmol/L（1.8μg/dl）诊断库欣综合征的敏感性 100%，但特异性仅 20.2%；清醒状态下午夜血皮质醇≥207nmol/L（7.5μg/dl）诊断库欣综合征的敏感性大于 96%，特异性 87%。

原发性和中枢性肾上腺皮质功能减退患者晨血皮质醇水平降，<83nmol/L（3μg/dl）者可诊断为肾上腺皮质功能减退，而>416nmol/L（15μg/dl）可排除。介于 3～15μg/dl 者需进一步行兴奋试验以明确。

6. 注意事项　①应尽量保证午夜采血时处于睡眠状态或在唤醒患者后 1～3 分钟内完成，并避免多次穿刺的刺激；②测定的血皮质醇为总皮质醇，受血清皮质醇结合蛋白（CBG）干扰，妊娠或服用含雌激素的口服避孕药时测量值可相应升高，合并肾病综合征、肝脏疾病或其他疾病致低蛋白血症者，血皮质醇测量值偏低；③注意询问有无外源性糖皮质激素干扰。

（二）24 小时尿游离皮质醇（24-hour urinary free cortisol，24hUFC）　测定 24hUFC 可减少血皮质醇节律性和应激性瞬时分泌增多且不受 CBG 干扰，高于正常上限诊断为皮质醇增多的敏感性高达 90%以上。应注意留全 24 小时尿量（同步测 24 小时尿肌酐确认）；且连续进行 2 次。饮水过多（>5L/d）、任何增加皮质醇分泌的生理或病理状态都会使 24hUFC 升高而出现假阳性结果；而中重度肾功能不全患者（eGFR<60ml/min）可呈假阴性。临床上检测 24hUFC 的方法包括化学发光法和质谱法等，不同方法正常参考值不同。

（三）午夜唾液皮质醇（salivary cortisol，SAC）　唾液皮质醇以游离形式存在，与血游离皮质醇成正比。唾液标本可由患者自行采集，室温下存放稳定。近年来国外趋向于测定午夜 SAC 代替午夜血皮质醇进行筛查评估，敏感性和特异性为 95%～98%。SAC 诊断皮质醇增多症的切点视检测方法不同而不同。目前国内唾液皮质醇检测尚未普遍开展和应用。

（四）地塞米松抑制试验（dexamethasone suppression test）

1. 原理　生理情况下，肾上腺皮质醇分泌受 ACTH 的调节，循环中皮质醇又负反馈调节 ACTH 和 CRH 的分泌。库欣综合征时体内反馈调节障碍，不同病因其调节异常各有特点。地塞米松是人工合成的类固醇激素（目前的血、尿皮质醇测定方法不能测及地塞米松），正常人口服地塞米松后 ACTH 和皮质醇分泌受抑制，血、尿皮质醇水平降低。根据地塞米松使用的剂量分为小剂量和大剂量地塞米松抑制试验；根据用药方法可分为午夜一次法和 48 小时标准地塞米松抑制试验。皮质醇增多症患者，不管是何原因所致，小剂量地塞米松不能抑制。库欣病患者的 ACTH 分泌部分受皮质醇调节，而多数异位 ACTH 分泌综合征不受皮质醇调节，两者对外源性大剂量地塞米松的反应不同；肾上腺腺瘤患者自主分泌皮质醇，多数不受外源性大剂量地塞米松的抑制。

2. 适应证　小剂量地塞米松抑制试验适用于临床疑似皮质醇增多症患者的定性诊断，大剂量地塞米松抑制试验适用于皮质醇增多症定性诊断明确者进行进一步的病因鉴别诊断。

3. 禁忌证　无明确禁忌证。

4. 试验方法及结果解读

（1）午夜一次法小剂量地塞米松抑制试验：

试验方法：试验当天午夜 11:00—12:00 口服地塞米松 1mg，次日晨 8:00 采血查皮质醇。

结果解读：次晨血皮质醇浓度≥50nmol/L（1.8μg/dl）为不被抑制，诊断库欣综合征的敏感性>95%，特异性约 80%；若提高切点为 140nmol/L（5μg/dl），其特异性可提高至>95%，但敏感性为 91%。

（2）48 小时标准小剂量地塞米松抑制试验（the low-dose dexamethasone suppression test，LDDST）：

试验方法：试验前留 24 小时尿游离皮质醇（24hUFC）或清晨血皮质醇作为对照，之后开始口服地塞米松 0.5mg，每 6 小时 1 次，连续 2 天；在服药的第 2 天再留 24hUFC 或服药 2 天后于第 3 天清晨测定血皮质醇水平。

结果解读：服地塞米松第 2 天 24hUFC 未能下降到 27nmol（10μg）以下或服药后血皮质醇≥50nmol/L（1.8μg/dl）为经典小剂量地塞米松抑制试验不被抑制。

（3）午夜一次法大剂量地塞米松抑制试验：

试验方法：试验当天午夜 11:00 口服地塞米松 8mg，次晨 8:00 采血查皮质醇。

结果解读：次晨 8:00 血皮质醇与服药前晨血皮质醇比较下降>50%判断为可被抑制。

（4）48 小时标准大剂量地塞米松抑制试验（the high-dose dexamethasone suppression test，HDDST）：

试验方法：试验前留 24hUFC 或清晨血皮质醇作为对照，之后口服地塞米松 2.0mg，每 6 小时一次，连续 2 天；服药第 2 天留 24hUFC 或服药 2 天后于第三天测定晨血皮质醇水平。

结果解读：若 24hUFC 或者血皮质醇下降到基线值的 50%以下为经典大剂量地塞米松抑制试验被抑制，支持库欣病的诊断。该试验鉴别库欣病与异位 ACTH 综合征的敏感性为 60%～80%，特异性为 80%～90%。但不同病因间抑制结果特异性欠佳，特别是 ACTH 依赖性皮质醇增多症的鉴别，随着双侧岩下窦插管取血技术的使用，HDDST 临床使用价值减弱。

5. 注意事项　保证试验期间适量饮水，24 小时尿量 1 000～2 500ml 较为合适。肝、肾衰竭患者的地塞米松清除率降低可以导致假阴性。部分药物如苯巴比妥、卡马西平和利福平等可通过诱导 CYP3A4 加速地塞米松清除而导致假阳性。

（五）促肾上腺皮质激素兴奋试验［adrenocorticotropic hormone（ACTH）stimulation test］

1. 原理　外源性 ACTH 可促进肾上腺皮质快速分泌皮质醇。原发性肾上腺皮质功能减退患者或较长时间缺乏内源性 ACTH 刺激的中枢性肾上腺皮质功能减退患者对外源性 ACTH 反应减弱。根据 ACTH 的使用剂量分为小剂量 ACTH 兴奋试验和标准剂量 ACTH 兴奋试验，两者在原发性肾上腺皮质功能不全中的诊断价值相当，而在继发性肾上腺皮质功能不全的诊断中，小剂量 ACTH 兴奋试验的敏感性更高。

2. 适应证　临床疑似中枢性或原发性肾上腺皮质功能不全患者，且晨血皮质醇在 3μg/dl 至 15μg/dl 之间者。服用氢化可的松治疗者，应至少停药 18～24 小时后评估；服用其他合成的糖皮质激素治疗者，应停药更长时间后评估。

3. 禁忌证　明确肾上腺皮质功能低下者（有相应的基础病变和临床表现，晨血皮质醇<3μg/dl），有严重肾上腺皮质功能不全症状或表现为肾上腺危象者。

4. 试验方法　①试验时间无特殊要求，上午或下午进行均可，不需要空腹；②上肢静脉采血留测基础血皮质醇；③小剂量 ACTH 兴奋试验：用生理盐水 250ml 稀释 250μg 1-24 ACTH（国内暂无供应）或促皮质素 25IU，取 1ml 稀释的 ACTH（1μg 或 0.1IU）静推；④标准剂量 ACTH 兴奋试验：用 1ml 无菌注射用水配制 250μg 1-24 ACTH 或促皮质素 25IU，可静推或肌内注射配制好的 ACTH；⑤ACTH 注射后 30、60 分钟对侧上肢静脉采血留测皮质醇。

5. 结果解读　ACTH 兴奋后血皮质醇峰值>18μg/dl，为肾上腺皮质储备功能正常；ACTH 兴奋后血皮质醇峰值<18μg/dl，提示肾上腺皮质储备功能不足。

6. 注意事项　①ACTH 兴奋试验在中枢性肾上腺皮质功能不全者中有一定的假阴性率，特别是近 3 个月内新发者；②促皮质素 ACTH 为提取物，有可能发生过敏反应；③影响血清皮质醇结合蛋白（CBG）水平的情况（同上）可影响皮质醇测定值，进而影响试验结果。

（六）胰岛素低血糖兴奋试验（insulin-induced hypoglycemia test）

1. 原理　静脉注射一定剂量的胰岛素诱发低血糖，低血糖可刺激 ACTH、皮质醇等激素的分泌。

2. 适应证　晨血皮质醇在 3μg/dl 至 15μg/dl 之间，需确认垂体-肾上腺皮质轴储备功能者。

3. 禁忌证、试验方法和注意事项　参见本章第一节中的胰岛素低血糖试验。采血测定血糖同步采血测定皮质醇。

4. 结果解读　皮质醇峰值>18μg/dl 提示肾上腺皮质功能正常，而<18μg/dl 提示肾上腺皮质储备功能不足。

（七）去氨加压素兴奋试验（desmopressin stimulation test）

1. 原理　垂体促肾上腺皮质激素细胞表面有抗利尿激素（AVP）V3 受体，正常生理情况下 DDAVP 可刺激垂体分泌 ACTH。

2. 适应证　在 ACTH 依赖性皮质醇增多症患者中鉴别库欣病和异位 ACTH 综合征。罕见情况下，ACTH 水平介于 10~20pg/ml，难以区分 ACTH 依赖性或非依赖性皮质醇增多症时可帮助鉴别。

3. 禁忌证　无特殊禁忌证。

4. 试验方法　试验时患者取平卧位，一侧上肢留置静脉采血留置针，采血留测皮质醇和 ACTH（0'）；用 2ml 生理盐水溶解 10μg DDAVP 于对侧上肢静脉注射；注射后 15、30、45、60、120 分钟经静脉留置采血针采血测定 ACTH 和皮质醇。

5. 结果解读　注射 DDAVP 后血皮质醇较基线升高≥20%、血 ACTH 升高≥35%提示为库欣病。肾上腺库欣综合征患者通常对 DDAVP 无反应，其 ACTH 和皮质醇水平不升高。20%~50%的异位 ACTH 综合征患者也对 DDAVP 有反应。

6. 注意事项　结合岩下窦静脉取血，可提高试验的敏感性和特异性。

（八）血浆醛固酮/肾素浓度比值　血或尿醛固酮水平波动大且影响因素大，直接测定并不适合作为诊断原发性醛固酮增多症的有效证据。血浆醛固酮/肾素浓度比值（aldosterone/renin ratio，ARR）为筛查原发性醛固酮增多症的有效可靠指标。

影响 ARR 测定结果的因素多样。检测前需将血钾纠正至正常范围，维持正常钠盐摄入，停用对 ARR 影响较大的药物。①如醛固酮受体拮抗剂（螺内酯、依普利酮）、保钾利尿剂（阿米洛利、氨苯蝶啶）、排钾利尿剂（氢氯噻嗪、呋塞米）及甘草提炼物等药物需停药至少 4 周。②血管紧张素转换酶抑制剂（ACEI）、血管紧张素受体阻滞剂（ARB）、钙通道阻滞剂（CCB）类药物可升高肾素活性，降低醛固酮，可导致 ARR 假阴性，检测 ARR 前需停用 2 周。但如服药时肾素活性<1ng/（ml·h）或肾素浓度低于正常检测下限同时合并血浆醛固酮/肾素浓度比值（ARR）升高，考虑原发性醛固酮增多症（简称原醛症）可能性大，无须停药后重新评估，可维持原有药物治疗。③由于 β 受体阻滞剂、中枢 α_2 受体阻滞剂（可乐定或甲基多巴）、非甾体抗炎药等可降低肾素活性，导致 ARR 假阳性，建议停用至少 2 周，如患者因冠心病或心律失常等原因长期服用 β 受体阻滞剂，临床医师根据患者情况决定是否停药；若考虑停药后血压控制不佳或有高血压相关风险，建议使用 α 受体阻滞剂及非二氢吡啶类 CCB 进行替代治疗。如维拉帕米缓释片 90~120mg 2 次/d，肼屈嗪 10~12.5mg 2 次/d 起始，哌唑嗪 0.5mg 2 次/d 或 3 次/d 起始，多沙唑嗪 1~2mg 1 次/d 起始，特拉唑嗪 1~2mg 1 次/d 起始。口服避孕药及人工激素替代治疗可能会降低直接肾素浓度，一般无须停服避孕药物，除非有更好更安全的避孕措施；测定 ARR 一般采取清晨起床后保持非卧位状态（可以坐位、站立或者行走）至少 2 小时，静坐 5~15 分钟后采血；采血需小心，尽量避免溶血；送血过程需保持室温，离心后即刻将血浆冷冻保存。

目前常用免疫测定法来检测血浆肾素活性（plasma rennin activity，PRA）或直接肾素浓度（direct rennin concentration，DRC），前者是通过测定血管紧张素Ⅰ产生的速率来反映血浆肾素活性，而后者则通过放射免疫法直接测定血浆肾素浓度。目前 DRC 检测方法正在不断改进中，不同方法或试剂所得的测定结果相差甚远，究竟 DRC 能否取代 PRA 作为一线的检测方法，还需进行大规模的临床试验或人群研究来证实。目前国内醛固酮、肾素水平测定的可靠性是影响原醛症筛查重要的一环。

结果判断：目前国内外指南或共识指出不同中心诊断原醛症的 ARR 切点差异较大，这与醛固酮和肾素的测定方法不同相关。当醛固酮单位为 ng/dl，肾素活性为 ng/（ml·h）时，最常用切点是 30；当醛固酮单位为 pmol/L，肾素活性为 ng/（ml·h）时，最常用切点是 750，不同方法和单位的常用切点见表 18-2-2-1。也有中心强调 ARR 阳性的同时应满足血醛固酮水平升高（>15ng/dl），以提高筛查试验的敏感性和特异性。建议各医院结合各自检测方法建立相应的诊断切点。

表 18-2-2-1　根据 PRA、DRC、ALD 不同单位计算 ARR 筛查原醛症的常用切点

项目	PRA/[ng·(ml·h)$^{-1}$]	PRA/[pmol·(L·min)$^{-1}$]	DRC/(mU·L^{-1})	DRC/(ng·L^{-1})
ALD/(ng·dl^{-1})	20	1.6	2.4	3.8
	30	2.5	3.7	5.7
	40	3.1	4.9	7.7
ALD/(pmol·L^{-1})	750	60	91	144
	1 000	80	122	192

注：PRA. plasma renin activity，血浆肾素活性；DRC. direct renin concentraion，直接肾素浓度；ALD. aldosterone，醛固酮。

（九）卡托普利抑制试验（captopril challenge test）

1. 原理　正常生理情况下，卡托普利可通过抑制血管紧张素Ⅰ向血管紧张素Ⅱ转换，从而抑制醛固酮分泌，提高肾素水平。此为原醛的确诊试验之一。

2. 适应证　肾素醛固酮比值筛查阳性患者。心功能不全、严重低钾血症及难以控制的高血压患者可进行此项检查。

3. 禁忌证　暂无。

4. 试验方法　坐位或立位1小时后口服50mg卡托普利，服药前和服药后1小时、2小时采血测定肾素活性、醛固酮、皮质醇。

5. 结果解读　正常人卡托普利抑制试验后血醛固酮下降大于30%。原发性醛固酮增多症患者不受抑制，特发性醛固酮增多症患者可能有所降低。

6. 注意事项　试验期间患者需始终保持坐位。试验过程中患者可能出现血压降低，需密切监测血压。与其他三项试验（口服高钠饮食试验，生理盐水输注试验，氟氢可的松试验）相比本试验敏感性及特异性较低，存在一定假阴性。

（十）口服高钠饮食试验（oral sodium loading test）

1. 原理　生理情况下给予钠负荷造成高容量状态后血醛固酮能被抑制。此为原醛症的确诊试验之一。

2. 适应证　血浆醛固酮/肾素浓度比值筛查阳性患者。

3. 禁忌证　严重高血压、肾功能不全、心功能不全、心律失常、严重低钾血症。

4. 试验方法　3天内将每天钠盐摄入量提高至200mmol/L（相当于氯化钠6g），同时补钾治疗维持血钾正常范围，收集第3天至第4天24小时尿液测定尿醛固酮。

5. 结果解读　24小时尿醛固酮<10μg排除原醛症，>12μg（妙佑医疗国际）或14μg（克利夫兰医学中心）原醛症诊断明确。

6. 注意事项　试验期间注意患者血压、心率及出入液量的变化。

（十一）生理盐水输注试验（saline infusion test）

1. 原理　生理情况下给予钠负荷造成高容量状态后血醛固酮分泌受抑制，为原醛症的确诊试验之一。

2. 适应证　血浆醛固酮/肾素浓度比值筛查阳性患者。

3. 禁忌证　严重高血压、肾功能不全、心功能不全、心律失常、严重低钾血症。

4. 试验方法　试验前卧床休息1小时，在早上8:00—9:00开始，0.9%生理盐水2L静脉滴注4小时，输注前和输注后分别采血测血浆肾素活性、血醛固酮、皮质醇和血钾。

5. 结果解读　生理盐水试验后血醛固酮<5ng/dl排除原醛症；>10ng/dl原醛症诊断明确；介于5~10ng/dl，需根据患者临床表现、实验室检查及影像学表现综合评价。

6. 注意事项　整个试验期间需监测患者血压、心率变化。

（十二）氟氢可的松试验（fludrocortisone suppression test）

1. 原理　氟氢可的松为合成盐皮质激素，联合高钠饮食造成高容量状态后观察血醛固酮能被否被抑制。为原醛症的确诊试验之一。

2. 适应证　血浆醛固酮/肾素浓度比值筛查阳性患者。

3. 禁忌证　严重高血压、肾功能不全、心功能不全、心律失常、严重低钾血症。

4. 试验方法　氟氢可的松0.1mg 1次/6h×4d，同时补钾治疗（血钾达到4mmol/L）、高钠饮食（每日三餐分别补充30mmol，每天尿钠排出至少3mmol/kg）；第4天上午7:00采血测血皮质醇、10:00采血测血醛固酮、血肾素活性及皮质醇。

5. 结果解读　第4天上午10:00血醛固酮>6ng/dl，原醛症诊断明确。

6. 注意事项　有文献报道试验时可出现Q-T间期延长、心室功能减退。氟氢可的松抑制试验是确诊原醛症最敏感的试验，但操作烦琐、准备时间较长。由于国内无药，目前临床无法开展。

（十三）人绒毛膜促性腺激素兴奋试验［human chorionic gonadotropin（HCG）stimulation test］

1. 原理　HCG的生物活性类似于黄体生成素（LH），能促进睾丸间质细胞（即Leydig细胞）合成及分泌睾酮。

2. 适应证　男性性腺功能减退者，评估睾丸间质细胞功能。

3. 禁忌证　无明确禁忌。

4. 试验方法　单次肌内注射HCG 2 000~5 000U，注射前及注射后24、48、72小时分别采血测定睾酮水平；或肌内注射HCG 2 000U，每周2次，连续2周，注射前、注射后第4、7、10、14天分别采血测定睾酮水平。

5. 结果解读　原发性性腺功能减退者HCG刺激后血睾酮无明显增高，而继发于垂体功能低下的睾丸间质细胞功能减退者于HCG刺激后血睾酮明显升高。睾酮≥3.47nmol/L（100ng/dl）提示存在睾丸间质细胞，睾酮≥10.41nmol/L（300ng/dl）提示间质细胞功能良好。

6. 注意事项　该试验存在假阴性可能，必要时重复试验或试验性HCG治疗3个月，观察睾酮水平变化。

推荐阅读

1. KAISER U，HO K K Y. Pituitary physiology and diagnostic evaluation［M］//MELMED S，POLONSKY K S，LARSEN P R，et al. Williams textbook of endocrinology. 13th ed. Philadelphia：Elsevier Saunders，2016：176-299.

2. CLEMMONS D R. NIEMAN L K. Approach to the patient with endocrine disease［M］//GOLDMAN L，SCHAFER A I. Goldman-Cecil medicine. 26th ed. Philadelphia：Elsevier Saunders，2020：1430-1431.

第三章　下丘脑-垂体疾病

第一节　下丘脑-垂体解剖与生理概述

李益明

【下丘脑】

下丘脑在维持人体食欲、生殖、体温等基本生理功能和内分泌代谢平衡中起重要作用，是联系神经系统和内分泌系统的关键点，确保了机体对外界环境刺激产生相应的内分泌系统变化。下丘脑-垂体系统是神经内分泌学（neuroendocrinology）的核心，构成了下丘脑-垂体-靶腺的内分泌调控网络系统。

（一）位置与分区　下丘脑（hypothalamus）位于间脑的最下部分，组成第三脑室前下部的侧壁与底部，它前起终板及视交叉，后至乳头体的后端，平面连于中脑的大脑脚底，上方为丘脑下沟及前连合，下方与垂体柄直接相连。下丘脑在矢状切面从前到后可分为视前区、视上区、结节区及乳头体区四区（图18-3-1-1）。冠状面由内向外分为室周区、内侧区及外侧区三区。下丘脑细胞大小不一，以肽能神经元为主，一些细胞聚集成核团，主要有：①视上区的视上核（supraoptic nucleus，SON）、室旁核（paraventricular nucleus，PVN）；②结节区的漏斗核、腹内侧核和背内侧核；③乳头区的乳头体核和下丘脑后核。

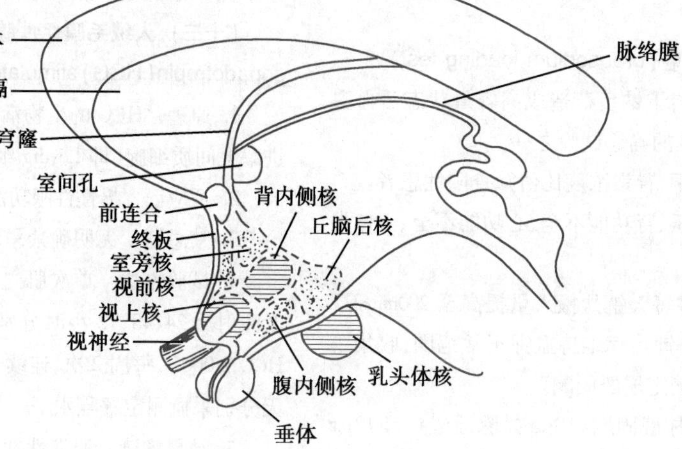

图 18-3-1-1　下丘脑核

（二）下丘脑神经内分泌细胞　下丘脑包含众多的神经元，可分为非神经分泌型细胞与神经分泌型细胞。非神经分泌型细胞主要调节体温、摄食、睡眠等基本生理活动。神经分泌型细胞又可分为小细胞性神经元与大细胞性神经元。下丘脑神经分泌型细胞具有神经和内分泌的双重特征，对电兴奋和起源于脑部的神经冲动与神经递质均起反应，并能自身合成和释放神经激素。这样能将环境刺激产生的神经电生理信号转变为内分泌的激素信号，从而调节机体功能。

1. 小细胞性神经元　又称结节漏斗部神经元，位于第三脑室旁下部、下丘脑正中隆起，产生垂体促激素和抑制激素（或因子），经垂体门静脉系统进入腺垂体，调控垂体分泌相关激素。

2. 大细胞性神经元　位于视上核和室旁核，视上核主要产生抗利尿激素（antidiuretic hormone，ADH），室旁核主要产生缩宫素（又称催产素），它们沿轴突形成的视上核-室旁核-垂体束传输，储存于神经垂体内。

（三）下丘脑-垂体激素分泌的调节

1. 中枢神经递质与下丘脑-垂体激素分泌的调节　下丘脑存在大量的肽能神经元细胞，同时也存在着大量其他的中枢神经细胞的纤维末梢。这种解剖学上的关系为单胺类神经递质控制下丘脑神经内分泌功能提供了解剖学基础。

（1）去甲肾上腺素（norepinephrine，NE）：NE促进下丘脑生长激素释放激素（growth hormone releasing hormones，GHRH）和促甲状腺激素释放激素（thyrotropin releasing hormones，TRH）的释放，刺激腺垂体分泌生长激素（growth hormone，GH）和黄体生成素（luteinizing hormone，LH），抑制催乳素（prolactin，PRL）的分泌。

（2）多巴胺（dopamine，DA）：DA是最重要的PRL释放抑制因子（PRL inhibiting factor，PIF），抑制PRL分泌。DA还促进促性腺激素释放激素（gonadotropin-releasing hormone，GnRH）和ADH的释放、抑制α-促黑素（α-melanocyte stimulating hormone，α-MSH）和β-内啡肽的释放，并调控神经垂体分泌催产素。

(3) 5-羟色胺(5-hydroxytryptamine,5-HT):与DA相反,5-HT促进PRL分泌,并刺激下丘脑分泌促肾上腺皮质激素释放激素(corticotropic hormone releasing hormone,CRH),从而促使ACTH释放。

(4) 乙酰胆碱:乙酰胆碱可刺激下丘脑CRH和GHRH分泌,促进ACTH与GH的分泌。

(5) 组胺(histamine,HA):HA可刺激ACTH及皮质醇的释放,促进PRL的分泌。对GH的基础分泌无作用,但可易化GH的诱发反应。对LH和TSH基础分泌无影响,但可加强GnRH诱发的LH分泌。

2. 中枢神经对下丘脑-垂体激素分泌的调节　中枢神经系统直接调控下丘脑-垂体激素,构成机体内外环境的统一。寒冷可引起TRH的分泌而增加甲状腺激素的合成。刺激乳头可引起PRL的分泌。应激状态可增加CRH的分泌,从而促进ACTH和皮质醇的合成、释放。

3. 下丘脑-垂体-靶腺之间的相互调节　参见本篇第一章"概论"。

(四) 神经内分泌激素　下丘脑为内分泌系统的最高调节中枢。除抗利尿激素及催产素由下丘脑分泌后贮存于神经垂体外,由下丘脑等脑组织分泌的各种释放激素及抑制激素(或因子)经垂体门静脉系统进入腺垂体起调节作用。目前已明确为释放激素(或因子)及抑制激素(或因子)者的有:

1. 促甲状腺激素释放激素(TRH)　TRH为3肽,分子量为362.39。TRH在下丘脑的正中隆起浓度最高,但下丘脑外的脑组织中TRH约占总量的70%。TRH主要与腺垂体TSH和PRL细胞膜上特异的G蛋白偶联受体结合,促进TSH和PRL的释放。下丘脑-垂体-甲状腺轴功能也受昼夜节律、体温、应激、饥饿及炎症等影响。中枢神经递质去甲肾上腺素、多巴胺促进TRH分泌;5-羟色胺、生长抑素则抑制其分泌。甲状腺激素负反馈调控TRH。

2. 促肾上腺皮质激素释放激素(CRH)　CRH为41肽。主要来源于正中隆起,经垂体门静脉系统,释放至垂体。外周CRH分布于胎盘、淋巴细胞、自主神经和胃肠道。CRH促进垂体合成阿黑皮素原(pro-opiomelanocortin,POMC)(即阿片-促黑素-促皮质素原),与焦虑、情绪、觉醒、摄食、交感神经激活等相关。CRH还是应激反应的中枢调节者,各种应激均可增加前CRH原mRNA水平。在应激状态下CRH增强下丘脑生长抑素(SS)的释放,导致生长缓慢,而对生殖功能的影响可能是通过POMC系统抑制LH的释放。CRH的垂体外作用与免疫、心脏功能、胃肠功能和生殖相关。它还是一种脑肠肽,可抑制胃酸分泌,影响胃泌素、胰岛素、胰高血糖素等的分泌,抑制胃排空。此外,CRH也参与血压、耗氧量及血糖浓度和行为的调节。去甲肾上腺素、肾上腺素促进下丘脑CRH的释放,也能直接刺激垂体释放ACTH,而γ-氨基丁酸(GABA)抑制CRH释放。IL-1、IL-6、TNF-α等炎症因子可促进下丘脑CRH的合成与分泌。糖皮质激素可直接或者通过作用于海马部糖皮质激素反应性神经元抑制下丘脑CRH神经元分泌CRH,ACTH对CRH神经元也呈负反馈调节作用。

3. 促性腺激素释放激素(GnRH)　GnRH为10肽,分子量为1 182。循环中GnRH来自下丘脑小细胞性神经元。神经元的轴突投射到正中隆起和垂体柄,GnRH通过垂体门静脉循环到达腺垂体与垂体促性腺细胞膜表面G蛋白偶联受体结合,调控LH及FSH的合成和分泌。需注意的是,GnRH对LH和FSH的调节与其分泌模式有关,特定频率的GnRH脉冲式分泌能够促进LH和FSH的合成和分泌,持续的GnRH刺激则产生抑制作用。DA、去甲肾上腺素(NE)及乙酰胆碱等直接或间接地促进GnRH的分泌和释放;褪黑素则抑制GnRH分泌。强烈的精神刺激会干扰GnRH分泌而影响排卵。

性激素通过改变下丘脑GnRH脉冲频率及幅度,进行正、负反馈调节。多数时间下,性激素对下丘脑GnRH呈负反馈调节。但在某些特殊情况下,如女性月经周期的卵泡晚期,雌激素水平大量增加,对下丘脑、垂体呈正反馈调节,引起LH/FSH分泌高峰,促进排卵。亲吻素(kisspeptin)和甘丙肽样肽(GALP)神经肽系统可能触发了青春期生殖轴的启动信号。Kisspeptin还可能与负反馈向正反馈转换相关。

4. 生长激素释放激素(GHRH)　GHRH为40或44肽。GHRH主要来源于下丘脑弓状核及腹内侧核,从神经轴突下达正中隆起后部,入垂体-门静脉系统而起作用。GHRH促进腺垂体释放GH,它与SS共同调节GH释放。对GH细胞的增生和分化、GH基因的转录具有促进作用。下丘脑腹内侧区有葡萄糖感受器,低血糖可使之兴奋而促进GHRH分泌。去甲肾上腺素可以兴奋腹内侧核,使GHRH分泌增多,而β-肾上腺素能兴奋剂则抑制腹内侧核,使GHRH分泌减少。兴奋弓状核的多巴胺能神经引起GHRH的分泌,且不被高血糖所抑制。边缘系统的5-羟色胺能神经末梢终止于正中隆起,当睡眠慢波出现时,5-羟色胺生成增多,兴奋该神经末梢而促进GHRH的分泌。

5. 催乳素调节因子

(1) 催乳素释放抑制因子(prolactin releasing inhibitory factor,PIF):与其他垂体激素调控模式不同,生理状态下PRL的分泌主要受下丘脑抑制。多巴胺是最主要的PIF。各种内源性多巴胺受体拮抗剂,或鞍区病变(如颅咽管瘤、巨大垂体瘤)阻断了多巴胺神经元对正中隆起的神经投射或垂体门静脉系统血流,会导致垂体多巴胺浓度下降,PRL升高。其他PIF还包括GABA、SS和降钙素等。

(2) 催乳素释放因子(prolactin releasing factor,PRF):包括TRH、催产素、AVP、血管活性肠肽(VIP)。它们由投射到正中隆起的视旁下丘脑神经元产生。在特定的生理条件下,ADH、血管紧张素Ⅱ、NPY、P物质和神经降压素也刺激PRL分泌。

6. 生长抑素(somatostatin,SS)　包括14肽(SS-14)与28肽(SS-28)两种,两者均具有生物活性。脑组织中以SS-14为主,主要起神经递质作用,而SS-28主要分布于胃肠道,主要参与神经体液调节作用。SS在下丘脑正中隆起浓度最高,其次为弓状核、腹内侧核、腹外侧核、室旁核及内侧视前核、乳头体和其他脑组织中。SS对许多内分泌器官有抑制作用,可直接抑制垂体分泌GH。SS也能阻抑TRH诱发的TSH分泌。SS不抑制正常情况的PRL、LH、TSH或ACTH分泌。SS对胰腺、肠道和胆囊的内外分泌功能都有抑制作用。SS可阻断胰岛素瘤、胰高血糖素瘤、VIP瘤、降钙素瘤和部分胃泌素瘤等多种内分泌肿瘤的激素释放。

SS通过与膜受体(SSTR)结合起作用。其膜受体分5种亚型,SSTR1~SSTR5,其中SSTR2又存在两种不同的剪接形式。所有SSTR均与百日咳毒素敏感的G蛋白偶联。SS与其受体结合后,活化抑制性G蛋白抑制激素颗粒向胞外释放(exocytosis)。SS还通过活化抑制性G蛋白,激活钒酸盐敏感的酪氨酸磷酸酶,调节丝裂原活化蛋白激酶(MAPK)途径,可能与抑制肿瘤细胞增殖有关。不同的SSTR还与内向整流钾通道、电压依赖的钙通道、钠氢交换体、磷脂酶C调节有关。

7. 抗利尿激素(antidiuretic hormone,ADH)　又称精氨酸升压素(arginine vasopressin,AVP),为含有一个二硫键的9肽,分子量为1 084。ADH主要由下丘脑视上核、少量由室旁核大细胞性神经元合成,与神经垂体激素载体蛋白(neurophysin,NP)结合而以神经分泌颗粒形式沿着神经轴突的微管系统向神经垂体转运,并储存于神经垂体。

ADH主要受血浆渗透压调控:血浆渗透压升高可兴奋位于第三脑室附近的渗透压感受器(渴觉中枢),当神经冲动传到视上核神经元神经末梢时,贮存的激素以胞溢方式释放入血。而血浆渗透压降低则抑制ADH释放。低血容量可兴奋位于左心房及大静脉内的容量感受器促使ADH释放,血容量扩张时则抑制其释放。体循环动脉压降低还可兴奋颈动脉窦和主动脉弓的压力感受器使ADH释放。创伤等应激状态均可通过中枢神经系统兴奋ADH释放。谷氨酰胺能促进ADH释放,而GABA对其有抑制作用。

ADH与远曲小管和集合管的特异性V2受体结合,使水通道蛋白磷酸化,加强肾小管对水的重吸收。ADH可以直接使血管和内脏平滑肌收缩而升高血压。生理情况下,存在代偿性血管舒张机制,ADH的升压效果较弱,但在一些病理情况下,例如其他血压调节机制被破坏(如自主神经功能紊乱、肾素-血管紧张素-醛固酮系统抑制)或全身血管病理性舒张(如肝硬化、败血症),ADH可表现出强大的升压作用。ADH还可促进腺垂体合成和释放ACTH。

8. 催产素(oxytocin)　为含有一个二硫键的9肽,与ADH仅差两个氨基酸,分子量约1 000。催产素主要由下丘脑室旁核合成,少部分由视上核合成。刺激乳房的神经冲动传入神经脊髓背根,沿着脊髓丘脑索上升至下丘脑反射性引起神经垂体释放催产素。精神紧张、麻醉和乙醇抑制催产素释放,而促性腺激素释放激素(GnRH)和雌二醇、睾酮促进其释放。

临产时子宫受到膨胀的刺激或宫颈受压迫和牵引,神经冲动传至下丘脑,促进催产素的释放。分娩后催产素促进子宫平滑肌收缩,能促进分娩和防止产后出血。催产素还能促使乳腺肌上皮细胞收缩,引起泌乳。

9. 其他神经肽　除上述促垂体激素类神经肽外,在下丘脑及脑组织中尚发现下列其他几类神经肽:①脑肠肽类,如血管活性肠肽(VIP)、缩胆囊素肽(CCK)、胰高血糖素、胰岛素、垂体腺苷酸环化酶激活肽(PACAP)等;②内源性阿片肽(EOP)类,如脑啡肽(ENK)、内啡肽(END)、强啡肽(DYN)等;③垂体激素类,如腺垂体激素ACTH、GH、PRL,MSH;④另有神经肽,如神经降压素(NT)、P物质(SP)、血管紧张素Ⅱ(AT-Ⅱ)、降钙素、内皮素(ET)、神经肽Y(NPY)、心房钠尿肽(ANF)等。

(五)下丘脑的其他生理功能　下丘脑除了作为内分泌中枢,介导神经系统对内分泌系统调节的关键部位,调控机体内分泌系统的平衡外,同时还调控机体维持生命所必需的多种基本生理功能。

1. 为大脑皮质下自主神经的最高中枢。

(1)调节交感神经系统:交感神经的皮质下最高中枢位于下丘脑后部。当该区受刺激时则交感神经兴奋;而受到破坏时,则出现嗜睡、昏沉、体温降低等症状。

(2)调节副交感神经系统:副交感神经的皮质下最高中枢位于下丘脑的前部和中部,该部位兴奋时引起副交感神经系统神经末梢分泌乙酰胆碱。当下丘脑视前区破坏时则副交感神经系统受抑制。

2. 作为调节人体重要生命活动的中枢之一,参与以下生理活动:

(1)能量平衡和营养物的摄取:腹内侧核饱食中枢与腹外侧核摄食中枢调节食欲。血液中葡萄糖、游离脂肪酸和胰岛素浓度的变化均可对上述两个中枢起直接的刺激或抑制作用。

(2)水和渗透压的平衡:水的摄取和排出决定于血渗透压和血容量。当血渗透压升高或血容量下降时会刺激下丘脑渴感中枢而诱导饮水,并可刺激下丘脑视上核及室旁核分泌ADH以浓缩尿液减少肾脏排水。

(3)觉醒(防御)与睡眠:当下丘脑后区大脑脚处受刺激时可引起防御反应,遭到破坏时可表现为发作性嗜睡,甚至昏睡。

(4)体温调节:下丘脑的前部、前连合和视交叉之间与身体的散热有关,而下丘脑的后侧部,则可能与保热和产热有关。下丘脑前部病变则体温升高,后侧部病变可引起体温过低。

(5)情感行为:情绪反应决定于丘脑与皮质的关系。当皮质完整时,如刺激乳头体、破坏下丘脑的后腹外核或视前核均可引起精神症状,导致兴奋或抑郁、定向力障碍、激怒及冲动行为等。

(6)性的成熟和生殖:通过神经体液调节性的功能,使其成熟和生殖。当下丘脑视神经交叉前上部及弓状核、乳头体和灰结节等处受到刺激或破坏时则影响GnRH的分泌,可导致性功能低下或性早熟。

(7)调节心血管系统:下丘脑后方受刺激时,有血压升高及心率加快;下丘脑前方受刺激时则血压降低及心率减慢。当整个下丘脑受损时,则血压的变化不稳定,伴心率减慢。

(8) 生物钟(biological clocks):下丘脑功能的正常对维持机体的昼夜节律非常重要。当下丘脑损伤时,体温、睡眠与觉醒、内分泌激素的昼夜节律出现紊乱甚至严重失调。

【垂体】

垂体(pituitary gland)是内分泌系统中重要的调节中枢之一,直接参与各个内分泌腺的调节,并受靶腺激素的反馈调控。垂体由腺垂体与神经垂体组成。前叶大部分为腺垂体,分泌ACTH、GH、PRL、LH、FSH及TSH等;后叶大部分为神经垂体,贮藏下丘脑分泌的ADH和催产素。

(一) 垂体解剖简述 腺垂体来自外胚层的原始口腔,神经垂体来自外胚层的原始间脑。

垂体呈卵圆形,位于颅底蝶鞍内,其横径9~12mm,前后径7~10mm,高6~9mm,重约0.5g,女性妊娠期腺垂体可增大1~2倍。垂体通过垂体柄向上以漏斗部与下丘脑相连,外面被有坚韧的硬脑膜,顶部以硬脑膜内层形成的鞍膈与颅腔隔开,能够保护垂体免受波动的脑脊液压力的冲击。垂体上方有视神经交叉、视束及第三脑室底部,外侧毗邻为海绵窦,海绵窦内有颈内动脉、动眼神经、滑车神经、展神经和三叉神经眼支与上颌支,后方有大脑脚、脑间池及动眼神经根部,前下方凭蝶鞍的前壁及底与蝶窦相隔开。

垂体的血供来自颈内动脉分支的垂体上动脉和垂体下动脉。垂体上动脉分支后在垂体内又汇集形成一个特殊的门静脉系统。垂体上动脉进入垂体上端后立即分支,在正中隆起处构成丰富的毛细血管丛,形成门静脉的初级丛,此组血管再集合形成若干条静脉干,沿垂体柄下行到前叶腺垂体,再分支形成毛细血管丛(前叶的血窦),垂体下动脉从垂体下端进入分布于神经垂体,静脉血入蝶鞍两侧的海绵窦中(图18-3-1-2)。

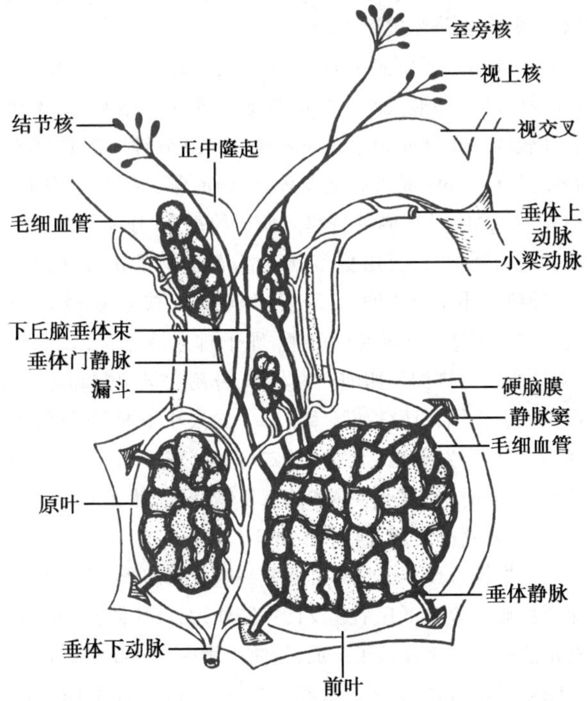

图18-3-1-2 垂体的血液供应(门静脉系统)和神经支配

垂体的神经主要来自下丘脑,这些神经纤维的一部分终止于正中隆起的毛细血管丛,一部分直接通过漏斗部到达后叶,构成视上核及室旁核垂体束。另外,垂体也接受少量的交感神经。

1. 腺垂体 占腺体的大部分,光学显微镜下示腺细胞排列成索状或团状,在细胞之间有丰富的血窦。其中包含有五种内分泌细胞,胞质中有丰富的粗面内质网和发达的高尔基体,并有大小不等内含激素的颗粒。①催乳素细胞:分泌PRL,胞质颗粒直径最大,为400~1 200nm。②生长激素细胞:分泌GH,分为两型。颗粒致密型,颗粒直径为350~450nm;颗粒稀少型,颗粒直径为100~750nm。③促肾上腺皮质激素细胞:分泌ACTH及β-LPH(β-促脂解素),颗粒直径为250~400nm。④促性腺激素细胞:分泌促性腺激素(包括FSH与LH),颗粒直径为100~250nm。⑤促甲状腺激素细胞:分泌TSH,颗粒直径最小,为100~200nm。

腺垂体结节部:结节部围绕神经垂体的漏斗。这部分的血液供应特别发达,前往远侧部的垂体上动脉在此分支,并合并成垂体门静脉。其中有类似远侧部细胞,主要为分泌TSH、FSH、LH的细胞,有丰富的致密分泌颗粒。

中间部:位于远侧部与神经垂体之间,在人胚胎时期有明显的裂隙,幼儿时期仍可见,但成年后合并消失。

2. 神经垂体 神经垂体包括正中隆起、漏斗柄及神经部。神经部由神经胶质细胞及神经纤维组成,由视上核和室旁核神经细胞分泌的ADH(AVP)和催产素颗粒,在神经垂体激素载体蛋白(neurophysin)的帮助下沿着漏斗到达神经部,储存于神经纤维及其末端膨大成为大小不等的球状小体,又称为郝林体(Herring body),当下丘脑视上核及室旁核神经元被兴奋时,储存于郝林体内的激素可释放到血液中。

(二) 腺垂体激素 腺垂体分泌的激素包括促肾上腺皮质激素(ACTH)、β-促脂解素(β-lipotropin, β-LPH)、生长激素(GH)、催乳素(PRL)、促甲状腺激素(TSH)、促黑素(MSH)、黄体生成素(LH)、卵泡刺激素(FSH),LH及FSH又称促性腺激素(gonadotropic hormone, GnH)。

1. ACTH及β-LPH 在ACTH细胞中POMC基因表达产物为266个氨基酸的前体,然后被激素原转化酶裂解为ACTH、β-LPH、β-EP和MSH等多肽。ACTH是由39个氨基酸所组成的单链多肽,分子量约为4 500。垂体内ACTH含量约300μg,每天分泌约100μg,其血浆半衰期5~15分钟。正常人的ACTH的血浆浓度呈现典型的昼夜节律:晨4时开始升高,7时前达到最高峰,约为100pg/ml,在午后还有一个小高峰,午夜达谷值,为0~10pg/ml。ACTH的合成和释放主要受下丘脑分泌的CRH调节。AVP、VIP与NPY可促进ACTH分泌,而SP与SS则抑制ACTH分泌。神经递质中5-HT、NE及HA可刺激ACTH分泌,而GABA、DA及EOP则抑制ACTH分泌。TNF-α、IL-6、IL-2等细胞因子也可增加ACTH分泌。应激性刺激如低血糖、创伤、精神刺激、抑郁、致热原等,可通过高位中枢神经递质作用于下丘脑,增加CRH-ACTH的分泌。血浆糖皮质激素水平对 CRH-ACTH 起负反馈调节作用。

ACTH 的主要作用为维持肾上腺腺体大小、结构和功能，促进肾上腺皮质合成并分泌糖皮质激素。ACTH 也促进肾上腺源性雄激素的合成和分泌，对盐皮质激素作用较小。

2. 生长激素（GH）　GH 是由 191 个氨基酸组成的单链多肽，分子量约为 22 000。另 10% 的 GH 是分子量为 20 000 的变异体，缺失了 32～46 位氨基酸，其代谢清除更慢。垂体贮藏 GH 4～8mg。GH 的血浆半衰期为 20～50 分钟，其分泌受饥饿、进食、睡眠、运动、血糖水平波动等多种因素影响。GH 的昼夜波动很大，在深睡 1 小时后 GH 分泌最高，且呈脉冲性分泌。

GH 主要受下丘脑释放的 GHRH 与 SS 的双重调节。外周胃肠黏膜神经内分泌细胞分泌的促生长激素释放素（ghrelin）能促进 GH 分泌。GH 作用于肝脏产生 IGF-1，IGF-1 对 GHRH-GH 轴起负反馈调节作用。营养不良促进 GH 分泌，而肥胖则抑制 GH 分泌。低血糖可刺激下丘脑腹内侧核葡萄糖受体使 SS 减少导致 GH 的分泌增多。应激可通过内啡肽和脑啡肽使 GH 升高。熟睡 1 小时后，GH 分泌明显升高，可能与 5-羟色胺升高有关。在正常人多巴胺可刺激 GHRH-GH 升高。输入某些氨基酸（如精氨酸）可引起 GH 分泌增加。血浆 GH 升高，对下丘脑分泌 GHRH 具有直接的负反馈作用。ADH、雌激素可刺激 GH 释放。胆碱能神经递质和阿片肽可能通过抑制 SS 的释放调节 GH 分泌。α 肾上腺素能通路的激活促进 GH 的分泌，如去甲肾上腺素、左旋多巴、胰岛素诱导的低血糖、可乐定、精氨酸和运动都经此途径促进 GH 分泌，β 肾上腺素能通路激活则介导去甲肾上腺素抑制 GH 分泌的作用。

GH 通过胰岛素样生长因子，尤其是 IGF-1 介导促使骨骼增长，也促进各种组织器官增生。GH 促进蛋白质的合成、抑制蛋白质的分解，促进脂解和脂肪酸氧化。GH 还激活肝脏 LDL 受体的表达，促进 LDL 的清除。GH 拮抗胰岛素的作用，抑制葡萄糖磷酸化，减少外周组织对葡萄糖的利用，增加肝脏糖异生，使血糖升高。GH 使尿中钠、钾、镁、氮和无机磷排出减少，在活动性肢端肥大症中，肾小管再吸收磷增加，血磷轻度增高。

3. 催乳素（PRL）　由腺垂体 PRL 细胞合成和分泌，由 199 个氨基酸构成，分子量约为 22 000，在外周循环中以单体、二聚体、多聚体形式存在，单体 PRL 是最具生物活性的形式。血浆 PRL 呈脉冲性波动亦呈昼夜改变，睡时持续升高，熟睡后期达高峰，可 5 倍于基值，直至次晨苏醒后迅速下降。妊娠第 8 周 PRL 即开始升高，至 38 周达高峰，产后若不授乳则 1～2 周降至正常，哺乳期可出现短暂高峰，可上升 10～20 倍。

生理情况下，PRL 受到以多巴胺为主的多种下丘脑 PIF 抑制，在妊娠、分娩与产后哺乳者 PIF 受抑制，垂体 PRL 大量释放。对乳头的机械刺激可兴奋 PRL 和缩宫素的分泌。左旋多巴和溴隐亭等多巴胺能物质，使血浆 PRL 下降；多巴胺能阻滞剂如丁酰苯类的氟哌啶醇、吩噻嗪类的氯丙嗪和奋乃静、甲氧氯普胺等使血中 PRL 升高。其他中枢神经药物如地西泮、利血平、舒必利、匹莫齐特、吗啡等均可引起 PRL 增高。TRH 促进血浆 PRL 释放，雌激素促进 PRL 细胞增生和促进 PRL 分泌。NE 和 5-HT 均可引起 PRL 的分泌增加。而乙酰胆碱（ACh）则使 PRL 分泌减少。

PRL 主要促进乳汁的生成和分泌，尚能抑制 GnH 分泌。人类卵巢激素的生物合成需要 PRL 的协同作用。

4. 促性腺激素（GnH）　包括 LH 与 FSH，属糖蛋白类激素，均含 α 与 β 两个亚基，两者的 α-亚基相同，由 89 个氨基酸组成，而 β-亚基则不同。FSH 与 LH 每日呈脉冲性分泌，加以每月周期性改变，故血浓度的变异范围颇大。FSH 分泌率 20～50IU/d，血浆半衰期 6 小时。LH 分泌率 500～1 000IU/d，血浆半衰期 70 分钟。

下丘脑通过分泌不同脉冲频率和幅度的 GnRH 调节垂体 FSH 与 LH 的释放，而 FSH、LH 及性激素对下丘脑 GnRH 的分泌具有反馈抑制作用：雌激素可负反馈调节 GnRH，而排卵前高浓度雌激素则正反馈调节 GnRH，促进 GnRH 和 LH、FSH 的释放。营养状态、感官刺激及情绪波动对 GnH 的分泌均有显著影响。去甲肾上腺素及多巴胺可使下丘脑 GnRH 释放，从而促进 GnH 的分泌，而 5-羟色胺及褪黑素（melatonin）的作用则与之相反。卵巢分泌的性腺肽抑制素（inhibin）对 FSH 有抑制作用，而垂体分泌的活化素（activin）则对 FSH 有促进作用。

FSH 促进女性卵巢颗粒细胞的增殖，合成和分泌雌激素，并促进卵泡发育成熟，卵泡液分泌增加。FSH 与男性睾丸支持细胞（又称 Sertoli 细胞）和生精小管上 FSH 受体结合，促进精子成熟，协同睾酮促进睾丸精曲小管的生长及精子生长。LH 与卵泡膜细胞上 LH 受体结合，促进卵巢源性雄激素及雌激素前体合成和分泌。协同 FSH 使卵泡成熟、排卵。随后使卵泡转变为黄体。FSH 与睾丸间质细胞上 LH 受体结合，促进间质细胞增殖，并合成分泌雄激素。

月经周期是下丘脑-垂体-卵巢互相调节的结果。周期第 1 天，卵巢中的小卵泡只产生少量的雌二醇，对下丘脑-垂体轴的负反馈较弱，LH 脉冲频率相对较快（每 60 分钟一次），FSH 只是轻度升高。FSH 促进卵泡发育，使卵泡雌二醇产生增多，负反馈作用增加使 LH 脉冲分泌降低至约每 90 分钟一次。随着优势卵泡不断生长，分泌更多雌二醇，雌二醇的正反馈作用被触发，导致 GnRH 释放增加，LH 和 FSH 爆发式分泌，作用于发育完善的卵泡壁，使卵泡壁分解，卵子排入输卵管，如遇到精子，即可受精。排卵后卵泡产生黄体，分泌大量孕酮和雌二醇，通过负反馈作用，LH 脉冲频率下降。如果卵子没有受精，黄体会在 14 天后自发退化，孕酮和雌二醇分泌减少，导致子宫内膜剥落出血，同时对下丘脑-垂体的负反馈减弱，使 FSH 和 LH 分泌增加，进入新的月经周期（图 18-3-1-3）。

对于男性，LH 可促进睾丸间质细胞分泌睾酮，睾酮及其芳香化产物雌二醇对下丘脑起反馈抑制作用；FSH 协同睾酮促使睾丸精曲小管生长及精子形成，精曲小管中 Sertoli 细胞产生一种抑制素（inhibin），对下丘脑起反馈抑制作用，男性 GnH 的分泌无周期变化。

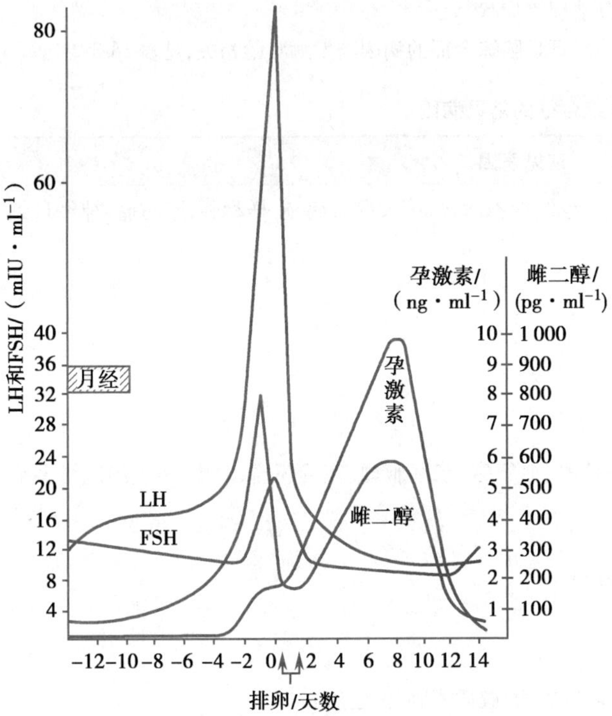

图 18-3-1-3　月经周期中性激素的变化

5. 促甲状腺激素（TSH）　TSH 属糖蛋白类激素，其蛋白质部分由 α 与 β 两个亚基组成。α-亚基与 FSH、LH 及 HCG 的 α-亚基相同。β-亚基为特异性，垂体内 TSH 含量约 300μg，TSH 的血浆半衰期约 53 分钟。

TSH 的分泌也有一定的昼夜节律，高峰在晚上 23:00—24:00，上午 11:00 最低。下丘脑分泌 TRH 促进垂体 TSH 合成和分泌。下丘脑对 TSH 分泌的调控还受生长抑素和多巴胺的影响，而甲状腺激素特别是 T_3 对垂体 TSH 的分泌具负反馈作用。去甲肾上腺素能兴奋 TRH 的合成，从而促进垂体 TSH 的分泌。下丘脑弓状核与能量调节相关的瘦素反应组织、POMC 系统和神经肽 Y/刺鼠相关蛋白（NPY/AGRP）系统也调控 TRH 神经元，影响 TSH 分泌。空腹状态抑制 POMC，激活 NPY/AGRP，抑制 TRH 表达。下丘脑背内侧核神经元也参与瘦素对 TRH 的调控。雌激素增加基础 TSH 的分泌，而糖皮质激素可通过抑制 TRH 的释放，使垂体分泌 TSH 减少。

TSH 促使甲状腺增生肥大，血流增加，使甲状腺滤泡上皮细胞变成高柱状。促进甲状腺激素的合成和释放。

6. 促黑素（MSH）　腺垂体散在分布的 MSH 细胞合成和分泌 MSH。MSH 可分为 α-MSH、β-MSH、γ-MSH（γ1-MSH、γ2-MSH 和 γ3-MSH）。它们分别由 13、22、11、12 和 27 个氨基酸组成。MSH 主要受下丘脑释放的 MIF 与 MRF 两者的双重调节。此外，CRH、TRH、5-HT 和 HA 可促使 α-MSH 释放，而糖（盐）皮质激素、NE、肾上腺素（E）、DA 和 GABA 则抑制 MSH 释放。

MSH 主要作用于黑色素细胞促进黑色素的合成，加深皮肤和毛发的颜色，还可使血压降低、心跳变慢等，并参与调节免疫功能。MSH 还具有溶脂作用，刺激甲状腺功能，与雄激素协同刺激皮肤皮脂腺分泌皮脂，并影响与性行为有关的活性物质。α-MSH 可以通过影响 GH 分泌促进胎儿生长发育，并参与对 PRL 和 LH 分泌的调节，但抑制胰岛素的释放。α-MSH 对各种炎症都有很强的抑制作用，有退热作用。

推荐阅读

1. SHLOMO M. The pituitary[M]. 4th ed. Academic Press, 2017.
2. RONALD M L. Neuroendocrinology[M]//SHLOMO M, RICHARD J A, ALLISON B G, et al. Williams textbook of endocrinology. 14th ed. Elsevier, Philadelphia: W. B. Saunders Company, 2019: 114-183.

第二节　下丘脑综合征

李益明　何　敏

下丘脑综合征（hypothalamic syndrome）系由多种病因累及下丘脑所致的疾病，主要临床表现有内分泌代谢功能失调，自主神经功能紊乱，以及睡眠、体温调节和性功能障碍、尿崩症、多食或厌食、精神失常、癫痫等症群。

【病因】

有先天性和后天性、器质性和功能性等，可归纳如下：

（一）先天性　如 Kallmann 综合征为一种家族性的单纯性促性腺激素缺乏症，伴有嗅觉丧失或减退；Laurence-Moon-Biedl 综合征，其特征为肥胖、视网膜色素变性、智力减退、性腺发育不良、多指（趾）或并指（趾）畸形，可伴有其他先天性异常；Prader-Willi 综合征，又称为肌张力减退-智力减退-性腺功能减退与肥胖综合征，主要由于第 15 号染色体长臂近中央关键区（15qll. 2-ql2）微缺失引起。

（二）肿瘤　颅咽管瘤、星形细胞瘤、漏斗瘤、垂体瘤向鞍上生长、异位松果体瘤、脑室膜瘤、神经节细胞瘤、浆细胞瘤、神经纤维瘤、髓母细胞瘤、白血病、转移性肿瘤、外皮肉瘤、血管瘤、恶性血管内皮瘤、脉络丛囊肿、第三脑室囊肿、脂肪瘤、错构瘤、畸胎瘤、脑膜瘤等。

（三）肉芽肿　结核瘤、结节病、网状内皮细胞增生症、慢性多发性黄色瘤、嗜酸性肉芽肿。

（四）感染和炎症　结核性或化脓性脑膜炎、脑脓肿、病毒性脑炎、流行性脑炎、脑脊髓膜炎、天花、麻疹、水痘、狂犬病疫苗接种、组织胞浆菌病。

（五）退行性变　结节性硬化、脑软化、神经胶质增生。

（六）血管损害　脑动脉硬化、脑动脉瘤、脑出血、脑栓塞、系统性红斑狼疮和其他原因引起的脉管炎等。

（七）物理因素　颅脑外伤、脑外科手术，放射治疗（脑、垂体区）。

（八）脑代谢病　急性间歇发作性血卟啉病、二氧化碳中毒、Wernicke 脑病。

（九）药物　服抗精神病药物、抗高血压药物、多巴胺受体阻滞剂、避孕药等均可引起溢乳-闭经综合征。

（十）功能性障碍　因环境变迁、精神创伤等因素可发生闭经或阳痿伴甲状腺功能或/和肾上腺皮质功能低下，以及厌食消瘦等症状。

下丘脑综合征的病因与发病年龄相关，见表 18-3-2-1。

表 18-3-2-1　成人下丘脑综合征的常见病因

发病年龄	常见病因
18~25 岁	肿瘤（颅咽管瘤、胶质瘤、无性细胞瘤、错构瘤、组织细胞增多症 X、白血病、皮样囊肿、脂肪瘤、神经母细胞瘤） 外伤 血管性（蛛网膜下腔出血、动脉瘤、动静脉畸形） 炎症性疾病（脑膜炎、脑炎、结节病、结核） 脑结构缺陷：慢性脑积水、颅内压增高
25~50 岁	营养性：Wernicke 脑病 肿瘤（胶质瘤、淋巴瘤、脑膜瘤、颅咽管瘤、垂体瘤、血管瘤、浆细胞瘤、室管膜瘤、肉瘤、组织细胞增多症 X） 炎症性疾病（结节病、结核、病毒性脑炎） 血管性（蛛网膜下腔出血、动脉瘤、动静脉畸形） 垂体放疗损害
>50 岁	营养性：Wernicke 脑病 肿瘤（垂体瘤、肉瘤、胶质母细胞瘤、室管膜瘤、脑膜瘤、胶质囊肿、淋巴瘤） 炎症性疾病（结节病、脑膜炎、脑炎） 血管性（梗死、蛛网膜下腔出血、垂体卒中） 垂体肿瘤及耳鼻喉肿瘤放疗后损害

【临床表现】

由于下丘脑体积小，功能复杂，而且损害常不限于一个核团而累及多个生理调节中枢，因而下丘脑损害多表现为复杂的临床综合征。

（一）内分泌功能障碍　可引起内分泌功能亢进或减退，造成一种或数种激素分泌异常。

1. 全部下丘脑释放激素缺乏　可引起全部腺垂体功能降低，造成性腺、甲状腺和肾上腺皮质功能等减退。

2. 促性腺激素释放激素分泌失常

（1）女性：亢进者性早熟，减退者中枢性闭经、青春期延迟。

（2）男性：亢进者性早熟，减退者肥胖-生殖无能-营养不良综合征、性发育不全、性功能减退和嗅觉丧失症群。

3. 催乳素释放抑制因子（或释放因子）分泌失常

（1）催乳素过多发生溢乳症或溢乳-闭经综合征。

（2）催乳素缺乏症。

4. 促肾上腺皮质激素释放激素分泌失常

（1）肾上腺皮质功能减退征。

（2）肾上腺皮质功能亢进症、严重抑郁、Wolff 综合征（周期性高热、阵发性皮质醇增多和脑电图异常）。

5. 促甲状腺激素释放激素分泌失常

（1）下丘脑性甲状腺功能亢进症。

（2）下丘脑性甲状腺功能减退症。

6. 生长激素释放激素（或抑制激素）分泌失常

（1）亢进者：在骨骺愈合前发病者表现为巨人症，在骨骺愈合后起病者表现为肢端肥大症。

（2）减退者：儿童起病者表现为侏儒症，成年后起病则为成人生长激素缺乏症。

7. 抗利尿激素分泌失常

（1）亢进者表现为抗利尿激素分泌失调综合征（SIADH）。

（2）减退者为尿崩症。

8. 催产素分泌失常　催产素可增加能量消耗、抑制能量摄入，在肌肉和脂肪具有同化作用。催产素分泌失常可能与肥胖相关，仍需要更多的研究。

（二）神经系统表现　下丘脑病变如为局限性，可出现一些提示下丘脑损害部位的征象。如下丘脑病变为弥漫性，则往往缺乏定位体征。常见下丘脑症状如下：

1. 嗜睡和失眠　下丘脑后部、下丘脑外侧核及腹内侧核等处病变时，大多数患者表现为嗜睡，少数患者有失眠。常见的嗜睡类型有发作性睡病（narcolepsy）、异态睡眠（parasomnia）和发作性嗜睡强食症（Kleine-Levin 综合征）。

2. 多食肥胖或顽固性厌食消瘦　病变累及腹内侧核或结节部附近（饱食中枢），患者因多食而肥胖，副交感优势、催产素缺乏等也参与了肥胖的发生，称为下丘脑性肥胖。患者常伴生殖器官发育不良，称为肥胖生殖无能综合征，即弗勒赫利希综合征（Frohlich syndrome）。病变累及下丘脑外侧腹外侧核（摄食中枢）时有厌食、体重下降、皮肤萎缩、毛发脱落、肌肉软弱、怕冷、心跳缓慢、基础代谢率降低等。当病变同时损害垂体时则出现垂体性恶病质，又称西蒙兹病（Simmonds disease），临床表现为腺垂体功能减退。

（三）发热和体温过低 病变在下丘脑前部或后部时，可出现体温改变。体温变化有如下表现。①体温过高：一般在37.5℃左右，脑桥或中脑的病变有时亦可表现为高热，发热可呈弛张型或不规则型，一天内体温多变，但高热时肢体冰冷，躯干温暖，有些患者甚至心率与呼吸可保持正常，高热时一般退热药无效；②体温过低：体温可降到36℃以下；③变温：体温随外界环境而变化。

（四）精神障碍 当腹外侧核及视前区有病变时常可产生精神症状，主要表现为过度兴奋、哭笑无常、定向力障碍、幻觉及激怒等症状。

（五）其他 头痛是常见症状。患者还可出现多汗或汗闭、手足发绀、括约肌功能障碍、下丘脑性癫痫。当腹内侧部视交叉受损时可伴有视力减退、视野缺损或偏盲。血压忽高忽低，瞳孔散大、缩小或两侧不等。累及下丘脑前方及下行至延髓中的自主神经纤维时，可引起胃、十二指肠消化性溃疡或出血。下丘脑损害患者还可合并糖、脂、尿酸等代谢异常。

【功能定位】

下丘脑病变或损害部位与临床表现之间的关系大致为：①视前区受损，自主神经功能障碍；②下丘脑前部视前区受损，高热；③下丘脑前部受损，摄食障碍；④下丘脑前部、视上核、室旁核受损，中枢性特发性高钠血症、尿崩症、抗利尿激素分泌失调综合征；⑤下丘脑腹内侧正中隆起受损，性功能低下，促肾上腺皮质激素、生长激素和催乳素分泌异常，尿崩症等；⑥下丘脑中部外侧区受损，厌食、体重下降；⑦下丘脑腹内侧区受损，贪食，肥胖，性格改变；⑧下丘脑后部受损，意识改变，嗜睡，运动功能减退，低体温；⑨乳头体、第三脑室壁受损，精神错乱，严重记忆障碍。

【诊断】

引起下丘脑综合征的病因很多，临床症状复杂，有时诊断比较困难，必须详问病史，联系下丘脑的生理，结合各种检查所得，综合分析后作出诊断。除诊断本症外，尚需进一步查明病因。

头颅CT或磁共振检查有助于明确颅内病变部位和性质。脑脊液检查除颅内占位性病变有颅压增高、炎症有白细胞升高外，一般均属正常。

垂体及靶腺内分泌功能测定，必要时行相应的功能试验（参见本章第八节“成人腺垂体功能减退症”）。下丘脑肿块定性困难者可考虑行穿刺活检检查。

【治疗】

（一）病因治疗 对肿瘤可采取手术切除、放射治疗、化疗等。对炎症则选用适当的抗生素，以控制感染。由药物引起者则应立即停用有关药物。精神因素引起者需进行精神治疗。

（二）内分泌治疗 对尿崩症的治疗见本章第九节“尿崩症”。有腺垂体功能减退者，则应根据靶腺受累的程度，予以相应激素补充替代治疗。有溢乳者可用溴隐亭2.5~7.5mg/d。

（三）对症治疗 发热者可用氯丙嗪、地西泮或苯巴比妥及物理降温。

推荐阅读

1. RONALD M L. Neuroendocrinology[M]//SHLOMO M, RICHARD J A, ALLISON B G, et al. Williams textbook of endocrinology. 14th ed. Elsevier, Philadelphia: W. B. Saunders Company, 2019: 114-183.

2. MCCORMACK S E, BLEVINS J E, LAWSON E A. Metabolic effects of oxytocin[J]. Endocr Rev, 2020, 412(2): 121-145.

第三节 下丘脑-垂体性闭经

李益明 何 敏

正常月经由中枢神经系统、下丘脑-腺垂体-卵巢之间相互调节而控制。任何因素直接或间接影响下丘脑-垂体功能，导致下丘脑分泌促性腺激素释放激素（GnRH），以及腺垂体分泌促性腺激素（GnH）的功能低下或紊乱，从而影响卵巢功能引起停经6个月以上的闭经时，称为下丘脑-垂体性闭经（hypothalamic-pituitary amenorrhea）。

【病因、发病机制与临床表现】

（一）下丘脑性闭经

1. 功能性下丘脑性闭经（functional hypothalamic amenorrhea, FHA） 为最常见的下丘脑性闭经的原因，影像学上无异常，常因紧张、恐惧、忧虑、环境改变、地区迁移、显著或快速体重下降、剧烈运动及寒冷刺激等导致下丘脑功能紊乱。功能性下丘脑性闭经主要包括三种类型：应激相关、运动相关和体重下降相关，三种类型可同时存在。功能性下丘脑性闭经者GnRH释放频率及幅度下降，同时伴有下丘脑-垂体-肾上腺轴活动增加和下丘脑-垂体-甲状腺轴功能异常（常表现为低T_3综合征），以及能量缺乏。瘦素可诱发部分患者GnRH脉冲式分泌，恢复其月经周期。环境物质，如双酚A、多氯联苯等可影响下丘脑GnRH分泌和Kisspeptin系统，导致下丘脑性闭经。

2. 颅内器质性病变 肿瘤如催乳素瘤、颅咽管瘤等；先天性畸形（错构瘤）；炎症；结节病、黄色瘤及组织细胞病等；血管性损害；创伤、变性、卟啉病、Wernicke综合征；以上病变均可导致下丘脑功能紊乱而致闭经。Kallmann综合征为遗传性疾病，表现为低促性腺激素、低性腺激素及嗅觉障碍。

3. 慢性消耗性疾病 如慢性肝肾疾病、结核病、神经性厌食等引起的营养不良，可影响GnRH和GnH的合成与分泌而致闭经。

4. 药物影响 避孕药可抑制GnRH导致闭经。抗精神病药物和抗抑郁药物可阻断多巴胺受体而升高催乳素水平，导致闭经和溢乳。阿片类药物、乙醇可抑制GnRH，抗癫痫药物丙戊酸钠可导致卵巢多囊样改变和闭经。

5. 多囊卵巢综合征（polycystic ovary syndrome, PCOS） 主要由于下游性激素对下丘脑-垂体反馈异常、胰岛素抵抗、高雄激素状态所致闭经或月经稀发。多见于年轻妇女，有闭经、不育、多毛、肥胖及卵巢呈多囊性增大等表现。

6. 其他内分泌疾病的影响 如甲状腺功能减退或亢进、

肾上腺皮质功能减退或亢进、高催乳素(PRL)血症及糖尿病等,都能干扰下丘脑-垂体-卵巢轴功能而致闭经。先天性肾上腺皮质增生症因雄性激素增多引起闭经。

(二)垂体性闭经　由于垂体器质性病变或功能失调,影响GnH的分泌,从而影响卵巢功能引起闭经。

1. 垂体受损　垂体瘤、垂体放疗或手术、脑外伤、颅内炎症等可压迫或破坏具有分泌GnH功能的细胞;希恩综合征(Sheehan syndrome)系产后大出血造成腺垂体缺血坏死。上述情况使垂体GnH分泌减少而导致闭经。

2. 原发性垂体促性腺功能低下　此病罕见,表现为单一性的促性腺激素缺乏,病因不明。主要症状为原发性闭经,性腺、生殖器官和第二性征不发育,血FSH、LH和雌激素水平低下。

【诊断与鉴别诊断】

(一)详细病史　通过病史和检查首先摒除生理性闭经或生殖器官病变。进一步了解闭经前是否有环境变迁,精神创伤,慢性疾病,应用避孕药及有关镇静剂和抗交感神经药物,视力、视野改变,头痛,体重改变及其他内分泌腺瘤的特征。

(二)辅助诊断

1. 功能试验

(1)孕激素试验:口服甲羟孕酮10mg/d,连用8~10天后停药,停药后3~7天内有阴道出血者为阳性,提示下生殖道通畅,内膜已经雌激素刺激增生,为Ⅰ度闭经;若停药后无阴道出血者为阴性,在排除妊娠后,提示下生殖道或子宫异常或体内的雌激素水平低下。

(2)雌、孕激素试验:用于孕激素试验阴性的患者。口服戊酸雌二醇2~4mg/d或结合雌激素0.625~1.25mg,连用20~30天,然后加服甲羟孕酮10mg/d,停药后3~7天内有阴道出血者为阳性,提示子宫内膜反应正常,为Ⅱ度闭经;无阴道出血者为阴性,提示病变部位在子宫。

Ⅰ度和Ⅱ度闭经都有可能是下丘脑或垂体性闭经,确诊还需要一系列各种激素的检测。

2. 卵巢功能的测定　基础体温、子宫颈黏液检查、阴道脱落细胞涂片,测定血、尿中雌激素和孕激素水平、抗米勒管激素(AMH)等。

3. 垂体功能测定　使用雌、孕激素的患者需停药至少2周后检测。临床上FSH增高的意义较大,如血FSH高于40IU/L(相隔1个月,两次以上测定)提示病变在卵巢,FSH高于20IU/L,提示卵巢功能减退。如LH低于5IU/L表示促性腺激素功能不足,提示病因在中枢。测定PRL可明确是否有高催乳素血症。

4. 促性腺激素释放激素(GnRH)兴奋试验　如LH较基础值上升2~3倍或升高10IU/L、FSH上升1.5~2倍或增加2IU/L,说明垂体功能正常而病因在下丘脑。基数低、反应差或无反应者,病因在垂体。垂体在长期抑制状态下可出现惰性反应,须重复试验,经多次试验均无反应时,才有较大的临床意义。

5. 其他诊断措施　垂体磁共振检查可摒除垂体肿瘤及其他鞍区疾病;此外还应测定24小时尿游离皮质醇、血皮质醇、甲状腺功能、睾酮、硫酸脱氢表雄酮、17-羟孕酮等,以除外相关疾病引起的闭经。腹腔镜检查,可直接观察子宫和卵巢的形态,必要时卵巢活检可协助诊断。一些致病基因明确的下丘脑垂体病变导致的闭经还可行基因检测,如KAL-1、GPR54等。

【治疗】

(一)病因治疗　精神、神经因素所致,须进行心理干预、疏导;治疗慢性疾病,增加营养;药物所致闭经者在条件允许的情况下停用相关药物;下丘脑-垂体肿瘤引起的闭经,应酌情手术。

(二)内分泌治疗

1. 雌孕激素药物治疗

(1)雌孕激素人工周期疗法:①戊酸雌二醇1mg口服每天一次,共10~22天。最后7~10天每天加用甲羟孕酮(安宫黄体酮)10mg口服,停药后来月经,并于月经的第5天重复上述用药。适用于不需生育的Ⅱ度闭经患者,以维持健康的生理需要。②戊酸雌二醇2mg/d口服,一个周期共21天。最后7~10天每天加用甲羟孕酮10mg口服,停药后来月经,并于月经的第5天重复上述用药。适用于有生育需要的患者,为维持子宫发育的受孕准备。

(2)单用孕激素:Ⅰ度闭经患者每隔30~40天肌内注射黄体酮,每天20mg,共5天;或口服甲羟孕酮,每天10mg,共10天。

(3)避孕药疗法:可以使用复方口服避孕药(雌孕激素合剂)周期性治疗,3~6周期为一个疗程。特别适用于多囊卵巢综合征患者或胰岛素抵抗的高雄激素血症患者。

2. 氯米芬(克罗米芬)　氯米芬为62%顺式和38%反式两种异构体的消旋混合物,顺式具较强抗雌激素效应,反式具较强雌激素活性。其在下丘脑部位阻断内源性雌激素的负反馈作用,使GnRH分泌增加,促FSH分泌而促使卵泡发育、成熟和排卵,其主要对象为具有一定雌激素水平的无排卵患者。于月经或撤药性出血的第5天开始,每天口服50mg,共5天,一般在停药后7天出现排卵前的中期LH、FSH峰。若出现排卵,则下一周期剂量不变,连续应用3个周期,若为生育,可连续使用6~8个周期。若无排卵则下一周期每天增加50mg(即100mg/d),连服5天。每一周期如此递增,直至200~250mg/d。

3. 垂体促性腺激素(GnH)疗法　适用于垂体促性腺激素功能低下的闭经。首先用促使卵泡生长发育的制剂[人类绝经期促性腺激素(HMG)],剂量从每天75~150IU开始,3~5天后按E2水平(或宫颈评分)或卵泡启动情况调整用量。若E2未倍增,可增加50%~100%的剂量;若有效应按原剂量继续使用。一般为7~14天,待卵泡接近成熟水平时用人绒毛膜促性腺激素(HCG),肌内注射5 000~10 000IU以促排卵。

4. 性腺激素释放激素(GnRH)或性腺激素释放激素类似物(GnRHa)　是下丘脑病变导致的GnRH不足闭经者的首选药物,使用脉冲微泵设备皮下给药,GnRH 5μg/90min一次,GnRHa 1μg/90min一次,以促使下丘脑-垂体-卵巢(H-P-O)轴功能的正常运转，以恢复月经和排卵。

5. 甲状腺激素、肾上腺皮质激素及性激素替代疗法 适用于腺垂体功能衰退引起的多腺体功能减退者。

（三）溴隐亭(bromocryptine) 适用于存在高催乳素血症患者，起始剂量为0.625~1.25mg，每天一次，逐渐加量至最低有效剂量维持，通常为2.5~15mg，能抑制PRL的分泌，恢复卵巢功能。

（四）手术和放射疗法 适用于下丘脑和垂体肿瘤。

（五）关注并发症 功能性下丘脑性闭经患者峰值骨量和骨密度降低，骨折风险增加，闭经6个月及以上的患者建议检查骨密度。此外，这些患者心血管并发症、抑郁和焦虑风险增加，在诊疗过程中需进行相应评估和干预。

推荐阅读

CATHERINE M G，KATHRYN EA，SARAH L B，et al. Functional hypothalamic amenorrhea：an endocrine society clinical practice guideline[J]. Clin Endocrinol Metab，2017，102(5)：1413-1439.

第四节 空泡蝶鞍综合征

闻 杰 何 敏

空泡蝶鞍综合征(empty sella syndrome，ESS)系因鞍膈缺损或垂体萎缩，蛛网膜下腔在脑脊液压力下疝入鞍内，其中脑脊液填充，致蝶鞍扩大变形，垂体受压变平而产生的一系列临床表现。ESS于1951年由Busch首先报道，可分为两类：无明显病因者为"原发性ESS"；因手术、放疗、出血、梗死等导致者为"继发性ESS"。ESS很常见，尸体解剖发现率为5.5%~12%，影像学发现率约12%。其发病年龄高峰在40~60岁，女性和肥胖者中更常见，但男性患者垂体功能障碍发生率更高。

【病因与发病机制】

（一）原发性空泡蝶鞍综合征 病因至今尚未阐明，可有以下因素：

1. 鞍膈先天性发育不全或缺失 Busch尸检788例中，仅41.5%鞍膈完整。鞍膈不完整或缺如，即使颅内压正常，在搏动性脑脊液压力持续作用下使蛛网膜下腔疝入鞍内，致蝶鞍扩大，骨质吸收，脱钙，垂体受压萎缩。

2. 慢性颅内高压 Foley认为慢性颅内压增高造成空泡蝶鞍的可能性最大。

3. 鞍区的蛛网膜粘连 因鞍区局部粘连使脑脊液引流不畅，在正常脑脊液搏动性压力作用下，冲击鞍膈，使其下陷、变薄、开放，达一定程度后，蛛网膜下腔及第三脑室的前下部可疝入鞍内。

4. 垂体增生肥大 妊娠期垂体可生理性增大2~3倍，撑大鞍膈及垂体窝，哺乳期垂体回缩，使鞍膈孔及垂体窝留下较大空间，利于蛛网膜下腔疝入鞍内。多胎妊娠的妇女易患原发性ESS可能与此有关。靶腺功能减退者垂体可增生肥大，靶腺激素替代后增生垂体回缩，产生空泡蝶鞍。

（二）继发性空泡蝶鞍综合征 可因鞍内或鞍旁肿瘤，经药物、放疗或手术后发生，也可由垂体瘤自发变性坏死致鞍旁粘连或引起蛛网膜下腔疝入鞍内引起。垂体瘤或颅咽管瘤囊性变并破裂后与蛛网膜下腔交通可导致ESS。其他原因包括淋巴细胞性垂体炎致垂体萎缩，产后垂体坏死(希恩综合征)，鞍内非肿瘤性囊肿等。

【临床表现】

ESS的临床表现主要包括头痛、高血压、肥胖、视力减退和视野缺损，伴颅压增高，部分患者可有脑脊液鼻漏。少数患者可有垂体功能异常，以高催乳素血症、性腺轴和生长激素轴功能减退为主。偶有下丘脑综合征。

（一）头痛和视野缺损 多见于女性(约占90%)，尤以中年以上较胖的多产妇为多。头痛是最常见的症状，有时剧烈，但无特征性，可有轻中度高血压。少数患者有视力减退和视野缺损。少数患者有良性颅内压增高(假性脑肿瘤)，可伴视乳头水肿及脑脊液压力增高。部分患者有脑脊液鼻漏，发生原因可能是脑脊液压力短暂升高，引起蝶鞍和口腔之间胚胎期遗留通道开放。

（二）垂体功能异常 ESS时垂体受压，20%~50%的患者可有不同程度的垂体功能异常，显示一种或多种激素异常，主要为高催乳素血症、性腺轴和生长激素轴功能减退，肾上腺皮质轴和甲状腺轴功能减退少见。神经垂体功能一般正常。儿童中可伴有骨骼发育不良综合征。少数患者可在ESS的基础上合并分泌生长激素或催乳素的垂体微腺瘤。

（三）其他表现 肥胖、高血压在女性患者中多见，少数患者有精神异常如焦虑或抑郁行为异常等表现。

【诊断与鉴别诊断】

病史中注意询问有关造成空泡蝶鞍综合征的病因资料，结合临床表现和鞍区CT、MRI检查可明确诊断。

（一）头颅X线片 显示蝶鞍扩大，呈球形或卵圆形。大部分患者的蝶鞍骨质有吸收，蝶鞍背后床突可近于消失，颅骨其他结构可有轻度骨吸收，此与慢性颅内压增高有关。

（二）CT 可显示扩大的垂体窝，鞍内充满低密度的脑脊液，受压变扁的垂体呈新月状位于鞍窝后下部或消失不见，形成特征性的"漏斗征"。

（三）MRI 垂体组织受压变扁，紧贴于鞍底，鞍内充满水样信号物质，垂体柄居中，鞍底明显下陷。

（四）放射性核素造影 伴脑脊液鼻漏时，可行放射性核素脑池造影检查。

（五）垂体功能的评估 应对任何诊断为空泡蝶鞍综合征的患者进行全面的垂体功能评估。具体评估方法见相关章节。

（六）鉴别诊断 ESS为影像学诊断。需针对继发性ESS病因进行相关影像学和内分泌激素检查以鉴别病因。

【治疗】

ESS患者应由神经外科、影像科、内分泌科等相关学科组成的多学科团队进行诊断、定期评估和随访。多数情况下ESS

无须治疗。如患者有明显视力障碍可考虑手术探查，若系视神经周围粘连，行粘连松解术，可使视力有一定程度改善，也有人提议用人造鞍膈治疗；并发脑脊液鼻漏者，经蝶鞍入路手术，填塞垂体窝；对非肿瘤性囊肿，可将囊肿打开，部分切除囊肿包膜；伴有内分泌功能低下者酌情替代治疗。PRL 增高并伴有相关症状者可用溴隐亭治疗。

推荐阅读

URSULA K, KEN H. Pituitary physiology and diagnostic evaluation[M]// SHLOMO M, RICHARD J A, ALLISON B G, et al. Williams textbook of endocrinology. 14th ed. Elsevier, Philadelphia: W. B. Saunders Company, 2019: 184-235.

第五节　垂　体　瘤

胡仁明　李益明

【概述】

垂体瘤（pituitary tumors）是一组起源于腺垂体的肿瘤，是中枢神经系统和内分泌系统的常见肿瘤，占所有颅内肿瘤的15%，仅次于脑膜瘤。最新的流行病学数据显示垂体瘤人群患病率为 130/10 万~230/10 万，而在尸解中，垂体微腺瘤检出率高达 25%，影像学检查则可在 10%的正常个体中检出小的垂体病变。垂体瘤可发生于任何年龄，40~60 岁相对高发，女性略多于男性。垂体瘤绝大多数为良性肿瘤，垂体癌极为罕见（<0.5%）。95%的垂体瘤为散发，其余为家族性。

【发病机制】

垂体瘤的发病机制仍不清楚。X 染色体失活证实垂体瘤系单克隆起源，多种机制被认为与垂体瘤的发生相关，包括：细胞周期调控异常，涉及 cyclin、CDK、CDK 抑制因子、Rb 和 E2F 的复杂调控；染色体稳定性异常，如垂体肿瘤转化基因（PTTG）的高表达；信号通路异常，如 GNAS 突变导致的 Gsα 持续激活、Akt、Wnt 信号通路异常；旁分泌的生长因子和细胞因子异常，涉及 FGF、EGF、VEGF、NGF 等；抑癌转录因子失活或表达减少，如 MEG3、PLAGL1、GADD45-γ；促肿瘤转录因子增加，如 HMGA2。在散发性垂体瘤中，基因突变少见，目前仅 GNAS、PIK3AC、USP8 和 USP48 分别在部分生长激素腺瘤、各类型垂体瘤和 ACTH 腺瘤中发现存在体细胞突变。表观遗传调控可能参与垂体瘤的发生，如 MEG3、PLAGL1、GADD45-γ 被发现启动子甲基化而沉默；组蛋白 H3K9 乙酰化增加，一定程度上与 p53 错误表达相关。大约 5%的垂体瘤为家族性遗传综合征所导致，最常见的包括多发性内分泌腺瘤病 1 型（MEN-1）、4 型（MEN-4），Carney 综合征，家族性孤立性垂体腺瘤，分别由 *MEN-1*、*p27*、*PRKAR1A*、*AIP* 基因突变导致。近年来，有研究发现垂体中存在干细胞，以保证垂体在特定情况下的可塑性需要。在垂体腺瘤中也发现了肿瘤干细胞的存在，包括产生激素的干细胞和间充质干细胞，可能与垂体腺瘤的发生相关。上皮-间充质转化（epithelial-mesenchymal transition, EMT）可能与肿瘤干细胞的存在和维持相关。垂体瘤虽可发生局部侵袭，但很少真正发生恶变和远处转移，可能是由于 DNA 损伤和过早增殖停滞（如细胞衰老）。

【垂体瘤分类】

垂体腺瘤按不同的特征可有不同的分类方法。按腺瘤是否具有分泌激素的功能分为功能性腺瘤和无功能性腺瘤。按肿瘤大小可分为微腺瘤（直径<1cm）和大腺瘤（直径≥1cm），直径≥4cm 的腺瘤称为巨腺瘤。按肿瘤与周围结构的关系，目前临床最常用 Knosp 五级分类法：采用测量海绵窦冠状位 MRI 上垂体腺瘤与颈内动脉海绵窦段（C_4）及床突上段（C_2）血管管径的连线，来判断垂体腺瘤与海绵窦的关系。按病理分类，目前普遍采用的是 2017 年 WHO 垂体瘤临床病理分类，其按激素免疫组化、细胞分化来源谱系进行分类（表 18-3-5-1）。该分类还根据肿瘤的生长特性将垂体瘤分为典型垂体腺瘤、高危型垂体腺瘤和垂体癌。高危型垂体腺瘤包括稀疏颗粒型生长激素腺瘤、男性催乳素腺瘤、沉默型促肾上腺皮质激素腺瘤、Crooke 细胞腺瘤和 PIT-1 阳性多激素腺瘤。当肿瘤发生转移诊断为垂体癌。

表 18-3-5-1　2017 年 WHO 垂体瘤临床病理分类

肿瘤类型	激素和其他免疫学标记	转录因子和其他辅助因子
生长激素腺瘤		
致密颗粒型腺瘤	GH±PRL±α-亚基、LMWCK（核周或弥漫）	PIT-1
稀疏颗粒型腺瘤	GH±PRL、LMWCK（点状：纤维小体）	PIT-1
泌乳生长激素细胞腺瘤	GH±PRL（在同一细胞内）±α-亚基	PIT-1、ERα
混合性生长激素-泌乳素细胞腺瘤	GH±PRL（在不同细胞内）±α-亚基	PIT-1、ERα
泌乳素腺瘤		
稀疏颗粒型腺瘤	PRL	PIT-1、ERα
致密颗粒型腺瘤	PRL	PIT-1、ERα
嗜酸性干细胞腺瘤	PRL、GH（局灶且不稳定）	PIT-1、ERα

续表

肿瘤类型	激素和其他免疫学标记	转录因子和其他辅助因子
促甲状腺激素腺瘤	β-TSH、α-亚基	PIT-1
促肾上腺皮质激素腺瘤		
致密颗粒型腺瘤	ACTH、LMWCK（弥漫）	T-PIT
稀疏颗粒型腺瘤	ACTH、LMWCK（弥漫）	T-PIT
Crooke 细胞腺瘤	ACTH、LMWCK（环状）	T-PIT
促性腺激素腺瘤	β-FSH、β-LH、α-亚基（不同组合）	SF-1、GATA-2、ERα
零细胞腺瘤	无	无
多激素腺瘤		
PIT-1 阳性多激素腺瘤（原静止性第三亚型腺瘤）	GH、PRL、β-TSH±α-亚基	PIT-1
不常见的免疫组化组合腺瘤	不同组合：ACTH/GH、ACTH/PRL	其他转录因子
双激素腺瘤		
同时具有两种不同激素细胞型腺瘤	PRL 和 ACTH 常见	PIT-1 和 T-PIT

注：LMWCK. 低分子量细胞角蛋白. PIT-1. 垂体特异 POU 类同源结构域转录因子 1；ERα. 雌激素受体 α；GATA-2. 锌指转录调控蛋白的 GATA 家族成员；T-PIT. T-box 家族成员 TBX19；SF-1. 类固醇生成因子 1。

【临床表现】

垂体瘤的临床表现包括占位效应和激素分泌亢进或不足所导致的症状。占位效应主要由于肿瘤压迫周围组织导致。当肿瘤压迫硬脑膜、鞍膈，或累及颅底部脑膜及血管外膜刺激痛觉神经纤维时，可引起头痛；当肿瘤压迫视神经、视交叉，可发生视力减退、视野缺损和眼底改变，压迫导水管导致颅内压升高时可见视乳头水肿；当肿瘤向侧方发展压迫和侵入海绵窦，可损伤第Ⅲ、Ⅳ和Ⅵ对脑神经，产生海绵窦综合征、眼球运动障碍和突眼，如向蝶鞍外侧生长累及麦氏囊使第Ⅴ对脑神经受损，可引起继发性三叉神经痛或面部麻木；少见情况下巨大肿瘤向上生长影响下丘脑的功能和结构，可表现为下丘脑综合征；肿瘤如向下生长破坏鞍底及蝶窦，则发生脑脊液鼻漏，可继发颅内感染。功能性垂体瘤分泌过多的激素导致激素分泌亢进症状，其中生长激素腺瘤可导致巨人症与肢端肥大症，促肾上腺皮质激素腺瘤可导致皮质醇增多症，催乳素腺瘤可导致溢乳-闭经综合征、阳痿、不育，促甲状腺激素腺瘤可导致甲亢，促性腺激素腺瘤多表现为无功能性，罕见情况下循环促性腺激素升高，导致卵巢过度刺激和睾丸体积增大。垂体瘤可压迫正常垂体组织，或者压迫垂体柄和下丘脑而影响其对垂体激素的调控而导致其他垂体功能异常。催乳素因受下丘脑催乳素抑制因子的抑制性调控，因此可表现为升高，其他激素则表现为不足。最容易受损的是生长激素轴，其次为性腺轴、甲状腺轴和肾上腺皮质轴。尿崩症在垂体瘤患者中少见。偶尔由于垂体瘤出血或梗死可导致垂体卒中，多见于垂体瘤较大、生长迅速、放疗或服用溴隐亭后。临床表现为突发剧烈头痛、高热、眼肌麻痹、视力减退、恶心、呕吐、颈强直、神志模糊，严重者可出现急性肾上腺皮质功能减退，导致昏迷、休克，甚至死亡。

【诊断】

垂体瘤的诊断包括详细的病史询问和体格检查、影像学检查和内分泌激素的评估。部分垂体瘤为家族性遗传综合征的组分，可进行基因检测明确诊断和决定治疗方案。功能性垂体瘤常可导致激素分泌亢进引起相关症状和体征，如生长激素腺瘤导致肢端肥大或巨人症的表现，库欣病患者表现为向心性肥胖、水牛背、紫纹等，催乳素腺瘤患者出现闭经、溢乳等，可导向诊断。部分遗传性垂体瘤患者常有家族史。

影像学检查是诊断垂体瘤的重要手段。垂体增强磁共振检查是首选的影像诊断手段，可发现 90%以上的垂体腺瘤。其对软组织分辨率好，可发现小到 3mm 的微腺瘤，并能提供肿瘤的确切形状、大小、生长方向，以及与周围软组织包括鞍上池、第三脑室、视交叉、海绵窦的关系。在增强 MRI 上，垂体瘤多数表现为较正常垂体组织低信号的病灶，增强后强化低于正常垂体。CT 扫描对骨结构分辨率好，可用于显示鞍底和床突的形态及肿瘤对骨质的侵犯。CT 还能够有效发现钙化，从而与颅咽管瘤、脑膜瘤鉴别。此外，CT 还用于发现出血、转移病灶。正电子发射计算机体层扫描术（PET）很少用于垂体瘤的诊断，仅用于鞍区转移瘤的鉴别诊断。部分垂体瘤和其他神经内分泌肿瘤表达生长抑素受体，采用放射性标记的生长抑素扫描可用于肿瘤定位。

对所有的垂体瘤患者均应进行激素的评估，以发现是否存在激素分泌亢进或减退。初始的评估应包括清晨的血皮质醇，FT_4 和 TSH，雌二醇或睾酮、LH 和 FSH，催乳素，IGF-1。根据患者的症状体征及初始激素评估的结果进行进一步的抑制试验或激发试验。

对于影像学上肿瘤靠近或压迫视神经或视交叉的患者应进行视力和视野的检查。

基因检查在垂体瘤患者中并不常规推荐。但对于存在垂体瘤或其他神经内分泌肿瘤家族史、合并甲状旁腺功能亢进症（简称甲旁亢）、甲状腺髓样癌、嗜铬细胞瘤、胰岛细胞瘤等提示遗传综合征线索的患者,建议进行基因检测,有助于个体化治疗方案的制订及进行遗传咨询,指导优生优育。

【鉴别诊断】

垂体腺瘤是最常见的鞍区占位的病因,一般根据影像学检查、血生化检查诊断并不困难,但仍需注意与其他鞍区占位的原因相鉴别。主要包括颅咽管瘤、Rathke 囊肿、垂体脓肿、垂体炎、垂体增生、生殖细胞肿瘤、转移瘤等。

1. 颅咽管瘤　是来源于颅咽管的上皮肿瘤,发病高峰年龄段在 5~14 岁和 50~74 岁。鉴别主要依赖影像学。颅咽管瘤多位于鞍上,在 CT 平扫上囊液表现为低密度,增强后则表现为混合密度影,钙化常见。在 MRI 上颅咽管瘤固体成分表现为 T_1 等信号或低信号、囊内容物为 T_1 低信号 T_2 高信号,增强后固体成分强化,在 T_2 上表现为高低混合信号。而垂体瘤则一般密度较均匀,较易鉴别。

2. Rathke 囊肿　是一种先天性发育异常,一般认为来源于胚胎时 Rathke 囊的残余。Rathke 囊肿一般为圆形或类圆形,囊内容物多变,多数局限于鞍内,部分向鞍上扩展,完全位于鞍上的少见。在 CT 上多为低密度,少数为等密度、高密度或混杂密度,钙化少见。在 MRI 上,依据囊内容物蛋白含量不同,在 T_1WI 上可表现为低信号、等信号或高信号,在 T_2WI 上表现为高信号。如囊内容物为血液,则表现为 T_1 高信号 T_2 等信号。增强后一般无强化。

3. 垂体脓肿　其最主要的临床表现是垂体功能减退、头痛和视野缺损,仅 1/4~1/3 的患者有脑膜刺激征或发热、白细胞升高等感染表现,因此需与垂体瘤鉴别。在磁共振 T_1WI 上,垂体脓肿表现为低信号或等信号病灶,内部不均匀,周围高信号,增强后显示环状强化。弥散加权成像(diffusion weighted imaging,DWI)可以区分垂体脓肿和垂体瘤伴坏死,垂体脓肿在 DWI 表现为弥散受限,呈高信号强度,在表观扩散系数(apparent diffusion coefficient,ADC)上信号明显降低,而垂体瘤坏死在 DWI 表现为低信号,在 ADC 上信号增加。

4. 垂体炎　是垂体的炎性病变,包括淋巴细胞性垂体炎(最常见)、肉芽肿性垂体炎、IgG4 垂体炎、黄瘤病性垂体炎和坏死性垂体炎。垂体炎与垂体瘤最常用的鉴别手段是 MRI。在 MRI 上,淋巴细胞性垂体炎表现为垂体对称性增大、呈三角形或哑铃形、平扫条件下等信号、增强后均匀强化,垂体柄增粗居中,伴尿崩症的患者神经垂体高信号消失。黄瘤病性垂体炎常表现为囊性、环状强化的病灶。肉芽肿性垂体炎的影像学表现仍未阐明,而坏死性垂体炎 MRI 表现不特异。FDG-PET 可用于提示垂体炎症性疾病,特别是 IgG4 垂体炎和朗格汉斯细胞组织细胞增生症。

5. 原发性甲状腺功能减退继发的垂体瘤样增生　多见于青少年,其鉴别诊断主要依据是甲状腺功能减退症(简称甲减)的症状、甲状腺激素降低、TSH 水平升高。本症经甲状腺激素替代治疗后,垂体可完全恢复正常。

6. 生殖细胞瘤　其鉴别主要依据于发病年龄、症状、影像学表现。生殖细胞瘤好发于儿童和青少年,尿崩症常见。在 MRI 上肿瘤表现为 T_1 等信号,T_2 等信号或高信号,增强后明显强化。在 CT 上,肿瘤实体部分高密度,增强后明显强化,钙化少见。血清甲胎蛋白(AFP)、HCG 检测有助于鉴别诊断,必要时需进行手术或立体定向穿刺活检明确诊断。

7. 转移瘤　少见情况下,其他部位的肿瘤可转移至鞍区而发生垂体转移瘤。最常见的来源是乳腺癌和肺癌。仅 2.5%~18.2%的垂体转移瘤患者表现出症状,多数情况下是意外发现的,因此转移瘤与垂体瘤在术前进行鉴别诊断很困难。二者鉴别点主要包括转移瘤更容易发生在后叶,尿崩多见,而破坏前叶导致腺垂体功能减退临床上不常见,且更容易出现中枢性甲减和肾上腺皮质功能减退,与垂体瘤不同。此外,转移瘤通常起病较急,进展较快。累及脑膜的情况下脑脊液可检测到肿瘤细胞,可进行腰穿鉴别。

【治疗】

垂体瘤的治疗手段包括手术治疗、内科药物治疗、放射治疗。治疗的目的包括解除占位效应、纠正激素的过度分泌、尽可能保存正常的垂体功能。应根据垂体瘤的类型、各治疗手段的优缺点选择合适的治疗手段。建议由内分泌科、神经外科、影像医学科、神经放射外科等相关科室组成的多学科团队对患者进行个体化治疗。

1. 手术治疗　可通过直接切除肿瘤以解除腺瘤对视交叉及鞍区周围组织的压迫及破坏,纠正激素的过度分泌,是目前除催乳素腺瘤外的其他类型垂体腺瘤的一线治疗手段。手术方式目前有经蝶窦及经颅两种途径。内镜下或显微镜下经蝶窦手术是目前首选的方式。手术疗效与外科医师的经验、肿瘤的大小、侵袭程度有关。手术并发症包括脑脊液鼻漏、尿崩症、SIADH、感染、垂体功能减退、视力损伤等,多为暂时性,永久性并发症不到 10%,手术死亡率不到 1%。经颅手术主要适用于肿瘤明显向鞍上及鞍外生长者,手术并发症及病死率较经蝶手术高,目前已很少使用。内镜、神经导航系统有助于提高肿瘤全切率和手术安全性。

2. 内科药物治疗　分为两大类,一类为垂体功能减退的替代治疗,根据各靶腺受损的情况给予相应的激素替代;另一类为针对原发肿瘤的治疗。本节仅介绍针对原发肿瘤的药物。药物是催乳素腺瘤的一线治疗,对于其他类型的垂体腺瘤,药物主要用于手术未能全切、存在手术禁忌、不愿接受手术治疗,或放射治疗后等待起效的患者。

药物分为直接作用于肿瘤的药物,包括多巴胺受体激动剂、生长抑素类似物、赛庚啶等;作用于靶腺的药物,包括生长激素受体拮抗剂(培维索孟)、酮康唑、氨鲁米特、米托坦等;直接拮抗激素作用的药物,包括米非司酮等。多巴胺受体激动剂,常用的为溴隐亭(bromocriptine)和卡麦角林,可抑制 PRL 的合成,并抑制肿瘤细胞增殖、促进细胞凋亡,主要用于治疗催乳素腺瘤,对 TSH 腺瘤和生长激素腺瘤也有一定的疗效,也有文献报道卡麦角林对部分 ACTH 腺瘤有效。生长抑素类似物,通过与生长抑素受体结合,抑制生长激素的分泌和肿瘤细胞的增殖,主要用于生长激素腺瘤的治疗。生长抑素类似物也用于治疗 TSH 腺瘤和 ACTH 腺瘤。

3. 放射治疗　主要作为手术和内科药物治疗的辅助手段,可分为外照射和内照射。外照射是国内常用的方法,包括高能射线治疗、重粒子放射治疗、立体定向放射治疗(γ 刀)等。内照射即通过开颅手术(额路)或经鼻腔穿过蝶窦途径将放射性物质植入蝶鞍当中进行放射,其放射源包括放射性核素钇-90(^{90}Y)、金-198(^{198}Au)等。近年来高能射线发展,已取代了常规 X 线治疗。放射治疗指征包括存在手术禁忌,手术无法完全切除,术后复发但病灶不大,且不宜再行手术者。目前国内使用最多的是立体定向放射治疗,其并发症主要包括腺垂体功能减退、继发脑瘤、脑血管病、视力损伤、脑坏死。

绝大多数垂体瘤经手术、药物和放射治疗能够取得良好的疗效。但侵袭性垂体瘤或垂体癌临床十分罕见,是垂体瘤治疗中的难点。替莫唑胺是目前侵袭性垂体瘤或垂体癌标准治疗手段失败后的一线治疗药物。对于替莫唑胺无效的患者,可考虑全身化疗,洛莫司汀联合 5-FU 在病例报告中最为常用,多柔比星、依托泊苷、卡铂、顺铂等多种药物也有报告。

推荐阅读

1. ARAUJO-CASTRO M, BERROCAL V R, PASCUAL-CORRALES E. Pituitary tumors: epidemiology and clinical presentation spectrum[J]. Hormones(Athens), 2020, 19(2): 145-155.
2. LOPES M B S. The 2017 World Health Organization classification of tumors of the pituitary gland: a summary[J]. Acta Neuropathol, 2017, 134(4): 521-535.
3. FLESERIU M, HASHIM I A, KARAVITAKI N, et al. Hormonal replacement in hypopituitarism in adults: an endocrine society clinical practice guideline[J]. J Clin Endocrinol Metab, 2016, 101(11): 3888-3921.

第六节　巨人症和肢端肥大症

胡仁明　张朝云

巨人症(gigantism)和肢端肥大症(acromegaly)是垂体持续分泌过多生长激素,导致软组织、骨骼及内脏的增生肥大、代谢紊乱等的综合征。95%以上由垂体生长激素腺瘤导致。临床上表现为嘴唇增厚、鼻翼增大、手脚增粗、头痛等。在青春期前发病者,因骨骺未闭合,表现为巨人症;而成人发病者表现为肢端肥大症。垂体生长激素腺瘤占全部垂体瘤的 10%左右,发病无明显性别差异。文献报道肢端肥大症患病率为 28/100 万~134/100 万,发病年龄以 31~50 岁多见。导致肢端肥大症和巨人症的罕见病因包括下丘脑或异位 GHRH 过度分泌、异位垂体腺瘤、分泌生长激素的其他肿瘤、纤维性骨营养不良综合征(McCune-Albright 综合征)及多发性内分泌腺瘤病 1 型。在混合性垂体瘤中,GH 与 PRL 的混合瘤最常见。

【病因与病理】

垂体生长激素细胞腺瘤属于良性肿瘤,腺癌罕见。95%的垂体生长激素腺瘤属于散发。近年发现,在约 40%的生长激素腺瘤中,存在 *GNAS1* 基因的体细胞突变,该基因编码兴奋性三磷酸鸟苷(GTP)结合蛋白 α 亚单位(Gsα),使 GH 的合成和分泌增加。该基因突变也见于 McCune-Albright 综合征,患者也会出现 GH 分泌过多的表现。约 30%的家族性肢端肥大症与 *AIP* 基因的生殖系突变有关,在散发的肢端肥大症中,*AIP* 基因突变的比例为 5%~10%。低龄儿童发病的 X 连锁的肢端巨人症(X-linked acrogigantism, XLAG)极罕见,与 *GRP101* 基因的微重复有关。

根据病理可将生长激素瘤分为四种类型:致密颗粒型 GH 腺瘤、稀疏颗粒型 GH 腺瘤、GH 细胞与 PRL 细胞混合型腺瘤及巨生长激素细胞型腺瘤。致密颗粒型 GH 腺瘤起病隐匿,发病年龄晚,肿瘤体积小并生长缓慢,对生长抑素类似物的反应好;稀疏颗粒型 GH 腺瘤多年轻时发病,细胞增殖活跃,肿瘤体积大并易侵袭,分泌 GH 旺盛,对生长抑素类似物不敏感,易复发,预后较差。GH 细胞与 PRL 细胞混合型腺瘤临床同时分泌 GH 与 PRL,GH 细胞呈致密颗粒型,而 PRL 细胞呈稀疏颗粒型。巨生长激素细胞型腺瘤的特点是 GH 与 PRL 同时存在于一个细胞的同一颗粒内,常见于巨人症,除生长激素显著升高外伴有轻微升高的 PRL。

在持续高 GH 和 IGF-1 的作用下,多个脏器体积增大,包括甲状腺、心、肝、肺、肾、脾等,肠壁肥厚,淋巴组织增生。骨骼系统病变常颇明显,有下列特征:巨人症的长骨增长,肢端肥大症的长骨骨骺部加宽,外生骨疣。肢端肥大症患者颅骨增厚,以板障为著,颧骨厚,枕骨粗隆增粗突出,下颌骨向前下伸长,指(趾)端增粗而肥大。脊柱骨软骨增生,骨膜骨化,骨质常疏松,引起脊柱骨楔状畸形,腰椎前凸与胸椎后凸而发生佝偻。

【病理生理】

持续高生长激素与肝脏上的生长激素受体(growth hormone receptor, GHR)结合,促进胰岛素样生长因子-1(IGF-1)合成,因此巨人症和肢端肥大症患者血浆中 GH 和 IGF-1 水平都显著高于正常同龄人。GH 作为影响代谢的重要激素,对脂肪、葡萄糖和蛋白质代谢都有诸多影响。GH 促进脂肪动员分解和脂肪酸氧化,促进 LDL 的清除;肢端肥大症患者甘油三酯升高,其他血脂谱的变化报道不一。GH 可直接或通过拮抗胰岛素的作用而影响葡萄糖的代谢,包括抑制葡萄糖的氧化和利用、促进肝脏葡萄糖的合成,因此肢端肥大症患者易合并高血糖。GH 促进氨基酸的摄取和蛋白质的合成代谢,减少蛋白质的氧化分解。

部分肢端肥大症患者可合并高催乳素血症,以及肿瘤的占位效应导致性腺轴、甲状腺轴、肾上腺轴功能低下,患者可有相应的临床表现。

【临床表现】

(一)巨人症　单纯的巨人症较少见,由垂体 GH 腺瘤或增生导致。发病多在青少年期,可早至初生幼婴,表现为过度的生长发育,全身成比例地异常高大。当青少年身高超过所处年龄平均身高的 3 个标准差时,应进行筛选。患者躯干、内脏生长过速，肌肉发达，部分伴有性器官早发育。少数患者出现糖耐量受损，甚至发展为糖尿病。巨人症患者如果没有及时诊治，后期可出现乏力、萎靡，反应迟钝，肌肉松弛，骨质疏松等。未治患者平均寿命约 20 余岁。

（二）**肢端肥大症**　起病多数隐匿，病程长。从发病到确诊往往滞后 5~6 年。临床表现可分为两组，一组由肿瘤局部的占位效应导致，另一组与长期高 GH 和 IGF-1 有关。

1. 肿瘤占位相关表现　头痛是肢端肥大症患者常见的就诊原因，以前额部及双侧颞部为主。其原因复杂，多数在药物或手术治疗后缓解。视力下降、视野缺损是肢端肥大症患者另一常见就诊原因，复旦大学附属华山医院 634 例肢端肥大症分析发现，30%患者就诊时有视力下降，与肿瘤压迫视交叉有关。大腺瘤可压迫正常垂体，导致腺垂体功能低下。因垂体周围组织受压引起的症群少见，包括下丘脑综合征、海绵窦综合征、脑脊液鼻漏等。

2. 面容与软组织、骨骼改变　多数患者有手脚变大、手指增粗、足部肥厚，患者常诉鞋帽、手套变小，常年佩戴的戒指无法脱下。由于软组织增生，头皮及面部皮肤粗厚，额部多皱褶，皮肤油腻多汗。嘴唇增厚，鼻翼增宽，舌大而厚，音调低沉。因头部骨骼变化，有脸部增长、增宽，下颌增大，眼眶上嵴、前额骨、颧骨及颧骨弓均增大、突出，牙齿稀疏，有时下切牙处于上切牙前，容貌变丑陋（图 18-3-6-1）。椎骨易因骨质疏松发生压缩性骨折，导致背部佝偻后凸、腰部前凸的畸形，患者常诉腰背部疼痛。约 30%患者因软组织肿胀，压迫正中神经，引起腕管综合征。

3. 心血管系统　心血管系统疾病是肢端肥大症患者的首位死因，可有高血压、心脏肥大、左心室功能不全、心力衰竭、冠状动脉硬化性心脏病、心律不齐等。复旦大学附属华山医院的数据显示，肢端肥大症患者中合并高血压的比例高达 38%，多数在生化缓解后好转。病程较短的患者中即可出现心室肥厚，而心力衰竭见于病程较长的患者。

4. 内分泌与代谢系统　糖代谢异常是肢端肥大症常见的

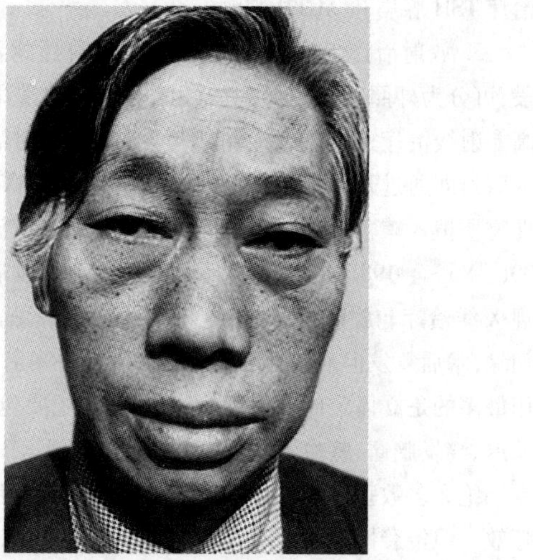

图 18-3-6-1　肢端肥大症面容

合并症，部分患者因糖尿病就诊而发现肢端肥大症。复旦大学附属华山医院的数据显示约 30%的患者合并糖尿病，另有约 30%的患者合并糖尿病前期。血甘油三酯、游离脂肪酸常较高。血磷于活动期偏高，大多为 1.45~1.78mmol/L，与生长激素加强肾小管对磷的重吸收有关。甲状腺呈弥漫性或结节性增大，但甲状腺功能大多正常。基础代谢率可增高达 20%~40%，可能与高生长激素促进代谢有关。

5. 呼吸系统　多数患者合并程度不等的睡眠呼吸暂停综合征，患者白天嗜睡、头晕，夜间打鼾明显。

6. 生殖系统　肿瘤的占位效应导致性腺轴受损，另约 30%同时伴有催乳素升高，可导致女性月经紊乱或者闭经、溢乳，男性则出现性欲减退、勃起功能障碍，少数男性也可有溢乳。

7. 其他　肝、脾、肾等内脏体积增大，肠道息肉、肠癌发生率增加。增强磁共振示垂体瘤（图 18-3-6-2），X 线检查示颅骨蝶鞍扩大及指端丛毛状等病变（图 18-3-6-3）。

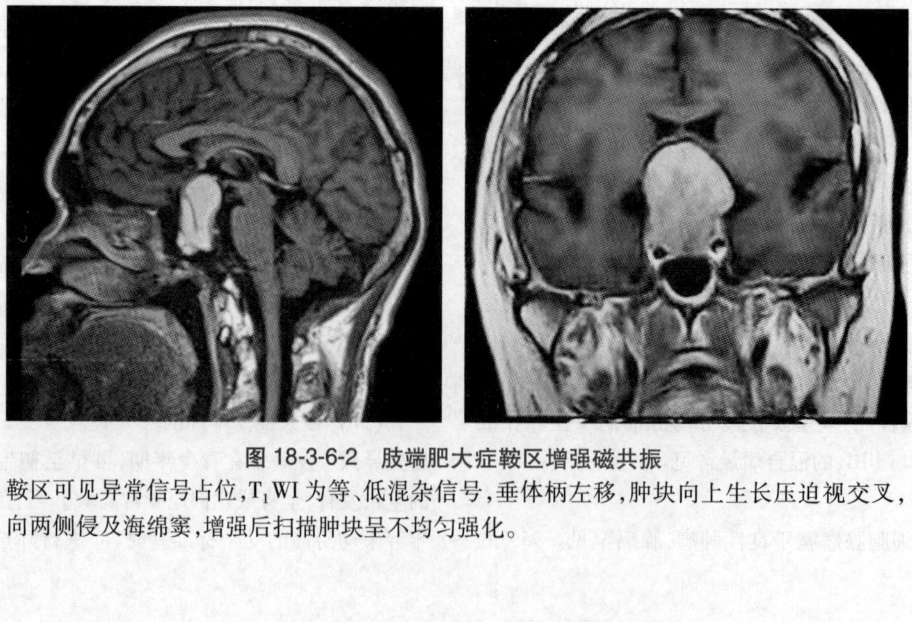

图 18-3-6-2　肢端肥大症鞍区增强磁共振

鞍区可见异常信号占位，T_1WI 为等、低混杂信号，垂体柄左移，肿块向上生长压迫视交叉，向两侧侵及海绵窦，增强后扫描肿块呈不均匀强化。

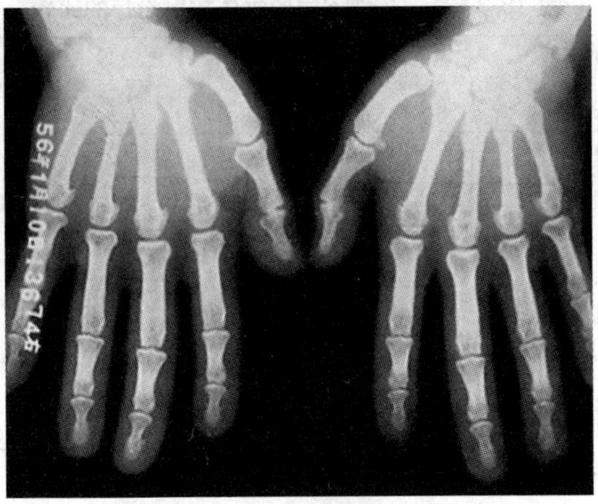

图 18-3-6-3　肢端肥大症两手 X 线像
指端骨及软组织增生，指骨有骨质疏松。

【诊断与鉴别诊断】

（一）诊断　根据典型的外貌，随机 GH 水平>2.5μg/L 或口服葡萄糖抑制试验 GH 谷值>1.0μg/L，血清 IGF-1 升高，影像学检查发现垂体占位，诊断本病并不困难。

1. 典型面貌、肢端肥大等全身征象。

2. 内分泌检查

（1）血 GH 测定：明显升高，随机 GH>2.5μg/L。由于 GH 呈脉冲式分泌，波动范围大，单次血 GH 测定的诊断价值有限。24 小时血 GH 谱测定能很好地反映 GH 分泌情况，但抽血频繁、患者难以接受，一般仅用于科研。

（2）血 IGF-1 测定：高于年龄和性别匹配的正常值范围。血 IGF-1 与疾病活动度和 24 小时血 GH 整合值有很好的相关性，并较血 GH 更为稳定。临床怀疑肢端肥大症或巨人症的患者应首先测定血 IGF-1。血 IGF-1 是肢端肥大症与巨人症诊断、疾病活动度及疗效观察的重要指标。

（3）血 IGF 结合蛋白（IGFBP）测定：主要是 IGFBP3，明显升高，但诊断价值有限。

（4）口服葡萄糖抑制试验：目前临床最常用的诊断 GH 瘤的试验，流程与诊断糖尿病的 OGTT 相同。患者空腹过夜后口服 75g 葡萄糖，分别于 0、30、60、90、120、180 分钟抽血测定 GH。目前国内指南及临床采用的 GH 谷值切点为 1μg/L，高于 1μg/L 提示有 GH 过度分泌。国外指南中提出切点应降为 0.4μg/L。

（5）GHRH 兴奋试验和 TRH 兴奋试验：国外资料报道仅约 50%患者有反应，因缺少试剂，国内临床很少使用。

（6）血 GHRH 测定：有助于诊断异位 GHRH 过度分泌导致的肢端肥大症和巨人症，准确性高。血浆 GHRH 水平在外周 GHRH 分泌肿瘤中升高，垂体瘤患者中则正常或偏低，下丘脑 GHRH 肿瘤患者血浆 GHRH 水平并不升高。因此病罕见，临床极少应用。

（7）钙磷测定：高血磷、高尿钙提示疾病活动；高血钙、低血磷须除外 MEN-1。

（8）其他垂体激素测定：肿瘤压迫发生腺垂体功能减退时可有相应垂体激素及其靶腺激素的降低。肿瘤压迫垂体柄或自身分泌 PRL 时可有 PRL 升高。

3. 影像学检查

（1）颅骨 X 线检查：肿瘤较大者可有蝶鞍扩大、鞍床被侵蚀的表现。由于 CT 和 MRI 的普及，目前已较少使用。

（2）CT 检查：垂体大腺瘤一般头颅 CT 平扫即可有阳性发现，微腺瘤须做冠状位薄层平扫及增强。CT 对垂体微腺瘤诊断价值有限，阴性结果亦不能完全排除垂体微腺瘤。但 CT 对骨质破坏及钙化灶的显示优于 MRI。

（3）增强 MRI 检查：对垂体的分辨率优于 CT，有助于微腺瘤的诊断，并有助于了解垂体邻近结构受累情况或与其他病变相鉴别。

（4）生长抑素受体显像：仅用于怀疑异位 GH 瘤或分泌 GHRH 的肿瘤。

（二）合并症的筛查　鉴于肢端肥大症易累及多个系统和脏器，需要进行相关合并症的筛查，如糖耐量、心脏超声、肠镜、呼吸睡眠监测等。

（三）鉴别诊断

1. 类肢端肥大症　体质性或家族性，本病从幼婴时开始，有面貌改变，体形高大类似肢端肥大症，但程度较轻，蝶鞍不扩大，GH 水平正常。

2. 手足皮肤骨膜肥厚症　以手、足、颈、脸皮肤肥厚而多皱纹为特征，脸部多皮脂溢出、多汗，胫骨与桡骨等远端骨膜增厚引起踝、腕关节部显著肥大症，但无内分泌代谢紊乱，血中 GH 水平正常。蝶鞍不扩大，无颅骨等骨骼变化，可检测到 *15-PGDH*、*SLCO2A1* 基因突变。

【治疗】

治疗目标是要降低疾病相关的致残率，使死亡率恢复到正常人群水平。即通过安全的治疗手段，减轻肿瘤造成的不良影响或消除肿瘤，GH 和 IGF-1 恢复至正常，并避免垂体功能减退。目前公认的治愈标准为：①口服葡萄糖抑制试验 GH 谷值<1.0μg/L；②IGF-1 恢复到与年龄和性别相匹配的正常范围内；③影像学检查肿瘤消失，无复发。目前主要治疗手段包括手术治疗、药物治疗和放射治疗。

（一）手术治疗　外科切除腺瘤是多数患者的首选治疗，主要包括经蝶和经额两种入路的垂体瘤切除术。微腺瘤的治愈率约 90%，大腺瘤的治愈率 50%～60%。软组织肿胀在肿瘤切除后迅速得到改善。GH 水平在术后 1 小时内即降到正常水平，IGF-1 水平在 3～4 天内恢复正常。约 10%的患者在手术全切后数年复发；垂体功能低下发生率达 15%。术者的经验与手术疗效、并发症的发生直接相关。手术并发症包括尿崩、脑脊液鼻漏、出血、视神经损伤、脑膜炎及垂体功能减退。

（二）药物治疗

1. 生长抑素类似物（SSA）　该类药物包括奥曲肽、长效奥曲肽、兰瑞肽及帕瑞肽。作用机制为结合生长抑素受体（SSTR，以 SSTR2 和 SSTR5 为主），抑制 GH 的分泌和细胞增殖。其临床疗效包括抑制 GH 和 IGF-1 水平,改善头痛和肢端肥大症状、缩小瘤体等。该类药物的生化达标率为 50%~60%,部分患者对该类药物不敏感,年龄(<20 岁)、肿瘤体积大、病理稀疏颗粒类型、肿瘤 SSTR2 低表达及 *AIP* 基因突变是 SSA 不敏感的相关因素。快速奥曲肽抑制试验能有效预测药物敏感性,患者在注射 100μg 奥曲肽后如 GH 下降超过 90%,提示对药物敏感。

(1) 奥曲肽长效制剂(octreotide LAR):作用时间较长。每次肌内注射 20mg,每 28 天注射 1 次。

(2) 兰瑞肽:作用时间约为 14 天。每次 40~60mg,每 2 周注射 1 次,如生化不达标,可将注射间期缩短至 7~10 天。

(3) 帕瑞肽:是新一代的生长抑素类似物,有长效和短效制剂。其对 SSTR1、SSTR2、SSTR3 及 SSTR5 都有较强的结合力,因此对 GH 瘤的抑制作用比第一代奥曲肽更强。

多数患者对生长抑素类似物耐受性良好。不良反应多是短期的,且多数与生长抑素抑制胃肠活动和分泌相关。恶心、腹部不适、脂肪吸收不良、腹泻和肠胃胀气发生于 1/3 的患者,这些症状多在 2 周内缓解。奥曲肽抑制餐后胆囊的收缩,延缓胆囊的排空,高达 20%的患者长期治疗后发生胆囊泥沙样回声或无症状的胆囊胆固醇结石。另有 10%患者发生心动过缓。

2. GH 受体拮抗剂　培维索孟(pegvisomant)是 GH 受体拮抗剂,能阻断 GH 受体二聚体的形成,从而阻止 GH 的外周作用,使 IGF-1 水平降至正常。但对肿瘤体积没有减少作用,应使用 IGF-1 作为评估疗效指标。该药可单用于对 SSA 类似物抵抗或不耐受者,以及单独使用 SSA 不能完全缓解的患者联合使用。

3. 多巴胺激动剂　该类药物对于 GH 的分泌也有一定抑制作用,常用于 GH 和 IGF-1 轻度升高的患者,剂量较大,约 20%患者可达到生化缓解。溴隐亭还可改善糖代谢,美国食品药品监督管理局(FDA)批准溴隐亭速释片治疗 2 型糖尿病。合并糖尿病的肢端肥大症患者口服溴隐亭后糖代谢可改善。

(三) 放射治疗　包括常规放射治疗、质子刀、X 刀和 γ 刀,表 18-3-6-1 概括了不同方法的优缺点。放射治疗常作为辅助治疗手段。放射治疗起效慢,50%的患者需要至少 8 年才能使 GH 水平降到 5μg/L 以下;18 年后有 90%的患者能够抑制到此水平,但是 GH 抑制欠佳。在放射治疗效果达到最大之前,患者可能需要数年的药物治疗。多数患者还可发生下丘脑-垂体损害,在治疗后 10 年内发生促性腺激素、ACTH 和/或 TSH 不足。有生育要求的患者不适合放射治疗。放射治疗的并发症主要包括脱发、脑神经麻痹、肿瘤坏死出血,垂体功能减退,偶尔可发生失明、垂体卒中和继发性肿瘤。

本症患者须长期随访。手术治疗后,患者应每 3 个月一次接受随访直到生化水平得到控制。其后,每半年进行一次激素评估。达到治愈标准的患者,每 1~2 年进行一次 MRI 检查。对于未能达到治愈标准的患者或需要激素替代治疗的患者,应每半年进行一次视野检查和垂体储备功能检查,每年进行一次 MRI 检查,并对临床表现、内分泌代谢表现进行评估。对年龄超过 50 岁的患者和患有息肉病的患者应进行乳房检查和结肠镜检查。

表 18-3-6-1　几种不同的垂体放射治疗的比较

放射治疗名称	优点	缺点
常规放射治疗	可用于邻近视交叉的肿瘤	治疗次数多,需 20~30 次 达到缓解的时间长,10~20 年
质子刀	单次或分次	配备的单位不多 肿瘤距视交叉必须大于 5mm
X 刀	单次或分次	肿瘤距视交叉必须大于 5mm
γ 刀	单次,起效较快,1~3 年	配备的单位不多 肿瘤距视交叉必须大于 5mm

垂体生长激素瘤治疗流程见图 18-3-6-4。

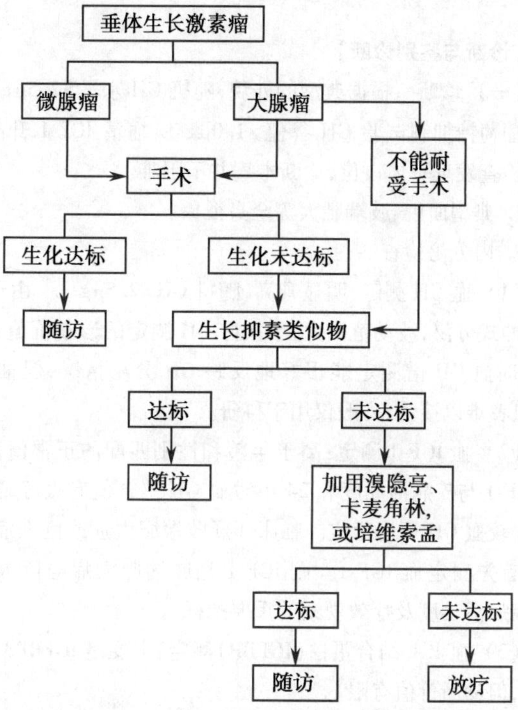

图 18-3-6-4　垂体生长激素瘤治疗流程

推荐阅读

1. COLAO A, GRASSO L F S, GIUSTINA A, et al. Acromegaly[J]. Nature Reviews Disease Primers, 2019, 51(1): 20.
2. SHLOMO M. Pituitary masses and tumors[M]//SHLOMO M, RICHARD J A, ALLISON B G, et al. Williams textbook of endocrinology. 14th ed. Elsevier, Philadelphia: W. B. Saunders Company, 2019: 236-302.

第七节　高催乳素血症和催乳素瘤

凌　雁　闻　杰　杨永年

一、高催乳素血症

高催乳素血症(hyperprolactinemia, HPL)是指各种原因引起血清催乳素(prolactin,PRL)水平持续高于正常值,并出现以性腺功能减退、泌乳与不育为主要表现的病症,为最常见的下丘脑-垂体轴异常的内分泌系统疾病,女性多见,育龄妇女 HPL 的发生率高达 5%~17%。

【病因】

PRL 分泌受下丘脑 PRL 释放因子(PRF)和 PRL 释放抑制因子(PIF)调节,张力性抑制调节占优势。下丘脑弓状核结节漏斗部肽能神经元释放的多巴胺(DA)是一种 PIF。任何干扰下丘脑 DA 合成及 DA 由垂体门静脉系统向垂体输送,以及 DA 与 PRL 细胞 DA 受体(D2)结合的因素均可减弱抑制性调节引起的 HPL,其原因可归为生理性、病理性、药理性和特发性四类。

(一)生理性 多种生理因素可以引起 PRL 短暂升高:排卵期和妊娠时升高的雌激素水平抑制 DA 对 PRL 细胞的效应,妊娠后期再度增高的雌激素水平促使 PRL 细胞分泌大量 PRL,从而催乳;乳头刺激直接促使垂体分泌 PRL;此外,强体力运动、低血糖、睡眠后期、婴儿出生后 2~3 个月等均可使 PRL 生理性轻度升高(<100μg/L)。

(二)药理性 增强 PRF 或拮抗 PIF 的药物,抑制 DA 合成或阻断其作用的药物均可引起 HPL,包括:雌激素、TRH 与血管活性肠肽;吩噻嗪类(氯丙嗪、奋乃静)、丁酰苯类(氟哌啶醇)、舒必利等抗精神药;三环类(丙米嗪、氯米帕明、阿米替林、氯哌氧草)与单胺氧化酶抑制剂(苯乙肼)等抗抑郁药;西咪替丁、雷尼替丁等 H_2 受体拮抗剂;甲氧氯普胺、多潘立酮、西沙必利等胃肠动力药;维拉帕米、甲基多巴、利血平等心血管药;甘草、阿片制剂等。

(三)病理性 包括下丘脑-垂体疾病及一些非内分泌疾病,如引起传入神经兴奋的胸壁病变与脊索疾病、慢性肾衰竭、严重肝病等。临床上在作出病理性 HPL 诊断时必须除外引起 PRL 增高的其他原因。

(四)特发性与巨高催乳素血症 凡不属于上述三类而原因未明者,经数年随访并无临床症状和影像学证据者,可能为"特发性 HPL"。

【发病机制】

药理性机制见上述。病理性 HPL 发病机制可见于:①下丘脑 PIF 不足或下达至垂体受阻,使垂体 PRL 细胞所受的正常性抑制性调节解除,见于下丘脑或垂体病变。原发性甲状腺功能减退时 TRH(作为 PRF)可显著增高而消除 DA 对 PRL 的抑制。②PRL 细胞单克隆株自主性高分泌,如催乳素瘤及"内分泌伴癌综合征"。③传入神经增强的刺激可加强 PRF 作用,见于各类胸壁炎症性、创伤性及肿瘤性疾病,以及脊索病变。④PRL 肾脏降解受损(见于肾衰竭),或肝性脑病时假神经递质形成,PIF 作用减弱。

【临床表现】

(一)溢乳、闭经/性腺功能减退与不育 HPL 可致育龄妇女溢乳、闭经(或少经)与不育。据统计,约 1/3 闭经病例是 HPL,闭经伴溢乳的患者中,HPL 高达 70%,无排卵妇女 15%为 HPL,伴溢乳的无排卵者 43%为 HPL。催乳素瘤患者 90%有溢乳,双侧或单侧,多为挤压性溢乳,可为暂时或间歇性,少数量多自发溢出,乳汁呈白色或黄色。溢乳与闭经常是本症的主要表现和女性患者就诊的原因。溢乳需与乳腺管内乳头状瘤或癌所产生的乳头溢液鉴别。血 PRL 升高伴闭经但无溢乳者,则需考虑全腺垂体功能减退或长期缺乏 E2。垂体催乳素瘤引起的 HPL 本身即可引起血清 E2 低下,并可有相应症状。

男性患者常有血清睾酮降低,精子数减低或消失而致不育,常有性欲减退或消失,可有不同程度的勃起功能障碍。1/3 男性患者可有少量挤压性溢乳。

青少年起病者可表现为青春期延迟,如为大腺瘤则可影响生长。

(二)骨质疏松 不论男性或女性,HPL 可使骨密度进行性减少,以致骨质疏松,可随 PRL 与性激素水平正常而好转。

(三)垂体大腺瘤引起的占位症群 参见第三章第五节"垂体瘤"。

(四)相关的原发病症状与体征

【诊断】

(一)病史和体检 注意有关症状,如女性出现闭经、溢乳、不育三联症,男性出现性腺功能减退、勃起功能障碍和溢乳等,并需详细了解患者的月经史、生育史、哺乳史、药物服用史,以及神经系统症状(有无头痛、视力和视野改变)和疾病史;亦要注意除外生理性、药理性因素。体检要重点注意视力、视野、乳腺(是否有白色乳汁溢出,常需挤压后才有乳汁溢出,少数患者可为单侧性)及胸壁和男性性腺等变化。

(二)内分泌学检查

1. PRL 测定及其动态试验 PRL>100μg/L 者催乳素瘤可能性很大。催乳素瘤越大,则 PRL 水平越高,>200μg/L 者常为大腺瘤(>10mm)。轻度 PRL 增高(<60μg/L)可能为应激或脉冲分泌峰值,可连续 3 天采血或同一天连续 3 次采血,每次相隔 1 小时,多次测定可除外脉冲或应激以利于判断。刺激 PRL 分泌的药物,如 TRH、甲氧氯普胺、氯丙嗪、西咪替丁、精氨酸,或抑制 PRL 分泌的药物,如左旋多巴、溴隐亭等,可选择性地用以观察 PRL 的动态变化。催乳素瘤对上述兴奋剂与抑制剂无明显反应或反应减弱。

2. 其他内分泌功能检查 甲状腺功能、促性腺激素、E2、睾酮、GH、ACTH、皮质醇等的测定,应选择进行,以助病因与病情判断。

(三)影像学检查 MRI 或 CT 检查用于了解下丘脑或垂体病变。

【治疗】

根据病因制订治疗措施。异源 HPL 应针对原发癌肿;药源性者停用相关药物;催乳素瘤治疗见下文"二、催乳素瘤";HPL 且有性腺功能减退达 1~2 年,而影像学检查未能肯定垂体病变者可应用溴隐亭等治疗以抑制 PRL 分泌与恢复性腺功能;部分 HPL 患者伴有 PCOS,经溴隐亭治疗 PRL 水平下降至正常后,可恢复排卵。

二、催乳素瘤

催乳素瘤(prolactinoma)是最常见的功能性垂体瘤(约占半数),也是病理性 HPL 最主要的原因。研究表明美国人口 1/4 有垂体微腺瘤,其中 40% 为催乳素瘤。伴有临床症状的垂体瘤约为 14/10 万。催乳素瘤的大小与 PRL 分泌有关,通常肿瘤越大,PRL 水平越高。PRL 水平仅中等量增高(50~100ng/ml)的垂体瘤可能为催乳素混合瘤,其症状不同于单克隆催乳素瘤。

催乳素瘤的发病机制尚未完全阐明,除了 PRF 与 PIF 调节紊乱外,PRL 分泌细胞本身功能缺陷及其影响因素尚待明确。妊娠不仅使原有催乳素瘤增大,而且也是催乳素瘤形成的一个促发因素(据统计约 10%催乳素瘤发生于妊娠后)。催乳素瘤根据大小可分为微腺瘤(<10mm)与大腺瘤(≥10mm),两者的生物学行为有明显差别。

MEN-1 基因突变会诱发常染色体显性遗传的多发性内分泌腺瘤病 1 型(MEN-1),这是以甲状旁腺瘤(90%)、胃肠胰腺神经内分泌肿瘤(64%)和垂体腺瘤(35%~40%)为特征的疾病,约 22%的患者有催乳素瘤。催乳素瘤也可发生于家族性孤立性垂体腺瘤(FIPA)。有些催乳素瘤是嗜铬细胞瘤-副神经节瘤-垂体腺瘤联合症(pheochromocytoma-paraganglioma-pituitary adenoma association,3PA)的一部分。

本病多见于 20~40 岁青壮年,女性显著多于男性。女性患者以微腺瘤常见占 2/3,大腺瘤为 1/3,但绝经后女性患者以大腺瘤为主,男性患者几乎都是大腺瘤。催乳素瘤经长期药物治疗可明显钙化。催乳素瘤绝大多数为良性,PRL 细胞癌极少见。

【临床表现】

可从无症状偶然发现到垂体功能减退,甚至垂体卒中、失明等,轻重不一。

(一) 溢乳与性腺功能减退　育龄女性典型症状为闭经、溢乳、不育三联症,在男性则为性欲减退、阳痿与不育三联症,参阅本节上述"一、高催乳素血症"。

(二) 垂体瘤占位性症状　大腺瘤可产生占位性神经症状与垂体功能减退症状(参见垂体瘤)。男性垂体 PRL 腺瘤患者,虽有高催乳素血症相应症状,但常常被忽视,未能及时确诊,直至肿瘤体积增大,出现上述肿瘤压迫症状始获确诊者不在少数。

(三) 其他症状

1. 急性垂体卒中　0.6%~10%的垂体瘤可自发出血,一般见于大腺瘤,偶见于微腺瘤。主要表现为严重出血所致的脑膜刺激症状,以及周围组织的受压迫症状,以视力、视野损害及头痛为主,症状多不典型,头颅 CT、MRI 扫描有助于明确诊断,参见本章第五节"垂体瘤"。

2. 催乳素混合瘤的其他内分泌症状　催乳素瘤可与其他垂体激素腺瘤同时存在,最常见为生长激素与催乳素混合瘤。20%~40%的肢端肥大症病例血清 PRL 水平升高,可有闭经与溢乳。

3. 骨质疏松　慢性高 PRL 水平可促进骨质丢失。女性患者 E2 浓度极度降低者,其骨密度常低于绝经期妇女平均水平。

4. 青春期前催乳素瘤　多为大腺瘤,患者发育停滞,身材矮小,溢乳,原发闭经。

【诊断】

1. 除外生理性和药理性高催乳素血症。

2. PRL 测定、PRL 动态试验与其他内分泌功能检查(疑混合瘤时常须做相应内分泌功能检查,参见本篇第二章第一节"下丘脑-垂体功能检查")。对于某些垂体大腺瘤患者,PRL 水平很低或正常,可能是检测时 PRL 水平过高产生了 Hook 效应(钩状效应),可将标本稀释 100 倍后,再测定血清 PRL。

3. 影像学检查　CT 与 MRI 因其高分辨率与直接的肿瘤影像效果,可发现 3~4mm 的微小腺瘤,特别是对于治疗后复查随访有其优越性。对于垂体微腺瘤的诊断要注意与鞍内小囊肿,以及青春期女性经期和妊娠期间表现的生理性垂体轻度增大和信号不均匀等鉴别,避免误诊,可结合 PRL 测定作出鉴别,必要时可做动态 MRI 增强扫描。鞍内的其他常见病变如鞍内蛛网膜囊肿和 Rathke 囊肿、空泡蝶鞍综合征等也需注意鉴别。

【治疗】

针对催乳素瘤的高 PRL 分泌、占位性神经症状与腺垂体功能减退,可使用 DA 受体激动剂治疗,并同时或择期进行手术切除或放射治疗,以改善临床症状,缩小乃至消除肿瘤,求得最佳效果。与大腺瘤不同,95%的微腺瘤不会进行性生长,故抑制肿瘤生长不是治疗指征,微腺瘤治疗要点是消除溢乳、恢复月经与生育。

(一) 药物治疗

1. DA 受体激动剂

(1) 溴隐亭:是麦角类衍生物,为特异性 DA 受体激动剂。其抑制 PRL 分泌的作用是直接兴奋垂体 PRL 细胞 D2 受体而抑制 PRL 分泌,并间接兴奋下丘脑的 D2 受体而增加 PIF 的释放。溴隐亭可特异地抑制 PRL-mRNA,导致细胞凋亡,不损伤其他垂体细胞,并能抑制溢乳,恢复性腺功能和生育力(80%~90%经溴隐亭治疗的育龄女患者可恢复排卵);对于男性 PRL 大腺瘤患者,除瘤体缩小及 PRL 分泌受抑外,血清睾酮水平与精子数可恢复正常。溴隐亭口服后迅速从肠中吸收,但吸收并不完全,半衰期 3~4 小时,每天剂量可分 2~3 次服用。有效剂量个体差异很大,自 2.5~15mg/d 不等。起始剂量可为 0.625mg/d,晚餐后服,以后每周递增 1.25mg/d,分早晚两次服用。对于耐受良好者每天剂量一次性给予,疗效相同。药物治疗期间,每 1~2 个月测定 PRL 并及时调整剂量。80%大腺瘤治疗后可缩小,可在治疗 4~6 周后或数月后见瘤体缩小。治疗 24 个月以上再停药,25%患者可在停药后一直维持正常。长期药物治疗后大腺瘤可明显钙化。溴隐亭治疗催乳素瘤疗效好、并发症少、垂体功能恢复较佳,故主张对于垂体 PRL 微腺瘤或大腺瘤而无鞍上发展或视野缺损者首选溴隐亭治疗。

溴隐亭的不良反应与其对D1和D3受体、肾上腺素受体及血清素受体的活性作用有关，常见对胃肠黏膜的刺激，出现恶心、呕吐、腹痛等，必要时可服用吗丁林（多潘立酮）以消除恶心、呕吐。较大剂量可因内脏平滑肌松弛及交感神经活性受抑制而出现眩晕、头痛、嗜睡、便秘、直立性低血压、鼻塞等反应。大剂量治疗者偶有严重不良反应，需警惕。小剂量溴隐亭的副作用常短暂，餐后服用常可减轻。所以该药需从小剂量开始，缓慢递增。

有5%～18%的患者对DA受体激动剂治疗无反应，PRL水平无法降至正常或肿瘤缩小未超过50%，称为DA抵抗或耐药，与催乳素瘤DA受体的表达下降有关，而与PRL水平或肿瘤大小无关。耐药分部分耐药和完全耐药，部分耐药是指PRL水平下降但肿瘤体积不变，或PRL水平不变而肿瘤体积缩小；完全耐药是指没有PRL明显下降，也无肿瘤体积缩小；对溴隐亭耐药的患者可试用以下两种对D2受体亲和性更高的药物。

（2）卡麦角林（cabergoline）：是长效的麦角衍生物，是PRL分泌细胞D2受体高度选择性激动剂，比溴隐亭耐受性好。可降低PRL水平、恢复性腺功能和缩小肿瘤。其半衰期长达62～115小时，初始每周给予0.5mg，分1～2次给药。作为催乳素瘤的一线药物，可用于对溴隐亭不耐受或抵抗者。严重心血管病、雷诺病、溃疡病、低血压等患者须慎用。对80%～90%的大腺瘤有效，2/3大腺瘤瘤体可以缩小1/2，90%患者视野因而改善。经过2年以上卡麦角林治疗，2/3患者停药后PRL水平可维持正常，瘤体不复增大。

（3）喹高利特（quinagolide）：这是一种新型非麦角类长效非特异性DA受体激动剂，可兴奋D2受体，也作用于D1受体和其他神经递质系统。其结构为八氢苄喹啉，对PRL的抑制作用是溴隐亭的35倍，消化道副作用则较少。剂量为75～400μg/d（维持量为75～150μg/d）。此药是治疗催乳素瘤的二线药，常用于对溴隐亭有抵抗或不耐受者。治疗开始可引起直立性低血压，此外多数患者可有：恶心、呕吐的副作用，或者头痛、眩晕、疲乏，多数见于治疗初期，可以自行消失。有精神病病史者需慎用。

2. 过氧化物酶体增殖物激活受体（PPARγ）激动剂　PPARγ可在所有垂体瘤细胞表达，研究证实其配体罗格列酮能抑制垂体瘤细胞增殖并促进其凋亡，罗格列酮有可能成为治疗催乳素瘤的一种新选择，目前尚处于研究阶段。

（二）手术治疗　对于药物治疗不敏感（瘤体的缩减和PRL下降不明显），或不能坚持药物治疗者（如考虑妊娠等因素）的大腺瘤可以选择手术治疗。已有鞍上累及者可予以药物和手术治疗同时进行。除传统的经额垂体瘤大部切除视交叉减压术外，目前较多开展创伤较小的经蝶窦选择性垂体瘤切除术，除适合于微腺瘤外，也应用于鞍上扩展视交叉受压不严重的病例。术后如有残余瘤存在，需继续药物治疗或辅以放射治疗。外科手术后可有感染、脑脊液漏和短暂的尿崩症等并发症。手术有效率为70%～80%，大腺瘤则为30%。

（三）放射治疗　常用在手术治疗后PRL水平未能降至正常水平，瘤组织有残余时。传统放射治疗因其疗效出现迟缓，易引起继发性垂体功能低下（特别是LH和FSH缺乏的发生率各为47%和70%），以及视野、视力和下丘脑损害潜在倾向，故已弃用。现多采用立体定向放射治疗，如γ刀或X刀，优点为定位准确，对下丘脑与颅脑损伤少、疗程短，但依然有远期并发症出现。

（四）与妊娠和哺乳相关的问题　需要考虑妊娠本身对母体催乳素瘤的影响，以及溴隐亭治疗对胎儿的影响。PRL微腺瘤患者妊娠后瘤体较少增长，而大腺瘤患者妊娠后瘤体增长可能性达25%以上。妊娠期间PRL自然升高，PRL不是需要监测的指标，而应密切监测症状和视力视野的变化。溴隐亭为孕期的B级药物，对胎儿安全性较高。垂体PRL腺瘤妇女应用溴隐亭治疗，妊娠后自发流产、胎死宫内、胎儿畸形等发生率与正常妇女妊娠后这些异常的发生率相近。基本的原则是将胎儿对药物的暴露限制在尽可能少的时间内。

对于微腺瘤患者，一旦发现妊娠，一般应及早停药。由于黄体功能维持的需要，可在孕12周后停药。孕期定期进行视野检查，如需要可行垂体MRI检查。产后6周应复查垂体MRI。

对于有生育要求的大腺瘤妇女，首先考虑孕前手术切除肿瘤。如果选择药物治疗，则需要在溴隐亭治疗有效、腺瘤缩小后方可妊娠。妊娠期间推荐全程用药，经常监测视野变化。如果孕期视力受到威胁或发生腺瘤卒中，可予以大剂量皮质激素或手术治疗。产后6周行垂体MRI检查。

没有证据支持哺乳会刺激肿瘤生长。对于有哺乳意愿的妇女，除非妊娠诱导的肿瘤生长需要治疗，一般可到结束哺乳时再使用溴隐亭。

（五）治疗方案选择　虽然大的催乳素腺瘤是由较小的病变发展而来的，但是微腺瘤仅有7%发展为大腺瘤。微腺瘤患者经过3～5年的观察而未予任何处理，其中PRL增高的患者数不到10%，20%～30%的患者可以下降。对于各种治疗方法的选择，应该根据患者病情、生育史和特殊要求，依照循证医学原则并充分尊重患者的意愿作出选择。

推荐阅读

1. BERNARD V, YOUNG J, BINART N. Prolactin-a pleiotropic factor in health and disease[J]. Nat Rev Endocrinol, 2019, 15(6): 356-365.
2. MELMED S, KLEINBERG D. Pituitary masses and tumors [M]// MELMED S, POLONSKY K S, Larsen P R, et al. Williams textbook of endocrinology. 13th ed. Philadelphia: Elsevier Saunders, 2016: 260-265.
3. ARAUJO P B, NETO L V, GADELHA M R. Pituitary tumor management in pregnancy [J]. Endocrinol Metab Clin North Am, 2015, 44 (1): 181-197.

第八节　成人腺垂体功能减退症

李益明　叶红英

腺垂体功能减退症（hypopituitarism）指各种病因导致的下

丘脑、下丘脑-垂体柄通路、腺垂体本身病变而引起一种或多种腺垂体激素分泌不足的疾病。成人多因后天获得性疾病如鞍区肿瘤、创伤、炎症、手术或放射治疗引起，部分患者是先天性发育异常所致垂体功能减退，但至成年才能得以诊断。

【病因与发病机制】

腺垂体功能减退症病因见表 18-3-8-1。

表 18-3-8-1　成人腺垂体功能减退症常见病因

鞍区占位性病变(肿瘤或囊肿)	继发性垂体炎
垂体肿瘤	结节病
颅咽管瘤	韦格纳(Wegener)肉芽肿
鞍旁占位(脑膜瘤、生殖细胞瘤等)	血色病
Rathke's 囊肿	其他:Langerhans 组织细胞增生症
下丘脑错构瘤,神经节细胞瘤	血管性疾病
垂体转移癌(乳腺癌、肺癌等)	席汉氏综合征
血液系统恶性肿瘤:淋巴瘤等	垂体卒中
	动脉瘤
	低血压
损伤性	蛛网膜下腔出血
手术损伤	动脉炎
辐射损伤	感染性疾病
颅脑外伤	垂体脓肿
炎症/浸润性疾病	真菌(组织胞浆菌病、曲霉菌)
原发性垂体炎	寄生虫(弓形虫病)
淋巴细胞性	病毒(巨细胞病毒)
肉芽肿性	结核
黄色瘤样	
IgG4 相关	

(一) 鞍区占位性病变(肿瘤或囊肿)　常见的有垂体大腺瘤、颅咽管瘤、Rathke 囊肿、鞍区脑膜瘤、生殖细胞瘤、室管膜瘤、鞍区胶质瘤、下丘脑神经节细胞瘤、垂体转移瘤(乳腺癌、肺癌、结肠癌)、淋巴瘤等。所有占位性病变可因严重压迫正常垂体组织而致腺垂体功能减退。部分病例阻断垂体柄和/或破坏下丘脑功能，使下丘脑释放激素作用减弱而致腺垂体功能减退，常伴尿崩症。

(二) 损伤性　包括颅脑外伤(traumatic brain injury, TBI)、鞍区手术损伤、放射治疗损伤等。

TBI 后腺垂体功能减退症率报道从 5.4%至 90%不等，与所报道人群颅脑损伤的严重程度、垂体功能评估的时间及功能评估的方法不同有关。Schneider 等荟萃分析发现汇总患病率为 27.5%。

垂体瘤术后腺垂体功能减退症的发生及严重程度与肿瘤的大小、侵袭程度、手术方式及手术医师的熟练度等因素有关。近年来，开展内镜经蝶手术和垂体瘤亚专业分工后，手术导致垂体功能减退的发生率明显减少。另外，垂体大腺瘤手术切除后由于占位效应解除，部分患者术后可有不同程度的恢复。

针对鞍区各种肿瘤和鼻咽癌进行放射治疗容易导致腺垂体功能减退的发生。功能减退的发生率及程度与垂体局部接受的放射治疗剂量、患者的年龄有关。剂量越大，功能减退发生得越早、程度越重；儿童、青春期患者对放射线更为敏感，更易发生功能减退。立体定向放射外科手术(即 γ 刀)后功能减退的发生率明显低于常规放射治疗。

(三) 炎症/浸润性、感染性　包括各种原发性和继发性垂体炎，以淋巴细胞性垂体炎多见。淋巴细胞性垂体炎，女性较多见，好发于妊娠晚期或产后。病变可累及腺垂体、垂体柄、神经垂体，可合并自身免疫性甲状腺炎等自身免疫性疾病。患者常表现为突发性头痛、垂体功能减退和高催乳素血症，偶有视野视力改变，少数患者神经垂体受损出现尿崩症。影像学表现为垂体增大且均匀强化。感染性则以垂体脓肿多见。

(四) 血管性　垂体卒中多因垂体大腺瘤瘤体内梗死或出血，瘤体突然增大，压迫正常垂体和邻近神经组织所致。可自发或因多巴胺受体激动剂、内分泌功能检查用药、抗凝药等诱发。表现为突发头痛呕吐、上睑下垂和复视、垂体功能减退，影像学可清楚识别。垂体卒中也可发生在正常垂体内，因冠脉手术、高/低血压波动、脑外伤、抗凝治疗等诱发。产后大出血所致者又称希恩综合征，近年来发病率已明显下降。

【临床表现】

腺垂体功能减退症多数呈慢性隐匿性起病，垂体卒中和垂体炎可呈急性或亚急性起病。临床表现取决于腺垂体分泌激素缺乏的种类、程度和速度。不同促激素缺乏影响相应下游靶腺功能，缺乏程度不同则靶腺功能受损程度轻重不一，临床表现呈现多样化且缺乏特异性，首诊科室常为非内分泌科，临床识别较为困难，易致诊断延误。尤其是继发于肿瘤、各种创伤时，原发疾病的症状常掩盖其临床表现而被患者或医护人员忽略。各靶腺受累时相应的典型临床表现见表 18-3-8-2。其中以 GH/IGF-1 和性腺轴较易受累(扩展阅读 18-3-8-1)。少数患者表现为孤立性单轴激素缺乏，如孤立性 ACTH 缺乏。

表 18-3-8-2　成人腺垂体功能减退症的临床特征

受累激素	受累靶腺	临床表现
ACTH	肾上腺皮质	慢性:乏力，食欲缺乏，苍白，虚弱，体重下降，血压偏低 急性危象:恶心呕吐，低血钠，低血压、低血糖；重者昏迷
TSH	甲状腺	畏寒，疲乏，便秘，毛发脱落，皮肤干燥，声音嘶哑，反应迟钝，记忆力减退，体重增加
FSH/LH	性腺 女性:卵巢 男性:睾丸	性欲减退，不孕不育，骨量降低 女性:月经稀发或闭经，不育，乳房萎缩 男性:阳痿，睾丸萎缩，肌肉减少，代谢综合征等
GH		肌肉减少，力量减退，腹型肥胖，易疲劳，精力不足
PRL		产后无乳

扩展阅读 18-3-8-1　生长激素缺乏性矮小症

部分病因可累及后叶，可同时或先后出现口干、多饮、多饮等尿崩症状。部分占位性病变患者可伴有头痛、视力视野变化或脑积水等症状。

垂体肾上腺皮质轴功能减退而未诊断的患者在感染、手术、外伤等应激下易诱发垂体危象，表现为发热、低血压、低血糖、低血钠、神志改变等。已诊断并接受治疗的患者在应激状况下未及时增加糖皮质激素的替代剂量也可诱发垂体危象。

建议有明确垂体瘤、颅咽管瘤等各种鞍区肿瘤病史、中重度颅脑外伤史、颅内肿瘤和鼻咽癌放射治疗史、产后大出血等高危人群定期进行垂体功能的随访评估，以早发现、早治疗；对不明原因反复乏力、食欲缺乏、呕吐、低血钠、低血糖、体重下降等应警惕该病可能；对性腺功能减退者对症治疗前先行定位诊断，中枢性者全面评估垂体功能并进行病因诊断。

【腺垂体功能实验室评估】

腺垂体功能的评估主要依据垂体及相应靶腺激素水平。外周靶腺激素水平降低而垂体促激素水平未相应升高提示腺垂体功能减退。部分需行激发（兴奋）试验，相应垂体/靶腺轴所用的功能试验名称、方法和正常结果汇总见表 18-3-8-3，参见本篇第二章“内分泌功能试验”。

表 18-3-8-3　评估成人腺垂体功能的功能试验

激素	评估试验	血标本采集	正常反应
ACTH	ITT：短效胰岛素（0.05～0.15IU/kg IV）	在-30、0、30、60、90 分钟测血糖和皮质醇	血糖<2.2mmol/L，皮质醇峰值>18～20μg/dl 或升高幅度>7μg/dl
	标准 ACTH 兴奋试验：$ACTH_{1-24}$ 0.25mg IM 或 IV	在 0、30、60 分钟测定血皮质醇	皮质醇峰值>18μg/dl
	小剂量 ACTH 兴奋试验：$ACTH_{1-24}$ 1μg IV	在 0、30、60 分钟测定血皮质醇	皮质醇峰值>18μg/dl
TSH	基础甲状腺功能检验：T_4、T_3、TSH	基础值测定	
LH、FSH	LH/FSH、睾酮/雌激素	基础值测定	
	LHRH 兴奋试验：LHRH（100μg）IV	在 0、30、60 分钟测定 LH 和 FSH	LH 升高 2～3 倍或绝对值升高 10IU/L，FSH 升高 1.5～2 倍或绝对值增加 2IU/L
GH	ITT：短效胰岛素（0.05～0.15U/kg IV）	在-30、0、15、30、60、120 分钟测血糖和 GH，可同时评估皮质醇	血糖谷值<2.2mmol/L GH 峰值>5.0μg/L
	胰高血糖素兴奋试验 1mg（>90kg 使用 1.5mg）IM 或 IH	0、60、90、120、150、180、210、240 分钟测定血糖和 GH	BMI<25kg/m²，GH 峰值>3.0μg/L BMI 25～30kg/m² GHD 高可能性，GH 峰值>3.0μg/L GHD 低可能性，GH 峰值>1.0μg/L BMI≥30kg/m²，GH 峰值>1.0μg/L
	马昔瑞林激发试验	空腹 8 小时以上口服马昔瑞林 0.5mg/kg，服用后 30、45、60、90 分钟采血测定血 GH 水平	GH 峰值>2.9μg/L
	GHRH+精氨酸兴奋试验	GHRH（1μg/kg，最高 100μg）IV 后精氨酸（0.5g/kg，最高 35g）静脉滴注 30 分钟，0、30、45、60、75、90、105、120 分钟采血测 GH	GH 峰值>4.1μg/L
	精氨酸兴奋试验：0.5g/kg（最高 35g）静脉滴注 30 分钟	在 0、30、60、90、120 分钟测定 GH	GH 峰值>0.4μg/L（应根据 BMI 调整）

注：IM. 肌内注射；IV. 静脉注射；IH. 皮下注射。

（一）ACTH　对于有肾上腺皮质功能不全临床表现的患者，先测定晨8时基础血皮质醇水平，<100nmol/L(3μg/dl)可诊断为肾上腺皮质功能减退，≥500nmol/L(18μg/dl)可排除。2016年美国内分泌学会指南建议基础晨血皮质醇>410nmol/L(15μg/dl)可排除。急重症应激情况下，血皮质醇<400nmol/L(14.5μg/dl)即提示肾上腺皮质储备功能不足。基础血皮质醇为100~410nmol/L(3~15μg/dl)者建议行低血糖兴奋试验(insulin tolerance test，ITT)或ACTH兴奋试验明确诊断。参见本篇第二章"内分泌功能试验"。

（二）TSH　中枢性甲状腺功能减退者FT_4、TT_4水平降低，严重者血清FT_3和TT_3均降低，但其幅度低于TT_4和FT_4，而TSH水平多数正常或偏低，也可轻微升高(<10mIU/L)。不能依据TSH水平判断是否存在TSH分泌缺乏。结合鞍区疾病史通常诊断不难，需与低T_3综合征鉴别。

（三）LH/FSH(GnH)　绝经期女性雌激素水平低下而FSH和LH无相应升高；育龄期女性闭经或月经稀发，雌激素水平低下而FSH和LH无相应升高，或无黄体酮撤退性出血；男性晨空腹睾酮水平降低而FSH和LH无相应升高，可以诊断GnH缺乏。可行LHRH兴奋试验判断病变在垂体或下丘脑。

（四）GH　由于GH昼夜节律和脉冲式分泌特点，且成人水平较低，随机测定GH无法区分GH分泌正常者和GH缺乏(GHD)者。IGF-1主要来自肝脏，主要受GH调节，半衰期长，血清水平稳定，可作为GH的替代指标，但肝脏疾病、营养不良等干扰IGF-1诊断GHD的特异性，同时IGF-1正常也不能除外GHD。故需结合垂体基础疾病、垂体其他轴功能及IGF-1、GH激发试验综合判断GH储备功能。明确垂体基础疾病，同时有肾上腺轴、甲状腺轴和性腺轴功能减退，IGF-1低于正常参考值下限，无须激发试验即可诊断。其他情况需选其中的两项激发试验进行评估，均不能兴奋时方可诊断。GH激发试验中，ITT是"金标准"，国内可行但操作要求高，安全性低；胰高血糖素不易获得，尚无马昔瑞林和GHRH供应；精氨酸和左旋多巴刺激GH分泌的作用较弱，目前较少使用。临床合并其他腺垂体激素分泌不足时，在试验前须保证肾上腺皮质激素和甲状腺激素替代剂量合适。

（五）PRL　由于下丘脑对垂体分泌PRL的抑制作用减弱或垂体瘤分泌过多PRL，鞍区病变患者常表现为PRL升高；垂体损伤严重时也可表现为PRL降低。希恩综合征患者PRL多低于正常。

【影像学检查】

确定腺垂体功能减退症后，可通过详细询问病史和鞍区影像学检查查找可能病因，如希恩综合征、手术或放射治疗损伤，或鞍区肿瘤、垂体炎、空蝶鞍等。MRI分辨率高，能更好地显示软组织包括周围血管、视交叉、垂体柄，是垂体疾病首选的影像学检查。CT在分辨钙化上优于MRI，也是垂体卒中、颅脑外伤等急危症患者的首选检查。

【治疗】

包括垂体功能的激素替代治疗(hormone replacement therapy)和病因治疗。替代治疗原则：补充垂体分泌缺乏的促激素(GH、促性腺激素)或相应的靶腺激素(肾上腺糖皮质激素、甲状腺激素、性激素)，尽可能模拟激素生理分泌曲线；多种激素缺乏时，先补充肾上腺糖皮质激素，后补充甲状腺激素、性激素/GH。各激素的使用与原发性靶腺功能减退相似，但随访指标有所不同。表18-3-8-4为腺垂体功能减退替代治疗一览表。

表18-3-8-4　成人腺垂体功能减退的替代治疗

所缺促激素	替代激素(常用剂量)	评估指标
ACTH	氢化可的松(每天10~20mg，分2~3次服用)	临床评估
	醋酸可的松(每天12.5~25mg，分2次服用)	24hUFC
	泼尼松(每天2.5~5mg，分1~2次服用)	血皮质醇曲线
	应激状况适当加量	
TSH	左甲状腺素片(每天25~150μg)	FT_3、FT_4、T_3、T_4
FSH/LH	男性：	第二性征、性功能
	十一酸睾酮胶囊(每天80~160mg分两次)	睾酮
	或十一酸睾酮注射剂(每月1次250mg肌内注射)	
	育龄女性(周期疗法)：	月经
	1. 戊酸雌二醇(每天1~2mg，d3~d16/d28)	雌二醇
	加甲羟孕酮(每天8~10mg，d17~d28)	
	或地屈孕酮(每天10mg，d17~d30)	
	2. 雌二醇片/雌二醇地屈孕酮片(芬吗通)、戊酸雌二醇片/雌二醇环丙孕酮片(克龄蒙)等	
	促生育：HCG、HMG	精子、排卵
GH	生长激素，每晚0.1~0.2mg皮下注射起始	IGF-1性别年龄相应正常范围内，无明显副作用

不同病因治疗方法各异,不在本章节详述。部分垂体炎、垂体脓肿、垂体瘤卒中等患者的垂体功能有恢复可能,替代治疗过程中需要随访评估,及时调整治疗方案。腺垂体功能减退患者在应激时有发生危象可能,宜加强患者健康教育,携带治疗卡。

1. 肾上腺糖皮质激素　首选短效糖皮质激素如氢化可的松和醋酸可的松,次选中效激素如泼尼松或甲泼尼龙,不建议选地塞米松。正常成年人每天皮质醇分泌量为5~10mg/m^2,故成人每天剂量通常为可的松20~25mg,或氢化可的松15~20mg,根据激素的昼夜节律宜在晨起给全天量的2/3,下午2—3时给余下1/3,或氢化可的松一天3次给药(如晨起10mg、中午5mg和傍晚5mg)。替代剂量应根据患者皮质醇缺乏程度、体重等进行适当调整。替代不足可使患者生活质量降低、易诱发危象,替代过量则会诱发骨质疏松、体重增加等。评估替代治疗是否合适缺乏客观指标,可根据患者自身感受、体重变化、血钠、24小时尿游离皮质醇(24hUFC)、服药后多点采血测定血皮质醇曲线来综合辅助判断替代剂量是否合适。建议以服药后24hUFC在正常范围内、日间多点采血测皮质醇水平在正常参考范围内且日间低值不低于3.6μg/dl为佳。切不可根据晨起服药前血皮质醇水平低而盲目加量。

感染、手术等应激状况下,应根据应激的严重程度和持续时间相应增加替代剂量以预防肾上腺危象。轻度应激如普通感冒口服替代剂量加倍即可;中等应激如严重肺部感染可静脉滴注琥珀酸氢化可的松或氢化可的松100~200mg/d;重度应激如严重创伤、大手术时,可分次静脉用琥珀酸氢化可的松或氢化可的松200~300mg/d,并根据病情随时调整剂量。应激缓解后减至原维持剂量。

如发生危象,立即氢化可的松50~100mg加入5%葡萄糖氯化钠注射液静脉滴注,需要时可重复给药;根据好转情况逐步减量。并监测血糖、电解质等,寻找和治疗诱因。

2. 甲状腺激素　选用左甲状腺激素(LT_4)替代,剂量因人而异。可从每天25~50μg开始,逐渐增加至最适当剂量,年老或有缺血性心脏病患者开始剂量宜小。开始用药或剂量改变后4~6周复查甲状腺功能,以T_4、FT_4维持在正常参考范围中上水平和T_3、FT_3维持正常范围内为目标。

3. 性腺激素　育龄期女性有子宫者予雌孕激素周期疗法建立人工周期。第1~25天服用雌激素,可选用结合雌激素(0.625mg/d)或戊酸雌二醇(1~2mg/d),服药第16~25天加用孕激素(甲羟孕酮5~10mg/d),停药后可出现撤退性出血;出血第5天开始服用第二个周期。也可采用雌孕激素复合制剂如芬吗通、克龄蒙。周期疗法在治疗期间应定期进行妇科检查。育龄期但无子宫者可单纯使用雌激素治疗。有生育需求者,需在辅助生育专家指导下,用FSH、LH促排卵,超声监测卵泡发育情况。可选用人类绝经期促性腺激素(HMG,每支含FSH、LH各75IU)、基因重组人FSH促卵泡发育、大剂量人绒毛膜促性腺激素(HCG)促排卵。更年期后女性则无须替代治疗。

国内常用的男性雄激素替代制剂包括十一酸睾酮胶囊(80~160mg/d分次口服)或十一酸睾酮注射剂(250mg/m肌内注射)。老年男性可适当减少剂量以符合生理性的较低水平。睾酮补充治疗禁忌证包括前列腺癌、乳腺癌等。有生育需求者,停用雄激素改用HCG(1 000~2 000U/次,每周2次),治疗6个月仍无满意生精者加用HMG(75IU/次,每周3次)或人重组FSH。针对下丘脑病变引起的性腺轴功能减退如Kallmann综合征还可选用更符合生理替代的LHRH脉冲泵治疗。

4. 生长激素　对非肿瘤性病因、无活动性肿瘤且明确GHD患者可行GH替代治疗;活动性恶性肿瘤患者禁忌使用。用法:<60岁者0.2~0.3mg/d起始,≥60岁者0.1~0.2mg/d起始。6周评估血清IGF-1水平调整GH剂量,监测临床反应包括体重、体脂、血压、腰围、血糖、血脂和骨密度,监测甲状腺功能和可能的副作用。GH治疗副作用包括:体液潴留最常见,表现为水肿、关节僵硬、麻木、腕管综合征、关节痛等,发生率5%~18%;其他包括血糖升高、视网膜病变、良性颅高压等。原有糖尿病患者血糖可能升高,注意监测并及时调整降糖药。治疗目标为:临床症状改善、无副作用和血清IGF-1位于性别年龄相应正常范围内。达标后每半年评估临床表现、可能的副作用和IGF-1水平。目前尚无证据显示GH替代治疗会增加垂体瘤等鞍区良性肿瘤的复发率,但是否增加其他部位肿瘤的发生率不详。病因为鞍区肿瘤性病变的患者仍应监测病灶变化。

推荐阅读

1. URSULA K, KEN H. Pituitary physiology and diagnostic evaluation[M]//SHLOMO M, RICHARD J A, ALLISON B G, et al. Williams textbook of endocrinology. 14th ed. Elsevier, Philadelphia: W. B. Saunders Company, 2019: 184-235.
2. MARK E M. Anterior pituitary[M]//LEE G, ANDREW I S. Goldman-Cecil textbook. 25th ed. Philadelphia: Elsevier, Inc., 2016: 176-231.
3. FLESERIU M, HASHIM I A, KARAVITAKI N, et al. Hormonal replacement in hypopituitarism in adults: an endocrine society clinical practice guideline[J]. J Clin Endocrinol Metab, 2016, 101(11): 3888-3921.

第九节　尿崩症

凌　雁　高　鑫

尿崩症(diabetes insipidus, DI)是指精氨酸血管升压素(arginine vasopressin, AVP)或称抗利尿激素(antidiuretic hormone, ADH)分泌不足或肾脏对AVP反应缺陷,临床表现为一组以烦渴多饮、排出大量低渗尿为特征的症候群。尿崩症分为四种类型:中枢性尿崩症、肾性尿崩症、妊娠期尿崩症和原发性烦渴症。

【AVP的生理与作用机制】

AVP最初以多肽前体的组成成分在下丘脑视上核、室旁核神经元内合成,该前体分子包含AVP、神经垂体素(neurophysin)和共肽素(copeptin)。然后,前体分子进入高尔基体内进一步加工，并逐渐沿神经垂体束轴突流向神经垂体。在流动过程中通过酶的作用产生活性九肽，即为 AVP，以囊泡的形式存在于神经轴突远端即神经垂体中，当机体需要时以胞吐形式释放入血。AVP 释放入血后的半衰期为 10～30 分钟，主要在肝脏和肾脏降解清除。

AVP 是一个九肽，其中六个氨基酸由一个二硫键构成环状结构，C 端由三肽连接。AVP 最主要的作用是调节机体水的稳态和渗透压，其作用通过 AVP 受体介导。AVP 与肾集合管上皮主细胞浆膜面 G 蛋白偶联的 V2 受体结合，激活腺苷酸环化酶，增加细胞内 cAMP 水平。cAMP 激活蛋白激酶 A，导致水通道蛋白 2（aquaporin 2）的磷酸化和激活，并促使其插入小管细胞管腔面细胞膜，进而增加肾集合管细胞对水的渗透性而浓缩尿液。V2 受体的激活也增加水通道蛋白 2 的合成。高浓度 AVP 还有其他作用：引起皮肤、胃肠道血管平滑肌收缩、肝脏糖原分解、通过刺激促肾上腺皮质素释放因子（CRF）促进 ACTH 释放。这些作用由 AVP 受体 1a（V1a）和 1b（V1b）介导。

AVP 分泌主要通过血浆有效渗透压进行调节。下丘脑特化的细胞上的渗透压感受器对血浆钠和某些溶质浓度的细微变化十分敏感，并具有设定 AVP 释放的血浆渗透压阈值的作用。当低于此阈值时，AVP 被抑制引起最大限度的尿液稀释；当高于此阈值时，AVP 快速释放达到足够的抗利尿作用。血浆渗透压变化与 AVP 释放的反馈调节机制使血浆渗透压维持在狭小范围内。引起 AVP 释放的因素包括：血容量下降、低血压、神经递质、药物等。肾上腺皮质激素和 AVP 在水的排泄方面有拮抗作用。

【病因与发病机制】

根据病因不同将其分为四类：中枢性尿崩症、肾性尿崩症、妊娠期尿崩症和原发性烦渴症。临床常见的是中枢性和肾性尿崩症。

（一）中枢性尿崩症（central diabetes insipidus，CDI） 主要病因是由于各种原因导致的 AVP 合成和释放减少引起的尿液浓缩障碍，表现为烦渴多饮、大量低渗尿，血浆 AVP 水平降低，应用外源性 AVP 有效。

1. 特发性 CDI　30%～50% 的 CDI 是特发性的，由下丘脑核团中分泌 AVP 细胞的破坏引起，并有证据显示与自身免疫有关，表现为垂体柄和神经垂体的淋巴细胞性炎症反应。特发性 CDI 患者也可能存在或发生腺垂体激素缺乏。部分在诊断为 CDI 数年后发生腺垂体病变的患者，可能有垂体或鞍上肿瘤，这表明初始异常是由隐匿性病理过程所致。

2. 家族性和先天性疾病　家族性 CDI，也被称为家族性神经垂体性尿崩症（familial neurohypophyseal diabetes insipidus，FNDI），通常是一种由编码 AVP 基因的突变所致的常染色体显性遗传性疾病。其发病机制主要是内质网内错误折叠的 AVP 前体积累，诱导大细胞性神经元细胞死亡。

Wolfram 综合征（Wolfram syndrome）或 DIDMOAD 综合征（DIDMOAD syndrome）以 CDI、糖尿病、视神经萎缩和耳聋为特征。其遗传方式是外显不全的常染色体隐性遗传，至少由 2 种不同基因导致：WFS1 和 ZCD2。在一些先天性脑中线结构异常的患者中可见 CDI。例如，透明隔-视神经发育不良（septo-optic dysplasia，SOD），其表型包括脑中线和前脑异常及视神经和垂体发育不全。

3. 垂体占位性病变　恶性肿瘤、肉芽肿、淋巴细胞性漏斗垂体炎（lymphocytic infundibuloneuro hypophysitis）、颅咽管瘤（craniopharyngioma）和发生于鞍上区下丘脑底部的原发性胶质细胞瘤常常引起尿崩症。大多数引起尿崩症的下丘脑垂体原发肿瘤生长缓慢，该区域任何生长迅速的肿瘤均应考虑为转移性肿瘤。恶性肿瘤转移至后叶的概率是前叶的两倍，多因后叶血供直接来自动脉血。淋巴瘤和白血病也可导致尿崩症。垂体脓肿是引起尿崩症的少见原因。

4. 神经外科手术或创伤　尿崩症可发生于下丘脑垂体术后。50%～60% 的垂体手术患者，在术后 24 小时内会发生尿崩症，但多数患者为一过性尿崩，会自行缓解，尤其是那些肿瘤切除局限于蝶鞍内的经蝶窦手术。仅有一小部分患者会成为永久性尿崩症。颅咽管瘤术后尿崩症的发病率高。

手术引起垂体柄断裂的患者，可表现为三相尿崩症。第一相，尿崩症发生于术后第一个 24 小时内，由于轴突休克使轴突动作电位从细胞体到神经垂体轴突末端传递障碍所致。第二相是抗利尿期，由于此时 AVP 是从变性的神经垂体轴突末端存储的囊泡中释放出来，因此在这一阶段的释放是不受调控的，过量的摄入液体可导致低钠血症和 SIADH。当全部 AVP 释放之后，尿崩症再次出现，即进入第三阶段。此阶段可能为永久性尿崩症，或可以部分缓解或没有明显的临床表现。第二相可以单独存在。对此的解释是，仅有神经垂体部分轴突受到损伤，其余完整的轴突仍然能够分泌足量 AVP，而不表现出第一相和第三相明显的尿崩症症状。但是，神经垂体储存着大量激素，即使一小部分神经元坏死也会引起足量不受控制的 AVP 释放，引起低钠血症。

（二）肾性尿崩症　肾性尿崩症有多尿、低渗尿的特点，但对外源性 AVP 缺乏反应，血浆 AVP 水平正常或升高，也由遗传性和获得性因素所致。先天性肾性尿崩症有两种原因，V2 受体突变和 2 型水通道蛋白突变。超过 90% 的肾性尿崩症见于男性 X-性连锁隐性遗传，多为 V2 受体突变，其突变类型超过 200 种。水通道蛋白 2 基因可编码集合小管细胞中对 AVP 敏感的水通道，该基因突变引起的尿崩症多是常染色体隐性遗传。

获得性肾性尿崩症往往与引起肾脏结构损伤的疾病或药物有关。尿液浓缩依赖于肾髓质内层保持高渗状态。其高渗状态的产生依赖于肾脏结构完整，包括亨氏袢和集合管结构完整，如此才可通过逆流倍增作用将水分重吸收。正常的血管结构对保持髓质内高渗环境也是必需的。广义的肾性尿崩症包括多种破坏肾脏结构的慢性肾脏疾病。但血管和解剖的异常导致的尿液浓缩障碍并不是真正的肾性尿崩症，因为 AVP 的功能并无异常。

多种肾脏疾病可以伴有肾性尿崩症的表现，包括慢性肾盂肾炎、镰状细胞疾病、常染色体显性遗传型囊性肾病变和髓质囊性肾病变、肾淀粉样变性、干燥综合征及镇痛药滥用引起的肾损伤。低钾血症、高钙血症和双侧尿路梗阻解除也可导致肾性尿崩症。锂盐是常见的引起获得性肾性尿崩症的药物。锂盐可导致尿素转运子减少，尿素重吸收减少，髓质内层渗透压下降。更严重时水通道蛋白2水平下降，导致集合小管水转运减少。肾性尿崩症还可由地美环素、西多福韦和膦甲酸（用于治疗HIV感染者的巨细胞病毒感染）、两性霉素B、异环磷酰胺、氧氟沙星、奥利司他及去羟肌苷导致。药物诱导的肾性尿崩症通常可逆或部分可逆。

（三）妊娠期尿崩症 指在妊娠期发生的尿崩症，症状常在妊娠后3个月发生，多在分娩后几周消失或明显好转。妊娠一过性尿崩症分为两种类型，均与半胱氨酸氨基肽酶（催产素酶）有关。该酶也是一种血管升压素酶。第一型患者中，该酶活性极度异常升高，也称为妊娠期AVP抵抗型尿崩症。通常会伴有先兆子痫，急性脂肪肝和凝血功能异常。第二型是由于AVP代谢率加快，同时又伴有AVP功能处于临界状态的疾病，例如轻度肾性尿崩症或部分性中枢性尿崩症。这些患者AVP降解加快，神经垂体AVP合成与分泌的能力跟不上需求的增加，可以出现典型的尿崩症。该病患者血浆AVP水平降低，但对外源性AVP无反应。由于半胱氨酸氨基肽酶可以降解AVP，但不能降解去氨加压素（desmopressin），因此这些患者应用去氨加压素有效。较少见的一种妊娠性尿崩症是由于渴感异常所致，如应用去氨加压素治疗常会导致水中毒。

（四）原发性烦渴症（过量摄入水引起的尿崩症） 原发性烦渴引起的多尿应与尿崩症相鉴别。目前尚无明确病理原因，推测该疾病可能是某种心理疾病，可能是生活习惯造成的，也可能与任何引起口干的药物有关，或与引起肾素、血管紧张素升高的任一疾病有关。

【病理生理】

当AVP分泌或作用降低到正常的80%~85%以下时，尿液浓缩功能消失，尿量明显增加，血浆渗透压升高，刺激渴觉中枢增加饮水，表现为多饮、多尿。渴觉正常，没有进食或饮水困难的患者不会出现脱水。患者临床表现的严重程度各有不同。严重患者基础尿量可达到10~15ml/min，即使在严重脱水情况下AVP水平也不能升高。部分患者为部分性AVP合成/分泌或作用缺陷，在轻度的刺激下，如禁水、吸烟或迷走反射增强（恶心刺激）情况下，血浆AVP水平可以升高产生抗利尿作用，但是这些患者尿液最大渗透压仍然低于正常人。原发性烦渴患者渴觉阈值重新设定，渴觉阈值降低。给予这些患者禁水刺激，AVP水平可以升高至正常水平，但是尿液浓缩能力仍低于正常，主要因为长期烦渴多饮降低了肾髓质浓度梯度，使尿液浓缩功能减退。因此，原发性烦渴患者有时不易与部分中枢性尿崩症和部分肾性尿崩症患者相鉴别。

【临床表现】

中枢性尿崩症可见于任何年龄，通常在儿童期或成年早期发病，男性较女性多见，男女之比约2∶1。中枢性尿崩症症状的严重程度取决于引起AVP合成与分泌受损的部位和程度。视上核、室旁核内大细胞神经元消失90%以上时，才会出现尿崩症症状。因此，根据视上核、室旁核内大细胞神经元消失的程度，临床症状呈现从轻到重的移行过程，可以表现为亚临床尿崩症、部分性中枢性尿崩症和完全性中枢性尿崩症。

一般起病突然，日期比较明确。大多数患者均有多饮、烦渴、多尿。排尿频繁，尿色清淡，夜尿显著增多。一般尿量常大于4L/d，多在16~24L/d，最多有达到39L/d者。尿比重比较固定，呈持续性低比重尿，尿比重小于1.010，部分性尿崩症在严重脱水时可以达到1.010。尿渗透压多数<200mOsm/L。渴觉中枢正常者摄入水量和水排泄量大致相等。口渴常很严重，喜冷饮。如果饮水不受限制，可影响到睡眠，消化系统甚至引起肾脏的病理改变。患者常表现为注意力不集中，体力下降，食欲缺乏，乃至工作、学习效率降低，但智力、体格发育接近正常。烦渴、多尿在劳累、感染、月经期和妊娠期加重。

渴感中枢的正常反应保证了患者摄入足够的水分来补偿多尿引起的水分丧失，维持体内的水分平衡，因此不会发生脱水。一般情况下，血清钠和渗透压仅轻度升高。但如果患者因病情和条件所限不能摄入足够的水分，尤其是儿童，则会发生严重脱水。患者表现为无力、食欲缺乏、精神异常、虚脱，甚至危及生命。实验室检查伴有严重的高血钠和血浆渗透压的升高。遗传性尿崩症患者常于幼年起病，因渴觉中枢发育不全，可引起严重脱水和高钠血症，常危及生命。肿瘤和颅脑外伤及手术累及渴觉中枢时，也可出现高钠血症，表现为谵妄、痉挛、呕吐等。当尿崩症合并腺垂体功能不全时，尿崩症症状会减轻，糖皮质激素替代治疗后症状会再现或加重。

头部损伤和颅内手术损伤垂体和下丘脑引起的尿崩症可有三种不同的临床表现：暂时性、持续性和三相性。暂时性尿崩症常在术后第一天突然发生，在几天以内可以恢复，此类型最为常见，占50%~60%。持续性者也于术后突然发生，但持续时间长，可达数周或为永久性。三相性的特征包括：急性期、中间期和持续期。急性期在损伤后发生，尿量突然增多，尿渗透压下降，持续4~5天；中间期尿量突然减少，尿渗透压增高，持续5~7天；接着进入持续期，表现为永久性尿崩症。

颅脑损伤后引起的尿崩症需要考虑以下几点：第一，这些患者通常意识不清，缺乏正常渴感。第二，由于血容量不足，患者通常会接受大量补液，如输注葡萄糖过多，也会引起渗透性利尿及尿崩症状。因此，诊断前需排除渗透性多尿。第三，如果忽视第二相则会有很大危险，因为如发生低钠血症，引起脑水肿，可显著加重病情。因此，给予升压素制剂，应在前一次剂量的疗效减弱后再给予第二次，以防止水中毒的发生。第四，颅脑损伤中发生腺垂体功能减退的概率也很高，应重视有无皮质醇缺乏。

肾性尿崩症的症状相对较轻，临床表现多变，尿量波动较大，多伴有原发的肾脏疾病引起的症状，如低血钾、高血钙症状，在原发性疾病治愈后症状会减轻或消失。原发性烦渴症患者长期水摄入过多导致低渗性多尿,易与尿崩症相混淆。但这些患者多饮多尿常常是不稳定的,且常无夜间多尿。

【实验室检查】

1. 尿比重 常低于 1.005,尿渗透压降低,常低于血浆渗透压。尿崩症患者的血钠常在正常高值水平或轻度增高,严重脱水时可高达 160mmol/L 以上。原发性烦渴症患者的血钠水平多为正常低值水平。中枢性尿崩症患者由于轻度容量不足及 AVP 促进尿酸排泄作用下降,血尿酸水平增高。血尿酸>5μg/dl 可以将中枢性尿崩症和原发性烦渴症区分开来。

2. 禁水加压试验 比较禁水后与使用血管升压素后的尿渗透压的变化,是确定尿崩症及尿崩症鉴别诊断的简单可行的方法(参见本篇第二章"内分泌功能试验")。

3. 血浆 AVP 测定 通过禁水之前、禁水试验中同时测定血浆 AVP 水平和尿渗透压的方法,观察血浆 AVP 和尿渗透压的关系,是最佳的鉴别诊断中枢性尿崩症、肾性尿崩症及精神性烦渴的方法。

4. 影像学检查 对进一步确定中枢性尿崩症患者下丘脑-垂体部位有无占位性病变具有重要价值。垂体磁共振(MRI)T_1 加权影像在正常人可见神经垂体部位有一个高信号区域,中枢性尿崩症患者该信号消失,而肾性尿崩症和原发性多饮患者中,该信号多存在。有时垂体 MRI 还可见垂体柄增厚或有结节,提示原发性或转移性肿瘤等。

【诊断与鉴别诊断】

根据烦渴、多饮、多尿,持续低比重尿的临床表现,结合实验室检查结果,不难作出尿崩症的诊断。尿崩症确立后,必须将中枢性尿崩症、肾性尿崩症、原发性烦渴症、溶质性利尿和其他原因引起的多尿相鉴别。有时部分性中枢性尿崩症与原发性烦渴症的鉴别会存在困难。在禁水试验中,两者的尿液都有一定程度的浓缩,尿渗透压多超过血浆渗透压,但无法达到正常人 800~1 200mOsm/L 的水平。在注射升压素后,部分性中枢性尿崩症患者的尿液进一步浓缩,尿渗透压上升幅度至少达到 10%,而原发性烦渴症患者的尿渗透压不再进一步上升。但是,用对升压素的反应来鉴别的可靠性仍存争议。一些原发性烦渴症患者在尿渗透压达到最高峰值之前会经历一个平台期,因此注射升压素后可能会出现尿渗透压的进一步上升。一些部分性中枢性尿崩症患者在严重脱水的刺激下,能够分泌足够的 AVP 以获取可以达到的最大尿液浓缩,在注射升压素后尿渗透压反而没有进一步上升。如能够在禁水试验结束时,用高敏放射免疫法测定血浆 AVP 的水平,则可以有效鉴别部分性中枢性尿崩症与原发性烦渴症。对于诊断尚有疑问的患者,应该给予充分的随访,观察患者对于去氨加压素的治疗反应,以及是否发生低钠血症。临床随访是对最初诊断是否正确的检验。患者服用去氨加压素后,随访中发现尿量减少,口渴缓解,血钠正常,则可确认其部分性中枢性尿崩症的诊断。如果患者的烦渴多饮没有改善,并且出现低钠血症,诊断应为原发性烦渴症。

中枢性尿崩症诊断一旦成立,应进一步明确是部分性还是完全性,并积极寻找病因学依据,可测定视力、视野,行脑部包括下丘脑、垂体部位 CT 或 MRI 检查。如果确实没有确切的脑部和下丘脑-垂体部位器质性病变的依据,才可以考虑原发性中枢性尿崩症的诊断。重要的是对这部分患者进行长期随访,找不到继发性因素的时间越长,原发性尿崩症的诊断越肯定。在绝大多数的中枢性尿崩症患者,MRI 表现为神经垂体的亮点消失。但应注意,10%~30%的正常人或其他类型的尿崩症,也会出现类似表现,所以该现象并不是中枢性尿崩症的确诊依据。

先天性肾性尿崩症是一种少见病,由于肾小管对 AVP 无反应所致,常有家族性聚集特点。女性较男性病情较轻,在禁水时可浓缩尿液,用大量去氨加压素治疗有效。其基因突变的位点位于 X 染色体短臂。大多数患者存在 V2 受体异常,有些存在受体后缺陷。

【治疗】

对各种类型症状严重的尿崩症患者,都应该及时纠正高钠血症,积极治疗高渗性脑病,正确补充水分,恢复正常血浆渗透压。纠正高渗状态不宜过快,如果渗透压下降太快,容易引起脑水肿。液体补充的速度以血清钠每 2 小时下降 1mmol/L 为宜。究竟补充哪一种液体,可根据以下因素进行选择:有无循环衰竭,高钠血症发展的速度和程度。如果有循环衰竭或严重高钠血症,可输注低渗盐水,意识清醒者可口服。如不存在循环衰竭,仅有高钠血症者,可输注 5%的葡萄糖溶液,输注速度应低于葡萄糖代谢速度,以避免发生高血糖和渗透性利尿。但是对于严重高钠血症伴循环衰竭逐渐发展超过 24 小时者,应补充等渗溶液。其原因有二:其一,等渗溶液也能相对稀释高渗状态时的细胞外液,同时可减少渗透压下降过快导致的脑水肿;其次,等渗溶液也可以有效地恢复血容量。对于婴幼儿患者在保证足够数量的水分摄入的同时,应减少升压素的使用剂量,防止水中毒发生。

尿崩症的长期治疗

1. 中枢性尿崩症的治疗

(1) 水剂升压素:尿崩症可用激素替代治疗。注射剂血管升压素口服无效。水剂升压素皮下注射 5~10U,可持续 3~6 小时。该制剂常用于颅脑外伤或术后神志不清的尿崩症患者的最初治疗。因其药效短暂,可有助于识别神经垂体功能的恢复,防止接受静脉输液的患者发生水中毒。

(2) 鞣酸加压素:即长效尿崩停,需要深部肌内注射。应从小剂量开始。初始剂量为每次 1.5U,剂量应根据尿量逐步调整。注射后体内 24~48 小时内可以维持适当的激素水平,一般每周注射 2 次,但有个体差异,每例应做到个体化给药,切勿过量引起水中毒。注射前适当保温、充分摇匀。

(3) 人工合成 DDAVP(1-脱氨-8-右旋-精氨酸血管升压素,desmopressin):DDAVP 增加了抗利尿作用,而缩血管作用只有 AVP 的 1/400,抗利尿与升压作用之比为 4 000:1,作用时间达 12~24 小时,是目前最理想的抗利尿剂。该药目前已有口服剂型(如去氨加压素片剂),0.1mg/片,口服 0.1~0.2mg,对多数患者可维持 8~12 小时抗利尿作用。初始剂量可从每天 0.1mg 开始，逐步调整剂量，防止药物过量引起水中毒。该药还有注射剂和鼻喷剂，1~4μg 皮下注射或 10~20μg 鼻腔内给药，大多数患者可维持 12~24 小时抗利尿作用。

(4) 其他口服药物：具有残存 AVP 释放功能的尿崩症患者，某些口服的非激素制剂可能对其有效。

氯磺丙脲可以刺激垂体释放 AVP，并加强 AVP 对肾小管的作用，可能增加肾小管细胞 cAMP 的形成，但对肾性尿崩症无效。给予 200~500mg，每天一次，抗利尿作用可持续 24 小时。该药可以恢复渴觉，对渴觉缺乏的患者有一定作用。该药是降糖药，因此服药时必须按时进餐，以避免低血糖的发生。其他副作用包括：肝细胞损害、白细胞减少等。氯磺苯脲禁用于孕妇，不推荐用于儿童，特别是同时伴有垂体功能减退者，因为可引起严重的低血糖。

氢氯噻嗪的抗利尿机制不明。一般认为是盐利尿作用，造成轻度失盐，细胞外液减少，增加近曲小管对水分的再吸收，使进入远曲小管的初尿减少，而引起尿量减少。该药对中枢性和肾性尿崩症均有效，可使尿量减少 50%左右。与氯磺丙脲合用有协同作用。剂量每天 50~100mg，分 3 次服用。服药时用低盐饮食，忌饮用咖啡、可可类饮料。

氯贝丁酯(安妥明)能刺激 AVP 释放，每天 200~500mg，分 3~4 次口服。副作用：肝损害、肌炎及胃肠道反应。

卡马西平(酰胺咪嗪)可以刺激 AVP 释放，产生抗利尿作用，每天 400~600mg，分次服用。因副作用较多，未广泛使用。

继发性中枢性尿崩症应首先考虑病因治疗，如不能根治，可选择上述药物治疗。

2. 肾性尿崩症的治疗　肾性尿崩症对外源性 AVP 无效，目前还没有特异性的治疗手段，但可采用以下方法控制症状：

(1) 恰当补充水分：避免高渗和高渗性脑病。儿童和成人可以口服，对婴儿应及时经静脉补充。

(2) 非甾体抗炎药：吲哚美辛可使尿量减少。但除吲哚美辛以外的该类其他药物疗效不明显。

(3) 氢氯噻嗪：每天 50~100mg 口服，必须同时应用低盐饮食，可使尿量明显减少。该药有明显排钾作用，长期服用时，应定期检测血钾浓度，防止低钾血症。阿米洛利与氢氯噻嗪联合应用可避免低钾血症。阿米洛利用于锂盐诱导的肾性尿崩症时有特异疗效。

3. 妊娠期尿崩症的治疗　原有中枢性尿崩症的妇女妊娠时，一般应用 DDAVP 治疗。妊娠期尿崩症的治疗中应注意区分 ADH 不足引起的尿崩症和渴感异常引起的尿崩症，后者应用 DDAVP 治疗常可引起水中毒，所以最好测定血中的 AVP 含量来指导治疗。在尿崩症妊娠中没有必要停用药物治疗，相反应适量增加药物剂量。哺乳期也没有必要停用药物，因乳汁中的药物含量极微。由于妊娠期尿崩症随分娩后自然缓解，分娩后应密切注意尿量变化，及时减少剂量和停药，以防止水中毒发生。

推荐阅读

1. ROBINSON A G, VERBALIS J G. Posterior pituitary[M]//MELMED S, POLONSKY K S, LARSEN P R, et al. Williams textbook of endocrinology. 13th ed. Philadelphia: Elsevier Saunders, 2016: 300-313.
2. BOCKENHAUER D, BICHET D G. Pathophysiology, diagnosis and management of nephrogenic diabetes insipidus[J]. Nat Rev Nephrol, 2015, 11(10): 576-588.
3. SCHERNTHANER-REITER M H, STRATAKIS C A, LUGER A. Genetics of diabetes insipidus[J]. Endocrinol Metab Clin North Am, 2017, 46(2): 305-334.

第十节　抗利尿激素分泌失调综合征

凌　雁　闻　杰　杨永年

抗利尿激素分泌失调综合征(syndrome of inappropriate antidiuretic hormone secretion, SIADH)指体内抗利尿激素(AVP)分泌异常增多或其活性作用超常，并不受血容量和血浆渗透压的制约，出现以细胞内水潴留、稀释性低钠血症、尿排钠增多为特征的临床综合征。是临床上最常见的一种等容量性低渗性低钠血症，占低钠血症的 60%。

【病因】

可归纳为 5 大类：

1. 肿瘤　肿瘤异位分泌 AVP 是导致 SIADH 的常见原因(见"内分泌伴癌综合征")。

2. 神经系统疾病　AVP 神经元不仅接受下丘脑渗透感受性细胞的兴奋性信号，也受到脑干心血管调节和催吐中枢的神经支配，包括抑制性和兴奋性的调节通路。当发生广泛中枢神经系统病变时，这些调节通路异常引起 AVP 分泌过多。原因包括：①占位性病变，如脑肿瘤、脑脓肿、硬膜下血肿等；②炎症性病变，如脑炎、脑膜炎、系统性红斑狼疮、急性间歇性卟啉病、多发性硬化等；③退行性/脱髓鞘疾病，如吉兰-巴雷综合征、脊髓损伤等；④其他，如蛛网膜下腔出血、颅脑损伤、急性精神病、震颤性谵妄、垂体柄切断的抗利尿期、经蝶垂体瘤切除术、脑积水等也可致 AVP 过多分泌。

3. 药物　①刺激 AVP 释放的药物：烟碱、吩噻嗪类、三环类抗抑郁药等；②直接激动肾脏 V2 受体或增强 AVP 抗利尿作用的药物：去氨加压素、催产素、前列腺素合成抑制剂等；③其他药物：血管紧张素转换酶抑制剂、卡马西平、奥卡西平、氯磺丙脲、氯氮平、氯贝丁酯、环磷酰胺、3,4-甲烯二氧甲苯丙胺(摇头丸)、奥美拉唑、5-羟色胺再摄取抑制剂、长春新碱等。

4. 肺部疾病　肺炎、肺曲霉病、肺结核或脓肿、慢性阻塞性肺疾病、急性呼吸衰竭等。SIADH 常发生在严重呼吸困难或影像学有广泛浸润性病变时，缺氧和呼吸性酸中毒会刺激 AVP 分泌。机械通气导致的静脉回流减少可刺激 AVP 分泌导致 SIADH。

5. 其他原因　获得性免疫缺陷综合征患者中发生低钠血

症的比例高达30%~38%,其中12%~68%符合SIADH诊断标准。正常衰老过程可伴随AVP分泌调节异常,老年人常在没有潜在原因的情况下发生SIADH。高强度运动,如马拉松、铁人三项、超级马拉松也可诱发SIADH。强烈恶心、呕吐、二尖瓣狭窄分离术后等可引起反应性VAP分泌过多。

【发病机制】

绝大多数SIADH有AVP的分泌增高或因其调节失常而不被抑制。少数患者AVP水平偏低,但肾脏集合管主细胞V2受体对AVP的敏感性增高。AVP活性增加使集合管上皮细胞水通道开放,自由水因渗透压梯度进入肾间质,水的重吸收增加,尿液不能稀释,自由水清除率下降,水分在体内潴留,细胞外液容量扩张,血液稀释导致低钠血症和血渗透压下降。同时,细胞内液也处于低渗状态,细胞肿胀,严重时可致脑水肿。本症为等容量性低钠血症,一般不出现外周水肿,因当细胞外液容量扩张到一定程度,可抑制肾近曲小管对钠的重吸收,尿钠排出增加,水分不会在体内过多潴留。同时,因血容量增加导致肾小球滤过增加、心脏利钠肽释放增加,以及醛固酮分泌受抑,这些因素均导致尿钠排出增加,尿渗透压不适当升高。

【临床表现】

临床症状主要与低血钠症相关,临床症状的出现及其严重程度取决于水潴留和低钠血症的程度和发生的速度。多数轻症患者常无明显症状,但如予以水负荷或水潴留药物则出现低钠血症表现,临床上可有进行性软弱无力、倦怠、头痛、食欲减退、恶心等症状;血钠低于120mmol/L或血钠浓度迅速下降时,症状急剧恶化,可出现脑水肿,表现为躁动、神志模糊,可有延髓麻痹,呈木僵状态,锥体束征阳性,甚至昏迷、抽搐,严重者可致死。

【实验室检查】

1. 血浆渗透压 常<275mOsm/L(正常280~295mOsm/L)。

2. 血钠 常<130mmol/L(正常135~145mmol/L)。

3. 尿钠 常>30mmol/L。当血钠<130mmol/L,如尿钠>30mmol/L,提示尿钠排出不适当增加。

4. 尿渗透压 常>100mOsm/L。当血浆渗透压<270mOsm/L,尿渗透压仍>100mOsm/L,甚至高于血浆渗透压,提示尿稀释障碍和AVP不适当分泌增多。

5. 血肌酐、尿素氮和尿酸 略低于正常。

6. AVP标记免疫测定 有助于诊断和分型。

【诊断与鉴别诊断】

诊断主要依据临床表现和实验室检查,需要除外其他引起低钠血症的原因。诊断标准:①血浆渗透压下降(<275mOsm/L),低钠血症;②尿渗透压不适当增高(>100mOsm/L),这不意味着尿渗透压必须高于血渗透压,只要高于尿液最大稀释程度即可;③正常水盐摄入的情况下,尿钠排出增多;④临床表现为等容量性低钠血症,无低容量的体征(如直立性低血压、心动过速、皮肤弹性减退、黏膜干燥等)和高容量的体征(如皮下水肿、腹水等);⑤没有导致等容量性低钠血症的其他原因,如甲状腺功能减退、肾上腺皮质功能减退、应用利尿剂等。

血尿酸降低有助于SIADH的诊断。水负荷试验对于轻度低钠血症的病因鉴别有一定帮助。

SIADH需与其他原因所致低钠血症鉴别。①高容量性低钠血症:充血性心力衰竭、肝硬化失代偿、肾病综合征等,除原发病表现外,有细胞外液容量增加的体征,常伴有明显水肿、腹水,尿钠低。②低容量性低钠血症:呕吐、腹泻、胃肠减压或造瘘等,可丢失大量消化液,常有明显的低容量表现,尿钠降低,血肌酐和尿素氮水平增高。引起肾失钠的疾病,如肾上腺皮质功能减退、失盐性肾病、醛固酮减少症、Fanconi综合征、利尿剂使用等。③甲状腺功能减退症、精神性烦渴根据原发病表现和实验室检查,不难鉴别。④脑性盐耗综合征(cerebral salt wasting syndrome,CSWS):本病是指在颅内疾病时,肾不能保存钠导致进行性尿钠流失,同时带走过多水分,从而导致低钠血症和细胞外液容量降低。CSWS主要表现为低钠血症、尿钠增高和低血容量,而低血容量是其与SIADH的主要区别。

【治疗】

1. 原发病治疗 十分重要。药物引起者需立即停药。中枢神经系统疾病、肺部疾病引起的SIADH常随着基础疾病的好转而消失。由恶性肿瘤所致者,经手术、放化疗后,SIADH可减轻或消失。

2. 急性低钠血症 常伴有严重神经系统症状,可危及生命。此时应给予高渗盐水治疗,多用3% NaCl溶液,以快速升高血钠水平。但需注意血钠上升的速度不能过快,以减少渗透性脱髓鞘综合征的风险。血钠上升的速度应低于10~12mmol/(L·24h),而对于渗透性脱髓鞘综合征高风险患者(血钠≤105mmol/L)、低钾血症、严重肝病、营养不良或酒精中毒的患者,24小时血钠上升应低于8mmol/L。

3. 慢性低钠血症 最重要的治疗是限制液体摄入。每天摄入的液体量通常应限制在500~1 000ml以内,可使血钠水平逐渐上升。但对于尿渗透压≥500mOsm/L、尿钠和尿钾浓度之和>血钠浓度、24小时尿量<1 500ml,以及限制液体摄入24~48小时后血钠每天上升<2mmol/L的患者,限制液体可能收效甚微,需要药物或盐水治疗。

4. AVP受体拮抗剂 包括考尼伐坦(conivaptan)和托伐普坦(tolvapton)。考尼伐坦可阻断AVP V1a和V2受体,目前只有静脉制剂。托伐普坦是选择性的AVP V2受体拮抗剂,为口服片剂。用药期间不要限制液体的摄入,以避免血钠浓度上升过快。

5. 尿素(urea) 不仅可以增加无溶质水排出,还减少尿钠的排出,一般每天15~60g有效。

推荐阅读

ROBINSON A G, VERBALIS J G. Posterior pituitary[M]//MELMED S, POLONSKY K S, LARSEN P R, et al. Williams textbook of endocrinology. 13th ed. Philadelphia: Elsevier Saunders, 2016: 313-325.

第四章　肾上腺疾病

第一节　概　　述

李益明

肾上腺位于肾脏上方，左、右各一个。右侧肾上腺扁平，呈三角形，左侧肾上腺呈半月形，位置较右侧稍低，体积较右侧肾上腺稍大。肾上腺分皮质及髓质两部分，这两部分胚胎起源不同，生理作用各异，临床上所发生的疾病也完全不同，因此虽然解剖上两者紧密接壤，结合成一体，而生理及临床上常分两部分阐述。

一、皮　　质

肾上腺皮质来源于中胚层组织，在胚胎发育的第6周出现皮质细胞，形成原始的胎儿皮质并进化为胎儿带，主要合成雄激素及雌激素前体。胎儿带在宫内最后1个月开始萎缩，出生一年时消失。永久性肾上腺皮质是从胎儿肾上腺的外层细胞发育而来，大约3岁时才发育完全。其重量占肾上腺总重量的80%~90%。胎儿期肾上腺相对较大，出生后数月内逐渐减小，至成年期每个重5~6g，光镜下按其细胞排列形态可分为三层：①外层，称球状带，位于被膜下，约占肾上腺皮质的15%，细胞排列成球形或环形。分泌盐皮质激素，以醛固酮为主。②中层，称束状带，最厚，约占肾上腺皮质的78%，细胞排列成柱状或索条状，这层细胞较大，含脂质多，故称清亮细胞，分泌皮质醇。③内层，称网状带，包绕髓质，约占肾上腺皮质的7%，细胞内含脂质很少，但含有脂褐质颗粒，称为致密细胞，产生雄激素。束状带及网状带可看为一个整体。

二、髓　　质

由皮质所包围，在肾上腺最宽阔部位的中央，仅小部分延伸到肾上腺周围狭窄的部位，约占整个腺体重量的1/10，细胞成堆或成束状包绕在血管周围，由于所含颗粒被铬酸染成棕色，故称嗜铬细胞。肾上腺髓质也含一些交感神经节细胞，单个或成群排列在一起。肾上腺髓质合成分泌儿茶酚胺，包括肾上腺素、去甲肾上腺素和多巴胺，以肾上腺素为主。而肾上腺素能神经末梢只释放去甲肾上腺素，中枢神经的某些神经元产生去甲肾上腺素或多巴胺。

肾上腺血液供应主要来自膈下动脉（腹主动脉及肾动脉的分支）的分支，包括上、中、下肾上腺动脉。这些分支在肾上腺包膜下形成动脉丛供应肾上腺皮质。少数分支穿过皮质直接到达髓质。进入肾上腺皮质的小动脉顺着结缔组织形成小梁而形成窦状毛细血管网，然后放射状进入髓质，形成一个类似的门静脉系统，最后汇集成小静脉和中央静脉，左侧肾上腺中央静脉较长，流入左肾静脉，右侧流入下腔静脉。

第二节　肾上腺皮质疾病

一、肾上腺皮质生化、生理概述及疾病分类

赵晓龙　李益明

【肾上腺皮质激素的基本结构与分类】

肾上腺皮质激素属于类固醇激素，又称为甾体激素。结构上都有一个共同的四环结构（三个6碳环和一个5碳环），称为17碳环戊烷多氢菲。C17位有酮基者称17-酮类固醇，C17位有羟基者称17-羟类固醇，C19类固醇中C18、C19位上都有一CH_3（甲基），大多属雄激素。C21类固醇系由C17位上延伸二碳而成（C20、C21），其中C18、C19位上除醛固酮在C18位上有醛基外亦都有甲基，此组属孕酮衍生物，大多具有糖皮质激素或盐皮质激素作用（图18-4-2-1）。

肾上腺皮质激素按其生理作用分下列三组：

（一）糖皮质激素　以11β，17α，21-三羟-4-孕烯-3，20-二

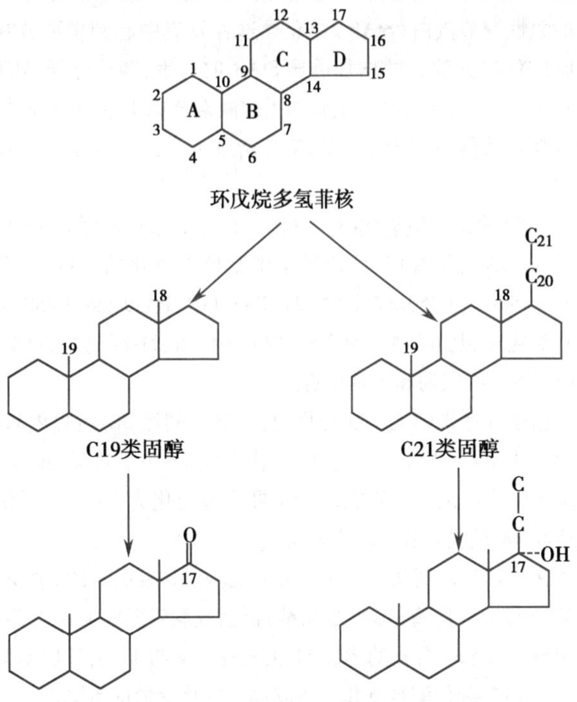

图18-4-2-1　肾上腺皮质激素基本结构及其命名

酮为代表，此激素简称为17-羟肾上腺皮质酮（17-hydroxycorticosterone），或皮质醇（cortisol），商品名为氢化可的松（hydrocortisone或F）。其次为11β，21-二羟-4-孕烯-3，20-二酮，简称为肾上腺皮质酮（corticosterone或B）或皮质酮。11位上为羟基的皮质醇具有生物活性，皮质醇11β位脱氢后则变为无活性的皮质素。皮质醇的主要作用为调节糖、蛋白质及脂肪代谢，从而影响全身，尤其是肝、肌肉、心、脑等重要脏器。

（二）盐皮质激素　以11β，21-二羟-3，20-二酮-4-孕烯-18醛，即醛固酮（aldosterone）为代表，其次为21-羟-4-孕烯-3，20-二酮，简称11-去氧皮质酮（desoxycortone，DOC），主要作用于钾、钠、氯及水代谢。

（三）性激素类肾上腺皮质激素　肾上腺皮质分泌的性激素主要是一些弱的雄激素，以3β羟-5雄烯-17酮即脱氢表雄酮（dehydroepiandrosterone，DHEA）为代表，其次为Δ4-雄烯二酮（4雄烯-3，17-二酮）和脱氢表雄酮硫酸盐（DHEAS）。其中极小部分在肾上腺可转换成活性很强的雄激素睾酮，也可转换生成一部分雌激素。主要作用于肌肉、毛发及第二性征等，有蓄氮作用。不论男女都有小量孕酮及微量雌二醇，前者属皮质激素合成代谢中间产物。

【肾上腺皮质激素的生物合成】

胆固醇为合成肾上腺皮质激素的前体或原料。由胆固醇转化为皮质激素过程中，需要一系列特异的酶类参与。在线粒体内，胆固醇经胆固醇侧链裂解酶作用生成孕烯醇酮，此系皮质激素的限速反应，一旦合成孕烯醇酮后，在体内将迅速合成皮质激素。

肾上腺皮质激素合成第一步在肾上腺皮质细胞线粒体内完成。胆固醇从线粒体膜外向膜内转运是限速步骤，生成类固醇的急性调节蛋白（StAR）在介导这种效应中起到重要作用。细胞内环磷酸腺苷的增加诱导StAR的产生，随后介导ACTH与其受体结合，这就是肾上腺类固醇激素合成中首个重要的限速步骤。其他的转运体，如苯二氮䓬类受体也可能参与该过程。

P450酶是一组氧化酶的总称。在肾上腺皮质激素的合成酶中，除3β脱氢酶以外，均属于细胞色素氧化酶P450家族。包括P450scc、P450c17、P450c21、P45011β、P450aldo、P450arom分别对应于胆固醇侧链裂解酶、17α-羟化酶、21-羟化酶、11β-羟化酶、18-羟脱氢酶和芳香化酶。

由于球状带中无17α-羟化酶，孕烯醇酮经3β-羟脱氢酶脱氢而形成孕酮，再经21-羟化酶羟化而成11-去氧皮质酮，又经11β-羟化酶羟化为皮质酮，经18-羟化酶羟化为18-羟皮质酮，最终经18-羟脱氢酶形成醛固酮。

在束状带及网状带中无18-羟化酶及18-羟脱氢酶，故孕烯醇酮经17α-羟化酶、3β-羟脱氢酶羟化、脱氢后形成17α-羟孕酮与孕酮，再经21-羟化酶形成11-去氧皮质酮与11-去氧皮质醇，最终经11β-羟化酶羟基化后形成皮质醇及少量皮质酮。

肾上腺的性激素主要由17α-羟孕烯醇酮及17α-羟孕酮在C17～C20裂解酶的作用下分别生成脱氢表雄酮及雄烯二酮，前者经3β-羟脱氢酶而成为后者，它们在肾上腺内有一小部分于C17位上酮基加氢还原而为睾酮。雄烯二酮及睾酮在芳香化酶系及19-羟化酶作用下转化为雌酮及雌二醇（图18-4-2-2）。总之，肾上腺皮质激素合成是一个复杂、有序的过程。从胆固醇到各种激素终产物须经过11个步骤的生物转化，任何酶的遗传缺陷将导致肾上腺皮质激素合成障碍。

【肾上腺皮质激素转运】

大部分肾上腺皮质激素与血浆蛋白质结合而转运。血浆皮质醇的半衰期为80～115分钟，这与其和血浆蛋白质的结合程度及其代谢灭活速度有关。进入血液循环中的皮质醇有三种形式：①蛋白结合皮质醇，占血浆皮质醇总量的90%以上，与皮质醇结合的血浆蛋白有两种，一种是高亲和力、低结合容量的α_2球蛋白，又称皮质激素转运蛋白或皮质类固醇结合球蛋白（corticosteroid-binding globulin，CBG）；另一种是低亲和力、高结合容量的白蛋白。正常人每升血浆中的皮质类固醇结合球蛋白大约结合皮质醇700nmol/L（25μg/dl）。血浆CBG水平受遗传、激素及某些疾病等因素的影响。高雌激素状态下（如妊娠、口服避孕药等），CBG水平升高，当血浆蛋白浓度低下时（如肾病综合征、严重肝病等），CBG水平常降低。当CBG水平升高或降低时，血浆皮质醇浓度相应升高或降低，但游离皮质醇浓度保持不变。因此，这是评估体内糖皮质激素水平的理想指标。②游离皮质醇属生物活性部分，是直接作用于组织的皮质醇，正常情况下，血浆游离皮质醇仅占1%～3%。③皮质醇的代谢产物，如四氢皮质醇，与血浆蛋白质结合较少，且无生物活性。

肾上腺皮质醇激素中尚有皮质酮、11-去氧皮质酮、孕酮、醛固酮、睾酮等亦与蛋白结合，但结合量较皮质醇为低。

【肾上腺皮质激素分解代谢与排泄】

肾上腺皮质激素的分解代谢一般称为灭活，由于肾上腺皮质激素的基本核结构未能在体内分解，仅能经加氢还原及和葡萄糖醛酸结合等反应，使其丧失激素的生理活性，分子的水溶性增加，并失去与CBG结合的能力，而由肾排出。此种氧化-还原过程在许多组织包括肌肉、皮肤、肠、淋巴细胞及成纤维细胞等可进行，但最主要的代谢是在肝脏内进行后经肾脏排泄。按其分类分述如下。

（一）皮质醇　每天分泌量为15～30mg，有明显的昼夜节律。肝脏是灭活的主要场所，灭活过程可分6种（图18-4-2-3）：①C11位脱氢而转化为无活性的皮质素，此步骤为可逆反应，可被血液循环中甲状腺激素所促进，为调节皮质醇血浓度的一个关键；②A环中C4，5双链加氢还原成二氢皮质醇；③C3酮基加氢还原成α羟基，于是形成四氢皮质醇；④C20位加氢还原形成可妥尔（cortol）、可妥龙（cortolone）；⑤有5%～10%的皮质醇在肝脏中于C20～C21位之间分裂而形成11-氧酮类固醇及C6位上羟基化，此最后一步在婴儿及孕妇伴妊娠高血压综合征者中更重要，在正常成人中较次要；⑥前述四步所形成的代谢产物均非水溶性，故必须经肝脏与葡萄糖醛酸结合成水溶性化合物后方可从肾脏排泄。

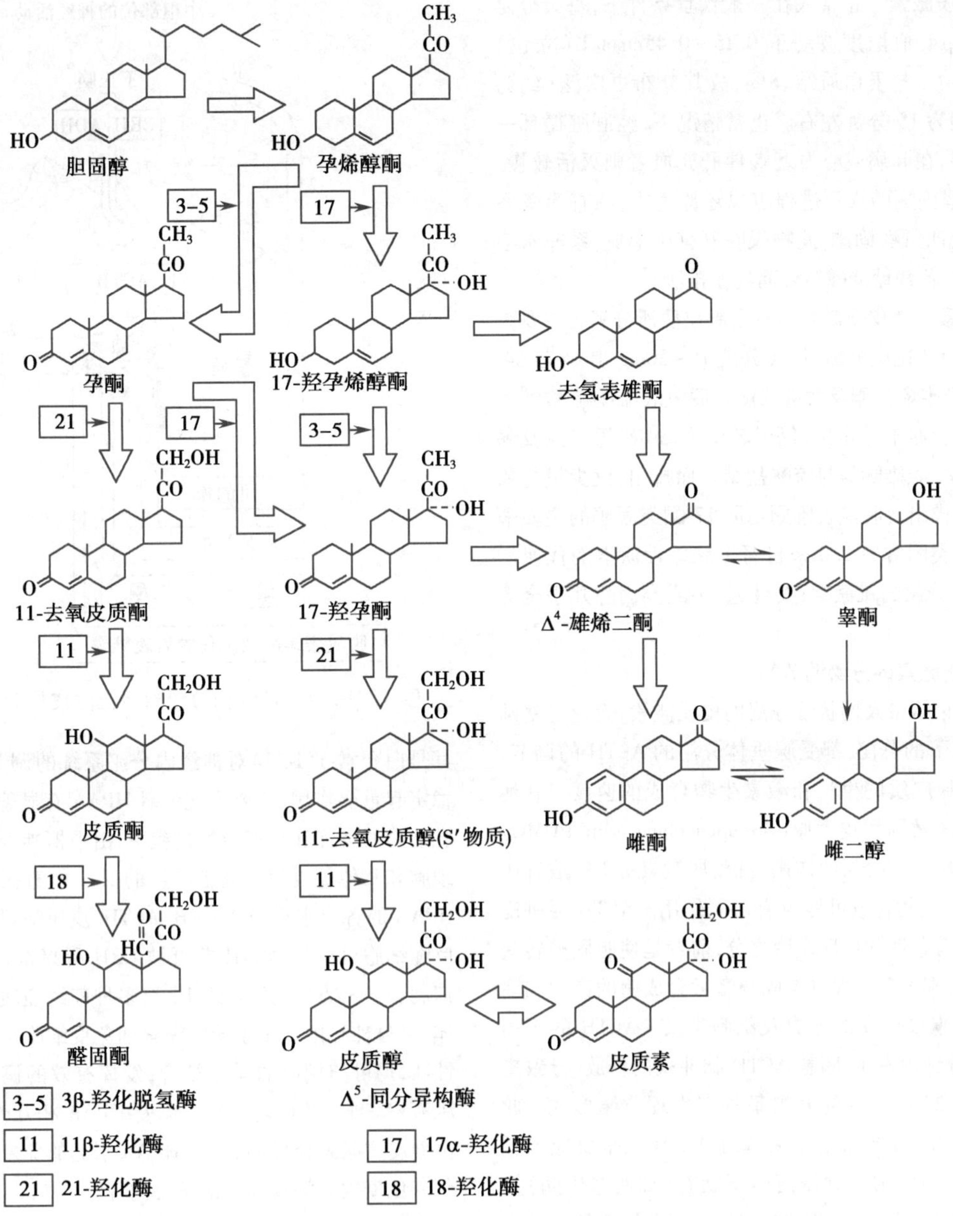

图 18-4-2-2　肾上腺皮质激素生物合成通路及有关酶系统的作用部位

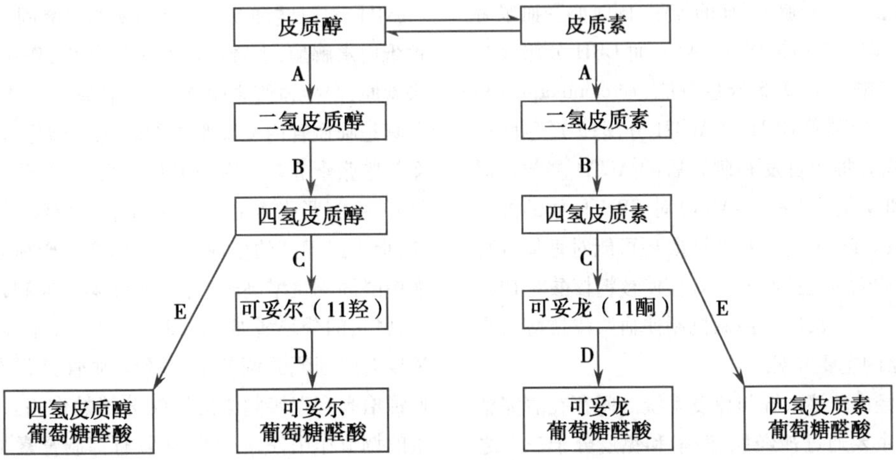

图 18-4-2-3　皮质醇在肝脏中的分解代谢

A. Δ^4 氢化酶+NADPH；B. 3α-羟类固醇脱氢酶；C. 20-加氢还原酶；D、E. 3α-葡萄糖醛酸转换酶系统。

（二）盐皮质激素　正常人在一般饮食条件下，每天分泌醛固酮 50~250μg，血浓度波动于 0.15~0.45nmol/L（立位）（5~15ng/dl）。由于与蛋白质结合弱，故其分布更广泛（约为 35L）。其半衰期为 15 分钟左右。正常情况下，经肝脏循环一次被灭活约 75%，在肝病或心力衰竭伴肝充血者则灭活较慢。与皮质醇一样，醛固酮的灭活过程也以还原为主，约有 50% 系由还原 A 环而成四氢醛固酮，此物仅在肝脏中形成，系非水溶性，因此必须再与葡萄糖醛酸结合而经尿排泄。

（三）性激素　类皮质激素由肾上腺皮质所分泌者主要为脱氢表雄酮及其 C3 位硫酸酯，每天分泌 15~30mg，其余为 Δ4-雄烯二酮、11β-羟雄烯二酮及微量睾酮。脱氢表雄酮硫酸酯大部分与蛋白质结合而不易排出，仅可转变为 Δ4-雄烯二酮及睾酮，再还原为雄酮、表雄酮等与硫酸盐结合而排出，仅少量与葡萄糖醛酸结合而排出。脱氢表雄酮是尿 17-酮类固醇的主要来源，男性尿 17-酮类固醇有 2/3 来自肾上腺雄性激素的代谢产物，1/3 来自睾丸分泌的雄激素；女性尿 17-酮类固醇几乎全部来源于肾上腺。

【肾上腺皮质激素的分泌调节】

肾上腺皮质束状带及网状带分泌的皮质激素，无论是基础分泌或应激状态下的分泌，都受腺垂体分泌的 ACTH 的调节，ACTH 调节肾上腺皮质的生长和激素生物合成的速度。其他的 ACTH 前驱片段及阿黑皮素原（pro-opiomelanocortin，POMC）也可能有促肾上腺皮质分泌的作用，抗利尿激素（ADH 或升压素）对刺激激素的生物合成可能也有协同作用。ACTH 促进皮质醇的生物合成有急性和慢性作用之分，前者是使胆固醇转变成孕烯醇酮；后者则表现为促进类固醇激素合成酶的产生和促进肾上腺皮质细胞蛋白质的合成及细胞生长。ACTH 的作用迅速，一般在几分钟内发生，随着 ACTH 脉冲式的释放，导致皮质醇和雄激素在 24 小时内的分泌呈昼夜生理节律形式。此外，应激、外伤、手术、焦虑及情绪失调时 ACTH 也呈反应式释放。在病理情况下如皮质醇血浓度低下状态（如艾迪生病）及皮质醇血浓度或糖皮质激素合成增高时（如库欣综合征或糖皮质激素治疗），ACTH 释放也相应发生改变，前者释放增多，后者减少。ACTH 的分泌受下丘脑 CRH 的控制，同时亦受血浆游离皮质醇浓度的负反馈调控（图 18-4-2-4）。而 CRH 分泌又受下丘脑神经递质的影响。例如，5-羟色胺能（serotoninergic）和胆碱能（cholinergic）递质刺激 CRH 和 ACTH 分泌；5-羟色胺拮抗剂如赛庚啶可以同时抑制自发和刺激后的 ACTH 释放。但 α-肾上腺素激动剂和 γ-氨基丁酸（GABA）对 CRH 释放的抑制作用实验结果不一致。此外，这些神经递质还可能对垂体有直接作用。另外，糖皮质激素还控制 POMC 信使核糖核酸对 CRH 的反应，并能抑制 CRH 释放，这一控制机制使血浆皮质醇水平成为调控 ACTH 分泌的主要因素。

近年来发现，神经内分泌系统与免疫系统之间存在着完整的功能性调节环路，主要通过神经肽、激素和免疫分子三者之间相互作用而构成。除了上述下丘脑-垂体-肾上腺轴（HPAA）相互间的调节外，还有免疫系统对 HPAA 的影响。细胞因子尤其是白介素-1（IL-1）对神经内分泌系统的调节、维持内环境的稳定起重要作用，主要表现为对 HPAA 有显著刺激效应。在哺乳动物的炎症和免疫应答过程中，由中枢神经系统以外的吞噬细胞和其他免疫相关细胞产生的 IL-1 能直接或间接地作用于 HPAA 的各个水平而使 CRH、ACTH、皮质醇增高。淋巴细胞和巨噬细胞可产生 ACTH 并可被 CRH 所兴奋，为糖皮质激素所抑制。另一方面，免疫细胞上有多种神经递质和内分泌激素受体，来自神经内分泌系统的激素和免疫细胞自身分泌物免疫活性肽，均可与相应的受体结合，发挥有效的调节作用。糖皮质激素、ACTH、CRH 均参与了免疫-HPAA 相互作用的反馈抑制。由糖皮质激素介导的、通过 HPAA 引起的免疫功能下调已成为研究免疫内分泌反馈环的重要内容。

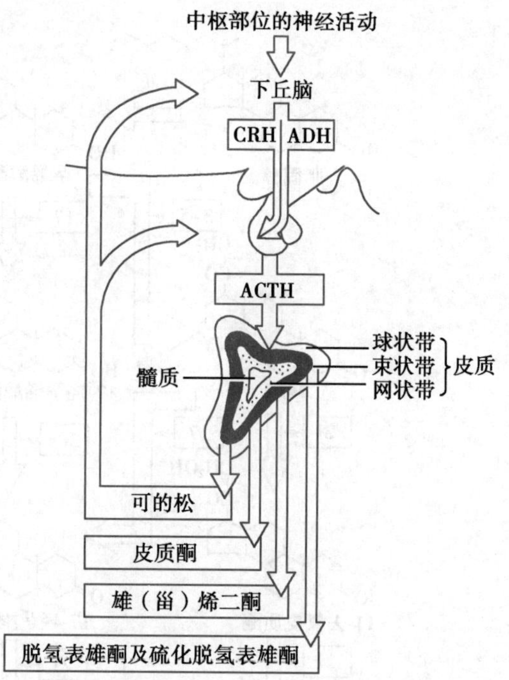

图 18-4-2-4　神经内分泌对肾上腺皮质分泌激素的调节

肾上腺皮质球状带分泌的醛固酮主要受肾素-血管紧张素系统及血清钾的调节。其次，ACTH、生长抑素、心房钠尿肽（ANP）、多巴胺和 5-羟色胺也参与对醛固酮的调节。肾素是一种蛋白水解酶，由肾小球旁细胞产生，作用于血浆中的血管紧张素原，产生血管紧张素Ⅰ，血管紧张素Ⅰ受存在于许多组织尤其是肺血管内皮细胞中的转化酶催化，形成血管紧张素Ⅱ，血管紧张素Ⅱ是一有效升压物质，直接作用于小动脉平滑肌。另外，血管紧张素Ⅱ作用于肾上腺球状带细胞膜的特异性受体，促进醛固酮的生成。肾素的产生受血浆中醛固酮的调节，血中醛固酮量增高时，肾素的分泌受抑制，而当醛固酮量减少时，肾素的分泌增加（图 18-4-2-5）。在生理条件下，血中 ACTH 浓度对醛固酮的调节不如肾素-血管紧张素及血钾那样重要，血钾增高有直接刺激醛固酮分泌的作用。醛固酮除了上述因素的调节作用外，心房钠尿肽有抑制肾素-血管紧张素-醛固酮系统的作用。多巴胺可直接抑制醛固酮的分泌，前列腺素可刺激醛固酮分泌。

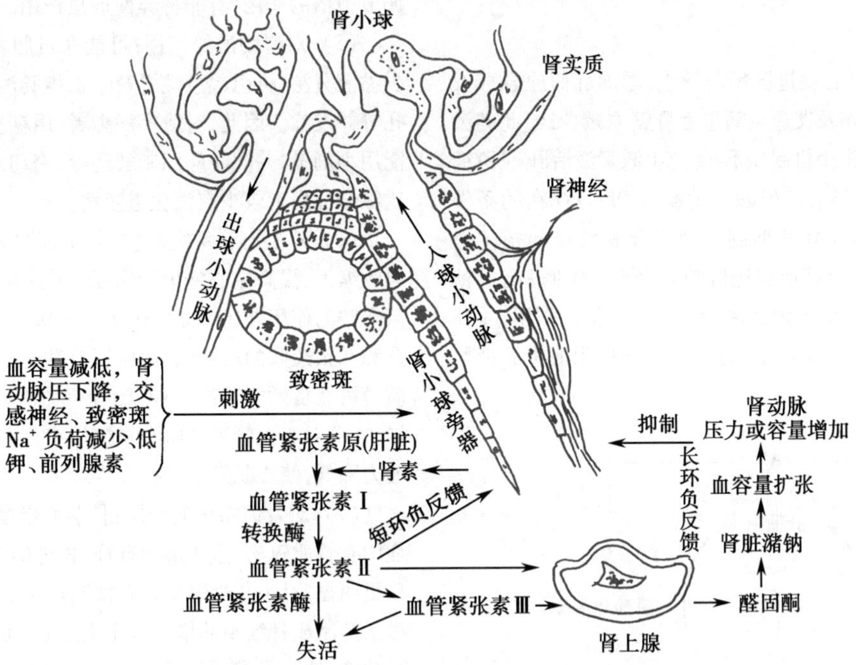

图 18-4-2-5　肾素-血管紧张素-醛固酮的作用机制

【皮质激素的生理药理作用】

(一) 糖皮质激素　糖皮质激素(glucocorticoids,GC)对机体内多种组织和细胞有着广泛的作用,调节机体的多种功能,并在临床上广泛应用。此组以皮质醇为代表,其生理药理作用可归纳为下列四个方面。

1. 对代谢的作用(图 18-4-2-6)　糖皮质激素对糖、蛋白质、脂肪代谢及多种组织器官均有重要作用,是维持生命的重要激素。

(1) 对糖代谢的作用:目前认为,GC 是体内重要的胰岛素拮抗激素。体内 GC 增高可诱导胰岛素抵抗,干扰骨骼肌细胞对葡萄糖的摄取和利用,抑制脂肪组织中葡萄糖转运蛋白在胞内的转运及糖转运活性,从而抑制脂肪细胞对葡萄糖的摄取,并通过调节脂肪细胞因子如脂联素、抵抗素、瘦素等的分泌,影响胰岛素敏感性。此外,还可直接抑制胰岛 β 细胞的功能,使胰岛素分泌减少,并触发胰岛 β 细胞凋亡。另一方面,上述组织的分解代谢被促进,形成较多氨基酸,同时刺激糖异生酶的生成,加强肝肾中的糖异增生,并且增加糖原合成和抑制糖原分解。综上所述,当糖皮质激素过多时,血糖可显著升高。

(2) 对蛋白质代谢的作用:促进分解代谢、抑制合成代谢,使蛋白质代谢呈负平衡。

(3) 对脂肪代谢的作用:通过直接作用或对儿茶酚胺、生长激素等的脂解作用起“允许”作用而促进脂肪分解为甘油及游离脂肪酸。

此组激素也有较轻的排钾滞钠作用,并有排水作用,与

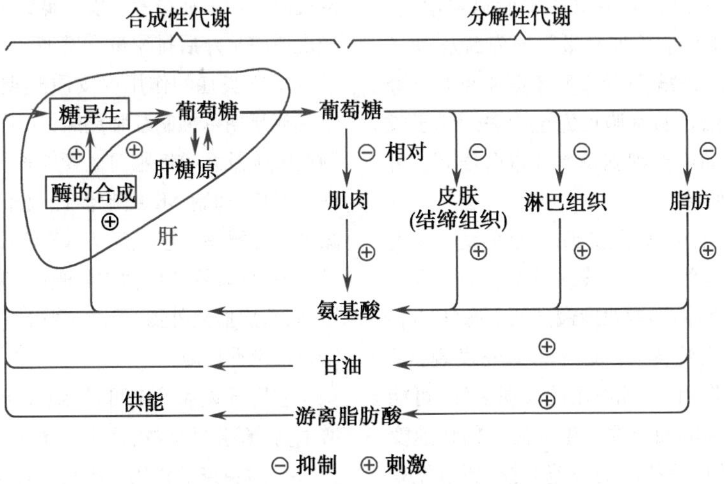

图 18-4-2-6　糖皮质激素对糖、脂肪、蛋白质代谢的作用示意图
胰岛素的代偿作用未包括在内。

ADH 相拮抗。

2. 对脏器的作用

(1) 对肝脏的作用：促进肝糖原异生，增加肝糖原合成及沉积。肾上腺切除动物及艾迪生病患者肝糖原减少，给此类激素后数小时即恢复。作用机制如下：①此组激素激活肝（肌）糖原合成酶α，在尿嘧啶核苷二磷酸葡萄糖（UDPG）存在的条件下促进肝糖原合成，与 cAMP 抑制肝糖原合成酶α起拮抗作用；②此组激素引起高血糖而促进肝糖原合成；③通过高血糖灭活磷酸化酶α而与 cAMP 激活磷酸化酶α起拮抗作用；④高血糖刺激分泌胰岛素，后者又与此激素起协同作用促进肝糖原合成（图 18-4-2-7）。

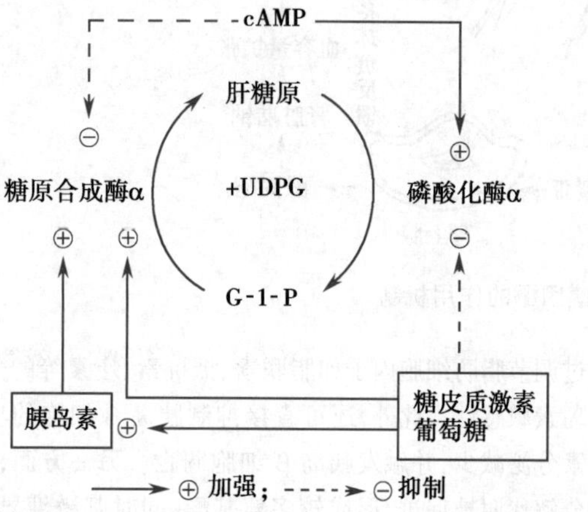

图 18-4-2-7　肝糖原合成代谢过程中糖皮质激素的作用机制

UDPG. 尿嘧啶核苷二磷酸葡萄糖；G-1-P. 葡萄糖-1-磷酸；cAMP. 环化腺苷酸。

(2) 对肌肉的作用：促进肌蛋白分解为氨基酸，氨基酸经血液循环进入肝脏后在此组激素作用下转化为肝糖原（糖异生），但氨基酸进入肌细胞后再合成蛋白质的作用受抑制，导致肌肉萎缩。

(3) 对血液及造血系统的作用：①刺激骨髓中粒细胞及血小板入血液循环。长期使用激素者血中中性粒细胞常增高。②对淋巴细胞、嗜酸性粒细胞可能因抑制摄取葡萄糖及 DNA 合成使细胞崩解。急性作用时，嗜酸性粒细胞于第 4 小时下降最多，持续应用此激素时，嗜酸性粒细胞可完全消失。③于长期激素作用下或皮质醇增多症中红细胞及血红蛋白增高。可能由于刺激原幼红细胞成熟所致。

(4) 对中枢神经的作用：有失眠，欣快感，甚至可发生重度精神病。艾迪生病患者呈淡漠及违拗症，皮质醇增多症可发生精神分裂症。脑部有特异性受体，激素浓度最高见于海马（hippocampus），其次为杏仁核及大脑皮质。近年来研究发现，GC 在神经系统存在着非基因组作用，这种作用的表现多样，可能是对神经元离子活动的快速影响而导致电生理活动的快速变化，也可能是对神经递质释放或重摄取的快速调控，还可能是对神经细胞内信号转导通路的快速激活或抑制，甚至是引起动物个体行为的快速改变等。糖皮质激素可阻断致热原对体温调节中枢的作用，有非特异性退热作用。

(5) 对胃肠道的作用：可能通过胆碱能神经刺激胃酸，减少黏液分泌，可引起急性胃及十二指肠溃疡，并可诱发出血、穿孔等并发症。因此，对溃疡病患者，用糖皮质激素应慎重，尽可能用小剂量，并同时应用制酸药等，密切观察胃肠道反应，但库欣综合征患者较少有消化道溃疡。

(6) 对心血管系统的作用：①加强儿茶酚胺作用，增高心肌收缩力，提高左心室射血分数。②增高血压，除上述加强儿茶酚胺的作用外还可能由于水钠滞留，增强血管对血管紧张素Ⅱ和儿茶酚胺的反应性，使血压上升。在休克时采用大剂量皮质醇可获良效。③长期 GC 治疗可加速动脉粥样硬化病变的进展。GC 对心血管平滑肌有直接作用。皮质醇过多可使心肌收缩力降低，使心肌发生退行性变。

(7) 对骨骼系统的作用：长期大量激素治疗及皮质醇增多症中有骨质疏松，主要影响脊柱，长骨的疏松较少，妇女绝经期后更明显，对小儿骨骼生长有抑制作用。其机制主要为糖皮质激素抑制成骨细胞的增殖及分化，促进成骨细胞凋亡，并降低其功能，使骨形成延迟并减少。同时可抑制破骨细胞的产生，但是否影响破骨细胞的活性尚不清楚。另一方面糖皮质激素抑制蛋白质合成，促进蛋白质分解，影响骨基质形成并降低肾对钙和磷的重吸收，促进尿钙排出，使骨骼的矿化不足。

(8) 对肺的作用：加强邻苯二酚胺类药物扩张支气管的作用。也可促进胎肺成熟。

(9) 与各种激素的相互关系：①反馈抑制 ACTH，可能通过下丘脑 CRH 对垂体分泌 ACTH 起调节作用。②抑制抗利尿激素释放。③抑制促甲状腺激素从而抑制甲状腺激素的合成及分泌，使甲状腺激素（T_3、T_4）分泌率减慢及摄 ^{131}I 率减低。抑制 5 脱碘酶的活性。④与生长激素的合成性代谢作用拮抗，还可抑制生长激素分泌。⑤抑制促性腺激素的分泌，使性激素水平降低，并对雌激素的促进蛋白质合成代谢有拮抗作用。

(10) 对肾脏的作用：增加肾小球滤过率及增强肾小管回吸收钠、排泄钾，于是有增加水清除率及失钾、失氯的倾向，严重皮质醇增多症患者可发生低钾低氯性碱中毒；艾迪生病患者经皮质醇治疗后排尿量有增加。

3. 对炎症的作用　皮质醇类激素有抗炎症的作用，应用于炎症早期可抑制红肿热痛，作用机制为：①减轻血管充血，抑制白细胞及吞噬细胞向血管外移行，同时直接抑制 T 和 B 淋巴细胞增殖，抑制 NK 细胞活性及单核细胞对抗原的提呈作用，减少炎症浸润性组织反应；②减低微血管壁通透性，减少渗出量；③减少血管活性物质如激肽（激肽是使微血管扩张，通透性增加，造成血浆外渗、导致炎症反应的一种重要的致炎因素）；④减轻毒性反应。

应用于炎症晚期可抑制：①毛细血管增生；②成纤维细胞增生，胶原组织及瘢痕组织的形成。

4. 对免疫的作用　糖皮质激素的免疫抑制作用是多方面的，与其抗炎症作用是密切相关的。其药理作用主要表现为抑制 T 细胞和 B 细胞增殖，抑制细胞免疫应答和抗体形成，抑制细胞因子的生成，以及抑制前列腺素和白细胞三烯的合成，从而抑制炎症反应和组织损伤。

（1）对免疫成分的影响：此组激素对体液免疫及细胞免疫反应均有抑制作用，但仅在大剂量（药理剂量）治疗时血清免疫球蛋白浓度降低，小剂量则不变。如每天服泼尼松30mg，则IgG分解代谢明显增快，但其血清浓度不变。抗体抗原反应则不受影响。对细胞免疫反应的抑制，也仅见于大剂量治疗时，如每天服泼尼松40mg，可抑制人体皮肤接触反应、结核菌素反应等。

（2）对于变态反应中产生的化学物质作用的影响：糖皮质激素能延迟肥大细胞中组胺的合成并减少组织中组胺的贮量，从而减轻变态反应的严重度；还可防止过敏反应释放的白细胞三烯的反应；加强异丙基肾上腺素对哮喘患者白细胞中腺苷酸环化酶的刺激作用，从而释放cAMP抑制组胺及SRS-A的作用。在哮喘治疗中，此类激素尚有抗支气管痉挛及抗炎症的作用。

（二）盐皮质激素　此组激素以醛固酮为代表均有滞钠排钾作用，以皮质醇为标准时，醛固酮的作用最强，约比皮质醇大400倍，比DOC大20~30倍，比皮质酮大200倍。在许多情况下，醛固酮增多引起的钠潴留是有一定限度的，即所谓的“脱逸”现象。这是由于过多的醛固酮因其滞钠作用而血容量扩张，心房受到牵张而刺激ANP分泌，ANP产生的利钠利水效应使钠代谢恢复相对平衡。而目前已证实醛固酮还存在肾上腺外的合成途径，通过旁分泌和自分泌在局部发挥作用，与组织器官纤维化有关。近年来许多研究提示醛固酮本身可能是介导心、肾疾病进展的原因。

（三）性激素类皮质激素　主要为雄酮类，尤其是脱氢表雄酮（DHEA）、雄烯二酮、11-羟雄烯二酮。其中以雄烯二酮作用最强，约比DHEA大5倍。睾酮为雄烯二酮在周围组织中的衍化物，较后者作用大5倍，DHEA等为弱雄酮类激素，受ACTH调节而非促性腺激素所控制。

肾上腺雄性激素的生理作用有二：①促进蛋白质合成，使肌肉发达，体力旺盛、精力充沛，在骨骺融合前可促进青少年身材长高；②促进第二性征发育，抑制女性化。

肾上腺皮质分泌雌激素过多时可使男性女性化，临床上极少见；在女性成人中不易发觉，在男性中有乳房增大等表现，女孩中有子宫阴道提早成熟的表现。

【肾上腺皮质功能测定】

涉及肾上腺皮质和髓质功能的测定，见本篇第二章“内分泌功能试验”。

推荐阅读

JOHN D N, RICHARD J A. The adrenal cortex[M]//SHLOMO M, RICHARD J A, ALLISON B G, et al. Williams textbook of endocrinology. 14th ed. Elsevier, Philadelphia: W. B. Saunders Company, 2019: 480-531.

二、慢性肾上腺皮质功能减退症

张朝云

慢性肾上腺皮质功能减退症（chronic adrenocortical insufficiency）是因自身免疫、感染、肿瘤转移、手术等破坏肾上腺所致，或继发于下丘脑分泌CRH及垂体分泌ACTH不足所致。本文重点阐述肾上腺本身原因引起者。临床上呈现乏力、食欲缺乏、体重减轻、色素沉着、血压下降等综合征。患者年龄大多在20~50岁，男、女患病率几乎相等，自身免疫引起者以女性为多，女性与男性之比为2∶1~3∶1。

【病因】

可分两大类：

（一）原发性　系肾上腺皮质本身的疾病所致，又称艾迪生病（Addison disease），按病因分为以下两类。

1. 慢性肾上腺皮质破坏

（1）自身免疫：本病由自身免疫性肾上腺炎引起者，约占80%。具有显著的遗传易感性。炎症可局限于肾上腺，也可是多腺体自身免疫综合征的一部分。后者常伴性功能减退、自身免疫性甲状腺疾病、1型糖尿病、白斑病、恶性贫血及甲状旁腺功能减退等。40%~50%的自身免疫性艾迪生病伴上述一种或多种自身免疫性疾病，称为自身免疫性多内分泌腺综合征。血液循环中可发现与上述疾病相关的自身抗体。研究发现21-羟化酶是自身免疫性艾迪生病的重要自身抗原，而17α-羟化酶抗体与侧链裂解酶抗体是自身免疫性艾迪生病同时合并多腺体自身免疫的标志物。

（2）感染：结核是导致艾迪生病的主要感染性疾病，患者体内多有结核病灶，肾上腺区可见钙化点阴影。另外，系统性真菌感染、艾滋病相关的机会性感染也可导致艾迪森病。

（3）肾上腺转移性癌肿：起源于肺、乳腺、胃肠的癌肿常转移至双侧肾上腺，当90%以上的腺体组织被破坏时，临床上出现功能减退的表现。此外，黑色素瘤、淋巴瘤及白血病也可能引起本病。

（4）血管病变：如脉管炎、肾上腺静脉血栓形成伴梗死、双侧肾上腺皮质出血性病变等，出血常见于使用抗凝药物的患者。

（5）其他：如双侧肾上腺次全或全切除后、结节病、血色病、淀粉样变性等也可引起本病。

2. 皮质激素合成代谢酶缺乏

（1）先天性肾上腺皮质增生症由皮质激素合成相关酶的遗传缺陷所致，最常见的是21-羟化酶缺乏症（参见本节　“七、先天性肾上腺皮质增生症”）。

（2）某些药物能抑制皮质激素合成酶的活性，导致功能低下，如酮康唑、氟康唑、依托咪酯、氨鲁米特及米托坦等。

3. 肾上腺脑白质营养不良（adrenoleukodystrophy）和肾上腺脊髓神经病（adrenomyeloneuropathy）　两者均系X连锁隐性遗传性疾病，其缺陷基因*ABCD1*位于Xq28，该基因编码过氧化物酶体的膜转运蛋白，其异常导致极长链脂肪酸β氧化障碍从而堆积在全身各处组织，主要影响中枢神经系统、肾上腺皮质及睾丸。前者在儿童发病，以进展迅速的中枢性脱髓鞘病变为特征，表现为癫痫、痴呆及昏迷，常在青春期前死亡。后者多在青春期起病，以缓慢进展的周围感觉神经、运动神经及上运动神经元病变为主，表现为痉挛性瘫痪，伴肾上腺和性腺功能减退。患者血浆中可检测出高水平的极长链脂肪酸。

4. 其他　引起本病的其他罕见原因还有先天性肾上腺发育不良、ACTH 抵抗、7-脱氢胆固醇还原酶缺陷症等。

（二）继发性

1. 下丘脑或垂体病变或创伤可导致 CRH 或 ACTH 合成、分泌减少。

2. 长期使用外源性糖皮质激素可抑制下丘脑-垂体-肾上腺轴，抑制程度与使用的剂量、时间有关。使用超生理剂量的糖皮质激素超过 3 周以上即可抑制肾上腺。

【病理生理】

肾上腺皮质功能减退时皮质激素分泌常呈不同程度的缺乏，引起代谢紊乱与各系统、脏器的功能异常。部分患者肾上腺皮质功能试验提示低下，但无明显症状，仅在应激状态下出现功能减退征象。根据皮质激素分类，主要病理生理分下列两组概述。

（一）盐皮质激素不足　可单独发生，引起下列变化：

1. 肾小管再吸收钠不足，尿钠排出增多，水及氯化物丢失，而钾、氢离子及铵则排出减少。此外，尚从肠胃及皮肤失钠、失水，形成本病特征性的失钠、失水，并伴酸中毒倾向。

2. 细胞外液中失钠多于失水，渗透压降低，于是水向细胞内转移。加之皮质功能减退时厌食、呕吐及腹泻，可加重失水。

3. 失钠失水引起有效循环血容量减少、血压下降，如病情发展急剧，可发生休克，诱发肾上腺皮质危象。

4. 血液浓缩，血浆容量减少而血细胞比容升高，加以血压降低，以致血流量减少，尿素氮等滞留引起肾前性氮质血症，严重时可继发急性肾衰竭。

（二）糖皮质激素不足　有下列主要病理生理变化：

1. 糖异生减弱，可出现空腹低血糖，口服葡萄糖耐量曲线扁平，或呈反应性低血糖症。对胰岛素敏感性增加，肠道吸收葡萄糖减弱。

2. 在电解质及水代谢方面，除前述失钠、失水、滞钾等作用外，去甲肾上腺素等的升压血管活性减弱，肾小球滤过率减低。

3. 对机体分泌和释放 ACTH 及其大分子的 POMC 反馈抑制减弱，垂体分泌 ACTH 增加。ACTH 系由 39 个氨基酸组成，其中氨基端 1~13 个氨基酸与 α-促黑素（α-MSH）相似，可导致皮肤及黏膜黑色素沉着。

4. 其他　皮质醇不足时胃蛋白酶及胃酸分泌减少，影响消化吸收；骨髓造血功能降低以致红细胞、中性粒细胞和血小板相对减少，淋巴细胞、嗜酸性粒细胞相对增多；另可出现抑郁。

【临床表现】

除因感染、创伤等应激而诱发危象外起病多缓慢，症状在数月或数年中逐渐发生。早期表现为易于疲乏、衰弱无力、精神萎靡、食欲缺乏、体重明显减轻等。病情发展后可有以下典型临床表现。

（一）色素沉着　系原发性慢性肾上腺皮质功能减退早期症状之一，几乎见于所有病例。但继发于下丘脑及垂体病变者无此症状。色素沉着散见于皮肤及黏膜内。全身皮肤色素加深，面部、四肢等暴露部分，关节伸侧面等经常受摩擦之处，乳头、乳晕、外生殖器、腋下、腰臀皱襞、下腹中线、痔、瘢痕、雀斑、指（趾）甲根部等尤为显著，色素深者如焦煤，浅者为棕黑、棕黄、古铜色。脸部色素常不均匀，前额部及眼周常较深。唇、舌、牙龈及上颌黏膜上均有大小不等的点状、片状蓝或蓝黑色色素沉着（图 18-4-2-8）。患者可偶有小块白斑，见于背部等处。

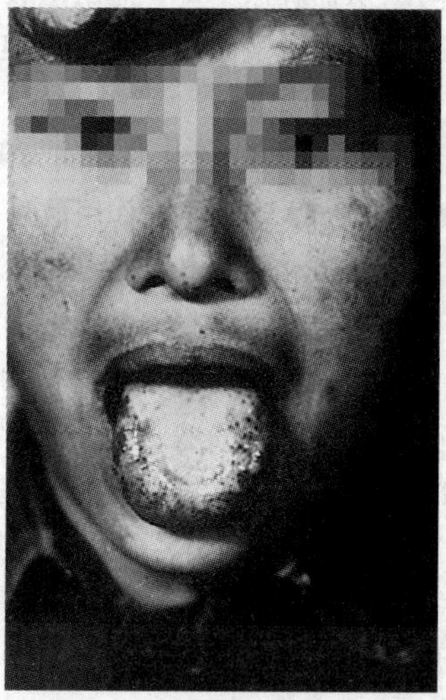

图 18-4-2-8　慢性肾上腺皮质功能减退症
脸及舌呈色素沉着。

（二）循环系统症状　患者感头晕、眼花，血压降低，可呈直立性低血压而昏倒，危象时可降至零；原有高血压患者可表现为血压变为正常，需停用降压药。心脏收缩力下降；心电图呈低电压，T 波低平或倒置，PR 间期、QT 时限可延长。

（三）消化系统症状　食欲缺乏为早期症状之一，较重者有恶心、呕吐、腹胀、腹痛、腹泻等。约 10% 自身免疫性艾迪生病患者可合并有乳糜泻。腹痛多为上腹部隐痛。胃肠镜检查无特殊发现。少数患者表现为嗜盐，可能与失钠有关。

（四）肌肉、神经精神系统症状　肌无力是主要症状之一，常有明显疲劳。本病伴有高血钾，偶尔合并上升性神经病变称为吉兰-巴雷综合征（Guillain-Barré syndrome），可导致下肢弛缓性瘫痪或四肢麻痹。本病另一合并症为肾上腺脊髓神经病（renomyeloneuropathy），表现为痉挛性截瘫和多神经病变，有时伴性功能减退和痉挛性疼痛。本病伴神经系统病变的综合征中，中枢神经系统多无异常表现。但均有脑电图异常。此外，常易激动，或抑郁淡漠，多失眠。有时因低血糖而发生神经精神症状，严重者昏厥，甚至昏迷。

（五）其他症状 患者常有慢性失水现象，明显消瘦，体重下降，女性月经失调、闭经，常过早停经。本病轻型女患者可妊娠，由于胎儿及胎盘的皮质激素的保护，患者能正常生育且度过孕期，但产后上述皮质激素来源丧失，可促使危象发生。男性多阳痿，男女毛发均减少。第二性征无异常。合并其他自身免疫性内分泌疾病时则伴有相应疾病的临床表现。

（六）结核症状 因结核所致者常有发热。有腹膜、肾、附睾、关节等结核症状可为本病的前奏，需详细检查有无其他部位的陈旧性或活动性结核病灶。肾上腺区平片或CT上常可发现钙化灶。

（七）肾上腺危象（adrenal crisis） 当患者并发感染、创伤、腹泻、失水、过度劳累或中断皮质醇治疗，均可诱发危象。有高热、恶心、呕吐、腹泻、失水、烦躁不安等表现，最终循环衰竭，血压下降，心率加速，神志异常，继而昏迷。如不及早抢救可危及生命。

【实验室检查】

本病轻症者早期往往症状很轻或无症状，实验室发现亦很少，仅于应激状态或经ACTH刺激后才有阳性发现；但典型病例常有下列异常，有助于诊断。

（一）生化检查 血钠降低、血钾轻度升高（严重高钾血症提示伴有肾脏或其他疾病）、氯化物减低，空腹血糖大多降低，糖耐量试验呈低平曲线及血钙升高。危象时代谢紊乱较严重，有重度失钠失水者，血液常浓缩，血细胞比容、血渗透压、非蛋白氮、肌酐、钾、酸度均增高，血糖、钠、氯化物、二氧化碳结合力显著降低。尿量少，红细胞沉降率（简称血沉）加速，有轻度贫血。

（二）肾上腺皮质功能测定

1. 皮质醇 血皮质醇的分泌存在昼夜节律，仅晨起的皮质醇水平对诊断肾上腺皮质功能减退有价值，若≤83nmol/L（3μg/dl），可确诊肾上腺皮质功能减退，若≥416nmol/L（15μg/dl），可判断为正常肾上腺皮质功能，介于两者之间者需进一步行兴奋试验明确。24小时尿游离皮质醇（24h urinary free cortisol）常低于正常低限，一般在55.2nmol（20μg）以下。

2. 血浆ACTH测定 原发性者明显增高，继发性者明显降低。

3. 促肾上腺皮质激素兴奋试验（ACTH stimulation test） ACTH刺激肾上腺皮质分泌激素，可反映皮质储备功能，包括小剂量ACTH兴奋试验和标准剂量ACTH兴奋试验（参见本篇第二章“内分泌功能试验”）。

4. 胰岛素低血糖兴奋试验 可用于确诊肾上腺皮质功能减退症（参见本篇第二章“内分泌功能试验”）。

（三）血常规检查 常有正细胞正色素性贫血。白细胞除危象时可增高外大多正常或稍低，分类示中性粒细胞减少，淋巴细胞相对增多，嗜酸性粒细胞明显增多。

（四）自身免疫抗体检测 21-羟化酶是自身免疫性艾迪生病的一个重要的自身抗原，60%～80%的患者阳性。而17α-羟化酶抗体与侧链裂解酶抗体是自身免疫性艾迪生病同时合并多腺体自身免疫的一种标志。

（五）影像学检查 结核所致者在肾上腺区X线摄片及CT检查时可发现肾上腺增大及钙化阴影。转移性病变者亦示肾上腺增大，而自身免疫引起者肾上腺不增大。部分患者头颅MRI示垂体增大，可能与ACTH细胞增生有关，激素替代治疗后多可恢复正常。

【鉴别诊断】

典型重症病例，根据上述症状、体征及重要化验结果，诊断不难确立。病因诊断，可根据激素测定、免疫学指标检查、肾上腺影像学、全身合并疾病等情况分析判断，手术后发生者，一般诊断亦无困难。对于部分性（或不完全性、隐性）功能减退者需进行筛选和确诊试验：①临床上呈色素沉着、体重减轻、疲乏软弱、血压降低者，先测血皮质醇、24小时尿游离皮质醇，如低于正常低限者，有肾上腺皮质功能减退可能。②为明确诊原发或继发性、完全或不完全性功能减退，可检测血ACTH，进行ACTH兴奋试验。继发性者一般皮肤无色素沉着，临床上常呈苍白，且常伴随其他腺体功能减退。临床上诊断部分性或轻度功能减退症有时较困难；应与神经症、轻度早期结核、癌症等鉴别。有色素沉着者应与慢性肝病（包括肝硬化）、糙皮病、硬化病、黑棘皮病、血色病、慢性金属中毒（铋、铅、汞）等所致的皮肤色素沉着症区别。有慢性腹痛、腹胀、腹泻、低热等全身症状者又须与肠结核、腹腔结核等区别。值得注意的是患者可同时伴有胸腹部结核或肾及生殖系结核病。

【治疗与预防】

为预防本病发生，需要强调及早治疗结核病。肾上腺切除时应注意补充糖皮质激素。长期使用糖皮质激素者应注意剂量，重视其对垂体-肾上腺轴的抑制。

本病治疗有四项原则：①纠正本病中代谢紊乱。②激素替代补充治疗。应激时应增加激素剂量，有恶心、呕吐、不能进食时应给予静脉用药。③病因治疗。④避免应激，预防危象。由于本病属慢性，必须加强宣教，使患者及家属了解防治本病的基本知识，尽量避免过度劳累、精神刺激、受冷、暴热、感染、外伤等应激，也须避免呕吐、腹泻或大汗所引起的失钠失水等情况。饮食须富含糖类、蛋白质及维生素，多钠盐、少钾盐。食物中氯化钠每天摄入量在10～15g，视个人需要而定，以维持电解质平衡。

本病的最基本疗法除病因治疗外，需长期进行皮质激素的替代补充。目前有下列两类制剂：

（一）糖皮质激素治疗

1. 氢化可的松 为糖皮质激素替代治疗的首选。大部分患者每天口服10～20mg可维持机体需要，一般不超过30mg。可于晨起时（上午8时前）一次性服用；部分或者在下午或者傍晚时乏力明显，可分二次口服，晨起服用总剂量的2/3，1/3在下午4时左右服用。剂量分配应尽量符合皮质醇的昼夜节律变化，即晨间较大，午后较小。20mg氢化可的松相当于25mg醋酸可的松，醋酸可的松须在C11位加氢转化成皮质醇而发挥作用，两者服用方法相同。

2. 泼尼松(强的松)　为人工合成的糖皮质激素。于皮质结构 C1~C2 位之间去氢后对糖代谢可加强 5 倍,但对盐类代谢则相对减弱。一般每天剂量为 2.5~5mg,必须在肝脏加氢还原成皮质醇后才有活性,故在有肝病等情况时不建议使用。服药方法同前。

(二)盐皮质激素治疗　如给予糖皮质激素替代治疗后患者仍有明显的低血压、血钠偏低、慢性失水及体重偏低的情况,需要加用该类药物。如糖皮质激素替代后无上述问题则无须使用。

目前有氟氢可的松(fludrocortisone)和 9α-氟氢可的松(9α-fluorinated hydrocortisone),两者的盐皮质激素活性是氢化可的松的 125 倍,一般患者每天上午 8 时口服 0.05~0.1mg 可维持电解质平衡。用药过程中应监测电解质、立卧位血压及血浆肾素活性来判断剂量是否适当。临床如出现高血压、低血钾提示应减量,反之应加量。此外,在我国部分地区如购买不到氟氢可的松或 9α-氟氢可的松,也可试用甘草流浸膏,每次 3~5ml,每天 2~3 次,剂量可酌情调整。甘草流浸膏的主要成分是甘草次酸,有保钠排钾的作用,但保钠作用较弱,应与可的松联合使用。

(三)雄性激素治疗　原发性肾上腺皮质功能减退患者,尤其女性的血清脱氢表雄酮可低于正常,然而关于是否应进行替代治疗目前尚有争议。临床上应根据患者的症状进行个体化选择。对于水平低下而且性欲减退的女性,替代治疗(晨服 25~50mg 脱氢表雄酮)可显著增加性欲、改善生活质量。

上述各种激素疗法的剂量系一般患者所需,应用时必须注意个体化。在应激状态时,需增加糖皮质激素剂量,否则将诱发危象。轻的应激如感冒、拔牙,可将平时替代剂量加倍;应激过后,渐恢复至原剂量。在发生较重感染、手术等应激情况下,激素剂量必须迅速加大,根据病情每天可给皮质醇 100~300mg,以维持机体应激反应及抵抗力,数日后视病情需要而减至一般维持剂量。

在采用上述激素治疗过程中,尤其在初治阶段剂量未摸清前,必须注意测定出入液量、体重、血压,观察疗效及反应,定期随访血钠、钾、氯、糖等浓度以随时调整剂量。糖皮质激素过量时有欣快、失眠、躁狂等精神异常,甚而有低血钾反应,应迅速减量。盐皮质激素过量时有水肿、高血压、心力衰竭、低血钾发生,即应减量或暂停数日,限制摄入钠及水,加用口服利尿剂、氯化钾,后者每天 3 次,每次 1~2g。待体内水钠过多现象消失后,必要时再用小剂量盐皮质激素。

有活动性结核者,应进行积极抗结核治疗(参见第十篇第十章第二十七节"肺结核病")。糖皮质激素虽有利于结核病灶活动,甚而扩散,但应用适当剂量以补足生理需要,常能改善病情,并非禁忌。

危象发作时处理同急性肾上腺皮质功能减退。

推荐阅读

1. JOHN D N, RICHARD J A. The adrenal cortex[M]//SHLOMO M, RICHARD J A, ALLISON B G, et al. Williams textbook of endocrinology. 14th ed. Elsevier, Philadelphia: W. B. Saunders Company, 2019: 480-531.
2. FLESERIU M, HASHIM I A, KARAVITAKI N, et al. Hormonal replacement in hypopituitarism in adults: an endocrine society clinical practice guideline[J]. J Clin Endocrinol Metab. 2016, 101(11): 3888-3921.

三、急性肾上腺皮质功能减退症

张朝云

【病因】

急性肾上腺皮质功能减退症(acute adrenocortical insufficiency)又称肾上腺危象(adrenal crisis)或艾迪生危象(Addisonian crisis)。这是危及生命的急症,如不立即抢救可致死,本病常见病因如下。

1. 急性肾上腺皮质出血、坏死。常见的病因是感染导致肾上腺静脉细菌性血栓形成,严重败血症,最多见于脑膜炎双球菌感染。此外,出血热、肾上腺区域的外伤、高凝状态和严重烧伤均可出现急性肾上腺皮质出血、坏死。新生儿难产也可发生本病。

2. 肾上腺双侧全部切除或一侧全切、另一侧 90% 以上次全切除后,或单侧肿瘤切除而对侧已萎缩者,如术前准备不周、术后治疗不当或激素补给不足、停药过早等均可诱发本症。

3. 慢性肾上腺皮质功能减退者合并应激状态,如感冒、过劳、创伤、手术、分娩、呕吐、腹泻、过敏反应等均可导致本症。

4. 长期大剂量肾上腺皮质激素治疗过程中,由于患者垂体、肾上腺皮质已受抑制而呈萎缩,如骤然停药或减量过速,可引起本症。

【临床表现】

本病可呈渐进性或突发性表现。

症状有烦躁、头痛、食欲缺乏、恶心、呕吐、腹泻、腹痛、发热等。体检可见唇、指发绀,严重失水可出现皮肤松弛,眼球下陷,舌干,极度软弱,血压下降,呼吸急促等表现。于血压下降的早期,即使血压已很低,患者仍可意识清醒,随后血压可降至测不出,出现昏迷或木僵、惊厥等征,皮下或黏膜下可见广泛出血,瘀点或瘀斑,毒血症明显,且常并发弥散性血管内凝血。肾上腺动静脉血栓形成时,可出现骤起腹痛,酷似急腹症。

(一)糖皮质激素缺乏型　出现于停用可的松治疗 1~2 天后,有厌食、腹胀、恶心、呕吐、疲乏、嗜睡、肌肉僵痛、血压下降、体温上升等表现。严重者可有虚脱、休克、高热等危象。

(二)盐皮质激素缺乏型　由于术后补钠或摄入不足,加以厌食、恶心、呕吐、失水失钠,往往于症状发生 5~6 天出现疲乏软弱,四肢无力,肌肉抽搐,血压、体重、血钠、血容量下降而发生本症。初生儿患本症虽无感染,但常有过高热(>41℃),心动过速,呼吸急促,发绀,惊厥,伴有瘀点及出血现象,有时可扪及肾上腺巨大血肿。

原患慢性肾上腺皮质功能减退者,于本病时其色素沉着更为明显。急性起病者，其色素沉着可不明显。

【诊断】

若患有脑膜炎双球菌等败血症伴广泛出血者，经抗菌治疗虽曾一度好转，忽又出现高热、发绀、循环衰竭时，应疑有本症可能。双侧肾上腺切除后8～12小时骤起高热、休克、昏迷及重度胃肠反应者，或慢性肾上腺皮质功能减退因应激而发生危象者，均应迅速诊断为此症而积极抢救。下列指标有助于诊断：血皮质醇明显低于正常，血糖下降，血钠减少，但很少低于120mmol/L，血钾增高，但很少超过7mmol/L，中度酮症，血浆二氧化碳为15～20mmol/L，周围血嗜酸性粒细胞计数在本病患者常>50×10^6/L（应除外合并寄生虫病及过敏性休克），非肾上腺功能低下引起的休克常<50×10^6/L。

值得注意的是，在少数病例仅以血钾增高为表现，应警惕急性肾上腺皮质激素缺乏的存在。

在治疗早期应做咽、血、尿、痰细菌培养，如有神经系统症状或瘀点应怀疑脑膜炎双球菌性脑膜炎，并及时做脑脊液检查。

【防治】

对于已经确诊有慢性肾上腺皮质功能减退的患者，应加强宣教，特别强调在出现感染、手术等应激情况下需增加糖皮质激素的剂量。本症病情危笃，应积极进行以下抢救措施。

（一）糖皮质激素治疗　迅速静脉滴注氢化可的松，初始2～4小时给予100～200mg（溶于5%葡萄糖盐水500ml中），此后根据病情每6～8小时给予100mg。通常在4～6小时内血压稳定、病情好转。第2、3天可减量为每6小时给予50～100mg，然后逐日减量，直至危象得以控制，病情稳定后可改为口服氢化可的松并逐渐减量恢复到非应激状态下的替代剂量。总过程一般需1～2周，减量过快易导致病情反复。

（二）补液及纠正电解质紊乱　入水总量须视失水程度、呕吐等情况而定，一般第一天须补充5%葡萄糖盐水2 500～3 000ml以上，第二天后再视血压、尿量等调整剂量。补液时须注意电解质平衡，如失钠明显者，则初治期即采用5%葡萄糖盐水；呕吐、腹泻严重者，补充大量葡萄糖后，应根据血钾适量补充氯化钾，每天可予2～3g。

（三）抗休克　如收缩压在80mmHg以下伴休克症状者经补液及激素治疗仍不能纠正循环衰竭时，应及早给予血管活性药物。

（四）抗感染　有感染者应针对病因予以治疗。

（五）对症治疗　包括给氧，对症治疗药物，必要时可予适量镇静剂，但不宜给吗啡及巴比妥盐类等。

（六）抗DIC治疗　诊断明确后及早采用肝素治疗。

推荐阅读

JOHN D N，RICHARD J A. The adrenal cortex［M］//SHLOMO M，RICHARD J A，ALLISON B G，et al. Williams textbook of endocrinology. 14th ed. Elsevier，Philadelphia：W. B. Saunders Company，2019：480-531.

四、选择性醛固酮过少症

张朝云

选择性醛固酮过少症（mineralocorticoid deficiency）即单发的低醛固酮血症（isolated hypoaldosteronism），而皮质醇分泌正常，主要病因包括低肾素性低醛固酮血症、醛固酮合成酶缺陷、药物诱导等。

低肾素性低醛固酮血症患者血浆肾素、血管紧张素低，限制钠的摄入、直立体位不能使醛固酮增高。静脉滴注血管紧张素Ⅱ可使其分泌增多。常见于有轻度肾脏病变的老年患者，75%以上的病因为糖尿病肾病。吲哚美辛等前列腺素合成抑制剂、β肾上腺素受体阻滞剂可抑制肾素的释放而导致此症。手术切除醛固酮腺瘤也会导致一过性低醛固酮血症。

醛固酮合成酶（CYP11B2）缺陷是罕见的常染色体隐性遗传性疾病，分为1型和2型两种类型。CYP11B2催化醛固酮合成的最后三个步骤。患者在新生儿期表现为脱水、呕吐、生长迟缓，有高血钾、低钠、代谢性酸中毒等，随年龄增长病症多减轻。

【临床表现】

①高钾血症，包括肌无力、心动过缓、心律失常、心脏传导阻滞、意识模糊等。血钾多高于5.5mmol/L。心电图显示不同程度的高钾图形。②可发展为低钠血症。患者可有软弱无力、直立性低血压、昏厥等症状。③高氯性代谢性酸中毒。由于醛固酮减少，肾小管中Na^+-H^+交换减少，H^+潴留；此外，肾小管氨的分泌也减少。这种类型的代谢性酸中毒称为第4型肾小管酸中毒。④血、尿醛固酮皆低，皮质醇正常。

【治疗】

包括给予充分的钠盐［10mmol/（kg·d）］、限制钾摄入及使用盐皮质激素，成人可每天口服氟氢可的松0.05～0.15mg，新生儿及幼儿每天给予150μg/m^2，剂量根据血钾、血压、体重等调整。

推荐阅读

JOHN D N，RICHARD J A. The adrenal cortex［M］//SHLOMO M，RICHARD J A，ALLISON B G，et al. Williams textbook of endocrinology. 14th ed. Elsevier，Philadelphia：W. B. Saunders Company，2019：480-531.

五、皮质醇增多症

叶红英　李益明

皮质醇增多症（hypercortisolism）系由多种原因引起肾上腺皮质分泌过多糖皮质激素所致，主要典型临床表现为向心性肥胖（满月脸、颈部脂肪垫、水牛背）、多血质、宽大紫纹、皮肤菲薄、女性多毛痤疮、月经紊乱、肌无力、糖代谢异常、高血压、骨质疏松等。本病多见于女性（约占80%），以25～45岁居多。

【病因与病理】

分依赖和不依赖垂体促肾上腺皮质激素（ACTH）两大类，前者包括ACTH细胞腺瘤（又称库欣病）、异位ACTH综合征、异位促肾上腺皮质激素释放激素（CRH）综合征；后者包括肾上腺腺瘤/癌、非ACTH依赖性双侧肾上腺大结节样增生或小结节性增生等，详见表18-4-2-1，分述如下：

表18-4-2-1 皮质醇增多症病因分类及构成比

病因分类	构成比/%
（一）ACTH依赖性	
库欣病	60~70
异位ACTH综合征	15~20
异位CRH综合征	罕见
（二）ACTH非依赖性	
肾上腺皮质腺瘤	10~20
肾上腺皮质腺癌	2~3
ACTH非依赖性大结节样肾上腺增生（AIMAH）	2~3
原发性色素沉着结节性肾上腺病（PPNAD）	罕见
McCune-Albright综合征	罕见
（三）假性库欣综合征/生理性皮质醇增多症	
酗酒	营养不良神经性厌食
抑郁症/神经心理疾病	慢性高强度运动
肥胖	妊娠
未控制糖尿病	糖皮质激素抵抗

（一）库欣病（Cushing's disease，CD） 为最常见病因，占60%~70%，多见于女性。肿瘤来源于T-PIT腺垂体细胞系。近年包括复旦大学附属华山医院在内的研究发现垂体ACTH瘤中*USP8*基因突变发生率高达30%~60%。垂体ACTH瘤自主分泌ACTH，部分抵抗皮质醇的反馈抑制，使双侧肾上腺皮质弥漫性增生而分泌过多皮质醇，10%~40%患者的肾上腺可增生呈结节样。影像学上垂体大腺瘤（直径>1cm）占10%~15%；微腺瘤（直径≤1cm）最为多见，部分患者影像学阴性（即磁共振增强未能显示病灶）。病理上垂体瘤组织免疫组化ACTH染色阳性；同时根据低分子量细胞角蛋白免疫组化染色特点不同，分为致密颗粒型和稀疏颗粒型。

（二）肾上腺皮质肿瘤 包括常见的腺瘤和罕见的腺癌，多为单侧。其中皮质腺瘤约占本病的20%，肾上腺癌约占5%。近年研究发现约50%的病例存在编码cAMP依赖蛋白激酶A（PKA）催化亚基的*PRKACA*基因突变。肿瘤组织自主分泌皮质醇入血，高皮质醇血症反馈抑制垂体ACTH的合成和释放，患者血ACTH降低；瘤外正常肾上腺皮质（包括同侧和对侧）萎缩。肿瘤自主分泌皮质醇不受外源性糖皮质激素抑制。肾上腺皮质腺瘤大多只分泌皮质醇，若患者同时出现盐皮质激素或性激素过多的表现，应警惕为肾上腺皮质癌。

病理上腺瘤呈圆形或椭圆形，直径多为2~3cm，暗赭红色，包膜完整。切面呈黄色或褐黄色或淡红色，致密，均匀或呈分叶状。光镜下示透明细胞及颗粒细胞，排列成束状、团状、巢状或片状，与原来束状带及网状带相似。腺癌生长较快，直径多>4cm，与邻近脏器粘连浸润不易分离。癌表面往往呈结节状，切面常见出血、坏死，有异型腺癌细胞和核分裂，浸润或穿过包膜，可见癌栓或淋巴结转移。腺瘤和腺癌以外的肾上腺组织往往萎缩。

（三）异位ACTH综合征（ectopic ACTH syndrome，EAS） 垂体外肿瘤合成和分泌ACTH，刺激肾上腺皮质增生，分泌过量皮质醇。EAS约占皮质醇增多症的15%，最多见于肺癌，其次为胸腺肿瘤、胰腺或胰岛细胞癌等（表18-4-2-2）。导致EAS的肿瘤，可分为显性肿瘤和隐性肿瘤两类。前者以原发肿瘤临床表现为主，一般恶性程度高，病情发展快，多伴色素沉着、低血钾、乏力，而较少有典型库欣综合征表现。隐性肿瘤一般较小，恶性程度低，发展较慢，就诊时往往缺乏原发肿瘤相关临床表现，患者以皮质醇增多症临床表现就诊。病理上肿瘤组织免疫组化ACTH染色阳性。

表18-4-2-2 导致异位ACTH综合征的肿瘤类型及构成比

肿瘤类型	构成比/%
肺癌（小细胞肺癌、燕麦细胞癌、类癌）	19~50
支气管类癌	2~37
胸腺类癌	8~12
胰腺肿瘤（类癌、胰岛细胞癌）	4~12
嗜铬细胞瘤、神经母细胞瘤、神经节瘤、副神经节瘤	5~12
甲状腺髓样癌	0~5
其他肿瘤	<1

（四）原发性色素结节性肾上腺皮质病（primary pigmented nodular adrenocortical disease，PPNAD） 罕见，可散发或为家族性。家族性见于常染色体显性遗传Carney综合征，相关致病基因包括占65%~82%的*PRKAR1A*和罕见的*PDE11A*、*PDE8B*等，表现为面颈部和躯干部皮肤点状色素沉着；内分泌肿瘤（PPNAD、垂体生长激素瘤等）和非内分泌肿瘤（心房黏液瘤、皮肤黏液瘤等）等。约25% Carny综合征患者表现为PPNAD致库欣综合征。在大剂量地塞米松抑制试验中，50%~70%患者表现为反常升高。影像上肾上腺可无显著异常，或为双侧串珠样小结节增生或为单侧腺瘤样增生。病理上肾上腺含多发数毫米小结节，切面呈褐色、灰黑色或黄绿色，结节间皮质萎缩。

（五）非ACTH依赖性双侧肾上腺大结节样增生（ACTH-independent macronodular adrenal hyperplasia，AIMAH） 为库欣综合征罕见独立病因，多在40~60岁诊断。临床表现多不典型，影像学为特征性双侧多结节增生，典型者呈生姜样。可能发病机制为肾上腺异位表达受体[如升压素、β肾上腺素受体、人绒毛膜促性腺激素、抑胃肽(GIP)、血管紧张素、G蛋白偶联受体等],局部生成ACTH及基因突变。病理上双侧肾上腺明显结节样增大,内含直径>1cm的非色素性结节,结节间皮质增生。

(六)McCune-Albright综合征　由于编码激动型G蛋白α亚单位的*GNAS1*基因突变所致,表现为多发骨纤维发育不良、牛奶咖啡斑和内分泌功能亢进。基因突变致G蛋白持续激活,模拟ACTH对肾上腺的持续刺激,导致皮质醇分泌增多,而ACTH受抑。

(七)假性库欣综合征(pseudo-Cushing syndrome)　近年倾向用"生理性皮质醇增多症"一词。酗酒、抑郁症等精神心理疾病,肥胖,睡眠呼吸暂停综合征,妊娠,慢性高强度运动,厌食症等情况下表现为轻度垂体肾上腺皮质分泌增多。祛除潜在因素,皮质醇增多症的临床或生化证据即可消除。

【临床表现与病理生理】

过多皮质醇作用于全身导致各种临床表现,见表18-4-2-3。常见典型特征为向心性肥胖、多血质、紫纹、多毛、高血压、骨质疏松等。

表18-4-2-3　库欣综合征的症状和体征

症状	发生率/%	体征	发生率/%
体重增加	91	肥胖	97
月经紊乱	84	多血质	94
多毛	81	满月脸	88
心理障碍	62	高血压	74
背痛	43	瘀斑	62
肌无力	29	紫纹	56
骨折	19	肌力减退	56
肾结石	15	踝部水肿	50
糖尿病	50	骨质疏松	50

起病可急可慢,病程可短可长。库欣病起病隐匿,进展缓慢,诊断时往往已有较长病程,临床表现因而较为典型。近年对该病认识提高,对肥胖、月经紊乱、多毛异常等全面评估,轻症诊断者增多。肾上腺皮质腺癌、EAS中原发病灶恶性程度高的患者往往病情进展快,反而缺乏典型特征性表现,以乏力、水肿、低血钾、高血糖为主,体重不增反降。肾上腺腺瘤、AIMAH患者可因肾上腺影像异常就诊,缺乏相应临床表现,经实验室检查才确认为亚临床皮质醇增多症。

(一)体重增加和向心性肥胖　绝大多数患者体重增加,脂肪堆积在颜面和躯干部,呈向心性肥胖,以面、颈、胸部及腹部较明显,面如满月,颈背部脂肪堆积,隆起似水牛背,腹大而四肢相对瘦细。儿童可表现为全身性肥胖。小部分体重增加不明显而以体型变化为主,特别是严格控制饮食或继发糖尿病者。此种脂肪特征性分布机制尚不明确。皮质醇促进脂肪分解抑制脂肪合成,同时抑制葡萄糖利用,促进糖异生使血糖增高,刺激胰岛素分泌而促进脂肪合成。由于全身不同区域脂肪组织对皮质醇和胰岛素的敏感性可能不同,四肢对皮质醇的动员脂肪作用更敏感,使四肢脂肪组织分解而再沉积于躯干部,加之蛋白质分解使四肢肌肉萎缩,从而形成典型的向心性肥胖。近年来有人认为,这种向心性肥胖可能是由于糖皮质激素过量所致的高胰岛素血症与胰岛素抵抗共存所引起的临床表现(图18-4-2-9、图18-4-2-10)。眼球后脂肪沉积可表现为突眼,文献报道可见于1/3患者。

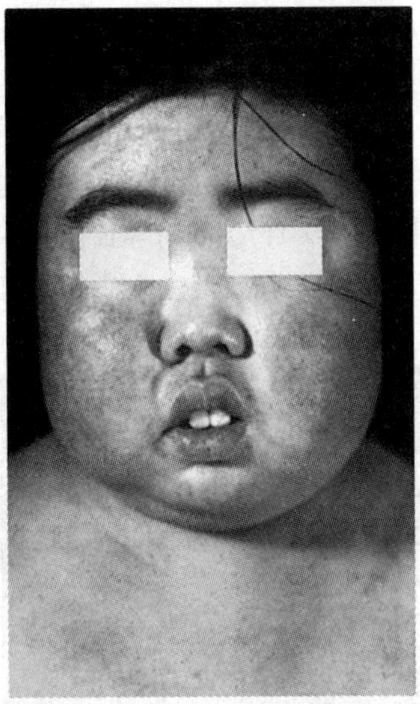

图18-4-2-9　皮质醇增多症(脸部)
脸色红润多脂,形圆似满月。

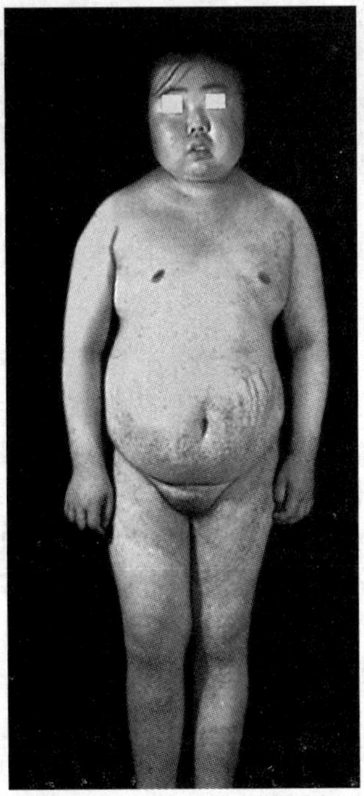

图18-4-2-10　皮质醇增多症(全身)
典型面貌及向心性肥胖体态,下腹对称性紫纹,四肢相对瘦小。

（二）糖代谢紊乱的表现　皮质醇增多症患者糖代谢异常发生率高，50%~60%患者继发糖尿病，约20%糖耐量异常。糖皮质激素导致糖代谢异常的可能机制包括肌肉糖摄取减少、肝糖输出增多、脂肪分解增多、胰岛素分泌受抑等。病因治疗纠正皮质醇增多症后，糖代谢异常多数可恢复。糖尿病病程长或有糖尿病家族史等的患者可能仅得以改善。

（三）蛋白质代谢紊乱的表现　皮质醇促进肝外蛋白质分解，并抑制蛋白质合成，使机体处于负氮平衡，表现为：①皮肤，上皮细胞及皮下结缔组织萎缩使皮肤变薄，轻微皮肤创伤即可引起擦伤，同时毛细血管脆性增加，易于出血及皮下瘀斑。在腰腹部、大腿内外侧、腋窝周围等处因皮下脂肪沉积，皮肤紧张而更薄，皮下弹力纤维断裂，通过菲薄的皮肤透见红色，形成典型的皮肤紫纹，其特征为对称性，中间宽两端细。有此体征者占50%~70%（图18-4-2-11）。同时导致伤口不易愈合。②全身肌肉萎缩，以四肢为甚，四肢无力纤细，近端肌力下降。

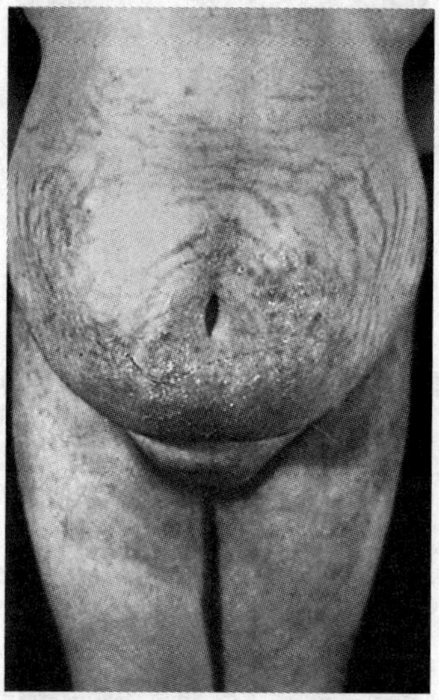

图18-4-2-11　皮质醇增多症（腹部）

示腹部脂肪沉积、粗大梭形对称性紫纹，腹壁皮肤菲薄有体癣。

（四）高血压　高血压约见于70%患者，严重程度不一，以舒张压升高为主。随病程延长高血压的发生率和严重程度增加。长期高血压可导致心、肾、视网膜的病理变化。高血压发生机制复杂，包括肾素-血管紧张素系统激活；增强心血管系统对血管活性物质的正性肌力和加压反应；抑制血管舒张系统；过高糖皮质激素激活盐皮质激素受体，发挥后者作用使体内水钠潴留。多数患者皮质醇水平恢复正常后，血压可恢复正常或有不同程度下降。久病者常伴有动脉硬化，血压仍不能完全降至正常。

（五）骨质疏松　30%~50%患者存在骨质疏松，多见于胸腰椎，表现为胸背及腰部疼痛，严重者发生病理性骨折。主要机制为皮质醇抑制骨形成；减少肠钙吸收并降低肾小管重吸收钙，导致低血钙和继发性甲状旁腺功能亢进；间接作用于卵巢和睾丸抑制性激素分泌。此外，与大量皮质醇促进蛋白质分解有关，胶原和骨基质分解，钙盐沉着困难，以致患者脊椎骨等广泛脱钙。皮质醇促进尿钙排出，可形成泌尿系结石。

（六）电解质代谢紊乱和酸碱平衡失常　约1/3患者有低钾血症，与皮质醇增多的严重程度相关。发生机制与糖皮质激素通过盐皮质激素受体发挥的盐皮质激素样作用相关，常伴夜尿增多、下肢水肿。

（七）女性多毛及男性化　一般为细毳毛，分布于面部、上唇、颌下、腰背部，多伴有皮脂增多及痤疮。中年以上可有秃顶。肾上腺皮质癌的女性患者约有20%出现男性化。

（八）性功能异常　过多皮质醇对下丘脑-垂体-肾上腺轴各位点均有抑制作用，减少性激素产生。因此，约75%育龄女性患者月经紊乱、继发闭经和不孕。男性睾酮降低，睾丸小而软，阴茎缩小，性欲减退。

（九）精神症状　约60%患者有精神症状，轻者表现为失眠、情绪不稳定、烦躁易怒、焦虑抑郁、注意力不集中、记忆力减退等。重者可发生精神分裂症或抑郁症等。

（十）造血与血液系统病变　皮质醇刺激骨髓使红细胞生成增多，血红蛋白增高，引起多血质、脸红、唇紫等红细胞增多症表现。皮质醇可使骨髓储备池释放中性粒细胞增多，同时抑制血液中白细胞进入组织，并使嗜酸性粒细胞脱粒变性，增殖周期延长，促使淋巴组织萎缩，故中性粒细胞增多而嗜酸性粒细胞、单核细胞和淋巴细胞减少。

（十一）对感染的抵抗力减弱　长期皮质醇增高促使蛋白质呈负平衡，抑制体液免疫和细胞免疫，抑制抗体形成与炎症反应。故本病患者对感染的抵抗力减弱，容易感染某些化脓性细菌、真菌和病毒性疾病。

（十二）色素沉着　重症库欣病或异位ACTH综合征患者因大量ACTH、β-LPH、N-POMC，其内均含促黑素细胞活性的肽段，故患者皮肤色素加深。

此外，有几种特殊情况：

1. 周期性库欣综合征　表现为周期性的皮质醇分泌，周期可长可短。患者在非发作期，临床表现减轻，甚至出现皮质功能减退症状。

2. 亚临床皮质醇增多症　没有典型皮质醇增多症临床表现而实验室检查证实皮质醇分泌增多。常见于肾上腺意外瘤患者。

总之，皮质醇增多症病因多样，临床表现变异大，首诊科室多样，易漏诊。临床上需提高警惕，注意识别积极筛查。

【诊断与鉴别诊断】

临床疑似皮质醇增多症患者，先排除外源性糖皮质激素类药物使用所致。国内外指南推荐筛查对象包括：年轻患者出现骨质疏松、高血压等与年龄不相称的临床表现；具有库欣综合征的临床表现且进行性加重，特别是有典型症状如肌病、多血质、紫纹、瘀斑和皮肤变薄的患者；体重增加而身高百分位下降，生长停滞的肥胖儿童；肾上腺意外瘤患者。临床上多囊卵巢综合征、代谢综合征与皮质醇增多症临床表现相近，骨量减少/骨质疏松、皮肤菲薄<2mm、瘀斑提示皮质醇增多症。

皮质醇增多症诊断分两步进行。先明确是否有皮质醇分泌过多即功能诊断;然后确定其病因。

(一) 功能诊断:明确是否有皮质醇增多症　疑似皮质醇增多症患者,行血皮质醇昼夜节律、24 小时尿游离皮质醇(24hUFC)和小剂量地塞米松抑制试验(午夜一次法或 48 小时标准法)评估(参见本篇第二章"内分泌功能试验")。血皮质醇节律消失、午夜血皮质醇升高、24hUFC 升高、小剂量地塞米松不能抑制可确定为皮质醇增多症。注意不同检测方法的诊断切点差异,建议各实验室验证和建立相应诊断值。

在功能诊断阶段,主要与代谢综合征、多囊卵巢综合征等有相似临床表现但无实验室检查依据,或与抑郁症、酗酒等有皮质醇增多生化证据但无相应临床表现等疾病相鉴别。对部分有临床表现但缺乏实验室证据时应警惕周期性可能。对缺乏相应临床表现但因肾上腺或垂体影像学异常而发现皮质醇增多实验室证据患者,应审核实验室检测准确性,慎重诊断亚临床皮质醇增多症。对不能完全确认的患者,随访监测是明智且合理的选择。

明确皮质醇增多症功能诊断患者,应全面关注和评估并发症,如血压、电解质、糖脂代谢、骨密度、心理精神健康、是否合并感染等,积极对症治疗。并进行第二步的病因鉴别检查。

(二) 皮质醇增多症病因学检查

1. 血浆 ACTH 测定　与皮质醇昼夜节律同时采血测定,多数用化学发光法测定。根据 ACTH 结果分为 ACTH 依赖性和非依赖性两大类;升高幅度有助于判断病因。晨 8 时 ACTH<10pg/ml 提示非依赖性,ACTH>20pg/ml 提示 ACTH 依赖性。EAS 的 ACTH 通常高于库欣病,但两者的 ACTH 水平可有 30%的重叠。库欣病 ACTH 水平可正常或轻度升高,极少>200pg/ml;而 EAS 的 ACTH 多数>90pg/ml。ACTH>200pg/ml,须高度警惕 EAS。如 ACTH 在 10~20pg/ml,可予复查确认。提醒:不同检测方法正常参考值范围差异明显,依赖和非依赖的判断切点随之不同。建议各实验室验证和建立相应的诊断值。

2. 午夜一次法或 48 小时标准法大剂量地塞米松抑制试验(high dose dexamethasone suppression test,HDDST)　库欣病患者 90%可被抑制,而 EAS 和肾上腺肿瘤患者 90%不能被抑制。由于不同病因间抑制结果特异性欠佳,随着双侧岩下窦插管取血技术的使用,HDDST 临床价值减弱。

3. 双侧岩下窦插管取血(bilateral inferior petrosal sinus sampling,BIPSS)　为鉴别库欣病和 EAS"金标准"。经股静脉插管至双侧岩下窦后,测定外周血及双侧岩下窦血 ACTH,基线状态岩下窦(IPS):外周(P)比值≥2 提示库欣病,DDAVP/CRH 刺激后≥3 提示库欣病,反之提示为 EAS。诊断库欣病的敏感性和特异性可达 95%~99%。该检查有创且操作专业性强,可能的并发症包括穿刺局部血肿、静脉血栓、出血等,应掌握适应证且在有经验的医院进行。注意该检查需在确认 ACTH 依赖性皮质醇增多前提下进行,曾行 HDDST、周期性库欣综合征患者应确认手术日高血皮质醇水平;可同步留取催乳素以判断采血管是否置管到位。中国库欣病诊治专家共识推荐在结合功能试验和影像学结果定位困难时进行 BIPSS。复旦大学附属华山医院的 BIPSS 适应证为:ACTH 依赖性库欣综合征,且垂体 MRI 未见明确病灶或 ACTH>200pg/ml 或严重低血钾或 HDDST 不被抑制。由于无功能垂体微腺瘤人群高发(15%或更高),有专家建议所有 ACTH 依赖性皮质醇增多症患者均行 BIPSS 来鉴别。

4. 其他　DDAVP 兴奋试验、CRH 兴奋试验、美替拉酮试验对病因鉴别有一定的帮助。

5. 影像学检查　皮质醇增多症患者常规行垂体磁共振(MRI)增强和肾上腺 CT 或磁共振检查。垂体 MRI 可显示垂体大腺瘤(>1cm)和微腺瘤(<1cm)(图 18-4-2-12、图 18-4-2-13)。肾上腺 CT 或 MRI 增强,可清晰显示肾上腺是否增生或占位(图 18-4-2-14)。

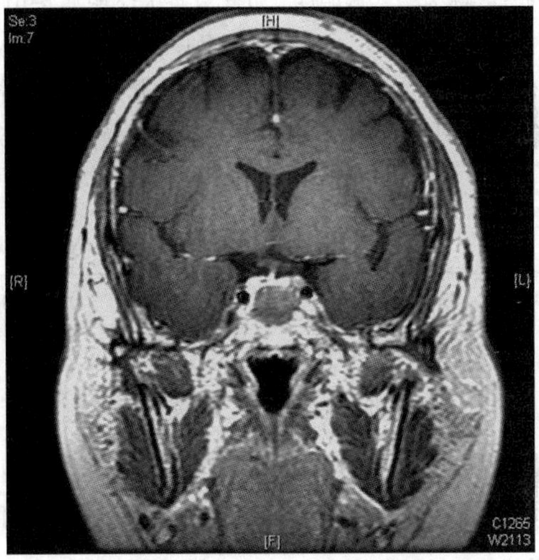

图 18-4-2-12　垂体 ACTH 大腺瘤

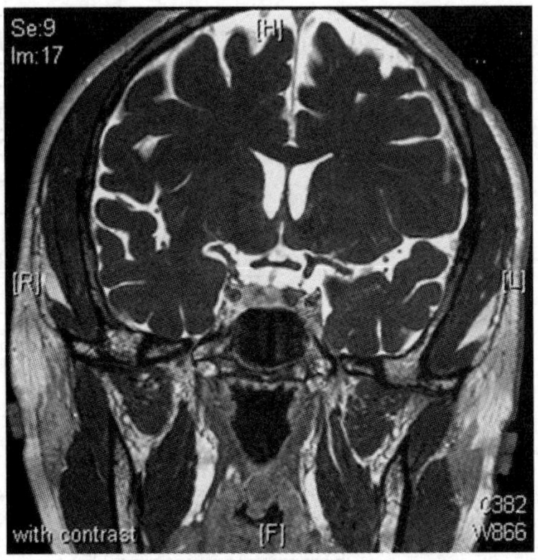

图 18-4-2-13　垂体 ACTH 微腺瘤

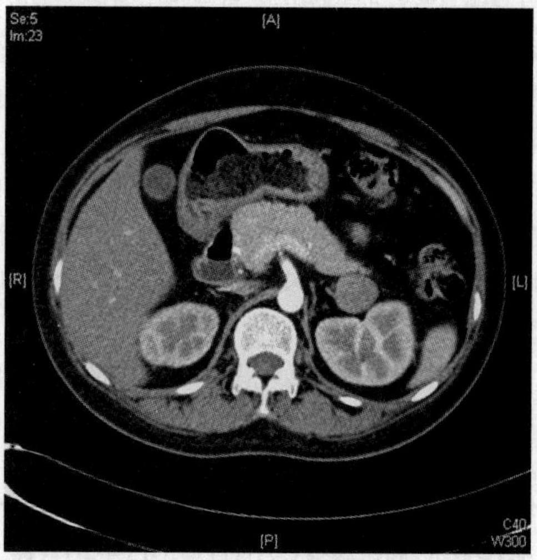

图 18-4-2-14 左侧肾上腺腺瘤伴对侧肾上腺萎缩

小部分患者经 BIPSS 确认为库欣病，但垂体 MRI 增强检查未显示病灶，称为磁共振阴性。近年复旦大学附属华山医院不断改进扫描序列和方法，如 3D-SPACE 序列，以显示更小病灶。

需注意，由于人群中垂体瘤和肾上腺腺瘤的检出率颇高。皮质醇增多症的定位诊断中影像学检查所显病灶不一定为病因所在，临床可见 ACTH 依赖性皮质醇增多症患者合并无功能肾上腺腺瘤，或 MRI 显示垂体瘤患者 BIPSS 结果提示为 EAS。病因诊断需结合内分泌激素检查、功能试验和影像学结果进行综合判断。

诊断 EAS 者，宜行全面检查寻找原发病灶，包括但不限于胸部 CT 和腹部/盆腔 MRI，必要时行正电子发射计算机体层扫描仪（PET/CT）（^{68}Ga DOTA-TATE SSTR 显像优于^{18}F-FDG 显像）、内镜等检查。首次系统检查未能发现原发病灶者，应每半年重新寻找潜在病灶。

病因鉴别见表 18-4-2-4，诊断流程见图 18-4-2-15、图 18-4-2-16。

【治疗】

皮质醇增多症的治疗目标是使皮质醇分泌恢复正常，不同病因治疗不同。内分泌科、神经外科、放射外科等多学科诊治和终身随访极其重要。

病因治疗前评估和治疗并发症，包括高血糖、高血压、低钾血症、骨质疏松等。手术治疗病因成功后往往进入皮质功能减退期，需糖皮质激素替代治疗，监测服药前晨血皮质醇了解皮质功能恢复情况，必要时胰岛素低血糖兴奋试验或 ACTH 兴奋试验评估，恢复正常则停用。同时随访并发症情况调整用药。

（一）库欣病 治疗方案包括手术治疗、放射治疗和药物治疗。首选经蝶手术切除垂体 ACTH 瘤。

表 18-4-2-4 皮质醇增多症中三种主要不同病因的鉴别诊断

鉴别点	库欣病	肾上腺皮质腺瘤	EAS
8AM 血浆 ACTH（pg/ml）	正常或升高	降低	多数明显升高
大剂量地塞米松抑制试验	90%可被抑制	90%不能被抑制	90%不能被抑制
垂体 MRI 增强	多为微腺瘤，10%为大腺瘤，部分可阴性	多数阴性	多数阴性
肾上腺 CT/MRI	双侧增生，偶可合并腺瘤	腺瘤（1~2cm 多见）	双侧增生
BIPSS	IPS/P>2，兴奋后>3	—	IPS/P<2，兴奋后<3

注：IPS/P. 岩下窦/外周血 ACTH。

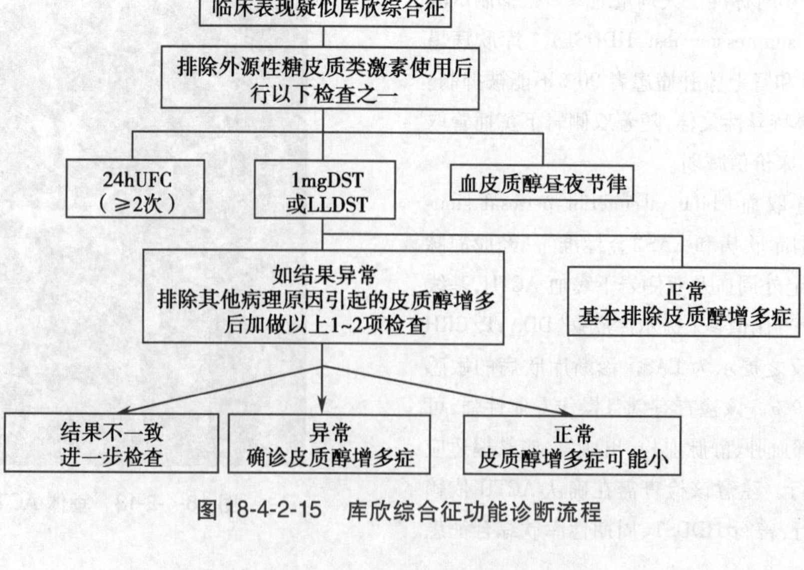

图 18-4-2-15 库欣综合征功能诊断流程

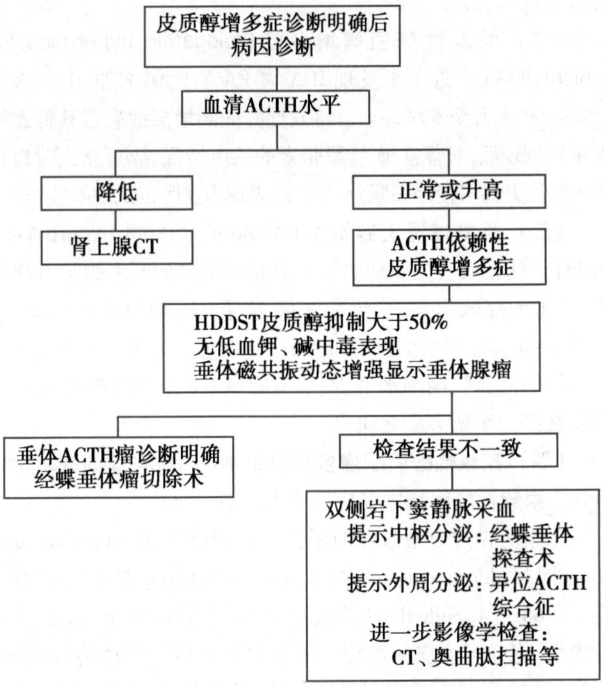

图 18-4-2-16　皮质醇增多症病因鉴别诊断流程

1. 手术治疗　分垂体及肾上腺手术两种。

（1）经蝶垂体瘤手术：首选经蝶内镜手术切除垂体 ACTH 瘤。有经验的神经外科医师手术成功率可达 90%以上，侵袭或术前影像阴性者成功率低。成功切除垂体 ACTH 瘤后 2~3 天内血皮质醇急剧降低（低于 2μg/dl 提示治愈），进入术后肾上腺皮质功能减退期需糖皮质激素替代治疗，直至垂体肾上腺功能恢复正常（一般需要 6 个月或更长时间）。小部分患者术后一周内血皮质醇未降低，术后 1~2 个月逐步降至正常，为迟发缓解。术后 2~3 个月仍存在皮质醇增多者可考虑再次手术。迟发缓解者复发率高，手术治疗治愈者仍有一定的复发率，文献报道 5 年为 5%~10%、10 年为 10%~20%。复发者可再次行经蝶手术。经蝶手术的并发症包括多为一过性的尿崩症、低钠血症、鼻出血、深静脉血栓等；垂体功能减退、出血、颅内感染等罕见。

（2）肾上腺手术：腹腔镜双侧肾上腺切除术可快速有效地缓解高皮质醇血症，但会造成永久性肾上腺皮质功能减退，需终身使用糖皮质激素及盐皮质激素替代治疗。仅适用于库欣病诊断明确、鞍区 MRI 未见明确病灶、经验丰富的垂体瘤神经外科专家手术探查仍未缓解和患者知情同意后。术后有发生 Nelson 综合征可能，应定期随访鞍区 MRI，如垂体发现病灶应及时处理。

2. 垂体放射治疗　分立体定向放射外科治疗和分次外照射治疗，常选前者，适合术后海绵窦残留者。控制激素分泌需要时间，起效最快者 3~6 个月缓解，治疗后 2 年约 50%患者皮质醇恢复正常，随治疗后时间延长缓解率可进一步升高。可能并发症包括垂体功能减退、脑神经损伤等。罕见的快速生长大腺瘤可分次放射治疗，以控制肿瘤病灶为主要目的，同时减少激素分泌。

3. 药物治疗　药物治疗靶点包括抑制 ACTH 的合成和分泌、抑制肾上腺合成皮质醇及阻断外周糖皮质激素作用。国内市场上目前无相应药物供应。

（1）抑制垂体合成 ACTH 的药物：新型生长抑素类似物帕瑞肽通过生长抑素受体抑制 ACTH 分泌，可使 20%患者皮质醇恢复正常。适用于手术治疗失败的轻症库欣病患者；高血糖为其主要副作用。欧盟及美国已批准其用于治疗手术未治愈或无法手术的库欣病患者。文献报道多巴胺受体激动剂卡麦角林（1~7mg/周），可使 1/3 患者的皮质醇恢复正常；溴隐亭治疗极少达缓解。帕瑞肽和卡麦角林国内暂无供应。

（2）抑制肾上腺合成糖皮质激素的药物：见表 18-4-2-5，适合术后未缓解、垂体未见病灶不适合放射外科治疗、不接受双侧肾上腺手术的库欣病患者。目前国内市场上并无上述药物供应，国外也为超适应证使用。

（3）糖皮质激素受体拮抗剂米非司酮（mifepristone，RU486）：拮抗皮质醇发挥作用而缓解临床症状，FDA 批准其用于不适合接受手术治疗或手术治疗无效的有糖代谢异常的内源性库欣病成人患者，不良反应发生率高。

（二）肾上腺皮质腺瘤或癌　腹腔镜手术切除腺瘤，安全有效。肾上腺癌治疗困难，多数在确诊时已远处转移。手术不能治愈，但可使肿瘤体积缩小及减轻临床症状。术后可用米托坦（O，P′-DDD）或放射治疗辅助。

表 18-4-2-5　抑制肾上腺皮质合成糖皮质激素药物的特点

药物	作用机制	每日用量	主要副作用
邻对氯苯二氯乙烷（米托坦）	3β-羟脱氢酶阻滞剂诱导束状带、网状带坏死	2~4g	恶心、呕吐、腹泻、皮疹、脑部症状、高固醇血症
氨鲁米特	3β-羟脱氢酶及 11β-羟化酶阻滞剂	0.5~1g	恶心、嗜睡、皮疹、肌病
美替拉酮（甲吡酮）	11β-羟化酶阻滞剂	0.4~4g	胃肠不适、头痛、眩晕、皮疹、高血压、低钾血症
酮康唑	多种肾上腺素类固醇生成酶抑制剂	0.2~1.8g	恶心、腹泻、瘙痒、头痛、转氨酶升高、性功能低下

(三) 异位 ACTH 综合征(EAS)　治疗方法和疗效取决于原发病灶。早期且病灶小者手术切除原发肿瘤可治愈。原发病灶无法控制者可采用前述抑制肾上腺合成或拮抗皮质醇作用的药物,或双侧肾上腺切除术。对于原发病灶隐匿首次诊断未能发现病灶的 EAS 患者,可先用药物缓解症状,同时定期全面寻找原发病灶。药物治疗不能耐受或无效、寻找原发病灶无果者可考虑双侧肾上腺切除。

(四) 不依赖 ACTH 的双侧肾上腺增生　如 PPNAD 和 AIMAH,选择双侧肾上腺全切除术治疗,术后糖和盐皮质激素替代。

【预后】

随着经蝶垂体瘤手术治愈率的提高和多学科合作的综合治疗的发展,库欣病患者预后越来越好;肾上腺单侧腺瘤术后可完全康复。异位 ACTH 综合征原发肿瘤或肾上腺癌已转移者预后差。

推荐阅读

1. LYNNETTE K N,BEVERLY M B,JAMES W F,et al. Treatment of Cushing's syndrome:an endocrine society clinical practice guideline[J]. J Clin Endocrinol Metab,2015,100:2807-2831.
2. OHN D N,RICHARD J A. The adrenal cortex[M]//SHLOMO M,RICHARD J A,ALLISON B G,et al. Williams textbook of endocrinology. 14th ed. Elsevier,Philadelphia:W. B. Saunders Company,2019:480-531.
3. LORIAUX D L. Diagnosis and differential diagnosis of Cushing's syndrome[J]. N Engl J Med,2017,13,377(2):e3.

六、原发性醛固酮增多症

赵晓龙　周丽诺

原发性醛固酮增多症(primary aldosteronism,PA)简称原醛症,指肾上腺皮质分泌过量醛固酮,导致体内潴钠排钾,血容量增多,肾素-血管紧张素系统活性受抑。临床主要表现为高血压和或低血钾。国外报道在 1、2、3 级高血压患者中原醛症患病率分别为 1.99%、8.02%和 13.2%,而在难治性高血压患者中,其患病率高达 17%~23%。国内 2010 年首次报道在难治性高血压患者中其患病率为 7.1%,2019 年国内报道在社区人群新诊断高血压原醛症的发病率为 4%~7%。原醛症强调早期筛查早期诊治,一是同样的高血压水平原醛症比原发性高血压其心脑血管和肾脏等高血压靶器官损害更严重,另外原醛症部分是可治愈的高血压,发现越早疗效越好,明确诊断后使用特异的盐皮质激素受体拮抗剂较常规降压药疗效更佳。

【病因分类】

原醛症可分为下面 6 种类型。

(一) 醛固酮腺瘤(aldosterone producing adenoma,APA)　由 Conn 医生在 1955 年首先报道,故又称 Conn 综合征,占原醛症的 35%,以单一腺瘤多见,双侧或多发性腺瘤仅占其中的 10%,一侧腺瘤合并另一侧增生则罕见。醛固酮腺瘤患者其生化异常和临床症状较其他类型原醛症明显,多为 ACTH 反应性腺瘤,其醛固酮浓度与 ACTH 昼夜节律平行,少数可为肾素反应型腺瘤。

(二) 特发性醛固酮增多症(idiopathic hyper-aldosterenism,IHA)　近年来发现 IHA 占 PA 的比例增加,由原来的 15%~40%上升至 60%左右。特发性醛固酮增多症患者其低血钾发生比例较低,对肾素-血管紧张素的反应增强,故直立位时血肾素的轻微升高可使醛固酮分泌增多,表现为立卧位试验阳性。

(三) 原发性肾上腺增生(primary adrenal hyperplasia,PAH)　此型仅占原醛症的 2%,其特点为单侧肾上腺结节样增生,手术治疗效果良好,近年来随着肾上腺静脉插管(adrenal venous sample)采血的开展,比例有所增加。其临床表现(高血压、低血钾、血醛固酮水平、左心室肥厚等)介于醛固酮腺瘤和特发性醛固酮增多症之间。

(四) 家族性醛固酮增多症(familial hyperaldosteronism,FH)　家族性醛固酮增多症可分为三型。

Ⅰ型为糖皮质激素可抑制性醛固酮增多症(glucocorticoid-remediable aldosteronism,GRA),又称 ACTH 依赖性醛固酮增多症。1966 年由 Sutherland 首次报道,肾上腺皮质呈大、小结节性增生,但亦可为皮质腺瘤。多为常染色体显性遗传性疾病,发病机制为第 8 号染色体 11β-羟化酶基因和醛固酮合成酶基因形成一融合基因,编码的蛋白质具有醛固酮合成酶的活性。正常醛固酮合成酶在肾上腺皮质球状带表达,而 11β-羟化酶在束状带异位表达,并受 ACTH 调控,表现为给予小剂量(0.5~1.5mg/d)地塞米松,血醛固酮水平可降低,并受 ACTH 调控,所以患者醛固酮分泌可被糖皮质激素抑制。

家族性醛固酮增多症Ⅱ型(familial hyperaldosteronism Ⅱ,FH-Ⅱ),为常染色体显性遗传,高醛固酮血症不能被地塞米松抑制,其基因学检查无融合基因。其分子遗传机制不清,最新基因关联研究提示与染色体 7p22 区域有关。凡同一家系中出现两个以上确诊的原醛症患者,除外其他家族性原醛症,需考虑该诊断。

家族性醛固酮增多症Ⅲ型即 FH Ⅲ,是 2008 年被发现的家族性醛固酮增多症类型,它由编码内向整流钾离子通道 Kir3.4 的基因(*KCNJ5*)突变导致,其具体涉及的突变位点为 G151E 或 G151R。该基因突变导致 Kir3.4 的选择性丧失,钠电导增加,肾上腺皮质球状带细胞去极化,电压激活 Ca^{2+} 通道激活,Ca^{2+} 内流增加,胞内钙离子信号通路过度激活,导致醛固酮持续高合成及肾上腺增生。

(五) 分泌醛固酮的肾上腺皮质癌(aldosterone-producing adrenocortical carcinoma)　此型少见,不到原醛症的 1%,肾上腺癌仅有 2.5%的肿瘤分泌醛固酮。临床表现为符合肾上腺皮质癌特点(参见本篇第四章第二节"八、肾上腺意外瘤")和原醛症。病理学上诊断依赖于是否有肿瘤的远处转移证据。

(六) 异位分泌醛固酮的瘤或癌(ectopic aldosterone-producing adenoma or carcinoma)　极少见,可发生于肾内的肾上腺残余肿瘤或卵巢肿瘤,也见于其他生殖胚胎肿瘤。

【病理】

1. 腺瘤　单一腺瘤(醛固酮腺瘤)最多见,腺瘤体积小,直径多介于 1~2cm,少有超过 3cm 者,包膜完整,切面呈橘黄色,镜下示肿瘤由大透明细胞组成，在电镜下瘤细胞线粒体嵴呈小板状，显示球状带细胞特征。

2. 增生 大多为球状带弥漫性增生，偶尔为局灶性增生，可含有小结节，显微镜下见大量透明细胞。ACTH 依赖型中除小球带增生外，也可为束状带增生，而无肿瘤。

3. 腺癌 较腺瘤为大，直径多在 3cm 以上，镜下癌细胞有时与腺瘤不易区别，两者均可有分裂型、血管与肿瘤包膜浸润，但癌中细胞多坏死，可见多形核与一个以上明显核小体，电镜下癌细胞常无胞膜。病理学上诊断依赖于是否有肿瘤远处转移的证据。

【病理生理】

本症的主要临床表现是由大量醛固酮潴钠、排钾所引起的。钠的潴留导致细胞外液扩张，血容量增多，血管壁内及血液循环钠离子浓度增加，血压主要表现为舒张压升高为主；醛固酮还加强血管对去甲肾上腺素的反应，加重高血压，引起应激状态下收缩压明显升高。细胞外液扩张到一定程度后（一般体液增加 2～4L，钠潴留约 300mmol），引起体内排钠系统的反应，如心房受牵张而刺激心房钠尿肽（ANP）分泌增加，使钠、水潴留停止，出现所谓“脱逸”现象。

大量醛固酮引起尿路失钾，同时粪、汗、唾液中亦失钾，缺钾引起神经、肌肉、心脏及肾脏的功能障碍。细胞内大量钾离子丢失后，钠、氢离子进入细胞内引起细胞内酸中毒，细胞外液氢离子减少，血 pH 上升，呈碱血症。而在尿液中由于高醛固酮持续作用下 Na^+-K^+ 交换加强而 Na^+-H^+ 交换相对减弱，尿液可呈中性或微碱性。而一般常见的其他原因（如厌食、呕吐、腹泻等）引起体内缺钾时，肾远曲小管内 Na^+-K^+ 交换减弱，Na^+-H^+ 交换占优势，尿液仍呈酸性。碱中毒时细胞外液游离钙减少，加上醛固酮促进尿镁排出，可使血镁降低，故可出现肢端麻木、手足搐搦。

因醛固酮分泌增多，钠潴留导致细胞外液与血容量增多，使肾入球小动脉内压上升而反馈抑制球旁细胞与致密斑细胞分泌肾素，故原醛症又称为低肾素性醛固酮增多症，与继发性醛固酮增多症中肾素分泌增多呈鲜明对比。

【临床表现】

原醛症是一个动态发展的疾病谱，其高血压、低血钾及血醛固酮等可由轻加重、渐进发展。

（一）高血压综合征 为最早且最常见的综合征，可早于低血钾综合征 3～4 年出现。几乎见于每一病例的不同阶段，一般不呈恶性演变，但随着病情进展，血压渐高，大多数在 170/100mmHg 左右，高时可达 210/130mmHg。以舒张压升高较明显，但一般不十分严重，患者诉头痛、头晕、耳鸣等，可有弱视及高血压眼底等，酷似一般高血压病，但对降压药疗效差，如有肾小动脉硬化症和慢性肾盂肾炎者高血压更顽固。

（二）神经肌肉功能障碍 表现为阵发性肌无力和肌麻痹，一般来说，血钾越低，肌病越重。乏力症状加重多数有诱因，例如劳累、服用失钾性利尿剂（氢氯噻嗪、呋塞米等）、受冷、紧张、腹泻、大汗等多种应激情况。严重时可累及呼吸肌，发生呼吸肌麻痹需引起重视。

（三）失钾性肾病及肾盂肾炎 由于长期大量失钾，肾小管功能紊乱，浓缩功能损伤，患者常诉多尿，尤其夜尿增多，比重偏低，常在 1.015 以下。患者常易并发尿路感染、肾盂肾炎。久病者可因肾小动脉硬化而发生蛋白尿与肾功能不全。

（四）心脏表现 低钾可诱发心律失常，以期前收缩、阵发性室上性心动过速较常见，严重时可发生心室颤动。心电图呈低血钾图形，Q-T 间期延长，T 波增宽或倒置，U 波明显，T、U 波融合成双峰。长期高血压可引起心肌病心脏扩大，甚至发生心力衰竭（简称心衰）综合征。心肌局部高醛固酮水平与心肌纤维化密切相关。

【实验室检查】

（一）血液生化改变

1. 低血钾 部分患者血钾低于正常，一般在 2～3mmol/L，严重者更低。腺瘤组低血钾往往呈持续性，而增生组可呈波动性，疾病早期血钾可正常。同时测定尿钾，有助于明确是否为肾性失钾。

2. 血钠 一般在正常高限或略高于正常。

3. 碱血症 血 pH 和 CO_2 结合力偏高，腺瘤组较增生组明显，提示代谢性碱中毒。

4. 其他 血氯化物为正常低值或略低于正常。血钙、磷大多正常，有手足搐搦者游离钙常偏低，总钙多正常。血镁常轻度降低。由于失钾抑制胰岛素释放，约有半数可呈糖耐量减低。

（二）尿液检查

1. 尿常规 尿 pH 呈中性或碱性，可示间歇性或持续性蛋白尿，尿比重偏低且较固定，常在 1.010～1.015。并发肾盂肾炎者尿中可有白细胞。

2. 尿钾 在普通饮食条件下，血钾低于正常（低于 3.5mmol/L），但每日尿钾仍在 25mmol 以上，提示尿路失钾，为本症特征之一，或者血钾低于 3.0mmol/L 时 24 小时尿钾排泄大于 20mmol。

3. 尿钠 每日排出量较摄入量为少或接近平衡。

（三）醛固酮及其他类固醇测定

1. 醛固酮

（1）尿醛固酮：大部分患者 24 小时尿醛固酮排出量高于正常。尿醛固酮受许多因素影响，波动性较大，24 小时尿醛固酮水平是否用于原醛症的辅助诊断需要更多的临床证据。

（2）血浆醛固酮：本病患者血醛固酮可高于正常也可在正常范围，但受许多因素影响如低血钾、年龄等（详细的影响因素见本篇第二章第二节），既往多建议固定钠、钾平衡饮食（每日钠 160mnol、钾 60mmol）后测定，但因不方便目前较少使用，多数以血浆醛固酮/肾素浓度比值作为筛查原醛症的实验方法。

2. 醛固酮前体 由于醛固酮生物合成加强，其前体如去氧皮质酮、皮质酮、18-羟皮质酮的血浓度升高，于腺瘤患者尤其明显。

3. 24 小时尿 17-羟皮质类固醇及 17-酮皮质类固醇 一般正常，除非有混合性皮质功能亢进者可提高，提示肾上腺癌肿可能。

（四）血浆醛固酮/肾素浓度比值　见下文【诊断与鉴别诊断】中的筛查试验。

【诊断与鉴别诊断】

原醛症的诊断分为筛查试验、确诊试验和分型实验。

（一）筛查试验

1. 筛查对象　高血压伴低血钾曾被认为是原醛症最典型的临床表现，但研究表明只有9%～37%的原醛症患者存在低钾血症，由于其敏感性和特异性较低，低钾血症已不能作为筛查原醛症的良好指标。2016年美国内分泌学会原醛症指南推荐对以下高危患者进行筛查：①持续性BP>160/100mmHg、难治性高血压（联合使用3种降压药物其中包括利尿剂2周以上BP仍大于140/90mmHg；联合使用4种及以上降压药物）；②高血压合并自发性或利尿剂所致的低钾血症；③高血压合并肾上腺意外瘤；④早发性高血压家族史或早发（小于40岁）脑血管意外家族史的高血压患者；⑤原醛症患者中存在高血压的一级亲属；⑥高血压合并阻塞性睡眠呼吸暂停。基于原醛症的高发病率和原醛症早期发现的价值及原醛症筛查的便利，来自妙佑医疗国际的Williams Young教授建议对每个高血压患者一生之中至少要有一次原醛症的筛查机会。

2. 筛查方法　目前采用血浆醛固酮/肾素浓度比值作为原醛症首选筛查指标。具体筛查方法和结果解读参见本篇第二章。需要指出，由于测定醛固酮和肾素的方法未标准规范化，期待进一步完善，对筛查结果的解读需要灵活结合疾病的病理生理机制进行解读，这也是原发性醛固酮诊治非常关键的一环。

（二）确诊试验　包括钠输注试验、口服钠负荷试验、卡托普利试验及氟氢可的松抑制试验，参见本篇第二章"内分泌功能试验"。

（三）原醛症的分型诊断　原醛症的分型诊断一直是临床上的难点，在很大程度上影响了治疗方案的选择，临床医师不能仅依靠影像学来判定病变的类型，而要结合生化指标、影像学表现及双侧肾上腺静脉采血结果进行综合分析。

1. 肾上腺CT扫描　对所有确诊原醛症患者必须行肾上腺CT扫描进行初步的分型及排除肾上腺癌。

（1）醛固酮腺瘤的CT表现：典型单侧肾上腺腺瘤（直径<2cm），呈圆形或椭圆形低密度病灶，边界清楚，周边环状强化，增强后呈轻度强化。动态增强和延迟扫描时腺瘤呈快速廓清表现，但小的腺瘤可表现为类似特发性醛固酮增多症的结节样改变。

（2）特发性醛固酮增多症：CT上可有不同表现：双侧肾上腺形态和大小可正常，或仅仅是密度稍致密；双侧或单侧肾上腺增大，边缘饱满，肢体较粗，密度不均，或呈颗粒状；单侧肾上腺孤立性结节，密度类似正常肾上腺或稍低；双侧肾上腺多个小结节。

（3）分泌醛固酮的肾上腺皮质癌：直径常大于4cm，局部有坏死表现，强化明显。

肾上腺CT在诊断上存在一定局限性，小部分CT表现为双侧结节的APA可被误诊为IHA；而CT表现为肾上腺微腺瘤的IHA也可被误认为APA而行单侧肾上腺切除；此外，单侧肾上腺无功能腺瘤并不少见，尤其在40岁以上患者中。若影像学检查未能发现明显占位，或病灶较小不能区分肾上腺腺瘤和增生，可选择双侧肾上腺静脉采血进行原醛症的分型诊断。

MRI在原醛症分型诊断上并不优于肾上腺CT，MRI价格稍贵，空间分辨率低于肾上腺CT。

2. 双侧肾上腺静脉采血（AVS）　如患者愿意手术治疗且手术可行，肾上腺CT提示有单侧或双侧肾上腺形态异常（包括增生或腺瘤），需进一步行双侧肾上腺静脉采血以明确有无优势分泌。

AVS是区分单侧或双侧分泌最可靠、最准确的方法。目前AVS的敏感性和特异性均可达到90%以上，要明显优于肾上腺CT（78%和75%），因此AVS被公认为原醛症分型诊断的"金标准"。但由于AVS有创且价格昂贵，应在确诊原醛症且有手术意愿的患者中进行。以下人群可不行AVS检查：①年龄小于40岁，肾上腺CT显示单侧腺瘤且对侧肾上腺正常的患者；②肾上腺手术高风险患者；③怀疑肾上腺皮质癌的患者；④已经证实患者为家族性醛固酮增多症Ⅰ型或家族性醛固酮增多症Ⅲ型。

AVS结果判断方法：一般无ACTH刺激下，肾上腺静脉与下腔静脉皮质醇比值大于2代表插管成功，有ACTH刺激情况下比值大于3代表插管成功。优势侧醛固酮皮质醇比值与非优势侧醛固酮皮质醇比值之比在无ACTH刺激下大于2代表有优势分泌，有ACTH刺激下比值之比大于3代表优势分泌。

3. 基因分型　对20岁以下原醛症患者，或有原醛症或早发脑卒中家族史的患者，应做基因检测以确诊或排除糖皮质激素可抑制性原醛症（FH1/GRA）。对于发病年龄很轻的原醛症患者，建议行*KCNJ5*基因检测排除家族性醛固酮增多症Ⅲ型。

对散发型醛固酮腺瘤，也可进行*KCNJ5*、*ATP1A1*及*ATP2B3*基因，电压门控钙离子通道（*CACNA1D*）基因突变检测。

【鉴别诊断】

鉴别诊断主要是与其他高血压合并低血钾的原因进行鉴别，通过血浆醛固酮/肾素浓度比值筛查试验及确诊试验可将原醛症和其他原因区分开来。

【治疗】

原醛症的治疗有手术和药物两种方法，治疗方案取决于原醛症的病因、患者治疗意愿、是否能耐受手术和患者对药物的反应。如确诊为单侧醛固酮腺瘤或单侧优势分泌醛固酮，考虑腺瘤多发则应行腹腔镜下单侧肾上腺手术切除而不是腺瘤切除。分泌醛固酮的肾上腺皮质癌应尽可能切除原发病灶和局部病灶。如患者不能手术或为双侧肾上腺增生，则用盐皮质激素受体拮抗剂治疗，螺内酯作为一线用药，而依普利酮作为选择用药。对GRA患者，推荐用小剂量肾上腺糖皮质激素治疗以纠正高血压和低血钾。其他药物如CCB、ACEI、ARB仅有在少数原醛症患者中使用的报告，一般认为它们可降血压，但无明显拮抗高醛固酮的作用，醛固酮合成酶抑制剂在将来可能会被使用。

（一）手术治疗　术前准备应纠正高血压和低血钾，可低钠饮食，口服补钾 3~6g/d，口服螺内酯 120~240mg/d，需用小剂量地塞米松抑制试验除外亚临床库欣综合征可能。术后第一天即可停用螺内酯，同时减少其他降压药剂量。静脉补液无须加入氯化钾，除非患者血钾<3.0mmol/L。术后 1~2 天应该测定血浆醛固酮水平明确有无生化缓解。由于对侧肾上腺抑制作用尚未解除，醛固酮可能会有相对分泌不足，术后每周 1 次监测血钾、血钠持续 4 周以防高钾低钠，应提高钠盐摄入，如有明显低醛固酮血症表现，需暂时服用氟氢可的松行替代治疗，极少部分患者切除肾上腺后在不补充糖皮质激素时会出现食欲缺乏、乏力症状，需考虑为腺瘤分泌皮质醇引起肾上腺皮质功能相对不足。对肾上腺腺瘤引起的原醛症患者术后高血压的根治率为 30%~60%，术后持续高血压未缓解与以下因素有关：一级亲属有高血压病史、术前使用两种以上降压药物、肌酐水平升高，长高血压病程和可能合并原发性高血压。

（二）药物治疗　以盐皮质激素的特异性拮抗剂为主辅以其他降压药物，但需考虑此类药物引起的不良反应及对血钾和肾功能的影响。特发性醛固酮增多症患者通常需要使用第二种降压药物，高容量是对盐皮质激素拮抗剂抵抗的主要原因，可适当辅以小剂量的噻嗪类利尿剂和髓袢利尿剂。使用盐皮质激素拮抗剂治疗原醛症，希望解除肾素抑制状态，有文献报道，使用盐皮质激素拮抗剂后肾素浓度小于 1ng/(ml·h)组的心脑血管复合终点事件发生率要明显高于大于 1ng/(ml·h)组。

1. 螺内酯　螺内酯是一种醛固酮受体拮抗剂，起始治疗剂量为 20mg/d，如病情需要，可逐渐增加至最大剂量 100mg/d，小剂量螺内酯与其他降压药的联合治疗要优于大剂量的螺内酯治疗，表现为血压达标率类似而不良反应更少。开始服药后每周需监测血钾，根据血钾水平调整螺内酯剂量。螺内酯对雄激素和孕酮受体有部分拮抗作用，故长期应用可出现男子乳房发育、阳痿，女性月经失调、乳房胀感等副作用；为避免高钾血症的发生，肾功能不全 CKD 3 期[GFR<60ml/(min·1.73m^2)]患者慎用，肾功能不全 4 期及 4 期以上[GFR<30ml/(min·1.73m^2)]禁止服用。

2. 依普利酮　依普利酮是一种选择性醛固酮受体拮抗剂，不拮抗雄激素和孕激素受体，不导致严重的内分泌紊乱。依普利酮起始剂量为 25mg/d，由于其半衰期短，建议一天给药 2 次。注意事项：肾功能不全 CKD 3 期[GFR<60ml/(min·1.73m^2)]患者慎用，肾功能不全 4 期及 4 期以上[GFR<30ml/(min·1.73m^2)]禁止服用。

3. 糖皮质激素　仅适合家族性醛固酮增多症Ⅰ型，地塞米松起始剂量为 0.125~0.25mg/d；泼尼松起始剂量为 2.5~5mg/d，两种药物均在睡前服用，建议使用最少剂量糖皮质激素使患者血压或血钾维持在正常范围，如血压控制不佳，可联合使用醛固酮受体拮抗剂。

4. 其他降压药物　如阿米洛利、氨苯蝶啶作为保钾利尿剂，它们能缓解原醛症患者的高血压、低血钾症状，可辅助使用。血管紧张素转换酶抑制剂(ACEI)、血管紧张素受体拮抗剂(ARB)可能对部分血管紧张素Ⅱ敏感的特发性醛固酮增多症有一定治疗效果，且有改善心脑血管重构的作用，应优先考虑，钙离子拮抗剂(CCB)降压作用较强，可联合使用。

【预后】

醛固酮腺瘤手术效果较好，手术后低钾血症可获纠正，临床症状消失，大部分患者血压可下降或降至正常。特发性醛固酮增多症依赖醛固酮受体拮抗剂治疗，多数需要额外降压药物辅助。糖皮质激素可抑制性原醛症需长期地塞米松治疗。总之，本症如能及早诊治，大多患者可获良效。

推荐阅读

1. WILLIAM F Y. Endocrine hypertension[M]//SHLOMO M, RICHARD J A, ALLISON B G, et al. Williams textbook of endocrinology. 14th ed. Elsevier, Philadelphia: W. B. Saunders Company, 2019: 542-573.
2. FUNDER J W. Primary aldosteronism: the next five years[J]. Horm Metab Res, 2017, 49(12): 977-983.

七、先天性肾上腺皮质增生症

张朝云

先天性肾上腺皮质增生症(congenital adrenal hyperplasia, CAH)是因肾上腺皮质类固醇激素合成过程中酶的缺陷而引起的一组疾病，为常染色体隐性遗传性疾病，临床以 21-羟化酶缺乏症最常见。

【病理生理】

生理情况下，肾上腺皮质利用胆固醇合成皮质醇、醛固酮及睾酮，该过程需要多个酶的参与(见图 18-4-2-2)，如基因突变而导致某个酶的缺陷，则会引起不同程度的皮质激素减少而前体物质堆积。当皮质醇合成减少时，其对腺垂体的抑制作用减弱、ACTH 分泌过多，后者刺激肾上腺皮质增生。临床表现取决于酶缺陷的种类及程度。若酶完全缺乏则相应激素分泌绝对不足，不及时治疗可导致死亡。若酶缺乏不完全，肾上腺仍能合成一定量的皮质激素，首发症状可在 15 岁以后出现，称为晚发型。先天性肾上腺皮质增生常因下列酶缺乏所致：21-羟化酶(P450c21)、11β-羟化酶(P450c11)、3β-羟类固醇脱氢酶(3β-HSD)、17α-羟化酶(P450c17)、胆固醇侧链裂解酶(P450 cholesterol side-chain cleavage enzyme, P450scc)及类固醇合成快速调节蛋白(steroidogenic acute regulatory protein, StAR)(表 18-4-2-6)。

【诊断与治疗】

晚发型患者首发症状常为卵巢功能障碍或多毛等男性化表现，故先天性肾上腺皮质增生需与产生雄激素的卵巢肿瘤、肾上腺肿瘤、多囊卵巢综合征和特发性多毛等鉴别。

女性假两性畸形必须与男性假两性和真两性畸形鉴别，可采用口腔黏膜细胞涂片法鉴定染色体检查。性早熟生殖器巨大畸形必须与其他原因的性早熟，如体质性及下丘脑性性早熟相鉴别。本病睾丸小，后二者睾丸大，且尿 17-酮类固醇仅轻度增高(表 18-4-2-7)。

表 18-4-2-6 肾上腺皮质及性腺中酶缺乏所引起的激素分泌异常表现

酶缺陷	影响器官	激素分泌异常		
		减少		增多
		肾上腺皮质	性腺	
C_{21} 羟化酶	肾上腺皮质	皮质醇、醛固酮		17 羟孕酮、17 酮类固醇(包括脱氢表雄酮等雄酮代谢产物)
C_{11} 羟化酶	肾上腺皮质	皮质醇、醛固酮		11-去氧皮质酮(DOC)、11-去氧皮质醇(S)及 17-类固醇(包括脱氢表雄酮等)
C_{18} 羟化酶	肾上腺皮质	醛固酮		皮质酮(B)
C_{17} 羟化酶	肾上腺皮质+性腺	皮质醇	17-酮类固醇、睾酮及雄激素	11-去氧皮质酮(DOC)、皮质酮(B)
$C_{17\sim18}$ 羟化酶	肾上腺皮质+性腺	皮质醇、醛固酮	17-酮类固醇、睾酮及雌激素	11-去氧皮质酮、皮质酮
$C_{3\beta}$ 羟化酶	肾上腺皮质+性腺	皮质醇、醛固酮	睾酮、雌激素	Δ^5孕烯醇酮、17 酮类固醇
胆固醇侧链裂解酶、StAR	肾上腺皮质+性腺	皮质醇、醛固酮	17-酮类固醇、睾酮、雌激素	胆固醇

表 18-4-2-7 六种先天性酶缺乏所引起的不同临床表现和尿中激素代谢产物

先天性酶缺乏	肾上腺皮质功能不全	高血压	男性化	性器官发育异常	尿检查发现							
					17-KS	17-OHCS	醛固酮	孕三醇	孕二醇	THS	THDOC	THB
P450 C_{21}(C_{21}-羟化酶)												
失盐型	+(<1/3)	−	+	女:假两性畸形	↑	N,↓	↓	↑	↑	N,↓	↓	↓
不失盐型	−	−	+	男:发育前假性早熟	↑	N,↓	N,↑	↑	N,↑	N,↓	N,↑	N,↑
P450 C_{11}(C_{11}-羟化酶)	−	+(大多数)	+	女:假两性畸形	↑	↑	↓	↑	N,↑	↑	↑	↓
C_{18}-羟化酶				男:发育前假性早熟								
	失盐+	+	−	C_{18}羟化酶单纯缺乏,性腺正常	N,↓	N,↓	↓	N,↓	↑	N,↓	↑	↑
				C_{17}、C_{18}混合缺乏者如C_{17}								
P450C_{17}(C_{17}-羟化酶)	−	+	−	女:卵巢功能低下,原发性闭经	N,↓	N,↓	↓,↑	N,↓	↑	N,↓	↑	↑
				男:假两性畸形								
C_3β-羟类固醇脱氢酶	+	−	女性中轻度+	女:正常或轻度假两性畸形	↑(DHEA↑)	N,↓	N,↓	N,↓	N,↓	N,↓	N,↓	N,↓
				男:假两性畸形								
$P450_{SCC}$、StAR	+	−	−	女:正常	↓	↓	↓					
				男:假两性畸形								

注:+有;−无;N 正常;↑增高;↓减少;17-KS. 17-酮类固醇;17-OHCS. 17-羟皮质类固醇;DHEA. 脱氢表雄酮;THS. 四氢-11-去氧皮质醇;THDOC. 四氢-11-去氧皮质酮;THB. 四氢皮质酮。

（一）21-羟化酶缺乏症（21-hydroxylase deficiency） 此型最常见，占90%～95%，临床上分为经典型（包括单纯男性化型、失盐型）和非经典型，前者患病率为1∶10 000至1∶15 000，后者患病率为1∶500至1∶1 000，男女相等。

1. 单纯男性化型（simple virilizing） 21-羟化酶缺乏不完全，尚有部分活性，能合成一定量的皮质醇和醛固酮，无失盐表现。21-羟化酶缺乏使合成代谢停滞在孕酮及17-羟孕酮水平，于是转化为较多的雄烯二酮及睾酮；又因皮质醇减少、反馈抑制减弱，ACTH分泌增多，从而使肾上腺皮质分泌皮质醇和醛固酮获代偿，并刺激肾上腺皮质分泌更多的雄性激素。女性在出生时常表现为假两性畸形，有女性的生殖腺和不同程度的男性外生殖器畸形，如阴蒂增大似男性阴茎，阴唇融合而类似于男孩尿道下裂，但无睾丸。1～2岁以后生长明显加速，身长、体重超过同龄儿童，毛发、肌肉发达，音调低沉，出现痤疮，至发育年龄仍无女性青春期变化与月经。男性在出生时常无症状，易漏诊，1岁左右可出现假性早熟，阴茎易勃起、肌肉发达、阴毛生长及生长加速等。但因垂体促性腺激素受抑制，故至发育期睾丸仍小于正常，无精子。此组患者不论男女，骨骺闭合均较早，故患者最终身高较矮。成人起病者主要为女性男性化，女性患者表现为男性性心理及性生理，对男性兴趣减少，乳房、卵巢及子宫均萎缩，月经减少或闭经，肌肉渐发达，喉结增大，音调低沉、皮肤增粗、色素沉着、体毛阴毛增多，甚至长胡须，阴蒂肥大。血ACTH、17-羟孕酮、睾酮、雄烯二酮增高。因孕酮及17-羟孕酮可经肝脏代谢形成孕三醇从尿中排泄，故24小时尿孕三醇可达31μmol（10mg）以上［正常<6.2μmol（<2mg）］。

2. 失盐型（salt wasting） 由于21-羟化酶完全缺乏，孕酮及17-羟孕酮的21-羟化作用受阻，醛固酮和皮质醇合成均明显减少，且积聚的孕酮具有拮抗醛固酮作用，使肾脏大量丢失钠。本型除男性化表现外，失盐症状显著，出现失钠、失氯、失水、血钾升高、代谢性酸中毒，血压下降、低血糖、皮肤黑色素沉着等慢性肾上腺皮质功能不全症表现，可在出生后1周即出现症状，患儿有拒食、呕吐、腹泻、淡漠、脱水及败血症样表现。在应激情况下可出现危象，如不及时治疗可致死亡。

3. 非经典型（nonclassic） 该型患者的酶活性可为正常人的20%～50%，临床症状轻微，女性患者可表现为痤疮、多毛、原发性或继发性闭经、不育，类似于多囊卵巢综合征。极少数女性患者可无明显症状，常在行不育症的检查时发现。近年来对非经典21-羟化酶缺陷症引起重视，基础的17-羟孕酮及快速ACTH兴奋试验是理想的筛查和诊断手段。本病患者经ACTH刺激后皮质醇的升高幅度显著低于17-羟孕酮。

21-羟化酶缺乏症的治疗目标因年龄而异，可采取以下措施：

1. 药物治疗

（1）糖类皮质激素：应及早给予，补充皮质醇分泌不足，并通过抑制ACTH而减少腺皮质分泌雄激素。开始5～10天剂量宜较大，以迅速抑制下丘脑-垂体-肾上腺轴，1～2周可减至维持量，维持剂量需要精确，过量可抑制生长，而剂量不足最初可致生长加速，但因骨骺过早闭合其最终身高矮小。目前尚无证据支持哪一种糖皮质激素制剂可适用于各年龄段。对于青春期前的患者，应选用氢化可的松，剂量一般为10～15mg/（m^2·d），分2～3次服用，有研究认为在夜间给予最大剂量可较好地抑制肾上腺皮质功能，然而也有报道认为在早上给予大剂量可达到同样的抑制效果。使用过程中应监测生长速度、骨龄、血17-羟孕酮、睾酮等。已停止生长的成人可继续使用氢化可的松，或为方便起见，选用泼尼松（5～7.5mg/d）或地塞米松（0.25～0.5mg/d）。

当有应激情况时ACTH释放增多，皮质激素须相应增加2～3倍，如有严重应激，可增加5～10倍。女性患者及失盐型患者需终身服药，男性患者主张服至骨骺完全融合，睾丸发育成熟，但中断治疗存在一定危险性，而且ACTH持续刺激肾上腺可能诱发肾上腺肿瘤。对于治疗后症状已缓解的非经典型患者，可予停药。

（2）盐皮质激素：对失盐型须应用盐皮质激素，常用9α-氟氢可的松，出生后第一年的剂量为150μg/m^2，同时补充盐。所需氟氢可的松的剂量随年龄增长而降低，到青春期及成人阶段，一般剂量为50～100μg/m^2，部分患者可停药。监测血压和血浆肾素活性来调整剂量。

2. 手术治疗　女性假两性畸形需做矫形手术，对于阴蒂肥大、阴唇融合者，一般于2～4岁时进行，包括会阴重建、阴道成形术及阴蒂肥大修复，手术不宜太早，以免复发。单纯阴蒂肥大如经激素治疗后有效，可不切除。

本病为常染色体隐性遗传性疾病，可在妊娠10～12周进行绒毛膜活检以分析胎儿DNA行产前诊断，对确诊为21-羟化酶缺乏症的女性胎儿，是否给予孕妇产前治疗仍有争议，支持者认为产前治疗可阻止女性胎儿外阴男性化、减少矫形手术及男性化所带来的心理影响，而反对者认为目前尚无证据来判断产前治疗的长期获益。目前美国内分泌学会建议产前治疗应获得伦理审批后再进行。

（二）11β-羟化酶缺乏症（11β-hydroxylase deficiency） 11β-羟化酶缺乏症占所有CAH的7%，是CAH的第2位病因，由编码该酶的*CYP11B1*基因突变引起，该基因位于第8号染色体上（8q21），突变可发生于全部9个外显子上，导致11β-羟化酶活性的丧失，少数病例表现为轻度活性缺失。因11β-羟化酶缺乏，11-去氧皮质酮及11-去氧皮质醇增多，皮质醇、醛固酮减少，ACTH增加，雄激素增多，临床上表现为：①女性患者出现多毛等男性化表现，但仍有正常的月经；②慢性肾上腺皮质功能减退的表现；③因ACTH增多，皮肤黏膜色素沉着；④因去氧皮质酮及去氧皮质醇具有潴钠、增加血容量、排钾作用，故导致高血压、低血钾并抑制血浆肾素活性，高血压是该类型区别于21-羟化酶缺乏症的特征；⑤因11-去氧皮质醇在肝脏代谢形成四氢化合物S，其C17及侧链有二羟丙酮结构，故尿17-羟类固醇增多；⑥因17-羟孕酮在肝内形成孕三醇随尿排出，尿孕三醇增多。

糖皮质激素治疗可抑制ACTH过高分泌和去氧皮质酮积

聚，使高血压下降。与21-羟化酶缺乏症相比，治疗所需的糖皮质激素的剂量大，部分病例需要同时使用抗高血压药物。

（三）17α-羟化酶缺乏症（17α-hydroxylase deficiency） 该型罕见，至今约有150例报道，由编码17α-羟化酶的基因*CYP17A*突变导致。17α-羟化酶在肾上腺皮质和性腺合成类固醇激素的细胞中结合于内质网，该酶既有17α-羟化酶的活性，也具有17、20裂解酶的活性，其羟化酶活性为合成皮质醇和性激素所必需，而裂解酶活性仅为合成性激素需要。常见的17α-羟化酶的基因突变影响该酶的双重酶活性，因此导致肾上腺和性腺功能均低下。

因7α-羟化酶缺乏，11-去氧皮质酮、皮质酮的分泌增多，皮质醇分泌减少，雄激素及雌激素的合成均受阻，而ACTH增多。临床特点为：①慢性肾上腺皮质功能减退症群。②因性腺合成性激素明显障碍，血睾酮及雌二醇均减少，造成男女性别分化均较差，呈高促性腺激素性性腺功能低下。女性有原发性闭经，第二性征缺如，男性外生殖器呈女性型或假两性畸形。③因11-去氧皮质酮和皮质酮过多，引起潴钠排钾，可有高血压、低血钾、碱中毒，并因此而抑制肾素及醛固酮的分泌。凡有原发性闭经、高血压、低血钾，而醛固酮减少的患者要考虑17α-羟化酶缺乏症。④尿17-羟、17-酮及17-KGS均减少而皮质酮及11-去氧皮质酮代谢物四氢皮质酮及四氢脱氧皮质酮增加。⑤孕酮及其代谢产物孕二醇增多而17-羟孕酮及其代谢产物孕三醇减少。⑥血中性激素水平低下导致腺垂体分泌FSH、LH增加。

此型用糖皮质激素替代治疗，可降低血压。治疗过程中可产生暂时性急性肾上腺盐皮质激素缺乏症，须补充9α-氟氢皮质素。从青春期开始应补充相应的性激素。

（四）3β-羟类固醇脱氢酶缺乏症（3β-hydroxysteroid dehydrogenase deficiency，3β-HSD） 该型少见，因编码3β-羟类固醇脱氢酶2型的基因*HSD3B2*突变所致，该基因主要在肾上腺和性腺表达，该酶催化肾上腺类固醇激素合成的3个关键反应，包括孕烯醇酮转化为孕酮、17-羟孕烯醇酮转化为17-羟孕酮及脱氢异雄酮转化为雄烯二酮，因此该酶的缺陷会导致皮质醇、醛固酮及雄激素的合成均受阻。

临床表现与酶缺乏程度有关，严重者该酶的活性完全丧失，婴儿期以失盐起病，轻者尚保留部分酶活性，失盐不明显，临床表现可较晚出现，女性因脱氢异雄酮增多，可有男性化表现。男性则生殖器分化发育不全，有尿道下裂、隐睾、乳房发育等。

该型诊断通常可检测血中的孕烯醇酮、17-羟孕烯醇酮及脱氢异雄酮，此三种激素水平显著升高，可被外源性地塞米松所抑制而ACTH刺激后又增高。检测基因型可发现基因突变。

治疗可给予糖皮质激素、盐皮质激素及青春期开始给予性激素替代。

（五）类脂质性先天性肾上腺皮质增生症（lipoid congenital adrenal hyperplasia，LCAH） LCAH极罕见，是所有CAH中最严重的类型，由胆固醇侧链裂解酶（P450 cholesterol side-chain cleavage enzyme，P450scc）或类固醇合成快速调节蛋白（steroidogenic acute regulatory protein，StAR）基因突变造成，前者缺乏致胆固醇不能转化为孕烯醇酮，而后者缺乏使胆固醇不能转运进入线粒体，因此在LCAH，其皮质醇、醛固酮和性激素合成均障碍并且大量胆固醇沉积于肾上腺和睾丸，导致细胞死亡。前者的临床症状出现较后者晚。正常的P450scc和StAR对于睾丸和卵巢的性激素合成也是必需的，因此患者的睾丸和卵巢合成功能也受损并出现胆固醇沉积。

LCAH临床表现包括盐皮质激素缺乏、糖皮质激素缺乏、性激素缺乏及因脂质堆积对性腺的损害。XX女性在出生时性器官分化正常，而XY男性性分化异常。

治疗包括给予糖皮质激素、盐皮质激素及青春期开始给予性激素替代。

推荐阅读

JOHN D N，RICHARD J A. The adrenal cortex[M]//SHLOMO M，RICHARD J A，ALLISON B G，et al. Williams textbook of endocrinology. 14th ed. Elsevier，Philadelphia：W. B. Saunders Company，2019：480-531.

八、肾上腺意外瘤

张朝云

肾上腺意外瘤（adrenal incidentaloma）是指因与肾上腺无关的疾病或体检时行影像学检查而意外发现的肾上腺肿瘤，CT、MRI、B超等的广泛应用导致意外发现的肾上腺肿瘤增多，通常把直径大于10mm的肿块定义为肾上腺意外瘤。

肾上腺意外瘤的患病率多来自临床研究或尸检，为1%～8.7%，患病率随年龄增长而增加，无性别差异。肥胖、糖尿病及高血压人群中肾上腺意外瘤增加。

80%～85%的肾上腺意外瘤是无功能的良性腺瘤，其他包括嗜铬细胞瘤、分泌皮质醇及醛固酮的腺瘤、肾上腺皮质腺癌、转移癌、错构瘤、髓脂瘤等。文献报道肾上腺皮质腺癌占1.2%～12%。约15%的肾上腺意外瘤为双侧肿块，主要包括转移癌、浸润性疾病、先天性肾上腺皮质增生、双侧皮质腺瘤及ACTH依赖的大结节增生。部分肾上腺意外瘤分泌激素但无显著的临床症状和体征，最常见的是亚临床库欣综合征。

诊治肾上腺意外瘤需要明确其有无内分泌功能与良恶性。均应筛查内分泌功能，包括24小时尿儿茶酚胺、24小时尿游离皮质醇、地塞米松抑制试验、血浆醛固酮/肾素浓度比值等。对有分泌功能并伴临床表现的意外瘤，无论瘤体大小均应手术切除，而关于亚临床库欣综合征是否应手术尚无一致结论。对于没有内分泌功能的意外瘤，应评估其良恶性。如患者有肾上腺以外的恶性肿瘤，则意外瘤使恶性的机会增加。瘤体大小与良恶性有关，体积大者恶性机会增加。在小于4cm的意外瘤中，不到2%为恶性，而大于6cm的肿块中超过25%为恶性。CT扫描的HU值也有助于鉴别，良性肿瘤的HU常小于10，而恶性肿瘤常大于20。PET/CT也有助于良恶性的鉴别。在排除嗜铬细胞瘤的情况下，如其他方法不能明确良恶性时可行肾上腺细针活检。

体积较小又无分泌功能的肿瘤可随访，影像学检查应在初诊后的3~6个月及随后的每年进行，而激素评估每年一次。如在随访过程中肿瘤增大1cm以上或出现分泌功能，应予切除。

推荐阅读

JOHN D N, RICHARD J A. The adrenal cortex[M]//SHLOMO M, RICHARD J A, ALLISON B G, et al. Williams textbook of endocrinology. 14th ed. Elsevier, Philadelphia: W. B. Saunders Company, 2019: 480-531.

第三节　嗜铬细胞瘤和副神经节瘤

杨叶虹　沈稚舟

一、肾上腺髓质生化、生理概述

【解剖组织】

交感嗜铬系统可分为两部分：①交感神经系统；②嗜铬组织（包括肾上腺髓质）。肾上腺髓质重约1g，占双侧肾上腺总重的1/10左右。起源于神经嵴的外胚层细胞向两侧移行，分化为交感神经细胞和嗜铬细胞。嗜铬细胞则向发育中的肾上腺皮质移行并进入皮质内，形成肾上腺髓质，另一部分与交感神经系统的外胚层细胞形成肾上腺以外的嗜铬细胞群。

髓质细胞分为两类：肾上腺素细胞和去甲肾上腺素细胞。髓质血供非常丰富，一部分来自皮质流向髓质，另一种来自髓质动脉。靠近皮质的血液中含有较高的糖（盐）皮质激素浓度，有利于诱导去甲肾上腺素N-甲基移换酶促进肾上腺素合成，其余则仅合成去甲肾上腺素。髓质的神经支配主要来自胸3（T_3）至腰3（L_3）脊髓水平的同侧交感神经节前纤维，少数来自对侧者，尤其以T_5~T_9大内脏神经的纤维为主，故T_3以上脊髓损伤时血浆肾上腺素大减。此组神经亦接受下丘脑的调节，其余嗜铬组织，均受交感神经所支配。

【生物合成、贮藏与分泌】

儿茶酚胺（catecholamine，CA）由酪氨酸合成而来，后经以下步骤得以合成（图18-4-3-1）。

人体内约85%的肾上腺素来自肾上腺髓质。由于去甲肾上腺素N-甲基移换酶需赖高浓度糖（盐）皮质激素诱导激活，故仅有靠近肾上腺皮质的髓质（或获得皮质血液供应的髓质）才能合成肾上腺素，肾上腺以外的组织，仅主动脉旁嗜铬体有此合成功能（脑部亦有此酶活性，可能属非激素依赖性）。去甲肾上腺素主要由交感神经末梢释放，为神经递质亦为神经激素，肾上腺髓质仅分泌少量。

CA贮存在细胞质的颗粒中，当神经兴奋时通过胞溢作用从细胞内释放出来。CA在髓质细胞内的量增加时有自身负反馈调节作用，在通过胞溢作用释放后负反馈作用解除而使激素合成增加。在肾上腺髓质合成CA的过程中，还受两种因素调节。

1. 交感神经冲动可激活　①酪氨酸羟化酶，促进从酪氨酸合成多巴（DOPA）；②多巴脱羧酶，使多巴变为多巴胺；③多巴胺β-羟化酶，从多巴胺变为去甲肾上腺素；④促进N-甲基移换酶，使去甲肾上腺素甲基化为肾上腺素。

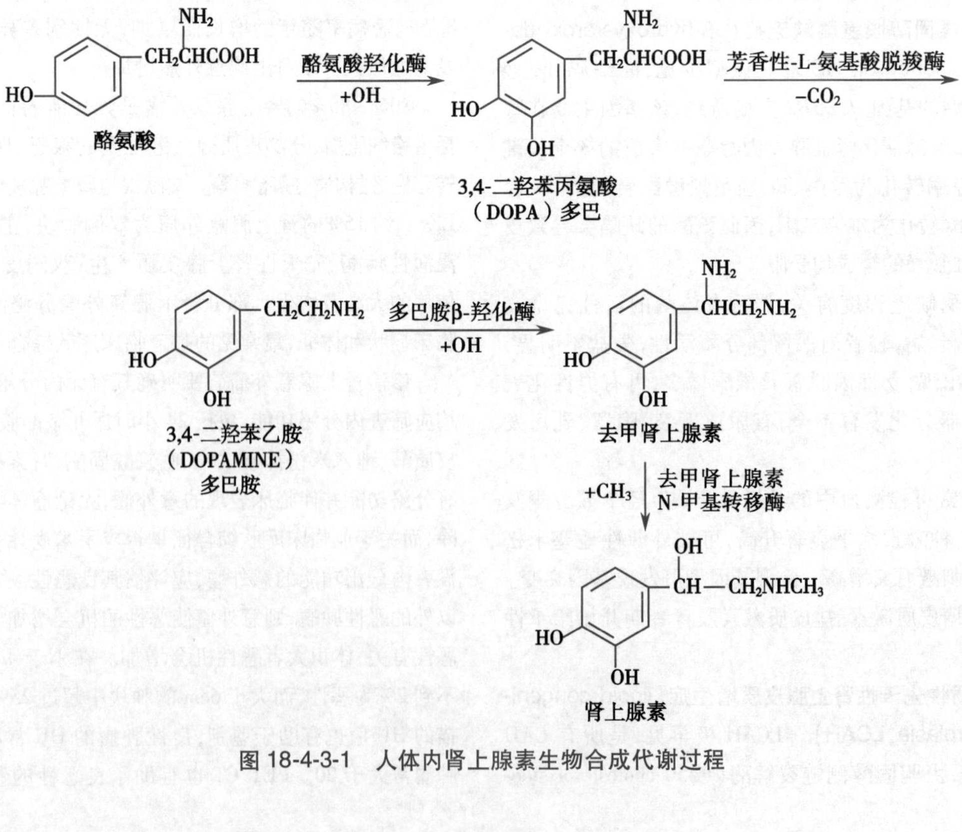

图18-4-3-1　人体内肾上腺素生物合成代谢过程

2. ACTH及糖(盐)皮质激素调节 ①ACTH可直接作用于酪氨酸羟化酶,促进多巴合成;②也作用于多巴胺β-羟化酶,促进去甲肾上腺素合成;③还通过刺激糖(盐)皮质激素合成而催化肾上腺素合成(图18-4-3-2)。在合成这些激素过程中维生素C被利用而含量减少,但去甲肾上腺素及肾上腺素则增多。

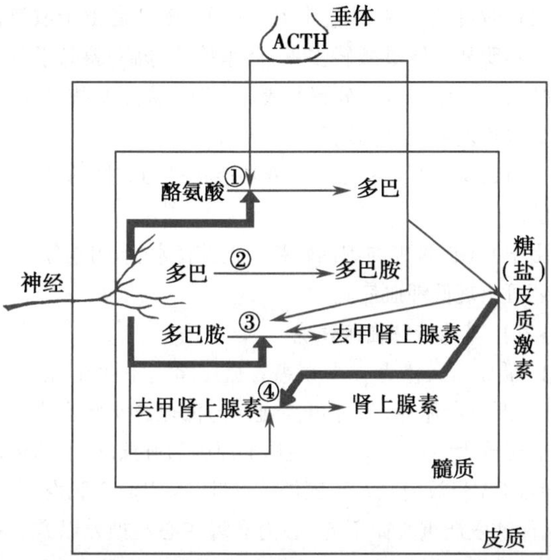

图18-4-3-2 邻苯二酚胺在肾上腺髓质中的生物合成和神经内分泌调节

①酪氨酸羟化酶;②芳香性-L-氨基酸脱羧酶;③多巴胺-β-羟化酶;④N-甲基移换酶;粗线示主要调节,细线示次要调节。

CA合成后与ATP、Ca^{2+}及蛋白质(内含多巴胺β-羟化酶)一起储藏于嗜铬细胞的颗粒中,人体髓质含CA总量约6mg,每天分泌量为总储量的2%~14%。

在生理条件下交感神经受刺激而CA类激素合成酶被激活,于是激素合成增多。同时在多种应激条件下通过神经刺激此组激素释放。乙酰胆碱、组胺、5-羟色胺、酪胺、利血平及尼古丁等药物均能直接刺激嗜铬细胞分泌邻苯二酚胺。在释放之初神经末梢释放乙酰胆碱,使嗜铬细胞膜Ca^{2+}通透性增高,于是Ca^{2+}进入细胞增多,Ca^{2+}可刺激CA从嗜铬细胞外释-胞溢(exocytosis)。

【分解代谢与排泄】

CA经嗜铬细胞释放后有四条去路:①在交感神经末梢去甲肾上腺素释放后,大部分迅速地被肾上腺素能神经末梢再摄取,再储存于颗粒中供再利用;②血液循环的CA在周围组织,尤其是肝肾组织中邻甲基转换酶作用下,变为甲氧基肾上腺素(MN),或甲氧基去甲肾上腺素(NMN),在单胺氧化酶(MAO)作用下转化为另一些代谢产物——3-甲氧基-4-羟基苦杏仁酸(VMA)及3-甲氧基-4-羟基苯乙二醇(MHPG)后,从尿中排出;③部分CA结合于各种靶组织的α和β受体上起生理效应;④微量部分以游离状态从尿中排出。

儿茶酚胺由两个主要的酶系统降解,即儿茶酚-邻-甲基转移酶(COMT)和单胺氧化酶(MAO),COMT将去甲肾上腺素和肾上腺素转化为各自的邻-甲基衍生物,即间位甲氧基去甲肾上腺和间位甲氧基肾上腺素。MAO将去甲肾上腺素和肾上腺素转化为二羟杏仁酸。这些中间产物可再作为MAO和COMT的底物,分别转化为中枢神经系统外的儿茶酚胺代谢的最终产物VMA。

尿中排出的CA代谢产物有50%左右与葡萄糖醛酸基及硫酸基结合。正常情况下VMA约占尿中总CA及其代谢产物的75%,MN和NMN约占10%,游离的邻苯二酚胺仅占1%左右。

【生理作用概述】

CA通过肾上腺素受体对心血管系统、平滑肌、神经内分泌系统起广泛的生理作用。肾上腺素受体可分α及β两大类。α受体兴奋时使血管(小动脉及静脉)收缩,消化道及膀胱的括约肌收缩,竖毛肌收缩,瞳孔散大,上睑收缩和中枢神经兴奋等。后发现α受体有α_1和α_2两种,α_1受体位于突触后,兴奋时血管平滑肌收缩,阻力增加,血压升高。α_2受体位于突触前,兴奋时抑制去甲肾上腺素从神经末梢释出,使血管扩张,血压下降。β受体使血管扩张,子宫松弛,支气管平滑肌扩张;增加心肌收缩力,加快心率等。β受体也有β_1和β_2两种。β_1受体使心脏兴奋、肠管抑制、脂肪分解,β_2受体使支气管平滑肌扩张、血管抑制、糖原分解。肾上腺素有兴奋皮肤、黏膜、肾脏血管受体的作用,它又有兴奋骨骼肌血管及心肌α受体的作用。减低周围血管阻力,增加心率、心排血量和脉压,使瞳孔扩大,上睑收缩,血糖及游离脂肪酸上升,氧耗量增加,药理剂量可抑制各种过敏反应,使支气管扩张等。去甲肾上腺素主要是兴奋α受体,使皮肤、黏膜、肾、脑、肝、骨骼肌等血管收缩,阻力增加,血压上升。它也能兴奋心肌β受体使冠状动脉扩张,血流量增加。

二、嗜铬细胞瘤和副神经节瘤

【概述】

嗜铬细胞瘤(pheochromocytoma,PCC)和副神经节瘤(paraganglioma,PGL)是分别起源于肾上腺髓质和肾上腺外交感神经链的肿瘤,肾上腺外包括交感神经节、副交感神经节或其他部位的嗜铬组织的肿瘤。PCC占80%~85%,PGL占15%~20%,两者合称PPGL(pheochromocytoma and paraganglioma),副神经节瘤也常被称为肾上腺外嗜铬细胞瘤。由于瘤组织可阵发性或持续性地分泌多量去甲肾上腺素和肾上腺素,以及微量多巴胺,临床上常呈阵发性或持续性高血压、头痛、多汗、心悸及代谢紊乱症群,并可造成心、脑、肾等严重并发症。本病是一种较罕见的继发性高血压。嗜铬细胞瘤瘤体尚可分泌血管活性肠肽、脑啡肽、ACTH、5-羟色胺、降钙素、甲状旁腺素样激素、神经肽Y和其他物质,使其临床表现复杂多样,诊断难度增加。

PPGL多位于肾上腺髓质,髓外主要分布于腹膜后腹主动脉前、左右腰椎旁间隙、肠系膜下动脉开口处主动脉旁的嗜铬体(Zuckerkandl器),更少见的部位尚有肾上极、肾门、肝门、肝及下腔静脉之间、腹腔神经丛、近胰腺处、髂窝或近髂窝血管处、卵巢内、膀胱内、直肠后、胸腔内、脊柱旁(主动脉弓上的主动脉体)、颈部(颈总动脉分叉处颈动脉体)或颅内(迷走神经分支处）等处。

嗜铬细胞瘤大多数为良性，约占90%，有相当数量是在尸检时发现，恶性仅占10%。

肿瘤的数目，在成人中约80%为单侧单个。家族性嗜铬细胞瘤常为双侧性和多源性。儿童中双侧及肾上腺外嗜铬细胞瘤的发生率较成人多发。肿瘤的直径1~16cm不等，平均约为5cm。一般肾上腺内的肿瘤较肾上腺外的肿瘤大，而肾上腺外肿瘤的恶性率较肾上腺内的高。

不同个体的瘤体分泌激素的质和量不同。不同患者CA的转化率有一定差异：较小的瘤体CA转化率常甚为迅速，释放大量的CA入血；而较大的瘤体，其CA转化率则较低，这是由于有相当数量的CA在瘤体内被先行灭活代谢。在临床上，也常可见到较小瘤体的患者血浆和尿中游离CA浓度高于较大瘤体者，但后者尿中CA代谢产物浓度则常高于前者。位于肾上腺内及主动脉旁的嗜铬细胞瘤可产生较多肾上腺素，而其他部位者仅能合成去甲肾上腺素。

【临床表现】

嗜铬细胞瘤的临床表现与肿瘤分泌的肾上腺素及去甲肾上腺素的量、比例与释放方式有关。症状常呈突发性，发作常难预料。最常见的症状和体征有头痛、多汗、心悸（伴或不伴心动过速），其他尚有苍白、恶心、震颤、无力虚脱、焦虑、上腹痛、胸痛、呼吸困难、脸红等。

（一）高血压症群 由于肾上腺素作用于心肌，心搏出量增加、收缩压上升，但对周围血管除皮肤外有扩张作用，故舒张压未必增高；去甲肾上腺素作用于周围血管引起其收缩，促使收缩压和舒张压均升高，此为本病主要症群。临床上根据高血压发作方式，可分阵发性和持续性两型。约50%嗜铬细胞瘤呈持续性高血压，45%为阵发性高血压，余下的5%血压大致正常。阵发性高血压具有特征性，每因精神刺激、弯腰、排尿、排便、按摩、触摸、肿瘤手术检查、组胺试验、灌肠、麻醉诱导等而激发，血压骤然上升，收缩压高者可达300mmHg，舒张压也可达180mmHg，一般在200~250/100~150mmHg。患者感心悸、心动过速（少数有心动过缓），剧烈头痛、头晕，表情焦虑，四肢及头部有震颤，皮肤苍白，尤以脸部为甚，全身多汗，手足厥冷、发麻或有刺感，软弱无力，有时出现气促、胸闷、呼吸困难，有时伴以恶心、呕吐，中上腹痛，瞳孔散大，视力模糊，神经紧张，濒死感。严重发作时可并发肺水肿、心力衰竭、脑出血或休克而死亡。阵发性高血压发作一般历时数分钟，大多少于15分钟，也可长达16~24小时。若不及时诊治，发作会越来越频，发作时间会越来越长。早期血管并无器质性改变，晚期动脉发生器质性变化，此时血压呈持续性升高，但仍可有阵发性加剧。

持续高血压者的表现酷似高血压病。发展快者似急进型高血压，但患者有CA分泌过多的某些表现，如头痛、畏热、多汗、肌肉震颤、消瘦、疲乏、精神紧张、焦虑、心动过速、心律失常、直立性低血压等。

儿童及青年患者常病情发展较快，可似急进性高血压，短期内可出现眼底病变，并可有出血、视乳头水肿、视神经萎缩，以至失明。还可发生氮质血症或尿毒症、心力衰竭、高血压脑病。

嗜铬细胞瘤若得不到及时诊断和治疗，经一定时间（可长达十数年），则可出现诸多高血压心血管系统严重并发症，包括左心室肥大、心脏扩大、心力衰竭、冠状动脉粥样硬化、肾小动脉硬化、脑血管病变等。

（二）代谢紊乱 CA可使体内耗氧量增加，基础代谢率上升。发作时可见发热，体温上升1~2℃，多汗者由于散热体温升高可不明显。体重减轻多见，此系糖原分解，胰岛素分泌受抑，血糖升高，脂肪过度分解所致。由于游离脂肪酸升高、糖耐量降低等代谢紊乱易诱发动脉粥样硬化。

高血钙常表明伴有甲状旁腺功能亢进，此时多提示可能为家族性。

由于CA促进钾向胞内转移及促进肾素、醛固酮分泌，少数患者还可出现低钾血症。

（三）其他特殊临床表现

1. 低血压及休克 少数患者血压增高不明显，甚至可有低血压，严重者休克，另外可高血压与低血压交替出现。直立性低血压较为多见。发生低血压的原因为肿瘤坏死、瘤体内出血，导致CA释放锐减乃至骤停。大量CA引起心肌炎、心肌坏死，从而诱发严重心律不齐、心力衰竭或心肌梗死以致心排血量锐减，诱发心源性休克。肿瘤分泌大量肾上腺素，兴奋肾上腺素能β受体，引起周围血管扩张。部分瘤体可分泌较多量多巴胺，多巴胺抵消了去甲肾上腺素的升压作用。大量的CA引起血管强烈收缩，微血管壁缺血缺氧，通透性增高，血浆渗出，有效血容量减少，血压降低。

2. 腹部肿块 嗜铬细胞瘤瘤体一般较大，有可能在腹部扪及。触诊时应警惕可能诱发高血压发作。腹部肿块有时可为副神经节瘤、交感神经母细胞瘤及神经节神经母细胞瘤。

3. 消化道症状 由于CA可使肠蠕动及张力减弱，故常可引起便秘、腹胀、腹痛，甚至结肠扩张，还可引起胃肠壁血管发生增殖性及闭塞性动脉内膜炎，以致发展为肠梗死、出血、穿孔、腹部剧痛、休克、胃肠出血等急腹症表现。CA又可使胆囊收缩减弱，胆道口括约肌张力增高，引起胆汁潴留和胆石症发生。

4. 膀胱内肿瘤 膀胱内的嗜铬细胞瘤罕见。患者每于膀胱尿液充盈时、排尿时或排尿后刺激瘤体释放CA引起高血压发作，有时可致排尿时昏厥。

5. 高代谢综合征 类似甲亢之表现，可引起发热、消瘦。

6. 高血糖综合征 个别可类似糖尿病，可有血糖升高，但其他症状相对不明显。

7. 低血糖综合征 少见，可能系CA刺激高血糖后引起胰岛素过度分泌所致，或因癌肿转移至肝脏，释放大量胰岛素类似物所致。

8. 红细胞增多症 由于嗜铬细胞瘤瘤体可分泌红细胞生成素样物质，进而刺激骨髓引起红细胞增多。

与散发性相比，家族性嗜铬细胞瘤的发生大多从肾上腺髓质增生开始，50%患者呈多中心或双侧性。发作性高血压比持续性高血压更常见。同一家族发病者其发病年龄及肿瘤部位常相同。有时伴其他内分泌肿瘤，称为多发性内分泌腺瘤病

(MEN)。

另外,嗜铬细胞瘤还可与某些疾病发生于同一患者中,如皮质醇增多症、von Reckinghausen 病伴神经纤维瘤、von Hippel-Lindau 病,结节硬化症,Sturge-Weber 病、遗传性小脑共济失调伴结膜血管扩张、小脑血管瘤等,均与遗传有关,可能和嗜铬细胞瘤同属常染色体显性遗传。有时肿瘤内包含胺前体摄取及脱羧(APUD)细胞,能分泌 30 余种生理活性多肽。

恶性嗜铬细胞瘤好发于老年人,有家族倾向。肾上腺嗜铬细胞瘤中恶性约占 10%,肾上腺外嗜铬细胞瘤中恶性约占 40%。恶性嗜铬细胞瘤临床表现与良性嗜铬细胞瘤相似。另外可表现为肿瘤复发、转移或瘤栓形成。

静止型嗜铬细胞瘤平时可无任何临床症状,但在应激条件下血压可骤升,称为隐匿功能性嗜铬细胞瘤,也可在围手术期均无血压波动,称为无功能性嗜铬细胞瘤。

【诊断】

嗜铬细胞瘤的诊断依据:血浆或尿中游离 CA 浓度增高,或尿中 CA 代谢产物增高;应用适当的影像技术,如 CT、MR 和 ^{131}I-间碘苄胍(^{131}I-MIBG)等对肿瘤定位。仅推荐对有临床症状体征的患者;使用多巴胺 D2 受体拮抗剂、拟交感神经类、阿片类、去甲肾上腺素或 5-羟色胺再摄取抑制剂、单胺氧化酶抑制剂等药物可诱发症状发作的患者;肾上腺意外瘤伴或不伴高血压的患者;有 PPGL 家族史或相关遗传综合征家族史的患者;有既往史的 PPGL 患者进行筛查。

(一) 化学测定　最可靠的试验是甲氧基肾上腺素/甲氧基去甲肾上腺素。

1. 24 小时尿及血甲氧基肾上腺素和甲氧基去甲肾上腺素测定　甲氧基肾上腺素和甲氧基去甲肾上腺素分别是肾上腺素和去甲肾上腺素在肿瘤内的代谢产物,如升高超过正常参考值 4 倍以上几乎 100% 的患者可以确诊。选择性 α 受体阻滞剂、利尿剂、血管紧张素转换酶抑制剂、血管紧张素受体阻滞剂和钙通道阻滞剂对测定结果无明显影响。

2. 24 小时尿及血 CA 测定　血浆 CA 宜在空腹卧床休息 30 分钟后采血测定,2%~5%的 CA 以原形从尿中排出,正常人尿 CA 排出量在 591nmol/24h(100μg/24h)以下,其中约 80%为去甲肾上腺素,约 20%为肾上腺素。

3. 24 小时尿 3-甲氧基-4-羟基苦杏仁酸(3-metho-xy-4-hydroxy-mandelic acid,VMA)测定　与甲氧基肾上腺素和甲氧基去甲肾上腺素测定相比敏感性和特异性偏低。

4. 嗜铬粒蛋白 A 和神经肽 Y　嗜铬细胞瘤患者可检测到血嗜铬粒蛋白 A 和神经肽 Y 升高,但特异性较低。

进行 CA 测定时,应避免摄入有荧光反应的物质,如香蕉、香草类。四环素、氯丙嗪、水杨酸、维生素 B_2,某些降压药如利血平、可乐定、硝普钠,某些阻滞剂如拉贝洛尔会产生干扰性代谢产物使血浆去甲肾上腺素升高,某些钙离子通道阻滞剂,需暂停 1 周以上,并须避免精神紧张、过度刺激等影响。

(二) 定位诊断　可供选择的检查有 CT、B 超、MR 及核素等。膀胱镜可发现膀胱内的肿瘤。肿瘤较大者在扪及或按压时可有升压反应,需加注意。肾上腺髓质增生者双侧肾上腺均可增大。^{131}I-MIBG 可被嗜铬细胞瘤瘤体组织特异性地摄取,但不能被正常嗜铬组织所摄取,故有助于瘤体的显影。^{131}I-MIBG 阴性患者也可试用生长抑素受体扫描和 PET/CT 检查。^{18}F-FDG(氟脱氧葡萄糖)和^{18}F-FDOPA(二羟苯丙氨酸)PET 敏感性优于^{131}I-MIBG 功能显像。不能满足单个瘤体的检出,要警惕多发病灶之可能。

(三) 基因检测　所有患者在条件许可的情况下均可进行基因检测。*VHL*、*RET*、*SDHB*、*SDHD*、*SDHC*、*SDHA*、*SDHAF2*、*TMEM127*、*MAX*、*FH*、*NF1* 等基因突变可能与嗜铬细胞瘤相关。超过 40%的恶性 PPGL 的发病与 *SDHB* 的基因突变有关,建议所有恶性 PPGL 患者检测 *SDHB* 基因。有阳性家族史或有相关的遗传综合征的患者也可进行基因检测。

【鉴别诊断】

嗜铬细胞瘤的鉴别诊断主要应与其他继发性高血压及高血压病相鉴别(表 18-4-3-1),这些疾病中绝大多数不伴有血浆总 CA、游离 CA 及尿中其代谢产物值的上升。

表 18-4-3-1　嗜铬细胞瘤的鉴别诊断

焦虑、惊恐、精神神经功能性疾病、紧张
甲状腺功能亢进症
阵发性心动过速
高动力性-肾上腺素能循环状态
更年期综合征
血管扩张性头痛(偏头痛和压束性头痛)
冠状动脉供血不足
急性高血压脑病
糖尿病
肾实质性或肾动脉疾病伴高血压
局部脑动脉供血不足,脑血管炎
颅内损伤(伴或不伴颅内压升高)
自主性反射过强
间脑癫痫发作、间脑性高血压综合征、多巴胺过量释放
妊娠高血压综合征
高血压危象并用单胺氧化酶抑制剂
类癌
低血糖症
着色性荨麻疹
家族性自主神经功能障碍
肢痛症
神经母细胞瘤、神经节神经母细胞瘤、神经节神经瘤
急性感染性疾病
神经纤维瘤(伴或不伴肾动脉疾病)
罕见的阵发性高血压(肾上腺髓质增生、急性血卟啉症、铅中毒)
脊髓痨危象、脑炎、可乐定撤停、低血容量症伴血管过度收缩
肺动脉纤维肉瘤、吉兰-巴雷综合征
循环中存有刺激嗜铬细胞瘤的物质

【治疗】

手术治疗是首选。术前应用药物控制血压减少心脑血管并发症，术后仍有高血压的患者也需要降压治疗。

（一）内科处理　控制嗜铬细胞瘤高血压的药物见表 18-4-3-2。非选择性α肾上腺素受体阻滞剂可能引起直立性低血压和反射性心动过速等不良反应，近年来使用选择性α_1肾上腺素受体阻滞剂可减少或避免这些副作用，并且因为半衰期短，剂量调节较灵活。β肾上腺素受体阻滞剂有时可用于治疗心律不齐和心动过速，但应在α肾上腺素受体阻滞剂已起作用的基础上方可使用，这是由于仅阻滞有扩张血管作用的β_2受体而不同时阻滞有收缩血管作用的α_1受体可引起高血压，特别是在高 CA 血症情况下。

表 18-4-3-2　嗜铬细胞瘤高血压的治疗药物

药物	给药途径	剂量	评价及注意点
α肾上腺素受体阻滞剂			
非选择性			
酚妥拉明	静脉	5~15mg 静脉注射，或 0.5~1mg/min 持续静脉滴注	一次注射常用于术中发作性高血压的控制
苯氧苄胺（酚苄明，phenoxybenzamine）	口服	10~40mg 每天 2 次或 3 次	副作用包括鼻塞、头痛、心动过速、心悸、直立性低血压。先给予较小剂量试用，以防直立性低血压
选择性			
哌唑嗪	口服	1~10mg 每天 2 次	
特拉唑嗪（terazosin）	口服	1~20mg 每天 1 次	
多沙唑嗪（doxazosin）	口服	1~16mg 每天 1 次	
α/β肾上腺素受体阻滞剂			
拉贝洛尔（1abetalo1）	口服	50~200mg 每天 2 次	可引起发作性高血压
	静脉	20~80mg 静脉注射，或 2mg/min 静脉滴注	
钙通道阻滞剂			
尼卡地平（nicardipine）	口服	10~20mg 每天 3 次	单独应用或与α_1受体阻滞剂并用
	口服	20~40mg 每天 3 次	
盐酸维拉帕米	口服	120~240mg 每天 1 次	
血管扩张剂			
硝普钠	静脉	0.3~10μg/(kg·min)	用于控制术中发作性高血压
硝酸甘油	静脉	5~10μg/min	
CA 合成抑制剂（酪氨酸羟化酶抑制剂）α-甲基酪氨酸	口服	250~1 000mg 每天 4 次	主要用于转移性或不能手术的嗜铬细胞瘤的高血压及控制症状，副作用包括嗜睡、结晶尿、帕金森样症状和腹泻
血管紧张素转换酶抑制剂			
卡托普利	口服	12.5~50mg 每天 3 次	主要用于体内肾素-血管紧张素-醛固酮系统活性增加者，更适用于嗜铬细胞方面并发左心衰者
依那普利	口服	5~20mg 每天 2 次	
赖诺普利	口服	5~40mg 每天 1 次	

其他药物包括 CA 合成抑制剂（甲基酪氨酸）、生长抑素、生长抑素类似物和生长抑素受体拮抗剂等。

在恶性嗜铬细胞瘤，常用的化疗方案为 CVD 方案和 EP 方案。CVD 方案即环磷酰胺、长春新碱、达卡巴嗪联合化疗，多在

2~4 个疗程后起效。EP 方案即依托泊苷和顺铂。也有报道替莫唑胺(temozolomide)和沙利度胺(thalidomide)有一定疗效。

当骤发阵发性高血压症群时,应立即抢救:给氧,静脉注射酚妥拉明 1~5mg(用 5%葡萄糖溶液稀释),同时严密观察血压、心率、心律,并行心电图监护,继以酚妥拉明 10~50mg 溶于 5%葡萄糖生理盐水缓慢静脉滴注,同时观察以上各指标,一般病例需 40~60mg 可控制。此外,需要另建一条静脉通道进行容量补液。

(二)手术治疗　切除肿瘤为本病的根治措施,如为增生则应做次全切除。

为了避免在麻醉诱导期、手术剥离、结扎血管和切除肿瘤时的血压波动以致诱发高血压危象和休克,应在术前 2 周及术中做好准备工作。腹腔镜手术需造气腹,可能对肿瘤产生机械压迫诱发高血压危象。常用药物如下。

1. 酚苄明(phenoxybenzamine)　为非竞争性 α 受体阻滞剂,对 α_1 受体作用较 α_2 受体强 100 倍,半衰期长。初始常用剂量每 12 小时 10mg,以后每隔数天递增 10~20mg,渐增至每天 40~100mg 或以上,直至血压降至正常或接近正常。由于该剂作用时间较长,其作用常呈累加,故应警惕直立性低血压,因此,增加剂量应在仔细监测立、卧位血压的前提下逐步进行。副作用有鼻黏膜充血、直立性低血压、心动过速等。术前用药至少 10~14 天。同为肾上腺素受体阻滞剂的酚妥拉明由于作用时间短、副作用多,仅用于功能试验及危象抢救。

2. 哌唑嗪　为选择性 α_1 受体阻滞剂,作用时间相对较短。首次剂量 1mg,以后渐增至 6~8mg/d 维持之,副作用有直立性低血压,低钠倾向等。

3. 普萘洛尔　为非选择性 β 受体阻滞剂,可在 α 受体阻滞剂应用后发生心律失常或心动过速时使用,应用剂量不宜过大,每次 10mg,每天 3~4 次,当心率过快确需进一步控制时再谨慎增加。

4. 其他　在上述药物降压效果不佳时,也可试用尼卡地平、卡托普利等。

选择适当麻醉剂,并禁用阿托品,以防诱发心动过速、心律失常等。能引起心率加速、心律不齐的各种麻醉剂如环丙烷、氯乙烷、三氯乙烷等不宜使用。

在术中及时调节酚妥拉明静脉滴注速度,以便调整血压及血容量(因 CA 类使血管收缩,瘤体切除后血管扩张引起血容量不足)。在剥离肿瘤时如血压骤升,可静推酚妥拉明 1~5mg,再继以静脉滴注,待至血压稳定时再钳夹肾上腺静脉,使瘤内含有的大量激素不再进入体循环,再切除肿瘤。如钳夹静脉或肿瘤切除后血压骤降,立即停用酚妥拉明滴注,并可静推小量去甲肾上腺素,继以静脉滴注,每 5%葡萄糖盐水溶液 500ml 中含去甲肾上腺素 4~8mg。如无效或疗效不佳时可用间羟胺或去氧肾上腺素(苯肾上腺素)、血管紧张素Ⅱ和甲氧明(methoxamine)等药物;亦可试以联合治疗,还可加用皮质醇。如药物无效时,还可输全血或血浆以补充血容量。术后血压稳定 24~36 小时后,可逐渐撤除此组药物。如有肾上腺皮质功能不足危象时,则应按双侧肾上腺全切除术中做法进行同样处理。

手术后高 CA 血症仍可维持数天,应在手术后至少 10 天以上复查血、尿 CA 及其代谢产物是否恢复正常。如术后高 CA 血症持续存在,建议复查 MIBG 扫描寻找远处转移灶,可能发现因术前原发灶高代谢活性而被掩盖的转移病灶。

对有癌肿转移及不能手术者,可采用甲基对位酪氨酸,此为一种酪氨酸羟化酶抑制剂,可减少多巴胺合成,初始剂量 500~1 500mg/d,以后 3~4g/d,分 3~4 次,口服,可抑制 50%~80% CA 的合成,使患者血压、VMA 排出量降至正常,症状有所改善、寿命也可延长。应争取早期使用,晚期疗效较差。恶性嗜铬细胞瘤发生肝转移时可给予链佐星 2g/次,加入 0.9%生理盐水 500ml 中,每个月 1 次静脉滴注,2 个月后瘤体可缩小 50%左右。也可用栓塞疗法或 ^{131}I-MIBG 治疗,可缩小瘤体,减少 CA 产量。

推荐阅读

1. GOLDMAN L, SCHAFER A I. Goldman-Cecil medicine[M]. 26th ed. Philadelphia: Saunders, 2019.
2. BUFFET A, BEN A L, LEBOULLEUX S, et al. Positive impact of genetic test on the management and outcome of patients with paraganglioma and/or pheochromocytoma[J]. J Clin Endocrinol Metab, 2019, 104(4): 1109-1118.

第五章　糖皮质激素的内科临床应用

叶红英　杨永年

糖皮质激素类(glucocorticoids, GCs)主要是指由肾上腺皮质束状带合成和分泌的皮质醇(cortisol)及其类似物(analogues)。皮质醇成人每日分泌量为 10~20mg。其生理作用参见本篇第四章“肾上腺疾病”。

用于临床的 GCs 包括:与人体分泌的皮质醇结构相同的氢化可的松,以及人工合成、结构与氢化可的松有异的泼尼松、泼尼松龙、甲泼尼龙、地塞米松、倍他米松等。每种制剂的作用、作用强度、作用时间和临床应用有所不同(表 18-5-0-1)。

表 18-5-0-1　常用糖皮质激素类作用的比较

类别	药物	对 HPA 抑制作用	水盐代谢（比值）	糖代谢作用（比值）	抗炎作用（比值）	等效剂量/mg	血浆半衰期/min	作用持续时间/h
短效	氢化可的松	1	1.0	1.0	1.0	20.00	90	8～12
	可的松	1	0.8	0.8	0.8	25.00	30	8～12
中效	泼尼松	4	0.8	4.0	3.5	5.00	60	12～36
	泼尼松龙	4	0.8	4.0	4.0	5.00	200	12～36
	甲泼尼龙	4	0.5	5.0	5.0	4.00	180	12～36
长效	地塞米松	17	0	20.0～30.0	30.0	0.75	100～300	36～54
	倍他米松		0	20.0～30.0	25.0～35.0	0.60	100～300	36～54

注：表中水盐代谢、糖代谢、抗炎作用的比值均以氢化可的松为 1 计；等效剂量以氢化可的松为标准；HPA. 下丘脑-垂体-肾上腺轴；GR. 糖皮质激素受体。

药理剂量 GCs 具有抗炎、免疫抑制、抗过敏等作用。除生理替代治疗外，GCs 在临床的用药剂量远超生理剂量，易产生副作用，如不严格掌握适应证而滥用或应用不当，利少弊多。本章概括介绍 GCs 在内科的临床应用总则，包括临床使用原则、适应证、禁忌证、使用方法、不良反应等，具体某种特定疾病的详细用法请参见相应章节。

【临床使用原则】

GCs 可用于内分泌疾病和非内分泌疾病的治疗，内分泌疾病中用于肾上腺皮质功能减退时的替代治疗和先天性肾上腺皮质增生症（CAH）的替代/抑制治疗，其他均为利用 GCs 的抗炎和免疫抑制的药理作用，用于各系统多种疾病的治疗。

在给予 GCs 药理剂量治疗前，应遵循循证医学原则，充分考虑 GCs 治疗获益的客观证据和目标、评估疗效的明确指标，并结合疗效和副作用情况掌握剂型、剂量、给药途径、疗程和减量/停用时机。同时，不能替代或耽误更有针对性的一线治疗，如过敏性休克时的肾上腺素治疗、甲亢危象时的抗甲亢药物治疗、β 受体阻滞剂治疗、扩容治疗等。

明确适应证情况下，中长期或大剂量 GCs 治疗需书面获得患者知情同意，告知 GCs 治疗可能获益和可选替代方案，并告知可能不良反应。

在紧急情况下，如尚未有获益证据但预期存在获益，或诊断所需客观依据尚未回报情况下，可以根据临床判断，知情同意后先试用数日，再综合疗效反应、临床情况等调整治疗方案。

【适应证】

GCs 广泛用于众多疾病的治疗，在多种疾病治疗中的地位、疗效和给药方法等推荐建议及循证依据可参考疾病相应的指南或共识。此处仅罗列各系统中首选或可用 GCs 治疗的常见疾病。

（一）内分泌系统疾病　包括各种原因的肾上腺皮质功能减退症的生理替代、应激替代和肾上腺危象的治疗；CAH 的替代/抑制治疗；中重度活动性 Graves 病眼病一线治疗；甲亢危象、甲减黏液性水肿昏迷、中重度亚急性甲状腺炎、胰岛素自身免疫性低血糖等的综合治疗；地塞米松还用于皮质醇增多症的诊断。

（二）呼吸系统疾病　包括支气管哮喘、结节病、中重度持续性变应性鼻炎、嗜酸性粒细胞性支气管炎等的治疗；慢性阻塞性肺疾病、特发性间质性肺炎、急性呼吸窘迫综合征等的综合治疗。

（三）肾脏病变　急进型肾小球肾炎、肾病综合征、慢性肾小球肾炎、间质性肾炎、肾移植抗排异等。

（四）血液系统疾病　自身免疫性溶血性贫血、特发性血小板减少性紫癜、过敏性紫癜，其他急性淋巴细胞性白血病、淋巴瘤、多发性骨髓瘤、慢性嗜酸性粒细胞白血病及高嗜酸性粒细胞综合征等治疗方案中常包括 GCs。

（五）风湿免疫性疾病　常用于系统性红斑狼疮、多发性肌炎/皮肌炎、系统性血管炎等的治疗，可用于干燥综合征、系统性硬化症等特殊情况。

（六）消化系统疾病　克罗恩病、溃疡性结肠炎、嗜酸性粒细胞性胃肠炎、自身免疫性肝炎等。

（七）神经系统疾病　急性炎症性脱髓鞘性多发性神经病即吉兰-巴雷综合征、多发性硬化、重症肌无力、视神经脊髓炎、各型自身免疫性脑炎等。

（八）循环系统疾病　病毒性心肌炎、急性心包炎、多发性大动脉炎等。

（九）其他　过敏性休克、感染性休克、输血反应、重症流行性出血热、重症肝炎伴急性或亚急性重型肝炎、成人 Still 病、重症传染性单核细胞增多症、免疫性疾病（如血清病、花粉症、荨麻疹、血管性水肿等）及器官移植排斥反应、脑水肿等。

【禁忌证】

包括对 GCs 药物过敏；严重精神病病史；不稳定癫痫；活动性消化性溃疡；新近胃肠吻合术后；近期骨折；创伤修复期；单纯疱疹性角、结膜炎及溃疡性角膜炎、角膜溃疡；严重高血压、糖尿病未控制；未能控制的感染（如水痘、真菌感染）；活动性肺结核；严重骨质疏松；妊娠初期及产褥期；寻常型银屑病等。

其他慎用 GCs 的情况包括库欣综合征未缓解、肠道疾病或慢性营养不良的患者及近期手术后的患者。急性心力衰竭、糖尿病、有精神病倾向、青光眼、高脂蛋白血症、高血压、骨质疏松、消化性溃疡、妊娠及哺乳期妇女应慎用,感染性疾病必须与有效的抗生素合用,病毒性感染患者慎用;儿童也应慎用。

临床上 GCs 适应证和禁忌证并存时,应认真权衡其治疗获益与潜在不良反应。

【GCs 制剂及其选择原则】

(一) GCs 制剂及选择 基于人体自身合成和分泌的皮质醇,人工合成了一系列 GCs 类衍生物。根据作用时间长短 GCs 可分为短效(可的松、氢化可的松)、中效(泼尼松、泼尼松龙、甲泼尼龙)和长效(地塞米松、倍他米松)。长效 GCs 抗炎效力强,作用时间长,但对下丘脑-垂体-肾上腺轴(HPA)抑制强;而短效 GCs 抗炎效力弱作用时间短,对 HPA 抑制轻;中效 GCs 介于两者之间。各种制剂对水盐代谢、糖代谢和抗炎作用有较大差别(表 18-5-0-1)。

合理选择制剂种类非常重要。短效 GCs 对 HPA 抑制作用轻,其抗炎作用弱且作用时间短,不宜用于慢性自身免疫性疾病治疗,临床上主要用于肾上腺皮质功能减退症的替代治疗。长效 GCs 抗炎作用最强,作用时间最长,对 HPA 抑制作用强,故不宜作为长疗程治疗用药。一般用于抗过敏、支气管哮喘严重发作等的临时性用药。临床上治疗各种自身免疫性疾病常选中效 GCs,如泼尼松或甲泼尼龙,前者需在肝脏代谢为泼尼松龙才有活性。

各种 GCs 剂型种类繁多,有口服片剂、注射针剂、喷雾吸入剂、外用乳膏等。

(二) GCs 给药途径 不同剂型 GCs 给药途径不同,可分为口服、注射(肌肉、静脉、皮肤局部或关节)、吸入或局部外用,适合不同临床治疗需求。

口服制剂大多可经胃肠道迅速吸收,生物利用度高,应用方便,临床最常用。短效口服片剂适合日常长期替代治疗,中效口服制剂适合自身免疫性疾病的中长程治疗。

GCs 静脉制剂有氢化可的松、甲泼尼龙、地塞米松等,主要用于各种危重病例的抢救。近年对各种自身免疫性疾病治疗初期常选用大剂量 GCs(如甲泼尼龙 0.5~1g/d)静脉冲击治疗数日,继以中大剂量口服治疗。

GCs 局部应用制剂有软膏、栓剂和气雾剂等,局部用药有效者首选局部用药;既可明显减少用药剂量,又减少副作用。

【GCs 使用方法概述】

(一) 肾上腺皮质功能减退症的替代治疗(replacement therapy) 参见本篇第四章第二节"肾上腺皮质疾病"相关内容。

(二) 甲亢危象和黏液性水肿昏迷时的应用 GCs 可用于以上两个疾病的抢救,但均非首要抢救措施。参见本篇第六章第四节"甲状腺功能亢进症"相关内容。

(三) 抗炎、抗过敏和免疫抑制治疗 利用 GCs 的抗炎、抗过敏和免疫抑制作用,可治疗多种疾病。不同疾病、同一疾病不同个体,GCs 具体用药方案可不同;部分情况可联合使用其他免疫抑制剂如环孢菌素、环磷酰胺等,具体参见各系统相应疾病的治疗部分。

(四) 临床应用

1. 治疗疗程

(1) 冲击疗法:冲击疗法多适用于危重患者的抢救,如狼疮性肾炎、狼疮性脑病、严重过敏反应、急性血管神经性水肿、器官移植急性排斥反应等。一般 GCs 剂量大、疗效短,根据病情停用或继以 GCs 口服治疗。如狼疮性肾炎或狼疮性脑病,可予甲泼尼龙冲击,每日 0.5~1g,继以中大剂量口服维持。目前 Graves 眼病 GCs 治疗首选短期间歇性冲击治疗。

(2) 短程疗法:适用于机体变态反应较强者,应用 GCs 可减轻机体的免疫反应和炎症反应,降低器官损害严重程度。常用于过敏性疾病。

(3) 中程疗法:适用于某些病程较长伴有多脏器损害的疾病,如急性风湿热等,GCs 的疗程<3 个月。

(4) 长程疗法:适用于反复发作的自身免疫性疾病,如系统性红斑狼疮、肾病综合征、血小板减少性紫癜等,GCs 疗程>3 个月或更长时间。

2. 给药频率 临床上 GCs 治疗可每日分 2~3 次给予、每日上午 8 时左右给予 1 次、2 日量隔日给予 1 次等。如何选择合理的给药方式对于提高治疗效果和减少 GCs 不良反应非常重要。应结合病情和所选用激素的药效学、药代学特点,以达到最佳治疗效果和最小不良反应。中长疗程治疗停药前给药时间和频率则必须考虑尽可能减少对 HPA 的抑制作用。

【不良反应及其防治】

伴随 GCs 的非特异性抗炎作用是其众多的不良反应,严重者可致命。GCs 不良反应与其种类、剂量、疗程、给药方式(全身与局部)、患者个体因素等有关。

(一) 感染与免疫抑制 GCs 剂量愈大、疗程愈长,感染风险愈高。长期应用 GCs 易发生各种微生物和寄生虫等感染,或使原来处于潜伏状态的感染加重、病灶扩散。常见结核病、化脓性感染或为医源性入侵部位和真菌感染等。GCs 治疗前应常规寻找是否有潜在感染灶。对已有感染而尚未控制的患者应禁忌使用 GCs,除非病原菌已明确并已予抗感染药物获有效控制且 GCs 治疗有强烈指征时审慎使用。

(二) 类固醇溃疡和肠道出血 长期大剂量 GCs 治疗可能诱发消化性溃疡(类固醇溃疡),或使原有消化性溃疡复发恶化导致出血或穿孔,可预防性使用 PPIs 等。

(三) 医源性皮质醇增多症(iatrogenic hypercortisonism, IH) 长期应用 GCs 可引起 IH,其临床表现与库欣综合征的临床症状类似。为避免或减少 IH 的发生,可采用局部用药以减少全身作用。

(四) 对血糖、血脂代谢及心血管系统的不良影响 长期 GCs 治疗可诱发或加重血压、血脂紊乱(尤其是高 TG 血症)、高血糖、高凝状态等代谢综合征组分,治疗前和治疗期间应加以评估和监测。GCs 治疗增加心脑血管事件的发生率。GCs 停药后上述心血管疾病危险因素依然存在。

（五）对水电解质平衡的不良反应　GCs具有排钾和水钠潴留作用,患者可出现肌无力、低血钾、心律失常等,诱发或加重心衰。

（六）对眼的不良影响　长期GCs治疗可升高眼压,重者发生类固醇性青光眼。使用GCs期间应监测眼压。青光眼未获有效处理者禁忌使用GCs。GCs所致眼压增高一般是可逆的。GCs还可致白内障,多发生于儿童。故长期使用GCs者需定期眼科检查。

（七）对胎儿和儿童的影响　在妊娠早期接受大剂量GCs,胎儿可发生腭裂;妊娠中后期则可引起流产或早产。GCs有分解蛋白质的作用并抑制生长激素分泌,故儿童较长期应用GCs可引起生长迟缓。

（八）肌肉萎缩、肌无力及伤口愈合不良　GCs能促进蛋白质分解代谢,抑制成纤维细胞的增殖和瘢痕形成,致使伤口愈合迟缓。为克服此不良反应,可增加蛋白质摄入,必要时使用蛋白同化激素。

GCs治疗引起的肌肉萎缩和肌无力常累及上臂屈肌和肩胛肌,其组织学改变为肌纤维萎缩,也称为"类固醇肌病"。多见于长期使用GCs,特别是地塞米松或曲安西龙(氟羟泼尼松龙)等长效制剂。如予减量或采用局部给药,肌无力症状可获好转。

（九）骨骼的不良反应　长期GCs治疗是继发性骨质疏松的常见病因。大剂量GCs可引起骨质吸收加速、抑制成骨细胞活力,以及负氮和负钙平衡,形成骨质疏松。因此长期使用GCs者,无论剂量大小均应行有关检查,并常规补充钙盐及维生素D,骨折高风险患者予以抗骨质疏松治疗。

与GCs治疗相关的无菌性骨坏死,常见于股骨头,单侧或双侧均可发生,也可发生在肱骨头、膝关节的长骨端,与长期大剂量GCs引起血管脂肪栓塞与血管炎、抑制血管生成有关。

（十）精神失常　GCs可增加大脑的兴奋性,GCs药理剂量可诱发癫痫;有精神病病史者如使用GCs病情易复发,文献报道GCs给药期间精神失常发生率为10%,多见于女性,早期以欣快症常见,表现为兴奋、多语、失眠、轻躁狂,也有表现为抑郁、焦虑。有患者表现为欣快和抑郁交替;此外也可出现妄想、幻觉、木僵等症状。其发生常与剂量有关,泼尼松剂量常在80mg/d以上,GCs减量或停药后症状可恢复。对有上述情况的患者又需长期应用GCs治疗者可加用免疫抑制剂以减少GCs剂量。

（十一）撤减症群和肾上腺危象　长期应用GCs可反馈抑制下丘脑-垂体-肾上腺(HPA)轴,ACTH分泌受抑,一般连续2周应用泼尼松20~30mg/d即可导致HPA轴反应迟钝,如超量长期应用则可完全抑制HPA轴。此时突然停药或撤减过快,可出现肾上腺皮质功能不全临床表现甚至诱发肾上腺危象。此种危象在使用GCs过程中直至停药后9~12个月内如遇感染、手术等应激时均可发生。为减少GCs对HPA的抑制作用,应按GCs治疗的适应证选用短效和中效激素,尽量不用长效激素。需视病情及时减量或停用;如需长期应用,则应将维持量减至能控制病情的最小剂量。局部用药有效者应首先考虑局部用药,尽量减少全身用药的剂量。但必须指出,对GCs的各种局部应用也需注意其不良反应,切不能滥用。为防止GCs停药后由于HPA轴受抑制而发生肾上腺危象(参见下文),应注意在长期使用GCs后,绝不可突然停药,应逐渐减量后谨慎撤药。同时应反复告诫患者自行减量或停用GCs的严重后果。

（十二）其他　长期外用GCs可出现局部皮肤萎缩变薄、毛细血管扩张、色素沉着、继发感染等;长期在面部使用可出现口周皮炎、酒渣鼻样皮损等。吸入型GCs可引起声音嘶哑、咽部不适和口腔念珠菌感染。GCs对极少数特异性过敏体质患者也可具有致敏性。GCs本身是一种半抗原,可使机体产生抗体,偶可产生速发型变态反应,甚者可引起过敏性休克。

【GCs的减量与撤停】

较大剂量GCs治疗2周以上,HPA轴即可受到抑制,如连续应用1个月以上可引起腺垂体ACTH分泌细胞及肾上腺皮质萎缩,其分泌功能低下。应用时间愈长,功能抑制愈明显。如骤然停药或减量过快可引起应激不全反应,严重者则可导致肾上腺危象而危及生命。因此,经GCs长期治疗后必须逐渐减量至撤停。

（一）递减给药量　如所治疗原发病病情稳定,相关临床和实验室指标趋于正常,每周减少泼尼松5mg,直至泼尼松20mg/d后,每1~2周减少2.5mg,当减至10mg/d后,减量速度应更慢,可每月减少1.25mg,当减至5~7.5mg/d(已是生理替代剂量)时,则应更缓慢,如每月减少0.625mg,直至完全停用。也可改为隔日疗法后再逐渐撤停。

（二）过渡为隔日疗法　隔日疗法一般用于病情得到控制后的维持治疗阶段。从每日分次治疗过渡到隔日疗法,一般可分2个步骤,首先将每日分次服用的总量改为每日上午8时前一次性服用,然后将2天总剂量隔日上午8时一次顿服(泼尼松30~60mg隔日一次)。但逐日疗法改为隔日疗法不能操之过急,停药日的GCs应逐渐撤减乃至停用,并同时加至给药日。隔日给药法有助于HPA轴的功能逐渐恢复正常(历时常需9个月以上)。隔日疗法应选用中效类GCs。

【GCs撤减综合征】

（一）撤减症群　在长期较大剂量GCs治疗后突然停药或减量过快,患者可出现疲乏无力、食欲缺乏、恶心呕吐、肌肉及关节酸痛等症状。出现这种情况应及时再用或增加GCs,待症状缓解后再缓慢减量至停药。部分患者长期应用GCs后可表现出对GCs的成瘾性,对ACTH反应正常,但停用出现戒断反应,表现为全身不适、情绪低落,可有精神不安和恐惧感,还可表现出原有症状"复发"等。可予心理治疗。

（二）医源性肾上腺皮质功能减退症　长期应用GCs停药后,腺垂体分泌ACTH功能恢复需3~6个月,而肾上腺皮质恢复对ACTH的反应需9~12个月或更长。因此,GCs撤药过程中或停药后1~2年内,严重应激情况可诱发肾上腺危象。除严格遵循缓慢减量原则外,如遇应激情况应及时增加GCs剂量。

（三）反跳现象　指某疾病经 GCs 治疗后病情已获稳定或缓解，在 GCs 减量或停药后原有疾病恶化或复发。在这种情况下，GCs 剂量需加大或重新开始 GCs 治疗，或联合其他免疫抑制剂。

【GCs 与其他药物的相互影响】

（一）降低 GCs 疗效的药物　苯妥英钠、苯巴比妥可通过酶诱导作用加速 GCs 的代谢灭活；甲状腺激素、利福平、麻黄碱、卡马西平等可加速 GCs 的代谢清除率；考来烯胺等可减少本类药的吸收。

（二）可增加 GCs 疗效的药物　与雌激素制剂或避孕药合用时 GCs 的治疗作用和不良反应加强；合用维生素 E 或 K 可增强 GCs 的抗炎效应，减轻撤药后的反跳现象；合用维生素 C 可防治 GCs 引起的皮下出血反应；合用维生素 A 可消除 GCs 所致的创面愈合延迟，但可能影响 GCs 的抗炎作用。

（三）GCs 可降低其药效的药物　GCs 可降低抗凝药、神经肌肉阻滞剂的药理作用，还可减少血浆水杨酸盐的浓度；与奎宁合用时可降低奎宁的抗疟效力；GCs 促进异烟肼、美西律在体内的代谢、降低其血药浓度和疗效，还可抑制生长激素的促生长作用。GCs 具有升血糖作用，糖尿病患者使用应监测血糖、调整降糖方案。

（四）GCs 可增强其疗效（或毒性）的药物　增加拟胆碱药疗效；与非甾体抗炎药合用，可增强其抗炎作用，同时增加消化道溃疡或出血的副作用；与强心苷合用可提高其强心效应，但也增加洋地黄的毒性作用，较易引起心律不齐，两者合用时应适当补钾；与氨茶碱合用则使氨茶碱的血药浓度增高。

（五）GCs 可增加其不良反应的药物　GCs 可增加对乙酰氨基酚的肝毒性；与噻嗪类利尿药、碳酸酐酶抑制剂、两性霉素 B 等药物合用可导致严重低血钾；与三环类抗抑郁药合用可加重 GCs 相关的精神症状。

推荐阅读

1. JOHN D N, RICHARD J A. The adrenal cortex[M]//SHLOMO M, RICHARD J A, ALLISON B G, et al. Williams textbook of endocrinology. 14th ed. Elsevier, Philadelphia: W. B. Saunders Company, 2019: 480-531.
2. Schäcke H, BERGER M, REHWINKEL H, et al. Selective glucocorticoid receptor agonists (SEGRAs): novel ligands with an improved therapeutic index[J]. Mol Cell Endocrinol, 2007, 275(1/2): 109-117.

第六章　甲状腺疾病

第一节　甲状腺解剖、生理和疾病分类

余丹菁　高　鑫

甲状腺（thyroid gland）是体内最大的有特异内分泌功能的腺体，产生的甲状腺激素（thyroid hormone）包括甲状腺素（T_4）和三碘甲腺原氨酸（T_3）。甲状腺的解剖和功能异常是最常见的内分泌腺疾病。如原发于自身免疫过程的甲状腺功能紊乱可刺激甲状腺激素分泌的过度增加，引起甲状腺功能亢进症（hyperthyroidism，简称甲亢）；也可造成腺体破坏、甲状腺激素产生减少，引起甲状腺功能减退症（hypothyroidism，简称甲减）。另外，目前发现良性的甲状腺结节和各种甲状腺癌也并不少见。

甲状腺激素在生长发育中的细胞分化，以及调节机体多种稳态功能，包括能量和热量的产生中起重要作用。甲状腺的解剖和功能异常是最常见的内分泌腺疾病。

【甲状腺解剖】

甲状腺在成年人重 15~20g，位于颈部，气管前方，环状软骨和颈静脉切迹（又称胸骨上切迹）之间，左右两侧叶通过峡部连接。峡部厚约 0.5cm，宽和高各约 2cm；正常的侧叶厚度和宽度最长约 2.5cm，长度约 4cm。甲状腺的血液供应非常丰富，甲状腺后面有两对甲状旁腺，多位于侧叶的上中部后面，此外，还有沿气管走行的喉返神经位于甲状腺后方。

显微镜下可见甲状腺由密集的滤泡组成，其间穿插着丰富的毛细血管网。滤泡为单层的甲状腺上皮细胞组成的环形结构。滤泡内充满了清澈的蛋白质液，称之为“胶质”，含有大量甲状腺球蛋白。在电镜下滤泡细胞表面向滤泡腔胶质内伸出许多微绒毛，它们参与碘化、胞吐作用，胶质的重吸收过程在此发生。甲状腺还含有滤泡旁细胞，又称 C 细胞，是体内降钙素的来源。

【甲状腺激素合成与分泌】

（一）碘化物的摄取　碘的摄取是重要的第一步；通过食物，碘进入胃肠道转化为碘化物，摄入的碘化物与血清蛋白结合，尤其是与白蛋白结合，未被结合的碘则在尿中排出。这需要甲状腺滤泡细胞膜上的钠碘同向转运体（NIS）逆浓度梯度地从血液循环中转运足够的碘化物，因此甲状腺具有浓聚碘的功能。

（二）甲状腺激素的合成、储存和释放　碘化物进入甲状腺，到达滤泡细胞-胶质界面，在过氧化氢和甲状腺过氧化物酶（thyroid peroxidase，TPO）的作用下迅速氧化为活性碘，继而与甲状腺球蛋白中的酪氨酸残基结合，形成碘化酪氨酸——一碘酪氨酸（MIT）和二碘酪氨酸（DIT）；DIT 和 DIT 偶联成甲状腺素（T_4）、MIT 和 DIT 偶联成三碘甲腺原氨酸（T_3），这一过程也

是由 TPO 催化完成的。甲状腺激素以胶质的形式储存在滤泡腔中。在促甲状腺激素(TSH)的刺激下,甲状腺滤泡细胞通过胞饮作用吞入胶质,形成的吞噬囊泡与细胞内的溶酶体融合,Tg 被水解,释放 T_4、T_3、MIT、DIT、多肽和氨基酸。T_4、T_3 进入血液循环,而 MIT、DIT 经脱碘后,产生的碘化物在甲状腺内储存,可被再循环利用。

【甲状腺激素转运】

甲状腺素通过与血清中的运载蛋白结合而被转运,体内三种主要的转运蛋白为甲状腺素结合球蛋白(thyroxine-binding globulin,TBG)、甲状腺素转运蛋白(TTR,亦被称为甲状腺素结合前白蛋白——TBPA)和白蛋白。TBG 可以提高循环血液中甲状腺激素的储存,延缓激素的清除。约 80%的结合甲状腺激素由 TBG 转运,余由白蛋白和 TTR 转运。

【甲状腺激素代谢】

正常甲状腺每日分泌 T_4 约 100nmol,T_3 约 5nmol,没有生物活性的反 T_3 不足 5nmol。血浆中的 T_3 约 80%来源于外周 T_4 的转化。甲状腺是内源性 T_4 的唯一来源。所以 T_4 被认为是 T_3 的前体。共有 3 种不同的脱碘酶(deiodinase),1 型脱碘酶(D1)主要分布于甲状腺、肝脏、肾脏;2 型脱碘酶(D2)主要存在于垂体、中枢神经系统、棕色脂肪组织和甲状腺;3 型脱碘酶(D3)主要存在于胎盘、中枢神经系统。

D1、D2 作用于外环(5′-脱碘),产生 T_3;D3 作用于内环(5-脱碘),形成反 T_3,使激素失活。D1 的生理作用是为外周组织提供足够的 T_3,以维持正常的血浆 T_3 水平,在血浆甲状腺激素水平低下时,D2 的激活,可促进 T_4 向 T_3 转化,提高 T_3 的产出,以维持局部组织尤其是中枢神经系统的 T_3 浓度。D3 将 T_4 转化为 rT_3,将 T_3 灭活为 3,3′-二碘甲腺原氨酸(3,3′-T_2)。

【甲状腺激素作用机制】

甲状腺素主要通过核受体发挥作用,受体(thyroid hormone receptor,TR)α 和 β 在体内几乎所有的组织中均有表达,但程度各有不同。甲状腺素与受体的亲和力是相同的,但由于 T_3 对 TR 的亲和力比 T_4 高 10~15 倍,所以 T_3 具有更强的生物活性。在细胞核内,TR 与 TRE 结合的同时,又与其本身或其他核受体(如 RXR)形成同源二聚体或异二聚体。在无甲状腺激素介入的情况下,该二聚体与辅助抑制子(CoR)结合,从而抑制基因转录。一旦 T_3 与 TR 结合,辅助抑制子(CoR)就与 TR 分离,这样 TR 就能接纳辅助激活子(CoA),而后启动靶基因的转录过程。

【甲状腺功能调节】

(一)下丘脑-垂体-甲状腺轴 促甲状腺素即 TSH,由垂体分泌,在下丘脑-垂体-甲状腺轴(数字资源 18-6-1-1)功能控制中起关键作用。下丘脑的 TRH 刺激垂体产生 TSH,TSH 刺激甲状腺激素的合成和分泌。甲状腺激素通过负反馈,抑制 TRH 和 TSH 的产生,TRH 对 TSH 的合成和分泌起正向调节作用,甲状腺激素水平的升高可直接抑制 TSH 及 TRH 对 TSH 的刺激,甲状腺激素的降低使基础 TSH 的分泌增加,也加强 TRH 对 TSH 的刺激作用;提示甲状腺激素对 TSH 的生成起主要负反馈调节作用,TSH 的释放也是脉冲式的,有昼夜节律,其峰值出现在晚上,但半衰期相对较长(50 分钟),单次采血测定可反映 TSH 水平。通过 TSH 受体(TSHR)调节甲状腺功能,TSHR 是具有 7 个跨膜区的 G 蛋白偶联受体(GPCR),存在于甲状腺滤泡细胞膜。

数字资源 18-6-1-1 下丘脑-垂体-甲状腺轴

(二)甲状腺的自身调节 甲状腺尚有独立于 TSH 作用的自身调节功能,当碘摄入量发生变化时可以调节自身功能以便及时适应。当碘摄入不足时,甲状腺通过优先合成 T_3,提高了对碘的有效利用;同时甲状腺的血流量增加,NIS 表达增加,使碘摄入细胞的有效性增强;当碘摄入增加时,其有机化过程呈现双向反应,即初期增加,以后由于碘化物的有机结合的相对阻滞而降低。这种由于甲状腺内高浓度的碘化物而产生的有机化过程被短暂抑制的现象,称为碘阻滞效应(Wolff-Chaikoff 效应),正常甲状腺对这些抑制作用有脱逸能力,使腺体在碘摄入过多的情况下仍能正常分泌甲状腺素,其脱逸作用可能是通过降低 NIS 的表达而恢复碘的有机化。

【不同人生阶段甲状腺功能生理改变】

(一)妊娠期的甲状腺功能 妊娠影响母体甲状腺素分泌。孕期第一阶段,TBG 的增高使总 T_3、T_4 水平升高;妊娠 10~12 周,HCG 达到一定的浓度,后者是 TSH 受体的弱激动剂,可导致游离 T_3 和 T_4 轻度升高,促使 TSH 水平下降,孕 20 周时有所恢复。产后甲状腺功能渐恢复正常。妊娠期间,除 TBG 增加以外,母体血容量增加、胎盘中 3 型脱碘酶对 T_4、T_3 的灭活,使母体对 T_4 的需求增加,需要碘的不断摄入,但孕期母体肾小球滤过率的升高加大了肾脏对碘化物的排泄,而孕期第二、三阶段胎儿甲状腺所需要的碘亦由母体提供,所以孕期碘的需要量较非孕期有所增加。妊娠对免疫系统有一定的影响。对自身免疫主要产生抑制作用,原甲状腺自身免疫性疾病会发生改变,需密切随访。

(二)老年人的甲状腺功能 甲状腺素转化在婴儿期和儿童期是最快的,青春期后逐渐降至成人水平并保持稳定直至 60 岁。之后又有轻度下降,且 T_4 的代谢清除可逐渐下降多达 50%。因此,在健康的老年人,FT_4 水平正常,而 TSH 相对低于年龄偏轻的人群,另外,T_3 水平下降。

【甲状腺激素生理作用】

(一)产热作用 T_3 增加耗氧和产热。甲状腺激素的产热作用,可能由于激素首先诱导细胞膜上 Na^+-K^+-ATP 酶的合成,线粒体的能量代谢活动增强,氧化磷酸化作用加强,氧耗量和产热量增加。

(二)蛋白质、脂肪和糖代谢 甲状腺激素的基本作用是诱导新蛋白质包括特殊酶系的合成。但激素过多时,蛋白质分解，呈负氮平衡。甲状腺激素促进脂肪合成和降解，以降解较为明显，由于肝脏低密度脂蛋白受体增加，甲亢时胆固醇水平多偏低。甲状腺激素可多方面影响糖代谢，特别是儿茶酚胺及胰岛素对糖原的作用，甲亢时肝糖异生增加，糖原分解及肠道对葡萄糖的吸收均增加，可导致原有糖尿病加重。

（三）神经肌肉系统　甲状腺激素可以增加多种结构蛋白的合成，但甲亢时，蛋白质转换加快，出现肌肉组织丢失，甚至发生具有特征性的近端肌病，另外肌肉收缩和舒张速度加快，神经应激性增高，可出现震颤，反射亢进。甲减时则相反。甲状腺激素对中枢神经系统的发育和功能发挥是必不可少的。

（四）心血管和呼吸系统　T_3 通过增加肌球蛋白 α 重链转录，抑制 β 重链转录和增加肌质网内 Ca^{2+}-ATP 酶的转录，增强心肌收缩力和舒张期张力；改变 Na^+-K^+-ATP 酶异构体的表达，增加 β 肾上腺素受体的数量和 G 蛋白的浓度；对于心脏传导系统，T_3 通过增加窦房结的去极化和复极化的速度使心率增加。因此，对心脏有显著的正性肌力作用和变时效应。

（五）交感神经系统　甲状腺激素可增加心肌、骨骼肌、脂肪组织和淋巴细胞中 β 肾上腺素受体数量，还能放大儿茶酚胺的受体后作用。故甲亢患者对儿茶酚胺的敏感性显著增加，应用 β-肾上腺素受体阻滞剂对控制心动过速和心律不齐效果明显。

（六）胃肠道等其他系统　甲状腺激素可刺激肠蠕动，促进骨转换，主要是促进骨吸收，其次是促进骨形成。还可以增加红细胞内 2，3-DPG 含量，使血红蛋白与氧解离加快，有利于向组织供氧。

（七）生长和发育　胎儿在妊娠 11 周前主要依靠来自母体的少量游离甲状腺激素，后者对于胎儿早期脑发育非常重要。在 11 周后，胎儿则主要依靠自身的甲状腺分泌激素。在缺乏甲状腺激素分泌的情况下，大脑发育和骨骼成熟会明显受损，导致呆小病。

【甲状腺疾病分类】

通常内科或内分泌书中将甲状腺疾病（thyroid disease）分为六类，有的文献建议将甲状腺相关性眼病作为一个单独的分类，目前尚无统一的分类标准。

（一）单纯性甲状腺肿

1. 地方性。
2. 散发性。

（二）甲状腺功能亢进症

1. Graves 病。
2. 结节性毒症，单个或多个结节。
3. 垂体 TSH 分泌肿瘤。
4. 异位 TSH 综合征。
5. 碘源性甲状腺功能亢进症。
6. 甲状腺炎伴甲状腺毒症。
7. 甲状腺瘤或癌伴甲状腺功能亢进症。
8. 药源性甲状腺毒症。
9. 卵巢甲状腺肿等。

（三）甲状腺功能减退症

1. 呆小病　①地方性；②散发性（代谢性）。
2. 幼年甲状腺功能减退症及幼年黏液性水肿。
3. 成年甲状腺功能减退及黏液性水肿　①甲状腺性（thyroidal），包括原发性或甲状腺手术、放射性碘治疗后、硫脲类药物治疗而发生者；②甲状腺上性（supra-thyroidal），由垂体（又称继发性）或下丘脑（又称三发性）功能减退所引起者；③周围组织低反应或抵抗。

（四）甲状腺炎

1. 急性。
2. 亚急性。
3. 慢性（包括自身免疫性及侵袭性纤维性等）。
4. 其他如放射性、创伤等。

（五）甲状腺肿瘤

1. 腺瘤。
2. 腺癌　乳突状、滤泡状、未分化及髓样癌。

（六）其他（畸形、异位等）

1. 甲状腺异位（如在胸内）。
2. 甲状腺舌管囊肿及其先天性异常。
3. 无甲状腺。

推荐阅读

1. DOMENICO S，RONALD C，PETER A K，et al. Thyroid pathophysiology and diagnostic evaluation［M］//MELMED S，AUCHUS R J，GOLDFINE A B，et al. Williams textbook of endocrinology. 14th ed. Philadelphia：Elsevier Saunders，2020：332-364.
2. JONKLAAS J，COOPER D S. Thyroid［M］//GOLDMAN L，SCHAFER A I. Goldman-Cecil medicine. 26th ed. Philadelphia：Elsevier Saunders，2020：1462-1476.
3. JAMESON J L，MANDEL S J. Thyroid. Gland physiology and testing［M］//KASPER D J，FAUCI A S，HAUSER S L，et al. Harrison's principles of internal medicine. 20th ed.［S. l.］：McGraw-Hill Co，2018：2691-2711.

第二节　甲状腺功能测定

吴　晞　朱汇庆

甲状腺功能试验分类详见表 18-6-2-1，后述常用的甲状腺功能试验及其临床意义。

一、甲状腺摄碘-131（^{131}I）率

【原理】

示踪剂碘-131 进入甲状腺后，用探测器在颈部测出甲状腺对碘-131 的摄取率，反映甲状腺的功能状态。

【方法】

空腹口服 7.4×10^4Bq（2μCi）碘［^{131}I］化钠后，分别在 3 小时及 24 小时用盖革计数管在颈部（或闪烁计数器距甲状腺表面 15~25cm 处）测定其放射性，并与 7.4×10^4Bq（2μCi）标准源比较，算出甲状腺摄取的百分率（表 18-6-2-2）。

表 18-6-2-1　甲状腺功能试验分类

（一）甲状腺激素合成功能
1. 甲状腺摄碘-131（锝-99m）率
2. 甲状腺显像
（二）血液循环中甲状腺激素浓度测定
1. 总甲状腺素（T_4）测定
2. 总三碘甲腺原氨酸（T_3）测定、反 T_3（rT_3）测定
3. 游离甲状腺激素测定（FT_3、FT_4）
（三）甲状腺激素的外周组织代谢效应
T_3 核内受体结合位点测定
（四）下丘脑-垂体-甲状腺轴调节关系
1. T_3 抑制试验
2. 血清 TSH 测定
3. TRH 兴奋试验
（五）有关自身免疫检查
1. 抗甲状腺球蛋白（TG）抗体
2. 抗甲状腺微粒体抗体（TMA）
3. 甲状腺过氧化物酶抗体（TPOAb）
4. 促甲状腺素受体抗体（TRAb）
（六）其他
甲状腺球蛋白（Tg）
降钙素

表 18-6-2-2　影响甲状腺摄 ^{131}I 率测定的因素

影响因素	建议检查前停用时间
甲巯咪唑	>3 天
丙硫氧嘧啶	>2 周
含碘复合维生素	7～10 天
甲状腺激素制剂	10～14 天（T_3 制剂） 3～4 周（T_4 制剂）
海带、琼脂、卡拉胶、卢戈液、含碘中草药	2～3 周
外科皮肤消毒用碘（聚维酮碘）	2～3 周
静脉用含碘增强造影剂	6～8 周（水溶性造影剂） 1～6 个月（脂溶性造影剂）
胺碘酮	3～6 个月
核素显像	^{99m}Tc 标记药物显像>1 周 ^{131}I 及其标记药物显像>2 周

【正常值】

3 小时及 24 小时摄碘-131 率分别为 5%～25%及 20%～45%。摄碘-131 率的正常值因不同地区饮水、食物及食盐中碘的含量多寡而有所差异。

【临床意义】

目前国内外均普遍应用体外实验（T_3、T_4、TSH 及 FT_4、FT_3）评估甲状腺功能状态，使患者无辐射危害（尤其对儿童、妊娠及哺乳期妇女）。但摄碘-131 试验在下列情况下仍有价值：①甲亢需服碘-131 治疗者，摄碘-131 率作为估计用药量的参考；②碘-131 代谢动力学观察；③亚急性甲状腺炎。

二、甲状腺显像

【原理】

与摄碘-131 试验相同。口服碘［^{131}I］化钠（或高锝［^{99m}Tc］酸钠）后一定时间内，应用 γ 闪烁照相机使甲状腺显像，可得显像图，高锝［^{99m}Tc］酸钠亦可以静脉注射后 30 分钟显像，以缩短显像等候时间。还有应用单光子发射计算机体层显像仪（SPECT）及正电子发射计算机体层显像仪（PET），得到甲状腺的断层图及全身显像图。甲状腺显像应用的示踪剂除碘-131 外，还有碘-123、碘-124、^{18}F-脱氧葡萄糖（^{18}F-FDG）等。

【临床应用】

1. 甲状腺结节的鉴别诊断　根据结节对碘-131 代谢的性质可分为三类（图 18-6-2-1～图 18-6-2-5）：

（1）“热结节”，恶性可能性较低，有下列可能：①自主性功能亢进性腺瘤；②先天性一叶缺如；③局部甲状腺组织增生、增厚。

（2）“温结节”。

（3）“冷结节”。

2. 用于碘-131 治疗甲亢前甲状腺的估重，以及术后观察残留甲状腺形态等及异位甲状腺（以胸骨后和舌根部多见，个别可见于卵巢畸胎瘤内）的诊断。

3. 对甲状腺癌手术切除术后转移灶的诊断和定位，碘-131 全身显像是重要的有效方法，但对一些低分化恶性程度高的甲状腺癌转移灶，^{18}F-FDG PET 显像是有效的补充。

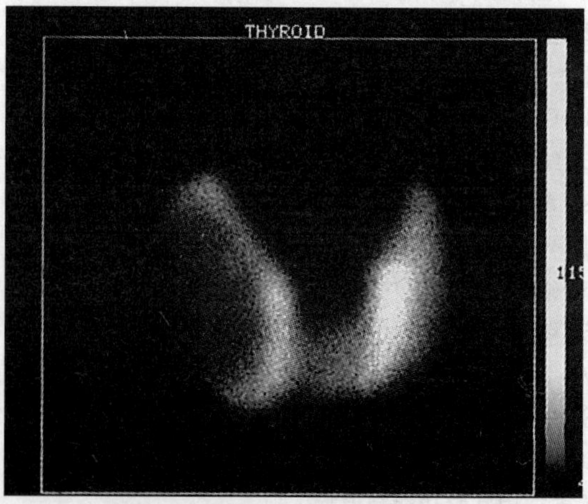

图 18-6-2-1　甲状腺腺癌，右叶“冷结节”（^{99m}Tc 显像）

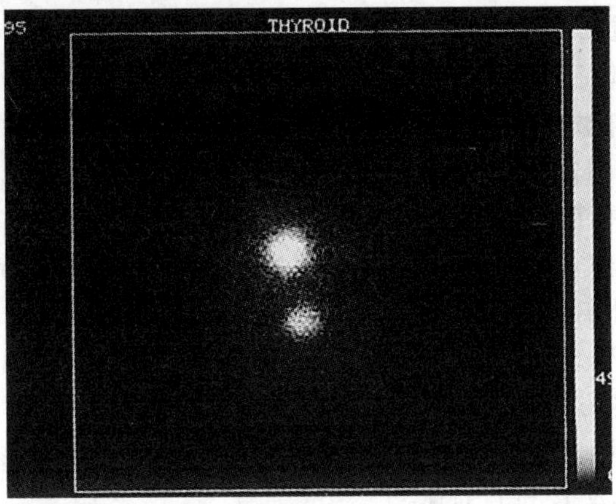

图 18-6-2-2 上方为舌根部异位甲状腺，下方正常位置少量甲状腺组织

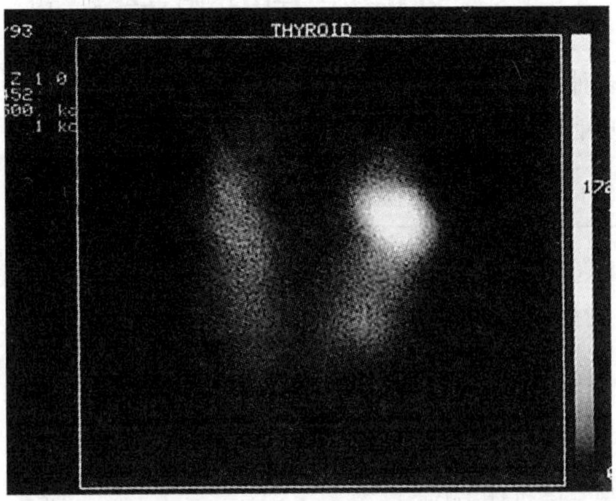

图 18-6-2-3 同一病例，服 T_3 后，肿瘤不受抑制，而对侧（右侧）及周围甲状腺组织受抑制

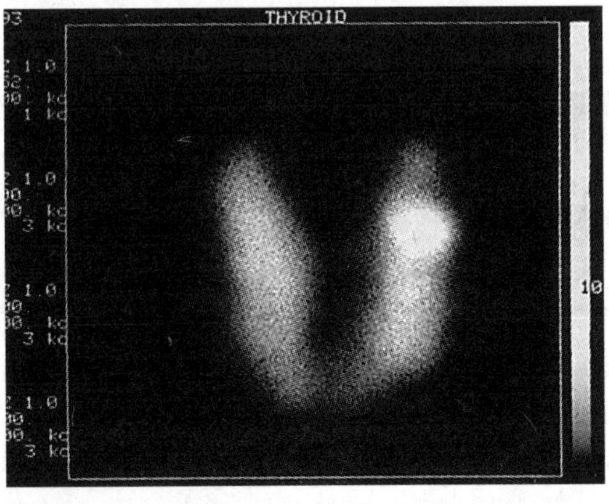

图 18-6-2-4 左侧甲状腺“热结节”，周围甲状腺组织及对侧“右叶”甲状腺显影

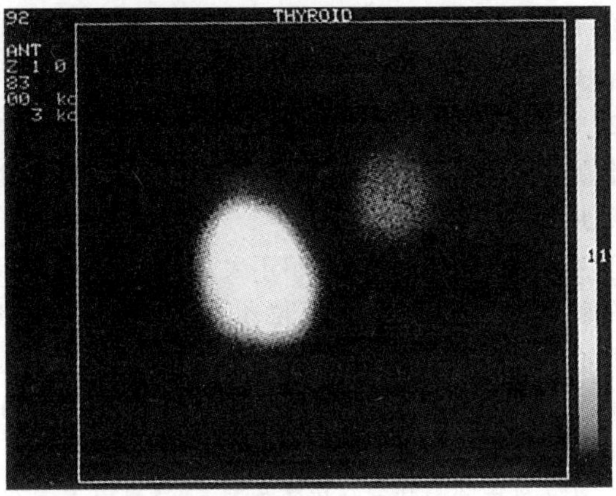

图 18-6-2-5 自主高功能甲状腺腺癌，右叶“热结节”，左侧受抑制

三、血清甲状腺及相关激素测定的方法学

自 20 世纪 60 年代放射免疫测定法（RIA）应用以来，至今仍普遍使用，但 RIA 已不再是代表最高工艺的技术，面临被非放射标记的标记免疫所替代。非放射性方法（免疫化学发光法和时间分辨免疫荧光法）称为超敏感 TSH（uTSH）测定，优点：试剂稳定；容易质控；出结果快；操作全自动化，提高实验结果精确度。目前国内外用于甲状腺及相关激素测定的非放射性方法主要有下列几种：①酶免疫荧光分析（EIFA）；②镧系元素标记的时间分辨荧光测定（TRFIA）；③化学发光免疫分析（CLIA）；④电化学发光（ECL）等。

四、血清总 T_4 的测定

【正常值】

64~154nmol/L（5~12μg/dl）。

【临床意义】

1. 作为甲状腺功能状态的一种体外实验。循环中的 T_4 约 99.98%与特异的血浆蛋白相结合，主要与甲状腺素结合球蛋白（TBG）结合（60%~75%），与甲状腺素结合前白蛋白（TBPA）结合者为 15%~30%，与白蛋白（ALB）结合者约为 10%。游离 T_4 仅约为 0.02%。

2. TBG 升高者血清 T_4 值也高，反之降低。

3. 对仅有 T_3 升高的甲亢不能确立诊断，需联合测定 T_3 和 T_4。此外尚有某些异常甲状腺功能综合征（低 T_3 综合征、T_4 型甲亢、T_3 型甲状腺功能正常综合征等）亦需联合测定 T_3、T_4 才能诊断。

4. 服用外源性 T_4 可使血中 T_4 测定值升高。

5. 个别患者血液中存在抗 T_4 抗体，可影响测定结果。

五、血清总三碘甲腺原氨酸（TT_3）测定

【正常值】

1.2~2.9nmol/L（80~190ng/dl）。

【临床意义】

1. TT_3 测定是诊断甲亢最灵敏的一种指标，T_3 水平对估计甲亢有无复发有重要参考意义。

2. TT_3 测定是 T_3 甲亢的一种灵敏诊断指标。在功能亢进性甲状腺腺瘤或多发性甲状腺结节性肿大患者中及缺碘地区较多见此类型甲亢。

3. 本测定对甲减的诊断价值不大，由于在甲减时 TSH 及缺碘的刺激下，产生较多的 T_3 代偿，以致血清 T_3 降低不明显，甚至反而轻度升高。

4. 本测定值同样亦受血中 TBG 浓度变化的影响，判断结果时宜加注意。

5. 先天性甲状腺肿常合并高血清 T_3，这是由于碘有机化功能障碍（TPO 缺陷）或甲状腺球蛋白合成障碍。

六、游离甲状腺激素（FT_4、FT_3）浓度测定

1. 血清中游离 T_4 测定（FT_4）　测定血清中未与甲状腺素结合蛋白结合的 T_4，可不受血中 TBC 浓度或结合力改变的影响。正常值：9～25pmol/L（0.7～1.9ng/dl）。

2. 游离三碘甲腺原氨酸（FT_3）正常值　2.1～5.4pmol/L（0.14～0.35ng/dl）。

【临床意义】

1. FT_3 测定的临床意义　①诊断甲状腺功能亢进。②非甲状腺疾病（NTD）时的 FT_3 变化：低 T_3 综合征时，其 T_3 降低，反 T_3 升高，FT_3 减低，血清 TSH 不因 FT_3 减低而分泌增多。某些伴有 T_4 转换为 T_3 受损的甲亢病例，即所谓的“T_4 毒症”，FT_3 正常。③缺碘地区甲状腺肿患者应测定 FT_3 和 TSH，以筛查是局灶性还是多灶性自主功能引起的 T_3 甲状腺毒症。

2. 导致 FT_4 异常的因素　①TBG 异常（高雌激素和先天性 TBG 过多或缺乏）；②家族性异常白蛋白高甲状腺素血症（FDH）；③甲状腺素转运蛋白（TTR）亲和性增加；④类风湿因子，以及 T_4 和 T_3 抗体。

七、高灵敏度促甲状腺素免疫放射测定

相关内容见本篇第二章。

八、药物效应与甲状腺功能

多种药物可导致垂体-甲状腺轴功能改变，或直接影响甲状腺功能或导致测试结果出现异常（表 18-6-2-3）。

表 18-6-2-3　影响甲状腺激素或 TSH 水平的主要药物

作用	药物
抑制垂体 TSH 分泌	多巴胺、多巴酚丁胺、糖皮质激素、奥曲肽
影响甲状腺激素合成与释放	X 线造影剂、胺碘酮、碘制剂、锂、糖皮质激素、氨鲁米特
抑制 T_4 向 T_3 脱碘	胺碘酮、糖皮质激素、β 受体阻滞剂、碘番酸
改变免疫功能	α 干扰素、β 干扰素、单克隆抗体治疗
改变 T_4、T_3 与 TBG 结合	
能升高 T_4 结合球蛋白浓度因素	雌激素、海洛因、盐酸美沙酮、氯贝丁酯、5-氟尿嘧啶、奋乃静、他莫昔芬
能降低 T_4 结合球蛋白浓度因素	糖皮质激素、雄激素
能从 TBG 中置换 T_4、T_3	呋塞米、水杨酸盐、苯妥英、卡马西平、非类固醇类抗炎药、肝素
置换组织池中 T_4	烷基化制剂、口服胆囊造影剂
改变甲状腺激素作用	胺碘酮、苯妥英
增加 T_3、T_4 清除率	巴比妥钠、苯妥英、卡马西平、利福平、盐酸舍曲林、氟西汀、盐酸度硫平
影响 T_4 吸收	氢氧化铝、硫酸亚铁、考来烯胺、碳酸钙、考来替泊、硫糖铝、聚磺苯乙烯

九、TRH 兴奋试验

相关内容参见本篇第二章“内分泌功能试验”。

十、T_3 抑制试验

【原理】

正常人垂体-甲状腺轴呈反馈调节关系，故服外源性 T_3 后，血中 T_3 浓度升高，通过负反馈抑制内源性 TSH 的合成与分泌，从而甲状腺摄碘-131 率较服药前明显降低，但弥漫性毒性甲状腺肿者，由于存在病理性甲状腺刺激物，引起摄碘-131 率增高，甲状腺摄碘-131 不受 T_3 抑制，尽管其内源性 TSH 已受到抑制。

【方法与结果判断】

患者于一次摄碘-131 试验后，口服 T_3 每次 20μg，每 8 小时一次，共服 6 天，第 7 天做第 2 次摄碘-131 率试验，以前后两次摄碘-131 率之差值，相当于服 T_3 前摄碘-131 率的百分数来表

示,称为抑制率。

$$抑制率(\%)=\frac{第一次摄碘-131率-第二次摄碘-131率}{第一次摄碘-131率}\times 100\%$$

甲状腺功能正常者服 T_3 后摄碘-131 率受明显抑制,24 小时摄碘-131 率绝对值<25%。

【临床应用】

1. 在甲状腺显像同呈热结节的腺瘤与一侧甲状腺组织增生的鉴别。

2. 突眼征(尤其是单侧突眼)的鉴别诊断。

3. 关于甲亢经抗甲状腺药物治疗后,T_3 抑制试验能否作为病情缓解不再复发及是否需要继续或改变治疗的参考指标。

4. 甲状腺肿大较显著的单纯性甲状腺肿,常规每天 60μg 不能抑制其摄碘-131,要加大至每天 120μg 才能被抑制。本试验对合并有心脏病患者宜慎重,特别是有心绞痛、心力衰竭者禁用。

十一、自身免疫抗体测定

为了探讨甲状腺疾病的病因及发病,甲状腺疾病的免疫学检查已列为对一些甲状腺疾病的检查项目之一。主要有三类涉及自身免疫性甲状腺疾病的主要甲状腺自身抗原,它们是甲状腺过氧化物酶、甲状腺球蛋白和 TSH 受体。另还有其他一些自身抗原,例如钠碘同向转运体(NIS)。体内可测得分别针对上述抗原的自身抗体,以下分类简述。

【分类】

有关抗甲状腺抗体的种类及其性质等见表 18-6-2-4。

表 18-6-2-4 各种甲状腺抗体的性质及测定方法

抗体	性质	抗原	测定方法
甲状腺球蛋白抗体(TgA)	IgG 为主,IgA 少量	甲状腺球蛋白	(1) 琼脂扩散法 (2) 鞣酸红细胞凝集法 (3) 免疫荧光法 (4) 乳胶结合法
甲状腺滤泡上皮细胞浆成分抗体(MSA)	IgG	微粒体部分	(1) 免疫荧光法 (2) 补体结合法 (3) 竞争性球蛋白结合分析法
甲状腺过氧化物酶抗体(TPOAb)	IgG	微粒体部分	
甲状腺第二胶质成分抗体(CA)	IgG	甲状腺球蛋白酶	免疫荧光法
长效甲状腺刺激素(LATS)	IgG	不明	生化试验或 RIA
长效甲状腺刺激素保护素(LATS-P)	IgG	不明	生化试验或 RIA
促甲状腺激素受体抗体(TRAb)	IgG	甲状腺细胞 TSH 受体	受体分析法

【临床意义】

TPOAb 是查出自身免疫性甲状腺疾病较敏感的指标。95%以上的桥本甲状腺炎患者中可检测到,同样在 85%的 Graves 病患者中也能检测到。在妊娠早期查到 TPOAb 的患者是发生产后甲状腺炎的危险因子。

临床应用血清 TgAb 检测来判断是否有自身免疫性甲状腺疾病,目前存有一定争议,尤其在富碘地区。但在缺碘地区,TgAb 检测对查出自身免疫性甲状腺疾病是有用的,特别是有结节性甲状腺肿患者。TgAb 的检测对地方性甲状腺肿的碘治疗监测也是有用的,因为碘化的 Tg 具有更高的免疫原性。另外测定分化型甲状腺癌(differentiated thyroid cancer,DTC)患者的 TgAb 有双重临床用途。首先血清 TgAb 的灵敏性和特异性对筛查这些癌症患者是十分必要的,因为即使低浓度的抗体也会干扰大多数对 Tg 的监测方法。其次对 TgAb 阳性患者,其 Tg 检测可能不可靠,而系列检测 TgAb 可以作为替代的肿瘤标志物的检测。确切地说,DTC 根治的 TgAb 阳性患者,典型者一般 1~4 年 TgAb 转阴。反之,未得根治的患者在治疗后,体内仍可测到 TgAb 浓度。TgAb 水平升高往往是患者疾病复发的第一个指征。

TRAb 有利于对弥漫性毒性甲状腺肿发病的研究。目前知道与 TSH 受体有关的抗体有:①甲状腺刺激抗体(TSAb);②甲状腺生长刺激免疫球蛋白(TGI);③甲状腺功能抑制抗体(TFI-Ab)。在未治 Graves 病 TRAb 阳性检出率为 68.4%~95.2%,对 Graves 病诊断及疗效随访均有重要参考价值。

十二、其　　他

(一) 甲状腺球蛋白

1. 正常值　血清 Tg 的正常参考值区间具有较强的地域性特点,因为血清 Tg 浓度受到碘摄入的影响。在碘摄入适宜地区:TgAb 阴性、甲状腺功能正常的人群,血清 Tg 参考值区间为 3~40μg/L。在碘摄入不足地区,人群中 Tg 均值和 Tg 参考上限可能升高,与碘缺乏的程度有关。

2. 临床意义　甲状腺球蛋白是甲状腺激素合成的前体蛋白,用灵敏的方法可以在多数正常个体血清中检查到。决定血清 Tg 水平的主要因素有 3 种：①已有的甲状腺分化组织的质量；②甲状腺腺体任何炎症或损伤都会引起 Tg 释放；③TSH 受体激活的数量。升高的血清 Tg 浓度是甲状腺功能紊乱的非特异性指标。甲状腺组织体积、TSH 水平与血清 Tg 浓度的关系见表 18-6-2-5。

表 18-6-2-5　甲状腺组织体积、TSH 水平与血清 Tg 浓度的关系

甲状腺体积	TSH/(mIU·L^{-1})	Tg/(μg·L^{-1})
正常	0.4~4.0	3~40
	<0.1	1.5~20
单叶切除术后	<0.1	<10
近全切除术后	<0.1	<2

血清 Tg 测定的临床应用：①非肿瘤性疾病。a. 评估甲状腺炎的活动性，炎症活动期血清 Tg 水平增高。b. 诊断口服外源性甲状腺激素所致的甲状腺毒血症，其特征为血清 Tg 不增高。②DTC。血清 Tg 主要作为 DTC 的肿瘤标志物，监测其复发具有很高的敏感性和特异性。但前提是 TgAb 阴性，因为 TgAb 干扰 Tg 的测定结果。DTC 患者中约 2/3 在手术前有 Tg 水平升高，但由于许多甲状腺良性疾病时均可有 Tg 水平升高，故不能作为 DTC 的诊断指标。

DTC 患者接受甲状腺近全部切除和 ^{131}I 治疗后，血清 Tg 应当不能测到。如果在随访中 Tg 增高，说明原肿瘤治疗不彻底或者复发。手术后有 3 种情况说明肿瘤切除不彻底或肿瘤复发：①在基础状态下可测到 Tg，或原为阴性变成阳性；②停用甲状腺激素抑制治疗 3~4 周，Tg 增高达 2μg/L 以上；③外源性 TSH 刺激后，Tg 增高达 2μg/L 以上，即注射重组人 TSH（rhTSH）后测定血清 Tg，认为优于测定基础 Tg。在后两种情况下均要求 TSH>30mIU/L。

TSH 刺激时血清 Tg 检测对于发现残余的或转移的 DTC 的灵敏度高于在 L-T_4 治疗期间 Tg 基础值的测定。对 TSH 反应的血清 Tg 值增加的大小是肿瘤对 TSH 灵敏度的指标。分化程度好的肿瘤出现对高 TSH 的反应，激活血清 Tg 可升高约 10 倍。分化程度差的肿瘤对于 TSH 的刺激反应迟钝。

总之，Tg 可作为甲状腺癌转移的参考指标，特别是甲状腺癌术后，但 Graves 病、急性甲状腺炎、腺瘤出血均会导致 Tg 升高，判断时应加注意。

（二）降钙素　甲状腺滤泡旁细胞（C 细胞）是循环降钙素的主要来源。甲状腺髓样癌是甲状腺滤泡旁细胞的恶性肿瘤，约占甲状腺癌的 5%。C 细胞增生可以是甲状腺髓样癌微小癌的早期组织学发现。降钙素是甲状腺髓样癌最重要的肿瘤标志物，并与肿瘤大小呈阳性相关。RET 原癌基因突变与本病有关，也是本病的标志物。目前建议采用双位点免疫测定，可特异性测定成熟降钙素。

正常基础血清降钙素值低于 10ng/L。激发试验可协助早期诊断 C 细胞异常，常用于：①当基础降钙素轻度增高（<100ng/L）时，术前证实甲状腺髓样癌的诊断；②在 RET 阳性携带者发现 C 细胞病；③术前监测 RET 阳性儿童；④术后监测肿瘤复发；⑤无法进行遗传学检查时，可采用五肽胃泌素激发试验或钙激发试验。

临床应用：主要用作甲状腺髓样癌的肿瘤标志物，诊断甲状腺髓样癌及进行甲状腺髓样癌术后随访监测。因多发性内分泌腺瘤病 2 型 90% 以上合并甲状腺髓样癌，而且是死亡的主要原因，故主张对所有嗜铬细胞瘤患者常规监测血清降钙素，以排除甲状腺髓样癌和多发性内分泌腺瘤病 2 型的可能性。

甲状腺髓样癌以外的疾病也可引起降钙素水平增高，包括：①小细胞肺癌、支气管和肠道类癌及所有神经内分泌肿瘤；②良性 C 细胞增生，见于自身免疫性甲状腺疾病及 DTC；③其他疾病，如严重肾功能不全、高胃泌素血症、高钙血症、急性肺炎、局部或全身性脓毒血症等。

推荐阅读

SHLOMO M, RICHARD J A, ALLISON B G, et al. Thyroid pathophysiology and diagnostic evaluation[M]//Williams textbook of endocrinology. 14th ed. Elsevier, Philadelphia: W. B. Saunders Company, 2019: 332-363.

第三节　单纯性甲状腺肿

余丹菁　高　鑫

单纯性甲状腺肿（simple goiter）又称非毒性（nontoxic）甲状腺肿，是指非炎症或肿瘤原因导致的甲状腺代偿性肿大，可呈弥漫性或结节性肿大。由碘缺乏、致甲状腺肿物质或相关酶缺陷等原因所致，甲状腺功能一般在正常范围。可呈地方性分布，缺碘为其主要病因；当人群患病率超过 10% 时称之为地方性甲状腺肿。也可呈散发分布，一般发病率在 5% 以下。

【流行病学】

地方性甲状腺肿广泛分布于世界各地，主要见于离海较远、海拔较高的山区。在我国主要见于西南、西北、华北等地区。1960 年 WHO 首先提出地方性甲状腺肿是全球性疾病。由于开展了全国范围地方性甲状腺肿的普查和防治，目前我国本病发病率已经有显著下降。

【病因与发病机制】

传统的观念曾认为甲状腺肿是当甲状腺素合成过程中因单个或多个因素受损时，甲状腺素合成和分泌的能力下降，导致 TSH 升高，诱导甲状腺代偿性增生，腺体肿大。但近年来发现，本病患者 TSH 多正常，甲状腺的代偿作用可能是通过增加对 TSH 的敏感性（TSH 依赖）或其他途径（非 TSH 依赖）来进行的，后者主要是指受到来自外周血液或者甲状腺局部自分泌和旁分泌的各种生长因子和血管活性物质的作用促进了甲状腺的增生和分化。因此目前不再将 TSH 作为单纯性甲状腺肿的主要病理介质。事实上，本病的发病可能还是遗传因素和环

境因素共同作用的结果。

(一) 碘缺乏(iodine deficiency) 碘缺乏是引起地方性甲状腺肿的主要原因,在我国多见于西南、西北和华北等地区,这些地区土壤、水源、食物含碘量少,而碘是合成甲状腺素的重要原料之一。人体每天对碘的基础需要量为60μg/d,每天摄入量应不低于150μg。在生长发育期和妊娠期、哺乳期、寒冷、感染、创伤和精神刺激时,由于机体对甲状腺激素的需要量增多,会引起相对性碘不足,可加重或诱发甲状腺肿,严重者影响儿童智力发育和体格发育。

(二) 致甲状腺肿物质 某些物质可致甲状腺肿,常见的食物如卷心菜、木薯可释放硫氰酸根,能抑制甲状腺过氧化物酶而致甲状腺肿,尤其是碘缺乏时更易发生;土壤、饮水中钙、镁、锌等矿物质的含量,对甲状腺肿的发生也有关系,有的流行地区除碘外,也缺少上述各元素;蔬菜和污染物中致甲状腺肿的机制尚未完全明确。药物如硫氰化钾、过氯酸钾、硫脲嘧啶类、保泰松、秋水仙碱、锂盐、钴盐等,可抑制碘离子的浓缩或有机化,大量碘化物可抑制甲状腺素的合成和释放,从而引起甲状腺肿。

(三) 碘过量(iodine excess) 虽较碘缺乏少见,但也不能忽视。也可呈地方性或散在分布,长期饮用含高碘的水可导致甲状腺肿,根据2006年调查结果,我国水源性高碘地区和病区依然有河北、新疆、山东、山西、河南、内蒙古及江苏7个省和自治区。长期使用含碘药物、碘油椎管造影,也可能引起甲状腺肿;其发生机制是碘摄入过多,占用了过多甲状腺过氧化物酶的功能,使酪氨酸碘化受损,碘的有机化过程受阻,甲状腺代偿性肿大。另加碘盐如果碘量过多,也会引起类似结果,已经进行了调整。

(四) 激素合成障碍 甲状腺素合成过程中的任何一个步骤异常,均可引起激素合成障碍。家族性甲状腺肿为隐性遗传病,病因是甲状腺素合成过程中酶的缺陷。如缺乏过氧化物酶、脱碘酶,影响甲状腺激素合成;或缺乏水解酶,使甲状腺激素从甲状腺球蛋白分离和释放入血发生困难,均可导致甲状腺肿。

(五) 基因突变 通过研究甲状腺肿的家族,已经发现有涉及甲状腺激素合成有关的蛋白质的基因异常,如甲状腺球蛋白(TG)、钠碘同向转运体(NIS)、甲状腺过氧化物酶(TPO)、pendrin蛋白和TSH受体(TSHR)基因突变。此外,基因位点已经确定,为14qXp22和3q26。但易感基因在大多数非毒性甲状腺肿患者中仍然不明确。

【病理】

病理改变取决于疾病的严重程度和病程的长短。在早期,甲状腺呈弥漫性轻度或中度增生肿大、血管增多、腺细胞肥大。当病程延长时,甲状腺因不规则增生,渐出现结节,部分可能扩大融合。后期,部分腺体可发生坏死、出血、囊性变、纤维化或钙化和淋巴细胞浸润,甲状腺体积进一步增大,并呈多结节样改变。

有的增生结节可以演变成腺瘤,个别的腺瘤样增生结节可能进展为甲状腺癌。还有的结节由于反复增生,失去了对促甲状腺激素的依赖性而形成自主功能性结节,但一般无甲亢症状,极少数结节发展为毒性甲状腺结节而伴发甲亢症状。

【临床表现】

在早期,肿大尚不严重,甲状腺功能正常,一般无症状,甲状腺质地较软,有柔韧感;久病且严重者腺体肿大显著,如婴儿头,下垂于胸骨前,我国普及碘盐后,此类病例已明显减少。

肿大腺体可引起压迫症群:如气管受压,可有喉部紧缩感、刺激性干咳、憋气;食管受压,可造成吞咽困难;喉返神经受压,可以出现声音嘶哑、痉挛性咳嗽;颈交感神经受压,可出现同侧瞳孔扩大,严重者出现Horner综合征(眼球下陷、瞳孔缩小、上睑下垂);如甲状腺肿位于胸骨后或胸腔内,可引起上腔静脉压迫综合征,使单侧头面部或上肢水肿等症状。

【诊断】

所有存在甲状腺肿的患者均应进行甲状腺功能的评估,以便排除甲亢或甲减。本病的特点是甲状腺肿大和甲状腺功能基本正常,甲状腺^{131}I摄取率(RAIU)常高于正常,但高峰时间很少提前出现。当TSH偏低,尤其是在既往已诊断的患者,提示有甲状腺功能自主性改变或存在未被诊断的Graves病,引起亚临床甲状腺毒症的可能。Tg抗体和TPO抗体可用于鉴别是否存在自身免疫性甲状腺疾病。甲状腺超声检查可提供甲状腺的形态、大小及结构的信息。必要时,采用核素扫描,以评价甲状腺结节或组织是否有自主功能,胸骨后甲状腺肿可用CT或MRI明确其与邻近组织的关系及颈部甲状腺的延续情况。

尿碘的排泄与碘摄入量密切相关,是反映碘摄入量的最佳指标,WHO推荐的成年人每日碘摄入量为150μg。尿碘中位数(MUI)100~200μg/L是最适当的碘营养状态。

【预防】

对于碘缺乏引起的地方性甲状腺肿,补充碘剂,即用食盐加碘(USI),是预防和治疗本病的主要措施;根据权威组织的建议,理想的成人碘摄入量为150μg/d。妊娠期的碘摄入量务必保证在250μg/d左右,我国营养学会推荐为230μg/d。妊娠期碘需求量的增加源于尿碘排泄量的增加和胎儿甲状腺对碘原料的需求。

【治疗】

青春期甲状腺肿大多可自行消退。轻度无症状者,密切观察临床症状和定期随访评估病情即可。事实上,有部分患者的肿大可能稳定、多年不变。既往常用外源性甲状腺激素,补充内生甲状腺激素的不足,以抑制过多的内源性TSH分泌或降低对TSH的敏感性,达到缓解甲状腺增生的目的。但目前对这种治疗方法仍存在分歧,对于病程较短、年龄较轻的患者可以试用,部分患者有一定疗效。而病程较长,尤其是结节性甲状腺肿,则疗效相对较差。如果用此治疗方法需长期服用甲状腺素,可能带来甲状腺毒症的危害,如心房颤动、骨量丢失等,尤其是绝经后女性。故需权衡利弊后慎重考虑。

（一）碘补充及病因治疗　对单纯缺碘者补碘是合理的，既是预防，也有治疗作用。食用碘盐是有效且相对安全的方法。一般来说，弥漫性甲状腺肿经持续补碘后6～12个月，甲状腺肿可回缩至正常，少数需数年时间，但结节一般不会因补碘而消失。可确认的致甲状腺肿因素应尽量予以纠正。

（二）同位素治疗　部分腺体过大、内科治疗无效且不能耐受手术治疗的患者及术后复发患者可考虑^{131}I治疗。绝大多数患者在6～12个月后可缩小50%左右。^{131}I治疗后有可能出现甲减、一过性甲状腺毒症等，故需密切随访甲状腺功能，必要时加用甲状腺素。

（三）手术治疗　指征：腺体过大，妨碍工作和生活；引起压迫症状，内科治疗无效；腺体内有结节，疑有发展为癌肿或甲状腺功能亢进症可能者。术后为防止再形成甲状腺肿及术后甲状腺功能偏低，宜长期服用干甲状腺片或L-T_4。

推荐阅读

1. JONKLAAS J, COOPER D S. Thyroid[M]//GOLDMAN L, SCHAFER A I. Goldman-Cecil medicine. 26th ed. Philadelphia: Elsevier Saunders, 2020: 1462-1476.
2. JAMESON J L, MANDEL S J. Diffuse nontoxic (simple) goiter[M]//JAMESON J L, FAUCI A S, KASPER D L, et al. Harrison's principles of internal medicine. 20th ed. [S.l.]: McGraw-Hill Co, 2018: 2710-2711.

第四节　甲状腺功能亢进症

陆志强　高　鑫

甲状腺功能亢进症（hyperthyroidism）简称甲亢，指甲状腺呈现高功能状态，持续产生和释放过多的甲状腺激素所致的一组疾病，在概念上与甲状腺毒症（thyrotoxicosis）有区别，其共同特征为甲状腺激素分泌增加而导致的高代谢和交感神经系统的兴奋性增加的临床症候群（详见下述“格雷夫斯病”内容）。甲状腺毒症指组织暴露于过量的甲状腺激素而引起的特殊的代谢变化和组织功能的病理生理改变；甲亢则指甲状腺组织产生和释放甲状腺激素过多。甲状腺毒症涵盖更广，除了包括甲亢外，还包括各种甲状腺炎导致的甲状腺激素释放过多、摄入过量的外源性甲状腺激素及甲状腺外组织产生甲状腺激素过多，但甲状腺功能并无亢进。甲状腺摄碘率有助于鉴别甲亢和其他原因导致的甲状腺毒症，甲亢之外的甲状腺毒症都有甲状腺摄碘率降低。

甲状腺毒症可分为4类：促甲状腺素受体过度刺激、自主甲状腺激素分泌、甲状腺滤泡细胞破坏导致的甲状腺激素释放和源于甲状腺外甲状腺激素过多，详见扩展阅读18-6-4-1。

在各类甲状腺毒症中，以Graves病最为常见，占甲状腺毒症的60%～90%。甲状腺毒症的鉴别诊断思路见数字资源18-6-4-1。

扩展阅读18-6-4-1　甲状腺毒症的病因分类

数字资源18-6-4-1　甲状腺毒症的诊断流程

一、格雷夫斯病

格雷夫斯病，即Graves病（Graves disease），或称为Basedow病或Parry病，是一种自身免疫性疾病。由于多数患者同时有甲状腺毒症和甲状腺弥漫性肿大，故又称毒性弥漫性甲状腺肿（toxic diffuse goiter），可同时伴浸润性突眼和浸润性皮肤病变。

【病因与发病机制】

本病为一自身免疫性疾病，患者的B淋巴细胞产生TSH受体抗体（TSH receptor antibody，TRAb）与甲状腺滤泡细胞上的促甲状腺激素（TSH）受体特异性结合，其中一些抗体能模拟TSH的功能可以活化受体，刺激甲状腺的增长并产生过多的甲状腺激素。这些可以刺激甲状腺激素增多的抗体又称为甲状腺刺激免疫球蛋白（thyroid-stimulating immunoglobulins，TSI），是TRAb的一部分。还有一些TRAb称为TSH受体阻断抗体（TSHRBAb）或甲状腺刺激阻断抗体（TSBAb），该抗体不能活化腺苷酸环化酶，阻止TSH或TSAb与TSH受体的结合，使甲状腺萎缩，抑制甲状腺功能。另有一些TRAb存在于Graves病和桥本甲状腺炎的血清中，对受体无功能效应，称为中性TRAb。

产生TRAb的机制尚未完全阐明。目前认为有易感基因（确认的包括HLA、CTLA4、PTPN22、CD40、IL2RA、FCRL3、TG、TSHR等基因）人群（女性更好发），在受到一些触发因子（如碘摄入过量、病毒或耶尔辛肠菌等感染、糖皮质激素治疗的撤药或应激、分娩、精神压力、辐射和胺碘酮、γ干扰素等药物应用等）的刺激下，甲状腺细胞表面特异的HLA Ⅱ类分子提呈TSH受体片段给T淋巴细胞，使B淋巴细胞在免疫耐受缺陷时形成TRAb。

【病理学】

（一）甲状腺　弥漫性肿大，血管丰富、扩张，腺滤泡上皮细胞增生，呈柱状，滤泡细胞壁皱褶增加呈乳头状突起伸向滤泡腔，高尔基器肥大，附近有许多囊泡，内质网增大增粗，核糖体丰富，线粒体数目增多。甲状腺组织中有弥漫性淋巴细胞浸润，甚至出现淋巴组织生发中心。

（二）眼球后组织　增生，常有脂肪浸润、眼外肌水肿增粗，肌纤维变性，纤维组织增多，黏多糖沉积与透明质酸增多沉积，淋巴细胞及浆细胞浸润。

（三）皮肤　黏液性水肿病变，皮肤光镜下可见黏蛋白样透明质酸沉积,伴多数带有颗粒的肥大细胞、吞噬细胞和成纤维细胞浸润;电镜下见大量微管形成伴糖蛋白及酸性糖胺聚糖(acid glucosamine glycan)沉积。

(四) 其他　骨骼肌、心肌可有类似上述眼肌的改变,但较轻。久病者肝内可有脂肪浸润、灶状或弥漫性坏死、萎缩,门静脉周围纤维化,致肝硬化。可有骨质疏松。颈部、支气管及纵隔淋巴结增大较常见,尚有脾脏肿大等。

【临床表现】

本病多见于女性,男女之比为1:(4~6),各年龄组均可发病,以20~40岁最多见。多起病缓慢。患者有甲状腺毒症的症状和体征,同时又有其独特的临床表现。在表现典型时,甲状腺毒症、弥漫性甲状腺肿和浸润性突眼三方面的表现均较明显,偶伴有浸润性皮肤病变。如病情较轻可与神经症相混淆。有的患者可以某种(些)特殊症状如突眼、恶病质或肌病等为主要表现。老年和儿童患者的表现常不典型。

(一) 甲状腺毒症

1. 神经系统　患者易激动、伸舌和两手向前平举时可见细震颤、多言多动、失眠紧张、思想不集中、焦虑烦躁、多猜疑等,有时出现幻觉,严重者躁狂、妄想,精神分裂,但也有寡言、抑郁不欢者。腱反射活跃,反射时间缩短。

2. 高代谢综合征　患者怕热多汗,皮肤、手掌、面、颈、腋下皮肤红润多汗。常有低热,发生危象时可出现高热,患者常有心动过速、心悸、胃纳明显亢进,但体重下降,疲乏无力。

3. 心血管系统　可有心悸、气促,稍事活动即可明显加剧。重症者常有心律不齐、心脏扩大、心力衰竭等严重表现。

(1) 心动过速:常系窦性,一般心率100~120次/min,静息或睡眠时心率仍快,为本病特征之一,是诊断和疗效观察的一个重要参数。

(2) 心律失常:以房性心律失常尤其是房性期前收缩为最常见,阵发性或持久性心房颤动和扑动及房室传导阻滞等也可发生。

(3) 心音和杂音:心搏出量增加,心尖区第一音亢进,可闻及收缩期杂音,偶可闻及舒张期杂音。

(4) 心脏肥大和充血性心力衰竭:多见于长年患病的老年重病者,特别是原有基础心脏疾病者。

(5) 收缩期动脉高血压:由于本病心搏出量和每分钟输出量增加,舒张压稍低或正常,脉压增大。

4. 消化系统　食欲亢进,体重却明显下降,两者伴随常提示本病或同时有糖尿病的可能。过多甲状腺素可兴奋肠蠕动以致大便次数增多,有时因脂肪吸收不良而类似脂肪痢。甲状腺毒症时肝耗氧量增加而血供没有成比例增加导致内脏缺血,致肝大和肝酶增高等。

5. 血液和造血系统　周围血液中白细胞总数偏低,淋巴细胞及单核细胞增多,血小板生存期也较短,有时可出现紫癜。红细胞数正常但红细胞生成率增加,由于消耗增加,营养不良和铁的利用障碍,部分患者同时合并抗壁细胞抗体和内因子抗体,可引起贫血。

6. 运动系统　主要表现为肌肉软弱无力,近端肌肉萎缩明显,可表现为"甲亢性肌病"。长期的甲状腺毒症还会引起骨密度降低。

7. 生殖系统　女性患者常有月经减少、周期延长,甚至闭经,但部分患者仍能妊娠、生育。男性多有阳痿,偶见乳房发育。由于性激素结合球蛋白(SHBG)水平增高,血浆的总睾酮、双氢睾酮和雌二醇水平有所增高。

8. 内分泌系统　甲状腺激素过多除可影响性腺功能外,肾上腺皮质功能于本病早期常较活跃,而在重症(特别是危象)患者中,其功能可呈相对减退,甚或不全;垂体分泌ACTH增多,血浆皮质醇的浓度正常,但其清除率增加,说明其运转和利用增快。

(二) 甲状腺肿　呈弥漫性对称性肿大、质软,吞咽时上下移动。少数患者的甲状腺肿大不对称或肿大不明显。由于甲状腺的血流量增多,故在上下叶外侧可闻及血管杂音和触及震颤,尤以甲状腺上极较明显。甲状腺弥漫对称性肿大伴杂音和震颤为本病一种特殊体征,在诊断上有重要意义,但应注意与静脉音和颈动脉杂音相区别。

(三) 甲状腺外表现　甲状腺毒症时可有眼征,主要有以下几种:①眼裂增宽(Darymple征),少瞬和凝视(Stellwag征);②眼球内侧聚合不能或欠佳(Möbius征);③眼向下看时,上眼睑挛缩,在眼下视时而不能跟随眼球下落(von Graefe征);④眼上视时,额部皮肤不能皱起(Joffroy征)。

Graves病的浸润性突眼又称"内分泌性突眼""眼肌麻痹性突眼症"或"恶性突眼",病情较甲状腺毒症眼征严重。偶可见于甲状腺功能正常患者中,主要由眼外肌和球后组织体积增加、淋巴细胞浸润和水肿所致。

小部分患者有典型对称性黏液性水肿,与皮肤的自身免疫性损害有关。多见于小腿胫前下段,有时也可见于足背和膝部、面部、上肢,胸部甚而头部。初起时呈暗紫红色皮损。皮肤粗厚,以后呈片状或结节状叠起,最后呈树皮状,可伴继发感染和色素沉着。少数患者尚可见到指端软组织肿胀,呈杵状,掌指骨骨膜下新骨形成,以及指或趾甲的邻近游离边缘部分和甲床分离现象,称为指端粗厚(acropachy)。皮肤多汗,毛细血管扩张,有类似肝掌的体征。还有毛发纤细,脱落增加。还有特征性地出现第4、5指甲的剥离,称为Plummer甲,不常见。

【诊断与鉴别诊断】

(一) 诊断　典型病例的诊断一般并不困难。轻症患者或年老和儿童病例的临床表现常不典型,常须通过实验室检查来明确诊断(见数字资源18-6-4-1)。

1. 高代谢症群　交感神经系统兴奋性增高,特征性眼征与特征性甲状腺肿大具有诊断价值。

2. 甲状腺功能试验　表现不典型的疑似患者,可按下列次序选做各种检测,以助诊断。

(1) 甲状腺激素水平:患者血清中血清总甲状腺素(TT_4)、总三碘甲腺原氨酸(TT_3)、游离T_4(FT_4)和游离T_3(FT_3)均增高,FT_3、FT_4增高比TT_3和TT_4增高更为明显。妊娠时因甲状腺素结合球蛋白(TBG)增高,应检查 FT_3、FT_4 评价甲状腺功能。在伴有严重疾病时,T_4 向 T_3 转化受损,FT_3 正常而 FT_4 增高(T_4 型甲状腺毒症)。碘缺乏时可出现 T_4 水平正常而 T_3 水平单独增高(T_3 型甲状腺毒症)。

(2) 血清反 T_3(rT_3)的测定:甲亢时明显增高,诊断敏感性高。

(3) 血清超敏促甲状腺激素(S-TSH):TSH 水平低于正常。

(4) 甲状腺摄 ^{131}I 率:本病近距离法常 3 小时大于 25%,或 24 小时大于 45%。如峰值前移为 3 小时,测定值不仅高于正常,也高于 24 小时值,更符合本病,但增高不显著或无高峰前移则宜做 T_3 抑制试验,以区别单纯性甲状腺肿。

(5) T_3 抑制试验:试验前用三碘甲腺原氨酸片 20μg 每 8 小时 1 次,1 周后,测甲状腺的摄 ^{131}I 率。正常及单纯甲状腺肿时第二次摄 ^{131}I 率明显下降 50% 以上。本病患者 TSH 对甲状腺的刺激已为 TSAb 所取代,且不受 T_3 和 T_4 所抑制,故在服用 T_3 后第二次摄 ^{131}I 率不被抑制或下降率小于 50%。此法对老年有冠心病者不宜采用,以免引起心律不齐或心绞痛。

(6) 促甲状腺激素释放激素(TRH)兴奋试验:正常者滴注 TRH 后血清 TSH 水平增高。如 TSH 降低,且不受 TRH 兴奋,提示甲亢。

(7) 甲状腺刺激球蛋白(TSI):又称为促甲状腺素受体抗体(TSHRAb 或 TRAb),本病患者阳性率 80%~90%,经治疗病情缓解后其血清水平明显下降或转正常,有助于疗效随访和判断停药后复发可能,选择停药时间。

(8) 抗甲状腺球蛋白抗体(TGAb)和抗甲状腺过氧化物酶抗体(TPOAb):在本病中 TGAb 和 TPOAb 均可阳性,是自身免疫性甲状腺疾病的标志。

(9) 超声检查:采用彩色多普勒超声检查,可见患者甲状腺腺体呈弥漫性或局灶性回声减低,在回声减低处,血流信号明显增加,CDFI 呈"火海征"。甲状腺上动脉和腺体内动脉流速明显加快、阻力减低。

对于有超过 3 个月的甲状腺毒症的临床表现,可闻及血管杂音的甲状腺对称性增大、新发或新近加重的突眼合并中到重度甲状腺功能亢进症的患者,可确定 Graves 病。临床表现为甲状腺毒症而诊断为 Graves 病依据不足时应进行放射碘摄取检查,出现甲状腺结节时应行甲状腺扫描。如患者有放射碘检查的禁忌如妊娠或哺乳时,应做甲状腺超声检查。

(二) 鉴别诊断 须与下列疾病作出鉴别:①单纯性甲状腺肿,除甲状腺肿大外,并无上述症状和体征。虽然有时摄 ^{131}I 率增高,T_3 抑制试验大多显示可抑制性。血清 T_3、rT_3 均正常。②神经症。③自主性高功能性甲状腺结节,扫描时放射性集中于结节处,而结节外放射性降低。④其他,如结核病和风湿病常有低热、多汗、心动过速等;以腹泻为主要表现者常被误诊为慢性结肠炎;老年甲亢的表现多不典型,常有淡漠、厌食、明显消瘦,容易被误诊为癌症。

单侧浸润性突眼症即使伴有甲状腺毒症,仍需与眶内和颅底肿瘤相鉴别,如眶内肿瘤、颈动脉-海绵窦瘘、海绵窦血栓形成、眶内浸润性病变和眶内肿瘤等。

甲亢伴有肌病者,需与家族性周期性麻痹和重症肌无力鉴别。

【治疗】

目前尚无有效的针对病因和发病机制的根治方案,对症治疗主要是控制高代谢症状,促进器官特异性自身免疫的消退。常用的治疗方法有三种:抗甲状腺药物、放射性核素碘和手术治疗。对治疗方法的选择取决于患病的不同时期和严重程度、患者所处的特殊时期和医师的经验。医师应该对患者进行全面评估,提出治疗建议供患者选择。

甲亢的治疗需要一个比较长的随访过程,因此在疾病的初次就诊及以后的随访中要求建立良好的医患关系,这样有助于解除患者精神紧张等对本病的不利因素,并在以后的治疗中保持良好的依从性。在治疗的初期,应注意休息和营养物质的补充。

下面对甲亢的各种治疗方法进行分述。

(一) 药物治疗

1. 抗甲状腺药物(antithyroid drugs,ATD)治疗 对于症状严重的患者,首先应该应用抗甲状腺药物抑制甲状腺激素的合成和释放,缓解症状。常用的抗甲状腺药物有丙硫氧嘧啶(propylthiouracil,PTU)、甲巯咪唑(methimazole,tapazol,他巴唑)和卡比马唑(carbimazole,甲亢平)。

抗甲状腺药物的主要作用是抑制甲状腺的过氧化物酶,抑制碘有机化和碘-酪氨酸偶联,从而抑制甲状腺激素的合成。两类药物对甲亢患者有一定的自身免疫抑制作用,包括降低甲状腺滤泡细胞 HLA Ⅱ类抗原的表达,并且可以减少其前列腺素和细胞因子与氧自由基的释放继而减轻自身免疫反应;还对激活的 Ts 细胞有短暂的升高作用。但也有人认为这种轻度的自身免疫抑制作用主要是由于甲状腺激素合成减少而产生的。

丙硫氧嘧啶还有抑制周围组织 1 型脱碘酶(D1)、抑制 T_4 转为 T_3 的作用,在体内可以使 T_3 下降 10%~20%。由于有丙硫氧嘧啶的肝细胞损害的原因致肝移植的报道,除了在妊娠前 3 个月、甲状腺危象、对甲巯咪唑治疗反应小且拒绝行放射碘或手术治疗的患者应考虑使用丙硫氧嘧啶外,其不作为一线用药。甲巯咪唑的作用较丙硫氧嘧啶强 10 倍并可以长时间存在于甲状腺中,前者可以单次给药,后者宜分次间隔给药,但是这两个药物都高度地聚集在甲状腺部位。甲巯咪唑有致胎儿畸形的作用,妊娠前 3 个月不应使用。

(1) 适应证及禁忌证

抗甲状腺药物适用于:①预期药物治疗缓解可能比较大的患者,如病情较轻的女性、甲状腺体积较小、TRAb 低滴度者;②老年患者有合并症时手术风险较大或预期寿命较短者;③既往颈部手术或外照射者;④无法行手术治疗者;⑤中到重度活动性眼病;⑥手术前准备或放射性 ^{131}I 治疗前后的辅助治疗。

抗甲状腺药物禁忌证为对抗甲状腺药物有严重毒副作用的患者。

（2） 剂量和疗程：常用甲巯咪唑则为 30～40mg，可以单次或分 2～3 次服用；丙硫氧嘧啶的初始剂量为每日 300～400mg，常分 3 次使用。某些特别严重、疗效较差、甲状腺增大明显的患者，可以增加剂量。

由于抗甲状腺药物主要是抑制甲状腺激素的合成而不是抑制其释放，因此只有在甲状腺储存的激素消耗完以后才能见到明显的临床效果。一般在服药 2～3 周后患者的心悸、烦躁、乏力等症状可以有所缓解，4～6 周后代谢状态可以恢复正常，此为用药的“初始阶段”。不规则的服药、服用碘剂或进食含碘较多的食物、精神压力或感染等因素会影响治疗效果，应及时纠正。

当患者症状缓解、T_4 和 T_3 尤其是 s-TSH 接近正常时，可以根据病情逐渐减少药物用量（减量阶段）。在减量过程中，每 2～4 周随访 1 次，每次减少甲巯咪唑 5mg 或者丙硫氧嘧啶 50mg，不宜减量过快。每次随访时要监测患者的代谢状况及检测 s-TSH 和 T_3、T_4 水平，尽量维持甲状腺功能的正常和稳定。剂量的递减应根据症状体征及实验室检查的结果及时作出相应的调整，需 2～3 个月。如果减量后症状和 T_3、T_4 有所反跳，则需要重新增加剂量并维持一段时间。很多患者只需要治疗剂量的 1/3 或更少就能维持正常的甲状腺功能。也可以在使用抗甲状腺药物的同时使用甲状腺素（*L*-thyroxine）来维持正常的甲状腺功能（维持阶段），抗甲状腺药物的治疗疗程一般为 12～18 个月，儿童建议治疗 24～36 个月，个别患者需要延长维持治疗疗程。

（3） 药物不良反应

1） 粒细胞减少：这是最主要的毒性反应，甲巯咪唑较丙硫氧嘧啶更多见，尤其在治疗剂量较大时。见于 0.2%～0.4%的用药者。由于 Graves 病本身也常合并白细胞减少，因此在治疗开始前应该进行白细胞及白细胞分类的仔细检测，根据白细胞的随访情况加以分析判断。国内外的指南并不推荐常规的白细胞检测，在我们的临床治疗过程中，经常有患者监测到白细胞减少而提前终止药物治疗，后来发生粒细胞缺乏的情况，因此临床上还是有人进行常规的白细胞检测，特别在治疗初期。如果在用药后白细胞出现逐步下降的趋势，一般在$<3.0\times10^9/L$ 应考虑停用抗甲状腺药物。但是白细胞降低在治疗的任何时候都可以出现，再三告知每位患者有关药物反应的表现更为重要。粒细胞减少的发生常常很突然，可以在用药后的 1～2 天内就发生。一旦有发热与咽喉疼痛等症状出现，必须立即停药就医，并做粒细胞检测。一旦发生粒细胞缺乏症，应立即停用抗甲状腺药物，同时应用广谱的抗生素，粒细胞集落刺激因子有助于白细胞的恢复。由于两类药物之间有交叉反应，出现粒细胞减少后不要换用另一种药物治疗。进一步治疗应选择其他治疗方法，如放射性^{131}I 治疗。

2） 药疹：多为轻型，仅见于 2%～3%的用药者，极少出现严重的剥脱性皮炎。一般的药疹可以加用抗组胺药物，或改用其他类型的抗甲状腺药物，并密切观察。药疹严重时应立即停药并积极抗过敏治疗。

3） 药物性肝炎：部分患者在服用抗甲状腺药物后可以出现血清肝酶升高或胆汁淤积性黄疸，丙硫氧嘧啶有致肝细胞坏死需移植的报道，而甲巯咪唑引起胆汁淤积更常见。轻者可以加用保肝药物，严密观察下减量用药；也可以换用其他抗甲状腺药物。肝酶升高趋势明显或出现黄疸时即应停药，以免导致肝衰竭。用药前与用药期间的肝功能检查及密切临床随访是及早防治不良反应的重要手段。

4） 其他：非常少见的不良反应有关节疼痛、肌肉疼痛、神经炎、血小板减少、再生不良性贫血、脱发或头发色素改变、味觉丧失、淋巴结和涎腺肿大、抗中性粒细胞胞质抗体（ANCA）阳性血管炎的狼疮样综合征等。某些反应可以在停药后消失。

2. 其他辅助治疗药物　小部分 Graves 病患者可因为无法耐受抗甲状腺药物的毒性反应而不适合用此类药物，或因为妊娠或先期摄碘过多而不适用^{131}I 治疗，或由于合并其他疾病而有手术高风险时，可以考虑用下列药物：

（1） 锂盐：碳酸锂可以阻抑 TRAb 与配体的作用，从而抑制甲状腺激素的分泌，并不干扰放射性碘的聚集。对抗甲状腺药物和碘制剂过敏的患者可以每 8 小时 1 次地用 300～400mg 碳酸锂来暂时控制甲亢症状。但因其不良反应较明显，轻度中毒症状为胃肠道反应，还可以导致肾性尿崩症、精神抑制等，故临床较少应用。

（2） 碘及含碘物：极少用于单独治疗，此类药物可以抑制过氧化物酶的活性，减少了酪氨酸的有机化，抑制甲状腺内激素的合成；超生理剂量的碘能抑制甲状腺滤泡内溶酶体的释放，抑制了甲状腺激素从甲状腺球蛋白上的水解和滤泡中甲状腺激素的释放，从而减低血液循环中甲状腺激素的水平（急性 Wolff-Chaikoff 效应）。这种短暂的减少甲状腺激素的作用对于长期的甲状腺毒症治疗并无裨益，只用于甲亢危象或危象前期、严重的甲亢性心脏病或外科的紧急需要时，需与抗甲状腺药物联用。

（3） 过氯酸钾：具有过氯酸离子（ClO_4^-），可以竞争性地抑制甲状腺的碘转运。剂量每天限于 1g，短时间使用可以避免其严重的毒性作用，如骨髓再生障碍和胃溃疡。此药尤其对碘甲亢有效，如使用胺碘酮（amiodarone）治疗心律失常的患者出现的“碘甲亢”。造血功能不良者与胃溃疡患者禁用。用药期间应密切随访，仔细监测血象。

3. β 受体阻滞剂　β 受体阻滞剂可以迅速阻断儿茶酚胺的作用，改善甲亢患者的心悸、烦躁、多汗、手抖等交感神经系统兴奋的症状，普萘洛尔（心得安）还能减少 T_4 向 T_3 转换。因此常常作为辅助治疗的药物或应用于术前准备，尤其是应用在较严重的甲亢或心悸等症状较重的患者中。常用普萘洛尔，每天 30～60mg（分 3～4 次），但哮喘或严重心衰及有低血糖倾向者禁用。

（二） 手术　手术是治疗甲亢较为古老的方法。甲状腺次全切除术治疗 Graves 病可以减少本病的复发。由于甲状腺次全切除术后仍然有 2%左右的复发率，国外常行甲状腺全切除或近全切除术。

1. 适应证和禁忌证

（1）手术治疗的适应证：①药物治疗疗效不佳，或者有明显毒性反应，或者药物治疗后复发的，甲状腺较大且不适合放射性^{131}I治疗的患者；②甲状腺显著肿大（>80g），对邻近器官有压迫症状者；③结节性甲状腺肿伴功能亢进者；④胸骨后甲状腺肿伴亢进；⑤伴有甲状腺结节不能除外恶性病变者；⑥中至重度活动性突眼者。

（2）手术禁忌证：①曾进行过甲状腺手术者；②伴有严重的心、肺等重要器官疾病不能耐受手术者；③妊娠期妇女尤其是妊娠中晚期的妇女，因麻醉和手术本身可能导致早产。

2. 术前准备　术前应先用抗甲状腺药物控制患者的代谢状态，手术前甲状腺功能应接近正常，静息心率控制在90次/min以下，这样可以显著地降低手术的死亡率。抗甲状腺药物可以控制患者的代谢状态，但是对甲状腺腺体的肿大和充血没有作用。应用复方碘制剂可以减少甲状腺的过度充血状态，抑制滤泡细胞膨胀，减少术中和术后的出血。加用复方碘溶液，每天3次，每次3~5滴，4~5天增至每次10滴，每天3次，连续2周。复方碘溶液必须在应用抗甲状腺药物、甲状腺功能正常的基础上使用，否则可能加重病情。与此同时，可以视具体情况使用普萘洛尔2~3周，以进一步消除甲状腺激素的效应及降低T_3水平，保证手术的安全性。

3. 手术并发症　手术并发症的发生率与术前准备是否得当及手术的熟练程度有关，常见的并发症有：①术后出血，应警惕其在短时间内引发窒息的可能，一旦发生，需要立即进行引流并止血；②喉返神经受损，单侧的喉返神经受损引起的吞咽困难可能逐步恢复，患者以后可以有声音嘶哑的并发症，如果是双侧的喉返神经受损，则可能造成气道的堵塞而需要急性气管切开，预后则视损伤的恢复情况而定；③甲状旁腺的损伤或切除，会引起暂时性或永久性的甲旁减；④甲状腺功能减退。

（三）放射性碘治疗　放射性^{131}I治疗在不少国家已作为Graves病的首选治疗，与甲亢的手术治疗一样，放射性^{131}I治疗也是破坏了部分的甲状腺。

1. 原理　甲状腺是唯一的具有高选择性聚^{131}I功能的器官。^{131}I衰变时产生的射线中，99%为β射线。其辐射可使大部分甲状腺滤泡上皮细胞遭受破坏，甲状腺激素因此而减少，甲状腺高功能得到控制。

2. 适应证和禁忌证　很多医师及患者对放射性碘治疗有顾虑。近半个世纪的国内外放射性^{131}I治疗的经验已经证实，成人^{131}I治疗不会增加甲状腺肿瘤、白血病等恶性肿瘤的发生率，接受治疗的患者的后代也没有发现基因缺陷的发生率增加。所以其临床适应证已经有所放宽。目前比较认同的适应证有：①计划6个月后妊娠的女性；②老年患者；③手术风险较高者；④既往曾行颈部手术治疗或颈部外照射治疗者；⑤无法行甲状腺大部分切除术或有抗甲状腺药物使用禁忌者。在某些特殊情况下^{131}I可应用于儿童，青少年和儿童甲亢，用ATD治疗失败、拒绝手术或有手术禁忌证者。^{131}I治疗在很小的儿童（<5岁）中应避免。^{131}I剂量经计算所得<10mCi可应用于5~10岁儿童。在大于10岁儿童，若每克甲状腺接受的放射活度>150μCi，可接受^{131}I治疗。禁忌证：妊娠（或计划4~6个月内妊娠）和哺乳期妇女；合并或怀疑甲状腺癌患者。由于担心儿童甲状腺癌的潜在风险，对于儿童，还是尽可能避免^{131}I治疗。

3. 治疗方法和剂量　可以根据甲状腺的大小、临床估测及其摄^{131}I率等来计算放射性^{131}I的剂量，但是由于个体差异，此种计算的方法并没有减少治疗后甲减或甲亢的发生率。因此，现在临床较多是根据触诊法及甲状腺显像或超声测定来进行估测，给予5~15mCi的固定剂量，称为适度剂量法。该法疗效确切，迟发性甲减易于处理，我国多数医院使用该方法，缺点是甲减的发生和进展隐匿，需长期随访。国外推荐使用甲状腺20mCi消融剂量的^{131}I治疗的医师逐渐增加，该方法的特点是将甲状腺毒症持续时间降至最短，复发风险极低，早期甲减开始长期的甲状腺激素替代治疗。

4. ^{131}I治疗前后的用药　在放射性^{131}I治疗前，应以抗甲状腺药物及普萘洛尔治疗4~8周，以迅速减少甲状腺激素的分泌及降低其效应，待临床症状缓解后再予以治疗，从而减少放射性^{131}I治疗后可能发生的甲亢危象。须在治疗前3~5天停药，停用碘剂和含碘药物及食物需达到7天。对于重度的甲亢患者，如静息心率达到120次/min，伴有T_3、T_4水平的显著升高，因服^{131}I后有一过性的甲状腺激素升高，故视情况可在用^{131}I治疗后一周继续予抗甲状腺药物治疗。

5. 疗效和并发症　^{131}I治疗甲亢的疗效可达90%以上。由于放射性甲状腺炎导致的甲状腺激素释放增多，因此在治疗的第一周至1~2个月可能出现甲状腺毒症症状加重的表现，随后症状逐渐减轻。部分患者见效较缓慢，甚至在治疗后6个月症状才趋于好转。少数患者需要第二次治疗，其中又有极少患者需要多次治疗。重复治疗至少要间隔6个月以上。治疗后症状未完全消失者，需要延长观察期以确定其最终疗效。治疗后仅有轻度甲亢症状的患者，可辅以小剂量的抗甲状腺药物治疗，常有满意的疗效。

远期并发症中最常见的是甲状腺功能减退。

女性患者应在治疗前48小时内行妊娠试验排除妊娠，哺乳者停止哺乳。治疗后4~6个月明确了甲状腺功能正常、平稳才开始受孕（在甲状腺成功消融并行充分地甲状腺激素替代治疗后），对于男性患者则3~4个月后经过精子产生的循环后才考虑生育。然而在患者（不分性别）甲状腺功能正常后，生育能力和其后代的先天异常与正常人群并无明显差异。

上述三种治疗方法在不同的情况下均能有效地控制甲亢，在临床工作中，应根据患者的具体情况进行综合分析，向患者推荐最合适的治疗方案。

【Graves病的几个特殊问题】

（一）甲状腺危象（thyroid storm）　又称甲亢危象，多发生于Graves病，偶见于毒性多结节性甲状腺肿，为甲状腺毒症患者可危及生命的严重表现，通常见于严重的甲状腺功能亢进者在合并其他疾病（如：感染、创伤、精神应激和重大手术）时；严重的甲亢同时合并其他疾病与甲状腺危象之间很难截然区分，因此严重甲亢同时合并感染、败血症等其他疾病的患者如不能区分是否为甲状腺危象，应按甲状腺危象处理。

大量甲状腺激素释放至循环血中，患者血中的甲状腺激素骤然升高，是引起甲亢危象的重要机制。但是实验室检查并不都伴有甲状腺激素水平显著增加，因此不能依据实验室检查判断是否有甲状腺危象。甲状腺危象的发生可能同时合并的疾病引起细胞因子如肿瘤坏死因子-α、白介素-6增高，肾上腺素活力增加，与机体对甲状腺激素的适应能力降低所致的失代偿有关。

危象前期患者原有的症状加剧，伴中等发热、体重锐减、恶心、呕吐，危象期以与疾病程度不相称的高热或超高热为特征，体温常为40℃或更高，为区别重症甲亢和甲亢危象的重要鉴别点；同时伴显著的心动过速可在160次/min以上，大汗，患者常极度不安、兴奋和颤抖，甚而出现精神症状、谵妄甚至昏迷，患者还可以伴腹痛、腹泻，也可出现伴血压下降的充血性心力衰竭；此外，患者还可合并严重的电解质紊乱、白细胞增高、肝肾功能异常。患者多死于高热虚脱、心力衰竭、肺水肿、水电解质代谢紊乱。

1. 预防　防治方面，去除诱因和防治基础疾病是预防危象发生的关键。应强调预防措施：①避免精神刺激；②预防和尽快控制感染；③不任意停药；④手术或放射性核素碘治疗前，做好准备工作。

2. 治疗　包括尽快减轻甲状腺毒症并予支持疗法等。

（1）迅速减少甲状腺激素释放和合成

1）大剂量抗甲状腺药物：丙硫氧嘧啶（PTU）在周围组织中可减少 T_4 转化至 T_3，故为首选药物，口服或胃管内注入200～400mg，每4～6小时1次。甲巯咪唑（他巴唑）或卡比马唑（甲亢平）的剂量则为20～30mg，每6小时1次。服药后1小时开始作用。

2）无机碘溶液：于抗甲状腺药物治疗1小时后开始使用，静脉或口服大量碘溶液，以阻断激素分泌。可在24小时内以碘化钠（1.0g）溶液静脉滴注。也可口服复方碘溶液每天30滴左右，危象控制后即停用。理论上由于含碘药物会增加甲状腺激素的合成，在应用该类药物之前应给予丙硫氧嘧啶。但该药物是唯一阻断甲状腺激素释放的药物，在甲状腺危象时，如果不能立即获得硫脲类药物，仍应立即给予，不应被推迟。

3）降低周围组织对甲状腺激素的反应：抗交感神经药物可减轻周围组织对儿茶酚胺的作用，常用的有β肾上腺素受体阻滞剂。如果有β肾上腺素受体阻滞剂使用禁忌，可用钙通道阻滞剂（地尔硫䓬）减慢心率。

甲亢患者的肾上腺存在潜在的储备功能不足，甲亢危象时糖皮质激素的需要量增加，对有高热或休克者应加用糖皮质激素，糖皮质激素还可抑制甲状腺激素的释放，抑制 T_4 转换为 T_3。氢化可的松200～300mg/d静脉滴注或静脉注射地塞米松2mg，每6小时1次，以后逐渐减少。

（2）去除诱因：有感染者用抗生素，有诱发危象的其他疾病应同时给予治疗。

（3）其他：①降温，可采用物理降温，严重者可用人工冬眠（哌替啶100mg、氯丙嗪及异丙嗪各50mg混合后静脉持续泵入），高剂量水杨酸盐因增加代谢应避免使用；②支持和对症处理，如给氧、补充能量及大量维生素尤其是B族维生素、纠正水和电解质的紊乱及心力衰竭等。

联合使用抗甲状腺制剂、碘和地塞米松，血清 T_3 浓度一般可于24～48小时内恢复至正常水平，并应注意在达到正常代谢状态之前必须继续使用。危象解除后逐渐减停用碘剂和糖皮质激素。

经上述治疗疗效不显著者，血清 T_3、T_4 仍呈显著高浓度，可考虑应用血浆置换及腹膜透析，以有效清除血中过多的甲状腺激素。

（二）内分泌性突眼（endocrine exophthalmos）　又称甲状腺相关性眼病（thyroid associated ophthalmopathy，TAO）或Graves眼病，根据病情的轻重又分为非浸润性突眼和浸润性突眼。为弥漫性甲状腺肿伴甲状腺功能亢进症中的特殊表现之一。非浸润性突眼占本病的大多数，一般为双眼突出，有时为单侧突眼，患者无自觉症状。浸润性突眼相对少见，患者突眼度多在19～20mm以上，伴有眼球胀痛、畏光、流泪、视力减退、眼肌麻痹、眼球转动受限，出现斜视、复视。严重时球结膜膨出、红肿而易感染；由于眼睑收缩、眼球突出，眼裂不能关闭，角膜暴露，引起角膜干燥，发生炎症，继之溃疡，并可继发感染，甚至角膜穿孔而失明。少数患者由于眶内压力增高，影响了视神经的血流供应，而引起一侧或双侧视乳头水肿、视神经炎或球后视神经炎，甚至视神经萎缩，视力丧失。

1. 发病机制　尚未完全阐明，突眼的发病目前认为和自身免疫因素有关，是细胞免疫和体液免疫联合作用的结果。到目前还没有发现独立的遗传因素在内分泌性突眼中起显著的作用，一些环境因素被认为与突眼的发生有关，尤其是吸烟和放射性碘治疗。

2. 临床表现　本病起病可急可缓，可为双侧也可为单侧。起病时与甲状腺功能并无一定的顺序或相关关系。在甲亢的治疗过程中，抗甲状腺药物的用量过大，甲状腺激素水平下降过低，同时又未及时加用甲状腺激素制剂常是突眼加重的原因。同样手术行甲状腺次全切除合并甲减，也会加重突眼，行甲状腺全切除可以避免。在放射性碘治疗后部分患者出现突眼不同程度的加重，活动性突眼患者应该避免选择该治疗方法。

甲状腺相关眼病的活动度评分（clinical activity score，CAS）见扩展阅读18-6-4-2。初发患者评价1～7项，复诊患者评价8～10项，每点1分，0～2分为无活动，3～6分为轻度活动，7～10分为活动。只有活动性眼病需要药物治疗，非活动眼病可以随访或行康复手术治疗。

3. 治疗　非浸润性突眼一般不需要特殊处理，随着甲亢的控制突眼会有所缓解。浸润性突眼需进行活动性评价，活动期眼病需要进行治疗；非活动期眼病如果需要，可行手术矫正治疗。

扩展阅读18-6-4-2

扩展阅读 18-6-4-2　甲状腺相关性眼病活动度(CAS)评分

浸润性突眼的治疗：

(1) 局部治疗：注意眼睛休息，戴深色眼镜避免强光及各种外来刺激。复视者用单侧眼罩减轻复视。眼裂不能闭合者睡眠时用抗菌眼膏并戴眼罩，严重者行眼睑缝合术，以免角膜暴露部分受刺激而发生炎症。突眼严重及视力受到威胁经局部和全身治疗无效时可采用眶内减压手术。

(2) 全身治疗：

1) 糖皮质激素：欧洲 Graves 眼病研究组(EUGOGO)共识推荐使用为期 12 周、每周一次静脉滴注的疗法，即一般患者前 6 周每周 1 次 500mg 甲泼尼龙静脉滴注，后 6 周每周 1 次 250mg 甲泼尼龙静脉滴注治疗，总剂量 4.5g；严重患者前 6 周每周 1 次 750mg 甲泼尼龙静脉滴注，后 6 周每周 1 次 500mg 甲泼尼龙静脉滴注治疗，总剂量 7.5g；认为该法较口服方法有较高的有效率而副作用更少。糖皮质激素治疗的主要不良反应有类库欣综合征、骨质疏松、电解质紊乱、肾上腺皮质功能抑制及上消化道出血、上腹不适、反酸等消化道反应。

2) 球后放射治疗：球后放射治疗应在大剂量糖皮质激素治疗无效或因有禁忌证不能用糖皮质激素时考虑应用。常规用累积剂量 20Gy、共 10 次的治疗方法。

4. 外科手术　活动期严重突眼且视力受明显威胁者，可行眼睑缝合或眶内减压手术治疗。活动期治疗后常遗留复视或突眼，可用手术进行矫正。

(三) 亚临床甲状腺功能亢进症(subclinical hyperthyroidism)　简称亚临床甲亢，是指血清 TSH 水平低于正常值下限，而 TT_3、TT_4 在正常范围，不伴或伴有轻微的甲亢症状。亚临床甲亢是甲亢病情轻微的一种类型，在某些患者可出现心血管系统疾病和骨代谢异常，轻微的甲亢症状或认知改变。亚临床甲亢对死亡率的影响仍有争议。

根据 TSH 减低的程度，本症又分为：TSH 部分抑制，血清 TSH 0.1~0.5mIU/L；TSH 完全抑制，血清 TSH<0.1mIU/L。

患者检测 TSH 低于正常范围下限，FT_3、FT_4 正常者，应考虑本病可能。但应首先要排除上述的引起 TSH 降低的因素。并且在 3~6 个月内再次复查，以确定 TSH 降低为持续性而非一过性。

对本病的治疗意见尚不一致。具体治疗建议见扩展阅读 18-6-4-3。

扩展阅读18-6-4-3

扩展阅读 18-6-4-3　亚临床甲亢的治疗时机

二、毒性甲状腺腺瘤和毒性多结节性甲状腺肿

毒性甲状腺腺瘤(toxic adenoma)又称自主性高功能甲状腺腺瘤(autonomous hyperfunctioning adenoma)和毒性多结节性甲状腺肿(toxic multinodular goiter)，是甲状腺激素水平增高的较少见原因。

毒性甲状腺腺瘤和毒性多结节性甲状腺肿病因不完全明了，部分与体细胞突变有关。60%的腺瘤患者有 TSH 受体基因产生的“功能获得”性突变，还有少数患者有 G 蛋白基因的“功能获得”性突变，其他患者的病因不明。

实验室检查可见 TSH 被抑制，T_3 及 FT_3 水平显著升高，而 T_4 及 FT_4 水平升高程度较低，TSH 受体的抗体(TSI 或 TRAb)及甲状腺过氧化物酶抗体(TPOAb)阴性，与 Graves 病相鉴别。放射性碘甲状腺显像对这两种病因造成的甲亢最具鉴别诊断意义，一些患者表现为不规则的放射性碘浓聚，而另一些患者表现为一个或多个显著的碘浓聚的热结节，结节间的甲状腺组织几乎没有碘的摄入。

放射性碘治疗是毒性甲状腺腺瘤和毒性多结节甲状腺肿的治疗选择，适合于大多数患者。患者若甲亢症状明显，治疗前应以抗甲状腺药物治疗数周，以防甲亢症状加重引起甲亢危象，或原有心脏病者引起心律不齐。^{131}I 治疗剂量应较大，一般在每克甲状腺组织 150μCi 左右疗效满意。治疗后周围萎缩的正常甲状腺组织逐渐重新恢复功能，故较少发生甲减。如果患者为年轻患者并为孤立的甲状腺腺瘤，可以行手术治疗。

三、碘致甲状腺功能亢进

碘源性甲状腺功能亢进症(简称碘甲亢)与长期大量摄碘或服用含碘药物有关(Job-Basedow 效应)。最常出现于伴毒性甲状腺结节的患者在摄入过量的碘之后，也见于合并 Graves 病的报道。患者常在碘摄入增加以前即有甲状腺激素合成碘调节异常，也有报道在纠正碘的摄入之后甲状腺功能完全恢复正常。碘甲亢最常出现于碘缺乏地区在给予碘补充时。

此外医疗中使用含碘的造影剂和含碘的药物(如应用含碘量达 37%的胺碘酮)也是引起碘甲亢的重要原因。特别是服用胺碘酮后引起的甲亢临床最为多见。

胺碘酮所致的甲状腺毒症(amiodarone-induced thyrotoxicosis，AIT)分为两型。Ⅰ型由甲状腺细胞增生、功能亢进引起，Ⅱ型由甲状腺细胞破坏导致激素释放过多所致。两者之间因为除缺碘地区以外均有甲状腺摄碘率降低而难以鉴别。多普勒超声检查显示合并甲状腺增大和血流增多者有利于Ⅰ型的诊断，而甲状腺大小正常、血流正常或减少者倾向于Ⅱ型的诊断。但多普勒形态检查仍有模糊之处。临床鉴别困难。

碘所致的甲状腺毒症的治疗有一定困难。因甲状腺摄碘率低，不能选择 ^{131}I 治疗。由于碘水平增加所致甲状腺毒症，对硫脲类抗甲状腺药效果也较差。发生碘甲亢后，轻中

度甲亢患者可以应用抗甲状腺药物治疗。给予过氯酸钠200mg，一天四次可以阻止碘的摄入，抑制甲状腺激素的合成。胺碘酮所致的甲状腺毒症，可以联合使用抗甲状腺药物（甲巯咪唑20~40mg/d）和泼尼松20~40mg/d治疗，4~6周后泼尼松逐渐减量。

四、遗传相关的非自身免疫性甲状腺功能亢进症

由于TSH受体基因的生殖细胞功能获得性突变造成的突变分为两类：家族性非自身免疫性常染色体显性遗传性甲状腺功能亢进（familial non-autoimmune autosomal dominant hyperthyroidism，FNAH）和持续性散发性先天性非自身免疫性甲状腺功能亢进（persistent sporadic congenital non-autoimmune hyperthyroidism，PSNAH）。两种疾病都是由于染色体14q31的TSH受体基因的生殖细胞突变所引起的。

FNAH的临床表现为：家族性甲亢，无自身免疫的临床依据（包括眼征和皮肤病变，甲状腺相关抗体），儿童期的甲状腺弥漫肿大并多发结节趋势，发病年龄差异自新生儿至60岁，甲亢严重程度不等（可从亚临床至严重），药物治疗或非消融剂量的同位素治疗后复发。也有报道少数家系可有TGAb、TPOAb阳性。

PSNAH的临床特征为：较FNAH发病年龄更早（新生儿至11月龄）更严重，绝大多数有逐渐加重的甲状腺肿大，甲状腺抗体阴性，甲状腺无淋巴细胞浸润，甲状腺超声无低回声，不伴有性早熟、牛奶咖啡斑皮损、骨纤维异常增生等McCune-Albright综合征表现的孤立性甲状腺功能亢进，无自身免疫家族史，新生儿有长时间甲状腺功能增高的表现（颅缝早闭、出生低体重），药物治疗及甲状腺次全切除后复发，无浸润性眼病（可非浸润性眼病）。

可疑的患者通过基因检测明确诊断。明确诊断后建议行甲状腺全切除或^{131}I消融治疗（最好5岁以上），药物治疗可作为术前准备。

五、其他少见原因的甲状腺功能亢进症

垂体产生TSH的肿瘤，葡萄胎和绒毛膜癌时产生的HCG都可以刺激甲状腺产生过多的甲状腺激素，从而引起甲亢。垂体瘤和葡萄胎均可以用手术的方法治疗，绒毛膜癌可以通过化疗进行治疗，如患者伴持续的甲亢可以应用抗甲状腺药物治疗。甲状腺功能性滤泡样癌也很少会引起甲亢，对其治疗参见本章第八节“甲状腺恶性肿瘤”。

甲状腺激素抵抗是甲状腺激素受体的β亚基基因突变所致，下丘脑-垂体甲状腺激素抵抗较外周明显时，可有甲状腺毒症的症状，与垂体瘤的鉴别主要在于患者的家族史。对这类患者的治疗以甲状腺激素或甲状腺激素类似物和β肾上腺素受体阻滞剂治疗，不可用抗甲状腺药物。

推荐阅读

1. DAVIES T F，LAURBERG P，BAHN R S. Hyperthyroid disorders[M]//MELMED S，POLONSKY K S，LARSEN P R. et al. Williams textbook of endocrinology. 13th ed. Philadelphia：Elsevier Saunder. 2016：369-415.
2. LEOS D，LEE S Y，BRAVERMAN L E. Hyperthyroidism[J]. Lancet，2016，388(10047)：906-918.
3. BARTALENAL，BALDESCHI L，BOBORIDIS K et al. The 2016 European thyroid association/European group on Graves' orbitopathy guidelines for the management of Graves' orbitopathy[J]. Eur Thyroid J，2016，5(1)：9-26.
4. KAHALY G J，BARTALENA L，HEGEDUS L，et al. 2018 European thyroid association guideline for the management of Graves' hyperthyroidism[J]. Eur Thyroid J，2018，7：167-186.

第五节　甲状腺功能减退症

杨叶虹　沈稚舟

甲状腺功能减退症（hypothyroidism），简称甲减，是组织的甲状腺激素作用不足或缺如的一种病理状态，即甲状腺激素合成、分泌或生物效应不足所致的一组内分泌疾病。甲减的发病率有地区及种族的差异。碘缺乏地区的发病率明显升高。女性甲减较男性多见，且随年龄增加患病率上升。

【病因】

99%以上的甲减为原发性甲减，仅不足1%由TSH缺乏引起。原发性甲减主要病因见表18-6-5-1。近年来，许多治疗肿瘤的药物被报道可引起甲状腺功能减退，如司他夫定、沙利度胺、伊马替尼、苏尼替尼、索拉非尼、莫沙尼布、贝沙罗汀、伊普利单抗、纳武单抗和氨基谷氨酰胺等。

【分类】

按甲减起病时年龄分类可分三型：①功能减退始于胎儿期或出生不久的新生儿者，称呆小病（又称克汀病）；②功能减退始于发育前儿童期者，称幼年甲状腺功能减退症，严重时称幼年黏液性水肿；③功能减退始于成人期者，称甲状腺功能减退症，严重者称黏液性水肿。

【发病机制】

（一）呆小病（克汀病）　有地方性及散发性两种。

1. 地方性呆小病　多见于地方性甲状腺肿流行区，因母体缺碘，供应胎儿的碘不足，以致甲状腺发育不全和激素合成不足。此型甲减对迅速生长中胎儿的神经系统特别是大脑发育危害极大，造成不可逆性的神经系统损害。

2. 散发性呆小病　见于各地，病因不明。母亲既无缺碘又无甲状腺肿等异常，推测其原因有以下几方面。

（1）甲状腺发育不全或缺如：可能性有三，①患儿甲状腺本身生长发育缺陷；②母体在妊娠期患某种自身免疫性甲状腺疾病，血清中存在抗甲状腺抗体，经血行通过胎盘而入胎破坏胎儿部分或全部甲状腺；③母体妊娠期服用抗甲状腺药物或其他致甲状腺肿物质，阻碍了胎儿甲状腺发育和激素合成。

表 18-6-5-1　甲减的病因

（一）原发性萎缩性甲减
1. 获得性
原发性特发性甲减（可能为慢性淋巴细胞性甲状腺炎的末期）
手术摘除，甲状腺碘-131 放疗，非甲状腺恶性肿瘤放疗
2. 遗传性
甲状腺发育不全或异常
TSH 受体缺陷
特发性 TSH 无反应性甲减
甲状腺 Gs 蛋白异常
（二）原发性甲状腺肿大性甲减
1. 获得性
桥本（慢性淋巴细胞性）甲状腺炎
Riedel 甲状腺肿
地方性碘缺乏
碘过多性甲减
抗甲状腺制剂
细胞因子（TNF-α，白介素-2）
甲状腺浸润（淀粉样变性、胱氨酸病、结节病、血色病、硬皮病）
2. 遗传性
激素合成遗传性缺陷
（三）消耗性甲减
巨大血管瘤或血管内皮瘤表达 3 型碘化甲腺氨酸脱碘酶破坏甲状腺激素
（四）一时性甲减
完整的甲状腺经甲状腺激素治疗后撤退
毒性腺瘤或 Graves 病甲状腺次全摘除
亚急性或病毒感染后甲状腺炎
产后淋巴细胞性甲状腺炎
Graves 病碘-131 治疗后
（五）中枢性甲减
1. 获得性
继发性（垂体性）甲减（特发性、损伤性、肿瘤、浸润性疾病、Sheehan 综合征）
三发性（下丘脑）甲减（特发性、损伤性、肿瘤、浸润性疾病）
2. 遗传性
单一 TSH 缺乏症或 TSH 结构异常
TSH 受体缺陷
（六）甲状腺激素作用抵抗
全身性甲状腺激素抵抗综合征
选择性外周组织对甲状腺激素抵抗综合征
选择性垂体对甲状腺激素抵抗综合征

（2）甲状腺激素合成障碍：常有家族史，激素合成障碍主要有五型。①甲状腺摄碘功能障碍；②碘的有机化过程障碍；③碘化的酪氨酸不能形成一碘及二碘酪氨酸；④碘化酪氨酸脱碘缺陷；⑤甲状腺球蛋白异常。

（二）幼年甲状腺功能减退症　病因与成人患者相同。

（三）成年甲状腺功能减退症　病因可分甲状腺激素缺乏、促甲状腺激素缺乏和末梢组织对甲状腺激素不应症三大类。

1. 由于甲状腺本身病变致甲状腺激素缺乏，即原发性甲减。其多有比较明确的原因。①甲状腺手术切除，放射性碘或放射线治疗后。②甲状腺炎：自身免疫性甲状腺炎后期为多，亚急性甲状腺炎引起者罕见。③伴甲状腺肿或结节的功能减退：慢性淋巴细胞性甲状腺炎多见，偶见于侵袭性纤维性（Riedel）甲状腺炎，可伴有缺碘所致的结节性地方性甲状腺肿和散在性甲状腺肿。④腺内广泛病变：多见于晚期甲状腺癌和转移性肿瘤，较少见于甲状腺结核、淀粉样变、甲状腺淋巴瘤等。⑤药物：抗甲状腺药物治疗过量；摄入碘化物过多；使用阻碍碘化物进入甲状腺的药物如过氯酸钾、硫氰酸盐、间苯二酚（雷琐辛）、对氨基水杨酸钠（PAS）、保泰松、碘胺类药物、硝酸钴、碳酸锂等，甲亢患者经外科手术或^{131}I 治疗后对碘化物的抑制甲状腺激素合成及释放作用常较敏感，故再服用含碘药物则易发生甲减。

2. 由于促甲状腺激素不足，又分为垂体性与下丘脑性两种。

（1）由于腺垂体功能减退使促甲状腺激素（TSH）分泌不足所致。又称为垂体性（或继发性）甲状腺功能减退症。

（2）由于下丘脑疾病使促甲状腺激素释放激素（TRH）分泌不足所致。又称为下丘脑性（或三发性）甲状腺功能减退症。

3. 末梢性（周围性）甲减　系末梢组织甲状腺激素不应症，即甲状腺激素抵抗。临床上常可见一些明显的甲减症状，但甲状腺功能检查结果则与之相矛盾。病因主要为：①血中存在甲状腺激素结合抗体；②周围组织中的甲状腺激素受体数目减少、受体对甲状腺激素的敏感性减退。

甲状腺激素抵抗时由于垂体对甲状腺激素的敏感性降低，其负反馈受抑，导致 TSH 升高，结果甲状腺激素分泌增加，作用于外周不敏感的组织出现甲减症状，而抵抗不明显的组织则出现甲亢表现。

【临床表现】

甲减可影响全身各系统，其临床表现取决于甲状腺激素缺乏的程度。

（一）呆小病　病因繁多，于出生时常无特异表现，出生后数周内出现症状。共同的表现有：皮肤苍白，增厚，多褶皱，多鳞屑。口唇厚，舌大且常外伸，口常张开多流涎，外貌丑陋，面色苍白或呈蜡黄，鼻短且上翘，鼻梁塌陷，前额多皱纹，身材矮小，四肢粗短，手常成铲形，脐疝多见，心率缓慢，体温偏低，其生长发育均低于同年龄者，成年后常身材矮小。

（二）幼年黏液性水肿　临床表现随起病年龄而异，幼儿发病者除体格发育迟缓和面容改变不如呆小病显著外，其余均和呆小病相似。较大儿童及青春期发病者，大多似成人黏液性水肿，但伴有不同程度的生长阻滞，青春期延迟（图 18-6-5-1、图 18-6-5-2）。

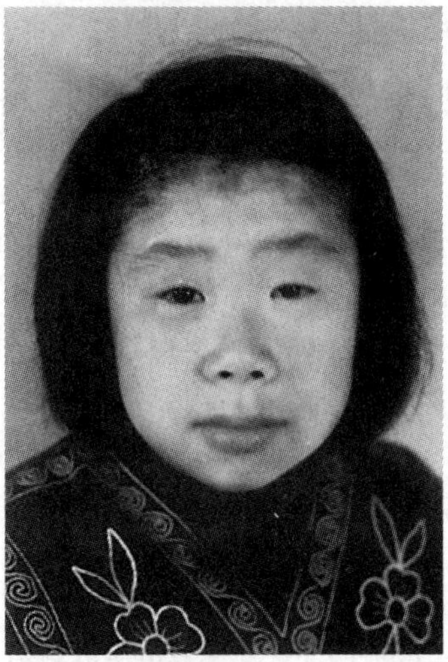

图 18-6-5-1　幼年黏液性水肿
典型脸部表现。

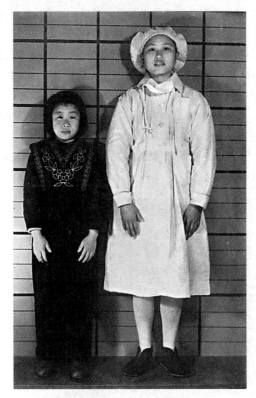

图 18-6-5-2　幼年黏液性水肿
患者与同年龄的护士发育身高等的比较。

（三）成人甲状腺功能减退及黏液性水肿　临床表现取决于起病缓急、激素缺乏速度及程度、个体反应差异。轻型者症状较轻或不典型；重型者累及的系统广泛，称黏液性水肿。现严重甲减患者较以往少见，该术语常用以描述甲减表现的皮肤和皮下组织黏液性水肿这一体征。

成人甲状腺功能减退最早症状是出汗减少、怕冷、动作缓慢、精神萎靡、疲乏、嗜睡、智力减退、胃口欠佳、体重增加、大便秘结等。当典型症状出现时有下列表现：

（1）低基础代谢率症群：疲乏、行动迟缓、嗜睡、记忆力明显减退且注意力不集中，因周围血液循环差和能量产生降低以致异常怕冷、无汗及体温低于正常。

（2）黏液性水肿面容：面部表情可描写为“淡漠”“愚蠢”“假面具样”“呆板”，甚至“白痴”。面颊及眼睑虚肿，垂体性黏液性水肿有时颜面胖圆，犹如满月。面色苍白，贫血或带黄色或陈旧性象牙色。有时可有颜面皮肤发绀。由于交感神经张力下降对 Müller 肌的作用减弱，故眼睑常下垂或眼裂狭窄。部分患者有轻度突眼，可能和眼眶内球后组织有黏液性水肿有关，但对视力无威胁。鼻、唇增厚，舌大而发音不清，言语缓慢，音调低哑，头发干燥、稀疏、脆弱，睫毛和眉毛脱落（尤以眉梢为甚），男性胡须生长缓慢。

（3）皮肤：苍白或因轻度贫血及甲状腺激素缺乏使皮下胡萝卜素变为维生素 A 及维生素 A 生成视黄醛的功能减弱，以致高胡萝卜素血症，加以贫血肤色苍白，因而常使皮肤呈现特殊的蜡黄色，且粗糙少光泽，干而厚、冷、多鳞屑和角化，尤以手、臂、大腿明显，且可有角化过度的皮肤表现。有非凹陷性黏液性水肿，有时下肢可出现凹陷性水肿。皮下脂肪因水分的积聚而增厚，致体重增加，指甲生长缓慢、厚脆，表面常有裂纹。腋毛和阴毛脱落。

（4）精神神经系统：精神迟钝，嗜睡，理解力和记忆力减退。视力、听觉、触觉、嗅觉均迟钝，伴有耳鸣，头晕。有时可呈神经质或可发生妄想、幻觉、抑郁或偏狂。严重者可有精神失常，呈木僵、痴呆，昏睡状。偶有小脑性共济失调。还可有手足麻木、痛觉异常、腱反射异常。脑电图可异常。脑脊液中蛋白质可增加。

（5）肌肉和骨骼：肌肉松弛无力，主要累及肩、背部肌肉，也可有肌肉暂时性强直、痉挛、疼痛或出现齿轮样动作，腹背肌及腓肠肌可因痉挛而疼痛，关节也常疼痛，骨质密度可增高。少数病例可有肌肉肥大。发育期间骨龄常延迟。

（6）心血管系统：心率降低，心音低弱，心排血量减低，由于组织耗氧量和心排血量的减低相平行，故心肌耗氧量减少，很少发生心绞痛和心力衰竭。严重甲减者全心扩大，常伴有心包积液。久病者易并发动脉粥样硬化及冠心病，发生心绞痛和心律不齐。如没有合并器质性心脏病，甲减本身的心脏表现可以在甲状腺激素治疗后得到纠正。

（7）消化系统：食欲缺乏、厌食、腹胀、便秘、鼓肠，甚至发生巨结肠症及麻痹性肠梗阻。因有抗胃泌素抗体存在，患者可伴胃酸缺乏。

（8）呼吸系统：由于肥胖、黏液性水肿、胸腔积液、贫血及循环系统功能差等综合因素可导致肺泡通气量不足及二氧化碳麻醉现象。阻塞性睡眠呼吸暂停常见，可以在甲状腺激素治疗后得到纠正。

（9）内分泌系统：血皮质醇常正常、尿皮质醇可降低，ACTH 分泌正常或降低，ACTH 兴奋反应延迟，但无肾上腺皮质功能减退的临床表现。长期患本病且病情严重者，可能发生垂体和肾上腺功能降低，在应激或快速甲状腺激素替代治疗时加速产生。长期患原发性甲减者垂体常常增大，可同时出现催乳素增高及溢乳。交感神经的活性降低，可能与血浆环腺苷酸对肾上腺素反应降低有关，肾上腺素的分泌率及血浆浓度正常，而去甲肾上腺素的相应功能增加，β-肾上腺素受体在甲减时可能会减少。胰岛素降解率下降且患者对胰岛素敏感性增强。LH 分泌量及频率峰值均可下降，血浆睾酮和雌二醇水平下降。严重时可致性欲减退和无排卵。

（10）泌尿系统及水电解质代谢：肾血流量降低，肾小球基底膜增厚可出现少量蛋白尿，水利尿试验差，水利尿作用不能被可的松而能被甲状腺激素所纠正。由于肾脏排水功能受损，导致组织水潴留。Na^+交换增加，可出现低血钠，但 K^+的交换常属正常。血清 Mg^{2+}可增高，但交换的 Mg^{2+}和尿 Mg^{2+}的排出率降低。血清钙、磷正常，尿钙排泄下降，粪钙排泄正常，粪、尿磷排泄正常。

（11）血液系统：甲状腺激素缺乏使造血功能遭到抑制，红细胞生成素减少，胃酸缺乏使铁及维生素 B_{12} 吸收障碍，加之月经过多以致患者中 2/3 可有轻、中度正常色素或低色素小红细胞型贫血，少数有恶性贫血（大红细胞型）。血沉可增快。Ⅷ和Ⅸ因子的缺乏导致机体凝血机制减弱，故易有出血倾向。

（12）昏迷：为黏液性水肿最严重的表现，多见于年老长期未获治疗者。大多在冬季寒冷时发病，受寒及感染是最常见的诱因，其他如创伤、手术、麻醉、使用镇静剂等均可促发。昏迷前常有嗜睡病史，昏迷时四肢松弛，反射消失，体温很低（可在33℃以下），呼吸浅慢，心动过缓，心音微弱，血压降低，休克，并可伴发心、肾衰竭，常威胁生命。

【辅助检查】

（一）间接依据

1. 基础代谢率降低　常在 35%～45%，有时可达 70%。

2. 血脂　常伴高胆固醇血症和高 LDL 血症。甘油三酯也可增高。

3. 心电图　示低电压、窦性心动过缓、T 波低平或倒置，偶有 PR 间期延长及 QRS 波时限增加。

4. X 线检查　骨龄的检查有助于呆小病的早期诊断。X 线片上骨骼的特征有：成骨中心出现和成长迟缓（骨龄延迟）；骨骺与骨干的愈合延迟；成骨中心骨化不均匀呈斑点状（多发性骨化灶）。95%呆小病患者蝶鞍的形态异常。心影于 X 线胸片上常呈弥漫性，为双侧增大（图 18-6-5-3），超声波检查示心包积液，治后可完全恢复。

5. 脑电图检查　某些呆小病患者脑电图有弥漫性异常，频率偏低，节律不齐，有阵发性双侧 Q 波，无 α 波，表现为脑中枢功能障碍。

（二）直接依据

1. 血清 TSH 和 T_3、T_4 是最有用的检测项目。测定 TSH 对甲减有极重要意义，较 T_4、T_3 重要。甲状腺性甲减，TSH 可升高；而垂体性或下丘脑性甲减常偏低，也可在正常范围或轻度升高，可伴有其他腺垂体激素分泌低下。除消耗性甲减及甲状腺激素抵抗外，不管何种类型的甲减，血清总 T_4 和 FT_4 均低下。轻症患者血清 T_3 可在正常范围，重症患者可以降低。亚临床型甲减患者血清 T_3、T_4 可均正常。由于总 T_3、T_4 可受 TBG 的影响，故可测定 FT_3、FT_4 协助诊断。

2. 甲状腺摄碘-131 率　明显低于正常，常为低平曲线，而尿中碘-131 排泄量增加。

3. 反 T_3（rT_3）　在甲状腺性及中枢性甲减中降低，在周围性甲减中可能增高。

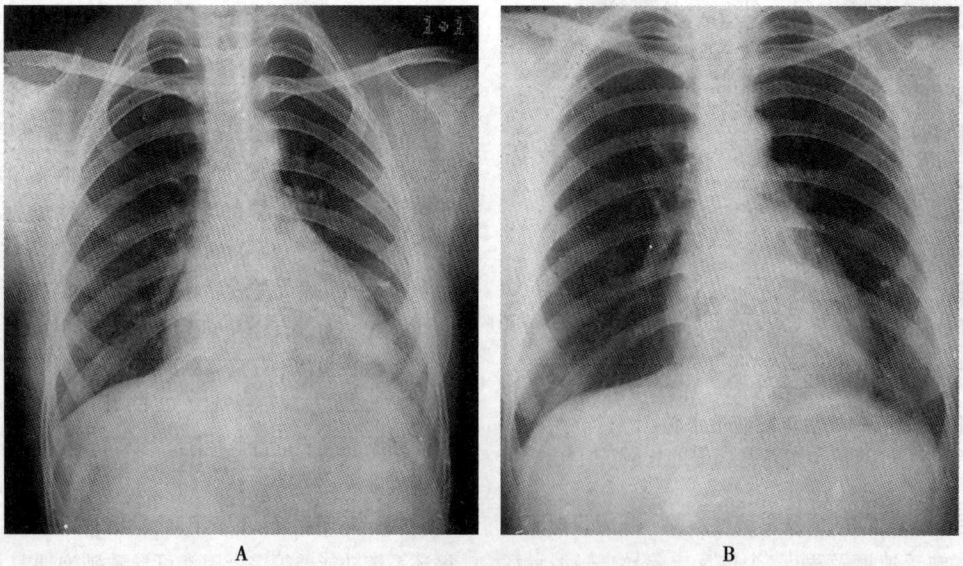

A　　　　　　　　B

图 18-6-5-3　幼年黏液性水肿胸部 X 线片

A. 治疗前心脏有增大；B. 治疗后心脏恢复正常。

4. 促甲状腺激素释放激素试验(TRH 兴奋试验)　方法参见本章第二节“甲状腺功能测定”。

5. 抗体测定　包括甲状腺球蛋白抗体(TGA)、甲状腺微粒体抗体(MCA)和甲状腺过氧化物酶抗体(TPOAb),其中,以TPOAb 的敏感性和特异性较高。

【诊断】

甲减的诊断包括确定功能减退、病变定位及查明病因。

呆小病的早期诊断和治疗可避免或尽可能减轻永久性智力发育缺陷。尽可能行新生儿甲状腺功能筛查。黏液性水肿典型病例诊断不难,但早期轻症及不典型者常与贫血、肥胖、水肿、肾病综合征、月经紊乱等混淆,需测定甲状腺功能以鉴别。一般来说,TSH 增高伴 FT_4 低于正常即可诊断原发性甲减,T_3 价值不大。在下丘脑性和垂体性甲减则靠 FT_4 降低来诊断。TRH 兴奋试验有助于定位病变在下丘脑还是垂体。中枢性甲减的患者常可合并垂体其他激素分泌缺乏,如促性腺激素及促肾上腺皮质激素缺乏。

对于末梢性甲减的诊断有时不易,患者有临床甲减征象而血清 T_4 浓度增高为主要实验室特点,甲状腺摄碘-131 率可增高,用 T_4、T_3 治疗疗效不显著,提示受体不敏感。基因检查有助诊断。

【治疗】

(一) 呆小病　及时诊断,治疗愈早,疗效愈好。初生期呆小病最初口服三碘甲腺原氨酸 5μg 每 8 小时 1 次及左甲状腺素钠(LT_4)25μg/d。在治疗进程中 LT_4 逐渐增至每天 50μg,而 T_3 逐渐减量至停用。或单用 LT_4 治疗,首量 25μg/d,以后每周增加 25μg/d,3~4 周后至 100μg/d,以后增加缓慢,使血清 T_4 保持 9~12μg/dl,如临床疗效不满意,可剂量略加大。年龄为 9 个月至 2 岁的婴幼儿每天需要 50~150μg LT_4,如果其骨骼生长和成熟没有加快,甲状腺激素应增加。儿童甲减完全替代 LT_4 剂量可达 4μg/(kg·d)。

(二) 幼年黏液性水肿　治疗与较大的呆小病患儿相同。

(三) 成人黏液性水肿　用甲状腺激素替代治疗效果显著,并需终身服用。

1. 左甲状腺素钠(LT_4)一般从小剂量开始,逐步增加,每次剂量调整后一般应在 6~8 周后检查甲状腺功能以评价剂量是否适当。成人甲减替代 LT_4 剂量为 1.6~1.8μg/(kg·d)。

2. 干甲状腺片　干甲状腺片因含量不甚稳定,故较少使用。

3. 三碘甲腺原氨酸(T_3)　T_3 的作用比 LT_4 和干甲状腺制剂快而强,但作用时间较短。不宜作为甲减的长期治疗,且易发生医源性甲亢,老年患者对 T_3 的有害作用较为敏感。

4. T_4 和 T_3 的混合制剂　T_4 和 T_3 按 4∶1的比例配成合剂或片剂,其优点是有近似内生性甲状腺激素的作用。年龄较轻不伴有心脏疾病者,初次剂量可略偏大,剂量递增也可较快。

腺垂体功能减退者,为防止发生肾上腺皮质功能不全,甲状腺激素的治疗应在皮质激素替代治疗后开始。

老年患者剂量应酌情减少。伴有冠心病或其他心脏病史及有精神症状者,甲状腺激素更应从小剂量开始,并应更缓慢递增。如导致心绞痛发作、心律不齐或有精神症状,应及时减量。周围型甲减治疗较困难,可试用较大剂量 T_3。

甲减导致心脏症状者除非有充血性心力衰竭一般不必使用洋地黄,在应用甲状腺制剂后心脏体征及心电图改变等均可逐渐消失。

黏液性水肿患者对胰岛素、镇静剂、麻醉剂甚敏感,可诱发昏迷,故使用宜慎重。

(四) 黏液性水肿昏迷的治疗

1. 甲状腺制剂　首选快速作用的三碘甲腺原氨酸(T_3)。开始阶段,最好用静脉注射制剂(D,L-三碘甲腺原氨酸),首次 40~120μg,以 T_3 每 6 小时静注 5~15μg,直至患者清醒改为口服。如无此剂型,可将三碘甲腺原氨酸片剂研细加水鼻饲,每 4~6 小时 1 次,每次 20~30μg。无快作用制剂时可采用 T_4,首次剂量 200~500μg 静脉注射,以后静脉注射 25μg,每 6 小时 1 次或每天口服 100μg。也有人主张首次剂量 T_4 200μg 及 T_3 50μg 静脉注射,以后每天静脉注射 T_4 100μg 及 T_3 25μg。也可采用干甲状腺片,每 4~6 小时 1 次,每次 40~60mg,初生儿剂量可稍大,以后视病情好转递减,有心脏病者,起始宜用较小量,为一般用量的 1/5~1/4。

2. 给氧　保持气道通畅,必要时可气管切开或插管,保证充分的气体交换。

3. 保暖　用增加被褥及提高室温等办法保暖,室内气温调节要逐渐递增,以免耗氧骤增对患者不利。

4. 肾上腺皮质激素　每 4~6 小时给氢化可的松 50~100mg,清醒后递减或撤去。

5. 积极控制感染。

6. 升压药　经上述处理血压不升者,可用少量升压药,但升压药和甲状腺激素合用易发生心律不齐。

7. 补给葡萄糖液及复合维生素 B　但补液量不能过多,以免诱发心力衰竭。

经过以上治疗,若 24 小时左右病情有好转,则 1 周后可逐渐恢复。如 24 小时后不能逆转,多数不能挽救。

(五) 特殊情况处理

1. 老年患者　老年甲减患者可无特异性的症状和体征,且症状极轻微或不典型,包括声音嘶哑、耳聋、精神错乱、痴呆、运动失调、抑郁、皮肤干燥或脱发等。60 岁以上女性甲减发生率甚高,建议对可疑者常规测定 TSH。

2. 妊娠　多数甲减患者在妊娠期需增加 LT_4 剂量。孕期应密切监测以确保 TSH 浓度适当,并根据 TSH 浓度调整 LT_4 用量。分娩后 LT_4 即应恢复至妊娠前水平,并应对其血清 TSH 浓度进行随访。

3. 亚临床甲减　对于 TSH>10μIU/ml 的患者宜使用小剂量 LT_4 使 TSH 控制在 0.3~3.0μIU/ml,TSH 升高但不超过 10μIU/ml 患者的替代治疗尚存在不同意见,但对甲状腺自身抗体阳性或/和甲状腺肿大者也应当治疗。若不应用 LT_4,则应定期随访。

推荐阅读

1. GOLDMAN L, SCHAFER A I. Goldman-Cecil medicine[M]. 26th ed. Philadelphia: Saunders, 2019.
2. PEETERS R P. Subclinical hypothyroidism[J]. N Engl J Med, 2017, 376(26): 2556-2565.

第六节　甲状腺炎

刘　红　吴　晞

甲状腺炎是由各种原因所致甲状腺组织损伤的一组异质性疾病。按发病急缓可分为急性、亚急性、慢性甲状腺炎；按病理类型可分为化脓性、肉芽肿性、淋巴细胞性甲状腺炎等；而按症状则可分为疼痛性、无痛性甲状腺炎等。本章节将对常见的四种甲状腺炎进行简要阐述。

一、急性化脓性甲状腺炎

急性化脓性甲状腺炎（acute suppurative thyroiditis, AST）是一种较为罕见的甲状腺非特异性感染性疾病。由于人体甲状腺具有完整包膜，血供丰富，组织内含有高浓度的碘离子，因此具有较强的抗感染力，一般不易发生化脓性感染。

【病因】

致病菌常常是多种细菌混合性感染，如葡萄球菌与链球菌，以及革兰氏阴性杆菌及厌氧菌等，艾滋病、白血病、糖尿病等免疫功能低下或缺陷患者可出现真菌、肺囊虫等感染。感染途径以经梨状窝瘘（胎生期的第四鳃囊残遗段）为最多。约70%的患者为12岁以下的儿童，且大都出现在甲状腺左侧。因甲状腺细针穿刺检查或微创消融术等侵入性操作而发生坏死、囊变引起的化脓性感染则主要见于中老年患者。

【临床表现】

常在上呼吸道感染或行侵入性操作后，出现前颈部甲状腺侧叶肿大、疼痛及吞咽困难。甲状腺局部表面皮肤可有红斑、红肿与热感，并伴有感染发热性疾病的全身症状及颈部淋巴结肿大。

【实验室检查】

白细胞计数、血沉、C反应蛋白均明显升高。甲状腺功能多正常，如甲状腺组织破坏严重时可出现轻微的一过性甲状腺毒血症。对于甲状腺脓肿液化部位细针穿刺，可抽取到含有大量中性粒细胞的脓液，并培养出病原菌。超声波、CT等影像学检查显示脓肿样的影像。

【鉴别诊断】

AST需与以下疾病进行鉴别。

1. 亚急性甲状腺炎　常出现甲状腺侧叶自发疼痛与压痛并伴有发热性疾病的全身症状，血沉与C反应蛋白均明显升高，但白细胞计数一般正常或轻微升高。细针穿刺细胞学检查显示多核巨细胞可以确诊。超声波检查显示其特征性影像。

2. 结节性甲状腺肿大伴结节急性出血　出血之结节常伴自发性疼痛与压痛，但病变以外的甲状腺组织无疼痛，也无发热及全身症状。甲状腺功能与血沉均正常。

3. 甲状腺恶性肿瘤　结节多坚硬而固定。一般无自发性疼痛与压痛。超声波、CT等检查显示恶性肿瘤影像。细针穿刺细胞学检查显示恶性细胞阳性。

【治疗】

可用广谱抗生素进行初步治疗，明确病原体后调整抗生素种类对因治疗。脓肿液化后应施以切开引流，必要时进行甲状腺侧叶部分切除手术。一般较少出现气管梗阻、纵隔炎等严重并发症。但是如不摘除梨状窝瘘本病可能会复发。

二、亚急性甲状腺炎

亚急性甲状腺炎（subacute thyroiditis, SAT）又称de-Quervain甲状腺炎、肉芽肿性甲状腺炎。本病为非化脓性甲状腺炎，是疼痛性甲状腺疾病中发病率最高的疾病。

【病因】

尚未完全明确，一般认为与病毒感染有关。证据有：①发病前常有上呼吸道感染史，发病常随季节变动，发病率在夏季最高，与肠道病毒的感染发病高峰相关；②患者血清中存在病毒抗体如柯萨齐病毒抗体、腮腺炎病毒抗体及流感病毒抗体等。但是，至今尚无亚急性甲状腺炎的病因是病毒的确切证据，也有认为与病毒感染导致的超敏反应有关。中国人、日本人等的亚急性甲状腺炎与HLA-Bw35位点有关。

【病理】

甲状腺大多肿大，质地较硬实。切面仍可见到透明的胶质，其中有散在的灰色病灶，显示胶质有不同程度的消失。显微镜下见病灶部甲状腺滤泡组织为肉芽肿组织所替代，其中有大量慢性炎症细胞、组织细胞和吞有胶质颗粒的多核巨细胞。

【临床表现】

多见于中年女性，典型病程包括早期甲状腺毒症期、中期甲状腺功能减退期及恢复期。

早期：起病多急骤，表现为发热、怕冷和乏力等。最特征性的表现是甲状腺部位疼痛或压痛，常向颌下、耳后或颈部等处放射，吞咽时疼痛加重。甲状腺病变范围可从一叶开始，后扩大转移到另一叶，病变腺体肿大，坚硬，压痛显著。病变广泛时，滤泡内甲状腺激素及非激素碘化蛋白质一过性释放入血，引起血甲状腺激素水平升高。因而除感染的表现外，起病数周内部分患者可伴有甲状腺毒血症的表现。

中期：当甲状腺滤泡内甲状腺激素因组织结构破坏而发生耗竭，甲状腺滤泡组织尚未修复前，血清甲状腺激素浓度降至甲状腺功能减退的水平，临床上出现甲状腺功能减退症。

恢复期：上述症状逐渐改善，甲状腺肿或结节也逐渐消失，不少病例遗留小结节缓慢吸收。95%的患者甲状腺功能恢复正常，其余患者可持续存在甲状腺功能减退症。仅2%的患者会复发。

在轻度或不典型病例中，甲状腺仅略肿大，疼痛和压痛也轻微，无发热等全身症状，临床上也未必有甲状腺毒症或甲减的表现。本病病程长短不一，可数周至半年以上，一般2~3个月。

【实验室检查】

血沉与C反应蛋白明显增高，白细胞计数正常或轻微升高。早期甲状腺激素水平升高，TSH降低。24小时摄碘率明显低下(<5%)，抗甲状腺过氧化物酶抗体、抗甲状腺球蛋白抗体等常阴性，部分患者的甲状腺自身抗体一过性轻微升高。超声检查发现与压痛部位一致的不规则形状低回声病灶。细针穿刺的涂片可见多核巨细胞和其他炎症细胞。

【鉴别诊断】

1. 急性化脓性甲状腺炎　常可出现前颈部甲状腺侧叶肿大伴疼痛或压/触痛，并伴有发热的全身症状和颈部淋巴结肿大。白细胞计数及血沉与C反应蛋白均明显升高。甲状腺功能一般正常。细针穿刺细胞学检查显示大量中性粒细胞浸润，抽取液培养出病原菌。超声波、CT出现脓肿样的显像。

2. 无痛性甲状腺炎　可出现一过性甲状腺毒症症状，但无前颈部甲状腺侧叶疼痛或触痛及全身发热症状，血沉也正常，多具有自身免疫性甲状腺疾病的背景，故抗甲状腺自身抗体明显升高。

3. 结节性甲状腺肿大伴结节急性出血　出血结节常伴自发疼痛与压痛，但病变以外的甲状腺组织无疼痛也无其他全身症状。甲状腺功能、血沉均正常。

【治疗】

本病为自限性疾病，治疗仅是缓解症状。一般采用阿司匹林、布洛芬等非甾体抗炎药可控制症状。症状改善不明显者可考虑使用糖皮质激素，如泼尼松20~40mg/d，但激素并不能缩短其病程，因此症状缓解即可减量维持(10~20mg/d，4~6周)。β受体阻滞剂可改善甲状腺毒血症症状，甲状腺激素替代疗法可在甲减伴有症状患者中使用。

三、桥本甲状腺炎

桥本甲状腺炎(Hashimoto's thyroiditis，HT)，也称为慢性淋巴细胞性甲状腺炎(chronic lymphocytic thyroiditis)，由日本桥本策(Hashimoto Hakaru)于1912年首次报道，是自身免疫性甲状腺炎的一个主要经典类型；以淋巴细胞浸润为其病理特征。HT是最常见的自身免疫性甲状腺疾病，发病率约10%，好发年龄为30~50岁，男女比例1∶5~1∶10。

【发病机制】

本病是以遗传与环境等多种因素的相互作用为基础的器官特异性自身免疫异常而引起的，其发病机制仍未完全明了。

1. 遗传与其他因素　本病具有一定的家族聚集现象，约50%的本病患者具有家族史；同卵双生子中，HT发生的比例远比异卵双生子的高，提示其发病机制与遗传易感基因密切相关。HT是一种多基因遗传疾病。易感基因可以分为甲状腺特异性(*Tg*、*TSHR*)和免疫调节相关性(*FOXP3*、*CD25*、*CD40*、*CTLA-4*、*HLA*)基因。在易感基因中，*FOXP3*和*CD25*起着关键作用，而*CD40*、*CTLA-4*和*HLA*基因是T淋巴细胞关键激活和抗原呈递基因。这些免疫调节基因的多态性对Graves病、桥本甲状腺炎和其他自身免疫性疾病的易感性有显著影响。

环境因素也是HT发病的一个重要原因。富碘地区HT的发病率明显高于缺碘地区，对缺碘地区补碘后HT的发病率也明显上升。我国自1996年开始实行加碘盐全面供应后也有同样情况出现。核辐射可能也是HT的一个致病因素。乌克兰、日本等国一些核泄漏事故后，受到核辐射的儿童中HT的发病率明显增加。此外，硒缺乏、感染、药物也是其中的重要环境因素。

2. 免疫机制　基于上述各种原因及甲状腺特异的$CD4^+CD25^+$调节T淋巴细胞先天性量或质的异常，引起自身免疫耐受破绽，甲状腺内大量淋巴细胞浸润，并产生各种抗甲状腺自身抗体，包括抗甲状腺球蛋白抗体(TgAb)、抗甲状腺过氧化物酶抗体(TPOAb)、以及抗促甲状腺素受体抗体(TRAb)等。TPOAb是补体固定的抗体，对甲状腺细胞有直接的细胞毒性破坏作用，高滴度的TPOAb是亚临床甲状腺功能减退症进展为甲状腺功能减退症的预测因子。TgAb则通过免疫复合物沉淀对甲状腺滤泡细胞产生毒性作用。而抗促甲状腺受体刺激阻断抗体(TsBAb)可以阻断TSH与其受体结合，引起甲状腺功能低下。

细胞免疫也参与HT的自身免疫反应，甲状腺组织内浸润的T淋巴细胞以Th1细胞为主。被激活的Th1细胞产生γ干扰素(IFN-γ)，刺激甲状腺滤泡细胞分泌白介素IL-1ß，诱导HT的滤泡细胞Fas表达，Fas与Th1细胞的Fas配体(FasL)相互作用引起的甲状腺细胞凋亡，是导致甲状腺组织破坏的重要通路。此外，IFN-γ、TNF-α等还诱导甲状腺滤泡细胞表达TNF相关性凋亡诱导配体(RAIL)，引起细胞凋亡，是导致甲状腺组织破坏的另一通路。

本病与Graves病同为器官特异自身免疫性甲状腺疾病。在同一患者中Graves病常可出现在桥本甲状腺炎之前或之后；Graves病患者停用抗甲状腺药物后可出现甲状腺功能减退症等，均显示两病关系密切。此外，HT患者常并发其他自身免疫性疾病，如1型糖尿病、艾迪森病、类风湿关节炎、恶性贫血、系统性红斑狼疮(参见本篇第十五章“多发性内分泌腺病”)等。

【病理】

甲状腺腺体表面苍白，切面均匀呈分叶状，无坏死。甲状腺整个或局部腺体内、间质内可出现弥漫性淋巴细胞、浆细胞等炎症细胞浸润，并形成生发中心淋巴滤泡；纤维增生；滤泡细胞萎缩或增生；细胞质呈嗜酸性变性。

【临床症状】

甲状腺呈对称性肿大，无疼痛，质地较坚韧，表面凹凸不平，肿大程度不一、从轻微到巨大至压迫气管等。少数患者因病情发生急性变化，出现疼痛，并伴短暂的甲状腺毒症。约10%的HT是萎缩性甲状腺炎，被认为是本病的终末期，但是近年的研究发现其可能与TsBAb，以及TSH受体非依赖性的甲状腺生长阻断抗体的存在有关。TsBAb可通过胎盘，升高时可引起新生儿一过性甲减。个别患者因血清中抗促甲状腺受体刺激抗体(TsAb)与TsBAb交替出现,引起Graves病与萎缩性甲状腺炎在同一患者中互为转换。研究显示TPOAb阳性及伴亚临床甲减的孕妇可能增加流产、早产的风险。

HT多数患者的甲状腺功能正常,也有部分患者亚临床甲状腺功能减退,进展缓慢,每年以5%进展为显性甲状腺功能减退症。

桥本脑病是极少见的脑神经系统的自身免疫性疾病,表现为肌阵挛、脑电图显示慢波活动,可进展为精神错乱、昏迷乃至死亡,糖皮质激素治疗有效,同时存在自身免疫性甲状腺炎,但通常无甲状腺功能减退症。

部分患者可出现甲状腺相关性眼病,占甲状腺功能正常甲状腺相关性眼病的大部分。

关于桥本甲状腺炎是不是甲状腺癌的易感因素,以及甲状腺癌患者合并桥本甲状腺炎是否影响肿瘤的侵袭、转移,结果不尽相同。有报道桥本甲状腺炎患者发生甲状腺恶性淋巴瘤的风险增高,病理类型以非霍奇金淋巴瘤多见,约占95%。

【实验室检查】

HT患者中90% TPOAb、20%~50%的TgAb的血清滴度升高。在诊断HT时,TgAb的正确率比TPOAb更高。10%~20%的TsBAb阳性。处于亚临床甲状腺功能减退症时,TSH水平轻微升高、而T_3、T_4水平正常。显性甲状腺功能减退症时T_3、T_4水平降低,TSH水平明显升高。

超声显示甲状腺内部回声减弱,欠均匀,呈弥漫性改变。细针细胞穿刺活检的细胞涂片示成堆淋巴细胞,甲状腺滤泡细胞出现Hürth细胞样变化。

甲状腺扫描显示核素分布不均匀,缺乏特异性。摄碘率在甲状腺功能低下及萎缩性甲状腺炎的患者中减低。部分患者因甲状腺分泌无活性的碘化物,可引起摄碘率增高。

【诊断与鉴别诊断】

甲状腺自身抗体(TPOAb、TgAb)阳性或甲状腺肿大的患者,无论其甲状腺功能如何,均应疑为本病,可进行超声等检查,必要时可行细针细胞穿刺活检。此外需与以下疾病进行鉴别诊断。

1. 甲状腺恶性肿瘤 多为结节性,坚硬而固定,可有淋巴结肿大。甲状腺淋巴瘤是在HT基础上发生的,当甲状腺肿快速增大,并有疼痛或压痛时,应行活检。

2. 单纯性甲状腺肿 甲状腺肿较柔软、甲状腺自身抗体阴性,甲状腺功能正常。

【治疗】

多数HT患者的甲状腺功能正常、甲状腺肿较轻微,无须治疗。对于甲状腺功能减退者应予以甲状腺素激素替代治疗,可给予左甲状腺素钠片(LT_4)或干甲状腺素片。高龄、伴有心血管疾病者应从小剂量(12.5~25μg/d)开始治疗。亚临床甲状腺功能减退症患者中TSH值>10IU/L时,80%将发展成显性甲状腺功能减退症,应予以替代治疗。对于TPOAb阳性并伴TSH值>2.5IU/L的孕妇可予以小剂量LT_4替代治疗。

对于甲状腺肿大者,可以短期(6个月)使用甲状腺素激素制剂予以抑制TSH,缩小甲状腺肿。部分患者在使用抑制治疗6个月后,甲状腺肿可缩小30%。但因甲状腺素激素制剂的副作用、疗效的不确定性,一般不常规或长期使用。少数压迫气管及周围器官的巨大甲状腺肿,以及个别患者出现甲状腺肿伴持续性疼痛时,使用药物治疗无效,可行手术治疗。

硒制剂在桥本甲状腺炎治疗中的作用目前尚无明确定论,有研究认为在缺硒地区给予患者硒制剂可降低TPO抗体和Tg抗体的滴度,但是并没有获得补充硒制剂可改善桥本甲状腺炎影响甲状腺功能的证据,而且关于如何定义硒缺乏也尚有争议,所以并不推荐给桥本甲状腺炎患者硒制剂治疗。

四、无痛性甲状腺炎

无痛性甲状腺炎(painless thyroiditis),又称寂静性甲状腺炎(silent thyroiditis),由Hamburger于1971年首先报道。其临床特征为甲状腺一过性无痛性肿大与甲状腺功能异常(可出现甲亢、甲减、恢复正常三阶段)。此后发现无痛性甲状腺炎与妊娠分娩及流产关系密切,于1976年首先提出产后无痛性甲状腺炎,即产后甲状腺炎(postpartum thyroiditis,PPT)。而非产后无痛性甲状腺炎又被称为散发性无痛性甲状腺炎。本病各年龄段都可发病,多发于20~50岁,男女比1∶7。

【病因】

本病是自身免疫性甲状腺炎的一个类型,*HLA-DR3*、*HLA-DR4*、*HLA-DR5*为易感基因。一般认为本病是由于自身免疫异常,致甲状腺内滤泡细胞组织结构短暂、可逆地被破坏,使甲状腺激素漏至循环中,引起短暂的甲状腺毒症。随后出现一段时间的甲状腺功能减退症,因此也被认为是一种破坏性甲状腺炎。妊娠期的母体免疫系统因为对带有父系抗原的胎儿排斥最小,耐受程度达到最大,而处于适当抑制状态。产后免疫抑制解除,妊娠期间寄居于母体组织中的胎儿微嵌合细胞对抗母体甲状腺抗原的免疫反应(类似于移植物抗宿主反应)得以激活;以及辅助T淋巴细胞(Th)的类型转化(Th1→Th2)等引起的产后免疫反跳与PPT发病有一定的相关性。也有研究发现吸烟是PPT发生的危险因子。此外,胺碘酮、α干扰素、白介素、锂剂等药物均可引起无痛性甲状腺炎,但是发病机制尚未明了。

【临床表现】

多数患者常伴有无痛性甲状腺轻度肿大,呈弥漫性、质地较硬。甲状腺功能变化为一过性甲状腺毒症或甲状腺功能减退症。甲状腺毒症期一般持续2~6周,之后约40%患者可出现6~12个月的甲状腺功能减退症。少数患者的甲状腺功能减退症期的发生先于甲状腺毒症期。也有一些患者两个阶段彼此独立,仅有甲状腺毒症期或甲状腺功能减退症。多数患者甲状腺功能自行恢复正常,约20%的患者成为永久甲状腺功能减退症。产后甲状腺炎一般发生在分娩后1~6个月,在产后2年内均可能发生。80%患者在一年内甲状腺功能恢复正常,但是再次妊娠分娩后复发率约为70%。胺碘酮、α干扰素、锂剂等药物诱导的无痛性甲状腺炎可在服用药物后任何时间发生,持续时间也较长。

【病理】

腺体内局灶性淋巴细胞、浆细胞浸润,但无生发中心淋巴滤泡形成。

【实验室检查】

甲状腺毒症期血清 T_3、T_4 水平均明显升高,血清 T_3/T_4 比值<20。^{131}I 摄取率<5%,或摄锝率低下。大多数患者的 TPO 抗体、Tg 抗体阳性。偶有患者出现 TSH 受体抗体。血沉正常或轻微升高。

【鉴别诊断】

1. Graves 病　无痛性甲状腺炎甲状腺毒症期的临床症状及生化异常(T_3、T_4 升高,TSH 降低)与 Graves 病甲亢(尤其是无突眼、甲状腺肿大不显著病例)相似,故临床上对两者的鉴别诊断十分重要。虽然放射性核素摄碘检查(摄碘率在 Graves 病升高,无痛性甲状腺炎则降低)是经典的鉴别诊断方法,但在部分患者如产后哺乳期是禁忌的。而 TRAb 检测、甲状腺彩色多普勒超声波检查(前者甲状腺内血供丰富、流速高,后者相反)则具有一定的鉴别价值。

2. 桥本甲状腺炎　甲状腺功能减退症期的临床症状与桥本甲状腺炎引起的原发性甲状腺功能减退症同样严重,持续 4~6 个月后,大多缓解。但是部分患者需长期甲状腺激素替代治疗,常与原发性甲状腺功能减退症难以鉴别诊断。

【治疗】

无痛性甲状腺炎毒症期如症状明显,一般给予 β 肾上腺受体阻滞剂对症处理。对于持续甲状腺功能减退症者予以甲状腺激素替代治疗,持续 6 个月后判断是否有永久性甲状腺功能减退症。

推荐阅读

1. SHLOMO M, RICHARD J A, ALLISON B G, et al. Williams textbook of endocrinology[M]. 14th ed. Elsevier, Philadelphia: W. B. Saunders Company, 2019.
2. LEE H J, LI C W, HAMMERSTAD S S, et al. Immunogenetics of autoimmune thyroid diseases: a comprehensive review[J]. J Autoimmun, 2015, 64: 82-90.
3. 中华医学会内分泌学分会,中华医学会围产医学分会. 妊娠和产后甲状腺疾病诊治指南(第 2 版)[J]. 中华内分泌代谢杂志, 2019, 35(8): 636-665.

第七节　甲状腺结节

闻　杰　朱汇庆

甲状腺结节是正常甲状腺组织中出现的局限性肿块,可以无功能或有功能,不伴或伴甲状腺激素分泌增多。甲状腺结节是最常见的甲状腺疾病之一。流行病学调查显示:甲状腺结节触诊发现率为 3%~7%;B 超发现率高达 19%~67%;尸检发现率>50%,其中 5%~15%可能为恶性肿瘤。

【病因与恶变高危因素】

多种甲状腺疾病都可表现为甲状腺结节(表 18-6-7-1)。

表 18-6-7-1　甲状腺结节的病因分类

1. 局灶性甲状腺炎
2. 多结节性甲状腺肿的显著部分
3. 甲状腺囊性病变、甲状旁腺囊肿、甲状舌骨囊肿
4. 一叶甲状腺发育不良
5. 术后残留甲状腺的增生或瘢痕形成
6. 放射性碘治疗后残留甲状腺组织的增生
7. 良性腺瘤
(1) 滤泡性
单纯性
胶样型(大滤泡型)
胎儿型(小滤泡型)
胚胎型(梁状型)
Hurther 细胞(嗜酸细胞)型
(2) 甲状旁腺腺瘤
(3) 其他少见类型:畸胎瘤、脂肪瘤、血管瘤
8. 恶性肿瘤
乳头状甲状腺癌
滤泡性甲状腺癌
甲状腺髓样癌
未分化甲状腺癌
转移癌
甲状腺肉瘤
甲状腺淋巴瘤

甲状腺结节的变化及可能恶变的因素:

国内的一项研究显示,甲状腺良性结节与甲状腺乳头状癌(papillary thyroid carcinoma, PTC)具有不同的分子遗传特征,有不同的发生起源,绝大多数良性结节并不会演变为 PTC。

前瞻性观察性研究显示,992 例良性无症状性甲状腺结节患者随访 5 年,大多数结节的体积在 5 年随访期间无显著变化;甲状腺结节长期预后良好,但应对无症状甲状腺结节进行随访。

在甲状腺结节随访过程中需注意下列恶变的可能:①有甲状腺癌的近亲家族史;②儿童时期有头颈部放射性外照射病史;③儿童时期或青少年时期有辐射照射史;④实质性结节有明显增大;⑤在既往甲状腺手术史中曾有甲状腺癌的病理诊断;⑥^{18}F-FDG-PET 显像发现明显浓聚^{18}F-FDG 的甲状腺结节;

⑦有甲状腺癌或多发性内分泌腺瘤病2型家族史(MEN-2),或者家族性甲状腺髓样癌相关的RET突变,或降钙素大于100pg/ml;⑧颈部有异常淋巴结。

【影像学检查】

(一) B超检查　超声检查已成为临床甲状腺结节诊断应用最广的影像学检查。临床常用的甲状腺影像和数据报告系统(thyroid imaging report and data system, TI-RADS)分级见表18-6-7-2。

表18-6-7-2　甲状腺结节TI-RADS分级及推荐操作

分级	解释	推荐操作
0	影像学评价不完全,需要进一步评估	建议结合临床查体,或其他影像检查
1	阴性	常规随访
2	良性发现	常规随访
3	可能良性发现(约2%恶性可能)	短期随访
4A	低度可疑恶性	建议穿刺活检,结果良性则建议随访
4B	中度可疑恶性	建议穿刺活检,如为乳头状瘤则建议切检
4C	适度关注(非典型恶性征象)	建议活检。病理医师对此类组织取材应谨慎,如为良性病变,应对短期进行随访
5	典型恶性征象(恶性可能≥95%)	建议行适当处理
6	已行活检,并有恶性病理诊断	手术切除

2016年美国临床内分泌医师协会(AACE)甲状腺结节指南提出:

(1) 低风险结节超声特征(恶性风险约为1%):①甲状腺囊肿;②大部分的囊性结节伴"彗星尾"征;③等回声海绵状结节。

(2) 中等风险结节超声特征(恶性风险为5%~15%):轻度低回声或等回声结节,圆或卵圆形;边缘光滑或欠光滑时,出现以下特征:①中央血管生成;②弹性成像硬度增加;③伴粗大钙化或边缘连续性钙化;④伴不明强回声灶。

(3) 高风险结节超声特征(恶性风险为50%~90%):结节至少出现以下1个特征:①显著低回声(相对于周围肌肉组织);②微小钙化灶;③不规则边缘;④纵横比>1;⑤囊外生长;⑥局部淋巴结可疑病变。

超声引导下的细针抽吸细胞学检查(US-FNA)在甲状腺结节的良恶性鉴别诊断中有重要作用。诊断报告采用贝塞斯达(Bethesda Class)1~6分级法:1级是无诊断;2级良性;3级非典型性未确定或未明滤泡源性;4级怀疑滤泡样肿瘤;5级高度怀疑甲状腺恶性肿瘤,通常为乳头状癌;6级确诊为恶性肿瘤。分子生物学基因检测可协助临床诊断。

(二) 核素显像　甲状腺癌$^{99m}TcO_4^-$和^{131}I显像多表现为冷结节,但仅根据$^{99m}TcO_4^-$和^{131}I显像估计肿瘤的良恶性有局限;近几年应用^{111}In、^{99m}Tc标记奥曲肽显像,对于诊断甲状腺髓样癌和不摄取^{131}I的DTC取得一定的效果。

^{18}F-FDG为葡萄糖的类似物,可作为示踪剂进行PET显像,判断肿瘤的良、恶性质。^{131}I全身显像对高分化、低度恶性的肿瘤诊断阳性率较高,而^{18}F-FDG-PET对低分化、高度恶性的肿瘤敏感性高,因此,^{18}F-FDG-PET不能完全取代^{131}I全身显像。

(三) CT和MRI　CT可判断甲状腺病变对邻近器官的影响、明确肿瘤有无邻近淋巴结、血管或胸腔上部侵犯转移等,具有较高的临床价值。MRI对局灶性病变的诊断敏感性欠佳。功能性MRI显像技术如弥散加权成像(DWI)与灌注加权成像(PWI)、磁共振波谱分析(MRS)可用于甲状腺结节的诊断和鉴别诊断。

【诊断与鉴别诊断】

结节性质有各种各样,在临床上区别结节良恶性,有时相当困难。美国临床内分泌医师协会(AACE)、内分泌学会(AME)和欧洲甲状腺学会(ETA)共同就甲状腺结节诊断制定了一个诊断路径可供参考(图18-6-7-1)。

临床上区别甲状腺结节良、恶性的诊断及决策总结如下:

1. 年龄和性别。甲状腺癌可发生于任何年龄,虽多见于年龄大的人,但是对于年龄小于35岁的患者也应保持足够的警惕性,女性发病更多见。

2. 甲状腺癌在单个结节远比多结节性甲状腺肿多见。

3. 结节的大小与癌的发生之间没有必然关系。

4. 质地较软、光滑、可活动的结节多为良性。而坚硬、固定、不痛的结节恶性的机会大(但有例外)。

5. 长得快的结节提示为癌肿,但长得慢不一定代表良性;急骤长大伴疼痛的甲状腺肿系腺瘤内出血或急性甲状腺炎,而非癌肿。

6. 甲状腺肿同时伴邻近颈淋巴结肿大者,应考虑为癌。

7. 甲状腺结节引起显著压迫症状或声音嘶哑者,应考虑恶性病变可能性大而行手术治疗。

8. 甲状腺核素显像示单个"热结节",常为良性伴功能亢进;"温结节"多见于良性肿瘤。

9. 血清降钙素升高,常见于髓样癌。

10. 超声检查有助于甲状腺结节的良恶性判别。

11. 甲状腺意外瘤,其处理应依据甲状腺结节的诊断标准。

12. 复杂的病例可行US-FNA以帮助明确结节性质。

【治疗】

甲状腺结节的处理通常以B超和FNA结果为指导,经FNA明确诊断的良性病变可以通过以下方式处理:

1. 饮食方面　少吃卷心菜、萝卜等十字花科类蔬菜;若TPOAb、TgAb阴性无须忌碘;若TPOAb、TgAb阳性,少食紫菜、

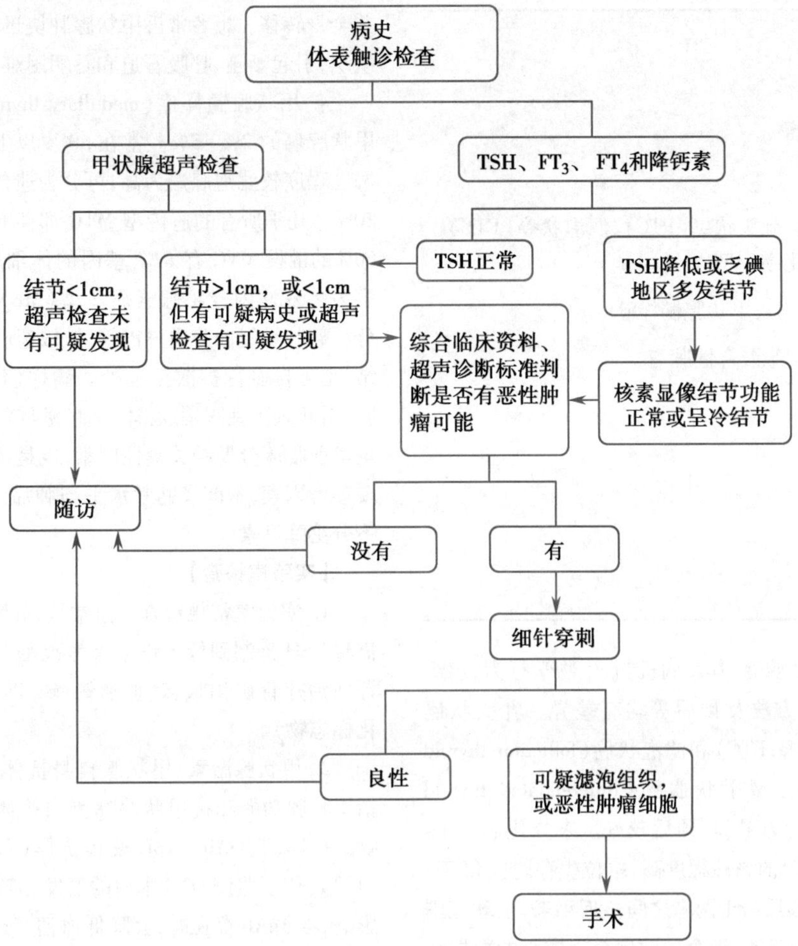

图 18-6-7-1　AACE/AME/ETA 共同制定的甲状腺结节诊断路径

海带类高碘食物。

2. 定期随访　不做任何处理，无变化可长期随访观察。

3. 甲状腺激素抑制治疗　TSH>2.5 时可考虑使用 L-T4 抑制治疗，适用于：生活在缺碘地区，结节体积小，且年纪轻，结节功能非自主；不适用于：血清 TSH 水平<1mU/L 且年龄大于 60 岁的男性患者；绝经后妇女，合并心血管疾病或骨质疏松或全身性疾病。疗效评价：对小结节可能有作用，能抑制新结节的形成，应抑制血清 TSH 在 0.5~1mU/L。

4. 中药治疗　可考虑使用五海瘿瘤丸、平消胶囊、小金丸等。

5. 硬化治疗　自主功能性甲状腺腺瘤及甲状旁腺腺瘤等可行硬化治疗。无水乙醇硬化治疗的副作用有局部疼痛，发热，一过性声带麻痹等。

6. 放射性碘治疗　自主性高功能性腺瘤可行放射性碘治疗，使用剂量为 5~20mCi。

7. 手术治疗　良性结节在以下几种情况下可考虑手术治疗。

1）出现与结节明显相关的局部压迫症状。

2）合并甲亢，内科治疗无效者。

3）肿物位于胸骨后或纵隔内。

4）结节进行性生长，临床考虑有恶变倾向或合并甲癌高危因素。

8. 热消融治疗　主要包括激光消融、射频消融、微波消融和高强度聚焦超声（HIFU）。

推荐阅读

HAUGEN B R, ALEXANDER E K, BIBLE K C, et al. 2015 American thyroid association management guidelines for adult patients with thyroid nodules and differentiated thyroid cancer: the American thyroid association guidelines task force on thyroid nodules and differentiated thyroid cancer[J]. Thyroid, 2016, 26(1): 1-133.

第八节　甲状腺恶性肿瘤

朱汇庆　闻　杰　查兵兵

甲状腺肿瘤是头颈部最常见的恶性肿瘤，甲状腺肿瘤的组织学分类主要分为：原发性上皮肿瘤、原发性非上皮肿瘤与继发性肿瘤（表 18-6-8-1）。

表 18-6-8-1　甲状腺肿瘤的分类

Ⅰ. 原发性上皮肿瘤
A. 滤泡上皮肿瘤
良性:滤泡性腺瘤
恶性:甲状腺癌
分化型甲状腺癌:乳头状癌(PTC)、滤泡状癌(FTC)、分化差癌、未分化癌(ATC)
B. C 细胞肿瘤(MTC):甲状腺髓样癌
C. 滤泡上皮与 C 细胞混合性肿瘤
Ⅱ. 原发性非上皮肿瘤
A. 恶性淋巴瘤
B. 肉瘤
C. 其他
Ⅲ. 继发性肿瘤

不同病理类型的甲状腺癌,其发病机制、生物学行为、组织学形态、临床表现、治疗方法及预后等均有差异。乳头状癌(papillary thyroid carcinoma,PTC)和滤泡状癌(follicular thyroid carcinoma,FTC)合称分化型甲状腺癌(differentiated thyroid cancer,DTC),DTC 生物行为温和,预后较好。未分化癌(anaplastic thyroid cancer,ATC)的恶性程度高,中位生存时间仅 7~10 个月。C 细胞肿瘤的预后居于两者之间。近年来,全球范围内甲状腺癌的发病率增长迅速,据全国肿瘤登记中心的数据显示,我国城市地区女性甲状腺癌发病率位居女性所有恶性肿瘤的第 4 位。

【临床特征】

甲状腺癌可发生于任何年龄,高峰在 49~69 岁的年龄段,女性发病比男性高约 3 倍。恶性程度高的甲状腺癌少见于<40 岁的人,但 40 岁以后,甲状腺癌发生转移和死亡数上升。

1. 乳头状癌(PTC)　此类肿瘤包括单纯性乳头状癌和混合性甲状腺癌,临床最常见,占 50%~70%,恶性度也最轻。任何年龄均可发病,多见于儿童和年轻女性患者(40 岁前)。男女之比为 1∶2~1∶3。部分年轻患者在儿童时期曾有颈部 X 线治疗病史。病灶可经腺内淋巴管扩散至腺体的其他部位或局部淋巴结。

2. 滤泡细胞癌(FTC)　占甲状腺癌 10%~15%,多见于 40 岁以上患者,女性 2~3 倍于男性,儿童少见。滤泡细胞癌很少从淋巴转移,一般经血行远处扩散,可扩散至骨骼、肺、肝等。给予治疗剂量的甲状腺素可以抑制其扩散。预后与侵袭范围和程度有关。甲状腺滤泡状癌多数伴乳头状癌而成混合类型。患者主要有结节性甲状腺肿大,单结节多见,质硬如石,有时可累及整叶,后期可侵蚀邻近组织及远处转移。

3. 未分化癌(ATC)　占所有甲状腺癌的 5%~10%,常见于 55 岁以后,女∶男为1.3∶1~1.5∶1。恶性程度高,可分为几个亚型,以小细胞癌和巨细胞癌为多。常可迅速侵蚀毗邻组织并全身转移。患者常诉甲状腺肿块迅速增大、疼痛。侵及邻近组织,引起嘶哑、呼吸窘迫和吞咽困难。

4. 甲状腺髓样癌(medullary thyroid carcinoma,MTC)　占甲状腺癌的 2%~3%。常在 50 岁以上患者中发病,女性略多。恶性程度较滤泡腺癌为高,可分为遗传型和家族型。遗传型占 20%。几乎所有的遗传型 MTC 都伴有 *RET* 基因的胚系突变,50%的散发 MTC 有 *RET* 基因的体细胞突变。遗传型 MTC 则多为多发性内分泌腺瘤病 2 型(MEN-2A 和 MEN-2B)中的组分。癌肿易侵蚀腺内淋巴管,扩散至腺体其他部分及局部淋巴结,也可自血行扩散至远处。髓样癌可产生降钙素和 5-羟色胺,引起顽固性腹泻、心悸、面色潮红等症状。降钙素水平是决定术前临床分期的关键性因素,也是选择甲状腺手术方法的重要参考因素,术前降钙素水平与肿瘤负荷有关,但<1%的病例不分泌降钙素。

【实验室检查】

1. 实验室常规检查　血常规、肝肾功能、凝血功能等检查,需将 TSH 抑制到低于正常参考范围下限的 DTC 患者,应酌情评估治疗骨矿化状态(血清钙/磷、24 小时尿钙/磷、骨转换生化标志物)。

2. 甲状腺激素、甲状腺自身抗体及肿瘤标志物检查　包括甲状腺功能和抗甲状腺球蛋白抗体(TgAb)、甲状腺过氧化物酶抗体(TPOAb)、TSH 受体抗体(TRAb)。血清甲状腺球蛋白(Tg)用于监测 DTC 术后的复发和转移,Tg 受到 TgAb 水平的影响,当 TgAb 存在时,会降低血清 Tg 的化学发光免疫分析方法检测值。DTC 随访中的血清 Tg 测定包括基础(TSH 抑制状态下)和 TSH 刺激后(TSH>30mU/L)。为更准确地反映病情,可通过停用 L-T_4 或应用重组人促甲状腺素(recombinant human thyrotropin,rhTSH)的方法,使血清 TSH 水平升高至>30mU/L,之后再行 Tg 检测。停用 L-T_4 和使用 rhTSH 后测得的 Tg 水平具有高度一致性。复发危险度中、高危的 DTC 患者,随访时可选用 TSH 刺激后的 Tg。MTC 患者建议在治疗前同时检测血清降钙素和 CEA,并在治疗后定期监测,如超过正常范围并持续增高,特别是当降钙素≥150pg/ml 时,应高度怀疑病情进展或复发。

3. 基因检测　经甲状腺细针抽吸细胞学检查仍不能确定良恶性的甲状腺结节,可对穿刺标本进行甲状腺癌的分子标记物检测,如 BRAF 突变、Ras 突变、RET/PTC 重排等,有助于提高准确率。

【影像学检查】

1. B 超检查　对甲状腺结节及淋巴结的鉴别能力与超声医师的临床经验相关。甲状腺影像报告和数据系统(TI-RADS)对甲状腺结节恶性程度进行评估,有助于规范甲状腺超声报告,超声造影技术及超声弹性成像可作为超声诊断的补充手段,但不建议常规应用。甲状腺结节恶性征象中特异性较高的为:微小钙化、边缘不规则、纵横比>1;其他恶性征象包括:实性低回声结节、晕圈缺如、甲状腺外侵犯、伴有颈部淋巴结异常超声征象等。颈部淋巴结异常征象主要包括：淋巴结内部出现微钙化、囊性变、高回声、周边血流，此外还包括淋巴结呈圆形、边界不规则或模糊、内部回声不均、淋巴门消失或皮髓质分界不清等。

超声引导下细针穿刺活检（US-FNAB）是进一步确定甲状腺结节良恶性的诊断方法。

（1）US-FNAB 的适应证

1）直径大于 10mm 的实性低回声结节。

2）超声检查怀疑囊外生长或颈部淋巴结转移的任何大小的甲状腺结节。

3）儿童或青春期有颈部放射线接触史的患者；甲状腺乳头状癌（PTC）、甲状腺髓样癌（MTC）或多发性内分泌腺瘤病 2 型（MEN-2）患者的一级亲属；有甲状腺癌手术史者；在无任何干扰因素的情况下所测降钙素水平升高者。

4）直径虽小于 10mm，但超声检查发现有与恶性病变相关征象（低回声和/或边界不规则、呈细长形、有微小钙化或结节内血流信号紊乱）的结节，或存在周围淋巴结异常的情况。

（2）US-FNAB 的排除指征：经甲状腺核素显像证实为有自主摄取功能的热结节；超声检查提示为纯囊性的结节。

（3）甲状腺结节 US-FNAB 的禁忌证：具有出血倾向，出、凝血时间显著延长，凝血酶原活动度明显减低；穿刺针途径可能损伤邻近重要器官；长期服用抗凝药；频繁咳嗽、吞咽等难以配合者；拒绝有创检查者；穿刺部位感染，须处理后方可穿刺；女性行经期为相对禁忌证。

2. 核素显像　^{131}I 全身显像用于对甲状腺癌转移的探测，可检查转移病灶有无摄取 ^{131}I 功能。如只见残余正常甲状腺有摄 ^{131}I 功能，而转移灶无摄 ^{131}I 功能，则进一步可用 ^{131}I 消除残余正常甲状腺。用 ^{131}I 量可根据摄 ^{131}I 功能和显像所见残余正常甲状腺的多少来估计，如有摄 ^{131}I 功能的残余甲状腺，则需用 ^{131}I 摧毁之后每月显像一次以观察转移灶是否有摄碘功能，直至转移灶出现摄碘功能方可行 ^{131}I 治疗。

不主张常规使用 ^{18}F-FDG-PET 诊断原发甲状腺癌，尤其是分化好的甲状腺滤泡癌和甲状腺乳头状癌，但对于未分化癌、髓样癌，^{18}F-FDG-PET 检查有意义。^{18}F-FDG-PET 在甲状腺癌术后复发和转移灶的检测可作为 ^{131}I 全身显像的补充，适用于：①血清 Tg 水平升高（>10ng/ml）但 ^{131}I 全身显像阴性而疑有甲状腺癌复发和远处转移癌灶者。②甲状腺髓样癌术后血清降钙素水平升高患者转移病灶的探测。③^{131}I 全身显像已发现肿瘤复发或转移，^{18}F-FDG-PET 有可能发现更多的转移病灶。总之，^{18}F-FDG-PET 显像不是诊断甲状腺癌和转移病灶的第一线方法，但对探测甲状腺癌的微小转移病灶有优势，并有助于治疗方案的确定。炎性淋巴结、切口肉芽肿、肌肉活动度增加等因素可能导致 ^{18}F-FDG-PET 假阳性结果。因此，对 ^{18}F-FDG-PET 阳性显像部位，宜通过细胞学、组织学等其他检查手段进一步确认。

3. CT 和 MRI　CT 可清楚显示甲状腺的解剖形态，判断甲状腺病变对邻近器官的影响、明确肿瘤有无邻近淋巴结、血管或胸腔上部侵犯转移等，具有较高的临床价值，但有一点需注意就是碘增强剂对甲状腺疾病的影响。CT 灌注显像可在显示形态学变化的同时反映生理功能，以了解肿瘤间质血管分布情况，并能定量地了解肿瘤微血管功能状态。

MRI 具有软组织对比度佳及区分不同来源组织能力强的特点，但 MRI 对局灶性病变的诊断敏感性欠佳，在确定钙化方面有一定的不足。MRI 技术发展迅速，功能性 MRI 显像技术如 DWI 与 PWI、MRS 可用于甲状腺结节的诊断和鉴别诊断。

【治疗】

DTC 的治疗以手术为主，辅以术后内分泌治疗、放射性核素治疗，某些情况下需辅以放射治疗、靶向治疗。MTC 以外科治疗为主，必要时需辅以放射治疗、靶向治疗。未分化癌的治疗，少数患者有手术机会，部分患者行放疗、化疗可能有一定效果，但总体来说预后差。

1. 外科治疗　DTC 肿瘤分级为 T_1、T_2 的病变，多局限于单侧腺叶，建议行患侧腺叶及峡部切除。对于部分有高危因素的患者，也可行全甲状腺切除。T_3 病变肿瘤较大或已侵犯甲状腺被膜外肌肉，建议行全甲状腺切除。T_4 病变已经侵犯周围结构器官，一般建议全甲状腺切除。对于 MTC，建议行全甲状腺切除。如为腺叶切除后确诊的 MTC，建议补充甲状腺全切除。MTC 较易出现颈部淋巴结转移，大部分患者就诊时已有淋巴结转移，切除原发灶同时还需行颈部淋巴结清扫术。少数未分化癌患者就诊时肿瘤较小，有手术机会。多数未分化癌患者就诊时颈部肿物已较大，且病情进展迅速，无手术机会。

2. ^{131}I 治疗　利用分化型甲状腺癌（DTC）的复发风险分层决定 DTC 患者进行 ^{131}I 治疗指征（表 18-6-8-2）：高危复发危险分层患者强烈推荐 ^{131}I 治疗；对中危分层患者可考虑 ^{131}I 治疗，但其中有镜下甲状腺外侵犯但癌灶较小或淋巴结转移个数少、受累直径小且不伴高侵袭性组织亚型或血管侵犯等危险因素的中危患者，^{131}I 治疗后未改善总体预后，可不行 ^{131}I 治疗；低危分层患者不推荐行 ^{131}I 治疗。按病灶情况，^{131}I 治疗剂量在 30~200mCi。

3. TSH 抑制治疗与目标　TSH 抑制治疗用药首选 L-T_4 口服制剂。干甲状腺片中甲状腺激素的剂量和 T_3/T_4 不稳定，可能带来 TSH 波动，因此不推荐使用。

TSH 抑制治疗的目标：①对于高危患者，初始 TSH 应控制在<0.1mU/L；②对于中危患者，初始 TSH 应控制在 0.1~0.5mU/L；③对于未检出血清 Tg 的低危患者，不论是否已行 ^{131}I 甲状腺清除（简称清甲）治疗，TSH 应控制在 0.5~2mU/L；④对于已行 ^{131}I 清甲治疗并且低水平 Tg 的低危患者，或未行清甲治疗、Tg 水平稍高的低危患者，TSH 应控制在 0.1~0.5mU/L；⑤对于腺叶切除患者，TSH 应控制在 0.5~2mU/L；⑥对于影像学疗效不满意（SIR）的患者，在无禁忌证的情况下，TSH 应无限期控制在<0.1mU/L；⑦对于血清学疗效不满意（BIR）的患者，根据初始 ATA 危险分层、Tg 水平、Tg 变化趋势及 TSH 抑制治疗的不良反应，应控制 TSH 在 0.1~0.5mU/L；⑧对于初始评为高危，但治疗反应为满意（临床或血清学无病状态）或疗效不

表 18-6-8-2　分化型甲状腺癌的复发风险分层

危险分层	临床病理特征
低危	甲状腺乳头状癌(包括以下所有) 无区域淋巴结或远处转移 大体肿瘤无残留 肿瘤无外侵 非恶性程度高的组织学类型 首次术后全身核素扫描未见甲状腺床外的摄碘灶 无血管侵犯 cN_0 或少于 5 个微小淋巴结转移(直径<0.2cm) 滤泡状亚型乳头状瘤,位于甲状腺内,未突破包膜 甲状腺乳头状微小瘤,位于甲状腺内,单发或多发,包括 BRAF V600E 突变 滤泡性甲状腺癌,位于甲状腺内,分化好,有包膜侵犯且无血管侵犯,或仅有微小血管侵犯
中危	甲状腺周围组织的微小侵犯 术后首次核素显像有颈部病灶摄碘 恶性程度高的亚型(高细胞、柱状细胞、弥漫硬化等) 伴有血管侵犯,cN_1 或 5 个以上淋巴结转移的 pN_1,转移淋巴结直径小于 3cm 多灶性甲状腺乳头状微小癌伴或不伴 BRAF V600E 突变
高危	明显侵犯甲状腺周围软组织 肿瘤残留 远处转移 术后血清 Tg 提示远处转移 pN_1 且转移淋巴结大于 3cm 滤泡性甲状腺癌广泛浸润血管

明确的患者,TSH 控制在 0.1~0.5mU/L 最多 5 年,随后降低 TSH 抑制程度;⑨对于治疗反应为满意(临床或血清学无病状态)或疗效不明确的患者,特别是复发危险为低危者,TSH 控制在 0.5~2mU/L;⑩对于未行 ^{131}I 清甲治疗或辅助治疗、疗效满意或疗效不明确的患者,颈部超声阴性,抑制性 Tg 较低或未检出,并且 Tg 或 TgAb 无增高趋势,TSH 控制在 0.5~2mU/L;⑪对于妊娠期确诊的 DTC,若手术延期至产后,TSH>2.0mU/L,*L*-T_4 治疗目标是 TSH 在 0.3~2.0mU/L。已经手术的甲状腺癌复发高风险的患者,妊娠期血清 TSH 应保持小于 0.1mU/L,治疗反应良好的 DCT 患者,TSH 抑制放宽到 2mU/L 以下。

4. 放射治疗　甲状腺癌对放射治疗敏感性差,单纯放射治疗对甲状腺癌的治疗并无好处,外照射放疗仅在很小一部分患者中使用。放射治疗原则上应配合手术使用,主要为术后放射治疗。

5. 甲状腺癌的全身治疗　化疗对分化型甲状腺癌疗效差,靶向治疗更为重要。分化型甲状腺癌存在血管内皮生长因子(VEGF)及其受体(VEGFR)的高表达和诸如 RET 异位、BRAF V600E 突变、RAS 点突变等变异。作用于这些靶点的多激酶抑制剂可延长中位无进展生存期,并使部分患者的肿瘤缩小。而甲状腺未分化癌主要的内科治疗是化疗,化疗可以与放疗同步使用,也可在放疗后辅助性给予。

甲状腺癌尤其是分化型甲状腺癌有较长的生存期,需要多学科规范化综合诊治,包括外科、病理科、影像诊断科、核医学科、放疗科、内分泌科、肿瘤内科等,针对不同的患者或者同一患者的不同治疗阶段应实施个体化精准治疗。

推荐阅读

1. HAUGEN B R, ALEXANDER E K, BIBLE K C, et al. 2015 American thyroid association management guidelines for adult patients with thyroid nodules and differentiated thyroid cancer: the American thyroid association guidelines task force on thyroid nodules and differentiated thyroid cancer [J]. Thyroid, 2016, 26(1): 1-133.
2. 中华人民共和国国家卫生健康委员会. 甲状腺癌诊疗规范(2018 版)[J]. 中华普通外科学文献, 2019, 13(1): 1-15.
3. 中国医师协会外科医师分会甲状腺外科医师委员会,中国抗癌协会甲状腺癌专业委员会,中国研究型医院学会甲状腺疾病专业委员会. 甲状腺髓样癌诊断与治疗中国专家共识(2020 版)[J]. 中国实用外科杂志, 2020, 40(9): 1012-1020.

第七章　甲状旁腺疾病

第一节　概　　述

杨叶虹　沈稚舟

【解剖与组织学】

人类甲状旁腺多为 4 枚,位于甲状腺后壁两侧。正常成人每个甲状旁腺大小约 6.5mm×3.5mm×1.5mm,平均重 25mg。腺体血供较丰富,主要由主细胞和嗜酸性细胞组成。

【甲状旁腺激素的合成与生理】

PTH 在主细胞内合成,先合成 115 个氨基酸的前甲状旁腺激素原,后经酶转变为 90 个氨基酸的甲状旁腺激素原,移行至高度分化的高尔基体,裂解转变为 84 个氨基酸的 PTH。PTH 释放入血后迅速二次裂解,仅 10%保持原形,其余转变成三种肽段,其中含有羧基端和中段部分的肽段占多数。PTH 的氨基端1~34个氨基酸系PTH的完整生物活性基团，但免疫活性小。羧基端为免疫活性基团。

【甲状旁腺的调节】

（一）血清钙离子浓度　为调节甲状旁腺功能的主要因素。血钙过低时可刺激甲状旁腺增生和促进PTH分泌，同时抑制降钙素（CT）的合成和分泌，引起血钙升高，血钙过高时则可抑制PTH和刺激CT的合成和分泌，使血钙向骨骼转移而趋于降低。

（二）降钙素　可刺激PTH的分泌，可能通过血钙过低刺激甲状旁腺分泌所致。

（三）血清1,25-二羟胆骨化醇[1,25-$(OH)_2D_3$]　增多后，可抑制PTH的分泌，甲状旁腺中有维生素D受体。

（四）血磷、血镁浓度　血磷增高可促进PTH的分泌，血镁降低则可抑制PTH分泌。

第二节　甲状旁腺功能减退症

杨叶虹　沈稚舟

甲状旁腺功能减退症（hypoparathyroidism），简称甲旁减，指PTH缺乏和/或PTH效应不足引起的临床综合征。

【病因与分类】

自腺体至靶组织细胞之间任何环节的缺陷均可引起甲旁减。甲旁减可根据血清免疫活性PTH（iPTH）水平的高低，分为减少、正常和增多性甲状旁腺功能减退症，见扩展阅读18-7-2-1；也可按发病情况分为PTH缺乏和PTH抵抗。

扩展阅读18-7-2-1

扩展阅读18-7-2-1　甲状旁腺功能减退症分类及鉴别

（一）PTH合成减少

1. 先天性或遗传性甲状旁腺功能减退症　较少见。可为甲状旁腺发育相关基因异常或编码PTH的基因突变致PTH生物合成环节异常，也可以是钙感受体的激活突变导致低钙血症时患者的PTH分泌仍然持续抑制。可为自身免疫性多内分泌腺综合征的组分，与*AIRE*基因突变有关；有的患者血中尚可检出抗胃壁细胞、甲状旁腺、肾上腺皮质和甲状腺的自身抗体。可合并其他器官异常，如DiGeorge征及线粒体病。也可单独存在不伴其他缺陷。遗传方式可为常染色体显性遗传、常染色体隐性遗传或X连锁遗传等多种。

2. 获得性甲状旁腺功能减退症　较常见，多为甲状腺手术时误将甲状旁腺切除、损伤及有关血管受损所致。头颈部其他肿瘤的手术、甲状腺功能亢进症接受放射性碘治疗后或因浸润性病变如癌转移、血色病、结节病等累及甲状旁腺时可继发甲状旁腺功能减退症。获得性甲状旁腺功能减退症还可以因钙感受体自身抗体所致。

3. 特发性甲状旁腺功能减退症　指病因未明的甲状旁腺功能减退症。

（二）PTH分泌减少　PTH释放需要镁离子存在，低镁血症可引起PTH分泌减少或者不适当地"正常"，补充镁后PTH释出增加。摄入减少、吸收不良、排泄增多、分布异常及遗传性疾病（如*CLDN16*/*CLDN19*、*TRPM6*基因突变）等可以造成低镁血症。长期质子泵抑制剂治疗可以抑制TRPM6介导的镁转运，或*TRPM6*基因突变均可能造成胃肠道镁排出增多。利尿剂、某些抗生素、钙调磷酸酶抑制剂、表皮生长因子受体拮抗剂等可以下调TRPM6，增加尿镁排出引起低镁血症。在慢性胃肠道疾病，营养缺乏或顺铂治疗的患者中可见严重低镁血症所致PTH分泌减少。低镁还可影响PTH在骨骼和肾脏的效应环节，加重低钙。

（三）假性甲状旁腺功能减退症　如假性甲状旁腺功能减退症Ⅰ型和Ⅱ型，以及假-假性甲状旁腺功能减退症（pseudo-pseudohypoparathyrodism，PPHP）参见本章第三节"假性甲状旁腺功能减退症"。

【临床表现】

主要由于长期血钙过低伴下列阵发性加剧引起下列症状。

（一）神经肌肉症状　神经肌肉应激性增加所致，轻症仅有感觉异常，四肢刺痛、发麻、手足痉挛僵直，易被忽视或误诊。当血钙降低至一定水平时（2.0mmol/L以下）常出现手足搐搦发作，呈双侧对称性腕及手掌指关节屈曲，指间关节伸直，大拇指内收，形成鹰爪状；双足常呈强直性伸展，膝关节及髋关节屈曲；严重病例全身骨骼肌及平滑肌痉挛，可发生喉头和支气管痉挛、窒息等危象；累及心肌时呈心动过速，心电图示QT间期延长，主要为ST段延长，伴异常T波；膈肌痉挛时有呃逆；小儿多惊厥，像原因不明性癫痫大发作而可无昏迷、大小便失禁等表现。可由于感染、过劳和情绪等因素诱发。经期前后更易发作。血钙在1.75~2.0mmol/L，临床上可无明显搐搦称为隐性搐搦症，若诱发血清游离钙降低或神经肌肉应激性增高时可发作，面神经叩击试验（Chvostek征）、束臂加压试验（Trousseau征）可使隐性者显示其病情。

（二）精神症状　可能和脑基底核功能障碍有关。发作时常伴不安、焦虑、抑郁、幻觉、定向失常、记忆减退等症状，但除在惊厥时，少有神志丧失。

（三）外胚层组织营养变性及异常钙化症群　甲状旁腺功能减退如为时过久，常发现皮肤粗糙，色素沉着，毛发脱落，指（趾）甲脆软萎缩、脱落，眼白内障。病起于儿童期者，牙齿钙化不全，牙釉质发育障碍，呈黄点、横纹、小孔等病变。患儿智力多衰退、脑电图常有异常表现，可出现癫痫样波并于补钙后可消失，头颅CT可见基底核钙化，骨质较正常致密，有时小脑亦可钙化。

（四）心脏表现　长期低血钙可致心肌收缩力严重受损，乃至甲旁减性心脏病。

【实验室检查】

（一）血　血清钙常降低至2.0mmol/L以下，主要是钙离子浓度的降低。需除外因低蛋白血症而引起的总钙减低。患者血清无机磷上升。血清碱性磷酸酶常正常或稍低。除假性甲旁减，血清免疫活性甲状旁腺素（iPTH）水平一般降低。低钙血症是对甲状旁腺的强刺激，当血清总钙值≤1.88mmol/L时，血PTH值应增加5~10倍，所以低钙血症时，如PTH在正常范围，仍属甲状旁腺功能减退。

（二）尿　当血钙浓度低于1.75mmol/L时，尿钙浓度显著降低。

（三）Ellsworth-Howard试验　静注外源性PTH后测定注射前、后尿cAMP及尿磷，可根据不同反应鉴别不同类型（见扩展阅读18-7-2-1）。

【诊断与鉴别诊断】

甲状腺手术后发生者可根据手术史诊断。特发性患者症状隐潜者易被忽略，误认为神经症或癫痫者并不鲜见。多次血、尿检验，有助于及时发现血钙过低性搐搦，诱发试验可助诊断。主要诊断依据：①无甲状腺手术或前颈部放射治疗等病史；②慢性发作性搐搦症；③低钙高磷；④除外可引起血浆钙离子过低的其他原因如肾功能不全、脂肪痢、慢性腹泻、维生素D缺乏症及碱中毒等；⑤血清iPTH显著低于正常；⑥Ellsworth-Howard试验有排磷反应；⑦无体态畸形。

特发性甲旁减需和假性甲旁减Ⅰ型和Ⅱ型、假-假性甲旁减等鉴别。也需和其他原因引起的手足搐搦症相区别，如特发性体质性易痉症。

【防治】

在甲状腺及甲状旁腺手术时，应避免甲状旁腺损伤或切除过多。标准治疗包括口服钙剂和活性维生素D代谢产物。

1. 钙剂　急性低钙血症搐搦发作期需立即处理。应即刻静脉缓慢注射10%葡萄糖酸钙10ml，如不能缓解，可在密切监测血钙的同时，继续静脉使用10%葡萄糖酸钙。必要时辅以镇静剂如苯巴比妥钠或苯妥英钠肌内注射。如果出现低钙的症状如感觉异常、脚腕痉挛等或体征如Chvostek或Trousseau征、心动过缓、心肌收缩功能受损、QT间期延长可考虑静脉给予钙剂。无症状患者如血钙明显降低（校正钙≤1.75mmol/L）也可考虑静脉给予钙。

间歇期治疗的目的在于维持血钙正常，降低血磷，防止搐搦及异位钙化。宜进高钙低磷饮食。钙剂每天补充1~3g元素钙。可选择葡萄糖酸钙（含元素钙93mg/g）、乳酸钙（含元素钙130mg/g）、碳酸钙（含元素钙400mg/g）等。碳酸钙需要在酸化的环境中吸收，胃酸分泌不足者吸收不佳。

2. 镁剂　少数患者，经上述处理后，血钙虽已正常，但仍有搐搦症则应疑及可能伴有低镁，应使用镁剂，如50%硫酸镁10~20ml加入500~1 000ml 5%葡萄糖液中静脉滴注，或用50%硫酸镁溶液肌内注射，剂量视血镁程度而定，需随访血镁以免过量。

3. 维生素D及其活性代谢产物　如属术后暂时性甲旁减，则在数日至1~2周内，腺体功能可望恢复，故仅需补充钙盐，如1个月后血钙仍低，不断发生搐搦，应考虑为永久性甲状旁腺功能减退症，则需补充维生素D。由于PTH缺乏，血磷高，25-OH-D_3转换为1,25-$(OH)_2D_3$减少，故本病对维生素D治疗表现为抵抗。严重者需长期补充活性维生素D。可供使用的药物有骨化醇（维生素D_2）、骨化二醇、双氢速变固醇（dihydrotachysterol，又称AT10、DHT）及骨化三醇（罗钙全）。罗钙全起始剂量为每日0.25μg，常用量为0.25~1.0μg/d，为首选药物。用药期间观察尿钙及血钙变化，调整药量。

4. PTH和PTH类似物　近年来有应用人工合成的PTH1-34或PTH1-84治疗甲状旁腺功能减退症，观察到骨量和骨转换的增加，减少了传统治疗中尿钙排泄过多和泌尿系统结石的机会。FDA批准rh PTH作为钙和维生素D的辅助疗法，rhPTH1-84疗效持续但价格昂贵，推荐作为钙剂和维生素D制剂的补充治疗用于经传统疗法单独治疗后病情不能很好控制的患者。包括：①血钙波动较大，经常出现明显的低钙血症或高钙血症；②血磷和/或钙磷乘积控制不满意；③调整传统治疗药物后仍有高钙尿症导致的肾脏并发症或泌尿系结石风险增加；④已有肾脏并发症，包括肾脏钙化、肾结石或慢性肾脏疾病；⑤口服药物剂量过大；⑥并发影响钙和维生素D吸收的胃肠道疾病；⑦钙敏感受体（calcium-sensing receptor，CaSR）激活性突变导致的常染色体显性遗传性低钙血症。药物使用疗程尚不明确。

5. PTH治疗优化方法　使用皮下泵送系统、寿命长的载体分子和长效的PTH类似物有望延长疗效。

第三节　假性甲状旁腺功能减退症

杨叶虹　沈稚舟

假性甲状旁腺功能减退症（pseudohypoparathyroidism，PHP）主要包括以下两组类型：Ⅰa、Ⅰb型、Ⅰc型和Ⅱ型。

【假性甲状旁腺功能减退Ⅰa、Ⅰb型、Ⅰc型和Ⅱ型】

此两型均有：①由遗传缺陷所致的体态异常如身材矮小、圆脸、斜视、短指（趾）、掌骨畸形、智力减退等。②周围组织（肾和骨）对PTH完全或部分性无生理效应，故血清钙、磷和AKP改变均和真性甲状旁腺功能减退症相同，因而甲状旁腺组织增生，血清PTH分泌代偿性增高。Ⅰa型常可同时伴其他激素抵抗如TSH、胰高血糖素、促性腺激素抵抗等而出现相应的功能低下，由*Gsα*基因突变导致；Ⅰb型大多不伴其他激素抵抗，不一定伴有体态异常，其遗传缺陷定位于常染色体20q13.3；另有少数患者有典型的体态异常和PTH抵抗表现，但是检测Gsα功能正常，称为Ⅰc型。Ⅰ型病例的缺陷主要在于骨和肾的细胞膜受体，cAMP生成障碍，故对PTH为完全性无反应。而Ⅱ型病例主要缺陷则在于靶组织细胞对cAMP无反应，故仅在滴注外源性PTH的同时滴注钙才有尿磷增多反应，根据此点及体态改变也可和真性特发性甲状旁腺功能减退症相区别。

假性甲状旁腺功能减退症的处理，基本上与特发性甲状旁腺功能减退症相同，血生化维持正常后，PTH代偿性分泌增多也可得到纠正。

【假-假性甲状旁腺功能减退症】

又称 Albright 骨营养不良症(osteodystrophy)。本病特点为有上述体态异常,但无生化改变。在假性甲状旁腺功能减退症的患者亲属中可发现本病,故有人认为本病和假性甲状旁腺功能减退症均为遗传缺陷性疾病,但后者为充分发展的类型,除体态变化外尚有生化异常,而本病则仅有体态异常。

本组患者的病因主要由于 Gsα 蛋白遗传缺陷所致。当患者从父亲处遗传突变的 *Gsα* 基因时表现为假-假性甲状旁腺功能减退症;而当 *Gsα* 突变来源于母亲时则表现为假性甲状旁腺功能减退症Ⅰa 型。在假-假性组中,虽无电解质异常改变,仍有 Gsa 蛋白的缺乏,因而可能尚有其他独立的遗传等位基因缺陷,方能充分解释电解质代谢紊乱。

假-假性甲状旁腺功能减退症仅有体态改变而无生化异常,无须特殊治疗。

推荐阅读

1. 中华医学会骨质疏松和骨矿盐疾病分会. 甲状旁腺功能减退症临床诊疗指南[J]. 中华骨质疏松和骨矿盐疾病杂志, 2018, 11(4): 323-338.
2. TABACCO G, BILEZIKIAN J P. New directions in treatment of hypoparathyroidism[J]. Endocrinol Metab Clin North Am, 2019, 47(4): 901-915.

第四节　甲状旁腺功能亢进症

张朝云

甲状旁腺功能亢进症(hyperparathyroidism),简称甲旁亢,是一组因甲状旁腺分泌过多甲状旁腺激素(parathyroid hormone, PTH)而导致骨质吸收、高钙血症引起的临床综合征,可分为原发性、继发性及三发性。

一、原发性甲状旁腺功能亢进症

【病因与病理】

原发性甲状旁腺功能亢进症(primary hyperparathyroidism)是因甲状旁腺腺瘤、增生或腺癌所引起的甲状旁腺激素分泌过多。研究发现,MEN-1、HRPT2、钙敏感受体(CaSR)及细胞分裂周期蛋白(CDC73)的突变与家族性及散发性原发性甲状旁腺功能亢进相关,原癌基因 *RET* 的突变激活与多发性内分泌腺瘤病 2A 的甲状旁腺肿瘤有关,而原癌基因周期蛋白 D1(cyclin D1, CCND1)与散发的甲状旁腺腺瘤及腺癌相关。

(一)甲状旁腺

1. 腺瘤　占 80%~90%,腺瘤有包膜,常有囊变、出血、坏死或钙化。瘤组织多数是主细胞,也可由透明细胞组成。单个甲状旁腺腺瘤约占 85%,多发性腺瘤少见,腺瘤也可见于纵隔、甲状腺内或食管后。

2. 增生　占 10%~15%,多累及四个腺体,无包膜、出血和坏死等改变,以大型水样透明细胞为主,可见脂肪细胞。部分有假包膜。

3. 癌肿　不足 1%,包膜、血管和周围组织见肿瘤细胞浸润、转移。

(二)骨骼　有不同程度的骨质吸收、脱钙,结缔组织增生构成纤维性骨炎。严重时引起多房囊肿样病变及"棕色瘤",形成纤维囊性骨炎,易发生病理性骨折及畸形。以骨质吸收为主的骨骼病变为全身性,以指骨、颅骨、下颌骨、脊椎和盆骨等处较明显。

(三)钙盐的异位沉积　肾脏是排泄钙盐的重要器官,可出现多个结石。肾小管或间质组织中可发生钙盐沉积。此外可在肺、胸膜、胃肠黏膜下血管内、皮肤、心肌等处发生钙盐沉积。

【病理生理】

过多甲状旁腺激素促进钙从骨骼动员至血液循环,血钙升高,而对无机磷再吸收减少,尿磷排出增多、血磷降低。因肿瘤的自主性,高血钙不能抑制甲状旁腺,故血钙持续增高;骨基质分解、黏蛋白、羟脯氨酸等代谢产物自尿排泄增多,形成尿结石或肾钙盐沉着症,肾功能常受损。本病虽以破骨细胞动员为主,但成骨细胞活动也代偿性增加。

【临床表现】

患病率约为 1/1 000,男女比例为 1∶(2~4),发病率随年龄而增加,绝经后女性患病率为普通人群的 5 倍。本病起病缓慢。近年来,无症状甲旁亢的检出率增高。

(一)高血钙低血磷症群　为早期症状,常被忽视。

1. 消化系统　可有食欲缺乏、恶心、便秘、腹胀等症。部分患者伴十二指肠溃疡病,可能与高血钙刺激胃泌素分泌有关。少数患者发生急性胰腺炎,与胰管和胰腺内钙盐沉着有关。

2. 肌肉　四肢肌肉松弛,张力减退。出现囊性纤维性骨炎的患者可有肌纤维萎缩,导致近端肌无力、活动受限,行走似鸭步。肌肉活检或肌电图可见肌源性肌损害。

3. 心血管系统　心动过缓,有时心律不齐,心电图示 QT 间期缩短。

4. 泌尿系统　肾结石发生率高达 25%以上,引起肾绞痛、血尿或继发尿路感染,可损害肾功能。本病的尿结石呈多发、反复性发作,并有肾实质钙盐沉积。

此外,尚可发生角膜、胸膜等处的异位钙化。软组织钙化发生在肌腱、软骨等处,引起关节痛。皮肤钙盐沉积可致瘙痒。

(二)骨骼系统症状　初期有骨痛,见于背部、脊椎、髋部、胸肋骨处或四肢。下肢不能承重,行走困难;久病后出现骨骼畸形、病理性骨折。

(三)其他症状　少数患者可出现精神症状,如嗜睡、抑郁、淡漠、注意力不集中等。部分患者其甲状旁腺腺瘤或增生系多发性内分泌腺瘤病(multiple endocrine neoplasia, MEN)的组成部分(参见本篇第十五章"多发性内分泌腺病")。另一罕见的伴甲旁亢的综合征为甲状旁腺功能亢进-颌骨肿瘤综合征(hyperparathyroidism-jaw tumor syndrome),该综合征由 *HRPT2* 基因突变所致,包括甲状旁腺肿瘤、颌骨的纤维骨病变、肾脏囊性病变及子宫肿瘤，其甲状旁腺腺癌的比例达15%。

【影像学检查】

（一）X线片　①骨膜下皮质吸收、脱钙；②纤维囊性骨炎在骨局部形成大小不等的透亮区，以长骨骨干多见；③全身性骨骼骨质疏松、脱钙，但以指骨内侧骨膜下皮质吸收、颅骨斑点状脱钙、牙槽骨板吸收为本病的好发部位。少数可见骨硬化和异位钙化。

（二）^{99m}Tc-MIBI双时相显像　可发现85%～100%的甲状旁腺腺瘤。CT、MRI、B超也有助于甲状旁腺腺瘤定位，但敏感性低于^{99m}Tc-MIBI双时相显像。

【骨密度测定】

PTH增多后，促进骨质吸收，骨密度降低，对皮质影响较明显，骨密度测定可见尺桡骨远端和股骨骨密度降低。

【实验室检查】

（一）血

1. 血钙　血钙多升高，血钙如反复多次超过2.7mmol/L（10.8mg/dl），应视为疑似病例，超过2.8mmol/L（11.2mg/dl）意义更大。血钙增高可呈波动性，应多次测定。部分患者血钙正常，近年提出了正常血钙的原发性甲旁亢的诊断标准，包括：①血清PTH水平升高；②经血清蛋白校正后的总血钙水平在正常范围；③血清25-羟维生素D水平在生理范围；④除外继发性因素引起的血清PTH水平升高。如对此类患者检测血清离子钙，90%以上血清离子钙增高或间歇性增高。

2. 血磷　多数低于1.0mmol/L，但在晚期病例肾功能减退时，磷排泄减少，血磷可升高。

3. 血清甲状旁腺素测定　测定血清PTH的方法可分为测定氨基端、中间段、羧基端和完整的PTH。PTH的中间段或羧基端，系非活性片段，受肾功能的干扰。完整的PTH及氨基端片段可被肝脏和外周组织很快代谢而不易受肾脏功能的干扰。故目前采用IRMA法测定PTH全分子，原发性甲旁亢者升高。

4. 血浆1,25-$(OH)_2D$　本病中过多PTH可兴奋1α-羟化酶活性而使血浆1,25-$(OH)_2D$含量增高。

5. 血清碱性磷酸酶　有骨病表现者均有不同程度的增高。

（二）尿钙、磷　PTH促进肾小管对钙的重吸收，但因血钙过高后肾小管滤过增加，尿钙也增多。患者低钙饮食3天后（每日摄钙低于150mg），24小时尿钙排泄仍可在50mmol/L（200mg）以上，而正常人则在37mmol/L（150mg）以下；如在普通饮食下进行，则本病尿钙常超过62.5mmol/L（250mg）。收集尿时应予酸化，以免钙盐沉淀影响结果。

【诊断与鉴别诊断】

（一）诊断　具有下列特点之一者应疑为本症：①屡发活动性尿路结石或肾钙盐沉着；②骨质吸收、脱钙，甚而囊肿形成，特别当累及上述好发部位时。

除临床表现外，诊断依据要点为：①血钙过高，平均在2.7～2.8mmol/L（10.8～11.2mg/dl）以上；②iPTH增高。如血钙过高伴有iPTH增高，结合临床和X线检查可诊断本病。如同时有尿钙、尿磷增多，血磷过低则更典型。

（二）鉴别诊断

1. 恶性肿瘤　恶性肿瘤常伴高血钙，包括恶性肿瘤体液性高钙血症（即假性甲旁亢，包括异源性PTH综合征）及局部骨溶解性高钙血症。前者最常见的是肺癌，其他还包括肾脏、胰腺、乳腺和卵巢的腺癌。癌肿引起的高钙血症与肿瘤产生的甲状旁腺激素相关性多肽（parathyroid hormone-related peptide，PTHrP）及多种白细胞介素有关。局部骨溶解性高钙血症见于恶性肿瘤发生骨转移。恶性肿瘤引起的高钙血症与原发性甲旁亢的关键鉴别点是前者血清PTH被抑制。检测PTHrP有利于两者的鉴别。

2. 其他疾病引起的高钙血症　包括多发性骨髓瘤、结节病、乳碱综合征、维生素D、维生素A和噻嗪类利尿剂中毒等。但其血清PTH值正常或降低。

3. 继发性甲状旁腺功能亢进症（secondary hyperparathyroidism）　继发性甲旁亢是因低钙、高磷或低1,25-$(OH)_2D$引起的PTH过多分泌。

4. 家族性低尿钙性高钙血症（familial hypocalciuric hypercalcaemia，FHH）　临床少见，由位于第3号染色体上的钙敏感受体（CaSR）基因突变导致，位于甲状旁腺主细胞表面的CaSR能感知循环中的离子钙浓度而调控PTH的释放。当CaSR基因突变而功能丧失时，甲状旁腺不能正确感知循环中的钙浓度而导致不适当的分泌PTH。肾小管也表达CaSR，当发生突变时，非PTH依赖的钙重吸收增加，导致尿钙排泄减少。FHH为常染色体显性遗传，血清PTH正常或高于正常，血磷正常或降低，血清钙略增高，尿钙降低。FHH一般无须治疗。其诊断要点包括良性高钙血症的家族史和钙的排泌分数（FEca）小于1%，而原发性甲旁亢的FEca通常大于2%。FEca计算公式如下：FEca=[Uca/Pca]/[Ucr/Pcr]（Uca=尿钙，Pca=可滤过的血钙，Ucr=尿肌酐，Pcr=血肌酐）。

【治疗】

目前认为，并非所有的甲旁亢患者都需要手术治疗，对于有高钙血症的症状和体征的患者，首选手术，而对于无症状患者，如有以下一种情况应手术，包括：①年龄<50岁；②血钙大于参考值上限的0.25～0.4mmol/L；③与同年龄、性别及种族的人群相比，骨密度低于2SD以上；④24小时尿钙大于10mmol（400mg）；⑤和与年龄匹配的对照相比，肌酐清除率降低30%以上；⑥不能进行长期的内科监测。

（一）手术治疗　手术前必须进行定位检查，5%～10%的甲状旁腺腺瘤处于异常位置，术前定位找到异位的腺瘤非常重要。有经验的外科医师手术成功率可达90%～95%。探查时应寻找4枚腺体。近年来，提倡在术中监测PTH，分别在术前及切除甲状旁腺后5分钟检测PTH，如降低50%以上或降至正常，提示手术成功。术中需做冷冻切片。腺瘤应切除，但须保留1枚正常腺体；增生者则应切除3枚腺体，第4枚腺体切除50%左右。如为腺癌，应行根治手术。伴有明显骨病者，因术后钙、磷大量沉积于脱钙的骨骼，血钙可于术后1～3天内过低（1.75mmol/L以下），出现口唇麻木和手足搐搦，可静脉注射

10%葡萄糖酸钙 10ml，每日 2~3 次，有时每日需要量可多至 100ml，或 30~50ml 溶于 500~1 000ml 5%葡萄糖液内静脉滴注。低钙血症为暂时性者，于3~5 天内缓解。大部分患者在术后 1~2 个月内血钙可升至 2mmol/L(8mg/dl)以上。如低钙持续3 个月以上，提示永久性甲状旁腺功能减退可能，需补充维生素 D。如补钙后，血钙正常而仍有搐搦，尚需考虑补镁(参见本章第二节“甲状旁腺功能减退症”)。

（二）内科治疗　对无手术指征的患者，应定期随访并采用内科治疗。嘱患者多饮水，限制食物中钙的摄入量(每天少于 1 000mg)，忌用噻嗪类利尿剂和碱性药物。每 6~12 个月复查相关指标。研究发现双膦酸盐和雌激素替代能有效降低骨转化并改善骨密度，选择性雌激素受体调节剂雷洛昔芬(raloxifene)也能降低原发性甲状旁腺功能亢进患者的骨转换，但是这些制剂不能降低血钙或 PTH，钙敏感受体激动剂能降低血钙和 PTH、降低骨转换的指标，但不能改善骨密度。

二、甲状旁腺危象

甲状旁腺危象(parathyroid storm)由严重的高血钙(>3.5mmol/L)所致。患者一般有多年的甲状旁腺功能亢进症和高钙血症，在脱水、手术、摄入大量钙、囊性甲状旁腺腺瘤破裂等情况下，症状加剧而发生甲状旁腺危象。表现为乏力、厌食、恶心、呕吐、多尿、失水、神志改变，甚而昏迷。血清 PTH 通常大于正常上限的 5~10 倍。血钙可超过 3.5mmol/L。可出现低钾低氯性碱中毒。心电图示 Q-T 间期缩短，伴传导阻滞。应紧急处理高钙血症。

1. 根据失水情况和心肾功能补充生理盐水　开始每 2~4 小时静脉滴注 1L，每天总量可达 2~4L。

2. 静脉补充双膦酸盐　能有效抑制骨吸收，是治疗严重高血钙的一线用药，包括帕米膦酸盐(pamidronate)、唑来膦酸盐(zoledronate)等。一般帕米膦酸盐 60~90mg，加入生理盐水 250~500ml 中，静脉滴注 2~4 小时；唑来膦酸盐 4mg，加入生理盐水 100ml，静脉点滴 15~30 分钟。在肾功能不全的患者，使用上述半量。多数患者的血钙在 24 小时内下降，并在 1 周内降到最低点。

3. 在控制失水和补液时可出现低血钾，应监测血钾、钠、镁和钙，必要时血气分析，以纠正电解质紊乱和维持酸碱平衡。

4. 利尿剂　在充分补充血容量基础上，如高血钙不能纠正，可使用呋塞米(速尿)(但不可用噻嗪类药物)促进尿钙排泄，每次静脉注射或口服 40~100mg，每 2~6 小时 1 次(每日最大剂量不超过 1 000mg)。

5. 降钙素　可在数分钟内通过破骨细胞受体降低骨钙和羟磷灰石盐的释放。剂量为 2~8U/(kg·d)，皮下或肌内注射(如降钙素 100~200U，每日 2 次皮下注射)。

6. 血液透析　可迅速降低血钙。

7. 迅速术前准备后急诊手术。

三、继发性甲状旁腺功能亢进症

继发性甲状旁腺功能亢进症(secondary hyperparathyroidism)是因体内存在刺激甲状旁腺的因素，特别是低钙、低镁和高磷，腺体受刺激后增生、分泌过多的甲状旁腺激素。多见于维生素 D 缺乏症、严重肾功能不全、骨软化症、小肠吸收不良等。

【病因与病理生理】

（一）各种原因所致的骨软化症

1. 维生素 D 缺乏症(vitamin D defficiency，VDD)　由于肠钙吸收减少使血钙降低，刺激甲状旁腺增生而分泌过多激素。消化道疾病可引起脂溶性维生素 D 吸收不良，导致类似问题。

2. 慢性肾功能不全　肾小球滤过率降低后，血磷增高、血钙降低，刺激甲状旁腺激素分泌，减少肾小管再吸收磷，以降低血磷。在肾功能不全早期，甲状旁腺激素已升高，随滤过率下降、血清 PTH 升高更明显。肾功能不全时尚有维生素 D 活化的障碍，1,25-$(OH)_2$D 形成减少，影响肠钙吸收而加重低血钙。

3. 长期磷盐缺乏和低磷血症　大多是肾小管性酸中毒病变，如 Fanconi 综合征、与遗传有关的低磷血症或长期服用氢氧化铝等。维生素 D 活化代谢障碍和血磷过低均可造成骨软化症和低血钙，从而刺激甲状旁腺。

（二）假性甲状旁腺功能减退症(pseudohypoparathyroidism)　由于甲状旁腺素的效应器官细胞缺乏反应，血钙过低，血磷过高，刺激甲状旁腺。

（三）降钙素过多　如甲状腺髓样癌，降钙素过多，也可刺激甲状旁腺。

（四）其他　如妊娠、哺乳、皮质醇增多症等。

低血钙刺激甲状旁腺增生，分泌过多的甲状旁腺激素，甲状旁腺激素促进骨质吸收及磷排泄，因此在原发病变基础上尚可出现纤维骨炎。在病理上继发性和原发性增生不易区别，如长期受刺激，均可形成腺瘤，如在继发性增生基础上转变为腺瘤，称之为三发性甲状旁腺功能亢进症。

本症的临床表现可见相关原发疾病章节。

【处理】

处理时主要去除刺激因素如血钙过低等。

1. 在单纯维生素 D 缺乏和假性甲状旁腺功能减退症，仅需补充维生素 D。

2. 在肾小管病变所致的低磷血症和维生素 D 代谢障碍，宜补充中性磷酸盐，每日 2~4g，并联合应用维生素 D 每日 50 000~400 000U 不等，或用 1α-(OH)-D，或骨化三醇每日 0.5~1.0μg。

3. 慢性肾功能不全或衰竭时　①口服氢氧化铝或碳酸铝能结合大量无机磷，可减少磷吸收。但铝化物与活性维生素 D 合用时，易导致铝中毒，因此在应用维生素 D 治疗时应慎用铝盐。②口服钙盐或增加透析液含钙量，以补充缺钙和抑制甲状旁腺分泌。肾性骨营养不良症见于所用透析液含钙低于 1.4mmol/L(5.6mg/dl)。③给予维生素 D，可自每日口服 50 000~60 000U 开始，3~4 周后，如需要可增加剂量，每日 40 万 U 左右，或使用阿法 D_3 或骨化三醇每日 0.25~0.5μg，在使用维生素 D 时应监测血钙。④拟进行肾移植者则应行甲状旁腺次全切除，因甲状旁腺功能亢进症可在肾移植后持续，高血钙对移植肾不利。

四、三发性甲状旁腺功能亢进症

三发性甲状旁腺功能亢进症（tertiary hyperparathyroidism）在继发性甲状旁腺功能亢进的基础上产生。甲状旁腺对各种刺激反应过度，或腺体受持久刺激不断增生超过了生理需要，腺体中的部分增生组织转变为腺瘤，自主分泌过多的PTH，并引起明显的纤维骨炎。血钙由正常或稍低进而明显超过正常。治疗应行甲状旁腺探查和次全切除。

推荐阅读

RICHARD B，MARIE B D，HENRY M K. Hormone and disorders of mineral metabolism［M］//SHLOMO M，RICHARD J A，ALLISON B G，et al. Williams textbook of endocrinology. 14th ed. Elsevier，Philadelphia：W. B. Saunders Company，2019：1196-1255.

第八章　卵巢疾病

第一节　围绝经期综合征

卞　华　李小英

绝经提示卵巢功能衰退，生殖能力终止。40岁以上女性，末次月经后12个月仍未出现月经，排除妊娠后则可临床诊断为绝经。围绝经期（perimenopausal period）指从绝经过渡期至绝经后1年内的时期。围绝经期妇女出现因性激素减少所致的症状，称为围绝经期综合征。该综合征也可因卵巢手术摘除、放射性破坏而引起。主要表现为生育能力和性活动能力下降，月经稀少以至停止，性器官进行性萎缩和逐渐衰老。多数妇女通过调节可顺利度过，但也有不少妇女，出现自主神经功能紊乱症状群，包括潮热多汗、心悸、水肿、头晕及失眠等。

【病因与发病机制】

绝经期卵巢功能衰退，卵泡分泌雌激素和孕激素减少，对下丘脑垂体的负反馈作用减弱而出现下丘脑与垂体的功能亢进。血浆中促黄体素释放素（LHRH）和促卵泡激素释放素（FSH-RH）水平增高，从而使黄体生成素（LH）和促卵泡激素（FSH）分泌也增高，后者更为明显，原因系LH易被类固醇所抑制。绝经症状的发生主要是雌激素过少所致。

【临床表现】

围绝经期的症状比较复杂，可轻可重，严重的可以影响正常的工作和生活，原有精神因素者，发生症状不仅多而且较重。这些症状可能在女性最后一次月经期前的许多年出现，并且持续十年以上。

（一）月经紊乱　在围绝经期前的生育期晚期，虽有排卵，但卵泡期开始缩短，表现为月经周期缩短。围绝经期随着卵泡耗竭，通常首先发现月经周期延长，周期跳过、闭经及无排卵周期频率增加，月经最终将永久停止。

（二）潮热　阵发性潮热是最早出现和最具特征性的症状，约3/4患者该症状持续1年以上，近1/2持续5年以上。通常以集中于上胸部和面部的突然发热开始，并迅速变为全身发热。发热持续2~4分钟，每日发生数次，尤其常见于夜间。

（三）心血管系统的症状　绝经期妇女动脉粥样硬化、高血压、冠心病的发生率增高。患者常诉心悸不适，并有阵发性心动过速或心动过缓。

（四）生殖系统的表现　绝经期妇女外生殖器开始萎缩，约20%的妇女患萎缩性阴道炎。乳房扁平及下垂，子宫、输卵管及卵巢组织也逐渐萎缩。

（五）睡眠障碍及精神、心理症状　妇女进入围绝经期以后，常伴有睡眠障碍。易产生情绪起伏，女性在绝经过渡期中新发抑郁的风险显著升高。

（六）其他　皮肤干燥与弹性消失，记忆减退和注意力难以集中。骨质疏松逐渐明显，常主诉关节疼痛。有的患者可发生萎缩性膀胱炎、尿道炎、尿路感染及尿失禁。

【诊断与鉴别诊断】

具有上述症状的围绝经期妇女经全身和妇科检查，排除心血管、精神、神经及内分泌腺等器质性病变，即诊断为围绝经期综合征。表现为血雌激素减少，FSH与LH增高。基础值测定，血FSH>10IU/L提示卵巢储备功能下降，FSH>25IU/L提示已进入围绝经期，FSH>40IU/L提示卵巢功能衰竭。对于45岁以上的正常健康女性，依据月经周期改变伴或不伴绝经症状可作出绝经过渡期或围绝经期的诊断。由于FSH浓度的波动性，所以高血清FSH并不是诊断的必需条件。对于40~45岁女性，必须首先排除月经周期紊乱的其他原因（如妊娠、高催乳素血症和甲状腺疾病）。对于40岁以下女性，不应诊断为绝经过渡期或绝经。这些女性存在的是原发性卵巢功能不全（卵巢早衰），其生物学和自然病程不同。

【防治】

（一）绝经期保健　首先解除患者的思想顾虑，指明本症为生理性进程。健康的生活方式十分重要。在绝经后妇女中，肥胖已成为一个日益严重的问题；体重若减轻5%~10%，就能有效改善与肥胖相关的多种异常状况。并应补充钙盐，每日应摄入元素钙1g。

（二）药物治疗

1. 规范绝经激素治疗（menopausal hormone therapy，MHT） MHT应在有适应证、无禁忌证、绝经女性本人有主观意愿前提下尽早开始。绝经过渡期与老年女性使用MHT的风险和受益不同。对大多数有症状的绝经后妇女（60岁以下或绝经后10年内妇女）、无禁忌证的女性，MHT用于缓解血管舒缩症状、减缓骨量丢失和预防骨折的风险/收益最高。原则上不推荐女性60岁以后或绝经10年以上开始启用MHT。MHT适应证包括绝经相关症状，泌尿生殖道萎缩相关的问题，低骨量及骨质疏松症。已知或怀疑妊娠、原因不明的阴道出血、已知或可疑患乳腺癌、性激素依赖性恶性肿瘤、最近6个月内患活动性血栓栓塞性疾病、严重肝肾功能不全等禁用；慎用情况包括子宫肌瘤、子宫内膜异位症或增生、有血栓形成倾向、高催乳素血症、乳腺疾病等。

（1）MHT的原则：生理性补充，个体化处理，取最小有效量达到最好效果，联合应用。在MHT治疗前需要评估心血管和乳腺癌风险，MHT期间应至少每年进行1次个体化受益/危险评估。对于有子宫者，单用雌激素会增加子宫内膜癌发生的危险性，应加用孕激素。对于已切除子宫者，通常不必加用孕激素。

（2）MHT的常用方法：MHT原则上应选用最低的有效剂量。常用方法：①单孕激素补充方案，适用于绝经过渡期早期，调整卵巢功能衰退过程中的月经问题。②单雌激素补充方案，适用于子宫已切除的妇女，通常连续应用。③序贯用药，适用于有完整子宫的妇女。模拟生理周期，在用雌激素的基础上，每月加用孕激素10~14日。④联合用药，适用于有完整子宫、绝经后期不希望有月经样出血的妇女。该法每日均联合应用雌孕激素，一般为连续性给药。⑤连续应用替勃龙，适合于绝经后不希望来月经的妇女。⑥局部雌激素的应用，仅为改善绝经生殖泌尿综合征时。

2. 非激素制剂的应用 对于不愿意接受或存在MHT禁忌证的妇女，可选择：①植物类药物，如黑升麻异丙醇萃取物。②植物雌激素，如大豆异黄酮。③选择性5-羟色胺再摄取抑制剂等。

3. 绝经激素治疗的长期获益与风险 ①可获得骨质疏松性骨折的一级预防，并减少软骨的降解和关节替代手术，预防肌少症的发生。②绝经早期启用MHT是可降低心血管损害并可能获得收益的“机会窗”。对于年龄≥60岁、绝经超过10年的女性，MHT增加冠心病和卒中风险。③及早开始MHT，对降低阿尔茨海默病和痴呆风险有益。>60岁或绝经10年以上才启用MHT会对认知功能产生不利影响，增加痴呆风险。④乳腺癌主要与雌激素治疗中添加的合成孕激素有关，MHT引起的乳腺癌风险很小。⑤有子宫的女性，MHT方案中应加用足量及足疗程的孕激素以保护子宫内膜，防止子宫内膜癌。

推荐阅读

1. 中华医学会妇产科学分会绝经学组．中国绝经管理与绝经激素治疗指南（2018）[J]．协和医学杂志，2018，9（6）：19-32.

2. The NAMS 2017 Hormone Therapy Position Statement Advisory Panel. The 2017 hormone therapy position statement of the North American Menopause Society[J]. Menopause，2017，24：728.

第二节 多囊卵巢综合征

卞 华 李小英

多囊卵巢综合征（polycystic ovary syndrome，PCOS）是一种具有生殖、代谢、心理特征的常见生殖内分泌代谢性疾病，在育龄妇女中发病率大概为5%~10%。其临床表现呈现高度异质性，典型的临床表现为月经异常、不孕、多毛、肥胖等，并随年龄的增长而出现胰岛素抵抗、高胰岛素血症和高脂血症。

【病因与发病机制】

PCOS的病因至今尚未定论，一般认为与以下因素有关：

（一）下丘脑-垂体功能障碍 PCOS患者促性腺激素释放激素（GnRH）脉冲释放异常，频率可能加速。LH值高，FSH值正常或偏低，LH/FSH>2~3。

（二）胰岛素抵抗与高胰岛素血症 胰岛素抵抗（insulin resistance IR）干扰下丘脑-垂体-卵巢轴，导致PCOS的排卵功能障碍。胰岛素水平升高能使卵巢雄激素合成增加，雄激素活性增高可明显影响葡萄糖和胰岛素的内环境稳定。伴有高雄激素血症的PCOS患者无论肥胖与否，即使月经周期正常，均伴有明显的IR。

（三）高雄激素血症 PCOS妇女的高雄激素血症（hyperandrogenism HA）主要来源于卵巢。此外，雄激素的敏感性提高、效应性增强、清除率下降也可导致PCOS患者出现功能性的HA。部分PCOS患者肾上腺分泌的雄激素升高。HA引起卵巢被膜纤维化增厚，抑制卵泡发育和排卵，造成多囊卵巢和无排卵。

（四）卵巢调控机制失常 PCOS患者无排卵可能源于卵泡发育早期异常，出现颗粒细胞异常增殖与卵母细胞生长不良等。PCOS也可起源于肾上腺疾病，当机体受到强烈刺激时其网状带分泌过多雄激素。

（五）遗传因素 PCOS的家族群聚现象提示了遗传因素的作用。

（六）环境因素 环境影响，如肥胖、精神紧张和/或雄激素暴露，以及环境内分泌干扰物如双酚A、持续性有机污染物、抗癫痫药物促进PCOS发生。

【临床表现】

（一）月经功能障碍 月经不调通常在青春期开始。月经紊乱模式通常是少经（月经周期>35天或每年周期数<8）和闭经（任何一个月经周期>90天）之一，也有月经周期缩短<21天，提示慢性无排卵。

（二）不孕 有一半存在原发性不孕，1/4存在继发性不孕。流产率较高。产科并发症增加：妊娠糖尿病，早产和先兆子痫等罹患风险增加。肥胖、2型糖尿病、代谢综合征及其组分、心血管疾病和阻塞性睡眠呼吸暂停综合征罹患风险增加。

（三）高雄激素表现 如痤疮、多毛、男性型脱发和/或高雄激素血症。游离睾酮比总睾酮增高更有意义，30%～35%的PCOS患者存在脱氢表雄酮（DHEA）增高。

（四）子宫内膜癌风险增加 子宫内膜癌的风险是正常女性的3倍。

（五）抑郁和焦虑 PCOS与情绪障碍及进食障碍相关，如抑郁、焦虑和暴饮暴食。

【实验室检查】

1. 高雄激素血症 血清总睾酮水平正常或轻度升高，可伴有雄烯二酮水平升高，DHEA、硫酸脱氢表雄酮水平正常或轻度升高。

2. 抗米勒管激素（AMH）水平 较正常明显增高。

3. 非肥胖PCOS患者 多伴有LH/FSH比值≥2。

4. 20%～35%的PCOS患者可伴有血清催乳素水平轻度增高。

5. 口服葡萄糖耐量试验（OGTT）提示可能存在糖代谢异常、高胰岛素血症。

【辅助检查】

盆腔超声检查是简便易行、无创伤的诊断方法。无性生活者，可选择经直肠或腹部超声检查，其他患者应选择经阴道超声检查。超声检查前应停用性激素类药物至少1个月。初潮8年内不推荐使用超声诊断卵巢多囊样改变。

【诊断与鉴别诊断】

目前常用的是2003年制定的鹿特丹诊断标准：以下三项中至少有两项，并排除其他疾病时可诊断为PCOS。①稀发排卵或不排卵；②临床和/或生化检查有高雄激素表现；③超声检查发现多囊卵巢（一侧或双侧卵巢中直径2～9mm的卵泡≥12个，和/或卵巢体积≥10ml，该诊断标准出现了两个新的亚型：高雄激素血症合并多囊卵巢和排卵功能异常合并多囊卵巢。基于汉族女性的特点，2018年《多囊卵巢综合征中国诊疗指南》的诊断标准建议分两步进行确诊：

（1）疑似PCOS：月经稀发或闭经或不规则子宫出血是诊断的必需条件。另外再符合下列2项中的1项：①高雄激素表现或高雄激素血症；②超声表现为卵巢多囊状态（PCOM）。

（2）确诊PCOS：疑似PCOS的基础上，排除其他可能引起高雄激素和排卵异常的疾病。

对于超声多囊卵巢的定义，2018年国际PCOS网络、欧洲人类生殖与胚胎学学会（ESHRE）与美国生殖医学学会（ASRM）制定并发表的《基于循证证据的多囊卵巢综合征评估和管理国际指南》建议，使用新型超声器检测，一侧或双侧卵巢中直径2～9mm的卵泡≥20个，和/或卵巢体积≥10ml。

月经稀发需要与垂体瘤、卵巢早衰、中枢性闭经、甲状腺功能减退症鉴别；高雄激素血症需排除非经典型先天性肾上腺皮质增生症、库欣综合征、男性化肿瘤如卵巢或肾上腺分泌雄激素的肿瘤、良性囊性畸胎瘤、卵巢转移癌等。

由于PCOS常伴有胰岛素抵抗，需要评估代谢综合征及其组分。

【治疗】

（一）生活方式干预 无论肥胖或非肥胖PCOS患者，生活方式干预都是基础治疗方案，包括饮食、运动和行为干预等。

（二）调整月经周期 适用于青春期、育龄期无生育要求、因排卵障碍引起月经紊乱的患者。对于月经稀发但有规律排卵的患者，如无生育或避孕要求，周期长度短于2个月，可观察随诊，无须用药。

1. 周期性使用孕激素 可以作为青春期、围绝经期PCOS患者的首选，也可用于育龄期有妊娠计划的PCOS患者。其优点是不抑制卵巢轴的功能或抑制较轻，对代谢影响小。缺点是无降低雄激素、治疗多毛及避孕的作用。

2. 短效复方口服避孕药（COC） 不仅可调整月经周期、预防子宫内膜增生，还可使高雄激素症状减轻，可作为育龄期无生育要求的PCOS患者的首选。

3. 雌孕激素周期序贯治疗 极少数PCOS患者胰岛素抵抗严重，雌激素水平较低、子宫内膜薄，单一孕激素治疗后子宫内膜无撤药出血反应，需要采取雌孕激素序贯治疗。也用于雌激素水平偏低、有生育要求或有围绝经期症状的PCOS患者。

（三）高雄激素的治疗 缓解高雄激素症状是治疗的主要目的。短效COC为高雄激素血症及多毛、痤疮的首选治疗。螺内酯适用于COC治疗效果不佳、有禁忌或不能耐受者。

（四）代谢调整 适用于有代谢异常的PCOS患者。包括调整生活方式、减少体脂的治疗。药物首选二甲双胍。吡格列酮可作为双胍类药物疗效不佳时的联合用药，常用于无生育要求的患者。

（五）促进生育 诱导排卵适用于有生育要求但持续性无排卵或稀发排卵的PCOS患者。药物治疗中一线用药为来曲唑和氯米芬（CC），促性腺激素可作为二线治疗，也可作为CC或来曲唑的配合用药；腹腔镜卵巢打孔术不常规推荐，主要适用于CC抵抗、来曲唑治疗无效等患者；体外受精（in vitro fertilization，IVF）是PCOS不孕患者的三线治疗，体外成熟培养目前的应用仍有争议；PCOS患者辅助生殖治疗过程中推荐使用二甲双胍。

（六）远期并发症的预防与随访管理 密切随访代谢紊乱、子宫内膜病变等。

（七）心理疏导重视心理疏导。

推荐阅读

1. 中华医学会妇产科学分会. 多囊卵巢综合征中国诊疗指南[J]. 中华妇产科杂志，2018，53（1）：2-6.

2. International PCOS Network. Recommendations from the international evidence-based guideline for the assessment and management of polycystic ovary syndrome[J]. Fertil Steril，2018，110（3）：364-379.

第三节　先天性卵巢发育不全症

卞　华　李小英

Turner 于 1938 年首先报道一例妇女患有原发性闭经、性发育不良、身材矮小、颈蹼和肘外翻的一组病症，故先天性卵巢发育不全症又称 Turner 综合征（Turner syndrome），女性中患病率为 25/10 万～50/10 万。本病是一种典型的 X 性染色体畸变所致的遗传性疾病。

【病因与发病机制】

X 染色体单体或 X 染色体结构异常为 Turner 综合征的病因。最常见的染色体核型为 45XO。少数患者具有嵌合型的染色体核型，45XO/46XX、45XO/47XXX、45，XO/46，XY 等。X 染色体结构异常有 46Xi（Xq）、46XXq、46XXp 和 46Xr（X）。

【病理】

主要为生殖器官不发育，多呈幼稚状态。

【临床表现】

（一）生长发育不良　典型的 Turner 综合征患者呈女性外貌，均有身材矮小，呈幼稚状，未治疗者成年身高比一般女性人群低大约 20cm。

（二）多种躯体方面的异常　患者具有特殊的面容，低发际线，耳低位或畸形，角形嘴，高腭弓，短第四掌骨，上睑下垂，常伴不同程度的斜视。短而宽的颈部，胸宽而扁呈盾状。其他异常有颈蹼，心脏异常，特别是主动脉缩窄、左侧心脏发育不全或主动脉夹层，高血压、心脏传导异常，肾脏异常，肘外翻，先天性手和足的淋巴水肿或指甲过凸，肾畸形，多发黑色素痣。本症还可发生结肠闭锁，红绿色盲或慢性中耳炎。智商较正常儿童低。患者可表现为各种骨骼的畸形，低骨密度。有些患者蝶鞍稍大可伴空泡蝶鞍，易伴发自身免疫性甲状腺疾病和乳糜泻，常常有 2 型糖尿病、代谢综合征。Turner 综合征患者可通过供卵与 IVF 而妊娠，在妊娠期间发生主动脉夹层或破裂的风险特别高。Turner 综合征患者的总死亡率增加至大约 3 倍。

（三）性器官不发育　生殖器官发育不全，第二性征不完整，患者青春期后常发生原发性闭经或月经量少，婚后不育，仅个别嵌合型患者有生育能力。

（四）变异型的 Turner 综合征　嵌合型中以 45XO/46XX 嵌合型最为常见，仅次于 45XO 型。性腺决定物存在于 X 染色体的长臂和短臂上，X 短臂上有与身材高矮、躯体结构有关的位点，丢失后可引起性幼稚、矮小及躯体畸形。

【辅助诊断】

本症患者青春后期雌激素、孕酮水平均显著降低，血清 FSH 显著升高，LH 可正常或稍升高。GnRH 兴奋试验结果呈正常或活跃反应。超声波或盆腔 CT 示子宫和卵巢发育不良。确诊必须做染色体检查。如果临床上强烈怀疑 Turner 综合征，但初始核型分析结果正常，则应采用不同的组织进行第二次核型分析。患者推荐进行代谢及心血管疾病评估，肾脏超声、牙齿畸形、听力及眼部检查，乳糜泻筛查，脊柱侧凸评价，生长及性腺发育状况评估。>18 岁患者推荐骨密度测定。

【诊断与鉴别诊断】

女性表型有性发育幼稚、身材矮小和多种先天性躯体发育异常的患者，应考虑本症的可能，进一步检查发现血浆 LH 和 FSH 水平明显增高，雌激素水平降低，再进行染色体核型检查，可明确诊断。染色体核型分析有助于区别 Noonan 综合征和 Laurence-Moon-Biedel 综合征。其他需要与垂体性侏儒、呆小症、体质性青春期延迟等疾病鉴别。

【防治】

Turner 综合征治疗的目的是促进生长，诱导产生第二性征及月经周期。总的来说，治疗原则是先促进身高，骨骺愈合后再用雌激素使乳房和生殖器发育。另外要积极防治骨质疏松、高血压，以及肥胖或其他不良生活方式导致的疾病。

其他治疗，包括躯体畸形的处理、内分泌代谢异常的纠正、微量元素锌的补充。Turner 综合征患者，自然受孕或者采用人工辅助生育技术妊娠后，发生流产、死胎、畸胎的比率明显较高。对不孕的患者可予以人工受孕。建议可在 12 岁前，在残留的卵巢滤泡中取出功能性卵母细胞，予以冷冻保存。对于那些已经失去了卵巢储备的患者，可通过卵母细胞或胚胎捐赠实现生殖愿望。无论有无卵巢功能，从优生优育的角度，提倡采用正常供者卵母细胞进行人工辅助生育。因 Turner 综合征患者妊娠增加心血管风险，建议孕前应就此进行健康咨询。

推荐阅读

International Turner Syndrome Consensus Group. Clinical practice guidelines for the care of girls and women with Turner syndrome：proceedings from the 2016 Cincinnati International Turner Syndrome Meeting［J］. Eur J Endocrinol，2017，177（3）：G1-G70.

第九章　睾丸疾病

第一节　男性生殖腺功能减退症

卞　华　李小英

男性性腺功能减退症（male hypogonadism）是由雄激素缺乏引起的临床综合征，诊断必须同时包括持续性的临床症状和雄激素缺乏的证据。

【睾丸的解剖与生理】

睾丸主要由精曲小管和间质所组成，精曲小管由两种细胞构成：一为多层的生殖细胞，即精原细胞、精母细胞、精细胞，最后形成精子。二为支持细胞（Sertoli cells），对生殖细胞起支持和营养作用，分泌抑制素和抗米勒管激素（AMH），并构成血-睾屏障。间质中有睾丸间质细胞（又称 Leydig 细胞），能分泌雄激素。

睾丸的形成：原始生殖腺的性别分化，主要取决于受精卵的性染色体是否有 Y，Y 染色体短臂上存在性别决定区基因（*SRY*），该基因只在睾丸组织中表达。在性别决定中，*SRY* 基因起关键性作用，主要调节芳香化酶和 AMH 基因等的表达，从而促进雄激素合成和 AMH 的分泌，使得生殖管道和外生殖器向男性化方向发展。

表型性别的分化有赖于睾酮（T）的导向作用。在胚胎 7 周时，中肾管（又称沃尔夫管）和副中肾管（又称米勒管）两套生殖导管并存。胎儿睾丸间质细胞分泌睾酮促使中肾管分化为附睾、输精管和精囊。支持细胞分泌 AMH，促使米勒管退化。睾酮通过 5α-还原酶转化为二氢睾酮（DHT），在 DHT 刺激下，尿生殖窦发育为阴茎、尿道和阴囊。尿生殖窦的上部发育为膀胱颈，下部发育为前列腺。

下丘脑分泌的促性腺激素释放激素（GnRH），又称促黄体素释放素（LHRH），能刺激腺垂体释放促卵泡激素（FSH）和黄体生成素（LH）。LH 能促使睾丸间质细胞产生睾酮。FSH 作用于精曲小管，促使精子发育成熟。抑制素有抑制垂体分泌 FSH 及抑制下丘脑分泌 GnRH 的作用，从而间接抑制精子的发生。

【分类、病因与临床表现】

（一）原发性性腺功能减退　由睾丸本身病变所致。因睾酮缺乏导致下丘脑及垂体促性腺激素代偿性增高，故又称高促性腺激素型性腺功能减退。

1. 睾丸先天性发育异常

（1）Klinefelter 综合征：参见本章第二节“克兰费尔特综合征”。

（2）性逆转综合征（46XX 男性）：无 Y 染色体，*SRY* 基因阳性，男性表型，小睾丸，无精子发育，血睾酮低下，雌二醇水平升高。盆腔超声检查无卵巢及子宫。

（3）男性 Turner 综合征：常染色体显性遗传，染色体核型为 46XY。有典型 Turner 综合征的临床表现，但患者的先天性心脏病与 Turner 综合征有所不同，最常见类型为肺动脉狭窄、房间隔缺损、动脉导管未闭等。而 Turner 综合征患者主要表现为主动脉狭窄和室间隔缺损。常有隐睾，睾丸缩小，精曲小管发育不良，性幼稚，血睾酮降低，血清促性腺激素水平增高。少数患者睾丸正常，且能生育。

（4）成人精曲小管功能减退：原因包括睾丸炎、隐睾等，可无明确病因。临床表现为不育，第二性征发育良好，无乳房发育。精液检查示少精或无精，血 T 或 LH 浓度正常。基础血 FSH 正常或增高，经 GnRH 刺激后，FSH 过度增高。

（5）睾丸间质细胞发育不全：参见本篇第十一章“性分化异常症”。

（6）无睾症：胚胎期因感染、创伤等原因引起睾丸完全萎缩而致病。外生殖器保持幼稚型，无睾丸，第二性征不发育。血 T 水平低，促性腺激素显著升高，HCG 刺激后，睾酮不增高。

（7）隐睾症：可为单侧或双侧，以腹股沟处最多见。由于腹内体温比阴囊内温度高，因此隐睾症患者的生精功能受到抑制，且易癌变。隐睾症一般无症状，可在一侧或两侧未触及睾丸，无雄激素缺乏的表现，常伴不育。与无睾症不同，隐睾症患者受 HCG 刺激后，睾酮明显升高。

（8）纤毛不动综合征：卡塔格内综合征表现为内脏反转异位、慢性鼻窦炎和支气管扩张三联症，因精子纤毛活动障碍而不孕，为常染色体隐性遗传缺陷。

（9）雄激素生物合成障碍：编码睾酮生物合成必需酶的基因突变所致。

（10）FSH 和 LH 受体基因突变：较为罕见。FSH 受体基因突变存在低精子计数和低抑制素 B 浓度及高血清 FSH 浓度。LH 受体突变导致宫内早期妊娠时的睾丸间质细胞发育不全和睾酮缺乏，从而引起不同程度的男性假两性畸形。

2. 获得性睾丸异常

（1）睾丸感染（其中最密切相关的是腮腺炎性睾丸炎）、创伤、放射损伤、药物的应用（螺内酯，酮康唑，阿比特龙，恩杂鲁胺，酒精，化疗药）：均能抑制睾酮合成、精子生成障碍，导致不育。

（2）自身免疫：Schmidt 综合征、男性前列腺炎或附睾炎、输精管阻塞或切断形成精子肉芽肿等均可产生抗精子抗体，影响正常精子的发生。

3. 伴发于全身性疾病的睾丸异常　全身性疾病如慢性肝

病、肾功能不全、严重营养不良、代谢紊乱、糖尿病、脊髓损伤、浸润性疾病(淀粉样变性,白血病)、衰老等均可导致睾丸功能减退和不育。其中与年龄相关的迟发性性腺功能减退症,由下丘脑/垂体和性腺的混合功能障碍引起,是具有典型临床症状和血清T水平低下(低于健康年轻成年男性推荐范围)的临床和生化综合征。

(二)继发性性腺功能减退 因先天性或后天性原因导致下丘脑-垂体病变,引起GnRH或LH及FSH的生成和分泌减少,继而导致睾丸功能减退,称为继发性或低促性腺激素型性腺功能减退(hypogonadotropic hypogonadism)。

1. 先天性或发育异常

(1)先天性低促性腺激素型性腺功能减退(congenital hypogonadotropic hypogonadism,CHH):又称特发性低促性腺激素型性腺功能减退症(IHH),是促性腺激素释放激素(GnRH)缺陷的异质性综合征。为常染色体显性、隐性或X连锁形式遗传,X连锁形式最常见,可呈家族性,但绝大多数为散发。本病的患病率为1/10万~10/10万,男女比例为5:1。目前已明确20余种基因突变可导致CHH,如*KAL1*、*FGFR1*等。因基因突变导致胚胎期GnRH神经元未能完成从嗅板向下丘脑迁移的过程,造成下丘脑完全或部分性丧失合成、分泌GnRH的能力,致使促性腺激素缺乏,导致睾丸功能障碍,而垂体其他功能正常的疾病。IHH临床表现各不相同,40%~60%的患者存在嗅球或嗅束发育不良,伴有嗅觉减退或缺失,又称卡尔曼(Kallmann)综合征。促性腺激素缺乏的程度具有不均一性,由完全无青春期性成熟到只有青春期延迟不一。第二性征发育不良,类似无睾状态,可有男性乳房发育,骨骺闭合延迟,上部量/下部量<1,指间距>身高,易患骨质疏松症。可存在面中线发育缺陷,如唇腭裂,孤立肾,短指(趾)、并指(趾)畸形,骨骼畸形或牙齿发育不良,超重和肥胖,镜像(连带)运动等。在青春期前,如没有小阴茎、隐睾或其他器官或躯体异常,一般不易被发现,大多数患者是因为到了青春期年龄无性发育而求医。少数患者有过青春期启动,但是中途发生停滞,性成熟过程未能如期完成,这些患者的睾丸容积较大,可达到青春期Ⅱ期或Ⅲ期水平。

14岁尚无青春期发育的男性,应进行青春期发育相关检查。对暂时难以确诊者,应随访观察到18岁以后,以明确最终诊断。男性骨龄>12岁或生物年龄≥18岁,尚无第二性征出现和睾丸体积增大,睾酮水平≤3.47nmol/L(100ng/dl),且FSH和LH水平低或"正常",要考虑IHH,需与体质性青春期发育延迟鉴别,后者成年后身高、性腺轴功能和骨密度均正常。睾丸体积在诊断IHH中有重要意义:隐睾或睾丸体积1~3ml,常提示IHH诊断;睾丸体积≥4ml,提示青春期发育延迟或部分性IHH;IHH基线LH一般在0~0.7IU/L;青春期发育延迟或部分性IHH者,LH≥0.7IU/L。如患者在骨龄达到12岁时,戈那瑞林兴奋试验中60分钟LH≥8IU/L,提示体质性青春期发育延迟的诊断,确诊需随访。IHH患者或体质性青春期发育延迟者,骨龄一般落后生物学年龄2~3年。

(2)单纯性LH缺乏症:患者有类似无睾症的特点,伴男性乳房发育,血清LH和睾酮低,FSH可正常,精曲小管能生精,有生育能力,HCG可引起睾丸的成熟。

(3)单纯性FSH缺乏症:较少见,间质细胞可正常分泌睾酮,男性性征正常,由于FSH缺乏影响生精,引起不育。

(4)伴有低促性腺激素型性腺功能减退的综合征:①肌张力低下-智力减低-性发育低下-肥胖综合征(Prader-Willi综合征),因15号染色体缺陷造成下丘脑GnRH合成及分泌减少。出生后即肌张力低下,嗜睡,整体发育迟滞。数月后肌张力好转,出现多食、肥胖。智力发育障碍,性腺发育缺陷。肥胖可合并糖尿病及胰岛素抵抗,还可有下颌短小等先天异常。②性幼稚-色素性视网膜炎-多指(趾)畸形综合征(Laurence-Moon-Biedl综合征),为常染色体隐性遗传,因下丘脑-垂体先天缺陷,引起促性腺激素分泌不足,患者有智力障碍,生长发育迟缓伴肥胖,色素性视网膜炎,有多指(趾)畸形。③Alstrom综合征,为常染色体隐性遗传。临床上和Laurence-Moon-Biedl综合征有许多相似之处,但本症无智力障碍和多指(趾)畸形。④弗勒赫利希(Frohlich)综合征(肥胖生殖无能综合征):任何原因(如颅咽管瘤等)引起下丘脑-垂体损害均可引起本病,其特点为在短期内迅速出现肥胖、嗜睡、多食,骨骼发育延迟,可有男性乳房发育或尿崩症,外生殖器及第二性征发育不良。⑤其他,如家族性小脑性运动失调、Rud综合征、多发性雀斑病等。

2. 获得性低促性腺激素型性腺功能减退 下丘脑-垂体肿瘤、炎症、创伤、手术、放射、血管危象、肉芽肿或浸润性疾病、垂体柄病;高催乳素血症;药物如阿片类药物、雄激素型同化类固醇、孕激素、雌激素、GnRH激动剂或拮抗剂等的应用;先天性肾上腺皮质增生等疾病可影响GnRH的产生和释放,垂体促性腺激素分泌不足,使雄激素缺乏与精子生成障碍。

3. 伴发于全身性疾病的低促性腺激素型性腺功能减退 皮质醇增多症、慢性肝病、慢性肾病、慢性肺疾病、慢性心脏病、慢性全身性疾病、恶性肿瘤、2型糖尿病、类风湿关节炎、HIV感染、饥饿、营养不良、饮食失调、耐力运动、肥胖症、阻塞性睡眠呼吸暂停、急危重症疾病、衰老、慢性全身性疾病、脊髓损伤、输血相关铁过载(β-地中海贫血)、血色病、衰老等均可以影响下丘脑、垂体分泌GnRH及促性腺激素,使雄激素缺乏与精子生成障碍。

(三)雄激素依赖性靶组织缺陷

1. 雄激素不敏感综合征 编码雄激素受体(AR)的基因出现丧失功能性突变,46,XY核型,包括完全性、部分性和肯尼迪病。完全性表型为女性,存在隐睾,是原发性闭经的第三大原因。部分性从轻度男性化的女性表型到有生育力但男性化不全的男性表型不一。肯尼迪病又称脊髓延髓肌萎缩症,是一种遗传性神经系统变性疾病,下运动神经元、感觉神经和内分泌系统均可受累。

2. 5α-还原酶缺陷 参见本篇第十一章"性分化异常症"。

【症状与体征】

1. 睾酮缺乏的症状与体征 如睾丸体积减小、体毛减少、不育症、男性乳房异常发育、体重与肌肉力量下降、内脏型肥胖、代谢综合征、骨质疏松等。

2. 性方面症状　性欲和性活动减少、勃起功能障碍、夜间勃起减少。

3. 认知和心理症状　如潮热、情绪变化等。体征：对体重指数、体毛、男性型脱发、男性乳房发育、睾丸大小进行评估，还应包括阴茎及前列腺的直肠指检。青春期前发生性腺功能减退都存在第二性征不发育和配子生成障碍，骨骺闭合延迟，身材过高，上部量/下部量<1，指间距>身高。

性发育的具体异常可能提示性腺功能减退症的原因和时间。如果早期妊娠期子宫内的睾酮合成减少，则胎儿不能完全男性化。如果在早期正常但在晚期妊娠期间睾酮减少，则男性性别分化正常，但出生时小阴茎。如果在青春期开始前睾酮合成减少，则青春期发育不完全，小睾丸（<4ml）和小阴茎（<4cm）。如果在青春期完成后睾酮合成减少，则症状为精力和性欲减退，成人也可能出现不育。

原发性性腺功能减退症中精曲小管的损害程度更大，与之相对，继发性性腺功能减退症中，睾酮合成和生精成比例地减少。原发性性腺功能减退症更可能出现男性乳房发育，可能由FSH和LH对睾丸芳香酶活性的刺激作用所致。

【辅助检查】

（一）血、尿中有关激素测定

1. 睾酮（T）测定　男性血T 90%来自睾丸，它反映间质细胞的功能。正常成年男性血T水平为8~25nmol/L，存在显著的天-天变异性，且存在昼夜节律，其峰值在清晨，故正常值常采用早上在禁食状态下11点前的水平，30天内检测2次以上才能明确可靠性。"生物活性T"包括非结合T和与白蛋白松散结合T。当血清总T水平处于正常值低限及存在性激素结合球蛋白（SHBG）水平可疑异常时（例如老年人、肥胖、糖尿病、慢性疾病或甲状腺疾病男性患者），应检测游离或生物活性T水平。

2. 双氢睾酮（DHT）　正常青年男性血浆双氢睾酮水平约为睾酮的10%。

3. 血浆LH测定　测定LH时应同时测定T。若两者水平同时低下，提示下丘脑和垂体疾病；若血浆T水平低下，LH水平升高者，则提示原发性睾丸功能不全。

4. 血浆FSH测定　下丘脑-垂体轴正常者，若生精上皮破坏严重，其FSH水平则升高，提示精曲小管变性或破坏，无精子发生。

5. 抗米勒管激素（AMH）　胚胎期含量较高，促使米勒管萎缩，胚胎发育为男性。血清AMH开始降低是青春期启动的可靠标志，其在精浆中含量显著高于血清中浓度。青春期前检测AMH，隐睾症患者血清AMH水平正常，无睾症及米勒管永存综合征患者AMH缺如。成年阻塞性无精子症患者精浆AMH测不出；非阻塞性AMH明显低于正常育龄男子。精浆AMH可作为非阻塞性无精子症患者判断有无精子产生的非损伤性检测方法。

6. 人绒毛膜促性腺激素（HCG）刺激试验　HCG生物活性与LH相似，用以测定睾丸间质细胞功能。详情可参见本篇第二章内分泌功能试验。原发性性腺功能减退者，HCG刺激后，血T无明显增高，而继发性性腺功能减退者间质细胞功能良好。该试验可能存在假阴性，必要时重复试验或试验性促性腺激素治疗3个月，观察T水平变化。

7. 氯米芬试验　氯米芬是一种具有弱雌激素作用的非甾体类雌激素拮抗剂，可与下丘脑雌、雄激素受体结合，阻断性激素对下丘脑和/或腺垂体促性腺细胞的负反馈作用，引起GnRH释放。正常人服药后LH及FSH成倍升高，垂体或下丘脑病变者，反应低下或无反应，病变在靶腺者反应增强。

8. GnRH兴奋试验　垂体功能受损者本试验呈低弱反应，LH及FSH不升高；下丘脑病变本试验呈延迟反应；原发性睾丸病，LH及FSH分泌有过高反应。详情可参见本篇第二章"内分泌功能试验"。

（二）染色体及基因性别分析

1. 性染色体　正常男性核型为46XY；正常女性核型为46XX。

2. 性染色质　又称巴氏小体（Barr body），女性染色质为阳性，男性为阴性。

3. *SRY*基因　疑有性别分化发育异常的患者，在染色体检查的同时，应进行*SRY*基因的检测。

（三）其他

1. 精液检查　正常男性一次排精量为2~6ml，精子总数超过6 000万，密度大于2 000万/ml，活动率应达60%以上，活力a级≥25%或a级+b级≥50%为正常。

2. 精子穿透宫颈黏液试验　精子能穿过宫颈黏液，有生育力，否则不育。

3. 抗精子抗体　若阳性可引起不育症。

4. 睾丸活组织检查　对无精或少精症者可鉴别输精管阻塞和生精功能衰竭。

5. 精囊、输精管造影　可了解输精管道的阻塞情况。

6. X线骨龄测定　正常男性骨龄达到12岁时，青春期发育自然启动。CHH患者或体质性青春期发育延迟者，骨龄一般落后生物学年龄2~3年。

7. 其他形态学检查　盆腔B超、CT、MRI对于生殖腺体、管道的探查等。继发性性腺功能减退应该进行垂体激素及MRI检查，明确有无垂体或下丘脑病变。

【诊断与鉴别诊断】

血中促性腺激素测定，可将性腺功能减退区分为原发性和继发性两大类，前者促性腺激素基值升高，后者减少。GnRH兴奋试验和氯米芬试验能测定垂体的储备能力。垂体性性腺功能减退呈低弱反应，下丘脑性呈低弱反应或延迟反应，原发性性腺功能减退呈活跃反应。HCG兴奋试验，可了解睾丸分泌雄激素功能。第二性征发育情况，睾丸的部位、大小、质地，以及血浆睾酮水平，精液常规检查等有助于确立睾丸功能不全的存在与程度。染色体核型分析，以及血浆双氢睾酮的检测有助于进一步分类。

【治疗】

（一）原发性性腺功能减退 雄激素替代治疗的目的是维持血中T的生理浓度，维持男性性功能和改善生活质量，例如幸福感、肌肉力量和骨密度，虽可促使外生殖器官发育，但无精子生成，故无生育能力。可用的制剂有口服、肌内注射剂和透皮贴剂。常用的有长效的十一酸睾酮、短效的环戊丙酸睾酮和庚酸睾酮、透皮睾酮制剂。儿童使用后可出现骨骺过早闭合，影响身高，宜在13岁后开始使用。

隐睾症宜在2~9岁使用HCG，刺激内生睾酮的分泌，有可能纠正隐睾。如果激素治疗失败，应采取手术。腹腔内隐睾，癌变概率高，如复位失败，应予切除。

外生殖器有两性畸形者，性别的选择十分重要，要求选择的性别能使患者更好地适应心理和社会性别与社会生活，在青春期有较好的性发育。决定性别后，需进行生殖系统的矫形手术及必要的激素替代治疗。

在迟发性性腺功能减退症患者中，只对伴有多种症状及通过减肥、改变生活方式、积极治疗并存疾病但不成功的男性才使用睾酮治疗。在伴有勃起功能障碍的男性患者中，首先以PDE5抑制剂作为一线治疗，如果效果不佳则加入睾酮。

（二）继发性性腺功能减退 对继发于下丘脑-垂体分泌促性腺激素不足所引起的男性性腺功能减退症，使用促性腺激素治疗，有助于恢复生精功能及促使第二性征发育。对暂时无生育要求的患者，可予以雄激素替代治疗促进男性化表现。可应用的促性腺激素治疗制剂有：

1. HCG/人绝经期促性腺激素（HMG）联合生精治疗 适用于有生育需求的患者。HCG可模拟LH作用，促进睾酮产生。HMG含有FSH和LH成分。因此，HCG+HMG联合肌内注射，可促进睾丸产生精子。基因重组工程合成的LH和FSH纯度更高，但价格昂贵，疗效和HCG+HMG联合治疗类似。初始睾丸体积和治疗过程中睾丸体积增大的幅度是预测精子生成最重要的指标。睾丸初始体积大于4ml是生精治疗成功的有利因素，而隐睾（史）却正相反；既往雄激素治疗史，不影响生精疗效。如治疗过程中睾酮水平均低于3.47nmol/L或治疗2年期间睾丸体积无进行性增大且精液中不能检测到精子，可考虑停药或试用脉冲式GnRH治疗。成功生育后，如患者无再次生育计划，可切换到睾酮替代治疗方案。

2. 脉冲式GnRH生精治疗 通过微小泵脉冲式皮下注射GnRH，模拟生理性GnRH释放，适用于有生育需求的患者，并且腺垂体存在足够数量的功能完整的促性腺激素细胞，GnRH脉冲泵是迄今提高男性和女性CHH患者生育能力十分有效的治疗手段。起始剂量GnRH（戈那瑞林）10μg/90min。带泵3天后，如血LH≥1IU/L，提示初步治疗有效；如LH无升高，提示腺垂体促性腺激素细胞功能严重受损，治疗预后不佳。调整药物剂量和频率，尽可能将睾酮维持在正常中值水平。

3. 氯米芬、维生素E、中药鹿茸精等也可试用。

推荐阅读

中华医学会内分泌学分会性腺学组. 特发性低促性腺激素性性腺功能减退症诊治专家共识[J]. 中华内科杂志，2015，54(8)：739-744.

第二节 克兰费尔特综合征

卞 华 李小英

克兰费尔特综合征（Klinefelter syndrome）又称“先天性精曲小管发育不全综合征”。患者有类无睾身材、男性乳房发育、小睾丸、无精子及尿中促卵泡素增高等特征。

除典型的47XXY核型外，近年来文献又报道其他几种不典型核型和嵌合体核型，如48XXXY、49XXXXY等，其中80%核型为47XXY。各种染色体核型有两个共同特点：一是至少有一个Y染色体，二是比正常男性多1个或1个以上X染色体。

本病在100 000例活产男婴中出现85~250例，智能低下小儿为一般人群的5倍，在不育男性中占3%，在精子减少和无精症中占5%~10%。由于Klinefelter综合征临床表现轻重不一及临床医师对疾病的认识不足，仅25%~40%患者被诊断，且诊断年龄相对较晚，约30岁。

【病因与发病机制】

本综合征的原因是父母的生殖细胞在减数分裂形成精子和卵子的过程中，性染色体发生不分离现象所致。过多的X染色体削弱了Y染色体对男性的决定作用，抑制了睾丸精曲小管的成熟，促使其发生退行性变，精曲小管发生纤维化，睾丸变得小而硬。因此生殖细胞对FSH无反应，无精子产生，反馈性引起FSH分泌增高。由于间质细胞功能被抑制，睾酮生成及分泌减少，反馈性引起LH代偿性增高。LH分泌增多刺激间质细胞，使雌二醇及其前体物质分泌增多。雌二醇/睾酮比值不同程度地增高，使患者产生不同程度的乳腺过度发育及女性化。X染色体数目愈多，智力障碍和躯体畸形程度愈严重，男性化障碍程度更明显。

【临床表现】

典型的Klinefelter综合征：约占本病的80%，青春期发育前，缺乏临床表现，少数患者学习成绩较差，青春期发育可能延迟1~2年，其后可出现睾丸小而硬，体积仅为正常人的1/3或长度小于2cm，精曲小管退行性变，患者无精子而不育。第二性征发育差，半数以上患者乳房女性化。患者身材高，四肢长，下半身长于上半身，指距小于身高，提示骨骼比例异常不是单纯雄激素不足造成的，而雄激素不足者指距大于身高。部分患者有轻、中度智力发育障碍，语言发育延迟，精神异常或精神分裂症倾向。本病可伴有其他疾病。虽然雄激素缺乏不会直接影响寿命，长期雄激素缺乏甚至可降低缺血性心脏病、前列腺癌的死亡率，但其他类型的血管疾病、2型糖尿病、代谢综合征、深静脉及肺栓塞、骨质疏松、自身免疫性疾病、先天性畸形（心脏、生殖）和其他肿瘤（如纵隔肿瘤、乳腺癌）的死亡率增高。Klinefelter综合征患者的期望寿命与健康人相比存在显著缩短，可相差 5.6 年。

不典型的 Klinefelter 综合征：有 3 个以上 X 染色体的 Klinefelter 综合征患者，临床表现较典型病例为重，有严重的智力障碍及躯体畸形。核型为 XY/XXY 嵌合体者，其临床表现按嵌合程度而异，可能只有很少的 Klinefelter 综合征表现，部分可有正常的生育能力。XXYY 核型者较罕见，在精神病院或犯罪人群中患病率可提高数十倍至一百倍。临床表现有寻衅行为，智力发育严重障碍，神经、精神系统的失常，静脉曲张和静脉淤滞性皮炎较常见。

【实验室检查】

血清睾酮水平可降低或正常，由于患者 SHBG 升高，因此总血浆睾酮可在正常范围，但具有生物活性的游离睾酮下降；促性腺激素（FSH 及 LH），青春期前正常，一般 11 岁后升高，青春期后明显升高；GnRH 兴奋试验呈正常或活跃反应；HCG 兴奋试验睾酮的升高较正常人差；精液检查无精子或有少量畸形精子；染色体核型分析为 47XXY 或其他变异型；*SRY* 基因为阳性。

【诊断与鉴别诊断】

根据临床表现、实验室检查、染色体核型结果可诊断。睾丸容积是评估患者是否为 Klinefelter 综合征患者最敏感的指标，任何检测手段发现睾丸容积<4～8ml 都应考虑疾病的诊断（正常容积 15～25ml），但因男性性腺不像女性性腺为常规体检项目，大多数男性一生未行性腺检查导致低诊断率。本病应与低促性腺激素性性腺功能减退症鉴别，后者低 LH、FSH 及染色体核型分析可予以鉴别。本病患者的体征与类无睾症患者相似，但后者臂展大于身高，促性腺激素水平正常，进一步检查可能找到异位的性腺组织。染色体核型分析有特异性诊断意义。有助于对典型与不典型 Klinefelter 综合征作出鉴别诊断。

【治疗】

早期诊断及早期开始替代治疗能够在很大程度上改善 Klinefelter 综合征患者的生活质量，并能预防雄激素缺乏可能产生的严重不良后果。对于儿童及青少年早期 Klinefelter 综合征患者，应监督指导，必要时心理介入，给予同伴教育。对于青春期 Klinefelter 综合征患者，除儿童期措施外，考虑补充睾酮；替代治疗应该尽早开始并持续终身，以避免出现雄激素缺乏的症状和后遗症。因早期应用雄激素可促使骨骺过早愈合，影响儿童生长发育，故雄激素仅适用于青春期后（一般从 12～13 岁起）以促进第二性征的成熟，恢复性功能，改善精神状态，使之有良好的社会生活适应能力，但不能恢复生精功能。有性格改变者，雄激素治疗时应从小剂量开始，逐渐加量，以防患者出现寻衅攻击行为。雄激素不能改观女性型乳房，为了外观或心理因素，可考虑切除乳腺，做乳房成形术。Klinefelter 综合征患者乳腺癌的风险增加，建议每月进行乳房自我检查。对于成年期 Klinefelter 综合征患者，除青春期措施以外，还应给予生育治疗、神经认知治疗、预防生活方式疾病，如 2 型糖尿病，肥胖等，评估低睾酮所致的伴发疾病。

目前尚无有效的方法来治疗本病中无精症的生精问题，雄激素补充治疗不能解决生育问题。文献报道少部分 Klinefelter 综合征患者能从其睾丸活检组织中提取精子，通过胞质内单精子显微注射技术（ICSI）将单个精子直接注入卵母细胞胞质内以治疗不育，必须在种植胚胎前和出生前做遗传学检测，鉴别出染色体异常的受精卵，种植高质量的胚胎，发现胎儿染色体异常则应及时终止妊娠。

推荐阅读

GRAVHOLT C H, CHANG S, WALLENTIN M, et al. Klinefelter syndrome: integrating genetics, neuropsychology, and endocrinology[J]. Endocrine Reviews, 2018, 39(4): 389-423.

第三节　男性乳房发育症

卞　华　李小英

本症是一种常见的内分泌疾病，乳房增大为临床上唯一的表现，可分为生理性、病理性和特发性三大类。正常男性在新生儿期、青春期及老年期，乳房可生理性增大。本文着重讨论病理性男性乳房发育症（gynaecomastia，GYN）。

【病因】

雌激素促使乳腺发育，雄激素则抑制之。若雌激素过多，雄激素减少，雌/雄激素比例失调，或雌激素受体增加，乳腺组织对雌激素敏感性增加，或雄激素受体对雄激素不敏感，均可引起本症。SHBG 与睾酮的亲和力远比雌激素大，使得血液中有生物活性的游离雌/雄激素比值增高，SHBG 增高促进男性乳腺发育。睾酮在外周组织芳香化酶作用下转化为雌激素，或还原为双氢睾酮。在某些情况下，全身或乳腺局部的芳香化酶活性增强，使更多的雄激素转变为雌激素，导致 GYN。

原发性睾丸功能减退，黄体生成素反馈性升高或异位肿瘤分泌 HCG，刺激睾丸间质细胞分泌睾酮，其中部分在外周可转化为雌激素。睾丸肿瘤产生雌激素增加时，反馈抑制 LH 分泌，导致雄激素分泌继发性减少。

【分类】

男性乳房发育症病因见表 18-9-3-1。

（一）生理性　男性乳房发育有三个年龄高峰期新生儿 60%～90% 出现乳房增大，是母体或胎盘雌激素进入胎儿体内所致，一般在出生后数周即消失，偶可持续数月，甚至数年。青春期男性乳房发育的发病率为 30%～60%，通常在 10～12 岁开始，13～14 岁达到高峰，16～17 岁完全退行复旧，不足 5% 的青春期男性乳房发育表现为持续性，是因为睾丸在分泌大量睾丸激素的同时合成大量雌激素所引起。老年人发病率为 30%～60%，随着年龄增大，睾丸分泌睾酮功能逐渐下降，外周脂肪组织芳香化酶活性加强，雄激素转化为雌激素增加。

（二）病理性　如睾酮的合成和作用不足、雄激素受体缺陷、雌激素产量增加、乳腺组织对雌激素过敏均可引起 GYN。

表 18-9-3-1 男性乳房发育症的分类

1. 生理性 （1）新生儿乳房发育 （2）青春期乳房发育 （3）老年人乳房发育 2. 病理性 （1）睾酮缺乏 1）先天性缺陷 • 先天性无睾症 • Klinefelter 综合征 • 特发性低促性腺激素型性腺功能减退 • 性逆转综合征（46XX 男性） • 单纯性 LH 缺乏症 • Prader-Willi 综合征 • 睾酮合成缺陷 2）获得性睾丸功能不全 • 病毒性睾丸炎、睾丸创伤、肉芽肿病及尿毒症等 3）雄激素受体缺陷 • 雄激素不敏感（睾丸女性化综合征） • 肯尼迪病 （2）雌激素产量增加 1）睾丸雌激素分泌增加 • 睾丸肿瘤 HCG 肿瘤、支气管肺癌及其他产生异位 HCG 的肿瘤 • 真两性畸形 2）周围芳香化酶底物增加 • 肾上腺疾病 • 甲状腺功能亢进症 • 肝病	• 肥胖 • 绝食后复食 3）周围芳香化酶量增加 4）性激素结合蛋白增加 • 甲状腺功能亢进症 • 肝病 （3）乳腺组织对雌激素过敏 （4）药物 1）雌激素或具有雌激素样作用的药物 • 雌激素、孕激素、洋地黄、苯妥英钠 2）增加内源性雌激素形成的药物 • 促性腺激素、氯米芬 3）抑制睾酮合成和/或作用的药物 • 酮康唑、烷化剂、螺内酯、雷尼替丁、西咪替丁、奥美拉唑、白消安 4）升高催乳素的药物 5）三环类抗抑郁药 6）促进香化酶的药物 • 异烟肼、乙胺丁醇 7）作用机制不明的药物 • ACE 抑制剂、地尔硫草 3. 特发性 4. 其他 （1）HIV 感染 （2）慢性全身性疾病 （3）胸壁外伤或脊髓损伤 （4）GH 治疗中 （5）心理应激

（三）特发性 在男性乳房发育症中，高达 58% 的患者找不到明确的原因，各种激素测定均正常，称为特发性男性乳房发育症，但应仔细查询病史，除外可能曾短暂存在的引起本病的因素。

（四）其他 如 HIV 感染等。

在上述各种原因引起的男性乳房发育症患者中，血浆 PRL 水平通常是正常的，因此 PRL 在本病的发生中不起直接作用。

【临床表现】

男性乳房增大，可以单侧或双侧，最后均发展为双侧，但两侧发育程度可以不等。体格检查时触诊到直径至少 0.5cm 的组织肿块（通常在乳头之下），可见 4 个典型特征：腺组织位于中心、形状对称，通常是双侧受累，以及触诊有压痛（如果在病程早期）。Bannayan 和 Hajdu 根据乳房间质和乳腺导管组织的增生程度不同将 GYN 患者的乳房肥大分为 3 型：①旺炽型男性乳腺增生，病程在 4 个月以内，腺管上皮增生明显，间质为大量的成纤维细胞，内含脂肪组织，伴有毛细血管增生的轻度淋巴细胞浸润；②纤维型或硬化型男性乳腺增生，病程在 1 年以上，病变主要由胶原纤维构成，内有散在的扩张乳腺管，伴有轻度或中度上皮细胞增生；③中间型男性乳腺增生，病程在 5～12 个月，已开始间质纤维化，是介于以上两型之间的中间阶段。

【诊断与鉴别诊断】

根据病史、临床表现和体格检查可予诊断。本症应与假性乳房发育（乳房脂肪堆积而非腺体增殖）鉴别，GYN 患者可触及有弹性或坚实的盘状组织，而假性男性乳房发育不能触及这样的组织。同时应与乳腺癌、神经纤维瘤等鉴别。应详细询问服药史，仔细体检（乳房、睾丸及第二性征）。测定肝功能、睾酮、雌激素、血催乳素、SHBG、LH、HCG。HCG 升高伴有 LH 降低，提示睾丸或性腺外生殖细胞肿瘤。血清雌二醇高伴有 LH 低，提示应进一步评估睾丸或肾上腺肿瘤。雌二醇轻度升高及 LH 正常，提示与肿瘤无关。睾丸超声检查有助于诊断睾丸肿瘤。乳房超声检查对鉴别腺体成分和脂肪成分及是否存在肿块及性质等方面极有帮助，近年来被推荐为首选的乳房影像学检查方法。X 线钼靶摄片可鉴别肿瘤或脂肪组织。肿块的针吸细胞学检查有助于定性诊断，尤其当怀疑恶变时应选用。

【防治】

生理性者大多能自行消退，一般不需要治疗。药物引起者停药后即可消失。病理性者着重治疗原发病。对临床上伴有乳房疼痛或触痛，较大的乳房发育持续存在影响患者的形体美和心理者，则需要给予临床干预。

（一）药物治疗　在男性乳房发育的快速增殖期（发病初期），临床上常常伴有乳房疼痛或触痛，药物治疗不仅可以缓解症状，而且可促进发育乳房的消退。对于5cm以内或限于乳晕下硬结，可行药物治疗。

1. 他莫昔芬　是选择性雌激素受体拮抗剂，对雌激素受体阳性者，疗效佳。

2. 雄激素治疗　对雄激素缺乏者可有帮助，但常因雄激素在体内转化为雌激素而治疗失败。

3. 睾酮内酯　是一种芳香化酶抑制剂，能抑制体内雄激素的芳香化，从而减少雌激素的生成，但疗效有待考证。

（二）外科治疗　男性乳房过大，胀痛不适，明显影响美观，引起精神负担者，以及病史超过一年的患者，由于其乳腺组织已纤维化，不可能自发性消退，即使药物治疗也无效，可选择外科治疗；另外，对3个月以上的药物治疗不能消退或疑有癌变者应行手术治疗。对于青少年，一般不建议手术。

推荐阅读

TOBIAS M, PETER P, ROSALIA L, et al. Surgical treatment of gynaecomastia: a standard of care in plastic surgery[J]. Eur J Plast Surg, 2020, 43(7): 389-398.

第十章　性　早　熟

罗飞宏　李益明

性早熟（precocious puberty）是指女孩8岁前、男孩9岁前出现内外生殖器官发育及第二性征呈现的一种常见儿科内分泌疾病。性早熟按下丘脑-垂体-性腺轴（hypothalamic pituitary gonadal axis，HPGA）功能是否提前启动分为中枢性（GnRH依赖性、完全性）性早熟和外周性（非GnRH依赖性、不完全性）性早熟。部分性性早熟为中枢性性早熟的变异，是提前的或部分性的中枢性启动，包括乳房早发育和单纯性阴毛早现。性早熟性征与真实性别一致者称为同性性早熟，不一致者为异性性早熟。由于性早熟使患儿生长发育加快，骨骺过早闭合，影响患儿最终身高；月经初潮提前，可造成患儿行为异常和心理负担。

【病因与临床表现】

正常青春期发育过程受HPGA的调控，下丘脑分泌促性腺激素释放激素（GnRH）刺激腺垂体分泌卵泡刺激素（follicle stimulating hormone，FSH）和黄体生成素（luteinizing hormone，LH），FSH和LH再刺激卵巢分泌雌激素和孕激素、刺激睾丸分泌雄激素，促进第二性征和生殖器官的发育。任何引起雌、雄激素升高的原因均可能导致性早熟。

（一）中枢性性早熟（central precocious puberty，CPP）　既往称为真性性早熟，其特点为：促性腺激素过早分泌导致内、外生殖器发育和第二性征提前出现，该过程呈进行性直至生殖系统成熟。男孩往往首先表现为促性腺激素刺激所致的睾丸对称性增大（>4ml），阴毛、腋毛生长，阴囊皮肤皱褶增加、色素加深，阴茎生长，阴茎勃起增多，精子生成。女性首先表现为乳房发育和小阴唇增大，阴毛、腋毛生长，阴道分泌物增多，月经来潮，甚至可有排卵。在Tanner分期中Ⅱ～Ⅲ期开始生长加速，性发育的速度存在明显个体差异，一般性发育过程女孩持续3~4年，男孩持续4~5年。

1. 特发性真性性早熟（idiopathic central precocious puberty，ICPP）　ICPP患者性发育顺序与正常青春期相似，但进程要快于正常性发育，快速生长与性激素刺激GH和IGF-1升高有关。血浆中促性腺激素和性激素浓度升高达到正常青春期水平，GnRH兴奋试验为正常青春期反应，LH峰值/FSH峰值>1。ICPP以女孩多见，其中80%～90%为特发性。近年发现*MKRN3*、*KISS1*、*GPR54*等多个基因突变与ICPP的发生有关。

2. 继发性真性性早熟　6岁前出现性发育的CPP女孩中，中枢神经系统异常比例约为20%，且年龄越小，影像学异常的可能性越大。男性性早熟虽然发病率相对较低，但25%～90%的患儿具有器质性原因，约2/3的患儿有神经系统异常，50%左右的患儿存在中枢神经系统肿瘤或中枢神经系统疾病所致性早熟。正常儿童的中枢神经系统存在抑制GnRH生成及分泌的神经通路，中枢神经系统病变破坏了这种抑制或直接刺激下丘脑促性腺活动的脑细胞，使下丘脑提前释放GnRH，青春期提前发动，常伴有尿崩症、脑积水和视神经萎缩。常见病因为下丘脑后部及第三脑室附近的肿瘤（如松果体瘤、颅咽管瘤、星形细胞瘤、胶质瘤等）、炎症、结节病、头部外伤和小剂量颅部放射治疗等。

某些中枢神经系统的肿瘤，如灰结节错构瘤，本身具有分泌GnRH的功能，可直接导致真性性早熟。

（二）外周性性早熟（peripheral precocious puberty）　又称假性性早熟，其特点为：患者虽然因体内性激素增加而出现性早熟的症状或体征，但其HPGA并未真正启动，垂体促性腺激素释放不增加，第二性征发育顺序与正常青春期发育不一致，性腺也未成熟，男孩睾丸不增大，一侧睾丸无痛性增大则提示有肿瘤的可能。异性性早熟女孩阴蒂肥大，多毛，男孩则乳房发育。无生精或排卵。

1. 非垂体源性促性腺激素过多所致性早熟　很多肿瘤可以分泌多种促性腺激素样肽类物质，从而引起性早熟。常见分泌促性腺激素的肿瘤有：肝细胞癌、绒毛膜上皮细胞癌或畸胎瘤。医源性给予过多的人绒毛膜促性腺激素也可使睾丸间质细胞分泌过多的雄激素,从而导致性早熟。因为这些病因并不能形成像正常垂体那样有规律性有比例地释放促性腺激素,因此一般不能形成完善的生精或排卵功能。

2. 内源性性激素过多所致性早熟 其中,先天性肾上腺皮质增生症引起睾酮及其前体脱氢异雄酮和雄烯二酮等分泌过多是男孩最常见的引起假性性早熟的病因,也是女孩异性性早熟的常见病因。其他病因还包括肾上腺皮质肿瘤、睾丸间质细胞肿瘤或增生、女性卵巢颗粒细胞肿瘤或增生也是导致假性性早熟的重要原因。

3. 外源性性激素过多所致性早熟 以雌激素引起者多见。儿童误服避孕药、较长期服用含有蜂王浆、花粉、鸡胚、蚕蛹或动物初乳等的食品或外用含有雌激素的物品。哺乳期妇女服用雌激素可通过乳汁进入婴儿体内,大量服用可引起婴儿假性性早熟。

4. McCune-Albright 综合征 又称多发性骨纤维发育不良,多见于女性,是由于 *Gs* 基因缺陷所致。本综合征以性早熟、皮肤咖啡斑、多发性骨纤维发育不良三联征为特点。多数患儿可仅表现有一种或两种体征,可伴有垂体、甲状腺和肾上腺等内分泌异常,还可出现卵巢单侧囊肿。但其性发育过程与 CPP 不同,常先有阴道出血发生;乳头、乳晕着色深;血雌激素水平增高而促性腺激素水平低下;GnRH 激发试验呈外周性性早熟。随病程进展,部分可转化为 CPP。

5. 家族性男性限性性早熟 本病是由于 LH 受体激活突变所致,呈家族性。患儿 2~3 岁时出现睾丸增大,睾酮水平明显增高,骨龄明显增速,但 LH 对 GnRH 刺激无反应。随病程进展可转变为 CPP。

6. 原发性甲状腺功能减退症 本病继发 CPP:甲减时,下丘脑分泌促甲状腺激素释放激素(TRH)增加,由于分泌 TSH 的细胞与分泌催乳素、LH、FSH 的细胞具有同源性,TRH 不仅促进垂体分泌 TSH 增多,同时也促进 PRL 和 LH、FSH 分泌。也有学者认为 FSH 和 TSH 的糖蛋白受体结构相似,甲减时升高的 TSH 可产生类 FSH 样作用。患儿临床出现性早熟的表现,但不伴有线性生长加速及骨龄增长加快。严重而长期未经治疗者可转变为 CPP。

(三)部分性性早熟 患者仅有单个第二性征出现,并无真正的性发育和性成熟,往往呈自限性。

1. 乳房早现(precocious thelarche) 患者在 8 岁以前出现乳房发育,多为双侧,持续时间长短不一,但无乳头及其他第二性征发育的表现。其原因可能是青春期前雌激素一过性分泌增加,或乳房组织对雌激素的敏感性升高。

2. 阴毛早现(precocious pubarche) 女性为男性的 3 倍。患者过早出现腋毛、阴毛,并持续存在,但无乳房及其他第二性征发育。骨龄可高于同龄儿童,血浆脱氢表雄酮及尿 17-酮类固醇可升高。发生机制可能与肾上腺皮质功能提早发育或性毛毛囊对脱氢表雄酮过度敏感有关。

【诊断】

诊断基本步骤包括:①确定存在提早出现的第二性征发育;②判断性早熟属于中枢性还是外周性;③寻找病因。

性早熟的诊断要点:

1. 仔细询问患儿的病史。

2. 了解患儿是否接触可能含有性激素的食物、化妆品及药物。

3. 详细的全身体格检查,测定患儿身高、骨龄及乳腺、睾丸大小等。

4. GnRH 激发试验 是诊断 CPP 的"金标准",但临床上由于各种因素影响,不能单纯依据 GnRH 激发试验结果进行诊断,在结果评估的过程中应注意以下问题:①激发药物:激发试验应用的药物为 GnRH,所用剂量为 2.5μg/(kg·次),最大剂量 100μg。促性腺激素释放激素类似物(gonadotropin releasing hormone analogs,GnRHa)激发作用比天然 GnRH 强数十倍,一般不推荐其在常规诊断中使用。如用 GnRHa 替代,则应有各实验室自己的药物剂量及试验数据。②检测方法:应用不同的方法检测时,诊断临界值不同。免疫荧光法(IFMA),LH 峰值>9.6U/L(男性)或>6.9U/L(女性);免疫化学发光法(ICMA),LH 峰值≥5.0U/L 均提示性腺轴启动。不同的检测方法,不宜采用同一临界值进行结果评判,有条件的中心和实验室宜建立自己的诊断界值。③正确评估 LH 峰值/FSH 峰值:LH 峰值/FSH 峰值>10.6,考虑青春期启动,但应注意同时要满足 LH 峰值≥5.0U/L。单纯以 LH 峰值/FSH 峰值>0.6 作为诊断指标,易造成误诊。④在判断结果时,尚需结合患儿性发育状态、性征进展情况、身高和骨龄的变化等进行综合分析。

5. B 超或 CT 检查 CPP 女孩 B 超上可见子宫发育提前,卵巢容积及各径线值明显增大,卵巢容积>1ml,并可见多个直径>4mm 的卵泡;子宫长、宽、厚稍大于正常同龄女孩。男孩则睾丸容积>4ml,并随病程延长进行性增大。怀疑肾上腺肿瘤时可采用薄层增强 CT 检查。

假性性早熟女孩卵巢纵横径及容积较正常轻度增大或无显著性改变,子宫可较正常同龄人增大,男孩睾丸除占位病变外通常无增大。

6. 头颅 MRI 检查 如果有明确的神经系统的症状或怀疑真性性早熟,应进行头颅 MRI 检查。有些早期的颅内病变,可以首先表现为性早熟,而无神经系统表现。只有在排除了中枢神经系统器质性病变后,才能将真性性早熟诊断为特发性性早熟。

【治疗】

因为性早熟是一种多因素引起的临床综合征,所以应进行针对病因和性早熟的治疗。

(一)中枢神经系统疾病所致 CPP 应积极治疗原发病,因颅内肿瘤引起者应尽早手术,如肿瘤不能手术者可给予放射治疗。

(二)促性腺激素释放激素类似物(GnRHa)的应用 ICPP 应该尽早治疗,以抑制性征发育、防止身高过低及可能伴有的情感障碍，进行必要的性教育以防止过早发生性行为。药物具有减少垂体促性腺激素的分泌或阻断外周性激素的作用。

GnRH 类似物是当前主要的治疗选择。GnRHa 是将天然 GnRH 分子中第 6 个氨基酸，即甘氨酸置换成 D-色氨酸、D-丝氨酸、D-组氨酸或 D-亮氨酸而成的长效合成激素。目前有曲普瑞林（triptorelin）、亮丙瑞林（leuprorelin）、布舍瑞林（buserelin）、戈舍瑞林（goserelin）和组氨瑞林（histrelin）等几种药物，其药效是天然 GnRH 的 15~200 倍。制剂有 3.75mg 的缓释剂（每 4 周肌内注射或皮下注射）、11.25mg 的长效缓释剂（每 3 个月注射 1 次）等。国内以 3.75mg 的曲普瑞林和亮丙瑞林制剂最为常用。GnRHa 的作用机制是与腺垂体促性腺细胞的 GnRH 受体结合，开始可短暂促进 LH、FSH 一过性释放增多（"点火效应"），继而使垂体靶细胞相应受体发生下降调节，抑制垂体-性腺轴，使 LH、FSH 和性腺激素分泌减少，从而控制性发育进程，延迟骨骼成熟。

在使用 GnRHa 治疗时，应掌握其指征，以改善成年身高为目的的治疗指征有：①骨龄大于年龄 2 岁以上，但女孩骨龄≤11.5 岁，男孩骨龄≤12.5 岁者；②预测成年身高，女孩<150cm，男孩<160cm；③或以骨龄判断的身高 SDS<-2SD（按正常人群参照值或遗传靶身高判断）；④发育进程迅速，骨龄增长/年龄增长>1。不需要治疗的指征：①性成熟进程缓慢（骨龄进展不超越年龄进展）而对成年身高影响不显著；②骨龄虽提前，但身高生长速度亦快，预测成人身高不受损者。对于暂不需要治疗者需要进行定期复查和评估，调整治疗方案。

治疗剂量：国内推荐缓释剂首剂 3.75mg，此后剂量为 80~100μg/（kg·4 周），或采用通常剂量 3.75mg，每 4 周注射 1 次。可根据性腺轴功能抑制情况进行适当调整。不同药物制剂选择剂量有所不同。曲普瑞林的给药剂量为 60~160μg/（kg·4 周）；亮丙瑞林的治疗剂量为 30~180μg/（kg·4 周）。

治疗监测：GnRHa 治疗过程中，应每 3 个月监测性发育情况、生长速率、身高标准差积分（HtSDS）、激素水平等；每半年监测 1 次骨龄。治疗过程中可监测任意或激发后的促性腺激素和性激素水平，以评估性腺轴抑制情况。诊断明确而暂不需要特殊治疗的 CPP 患儿仍应定期监测生长速率、骨龄等变化并进行评估，必要时可考虑 GnRHa 治疗。治疗有效的指标：生长速率正常或下降；乳腺组织回缩或未继续增大；男性睾丸容积减小或未继续增大；骨龄进展延缓；HPGA 处于受抑制状。

停药时机：取决于治疗目的，以改善成年身高为目的者治疗一般宜持续 2 年以上；骨龄 12~13 岁（女性 12 岁，男性 13 岁）。停药可酌情考虑患儿及其家长的愿望，医师需进行谨慎评估。GnRHa 的治疗方案宜个体化，停药应考虑到身高的满意度、依从性、生活质量及性发育与同龄人同期发育的需求。

药物不良反应少见，包括局部或全身过敏、注射部位深部脓肿等。对病程较长、子宫已显著增大的患儿，在刚开始注射 1~2 针时会出现阴道出血，大多经数天至十数天会自行停止。对于生长减速、体重增加、POCS、骨密度减低等潜在影响需要定期随访处理。

（三）假性性早熟 不同的病因，采取不同的措施。如停止使用可能引起性早熟的含外源性性激素的物品；先天性肾上腺皮质增生症引起的性早熟可用糖皮质激素治疗；对肿瘤引起者应尽早手术，颅内肿瘤不能手术者可给予放射治疗。芳香化酶抑制剂（来曲唑）和选择性雌激素受体抑制剂可用于女性外周性性早熟（尤其是 McCune-Albright 综合征）。

（四）部分性征早熟 主要进行心理治疗，对患儿及其父母给予解释，以解除精神的压力，不需要药物治疗。

推荐阅读

1. 中华医学会儿科学分会内分泌遗传代谢学组，《中华儿科杂志》编辑委员会. 中枢性性早熟诊断与治疗共识[J]. 中华儿科杂志，2015，53（6）：412-418.
2. KHAN L. Puberty: onset and progression[J]. Pediatr Ann，2019，48（4）：e141-e145.

第十一章 性分化异常病

周丽诺 鹿 斌

性分化异常病又称性发育异常（disorders of sex development，DSD），发病率约为 1/4 500，曾经用雌雄间体、假两性畸形、真两性畸形和性反转等术语描述性发育疾病。值得强调的是，具有类似的外生殖器表型的性发育异常综合征患者，其病因和内分泌激素改变可截然不同。目前推荐按照染色体核型分析结果给 DSD 进行分类（扩展阅读 18-11-0-1）。以下择要分别叙述。

扩展阅读18-11-0-1

扩展阅读 18-11-0-1 性分化异常病分类

【46,XYDSD】

(一) 性腺(睾丸)发育异常

1. 完全或部分性XY性腺发育不全

(1) 完全性XY性腺发育不全:又称作Swyer综合征,患者表现型为女性,46,XY性染色体核型,与*SRY*、*SOX9*、*SFI*、*WTI*、*DHH*等基因缺陷或SOX9增强子区的拷贝数变异等有关。在胚胎发育早期,未分泌睾酮和副中肾管抑制因子,副中肾管发育为输卵管、子宫与阴道上段,外生殖器无雄激素作用而发育为女性外阴。临床表现为生长智力正常,原发闭经,青春期无女性第二性征发育,阴毛、腋毛无或稀少,乳房不发育,女性内外生殖器幼稚,用人工周期可来月经。成年后血清促性腺激素水平升高,雌激素水平低下,而部分患者睾酮水平可高于正常女性,原因可能为升高的黄体生成素刺激条索状性腺的门细胞产生雄烯二酮所致,个别患者阴蒂肥大。XY性腺发育不全的患者多见条索状性腺,性腺恶变率可高达25%以上,应及早诊断并做性腺切除。

(2) 部分性XY性腺发育不全:患者为46,XY核型,血FSH和LH水平升高,表现为高促性腺激素性性腺功能减退;但由于性腺间质细胞有一定的睾酮分泌,外阴为两性畸形。性腺为两侧发育不全的睾丸或为混合性性腺发育不全(一侧为条索状,另一侧为退化之睾丸),其性腺恶变的发生率较高,性腺恶变时常有乳房发育。处理同完全型。

2. 卵睾性DSD 即以往命名的真两性畸形,是指一个机体内同时具有睾丸和卵巢两种性腺组织,不对称性的生殖腺和内外生殖器是卵睾性DSD的特征,外生殖器模糊难辨,界于两性之间。多数患者在婴幼儿时期即可被发现,需要尽快诊断明确,结合患者畸形情况、性腺的潜在功能及婚育可能等因素,确定社会性别,给予及时正确的手术矫治,否则将对患儿的性别心理发育及社会适应等各方面产生不良影响。

3. 睾丸退化 睾丸退化是一种罕见的性发育异常类型,其染色体核型为46,XY,性腺为发育不全的睾丸。外生殖器在胚胎早期曾受睾丸雄激素的影响可能有一定程度的男性发育,但因某种原因睾丸不再发育,不再分泌睾酮和副中肾管抑制因子,外生殖器未进一步发育,可表现为不同程度的男性化,内生殖器可有副中肾管的不全退化,属男性胚胎的早期表现。

(二) 雄激素合成或功能障碍

1. 雄激素合成障碍

(1) LH受体基因突变:本病为常染色体隐性遗传,HCG/LH受体基因突变,在胚胎发育早期缺乏HCG对胎儿睾丸间质细胞(又称Leydig细胞)的刺激作用,Leydig细胞发育缺如或不全,导致睾酮水平减低或缺如,从而使46,XY个体的内外生殖管道分化异常导致假两性畸形。外生殖器男性化的程度取决于Leydig细胞表面HCG/LH受体缺陷的程度,可从完全缺乏男性化到小阴茎。睾丸活检仅可见支持细胞、Leydig细胞缺如,偶见精曲小管,但无精子发生。血清FSH、LH水平升高,睾酮、雌二醇水平降低,HCG刺激后血清睾酮水平无明显变化。

(2) Smith-Lemli-Opitz综合征(史-莱-奥综合征):Smith-Lemli-Opitz综合征(SLOS)是一种以胆固醇生物合成缺陷和先天性多发畸形为特征的疾病,是由于编码7-脱氢胆固醇还原酶(7-dehydrocholesterol reductase,7DHCR)的基因突变所致。先天畸形常以不同程度的组合形式出现:小头畸形,智力低下,容貌异常(上睑下垂、鼻孔外翻、短鼻、腭裂、小颌畸形、低耳位多指症、并趾症,特别是第2、3趾等)、肌张力减退,男性外生殖器发育不全、尿道下裂、新生儿巨结肠、内分泌失常、心脏及肾畸形、脂溶性维生素缺乏及皮肤对阳光过敏等,呈常染色体隐性遗传,性别不限。

(3) 先天性睾酮合成障碍:本节仅叙述StAR和P450氧化还原酶、5α-还原酶2缺陷,其他内容可参见本篇第四章第二节中的“七、先天性肾上腺皮质增生症”。

1) StAR缺陷(先天性类脂质肾上腺增生):由于类固醇生成急性调节蛋白(StAR)基因突变,StAR缺陷,胆固醇转运障碍,胆固醇不能转变为Δ5-孕烯醇酮导致糖皮质激素、盐皮质激素和性类固醇激素产生减少,会有肾上腺皮质功能不足。其临床特点包括:男性与女性在出生时均表现为女性外生殖器,染色体检查可明确染色体性别;多数患者在婴儿期死于肾上腺危象,尸检见肾上腺增大呈黄色且含脂质呈泡沫、海绵状脂类染色阳性的皮质细胞。处理与治疗:一般出生后2周内出现,伴高血钾、低血钠等肾上腺功能不全的特征。一旦诊断确立,应立即给予糖皮质激素和盐皮质激素治疗;多数情况下,46,XY的患者因生殖器缺陷,多数患者家属选择按女性抚养。46,XX的患者在青春期应适当补充女性激素。

2) 细胞色素P450氧化还原酶缺陷综合征:细胞色素P450氧化还原酶(P450 oxidoreductase,POR)缺陷是一类新报道的先天性肾上腺皮质增生症。患者表现为不同程度的两性畸形,肾上腺皮质功能减退,女性轻型可仅表现为多囊卵巢综合征;部分患者伴有Antley-Bixler综合征的骨骼异常,包括短头畸形、面骨发育不良、前颅窝短、肱骨桡骨骨性连接、蜘蛛足样指等。患者的基础皮质醇和ACTH可在正常范围,血性腺类固醇激素降低或在正常低限;而血孕酮、脱氧皮质酮和皮质酮水平升高。尿气相色谱质谱检测有助于诊断。

3) 类固醇5α-还原酶缺乏:5α-还原酶缺乏主要指5α-还原酶2型(SRD5A2)缺乏。此酶使睾酮转化为双氢睾酮,双氢睾酮是比睾酮更强的雄激素,当此酶缺乏时,血浆睾酮正常或升高,血浆LH可在正常范围或轻度升高。以往有研究将睾酮/双氢睾酮比值的切点定于10或8.5,HCG兴奋试验也可协助诊断。近来研究显示用尿类固醇激素代谢谱检测5α-还原类固醇/5β-还原类固醇比值降低具有较高敏感性,其中5α-四氢皮质醇/四氢皮质醇的诊断意义更大。生殖器皮肤成纤维细胞SRD5A2活性测定有重要临床价值,SRD5A2基因分析发现相关突变更具诊断性价值。

其临床表现为染色体核型为46,XY,为常染色体隐性遗传。外生殖器异常,有睾丸或隐睾。多数患者具有阴蒂样小阴茎,表现为会阴阴囊型尿道下裂,阴道开口在尿生殖窦内的假阴道。极少数阴道盲端开口在尿道内。所有的患者均有附睾、输精管和精囊。儿童发现者隐睾的发生率明显高于成年发现者。多数患者幼年以女性性别抚养，青春期后出现变声、喉结、阴蒂肥大等男性化表现，但多无乳房发育。患者可有从会阴尿道的勃起及射精，面部毛少或无，且体毛减少。

婴儿期和儿童早期诊断的患者应按男性抚养并进行性转变，应给予双氢睾酮的乳膏使阴茎发育，以利尿道下裂手术的矫正。对已按女性抚养但在青春期前后和成年后才诊断的患者应仔细做心理评价，若发现某些患者认同女性性别身份，此时应帮助其作为女性抚养，切除睾丸，阴蒂整形，青春期后给予雌激素替代。

2. 雄激素功能障碍　该部分主要阐述雄激素不敏感综合征。

（1）发病机制：为X性连锁隐性遗传，分完全型、部分型和轻微型。主要为雄激素受体作用缺陷。雄激素受体基因的突变导致雄激素抵抗。雄激素受体基因突变多于150种。血浆睾酮水平正常至升高伴血浆LH水平轻至中度升高。LH释放增多导致Leydig细胞合成和分泌更多的睾酮，转化为雌激素亦相应增多，使患者有不同程度乳房发育。尿雌激素和血浆雌二醇水平一般处于女性正常范围的低限。

（2）临床表现：①完全型，染色体为46，XY，表型为女性，青春期乳房发育阴道盲端、子宫缺如（或痕迹子宫）、阴毛和腋毛极少或缺如，智力正常，原发闭经，性心理为女性。②部分型，外生殖器基本为男性，小阴茎，隐睾多见，可伴有尿道下裂，无子宫和输卵管，常有乳房发育，青春期有阴毛、腋毛生长。性激素水平与完全型相似。③轻微型，患者多有正常的男性表型，睾酮正常或轻度升高，往往因为不孕不育就诊。

（3）诊断：确诊依赖生殖器皮肤成纤维细胞培养测定雄激素受体活性，或雄激素受体的基因检测等；测定睾酮/双氢睾酮比值往往与5α-还原酶缺乏有一定重叠。

（4）处理与治疗：完全性雄激素不敏感的患者，多建议保留女性社会性别，可在青春期乳房发育后切除睾丸，行雌激素替代。阴道过短者，可用阴道扩张器使其增大。不完全型抚养性别应根据诊断时患者年龄和外生殖器畸形的程度而定。中到重度的外生殖器男性化缺陷患者应按女性抚养，青春期前切除性腺，必要时进行阴蒂成形手术，青春期补充雌激素。具有轻度尿道下裂的患者可按男性抚养，尿道下裂和男性乳房发育可手术矫正。

（三）其他

1. 男性生殖发育异常综合征

（1）泄殖腔外翻：是最少见、最严重的先天性异常，又称膀胱肠裂。男性患儿膀胱尿道连接处与直肠相通，常伴多器官的严重畸形，多数婴儿出生后不能存活，治疗困难，以成形手术为主修复尿路、肠管、腹壁及外生殖器，但效果欠佳。

（2）Robinow综合征：先天骨骼发育异常、脊椎异常，生殖器官发育不良，有特殊的像胎儿一样的面部外观的症群，常染色体隐性或显性遗传。

（3）Aarskog综合征：又名面部生殖器发育不全，是X染色体连锁的隐性遗传病，由于X性染色上的*FGD1*基因突变所致，该病非常罕见。它的主要特征是身材矮小及面部、手指脚趾、生殖器的异常。

（4）手足生殖器综合征［hand-foot-genital（HFG）syndrome］：常染色体显性遗传，女性出现部分或分叉子宫，或双子宫，提示副中肾管发育障碍，输尿管口在膀胱的位置异常，男性尿道下裂。患者拇指短，第一（大）趾短，小拇指向内弯曲，腕关节和踝关节骨骺愈合延迟。

（5）腘窝蹼状皱襞综合征（又称翼状赘皮综合征）：常染色体显性遗传综合征，主要表现为腘窝蹼状皱襞，可伴有唇腭裂、下唇瘘管、并指（趾）、胫骨发育不全、大阴唇缺如、隐睾和阴囊缺损等畸形。智力发育多正常。发生率大约为1/30万。治疗以整形手术为主。

2. 副中肾管存留综合征（persistent Müllerian duct syndrome，PMDS）

（1）机制与表现：本症又称腹股沟子宫疝（hernia uteri inguinale），临床上罕见，由于抗副中肾管激素或其受体缺陷所致。这类疾病可能是由于影响抗副中肾管激素（antimullerian hormone，AMH）的结构、合成、分泌时间和作用的多种异常所致。因副中肾管原基未受抑制从而导致子宫、输卵管的存在。但在性分化的关键时期，雄激素的分泌是适当的，故中肾管和外生殖器分化正常。患儿睾丸发育良好，有正常男性的生殖管道和外阴，但可常见腹股沟疝，疝囊由藏有睾丸和分化发育的副中肾管器，或较为少见的是盆腔中有睾丸及副中肾管器，后者之子宫壁或阔韧带中藏有输卵管。

（2）诊断：①患者腹股沟疝伴隐睾者应考虑本病之可能；②超声探查以判断疝囊内容物的性质；③AMH测定。因AMH来自睾丸支持细胞，故以此判断有无分泌功能的睾丸组织存在。但AMH阴性，除可能为睾丸缺如外，也提示睾丸严重发育不全。

3. 睾丸退化（消失）综合征（胚胎睾丸退化综合征）

（1）发病机制：推测在胚胎发育早期，睾丸存在，但在12~14周，性分化未完成前，睾丸可能发生了梗死，睾丸发生萎缩、变小或消失，表现为促性腺激素升高和睾丸功能低下。

（2）临床表现：由于睾丸发生萎缩的时间不同，临床表现不一。患者的表现型变化很大，从女性内外生殖器、无性腺或条索样性腺、外生殖器难以分辨，到无性腺无睾丸的具有正常外生殖器的男性。

（3）处理与治疗：应在青春期给予与抚养性别相符的性激素治疗，但不能恢复生殖能力。

4. 尿道下裂　尿道下裂是一种常见的先天性泌尿生殖系统畸形，多种46，XY性发育异常有尿道下裂，伴有小阴茎。近年来研究表明先天性单纯性尿道下裂的发生率在我国和其他各国呈持续增加的趋势，近年发现性染色体X开放阅读框架6基因（chromosome X open reading frame 6，CXorf6）突变，可能是男性不同程度的孤立性尿道下裂的候选基因。

5. 先天性促性腺激素低下性性腺功能减退　低促性腺激

素性性腺功能减退包括一组疾病，先天性 GnRH 神经元缺陷、垂体促性腺激素缺乏或分子结构异常、慢性全身性疾病、精神应激、严重体重下降或长期剧烈运动都可引起促性腺激素缺乏。此外，促性腺激素缺乏也是一些先天性综合征（如 Prader-Willi 综合征、Laurence-Moon-Biedl 综合征等）的组分。临床最多见的是伴嗅觉缺失的 Kallmann 综合征，患者同时可有唇腭裂、先天性耳聋等异常。促性腺激素缺乏的程度也具有不均一性，可表现为完全无青春期性成熟、青春期延迟和不同程度的过渡类型。

6. 隐睾症　胰岛素样激素 3（insulin-like 3 protein，INSL-3）属于胰岛素或松弛素肽家族，是 GREAT/LGR8 的特异性配体。少部分隐睾症的变异病因与 INSL-3 及 GREAT/LGR8 基因突变有关。

7. 环境影响　环境雌激素物质（environment estrogens，EEs），包括当作药物使用的合成类雌激素、源于食物中的植物性雌激素、谷物中的真菌性雌激素、大量日化用品中和工业污染物，以及农药中的雌激素成分等，能干扰机体正常内分泌功能，作用于激素合成、分泌、传输、作用位点及代谢，影响雄性性分化。此外，既有弱的雌激素作用，也同时具有抗雌激素样作用的植物雌激素也能导致雄性动物生殖系统的发育异常。外源性孕激素常被用于妇女避孕和先兆流产的治疗，这有可能增加胎儿尿道下裂的风险，但尚缺乏系统的研究。

其他环境因素：母亲孕前自然流产史、孕期发生先兆流产、孕早期感冒伴发热、孕中期用抗感染和/或解热止痛药、父亲职业性接触农药、胎儿低出生体重等都可能增加胎儿发生尿道下裂的危险。父亲的生育能力及母亲的年龄和初产与尿道下裂之间的关系也成为关注的危险因素。

【46，XX DSD】

（一）性腺（卵巢）发育异常

1. 完全与不完全性 XX 性腺发育不全

（1）完全性 XX 性腺发育不全：主要特点是正常的 46，XX，表现型为女性，无 Turner 综合征体征。本组疾病系常染色体基因突变（由于近亲结婚等因素），可为散发性，家族性者为常染色体显性遗传，10%患者可耳聋。某些患者有 FSH 受体突变。遗传的缺陷使原基生殖细胞的移行和性分化障碍。本组患者的性腺为双侧条索样，女性内外生殖器，外阴呈性幼稚状态，与 XY 性腺发育不全临床表现基本相同，原发闭经，乳房等第二性征不发育。FSH 与 LH 水平升高。

（2）不完全性 XX 性腺发育不全：本组患者在核型、遗传性、外生殖器及身材体态等方面与完全性无异。不同之处在于外阴停留在青春期前、卵巢为双侧发育不全或一侧发育不全与对侧条索状。卵巢功能常早衰。患者血雌二醇水平降低或正常。

2. 卵睾性 DSD　参见前文“【46，XYDSD】”部分内容。

3. 睾丸性 DSD　多由于含有 *SRY* 基因的 Y 染色体片段易位至 X 染色体或常染色体，SOX9 增强子区域的重复，或者 *RSPO1* 基因的重复等。患者染色体核型为 46，XX，外生殖器有一定程度男性化，多介于两性之间，性腺组织学检测可有局部生精细管结构的存在，提示原始性腺发育过程的异常，患者多无生育功能。

（二）雄激素过剩

1. 胎儿 3β-羟基类固醇脱氢酶 2（HSD3B2）、21-羟化酶（CYP21A2）、P450 氧化还原酶（POR）、11β-羟化酶（CYP11B1）异常，糖皮质激素受体突变。

2. 胎儿胎盘芳香化酶（CYP19）缺陷，P450 氧化还原酶（POR）缺陷。

3. 母体雄激素多，如先天性肾上腺皮质增生症（参见本篇第四章第二节中的“七、先天性肾上腺皮质增生症”）、孕妇患分泌雄激素的肿瘤（如黄体瘤）、摄入外源性雄激素、孕妇在胚胎分化早期服用过量雄激素。

（三）其他

1. 泄殖腔畸形综合征　又称一穴肛，较罕见。人在胚胎早期相当于胚胎第三周末，会形成泄殖腔，但在胚胎七八周时，随着中间隔膜发育，形成正常的直肠和肛管、尿道，若为女性，阴道及女性外阴也将产生。如果因发育异常，还停留在泄殖腔阶段，就会形成尿道、阴道、直肠共同开口一个腔孔的泄殖腔畸形。其畸形严重程度主要视泌尿道、生殖道与直肠在腔内开口位置的高低而定。

本综合征唯有手术治疗，因根治手术规模较大，除非有尿潴留和大便排出障碍（行膀胱造瘘术或结肠造瘘术），手术可以安排在 1 岁以后实施。轻者可通过会阴部行肛门、尿道及阴道成形术；重者须经腹部和会阴联合手术；近年来尚开展了腹腔镜手术。术后护理和随访很重要，如大、小便训练等。

2. 副中肾管退化/发育不全综合征　又称 Mayer-Rokitansky-Kuster-Hauser 综合征（MRKH 综合征），副中肾管发育障碍引起的先天性畸形，约占青春期原发性闭经的 20%。患者染色体核型为 46，XX，女性内分泌化验结果多提示卵巢功能正常，有排卵，输卵管、卵巢及女性第二性征正常，主要异常表现为始基子宫或无子宫、无阴道，其中，约 30%患者还伴有肾畸形，约 12%伴骨骼畸形。

3. 子宫畸形　青少年起病的成年型的糖尿病 5 型（MODY5），是一种常染色体显性遗传的糖尿病，与肝脏肝细胞核因子-1β 的突变有关，可伴有多种表型包括泌尿生殖器畸形，如肾脏、子宫畸形等。

4. 阴道闭锁（McKusick-Kaufman syndrome，MKKS）　MKKS 的特征是表现为多指（趾）畸形（polydactyly postaxial，PAP）、先天性心脏病和女性子宫阴道积水。由于母体雌激素的刺激和宫颈分泌物的积累引起阴道和子宫扩张造成一个大的囊性腹部肿块，阴道发育不全，横向阴道黏膜。心脏畸形为心房间隔缺损，室间隔缺损、主动脉小和左心室弹性低，法洛四联症。MKKS 的诊断基于临床表现。女性 5 岁前无法诊断，还需排除 Bardet-Biedl 缺乏综合征（BBS）。分子遗传学检测证实 MKKS 为染色体 20p12 的异常。

5. 阴唇粘连　阴唇粘连在幼女当中多见，偶尔发生在成人女性。推测相对雌激素水平低是易感原因，虽然有时需要手术治疗，但局部使用雌激素软膏和按摩能在几周内成功解除阴唇粘连，成人女性阴唇粘连与割礼、糖尿病、单纯疱疹病毒、疱疮、阴道炎有关。

【性染色体异常的DSD】

性染色体异常的DSD参见本篇第八章第三节“先天性卵巢发育不全症”、第九章第二节“克兰费尔综合征”。

【性分化异常疾病的处理】

这类患者必须及早进行针对病因的合理治疗，所以需要及早发现两性畸形并作出正确诊断。

（一）仔细检查新生婴儿外阴有无两性畸形　女婴有无阴蒂增大、大阴唇或腹股沟肿块、腹股沟疝；男婴有无睾丸未降、尿道下裂、阴茎过大或过小。

（二）染色体性别确定　对上述外生殖器模糊的患儿须进行染色体核型、*SRY*基因检查。

（三）社会性别确定　对某些性分化异常患者的社会性别确定有时须待以时日，因要考虑青春期外生殖器的发育和性成熟期性功能的趋向性和更好地适应社会生活的性别。

（四）产前诊断和干预　通过对绒毛取样后进行核型分析、分子遗传学检测可实现性分化异常的产前筛查，尤其是先天性肾上腺皮质增生症。此外对这类患者的家庭成员建议进行心理健康评估，提供心理支持。对先天性肾上腺皮质增生症患者应及早纠正其代谢异常以免引起女孩过度男性化或男孩停止生长（参见本篇第四章第二节中的“七、先天性肾上腺皮质增生症”）。

（五）矫正手术　矫正手术应尽早进行，女性在2岁左右、男性在4岁左右进行，以免影响儿童性心理发展。如果错过良好的矫正时期，已近青春期的患者其性别的确定需不违背其性心理。有时要根据外生殖器而非染色体性别而定其性别，如完全性睾丸女性化患儿常当女孩抚养，其青春期不能出现男性化，必须及早切除睾丸；如果女假两性畸形当男孩抚养，亦宜早切除卵巢。在矫治手术后应在青春期按性别予以必要的性激素替代治疗。

推荐阅读

1. RAZA J, ZAIDI S Z, WARNE G L. Management of disorders of sex development-with a focus on development of the child and adolescent through the pubertal years[J]. Best Pract Res Clin Endocrinol Metab, 2019, 33(3): 101297.
2. BAETENS D, VERDIN H, DE BAERE E, et al. Update on the genetics of differences of sex development(DSD)[J]. Best Pract Res Clin Endocrinol Metab, 2019, 33(3): 101271.
3. COOLS M, NORDENSTRÖM A, ROBEVA R, et al. Caring for individuals with a difference of sex development(DSD): a consensus statement[J]. Nat Rev Endocrinol, 2018, 14(7): 415-429.

第十二章　胰岛内分泌肿瘤

第一节　胰高血糖素瘤

史虹莉　何　敏

胰高血糖素瘤（glucagonoma）为分泌胰高血糖素的胰岛α细胞肿瘤。肿瘤释放经过不同翻译后加工的胰高血糖素原衍生肽，导致临床上出现与之相应的症状和体征，以表皮松解坏死型游走性红斑、营养不良、糖尿为特征，称为胰高血糖素瘤综合征。本病少见，发病率约为1/20 000 000，男女无明显差异。约80%的胰高血糖素瘤为散发，其余可为遗传综合征的组分，如MEN-1、von Hippel-Lindau综合征。

胰高血糖素瘤常位于胰腺的尾部或体部，偶尔在胰头。约75%的胰高血糖素瘤为恶性，可伴肝、局部淋巴结、骨转移，少数为良性。胰高血糖素瘤通常起病缓慢，病程较长，由于其罕见性和认识不足，一般确诊延误1年以上，诊断后生存时间在3~7年。早期诊断有助于改善预后。

临床表现包括表皮松解坏死型游走性红斑（necrolytic migratory erythema, NME）。皮损由红斑开始，随后发展为水疱破裂、糜烂、渗出结痂。皮损可成批反复出现，每批历时7~14天。皮肤病变可发生在任何部位，多见于臀部、下腹、会阴、肢体远端、腹股沟、阴囊等。这种皮损可能由血浆胰高血糖素水平增高直接造成，或继发于血浆氨基酸水平和组织锌水平降低。由于胰高血糖素的糖原分解和糖异生作用，患者常有血糖升高。其他临床症状包括恶心、舌炎、口角炎、静脉血栓形成、体重减轻、贫血、精神错乱（如抑郁症）等。胰高血糖素减少小肠黏膜水和电解质的吸收，增加其分泌，使有些患者腹泻明显。

依据临床表现、空腹血浆胰高血糖素水平明显升高及B超、MRI或CT等影像学证据可诊断胰高血糖素瘤。正常血浆胰高血糖素为50~200pg/ml，大多数患者可达500~1 000pg/ml以上。选择性内脏动脉造影对定位诊断帮助最大，是显示胰腺肿瘤及肝转移的最好方法。其他诊断肿瘤的方法有正电子发射断层成像（PET）、奥曲肽显像和生长抑素受体显像。本症需鉴别可伴有表皮松解坏死型游走性红斑的其他疾病，如银屑病、天疱疮、肠病性肢端皮炎，也需鉴别伴有胰高血糖素升高的其他疾病，如糖尿病、肾功能不全、急性胰腺炎、肝病、严重应激、空腹过久、肾上腺皮质功能亢进、家族性高胰岛素血症等。

手术切除肿瘤本身及其转移灶是治疗本病的首选方法。肿瘤一旦切除，血浆胰高血糖素、血糖、氨基酸水平可完全恢复正常，皮损可在术后数日内改善。长效生长抑素可控制大部分患者的症状及皮损。同时补充锌、氨基酸和/或脂肪酸有助于皮损的好转。在难治病患也可考虑化疗、肝脏栓塞、肝动脉栓塞化疗。最近，肽受体放射性核素疗法也在本症的治疗上进行了尝试。高血糖的治疗措施主要为饮食调节和口服降糖药，少数需胰岛素治疗，无发生酮症酸中毒倾向。

推荐阅读

JOHN A M, SCHWARTZ R A. Glucagonoma syndrome: a review and update on treatment[J]. J Eur Acad Dermatol Venereol, 2016, 30(12): 2016-2022.

第二节　生长激素释放抑制激素瘤

史虹莉　何　敏

生长激素释放抑制激素瘤（somatostatinoma）较为罕见，首例报道于1979年。当肿瘤释放的生长激素释放抑制激素进入血液循环时，出现以糖尿病、胆石症及脂肪泻三联征为特征的临床表现。

生长激素释放抑制激素瘤主要发生于胃肠道和胰腺，偶然也可见于肺、肾等脏器。十二指肠和胰腺为好发部位。位于胰腺的肿瘤通常为散发或是MEN-1的一部分，主要位于胰头。位于十二指肠的肿瘤常与1型神经纤维瘤病相关，少数情况下与von Hippel-Lindau综合征或嗜铬细胞瘤有关。肿瘤可为局限性或浸润性，组织学证实为中度分化的胰岛δ细胞癌，免疫组化表明全部或大部分肿瘤细胞质内有生长激素释放抑制激素（somatostatin, SS）。SS可抑制胆囊运动，对腺垂体、胰岛等均有抑制作用。当SS同时抑制胰岛素和胰高血糖素时，可导致轻度糖尿病。SS对消化道功能有抑制作用，可出现胆石症、脂肪泻、消化不良、低胃酸。典型三联征仅在少数病例见到。其他的临床表现还有偶尔发生的低血糖、阵发性头痛、心动过速、皮肤潮红、贫血等。位于十二指肠的肿瘤更突出的症状为体重减轻、餐后饱腹和腹痛、胆石症、贫血和胆固醇降低，偶尔可发生上消化道出血。

该病的诊断主要依据肿瘤的发现，常规和内镜超声、CT可用于肿瘤的定位，血中SS水平明显升高，可达9 000~13 000pg/ml，血中降钙素也可升高。生长激素释放抑制激素瘤虽然多属恶性，但生长缓慢，病程可长达十年。手术切除为首选的治疗方法。然而，由于此病缺乏特异性症状，常在影像学检查时偶然发现。诊断时多数已转移，故部分病例难以手术切除。可予生长抑素类似物以缓解症状和抑制其转移灶的生长。必要时也可进行化疗。

推荐阅读

URSULA K, KEN K Y. Gastrointestinal hormones and gut endocrine tumors [M]//SHLOMO M, RICHARD J A, ALLISON B G, et al. Williams textbook of endocrinology. 14th ed. Elsevier, Philadelphia: W. B. Saunders Company, 2019: 1718.

第三节　舒血管肠肽瘤

史虹莉　何　敏

舒血管肠肽瘤（vasoactive intestinal peptide secreting tumor, VIPoma, VIP瘤）由Verner和Morrison于1958年首次报道，年发病率为0.05/100万~0.1/100万。临床以严重水泻、低血钾和低（或无）胃酸为特征，称为舒血管肠肽瘤综合征。该综合征类似于霍乱弧菌所致的腹泻，故又称胰霍乱。此病无性别差异，患者年龄跨度为2~83岁，平均为48~65岁。有时可为MEN-1的组分之一。

【病因与发病机制】

至今，在此肿瘤内已发现舒血管肠肽（VIP）、胰多肽、前列腺素、5-羟色胺、肠促胰激素样肽和肠高血糖素等。VIP是胰霍乱的主要介质，其可致小肠中水和离子转运从吸收变为分泌。VIP还可松弛血管、胃、胆囊、支气管平滑肌，刺激肠、胰的分泌，抑制胃酸分泌，增加心肌收缩及心搏出量，促进肝糖原分解，升高血糖。

【病理】

本症的胰岛病变可为良性腺瘤，也可为恶性肿瘤或弥漫性增生。电镜可发现胰小岛细胞增生，主要为α、β、δ细胞，散在胰腺外分泌组织中，细胞内有含激素的颗粒。VIP瘤主要存在胰腺内，也可见于胰腺外，如神经源性（包括神经节神经母细胞瘤、神经节神经细胞瘤和神经母细胞瘤，以及嗜铬细胞瘤等）和非神经源性胰腺外VIP瘤。

【临床表现】

诊断前的平均病程为3年（2~4年），半数以上患者在诊断时已有转移（肝脏或淋巴结、肺、肾）。死因常为容量不足和酸中毒引起的肾衰竭和心脏停搏。本病的临床特征如下：

1. 顽固性水泻　可出现在诊断前数年，轻者可为间歇性，重者尤其是恶性病变者为持续性，便色如淡茶水色，无黏液和脓血，便量为3~10L/d。由于腹泻属分泌性，故空腹状态下腹泻仍存在。每天便量少于700ml一般可除外此病。

2. 低血钾症　由于水泻，大量钾和碳酸盐从粪便中丧失，引起缺钾和代谢性酸中毒，血钾多低于3mmol/L，动脉血pH <7.1。

3. 低或无胃酸　胃酸缺乏或减少，多数为基础胃酸分泌量低，可能由于肿瘤分泌抑制胃酸分泌的因子。

4. 高血钙　约一半以上的患者有高血钙，可能由于VIP促进甲状旁腺激素分泌。

5. 手足搐搦　估计与低血镁有关。

6. 其他症状　①高血糖或糖耐量减低；②脸部潮红，皮肤荨麻疹；③无张力性大胆囊；④少数发生心力衰竭或尿毒症；⑤低血压；⑥严重失水、酸中毒及电解质紊乱导致精神症状。

【诊断】

根据腹泻特点、血浆VIP升高和肿瘤的定位检查可作出诊断。增强CT、磁共振联合超声内镜是有效的定位和分级的手段。生长抑素类似物扫描有助于肿瘤的定位、分期及治疗手段选择。VIP瘤的分泌有波动，应在有腹泻症状时测定血VIP。VIP在60pmol/L以上具有诊断价值。VIP在20～60pmol/L为可疑。VIP免疫组化染色阳性对诊断有特异性。VIP瘤良、恶性的鉴别主要根据其生物学行为，如是否有转移或血管侵犯。本症需与类癌、甲状腺髓样癌、直肠乙状结肠绒毛腺瘤及其他胰岛内分泌肿瘤等鉴别。

【治疗】

VIP瘤的治疗包括对症治疗、根治治疗和姑息治疗。对症治疗是纠正水电解质紊乱，主要使用生长抑素类似物，其使85%的患者症状缓解，20%的患者肿瘤缩小。如疗效欠佳，可增加剂量或加用干扰素α2b。也有使用舒尼替尼、依维莫司、糖皮质激素等治疗的个案报道。对于难治性症状，可行肿瘤减负手术，使用射频消融、化学栓塞等手段治疗肝转移瘤。根治治疗主要为手术切除肿瘤。对于局限性肿瘤，应根据肿瘤部位行相应的切除手术。即使肿瘤侵犯血管，也建议行手术切除并行血管重建。对于晚期疾病，应行姑息治疗。在可行的情况下，建议完全切除局部病灶，包括淋巴结切除和血管重建。对于进展期G1/G2病变或转移者，尽量行原发灶和转移灶的完全切除。对于不能切除的高分化转移瘤，可考虑链脲佐菌素为基础的化疗。对于可切除的G3-NET/NEC，手术治疗应联合化疗和/或放疗。对于不能切除的G3-NET/NEC，可考虑铂为基础的化疗和局部放疗。放射治疗可用于痛性骨转移和脑转移的患者。

尽管本症发现时多是晚期，但生存期较长，中位生存期在7.9年。

推荐阅读

SIDDAPPA P K, VEGE S S. Vasoactive intestinal peptide-secreting tumors: a review[J]. Pancreas, 2019, 48(9): 1119-1125.

第十三章　松果体激素和疾病

鹿　斌　周丽诺

【概述】

松果体（pineal body），位于脑部胼胝体后缘下面和四叠体上丘之间，起源于胚胎神经外胚层，人类松果体重0.1～0.18g，外包有薄层结缔组织被膜，以柄附着于第三脑室后部，第三脑室一小部分伸入柄内形成松果体隐窝，被覆一层柱状细胞，为室管膜胶质细胞。

松果体实质主要由松果体细胞和神经胶质细胞构成，缺乏血脑屏障，腺体有丰富的血管供应，供血动脉为大脑后动脉，静脉引流至大脑大静脉，松果体受颈上交感神经节发出的节后神经支配，属于神经内分泌换能器，神经末梢释放的去甲肾上腺素是调节腺体激素合成的递质。人类松果体内还有肽能神经纤维，是连合神经的一种，因有特殊神经内分泌功能，也调节着褪黑素的合成和分泌活动。

松果体分泌的激素有褪黑素、8-精氨酸加压缩宫（催产）素、8-赖氨酸加压缩宫（催产）素、5-羟色胺、其他吲哚类化合物和组胺\多巴胺等。本文主要讲述褪黑素。

【褪黑素】

（一）褪黑素的合成分泌与代谢　褪黑素（melatonin）为含甲氧基侧链的吲哚类物质，主要由松果体实质细胞主细胞从血液循环中摄取色氨酸合成（图18-13-0-1），其中5-羟色胺N-乙酰转移酶（arylalkylamine-acetyl-transferase，AANAT）和羟吲哚-O-甲基转移酶（hydroxyindole-O-methyltransferase，HIOMT）是关键酶，其中AANAT是褪黑素合成的限速酶，这种酶依赖去甲肾上腺素调节，褪黑素合成与分泌有昼夜节律变化，其节律是由AANAT的昼夜节律决定的，并与光照有关，故又称褪黑素节律酶。褪黑素至肝后主要与硫酸盐结合，部分与葡萄糖醛酸结合后排出，小部分直接经肾排出。

目前已知，哺乳动物的视网膜和副泪腺，某些冷血动物的眼睛、脑部和皮肤也合成褪黑素，但是松果体是人和哺乳动物褪黑素的主要来源。褪黑素受体是G蛋白偶联的膜受体，哺乳动物有两类褪黑素功能性受体，即1A型（MTNR1A）和1B型（MTNR1B），这些受体在中枢神经系统中以下丘脑、垂体组织表达最高。褪黑素对机体、器官和组织产生直接的生理作用，结合位点的数量与动物生理状态有一定关系，如昼夜差异、季节性周期变化等。

（二）褪黑素的调节机制和生理作用　光照使褪黑素分泌

色氨酸 —色氨酸羟化酶→ 5-羟色氨酸 —脱羧酶→ 5-羟色胺 —5-羟色胺N-乙酰转移酶→ 乙酰-5-羟色胺 —羟吲哚-O-甲基转移酶→ 褪黑素

└ 5-羟吲哚乙醛酸

图18-13-0-1　褪黑素的合成

减少，黑暗使褪黑素分泌增多。实验证明光照通过视网膜产生神经冲动，经视交叉到达中脑被盖特异核，经多突触传递到胸髓的交感神经节前神经元，交感神经节发出的节后纤维中止于松果体细胞，去甲肾上腺素通过促进 HIOMT 的活动，促进褪黑素合成，这一系列的过程褪黑素使松果体起到生物钟的作用。光-暗信息的传导途径是：视网膜—视交叉—前脑内侧束—中脑被盖脊髓束—脊髓上胸段中间外侧核—颈上神经节的节前交感神经纤维—节后交感神经纤维（上脑幕松果体纤维）—松果体细胞的β-肾上腺受体—激活蛋白激酶 A（PKA）/cAMP 信号通路，这条通路是抑制 5-羟色胺乙酰转移酶蛋白降解的通路。

褪黑素有明显的抑制性腺的作用，腺垂体促性腺激素（GnH）的昼夜节律与松果体正好相反，如松果体肿瘤将正常组织破坏，男孩出现性早熟。此外褪黑素还在抗肿瘤发生、抗氧化、免疫调节和代谢方面发挥作用。

【松果体疾病】

（一）松果体钙化 松果体随年龄增长不断钙盐沉着，形成球形的钙化凝结块，又称“脑砂”，由钙镁盐和磷酸盐组成。这种生理性松果体钙化为颅脑放射图像有用的定位标志。如果松果体钙化出现过早（<6 岁半）或大小超过 1cm 均被视为异常。在肿瘤和松果体钙化并存时，松果体钙化被吞灭或包绕提示肿瘤起源于松果体，被推移提示肿瘤起源松果体之外或向外生长。70%～80%的松果体区肿瘤尸检证实有钙化（肿瘤性钙化）。

（二）松果体区肿瘤 松果体区最为常见的病变为肿瘤性病变，但其总体发病率较低，有报道显示其占儿童颅内肿瘤的 3%～8%，成人颅内肿瘤的 0.4%～1.0%。

1. 分类 松果体区肿瘤虽少见，但异质性大，其组织病理学不同主要是源于松果体及周围结构组织细胞的不同，其病理类型主要包括生殖细胞肿瘤、松果体实质细胞肿瘤、神经胶质肿瘤、其他少见病理类型肿瘤如脑膜肿瘤、淋巴瘤、松果体区的转移癌等。松果体区还可发生松果体退行性囊肿、海绵状血管瘤，良性的松果体囊肿常无症状，需与松果体区肿瘤鉴别。

（1）生殖细胞肿瘤：有报道提示生殖细胞肿瘤为松果体区最常见的肿瘤类型，占 40%，且在儿童和年轻男性更常见。2016 年 WHO 在中枢神经系统肿瘤分类中将颅内生殖细胞肿瘤分为 7 种类型：生殖细胞瘤（germinoma）、胚胎癌（embryonal carcinoma）、卵黄囊瘤（yolk sac tumor）、绒毛膜癌（choriocarcinoma）、成熟和非成熟畸胎瘤（teratoma）、畸胎瘤恶变（Teratoma with malignant transformation）和混合性生殖细胞肿瘤（mixed germ cell tumor）。松果体生殖细胞肿瘤病理亚型以生殖细胞瘤、畸胎瘤及混合性生殖细胞肿瘤为主。

（2）松果体实质细胞肿瘤：有报道提示松果体实质细胞肿瘤为松果体区第二位的肿瘤类型，松果体实质细胞肿瘤主要包括以下类型：良性的松果体瘤（pineocytoma）、中间分化的松果体实质肿瘤（pineal parenchymal tumor of intermediate differentiation）和高度侵袭性的松果体母细胞瘤（pineoblastoma）。松果体瘤发生于成人期，分典型的松果体瘤和多形性的松果体瘤，无有丝分裂活性，显著表达神经元标志。在儿童期，中间分化的松果体实质肿瘤更为常见，其被认为是松果体区的原始神经外胚层肿瘤，预后不良。松果体母细胞瘤见于儿童和青少年期，有丝分裂活性显著，神经元标志弱。

松果体区乳头（状）瘤（papillary tumor of the pineal region）是少见的神经上皮肿瘤，可能起源于下连合器的室管膜细胞，是上皮样肿瘤具有乳头状结构和实质性结构，均一性表达免疫反应性细胞角蛋白，偶见或多见有丝分裂，生物学变异较大。

（3）神经胶质瘤：国外有文献报道神经胶质瘤占松果体区肿瘤的 14%～22%，其中最常见类型为毛细胞型星形细胞瘤（pilocytic astrocytoma）。近来四川大学华西医院报道其单中心松果体区神经胶质瘤研究结果，提示毛细胞型星形细胞瘤和胶质母细胞瘤（glioblastoma）为最常见病理类型，此外还有神经节神经胶质瘤（ganglioglioma）、室管膜瘤（ependymocytoma）等。

2. 临床表现

（1）脑积水与颅内压增高症状和体征：由于肿瘤压迫三脑室和导水管造成脑积水，产生头痛，呕吐，视乳头水肿和意识障碍。

（2）眼部表现：Parinaud 综合征，又称上凝性共轭麻痹、四叠体上丘综合征。指眼球向上运动的麻痹，是由于皮质顶盖束中止于上丘，前内侧部受压，则出现两眼不能上视，动眼神经小神经元核等受损，瞳孔光反射迟钝或丧失。

（3）腺垂体功能减退和尿崩症：由于肿瘤侵犯三脑室底部或下丘脑所致。

（4）性早熟或青春期延迟：由于松果体瘤破坏了正常松果体，从而使松果体对促性腺激素释放激素的抑制解除，可引起性早熟。松果体生殖胞瘤更常引起性早熟，因为肿瘤中的合体滋养层细胞能够向脑脊液中分泌 β-HCG 而产生黄体样激素的作用，松果体主细胞瘤则引起青春期延迟。

（5）马尾和神经根痛：生殖细胞瘤 10%可转移至脊髓。脊髓及马尾神经根痛表明肿瘤已转移入脊髓蛛网膜下腔。

（6）步态障碍：脑积水或肿瘤挤压小脑可产生步态障碍。

3. 松果体区肿瘤的诊断和治疗 松果体区肿瘤类型较多，明确肿瘤组织学类型对合理治疗极为重要。松果体区肿瘤的诊断建议先进行脑脊髓的磁共振检查和脑脊液化验。部分生殖细胞瘤患者中可检测到一些标志物，如甲胎蛋白（AFP）、β-HCG 和癌胚抗原（CEA）。脑脊液脱落细胞学检查发现病理细胞也可明确诊断，对生殖细胞瘤、松果体母细胞瘤最有价值。此外 HIOMT 作为褪黑素合成关键酶，其水平升高可能也有助于诊断松果体实质细胞肿瘤。

对于标记物及细胞学等检查阴性的松果体区肿瘤建议通过活检或手术切除获得组织学的诊断，明确根据肿瘤病理组织类型进行治疗，其好处是可以使低度恶性的肿瘤有机会得到治愈，恶性肿瘤的患者延长生存期。在一些亚洲国家仍建议可行试验性放疗来协助诊断，因其生殖细胞瘤有较高的发生率。

不同病理类型松果体区肿瘤的治疗选择存在差异，如成熟畸胎瘤建议手术切除为主，生殖细胞瘤建议放射治疗，如果发现有脑脊液播散，建议进行全脑脊髓放疗加化疗。对于非生殖细胞瘤的生殖细胞肿瘤、非成熟畸胎瘤等建议化疗联合放疗。

松果体实质肿瘤的治疗方法目前主要倾向于手术治疗，在保证患者生活质量的同时，最大程度切除肿瘤是提高生存时间的关键。随着显微外科发展，松果体区良性肿瘤手术治疗效果较好，但应定期随访。松果体母细胞瘤和中间分化的松果体实质细胞瘤亦首选手术，手术切除可治愈或提高辅助治疗效果，放化疗等辅助治疗效果不确定。合理的手术入路、娴熟的显微外科技术及熟练掌握颅底显微解剖是手术成功的关键。

推荐阅读

CARR C，O'NEILL B E，HOCHHALTER C B，et al. Biomarkers of pineal region tumors：a review[J]. Ochsner J，2019，19(1)：26-31.

第十四章　内分泌伴癌综合征

李晓牧　杨永年

第一节　概　　述

肿瘤是一种全身性疾病，具有多种临床症状，除由本身的直接侵袭或转移所引起外，与其异常分泌某些内分泌激素关系密切。20 世纪 20 年代以来的研究证实肿瘤可以产生相关激素、多肽、细胞因子，以及肿瘤抗原与有关正常组织交叉免疫从而影响各种组织的功能，在临床上表现为一组特定的综合征，被命名为“内分泌伴癌综合征”（endocrine paraneoplastic syndromes，EPS）。

据估计 8%癌症患者可有 EPS，以老年恶性肿瘤患者更为常见。癌症相关基因异常和表型十分复杂，所以 EPS 常可以出现各种临床亚型。由于 EPS 异常激素的分泌和作用十分突出，所以也曾称之为“异位内分泌综合征”（ectopic endocrine syndrome）。但其中某些激素样活性物质虽有类似于正常激素的功能，实际上并非是“真正的激素”（如 NSILA）；多数情况下非内分泌组织肿瘤细胞所分泌的激素正常时在同一组织也有少量分泌；为了突出其肿瘤本质，以“EPS”命名更为妥切。相关内分泌症群可出现在肿瘤早、中、晚期，甚至在肿瘤临床症状出现之前，故可视为某些肿瘤的早期症群，其相关肽类激素或激素样物质可作为肿瘤之血清学标志，具有早期诊断的价值。因此，EPS 作为一个专题，是当代内分泌学的一个重要分支，肿瘤组织代谢紊乱和与之相关的异常激素分泌具有十分重要的临床意义。

【异常激素分泌的细胞机制】

（一）逆分化假说（dedifferentiation hypothesis）　内分泌细胞本身即具有可表达各种肽类激素（脑肠肽）和活性胺类物质的基因，但量微小，相应的基因处于抑制状态。“脑肠肽”生理功能广泛而复杂，在神经系统具有神经递质和调质的作用，在胃肠系统则具有兴奋或抑制的活性，调节胃肠胰（GEP）神经生理活动。Bay 和 Mendelsohn 1980 年提出“逆分化假说”，认为正常细胞的 DNA 密码受抑制基因的调节，表达正常的基因产物。但当抑制基因突变时，正常时受抑制的 DNA 密码去抑制，肿瘤细胞逆分化，重新获得合成内分泌激素的能力。

（二）癌基因直接激活激素基因　如 VHL 病。

（三）自分泌和旁分泌机制　如小细胞肺癌分泌的 GRP，后者还可通过自分泌或旁分泌途径促使细胞分化不良和产生异常激素，对于肿瘤本身有促进作用。

【异源激素分泌性肿瘤类型】

（一）常见分泌多肽激素的肿瘤

1. 小细胞肺癌　ACTH、CRF、ADH、降钙素、GHRH（生长激素释放激素因子）、GRP。

2. 神经内分泌肿瘤（肺、胃、肠、胰、胸腺、卵巢等）ACTH、GHRH。

3. 甲状腺髓样癌　ACTH、GHRH、生长抑素。

4. 嗜铬细胞瘤　ACTH、GHRH。

5. 神经嵴源细胞瘤（APUD 瘤）　ACTH、VIP（血管活性肠肽）、GHRH。

6. 黑色素瘤与前列腺癌　ACTH。

（二）常见的分泌大分子糖蛋白激素的肿瘤　非小细胞肺癌、睾丸胚胎癌、肉瘤。

（三）常见引起 PTHrP 介导高血钙的肿瘤　鳞状细胞癌（肺、头颈）、肾癌、膀胱癌、肾上腺癌。

上述肿瘤类型与其分泌激素的相关关系，有助于识别内分泌肿瘤的来源与诊断。

【异位激素的种类与特征】

（一）种类　由非内分泌组织肿瘤不当分泌的激素种类甚多，事实上包括所有的肽类激素及一些非正常存在的活性物质。除肝细胞肝癌等少数肿瘤外，一般不能产生类固醇激素和甲状腺激素。因为这类激素及脂肪酸衍生物激素的生成需要完整系列酶的表达，牵涉的基因众多，因而这类激素的异源分泌十分罕见。LH、FSH、TSH、HCG 等糖蛋白类激素的合成过程要求两个亚基基因同时表达，所以仅见于滋养层细胞肿瘤和畸胎瘤等；一个多肽仅需要一个基因的表达，1，25-$(OH)_2D_3$ 也仅需一个步骤即可从其前体25-(OH)D_3形成,可见于淋巴瘤。

(二)异源多肽激素的特征

1. 多数异源多肽激素与正常分泌者氨基酸序列相同　然而两者结构也可能存在差异:①肿瘤本身常缺乏正常加工处理多肽激素所需的酶系,所以常分泌大分子的激素前体(如POMC,即大分子ACTH),或因细胞内生化过程异常、蛋白质合成障碍导致其小分子碎片(如GRF的片段)、亚单位泌出;②糖基微异质性,如缺乏正常的糖基或糖蛋白残基未裂解(如HCG和TSH所共有的α亚基)。这些结构上的差异使激素活性相应减弱,但可有相同的免疫活性。

2. 分泌方式不同　表现为:①肿瘤分泌的激素常有很强的自主性,一般极少被体内其他调节因素所抑制;②引起EPS的肿瘤分泌的活性物质与生理激素本身不是等同的,如甲旁亢引起的高钙血症是由于PTH过量而引起,但恶性肿瘤引起的高钙血症则由于其他多种活性多肽而引起。

(三)异源激素的分泌障碍　肿瘤虽可合成和储存有活性的激素,但缺乏完整的分泌机制,因而激素不分泌入循环,可无异位内分泌综合征出现。

(四)肿瘤恶性程度与分泌率　分泌激素的恶性肿瘤一般不出现激素分泌颗粒及激素的储存现象,肿瘤组织内激素浓度较低,因此其分泌量与肿瘤的实体大小有关。

【诊断方法】

基于各种激素的测定和影像学的进步,现已可诊断出临床上尚无相应内分泌症状的病例,下列各种诊断措施常应用于临床或研究工作中:

1. 肿瘤患者出现激素分泌亢进症状,或出现血或尿中激素水平异常升高,其水平与肿瘤血供程度成正比。

2. 激素分泌呈自主性,不能被正常的反馈机制所抑制。

3. 除外对应的正常内分泌腺的功能亢进。

4. 抗癌治疗(如手术、放疗、化疗等)后　激素水平下降,内分泌综合征症状缓解。

5. 核素显像　①核素铟标记奥曲肽显像可提高异位ATCH综合征诊断率,许多产生ACTH的肿瘤大多有生长抑素受体,核素铟标记的生长抑素类似物可与之结合;②核素碘标记的儿茶酚胺类似物(^{131}I-MIBG)显像,此标记物可被APUD细胞摄取,用于嗜铬细胞瘤、类癌和其他神经内分泌肿瘤(NET)的诊断。

6. PET/CT　可用于多种肿瘤的检查,联合上述核素显像更有利于NET的诊断。

临床上各种EPS中,以异位ACTH综合征、抗利尿激素分泌失调综合征、高血钙和低血糖最为常见。

第二节　异位ACTH综合征

【临床表现】

异位ACTH综合征为最常见的EPS,男性多见,是库欣综合征的重要临床类型,占库欣综合征的15%。其临床特征有两种类型。

(一)快速发展型　最常见肿瘤为小细胞肺癌(small cell lung carcinoma,SCLC),病情重、进展快,一般未及出现库欣综合征典型表现,患者就死于癌症。但此类患者有明显低血钾和色素沉着,血糖和血压常增高,血ACTH、皮质醇显著增高,大剂量地塞米松抑制试验中皮质醇不能被正常抑制。

(二)缓慢进展型　病程较长,病情较轻,原发肿瘤的症状不明显,可出现库欣综合征的典型临床表现,需要与垂体ACTH瘤所致的库欣综合征进行仔细的鉴别诊断,避免误诊。

肿瘤(尤以肺癌)患者,除肿瘤之症状(如消瘦、乏力、贫血)外,如有低血钾伴碱中毒(补钾不易纠正)、肌乏力、水肿、精神症状、色素沉着、多毛、高血压、糖耐量异常或糖尿病、显著的肌肉无力和萎缩等,均应疑及EPS。

【实验室检查】

1. 血皮质醇、血ACTH水平显著升高　并同时有脱氧皮质酮和皮质酮分泌增高,因而引起明显低血钾、低氯性碱中毒。

2. 大剂量地塞米松(8mg/d)不能抑制ACTH和皮质醇分泌　部分支气管类癌和某些胸腺瘤可能产生CRF,所形成之异源ACTH综合征可被大剂量地塞米松所抑制,原因是糖皮质激素可能抑制CRF的释放,其ACTH和皮质醇随之受抑。

【影像学检查】

常规CT、MRI等可发现大部分可疑病灶,选择性使用^{111}In-奥曲肽显像和PET/CT以提高有关肿瘤的检出率。

【治疗】

1. 原发病灶的根治性手术。

2. 原发肿瘤的化疗和放疗。

3. 双侧肾上腺姑息性切除。

4. 内分泌治疗　①应用肾上腺皮质类固醇侧链合成阻滞剂或肾上腺皮质毒素类药物以抑制肾上腺皮质激素分泌。②皮质激素受体拮抗剂,如米非司酮可缓解激素的生物活性作用;长效的生长抑素类似物,如奥曲肽可降低ACTH的分泌。③对症处理,如螺内酯等。

第三节　伴瘤高钙血症

【病因】

伴瘤高钙血症(hypercalcemia,HC)也是最常见的一种EPS,见于5%的肿瘤。住院患者中肿瘤是高钙血症最常见的原因,其中肺癌、乳癌、多发性骨髓瘤三者约占50%。肺癌中以鳞癌最为常见,其次为大细胞癌和腺癌。除了多发性骨髓瘤与乳癌外,98%肿瘤HC患者已属进展期,预后不良。

【发病机制】

过度的骨吸收是高钙血症最重要的原因。骨转移所引起的溶骨改变对于HC的形成并不重要,因为大多数有骨广泛转移的患者并无高钙血症。此外,肾脏排泌钙减少或也是HC的原因。

【临床表现】

病情较轻者无明显症状，常在血液生化测定时偶然发现。重者可出现厌食、恶心、呕吐、便秘腹胀、口渴、多尿、心律不齐，甚至嗜睡昏迷，有抑郁或其他精神症状。血生化检查除血钙、碱性磷酸酶(ALP)升高，尿钙常增加。

【诊断与鉴别诊断】

诊断要点：肿瘤HC较甲状旁腺肿瘤的HC发病急，可伴或不伴低血磷与骨转移；手术切除肿瘤后血钙下降，复发时血钙又升高。患者无肾钙盐沉着、异位钙化和甲旁亢的骨骼X线变化。血氯化物较低。

鉴别诊断：需除外原发性甲旁亢，后者偶可作为一种间发病出现于肿瘤患者。90%甲旁亢患者PTH增高，但90%肿瘤HC患者N-PTH测定值则正常或稍低；仅少数患者PTH可有轻度增高。

【引起HC的肿瘤】

（一）乳癌　乳癌HC与骨转移联系密切，可能由于乳癌可分泌一种溶骨性因子。这些患者的HC常为抗雌激素类药物所触发，一旦停用此类治疗，HC即可自限。少数乳癌HC者可有甲状旁腺激素相关蛋白(PTHrP)升高，有时乳癌可分泌前列腺素E(PGE)，后者是强烈的促进骨吸收的物质，但乳癌HC很少对前列腺素合成抑制剂有良好的治疗反应。

（二）其他实体瘤　特别是支气管鳞癌和肾细胞癌可引起HC，预后差，一般无骨转移，除HC外，可有低血磷，尿中肾源性cAMP排出增加。PTHrP与这类患者的HC有关。PTHrP氨基端与PTH同源性很强，并可与PTH受体结合，从而发挥生物学效应，加强破骨细胞分化，促进骨吸收及高钙血症的发生。肾合成1,25(OH)VD_3稍有增加，作用微弱(与PTH有显著差异)，故患者血清1,25(OH)VD_3不仅不升高，反而因HC对其抑制十分敏感而有所降低。

（三）多发性骨髓瘤　最易引起HC与高尿钙症，骨髓瘤细胞产生TNF-β，具有强烈的骨吸收活性，是骨髓瘤HC的主要原因。多发性骨髓瘤患者的HC也可自限，并对糖皮质激素治疗有良好的反应，因而病程常可迁延。泼尼松40~60mg/d，即可控制高血钙，然后减量维持。

（四）淋巴瘤　2%~3%淋巴瘤患者可有HC，常为骨受侵者。虽然HC可见于各型淋巴瘤，但更多见于由C型逆转录RNA病毒(HTLV)引起的成人T细胞白血病/淋巴瘤综合征，2/3此类患者可有HC，为进展性。大多数淋巴瘤病例HC由PTHrP所引起，糖皮质激素治疗有效。

（五）白血病　也可见PTHrP增多和HC。

【治疗】

严重高钙血症如不采取有效药物治疗常可直接导致患者死亡。当血钙>3.7mmol/L必须进行处理。处理包括一般性治疗措施(如补液疗法、呋塞米、低钙饮食等，但噻嗪类利尿剂在远曲小管促进钙重吸收，应属禁忌)及降钙素和骨吸收抑制剂(静脉双膦酸盐)等。血液透析，可使血钙在数小时内下降，更适用于肾功能或心肺功能不全者。

第四节　其他EPS

（一）伴瘤低血糖症　许多胰外肿瘤可伴发低血糖症，其中约一半为起源于腹膜后位或胸腹腔的间质细胞肿瘤，如纤维肉瘤、间皮瘤。此外，肝细胞癌、类癌和肾上腺癌约占25%，其他的肿瘤如胆管癌、神经纤维瘤、假黏液瘤等约占25%。此种低血糖的显著特征是发作时不伴胰岛素和C肽活性增加，因此与胰岛素瘤有区别。低血糖发作多见于饥饿时或呈自主性，病情常严重，不易通过多次进食防止其发作。其低血糖机制是：①肿瘤组织产生的胰岛素类物质IGF-2，可使肿瘤组织大量利用葡萄糖，与此同时抑制肝糖输出；②升血糖激素的分泌不足和可用作肝糖异生的氨基酸匮乏。

诊断：主要根据上述临床特征，此外，血游离脂肪酸和乳酸常偏高，与胰岛素瘤或药物(包括胰岛素注射)引起的低血糖症水平较低有显著差别。

治疗：对症为主，情况危急时可静脉滴注胰高血糖素(肝细胞肝癌相关性低血糖常无效)或糖皮质激素，也可使用生长抑素。有效治疗有赖于切除肿瘤。

（二）高降钙素分泌　正常甲状腺滤泡旁细胞产生降钙素(CT)，CT也可由别的肿瘤所分泌，但并无明显的症状。血浆CT增高常是甲状腺髓样癌的重要标志。多篇报道均指出约半数肺癌可有CT增高，也有报道认为一部分支气管癌患者的CT并非源自肿瘤本身，而由正常的甲状腺组织产生。

（三）胎盘生乳素(hCS)增高　1968年Grumbach等首先报道男性未分化肺癌患者血中hCS增高，继后有报道肺癌、肝癌、淋巴瘤、白血病及嗜铬细胞瘤等患者可有hCS增高。此类肿瘤产生的hCS与正常胎盘产生的hCS有交叉免疫性，其浓度常低于妊娠晚期水平，可视作肿瘤标志之一。

（四）高催乳素(PRL)分泌　多种肿瘤可伴有高PRL，自1974年Rus证实肺癌患者可有高催乳素血症后，相继有男性未分化肺癌和女性肾细胞癌伴溢乳患者血中泌乳激素升高等个案报道。患者经放射或手术切除肿瘤后血催乳素下降，切除之癌组织培养也有催乳素产生。

（五）红细胞生成素生成　能分泌红细胞生成素而引起红细胞增多症的肿瘤主要有：肾癌(约占50%)，小脑血管母细胞瘤(约占20%)，肾囊肿和腺瘤(约占15%)，子宫纤维瘤(约占6%)。临床上1%~5%肾肿瘤患者和约10%小脑血管母细胞瘤患者有红细胞增多症，其中多数患者(如肾癌患者高达半数以上)有红细胞生成素增高。

（六）绒毛膜促甲状腺激素分泌　罕见，主要见于葡萄胎及滋养层细胞癌患者。从葡萄胎组织中可分得人绒毛膜促甲状腺激素(HCT)，具TSH样活性，但与人腺垂体分泌的TSH不同，而接近于牛TSH，实际上是HCG的片段，其生物活性弱，仅为TSH活性的1/4 000。患者甲状腺正常大小或轻度肿大，无突眼征。FT_4、rT_3可轻度增高，TRH兴奋试验示TSH反应减弱。对女性患者甲状腺摄碘率测定无助于诊断，因正常妊娠摄碘率亦通常增高。男性患者可有乳房发育。治疗主要在于切除肿瘤。

(七) 糖化绒毛膜促性腺激素分泌 人绒毛膜促性腺激素(HCG)是含有2个肽链(α和β)的糖蛋白,其活性取决于β链。滋养层细胞肿瘤(如睾丸肿瘤等)及含有此类细胞的畸胎瘤(如纵隔肿瘤等)与小细胞肺癌、胃癌等可分泌HCG。除胎盘外,正常组织中HCG均为非糖化的HCG,不能使靶细胞产生cAMP,从而形成激素受体复合物。而肿瘤分泌的HCG除非糖化者外,尚有糖化的HCG,后者与胎盘分泌者相同,具有明显生物活性。由此可见所有肿瘤的提取物与正常组织均含有可用标记免疫方法测及的HCG,但肿瘤组织与正常组织不同,可合成糖化的HCG,后者才是肿瘤的标记物。具有活性的HCG在男孩引起性早熟,在成年男性引起男子乳房发育,在成年女性一般不引起症状,有时可致闭经或月经过多。

实验室检查:血、尿中雌激素增高。患者血、尿中HCG增高,且不被性激素所抑制。女性患者须除外月经中期或更年期后LH生理性增高。

治疗:切除肿瘤或局部放射。

(八) 大量生长激素 类癌、GEP-NET、肺癌、乳癌等偶可有肥大性骨关节病,酷似肢端肥大症,实系癌组织产生大量GH之故。GEP-NET除直接产生GH,还可产生GHRH,并已确定其氨基酸序列与正常丘脑肽能神经元所分泌者无异。GHRH分泌瘤患者GHRH可高达50~300pg/ml(正常值<10pg/ml)。

治疗:切除肿瘤。

(九) 肿瘤所致骨软化症 常由于间皮细胞瘤(如血管外皮细胞瘤)、骨纤维瘤(见于四肢骨骼和头颅)、肉瘤、前列腺癌等分泌一种细胞因子FGF23,后者抑制肾小管对磷酸盐再吸收和25-OH VD_3转化为1,25$(OH)_2VD_3$。在临床上可见有显著低血磷酸盐及肾小管对磷的吸收不良,并出现肌肉软弱和骨软化。血清钙和PTH水平正常,1,25$(OH)_2VD_3$则降低。

诊断:奥曲肽扫描有助于确定表达"生长抑素受体亚型-2"的肿瘤。

治疗:①切除肿瘤;②补充磷酸盐和维生素D;③奥曲肽扫描有阳性发现的肿瘤可使用奥曲肽治疗,以减少磷酸盐的排出。

(十) 多重内分泌伴癌综合征 多重RNA探针测定发现伴ACTH分泌的小细胞肺癌及GEP肿瘤组织中可同时表达多种多肽类激素,以及分泌ADH、PTH、胰高血糖素、胃泌素等,虽较罕见,但对于鉴别诊断有重要意义。

(十一) 胃肠胰神经内分泌肿瘤(GEP-NET) 此组肿瘤多发生于GEP含神经内分泌颗粒的神经外胚层细胞,常见依次为类癌、胃泌素瘤、胰岛素瘤、胰高血糖素瘤、血管活性肠肽瘤。

推荐阅读

1. Öberg K. Chapter 43 Neuroendocrine gastrointestinal and lung tumors (carcinoid tumors), the carcinoid syndrome, and related disorders[M]//MELMED S, POLONSKY K S, LARSEN P R, et al. Williams textbook of endocrinology. 13th ed. Philadelphia: Elsevier Saunders. 2016.
2. LORIAUX L. Chapter 2 Clinical endocrinology: a personal view[M]//MELMED S, POLONSKY K S, LARSEN P R, et al. Williams textbook of endocrinology. 13th ed. Philadelphia: Elsevier Saunders. 2016.

第十五章 多发性内分泌腺病

杨永年 李晓牧

本章所述各类多发性内分泌腺病(multiple endocrinopathies),包括遗传性内分泌腺瘤病(inherited endocrionopathies),后者即为传统所称的多发性内分泌腺瘤病(multiple endocrine neoplasia, MEN),以及多发性内分泌腺功能减退综合征(polyglandular endocrine insufficiency syndrome, PEIS),包括自身免疫性多内分泌腺综合征(autoimmune polyglandular syndrome, APS)及晚近陆续报道的原因各异的其他多内分泌病综合征,如POEMS综合征、Kearns-Sayre综合征、阿片类物质引起的内分泌腺病(opioid induced endocrinopathy)等。

第一节 遗传性内分泌腺瘤病

遗传性内分泌腺瘤病(inherited endocrionopathies, IE),旧称多发性内分泌腺瘤病(multiple endocrine neoplasia, MEN)。现已明确此病症为常染色体显性遗传性疾病,外显率极高,家族史明显,其表型常可追溯相应的基因型,故文献现多称之为IE。患者可同时或先后出现两个或两个以上的内分泌腺增生或肿瘤病变。病程冗长、起病隐匿,早期临床症状常不典型。是最早见于临床和文献的一类多发性内分泌腺瘤病。本病因涉及多腺体分泌的多种激素或生物活性物质,其相应的功能亢进可同时存在,因此临床表现复杂多样。成人发病率为2/10万~20/10万,见于不同年龄段,80%的患者在50岁以前发病。男女之比为2:1。

在有关IE新的分类命名的指南发布之前,本文对此病症的叙述仍沿用旧有分类。MEN根据病变的不同组合,在临床上可分为以下类型,即:MEN-1(又称Wermer综合征)、MEN-2,包括MEN-2A(即Sipple综合征)、MEN-2B;以及MEN混合型。

【MEN 发病机制】

MEN-1:MEN-1 为常染色体显性遗传性疾病,是遗传倾向很强的单基因突变疾病。MEN-1 基因位于 11q13,全长 10kb,包含 10 个外显子,编码 610 个氨基酸蛋白的抑癌蛋白"Menin"。MEN-1 的发病与"二次打击"学说密切相关,生殖细胞的 MEN-1 基因杂合突变为第一次打击,当在体细胞(肿瘤细胞)水平,原本正常的等位基因发生基因突变(第二次打击),即出现肿瘤。MEN-1 基因突变中,70%以上是等位基因位点的缺失而失活,使癌基因失去制约而发病。少数为点突变或插入。常见的点突变有 4 种:密码子 83、84 缺失,密码子 210、211 缺失,插入型密码子 516 点突变,C1378C>T(Arg460Ter),分别见于 4.5%、2.5%、2.7%、2.6%的家族。Menin 的失活使其表达的蛋白失去与其他相关蛋白质的结合,影响其下游多种肿瘤相关靶基因的表达水平,参与细胞表型的重要调控机制,促进细胞增殖和肿瘤的发生。

MEN-2:MEN-2 的致病基因 *RET* 位于 10q11.2,编码受体酪氨酸激酶(RET),MEN-2A 最常见的突变位于 10 号及 11 号外显子中 5 个关键半胱氨酸密码子(外显子 10 之 609、611、618 和 620,外显子 11 之 634);而 MEN-2B 最常见的基因突变为 *RET* 基因 16 外显子密码子 918 错义突变。相关基因突变导致 RET 活性增强,进而激活其下游信号通路,促进相关肿瘤的发生与发展。

遗传性内分泌腺瘤病的重要特征:

1. 作为胚系细胞突变的后果,相应体细胞易患新生物可能性不同程度地增高,如受到"二次打击"就可同时或先后多中心发病,形成 MEN 各种基本病变。

2. 遗传性内分泌腺瘤病的发病年龄比散发性内分泌肿瘤要早。因为遗传发病倾向的肿瘤易感者胚胎时期已携带遗传性突变基因,仅需另一类促基因突变因子参与即可形成肿瘤前期细胞。而散在性(非家族性)肿瘤的发病,则需此两种致发病因子机遇性的重合作用于同一组织细胞,显然这种方式发病的肿瘤见于较大年龄患者。

3. 抑制基因的突变(如脱落、移位等)可使癌基因失去正常状况时所受到的制约(如 MEN-1)。癌基因与细胞生长分化有关,激活的原癌基因(如 *RET*)可导致细胞恶变。

【临床表现】

常见 MEN 主要受累部位见表 18-15-1-1。

(一)MEN-1(Wermer 综合征) 临床表象包括甲状旁腺功能亢进、胰岛细胞肿瘤和垂体腺瘤,同时还可合并无功能性肾上腺皮质腺瘤或增生、甲状腺病变和类癌。临床表现为相应内分泌功能异常的表现,相关增生/肿瘤可以为非功能性。

(二)MEN-2A(Sipple 综合征) 基本组成为甲状腺 C 细胞增生或髓样癌、嗜铬细胞瘤和甲状旁腺功能亢进。甲状腺髓样癌直径小于 0.7cm 时可无临床表现,但可早期转移,直径>1.5cm 者更容易转移至纵隔淋巴结、肺、肝、气管、肾上腺、食管和胃。嗜铬细胞瘤主要表现为阵发性高血压和持续性血压升高伴有阵发性加重。

表 18-15-1-1 常见 MEN 主要受累部位

累及肿瘤	MEN-1	MEN-2		
		MEN-2A	MEN-2B	FMTC
胰腺肿瘤		—	—	—
胃泌素瘤	50%			
胰岛素瘤	20%			
垂体腺瘤	66%	—	—	—
血管纤维瘤	64%	—	—	—
脂肪瘤	17%	—	—	—
甲旁腺增生或腺瘤	90%	50%	—	—
甲状腺髓癌	—	100%	100%	100%
嗜铬细胞瘤	—	>33%	50%	—
马方样体质	—	—	80%	—
黏膜神经瘤	—	—	100%	—
近似患病率	1/3.5 万	1/4 万	1/100 万	

(三)MEN-2B(又称 MEN-3 或"多发性黏膜神经瘤综合征") 常见病变为多发性神经瘤、嗜铬细胞瘤和甲状腺髓样癌。多发性黏膜神经瘤(MMN)系黏膜或黏膜下无包膜的粗厚神经纤维缠绕成团而形成,见于 95% MEN-2B 患者,为 MEN-2B 的首发症状之一。

(四)MEN-4 连锁基因是 *CDNK1B*,基本病变为垂体瘤和 PHEO,非内分泌病变为肾肿瘤。

(五)混合型 MEN(MEN mixed type) 有一些 MEN 不能归属于 MEN-1 或 MEN-2,据现有资料可分为以下五种情况:

1. 重合综合征 可包括 MEN-1 或 MEN-2 中一种或数种病变,常无家族倾向。

2. 家族性混合型 两种或两种以上病变组成之 MEN,有家族性,但不属于 MEN-1 或 MEN-2 者。

3. MEN-1 或 MEN-2 变异型 患者及家族仅表现为一种主要病变,如:家族性甲状腺髓样癌(FMTC)、家族性嗜铬细胞瘤(PHEO);以及家族性催乳素瘤、家族性胰岛素瘤或家族性肢端肥大症。

4. McCune-Albright 综合征 发病与 *GNAS1* 基因突变有关。主要表现为三联征:多发性骨纤维异常增生(由于甲状旁腺增生所致)、皮肤牛奶咖啡样色素斑沉着及性早熟,后者可能是下丘脑病变引起;可合并以下内分泌病:库欣综合征、垂体 GH 瘤、催乳素瘤、PHEO、结节性毒性甲状腺肿。

5. 卡尼综合征(Carney complex) 罕见,系常染色体显性遗传,70%连锁于编码蛋白激酶 A 亚基(PKAR1A)之突变(位于 17q23-q24 的抑癌基因),其余为 2P16 基因多种变化而致病。表现为胃肠基质瘤、肺软骨瘤、肾上腺外副神经节瘤，心脏、皮肤、乳腺的黏液瘤，皮肤雀斑状色素沉着，黑变性周围神经鞘瘤，睾丸、原发性色素结节性肾上腺皮质病（PPNAD）（可引起库欣综合征）。

6. von-Hippel-Lindau 病　是常染色体显性遗传肿瘤综合征，其基因 *VHL* 是抑癌基因定位于 3p25.3，并已原位克隆。本病特征是中枢神经系统血管母细胞瘤、肾透明细胞癌、脏器囊肿、PHEO 和胰岛肿瘤。与内分泌科至为有关的是 25%～35%的患者可有单侧或双侧 PHEO；15%～20%的患者可有非 β 细胞胰岛肿瘤。

7. 多发性神经纤维瘤-1 型（NF1）　其主要特征是神经纤维瘤和皮肤牛奶咖啡样色素斑沉着，并与嗜铬细胞瘤、甲旁亢、十二指肠生长抑素分泌性类癌、甲状腺髓样癌（MTC）及可引起性早熟的下丘脑或视神经肿瘤等众多肿瘤发生有关。致病基因是 *NF1* 基因。

【实验室检查】

1. 内分泌相关功能评估

（1）甲旁亢相关检查：血清钙、磷、碱性磷酸酶、游离钙、甲状旁腺激素，24 小时尿钙、磷等。

（2）胰腺肿瘤相关检查：胃泌素、胰岛素、胰高血糖素等。

（3）垂体瘤相关检查：生长激素、催乳素、垂体-肾上腺轴激素、垂体-甲状腺轴激素、垂体-性腺轴激素等。

（4）甲状腺髓样癌：降钙素、五肽胃泌素试验、癌胚抗原等。

（5）嗜铬细胞瘤：甲氧基肾上腺素/去甲肾上腺素等。

2. 影像学检查　腹部超声、胸片、心电图、泌尿系统 B 超、甲状旁腺 B 超、甲状旁腺核素显像、甲状腺超声、垂体增强磁共振、肾上腺增强 CT、胰腺增强磁共振或 CT。

3. 致病基因检测。

【诊断与筛查】

（一）MEN-1　甲旁亢是常见的临床表现，胃肠胰神经内分泌肿瘤是第二大常见内分泌表现，包括胃泌素瘤、胰岛素瘤、胰高血糖素瘤、VIP 瘤等，患者出现相应功能性神经内分泌肿瘤的临床表现，也可能合并无功能神经内分泌肿瘤。垂体瘤可以在约 1/3 的 MEN-1 患者中发生，常见催乳素瘤、生长激素瘤，出现相应的临床表现。前肠类癌，可累及胸腺、气管、胃等。其他包括嗜铬细胞瘤、甲状腺滤泡肿瘤、脂肪瘤、面部血管纤维瘤、胶原瘤等。

MEN-1 最常见于明确诊断 MEN-1 患者的家系成员，其次为新诊断 MEN-1 患者或散发 MEN-1 患者，可见于任何年龄，但多见于 20～40 岁。如患者有两个或者更多典型的肿瘤时，需考虑 MEN-1 诊断，疑似患者如无家族史，则需对其进行遗传连锁分析以确定是否为先证者，对先证者家族应长期随访，并对其相关亲属进行遗传学诊断及血清学影像学检查。

（二）MEN-2A　甲状腺髓样癌是最常见的诊断线索，可累及甲状腺单侧或双侧腺叶及淋巴结，典型患者降钙素水平显著升高。嗜铬细胞瘤可以是单侧或双侧，多为良性，可导致典型的临床表现。MEN-2A 患者中 10%～35%合并甲旁亢。此外部分患者可合并皮肤苔藓-淀粉样变性、先天性巨结肠症等少见病变类型。可疑患者需完成 *RET* 原癌基因检测，先证者家系成员需进一步 *RET* 突变检测，阳性者应进一步明确临床诊断。

（三）MEN-2B　MTC、嗜铬细胞瘤和多发性黏膜神经瘤构成 MEN-2B，诊断有赖于临床重要的诊断线索，如高血压伴以神经节瘤与特殊外表体态、角膜神经肥厚及胃肠道病变等；隆唇和舌的异常具有病理性特征。患者的子女应及早做内分泌检查和 *RET* 基因检测及相关临床与实验室检查。

【处理】

1. 治疗原则　手术治疗结合内科治疗，针对不同类型和受累腺体制订不同的治疗方案，必要时可采用放疗等其他治疗方法。尽早、全面筛查 MEN 病变甚为重要，在手术处理前应查清所有可能存在的病变。如 PHEO 与 MTC 同时存在，应予以 α 受体阻滞剂治疗并先完成肾上腺切除术，以免甲状腺手术时出现高血压危象和心律不齐等。

2. 针对病变多样性，处理好每一个受累的腺体。

（1）甲状旁腺：MEN-1 初次甲状旁腺切除的标准手术方法是甲状腺旁腺次全切除术，保留大约 50mg 外观正常的腺体。

（2）胃泌素瘤：胃泌素瘤治疗方案取决于病情的轻重，胃泌素瘤多样性和局部转移导致其全切率较低，可采用多种大范围手术治疗方案，可应用 PPIs 或 H_2 受体阻滞剂。

（3）垂体瘤：催乳素瘤可应用多巴胺拮抗剂治疗，如溴隐亭、卡麦角林等，药物效果欠佳或不能耐受的患者可手术或放射性治疗。生长激素瘤首选手术治疗，手术效果欠佳及无法耐受手术的患者可接受药物治疗或放射治疗。

（4）甲状腺髓样癌（MTC）：起源于甲状腺 C 细胞或滤泡旁细胞，占甲状腺癌的 5%～10%。遗传性 MTC 占全部甲状腺癌的 1/4 左右，除单一存在外，常是 MEN-2A 或 2B 的一个组成。一旦确诊需行甲状腺全切术及颈淋巴结清扫，携带高危的胚系 *RET* 突变位点的患者需行预防性手术治疗。

（5）嗜铬细胞瘤：需完善内科术前准备后行手术治疗，双侧嗜铬细胞瘤患者需考虑双侧肾上腺切除术。

3. 药物治疗

（1）生长抑素治疗：用于胃肠、胰腺肿瘤和生长激素瘤的治疗。

（2）胃酸抑制剂：主要是质子泵抑制剂，可用于胃泌素瘤的治疗。

（3）α 肾上腺素受体阻滞剂：嗜铬细胞瘤手术前需使用 α 肾上腺素受体阻滞剂术前准备，有时需联合 β 肾上腺素受体阻滞剂。

（4）二氮嗪：口服二氮嗪可与胰岛 β 细胞 SUR1 结合，使钾-ATP 通道开放抑制胰岛素瘤释放胰岛素。

【预后】

MEN-1：分别对甲状旁腺病变、胰岛病变、垂体瘤处理后预后良好；胰岛细胞癌和类癌进展缓慢；MEN-1 之胃泌素瘤预后比散发的病例好。

MEN-2A:预后有赖于MTC进展程度,预防性甲状腺全切除后预后良好。

MEN-2B:总的预后比MEN-2A差,因MTC等肿瘤具有相当侵袭性,其10年生存率患者仅为1/2。因此具有RET 16外显子系突变的家族需及早做预防性甲状腺全切除和PHOE筛查。

第二节　多发性内分泌腺功能减退综合征

多发性内分泌腺功能减退综合征(polyglandular endocrine insufficiency syndrome,PEIS)由两个或两个以上内分泌腺体功能减退病变所组成,其主要病因为自身免疫或非自身免疫机制,两者均可累及多个内分泌腺。

一、自身免疫性多内分泌腺综合征

多数自身免疫性内分泌疾病为器官特异性自身免疫性疾病,常独立存在,如1型糖尿病,自身免疫性甲状腺疾病等。自身免疫性多内分泌腺综合征(autoimmune polyglandular syndrome,APS)是指多个内分泌腺体出现自身免疫性病变。根据主要累及的腺体,APS可分为1型和2型,但两型之间的临床表现互有重叠,各与相应的遗传因素密切相关。

【临床表现】

(一)APS-1型　APS-1型非常罕见,是一种常染色体隐性遗传疾病,又称为自身免疫性多内分泌腺病-念珠菌病-外胚层发育不良(APECED),以慢性黏膜皮肤念珠菌感染为首发症(几乎见于所有病例),继之伴以甲状旁腺功能减退(70%~82%),随后出现Addison病(40%~70%)与性腺功能减退(40%)。上述病变起病时间可相距十至数十年,有的患者只出现其中一种内分泌病变。此外,还有自身免疫性肝炎(10%~15%)、吸收不良综合征(22%)、秃发(32%)、恶性贫血(13%)等其他自身免疫性疾病。

(二)APS-2型　APS-2型较APS-1型多见,常成年发病,女性多见。APS-2指同一个体发生两个或两个以上的以下疾病:Addison病、Graves病、自身免疫性甲状腺炎、1型糖尿病、原发性性腺功能减退症、重症肌无力、乳糜泻等。部分患者还可以有白癜风、脱发、浆膜炎、恶性贫血等表现。

自身免疫性多内分泌腺综合征分型及特点,见表18-15-2-1。

表18-15-2-1　自身免疫性多内分泌腺综合征分型及特点

特点	1型	2型	
		2A型	2B型
内分泌病变	主要:Addison病、甲状旁腺功能减退	主要:Addison病、1型DM(50%)、AITD/Graves病	主要:AITD
	可见:1型DM、垂体炎	可见:原发性性腺功能减退、垂体炎	次要:1型DM
	罕见:原发性性腺功能减退、AITD	罕见:甲状旁腺功能减退	其他:(-)
非内分泌病变			
黏膜皮肤念珠菌病	十分常见	(-)	(-)
秃发	常见	(+)	(+)
耳膜钙化、角膜病变	常见	(-)	(-)
乳糜泻	(+)	(+)	(+)
恶性贫血	(+)	(+)	(+)
重症肌无力	(+)	(+)	(+)
白癜风	(+)	(+)	(+)
Goodpasture综合征(肺出血-肾炎综合征)	(+)	(-)	(-)
自身免疫性肝炎	(+)	(-)	(-)
浆膜炎	(+)	(-)	(-)
ITP(特发性血小板减少性紫癜)	(-)	(+)	(+)
SLE	(-)	(+)	(+)
僵人综合征	罕见	(+)	(+)

【发病机制】

APS-1为常染色体隐性遗传性疾病，与染色体21p连锁，基因型与临床疾病之间缺乏关联，其原因可能与其表型之充分表现需长达数十年，以及本病系多基因遗传与环境因素影响共同作用而发病有关。与HLA Ⅱ类基因无关。起病早（常10岁前），仅累及同胞，且女性多见。APS-2与HLA-B8、DR3/DR4关联，CTLA-4（细胞毒T-淋巴细胞抗原-4）异常，可多代遗传，以20~30岁发病最多，女性明显。所以患者存在自身免疫性疾病的易感性，易患疾病谱不仅与遗传学缺陷相关，也与环境因素有关。

【诊断】

家族史、多个内分泌腺体累及是重要的线索，如伴有非内分泌组织的自身免疫性病变及相应内分泌腺器官特异性抗体的检出，即可考虑本病。编码CTLA-4的基因异常表达常可预测PGA-2病变。两型之间的鉴别可参考表18-15-2-1。

【治疗】

尚无法根治，应根据具体临床表现而采取相应措施。治疗方法包括激素替代治疗、干预治疗、对症治疗和支持治疗四个方面。由于APS各种受累内分泌腺的发病时间不同，故长期随访十分重要。

（一）内分泌激素替代治疗　受累内分泌腺体功能不足须予激素替代治疗，由于每个患者受累的内分泌腺的残存功能不同，所补充的剂量应个体化，根据临床症状和血浆激素与促激素水平的精确测定而定，并及时调整。但多腺体功能或甲状腺激素十分敏感，故胰岛素或甲状腺激素剂量必须从小剂量开始，逐渐增加，观察疗效；糖皮质激素替代需早于甲状腺激素应用，以避免产生肾上腺危象，补充糖皮质激素后甲状腺功能可得到部分提高；糖尿病控制不良或胰岛素剂量不足时，甲状腺或肾上腺皮质功能也可减退；甲状腺功能亢进可加重糖尿病，随着甲亢的控制，糖尿病也会相应减轻。

（二）免疫干预治疗　包括免疫调节、免疫刺激与免疫耐受。

（三）功能亢进的治疗　Graves甲状腺功能亢进症见于APS-2型，可予以抗甲状腺药物治疗。

二、其他原因各异的多内分泌腺功能减退综合征

（一）POEMS综合征　是一种多内分泌腺体功能减退和其他多种非内分泌组织病变同时存在的症群，有广泛的内分泌病变但未能发现相关的内分泌器官自身抗体。此征有别于骨髓瘤与相关神经病变，其命名系受累器官之首字母串联（P：多发性周围神经病变，O：器官肿大，E：内分泌腺体病变，M：M蛋白，S：皮肤病变）。内分泌病变包括甲减、肾上腺皮质功能减退、血糖异常（IFG）、低血钙（与甲旁减和维生素D缺乏有关）、性腺功能减退等；浆细胞增生与M蛋白升高和多周围神经重度进展性病变有关，并引致骨硬化；皮肤病变，包括重度色素沉着、真皮增厚、多毛症和多汗症；2/3患者有肝大和淋巴结肿大，1/3患者有脾大；其他表现，如颅内压力增高、眼底乳头水肿、外周性水肿、腹水、胸腔积液、肾小球肾炎、发热，以及动脉栓塞；本病5年生存率约60%；发病机制不明，已发现患者IL-1β、IL-6和VEGF、TNF-α等细胞因子均增高，但真正的发病机制尚未阐明。临床表现是本综合征诊断的基础，但必须除外结缔组织病。治疗主要针对浆细胞增生，并行激素替代和血糖控制。

（二）Kearns-Sayre综合征　患者常在20岁前出现眼外肌麻痹、色素性视网膜变性、脑性共济失调、心脏传导阻滞、短身材，伴有胰岛素依赖型糖尿病、桥本甲减、甲旁减和艾迪生病、性腺功能减退、部分性生长激素减少。其病因与异质性mt-DNA缺乏及肌纤维细胞色素C氧化酶缺失有关。

（三）阿片类物质引起的内分泌病（opioid induced endocrinopathy，OIP）　OIP是长期应用阿片类物质所常见但最易被忽略的病征。此类药物多用于慢性非恶性疼痛，长期应用可出现OIP及其他多种不良反应。报道最多的是性腺和肾上腺性激素分泌障碍。其机制为：

1. 下丘脑-性腺轴障碍　男性OIP患者GnRH释放减弱，引起低促性腺激素性性腺功能减退症，即GnRH、LH、睾酮或雌二醇分泌减少；或肾上腺雄酮（脱氢表雄酮等）减少；同时阿片类直接抑制睾丸功能，使睾酮和睾丸间质分泌减少。女性患者LH脉冲分泌减弱促使月经失常。

2. 肾上腺雄激素分泌减少　长效阿片类制剂使用常超过1个月，血清睾酮水平常常较用药前降低一半，DHEA/DHEAS均降低，结合临床症状即可作出诊断。治疗主要为：①尽可能少用阿片类，不用长效或轮用对内分泌抑制作用较轻的药物；②男性可用睾酮替代，女性可用DHEA。中医药治疗也有一定疗效。

推荐阅读

1. KAMILARIS C D C，STRATAKIS C A. Multiple endocrine neoplasia type 1（MEN1）：an update and the significance of early genetic and clinical diagnosis[J]. Front Endocrinol（Lausanne），2019，10：339.

2. NIEMAN L K，SPIEGEL A. Polyglandular disorders[M]//GOLDMAN L，SCHAFER A I. Goldman-Cecil Medicine. 26th ed. Philadelphia：Elsevier Saunders，2020：1518-1520.

3. 童安莉，李汉忠. 多发内分泌肿瘤治疗共识与争议[J]. 协和医学杂志，2020，11（4）：365-369.

第十六章　多　毛　症

李益明　张　烁

多毛症(hirsutism)是指女性与其同种族、同年龄的女性相比,毛发生长过多并呈男性化分布,主要表现为上唇、下颏、耳前、乳晕、胸部、上、下腹部、上背部等部位出现粗而长的终毛。发生率占育龄妇女的5%~10%。

【病因与发病机制】

身体毛发的分布和生长与多种激素有关,其中以雄激素最为重要。血液循环中的睾酮被毛囊中的5α-还原酶转化为作用更强的双氢睾酮(dihydrotestosterone,DHT),两者共同刺激真皮乳头,使原来生长毫毛的部位出现有鞘终毛,雄烯二酮和脱氢表雄酮等其他雄性激素也可在皮肤中转化为睾酮和DHT。多毛症的发生是体内雄激素过多或毛囊对雄激素的敏感性增加所致,临床上分以下三种类型:

(一) 正常雄激素性多毛症

1. 特发性多毛症　约占10%,有明显的家族倾向。多毛始于青春期,以后数十年持续发展。循环中雄性激素水平正常、月经正常且无其他内分泌异常。可能是毛囊和皮脂腺对雄激素敏感性增高或局部5α-还原酶活性升高使DHT增多所致。

2. 其他内分泌疾病　肢端肥大症和高催乳素血症,甲亢合并胫前黏液性水肿的患者等可见多毛。

(二) 高雄激素性多毛症　占75%~85%。女性体内循环中的雄激素50%由外周组织转化而来,25%来源于肾上腺,25%来源于卵巢。常见的疾病包括:

1. 多囊卵巢综合征(polycystic ovary syndrome,PCOS)　是女性多毛的最主要病因,占70%~80%。雄性激素明显升高,且性激素结合球蛋白(SHBG)减少,使游离雄激素增多。多毛症状明显,常伴肥胖、代谢综合征、面部痤疮、月经减少乃至闭经、性欲减退和不育等。

2. 卵巢肿瘤　小于1%,包括颗粒细胞瘤、泡膜细胞瘤、Leydig细胞瘤等。多毛发展迅速,并出现男性化。

3. 胰岛素抵抗　体内高水平的胰岛素导致多毛症伴黑棘皮。

4. 其他　非典型先天性肾上腺皮质增生症是一组常染色体隐性遗传病,约占1%,患者多毛且伴月经紊乱。皮质醇增多症可伴有雄激素分泌增多,导致多毛,其中以库欣病最常见,一般无男性化表现。肾上腺皮质癌可使多毛和男性化表现发展迅速。

(三) 药物性多毛症　虽少见,但以下药物可致多毛,如睾酮、达那唑、糖皮质激素、蛋白质同化激素、乙酰唑胺、苯妥英钠、氨苯蝶啶、氢氯噻嗪、米诺地尔、二氮嗪、环孢菌素等。

【临床表现】

高雄激素多毛症随时间的延长而逐渐加重,常伴皮肤多脂和痤疮,常从下腹部、乳房和上唇开始多毛,下颏、脐上和胸部正中的多毛则需更高的雄激素水平,上背部、上腹部和胸部的多毛常提示有严重的雄激素过多。卵巢和肾上腺疾病引起的多毛还伴有原发疾病的症状。特发性多毛症一般月经规律,无卵巢增大及卵巢、肾上腺肿瘤的病史,20%~50%的患者有家族史。

【实验室检查】

(一) 内分泌激素相关检查

1. 血浆睾酮　目前测定的血浆睾酮99%是与SHBG等结合的总睾酮。建议女性测定性激素结合球蛋白及游离睾酮。

2. 血浆雄烯二酮　卵巢和肾上腺来源约各占50%。

3. 血浆硫酸脱氢表雄酮(DHEAS)　80%来自肾上腺皮质。

4. 血浆17-羟孕酮 21-羟化酶、11β-羟化酶缺陷的先天性肾上腺皮质增生症的患者,血浆17-羟孕酮的水平显著升高。

5. 血清催乳素　如存在月经紊乱需测定血清催乳素。

6. 皮质醇增多症的筛查　如存在库欣综合征表现应进行24小时尿游离皮质醇、血皮质醇昼夜节律、小剂量地塞米松抑制试验等进行筛查。

(二) 卵巢功能测定　监测基础体温和测定黄体期孕酮水平以明确是否存在无排卵性月经。

(三) 影像学检查

1. 卵巢B超　应常规进行子宫及双附件超声检查,根据2003年鹿特丹诊断标准,如卵巢内存在12枚及以上、直径在2~9mm的小卵泡,和/或卵巢体积增大,大于10ml,即可诊断为多囊卵巢。

2. 肾上腺CT　先天性肾上腺皮质增生或怀疑肾上腺肿瘤应行肾上腺薄层CT增强。

【诊断与鉴别诊断】

多毛症的诊断包括两个步骤:①通过直接的体检和评估,明确存在男性型的终毛增多;②明确导致多毛的病因。

(一) 仔细询问患者的病史　包括月经史、妊娠和生育史、避孕方式、用药史,以及家庭中是否有相似病例。基础体温的测试有助于了解正常月经的患者是否有排卵。多毛出现的年龄和发展速度有重要意义,青春期前后开始逐渐发生的多毛提示多囊卵巢综合征等疾病,而快速进展并伴男性化的多毛往往提示肾上腺或卵巢存在分泌雄激素的肿瘤。

(二) 详细的全身体格检查　包括血压、体重,有无溢乳、男性化表现等。观察有无痤疮、脂溢性皮炎、脱发和黑棘皮病的存在。

多毛的评价方法多采用改良的 Ferriman-Gallwey 分级法(mFG),观察患者上唇、颏部、前胸、上背部、下背部、上腹部、下腹部、上臂、大腿等九个部位,每个部位根据终毛范围及密度分为五度:浓密分布为 4 分、中度为 3 分、轻度为 2 分、极轻度为 1 分、无终毛生长为 0 分,9 个部位的评分汇总即为累计积分。mFG 评分切点与人种密切相关,对汉族人群 2 分及以上就可诊断为多毛(图 18-16-0-1)。

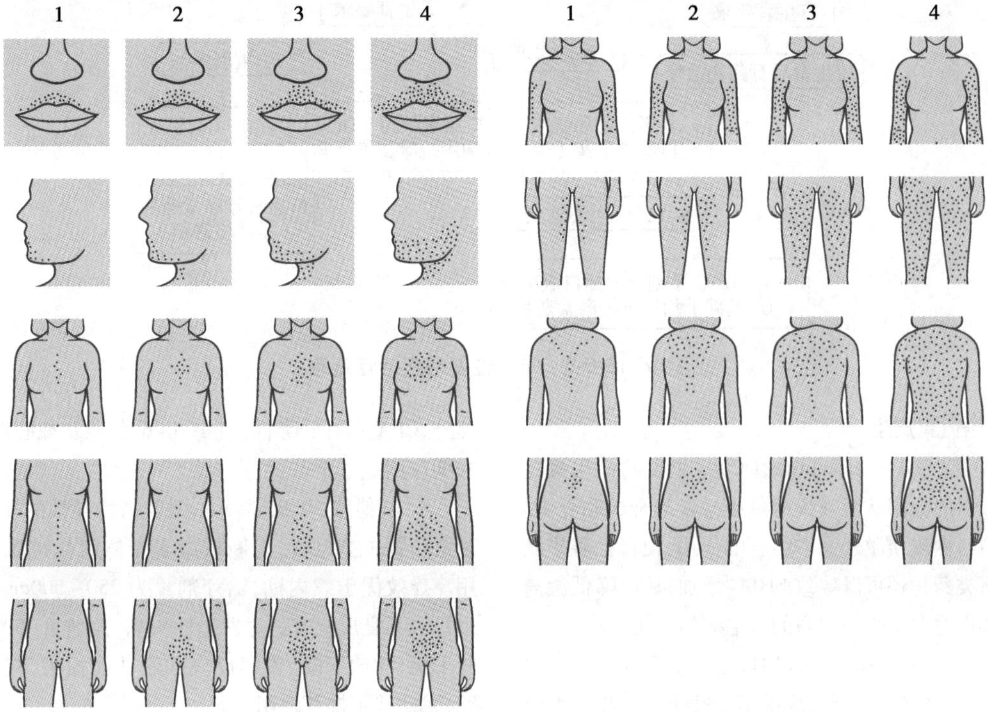

图 18-16-0-1 改良的多毛症 Ferriman-Gallwey 分级评分法

(三)实验室检查 测定血、尿睾酮、DHEAS 和雄烯二酮浓度,SHBG、游离睾酮是判断女性雄激素分泌更好的指标。睾酮>6.9nmol/L 和 DHEAS>18.9nmol/L 提示肾上腺或卵巢存在分泌雄激素的肿瘤。在疑有 PCOS、卵巢功能低下时,应同时测定 LH、FSH 及月经周期第 20~22 天的孕酮水平,PCOS 常以 LH 升高、FSH 降低、LH 与 FSH 比值大于 2∶1为特征,B 超提示有卵巢的增大和多囊。新近出现的多毛和男性化或长期重度多毛患者需除外分泌雄激素的肿瘤,影像学检查有助于肿瘤的定位和定性。血 17-羟孕酮及 ACTH 试验有助于先天性肾上腺皮质增生症的诊断。

只有在所有检查排除了器质性疾病后,结合多毛的特点和家族史才能诊断特发性多毛症。且需要对患者进行随访,以尽早发现可能存在的其他疾病。诊断流程参见图 18-16-0-2。

【治疗】

医源性多毛症应停用导致多毛症的药物,对其他疾病引起的多毛症应积极处理原发病。由于多毛症还给患者带来心理和社交压力,因此美容措施也应同时进行。特发性多毛症治疗流程参见图 18-16-0-3。

(一)局部处理 对以局部小范围多毛为主的患者,可采用化学或物理方法(脱毛霜、剃毛、激光等)进行处理,其中以激光治疗最为安全、有效和持久。但可能出现皮肤刺激、毛囊炎、色素沉着,甚至瘢痕等副作用。

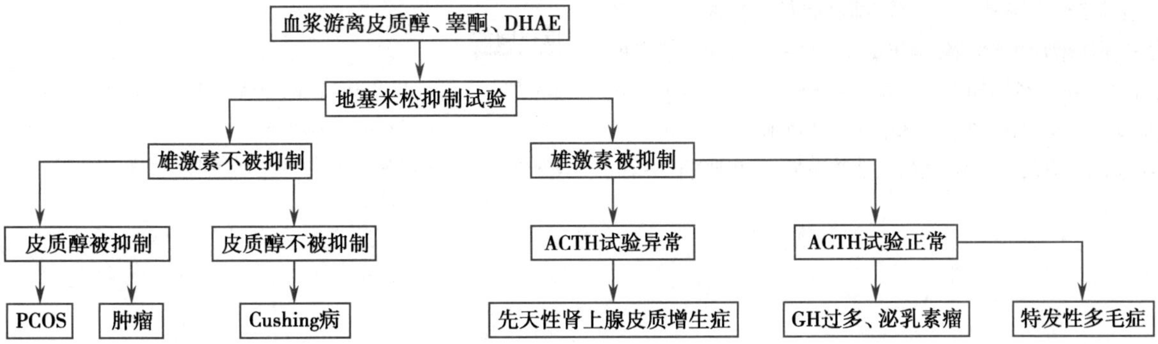

图 18-16-0-2 多毛症诊断流程

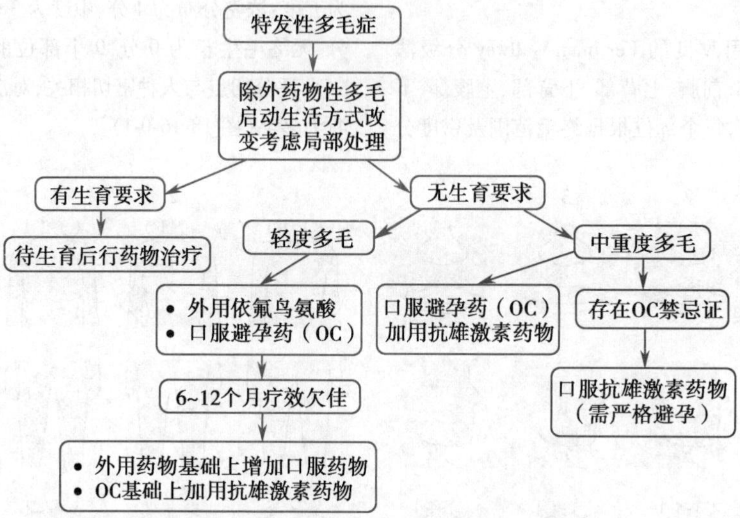

图 18-16-0-3　特发性多毛症治疗流程

（二）减少雄激素产生

1. 口服避孕药（oral contraceptive，OC）　主要的作用机制是抑制促性腺激素的分泌从而减少卵巢雄激素的合成和分泌。同时也有微弱的与糖皮质激素受体结合的作用，使肾上腺雄激素分泌减少。该类药物还可以导致 SHBG 增加，从而降低游离睾酮的水平。常作为睾酮水平增高的多毛症的一线用药。

2. GnRH 类似物（GnRHa）　GnRHa 通过抑制 LH 和 FSH 分泌，减少卵巢类固醇激素生成，常用于治疗 PCOS 和严重卵巢高雄激素血症。治疗 4~6 周后测定血睾酮和雄烯二酮水平可反映治疗效果。血睾酮正常或接近正常及肾上腺分泌雄激素过多的妇女对 GnRHa 治疗常无反应。单独使用 GnRHa 可显著抑制雌激素水平，因此，在治疗的同时通常给予雌激素/孕激素替代治疗。

（三）阻断雄激素在外周作用

1. 螺内酯（spironolactone）　可以在靶组织的细胞内与睾酮及二氢睾酮竞争性地和受体结合，大剂量时还可减少睾酮的合成。常用较大剂量 100~200mg/d。其不良反应与剂量相关，常见的有月经不规则、乳房触痛或胀痛、疲劳，用药时应检测血钾。

2. 环丙孕酮（cyproterone acetate，CPA）　CPA 为 17α-羟孕酮的衍生物，能竞争性地与雄激素受体结合而抑制雄激素作用，并反馈抑制促性腺激素的释放，抑制卵巢雄激素的合成和分泌，另外还能增加睾酮清除。CPA 多与雌激素合用。经典的周期性治疗为在月经周期 1~15 天服用 CPA 50~100mg/d，在月经周期 5~26 天，加服炔雌醇 35μg/d，持续服药 4~9 个月后显效。不良反应有乏力、体重增加、性欲减低、乳房胀痛、头痛。此外，CPA 具有肝毒性，宜每 3~6 个月复查肝功能，本药不宜长期应用。

3. 氟他胺（flutamide）　强效高特异性的非类固醇类抗雄激素药物，主要通过阻断雄激素受体而拮抗雄激素的外周作用。疗效优于螺内酯，治疗剂量为 250~500mg/d，疗程 6~24 个月。不良反应有一过性恶性头痛，大剂量（500mg/d）可有皮肤干燥、性欲下降、胃肠反应和肝功能损害，甚至有肝衰竭报道，因此并不推荐使用。

4. 非那雄胺（finasteride）　特异性的Ⅱ型 5α-还原酶的抑制剂，通过抑制该酶活性进而抑制睾酮向 DHT 转化。常用剂量为 5~7.5mg/d。该药的最大优点是不良反应小，偶见头痛、胃肠反应及性欲下降。

（四）其他药物

1. 盐酸依氟鸟氨酸乳膏（eflornithine hydrochloride）　外用治疗面部轻度多毛症，该药通过抑制鸟氨酸脱羧酶从而抑制毛发生长。

2. 胰岛素增敏剂　如二甲双胍、噻唑烷二酮类等药物可以提高胰岛素敏感性，使得 PCOS 患者获益。

（五）生活方式改变　尤其对于超重或肥胖的 PCOS 患者，饮食与运动治疗是基础。

推荐阅读

MARTIN K A，ANDERSON R R，CHANG R J，et al. Evaluation and treatment of hirsutism in premenopausal women：an endocrine society clinical practice guideline[J]. J Clin Endocrinol Metab，2018，103（4）：1233-1257.

第十九篇

新陈代谢性疾病

第一章　概　论

高　鑫

机体对能量摄取、利用和储存的过程称为新陈代谢。新陈代谢是生命的基本形式，更是高级生命的基础。而能量代谢是所有生物代谢的重要过程和体现。新陈代谢使机体各组织、器官之间，机体与环境之间不断进行物质交换和转化，同时体内物质又不断进行分解、利用与更新，为个体的生存、活动、生长、发育、生殖、衰老以及维持内环境恒定提供物质和能量。新陈代谢包括物质合成代谢和分解代谢两个过程。分解代谢是指机体将复杂的大分子物质(如：糖、蛋白质和脂肪等)分解为小分子物质(如：ATP、二氧化碳和水)的过程，即产生和利用能量的过程；合成代谢是指机体将简单分子(葡萄糖、氨基酸、脂肪酸)合成大的复杂分子的过程(糖原、蛋白质、脂肪)，即能量储存的过程。近年发现很多微量元素包括铁、铜、锌、钴、锰、碘、铬、钒、硒等为机体所必需，在机体物质代谢过程中起着重要的甚至是关键的作用。随着分子生物学、系统生物学、各种组学(蛋白质组学、基因组学、脂质组学、表观基因组学、代谢组学)的发展，扩展了人们对代谢疾病的认识。对传统的代谢疾病如糖代谢紊乱、脂代谢紊乱、钙磷代谢紊乱相关疾病的不断深入探索，进一步阐明其发病机制和遗传学异常，尤其在能量代谢紊乱与肿瘤、衰老、认知功能障碍等疾病的关联研究进一步丰富了代谢疾病谱。随着对多种代谢相关疾病发病机制的阐明，将对其精确诊断及防治策略产生深远影响。新陈代谢的过程十分复杂，因遗传和环境因素影响导致的营养不足和营养过剩以及某些代谢途径的异常，均可以导致代谢相关性疾病的发生。

【发病机制】

(一) 遗传性代谢性疾病　遗传性代谢缺陷的病因主要是基因突变、DNA结构改变，从而引起机体的许多蛋白质(如各种酶、受体、细胞膜蛋白、血红蛋白等)结构和功能紊乱，继而影响细胞和器官功能。基因突变的本质可以从遗传密码中碱基序列和突变蛋白质中氨基酸顺序改变来推断，这已经广泛应用于各种血红蛋白和葡糖-6-磷酸脱氢酶等的先天性变异的诊断。DNA限制性内切酶分析及DNA测序分析技术可直接分析DNA结构的改变，如点突变、插入、缺失、颠倒等。对人类DNA序列多种突变与疾病的关系的研究不仅可以解释这些疾病的发病机制，而且对基因突变导致的相关临床表型的研究有助于揭示这些基因的功能，可能形成治疗靶点，为遗传性疾病的基因治疗提供可能。青少年成年起病型糖尿病(MODY)，是一种以常染色体显性遗传方式糖尿病，例如MODY1、MODY2、MODY3分别是肝细胞核因子4α(HNF-4α)和葡萄糖激酶基因(*GCK*)以及肝细胞核因子1α(*HNF-1α*)基因突变所引起。现已发现单基因突变引起的肥胖病。瘦素(*leptin*)基因突变是最先报道的常染色体隐性遗传的单基因突变肥胖病，表现为患者血清瘦素水平极度低下，出生时体重正常、但在数月内食欲亢进，体重增加迅速，伴有严重的胰岛素抵抗，成年后发展为糖尿病。瘦素受体(*LEPR*)基因突变导致瘦素受体信号传导通路受损，其临床特征类似于瘦素基因突变(瘦素缺乏)患者的部分临床表现。

(二) 获得性代谢性疾病　获得性代谢性疾病较多见，常继发于内脏器官(如肝、肾、心、肺、胰、胃肠)疾病并发严重功能障碍或衰竭时造成的代谢紊乱。

1. 肥胖可以引起全身多器官、多代谢紊乱，包括：胰岛素抵抗、2型糖尿病、脂质代谢紊乱、脂肪组织代谢异常、脂肪肝、心肌代谢异常等。

2. 幽门梗阻或高位肠梗阻引起呕吐的情况下，患者常因丢失大量盐酸而引起碱中毒，严重胃肠液丧失而引起酸中毒、失水和严重电解质紊乱。

3. 肝功能严重损害或衰竭时，体内多种物质代谢失常较严重，包括：肝细胞损伤引起的胆红素代谢和排泄的异常可引起肝细胞性黄疸、血浆白蛋白降低、血氨升高和氨基酸代谢产物水平升高。肝细胞损伤严重时，胆固醇水平明显降低，胆汁淤积时胆固醇和甘油三酯均可增高。肝细胞损伤可以引起肝糖原合成和储存减少，容易发生低血糖。类固醇激素代谢失常引起男性乳房发育或引起女性月经周期紊乱、继发性醛固酮增多症和水钠潴留。严重肝病引起维生素D不能在C25位上羟基化而激活，可引起钙磷代谢紊乱与代谢性骨病。

4. 胰腺病变导致外分泌腺腺泡损坏严重时常影响蛋白质、脂肪的消化吸收和胰源性腹泻；如引起胰岛损伤β细胞严重破坏时，常引起胰源性糖尿病。

5. 心力衰竭及周围循环衰竭时，常因有效循环血量减少，组织灌注降低引起组织缺氧，继而引起多种代谢紊乱，继发性醛固酮增多症和水、盐、电解质紊乱。

6. 肾衰竭时，蛋白、脂肪、水及电解质等代谢呈多种复杂变化，表现为代谢性酸中毒。维生素D的C1位羟基化障碍，常引起抗药性维生素D缺乏症、低钙血症和继发性甲状旁腺功能亢进症。肾小管功能紊乱常导致肾小管性酸中毒伴失钾、失钠、失钙、失磷和高氯性代谢性酸中毒和代谢性骨病等。

7. 肺功能衰竭引起缺氧和二氧化碳潴留，表现为呼吸性酸中毒，且常与代谢性酸中毒和/或代谢性碱中毒混合存在。

(三) 遗传和环境因素相互作用引起的复杂病　在许多代谢疾病的发病机制中，往往是遗传和环境因素包括不良生活方式共同作用的结果。肥胖和2型糖尿病是多基因异常和多种环境因素所导致的复杂性疾病，与营养过剩、体力活动减少等不良生活方式有关。多基因异常导致的复杂病患病率高，影响人类健康，在代谢疾病中占有重要地位。

【共同特点】

由于代谢底物和代谢产物（如糖、脂肪、蛋白质、电解质等）广泛存在于人体内，故代谢紊乱影响全身，累及的脏器和组织比较广泛，但各种代谢性疾病仍各有其特点。

1. 代谢疾病常有遗传倾向　呈家族集聚性。如MODY、线粒体糖尿病、家族性高胆固醇血症、家族性高甘油三酯血症、苯丙酮尿症、半乳糖血症等。

2. 代谢性疾病可以发生在任何年龄　常影响生长、发育、成熟和衰老过程。但是发生的年龄不同，其病因、临床表现、转归、预后具有明显差异。

3. 发生在新生儿和幼年起病的代谢性疾病发病率低，常与单基因突变有关，具有明显的临床特征，往往病情严重。如糖原贮积症中第Ⅱ、Ⅳ型常使婴儿夭折。枫糖尿病属于支链氨基酸代谢异常疾病，呈常染色体隐性遗传。其经典型可在出生1周后即出现喂食困难、呕吐、严重脱水，导致酸中毒及神经系统受损表现，如果不能及时诊断和正确治疗患者常在数周或数月内死亡。许多代谢病可影响智力和精神状态、其中部分由于基因异常影响脑部蛋白质合成或由于代谢紊乱影响脑部功能，如氨基酸代谢障碍的苯丙酮尿症、胱氨酸尿症、分支链酮酸尿等均伴有严重脑部损害和智力减退。

4. 成年起病的代谢疾病多以慢性非传染性疾病为主，如肥胖、糖尿病、脂代谢紊乱、心血管疾病等。成人起病的代谢性疾病大多具有起病隐匿、发展缓慢的特点。起病早期缺乏明显的症状和临床特点，一旦出现症状即达到较为严重的程度，往往伴随器官受损和功能障碍，常以并发症的特征为患者就诊的主要原因。2型糖尿病就是最典型例子。患者常以视力降低甚至失明、水肿、大量蛋白尿/尿毒症、足部溃疡，以及伴发难治性感染等晚期并发症而就诊。随着糖尿病教育的普及和公众健康意识的提高，接受定期体检的人群增多，近年通过筛查或体检获得诊断的糖尿病患者来越来越多，将糖尿病诊断的阶段极大提前，为患者争取了早期治疗，预防和延缓各种并发症的宝贵时间。同样、非酒精性脂肪性肝病（NAFLD）、高胆固醇血症均具备这些特征，因此对这些代谢疾病早期诊断，可以降低2型糖尿病、心血管疾病的风险。

【诊断原则】

要求尽可能了解疾病的病因和诱因、发病机制的主要环节、发展阶段和具体病情。代谢病常具有特殊的症状和体征，是提供诊断的首要线索，须进行详细的病史询问和体格检查。实验室检查是确诊依据，对临床前期患者更有价值，例如有些无症状的糖尿病患者可通过检测血糖而确诊。除常规检查外，可根据拟诊线索进行有关特殊检查。对一些不明原因的症状和体征应进行随访观察。

（一）病史　详细的病史收集是最重要的线索。并从现病史和个人史中了解发病因素、病理特点、每日进食情况等。必要时作详细的家系调查。

（二）体格检查　需注意发育和营养状态、体型和骨骼、神经精神状态、智能、毛发、皮肤、视力和听力、舌、齿、肝、脾以及四肢等。

（三）实验室检查　详见相关各疾病章节。

【防治原则】

（一）针对病因和诱因的防治　以环境因素和不良生活方式为主引起的代谢病，多数能针对诱因进行防治。对常见的高发病率的代谢性疾病（肥胖、糖尿病、脂代谢紊乱等），则应积极普及和推进正确的生活方式干预，及早纠正代谢紊乱，预防和延缓代谢相关疾病发病风险。以遗传性代谢缺陷为主的代谢病，针对病因的治疗已显示出一定前景，但是主要还是针对诱因和发病机制进行治疗，有报道用肝、脾、骨髓等移植以治疗肝豆状核变性、免疫球蛋白缺乏症和其他免疫缺陷等。

（二）早期诊断与综合防治　早期诊断和采取防治措施可避免不可逆的形态和功能改变，使病情不致恶化，甚至终身不出现症状，如苯丙酮尿症、半乳糖血症的早期及时治疗。对于肥胖、非酒精性脂肪性肝病、2型糖尿病患者，则需要积极控制体重，在糖调节受损和早期糖尿病阶段积极控制血糖和针对多重危险因素的治疗（包括生活方式干预和药物治疗），可以预防和延缓糖、脂代谢异常向终点结局的进展，从而延缓糖尿病进程，有效地改善各种糖尿病并发症的不良结局。

对已生育过遗传性代谢病患儿、具有遗传病家族史或某些遗传性代谢病高发区的孕妇进行孕前咨询和指导、相关基因筛查、产前羊水检查，对防治遗传性代谢病有重要价值。

（三）针对发病机制的治疗

1. 限制环境因素　例如葡萄糖-6-磷酸脱氢酶缺乏症（G-6-PD）患者应避免进食蚕豆和对乙酰氨基酚、阿司匹林、磺胺、伯氨喹等药物；苯丙酮尿症患者限制进食含苯丙氨酸（如：奶酪、肉类高蛋白饮食均富含苯丙氨酸）的食物等，新生儿采用低苯丙氨酸特制奶粉。

2. 替代治疗　例如1型糖尿病患者接受胰岛素治疗；2型糖尿病患者晚期β细胞功能严重受损时胰岛素不足时的胰岛素替代治疗。有些代谢病是由于作为酶反应辅助因子的维生素合成不足，或由于酶缺陷以致与维生素辅酶因子的亲和力降低所致，补充相应维生素可纠正代谢异常。例如胱硫醚β-合成酶缺乏所致的高胱氨酸尿症，须给予低蛋氨酸饮食，并试用大剂量维生素B_6及叶酸。

对于那些致命的但又无其他可行的治疗方法的代谢性疾病，细胞及脏器移植可能会挽救生命。如1型糖尿病的胰岛细胞移植、干细胞治疗。肝豆状核变性患者的肝移植等。

3. 针对病理生理机制方面的治疗　以治疗2型糖尿病药物的研发为例，从早期的胰岛素促泌剂、到胰岛素增敏剂，再到以胰高血糖素样多肽（GLP-1）治疗为基础的药物问世，目前陆续上市的钠-葡萄糖协同转运蛋白2（SGLT-2）抑制剂，显示了对多种代谢性疾病病理生理机制的基础研究的突破对药物研发的重要意义。随着对代谢疾病机制的深入研究和新的药物靶点的发现，相信将会有更多的、适于个体化治疗的药物问世，将会对目前代谢性疾病的治疗带来革命性的改变。

推荐阅读

1. 项坤三. 特殊类型糖尿病[M]. 上海:上海科学技术出版社,2011:203-217.
2. 廖二元. 代谢性疾病与营养性疾病[M]//廖二元,莫朝晖. 内分泌学. 2版,北京:人民卫生出版社,2007:1299-1305.
3. POWERS A C. Diabetes Mellitus: Diagnosis, Classification, and Pathophysiology[M]//KASPER D L, FAUCI A S, HAUSER S L, et al. Harrison's Principles of Internal Medicine. 19th ed. New York: McGraw-Hill Co., 2015: 2399-2407.
4. RADER S J. HOBBS H H. Disorders of Lipoprotein Metabolism[M]//KASPER D L, FAUCI A S, HAUSER S L, et al. Harrison's Principles of Internal Medicine. 19th ed. New York: McGraw-Hill Co., 2015: 2435-2449.

第二章 水和电解质代谢紊乱

第一节 水钠的正常代谢及调节

赖凌云 郝传明 林善锬

体内水分总量(total body water,TBW)占体重的百分比随年龄而变化。早产儿中近似正常值为80%,足月儿为70%~75%,年幼儿童为65%~70%,青春期以后为60%。这些值会随体脂含量的改变而变化,因为脂肪的含水量远低于肌肉。年轻成人女性TBW占总体重的百分比(50%)低于年轻成人男性(60%),且随着肥胖程度增加或是肌肉量的丢失,该百分比会越来越低。

TBW有两个主要组成部分:细胞内液和细胞外液,这两部分被细胞膜隔开。成人约25%~45%为细胞外液(extracellular fluid,ECF),55%~75%为细胞内液(intracellular fluid,ICF),婴幼儿的细胞外液含量较高。细胞外液又分为血管内液和血管外液(组织间液),以约1:3的比例分布。水可以经特异性水通道自由透过细胞膜,而电解质不可以,因此细胞膜有助于使ICF和ECF保持不同的溶质成分:ECF的阳离子主要为钠,阴离子为氯和碳酸氢根等;ICF的主要阳性离子是钾,阴离子为带负电荷的蛋白质、磷等,细胞膜Na^+-K^+-ATP酶是维持ECF和ICF钠、钾离子分布差别的主要力量。

细胞内液容量主要由血浆张力的变化来调节,导致水分子进入或移出细胞。钾盐是主要的细胞内液溶质,正常成人的细胞内液容量比细胞外液容量更多,其原因在于细胞内的钾盐多于细胞外液中的钠盐,而水可以自由通过细胞膜。

细胞外液容量由尿钠排泄的变化来调节,而尿钠排泄的变化主要受肾素-血管紧张素-醛固酮系统、交感神经系统和精氨酸血管升压素(arginine vasopressin,AVP)的分泌调控,前两个系统兴奋促进钠潴留,而AVP可促进钠排泄。细胞外液容量的丢失可导致组织灌注减少,但细胞外液容量与组织灌注的变化方向并不总是一致的。

细胞外液在血管内外的分布取决于毛细血管内外静水压和胶体渗透压的差。非胶体的电解质溶质在这两种ECF亚成分里的组成和浓度基本相同,但是血管内主要由白蛋白和球蛋白组成的胶体浓度和渗透压明显高于血管外。正常情况下,一定量液体从血管内流失至组织间液,经淋巴管从胸导管回到循环。

血浆渗透压(plasma osmotic pressure,Posm)由血浆中溶质和水的比例决定。血浆溶质主要是钠盐,还有其他含量较少的离子(如钾、钙)、葡萄糖及尿素。正常的Posm为275~290mOsmol/kg。Posm可通过下列公式估算得到:

$$\text{Posm}=2\times[\text{Na}]+[\text{葡萄糖}]/18+[\text{血浆尿素氮}]/2.8$$

(其中葡萄糖、血浆尿素氮浓度单位为mg/dl)

$$\text{Posm}=2\times[\text{Na}]+[\text{葡萄糖}]+[\text{血浆尿素氮}]$$

(其中葡萄糖及血浆尿素氮浓度单位是mmol/L)

血浆张力,又称为有效血浆渗透压,是渗透压感受器感应的参数,其决定了水分的跨膜分布。水可自由地从张力低的区域移到张力高的区域,因此促使水跨细胞膜转移的动力是细胞内外的渗透压差,以达到细胞内外渗透压平衡。

血浆张力和血浆渗透压的主要区别在于:血浆张力反映了不易穿过细胞膜的溶质(主要是钠盐)的浓度,因而影响水分在细胞和细胞外液间的分布。相较之下,血浆渗透压还包含尿素产生的渗透压,尿素可自由通过细胞膜,不产生细胞内外浓度差,因此不产生“有效渗透压”,不引起水的转移,还有一种渗透压分子是乙醇,它可迅速进入细胞,因此也没有张力。

一、钠的平衡

钠的平衡取决于钠的摄入和排出。钠主要分布在ECF,是决定ECF(包括血管内容量)的主要因素。肾脏是调节尿钠的主要器官。在稳态状况下,尿钠的排泄量与饮食摄入钠量相一致,因此稳态下,尿钠可反映钠的摄入量。钠的平衡调节的传入机制感受一定血管内容积下的血管内容量,即有效血容量。

有效动脉血容量是由位于肾入球小动脉(调节肾素)、颈动脉窦(调节交感神经活性)和心房及心室(调节AVP)的感受器所介导的,这些感受器感受的是压力变化,而不是容量变化。在大多数情况下,压力和容量的变化与钠摄入量的变化或胃肠道/肾钠丢失(例如,由腹泻或利尿治疗导致)相吻合。

肾小管重吸收是调控钠排泄的主要机制。管腔膜的钠转运子或通道将钠从管腔液转入细胞内，随后通过细胞基底侧膜的 Na^+-K^+-ATP 酶等将钠转运到管周组织，最后进入血液。调控钠转运的主要有：近端小管 Na^+/H^+交换子，髓襻 Na-K-Cl 协同转运蛋白（NKCC）协同转运子，远曲小管的 Na-Cl 协同转运蛋白（NCC），集合管和皮质集合管的上皮钠通道（ENaC）。肾素-血管紧张素-醛固酮、AVP、内皮衍生的缩血管肽和一氧化氮、花生四烯酸前列腺素系统、交感神经、肾神经刺激、肾脏内生理因素（如管周毛细血管 Starling 张力、肾小管 Na-Cl 转运、管球反馈）等都参与了肾脏尿钠排泄的调节。

二、水的平衡

水的平衡取决于摄入（口服、肠内或肠外）和排出（不显性蒸发、消化道、呼吸道、肾脏）。水分丢失导致血清钠和渗透压升高，从而导致渴觉刺激和抗利尿激素（antidiuretic hormone，ADH）释放增加。

渗透压感受器位于下丘脑的视上核和室旁核，口渴中枢位于前丘脑的血管器。渗透压或张力仅仅升高 2%就会触发神经垂体释放精氨酸血管升压素（AVP，也称为 ADH），并感受口渴。

NKCC2 是髓袢升支粗段重吸收氯化钠的主要转运子，并参与肾脏髓质渗透压梯度的形成。NCC 介导远曲小管钠的重吸收。尿液经过集合管时，水通过水通道蛋白 2（aquaporin 2，AQP2），经渗透作用，被转运至小管周围的高渗环境，最终产生高渗尿液排出体外。水通过 AQP2 重吸收受 AVP 控制。在 AVP 作用下尿渗透压水平维持在 50～1 200mOsm/kg。

除液体摄入外，有其他两种水分来源：食物含有的水分（水果和蔬菜几乎重量的百分之百都是水）以及碳水化合物氧化生成的水分。除排尿外，水分丢失也有其他途径：不显性失水和汗液。

作为汗液（通常钠浓度为 15～30mmol/L，因此大部分为水分）从皮肤蒸发的水分是散热所必需。当需要丢失额外的热量时，从皮肤蒸发的水分丢失增加。另外，在禁食和不活动时，水分丢失减少。

第二节　水钠代谢紊乱

赖凌云　郝传明　林善锬

由于体液中水、钠总是同时存在，任何以失水或水过多为主的情况必然伴随钠浓度的改变，表现为血钠过高或过低，即血浆渗透压的改变。同样，由于 NaCl 主要分布于细胞外液，因此失 Na^+或 Na^+过多常常反映了血容量的改变。因此水、钠代谢紊乱常常合并存在。

【病理生理】

钠的平衡破坏主要影响 ECF 的容量，破坏水的平衡主要影响体液的张力。钠的持续负平衡（钠的缺乏）导致不伴张力改变的 ECF 容量减少（低容量）；如果持续的正钠平衡（钠过量）导致 ECF 容量扩张（高容量）。但是，由于正常情况 ICF 容量是 ECF 的 2 倍，容量增加或减少表现更显著的是 ICF。水和钠的失衡经常一起发生，过多和缺失可以同时发生（表 19-2-2-1）。

表 19-2-2-1　不同的水和钠代谢紊乱类型

临床表现	ECF 容量	体液张力	病理过程
正常状态	⟷	⟷	
低容量 高钠血症	↓	↑	水的丢失>钠的丢失
低容量 正常钠	↓	⟷	等渗性水和钠的丢失
低容量 低钠血症	↓	↓	钠的丢失>水的丢失
正常容量 低钠血症	⟷	↓	水的获得±钠的丢失
正常容量 高钠血症	⟷	↑	水的丢失±钠的获得
高容量 高钠血症	↑	↑	高张力性获得水和钠
高容量 正常钠	↑	⟷	等渗性获得水和钠
高容量 低钠血症	↑	↓	低张力性获得水和钠

注：↑升高；↓下降；⟷无改变；±和/或。

一、容量障碍：低容量

低容量是指细胞外液（ECF）容量减少的情况，严重时可导致低血压或休克。细胞外液又分成血管内液和血管外液（组织间液）。血管内、外液容量的增加或减少可以一致，也可以相反。细胞外液血浆渗透压和钠浓度可影响细胞内液（ICF）的容量。

【流行病学】

低容量分为绝对或相对低容量，包括肾性和非肾性原因。消化液丢失和大出血是最常见引起血管内 ECF 绝对容量不足的原因。

相对容量不足是指 ECF 绝对容量并未减少，但是 ECF 总容积或血管内容积增加，引起相对低容量，临床表现类似于绝对低容量。导致相对低容量的原因有：血管舒张、全身性水肿和第三间隙丢失。

肾脏导致的绝对低容量是指任何原因使肾小管钠重吸收减少，导致排出的钠超过食物摄入的钠。如利尿剂、某些遗传或获得性肾小管疾病等。

【临床表现】

低容量的临床表现依赖于容量丢失的量和速度、依赖于最终丢失液体中的溶质组成（要考虑丢失后摄入及静脉补充的液体成分），以及血管和肾脏的反应。

没有症状并不能排除患者存在轻、中度低容量，尤其容量丢失是逐步缓慢发生时。血管内容量减少小于5%经常不会有症状,较大程度的绝对容量丢失(血管内容量减少5%~15%)将会出现症状和体征。患者会出现如乏力、肌肉痉挛和体位性头晕。口渴是比较早的表现,严重时可表现为少尿、胸腹痛以及神经系统症状,可出现体位性心跳加速以及直立性低血压,更为严重时可出现休克、心动过速、外周血管收缩及外周供血不足,患者可表现为外周发绀、四肢发凉、少尿和精神神经症状。

【实验室检查】

低容量的诊断主要依赖临床表现和体征,实验室检查辅助临床评估。

血红蛋白进行性下降是进行性出血的指标,但是血红蛋白稳定并不能排除低容量。如果低容量不是出血所致,可以表现为血液浓缩。

低蛋白血症、低张性低钠血症、高渗性高钠血症、低钾血症、高钾血症、尿比重增加等,各种生化异常都可能存在。

【诊断】

血管内容量减少最常见的体征包括心动过速、直立性低血压和颈静脉压下降。尽管低中心静脉压(central venous pressure,CVP)反映血管内容量减少,但是CVP升高不能排除低容量,可能与心脏和肺部疾病混淆症状。低容量休克发生在容量迅速减少,如果是肾外原因引起低容量,会出现少尿。

【鉴别诊断】

继发于动脉舒张引起的相对低容量,临床表现与绝对低容量相似。例如脓毒血症血管舒张,心动过速、低血压非常常见,但是四肢是温热的。然而,组织发生急性灌注不足,表现为肾功能、脑功能减退,乳酸酸中毒。

【治疗】

(一)绝对低容量 低容量治疗的关键是恢复血流动力学的完整和组织灌注。治疗包括原发病的治疗和容量的补充。容量补充需考虑容量评估、补液速度以及补充液体的成分。

常用补充溶液有葡萄糖水、生理盐水、葡萄糖盐水、碳酸氢钠、林格液以及血浆等。输入1L 0.9%盐水后,约300ml在血管内,其余在组织间液。而葡萄糖溶液进入体内后可迅速转化成H_2O和CO_2,因此,相当于不含溶质的水,将均衡分布于细胞内、细胞外液,仅10%~15%分布于血管内。碳酸氢钠溶液主要用于合并酸中毒者。林格液除含NaCl外同时还有K^+、Ca^{2+}及乳酸,后者可在体内转换成HCO_3^-以纠正酸中毒。

输注血浆可以快速被保留在血管内,供血容量扩张,适用于紧急严重低血容量患者或合并低蛋白血症者。临床用白蛋白、高分子量糖类分子代血浆(羟乙基淀粉或葡聚糖)可迅速提高血浆胶体渗透压。但是羟乙基淀粉有一定的肾毒性,需要谨慎使用。

(二)相对低容量 相对低容量的治疗主要针对原发病,改善血管反应性。

二、容量障碍:高容量

高容量是指细胞外液容量扩张。ECF容量可随钠的摄入量而变化。当因钠潴留导致ECF容量的增加超过了机体对钠的调节范围,那么就会导致病理性高容量。

原发或继发的肾脏钠潴留会导致高容量。盐皮质激素过量或活性增加可导致一过性钠潴留,心力衰竭和肝硬化可导致肾脏钠潴留。

【病理生理】

有两种病理生理机制:第一种机制为原发性肾脏钠潴留;第二种机制为有效动脉血容量(effective arterial blood volume,EABV)减少,激活传入感受机制,进而激活肾钠潴留机制。

(一)原发性钠潴留 肾小球滤过率(GFR)下降后,肾小管重吸收和钠滤过的平衡遭到破坏。单基因疾病导致盐皮质激素活性增加,或使远端肾单位钠通道重吸收功能增强,将导致钠潴留高容量,如假性醛固酮增多症(又称利德尔综合征,Liddle syndrome)和假性醛固酮增多症2型(又称家族性高钾血症或戈登综合征)。

(二)继发性肾脏钠潴留 心力衰竭时,组织灌流不足,可发生肾脏的钠潴留。肝硬化腹水、肝窦淤血高压促发肾脏钠潴留。

【临床表现】

高容量的临床表现取决于液体潴留的量以及在ECF各个部分分布的比例,高血压是一个早期临床表现,取决于心功能和全身血管阻力。可以表现为颈静脉充盈和周围组织水肿。外周凹陷性水肿往往提示间质最少有3L以上的潴留液体积聚。

漏出性腹水提示细胞外液大量潴留在腹腔,最常继发于肝脏内血流动力学异常。胸腔积液也是高容量的一个表现,尤其多见于心衰或进展性肝硬化合并腹水。

【诊断】

当有全身水肿、腹水、颈静脉压增加、吸气相肺爆裂音或者胸腔积液时,高容量比较容易判断。病史和全身体格检查有助于判断继发性钠潴留的原因,如心衰或肝硬化。肾小球范围的蛋白尿伴低白蛋白血症提示肾小球疾病导致钠潴留和高容量。血清肌酐水平升高提示肾衰竭。肝硬化和肾病综合征都可以表现为低白蛋白血症。

【治疗】

病因的诊断和治疗是改善钠潴留的重要措施。在此基础上,其他治疗措施包括:限钠、利尿剂和血液净化。

(一)限钠 对于慢性高容量,如果不限制钠的摄入,任何治疗都是无效的,因为利尿剂的作用一停,肾脏对钠重吸收增加。钠的摄入要限制在50mmol/d左右。

(二)利尿剂 利尿剂通过抑制肾小管钠的重吸收增加尿钠排泄。

1. 近端肾小管利尿剂 主要药物是乙酰唑胺(碳酸酐酶抑制剂),阻断近端小管重吸收碳酸氢钠。长期服用乙酰唑胺会引起高氯性酸中毒。

2. 髓袢利尿剂 袢利尿剂如呋塞米、布美他尼、托拉塞米和依他尼酸,通过抑制髓袢升支粗段顶端膜上NKCC,抑制钠的重吸收。襻利尿剂对肾功能较差的患者也有效。可引起低钾血症。

3. 远端肾小管利尿剂 如氢氯噻嗪、氯噻酮和美托拉宗，抑制位于远曲小管初始段顶端膜上的 NCC 通道，抑制氯化钠的重吸收。可引起低钾血症。噻嗪类利尿剂在慢性肾衰时效果不佳。远端肾小管利尿剂和袢利尿剂合用，可增强利尿效果。

4. 集合管利尿剂 螺内酯和依普利酮拮抗醛固酮在集合管的盐皮质激素受体，抑制钠的重吸收，同时抑制钾和氢的排泌。氨苯蝶啶和阿米洛利直接阻止集合管上皮细胞对钠的重吸收，同时抑制钾和氢的排泌。

三、低钠血症

低钠血症(hyponatremia)是指血浆钠浓度低于 135mmol/L，代表一种水相对钠过剩的状态。是住院患者中最常见的电解质紊乱。正常个体，由于血浆渗透压稀释性降低，抑制抗利尿激素(antidiuretic hormone，ADH)释放，多余的水分随着稀释的尿液排出。低钠血症患者通常存在肾脏水排泄功能受损，最常见的原因是不能抑制 ADH 的分泌。

【病因与发病机制】

根据血渗透压与低钠血症的关系，可将低钠血症分为低渗性、高渗性和等渗性三类。

(一) 高渗性低钠血症 细胞外液增多，溶质以非钠成分如糖尿病时高浓度葡萄糖或外源性给予甘露醇、甘油等为主。这些非钠溶质促进水从细胞内液转移到细胞外液，导致细胞内液减少。

(二) 等渗性低钠血症 严重高脂血症、异常高球蛋白血症时可伴有低钠血症。此时，脂质或异常球蛋白在血浆中占了一部分体积，使水的比例减少，实际血浆内含水部分血钠和血渗均正常，因此也称为假性低钠血症。

(三) 低渗性低钠血症 低渗性低钠血症是真正反映水平衡紊乱造成的低钠血症，其发病几乎都与 ADH 过多和/或肾脏浓缩功能障碍有关，常伴细胞内容量增加。低渗性低钠血症可以根据容量状态分为三组：

1. 低容量性低钠血症 低容量刺激 ADH 释放，通过其位于血管上的 V1 受体维持血压，同时激活集合管的 V2 受体促进水的重吸收。如消化道液体丢失(如腹泻)或使用利尿剂。细胞外容量减少促进 ADH 的释放，如果摄入或静脉给予低张力性补液，患者出现低钠血症。

2. 高容量性低钠血症 病因可以是急、慢性肾功能不全，或由充血性心衰、肝硬化、肾病综合征造成的水肿状态。水肿状态时产生低钠血症的病理生理机制与低容量性低钠血症相似。动脉充盈不足或相对血管容量不足导致 ADH 的释放，使肾脏水的重吸收增加。

3. 正常容量性低钠血症 可见于中、重度甲状腺功能减退，糖皮质激素功能不全，抗利尿激素分泌异常综合征(syndrome of inappropriate antidiuretic hormone，SIADH)，SIADH 的病因如表 19-2-2-2 所示。

表 19-2-2-2 SIADH 的原因

恶性肿瘤
癌：支气管癌、胰腺癌、十二指肠癌、输尿管癌、前列腺癌、膀胱癌
淋巴瘤和白血病
胸腺瘤间皮瘤
中枢神经系统疾病
外伤
感染
肿瘤
卟啉症
肺部疾病
结核
肺炎
真菌感染
肺脓肿
正压通气
药物
卡马西平、去氨加压素、后叶催产素
长春碱、环磷酰胺
烷化剂/抗代谢物
干扰素
抗痉挛剂
抗精神病药物、阿米曲替林(抗抑郁药)
尼古丁
吗啡、选择性 5 羟色胺再吸收抑制剂、3-4-甲烯二氧甲苯丙胺(迷幻药)

【临床表现】

低渗性低钠血症是否有症状取决于低钠持续的时间、严重性和进展的情况。若已知或可推测低钠血症起于过去的 24 小时内，则称为“急性”低钠血症。若已知低钠血症已持续超过 48 小时，或者持续时间不明(如在家发生低钠血症的患者)，则称为“慢性”低钠血症。若已知低钠血症在过去的 24~48 小时内发生，则称为“亚急性”低钠血症。轻度低钠血症血清钠浓度在 130~135mmol/L，中度低钠血症血清钠浓度为 121~129mmol/L，重度低钠血症血清钠浓度≤120mmol/L。

如果低钠血症迅速进展(数小时到几天内)会出现急性脑水肿表现，如头痛、嗜睡、癫痫并且逐步意识下降，出现昏迷甚至死亡。相反，如果血浆钠是逐步下降，渗透压逐步适应，即使是严重低钠血症(血浆钠<120mmol/L)，症状也不明显。

【诊断】

检测血浆电解质、尿素、血糖和渗透压，同时比较实际和计算的血浆渗透压是否一致。

$$血浆渗透压(mOsm/kg)=2Na^{+}(mmol/L)+血浆尿素(mmol/L)+血糖(mmol/L)$$

体重的增加或减少对于判断体液平衡非常重要。全身水肿、颈静脉充盈和腹水，尤其是心脏和肝脏疾病患者，可以提示是否存在高容量低钠血症。直立性低血压、心动过速，尤其是有使用利尿剂或消化液丢失病史患者，提示低容量，但是缺乏这些症状也不能排除低容量低钠血症。

实验室检查包括钾和氯的水平、酸碱平衡的指标（pH、PCO_2、HCO_3^-）、血糖。其他还需要检测肝功能、肾功能、甲状腺激素、可的松水平，必要时还需进行 ACTH 激活试验。

低渗性低钠血症诊断明确后，需评估患者的容量状态。大约 85%低钠血症住院患者是低渗透压性低钠血症。这些患者中 25%是低容量，大约 25%处于水肿状态，大约 1/3 是正常血容量，其他大部分是肾衰竭。

临床无明显的水肿表现，尿钠浓度低（<20mmol/L）或尿钠排泄分数下降（<1%），支持低容量低钠血症诊断，继发于肾外钠丢失，或者曾经肾脏丢失。

低钠血症的诊断如图 19-2-2-1 所示。

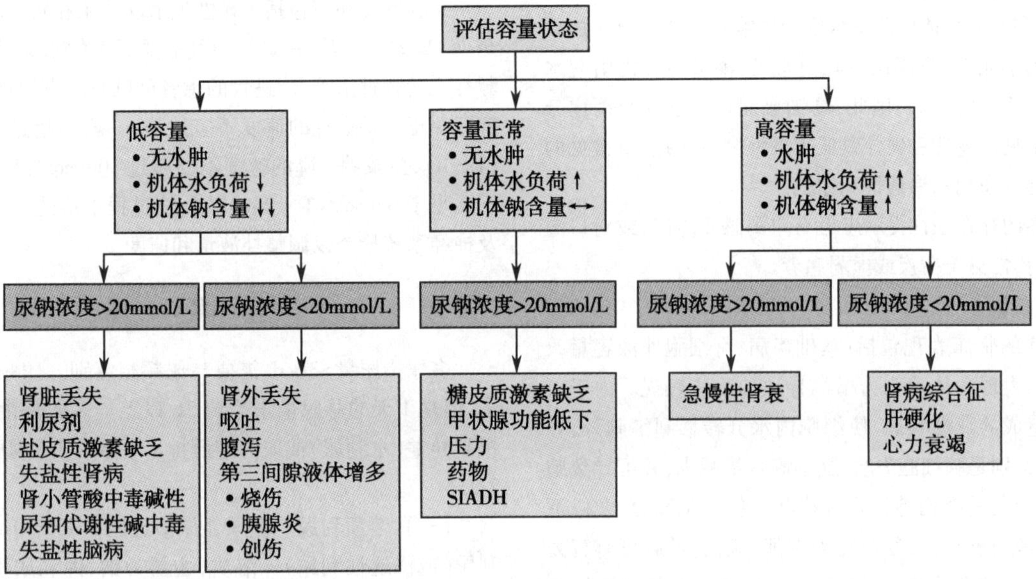

图 19-2-2-1 低钠血症的诊断

【治疗】

低钠血症治疗原则是首先纠正病因。低钠血症的纠正往往是原发病得到良好控制的标志之一。治疗方法取决于低钠血症的持续时间、严重程度，以及患者是否有症状。一般推荐以下方案：

（一）紧急治疗的目标 在数小时内使血清钠浓度快速升高 4~6mmol/L。然而，血清钠浓度的升高值在任意 24 小时期间都不应超过 8mmol/L。将血清钠浓度升高 4~6mmol/L 通常可缓解症状和防止脑疝。应每 2 小时测定 1 次血清钠浓度以确保它按预期的速度增加。需要紧急治疗的患者通常应用高渗盐水（通常是在 10~15 分钟内快速输注 3%的盐水 100ml）治疗。如果严重的神经系统症状持续或恶化，或者如果血清钠浓度没有增加，可重复 1 次或 2 次快速输注 3%的盐水 100ml，每两次给药之间间隔 10 分钟。

（二）非紧急治疗的目标 缓慢升高血清钠浓度及缓解症状。一般来说，将血清钠浓度升高 4~6mmol/L 可缓解患者的症状。在任意 24 小时期间，血清钠浓度的升高幅度都不应超过 8mmol/L。远期目标为将血清钠浓度缓慢纠正至正常或接近正常的范围。

近年来新型选择性血管升压素 V2 受体拮抗剂，具有尿水排泄作用，它们能够选择性增加游离水排泄而没有明显的电解质丢失，降低尿渗透压，提高血 Na^+浓度，产生有益的血流动力学变化。口服的制剂，如托伐普坦，是选择性 V2 受体拮抗剂。

四、高钠血症

血浆钠浓度>145mmol/L 定义为高钠血症（hypernatremia）。机体在高钠血症时多表现为高渗透压，产生渗透压有效的电解质与机体总的水的比值升高。

钠是细胞外液维持渗透压的有效溶质。高钠血症时，患者体内细胞内液的水向细胞外液移动，因此细胞内液容量下降，细胞皱缩。

临床上高钠血症是引起机体高渗透压的主要原因。但葡萄糖、甘露醇、甘油等也会引起高渗透性状态，不一定合并高钠血症，反之往往合并低钠血症。另外，高渗透性状态并不一定是高张状态，因为一些溶质可以使血浆渗透压升高，但并不产生张力使水从细胞内液转移到细胞外液，如尿素或小分子醇类（例如甲醇、乙二醇、乙醇）等。

高容量高钠血症，钠和水的比例升高伴细胞外液容量增加，细胞内水流到细胞外以维持血浆渗透压，细胞内液容量下降。高容量高钠血症通常发生在住院患者，由于医源性补充了过多高渗盐水等。

正常容量高钠血症，纯水丢失而机体钠含量不变，导致细胞内液丢失（大约 2/3 丢失）为主，而细胞外液容量减少相对较轻。例如，3L 纯水丢失，其中 2L 来源于细胞内液，1L 来源于细胞外液丢失，仅 300ml 来源于血管内容量，但导致体液渗透压升高，血浆钠浓度升高。见于所丢失液体里含钠、钾等渗透效应的溶质少的情况，如尿崩症或使用 ADH V2 受体拮抗剂（托伐普坦）等。不显性皮肤和呼吸道蒸发，也是低张性液体丢失的重要原因。

低容量高钠血症是最常见的高钠血症。患者水和钠都丢失，并且水的丢失比钠的丢失更多。最终血钠浓度还受到丢失液体钾浓度，和补充液体中溶质浓度的影响。在消化道疾病导致的低容量高钠血症，腹泻比呕吐更常见，渗透性腹泻引起水的丢失超过电解质的丢失，因此，高钠血症在渗透性腹泻比分泌性腹泻更常见。肾性丢失导致低容量性高钠血症，最常见的两个原因是袢利尿剂和渗透性利尿剂。

高钠血症的存在往往提示患者有口渴感受障碍，或对口渴行为反应障碍，常见于残疾或虚弱患者。

【临床表现】

高钠血症的临床表现包括：基础疾病；有细胞外液容量改变引起的临床表现和体液张力增高导致的临床表现。由于血钠浓度过高造成的高渗状态，使细胞内水分转移到细胞外，导致细胞失水，特别是脑细胞失水，脑细胞容量减少，并可导致脑出血，可从而造成一系列神经系统症状。包括肌无力，尤以下肢偏重；神志最初较兴奋，逐渐转为抑郁、淡漠，最后可有智力下降，性格改变；肌张力增高，腱反射亢进；直至抽搐、错乱、幻觉、昏迷甚至死亡。

严重失水患者还有心动过速、体温上升、血压下降等表现。发病越快，症状越明显。与低钠血症一样，缓慢发生的高钠血症症状一般相对较轻，因为脑细胞此时可以将细胞外 Na^+、K^+ 等转移到细胞内；同时还能合成许多具有渗透性的小分子物质，主要为肌醇、谷氨酸及谷氨酰胺等，参与细胞内渗透微粒组成，从而预防细胞过度失水而致功能障碍。

【诊断】

高钠血症需要实验室多次检测明确，同时还需要检测血浆渗透压。病史和体检能够帮助判断高钠血症的病因。现在和过去的药物史、运动、出汗、高温暴露、呕吐、腹泻、尿量、最近液体摄入、口渴等病史都需要收集。体检包括评估细胞外液容量和神经系统评估。高容量高钠血症情况多见于之前有补充含钠溶液的病史，体检可以发现细胞外液容量扩张。

较常见的肾外容量丢失引起低容量高钠血症，尿排出减少到<500ml/d，尿渗透压升高（年轻成年人>1 000mOsm/kg，70 岁以后>600mOsm/kg）。多尿伴尿渗透压下降的高钠血症提示尿浓缩机制损害，有肾脏疾病或服用利尿剂。随机尿渗透压小于 100～200mOsm/Kg 或多尿（>3L/d），合并 24 小时尿溶质排泄<600mOsm/d 的高钠血症要考虑尿崩症。相反每天溶质排出>800～1 000mOsm/d 提示渗透性利尿，可以通过检测尿中的葡萄糖和尿素帮助诊断。

【治疗】

治疗原则是积极治疗原发病，控制钠摄入和纠正不适当的钠输入。纠正细胞外液容量异常，补充水缺乏。

症状严重的低容量性高钠血症的治疗：首先快速纠正细胞外液容量的缺乏（如组织低灌注、休克），然后逐步纠正水的丢失，包括正在丢失水的补充。水的丢失量可以根据以下公式计算：

$$缺水量(L)=0.4\times 病前体重(kg)\times[(实测钠浓度/140)-1]$$

总补水量还应包括不显性失水以及尿和胃肠道的失水量，至少 1L/24h，发热、机械性通气需要更多的水分补充。通常静脉补充葡萄糖溶液，能进食的患者可口服。有缺钾者可同时补钾。纠正高钠血症的速度不宜过快，一般不超过 0.5～1mmol/(L·h)，血浆钠下降的速度不要超过 10mmol/(L·24h)，但也不要小于 6mmol/(L·24h)。补液过程中应进行血钠检测，以及神经系统检查以调整补液量和速度。

五、多　尿

多尿指尿量>3L/d，需要与尿频相鉴别。尿频是排尿次数多，但是 1 天的总尿量未达到 3L 以上。多尿是由于尿的浓缩机制异常（水利尿）或尿的溶质排出增多（溶质利尿）（表 19-2-2-3）。

（一）溶质利尿　多尿伴尿渗透压≥300mOsm/kg 为溶质利尿（或渗透性利尿）。溶质（主要为钠、钾和尿素）的排出约 600～900mOsm/d。因此正常最大尿排出量不可能超过 3L。如果尿量>3L/d，尿渗透压>300mOsm/kg，尿中肯定还有其他溶质，这些溶质可以是电解质也可以不是电解质。非电解质利尿（葡萄糖或尿素，发生于高血糖或高蛋白摄入）为渗透性利尿，小管液中过多的非电解质阻止了钠和其他电解质以及水的重吸收。

表 19-2-2-3　多尿的原因

水利尿
尿崩症
中枢性
遗传性
获得性（如肿瘤、创伤、低氧血症）
肾性
高钙血症
淀粉样变
药物（如锂、膦甲酸钠、西多福韦、非肽类精氨酸升压素拮抗剂 vaptans）
干燥综合征
镰状细胞
遗传性
烦渴
原发性（如下丘脑相关）
精神性

续表

溶质利尿
钠
钠摄入增多(口服、肠内、肠外)
肾失盐(如遗传性肾小管疾病、间质性肾炎、利尿剂)
阴离子相关(钠是相关的阳离子)
氯的排出增多[如巴特综合征(Bartter syndrome)、襻利尿剂]
重碳酸盐排出增多(如外源性重碳酸盐、碳酸酐酶抑制剂)
葡萄糖/酮酸
糖尿病酮症酸中毒
高血糖-高渗透压综合征
肾性糖尿
糖醇
体外摄入(如甘露醇、甘油)
尿素
外源性摄入(如尿素、蛋白质、氨基酸)
急性肾损伤多尿期
梗阻性肾病解除后
高代谢状态
血红蛋白/肌红蛋白相关(横纹肌溶解后或血肿吸收)
其他
造影剂

(二) 水利尿 多尿伴尿渗透压小于250mOsm/kg,被认为是尿浓缩功能异常。更多的情况详见尿崩症。

【治疗】

主要是针对原发病治疗,还需要纠正电解质和ECF容量的异常。

推荐阅读

1. TITZE J,DAHLMANN A,LERCHL K,et al. Spooky sodium balance[J]. Kidney Int,2014,85(4):759-767.
2. SCHRIER R W. Diagnostic value of urinary sodium, chloride, urea, and flow[J]. J Am Soc Nephrol,2011,22(9):1610-1613.
3. ADROGUE H J,MADIAS N E. The challenge of hyponatremia[J]. J Am Soc Nephrol,2012,23(7):1140-1148.
4. LEHRICH R W,ORTIZ-MELO D I,PATEL M B,et al. Role of vaptans in the management of hyponatremia[J]. Am J Kidney Dis,2013,62(2):364-376.

第三节 钾代谢紊乱

赖凌云 郝传明 林善锬

一、钾的正常代谢和调节

(一) 钾的平衡 人体内98%以上的钾位于细胞内,是细胞内最主要的阳离子,浓度达140mmol/L,是细胞外钾的35倍。细胞内外钾浓度梯度的维持依赖于细胞膜上的Na^+-K^+-ATP酶。这一电化学梯度的建立能保证肌肉和神经正常功能、便于细胞养分摄取和肠道、肾脏细胞内外溶质转运。人体总的钾量约为50mmol/kg,一个70kg的人钾储存量大约3 500mmol,主要分布在骨骼肌。细胞外液钾浓度约为4.0mmol/L。一个70kg的人细胞外液大约有14L(体重的20%),约含钾50~60mmol。每天饮食摄入的钾达50~100mmol,这些钾需迅速转移至细胞内液。钾在细胞内外转移的变化可发生在数分钟内,细胞内液为血钾浓度的缓冲提供了巨大的空间。钾在体内外的平衡需要数小时,肾脏是维持钾体内外平衡的重要器官。

(二) 肾脏钾代谢 正常情况下,钾的摄入与排出处于平衡状态。血浆钾浓度约为4mmol/L,钠浓度为140mmol/L,因此从肾小球滤出的钾只有钠的3%。滤出的钾约55%在近端肾小管被重吸收,主要随着水钠从细胞旁通路重吸收。30%的钾在髓袢升支粗段重吸收,主要通过顶端膜钠钾二氯协同转运子(NKCC2),部分通过细胞旁阳离子通道弥散吸收(与钙和镁的重吸收方式相同)。当小管液抵达远端小管和集合管,近90%的钾已经被重吸收。钾缺乏时,集合管闰细胞顶端膜的氢-钾-ATP酶(H^+-K^+-ATPase)被诱导,进一步促进钾的重吸收。然而,与尿钠可被完全重吸收不同,钾很少会被完全重吸收,尿中钾的浓度很少低于5~10mmol/L。尿中的钾主要来自远端肾单位分泌的钾。机体对钾离子排泄的调控主要在远端肾单位,包括远曲小管、连接小管和皮质集合管,其中又以集合管最为重要。有三个机制调节钾的分泌:①管腔内跨上皮细胞负电荷提供钾分泌的动力,如通过ENaC介导钠离子重吸收,产生管腔内负电荷;②顶端膜泌钾通道的调整;③对小管液流速的依赖。远端肾单位介导钾分泌的通道有:肾脏外髓钾通道(renal outer medullary K channel, ROMK)和大钾通道(BK或maxi-K)。ROMK分布在连接小管及皮质集合管主细胞顶端膜,参与钾离子的固有分泌,受醛固酮和饮食钾负荷的调控。BK通道表达于皮质集合管的主细胞及闰细胞,BK通道主要受小管液流速调控。

(三) 肾脏钾排泄调节机制 醛固酮是调节钾分泌的重要激素。醛固酮可以增加远端远曲小管和连接小管的钠氯协同转运子(NCC),以及位于连接小管和皮质集合管主细胞上的ENaC对钠离子的重吸收,进而增加钾的分泌。醛固酮亦可以增加ROMK活性,促进钾的分泌。

醛固酮的合成受血管紧张素Ⅱ(Angiotensin Ⅱ,Ang Ⅱ)促发,可见于血管外容积减少、高肾素状态时。钾负荷也可直接刺激醛固酮,如摄入大量含钾食物时。虽然醛固酮对肾脏的作用是保钠、排钾,然而在容量不足时,醛固酮激活,使肾脏保钠,但这时肾脏并不排出过多的钾;同样,当钾负荷刺激醛固酮排钾时,也不出现过多的钠潴留。这现象称为醛固酮的悖论。在低血容量状态下,近端小管、远曲小管、连接小管等在Ang Ⅱ的作用下使钠离子的重吸收增加,抵达皮质集合管的钠离子已经很少,虽然醛固酮被激活,主细胞ENaC作用增加,但这时钾钠交换有限,钾的分泌有限。另外,Ang Ⅱ/WNK作用可下调

ROMK 活性,也影响钾的分泌。因此,尽管醛固酮上调,综合作用使钾离子排出有限。另外,钾负荷增多使醛固酮升高,但 AngⅡ不升高,近端小管对钠的重吸收相对少,较多的钠离子抵达醛固酮敏感的远端肾单位,醛固酮增加 ENaC 的活性,同时 ROMK 上调,最终促进钾的分泌,但因为近端肾单位钠的重吸收少,到达集合管的钠超过了重吸收的量,故总体钠重吸收增加不多。

血清钾对醛固酮的反馈作用是调节尿钾排出的重要机制。如高醛固酮血症导致钾的丢失,低钾血症会减少醛固酮的产生,随后钾丢失减少。高钾血症促进醛固酮合成和释放,继而容量扩张和 AngⅡ减少,促进钾从尿排出。

细胞内 pH 的改变也可以调节 ROMK。细胞内酸中毒可以通过影响 ROMK 而抑制钾离子分泌;当代谢性或呼吸性酸中毒时 H^+排泄增多,钾分泌下降。在碱中毒时,ROMK 活性增加引起钾离子分泌增多,从而导致明显的钾丢失。

(四)体内钾平衡 饮食摄入的钾需经几个小时才能从肾脏排泄,所以细胞的缓冲尤为重要,否则将产生严重的高钾血症。胰岛素是餐后血钾的调节重要因素。血清钾升高刺激胰岛 β 细胞释放胰岛素,胰岛素则通过刺激 Na^+-K^+-ATP 酶,促进钾进入细胞(主要是肌肉)。交感肾上腺素系统也对钾细胞内外分布起重要作用。β 肾上腺素激活 β 受体,通过 cAMP 激活 Na^+-K^+-ATP 酶,促进钾进入细胞(主要肌肉和脂肪细胞)。高度应激可导致血钾进入细胞增多,这与兴奋 β 受体有关,另外血糖升高,刺激胰岛素也参与其作用。α 肾上腺的激动剂,如去氧肾上腺素,会升高血清钾浓度。由于肾上腺素也具有 α 肾上腺的作用,因此在出现由 β 受体介导较为持续的血清钾下降前,会出现短暂钾从肝脏释放的增加。酸中毒时,氢离子进入细胞,钾离子出细胞,使血钾升高。该酸中毒对钾转移的影响仅出现在非阴离子间隙酸中毒和代谢性酸中毒,呼吸性酸中毒的作用相对较小。阴离子间隙升高的酸中毒不升高钾浓度,可能与有机阴离子如乳酸从细胞内转运到细胞外有关。低钾血症往往伴随低镁血症。镁和钾都主要在细胞内,但是 Na^+-K^+-ATP 酶启动需要镁。如果镁缺乏,钾就更多地分布在细胞外液,也就掩盖了钾缺乏的程度。而且,镁缺乏导致肾脏钾的丢失,所有镁如果没有补充钾的缺乏就很难纠正。

二、低钾血症

当血浆钾浓度低于 3.5mmol/L 时称为低钾血症(hypokalemia)。低钾血症可发生在总体 K^+过少,或者总体 K^+正常,但 K^+在细胞内外重新分布。低钾血症的原因包括肾性失钾,非肾性失钾,细胞外液钾转移至细胞内。

【临床表现】

临床表现的严重程度与低钾血症的发展速度、程度以及病程有关。一般情况下,血钾在低于 3.0mmol/L 以前不出现明显症状,除非血钾浓度下降很快或患者有某些症状的易感因素。

(一)肌无力、肌肉麻痹 低钾血症时造成的骨骼肌细胞膜超极化,可影响细胞的去极化,导致收缩功能障碍。表现为乏力,甚至肌肉麻痹。严重的病例会引起膈肌麻痹呼吸衰竭。低钾血症还可引起骨骼肌病,发生横纹肌溶解。低钾还可引起麻痹性肠梗阻,影响口服补钾。

(二)心律失常和心电图异常 低钾血症可使心脏的传导系统去极化,因此心律失常是低钾血症的严重并发症,常见于 K^+<3.0mmol/L 或同时伴有缺血、高钙血症、地高辛等情况。长期慢性低钾血症如使用利尿剂的患者,在应激状态,如脑外伤、急性冠脉综合征、心肌缺血等时,易发生室上性和室性心律失常。长期低钾血症心脏去极化导致心电图表现为宽而低平的 T 波。如果去极化延长则出现 U 波。

(三)低钾血症对肾脏功能的影响 低钾血症可增加近端肾小管氨的产生,增加碳酸氢根的重吸收和净酸的排泄,从而导致代谢性碱中毒。钾缺乏引起集合管管腔膜上水通道蛋白 AVP 表达减少,引起继发性肾性尿崩症。低钾血症引起的肾脏组织学改变包括近端小管空泡变性,间质性肾炎和肾脏囊肿。

【诊断】

低钾血症患者需进行详细的病史采集、体格检查及实验室检查明确低钾血症的原因:①除外在抽血后,由异常增生的白细胞摄取钾所造成的假性低钾血症;②了解是否有激素、药物、周期性瘫痪或其他导致钾从细胞外转移至细胞内的因素存在;③评估尿钾排泄,鉴别低钾血症是由于肾性失钾或其他原因;④评估酸碱平衡状况,因为导致低钾血症的原因往往还有酸碱代谢的异常。低钾血症的诊断思路如图 19-2-3-1 所示。

小管毒性药物可伴随严重的钾丢失,包括氨基糖苷类抗生素、顺铂和异环磷酰胺。两性霉素 B 会引起显著的钾丢失伴随肾小管酸中毒。在许多情况下,同时使用阿米咯利可以减少最多 50%的钾丢失。

尿钾评估:尿钾测定有助于判断病因。低钾血症情况下,尿钾浓度>30mmol/L 提示肾性失钾,而肾外失钾尿钾一般<20mmol/L。另外判断尿钾排泄情况的方法是计算跨小管钾梯度(transtubular potassium gradient,TTKG),其计算公式如下:

$$TTKG=(尿[K^+]/血[K^+])/(尿渗透压/血渗透压)$$

正确应用 TTKG 的前提是尿钠浓度需>25mmol/L,且尿渗透压≥血渗透压。低钾血症患者,正常肾脏应启动保钾机制,TTKG 需<2~3,若 TTKG>3,需考虑肾性失钾,如 TTKG>6,需考虑醛固酮相关失钾。

(一)低钾血症合并高血压 各种原因引起肾脏主细胞原发性钠重吸收增加,引起管腔大量负电荷,使钾排泄增加,同时 H^+的分泌增加,因此出现高血压,低钾血症和代谢性碱中毒。可发生在原发性醛固酮增多症,先天性肾上腺增生(如11β-羟化酶缺乏),肾素瘤或单侧肾动脉狭窄,糖皮质激素可治性醛固酮血症,似盐皮质激素增多症(11β-羟类固醇脱氢酶 2 异常),假性醛固酮增多症(又称 Liddle 综合征),或某些肿瘤异位产生促肾上腺皮质激素(adrenocorticotropic hormone,ACTH)等。

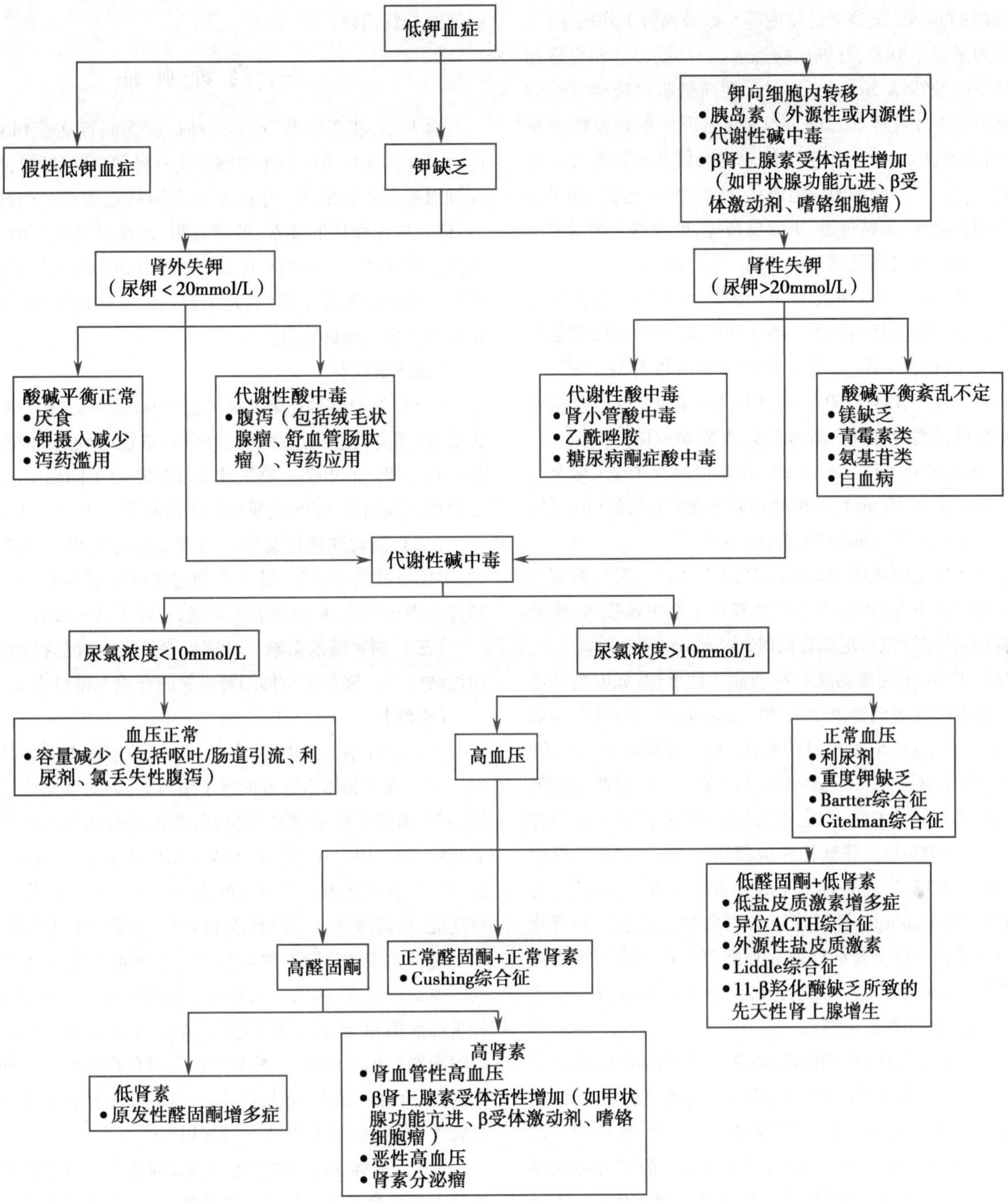

图 19-2-3-1　低钾血症的诊断步骤

（二）低钾血症伴低血压或正常血压　这些低钾血症碱中毒患者常伴细胞外容量的缺失。使用利尿剂（袢利尿剂、噻嗪类利尿剂）、Bartter 综合征（巴特综合征）和 Gitelman 综合征分别是 NKCC 或 NCC 被阻断或变异导致 NaCl 重吸收减少，引起的细胞外容量丢，继发性肾素、醛固酮升高，同时到达集合管钠离子和尿流增加，产生低钾血症和代谢性碱中毒。呕吐导致细胞外液丢失、代谢性碱中毒，继发肾素和醛固酮增加，代谢性碱中毒进一步促进尿钾的排泌，最后导致低钾血症伴代谢性碱中毒。分泌性的腹泻伴随低氯性碱中毒或高氯性酸中毒，细胞外容量丢失，继发性肾素和醛固酮升高，这一结果引起消化道和尿中钾丢失增加。

尿电解质检测有助于鉴别肾性或肾外原因。如果有尿氯减少，应怀疑有呕吐或泻药的滥用。如果尿中氯增加，需要检查是否使用利尿剂或要考虑 Gitelman 综合征或 Bartter 综合征。

【治疗】

低钾血症的治疗原则：①预防、治疗危及生命的并发症，如心律失常、肌肉麻痹、呼吸肌麻痹、横纹肌溶解；②纠正低钾血症；③诊断、治疗原发病。

低钾血症是否需紧急处理依赖于低钾血症的严重程度，临床伴发病（如心脏病，地高辛的使用等），以及血钾下降的速度。高危因素包括老年患者、肝脏疾病患者、心功能异常和血清钾浓度突然下降至少 2.5mmol/L。对于钾向细胞内转移导致的严重低钾血症（血浆钾<2.5mmol/L）或出现严重并发症的患者，应及时处理，但同时需注意治疗后的反跳性高钾血症。对由于交感过兴奋引起的钾的细胞内移导致的低钾血症，如甲状腺毒性周期性瘫痪、茶碱过量、头部损伤等，可考虑大剂量非选择性 β 受体阻滞剂普萘洛尔 20~40mg，每天 2 次。

口服补钾：如果钾水平大于 3mmol/L，可增加食物钾摄入同时去除引起低钾血症的病因。给予 40~60mmol 口服剂量的钾（3~4.5g 氯化钾）后，血清钾浓度可暂时性升高多达 1~1.5mmol/L；而给予 135~160mmol（10~12g 氯化钾）口服剂量后血清钾浓度可暂时性升高多达 2.5~3.5mmol/L。

［注：1g 氯化钾 = 13.4mmol 钾，氯化钾的分子量（摩尔系数）= 74.5mol 氯化钾（mg）/氯化钾的分子量 = 氯化钾（mmol），所以，1g = 1 000mg/74.5mol = 13.4mmol］

通常口服氯化钾 40~100mmol/d（约 3~8g）。氯化钾有利于伴随代谢性碱中毒患者，枸橼酸钾有利于酸中毒患者，磷酸钾治疗磷缺乏患者［范科尼综合征（Fanconi syndrome）］。

静脉补钾：用于无法肠道补钾和症状性低钾，如麻痹和心律失常。通常补钾溶液钾浓度为 20~40mmol/L（例：补钾为氯化钾，氯化钾分子量 75，因此如果用氯化钾补充钾浓度为 1.5~3g/L），补钾速度不超过 10~20mmol/h。在一些特别严重的低钾血症（钾<2.5mmol/L）并有症状病例，可以使用高浓度补钾（最大 40mmol/100ml）。静脉补钾应使用盐水，因为葡萄糖溶液可刺激胰岛素释放，急性加重低钾血症。血钾<3mmol/L 患者，或补钾>10mmol/h，补钾时建议心电监护。高浓度补钾建议建立中心静脉导管。肾前性氮质血症伴高血糖或严重代谢性碱中毒患者，单纯氯化钠扩容有可能导致严重钾进一步丢失，这些情况要预防性地给钾。

对于重度低钾血症（血清钾浓度<2.5~3.0mmol/L）或症状性（心律失常、明显肌无力或横纹肌溶解）低钾血症患者，必须更快速地补钾。对于此类患者，可口服给予氯化钾，剂量为一次 40mmol 钾、一日 3~4 次；或者，尤其对于还接受静脉补钾的患者，每 2~3 小时给予 20mmol 钾。密切监测血清钾浓度也必不可少。建议治疗初期应每 2~4 小时测量 1 次血清钾浓度，以确定治疗反应。如果患者可耐受，应维持该方案至血清钾浓度持续高于 3.0~3.5mmol/L 且低钾血症导致的症状或体征消失。

如果患者存在慢性持续钾丢失（如 Gilteman 综合征、长期使用利尿剂等），一般补钾的效果可能会差些，可以给予保钾利尿剂如阿米洛利 5~10mg。原发性醛固酮增多症伴低钾血症的患者，可给予盐皮质激素受体拮抗剂（如螺内酯等）。保钾利尿剂与补钾同时使用，特别是在肾功能受损患者或同时使用肾素血管紧张素抑制剂时，可产生严重高钾血症，需严密定期检测血钾。

低钾血症常伴有低镁血症。低镁血症如不纠正，低钾血症也难以纠正。因此对低钾血症的患者，需同时需要检测血镁，必要时补镁治疗。

三、高钾血症

血 K^+ 浓度高于 5.5mmol/L 时，称为高钾血症（hyperkalemia）。高钾血症可以由于细胞释放引起，但是尿钾排泄受损是高钾血症的必要条件。在正常人，饮食钾过多很少引起高钾血症，但在糖尿病伴低肾素、低醛固酮，或在慢性肾病时，饮食钾过多会对血钾产生影响。抑制肾脏排泌钾的药物（肾素血管紧张素醛固酮系统抑制剂）也是引起高钾血症的重要原因，特别是在肾功能不全的患者。

【临床表现】

（一）对心脏的影响　高钾血症对机体的主要危险是心律失常，包括窦性心动过缓、窦性停搏、室性心动过速、心室颤动和心脏停搏。心电图一般先呈 T 波高尖，Q-T 间期缩短，随后 T 波改变更加明显，QRS 波渐增宽伴幅度下降，P 波消失。

（二）对骨骼肌的影响　高钾血症时可出现肌肉软弱无力，腱反射减弱或消失，甚至出现迟缓性麻痹等症状。肌肉症状常出现于四肢，然后向躯干发展，也可累及呼吸肌。

（三）对肾脏的影响　高钾血症可影响肾脏排酸，引起代谢性酸中毒。该作用与抑制肾脏氨的合成与排泄有关。

【诊断】

应通过详细的病史、体格检查和实验室检查明确高钾血症的原因。病史和体格检查侧重于用药史（如血管紧张素转换酶抑制剂、血管紧张素受体拮抗剂、非甾体抗炎药（NSAIDs）、甲氧嘧啶/磺胺甲噁唑等），饮食史（如代盐品），肾衰竭，尿量减少，血压，容量状态。实验室检查包括全血细胞计数、电解质、肾功能、血清渗透压、尿 pH、尿渗透压、尿肌酐和电解质等。

高钾血症的诊断首先要除外由于溶血等原因所致的假性高钾血症。其次，明确有无钾在细胞内外重新分布的情况（如显著高血糖和/或甘露醇、盐酸精氨酸、琥珀胆碱、地高辛、β 受体阻滞剂的用药史等）。然后考虑是否存在钾的摄入和排出的失衡，结合钾的摄入（包括代盐品、钾的补充）、肾功能情况和血浆肾素、皮质醇、醛固酮水平等加以判断。

（一）高钾血症伴随低血压或正常血压　Ⅳ型肾小管酸中毒可表现为高钾血症伴肾小管性酸中毒，是远端肾单位功能破坏，尿液酸化异常导致，可见于系统性红斑狼疮、尿道梗阻、淀粉样变、肾脏移植或骨髓移植相关性肾病等。以上这些情况多会同时有尿浓缩功能障碍。

醛固酮功能不全可引起高钾血症。原发性选择性低醛固酮血症或肾上腺皮质功能缺失可引起肾素升高醛固酮下降。继发性低醛固酮血症可以发生在 β 受体阻滞剂、肾素拮抗剂或非甾体抗炎药引起的低肾素状态。血管紧张素转换酶抑制剂和血管紧张素受体拮抗剂会使肾素升高和醛固酮降低。肝素包括低分子肝素和肝素片段即使是小剂量皮下注射也可以引起高钾血症。

影响集合管上皮细胞跨膜电位差也会导致高钾血症、酸中毒和细胞外容积丢失。ENaC 失活突变（常染色体隐性遗传的假性醛固酮增多症Ⅰ型，PHAⅠ型），表现为高肾素和醛固酮水平。ENaC 可以被保钾利尿剂如阿米洛利和氨苯蝶啶抑制，也可以被一些能被近端肾小管分泌的药物抑制，这些药物有甲氧嘧啶、喷他咪和锂。醛固酮抑制剂有螺内酯和依普利酮。

（二）高钾血症伴高血压　NSAIDs 可以导致高钾血症，尤其是肾病患者。其机制与 NASIDs 降低肾素和醛固酮浓度有关。NSAIDs 还引起肾脏水钠潴留使血压升高。

环孢霉素或他克莫司会引起高钾血症酸中毒。可能的机制包括对环氧化酶 2 的抑制引起低肾素低醛固酮血症。还会引起集合管顶端钾分泌减少。

Gordon 综合征是一种基因异常（假性醛固酮增多症Ⅱ型，PHAⅡ型）的疾病表现为高钾血症、容量增加和代谢性酸中毒。它是由于调控噻嗪类利尿剂敏感的远曲小管钠-氯协同转运子的 WNK 激酶功能异常导致。

高钾血症诊断流程如图 19-2-3-2 所示。

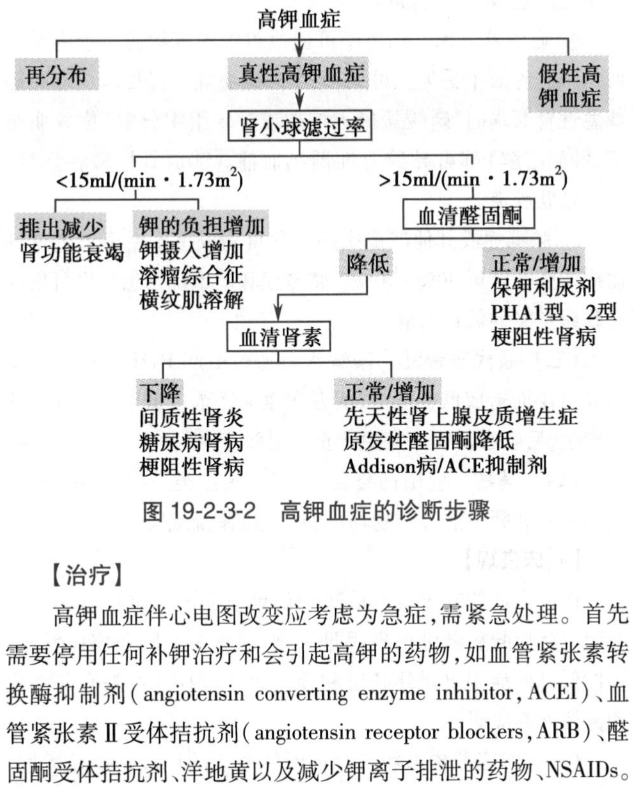

图 19-2-3-2　高钾血症的诊断步骤

【治疗】

高钾血症伴心电图改变应考虑为急症，需紧急处理。首先需要停用任何补钾治疗和会引起高钾的药物，如血管紧张素转换酶抑制剂（angiotensin converting enzyme inhibitor，ACEI）、血管紧张素Ⅱ受体拮抗剂（angiotensin receptor blockers，ARB）、醛固酮受体拮抗剂、洋地黄以及减少钾离子排泄的药物、NSAIDs。严重高钾血症（>6.5mmol/L）无心电图改变时，也应积极处理，因为有时心电图不够敏感。患者需心电监护。严重高钾血症的处理有三步：

（一）拮抗高钾血症的心脏作用　钙剂能提供心肌动作电位的阈值，稳定心肌兴奋性。在心电监护下，10% 葡萄酸钙 10ml 静脉注射，10%氯化钙 3～4ml 注射也可以，由于如溢出导致组织坏死，常通过中心静脉注射。一般 1～3 分钟起效，维持 30～60 分钟。如心电图没有改善或改善后有复发，需重复静脉使用钙剂。因为高钙可以促进地高辛的心脏毒性，对使用地高辛的患者需小心，可缓慢注射或滴注。高浓度的钙剂（尤其是氯化钙）注射对静脉有刺激作用，并且药物外渗可引起组织坏死。因此，氯化钙给药首选中心静脉或深静脉。葡萄糖酸钙可外周给药。钙剂不应加入含有碳酸氢盐的溶液中给药，这会导致产生碳酸钙沉淀。

（二）促进钾进入细胞　胰岛素可使血钾向细胞内转移。为了尽快降低钾水平，可以使用 50% 葡萄糖 100ml 合用 10U 普通胰岛素，两药合用可以平均在 60 分钟内下降钾水平 0.5mmol/L，但是 20% 的患者会出现低血糖。或者血糖正常患者，1 小时内静脉滴注 10U 普通胰岛素 + 10% 葡萄糖 300～500ml。鉴于有低血糖的风险，在给予胰岛素后，应持续 5～6 小时，每小时检测 1 次血清葡萄糖。不推荐单用葡萄糖而不加胰岛素，因为内源性胰岛素的释放情况可能多变，而且单独输注葡萄糖所达到的胰岛素水平通常较低。清除体内多余钾离子，有时并不可行或者延迟，可在连续监测血糖水平的情况下，通过持续输注胰岛素加葡萄糖或者快速输注胰岛素加葡萄糖［快速推注普通胰岛素 10U，接着立即给予 50ml 浓度为 50% 的葡萄糖溶液（含 25g 葡萄糖）］并每 2～4 小时重复给药进行治疗。

β_2 受体激动剂也可促进钾细胞内转移。但由于一部分患者（特别是终末期肾病患者）无效，一般和胰岛素联用，而不单独使用。可沙丁胺醇雾化吸入（10～20mg 稀释在 4ml 生理盐水中，10 分钟内吸入）。

碳酸氢钠对伴代谢性酸中毒患者，具有延迟缓慢降钾作用。不建议反复使用高渗碳酸氢钠，应使用等渗溶液。

糖尿病患者即使表现为高钾血症，但总体钾是缺乏，需要钾的再分布治疗。噻嗪类利尿剂对纠正 Gordon 综合征高钾非常有效。

（三）钾的清除　包括降钾树脂、利尿剂和透析。阳离子的交换树脂（如聚磺苯乙烯），能在一定程度上，增加钾的肠道排泄，增加钾的清除。这种树脂会增加钠负荷，结合钙，导致容量扩张和低钙血症。聚磺苯乙烯的副作用主要是肠坏死，该副作用不常见，但很严重，可致死，在与山梨醇的联合作用时更容易发生。用于高钾血症的降钾新型药物有 patiromer（一种不被吸收的钙钾交换树脂）和环硅酸锆钠（zirconium cyclosilicate，ZS-9，一种在消化道对钾有高亲和力的口服晶体），用于慢性肾脏病服用肾素血管紧张素系统（renin-angiotensin system，RAS）抑制剂高钾患者，然而长期使用这些药物的安全性还有待考察。

如果患者容量扩张，可以使用呋塞米、氢氯噻嗪或者碱中毒患者使用乙酰唑胺，以增加钾的清除。如果患者容量缺失，补充等渗盐溶液可以增加尿量促进钾的分泌。

血液透析是清除钾的最有效和可靠的方法。由于有时透析准备需要一定时间，因此对严重高钾血症患者，在准备透析的同时，稳定心肌，促进钾细胞内流的治疗应该立即开始。

推荐阅读

1. LIPPI G，FAVALORO E J，MONTAGNANA M，et al. Prevalence of hypokalaemia：the experience of a large academic hospital［J］. Intern Med

J,2010,40(4):315-316.

2. STERNS R H, ROJAS M, BERNSTEIN P, et al. Ion-exchange resins for the treatment of hyperkalemia: are they safe and effective[J]. J Am Soc Nephrol,2010,21(5):733-735.

3. INGELFINGER J R. A new era for the treatment of hyperkalemia[J]. N Engl J Med,2015,372(3):275-277.

4. ADROGUÉ H J, MADIAS N E. The challenge of hyponatremia[J]. J Am Soc Nephrol,2012,23(7):1140-1148.

第四节 钙代谢紊乱

游怀舟 郝传明 林善锬

成人体内总钙量约 1 000~1 300g,99%以骨盐形式存在于骨和牙中,其余存在于各种软组织中,细胞外液钙仅占总钙量的0.1%。成人血钙水平约为2.12~2.62mmol/L,以3种形式存在:①游离钙:是起直接生理作用的部分,约占总血钙的45%,其值为1.16~1.31mmol/L;②蛋白结合钙:血浆中的钙约40%与白蛋白结合,其值受血液pH及白蛋白浓度的影响;③可扩散结合钙:其余15%的钙与有机和无机阴离子结合,如枸橼酸盐、硫酸盐、磷酸盐等。实验室常规检测的血浆钙浓度包括血浆中所有的钙,即游离钙和结合钙的总和。

钙平衡的维持包括其在肠道、骨骼和肾脏中的转运。血清钙浓度受多种激素途径调节,包括甲状旁腺激素(PTH)、维生素D、成纤维细胞生长因子23(FGF-23)、降钙素和雌激素。甲状旁腺细胞上的钙敏感受体(calcium-sensing receptor, CaSR)可感受离子钙变化,PTH分泌继而做出相应改变。PTH通过使肾脏生成更多活性维生素D来增加肠道吸收、动员骨钙以及增加远端肾单位对钙重吸收3种方式来提高血浆钙浓度。活性维生素D通过对胃肠道、骨和肾脏的作用来增加血浆钙浓度。

一、低钙血症

血清钙浓度低于正常下限称为低钙血症(hypocalcemia),通常指血清总钙低于2.12mmol/L,游离钙低于1.16mmol/L。轻度低钙血症一般指血清总钙低于2~2.12mmol/L,重度低钙血症指血清总钙低于1.9mmol/L。

【病因】

(一)低PTH型低钙血症(甲状旁腺功能减退)

1. 甲状旁腺破坏 手术损伤是甲状旁腺功能减退最常见的原因,可在甲状腺、甲状旁腺或颈部根治性手术后发生。与手术无关的获得性甲状旁腺功能减退通常是自身免疫性疾病。

2. 甲状旁腺发育异常 遗传缺陷可能会导致X连锁性或常染色体隐性遗传的甲状旁腺发育异常,导致甲状旁腺功能减退;还可能与复杂的先天性综合征(如DiGeorge综合征)有关。

3. PTH生成和分泌的调节改变 常染色体显性或隐性遗传的甲状旁腺功能减退可能是由前甲状旁腺素原(preproPTH)的信号肽序列的基因突变,或发生降低CaSR调定点的CaSR激活突变所致。

(二)高PTH型低钙血症(继发性甲状旁腺功能亢进) 以下疾病引起的低钙血症,PTH因血清钙浓度降低而升高,以动员肾和骨骼中的钙,并增加活性维生素D的产生。这些作用不足以使血清钙浓度恢复正常时就会发生慢性低钙血症。

1. 维生素D缺乏或抵抗 维生素D生成减少或作用减弱可造成PTH升高的低钙血症。维生素D缺乏的原因包括:摄入不足或吸收不良且紫外线暴露减少、肝脏中维生素D转化为25羟基维生素D的作用减少、代谢为无活性产物的代谢作用增加、肾脏中25羟基维生素D转化为1,25-二羟维生素D的作用减少,以及骨化三醇作用下降等。

2. 慢性肾脏病(CKD) 通常在CKD G5期发生低钙血症,原因包括肾脏1,25-二羟维生素D生成降低、高磷血症等。

3. PTH抵抗 假性甲状旁腺功能减退,多出现于儿童期,是指靶器官(肾脏和骨)对PTH无反应的一组异质性疾病,是由受体后PTH信号通路改变引起。PTH抵抗也与成熟PTH(1-84)序列中的一种隐性错义突变有关,其通过降低PTH受体结合而造成PTH抵抗。

4. 血管外沉积 钙离子可通过组织内沉积或血管内结合而从细胞外液中丢失。可见于:①高磷血症。肾排泄功能障碍或急性肾衰竭时,磷酸盐摄入增加或过多组织分解(横纹肌溶解、肿瘤溶解)都可导致急性低钙血症。②成骨性转移病灶。③急性胰腺炎。

5. 脓毒症或其他严重疾病 危重病或手术后患者的低钙血症发生率接近80%~90%。脓毒症和严重烧伤患者也可出现有临床意义的低钙血症。

(三)镁代谢紊乱 镁缺乏可通过引起PTH抵抗或减少PTH分泌而造成低钙血症,前者在血清镁浓度低于0.4mmol/L时产生,后者在低镁血症更严重的时候产生。

(四)药物 应用钙螯合剂、双膦酸盐类药物、地诺单抗、西那卡塞和膦甲酸等药物均可能引起低钙血症。

【临床表现】

低钙血症的临床表现取决于低钙血症的严重程度和持续时间。急性起病者可出现手足搐搦、视乳头水肿和癫痫发作;慢性低钙血症则出现外胚层和牙齿改变、白内障、基底节钙化和锥体外系障碍。

(一)神经肌肉系统 急性低钙血症的标志是手足搐搦,症状可能较轻,表现为口周麻木、手足感觉异常、肌肉痛性痉挛等;也可能较重,如手足痉挛、喉痉挛,以及局灶性或全面性癫痫发作。潜在性手足搐搦所致神经肌肉易激惹患者的典型体征是陶瑟征及面神经征。

(二)心血管系统 急性低钙血症可并发低血压。低钙血症在心电图中引起特征性的QT间期延长,可能触发尖端扭转型室性心动过速;也可引起对洋地黄不敏感。

(三)骨骼与皮肤、软组织 慢性低钙血症可表现为骨痛、病理性骨折、骨骼畸形等。患者常有皮肤干燥、无弹性、色泽灰暗和瘙痒,还易出现毛发稀疏、指甲易脆、牙齿松脆等现象。

【诊断】

（一）确认低钙血症　血清白蛋白浓度每减少 1g/dl 会使总钙浓度降低约 0.2mmol/L，但不影响离子钙浓度。因此，对于低白蛋白血症或高白蛋白血症患者，其测得的血清钙浓度应根据血清白蛋白进行校正，校正公式如下：

$$\text{校正钙浓度(mg/dl)}=\text{总钙(mg/dl)}+0.8\times[4.0-\text{血清白蛋白浓度(g/dl)}]$$

在碱中毒的情况下，钙对白蛋白的亲和力会增加。因此，呼吸性碱中毒可能会导致离子钙急剧下降。

因此，对低钙血症患者需进行多次重复测量，包括经白蛋白校正的血清总钙浓度或离子钙浓度，确定血清钙浓度是否真实降低。

（二）明确低钙血症的病因　若患者经白蛋白校正后的血清总钙浓度或离子钙浓度确实低，则需进一步评估以查明原因。根据病史（如家族史、手术史、自身免疫疾病史、用药史等）、体格检查（如面神经征和陶瑟征）及实验室检查（如血磷、PTH、血镁、肾功能、淀粉酶、维生素 D 代谢产物、尿钙和尿镁排泄等）常可明确本病的病因。低钙血症的诊断步骤如图 19-2-4-1 所示。

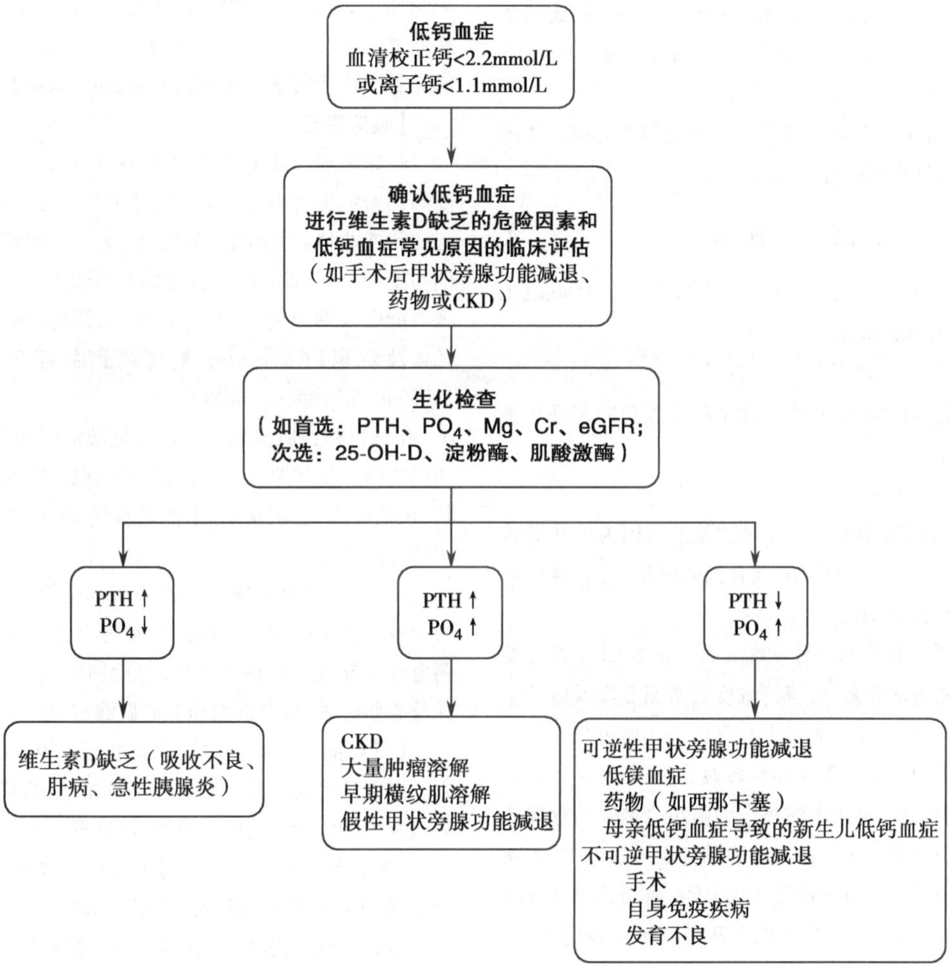

图 19-2-4-1　低钙血症的诊断步骤

【治疗】

（一）重度急性和/或有症状性低钙血症　以下低钙血症患者应用静脉钙剂治疗：有手足痉挛、手足搐搦和抽搐的症状；QT 间期延长；或无症状但血清钙急性下降至≤1.9mmol/L。首先可以将 10%葡萄糖酸钙 10～20ml（90mg/10ml 元素钙）加入 50ml 的 5%葡萄糖溶液或生理盐水中，用 10～20 分钟静脉输注。钙剂输注不宜过快，否则可能导致严重心功能不全。该剂量的葡萄糖酸钙仅能维持血钙浓度 2～3 小时，因此持续性低钙血症患者还需要继续缓慢输注钙剂。可以使用 10%葡萄糖酸钙配制输液，最初以 50mg/h 元素钙的速度输注，然后调整剂量［通常为 0.5～1.5mg/(kg·h)元素钙］使血钙维持在正常范围的下限（采用校正血清白蛋白异常之后的血钙值）。

静脉补钙应持续至患者接受有效的口服钙剂和维生素 D 方案为止。因骨化三醇服用后在数小时起效，重度急性低钙血症患者的首选维生素 D 制剂是骨化三醇。甲状旁腺功能减退患者亦应尽快使用骨化三醇和口服碳酸钙。对肾功能下降患者的无症状性低钙血症，首要目标是纠正高磷血症和低 1,25-二羟维生素 D 水平，初始治疗常不需要静脉补钙。

在低镁合并低钙血症的患者中，如果不先纠正血镁，则很难纠正血钙，因此这部分患者要注意低镁血症的纠正。肾功能受损的患者易发生高镁血症，应密切监测。

（二）慢性或症状轻微的低钙血症 慢性低钙血症首先要治疗基本病因，一旦病因纠正，则大多低钙血症可纠正。但有些患者需要维持性治疗低钙血症，如甲状旁腺功能减退、维生素D抵抗等。

慢性低钙血症患者，或者轻微的急性低钙血症患者，即校正血钙浓度>1.9mmol/L或血离子钙浓度>0.8mmol/L者，首选口服补钙。最初可给予碳酸钙或枸橼酸钙，剂量为1 500～2 000mg/d元素钙，分次给予。

若急性轻度低钙血症、有轻微神经肌肉易激惹症状的患者在口服补钙后，症状未改善，则改用静脉补钙。若轻微低钙血症或慢性低钙血症（甲状旁腺功能减退）患者不能服用或吸收口服钙剂，也可静脉补钙以防急性低钙血症。

除补钙之外，维生素D缺乏或甲状旁腺功能减退症患者还需补充维生素D，以便降低补钙剂量。

二、高钙血症

通常血清总钙高于2.62mmol/L，游离钙高于1.31mmol/L时称为高钙血症（hypercalcemia）。

【病因】

在引起高钙血症的病因中，原发性甲状旁腺功能亢进和恶性肿瘤占90%以上。

（一）骨钙吸收过多

1. 原发性甲状旁腺功能亢进 最常见的原因为甲状旁腺腺瘤，高钙血症是由于PTH介导的破骨细胞激活，导致骨质吸收增加，肠道钙吸收亦有增加。

2. 继发性和三发性甲状旁腺功能亢进 重度CKD伴继发性甲状旁腺功能亢进的患者，血清钙浓度通常明显降低或处于正常低值，但随着病程延长可能发生高钙血症。血钙浓度升高可能是由于合并动力缺失性骨病和骨转换显著降低，导致钙负荷后骨摄取钙显著减少，使用碳酸钙作为磷结合剂来治疗高磷血症时可能会出现这种情况。在某些晚期肾衰竭患者中，甲状旁腺增生可能逐渐进展为自主过度生成PTH，血清钙浓度升高也无法抑制。这类患者血清PTH浓度升高可导致高钙血症，称为三发性甲状旁腺功能亢进症。

3. 恶性肿瘤 许多肿瘤患者会发生高钙血症，包括实体瘤和血液系统肿瘤。骨转移患者中常见肿瘤细胞直接诱导局部骨质溶解。在非转移性实体瘤患者中，高钙血症最常见的原因是分泌PTH相关蛋白（PTHrP）。

4. 甲状腺毒症 高达15%～20%的甲状腺毒症患者会发生轻度高钙血症，因为甲状腺激素介导骨质吸收增加，纠正甲状腺功能亢进后通常会缓解。

5. 其他 骨质吸收增加所致高钙血症的其他少见原因包括制动、骨佩吉特病（Paget disease of the bone）长期卧床、乳腺癌伴广泛骨转移的患者使用雌激素或抗雌激素药、维生素A过多症等。

（二）肠道钙吸收增加

1. 钙摄入增加 单独的钙摄入较高极少引起高钙血症，然而在尿钙排泄也减少的患者中，钙摄入增加可引起高钙血症。可见于CKD和乳碱综合征，后者为在无肾衰竭的情况下，摄入大量牛奶或碳酸钙诱发的高钙血症、代谢性碱中毒以及肾功能不全。

2. 慢性肾脏病 接受碳酸钙或醋酸钙降磷治疗的CKD患者，尤其存在动力缺失性骨病或使用骨化三醇治疗时容易发生高钙血症。

3. 维生素D过多症 较高的血清25-羟维生素D或1,25-二羟维生素D会通过增加钙吸收和骨质吸收引起高钙血症。内源性1,25-二羟维生素D生成增加也会引起高钙血症，见于恶性淋巴瘤、慢性肉芽肿性疾病，少数情况下还可见于其他以肉芽肿形成为特征的疾病（如Wegener肉芽肿）。

【临床表现】

临床表现与基本病因、高钙程度以及发生的速度相关。轻度高钙血症患者（血钙浓度超过正常上限但<3mmol/L），可能无症状或非特异性症状，如便秘、乏力及抑郁。血清钙浓度长期为3～3.5mmol/L时患者可能耐受良好，但急剧升高至该浓度可能引发明显的症状，包括多尿、烦渴、脱水、厌食、恶心、肌无力及意识改变。对于重度高钙血症患者（血钙浓度>3.5mmol/L），症状常常加重。

（一）神经肌肉系统 最常见的症状为焦虑、抑郁及认知功能障碍。任何原因引起的重度高钙血症，可出现更严重的症状，包括嗜睡、意识模糊、木僵及昏迷，多见于老年及血钙浓度快速升高的患者。

（二）心血管系统 可使心肌兴奋性增加，容易出现心律失常及洋地黄中毒。心电图异常为Q-T间期缩短。长期的高钙血症可导致其他心脏异常，包括钙沉积于心脏瓣膜、冠状动脉及心肌纤维，以及高血压和心肌病。

（三）消化系统 常发生胃肠道症状，如便秘、厌食及恶心。由于钙可能诱导胃泌素分泌增加，以及胰管钙沉积和钙激活胰腺内的胰蛋白酶原等原因，可出现消化性溃疡和胰腺炎。

（四）泌尿系统 慢性高钙血症导致肾脏浓缩能力缺陷，约20%的患者可出现多尿和烦渴。原发性甲状旁腺功能亢进或结节病导致的慢性高钙尿症可引起肾结石。长期高钙血症及高钙尿症可能导致肾小管细胞钙化、变性及坏死，最终出现肾小管萎缩和间质纤维化及钙化。

（五）肌肉骨骼系统 甲状旁腺功能亢进可有肌无力、骨痛以及病理性骨折等。

【诊断】

（一）确认高钙血症 严重脱水导致高白蛋白血症的患者和极少数存在钙结合副蛋白的多发性骨髓瘤患者，血清总钙升高而血清游离钙浓度正常，这种现象被称作假性高钙血症。另外，对于低白蛋白血症的患者，血清离子钙浓度升高时，总血清钙浓度可能正常。因此对于低或高白蛋白血症的患者，应根据白蛋白对测定的血清钙浓度进行校正，有条件可测定游离钙浓度。

（二）明确高钙血症的原因 原发性甲状旁腺功能亢进症

和恶性肿瘤占高钙血症原因的 90%以上，因此高钙血症的诊断方法通常涉及对这两者的区分。

1. 临床评估　支持原发性甲状旁腺功能亢进症诊断的临床表现包括：无症状慢性高钙血症、绝经后女性、体格检查正常、无其他明显的高钙血症病因、甲状旁腺功能亢进症家族史，以及有多发性内分泌腺肿瘤综合征的证据。恶性肿瘤引起的高钙血症血清钙浓度更高且增加更快速，症状更加明显，患者通常处于疾病进展期并且预后差。了解饮食和用药情况有助于评估是否有乳碱综合征以及药物性高钙血症。

2. 实验室检查　首先可测定血清 PTH 水平，区分 PTH 介导的高钙血症和非 PTH 介导的高钙血症。PTH 升高或正常高值主要提示原发性甲状旁腺功能亢进症。其次，若血清 PTH 浓度低，可测定 PTHrP 和维生素 D 代谢产物，以评估是否存在恶性肿瘤和维生素 D 中毒引起的高钙血症。如果 PTHrP 和维生素 D 代谢产物的浓度也很低，则通过其他实验室检查（血清蛋白电泳、促甲状腺激素、维生素 A 等）明确病因。

高钙血症的诊断步骤如图 19-2-4-2 所示。

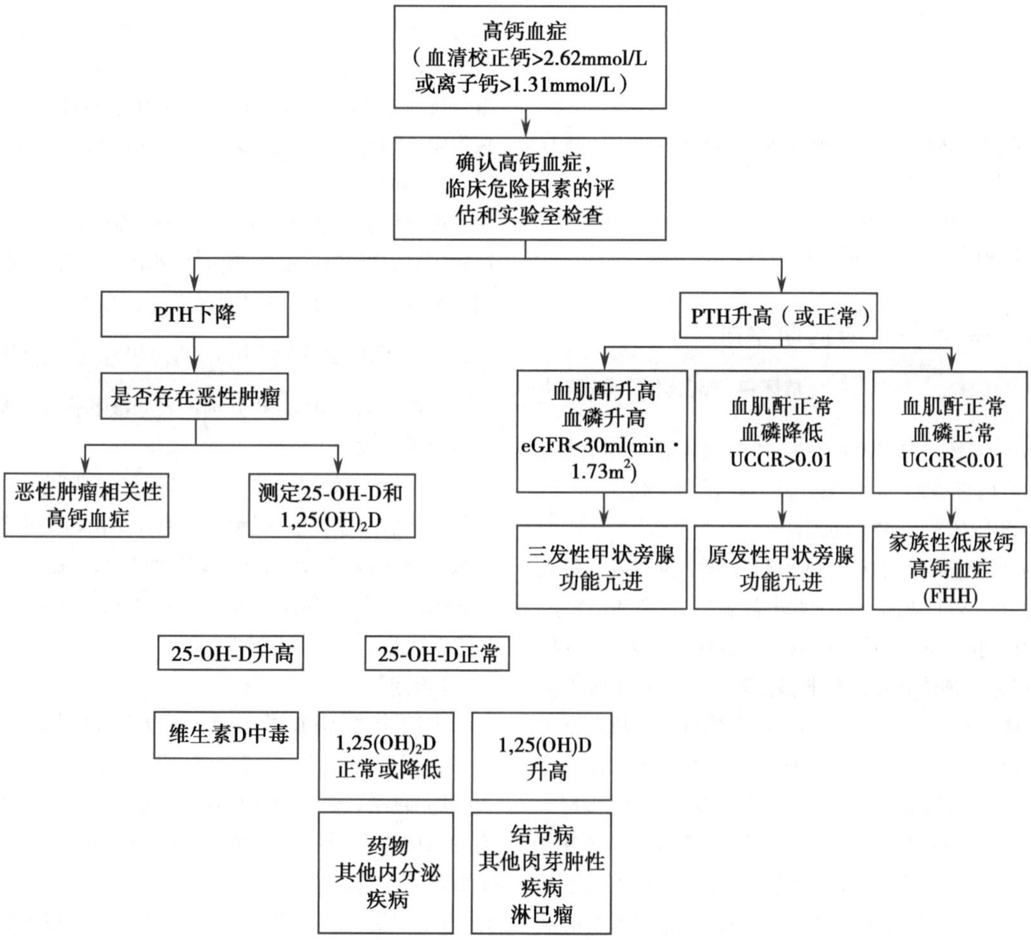

图 19-2-4-2　高钙血症的诊断步骤

【治疗】

高钙血症的治疗包括病因治疗和降血钙治疗。病因治疗包括治疗原发性甲状旁腺功能亢进或恶性肿瘤等。降血钙治疗应根据高钙血症的程度和血钙升高的速度选择相应的方法。

（一）无症状或症状轻微的高钙血症（血清钙超过正常上限但<3mmol/L）　不需要立即治疗，但应避免可能加重高钙血症的因素，包括应用噻嗪类利尿剂、碳酸锂、容量不足、长时间卧床和高钙饮食等。

（二）无症状或症状轻微的慢性中度高钙血症（血清钙3~3.5mmol/L）　患者可能不需要立即治疗，但如果血清钙急剧升高到这一水平，可能导致胃肠道症状及神志改变，需要按重度高钙血症的治疗方法予以处理。

（三）严重高钙血症（血清钙>3.5mmol/L）或有症状的高钙血症　这类患者通常有脱水情况，需要将生理盐水补液作为初始治疗。常用等渗盐水以 200~300ml/h 的初始速度给予，调节滴速使尿量为 100~150ml/h。对伴有肾功能不全或心功能不全的患者，为防止出现液体过多，可能需要密切监测并谨慎使用袢利尿剂。在生理盐水补液的基础上，可使用降钙素进行即刻、短期治疗。降钙素联合生理盐水给药可以在 12~48 小时内明显降低血清钙浓度。对过度骨吸收致血清钙>3.5mmol/L 或有症状的高钙血症患者，为了长时间控制高钙血症，可以加用双膦酸盐类药物。在静脉用双膦酸盐类药物中，建议使用唑来膦酸；在唑来膦酸不可用时，可选用帕米膦酸二钠；双膦酸盐类药物会在用药第2~4日起效，因此可以维持对高钙血症的控制。对于唑来膦酸治疗无效，或因重度肾损害而禁用双膦酸盐类药物的患者，可选择地诺单抗。糖皮质激素可有效治疗由一些淋巴瘤、结节病或其他肉芽肿性疾病引起的高钙血症。对于甲状旁腺癌引起重度高钙血症的患者，以及钙磷乘积增高和继发性甲状旁腺功能亢进的血液透析患者，拟钙剂可降低血清钙浓度。对于血清钙浓度为4.5~5mmol/L且有神经系统症状但循环稳定的患者，或并发肾衰竭的重度高钙血症患者，除上述治疗外，还应考虑血液透析。

推荐阅读

1. HANNAN F M, THAKKER R V. Investigating hypocalcaemia[J]. BMJ, 2013, 346: f2213.
2. TAFAJ O, JÜPPNER H. Pseudohypoparathyroidism: one gene, several syndromes[J]. J Endocrinol Invest, 2017, 40(4): 347-356.

第五节　磷代谢紊乱

游怀舟　郝传明　林善锬

成年男性体内约含磷700~800g，其中85%存在于骨骼，14%存在于细胞内液，存在于细胞外液的磷仅约1%左右。正常成人血磷浓度为0.8~1.45mmol/L。

磷平衡的维持包括其在肠道、骨骼和肾脏中的转运。食物中每天摄入的磷约800~1 500mg，主要由乳制品、谷类和动物蛋白提供。进食后50%~60%在肠道（以十二指肠及空肠为主）吸收，其吸收方式包括钠依赖途径和非钠依赖途径。人体内的磷酸盐多是以羟磷灰石形式存在于骨骼中，通常当各种刺激因素促使 Ca^{2+} 从骨骼释放时，PO_4^{3-} 也相应释放增加，骨骼磷酸盐的动员还需要FGF23等其他激素。经肾小球滤过的磷酸盐约80%~97%经肾单位（主要是近端小管）重吸收。尽管骨骼释放和肠道吸收对磷酸盐的滤过量有重要影响，但稳态血清磷酸盐浓度最重要的决定因素是近端肾小管的磷酸盐重吸收阈值。肾脏磷酸盐的重吸收情况取决于膳食磷摄入、血清磷酸盐浓度、PTH、成纤维细胞生长因子23（FGF-23）以及活性维生素D。

一、低磷血症

血清磷浓度低于正常下限称为低磷血症（hypophosphatemia），通常指血磷低于0.8mmol/L。

【病因】

（一）体内磷酸盐重分布　应用胰岛素、葡萄糖、胰高血糖素和肾上腺素后刺激糖酵解；急性呼吸性碱中毒期间；既存骨质减少的患者接受甲状旁腺切除术后发生骨饥饿综合征，均可发生体内磷酸盐的重分布。

（二）肠吸收减少　磷酸盐肠道吸收减少可能由摄入不足联合慢性腹泻引起，或由长期使用能与摄取和分泌的磷酸盐结合的抗酸剂或磷结合剂导致。

（三）尿排泄增加　甲状旁腺功能亢进症、维生素D缺乏、Fanconi综合征、渗透性利尿、快速扩容、静脉应用铁剂以及乙酰唑胺、化疗药物（伊马替尼、索拉非尼）等均可导致尿磷排泄增加。

【临床表现】

低磷血症的表现取决于低磷血症的严重程度和急慢性程度。大部分有症状的患者血浆磷浓度<0.32mmol/L。症状主要与矿物质代谢改变以及三磷酸腺苷（ATP）减少有关。低磷血症诱发的矿物质代谢改变包括：钙和镁在远端肾小管的重吸收减少及骨质吸收增多，可导致高尿钙。长期低磷血症可能导致佝偻病和骨软化症。细胞内ATP水平降低可能导致代谢性脑病、心肌收缩力下降、呼吸衰竭、近端肌病、吞咽困难、肠梗阻。血细胞ATP减少可以出现溶血易感性增加、粒细胞的吞噬作用和趋化作用减少，以及血凝块回缩障碍和血小板减少。

【诊断】

根据病史及实验室检查等可明确低磷血症的病因。测定尿磷排泄有助于诊断，可测定24小时尿磷排泄量，或收集随机尿根据以下公式计算尿磷排泄分数（$FEPO_4$）。

$$FEPO_4(\%)=[U_{PO_4}\times P_{Cr}\times 100]\div[P_{PO_4}\times U_{Cr}]$$

上述公式中，U和P分别代表尿液和血浆中磷（PO_4）和肌酐（Cr）的浓度。

低磷血症时，24小时尿磷<100mg或 $FEPO_4$<5%表明适当的低肾脏磷酸盐排泄，提示低磷血症是由体内重新分布或肠吸收减少导致；若24小时尿磷排泄≥100mg或 $FEPO_4$≥5%表明肾脏磷酸盐丢失，提示低磷血症由甲状旁腺功能亢进、维生素D缺乏或某些肾小管疾病所致。

【治疗】

大部分低磷血症主要是针对病因治疗。血清磷<0.64mmol/L的患者，建议采取口服磷酸盐治疗，这些患者即使没有明显症状，也可能存在临床上不明显的肌病和肌无力。对有症状的患者，若血清磷浓度为0.32~0.63mmol/L，采取口服磷酸盐治疗；若血清磷浓度<0.32mmol/L，采取静脉磷酸盐治疗，并在血清磷酸盐浓度升至0.48mmol/L以上时改为口服补充。血清磷浓度≥0.64mmol/L时，若无持续性尿磷流失，则停止补充磷酸盐。静脉补磷时应注意它可与钙结合形成磷酸钙并沉积在组织中，产生低钙血症、肾衰竭及心律失常等并发症。

二、高磷血症

血清磷浓度高于正常上限称为高磷血症（hyperphosphatemia），通常指血磷浓度>1.45mmol/L。

【病因】

（一）急性磷酸盐负荷　内源性细胞外磷酸盐增加发生于肿瘤溶解综合征、横纹肌溶解症。摄入大量含磷酸盐的泻剂是外源性高磷血症的最常见原因。

（二）急性或慢性肾脏病　是磷酸盐排泄减少的常见原因。当GFR降至20~25ml/min以下，尿液磷酸盐的排泄不再与磷酸盐摄入保持同步，便会发生高磷血症。

（三）肾小管磷酸盐重吸收原发性增加　见于甲状旁腺功能减退、肢端肥大症、双膦酸盐治疗、家族性肿瘤样钙质沉着症、维生素 D 中毒等。

（四）磷酸盐向细胞外的急性转移　是高磷血症的罕见病因，可见于乳酸酸中毒和糖尿病酮症酸中毒（或单独的重度高血糖）。

【临床表现】

高磷本身并不产生特殊临床症状。急性高磷血症增加钙磷沉积的风险，从而导致软组织的转移性钙化，肾脏的转移性钙化可引起急性肾衰竭。由此导致的低钙血症可引起抽搐、低血压和心律失常等。

慢性肾脏病导致的慢性高磷血症，若血清磷浓度高于 2.10mmol/L，死亡率升高。高磷血症是冠状动脉疾病和其他血管钙化的危险因素，与死亡率升高相关。

【诊断】

对于高球蛋白血症（任何类型的免疫球蛋白过量）、高脂血症、溶血和高胆红素血症患者，少数情况下分析方法受到干扰会出现假性高磷血症。

对真性高磷血症的患者根据病史及实验室检查（肾功能、PTH、血钙）等有助于明确高磷血症的病因。诊断流程如图 19-2-5-1 所示。

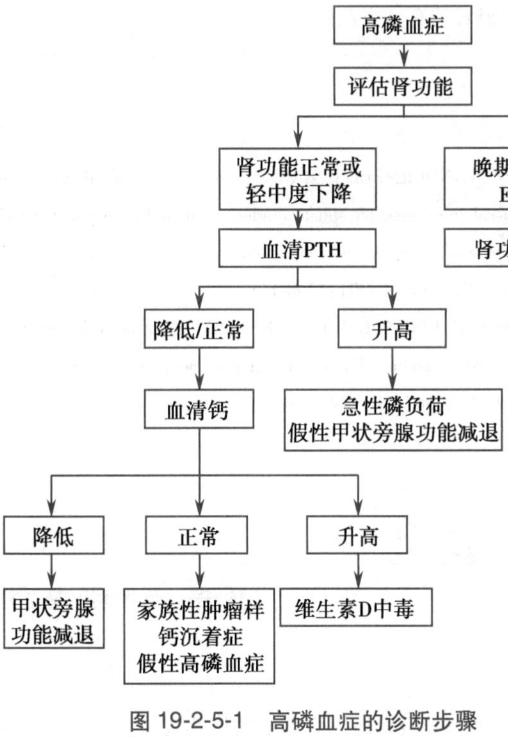

图 19-2-5-1　高磷血症的诊断步骤

【治疗】

急性和慢性高磷血症的治疗方法不同。

无症状的急性高磷血症患者若肾功能正常，当过量的磷排泄后，高磷血症多可在 6~12 小时内恢复。输注生理盐水可增加磷的排泄，但可因稀释作用降低血钙浓度。有症状性低钙血症的急性高磷血症患者，尤其伴肾功能不全者，应通过血液净化治疗以清除磷。由于磷从细胞内储存动员的速率较慢，连续性静脉血液滤过较间歇性血液透析更有效。

慢性高磷血症的治疗包括饮食中限制磷的摄入，和应用磷结合剂，促进肠道排泄，减少磷的吸收。常用的磷结合剂包括碳酸钙、醋酸钙、司维拉姆、碳酸镧等。含钙结合剂应用时需注意避免高钙血症及软组织磷酸钙的沉积。氢氧化铝也是有效的磷结合剂，但长期应用可导致铝蓄积，引起脑病和骨软化症。证据表明 CKD 患者中应用不含钙的磷结合剂（特别是司维拉姆）与应用含钙的磷结合剂相比，能够减少全因死亡率。CKD 患者中治疗继发性甲状旁腺功能亢进的拟钙剂西那卡塞也能降低血磷浓度和钙磷乘积。

第六节　镁代谢紊乱

游怀舟　郝传明　林善锬

正常成年人绝大多数镁存在于细胞内液，主要分布在骨骼中，细胞外液中的镁仅占总量的 1%。正常血清镁浓度为 0.75~0.95mmol/L。

镁平衡取决于镁的摄入和排泄。饮食摄入为镁的主要来源，其中以绿叶、坚果、谷类、牛奶、海鲜等含量最多。摄入后有约 1/3 被吸收，肾为排泄镁的主要器官。血浆镁浓度是尿镁排泄的主要生理调节因素。骨镁是主要的镁储备，因为骨镁不能轻易与循环中的镁交换，所以在负镁平衡时血镁浓度会迅速下降。

一、低镁血症

血清镁浓度低于正常下限称为低镁血症（hypomagnesemia），通常指血镁浓度低于 0.75mmol/L。

【病因】

（一）经胃肠道丢失　胃肠道功能障碍常可造成镁吸收障碍而致血镁过低，常见的情况有急慢性腹泻、吸收不良、脂肪泻及小肠旁路手术。急性胰腺炎也有可能引起低镁血症。

（二）经肾丢失　经肾丢失镁可见于多种情况：①药物，如袢利尿剂、噻嗪类利尿剂和多种可能有肾毒性的药物（氨基糖苷类抗生素、两性霉素 B、顺铂、钙调神经酶抑制剂、表皮生长因子受体的靶向抗体等）；②细胞外液容量持续增加，如原发性醛固酮增多症；③饮酒；④未控制的糖尿病；⑤高钙血症，如原发性甲状旁腺亢进症；⑥急性肾损伤恢复期和肾移植后；⑦家族性肾镁丢失（如 Gitelman 综合征）等。

（三）其他　如甲状旁腺功能亢进患者在甲状旁腺切除术后，骨更新导致钙和镁摄取增加，使血镁明显下降；手术后血管内循环游离脂肪酸的螯合作用等。

【临床表现】

（一）对电解质的影响　低镁血症的患者常伴有低钾血症。虽然低钾、低镁可由同一原因引起，如腹泻、利尿剂的应用、Gitelman 综合征等，但低镁血症本身也可能导致低钾血症。一些患者若镁缺乏未得到纠正，则低钾血症亦难纠正。低镁血症患者伴有钙代谢异常,包括低钙血症、甲状旁腺功能减退、甲状旁腺激素抵抗以及骨化三醇合成减少。

(二)对神经肌肉的影响　包括神经肌肉兴奋性增高(如震颤、手足搐搦、惊厥)、肌无力、情感淡漠、谵妄和昏迷。

(三)对心血管系统的影响　中度镁缺乏时心电图表现为QRS波增宽和T波高尖;重度镁缺乏时心电图表现为PR间期延长、T波低平,并出现房性和室性心律失常。

【诊断】

通常可以根据病史判断低镁血症的病因。若无明显病因,可通过测定24小时尿镁排泄量,或随机尿样本计算尿镁排泄分数(FE_{Mg})来区分肾外失镁与肾性失镁。

$$FE_{Mg}=[U_{Mg}\times P_{Cr}\times 100]\div[(0.7\times P_{Mg})\times U_{Cr}]$$

式中U和P分别代表尿液和血浆中镁(Mg)和肌酐(Cr)的浓度。血镁浓度乘以0.7是因为只有约70%的循环镁未与白蛋白结合而呈游离状态,可以通过肾小球滤过。

肾功能正常患者的低镁血症患者,24小时尿镁排泄>10~30mg,或FE_{Mg}>3%~4%,提示肾性失镁。若24小时尿镁排泄<10mg,或FE_{Mg}<2%提示肾外失镁。

【治疗】

应针对低镁血症病因进行有效的治疗。轻度、无症状的低镁血症是否需要治疗尚不明确。推荐对症状性低镁血症、有潜在心脏或癫痫疾病、伴有严重的低钾血症和低钙血症、严重低镁血症(<0.56mmol/L)进行治疗。通常轻症或门诊患者,可用氧化镁口服,口服镁剂特别是高剂量时易发生腹泻。如口服吸收有障碍者或严重低镁血症患者可从静脉补充硫酸镁,并在心电图密切监护下进行。由于镁从细胞外到细胞内的分布相对较慢,在机体镁补足前血清镁浓度可已经正常,故血镁正常后应谨慎继续补镁1~2天。对肾功能正常者,过多的镁容易通过肾脏排泄。静脉补镁的不良反应常因短暂高镁血症所致,如面部潮红、低血压、软瘫等。阿米洛利可以减少肾性失镁的患者的尿镁丢失。

二、高镁血症

血清镁浓度高于正常上限称为高镁血症(hypermagnesemia),通常指血镁浓度高于0.95mmol/L。

【病因】

(一)肾功能不全　肾脏对于维持正常的血浆镁浓度至关重要,血浆镁水平随肾功能下降而升高。

(二)镁负荷　包括镁剂输注(如重度子痫前期或子痫的妊娠女性,胃肠外镁剂用于降低神经肌肉的兴奋性);口服镁剂(服用含镁药物用作泻剂);镁剂灌肠等。

(三)其他　原发性甲状旁腺功能亢进、糖尿病酮症酸中毒、肿瘤溶解综合征可发生轻度高镁血症。

【临床表现】

镁中毒是严重且具有潜在致命危险的临床情况。当血清镁浓度大于1.7~2.5mmol/L时,出现低血压、恶心、呕吐、面部潮红、尿潴留和肠梗阻。当血清镁浓度大于3.4~5mmol/L时,可出现骨骼肌迟缓性麻痹、腱反射减退,伴有心动过缓、呼吸抑制、昏迷和心脏停搏。

【治疗】

对轻度高镁血症且肾功能正常者,由于肾脏能快速清除镁,且镁的血清半衰期仅为1天,因而无需特殊治疗。严重高镁血症时,静脉钙剂治疗(10%氯化钙5~10ml静脉缓慢注射)可暂时拮抗镁的毒性作用。给予呋塞米(每4小时给予20~40mg)的同时给予生理盐水输注(150ml/h,根据尿量调节)可增加尿镁的排泄。血液透析是治疗重度或症状性高镁血症伴有肾衰竭的患者的有效方法。

推荐阅读

1. JAMAL S A, VANDERMEER B, RAGGI P, et al. Effect of calcium-based versus non-calcium-based phosphate binders on mortality in patients with chronic kidney disease: an updated systematic review and meta-analysis [J]. Lancet, 2013, 382(9900): 1268-1277.
2. CHERTOW G M, BLOCK G A, CORREA-ROTTER R, et al. Effect of cinacalcet on cardiovascular disease in patients undergoing dialysis [J]. N Engl J Med, 2012, 367(26): 2482-2494.

第三章　酸碱平衡紊乱

游怀舟　郝传明　林善锬

第一节　概　述

恒定的酸碱平衡是保持细胞正常代谢和功能活动的重要条件。机体通过多方面的调节活动,使血液pH恒定在7.35~7.45范围内。该恒定需要许多生理机制的协同调节,可概括为缓冲系统、呼吸系统及肾脏三大系统的代偿调节。

【酸碱平衡的调节】

(一)缓冲系统　缓冲系统是指由一种弱酸或弱碱及其共轭碱或酸所构成的具有缓冲酸或碱能力的混合溶液,其中酸和碱构成了缓冲对。体内缓冲系统主要有:

1. 碳酸氢盐系统　由HCO_3^-/H_2CO_3组成。由于缓冲系统

中的 H_2CO_3 变量可以由肺不断加以调节，HCO_3^- 变量则可由肾调节，所以 HCO_3^-/H_2CO_3 系统缓冲能力很强，是细胞外液最重要的缓冲对。

2. 磷酸盐系统　由磷酸二氢钠（NaH_2PO_4）及磷酸氢二钠（Na_2HPO_4）组成。NaH_2PO_4 为弱酸，可对强碱进行缓冲而生成 Na_2HPO_4。NaH_2PO_4 和 Na_2HPO_4 又可酸化后经肾排泄出而调节 pH。此组缓冲对主要存在于细胞内，在血浆中的作用较碳酸氢盐系统要小。

3. 血红蛋白系统及血浆蛋白系统　血红蛋白起缓冲作用的方式主要有两种：①血红蛋白脱氧，使其本身变成碱性，因此 H^+ 能直接与其相结合，而使 pH 改变轻微，即所谓 Haldane 效应；②血红蛋白改变其构型，使其上的自由氨基与 CO_2 直接结合，形成氨基甲酸血红蛋白。由该反应释放出的 H^+，可被脱氧血红蛋白所结合。血浆蛋白也对缓冲起作用，但不占主要地位。

4. 不可挥发性酸缓冲　不可挥发性酸指缓冲反应后不能由肺中排泄的酸。它们也主要由碳酸氢盐缓冲系统来缓冲，部分由磷酸氢盐或蛋白缓冲对起作用，还有少数酸在体内由骨骼中的碳酸钙来中和。

（二）肺对酸碱平衡的调节　肺通过改变 CO_2 的排出量调节血浆碳酸浓度，以维持血浆 pH 相对恒定。

1. 呼吸运动的中枢调节　延髓的中枢化学感受器接受 H^+ 的刺激，兴奋呼吸中枢使肺泡通气量增加。该感受器对动脉血二氧化碳分压（PCO_2）的变化非常敏感。正常情况下，中枢化学感受器的调节作用强于外周化学感受器的调节作用。

2. 呼吸运动的外周调节　主动脉体和颈动脉体的外周化学感受器可感受动脉血氧分压（PO_2）、血 pH 和 PCO_2 的刺激。当 PO_2 降低、pH 降低或 PCO_2 升高时，通过外周化学感受器反射性兴奋呼吸中枢，增加 CO_2 排出量。

（三）肾脏对酸碱平衡的调节　肾脏通过排泄固定酸和维持血浆 $NaHCO_3$ 的浓度对酸碱平衡进行调节。肾脏排酸由 3 个部分组成：铵的排泄（$UNH_4^+ \times V$）、可滴定酸的排泄（$UTA \times V$）及碳酸氢根的重吸收（$UHCO_3^- \times V$），三者的代数和称为净排酸（NAE）。

1. 碳酸氢根的重吸收　正常人每日滤过 HCO_3^- 约 4 000～4 500mmol，经过肾小管后约 99.9% 以上被重吸收。其中近端小管重吸收约 80%，髓襻重吸收约 10%，余下 10% 在远端小管被重吸收。正常人尿中 HCO_3^- 含量甚微。

（1）近端小管：HCO_3^- 的重吸收是与 H^+ 的分泌相关联的。近端小管上皮细胞内的 H_2O 解离成 H^+ 和 OH^-，通过管腔侧的 Na^+-H^+ 交换子（NHE_3），将 Na^+ 转运入细胞内，H^+ 排泌至管腔，转运的动力来自上皮细胞基侧膜上的 Na^+-K^+-ATP 酶。近端小管管腔膜上的 H^+-ATP 酶也参与了小部分的泌 H^+ 作用。

分泌入管腔内的 H^+ 在细胞膜上的Ⅳ型碳酸酐酶（$CA_Ⅳ$）催化作用下，与 HCO_3^- 结合生成 CO_2 及 H_2O。生成的 H_2O 几乎全部可以通过细胞膜上的水通道蛋白 1（AQP1）进入细胞。作为气体的 CO_2 可弥散入细胞内，在胞内的Ⅱ型碳酸酐酶（$CA_Ⅱ$）作用下与 H_2O 结合形成 HCO_3^- 和 H^+。HCO_3^- 通过基侧膜上的 Na^+-HCO_3^- 协同转运子转运至间质，随血液循环至全身。在管腔膜上的 $CA_Ⅳ$ 的作用下，管腔内的 H^+ 始终低下，利于上皮细胞的不断泌氢（图 19-3-1-1）。

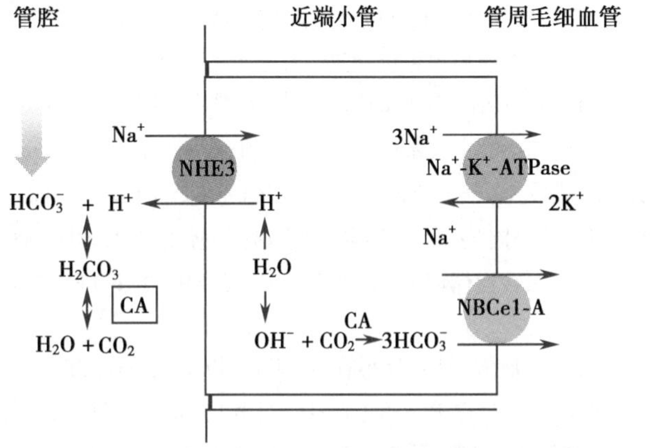

图 19-3-1-1　近端小管的酸化作用

（2）髓襻：髓襻 HCO_3^- 重吸收主要在上升支粗段，该处也有碳酸酐酶，其吸收方式与在近端肾小管相似。

（3）远端小管：远端小管对 HCO_3^- 重吸收主要由皮质集合管、内髓集合管和外髓集合管细胞向管腔泌 H^+ 而完成。由细胞内 $CA_Ⅱ$ 催化 CO_2 和 H_2O 反应生成 HCO_3^- 和 H^+。集合管细胞可分为主细胞、α 型闰细胞和 β 型闰细胞。α 型闰细胞为泌氢细胞，其泌氢依赖于管腔膜上的 H^+-ATP 酶（H^+ 泵）和 H^+-K^+-ATP 酶。由于管腔侧无碳酸酐酶存在，远端小管对 HCO_3^- 的重吸收仅 10%。泌 H^+ 后产生的 HCO_3^- 在基侧膜通过 Cl^--HCO_3^- 交换子被重吸收。由于细胞内 Cl^- 浓度低，Cl^- 内流的浓度梯度是 Cl^-/HCO_3^- 交换的动力。β 型闰细胞管腔膜和基侧膜 H^+ 和 HCO_3^- 转运子的分布和 α 型闰细胞相反，其作用是向管腔分泌 HCO_3^-（图 19-3-1-2）。

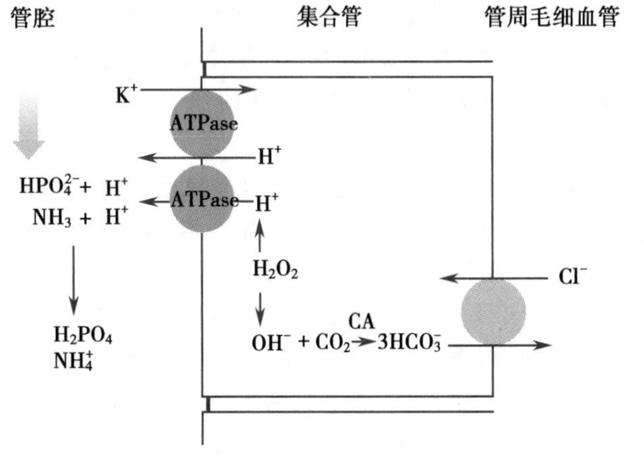

图 19-3-1-2　远端小管的酸化作用

2. 可滴定酸的排泄　可滴定酸（TA）指可以被氢氧化钠（NaOH）所中和的尿中的酸，主要是 $H_2PO_4^-$。正常情况下尿液中的磷酸盐有 HPO_4^{2-} 和 $H_2PO_4^-$ 两种形式，当尿 pH 为 7.4 时，两者比例为 4∶1。当 H^+ 分泌增加时，$H_2PO_4^-$ 产生增加，尿液 pH 下降。实际上当尿液 pH 为 5.5 时，几乎所有的 HPO_4^{2-} 都已转变为 $H_2PO_4^-$。因此，可滴定酸的形成固然在缓冲过程中起一定作用，但能量有限。

3. 铵的产生与排泄　肾铵的排泄是肾排 H^+ 最重要的一种方式，因为铵的排泄量可以随生理情况改变而灵活地变动，许多不可挥发性酸根也可以通过与铵结合的方式而排泄。

（1）近端小管铵（NH_4^+）的产生和排泄：NH_4^+ 的产生绝大部分在近端小管上皮细胞内。谷氨酰胺代谢生成 NH_4^+ 和 α-酮戊二酸盐后，α-酮戊二酸盐经三羧酸循环生成 HCO_3^-，经基侧膜 Na^+-HCO_3^- 协同转运子转运出细胞外。所生成的 NH_4^+ 通过 Na^+-H^+ 逆向转运体（NH_4^+ 代替 Na^+-H^+ 交换中的 H^+）而转运入管腔内。

（2）髓质铵循环：肾小管腔内 75%以上的 NH_4^+ 在髓质进行铵循环。在髓襻升支粗段，NH_4^+ 可利用 Na^+-K^+-$2Cl^-$ 转运系统，以 Na^+-NH_4^+-$2Cl^-$ 形式吸收入上皮细胞，由于此处酸度较低，NH_4^+ 转变成 NH_3 和 H^+，H^+ 经 Na^+-H^+ 载体分泌入管腔。髓襻细胞管腔膜对 NH_3 不通透，细胞内 NH_3 经基侧膜弥散入肾髓间质，维持肾髓间质的高 NH_3 浓度。部分可弥散入近曲小管的 S_3 段，再循环入髓襻升支粗段。

（3）NH_3 在皮质和髓质部集合管的分泌：与髓襻细胞膜不同，集合管细胞膜对脂溶性 NH_3 有高度通透性，而对水溶性 NH_4^+ 不通透。由于 NH_4^+ 在髓襻被重吸收，集合管尿液中 NH_3 含量很低。肾间质内大量 NH_3 顺浓度差自由弥散入管腔，与 H^+-ATP 酶分泌的 H^+ 结合成 NH_4^+ 随尿排出体外。

4. 肾酸化功能的调节

（1）细胞外液 pH：细胞外液中 pH 下降，肾泌 H^+ 增加。这种调节机制在代谢性酸中毒以及由 PCO_2 过高所致酸中毒最为典型。

（2）有效循环容量：有效循环容量降低，可使 HCO_3^- 重吸收增加；相反，有效循环容量过多，则使 HCO_3^- 重吸收减少。

（3）肾素-血管紧张素-醛固酮系统：血管紧张素Ⅱ使 HCO_3^- 从近端肾小管重吸收增加；醛固酮刺激远端肾小管 H^+ 泵分泌更多 H^+，同时刺激该段基侧膜上的 Cl^--HCO_3^- 交换子，使 HCO_3^- 重吸收增加。

（4）Cl^- 缺乏：当 Cl^- 缺乏时，肾小管重吸收 Na^+ 及 Cl^- 增加。由于肾小球滤过液中所含 Na^+、Cl^- 并不等量，为了维持滤过液的中性，肾小管同时吸收 Na^+ 和 Cl^- 时，需要分泌出 H^+ 和 K^+ 到管腔。由于 H^+ 的分泌，进而导致 HCO_3^- 重吸收增加。

（5）血钾水平：低钾可促进 H^+ 的分泌及 HCO_3^- 的重吸收，这是因为低钾时细胞内 K^+ 逸出到胞外，而细胞外 H^+、Na^+ 进入到细胞内，造成细胞内酸中毒。高钾时由于细胞内 H^+ 减少以及 Na^+-H^+ 逆向转运活力下降，导致泌 H^+ 减少。

【酸碱平衡紊乱的分类】

根据酸碱平衡紊乱是因代谢性或呼吸性导致而分为代谢性酸中毒、代谢性碱中毒；呼吸性酸中毒、呼吸性碱中毒两大类 4 小类。在酸碱平衡紊乱的发展过程中，同时存在代偿调节，以使血 pH 尽量保持在正常范围，称之为代偿性酸碱平衡紊乱。如果代偿机制不足以使血 pH 保持正常而偏离正常范围，则称之为失代偿性酸碱平衡紊乱。临床所见的许多酸碱平衡紊乱往往病因复杂，所涉机制也众多，所见酸碱平衡障碍往往并不单纯，可以出现代谢性与呼吸性酸碱障碍同时存在或代谢性酸中毒与碱中毒同时存在的情况，这些情况称之为混合性酸碱平衡障碍。

【酸碱平衡紊乱的诊断】

（一）酸碱平衡紊乱是否存在　主要根据临床症状与实验室结果判断。通常严重酸中毒常伴低血压、意识模糊，代谢性酸中毒还有呼吸加深加快等。碱中毒则常有肢体发麻、瘫痪、手足搐搦或抽搐。实验室检测血气分析、CO_2 结合力等。

（二）原发或主要酸碱平衡障碍　一般根据 HCO_3^- 的测定可以大致明确。若无明确呼吸障碍，HCO_3^- 下降多提示代谢性酸中毒；呼吸性碱中毒时，HCO_3^- 固然也可下降，但[HCO_3^-]低于 10mmol/L 者，则必然有原发代谢性酸中毒存在。同样，HCO_3^- 过高多反映代谢性碱中毒，呼吸性酸中毒时虽然 HCO_3^- 也可上升，但如果 HCO_3^- 值>40mmol/L 者则必然表示有原发代谢性碱中毒的存在。PCO_2 的改变虽然可反映原发性呼吸性障碍，以及代谢性障碍后肺部代偿作用的结果，但 PCO_2>60mmHg 或<15mmHg 时，分别表示呼吸性酸中毒或呼吸性碱中毒为原发或主要情况。

（三）单纯性或混合性酸碱平衡紊乱　除可参考酸碱平衡紊乱代偿预计范围外（表 19-3-1-1），还常根据病史提示。例如

表 19-3-1-1　酸碱平衡紊乱的预计代偿范围

酸碱平衡紊乱类型	预计代偿情况
代谢性酸中毒	预计 PCO_2＝1.5×[HCO_3^-]＋8 ±2 最大代偿时间：12～36h
代谢性碱中毒	较难预计 [HCO_3^-]每增加 1mmol/L，预计 PCO_2 增加 0.5mmHg
呼吸性酸中毒	
急性	PCO_2 每增加 10mmHg，预计[HCO_3^-]增加 1mmol/L
慢性，24～36h 后	PCO_2 每增加 10mmHg，预计[HCO_3^-]增加 3～5mmol/L
呼吸性碱中毒	
急性	PCO_2 每下降 10mmHg，预计[HCO_3^-]下降 1～2mmol/L
慢性，24～36h 后	PCO_2 每下降 10mmHg，预计[HCO_3^-]下降 5mmol/L

大量呕吐胃液所致的代谢性碱中毒，如果因较长期禁食合并有明显的失水、饥饿等，必然会同时合并代谢性酸中毒；严重的肝疾病可因乳酸代谢障碍而易出现高阴离子间隙（AG）性代谢性酸中毒，同时过高血氨对中枢经常刺激又容易造成呼吸性碱中毒同时存在；有时甚至有三种甚或三种以上酸碱平衡紊乱存在。必须根据病史或实验室材料仔细分析而下结论。

（四）造成酸碱平衡紊乱的原因　病史中特别详细了解有无肾功能异常、低钾、糖尿病等，同时测定 AG 等常可提供重要帮助。

第二节　代谢性酸中毒

代谢性酸中毒（metabolic acidosis）是细胞外液 H^+ 增加或 HCO_3^- 丢失而引起的以血浆 HCO_3^- 浓度原发性减少为特征的酸碱平衡紊乱。

【病因和发病机制】

代谢性酸中毒可由三大机制引起：①酸生成增加（如乳酸酸中毒或酮症酸中毒）；②碳酸氢根丢失（如腹泻）；③肾脏酸排泄减少（如肾小管酸中毒）。除此之外，代谢性酸中毒的病因常根据是否存在高氯血症或血清阴离子间隙（AG）是否升高进行分类。阴离子间隙是指血浆中未测定阴离子量（UA）与未测定阳离子量（UC）的差值。血浆阴阳离子平衡可表示为：$Na^+ + UC = HCO_3^- + Cl^- + UA$。因此阴离子间隙可表示为：$AG = UA - UC = Na^+ - Cl^- - HCO_3^-$。AG 是反映血浆中固定酸含量的指标，当 HPO_4^{2-}、SO_4^{2-}、有机酸阴离子等增加时，AG 增大，因而 AG 可帮助区分代谢性酸中毒的类型。代谢性酸中毒按不同的 AG 值可分为高 AG 正常氯型，及正常 AG 高氯型。在血浆蛋白正常时 AG 上升，一般为非氯的酸性物质增加所致，HCO_3^- 被消耗，由伴随的阴离子替代以平衡阳离子，此时 Cl^- 无变化，表现为高 AG 正常氯型代谢性酸中毒。正常 AG 高氯型代谢性酸中毒发生在阴离子在滤过后不能重吸收（如 SO_4^{2-}），则细胞外液容易收缩，Cl^- 重吸收增加，出现高氯性酸中毒，此时 AG 正常。

（一）高 AG 正常氯型代谢性酸中毒　一些疾病通过增加有机酸的产生而导致代谢性酸中毒，重度慢性肾脏病可导致磷酸和硫酸等积聚，这些情况通常会引起高 AG 正常氯型代谢性酸中毒。

1. 乳酸酸中毒　乳酸的生成和清除失衡时，即产生乳酸酸中毒。血清乳酸盐水平 >2mmol/L 为高乳酸血症，>4mmol/L 则定义为乳酸酸中毒。乳酸酸中毒是住院患者代谢性酸中毒最常见的原因。乳酸酸中毒的病因大致分为 A 型和 B 型两类，两者可存在重叠，多为 L-乳酸酸中毒。A 型乳酸酸中毒与组织灌注不足所致的组织氧合受损有关，可发生于休克（由低血容量、心力衰竭或脓毒症引起）或心肺骤停等情况。B 型乳酸酸中毒发生于无明显全身性灌注不足的患者，原因包括：毒素诱导的细胞代谢损伤、局部组织缺血、高剂量二甲双胍、恶性肿瘤相关性乳酸酸中毒、酗酒和药物（抗逆转录病毒药物、丙泊酚等）诱导的线粒体功能障碍等。D-乳酸酸中毒是一种罕见类型的代谢性酸中毒，发生于短肠综合征或其他类型吸收不良的患者。这些患者中，异常大量的葡萄糖和淀粉由肠道细菌代谢成多种有机酸，包括 D-乳酸。也可发生于静脉快速输注大剂量丙二醇（某些静脉用药物的溶剂）和糖尿病酮症酸中毒患者。

2. 酮症酸中毒　糖尿病酮症酸中毒（DKA）是糖尿病患者胰岛素缺乏、胰高血糖素过量，以及应激诱发反向调节激素反应影响代谢的后果。β-羟丁酸和乙酰乙酸的生成与蓄积导致 DKA 特征性的高 AG 型代谢性酸中毒，其严重程度取决于酮酸生成的速率和持续时间、酮酸代谢的速率、尿液排酸的速率等。酒精性酮症酸中毒通常发生于有过度饮酒史的慢性酒精中毒伴营养不良患者。就诊时常因发生腹痛、恶心和呕吐而停止饮酒，血液中的酒精水平可能较低或检测不到，此类患者可能有低血糖或高血糖、低钾血症、低磷血症、低镁血症、血清渗透间隙升高以及混合性酸碱平衡紊乱。禁食酮症是发生于禁食 12~14 小时后的轻度酮症，随着禁食继续，血浆酮体浓度通常稳定在 8~10mmol/L，β-羟丁酸是蓄积的主要酮体。由于这种酮症酸中毒通常相对较轻，故一般使用“酮症”，而非“酮症酸中毒”，而在葡萄糖需求量相对较大（如年龄极小者禁食或妊娠或哺乳期女性禁食）时加重。

3. 药物或毒物所致的代谢性酸中毒　大量服用水杨酸类，特别同时服用碱性药，可以使水杨酸从胃中大量吸收，造成酸中毒。酸中毒原因除水杨酸本身为酸性物质外，还因为水杨酸可以影响许多酶代谢以及对抗前列腺素，使部分组织器官血流灌注改变等。其高 AG 小部分为水杨酸本身所致，大部分为酮体及乳酸。甲醇中毒主要见于服用假酒者，饮入后在肝经乙醇脱氢酶转化成甲醇。乙二醇中毒时高 AG 由其代谢产物，特别是草酸、羟乙酸等所形成，伴乳酸增加，尿中出现草酸钙结晶对诊断有一定帮助。

4. 尿毒症性　慢性肾脏病患者当肾小球滤过率降至 15~20ml/(min · 1.73m²) 以下时，高氯性代谢性酸中毒可转变为高 AG 性代谢性酸中毒，为尿毒症性有机阴离子不能经肾小球充分滤过而排泄，及重吸收增加所致。

（二）正常 AG 高氯型代谢性酸中毒　主要因 HCO_3^- 从肾或肾外丢失，或者肾小管泌 H^+ 减少，但肾小球滤过功能相对正常引起。由此出现 HCO_3^- 过少，同时血中一般无其他有机阴离子的积聚，因此 Cl^- 水平相应上升，大多呈正常 AG 高氯型酸中毒。

1. HCO_3^- 的肾外丢失　主要从肠道丢失，大量腹泻、肠道减压、造瘘等可造成 HCO_3^- 大量丢失导致高氯性代谢性酸中毒，同时常伴有低钾血症。由小肠绒毛性腺瘤引起的酸中毒可十分严重。

2. 尿道旁路手术　输尿管乙状结肠吻合术后的患者常有明显高氯性酸中毒，这是因为：①结肠可以在吻合口处将经输尿管排出以及肠道产生的 NH_4^+ 直接重吸收，而后在肝分解成 NH_3 及 H^+；②乙状结肠肠腔侧有 HCO_3^-/Cl^- 交换，正常情况下将HCO_3^-转运到肠腔，而Cl^-重吸收；手术后由于大量含Cl^-的尿液经输尿管进入乙状结肠，Cl^-被大量重吸收，HCO_3^-大量分泌，可造成明显高氯性酸中毒。

3. 酸性盐类进入体内过多 主要由过多进入体内的氯化铵、盐酸精氨酸、赖氨酸等引起。

4. 慢性呼吸性碱中毒 当呼吸恢复正常时，因呼吸性碱中毒时肾NH_4^+及TA排泌均减少，同时有轻度细胞外液容量减少，可刺激Cl^-的潴留，出现短暂的高氯性酸中毒。该过程一般在2~5日内恢复正常。

5. 肾小管酸中毒 大部分肾性高氯性酸中毒为肾小管酸中毒。详见第十七篇第十四章第七节“肾小管酸中毒”。

6. 慢性肾功能不全 慢性肾脏病患者随肾功能的进行性下降可出现酸中毒。当GFR在20~50ml/(min·1.73m²)时，一般表现为高氯性代谢性酸中毒；降至15~20ml/(min·1.73m²)以下时则转变为高AG性代谢性酸中毒。

【代偿机制】

（一）血液的缓冲作用及细胞内缓冲的代偿调节作用 代谢性酸中毒时，血液中增多的H^+可立即被血浆缓冲系统所缓冲，血浆HCO_3^-及缓冲碱被消耗，生成的H_2CO_3可由肺排出。细胞内缓冲多在酸中毒2~4小时后发生，细胞外液中增多的H^+向细胞内转移，为细胞内缓冲碱所缓冲，而细胞内K^+向细胞外转移，故酸中毒易引起高钾血症。

（二）肺的调节 血液H^+浓度增加，刺激颈动脉体和主动脉体化学感受器，反射性引起呼吸中枢兴奋，明显地增加肺的通气量，使PCO_2继发性降低。呼吸的代偿反应是非常迅速的，一般在酸中毒10分钟后就出现呼吸增强，30分钟后即达代偿，12~24小时达代偿高峰，代偿后PCO_2最多可降低到8~12mmHg。

（三）肾的调节 对除肾功能异常引起的代谢性酸中毒，肾脏可以通过排酸保碱发挥重要的代偿功能。酸中毒时肾小管上皮细胞中碳酸酐酶活性增高，促进肾小管泌H^+和重吸收HCO_3^-增加，磷酸盐酸化增加，肾小管泌NH_4^+增加是最主要的代偿机制。肾代偿一般在3~5天内发挥最大效应。酸中毒对钾平衡常有较大影响：酸中毒早期肾对钾排泄减少，但之后由于血钾上升，刺激醛固酮分泌以及抑制近端小管对HCO_3^-的重吸收，使到达远端小管滤液增加，尿钾排出增加。

【临床表现】

代谢性酸中毒临床表现由其基本病因、代偿情况、严重程度以及是否合并其他水电解质酸碱紊乱等许多因素决定。轻者可无症状，或仅感疲乏无力、呼吸稍促、胃纳不佳等；重者可出现Kussmaul呼吸（库斯莫尔呼吸，又称酸中毒大呼吸），合并明显循环功能障碍，可有血压下降、明显心律失常甚至昏迷等。

（一）心血管系统 酸中毒本身对心率的影响呈双向性。当血pH从7.40下降到7.0时，一般表现为心率过快；当pH继续下降，心率逐渐减慢。严重酸中毒可以伴随心律失常，可能是酸中毒本身或酸中毒时合并的电解质紊乱导致。轻度酸中毒可使心肌收缩力增加；严重酸中毒时，H^+大量积聚，阻止了Ca^{2+}从细胞外进入细胞内，细胞内游离Ca^{2+}减低，心肌收缩力下降。酸中毒对小动脉及静脉均有影响，以静脉更为明显，主要表现为持续性静脉收缩。因此酸中毒时总的表现为各组织灌注减少，回心血量增加，心脏负担加重。

（二）呼吸系统 表现为呼吸加快加深，典型者称为Kussmaul呼吸。酸中毒可使O_2与血红蛋白结合能力下降，使携带到组织的O_2释放增多，对改善组织代谢有一定好处。但较长时间的酸中毒又可使红细胞内2,3-二磷酸甘油（2,3-DPG）含量减少，红细胞携带O_2能力下降，后者最终抵消了前者的作用。

（三）胃肠系统 可以出现轻微腹痛、腹泻、恶心、呕吐、胃纳下降等，与引起酸中毒的基本病因、合并的其他水、电解质、酸碱失衡，以及酸中毒本身造成的自主神经功能紊乱有关。

（四）其他 血pH下降时，K^+容易从细胞内逸出到细胞外，可使血K^+轻度上升，但实际上许多产生代谢性酸中毒的情况常合并缺钾，因此血钾水平须综合而定。酸中毒可使Ca^{2+}与蛋白结合降低，从而使游离Ca^{2+}水平增加。在纠正酸中毒时，有时可因游离Ca^{2+}的下降而产生手足搐搦。血pH下降可抑制肾1α-羟化酶，使活性维生素D_3产生减少。慢性酸中毒由于长期骨骼内钙盐被动员，导致代谢性骨病，在肾小管性酸中毒患者中相当常见。酸中毒可使蛋白分解增多，慢性酸中毒可造成营养不良。

【诊断】

代谢性酸中毒必须依据病史及实验室检查而进行全面诊断。一般按下列步骤进行：

（一）确定代谢性酸中毒的存在 进行动脉血气和血生化指标的测定，若pH降低、[HCO_3^-]过低，提示有代谢性酸中毒的存在。

进行全面的病史采集和体格检查有助于提示潜在的酸碱平衡紊乱，如呕吐、严重腹泻、肾衰竭、缺氧、休克等提示可能存在代谢性酸中毒。

（二）判断呼吸代偿系统是否反应恰当 一般情况下代谢性酸中毒所致的PCO_2代偿范围，可用简单的公式进行估计，最常用的为Winter公式：

$$PCO_2 = 1.5\times[HCO_3^-]+8\pm2$$

如超出该范围，常提示有混合性酸碱平衡紊乱障碍存在。

（三）计算血清阴离子间隙（AG） 计算AG有助于判断代谢性酸中毒的类型。

1. AG升高 提示乳酸酸中毒、酮症酸中毒、药物或毒物中毒或肾功能不全等。在高AG型代谢性酸中毒中，计算$\Delta AG/\Delta HCO_3^-$比值有助于判断有无其他类型酸碱失衡的存在。其中ΔAG是患者的AG值减去正常AG值，ΔHCO_3^-是正常血清HCO_3^-（即24mmol/L）减去患者血清HCO_3^-。$\Delta AG/\Delta HCO_3^-$正常值为1~1.6。$\Delta AG/\Delta HCO_3^-<1$常提示同时存在正常AG代谢性酸中毒（如腹泻）。$\Delta AG/\Delta HCO_3^->1.6$通常提示同时存在代谢性碱中毒，或慢性呼吸性酸中毒导致基线HCO_3^-水平升高。

若怀疑药物或毒物引起的代谢性酸中毒，渗透压间隙的测定有助于诊断。如果血渗透压间隙也正常，则最可能是因肝病或者因胃肠道问题导致乳酸积聚。

2. AG不增高 首先需除外低白蛋白血症所造成的AG不增高。如果无低蛋白血症存在，酸中毒主要可能由 HCO_3^- 丢失以及过度产生一些酸，但它们所伴的阴离子在正常血中不存在；或者这些阴离子并不和 H^+ 或 NH_4^+ 一起排泄。

【治疗】

（一）病因治疗 针对引起代谢性酸中毒的病因治疗是治疗的基本原则和主要措施。

（二）碱性药物的使用 根据代谢性酸中毒的原因及严重程度的不同，碱性药物的使用也不尽相同。

对可代谢的有机酸增多的高AG型代谢性酸中毒（酮症酸中毒或乳酸酸中毒），主要是积极治疗引起代谢障碍的原发病。当在严重酸中毒（pH<7.10）时，需要给予静脉碳酸氢钠治疗，可在治疗的最初1～2小时给予50～100mmol $NaHCO_3$（超过30～45分钟），治疗的目标为将pH纠正至约7.20，而不宜纠正到正常。$NaHCO_3$ 治疗酸中毒时应注意监测血电解质，因 $NaHCO_3$ 可使 K^+ 从细胞外转移到细胞内，产生低钾血症；且快速纠正酸中毒易导致低钙血症，产生手足搐搦。

对正常AG高氯型代谢性酸中毒、高氯合并高AG性代谢性酸中毒导致的AG轻度升高、或因肾衰竭时不可代谢阴离子导致的高AG代谢性酸中毒，需要接受口服或静脉碱性药物治疗，将血浆[HCO_3^-]缓慢上升至20～22mmol/L，避免过度纠正。需要长期碱性药物治疗时可选择碳酸氢钠或碳酸氢钾，或者可代谢阴离子（如枸橼酸根或乳酸根）的钠盐或钾盐。存在低钾血症和体内总钾缺乏时需要钾盐。如肾小管性酸中毒，因多合并低钾以及容易发生尿路结石，予枸橼酸钾口服为宜。

第三节 代谢性碱中毒

代谢性碱中毒（metabolic alkalosis）是指体内酸丢失过多或者从体外进入碱过多的临床情况，主要生化表现为血 HCO_3^- 过高，PCO_2 增高。pH按代偿情况而异，可以明显过高，也可以仅轻度升高甚至正常。

【病因与发病机制】

正常血中 HCO_3^- 从肾小球滤过后大多数经肾小管重吸收，该吸收过程依赖于 H^+ 的分泌。远端肾小管泌 H^+ 则主要与醛固酮对肾小管的作用有关。当细胞外液量过少、氯缺乏、低钾、血 PCO_2 上升以及pH下降时，都可以使 HCO_3^- 重吸收增加。正常情况下，肾小管对 HCO_3^- 的重吸收有一阈值，其数值为26mmol/L，一旦任何因素造成血 HCO_3^- 过多时，由肾小球滤过的 HCO_3^- 从肾小管排出也增加，因此一般不会产生碱中毒。但实际上在代谢性碱中毒的形成过程中，肾脏可以使血中暂时过高的 HCO_3^- 持续性地维持，从而使代谢性碱中毒难以通过该生理调节而自动缓解。造成上述持续存在过高 HCO_3^- 血症的可能机制有：①氯缺乏，常伴钾缺乏，可激发管球反馈机制使肾小球滤过率下降，而近端肾小管对 HCO_3^- 的重吸收持续增加；②容量减少造成继发性高肾素和高醛固酮血症，后者可刺激 H^+ 从皮质部集合管持续分泌；③过高盐皮质激素持续存在，从而持续刺激氢泵和 H^+-K^+-ATP酶泌 H^+，即使容量已过多也无法抑制该作用；④低钾血症本身也有利于代谢性碱中毒的持续存在。

临床上根据代谢性碱中毒是否能被补充氯所纠正，而分为对氯反应型及对氯耐受型两大类。

（一）对氯反应型代谢性碱中毒 指碱中毒经补充氯后可以被纠正者。除应用利尿剂引起者外，患者尿中含氯很低，大多<20mmol/L，且大多伴有细胞外液容量的减少。

1. 胃肠道内容物丢失 以幽门梗阻者常见。正常胃壁有碳酸酐酶，可将 CO_2 和 H_2O 合成 H^+ 及 HCO_3^-。H^+ 经质子泵泵到胃腔，并与 Cl^- 相结合生成HCl；HCO_3^- 则重吸收回血与 Na^+ 相结合形成 $NaHCO_3$。幽门梗阻时或放入胃管后，H^+、Cl^- 大量丢失，新形成的 HCO_3^- 使血 HCO_3^- 水平过高。由于同时合并细胞外液量减少、失钾等使 HCO_3^- 重吸收过多，从而产生代谢性碱中毒。后期由于有效血容量降低刺激肾素血管紧张素醛固酮（RAS）系统，远端肾小管排 H^+、K^+ 增加，也是代谢性碱中毒形成的参与因素。

先天性氯泻症为一少见疾病，为编码肠道氯离子-碳酸氢根交换蛋白的基因突变所致，使肠道中氯重吸收以及 HCO_3^- 分泌障碍，因此粪便中氯含量很高，这种酸性粪便大量丢失可以形成代谢性碱中毒。某些小肠黏膜腺瘤患者也可出现类似情况。

2. 利尿剂 以噻嗪类和袢利尿剂为主。利尿剂应用后细胞外液减少，HCO_3^- 从近端肾小管重吸收增多，可以导致碱血症。利尿剂应用导致碱中毒多发生于细胞外液容量过多，但实际有效血容量相对不足的疾病中，如心力衰竭、肝硬化腹水等。

3. 不吸收性阴离子进入体内过多 羧苄西林钠盐等含有较强不可吸收性阴离子，当机体血容量不足时，上述药物到达肾小管后，钠盐被大量重吸收，留下阴离子部分可使管腔电负性明显增加，促进 H^+ 分泌增加，可造成碱中毒。

4. 高碳酸血症后碱中毒 慢性呼吸性酸中毒时肾排出过量的 H^+，使 HCO_3^- 产生增多，从而使血pH在一定程度上仍得以维持。当使用机械通气后，PCO_2 快速下降，肾未能及时停止排 H^+，可以在3～4天内血 HCO_3^- 仍然保持较高水平。另外，在慢性呼吸性酸中毒过程中还常有尿 Cl^- 丢失过多，Na^+ 排出也相应增多，加上缺氧、CO_2 潴留造成周围血管扩张，常可导致血容量的相对不足，进而促使醛固酮分泌过多，H^+ 泵运转加快。

（二）对氯耐受型代谢性碱中毒 指代谢性碱中毒经补充NaCl或KCl不能纠正者，大多数并无细胞外液量的减少，且常伴有高血压（Bartter综合征除外），患者大多伴有盐皮质激素作用过强。

常见病因为原发性醛固酮增多症、糖皮质激素过多综合征

(如库欣综合征)、肾动脉狭窄、肾素分泌瘤、Bartter 综合征、Gitelman 综合征以及镁缺乏等。在上述绝大多数情况下,由于盐皮质激素过度活跃,到达皮质部集合小管中的 Na^+、Cl^- 被重吸收,代之以 H^+、K^+ 的分泌。大量 K^+ 的排泄可造成低钾血症,后者刺激肾合成大量 NH_3,再以 NH_4^+ 方式排泄,导致新生成的 HCO_3^- 增多,诱发碱中毒。低钾造成肾小球滤过率(GFR)下降,又可使代谢性碱中毒持续维持。

【临床表现】

轻度代谢性碱中毒通常无症状,或其临床表现往往被原发病所掩盖。但在急性或严重代谢性碱中毒时,主要的功能与代谢障碍为:

(一)神经肌肉系统　血浆 pH 升高时,脑内 γ-氨基丁酸转氨酶活性增高而谷氨酸脱羧酶活性降低,使 γ-氨基丁酸分解增强而生成减少,其对中枢神经系统的抑制作用减弱,出现烦躁不安、精神错乱、谵妄等中枢神经系统兴奋的表现。急性代谢性碱中毒时游离钙减少,神经肌肉应激性增高,表现为面部和肢体肌肉抽动、腱反射亢进及手足搐搦等。

(二)心血管系统　K^+ 在碱中毒时容易从细胞外进入到细胞内,形成低钾血症,患者可因此出现各种心律失常,若使用洋地黄类药物易中毒。碱中毒还使 Mg^{2+} 转移到细胞内,血 Mg^{2+} 下降使细胞膜 ATP 活力下降,患者可出现血压下降、心脏传导阻滞甚至心搏暂停。

(三)呼吸系统　碱血症抑制呼吸中枢,换气量减少,使 P_{CO_2} 上升。如果同时合并有慢性肺部疾病,可导致严重低氧血症。

【诊断】

主要根据血气分析及血、尿电解质结果进行诊断。呼吸性酸中毒时 HCO_3^- 也可增高,但根据血 pH 及 P_{CO_2} 检查结果,一般很容易区分。在合并慢性肺部疾病时,为鉴别高 HCO_3^- 是单纯由代谢性碱中毒引起或合并有呼吸性酸中毒,可以根据肺泡-动脉(alveolar-arterial,A-a)氧梯度来决定,其计算方法为:

$$(A\text{-}a)O_2\ 梯度 = PiO_2 - 1.25PCO_2 - PO_2$$

其中 PiO_2 为吸入的 O_2 分压,正常值海平面为 150mmHg,PO_2 为动脉血 O_2 分压。$(A\text{-}a)O_2$ 梯度正常人 30 岁以下为 5~10mmHg,年长者可到 15~20mmHg,该值正常者常提示为单纯性代谢性碱中毒。

在确定有代谢性碱中毒基础上,可根据尿氯浓度而确定为对氯反应型代谢性碱中毒或对氯耐受型代谢性碱中毒。对氯反应型代谢性碱中毒尿氯浓度常明显下降,一般均在 20mmol/L 以下,但利尿剂所致者除外。与大多数低血容量的代谢性碱中毒患者尿氯浓度低不同,使用袢利尿剂或噻嗪类利尿剂的患者当药效仍存在时(抑制肾小管对钠和氯的重吸收),尿氯浓度并不低(通常>40mmol/L),但药效消失后尿氯浓度会降至低水平。

氯耐受型代谢性碱中毒尿氯浓度多数大于 40mmol/L。对氯耐受型代谢性碱中毒可根据肾素活力、醛固酮等测定而加以诊断。两者均过高者可由肾动脉狭窄、肾素瘤以及恶性高血压引起;两者均低者可因库欣综合征或使用外源性盐皮质激素引起;肾素活力明显下降但醛固酮水平却明显过高者,应考虑有原发性醛固酮增多症。导致肾脏持续性失盐的基因突变疾病(如 Bartter 综合征或 Gitelman 综合征)也会导致尿氯浓度升高,这些患者会出现容量减少和相对低血压。这些疾病的影响类似于作用持久的袢利尿剂或噻嗪类利尿剂。

【治疗】

代谢性碱中毒的治疗包括基本病因的治疗(如治疗呕吐的病因、停止或减慢胃液的丢失、停止使用利尿剂、停止任何外源性碱、纠正低钾血症等)以及纠正碱中毒两大部分。

(一)对氯敏感型碱中毒　治疗主要为增加尿碳酸氢根的排泄。对轻中度代谢性碱中毒,补充 Na^+、Cl^-、K^+ 能够有效增加肾脏 HCO_3^- 的排泄。多数患者补充氯化钠后代谢性碱中毒即可被纠正,对伴低钾血症者,需补充钾才可以完全纠正代谢性碱中毒。对于部分合并水肿、有效循环血量不足所导致的代谢性碱中毒(如充血性心力衰竭),可用氯化钾和/或保钾利尿剂;或少数情况下若需要进一步利尿,可以应用碳酸酐酶抑制剂乙酰唑胺来加速肾 HCO_3^- 的清除,因其亦能增加 K^+ 的丢失,应监测血钾。少数情况下,代谢性碱中毒患者对常规治疗或乙酰唑胺反应不充分或不适合这类治疗(如发生于晚期急性或慢性肾脏疾病患者中的代谢性碱中毒),这类患者可进行透析治疗。

(二)对氯耐受型代谢性碱中毒　包括盐皮质激素过多者,主要为针对病因治疗。钾的补充或应用抑制钠重吸收的药物(如螺内酯或阿米洛利)也常有效。吲哚美辛通过抑制前列腺素 E2 促进髓袢升支粗段 NaCl 的重吸收对 Bartter 综合征有效。Bartter 综合征和 Gitelman 综合征需联合应用氯化钾和保钾利尿剂,若需要还需补充镁。

第四节　呼吸性酸中毒

呼吸性酸中毒(respiratory acidosis)指原发性 PCO_2 升高而导致 pH 下降。根据发病的快慢可分为急性呼吸性酸中毒和慢性呼吸性酸中毒。

【病因与发病机制】

引起 PCO_2 原发性升高导致呼吸性酸中毒的原因可为环境 CO_2 浓度过高、吸入 CO_2 过多(如通风不良)导致 PCO_2 升高,更多见的是由于呼吸通气障碍而致的 CO_2 排出受阻。临床上常见的通气障碍的原因如下:

1. 呼吸中枢抑制　主要造成急性呼吸性酸中毒。中枢病变包括脑外伤、颅内病变等造成呼吸节律调节障碍;脑干部脑疝形成、脑炎或使用过多抑制呼吸中枢的药物等直接造成脑干呼吸中枢节律性功能障碍。少部分慢性高碳酸血症患者在不恰当地用氧气后，可以使呼吸中枢刺激明显解除，出现急性呼吸性酸中毒。

2. 呼吸肌或胸壁障碍 急性呼吸性酸中毒可见于重症肌无力、周期性瘫痪急性发作、严重低钾或低磷血症、急性炎症性脱髓鞘性多发性神经病等。慢性呼吸性酸中毒见于脊髓灰质炎后、肌萎缩侧束硬化症、多发性硬化症、严重黏液性水肿、严重胸廓畸形等。

3. 上气道阻塞 可由急性气管异物、急性咽部痉挛等引起。

4. 肺部疾病 急性者可由急性呼吸窘迫综合征、急性心源性肺水肿、严重支气管哮喘或肺炎、气胸、血胸等引起。慢性者最常见的为慢性阻塞性肺疾病或肺组织广泛纤维化等。

【代偿机制】

正常情况下 CO_2 在组织代谢过程中持续不断产生，而肺则以相等的速度排出，$PaCO_2$ 保持恒定。当各种原因导致 CO_2 排出障碍时，血中 CO_2 水平可以很快上升，造成严重酸中毒。由于细胞外液缓冲主要是碳酸盐系统，因此对 CO_2 过多不起缓冲作用。过高的 CO_2 主要靠细胞内的非碳酸盐缓冲系统而缓冲，最后导致 HCO_3^- 增加，部分可从细胞内转移到细胞外，使血 HCO_3^- 增高。另外，在 PCO_2 过高情况下，肾排 H^+ 增加，HCO_3^- 重吸收也增加。后者虽然可以代偿，但需 3~4 天才可完成。在急性期一般 $PaCO_2$ 每升高 10mmHg，HCO_3^- 上升 1mmol/L；而慢性期则 PCO_2 每上升 10mmHg，HCO_3^- 升高 3~5mmol/L。

【临床表现】

急性严重呼吸性酸中毒可以出现呼吸急促、呼吸困难以及明显神经系统等症状。起始时患者有头痛、视野模糊、烦躁不安等，进一步可进展为震颤、神志模糊以至谵妄，严重的可发展至完全昏迷。由于高 PCO_2 对血管的扩张作用以及酸中毒本身对脑血流量的增加作用，致使颅内压升高，视乳头水肿等。由于 CO_2 可以很快通过血脑屏障，同时又具有亲脂性，因此可迅速进入到脑脊液及脑组织中，而 HCO_3^- 则不易进入，从而导致脑组织内 pH 下降较代谢性酸中毒远为明显，出现的神经系统症状也较严重。另外，明显 pH 下降以及高碳酸血症，可造成周围血管扩张、血压下降、心搏出量下降以及心律失常等，它们又可加重神经系统的障碍，成为急性呼吸性酸中毒症状严重的原因。

慢性呼吸性酸中毒症状不如急性者严重。由于大多数是因慢性阻塞性肺疾病等引起，因此以这些疾病的相关表现为主，包括气促、呼吸困难、咳嗽、下肢水肿以及其他缺氧症状等。

【治疗】

对急性呼吸性酸中毒，应迅速去除引起通气障碍的原因，改善通气功能，使积蓄的 CO_2 尽快排出。如由呼吸停止或气道阻塞引起者，应尽快气管插管，保持气道通畅。对慢性呼吸性酸中毒，亦应针对病因治疗和改善通气，同时采取控制感染、祛痰等措施。对代偿性慢性呼吸性酸中毒患者，迅速、完全纠正高碳酸血症后，可出现高碳酸血症后代谢性碱中毒。

呼吸性酸中毒时一般不进行碳酸氢盐治疗，除非 $pH<7.0$ 且患者将要接受气管插管。

第五节 呼吸性碱中毒

呼吸性碱中毒（respiratory alkalosis）是指由于肺通气过度使血浆 H_2CO_3 浓度或 PCO_2 原发性减少，而导致 pH 升高。根据发病的快慢可分为急性呼吸性碱中毒和慢性呼吸性碱中毒。

【病因】

1. 低氧血症 缺氧是刺激呼吸中枢兴奋的最常见原因，通常当 PO_2 小于 60mmHg 时，呼吸中枢即可受到强烈刺激。常见疾病为充血性心力衰竭、肺部慢性疾病、高原反应等。

2. 肺疾患 如肺炎、肺梗死、支气管哮喘、间质性肺病等都可引起呼吸性碱中毒。其发生机制与低氧血症有关，但给氧并不能完全纠正过度通气，牵张感受器和肺毛细血管旁感受器在肺疾患时过度通气的发生机制中具有重要意义。

3. 呼吸中枢受到直接刺激 癔症发作时可出现精神性过度通气；中枢神经系统疾病如脑血管病变、脑炎、脑外伤及脑肿瘤等均可刺激呼吸中枢引起过度通气；某些药物如水杨酸、氨可直接兴奋呼吸中枢致使通气增强；革兰氏阴性杆菌败血症也是引起过度通气的常见原因；高热、甲状腺功能亢进等因机体代谢过高可使肺通气功能增强。

4. 呼吸机使用不当 常因通气量过大而引起严重呼吸性碱中毒。

【临床表现】

呼吸性碱中毒比代谢性碱中毒更易出现眩晕、四肢及口周感觉异常、意识障碍及抽搐等。抽搐与低钙有关，碱中毒本身促使神经肌肉兴奋性增高也是原因之一。神经系统功能障碍除与碱中毒对脑功能的损伤外，还与低碳酸血症引起的脑血管收缩所致的脑血流量减少有关。呼吸性碱中毒时可因细胞内外离子交换和肾排钾增加而发生低钾血症，也可因血红蛋白氧离曲线左移使组织供氧不足。

【治疗】

呼吸性酸中毒的治疗主要是防治原发病，去除引起通气过度的原因。

过度换气综合征是在仔细观察和评估其他可能性后做出的排除性诊断，对于过度换气综合征引起的过度换气发作，急性期治疗着重于安慰患者和初步尝试呼吸再训练，试图让患者专注于腹式呼吸。如果这不能缓解急性发作而严重症状持续存在,可给予小剂量短效苯二氮䓬类药物。

第六节 混合性酸碱平衡紊乱

对酸碱平衡紊乱患者的评估,首先根据酸碱平衡紊乱的特征建立初步诊断:代谢性酸中毒的特征为血清 HCO_3^- 偏低、动脉血 pH 偏低,血清阴离子间隙可能升高或正常;代谢性碱中毒的特征为血清 HCO_3^- 升高、动脉血 pH 升高;呼吸性酸中毒的特征为动脉血 PCO_2 升高和动脉血 pH 降低;呼吸性碱中毒的特征为动脉血 PCO_2 偏低和动脉血 pH 升高。继而可根据表 19-3-1-1 来评估酸碱平衡紊乱的预计代偿范围,如果代偿不充分或过度,提示混合型酸碱平衡紊乱。

混合性酸碱平衡紊乱(mixed acid-base disorder)是指同时发生两个或两个以上代谢性或呼吸性酸碱平衡紊乱的临床情况。根据同时合并酸碱平衡紊乱的性质,可以分为相加性酸碱平衡紊乱、相抵性酸碱平衡紊乱以及三元性酸碱平衡紊乱。上述三大类情况以及临床改变的特点,如表 19-3-6-1 所示。

表 19-3-6-1 混合性酸碱平衡紊乱分类

混合性酸碱平衡紊乱	生化改变
相加性	
呼吸性酸中毒+代谢性酸中毒	pH 明显下降,HCO_3^- 降低,PCO_2 增加
呼吸性碱中毒+代谢性碱中毒	pH 明显上升,HCO_3^- 升高,PCO_2 下降
相抵性	
呼吸性酸中毒+代谢性碱中毒	pH 改变不定,HCO_3^- 升高,PCO_2 增加
呼吸性碱中毒+代谢性酸中毒	pH 改变不定,HCO_3^- 降低,PCO_2 降低
代谢性酸中毒+代谢性碱中毒	pH 改变不定,HCO_3^- 与 PCO_2 均可不同改变,$\Delta AG>\Delta HCO_3^-$
三元性	
呼吸性酸中毒+代谢性酸中毒+代谢性碱中毒	HCO_3^- 及 PCO_2 改变不定,最终 pH 根据哪一种酸碱紊乱过程突出而定
呼吸性碱中毒+代谢性酸中毒+代谢性碱中毒	HCO_3^- 及 PCO_2 改变不定,最终 pH 根据哪一种酸碱紊乱过程突出而定

(一)相加性酸碱平衡紊乱

1. 呼吸性酸中毒合并代谢性酸中毒 表现为 PCO_2 明显升高以及 HCO_3^- 显著下降,导致严重酸中毒。心搏骤停、严重肺水肿时最典型。水杨酸中毒加上镇静剂过度使用,以及原有肺部疾病基础上发生败血症或肾衰竭时也可出现。

2. 代谢性碱中毒合并呼吸性碱中毒 表现为 pH 明显过高和 HCO_3^- 上升。呼吸性碱中毒可以使脑血管收缩,代谢性碱中毒则可加剧该作用,且氧合血红蛋白解离曲线左移,携带的氧气不易释放到组织,均可加重组织缺氧。临床上常见于外科手术后危重病例,大量输血、慢性肝病、少部分妊娠妇女也可出现。

(二)相抵性酸碱平衡紊乱

1. 呼吸性酸中毒合并代谢性碱中毒 是临床上较常见的一种混合性酸碱平衡紊乱类型,可见于慢性阻塞性肺疾患合并呕吐,慢性肺源性心脏病出现心力衰竭使用排钾性利尿剂治疗等情况。此时血 pH 的变动取决于酸中毒与碱中毒的强弱。PCO_2 与血浆 HCO_3^- 浓度明显升高,且两者的变化程度均超出彼此代偿所应达到的范围。

2. 呼吸性碱中毒合并代谢性酸中毒 可见于肾衰竭合并感染,肝功能衰竭合并感染以及水杨酸中毒等。血 pH 的变动取决于呼吸性和代谢性因素对体液酸碱度的影响程度。PCO_2 和 HCO_3^- 浓度显著降低,且两者的降低程度均超过彼此代偿所应达到的范围。

3. 代谢性酸中毒合并代谢性碱中毒 可见于肾衰竭因频繁呕吐而大量丢失酸性胃酸的患者,剧烈呕吐伴有严重腹泻的患者。血 pH、HCO_3^- 和 PCO_2 的最终变化取决于何种紊乱占优势,它们可以升高、降低或在正常范围内。

(三)三元性混合性酸碱平衡紊乱 由于同一患者不可能有呼吸性酸中毒和呼吸性碱中毒同时存在,三元性混合性酸碱平衡紊乱只能有两种类型:呼吸性酸中毒合并代谢性酸中毒和碱中毒;呼吸性碱中毒合并代谢性酸中毒和碱中毒。由于两种代谢性紊乱各自程度不同,血浆 HCO_3^- 浓度可以增加、减少或处于正常范围。血 pH 和 PCO_2 也同样因上升和下降的因素同时存在而无固定结果。由于三元性混合性酸碱平衡紊乱比较复杂,必须在充分了解原发病及病情变化的基础上,结合实验室检查,进行综合分析才能得出正确结论。

推荐阅读

1. BEREND K. Diagnostic use of base excess in acid-base disorders[J]. N Engl J Med,2018,378(15):1419-1428.
2. RING T,NIELSEN S. Whole body acid-base modeling revisited[J]. Am J Physiol Renal Physiol,2017,312(4):F647-F653.
3. KAMEL K S,HALPERIN M L. Acid-base problems in diabetic ketoacidosis[J]. N Engl J Med,2015,372(6):546-554.
4. JABER S,PAUGAM C,FUTIER E,et al. Sodium bicarbonate therapy for patients with severe metabolic acidaemia in the intensive care unit(BICAR-ICU):a multicentre,open-label,randomised controlled,phase 3 trial[J]. Lancet,2018,392(10141):31-40.

第四章 糖 尿 病

糖尿病(diabetes mellitus,DM)是一组常见的以葡萄糖和脂肪代谢紊乱、血浆葡萄糖水平增高为特征的代谢内分泌疾病。按发病原理,DM 分为 4 种类型:2 型糖尿病(type 2 diabetes mellitus,T2DM)、1 型糖尿病(type 1 diabetes mellitus,T1DM)、特殊类型糖尿病及妊娠糖尿病。90%以上 DM 为 T2DM。

第一节 2 型糖尿病

胡仁明 王宣春 叶红英 李益明

糖尿病的基本病理生理为绝对或相对胰岛素分泌不足及胰岛素敏感性下降和胰高血糖素活性增高所引起的代谢紊乱,包括糖、蛋白质、脂肪、水及电解质等,严重时常导致酸碱平衡失常;其特征为高血糖、糖尿、葡萄糖耐量减低及胰岛素释放试验异常。临床上早期无症状,至症状期才有多食、多饮、多尿、烦渴、善饥、消瘦或肥胖、疲乏无力等症群,久病者常伴发心脑血管、肾、眼及神经等病变。2 型糖尿病常伴动脉粥样硬化(AS)、非酒精性脂肪肝和肥胖,此 4 种代谢性疾病可能形成代谢性炎症综合征(metabolic inflammatory syndrome,MIS)。严重病例或应激时可发生酮症酸中毒、高渗性昏迷、乳酸性酸中毒而威胁生命,常易并发化脓性感染、尿路感染、肺结核等。自从胰岛素及抗菌药物问世后酮症及感染已少见,病死率明显下降。如能及早防治,严格和持久控制高血糖、高血压、高血脂可明显减少慢性并发症。越来越多的临床研究提示 T2DM 可缓解(remission)。

【流行病学与特点】

国际糖尿病联盟(IDF)的数据估计,2019 年,全球糖尿病发病率在 9.3%,累计 4.63 亿人,到 2030 年上升至 10.2%(5.78 亿人),2045 年至 10.9%(7 亿人)。我国首次糖尿病调查于 1978—1979 年在上海,10 万人口中发现患病率为 10.12‰(标化患病率 9.29‰),1980—1981 年在全国 14 个省 30 万人口中患病率为 6.09‰(标化患病率 6.74‰)。本病多见于中老年,患病率随年龄而增长,自 45 岁后明显上升,至 60 岁达高峰。我国糖尿病绝大多数属 2 型,1 型糖尿病患病率为万分之 0.61 到 0.83。近年研究显示青少年人群 2 型糖尿病患病率快速增加,几乎与 1 型糖尿病各占一半。2007—2008 年,CDS 组织全国 14 个省市开展了糖尿病流行病学调查,我国 20 岁及以上成年人的糖尿病患病率为 9.7%。2013 年,我国慢性病及其危险因素监测显示,18 岁及以上人群糖尿病患病率为 10.4%。住院和社区整群抽样糖尿病患者常伴有肥胖、脂肪肝和动脉粥样硬化,这些伴有代谢性疾病的患病率都超过 50%。上述 4 种代谢性疾病都与慢性低度炎症有关,因此如果伴有上述 4 个疾病中的 2 个或以上,可考虑诊断 MIS。

T2DM 特征为:①起病较慢;②典型病例见于中老年人,偶见于幼儿;③血浆胰岛素水平仅相对性不足,且在糖刺激后呈延迟释放,有时肥胖患者空腹血浆胰岛素基值可偏高,糖刺激后胰岛素亦高于正常人,但比相同体重的非糖尿病肥胖者为低;④遗传因素主要涉及表观遗传;⑤ICA 常呈阴性;⑥胰岛素效应往往较差;⑦早期时生活干预或单用口服抗糖尿病药物,一般可以控制血糖。

2 型糖尿病患者主要由于胰岛素抵抗合并有相对性胰岛素分泌不足所致。有些需用胰岛素以控制高血糖症。在这类患者中可能有一些是特殊类型的糖尿病。大部分的患者伴肥胖,肥胖症本身可引起胰岛素抵抗。即使以传统体重指标鉴定并不肥胖的患者,仍可在内脏有体脂的积聚。由于高血糖症发展甚慢,早期症状很轻微而不典型或无症状,故常经过许多年始被确诊,然而,患者很容易发生大血管和微血管并发症。面对胰岛素抵抗和高血糖症,尽管 β 细胞分泌更多的胰岛素,血胰岛素水平常高于正常,仍不能使血糖正常化,说明 β 细胞分泌功能有一定缺陷,不足以代偿胰岛素抵抗。

【发病机制、病理生理与病理】

2 型糖尿病发病机制十分复杂,是遗传因素和环境因素相互作用的多基因遗传复杂疾病。2 型糖尿病的基本病理生理过程为由于超重或肥胖导致胰岛素抵抗(insulin resistance),胰岛素抵抗导致的代谢压力,促使胰岛 β 细胞代偿性增加胰岛素分泌,持续存在的胰岛素抵抗使胰岛 β 细胞从代偿逐渐演变到失代偿,即出现血糖升高,发生 2 型糖尿病。

(一)胰岛素抵抗

1. 胰岛素信号转导通路异常 T2DM 是一类最为常见的糖尿病,其特征为胰岛素抵抗与胰岛素分泌相对缺乏。2 型糖尿病的确切病因尚不清楚,与遗传和环境因素有关。T2DM 有很强的家族聚集倾向,一级亲属中存在糖尿病患者的人群易患糖尿病。其他危险因素包括增龄、肥胖、缺少体力活动等。胰岛素信号转导是维持血糖稳定的重要环节,各种危险因素,通过影响胰岛素信号转导,降低外周组织胰岛素敏感性,是 T2DM 发生最为重要的病理生理过程。

(1)胰岛素受体前异常:受体前胰岛素抵抗主要与循环中存在胰岛素抗体有关,胰岛素抗体与胰岛素结合,阻碍了胰岛素与受体的结合,从而不能激活胰岛素信号转导通路。

(2)胰岛素受体异常:由于编码胰岛素受体基因突变,导致胰岛素受体结构改变,胰岛素信号转导障碍。临床上表现为典型的胰岛素抵抗,包括矮妖精貌综合征(leprechaunism),A 型胰岛素抵抗和 Rabson-Mendenhall 综合征。

（3）胰岛素受体后信号转导异常：受体后信号转导异常机制十分复杂，也是 T2DM 胰岛素抵抗最为常见的缺陷。受体后缺陷涉及受体自身磷酸化障碍；IRS 的丝氨酸位点磷酸化，抑制酪氨酸位点磷酸化；PI3K 和 Akt 活性受到抑制，蛋白酪氨酸磷酸酶 1B（PTP-1B）活性增加等。PTP-1B 属于蛋白质酪氨酸磷酸酶家族，通过使胰岛素受体或其底物上的激酶活化部分酪氨酸残基去磷酸化，对胰岛素信号转导进行负性调节；PTP-1B 过表达降低酪氨酸激酶活性，胰岛素信号下传障碍，导致胰岛素抵抗。Akt2 主要表达在胰岛素敏感性组织。*Akt2* 基因敲除小鼠出现外周组织的胰岛素抵抗和胰岛 β 细胞减少，出现 2 型糖尿病。George 等发现 *Akt2* 单基因突变家系成员出现明显的胰岛素抵抗和糖尿病表型。野生型的 Akt2 活化后作用于 FOXA2 转录因子，导致 FOXA2 从胞核转位至胞质，下调 FOXA2 介导的 *PEPCK* 基因表达。突变型 Akt2 丧失上述功能，导致 *PEPCK* 基因过度表达，肝糖生成增加和外周葡萄糖利用减少，肝脏和外周组织出现严重胰岛素抵抗。

2. 胰岛素抵抗发生机制　T2DM 是复杂的遗传因素和环境因素共同作用的结果，其特征为伴有胰岛素抵抗和 β 细胞功能双重缺陷。当存在胰岛素抵抗时，如果 β 细胞能代偿性增加胰岛素分泌，则可维持血糖正常；当 β 细胞功能有缺陷、对胰岛素抵抗不能完全代偿时，就会出现血糖升高，发生 T2DM。人们普遍认为胰岛素抵抗在 T2DM 发生发展中起主要作用。大量流行病学研究提示，胰岛素抵抗在 T2DM 诊断前 5~10 年就已经存在。因此，胰岛素抵抗还是日后发生 T2DM 最好的临床预测指标。

目前已有的证据显示，T2DM 是一种慢性非特异炎症性疾病，炎症是胰岛素抵抗的触发因素，是 T2DM 的发病基础。炎症是机体消除损害因素、对局部组织损伤进行修复的过程，由非特异性免疫和特异性免疫介导。脂肪组织和肝脏分泌的多种炎症因子如肿瘤坏死因子-α（TNF-α）、白介素-6（IL-6）、C 反应蛋白（CRP）和纤溶酶原激活抑制物-1（PAI-1）等可以影响机体的能量摄入储存和代谢，干扰胰岛素信号通路转导，是导致胰岛素抵抗的主要分子机制。生理情况下，胰岛素与胰岛素受体结合使受体磷酸化，导致 IRS 的酪氨酸激酶磷酸化，激活下游底物，将胰岛素信号下传。然而，炎症因子激活的一系列激酶也可以使 IRS 发生磷酸化，但是作用部位在酪氨酸附近的丝氨酸或苏氨酸上，一旦丝氨酸或苏氨酸磷酸化就会干扰酪氨酸的磷酸化，导致 IRS 和胰岛素受体的结合松散以及激活下游底物 PI3K 的能力下降，从而减弱胰岛素信号转导，引起胰岛素抵抗。受炎症因子激活而干扰胰岛素信号转导的丝氨酸/苏氨酸激酶包括 Jun 氨基端激酶（JNK）、核因子 κB（NF-κB）抑制物激酶 β（IKKβ）、蛋白激酶 Cθ（PKCθ）等。此外，还涉及细胞因子信号转导抑制因子（SOCS）和诱导型一氧化氮合酶/一氧化氮（iNOS/NO）等多种信号通路。

炎症和胰岛素抵抗互相促进，形成低度炎症恶性正反馈效应。炎症启动后分泌的 TNF-α、IL-6 等炎症因子可通过干扰胰岛素信号通路，阻碍胰岛素信号的进一步下传，导致肌细胞、肝细胞的胰岛素抵抗的发生。同时胰岛素抵抗又可促进炎症因子的进一步分泌。因此对糖尿病患者终止炎症反应有着尤为重要的意义（图 19-4-1-1）。

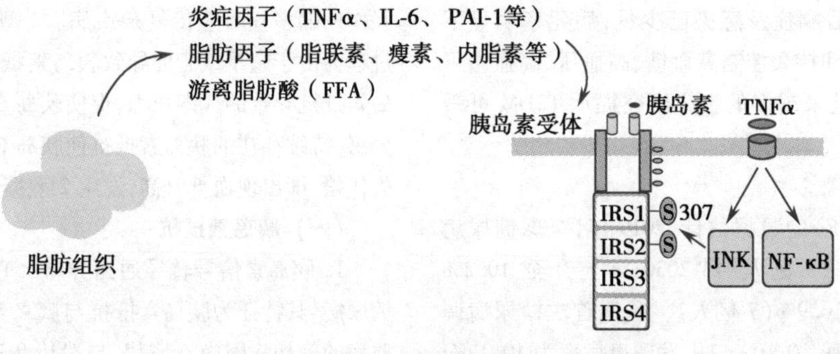

图 19-4-1-1　胰岛素抵抗机制

（二）胰岛 β 细胞功能缺陷

1. 胰岛 β 细胞缺陷（pancreatic β cell defect）　T2DM 导致的高血糖促使胰岛 β 细胞出现一系列病理变化，主要包括胰岛 β 细胞凋亡、胰岛 β 细胞去分化和转分化。细胞凋亡是一种细胞程序性死亡，细胞凋亡呈现出特征性形态学变化，主要包括细胞皱缩、染色质凝集、凋亡小体形成、细胞骨架解体等，其中以胞核的变化最为显著；细胞凋亡时细胞的生化改变具有复杂性和多样性，包括 DNA 片段化、多种蛋白酶控制、胞质 Ca^{2+} 持续升高、pH 的变化、线粒体在细胞凋亡中起重要作用。诱导细胞凋亡的因素很多，大致可以分为胞内细胞因子和胞外刺激因子，而细胞凋亡的介导途径也可主要分为死亡受体/细胞膜信号传导途径和线粒体信号转导途径。

成熟 β 细胞能够敏感的感知外周环境中葡萄糖浓度的变化并能分泌适量的胰岛素，这些成熟的胰岛 β 细胞内含有大量的分泌颗粒并表达特异性的基因，如胰岛素、肌腱膜纤维肉瘤癌基因同系物 A（MafA）等。传统的观点认为这些成熟的胰岛 β 细胞逐渐死亡导致胰岛 β 细胞数量减少不能分泌足够的胰岛素进而导致 T2DM 的发生发展。而 Accili 的研究表明，胰岛 β 细胞并没有死亡，而是丢失上述特性，退回到早期、较为原始的阶段，即胰岛 β 细胞去分化。这些去分化的胰岛 β 细胞无法敏感的感知外周的葡萄糖浓度变化，不再分泌胰岛素，因而传统的胰岛素染色无法着色。撤除体内的生理或病理性应激、应用胰岛素治疗均可部分恢复β细胞的某些特性。

2. 葡萄糖毒性　正常状态下葡萄糖是机体主要的能量来源，T2DM 患者由于胰岛素分泌不足及胰岛素抵抗导致慢性高血糖。慢性的高血糖对胰岛β细胞的功能产生损害称之为高葡萄糖毒性。短期的高血糖会引起胰岛β细胞可逆的胞吐机制的异常，导致胰岛β细胞对葡萄糖的敏感性下降。持续的高血糖长期促进胰岛β细胞分泌胰岛素，进一步导致细胞内可释放的胰岛素池耗竭。而长期的高血糖作用下则可对胰岛β细胞产生慢性进行性的不可逆损伤，胰岛β细胞凋亡增加而胰岛β细胞量出现减少。

3. 脂毒性　游离脂肪酸（FFA）在正常生理条件下也是机体重要的能量来源，其正常浓度范围内对胰岛β细胞并没有毒性作用。高脂毒性是指长期的超过正常范围的高浓度脂肪酸对胰岛β细胞的损伤作用，这一作用涉及炎症、氧化应激、内质网应激和自噬等多个生物学过程。当然高脂毒性这个概念本身还有一些争议，一些学者认为在血糖水平正常的情况下，游离脂肪酸水平升高并不损伤胰岛β细胞功能，胰岛β细胞通过调整自身对脂肪酸的代谢能力加强利用，并不会发生糖尿病。高脂毒性的发生必须同时存在高血糖的异常，即高血糖在高脂毒性的发生中发挥重要作用，因而提出“糖脂毒性”的概念，即没有高血糖则单纯高浓度游离脂肪酸对胰岛β细胞功能并没有毒性作用。这一概念的提出也可部分解释相当一部分肥胖伴随血脂异常的患者并不发生糖尿病的现象。

正常生理条件下游离脂肪酸进入胰岛β细胞后参与氧化磷酸化。胰岛β细胞内游离脂肪酸的代谢与糖代谢和氨基酸代谢相互影响，但过量的游离脂肪酸进入胰岛β细胞内可干扰葡萄糖的氧化过程，改变胰岛素基因的表达，导致基础胰岛素分泌增加而葡萄糖刺激的胰岛素分泌功能下降。

分泌蛋白都需要在内质网正确折叠，胰岛β细胞内胰岛素的合成和分泌很旺盛，因而其对内质网应激非常敏感。饱和脂肪酸例如棕榈酸能够促进胰岛β细胞的内质网应激，促进胰岛β细胞的凋亡。

4. 炎症和自噬　除了前述细胞凋亡、去分化和转分化、糖脂毒性之外，研究表明慢些炎症在2型糖尿病的发生发展中也发挥着重要作用。T2DM 患者胰腺的组织学检查发现胰岛存在炎性细胞侵入、胰淀粉样蛋白沉积、细胞死亡和纤维化，这些发现提示炎性反应也许与胰岛β细胞功能异常相关联。无论啮齿类 T2DM 模型（GK 大鼠、db/db 小鼠）还是 T2DM 患者的胰岛内的巨噬细胞数量都出现增加。巨噬细胞能分泌多种细胞因子（IL-1β、$TGF\beta_1$ 等），而 IL-1β 能促进胰岛细胞的炎症反应。糖尿病常伴有肥胖、脂肪肝及动脉粥样硬化，这些疾病都与慢性低度炎症密切相关，因此慢性低度炎症可能是代谢性炎症综合征的共同基础。

（三）病理生理机制　T1DM 由于胰岛素绝对缺乏，碳水化合物、脂肪和蛋白质三大营养素代谢呈现负平衡。脂肪分解代谢增加，极易出现酮症酸中毒。胰岛严重破坏，胰岛β细胞数目几乎完全丧失。

T2DM 由于胰岛素抵抗、相对胰岛素缺乏，表现为血糖升高、脂代谢紊乱、氨基酸代谢紊乱、水与电解质代谢紊乱、大血管和微血管结构与功能异常、神经系统病变等。胰岛β细胞量下降，并出现部分β细胞去分化和转分化现象。

1. 葡萄糖利用减少和肝糖输出增多

（1）葡萄糖转运进入细胞减少，血糖升高。

（2）糖异生增加、糖原分解增加，肝糖输出增加。

2. 脂代谢紊乱

（1）由于肝脏极低密度脂蛋白（VLDL）输出增加，血清甘油三酯升高。

（2）低密度脂蛋白胆固醇（LDL-c），尤其小而密低密度脂蛋白胆固醇（sdLDL-c）升高。

（3）由于胰岛素作用组织的选择性胰岛素抵抗，肝脏、骨骼肌等组织脂肪含量增加。

3. 氨基酸代谢紊乱

（1）蛋白质合成减少、分解增加，呈负氮平衡。

（2）合成代谢减少，儿童生长发育迟缓，创口不易愈合。

4. 水、电解质代谢紊乱

（1）脂肪分解增加、酮体产生增加，易出现酮症酸中毒。

（2）尿量增加、当饮水不足时，易出现糖尿病高渗昏迷。

（3）钙磷代谢紊乱、骨质疏松。

5. 血管病变

（1）大血管病变：是指主动脉、冠状动脉、脑动脉、肾动脉及周围动脉等大血管的动脉粥样硬化。

（2）微血管病变：主要累及视网膜、肾脏、心脏、周围神经等体内多个重要器官的毛细血管改变。

6. 肾脏　肾小球硬化，足细胞数目和密度已减少、病变，导致大量蛋白尿发生。肾小管上皮脱落，功能异常。

7. 心脏　心肌病变、心肌细胞内肌丝明显减少，电镜下可见大量肌原纤维蛋白丧失，严重时心肌纤维出现灶性坏死。

8. 神经系统　周围神经病变最为常见，呈鞘膜水肿、变性、断裂而脱落，轴突变性、纤维化、运动终板肿胀等。自主神经呈染色质溶解，胞质空泡变性及核坏死，胆碱酯酶活力减少或缺乏。

【诊断与鉴别诊断】

（一）临床表现　糖尿病是一种慢性进行性疾病，除1型特别是暴发性 T1DM 起病较急外，T2DM 起病隐匿和徐缓，难以估计起病时间。2型糖尿病各期临床表现如下：

1. 无症状期　患者健康状况良好，往往超重或肥胖，精神体力正常，体重无明显下降，常因体检或其他疾病就诊检查发现血糖升高而确诊。高危人群行糖耐量试验筛查可在空腹血糖升高前得以诊断。近50%患者可伴发高血压、高血脂、高尿酸或非酒精性脂肪肝。患者可因屡发化脓性皮肤感染及尿路感染等检查发现。此期血糖往往轻度升高。

2. 症状期　随着血糖进行性升高，逐步出现症状，如乏力、口干等，典型者表现为“三多一少”及多饮多尿多食和体重下降。如未及时诊治,血糖进一步升高,“三多一少”症状进一步加重甚至可出现急性并发症症状,表现为恶心、呕吐、腹痛、神志改变等;或表现为糖尿病慢性并发症表现,如蛋白尿、视物模糊视力下降、四肢麻木等。

(1) 多尿、烦渴、多饮:由于糖尿,尿渗透压升高而肾小管回吸收水减少,尿量增多。多尿失水而烦渴,饮水量及次数均增多,与血糖水平成正比。

(2) 善饥多食:由于胰岛素作用不足葡萄糖未能被利用,伴以高血糖刺激胰岛素分泌,食欲常亢进,易有饥饿感。病者食欲忽然降低,则应注意有否感染、发热、或已发生酮症等并发症。多尿、多饮及多食临床上常称“三多症”。

(3) 疲乏、体重减轻、虚弱:由于代谢失常,能量利用减少,负氮平衡,失水和电解质,酮症时更严重,患者感疲乏、虚弱无力,体重下降程度与血糖水平成正比。部分患者进食大幅增加可无体重下降。多食特别是多饮含糖饮料可进一步升高血糖,甚至诱发急性并发症。

(4) 皮肤瘙痒:多见于女性会阴部,由于尿糖刺激局部所致。有时并发白念珠菌等真菌性阴道炎,瘙痒更严重,常伴以白带等分泌。失水后皮肤干燥亦可发生全身瘙痒,但较少见。

上述与血糖升高相关的症状随着血糖的控制可以缓解和消失。早期诊断后并血糖控制良好的患者可以无上述症状。

3. 并发症期 血糖显著升高可发生急性并发症,如酮症酸中毒、非酮症高渗综合征;长期慢性高血糖则导致全身各种慢性并发症,如视网膜病变、神经病变、肾病等。部分 T2DM 未及时就诊,也可能因酮症就诊或因糖尿病慢性并发症就诊得以诊断。相关临床表现详见本章第五节“糖尿病急性并发症”和第六节“糖尿病慢性并发症”。

(二) 实验室检查

1. 尿

(1) 尿糖测定:尿糖阳性是诊断糖尿病的重要线索,但是尿糖阴性不能排除糖尿病,尤其是在 T2DM 患者。决定糖尿及尿糖量的因素有:①血糖浓度;②肾小球滤过率;③肾小管回吸收葡萄糖率下降:可能与钠-葡萄糖协同转运蛋白 2(SGLT2)有关。正常人肾糖阈为 160~180mg/dl;如菊糖清除率为 125ml/min,肾小管能回吸收肾小球滤液中葡萄糖 250~300mg/min,故血糖正常时尿中无糖。但不少晚期病者由于肾小动脉硬化、肾小球硬化症等病变,肾血流量减少,肾小球滤过率减低而肾小管回吸收糖的功能相对尚好时,则血糖浓度虽高而无糖尿,临床上称为肾糖阈增高。反之如肾小管再吸收糖的功能降至 120mg/min 以下,则血糖浓度虽在 100mg/dl 左右仍可有糖尿,临床上称为肾糖阈降低,见于肾性糖尿,为本病重要鉴别诊断之一。

(2) 蛋白尿:一般无并发症病者阴性或偶有白蛋白尿,低于 30mg/d 或 20μg/min,白蛋白尿排泄率在 30~300mg/d 时称微量白蛋白尿,表明患者已有早期糖尿病肾病;白蛋白尿排泄率>300mg/d 时,称临床或大量白蛋白尿,常规尿检可出现蛋白尿,可达 0.5g%(相当于++++),每日丢失蛋白质可在 3g 以上(正常人<30mg/d),常引起严重低蛋白血症和肾病综合征。高血压、肾小动脉硬化症、心力衰竭者亦常有少量蛋白尿,酮症酸中毒、高渗昏迷伴循环衰竭者或休克失水严重影响肾循环时亦可出现蛋白尿。

(3) 酮尿:见于重症或饮食失调伴酮症酸中毒时,也可因感染、高热等进食很少(饥饿性酮症)。

(4) 管型尿:往往与大量蛋白尿同时发现,多见于弥漫型肾小球硬化症,大都属透明管型及颗粒管型。

(5) 镜下血尿及其他:偶见于伴高血压、肾小球硬化症、肾小动脉硬化症、肾盂肾炎、肾乳头炎伴坏死或心力衰竭等病例中。有大量白细胞者常提示有尿路感染或肾盂肾炎,往往比非糖尿病患者为多见。有肾乳头坏死者有时可排出肾乳头坏死组织,为诊断该病的有力佐证。

2. 血 无并发症者血常规大多正常,但有下列生化改变。

(1) 血糖:2 型糖尿病轻症患者空腹血糖可正常,餐后常超过 11.1mmol/L,重症及 1 型糖尿病患者则显著增高,常在 11.1~22.0mmol/L 范围内,有时可高达 33.0mmol/L 以上。

(2) 血脂:未经妥善控制者或未治患者常伴以高脂血症和高脂蛋白血症。典型的表现主要是甘油三酯(TG)及低密度脂蛋白(LDL)升高、高密度脂蛋白(HDL)降低。尤以 2 型肥胖患者为多,但有时消瘦的患者亦可发生。甘油三酯可自正常浓度上升 4~6 倍,游离脂肪酸自正常浓度上升 2 倍余,总胆固醇、磷脂、低密度脂蛋白(LDL)均明显增高。高密度脂蛋白尤其是亚型 2(HDL2Ch)降低,ApoA1、ApoA2 亦降低。

(3) 血酮、电解质、酸碱度、CO_2 结合力与尿素氮等变化将在酮症酸中毒、高渗昏迷、乳酸性酸中毒和肾病变等有关节段中叙述,详见本章第五节“糖尿病急性并发症”和第六节“糖尿病慢性并发症”。

(4) 胰岛自身抗体:胰岛细胞抗体(ICA)、胰岛素抗体(IAA)、谷氨酸脱羧酶自身抗体(GADAb),其中以 GADAb 的价值最大。多见于免疫介导的 T1DM 患者。

(5) 糖化血红蛋白(glycosylated hemoglobin,HbA1c):反映近 2~3 个月中平均血糖情况,正常值为 4%~6%。为临床上评估血糖控制情况的核心指标。标准化测定时尚可用于糖尿病的诊断。

(6) 糖化血清白蛋白:可反映近 2~3 周平均血糖水平。

3. 对部分患者需估计其胰岛素抵抗、β 细胞功能或血糖控制情况时,尚可以做下列测定:

(1) 空腹胰岛素:复旦大学附属华山医院放射免疫法测定空腹血浆胰岛素正常范围为 2.6~11.1mU/ml,1 型患者往往在 5mU/ml 以下。T2DM 患者血浆胰岛素浓度一般正常,早期胰岛素抵抗明显者常高于正常,晚期胰岛功能衰竭则降低。

(2) 胰岛素释放试验:T1DM 患者除空腹水平很低外,糖刺激后胰岛素水平仍很低,呈低扁平曲线,尤其是计算同时的葡萄糖(G)与胰岛素(IRI)的比值,IRI/G,提示胰岛素分泌偏低。T2DM 患者空腹水平可正常或偏高，刺激后呈延迟释放。葡萄糖刺激后如胰岛素水平无明显上升或低平，提示 β 细胞功能低下。

(3) C 肽测定：C 肽是从胰岛素原分裂而成的与胰岛素等分子肽类物，不受肝酶的灭活，仅受肾作用而排泄，故血中浓度可更好地反映胰岛 β 细胞储备功能。测定 C 肽时不受胰岛素抗体所干扰，与测定胰岛素无交叉免疫反应，也不受外来胰岛素注射的影响，反映 β 细胞分泌功能。

(4) 按患者临床征象估计胰岛素敏感性：高血压或心肌梗死、T2DM 家族史各为 2 分，腰围/臀围(WHR)>0.85、高血压[>140/90mmHg(1mmHg=0.133kPa)]、高甘油三酯(>1.9mmol/L)、高尿酸血症(>386.8mmol/L)和脂肪肝(γ-GT>25U/L 或 B 超密度异常)各判为 1 分。若总分≥3 时疑为有胰岛素抵抗可做 OGTT，如证实为 IGT 或 DM 即可考虑胰岛素抵抗。如血糖正常可测定血胰岛素水平，如≥15μU/ml 则也可认为胰岛素抵抗。如总分<3 时胰岛素抵抗的可能性不大。

(5) 稳态模型(Homa model)的胰岛素抵抗指数(Homa-IR)及胰岛素作用指数：胰岛素抵抗的"金标准"是正常血糖高胰岛素钳夹试验，但体重指数(BMI)、腰围(W)、腰臀比(WHR)、空腹胰岛素(FINS)、空腹血糖/空腹胰岛素(FPG/FINS)、胰岛素作用指数(IAI)和 Homa-IR 因操作简单、价格便宜对患者几乎无损伤而受广泛欢迎。其中 Homa-IR 是基于血糖和胰岛素在不同器官的相互影响而建立的数学模型，该模型仅用空腹血糖和胰岛素值来评估机体的胰岛素抵抗(Homa-IR)和 β 细胞功能(胰岛素分泌指数 Homa-IS)：Homa-IR=(FINS×FPG)/22.5，并对结果行对数转换或 Homa-IR=FINS/22.5elnFPG，Homa-IS=20×FINS/(FPG3.5)，其中胰岛素单位为 μU/ml，葡萄糖为 mmol/L。Homa-IR、Homa-IS 仅涉及空腹状态下血糖和胰岛素值。在糖耐量异常和糖尿病患者运用 Homa-IR 时，应同时了解患者的病程、治疗情况，作综合分析。计算空腹血糖与胰岛素乘积的倒数[1/(FPG×FINS)]，并取其自然对数即为胰岛素作用指数。计算公式：IAI=ln[1/(FINS×FPG)]。研究结果显示在糖耐量正常、糖耐量减低和 2 型糖尿患者群 IAI 与 Clamp 测定的胰岛素敏感性的相关系数高度显著相关，分别为 0.78(n=150)、0.71(n=62)和 0.71(n=29)。

糖尿病的实验室检查和辅助检查还应包括针对分型鉴别、合并症评估如血压、血脂等和慢性并发症筛查。详见本章第六节"糖尿病慢性并发症"。

(三) 诊断和鉴别诊断

1. 诊断　中国的糖尿病患病率逐年升高，对高危人群要开展糖尿病的筛查，在临床工作中更应关注血糖。

WHO(1999 年)标准依旧为目前国际通用糖尿病诊断标准和分类。中华医学会糖尿病分会(CDS)2017 年指南引用其标准。糖尿病诊断、糖代谢状态分类标准见表 19-4-1-1 和表 19-4-1-2。

表 19-4-1-1　糖代谢状态分类(WHO 1999)

糖代谢分类	静脉血浆葡萄糖/(mmol·L^{-1})	
	空腹血糖	糖负荷后 2h 血糖
正常血糖	<6.1	<7.8
空腹血糖受损(IFG)	≥6.1,<7.0	<7.8
糖耐量异常(IGT)	<7.0	<11.1
糖尿病	≥7.0	≥11.1

表 19-4-1-2　糖尿病诊断标准

诊断标准	静脉血糖
1. 典型糖尿病症状(多尿、多饮和无原因体重减轻)同时随机血糖	≥11.1mmol/L
2. 空腹血糖*	≥7.0mmol/L
3. 葡萄糖负荷后 2h 血糖*	≥11.1mmol/L

注：空腹状态指至少 8h 没有进食热量；随机血糖指不考虑上次用餐时间；*诊断标准 2 和 3 在患者无糖尿病相关症状时需重复测定确认。

2011 年，WHO 建议在条件具备的国家和地区采用 HbA1c 诊断糖尿病，诊断切点为 HbA1c≥6.5%。2017CDS 对于采用标准化检测方法并有严格质量控制的医院，可以开展用 HbA1c 作为糖尿病诊断及诊断标准的探索研究。国内一些研究结果显示，在中国成人中 HbA1c 诊断糖尿病的最佳切点为 6.2%~6.4%。以 6.3%的依据为多。

2. 糖尿病鉴别诊断　影响糖尿病诊断的因素：虽然参照诊断标准，糖尿病的诊断并不难。但仍然要关注影响诊断的因素：

(1) 应激性血糖升高或糖尿：见于脑出血、大量消化道出血、脑瘤、颅骨骨折、窒息、高热及麻醉时，血糖可呈暂时性过高伴糖尿，可于病情随访中加以鉴别，HbA1c 多为正常。

(2) 药物：一些药物可影响糖代谢，特别是糖皮质激素常降低胰岛素的敏感性，导致血糖升高。

(3) 饥饿性糖尿：当饥饿数日后，忽进食大量糖类食物，胰岛素分泌一时不能适应，可产生糖尿及葡萄糖耐量异常，鉴别时注意分析病情，注意饮食史、进食总量，空腹血糖常正常甚可偏低，必要时可给糖类每日 250g 以上，3 日后重复糖耐量试验。

(4) 食后糖尿：糖尿发生于摄食大量糖类食物后，或因吸收太快，血糖浓度升高暂时超过肾糖阈而发生糖尿，但空腹血糖及糖耐量试验正常。

(5) 非糖尿病性葡萄糖尿：如肾性糖尿，由于肾小管再吸收糖的能力减低，肾糖阈低下，血糖虽正常而有糖尿，见于少数妊娠妇女有暂时性肾糖阈降低时，必须进行产后随访，以资鉴别。肾炎、肾病等也可因肾小管再吸收功能损伤而发生肾性糖尿，应与糖尿病性肾小球硬化症鉴别。真正的肾性糖尿如范科尼综合征为肾小管酶系缺乏，颇为罕见。空腹血糖及糖耐量试验完全正常，还可进行肾糖阈测定，肾小管最大葡萄糖吸收率测定等以资鉴别。

（6）对于因症状就诊的患者，需要评估血糖水平与症状间的关系，以免遗漏导致症状的真正病因。如患者有显著口干多饮或体重下降或乏力，但空腹和餐后血糖水平不能解释其症状，应进一步进行相应的检查，明确是否因甲状腺功能亢进或干燥综合征等其他疾病导致相应症状。

【防治】

控制血糖是糖尿病治疗的基本内容。降糖治疗主要采用饮食控制、合理运动、适时选用各类药物、血糖检测和糖尿病自我管理教育。糖尿病患者多并发动脉粥样硬化、高血压、肥胖、脂肪肝、高血脂，故糖尿病患者也需降压、调脂和减肥。动脉粥样硬化、肥胖、脂肪肝及都是与不良生活习惯及慢性低度炎症密切相关，因此，如果患者合并上述4个疾病中的2个，可考虑诊断代谢性炎症综合征（MIS）。MIS的诊断有利于动脉粥样硬化的早期诊断和治疗并提供异病同防、异病同治的整合防治的依据。糖尿病的治疗是一个系统工程，其达标要求见表19-4-1-3。近年来国外已推出胆酸螯合剂及多巴胺受体激动剂治疗2型糖尿病并获较好疗效，钠-葡萄糖同向转运蛋白抑制剂也已经上市，甚而还可采用手术治疗肥胖型2型糖尿病。另外，糖尿病及其并发症在相当程度上是可以预防的，甚至有部分患者经上述综合治疗后病况可缓解的（如一段时间内可不用降糖药），认为一旦诊断2型糖尿病需要终身药物治疗的依据不足，对于轻度新诊断的患者，经过生活干预血糖可长期保持正常，有的患者32年停用降糖药血糖保持正常。因而各级医疗机构要关注和加强糖尿病的预防工作及增加患者战胜疾病的信心。

表19-4-1-3　糖尿病控制目标*

指标	控制目标
1. 血浆葡萄糖	空腹： 4.4~6.1mmol/L（良好） 6.1<~7.0mmol/L（一般） 非空腹： 4.4~8.0mmol/L（良好） 8.0<~10mmol/L（一般）
2. HbA1c	<6.5%（良好） 6.5%~7.5%（一般）
3. 血压	<130/80mmHg
4. 血脂	总胆固醇<4.5mmol/L HDL-C>1.0mmol/L 甘油三酯<1.5mmol/L LDL-C<2.5mmol/L
5. 尿白蛋白 尿白蛋白/肌酐比值 尿白蛋白排泄率	 男性<2.5mg/mmol（22mg/g） 女性<3.5mg/mmol（31mg/g） <20μg/min（30mg/d）
6. 主动有氧活动	150min/周

注：*血糖控制目标必须个体化，对生活自理能力差的以及老年患者，尤其是常易发生低血糖症者，不必勉强追求理想控制目标，以不发生危害性更大的低血糖症为宜。

（一）饮食治疗　饮食治疗是糖尿病的基本治疗方法，各种类型的糖尿病患者都应该坚持科学合理的饮食[建议以平衡饮食（balance diet）替代饮食控制]，至少让患者知道油炸食物、腌制品、红肉等不宜食用，而应该多食蔬菜粗粮等多纤维食品。使之配合运动和药物的作用，良好控制血糖、血脂（数字资源19-4-1-1糖尿病平衡饮食）。

数字资源19-4-1-1　糖尿病平衡饮食（视频）

1. 饮食治疗的原则

（1）调控每日摄入的总热量。

（2）均衡饮食，合理安排各种营养成分。

（3）规律、定量饮食，少食多餐。与运动、药物治疗密切配合。

（4）戒烟、限酒。

（5）饮食治疗个体化，满足生长发育，妊娠、哺乳妇女的特殊需要。

（6）严格遵守，长期坚持。

2. 每日总热量的估计　以成人为例：控制每日热量摄入，以维持成人理想体重，保证儿童正常的生长发育，对妊娠和哺乳的妇女要保证充足的营养，对合并其他慢性消耗性疾病的患者应有利于其康复。

（1）对每日总热量的限制以维持标准体重为原则，可按下列公式粗略计算：

$$热量(Kcal)=[身高(cm)-100]\times 0.9\times 30$$

（2）营养状况的评价：实际体重在标准体重上下10%范围内为正常体重，超过标准体重20%为肥胖，超过10%~20%为超重，低于标准体重10%~20%为体重不足，低于20%为消瘦。也可以用体重指数 $BMI=[体重(kg)/身高^2(m^2)]$ 评价。

（3）劳动强度的评价：见表19-4-1-4。

（4）计算总热卡：见表19-4-1-5。

表19-4-1-4　劳动强度的评价

劳动强度	劳动种类
轻体力劳动	身体主要处于坐位或站立为主的工作，如办公室工作、读书、装配、酒店服务员、实验室工作、教师讲课、洗衣、做饭、驾驶汽车、缓慢行走等
中等体力劳动	搬运轻东西、持续长距离行走、环卫工作、庭院耕作、油漆、管道工、电焊工、采油工等
重体力劳动	重工业、重农业、室外建筑、搬运、铸造、收割、挖掘、钻井、采矿、伐木、木工等

表 19-4-1-5 不同劳动强度每 kg 体重每日所需热量

劳动强度	超重、肥胖	正常体重	体重不足、消瘦
休息状态	63kJ(15kcal)	83kJ(20kcal)	105kJ(20kcal)
轻体力劳动	105kJ(25kcal)	126kJ(30kcal)	146kJ(35kcal)
中体力劳动	126kJ(30kcal)	146kJ(35kcal)	168kJ(40kcal)
重体力劳动	146kJ(35kcal)	168kJ(40kcal)	188kJ(45kcal)

注:儿童、妊娠和哺乳妇女按 168kJ(40kcal)计算。

3. 各种营养物质的分配和摄入量

(1) 碳水化合物:占总膳食热量的 50%~55%,多用米面和一定杂粮,女性以 200~250g/d 大米,男性以 300~350g/d 大米为宜。

(2) 蛋白质:约占 15%~20%。推荐每日摄入 0.8~1.2g/kg 标准体重,处于生长发育阶段的儿童或糖尿病合并感染,妊娠、哺乳、营养不良以及慢性消耗性疾病者这一比例应当适当增加。可每日 1.2~1.5g/kg 体重计算;儿童每日 2g/kg 体重。糖尿病肾病患者减至 0.6~0.8g/kg 体重。其中动物蛋白占到 1/3 以上。

(3) 脂类:脂类<30%。每日 0.6~1.0g/kg 体重。单不饱和脂肪酸占 10%~15%,多不饱和脂肪酸<10%,避免反式不饱和脂肪酸,胆固醇<300mg/d;若血清 LDL≥100mmol/dl,则饱和脂肪酸<7%,胆固醇<200mg/d。

(4) 维生素、无机盐与微量元素:维生素和矿物质充足,尤其是维生素 B 类和钙。食盐小于 3~6g/d。如无心脏和肾,肝病变,进水不限量。

(5) 膳食纤维:20~35g/d。

(6) 戒烟、限酒:红酒每天少于 150ml,白酒每天不超过 30ml。酒精可增加低血糖的危险性,应与食物同时摄入。

4. 膳食设计 每克碳水化合物、蛋白质均产热 16.7kJ(4kcal),每克脂肪产热 37.7kJ(9kcal)。按照每日所需总热量和各营养素的比例,将热量换算为食物重量。膳食设计时先计算碳水化合物,然后计算蛋白质量,再计算脂肪需要量,最后用炒菜油补足脂肪的需要量。三餐能量一般按 1/5、2/5、2/5 或 1/3、1/3、1/3 分配。可根据个人饮食习惯,病情和配合药物治疗的需要适当调整。

血糖指数(glucose index,GI)和血糖负荷(glucose load,GL)的概念及其在饮食治疗中的应用:GI 是指食入含 50g 碳水化合物的食物后在一定时间(一般为 2 小时)体内血糖反应水平,与食入相当量的葡萄糖后血糖反应水平的百分比值,反映食物与葡萄糖相比升高血糖的速度和能力。通常将葡萄糖的 GI 值定为 100。一般 GI<55 为低 GI 食物,55~70 为中 GI 食物,>70 为高 GI 食物。食物摄入后血糖水平还与食物中碳水化合物的含量有关。将摄入碳水化合物的质量和含量结合起来,就产生了一个新的概念,即血糖负荷(GL)。GL 值的大小为食物 GI 值与其碳水化合物含量乘积的百分比。GL 值<10 为低 GL 食物,10~20 为中 GL 食物,GL>20 为高 GL 食物。下表 19-4-1-6 列出常见食物 GI 值和相应的 GL 值。

表 19-4-1-6 食物血糖指数和血糖负荷食品分类

分类	名称	GI	GL	名称	GI	GL	名称	GI	GL	名称	GI	GL	名称	GI	GL	名称	GI	GL
粮食	大米	69	30	米饭	86	37	糯米	92	44	面包(馒头)	70	11	面条	61	23	燕麦片	68	23
蔬菜	黄豆	18	1	玉米	53	9	扁豆	29	5	芋头	55	4	山药	37	13	西红柿	60	14
	炸土豆片	75	22	烤土豆	85	26	鲜土豆	59	14	胡萝卜	47	3						
水果	苹果	38	6	鲜桃	42	5	香蕉	52	12	葡萄	46	8	橘子	42	5	梨子	38	4
	西瓜	72	4															
其他	牛奶	27	3	酸奶	36	3	蜂蜜	55	10	鸡蛋	37	15	可乐	53	14	橘汁	52	12

例如,西瓜有相对高的葡萄糖指数(72),但每个单位西瓜中含有相对低的碳水化合物(6),所以糖负荷相对较低,72×6/100=4.3,对血糖的影响也相应较低。而烤土豆的葡萄糖指数是 85,每个单位中包含 30g 碳水化合物,对血糖的影响就高得多,85×30/100=25.5。GL 已是心肌梗死的一个独立危险因素。研究结果显示综合考虑血糖指数和血糖负荷有助于餐后血糖波动的控制,并能减少心血管病的危险因素。

(二) 运动疗法

1. 糖尿病运动疗法的作用和意义 ①可增强组织对胰岛素的敏感性;②调节糖代谢、降低血脂;③有利于血糖的控制,加速脂肪分解,降低体脂和控制肥胖;④改善心肺功能,降低血压;⑤改善凝血功能,降低心血管危险;⑥促进心理健康、改善睡眠,提高机体的适应性。

2. 适应证和禁忌证 主要适用于轻中度 T2DM 患者,尤其是肥胖者,T1DM 患者接受胰岛素治疗病情稳定者亦可。

合并各种急性感染,伴有心功能不全或心律失常,患有严重糖尿病慢性并发症,新近发生的血管栓塞,空腹血糖大于 16.7mmol/lL,立位低血压,糖尿病急性并发症等情况下不宜进行运动疗法。

3. 实施

(1) 运动项目:有氧代谢运动特点是强度低、有节奏、不中断和持续时间较长,但简单易坚持,此类运动包括:步行、慢跑、骑车、游泳、太极拳、徒手体操、羽毛球、扭秧歌、做健身操等。

(2) 运动量:运动量=运动强度×运动时间,运动强度可以用运动后心率来衡量,如实际运动后心率(靶心率)(次/min)=170-年龄(岁),则这样的运动量属于中等。一般以达到靶心率后持续 20~30 分钟为好。运动后精力充沛、不易疲劳，心率常在运动后 10 分钟内恢复至安静时心率数说明运动量比较适合。也可测定心率指数（运动后心率除以运动前心率）来判断是否到达有氧代谢运动。如果心率指数介于 1.3~1.5 之间可以认为达到有氧代谢运动。每周至少运动 3~5 次，累计时间 150 分钟为好。

（3）运动时间的选择推荐餐后 30 分钟~1 小时后运动为宜。

（4）几种常用的运动方法

1）步行：走平路速度在 80~100m/min 比较适宜，每天走 3 000m，如果体力不能耐受或时间不允许，可以走 10 分钟，休息 5 分钟再走，或者稍放慢速度，不急于求成，循序渐进。

2）慢跑：可自 10 分钟开始，逐步延长至 30~40 分钟，慢跑速度 100m/min 比较合适，可以跑步和走路交替进行，也可穿插必要的间歇时间。运动时间和运动强度共同决定了运动量，两者可协调配合。

3）骑自行车：可用功率自行车在室内锻炼，运动强度为 450~700kg/(m·min)。也可在室外，但应注意安全，最好在晨间或运动场内进行，速度以 8~15km/h 为宜。

4）有氧运动：复旦大学附属华山医院研究显示，有氧运动降低空腹血糖和血糖波动。判断有氧运动的方法有三种：每分钟 60 步以上并持续 10 分钟以上；运动后心率较运动前增加 30%~50%；运动时心率达到 170-运动者年龄（数字资源 19-4-1-2）。

数字资源19-4-1-2

数字资源 19-4-1-2　糖尿病有氧运动（视频）

（三）口服抗糖尿病药　目前临床使用的口服抗糖尿病药主要包括非促胰岛素分泌剂和促胰岛素分泌剂（磺酰脲类、格列奈类）。上述药物的作用机制是针对 T2DM 各种不同的病理生理过程，并有不同的常规剂量和剂型（见表 19-4-1-7）。临床医师应根据降糖效应、安全性、副作用、耐受性、依从性，降糖外的作用及患者胰岛损伤和胰岛素抵抗的程度、经济状态等，综合平衡多方面因素后选择适当的口服抗糖尿病药，常能获得比较满意的效果。最近专家强调在设计降糖时必须考虑和观察低血糖和心血管危险因素是否下降。

1. 双胍类　双胍类主要改善胰岛素敏感性，减少肝葡萄糖的生成，抑制葡萄糖在肠道的吸收，轻度改善外周组织对葡萄糖的利用等多种作用，降低空腹和餐后血糖，减轻胰岛素抵抗，改善血脂谱及适当地减轻体重，但对胰岛素分泌并无刺激作用，故不引起高胰岛素血症，被公认为胰岛素增敏剂之一。如单用本剂，对正常人或患者不致引起低血糖症。近年的研究发现双胍类通过调控信号转导及转录激活因子（STAT）抑制巨噬细胞的 M1 极化，抑制炎症。二甲双胍餐时服用，从小剂量开始，初始剂量为 500mg/d，每日 1 次或 2 次，每 1~3 周增加 500mg，2~3 次/d，最有效的剂量是 2 000mg/d，最大剂量是 2 550mg/d。

二甲双胍适用于经单纯饮食治疗和体育锻炼不能满意控制的 T2DM，尤其是肥胖患者疗效更佳；用磺酰脲类药物，效果不理想者，可联合此药物；胰岛素治疗的 1、2 型糖尿病患者，加服双胍类药物可减少胰岛素用量。二甲双胍是目前唯一一个既兼顾多个疗效（异病同治），又兼顾费用及安全的降糖药物，几乎各个糖尿病指南均将二甲双胍推荐为 T2DM 治疗的一线用药。

二甲双胍单药治疗不会导致低血糖的发生，但长期的剧烈运动后可发生低血糖。二甲双胍可增加乳酸酸中毒的危险，但非常罕见，其发生率低于 1/100 000，故不应在肾功能不全、任何形式的酸中毒、充血性心力衰竭、肝病和严重缺氧患者中使用，在男性血肌酐>1.5mg/dl 或女性>1.4mg/dl 者禁用，如肌酐清除率不正常亦禁用，定期检查肾功能。其最常见的胃肠道不良反应是腹泻、厌食、恶心、金属味等，通过调节剂量可以有效避免。在危重、不能进食、接受放射显影造影剂的患者应停用，并使用胰岛素一直到再次服用二甲双胍。由于该类药在肝代谢，故不应在肝疾病或重度酒精摄入的患者中使用。临床用药证实二甲双胍不仅降血糖、体重，改善脂肪肝，而且减少心血管事件的危险性，提示二甲双胍具有防治代谢性炎症综合征的作用。同时为异病同防提供经验和方法。

2. 磺酰脲类

（1）作用机制：磺酰脲类药物是通过与胰岛 β 细胞膜上的磺酰脲受体结合，关闭 β 细胞 ATP-K^+通道，导致 β 细胞去极化，促进钙离子内流增加，促进胰岛素释放，发挥降糖作用。其降糖作用有赖于尚存的相当数量（30%以上）有功能的胰岛 β 细胞组织。此外，目前认为磺酰脲类药物不是单纯的胰岛素促分泌剂，有一定的胰外降糖作用，包括增强靶组织对胰岛素的敏感性，改善胰岛素受体和/或受体后缺陷等作用。

（2）适应证和禁忌证：磺酰脲类适用于：①饮食治疗和体育锻炼不能获得良好控制的非肥胖 T2DM 患者；②肥胖 T2DM 患者应用双胍类降糖药血糖控制仍不满意，或因胃肠道反应不能耐受，可加用或改用磺酰脲类降糖药；③磺酰脲类继发性失效后可与胰岛素联合；④每日胰岛素需要量在 0.3U/kg 体重以下者。下述情况禁用磺酰脲类药物而应予胰岛素治疗：①T1DM 患者；②糖尿病急性并发症者；③T2DM 合并严重慢性并发症；④急性严重感染、手术、创伤等应激；⑤严重肝、肾功能不全。

（3）磺酰脲类失效：糖尿病患者初用磺酰脲类药物，应用足量（如每天格列齐特 240mg），1 个月后未见明显的降糖效应（>14mmol/L），称为原发性失效。其发生率约为 20%~30%，可能与缺乏饮食控制，严重的胰岛 β 细胞功能损害等有关，此时应加用或改用 α-葡萄糖苷酶抑制剂或胰岛素等治疗。使用磺酰脲类药物已取得良好疗效，但在使用过程（1 个月以上，多数在 1 年以上）中突然或逐渐疗效消失，虽使用至足量（次足量）仍不能达到良好的血糖控制（空腹血糖仍然高于 11.1mmol/L，

表 19-4-1-7 主要口服降糖药的特点

类别	通用名	剂量	分子机制	药理作用	优点	缺点	价格
双胍类	二甲双胍	500mg～2g/d	激活 AMP-激酶	降低肝糖输出	已在临床应用多年 不增加体重 不导致低血糖 可能会降低心血管事件(UKPDS)	胃肠道反应(腹泻,腹痛) 乳酸酸中毒(罕见) 维生素 B_{12} 缺乏 禁忌证:慢性肾衰竭,酸中毒,缺氧,脱水等	低
磺脲类(第二代)	格列本脲	1.25mg 每日 1 次～10mg 每日 2 次	关闭 β 细胞膜上的 ATP 敏感性钾通道	促进胰岛素分泌	已在临床应用多年 降低心血管事件(UKPDS)	低血糖 体重增加 可能干扰心肌缺血预适应 继发性失效	低
	格列吡嗪	2.5mg 每日 1 次～20mg 每日 2 次					
	格列齐特[b]	80mg 每日 2～3 次					
	格列美脲	1～8mg 每日 1 次					
格列奈类	那格列奈	60～120mg 每日 3 次	关闭 β 细胞膜上的 ATP 敏感性钾通道	促进胰岛素分泌	有效降低餐后血糖 剂量灵活	低血糖 体重增加 可能干扰心肌缺血预适应 需频繁调整剂量	高
	瑞格列奈	0.5～4mg 每日 3 次					
噻唑烷二酮类	吡格列酮	15～45mg 每日 1 次	激活核转录因子 PPAR-γ	增加胰岛素敏感性	不导致低血糖 升高 HDL-c 降低甘油三酯(吡格列酮) 可能降低心血管事件(吡格列酮,proACTIVE)	体重增加 心衰,水肿 骨折 升高 LDL-c(罗格列酮) 可能增加心肌梗死风险(罗格列酮,荟萃分析) 可能增加膀胱癌风险(吡格列酮)	高
	罗格列酮	2～8mg 每日 1 次					

续表

类别	通用名	剂量	分子机制	药理作用	优点	缺点	价格
α-糖苷酶抑制剂[a]	阿卡波糖	25~100mg 每日3次	抑制肠道α-糖苷酶	抑制碳水化合物在肠道的消化与吸收	不导致低血糖 降低餐后血糖 可能降低心血管事件(STOP-NIDDM) 药物仅作用于肠道	降HbA1c作用弱 胃肠不适(胀气,腹泻) 需频繁调整剂量	中等
	米格列醇	25~100mg 每日3次					
	伏格列波糖[b,c]	0.2~0.3mg 每日3次					
DPP-4抑制剂	西格列汀	100mg 每日1次	抑制DPP-4活性 增加餐后肠促胰素水平(GLP-1,GIP)	促进胰岛素分泌(血糖依赖性) 抑制胰高糖素分泌(血糖依赖性)	不导致低血糖 耐受性好	降HbA1c作用弱 荨麻疹(血管性水肿) 可能诱发胰腺炎	高
	维格列汀[a]	25~100mg 每日1次					
	沙格列汀	2.5~5mg 每日1次					
	利拉利汀	5mg 每日1次					
胆酸螯合剂[a]	考来烯胺	4~5g 每日3次	在肠道内与胆酸结合,促进肝脏胆酸合成 可能激活肝X受体	可能降低肝糖输出 可能升高肠促胰素水平	不导致低血糖 降低LDL-c	降HbA1c作用弱 便秘 升高甘油三酯 可能干扰其他药物吸收	高
多巴胺受体激动剂[a]	溴隐亭(速释片)[c]	2.5~5mg,每日1次	激活多巴胺受体	影响下丘脑对代谢的调节 增加胰岛素敏感性	不导致低血糖 可能降低心血管事件(Cycloset安全性研究)	降HbA1c作用弱 眩晕/晕厥 恶心 疲劳 鼻炎	高

注:[a]仅在欧洲/美国使用,[b]在美国未获批准,[c]在欧洲已撤市。

餐后 2 小时血糖高于 14mmol/L），称继发性失效，发生率约为 20%~30%，其发生率随使用时间的延长而增多。继发性失效与胰岛素 β 细胞功能下降和外周组织的胰岛素抵抗等密切相关，应重新审查适应证及可能存在的可消除性诱因。继发性失效者宜联合应用其他类型的抗糖尿病药物或改用胰岛素治疗。

（4）不良反应：低血糖反应、体重增加、高胰岛素血症，其中低血糖反应常在夜间、空腹或餐后 4~6 小时发生，通常与过量服用、饮食不配合、体力活动增加、酒精摄入或肾功能不全等有关，尤其在老年患者多见。其他少见的副作用有胃肠道反应、皮肤反应（皮肤瘙痒、红斑、剥脱性皮炎等）、血液系统反应（白细胞减少、粒细胞缺乏、贫血、血小板减少等）、中毒性肝炎等，一旦出现，应立即停药，并给予相应处理。

（5）注意事项：应从低剂量开始，根据血糖结果调整药量。餐前半小时服用疗效最佳，因为服后 1.5 小时药效最强，而餐后 1 小时又是血糖最高，故两个高峰重叠就可以取得更好疗效。磺酰脲类药都在肝内代谢，建议定期评估肝功能。应用时还要注意与其他药物的相互作用，如水杨酸制剂、磺胺类药物、保泰松等。

（6）第二代磺酰脲类药物副作用较小，可提供更佳的预期疗效。其次应根据患者的一般情况如年龄、并发症、患者的依从性、肝肾功能及药物的临床特点等选用不同的药物。如对老年、合并糖尿病并发症尤其是肾并发症或肝肾功能较差的患者，应选用短半衰期的速效药物，防止低血糖的发生；而依从性差的患者，则可选用使用方便，作用时间较长的药物，以达到良好的血糖控制；肾功能较差的患者可选用格列喹酮，以防止药物蓄积引起的低血糖反应。再次选择时还要考虑到药物的缺血预适应，对有心、脑等缺血性疾病的 T2DM 患者，应选用对 β 细胞膜 ATP-K^+有高亲和力和高选择性的磺酰脲类。临床研究证实格列齐特、格列吡嗪缓释片等在治疗浓度下不阻断心、脑 ATP-K^+开放所激发的舒血管效应。

（7）第二代磺酰脲类有格列本脲、格列吡嗪、格列齐特、格列喹酮及格列美脲等药。格列本脲的降糖作用在口服降糖药中最强，最大副作用是较容易引起低血糖，甚至导致严重或顽固性低血糖及低血糖昏迷。故老年糖尿病，肝、肾功能不全和有心脑血管并发症的患者，应慎用或禁用。格列吡嗪 24 小时内经肾排泄达 97%。一般不易发生体内蓄积，不会发生持续的低血糖。在肾功能减退者优先选用，剂量大于 15mg 时，应分次服用。格列齐特 60%~70% 从肾排泄，10%~20% 自胃肠道排出，比较适用于老年糖尿病患者。大多数患者对此药耐受性好，偶有腹痛、恶心、头晕及皮疹，剂量过大者也可引起低血糖反应。格列喹酮 95% 从胆道经肠随粪便排泄，仅 5% 由肾排出。适用于老年糖尿病、糖尿病伴轻、中度肾功能减退及服用其他磺酰脲类药物反复发生低血糖的患者。

3. 格列奈类

（1）作用机制：格列奈类药物是一种非磺酰脲类的促胰岛素分泌剂，是苯甲酸或苯丙氨酸的衍生物，与胰岛 β 细胞膜 ATP 敏感钾离子通道上的受体结合后，关闭 β 细胞膜上的 ATP 依赖性钾通道，使细胞膜去极化，造成钙离子内流，细胞内钙离子浓度增加而引起胰岛素的释放，降低餐后血糖。但与磺酰脲类药物的结合位点完全不同，格列奈类药物结合于 ATP 依赖性钾通道 36kD 的磺酰脲类受体，不影响 β 细胞的胞吐作用。此类药物可有效增强胰岛素基础和第一相分泌，增强胰岛素脉冲分泌的振幅，对胰岛素第二相分泌无影响或影响很小。因其起效快，作用时间较短，通常应在进餐当时服用。格列奈类还能保护 β 细胞数量，不诱导 β 细胞凋亡。

（2）临床应用：目前应用于临床的有瑞格列奈和那格列奈。适用于饮食控制、降低体重及运动治疗尚不能有效控制的 2 型糖尿病患者。可单独使用，也可与双胍类、噻唑烷二酮类联合用药。瑞格列奈 92% 经胆汁途径排出，不加重肾负担，无因肾功能不全引起的药物蓄积。妊娠期及哺乳期妇女、T1DM 患者、糖尿病酮症酸中毒、严重肝功能不全及对本品产生变态反应者禁用。

（3）不良反应及注意事项：瑞格列奈的不良反应有低血糖反应、体重增加和高胰岛素血症，肝、肾功能减退者慎用。那格列奈发生低血糖的可能性小，无明显禁忌证，但中重度肝疾病应慎用，需定期评估肝功能。

4. 噻唑烷二酮类　噻唑烷二酮类（thiazolidinediones）降糖药是过氧化物酶体增殖物活化受体 γ（PPARγ）激动剂，通过结合和激活 PPAR-γ，从而改善胰岛素抵抗，促进葡萄糖吸收和脂肪分化，轻度降低肝葡萄糖输出；保护 β 细胞功能；减轻血管炎症反应。

目前在临床上可使用的有吡格列酮和罗格列酮。罗格列酮单次或分次剂量开始为 4mg/d，必要时 12 周内增加至 8mg/d，最大剂量为 8mg/d；吡格列酮开始剂量为 15~30mg/d，单药治疗最大剂量为 45mg/d，联合治疗为 30mg/d。

噻唑烷二酮类药物增加胰岛素敏感性，同时降低空腹和餐后血糖，防治糖尿病血管并发症。单一药物治疗糖尿病时，罗格列酮比二甲双胍或格列本脲在延缓药物失效方面的效果更加显著，罗格列酮能延缓进行性高血糖优于二甲双胍或格列本脲。因此，此类药物适用于 T2DM 的胰岛素抵抗及糖耐量减低的治疗，此外，肥胖、高血压、血脂异常、多囊卵巢综合征等常伴有胰岛素抵抗，也可使用本类药。

该类药物可引起轻度体重增加（1~2kg），轻中度外周性水肿，血细胞比容下降和血容量增加。研究显示该类药物应用后心衰发生率增加，但心衰病死率没增加，提示心力衰竭与水钠潴留有关。另外如果谷丙转氨酶（ALT）大于正常上限 2.5 倍应避免使用，ALT 大于正常上限 3 倍应停用。因此肝病或充血性心力衰竭患者禁忌使用噻唑烷二酮类。我国 FDA 将罗格列酮的适应证修改为其他降糖药物无法达到血糖控制目标的 T2DM 患者。该类药物也可通过调控 STAT 抑制巨噬细胞的 M1 极化，具有抑制炎症作用。

5. α-葡萄糖苷酶抑制剂　α-葡萄糖苷酶抑制剂（glucosidase inhibitor）是通过抑制小肠绒毛中分解寡糖为单糖的葡萄糖苷酶活性，延缓复杂碳水化合物和双糖的分解和消化，延迟并减少肠腔对葡萄糖的吸收，主要降低餐后血糖的作用，而不影响葡萄糖利用和胰岛素分泌。阿卡波糖主要抑制α-淀粉酶，伏格列波糖主要抑制麦芽糖酶和蔗糖酶。长期应用可以降低空腹血糖，这是由于持续抑制餐后高血糖而减少了胰岛素的需要量和消除了高葡萄糖毒性，因此减轻了胰腺β细胞的负荷。该药还可以增加外周组织对胰岛素的敏感性、减轻对胰岛素抵抗的作用。本类药物常用有阿卡波糖（acarbose）、伏格列波糖、米格列醇等。适用于单纯饮食治疗和体育锻炼不能满意控制的T2DM，尤其是肥胖者更优，可单独使用，也可与双胍类、磺酰脲类、胰岛素联合用药；糖耐量减低（IGT）的干预治疗；T1DM患者的餐后高血糖，不能单独用α-葡萄糖苷酶抑制剂，应与胰岛素联合应用。该类药要和第一口糖类食物同时服用，饮食成分中有一定碳水化合物时才能有效果。因此，比较适合于传统中国饮食结构的人群。

单用此药一般不会引起低血糖，但若与磺酰脲类或胰岛素联合应用时，可能出现低血糖。此时应使用葡萄糖来纠正，而不能给蔗糖口服，因为复合糖的降解和吸收迟缓，且该类药可抑制蔗糖吸收。主要的副作用有肠胃胀气、腹胀、腹泻，可能与寡糖排至大肠增加有关。采用小剂量开始，逐渐加量法，可减轻胃肠道反应。如果同时存在胃肠道疾病，不宜应用本药，并且应避免与消化酶制剂、抗酸剂同时治疗。此类药物部分从肾排泄，故血肌酐大于2mg/dl应避免使用。阿卡波糖可引起肝损伤，因此服药第1年每3个月检查血清转氨酶。

6. 二肽基肽酶4（DPP-4）抑制剂　IGT和T2DM患者餐后GLP-1下降，应用GLP-1的类似物明显改善血糖，其机制涉及增加胰岛素分泌，抑制胰高血糖素分泌，减少肝糖输出，抑制肠道葡萄糖吸收，及改善β细胞的功能。GLP-1从肠道L细胞分泌至血液循环很快降解。DPP-4抑制剂阻断GLP-1的降解，DPP-4抑制剂（西格列汀，沙格列汀等）已获批准临床应用并获得好评。在二甲双胍基础上加用西格列汀的疗效与加用磺酰脲类药物格列吡嗪相当，而且前者具有耐受性良好的优点，低血糖发生率也降低（5%对32%）。最常见的不良反应是鼻塞或流涕，以及咽喉痛、上呼吸道感染和头痛。因其79%以原形从尿排出，故在肾功能减退的患者应减量。DPP-4抑制剂不适用1型糖尿病及糖尿病酮症酸中毒的治疗。在利格列汀治疗过程中，无需因患者肾功能或肝功能的下降而进行剂量调整。

7. 胆汁酸螯合剂　胆汁酸螯合剂通过在胃肠道交换胆汁酸中的氯离子，将其从肠肝循环中螯合出来，阻断胆汁从肠道的再吸收。一般用于降低胆固醇，胆汁酸螯合剂（每次4g，每天3次）可改善血糖控制，减少肝糖合成并抑制糖原分解，激活GLP-1受体；通过激活棕色脂肪和肌肉中G蛋白耦联受体TGR5，诱导GLP-1释放，改善胰腺功能，减少肝糖输出，提高葡萄糖耐量。副作用主要表现为便秘、腹泻和腹胀等胃肠道不良反应。

8. 溴隐亭　2009年，美国FDA批准速效溴隐亭可以作为饮食运动控制不佳的T2DM患者的辅助治疗。与以往降糖药物作用机制完全不同，溴隐亭属于一种麦角类生物碱，主要是通过作用于中枢多巴胺D2受体影响营养物质代谢的昼夜节律达到调控血糖的目的。速效溴隐亭（每天2.5～5mg）与安慰剂相比能够降低糖化血红蛋白0.5%～0.7%，能够显著降低空腹及三餐后游离脂肪酸和甘油三酯浓度，减少心血管事件。除此之外对于体重无明显影响，而且有轻度降低血压作用。副作用主要是轻度的恶心，低血糖发生率极低。

9. 钠-葡萄糖同向转运蛋白抑制剂　钠-葡萄糖同向转运蛋白（sodium glucose cotransporter）（SGLT）是一种广泛分布的膜蛋白。SGLT2抑制剂通过增加肾脏葡萄糖的清除率降低血糖，可减弱肾脏对葡萄糖的重吸收，使多余的葡萄糖从尿液排出，从而降低血糖，为糖尿病的治疗提供了新降糖药物。达格列净可改善单用二甲双胍治疗控制不良患者的血糖水平，还具有降低血压和减轻体重的作用，通过多种机制对心血管系统产生有益作用，且安全性和耐受性较好。其作用机制不依赖于胰岛素，且能降低体重，不增加低血糖风险。可增加尿道感染的机会。恩格列净也具有降低心血管风险的作用，能够显著降低心血管死亡、心肌梗死和卒中的发生率。

（四）胰岛素治疗　1921年，Banting和Best成功地发现胰岛素并应用于临床取得显著疗效，自此开创了人类胰岛素治疗的历史。随着现代科学技术的进步，胰岛素制剂及其应用技术均得到不断完善和发展，胰岛素应用越来越广泛。1型糖尿病患者需外源性胰岛素控制血糖，并依赖胰岛素而生存。对2型糖尿病而言，胰岛素抵抗和胰岛素分泌不足均存在。尽管胰岛素抵抗是其发病的主要原因，但随着病程进展，胰岛素分泌不足便成为主要矛盾，最终大部分患者亦需外源胰岛素治疗控制血糖。因此，胰岛素治疗几乎是所有类型糖尿病控制血糖的重要手段。

1. 胰岛素应用指征

（1）1型糖尿病。

（2）2型糖尿病：根据病情及β细胞功能测定，可分长期适应证及短期适应证两类。

1）长期适应证包括：①胰岛β细胞功能衰竭。目前趋向于对2型糖尿病患者在合理饮食控制、体力活动并排除各种应激因素时，若联合足量的口服药应用血糖仍不能达标（空腹血糖FBG>7.8mmol/L和/或血糖化血红蛋白HbA1c>7%），提示有胰岛素应用的指征。同时，糖负荷后C肽或胰岛素释放水平亦有较强的指导意义。尤其对体重正常或消瘦的糖尿病患者，使用胰岛素的态度应该更加积极。②由于肝、肾功能不全及药物的副作用，而无法坚持口服药物治疗。③存在严重的糖尿病慢性并发症，如3期及以上的视网膜病变、临床糖尿病肾病等。

2）短期适应证包括：①严重急性代谢并发症，如糖尿病酮症酸中毒、非酮症高渗性昏迷和乳酸性酸中毒等。待病情稳定后，可根据其胰岛功能决定是否改用口服降糖药或联合或单独胰岛素应用。②急性或慢性应激状态。急性应激状态如：严重感染，急性脑卒中，急性心血管事件，开胸、开腹、截肢或骨科大手术的围术期等。慢性应激状态如：慢性活动性肺结核，慢性活动性肝炎等。③“糖毒性”状态，尤对于空腹血糖高于15mmol/L（也包括初发的患者）。目前认为，此类患者普遍存在有高血糖对胰岛β细胞的毒性损伤，为尽快解除葡萄糖毒性作用,可立即予以胰岛素治疗。同时可结合其胰岛功能,若葡萄糖负荷后胰岛素、C 肽均低(有建议以 2.5 倍左右作为参考),则提示有胰岛功能不足存在,胰岛素治疗的指征强。若胰岛功能并不太差,则建议至少须和胰岛素敏感剂合用。

(3) 糖尿病合并妊娠或妊娠糖尿病。

(4) 其他因素引起的糖尿病:如垂体性糖尿病、胰源性糖尿病等。

2. 胰岛素制剂分类

(1) 按照其来源不同:可分为动物胰岛素(牛胰岛素、猪胰岛素、牛-猪混合胰岛素)、半合成人胰岛素、生物合成人胰岛素(即基因工程胰岛素如诺和灵、精蛋白锌重组人胰岛素混合注射液等)、胰岛素类似物(速效类似物:赖脯胰岛素、门冬胰岛素;特慢类似物:甘精胰岛素、地特胰岛素)等。

(2) 根据其纯度不同:又可分成结晶胰岛素、纯化胰岛素、单组分胰岛素、人胰岛素。

(3) 根据其作用时间:不同胰岛素可分为超短效、短效、中效和长效 4 种。速效(超短效)胰岛素类似物目前在临床上应用的主要有 2 种:其一是赖脯胰岛素,是用基因工程技术将人胰岛素 B28 位与 B29 位氨基酸互换;其二是门冬胰岛素,是通过基因工程技术将人胰岛素 B28 位的脯氨酸替换为门冬氨酸,主要特点是吸收快,作用集中而短,注射时间可在餐前 15 分钟或餐前即刻。可溶性长效胰岛素类似物制剂目前临床应用的主要也有 2 种:其一是甘精胰岛素,其通过胰岛素分子内氨基酸的置换(A21 位门冬氨酸被甘氨酸替代,且在人胰岛素 B 链末端增加 2 个精氨酸);其二是长效胰岛素类似物地特胰岛素,其去除了人胰岛素 B30 位的氨基酸,并在 B29 位的赖氨酸上增加了一个肉豆蔻酸侧链。在有锌离子存在的药液中,胰岛素分子仍以六聚体形式存在,而 C14-脂肪酸链的修饰会使六聚体在皮下组织的扩散和吸收减慢。在单体状态下,含有 C14-的脂肪酸链又会与白蛋白结合,进一步减慢吸收入血液循环的速度。在血浆中,98%~99%的地特胰岛素与白蛋白结合,因此,向靶组织的扩散也较未结合白蛋白的胰岛素要慢。另外,把不同作用时间的胰岛素按一定比例混合又衍生出新的制剂,即预混胰岛素(表 19-4-1-8)。

(4) 目前国际医药市场上胰岛素制剂的品种繁多,同种制剂在不同的厂家则有不同的名称。国内常用的胰岛素见表 19-4-1-9。

表 19-4-1-8 按作用时间分类的胰岛素

胰岛素制剂	起效时间/h	峰值时间/h	作用时间/h	持续时间/h
超短效胰岛素(IA)类似物	0.25~0.5	0.5~1.5	3~4	4~6
短效胰岛素(RI)	0.5~1	2~3	3~6	6~8
中效胰岛素(NPH)	2~4	6~10	10~16	14~18
长效胰岛素(PZI)	4~6	10~16	18~20	20~24
预混胰岛素				
70/30(70% NPH 30% RI)	0.5~1	双峰	10~16	14~18
50/50(50% NPH 50% RI)	0.5~1	双峰	10~16	14~18

注:表中各种胰岛素的作用高峰时间和作用持续时间为估计值,仅供参考。在实际应用中可因皮下注射后吸收情况的不同、患者循环中胰岛素抗体浓度和个人的反应不同而产生较大的差异。

表 19-4-1-9 国内常用的胰岛素

分类	产品名	种属来源	包装(U/瓶)
短效胰岛素	中性胰岛素(RI)	猪	400
	常规精蛋白锌重组人胰岛素混合注射液(Humulin-R)	人(人工合成)	400
	生物合成人胰岛素注射液(Actrapid-P)	人(人工合成)	400
	生物合成人胰岛素注射液(笔专用)	人(人工合成)	300
	赖脯胰岛素	人	400
中效胰岛素	中效精蛋白锌重组人胰岛素混合注射液(Humulin-N)	人(人工合成)	400
	精蛋白生物合成人胰岛素注射液(Protaphane)	人(人工合成)	400
	精蛋白生物合成人胰岛素注射液(笔专用)	人(人工合成)	300
	NPH	猪	400
长效胰岛素	精蛋白锌胰岛素(PZI)	猪	400
	甘精胰岛素	人(人工合成)	300
混合胰岛素	70/30 精蛋白锌重组人胰岛素混合注射液(Humulin-70/30)	人(人工合成)	400
	70/30 可溶性中性胰岛素和低精蛋白锌胰岛素混悬液(诺和灵-30R)	人(人工合成)	400

3. 胰岛素制剂的使用方式　传统的胰岛素制剂使用方式不外乎静脉滴注、皮下注射两种。但随着科技进步,在胰岛素制剂不断发展的同时,胰岛素应用技术亦得到不断完善。吸入胰岛素(肺吸入、鼻腔吸入、颊黏膜吸入等)、口服胰岛素、胰岛素泵等不断进入临床试验。埋植式人工内分泌胰岛、胰岛移植、基因治疗等亦在不断研制中。

4. 胰岛素的治疗方案及选择　胰岛素治疗方法可因所应用的制剂不同、每天注射的次数不同而产生显著的差异,最终的效果也有明显的区别。

(1) 胰岛素联合口服药治疗方案:2 型糖尿病患者口服降糖药物失效后与胰岛素联合治疗是首选方案。因为只要患者仍有部分内生胰岛功能,内源胰岛素的作用方式更符合生理状况。FPG 升高的原因有 3 种情况:药物在夜间作用不足(无论是胰岛素缺乏或肝对胰岛素抵抗严重);黎明现象;Somogyi 现象(低血糖后的高血糖反应)。如果能排除 Somogyi 现象,均应加强夜间药物作用的强度。因此,建议当 FPG>7mmol/L,应在原治疗基础上联合治疗,FPG>10mmol/L,应使用胰岛素进行强化治疗。

1) 睡前联合 NPH 或长效胰岛素方案:优点是:①无须住院;②使用 NPH 剂量相对偏小,由于 NPH 睡前注射 6~8U 后达峰时恰在黎明时分,降低 FPG 作用最强,前半夜很少发生低血糖;③血浆 INS 水平升高轻微;④体重增加少;⑤FPG 下降后,白天口服降糖药物作用加强。使用方法:①睡前 22:00 左右使用 NPH 或长效胰岛素。②若晚餐后 2 小时血糖>10mmol/L,则可使用预混胰岛素,在晚餐前皮下注射。

2) 早餐前和睡前 2 次 NPH 注射方案:在睡前 NPH 方案治疗后,如果 FPG 达标,早餐后和午餐后血糖下降明显但晚餐后血糖仍高,可在早餐前加用 NPH 注射,改成 NPH2 次注射方案,如果患者需要 2 次胰岛素注射才能满意控制血糖,表明患者内生胰岛功能较差,可停用磺酰脲类或其他胰岛素促分泌剂。

(2) 替代治疗:2 型糖尿病在口服药物联合胰岛素治疗后,随病程延长,如果联合外源胰岛素的日剂量接近生理剂量时,口服促胰岛素分泌剂作用很差,可停用。如果胰岛素日剂量>40U,肥胖者可联合二甲双胍等加强胰岛素作用的药物。

1) 2 次预混胰岛素治疗方案:将胰岛素 2/3 量用在早餐前,1/3 用在晚餐前,注射预混胰岛素(一般为 30R 或 50R),并因人而异地调整剂量。优点是简单,患者依从性好。缺点为:①如果患者内生胰岛功能较差,此方案不符合生理要求;②10:00~11:00 易出现低血糖;③午餐后血糖很难满意控制,一般需口服 α-糖苷酶抑制剂或双胍类药物帮助改善餐后血糖。

2) 3 次胰岛素注射方案:即 R-R-R,3 餐前注射。此方案较 2 次给予预混胰岛素注射更趋近生理需求。

3) 4 次胰岛素注射方案:即 R-R-R-NPH,3 餐前和睡前注射。优点:①3 餐后血糖及 FPG 均能控制满意,剂量调整易行;②使用得当,不容易发生低血糖。缺点:较麻烦。

4) 5 次胰岛素注射方案:即 R+NPH-R-R-NPH,早餐前和睡前 NPH 和 3 餐前 R 注射方案。2 次(早 8:00 左右,睡前 22:00 左右)NPH 注射覆盖 24 小时补充基础胰岛素,3 餐前 R 补充餐后胰岛素,是目前强化治疗模拟生理性胰岛素分泌模式的最理想方案。优点是:与生理性胰岛素分泌模式最接近,2 次 NPH 注射,24 小时内基础胰岛素控制餐前及过夜 FPG,3 餐前 R 控制进餐后血糖峰值。缺点为:注射次数较多。

5. 胰岛素剂量调整及注射部位　胰岛素临床应用时,要提倡个体化的原则。血糖控制的成功与否与许多因素有关,其中最主要的是与患者的进食量、活动量及胰岛素用量三者间的平衡密切有关。此外,胰岛素注射部位和深度的不同,以及所使用的胰岛素制剂品种和浓度的不同,都会使药物的吸收发生改变,降糖效果各异。因此胰岛素治疗时剂量应尽量准确,在使用中效或预混制剂时,要进行适当混匀摇晃,切忌振荡,同时注意剂型及药物外观,固定就餐时间和饮食量。

各次注射量的分配原则为:早餐前 30%~45%,中餐前 20%~25%,晚餐前 25%~30%,睡前中效胰岛素 20%。胰岛素剂量调整的基础是严密监察血糖的控制情况。如餐前血糖高应增加前一餐前的短效胰岛素剂量,餐后血糖高则增加本次餐前的胰岛素剂量,睡前血糖高,应增加晚餐前胰岛素剂量;如血糖偏低,则可相应地减少胰岛素剂量。若早晨高血糖又不能判断原因时,应加测凌晨 3~5 点的血糖,如属"黎明现象"则增加中效胰岛素 1~2U;如属"Somogyi 效应",应减少睡前中效胰岛素 1~2U;为减少胰岛素用量和增加体重等原因,可加用口服药物,如二甲双胍或阿卡波糖等;胰岛素全天用量在 20~30U 者,可改用口服药物治疗。

注射部位可短期轮流选择上臂、臀部、大腿或腹部皮下。各部位吸收速率如下:腹部>上臂>大腿>臀部。

6. 胰岛素治疗的主要并发症

(1) 低血糖反应　糖尿病患者丘脑腹内侧核葡萄糖感知及信号系统受损,因此糖尿病患者易并发严重的低血糖。如果经常出现低血糖,需减少胰岛素用量。还应重视低血糖反应引起的"Somogyi 现象"。

(2) 变态反应　少数患者在注射部位发生各种变态反应,表现为局部痒、红斑、各种皮肤损害或皮下结节,甚至发生注射局部的脂肪萎缩性增生。

(3) 胰岛素性水肿　常出现于血糖控制后 4~6 日,可能与胰岛素促进肾小管回吸收钠有关。继续应用胰岛素后常可自行消退。

(4) 屈光失常　此种屈光变化多见于血糖波动较大的幼年型患者。由于治疗时血糖迅速下降,影响晶状体及玻璃体内渗透压,使晶状体屈光率下降,发生远视。此属暂时性变化,一般可随血糖浓度恢复正常而迅速消失,不致发生永久性的改变。

(五) 胰高血糖素样肽-1 类似物　胰高血糖素样肽-1(GLP-1)是肠促胰岛素分泌激素之一,主要是肠道 L 细胞受营养物质刺激后分泌,经血液循环到达胰腺刺激胰岛 β 细胞分泌胰岛素。由于天然 GLP-1 很快就被体内的二肽基肽酶所灭活,半衰期很短,因此 GLP-1 类似物改变了其天然结构使其半衰期明显延长以便于临床使用。目前上市的艾塞那肽和利拉鲁肽均是这类药物。GLP-1类似物平均能够使HbA1c下降0.97%与其他降糖药物效果相当。另外,GLP-1类似物具有减轻体重,促进β细胞增殖,改善血脂,收缩压的作用,还在抑制炎症反应、保护内皮细胞、改善心肌葡萄糖代谢、减少心肌梗死面积等方面发挥直接或间接的心血管保护效应,为心血管疾病的治疗提供了新的选择。最近的研究证明GLP-1类似物可一级预防心血管疾病。因此在糖尿病早期使用GLP-1的益处可能会更大。GLP-1类似物最常见的副作用是恶心、腹泻、呕吐。

(六) 减肥手术 减肥手术能够明显降低伴肥胖的2型糖尿病患者的血糖控制,甚至可以使一些患者糖尿病完全缓解。主要的类型有胃限制术、胃肠旁路术、十二指肠转置术以及小肠切除术。这些手术对于体重和血糖控制均有效,以胃肠旁路术效果最好,应用最为广泛。一般推荐BMI大于35患者可行手术治疗,使大约55%~95%的2型糖尿病患者缓解。BMI 30~35之间的2型糖尿病患者减肥手术能够使80%的患者糖尿病缓解(血糖恢复正常并且不用药物控制),而且这种效果可以持续5年以上。减肥手术术后30天手术相关的死亡率为0.28%。长期的并发症主要是营养不良、维生素和微量元素缺乏以及严重低血糖,这些因素是患者远期死亡的危险因素。因此无论采用何种手术都需要一个综合性团队来制定患者的治疗措施和严格掌握手术指针。一般认为体重指数(BMI)大于27.5、糖尿病病史小于15年、胰岛细胞有代偿功能、男性腰围大于90cm,女性腰围大于85cm,可以考虑手术。手术治疗肥胖型2型糖尿病血糖达标率较高,提示某些2型糖尿病患者病况是可逆转的,甚至有些患者是可能治愈。

(七) 糖尿病的预防 糖尿病的预防包括一、二、三级3个层面,即:一级预防是预防糖尿病的发生;二级预防是预防糖尿病并发症的发生;三级预防就是减少糖尿病的致残率和死亡率,改善糖尿病患者的生活质量。严格地控制好血糖可以降低糖尿病患者慢性并发症的发生及其病死率和致残率。通过有效的治疗可能终止或逆转早期慢性并发症的发展。以下简述糖尿病的一级预防:

1. 宣传糖尿病的防治知识 包括在一般人群中宣传糖尿病的防治知识,如糖尿病的定义、症状、体征、常见的并发症以及危险因素,提倡健康的行为,如合理饮食、适量运动、戒烟限酒、心理平衡等。首部糖尿病教育电视连续剧《抗糖路上爱相伴》将糖尿病防治知识融化在日常生活中,比较贴近实际,提高糖尿病教育的效率,受到糖尿病及其家属的喜爱,值得推广。

2. 糖尿病筛查

(1) 糖尿病高危人群中加强糖尿病筛查 建议采用简易糖耐量(空腹及75g无水葡萄糖2h)筛查。一旦发现有糖耐量受损(IGT)或空腹血糖受损(IFG),应及早实行干预,以降低糖尿病的发病率。防治糖尿病并发症的关键是尽早和尽可能地控制好患者的血糖、血压、纠正血脂紊乱和肥胖、戒烟等导致并发症的危险因素。筛查对象包括:

1) 有糖尿病家族史者。

2) 年龄≥45岁,BMI≥24,以往有IGT或IFG者。

3) 有高密度脂蛋白胆固醇降低(≤35mg/dl,即0.91mmol/L)和/或高甘油三酯血症(≥250mg/dl,即2.75mmol/L)者。

4) 有高血压(成人血压≥140/90mmHg)和/或心脑血管病变者。

5) 年龄≥30岁的妊娠妇女;有妊娠糖尿病史者;曾有分娩巨大儿(出生体重≥4kg)者;有不能解释的滞产者;有多囊卵巢综合征的妇女。

6) 常年不参加体力活动者。

7) 使用一些特殊药物者,如糖皮质激素、利尿剂等。

(2) 一般人群的筛查:

1) 体检,如单位集中体检、产前体检、婚前体检、出国前体检等。

2) 通过各级医院门诊检查。

3) 对于一些因大血管病变、高血脂、肥胖及其他与糖尿病有关的疾病住院者,进行常规筛查。

4) 加强对非内分泌专科医师的培训,使之能尽早发现糖尿病。筛查的方法可采用空腹血糖(FPG)或口服75g葡萄糖负荷后2小时血糖(2hPG),结果判断详见本节前文“诊断和鉴别诊断”相关内容。

3. 糖耐量受损的干预 饮食治疗及运动。二甲双胍及α-葡萄糖苷酶抑制剂可减少糖耐量受损者糖尿病的发生。

4. 一级预防的目标

(1) 提高糖尿病的检出率,尽早发现和及时处理糖尿病。

(2) 纠正或减少可控制的糖尿病危险因素,预防或降低糖尿病的发生。

推荐阅读

1. 中华医学会糖尿病学分会. 中国2型糖尿病防治指南(2017年版)[J]. 中华糖尿病杂志,2018,10(1):4-67.
2. 项坤三. 特殊类型糖尿病[M]. 上海:上海科学技术出版社,2010.
3. SAEEDI P,PETERSOHN I,SALPEA P,et al. IDF Diabetes Atlas Committee. Global and regional diabetes prevalence estimates for 2019 and projections for 2030 and 2045:Results from the International Diabetes Federation Diabetes Atlas,9th edition[J]. Diabetes Res Clin Pract,2019,157:107843.
4. MELMED S,POLONSKY K,LARSEN R,et al. William textbook of endocrinology[M]. 13th ed,Philadephia:ELSEVIER SAUNDERS,2015.
5. MEZZA T,CINTI F,CEFALO C. et al. β-Cell fate in human insulin resistance and type 2 diabetes:a perspective on islet plasticity[J]. Diabetes,2019,68(6):1121-1129.

第二节 1型糖尿病

龚 伟 李益明

1型糖尿病(type 1 diabetes mellitus,T1DM)特指因胰岛β细胞破坏而导致胰岛素绝对缺乏,具有酮症倾向的糖尿病,约占糖尿病患者的5%。T1DM可以在任何年龄段表现出来，但最典型的出现在儿童时期，尤其是青春期前后，是儿童及青少年期最常见的糖尿病类型，约占80%~90%，有1/4的病例发生于成人。

【流行病学】

T1DM在全球广泛流行，且发病率在全球呈上升趋势，预计每年有9万儿童被确诊为T1DM。虽然我国是世界上T1DM发病率最低的国家之一，但由于我国的人口基数大，T1DM的绝对人数仍是一个庞大的群体。

儿童期T1DM的发病率因地域、年龄、性别、家族史和种族的不同而不同。

1. 地域差异　儿童期T1DM的发病率在全球范围内有差异。中国T1DM的患病率具有北高南低的特点。在欧洲，风险也似乎随着地理纬度的增加而增加。然而，纬度相近的相邻地区的发病率也可能存在较大差异，提示存在环境等其他危险因素及发病机制的复杂性。我国大城市如上海和北京的发病率显著高于其他非少数民族自治区的中小城市，城市市区儿童的发病率显著高于郊县和农村，这可能与城市生活水平、与污染物接触及就医条件等有关。

2. 年龄和性别　6月龄以内婴儿很少发病，发病一般从9月龄开始并持续升高。儿童期T1DM发病年龄呈"双峰"分布，一个发病高峰出现在4~6岁，第二个高峰出现在青春期早期（10~14岁），总的来说，约45%的患儿于10岁前发病。我国T1DM在10~14岁年龄段的发病率最高。男性和女性的发病率趋于相似，但由于发病率随着年龄的增长而增加，而发病高峰出现在青春期，因此女孩发病率高峰早于男孩。而青春期后，女性的发病率显著下降，但男性在29~35岁之间的发病率仍然较高。因此，在20岁及以上的人群中，男性被诊断患有T1DM的人数是女性的2倍。2013年中国不同性别的T1DM校正发病率分别为男性0.95/(10万·年)，女性0.81/(10万·年)。

3. 时间趋势　近期报道称在全球范围内，儿童期T1DM的发病率逐渐增高，欧洲、中东和澳大利亚的发病率以每年2%~5%的速度上升。2000年，中国儿童T1DM(小于15岁)的标化发病率为0.57/(10万·年)，2013年这一数据则为1.9/(10万·年)。在美国，大多数年龄组和种族人群中的T1DM整体发病率也在上升，平均每年增长大约2%；与非西班牙语裔白人青年相比，西班牙语裔白人青年的发病率增长更高。这种增加似乎主要见于幼儿，T1DM发病率的增加表明环境因素起了重要作用，但具体致病因素的作用仍不明确。

4. 种族　世界各国的T1DM发病率不一致，北欧国家尤其以芬兰发病率最高，约占全球发病的20%；东亚、中国及委内瑞拉发病率最低。我国是一个多民族的国家，民族间的差异也很大，维吾尔族、哈萨克族和回族的发病率较高。

【发病机制】

1. 遗传易感性　大多数T1DM为多基因遗传。T1DM的主要易感基因是主要组织相容性复合体（major histocompatibility complex，MHC）位点上的IDDM1基因，位于染色体6p的白细胞抗原（human leukocyte antigen，HLA）区域。有多个基因的多态性可影响自身免疫性T1DM的发生风险，包括人类*HLA-DQα*基因、*HLA-DQβ*基因、*HLA-DR*基因、前胰岛素原基因、蛋白酪氨酸磷酸酶非受体型22（protein tyrosine phosphatase non-receptor type 22，*PTPN22*）基因、细胞毒性T淋巴细胞相关蛋白4（cytotoxic T lymphocyte associated antigen-4，*CTLA-4*）基因等。具有*HLA-DR*和*HLA-DQ*基因型（*HLA-DR-DQ*）的个体存在两种或两种以上自身抗体和罹患T1DM的风险增加。1型糖尿病患者的近亲发生1型糖尿病的终生风险显著增加，患者的后代患病风险平均约为6%，同胞为5%，单卵双胞为50%，而无家族史的个体患病风险仅为0.4%。

2. 自身免疫　自身免疫性T1DM很可能有多种致病方式并且其中的大多数受HLA-Ⅱ类抗原影响。这类疾病大多与对自身抗原缺乏免疫耐受而引起的免疫异常相关。携带特异的HLA-Ⅰ及Ⅱ类分子免疫异常的患者更容易将胰岛细胞作为自身抗原的靶器官。这在自身免疫性胰岛损伤的启动或进展中发挥重要作用。其中重要的自身抗原有谷氨酸脱羧酶（glutamic acid decarboxylase2，GAD65）、胰岛素瘤相关抗原（anti-insulinoma-associated antigen，IA）-2和锌转运蛋白8（ZnT8）等。其他与T1DM的自身抗原包括胰岛细胞自身抗原69kD（islet cell autoantigen 69kDa，ICA69）、IGRP、嗜铬粒蛋白A（chromogranin A，ChgA）、胰岛素受体、热休克蛋白、抗原jun-B16、CD38、外周蛋白和胶质原纤维酸性蛋白（glial fibrillary acidic protein，GFAP）。细胞免疫在T1DM中也发挥重要作用。对于胰腺β细胞特异性自身免疫反应的调控，自然加工的胰岛细胞自身抗原表位是效应T细胞和调节性T细胞的靶点。特别是对于可被$CD4^+$ T细胞识别的、自然加工的HLA-Ⅱ类等位基因特异性抗原表位，它们相当于IA-2胞内结构域。另外T1DM临近发病时血液中会出现过多的树突状细胞质细胞样亚群，并且这些亚群具有捕获胰岛自身抗原性免疫复合物，以及增加自身抗原驱动的$CD4^+$ T细胞活化的独特能力。这表明了T1DM中浆细胞样树突状细胞和IA-2自身抗体有协同促炎作用。

3. 环境因素　环境影响是T1DM发生的另一个重要因素。自身免疫性T1DM的发病率出现了迅速增加即是最佳证据。一些妊娠相关因素和围产期因素与T1DM的风险小幅增加有关。包括产妇年龄>25岁、子痫前期、新生儿呼吸系统疾病和黄疸；低出生体重可降低T1DM发生的风险。

4. 其他　感染已被证实与T1DM发病率升高相关。环境因素中的病毒感染、包括风疹病毒、巨细胞病毒、柯萨奇B病毒、腮腺炎病毒、腺病毒以及脑炎心肌炎病毒等与T1DM发病关系较为密切。免疫接种、膳食习惯、社会经济地位、肥胖、维生素D缺乏、母亲年龄、围生期因素及出生体重均可能与T1DM风险增加相关，但这些相关性均未得到证实，有些甚至在不同研究中结果相矛盾。

【病因分类】

根据病因可将患者分为自身免疫性和特发性T1DM。

T1DM患者的胰岛素缺乏最常见的原因是胰岛β细胞的

自身免疫破坏,称为自身免疫性 T1DM,约占 70%~90%。大部分 T1DM 患者 β 细胞的破坏迅速,但也有部分进展较为缓慢,即成人隐匿性自身免疫性糖尿病(latent autoimmune diabetes in adults,LADA),其临床表现、诊断和治疗均具特殊性。

有 T1DM 临床特征但检测不到自身抗体的患者被归类为特发性 T1DM,约占 15%,在这些患者中,没有自身免疫 β 细胞破坏的证据,也未识别出其他病因,如爆发性 T1DM。出于迄今单基因糖尿病仍未被充分认识的基础上,特发性 T1DM 的诊断应慎重,包括那些在幼年诊断的糖尿病病例,基因检测是有必要的。

【诊断依据】

T1DM 目前尚无确切的诊断标准,主要根据临床特征和起病初期的胰岛功能来诊断。支持 T1DM 诊断的临床特征包括:①起病年龄:大多数患者 20 岁以前起病,但也可以在任何年龄发病;②起病方式:起病较急,多数患者的口干、多饮多尿和体重下降等"三多一少"症状较为典型,部分患者直接表现为脱水、循环衰竭或昏迷等酮症酸中毒的症状;③治疗方式:依赖胰岛素治疗。一般在临床上年轻起病、发病较急、"三多一少"症状明显,且伴有酮症或酮症酸中毒者,应警惕 T1DM 可能,先给予胰岛素治疗,定期观察患者对胰岛素治疗的依赖程度,同时注意与其他类型的糖尿病相鉴别,最终根据治疗后的临床表现特别是对胰岛素治疗的依赖程度确定分型。

临床上常用的评价胰岛功能的方法为测定空腹及餐后(或其他刺激后)的 C 肽水平,这尤其适用于使用外源性胰岛素治疗的糖尿病患者。目前尚无界定 T1DM 患者的 C 肽截点,但国内外学者倾向于认为多数经典 T1DM 患者发病 1 年后,其血清 C 肽水平多低于检测下限值。

T1DM 与 T2DM 的鉴别诊断具有很大的挑战性,特别是在肥胖和成年人中。目前鉴别这两种疾病的最佳标准在于胰腺自身抗体。胰腺自身抗体是 β 细胞遭受免疫破坏的标志物(并非具有致病性),是诊断自身免疫性 T1DM 的关键指标,特征性自身抗体主要为抗谷氨酸脱羧酶(anti-glutamic acid decarboxylase,GADA)、抗胰岛素瘤相关抗原 2(anti-insulinoma-associated antigen 2, IA2A),抗锌转运蛋白 8(anti-zinc-transporter 8, ZnT8A)等,其中以 GADA 的敏感性最高。胰腺自身抗体在非 T1DM 患者中的阳性率通常不到 1%~2%,这些自身抗体的存在提高了 T1DM 的诊断敏感性。随着胰腺自身抗体检测技术的推广,部分既往临床诊断为 T2DM 患者被重新诊断为 LADA。在中国 18 岁以上新发初诊"2 型糖尿病(type 2 diabetes mellitus,T2DM)"患者中 LADA 的比例约为 6.0%。这提示某些特定人群中实际的 T1DM 病例数量可能被严重低估。然而,没有胰腺自身抗体并不能排除 T1DM,可考虑为特发性 T1DM 的可能。

【自然病程】

自身免疫性 T1DM 的发展过程可从具有遗传易感性及环境危险因素开始到胰岛 β 细胞完全破坏结束,人为将其分为三个阶段:第一阶段为 T1DM 前期,特点是存在自身抗体及 β 细胞质量下降,但没有血糖异常;第二阶段同时存在自身抗体和血糖异常,但无明显的高血糖症状(如多尿、口渴、饥饿和体重减轻);第三阶段为症状性 T1DM,存在自身抗体且患者出现明显的高血糖症状。β 细胞导向性自身免疫,以存在针对 β 细胞自身抗原的自身抗体为标志,通常在 β 细胞丢失前数月至数年出现。

【临床表现】

儿童 T1DM 有几种不同的表现形式。在大多数人群中,高血糖不伴酸中毒是最常见的临床表现,患者通常会出现多尿、烦渴、体重减轻。其他临床表现还包括会阴部假丝酵母菌病,这是一种在幼儿和女孩中相对常见的主诉症状。视物模糊很常见,长期高血糖的儿童可能会发生白内障。因为感染会促进始发症状,所以症状可能也包括感染的征兆,如发热、咽痛、咳嗽或排尿困难等。

糖尿病酮症酸中毒是 T1DM 第二常见的临床表现形式,其症状与无酸中毒的患者相似,但通常更严重。据报道,儿童期 T1DM 首发表现为 DKA 的概率约为 30%,波动于 15%~67% 之间。

在儿童,通常始发症状持续一个很短的时间,所以家人大多数能确定具体的发病日期。有些儿童甚至在出现临床症状之前就被诊断为 T1DM,这种情况很少见,通常发生于有血缘关系密切的家族成员患有 T1DM 而被密切监测的儿童。成人发病的 T1DM,始发症状可比较隐匿,在数周至数月才出现症状。

值得注意的是,T1DM 患者也可以表现出胰岛素抵抗,即 T1DM 患者的空腹胰岛素或 C 肽水平高,这是 T2DM 最常见的特征,但不同于 T2DM 的是,T1DM 葡萄糖刺激性胰岛素分泌减少。没有一套标准或诊断试验能够完全鉴别 T1DM 和 T2DM。因此,这两类糖尿病的鉴别需要结合临床表现和病史,常辅以实验室检查。

【特殊类型的 T1DM】

1. 成人隐匿性自身免疫性糖尿病 属于自身免疫性 T1DM 的一种亚型。LADA 常见临床特征:①年龄>30 岁;②有自身免疫性疾病家族史或个人史;③与 T2DM 相比,较少代谢综合征表现;④在心血管结局方面与 T2DM 无差异性;⑤C 肽水平下降比 T1DM 慢;⑥GADA 抗体阳性是最敏感的指标,其他自身抗体相对阳性率较低;⑦在起病时并不依赖胰岛素,但在数月至数年后发展为胰岛素依赖。基因分型分析发现,LADA 与 T1DM 和 T2DM 具有一些相同的遗传特征。例如,LADA 患者与 T1DM 患者一样具有 HLA-DQB1 基因型的风险频率增加,以及与 T2DM 患者一样具有转录因子 7 样 2(transcription factor 7-like 2, *TCF7L2*)基因变异型的风险频率增加。因此,LADA 的胰岛素缺乏程度介于 1 型和 2 型糖尿病之间。LADA 的胰岛素缺乏程度介于 T1DM 和 T2DM 之间。LADA 患者是异质性群体,个体在抗体滴度、BMI 和进展至胰岛素依赖的发生率方面存在差异。与 GADA 滴度低的患者相比,GADA 滴度高的患者通常 BMI 较低,内源性胰岛素分泌较少,并且更迅速地进展至胰岛素依赖。

2. 暴发性 T1DM　属于特发性 T1DM 的一种亚型。该病来势凶猛,常有感染、药疹或妊娠等诱因,进展迅速,预后极差。诊断标准:①出现高血糖症状 1 周内发生酮症或酮症酸中毒;②血清空腹 C 肽<0.1nmol/L,而餐后 2 小时(胰高糖素释放试验)C 肽<0.17nmol/L;③初诊时血糖>16mmol/L 而 HbA1c<8.5%。以上三条需同时具备方能诊断。如果在临床上见到患者血糖极高、进展迅速、病情危重的患者,伴有胰酶升高,要考虑暴发性 T1DM。

3. 1 型自身免疫性多发性内分泌病　罕见,这种综合征包括 T1DM、黏膜皮肤念珠菌病、甲状旁腺功能减退症、艾迪生病(Addison disease)及肝炎。患者大多有 21 号常染色体自身免疫调节子(autoimmune regulator,*AIRE*)基因突变。

4. X 染色体连锁的多发性内分泌腺病、肠病伴免疫功能失调综合征　X 染色体连锁的多发性内分泌腺病、肠病伴免疫功能失调综合征(immune dysregulation,polyendocrinopathy,enteropathy,X-linked syndrome,IPEX)罕见,该综合征的特征为淋巴细胞浸润多器官,侵犯胰岛导致胰岛炎及 β 细胞破坏,侵犯消化道引起淋巴细胞肠炎,伴扁平绒毛增生及严重的吸收不良。这是一种 X 连锁的隐性遗传性疾病,只发生于男性患儿。该病是由编码叉头框蛋白 P3(fork head box P3,*FOXP3*)的基因突变引起的。

【治疗原则】

1. 治疗目标

(1) 避免症状性高血糖和低血糖症;

(2) 尽早对升高的 HbA1c 水平进行干预;

(3) 预防家长或孩子由于糖尿病产生的心理问题;

(4) 预防青春期代谢恶化;

(5) 提供积极的医疗服务和糖尿病管理知识;

(6) 维持正常的生长和发育。

2. 血糖控制目标　降低高血糖和防止低血糖是 T1DM 血糖控制的两大目标,因此目前公认的血糖控制标准为:在最少发生低血糖风险的情况下应使患者的血糖尽可能接近正常水平。对于儿童和青春期患者,HbA1c 目标值<7.5%,对于大多数 T1DM 成人患者,HbA1c 目标值为 7%,对于老年人以及有严重低血糖病史、无症状性低血糖、合并症多或期望寿命有限的患者,HbA1c 目标值一般会更宽松。某些积极配合的 T1DM 患者以及妊娠期患者可能需要更严格的血糖控制。

3. 临床管理原则　T1DM 患者标准治疗包括膳食、运动干预和生理性胰岛素替代治疗相配合,需要频繁监测血糖。除糖尿病专科医师的指导以外,T1DM 或其亲属需要掌握饮食、运动、生长发育、血糖监测、胰岛素注射方法、急慢性并发症识别和预防以及心理调整等多个方面的知识,即应给予患者和至少一名家庭成员进行糖尿病自我管理教育(diabetes self-management education,DSME)。由于 T1DM 患者多为儿童或青少年,因此应特别强调父母或监护人在糖尿病管理中的作用。DSME 的基本原则包括:①应根据需要随时给予个体化、有针对性的自我管理教育指导,尤其应关注学龄期、青春期、婚育期等时期生理、心理的教育和辅导。②定期组织开展小组式的管理经验交流有助于患者的社会交流和信心培养。③重视家庭成员对 DMSE 知识的掌握,对于年轻患者的糖尿病管理有重要的支持作用和意义。④应建立由多专业医务人员组成的糖尿病教育和支持团队。建议由内分泌科、儿科、心理科、营养科、眼科、肾内科、产科等多个专科医师以及糖尿病专业教育护士等组成,并根据患者不同时期,不同疾病状态的需要给予相关的、持续的专业辅导。

【胰岛素治疗】

T1DM 患者由于胰岛功能基本丧失,必须终身采用胰岛素治疗维持生命和控制高血糖。胰岛素治疗目标是提供符合生理特点的胰岛素,方法包括给予基础胰岛素(包括胰岛素泵)以及在餐时给予速效或短效胰岛素。选择每日多次注射(multiple daily injection,MDI)还是通过泵持续皮下给予速效胰岛素制剂(continuous subcutaneous insulin infusion,CSII),主要取决于患者偏好、生活方式和费用。

1. 胰岛素的治疗方案及选择　推荐所有 T1DM 患者尽早使用强化胰岛素治疗方案,通过强化胰岛素治疗,控制体重和自我管理教育等方式,可以降低患者多种慢性并发症的发生。常见的强化方案包括以下几种:

(1) 基础加餐时胰岛素治疗(MDI 方案)是目前 T1DM 最常用的强化方案。根据正常人的胰岛素分泌模式,一般三餐前用短效胰岛素或胰岛素类似物,提供随进餐所需的胰岛素高峰浓度,睡前用中效胰岛素(有些患者需要早餐前也注射一次)或长效胰岛素类似物,提供夜间及次晨基础状态下胰岛素血浓度。餐前胰岛素剂量相对灵活,即可根据即将进餐的食量事先调整下一餐前胰岛素的剂量。对于进食不规律的学龄前患儿可在餐后根据进食量立即注射速效胰岛素类似物。

(2) 持续性皮下胰岛素输注(CSII 方案)也称为胰岛素泵治疗,是采用人工智能控制的胰岛素输入装置,通过持续皮下输注胰岛素的方式,模拟胰岛素的生理性分泌模式从而控制高血糖的一种胰岛素治疗方法,更有利于 HbA_{1c} 控制和生活质量的提高,减少严重低血糖的发生风险。胰岛素泵治疗适合 MDI 控制不佳的 T1DM,尤其是血糖波动大,反复发生酮症酸中毒,频繁的严重低血糖和/或低血糖昏迷及"黎明现象"明显的患者。胰岛素泵治疗时可选用的胰岛素为短效胰岛素或速效人胰岛素类似物,NPH、长效及预混胰岛素不可使用。与 MDI 相比,CSII 的治疗相关花费明显增高。CSII 只有在有很好的糖尿病自我管理能力和很强的良好控制血糖意愿的患者中使用才能发挥出其独特的优势。

非强化胰岛素治疗方案包括每天 2 次预混胰岛素及每天 1 次中效或长效胰岛素方案,但在 T1DM 患者中不推荐使用这些方案,仅在少数蜜月期患者可短期使用。

2. 胰岛素的剂量与调整　一般说来,缓解阶段 T1DM 患者每日胰岛素总量通常<0.5IU/(kg·d),青春期前儿童通常需要 0.7~1.0IU/(kg·d),青春期需求可能使胰岛素量大幅上升,超过 1.0IU/(kg·d),甚至高达 2.0IU/(kg·d)。对于儿童和青少年而言,胰岛素的"正确"剂量是达到最佳血糖控制而不引

起明显低血糖反应,同时能保障其正常发育。在初始胰岛素剂量的设定时,MDI 治疗方案中,中效或长效胰岛素可能占日总剂量的 30%~50%,其余的 50%~70%的常规或超短效胰岛素分配在餐前给药。初始时可以按照 3 餐 1/3,1/3,1/3 或者 1/5,2/5,2/5 分配。使用胰岛素泵治疗方案的患者,可根据平时血糖水平以及体重情况确定初始推荐剂量,一般为 0.4~0.5IU/(kg·d)。按照全天胰岛素总量的 40%~60%设定基础量,根据血糖控制的需要可设置为一个或多个时间段,在运动或某些特殊情况时,可相应地设定临时基础输注率。剩余胰岛素可按照 1/3,1/3,1/3 或者 1/5,2/5,2/5 分配至 3 餐前注射。临时进餐前可根据食物中碳水化合物含量和碳水化合物系数(即该患者每 1 单位胰岛素所能平衡的碳水化合物克数)计算临时胰岛素注射量,血糖高于目标血糖值时可以通过校正胰岛素注射量来加强血糖的控制。每天 2 次预混胰岛素治疗方案中,通常早晨需要的胰岛素量较多(约 2/3)而晚上较少(约 1/3)。这个方案中约有 1/3 的胰岛素剂量为短效胰岛素,大约 2/3 为中效胰岛素,但该比例会随着年龄增长和生长发育而改变。

胰岛素剂量调整的原则是根据血糖监测结果进行个体化的调整。血糖控制的成功与否与许多因素有关,其中最主要的是与患者的进食量、活动量及胰岛素用量三者间的平衡密切有关。如餐前血糖高应增加前一餐前的短效胰岛素剂量,餐后血糖高则增加本次餐前的胰岛素剂量,睡前血糖高,应增加晚餐前胰岛素剂量;如血糖偏低,则可相应地减少胰岛素剂量。餐前大剂量的准确计算要根据饮食种类、数量,特别是碳水化合物含量,以及进食后体力活动量的大小来确定。若早晨高血糖又不能判断原因时,应加测凌晨 3~5 点的血糖,如属"黎明现象"则增加睡前中效或长效胰岛素 1~2U;如属"Somogyi 效应",应减少睡前中效或长效胰岛素 1~2U。黎明现象在青春期 T1DM 患者最为常见,较难处理,如黎明现象不影响糖化血红蛋白达标则可以不做处理。

【血糖监测】

血糖监测是将血糖安全地控制在目标范围的重要手段之一。自我血糖监测(self-monitoring of blood glucose,SMBG)是 T1DM 强化治疗的必要组成部分,是指导胰岛素给药的依据,并且帮助了解各种食物对血糖波动的影响,减少低血糖或高血糖的风险,帮助患者应对其他疾病或应激等对血糖的影响,调节自我行为干预,利于与医师共同制定个体化生活方式干预和优化药物治疗方案。循证证据已证实在采用胰岛素治疗的患者中应用 SMBG 能改善血糖控制、并可能减少糖尿病相关终点事件。

连续血糖监测(continuous glucose monitoring,CGM)是通过监测皮下组织间液葡萄糖浓度反应血糖水平,提供连续、全天的血糖信息,有助于了解连续数天血糖波动的趋势,对 T1DM 患者有帮助,尤其是有频繁或严重低血糖且发生过无症状低血糖的患者。由于存在可靠性问题且某些仪器需要校准,使用 CGM 时至少偶尔仍需检测指尖血糖。

CSII 可与 CGM 结合,向患者提供更多血糖信息,帮助他们更好地根据情况决定胰岛素用量。这种方法被称为传感器增强型胰岛素泵治疗。闭环式胰岛素给药系统(混合式"人工胰腺")即为胰岛素泵/CGM 复合系统,使用该系统的"自动"模式,会应用算法确定每 5 分钟自动给予或不给予微量速效胰岛素,但患者仍需确定并给予餐前胰岛素剂量。此外全自动双激素系统("人工胰腺")而在临床试验阶段。这是一种基于连续血糖感应的全自动闭环式胰岛素给药系统,一个泵给予胰岛素,另一个泵给予胰高血糖素。

【胰腺移植与胰岛移植】

胰腺移植和胰岛移植是目前唯一可部分或完全恢复生理性胰岛素分泌的治疗方法。胰腺移植最常在某些糖尿病合并终末期肾病的患者中与肾移植同时进行,肾移植后胰腺移植和单独胰腺移植较少实施。接受移植的目的是不再依赖胰岛素、提高生存质量并减少继发性并发症。

推荐胰腺移植用于治疗 T1DM 的指征为:①糖尿病合并尿毒症或即将进展为尿毒症准备接受肾移植术患者,这类患者可以行胰肾联合移植或肾移植后胰腺移植。②单纯胰腺移植仅适用于以下情况:频繁出现严重的急性并发症包括低血糖、严重高血糖、酮症酸中毒;由于临床或精神原因导致外源性胰岛素无法使用者。胰腺移植术后并发症的发生率高,包括术后血栓形成、移植局部感染、移植胰腺炎、吻合口漏和排斥反应等,占胰腺移植失败原因的 9%。急性排斥反应和慢性排斥反应是引起移植胰腺功能丧失的主要原因。

胰岛移植是将供着胰腺中的胰岛经体外提取和纯化后通过门静脉移植到肝脏,以弥补严重胰岛功能丧失,改善脆性糖尿病状态,稳定糖代谢,胰岛移植用于治疗 T1DM 的指征包括:①年龄 18~65 岁;②血清 C 肽<0.3ng/ml 或 100pmol/L;③需要强化胰岛素治疗(血糖测定≥3 次/d,注射胰岛素≥3 次/d,或需装置胰岛素泵);④近 12 个月内发生 1 次以上严重低血糖事件;⑤糖尿病患者因肾功能不全行肾移植时间≥3 个月,目前采用免疫抑制剂治疗,肾功能稳定,胰岛移植前 3 个月肌酐不超过正常上限的 1.3 倍。

推荐阅读

1. 中华医学会糖尿病学分会. 中国 1 型糖尿病诊治指南[M]. 北京:人民卫生出版社,2013.
2. KATSAROU A,GUDBJÖRNSDOTTIR S,RAWSHANI A,et al. Type 1 diabetes mellitus[J]. Nat Rev Dis Primers,2017,3:17016.
3. BUZZETTI R,TUOMI T,MAURICIO D,et al. Management of Latent Autoimmune Diabetes in Adults:A Consensus Statement from an International Expert Panel[J]. Diabetes,2020,69(10):2037-2047.

第三节 特殊类型糖尿病

杨叶虹 胡仁明

特殊类型糖尿病是糖尿病病因研究中进展最快的部分。一些被隐藏在 1 型糖尿病(T1DM)、2 型糖尿病(T2DM)和妊娠糖尿病中的特殊类型糖尿病因为病因被阐明而重新划分至特殊类型糖尿病，使得特殊类型糖尿病的种类数不断增长。特殊类型糖尿病的病因明确，体现了高血糖分子病因机制的极度异质性。

【分型】

目前所确认的特殊类型糖尿病分为8个亚型：

1. β细胞功能基因缺陷　如MODY、线粒体DNA。

2. 胰岛素作用遗传性缺陷　如胰岛素基因突变；胰岛素受体缺陷A型胰岛素抵抗，妖精综合征，脂肪萎缩性糖尿病等。

3. 胰腺外分泌病　如胰腺炎症、外伤、手术、肿瘤、血色病、胰腺囊性纤维病。

4. 内分泌疾病　如肢端肥大症、库欣综合征、胰高糖素瘤、嗜铬细胞瘤和甲状腺功能亢进症等。

5. 药物或化学品所致糖尿病　如杀鼠药、烟酸、糖皮质激素、甲状腺激素、噻嗪类药物、苯妥英钠等。

6. 感染所致糖尿病　如风疹、巨细胞病毒等。

7. 罕见的免疫介导糖尿病　如Stiffman综合征，抗胰岛素受体抗体（B型胰岛素抵抗）等。

8. 伴糖尿病的其他遗传综合征　如唐氏综合征、克兰费尔特综合征（Klinefelter syndrome）、特纳综合征（Turner syndrome）、Wolfram综合征、Lawrence Moon Beidel综合征、普拉德-威利综合征（Prader-Willi syndrome）和亨廷顿病（又称亨廷顿舞蹈症，Huntington chorea）、卟啉病等。

【发病机制】

1. β细胞基因缺陷　有些特殊类型伴有β细胞的单基因缺陷。如青年人中的成年发病型糖尿病（MODY），发病年龄常在25岁之前，伴轻度高血糖症，是常染色体显性遗传，在不同染色体上的基因位点发生异常。MODY 1-11相关基因如下：①染色体12上的肝细胞核因子（HNF-4α）；②染色体7p上的葡萄糖激酶基因；③染色体20q的HNF-1；④染色体13的胰岛素启动因子（IPF-1）；⑤染色体17上的肝细胞核因子1β（HNF-1β）；⑥第2染色体的神经源性分化因子/β细胞E-盒转录激活物2（Neuro DI/BETA2）；⑦KLF 11（Kruppel-like factor 11）；⑧CEL（Carboxyl-ester lipase）；⑨成对盒基因4，（paired box gene 4，*PAX4*）；⑩胰岛素基因；⑪B淋巴细胞酪氨酸激酶基因（B lymphoic tyrosine Kinase，*BLK*）。新的MODY类型不断被发现。MODY12和MODY13分别是编码β细胞钾通道的*ABCC8*基因和*KCNJ11*基因突变。线粒体DNA点变异引起糖尿病伴耳聋，最常见的变异发生在tRNA *leucine*基因的3 243位，导致A至G的转变。

2. 胰岛素作用的基因缺陷　如胰岛素受体的变异，有些患者可伴有黑棘皮病，女患者可有男性化和卵巢囊肿，称为A型胰岛素抵抗。在儿童中，胰岛素受体基因变异可引起严重胰岛素抵抗，称为妖精综合征（leprechaunism）和Rabson-Mendenhall综合征。*Akt2/PKB*基因等胰岛素受体后信号转导通路异常。

3. 药物或化学品所致糖尿病　如鼠药（Vacor）和喷他脒能永久性破坏β细胞；烟酸和糖皮质激素可降低胰岛素的功能；IFN-α可通过自身免疫机制诱发糖尿病。排钾利尿剂造成细胞内缺钾影响β细胞分泌胰岛素，并且由于骨骼肌血流量减少引起胰岛素抵抗。Vacor、喷他脒、生长抑素、可乐定、二氮嗪、α干扰素、苯妥英钠、L-门冬酰胺酶、去羟肌苷导致糖尿病的主要作用机制是胰岛素分泌减少；钙调磷酸酶抑制剂（他克莫司、环孢素）、排钾利尿剂、β肾上腺素受体拮抗剂、甲状腺激素等则导致胰岛素分泌减少伴胰岛素抵抗。糖皮质激素、生长激素、口服避孕药、抗精神病药、HIV蛋白水解酶抑制剂等主要通过导致胰岛素抵抗造成糖尿病。

4. 外分泌胰腺病　如胰腺炎、外伤、感染、胰腺手术、肿瘤、胰腺囊性纤维病、纤维钙化性胰腺病、血色病等。主要为胰腺的各种损伤或结构的改变损及β细胞。急性胰腺炎时胰腺广泛炎症、水肿、缺血坏死，损伤可累及胰岛。慢性胰腺炎为慢性炎症纤维化破坏胰岛组织。这种弥漫性胰腺病变不仅损伤胰岛β细胞，同时也可伴有胰岛其他细胞的累及。慢性胰腺炎时胰岛胰多肽细胞功能缺陷，胰多肽不足也涉及糖尿病的发生机制。囊性纤维化病为常染色体隐性遗传病，与囊性纤维化跨膜电导调节因子（CFTR）基因突变有关。血色病时胰岛中过量铁沉积可引起氧化应激，造成β细胞损伤。

5. 内分泌疾病　一些激素（生长激素、皮质醇、胰高血糖素、肾上腺素）可以对抗胰岛素作用。肢端肥大症并发糖尿病主要是由于生长激素过量拮抗胰岛素作用，其中胰岛素受体数量、受体亲和力改变及受体后缺陷均可能参与此过程。如果未得到治疗，胰岛β细胞功能亦逐渐受损下降。糖皮质激素拮抗胰岛素作用，使周围组织葡萄糖利用减少是主要发病机制。糖皮质激素还可促进肝糖分解和异生，增加肝糖输出。并可直接降低葡萄糖跨膜转运。胰高糖素瘤过量分泌胰高糖素促进糖原分解，增强糖异生，抑制肝糖原合成，增加肝糖输出。过量的胰高糖素拮抗胰岛素作用；使体内胰岛素/胰高糖素比值降低，胰岛素与胰高糖素的互相平衡被打破。生长抑素瘤过量分泌生长抑素通过抑制胰岛素分泌引起糖尿病，因其同时抑制胰高糖素、胰高糖素样肽-1、生长激素、TSH等其他激素，故对糖代谢影响程度不一。由于儿茶酚胺、醛固酮、甲状腺激素过多既可引起胰岛素分泌减少又可造成胰岛素抵抗，嗜铬细胞瘤、原发性醛固酮增多症、甲状腺功能亢进症均可伴发糖尿病。

6. 感染　有β细胞趋向性的病毒可以通过直接损伤β细胞或者改变抗原性致病。不具有β细胞趋向性的病毒可以通过激活自身免疫反应导致糖尿病。也有病毒通过非β细胞趋向性的病毒损伤的途径导致糖尿病。例如风疹病毒和巨细胞病毒均有胰岛趋向性，可以感染β细胞；而丙型肝炎病毒所致的糖尿病是由于HCV核心蛋白引起胰岛素抵抗和肝脏脂肪变性。

7. 新生儿糖尿病　出生后6个月内发病的糖尿病称新生儿糖尿病，是一种少见的特殊类型糖尿病，临床上分为短暂性新生儿糖尿病和永久性新生儿糖尿病。永久性新生儿糖尿病出现后持续存在。Kir6.2杂合子激活性突变是永久性新生儿糖尿病最常见的病因。30%~58%的新生儿糖尿病由 *Kir6.2* 基因突变引起，突变多聚集在跨膜结构域内短的 ATP 结合区，提示 ATP 不敏感致钾通道关闭缺陷是 *Kir6.2* 基因突变引起永久性新生儿糖尿病的主要机制。

【临床表现与诊断】

（一）慢性胰腺炎伴糖尿病 急性胰腺炎时胰腺广泛炎症、水肿、缺血坏死，损伤可累及胰岛。慢性胰腺炎为慢性炎症纤维化破坏胰岛组织。这种弥漫性胰腺病变不仅损伤胰岛 β 细胞，同时也可伴有胰岛其他细胞的累及。慢性胰腺炎时胰岛胰多肽细胞功能缺陷，胰多肽不足也参与到糖尿病的发生机制。

（二）囊性纤维病相关糖尿病 在胰腺以及肺、小肠等的管道上皮细胞中囊性纤维病跨膜调节物调节氯离子转运，使分泌液碱化和水化。囊性纤维病时管道分泌物水化碱化障碍，以致分泌的蛋白质堵塞管腔引起多种脏器功能障碍。其中，胰腺外分泌功能不全导致吸收障碍和营养不良。胰腺内分泌功能不全引起糖尿病。囊性纤维病相关糖尿病（cystic fibrosis related diabetes，CFRD）起病方式可与 T2DM 相仿，病程中会发展到胰岛素明显缺乏但酮症酸中毒少见。患者在疾病早期血糖尚在正常范围内时，即可见糖负荷后胰岛素分泌减少及高峰延迟。患者多伴有营养不良表现，体重低、生长发育及青春期延迟，且肺功能较差。胰岛素治疗有助于在降糖同时维持体重，饮食上注意保证热量。

（三）肢端肥大症伴糖尿病 肢端肥大症导致的血糖升高水平不仅与生长激素水平和病程有关，也和胰岛素抵抗程度及胰岛 β 细胞趋向性的病毒细胞功能减退程度有关。肢端肥大症导致的糖尿病患者血糖较一般糖尿病更高且更难控制。肢端肥大症患者应当常规检测血糖及糖耐量试验。治疗主要是原发病治疗，详见第十八篇第三章第六节“巨人症和肢端肥大症”。

（四）库欣综合征伴糖尿病 库欣综合征的诊断基于皮质醇测定及地塞米松抑制试验。患者应当常规检测血糖及糖耐量试验以确定是否合并糖尿病或糖耐量异常。治疗主要是原发病治疗，详见第十八篇第四章第二节“肾上腺皮质疾病”。

（五）胰高糖素瘤伴糖尿病 胰高糖素瘤表现为特征性的移行性松解坏死性红斑，糖耐量异常或糖尿病常在皮损出现前 4~5 年即发生，血糖升高程度较轻。原发病治疗可使糖耐量回复正常，手术前后或者不能手术的患者可使用奥曲肽或兰瑞肽治疗，抑制胰高糖素原转变为胰高糖素。

（六）青少年的成人起病型糖尿病 成人起病型糖尿病（maturity-onset diabetes of the young，MODY）的特点是：家系内至少三代直系亲属内均有糖尿病患者，且其传递符合常染色体显性遗传规律；家系内至少有一个糖尿病患者的诊断年龄在 25 岁或以前；糖尿病确诊后至少在 2 年内不需要使用胰岛素控制血糖。目前已发现十余种基因突变与 MODY 有关，其中 MODY3、MODY2 和 MODY1 最常见，占单基因糖尿病的九成以上。*GCK* 基因突变导致的 MODY2 临床表型轻微，仅呈轻度高血糖，并发症患病率比 T2DM 患者低。常在常规体检或筛查时意外发现。*HNF1α* 基因突变导致的 MODY3 起病较早，常伴有并发症，胰岛素分泌障碍较明显，对磺脲类药物较敏感。*HNF4α* 基因突变导致的 MODY1 一般在 25 岁前发病。

（七）线粒体糖尿病 线粒体基因突变一般为母系遗传。大多数线粒体糖尿病表现类似 T2DM，也可呈类似 T1DM 表现，或在妊娠时发病。一般起病较早，体重低，发病初期单纯饮食控制或使用磺脲类药物有效，但之后常出现磺脲类药物继发失效。患者可伴有 MELUS 综合征的其他表现如心脏、骨骼肌及神经系统的改变。

【治疗】

明确诊断某种特殊类型糖尿病后，是否需要长期使用降糖药物与造成高血糖的病因是否可根除、相关病理生理异常是否可逆转有关。某些特殊类型糖尿病还会有特定的降糖治疗手段。

新生儿糖尿病发病时血糖高、伴有酮症或酮症酸中毒者常见，常需立刻启动胰岛素治疗。由 ATP 依赖性钾通道 *Kir6.2* 及 *SUR1* 两个亚单位基因突变引起的新生儿糖尿病可考虑试用磺脲类药物治疗，一般使用格列本脲，从每天 0.1~0.2mg/kg 开始逐渐减少胰岛素用量直至停用胰岛素或加至格列本脲最大剂量每天 0.8mg/kg。短暂性新生儿糖尿病在新生儿期后可以缓解或消失，可以终止治疗；但患者在儿童、青春期或成年后可能复发，并可持续终身。永久性新生儿糖尿病需要终身治疗。

MODY2 患者除妊娠期外常常不需要药物治疗，也不需要频繁监测血糖或 HbA1c。妊娠期是否启动胰岛素治疗取决于胎儿是否存在 *GCK* 突变。若胎儿也存在 *GCK* 突变，则不宜进行积极的降糖治疗。MODY1 和 MODY3 在发病早期常可使用磺脲类药物降糖，不需要胰岛素治疗。MODY5 患者对磺脲反应差，需尽早开始胰岛素治疗。

线粒体糖尿病患者的胰岛 β 细胞功能下降且进行性发展，应给予胰岛素治疗。患者处于葡萄糖有氧分解减少而无氧酵解相对增加的状态，有乳酸升高的倾向，不宜使用双胍类药物或剧烈运动以及长时间的运动。

推荐阅读

1. 中华医学会糖尿病学分会. 中国 2 型糖尿病防治指南（2017 年版）[J]. 中华糖尿病杂志，2018，10（1）：4-67.
2. 项坤三. 特殊类型糖尿病[M]. 上海：上海科学技术出版社，2010.

第四节 妊娠与糖尿病

胡仁明 杨叶虹 朱禧星

妊娠合并糖尿病包括妊娠糖尿病（gestational diabetes mellitus，GDM）、妊娠期显性糖尿病和妊娠前糖尿病（pregestational diabetes mellitus，PGDM）。妊娠期显性糖尿病指孕期任何时间被发现且达到非孕人群糖尿病诊断标准。PGDM 指孕前已确诊的 1 型、2 型和特殊类型糖尿病。GDM 除原来可能存在一定程度胰岛素分泌缺陷或胰岛素抵抗外，通常是妊娠后半期 β 细胞储备功能不足以平衡胎盘激素引起的胰岛素抵抗所致，多发生于妊娠中晚期。妊娠糖尿病虽然没有症状，但会发生死产、巨大胎儿和产伤等合并症的危险。

【妊娠糖尿病】

妊娠糖尿病的定义：妊娠时发生的任何程度的糖代谢异常，但血糖未达到显性糖尿病的水平。不包括怀孕前已经诊断，或者患有糖尿病的患者。

（一）病因和发病机制　大多数妊娠糖尿病患者的致病原因类似 T2DM。妊娠糖尿病在妊娠早期胰岛素原水平升高，并持续到产后。妊娠糖尿病的发生除了胰岛素抵抗外，还有 β 细胞分泌胰岛素功能的损害。

（二）筛查和诊断　对于 GDM 的筛查，国内外指南普遍推荐对既往无糖尿病史的孕妇，在孕 24~28 周进行 75g 口服葡萄糖耐量试验（oral glucose tolerance test，OGTT）（表 19-4-4-1）。具有多种危险因素的高危对象应该在首次产检时就进行筛查。高危因素包括孕前肥胖；糖尿病高危种族，一级亲属有糖尿病史；年龄≥25 岁（占孕妇人群 90%~95%）；有不良孕产史；孕前患高血压；羊水过多、胎儿过大、反复霉菌性阴道炎和泌尿系统感染、早孕期尿糖（+）等。如第一次筛查阴性者，则需要在妊娠 24~28 周之间重检，以防漏诊。

表 19-4-4-1　妊娠糖尿病的诊断（75g-2h-OGTT）

时间	血糖	
空腹	92mg/dl	5. 1mmol/L
1h	180mg/dl	10. 0mmol/L
2h	153mg/dl	8. 5mmol/L

注：本表根据国际糖尿病和妊娠研究组协会（IADPSG）标准。对未诊断为糖尿病的妊娠 24~28 周的孕妇进行 75g OGTT，并在空腹时、服糖后 1 小时和 2 小时测量血糖。当血糖达到或超过上述任一血糖值时，就可诊断为 GDM。OGTT 应在受试者禁食过夜至少 8 小时后进行。

由于妊娠糖尿病以损伤糖耐量为主，空腹血糖水平一般正常。所以如果空腹血糖≥7. 0mmol/L 或随机血糖≥11. 1mmol/L 的患者，可能是孕前就发生了糖尿病。

（三）治疗　严格的血糖控制可以降低胎儿合并症的风险。但是控制目标过严，母亲有发生低血糖的危险，一些证据表明，控制过严亦有发生小孕龄婴儿的危险。ADA 建议的血糖控制目标值是空腹血糖<95mg/dl（5. 3mmol/L）和餐后 1 小时血糖<140mg/dl（7. 8mmol/L）或餐后 2 小时血糖<120mg/dl（6. 7mmol/L）。理想情况下，妊娠期 HbA1c 的目标是 6%，为防止低血糖，可以适当放宽到 7%。

医学营养治疗是妊娠糖尿病的中心环节。饮食方案受孕妇体形、体力活动量和体重增加程度的影响，血糖控制的目标不宜过严，以免引起酮血症或出现尿酮体。对于非低体重的患者，适宜中等程度的热量限制。体重在理想范围的妇女，摄入总热量开始为 30kcal/kg 体重；低于理想体重 80%的妇女，宜提供 40kcal/kg 体重；体重为理想体重 120%~150%的妇女应给予 25kcal/kg 体重；体重为理想体重 150%以上的妇女为 12kcal/kg 体重。然后根据体重增加程度和是否有酮症进行调整。碳水化合物、蛋白质、脂肪分别占总热量的 35%~45%、20%~25%和 35%~40%。妊娠糖尿病妇女早餐后的碳水化合物耐受最差，严格地限制早餐的碳水化合物有助于改善早餐后血糖控制。

约 50%的妊娠糖尿病妇女经单纯的饮食控制后血糖可能仍未达标，需用胰岛素治疗。胰岛素是目前 GDM 患者的标准治疗药物。大多数妊娠糖尿病患者需要 0. 7U/（kg · d），分三次注射。与非妊娠患者一样，2/3 剂量在早餐前，1/3 剂量在晚餐前注射，短效和中效（或长效）胰岛素的比例为 1∶2。从妊娠 20~24 周至 30~32 周，胰岛素剂量约增加 50%。妊娠 30 周以后胰岛素需要量趋于稳定。ADA 指南提出二甲双胍和格列本脲可以通过胎盘，因此不再作为一线用药。

运动疗法可以有效增强患者对胰岛素的敏感性，促进葡萄糖的吸收和转化，进而达到降糖的目的。GDM 患者可以在餐后进行适当的运动锻炼，控制运动时间约为 30 分钟，且在运动过程中保证心率低于 120 次/min。

与非糖尿病孕妇比较，妊娠糖尿病孕妇发生高血压、蛋白尿、水肿、先兆子痫或子痫的概率增高，因此围产期除了控制血糖外，还要监测这些合并症的指标。从妊娠 36 周开始，每周进行一次生物物理检查，超声检查通常在妊娠 38 周施行，原因是大孕龄胎儿准备引产和巨大胎儿准备剖宫产。正常孕龄大小胎儿可以等到妊娠 40 周时再处理，大多数产科专家建议妊娠糖尿病孕妇在妊娠 40~41 周分娩。

应用胰岛素治疗的妊娠糖尿病患者，分娩时间最好选在早晨，平时晚餐注射的胰岛素不变，分娩日早晨的胰岛素暂停，如果产程延长，可注射平时早餐胰岛素剂量的 25%~30%。如果母亲空腹血糖>110mg/dl，可以考虑胰岛素静脉滴注，因为母亲高血糖可引发新生儿高胰岛素血症和产后低血糖。如果母亲注射胰岛素并且能自然分娩，应该输注葡萄糖并维持血糖水平在 80~110mg/dl，以预防母亲低血糖。

妊娠期的高血糖在分娩后即可下降，因此可停用胰岛素。妊娠时糖尿病的发生越早和胰岛素剂量越大的患者，产后完全恢复的可能性越小。在患者出院前应该检查一次血糖，确定血糖水平已经恢复正常。出院后血糖升高者应该尽早到医院行葡萄糖耐量试验，但不必测糖化血红蛋白。妊娠糖尿病患者在产后是发生 2 型糖尿病的高危人群，应该进行干预以延缓或预防糖尿病的发生。ADA 指南推荐，有 GDM 病史的妇女即使产后 4~12 周 75g OGTT 结果正常，也应每 1~3 年筛查 1 次，以确定是否发展为糖尿病或糖尿病前期状态。

【妊娠前糖尿病】

妊娠前糖尿病是患者在妊娠前即存在的糖尿病。糖尿病妇女妊娠时可伴发包括视网膜病变、肾病、神经病变、非感知性低血糖、高血压和高胆固醇血症等并发症，母亲的年龄、肥胖、不良生活习惯(如吸烟)和血糖控制不良都是相关危险因素。PGDM 未经控制在孕早期可能导致胎儿自然流产、胎儿畸形和胎儿发育异常。

(一) 糖尿病妇女受孕前的准备 1 型和 2 型糖尿病在受孕前应将血糖控制在接近正常水平,HbA1C 控制在 7%以下,以减少先天性畸形和自然流产的危险。准备受孕的妇女应该提前到糖尿病和妊娠专科门诊咨询。咨询的内容包括母亲和胎儿风险的评估和降血糖治疗如何达标。母亲的风险评估包括眼科散瞳检眼镜检查和处理。评估其他合并症,并积极进行治疗。

(二) 糖尿病妊娠期的治疗 ADA 推荐 1 型或 2 型妊娠前糖尿病患者的血糖控制目标同 GDM 患者:空腹血糖<95mg/dl(5.3mmol/L)和餐后 1 小时血糖<140mg/dl(7.8mmol/L)或餐后 2 小时血糖<120mg/dl(6.7mmol/L)。

1. T1DM 和 T2DM 患者孕期首选胰岛素治疗 每日多次注射或胰岛素泵技术都可用于伴有 1 型糖尿病的妊娠。患有 1 型或 2 型糖尿病的妇女应在妊娠前 3 个月服用低剂量的阿司匹林 60~150mg/d(通常剂量 81mg/d),以降低先兆子痫的风险。

2. 胎儿监测在妊娠 15~21 周做三维扫描以评估神经管缺损和其他先天性畸形,妊娠 18 周时做胎儿径线测量。妊娠 20~22 周做超声心动图,筛查心血管缺损。妊娠后三个月开始胎儿监测,包括非应激性试验、生物生理试验和母亲检测胎动,以降低死胎的风险。根据血糖控制状态、合并糖尿病肾病或高血压以及胎儿生长情况决定胎儿监测的次数和频率。

3. 生产和/或剖宫产前维持血糖水平正常十分重要,分娩前一天晚上,睡前胰岛素应该如常注射,待产日早晨可给予小剂量中效胰岛素,如受孕前剂量的 1/3;或停用中效胰岛素,改用短效胰岛素静脉滴注,并调整剂量以维持血糖正常。胰岛素泵使用者,如果针头埋在股部或臀部皮下,可以保留基础量不变;如果血糖下降至 4.4mmol/L 以下,应该减少基础量;如果血糖水平在 6.1mmol/L 以上,停用胰岛素泵,改用胰岛素静脉滴注。

4. 产后血糖监测 产后胰岛素敏感性即可升高,胰岛素需要量通常下降至受孕前剂量以下。为了减少发生严重低血糖的危险,产后 24 小时内的胰岛素剂量应为受孕前 1/3~1/2。产后 2 周胰岛素需要量已稳定,宜对血糖进行精细调整。哺乳母亲的胰岛素需要量可能仍较低,应该计算碳水化合物需要量以防止哺乳期低血糖。产后 6 周复诊,需处理合并症和其他存在的疾病。

推荐阅读

1. American Diabetes Association. Standards of Medical Care in Diabetes-20202. Classification and Diagnosis of Diabetes. [J]. Diabetes Care, 2020,43:S14-S31.
2. American Diabetes Association. Standards of Medical Care in Diabetes-202014. Management of Diabetes in Pregnancy. [J]. Diabetes Care, 2020,43:S183-S192.
3. 中华医学会糖尿病学分会. 中国 2 型糖尿病防治指南(2017 年版)[J]. 中华糖尿病杂志,2018,10(1):4-67.

第五节 糖尿病急性并发症

胡仁明 龚 伟 朱禧星

【糖尿病酮症酸中毒】

糖尿病酮症酸中毒(diabetic ketoacidosis,DKA)是糖尿病常见的急性并发症之一。是由于胰岛素活性重度缺乏及升糖激素不适当升高,引起糖、脂肪和蛋白质代谢紊乱,以致水、电解质和酸碱平衡失调,出现高血糖、酮症,代谢性酸中毒和脱水为主要表现的临床综合征。

(一) 诱因 DKA 的诱发因素主要包括以下几个方面:

1. 感染是 DKA 最常见的诱因,尤其是糖尿病患者伴发急性全身性感染。

2. 降糖药物应用不规范诱发 DKA 已经越来越受到重视。

3. 某些影响糖代谢的药物,如皮质激素,噻嗪类利尿剂,多巴酚丁胺等。

4. 心肌梗死、脑血管意外、胃肠疾病(呕吐、腹泻等)。

5. 手术、创伤、妊娠、分娩。

6. 饮食不当和心理障碍是 1 型糖尿病患者 DKA 反复发作的重要诱因。

(二) 发病机制和病理生理 胰岛素活性的重度或绝对缺乏和升糖激素过多(如胰高血糖素、儿茶酚胺类、皮质醇和生长激素)是 DKA 发病的主要原因。胰岛素和胰高血糖素比率下降促进糖异生、糖原分解和肝酮体生成,肝的酶作用底物(游离脂肪酸、氨基酸)产生增加,导致高血糖、酮症和酸中毒。

1. 高血糖 DKA 的血糖多呈中等程度的升高,主要是由于葡萄糖生成(包括糖原分解和糖异生)增多以及葡萄糖利用(糖酵解、脂肪酸合成和糖原合成)减少所致。

2. 酮症和代谢性酸中毒 酮症是由于脂肪细胞生成游离脂肪酸增多,肝酮体合成增加所致。

3. 脱水 DKA 时,血糖和血酮浓度升高使血浆渗透压增高,细胞外液高渗时细胞内液向细胞外转移,细胞脱水伴渗透性利尿。酸中毒失代偿时的厌食、恶心、呕吐使水摄入量减少及丢失过多。这些因素相互和累加作用,引起患者脱水,严重者血容量不足,血压下降,甚至出现循环衰竭。

4. 电解质平衡紊乱 渗透性利尿、呕吐及摄入减少、细胞内外水分及电解质的转移以及血液浓缩等因素,均可导致电解质平衡紊乱。

(三) 临床表现 DKA 起病急,病程通常小于 24 小时,根据酸中毒的程度,可以将其分为轻度、中度和重度。轻度是指只有酮症,无酸中毒(糖尿病酮症);中度是指除酮症外,伴有轻至中度酸中毒(DKA);重度是指 DKA 伴意识障碍(DKA 昏迷),或虽无意识障碍,但二氧化碳结合力低于 10mmol/L 者。

1. 症状 多数患者起病时有多尿、烦渴多饮和乏力等糖尿病症状加重或首次出现，如未及时治疗，患者病情恶化，可出现恶心、呕吐、食欲减退等症状，常伴头痛、烦躁、嗜睡等症状。少数患者可出现腹痛的症状，腹痛可能由酮症本身或原发病引起，腹痛与酸中毒的严重程度有关，50%～75%的腹痛患者疼痛剧烈似急腹症，临床上容易误诊。DKA的患者如有胃肠道出血可表现为呕血。约30%的DKA患者可同时伴有高渗状态。发病早期患者神志多清楚，随着病情的进展，常出现不同程度的意识障碍，嗜睡、昏睡或昏迷。另外注意患者有无诱发疾病的表现，如泌尿系感染的症状，有无咳嗽、发热、寒战，冠心病患者近期胸痛情况等。

2. 体征　体检时，患者常有脱水征象。老年人或自主神经功能紊乱的患者本身可有直立性低血压，评价此类患者的脱水程度有一定困难。酸中毒时有深长呼吸（Kussmaul呼吸），部分患者呼气中有烂苹果味（丙酮气味）。合并潜在感染的患者可发热、但是无发热并不能排除感染，因为酸中毒可使血管扩张，导致体温下降，低体温是病情严重的征兆，提示预后不良。

（四）实验室及辅助检查　高血糖和酮尿强烈提示DKA，而DKA的确诊需要进行一系列详细的实验室检查，包括血浆葡萄糖、血尿素氮/肌酐、血酮体、电解质、血渗透压、尿常规、尿酮体、动脉血气分析和计算阴离子间隙等，其他的辅助检查还包括心电图、胸片和血培养。

1. 尿液检查　尿糖、尿酮常呈强阳性。

2. 血糖和血酮　血糖升高>13.9mmol/L，超过33.3mmol/L时多伴有高渗状态或有肾功能障碍。血酮体增高，多在4.8mmol/L（50mg/dl）以上。但需注意，丙酮和β-羟丁酸的生成速度是乙酰乙酸3倍以上，而通常使用的酮体检测试剂（硝普盐）主要检测乙酰乙酸，测量血清或血浆的β-羟丁酸能更准确地反映体内酮体的水平。某些药物如卡托普利或青霉胺可能会引起假阳性反应，应注意询问相关病史以免误诊。

3. 血电解质及尿素氮、肌酐　入院时患者血钠水平多降低，但由于血液浓缩，血钠可升高。酸中毒时钾向细胞外转移，因此虽然总体钾水平下降，但患者血钾可表现为升高、正常或降低。而胰岛素治疗和纠正酸中毒后，钾离子向细胞内转移，出现低钾血症。血尿素氮和肌酐可轻、中度升高，经治疗后仍高者提示肾功能受损。

4. 血酸碱度　代谢性酸中毒，血pH和二氧化碳结合力（CO_2CP）及HCO_3^-下降，阴离子间隙明显增大[$AG=Na^+-(Cl^-+HCO_3^-)$]。DKA时大量呕吐使氢离子丢失过多，出现代谢性碱中毒，血清氯离子浓度下降，碳酸氢盐浓度正常。

5. 其他　DKA患者血常规检查白细胞可增多。16%～25%的DKA患者血淀粉酶和脂肪酶可有非特异性的增高，如同时伴随明显腹痛，还需与急性胰腺炎鉴别。

（五）诊断和鉴别诊断　详细地询问病史和发病过程，结合体检发现意识障碍、Kussmaul呼吸、脱水、休克等临床表现，要考虑DKA的可能性。实验室检查示尿糖和酮体强阳性同时血糖、血酮明显升高，且血pH和二氧化碳结合力降低，则无论有无糖尿病病史，均可诊断为DKA。

DKA主要包括高血糖、酮症和代谢性酸中毒三联症，而糖尿病其他急性并发症也可有这些代谢紊乱，出现类似DKA的表现。DKA与其他急性并发症的鉴别见表19-4-5-1。

表 19-4-5-1　DKA与其他并发症鉴别

鉴别点	DKA	高渗性高血糖状态	乳酸性酸中毒	低血糖
病史	糖尿病及感染、胰岛素停药或中断诱因史	年龄较大的糖尿病患者，常有呕吐、腹泻史	肝肾功能不全、休克、服用双胍类药物病史	糖尿病史、进餐少、活动过度或注射胰岛素后未进食
症状	数小时起病，有恶心、呕吐	起病慢，口渴明显、嗜睡、昏迷	起病较急，厌食、恶心、原发病症状	起病急，以小时计算，有交感神经兴奋表现
体征				
皮肤	失水、干燥	严重脱水	失水、潮红	潮湿、多汗、苍白
呼吸	深、快（Kussmaul）	快	深、快	正常
脉搏	细速	细速	细速	速而饱满
血压	下降或正常	下降	下降	正常或稍高
检查				
尿糖	++++	++++	阴性	阴性
尿酮	+～+++	阴性或+	阴性	阴性
血糖	升高，多为16.7～33.3mmol/L	显著升高，多>33.3mmol/L	正常或升高	显著降低，常<2.5mmol/L
pH	降低	正常	降低	正常
阴离子间隙	升高	正常	升高	正常或轻度升高
血浆渗透压	升高	显著升高>330mOsm/（kg·H_2O）	正常	正常
乳酸	升高	正常	显著升高	正常

（六）治疗 DKA 一经诊断，应立即治疗，并启动代谢和心、肾功能监护，观察神志变化。治疗重点是纠正病理生理变化、补充液体和电解质，控制血糖，纠正酸碱失衡，去除诱因，防止可能导致复发的因素。具体治疗方案应根据患者病情轻重决定，对于轻度 DKA 患者应鼓励进食进水，补充胰岛素，以利血糖的下降和酮体的消除，中重度酮症酸中毒应用小剂量胰岛素疗法，纠正水、电解质及酸碱平衡紊乱。

1. 胰岛素治疗 DKA 发病的主要因素是胰岛素缺乏，因此，迅速补充胰岛素是治疗的关键。目前多采用小剂量普通胰岛素持续静脉滴注的方法，可以有效抑制脂肪分解和肝糖异生，且并发症（如低血糖、低钾血症、低血磷、低镁血症、高乳酸血症和渗透压失调）发生率低。绝大多数患者在补液的同时即应开始胰岛素治疗，先给予 0.1U/kg 体重的普通胰岛素静脉负荷量，随后采用普通胰岛素生理盐水溶液，以 0.1U/(kg·h) 的速度持续静脉滴注，成人通常用 5~7U/h，一般不超过 10U/h。如患者合并休克或血钾低于 3.3mmol/L，在使用胰岛素治疗之前需先补液或补钾，待休克纠正，血钾升至 3.3mmol/L 以上后，尽快使用胰岛素。静脉滴注胰岛素后其血浓度足以抑制脂肪分解、蛋白分解、酮体生成和肝糖异生，可使血糖每小时下降 4.2~5.6mmol/L。每 1~2 小时密切监测血糖、血酮、血钾和其他电解质水平，必要时肾功能和血气分析，及时调整治疗措施。一旦血糖降至 13.9mmol/L 以下，可改用 5% 葡萄糖或糖盐水，按葡萄糖与胰岛素比例 2~4∶1加入胰岛素，如 500ml 5% 葡萄糖液中加入胰岛素 6~12U，胰岛素滴注率下调至 0.05U/(kg·h)持续静脉滴注。当血糖降至 11.1mmol/L 以下，碳酸氢盐>18mmol/L，pH>7.3，酮体阴性后，可以开始皮下注射胰岛素治疗方案。皮下注射短效胰岛素后，静脉胰岛素仍需继续维持 1~2 小时以防止血糖回升。

2. 补液 大多数 DKA 患者存在液体和电解质的丢失，补液不仅能纠正失水，还有助于血糖下降和酮体的清除。先快速静脉输注生理盐水，旨在扩充细胞外容量，恢复肾灌注，最初每小时静脉滴注 15~20ml/kg。随后根据脱水程度、血清离子浓度和尿量选择输液类型和速度，在血压已稳定正常但血钠和血渗透压仍较高的患者，可短暂改用 0.45%~0.6%的氯化钠[速率 4~14ml/(kg·h)]，并加强对神志观测，一旦血渗透压和血钠有所下降，即应考虑改回用生理盐水（参见本节“高渗性高血糖状态”），而血钠较低的患者可继续输注生理盐水[速率 4~14ml/(kg·h)]。补液应先快后慢，如无心力衰竭，在开始 1 小时内输入 1 000~1 500ml，以后根据血液、心率、每小时尿量、周围循环状况决定输液量和速度，在第 3~6 小时输入 1 000~2 000ml，第 1 个 24 小时输液总量一般为 4 000~5 000ml，严重失水者可达 6 000~8 000ml。如治疗前已有低血压和休克，快速补液不能有效升高血压时，应输入胶体溶液，并采用其他抗休克措施。老年患者、充血性心衰或肾功能不全患者需酌情调整补液速度和液体种类。儿童患者的补液速度需控制，在前 30~60 分钟给予 10ml/kg（少数休克患儿需要 20ml/kg），其后以常规补液速度的 2~2.5 倍补液，在 24~48 小时内纠正脱水。脱水和渗透压纠正过快导致脑水肿的情况尽管少见，但是后果严重，而且在儿童中发生率相对较高。

3. 纠正电解质紊乱 通过输注生理盐水，低钠、低氯血症一般可获纠正。DKA 时总体钾丢失严重（估计损失量 3~5mmol/kg）。补液、胰岛素治疗和纠正酸中毒使钾离子向细胞内转移，血钾水平更低。为了防止低钾血症，在开始治疗时，只要患者血钾<5.5mmol/L，且尿量足够，即可开始补钾，并注意血钾和心电监测。治疗前已有高钾血症，等血钾降至正常范围开始补钾。每升液体需加入 20~40mmol 钾。为了防止血氯增加，可用磷酸钾或醋酸钾替代氯化钾治疗。通过治疗要使血钾>3.5mmol/L。如治疗前血钾低于 3.3mmol/L，在使用胰岛素之前需先补钾，血钾升至 3.3mmol/L（3.3meq/L）以上后，再开始使用胰岛素。

4. 补碱 DKA 患者经上述治疗后，酸中毒随代谢紊乱的纠正而恢复，通常不需要补碱。而当血 pH 低至 6.9~7.0 时，则应予以补碱治疗，但过多过快补碱会产生不良反应，包括碱中毒，脑脊液 pH 反而降低、低钾血症、容量负荷过量、组织氧化作用改变和酮体生成过多。如 pH 在 6.9~7.0 时，以 50mmol/L 碳酸氢钠，稀释于 200ml 的 0.45%盐水中 1 小时内滴完；如 pH<6.9，以 100mmol/L 碳酸氢钠，稀释于 400ml 的 0.45%盐水中 2 小时内滴完。30 分钟后复查血 pH，若 pH 仍低于 7.0，可再次补充碳酸氢钠，如 pH 升至 7.2，即可停止补碱。

5. 诱因和并发症治疗

（1）感染：既可是诱因，也可是并发症，常因 DKA 的中毒症状而被忽略。

（2）肺水肿、呼吸窘迫：常见于老年人，可能是补液速度过快、左心室功能不全或毛细血管瘘综合征。

（3）心力衰竭、心律失常：年老或合并冠心病尤其是急性心肌梗死、输液过多等可导致心力衰竭和肺水肿，应注意预防，一旦出现，及早治疗。

（4）肾衰竭：DKA 时失水、休克，或原来已有肾病变以及治疗延误等，均可引起急性肾衰竭。注意预防，一旦发生，及时处理。

（5）脑水肿：约占儿童患者的 1%，成人少见。儿童 DKA 患者在治疗过程中突发神志改变，需警惕脑水肿可能，一旦发现，应采用高渗性脱水治疗。

6. DKA 的预防 我国研究见到，当随机血糖超过 19.05mmol/L（血清酮体≥3mmol/L）时，可预警 DKA。

【高渗性高血糖状态】

高渗性高血糖状态（hyperosmolar hyperglycemic state，HHS）是糖尿病严重急性并发症之一，多发生于那些已有数周多尿、体重减轻和饮食减少病史的老年 2 型糖尿病患者，指上述患者最终出现的精神错乱、昏睡或昏迷的状态。临床上多表现为严重高血糖而基本上无酮症酸中毒、血浆渗透压升高、失水和意识障碍等精神神经系统症状。

HHS 的常见诱因有感染、急性胃肠炎、胰腺炎、脑血管意外、严重肾疾患、血液或腹膜透析、水摄入不足、大量摄入含糖饮料等;许多药物也可成为 HHS 的诱因,包括糖皮质激素(尤其是肾移植患者)、利尿剂(如噻嗪类和呋塞米)、免疫抑制剂、氯丙嗪等;大量输注葡萄糖、长期静脉内营养支持亦可诱发或促进 HHS 的发生。

(一)发病机制和病理生理学 HHS 是体内胰岛素相对缺乏使血糖升高,并进一步引起脱水,最终导致的严重高渗状态。HHS 多发生于老年患者,口渴中枢不敏感,加上主动饮水的欲望降低和肾功能不全,失水常相当严重,而钠的丢失少于失水,致血钠明显增高;脱水一方面能引起皮质醇、儿茶酚胺和胰高血糖素等升糖激素的分泌增多,另一方面进一步抑制胰岛素分泌,继而造成高血糖状态的继续加重,形成恶性循环。

(二)临床表现 HHS 发病率低于 DKA,多见于 60 岁以上老年人,男女发病率大致相同,约 2/3 患者过去有糖尿病病史,且多为 2 型糖尿病。HHS 起病多隐匿,从发病到出现典型的临床表现一般为 1~2 周,偶尔急性起病。患者起病初期多有口渴、多饮多尿、乏力等糖尿病症状出现或加重,可同时伴有恶心、呕吐、食欲减退、反应迟钝,表情淡漠等临床表现。随着病情进展,逐渐出现典型的 HHS 临床表现,主要表现为严重脱水和中枢神经系统损害。HHS 患者常有严重的脱水征,体格检查可见皮肤黏膜干燥、弹性减退,眼球凹陷,唇舌干裂,随着病情进展,可出现脉细速,卧位时颈静脉充盈不全,直立性低血压等周围循环衰竭表现。不少患者就诊时已处于休克状态,但因脱水严重,体检时可无冷汗。部分患者虽有严重脱水,但因血浆的高渗状态促使细胞内液外出,补充了血容量,可能掩盖了失水的严重程度,而使血压仍然维持正常。

HHS 患者中枢神经系统损害的症状非常突出,患者意识水平主要决定于血浆渗透压升高的程度。通常患者血浆有效渗透压超过 320mOsm/(kg·H_2O)时,即可出现精神症状,如淡漠、嗜睡等,而当患者血浆有效渗透压超过 350mOsm/(kg·H_2O)时,可有定向力障碍、幻觉、上肢拍击样粗震颤、癫痫样抽搐、失语、偏盲、肢体瘫痪、昏迷及锥体束征阳性等表现。这些体征提示患者可能有因脱水、血液浓缩或血管栓塞而引起的大脑皮质或皮质下损害。经治疗后,上述神经系统症状体征多可完全恢复正常,但少数患者可能在 HHS 纠正后一段时间内仍遗留部分中枢神经系统损害表现。HHS 常由严重的并发疾病如心肌梗死或中风诱发。败血症、肺炎和其他一些感染是 HHS 常见的诱因。另外,一些导致机体抵抗力下降的因素如中风前或痴呆对 HHS 的发生发展有促进作用。所以在处理 HHS 患者时也应注意有无诱发疾病表现,及时纠正。

(三)实验室检查

1. 尿液检查 尿糖强阳性,尿酮阴性或弱阳性;可有蛋白尿和管型,与肾小管功能受损有关。

2. 血液检查 HHS 患者主要的血生化指标检查与 DKA 的比较见表 19-4-5-2。最显著的特征是高血糖,高血渗透压和肾前性氮质血症。血酮体正常或略高,半定量测定多不超过 4.8mmol/L。另外,因血糖每升高 5.6mmol/L,血钠下降 1.6mmol/L 左右,HHS 时存在严重高血糖,可造成血钠水平假性降低。渗透压可直接测定,也可用公式计算,即血浆总渗透压[mOsm/(kg·H_2O)]=2×(Na^++K^+)+血糖(mmol/L)+BUN(mmol/L),因 BUN 能自由通过细胞膜,不构成细胞外液的有效渗透压,略去 BUN 的值即为有效血浆渗透压。HHS 时,有效血浆渗透压明显升高,一般在 350mOsm/(kg·H_2O)以上。

表 19-4-5-2 DKA 和 HHS 实验室检查

比较项目	DKA	HHS
血糖*,mmol/L(mg/dl)	13.9~33.3(250~600)	33.3~66.6(600~1 200)
血钠,mmol/L	125~135	135~145
血钾*	正常或升高**	正常
血镁*	正常**	正常
血氯*	正常	正常
磷酸盐*	降低	正常
血肌酐	轻度升高	中度升高
血浆渗透压[mOsm/(kg·H_2O)]	300~320	330~380
血酮*	++++	+/-
碳酸氢盐*,mmol/L	<15	正常或轻度减低
动脉血 pH	6.8~7.3	>7.3
动脉血 PCO_2,mmHg	20~30	正常
阴离子间隙*	明显增高	正常或轻度升高

注:*治疗过程中会发生极大变化;**血浆水平表现为正常或增高,机体的储备量减少。

(四)诊断与鉴别诊断 HHS 的诊断依据是:①中老年患者,血糖≥33.3mmol/L;②有效血浆渗透压≥320mOsm/(kg·H_2O);③血清碳酸氢根≥15mmol/L 或动脉血 pH≥7.30;④尿糖强阳性,血酮体阴性或弱阳性。另外,要注意 HHS 有并发 DKA 或乳酸性酸中毒的可能性,因此诊断依据中的①、③或④不符合时不能作为否定诊断的依据。但 HHS 患者均存在明显的高渗状态,如昏迷患者血浆有效渗透压低于 320mOsm/(kg·H_2O),应考虑到其他疾病引起昏迷的可能性,HHS 与其他疾病的鉴别见表 19-4-5-1 及表 19-4-5-2。

(五)治疗 对患者需启动代谢、心、肾功能监护,并观察神经系统症状和体征变化。

血容量不足和高血糖是 HHS 和 DKA 的共同主要特征。HHS 患者由于病程长、年龄比较大,液体丢失和脱水的情况较 DKA 更加显著。因此即使予以及时治疗,HHS 患者的死亡率仍然比 DKA 要高(临床统计显示死亡率可高达 15%),故要特别强调预防、早期诊断和治疗。

1. 补液 HHS 患者均有严重脱水,而高渗状态引起的脑细胞脱水是威胁患者生命的主要原因,单纯补液即可使血糖每小时下降 1.1mmol/L(20mg/dl),可使血浆渗透压下降,减轻脑细胞水肿。因此积极补液在治疗中至关重要,对预后起决定性作用。

对 HHS 患者而言,首选生理盐水,因生理盐水的渗透压为 308mOsm/(kg·H_2O),相对于 HHS 情况下的血浆高渗透压而言是低渗的。输注生理盐水能迅速有效地补充血容量,改善肾功能并降低血糖。如治疗前已有休克,可先补充生理盐水和适量胶体溶液,以尽快纠正休克。如无休克,经输注生理盐水 1 000~2 000ml 后,血浆渗透压仍>350mOsm/(kg·H_2O),血钠>155mmol/L,可谨慎给一定量的低渗溶液(0.45%~0.6%盐水),并在中心静脉压及血浆渗透压监测下调整补液量和速度;当渗透压降至 330mOsm/(kg·H_2O)时,再改为等渗溶液。治疗过程中应注意大量使用生理盐水可使患者的血钠和血氯升高,导致高氯血症。5%葡萄糖液的渗透压为 278mmol/L,虽为等渗,但糖浓度约为正常血糖的 50 倍,5%葡萄糖盐水的渗透压为 586mmol/L,因此,在治疗早期两者均不适用,以免加剧高血糖、高血钠及高渗状态。当血糖降至 16.7mmol/L(300mg/dl)时,可开始输入 5%葡萄糖液并酌情加用胰岛素。

输液总量一般按患者原体重的 10%~12%估算,补液速度应先快后慢,通常开始 2 小时内输入 1 000~2 000ml,前 12 小时给输液总量的 1/2 再加上当日尿量的液体量,其余在 24 小时内输入。输液中要观察尿量、心功能、神经系统表现和体征变化,必要时监测中心静脉压。

2. 胰岛素治疗　与 DKA 的治疗一样,尽管最初的补液和容量扩张可以降低血糖,HHS 患者仍需要胰岛素治疗,由于患者一般对胰岛素比 DKA 患者敏感,通常所需胰岛素的剂量比酮症酸中毒时少。目前多主张小剂量胰岛素治疗方案,可先静脉推注普通胰岛素 5~10U,继续用静脉滴注维持治疗(3~7U/h)。血糖和电解质等的监测要求与 DKA 相似。当患者血糖降至 16.7mmol/L,血浆渗透压<330mOsm/(kg·H_2O)时,转为第二阶段治疗,改用 5%葡萄糖或糖盐水,按葡萄糖与胰岛素比例 2~4∶1加入胰岛素,若此时血钠低于正常值,用 5%葡萄糖盐水效果更佳。

3. 补钾　HHS 患者体内钾丢失严重,只要患者血钾不高,尿量充足,治疗开始时即应补钾,可在 1 000ml 生理盐水中加入 10%氯化钾,每天可补 4~6g,另外应鼓励患者同时口服补钾。静脉补钾过程中需监测血钾和心电图,如患者肾功能不全,补钾时尤应注意。

4. 其他治疗　注意纠正电解质紊乱,积极去除诱因,输氧等。对于合并 DKA 的患者,应按 DKA 治疗原则纠正酸中毒。对昏迷患者需加强护理,留置导尿管以观察尿量变化,并选用适当抗生素以预防和控制感染,密切观察患者病情变化。

【乳酸性酸中毒】

乳酸性酸中毒(lactic acidosis)是由于各种原因导致组织缺氧,乳酸生成过多,或由于肝的病变致使乳酸利用减少,清除障碍,血乳酸浓度明显升高引起。它是糖尿病的急性并发症之一,多发生于伴有全身性疾病或大量服用双胍类药物的患者。

(一)发病机制与分类　乳酸的生成主要是通过葡萄糖无氧酵解途径,由丙酮酸还原而成。当各种原因导致组织缺氧时,线粒体功能障碍,丙酮酸堆积在胞质转化成乳酸,从而引发乳酸性酸中毒。正常情况下,机体代谢产生的乳酸主要在肝中氧化利用,或被转变成糖原储存,少量乳酸经肾排出。而在肝肾疾病的情况下,乳酸利用和排出减少也可诱发和加重乳酸性酸中毒。乳酸性酸中毒分为先天性和获得性两大类。先天性乳酸性酸中毒是由遗传性酶的缺陷(如葡萄糖-6-磷酸酶、丙酮酸脱氢酶和丙酮酸羧化酶),造成乳酸、丙酮酸代谢障碍引起。而获得性乳酸酸中毒根据发病原因主要分为 A 型和 B 型两大类,具体如下:

1. A 型　由组织缺氧引起,见于各种休克、贫血、右心衰竭、窒息、低氧血症、CO 中毒等。

2. B 型　非组织低氧所致。

(1)系统性疾病引起:见于糖尿病、恶性肿瘤、肝功能衰竭、严重感染、尿毒症、惊厥、胰腺炎及胃肠病等。

(2)药物及毒素引起:多见于双胍类、果糖、山梨醇、甲醇、乙醇、水杨酸类及乙二醇、可卡因、氰化物、儿茶酚胺等。

(二)临床表现　患者起病较急,有深大呼吸(不伴铜臭味)、神志模糊、嗜睡、木僵、昏迷等症状,可伴有恶心、呕吐、腹痛。缺氧引起者有发绀,休克及原发病表现。药物引起者常有服药史及各种中毒表现。系统性疾病引起者,除原发病症状外,以酸中毒为主。但本病症状与体征可无特异性,轻症者临床表现可不明显,可能仅表现为呼吸稍深快,常被原发或诱发疾病的症状所掩盖,应注意避免误诊或漏诊。

(三)实验室检查　血乳酸浓度是诊断乳酸性酸中毒的特异性指标,患者乳酸浓度多超过 5mmol/L,有时可达 35mmol/L,血乳酸浓度超过 25mmol/L 的患者通常预后不佳。丙酮酸浓度相应升高达 0.2~1.5mmol/L,乳酸/丙酮酸≥30∶1。HCO_3^- 明显降低,常<10mmol/L,CO_2CP 常<9mmol/L,阴离子间隙[Na^+-(HCO_3^-+Cl^-)]常>18mmol/L,一般为 25~45mmol/L。酮体可正常或轻度升高。另外乳酸性酸中毒的患者血白细胞多明显升高。

(四)诊断　乳酸性酸中毒是糖尿病的急性并发症之一,其发生率低,死亡率高,预后较差,因此早期的诊断对其治疗有着重要意义。对口服双胍类药物的糖尿病患者如出现严重的酸中毒而血酮体无明显升高应考虑到本病的可能,如患者血乳酸>5mmol/L,乳酸/丙酮酸≥30∶1,HCO_3^-<10mmol/L,阴离子间隙>18mmol/L,可诊断为糖尿病乳酸性酸中毒。

(五)治疗　乳酸性酸中毒应以预防为主。因为双胍类药物可诱发乳酸性酸中毒,而肝肾功能不全者,药物在体内的代谢、降解、排泄减少,可导致双胍类药物在体内蓄积,引起乳酸性酸中毒,因此对于肝肾功能不全的患者应尽量避免使用双胍类药物,以免发生本症。而一旦发生乳酸性酸中毒,应积极地治疗,其治疗注意以下几点:

1. 病因治疗和对症处理　积极寻找乳酸性酸中毒的诱

因，停用双胍类药物，胰岛素不足诱发者应采用胰岛素治疗。缺氧的患者应立即予以吸氧，休克者应积极补液扩容改善组织灌注，减少乳酸产生，促进利尿排酸。另外在治疗过程中，密切监测患者的生命体征变化，及时检测血乳酸、血气分析、血糖和血电解质。

2. 纠正酸中毒　酸中毒经确诊后应立即治疗，目前主张给予小剂量 $NaHCO_3$ 持续静脉滴注的方式，使 HCO_3^- 上升 4~6mmol/L，维持在 14~16mmol/L，动脉血 pH 高于 7.2。为避免引起高血钠、高血渗透压、加重容量负荷，升高血乳酸，目前不主张采用大量 $NaHCO_3$ 静脉滴注的方法。因为碳酸氢钠静脉滴注后，CO_2 产生增多，进入细胞使细胞内 pH 下降，加重细胞内酸中毒，可导致心肌收缩力减弱，心排血量减少，组织血氧灌注降低，无氧代谢加强，乳酸及氢离子产生增多，加重酸中毒，增加死亡率。

推荐阅读

1. 中华医学会糖尿病学分会. 中国 2 型糖尿病防治指南（2017 年版）[J]. 中华糖尿病杂志，2018，10（1）：4-67.
2. WOLFSDORF J I，GLASER N，AGUS M，et al. ISPAD Clinical Practice Consensus Guidelines 2018：Diabetic Ketoacidosis and the hyperglycemic hyperosmolar state[J]. Pediatr Diabetes，2018，19（suppl 27）：155-177.
3. DHATARIYA K K. Defining and characterising diabetic ketoacidosis in adults[J]. Diabetes Research and Clinical Practice，2019，155：107797.

第六节　糖尿病慢性并发症

胡仁明　张朝云

【发病机制概述】

糖尿病慢性并发症是糖尿病患者致残、致死的主要原因，其发病机制复杂，在发病的不同阶段，不同的病理机制占据主导作用。近来发现细胞内的高糖可诱导线粒体电子传递链产生过多的超氧阴离子，这可能是糖尿病慢性并发症的共同病理生理机制。大量的基础与临床研究发现，多元醇通路代谢流增加、晚期糖基化终末产物（AGEs）堆积、蛋白激酶 C 激活以及己糖胺通路代谢流增加是导致糖尿病慢性并发症的主要机制，而超氧阴离子的堆积可能是这四条经典并发症通路的共同上游因素。慢性低度炎症参与糖尿病慢性并发症的病理生理过程并产生重要的作用。

【糖尿病合并心血管疾病】

糖尿病合并的心血管病并发症包括：冠心病、糖尿病心肌病变、心脏自主神经病变以及心力衰竭。无论 1 型或 2 型糖尿病患者，其合并心血管疾病的风险均显著升高，心血管疾病是糖尿病的首位死亡原因，也是糖尿病治疗费用增加的主要原因。动脉粥样硬化性冠心病（ASCHD）是糖尿病主要的大血管并发症，糖尿病患者 CHD 的死亡风险比非糖尿患者群高 3~5 倍。与非糖尿病患者相比，糖尿病患者合并的 CHD 进展快、累及多个分支并且病变更严重，预后更差。心力衰竭是糖尿病合并心血管疾病的主要死因之一，与非糖尿病患者相比，糖尿病患者因心衰住院升高两倍。糖尿病在确诊时以及至少以后的每一年，都应该对心血管病变的风险因素进行评估。

（一）糖尿病合并冠心病　危险因素包括高血糖、高血压、肥胖/超重、血脂紊乱（高 LDL 胆固醇、低 HDL 胆固醇）、年龄、吸烟、家族史、蛋白尿以及慢性肾病。在 1 型糖尿病，病程是冠心病早发与否的重要预测因子，合并白蛋白尿和高血压的患者冠心病的发生率上升。在部分 2 型糖尿病患者，其糖尿病可在发生心绞痛、充血性心衰、心肌梗死时才确诊。研究发现，糖耐量异常与冠心病死亡率上升有关，餐后血糖浓度与动脉粥样病变程度相关。2 型糖尿病患者具有以下情况时应行进一步检查，明确有无冠状动脉疾病及其严重程度。

1. 有典型或非典型的心血管疾病的症状。

2. 有周围血管或颈动脉闭塞性疾病。

3. 心电图提示有心肌缺血或梗死。

4. 长期静坐的生活方式，年龄在 35 岁以上，计划开始强烈的体育锻炼时。

5. 除糖尿病外具有以下 2 种以上危险因素：①总胆固醇≥6.24mmol/L，低密度脂蛋白（LDL）胆固醇≥4.16mmol/L，或高密度脂蛋白（HDL）胆固醇 < 0.91mmol/L；②血压 > 140/90mmHg；③有冠心病家族史；④吸烟史；⑤尿中有微量或大量蛋白。

动脉粥样硬化是冠心病的病理基础，当粥样硬化斑块破溃或继发血栓形成就触发急性心血管事件发生。在粥样硬化的病理形态上，糖尿病患者与非糖尿病患者相似，但糖尿病中累及的冠状动脉范围广，常有多支病变，且与微血管病变并存。

（二）临床表现　可表现为心绞痛、急性冠状动脉综合征、心肌梗死，重者出现充血性心力衰竭、心源性休克、心律失常、猝死等。由于糖尿病患者常合并自主神经病变，冠心病的症状常不明显，或仅有乏力、胃肠道症状、劳力性呼吸困难等非典型症状。因糖尿病患者冠状动脉狭窄程度严重，且常为弥漫性病变，其预后比非糖尿病患者差。

（三）辅助检查

1. 心电图可有 ST 段改变、异常 Q 波等心肌缺血表现。

2. 生化检测血肌钙蛋白 T 或 I（TnT 或 TnI）、肌酸激酶（CK-MB）等心肌损伤标记物升高。

3. 心脏负荷试验　对具有典型或不典型的心脏症状、静息心电图异常者进行诊断性心脏负荷试验；对具有上述高危因素的患者应进行心脏应激性筛查试验。而负荷或运动核素心肌灌注试验、负荷超声心动图试验，属于有价值的两类诊断试验。

4. 冠脉造影　是诊断冠心病的“金标准”。

5. 非损伤性检查　超声心动图可评估心脏功能。正电子发射断层显像、磁共振成像可评估心肌结构。冠状动脉内灌注乙酰胆碱是评价冠状动脉内皮功能的“金标准”，可评估动脉直径、血流及血管阻力。另外，超声可评估血流介导的血管扩张功能。

（四）治疗

1. 生活方式干预　包括戒烟、节制饮酒、优化饮食结构、限制钠盐摄入、适当增加体力活动等。吸烟与糖尿病大血管和微血管病变的过早发生均有关,戒烟是重要的可控危险因素。

2. 控制血糖　应该强化控制血糖,使血糖和糖化血红蛋白达标,对于病情严重者的血糖目标适当放宽,以避免低血糖。应选择对心血管不良影响小的降糖药物。对于慢性充血性心衰患者,禁用二甲双胍、噻唑烷二酮类(TZDs)。目前,我国及国外的糖尿病指南中均推荐在具有心血管高危风险、心血管病史的2型糖尿病患者中应用SGLT2抑制剂(恩格列净、卡格列净)和GLP-1受体激动剂(利拉鲁肽、艾塞那肽),相关临床研究发现除降糖以外,这两类药物还能降低心血管事件的发生。另外,因SGLT2抑制剂可显著减少因心衰的住院,在合并心衰的患者中,推荐使用该类药物。

3. 冠状动脉血流重建术　在糖尿病患者,冠状动脉疾病血管成形术包括经皮冠状介入(PCI)和冠状动脉旁路移植术(CABG)往往效果欠佳,再狭窄率较高、长期存活率低,药物洗脱支架的引进一定程度上可改善预后。因此对糖尿病患者的冠心病重在预防。

4. 抗血小板治疗　对于糖尿病和非糖尿病患者,阿司匹林(75~150mg/d)已经被推荐为预防心脑血管病事件的一级和二级治疗。在年龄>80岁或<30岁的患者、无症状的外周动脉硬化(狭窄<50%)人群不推荐使用阿司匹林。阿司匹林过敏、正在接受抗凝治疗伴有出血倾向、近期胃肠出血、活动性肝病等不适合阿司匹林治疗的高危患者,应选用P2Y12受体拮抗剂,如氯吡格雷(75mg/d)作为二级预防。研究发现氯吡格雷能降低糖尿病患者心脑血管病的发病率,可作为极高危患者的辅助治疗,或阿司匹林不耐受患者的替代治疗。

5. 调脂治疗　降低LDL-C是首要的治疗目标,其次还有升高HDL-C、降低TG。治疗策略取决于脂蛋白异常的类型。LDL-C是导致冠心病的重要危险因素,在极高危患者应<1.8mmol/L,高危患者<2.6mmol/L。生活方式干预包括营养治疗、减重、增加体力活动和戒烟等,而营养治疗的要点是减少饱和脂肪酸、胆固醇、反式不饱和脂肪酸的摄取。良好的血糖控制可降低甘油三酯。药物首选HMG CoA还原酶抑制剂(他汀类)。对于确有心血管病者、年龄40岁以上者或存在其他心血管病危险因素的糖尿病患者,不管LDL-C基线水平如何,除改善生活方式外,应加用他汀类治疗。如果使用最大耐受剂量的他汀类治疗仍不达标,LDL-C基线降低约50%为替代目标。对于升高HDL,烟酸衍生物是有效的药物,但大剂量(>2g/d)可能恶化血糖控制和增加胰岛素抵抗。如空腹TG≥5.7mmol/L,需使用贝特类治疗以预防急性胰腺炎。

6. 降压治疗　糖尿病和高血压常常合并存在,高血压是糖尿病大血管和微血管并发症的重要危险因素。1型糖尿病多在并发肾病后出现高血压,而2型糖尿病往往合并原发性高血压,可在糖尿病发病之前、同时或之后出现。糖尿病患者每次就诊均应测量血压。对于收缩压130~139mmHg或者舒张压80~89mmHg的患者仅需要改变生活方式,如3个月后血压仍不达标,则加用降压药物。如血压≥140/90mmHg则应给予降压药物治疗,降压的目标是<130/80mmHg,对于老年人或合并严重冠心病患者,降压目标可放宽至<140/90mmHg。降压药物包括血管紧张素转换酶抑制剂(ACEI)、血管紧张素受体阻滞剂(ARBs)、β受体阻滞剂、利尿剂及钙通道阻滞剂,这五类药物均可用于糖尿病患者,但ACEI或者ARBs应作为首选用药。如果血压仍然未达标,可以联合其他类药物。对于合并高血压和蛋白尿的1型糖尿病和2型糖尿病患者,ACEI或ARBs能够减少蛋白尿、延缓肾病的进展,而其他降压药对糖尿病肾病无显著作用。妊娠糖尿病患者(GDM)出现慢性高血压时,建议血压目标值应该是110~129/65~79mmHg。妊娠期间,ACEI和ARBs均属禁忌。

【糖尿病性脑血管病】

糖尿病性脑血管病是指由糖尿病所并发的脑血管病,包括颅内大血管和微血管病变。糖尿病特别是2型糖尿病患者,约有20%~40%发生脑血管病,并成为糖尿病主要死亡原因之一。临床上主要表现为脑动脉硬化、缺血性脑血管病、脑出血、脑萎缩等。其发病机制、临床特点、治疗和预后均有别于非糖尿病性脑血管病。

（一）流行病学　糖尿病是脑血管病的独立危险因素,可使卒中的危险增加1.5~6倍,各国报道结果差异较大,这可能与民族和地区差异、病例来源、诊断标准及统计方法等因素有关。糖尿病也是短暂性脑缺血(TIA)早期(发作后30天内)发生脑卒中的独立危险因素和晚期(发作30天以后)出现脑卒中复发或其他血管事件的危险因素。

与非糖尿病患者相比,糖尿病脑血管病患者的预后更差,除了卒中死亡率增加外,与卒中相关的痴呆、卒中复发危险均增高。糖尿病患者脑梗死发病年龄较非糖尿病患者要提早5年左右。

（二）危险因子　危险因素包括糖尿病病程、高血糖、低血糖、高血压、增龄、缺血性心脏病、高血脂、房颤、吸烟、颈动脉病变(包括颈动脉硬化、斑块)、饮酒、性别、低血压、遗传等。

（三）病理生理　糖尿病性脑血管病包括颅内大血管病变和微血管病变。大血管病变的主要病理改变为动脉粥样硬化。动脉粥样斑块一般发生在切变应力较低的部位如血管分叉和弯曲处,故大血管病变主要发生在大脑中动脉及其分支、椎-基底动脉及其分支。而颅内微血管病变的主要病理改变是毛细血管基底膜增厚,以微血管血流动力学异常为首发环节,最后形成微血管瘤、微血栓和微血管闭塞。微血管基底膜增厚、微血管瘤和微循环障碍是糖尿病微血管病变的典型病理改变。

（四）发病机制

1. 糖尿病颅内大血管病变发病机制　与外周动脉粥样硬化的机制相似,极化的巨噬细胞吞噬过多脂质、形成泡沫细胞是主要的病理过程,并参与斑块的形成与破裂。

2. 糖尿病颅内微血管病变发病机制　以微血管血流动力

学异常为首发环节，逐渐导致微血栓和微血管闭塞。除上述参与大血管病变的发病机制外，近年来发现某些血管活性因子、生长因子及细胞因子与微血管病变的发生、发展密切相关。

（五）临床特点　糖尿病性脑血管病在发病年龄、发病率、临床特点、治疗及预后方面均有别于一般脑血管病。常见临床表现如下：

1. 脑动脉硬化　病程在5年以下的糖尿病患者，脑动脉硬化的患病率为31%，病程5年以上者可达70%，可表现为：

（1）神经衰弱综合征：主要表现为头昏、头痛、失眠、乏力、健忘、注意力不集中、工作效率低下、情绪不稳定，神经系统多无明确阳性体征。

（2）皮质下动脉硬化性脑病［又称宾斯旺格病（Binswanger disease）］：是发生在脑动脉硬化基础上，以进行性痴呆为主要临床特征的脑血管病，是血管性痴呆的一个重要类型。临床表现：①痴呆：几乎所有病例均有不同程度的痴呆，记忆力减退或缺失，计算力与定向力差，部分患者有情绪和性格改变，表现为固执、多疑、自私、兴趣丧失，也有欣快、淡漠、抑郁、反应迟钝等精神症状；②假性延髓性麻痹：表现为说话不清，吞咽困难、饮水呛咳，同时伴强哭、强笑；③锥体束症状：不同程度的偏瘫，病理征阳性，掌颏反射阳性；④锥体外系症状：表现为四肢强直性肌张力增高，动作缓慢，似帕金森综合征，有肢体共济失调。部分患者还可表现为多灶性脑梗死性痴呆。

2. 无症状脑卒中　是指无临床症状或临床症状轻微，未引起患者或医师注意，或者是未被揭示或未被认定的脑卒中。部分无症状脑卒中患者可有头痛、眩晕、抑郁、肢体沉重和麻木等症状。无症状脑梗死约占无症状脑卒中的74%，无症状脑出血约占26%。无症状脑梗死分腔隙性脑梗死和非腔隙性脑梗死，前者梗死部位以基底节区多见，其次是放射冠区，病变部位深、病灶小；后者病变多累及大脑皮质，病灶通常较大。无症状分水岭梗死，也称交界区梗死，病变多位于大脑前和中动脉、大脑中和后动脉供血的交界区，在皮质形成一个楔形的低密度灶，对未累及到肢体运动和感觉功能的病灶，血压降低时可导致头晕。无症状脑出血以壳核、屏状核及外囊多见，一般仅表现轻度神经系统症状，容易被忽略。无症状脑微出血，为梯度回波T_2加权MRI检查出的均匀一致的卵圆形信号减低区，直径2~5mm，周围无水肿。无症状脑微出血可能与易出血的微血管病变有关。

3. 急性脑血管病　主要表现为脑血栓形成，而脑出血较少，这可能与糖尿病患者对缺血损伤的耐受能力下降有关。另一特点是中小动脉梗死和多发性病灶多见，尤其以腔隙性梗死更常见。这与糖尿病所致的广泛的微血管病变有关。常见部位是脑桥、基底节、丘脑等小穿通动脉。临床症状往往较轻，但常反复发作，进行性加重。糖尿病急性脑血管病仅有少部分表现为出血性卒中，包括脑出血和蛛网膜下腔出血，但临床特点与非糖尿病性脑血管病类似。

（六）临床检查

1. 一般血液检查　空腹血糖、餐后血糖、HbA1c等指标增高；血脂异常；纤维蛋白原升高；凝血功能异常。

2. 特殊血液检查

（1）高尿酸血症：是中年糖尿病患者发生卒中的较强的预测因子和独立危险因素。

（2）微量白蛋白尿：可作为糖尿病微血管病变的预测因素和评价指标。

（3）瘦素：瘦素是独立于其他危险因素外的与卒中发病相关的危险因素。

3. 脑脊液检查　多数压力、细胞数和蛋白均正常，色清。若出现血性脑脊液应注意鉴别，脑出血者的脑脊液除见有大量成熟红细胞外，还可见红细胞吞噬细胞、激活型单核细胞等。

4. 神经电生理检查　脑电图对继发性癫痫的诊断有重要价值，对昏迷患者大脑皮质功能的评价比较敏感，但易受麻醉药和镇静药的影响；脑干听觉诱发电位（BAEP）结合体感诱发电位（SEP）是评价脑干功能的有力工具。

5. CT检查　是最广泛使用的脑血管病影像学检查，快速且价格低廉。CT对显示出血非常灵敏，出血性脑血管病急性期新鲜血肿表现为密度极高影，病灶周围可见低密度脑水肿带。但对于小脑、脑桥等颅后窝出血，CT的敏感度较低，常显示不良。CT在梗死的超急性期（0~6小时）对于判断有无出血及其他溶栓禁忌证非常灵敏，低密度区的出现高度提示大脑存在不可逆的缺血性损伤。

6. 磁共振检查　敏感度及特异度较CT更高，并可排除颅内出血，还能鉴别脑水肿、脑肿瘤、血管畸形、感染等病变。

7. 脑血管造影检查

（1）CT血管造影：是诊断脑血管病及术前评估的一种快速、简单而可靠的新型影像学技术。

（2）磁共振血管造影：具有无创、快捷、无辐射、价格低廉等特点，能从不同的角度来观察血管形态，并能提供血管及其周围软组织的信息。

（3）数字减影血管造影：能清楚发现各种脑血管病变，是脑血管病诊断的"金标准"。缺点是有创伤，具有一定放射性，操作费时，价格高，很少作为首选的诊断手段，多为进一步介入治疗提供帮助。

8. 超声多普勒检查　包括经颅多普勒和经颅彩色双功能超声检查，可检查颅底动脉的血流速度，并通过血流速度的改变来间接判断血管狭窄的程度、部位、范围、侧支循环及血管闭塞后的再通情况。

（七）诊断和鉴别诊断　在糖尿病的基础上发生脑血管病，或患脑血管病后又确诊糖尿病，均可诊断为糖尿病性脑血管病。部分糖尿病患者在脑血管病发生前无明显症状，在发生急性脑血管病时，应激状态导致血糖明显升高。部分非糖尿病患者发生急性脑卒中后，也可出现应激性血糖升高，随病情稳定其血糖将恢复正常，通过检测HbA_{1C}或OGTT可对两者进行鉴别。

脑血管病患者具有以下情况时应明确是否合并糖尿病：①既往有高血糖史者；②有糖尿病家族史者；③年龄较轻、病因不明者；④多发性腔隙性梗死者；⑤肥胖、高血压和冠心病患者。

临床上应与以下常见的糖代谢障碍所伴发的神经系统症

状进行鉴别:①低血糖;②糖尿病非酮症性高渗性昏迷;③糖尿病酮症酸中毒;④糖尿病乳酸酸中毒。

(八) 防治 在治疗脑血管病的同时,应严格控制血糖、血脂、血压、吸烟及体重等动脉粥样硬化的危险因素,避免或减少脑血管病的加重和复发。治疗中还应注意以下几点:

1. 血糖的控制与监测 血糖过高或过低都可影响脑卒中的恢复和预后。控制血糖在适宜范围是防治糖尿病性脑血管病的基础,血糖监测是必要手段。对于糖尿病缺血性脑卒中患者,胰岛素的治疗作用是多方面的。胰岛素对中枢神经系统有直接的保护作用,还可减少应激反应引起的激素释放。

2. 抗血小板药物 血小板拮抗剂可降低脑卒中、心肌梗死和死亡的危险,对尚无动脉粥样硬化临床表现的糖尿病患者也需进行抗血小板治疗。阿司匹林可使脑卒中或 TIA 发作后严重血管事件的概率降低 17%,建议首选中等剂量阿司匹林(75~150mg)来预防缺血性脑卒中。

3. 降血压 在五种降压药中,血管紧张素转换酶抑制剂类最有效,即使在患者血压正常、没有左室功能障碍时,雷米普利仍可使心脑血管事件总发生率和死亡率下降。在糖尿病卒中特别是出血的急性期,应慎重掌握降压治疗指征和降压程度:如血压小于 180/120mmHg,不需要进行降压治疗。如果血压超过 200/140mmHg,最好及时降压治疗,但血压不宜过低,收缩压控制在 160mmHg,舒张压控制在 110mmHg 为宜;降压治疗不能过快,不推荐使用强烈扩张血管的药物。

4. 调脂 他汀类药物可使糖尿病的复合终点事件(脑卒中、冠心病和血管重建)的危险性下降 34%;他汀类药物治疗可使 40 岁以上的 2 型糖尿病患者明显受益,应推荐使用。

【糖尿病神经病变】

糖尿病神经病变(diabetic neuropathy)是糖尿病的主要慢性并发症之一,最常见的类型为慢性远端对称性感觉运动性多发性神经病变和自主神经病变,部分糖尿病患者在新诊断糖尿病时已存在糖尿病周围神经病变,需要重视。

(一) 分类 按 Thomas 提出的糖尿病神经病变分类见表 19-4-6-1。

表 19-4-6-1 糖尿病神经病变分类

1. 全身性对称性多发性神经病
1) 急性感觉性
2) 慢性感觉运动性
3) 自主神经性
2. 局灶性及多灶性神经病
1) 脑神经性
2) 胸腰神经根神经病
3) 单个肢体神经
4) 近端运动性(肌萎缩)
5) 合并慢性炎性脱髓鞘性周围神经病(CIDP)

注:应警惕发生在糖尿病患者的可治性神经病变如:CIDP、单克隆球蛋白病、维生素 B_{12} 缺乏等。糖尿病神经病变最常见的类型为慢性远端对称性感觉运动性多发性神经病(糖尿病周围神经病变)和自主神经病。本文侧重叙述糖尿病周围神经病变。

糖尿病性周围神经病(diabetic peripheral neuropathy,DPN)是指在排除其他原因的情况下,糖尿病患者出现周围神经功能障碍相关的症状和/或体征的病变,患病率因诊断标准不同差异较大(28%~90%),吸烟、年龄≥40 岁及血糖控制差的糖尿病患者中患病率更高。

(二) 发病机制 糖尿病神经病变发病机制主要与高血糖引起的代谢紊乱、血管损伤、神经营养障碍、氧化应激、慢性低度炎症及遗传因素等有关。

(三) 临床表现

1. 急性感觉神经病 少见,常发生于代谢控制较差(如糖尿病酮症酸中毒)或血糖波动较大时。主要临床表现为感觉症状极为严重,并且夜间明显加重,但是神经系统体征较少。

2. 慢性感觉运动性神经病变(DPN) 此为糖尿病神经病变中最常见的类型。超过半数的患者可能有症状,最常见的为烧灼样疼痛、电击样或针刺样感觉、感觉麻木和感觉过敏。典型的神经性疼痛常在夜间加重,最常出现在足部和下肢,部分患者也可累及手部,呈手套袜子样分布。部分患者无症状,仅在神经系统体格检查或行神经传导速度检查时发现异常。神经系统体格检查可发现振动觉、触觉、痛觉、温度觉和踝反射减弱或缺失,同时也常存在外周自主神经病变的体征,如皮肤干燥、皮温低等。

3. 局灶性及多灶性神经病单神经病 起病较突然,表现为受累神经所支配区域的疼痛、感觉麻木、感觉减退甚至消失、运动无力。糖尿病患者神经卡压及椎管狭窄也较常见,易累及的神经包括尺神经和正中神经等,神经卡压起病较为缓慢,逐步进展,如未干预将持续存在,不能自行缓解。脑神经病变少见,可累及第Ⅲ、Ⅳ、Ⅵ及Ⅶ对等。第Ⅲ对脑神经即动眼神经受累最常见,表现为复视,体格检查显示眼睑下垂和眼肌麻痹,但瞳孔对光反射正常。脑神经病变常可在数月后自行缓解。

糖尿病多神经根病是一种以单根或多根神经根分布区内的剧烈疼痛为特征,可伴运动性无力。肋间或躯干神经根病可导致胸痛或腹痛。腰神经丛或股神经受累可导致股部或髋部疼痛,并可伴有髋部屈肌或伸肌的肌无力,糖尿病多神经根病通常为自限性疾病,可于半年至 1 年内缓解。

糖尿病性肌萎缩多见于年长的 2 型糖尿病患者,部分患者进行神经活检证实为神经外膜微血管炎。临床表现为严重疼痛,单侧或双侧的肌无力及近端股部肌肉萎缩。

4. 自主神经病变 可累及全身多个系统,包括心血管系统、胃肠道系统、泌尿生殖系统、排汗系统和代谢系统。心血管自主神经病变(CAN)危害最大,可引起静息心动过速、直立性低血压,甚至猝死。静息心率>100 次/min、体位变化未伴有相应的心率反应及存在其他系统自主神经病变时应考虑可能存在糖尿病心血管自主神经病变。通过病史和体格检查对糖尿病心血管自主神经病变的诊断效率低,ADA 推荐采用三个非侵袭性试验:R-R 变异性、瓦尔萨尔瓦动作(Valsalva maneuver)及体位性血压变化。胃肠道功能紊乱的常见表现是胃排空延迟(胃轻瘫)、便秘或腹泻。胃轻瘫常伴随食欲减退、恶心、呕吐、早饱感和腹胀等症状。泌尿生殖器功能障碍,包括膀胱病变、勃起功能障碍和女性性功能障碍,糖尿病膀胱病变症状包括排尿不尽、排尿不畅、排尿次数减少、尿失禁及尿潴留等。交感神经功能紊乱可表现为上肢多汗,而下肢无汗,足部无汗促进局部皮肤干裂,增加足部溃疡的发生。自主神经病变还可减少升糖激素的释放,导致机体对低血糖的反应下降,可能发生严重低血糖。

(四)神经病变检查

1. 体格检查　2型糖尿病患者应每年筛查DPN,主要检查针刺痛觉、温度觉、振动觉(使用128MHz音叉)、触觉(使用10g单纤维尼龙丝)及踝反射。如若以上检查中有两项或以上阳性,筛查DPN的敏感性可高达87%。10g单纤维尼龙丝缺失可以预测足溃疡。

2. 神经病变评分　常用于临床工作和科研进行DPN诊断,目前较公认及广泛使用的有密歇根糖尿病神经病变评分法(MDNS)和多伦多DPN临床积分系统,后者根据症状积分、踝反射积分及感觉检查积分进行评估,见表19-4-6-2。

表19-4-6-2　Toronto评分体系

症状分:足部疼痛、无力、发麻、上肢症状、共济失调,出现一项记1分,不出现为0分
反射分:膝反射、踝反射,每一侧反射消失2分,减退1分,正常0分,最高分4分
感觉试验分:温度觉、针刺觉、轻触觉、振动觉、位置觉,每出现一项异常记1分,无异常0分

注:得分越高,神经功能受损越严重,总分最高19分。

3. 辅助检查

(1)振动感觉阈值(VPT):简便、无创、重复性好。VPT>25伏特的糖尿患者群,其发生足溃疡的危险性是VPT<15伏特的人群的7倍,临床常以VPT>25伏特作为评判足溃疡风险的重要指标。

(2)定量感觉试验(QST):计算机辅助的QST检查可有效检查各种感觉(包括触压觉、温度觉、痛觉和振动觉)阈值。方法可靠,但价格高昂、操作繁琐,并受室内温度、测试部位的皮肤厚度等影响。

(3)神经传导速度(NCV):是诊断周围神经病变的"金标准"。糖尿病神经病变多表现为轴索损害,通过NCV和肌电图检查可鉴别诊断CIDP、运动神经元病及炎性肌病。但NCV检查主要反映大神经纤维受累情况,阴性结果不能排除DPN。

(4)活组织检查:腓肠神经的活检可直接根据形态学改变判断神经病变是否存在,并可反映受损神经的性质、严重程度,排除血管炎等非糖尿病性神经病变,但为一侵入性检查,并且仅提供一个时间点、一个部位的信息。皮肤斑点活检相对简单、损伤较小,可检测表皮间神经纤维(intraepidermal nerve fibers,IENFs)密度,从而判断神经病变的存在与严重性。

(5)其他:如角膜共聚焦显微镜检测(corneal confocal microscopy,CCM)、轴索反射介导的灼热反应测定及激光多普勒血流仪等。

4. 自主神经检查　CAN检查包括心率变异性、Valsalva试验(最长R-R间期与最短之比)、握拳试验(持续握拳3分钟测血压)、体位性血压变化测定、24小时动态血压监测、频谱分析等。有胃肠功能紊乱的患者应进行胃排空试验。对于有泌尿系统症状患者可行膀胱残余尿量检查。

(五)DPN诊断　由于较多DPN者无明显临床症状,诊断必须依靠详细的体格检查。如果存在典型的神经病变症状合并远端感觉缺失及踝反射缺失,或存在多个神经系统体征不伴有症状,均高度提示DPN。以下5项检查中如果有2项或以上异常则可诊断DPN:①温度觉异常;②尼龙丝检查,足部感觉减退或消失;③振动觉异常;④膝反射消失;⑤神经传导速度(NCV)有2项或2项以上减慢。临床中还可选择定量感觉检查、定量自主神经检查及神经活检等作参考。诊断DPN应排除其他原因所致的周围神经病变,糖尿病患者易伴发的神经病变还包括CIDP、维生素B_{12}缺乏、甲状腺功能减退及贫血等。

(六)防治

1. 预防

(1)控制代谢紊乱:严格控制血糖可降低DPN的风险。

(2)加强足部护理:选择合适的鞋袜,软皮皮鞋、运动鞋是最理想的鞋子,要经常检查并取出鞋内的异物。正确洗脚和护脚,建议糖尿病患者每日洗脚。秋冬季节足部易干裂,可用润肤霜均匀涂擦在足的表面,汗脚可撒些滑石粉。

(3)定期进行筛查及病情评价:在诊断为糖尿病后至少每年筛查一次DPN;对于长期使用二甲双胍的患者,应重视维生素B_{12}缺乏的可能;对于病程较长,或合并有眼底病变、肾病等微血管并发症的患者,应每隔3~6个月检查双足感觉。

2. 病因治疗

(1)稳定地控制血糖:研究显示神经病变的症状不仅与血糖控制水平相关,同时与血糖的波动密切相关。

(2)改善神经微循环:可选用PGE2、己酮可可碱、山莨菪碱、西洛他唑、活血化瘀中药等以改善微循环。

(3)神经营养及修复药:常用甲基维生素B_{12}(甲钴胺),此外,小样本临床研究显示神经营养因子、肌醇、神经节苷脂(ganglioside,GA)和亚麻酸等可能有效。

(4)其他:小样本研究显示α-硫辛酸(抑制氧化应激)具有改善糖尿病神经病变症状的作用。此外醛糖还原酶抑制剂(ARIs)、氨基胍、γ-油酸、乙酰-L-肉毒碱抗氧化剂也有应用。

3. DPN症状治疗　许多患者需要药物控制疼痛,DPN的任何阶段使用非药物、局部用药及理疗均可能有效,包括针灸、辣椒碱、硝酸甘油喷雾或贴剂等。常用的流程见图19-4-6-1。

4. 自主神经病变治疗　CAN患者出现直立性低血压或晕厥时治疗棘手,可采用氟氢可的松、可乐定、奥曲肽、米多君等药物治疗,但作用有限,非药物方法(足够的盐摄入、避免脱水和利尿剂使用、下肢支撑长筒袜等)可能有辅助疗效。胃轻瘫可选用易消化、脂肪和纤维含量低的食物,少食多餐。西沙必利(每餐前10~20mg)可能是最有效的药物,此外其他药物如

症状性神经病变

↓

排除其他非糖尿病性神经病变

↓

稳定、严格地控制血糖（2型糖尿病并非必需胰岛素治疗）

↓

三环类药物（如阿米替林睡前25~150mg）

↓

抗惊厥药物（如加巴喷丁,常用剂量1.8g/d）

↓

阿片样物质（如曲马朵,羟考酮）

↓

住院/疼痛专科

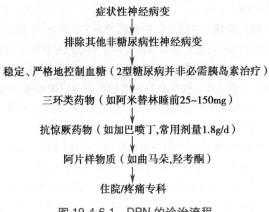

图 19-4-6-1 DPN 的诊治流程

多巴胺激动剂(多潘立酮每餐前 10~20mg)及红霉素可能有一定疗效。糖尿病膀胱病变应利用定时排尿或自我放置导尿管进行治疗。氯贝胆碱(乌拉胆碱)的疗效不一。勃起功能障碍可选用磷酸二酯酶-5(PDE-5)抑制剂如西地那非。女性性功能障碍可使用阴道润滑剂、治疗阴道感染、全身或局部雌激素替代治疗。

【糖尿病视网膜病变】

糖尿病视网膜病变(diabetic retinopathy,DR)是糖尿病常见慢性并发症之一,在美国是成年人致盲的首要原因,糖尿病患者致盲概率比非糖尿病患者高 25 倍。DR 在 1 型糖尿病中尤其严重,也常见于 2 型糖尿病。DR 的发生与糖尿病病程明显相关。30 岁以前发病的糖尿病(1 型糖尿病为主)中 DR 发生率为 71%,11%进展为增殖型视网膜病变;在年龄较大的(2 型糖尿病为主)糖尿病中 DR 发生率为 39%,3%进展为增殖型视网膜病变。

（一）病因与发病机制 DR 发生与病程及血糖控制程度密切相关。长期高血糖是 DR 发生的重要因素,严格的血糖控制可明显减少 DR 的发生。高血糖导致视网膜多元醇通路活性增加、蛋白质非酶糖基化、毛细血管壁细胞代谢紊乱、氧化应激失衡、凝血-纤溶系统紊乱、促新生血管的生长因子增多、局部 RAS 系统异常等诸多因素共同参与 DR 的发生与进展。

（二）病理 DR 的病理主要表现为视网膜上出现微血管瘤、软性或硬性渗出、视网膜水肿、新生血管形成、出血、纤维组织增生和视网膜脱离等。根据发生程度的不同,可以分为:

1. 非增殖型糖尿病视网膜病变(NPDR) 是最常见的类型,表现为眼底出现微血管瘤、出血斑、硬性渗出、棉絮斑、视网膜和黄斑水肿等。如果这些病变累及黄斑中心凹,则影响视力。即使患者未诊断糖尿病,一旦出现上述眼底表现,应高度怀疑患有糖尿病。

2. 增殖型糖尿病视网膜病变(PDR) 最重要的特征是视网膜有异常的新生血管形成。新生血管在玻璃体表面或伸入玻璃体腔内。视网膜上的新生血管常位于毛细血管无灌注区的外围,如丝网状或聚集成团。视乳头上如果出现大量的新生血管,可如海星样伸向乳头外。新生血管易于渗漏和破裂出血,导致屈光间质的混浊。疾病进展阶段可发生新生血管膜,早期的新生血管裸露,以后逐渐有纤维胶质组织伴随而成纤维血管膜。可引起牵引性视网膜脱离。糖尿病还导致黄斑病变,包括黄斑水肿、渗出、缺血及 PDR 对黄斑的侵犯,导致视力减退。

（三）临床表现 DR 的临床表现轻重不一,进展速度也不一,还受是否合并白内障、青光眼等其他眼部疾病影响。视力的改变为 DR 的主要临床表现,与视网膜病变的程度和部位有关。早期可无症状,随病变进展可逐渐出现视力减退,如有视网膜水肿可引起光散射,故有闪光感。视力的突然丧失往往由眼底出血或视网膜脱离导致。

（四）诊断 较长的糖尿病病程、视力改变的出现,要考虑 DR 的可能,通过检查眼底多可明确诊断,眼底荧光血管造影是诊断的黄“金标准”。美国眼科学会推荐采用“糖尿病视网膜病变和糖尿病黄斑水肿疾病严重程度分级标准”(表 19-4-6-3)。

表 19-4-6-3 DR 分级标准

正常:扩瞳眼底检查发现无明显 DR 无明显异常
轻度非增生性 DR:仅见微血管瘤
中度非增生性 DR:介于轻度和重度 DR 之间
重度非增生性 DR 具有以下任一表现:
4 个象限内视网膜出血均多于 20 处
2 个以上象限内明确的静脉串珠状改变
1 个以上象限内显著的视网膜微血管异常但无增生性改变
增生性 DR 具有一个或一个以上如下表现:
新生血管,玻璃体或视网膜前出血

我国现行采用的 DR 分期标准是 1985 年全国眼科学术会议制定的六级分期(表 19-4-6-4)。

表 19-4-6-4 DR 分期标准

单纯型
Ⅰ有微动脉瘤和/或有小出血点(+)较少,容易数;(++)较多,不易数
Ⅱ有黄白色硬性渗出或有出血(+)较少,容易数;(++)较多,不易数
Ⅲ有白色硬性渗出或有出血(+)较少,容易数;(++)较多,不易数
增生型
Ⅳ眼底有新生血管或有玻璃体积血
Ⅴ眼底有新生血管和纤维增生
Ⅵ眼底有新生血管和纤维增生并发视网膜脱离

注:“较少”,“容易数”,“较多”,“不易数”均包括出血斑点。

（五）预防和治疗 已经发生的 DR,治疗难以完全逆转,严格控制血糖对于防止 DR 的发生、延缓进展具有重要的意义。除此之外，尚需严格控制血压、血脂及戒烟。有临床研究发现非诺贝特可延缓 DR 进展，羟苯磺酸钙对非增殖期糖尿病视网膜病变可能有一定疗效。

一旦确诊增殖型视网膜病变，即应考虑行视网膜激光治疗，部分视网膜被激光凝固后，剩余视网膜可得到较丰富的血氧供应，阻断对血管新生的刺激作用。早期激光治疗效果较好，因此糖尿病患者应该定期检查眼底，以便早发现病变，及早治疗。

【糖尿病肾脏疾病】

糖尿病患者常合并慢性肾脏病（CKD），糖尿病肾脏疾病（DKD）是指由糖尿病导致的 CKD。约 30% 的 T1DM 者和 20%～40%的 T2DM 者发生 DKD，DKD 是美国和欧洲终末期肾疾病（ESRD）的首位病因，在我国是导致 ESRD 的第二位原因。DKD 的危险因素包括年龄、病程、血压、腹型肥胖、血脂、种族、遗传等。研究显示，积极适当的干预措施能明显减少和延缓 DKD 的发生，尤其是病程早期干预治疗效果甚佳。

（一）发病机制　机制复杂，高血糖相关的代谢异常、多元醇代谢通路激活、PKC 途径的激活、糖基化终末产物的堆积、炎症以及氧化应激失衡等共同参与了 DKD 的发生与进展。临床研究显示，遗传在 DKD 发生中具有重要作用，涉及的基因与 RAS 系统、脂代谢、细胞因子等有关。

（二）临床表现和分期　一般分为五期：第Ⅰ、Ⅱ期为临床前期，第Ⅲ、Ⅳ、Ⅴ期为临床诊断。

Ⅰ期：表现为肾体积增大和肾小球滤过率（GFR）增高，肾血浆流量（RPF）和肾小球毛细血管灌注及内压增高。这些变化与高血糖水平一致。此期患者肾结构和功能无明显改变。

Ⅱ期：运动后微量白蛋白尿，此期肾小球已显示结构改变，肾小球基底膜（GBM）增厚和系膜基质增加，GFR>150ml/min 和白蛋白排泄率（AER）<30μg/min。

Ⅲ期：持续微量蛋白尿，AER 常为 20～200μg/min 或 UAE 在 30～300mg/24h，尿常规检测蛋白尿多为正常。此期患者 GFR 大致正常，血压可轻度升高。GBM 增厚和系膜细胞增加较Ⅱ期更甚，病理检查可见肾小球结节性和弥漫性病变，临床研究显示积极干预治疗可阻止或延缓大量蛋白尿的发生。

Ⅳ期：为临床蛋白尿，AER>200μg/min 或 UAE>300mg/24h 或尿蛋白>0.5g/24h。此期血压增高，GFR 开始进行性下降，水肿多较为严重，对利尿剂反应差。肾小管功能障碍出现较早，近端肾小管对水、钠以及糖重吸收增加，病理显示 GBM 明显增厚，系膜基质明显增加。T1DM 诊断 15～20 年以及 T2DM 诊断 5 年以上者易进入Ⅳ期，该期患者常同时合并视网膜病变、外周神经病变。

Ⅴ期为尿毒症期（ESRD），可有尿毒症临床表现，GFR 进行性下降，持续蛋白尿，低蛋白血症，水肿，高血压，此期患者常伴发增殖期视网膜病变。

（三）筛查　1 型糖尿病在确诊 5 年以后、2 型糖尿病在确诊后，应每年筛查尿常规、尿白蛋白/肌酐（UACR）和估算的 GFR（eGFR）。

（四）诊断　根据 UACR 升高或 eGFR 下降，排除其他原因导致的 CKD 可做出临床诊断。可采用随机尿检测 UACR 或 24 小时尿白蛋白定量。血糖急剧升高、运动、泌尿道感染、显著高血压、心衰以及急性疾病均可致尿白蛋白排泄短暂升高，应注意上述情况的存在。在 3～6 个月内重复检测，3 次中有 2 次 UACR 升高可诊断白蛋白尿。

检测血清肌酐并采用公式计算 eGFR，是 CKD 诊断的主要指标，关于采用哪个公式计算尚存争议，目前主要推荐在糖尿病患者中采用 MDRD 或 CKD-EPI 公式。部分糖尿病患者 eGFR 已下降而尿白蛋白排泄无升高，因此在筛查时无论是否有白蛋白尿，均应定期测定 eGFR。

通常情况下，若出现持续性或间歇性蛋白尿，且伴 eGFR 下降并排除其他原因引起的肾损伤即要考虑 DKD 的诊断，若伴有糖尿病视网膜病变，DKD 诊断可确定。出现下述情况应注意非糖尿病导致的肾脏病变：曾有非糖尿病肾病者；有明显蛋白尿但无视网膜病变者；短期内蛋白尿明显增加者；24 小时尿白蛋白大于 5g；活动性尿沉渣异常（血尿、蛋白尿合并血尿、管型尿）。

病理诊断是诊断 DKD 的“金标准”，必要时可行肾穿刺活检以明确病因。病理显示肾小球病变分为：Ⅰ级，基底膜增厚；Ⅱa 级，轻度系膜增生；Ⅱb 级，重度系膜增生；Ⅲ级，一个以上结节性硬化（KW 结节）；Ⅳ级，晚期糖尿病肾小球硬化。该病理分级与 eGFR、5 年生存率呈负相关，5 年生存期分别为：Ⅰ级、Ⅱa 级 100.0%，Ⅱb 级 75.0%，Ⅲ级 66.7%，Ⅳ级 38.1%。

确诊 DKD 后，应根据 eGFR 分期，目前一般参照 NKF 的建议将 CKD 分为 5 期，详见数字资源 19-4-6-1：

1 期，肾损伤伴正常 eGFR［≥90ml/（min・1.73m^2）］；

2 期，肾损伤伴 eGFR 轻度下降［60～89ml/（min・1.73m^2）］；

3 期，eGFR 中度降低［30～59ml/（min・1.73m^2）］；

4 期，eGFR 重度降低［15～29ml/（min・1.73m^2）］；

5 期，肾衰竭，eGFR<15ml/（min・1.73m^2）或透析。

数字资源 19-4-6-1

数字资源 19-4-6-1　糖尿病肾病（视频）

（五）治疗

1. 饮食治疗　包括减少钠盐的摄入、控制蛋白质的摄入。蛋白质摄入量约 0.8g/（kg・d）；已透析患者可适量增加。蛋白质来源应以优质动物蛋白为主，必要时可补充复方 α-酮酸制剂。

2. 控制血糖　具体策略参见本章第二节“1 型糖尿病”。近期的研究显示，SGLT2 抑制剂有降糖之外的肾脏保护作用，可用于 eGFR>45ml/（min・1.73m^2）患者。GLP-1 受体激动剂也能减少大量蛋白尿的进展。部分口服降糖药物需要根据 eG-

FR 调整剂量。eGFR 降低的患者宜选择从肾脏排泄少的降糖药,终末期肾病患者宜采用胰岛素治疗。

3. 降压治疗　降压可延缓糖尿病肾病的发生和进展,推荐>18 岁的非妊娠糖尿病患者血压应控制在 140/90mmHg 以下。对伴有白蛋白尿的患者,血压控制在 130/80mmHg 以下。老年患者舒张压不宜低于 60mmHg。

对伴高血压且 UACR>30mg/g 的糖尿病患者,推荐首选 ACEI 或 ARB 类药物治疗。ACEI/ARB 类药物可延缓蛋白尿进展、减少心血管事件,还可能延缓肾病进展。对不伴高血压但 UACR≥30mg/g 的糖尿病患者,使用 ACEI 或 ARB 类药物可延缓蛋白尿进展,但无证据显示可带来肾脏终点事件(如终末期肾病)获益。对不伴高血压、尿 UACR 和 eGFR 正常的糖尿病患者,ACEI/ARB 不能延缓肾病进展,目前不建议 ACEI/ARB 类药物进行一级预防。另外,联合使用 ACEI 和 ARB 类药物没有额外获益,反而显著高钾血症等不良事件。醛固酮受体拮抗剂可降低尿蛋白、延缓 eGFR 下降,但是否有肾脏终点事件获益尚需验证。

4. 调脂治疗　应使用他汀类药物严格纠正血脂紊乱。

【糖尿病足】

糖尿病足(diabetic foot)指糖尿病患者由于合并神经病变及不同程度的血管病变而导致下肢感染、溃疡形成和/或深部组织的损伤。全球约 15%糖尿病患者中在其生活的某一时间发生过足溃疡或坏疽,糖尿病足造成的截肢是非糖尿病患者的 15 倍。

(一) 发病机制　糖尿病足的病变基础是糖尿病血管病变和神经病变。糖尿病性感觉神经受损可导致肢体末梢的保护性感觉减弱或丧失,自主神经功能受损可引起皮肤干燥,运动神经受损可引起姿势与协调缺陷,出现足部生物力学的改变等。糖尿病血管病变可引起缺血,在一些诱因如外伤、鞋袜不合适等作用下可出现足溃疡,严重者导致截肢。

(二) 糖尿病足分级　临床常用的分级为 Wagner 分级(表 19-4-6-5)。此外,2007 年国际糖尿病足指南提出了新的分级建议(PEDIS 法),其主要通过五个方面即血流灌注、溃疡面积、溃疡深度/组织缺失、感染及足感觉情况进行评价,详见数字资源 19-4-6-2。

表 19-4-6-5　糖尿病足的 Wagner 分级

0 级	存在足溃疡的危险因素的足,但目前无溃疡
1 级	表面溃疡,临床上无感染
2 级	较深的溃疡,常合并软组织炎
3 级	深度感染,伴有骨组织病变或脓肿
4 级	局限性坏疽(趾、足跟或前足背)
5 级	全足坏疽

数字资源19-4-6-2

数字资源 19-4-6-2　糖尿病足的发病机制

(三) 预防

1. 定期检查　所有患者至少每年检查一次足相关问题,如存在危险因子应检查更频繁。检查内容包括:①询问病史:先前存在溃疡或截肢;糖尿病足教育;独居;不愿就医;赤脚行走;②神经病变检查;③血管状态评估;④足部皮肤情况;⑤检查鞋袜。

2. 患者教育　教育患者,如每日检查足部,包括足趾间区域;如患者不能自己检查足部,应由其他人帮助检查;定期洗脚,仔细擦干,特别是趾缝间;水温一般要在 37℃以下;避免赤足行走,避免穿鞋不穿袜;每日检查鞋子内部;干燥皮肤应使用润滑油或膏;每日更换袜子;水平修剪指甲;应由专业医护人员处理鸡眼和胼胝;患者应知晓定期复诊检查足部。家庭成员及医护人员也应定期接受培训。糖尿病足详见数字资源 19-4-6-3。

数字资源19-4-6-3

数字资源 19-4-6-3　糖尿病足(视频)

3. 鞋袜　合适的鞋子特别是改善生物力学负荷和足部畸形的鞋子可有效防治足溃疡。

(四) 治疗前评估

1. 溃疡病因　即使在“纯缺血性”溃疡,鞋子不合适也是溃疡最常见的原因,所有患者均应仔细检查鞋袜。

2. 溃疡类型　多数溃疡可被分为神经性、缺血性或神经-缺血性。

3. 血管情况　治疗前必须评估血管情况(足背动脉搏动、踝肱比值、彩色多普勒超声、血管造影、CT 血管显像及磁共振血管显像等)。

4. 足溃疡位置、面积及深度　神经性溃疡经常发生在足底面或骨性畸形区域,缺血性或神经-缺血性溃疡常发生于足趾末端及足侧边。由于胼胝或坏死组织的存在常使溃疡深度较难确定,所以存在胼胝和坏死的神经性溃疡应尽快清创。

5. 感染征象　包括发热、疼痛或白细胞升高等,感染会加重组织损伤甚至出现溃疡。还应确定有无骨髓炎,可通过针探查、影像学检查等明确。浅表溃疡多为革兰阳性细菌引起,深部感染应对取深部组织进行革兰染色和培养,感染多为混合感染,包括厌氧菌和革兰氏阳/阴性菌。

6. 全身情况　包括血糖等各代谢指标情况、各脏器功能、其他并发症、凝血功能及营养状态等。

(五) 糖尿病足溃疡的处理　需多学科协作,基础治疗需要贯穿治疗整个过程,包括控制血糖、改善微循环、纠正相关的并发症及营养支持等。其他治疗措施主要包括以下六个方面:

1. 减压　通过限制站立及行走可以有效地对足部溃疡减压,此外可通过器械协助减压,包括拐杖、完全接触支具(完全按照足部形态塑形)或其他支具、个体化鞋垫等。

2. 清创　局部清创是糖尿病足治疗的重要手段,但也不宜过分清创处理以防止坏疽扩大。清除坏死组织时宜采用蚕食的方法，逐渐清除坏死组织。

3. 伤口敷料　传统敷料如纱布、绷带等，较为经济、有一定吸收性、可松散填塞伤口并具有较好的清创效果，但是具有伤口容易扯伤、吸收渗液有限及肉芽容易受损等问题。近年来湿润性伤口敷料不断涌现，包括油纱敷料、透明薄膜类敷料、渗液吸收类敷料（水胶体敷料、泡沫类敷料、藻酸盐敷料等）、清创类敷料（水凝胶敷料、酶学清创敷料等）、银离子敷料及生物活性敷料等。临床应根据足溃疡的不同阶段选择合适的敷料。

4. 血管重建　主要通过外科手术及介入对阻塞血管进行血管重建。

5. 控制感染　对于无感染伤口不需要使用抗生素。足溃疡处采集标本，进行细菌培养及药敏可有效地指导抗感染治疗。

6. 截肢　常见的截肢手术指征包括：无法控制的感染、无法控制的静息疼痛及足部大面积坏疽。

第五章　代谢综合征

高　鑫

代谢综合征（metabolic syndrome，MS）是指肥胖、高血压、高血糖、血脂异常等多种心血管疾病的危险因素在一个个体中同时存在的临床症候群。早在20世纪60年代至70年代，学者们已经开始关注这组危险因素积聚的现象，直至1988年Reaven根据病理生理学研究结果认为，胰岛素抵抗（insulin resistance，IR）是此临床征群的发病基础。之后，国内外对胰岛素抵抗、代谢异常、心血管疾病的内在联系与机制，从基础到临床做了大量的研究工作。1998年，世界卫生组织（WHO）专家组将其正式命名为代谢综合征。由于MS既能增加心脑血管疾病与2型糖尿病（T2DM）的发病危险，同时也是心、脑血管疾病死亡率上升的重要原因，因此引起世界各国的关注。

【病因与发病机制】

代谢综合征的确切病因尚未完全阐明。目前认为，腹型肥胖和胰岛素抵抗是导致代谢综合征发生的重要因素。遗传易感性、体力活动缺乏、衰老以及体内促炎症状态、激素水平的变化也可能是致病因素，但这些因素的重要性在不同人种存在着一定的差异。不良的饮食（高饱和脂肪酸与胆固醇）能增加代谢综合征患者发生心血管疾病的危险。

（一）胰岛素抵抗（insulin resistance）　胰岛素抵抗是指机体的胰岛素靶组织（肝脏、骨骼肌以及脂肪组织）对胰岛素的敏感性下降，导致胰岛素介导的葡萄糖利用减少。葡萄糖不能有效进入靶细胞导致其循环浓度升高，从而刺激胰岛β细胞产生更多的胰岛素。代偿性高胰岛素血症可使血糖维持在正常水平。随着胰岛β细胞功能的衰竭，其生成的胰岛素不足以代偿高血糖时即表现为临床糖尿病。

（二）腹型肥胖　肥胖-胰岛素抵抗，可引起高血压、高胆固醇、低HDL-c以及高血糖，是心血管疾病的独立危险因素。体重指数（BMI）增加的同时，多种重要的疾病（包括2型糖尿病、冠心病、恶性肿瘤）的发病风险相应上升。然而肥胖并非胰岛素抵抗的必要条件。很多存在胰岛素抵抗的个体，其体重指数并不超标，但是存在着体脂分布异常，即腹部和内脏脂肪堆积。以腰围直观反映出的腹部脂肪堆积与代谢综合征关系较BMI更加密切。

（三）低水平的炎症状态持续存在　可使代谢紊乱加速恶化。肥胖本身就是一种炎症状态。肥胖时，以内脏脂肪为主的细胞释放过多的炎症介质以自分泌、旁分泌以及内分泌的方式作用于局部以及远端组织，通过受体后信号通路的激活，使细胞内胰岛素信号传导受阻，发生胰岛素抵抗。

（四）遗传易感性　代谢综合征具有一定的家族遗传和种族差异。作为多基因复杂病，代谢综合征各组分的表现在不同人群存在一定的差异。遗传易感性的大小导致不同个体对某些致病性环境因素的敏感性有所不同。

【临床特征】

MS的临床特征如表19-5-0-1所示。

表19-5-0-1　MS的临床特征

与心血管病有关的组成成分
1. 肥胖，尤其是内脏型肥胖
2. 胰岛素抵抗，可伴代偿性高胰岛素血症
3. 高血糖，包括糖尿病及糖调节受损
4. 血脂紊乱（高TG血症、低HDL-c血症）
5. 高血压
6. 高尿酸血症
7. 血管内皮功能缺陷、低度炎症状态及凝溶异常（微量白蛋白尿、CRP及PAI-1增高等）
可伴MS的疾病
1. 非酒精性脂肪肝病，部分可发展至非酒精性脂肪肝炎和纤维化
2. 多囊卵巢综合征
3. 痛风
4. 遗传性或获得性脂肪萎缩症

【工作定义与诊断标准】

尽管各种定义内容有所不同，但其组分都包括腹型肥胖、糖代谢异常、致动脉粥样硬化性血脂异常以及高血压，并强调了发生心血管疾病的危险性。

世界卫生组织（WHO）最早提出的定义是患者具有胰岛素抵抗同时存在着两项以上的危险因素，包括肥胖、高血压、高TG、低HDL-c以及微量白蛋白尿。但该定义强调了胰岛素抵抗这一基本病理生理机制，需要应用高胰岛素正糖钳夹试验评价，故不适用于常规临床应用。

1999年，欧洲胰岛素抵抗工作组（EGIR）对WHO的定义提出修改意见。他们采用了“胰岛素抵抗综合征”的命名，同样将胰岛素抵抗作为诊断的必要条件，但是以血浆胰岛素水平高于75百分位点作为诊断切点。在具备胰岛素抵抗的同时存在着两项以上的危险因素，包括腹型肥胖、高血压、高TG、低HDL-c以及高血糖，可以定义为代谢综合征。2001年，美国胆固醇教育计划成人治疗指南Ⅲ（NCEP ATPⅢ）制定了更为实用的临床诊断标准。诊断要求3~5个危险因素同时存在，包括腹型肥胖、高TG、低HDL-c、高血压、高血糖（IFG或T2DM）。这一定义虽然以腰围作为判断腹型肥胖的指标，但没有将其列为诊断的必要条件。2005年，国际糖尿病联盟（IDF）在ATPⅢ定义基础上，提出了用于临床工作的全球性定义，强调了临床应用以及全球定义的统一性，以便在不同研究之间增加其可比性。考虑到腹型肥胖与胰岛素抵抗关系密切，IDF将腹型肥胖作为诊断的必要条件和筛查代谢综合征的简便工具。在腰围为必需条件的基础上，再有两项以上的ATPⅢ定义中提出的危险因素即可诊断。IDF以腰围作为腹型肥胖的诊断指标，并首次考虑到了不同人种之间的差异，提出在不同人群中应该采用不同的腰围切点。

我国于2004年由中华医学会糖尿病学分会根据当时的流行病学资料分析，首次提出了中国人代谢综合征的诊断标准（简称2004年CDS建议）。该建议将超重和/或肥胖的诊断选用了BMI≥25kg/m^{2}来代表中心性肥胖。2007年，《中国成人血脂异常防治指南》制定联合委员会（JCDCG）对代谢综合征的各组分的量化指标中进行进一步修订。事实上，相较于白种人，中国人肥胖程度较轻，而体脂分布趋于向腹腔内积聚，更易形成腹型肥胖。即使在正常体重（BMI<25kg/m^2）人群中，亦有14%的人表现为腹内脂肪的严重堆积。国内大样本人群研究资料表明，采用磁共振成像技术精确评价腹内脂肪积聚，确定中国人腹内脂肪面积大于80cm^{2}可作为腹型肥胖的精确标准；同期的腰围参数对比分析与预测糖尿病的随访研究均提示将简易体脂参数（男性腰围≥90cm和女性腰围≥85cm）作为中国人腹型肥胖的诊断切点较为合理，且与日韩等东亚人群研究结果相似。

根据目前我国人群代谢综合征的流行病学资料分析结果，2017年版中国2型糖尿病防治指南继续沿用我国代谢综合征诊断标准：①腹型肥胖（即中心型肥胖），腰围男性≥90cm，女性≥85cm；②高血糖，空腹血糖≥6.1mmol/L或糖负荷后2h血糖≥7.8mmol/L和/或已确诊为糖尿病并治疗者；③高血压，血压≥130/85mmHg和/或已确认为高血压并治疗者；④空腹TG≥1.70mmol/L；⑤空腹HDL-C<1.04mmol/L，以上具备三项或更多项即可诊断。

【防治】

代谢综合征是心血管疾病以及2型糖尿病的高危人群。一旦诊断必须积极干预治疗。首先需要对患者进行全面的心血管疾病危险度（包括吸烟情况）评估，然后给予多方面的干预，目的在于降低临床心血管事件发生的风险。干预的主要目标是三大主要危险因素：血脂异常、高血压、高血糖。对于非糖尿病的代谢综合征患者，预防2型糖尿病也是一个重要目标；而对于患有糖尿病的代谢综合征患者，为降低更高的心血管事件风险，则需要强化的干预治疗。

防治目标：①体重在一年内减轻7%~10%，争取达到正常BMI和腰围；②血压，糖尿病患者<130/80mmHg，非糖尿病患者<140/90mmHg；③LDL-c<2.6mmol/L、甘油三酯<1.7mmol/L、HDL-c>1.4mmol/L（男）或>1.3mmol/L（女）；④空腹血糖<6.1mmol/L、糖负荷后2小时血糖<7.8mmol/L及HbA1c<7.0%。

（一）风险评估　中年人患有代谢综合征，10年内发生心血管事件的绝对风险是增加的。年轻患者尽管10年内发生心血管疾病的绝对风险并不高，但远期风险是增高的。特别是还可能发生2型糖尿病，则进一步加大了心血管疾病的危险性。因此，诊断代谢综合征有利于评估心血管疾病的远期风险。为降低远期风险，有必要对代谢综合征患者进行长期随访。代谢综合征各组分中，空腹血糖异常（IFG，FBG 5.6~6.9mmol/L）是糖尿病的强预测因子。对于空腹血糖≥5.6mmol/L者，建议口服葡萄糖耐量检查（OGTT），尽早发现IGT以及临床糖尿病患者，以便早期干预，延缓糖尿病以及相关并发症的发生与发展。

（二）一级干预-改变生活方式　首先建立健康的生活方式，包括：①适当限制热量的摄入、减重（第一年使体重下降5%~10%）；②适当增加体力活动，推荐每日≥30min的中等强度运动，避免久坐的生活方式；③改变饮食结构，减少富含饱和脂肪酸、反式脂肪酸、胆固醇、单糖、钠盐食物的摄入。增加富含纤维素饮食。

（三）二级干预-药物治疗　对于心血管疾病高危患者，如果生活方式干预效果不理想，则需要药物治疗。由于代谢综合征的发病机制不明，目前尚无有效针对病因的药物。但是针对代谢综合征各个组分的治疗对于预防心血管疾病以及2型糖尿病还是切实有效的。

1. 针对动脉粥样硬化性血脂异常的治疗，策略参见本篇第九章“血脂异常症”相关内容。

2. 控制高血压　非糖尿病、非慢性肾病的患者，血压宜控制在<140/90mmHg。对于有糖尿病或慢性肾病的患者，血压需控制在<130/80mmHg。对于生活方式干预不能有效控制血压的患者，应给予药物治疗。有学者推荐ACEI类药物作为代谢综合征患者（特别是合并糖尿病者）一线抗高血压药物。ACEI以及ARB类药物有预防糖尿病的作用。一项大规模临床研究显示，尽管利尿剂降低了心血管事件的风险，但利尿剂却可促使IFG或IGT患者发生糖尿病，故推荐小剂量利尿剂治疗。

3. 控制高血糖　详见本篇第四章“糖尿病”相关内容。

4. 血栓前状态的治疗　代谢综合征患者常常处于血栓前状态，表现为循环中纤维蛋白原、PAI-1以及多种凝血因子水平增高。目前唯一有效的预防措施是小剂量阿司匹林或其他抗血小板药物。推荐在中度风险的代谢综合征患者应用阿司匹林预防心血管事件的发生。

5. 促炎症反应状态的纠正　目前尚无特异性的治疗药物。但是，多种药物（例如：他汀类、烟酸类、贝特类、ACEI以及TZDs）均可以降低CRP蛋白的水平，提示其心血管的保护作用可能与抗炎症反应有关。

推荐阅读

1. ALBERTI K G, ECKEL R H, GRUNDY S M, et al. Harmonizing the metabolic syndrome: a joint interim statement of the International Diabetes Federation Task Force on Epidemiology and Prevention; National Heart, Lung, and Blood Institute; American Heart Association; World Heart Federation; International Atherosclerosis Society; and International Association for the Study of Obesity[J]. Circulation, 2009, 120(16): 1640-1645.

2. GRUNDY S M. Metabolic syndrome update[J]. TrendsCardiovasc Med, 2016, 26(4): 364-373.

3. 中华医学会糖尿病学分会. 中国2型糖尿病防治指南(2017年版)[J]. 中华糖尿病杂志, 2018, 10(1): 4-67.

4. GRUNDY S M, STONE N J, BAILEY A L, et al. 2018 AHA/ACC/AACVPR/AAPA/ABC/ACPM/ADA/AGS/APhA/ASPC/NLA/PCNA Guideline on the Management of Blood Cholesterol: A Report of the American College of Cardiology/American Heart Association Task Force on Clinical Practice Guidelines[J]. Circulation, 2019, 18; 139(25): e1082-e1143.

第六章　肥　胖　症

杨叶虹　沈稚舟

肥胖症（obesity）是一组常见的、古老的代谢性疾病。当人体进食热量多于消耗热量时，多余热量以脂肪形式储存于体内，其量超过正常生理需要量，且达一定值时遂演变为肥胖症。随年龄增长，体脂所占比例相应增加。肥胖症的实质是体内脂肪绝对量增加。

评估肥胖的方法很多，但较简便且最常用的方法为体重指数（body mass index，BMI），计算公式为：BMI＝体重（kg）/身高^2（m^2）。据BMI评估肥胖，国外诊断标准为：25～<30为过重，≥30为肥胖，≥40为极度肥胖。考虑到国人的种属及形体，其诊断标准应较其稍低，大致为：24～<28为过重，≥28为肥胖。

近年来随着我国经济发展和生活方式的改变，肥胖发病率有明显上升，发病年龄有下降趋势。如无明显病因可寻者称单纯性肥胖症；具有明确病因者则称为继发性肥胖症。

单纯性肥胖是肥胖症中最常见的一种，是多种严重危害健康疾病（如糖尿病、冠状动脉粥样硬化心脏病、脑血管疾病、高血压、高脂血症等）的危险因子。

【分类】

按发病机制及病因，肥胖症可分为单纯性和继发性两大类：

（一）单纯性肥胖症　无明显内分泌代谢病病因可寻者称单纯性肥胖症。根据发病年龄及脂肪组织病理又可分二型：

1. 体质性肥胖症（幼年起病型肥胖症）　其特点为：①有肥胖家族史；②自幼肥胖，一般从出生后半岁左右起由于营养过度而肥胖直至成年；③呈全身性分布，脂肪细胞呈增生肥大；④限制饮食及加强运动疗效差，对胰岛素较不敏感。

2. 获得性肥胖症（成年起病型肥胖症）　其特点为：①起病于20～25岁，由于营养过度及遗传因素而肥胖；②以四肢肥胖为主，脂肪细胞单纯肥大而无明显增生；③饮食控制和运动的疗效较好，胰岛素的敏感性经治疗可恢复正常。

（二）继发性肥胖症　继发于神经-内分泌-代谢紊乱基础上的肥胖症，有下列七组：

1. 下丘脑病　多种原因引起的下丘脑综合征包括炎症后遗症、创伤、肿瘤、肉芽肿等均可引起肥胖症。

2. 垂体病　见于轻型腺垂体功能减退症、垂体瘤（尤其是嫌色细胞瘤）、空蝶鞍综合征。

3. 胰岛病　由于胰岛素分泌过多，脂肪合成过度。①2型糖尿病早期；②胰岛β细胞瘤（胰岛素瘤）；③功能性自发性低血糖症。

4. 甲状腺功能减退症　原发性及下丘脑-垂体性者均较胖，可能由于代谢率低下，脂肪动员相对较少，且伴有黏液性水肿。

5. 肾上腺皮质功能亢进症　主要为皮质醇增多症，表现为向心性肥胖。

6. 性腺功能减退症　①女性绝经期及少数多囊卵巢综合征；②男性无睾或类无睾症。

7. 其他　水钠潴留性肥胖症及痛性肥胖病（Dercum病）等。

除此之外，神经精神类药物、激素类药物如皮质激素或避孕药、胰岛素和磺酰脲类等抗糖尿病药物、一些α和β受体阻滞剂等抗高血压药物也可以导致体重增加和肥胖。

【病因与发病机制】

肥胖是由于能量代谢平衡失调。热量摄入多于热量消耗使脂肪合成增加是肥胖的物质基础。脂肪细胞还可通过其分泌的多种脂肪细胞因子和信号物质，分别与内分泌神经中枢、肾上腺、胰岛、肌、肝、心肌及血管内皮等细胞进行相互作用，形成复杂的神经-内分泌-免疫网络，调节功能。一般情况下，人体每日所进能量有差异，取决于年龄、性别、身高、劳动性质等因素，由于正常神经内分泌的精密调节，使人体体重相对较稳定而不发生肥胖。肥胖症的发病机制可归纳为下列因素：

（一）内因 为人体内在因素使脂肪代谢紊乱而致肥胖。

1. 遗传因素 大多数人类肥胖是多基因及环境因素共同导致的，仅极少数肥胖属于单基因突变肥胖病，包括瘦素基因、瘦素受体（leptin receptor，LEPR）基因、阿黑皮素原基因（*POMC*）、激素原转酶基因（*PCI/PCSKI*）、黑皮质素受体4基（MC4R）、*TrkB* 基因等。

虽然已知的单基因突变只占人类肥胖症病因的一小部分，但遗传因素在更常见的肥胖类型中存在广泛影响。一些基因或遗传区域内的多态性与肥胖风险相关。

此外，许多遗传综合征具有肥胖表型，如普拉德-威利综合征（Prader-Willi syndrome）、巴尔得-别德尔综合征（Bardet-Biedl syndrome）等。

2. 神经精神因素 已知人类与多种动物的下丘脑中存在与摄食行为有关的神经核。腹内侧核（VMH），又称饱中枢；腹外侧核（LHA），又称饥中枢。两者相互调节，相互制约，在生理条件下处于动态平衡状态，使食欲调节于正常范围而维持正常体重。当下丘脑发生病变时，如腹内侧核破坏，则腹外侧核功能相对亢进而贪食无厌，引起肥胖。反之，当腹外侧核破坏则腹内侧核功能相对亢进而厌食，引起消瘦。另外，该区与更高级神经组织有着密切的解剖联系，后者对摄食中枢也可进行一定程度的调控。下丘脑处血脑屏障作用相对薄弱，这一解剖上的特点使血液中多种生物活性因子易于向该处移行，从而对摄食行为产生影响。这些因子包括：葡萄糖、游离脂肪酸、去甲肾上腺素、多巴胺、5-羟色胺、胰岛素等。此外，精神因素常影响食欲，食饵中枢的功能受制于精神状态，当精神过度紧张而交感神经兴奋或肾上腺素能神经受刺激时（尤其是α受体占优势），食欲受抑制；当迷走神经兴奋而胰岛素分泌增多时，常食欲亢进。研究证实，刺激下丘脑腹外侧核促使胰岛素分泌，故食欲亢进；刺激腹内侧核则抑制胰岛素分泌并加强胰高糖素分泌，故食欲减退。腹内侧核为交感神经中枢，腹外侧核为副交感神经中枢，两者在本症发病机制中起重要作用。研究提示，摄食与能量代谢调控的主要功能区之间构成的调节网络是中枢神经系统调解机体能量平衡的调定点，网络中某些环节的错误导致肥胖产生。

3. 高胰岛素血症 肥胖常与高胰岛素血症并存，两者的因果关系有待进一步探讨。胰岛素有显著的促进脂肪蓄积作用，其促进体脂增加的作用通过以下环节：①促进葡萄糖进入细胞内，进而合成中性脂肪；②抑制脂肪细胞中的脂肪动用。

4. 褐色脂肪组织异常 褐色脂肪组织在功能上是一种产热器官，即当机体摄食或受寒冷刺激时，褐色脂肪细胞内脂肪燃烧，从而决定机体的能量代谢水平。以上两种情况分别称之为摄食诱导产热和寒冷诱导产热。β_3 肾上腺素能受体基因编码的G蛋白耦联受体，主要分布于脂肪组织，尤其在腹腔内脂肪组织中表达，该基因变异与BMI和腹腔内脂肪积蓄有关。下丘脑旁室核遭破坏的下丘脑性肥胖、遗传性肥胖、内分泌性肥胖（卵巢摘除术后）和饮食性肥胖动物，其褐色脂肪细胞功能低下。

5. 其他 此外，进食过多可通过对小肠的刺激产生过多的肠抑胃肽（GIP），GIP刺激胰岛β细胞释放胰岛素。在垂体功能低下，特别是生长激素减少、促性腺及促甲状腺激素减少引起的性腺、甲状腺功能减退可发生特殊类型的肥胖症，可能与脂肪动员减少，合成相对增多有关。临床上肥胖以女性为多，特别是经产妇或绝经期或口服女性避孕药者易发生，提示雌激素与脂肪合成代谢有关。肾上腺皮质功能亢进时，皮质醇分泌增多，促进糖原异生，血糖增高，刺激胰岛素分泌增多，于是脂肪合成增多，而皮质醇促进脂肪分解，由于全身不同部位的脂肪组织对皮质醇和胰岛素的敏感性可能不同，四肢对皮质醇的动员脂肪作用较面颈部和躯干部敏感而对胰岛素的脂肪合成较不敏感，使四肢的脂肪组织动员分解而再沉积于躯干部从而形成典型的向心性肥胖。性腺功能低下时，不论是女性绝经期后、男性类无睾或无睾症患者均有肥胖表现，可能与脂肪代谢紊乱有关。总之，激素是调节脂肪代谢的重要因素，尤其是甘油三酯的合成和动员分解，均由激素通过对酶的调节而决定其增减动向，其中胰岛素及前列腺素E1是促进脂肪合成及抑制分解主要激素；邻苯二酚胺类、胰高糖素、ACTH、MSH、TSH、GH、ADH及糖类肾上腺皮质激素，为促进脂肪分解而抑制合成的激素，如前者分泌过多，后者分泌减少；可引起脂肪合成增多，超过分解而发生肥胖。此组内分泌因素与继发性肥胖症的关系更为密切。

关于体脂与能量代谢的分子调控有了较长进展。调控网络中的某一环节或数个环节的障碍可引起肥胖。

（二）外因 以饮食过多而活动过少为主。当日进食热能超过消耗所需的能量时，除以肝、肌糖原的形式储藏外，几乎完全转化为脂肪，储藏于全身脂库中，其中主要为甘油三酯，由于糖原储量有限，故脂肪为人体热能的主要贮藏形式。如经常性摄入过多的中性脂肪及糖类，则使脂肪合成加快，成为肥胖症的外因，往往在活动过少的情况下，如停止体育锻炼、减轻体力劳动或疾病恢复期卧床休息、产后休养等出现肥胖。

【临床表现与病理生理】

肥胖症的临床表现随不同病因而异。单纯性肥胖者有肥胖的表现和肥胖导致的相关疾病的表现，肥胖相关疾病主要有代谢综合征、2型糖尿病、血脂异常、高血压、冠心病、充血性心力衰竭、心房颤动、脑卒中、胆囊疾病、胃食管反流病、脂肪肝与非酒精性脂肪性肝炎、睡眠呼吸暂停综合征、哮喘、骨关节炎、残疾/运动失能、妇科疾病（多囊卵巢综合征、月经紊乱、不孕）、和某些癌症（子宫内膜癌、乳腺癌和结肠癌）等；继发性肥胖者除此之外还具有原发病症状。下面以单纯性肥胖症重点阐述。

此组病症可见于任何年龄，幼年型者自幼肥胖；成年型者多起病于20~25岁；但临床以40~50岁的中壮年女性为多，60~70岁以上的老年人亦不少见。男性脂肪分布以颈项部、躯干部和头部为主，而女性则以腹部、下腹部、胸部乳房及臀部为主；轻度肥胖者常无症状，中重度肥胖者可有下列症群：

（一）肺泡低换气综合征 此组症群又称为Pick-Wickian综合征。由于大量脂肪堆积于体内，体重过增，活动时须消耗能量，耗氧量亦增多，故肥胖者一般不喜运动，活动少而思睡，稍多活动或体力劳动后易疲乏无力，肥胖者总摄氧量增加，但按单位体表面积计算则比正常低。患者胸腹部脂肪较多时，腹壁增厚，横膈抬高，换气困难，故有CO_2滞留，PCO_2常超过48mmHg而缺氧，以致气促，甚至发生继发性红细胞增多症，肺动脉高压，形成慢性肺心病而心力衰竭，如体重减轻后可恢复。平时由于缺氧倾向与CO_2潴留，呈倦怠嗜睡状。

（二）心血管系表现 重度肥胖者可能由于脂肪组织中血管增多，有效循环血容量、心搏出量、输出量及心脏负担均增高，有时伴有高血压、动脉粥样硬化，进一步加重心脏负担，引起左心室肥大，同时心肌内外有脂肪沉着，更易引起心肌劳损，以致左心扩大与左心衰竭。加之上述肺泡低换气综合征，偶见骤然死亡者。周围循环阻力一般正常或偏低，每单位体重供血量也减低，肥胖减轻后上述症状亦可减轻或恢复。

（三）内分泌代谢紊乱 空腹及餐后血浆胰岛素增高。既具有高胰岛素血症，C肽分泌增加，同时又存在胰岛素抵抗，造成糖耐量减低或糖尿病。总脂、胆固醇、甘油三酯及游离脂肪酸常增高，呈高脂血症及高脂蛋白血症，成为动脉粥样硬化、冠心病、胆石症等病的基础。肥胖者血浆总蛋白、白蛋白、球蛋白通常在正常范围，某些氨基酸可增加，如精氨酸、亮氨酸、异亮氨酸、酪氨酸、苯丙氨酸等。血糖和血浆氨基酸的增高形成刺激胰岛β细胞的恶性循环，于是肥胖加重。甲状腺功能一般正常，过食时T_3增加，节食时减少，而T_4则无变化。少部分患者吸碘-131率减低，但用TRH刺激后，TSH和T_3释放正常，说明下丘脑、垂体、甲状腺轴尚正常。肥胖者T_3受体减少，可能是产热减少之故，体重减轻后可恢复。血中皮质醇及24小时尿17羟类固醇，17酮类固醇可偏高，但地塞米松抑制试验大致可抑制及昼夜规律存在，说明肾上腺皮质功能正常而前述变化由于肥胖所致。在低血糖及精氨酸刺激下，生长激素（GH）分泌迟钝。肥胖者GH浓度在不同年龄组有所不同，25岁以下者较正常人低，与体重呈负相关，30岁以上者与正常人同。尽管肥胖青少年GH分泌减少，但并无生长障碍，因生长介质正常。女性肥胖者多闭经不育，说明性腺功能异常，有时有多囊卵巢伴经少或闭经、多毛、男性化等症群。男性肥胖者性激素改变较明显，雌激素增多而雄激素减少，多有阳痿不育、类无睾症。

（四）消化系表现 胃纳多亢进，善饥多食，便秘腹胀较常见。肥胖者可有不同程度的肝脂肪变性而肿大，伴胆石症者有慢性消化不良、胆绞痛发作史。

（五）其他 肥胖者嘌呤代谢异常，血浆尿酸增加，使痛风的发病率明显高于正常人，伴冠心病者有心绞痛发作史。患者皮肤上可有淡紫纹或白纹，分布于臀外侧、大腿内侧、膝关节、下腹部等处，皱褶处易磨损，引起皮炎、皮癣，乃至擦烂。平时汗多怕热、抵抗力较低而易感染。

【诊断与鉴别诊断】

根据体征及体重即可诊断。首先必须根据患者的年龄及身高查出标准体重（见人体标准体重表），或以下列公式计算：标准体重（kg）=［身高（cm）-100］×0.9，如果患者实际体重超过标准体重20%即可诊断为肥胖症，但必须排除由于肌肉发达或水分潴留因素。

临床上除根据体征及体重外，可采用下列方法诊断：

（一）间接体脂测定

1. 标准表格法 根据正常人体标准体重表，凡体重等于或超过标准体重20%者可考虑为肥胖，若能排除水肿及肌肉过度发达者，则可诊断。此法不甚精确，已较少应用。

2. 体重指数（BMI）此法较为简便、实用，临床上应用较广泛。

$$BMI=体重(kg)/身高^2(m^2)，单位为 kg/m^2$$

1997年，WHO制订的成人BMI的分级标准见表19-6-0-1，沿用至今。但是大量研究结果提示亚洲人与欧洲人相比在相对较低的BMI水平已经开始出现肥胖相关疾病发病危险的增加。在不同的亚洲人种中，BMI 22~25kg/m² 时就可观察到危险增加，在26~31kg/m² 发病危险明显增加。

表19-6-0-1 WHO成年人BMI分级标准（1997年）

分类	BMI（kg/m²）	发病危险
体重过低	<18.5	高（非肥胖相关疾病）
正常范围	18.5~24.9	平均水平
超重	≥25	
肥胖前期	25~<30	增加
Ⅰ度肥胖	30~<35	中等
Ⅱ度肥胖	35~<40	严重
Ⅲ度肥胖	≥40	极为严重

3. 皮肤皱褶卡钳测量皮下脂肪厚度 人体脂肪的总量的1/2~2/3贮于皮下，所以测量其皮下脂肪厚度有一定的代表性，且测量简便、可重复。常用测量部位为三角肌外皮脂厚度及肩胛角下。成人两处相加，男性≥4cm，女性≥5cm即可诊断为肥胖。如能多处测量则更可靠。

4. 腹部超声、CT和MRI有助于腹部皮下脂肪和腹腔内脂肪量的评估。

5. 腰围及腰臀比（waist-to-hip ratio，WHR）由于体脂分布不一定均匀，腰围主要反映腹部脂肪量，后者又常含一定程度内脏含脂量。WHO建议男性腰围>94cm，女性>80cm，可视为肥胖。中国肥胖问题工作组建议男性≥85cm，女性≥80cm为腹型肥胖。腰臀比也可用于评估腹型肥胖。亚洲人比值相对要低些，男性WHR>0.95，女性WHR>0.85。

（二）直接体脂测量 直接体脂测量的方法有多种：如体密度测量、体总水量估计法和总体钾量测定法等，但均有价格昂贵、不易操作等特点。目前在医院内常用的是生物电阻抗法

(BIA)和双能X线吸收法(DEXA)。生物电阻抗法(BIA)通过测定人体的电阻间接估算体脂含量。双能X线吸收法(DEXA)通过测定X线衰减程度计算脂肪组织的含量。而最直接的体脂测定方法为体内中子活化法(in-vivoneutron activation analysis,IVNAA),可直接分析身体中各种化学成分的含量,但价格昂贵,仅少数实验室使用。

肥胖症确定后可结合病史、体征及实验室资料等,鉴别属单纯性或继发性肥胖症。

BMI因其简便性仍是临床最常用诊断指标。但是肥胖诊断和管理的新框架立足于将肥胖诊断从以BMI为中心转变为以肥胖相关并发症为中心。正常体重为BMI<25kg/m^{2}或<23kg/m^2(某些人种)腰围在肥胖切点以下;超重0级为BMI 25~29.9kg/m^{2}或23~24.9kg/m^2(某些人种)且无并发症;肥胖0级为BMI≥30kg/m^{2}或≥25kg/m^2(某些人种)且无并发症;BMI≥25kg/m^{2}或≥23kg/m^2(某些人种)或伴一种及以上轻度到中度并发症者为肥胖1级;BMI≥25kg/m^{2}或≥23kg/m^2(某些人种)或伴一种及以上严重并发症者为肥胖2级。必须强调对肥胖并发症的诊断,主要包括2型糖尿病、心血管疾病、高血压、高脂血症、阻塞性睡眠呼吸暂停、非酒精性脂肪肝疾病、骨关节炎等。成年肥胖患者每年应进行系统的体检,筛查肥胖相关并发症。

【防治】

肥胖症预防较治疗易奏效且重要。BMI低于25kg/m^{2}者应做好一级预防,特别是有肥胖家族史者应从小注意,妇女产后及绝经期、男性中年以上或病后恢复期,应预防肥胖,其方法是适当控制进食量,避免高糖、高脂肪及高热量饮食,经常进行体力劳动和锻炼(病后恢复期者应在医师指导下进行)。

超重或肥胖但不伴有临床症状、无相关并发症的患者应做好二级预防。减重或避免体重进一步增加。超重或肥胖的患者如果已经伴有相关并发症,需要做好三级预防,积极减重治疗。代谢综合征或糖尿病前期的患者体重下降10%即可起到预防糖尿病的作用。糖尿病、高血压、血脂紊乱的患者体重下降5%~15%可以起到降糖、降压、降脂的作用。体重下降至少5%可以是脂肪肝患者肝细胞脂肪量下降,而脂肪性肝炎的患者需要10%~40%减重幅度才能起到降低炎症水平和减少纤维化的作用。其他一些并发症的改善大多需要10%左右的减重幅度。

治疗肥胖症以控制饮食及增加体力活动为主,必要时辅以药物治疗,部分患者适用手术治疗。继发性肥胖症主要为病因治疗。必须使患者明确肥胖的危害性,自觉地长期坚持饮食控制及体育锻炼,儿童少年控制饮食时必须考虑满足其生长发育所需,尽量避免用药物减肥。具体方案视病情需要而异。肥胖从根本上讲应养成良好科学的生活方式,并终身维持之。

AACE/ACE共识声明超重/肥胖患者的管理模式应以并发症为中心。对于肥胖这一慢性进展型疾病的治疗,必须长期维持治疗以及密切随访。

(一)饮食治疗 饮食疗法的原则在于限制每日摄入的总热量,使其低于消耗量。对于多数肥胖者,减少摄入和增加体力活动相比更易达到能量负平衡。饮食疗法可据能量的限制程度,将其分为绝食疗法、极低能量疗法和低能量疗法。极低能量饮食每日摄入能量在3 360kJ(800kcal)以下,约1 680~2 520kJ(400~600kcal),低热量饮食每日摄入能量3 360~6 300kJ(800~1 500kcal)。绝食疗法目前很少采用。

对于大多数肥胖者而言,如能坚持较既往摄入量减少420kJ/d(100kcal/d)的计划饮食,1年后可明显减重。轻度肥胖者如能使体重每月减轻500~1 000g而渐渐达到正常标准体重,不必用药物治疗。积极的减肥建议每天减少2 100kJ/d(500kcal/d)总热量,女性患者一般要求限制进食量在4 200~5 040kJ/d(1 000~1 200kcal/d),男性应控制在5 040~6 720kJ/d(1 200~1 600kcal/d)。每周可望减重0.45~0.9kg。食物中宜保证适量含必需氨基酸的动物性蛋白(占总蛋白量的1/3较为合适),蛋白质摄入量每日每千克体重不少于1g,脂肪摄入量应严格限制,无论是动物性脂肪(含饱和脂肪酸)或植物性脂肪(含人体所必需的不饱和脂肪酸)均应加以限制,特别是动物性脂肪。同时应限制钠的摄入,以免体重减轻时发生水钠潴留,并对降低血压及减少食欲也有好处。如经以上饮食控制数周体重仍不能降低者,可将每日总热量减至3 360~5 040kJ/d(800~1 200kcal/d),但热量过少,患者易感疲乏软弱、畏寒乏力、精神萎靡等,必须严密观察。随着体重的下降,由于代谢率的下降,减重速度可能放缓。极低能量饮食仅适合于少数特别肥胖患者在减肥计划初期1~2个月短期应用,饮食中应包含均衡的碳水化合物、蛋白质、脂肪、维生素和微量元素等。应注意妊娠、严重心脑血管疾病、肝病、精神疾病等为禁忌。单纯使用极低热量饮食不如低热量饮食配合运动疗法及行为疗法等综合治疗疗效持久可靠。

单纯改善饮食中的营养素配比而不减少摄入的总热量很难达到减重目的。掌握食物热量的计算、得到定期的鼓励和提醒、寻找同伴互相监督均有助于饮食疗法的长期坚持。此外,许多患者发现接受有具体建议的日常膳食干预对增加依从性是很有帮助的。这种结构化的饮食比罗列一般指南更容易遵循。

(二)运动疗法 运动疗法和饮食疗法一样,也是肥胖的基础治疗。运动疗法更重要的意义在于减肥成果的巩固和维持。单纯依赖运动减肥常常无法成功。运动形式有两种基本形式,即全身运动和增强肌力的静态运动。前者有促进体脂动用、增加肌组织血流量和增强心肺功能作用。后者则有增强肌力,防止瘦组织块丢失,提高胰岛素敏感性的作用。有氧运动结合阻力运动比单纯有氧运动或单纯阻力运动更有效地改善机体功能状态。运动量以运动强度和运动持续时间的乘积来表示,使用内置在许多"智能手机"中的计步器等工具可使患者直接量化运动量的增加程度。

每个患者应根据自己的生活方式、运动能力及潜在的心血管风险在专业人士的建议下构建个性化的运动计划。一个平衡的运动计划应同时包括心血管、伸展和力量运动,且逐渐增加持续时间和强度。使用各种各样的运动方式来保持兴趣或频繁的短时运动如调整生活方式,将某种形式的运动固化为日常生活的必须环节，例如电梯少坐一层楼或上下班早一站路下车等均有助于运动疗法的长期坚持。

（三）药物治疗　BMI>27kg/m^2 且合并肥胖并发症的患者或 BMI>30kg/m^2 的患者，当饮食及运动疗法未能奏效时，可采用药物作为综合减肥计划的一部分。使用药物治疗之前应当至少先尝试 2~4 周的饮食和运动治疗。服用药物后应当坚持定期随访。单纯的药物治疗不仅很难达到长期的减重效果，而且副作用大。服药时不可停止其他综合减肥措施。有的减重药物已较成熟，有的尚处研究开发阶段。减肥药有助于提高患者控制饮食及运动的依从性。用药最初 3 个月内需至少每个月评估 1 次，若减重效果差（体重下降<5%），或出现任何安全性、耐受性问题，应立即停药或换用其他药物。

1. 食欲抑制剂

（1）氯卡色林：为新型选择性 5-HT2C 受体激动剂，通过抑制食欲、增加饱腹感发挥减肥效果，副作用包括头痛、头昏、恶心、口干、乏力、便秘等。因潜在致癌风险可能在部分国家撤市。

（2）芬特明/托吡酯：拟交感胺类食欲抑制剂和抗癫痫药的复合制剂。起始剂量：3.75mg/23mg 每日 1 次，维持至少 2 周，耐受后增加剂量至 7.5mg/46mg 每日 1 次，最大耐受剂量 15mg/92mg。不良事件包括失眠，口干，便秘、感觉，味觉异常、抑郁、焦虑等。

（3）纳曲酮/安非他酮：是阿片受体拮抗剂和氨基酮类抗抑郁药复合制剂。有提高自杀及其他精神疾病风险、头痛、头昏、恶心、呕吐、便秘等副作用。

2. 消化吸收阻滞药

（1）脂肪吸收阻滞剂：代表性药物为奥利司他，系胰脂肪酶抑制剂，能阻止脂肪分解吸收。120mg 每日 3 次，口服，主要副作用是脂溶性维生素和矿物质吸收不良，肛门排油等，也有肝损报道。

（2）α-葡萄糖苷酶抑制剂：代表性药物为阿卡波糖。这类药物可竞争性抑制葡萄糖苷酶，降低多糖及双糖分解生成葡萄糖，从而降低碳水化合物的吸收，服用后体重指数也可能有一定程度的下降。

3. 代谢刺激剂　通过增高代谢率降低体重。较常见的是激素类药物，如生长激素、甲状腺激素类等，适用于甲状腺功能减退症、生长激素缺乏症，患者在使用激素替代后会减轻多余体重。

4. 胃肠道神经通路介质　胆囊收缩素（CCK）、胰高血糖素和胰高血糖素样多肽-1（GLP-1）。GLP-1 能够延缓胃排空，抑制胰高血糖素分泌，刺激胰岛素分泌，增强胰岛素的敏感性，起到降糖和增加饱腹感作用。GLP-1 类似物则对 GLP-1 进行结构修饰，使其不易被 DPP-IV 降解。GLP-1 类似物利拉鲁肽作为减肥药使用的起始剂量每日 0.6mg，维持剂量可达每天 3mg。GLP-1 类似物司美格鲁肽也已上市。安全性较好，副作用有恶心、呕吐、腹泻、头痛等。

5. 其他　有减肥作用的辅助药物尚有二甲双胍、SGLT2 抑制剂等。

（四）手术治疗　对于部分肥胖程度或肥胖相关疾病程度较重、反复采用其他治疗手段失败的患者在一定条件下可考虑手术治疗。目前主流的标准术式有腹腔镜 Roux-en-Y 胃旁路术和腹腔镜胃袖状切除术。手术治疗必须与饮食、运动等手段相结合，须在术后进行密切随访。

（五）行为疗法　行为疗法的目的和要点是激发患者的治疗欲望，使之进入治疗状态。开始治疗前医师应了解患者的减肥经历与结果，掌握其体重的变化及对减肥的认识。帮助患者明确减肥的目的，了解减肥可带来的对全身各器官系统的好处。体重减轻百分之十并长期维持就可达到一定程度改善肥胖带来的合并症的目标，应避免对减重幅度的过高要求。肥胖患者记录饮食、运动、服药及体重变化可起到自我监督作用。在患者配合治疗可给予除食物以外的奖励，从而使患者良好的行为得以强化。如有可能还应寻求家庭和社会的监督和支持。行为疗法结合饮食运动疗法尤为适合青少年肥胖人群。

推荐阅读

1. GOLDMAN L，SCHAFER A I. Goldman，Cell Medicine［M］. 26th ed. Philadelphia：Saunders，2019，1417-1427.
2. 中华医学会糖尿病学分会. 中国 2 型糖尿病防治指南（2017 年版）［J］. 中华糖尿病杂志，2018，10（1）：4-67.
3. 王勇，王存川，朱晒红，等. 中国肥胖及 2 型糖尿病外科治疗指南（2019 版）［J］. 中国实用外科杂志，2019. 39（04）：301-306.

第七章　低血糖症

叶红英

【定义】

低血糖症（hypoglycemia disorders）是由多种病因引起的临床表现为交感神经兴奋和/或神经缺糖症状、出现症状时血中葡萄糖（血糖）浓度过低、症状随着血糖的升高而缓解（即 Whipple 三联症）的一组疾病。

【正常人体低血糖防御机制】

正常人血糖波动在 3.9~8.3mmol/L 相对稳定范围内，是机体在糖的消化、吸收和代谢过程中受多种酶、激素和中枢神经的控制和调节，使血糖的来源和利用间维持动态平衡的结果。

肝脏是接受、储存和代谢葡萄糖的主要场所，也是多种调节血糖的激素作用的靶器官。肠道葡萄糖吸收在餐后5~6小时停止，此后体内葡萄糖主要来源于肝糖原分解，生成的葡萄糖主要供脑组织利用。但肝脏中储存的糖原有限（80~100g），仅能维持血糖水平正常数小时，此后主要依靠在肝脏和肾脏中进行的糖异生维持血糖水平。除肝脏外，糖异生的前体来自肌肉和脂肪组织。

神经和内分泌激素对维持血糖水平起重要作用。下丘脑摄食和饱感中枢接受血糖水平变化的刺激并调节食欲和进食行为；自主神经系统既能直接调节肝糖原代谢，又能通过对内分泌系统的影响间接发挥调节血糖的作用。其中升高血糖的激素主要包括胰高糖素、肾上腺素、生长激素和糖皮质激素等，降低血糖的激素主要为胰岛素。

当血糖浓度接近低血糖范围，正常人体发生一系列反应以防御低血糖。正常个体血糖降至4.5mmol/L左右时，胰岛素停止分泌；血糖降至3.6~3.9mmol/L时，升糖激素分泌增加。胰高糖素是最早最重要的反应激素，促进糖原分解和糖异生。在对抗低血糖的急性反应中，肾上腺素也起重要作用，尤其在糖原储存不充分时，促进糖原分解和糖异生，限制胰岛素敏感组织对葡萄糖的利用。但随着低血糖时间的延长，生长激素和皮质醇起着减少葡萄糖利用和促进葡萄糖生成的作用。血糖在2.8~3.0mmol/L时出现交感神经兴奋症状感知低血糖而主动进食，行为防御低血糖。如血糖进一步降低，则出现认知功能障碍。

任何引起血糖来源减少和/或血糖利用增加且肝脏、中枢神经系统和/或内分泌系统的调节失常均可导致低血糖症的发生。

【病理生理】

低血糖对机体的影响以神经系统为主，尤其是大脑和交感神经系统。脑细胞所需要的能量，几乎完全直接来自血糖。血糖降低时，大脑虽能利用酮体，但酮体的形成需要一定的时间，并不能抵抗急性低血糖时能量缺乏对大脑的损害。

低血糖时中枢神经系统的表现可轻可重，从精神活动的轻微损害到惊厥、昏迷甚至死亡。先是大脑皮质受抑制，继而皮质下中枢包括基底节、下丘脑及自主神经中枢相继累及，最后影响延髓活动。当大脑皮质受抑制时可发生意识朦胧、定向力与识别力丧失、嗜睡、精神失常等；当皮质下受抑时可出现骚动不安、舞蹈样动作或幼稚动作等，瞳孔散大，甚至强直性惊厥；当中脑累及时可有痉挛、阵发性惊厥等；当延髓波及时进入严重昏迷阶段。历时较久者不易逆转。

低血糖时机体的反应、临床症状的严重程度与病因、患者年龄、血糖下降速度和程度、低血糖持续时间等因素相关。长期慢性低血糖者对低血糖有一定的适应能力，可在血糖低于2.8mmol/L时无明显临床表现，在血糖进一步降低时则出现症状；而血糖快速下降时，患者在血糖较高水平即可出现明显的临床表现，且常有明显的交感神经兴奋症状。糖尿病患者血糖从高水平快速下降时，即使血糖高于3.9mmol/L，也可出现明显的交感兴奋症状，属"低血糖反应"。此阈值的变化与血脑屏障葡萄糖转运体适应性上调或下调有关。

【病因分类】

本章主要阐述非糖尿病患者的低血糖症，临床上常见的糖尿病患者在胰岛素、胰岛素促泌剂治疗过程中发生的低血糖症可参见本篇第四章第五节"糖尿病急性并发症"。由于新生儿、儿童和成人低血糖症差别很大，本章仅阐述成人低血糖症。成人低血糖症病因复杂，分类方法多样。表19-7-0-1介绍2009年美国内分泌协会临床实践指南推荐的、被广泛接受和使用的分类法。2019年，第26版《西氏内科学》将成人低血糖症分为内源性高胰岛素血症性低血糖［主要包括空腹低血糖为主的胰岛素瘤、自身免疫性低血糖、餐后高胰岛素性低血糖症（postprandial hyperinsulinemic hypoglycemia，PPHH）］、升糖激素缺乏和人为的药源性高胰岛素性低血糖症（如胰岛素或胰岛素促泌剂）。PPHH包括：特发性反应性低血糖症、倾倒综合征、胰岛素自身免疫性低血糖症、胃旁路术后低血糖症和非胰岛素瘤性胰源性低血糖症（noninsulinoma pancreatogenous hypoglycemia syndrome，NIPH）。

表19-7-0-1 成人低血糖症病因

一般状况差或药物治疗者
1. 药物性：胰岛素、促胰岛素分泌剂如磺酰脲类等
2. 严重的系统性疾病：严重肝、肾、心功能不全，败血症，食物极度缺乏等
3. 内分泌疾患致升糖激素缺乏：皮质醇、胰高糖素和肾上腺素缺乏等
4. 胰外肿瘤
一般状况良好者
1. 内源性胰岛素分泌过多：
胰岛素瘤
功能性胰岛β细胞病（胰岛细胞增生症）
非胰岛素瘤性胰源性低血糖（NIPH）
胃旁路术后低血糖
自身免疫性低血糖：胰岛素抗体或胰岛素受体抗体
促胰岛素分泌剂
其他
2. 偶发、人为或蓄意的低血糖

【临床表现】

低血糖症的症状和体征可分为自主神经兴奋症状和神经缺糖症状两大类。自主神经兴奋症状包括儿茶酚胺介导的肾上腺能症状如心悸、震颤、焦虑等，和乙酰胆碱介导的胆碱能症状体征如苍白、出汗、饥饿感、感觉异常等。神经缺糖症状是中枢神经系统神经元葡萄糖耗竭的后果,包括精神或行为异常、抽搐、意识改变,轻者表现为嗜睡、意识模糊,重者昏迷。另可表现为视物模糊、虚弱、思睡等不适。如果低血糖严重并持续,可致死亡。所有症状体征缺乏特异性。影响低血糖临床表现的因素有:

1. 病因　不同病因所致低血糖症有不同的特点,详见后续病因分类描述。

2. 血糖下降速度和低血糖反复发作持续时间　血糖快速下降时,患者在血糖较高水平即可出现明显的临床表现,且常为明显的自主神经兴奋症状;长期反复发作低血糖者自主神经兴奋表现常不太显著,以中枢神经功能障碍表现为主。

3. 发病频度　发作越频繁,临床表现往往越明显。

4. 个体差异　不同人表现不尽相同。同一患者每次发作表现相近。

【实验室检查】

(一)血糖　测定血糖(静脉血浆葡萄糖)是诊断低血糖症最基本检查。临床出现疑似低血糖症状和/或体征时是测定血糖最佳时机。非住院患者缺乏即刻采集静脉血测定的条件,可利用快速血糖仪测定毛细血管葡萄糖协助判断,但不能作为低血糖症的诊断依据。动态血糖监测有助于发现无症状性低血糖。

(二)血清胰岛素　低血糖时测定血清胰岛素是低血糖症病因鉴别诊断第一步。如测定胰岛素的放射免疫法灵敏度为5μU/ml,血糖<2.8mmol/L时相应的胰岛素浓度>6μU/ml,提示为胰岛素不适当分泌过多所致的低血糖。如采用更灵敏的免疫化学发光法测定,低血糖时相应的胰岛素浓度>3μU/ml就可判断存在胰岛素分泌过多。胰岛素瘤患者的胰岛素分泌增多,但很少超过100μU/ml。如胰岛素超过1 000μU/ml提示为外源性胰岛素或存在胰岛素抗体。非胰岛素介导的低血糖,胰岛素水平<5μU/ml。

(三)血清C肽　结合胰岛素测定,可协助判断胰岛素来源。低血糖时,C肽超过200pmol/L(ICMA)表示内源性胰岛素分泌过多;如胰岛素明显增高而C肽降低,提示外源性胰岛素的作用。

(四)72小时饥饿试验　为低血糖症的经典诊断试验。患者如有明确的低血糖发作病史,就诊时无发作,且随访数次血糖皆不低者,入院进行该试验,以明确是否存在低血糖症,并探讨低血糖症的病因,明确是否胰岛素分泌过多所致。餐后发作低血糖者无论混合餐试验是否诱发类似的发作,均应进行饥饿试验。

1. 操作步骤如下:①停用所有不必要的药;②记录禁食开始的时间;③试验期间允许患者进食不含热卡和咖啡因的饮料;④清醒时,患者有一定的室内活动量;⑤禁食后每6小时取外周血样测定血浆葡萄糖、血清胰岛素、C肽、胰岛素原(有条件的话),血糖<3.3mmol/L后,每1~2小时测定一次;⑥血糖<2.5mmol/L且患者出现低血糖症状或体征时结束试验;如已经证实存在Whipple三联症(出现低血糖症状和/或体征时低血糖,补充葡萄糖后血糖升高同时临床表现缓解),血糖<3.0mmol/L即可结束;禁食达72小时而未出现低血糖时,也结束禁食;⑦禁食结束时,取外周血测定血糖、胰岛素、胰岛素原、C肽(必要时可测皮质醇、生长激素、胰高糖素,有条件者可同时测β-羟丁酸)⑧让患者进食,结束试验。

正常人禁食后血糖会有所降低,但不会出现低血糖症状体征。

2. 胰岛素分泌过多的标准　根据同一时间测定的血糖和胰岛素或C肽水平来判断。判断时,应考虑激素测定方法的灵敏度。

(1)胰岛素、C肽:见胰岛素、C肽测定部分。

(2)β-羟丁酸:由于胰岛素具有抗生酮作用,β-羟丁酸可以作为间接反映胰岛素水平的指标。低血糖时,β-羟丁酸水平低于2.7mmol/L提示为胰岛素介导的低血糖。非胰岛素介导的低血糖和正常人在血糖<2.8mmol/L时其水平超过2.7mmol/L。

(3)血糖对胰高糖素的反应:胰岛素分泌过多介导的低血糖患者,注射胰高糖素后血糖升高幅度不超过1.4mmol/L。

(五)混合餐试验　有进食后5小时内出现低血糖症状病史的患者行该试验。停用所有不必要的药物、过夜空腹状态下进餐,进餐内容与平时引起低血糖症状的进餐相似;进餐前及进餐后每30分钟直至进餐后5小时分别取外周静脉血测定血糖。除非严重低血糖症状需要医学干预,应尽可能抽完全程血样。血糖低于3.3mmol/L时测定胰岛素和C肽。阳性判断:出现低血糖症状时血糖<2.8mmol/L。有条件者同时测定促泌剂浓度。由于胰岛素瘤患者也可以表现为餐后低血糖,混合餐试验阳性者也应行72小时饥饿试验。

(六)其他　电解质、肝肾功能、腺垂体功能、肾上腺皮质功能、甲状腺功能、胰岛素抗体的测定等。低血糖症发作时血皮质醇<18μg/dl提示肾上腺皮质功能低下、生长激素(GH)<5μg/L提示GH缺乏可能。但应注意部分患者长期反复低血糖可使皮质醇等升糖激素对低血糖的反应阈值降低,低血糖发作时血皮质醇低于18μg/dl可能不足以确诊为肾上腺皮质功能减退,应结合临床实际情况加以判断。

【诊断与病因鉴别】

低血糖症的临床表现为非特异性,且存在个体差异。接受药物治疗的糖尿病患者,出现血糖的快速下降即应警惕低血糖的发生;而血糖低于3.9mmol/L,即应考虑低血糖症。非糖尿病患者,则应根据惠普尔三联征(Whipple triad)确立低血糖症的诊断,出现症状体征时通常静脉血浆葡萄糖<2.8mmol/L。非糖尿病患者出现类似症状发作时血糖>3.9mmol/L,则可确定排除低血糖症。

低血糖症的病因诊断是关键。胰岛素和/或促胰岛素分泌剂治疗中的糖尿病患者发生低血糖,一般在进行紧急处理后寻找并去除诱因以避免再次发作,无须进一步检查。其他情况则应进一步明确病因。应详细询问病史,了解低血糖发作的表现、时间、诱因、频度及缓解的方法,了解既往病史、用药史、手术史、家族史;并仔细进行体格检查。

如临床上存在明确的低血糖原因如药物、肝脏疾病、内分泌疾病致升糖激素缺乏等，一般不须进一步检查。否则应该考虑胰岛素分泌过多或胰外肿瘤所致。排除药物因素，胰岛素分泌过多常见的原因为胰岛素瘤或增生。定性诊断有赖于低血糖发作时胰岛素或C肽水平或饥饿试验结果等。定位诊断有赖于胰腺CT和/或MRI、内镜超声检查等。胰外肿瘤则需进行影像学检查如胸片、肺部CT、腹部CT以明确病灶，低血糖症诊断流程见图19-7-0-1。

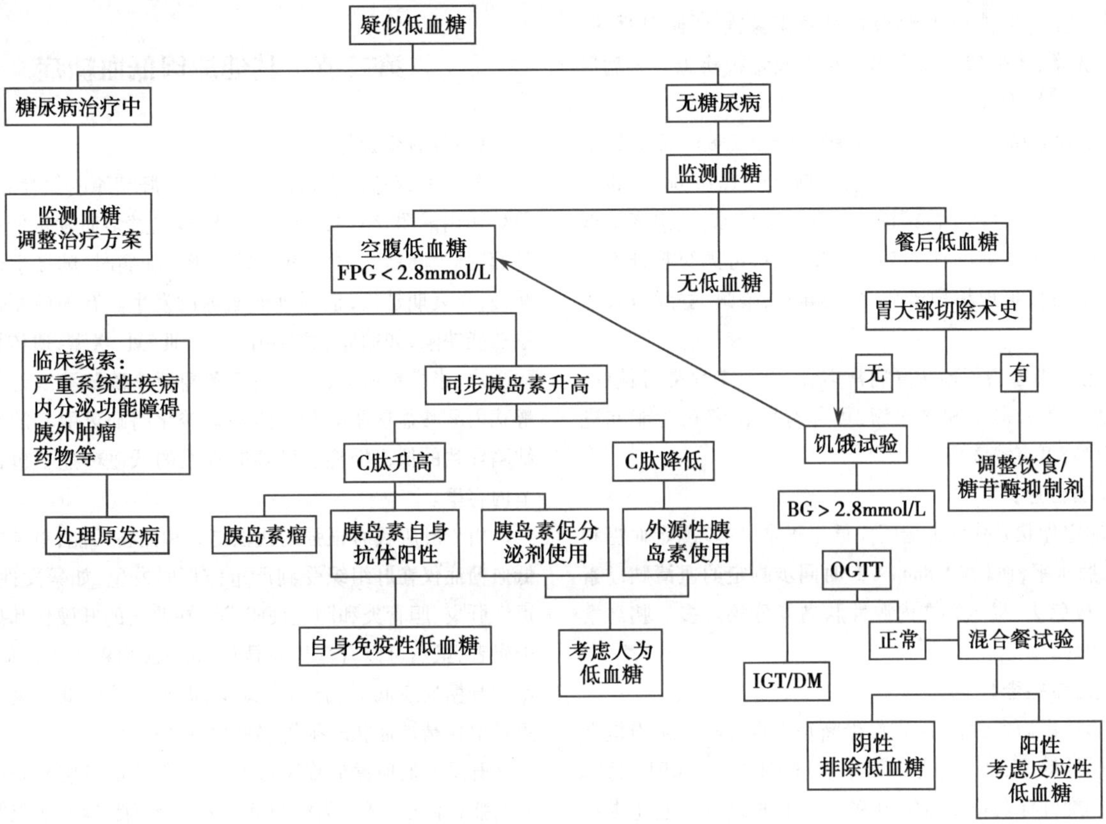

图19-7-0-1 低血糖症诊断流程

【处理原则】

（一）低血糖发作时紧急处理 低血糖症发作时尤其是伴神志改变者应迅速处理以避免不可逆转的脑损害。

1. 葡萄糖 最为快速有效，轻者口服葡萄糖水或含糖食物即可；重者尤其是神志改变者静脉推注50%葡萄糖50ml，必要时重复使用，并需继续静脉滴注5%~10%葡萄糖液并及时进食以维持血糖正常。糖尿病患者发生低血糖，轻者只需进食含碳水化合物食物。如患者服糖苷酶抑制剂，应进食单糖类食物以纠正低血糖。

2. 胰高糖素 可快速有效升高血糖，但维持时间较短。常用剂量为1mg，可皮下、肌肉或静脉给药。国内临床上不易获取。

（二）病因治疗 及时寻找和确定病因，并针对病因进行治疗，可有效解除低血糖状态和防止低血糖复发。在病因去除前可通过多次进食预防低血糖。

第一节 胰岛素瘤

文献报道年发生率约1/25 000。临床上以反复发作的空腹低血糖症为特征。病理上大都属良性腺瘤（占90%以上），单个腺瘤为多见（约90%），约10%为1型多发性内分泌腺瘤病（MEN1）；少数为胰岛β细胞增生及癌。多见于30~50岁，女性略多于男性，约占60%。

【病理】

肿瘤分布于胰头、体及尾部概率相近，颈部略少，异位胰岛素瘤罕见。瘤体通常较小，90%患者肿瘤直径小于2cm，30%患者肿瘤直径为小于1cm。肿瘤切面呈灰白色或粉红色，质软，血供丰富。多数肿瘤的边界清楚但无明显包膜。光镜下瘤细胞与正常的β细胞颇为相似，核分裂罕见。瘤细胞的组织学排列类型不一，有实体或弥漫结构的、呈腺泡或管样结构、小梁或脑回状结构等。胰岛素染色阳性。恶性胰岛素瘤单从形态上不易与良性者区分，虽然镜下有时可见细胞核分裂，但目前诊断恶性胰岛素瘤的可靠依据是肿瘤转移或明显的周围组织浸润。

胰岛素瘤自主性分泌胰岛素导致空腹状态下血糖已偏低时胰岛素分泌不能相应减少，从而导致空腹低血糖。

【临床表现】

胰岛素瘤患者临床上可有典型的低血糖症状，包括自主神经和中枢神经缺糖症状，也可以后者为主要表现。其特点为：

1. 起病缓慢，反复发作，进行性加重　多在空腹早餐前发作，也可在中晚餐前发作，极个别为餐后低血糖；运动、饥饿、发热、饮酒、经期等可诱发；由轻渐重，由偶发至频发。发作时间长短不一，最短者仅3~5分钟，历时长久者可连续数日。

2. 常见症状发生率　早期轻症大多以交感神经兴奋为主；较重者常呈中枢神经缺糖症群，从意识朦胧、昏睡到昏迷，抽搐，精神失常，木僵等。易误诊为神经及精神疾患。久病后常影响智力、记忆力等。

3. 症状和血糖关系　初发者血糖未降至2.8mmol/L以下即可出现交感神经兴奋症状，久病者血糖降至1.1mmol/L也可能无临床症状。如血糖下降缓慢或长期处于低水平，患者对低血糖反应较差，虽血糖已在2.5mmol/L以下，可无交感神经兴奋症状，进而直接出现精神错乱、行为异常、嗜睡、昏睡以及昏迷等表现。

4. 其他　患者为了预防发病常多食，以致多数患者偏胖。MEN1型患者常为多发胰岛素瘤，可伴有甲状旁腺功能亢进症、垂体瘤等，可有家族史。

【实验室检查】

血糖测定症状发作时血糖明显低于正常；同步测定血糖和胰岛素、C肽水平，血糖<2.8mmol/L时同步测定的血清胰岛素>6μU/ml（放免法）提示存在内源性胰岛素分泌过多。胰岛素自身抗体阴性。

【肿瘤定位检查】

由于胰岛素瘤通常较小，定位诊断是难点。经腹超声检查简单但敏感性低，阳性率不足30%。胰腺CT增强、MRI增强、内镜超声和细针穿刺检查可定位90%以上的患者。上述常规检查未能定位者，近年北京协和医院、复旦大学附属华山医院新开展^{68}Ga奥曲肽PET/CT可提供帮助；北京协和医院开展新型分子探针^{68}Ga-exendin-4联合PET/CT显像可进一步提高定位诊断。

经肝门静脉取样测定胰岛素水平和经动脉钙剂刺激肝静脉取血测胰岛素等功能定位方法操作专业要求高，费用昂贵，且为创伤性；同时肿瘤的精确定位有赖于手术时触摸或术中超声检查。

【诊断与鉴别诊断】

明确低血糖症的诊断并确定是内源性胰岛素不当分泌过多所致。再和其他内源性胰岛素介导的低血糖症相鉴别。

瘤体定位是胰岛素瘤诊断的重点和难点，也是手术治疗成功的关键，主要依赖于影像学检查。可选用超声、CT或MRI检查，不能定位者再选用内镜超声、DSA和奥曲肽显像等。未能找到胰岛素瘤病灶，应密切随访。

【治疗】

低血糖发作时的紧急处理按前述有关处理原则。

及时进食和/或静脉补充葡萄糖纠正低血糖对减少低血糖对脑组织的损伤非常重要；多次进食结合血糖监测可减少低血糖发作频率，减轻严重程度。

手术切除肿瘤是本病最根本和理想的治疗方法。

对暂不能明确定位或无法耐受手术治疗者，调整饮食同时可试用药物治疗，如生长抑素类似物等。

【预后】

胰岛素瘤手术治疗疗效良好，但长期低血糖症引起的脑细胞损害不易完全恢复。恶性者预后较差。

第二节　其他原因低血糖症

【肝源性低血糖症】

各种原因造成肝脏组织破坏时，肝糖原的储存和分解、糖异生作用减弱，往往伴进食不足、消耗过多而发生低血糖。另外，肝脏为胰岛素主要的代谢场所。肝病时，胰岛素代谢失活减慢，半衰期延长，也促进低血糖的发生。有关糖原代谢的酶系功能缺陷，如糖原贮积症中第Ⅰ，Ⅲ，Ⅵ，Ⅸ型，遗传性果糖不耐受症，半乳糖血症，以及由于葡萄糖-6-磷酸酶缺乏或磷酸烯醇式丙酮酸盐羧激酶和丙酮酸盐羧化酶缺乏引起的肝糖异生缺陷导致的低血糖症。肝癌时伴发的低血糖症不包括在这一节内容里。

由于肝脏具有很强的代偿能力和储备功能，单纯的肝源性低血糖症仅在肝组织受到严重破坏时发生，如暴发性肝炎、中毒性肝炎、胆管炎和胆道梗阻等。在普通的肝硬化和病毒性肝炎患者，虽然可以有糖代谢异常，如空腹血糖水平偏低、胰高糖素的升糖反应低下、肝糖原减少，但较少发生低血糖症。肝病患者出现精神症状时须警惕低血糖的存在。

肝源性低血糖症临床特点：①有严重的肝脏疾病病史和肝病的症状体征；②多为空腹低血糖；③饥饿、运动或限制碳水化合物摄入可以诱发低血糖；④神经精神症状较交感兴奋症状明显；⑤随着肝脏疾病的进展低血糖发作的程度和频率增加；随着肝脏疾病的好转而减轻；⑥餐后血糖可偏高。

实验室检查：①有明确的低血糖依据；②空腹时间过长易诱发低血糖；③低血糖发作时没有胰岛素分泌过多的依据；④有肝功能异常的依据：如血清酶的升高、黄疸、白球蛋白比例倒置、凝血功能异常等。

诊断：根据上述特点，肝源性低血糖症的诊断并不困难。

肝源性低血糖症与肝病经过相平行，肝病改善可伴随低血糖的好转，故预后决定于肝病的性质。给予高碳水化合物饮食，睡前或半夜加餐可减少空腹低血糖发作。

【胰外肿瘤性低血糖症】

引起低血糖的胰外肿瘤的细胞组成及发生部位是多种多样的。根据肿瘤起源可以分为两大类：间质组织肿瘤和上皮组织肿瘤。

间质组织肿瘤来源于中胚层，包括纤维肉瘤、间皮瘤、横纹肌肉瘤、平滑肌肉瘤等，1/3以上位于腹膜后，约1/3在腹腔内，其余则位于胸腔内。这些瘤尽管多数为恶性，通常生长缓慢，发现时多数体积很大，重量可达1 000g。大多见于老年人，无性别差异。

上皮来源的肿瘤偶可引起空腹低血糖，常见的有肝癌、肾上腺皮质肿瘤(多为恶性)、胰及胆管肿瘤、肺支气管癌、卵巢癌、消化道类癌、胃肠癌、血管外皮细胞瘤等。

胰外肿瘤导致低血糖的机制可因人而异,对某一个患者来说也是多因素的。可能的机制有以下几个方面:①葡萄糖的利用增加;②肿瘤分泌类胰岛素样物质。其中胰岛素样生长因子2(insulin like growth factor 2,IGF2)增加,是多数胰外肿瘤患者低血糖的原因。这些患者血中IGF2-IGFBP3复合体降低,游离IGF2增加。IGF2通过与胰岛素受体和/或IGF-1受体结合发挥类胰岛素样作用,使肌肉的葡萄糖摄取和利用增加、肝糖输出和糖异生作用减少、抑制脂肪分解,直接降低血糖;同时对胰高糖素和生长激素的抑制作用也参与了降血糖。血中IGF2的测定已用于非胰岛素瘤导致低血糖的诊断;③肝糖输出减少。

临床特点:①有低血糖的临床表现,多为空腹低血糖,有时可表现为餐后低血糖;大多见于老年人,无性别差异。②有胰外肿瘤的症状和体征。

实验室检查:有明确的低血糖但无胰岛素分泌过多的依据,如血中IGF2增高有助于诊断。

影像学检查:超声、CT或MRI检查发现胰外肿瘤,有助于诊断。

治疗以手术切除肿瘤为首选。间质组织衍化而来的巨大良性肿瘤,手术切除后可望治愈低血糖症。但上皮组织肿瘤如肝癌等多不能切除,仅可对症治疗,平时应多次少量给予含丰富碳水化合物饮食来维持血糖。

【胰岛素自身免疫性低血糖】

胰岛素自身免疫性低血糖(insulin autoimmune hypoglycemia)罕见,又称Hirata's disease,1970年日本Hirata首次报道。文献报道的自身免疫性低血糖病例中,90%是由于胰岛素抗体的存在。研究发现其发生与HLA相关,DRB1*0406为易感基因。自身免疫性疾病如毒性弥漫性甲状腺肿(又称格雷夫斯病,Graves disease)、红斑狼疮等和甲巯咪唑(他巴唑)、硫基丙酰甘氨酸(硫普罗宁)或硫辛酸等含巯基药物为重要诱因。含巯基药物诱发的可能机制为药物本身或分解后含巯基,巯基与胰岛素分子的二硫键相互作用,使内源性胰岛素发生变构,导致某些自身抗原暴露,改变胰岛素分子的免疫原性,触发免疫反应而产生。超过50岁的患者中无相关诱因可能高于50岁以下者。

临床特点为反复空腹或餐后迟发低血糖,可伴有餐后血糖升高糖耐量异常或糖尿病。在餐后早期,胰岛素抗体与胰岛素迅速结合使胰岛素失去生物活性导致高血糖并进一步促发胰岛素分泌;在餐后晚期,抗体与胰岛素解离,游离的胰岛素发挥降糖作用而造成严重的低血糖。

诊断标准为:无外源胰岛素应用情况下的自发性低血糖发作、高水平的血清免疫活性胰岛素,高滴度的胰岛素自身抗体。

停用诱发药物如甲巯咪唑,部分患者表现为自限性逐步缓解;无明显诱发药物或症状严重者,糖皮质激素治疗有效,抗体可转阴而痊愈。注意糖皮质激素治疗后餐后血糖可进一步升高,低血糖缓解后应及时减量。有复发可能。

【酒精性低血糖症】

由酒精(乙醇)中毒引起的低血糖综合征称为酒精性低血糖症。本病有两种情况,一种为餐后酒精性低血糖症,见于饮酒后约3~4小时,由于刺激胰岛素分泌所致;另一种为空腹大量饮酒后不吃食物,肝糖原耗竭之后出现空腹低血糖症(约在饮酒后空腹8~12小时)。空腹时血糖浓度的维持主要依赖于肝糖原的分解和糖异生。酒精对肝糖原分解没有抑制作用。但酒精在肝细胞质内经乙醇脱氢酶作用转化为乙醛,乙醛经乙醛脱氢酶作用氧化为乙酸,在此过程中,NAD还原为NADH,作为糖异生必须的辅酶NAD被大量消耗,糖异生途径受到抑制。因此,在肝病或饥饿等情况下肝糖原储存不足时,大量进食酒精易引起低血糖。另外,酒精抑制低血糖时皮质醇、生长激素的反应性升高,并使肾上腺素的反应延迟,但胰高糖素的反应不受或仅稍受影响。

患者常有慢性肝病病史和大量饮酒史,尤其是空腹饮酒;而低血糖临床表现容易被醉酒状态掩盖。

实验室检查:低血糖发作时血中可测到高浓度酒精,没有胰岛素分泌过多的依据,可伴有代谢性酸中毒、酮尿或酮血症。

防治方面,应避免空腹或饥饿时饮酒过多过快,尤其是肝病者不宜饮酒。治疗以葡萄糖静脉输注或口服,使血糖浓度尽快恢复正常。大多患者经治疗能迅速恢复,少数患者由于延误诊断,可迟至数小时至数天方能恢复。一般经治疗无后遗症,抢救不及时则可导致死亡。

【内分泌疾病致升糖激素分泌不足】

单一的升糖激素缺乏如生长激素缺乏、甲状腺功能减退、儿茶酚胺缺乏(肾上腺切除后仅补充糖皮质激素)很少出现低血糖。在成人,几个升糖激素同时缺乏如腺垂体功能减退或原发性肾上腺皮质功能减退症患者低血糖也较少见,但空腹时间过长、运动、妊娠、饮酒或感染、创伤、手术等应激情况时则容易诱发低血糖。甲状腺功能减退症危象、肾上腺皮质危象可出现低血糖。病史及低血糖发作时同时测定升糖激素如皮质醇、生长激素、胰高糖素、甲状腺激素等可以明确诊断。激素的合理替代治疗预防低血糖再发。

【胃旁路术后低血糖】

可见于因各种原因进行的胃部切除术后,又被称为迟发性倾倒综合征,见于餐后2~3小时。近年随着肥胖症的全球流行,接受手术治疗的肥胖者逐年增多,常用的Roux-en-Y胃旁路术后并发的低血糖引起较多关注。由于各研究选用的低血糖判断标准不同,目前尚不了解其确切的发生率。目前认为其发生与葡萄糖依赖的肠促胰岛素分泌增多及诱发的胰腺增生有关,属于餐后高胰岛素血症性低血糖。

本症治疗方法是少吃多餐,避免高浓度甜品羹汤饮料,进食消化较慢的淀粉、吸收较慢的脂肪、蛋白质食物为宜。α糖苷酶抑制剂、生长抑素类似物治疗有一定的疗效,治疗无效可尝试手术干预,如限制胃出口、逆转RYGB等。

【非胰岛素瘤胰源性低血糖综合征】

非胰岛素瘤胰源性低血糖综合征(noninsulinoma pancreatogenous hypoglycemia syndrome, NIPHS)罕见,原因不明,部分患者有胰岛新生相关蛋白的异常表达。国外文献报道 NIPHS 可见于各个年龄段,男性多见(70%)。病理上显示为胰岛细胞肥大伴或不伴增生,无肿瘤的依据,与婴儿持续性高胰岛素血症性低血糖症(PHHI)相近。临床上表现为餐后 2~4 小时的低血糖,有不适当内源性胰岛素分泌过多的依据,72 小时饥饿试验常阴性。各种影像学检查无阳性发现。部分胰腺切除可改善症状,术后有复发可能。

推荐阅读

1. KHALID H. Hypoglycemia and Pancreatic islet cell disorder[M]//GOLDMAN L, SCHAFER A I. Gold's Cecil Medicine. 26th ed. Philadelphia: Elsevier Saunders 2020, 1511-1518.
2. UMESH M, STEPHEN E. Hypoglycetnic Disorders. //DAVID G, DOLORES S. Greenspan's Basic & Clinical Endocrinology[M]. 10th ed.. New York: McGraw-Hill Education: 2018, 683-703.

第八章 糖原贮积症

叶红英

糖原贮积症(glucogen storage disease, GSD)为一组罕见的糖原代谢异常遗传性疾病,为糖原分解或合成酶缺陷导致的糖中间代谢障碍,可涉及肝脏、骨骼肌和肾脏,以糖原含量和/或结构异常为特点。发病率为 1/30 000~1/20 000。一般根据疾病发现的顺序用罗马数字或明确的酶缺陷命名。除 GSDⅨa/d 型为 X 染色体连锁遗传外,其余各型均为常染色体隐性遗传。其中,GSDⅠ、GSDⅡ、GSDⅢ、GSDⅥ和 GSDⅨ5 种类型占所有 GSD 病例的 94%。现对疑似患者进行基因测定可明确各型分子诊断。

【糖原贮积症 0 型(GSD 0)】

糖原合成酶(GYS)分在骨骼肌和心肌表达的 GYS1 和肝脏表达的 GSY2。0 型糖原贮积症由编码 GYS2 基因缺陷所致。肝 GYS2 缺乏时,糖原降解、糖异生和脂肪酸氧化正常但糖原匮乏而易发生空腹低血糖和酮症。典型临床表现为空腹低血糖、酮症、低丙氨酸血症和餐后高血糖、高乳酸血症。临床表现个体差异较大,重者在出生后几小时即发病,如不及时处理,婴儿死于低血糖和酮症;及时给予糖水,低血糖和酮症可迅速纠正;但葡萄糖不能被肝脏合成糖原,进食后易发生高血糖,喂养间歇延长又易发生低血糖。由于空腹低血糖反复发作,患儿可有智能障碍,发育迟缓,但无肝脏肿大。轻者症状轻微。基因测定可确诊。治疗包括频繁进食富含蛋白质的食物和避免空腹。夜间进食未烹饪的玉米淀粉(uncooked cornstarch, UCS)可有效预防空腹低血糖。

【糖原贮积症Ⅰ型】

糖原贮积症Ⅰ型(GSDⅠ)是由肝脏和肾脏中葡萄糖-6-磷酸酶(G6Pase)缺陷所致的糖原代谢障碍,是最常见的 GSD。G6Pase 的作用是将 6-磷酸葡萄糖(G6P)脱磷酸而解离葡萄糖,为机体提供葡萄糖而维持血糖平衡。根据缺陷的具体部位不同,可分为 4 型:Ⅰa 型,编码 G6Pase 的基因突变(位于染色体 17q21)使其活性缺失;Ⅰb 型,将底物 G6P 转运入内质网的 G6P 转运蛋白(G6PT,基因位于染色体 11q23)缺陷,此时 G6Pase 活性正常;Ⅰc 型,为使磷酸盐通过内质网的转运蛋白缺陷;Ⅰd 型,将葡萄糖释出内质网的转运蛋白 GLUT7 缺陷。a 型约占 80%GSDⅠ病例,Ⅰc、Ⅰd 仅个例报告。

(一)临床表现 各型临床表现相近,有下列特征:

1. 因糖异生障碍、肝糖输出减少,患儿出生后即出现低血糖症状体征,生长不良,玩偶样面容。

2. 出生时即肝脏肿大或出生后肝脏快速增大,80%有腹部隆起。

3. 高脂血症 长期低血糖促使脂肪分解增多,脂肪酸在肝脏中形成甘油三酯增多,形成高甘油三酯血症和高脂肪酸血症,沉积于臀和四肢伸面形成黄色瘤。

4. 伴有酮症、乳酸性酸中毒、高尿酸血症 前者因脂肪酸分解加速而引起,后者由于 G6P 不能转化为葡萄糖,以致糖酵解旺盛,使乳酸生成过多;同时 G6P 通过戊糖磷酸通路致尿酸代偿性合成增多。

5. 肾脏表现 随着年龄增加肾脏受累,早期肾小球高滤过,逐步进展为蛋白尿,高血压和终末期肾病。由于高尿钙和低柠檬酸钙致肾钙质沉着症或尿石症。肾脏糖原积聚而增大。

6. Ⅰb 型患者可伴有中性粒细胞减少,易反复感染,特别是口周和肛周;炎症性肠病常见。

7. GSDⅠ存活患者多数身材矮小,发育延迟代谢控制不佳者可出现肝腺瘤,10%恶变;肾功能不全,尿石症,骨质疏松症,痛风等,同时高血脂可诱发胰腺炎,胆石病等。

(二)诊断 根据上述临床症群,行基因诊断可确诊。

(三)治疗 目的在于维持血糖生理水平,餐前>3.5~4mmol/L,其他高乳酸血症高脂血症可随之好转。

1. 低血糖发作时静脉补充高糖,血糖监测结果,调整给糖量,以使血糖维持在 4~5mmol/L 为宜。

2. 预防低血糖 更为重要。需要专业的营养师参与指导不同年龄段饮食。婴儿需要持续整夜的鼻饲。多餐预防低血糖,每 2~3 小时进食一次,碳水化合物约占 60%~70%。尽可能少含半乳糖和果糖的食物,进食生玉米粉已成为重要的饮食疗法。

3. 其他对症治疗　别嘌醇治疗高尿酸血症及痛风；碳酸氢盐或柠檬酸钾纠正酸中毒；血管紧张素转换酶抑制剂减少蛋白尿和延缓肾功能恶化；调脂治疗等。

4. Ⅰb 型患者需注意预防感染，可用粒细胞集落刺激因子（G-CSF）治疗。

【糖原贮积症Ⅱ型】

糖原贮积症Ⅱ型（GSDⅡ）又称蓬佩病（Pome disease）。位于 q25. 2-25. 3，编码酸性 α 葡萄糖苷酶（即酸性麦芽糖酶，GAA）的基因突变致酶活性降低或缺失，致糖原及麦芽糖不能转化为葡萄糖被利用，导致糖原在组织的溶酶体内累积，主要沉积于骨骼肌、心肌和平滑肌。其基因突变具有高度的遗传异质性，可通过影响酶的合成、磷酸化修饰、转运和分泌等多个环节，其突变性质及突变片段的不同组合最终决定残留酶的活性水平。残留酶活性越低、发病年龄越早、临床表现越严重。本病不伴有低血糖、酮症、高脂血症或其他中间代谢异常。

GSDⅡ累及全身，以肌病表现为主。依据发病年龄可分为婴儿型，青少年型和成年型，各型症状差异很大。婴儿型（1 岁以内发病）GAA 活性很低，症状重，常为致死性。在出生后几个月内即可出现心肌肥大、全身肌张力减退、肝肿大和呼吸困难，伴有喂养困难和发育停滞，大多在 1 岁时死于心肺功能衰竭。青少年型（1~19 岁发病）常以大动作发育迟滞和近端对称性肢体肌无力，膈肌早期受累至睡眠呼吸障碍和呼吸衰竭，而肝肿大和心肌肥大少见，甚至不受累。成人型（20 岁以后发病）因残留 GAA 活性较高，症状轻微，表现为呈肢带型分布的进行性近端肌无力，伴膈肌受累致呼吸困难。一般心脏和肝脏不受累。临床诊治强调多学科合作。诊断：婴儿出现严重肌张低下和心功能不全，应怀疑该病；表现为进行性近端肌无力儿童青少年和成人应怀疑该病，基因检测可确诊。

GAA 酶替代治疗被公认为是目前最有效的治疗。目前多采用重组人 GAA（rh GAA）治疗，重组酶加入了能够使 GAA 定向进入溶酶体的关键性转运载体甘露糖-6-磷酸残基。美国 FDA 于 2006 年 4 月批准上市了第一个重组 GAA 注射用阿糖苷酶 α 用于本病的治疗，具体的使用方案参考指南和药物使用说明书。2017 年该药中国上市，但费用极昂贵。开展遗传咨询，筛查携带者，进行产前诊断和采取有效措施预防患儿出生，是控制本病的最根本方法。

【糖原贮积症Ⅲ型】

糖原贮积症Ⅲ型（GSDⅢ）亦称 Forbes 病、Cori 病，为糖原贮积症（GSD）较常见的类型之一，约占 23%。其病因为编码糖原脱枝酶（基因位于 1 号染色体 p21）基因突变使其活性缺乏。糖原脱枝酶有两种催化活性，即淀粉-1，6-葡糖苷酶活性和低聚-（1，4→1，4）-葡聚糖转移酶活性。而其活性缺乏使糖原在糖链分枝处分解葡萄糖时出现障碍，导致大量形态结构异常的短侧链糖原在肝脏和/或肌肉组织累积。本型根据脱支酶活性缺失组织不同及该酶催化活性的不同，可分为Ⅲa（肝和肌肉受累，占 80%）、Ⅲb（仅肝受累，占 15%）、Ⅲc（仅糖苷酶活性缺失）、Ⅲd（仅转移酶活性缺失）。后两型极为罕见。

绝大多数患者肝脏受累，常有显著肝肿大、肝纤维化、脾肿大和低血糖（不如 GSDⅠ严重）。肌肉受累者表现为进行性肌病和心肌病，表现为肌肉痉挛性疼痛、进行性肌无力。心肌受累者表现为心脏增大和心电图异常。肝病可随年龄增加而略有缓解，因而成人Ⅲa 患者以肌病为主要表现。实验室检查可见新生儿的肝酶显著升高，随着肝病缓解肝脏体积缩小，肝酶可有降低；肌肉受累者多数肌酶升高。肝脏和/或肌肉 AGL 活性测定或基因测定可明确诊断。

尚无特异治疗。饮食治疗（频繁进食、生玉米淀粉）维持血糖正常；高蛋白饮食对肌肉受累者有一定益处。肝脏移植可纠正肝脏相关症状，但对肌病远期效果不详。

【糖原贮积症Ⅳ型】

糖原贮积症Ⅳ型（GSDⅣ）亦称 Andersen's 病，由于糖原分支酶（淀粉 1，4-1，6 转葡糖苷酶，基因位于 3 号染色体 p12）活性缺乏所致，罕见。此酶缺乏引起支链淀粉累积于肝脏等组织，刺激肝脏发生肝硬化，但肝糖原沉积不多。由于存在组织特异性同工酶，临床表现变异较大。典型肝脏受累者，常于出生后 2~3 个月出现肝肿大，快速进展为肝硬化，脾肿大，常因肝衰竭于 3~5 岁夭折。成人型较轻，可单纯表现为肌病，或多系统异常，同时有心肌、骨骼肌和中枢神经等多系统受累。相应酶活性和基因测定可明确诊断。此型无特效疗法，预后颇差。合理饮食有一定帮助。对病变仅限于肝脏患者可考虑肝移植。

【糖原贮积症Ⅴ型】

糖原贮积症Ⅴ型（GSDV）亦称 McArdle 病，由于肌肉中糖原磷酸化酶（基因位于 11 号染色体 q13）缺陷所致。临床上仅有骨骼肌受累的症状，常于青少年发病，以体力活动能力降低和肌肉疼痛性痉挛为特征，提重物、快跑等中重度运动可诱发，休息可减轻症状。肌酸激酶显著升高。约半数患者运动后出现红葡萄酒样尿（横纹肌溶解所致的肌红蛋白尿）。患者无肝、心或代谢紊乱的表现。

治疗上以避免疲劳及剧烈运动，减少肌红蛋白尿发作为主。高蛋白饮食，运动前进食葡萄糖或果糖可提高运动耐量，减轻症状。

【糖原贮积症Ⅵ型】

糖原贮积症Ⅵ型（GSDVI）亦称 Hers 病，由于肝糖原磷酸化酶（基因位于 14 号染色体 q21-q22）缺乏所致。婴儿起病，以肝肿大和生长迟缓为特征，可见酮症和低血糖症，血清转氨酶、胆固醇和甘油三酯升高，但无心脏和骨骼肌受累症状，肌酸激酶和尿酸正常。随年龄增加，症状可有减轻。基因检测可确诊。本症病情较轻，预后较好，可不予治疗。少食多餐和生玉米淀粉可预防低血糖。

【糖原贮积症Ⅶ型】

磷酸果糖激酶（PFK）是由 L 亚基（肝脏）、M 亚基（肌肉）和 P 亚基（血小板）3 种亚基组成的四聚体酶，亚基表达具有组织特异性。糖原贮积症Ⅶ型（GSDⅦ）患者为位于 12q13 染色体上编码 M 型 PFK 的基因发生突变致肌肉缺乏 PFK，而血小板和肝脏中 PFK 亚型正常。该病通常表现为儿童期乏力、肌肉痉挛和运动不耐受。有时发生在中年或成年后期，表现为固定性肌无力和进行性肌萎缩。伴血肌酸激酶升高，可有轻度溶血性贫血。治疗上以避免剧烈运动防止肌痉挛和肌红蛋白尿为主。

【磷酸化酶激酶缺陷（GSD Ⅸ）】

磷酸化酶激酶由四个亚单位（α、β、γ、δ）组成，各亚基由位于不同染色体基因编码，在不同组织表达，功能各异。α 和 β 亚单位具有调节功能，α 亚单位又分为肌肉和肝脏两种同工酶，由 X 染色体上的两个不同的基因编码；γ 亚单位具有催化功能；而 δ 亚单位具有和钙离子结合的功能。因此磷酸化酶激酶缺陷所致的 GSD 非单一疾病，依据其病变累及的器官和遗传特征分为四型：GSDⅨa，GSDⅨb 和 GSDⅨc 型分别是肝脏中编码 α2 亚单位、β 亚单位和 γ 亚单位的基因突变致肝脏磷酸化酶激酶缺陷，GSDⅨd 型是由于肌组织编码 α1 亚单位的基因突变所致肌磷酸化酶激酶缺陷。

GSDⅨa 型病例占所有 GSDⅨ的多数，呈 X 连锁遗传。多数患者 1~2 岁出现不同程度肝肿大和生长迟缓，血胆固醇和转氨酶升高，乳酸尿酸正常，多数低血糖不明显。随年龄增加，血生化和肝肿大逐步缓解。GSDⅨb 型患者表现为不同程度的肝肿大，生长迟缓，而低血糖并不明显。患者早期即出现肝脏肿致腹部膨隆，运动后或空腹低血糖，生长迟缓，部分伴有肌张力低下。GSDⅨc 型患者临床和生化异常更严重，肝纤维化和肝硬化风险增加。GSDⅨd 型患者表现为运动后肌肉痛性痉挛和肌红蛋白尿，或进行性肌无力和肌萎缩。

治疗上合理饮食调整是关键，适当增加蛋白摄入，增加进食频次和睡前适量玉米淀粉摄入可有效预防低血糖和酮症，肝病严重者可行肝移植。

【糖原贮积症Ⅹ型】

本型由于肌肉特异性磷酸甘油变位酶基因突变引起，临床表现 GSDV 相似，临床罕见。

【范科尼综合征】

范科尼综合征（Fanconi-Bickel 综合征）由位于 q26.1-q26.3 编码 GLUT-2 的基因突变所致，使单糖不能通过细胞膜。临床表现为肝肾因糖原堆积肿大而致腹隆，空腹低血糖、餐后高血糖和高半乳糖血症、高脂血症；近端肾小管功能障碍表现为 Fanconi 肾病，及严重身材矮小。治疗包括纠正糖代谢紊乱和补充经肾丢失的各种物质。此类患者果糖代谢不受影响，故果糖可作为糖类替代品。

推荐阅读

1. LLERENA JUNIOR J C, NASCIMENTO O J, OLIVEIRA A S, et al. Guidelines for the diagnosis, treatment and clinical monitoring of patients with juvenile and adult Pompe disease[J]. Arq Neuropsiquiatr, 2015, 22: 166-176.
2. KISHNANI P S, GOLDSTEIN J, AUSTIN S L, et al. Diagnosis and management of glycogen storage diseases type Ⅵ and Ⅸ: a clinical practice resource of the American College of Medical Genetics and Genomics (ACMG)[J]. Genet Med, 2019, 21(4): 772-789.
3. ELLINGWOOD S S, CHENG A. Biochemical and clinical aspects of glycogen storage diseases[J]. J Endocrinol. 2018, 238(3): R131-R141.

第九章　血脂异常症

林寰东

血浆所含脂类统称血脂，包括脂肪（甘油三酯）和类脂（磷脂、糖脂、胆固醇及其酯）。脂类广泛存在于人体中，是细胞基础代谢的必需物质。外源性脂质由食物通过消化吸收进入血液，内源性则由肝、脂肪细胞以及其他组织合成后释放入血。血脂含量受性别、年龄、饮食以及代谢等多种因素影响。脂质中与临床关系密切的主要成分是胆固醇（cholesterol, Chol）和甘油三酯（triglyceride, TG）。血脂异常症（dyslipidemia）即血浆脂蛋白紊乱血症（dyslipoproteinemia），是脂质代谢障碍的表现，其主要危害是导致心、脑和周围动脉粥样硬化性疾病。

【脂质的合成】

（一）胆固醇的合成　除脑组织和成熟红细胞外，几乎全身各组织均可合成 Chol，体内 70%~80% 的 Chol 由肝脏合成，10% 由小肠合成。葡萄糖、氨基酸及脂肪酸在线粒体内分解代谢后的产物乙酰辅酶 A（coenzyme A, CoA）是 Chol 合成的原料。在细胞质中，2 分子乙酰 CoA 经过近 30 步酶促反应合成 Chol。3-羟基 3-甲基戊二酰辅酶 A（3-hydroxy-3-methylglutaryl-coenzyme A, HMG-CoA）还原酶是合成 Chol 的限速酶。饥饿和禁食可抑制 HMG-CoA 的活性，减少 Chol 的合成；高糖、高饱和脂肪膳食可增加肝脏 HMG-CoA 的活性，增加 Chol 的合成。

（二）甘油三酯的合成　合成 TG 所需的甘油和脂肪酸主要由葡萄糖代谢提供。食物脂肪消化吸收后以乳糜微粒（chylomicron, CM）的形式通过血液运送至肝或脂肪组织。肝、脂肪组织和小肠是合成 TG 的主要场所。肝细胞的合成能力最强，TG 在肝内质网合成后，与 ApoB100, ApoC 等载脂蛋白（apolipoprotein, Apo）以及磷脂、Chol 结合生成极低密度脂蛋白（very low density lipoprotein, VLDL），由肝细胞分泌入血而运输至肝外组织。脂肪组织可以利用食物脂肪来源的 CM 或 VLDL 中的脂肪酸合成脂肪，更主要以葡萄糖为原料合成脂肪。脂肪细胞还可以大量储存脂肪。小肠黏膜细胞主要利用脂肪消化产物再合成脂肪，以 CM 的形式经淋巴系统进入血液循环。

【脂质转运与脂蛋白代谢】

血浆中的脂质都是疏水性物质，必须与血液中的载脂蛋白和极性类脂（如磷脂）组成亲水性分子才能在血液中被运输和进入组织细胞。目前已发现20多种载脂蛋白，根据Alaupovic提出的ABC分类法，Apo可分为ApoA、B、C、D、E。每一型Apo根据氨基酸组成的差异又可分成若干亚型，例如：ApoA分为AⅠ、AⅡ、AⅣ；ApoB分为B48、B100；ApoC分为CⅠ、CⅡ、CⅢ；ApoE分为EⅠ、EⅢ等。Apo除了作为脂类转运的载体外，还作为配体参与脂蛋白与细胞膜受体的识别和结合反应以及酶活动的调节。

脂质与Apo结合形成的成熟脂蛋白（lipoprotein）为球形颗粒，由疏水性的内核（含Chol和TG）和亲水性的外壳（含磷脂、游离胆固醇和Apo）组成，脂蛋白绝大多数在肝脏和小肠组织中合成，并在肝脏进行分解代谢。应用超速离心法可将血浆脂蛋白分为：CM、VLDL、中间密度脂蛋白（intermediate density lipoprotein，IDL）、低密度脂蛋白（low density lipoprotein，LDL）和高密度脂蛋白（high density lipoprotein，HDL）以及脂蛋白(a)[lipoprotein(a)，Lp(a)]。各类脂蛋白的物理特性、主要成分、来源和功能见扩展阅读19-9-0-1。

扩展阅读19-9-0-1

扩展阅读19-9-0-1　血浆脂蛋白的特性及功能

脂蛋白的代谢可以分为外源性和内源性两大途径。外源性食物脂肪经胃、十二指肠和小肠初步消化吸收后，与小肠黏膜细胞自身合成的ApoB48和ApoA组装成新生CM分泌入肠淋巴液，接受来自HDL的ApoE和ApoC后成为成熟CM，经胸导管进入血液循环。CM所含ApoCⅡ激活脂肪组织、心肌和骨骼肌等组织毛细血管壁上的脂蛋白脂酶（lipoproteinlipase，LPL）后，CM中的TG被不断分解，释放游离脂肪酸和甘油，供周围脂肪和肌肉等组织进一步氧化生能。在脂解过程中CM中的ApoAI，ApoC和Chol转移至HDL形成新生HDL颗粒（HDL3），残余CM中的TG逐渐减少，胆固醇酯（cholesterol ester，CE）相对丰富，颗粒随之缩小，形成CM残粒经肝脏LDL受体相关蛋白（包括LDL受体和ApoE受体）结合而被肝细胞摄取并代谢分解。由于ApoB48始终存在于CM中，可作为CM及其残粒的标志，不同于肝脏来源的VLDL（含ApoB100）。内源性脂蛋白的合成主要由肝细胞利用糖和脂肪酸（来自脂肪动员或CM残余颗粒）合成TG，并与肝细胞合成的ApoB100、ApoAⅠ、ApoE以及磷脂、Chol及其酯共同组成。VLDL分泌入血后，接受来自HDL的ApoC和ApoE，其中的ApoCⅡ激活LPL，水解VLDL内的TG供肝外组织利用。同时将ApoC和ApoE交换给HDL，并在胆固醇酯转移蛋白（cholesterolestertransferprotein，CETP）的作用下将磷脂、Chol等转移至HDL，将HDL的CE转移至VLDL，形成IDL。小部分IDL与LDL受体结合而被肝脏摄取和清除经肝ApoB，ApoE受体吸收，大部分继续在肝脂肪酶（hepaticlipase，HL）的作用下形成LDL。LDL通过肝及肝外组织细胞表面ApoB100受体（LDL受体）识别而进入细胞内，其中CE水解为Chol和脂肪酸。Chol可抑制HMG CoA还原酶以减少细胞内Chol的生成及对LDL的进一步摄取。同时激活脂酰CoA胆固醇酯酰转移酶（acyl CoA cholesterol acyltransferase，ACAT）使游离胆固醇酯化而储存。此外，血液中的LDL还可以被单核吞噬细胞系统清除。

HDL代谢是体内将肝外细胞释放的Chol转运至肝脏的主要方式，可防止因Chol在血液中过度聚集而导致动脉粥样硬化。HDL摄取肝外细胞释放入血的游离胆固醇，经卵磷脂胆固醇酰基转移酶（lecithin-cholesterolacyltransferase，LCAT）催化生成CE。生成的CE一部分转移到VLDL。同时HDL密度降低转变为HDL2被肝脏摄取而降解。另一方面，由肝脏新生的HDL3分泌入血后，作为供体将ApoC和ApoE转移至新生的CM和VLDL，同时在CM和VLDL的代谢过程中接受ApoC和ApoE，不断与CM和VLDL进行Apo的交换。

【临床表现】

多数血脂异常患者无明显的症状和体征，常常于血液检查或因其他疾病（如糖尿病、心肌梗死、急性胰腺炎等）就诊时发现。少数患者可有以下临床表现：

（一）黄色瘤　表现为局限性皮肤异常隆起，颜色呈黄色、橘黄色或棕红色，多呈结节、斑块或丘疹样，质地柔软。主要是由于吞噬脂质的巨噬细胞（泡沫细胞）在真皮内积聚形成。常见于睑周、肌腱部位、身体的伸侧、手掌等。

（二）角膜弓　又称老年环。若出现于40岁以下，多伴有高脂血症，多见于家族性高胆固醇血症（familial hypercholesterolemia，FH）、家族性ApoB100缺陷症和家族性高TG血症。

（三）急性胰腺炎　严重的高TG血症，如家族性LPL缺陷症和家族性ApoCⅡ缺陷症患者可因CM栓子阻塞毛细血管而导致急性胰腺炎。

（四）视网膜脂质症　严重的高TG血症时富含TG的大颗粒脂蛋白沉积在眼底小动脉上引起光散射所致。

（五）其他　TG沉积于网状内皮细胞可引起肝脾肿大；高CM血症可导致呼吸困难和神经系统症状；纯合子家族性高胆固醇血症（HoFH）可出现游走性多关节炎。

【筛查】

为了能早期发现和检出血脂异常个体，监测其血脂水平的变化，有效防治动脉粥样硬化性心血管疾病（arteriosclerotic cardiovascular disease，ASCVD）的发生，应将以下人群作为血脂检测的重点人群：①有ASCVD病史者；②存在多项ASCVD危险因素（如高血压、糖尿病、肥胖、吸烟）的人群；③有早发性心血管病家族史者（指男性一级直系亲属在55岁前或女性一级直系亲属在65岁前患缺血性心血管病），或有HF患者；④皮肤或肌腱黄色瘤及跟腱增厚者。20～40岁成年人至少每5年测量一次血脂（包括TC、LDL-C、HDL-C和TG）；40岁以上男性和绝经后女性每年检测血脂；ASCVD患者及其高危人群，应每3～6个月测定1次血脂。因ASCVD住院患者，应在入院时或入院

24 小时内检测血脂。

【诊断与分类】

流行病学调查显示不同种族、国家和地区人群血脂水平存在差异，血脂异常的诊断复杂，缺少统一的标准。血脂异常（特别是 LDL-C 水平增高）的主要危害是促发动脉粥样硬化的形成。因此，基于我国多项不同血脂水平 ASCVD 发病危险因素的长期观察性研究结果，参考国际上多部血脂相关指南对血脂成分合适水平的建议及其依据，我国 2016 年成人血脂异常防治指南首次提出“血脂理想水平”的概念，即 LDL-C<2.6mmol/L，non-HDL-C<3.4mmol/L。同时制定了我国人群血脂的合适水平和异常切点（表 19-9-0-1）。这些血脂合适水平和异常切点主要适用于 ASCVD 一级预防的目标人群。

表 19-9-0-1　中国 ASCVD 一级预防人群血脂合适水平和异常分层标准

单位：mmol/L（mg/dl）

分层	TC	LDL-C	HDL-C	非 HDL-C	TG
理想水平		<2.6（100）		<3.4（130）	
合适水平	<5.2（200）	<3.4（130）		<4.1（160）	<1.7（150）
边缘升高	≥5.2（200）且<6.2（240）	≥3.4（130）且<4.1（160）		≥4.1（160）且<4.9（190）	≥1.7（150）且<2.3（200）
升高	≥6.2（240）	≥4.1（160）		≥4.9（190）	≥2.3（200）
降低			<1.0（40）		

血脂异常分类较为复杂。世界卫生组织（WHO）根据血浆脂蛋白谱的变化将血脂异常分为五型：Ⅰ型：主要是血浆 CM（主要含 TG）浓度升高，TC 正常或轻度升高。Ⅱ型：可分为Ⅱa 和Ⅱb 两个亚型。Ⅱa 型仅有血浆 LDL 升高，TG 正常；Ⅱb 型血浆 VLDL 和 LDL 水平均升高。Ⅲ型：主要是血浆 CM 残粒和 VLDL 残粒增加，血浆 TC 和 TG 升高。Ⅳ型：血浆 VLDL 增加，TG 升高，TC 正常或偏高。Ⅴ型：血浆 CM 和 VLDL（TG 和 TC）水平均升高，但以 TG 升高为主。为简便起见临床上多采用病因和临床两种分类方法。

（一）病因分类

1. **继发性血脂异常症**　是由于全身系统性疾病所导致的血脂异常。包括糖尿病、肾病综合征、甲状腺功能减退症、肾衰竭、肝脏疾病、系统性红斑狼疮、糖原贮积症、骨髓瘤、脂肪萎缩症、急性卟啉病、多囊卵巢综合征等。此外某些药物如利尿剂、β 受体阻滞剂、糖皮质激素等也可能引起继发性血脂异常。

2. **原发性血脂异常症**　在排除了继发性因素后即可诊断为原发性血脂异常症。目前已知部分原发性血脂异常症是由于先天性基因缺陷所致，如 LDL 受体基因缺陷所致 FH 等。

（二）临床分类　从临床实用角度出发，血脂异常可分为：①高胆固醇血症（hypercholesterolemia），单纯 TC 增高，相当于 WHO 分型的Ⅱa 型；②高甘油三酯血症（hypertriglyceridemia），单纯 TG 增高，相当于 WHO 分型的Ⅰ型和Ⅳ型；③混合型高脂血症，TC 和 TG 均增高，相当于 WHO 分型的Ⅱ型、Ⅳ型和Ⅴ型；④低 HDL 血症。

【总体心血管危险因素评估】

血脂异常（主要是 LDL-C 或 TC）对个体或群体 ASCVD 的发病危险具有独立的预测作用。相同 LDL-C 水平的个体，由于其他危险因素数目和水平的不同，其与 Chol 水平的交互作用使得 ASCVD 发病危险存在差异。因此，全面评估 ASCVD 总体危险是防治血脂异常的必要前提。国内外发布的血脂异常防治指南的核心内容均包括 ASCVD 发病总体危险的评估方法和危险分层的标准。我国的成人血脂异常防治指南以图 19-9-0-1 的流程确定血脂异常症患者未来 10 年间 ASCVD 的总体发病危险。

【治疗】

（一）治疗的意义　多项研究表明，冠心病的发病率和死亡率随着 TC 和 LDL-C 水平的增高而升高，且与 HDL-C 呈负相关。冠心病的一级预防研究均证明调整血脂的水平可以使得冠心病的发病率明显下降。二级预防的大型临床研究证实了调整血脂水平，尤其是血清 TC 和 LDL-C 水平降低 20%和 30%以上，可以使得冠心病的死亡率明显下降。甚至发现在冠心病的高危人群中，即使基线血脂水平不是非常高，调脂治疗仍然能使得患者受益。调脂治疗不仅降低了血脂的水平，还有调脂以外的潜在获益包括：改善内皮功能；稳定斑块；抑制血小板聚集；抑制炎症反应；抑制血管平滑肌细胞的增生和迁移等等。

（二）治疗的目标　区别不同危险分层的人群分别设定血脂治疗的达标值。极高危人群的目标值为 LDL-C<1.8mmol/L，非-HDL-C（non-HDL-C=TC-HDL-C）<2.6mmol/L；高危人群的目标值是 LDL-C<2.6mmol/L，non-HDL-C<3.4mmol/L；低危和中危人群的目标值是 LDL-C<3.4mmol/L，non-HDL-C<4.1mmol/L。LDL-C 基线值较高，经现有调脂药物标准治疗 3 个月不能达到目标值者，LDL-C 至少降低 50%；极高危患者若 LDL-C 基线值在目标值以下者，LDL-C 仍应降低 30%左右。

（三）治疗的原则和策略　血脂异常治疗的目的是防控 ASCVD，即降低心肌梗死、缺血性卒中或冠心病死亡等风险。因此，应当根据个体 ASCVD 危险程度决定是否启动药物调脂治疗，将降低 LDL-C 作为首要干预靶点，non-HDL-C 作为次要干预靶点。

符合下列任意条件者，可直接列为高危或极高危人群
极高危:ASCVD患者
高危：（1）LDL-C≥4.9mmol/L或TC≥7.2mmol/L
（2）糖尿病患者1.8mmol/L≤LDL-C<4.9mmo/L（或）3.1mmol/L≤TC<7.2mmol/L 且年龄≥40岁

↓ 不符合者，评估10年ASCVD发病危险

危险因素个数*		血清胆固醇水平分层（mmol/L）		
		3.1≤TC<4.1（或）1.8≤LDL-C<2.6	4.1≤TC<5.2（或）2.6≤LDL-C<3.4	5.2≤TC<7.2（或）3.4≤LDL-C<4.9
无高血压	0~1个	低危（<5%）	低危（<5%）	低危（<5%）
	2个	低危（<5%）	低危（<5%）	中危（5%~9%）
	3个	低危（<5%）	中危（5%~9%）	中危（5%~9%）
有高血压	0个	低危（<5%）	低危（<5%）	低危（<5%）
	1个	低危（<5%）	中危（5%~9%）	中危（5%~9%）
	2个	中危（5%~9%）	高危（≥10%）	高危（≥10%）
	3个	高危（≥10%）	高危（≥10%）	高危（≥10%）

↓ ASCVD10年发病危险为中危且年龄小于55岁者，评估余生危险

具有以下任意2项及以上危险因素者，定义为高危：
- 收缩压≥160mmHg或舒张压≥100mmHg
- non-HDL-C≥5.2mmol/L（200mg/dl）
- HDL-C < 1.0mmol/L（40mg/dl）
- BMI≥28kg/m^2
- 吸烟

图 19-9-0-1 ASCVD 危险评估流程

*包括吸烟、低 HDL-C,以及男性≥45 岁或女性≥55 岁。慢性肾病患者的危险评估及治疗请参见特殊人群血脂异常的治疗。ASCVD. 动脉粥样硬化性心血管疾病;TC. 总胆固醇;LDL-C. 低密度脂蛋白胆固醇;HDL-C. 高密度脂蛋白胆固醇;non-HDL-C. 非高密度脂蛋白胆固醇;BMI. 体重指数。1mmHg = 0. 133kPa。

基于他汀类(statins)药物的良好疗效,临床首选他汀类药物。由于中国人群平均 LDL-C 基线水平低于欧美人群,目前尚缺乏中国人群最大允许使用剂量他汀获益递增及安全性数据,高强度他汀治疗伴随更高的肌病以及肝酶升高的风险,而中等强度他汀治疗时,中国患者肝脏不良反应发生率高于欧洲患者。因此,他汀类药物应用时宜采用中等强度剂量起始,根据个体调脂疗效和耐受情况,适当调整剂量,最终使首要和次要靶点实现临床达标;若不能达标,则可以联合使用 Chol 吸收抑制剂——依折麦布,以获得安全有效的调脂效果。

对于血清 TG≥1. 7mmol/L 时,首先采取非药物干预措施,若 TG 水平仅轻、中度升高(介于 2. 3～5. 6mmol/L)时,为了防控 ASCVD 发生风险,仍以降低 LDL-C 水平为主要目标,以他汀类药物作为首选。此类人群应同时强调 non-HDL-C 也需达到基本目标值。若经非药物干预措施与他汀类药物治疗后 non-HDL-C 仍不能达标,可在他汀类药物基础上加用贝特类(fibrates)药物或高纯度鱼油制剂;当空腹 TG≥5. 7mmol/L 时,应首先考虑使用主要降低 TG 和极低密度脂蛋白胆固醇水平的药物,包括贝特类、高纯度鱼油制剂或烟酸。对于 HDL-C<1. 0mmol/L 者,主张控制饮食和改善生活方式,目前无药物干预的足够证据。

(四) 治疗方式 原发性血脂异常的病因复杂,治疗困难较多。部分患者可以通过调整饮食习惯和生活方式而获得改善,有些患者则需要药物治疗。少数极难治患者甚至需要血液净化或外科手术治疗。基因缺陷造成的血脂异常目前尚不能完全根治,许多患者可能需要终身服药。

1. 治疗性生活方式 血脂异常与饮食和生活方式关系密切。饮食治疗和改善生活方式是血脂异常治疗的基础。早在美国国家胆固醇教育计划(NCEP)成人治疗组第三次指南(Adult Treatment Panel,ATP Ⅲ)中,就已经特别提出了"治疗性生活方式的改变(therapeutic lifestyle changes,TLC)",强调饮食及生活方式对血脂治疗的影响及在心血管疾病防治中的重要作用。对于血脂异常患者,无论是否启动药物干预,都必须坚持控制饮食和改善生活方式。

(1) 饮食控制:在满足每日必需营养和总热量需要的基础上,当摄入饱和脂肪酸和反式脂肪酸的总量超过规定上限时,应该用不饱和脂肪酸来替代。建议每日摄入胆固醇小于 300mg,尤其是 ASCVD 的高危患者,摄入脂肪不应超过总热量的 20%～30%。一般人群摄入饱和脂肪酸应小于总热量的 10%;高胆固醇血症者饱和脂肪酸摄入量应小于总热量的 7%,反式脂肪酸摄入量应小于总热量的 1%。高 TG 血症者应尽可能减少每日摄入脂肪总量,烹调油应少于 30g/d。脂肪摄入应优先选择富含 n-3 多不饱和脂肪酸的食物(如深海鱼、鱼油、植物油)。每日摄入碳水化合物占总热量的 50%～65%。选择使用富含膳食纤维和低升糖指数的碳水化合物替代饱和脂肪酸,每日饮食应包含 25～40g 膳食纤维(其中 7～13g 为水溶性膳食纤维)。碳水化合物摄入以谷类、薯类和全谷物为主,其中添加糖摄入不应超过总热量的 10%(对于肥胖和高 TG 血症者要求比例更低)。食物添加剂如植物固醇/烷醇(2～3g/d),水溶性/黏性膳食纤维(10～25g/d)有利于血脂控制,但应长期监测其安全性。

(2) 运动锻炼：长期坚持运动可以改善胰岛素抵抗，增加脂肪的分解和提高 HDL-C 水平。血脂异常患者建议每周 5~7 天、每次 30 分钟中等强度的运动锻炼。对于 ASCVD 患者应先进行运动负荷试验，充分评估其安全性后，再进行身体活动。

(3) 其他生活方式改变：肥胖是血脂代谢异常的重要危险因素。超重或肥胖者的热量摄入应低于身体热量消耗（每日减少食物总热量 300~500kcal），改善饮食结构，增加身体活动，以控制体重增长，并争取逐渐减少体重（10%以上）至理想状态（BMI：20.0~23.9kg/m^2）。此外，需要戒烟，限制饮酒，纠正久坐不动、过度精神紧张等不良的生活方式。

2. 治疗药物　临床上使用的调脂药物可分为主要降低 Chol 药物和主要降低 TG 药物。多数调脂药物同时降低 Chol 和 TG。对于严重的血脂异常患者，往往需要多种调脂药物的联合应用。调脂治疗药物详见第十二篇第八章“动脉粥样硬化”相关内容。

3. 其他治疗措施　大部分血脂异常的患者通过饮食、生活方式的改善以及药物治疗均可达标，极少数基因遗传异常的患者血脂水平仍然非常高。这些患者可以通过血浆净化、外科手术（如肝移植，回肠末端部分切除术，门腔静脉分流术等）等方法治疗。

脂蛋白血浆置换可使 LDL-C 水平降低 55%~70%，但不能降低 TG 和升高 HDL-C。长期治疗可使皮肤黄色瘤消退。怀孕期间仍可以持续进行。由于作用仅能维持 1 周左右，因此最佳的治疗频率是每周 1 次，但临床多采用每 2 周进行 1 次。该治疗措施价格昂贵，耗时及存在感染风险，副作用包括低血压、腹痛、恶心、低钙血症、缺铁性贫血和过敏性反应，因此仅用于极个别对他汀类药物过敏或不能耐受者，或者是用于罕见的 HoFH 的患者。

肝移植可明显改善 LDL-C 水平。单纯肝移植或与心脏移植联合，虽然是一种成功的治疗策略，但有多种弊端，包括移植术后并发症多和死亡率高、供体缺乏、终身服用免疫抑制剂等，因此，临床上极少应用。部分回肠旁路手术和门腔静脉分流术仅在极严重 HoFH 患者缺乏有效治疗手段时才考虑采用。基因治疗在未来有可能攻克顽固性遗传性的血脂异常，但目前技术尚不成熟。

【随访与监测】

初始 TLC 包括减少饱和脂肪和 Chol 摄入，进行轻中度体力活动。6~8 周后检测血脂水平。已经达标或者有明显改善者继续 TLC。否则，则需要强化膳食治疗。6~8 周后再次进行血脂水平测定。如仍未达标则考虑加用药物治疗。药物治疗启动或每次调整方案后须在 6 周内进行有效性和安全性监测（肌酸激酶、转氨酶、胆红素、血脂各项）。药物治疗期间如肝酶超过 3×ULN（×ULN 表示酶学指标的正常上限倍数），应暂停给药。停药后仍需每周复查肝功能，直至恢复正常。应询问患者有无肌痛、肌压痛、肌无力、乏力和发热等症状，血肌酸激酶升高超过 5×ULN 应停药。用药期间如有其他可能引起肌溶解的急性或严重情况，如败血症、创伤、大手术、低血压和抽搐等，应暂停给药。每 3 个月进行达标性监测（LDL-C 和 non-HDL-C 水平），根据达标与否和安全性指标调整方案；若已稳定达标且无安全性问题，长期监测周期可调整为每 6~12 个月 1 次。

【合并疾病与特殊人群的管理】

血脂异常是代谢综合征的组成成分之一，不仅是冠心病的危险因素也是脑血管疾病的危险因素之一。慢性肾脏疾病也常常合并有血脂异常。在这些疾病情况下及高龄老年人和家族性高胆固醇血症等特殊人群的血脂管理见扩展阅读 19-9-0-2。

扩展阅读19-9-0-2

扩展阅读 19-9-0-2　血脂异常合并疾病和特殊人群的管理

推荐阅读

1. 中国成人血脂异常防治指南修订联合委员会. 中国成人血脂异常防治指南（2016 年修订版）[J]. 中华心血管病杂志，2016，44（10）：833-853.
2. ZHAO D，LIU J，XIE W，et al. Cardiovascular risk assessment：a global perspective[J]. Nat Rev Cardiol，2015，12（5）：301-311.
3. CATAPANO A，GRAHAM I，DE BACKER G，et al. ESC Scientific Document Group. 2016 ESC/EAS Guidelines for the Management of Dyslipidaemias[J]. Eur Heart J，2016，37（39）：2999-3058.

第十章　卟　啉　病

许小平

一、概　述

卟啉病（porphyria）系由血红素生物合成途径中特异酶缺陷导致代谢中间产物在体内过量蓄积并引起组织器官损伤的一组疾病。特异酶缺陷大多为遗传性。

卟啉（porphyrin）为四吡咯环结构，根据每个卟啉环侧链的替代基团不同而形成尿卟啉（uroporphyrin）、粪卟啉（coproporphyrin）及原卟啉（protoporphyrin）等。卟啉的还原型称为卟啉原（porphyrinogen）。

血红素（heme）由原卟啉Ⅸ（protoporphyrin Ⅸ）和二价亚铁

离子(Fe^{2+})螯合而成,故也称亚铁血红素。血红素是血红蛋白、肌红蛋白、细胞色素P450、过氧化氢酶、过氧化物酶、色氨酸吡咯酶以及一氧化氮合成酶等的重要辅基。人体80%以上的血红素合成是在骨髓幼红细胞内进行,以满足血红蛋白生成的需要。其次是在肝脏(约15%),主要用于合成细胞色素P450,后者可在肝细胞内质网转换并氧化多种化学物质,如外源性致癌物、药物、激素、维生素、脂肪酸等。人体其他组织合成的血红素仅占5%左右。

合成卟啉的基本原料是甘氨酸(glycine,Gly)和琥珀酰辅酶A(succinyl-CoA),两者在δ氨基酮戊酸(5-aminolevulinic acid,ALA)合成酶的催化下,首先合成ALA。ALA合成酶(ALA synthase,ALAS)有两种组织特异性同工酶,其中ALA合成酶1(ALAS1)主要存在于肝脏,受血红素的负反馈调控。ALA合成酶2(ALAS2)存在于幼红细胞,受铁调控。*ALAS2*基因位于染色体Xp11.2,该酶缺陷导致发生X-连锁原卟啉病(X-linked protoporphyria,XLPP),与X-连锁铁粒幼细胞贫血相关(可参阅第十六篇铁粒幼细胞贫血章节)。ALA合成后在一系列特异酶催化下合成原卟啉Ⅸ,原卟啉Ⅸ再经亚铁螯合酶(ferrochelatase,FECH)即血红素合成酶(heme synthase)的作用,与铁螯合成血红素。已知从ALA至血红素合成还需要7个特异酶的参与,其中任何一个酶的缺陷都可以导致卟啉病的发生(图19-10-0-1)。

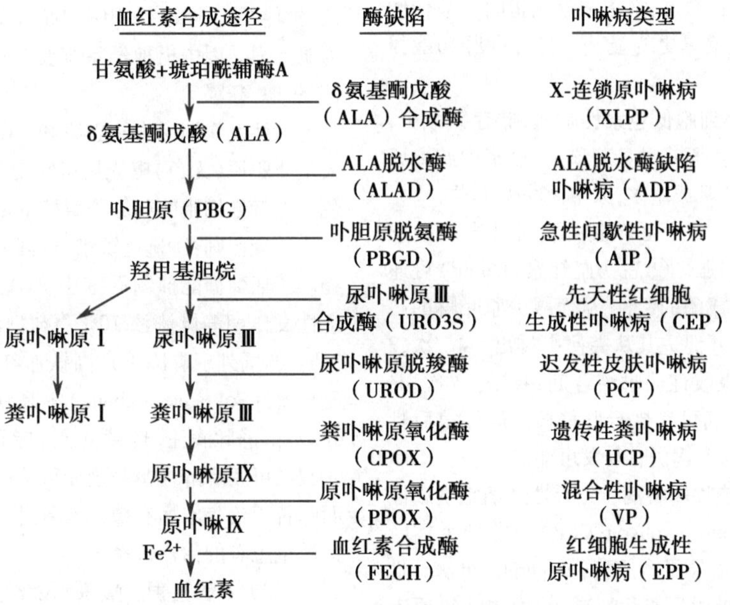

图19-10-0-1　血红素合成途径中酶缺陷与卟啉病发病的关系

二、仅有皮肤光敏症状的卟啉病

卟啉是人体内唯一内源性光致敏剂。卟啉原及其异构体,经紫外光的作用氧化成棕红色或紫红色的卟啉,能显示荧光。光敏感性的强度与侧链羧基的数量有关,尿卟啉有8个羧基侧链,光敏感性最强,粪卟啉和原卟啉只有4个羧基侧链,光敏感性较弱,ALA和卟胆原(PBG)则无光敏感性。

(一)迟发性皮肤卟啉病　迟发性皮肤卟啉病(porphyria cutanea tarda,PCT)是以常染色体显性遗传方式致使尿卟啉原脱羧酶(uroporphyrinogen decarboxylase,UROD)缺陷的卟啉病,但也可能存在其他未知遗传因素或获得性致病。本病可分为4型。Ⅰ型:又称散发型或获得型,约占75%。多数患者酶缺陷仅限于肝脏,发病因素主要是由于一些对肝功能有损害的物质作用后导致肝内卟啉代谢障碍。Ⅱ型:也称家族型或遗传型。近20%患者及其家族成员包括红细胞在内的任一组织均有酶的缺陷,90%基因携带者无临床症状。Ⅲ型:少数患者酶缺陷符合散发型特点,但同时具备阳性家族史。Ⅳ型:为酶缺陷纯合子,幼时即可出现严重的肝红细胞生成型卟啉病(hepatoerythropoietic porphyria,HEP)。

由于肝脏铁离子(Fe^{2+})对发病起重要作用,肝脏铁负荷过载能加重尿卟啉原脱羧酶的缺陷,故PCT常可与其他易引起铁负荷过载的疾病同时出现。

患者主要症状为身体光暴露部位发生光敏性皮炎,如红斑、水疱、瘢痕,病程长者可有硬皮病样改变。面色常发红或呈紫罗兰色,并常有特征性多毛及色素沉着。肝损害可表现为多发性局限性病灶。

实验室检查可发现尿中尿卟啉增加,尿液呈红色。遗传性患者红细胞和肝内尿卟啉原脱羧酶活性均降至正常人的50%左右;症状性者肝内该酶活性降至正常人的50%左右,但红细胞内该酶正常。

预防和处理:①应禁酒,避免阳光直接照射,不使用对肝脏有害的药物。②静脉放血可减少肝脏过多的贮存铁。每次放血400~500ml,每1~2周1次。③氯喹和羟氯喹能在肝脏结合卟啉成水溶性复合物从尿中排出。氯喹125mg/次,每周2次。也可用羟氯喹每次100mg,每周2次。④去铁胺1.5g/d,缓慢皮下注射,每周治疗5天。⑤腺苷蛋氨酸可与小剂量氯喹联合应用。剂量为每日 12mg/kg,口服,共 3 周,然后氯喹 125mg/次,每周 2 次,连用 4~5 个月。

(二) 红细胞生成性原卟啉病 红细胞生成性原卟啉病(erythropoietic protoporphyria,EPP)又称原卟啉病(protoporphyria)。EPP 在大部分家系为常染色体隐性遗传,由于患者体内血红素合成酶活性只有正常人的 10%~20%,原卟啉和 Fe^{2+} 结合形成血红素发生障碍,导致红细胞、血浆中原卟啉增加。原卟啉系脂溶性物质,不溶于水,只能经肝脏排泌至胆道,过量的原卟啉可在毛细胆管、库普弗细胞和肝实质细胞中积聚,引起肝功能损害,甚至发生肝硬化。

多在儿童期发病。日光照射后皮肤发生疼痛、发痒、烧灼感、红斑、水疱、糜烂。随着发作次数的增加,儿童期面部常有线条状和虫蚀状表浅性凹陷性瘢痕,掌指和近端指间关节伸侧指节皮肤变厚。成人期皮肤增厚更为显著。另可有肝功能损害和肝硬化的临床表现。

实验室检查可见轻度小细胞低色素性贫血,储存铁减少,但血清铁正常。红细胞内游离原卟啉显著增加,血浆中游离原卟啉轻度增高,粪中原卟啉正常或增多,尿中原卟啉正常。

治疗可选择:①β-胡萝卜素片可降低皮肤对日光的敏感性,每次 20~60mg,3 次/d,口服。②高铁血红素(hemin)可通过反馈抑制 δ-氨基酮戊酸合成酶的活性,从而减少原卟啉的产生。③消胆胺可结合原卟啉并促进其从粪便中排出。4g/次,3 次/d,口服。④活性炭为非吸收性卟啉结合剂,4g/次,3 次/d,调成糊状口服。⑤原卟啉肝病可考虑行肝移植。但移植后骨髓可继续释放红细胞原卟啉,疾病仍有复发可能。

(三) 先天性红细胞生成性卟啉病 先天性红细胞生成性卟啉病(congenital erythropoietic porphyria,CEP)为常染色体隐性遗传卟啉病。患者因尿卟啉原Ⅲ合成酶(uroporphyrinogen-Ⅲ synthase,URO3S)缺陷,使尿卟啉原Ⅲ生成减少,而尿卟啉原Ⅰ生成过多。尿卟啉原Ⅰ又可在尿卟啉原脱羧酶的作用下脱羧产生粪卟啉原Ⅰ,尿卟啉原Ⅰ和粪卟啉原Ⅰ氧化成为尿卟啉Ⅰ和粪卟啉Ⅰ并在体内蓄积,引起相应的临床症状。

骨髓因红细胞无效造血可致贫血。光照射皮肤毛细血管可加重溶血并出现脾脏增大。贫血若得不到纠正又可刺激骨髓红细胞增生导致尿卟啉Ⅰ和粪卟啉Ⅰ进一步蓄积。

患者多在婴儿期发病,首发的症状常是尿液呈红色。出生后不久即出现皮肤光敏性损害,常有多毛及色素沉着。牙齿可呈棕红或褐色。

实验室检查发现尿中尿卟啉Ⅰ和粪卟啉Ⅰ增加;粪便中只有粪卟啉Ⅰ增加;红细胞内尿卟啉Ⅰ和粪卟啉Ⅰ增加。红细胞内尿卟啉Ⅲ合成酶活性降低。红细胞形态大小不等,异形性和嗜碱点彩状红细胞以及网织红细胞增多。

患者应注意避光。治疗可采用β-胡萝卜素片、活性炭、高铁血红素及祛铁剂等。也可试用小剂量羟基脲抑制异常红细胞的增生。有严重溶血性贫血且伴脾肿大者,行脾切除术可减轻症状。年轻患者可考虑行造血干细胞移植。

三、仅有神经症状的急性卟啉病

卟啉病发生神经系统症状的机制还不十分清楚。有研究认为,卟胆原和 ALA 对神经系统有毒性作用,且以 ALA 为主。此外,神经组织中血红素含量下降也与神经症状有关。

(一) 急性间歇性卟啉病 急性间歇性卟啉病(acute intermittent porphyria,AIP)系常染色体显性遗传致卟胆原脱氨酶(porphobilinogen deaminase,PBGD,又称四吡咯羟甲基胆烷合成酶)缺陷发病。由于卟胆原脱氨酶缺陷,卟胆原(porphobilinogen,PBG)转化成四吡咯羟甲基胆烷(tetrapyrrole hydroxymethylbilane,HMB)减少,并由此产生反馈抑制减弱,使 ALA 合成酶的作用加强,结果导致 ALA 和 PBG 合成增加,尿中有大量 ALA 及 PBG 排出。

急性发作多有诱因,常见的诱因是饮酒、饥饿、感染、手术、妊娠及药物。腹痛是常见的症状,不伴腹肌紧张和腹膜刺激征,常伴恶心、呕吐。周围神经可发生轴突退行性变,主要表现为肌无力。因中枢神经系统受累引起的精神症状可表现为忧郁、焦虑、狂躁等。

急性发作期尿中卟胆原和 ALA 大量增加。尿液因含有的大量卟胆原(无色)曝光后可转变为尿卟啉或粪卟啉,故呈紫红色。患者红细胞卟胆原脱氨酶的活性常为正常人的 50%左右。

处理原则:①避免饥饿、饮酒,不使用可诱发本病发作的药物。②葡萄糖能抑制肝脏中 ALA 合成酶的活性而缓解症状。急性发作期静脉滴注 10%葡萄糖液,每小时 100~150ml,持续 24h。③国外现有冻干羟高铁血红素(lyophilized hematin)和精氨酸血红素(heme arginate)等高铁血红素制剂,剂量每天 3~4mg/kg,静脉滴注,连续 4 天,能迅速有效地控制急性发作。④腹痛可用麻醉性镇静剂如可待因、哌替啶或吗啡。⑤近年有西咪替丁治疗本病有效的个案报道。⑥肝脏移植可以作为病情严重患者的治疗选择。

(二) δ氨基酮戊酸脱水酶缺陷卟啉病 δ-氨基酮戊酸脱水酶缺陷卟啉病(ALA dehydratase deficiency porphyria,ADP)是由于 δ-氨基酮戊酸脱水酶(ALA dehydratase,ALAD,即 PBG 合成酶)缺陷所致的一种常染色体隐性遗传神经性卟啉病。

ADP 是最为少见的卟啉病类型。杂合子患者无临床症状,亦无 ALA 排泄增多。纯合子患者发作时出现剧烈腹痛、呕吐和神经症状,临床表现与急性间歇性卟啉病相似。实验室检查可见尿中 ALA 明显增加,卟啉原轻度增多,粪卟啉和尿卟啉也增加;红细胞内原卟啉轻度增多,但粪和肝脏卟啉正常。

因病例少见,目前治疗经验有限。

四、神经症状与皮肤光敏共存的急性卟啉病

(一) 混合性卟啉病 混合性卟啉病(variegate porphyria,VP)因常染色体显性遗传致原卟啉原氧化酶(protoporporphyrinogen oxidase,PROTO'gen oxidase,PPOX)缺陷而发病。临床表现兼有卟啉病急性发作及皮肤光敏性损害两方面的症状。急性发作大多由于巴比妥类、磺胺类、抗惊厥药及避孕药等诱发,临床症状和急性间歇性卟啉病相似。实验室检查患者原卟啉原氧化酶活性降至正常人的 50%。粪便中原卟啉和粪卟啉明显增高。在发作期,尿中 ALA 及卟胆原排出增加,这可能是

因血红素的反馈抑制作用减弱所致。

发作期的处理同急性间歇性卟啉病。急性发作早期输注高铁血红素是最有效的治疗措施，皮肤损害可用β-胡萝卜素片治疗。

（二）遗传性粪卟啉病 遗传性粪卟啉病（hereditary coproporphyria，HCP）以常染色体显性遗传方式导致粪卟啉原氧化酶（coproporphyriongen oxidase，COPRO'gen oxidase，CPOX）缺陷而发病。2/3患者可无症状。急性发作常由药物诱发。神经症状与AIP相似，但相对较轻。皮肤光敏症状比VP少见。实验室检查的特点是患者的尿液和粪便中含有大量的粪卟啉。与先天性红细胞生成性卟啉病主要含粪卟啉Ⅰ型异构体不同，本病排泄的粪卟啉约有95%是粪卟啉Ⅲ。急性发作时ALA和卟胆原的排泄也可增多。

治疗措施包括去除诱发因素，输注高铁血红素和补充葡萄糖等。

推荐阅读

1. STÖLZEL U，DOSS MO，SCHUPPAN D. Clinical guide and update on Porphyrias[J]. Gastroenterology，2019，157：365-381.
2. PHILLIPS J D. Heme biosynthesis and the porphyrias[J]. Mol Genet Metab，2019，128：164-177.

第十一章 高氨基酸尿症

杨叶虹 沈稚舟

氨基酸是组织蛋白的主要成分，在人体20余种氨基酸中，据其能否自身合成，将其分为必需和非必需氨基酸两大类，前者为异亮、亮、赖、蛋、苯丙、苏、色和缬氨酸。氨基酸来源有内源性和外源性，后者通过摄入食物中获取，前者在体内（主要在肝脏）合成或由组织蛋白分解而来。正常尿中出现微少量氨基酸属正常现象，约相当于尿中总氮排出量的2%~3%。经肾小球滤过的氨基酸约不足5%不能由近曲肾小管重吸收而随尿排出。高氨基酸尿症（hyperaminoaciduria）的发病机制大致有以下几种：①肾前性氨基酸尿：由于某个或某些氨基酸代谢有关的基因发生突变，引起某些环节代谢酶的活性发生缺陷或完全丧失，阻断代谢过程所致。血中某个氨基酸浓度过高，其滤过的浓度超过肾小管重吸收能力；②竞争性氨基酸尿：某一种氨基酸浓度升高，进而与其他氨基酸竞争同一载体，进而导致多种氨基酸尿；③转运载体的改变：由于肾脏氨基酸载体功能异常而不能有效转运；④基质转移的抑制，系指能量与转运载体的耦联发生障碍。后三者属肾性氨基酸尿。

氨基酸尿症可分为遗传性和获得性两类，均较罕见。其中较为多见的为苯丙酮尿症和高胱氨基酸尿症。

【临床表现】

氨基酸代谢病的临床表现因类型不同而有异。轻症者可无症状。年幼起病者多数有消化系和神经系症状，如：拒食、呕吐、嗜睡、抽搐或惊厥等，稍年长者常可出现大脑发育障碍、智力减退、痴呆等。重症者出生后可迅速死亡。

有些代谢障碍可有较特征性表现，此有助于诊断，如枫糖尿症患者的尿中有焦糖样气味；尿黑酸尿症患者的尿液在空气中放置片刻即转变成棕黑色；白化病患者的头发及皮肤因黑色素合成障碍而致白色等。

尿液中可检出某种氨基酸或代谢中间物排泄增多：由于氨基酸代谢某些代谢环节障碍致代谢链阻断，引起其该环节的前一中间代谢产物浓度显著增高，遂致其血浓度上升及尿液中排泄量增加。此种异常可由实验室检查测得。

【诊断与治疗】

氨基酸代谢病的诊断，一般根据其临床表现做出拟诊，再经实验室检查诊断。由于检测尿中和血中有关氨基酸及特有的中间代谢产物多需特殊设备和要求，故确诊常有一定困难。检测组织细胞内有关氨基酸代谢酶的活性则可确诊。至于病因诊断则需应用基因克隆技术。部分氨基酸代谢病应争取在胎儿期或出生后通过筛选尽早获得诊断，以便早期接受合理治疗，防止其发展。

【治疗】

遗传性氨基酸代谢病目前尚缺乏有效的病因治疗。所能推荐的临床治疗多仅限于对症处理及通过调整饮食中蛋白质含量、限制摄取与相关酶缺陷有关的氨基酸，以期缓解病情，改善症状。常见的并发症有：酮症酸中毒、低血糖症、辅酶缺乏（维生素B_6、维生素B_{12}等）症等。

［附］苯丙酮尿症

苯丙酮尿症（phenylketonuria，PKU）是高氨基酸尿症中最为常发者，在该类疾病中具有一定代表性。

【概述】

苯丙酮尿症是高苯丙氨酸血症（hyperphenylalaninemia，HPA）中的一种最常见类型。高苯丙氨酸血症为常染色体隐性遗传病，其发病机制为苯丙氨酸羟化酶（PAH）缺陷或苯丙氨酸羟化酶的辅酶四氢生物蝶呤（BH4）缺陷，导致苯丙氨酸向酪氨酸的羟化过程受阻。同时旁路代谢增强，使得大量苯丙酮酸、苯乙酸和苯乳酸在血液和组织中堆积并排泄于尿液中。高苯丙氨酸血症大致可分为7种类型，计有：①Ⅰ型：又称经典的苯丙酮尿症（classic phenylketonuria），约占该组的70%~90%；②Ⅱ型：又称良性或轻型HPA，血中苯丙氨酸浓度轻度升高，一过性苯丙酮尿，一般无需治疗；③Ⅲ型：一过性HPA，见于新生儿，长大后多自行恢复正常；④Ⅳ型：因二氢蝶啶还原酶（DHPR）缺陷引起四氢生物蝶呤（苯丙氨酸羟化酶辅酶）合成不足所致；⑤Ⅴ型：因鸟苷三磷酸环水解酶的遗传性缺陷引起四氢生物蝶呤合成不足所致；⑥Ⅵ型：因6-丙酮酰四氢生物蝶呤合成酶的遗传性缺陷引起四氢生物蝶呤合成不足；⑦Ⅶ型：又称母源性苯丙酮尿。苯丙氨酸的代谢及相关酶见图19-11-0-1。

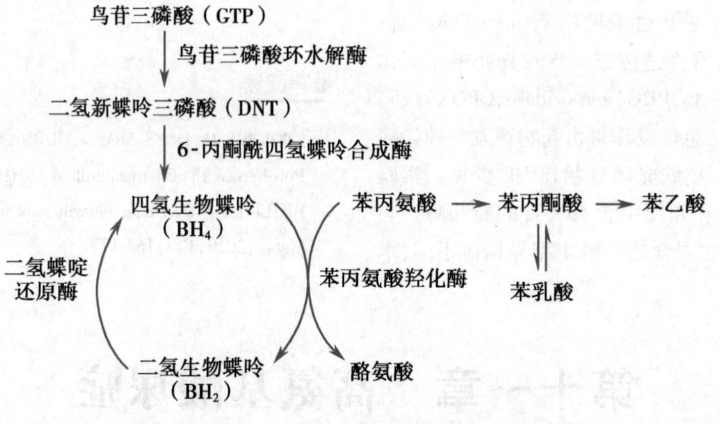

图19-11-0-1　苯丙氨酸的代谢及其相关酶

苯丙酮尿虽较罕见，但却是氨基酸代谢疾病中最常见的，各个国家与地区HPA的发病率及疾病谱有所不同。我国1985—2011年3 500万新生儿筛查资料显示，患病率为1：10 397。

【临床表现与诊断】

各型高苯丙氨酸血症患儿出生时均表现正常，多于数周后逐渐出现症状，后逐渐加重，苯丙酮尿症大多于1~6岁时出现症状，诸如智力发育迟滞、烦躁、易激动、共济失调、皮肤和毛发色素减退、椎体及锥体外系功能障碍等。尿液中有特异性霉臭气味。约80%可见脑电图异常，但无特异性。血苯丙氨酸浓度多大于1200μmol/L，而血酪氨酸浓度则正常或稍低。其他实验室检查有：①Gutherie枯草杆菌抑制法：此为常用的半定量筛选法，血中苯丙氨酸浓度大于240μmol/L呈阳性反应，是筛查苯丙酮尿症的简便、灵敏、价廉的方法；②色谱法：在Gutherie枯草杆菌抑制法获阳性的基础上，再以此法精确定量；③苯丙氨酸负荷试验：此法用于判断是否需要治疗及继续治疗，每日服用苯丙氨酸180mg/kg，连续3日，继之测定血中苯丙氨酸浓度，血浓度大于600μmol/L，提示代谢异常，需接受治疗；④其他：包括尿中新蝶呤和生物蝶呤测定、酶学测定、应用基因克隆技术检查PAH基因特性及其突变。早期进行病因鉴别，区分PAH缺乏症或BH4缺乏症有助于针对性治疗及改善预后。应在治疗前留取血尿测定尿蝶呤谱和DHPR酶活性测定，必要时进行BH4负荷试验。

诊断程序大致为：阳性家族史、新生儿筛查→主要临床表现（如智能落后、色素减少）→实验室检查。

有家族史的夫妇应采用DNA分析或检测羊水中蝶呤等方法对其胎儿进行产前诊断。

【治疗】

苯丙酮尿症治疗，尤其是PAH缺陷的患儿，需接受饮食治疗，降低苯丙氨酸摄入量，以维持血浓度大致正常。

如果患儿能够在出生后3周内获得明确诊断并开始饮食治疗，则可避免各种症状如智力发育迟滞的出现。原则是长期坚持低苯丙氨酸饮食，其量仅能满足机体对其每日需要量即可。食物以碳水化合物为主，减少总蛋白质量，有条件者可进不含或少含苯丙氨酸的氨基酸混合液。苯丙氨酸的摄入量视年龄增长应有所增加，以适应机体生长发育之需。应定期监测血浆苯丙氨酸浓度，各年龄段血苯丙氨酸浓度理想的控制范围如下：1岁以下120~240μmol/L，1~12岁120~360μmol/L，12岁以上患儿宜控制在120~600μmol/L。因苯丙氨酸羟化酶缺乏，苯丙氨酸向酪氨酸转化受阻，对患儿来说，酪氨酸成为必需氨基酸，故饮食中除限制苯丙氨酸外，还宜添加酪氨酸。

BH4缺乏影响多巴胺、5-羟色胺的合成，这些神经递质的缺乏可导致神经症状。故BH4缺乏的患儿出生后应补充BH4、5-羟色胺、左旋多巴。3个月内及时治疗的患儿，与健康儿童在智力发育上无显著差别。药物治疗BH4缺乏症是目前比较有效和安全的治疗方法。血泌乳素水平可作为左旋多巴剂量的监测指标。

得到及时诊断治疗的患有苯丙酮尿症的育龄期妇女有可能怀孕，如在孕前及整个孕期都能坚持饮食治疗，则后代出现遗传缺陷的机会较小。

PKU治疗进展包括苯丙氨酸氨裂解酶，PAH酶替代疗法等仍在试验阶段。

推荐阅读

1. GORDON P，THOMAS J A，SUTER R，et al. Evolving patient selection and clinical benefit criteria for sapropterin dihydrochloride（Kuvan®）treatment of PKU patients[J]. Mol Genet Metab，2012，105（4）：672-676.
2. UTA L，JERRY V. Phenylketonuria：Current Treatments and Future Developments[J]. Drugs，2019，79（5）：495-500.
3. 中华医学会儿科学分会内分泌遗传代谢学组，中华预防医学会出生缺陷预防与控制专业. 高苯丙氨酸血症的诊治共识[J]. 中华儿科杂志，2014，52（6）：420-425.

第十二章 黄 瘤

刘 军 陈连军

黄瘤(xanthoma)是一种以皮肤损害为突出表现的脂质沉积性疾病,因富含胆固醇的脂质而得名。吞噬有脂质的细胞局限性聚集于真皮和肌腱,临床上表现为黄色、橘黄色或棕红色丘疹、结节或斑块。可发生于任何年龄,但常发生于50岁以上的人群,男女发病率相当,常伴有全身脂质代谢紊乱和心血管系统等病变。

【病因与发病机制】

高脂蛋白血症是黄瘤生成的主要原因。发生高脂蛋白血症时,血浆中过高的胆固醇、甘油三酯和磷脂等沉积于皮肤的真皮层内。一些遗传性脂代谢病,如丹吉尔病(Tangier disease)、家族性异常脂蛋白血症、家族性高胆固醇血症、尼曼-皮克病(Niemann-Pick disease)、Gaucher病和糖原贮积病Ⅰ型等,均可见黄瘤性损害。

血浆脂质正常者也可出现黄瘤,称为正常脂蛋白血症性黄瘤,其发病是由于血浆蛋白异常或组织细胞异常增生,进而导致血浆脂质局部沉积。血浆蛋白异常病变大多为某些骨髓增生性疾病,如多发性骨髓瘤、高球蛋白血症、巨球蛋白血症、白血病和淋巴瘤等。组织细胞异常增生包括组织细胞增生症、莱特勒-西韦综合征(Letterer-Siwe syndrome)、汉-许-克综合征(Hand-Schüller-Christian syndrome)、骨嗜酸性肉芽肿、黄色肉芽肿、渐进坏死性黄色肉芽肿、弥漫性扁平黄瘤等。

【病理】

各型黄瘤的组织学表现类似,主要是在真皮内聚集了吞噬脂质的组织细胞(泡沫细胞),又名黄瘤细胞。早期常伴有炎症细胞,后期则有成纤维细胞增生。猩红或苏丹红染色可显示泡沫细胞中存在的胆固醇。电镜检查发现泡沫细胞有巨噬细胞的形态学特征。

【临床表现】

根据黄瘤的形态和发生部位,临床上主要有以下几种类型。

(一)睑黄瘤 好发于上眼睑内眦,单个或多个,米粒到蚕豆大小,淡黄到橘黄色,略高于皮面的扁平丘疹或斑块,边界清晰。常见于中年妇女,发展缓慢。至少50%的患者血脂水平正常。血脂异常者通常是血清胆固醇水平升高,多见于伴有LDL增高的高胆固醇血症(Ⅱ型),也可见于Ⅲ型和Ⅳ型高脂蛋白血症或继发于慢性胆汁淤积性疾病。

(二)结节性黄瘤 可发生于任何年龄。为黄豆到核桃甚至鸡蛋大小的丘疹或结节,初柔软,淡黄到橘黄色,以后因纤维化,变坚实,呈棕红色。好发在受压部位,如肢体伸侧,特别是膝、肘和臀部。该型常见于高脂蛋白血症Ⅱ、Ⅲ、Ⅳ型及一些继发性高脂血症中(如甲状腺功能减退症、胆道闭锁及胆汁淤积性肝硬化)。

(三)腱黄瘤 结节性黄瘤可发生在肌腱、韧带、筋膜和骨膜处,结节深、坚实,常无症状,其上皮肤正常。多见于严重的高脂蛋白血症Ⅱ型和继发性高脂蛋白血症患者。

(四)发疹性黄瘤 表现为多数针头至火柴头大的柔软小丘疹,初呈橘黄色,周围有红晕,后转为黄棕色。突然成批出见于躯干上部、臀部和肢体伸面,偶累及口腔和面部,可迅速自行消退不留痕迹。多见于高脂蛋白血症Ⅰ、Ⅴ型,偶见于Ⅲ型以及糖尿病所致的继发性高脂蛋白血症。患者血甘油三酯常超过30~45mmol/L。

(五)掌纹黄瘤 扁平黄瘤可沿着掌纹呈线条状出现,为高脂蛋白血症Ⅲ型患者的特征性表现。

(六)泛发型扁平黄瘤 扁平黄瘤可对称泛发于面、颈、胸部的大部分区域,也可累及四肢屈侧和手掌,多见于中老年人,也可以发生在正常血脂患者,但常常伴有各种异常蛋白血症,如骨髓瘤、巨球蛋白血症、或淋巴瘤等。

(七)疣状黄瘤 该类型少见,主要发生于口腔黏膜上皮(齿龈、齿槽,硬颚是最常受累的部位),少部分发生于口腔外,累及肛门与生殖器黏膜及皮肤。病变多为单发实性改变,可有蒂或无蒂,2mm~1.5cm大小,因上皮细胞增生致表面凹凸不平。该型病因不清,除脂代谢紊乱外,目前认为可能与局部损伤、慢性炎症、病毒感染、免疫因素等有关。

(八)其他类型 某些黄瘤可累及皮肤或肌腱以外的部位,临床上较为少见,如食管、骨、脑腱黄瘤等。

【实验室检查】

检查应包括血脂测定和脂蛋白电泳等。应明确高脂蛋白血症的程度和类型。此外应积极筛查有无家族性高胆固醇血症等遗传性疾病,必要时进行基因检测。也应积极筛查排除继发性全身疾病以及包括骨髓瘤、淋巴瘤在内的各种异常蛋白血症,故有时须行甲状腺功能、蛋白电泳、免疫免疫电泳等检查。

【诊断】

根据皮损的特点,特别是损害的颜色和分布,不难作出诊断。重点在于排除有无伴随的全身性疾病。

【治疗】

首先应对高脂蛋白血症等系统性疾病加以控制。结节性黄瘤可在治疗数月后消退,但腱黄瘤的消退可能需要数年,也可能长期不消退。口服普罗布考(丙丁酚)0.5g,每天2次,早晚餐后口服,连续6周,必要时服用至2年,无论是否有高胆固醇血症的睑黄瘤和腱黄瘤均有效。对那些无高胆固醇血症的睑黄瘤,单药效果不佳者可施以他汀类降脂药,或与PPARα激动剂(非诺贝特)联合治疗。

若影响到美容和功能,以局部治疗为主。如液氮冷冻治疗、电灼治疗、微波治疗、三氯乙酸化学剥脱治疗、二氧化碳激光、手术切除等。

推荐阅读

1. COHEN Y K, ELPERN D J. Diffuse normolipemic plane xanthoma associated with monoclonal gammopathy [J]. Dermatol Pract Concept, 2015, 5 (4): 65-67.

2. WANG H, SHI Y, GUAN H, et al. Treatment of Xanthelasma Palpebrarum With Intralesional Pingyangmycin [J]. Dermatol Surg, 2016, 42 (3): 368-376.

第十三章 血色病与铁过载

马 燕 林果为

铁过载(iron overload)是由于铁供给和吸收超过了机体的需要,引起体内总铁量过多,沉积于重要器官和组织的实质细胞,导致组织损伤,引起纤维化及脏器功能损害。按其病因不同,分原发性和继发性两类。原发性铁过载是指由于编码铁调蛋白的基因突变所导致的遗传性血色病(hereditary hemochromatosis, HH)。90%以上 HH 病例由于第 6 号染色体血色病基因(hemochromatosis gene, *HFE* 基因)突变所致,又称 HFE 相关经典型血色病。本章主要介绍 HH。

【病因与发病机制】

HFE 相关血色病为常染色体隐性遗传性疾病。*HFE* 基因有三种误义突变,其中最常见的是 C282Y(第 282 位的半胱氨酸→酪氨酸),少见的为 H63D(第 63 位的组氨酸→天冬氨酸)及 S65C(第 65 位的丝氨酸→半胱氨酸)。85%左右的血色病是由 C282Y 引起。极少数为其他编码铁调节蛋白的基因突变引起,统称非 HFE 相关血色病,如铁幼素(HJV)和铁调素(hepcidin)基因突变(HAMP,也称幼年型血色病)、TfR-2 及膜铁转运蛋白(SLC40A1)等基因突变,最终都可导致 hepcidin 水平降低,从而使十二指肠铁吸收和巨噬细胞铁释放失控,引起体内铁超载。血色病患者肠黏膜吸收铁可达 4mg/d 以上,以致长年累月,使体内积聚铁量达 20~40g,沉积在肝、胰实质细胞铁量增加了 50~100 倍,沉积在心肌的铁量超过了 5~25 倍。细胞内铁负荷增加,不能完全以铁蛋白形式贮存导致铁的释放,和过氧化氢作用形成高活性氧物质,促使自由基增加,引起细胞内细胞器膜、溶酶体、线粒体、蛋白质和核酸的氧化性损伤,溶酶体膜损伤,释放各种溶解酶损伤细胞,且过多的铁还能刺激胶原的合成。但患者体内铁的运输和利用均未见有明显异常。

【临床表现】

HH 只有纯合子型才会呈现血色病症状,并且体内铁过载常需要很长时间才能影响器官功能,故常在 40~60 岁间始出现症状。虽然男女患病率无差别,但有症状的男性比女性多 5~10 倍,其原因主要因妇女月经和分娩失血延缓了症状的出现时间。HH 典型表现有:

(一) 色素沉着 常为首见症状,约 90%患者在确诊时有皮肤色素沉着,呈暗灰色或青铜色,一般是全身性,在暴露处或瘢痕和外阴部位特别显著,10%~15%病例有口腔黏膜色素沉着。皮肤色素沉着主要是黑色素增多和含铁血黄素沉着所致。

(二) 肝脾大和肝硬化 肝最先累及,95%患者有肝大,肝质地较硬,但常无症状,多数无肝功能减退。50%患者有脾大。过多的铁沉积在门静脉周围,发生小叶周围纤维化,继之形成小结节性肝硬化,后期也可形成大结节性肝硬化。到后期才出现肝功能损害表现,但门静脉高压和腹水均比其他肝硬化少见。发生肝硬化的患者中 30%并发肝癌。

(三) 糖尿病 约 65%的患者有糖尿病,有时可为首见症状,常是胰岛素依赖型,少数呈胰岛素抵抗。过多的铁沉积在胰腺,发生纤维化,选择性累及胰岛 β 细胞使胰小岛丧失。但糖尿病的严重度和铁过载的严重度可不成比例,其血浆胰岛素测定可不降低,故其发病机制还有待进一步研究。

(四) 心脏病变 约 15%患者有心脏病变,主要表现为心律失常,呈室性期前收缩、阵发性心动过速、心房颤动和房室传导阻滞。X 线胸片心脏呈弥漫性扩大。严重者可发生心力衰竭。

(五) 其他表现 25%~50%病例有关节病变,由于关节滑膜层周围铁沉着及软骨钙化,引起关节疼痛和畸形。常以第二、三掌指关节最先累及,以后发展到四肢大关节。内分泌腺的铁质沉着也可影响内分泌腺的功能,导致功能减退。性功能减退甚至丧失,阴毛、腋毛稀少,男性睾丸萎缩。

【实验室与辅助检查】

血清铁浓度升高,常>32μmol/L(180μg/dl),而总铁结合力正常或偏低,运铁蛋白饱和度(TS)显著升高,常超过 62%。血清铁蛋白浓度(SF)显著增高,常>500μg/L,甚至>1 000μg/L。血清 TS 增高可出现于早期患者,而该时 SF 还未增高。因此,TS 的早期诊断价值高于 SF。磁共振成像(MRI)T_1、T_2 加权成像上均显示均匀分布低信号,肝脏信号强度较邻近肌肉的信号强度降低,MRI 的 T_2 值用于监测肝脏和心脏铁浓度具有准确、重复性好的优点。

【诊断与鉴别诊断】

根据上述典型临床表现可疑及本病,联合检测 TS 和 SF 优于单一指标检测。如果两项指标中任意一项异常，则应行 *HFE* 基因突变分析。采用 SF>1 000μg/L（但宜排除活动性炎症、肝病、肿瘤、溶血和酗酒等）对 HFE 相关 HH 患者的一级亲属进行基因筛查（铁代谢和 HFE 突变分析），有助于发现早期病例及预防并发症。如果 C282Y 纯合子或双重杂合子血色病患者肝酶升高或 SF>1 000μg/L，应通过肝活组织检查对肝病程度进行分期。对非 HFE 相关 HH 患者，肝铁浓度和组织学铁染色的测定有助于确定铁沉积的细胞分布和程度。正常肝铁指数（hepatic iron index，HII）在 1.0 左右，血色病纯合子大于 1.9，杂合子与酒精性肝病均小于 1.8。由于基因诊断的推广，肝活检及肝铁指数的重要性已日益下降，因为基因诊断确诊的血色病，50%以上肝铁指数<1.9。

本病主要应和继发性铁过载相鉴别。后者临床常见，主要见于那些骨髓无效造血引起的贫血，反复红细胞输注及无效造血反馈性刺激肠道铁吸收增多引起，如重型 β-珠蛋白生成障碍性贫血、铁粒幼细胞贫血、先天性红细胞生成异常性贫血及先天性无转铁蛋白血症等。某些造血衰竭所致贫血如慢性再生障碍性贫血、纯红细胞再生障碍性贫血及骨髓增生异常综合征等，因反复多次输血也可引起。每输入 100ml 血液含铁约 40~50mg，当输入的铁量超过了巨噬细胞贮铁能力，就会沉积在实质脏器，一般输血量均在 10 000ml 以上。此外，迟发性皮肤型血卟啉病、酒精性肝病、慢性病毒性肝炎等，也能导致体内铁过载。其鉴别方法可通过详细分析病史、家族史、家族成员测定血清铁及运铁蛋白饱和度，以及 HLA 抗原型别检测。血色病应和酒精性肝病相鉴别，因为后者肝也有过多铁沉积，血清铁和血清铁蛋白也都增高。通常酒精性肝病的肝铁沉积量较少，主要局限于库普弗细胞和肝细胞，而肝功能异常却比血色病明显，血清铁蛋白虽明显升高，但红细胞内碱性铁蛋白升高不明显，有助于鉴别。对红细胞输注依赖的造血衰竭患者，应每年监测 3~4 次 SF 和 TS，对确诊重型地中海贫血患者每次输红细胞前都应测定 SF，以确定有铁过载。

【治疗】

（一）静脉放血治疗　原发性铁过载患者为首选，也适用于重型地中海贫血患者造血干细胞移植术后血象恢复，但不宜用于有贫血患者。每周 1 次，每次放血量为 7ml/kg 体重，但总量不应超过 550ml。待 SF 达 50~100μg/L，可开始维持治疗，每 3 个月 1 次。

（二）铁螯合剂治疗　临床常用以下 3 种：去铁胺（desferriomamine，DFO）、去铁酮（deferiprone，DFP）和地拉罗司（deferasirox）。应用铁螯合剂清除铁的作用比放血慢，但对有贫血和严重低蛋白血症，不宜放血者，可采用这种疗法。常用去铁胺可皮下或静脉注射，因血浆半衰期仅 20 分钟，因此需要长时间持续输注才能发挥其作用。标准方案是 40mg/（kg·d）皮下或静脉输注 8~12 小时，1 周应用 5~6 天。具体方法：每瓶去铁胺 500mg，用 3ml 生理盐水溶解后，加入 250ml 5%葡萄糖注射液中混匀，缓慢静脉滴注；或用生理盐水 5ml 溶解后置于输液泵，在腹部脐周皮下注射。同时给予大量维生素 C 100~1000mg/d 口服可增加排铁效果，但维生素 C 可增加铁的毒性作用，有心脏问题的老年人不宜应用。去铁胺应用后局部可有刺激作用，对眼、耳、肺及神经系统有毒性，并可使生长停滞及中性粒细胞和血小板减少。剂量及疗程可用 SF 测定值来决定，当 SF 小于 300μg/L 即可停药。也可与静脉放血同时应用。口服铁螯合剂有：去铁酮 75mg/（kg·d），分 3 次口服。不良反应有关节痛、谷丙转氨酶升高和粒细胞减少，因可引起粒细胞缺乏而被限制使用；地拉罗司分散片 20~40mg/（kg·d），起始剂量 20mg/（kg·d），每天服用 1 次，不良反应有胃肠道反应、皮疹、谷丙转氨酶和肌酐升高。

【预后】

血色病如已采用放血治疗，有肝硬化者 10 年生存率 72%，无肝硬化者可达 82%。凡已发生肝硬化、肝功能不全、糖尿病或心力衰竭者，预后较差，如采用放血治疗者中数生存期 63 个月，不用放血治疗者仅 18 个月。主要死亡原因：死于心力衰竭 30%，门静脉高压和肝功能衰竭 25%~30%，肝癌 30%。

推荐阅读

1. 中华医学会血液学分会/中国医师协会血液科医师分会. 铁过载诊断与治疗的中国专家共识[J]. 中华血液学杂志，2011，32（8）：572-574.
2. GOLDMAN L，SCHAFER A I. Goldman's Cecil Medicine[M]. 26th ed. Philadelphia：Elsevier Saunders，2020：1388-1392.

第十四章　黏 多 糖 病

杨叶虹　沈稚舟

【概述】

黏多糖是由氨基己糖和己糖醛酸共同组成的长链分子聚合物，主要在结缔组织内合成。黏多糖病是一组先天性黏多糖代谢障碍性疾病，是由于溶酶体中降解黏多糖的水解酶活性缺乏或降低，导致黏多糖（glycosaminoglycan，GAG）贮积在机体各种组织致多系统受累的一组疾病，故此类疾病又称黏多糖贮积病（mucopolysaccharidosis，MPS）。人体常见的黏多糖，主要有透明质酸（HA）、软骨素（CS）、肝素（HS）、硫酸皮肤素（DS）和硫酸角质素(KS)等。黏多糖病为单基因遗传性疾病,以体内贮积和尿中排出酸性黏多糖为特征,酸性黏多糖即氨基葡聚糖(glycosaminoglycans,GAG)。由于各种成分在体内分布的不同,以及各种类型黏多糖病缺乏不同种类的酶,黏多糖病在临床上表现亦各异。目前,临床上将黏多糖增多症分为7种类型,以Ⅰ型最为见,临床表现亦最典型(表19-14-0-1)。

表 19-14-0-1　黏多糖病(MPS 贮积病Ⅰ～Ⅶ)

缩写	名称	酶缺乏	主要贮积物	尿 GAGs	临床表现
MPS Ⅰ-H	Hurler	α-L-艾杜糖苷酶	DS±HS	↑5～25X DS>HS	6～12月龄发病,脸面粗糙,流涕,呼吸有鼻音,角膜混浊,心脏病,内脏肿大,侏儒,多形性骨发育不全,一岁后进行性智力迟钝,5～10岁死亡
MPS Ⅰ-S (以前称 MPS Ⅴ)	Scheie	α-L-艾杜糖苷酶	DS±HS	↑5～25X DS>HS	5～15岁发病,角膜混浊,关节僵硬,爪状手,膝外翻,多形性骨发育不全,主动脉瓣疾病;身高、智力正常,生存期长
MPS Ⅰ-H/S	Hurler-Scheie	α-L-艾杜糖醛酸酶	DS±HS	↑5～25X DS>HS	2～4岁发病,具有MPS Ⅰ-H的所有表现但较轻,缓慢进展,可存活到20多岁
MPS Ⅱ 重型	Hunter 重型	艾杜糖醛酸硫酸酯酶	DS±HS	↑5～25X DS=HS	2～4岁发病,角膜透明,耳聋,具有MPS Ⅰ-H的全部其他表现,但较轻,进行性智力迟钝,10～15岁死亡
MPS Ⅱ 轻型	Hunter 轻型	艾杜糖醛酸硫酸酯酶	DS±HS	↑5～25X DS=HS	10岁前起病,个子矮,角膜透明,关节僵硬,多形性骨发育不全,内脏肿大,心脏病,神经受压,智力接近正常,根据心脏受累情况,可存活至30～60岁
MPS ⅢA	Sanfilippo A型	硫酸肝素酰胺酶	HS	↑5～20X 85% HS	2～6岁起病,头大,身高正常,轻度Hurler样面容,多形性骨发育不全,肝大均较轻;智力迟钝迅速进展且严重;青春期末死亡
MPS ⅢB	Sanfilippo B型	α-N-乙酰葡萄糖苷酶	HS	↑5～20X 85% HS	临床上无法与MPS ⅢA型鉴别
MPS ⅢC	Sanfilippo C型	乙酰辅酶A;α-葡萄糖胺-N-乙酰转移酶	HS	↑5～20X 85% HS	临床上无法与MPS ⅢA型鉴别
MPS ⅢD	Sanfilippo D型	N-乙酰葡萄糖胺-6-硫酸酯酶	HS	↑5～20X 85% HS	临床上无法与MPS ⅢA型鉴别
MPS ⅣA	Morquio,经典型	N-乙酰氨基半乳糖6-硫酸酯酶(半乳糖胺-6-硫酸酯酶)	KS+Ch6-S	↑3～5X KS+CHS	特征性面容,短躯干侏儒,胸廓畸形,角膜混浊,听力减退,主动脉瓣病变,颈软,脊髓横断;智力正常;常在30岁前死于心肺疾病
MPS ⅣB	Morquio 样综合型	β-半乳糖苷酶	KS+Ch4-S	↑2～5X KS=Ch-S	身材矮小,角膜混浊,轻度多形性骨发育不全,面下部前突,胸部隆起,髋部畸形,智力正常
MPS Ⅵ	Maroteaux-Lamy,重度	N-乙酰氨基半乳-4-硫酸酯酶(芳香硫酸酯酶B)	DS+Ch4-S	↑2～5X KS=Ch-S	2～4岁起病,4岁后生长进行性缓慢,关节僵硬,角膜混浊;主动脉瓣病变,严重髋部畸形,多形性骨发育不全,明显的白细胞包涵物,智力正常,死于30岁前

续表

缩写	名称	酶缺乏	主要贮积物	尿 GAGs	临床表现
MPS Ⅵ	Maroteaux-Lamy,轻度	N-乙酰氨基半乳糖-4-硫酸酯酶(芳香硫酸酯酶B)	DS+Ch4-S	↑4~20 70%~90% DS	5~7 岁起病,身材矮小,骨改变严重尤其是髋部;神经受压,角膜混浊,主动脉瓣病变,智力正常,存活时间长;难与 MP-SI-S 型鉴别
MPS Ⅶ	Sly	β-葡糖醛酸酶	HS,DS Ch-S	↑6~8X HS,DS, Ch4/6-S	1~2 岁发病,轻至中度样面容,多形性骨发育不全,胸部隆起,内脏肿大,心脏杂音,身材矮小,中等智力迟钝,婴儿期后呈慢性进行性进展;明显的粒细胞内包涵物;轻型存活,严重的伴有新生儿腹水者,在 2 岁以内死亡
MPS Ⅸ	透明质酸酶缺乏症	透明质酸酶	HA		关节僵直,髋关节发育不良

注:DS. 硫酸皮肤素;HS. 硫酸类肝素;Ch-S. 硫酸软骨素(Ch4-S. 4-硫酸软骨素;Ch6-S. 6-硫酸软骨素);KS. 硫酸角质素。

【诊断】

本组疾病诊断主要依据临床表现、尿中 GAG 型式、遗传阳性家族史、相关酶活性检测以及基因诊断。除 MPSⅡ为 X 连锁遗传外,其他各型 MPS 均为常染色体隐性遗传。采用白细胞或培养的皮肤成纤维细胞行酶活性测定;DNA 分析黏多糖代谢的各种酶的编码基因突变类型可确诊本病及分型。产前诊断已引起关注,方法有:①羊水黏多糖电泳分析,黏多糖总量测定;②测定培养的羊水细胞的特异性相关酶的活性等;③羊水细胞 cDNA 基因分析。

【治疗】

目前 MPS 的主要治疗方法为酶替代治疗(ERT)和异基因造血干细胞移植(allo—HSCT)。ERT 能够有效改善部分 MPS 患者的临床症状,但由于酶无法透过血脑屏障,对患者中枢神经系统症状改善作用有限。目前多种类型的 MPS 在尝试酶替代治疗。重组 α-L-艾杜糖醛酸酶 Laronidase(Aldurazyme)主要用于治疗Ⅰ型黏多糖贮积病;galsulfase(Naglazyme)为重组人芳香硫酸酯酶 B,用于治疗Ⅵ型黏多糖贮积病;Elaprase(idursulfase)用于治疗 MPSⅡ型。allo-HSCT 治疗 MPS 可使患者获得永久产酶能力,同时 HSCT 源于健康供者骨髓中的巨噬细胞可透过血脑屏障,并转化为脑小胶质细胞,可部分纠正 MPS 中枢神经系统的产酶能力。

矫形手术、关节置换、脑室腹膜分流等手术用于 MPS 的对症治疗。随着轻症患者的及时诊断和酶替代治疗等手段的使用,存活至成年的患者较以往增多。应重视气道损害的处理和有助于改善关节功能的康复治疗。手术对阻塞性改变所致睡眠呼吸暂停、疝、神经卡压等可能有帮助。MPS Ⅰ、Ⅱ和Ⅵ型患者均应注意监测有无颈髓型脊髓病。

推荐阅读

ZAMPINI L,PADELLA L,MARCHESIELLO R L,et al. Importance of the combined urinary procedure for the diagnosis of Mucopolysaccharidoses[J]. Clin Chim Acta,2016,464:165-169.

第十五章 果糖不耐受症

杨叶虹 沈稚舟

果糖为水果、蔬菜、蜂蜜和蔗糖等正常食物和食品中的组成部分,摄入后在近端小肠处经特定的运载机制迅速被吸收,在肝脏、小肠黏膜和肾小管细胞内进行代谢。代谢生化途径见图 19-15-0-1。已知果糖代谢缺陷主要有三个类型:①原发性果糖尿;②遗传性果糖不耐受症(fructose intolerance);③果糖-1,6-二磷酸酯酶缺乏症。

【原发性果糖尿】

本病属常染色体隐性遗传疾病,系由先天性果糖激酶缺乏所致。发病率约为 1/130 000。本病临床上多无症状和体征。仅在常规尿检查中发现,因尿中还原糖试验呈阳性,故易被误诊为糖尿病。

在较大量摄食果糖后,血果糖水平增高,可出现果糖尿。因葡萄糖与乳糖代谢均正常,故患者无低血糖表现。本病诊断可应用纸色谱法,口服果糖负荷试验(0.5g/kg)后,血中果糖浓度超过 1.1mmol/L,并多有果糖尿,即可诊断。本病预后良好,无需治疗。

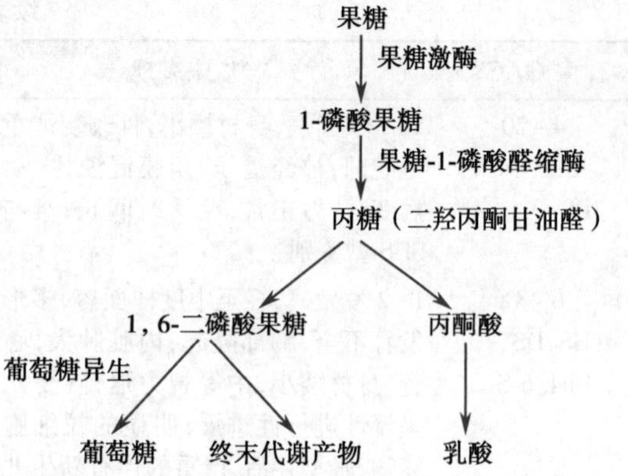

图 19-15-0-1　果糖代谢主要途径及相关酶

【遗传性果糖不耐受症】

本病属常染色体隐性遗传疾病，系果糖-1-磷酸醛缩酶（醛缩酶 B）活性先天性缺乏所致，使机体不能使用果糖的一种疾病，其发病率约为 1/20 000。患儿症状出现多始于断乳后摄食含果糖或能在体内分解成果糖的蔗糖食品，其主要临床表现为：在进食果糖后 20～30 分钟后，出现呕吐、恶心及低血糖症状，查血果糖浓度见显著升高，尿果糖阳性，补充葡萄糖后症状迅即消失。患者若长期食用果糖，则可对肝脏、肾上腺皮质及小肠造成损害，乃至引起慢性肝病、肝脾大、肝硬化、腹水及肝功能衰竭。有些病例可由于手术前后给予果糖或静脉注射山梨醇引起严重肝、肾损伤时才发现。

诊断可使用果糖负荷试验，负荷量儿童为 $3g/m^2$，成人为 0.25g/kg，阳性结果为：明显的低葡萄糖血症、血中果糖浓度明显上升、血清无机磷酸盐浓度下降、血浆胰岛素浓度下降、血镁和尿酸水平上升。此方法可能诱发低血糖，故应用受限。双等位基因致病性变异的检出或肝脏/肠黏膜活检测定醛缩酶活性可确定本病，测定羊水细胞醛缩酶活性可作产前诊断。基因检测也有助于疾病风险的评估。

治疗：严格限制饮食中果糖成分。禁食蔗糖、含有果糖成分的水果（如苹果、梨等）及蔬菜（如胡萝卜、西红柿及土豆等）、山梨糖醇。由于饮食的限制，维生素 C 的摄入量减少，宜给予补充。本病如未及时发现常在新生儿死于低血糖症，及时治疗后预后良好。口服及静脉注射葡萄糖可以治疗低血糖，患者应经常随身携带口服葡萄糖。

【果糖-1,6-二磷酸酯酶缺乏症】

本病系遗传性果糖代谢障碍性疾病，由先天性肝内果糖-1,6-二磷酸酯酶缺乏所致，最终导致肝内葡萄糖异生受阻，致低葡萄糖血症伴乳酸酸中毒。为常染色体隐性遗传病。若不治疗，在婴儿期就可死亡。临床表现为出生后起病、低葡萄糖血症、乳酸酸中毒及肝肿大等，且注射胰高糖素不能使血糖升高。确诊多需肝活检证实其肝内果糖-1,6-二磷酸酯酶缺乏。

治疗应坚持终生执行不含果糖的食品和食物。少量多餐以避免诱发低血糖症。

推荐阅读

TRAN C. Inborn Errors of Fructose Metabolism. What Can We Learn from Them?［J］. Nutrients，2017，9（4）：9040356.

第十六章　半乳糖血症

杨叶虹　沈稚舟

【概述】

半乳糖血症（galactosemia）为血半乳糖增高的中毒性临床代谢综合征。半乳糖主要来源于乳糖，后者来源于乳液，经乳糖酶水解后成为半乳糖和葡萄糖，再经肠道吸收入血液循环。半乳糖需通过 Leloir 代谢途径转变为葡萄糖后才能加以利用，其相关酶的缺乏则导致半乳糖代谢障碍。半乳糖代谢中有三种相关酶中的任何一种酶先天性缺陷均可致半乳糖血症：①半乳糖-1-磷酸尿苷酰转移酶（Gal-1-PUT）缺陷：此为经典的半乳糖血症，较为常见，基因在第 9 号染色体短臂；②半乳糖激酶缺陷：较为罕见，基因在第 17 号染色体长臂；③尿苷二磷酸半乳糖-4-表异构酶（UDP-Gal-4-E）缺陷：罕见，基因在第 1 号染色体。半乳糖血症均为常染色体隐性遗传的先天性代谢性疾病。杂合子者，上述半乳糖代谢的三种相关酶活性约为正常人的 1/2；而纯合子者酶活性则显著降低。

【分型与临床表现】

Gal-1-PUT 的地域变异型甚多，酶活性受累程度不一。目前已知的变异型有：①Duarte 变异型；②黑人变异型；③Indiana 变异型；④Rennes 变异型；⑤Bern 变异型；⑥Chicago 变异型；⑦Los Angel 变异型等。

半乳糖激酶的变异型较少，有：①Philadelphia 变异型；②Urbino 变异型；③部分性一过性半乳糖激酶缺陷。尿苷二磷酸半乳糖-4-表异构酶极为罕见。

半乳糖血症的临床表现视病型及病程有较大差异，可无临床症状，严重者呈暴发型。

急性病程的患儿多数在出生后数天，因哺乳或人工喂养牛乳中含有半乳糖，出现拒乳、呕吐、恶心、腹泻、体重不增加、肝肿大、黄疸、腹胀、低血糖、蛋白尿等，需即施行有关实验室检查，若及时检出可采取相应措施，否则可迅速出现白内障及精神发育障碍。轻型病程多无急性症状，但随年龄增长逐渐出现发音障碍、白内障、智力障碍及肝硬化等。女性患儿成年后性腺功能异常多见。其他如假大脑肿瘤，为一少见表现，此系半乳糖在脑内积蓄，继之转变为半乳糖醇遂致脑水肿及颅内压增高。

【诊断】

诊断主要据临床症状及相关酶活性测定。新生儿筛查和早期的正确诊断依赖实验室检查。以下检测有助半乳糖血症的诊断：①血半乳糖浓度测定：正常浓度为110～194μmol/L(应用半乳糖氧化酶或半乳糖脱氢酶法)，患者其血浓度升高；②尿半乳糖和半乳糖醇浓度测定；③红细胞1-磷酸半乳糖测定；④半乳糖代谢相关酶测定：此为确诊本病的重要依据；⑤非特异性的生化指标测定：如蛋白尿、葡萄糖尿等；⑥基因诊断：耗时较长，可作为辅助诊断方法。新生儿筛查多选用Beutler试验(检测血滴纸片的半乳糖-1-磷酸尿酰转移酶活性)和Paigen试验(检测血中半乳糖和1-磷酸半乳糖)。

【治疗】

目前尚无病因治疗，尽早严格执行不含乳糖的饮食，不进食奶类及奶制品是控制症状及预防疾病发展的首要。可购买或自行调配不含乳糖的营养食品。检测不含半乳糖的营养恰当与否，简便的方法是定期检测患者红细胞内的1-磷酸半乳糖浓度，0～0.12mmol/L浓度提示为良好状态。

控制饮食的开始时间越早，患儿预后越好。不能坚持饮食控制者，可发生不同程度的智力低下，生长障碍及白内障。需终生进行饮食控制。

推荐阅读

DEMIRBAS D, COELHO A, RUBIO-GOZALBO M E, et al. Hereditary galactosemia [J]. Metabolism: clinical and experimental, 2018, 83: 188-196.

第十七章　其他嘌呤和嘧啶代谢疾病

孙　皎　沈稚舟

嘌呤和嘧啶核苷酸是核酸的基本结构，在遗传物质的复制、基因转录、蛋白质合成和细胞代谢中起着重要作用。嘌呤的最终代谢产物为尿酸，而嘧啶的最终代谢产物为氨、β氨基酸和CO_2。迄今已确认超过30种以上的人类嘌呤和嘧啶代谢途径缺陷。许多是良性的，约一半有临床症状，部分会使发病率和死亡率升高。随着遗传学及高效液相色谱和串联质谱技术的进展，促进了诊断。

涉及嘌呤和嘧啶核苷酸代谢异常的疾病范围很广，可从相对普遍的疾病如高尿酸血症和痛风，到影响嘌呤和嘧啶合成或降解的罕见的酶缺乏，在25岁之前早发型痛风是一类特殊的患者，常伴遗传缺陷。如：黄嘌呤尿症(xanthinuria)；次黄嘌呤一鸟嘌呤磷酸核糖转移酶(HGPRT)缺失导致的自毁容貌综合征(Lesch-Nyhan syndrome)：患者表现为高尿酸血症引起早期肾结石，逐渐出现痛风症状，智力低下，有特征性的强迫性自伤行为，早期诊断和适当使用别嘌醇可以预防或消除高尿酸血症引起的所有问题，而不会引起行为或神经异常；腺苷脱氨酶(adenosine deaminase, ADA)缺乏导致重度遗传性自身免疫缺陷性联合软骨-骨发育不良；嘧啶-5'-核苷酸酶缺乏导致遗传性溶血性贫血等。以下重点介绍两种嘌呤和一种嘧啶代谢病。

一、肌腺苷酸脱氨酶缺乏(myoadenylate deaminase deficiency)

有遗传性和获得性两种形式，前者为常染色体隐性遗传。该酶是肌肉特异性同工酶，在骨组织能量生成中似起主要作用。在遗传性该酶缺乏时，有些人在运动或其他诱因下导致较轻微的肌病症状，但大多数患者无症状。应该在有该酶缺乏的有症状的患者中进行筛查。而后者常与肌肉营养不良、神经病变、炎症性肌病和血管结缔组织病等疾病有关。近年随着他汀类调脂药物的广泛应用，有遗传易感性的人群，可能在调脂药的激发下出现肌病，应引起重视。

二、黄嘌呤尿症(xanthinuria)

典型的黄嘌呤尿为单一黄嘌呤氧化酶缺乏的常染色体隐性遗传病。由于黄嘌呤氧化酶缺乏，使嘌呤代谢的终末产物尿酸生成受阻，形成大量的前体物质黄嘌呤和次黄嘌呤，从尿中排泄增加，遂出现黄嘌呤尿甚至黄嘌呤肾结石，部分患者尚在骨骼肌和关节滑膜中有黄嘌呤和次黄嘌呤结晶沉淀物，而血尿酸浓度则甚低。本病患病率估计约为1/45 000，大约2/3的缺陷个体是无症状的，常在偶测血清尿酸时测出极低浓度而被疑及。该病诊断主要据遗传家族史、血尿酸浓度降低和尿黄嘌呤浓度升高，其确诊则需依赖肝和小肠黏膜黄嘌呤氧化酶活性的测定。治疗主要限于预防黄嘌呤在组织中的沉积，鼓励患者充分饮水，此有助于避免黄嘌呤性肾结石的形成。

三、遗传性乳清酸尿症(hereditary orotic aciduria)

该病为嘧啶代谢性疾病中较具代表性的常染色体隐性遗传病，其发病机制为乳清酸磷酸核糖转移酶(OPRT)和/或OPRT活性先天性降低。主要临床表现有：巨幼红细胞性贫血，且对叶酸、维生素B_{12}无效，白细胞减少，生长发育迟缓，以及尿中持续有较大量乳清酸排出。本病诊断据遗传家族史、临床表现及乳清酸尿。确诊则需检测OPRT和ODC活性缺乏。治疗原则是终生替代相关物质，可供选择的药物主要有：尿苷(每天100～200mg/kg)，可使患者恢复正常生长，改善智力发育，改善贫血,减少尿中乳清酸排出量。其他药物有胞苷、尿苷酸和胞苷酸。本病需与药物性原因相鉴别,长期过量服用别嘌醇或6-氮尿苷可引起大量乳清酸和乳清酸核苷从尿中排泄。

四、其　他

多种药物可以影响嘧啶代谢:二氢嘧啶脱氢酶(DPD)缺乏(dihydropyrimidine dehydrogenase deficiency)为常染色体隐性病变,该酶缺乏虽无临床症状,但该酶参与抗癌药物5-氟尿嘧啶的降解,因此,缺乏该酶的癌症患者应用氟嘧啶类药,可发生与药物相关的严重而持久的神经毒性如癫痫、运动和智障。来氟米特为治疗类风湿性关节炎的药物,通过抑制二氢乳清酸脱氢酶的从头合成而抑制嘧啶合成,导致对B淋巴细胞和T淋巴细胞的抗增殖作用。

推荐阅读

BEN SALEM C, SLIM R, FATHALLAH N, et al. Drug-induced hyperuricaemia and gout[J]. Rheumatology(Oxford), 2017, 56(5): 679-688.

第十八章　代谢性骨病

于明香

代谢性骨病(metabolic bone diseases)是指各种原因所致的以骨代谢紊乱为主要特征的骨疾病。代谢性骨病属于代谢性疾病(metabolic diseases)中的一类特殊疾病,临床上以骨重建(bone remodeling)紊乱所致的骨转换率异常、骨痛、骨畸形和骨折为特征。

自1961年发现PTH和1962年提出激素受体学说以来,代谢性骨病的研究与发展十分迅速,已阐明了一大批代谢性骨病的分子病因,如Gsα亚基基因突变所致的McCune-Albright综合征和假性甲旁减、维生素D受体(VDR)基因突变所致的维生素D抵抗性佝偻病/骨软化症等;双能X线吸收检测法(dual energy X-ray absorptiometry, DXA)的广泛应用,在代谢性骨病的诊断方面有了突破性进步;以二膦酸盐、降钙素、选择性雌激素受体调节剂和甲状旁腺激素相关肽1-34为标志的新的治疗药物已广泛应用于临床,地舒单抗(denosumab)(RANKL抑制剂)、硬骨抑素抗体(Scl-Abs)等新一批靶向抑制剂的出现也标志着代谢性骨病的治疗进入了精准医疗时代。

【骨的结构、代谢与功能】

(一)骨结构　骨有皮质骨和海绵骨之分,皮质骨主要为管状骨的骨干部,结构致密,硬度较高,又称密质骨;海绵骨为脊椎骨等短骨和扁平骨的中心部以及长管骨的骨端,结构疏松,硬度较低,易受压损,又称松质骨。

(二)骨代谢　骨组织由细胞及细胞外基质构成,后者含有机质35%,无机质65%。骨细胞有成骨细胞(osteoblast)、破骨细胞(osteoclast)和骨细胞(osteocyte)。细胞只占很小体积,其作用一是调节无机质成分,协助维持血钙浓度在一个很窄小的范围;二是进行骨重建。

1. 骨的无机盐　骨的无机盐即骨盐,约占骨干重的65%~70%,其余为基质部分。骨骼含有体内总钙的99%。人体骨钙总重量约为1.2~1.5kg。骨盐中无机钙、磷主要以羟磷灰石和胶体磷酸钙形式分布在有机质中。

2. 骨的有机基质　胶原是骨组织中最主要的蛋白,占基质的绝大多数,90%~95%系Ⅰ型胶原,其余为非胶原部分,包括多糖、脂类和糖蛋白复合体如骨连接蛋白、骨钙素和骨桥蛋白等。

3. 细胞成分　骨组织的细胞成分主要为成骨细胞、破骨细胞与骨细胞。成骨细胞含有特异的骨碱性磷酸酶,具有甲状旁腺素和1,25$(OH)_2D_3$等的受体,能合成特异的基质蛋白,如Ⅰ型胶原、骨钙素等。成骨细胞成骨过程中一旦被周围骨基质所包埋,即成为骨细胞,也称骨陷窝细胞。骨细胞可保持骨的完整性,是骨存活的标志。破骨细胞多见于骨吸收部位的边缘。骨表面由一层成骨细胞组成的膜覆盖,并和骨小窝中骨细胞相连,形成成骨细胞-骨细胞复合体,分隔骨液和细胞外液。这些细胞对激素和机械应力的刺激均有反应,代谢十分活跃。

(1)成骨细胞的功能:合成胶原纤维与糖蛋白复合体,自细胞外液运送钙离子经骨液至骨基质。骨骼的机械应力,如负重,可以加强成骨细胞的活性。生长激素、性激素、转化生长因子-β(TGF-β)Ⅰ和Ⅱ型、酸性和碱性成纤维细胞生长因子、血小板衍生生长因子和胰岛素样生长因子Ⅰ和Ⅱ等对成骨细胞的活性也起重要作用。

(2)破骨细胞的功能:破骨细胞主要促进骨吸收。破骨细胞含有许多酶系统,包括氧化酶和胶原酶等,与骨质溶解和吸收有关。甲状旁腺素及破骨细胞激活因子均能影响破骨细胞的形成,并可加强骨吸收活性,而降钙素及双膦酸盐则起抑制作用。此外,有些细胞因子,如IL-1、TNF、IFN-γ可通过破骨细胞促进骨吸收。

(3)骨细胞的功能:骨细胞位于广泛的树状骨网络中,功能多样,与成骨细胞、破骨细胞沟通密切。骨细胞可调控局部骨组织环境,通过控制成骨细胞、破骨细胞活动,维持骨形成和骨吸收。

4. 骨形成　骨形成与软骨细胞及成骨细胞的作用密切相关,成骨细胞能合成并分泌胶原和糖蛋白等基质成分,然后基质进行骨盐沉着(矿化)形成骨质。血浆中钙、磷乘积对骨钙的沉积也很重要。低于正常值35~40时,不利于骨钙沉积或发生脱钙,乘积过高易发生异位钙化。

5. 骨的重建(remodeling) 旧骨不断被吸收,新骨不断形成,称为骨的重建。骨的重建是在全身激素及局部骨细胞旁分泌和自分泌因子调控下不断进行的。正常情况下,骨膜、骨内膜、骨小梁及骨皮质内表面的骨重建在骨吸收及骨形成上保持破骨细胞及成骨细胞协调活动。放射性核素研究表明每年约有18%的总骨钙参与骨骼的重建过程,故骨骼是一个代谢活跃的组织。骨代谢中,如骨吸收和骨形成失去平衡便可出现各种代谢性骨病。

【代谢性骨病的分类】

1. 骨质疏松症(osteoporosis)。

2. 佝偻病/骨软化症(osteomalacia)。

3. 原发性甲状旁腺功能亢进症。

4. 原发性甲状旁腺功能减退症。

5. 中毒性骨病(维生素D、氟、镉、铅、磷等中毒)。

6. 其他 如黏多糖代谢异常、马方综合征(Marfan syndrome,MFS)、佩吉特骨病(Paget disease of the bone)、氟骨症、肾性骨病、继发性甲旁亢、体质性骨病等。

【代谢性骨病的诊断与防治原则】

代谢性骨病诊断的基础和关键首先是要收集完整而有价值的病史资料,通过体格检查发现阳性体征并确定有意义的阴性体征。如诊断仍有困难,应根据需要选择必要的实验室检查或特殊检查,以便早期诊断。代谢性骨病的预防主要以加强锻炼、均衡饮食并注意摄取充足的钙元素,以及接受充足的阳光照射为主。治疗原则以病因治疗为主,骨质疏松症主要以补钙、应用维生素D或其活性成分,并根据具体情况选择抗骨吸收或促进骨形成药物;骨软化症则以补钙与应用大剂量维生素D和适量活性维生素D治疗为主。

推荐阅读

WEBER T J. Approach to the patient with metabolic bone disease//GOLDMAN L,SCHAFER A I. Goldman-Cecil Medicine[M]. 26th ed. Philadelphia:Elsevier Saunders,2020:1598-1599.

第十九章 骨质疏松症

于明香

骨质疏松症(osteoporosis,OP)是一种以骨量低下,骨微结构损坏,导致骨脆性增加,易发生骨折为特征的全身性骨病(WHO,1994)。其主要特点为单位体积内骨组织量减少,骨皮质变薄,松质骨骨小梁数目及大小均减少,骨髓腔增宽,骨骼荷载能力减弱。另,美国国立卫生研究院(NIH)2001年提出骨质疏松症是以骨强度下降、骨折风险性增加为特征的骨骼系统疾病,骨强度反映了骨骼的两个主要方面,即骨密度和骨质量,更强调了骨强度的概念。骨质疏松症可发生于不同性别和任何年龄,但多见于绝经后女性和老年男性。临床上主要表现为腰背、四肢疼痛,脊柱畸形甚至骨折。骨质疏松症分为原发性和继发性两大类。原发性骨质疏松症又分为绝经后骨质疏松症(Ⅰ型)、老年性骨质疏松症(Ⅱ型)和特发性骨质疏松3种。绝经后骨质疏松症一般发生在妇女绝经后5~10年内;老年性骨质疏松症一般指年龄70岁以后发生的骨质疏松;特发性骨质疏松主要发生在青少年,病因尚不明确;而继发性骨质疏松症是指由任何影响骨代谢的疾病和/或药物导致的骨质疏松(扩展阅读19-19-0-1)。本章主要介绍原发性骨质疏松症。

扩展阅读19-19-0-1

扩展阅读 19-19-0-1 骨质疏松症的病因与分类

【流行病学】

我国目前是世界人口大国,也是世界上老年人口绝对数量最多的国家。2018年,国家卫健委发布的中国骨质疏松症流行病学调查结果显示,我国40~49岁人群骨质疏松症患病率为3.2%,50岁以上人群骨质疏松症患病率为19.2%,其中男性为6.0%,女性为32.1%。65岁以上人群骨质疏松症患病率达到32.0%,其中男性为10.7%,女性为51.6%。骨质疏松症已经成为我国50岁以上人群的重要健康问题,中老年女性骨质疏松问题尤为严重。

骨质疏松的严重后果是发生骨质疏松性骨折(脆性骨折)。骨质疏松性骨折危害大,导致病残率和死亡率增加,如发生髋部骨折后1年内死于各种合并症者达20%,而存活者中约50%致残,造成沉重的家庭、社会和经济负担。

【病因与危险因素】

原发性骨质疏松症的病因与发病机制未明,可能与以下因素有关:

(一)遗传因素 骨质疏松症的发生与遗传因素密切相关,峰值骨量50%~80%由遗传因素决定,骨质疏松症可能是多基因性疾病,文献报道维生素D受体、Ⅰ型胶原α1链、雌激素受体、雄激素受体、甲状旁腺激素、降钙素受体、骨钙素等基因的多态性与骨密度及骨折相关。

骨质疏松症以白种人最多,其次黄种人,黑种人较少;可有家族史,如母亲有髋部骨折史,其子女髋部骨折的危险性增加。

（二）内分泌因素

1. 雌激素缺乏 为绝经后骨质疏松症的主要病因。雌激素缺乏引起 1,25(OH)$_2$D$_3$ 的生成与活性降低，致使肠道对食物中钙的吸收减少；雌激素缺乏增强骨对甲状旁腺激素的敏感性，使骨吸收增加，亦可能直接抑制成骨细胞活性使骨形成不足。由于骨吸收超过骨形成，导致绝经后妇女容易发生骨质疏松，尤其在绝经后 5 年之内常有显著的骨量丢失，每年骨量丢失常为 2%～5%。雌激素缺乏也可能是男性骨质疏松症的致病因素之一。

2. 甲状旁腺激素（parathyroid hormone，PTH）相对增多 PTH 参与血钙水平的调节，当血钙降低时，PTH 促进破骨细胞的溶骨作用，动员骨钙转入血液，从而维持血钙在正常水平。随着增龄，肾脏功能逐渐减退，1,25(OH)$_2$D$_3$ 生成减少，肠道吸收钙减少，血钙水平降低，从而刺激 PTH 分泌，促进破骨细胞骨吸收，以保持血钙稳定。

3. 其他因素 如降钙素水平降低、1,25(OH)$_2$D$_3$ 减少，可能也包括护骨素、核因子 κB 受体活化因子/核因子 κB 受体活化因子配体和许多细胞因子等。

（三）营养因素 钙是骨矿物质中最主要的矿物质，钙不足必然影响骨矿化。在骨的生长发育期和钙需要量增加时（妊娠、哺乳等），摄入不足或老年人肠钙吸收功能下降都可诱发骨质疏松。

（四）生活方式和生活环境 足够的体力活动有助于提高峰值骨量，减少骨丢失。成骨细胞和骨细胞是具有接受应力、负重等力学机械刺激的接受体，故成年后的体力活动是刺激骨形成的基本方式，而活动过少易于发生骨丢失。此外，吸烟、酗酒、高盐饮食、大量饮用咖啡、维生素 D 摄入不足和光照减少等均为骨质疏松的危险因素。长期卧床和失重也常导致骨丢失。

【临床表现】

疼痛、脊柱变形和发生脆性骨折是骨质疏松症最典型的临床表现。但许多骨质疏松症患者早期常无明显症状，往往在骨折发生后经 X 线或骨密度检查时才发现已患有骨质疏松。

（一）疼痛 患者可有腰背疼痛或周身骨骼疼痛，负荷增加时疼痛加重或活动受限，严重时翻身、起坐及行走有困难。

（二）脊柱变形 骨质疏松严重者可有身高缩短、驼背、脊柱畸形和伸展受限。胸椎压缩性骨折会导致胸廓畸形，影响心肺功能；腰椎骨折可能会改变腹部解剖结构，导致便秘、腹痛、腹胀、食欲减低和过早饱胀感等。

（三）骨折 脆性骨折是指低能量或者非暴力骨折，如从站高或者低于站高跌倒或因其他日常活动而发生的骨折为脆性骨折。发生脆性骨折的常见部位为胸、腰椎，髋部，桡、尺骨远端和肱骨近端。发生过一次脆性骨折后，再次发生骨折的风险明显增加。

【实验室检查】

自 20 世纪 80 年代以来逐渐研发出检测骨吸收和骨形成指标的新方法。主要包括以下几方面：

（一）骨形成指标

1. 血清骨源性 ALP 由成骨细胞合成和分泌，其活性可以反映成骨细胞活性。

2. 骨钙素 是由成骨细胞合成的非胶原蛋白，可代表骨形成功能，反映成骨细胞活性。

3. 血Ⅰ型前胶原前肽 Ⅰ型胶原占骨胶原总量的 90%，成骨细胞合成并分泌前胶原后，在蛋白分解酶作用下两端的短肽被切断，形成成熟的胶原。被切除的短肽Ⅰ型前胶原氨基端前肽（P1NP）分泌入血，其血中水平可作为成骨细胞活性和骨形成的指标。

（二）骨吸收指标

1. 空腹尿钙/肌酐比值 后半夜至清晨血钙下降，PTH 反应性地分泌增加，促使骨钙动员释放入血，故清晨空腹尿钙升高主要来自骨组织脱钙，空腹尿钙/肌酐比值增高说明骨吸收增加。

2. 血抗酒石酸酸性磷酸酶（TRAP） 主要来源于骨，是存在于破骨细胞为主的一种同工酶，可反映骨吸收程度。

3. 血Ⅰ型胶原交联羧基末端肽（cTX） 是敏感性和特异性均较好的骨吸收指标。

在以上诸多指标中，国际骨质疏松基金会（IOF）推荐 P1NP 和 cTX 是敏感性相对较好的两个骨转换生化标志物。

【影像学检查】

（一）X 线检查 主要改变为骨皮质变薄，骨小梁减少、变细，以脊椎和骨盆较明显，特别是胸腰段负重节段。一般当 X 线片呈现改变时，骨矿物质已减少达 30%～50%。小梁骨较皮质骨更易脱钙，故椎体受椎间盘压迫可呈双凹变形，也可见脊椎压缩性骨折或其他部位的病理性骨折。

（二）定量超声测定 除能反应骨密度外，尚能对骨结构、骨质量进行分析，并可预测骨折危险性，具有经济、无辐射损伤等优点，但应用范围较窄，仅能测定跟骨、桡骨、髌骨或胫骨。

（三）定量磁共振成像（QMRI）测定 可衡量骨强度和预测骨折危险性。

（四）骨密度测定 骨密度是指单位体积（体积密度）或者单位面积（面积密度）的骨量，骨密度测量方法较多，临床应用的有双能 X 线吸收测定法（DXA）、外周双能 X 线吸收测定法（pDXA）以及定量计算机控制断层 X 线扫描法（QCT）等。其中，DXA 测量值是目前国际学术界公认的骨质疏松症诊断的“金标准”。详见后述。

【诊断与鉴别诊断】

（一）诊断标准 临床上用于诊断骨质疏松症的通用指标是：发生了脆性骨折（详见临床表现部分）和/或骨密度低下。

1. 脆性骨折 指非外伤或轻微外伤发生的骨折，这是骨强度下降的明确体现，故也是骨质疏松症的最终结果及合并症。发生了髋部或椎体脆性骨折临床上即可诊断骨质疏松症。

2. 诊断标准（基于骨密度测定） 临床上常采用骨密度（BMD）测量作为诊断骨质疏松、预测骨质疏松性骨折风险、监测自然病程以及评价药物干预疗效的最佳定量指标。

基于DXA骨密度测定的骨质疏松诊断标准(表19-19-0-1)建议参照世界卫生组织1994年(WHO,1994)推荐的诊断标准:骨密度值低于同性别、同种族正常成人的骨峰值不足1个标准差属正常;降低1~2.5个标准差之间为骨量低下(骨量减少);降低程度等于和大于2.5个标准差为骨质疏松;骨密度降低程度符合骨质疏松诊断标准同时伴有一处或多处脆性骨折时为严重骨质疏松。骨密度通常用T-Score(T值)表示,T值=(测定值-骨峰值)/正常成人骨密度标准差。T值用于表示绝经后妇女和大于50岁男性的骨密度水平。对于儿童、绝经前妇女以及小于50岁的男性,其骨密度水平建议用Z值表示,而且骨质疏松的诊断不能仅根据骨密度值作出决定。Z值=(测定值-同龄人骨密度均值)/同龄人骨密度标准差。

表19-19-0-1　基于DXA骨密度测定的骨质疏松诊断标准

诊断	T值
正常	T值≥-1
骨量低下	-1.0>T值>-2.5
骨质疏松	T值≤-2.5

(二)骨代谢转换率评价　多数情况下,绝经后骨质疏松症早期为高转换型,而老年性骨质疏松症多为正常转换型或低转换型。可根据骨形成指标与骨吸收指标进行判断,骨吸收指标和骨形成指标明显升高提示骨代谢转换率增高。

(三)骨折风险评估

1. 骨质疏松症风险测试　可根据IOF骨质疏松症风险1分钟测试内容进行。

2. 亚洲人骨质疏松症自测指数(osteoporosis risk assessment tool for Asians,OSTA)OSTA=[体重(kg)-年龄]×0.2,评价标准是:>-1为低度风险;-1~-4为中度风险,<-4为高度风险。

3. FRAX骨折风险评估算法　WHO骨折风险评估工具(fracture risk assessment tool,FRAX)是根据股骨颈BMD和骨折风险因子,通过大样本循证医学原始数据建立的骨折风险评估软件。无论是否有BMD结果,FRAX均可预测10年发生髋部骨折和任何重要的骨质疏松性骨折发生概率。目前尚无中国依据FRAX结果计算的治疗阈值。

4. Q骨折风险计分系统　主要用于10年的骨折风险评估,特点为不需测定骨密度,且充分考虑到了心血管病、T2DM、慢性肝病和跌倒对骨折的影响。

(四)鉴别诊断　原发性骨质疏松症的诊断,需要排除其他原因所致的继发性骨质疏松症,并且需要和骨软化症、成骨不全等鉴别。

1. 内分泌代谢疾病　如甲旁亢、皮质醇增多症、甲状腺功能亢进、高泌乳素血症和泌乳素瘤、生长激素缺乏症等。根据需要选择必要的生化或特殊检查逐一排除。

2. 血液系统疾病　血液系统肿瘤的骨损害有时酷似骨质疏松,此时有赖于骨髓检查、肿瘤特异标志物或骨扫描等鉴别。

3. 骨软化症　骨有机基质增多,但矿化发生障碍。临床上常有胃肠吸收不良、脂肪泻、胃大部切除病史或肾病病史,常有继发性甲旁亢。

4. 成骨不全　骨损害特征是骨脆性增加,多数是由于Ⅰ型胶原基因缺陷所致,其临床表现因缺陷的类型和程度而异。

5. 其他继发性骨质疏松症　主要包括肾性骨病、风湿免疫相关疾病、胃肠疾病和药物所致骨质疏松等。有时原发性与继发性骨质疏松可同时或先后发生。

【治疗】

骨质疏松症的治疗包括基础措施与药物干预两个方面。

(一)基础措施　基础措施主要包括调整生活方式与骨健康基本补充剂。

1. 调整生活方式

(1)富含钙、低盐和适量蛋白质的均衡膳食。

(2)适当户外活动和日照有助于骨健康的体育锻炼和康复治疗。

(3)避免嗜烟、酗酒,慎用影响骨代谢的药物。

(4)采取防止跌倒的各种措施,注意是否有增加跌倒危险的疾病和药物。

(5)加强自身和环境的保护措施(包括各种关节保护器)等。

2. 骨健康基本补充剂

(1)钙剂:可减缓骨丢失,改善骨矿化。我国营养学会制订成人每日钙摄入推荐量800mg(元素钙)是获得理想骨峰值、维护骨骼健康的适宜剂量,绝经后妇女和老年人每日钙摄入推荐量为1 000mg;钙剂的补充应首先提倡食物补钙,如果饮食中钙供给不足可选用钙剂补充。目前的膳食营养调查显示我国老年人平均每日从饮食中获取元素钙约400mg,故平均每日应补充元素钙500~600mg。常用的钙剂有碳酸钙、枸橼酸钙、氨基酸螯合钙等制剂,高钙血症时应该避免使用钙剂。

(2)维生素D:促进钙的吸收、对骨骼健康、保持肌力、改善身体稳定性、降低骨折风险有益。维生素D缺乏可导致继发性甲旁亢,增加骨吸收,从而引起或加重骨质疏松。我国成年人推荐剂量为200IU(5μg)/d,老年人因缺乏日照以及摄入和吸收障碍常有维生素D缺乏,故推荐剂量为400~800IU(10~20μg)/d。维生素D用于治疗骨质疏松症时,剂量可为800~1 200IU/d。有条件时酌情检测血清25(OH)D浓度,以了解维生素D的营养状态,适当补充维生素D。国际骨质疏松基金会建议老年人血清25(OH)D水平≥30ng/ml(75nmol/L)以降低跌倒和骨折风险。

(二)药物干预　抗骨质疏松药物有多种,其主要作用机制也有所不同。或以抑制骨吸收为主、或以促进骨形成为主,也有一些多重作用机制的药物。临床上抗骨质疏松药物的疗效判断应当包括是否能提高骨量和骨质量,最终降低骨折风险。

抗骨质疏松药物主要有三类,骨吸收抑制剂、骨形成刺激剂和多重作用机制的药物。

1. 骨吸收抑制剂

（1）双膦酸盐：双膦酸盐（bisphosphonates）是焦磷酸盐的稳定类似物，其特征为含有P-C-P基团。双膦酸盐与骨骼羟磷灰石有高度亲和力，特异性结合到骨转换活跃的骨表面，抑制破骨细胞的成熟与活性，从而抑制骨吸收，不仅可防止骨丢失，还可使骨量增加，降低发生椎体或非椎体骨折风险，已成为治疗骨质疏松症的重要药物。

目前常用的双膦酸盐为阿仑膦酸钠70mg，每周1次；利塞膦酸钠35mg，每周1次。唑来膦酸5mg，每年1次静脉滴注，在降低骨吸收方面的作用强于口服双膦酸盐。

双膦酸盐在肠道的吸收率仅为摄入量的1%～3%，并受食物、钙剂、铁剂、咖啡、茶和橙汁等的影响，因此，建议晨起空腹用200～300ml水送服，并保持坐位或立位至少半小时，之后可以进餐。双膦酸盐口服后可引起消化道反应，如恶心、呕吐、腹痛、腹胀、反流性食管炎、食管糜烂和食管溃疡等，有食管憩室和食管裂孔疝或胃、十二指肠溃疡的患者慎用。唑来膦酸的主要不良反应为类流感样症状，如发热、乏力、肌肉疼痛等，常在用药后24～48小时出现，持续3～5天后逐渐好转，这些症状尤其出现在首次应用时。另，双膦酸盐尚有肾毒性、非典型股骨骨折与下颌骨坏死的报道。

（2）降钙素：降钙素（calcitonin）是一种钙调节激素，可抑制破骨细胞活性，减少破骨细胞数量，从而抑制骨吸收，减慢骨量丢失的速度；另外，降钙素尚有促进骨形成作用，也是其重要药效之一。降钙素类药物的另一突出特点是能明显缓解骨痛，对骨质疏松性骨折或骨骼变形所致的慢性疼痛以及骨肿瘤等疾病引起的骨痛均有效，因而更适合有疼痛症状的骨质疏松症患者。目前应用于临床的降钙素类制剂有2种：①鲑鱼降钙素，注射剂量为50IU/次，皮下或肌内注射，根据病情每周2～7次；鼻喷制剂为200IU/d，宜双鼻孔交替使用；②鳗鱼降钙素，注射剂量为10～20IU/次，肌内注射，每周2次，或根据病情酌情增减。因其长期应用有致肿瘤风险，故建议短期使用，时间一般不超过4周。

（3）雌激素类：雌激素类（estrogen）药物能抑制骨转换，阻止骨丢失。临床研究证明绝经激素治疗（menopausal hormone therapy，MHT），包括雌激素补充疗法和雌、孕激素补充疗法，能阻止骨丢失，降低骨质疏松性椎体、非椎体骨折风险。因其副作用目前少用于治疗骨质疏松症。主要适应证为：<60岁或绝经10年内伴有绝经期症状（如潮热、出汗等）或泌尿生殖道萎缩症状的围绝经和绝经后妇女。副作用：乳腺癌、静脉血栓栓塞症与缺血性卒中风险。应用MHT治疗时应取得患者的知情同意，并坚持定期随访和安全性监测（尤其是乳腺和子宫）。

（4）选择性雌激素受体调节剂：选择性作用于雌激素的靶器官，与不同形式的雌激素受体结合后，发生不同的生物效应。如雷洛昔芬在骨骼上与雌激素受体结合，表现出类雌激素活性，抑制骨吸收，降低椎体骨折风险，而在乳腺和子宫上则表现为抗雌激素活性，因而不刺激乳腺和子宫。雷洛昔芬60mg/d，他莫昔芬20mg/d。主要适应于治疗无更年期症状、无血栓栓塞疾病的绝经后骨质疏松症。

（5）地舒单抗：地舒单抗（denosumab）是一种RANKL抑制剂，可抑制破骨细胞的生成、功能和存活，因此可减少骨吸收，增加骨量和骨强度，用于治疗骨折风险高的绝经后骨质疏松症。地舒单抗60mg，每6个月皮下注射1次。

2. 骨形成刺激剂

（1）甲状旁腺激素类似物：甲状旁腺激素类似物，特立帕肽（teriparatide）（rhPTH（1-34））有促进骨形成作用。研究表明特立帕肽能有效治疗绝经后严重骨质疏松，提高骨密度、降低椎体和非椎体骨折风险。特立帕肽于2002年获FDA批准用于治疗严重骨质疏松症。每天20μg，皮下注射。用药期间监测血钙，防止高钙血症的发生。阿巴帕肽（abaloparatide）为选择性甲状旁腺激素受体1激动剂，作用类似特立帕肽，较少引起高钙血症，2017年获FDA批准用于治疗绝经后骨质疏松症，每天80μg，皮下注射。上述两药治疗时间均不宜超过2年。

（2）硬骨抑素抗体：硬骨抑素抗体（romosozumab）是Wnt通路抑制剂的拮抗剂，能拮抗硬骨抑素对成骨细胞骨形成的抑制作用，发挥骨形成促进作用；2019年获FDA批准用于绝经后骨质疏松性骨折高危人群。

3. 多重作用机制的药物

（1）活性维生素D及其类似物：包括1,25（OH）$_2$D$_3$（骨化三醇）和1α（OH）D$_3$（阿法骨化醇）。前者因不需要经过肝脏和肾脏羟化酶羟化即有活性效应，故得名为活性维生素D，而1α（OH）D$_3$则需要经25羟化酶羟化为1,25（OH）$_2$D$_3$后才具有活性效应。主要作用为增加肠道对钙和磷的吸收，抑制PTH分泌，促进骨细胞分化而增加骨量。活性维生素D及其类似物主要用于治疗骨质疏松症、肾性骨病和甲状旁腺功能减退症及其伴有的维生素D代谢异常。阿法骨化醇0.5μg/d，骨化三醇0.25～0.5μg/d。

（2）维生素K$_2$（四烯甲萘醌）：四烯甲萘醌是维生素K$_2$的一种同型物，是γ-羧化酶的辅酶，在γ-羧基谷氨酸形成过程中起着重要的作用。γ-羧基谷氨酸是骨钙素发挥正常生理功能所必需的。四烯甲萘醌可以促进骨形成，并有一定抑制骨吸收的作用。通常成人口服每次15mg，每日3次，饭后服用。禁用于服用华法林钠的患者。

（3）雷奈酸锶：人工合成的雷奈酸锶同时具有促进骨形成、抑制骨吸收的作用。适应于没有禁忌证且不能选用其他抗骨质疏松药物的严重骨质疏松症。因可能增加心血管事件风险，偶可发生超敏反应综合征，目前已少用。

（4）中药：国内已有数种经国家市场监督管理总局批准的治疗骨质疏松症的中成药。多数有缓解症状、减轻骨痛的疗效。但对于改善骨密度、降低骨折风险方面尚缺乏大型临床研究的证据支持，长期疗效与安全性需进一步研究。

（三）治疗效果评估　骨质疏松症治疗过程中，应注意观察患者的依从性，每6～12个月监测DXA骨密度变化，有助于评价药物疗效，但需要充分考虑到骨密度最小有意义变化值(least significant change，LSC)。骨转换生化标志物可以在药物治疗1~6个月发生明显变化，通过测量其变化，可以了解抗骨质疏松药物的治疗效果，但需要考虑骨转换生化标志物可能存在变异，不同检测方法间的结果也有差别，尚要考虑检测时间与饮食的影响。

【预防】

骨质疏松症患者一旦发生骨质疏松性骨折，生活质量下降，出现各种合并症，可致残甚至致死，因此骨质疏松症的预防比治疗更为现实和重要。

骨质疏松症的预防应尽早开始，自幼即应注意摄入足够的钙质，注意营养，适当进食富含蛋白质的食物，多晒太阳，多运动，有助于建立和维持高水平的骨峰值。忌烟酒，忌饮过量咖啡及含咖啡因的饮料，避免使用糖皮质激素、苯巴比妥等影响骨代谢的药物，积极治疗某些慢性病(肾病、肝病、糖尿病等)，定期监测骨密度，有利于预防本病。

值得强调的是骨质疏松性骨折是可防、可治的。尽早预防可以避免骨质疏松及其骨折。即使发生过骨折，只要采取适当合理的治疗仍可有效降低再次骨折的风险。因此，普及骨质疏松知识，早期诊断、及时预测骨折风险并采取规范的防治措施是十分重要的。

推荐阅读

1. 中华医学会骨质疏松和骨矿盐疾病分会. 原发性骨质疏松症诊疗指南(2017)[J]. 中华骨质疏松和骨矿盐疾病杂志，2017，10(5)：413-444.
2. WEBER T J. Osteoporosis[M]//GOLDMAN L，SCHAFER A I. Goldman's Cecil Medicine. 26th ed. Philadelphia：Elsevier Saunders，2020：1599-1607.

第二十章 尿素循环障碍疾病

刘 军

尿素循环障碍疾病(urea cycle disorders，UCDs)是一组由于基因突变或遗传缺陷，导致尿素生成过程中某种酶缺乏引发的以高血氨为特征的代谢性疾病，发病率1∶35 000，是新生儿高血氨症(50%)的主要病因，死亡率高达25%~50%。国外已有数十例报道，而国内仅有数例。

【病因与发病机制】

正常人体内氨由氨基酸分解、肠道吸收和肾脏生成而来，其正常值<35μmol/L(63μg/dl)，由2个氨分子与1个碳酸氢盐分子经过7种酶的反应，转化为1分子尿素，由尿排出而解毒，周而复始形成循环，故称为尿素循环。7种酶分别是：①氨甲酰磷酸合成酶1(CPS1)；②鸟氨酸氨甲酰转移酶(OTC)；③精氨基琥珀酸合成酶(ASS)；④精氨基琥珀酸裂解酶(ASL)；⑤精氨酸酶1(ARG1)；⑥乙酰谷氨酸合成酶(NAGS)；⑦鸟氨酸/瓜氨酸逆向转运体(ORNT1)。整个尿素循环在肝细胞内完成。前5个是尿素循环所需要的经典酶，NAGS发挥激活CPS1的作用，ORNT1是鸟氨酸进入线粒体，瓜氨酸进入细胞质的关键酶，缺乏后可导致高鸟氨酸血症、高血氨、同型瓜氨酸尿综合征(HHH综合征)。

【临床特征】

临床症状及体征主要为非特异的神经系统、消化系统及精神系统的异常。常可分为急性期及慢性期表现。急性期患者可在生后1周内发病，出现共济失调、中风样发作、恶心、多器官衰竭，甚至昏迷；慢性期轻者可在婴幼儿甚至成年发病，反复出现高血氨症状，并出现学习障碍、认知功能障碍等。

【诊断】

高血氨、血尿素氮的明显下降是诊断UCDs的一个重要线索，血氨>500μmol/L是尿素循环障碍的一个重要标志。确诊主要依靠基因检测及肝脏组织、肠黏膜、红细胞及成纤维细胞的酶活力分析。

【鉴别诊断】

需要鉴别的疾病包括：败血症、肝功能衰竭、新生儿一过性高血氨、一些增加蛋白质分解代谢的疾病(创伤、消化道出血等)、有机酸代谢紊乱、脂肪酸氧化障碍、瑞氏综合征(Reye syndrome)等。

【治疗】

治疗原则：尿素循环障碍疾病的预后与昏迷持续时间及血氨高峰水平强烈相关。一旦考虑该疾病，应立即采取低蛋白饮食、药物降氨、血液透析及肝移植等方法。分急性期与慢性期治疗。

(一) 急性期 当新生儿生后1周内出现高血氨时，首先禁食蛋白质1~2天，热卡由10%葡萄糖与脂肪供给。血氨>500μmol/L及常规药物治疗3~6小时后血氨下降不明显时，进行血液透析；成人急性期首选血液透析治疗。

(二) 慢性期 应予低蛋白饮食、补充能量、矿物质及维生素、药物降氨，必要时肝移植。低蛋白饮食中应包括必需氨基酸及支链氨基酸。控制良好的指征是：血氨<80μmol/L，谷氨酰胺<1 000μmol/L，精氨酸70~100μmol/L，必需氨基酸及支链

氨基酸正常。最有效的方法是肝移植。

【预后】

昏迷持续时间、血氨峰值水平是影响预后的主要因素。昏迷持续超过3天、血氨峰值>1 000μmol/L预后差；早期治疗，尤其肝移植后预后好。

推荐阅读

HABERLE J, BURLINA A, CHAKRAPANI A, et al. Suggested guidelines for the diagnosis and management of urea cycle disorders: first revision[J]. J Inherit Metab Dis, 2019, 42(6): 1-39.

第二十篇

营养性疾病

第一章　概　论

何更生

第一节　能量与营养素代谢

生物体为了维持机体繁殖、生长发育和生存等一切生命活动,需要从外界环境中摄取的物质称为营养素(nutrient),由蛋白质(protein)、脂类(lipids)、碳水化合物(carbohydrate)、矿物质(mineral)和维生素(vitamin)五类组成。机体从外界摄取食物,经过体内的消化、吸收、代谢后,用以供给能量、参与组织器官的构成,以及满足生理功能和体力活动等生理学过程。进食行为通常受神经、内分泌等层次的生命活动所控制,其中下丘脑起着甚为重要的作用。

根据人体对各种营养素的需要量或体内含量的多少可分为宏量营养素(macronutrients)和微量营养素(micronutrients)。人体对宏量营养素的需要量较大,包括蛋白质、脂类和碳水化合物,这三种营养素经体内氧化可以释放能量,也称为产能营养素(calorigenic nutrients)。相对宏量营养素,人体对微量营养素需要量较少,微量营养素包括矿物质和维生素。人体中含量大于体重0.01%的矿物质为常量元素(macroelements),包括钙、磷、钾、钠、镁、氯、硫等。体内含量小于体重0.01%为微量元素(microelements),其中铁、铜、锌、硒、铬、碘、钴和钼为必需微量元素(essential trace element)。维生素是维持机体生命活动过程所必需的一类微量的低分子有机化合物,在机体代谢、生长发育等过程中起重要作用。根据溶解性的不同可将维生素分为两大类,即脂溶性维生素与水溶性维生素。脂溶性维生素有维生素A、D、E、K;水溶性维生素有维生素B_1、B_2、B_6、B_{12}、烟酸、叶酸、泛酸、生物素、胆碱、维生素C等。

(一)能量代谢　人类与外界环境不断进行物质交换和能量交换。碳水化合物、脂肪和蛋白质是能量的主要来源。这些物质主要在线粒体中进行生物氧化,形成腺苷三磷酸(ATP),为机体提供可利用的能量。健康人从食物中摄取和消耗的能量应保持相对平衡状态,如果人体长期能量摄入不足,会导致生长发育迟缓、消瘦及免疫功能下降,引起健康问题;相反,如果长期能量摄入过剩,会转化为脂肪贮存于体内,引起肥胖及相关的慢性病如糖尿病、血脂异常、心脑血管病,进而导致一系列退行性疾病。因此能量不仅是维持机体正常生命活动的基础,也与其他营养素的正常代谢息息相关。

1. 能量单位　目前国际上能量的单位为焦耳(Joule,J)。能量单位换算为1kJ=0.239kcal,1kcal=4.184kJ。每克碳水化合物、脂肪、蛋白质在体内氧化所产生的能量分别为16.81kJ(4.0kcal)、37.56kJ(9.0kcal)、16.74kJ(4.0kcal)。

2. 人体的能量消耗　成年人的能量消耗主要用于维持基础代谢、食物热效应和身体活动三方面。对于孕妇还包括胎儿的生长发育和母体组织子宫、胎盘、乳房等组织的增长和体脂储备等能量需要,乳母还包括合成、分泌乳汁的需要,婴幼儿、儿童和青少年还应包括生长发育的能量需要。

基础代谢是指维持机体基本生命活动的能量消耗。即在无任何活动、全身肌肉松弛、消化系统处于静止状态的情况下,用以维持体温、呼吸、心搏、各器官组织和细胞功能等最基本的生命活动所需要的能量消耗。常用基础代谢率(basal metabolism rate,BMR)表示。基础代谢率应该在周围环境温度恒定(22~26℃),经过10~12小时空腹和良好的睡眠,处于早上清醒、静卧状态的情况下测定。影响基础代谢率的因素有体表面积和机体构成、年龄、性别、环境温度和气候、内分泌(甲状腺影响最大)等。一般BMR男性比女性高,婴幼儿、儿童和青少年比成人高,寒冷环境比温热气候高。体表面积越大则散热越多。食物热效应(thermic effect of food,TEF)是指人体在摄食过程中引起的额外能量消耗,是摄食后发生的一系列消化、吸收利用,以及营养素及其代谢产物之间相互转化过程中所消耗的能量,也称为食物的特殊动力作用(specific dynamic action,SDA)。食物热效应的高低与食物营养成分、进食量和进食速度有关。成人每日摄入的混合膳食,由于TEF而额外增加的能量消耗,相当于基础代谢的10%。因此,进食时要把食物膳食热效应额外消耗的能量考虑在内,使能量代谢保持平衡。

除基础代谢外,身体活动(physical activity)是影响人体总能量消耗的最重要部分,约占人体总能量消耗的15%~30%。人体能量需要量的不同主要是由于身体活动水平的不同所致。能量消耗的多少与体力活动的强度、持续时间及熟练程度等有关,其中劳动强度为主要影响因素,劳动强度与能量消耗的多少呈正相关。我国成人体力活动水平划分轻体力活动、中体力活动和重体力活动水平三个等级。能量代谢当量(metabolic equivalence of energy,MET)是国际上身体活动强度的通用单位,1MET相当于能量消耗为1kcal/(kg·h)。1.1~2.9MET、3~6MET、7~9MET分别为低等、中等和高等强度身体活动。

3. 能量消耗的测量　能量消耗量是估计能量需要量的关键。人体总能量消耗量的测定常用的方法有计算法、直接测热法、间接测定法、双标水法、心率监测联合运动感应器法,行为记录法等。

4. 食物来源和参考摄入量　人体能量摄入与消耗应保持平衡,长期摄入过多或过少均不利于健康。一般成年人能量的摄入量和消耗量应保持平衡,体重相对恒定。能量需要量的定义为针对特定的年龄、性别、体重、身高并具有良好健康状况的个体或人群，保持能量平衡的平均膳食能量摄入量。不同人群的能量推荐量可参考中国营养学会2013年制定的《中国居民膳食营养素参考摄入量》。见表20-1-1-1中国居民膳食能量需要量。

表 20-1-1-1 中国居民膳食能量需要量

人群	体力活动水平(PAL[c]) 能量/(MJ·d⁻¹)						体力活动水平(PAL) 能量/(kcal·d⁻¹)					
	轻		中		重		轻		中		重	
	男	女	男	女	男	女	男	女	男	女	男	女
0 岁~	—[a]	—	0.38 MJ/(kg·d)	0.38 MJ/(kg·d)	—	—	—	—	90 kcal/(kg·d)	90 kcal/(kg·d)	—	—
0.5 岁~	—	—	0.33 MJ/(kg·d)	0.33 MJ/(kg·d)	—	—	—	—	80 kcal/(kg·d)	80 kcal/(kg·d)	—	—
1 岁~	—	—	3.77	3.35	—	—	—	—	900	800	—	—
2 岁~	—	—	4.60	4.18	—	—	—	—	1 100	1 000	—	—
3 岁~	—	—	5.23	5.02	—	—	—	—	1 250	1 200	—	—
4 岁~	—	—	5.44	5.23	—	—	—	—	1 300	1 250	—	—
5 岁~	—	—	5.86	5.44	—	—	—	—	1 400	1 300	—	—
6 岁~	5.86	5.23	6.69	6.07	7.53	6.90	1 400	1 250	1 600	1 450	1 800	1 650
7 岁~	6.28	5.65	7.11	6.49	7.95	7.32	1 500	1 350	1 700	1 550	1 900	1 750
8 岁~	6.9	6.07	7.74	7.11	8.79	7.95	1 650	1 450	1 850	1 700	2 100	1 900
9 岁~	7.32	6.49	8.37	7.53	9.41	8.37	1 750	1 550	2 000	1 800	2 250	2 000
10 岁~	7.53	6.9	8.58	7.95	9.62	9.00	1 800	1 650	2 050	1 900	2 300	2 150
11 岁~	8.58	7.53	9.83	8.58	10.88	9.62	2 050	1 800	2 350	2 050	2 600	2 300
14 岁~	10.46	8.37	11.92	9.62	13.39	10.67	2 500	2 000	2 850	2 300	3 200	2 550
18 岁~	9.41	7.53	10.88	8.79	12.55	10.04	2 250	1 800	2 600	2 100	3 000	2 400
50 岁~	8.79	7.32	10.25	8.58	11.72	9.83	2 100	1 750	2 450	2 050	2 800	2 350
65 岁~	8.58	7.11	9.83	8.16	—	—	2 050	1 700	2 350	1 950	—	—
80 岁~	7.95	6.28	9.20	7.32	—	—	1 900	1 500	2 200	1 750	—	—
孕妇(早)	—	+0	—	+0[b]	—	+0	—	+0	—	+0	—	+0
孕妇(中)	—	+1.26	—	+1.26	—	+1.26	—	+300	—	+300	—	+300
孕妇(晚)	—	+1.88	—	+1.88	—	+1.88	—	+450	—	+450	—	+450
乳母	—	+2.09	—	+2.09	—	+2.09	—	+500	—	+500	—	+500

注：[a] 未制定参考值者用"—"表示；[b] "+"表示在同年龄人群参考值基础上额外增加量；[c] 体力活动水平。

人体能量的主要来源为食物中的碳水化合物、脂肪和蛋白质。油脂类属于能量密度最高的食品，肉类次之，粮谷、薯及杂豆类能量密度适中，蔬菜水果属于能量密度较低的食品。根据我国成年人的饮食习惯及营养要求，膳食中碳水化合物提供的能量占总能量的50%~65%，脂肪占20%~30%，蛋白质占10%~15%为宜。

（二）蛋白质代谢 蛋白质是机体细胞、组织和器官的重要组成成分，是生命的物质基础，也是生命的存在形式。蛋白质构成体内各种重要的生理活性物质如酶、激素、抗体等，并调节生理功能如渗透压和酸碱平衡等。

1\. 消化吸收 膳食中蛋白质消化从胃开始，消化吸收的主要场所在小肠。食物中的各种蛋白质经过胰腺及胃肠道中一系列消化酶的连续水解作用，最终以游离氨基酸和2~3个氨基酸的短肽的形式被小肠吸收。小肠中氨基酸的吸收是耗能的主动吸收过程，酸性、碱性、中性氨基酸分别与几类特殊的载体蛋白质结合，通过钠泵被吸收。食物蛋白质经消化吸收后，氨基酸经血液运送到各组织，参与氨基酸代谢库。

2. 必需氨基酸和条件必需氨基酸 氨基酸是组成蛋白质的基本单位，有 8 种氨基酸在体内不能合成或合成速度不能满足机体需要，必需从膳食中供给，这些氨基酸称为必需氨基酸（essential amino acid，EAA）。分别为赖氨酸、缬氨酸、色氨酸、苯丙氨酸、蛋氨酸、苏氨酸、亮氨酸、异亮氨酸。而婴幼儿有 9 种必需氨基酸，组氨酸在体内合成量不足，所以是婴幼儿所必需的。在早产儿（如出生体重非常低的婴儿不能合成足量的半胱氨酸和甘氨酸）或有些急慢性疾病（如创伤时精氨酸合成不足）时，会发生缺乏而必须从膳食中供应，这些在某些条件下合成受限的氨基酸称为条件必需氨基酸。此外，半胱氨酸和酪氨酸在体内分别可从蛋氨酸和苯丙氨酸转变而成。如果半胱氨酸和酪氨酸摄入量足够，就能节省必需氨基酸蛋氨酸和苯丙氨酸的量，半胱氨酸和酪氨酸也归为条件必需氨基酸。非必需氨基酸（nonessential amino acid，NEAA）也是机体代谢中不可缺少的物质，但可以在体内合成，不一定要从膳食中直接供给的氨基酸。

3. 蛋白质互补作用 食物蛋白质的营养价值取决于其在体内的消化吸收率和利用率，利用率又取决于必需氨基酸的种类、数量和相互比例。食物蛋白质中氨基酸的组成成分与人体需要的氨基酸模式越接近，利用率和营养价值越高，也越容易被利用和储存。

动物性蛋白质如蛋、奶、肉、鱼等和大豆蛋白质中的氨基酸组成与人体组织蛋白质的氨基酸组成接近，营养价值较高。这类含必需氨基酸种类齐全，氨基酸模式与人体蛋白质氨基酸模式接近，营养价值较高，不仅能维持成人的健康也可促进儿童生长、发育的蛋白质称为优质蛋白质。谷物蛋白质如小麦蛋白质中相对缺乏赖氨酸和色氨酸，玉米蛋白质中缺乏色氨酸，使食物蛋白质成为机体蛋白质的过程受到限制，因此营养价值较低。这些含量相对较低的一种或几种氨基酸就称为限制氨基酸（limiting amino acid）。大豆富含赖氨酸，如将谷物与豆类同时摄入机体，可得到合适而充足的赖氨酸和色氨酸，使得总氨基酸的种类和比例齐全，有利于机体蛋白质合成的需要。这种将两种或两种以上的食物混合食用，其中所含必需氨基酸互相搭配，取长补短，从而提高营养价值的作用称为蛋白质互补作用。如小麦、小米、大豆、牛肉，单独食用时生物价值分别为 67、57、64、69，而混合摄入时可高达 89。为充分发挥蛋白质的互补作用，食物的生物学属性越远越好，搭配的食物种类越多，食用时间越接近，效果越好。蛋白质互补作用见表 20-1-1-2。

在某些植物蛋白质中添加它的限制氨基酸，可以提高蛋白质的生物学价值，称为氨基酸强化，这种方法可以极大提高植物蛋白质的营养价值。

表 20-1-1-2 蛋白质互补作用

蛋白质来源	蛋白质摄入占总蛋白摄入量/%	单独摄入时生物价值	混合摄入时生物价值
小麦	39	67	89
小米	13	57	
大豆	22	64	
牛肉	26	69	
小麦	25	67	74
小米	19	57	
大豆	34	64	
豌豆	22	48	

4. 食物来源和参考摄入量 蛋白质广泛存在于动植物食物中，一般认为动物蛋白质营养价值高，如蛋类、奶类、肉类（包括禽、畜和鱼的肌肉）等，蛋白质的利用率高，为优质蛋白质。植物性蛋白质中，谷类含蛋白质约 8%，是我国居民的主食，是膳食蛋白质的主要来源。大豆类食品蛋白质含量高达 35%～40%，氨基酸组成较合理，利用率也较高。但植物性蛋白质除大豆类食品外，氨基酸组成有缺陷、利用率较低。如何提高植物性蛋白质的营养价值已日益受到人们的关注，植物性蛋白质可以通过蛋白质互补作用进行合理搭配或适当的氨基酸强化而进行改造。根据我国膳食结构模式，2013 年修订的我国居民膳食蛋白质推荐摄入量（RNIs）为：成年男性和女性分别为 65g/d 和 55g/d，孕妇中期增加 15g/d，孕晚期增加 30g/d 和乳母增加 25g/d，详见表 20-1-1-3。

表 20-1-1-3 膳食蛋白质推荐摄入量

人群	蛋白质 RNI/($g \cdot d^{-1}$) 男	蛋白质 RNI/($g \cdot d^{-1}$) 女	总碳水化合物 EAR/($g \cdot d^{-1}$)	亚油酸 AI[f](%E)[e]	α-亚麻酸 AI(%E)	EPA+DHA AI(g)
0 岁～	9(AI)[f]	9(AI)	60(AI)	7.3(0.15g[c])	0.87	0.1[d]
0.5 岁～	20	20	85(AI)	6.0	0.66	0.1[d]
1 岁～	25	25	120	4.0	0.60	0.1[d]
2 岁～	25	25	120	4.0	0.60	—

续表

人群	蛋白质		总碳水化合物	亚油酸	α-亚麻酸	EPA+DHA
	RNI/(g·d^{-1})		EAR/(g·d^{-1})	AI[f](%E)[e]	AI(%E)	AI(g)
	男	女				
3岁~	30	30	120	4.0	0.60	—
4岁~	30	30	120	4.0	0.60	—
5岁~	30	30	120	4.0	0.60	—
6岁~	35	35	120	4.0	0.60	—
7岁~	40	40	120	4.0	0.60	—
8岁~	40	40	120	4.0	0.60	—
9岁~	45	45	120	4.0	0.60	—
10岁~	50	50	120	4.0	0.60	—
11岁~	60	55	150	4.0	0.60	—
14岁~	75	60	150	4.0	0.60	—
18岁~	65	55	120	4.0	0.60	—
50岁~	65	55	120	4.0	0.60	—
65岁~	65	55	—[a]	4.0	0.60	—
80岁~	65	55	—	4.0	0.60	—
孕妇(早)	—	+0[b]	130	4.0	0.60	0.25(0.20[d])
孕妇(中)	—	+15	130	4.0	0.60	0.25(0.20[d])
孕妇(晚)	—	+30	130	4.0	0.60	0.25(0.20[d])
乳母	—	+25	160	4.0	0.60	0.25(0.20[d])

注：[a]未制定参考值者用"—"表示；[b]"+"表示在同年龄人群的参考值基础上额外增加量；[c]为花生四烯酸；[d]DHA；[e]%E为占能量的百分比；[f]为适宜摄入量。

按能量计算，蛋白质摄入应占膳食总能量的10%~15%。为保证膳食中有一定数量的优质蛋白，一般要求动物性蛋白质和大豆蛋白质应占膳食蛋白质的30%~50%。

（三）脂类代谢　脂类(lipids)是生物体内难溶于水而易溶于有机溶剂的有机物质的统称，包括脂肪和类脂。人类脂类总量约占体重的10%~20%，肥胖者可占30%~60%。

1. 脂肪和类脂　脂肪又称三酰甘油，占体内总脂量的95%左右，是体内燃料的重要储存库。主要功能是储存和提供能量，每克脂肪氧化后可产生9kcal的能量，脂肪细胞中三酰甘油含量高达99%。体内的脂肪是机体构成成分，具有节约蛋白质作用，防止散热、支持和保护脏器的作用，脂肪组织还具有内分泌功能。食物中的脂肪可增加饱腹感，促进脂溶性维生素的吸收，以及改善食物的感官性状。

胆固醇、磷脂和糖脂总称为类脂，约占全身脂量的5%，主要维持正常生物膜的结构和功能，并以半流体样基质形式供许多膜蛋白分布其中，也是机体各器官组织，尤其是神经组织的基本组成成分。胆固醇又是体内合成类固醇激素及胆汁酸、维生素D的主要原料，磷脂对脂肪的吸收、转运和储存起了主要作用。糖脂在脑髓和神经组织中含量丰富，与神经兴奋传导中受体作用也有关。

2. 脂肪酸的构成　脂肪酸是构成脂肪、磷脂及糖脂的基本物质。自然界里各种脂肪酸的碳链长度和饱和度不同，脂肪酸的碳链长度通常为4~22个碳原子，分为饱和、单不饱和、多不饱和脂肪酸。饱和脂肪酸(saturated fatty acids,SFA)不含双键，不饱和脂肪酸(unsaturated fatty acids,UFA)含有一个或多个双键。其中有一个双键的脂肪酸称为单不饱和脂肪酸，如油酸。有两个以上双键的脂肪酸称为多不饱和脂肪酸(polyunsaturated fatty acids,PUFA)，如α-亚麻酸、亚油酸和花生四烯酸等。

多不饱和脂肪酸按照其第一个双键与碳链甲基端的距离编为n-3、n-6、n-7、n-9系脂肪酸，根据氢原子在不饱和链的同侧或两侧，还可分为顺式不饱和脂肪酸(cis-)和反式不饱和脂肪酸(trans-)。按人体的必需性，则可分为必需脂肪酸(essential fatty acid,EFA)和非必需脂肪酸(nonessential fatty acid,NEFA)。

3. 脂肪酸的作用

(1) 必需脂肪酸是指人体不可缺少且自身不能合成的一些多不饱和脂肪酸，必须通过食物供给的脂肪酸，如亚油酸、α-

亚麻酸等。必需脂肪酸是细胞的基本成分，参与细胞膜和线粒体的结构组成，在体内参与磷脂的合成。还与胆固醇的代谢密切有关，胆固醇与必需脂肪酸结合后，才能在体内转运，进行正常代谢。缺乏必需脂肪酸，可引起皮肤损害，出现皮疹、生长迟缓、生殖障碍等。

必需脂肪酸n-6系的亚油酸和n-3系的α-亚麻酸，它们在体内不能合成，为人体健康所必需，必须由食物脂肪供给（见表20-1-1-4）。亚油酸是n-6系脂肪酸，人体内只要供给足量的亚油酸（n-6），就能合成其他n-6系脂肪酸，如γ-亚麻酸、花生四烯酸。花生四烯酸是合成前列腺素等的主要物质。α-亚麻酸（n-3）在体内可衍生为二十碳五烯酸（eicosapentaenoic acid，EPA）和二十二碳六烯酸（docosahexaenoic acid，DHA）。

表20-1-1-4　日常动植物油脂中各种脂肪酸的含量*

食物名称	脂肪酸/（g/100g可食部）					饱和脂肪酸/总脂肪酸/%				不饱和脂肪酸/总脂肪酸/%			
	总量	饱和	单不饱和	多不饱和	未知	12:0 月桂酸	14:0 豆蔻酸	16:0 棕榈酸	18:0 硬脂酸	18:1 油酸	18:2 亚油脂	18:3 α-亚麻酸	20:5 二十碳五烯酸
牛油	88.0	54.4	29.9	4.0	0	0.1	3.9	25.3	28.6	28.8	1.9	1.0	—
黄油	92.6	52.0	34.0	5.8	0.7	3.0	9.8	24.6	12.8	31.8	4.2	1.3	—
羊油	84.1	48.2	30.4	4.5	1.1	Tr	2.0	18.2	35.9	33.0	2.9	2.4	—
猪油（炼）	95.2	41.1	45.6	8.5	0	—	1.2	26.0	15.7	44.2	8.9	—	—
菜籽油	95.6	7.0	61.2	25.7	1.8	0.0	0.0	4.3	1.9	54.0	19.3	6.8	0.1
茶油	95.6	9.5	78.0	7.5	0.6	Tr	0.0	8.1	1.8	80.9	7.7	0.2	Tr
豆油	95.6	15.0	22.7	55.4	2.5	Tr	0.1	10.7	4.0	23.2	51.5	6.5	Tr
花生油	95.6	18.4	42.5	33.0	1.7	0.0	0.0	11.1	3.3	43.5	34.3	0.1	1.4
葵花籽油	95.6	10.9	30.2	51.6	2.9	0.0	0.0	5.6	4.2	31.3	53.7	0.2	Tr
棉籽油	95.4	23.2	25.8	42.6	3.8	—	0.6	18.9	4.5	25.2	44.3	0.4	—
色拉油	95.4	13.7	43.0	39.3	0.0	—	0.1	7.8	2.9	39.2	34.3	6.9	—
玉米油	95.6	14.0	29.2	50.1	2.4	0.0	0.0	12.3	1.7	30.2	51.7	0.6	Tr
芝麻油	95.6	13.9	37.8	42.0	1.9	0.0	0.0	8.5	5.3	39.3	43.6	0.3	Tr
棕榈油	95.6	43.9	41.2	10.5	0.3	0.2	0.9	40.8	3.6	42.8	10.7	0.2	Tr
肉、鱼、禽类													
牛肉（瘦）	2.9	1.4	1.3	0.1	0.0	0.2	3.0	27.3	18.3	41.3	3.3	0.5	Tr
鸡肉	8.9	3.1	3.7	2.2	0.0	Tr	0.9	24.8	7.2	36.5	21.5	2.1	Tr
银鱼	3.6	1.0	1.1	1.5	0.1	0.1	6.2	17.5	3.1	12.4	3.2	10.8	13.8
沙丁鱼	1.0	0.3	0.3	0.3	0.1	3.3	3.3	19.4	6.0	11.5	2.1	9.5	6.7

注：*数据来源于《中国食物成分表》（标准版）第6版；“—”表示未测定；“Tr”表示微量。

（2）多不饱和脂肪酸（PUFA）分为n-3、n-6、n-7、n-9等系列。具有生物学意义的主要是n-3和n-6 PUFA。其中亚油酸是n-6 PUFA的前体，α-亚麻酸是n-3 PUFA的前体。

PUFA对维持细胞膜功能和生长发育起着重要作用，n-6 PUFA能调节下丘脑功能，促进生长发育n-3 PUFA中最受关注的是EPA和DHA。DHA和花生四烯酸是脑、神经组织及视网膜中含量最高脂肪酸，故对脑及视觉功能发育有重要的作用。

EPA是DHA的前体，同属n-3系脂肪酸。EPA有降低血清胆固醇、抑制血小板聚集的作用，能预防动脉粥样硬化和血栓的形成，对提高机体免疫能力，预防心脑血管疾病、癌症有一定的作用。DHA能促进脑和视网膜的正常功能。DHA是视网膜中最丰富的多不饱和脂肪酸，能维持视紫红质的正常功能。也是神经突触的重要组成成分，与智力发育密切有关。研究表明，富含DHA和EPA的鱼油能抑制结肠癌、乳腺癌、前列腺癌等癌症的生长，对高血压、哮喘、关节炎等也有一定的疗效，它们对婴儿和幼儿的正常发育也是必不可少的。n-6系脂肪酸在植物油中含量特别丰富。n-3 系脂肪酸主要存在于鱼类、绿叶蔬菜、豆类和海产品中，尤其是深海鱼类中含量丰富。n-3 系多不饱和脂肪酸约占鱼油总脂肪酸的 75%。适当增加鱼类，尤其是海鱼的进食量，可以提高 n-3 系 PUFA 量。根据 Meta 分析结果显示，每日摄入 EPA 和 DHA 大于 250mg，与小于 250mg 相比，可使突发心脏病死亡率减少 35.1%，总的致死性心血管疾病减少 16.6%，提示 EPA 和 DHA 对心血管疾病的发生的保护作用。

PUFA 有很多优点，能降低血清胆固醇和低密度脂蛋白(LDL-C)，但也会降低高密度脂蛋白(HDL-C)，还会产生脂质过氧化反应，产生自由基，对机体造成一定的损害。据报道 n-3 系 PUFA 有抑制免疫功能的作用。因此，PUFA 在膳食中应该有合适的比例。

(3) 单不饱和脂肪酸流行病学调查发现，地中海地区居民，常年来摄入高脂肪饮食，供能比达 40%，但冠心病发病率很低，究其原因，当地食用油以橄榄油为主，而橄榄油富含单不饱和脂肪酸。研究表明单不饱和脂肪酸能降低血清胆固醇、低密度脂蛋白和三酰甘油，而不降低高密度脂蛋白，有预防冠心病、动脉粥样硬化的作用，单不饱和脂肪酸不仅具有多不饱和脂肪酸的优点，还能避免脂质过氧化、抑制机体免疫能力的缺点。因此，在膳食中应以单不饱和脂肪酸来取代部分饱和脂肪酸。食用油脂中的单不饱和脂肪酸主要为油酸。橄榄油和茶油富含油酸，含量高达 80%，棕榈油中含量约 40%。

(4) 反式脂肪酸(trans fatty acid，TFA)是含有反式脂肪酸是含有反式非共轭双键结构的不饱和脂肪酸的总称。即双键上的氢原子连在碳原子的两侧。多不饱和脂肪酸通过氢化作用所产生的，在氢化过程中这些脂肪酸的空间构象发生变化，某些天然的顺式双键转变为反式。研究表明，进食反式不饱和脂肪酸可使血清胆固醇、低密度脂蛋白(LDL-C)、极低密度脂蛋白(VLDL-C)浓度升高，高密度脂蛋白(HDL-C)降低，增加了冠心病的危险性，因此宜控制反式不饱和脂肪酸的摄入量。人造黄油、氢化油脂、代可可脂、起酥油等食品是反式脂肪酸的主要来源。

(5) 胆固醇是人体内可以合成的类脂。人体每日每千克体重可产生 12~13mg 的胆固醇。经膳食摄入的胆固醇仅占体内合成胆固醇的 1/7~1/3。膳食胆固醇的吸收及其对血脂的影响因遗传和代谢状态而存在较大的个体差异。胆固醇的摄入量不会直接反映血胆固醇水平。根据最近的前瞻性队列研究的系统综述未发现胆固醇摄入与心血管疾病发病和死亡的关联性。因此，对于健康人群胆固醇的摄入不再严格限制；对膳食胆固醇敏感的人群和代谢障碍的人群如高血脂、糖尿病、动脉粥样硬化等，需严格控制膳食胆固醇和饱和脂肪的摄入。

4. 食物来源和参考摄入量　膳食中脂肪主要来源于动物的脂肪组织、肉类及植物的种子。天然食物中的各种脂肪酸，多以三酰甘油的形式存在，畜肉脂肪中饱和脂肪酸和单不饱和脂肪酸含量多，而不饱和脂肪酸含量较少。植物油中以不饱和脂肪酸为主但椰子油例外(表 20-1-1-4)。亚油酸广泛存在于植物油中，亚麻酸在豆油和紫苏油中较多。EPA 和 DHA 在海鱼、贝类中含量较高。含磷脂较多的食物有蛋黄，瘦肉，肝脏、肾脏等内脏，大豆，麦胚和花生等。一般胆固醇仅存在于动物性食物中，如蛋黄、乳制品、肉禽类、贝壳类等。肥肉与全脂乳同时含高胆固醇与高饱和脂肪酸，因此，限制饱和脂肪摄入同时也限制了胆固醇摄入。蛋黄与贝壳类含胆固醇高而饱和脂肪并不高，但考虑含其他营养素丰富而常食用，随之摄入的胆固醇不应忽视。

中国营养学会 2013 年参考了各国不同人群脂肪的摄入量，提出我国居民膳食营养素参考摄入量(dietary reference intakes，DRIs)。采用宏量营养素可接受范围(acceptable macronutrient distribution range，AMDR)的形式表示，下限用于满足对能量的需求及预防缺乏，上限用于预防慢性非传染性疾病。用脂肪供能占总能量百分比(%E)表示(表 20-1-1-5)。推荐成年人膳食脂肪 AMDR 为 20%E~30%E，其中饱和脂肪酸摄入小于 10%E。婴儿 0~6 月龄脂肪的适宜摄入量(AI)为 48%E，7~12 月龄脂肪的 AI 为 40%E，1~3 岁幼儿膳食脂肪 AI 为 35%E。儿童和青少年膳食脂肪 AMDR 为 20%E~30%E，尽管 EPA 和 DHA 可由 ALA 体内代谢衍生，也可直接由食物提供，但其食物来源和转化效率均有限。生命早期胎儿和婴儿对 DHA 有较高的要求，DHA 对脑和视功能发育水平有影响，因此，推荐婴幼儿期 DHA 的 AI 为 100mg/d，孕妇和乳母 EPA+DHA 的 AI 为 250mg/d，其中 200mg 为 DHA。成年人和老年人 EPA+DHA 的 AMDR 为 0.25~2g/d。2 岁以上儿童及成人膳食中来源于食品工业加工产生的 TFA 的可耐受最高摄入量(UL)为<1%E。

表 20-1-1-5　中国居民膳食宏量营养素可接受范围(AMDR)

人群	总碳水化合物/(%E[a])	添加糖/(%E)	总脂肪/(%E)	饱和脂肪酸 U-AMDR/(%E)	n-6 多不饱和脂肪酸/(%E)	n-3 多不饱和脂肪酸/(%E)	EPA+DHA/($g \cdot d^{-1}$)
0 岁~	—[b]	—	48(AI)	—	—	—	—
0.5 岁~	—	—	40(AI)	—	—	—	—
1 岁~	50~65	—	35(AI)	—	—	—	—
4 岁~	50~65	<10	20~30	<8	—	—	—
7 岁~	50~65	<10	20~30	<8	—	—	—
11 岁~	50~65	<10	20~30	<8	—	—	—

续表

人群	总碳水化合物/(%E[a])	添加糖/(%E)	总脂肪/(%E)	饱和脂肪酸 U-AMDR/(%E)	n-6 多不饱和脂肪酸/(%E)	n-3 多不饱和脂肪酸/(%E)	EPA+DHA/($g \cdot d^{-1}$)
14 岁~	50~65	<10	20~30	<8	—	—	—
18 岁~	50~65	<10	20~30	<10	2.5~9.0	0.5~2.0	0.25~2.0
50 岁~	50~65	<10	20~30	<10	2.5~9.0	0.5~2.0	0.25~2.0
65 岁~	50~65	<10	20~30	<10	2.5~9.0	0.5~2.0	0.25~2.0
80 岁~	50~65	<10	20~30	<10	2.5~9.0	0.5~2.0	0.25~2.0
孕妇(早)	50~65	<10	20~30	<10	2.5~9.0	0.5~2.0	—
孕妇(中)	50~65	<10	20~30	<10	2.5~9.0	0.5~2.0	—
孕妇(晚)	50~65	<10	20~30	<10	2.5~9.0	0.5~2.0	—
乳母	50~65	<10	20~30	<10	2.5~9.0	0.5~2.0	—

注:[a]%E 为占能量的百分比;[b] 未制定参考值者用"—"表示。

(四) 碳水化合物(糖类)代谢 碳水化合物亦称糖类(saccharide),是自然界中最丰富的能量物质,由碳、氢和氧三种元素组成。

1. 碳水化合物的分类 根据 FAO/WHO 的报告,碳水化合物按照其聚合度分为糖、寡糖和多糖三类。新的分类表如表 20-1-1-6。

表 20-1-1-6 主要的膳食糖类

分类	亚组	组成
糖(1~2)*	单糖	葡萄糖、半乳糖、果糖
	双糖	蔗糖、乳糖、麦芽糖
	糖醇	山梨醇、甘露醇、木糖醇
寡糖(3~9)	麦芽低聚	麦芽糊精
	寡糖	棉子糖、水苏糖、低聚果糖
	其他杂寡糖	
多糖(≥10)	淀粉	直链淀粉、支链淀粉、变性淀粉
	非淀粉多糖	纤维素、半纤维素、果胶、亲水胶质物

注:* 括号内为单糖分子(糖单元)数。

糖包括单糖、双糖和糖醇。单糖是不能再水解的最简单的碳水化合物,有 3~7 个碳原子。主要有葡萄糖、果糖、半乳糖等。每分子能水解生成两分子单糖的碳水化合物称双糖。主要有蔗糖、麦芽糖、乳糖等。糖醇是一类多羟基醇,如山梨醇、甘露醇、木糖醇等。寡糖又称低聚糖,由 3~9 个单糖分子通过糖苷键构成的聚合物。寡糖又分为麦芽寡糖和杂寡糖,麦芽寡糖最终水解产生的是葡萄糖,而杂寡糖水解产生的为多种单糖。人体不能消化吸收杂寡糖,但人体自已合成的杂寡糖如低聚果糖等,属于益生元类,能在结肠中发酵,促进有益菌如双歧杆菌的生长繁殖,抑制有害菌的增殖。

10 个或 10 个以上单糖分子的聚合物称为多糖。多糖一般不溶于水,无甜味,在酶与酸的作用下最后水解成为单糖。多糖分为淀粉和非淀粉多糖两类。淀粉是人类的主要食物。因不同的聚合方式分为直链和支链淀粉:直链淀粉遇碘产生蓝色反应,食物容易"老化",产生难消化的抗性淀粉;支链淀粉遇碘产生棕色反应,食物容易糊化,消化率高。不同食物中直链和支链淀粉的含量不同。食品含支链淀粉越多糯性越大。非淀粉多糖 80%以上组成植物细胞壁,包括纤维素、半纤维素、果胶等,是膳食纤维的主要组成。

人体吸收的碳水化合物 60%是淀粉类形式。淀粉是最主要的食物,人体主要从粮谷类淀粉中获得能量以维持生命。

碳水化合物是人类膳食最丰富、最经济的能量来源,在体内通过三羧酸循环直接氧化,能迅速提供机体能量。中枢神经系统只能靠葡萄糖供能。碳水化合物也是构成机体的重要物质,糖蛋白、糖脂、黏蛋白的组成都离不开碳水化合物。碳水化合物还参与蛋白质和脂肪的代谢,具有节省蛋白质作用和抗生酮作用。进食不含碳水化合物的膳食,会出现代谢及肠功能紊乱。

近年来发现,碳水化合物的吸收和代谢包括两个方面:小肠中的消化和细菌帮助下的结肠发酵。碳水化合物在参与调节血脂、血糖,改善肠道菌群,防止慢性病等更多方面发挥作用。

2. 血糖生成指数 1981 年,Jenkins 首次提出血糖生成指数(glycemic index,GI)的概念,用来表示进食不同食物引起血糖浓度变化的程度。GI 是指在一定时间内,人体食用含 50g 碳水化合物的某种食物后与相当量的标准食物(葡萄糖)体内血糖水平应答的比值(用百分数表示)。GI 反映该食物碳水化合物被利用的程度。食物血糖生成指数大于 70 为高 GI 食物,小于 55 为低 GI 食物,55~70 为中 GI 食物。GI 高的食物,进入胃肠道消化快,吸收完全,葡萄糖迅速进入血液;GI 低的食物,在胃肠道停留时间长,释放缓慢。血糖升高越趋缓和,葡萄糖在人体的扩散速度就越缓慢。

不同食物的GI变化很大，常见食物的GI见表20-1-1-7。GI可作为膳食搭配、食物加工和食物营养价值研究的一个指标。1998年，联合国粮农组织(FAO)与WHO专家评议会建议健康人应多选择血糖生成指数低的食品。食物中碳水化合物的含量也影响餐后血糖水平，因此，用血糖负荷(glycemic load，GL)来评价某食物摄入量对人体血糖影响的程度。GL=摄入食品中碳水化合物的重量×食品的GI值/100。血糖生成指数可以广泛应用于糖尿病、高血压、肥胖等患者的膳食管理，居民的营养教育，进而扩展到运动员等的膳食管理中。

表20-1-1-7 不同食物的血糖生成指数

血糖生成指数/%	食物
90~105	葡萄糖(97)、麦芽糖(105)
80~90	面条(82)、白糖(84)、大米饭(80)、白馒头(88)、酸奶(83)、米饼(80)、桂格燕麦(83)、糯米饭(87)
70~79	小米饭(71)、南瓜(75)、玉米片(73)、胡萝卜(71)、西瓜(72)、蜂蜜(73)、油条(75)、蚕豆(79)、土豆泥(73)、苏打饼干(72)、白面包(70)、华夫饼干(77)、炸薯条(75)
60~69	荞麦面馒头(67)、小麦片(69)、甜菜(64)、葡萄干(64)、菠萝(66)、黄豆挂面(66)、蔗糖(65)、玉米粉(68)、熟土豆(66)、大麦粉(66)、冰激凌(61)、披萨饼(60)
50~59	猕猴桃(52)、芒果(55)、香蕉(52)、荞麦(54)、意大利面条(55)、甜玉米(55)、山药(51)、甘薯(54)、爆玉米花(55)、荞麦面条(59)
40~49	柑橘(43)、乳糖(46)、葡萄(43)、可乐(40)、巧克力(49)、黑米饭(42)、通心面(45)、老年奶粉(41)、蒸芋头(48)、达能闲趣饼干(47)、青豆(48)、布丁(43)
30~39	扁豆(38)、苹果(36)、梨(36)、藕粉(33)、干杏(31)、酸乳酪(36)、达能牛奶香脆(39)、苕粉(34)
20~29	降糖奶粉(26)、绿豆(27)、果糖(23)、豆腐干(24)、四季豆(27)、樱桃(22)、李子(24)、柚子(25)、桃子(28)、牛奶(28)、冻豆腐(22)
10~19	大豆(18)、花生(14)、低脂奶粉(12)、土豆粉条(14)、雪魔芋(17)

3. 膳食纤维　2010年，WHO/FAO报告发布的膳食纤维(dietary fiber)定义为：膳食纤维共性特点是指10个和10个以上聚合度的碳水化合物聚合物，该物质不能被人体小肠内的酶水解，并对人体具有健康效益。膳食纤维包括：①非淀粉多糖，如纤维素、半纤维素、植物多糖(如果胶)、微生物多糖(黄原胶等)；②抗性低聚糖，如低聚果糖；③抗性淀粉；④木质素等。膳食纤维的主要成分是非淀粉多糖，它虽然不能被人体消化吸收和利用，但与人体的健康息息相关。因此推荐为必需摄入的碳水化合物。膳食纤维可分为两类，一类为可溶性的，另一类为不可溶性的。可溶性的膳食纤维包括果胶、树胶、海藻多糖等亲水胶体物质和部分半纤维素；不可溶性膳食纤维包括纤维素、木质素和部分半纤维素等。

研究表明进食粗粮或富含膳食纤维的食物对肠癌、憩室病、便秘、痔疮、肥胖症、心脏病及高胆固醇血症、阑尾炎等疾病有预防作用。如可溶性膳食纤维可以降低餐后血糖，对2型糖尿病(T2DM)有一定的作用。膳食纤维能促进肠蠕动，加速肠内容物通过肠道的时间，稀释和吸附肠道内容物，有助于毒物及潜在致癌物的排泄，对肠癌的发生有防护作用。豆胶、果胶、羟甲纤维素等能促进胆汁酸排泄，降低血清胆固醇，特别是低密度脂蛋白。膳食中补充膳食纤维能增加排出粪便中脂肪，有助于控制肥胖症，还能降低肠内压力，改善老年人憩室病症状。膳食纤维在肠道益生菌作用下发酵所产生的短链脂肪酸和肠道菌群增殖有广泛的健康作用。

全谷物、薯类、豆类、蔬菜、水果是膳食纤维的良好来源，膳食应以全谷物类食物为主，增加豆类食品和蔬菜、水果的摄入量。全谷物食物中主要膳食纤维来源于谷物表皮。建议成年人每日摄入25~30g膳食纤维为宜，并鼓励每日至少全天谷物的1/3为全谷物食物，蔬菜水果摄入至少达到500g以上。

4. 消化吸收　食物中的碳水化合物主要是淀粉，淀粉必须先转变为单糖，以葡萄糖、果糖、半乳糖的形式才能被机体吸收利用。淀粉在体内经过唾液、胰淀粉酶的初步消化，在小肠黏膜细胞刷状缘经α-葡萄糖苷酶、蔗糖酶、麦芽糖酶、乳糖酶作用，继续水解，转化为葡萄糖、半乳糖、果糖等。消化生成的单糖主要在小肠上部吸收，葡萄糖、半乳糖通过钠泵主动转运，需要消耗能量。葡萄糖吸收速率恒定，餐后血糖在30~60分钟即可达到高峰，果糖在肠道内由一种蛋白质和葡萄糖转运体(glucose transporter)送入肠黏膜上皮细胞内，不伴随钠的转运，也不消耗能量，故吸收较慢。吸收入血的单糖主要是葡萄糖，经门静脉入肝，部分经肝静脉进入体循环，运送到各组织，以供机体的需要。

5. 食物来源和参考摄入量　食物中的碳水化合物主要来自粮谷类、薯类和豆类等，还包括糖果、酒类、饮料等纯碳水化合物。粮谷类一般含碳水化合物60%~80%，薯类含15%~29%，豆类为40%~60%。单糖和双糖的来源主要是糖果、甜食、糕点、蜂蜜、甜味水果、含糖饮料等。每人每日至少摄入100g的碳水化合物，以满足脑神经系统的需要，防止低碳水化合物膳食所造成的代谢反应。根据我国膳食碳水化合物的实际摄入量,中国营养学会 2013 年建议碳水化合物应占膳食总能量的 50%~65%,这些碳水化合物来源应含有不同种类的谷物,特别是全谷物。限制纯热能食物如外加糖的摄入量小于 10%E,每日不超过 50g,提倡摄入营养素/能量密度比值高的食物,以保障人体能量充足和营养素的需要。

第二节 营养状态检测与评定

营养状态检测与评价(nutritional status detection and assessment)主要指对个体营养状况进行判定,从而为临床诊断和治疗提供依据。营养风险筛查(nutritional risk screening)是指发现患者是否存在营养问题和是否需要进一步进行全面营养评估的过程。可以发现个体是否存在营养不足和有营养不足的危险。营养评估(nutritional assessment)是指在大量临床资料中收集相关资料,如一般状况、饮食情况、身体测量指标和生化指标,按营养状况对患者进行分类:营养良好或营养不良,并评估患者营养不良的程度,从而进行相应的营养治疗。

(一)临床症状 全面的临床营养评估包括饮食史、体格检查和实验室检测。病史包括:体重减少及其所经历的时间、内科疾病、药物、胃肠道症状(腹部腹痛,腹泻,吞咽困难)、饮食习惯(每日用餐少于两次,饮酒,膳食补充剂摄入,牙齿状况)、社交习惯(单独进食,是否需要照料)、经济状况(有钱买食物),以及精神状态,特别是否存在抑郁症状的情况。对于蛋白质-能量营养不良以及继发于这些因素的老年人应该格外给予关注。有些营养障碍性疾病的临床表现具有一定的特异性(表 20-1-2-1)。

表 20-1-2-1 成年人营养缺乏的临床症状

临床表现		缺乏的营养素
一般状态	消瘦,外表干瘦	能量
	缺乏食欲	蛋白质-能量,锌
皮肤	银屑病皮疹,湿疹	锌,维生素 A,必需脂肪酸
	面色苍白	叶酸,铁,维生素 B_{12},铜
	毛囊性皮肤角化症	维生素 A,维生素 C
	毛囊周围瘀斑	维生素 C
	剥落性皮炎	蛋白质-能量,烟酸,维生素 B_2,锌
	淤血	维生素 C,维生素 K
	色素沉着	烟酸,蛋白质-能量
	阴囊皮炎	维生素 B_2
	皮肤干燥变厚	亚油酸
头部	颞肌萎缩	蛋白质-能量
毛发	稀疏,脆细,色素变化	蛋白质
	易折断脱落	蛋白质
	头发卷曲的变化	维生素 C
眼睛	夜盲症史(强光损伤后视觉恢复)	维生素 A,锌
	畏光,视力模糊,结膜炎	维生素 B_2,维生素 A
	角膜血管化	维生素 B_2
	干燥病,比托斑点,角膜软化	维生素 A
口	舌炎	维生素 B_2,烟酸,叶酸,维生素 B_{12},维生素 B_6
	牙龈出血	维生素 C,维生素 B_2
	唇干裂	维生素 B_2,维生素 B_6,烟酸
	口角炎	维生素 B_2,维生素 B_6,烟酸
	味觉减退	锌
	舌裂隙	烟酸
	舌萎缩	维生素 B_2,烟酸,铁
	鼻唇沟皮脂溢出	维生素 B_6

续表

临床表现		缺乏的营养素
颈部	甲状腺肿大	碘
	腮腺肿大	蛋白质
胸	胸念珠	维生素 D
腹部	腹泻	烟酸,叶酸,维生素 B_{12}
	腹胀	蛋白质-能量
	肝大	蛋白质-能量
四肢	水肿	蛋白质,维生素 B_1
	骨软化	维生素 D,钙,磷
	骨脆弱	维生素 D
	骨痛,关节痛	维生素 C
	肌肉萎缩和无力	蛋白质,能量,维生素 D,硒,氯化钠
	肌肉压痛,肌肉疼痛	维生素 B_1
指甲	塌陷	铁
	横向线	蛋白质
神经系统	手足抽搐	钙,镁
	感觉异常	维生素 B_1,维生素 B_{12}
	条件反射缺失,腕下垂,足下垂	维生素 B_1
	振动和位置感缺失	维生素 B_{12}
	共济失调	维生素 B_{12}
	痴呆,方向感缺失	烟酸
血液	贫血症	维生素 B_{12},叶酸,铁,维生素 B_6
	溶血	磷,维生素 E

(二)膳食营养评价　询问患者或其家属,了解患者在某一段时间(常为最近 1~3 日)内的每日进餐次数、食物种类(包括点心和水果等)、具体数量等内容,根据食物成分表计算出每人每日的能量和其他各种营养素的摄入量,以及三餐比例,与参考摄入量标准比较,判定膳食营养的状况。

医师应询问患者的一些饮食问题,例如患者是否遵循医嘱规定的饮食,他们饮用的酒精量及他们是否有进行日常膳食补充的习惯,包括维生素、矿物质及中药材等。

(三)体格测量　体格测量(anthropometric measurements)指标主要包括身高、体重和皮下脂肪厚度,还有在儿童中比较常用的头围、胸围、上臂围等。其中,身高(height)反映了骨骼生长发育的情况。体重(weight)包括了体内各组织、器官和体液的总重量,主要反映了蛋白质、脂肪和水的代谢状况,动态观察能比较准确及时地了解营养性疾病的变化趋势和治疗效果。体内脂肪的部位分布也是评价的重要方面,躯干部分的脂肪堆积常常伴随着心脑血管疾病、高血压和糖尿病。下面介绍比较常用的体格测量评价方法:

1. 年龄别体重　主要应用于婴幼儿、儿童和青少年。不同性别不同年龄儿童的体重正常范围。

2. 年龄别身高　主要应用于婴幼儿、儿童和青少年。按不同年龄分组,得出不同性别儿童的身高正常范围。年龄别身高反映长期营养状况及其造成的影响,可用年龄别身高排除生长迟缓者,再用身高别体重筛查出消瘦者。

3. 身高别体重　为综合指标评价方法。以身高为单位,按年龄、性别列出不同身高的相应体重均值和标准差,身高别体重反映近期营养状况。

4. 体重指数(body mass index,BMI)　BMI=体重(kg)/身高的平方(m^2),是营养评价最常用的指标之一。WHO 推荐成人中,BMI 20~25 为营养正常;BMI<18.5 为显著的蛋白质-能量营养不良;BMI 25~30 为肥胖;BMI>30 为过度肥胖;BMI>40 严重肥胖。中国肥胖问题工作组推荐我国成人体重指数的分类标准:BMI<18.5kg/m^2 为体重过低,18.5~23.9kg/m^2 为体重正常,24.0~27.9kg/m^2 为超重,BMI≥28kg/m^2 为肥胖。在儿童中,由于不同年龄阶段儿童的 BMI 随性别和性发育程度而变化,因此要将 BMI 与同年龄、性别儿童的正常值进行比较,BMI≥同性别同龄儿的第 95 百分位数可诊断为肥胖症,>85 百分位数为危险范围。

5. 皮褶厚度(skinfold thickness) 人体大约50%的体脂是皮下脂肪。皮褶厚度是用于评价体内脂肪贮备情况的指标,测量点常选肩胛下角、肱三头肌和脐旁。成年人肱三头肌皮褶厚度的正常参考值为男性25.3mm、女性23.2mm。评价标准为实测值相当于正常参考值的90%以上为正常;80%~90%为轻度营养不良;60%~80%为中度营养不良;小于60%为重度营养不良。

(四)实验室测定 营养状态的实验室测定包括以下几个方面:①直接测定血液中各种营养素的水平;②测定各种营养成分经尿排出的速率;③测定血液或尿液中各种营养素的代谢产物;④测定与各种营养素有关的酶活性;⑤给予大剂量营养素后测定尿中排出量,即负荷试验;⑥测定与某些营养素转运、储存有关的结合载体(蛋白质、多肽等)浓度;⑦采用双能X线吸收测量法(dual energy X-ray absorptiometry,DEXA)技术进行身体成分(骨密度,身体脂肪组织、非脂肪组织和骨矿物质含量等)的测定,以及生物电阻抗法(bioelectrical impedance spectroscopy,BI)测定身体成分等技术;⑧间接能量测定仪测定静息能量消耗(resting energy expenditure,REE)。

应该注意:①血液中某些营养素的含量不一定准确反映组织中的总体水平,在这种情况下应考虑采取其他方法弥补,如负荷试验等。②尿液中营养素或其代谢产物的排出量受到全日尿量和肾脏功能的影响,因此首先要确定肾脏功能正常,并要尽量采集24小时的尿标本,如因各种原因不能实现时,可同时测定尿中肌酐含量作为参照,肌酐是全身肌肉的分解产物,正常情况下每日的排出量比较恒定。

(五)复合筛选工具 为了更加准确和简捷地进行临床营养的评价,可以将各种营养学评估的结果用单一的分数来表示,包括临床病史,体格检查,人体测量学和血清蛋白等。评价工具包括:主观全面评定法(subjective global assessment,SGA),营养风险指数(nutrition risk index),以及应用更广泛的微型营养评价(mini-nutritional assessment,MNA)和营养不良筛查工具(malnutrition universal screening tool,MUST)。但是,尚无一种工具明显优于其他工具,营养风险筛查2002(nutritional risk screening 2002,NRS-2002)属筛查性质的量表;SGA用于评估,MNA、MUST具有筛查和评估功能。

1. 主观全面评价法(SGA) 因其较好的特异性和敏感性已被广泛应用于临床,是欧洲肠外肠内营养学会(the European Society for Parenteral and Enteral Nutrition,ASPEN)推荐的临床营养状况评估工具。特点是以详细的病史与临床检查为基础,省略人体测量和生化检查。其理论基础是:身体组成改变与进食量、消化吸收功能、肌肉消耗、身体功能及活动能力等变化相关联。该工具既可用于有营养风险的患者,也可用于已经发生营养不良的住院患者。

SGA的8个评价指标中,至少5项为B或C级,可定为轻中度营养不良或重度营养不良(表20-1-2-2)。SGA优点是花费少、快速、操作简单、可重复性强,不需要复杂的实验室方法。SGA内容包括详细的病史与身体评估参数,能较好预测并发症的发生率,但作为营养风险筛查工具有一定局限性,如不能区分轻度营养不足,不能很好体现急性营养状况的变化,缺乏筛查结果与临床结局相关性的证据支持,因此,该工具更适合于接受过专门训练的专业人员使用,而不是作为医院的常规营养筛查工具。

表20-1-2-2 SGA法指标及评定标准

指标	A级	B级	C级
1. 近期(2周体重变化)	无/升高	减少<5%	减少>5%
2. 减少饮食改变	无	减少	不进食/低热量饮食
3. 胃肠道症状(持续2周)	无/食欲减退	轻微恶心,呕吐	严重恶心,呕吐
4. 活动能力改变	无/减退	能下床走动	卧床
5. 应激反应	无/低度	中度	高度
6. 肌肉消耗	无	轻度	重度
7. 三头肌皮褶厚度	无	轻度减少	重度减少
8. 踝部水肿	无	轻度	重度

2. 营养风险筛查2002 2002年,欧洲肠外肠内营养学会(The European Society for Parenteral and Enteral Nutrition,ESPEN)在随机对照研究(RCT)证据的基础上制订了适用于住院患者的营养风险筛查方法NRS-2002,目的是筛查住院患者是否存在营养风险及监测营养风险发展,包括肿瘤患者。中华医学会肠外肠内营养学分会选择和推荐使用营养风险筛查2002(NRS-2002)作为判断患者是否需要营养支持的筛查工具。

NRS-2002包括初筛和最终筛查两个部分。初筛的4个问题能简单反映住院患者的营养状况,并能预测营养风险(表20-1-2-3)。初筛中的4个问题只要有1个问题回答“是”就进入最终筛查。如果所有的问题都回答“否”,则应每周重复筛查1次。有时根据临床实际情况,也可以对患者不做初筛,直接进行最终筛查。

表 20-1-2-3 NRS-2002 营养风险初筛表

问题	是	否
1 体重指数(BMI)<18.5		
2 最近 3 个月内患者的体重有丢失吗?		
3 最近 1 个星期内患者的膳食摄入有减少吗?		
4 患者的病情严重吗?(如,在重症监护中)		

注:如果任何一个问题的答案为"是",则按表 20-1-2-4 进行最终筛查;如果所有问题的答案为"否",每隔一周要重新进行筛查。如果患者被安排有大手术,则要考虑预防性的营养治疗计划以避免大手术所伴随的风险。

最终筛查(表 20-1-2-4)是 NRS-2002 营养风险筛查的核心内容,由三部分构成:营养状态受损评分、疾病严重程度评分、年龄评分。

表 20-1-2-4 NRS-2002 营养风险筛查表(最终筛查)

营养状态受损评分	
无(0 分)	正常营养状态
轻度(1 分)	a. 3 个月内体重丢失>5%;b. 食物摄入为正常需要量的 50%~75%
中度(2 分)	a. 2 个月内体重丢失>5%;b. 食物摄入为正常需要量的 25%~50%;c. BMI<20.5
重度(3 分)	a. 1 个月内体重丢失>5%;b. 前一周食物摄入为正常需要量的 25%以下;c. BMI<18.5
疾病严重程度评分	
无(0 分)	正常营养需要量
轻度(1 分)	a. 髋骨骨折;b. 慢性疾病有并发症;c. COPD*;d. 血液透析;e. 肝硬化*;f. 糖尿病;g. 一般恶性肿瘤
中度(2 分)	a. 腹部大手术*;b. 脑卒中*;c. 重度肺炎;d. 血液恶性肿瘤
重度(3 分)	a. 颅脑损伤*;b. 骨髓移植;c. APACHE 大于 10 分的 ICU 患者
年龄评分	
0 分	年龄<70
1 分	年龄≥70
总分=营养状况受损评分+疾病严重程度评分+年龄评分	

注:*表示是经过循证证据支持的疾病。

(1)营养状态受损的评分:正常(0 分),轻度(1 分),中度(2 分)和重度(3 分)。每个分数栏只要符合其中任何一种情况就可以为该栏计分。取最高分值作为该项的评分。

(2)疾病严重程度评分:NRS-2002 对于疾病严重程度的定义为:1 分:慢性疾病患者因出现并发症而住院治疗。患者虚弱但不需卧床。蛋白质需要量略有增加,但可以通过口服和补充来弥补。2 分:患者需要卧床,如腹部大手术后,蛋白质需要量相应增加,但大多数人仍可以通过人工营养得到恢复。3 分:患者在加强病房中靠机械通气支持,蛋白质需要量增加而且不能被人工营养支持所弥补,但是通过人工营养可以使蛋白质分解和氮丢失明显减少。临床上以本次入院就诊的第一疾病诊断进行疾病严重程度评分。入院进行腹部大手术的患者,通常建议给予 2 分,因为预计腹部手术会影响到营养状态。临床上有数量众多种疾病,NRS-2002 中并没有囊括所有的疾病,遇到筛查表中没有的疾病,可以尽量寻找比较接近的疾病进行评分。同样,每个分数栏只要符合其中一种情况就可以为该栏计分。取最高分值作为该项的评分。

(3)年龄评分:年龄≥70 岁,总分再加 1 分。

NRS-2002 的总分是营养状态受损评分、疾病严重程度评分、年龄评分的总和,总分范围为 0~7 分。

(4)筛查结果判断及处理:

1)NRS-2002 评分≥3:患者存在营养风险,需要结合临床制订营养支持计划。

2)NRS-2002 评分分数<3:患者目前没有营养风险,无须进行营养干预,但一周后应对其再进行筛查。

3. 微型营养评估(mini nutritional assessment,MNA) 微型营养评估(MNA)是一种简单、快速且易操作的营养评价方法,其内容包括营养筛查和营养评估两部分,既可用于有营养风险的患者,也可用于已经发生营养不良的住院患者,适用于 65 岁以上老年患者及社区人群。MNA 是评价老年人营养不良的金标准,使用 MNA 评价营养不良发生率比使用 SGA 和 NRS-2002 高。

(1)微型营养评估(MNA):新版 MNA(MNA®)(表 20-1-2-5)由 2 个部分构成,第 1 部分评分>11 分时,不需进行第 2 部分评价,提示患者营养状况良好。当第 1 部分评分≤11 分时,需要进行第 2 部分评价,以判断患者的营养状态;测得两个部分总分相加,再进行结果评定,评定标准与传统 MNA 一致。MNA® 与传统 MNA 相比最大的优势是节省了营养筛查时间,表现在营养良好的患者筛查时间缩短。

(2)微型营养评估简表(MNA®-SF):修订版 MNA®-SF(表 20-1-2-6)增加了 1 个可选择性的条目,即小腿围(CC)。其优点有:①对于不能站立或不能称得体重的老年人更便于使用;②结果评定比最初的版本更完善、严谨,有明确的存在营养风险和营养不良的分级标准。

表 20-1-2-5 新版微型营养评估量表（Mini Nutritional Assessment，MNA®）

营养筛查	K. 选择（蛋白质类摄入情况） ● 每日至少一次奶制品（牛奶、乳酪、酸奶） 是□ 不是□ ● 每周至少两次或更多的豆类或鸡蛋 是□ 不是□ ● 每日有肉、鱼或禽类 是□ 不是□ 0＝选择答案为“是”的有 0 或 1 个 0.5＝选择答案为“是”的有 2 个 1＝选择答案为“是”的有 3 个
A. 过去 3 个月内有没有因为食欲减退、消化不良、咀嚼或吞咽困难而减少食量？ 0＝食量严重减少 1＝食量中度减少 2＝食量没有减少	L. 每日两次或更多次的水果或蔬菜？ 0＝不是 1＝是
B. 过去 3 个月内体重下降的情况 0＝体重下降大于 3kg 1＝不知道 2＝体重下降 1~3kg 3＝体重没有下降	M. 每日饮水量（水、果汁、咖啡、茶、牛奶等） 0＝少于 3 杯 0.5＝3~5 杯 1＝5 杯以上
C. 活动能力 0＝需要长期卧床或坐轮椅 1＝可以下床或离开轮椅，但不能外出 2＝可以外出	N. 进食方式 0＝不能自己进食，需帮助 1＝能自己进食，但有些困难 2＝能自己进食，无困难
D. 过去 3 个月内有没有受到心理创伤或患上急性疾病？ 0＝有 2＝没有	O. 对自己营养状况的评价 0＝自己认为有营养不良 1＝不清楚是否有营养不良 2＝认为自己没有营养不良问题
E. 精神心理问题 0＝严重痴呆或抑郁 1＝轻度痴呆 2＝没有精神心理问题	P. 与同龄人比较认为自己的健康状况怎么样？ 0＝比别人差 0.5＝不知道 1＝一样好 2＝比别人好
F. 体重指数（BMI）（kg/m^2） 0＝BMI<19 1＝19≤BMI<21 2＝21≤BMI<23 3＝BMI≥23	Q. 上臂围（MAC）（cm） 0＝MAC<21 0.5＝21≤MAC<22 1＝MAC≥22
筛查量表评分（最高 14 分） 12 分以上：正常或无风险，不需要完全评估； 11 分以下：可能存在营养不良，继续完成评估	R. 小腿围（CC）（cm） 0＝CC<31 1＝CC≥31
营养评估	**评估量表评分**（最高 16 分）□□.□ **筛查量表评分**□□ **总评分**（最高 30 分）□□.□
G. 独立生活（不住医院或养老院） 0＝不是 1＝是	**表示营养不良的得分** 17~23.5 分存在营养不良风险□ 17 分以下营养不良□
H. 每日服药超过 3 种 0＝是 1＝不是	
I. 压疮或皮肤溃烂 0＝是 1＝不是	
J. 患者每日完整进餐次数 0＝1 餐 1＝2 餐 2＝3 餐	

表 20-1-2-6 微型营养评估简表（MNA®-SF）

选项
A. 过去 3 个月内有没有因为食欲减退、消化不良、咀嚼或吞咽困难而减少食量？ 0＝食量严重减少 1＝食量中度减少 2＝食量没有减少
B. 过去 3 个月内体重下降的情况 0＝体重下降大于 3kg 1＝不知道 2＝体重下降 1～3kg 3＝体重没有下降
C. 活动能力 0＝需要长期卧床或坐轮椅 1＝可以下床或离开轮椅，但不能外出 2＝可以外出
D. 过去 3 个月内有没有受到心理创伤或患上急性疾病？ 0＝有 2＝没有
E. 精神心理问题 0＝严重痴呆或抑郁 1＝轻度痴呆 2＝没有精神心理问题
F1. 体重指数（BMI）（kg/m^2） 0＝BMI<19 1＝19≤BMI<21 2＝21≤BMI<23 3＝BMI≥23
如不能取得体重指数（BMI），请以问题 F2 代替 F1。
F2. 小腿围（CC）（cm） 0＝CC<31 1＝CC≥31
选项分数（最高 14 分） 12～14 分正常营养状况 8～11 分有营养不良的风险 0～7 分营养不良

第三节 平衡膳食安排

合理营养（rational nutrition）是健康的物质基础，而平衡膳食（balanced diet）是合理营养的唯一途径。合理营养是指人体每日从食物中摄入的能量和各种营养素的数量及其相互间的比例，能满足在不同生理阶段、不同劳动环境及不同劳动强度下的需要，并使机体处于良好的健康状态。平衡膳食是指能满足合理营养要求的膳食，从食物中摄入的能量和营养素在一个动态过程中，能提供机体一个合适的量，避免出现某些营养素的缺乏或过多而引起机体对营养素需要和利用的不平衡。但首先必须了解摄入的各种营养素的数量，才能设计出合理的膳食。合理的膳食要求食物种类齐全、数量充足、比例合适；保证食物安全；科学的烹调加工；合理的进餐制度和良好的饮食习惯等。

本节首先介绍营养素供给量标准，其后推荐最简单易行的平衡膳食宝塔，主要根据中国营养学会先后颁布的有关标准或文件。

（一）膳食营养素供给量标准及其应用

1. 膳食营养素参考摄入量 人体每日都需要从膳食中获取各种营养物质来维持其生存、健康和社会生活。为了指导人们合理摄入各种营养素，从 20 世纪早期，营养学家就开始建议制定营养素的参考摄入量。许多国家都制定了各自的推荐膳食供给量（recommended dietary allowance，RDA），其着重点是防治营养缺乏病。随着科学研究和社会实践的发展，RDA 未考虑到防止慢性病，逐步形成了比较系统的新概念，即膳食营养素参考摄入量（dietary reference intakes，DRIs）。DRIs 是为了保证人体合理摄入营养素，避免缺乏和过量，在推荐膳食营养素供给量的基础上发展起来的每日平均膳食营养素摄入量的一组参考值。

中国营养学会《中国居民膳食营养素参考摄入量 Chinese DRIs》2013 年修订版在原来四个指标平均需要量（表 20-1-3-1）、推荐摄入量和适宜摄入量（表 20-1-3-2 和表 20-1-3-3）、可耐受最高摄入量（表 20-1-3-4 和表 20-1-3-5）的基础上，增加了与慢性非传染性疾病有关的三个指标，分别为宏量营养素可接受范围（acceptable macronutrient distribution range，AMDR），预防非传染性慢性病的建议摄入量（proposed intakes for preventing non-communicable chronic disease，PI-NCD）和特定建议值（specific proposed levels，SPL）。AMDR 常以某些营养素摄入量占摄入总能量的比例来表示，具有上限和下限。如果个体的摄入量低于或高于推荐范围，可能引起患慢性病的风险增加，或引起必需营养素缺乏的可能性增加（表 20-1-1-5）。PI-NCD 是以非传染性慢性病的一级预防为目标，提出的必需营养素的每日摄入量（表 20-1-3-6）。SPL 专用于营养素以外的其他食物成分，其中多数属于食物中的植物化合物，具有改善人体生理功能和预防慢性疾病的生理学作用（表 20-1-3-7）。

2. 膳食营养素参考摄入量的应用 DRIs 是合理营养的标准，每个具体数据均是针对不同生理状况的群体，亦即不同性别、年龄组、劳动强度组的群体，通过调查研究，找到平均的营养需要量，加上社会营养监测、生化检测、动物实验、母乳喂养等方法，再结合我国经济水平、传统的饮食文化而制定。有了这个标准，国家可以制定营养政策，开发食品资源，对消费者进行宣传指导，为行政部门提供咨询，以达到改善人民营养的目的。

（二）中国居民膳食指南及平衡膳食宝塔（平衡膳食的实施）

合理营养是健康的物质基础，而平衡膳食是合理营养的唯一途径。

表 20-1-3-1 中国居民膳食微量营养素的每日平均需要量(EARs)

人群	钙/mg	锌/mg		硒/μg	维生素 A/(μg RAE)[b]		维生素 D/μg	维生素 B_1/mg		维生素 B_2/mg		叶酸/(μg DFE)[c]	维生素 C/mg
		男	女		男	女		男	女	男	女		
0 岁~	—[a]	—		—	—		—	—		—		—	—
0.5 岁~	—	2.8		—	—		—	—		—		—	—
1 岁~	500	3.2		20	220		8	0.5		0.5		130	35
4 岁~	650	4.6		25	260		8	0.6		0.6		150	40
7 岁~	800	5.9		35	360		8	0.8		0.8		210	55
11 岁~	1 000	8.2	7.6	45	480	450	8	1.1	1.0	1.1	0.9	290	75
14 岁~	800	9.7	6.9	50	590	450	8	1.3	1.1	1.3	1.0	320	85
18 岁~	650	10.4	6.1	50	560	480	8	1.2	1.0	1.2	1.0	320	85
50 岁~	800	10.4	6.1	50	560	480	8	1.2	1.0	1.2	1.0	320	85
65 岁~	800	10.4	6.1	50	560	480	8	1.2	1.0	1.2	1.0	320	85
80 岁~	800	10.4	6.1	50	560	480	8	1.2	1.0	1.2	1.0	320	85
孕妇(早)	+0	—	+1.7[d]	+4	—	+0	+0	—	+0	—	+0	+200	+0
孕妇(中)	+160	—	+1.7	+4	—	+50	+0	—	+0.1	—	+0.1	+200	+10
孕妇(晚)	+160	—	+1.7	+4	—	+50	+0	—	+0.2	—	+0.2	+200	+10
乳母	+160	—	+3.8	+15	—	+400	+0	—	+0.2	—	+0.2	+130	+40

注:[a]未制定参考值者用"—"来表示;

[b]视黄醇活性当量(RAE,μg)= 膳食或补充剂来源全反式视黄醇(μg)+1/2 补充剂纯品全反式 β-胡萝卜素(μg)+1/12 膳食全反式 β-胡萝卜素(μg)+1/24 其他膳食维生素 A 原类胡萝卜素(μg);

[c]叶酸当量(DFE,μg)= 天然食物来源叶酸(μg)+1.7×合成叶酸(μg);

[d]"+"表示在同龄人群参考值基础上额外增加量。

表 20-1-3-2 中国居民膳食矿物质的每日推荐摄入量(RNIs)或适宜摄入量(AIs)

人群	钙/mg	磷/mg	钾/mg	镁/mg	钠/mg	氯/mg	铁/mg		碘/μg	锌/mg		硒/μg	铜/mg	氟/mg	铬/μg	锰/mg	钼/μg
	RNI	RNI	AI	RNI	AI	AI	RNI		RNI	RNI		RNI	RNI	AI	AI	AI	RNI
							男	女		男	女						
0 岁~	200 (AI)	100 (AI)	350	20 (AI)	170	260	0.3 (AI)		85(AI)	2(AI)		15(AI)	0.3 (AI)	0.01	0.2	0.01	2(AI)
0.5 岁~	250 (AI)	180 (AI)	550	65 (AI)	350	550	10		115(AI)	3.5		20(AI)	0.3 (AI)	0.23	4	0.7	15 (AI)
1 岁~	600	300	900	140	700	1 100	9		90	4		25	0.3	0.6	15	1.5	40
4 岁~	800	350	1 200	160	900	1 400	10		90	5.5		30	0.4	0.7	20	2.0	50
7 岁~	1 000	470	1 500	220	1 200	1 900	13		90	7		40	0.5	1.0	25	3.0	65
11 岁~	1 200	640	1 900	300	1 400	2 200	15	18	110	10.0	9.0	55	0.7	1.3	30	4.0	90
14 岁~	1 000	710	2 200	320	1 600	2 500	16	18	120	11.5	8.5	60	0.8	1.5	35	4.5	100
18 岁~	800	720	2 000	330	1 500	2 300	12	20	120	12.5	7.5	60	0.8	1.5	30	4.5	100
50 岁~	1 000	720	2 000	330	1 400	2 200	12	12	120	12.5	7.5	60	0.8	1.5	30	4.5	100
65 岁~	1 000	700	2 000	320	1 400	2 200	12	12	120	12.5	7.5	60	0.8	1.5	30	4.5	100
80 岁~	1 000	670	2 000	310	1 300	2 000	12	12	120	12.5	7.5	60	0.8	1.5	30	4.5	100
孕妇(早)	+0[a]	+0	+0	+40	+0	+0	—	+0[b]	+110	—	+2.0	+5.0	+0.1	+0	+1.0	+0.4	+10
孕妇(中)	+200	+0	+0	+40	+0	+0	—	+4	+110	—	+2.0	+5.0	+0.1	+0	+4.0	+0.4	+10
孕妇(晚)	+200	+0	+0	+40	+0	+0	—	+9	+110	—	+2.0	+5.0	+0.1	+0	+6.0	+0.4	+10
乳母	+200	+0	+400	+0	+0	+0	—	+4	+120	—	+4.5	+18	+0.6	+0	+7.0	+0.3	+3

注:[a]未制定参考值者用"—"表示;[b]"+"表示在同年龄人群参考值的基础上额外增加量。

表 20-1-3-3　中国居民膳食维生素的每日推荐摄入量（RNIs）或适宜摄入量（AIs）

人群	维生素 A/（μg RAE）[c]		维生素 D/μg	维生素 E/（mg α-TE）[d]	维生素 K/μg	维生素 B_1/mg		维生素 B_2/mg		维生素 B_6/mg	维生素 B_{12}/μg	泛酸/mg	叶酸/（μg DFE）[e]	烟酸/（mg NE）[f]		胆碱/mg		生物素/μg	维生素 C/mg
	RNI		RNI	AI	AI	RNI		RNI		RNI	RNI	RNI	RNI	RNI		AI		AI	RNI
	男	女				男	女	男	女					男	女	男	女		
0 岁～	300（AI）		10（AI）	3	2	0.1（AI）		0.4（AI）		0.2（AI）	0.3（AI）	1.7	65（AI）	2（AI）		120		5	40（AI）
0.5 岁～	350（AI）		10（AI）	4	10	0.3（AI）		0.5（AI）		0.4（AI）	0.6（AI）	1.9	100（AI）	3（AI）		150		9	40（AI）
1 岁～	310		10	6	30	0.6		0.6		0.6	1.0	2.1	160	6		6		200	17
4 岁～	360		10	7	40	0.8		0.7		0.7	1.2	2.5	190	8		8		250	20
7 岁～	500		10	9	50	1.0		1.0		1.0	1.6	3.5	250	11	10	300		25	500
11 岁～	670	630	10	13	70	1.3	1.1	1.3	1.1	1.3	2.1	5.0	350	14	12	400		35	90
14 岁～	820	630	10	14	75	1.6	1.3	1.5	1.2	1.4	2.4	5.0	400	16	13	500	400	40	100
18 岁～	800	700	10	14	80	1.4	1.2	1.4	1.2	1.4	2.4	5.0	400	15	12	500	400	40	100
50 岁～	800	700	10	14	80	1.4	1.2	1.4	1.2	1.6	2.4	5.0	400	14	12	500	400	40	100
65 岁～	800	700	15	14	80	1.4	1.2	1.4	1.2	1.6	2.4	5.0	400	14	11	500	400	40	100
80 岁～	800	700	15	14	80	1.4	1.2	1.4	1.2	1.6	2.4	5.0	400	13	10	500	400	40	100
孕妇（早）	—[a]	+0[b]	+0	+0	+0	—	+0	—	+0	+0.8	+0.5	+1.0	+200	—	+0	—	+20	+0	+0
孕妇（中）	—	+70	+0	+0	+0	—	+0.2	—	+0.2	+0.8	+0.5	+1.0	+200	—	+0	—	+20	+0	+15
孕妇（晚）	—	+70	+0	+0	+0	—	+0.3	—	+0.3	+0.8	+0.5	+1.0	+200	—	+0	—	+20	+0	+15
乳母	—	+600	+0	+0	+5	—	+0.3	—	+0.3	+0.3	+0.8	+2.0	+150	—	+3	—	+120	+10	+50

注：[a]未制定参考值者用“—”来表示；
[b]“+”表示在同龄人群参考值基础上额外增加量；
[c]视黄醇活性当量（RAE，μg）= 膳食或补充剂来源全反式视黄醇（μg）+1/2 补充剂纯品全反式 β-胡萝卜素（μg）+1/12 膳食全反式 β-胡萝卜素（μg）+1/24 其他膳食维生素 A 原类胡萝卜素（μg）；
[d]α-生育酚当量（α-TE），膳食中总 α-TE 当量（mg）= 1×α-生育酚（mg）+0.5×β-生育酚（mg）+0.1×γ-生育酚（mg）+0.02×δ-生育酚（mg）+0.3×α-三烯生育酚（mg）；
[e]膳食叶酸当量（DFE，μg）= 天然食物来源叶酸（μg）+1.7×合成叶酸（μg）；
[f]烟酸当量（NE，mg）= 烟酸（mg）+1/60 色氨酸（mg）。

表 20-1-3-4 某些微量营养素的每日可耐受最高摄入量(ULs)(1)

人群	钙/mg	磷/mg	铁/mg	碘/mg	锌/mg	硒/mg	铜/mg	氟/mg	锰/mg	钼/μg
0 岁~	1 000	—[a]	—	—	—	55	—	—	—	—
0.5 岁~	1 500	—	—	—	—	80	—	—	—	—
1 岁~	1 500	—	25	—	8	100	2	0.8	—	200
4 岁~	2 000	—	30	200	12	150	3	1.1	3.5	300
7 岁~	2 000	—	35	300	19	200	4	1.7	5.0	450
11 岁~	2 000	—	40	400	28	300	6	2.5	8.0	650
14 岁~	2 000	—	40	500	35	350	7	3.1	10	800
18 岁~	2 000	3 500	42	600	40	400	8	3.5	11	900
50 岁~	2 000	3 500	42	600	40	400	8	3.5	11	900
65 岁~	2 000	3 000	42	600	40	400	8	3.5	11	900
80 岁~	2 000	3 000	42	600	40	400	8	3.5	11	900
孕妇(早)	2 000	3 500	42	600	40	400	8	3.5	11	900
孕妇(中)	2 000	3 500	42	600	40	400	8	3.5	11	900
孕妇(晚)	2 000	3 500	42	600	40	400	8	3.5	11	900
乳母	2 000	3 500	42	600	40	400	8	3.5	11	900

注:[a]未制定 UL 值者用"—"表示。这些营养素未制定可耐受最高摄入量,主要是因为研究资料不充分,并不表示过量摄入没有健康风险。

表 20-1-3-5 某些微量营养素的每日可耐受最高摄入量(ULs)(2)

人群	维生素 A[f]/(μg RAE)[b]	维生素 D/μg	维生素 E/(mg α-TE)[c]	维生素 B_6/mg	叶酸[e]/μg	烟酸/(mg NE)[d]	烟酰胺/mg	胆碱/mg	维生素 C/mg
0 岁~	600	20	—[a]	—	—	—	—	—	—
0.5 岁~	600	20	—	—	—	—	—	—	—
1 岁~	700	20	150	20	300	10	100	1 000	400
4 岁~	900	30	200	25	400	15	130	1 000	600
7 岁~	1 500	45	350	35	600	20	180	1 500	1 000
11 岁~	2 100	50	500	45	800	25	240	2 000	1 400
14 岁~	2 700	50	600	55	900	30	280	2 500	1 800
18 岁~	3 000	50	700	60	1 000	35	310	3 000	2 000
50 岁~	3 000	50	700	60	1 000	35	310	3 000	2 000
65 岁~	3 000	50	700	60	1 000	35	300	3 000	2 000
80 岁~	3 000	50	700	60	1 000	30	280	3 000	2 000
孕妇(早)	3 000	50	700	60	1 000	35	3100	3 000	2 000
孕妇(中)	3 000	50	700	60	1 000	35	310	3 000	2 000
孕妇(晚)	3 000	50	700	60	1 000	35	310	3 000	2 000
乳母	3 000	50	700	60	1 000	35	310	3 000	2 000

注:[a]未制定 UL 值者用"—"表示;

[b]视黄醇活性当量(RAE,μg)=膳食或补充剂来源全反式视黄醇(μg)+1/2 补充剂纯品全反式 β-胡萝卜素(μg)+1/2 膳食全反式 β-胡萝卜素(μg)+1/24 其他膳食维生素 A 原类胡萝卜素(μg);

[c]α-生育酚当量(α-TE),膳食中总 α-TE 当量(mg)=1×α-生育酚(mg)+0.5×β-生育酚(mg)+0.1×γ-生育酚(mg)+0.02×δ-生育酚(mg)+0.3×α-三烯生育酚(mg);

[d]烟酸当量(NE,mg)=烟酸(mg)+1/60 色氨酸(mg);

[e]指合成叶酸摄入量上限,不包括天然食物来源的当量;

[f]不包括来自膳食维生素 A 原类胡萝卜素的 RAE。

表 20-1-3-6 中国居民膳食营养素的每日建议摄入量(PI)

人群	钾/mg	钠/mg	维生素 C/mg
0 岁~	—[a]	—	—
0.5 岁~	—	—	—
1 岁~	—	—	—
4 岁~	2 100	1 200	—
7 岁~	2 800	1 500	—
11 岁~	3 400	1 900	—
14 岁~	3 900	2 200	—
18 岁~	3 600	2 000	200
50 岁~	3 600	1 900	200
65 岁~	3 600	1 800	200
80 岁~	3 600	1 700	200
孕妇(早)	3 600	2 000	200
孕妇(中)	3 600	2 000	200
孕妇(晚)	3 600	2 000	200
乳母	3 600	2 000	200

注:[a] 未制定参考值者用"—"表示。

表 20-1-3-7 中国成人其他膳食成分的每日特定建议值(SPL)和可耐受最高摄入量(UL)

其他膳食成分	SPL	UL
膳食纤维/g	25(AI)	—[a]
植物甾醇/g	0.9	2.4
植物甾醇酯/g	1.5	3.9
番茄红素/mg	18	70
叶黄素/mg	10	40
原花青素/mg	—	800
大豆异黄酮[b]/mg	55	120
花色苷/mg	50	—
氨基葡萄糖/mg	1 000	—
硫酸或盐酸氨基葡萄糖/mg	1 500	—
姜黄素/mg	—	720

注:[a] 未制定参考值者用"—"表示;[b] 指绝经后妇女。

膳食指南(dietary guideline)或膳食目标是根据营养学原则,结合国情针对我国居民的营养需要及膳食中存在的主要缺陷而制定的指导性意见。用以教育人民群众采用平衡膳食,以改善营养,促进健康,这是一个有效的营养宣传普及材料。

1. 膳食指南的发展史 瑞典针对机械化后劳动强度下降而膳食中脂肪提供能量上升的状况于 1968 年提出了国际上第一部膳食目标。美国也于 1977 年提出了膳食目标,1980 年发布为膳食指南,成为膳食指南的里程碑,每五年由政府修订一次。针对日益严重的肥胖病、冠心病,2011 年 1 月,美国农业部发布了健康膳食指南,根据这份健康饮食指南绘制了一个"我的盘子",用以在图像上替代以前的"我的金字塔"。"我的盘子"以示意图的形式显现饮食中应该包含哪些类型的食物以及不同类别食物在饮食中大致应占的比例(图 20-1-3-1)。

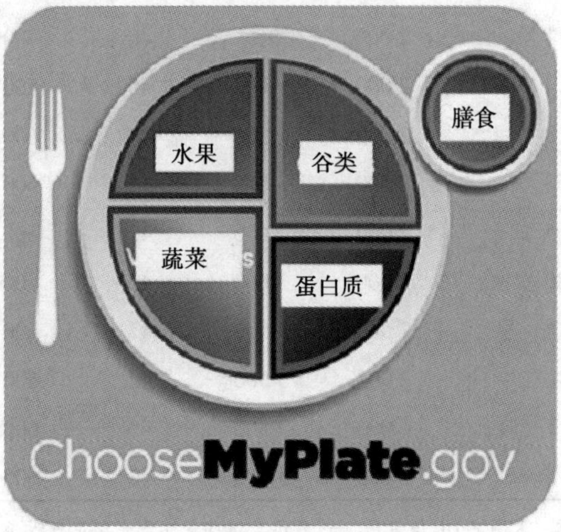

图 20-1-3-1 美国农业部发布的"我的盘子"

英国公共卫生部 2016 年也发布了新膳食指南,以餐盘的形式出现,命名为"Eatwell Guide"指导公众做出健康食品选择决策。内容包括:①每日至少摄入 5 份水果和蔬菜;②主食应以土豆、面包、米饭、面食或其他淀粉类碳水化合物为主,最好是全麦;③食用含糖及脂肪较低的奶制品及奶制品替代品;④每日吃一些豆类、鱼、蛋及肉类等蛋白质(每周可吃两次鱼,其中一次应为含油高的如三文鱼);⑤选用不饱和油并尽量少用,尽量减少食用高油、高盐、高糖食品的频次和量;⑥每日摄入 6~8 杯水。

2. 中国居民平衡膳食宝塔 中国营养学会于 1989 年制定了我国第一个膳食指南。2015 年发布的《中国居民营养与慢性病状况报告》显示,我国居民膳食能量供给充足,体格发育与营养状况总体改善,但是居民膳食结构仍存在不合理现象,豆类、奶类消费量依然偏低,脂肪摄入量过多,部分地区营养不良的问题依然存在,超重肥胖问题凸显,与膳食营养相关的慢性病对我国居民健康的威胁日益严重。在大量调查研究的基础上,进行了全面修订,制定了《中国居民膳食指南(2016)》。同时为了帮助消费者在日常生活中实施,还进一步提出了食物定量指导方案,并以宝塔形式表示。对合理调配平衡膳食进行具体指导,故称之为《中国居民平衡膳食宝塔》(图 20-1-3-2)。

该指南直观地告诉居民食物分类的概念及每日各类食物的合理摄入范围,即消费者每日应吃食物的种类及相应的数量,同时强调每日应有适宜的体力活动量和增加饮水。

宝塔共分五层,包括在 1 600~2 400kcal 之间,一段时间内

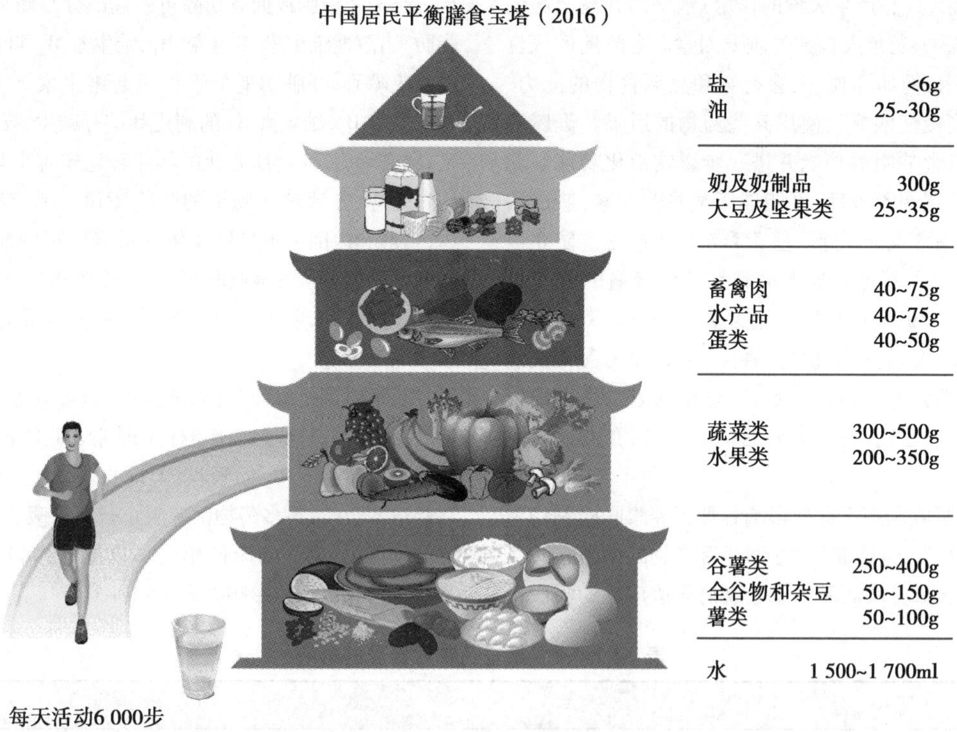

图 20-1-3-2 中国居民平衡膳食宝塔

成人每人每日各类食物摄入量的平均范围。底层在膳食中应占的比重最大。依次各层逐渐减小，而塔尖则最小。

底层为谷薯类，每人每日应摄入 250~400g（其中全谷物和杂豆 50~150g，薯类 50~100g）；第二层为蔬菜类和水果类，每人每日应分别摄入 300~500g 和 200~350g；第三层为鱼、禽、肉、蛋等动物性食物，每人每日应摄入 120~200g（其中水产类 40~75g，畜禽肉 40~75g，蛋类 40~50g）；第四层为奶和大豆及坚果类，每人每日应摄入相当于鲜奶 300g 的奶类及奶制品和相当于干豆约 25g 大豆及豆制品，以及 10g 坚果；第五层塔尖是烹饪油和食盐，烹饪油每日摄入不超过 25~30g，食盐不超过 6g。此外，控制添加糖的摄入量，每日摄入不超过 50g，糖也以少吃为宜。

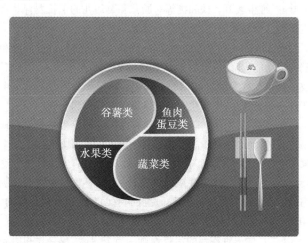

图 20-1-3-3 中国居民平衡膳食餐盘

新增加的中国居民平衡膳食餐盘更加直观地表现了一个人一餐中膳食的食物组成和比例（图 20-1-3-3）。餐盘分成 4 部分，分别是谷薯类、动物性食品和富含蛋白质的大豆，蔬菜类和水果类，还有一杯牛奶。

第四节 营养性疾病的病因、预防和处理

营养性疾病（nutritional disease）可以分成营养缺乏和营养过剩两种类型。近年来，我国营养过剩以及与此相关的代谢紊乱综合征的发生率已经呈现上升趋势，导致营养缺乏和营养过剩双重负担。造成营养性疾病发生的因素有许多种，对某个个体而言，数种因素可能并存或互相影响。一些营养代谢相关基因的多态性可引起营养代谢的改变，导致不同个体对营养素吸收、代谢与利用的差异，因此，对营养性疾病的预防往往要有针对性地进行个体化营养。然而，已经发生的营养性疾病则有很多共性，在治疗处理上有一些原则可以遵循。

（一）营养性疾病的原因和预防

1. 营养素的摄入不足　由于战争、饥荒、贫困等社会经济因素造成的食物供应短缺曾经是中国人群中营养不良的主要原因，目前已经非常少见。然而，由于缺乏营养科学知识、受传统观念的束缚和不良饮食习惯的影响，在婴幼儿、孕产妇、乳母等特殊年龄阶段或生理状态的人群中仍可能发生综合性或某些营养素的摄入不足。随着社会老龄化日趋明显，老年人群中存在的厌食现象值得注意，因其常是导致营养不良的直接原因。胃的容受性下降、缩胆囊素（可以产生饱感）和瘦素（由脂

肪细胞产生的激素，具有产生厌食的作用）水平的升高及味觉和嗅觉减退等是影响老年人食欲的重要因素。老龄期的厌食可能还有其他原因，例如孤独、失去购买和烹调食物的能力、老年性痴呆、某些慢性疾病及使用某些药物的后果。毋庸置疑，牙齿疾病可以影响咀嚼功能并进一步影响消化功能。此外，由于食物加工烹调不合理，可能破坏某些营养素，造成实际摄入的不足。偏食也会引起一些营养素摄入缺乏。防止以上原发性营养素摄入不足的根本措施是开展普遍的宣传教育，将科学的营养知识和适宜的烹调方法送到千家万户。对于口腔和消化道畸形、胃肠道梗阻、昏迷、神经性厌食等疾病因素造成的继发性营养素摄入不足，只要在临床工作中加以重视，采取适当的肠道内、外营养补给措施，可以有效地防止营养素摄入不足。

2. 营养素的吸收利用不良　影响各种营养素吸收利用障碍的原因主要有两类，包括脏器功能低下和药物副作用。

长期腹泻和胰腺功能低下可能造成消化道广泛的吸收不良，胃、十二指肠或回肠切除可引起部分小肠吸收不良，表现为脂肪、脂溶性维生素、维生素 B_1、维生素 B_2、叶酸和铁等营养素的吸收障碍；肝脏功能低下可引起维生素 A、叶酸、维生素 B_6 和维生素 B_1、维生素 B_2 的利用和储存减少，导致这些营养素缺乏；肾衰竭时 25-羟胆骨化醇不能转化成活性形式的 1，25-二羟胆骨化醇，导致钙在肠道的吸收障碍。老年期由于胃容量减少，胃酸和内因子不足以及体内激素水平的改变，会明显影响铁和钙等营养素的吸收利用，导致贫血和骨质疏松等营养性疾病发生。因此，老年人应注意适当补充高质量的铁、钙和维生素 D 等营养素。

长期服用抗癫痫药（如苯妥英钠）可因加速维生素 D 及其活性产物的分解代谢而影响钙的吸收，高剂量的异烟肼和肼屈嗪能拮抗维生素 B_6 的吸收，大量的纤维素能减少 β-胡萝卜素在肠道的吸收，很多药物都有阻止营养素吸收或影响其代谢过程的副作用，应在临床使用时加以注意，尤其是长期使用时。某些药物对营养的影响见表 20-1-4-1。

表 20-1-4-1　某些药物对营养的影响

作用	药物
增进食欲	酒精、抗组胺药、皮质醇类、甲地孕酮、甲状腺激素、曲大麻粉、磺酰脲、胰岛素、米塔扎平等精神病科药物
减退食欲	抗生素、大分子抗原（甲基纤维素、胶纸）、环磷酰胺、地高辛、胰高血糖素、吲哚美辛（消炎痛）、吗啡、氟西汀
降低脂肪吸收	奥利司他
提高血糖水平	奥曲肽、阿片类、吩噻嗪、苯妥英钠、丙磺舒、噻嗪类利尿剂、皮质醇类、丙酮苄羟香豆素
降低血糖水平	阿司匹林（乙酰水杨酸）、巴比妥烟酸、β 受体阻断剂、单胺氧化酶抑制剂、口服降血糖药物、非那西汀、保泰松、磺胺类药物
降低血脂水平	乙酰水杨酸和 p-对氨基水杨酸、L-天冬酰胺酶、金霉素（氯四环素）、秋水仙碱、右旋糖酐、胰高血糖素、烟酸、苯茚满二酮、药物他汀类、磺吡酮（苯磺唑酮）、三氟哌多（三氟哌丁苯）
提高血脂水平	肾上腺皮质激素类、氯丙嗪、乙醇、生长激素、口服避孕药（雌-孕激素型）、硫脲嘧啶、维生素 D
降低蛋白质代谢	氯霉素、四环素

3. 营养素的损耗增加　长期慢性消耗性疾病，如长期发热、结核病和糖尿病等明显地增加了体内各种营养素的消耗。大手术、大面积烧伤和各种创伤都会引起组织的分解代谢增加，导致营养物质的丢失和损耗。肿瘤本身就会增加营养素的消耗而随之采取的放疗和化疗则进一步加剧消耗并抑制蛋白质等营养物质的合成。大量的胸、腹腔引流也会造成营养素的损失。对于任何增加体内代谢或营养素丢失的疾病，都要重视对营养状态的监测并及早采取适当的营养补充治疗，防止营养不良发生。

4. 营养素的需要增加　儿童时期的基础代谢率较高，活动量也较大，同时还要提供生长发育的需要，因此营养素的需要量明显大于成人。有些营养素在儿童时期不能在体内自我合成称为“条件性必需营养素”，如牛磺酸、核苷酸等，有些营养素在儿童时期特别需要或容易缺乏，如赖氨酸、维生素 D 等，要特别注意补充。怀孕以及哺乳期妇女要额外承担胎儿和乳儿生长发育的需要，营养的需求量显著增加。此外，某些营养素如叶酸、维生素 B_{12}、铁和钙等对胎儿和婴幼儿的生长发育非常重要但又极易缺乏，应注意适当补充。老年人中平均每十年中男性丢失骨质 4%，女性丢失 3%～10%；同时老年人的肝、肾和消化道功能下降，对维生素 D 和钙的吸收利用均减退，因此需要适当增加维生素 D 和钙的摄入量。高温作业下或运动员由于汗液排出较多，应当注意补充钠盐等电解质和水分。

5. 遗传因素的影响　有些营养性疾病的发生是先天性缺陷造成的，如维生素 B_{12} 吸收不良，是因为体内缺乏运送维生素 B_{12} 的球蛋白。低血磷性抗维生素 D 佝偻病多为性连锁遗传，也可为常染色体显性或隐性遗传，是肾小管再吸收磷及肠道吸收磷的原发性缺陷所致。肥胖病有明显的家族遗传倾向，60%～80%的严重肥胖病者有家族发病史。

（二）营养性疾病的治疗原则　首先，应尽快寻找和明确发生营养性疾病的原因或原发病，并有针对性地采取措施以消除之。对于轻度的营养缺乏病，如果患者意识清楚，吞咽和消化道功能基本正常，应尽量采用饮食治疗。在饮食配制时，应经常改变花式品种和烹饪方法，并注意保证营养的供应充分和平衡。对于中、重度营养缺乏病患者，如尚能接受膳食，应在其肠道功能可以负载的条件下尽量安排适量的基本膳食（如软食、半流质和流质等）；同时根据患者情况采取经肠道或肠道外营养途径给予各种营养素制剂以纠正营养不良。由于 PEM 可能损伤心、肾功能，而且补液不慎可以导致血管内液过多，因此在治疗的过程中，尤其是对中、重度营养缺乏病患者，应密切监测肝、肾等脏器的功能情况，防止超负荷代谢引起脏器的功能衰竭；此外，治疗过程中细胞外的钾和镁水平可能下降，钾和镁离子的丢失可以引起心律失常。治疗过程中糖代谢可以刺激胰岛素释放，继而促进磷离子进入细胞内，低磷血症可以导致肌肉无力、皮肤感觉异常、癫痫发作、昏迷和心律失常，因此在静脉营养治疗期间，除了钠、钾、镁等电解质的监测外血磷浓度应该作为常规监测项目。在具体制订治疗方案时要遵循"先少后多，逐步正常"的配置原则。中国居民膳食中各主要营养素的膳食营养素参考摄入量（DRIs）可参照本篇第一章第一节"能量与营养素代谢"。

（三）营养支持及其评价

1. 评估净体重（lean body mass，LBM）和身体总水分　净体重指除去脂肪的身体质量。必须强调的是接受营养支持治疗的住院患者中，每日的体重变化更多反映体液平衡的变化而不是能量平衡。在门诊患者中，因其疾病状态通常不是太严重，体重的增加和减少更有可能反映蛋白质营养状态和身体脂肪的变化。在较为严重的患者中，即使使用最灵敏的研究方法评价净体重变化，在诊断方面也未能取得进一步的提高。测量身体总水分的技术，如同位素测定法和水中密度测定法，可以用于推测净体重，但并不能测定疾病中肌肉组织脱水变形的程度。用 DEXA 法可评价净体重，但并不能根据疾病中不同的身体成分进行调整。磁共振成像和身体总氮分析是评价净体重的最可靠的工具，仅用于科学研究。

2. 净体重的恢复　对于一个消瘦无力的患者，适量的蛋白质和能量摄入可以达到每日 2~6g（60~180g 肌肉组织）的正氮平衡以及缓慢的体重增加，这些依赖于正能量的平衡。体重增加超过这个值，通常反映了由膳食碳水化合物摄入刺激胰岛素分泌而引起的水钠潴留，应该通过减少盐和液体的摄入，减缓潴留。

3. 能量消耗和需求的测量　可以通过便携式间接能量测定仪准确方便地测出卡路里消耗，但是在大多数临床案例中通过估算而出的能量消耗也都是可行的。总能量的消耗由三个部分组成：基础能量代谢（占总能量消耗的 55%~65%），食物热效应（占总能量消耗的 10%），活动能量消耗（25%~33%）。对于大多数久 t 坐不动但是可以走动的患者，体重摄入 30~35kcal/(kg·d) 能量可以维持体重。对于严重烧伤或创伤的年轻患者，在急性期大约需要 35~40kcal/(kg·d) 的能量摄入，以满足总能量的消耗。以额外的 35kcal/(kg·d) 的碳水化合物作为能量摄入，实质上增加了高血糖症的可能性。证据充分显示，血糖超过 180mg/dl 时，高血糖症将成为医院感染的主要危险因素，因此要格外强调通过胰岛素注射和/或通过减少能量摄入更好地控制血糖的重要性。大多数手术后患者需要营养支持，以抵抗感染性并发症，通常需要大约 25kcal/(kg·d) 的能量以满足其能量需要，但由于他们多数年龄较大及体力活动和能量消耗较少，因此通常不超过 30kcal/(kg·d)。这样的患者应避免过量摄入，在急性疾病的前几周，适度的摄入可提高重病患者的预后。

推荐阅读

1. 中国营养学会. 中国居民膳食营养素参考摄入量（2013 版）[M]. 北京：科技出版社，2014.
2. 顾景范. 2015 年美国膳食指南[J]. 营养学报，2016，38(1)：1-6.
3. 孙长颢. 营养与食品卫生学[M]. 8 版. 北京：人民卫生出版社，2017：22-58.

第二章　营 养 不 良

孙建琴

营养不良（malnutrition）是指体内营养素失衡所引起的疾病，包括营养不足（undernutrition）和营养过剩（overnutrition），营养不足可由能量和各种营养素不足引起，在临床上通称营养缺乏病（nutritional deficiency），主要有蛋白质能量营养不良和维生素、矿物质、微量元素等缺乏病；营养素过剩则主要有脂肪积累过多引起的肥胖症和一些营养素过多引起的中毒。本章主要叙述蛋白质能量营养不良（protein energy malnutrition，PEM），其他维生素、矿物质及微量元素等缺乏和肥胖症则另有章节叙述。

PEM 是一种发展较缓慢的营养缺乏病，主要由于蛋白质和能量摄入不足引起，常伴有其他营养素缺乏，通常所谓"营养不良"即指此病而言。临床上出现体重下降、消瘦、皮下脂肪消失或有水肿、精神萎靡、容易疲乏，全身免疫力低下，常并发各类感染，全身组织器官发生代谢和功能紊乱。儿童患病影响生长发育，长期不愈可导致矮小身材和智力低下。本病世界各地，男女老少都可发生，但以婴幼儿和老人为多见。本病根据发病原因可分为原发性和继发性。原发性 PEM 主要因食物中蛋白质和能量摄入不足，长期不能满足人体生理需要所致，大都发生在发展中国家，因经济落后、食物缺乏、战乱饥荒引起，各年龄人群都可发生，但以婴幼儿为多见。继发性营养不良则多为疾病所诱发。

PEM 的临床表现因蛋白质和能量缺乏之间的关系、缺乏程度、持续时间长短及患者年龄大小等而不同。按照能量与蛋白质缺乏的情况，PEM 主要可分为两类：以能量缺乏为主，伴有蛋白质摄入不足常引起消瘦型营养不良（marasmus）；以蛋白质缺乏为主，能量摄入尚能勉强满足需要，则可表现为水肿型营养不良（kwashiorkor）。除这两类严重营养不良以外，还有一些轻型、中间型或混合型，但不易断然划分。

近年来对于营养不良给临床结局带来的影响有了新的认识，提出了营养风险（nutrition risk）的观念，营养风险指现存的或潜在的营养和代谢状况影响疾病或手术后的临床结局，也可理解为现存的或潜在的营养因素导致患者出现不利临床结局（如并发症、手术后住院日等）的风险。营养风险和临床结局密切相关，只有改善临床结局才能使患者真正获益，即改善临床结局是临床营养支持的终极目标。因此，早期筛查发现营养风险患者，并给予有效干预才能获得最佳疗效。

第一节 消瘦型营养不良

消瘦型营养不良是一种多见于婴幼儿期的极度消瘦症，又称婴幼儿萎缩症（infantile atrophy，inanition，athrepsia），成人也可发生本病。系由于长期摄食过少引起，虽然所进食物的各种营养素尚平衡，但是量太少不能满足生理需要，由于长期能量摄入不足，只能消耗自身组织供给能量，以维持最低的生命代谢所需。多发生于食物匮乏、卫生状况极差，缺乏合理营养和喂养知识的地区，发生饥荒灾害时多见。

【病因】

（一）食物摄入不足 摄入的食物量不足，长期不能满足人体生理需要，各年龄人群都可发生，尤多见于母乳不足仍长期单纯喂哺母乳，不添加其他乳品或代乳品的婴儿，或因种种原因过早断母乳，又未合理添加断乳期食物，造成长期进食过少的婴幼儿。年长儿童和老人则多发生在贫困、食物缺乏、连年灾害的地区。

（二）不良饮食行为习惯 如偏食、挑食、厌食等，以致长期食物摄入不足，总量摄取太少，长久不能满足人体生理需要。

（三）先天营养基础差 多见于胎儿营养不良引起的低出生体重儿，如双胎、早产、足月小婴儿等，出生时本已瘦小，再加母乳不足，喂养不当，更易发生消瘦型营养不良。

（四）疾病常为诱发因素 ①患先天性唇裂、腭裂影响进食，或因疾病发生咀嚼困难，吞咽肌瘫痪，以及神志不清等造成进食困难，长期摄取食物不足；②因患胃肠炎、腹泻长期限制进食；③慢性代谢性疾病影响消化吸收利用，使长期营养供应不足；④各种感染性疾病，如病毒性肝炎、肺炎、慢性痢疾等，不但影响食物的消化吸收，又增加长期消耗，常常导致消瘦型营养不良。

【发病机制与病理】

本病特点为能量极度不足和各种营养素摄入相对平衡，能量摄入不足最为突出。当体内有限的储存糖原用完后，机体首先利用自身脂肪组织分解所得的能量以供应生命所需的代谢过程；其次利用体内组织蛋白供能，如肌细胞的蛋白质，致使肌肉细胞停止分裂和长大，并逐渐萎缩。其后才消耗体内各种组织器官、内脏的蛋白质供能，致使这些组织器官生长发育停滞，功能衰退，如大脑细胞生长分化受阻，影响神经系统功能；骨骼发育推迟，儿童骨龄延迟，身材矮小。营养不足持续则各种组织进一步发生萎缩。胸腺及全身淋巴组织早期就受到损害，致使全身免疫功能低下，主要影响细胞免疫。各系统器官都有萎缩，总量减轻、体积缩小，但组织学改变却都不一定很明显。

【临床表现】

（一）体重及生长 体重下降，消瘦明显，皮下脂肪逐渐消失，小儿则开始体重增长落后，生长发育速度减慢，如进食量继续不足，体重不增反减，生长可以完全停止，体重越来越轻，多半在正常同龄儿体重中位数减 1~3 个标准差以下。同时身高增长落后，出现身材矮小。

（二）全身状况 全身皮下脂肪全部丧失，脸颊两侧吸吮脂肪垫最后消失，面颊下陷，呈干瘪老人面容。全身无水肿，但皮肤松弛、光薄、起皱、毛发干细发黄，仅剩皮包骨头，骨骼突出处十分明显。

（三）精神改变 动作乏力，哭声低弱，常呻吟不安，不喜欢活动、讲话。早期精神尚可，仍注意周围事物，有时显得焦虑；食欲尚属正常。病情加重后则反应慢慢迟钝，精神萎靡，体温和血压都偏低，心率减慢，四肢较冷，心音稍轻，腹部下陷，肝脾不大。

（四）消化紊乱 因长期进食过少，经常处于饥饿状态，消化系统可出现饥饿泻，排出多次少量暗绿色黏液，偶尔也可发生顽固性便秘。更多见的为肠道感染引起的迁延性腹泻，常可由于反复呕吐腹泻而导致脱水和酸中毒，加重病情。

（五）免疫功能低下 很容易并发各种感染，尤以呼吸道感染为多。由于全身反应差，临床常不出现相关症状，如得病菌感染时不发热，血象白细胞无上升现象等，以致延误早期诊断和及时处理，常为致死原因。

（六）实验室检查 血红蛋白和红细胞比值可轻度下降，但一般贫血并不严重，血浆总蛋白、白蛋白、前白蛋白、转铁蛋白、β 脂蛋白和氨基酸量都可接近正常，空腹血糖一般较低，可随时发生自发性低血糖，甚至休克，要及时发现予以纠治。血中游离脂肪酸、甘油三酯可增高，胆固醇则维持正常。

【治疗】

应采取综合措施，包括增加营养，细心护理照顾和防止并发症。但最主要的是给予营养丰富、易消化吸收的食物。因长期饥饿，不易耐受食物质与量的骤然改变，故饮食应避免突然增加和改变食物的量和成分，要做到慢慢递增。一般认为婴幼儿的牛乳、配方奶或乳粉（消化功能差者可用脱脂或低脂乳粉）加蔗糖和植物油为最好的供能食品基础，以供给充足的能量蛋白质，不能耐受乳糖者可用不含乳糖的乳制品或豆浆和豆粉代替乳制品，1岁以上儿童和成人可应用针对营养不良的高能量营养配方粉，效果更佳。此外也要供给充足的维生素和微量元素。

年长儿及成人，可根据食欲、消化功能好坏、病情严重程度，酌情添加当地习惯的半固体、固体食物，如米粥、烂面、软饭以提高能量供应，辅以鱼泥、肉末、蛋花、牛奶、豆泥等易消化食物，补充优质蛋白质，以及菜泥、果泥等供给维生素和矿物质。少量多餐进食以满足增长的需要。如无腹泻、呕吐、也无感染、食欲佳，婴幼儿患者早期可逐渐每日供给每千克体重0.5MJ（约120kcal）能量的食物。若无不良反应，必要时可增至每日供给每千克体重0.8MJ（约200kcal）。如体重增加良好，临床恢复满意，小儿身长（高）和体重已达到正常，食物能量供给可恢复到该年龄生理需要量。除调整饮食、补充增加营养外，加强护理，控制感染，防治并发症也非常重要。

【预后】

相对比水肿型营养不良为好，住院病死率约在1%~2%。年长儿稍高，恢复较慢。婴幼儿时期患消瘦型营养不良，若持续数月以上，可留下远期不良后果。身材矮小和大脑生长发育受影响。

第二节　水肿型营养不良

水肿型营养不良（kwashiorkor）是一种由于蛋白质严重缺乏而能量供应却尚可维持最低水平的极度营养不良症。多见于断乳期后5岁以下的婴幼儿，较少见于年长儿和成人。有人认为水肿型营养不良和消瘦型营养不良都有能量和蛋白质缺乏，但消瘦型营养不良为一种更慢性过程，水肿型营养不良却都由于感染或创伤等因素发生应激反应，而导致营养不良状况急剧恶化，呈现较急性的恶化过程。

【病因】

（一）蛋白质摄入不足　摄入的食物中供给的蛋白质总量和优质蛋白质均长期不能满足需要，而能量供应却尚能保持低水平。婴儿期母乳不足，又未添加其他乳制品，或人工喂养者采用米糊类谷物为主，使婴儿蛋白质摄入长期不足，或婴儿仓促断奶，小儿不习惯进食母乳以外食物，断乳后以谷物为主食，造成长期缺乏蛋白质。成人尤其老人患水肿型营养不良则多发生于因病长期不能进食或进食极少；而突患急性感染或经大手术或严重创伤，可在短期内就出现典型的水肿型营养不良。其人体测量指标可仍在正常范围内，脂肪储备和肌肉消耗不多，但内脏蛋白质迅速下降，血浆白蛋白减少明显。

（二）疾病诱发　感染性疾病，尤其是肠道和呼吸道感染，由于患病时食物营养素摄入减少，而消耗增加，常使轻度营养不良发展为水肿型营养不良。反复感染如：肠炎、肺炎等常与水肿型营养不良互为因果，形成恶性循环，加重病情。影响营养食物摄入及消化吸收代谢的先天性疾病如唇裂、腭裂、先天性肥厚性幽门狭窄、贲门失迟缓症等，慢性迁延性消化道疾病如慢性肠炎、细菌性痢疾、严重肠寄生虫病、肠吸收不良综合征、婴儿肝炎综合征等，以及慢性消耗性疾病如结核病、恶性肿瘤等都是引起水肿型营养不良的原因。

【发病机制与病理】

由于长期缺乏蛋白质，使细胞DNA合成受阻，各种组织和器官生长发育迟缓，甚至停止，并发生严重萎缩和脂肪变性，造成功能低下和障碍。

（一）消化系统改变　胃肠黏膜萎缩变薄，皱襞消失，肠绒毛变短，黏膜上皮细胞成扁平，不仅细胞数量减少，DNA含量也下降，唾液腺、肠壁消化腺均有严重萎缩退化，胰腺变小，空泡萎缩，内含脂肪粒减少，肝脂肪变性。各种消化酶活力低下，消化吸收功能显著减退，肠蠕动减少，大便中出现乳糖和蔗糖，可引起高张性腹泻，严重者连单糖也不能耐受。

（二）中枢神经系统改变　脑体积缩小，重量减轻，脑细胞不仅数目减少，成分也有改变，类脂质、卵磷脂、胆固醇量都下降。如营养不良发生在胎儿或新生儿，甚至在2岁以内，可引起不可回逆的改变，影响今后智力。

（三）免疫系统　全身淋巴系统和胸腺可受损害而呈萎缩，使免疫功能低下，尤其细胞免疫受影响较大，淋巴细胞增殖分化低下，淋巴免疫因子如白细胞介素，肿瘤坏死因子均低，免疫球蛋白IgM，IgA，IgG量较少，肠道、呼吸道局部sIgA分泌也少，致使患者反复发生感染，白细胞吞噬功能和血清补体活力均显著低下，干扰素量也减少。

（四）其他系统　心肌细胞虽萎缩不明显，但有肌纤维浑浊肿胀，心肌收缩能力减弱，心搏出量少，心电图呈低电压，脉搏细弱、血压偏低。肾脏出现肾小管浑浊肿胀，脂肪变性，致使尿比重降低。蛋白质缺乏也引起血红细胞寿命缩短。以上各脏器的改变大多为可逆性，及时早期补充营养，增加蛋白质摄入量后可望逐渐恢复正常。

（五）体液和电解质改变　体内水分过多，细胞内、外液及血液呈低张性，而以细胞外液水分增加为主，故患者表现有水肿。严重者常有钠潴留和钾、钙、镁、磷等缺乏，钠过多主要在细胞外液，但因水分过多，仍表现为低张性；而钾、镁等降低主要在细胞内液，离子透过细胞膜从细胞内渗漏至细胞外。细胞内也缺乏有机磷，能量代谢降低。细胞内离子缺乏常引起血钾下降。

（六）蛋白质代谢异常　由于蛋白质长期供应不足，体内形成负氮平衡。血浆总蛋白质量、白蛋白、前白蛋白、转铁蛋白、铜蓝蛋白、视黄醇结合蛋白等均显著下降，而α_2球蛋白相对上升，反复感染时免疫球蛋白也可增高。血浆氨基酸量也下降，尤以必需氨基酸的异常为主。血及尿中尿素均下降，而尿中嘌呤类氮排出增加，表示体内组织蛋白消耗增多。有时出现氨基酸尿。蛋白质代谢障碍也导致抗体合成和体内各种酶合成减少，使机体免疫功能低下，酶活力减低，如肠道脂酶、胰蛋白酶及淀粉酶活力完全消失，血清中胆碱酯酶、淀粉酶、转氨酶，碳酸酐酶及碱性磷酸酶也明显低下。由于蛋白质极度缺乏，使运铁过程中携带维生素A和维生素E的结合蛋白也极大减少，从而使血浆中上述两种维生素含量下降，而B族维生素的血浆水平则不受影响。

（七）脂肪代谢改变 由于肠道黏膜上皮细胞萎缩，脂肪酶活力降低，对脂肪的消化吸收功能低下，患者对脂肪耐受性差，可引起脂肪泻，也可影响脂溶性维生素A、D、E的吸收，故血浆中中性脂肪、脂肪酸、磷脂以及由β脂蛋白携带的胆固醇、甘油三酯和脂溶性维生素都有所下降，但在水肿型营养不良早期，由于动用体内脂肪，有时血浆脂肪和游离脂肪酸反见上升。

（八）糖代谢异常 由于微绒毛萎缩，引起肠壁上皮细胞刷状缘形态和功能异常，导致双糖酶尤其乳糖酶降低明显，使患者对乳糖不能耐受，引起腹泻。严重者其他双糖酶等也受影响，甚至连单糖吸收也降低，故可伴发低血糖，而使糖耐量曲线呈糖尿病样曲线。

（九）内分泌异常 ①低血糖和低氨基酸血症使体内胰岛素分泌下降，高血糖素和去甲肾上腺素增高，进一步促胰岛素降低。②低氨基酸血症，促进生长激素分泌从而降低生长调节素分泌，血中低胰岛素和高皮质醇也可减少生长调节素分泌。生长激素和去甲肾上腺素可降低尿素合成，有利于氨基酸再循环。③应激反应刺激去甲肾上腺素释放和糖皮质激素分泌，与生长激素一起产生脂解作用，增加血浆中非酯化脂肪酸。④5′-单脱碘酶活性下降，使甲状腺素水平低下，从而减少热原反应与氧耗，达到节约能量目的。⑤保留了下丘脑垂体轴、肾上腺垂体轴和肾上腺髓质功能。

【临床表现】

病初常表现精神差、易疲乏，木呆、不爱活动，食欲减退，体重减轻，若此时发生感染，有腹泻或肺炎，则迅速出现水肿型营养不良症状。

（一）凹陷性水肿（pitting edema） 为本病重要表现，主要因血浆白蛋白低下，致血浆渗透压下降所致，抗利尿激素增加，醛固酮分泌增加，也是引起水肿的原因之一。水肿轻者仅见于下肢踝部，呈凹陷性，不红痛。病情进展可延至躯干腹壁、面部眼睑水肿甚至两眼不能睁开。严重患者可出现腹水等，水肿为水肿型营养不良特征性表现。

（二）一般表现 全身消瘦但较消瘦型营养不良为轻，有时因伴全身性水肿，反而体重不减，肌肉变薄萎缩，肌张力低下，但仍存留少许皮下脂肪。体温常低于正常，甚至体温不升，四肢冰冷而发绀。神情呆板，反应淡漠，活动少，不喜欢与人交往，哭声低弱单调呈呻吟状，有时会烦躁不安。胸部狭小而腹部膨大，因腹胀腹肌无力松弛，或伴有腹水所致。肝脏亦常增大。患病时间短者，对生长发育影响常不明显，持续时间长则使生长发育受阻而落后。

（三）皮肤病变 常见于重症患者非本病所必有，如出现皮肤病变，则具有特征性。皮肤干燥，失去光泽，过度角化变硬，失去弹性，并发生色素沉着，可先有小块分散的皮肤红斑，继而融合成片。或开始即呈大片红斑，逐渐颜色加深，由紫红色转为棕红色，伴鳞状脱皮。多见于面部和四肢，尤以下肢、会阴受压和水肿部位为甚。此与糙皮病相异，后者多见于日晒暴露部位。皮肤病变可扩大至全身，易合并继发感染，而发生溃疡，加重病情，重症可见瘀点、瘀斑。

（四）毛发、指（趾）甲改变 毛发干枯，脆细，失去光泽，易折断脱落，变得稀疏，卷发者会变直。深色头发颜色逐渐变浅，呈枯黄浅红，甚至变白。头发颜色随着营养好坏而变，常深浅分段明显。指（趾）甲生长缓慢，脆薄易断。

（五）消化吸收功能改变 食欲越来越差，甚至完全拒食，经常发生腹泻、呕吐，迁延不愈，使营养不良越发加重。对食物耐受性较差，尤其对脂肪不能耐受，蛋白质消化吸收尚可。对乳糖，甚至蔗糖都发生不耐受，十分严重者连单糖都不能接受，血糖低下易发生低血糖而引起休克，肝功能尚属正常。

（六）心、肾功能改变及神经系统症状 心音低钝，心率缓慢，血压偏低，心电图各导联电压全面降低，有时出现T波低平或倒置。肺部感染或输液速度过快会增加心脏负担，可出现心力衰竭，肾脏血流量及肾小球滤过率均减少，肾脏浓缩功能差，尿量增多，出现低渗尿。水肿型营养不良对婴幼儿早期发育迅速的脑组织危害颇大，患儿补充营养后发育可迅速改善，有时仍会留下智力发育迟滞后遗症。

（七）并发症

1. 水电解质紊乱 患者常有低蛋白血症，全身总液体量增多，使细胞外液呈低张性，当发生呕吐、腹泻时易引起低张性脱水及电解质严重紊乱，出现低血钠、低血钾、低血钙和低血镁，引起相应症状，也有报告发生低血磷者。

2. 伴有其他营养缺乏症 多见维生素A缺乏症，可出现眼角膜干燥软化，甚至穿孔，也常伴有因维生素B族缺乏引起的口角炎。营养不良患儿一般生长发育滞缓，故少见佝偻病，常伴发营养性贫血。

3. 感染和传染病 全身免疫功能低下极容易并发各种急、慢性感染和传染病，特别好发呼吸道和肠道感染。儿童易传染麻疹、结核等传染病和寄生虫病，消化系统或全身性真菌感染也不少见。一旦发生感染常迁延不愈，患革兰氏阴性杆菌肠炎、败血症或泌尿道感染常不易治愈。

【诊断】

根据饮食和营养调查以及以上水肿型营养不良典型症状体征，诊断并不困难。但营养不良是一个逐步发展过程，必须及时尽早发现营养不足情况，及时予以处理，才能防止其发展到水肿型营养不良，故早期诊断营养缺乏十分重要。结合临床上发现体重不增或减少、消瘦、精神不佳等症状，对不同时期的PEM尚可采取各种评价营养状况的方法。当摄食食物量减少后，体内发生一系列代谢适应过程，首先影响患儿全身生长发育，使之减慢或停止，成人则体重减轻瘦下来，继而出现身体细胞、组织、器官的功能改变，以及各类酶的活力及代谢异常等。对生长发育期中的儿童定期进行系统体格测量，有助于早期发现营养不良，青少年及成人患PEM可测体重和身高等指标进行评价，或者根据体重指数指标判定其严重程度（表20-2-2-1）。

表 20-2-2-1 体重指数评价营养不良

人群	体重指数(BMI)/($kg\cdot m^{-2}$)	营养不良程度
成人	>18.5	正常
	17.0~18.4	轻度
	16.0~16.9	中度
	<16.0	重度
青少年		
14~17 岁	14.5~16.5	尚正常-轻度
	<14.5	重度
11~13 岁	14.0~15.0	尚正常-轻度
	<14.0	重度

【治疗】

水肿型营养不良应综合治疗，调整饮食、补充足够的能量和优质蛋白质最为重要，但急性期必须首先紧急抢救，进行水电解质调整，积极抗感染治疗，有心力衰竭等情况必须紧急处理，待病情稳定后才逐渐调整饮食，尽力促进消化代谢功能，精心护理，去除病因以及积极防治并发症，这些都不应忽视。

（一）调整饮食 补充能量和优质蛋白质，婴儿患儿应尽量维持母乳喂养，如已断乳，可给予挤出人乳、牛乳或其他乳制品，如已强化各种维生素和矿物质、微量元素的婴儿配方乳，也可采用蒸发乳、脱脂乳及乳粉等。视患儿病情轻重、食欲好坏、消化代谢功能而决定其饮食方案。一般患儿消化吸收功能较差，故任何食物都应从少量开始，无不良反应，才可逐渐增量。为增加能量可在乳制品基础上再增加一定量蔗糖和植物油，供应的总能量可从每日每千克体重 0.2MJ(50kcal)开始，逐渐增加至每日每千克体重 0.63MJ(150kcal)，蛋白质每日每千克体重 3~5g，电解质每日每千克体重约需钾 4~6mmol，镁 2~6mmol，钠则应少于 2mmol。

3 岁以上患者除主食米、面等谷物外，应给予大量易消化、富于优质蛋白质的食物，如乳类、蛋类、鱼、肉、肝、禽、血及大豆制品。从少量半流质开始，逐渐过渡到正常饮食。供给总能量最高时可达每日每千克体重 0.50~0.63MJ(120~150kcal)，蛋白质每日每千克体重达 2~4g。青少年和成人患者则能量和蛋白质供给逐渐增至生理需要量。

重症患者胃纳极差，拒绝进食时可暂时采用鼻饲或口饲管喂法进食。将每日液体膳食等分为 6~12 次，每次缓慢喂入，除乳、蛋类食物制成流质供应优质蛋白质外，必要时可给予水解蛋白 10~20g 滴于果汁中喂饲，每日 2~4 次，以补充蛋白质，或采用肠道内营养。重危者需要先给予静脉内多次少量输血或血浆，婴幼儿每日不超过 10ml/kg。必要时可采用肠外营养，详见本篇第五章"肠内营养"及第六章"肠外营养"的相关内容。

除能量和蛋白质补充外，还应注意供给足量的各类维生素和微量元素。一般可用多种维生素及矿物质，微量元素制剂口服，有维生素 A 缺乏引起的眼角膜混浊、穿孔时应紧急肌内注射维生素 A 制剂，防止病情进展引起失明。有营养性贫血时应给予铁剂和叶酸、维生素 B_{12} 等。

对于恢复期的营养补充，患者 2~3 周急性期治疗后，水肿消退，体重渐增，食欲逐渐恢复，可慢慢以常用膳食如半流质、软食代替流质膳食。供应能量小儿可逐渐增至每日每千克体重 0.50~0.63MJ(120~150kcal)，甚至每日每千克体重 0.8MJ(192kcal)，蛋白质每日每千克体重 3~4g。在补充营养同时，开始增加体力活动，如走路、体育活动、游戏等，增强心肺功能和肌肉锻炼，并使情绪开朗、良好，精神活跃。恢复期应定期监测体重身高，以及血浆白蛋白等指标。

（二）纠正失水和电解质紊乱 应及时处理伴有脱水和电解质紊乱的患者。对水肿患者失水程度常估计不足，而极度消瘦者则易估计过高。静脉补液过度或太快可使营养不良患者因心力衰竭而死亡，故计算补液量宜偏低。一般小儿按 50~80ml/(kg·d)计算，以平均速度较缓慢地输入，钠盐量也不宜过多，以输入半张溶液为适宜。营养不良者补液和纠正酸中毒后常出现低血钾，故应给予氯化钾及氯化钙。出现酸中毒症状时应给予 5%碳酸氢钠加以纠正，钾与钠分别不得超过 6mmol/(kg·d)，和 3mmol/(kg·d)。待病情略稳定后，可给予患儿改用口服补液。

（三）促进消化代谢功能 可给予各类消化酶，如胃蛋白酶、胰酶、多酶片等，也可采用中医中药、推拿捏脊疗法等促进消化吸收。食欲严重减退者，可短期试用泼尼松(强的松)，每日 0.5~1mg/kg，食欲改善后即停用。

（四）精心护理 居室应阳光充足，空气新鲜，清洁卫生，重症患者应卧床休息。按医嘱耐心喂食，防止呕吐、呛咳，食欲差时避免强迫进食，尽力做到心情愉悦时进食。长期卧床者应勤翻身，防止发生褥疮。体温低、肢端寒冷时要注意保暖，但注意防烫伤。治疗中应每周测体重，儿童每月测身高、头围，监测身体恢复情况。

（五）积极治疗并发症 合并感染时要积极采取抗感染治疗，控制肺炎、腹泻、泌尿道炎症的发展，伴有寄生虫病者病情稳定后即可及早驱虫，有先天畸形的唇裂、腭裂、幽门肥大症，也应尽早加以矫治，去除营养不良病因。

【预后】

病情重危者病死率高，但一般治疗及时，预后良好，改善食欲、进食增加后 1~2 周即可显示效果，水肿消退，食欲大增，体重逐渐增加，全身情况好转，精神活泼，皮肤病变改善，大多完全恢复。

【预防】

营养不良绝大多数是能预防的，但营养不良与社会经济、文化、战争、饥荒灾害等情况密切相关，故非单纯医学问题，要大力宣传营养与健康息息相关，尤其对正处于迅速生长发育的婴幼儿时期，充足的营养更是健康的基础，提倡母乳喂养，适时合理添加辅助食物，为断乳做好充分准备，以及从小培养良好饮食行为，全程完成计划免疫，防止传染病和感染性疾病也很重要。系统生长发育检测，定时健康检查，以便及时发现营养问题，随时予以纠正，是防止营养不良继续发展，防止水肿型营养不良的重要措施。

第三节　继发性营养不良

由于各种疾病所引起的营养不良称作继发性营养不良(secondary malnutrition)，可发生于不同年龄的患者，在年长儿童、少年和成人中发生的营养不良大多由疾病诱发，即使在经济发达国家中也不少见。成人发生PEM时，主要表现为体重减轻、消瘦，而不影响身高。由于疾病影响以及环境、心理和药物等各种因素的影响，住院患者中继发性PEM的发生率常常很高，且随着住院时间延长发生率还可上升，故对住院患者应进行营养监测，以便及时进行营养支持。

【病因】

(一) 食物摄入不足　患病时的食欲缺乏，恶心、呕吐、吞咽困难，口腔牙齿疾病影响咀嚼；腹痛肠梗阻等导致无法进食；长期采用流质等稀薄食物或长期应用静脉滴注葡萄糖等维持生命，这都可造成营养食物摄入不足。老年体弱，孤单忧虑，精神忧郁，贫困缺乏食物，以及神经性厌食症，为减肥而减食、禁食，儿童少年自幼养成不良饮食行为习惯等心理行为障碍等原因，也可使患者进食量和质明显减少。

(二) 营养素吸收障碍和长期丧失　胃肠道消化吸收障碍，各类吸收不良综合征，慢性肠炎，腹泻，肠道漏管，胃肠道大部分切除后等都极大影响食物中营养吸收；患有长期肠寄生虫病、慢性消化道出血、胸腔积液、腹水、蛋白尿以及在溃疡病、糖尿病、肾病综合征、慢性肾炎或者烧伤时，蛋白质、糖及各类营养素长期持续大量丢失，使全身营养状况低下。

(三) 机体对营养的需要增加　如患病时发热、慢性感染(如结核病)、恶性肿瘤、白血病、甲状腺功能亢进、糖尿病、肾上腺功能亢进等疾患都可促使机体分解代谢加速，对营养需求较平时增加。此外，处于生长发育时期的儿童和孕妇、乳母以及受伤后组织恢复阶段的患者需要更多的能量和蛋白质，如摄食营养不足容易导致营养不良。

以上三方面原因往往同时存在，如患慢性感染性肠炎时，因厌食、呕吐食物摄入量大减，腹泻又使进食的营养素丢失，发热感染引起能量蛋白质需求消耗增加，都极易造成患者发生营养不良。疾病和营养不良常互为因果，形成恶性循环加重病情。PEM常与多种维生素及微量元素缺乏并存，也易伴有水盐代谢紊乱，应引起足够重视。

【病理生理】

人体能量、蛋白质摄入不足，饥饿或禁食初期，首先动员储存的肝糖原、肌糖原分解为葡萄糖供能，以保证某些重要组织如脑组织、周围神经、骨髓、肾脏、心脏等所需能量，但机体储存的糖原有限，只够12～24小时基础代谢所需，如饥饿状态持续，则须动员体内脂肪以供能，某些组织如心、肾、骨骼肌等的能量可来自脂肪及酮体，骨骼肌此时也可释放氨基酸(主要为丙氨酸)，经肝脏的葡萄糖异生作用转化为葡萄糖，供给中枢神经系统组织必需的能量，在葡萄糖高度不足时脑组织也可利用酮体供能。

当饥饿状态持续时，人体进一步调整能量代谢以适应。不但可减低能量消耗，如减少活动，而且静态代谢率(resting metabolite rate，RMR)也可下降10%左右。为了保留蛋白质，机体的蛋白质利用率、周转率和氨基酸再利用率都有所上升，还减少蛋白质从尿中流失，使尿氮减低达65%以上。当上述代谢适应机制仍不能代偿能量和蛋白质缺乏时，则发生蛋白质负平衡。患感染、创伤、炎症时极易发生PEM，因患者RMR增高，如烧伤面积大于40%时RMR增加2倍，败血症时增加1.5倍，此时能量消耗极大增加。正常成人禁食时每日尿氮流失约12g，患败血症或创伤时可增加50%～100%。流失1g尿氮等于损失30g肌肉组织。肌肉蛋白质分解可增加氨基酸释出2～6倍。重病时肌肉组织每日可减少0.6kg。释出的氨基酸除供能以外，尚有一部分被肝脏及其他器官所摄取，以维持生命器官的功能，此即蛋白质由骨骼肌转移至内脏器官。这种转移受内分泌激素调控，血液中肾上腺皮质激素、肾上腺素、胰高血糖素、生长激素等都有提高，人体持久性应激状态无法调整时，器官组织的蛋白质分解以供能量，致使所含蛋白质量下降，细胞DNA减少，使各系统组织发生病变，引起功能障碍。当全身体重下降时，首先脂肪组织减少，继而瘦体重也大减，重症PEM时，器官也缩小，重量减轻，甚至萎缩。各系统发生的病理变化基本上与上述水肿型营养不良时相仿。

【临床表现】

临床表现轻重程度变化较大，继发轻症PEM时在儿童首先出现体格生长落后，成人则以体重减轻为主，可以是除原发疾病症状以外的唯一表现。PEM加重时可呈现易疲乏、精神不振、反应迟钝，临床表现皮下脂肪减少或消失，皮肤干枯，失去弹性，毛发细脆，水肿开始见于下肢，继而发展为全身水肿。当血浆蛋白减低，总蛋白降至50g/L以下，白蛋白少于20～30g/L，水肿明显，有时尿量增多，尤以夜尿为多。重症各系统的表现与水肿型营养不良相似。

【诊断】

根据详细的饮食史，特别是近期摄食情况恶化，血浆蛋白低等可做出初步诊断，但原发病的症状体征常可掩盖PEM的早期表现，易被忽视，故慢性疾患者尤应注意其全身营养状况，监测其体重和血浆白蛋白变化等。

每个临床医师都应对患者进行营养状况评定，以便确定其是否需要进行营养支持和补充，因为营养不良常影响疾病的发展和其预后，如发生并发症的可能性和手术耐受性和危险性等。营养状况的评估指标，除了体格测量：体重、身高、头围、胸围、上臂围、皮褶厚度外，实验室生化指标如营养素的血浓度、尿排出量及其代谢产物，代谢存在的酶和产物测定，也可提供营养素和能量缺乏的客观评价指标，如血清蛋白的测定，有助于评估蛋白质缺乏的存在和程度，参见表20-2-3-1，也有采用人体免疫功能指标和迟发性超敏皮肤试验等了解是否存在PEM。

表 20-2-3-1 血清中各种蛋白质水平的评定指标

血清蛋白	正常值	轻度缺乏	中度缺乏	重度缺乏
白蛋白/($g\cdot L^{-1}$)	35~45	28~34	21~<28	<21
前白蛋白/($mg\cdot L^{-1}$)	167~296	100~150	50~<100	<50
转铁蛋白/($g\cdot L^{-1}$)	2.5~3	1.5~2	1~1.4	<1
视黄醇结合蛋白/($mg\cdot L^{-1}$)	21~76			

目前认为采用单一指标评定营养状况不够合理,故提出应综合评估,可采用营养评定的复合筛查工具(见本篇第一章第二节“营养状态检测与评定”)和营养评定指数(nutritional assessment index,NAI)。营养评定指数的计算公式如下:

$$NAI=64(AMC)+0.6(PA)+3.7(RBP)+0.017(PPD)-57.8$$

式中:NAI 为营养评定指标;AMC 为上臂围(cm);PA 为血清前白蛋白(mg%);RBP 为视黄醇结合蛋白(mg%);PPD 为延迟超敏皮试,评定结果:硬结>5mm,PPD 为 2,<5mm,PPD 为 1,无反应为 0。评定标准:NAI≥60 为营养良好,<60 中等,<40 为营养不良。

【防治】

营养治疗的目的是供给适当的营养素以补充机体蛋白质和能量缺乏,纠正代谢紊乱,同时治疗引起 PEM 的原发疾病。重症患者应首先纠正水和电解质紊乱,调整酸碱平衡如低血钾、低血镁、低血钙、低血磷和酸中毒等。并积极治疗感染、腹泻、创伤、烧伤、肠梗阻、休克等需要紧急处理的疾病,其次进行营养补充、纠正蛋白质和能量缺乏。病情严重、老年体弱者、消化吸收功能差等需要紧急处理疾病,其次进行营养补充,纠正蛋白质和能量缺乏。调整饮食不能操之过急,要逐渐进行。成人开始时可按每日每千克实际体重供给 0.8g 蛋白质和 83~104MJ(20~25kcal)能量,待病情稳定好转后可逐渐增至每日每千克实际体重 1.0~1.5g 蛋白质和 125~167MJ(30~40kcal)能量。同时应注意供给足够的维生素、矿物质、微量元素。饮食加量不宜过快,以防引起消化紊乱、呕吐、腹泻等。开始可供流质或半流质饮食,无反应可逐渐改食软饭等。消化功能极差,不能主动进食者用管饲缓滴少量多次水解蛋白、氨基酸溶液等肠内营养,或采用静脉营养,必要时反复输血或白蛋白。

轻症则以膳食调整为主,给予易消化高营养优质食物,动物蛋白质占总蛋白质量 1/2 以上,同时积极治疗原发疾病及并发症,待病情好转体重稳步上升后可安排适当活动量,促肌力恢复。

治疗过程中要警惕出现并发症,如饮食过量引起消化紊乱,发生腹泻、呕吐等,静脉补液时液体量不宜过多,速度避免过快,钠盐适量限制以免发生充血性心力衰竭、肺水肿等。血容量恢复、酸中毒纠正后易发生低血钾,应引起注意,及时补钾。

为防止患者发生 PEM,应对其随时进行营养评估,尤其老年人、体弱者、消耗性疾病者要重视营养和饮食安排,进行营养情况监测,以便早期发现 PEM 可能,及早采取可行的营养干预,以免 PEM 进一步发展。

第四节 老年人的营养不良

营养不良是常见的老年综合征表现,在老年住院患者中发生率极高。2012 年,中华医学会肠外肠内营养分会老年营养支持学组对全国老年住院患者的营养调查结果显示,营养不良发生率约为 15%,营养不良风险占到 50%,即 2/3 的老年住院患者有营养不良问题。中国营养学会老年营养分会 2012 年采用定点连续抽样法在中国五大城市(上海、北京、广州、成都、重庆)的三种机构(综合医院、社区卫生服务中心和养老机构)中应用 MNA-SF 方法评估了 5 875 名老年人(≥65 岁)的营养状况。结果显示,营养不良和营养风险的发生率分别为 16%、37%;低血红蛋白的发生率为 52.5%;低白蛋白的发生率为 25.1%。ADL 评分低、年龄高、咀嚼能力差、血红蛋白和血白蛋白水平低,是老年人发生营养不良和营养风险的危险因素。老年住院患者的营养状态与临床结局密切相关,营养不良可以导致患者住院日延长、术后并发症增加、功能依赖、感染及死亡率增高。

【病因】

导致老年人营养不良的原因有许多,包括衰老、疾病、药物、心理及社会经济因素。

(一)衰老的生理因素 随着年龄增加,各个组织器官的功能逐渐衰老,味觉和嗅觉减退以及食欲减退均可以引起老年人的营养不良。70 岁之后,男性和女性体重指数(BMI)都有所下降,主要是身体中肌肉的减少。另外的变化则是躯干和腹部脂肪组织进行性增加,同时四肢的皮下脂肪减少。因而老年人的能量需求减少,但各种营养素需求并未减少。老年人的味觉和嗅觉功能则出现明显改变,表现为味觉阈值提高,嗅觉减退,食物不再像以前那样可口和有食欲,导致食物摄入量减少。

(二)疾病因素 老年人大多有慢性病和多病共存,许多疾病与 PEM 有关。比如老年人发热、感染等急重症极易造成自发性食物摄入减少,而在恢复期则需要更多的营养素。癌症是一些老年人体重减轻的原因之一,恶病质的老年人则是更加明显。慢性阻塞性肺气肿患者常因为缺氧可导致厌食,出现消瘦和营养不良。心衰患者由于胃肠道淤血,消化功能减退,引起营养不良。帕金森患者的高代谢水平导致体重减轻,同时摄食减少也可加剧营养不良。其他与 PEM 的有关疾病包括贫血、褥疮、肌肉衰减症、髋部骨折、免疫功能下降和认知障碍等。此外，牙齿脱落和咀嚼能力减弱导致的进食困难也可能引起进食减少。

（三）心理及社会因素　老年人中抑郁是引起体重减轻的主要心理因素。研究显示有 1/3 体重减轻的老年人有抑郁。住院、丧偶、孤独等可导致抑郁，进而造成体重减轻。在痴呆的老年患者中，由于常常忘记进食，无饥饿感，故很容易导致体重减轻。另外，老年人由于收入减少、购买食物能力减退，摄入食物也会极大减少。

【病理生理及机体适应过程】

老年人的生理变化主要是机体老化、功能障碍，其各个系统和器官功能都表现出不同程度的下降，都与 PEM 的发生发展有关。

（一）消化系统　首先老年人会出现包括牙齿脱落、味觉和嗅觉减退、咀嚼能力下降等。消化腺体发生萎缩，导致消化液分泌量减少，消化能力下降。在老年人对食物消化能力明显减退时，吸收功能也同时减退。年逾 60 岁者，50%可发生胃黏膜变薄、肌纤维萎缩，胃排空时间延长，消化道运动能力降低。常表现为内脏下垂、胃肠缓慢性扩张以及蠕动缓慢、无力。肠道黏膜萎缩、运动功能减退，易导致消化不良及便秘。对钙、铁、维生素 B_1、维生素 B_{12}、维生素 A、胡萝卜素、叶酸及脂肪的吸收减少，营养素缺乏的危险性增加。

（二）呼吸系统　老年人呼吸系统的功能逐渐减退，至 60 岁后这种退化更为明显，主要表现为气管及喉软骨、肋软骨钙化，呼吸肌萎缩无力，呼吸道黏膜萎缩，黏膜纤毛功能减退，肺组织弹性减退，肺泡扩大，变薄，肺通气功能和换气功能下降。肺活量下降带来氧气供给减少，从而使得身体供氧不足。

（三）心血管系统　老年人出现心肌萎缩、心率减慢、脂肪沉积、导致心肌及瓣膜增厚硬化，心脏输出量随年龄增长而逐渐减少，心肌收缩能力减弱，代偿能力降低，易发生心绞痛并导致心功能不全。而随着年龄增加血管变得狭窄硬化，弹性减弱外周阻力增高，导致血压升高、动脉粥样硬化发生的概率极大增加。

（四）肾脏　老年人肾脏改变主要是肾脏组织进行性萎缩，肾实质重量减轻，肾血流量减少，肾小管的分泌功能、肌酐清除率和水、钠调节能力下降。因此，老年人膳食中应适当减少盐的摄入量。

（五）内分泌系统　老年人胰岛素受体减少和结合能力下降影响血糖的代谢，老年人的血糖较成年人容易升高，胰岛素抵抗也易发生。另外老年女性内雌激素水平明显下降。

（六）神经系统　老年人神经系统改变主要是由于脑萎缩和血管硬化引起，表现为记忆力减退、易疲劳、易失眠、步态不稳、手指颤抖等。老年人的脑血管阻力增加，大脑血流量下降，耗氧量及代谢率亦明显降低，从而影响脑的调节功能。因此，老年人会出现整体反应迟钝，对外界环境变化的调节与适应能力下降，而视觉、听觉、嗅觉功能也减退。有部分老年人也可能因动脉粥样硬化、脑栓塞等原因造成大脑供血不足，导致脑组织软化坏死，大脑皮质萎缩，使智力及逻辑思维能力降低。

（七）骨骼肌肉　随年龄增长，骨骼肌肌纤维也发生改变，表现为肌纤维质量（包括体积和数量）丢失、力量降低，肌耐力和代谢能力下降以及结缔组织和脂肪增多等。骨骼肌减少容易造成老年人行走、登高、坐立、举物等各种日常动作技能完成困难，逐步发展到难以站起、下床困难、步履蹒跚、平衡障碍和极易摔倒，提高了残疾和丧失自理生活能力的风险。骨骼中的钙质也是随年龄增加逐渐减少，骨骼的韧性和弹性也随之下降。

【诊断】

由于营养不良在住院老年人中发生的比例高，中华医学会老年医学分会在 2015 年发布的老年医学科临床营养管理指导意见中指出，所有年龄≥65 岁、预计生存期>3 个月的老年住院患者都应接受例行营养筛查。随后进行全面的营养评估以确定营养支持方案（图 20-2-4-1）。

（一）营养筛查　下列问题符合任一条，就需进行 MNA-SF 或 NRS-2002 进行规范化的筛查

1. 非自主性体重下降　与平日体重相比，6 个月内体重下降≥10%或 3 个月内体重下降≥5%。

2. 与日常进食相比，经口摄入减少。

（二）营养评估

1. 膳食调查　了解每日主、副食摄入量，还包括日常摄入习惯、饮酒及营养补充剂、食物过敏史及购买或制作食物的能力。

2. 疾病和用药史及营养相关临床症状　与营养相关的既往病史（如 2 型糖尿病、卒中、胃大部切除史、骨髓移植史、近期大手术等），药物史[如华法林、质子泵抑制剂（PPIs）、维生素制剂等]和营养相关临床症状（包括消化道症状、咀嚼功能、吞咽功能、义齿适应度等）。

3. 体格检查　除临床常规体格检查外，还应进行人体测量包括身高、体重、BMI、近期体重变化、体重/标准体重百分比、臂围、小腿围、皮褶厚度。人体成分分析包括瘦组织、脂肪组织、身体水分及其分布等，主要方法有生物电阻抗法、双能 X 射线吸收法和磁共振法。

4. 实验室指标　临床上常用评价营养状况的指标包括血浆白蛋白、转铁蛋白、前白蛋白和视黄醇结合蛋白。当处于感染和炎症期时，建议同时检测 C 反应蛋白（CRP）。由于住院患者在应激状况下，分解代谢亢进，短时间内即可出现血浆蛋白浓度降低，半衰期较长的白蛋白和转铁蛋白可反映人体内蛋白质的亏损。半衰期短、代谢量少的前白蛋白和视黄醇结合蛋白则更敏锐地反映机体蛋白质的营养状况，因而可反映短期营养支持的效果。

5. 其他指标肌力、生活质量及营养相关因素等。握力反映上肢肌肉的力量和功能，与骨骼肌增长和减少有密切关系，可用于监测患者手术前后肌力的变化或长期随访。生活质量可以反映营养功能的变化。老年住院患者的营养相关因素是综

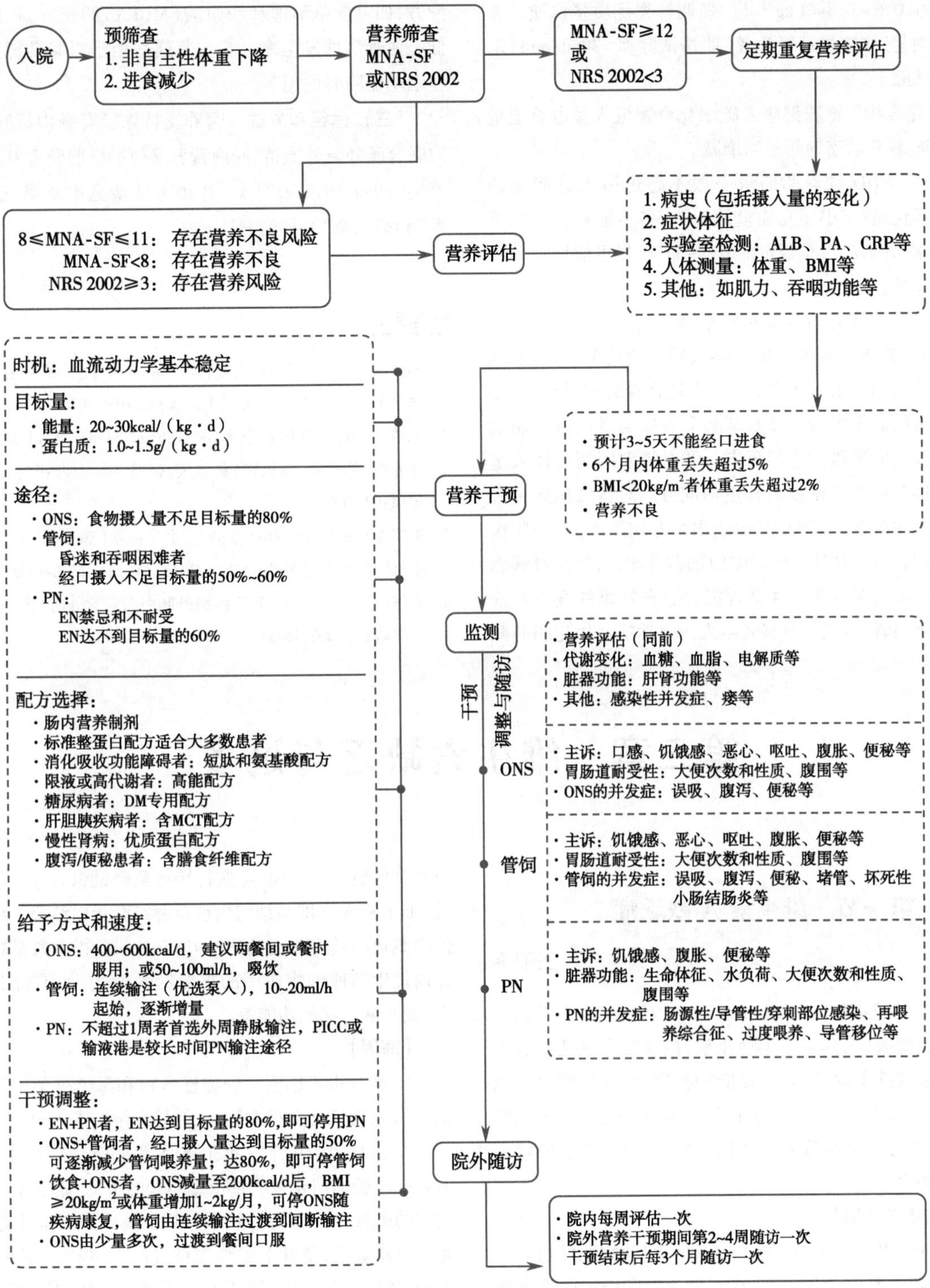

图 20-2-4-1　老年人营养筛查干预流程

合评估患者病理、心理和生理情况的重要指标。

【防治】

（一）目标摄入量

1. 能量　老年患者能量需求因疾病种类和病程而不同。推荐目标量 84～126MJ/（kg·d）[20～30kcal/（kg·d）]，急性期适当减少，康复期适当增加。低体重老人按实际体重 120% 计算，肥胖老人按理想体重计算。对已有严重营养不良者，尤其长期饥饿或禁食者，应严格控制起始喂养目标量，逐渐增加营养素摄入（包括肠内和肠外途径）。对长期营养不良者，营养支持应遵循“先少后多、先慢后快、逐步过渡”的原则，预防再喂养综合征。

2. 蛋白质　蛋白质目标量为 1.0～1.5g/（kg·d），要求优质蛋白（乳清蛋白、酪蛋白及大豆蛋白）占 50% 以上。疾病恢复期推荐高蛋白饮食，慢性肾病患者非替代治疗期，摄入蛋白质的目标量在0.6~0.8g/(kg·d),强调补充优质蛋白质。无证据表明应对轻、中度慢性肾病者(肌酐清除率>30ml/min)限制蛋白质摄入量。

3. 碳水化合物 推荐健康人碳水化合物摄入量占总能量的50%~65%,疾病状态时可适当增减。

4. 脂肪 WHO推荐脂肪量一般不超过摄入总能量的35%,且饱和脂肪酸应小于总能量的10%,多不饱和脂肪酸可以提供必需脂肪酸,应占总能量的6%~11%,尽可能增加单不饱和脂肪酸比例。

5. 膳食纤维 推荐每日摄入量为25~30g。

(二)营养制剂 需要根据老年人的一般情况、胃肠道状况选择合适的制剂。①标准整蛋白配方适合胃肠道耐受,且无严重代谢异常的老年患者。②氨基酸和短肽类肠内营养制剂适合消化吸收功能障碍的老年患者。③对需要限制液体入量的老年患者推荐高能量密度的整蛋白配方。对特殊疾病患者可选择疾病专用医学营养配方,如糖尿病专用型配方,肝胆疾病患者宜选用含中链甘油三酯(MCT)的营养配方,慢性肾病患者可选用优质蛋白配方等。④富含混合膳食纤维的配方制剂尤其适合老年患者,有利于改善老年人肠道功能。优化脂肪酸配方,如富含单不饱和脂肪酸(MUFA)的配方,长期应用可降低心血管事件发生率。⑤匀浆膳适用于胃肠功能正常,咀嚼、吞咽功能障碍的患者。

(三)途径和方法 营养支持途径有肠内、肠外营养和肠内联合肠外营养支持,肠内营养又包括口服营养补充(ONS)和管饲(tuber feeding,TF)。详细方法请见本章第五章“肠内营养”和第六章“肠外营养”。

推荐阅读

1. 苏宜香,郭长江,肖荣. 人群营养[M]//杨月欣,葛可佑. 中国营养科学全书. 2版. 北京:人民卫生出版社,2019:1029-1173.
2. 陈洁,黄承钰. 胃肠道衰老[M]//BERNSTEIN M,LUGGEN AS. 老年营养学. 孙建琴,黄承钰,莫宝庆,张坚,译. 上海:复旦大学出版社,2012:93-113.
3. 中华老年医学会老年医学分会. 老年医学(病)科临床营养管理指导意见[J]. 中华老年医学杂志,2015,34(12):1338-1395.
4. 中华医学会. 临床诊疗指南-肠外肠内营养学分册[M]. 北京:人民卫生出版社,2007:15-81.

第三章 维生素缺乏与过多

第一节 维生素A缺乏症

王卫平

维生素A缺乏症(vitamin A deficiency)目前仍是不发达国家中威胁人类健康(尤其是小年龄儿童)的主要营养性疾病之一。其临床表现除了皮肤、黏膜改变和夜盲外,还可能由于免疫功能损伤,导致易感性上升。我国维生素A缺乏症的发生率已明显下降,但在边远和贫困地区仍有群体流行,亚临床状态缺乏现象还相当普遍。

【食物来源与代谢】

维生素A的化学名为视黄醇(retinol),在动物性食物如乳类、蛋类和动物内脏中含量丰富,在不发达地区由于此类食物供应较少,往往要依靠以植物来源的胡萝卜素(carotene)作为维生素A的重要供应来源。胡萝卜素在深色蔬菜中含量较高,其中最具有维生素A生物活性的是β-胡萝卜素,但其在人类肠道中的吸收利用率很低,大约仅为维生素A的1/6。无论胡萝卜素还是维生素A,在小肠细胞中转化成棕榈酸酯后均与乳糜微粒结合,通过淋巴系统入血行然后转运到肝脏。在肝脏中再酯化为棕榈酸酯后储存。当周围靶组织需要维生素A时,肝脏中的维生素A棕榈酸酯经酯酶水解为醇式后,与视黄醇结合蛋白(retinol binding protein,RBP)结合,再与前白蛋白结合,形成复合体后释放入血,经血行转运至靶组织。进入靶组织细胞后,维生素A立即与细胞内视黄醇结合蛋白结合。维生素A在体内氧化后转变为视黄酸(retinoic acid),视黄酸是维生素A在体内发生多种生物作用的重要活性形式,如维持上皮细胞活性、调节淋巴细胞功能等。

【病因】

1. 膳食摄入因素 动物性食物和深色蔬菜中富含维生素A,如果长期缺乏此类食物,可能导致维生素A缺乏。

2. 消化吸收因素 维生素A为脂溶性维生素,其与胡萝卜素在小肠的消化吸收都依靠胆盐的帮助,膳食中脂肪含量与它们的吸收也有密切的联系。胰腺炎或胆石症引起胆汁和胰腺酶分泌减少,膳食中脂肪含量过低,一些消化道疾病如急性肠炎、粥样泻等造成胃肠功能紊乱都可以影响维生素A和胡萝卜素的消化吸收。

3. 储存利用因素 任何影响肝脏功能的疾病都会影响维生素A在体内的储存量,造成维生素A缺乏。一些消耗性传染病,尤其是麻疹、猩红热、肺炎和结核病等都会使体内的维生素A存储消耗殆尽,摄入量则往往因食欲减退或消化功能紊乱而明显减少,两者的综合结果势必导致维生素A缺乏症发生。

4. 年龄因素 维生素A缺乏症在4岁以下儿童中的发生率远高于成人,其主要原因是维生素A和胡萝卜素都很难通过胎盘进入胎儿体内,因此新生儿血清和肝脏中的维生素A水平明显低于母体,如在出生后不能得到充足的维生素A补充则极易出现维生素A缺乏症。此外,血浆中视黄醇结合蛋白的水平低下会导致血浆维生素A的下降,引起维生素A缺乏,新生儿的血浆视黄醇结合蛋白只有成人的一半左右,要到青春期才逐步达到成人水平。这也是小年龄儿童容易导致维生素A缺乏的原因之一。

【生理与病理】

维生素A是调节糖蛋白合成的一种辅酶,对上皮细胞的细胞膜起稳定作用,维持上皮细胞的形态完整和功能健全。维生素A是构成视觉细胞内的感光物质,视网膜上对暗光敏感的杆状细胞含有感光物质视紫红质,是11-顺式视黄醛与视蛋白结合而成,为暗视觉的必需物质。维生素A具有促进儿童生长发育和维护生殖功能的作用,维生素A参与细胞RNA、DNA的合成,对细胞的分化、组织更新有一定影响。参与软骨内成骨,缺乏时长骨形成和牙齿的发育均受障碍。维生素A缺乏时还会导致男性睾丸萎缩,精子数量减少、活力下降,也可影响胎盘发育。目前已经明确,维生素A对许多细胞功能活动的维持和促进作用是通过其在细胞核内的特异性受体——视黄酸受体实现的。视黄酸受体可以形成异源性二聚体后与视黄酸反应元件结合从而调控靶细胞基因的相应区域。这种对基因的调控结果可以促进免疫细胞产生抗体的能力、促进细胞免疫的功能,以及促进T淋巴细胞产生某些淋巴因子。维生素A缺乏时,免疫细胞内视黄酸受体的表达相应下降,因此影响机体的免疫功能。

【临床表现】

1. 眼部表现　眼部的症状和体征是维生素A缺乏病的早期表现。夜盲或暗光中视物不清最早出现,但往往不被重视,婴幼儿常常因不会叙述而被忽略。上述暗适应力减退的现象持续数周后,开始出现干眼症的表现,外观眼结膜、角膜干燥,失去光泽,自觉痒感,泪液减少,眼部检查可见结膜近角膜边缘处干燥起皱褶,角化上皮堆积形成泡沫状白斑,称结膜干燥斑(conjunctival xerosis)或比托斑(Bitot spots)。继而角膜发生干燥、浑浊、软化,自觉畏光、眼痛,常用手揉搓眼部导致感染。严重时可发生角膜溃疡坏死引起穿孔,虹膜、晶状体脱出,导致失明。

2. 皮肤表现　开始时仅感皮肤干燥、易脱屑,有痒感,渐至上皮角化增生,汗液减少,角化物充塞毛囊形成毛囊丘疹。检查触摸皮肤时有粗砂样感觉,以四肢伸面、肩部为多,可发展至颈背部甚至面部。毛囊角化引起毛发干燥,失去光泽,易脱落,指(趾)甲变脆易折、多纹等。

3. 生长发育障碍　维生素A缺乏会影响儿童的生长发育,主要是骨骼系统的生长发育。表现为长骨增长迟滞,同时齿龈发生增生和角化,影响成釉质细胞发育。临床表现为身高落后,牙齿釉质易剥落,失去光泽,易发生龋齿。由于颅骨、脊椎骨发育受阻而神经系统发育照常,使两者不相称,引起脑和脊髓组织受压,导致颅内压增高和脊神经萎缩。

4. 易感性增高　在维生素A缺乏早期甚或亚临床状态缺乏时,免疫功能低下就可能已经存在,表现为消化道和呼吸道感染性疾病发生率增高,且易迁延不愈。

5. 其他　维生素A可促进肝脏中储存铁释放入血后的转运,使铁能正常地被红细胞摄入利用。因此维生素A缺乏时会出现贫血,其表现类似缺铁性贫血,血红蛋白、血细胞比容和血清铁水平降低,血清铁蛋白正常,肝脏和骨髓储存铁反而增加。此外,维生素A缺乏能使泌尿器官的上皮发生角化脱屑,并形成一个中心病灶,钙化物以此为中心不断沉淀而形成尿道结石。

【诊断】

1. 临床检查　长期动物性食物摄入不足,各种消化道疾病或慢性消耗性疾病史,急性传染病史等情况下应高度警惕维生素A缺乏病。如出现夜盲或眼干燥症等眼部特异性表现,以及皮肤的症状和体征,诊断本病困难不大。为了进一步早期确诊,应根据当地条件进行实验室检查。

2. 实验室诊断

(1) 血浆维生素A测定(measurement of plasma vitamin A):婴幼儿血浆维生素A正常水平为300~500μg/L,年长儿和成人为300~800μg/L,低于200μg/L可诊断为维生素A缺乏,200~300μg/L为亚临床状态缺乏可疑。血浆维生素A水平并不能完全反映全身组织的维生素A营养状态,因此在高度怀疑时可以使用相对剂量反应试验(RDR)进一步确定。其方法是在空腹时采取静脉血(A0),然后口服视黄醇制剂450μg,5小时后再次采取静脉血(A5),测定两次血浆中维生素A的水平并按公式[RDR%=(A5-A0)/A5×100%]计算RDR值,如RDR值大于20%为阳性,表示存在亚临床状态维生素A缺乏。

(2) 尿液脱落细胞检查:加1%龙胆紫于新鲜中段尿中,摇匀计数尿中上皮细胞,如无泌尿道感染,超过3个/mm^3为异常,有助于维生素A缺乏诊断。

(3) 眼结膜上皮细胞检查:用小棉拭子浸少量生理盐水,轻刮眼结膜,涂于载玻片上,显微镜下找到角质上皮细胞有诊断意义。

(4) 暗适应检查:用暗适应计和视网膜电流变化检查,如发现暗光视觉异常,有助于诊断。

【预防】

平时注意膳食的营养平衡,经常食用富含维生素A的动物性食物和深色蔬菜,一般不会发生维生素A缺乏。小年龄儿童是预防维生素A缺乏的主要对象,孕妇和乳母应多食上述食物,以保证新生儿和乳儿有充足的维生素A摄入。母乳喂养要优于人工喂养,人工喂养婴儿应尽量选择维生素A强化的配方乳。预防和治疗维生素A的剂量常使用视黄醇当量(RE)作为计量单位,1IU维生素A=0.3μg RE=6μg β-胡萝卜素。儿童的每日参考摄入量按年龄和性别而不同,少年和成人为800μg RE,孕妇为1 000μg RE,乳母为1 200μg RE。在维生素A缺乏的高发地区,可以采取每隔半年给予一次性口服维生素A的预防措施,大于1岁的儿童每次20万IU维生素A(相当于60 000μg RE),6~12个月的婴儿10万IU维生素A(相当于30 000μg RE),小于6个月的小婴儿每次5万IU维生素A(相当于 15 000μg RE)。对患感染性疾病如麻疹、疟疾和结核病等,以及慢性消耗性疾病的患者应及早补充维生素 A 制剂。有慢性腹泻等维生素 A 吸收不良者可短期内肌内注射维生素 A 数日后再改为口服,或采用水溶性维生素 A 制剂。采用大剂量维生素 A 作预防时应注意避免过量造成中毒。

【治疗】

无论临床症状严重与否,甚或是无明显症状的亚临床状态维生素 A 缺乏,都应该尽早进行维生素 A 的补充治疗,因为多数病理改变经治疗后都可能逆转而恢复。

1. 调整饮食去除病因　提供富含维生素 A 的动物性食物或含胡萝卜素较多的深色蔬菜。此外,应重视原发病的治疗。

2. 维生素 A 制剂治疗　轻症维生素 A 缺乏病及消化吸收功能良好者可以每日口服维生素 A 制剂 2.5 万~5 万 IU(相当于 7 500~15 000μg 维生素 A),分 2~3 次服用。如有慢性腹泻或肠道吸收障碍者或重症患者,可先采用深部肌内注射维生素 AD 注射剂,3~5 天后病情好转即改口服。经维生素 A 治疗后临床症状好转迅速,夜盲常于 2~3 日后明显改善,干眼症状 3~5 日消失,结膜干燥、比托斑 1~2 周后消失,角膜病变也渐好转,皮肤过度角化需 1~2 个月方痊愈。

3. 眼局部治疗　除全身治疗外,对比较严重的维生素 A 缺乏病患者常需进行眼部的局部治疗。为预防结膜和角膜发生继发感染,可采用抗生素眼药水或眼膏治疗,3~4 次/日,可减轻结膜和角膜干燥不适。如果角膜出现软化和溃疡时,可采用抗生素眼药水与消毒鱼肝油交替滴眼,约每 1 小时 1 次,每日不少于 20 次。治疗时动作要轻柔,勿压迫眼球,以免角膜穿孔,虹膜、晶状体脱出。

[附] 维生素 A 过多症

维生素 A 摄入过多可以引起维生素 A 过多症,分为急性和慢性两种。维生素 A 过量会降低细胞膜和溶酶体膜的稳定性,导致细胞膜受损,组织酶释放,引起皮肤、骨骼、脑、肝等多种脏器组织病变。脑组织受损可使颅内压增高;骨组织变性引起骨质吸收、变形、骨膜下新骨形成、血钙和尿钙水平上升。肝组织受损则引起肝脏肿大,肝功能改变。

(一) 急性维生素 A 过多症　1 次剂量超过 30 万 IU(相当于 90 000μg RE)即可能发生急性中毒。从急性维生素 A 过多症患者的病史看,成人和大年龄儿童多为食用大量富含维生素 A 的食物而发生中毒,婴幼儿则多因意外服用大量维生素 AD 制剂引起。

临床表现在摄入后 6~8 小时,至多在 1~2 天内出现。主要有嗜睡或过度兴奋,头痛、呕吐等高颅内压症状,12~20 小时后出现皮肤红肿,继而脱皮,以手掌、脚底等厚处最为明显,数周后方恢复正常。婴幼儿以高颅内压为主要临床特征,囟门未闭者可出现前囟隆起。脑脊液检查压力增高,细胞数正常,蛋白质量偏低,糖正常。血浆维生素 A 水平剧增,可达 1 000μg/L 以上。

(二) 慢性维生素 A 过多症　多因不遵医嘱长期摄入过量维生素 A 制剂引起。从患者病史看,成人每日摄入 8 万~10 万 IU(24 000~30 000μg RE),持续 6 个月;或每日 3 万~4 万 IU(9 000~12 000μg RE),超过 8 年可引起慢性中毒。婴幼儿每日摄入 5 万~10 万 IU(15 000~30 000μg RE),超过 6 个月即可引起慢性中毒。这种情况常见于采用口服鱼肝油制剂治疗维生素 D 缺乏性佝偻病时,由于许多鱼肝油制剂既含有维生素 D 又有维生素 A,当口服途径使用较大治疗剂量的维生素 D 时极易造成维生素 A 的过量。

临床表现不似急性维生素 A 过多症时迅速出现高颅内压和皮肤损害的症状体征,首先出现的常是胃纳减退,体重下降,继而有皮肤干燥、脱屑、皲裂、毛发干枯、脱发、齿龈红肿、唇干裂和鼻出血等皮肤黏膜损伤现象,以及长骨肌肉连接处疼痛伴肿胀,体检可见贫血、肝脾大。X 线检查可见长骨的骨皮质增生,骨膜增厚。脑脊液检查可有压力增高。肝功能检查可出现转氨酶升高,严重者可出现肝硬化表现。有时可见血钙和尿钙升高。

根据过量摄入维生素 A 的病史,临床的表现,血浆维生素 A 浓度明显升高及 X 线检查等其他实验室检查结果,对于急、慢性维生素 A 过多症的诊断并不困难。慢性维生素 A 过多症的早期临床表现可能只是个别症状或体征,容易误诊,应注意同佝偻病、维生素 C 缺乏病等鉴别。

维生素 A 过多症一旦确诊,应立即停止服用维生素 A 制剂和含维生素 A 的食物。急性维生素 A 过多症的症状一般在 1~2 周内消失,骨骼改变也逐渐恢复,但较缓慢,约需 2~3 个月。一般不需其他治疗。高颅内压引起的反复呕吐以及因此发生的水和电解质紊乱应给予对症治疗。本病预后良好,个别病程长、病情严重者可能留下身材矮小的后遗症。

第二节　维生素 B_1 缺乏症

王卫平

维生素 B_1 缺乏症(vitamin B_1 deficiency)又称脚气病(beriberi),是因食物中维生素 B_1(vitamin B_1),即硫胺素(thiamine)摄入不足引起的全身性疾病,临床主要累及消化系统、神经系统和循环系统。本病发生率相对较低,但在我国以谷类为主食的地区仍经常发生。

【病因与发病机制】

导致维生素 B_1 缺乏的病因如下:

1. 摄入不足　全麦、糙米、豆类、新鲜蔬菜、肉类和动物肝肾等食物中富含维生素 B_1,是人体维生素 B_1 的主要来源;肠道内的细菌可合成少量维生素 B_1,但其量甚微不能满足需要。维生素 B_1 在体内储存时间不长,储存量也不多(约为 30mg),摄入不足时易发生本病。维生素 B_1 缺乏症常发生在以谷类为主食的地区,其原因:①在去除麸皮和糠的粮食加工过程中,维生素 B_1 的损失很大;②维生素 B_1 是水溶性维生素,过度淘洗会使其大量损失;③维生素 B_1 在高温下,尤其在碱性溶液中非常容易破坏,煮饭时加碱和丢弃米汤会造成其严重丢失。三者是我国部分农村地区维生素 B_1 缺乏症发生的主要原因。此外，各种原因引起的食欲减退，都可能造成维生素 B_1 摄入不足。

2. 需要量增加　儿童处于生长发育旺盛期，对维生素 B_1 的需要相对增加，是本病易感人群。患有代谢率增加的疾病，如甲状腺功能亢进、长期发热和一些慢性消耗性疾病等，都会使维生素 B_1 的需要量增加，如不给予适当补充，可造成相对缺乏。

3. 吸收利用障碍　长期腹泻或经常服用泻药，以及胃肠道梗阻都可造成吸收不良。

4. 分解排泄增加　某些食物中含有可使维生素 B_1 结构改变、活力降低的因子，如在淡水鱼和贝类中的硫胺素酶以及在咖啡、茶叶等植物中的耐热因子。因此在维生素 B_1 已经不足的情况下，过多进食此类食物容易促使维生素 B_1 缺乏症的发生。使用利尿剂、进行腹膜或血液透析都可能加快维生素 B_1 排出体外，导致维生素 B_1 缺乏。

在酗酒者中，维生素 B_1 缺乏的原因可以是综合性的，包括摄入减少、吸收和利用障碍、需求量增加及脱辅基酶蛋白的缺陷等。维生素 B_1 在肠道吸收后，通过酶的磷酸化作用生成硫胺素焦磷酸盐（thiamine pyrophosphate，TPP），其是丙酮酸氧化脱羧酶系的辅助因子，又是磷酸己糖氧化支路中转羟乙醛酶的辅酶。组织中，特别是代谢旺盛的脑和心肌组织中，葡萄糖和丙酮酸代谢必须要有足够的维生素 B_1 参加，否则会由于 TPP 缺乏造成丙酮酸难以进入三羧酸循环而氧化，多量的丙酮酸滞留在血液中，导致周围小动脉扩张、外周阻力下降、静脉回流量增加，造成心脏排出量和心脏工作量都增加。此外，乳酸盐和丙酮酸盐使心肌对氧的利用率降低，易使心脏功能趋于衰竭。维生素 B_1 还对分解乙酰胆碱酯酶有抑制作用，乙酰胆碱能增加肠道蠕动，维生素 B_1 缺乏时胆碱酯酶活性增强，分解乙酰胆碱增多，引起肠蠕动缓慢、肠壁松弛。乙酰胆碱又是神经传导的递质，维生素 B_1 缺乏造成胆碱酯酶活性增强，分解递质增多，最后也会影响神经的传导。维生素 B_1 缺乏所引起的病理生理改变见图 20-3-2-1。

【临床表现与诊断】

临床上习惯以神经系统受损为主的称为“干性脚气病”，以水肿和心脏受损为主的称为“湿性脚气病”。此外，常将以神经系统症状为主者称为脑型，突然发生急性心力衰竭者称为

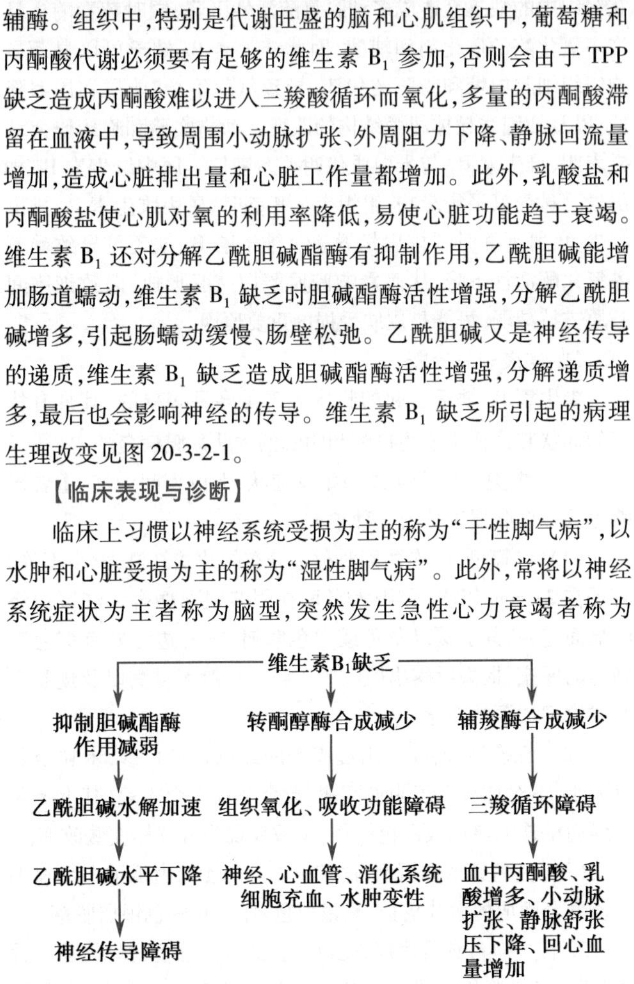

图 20-3-2-1　维生素 B_1 缺乏所引起的病理生理改变

心型。

维生素 B_1 缺乏症的早期表现为乏力、头痛、肌肉酸痛、食欲减退、恶心、呕吐，时有腹痛、腹泻或便秘、体重减轻等非特异性症状，随病情加重可出现典型的症状和体征。

1. 神经系统症状　周围神经系统病变表现为上升性对称性的感觉、运动和反射功能障碍，起病常从肢体远端开始，下肢多见于上肢，有灼痛或异样感，呈袜套样分布，逐渐向肢体近端进展，肌肉有明显压痛。进而原先感觉过敏处渐趋迟钝，痛、温觉渐次消失，伴肌力下降、肌痛（以腓肠肌为著），上、下楼梯困难，继而出现足、趾下垂，膝腱反射减退或消失。重者上臂也可同样受累。

小年龄患儿则先表现出烦躁不安，进而对周围反应迟钝、嗜睡甚至昏迷，时有惊厥。有神经炎者表现为上升性周围性瘫痪，吃奶呛咳，腱反射消失，可有皮肤感觉减退，但脑脊液常规检查正常。

2. 循环系统症状　常为急性心力衰竭的前驱期或发作期的表现。表现为端坐呼吸、发绀、出冷汗、咳嗽伴气急，小年龄儿童则表现为不明原因的突然哭叫。查体可见心率加速，心音低弱、心浊音界扩大，以右心扩大为主，心前区有收缩期杂音，舒张压多降低，故脉压增大。心衰可导致肺水肿、肝大。心电图可见低电压、S-T 段低下、T 波平坦、双相或倒置、Q-T 间期延长。本病的循环系统病变为急症，如不及时抢救，严重者可致死。

3. 水肿和浆液渗出　不同程度的水肿可发生于不同的部位，下肢先出现，严重者可波及全身，并可出现心包、胸腔、腹腔积液。

4. 实验室检查

（1）血液维生素 B_1 水平测定：全血维生素 B_1 水平 $<40\mu g/L$ 提示缺乏。血液中维生素 B_1 不能准确反映组织中的维生素 B_1 水平，仅在临床症状显著时方降低，故此方法很少实际应用。

（2）尿中克肌酐硫胺素排出量测定（urinary secretion of thiamine per gram of creatinine and thiamine intake）：全日尿中维生素 B_1 排出量是评价和诊断维生素 B_1 缺乏的较好指标，但需收集 24 小时尿液，实际操作困难，全日维生素 B_1 排出量在 40~100μg 为正常。采用克肌酐硫胺素排出量测定，只要测定一次空腹尿中维生素 B_1 和肌酐量的相对关系即可评价体内维生素 B_1 的营养状态，既比较准确又不必收集 24 小时尿液，在临床比较实用。评价标准见表 20-3-2-1。

（3）红细胞转酮酶活性测定（erythrocyte transketolase activity，E-TKA）：E-TKA 测定是评价体内维生素 B_1 营养状态的有效指标，可在维生素 B_1 缺乏的临床症状出现前作出诊断。维生素 B_1 部分以转酮酶的辅酶形式存在于红细胞内，维生素 B_1 缺乏会导致转酮酶活力下降，E-TKA 是通过加入外源性硫胺素焦磷酸盐（TPP）来测定转酮酶的活性，以 TPP 效应百分率作为指标判定，结果比较准确和灵敏。评价标准见表 20-3-2-2。

表 20-3-2-1 尿中克肌酐硫胺素排出量评价标准

单位:μg/g

年龄	缺乏	低水平	正常
1~3岁	<120	120~175	≥176
4~6岁	<85	85~120	≥121
7~9岁	<70	70~180	≥181
10~12岁	<60	60~180	≥181
13~15岁	<50	50~180	≥181
成人	<27	27~65	≥66

表 20-3-2-2 E-TKA 测定结果评价表

分级	TPP 效应/%
正常	0~15
低水平	16~20
缺乏	>20

根据病史和上述典型临床表现,诊断并不困难。但如遇不典型病例,诊断常基于接受维生素 B_1 治疗后的有效反应,对于长期便秘、不明原因水肿等可疑表现者,应立即给予试验性治疗,治疗后迅速好转,可作为诊断依据。如停止维生素 B_1 治疗后,症状常复发,需考虑丙酮酸羧化酶遗传性缺陷所致的维生素 B_1 依赖症(如枫糖尿症等)。

【预防与治疗】

不宜长期吃精白米、面的食物,避免采用可能使维生素 B_1 丢失的烹调方法,以保证获得足够的维生素 B_1。孕妇和乳母应进食富含维生素 B_1 的食物,对人工喂养儿或离乳后婴儿应适当添加辅食。

维生素 B_1 缺乏症的患者应及时给予治疗。一般情况下口服维生素 B_1 片 15~30mg/d,分 3 次口服。重症患者或有消化道疾病影响吸收者,可肌肉或静脉注射维生素 B_1,50~100mg/d,静脉注射时勿用葡萄糖溶液稀释,以免血中丙酮酸堆积。一般注射维生素 B_1 后 1~2 天症状消失,好转后改用口服,疗程 1 个月左右。因为静脉注射葡萄糖能加剧硫胺缺乏,所以,酗酒者和其他有硫胺缺乏可能的患者在静脉注射葡萄糖前都应该给予静脉注射 100mg 的硫胺。因维生素 B_1 缺乏患者常伴随其他维生素 B 族缺乏,所以应同时加以补充。

第三节 维生素 B_2 缺乏症

王卫平

维生素 B_2 又名核黄素(riboflavin),在体内以游离核黄素、黄素单核苷酸(flavin mononucleotide, FMN)和黄素腺嘌呤二核苷酸(flavin adenine dinucleotide, FAD)三种形式存在于组织中。FMN 和 FAD 均为辅酶,与各种不同酶蛋白结合生成各种黄素酶类,参与三大营养素代谢中许多复杂的过程。人类肠道中的细菌可以合成少量维生素 B_2,但主要供应依赖食物摄入。牛奶、鸡蛋中维生素 B_2 的含量比较丰富,绿色蔬菜中也存在,但含量不高。维生素 B_2 对热比较稳定,但在光的照射下易于破坏。维生素 B_2 缺乏症(vitamin B_2 deficiency)在临床上主要表现为皮肤黏膜受损的改变。

【病因与发病机制】

1. 摄入不足 由于经济条件、供应困难和偏食等原因造成富含维生素 B_2 的动物性食物(如乳类、肉类、蛋类等)和新鲜蔬菜摄入不足,如每日摄入量低于 0.55mg,数月后即可出现症状。

2. 需要增加 在妇女怀孕和哺乳期、婴幼儿和青少年青春发育期、重体力劳动或精神紧张、外科手术或创伤后恢复期,对于维生素 B_2 的需求量都明显增加,如不及时补充容易导致缺乏。

3. 吸收利用障碍 维生素 B_2 主要在小肠上段吸收,罹患腹泻、节段性回肠炎、慢性溃疡性结肠炎和肝硬化患者的维生素 B_2 吸收利用会受到影响。

由维生素 B_2 参与生成的黄素酶有 40 多种,对人体生理功能的影响较大。某些黄素酶在生物氧化中起递氢体的作用,其在组织中的缺乏会造成多种脱氢酶活性下降,同时黄素酶也是许多氧化酶的催化剂和辅酶,因此维生素 B_2 缺乏可以显著影响组织细胞内糖和脂肪的代谢,导致氧化不全、能量利用率降低,以及细胞线粒体超微结构的改变。动物实验和临床研究结果表明,维生素 B_2 与蛋白质代谢关系密切。尿中维生素 B_2 排出量明显受氮平衡影响,组织生长旺盛时,尿中维生素 B_2 排出减少,负氮平衡时则排出量增多。维生素 B_2 缺乏可导致赖氨酰氧化酶活性下降,从而影响胶原蛋白交联形成,以致细胞间胶原支持减弱,可能是皮肤受损的重要原因。

【临床表现与诊断】

维生素 B_2 缺乏引起的临床表现是多种多样的,其具有特征的症状和体征主要为口腔和阴囊的皮肤黏膜病变。

1. 阴囊炎 阴囊瘙痒为始发症状,尤以夜间为甚,重者影响睡眠。皮肤损害分为三种类型。

(1) 红斑型:阴囊两侧对称性分布的片状红斑,大小不等,直径在 2~3cm 以上,范围大者可在阴茎根部融合。红斑边缘明显而整齐,其上覆以灰色或白色鳞屑,重者边缘处有棕色而粘连的厚痂,揭去后露出微红的皮肤。一般无浸润以及皮肤变厚或纹理加深的变化。

(2) 丘疹型:略高出阴囊皮表的红色扁平丘疹,米粒至黄豆大小,不对称分布于阴囊两侧,数个至数十个不等,其上覆盖干燥而粘连的厚痂或白色鳞屑,少数表现为苔藓样皮肤改变。

(3) 白色丘疹银屑型:比较少见。阴囊前由瓜子大小扁平丘疹融合而成的大片皮损,呈银白色,抓之有白色银屑脱落。

2. 舌炎 自觉舌疼痛,尤以进食酸、辣、热食物时为甚。舌体肿胀,呈红紫相间或紫红色。舌蕈状乳头充血肥大,先在舌尖部,后波及其他部位。病程长者舌乳头消失,以舌中、前部明显，伴以舌面裂隙。

3. 唇炎　早期为唇红肿，纵裂纹加深，继而出现唇黏膜干燥、皲裂和色素沉着，主要见于下唇。

4. 口角炎　口角有糜烂、裂隙和湿白斑，多为双侧对称，常有小脓疱和结痂，有痛感。

5. 脂溢性皮炎　多见于皮脂分泌旺盛处，如鼻唇沟、下颌、眉间及耳后等，有脂性堆积物覆于暗红色基底皮损上。

6. 实验室检验　血浆中游离核黄素、FAD 和 FMN 都较恒定，测定无诊断价值。常以测定尿中维生素 B_2 排出量作为诊断依据。由于收集 24 小时尿液比较困难，目前常采用尿核黄素/肌酐测定和尿排泄负荷试验两种方法。此外，红细胞谷胱甘肽还原酶（erythrocyte glutathione reductase，EGR）的活性系数（activity coefficient，AC）测定，因其灵敏、准确和简便的优点已广泛用于临床。

（1）尿核黄素/肌酐测定：收集任意尿样，用每克肌酐相对量表示尿中维生素 B_2 的排出量。结果<27μg/（g 肌酐）者为缺乏，27~79μg/（g 肌酐）者为不足。

（2）尿排泄负荷试验：口服核黄素 5mg 后，收集 4 小时尿液测定排出量。结果<400μg/（4h 尿）者为缺乏，400~799μg/（4h 尿）者为不足。

（3）红细胞谷胱甘肽还原酶的活性系数测定：EGR 是一个以 FDA 为辅基的黄素蛋白，维生素 B_2 缺乏时活性下降，如在体外把 FDA 加入含 EGR 的红细胞溶血液中，可使活性回升。回升后活性与原有活性的比值即为 EGR 的活性系数 AC。AC 值>1.20 者为缺乏。

维生素 B_2 缺乏往往是伴随其他维生素 B 族缺乏共同存在的，根据膳食缺乏病史、临床表现和实验室检验结果，诊断并不困难。集体发生口腔-生殖器综合征时要特别注意本病的可能。

【预防与治疗】

平时注意选择含核黄素丰富的食物，使膳食的摄入量达到供给量的标准。进行营养科普知识教育，纠正偏食习惯是有效的预防措施。对易缺乏的特殊人群应给予强化食品进行预防。

治疗一般用口服核黄素片，2~10mg 的核黄素，3 次/d，直到出现明显的效果；然后继续给予 2~4mg 口服，1 次/d 直到痊愈。同时服用复合维生素 B 效果更好。阴囊炎局部干燥者，可薄涂保护性软膏；有渗液、流黄水者可用 1%硼酸湿敷。一般阴囊炎 1 周内可以痊愈，口腔病变需 2~3 周。个别不能口服者，可改用肌内注射维生素 B_2，每日 5~20mg。药物治疗同时，应根据病因去除原发因素，巩固疗效。

第四节　烟酸缺乏症

王卫平

烟酸通常是指尼克酸（nicotinic acid）、烟酰胺（尼克酰胺）和其他具生物活性的吡啶衍生物。烟酸缺乏症（aniacinosis）又称尼克酸缺乏症（nicotinic acid deficiency），也称糙皮病（癞皮病，pellagra）和陪拉格拉病（pellagra）。属于一种慢性消耗性疾病，以皮炎、痴呆、腹泻为主要临床表现。

【烟酸的代谢与生理功能】

烟酸和烟酰胺几乎全部在胃和小肠吸收，低浓度时依赖 Na^+ 的易化吸收，高浓度时则以被动扩散为主。在血流中的主要形式是烟酰胺。烟酸存在于所有细胞中，仅少量可在体内储存，过多的烟酸在肝中甲基化成为 N′甲基烟酰胺（N′mononucleotide，N′MN）和 2 吡啶酮自尿中排出，排出量的多少取决于烟酸的摄入量和体内烟酸的营养状况。

膳食中约 15%的色氨酸可转化为烟酸，60mg 食物色氨酸可转变为 1mg 体内的烟酸。因此，计算饮食的烟酸摄入量应同时包括烟酸和色氨酸的含量。色氨酸转化为烟酸的效率受到各种营养素的影响，当维生素 B_6、核黄素和铁缺乏时，其转化率变慢，当蛋白质、色氨酸、能量和烟酸的摄入受限时，色氨酸的转化率增加。烟酸在体内以辅酶Ⅰ（nicotinamide adenine dinucleotide，NAD）、辅酶Ⅱ（nicotinamide adenine dinucleotide phosphate，NADP）形式在生物氧化中起递氢体的作用，参与葡萄糖酵解、丙酮酸盐代谢、戊糖的生物合成以及脂肪、氨基酸、蛋白质及嘌呤的代谢。动物实验显示，烟酸缺乏时锌吸收率、肠道锌、血红蛋白和肝内铁的储量都明显低于膳食中烟酸摄入适当的小鼠，提示烟酸在提高锌和铁的利用方面起重要作用。烟酸缺乏也可能有潜在的致癌作用。

【病因】

1. 摄入不足　见于以玉米为主食者，由于玉米所含的烟酸大部分为结合型，不能为机体吸收利用，加之玉米蛋白质中缺乏色氨酸。

2. 酗酒　酗酒者常常膳食摄入不足，进食不规律，当存在其他营养素摄入不足时易影响烟酸的吸收和代谢。

3. 药物　一些药物可干扰烟酸的代谢，其中了解最清楚的是异烟肼，有干扰吡哆醇的作用，而吡哆醇是色氨酸、烟酰胺代谢途径中的重要辅酶。某些抗癌药物，特别是巯嘌呤长期服用可导致烟酸缺乏。

4. 胃肠道疾患　包括各种原因引起的长期腹泻、幽门梗阻、慢性肠梗阻、肠结核等可引起烟酸的吸收不良。

5. 先天性缺陷　如哈特纳普病（Hartnup disease），由于小肠和肾小管对色氨酸和其他几种氨基酸的转运缺陷引起。

6. 类癌综合征　由于大量色氨酸转变为 5-羟色胺而不转化为烟酸引起。

【临床表现】

烟酸缺乏的临床表现可用 4 个英文字母 D 来描述：即皮炎（dermatitis）、腹泻（diarrhea）、痴呆（dementia）和死亡（death）。

可发生于任何年龄，早期表现不明显，有食欲减退、倦怠乏力、体重下降、腹痛不适、消化不良、容易兴奋、注意力不集中、失眠等非特异性病症。当病情进展时，可以出现较典型的症状，表现为夏秋季日光照射时发作，有时也可因辐射及皮肤物理性损伤而诱发。

（一）皮肤　皮炎为本病最典型症状，常在肢体暴露部位对称出现，以手背、足背、腕、前臂、手指、踝部等最多，其次则为肢体受摩擦处。急性者皮损初起时颜色绯红发痒，与周围皮肤有一清晰界限，边缘略高起，中心部病损较明显；其后肤色迅速转变为红褐色，有明显水肿，可伴有疱疹及表皮破裂，形成渗出创面，易诱发继发性感染。痊愈时有大块脱皮，其后出现新生的粉红色皮肤增厚；也可变薄呈萎缩状，边缘有色素沉着。慢性病例水肿较轻或不显著，但色素沉着更深，在易受磨损处如肘、指节、膝等部位的皮肤往往增厚，呈角化过度，肤色棕黑，与其周围不同，并有干燥、脱屑现象。另一表现为小腿前部及外侧有鱼鳞样皮肤变化，病变部位常有色素沉着。

（二）消化系统　以舌炎及腹泻最为显著。

1. 舌炎　早期舌尖及边缘充血发红，并有蕈状乳头增大。其后全舌、口腔黏膜、咽部及食管均呈红肿，上皮脱落，并有表浅溃疡，引起舌痛及进食下咽困难，唾液分泌增多。患病较久时舌乳头萎缩、全舌光滑干燥，常伴核黄素缺乏的口角炎。

2. 腹泻　早期多患便秘，其后因肠壁、消化腺体及黏膜、绒毛的萎缩，以及肠炎的发生而常有腹泻。大便呈水样或糊状，量多有恶臭，也可带血，如病变接近肛门可出现里急后重。腹泻往往严重和难治，可合并吸收障碍。

（三）神经精神系统　早期症状较轻，可有头昏、眼花、烦躁、焦虑、抑郁、健忘、失眠及感觉异常等表现，之后可进展到定向障碍、癫痫发作、紧张性精神分裂症、幻觉、意识模糊、谵妄，甚至导致死亡。周围神经炎的症状如四肢麻木、烧灼感、腓肠肌压痛及反射异常等均可出现，有时有亚急性脊髓后侧柱联合变性症状，可能与其他维生素 B 族缺乏有关。但本病与脚气病有所不同，本病多影响中枢神经系统，而后者以周围神经系统为主。

（四）其他症状　女性可有阴道炎及月经失调、闭经；男性排尿时有烧灼感，性欲减退。本病常与脚气病、核黄素缺乏症及其他营养缺乏同时存在。

【诊断】

由于缺乏一个适宜的功能测试来评估烟酸的状况，通常对于本病的诊断基于舌炎、胃肠道症状和对称性皮炎等临床表现，或对烟酸治疗后临床表现的迅速改善也是重要的诊断依据。在缺乏典型临床表现时则需结合实验室检查做出诊断。

1. 烟酸尿代谢产物测定　烟酸的主要代谢产物 N′甲基烟酰胺（N′MN）在 24 小时尿中排出量低于 5.8μmol/d 为缺乏，5.8～17.5μmol/d 为低水平。

2. 尿中 2 吡啶酮与 N′MN 的比值　曾用作评价指标，1.3～4.0 为正常，<1.3 为不足，但此测定结果受蛋白质摄入水平的影响因而不常用。

3. 4 小时尿负荷试验　患者口服 50mg 烟酸后，收集 4 小时尿，测定 N′MN 排出量。2.0～2.9mg/g 为不足，小于 2.0mg/g 为缺乏。

4. 红细胞辅酶Ⅰ/辅酶Ⅱ比值　由于红细胞中的烟酸主要以辅酶Ⅰ（NAD）形式存在，因此辅酶Ⅰ在红细胞中的含量是反映体内烟酸缺乏的敏感指标。红细胞辅酶Ⅰ/辅酶Ⅱ比值小于 1.0 时，显示存在烟酸缺乏的危险。

【预防】

烟酸缺乏的关键在于膳食结构不合理。以玉米为主食的地区可在玉米粉中加入 0.6%的碳酸氢钠，使得烹饪后结合型的烟酸可转化为游离型易为人体利用。在玉米中加入 10%黄豆可使其氨基酸比例改善，也可达到预防烟酸缺乏的目的。在烟酸缺乏症高发的地区，应适当进食烟酸和色氨酸丰富的膳食如肝、肾、牛、羊、猪肉、鱼、花生、黄豆、麦麸、米糠、小米等。烟酸和色氨酸含量中等的有豆类、硬果类、大米、小麦等，而玉米、蔬菜、水果、蛋、奶中含量较低。由于大多数蛋白质均含有 1%的色氨酸，因此能保持丰富优质的膳食就有可能维持良好的烟酸营养。

【治疗】

可采用下列治疗措施：

1. 一般治疗　提供高热量、高蛋白、高维生素的治疗性膳食。由于常常伴有多种其他维生素缺乏同时存在，所以治疗中应该给予包含其他 B 族维生素（特别是维生素 B_2 和 B_6）的平衡膳食。

2. 烟酸治疗　治疗以口服为佳，烟酰胺（nicotinamide）常被用来治疗烟酸缺乏症，因为烟酰胺不同于尼克酸（烟酸存在的主要形式），不会引起发红、痒、烧灼或刺痛感。其剂量为：40～250mg/d，分 3～4 次口服。对于腹泻或口服不合作的患者，可进行肌内注射，100～250mg/次，2～3 次/d。通常治疗效果甚显著，几天内症状可明显改善，再给以维持量。重症患者尤其是严重腹泻和出现痴呆者应抢救，迅速纠正水、电解质紊乱，服烟酰胺 200～300mg/次，2～3 次/d，直到急性症状消失。

3. 对症治疗　有口腔炎者应注意口腔卫生，经常漱口，避免继发感染，症状明显者可给予维生素 B_2 口服。有皮炎者应避免日光照射，并作局部处理。

［附］烟酸过剩和中毒

大剂量的烟酸有时被用来治疗高胆固醇血症，偶然也用于其他用途。当剂量≥3～6g/d，会出现烟酸过剩和中毒（nicotinic acid excess and toxicity）表现，引起组胺的释放，出现外周血管扩张和面部潮红、皮肤干燥、瘙痒、色素沉着增加、胃肠功能紊乱。烟酸过剩和中毒也可加重哮喘发作，引起血清尿酸和空腹血糖升高，以及引起肝脏的毒性反应，包括胆汁淤积性黄疸。有些迹象证明，缓释烟酸胶囊可能比结晶烟酸更具毒性。

第五节　叶酸缺乏症

董　萍

叶酸缺乏症（folate deficiency）是指由于叶酸摄入不足或吸收不良引起的以巨幼红细胞贫血为特征的临床综合征。

【叶酸的代谢与生理功能】

天然食物中的叶酸以多谷氨酸形式存在，由空肠微绒毛黏膜上皮细胞的 rL-谷氨酰羧肽酶催化，将其水解成双谷氨酸和单谷氨酸，通过被动（高浓度时）或主动（低浓度时）形式吸收。进入肠细胞后单谷氨酸被还原和甲基化成N′甲基四氢叶酸进入血浆，与血浆中的白蛋白松散结合，转运到肝脏和其他组织，并与有高度亲和力的叶酸受体结合。在这些组织细胞内，N5甲基四氢叶酸在维生素 B_{12} 的作用下脱去甲基重新结合成聚谷氨酸盐，储存在细胞内或起辅酶作用。

胆汁中单谷氨酸形式的叶酸可经重新循环被小肠重吸收。叶酸在尿中降解和排泄。食物中叶酸进入人体后被还原成具有生理作用的活性形式四氢叶酸（tetrahydrofolic acid，THFA），它是体内生化反应中一碳基团的传递体。叶酸携带一碳基团形成N5甲基THFA、亚甲基THFA等参与嘌呤和胸腺嘧啶的合成，进一步合成DNA和RNA。参与氨基酸之间的相互转换，如甘氨酸和丝氨酸之间（亦需维生素 B_6 参与）、组氨酸和谷氨酸之间、半胱氨酸和蛋氨酸之间的相互转化等。参与许多重要物质的合成，如血红蛋白、肾上腺素、胆碱、肌酸等。

【病因】

1. 摄入不足　常见于偏食、挑食者，以及营养不良或喂养不当的婴幼儿中。此外，叶酸衍生物不耐热，食物烹调时间过长或重复加热都可使其破坏而引起摄入不足。

2. 吸收利用不良　影响空肠黏膜吸收的各类疾病如短肠综合征、热带口炎性腹泻、先天性酶缺乏、维生素 B_{12} 及维生素C缺乏等均影响叶酸的吸收、利用。

3. 治疗药物　干扰叶酸代谢的药物如抗惊厥药、磺胺嘧啶在部分人群中可引起叶酸吸收障碍；氨甲蝶呤等抑制二氢叶酸还原酶，使二氢叶酸不能转化成有生物活性的四氢叶酸；口服避孕药、氟尿嘧啶、阿糖胞苷、异烟肼、乙胺嘧啶、环丝氨酸等药物可影响叶酸的吸收和代谢；此外，乙醇也影响叶酸代谢。

4. 需要量增加　妊娠时尤其是最初三个月，叶酸需要量可增加5~10倍。此外，乳母、婴幼儿、感染、发热、甲状腺功能亢进、白血病、溶血性贫血、伴有细胞转化率高的疾病，如镰状细胞贫血、银屑病、恶性肿瘤和血液透析时叶酸需要量也增高。这种情况下若不增加叶酸的摄入量则可能引起缺乏。

【临床表现】

1. 引起巨幼红细胞贫血（megaloblastic anemia）　参见第十六篇第二章“贫血”。

2. 引起胎儿神经管畸形（neural tube defects，NTDs）　NTDs是早期胚胎发育过程中神经管闭合不全导致的严重出生缺陷，是遗传和环境因素共同作用的结果，主要表现为无脑儿、脑膨出、脊柱裂等。孕早期叶酸缺乏可引起NTDs的发生，受孕前开始补充叶酸可有效预防NTDs的发生。但是叶酸降低NTDs发病率的机制尚不完全清楚，DNA甲基化是目前被广泛研究的表观遗传相关机制。

3. 叶酸与胎儿生长受限的关系　叶酸缺乏尤其是患有巨幼红细胞贫血的孕妇，易出现胎儿生长受限，有报道妊娠妇女第三个月时血清和红细胞叶酸的水平（尤其是红细胞叶酸水平）可以作为新生儿出生体重的预测指标。此外，孕母的叶酸水平和流产、早产的发生率相关，叶酸水平高则发生率降低。

4. 叶酸和心血管疾病的关系　叶酸形成N5甲基THFA后，将甲基转移至同型半胱氨酸上合成蛋氨酸。叶酸缺乏时蛋氨酸合成受阻，血中同型半胱氨酸增高，高浓度同型半胱氨酸对血管内皮细胞产生损害，并可激活血小板的黏附和聚集，成为心血管病发生的危险因素，充足的叶酸摄入对心血管病发生有一定的预防作用。此外，近年的研究表明，孕前及孕早期的叶酸缺乏是儿童先天性心脏病（congenital heart disease，CHD）的独立危险因素。

【诊断】

1. 血清叶酸含量　反映近期膳食叶酸摄入情况。小于6.8nmol/L（3ng/ml）为缺乏。

2. 红细胞叶酸含量（red blood cell folate）　反映体内叶酸存储情况，小于318nmol/L（140ng/ml）为缺乏。

3. 组氨酸负荷试验　在口服组氨酸负荷剂量8小时或24小时后，尿中亚胺甲基谷氨酸排出量增加，但此指标特异性差，应用不普遍。

4. 血浆同型半胱氨酸测定　当受试者维生素 B_6 和 B_{12} 营养适宜而叶酸缺乏时，同型半胱氨酸水平增高。

5. 叶酸试验性治疗　可用于明确巨幼红细胞贫血是叶酸缺乏还是维生素 B_{12} 缺乏所致。用“生理性”小剂量叶酸每日0.2mg治疗，如果贫血是叶酸缺乏所致，用药后即可观察到临床症状、血象和骨髓象的改善。如果贫血是维生素 B_{12} 引起则无效。

【预防与治疗】

自然界中叶酸广泛存在于动物性和植物性食物中，如肉类、肝、肾、酵母、蘑菇、新鲜蔬菜（菠菜、莴苣、芦笋）、豆类和水果中，所以做到饮食均衡、食物多样化，是比较容易预防该疾病的。根据最新的《中国居民膳食营养素参考摄入量》（DRIs），成人的叶酸需要量是400μgDFE/d，孕期妇女在此基础上增加200μgDFE/d，哺乳期妇女增加150μgDFE/d，其中μgDFE为膳食叶酸当量（dietary folate equivalent），计算公式为膳食叶酸当量（μgDFE）=膳食叶酸（μg）+[1.7×叶酸补充剂（μg）]。

治疗主要补充叶酸片剂5~10mg/d，口服至贫血纠正，以后视病情确定治疗时间和剂量。对于巨幼红细胞贫血，在用叶酸治疗之前必须先排除维生素 B_{12} 缺乏。如果维生素 B_{12} 缺乏存在的话，尽管叶酸治疗能减轻贫血却不能阻止或逆转神经系统方面的损害。

第六节　维生素 B_6 缺乏症

董　萍

维生素 B_6 是一种含氮的化合物，主要以三种天然形式存在：吡哆醇（pyridoxine，PN）、吡哆醛（pyridoxal，PL）、吡哆胺（pyridoxamine，PM）和它们的磷酸衍生物（PLP、PNP、PMP）。维生素 B_6 缺乏症（vitamin B_6 deficiency）包括狭义的维生素 B_6 缺乏症和维生素 B_6 依赖症两种：前者是指从食物中摄入的维生素 B_6 不足或因服用某种药物使维生素 B_6 失去活性或排泄增多所引起的综合征；维生素 B_6 依赖症则指患者摄取健康人所需的维生素 B_6 量，但仍出现维生素 B_6 不足的病症，多属遗传性疾患。

【维生素 B_6 代谢与生理功能】

维生素 B_6 的活性以三种维生素 B_6 天然形式和它们的衍生物 5′磷酸酯来体现，其有活性的辅酶形式是 5′磷酸吡哆醛（pyridoxal 5′-phosphate，PLP）。

维生素 B_6 以被动吸收的方式很容易在空肠被有效吸收，吸收后的维生素 B_6 在肝脏通过吡哆醇激酶转化为各自的磷酸化形式，然后各个 5′磷酸盐通过黄素单核苷酸氧化酶转化为 PLP。过量的维生素 B_6 被代谢为 4′吡哆酸，并以其他的非磷酸化形式从尿中排出。

除了参与神经递质、糖原、神经鞘磷脂、血红素、类固醇和核酸的代谢外，维生素 B_6 还参与所有氨基酸代谢。磷酸吡哆醛 PLP 在氨基酸代谢中是 100 多种酶的辅酶，包括转氨酶、脱氢酶、脱羧酶、消旋酶和脱水酶等。这些酶在蛋白质代谢中起重要作用，因此其需要量与代谢的氨基酸总量有关。PLP 也是丝氨酸羟甲基转氨酶的辅酶，参与一碳基团和维生素 B_{12} 与叶酸的代谢，缺乏时可引起巨幼红细胞贫血，它可和血红蛋白结合，改变其对氧的亲和力。维生素 B_6 对免疫功能有影响，可促使淋巴细胞增殖，通过参与一碳基团代谢和 DNA 合成，维持适宜免疫功能，并可降低心血管疾病等的发病率（图 20-3-6-1）。

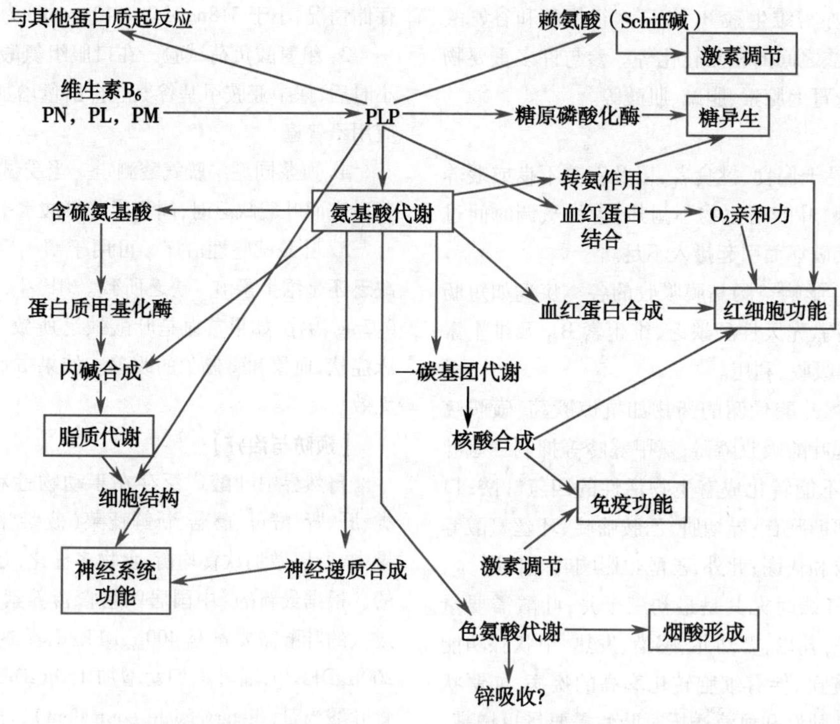

图 20-3-6-1　5′磷酸吡哆醛（PLP）作为辅酶/与蛋白质结合所起作用

【病因】

1. 摄入不足或吸收不良　尽管食物维生素 B_6 的来源广泛，偶尔仍可发生因食物摄入不足引起的缺乏，患有克罗恩病（Crohn disease）或腹腔疾病可能导致吸收不良。

2. 需要量增加　婴幼儿生长发育迅速或因高蛋白膳食导致维生素 B_6 的需要量相应增加。

3. 长期应用某些药物　最重要的是异烟肼，它与磷酸吡哆醛形成的复合物使其失去作用。其他有环丝氨酸、青霉胺、口服避孕药、左旋多巴等均能使维生素 B_6 失去活性或排泄增多而引起维生素 B_6 缺乏。

4. 酗酒　由于乙醇可加速磷酸吡哆醛的分解代谢，可引起维生素 B_6 缺乏。

5. 维生素 B_6 依赖综合征（vitamin B_6 dependency syndrome）　属于少见的常染色体隐性遗传的代谢异常疾病，因先天性代谢酶——犬尿氨酸酶的结构和功能缺陷所致，其酶活性仅为正常的 1%。

【临床表现】

严重的维生素 B_6 缺乏比较罕见，但亚临床型的轻度缺乏较为常见。当人体缺乏维生素 B_6 时常伴有其他水溶性维生素的缺乏，主要表现为皮肤和黏膜炎症，如脂溢性和脱屑性皮炎、口腔炎、舌炎等与核黄素、烟酸缺乏症相似。其次为精神和神经系统症状，如抑郁、嗜睡、末梢神经炎，感觉与运动功能均可受损，6 个月内的婴儿可因频繁癫痫样抽搐引起智力发育迟缓。婴儿期常表现为生长速度减慢，神经兴奋性增高。由于抗体形成减少，易引起继发感染。成人有时表现为小细胞性贫血，但血清铁蛋白水平升高，主要由于铁的利用不充分引起，伴有虚弱、易激惹、体重下降。维生素 B_6 依赖综合征的患者可出现惊厥、贫血、支气管哮喘和胱氨酸尿症等。

【诊断】

任何发生抽搐但对抗惊厥药物治疗效果不显的患者，以及任何伴有其他 B 族维生素缺乏的患者，特别是酗酒者或蛋白质-热量营养不良患者，应该考虑维生素 B_6 缺乏症的可能。维生素 B_6 缺乏症的诊断依据病史、症状、体征和必要的实验室检查结果，后者包括直接法（血浆、血红细胞或尿中维生素 B_6 水平及其代谢产物的测定）和间接法或功能测定。

（一）直接测定

1. 测定维生素 B_6 的代谢产物　最常用的是测定血浆中 5′磷酸吡哆醛（PLP），它与组织中维生素 B_6 水平的相关性好，但对摄入量的反应缓慢，约 10 天才能达到稳定状态，目前仍是评价维生素 B_6 营养状况的适宜指标，以血浆 PLP 大于 20nmol/L 为正常。但在评价时应考虑影响 PLP 浓度的各种因素，当蛋白质摄入增加、碱性磷酸酶活性升高、吸烟和年龄增长等都可使 PLP 水平下降。

2. 测定尿中排泄的代谢产物 4′吡哆酸　4′吡哆酸的排出量几乎能立即反映膳食维生素 B_6 摄入量的变化，以大于 3μmol/d 为维生素 B_6 营养状态适宜的指征。

（二）间接测定

1. 红细胞天门冬氨酸转氨酶（α-erythrocyte aspartic acid transaminase，α-EAST）和谷丙转氨酶（α-erythrocyte alanine transaminase，α-EALT）的活性　α-EAST 和 α-EALT 经 PLP 活化已被广泛用于评价长期维生素 B_6 营养状况。若 α-EAST 活性系数>1.6，α-EALT 活性系数>1.2 提示维生素 B_6 缺乏。此方法目前已取代了色氨酸负荷试验。

2. 色氨酸降解产物的测定　色氨酸降解的主要途径是需要 PLP 依存的尿氨酸酶。给予 2g 色氨酸口服剂量后 24 小时尿排出黄尿酸大于 65μmol，考虑维生素 B_6 缺乏。

【预防与治疗】

几乎所有的食物均含有维生素 B_6，吡哆醇主要来自于植物性食物，吡哆醛和吡哆胺则来自动物性食物，特别以瘦肉、肝、蔬菜和所有粮食含量最多，应鼓励多吃。

通常，成人每日口服一次 50～100mg 的吡哆醇能纠正维生素 B_6 缺乏。对于继发性缺乏，应尽可能去除病因（诸如使用吡哆醇失活性药物和吸收障碍）。因服用抑制吡哆醇代谢的特殊药物（如异烟肼、环丝氨酸和青霉胺）引起的吡哆醇缺乏患者则需要较大剂量（可能每日高达 100mg）以改善周围神经病变。一般在开始服用维生素 B_6 拮抗药物即应该同时服用维生素 B_6，以防止副作用发生。对于接受左旋多巴治疗的患者则禁忌用大剂量的维生素 B_6，因为大剂量维生素 B_6 可影响左旋多巴的效能。对维生素 B_6 依赖综合征如维生素 B_6 依赖癫痫、维生素 B_6 依赖贫血则需要大剂量维生素 B_6，通常的使用范围为每日 300～500mg。

［附］维生素 B_6 毒性

大量摄入食物来源的维生素 B_6 没有副作用，但补充维生素 B_6 达到 2g/d 或更高时则可引起严重副作用，表现为感觉神经症状。当每日剂量低于 1g 时发生感觉神经症状的危险性迅速降低。补充量在 250mg/d 以下对大多数人是安全的。

第七节　维生素 C 缺乏症

董　萍

维生素 C 缺乏症（vitamin C deficiency）又称坏血病（scurvy），是由于人体长期缺乏维生素 C 所引起的出血倾向及骨骼病变。目前，大规模人群的维生素 C 缺乏症已少见，但在婴幼儿和老年人中仍有散在发生。成年人中维生素 C 缺乏症较少见，但长期限制饮食或不吃果蔬者，仍易患该病。

【维生素 C 代谢与生理功能】

（一）来源与性质　人类由于缺乏葡萄糖内酯氧化酶，不能将葡萄糖-γ 内酯转变为维生素 C，故需从食物中摄取。维生素 C 主要来源为新鲜蔬菜和水果，一般是叶菜类含量比根茎类多，酸味水果比无酸味水果含量多。维生素 C 是无色结晶体，水溶性，在干燥和避光条件下颇稳定。快速冷冻食物中不受破坏，但维生素 C 遇空气中氧、热、光和碱性物质，特别是当氧化酶及微量铜、铁等重金属离子存在时，很容易被氧化分解，所以洗煮蔬菜时间不宜过长，并不宜倾倒菜汤，泡、腌蔬菜时维生素 C 丧失亦甚多。

（二）吸收与代谢　维生素 C 在小肠各部分均可被吸收，以空肠吸收为主，其吸收率随摄入量的增加而降低。维生素 C 在吸收前可被氧化成脱氢型抗坏血酸，脱氢型抗坏血酸比抗坏血酸以更快的速度通过细胞膜。抗坏血酸一旦进入小肠黏膜细胞或其他组织细胞，在脱氢型抗坏血酸还原酶的作用下很快还原成抗坏血酸。胃酸缺乏时，维生素 C 的吸收减少。口服 1～1.5 小时后，血浆浓度达高峰。维生素 C 蛋白结合率低，在代谢旺盛的组织中含量丰富，但体内贮存少，体内半衰期为 16 天。绝大部分维生素 C 代谢分解为草酸或与硫酸结合由尿液排出，另一部分以原形直接随尿排出体外，汗、粪便中也有少量排出。

我国不同年龄人群维生素 C 每日推荐摄入量（RNI）及可耐受最高摄入量（UL）见表 20-3-7-1。出生一周内早产儿因饮食中含大量酪氨酸，应增加维生素 C 至每日 100mg。

表 20-3-7-1　不同年龄人群维生素 C 的每日推荐摄入量及可耐受最高摄入量

年龄/岁	维生素 C RNI/UL/($mg \cdot d^{-1}$)
0～	40(AI)/—
0.5～	40(AI)/—
1～	40/400
4～	50/600
7～	65/1 000
11～	90/1 400
14～	100/1 800
18～	100/2 000

续表

年龄/岁	维生素C RNI/UL/（mg·d⁻¹）
50~	100/2 000
65~	100/2 000
80~	100/2 000
孕早期	+0/2 000
孕中期	+15/2 000
孕晚期	+15/2 000
乳母	+50/2 000

注：AI. 适宜摄入量。当某营养素个体需要量的资料不足，不能计算RNI时，可设定AI来代替RNI。

未制定UL值者用"—"表示。未制定可耐受最高摄入量，主要因为研究资料不充分，并不表示过量摄入没有健康风险。

"+"表示在同龄人群参考值基础上额外增加量。

（三）生理功能 维生素C具有广泛生理功能，现将其主要方面分述于下：

1. 作为辅酶参与体内羟化反应 作为多巴胺羟化酶和肽基甘氨酸羟化酶的辅酶是维生素C特殊代谢功能。羟化反应是体内许多重要物质合成或分解的必要步骤，如胶原蛋白合成时，多肽链中的脯氨酸及赖氨酸残基必须先分别羟化为羟脯氨酸及羟赖氨酸；神经递质5-羟色胺及去甲肾上腺素从氨基酸合成时、胆固醇转化为胆汁酸、药物或毒物分解等需经羟化完成。

2. 还原作用 是维生素C的非特异的功能，在体内使氧化型谷胱甘肽还原为还原型谷胱甘肽，本身被氧化，而发挥抗氧化作用。如体内高浓度的维生素C有助于胱氨酸还原为半胱氨酸，两个半胱氨酸组成的二硫键（S-S）是免疫球蛋白的重要结构；促进叶酸还原为活性四氢叶酸，并防止甲基四氢叶酸变为不可逆的氧化产物（甲酰叶酸）。维生素C使食物中的Fe^{3+}还原为易于吸收的Fe^{2+}，维持铁的还原状态，同时与铁螯合，增加铁的吸收，因此维生素C是治疗贫血的重要辅助药物，但大剂量维生素C可使维生素B_{12}失活。

3. 其他 维生素C具有解除重金属毒性，预防癌症，清除自由基等作用。

【病因与病理】

（一）病因

1. 摄入不足 食物中缺乏新鲜蔬菜、水果，或在食物加工过程中处理不当使维生素C破坏；乳母膳食长期缺乏维生素C或以牛乳或单纯谷类食物长期人工喂养，而未添加含维生素C辅食的婴儿；

2. 需要量增加 生长发育较快的婴幼儿和早产儿、感染及慢性消耗性疾病、严重创伤等使维生素C需要量增加。

3. 吸收障碍 慢性消化功能紊乱、长期腹泻等可致吸收减少。

4. 药物影响 雌激素、肾上腺皮质激素、四环素、降钙素、阿司匹林等药物可干扰机体维生素C的代谢。

5. 遗传因素 有研究证实，人体血浆蛋白的结合珠蛋白（haptoglobin，Hp）存在遗传多态性，其中基因型Hp2可能在维生素C缺乏发病机制中是一重要的非营养性调节因子。Hp2-2聚合体较少抑制血红蛋白驱动的氧化应激，导致抗坏血酸的消耗。

（二）病理 维生素C缺乏基本病理改变是出血和骨骼变化，结缔组织细胞增生，细胞间质胶原蛋白形成不良，导致毛细血管壁通透性增加，产生皮肤、黏膜、骨膜下、关节腔、肌肉和齿龈出血。由于硫酸软骨素形成障碍，成骨细胞不能生成正常的骨样组织，软骨骨化生成障碍，钙盐在基质内沉着，形成临时钙化带，骨骺端骨质脆弱，易发生干骺端分离、脱位、普遍性骨质疏松与萎缩。牙龈充血、水肿，齿质细胞退化、齿龈乳头增生及肉芽组织生长，并渐坏死。严重维生素C缺乏时可导致骨骼肌变性、心脏肥大、骨髓抑制及肾上腺萎缩。

【临床表现】

起病缓慢，自饮食缺乏维生素C至发展成维生素C缺乏症历时3~4个月。早期表现为易激动、性情暴躁、倦怠、食欲减退、体重减轻及面色苍白等，可伴低热、呕吐、腹泻等，易感染或伤口不易愈合等症状。随着病情的发展，常见长骨骨膜下、皮肤及黏膜出血。反复牙龈出血、鼻出血，并可因牙龈肿胀及齿槽坏死而致牙齿松动、脱落，皮肤瘀点、瘀斑，毛囊过度角化、周围出血，偶见消化道出血、血尿、关节腔内出血、甚至颅内出血。长骨骨膜下出血或骨干骺端脱位可引起患肢疼痛，导致假性瘫痪（pseudoparalysis）。婴儿的早期症状之一是四肢疼痛呈蛙状体位，对其四肢的任何移动都会使其疼痛以致哭闹。维生素C缺乏影响铁吸收，而长期出血或伴有叶酸缺乏亦可引起贫血。一般为正细胞性贫血，少数为巨幼红细胞贫血。

【辅助检查】

（一）X线检查 长骨先期钙化带增宽，向两旁突出形成骨刺，钙化带下方出现局灶性或带状密度减低区，称"坏血病区"或"坏血病线"。普遍性骨质疏松，骨皮质变薄，骨小梁细小稀少，甚至消失呈毛玻璃状，严重时引起骨折及骨骺分离和移位。长骨骨骺区因骨膜下出血，可使松弛的骨皮质与骨膜分离。

（二）白细胞维生素C含量 为反映机体维生素C营养状况有价值的指标，正常值11~15μg/（10^8白细胞）。

（三）血浆维生素C浓度 正常空腹>6mg/L（0.6mg/dl），可排除维生素C缺乏症；血浆维生素C水平随饮食摄入不同而变化，不能真实地反映体内维生素C储存量。较低的浓度也不能证实维生素C缺乏症的存在，临床症状往往与血浆维生素C的浓度并不平行。

（四）维生素C耐量试验 静脉注射维生素C 20mg/kg，4小时后尿液维生素C含量>80μmol/L，可排除维生素C缺乏症。或口服维生素C 500mg，2,4-二硝基苯肼比色法测定4小时后尿液维生素C含量，<5mg为不足，5~13mg为正常，>13mg为充裕。

【诊断与鉴别诊断】

根据维生素 C 摄入不足病史和典型的临床及 X 线表现，诊断并不困难，必要时可作白细胞维生素 C 含量测定或维生素 C 耐量试验来加以证实。最佳确诊方法为维生素 C 治疗有特效。

本病应与一般牙龈出血及其他毛细血管脆性增加所致的出血、类似结缔组织病的体征（如关节痛、关节肿胀）及 Sjogren 综合征（干性角膜结膜炎、口腔干燥）等鉴别。幼儿下肢肿胀及假性瘫痪应与骨髓炎、关节炎、脊髓灰质炎、先天性梅毒和骨软骨炎鉴别。少数患儿在肋骨、软骨交界处因骨干骺半脱位可隆起，排列如串珠，称"坏血病串珠"，应注意与佝偻病肋骨串珠相鉴别，坏血病串珠部位可出现尖锐突起，内侧可扪及凹陷，而佝偻病的肋串珠呈圆钝形。

【预防与治疗】

（一）补充维生素 C　选择含维生素 C 丰富食物，改进烹调方法，减少维生素 C 在烹调中的损失。鼓励母乳喂养，改善乳母营养，保证乳液中有丰富的维生素 C。及时为婴儿添加富含维生素 C 的辅食，特别是对人工喂养儿，及时添加菜汤、果汁等。感染、外伤、手术前后、偏食、长期限制饮食、吸烟者、嗜酒引起的慢性酒精中毒、口服避孕药时，南北极地区工作者应适当增加维生素 C 摄入量。

轻症患者每日维生素 C 200~300mg，分 3 次口服；重症每日静脉注射 500~1 000mg，每日 1 次，连续 4~5 日后改为口服，每日 300~500mg。一般应连续治疗 2~3 周。

（二）对症处理　如保持口腔清洁，预防或治疗继发感染、止痛，有严重贫血者，根据贫血的原因，予以输血、补给铁剂、适量的叶酸或维生素 B_{12}。重症病例如有骨膜下巨大血肿或有骨折，应予制动固定，不需手术治疗，用维生素 C 治疗后，血肿可渐消失，骨折能自愈，但需时往往 1 个月以上，如有骨骺错位，恢复较慢。

［附］维生素 C 过多

长期大量服用维生素 C，可能产生维生素 C 过多（vitamin C excess），引起以下副作用：①尿中排出的草酸显著增高，可能发生尿路草酸盐结石。在肾结石、痛风、半胱氨酸尿症等患者应慎用。透析患者反复应用维生素 C（每次均 > 1g）可出现高草酸血症。②可能降低妇女生育力，影响胚胎发育。故主张妇女服用维生素 C 量不超过每日 2g；生长期儿童服用大量维生素 C，易致骨病。③每日服用维生素 C 1g 以上可引起胃肠道不适、恶心、呕吐、腹痛、腹泻及尿频；快速静脉注射可引起头晕、晕厥；长期大量服药后停用，可引起停药后维生素 C 缺乏症。④下列疾病时慎用：G-6-PD 缺乏，镰状红细胞贫血（可引起溶血加剧）；抗凝治疗时（可干扰抗凝效果）；糖尿病（可致尿糖假阳性）；胃肠道出血患者可致粪便潜血假阴性；血红蛋白沉着症、珠蛋白合成障碍贫血患者可致铁吸收增多。

第八节　维生素 D 缺乏症

孙建琴

维生素 D 缺乏症（vitamin D deficiency，VDD）是一个世界性的问题。维生素 D 缺乏引起钙、磷代谢紊乱，骨样组织钙化不良，导致骨骼生长障碍，在儿童时期即骨骺尚未联合以前发病的称佝偻病（rickets），在骨骺板已闭的成人中则发生骨钙化障碍，引起骨软化病（osteomalacia），也是骨质疏松症（osteoporosis）的危险因素之一。

【代谢与生理功能】

（一）维生素 D 来源　维生素 D 即是一种类皮质激素，其来源有两方面：

1. 内源性人体皮肤含 7-脱氢胆固醇，经波长 290~320nm 的紫外线照射后首先转化为维生素 D_3 前体，以后再转变成维生素 D_3（又称胆固化醇，cholecalciferol）。

2. 外源性从摄入的食物获得，动物肝脏、奶油、蛋黄、鱼子、海鱼（如鲱鱼、鲑鱼、沙丁鱼）及其鱼肝油是维生素 D_3 的良好来源。植物性食物如蘑菇、蕈类中含麦角固醇，经紫外线照射后变成维生素 D_2（又称麦角骨化醇，ergocalciferol）。

（二）维生素 D 的代谢　维生素 D_2 与维生素 D_3 虽然在生化和生理上有精细的差别，但对人体的作用和作用机制完全相同，在以下的论述中如果在 D 后没有注明的话，所指的即包括两种维生素 D。维生素 D_2 是由存在于酵母、真菌中的麦角固醇经日光照射后转化生成。维生素 D_2 与维生素 D_3 在化学结构上相似，但是其生物学效应低于维生素 D_3。维生素 D 在小肠中以乳糜微粒形式吸收，胆盐促进其吸收。维生素 D 在血液中与 α 球蛋白（又称维生素 D 结合蛋白，vitamin D binding protein，DBP）结合后转运，先在肝脏线粒体经 25-羟化酶系统作用转变为 25-羟维生素 D[25-(OH)D]。肝脏中维生素 D 25-羟化酶的作用受循环中 25-(OH)D 浓度反馈调节。25-(OH)D 转运至肾脏近曲小管上皮细胞在线粒体内经 1-羟化酶作用生成 1,25-二羟维生素 D[1,25-$(OH)_2$D]，它是活性最强的维生素 D 代谢衍生物。在组织培养中发现 1,25-$(OH)_2$D 的作用比 25-(OH)D 大 1 000~5 000 倍，而维生素 D 对骨钙的动员仅有极少甚至没有作用。1,25-$(OH)_2$D 的生成直接受血磷浓度、甲状旁腺素与降钙素的调节，间接受血钙浓度调节。低血磷和甲状旁腺素可促进 1,25-$(OH)_2$D 生成；高血钙促进降钙素分泌，抑制 1,25-$(OH)_2$D 合成；低血钙促使甲状旁腺素分泌增加 1,25-$(OH)_2$D 的合成。

（三）维生素 D 的作用　维生素 D 对肠、骨、肾等靶器官的作用有以下几方面：

1. 对肠道作用近年的研究认为维生素 D 作用的最原始点在肠细胞的刷状缘表面，钙进入刷状缘是一个需要能量的主动过程，使钙在肠腔中逆着电化学能的梯度进入细胞内，细胞质内有高度特异的 1,25$(OH)_2$D 受体，这种维生素 D 受体复合物可以激活基因的转录，促进肠黏膜上皮细胞合成钙结合蛋白，对肠腔中钙离子有较强的亲和力，可促进小肠腔内钙转运，维生素 D 也能激发肠道对磷的转运过程，这种转运是独立的，与钙的转运不相互影响。

2. 对骨骼作用与甲状腺协同使未成熟的破骨细胞的前体细胞转变为成熟的破骨细胞，促进骨质吸收，使旧骨质中的骨盐溶解，钙、磷转运到血内以提高血钙、血磷浓度；另一方面刺激成骨细胞促进骨样组织成熟和骨盐沉着。

3. 肾脏促进肾近曲小管对钙、磷的重吸收，以提高血钙、血磷浓度。维生素 D 严重缺乏时会导致骨骼脱钙，是引起骨质疏松的主要原因之一。

4. 对肌肉作用已证实骨骼肌上有维生素 D 的受体，因此维生素 D 另外一个很重要的作用是提高骨骼肌力和下肢的平衡能力，降低跌倒风险，从而减少骨折可能。目前的观点认为肌肉和骨骼同属运动单位，这两个组织不仅解剖结构上相邻，在功能上也存在密切的联系。肌肉数量减少、肌力下降的少肌症患者往往同时存在骨质疏松症。而维生素 D 的补充不仅能对骨骼直接产生益处，还能通过改善肌肉力量，调节平衡运动，间接促进骨骼健康。

5. 其他生物学效应近年研究发现维生素 D 在全身各个器官都有其受体存在，维生素 D 对冠心病、肿瘤、糖尿病、肠易激综合征、帕金森等具有有益的生物学作用，但这些患者是否需要额外补充维生素 D 来预防疾病仍需进一步证实。

【病因】

维生素 D 缺乏的主要原因为：

1. 日光照射不足　如果有充足的紫外线照射，人的皮肤能产生足够的维生素 D。产生维生素 D 的量与紫外线的强度、大气环境、照射时间和皮肤暴露的面积成正比。在冬春季节因寒冷缺少户外活动或多雾地区、工业城市空气污染严重、高楼林立都可使紫外线照射不足而引起维生素 D 缺乏。

2. 维生素 D 摄入不足　多见于在 2 岁前未进食有维生素 D 强化奶制品的婴幼儿和长期母乳喂养又没有及时补充鱼肝油的孩子。小儿由于生长速度迅速易引起相对缺乏，尤其在早产儿、双胎和低出生体重儿出生时体内维生素 D、钙、磷储存少，出生后生长快易患佝偻病。多次妊娠和长期哺乳的母亲体内储备钙大量消耗，若维生素 D 摄入不足很快出现骨软化病。

3. 维生素 D 吸收不良及活化障碍　慢性乳糜泻、肝、胆、胰疾病影响维生素 D 的吸收利用。在老年人由于皮肤合成维生素 D 的效率降低和肠道维生素 D 的吸收率下降使骨质疏松症加剧。肝、肾严重病变影响维生素 D 羟化为活性的 25-(OH)D 和 1,25-$(OH)_2D$。

4. 其他原因　遗传因素：维生素 D 依赖性的佝偻病为常染色体隐性遗传综合征。Ⅰ型为 25-(OH)D 1α 羟化酶的功能受损。Ⅱ型系基因突变致 1,25-$(OH)_2D$ 受体损害。

药物：苯巴比妥可诱导肝微粒体酶改变，使维生素 D 25-羟化酶的活性下降，并促进胆汁分泌，使维生素 D 降解加快。从而降低血清中维生素 D 和 25-(OH)D 的浓度。

【发病机制】

维生素 D 缺乏时肠道内钙磷吸收减少，使血钙、血磷下降促使甲状旁腺分泌增加，后者有促进破骨细胞溶解骨盐作用，使旧骨脱钙，骨钙进入血中维持血钙接近正常。但甲状旁腺素可抑制肾小管磷的再吸收，以致尿磷增加，血磷降低。血液中钙磷乘积降低(<40)，使体内骨骼成骨过程钙化受阻，成骨细胞代偿性增生，造成骨骺端及骨膜下骨样组织堆积，引起佝偻病及骨软化病。

如果甲状旁腺反应迟钝，骨钙不能很快游离到血中，则血钙下降。如血总钙下降到 1.75～1.87mmol/L(7～7.5mg/dl)，血游离钙低于 0.88～1.0mmol/L(3.5～4.0mg/dl)以下，出现手足搐搦低钙惊厥(图 20-3-8-1)。

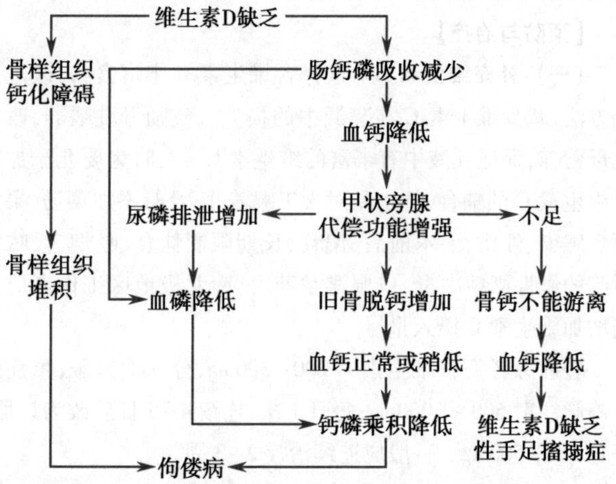

图 20-3-8-1　维生素 D 缺乏性佝偻病和手足搐搦症发病机制

【临床表现】

佝偻病和骨软化病是维生素 D 缺乏症在临床特有的表现。佝偻病发生于生长发育中的婴幼儿及儿童时期，骨软化病发生于成年人，临床表现存在明显的差别。

（一）佝偻病

1. 症状主要为精神神经症状见于佝偻病的活动初期和激期。小儿易激惹、烦躁、睡眠不安、夜惊、夜哭、多汗，由于汗水刺激，睡时经常摇头擦枕，以致枕后脱发(枕秃)。随着病情进展，出现肌张力低下，关节韧带松懈，腹部膨大如蛙腹。患儿动作发育迟缓，独立行走较晚。但这些症状都属于非特异性，很难同生理现象区别，仅作为早期诊断参考，不能作为诊断主要依据。重症佝偻病常伴贫血、肝脾大，营养不良，全身免疫力减弱，易患腹泻、肺炎，且易形成迁延性。患儿血钙过低。可出现低钙抽搐(手足搐搦症)，神经肌肉兴奋性增高，出现面部及肌肉抽搐或全身惊厥，发作短暂约数分钟即停止。但亦可间歇性频繁发作。严重的惊厥可因喉痉挛引起窒息。

2. 骨骼改变随着病情进展，出现骨骼改变，多见于佝偻病活动极期。骨骼的改变与年龄、生长速度与维生素 D 缺乏程度等因素有关：①头部颅骨软化多见于 3～6 个月婴儿，以枕骨或顶骨为明显，手指压迫时颅骨凹陷，去掉压力即恢复原状（如乒乓球感觉）；6个月后颅骨增长速度减慢，表现为骨膜下骨样组织增生，额骨隆起成方颅，严重时可呈十字颅、鞍状颅。此外尚有前囟迟闭，出牙迟，齿质不坚，排列不整齐。②胸部两侧肋骨与肋软骨交界处呈钝圆形隆起称"肋串珠"，以第7~10肋为显著；肋骨软化，受膈肌牵拉，其附着处的肋骨内陷形成横沟[称为哈里森沟（Harrison groove）]；严重佝偻病胸骨前突形成鸡胸；胸骨剑突部内陷形成漏斗胸，由于胸部畸形影响肺扩张及肺循环，容易合并重症肺炎或肺不张。以上畸形多见于6个月~1岁。③脊柱及四肢可向前后或侧向弯曲。四肢长骨干骺端肥大，腕及踝部膨大似"手镯""脚镯"，常见于7~8个月，一岁后小儿开始行走，下肢长骨因负重弯曲呈膝内翻或膝外翻畸形。膝内翻畸形中两足靠拢时两膝关节距离在3cm以下为轻度，3~6cm为中度，6cm以上为重度。膝外翻畸形两膝靠拢时两踝关节距离在3cm以下为轻度，3~6cm为中度，6cm以上为重度。

早期轻型佝偻病如能及时治疗，可以完全恢复，不留下骨骼畸形。重型至恢复期可遗留轻重不等的骨骼畸形，如方颅、鸡胸、膝内翻或膝外翻畸形，大多见于3岁以后。

（二）骨软化病（osteomalacia） 成年人维生素D缺乏主要表现为骨质软化病，特别是妊娠和哺乳妇女以及老年人容易发生。其特点是骨样组织钙化不良，骨骼生长障碍。常见的症状是骨痛、肌无力、肌痉挛和骨压痛。早期症状可不明显，常见背部及腰腿疼痛，活动时加剧，肌无力是维生素D缺乏的一个重要表现，开始患者上楼梯或从坐位起立时很吃力，骨痛与肌无力同时存在。患者步态特殊，被称为肌病步态（"鸭步"），最后走路困难，迫使患者卧床不起。体检时患者胸骨、肋骨、骨盆及大关节处，往往有明显压痛。骨骼畸形有颈部缩短、头下沉、脊柱后侧凸等。不少患者发生病理性骨折。

（三）骨质疏松症（osteoporosis） 骨质疏松症是慢性退行性疾病。其特征为骨密度降低、骨骼微观结构破坏，以骨骼疼痛、骨折风险增加为特征。维生素D缺乏和钙摄入量低是骨质疏松症和骨折发生风险的重要决定因素。当骨质疏松症患者的血浆25-(OH)D_3浓度低于10nmol/L（4ng/ml）时，可能同时伴有血浆钙磷水平降低。

（四）其他临床类型

1. 先天性佝偻病多见于北方寒冷地区（如黑龙江省）。本病多见于早产儿、多胎、低体重儿、冬春季出生婴儿。母孕期有维生素D缺乏史，缺少动物性食品，少见阳光；或孕妇体弱多病，患肝肾或其他内分泌疾病。孕妇经常发生手足搐搦、腓肠肌痉挛、骨痛、腰腿痛等症状，重者可有骨软化病。新生儿临床可不明显，部分有易惊、夜间睡眠不安、哭吵，体征以颅骨软化，前囟大，直通后囟，颅骨缝宽，边缘软化为主，胸部骨骼改变如肋软沟、漏斗胸较为少见。X线检查腕部正位片是诊断本病的主要依据，先天性佝偻病显示典型佝偻病变化。血液生化改变仅能供诊断参考。

2. 晚发型佝偻病多见于北温带地区。好发于冬末春初季节，5~15岁儿童。日晒不足，维生素D摄入不足，与生长速度较快或身高剧增等因素有关。临床表现为行走乏力、下肢疼痛，尤其是膝、踝关节或足跟痛，常诉腓肠肌痉挛。此外，尚有多汗、睡眠不安等症状。病程长者可有下肢变形（膝内翻或膝外翻畸形），少数可见肋外翻或鸡胸等胸廓畸形。实验室检查显示25-(OH)D降低（<24~96nmol/L），碱性磷酸酶增高[>30U（金氏法）]，血钙、血磷减低。X线腕部摄片可显示轻重不等的维生素D缺乏性佝偻病变化。根据实验室与X线检查可除外生长痛、风湿病、类风湿病等。

【诊断】

应根据有维生素D缺乏的病史、临床表现、血液生化检查及X线骨骼检查。后两者检查对非典型病例及佝偻病分期更有诊断意义。

（一）血液生化检查 佝偻病、骨软化病活动期血钙可正常或偏低[正常2.2~2.7mmol/L（9~11mg/dl）]；血磷降低[成人正常0.9~1.3mmol/L（2.8~4mg/dl），儿童正常1.3~1.9mmol/L（4~6mg/dl）]，钙磷乘积<30（正常40）。血碱性磷酸酶增高[正常15~30U（金氏法）]，此法是诊断佝偻病常用的指标，但缺乏特异性，且受肝脏疾病影响较大。近年来提倡以骨碱性磷酸酶作为评价指标，正常参考值为≤200μg/L。血清中碱性磷酸酶以骨碱性磷酸酶为主，为成骨细胞所分泌，当维生素D缺乏时该细胞活跃，血清中骨碱性磷酸酶升高，升高程度与佝偻病严重程度密切相关，对佝偻病早期诊断敏感性高。血清25-(OH)D正常水平为12~200nmol/L（5~80ng/ml）；如果低下可确诊为佝偻病。血清1,25-$(OH)_2D$正常水平为40~160pmol/L（16~65pg/ml），由于25-(OH)D的浓度比1,25-$(OH)_2D$高三个等级，即使25-(OH)D处于低水平的维生素D缺乏患者也有足够的25-(OH)D-1羟化酶的基质，因此血清1,25$(OH)_2D$浓度对评价维生素D缺乏的价值不大。恢复期血液生化检查均恢复至正常。

（二）X线骨骼检查 佝偻病早期仅表现长骨干骺端临时钙化带模糊变薄，两边磨角消失，激期的典型改变为临时钙化带消失，骨骺软骨增宽呈毛刷样，杯口状改变，骨骺与干骺端距离加大，长骨骨干脱钙，骨质变薄，骨质明显稀疏，密度减低，骨小梁增粗、排列紊乱。可有骨干弯曲或骨折。恢复期临时钙化带重现，渐趋整齐、致密，骨质密度增加。

骨软化病早期X线可无特殊变化，大部分患者有不同程度骨质疏松、骨密度下降、长骨皮质变薄，有些伴病理性骨折。严重者X线表现脊柱前后弯及侧弯，椎体严重脱钙萎缩，呈双凹型畸形，骨盆狭窄变形，假性骨折（又称洛塞带，Looser zone）；成人骨软化病X线改变的特征为带状骨质脱钙，在X线片上出现长度从几毫米到几厘米不等的透光带，透光带一般与骨表面垂直。这些透光带常为双侧性和对称性，尤以耻骨、坐骨、股骨颈、肋骨和肩胛腋缘处为典型。用此法测定不同病期佝偻病骨矿含量，发现佝偻病初期和激期骨矿含量均下降，对佝偻病及软骨软化病的诊断有较大意义。

目前较普遍采用的是双能X线吸收测量法，可准确测定骨矿含量和骨密度。

【鉴别诊断】

首先应与其他原因引起的佝偻病鉴别。对临床诊断为维生素 D 缺乏性佝偻病，经用足量维生素 D 30 000μg(120 万 IU)治疗后效果不佳，应考虑抗维生素 D 佝偻病，常与肾脏疾病有关。这类疾病包括：

1. 维生素 D 依赖性佝偻病有家族史，Ⅰ型发生于 1 岁以内婴儿，身材矮小，牙釉质生长不全，佝偻病性骨骼畸形。血液生化的特点有低钙血症，低磷酸盐血症，血碱性磷酸酶活性明显增高，氨基酸尿症。Ⅱ型发病年龄早，其特征有生后几个月脱发，皮肤损害同时具有Ⅰ型的临床特点。

2. 低血磷性抗维生素 D 佝偻病为伴性连锁遗传，亦可为常染色体显性或隐性遗传，故常有家族史。多见于 1 岁以后，2~3 岁后仍有活动性佝偻病表现。常伴骨骼严重畸形。血液生化特点为血磷降低，尿磷增高。这类患者需终身补充磷合剂。

3. 远端肾小管酸中毒为先天性远曲肾小管分泌氢离子不足，以致钠、钾、钙阳离子从尿中丢失增多，排出碱性尿，血液生化改变，血钙、磷、钾低，血氯高，常有代谢性酸中毒。该类患者有严重的骨骼畸形，骨质脱钙，患儿身材矮小。

4. 肾性佝偻病可由于先天或后天原因引起肾脏功能障碍，导致血钙低，血磷高，1,25-$(OH)_2D$ 生成减退及继发性甲状旁腺功能亢进，骨质普遍脱钙，多见于幼儿后期，有原发性疾病及小便、肾功能改变。

佝偻病的骨骼系统改变如头大，前囟大、延迟闭合，生长发育缓慢应与呆小病、软骨营养不良等鉴别。呆小病有特殊面容，下肢短，伴智力低下，血钙、磷正常，X 线检查骨化中心出现迟缓，但钙化正常。软骨营养不良，四肢粗短，血钙磷正常，X 线显示长骨短粗和弯曲，干骺端变宽呈喇叭状，但轮廓光整。

【预防与治疗】

维生素 D 缺乏病的预防应从围产期开始，以 1 岁以内的婴儿为重点，系统管理到 3 岁，做到“抓早、抓小、抓彻底”。孕妇应有户外活动，多晒太阳，供应丰富的维生素 D、钙、磷和蛋白质等营养物质。妊娠后期可口服补充维生素 D 10~20μg(400~800IU/d)。每日膳食摄入 1 000mg 钙，不足的需用钙剂补充。新生儿期应提倡母乳喂养，尽早开始户外活动，接触日光。目前认为新生儿即有维生素 D 缺乏或亚临床维生素 D 缺乏的危险，从出生两周后即开始补充维生素 D 10μg/d(400IU/d)，即使母乳喂养的新生儿也应补充维生素 D。我国维生素 D 膳食推荐量为 10μg/d(400IU/d)。婴幼儿需采取综合性预防措施，如提倡母乳喂养，及时添加辅食，每日 1~2 小时户外活动、补充维生素 D、增加维生素 D 强化奶制品的摄入等。对于早产儿、双胎、体弱儿生后即应补充维生素 D 20~25μg/d(800~1 000IU/d)，3 个月后改为 10μg/d(400IU/d)。

青少年、成年人、老年人和绝经期妇女亦应摄入维生素 D 和钙剂，以预防骨软化病和骨质疏松症的发生。

【药物治疗】

（一）维生素 D 的应用

1. 口服法治疗原则以口服为主，维生素 D 制剂选择、剂量大小、疗程长短、单次或多次、给药途径均应根据患者具体情况而定，强调个体化治疗。一般剂量为 50~100μg/d(2 000~4 000IU/d)，1 个月后改为 10μg/d(400IU/d)。成人每日服维生素 D 250~500μg(1 万~2 万 IU)，治疗量持续用 1 个月后改为预防量。为防止同时摄入大量维生素 A，宜用单纯维生素 D 制剂(维生素 D_2 片或胆维丁乳剂)。

2. 肌内注射凡有吸收不良或婴幼儿不能坚持口服者可考虑采用肌内注射维生素 D_3 7 500μg(30 万 IU)作为突击疗法。活动早期或轻度患儿可肌内注射维生素 D_3 7 500μg(30 万 IU)1 次。中度至重度者，可肌内注射维生素 D_3 7 500μg(30 万 IU)2~3 次，每次间隔 1~2 个月。上述剂量完成后 1 个月，仍以预防量口服维持至 2 岁。成人在激期也可肌内注射维生素 D3 15 000μg(60 万 IU)；根据病情用 1~2 次，每次间隔 1 个月。以后继续用预防量。治疗 3 个月后疗效不显著者，应查明原因，除外抗维生素 D 佝偻病。

（二）钙剂　中国营养学会推荐每日膳食钙的参考摄入量请见表 20-3-8-1。奶和奶制品是钙的最好来源，其他有小鱼、小虾、豆制品、海藻和绿叶蔬菜。在补充维生素 D 时应适量给予钙剂。应选用含元素钙高、胃肠道刺激性小、无杂质污染和价格适中的钙剂。6 个月以下婴儿曾有过手足搐搦症病史者，肌内注射维生素 D_3 前 3 天宜先口服 10%氯化钙 5ml，3 次/d，稀释后口服，以免刺激胃黏膜，由于氯化钙易引起高氯性酸中毒，服用 3~5 天后应改用葡萄糖酸钙 0.5g，3 次/d，维持 2 周后减量。如因血钙过低引起手足搐搦症，应即刻以 10%葡萄糖酸钙 5~10ml 加入 25%葡萄糖液 20ml 中缓慢静脉推注，防止由于血钙骤升而引起呕吐或心搏骤停。

表 20-3-8-1　中国居民膳食钙参考摄入量

单位：mg/d

人群	EAR[a]	RNI[b]	UL[d]
0 岁~	—	200(AI[c])	1 000
0.5 岁~	—	250(AI)	1 500
1 岁~	500	600	1 500
4 岁~	650	800	2 000
7 岁~	800	1 000	2 000
11 岁~	1 000	1 200	2 000
14 岁~	800	1 000	2 000
18 岁~	650	800	2 000
50 岁~	800	1 000	2 000
孕妇(早期)	650	800	2 000
孕妇(中期)	810	1 000	2 000
孕妇(晚期)	810	1 000	2 000
乳母	810	1 000	2 000

注：[a]EAR 指平均需要量；[b]RNI 指推荐摄入量；[c]AI 指适宜摄入量；[d]UL 指可耐受最高摄入量；“—”表示未制定该参考值。

［附］维生素 D 中毒

正常情况下，体内对维生素 D 的代谢和血清钙、磷浓度的变化有一系列的反馈调节，所以一般不致使人中毒。长期服用大剂量维生素 D，由于维生素 D 及其代谢物在血中过饱和可引起维生素 D 中毒（vitamin D intoxication）。对维生素 D 敏感者也可导致中毒。一般认为超过正常生理需要量 50~100 倍，如小儿每日用维生素 D 500~1 250μg（2 万~5 万 IU），连服数周或数月即可发生中毒，关于维生素 D 的耐受量和中毒量个体差异颇大。误服大量维生素 D 制剂也可引起急性中毒。

维生素 D 中毒的表现主要是高血钙症，异位性钙化及纤维性骨炎。异位性骨化可发生于多种脏器如主动脉、心脏、软组织，较严重的为肾脏钙化导致肾衰竭，发生于骨髓使骨硬化。临床表现为厌食、恶心、呕吐、头痛、乏力、低热、嗜睡、口渴、多尿，尿中出现糖、蛋白质、红细胞和管型、尿钙阳性。血钙>3mmol/L（12mg/dl）。X 线检查长骨干骺端临时钙化带密度增加及增宽，骨干皮质增厚，骨质疏松或骨硬化。

如考虑有维生素 D 过量，应立即停药，限制钙和维生素 D 摄入。口服泼尼松每日 2mg/kg，也可使用降钙素每日 50~100IU 肌内注射或使用二磷酸盐及补充水分，大部分患儿能恢复。儿保工作者应宣传勿滥用维生素 D 制剂，在应用突击疗法前，应询问以往用药情况，避免重复导致过量。

第九节　维生素 E 缺乏症

孙建琴

维生素 E 是一种脂溶性维生素，包括 8 种生育酚，其中作用最强的是 D（右旋）α-生育酚（α-tocopherol）。当各种原因引起血浆 D（右旋）α-生育酚水平低于正常时就引起维生素 E 缺乏症（vitamin E deficiency）。

【代谢与生理功能】

食物中的维生素 E 在小肠中段以微胶粒的形式吸收，必须溶解于胆汁中才能达到肠吸收细胞的表面，通过被动扩散进入肠黏膜细胞。中链甘油三酯可促进维生素 E 吸收，而多不饱和脂肪酸则抑制其吸收。血中的维生素 E 可和各种脂蛋白结合后转运，部分也通过红细胞转运。维生素 E 存在于脂肪细胞的脂肪滴、所有细胞的细胞膜和血液循环的脂蛋白中，储存于脂肪组织、肌肉和肝脏。维生素 E 主要从粪便排出，少量经尿排出。

维生素 E 的生理功能为抗氧化作用，它保护细胞膜中的多不饱和脂肪酸、细胞骨架及其他蛋白质的巯基和细胞内的核酸免受自由基的攻击。维生素 E 缺乏使细胞内的抗氧化机制发生功能障碍，引起细胞损伤。这一功能与维生素 E 抗动脉硬化（使动脉壁脂类过氧化物减少），抗癌症（破坏亚硝基离子，阻断亚硝胺生成），改善免疫功能保护眼睛视觉（减少视网膜脂类过氧化物积累和晶状体循环）和延缓衰老过程（使脂褐质含量减少）有关。其次维生素 E 通过促进核 RNA 更新的蛋白质合成而促使某些酶蛋白合成。维生素 E 可调节血小板的黏附力和聚集作用，保护红细胞完整性，还能维持生殖器官的正常功能。

【病因】

由于膳食不适当引起缺乏在发达国家已很少见，缺乏主要发生在：

1. 早产儿体内维生素 E 储存少，肠道吸收能力差，易引起缺乏。

2. 长期和严重脂肪吸收不良任何损害膳食脂肪消化和吸收的病理过程，如囊性纤维化使胰酶分泌减少、胆汁淤积性肝脏疾病、肠切除、肠细胞内乳糜微粒的合成或组合缺陷、遗传性无 β 脂蛋白血症等疾病使维生素 E 不能在小肠吸收，也无法在血清中转运。

3. 先天性维生素 E 代谢异常为家族性单纯维生素 E 缺乏，患者有神经病学的异常表现，尽管食物中维生素 E 充足，也不存在吸收不良的证据，但仍表现为维生素 E 的缺乏。

【发病机制与临床表现】

维生素 E 缺乏至今未能作为一个有明确定义的综合征来认识。成年人由于体内有维生素 E 储存，即使膳食缺乏或吸收不良，也需要数年才使血浆维生素 E 水平降至缺乏范围，且成年人已成熟的神经系统对维生素 E 缺乏的耐受力较强，常在 5~10 年后才出现神经方面异常。而在儿童则相反，如在婴儿期即有维生素 E 吸收不良者，很易发生重度维生素 E 缺乏，如不及时治疗，则可迅速发生神经症状，主要影响脊髓后束和脊髓小脑束。表现为深层肌反射消失，本体感觉、振动感觉异常、共济失调。眼肌麻痹（眼移动障碍）、视野障碍、肌肉疲软。尤其在早产儿体内维生素 E 储存更少，肠道吸收能力低，生长速率快，更易发生缺乏。常出现溶血性贫血、血小板增多、脑室内出血、水肿、晶状体后纤维组织形成和肺支气管发育不良的危险增加。

目前正在研究正常偏低的维生素 E 营养状态对动脉粥样硬化、癌、白内障生成以及涉及老龄化的其他退行性过程的影响，研究结果提示补充维生素 E 和抗氧化剂可能降低上述疾病的发生率。

【诊断】

除病史和临床表现外，血清维生素 E 的浓度测定是最常用的方法。正常血清维生素 E 平均值为 1mg/L，0.5~0.7mg/L 为不足，<0.5mg/L 为缺乏。但在血清类脂水平高时，血清维生素 E 的水平会升高，即使在维生素 E 缺乏时也是这样。因此最好的方法是测定维生素 E 与血清类脂的比例，成年人比例<0.8mg/g，婴儿比例<0.6mg/g 为缺乏。维生素 E/胆固醇<2.8mg/g 也有诊断价值。

此外，红细胞溶血试验（red blood cell haemolysis assay）也可以用于临床诊断，将红细胞与 2%~2.4% H_2O_2 保温 3 小时后，如果溶血率>5%提示有维生素 E 缺乏。

【预防与治疗】

人类由于维生素 E 摄入不足引起缺乏症状是极为罕见的，

因维生素E普遍存在于各种食物中，其最丰富的来源是植物油，如大豆油、玉米油、棉籽油和红花油等，在麦胚、坚果类及其他谷类和绿叶蔬菜中亦有。在肉类、鱼类、动物脂肪、乳类和多种水果中含量较少。2013年，中国营养学会制定的膳食维生素推荐摄入量见表20-3-9-1。由于多不饱和脂肪酸易发生脂质过氧化作用，因此当多不饱和脂肪酸摄入量增高时，维生素E的需要量也增高。对成年人有人建议每克多不饱和脂肪酸约需要0.4mg的维生素E。

表20-3-9-1　中国居民维生素E每日膳食参考摄入量

人群	维生素E/(mg α-TE)	
	AI[a]	UL[b]
0岁~	3	—
0.5岁~	4	—
1岁~	6	150
4岁~	7	200
7岁~	9	350
11岁~	13	500
14岁~	14	600
18岁~	14	700
50岁~	14	700
孕妇	+0	700
乳母	+3	700

注：[a]AI指适宜摄入量；
[b]UL指可耐受最高摄入量；
"—"表示未制定该参考值。

维生素E治疗剂量差别很大，成人可耐受每日200~800mg，而不出现有害作用。严重吸收不良患者和β脂蛋白缺乏时需给予大剂量维生素E，每日200~600mg是适当的。一般认为大剂量维生素E是安全的，但也有报道每日800mg的剂量使脑出血的发病率有轻微增加，摄入1 000mg时可有视觉模糊、恶心、胃肠胀气和腹泻。在早产儿维生素E大剂量静脉注射使早产儿患脓毒血症的危险增高，可能是抑制了中性粒细胞的杀伤力，当口服大剂量时易引起早产儿患坏死性小肠结肠炎。

第十节　维生素K缺乏症

董　萍

维生素K缺乏症(vitamin K deficiency)又称获得性凝血酶原减低症，是指由于维生素K缺乏导致维生素K依赖凝血因子活性低下，并能被维生素K所纠正的出血。存在引起维生素K缺乏的基础疾病、出血倾向、维生素K依赖性凝血因子缺乏或减少为其特征。

【代谢与生理功能】

天然维生素K为脂溶性，包括：维生素K_1(叶绿醌)在绿叶食物(如苜蓿和菠菜)中含量丰富；维生素K_2(甲萘醌)由动物肠道细菌合成，肝内含量丰富；人工合成的水溶性维生素K包括维生素K_3(亚硫酸氢钠甲萘醌)及K_4(乙酰甲萘醌)。维生素K_1于远端小肠主动转运吸收，维生素K_2在末端回肠及结肠被动扩散吸收，均需胆汁、胰液参加，并与乳糜微粒结合，由淋巴系统转运至全身，储存于肝脏、肾上腺、肺、骨髓、肾等器官，储存量不多。以葡糖醛酸衍生物的形式自尿中排泄。长期腹泻脂肪吸收障碍，或胆管阻塞患者，常致维生素K缺乏；长期抗生素治疗抑制肠道合成维生素K的菌群，亦可引起维生素K缺乏。维生素K复合物活性易被紫外线和碱破坏。

维生素K是维生素K依赖凝血因子(Ⅱ、Ⅶ、Ⅸ、Ⅹ)、血浆凝血抑制物(蛋白C、蛋白S)谷氨酸残基γ-羧基化的重要辅酶，维生素K缺乏时，上述凝血因子的合成、激活受到显著抑制，引起各种出血表现。维生素K对骨代谢还具有重要作用，骨钙蛋白和骨基质γ-羧基谷氨酸蛋白都是维生素K依赖蛋白。老年人的骨密度和维生素K呈正相关。我国维生素K每日适宜摄入量：<1岁人群10~30μg；1~7岁人群30~50μg；青少年70~75μg，成人80μg。

【病因与发病机制】

(一)摄入不足　乳类含维生素K较少，人乳中维生素K含量仅含1~3μg/L，长期纯母乳喂养未添加辅食的婴儿易患本病。成人可见于长期进食少或不能进食、长期使用缺乏维生素K的全肠外营养支持者。

(二)吸收障碍　阻塞性黄疸，胆盐缺乏，各种肠道病变，成人长期低脂饮食者，均可影响脂溶性维生素K在肠道内的吸收。

(三)合成减少　长期口服广谱抗生素或磺胺类药物，肠道细菌受抑制，维生素K合成减少。

(四)抗凝药物的应用　香豆素类抗凝药如苄丙酮双香豆素(warfarin)，醋硝香豆素(sintrom)及双香豆素(dicoumarol)等化学结构与维生素K类似物，可抑制维生素K参与合成活化有关凝血因子的作用。维生素K缺乏或口服上述抗凝药均可致血中维生素K缺乏诱导蛋白(protein induced by Vitamin K absence Ⅱ，PIVKA-Ⅱ)形成，PIVKA-Ⅱ谷氨酸残基未γ-羧化，不能与Ca^{2+}结合，不能黏附磷脂，不能激活，无凝血功能。

【临床类型与表现】

(一)维生素K缺乏症　主要表现为轻重不一的出血症状，常见表浅的皮肤紫癜和瘀斑、鼻出血、齿龈渗血、黑粪、月经过多、痔疮出血和创面术后渗血等，深部组织血肿、关节腔出血等罕见，严重者可致颅内出血，危及生命。正常成人原发性维生素K缺乏并不常见，然而某些特定人群仍是发生维生素K缺乏的高危人群，如老年患者、重症监护室的重症患者因各种原因长时间使用抗生素、抑制了肠道细菌合成，肠外营养忽视维生素K的补充，容易造成维生素K缺乏引起出血，应引起临床医师高度重视。

（二）新生儿及婴儿维生素 K 缺乏症　早发型非常罕见但常可致命，多在出生后 24 小时内发病，给新生儿预防性使用维生素 K 并不能防止早发性维生素 K 缺乏症的发生，最常见原因是母孕期使用双香豆素等口服抗凝药、阿司匹林、磺胺、苯妥英钠、利福平、异烟肼等，干扰了体内维生素 K 的代谢，临床轻重程度不一，从皮肤少量渗血到致命性颅内出血均可能发生；经典型通常发生在出生后 24 小时至 1 周内，多由于维生素 K 依赖因子（Ⅱ、Ⅶ、Ⅸ、Ⅹ）<30%而引起出血。最常见的出血部位是胃肠道和脐部，目前由于新生儿预防性使用维生素 K，经典型已罕见。晚发型在 2 周至 6 个月的纯母乳喂养婴儿中有一发病高峰。除哺乳因素外，胆管闭锁、α1 抗胰蛋白酶缺乏症、囊性纤维化等造成胆盐产生和/或分泌减少的疾病，以及长期使用广谱抗生素，亦是引起晚发型维生素 K 缺乏性出血的常见原因。本型超过 50%可发生颅内出血，幸存者可能会遗留严重的神经精神障碍，是维生素 K 缺乏引起患者死亡或残疾的主要类型。

【诊断与鉴别诊断】

维生素 K 缺乏时，可致凝血因子Ⅱ、Ⅶ、Ⅸ、Ⅹ减少，表现为凝血酶原时间延长，或伴部分凝血活酶时间延长。血小板计数正常或升高，纤维蛋白原水平正常，不存在纤维蛋白降解产物。血浆 PIVKA-Ⅱ增高。病情严重时，凝血时间、血浆复钙时间亦延长。维生素 K 治疗后凝血酶原时间及 PIVKA-Ⅱ恢复正常是诊断维生素 K 缺乏症的关键。PIVKA-Ⅱ是维生素 K 缺乏的敏感指标，可检测出常规凝血象无法测到的亚临床缺乏状态。肝病时亦可引起多种凝血因子低下，如因子Ⅰ、Ⅱ、Ⅴ、Ⅶ、Ⅸ、Ⅹ、Ⅺ、Ⅻ低下。遗传性凝血因子缺乏多表现为单一凝血因子缺乏。文献曾报道有因维生素 K 依赖凝血因子遗传性羧化缺陷的家系。

【治疗】

治疗相关基础疾病。轻症可口服维生素 K。口服维生素 K_4 4mg，每日 3 次。重症尤其颅内出血者，应立即静脉注射维生素 K_1，新生儿每次 1mg，根据需要，每 8 小时重复一次。成人每日可肌内注射或静脉注射 10~20mg，注射速度<5mg/min。在术前、肝功能严重受损，或应用香豆素类抗凝药时，剂量可增至 100~200mg/d。同时静脉输注新鲜血、血浆或凝血酶原复合物，以迅速补给凝血因子，并纠正贫血。及时复查凝血酶原时间，必要时可重复给药数次，一般疗程 3~5 天。新生儿如过量应用维生素 K，特别是维生素 K_3、维生素 K_4，可引起溶血性贫血、高胆红素血症，多发生于母亲或新生儿本人曾接受维生素 K 治疗者，及 G-6-PD 缺乏、维生素 E 血浓度低下者。

【预防】

治疗引起维生素 K 缺乏的病因，如肝病、阻塞性黄疸、长期腹泻、脂肪吸收不良患者每周注射维生素 K。为预防婴儿维生素 K 缺乏性出血，现多主张新生儿出生时一次肌内注射维生素 K_1 1mg（<34 周早产儿为 0.5mg）。孕母临产前肌内注射维生素 K_1 10mg。孕母需用香豆素抗凝治疗时，可在分娩前数日用肝素代替香豆素，因肝素不能通过胎盘。对于纯母乳喂养儿，除出生时使用维生素 K_1 外，在生后 3 个月内，还需每日口服维生素 K_1 1mg，或其母亲口服维生素 K_1，每次 20mg，每周 2 次。

推荐阅读

1. 程义勇，郭俊生，马爱国. 基础营养[M]//杨月欣，葛可佑. 中国营养科学全书. 2 版. 北京：人民卫生出版社，2019：171-245.
2. 中国营养学会. 中国居民膳食营养素参考摄入量（2013 版）[M]. 北京：科技出版社，2014.
3. 赖建强. 微量营养素[M]//苏宜香. 儿童营养及相关疾病. 北京：人民卫生出版社，2016：102-132.

第四章　微量元素缺乏与过多

徐　秀

第一节　铁缺乏与过多

一、概　　述

铁（ferrum）是自然界比较丰富的金属之一，也是人体内含量最多的微量元素，铁缺乏（iron deficiency，ID）是缺铁性贫血（iron deficiency anemia）的主要病因。

【代谢与生理功能】

（一）生理功能

1. 构成与氧代谢有关的蛋白质　如血红蛋白、肌红蛋白、细胞色素等，通过电子传递及氧化磷酸化过程参与体内氧的运转、储存和利用。

2. 参与含铁酶组成、促进铁依赖酶的活性　如过氧化氢酶、过氧化物酶、单胺氧化酶等，影响人体代谢过程，如核酸代谢、DNA 合成、儿茶酚胺代谢、促进免疫功能等。另外，体内三羧酸循环中有 1/2 以上的酶和其他因子仅在含铁的环境或铁充足的情况下才能发挥作用。

（二）人体内分布　铁在人体内总量约为 2.5~4g，其总量随年龄、性别、血红蛋白水平、生理状况而异。铁在各种组织中的含量相差悬殊。在人体内铁的总量中，存在于血红蛋白中的铁约占 60%~70%，存在于肌红蛋白中的约占 3%，存在于各种酶系统中的总计不到1%；其他26%~36%则以运铁或贮铁的形式存在。

（三）铁代谢　食物中的铁摄入后，经小肠上段黏膜以Fe^{2+}形式被吸收，部分Fe^{3+}也可被吸收。吸收后的铁经血浆和细胞外液到达骨髓等造血器官，在该处铁被结合进血红蛋白，以后随红细胞进入周围血液，红细胞约存活4个月，衰老的红细胞在单核巨噬细胞系统中被吞噬破坏，释出铁进入血浆中再循环，少部分以与铁蛋白和含铁血黄素结合的形式被储存，小部分从尿、汗、血中排泄丢失，极少量从肠道再吸收。成人每日可获得来自破坏的红细胞的再生铁约20mg，可再利用参加合成血红蛋白，通过如此途径周而复始，铁可在体内不断循环利用。人体每日排泄损失的铁很少，成年男性约1mg（0.90~1.05mg），育龄妇女月经失血，每日增加损失铁0.6~0.7mg。影响肠道对食物中铁的吸收率主要有两方面因素，其一为膳食中铁的性质及同时进食的其他食物影响，其二为小肠黏膜的调节机制。

1. 食物中铁的性质　根据食物中铁的性质可分两类，即血红素铁（主要存在于动物性食物中）和非血红素铁（主要在植物性食物中，大多为铁盐）。血红素铁主要来自肉、鱼中含有的血红蛋白和肌红蛋白，吸收率（23%左右）和利用率较高，且很少受肠道内生化环境影响；而非血红素铁主要存在于大米、小麦、玉米、花生的糠皮及植物木质素中，铁的吸收率低（2%~20%），且受到同餐进食的其他食物成分的影响，如肠腔中存在植酸、草酸、鞣酸、磷酸、咖啡因、茶碱、植物纤维等都可与铁形成不溶性铁盐，从而抑制其吸收，而维生素C可与铁形成可溶的螯合物促进其吸收，果酸、氨基酸、半胱氨酸等也有相同功效。研究还发现，维生素A的合理应用也能促进铁的利用率。肉、鱼、禽类食物不仅本身含有生物利用价值高的血红素铁，而且其MFP因子（一种和肉、鱼、禽类食物的消化有关的肉类因子，能促进铁的吸收）还能促进同餐进食的其他食物中所含的非血红素铁的吸收。膳食中钙丰富，有助于除去磷酸、草酸和植酸，保护铁的吸收，而锌过多则妨碍铁吸收。人乳与牛奶中含铁量相仿（0.05mg/100g），但人乳铁吸收率高达50%，比牛乳铁高5倍，因人乳含乳运铁蛋白可与肠黏膜上乳运铁蛋白受体结合而促进铁的吸收。

2. 肠黏膜调节机制　小肠黏膜吸收铁的多少受到体内铁储存量高低的影响，储存量多时吸收率低。如成年男子和绝经后妇女体内储铁量较高，小肠铁吸收率低；而儿童少年生长发育快导致需铁量高和铁储存量低，吸收率就高。这种调节机制是铁缺乏和铁过多（iron overload）的一种自我保护机制。虽然铁的吸收率因人而异，且同一个人处于不同生长期其吸收率也不相同，但总的说来，膳食铁的吸收率在10%~15%。在患有胃肠道疾病的人群中铁吸收率低于2%，而在健康快速生长的儿童中吸收率可高达35%。此外，铁的吸收还会根据膳食供应和机体需求进行调节，如摄入的膳食铁减少或机体需求量增加（妊娠），铁的吸收率也会相应有所提高。

（四）食物来源和需要量　一般来说动物性食物中的铁含量较高，且为血红素铁，其被吸收的效率较高，如鱼的铁吸收率为11%，肉和内脏为22%，肝和血红蛋白可高达25%；但蛋类因含卵黄高磷蛋白，其阻碍铁吸收，因此蛋类的铁吸收率仅为3%；牛奶不仅铁含量低，其吸收率也较低仅为10%。植物性食物含非血红素铁，吸收率大多很低，一般低于10%。我国人民的普通膳食以谷类为主粮，动物性食物量不多，故铁的摄取来源以非血红素铁占绝大多数，故人群的体内储铁量不高，因此缺铁性贫血的发病率也较高。铁的每日需要量或供给量按年龄、性别、生理状态等有所不同，如育龄妇女在月经期、孕期和哺乳期有额外的铁丢失，其机体需要有更充足的铁营养。此外，铁的需要量还与膳食构成、食物含铁量和吸收率关系密切，混合膳食的铁吸收率约为10%，每日膳食中的供给量应为需要量的10倍。2013年，我国营养学会提出的推荐每日铁摄入量（RNI）为：0~6月龄0.3mg，7~12月龄10mg，1~3岁9mg，4~6岁10mg，7~10岁13mg，11岁及以上12~20mg，孕妇20~29mg，乳母增至24mg。根据2011世界卫生组织的“低-中等收入国家低出生体重儿喂养指南”和2009我国“早产/低出生体重儿喂养指南建议”，早产儿出生后2~4周需开始补充元素铁2mg/(kg·d)直至校正年龄1岁。

二、铁缺乏与缺铁性贫血

铁缺乏是世界上最常见的微量营养素缺乏症。人体铁缺乏可经三阶段发展为缺铁性贫血。铁储存减少期，即已有血清铁蛋白减少，而尚无血红蛋白减低，未出现生理异常；然后发展到无贫血缺铁期（或称红细胞生成缺铁期），储存铁进一步减少或消失，血清铁蛋白低于正常，血清铁及转铁蛋白饱和度减少，细胞原卟啉增加，而血红蛋白水平未降至贫血标准以下；最后出现缺铁性贫血，此时血红蛋白和血细胞压积降至正常以下，出现低色素性贫血。缺铁性贫血是世界上普遍存在的营养问题，尤多见于发展中国家，在我国也长期广泛存在，常见于生长发育旺盛的婴幼儿和少年期，也好发于育龄妇女、孕妇、乳母和老年人。此外，对长期服用非类固醇消炎药的患者，须注意可能因胃肠道出血引起铁丢失增加而导致铁缺乏。铁缺乏在临床上常出现乏力疲劳、劳动力下降、食欲缺乏、消化吸收力差、免疫力减弱、易得各种感染性疾病。年幼儿缺铁可出现认知、行为方面异常，并可能对儿童脑发育造成永久性影响。为减少铁缺乏和缺铁性贫血的发病率，必须从预防着手，合理喂养婴幼儿，膳食安排中重视富铁食物的摄入及强化铁饮食，大力宣传缺铁和缺铁性贫血的危害性，以及合理饮食的科学知识。治疗方面除补充铁剂外，尚应重视调整饮食，多食富铁和维生素C的食物，根据铁吸收特点安排膳食。

三、铁过多

铁过多（iron overload）或超负荷主要见于遗传性血色素沉积症（hereditary hemochromatosis）及获得性血色素沉积症（acquired hemochromatosis）。前者为第6对染色体基因异常引起的常染色体隐性遗传病；后者为获得性疾病，主要由于长期过量摄入铁、长期大量输血、肝病引起铁代谢障碍及各种原因引起红细胞生成障碍等造成。近年来,铁过多对健康的影响研究较多,尤其在铁负荷与癌症、心血管疾病、免疫系统疾病的关系方面。铁负荷导致代谢综合征、糖尿病等疾病机制尚不清楚,但均表明铁负荷过多是代谢综合征的危险因素。慢性铁负荷过多可导致心、肝、肾、胰、性腺及皮肤损害,临床上发生心力衰竭、肝硬化、肾小球硬化、糖尿病、性腺萎缩及皮肤色素沉着等症状体征。急性铁负荷过多则引起严重坏死性胃肠炎。治疗可采用去铁胺、铁络合疗法或放血疗法。

第二节　锌缺乏与过多

一、概　　述

锌(zincum)在人体内的生理功能及其对人类健康的关系越来越受到医学界和营养学界的重视,缺锌引起的代谢障碍已成为全世界重要的营养问题之一。

【锌的生理功能与代谢】

(一)锌的生理功能　锌参与许多酶的构成,稳定生物膜的结构。已证实人体内有100多种含锌酶,包括DNA聚合酶、RNA聚合酶和RNA转运酶等,发挥极为重要的生理生化功能,主要有以下几个方面:

1. 促进生长发育　含锌酶促使体内各组织细胞的增殖分化,并调节其代谢与功能,使机体各器官组织不断增长和成熟。

2. 促进组织修复再生、加速创伤愈合　缺锌时影响蛋白质及RNA、DNA合成,能量代谢下降,使组织再生受阻,导致伤口组织中胶原减少,肉芽生长缓慢,不易愈合。

3. 促进生殖器官和性腺发育　增进性功能,缺锌时男性生殖系统发育不全,精子生成障碍、性功能低下。

4. 维持正常食欲和味觉　缺锌时影响味觉素合成,引起味蕾更新障碍,味觉变得迟钝,食欲减退。

5. 增强免疫功能　促进免疫器官如胸腺、脾脏及淋巴组织的生成发育,增强T细胞、B细胞和免疫因子的免疫功能。

6. 其他　促进维生素A代谢和暗视觉,增进生物膜抗击氧自由基等。

(二)锌的代谢　锌在人体内的代谢过程及其机制至今尚未完全明了,所得资料大多来自动物实验。

1. 锌在体内的分布　人体含锌量甚微,其总量约为:新生儿60mg,成年女性1.5g,男性2.5g。人体含锌量虽少,却分布在体内所有组织、器官、体液及分泌物中。

2. 锌的吸收　食物中的锌进食后主要在小肠内吸收,尤以十二指肠以后的肠腔吸收锌为多,其肠腔内容物中的锌含量可极大超过进食的锌量,达摄入锌量的144%~300%。肠腔内食物中锌的消化吸收需要胰酶和胆汁协助起作用。体内锌平衡和维持锌自稳状态是依靠肠黏膜刷状缘对锌的摄取来进行调控的,许多膳食因素对锌吸收利用的影响也是通过肠黏膜进行调控的。动物性食物不仅锌量高,且蛋白质丰富,使锌的吸收利用也好;而植物性食物一般含锌量较低,吸收利用也差。其他金属元素(如钙、铁和铜)因和锌可竞争肠黏膜细胞上的受体,而起到抑制锌吸收的作用。

3. 锌在体内的运转和排泄　经肠黏膜吸收的锌部分保留在肠黏膜细胞内,与细胞内的金属硫蛋白结合成复合物。锌与金属硫蛋白结合可潴留于细胞内,缓慢释放,从而调控进入人体的锌量。另一部分从肠腔吸收的锌则经黏膜细胞转运至细胞质膜面直接进入血液循环,在血浆内与白蛋白、球蛋白和游离氨基酸结合,运输至全身各器官组织。在门静脉血浆中的锌随血流进入肝脏,其中约30%~40%被肝脏利用后又返回血液循环。体内锌水平的调节和保持自稳态主要依靠肠黏膜细胞对锌的吸收,膳食锌摄入量少者,可促使肠黏膜细胞上锌载体的受体增加,以提高锌的吸收率。由于锌的吸收、利用和存储是一个复杂的动态平衡过程,因此单次测定血浆的锌水平不能准确反映体内整体的锌营养状态。

体内锌可经粪、尿、汗、皮肤、毛发、指(趾)甲、精液、月经等途径排出,当膳食锌摄入量正常时主要从粪便中排出。肠腔内容物中的锌大部分可被再吸收,尿中排出锌约400~600μg/d也可被重吸收。当锌摄入量极低时,回吸收率可达95%。在严重烧伤患者和全禁食者,尿锌排出增高。

(三)锌的需要量与膳食参考摄入量　人体对锌的需要量随不同年龄、生理状态和病理情况等而有差异。2013年,我国营养学会提出的推荐每日锌摄入量(RNI)为:0~6个月2mg,7~12个月3.5mg,1~3岁4.0mg,4~6岁5.5mg,7~10岁7.0mg,11岁及以上7.5~12.5mg,孕妇9.5mg,乳母增至12mg。

(四)锌的食物来源　锌的食物来源很广泛,但各种食物含锌量差异甚大,可相差上百倍。含锌量最高的为牡蛎、鲱鱼等海产品,可达100mg/100g。蔬菜、水果类植物性食物含锌量很低,大多在1mg/100g以下。肉、肝、禽、蛋、鱼等动物性食物一般含锌量较多,2~5mg/100g。干果类、谷类胚芽和麦麸也富含锌。乳类含锌较低,人乳为0.4mg/100g,初乳稍高为0.6mg/100g。牛乳含锌量稍高为0.4~0.5mg/100g,但人乳中锌的吸收率相对较高。

二、锌缺乏症(zinc deficiency)

【病因】

1. 摄入食物含锌量不足　包括长期膳食中缺少含锌多的动物性食物、饥荒时食物总量不足、谷类加工过细导致锌损失较多、偏食含锌量较少的食物、膳食搭配不合理致使膳食中锌缺失多或吸收利用受干扰。

2. 长期采用静脉营养而未注意补锌　完全禁食或进食极少者,依赖肠道外静脉营养维持生命所需,如未考虑补充锌,可引起机体缺锌。

3. 锌吸收障碍　长期患慢性腹泻、吸收不良综合征(hereditary intestinal zinc absorption disorders)或遗传性肠道吸收锌障碍病(肠病肢端性皮炎,acrodermatitis enteropathica),锌于肠道中吸收极大减少,粪便中排出锌增多,以致机体发生缺锌。

4. 锌长期丢失或排泄过多 患严重创伤、大面积烧伤、反复大量失血、溶血等使锌大量丢失；长时间服用皮质激素类、四环素类等药物促使锌排出；患糖尿病、肾病、严重尿毒症等使锌从尿液中排出增多；大量出汗使大量锌从汗液中损失；上述原因都可造成体内锌缺乏。

5. 对锌的需要增加 处于生长发育旺盛期的胎儿、婴幼儿、青春期少年，处于疾病（尤其是消耗性疾病如结核病、肿瘤等）后恢复期或手术后大面积创伤恢复期的患者，对锌的需要量可极大增加，如未及时充足地供给锌，可引起锌缺乏。

【诊断】

根据膳食缺锌史，临床表现和锌营养实验室指标测定以及补充锌治疗后效果显著，诊断大多无困难。

1. 膳食调查 是早期发现隐匿型缺锌者或轻症缺锌患者的良好途径。通过详细膳食调查了解和计算食物摄入量和种类，计算锌的实际摄入量，如不足推荐每日摄入量60%，就应列为可疑缺锌者。

2. 临床特点 缺锌者最显著的症状为味觉改变，食欲低下。可有异食癖，复发性溃疡、伤口愈合不良等。常有毛发变稀、色转浅，容易脱落。如患遗传性肠道吸收锌障碍病（肠病肢端性皮炎）时肢端常反复发生皮炎。长期缺锌的儿童生长迟滞、性发育落后，甚至引起智力低下，免疫功能低下，常发生感染，也可发生夜盲。

3. 锌营养状况 实验室测定目前尚缺乏灵敏、可靠、特异性强的单一评价体内锌营养状况的实验室评价指标，常用的是血浆锌、血清锌测定。以原子光谱吸收法测定空腹血清，如<11.47μmol/L可诊断有锌缺乏，血清锌浓度介于11.47～13.74μmol/L之间为可疑。亦可应用“餐后血清锌浓度反应试验”（post-meal zine concentration reaction，PZCR）进行评价，餐后2小时血清浓度较空腹时下降>15%，表示有锌缺乏，结果较单纯血清锌浓度测定更为灵敏。目前建议10岁以下儿童的血清锌水平正常值下限为10.07μmol/L。有研究者认为测定红细胞内或血浆内与锌结合的金属硫蛋白及淋巴细胞内的5′核苷酸酶（ecto 5′nucleotidase，5′NT）比较灵敏，值得试用。

4. 补锌干预试验 对可疑锌缺乏者可试行单独补锌干预试验，可按年龄每日给元素锌3～5mg，试服1个月。如缺锌症状明显好转，甚至消失，儿童生长发育有所改善，则可诊断曾有锌缺乏症。

【预防】

1. 普及营养保健知识，坚持平衡膳食 合理搭配膳食中各种动物性和植物性食物，纠正偏食、挑食和饮食过于单调，每日都能进食一些富含锌的食物，就能保证人体有足够的锌。

2. 婴幼儿适时添加辅助食物 婴儿应提倡母乳喂养，尤其保证初乳的摄入。婴儿满6个月后应及时添加乳类以外含锌较高的动物性食物。孕妇、乳母的锌需要量较多，应特别供给富锌食物。

3. 对易患缺锌的高危人群适当补充锌的每日供给量 包括生长发育高峰期的婴幼儿和青春期少年，长期重体力劳动者，锌吸收功能较弱的年迈老人和孕妇、乳母。此外，患慢性腹泻、吸收不良综合征和锌消耗增多者，如手术后、肿瘤、结核病患者等和长期采用肠道外营养者都应注意适当补充锌摄入量，并积极治疗原发病以预防锌缺乏症。

【治疗】

1. 去除或者纠正缺锌原因 详细询问病史，了解造成缺锌的可能原因，积极矫治。

2. 安排高锌饮食 在给予平衡膳食的基础上，积极补充富锌的动物性食物。根据患者消化营养情况安排适宜饮食，提高锌摄入量。

3. 口服锌制剂 按不同年龄，以每日两倍的推荐摄入量给予锌口服；年幼儿应该按体重计算，每日0.5～1.5mg/kg元素锌口服，约为2.5～3.5mg硫酸锌（含元素锌1/5）或3.5～10.5mg葡萄糖酸锌（含元素锌1/7）。少数患者服锌剂后可出现恶心、呕吐等消化道反应，如餐后服药可减轻症状。一般疗程2～3个月较好。有特殊患者无法口服吸收锌的，可采用硫酸锌静脉滴注。静脉营养时补充元素锌的需要量：成人2.5～5.0mg/d，儿童50μg/（kg·d），婴儿300～500μg/（kg·d），早产儿300μg/（kg·d），必要时根据患者通过肠道、皮肤等丢失锌的估计量，增加补充。

三、锌过多或中毒

锌过多（zinc overload）比锌缺乏少见得多，多因口服锌制剂过多，或静脉注射高剂量锌制剂或吸入高氧化锌烟雾引起。成人一日摄入锌量>200mg会诱导急性锌中毒，经常过多进食污染锌的镀锌罐头食品或饮料也可引起锌中毒。临床表现常有发热、寒战、上腹痛、恶心、呕吐、腹泻等全身及胃肠道症状，并可出现贫血。由吸入含锌烟雾而引发的锌中毒，则往往出现呼吸加快增强、多汗虚脱等。长期补锌25mg/d，可能会导致铜缺乏；长期大量补锌如>150mg/d，可引起体内高密度脂蛋白（HDL）下降、铜缺乏、胃黏膜损伤、免疫功能降低。WHO对儿童口服锌的可耐受最大摄入量（UL）设定为23mg/d。

第三节 铜缺乏与过多

一、概 述

铜（copper）是人体必需的微量元素之一，在生物体内及溶液中铜总量以Cu^{2+}和Cu^{+}价态出现，尤以前者为主。铜具有氧化还原的化学性质，使它特别适合于释放和接受电子，尤其能将电子直接传递给分子氧。铜的化合物虽呈高度不溶性，但具有很强的复合化性质，铜蛋白主要存在于氧化酶中，生物体内许多涉及氧的电子传递和氧化还原反应多由含铜酶催化，呈现重要的生理和生化功能。

【代谢与生理功能】

（一）生理功能 铜参与体内某些酶的组成和催化作用，发挥很重要的生理功能，主要有以下几方面：

1. 影响中枢神经系统结构与功能　如含铜的细胞色素氧化酶与神经髓鞘磷脂合成有关，含铜酶多巴胺β-羟化酶及单胺氧化酶参加神经递质儿茶酚胺代谢，以及铜离子参与某些神经肽活性等。缺铜时脑组织变性萎缩、发育迟滞、功能障碍。

2. 参与铁代谢与造血功能　如铜蓝蛋白（又称亚铁氧化酶）催化 Fe^{2+} 变成 Fe^{3+}，使铁离子能与转铁蛋白结合进行运输，将铁从肠腔和组织储存处运送至红细胞生成处与珠蛋白形成血红蛋白。因此缺铜时红细胞寿命缩短。

3. 参与结缔组织合成　胶原蛋白合成需含铜酶（赖氨酸氧化酶）催化交联反应。缺铜时骨质疏松，血管壁弹性张力降低。

4. 催化正常黑色素合成　黑色素合成需含铜酶（酪氨酸酶），缺铜时毛发、皮肤色素减少，使毛发角化，出现铜丝样头发，称门克斯病（Menkes disease）又称钢发综合征。

5. 铜与体温调节、葡萄糖及胆固醇代谢、免疫功能、心功能及血液凝固等均有关。

6. 铜锌超氧化物歧化酶 SOD 是重要的清除氧自由基酶，有两种以上的含铜酶具有抗氧化作用。除 SOD 外，细胞外的铜蓝蛋白和细胞内的铜硫蛋白都有抗氧化作用，为重要的自由基清除剂。

（二）人体分布　成年人体内含铜量约 50～120mg，胎儿期含铜量相对较多，约为成人 20 倍，出生以后逐渐降低。全身各器官组织都有铜存在，脑和肝含量最高，心、肾、毛发次之，脑垂体、甲状腺和胸腺最低。骨骼、肌肉、脾脏含铜量约占全身总量 50%，20%在肝中，5%～10%在血液中。正常人血清或血浆中含铜 0.8～1.2μg/ml，浓度较稳定，血浆中铜约 93%与铜蓝蛋白牢固结合，7%与蛋白质或氨基酸结合。在红细胞中铜约为 0.9～1.0μg/ml。60%铜存在于超氧化物歧化酶（Cu、Zn 金属酶中），另 40%与别的蛋白质和氨基酸结合。

（三）铜代谢　食物中铜主要在小肠吸收，含铜量低时靠主动吸收，含铜量高时也可经被动扩散吸收。小肠吸收率随体内含铜量高低而调整，高时吸收少，低时吸收多，以保持体内铜平衡。血液中铜经与白蛋白、转铜蛋白、氨基酸结合，运输至肝肾被摄取，在肝脏内参入铜蓝蛋白。铜除少量储存于肝脏外，大多经铜蓝蛋白形式运至各组织，与细胞表面受体结合后，部分铜摄入细胞内。铜蓝蛋白在肝脏内降解，由胆汁排出至肠道，部分再吸收，大部分随粪便排出。表皮脱落、汗液、尿液也可排泄少量。进食过多铁、锌、钼和维生素 C 可使铜的吸收和利用降低。

（四）食物来源和需要量　铜广泛存在于各种食物中，以坚果、贝类食物含量较高（0.3～2mg/100g），其次为豆、谷、肝、肾、土豆、蘑菇、番茄、香蕉、葡萄及肉类（0.1～0.3mg/100g），一般蔬菜含量极少（<0.1mg/kg），人乳在产后不久可达 0.62～0.89mg/L，较牛乳等乳类（0.24～0.8mg/L）含铜量高，哺乳后期的人乳则含铜量减少。

2013 年，我国营养学会提出的推荐每日铜摄入量（RNI）为：0～6 月龄 0.3mg，7～12 月龄 0.3mg，1～3 岁 0.3mg，4～6 岁 0.4mg，7～10 岁 0.5mg，11 岁及以上 0.7～0.8mg，孕妇 0.9mg，乳母增至 1.4mg。

二、铜缺乏

铜缺乏（copper deficiency）很少见，大多见于严重营养不良者，长期静脉营养而未补充铜的患者，以及肾病综合征、铜蓝蛋白合成减少或排泄增多等情况，且常与其他营养素缺乏同时存在。临床表现有贫血、中性粒细胞减少、结缔组织脆性增加，有出血倾向、骨质疏松，也有骨膜增厚及骨膜下新骨形成，并可发生动脉瘤、肺气肿、皮色减退、体温降低现象，甚至出现心肌损害、脑损害。可出现血清铜蓝蛋白低于 150mg/L 和铜水平降低（<11μmol/kg）。目前对临界性铜缺乏的测定尚无可靠实验室方法，但对显著缺乏者，可通过检测血清铜、铜蓝蛋白浓度及红细胞超氧歧化酶活性水平来确诊。

门克斯病（Menkes disease）及威尔逊氏症（Wilson disease）为两种与铜代谢障碍有关的特殊疾病。门克斯病为少见的 X 染色体连锁隐性遗传病，血浆铜蓝蛋白及含铜酶浓度活力低，而小肠吸收铜正常。临床表现与铜缺乏相似，有皮肤、头发色浅淡，头发卷曲和智力减退，服硫酸铜有效。威尔逊氏症（肝豆状核变性）为肝脏产生铜蓝蛋白缺陷，铜排泄障碍，使铜在体内集聚，尤以肝、肾、脑、角膜为多，产生毒性作用。

三、铜中毒

因误服含铜外用药、铜污染的水、铜制容器储装的酸性食物以及大量铜盐等可引起急性铜中毒（acute copper poisoning），出现上腹疼痛、恶心、呕吐及腹泻，重症可引起肝硬化、昏迷、少尿、肝脏坏死等而致死。长期低剂量摄入铜 70μg/（kg·d），也可能导致慢性铜中毒。2013 年，中国营养学会建议可耐受的每日铜最高摄入量（UL）成年人为 8mg，1～6 岁为 2～3mg，7～17 岁为 4～7mg。

第四节　碘缺乏与过多

一、概　述

碘（iodine）为人体甲状腺素的合成原料，发挥重要的生理作用。世界五大洲因地质因素存在一些缺碘地区，居住于该地区的人群广泛发生碘缺乏症，严重影响人群健康质量，已成为国际上十分关注的公共卫生问题。我国也曾为缺碘大国，根据 1995 年对十大城市的碘营养调查发现，许多被认为是传统的非病区的城镇、城市也存在碘营养不良和碘缺乏危害。自 1995 年实施全民食盐加碘后，我国基本上消除了缺碘性疾病，2003 年召开的 WHO 和国际控制碘缺乏病理事会（International Council for Control of Iodine Deficiency，ICCIDD）已把中国评估为碘营养适宜的国家。

【代谢与生理功能】

（一）生理功能　碘被吸收后在甲状腺内合成甲状腺激

素,包括甲状腺素(T_4)和三碘甲状腺原氨酸(T_3),发挥生理功能,主要有以下几方面:

1. 增加基础代谢率、氧消耗和产热 增加细胞线粒体能量代谢,提高钠-钾 ATP 酶泵作用,促进新蛋白质合成,保证儿童少年生长发育。碘缺乏使甲状腺功能减退,生长发育停滞,智力发育落后。

2. 促进营养的吸收和利用 增加脂肪组织对肾上腺素及胰高血糖素的敏感性,促进脂肪水解,释出脂肪酸;增加胆固醇、甘油三酯和磷脂的降解,影响其代谢;调节儿茶酚胺、胰岛素等激素对糖原的作用,促其合成或分解;促进单糖在肠内吸收等,也影响水溶性及脂溶性维生素的代谢和利用。甲状腺激素有利尿作用,并促进破骨和成骨。

3. 影响大脑生长发育及功能 胎儿期、婴儿期碘缺乏影响脑发育可发生耳聋、痴呆等。甲状腺激素过多则神经肌肉应激性增强,而减少时则肌肉收缩缓慢。

(二) 人体内分布 成年人体内约含碘 15~20mg,以甲状腺含碘量最高,约占总量 70%~80%,其他分布在全身各组织,按含量多少依次为肺、卵巢、肾、淋巴结、肝、睾丸、脑、肌肉等。

(三) 碘的代谢 食物中的碘在肠道中以碘离子形式直接被吸收,进入血液循环,血液中碘与球蛋白结合后运输至各器官如甲状腺、肾、肌肉、唾液腺、胃黏膜、泌乳的乳腺、卵巢等处被摄取,其中甲状腺摄取最多,占总吸收碘的 30%~50%。碘的运转和摄取都需钠-钾 ATP 酶参与。碘在甲状腺腺细胞中经过氧化酶催化变成活性碘,立即与胶质腔中甲状腺球蛋白分子上的酪氨酰基结合,形成单碘酪氨酸和双碘酪氨酸,再以不同方式耦联,合成甲状腺素(T_4)和三碘甲状腺原氨酸(T_3),储存于胶质腔中,T_3 与 T_4 之比为 1∶20。在 TSH 刺激下,滤泡细胞经胞饮将胶质吞入,在滤泡中的甲状腺球蛋白通过与溶酶体结合,经蛋白酶水解将 T_4、T_3 从甲状腺球蛋白分子中释出,扩散入血液,发挥激素作用。血液中的 T_4 全部来源于甲状腺,而 T_3 只有 20%来源于甲状腺,80%在其他组织由 T_4 经脱碘酶作用转化为 T_3。T_3 和 T_4 在血液中主要和甲状腺结合球蛋白、甲状腺结合前蛋白和白蛋白结合。T_4 大部分在肝、肾等处经脱碘转化为 T_3。甲状腺素主要是以 T_3 形式进入靶细胞核,与核内特异 T_3 受体结合而发挥生理功能。甲状腺功能除主要受脑下垂体分泌的促甲状腺素(TSH)调节外,在无 TSH 影响下甲状腺自身也有调控作用。体内碘主要由尿排出,约 1/3 甲状腺素在肝内与葡糖醛酸结合,经胆汁由粪便排出,其中 1/3~1/2 可在经肠腔时被重新吸收而再利用。汗液、乳汁、呼吸时也可排出少量。成人每日排出约 100~200μg 碘。

(四) 食物来源和需要量 碘主要来源于海盐和海产品,如海带(干)每 100g 含 24mg 碘、紫菜(干)为 1.8mg/100g、发菜(干)为 1.18mg/100g、淡菜(干)为 1mg/100g 等。沿海地区水和土壤中含碘量较高,当地生产的食物大多不缺碘,居民少见碘缺乏;而内陆缺碘地区、边缘山区则食物含碘量少,碘缺乏和缺碘性甲状腺肿发病率高。人体对碘的需要量受发育、性别、年龄、体重、营养状况、气候和体质的影响。饮食中的致甲状腺肿物质,如硫氰酸盐、高氯酸盐和铷盐等可干扰甲状腺对碘的吸收。2013 年,我国营养学会提出的推荐每日碘摄入量(RNI)为:0~6 月龄 85μg,7~12 月龄 115μg,1~10 岁 90μg,11 岁~13 岁 110μg,14 岁及以上 120μg,孕妇 230μg,乳母增至 240μg。

二、碘缺乏

碘缺乏(iodine deficiency)并不少见,尤以缺碘地区发病率高,全世界有 118 个国家 15.72 亿人口生活在缺碘地区,我国生活在缺碘地区人口约 3.2 亿。由于碘缺乏引起的疾病统称为缺碘性疾病(iodine deficiency disorder,IDD),包括地方性甲状腺功能减退症(endemic hypothyroidism),又称克汀病(Cretin)、地方性甲状腺肿和其他有关缺碘引起的疾病。目前全世界地方性甲状腺肿患者达 6.55 亿,地方性克汀病患者 1 120 万,还有约 4 300 万人存在不同程度的智力障碍。缺碘原因:①主要由于膳食中碘摄入不足,包括食物中碘和水中的碘均不能满足人体需要;②食用能干扰甲状腺摄碘功能的食物(如包菜、油菜等含丰富的硫氰酸盐、高氯酸盐和铷盐等)可影响碘吸收和甲状腺吸碘;③服用某些阻碍酪氨酸碘化过程的药物如硫脲、磺胺及咪唑等,可引起缺碘。

1. 临床表现 根据碘缺乏的轻重程度、持续时间,以及患者处于哪个发育阶段而有所不同,如孕妇缺碘致胎儿缺碘,可引起流产、死胎、早产、出生低体重儿、先天畸形、克汀病;新生儿、婴幼儿缺碘出现甲状腺功能减退为多;儿童、少年和成人则可引起地方性甲状腺肿伴甲状腺功能减退。先天性甲状腺功能减退,大多由于在胎儿期缺碘致甲状腺激素不足,严重影响其生长发育,尤其对中枢神经系统发育危害最大,临床上出现智力低下、共济失调、痉挛性瘫痪、聋哑、语言障碍等为其特征;而另一种则以黏膜水肿、身材矮小、性发育与骨骼发育落后、智力发育迟滞为特征,称"黏液水肿性"。儿童和成人缺碘可患地方性甲状腺肿,以甲状腺不同程度肿大为其临床特征。此因缺碘引起甲状腺激素合成与释放减少,使垂体分泌促甲状腺激素(TSH)过多,引起甲状腺增生肿大。轻者无明显症状,而重者可伴甲状腺功能减退症状及颈部受压感。此外,碘缺乏还会对妇女的生殖功能造成危害。

2. 实验室检查 ①测尿碘:24 小时尿碘中位数正常应在 100μg/L 以上;<100μg/L 表示已有缺碘;<50μg/L 表示轻度缺碘;<25μg/L 表示严重缺碘。尿碘测定是目前最有效的评估诊断指标。②测血清 T_3、T_4 和 TSH,血清总 T_3、T_4 及游离 T_3、T_4 明显下降,TSH 升高,血清 TSH 水平是个间接指标,因此不是最佳的评估指标。③甲状腺 ^{131}I 吸收率超过正常值(24 小时 39.8%±8%)。④手、腕骨 X 线片,骨龄延迟;⑤甲状腺 B 超可有甲状腺增大,部分有结节。

3. 防治缺碘性疾病 以膳食中补充碘为最重要,多食富含碘的海产品如海带、紫菜、海藻等,目前世界各国都采用全民食盐加碘为主、碘油为辅的防治措施。临床症状体征较明显、病情重可采用以下碘剂:碘化钾钠盐 10~15mg/d 或复方碘溶液 1~2 滴/d,连续服 2 周为一疗程,间隔 2~3 个月再重复一个疗程,反复服药1年。应注意大剂量长期服用可引起甲状腺功能亢进。有甲状腺功能减退者可服甲状腺干粉,开始小剂量,剂量逐渐增加,直至血清 T_4 和TSH正常,经常随访生长发育及症状体征改善情况。缺碘地区特需人群如婴儿、孕妇、乳母可注射碘油(含碘约450mg/L),注射一次可在4~5年内不会发生缺碘,剂量0~12个月0.5ml,1~45岁1ml,孕妇注射2ml可满足孕期、哺乳期及其胎儿、婴儿所需碘量。

三、碘过多

沿海地区居民长期摄入大量高碘食物及饮用水,服大剂量碘剂和采用含碘造影剂等均可引起碘过多(iodine excess)。成人大剂量(>2mg/d)服用碘可能会抑制甲状腺激素合成诱导甲状腺功能减退,碘缺乏患者补充碘量>100mg/d偶尔也会诱导甲状腺功能亢进。碘过量对人体健康的危害包括:①甲状腺功能亢进,尤其是毒性弥漫性甲状腺肿;②甲状腺功能减退及自身免疫性甲状腺疾病,其机制尚不清;③甲状腺肿瘤;④对智力的影响,实验研究发现过量碘负荷对动物脑功能发展存在负面影响,但对高碘地区进行的人群研究,其结论不一致。测尿碘可以明确体内碘是否过多。碘过多者应停吃高碘食物、水或药物,改进饮食习惯,改善饮食质量。

第五节 硒缺乏与过多

一、概述

硒(selenium)属于一种半金属,自1973年联合国卫生组织将硒列为人体必需微量元素。

【代谢与生理功能】

(一)生理功能 动物体内大部分硒以含硒酶和含硒蛋白两种生物活性物质的形式存在。含硒酶包括:谷胱甘肽过氧化物酶(GSH-PX1)、磷脂氢过氧化物谷胱甘肽过氧化物酶(GSH-PX4)、5-脱碘酶(分为Ⅰ、Ⅱ、Ⅲ型3种)等。已检测出含硒蛋白有13种,研究较为深入的是硒蛋白P。

硒的生理功能可归纳为:

1. 抗氧化功能 主要通过GSH-PX1酶促反应清除脂质过氧化物。机体通过超氧化物歧化酶和GSH-PX的催化作用,将自由基还原成水分子。从而对脂质过氧化作用的损伤进行防御。硒的抗氧化功能同维生素A有明显的协调作用,一方缺乏所致的损害会因另一方也缺乏变得更加严重。

2. 促进免疫 硒对机体的非特异免疫、细胞免疫和体液免疫均存在重要影响。补硒可使细胞免疫、体液免疫、非特异性免疫功能得到改善,能促进抗体合成及对抗原的应答能力。

3. 调控基因表达 硒参与mRNA的翻译,在此过程中UGA密码子作为硒代半胱氨酸的编码信号。

4. 促进基础代谢 硒与Ⅰ、Ⅱ、Ⅲ型脱碘酶活性有密切关系,通过影响其生物活性而调节甲状腺的功能从而提高基础代谢率,增加组织细胞耗氧率,维持正常的生理功能。

5. 对生殖功能的影响 硒是产生精子所必需的元素,精子本身就含有硒蛋白。有研究发现,缺硒地区的人口出生率低于高硒地区。

6. 参与细胞线粒体的形成和辅酶Q的合成 在人体的有氧代谢中发挥重要作用。

7. 促进血红蛋白的合成。

8. 抗毒作用 硒可与某些重金属如汞、砷、镉、铊结合,阻止它们的吸收,而成为这些重金属的解毒剂。

(二)人体内分布 人体各脏器内硒分布多少不一,而以肝、肾、脾和胰腺中含量最高,肝为0.6~0.8μg/g、肌肉0.26~0.59μg/g、皮肤为0.2μg/g、肺0.10μg/g、脑0.09μg/g、牙釉质0.12μg/g等,全血硒约为0.07~0.34μg/g。

(三)硒代谢 食物中的硒主要为含硒氨基酸,植物性食物中有含硒蛋氨酸,动物性食物中有含硒半胱氨酸。硒主要从十二指肠和空回肠吸收,吸收率约为44%~70%,硒蛋氨酸可完全吸收,其他化学结合形式的硒吸收也好。无机硒因受肠内饮食的影响,其吸收率低于有机硒。硒吸收率一般不受硒营养状态影响,硒进入血液后,与血浆白蛋白结合,运转至各器官组织,在组织中硒可进入含硫氨基酸后,再结合到蛋白质中,形成谷胱甘肽过氧化物酶。硒主要经粪便排出,约为摄入量的33%~58%,由呼吸及皮肤排出微量,其他以无机硒形式从尿中排出。

(四)食物来源和需要量 硒的主要来源为食物和饮水,以补充人体内硒储存。食物中硒含量差异大,视当地土壤和水中硒含量高低而定。动物内脏和海产品含硒量高(以鲜重计)为0.4~1.5μg/g;肌肉其次,0.1~0.4μg/g;乳品和豆类为0.05~0.15μg/g;谷物为0.04~0.10μg/g;水果和蔬菜含量极微,<0.2μg/g;除富硒地区外,一般饮水中硒含量甚微,可不计入摄入量。食物中不仅含硒量多少不同,其生物利用率也相差很大,蘑菇生物利用率仅5%,而小麦高达83%,坚果可达124%。植物性食物生物利用率大于动物性食物。硒一般不受烹饪方法的影响。硒的需要量和供给量我国研究较多,2013年我国营养学会提出的推荐每日硒摄入量(RNI)为:0~6月龄15μg,6~12月龄20μg,1~3岁25μg,4~6岁30μg,7~10岁40μg,11~13岁55μg,14岁~成人60μg,孕妇65μg,乳母增至78μg。

二、硒缺乏

【流行病学】

我国发现克山病(Keshan disease)和大骨节病(osteoarthritis deformans endemica,Kaschin-Beck disease,KBD)与缺硒关系密切,是严重威胁居民健康的地方病。我国东北到西南包括15省、自治区,属带状贫硒地区,居民硒缺乏发病率高。克山病好发于生长发育迅速的儿童,以2~6岁儿童及育龄妇女多发。以多灶性心肌坏死为主要病理变化。

【临床表现】

主要为心律不齐、心动过缓或过速,心脏扩大、心力衰竭、心源性休克,X线片可见心脏呈球形扩大、心搏减弱,心电图异常等。地方性大骨节病主要病变在骨端软骨细胞变性坏死，肌肉萎缩，发育障碍，以青少年发病为多。近年来研究表明，机体硒摄入水平还与多种疾病的发生有关，包括癌症、心血管病、糖尿病、艾滋病、白内障、哮喘等17类疾病都和低硒有关。

1. 硒与癌症　国内外一些肿瘤流行病学研究表明，低硒是肿瘤发生的危险因素之一，世界许多地区肿瘤发生率与血硒浓度呈负相关。硒可抑制结肠癌、肝癌、乳腺癌、肺癌、前列腺癌和白血病等多种肿瘤的发生和发展。

2. 硒与心血管病　硒与心血管的结构、功能、疾病发生及防治密切相关。在美国和芬兰，调查发现高硒地区，冠心病、高血压病、脑血栓、风湿性心脏病、慢性心内膜炎及全身动脉硬化症发病率和死亡率均明显低于低硒地区。

3. 硒与糖尿病　缺硒引起的胰岛损伤的主要变化是以β-细胞为主体的结构与功能的异常，硒对链脲佐菌素所致的胰岛氧化具有一定的保护作用。

4. 硒与艾滋病　最近我国科学家根据众多的实验事实提出硒与艾滋病的发生和发展可能有关。硒与人类免疫缺陷病毒感染的激活、发生、发展密切相关，缺硒可发生HIV致病性增加的移码突变，适量补充硒和抗氧化维生素可对HIV早期感染有保护作用。

5. 硒与情绪　大脑正常功能的发挥也离不开硒的参与，人体硒水平降低时，其情绪状态也会随之下降；补硒有助于消除焦虑、压抑和疲劳等不良情绪。

【诊断】

主要依据血硒和发硒降低，全血谷胱甘肽过氧化物酶活力下降，以及补硒后症状好转。血硒能反映膳食中摄入量，血硒平均参考值为2.03~3.29μmol/L(1μg=0.012 7μmol)。我国最低值为0.10μmol/L(贫硒地区)，最高值95.0μmol/L(硒中毒地区)。血浆硒水平可反映短时期硒状态，红细胞硒反映较长期硒营养，血小板硒(血中含硒最高)反映现有硒水平。发硒容易污染，检测结果不很准确。全血的谷胱甘肽过氧化物酶活力测定适合大规模人群调查。

【防治】

平时要经常进食富含硒的食物，如内脏和海产品；同时，由于食物过多精细的加工也是膳食缺硒的重要原因，因此要少食精加工食品。对低硒人群可采用亚硒酸钠或硒甲硫氨酸或富硒酵母口服100μg/d，但不宜过量，避免发生中毒，因硒的需要量与中毒量之间范围很窄。

三、硒中毒

硒摄入过量可发生硒中毒(selenium poisoning)，主要临床表现为恶心、腹泻、情绪变化、脱发、脱指(趾)甲，伴皮肤苍白、周围性神经炎、生长迟缓及生育力降低等。中毒主要发生在以下两种人群：一是长期接触过多硒化合物的职业者；二是生活在土壤、水源、食物中含硒过量地区的人，如湖北的恩施土家族苗族自治州土壤含硒较高，有过人群硒中毒暴发性流行的报道。防治硒中毒的措施：①停止硒接触；②加速硒排泄。可增加蛋白质和维生素E的摄入。

推荐阅读

1. 程义勇，郭俊生，马爱国. 基础营养[M]. //杨月欣，葛可佑. 中国营养科学全书. 2版. 北京：人民卫生出版社，2019：101-170.
2. 中华医学会儿科分会儿童保健学组. 儿童微量营养素缺乏防治建议[J]。中华儿科杂志，2010，48(7)：502-509.
3. 中华医学会儿科分会儿童保健学组，中华医学会儿科分会新生儿学组. 早产、低出生体重儿出院后喂养建议[J]。中华儿科杂志，2016，54(1)；6-12.
4. 中国营养学会. 中国居民膳食营养素参考摄入量(2013版)[M]。北京：科学出版社，2014.

第五章　肠内营养

孙建琴

在医疗实践中，常见到由于各种原因造成患者摄入的营养严重不足，需要从体外直接将营养素补充给机体，以维持机体的正常代谢和免疫功能，促进损伤组织的修复。

营养的支持治疗可分为肠内营养(enteral nutrition，EN)和肠外营养(parenteral nutrition，PN)。非经口旁路给消化道提供营养物始于古埃及时代，当时通过灌肠的方式，这是现代肠道内营养的雏形。利用鼻胃管提供营养物质是18世纪末发展起来的技术，当时著名外科医师John Hunter采用鳗鱼皮制成的鼻胃管提供营养物治疗神经性厌食症获得成功，随后在术后患者中获得广泛应用。20世纪40年代初出现商品性胃肠道营养制剂以及对营养素代谢知识的深入研究，商用化学配方膳食日臻完善，临床应用更加广泛。肠内营养是将可直接被消化道吸收或经简单的化学性消化就能吸收的营养制剂经口或通过鼻胃管，或行胃肠造口注入到胃肠道内，供应患者所需营养素的方法。

【肠内营养的优点】

肠内营养方法的优点：①比较符合生理学的规律。营养物质从肠道内直接或经简单消化后入血经肝脏代谢，产生的含氮物质可由肝脏清除，不会造成直接入血可能产生的血氨过高的现象。②维持胃肠道内细菌的平衡和胃肠道免疫的觉醒状态，促进肝脏和肠道黏膜相关细胞分泌免疫球蛋白,可有效地防止肠道菌群失平衡而造成肠源性败血症和小肠绒毛萎缩的可能。③含纤维素的肠内营养制剂,不但可以吸附肠内细菌产生的毒素,而且可以促进小肠和大肠的运动,对于维持胃肠道的正常生理功能是十分重要的。④肠内营养可促进胃泌素和生长激素等消化道激素的分泌,并能间接影响机体其他有关激素包括胰岛素和肾上腺素的调节和分泌,对于维持机体生理功能的完整性也是十分重要的。⑤由于肠道吸收是一种主动的过程,它可以根据机体的实际需要加以调节,减少了静脉补液可能产生的水和电解质等代谢性紊乱。⑥经口营养能够刺激味觉,促进唾液腺分泌,具有杀菌、助消化作用。⑦肠内营养方法操作简单、成本便宜。有试验表明,肠内营养在维持溃疡性结肠炎、肺炎、腹内脓肿、脓毒症和筋膜炎等疾病营养状态与肠外营养同样有效,但并发症较后者减少 75%,特别在严重创伤辅助治疗中更具优越性。因此,肠内营养是首选的人工提供营养素的方法。

【肠内营养适应证和禁忌证】

(一)适应证 肠内营养适应证非常广泛,只要患者存在营养不良,或由于一时的创伤和疾病不能正常进食,同时胃肠道功能存在并能安全使用,就可进行肠内营养的支持治疗。包括:①意识障碍或昏迷:如脑外伤、脑卒中、中枢感染、阿尔茨海默病、脑部肿瘤、某些神经疾病及行脑部手术,出现意识障碍或昏迷导致无法经口摄食者。②咀嚼能力受限或吞咽困难:如头颈部肿瘤术后、正颌术后、唇腭裂术后、颞颌关节病变等咀嚼能力受限者;运动神经元病、帕金森等神经系统疾病、重症肌无力等吞咽困难者;老年人生理性咀嚼能力受限造成的营养摄入不足者。③上消化道损伤或梗阻:化学性食管损伤、上消化道肿瘤晚期及消化道手术围手术期者。④消化道瘘:消化道瘘患者每日经瘘口可丢失大量消化液、蛋白质和电解质,应根据瘘口部位选择在近端或远端置管,并根据疾病情况和置管位置选择适宜的肠内营养制剂。⑤短肠综合征:根据肠功能恢复情况部分或全部给予肠内营养,尽早实施肠内营养有利于残留肠道结构和功能的代偿。⑥胰腺炎:当急性胰腺炎病情趋于稳定、肠功能恢复、血流动力学稳定后尽早给予肠内营养支持,可通过空肠喂养无脂或低脂的预消化型肠内营养制剂。⑦炎性肠病:包括克罗恩病和溃疡性结肠炎,肠内营养支持治疗可有助于提高患者生活质量、减少手术并发症、诱导和维持克罗恩氏病的缓解、促进黏膜愈合、改善自然病程。⑧高分解代谢状态:严重感染、手术、重大创伤如多发性骨折和大面积烧伤后,机体处于严重的分解代谢和负氮平衡状态。此时需积极给予患者足够的营养支持来改善全身状况,纠正负氮平衡、促进蛋白质合成,减少各种并发症的发生。⑨纠正及预防围手术期营养不良:对术前已存在营养不良者或术后两周内不能正常进食者应尽早给予肠内营养支持,以尽快纠正患者营养不良,提高机体对手术创伤应激的耐受性,减少手术并发症的发生风险,促进早日康复。⑩其他:无须住院治疗仅需长期肠内营养支持者,可实施家庭肠内营养支持。

(二)禁忌证 肠内营养的禁忌证包括:①严重应激状态早期、感染、衰竭或休克状态;②由于严重感染、衰竭或手术后引起的肠麻痹或机械性完全肠梗阻;③消化道活动性出血;④严重腹泻或高流量小肠瘘;⑤持续严重呕吐;⑥短肠综合征早期;⑦严重腹腔感染;⑧有可能增加感染性机会或出于对终末期恶性肿瘤患者在伦理方面的考虑为相对禁忌证。

【肠内营养的营养素基本要求】

人体的营养物质包括蛋白质、糖类、脂肪、水、维生素、矿物质 6 大类。早期的肠内营养制剂较为粗糙,仅包含各种流质、匀浆食物等,主要考虑搭配食物容易被胃肠道消化和吸收,但目前已发展到营养素门类齐全、适用于不同病情和要求的营养配方,以及适合胃肠道简单消化或不需消化就可直接吸收的系列营养素制剂。在营养素成分配制过程中,除了要计算以上 6 大类营养物质的每日摄入量外,目前还注意维持营养素的渗透压和酸碱度,尽可能使营养制剂在正常生理环境内消化吸收,同时维持胃肠道正常生理状态。

蛋白质的消化从胃开始,主要在小肠完成。在人类营养中,“优质蛋白质”是指膳食蛋白质中的氨基酸组成十分接近人体对不同氨基酸的要求,通常包括奶类和全蛋类。此外,大豆、动物肌肉和酪蛋白等也是人体蛋白质的主要来源。氨基酸分为必需氨基酸和非必需氨基酸,条件必需氨基酸是指在某些特定条件下必须补充的氨基酸。例如在肝脏疾病时,由于转硫基功能下降,半胱氨酸合成不足,必须外界补充。此时半胱氨酸成为条件必需氨基酸。在肾衰竭时,由于苯丙氨酸羟化酶活性下降,苯丙氨酸氧化产生的酪氨酸减少,后者必需外界补充。

碳水化合物是人类最丰富的能量膳食来源,主要包括淀粉,糖和膳食纤维。直链淀粉升高血糖的作用小于支链淀粉。碳水化合物的摄入、消化、吸收和转运受到神经和体液的高度调节,从而维持血糖的稳定。单糖和双糖是影响肠内营养液渗透压的主要因素,应用不当可引起腹胀和腹泻。糖原在机体内的储备相当有限,只有肝糖原(约 100g)可还原成葡萄糖,当肝糖原耗竭时依赖蛋白质和甘油的糖原异生来维持血糖的平衡。膳食糖类主要来源于米、面、豆类、水果、蔬菜和奶类。

脂肪是提供能量的主要来源,摄入饱和脂肪酸可使血中胆固醇的浓度升高,而单不饱和脂肪酸和多不饱和脂肪酸并不升高血中的胆固醇。膳食中的脂肪经肠道脂肪酶水解为游离脂肪酸和单酰甘油酯,再经胆汁酸乳化,通过扩散作用进入小肠上皮细胞。在正常消化状态下,膳食中的脂肪几乎完全被消化吸收。推荐每日膳食中亚油酸的摄入量为膳食能量的 3%~5%,亚麻酸的摄入量为膳食能量的 0.5%~1%。膳食中脂肪主要来源于动物脂肪,含饱和脂肪酸较多,而不饱和脂肪酸和多不饱和脂肪酸来源于植物油如大豆油、玉米油、向日葵油和椰子油等。鱼油中也含有较多的不饱和脂肪酸。

水、矿物质(常量和微量元素)和维生素也是人体的基本营养素。各种无机盐离子在细胞内外的生理分布和平衡对保持渗透压和水平衡是十分重要的。水的需要受气候、环境和人体体表面积及代谢的影响,但成人至少每日 2 500ml 的水才能维持基本的代谢平衡。常量、微量和超微量元素及维生素对人体生命活动是必需的，它们的功能、代谢和每日需求量详见本篇第三章“维生素缺乏与过多”和第四章“微量元素缺乏与过多”。由于上述营养素需求量不大，且有较好的稳定性和吸收率，因此膳食完全可以满足每日机体的需要。

纤维素虽然不能被完全消化吸收，但也是另一种意义的营养素。主要来源于植物，分为可溶性和不溶性纤维素。纤维素的作用目前认为至少有以下方面：①适量的纤维素可增加胃和小肠消化液的分泌，但多量的纤维素可增加食物的黏度而延迟胃和小肠的排空，影响食物营养的消化和吸收。②不易被消化的纤维素增加大便的容量，促进肠道的蠕动和大便的排出，减少宿便的形成。③纤维素在结肠中经细菌发酵可形成短链脂肪酸，如丁酸和异丁酸等，既可作为局部肠壁细胞和肠内细菌的营养，又可降低结肠内 pH 值，有利于肠道菌群的平衡。短链脂肪酸还有防止产生溃疡性结肠炎和局部肠道细胞发生癌变的作用。④由于纤维素促进肠道上皮细胞消化液的分泌和肠道的运动，维持了肠道功能的完整性，也维持了肠道作为免疫屏障功能的完整性。

除上述各种营养素的适当配比外，营养素制剂的渗透压和酸碱度也是应注意的问题。各种营养素在体内形成渗透压和胶体渗透压，以电解质为产生渗透压的主要因素。大分子糖包括淀粉、多聚糖以及脂肪对渗透压的影响不大，但一旦被消化成小分子就会对渗透压产生明显的影响。营养素中的预消化物质含量越高，渗透压越高，当渗透压高于 320mmol/L 时，胃的排空就会明显减缓。因此，高渗透营养制剂可能导致胃潴留，或恶心、呕吐的表现，有时也会导致腹泻，临床上应尽量避免。酸碱度也是在营养制剂中应注意的问题，适当的酸碱度环境可维持消化酶的活性，也促进消化液的分泌，便于蛋白质、糖和脂肪的消化。此外，大分子物质经消化后产生可电离的小分子化合物，从而影响胃肠道酸碱度环境的因素也应予考虑。

【肠内营养制剂】

肠内营养制剂的种类非常多，常根据其组成分成要素型、非要素型、组件型和特殊应用型肠内营养配方制剂。

（一）要素型肠内营养制剂（elemental diet） 目前要素型肠内营养制剂的氮源主要采用 L-氨基酸和蛋白质完全水解物或蛋白质部分水解物两种形式。脂肪的来源是红花油、葵花籽油、玉米油、大豆油或花生油。碳水化合物来源往往是采用葡萄糖、双糖、低聚糖或容易消化的糊精。配合一定量的维生素和矿物质。要素型肠内营养制剂具有营养全面、可直接吸收利用、不含或极少残渣、不含乳糖，因此适合胃肠道消化和吸收功能部分受损的患者，如急性胰腺炎、短肠综合征、炎症性肠病等患者。但这种肠内营养制剂因口感差，故口服常常很难接受，以管饲为宜。

（二）非要素型肠内营养制剂（non-elemental diet） 此配方以整蛋白或蛋白质游离物为氮源，是临床上应用广泛的肠内营养制剂。非要素型肠内营养制剂适用于胃肠道功能正常的患者，并且口感较好，适用于口服，也可管饲。其中根据是否含有乳糖或膳食纤维可分为含乳糖配方、不含乳糖配方及含膳食纤维配方。肠内营养制剂中还有一种为匀浆膳，它采用天然食物（如禽畜类瘦肉、鱼虾类、猪肝、鸡蛋、豆制品、面包、水果汁和蔬菜等）经粉碎、搅拌、过滤后制成。特点是含有自然食物中所有营养素，纤维含量最高。通常用于消化道功能良好而不能经口摄食的管饲患者。但配方中的营养成分不确定尤其是维生素和矿物质差异较大，且溶液较稠厚，不能经细孔径饲管持续输注，容易污染。目前市场上已有匀浆膳商品出售，比自制的匀浆膳营养成分明确，使用方便。

（三）组件型肠内营养制剂（module diet） 是以某种或某类营养素为主的肠内营养制剂。主要有蛋白质组件、脂肪组件、糖类组件、维生素组件和矿物质组件。组件型肠内营养制剂可以作为前面两种营养制剂的补充或强化，以满足临床上个体化需求。

（四）特定疾病的肠内营养配方（disease specific formulas） 是为特定疾病设计的营养配方食品。

【几种常见疾病的肠内营养配方制剂】

1. 糖尿病配方食品　碳水化合物占总热量比例（40%～45%）低于普通肠内营养制剂，增加膳食纤维的比例，或对碳水化合物进行改性，比如添加抗性淀粉和果糖，降低血糖指数，以控制餐后血糖。脂肪的供能比例高于普通肠内营养制剂，其中大部分由单不饱和脂肪酸提供，以减少饱和脂肪对血脂的不利影响。蛋白质占能量 15%～20%，并添加适量维生素和矿物质。

2. 呼吸系统疾病配方食品　由于碳水化合物代谢提供的热量低而产生的二氧化碳多；脂肪代谢提供的能量高而产生的二氧化碳少，呼吸系统疾病的患者宜采用相对高脂低糖的配方，脂肪占能量 40%～55%，碳水化合物占能量 30%～40%，同时提供足够的蛋白质满足机体需要，提高能量密度以减少液体摄入。

3. 肾病的配方食品　不同类型的肾衰竭具有不同的病理生理过程，临床需营养支持时，应给予不同的营养配方。对非尿毒症患者和急性肾衰竭的患者，可给予标准的非要素型肠内营养制剂，并注意高钾血症。对较为稳定的慢性肾衰竭的患者，应适当减少每日蛋白质摄入量，同时酌减每日钾、磷的含量和补充适当的酪氨酸。

4. 肿瘤的配方食品　临床上 70%左右的终末期癌症患者出现恶病质，其发生机制与单纯营养不良或长期饥饿导致的恶病质不同，它是一个非常复杂的肿瘤和机体相互作用的过程。放疗、化疗和手术，也可导致患者厌食而引起营养不良。体重下降常是癌症患者重要的预后指标。肿瘤的营养配方常采用高热能、高脂肪、低碳水化合物配方。近年提出对癌症患者的营养配方中加入免疫营养素如 ω-3 多不饱和脂肪酸，对降低炎症反应，增加体重和去脂组织有一定的作用。

5. 2013 年，国家卫生和计划生育委员会发布了特殊医学用途的配方食品的食品安全国家标准（GB 29922—2013）。特殊医学用途的配方食品是指为了满足进食受限、消化吸收障碍、代谢紊乱或特定疾病状态人群对营养素或膳食的特殊需要,专门加工配制而成的配方食品。该类产品必须在医师或临床营养师指导下,单独食用或与其他食品配合食用。

特殊医学用途配方食品分为三大类:第一大类为全营养配方食品,可作为单一营养来源满足目标人群营养需求的特殊医学用途配方食品。第二大类为特定全营养配方食品,可作为单一营养来源能够满足目标人群在特定疾病或医学状况下营养需求的特殊医学用途配方食品。常见特定全营养配方食品名单如下。

(1) 糖尿病全营养配方食品。

(2) 呼吸系统疾病全营养配方食品。

(3) 肾病全营养配方食品。

(4) 肿瘤全营养配方食品。

(5) 肝病全营养配方食品。

(6) 肌肉衰减综合征全营养配方食品。

(7) 创伤、感染、手术及其他应激状态全营养配方食品。

(8) 炎性肠病全营养配方食品。

(9) 食物蛋白过敏全营养配方食品。

(10) 难治性癫痫全营养配方食品。

(11) 胃肠道吸收障碍、胰腺炎全营养配方食品。

(12) 脂肪酸代谢异常全营养配方食品。

(13) 肥胖、减脂手术全营养配方食品。

第三大类为非全营养配方食品,可满足目标人群部分营养需求的特殊医学用途配方食品,不适用于作为单一营养来源。常见非全营养配方食品的主要技术要求见表 20-5-0-1。

表 20-5-0-1　常见非全营养配方食品的主要技术要求

产品类别		配方主要技术要求
营养素组件	蛋白质(氨基酸)组件	1. 由蛋白质和/或氨基酸构成 2. 蛋白质来源可选择一种或多种氨基酸、蛋白质水解物、肽类或优质蛋的整白质
	脂肪(脂肪酸)组件	1. 由脂肪和/或脂肪酸构成 2. 可以选用 LCT、MCT 或其他法律法规批准的脂肪(酸)来源
	碳水化合物组件	1. 由碳水化合物构成 2. 碳水化合物可选用单糖、双糖、低聚糖或多糖、麦芽糖、葡萄糖聚合物或其他法律法规批准的原料
电解质配方		1. 以碳水化合物为基础 2. 添加适量电解质
增稠组件		1. 以碳水化合物为基础 2. 添加一种或多种增稠剂 3. 可添加膳食纤维
液质配方		1. 以碳水化合物和蛋白质为基础 2. 可添加多种维生素和矿物质 3. 可添加膳食纤维
氨基酸代谢障碍配方		1. 以氨基酸为主要原料,但不包含或仅含少量与代谢障碍有关的氨基酸 2. 添加适量的脂肪、碳水化合物、维生素、矿物质和/或其他成分 3. 满足部分蛋白质(氨基酸)需求的同时,应满足患者对部分矿物质和维生素的需求

【肠内营养的给予途径】

肠内营养的给予途径有口服、鼻胃(十二指肠)管、鼻空肠管、胃空肠造瘘术等多种,具体给予患者哪种途径,则需要根据患者的疾病情况、患者胃肠道功能、喂养时间及患者精神状态来选择。表 20-5-0-2 列出了不同肠内喂养途径的适应证、禁忌证和并发症。

(一) 口服营养补充(oral nutrition supplement,ONS)　口服营养补充是有别于普通膳食,用于特殊医疗目的,经口摄入的营养补充剂。被认为是肠内营养首选的方法,多项临床研究表明其改善患者的营养不良具有积极的作用。ONS 通常在患者进食量不足以达到目标量的 80%时使用。并且 ONS 的用量应当达到 400~600kcal/d,才能发挥营养支持的作用。建议在两餐之间进行 ONS,这样可避免影响正餐摄入。当口服 ONS 摄入仍然不足目标量的 60%时,可考虑管饲。肠内营养除部分患者适合口服外,大部分均需采用置管的方法将营养液输送至消化道。

(二) 经鼻置管　包括鼻胃管、鼻十二指肠管和鼻空肠管。现代喂养管顶端嵌以金属,既可作为中立在胃肠道固定喂养管,也易在 X 透视下确定喂养管顶端的位置,这种喂养管均以聚氨酯和弹性硅树脂材料制成,易弯曲、刺激性小,不易老化,

表 20-5-0-2　各种肠内营养输注途径的适应证

途径名称	适应证
鼻胃管	烧伤患者、某些胃肠道疾病、短肠及接受放化疗的患者；由全肠外营养过渡至肠外加肠内营养及肠内营养过渡至自主口服进食；因神经或精神障碍所致的进食不足及口咽、食管疾病而不能进食者
鼻空肠管	需要通过鼻饲且直接进入十二指肠或空肠的患者；肠道功能正常而存在胃排空障碍的患者
经皮内镜下胃造口(PEG)	胃肠道功能正常，但存在吞咽障碍或不愿进食的患者，疗程 1 个月以上；吞咽反射损伤、中枢性麻痹、意识障碍；痴呆、耳鼻喉部肿瘤、颌部肿瘤
经皮内镜下空肠造口(PEJ)	需要通过鼻饲且直接进入十二指肠或空肠的缓和；肠道功能基本正常而胃排空障碍
手术放置胃造口管	胃肠道功能良好，须长期使用肠内营养输注；胃减压
手术放置空肠造口管	适用于所有类型的腹部手术遗留暂时胃动力不足时，如食管手术，胃部分切除术，胰腺切除术，结肠部分切除术

可相对放置较长时间。选择患者宽大的一侧鼻孔将喂养管插入胃腔，并可借助内镜置管。经鼻胃管、鼻十二指肠管和鼻空肠管的管饲适合于短期的肠内营养支持(一般<4 周)。鼻胃管适用于：①烧伤患者、某些胃肠道疾病、短肠及接受放疗的患者；②由全肠外营养过渡至肠外加肠内营养及肠内营养过渡至自主口服进食；③因神经或精神障碍所致的进食不足及口咽、食管疾病而不能进食者。鼻空肠管适用于需要通过鼻饲且直接进入十二指肠或空肠的患者；肠道功能正常而存在胃排空障碍的患者。

（三）经腹胃、肠造口置管　胃、肠造口置管的方法是，将喂养管插入胃腔、十二指肠或空肠来供应营养。适用于：①鼻腔、口腔、食管等肿瘤、严重感染或手术等原因无法经鼻置管，又无幽门梗阻。②十二指肠减压。此外，临床上偶可通过咽造口或食管造口的方法进行喂养。通过胃和空肠造口置管进行管饲常应用在需长期(4 周以上)肠内营养支持的患者。

经鼻置管的肠内营养供应方法比较简单，但喂养管对鼻腔和咽喉部形成压迫，长期放置易引起局部炎症。

经鼻喂养管有不同的直径和长度，在临床上可选择使用。直径为 5~16F(1F = 0.33mm)不等。长度 20 英寸(1 英寸 = 2.54cm)供小儿使用，36 英寸供成人鼻胃管插管使用。有的喂养管末端有盖片，当喂养结束后可将管口关闭，减少感染和避免液体反流。

（四）经皮内镜胃、肠造口　经皮内镜胃造瘘术(percutaneous endoscopic gastrostomy, PEG)和经皮内镜空肠造瘘术(percutaneous endoscopicjejunostomy, PEJ)是近年新的胃、空肠造瘘方法，这种方法不需要剖腹和麻醉，操作简便、创伤小。PEG 操作之前需禁食 12 小时，术前应做食管、胃及十二指肠检查，明确有无溃疡、食管静脉曲张、肿瘤、食管狭窄及胃动力障碍。置管完成 6~8 小时后才可开始进行喂养。PEG 患者适用于胃肠道功能正常，但存在吞咽障碍或不愿进食的患者，疗程 1 个月以上；吞咽反射受损、中枢性麻痹、意识障碍；痴呆、耳鼻喉部肿瘤、颌部肿瘤。PEJ 适用于需要通过鼻饲且直接进入十二指肠或空肠的患者；对于肠道功能基本正常而胃排空障碍(如手术后早期阶段的患者)既可用于肠内营养，也适用于对阻塞的胃肠道进行引流减压；此外，放置 PEJ 可以解决误吸问题。

【肠内营养的给予方法】

（一）投给方法　①注射器分次注入：每日 4~6 次，每次 250~400ml。主要用于非危重患者，经鼻胃管或胃造瘘管喂养者。优点是操作方便，费用低廉。缺点是较易引起恶心、呕吐、腹胀、腹泻等胃肠道症状和误吸。②间歇重力滴注：经输注管缓慢重力滴注，每日 4~6 次，每次 250~400ml，每次输注持续时间约 30~60 分钟，多数患者可耐受。③连续滴注：在 12~24 小时持续滴入或用输液泵保持恒定滴速，尤其适用于危重患者或胃肠不耐受者。

（二）输注速度　应充分考虑患者的个体差异、肠道耐受性及需求量。注射器分次推注速度应<30ml/min，间歇重力滴注 250~500ml 量时，可 0.5~1 小时内完成，每次间隔 1~2 小时，对速度敏感型患者(输注初期)推荐使用输注泵连续滴注，建议输注量从 10~20ml/h 开始，根据肠道耐受情况逐步增加，最大可达 150ml/h。

（三）体位　建议置患者于 30°~45°半卧位，为减少吸入性肺炎发生，输注后至少 30 分钟方可平卧。

【肠内营养的并发症】

主要包括胃肠道并发症，代谢并发症、感染性并发症和机械性并发症。

（一）胃肠道并发症　最常见为腹泻、恶心、呕吐、腹胀、肠道痉挛。腹泻是肠内营养最常见的并发症原因为：①肠内营养制剂的不耐受：包括营养液中乳糖不耐受、脂肪含量过高和营养液渗透压过高；②肠道菌群紊乱；③胃肠道功能障碍。④低蛋白血症；⑤输注速度和温度不当，输注速度过快、温度过低均能发生肠痉挛、腹痛。出现上述以上症状，均要仔细找出原因，及时纠正和治疗，严重腹泻时应当停用肠内营养。

恶心呕吐的发生原因是可能有胃排空延迟(糖尿病、系统性硬皮病、腹水、腹部手术等)、上消化道肿瘤、营养液气味难闻、脂肪含量过高、渗透压过高、输注速度过快及体位不当等。

腹胀、肠痉挛是肠内营养常见的并发症，输注速度过快、营养液温度过低、渗透压过高、乳糖或脂肪不耐受、膳食纤维给予过多、山梨醇等药物的应用均是常见诱因。

（二）代谢性并发症　往往由于输入的营养素不符合机体

的状况和条件而造成，如果营养素成分和剂量均经过医师对病情的周密考虑和计算而配制，可以明显防止代谢性并发症的发生。临床上常见表现为水分过多或脱水、电解质异常和微量元素失衡，以及维生素缺乏，均在可以检测和纠正之列。

（三）机械性并发症　应注意经鼻置管和胃、空肠造口引起的机械压迫和局部创伤并发症，包括插管时产生的鼻咽和上消化道黏膜损伤、出血和穿孔，以及插管后发生的鼻咽和上消化道感染、溃疡形成，声带水肿，吸入性肺炎，食管瘘形成以及胃造瘘口、空肠造瘘口的局部感染或坏死等，均应注意预防和及时治疗。

（四）感染性并发症　主要与营养液的误吸和营养液污染有关。误吸造成的吸入性肺炎是肠内营养支持中最严重的并发症。防止胃内容物潴留及反流是预防吸入性肺炎的根本。而营养液配制需要严格执行消毒措施。

（五）再喂养综合征　系指机体经过长期饥饿或营养不良，得到营养治疗（包括经口摄食、肠内或肠外营养）后，发生以低磷血症为特征的严重电解质代谢紊乱、葡萄糖耐受性下降、维生素缺乏，以及由此产生的一系列症状。通常在喂养开始一周内发生，主要症状为心律不齐、心衰、休克、呼吸困难；神经系统可出现瘫痪、震颤及幻觉等；胃肠道则表现为腹泻、便秘及肝功能异常。再喂养综合征易发生于营养不良患者，尤其数月内体重下降>10%，其他如长期饥饿或禁食（绝食）、长期嗜酒、消耗性疾病后亦是再喂养综合征的高危人群。对有风险的患者，给予肠内营养期间应密切监测其代谢指标变化，营养补充应遵循“先少后多、先慢后快、先盐后糖、多菜少饭、逐步过渡”的原则，及时纠正机体水电解质紊乱和补充维生素 B_1，一周后再逐渐达到目标量。

【肠内营养监测】

为了及时了解肠道内营养疗效，防止并发症，应进行营养支持的监测，监测内容包括：①观察患者的一般状况，如神志、脉搏、呼吸、血压、发热、消瘦、皮下水肿或脱水等；②每日记录24小时的出入水量；③开始3日应每日测定血糖和电解质浓度，以后每周1～2次；④每周测定肝、肾功能1次；⑤必要时氮平衡测定；⑥营养支持疗效评定，包括每周一次体重、上臂周径和皮褶厚度的测定。应该强调的是，营养素的缺乏状况和客观的监测指标之间存在差距，机体存在强大的自我调节和适应潜力可能掩盖实际的营养素缺乏，而且每种营养素的缺乏程度和表现也不平行，公式化的治疗往往忽视了这一作用，片面追求平衡往往适得其反。因此，实验室的检查结果应结合临床实际来综合分析，使编制的营养配方更切合实际需要。

推荐阅读

1. 吴国豪. 实用临床营养学[M]. 上海：复旦大学出版社，2006.
2. 杨月欣，葛可佑. 中国营养科学全书（第2版）[M]. 北京：人民卫生出版社，2019.
3. 中华老年医学会老年医学分会. 老年医学（病）科临床营养管理指导意见[J]. 中华老年医学杂志，2015，34(12)：1338-1395.
4. 中华医学会. 临床诊疗指南——肠外肠内营养学分册[M]. 北京：人民卫生出版社，2007：15-81.

第六章　肠外营养

吴国豪　黄　瑛

肠外营养（parenteral nutrition，PN）是指通过胃肠道以外的途径（即静脉途径）提供营养物质的一种方式。自从1968年美国外科医师Dudrick和Wilmore首次报道经中心静脉营养应用肠外营养治疗一例先天性肠闭锁新生儿获得成功以来，经过几十年的临床实践和研究，肠外营养从理论、技术到营养制剂都得到了很大发展，取得了显著成就。目前，肠外营养已广泛应用于临床实践中，是肠功能衰竭患者必不可少的治疗措施之一，挽救了大量危重患者的生命，其疗效也得到广泛的肯定。目前认为，凡是需要营养支持但又不能或不宜接受肠内营养（enteral nutrition，EN）者均为肠外营养的适应证。具体为：①一周以上不能进食或因胃肠道功能障碍或不能耐受肠内营养者；②通过肠内营养无法达到机体需要的目标量时应该补充肠外营养。

儿童时期的患者接受肠外营养治疗时需要根据年龄和体重等个体因素制订方案，不应该完全按照成人的模式和方法进行。对于大年龄的儿童，虽然在体格生长发育方面已经接近成人，但是在生理功能方面仍然不尽成熟，需要按照儿童时期的特点进行治疗；此外，在基层医疗卫生机构中内科常与儿科共同工作，内科医师常常需要处理儿科问题。因此，本章保留儿科肠外营养的内容，作为附录供读者参考。

第一节　肠外营养制剂

肠外营养由碳水化合物、脂肪乳剂、氨基酸、水、维生素、电解质及微量元素等基本营养素组成，以提供患者每日所需的能量及各种营养物质，维持机体正常代谢。肠外营养时供给的营养素应该尽可能完整，即应该尽可能给予足量的所有必需的营养物质。

（一）碳水化合物制剂　碳水化合物包括可溶性单糖和由多个单糖组成的大分子可溶性多聚体，其主要生理功能是提供能量。此外，碳水化合物还参与构成人体代谢过程中的一些重要物质，如DNA，RNA，ATP和辅酶等。葡萄糖是临床上肠外营养中最主要的碳水化合物，其来源丰富，价廉，无配伍禁忌，符合人体生理要求，省氮效果肯定。肠外营养时葡萄糖的供给量一般为3~3.5g/(kg·d)，供能约占总热卡的50%~60%。严重应激状态下患者，葡萄糖供给量降至2~3g/(kg·d)，以避免摄入过量所致的代谢副作用。目前临床上常用的葡萄糖制剂的浓度为5%、10%、25%及50%。

（二）氨基酸制剂 氨基酸是肠外营养氮源物质，是机体合成蛋白质所需的底物，肠外营养时输注氨基酸液的目的除提供机体合成蛋白质所需的底物外，还可以提供合成一些重要的生物和生理化合物的前体。由于各种蛋白质都有特定的氨基酸组成，因此输入的复合氨基酸液中氨基酸的配比应该合理，缺少某种(些)氨基酸或其含量不足，则氨基酸的利用率和蛋白质的合成受到限制，从而影响肠外营养的疗效。因此，肠外营养理想的氨基酸制剂是含氨基酸种类较齐全的平衡型氨基酸溶液，包括所有必需氨基酸，才能提高氨基酸的利用率，有利于蛋白质的合成。目前市场上有不同浓度、不同配方的氨基酸溶液，成人常规使用的氨基酸溶液中含13~20种氨基酸，包括所有必需氨基酸。肠外营养时推荐的氨基酸摄入量为1.2~2.0g/(kg·d)，严重分解代谢状态下需要量增加。

（三）脂肪乳剂制剂 脂肪乳剂是肠外营养中理想的能源物质，可提供能量、生物合成碳原子及必需脂肪酸。脂肪乳剂具有能量密度高、等渗、不从尿排泄、富含必需脂肪酸、对静脉壁无刺激、可经外周静脉输入等优点，脂肪乳剂与葡萄糖合用还可起到省氮效应。一般情况下肠外营养中脂肪乳剂应占30%~40%总热卡，甘油三酯剂量为0.7~1.3g/(kg·d)。脂肪乳剂的输注速度为1.2~1.7mg/(kg·min)。存在高脂血症(血甘油三酯>4.6mmol/L)患者，脂肪乳剂摄入量应减少或停用。目前，临床上常用的脂肪乳剂有长链脂肪乳剂、中/长链脂肪乳剂、含橄榄油脂肪乳剂及含鱼油脂肪乳剂。从提供能量的角度，各种脂肪乳剂的作用相似，但不同脂肪酸各有其特点，其代谢产物有所不同，对机体的影响也不同，临床上应根据患者的病理生理及代谢改变及具体情况选择合适的脂肪乳剂，以期达到理想的预后。

（四）电解质制剂 电解质是体液和组织的重要组成部分，对维持机体水、电解质和酸碱平衡，保持人体内环境稳定，维护各种酶的活性和神经、肌肉的应激性及营养代谢的正常进行均有重要作用。正常情况下肠外营养时需添加生理需要量的钠、钾、钙、镁、磷等电解质，但疾病状况下电解质的需要量变化较大，每日的补给量不是固定不变的，需根据临床综合分析后确定。在危重患者除补给每日正常需要量外，尚应估计其以往的丢失量和治疗当日还可能有的额外丢失量，必要时测定24小时尿中的丢失量，并参考定期测定的血浆电解质浓度，估算和随时调整电解质的补给量。

（五）维生素制剂 维生素是维持人体正常代谢和生理功能所不可缺少的营养素，三大宏量营养成分的正常代谢及某些生化反应和生理功能的进行均需有维生素的参与。人体所需的维生素可分为脂溶性和水溶性两大类，长期肠外营养时必需添加各种维生素，否则会出现维生素缺乏症。目前临床上有多种水溶性维生素制剂和脂溶性维生素制剂，这些制剂每支中的维生素含量可满足成人每日的需要量。近年来出现了多种专供静脉使用的复合维生素制剂，既含有水溶性又含有脂溶性维生素，临床应用方便。这些维生素制剂不能直接静脉注射，需在临用前加入500~1 000ml输液或全合一营养液中，稀释后作静脉滴注。

（六）微量元素 微量元素是肠外营养中重要的营养素，尽管其不参与机体的能量代谢，但微量元素通过形成结合蛋白、酶、激素和维生素等在体内发挥多种多样作用。其主要生理作用为：①参与构成酶活性中心或辅酶：人体内一半以上酶的活性部位含有微量元素。有些酶需要微量元素才能发挥最大活性，有些金属离子构成酶的辅基。②参与体内物质运输。③参与激素和维生素的形成。现已有供成人用的复方微量元素制剂多种微量元素注射液(Ⅱ)(Addamel N)，内含9种微量元素(铬、铜、锰、钼、硒、锌、氟、铁及碘)，每支含量为成人每日正常的需要量。也有专供儿科患者用的微量元素制剂哌达益儿多种微量元素注射液(Ⅰ)(Ped-el)，内含钙、镁、铁、锌、锰、铜、氟、碘、磷、氯10种元素。

第二节 肠外营养液的配制

肠外营养由碳水化合物、脂肪乳剂、氨基酸、水、维生素、电解质及微量元素等基本营养素组成，以提供患者每日所需的能量及各种营养物质，维持机体正常代谢，改善其营养状况。一个合理的肠外营养配方的基本要求是应该能够满足患者各种营养素、水及矿物质的全面需求，并且配比恰当，有利于各种成分在体内的生物利用。临床上，由于各种疾病状态下机体的代谢改变不同，肠外营养的配方应针对个体患者的病情特点、代谢及器官功能状态而制定，同时也应随患者的病情及代谢状况的变化随时加以调整，以满足机体对营养物质的需求，更好地促进机体的合成代谢，避免相关并发症的发生。

（一）全合一营养液的配制 为使输入的营养物质在体内获得更好的代谢、利用，减少污染等并发症的机会，主张采用全营养液混合方法(total nutrient admixture TNA)，或称为全合一(all-in-One，AIO)，即将患者全日所需的各种营养物质混合在一个容器中后再作静脉输注。全合一营养液使得全部营养物质经混合后可同时均匀地输入体内，有利于更好地代谢和利用，避免了各种营养素单独输注时可能发生副作用和并发症。全合一营养液基本上是"一日一袋式"的输液方法，使用方便，减轻了护士的工作量，减少或避免营养液被污染或发生气栓的机会。各种营养剂在TNA液中互相稀释，渗透压降低，一般可经外周静脉输注，增加了经外周静脉行肠外营养支持的机会。

配制肠外营养液所需的环境、无菌操作技术、配制流程、配制顺序均有严格的要求。目前，我国许多医院均建立了静脉药物配制中心(Pharmacy Intravenous Admixture Service,PIVAS),不少医院的静脉药物配制中心是按照药典及国际相关机构的统一标准建制,并严格执行 GMP(Good Manufacturing Practice)有关制度,充分保证了肠外营养液配制的安全性。正规的肠外营养液配制中心应由药库、药剂师工作室、药品准备间、一次更衣室、二次更衣室、缓冲区域、密闭的层流装置的配制区等几部分组成。并设有工作人员休息室、卫生室等区域,应有人员、物品、成品等专用通道或电梯。此外,肠外营养配制室需要建立一套严格的规章制度,以确保安全、有效地开展工作。

肠外营养液中所有的制剂及各组成成分通常是由制药公司在无菌条件下生产的,在 AIO 混合液配制的每一个步骤都必须严格遵循药理学和混合原则和无菌操作规范,以保证 AIO 营养液的理化稳定性及微生物特性符合标准。

(二)标准化多腔肠外营养液 近年来随着新技术、新型材质塑料不断问世,肠外营养混合技术也有较大发展,出现了标准化、工业生产的肠外营养混合配方产品,可用于营养液配制、储存。新型肠外营养袋中有分隔腔,形成两腔袋或三腔袋形式的营养袋(multi-chamber bag,MCB),各个腔中装有各种营养成分,这些成分的混合非常容易,只需将营养袋撕开即可混合而成。通常两腔袋中含有氨基酸和葡萄糖溶液,有或没有电解质。三腔袋分别含有氨基酸、葡萄糖和脂肪乳剂,混有电解质。目前临床上使用的标准化多腔袋都设有各种加药口,可根据临床实际需要加入电解质、维生素及微量元素等制剂。标准化多腔肠外营养液具有使用方便,其配方的调整更加灵活,安全性能够得到更好的保障,具有更好的药物经济学价值。此外,标准化多腔肠外营养液可在常温下保存 24 个月,避免了医院内配制营养液的污染问题。此外,标准化多腔肠外营养液是即用型产品,在需要时即可得到,无时间上的滞后。近年来的临床研究发现,相比较医院配制的个体化肠外营养液,使用标准化腔袋患者的入住 ICU 的天数、住院时间及血源性感染率均明显降低,同时降低了患者的住院费用。

第三节 肠外营养实施

临床上在肠外营养支持实施过程中,制订营养支持计划或肠外营养处方,配制营养液,选择正确的营养支持途径,监测营养支持耐受性、并发症和疗效,决定何时结束营养支持或改变支持的方式,均为提供安全、规范、合理有效的营养支持的重要组成部分。

(一)肠外营养途径选择 临床上肠外营养的静脉输注途径主要有中心静脉和周围静脉,在选择何种途径时应考虑以下因素:①肠外营养混合液的渗透压;②肠外营养支持输注的持续时间;③穿刺部位血管的解剖条件;④穿刺操作者的技能;⑤患者及医护人员对导管维护、护理的技能;⑥患者的疾病及凝血功能状况。

1. 中心静脉途径 中心静脉管径粗、血流速度快、血流量大,对渗透压的耐受性好,输入的液体可很快被稀释而不致对血管壁刺激,不易产生静脉炎和静脉血栓形成。中心静脉对输注液体的浓度和酸碱度的限制小,能在单位时间内快速输入机体所需的大量液体,能最大限度地按机体的需要以较大幅度调整输入液体的量、浓度及速度,保证供给机体所需的热能和各种营养素。中心静脉穿刺置管后可供长期输液用,免遭反复静脉穿刺带来的痛苦,对需较长时间肠外营养支持者或因有较多额外丢失、处于显著高代谢状态以致机体对营养物质的需求量大为增加者则宜采用中心静脉途径输液。

中心静脉系指上腔静脉和下腔静脉。下腔静脉易发生静脉炎和静脉血栓形成,且导管的静脉入口邻近大腿根部,易受污染,患者活动严重受限,护理也不方便。因此一般尽量不采用下腔静脉置管输液的方法。只有在婴儿或上腔静脉置管失败,无法行上腔静脉置管时,可选择下腔静脉置管。目前临床上常用的中心静脉导管途径有:①经皮穿刺颈内静脉置管;②经锁骨下区穿刺锁骨下静脉置管;③经锁骨上区穿刺锁骨下静脉置管;④经皮穿刺颈外静脉置管或切开颈外静脉置管;⑤经头静脉或贵要静脉插入中心静脉导管(PICC)。

目前,临床上对行中心静脉导管患者的血管选择方法有肉眼观察解剖标志定位法和超声引导法。凭解剖标志定位法进行经验性盲穿置管,对患者局部血管条件及操作者经验要求高,否则穿刺成功率较低且并发症多。超声引导中心静脉导管,可以直接直观显示血管壁、管腔及周围的解剖结构及血流情况,可提高穿刺成功率、降低气胸、神经损伤、误穿动脉等并发症的发生率,保证了医疗安全。

2. 周围静脉途径 周围静脉输注具有应用方便、安全性高、并发症少而轻等优点,适用于短期(<14 天)肠外营养、当中心静脉导管禁忌或不能进行时;中心静脉导管感染或败血症时,拔除留置的导管数天以防止中心静脉导管细菌定植,但又不能停止肠外营养支持者,此时应采用周围静脉途径。

周围静脉大多数选择上肢的末梢静脉,如前臂近端或肘前窝的周围静脉。下肢周围静脉由于容易发生血栓性静脉炎,而且不利于患者活动,因而不适合用作肠外营养。无论选择何处静脉,为减少血栓性静脉炎的发生,应尽量选择直径较粗的静脉。

由此可见,在实施 PPN 时应尽量选择直径较粗的静脉,输液的静脉留置导管应较细,以避免对血管内壁的机械性刺激,并有利于血液及时稀释输入的营养液,静脉导管尖端与皮肤穿刺点应保持一段距离,以减少细菌定植的机会。

(二)肠外营养液的输注 目前,临床上肠外营养多主张采用全合一营养液混合方法,即将患者全日所需的各种营养物质注入 3L 塑料袋中混合后再进行静脉输注,此法使肠外营养液输入更方便,而且各种营养素的同时输入对合成代谢更合理。

肠外营养液输注速度的控制是一个非常重要的问题,输注速度不均匀可引起患者血糖水平的明显波动,不利于营养物质的吸收和利用,甚至发生严重的代谢并发症。以往临床上常采用重力滴注方式进行肠外营养液的输注,由于滴瓶高度有一定限制，营养液浓度、静脉压的高低、患者的体位改变、输液管的扭曲受压，手控螺旋夹和滚轮夹的误差等均能影响液体的输注速度和总输液量，影响输注计划的实施。因此，推荐采用电子输注泵实施肠外营养液的输注，按照实际需要进行调控。

肠外营养的输注有持续输注法和循环输注法两种。持续输注是指营养液在24小时内持续均匀输入体内。由于各种营养素同时按比例输入，对机体氮源、能量及其他营养物质的供给处于持续状态，对机体的代谢及内环境的影响较少。循环输注法是在持续输注营养液基础上缩短输注时间，使患者每日有一段不输液时间，此法适合于病情稳定、需长期肠外营养，且肠外营养量无变化者。

（三）肠外营养的监测和护理　肠外营养实施过程中，为保证其能安全、有效地持续进行，减少或避免并发症的发生，认真、严格地做好实施过程中每一个环节的护理工作显得十分重要。应对患者进行定期、系统、全面、持续的监测和规范的护理，及时发现或避免可能发生的并发症，并尽快做出相应处理。

肠外营养支持时常规监测的指标包括：①每日的出入水量：了解患者的体液平衡情况；②生命体征：监测患者每日体温、血压、呼吸及心率，以便及时发现营养液输注所致的不良反应；③血常规、电解质及肝、肾功能：以了解营养支持对机体电解质平衡、血液系统和肝功能的影响；④血糖和尿糖：肠外营养时应及时监测患者血糖和尿糖，以了解机体对输入葡萄糖的代谢和利用情况，可及时调整每日摄入的葡萄糖和胰岛素量；⑤血脂浓度：在输注含脂肪乳剂的营养液时，应每周检测血脂浓度1次，以了解脂肪乳剂代谢、利用情况；⑥血清内脏蛋白浓度：血清蛋白水平可反映机体蛋白质营养状况，是目前临床上最常用的营养评价指标之一；⑦人体测量指标：人体测量的指标包括体重、皮褶厚度、肌围等，可了解患者的营养状况。

肠外营养液输注期间应勤做巡视，及时调节输液速度，防止输液过程中发生意外情况。

第四节　肠外营养并发症及其防治

肠外营养尤其是长期肠外营养可导致一系列并发症，严重者甚至可危及患者生命。肠外营养并发症有些是由于该营养方式本身存在不足所致，有些则与临床操作不当，护理、监测不够有关。因此，肠外营养期间规范操作，严密、定期监测以及精心护理对于并发症的预防、发现并及时处理就显得极为重要。临床上常见的肠外营养并发症主要有导管相关并发症、感染性并发症、代谢性并发症、脏器功能损害及代谢性骨病等。

（一）导管相关并发症　导管相关并发症是肠外营养常见并发症，大多数发生在中心静脉导管放置过程中，多与置管操作不当有关，常发生的并发症有：气胸、空气栓塞、血肿形成、胸腔或纵隔积液、动脉和静脉损伤、导管栓塞、导管位置不当、胸导管损伤、颈交感神经链、臂丛神经损伤或膈神经损伤等。也有少数是长期应用、导管护理不当或拔管操作所致，如导管脱出、导管扭折或导管折断、导管漏液、衔接部脱开、导管堵塞等。

（二）感染性并发症　感染性并发症主要指中心静脉导管相关感染，是肠外营养时最常见、较严重的并发症，其包括导管的局部感染或全身相关血流感染。局部感染是发生在导管局部皮肤或周围组织的感染，腔隙感染及隧道感染，全身感染是指导管所致菌血症或败血症。穿刺置管时没有遵循严格无菌技术、导管护理不当、营养液配制过程或输注过程受污染致细菌快速繁殖、导管放置时间过长及本身的异物反应作用和患者存在有感染病灶等，都是产生导管性败血症的条件及因素。

临床上，局部感染常表现为局部皮肤红、肿、化脓等症状，部分患者可有发热或低体温。导管性菌血症或败血症患者常可出现寒战、高热，呼吸急促，低血压，严重者可出现意识模糊。实验室检查见白细胞及中性粒细胞增高。当血培养与导管培养有相同的微生物生长，导管感染的诊断成立。如果临床上表现为菌血症但无明显感染部位时，应怀疑导管相关感染存在，此时应进一步作有关检测以明确诊断。

导管局部感染如导管口或隧道感染需去除导管，局限于出口部分的感染可用局部处理，如温热湿敷，增加局部护理次数。肠外营养过程中若出现寒战、高热，又找不到其他的感染病灶可以解释时，则应高度怀疑导管性败血症已经存在，此时不必等待血培养或导管培养结果，可拔除导管，同时做血培养和导管头端培养，改用周围静脉途径进行营养支持数天。多数情况下，拔管后体温即很快恢复正常，一般不需使用抗生素。若发热不退，且血培养阳性，则需根据药物敏感试验选用抗生素。对需长期插管进行肠外营养支持的患者，有人主张无须拔除导管，采用抗生素封管。但是，对证实为真菌感染，菌血症复发，行48小时抗菌治疗后，血培养仍然阳性及多种病原微生物感染患者，导管拔除及抗真菌等治疗效果好。

（三）代谢性并发症　代谢性并发症是肠外营养最常见的并发症，肠外营养时提供的营养物质直接进入循环中，营养底物的过量容易引起或加重机体的代谢紊乱和器官功能的异常，产生代谢性并发症，如高血糖、低血糖、氨基酸代谢紊乱、高血脂、电解质及酸碱代谢失衡、必需脂肪酸缺乏、再喂养综合征、维生素及微量元素缺乏症等。

肠外营养时高血糖的发生率较高，尤其是在严重应激状况下患者。因此，肠外营养支持时应监测血糖水平，必要时可根据具体情况添加一定量的胰岛素以控制血糖水平，预防高血糖的发生。另一方面，经过一阶段时间的肠外营养，体内胰岛素分泌增加以适应外源性高浓度葡萄糖诱发的血糖变化，此时若突然中止营养液的输入，因体内血胰岛素仍处于较高水平状态，就极易发生低血糖。因此，在实施肠外营养支持时不应突然中止营养液输注，切忌突然换用无糖溶液，可在高浓度糖溶液输完后，以等渗糖溶液维持数小时作为过渡，再改用无糖溶液，以避免诱发低血糖。

接受长时间（一般>13周）肠外营养支持患者，如营养液中不含有脂肪乳剂，则可能发生必需脂肪酸缺乏症。患者可出现皮肤干燥、毛发脱落、伤口延迟愈合、肝大、肝功能异常、骨骼改变、红细胞脆性增加、贫血等表现。预防必需脂肪酸缺乏的最好方法是静脉补充脂肪乳剂，可以每日或每周 3 次提供 10%脂肪乳剂 500ml 或 20%脂肪乳剂 250ml，即可预防 EFA 缺乏症。另一方面，脂肪乳剂输入过量或过快则可导致高甘油三酯血症。合理的脂肪乳剂量为甘油三酯 1g/(kg·d)，输注速度为甘油三酯 0.1g/(kg·h)，临床上应避免过量或过快输入脂肪乳剂。

肠外营养患者如处理不当可导致体液和电解质平衡失调，表现为容量失调、低钠血症、高钠血症、低钾血症、高钾血症、低磷血症、低钙和低镁血症等，其中钾、磷和镁与蛋白质合成和能量代谢密切相关，肠外营养时静脉输注葡萄糖后，血浆胰岛素水平升高，促使钾、磷、镁和葡萄糖进入骨骼肌和肝脏进行相关的合成代谢，造成血浆钾、磷及镁浓度迅速下降。因此，肠外营养时应注意予以及时补充上述各种电解质。此外，禁食或肠外营养超过 1 个月以上者，容易出现维生素及微量元素缺乏，最常见的是维生素 B 缺乏和锌缺乏，其次为铜缺乏和铬缺乏等。为此，凡长期行肠外营养治疗患者，应每日补充维生素及微量元素。

再喂养综合征是指长期饥饿或严重营养不良患者在重新摄入营养物质时出现的以严重低磷血症为主要病理生理特征的电解质紊乱以及由此产生的一系列症状。临床上还可出现心律不齐，急性心力衰竭，心搏骤停，低血压，休克，呼吸肌无力，呼吸困难，呼吸衰竭，麻痹，瘫痪，谵妄，幻觉，腹泻，便秘等表现。

对于容易发生再喂养综合征的高危患者，在开始肠外时热卡及营养底物的摄入应从低到高逐渐增加，直至达到目标量，同时及时补充磷、钾及镁等电解质，根据各电解质的血浓度情况及时调整各离子的摄入量。临床上一旦出现严重的再喂养综合征，应及时、积极处理。严重低磷血症(<0.3mmol/L)或出现相应临床症状或并发症时，每日静脉补充磷酸盐量为 0.32mmol/kg，一般在 24~48 小时内输完。对于血磷浓度在 0.3~0.6mmol/L 的中度低磷血症患者，一般每日静脉补充磷酸盐量在 50~60mmol 是安全而且有效的。对于轻度低磷血症(0.5~0.8mmol/L)患者，可以通过口服补充磷制剂。在静脉补充磷制剂的同时，应及时纠正存在的低钾血症和低镁血症，注意及时纠正水、酸碱代谢紊乱，维护心、肺等重要脏器功能，监测循环状态。

(四) 脏器功能损害　长期肠外营养可引起肝脏损害，肠道结构和功能损害，胆囊炎或胆囊结石、代谢性骨病等器官功能损害。

长期肠外营养引起肝脏损害主要病理改变为肝脏脂肪浸润和胆汁淤积，称为肠外营养相关肝损害(parenteral nutrition associated liver disease，PNALD)。PNALD 的发生机制目前尚未完全阐明，主要与长期禁食时肠内缺乏食物刺激、肠道激素的分泌受抑制、过高能量供给或不恰当的营养物质摄入等有关。此外，严重创伤应激、感染、回肠疾病、早产儿等原发疾病以及肠道细菌易位、炎性因子等均是 PNALD 发生的因素。PNALD 早期的临床表现为血清谷丙转氨酶、谷草转氨酶及碱性磷酸酶等肝酶谱不同程度的升高，部分患者同时出现总胆红素和直接胆红素增高，停用肠外营养或减少用量后肝功能大都可恢复正常。但是，长期应用全肠外营养的患者或不适当应用，可造成严重的肝损害，除脂肪肝外，肝内毛细胆管胆汁淤积、门静脉炎等均可发生，其进展可形成门脉系统的纤维化，导致肝功能不全和肝硬化，重者可引起肝衰竭及死亡。

长期肠外营养时由于胃肠道长时间缺乏食物刺激，导致肠黏膜上皮绒毛萎缩，变稀，皱褶变平，肠壁变薄，肠道激素分泌及动力降低，小肠黏膜细胞及营养酶系的活性退化，肠黏膜上皮通透性增加，肠道免疫功能障碍，以致肠道黏膜的正常结构和功能损害，导致肠道细菌易位而引起肠源性感染，甚至导致肠源性败血症。肠内营养可改善和维持肠道黏膜结构和功能的完整性，所以对长期肠外营养患者，应根据具体情况尽可能给予一定量的肠内营养，以防止肠道结构和功能损害的并发症发生。

长期肠外营养肠道缺乏食物刺激，胆囊收缩素、胰泌素等肠道激素的分泌受抑制，胆囊动力下降，出现胆汁淤积，胆囊或胆道系统结石形成。胆汁淤积和胆囊结石形成还可能进一步诱发急性胆囊炎、急性胰腺炎和胆道感染等并发症。

部分长期肠外营养患者出现骨钙丢失、骨质疏松、血碱性磷酸酶增高、高钙血症、尿钙排出增加、四肢关节疼痛甚至出现骨折等表现，称之为代谢性骨病，肠外营养时代谢性骨病主要与营养物质吸收不良和钙、磷代谢紊乱有关。长期肠外营养儿童患者易发生佝偻病，其原因是肠外营养溶液中所含的钙、磷极有限，远不能满足新生儿的生长发育需要大量的钙和磷。因此，临床上除注意钙、磷的补充外，还应适量补充维生素 D，以防止代谢性骨病的发生。

第五节　儿童时期的肠外营养

小儿营养储备较少，体内代谢率相对高，许多先天和后天性疾病均可发生迅速的营养耗竭，促使疾病进一步恶化或愈合迟缓。

(一) 儿童代谢特点及需要

1. 能量　小儿能量运用于 4 个方面：基础代谢、体力活动、食物特殊动力作用和生长发育。一般小儿能量简单计算方法为：1 岁以内婴儿每日 462kJ/kg，以后每 3 岁减 42kJ/kg，至 15 岁为每日 242kJ/kg。体温升高 1℃，代谢率增加 10%~13%。营养支持应从小剂量开始，逐步加量，直到目标剂量。病情稳定的患儿总肠外营养需求通过静息能量(resting energy expenditure，REE)乘以体力活动系数计算，并根据(追赶)生长和病情增加或减少 REE(表 20-6-5-1、表 20-6-5-2)。

表 20-6-5-1　Schofield-公式计算静息能量消耗

单位:kcal/d

年龄/岁	男	女
0~3	59.5×体重(kg)-30	58.3×体重(kg)-31
3~10	22.7×体重(kg)+504	22.3×体重(kg)+486
10~18	17.7×体重(kg)+658	13.4×体重(kg)+692

表 20-6-5-2　各年龄不同疾病阶段肠外营养能量需要量(2016 年儿科肠外营养指南)

单位:kcal/(kg·d)

年龄/岁	恢复期	稳定期	急性期
早产儿	90~120	—	45~55
0~1	75~85	60~65	45~50
1~7	65~75	55~60	40~45
7~12	55~65	40~55	30~40
12~18	30~55	25~40	20~30

新生儿能量需要量取决于日龄、体重、活动、环境、入量、器官成熟度等。如在中性温度环境下,短期应用胃肠外营养,提供 50~60kcal/(kg·d)[209~251kJ/(kg·d)]即可,但如需一周以上,应提供热卡以促进生长发育,以每日增长 10~15g/kg 计算,则需另加 50~75kcal/(kg·d)[209~313kJ/(kg·d)],如此方能达到第三季度宫内生长速度。出生后 6~8 个月内,中枢神经细胞继续分化,如在此期间存在严重营养不良,则可使神经细胞分化终止,经过这一时期后,即使加强营养,可恢复正常生长,但神经细胞的分化不再发生,导致智力永久性减退。

2. 水和电解质　新生儿需水量视成熟度、日龄及所处环境有所不同。新生儿肾脏不及成人那样能有效地清除给予的水负荷,其浓缩尿能力仅为成人的一半,不超过 600mOsmol/L,特别是早产儿,过多的液体不能适应,可导致动脉导管开放的不良后果。因此,在给予新生儿水和溶质时,应进行非常准确的计算(表 20-6-5-3)。Holliday 和 Segar 公式按照体重来计算儿童的液体需要量(表 20-6-5-4),目前仍推荐用于临床。

表 20-6-5-3　新生儿不同日龄液体需要量

单位:ml/(kg·d)

新生儿分类	第 1 日	第 2 日	第 3 日	第 4 日	第 5 日	中期	稳定期
足月新生儿	40~60	50~70	60~80	60~100	100~140	140~170	140~160
早产儿>1 500g	60~80	80~100	100~120	120~140	140~160	140~160	140~160
1 000~1 500g	70~90	90~110	110~130	130~150	160~180	140~160	140~160
<1 000g	80~100	100~120	120~140	140~160	160~180		

表 20-6-5-4　婴儿(新生儿期后)和儿童的液体需要量

体重/kg	液体需要量	
	ml/(kg·d)	ml/(kg·h)
A:<10	100	4
B:10~20	+50×额外体重	+2×额外体重
C:>20	+25×额外体重	+1×额外体重
总需要量	A+B+C	A+B+C

注:如 30kg 儿童液体需要量为 100×10+50×10+25×10=1 750ml/d。

婴幼儿的总体水量亦高于成人(婴幼儿水占体重的 75%,而成人为 65%),胎龄越小,体液比例越高,因此,婴幼儿每单位体重消耗的水远大于成人。术后、肠瘘患儿或有其他体液丢失的患儿进行肠外营养时,总液体量需要做相应的调整。

电解质(Na^+、K^+、Cl^-)在细胞外液减少和/或体重开始降低时便开始补充。建议生后第 1 天即开始补充 Na^+ 和 K^+,同时监测尿量,关注非少尿性高钾血症发生风险。新生儿期各个阶段及婴幼儿和儿童的电解质推荐见表 20-6-5-5、表 20-6-5-6 和表 20-6-5-7。

表 20-6-5-5　新生儿生后 5 日的电解质推荐量

单位:mmol/(kg·d)

电解质	新生儿分类	第 1 日	第 2 日	第 3 日	第 4 日	第 5 日
Na^+	足月新生儿	0~2	0~2	0~2	1~3	1~3
	早产儿>1 500g	0~2(3)	0~2(3)	0~3	2~5	2~5
	早产儿≤1 500g	0~2(3)	0~2(3)	0~5(7)	2~5(7)	2~5(7)
K^+		0~3	0~3	0~3	2~3	2~3
Cl^-		0~3	0~3	0~3	2~5	2~5

注:≤1 500g 的新生儿早期,在尿钠排出增多的情况下,需要补充钠的量第 1 天、第 2 天可能超过 2mmol/(kg·d),最多不超过 3mmol/(kg·d);第 3、4、5 天可能超过 5mmol/(kg·d),最多不超过 7mmol/(kg·d)。

表 20-6-5-6 新生儿中期和稳定生长阶段电解质推荐量

单位:mmol/(kg·d)

单新生儿分类	Na^+		K^+		Cl^-	
	中期	稳定期	中期	稳定期	中期	稳定期
足月儿	2~3	2~3	1~3	1.5~3	2~3	2~3
早产儿>1 500g	2~5	3~5	1~3	1~3	2~5	3~5
早产儿≤1 500g	2~5(7)	3~5(7)	1~3	2~5	2~5	3~5

注:≤1 500g 的新生儿中期,在尿钠排出增多的情况下,需要钠的供应可能超过 5mmol/(kg·d),一般最高不超过 7mmol/(kg·d)。

表 20-6-5-7 新生儿期以后肠外营养液体和电解质每日的推荐摄入量

推荐量	<1 岁	1~2 岁	3~5 岁	6~12 岁	13~18 岁
液量/[ml/(kg·d)]	120~150	80~120	80~100	60~80	50~70
Na^+/[mmol/(kg·d)]	2~3	1~3	1~3	1~3	1~3
K^+/[mmol/(kg·d)]	1~3	1~3	1~3	1~3	1~3
Cl^-/[mmol/(kg·d)]	2~4	2~4	2~4	2~4	2~4

值得注意的是,在开始肠外营养之前应纠正酸碱和电解质紊乱,或通过另一条独立的静脉通路进行输液纠正,而不是通过肠外营养液来纠正代谢失衡。

3. 氨基酸 新生儿特别是早产儿除 8 种必需氨基酸外,有些是半必需氨基酸或条件必需氨基酸,如胱氨酸、酪氨酸及牛磺酸,特别是牛磺酸有神经调节、稳定细胞膜、抗氧化、调节渗透压和胆酸结合作用,早产儿牛磺酸缺乏可出现脑干听力诱发电位异常。组氨酸、半胱氨酸和酪氨酸在新生儿为条件必需氨基酸,这些氨基酸的缺乏往往是由于某一酶系统的不成熟所致,早产儿尤其危险。因此,最佳选择是小儿复方氨基酸。<3 岁的婴幼儿推荐选用小儿专用氨基酸,≥3 岁的儿童和青少年可选用成人配方。

4. 碳水化合物 碳水化合物是能量的主要来源,葡萄糖摄入量通常占非蛋白热卡的 60%~75%。周围静脉输注葡萄糖的浓度应<12.5%,而中心静脉输注葡萄糖的浓度可达 25%。早产儿对葡萄糖的氧化速度约为 8mg/(kg·min)。应避免摄入过量的葡萄糖,防止发生高血糖,引起脂肪合成和肝脏生成极低密度脂蛋白(VLDL)甘油三酯水平增加,或可能导致 CO_2 产量和每分通气量增加。儿科重症病房(PICU)患儿和新生儿重症监护病房患儿都应避免血糖>8mmol/L(145mg/dl),若反复>10mmol/L(180mg/dl)时,应给予连续胰岛素输注。所有重症病房患儿应避免反复和/或持续血糖≤2.5mmol/L(45mg/dl)。表 20-6-5-8 和表 20-6-5-9 为新生儿期和新生儿期以后儿童的碳水化合物推荐量。

表 20-6-5-8 新生儿碳水化合物推荐量

新生儿分类	第 1 天		第 2~3 天逐渐增加至					
	开始剂量		目标量		最低量		最高量	
	mg/(kg·min)	g/(kg·d)	mg/(kg·min)	g/(kg·d)	mg/(kg·min)	g/(kg·d)	mg/(kg·min)	g/(kg·d)
早产儿	4~8	5.8~11.5	8~10	11.5~14.4	4	5.8	12	17.3
足月儿	2.5~5	3.6~7.2	5~10	7.2~14.4	2.5	3.6	12	17.3

表 20-6-5-9 新生儿期以后儿童碳水化合物推荐量

体重	急性期		稳定期		恢复期	
	mg/(kg·min)	g/(kg·d)	mg/(kg·min)	g/(kg·d)	mg/(kg·min)	g/(kg·d)
≤10kg	2.0~4.0	2.9~5.8	4.0~6.0	5.8~8.6	6.0~10.0	8.6~14.0
11~30kg	1.5~2.5	2.2~3.6	2.0~4.0	2.9~5.8	3.0~6.0	4.3~8.6
31~45kg	1.0~1.5	1.4~2.2	1.5~3.0	2.2~4.3	3.0~4.0	4.3~5.8
>45kg	0.5~1.0	0.7~1.4	1.0~2.0	1.4~2.9	2.0~3.0	2.9~4.3

注:从 28 天起;急性期是指当患儿处于需要镇静、机械通气、血管加压药和液体复苏等重要器官支持的复苏阶段;稳定期是指患儿病情稳定,可以脱离上述重要器官支持措施的阶段;恢复期是指患儿各重要器官正逐渐开始自主运转的阶段。

5. 脂肪 脂肪乳剂为有效的供能物质，此外还为机体提供生物膜和生物活性物质代谢所需的多不饱和脂肪酸。危重新生儿早期应用脂肪乳剂是为了避免必需脂肪酸的缺乏，α 亚麻油酸是脑及视网膜磷脂的重要成分，对新生儿眼、脑发育很重要。推荐脂肪乳剂可在早产儿生后立即使用，不应晚于生后 2 天。早产儿和足月儿肠外脂肪乳剂摄入量不超过 4g/(kg·d)，儿童肠外脂肪乳剂摄入应在 3g/(kg·d)以内。0.5~1.0g/(kg·d)的脂肪乳剂即可预防必需脂肪酸的缺乏。严重呼吸衰竭时不推荐使用高剂量(>2g/(kg·d))脂肪乳剂，但应保证必需脂肪酸摄入量。使用脂肪乳剂时，应常规监测血甘油三酯浓度，若婴儿超过 3mmol/L(265mg/dl)或较大儿童超过 4.5mmol/L(400mg/dl)，应考虑减少脂肪乳剂量。当血总胆红素>170μmol/L(10mg/dl)、严重血小板减少症、脓毒血症患儿应减少脂肪乳剂使用量。建议使用 20%脂肪乳剂。危重新生儿的脂肪代谢能力不成熟，许多伴随疾病，如感染、外科手术和营养不良等均可抑制脂肪的清除能力，因此新生儿、早产儿、肝功能异常，以及需长期使用脂肪乳剂的患儿，建议选择中长链脂肪乳剂，以达到氧化彻底、快速利用的目的。目前有一种含大豆油、中链甘油三酯、橄榄油和鱼油和维生素 E(SMOF)的新型脂肪乳剂，有助于降低腹部中等手术后患者血清炎性介质和细胞因子的水平。越来越多的研究显示，在静脉营养相关性胆汁淤积(PNAC)患儿中，使用鱼油制剂，可以逆转或者防止 PNAC 的发生。

6. 维生素 小儿肠外营养的维生素需要量见表 20-6-5-10。危重病儿高代谢综合征，维生素消耗快，早期即出现缺乏，甚至在进入重症监护室之前就存在维生素缺乏，有人主张维生素用量为正常小儿的 2~3 倍。应尽可能将水溶性、脂溶性维生素添加至脂肪乳剂或含有脂肪乳剂的混合液中，以增加维生素的稳定性。维生素 K 每周只需给予 1 次。

表 20-6-5-10 肠外营养中脂溶性和水溶性维生素在不同年龄患儿的推荐剂量

维生素种类	早产儿	婴儿(<1 岁)	儿童及青少年
维生素 A	700~1 500IU/(kg·d)或 227~455μg/(kg·d)	2 300IU/(kg·d)或 150~300μg/(kg·d)	150μg/d
维生素 D	200~1 000IU/(kg·d)或 80~400μg/(kg·d)	400IU/d 或 40~150IU/(kg·d)	400~600IU/d
维生素 E	2.8~3.5mg(kg·d)或 2.8~3.5IU/(kg·d)	2.8~3.5mg(kg·d)或 2.8~3.5IU/(kg·d)	11mg/d 或 11IU/d
维生素 K	10μg/(kg·d)	10μg/(kg·d)	200μg/d
维生素 C	15~25mg/(kg·d)	15~25mg/(kg·d)	80mg/d
维生素 B_1	0.35~0.50mg/(kg·d)	0.35~0.50mg/(kg·d)	1.2mg/d
维生素 B_2	0.15~0.2mg/(kg·d)	0.15~0.2mg/(kg·d)	1.4mg/d
维生素 B_6	0.15~0.2mg/(kg·d)	0.15~0.2mg/(kg·d)	1.0mg/(kg·d)
烟酸	4~6.8mg/(kg·d)	4~6.8mg/(kg·d)	17mg/d
维生素 B_{12}	0.3μg(kg·d)	0.3μg(kg·d)	1.0μg/d
泛酸	2.5mg/(kg·d)	2.5mg/(kg·d)	5mg/d
生物素	5~8μg/(kg·d)	5~8μg/(kg.d)	20μg/d
叶酸	56μg/(kg·d)	56μg/(kg·d)	140μg/d

7. 微量元素 重症病儿特别是早产儿要注意钙和磷的补充(表 20-6-5-11)，推荐采用有机形式的钙和磷盐来配制肠外营养，以防止沉淀。长期肠外营养的婴儿和儿童，应定期检测血清碱性磷酸酶、钙、磷、镁和/或尿液钙、磷、镁浓度。在肠外营养中锌的供给量为：早产儿 400~500μg/(kg·d)，0~3 月龄足月儿 250μg/(kg·d)，3>~12 月龄婴儿 100μg/(kg·d)，>12 月龄儿童 50μg/(kg·d)，最大剂量 5mg/d。优先推荐通过肠内途径补充铁剂，如肠内无法摄入铁剂维持正常铁状态，长期肠外营养>3 周的患儿补铁的常规剂量为：早产儿 200~250μg/(kg·d)；婴儿和儿童 50~100μg/(kg·d)，最大剂量 5mg/d。长期肠外营养患儿应常规检测铁状态(至少是铁蛋白和血红蛋白)，以预防铁缺乏和铁超负荷。肠外营养中铜的推荐量为：早产儿 40μg/(kg·d)，足月儿和儿童 20μg/(kg·d)，常规补充最大 0.5mg/d。伴有肠外营养相关肝损伤或者胃肠液大量丢失的长期肠外营养患儿应密切监测血浆铜和铜蓝蛋白水平，以防铜中毒。肠外营养中碘的推荐量：早产儿 1~10μg/(kg·d)，婴儿和儿童 1μg/(kg·d)。硒的供给量：1~3μg/(kg·d)，早产儿可能每日摄入量达到推荐量的 2 倍。长期肠外营养应添加锰，≤1μg/(kg·d)，最大剂量 50μg/d。钼的补充：低出生体重儿 1μg/(kg·d)，婴儿和儿童 0.25μg/(kg·d)，最大剂量为 5.0μg/d。铬摄入不超过 5μg/d 即可。

表 20-6-5-11 新生儿和儿童肠外营养中钙、磷和镁的推荐摄入量

年龄	钙		磷		镁	
	mmol/(kg·d)	mg/(kg·d)	mmol/(kg·d)	mg/(kg·d)	mmol/(kg·d)	mg/(kg·d)
出生早期的早产儿	0.8~2.0	32~80	1.0~2.0	31~62	0.1~0.2	2.5~5.0
生长中的早产儿	2.5~3.5	100~140	2.5~3.5	77~108	0.2~0.3	5.0~7.5
0~6 月龄(含足月新生儿)	0.8~1.5	30~60	0.7~1.3	20~40	0.1~0.2	2.4~5.0
7~12 月龄	0.5	20	0.5	15	0.15	4
1~18 岁	0.25~0.4	10~16	0.2~0.7	6~22	0.1	2.4

(二)儿科肠外营养的适应证 肠外营养的指征是经口进食或肠内营养不能提供足够的营养,其目的是预防和纠正营养不良、维持正常生长发育。如果通过精心护理、专业的肠内营养和人工喂养能达到上述目的,就不应进行肠外营养,因为肠外营养较肠内营养和经口进食花费高且风险大。肠外营养支持的适应证包括:

1. 凡患有先天性或后天性胃肠道疾病,不能经口摄食或消化吸收严重障碍者。如肠闭锁、腹裂、脐膨出、慢性腹泻、出血性坏死性肠炎、吸收不良等。

2. 严重消耗需大量营养补充者。如严重创伤、大面积烧伤、长期慢性感染、肿瘤化疗和放疗。

3. 经胃肠道大量补充营养困难者,如肠瘘、早产儿。

4. 任何原因导致的重症营养不良。

(三)儿科肠外营养的禁忌证

1. 严重感染、严重出血倾向、出/凝血指标异常者慎用脂肪乳剂。

2. 停止输注含有脂肪乳剂的肠外营养液 4~6 小时后测定血清甘油三酯浓度,如果>2.5mmol/L(227mg/dl),应该暂停使用脂肪乳剂。

3. 严重肝肾功能不全的儿童应慎用脂肪乳剂,以及非肝/肾病专用氨基酸配方。

4. 医疗护理水平不高,不具备监护设备及必要的生化检测技术时应转到有条件的单位应用。

(四)儿科肠外营养的实施

1. 组织形式 良好的营养支持团队以及优化的管理流程可降低肠外营养的风险:制定详细的营养方案,建立包括临床医师、营养师、护士、药剂师等多学科的专家小组,避免不平衡或过量的营养供给,严格的无菌操作以减少导管感染,营养液配制及输入,静脉营养实施后监测等工作都非常重要。

2. 输入途径 包括周围静脉、中心静脉。中华医学会肠外肠内营养学会儿科协作组对静脉营养输入途径的推荐意见是:①周围静脉不建议连续输注超过 10~14 天。②当营养液的渗透压超过 900mOsm/L 时,建议采用中心静脉导管途径。③中心静脉导管应在严格无菌条件下放置,由团队中经验丰富者于麻醉下实施效果更好。④中心静脉、PICC 置管后应常规行影像学检查。⑤婴儿经颈内或锁骨下静脉放置的中心静脉导管尖端,胸片上显示应在心脏轮廓外 0.5cm;幼儿与儿童至少应在轮廓外 1cm。经腹股沟穿刺的导管尖端应位于肾静脉上。⑥不建议使用 Y 形输注管同时输注 PN 营养液和其他药物;推荐使用"全合一"方法配制和输注肠外营养液,建议在层流室超净台内严格按无菌操作技术配制。⑦肠外营养液中不推荐添加肝素。⑧中心静脉导管应每 2 天更换纱布敷料,至少 7 天更换透明敷料。⑨不推荐穿刺部位使用抗生素药膏,这样做反而增加耐药的发生和真菌感染,并可能破坏亚聚氨酯敷料。

3. 监测 长期接受肠外营养的儿童需要常规监测生长发育状况和机体组分。体重每日测 1 次,身长、头围、上臂围及皮下脂肪厚度每周测 1 次。血糖、血气、血电解质、肝肾功能等指标的检查频度见表 20-6-5-12。

表 20-6-5-12 肠外营养监测项目

监测内容	项目	第 1 周	稳定后
摄入量	能量 kcal/(kg·d)	1 次/d	1 次/d
	蛋白质 g/(kg·d)	1 次/d	1 次/d
	脂肪 g/(kg·d)	1 次/d	1 次/d
	葡萄糖 g/(kg·d)	1 次/d	1 次/d
临床体征	皮肤弹性,囟门	1 次/d	1 次/d
	黄疸,水肿	1 次/d	1 次/d
生长参数	体重	1 次/d~隔天 1 次	2~3 次/周
	身长(高)	1 次/周	1 次/周
体液平衡	出入量	1 次/d	1 次/d

续表

监测内容	项目	第1周	稳定后
实验室检查	血常规	2~3次/周	1~2次/周
	血 Na^+、K^+、Cl^-	2次/周(或调整电解质后第1天)	1次/周(或调整电解质后第1天)
	血 Ca^{2+}	2次/周	1次/周
	血 P^{3+}、Mg^{2+}	1次/周	必要时
	肝功能	1次/周	1次/周~隔周1次
	肾功能	1次/周	1次/周~隔周1次
	血脂[a]	1次/周	必要时
	血糖	1~次/d	必要时(调整配方后,或血糖不稳定时)
	尿糖(无法监测血糖时)	1~次/d	必要时(调整配方后,或尿糖不稳定时)

注:[a]血脂测定标本采集前4~6小时内,应暂停输注含有脂肪乳剂的营养液。

4. 并发症 小儿肠外营养的并发症基本同成人,但胆汁酸代谢异常较为突出,胆汁淤积时应当避免使用大豆油基础的脂肪乳剂,长期使用肠外营养的患儿建议使用混合脂肪乳剂,当存在胆汁淤积生化异常,可考虑使用熊去氧胆酸,对有肠衰竭相关性肝病的患儿,建议尽早转诊到经验丰富的儿童肠衰竭康复或移植中心。

推荐阅读

1. 吴国豪. 肠外营养[M]//吴国豪. 实用临床营养学. 上海:复旦大学出版社,2006:103-150.
2. 吴国豪,肠外营养[M]//吴国豪. 临床营养治疗理论与实践. 上海. 上海科学技术出版社,2015:172-221.
3. 中华医学会肠外肠内营养学分会儿科协作组. 中华儿科肠内肠外营养支持临床应用指南[J]. 中华儿科杂志,2010,48(6):436-441.
4. 林海冠,李宁,王新颖,等. SMOF脂肪乳剂对腹部中等手术后病人脂肪酸和炎性介质的影响[J]. 肠外与肠内营养,2010,17(4):195-198.
5. KOLETZKO B. Parenteral nutrition support[M]//KOLETZKO B,COOPER P,MAKRIDES M,et al. Pediatric Nutrition in Practice. Basel:KARGER,2008:147-150.
6. HAO W,WONG O Y,LIU X,et al. ω-3 fatty acids suppress inflammatory cytokine production by macrophages and hepatocytes[J]. J Pediatr Surg,2010(45):2412-2418.
7. 中华医学会肠外肠内营养学分会儿科学组,中华医学会儿科学分会新生儿学组,中华医学会小儿外科学分会新生儿外科学组. 中国新生儿营养支持临床营养指南[J]. 中华小儿外科杂志,2013,34(10):782-787.
8. PARK H W,LEE N M,KIM J H,et al. Parenteral Fish Oil-Containing Lipid Emulsions May Reverse Parenteral Nutrition-Associated Cholestasis in Neonates:A Systematic Review and Meta-Analysis[J]. J Nutr,2015;145(2):277-283.
9. 欧洲儿科胃肠肝病与营养学会,欧洲临床营养与代谢学会,欧洲儿科研究学会,等. 儿科肠外营养指南(2016版)推荐意见节译[J]. 中华儿科杂志,2018,50(12):885-896.
10. 中华医学会肠外肠内营养学分会. 多种微量元素制剂临床应用专家共识[J]. 中华外科杂志,2018,56(3):168-176.

第二十一篇

免疫性疾病

第一章 概　论

王晓川

临床免疫专业是一个新兴的临床专业，相关的免疫性疾病范畴处于逐步完善阶段。许多其他临床专业的疾病都可能涉及免疫问题，但由于临床免疫专业发展薄弱，这些疾病的患者只能散佚于其他专业，临床诊治常存在困扰。另外，由于免疫相关疾病的种类极为庞杂，临床免疫专业也无法承担所有这些疾病的临床诊疗工作。因此界定临床免疫专业的疾病范畴也是一项十分细致和困难的工作。

临床免疫专业的疾病范畴目前主要包括以下几方面：①原发性免疫缺陷病：主要是由于基因突变造成的免疫功能受损引起的疾病。②发育和衰老过程中的免疫问题。③继发性免疫缺陷：由于继发性免疫缺陷涉及的疾病种类十分广泛，除了一部分疾病因其存在特殊的病原学因素[如获得性免疫缺陷综合征(AIDS)]主要由传染科医师管理外，其他大量的由于感染、药物或其他理化因素所引起的继发性免疫损害也是临床免疫专业医师的重点关注内容。④过敏性疾病：过敏性疾病种类较多，在没有认识到这些疾病本质之前，疾病所隶属的专业往往是根据受累器官和组织界定的，如过敏性哮喘是呼吸科的传统疾病，过敏性鼻炎是五官科的传统疾病，因此对这些疾病的临床诊治，临床免疫专业可以与其他专业有所交叉。其他类型的过敏性疾病，如以过敏原种类命名的过敏性疾病，食物过敏、药物过敏、昆虫毒素过敏等也应纳入临床免疫的疾病范畴。⑤自身免疫性疾病和自身炎症性疾病：美国临床免疫学会成立初期就界定自身免疫性疾病作为临床免疫专业中最为重要的临床诊治内容。目前欧洲一些国家的临床免疫专业医师也将其作为临床工作的重点。尤其是近年来不断发现一些原发性免疫缺陷病具有自身免疫现象或为其最主要的表现，如原发性免疫缺陷病中的自身免疫性疾病和自身炎症性疾病。

由于上述疾病种类中一些传统的疾病原本隶属于其他传统科室诊治范畴，因此在本书撰写过程中还是归于其他疾病章节。本篇内容只着重于免疫性疾病中的一部分需要特别强调的疾病种类。

第二章 食物过敏

姚海丽　王晓川

食物过敏(food allergy)指机体通过食入、皮肤接触或吸入某种食物蛋白而引起的特异性的免疫反应，从而导致机体炎症的一组疾病，是过敏性疾病按过敏原种类进行分类中的一类。食物过敏在人群中的发病率报道不一，成人的发病率接近5%，儿童则可达8%，儿童食物过敏发病率明显高于成年人，我国重庆、杭州、珠海三城市0~2岁儿童食物过敏检出率为5.6%~7.3%；三城市儿童食物过敏检出率相近。

【病因与发病机制】

许多食物可以引起人体过敏，最常见的致敏食物有：牛奶、鸡蛋、花生、坚果、甲壳类和贝类、鱼、小麦和大豆。能够刺激机体免疫系统的蛋白质一般为水溶性糖蛋白，分子量小，不容易受热变形或被蛋白酶分解，并且在食物中含量丰富。

根据免疫机制的不同可将食物过敏发病机制分为三类：①IgE介导(速发型)；②非IgE介导(迟发型)；③混合IgE/非IgE介导。

IgE介导的食物过敏反应(如荨麻疹、哮喘和过敏性休克)均急性起病，常自婴儿期起病，可持续至年长儿及成人。发病机制主要是机体产生针对食物过敏原的特异性IgE，导致靶器官的肥大细胞、嗜碱性粒细胞脱颗粒释放组胺等生物活性物质，引起过敏性炎症。

其他免疫机制介导的称为非IgE介导的食物过敏反应。包括T细胞释放引起的过敏反应(如食物蛋白引起的胃肠病，腹腔疾病)是逐渐表现出来的，呈慢性化，以及以嗜酸性粒细胞介导的食物过敏，如嗜酸性粒细胞性胃肠病。少数情况下，IgG介导的牛奶过敏会引起婴儿的肺出血。许多食物过敏往往同时存在多种免疫机制介导，如食物过敏引起的哮喘、特应性皮炎等。

【病理】

IgE介导过敏反应的病理变化包含两个过程，过敏原暴露15~20分钟以内出现的反应为即时相的反应，过敏原与致敏的肥大细胞、嗜碱性粒细胞结合，后者释放的组胺等生物活性物质可刺激内皮细胞合成血管平滑肌舒张剂，如前列腺素D_2、一氧化氮，引起皮肤和黏膜充血水肿。以组胺引起的血管扩张、充血水肿为主要特征；2~24小时发生的反应为延迟相反应，以嗜酸性粒细胞、嗜碱性粒细胞、中性粒细胞及 Th2 细胞等炎症细胞的浸润以及炎症因子作用为主要特征。

非 IgE 介导的过敏反应涉及多种免疫组分，许多机制尚未完全明了，病理表现多样。病理损害的发生缺少与食物的摄入固定的时间特征，消失也同样如此。可累及皮肤黏膜之外的其他组织器官。临床上抗组胺药物治疗效果不佳。

【临床表现】

食物过敏症的临床表现以皮肤、消化和呼吸系统多见（表 21-2-0-1）。一般 IgE 介导的食物过敏主要累及皮肤和黏膜相关的组织器官，非 IgE 介导的食物过敏则可累及其他组织器官。症状和体征因过敏原、发病机制和患者年龄的不同而异。婴儿最常见的是特应性皮炎，或者同时伴有胃肠道症状（恶心、呕吐、腹泻）。

表 21-2-0-1　食物过敏常见症状

受累组织器官	症状
胃肠道	呕吐、腹泻、胃食管反流、便秘（伴或不伴肛周皮疹）、血便、缺铁性贫血 严重者可出现：生长落后，低蛋白血症，肠病或严重结肠炎
皮肤	特应性皮炎，面部、口唇、眼睑水肿（血管神经性水肿），进食后荨麻疹，皮肤瘙痒 严重者可出现：低蛋白血症，生长落后或缺铁性贫血
呼吸道（非感染性）	鼻痒、流涕、中耳炎、慢性咳嗽、喘息 严重者可出现：急性喉水肿或气道阻塞
眼部	眼痒、流泪、瞬目、球结膜充血
全身	持续腹痛，儿童期生长发育落后 严重者可出现：过敏性休克

【诊断】

食物过敏的诊断首先需进行临床评估，根据病史和临床表现结合实验室检查明确诊断。成年患者中严重的急性食物过敏，一般容易发现原因。当过敏原不明时，或对于慢性化倾向的患者而言，诊断可能比较困难。IgE 介导的过敏反应比较容易观察到食物和症状之间的关系，临床怀疑某种食物过敏后可采用皮肤试验或血清过敏原特异性 IgE 测定来评估食物与症状间的相互关系。非 IgE 介导的食物过敏症状与饮食之间的时间关系有时比较难确定。以下试验和方法可用于食物过敏的诊断。

（一）非特异性试验　对诊断具有提示和参考价值。

1. IgE　血清总 IgE 水平升高。

2. 外周血嗜酸性粒细胞比例和绝对计数增高　白细胞总数可正常。当嗜酸性粒细胞占白细胞总数的 5%~15%时，提示过敏反应；占 16%~40%时，提示存在过敏反应或其他情况（如药物超敏反应、肿瘤、自身免疫性疾病、寄生虫感染）。

3. 分泌物嗜酸性粒细胞检查　眼结膜或鼻黏膜的分泌物（鼻拭子检查）、痰液中存在嗜酸性粒细胞。

（二）特异性试验　主要指确定过敏原的种类的试验。过敏原检测［皮肤试验、血清过敏原特异性 IgE（sIgE）］的阳性结果必须结合临床表现才能确定引起过敏的过敏原种类。

1. 皮肤试验　皮肤试验对诊断吸入物过敏，如过敏性鼻炎和结膜炎有较高的阳性预测值；对食物过敏的阴性预测值高。有两种皮试方法：皮肤点刺试验或皮内试验。皮内试验更敏感，但是特异性不高，可用于评估点刺试验阴性或可疑阳性的患者。

每次皮肤试验均应设阴性对照（单独稀释液）和阳性对照（组胺，点刺试验为 10mg/ml，皮内试验 1∶1 000 稀释）。假阳性见于皮肤划痕试验阳性者，风团和红斑由擦拭或搔刮皮肤引起。假阴性见于过敏原提取液保存不当、过期或使用药物（如抗组胺药）。

机体曾经对某种过敏原发生过严重过敏反应者（全身过敏反应、严重哮喘发作）应禁忌使用此种过敏原进行皮肤试验。过敏反应的急性期也应避免进行皮肤试验。皮肤点刺试验无年龄限制。过敏原点-点刺（prick to prick）试验主要用于对新鲜蔬菜或水果及少见物质过敏患者（如口过敏症）。

2. 血清过敏原特异性 IgE（sIgE）测定　过敏原 sIgE 的浓度高低有利于帮助判断过敏原种类与临床表现之间的关系，当过敏原浓度较高时发生临床症状和体征的可能性增高。由于食物过敏可能为 T 细胞、嗜酸性粒细胞介导的免疫反应，因此，食物过敏原 sIgE 检测阴性也不能排除过敏的可能，尤其是胃肠道相关的食物过敏症。

3. 斑贴试验　用于存在非 IgE 介导的迟发型过敏反应的患者，皮肤试验及血清特异性 IgE 检测不能确定过敏原者可采用，但诊断价值还需进一步研究证实。

（三）回避试验　食物过敏者无论是否检测到相应的过敏原都可使用。主要是通过短期回避日常食用的可疑食物，观察临床症状和体征变化帮助明确过敏原的种类。一般每次严格回避一种食物 2 周，如果考虑是非 IgE 介导的过敏反应最少 4 周（包括复合成品食品中含有相关食物成分）。观察临床症状和体征的改善情况。如临床表现明显改善，提示过敏可能与此种食物有关。进一步再添加此种食物，如临床表现加重，证实上述食物的过敏原性质（后者属于激发试验）。排除饮食 2 周无改善，如果症状较轻，没有生长落后，继续正常饮食，随访；如果症状较重，有生长落后，需住院治疗，给予要素饮食，直至症状改善，然后进行单种食物激发试验。此程序可逐一筛选可疑食物。

（四）食物日记　在怀疑有食物过敏或进行回避试验时应记食物日记。在一段特定的时间里详细地记录患者每天所吃的食物（包括只放在嘴里的东西），并详细记录患者出现的症状和时间。从日记中可能发现一些隐藏的食物过敏原。

（五）双盲、安慰剂对照食物激发试验　因大部分食物过敏可以通过上述方法诊断，虽然是食物过敏诊断的金标准，但由于存在一定的严重过敏反应的风险性及程序复杂、要求严格，一般只应用于少数条件完备的过敏诊断中心。

【治疗】

(一) 饮食管理　食物过敏的治疗主要依赖于回避过敏食物。需要注意的是，食物之间存在交叉过敏反应。对过敏食物的回避，应注意回避可能存在交叉过敏反应的食物成分。

1. 存在持续和/或严重过敏症状者　完全回避含有过敏原的食物。如发生过全身严重过敏反应(如过敏性休克)、血管性水肿等危及生命表现者应严格回避任何含有过敏原的食物。一些患者甚至需要终身回避过敏食物。

2. 轻症过敏(主要指轻症特应性皮炎)　也应回避过敏食物，但一些患者可能自发症状改善或消失。在婴幼儿这种情况尤其常见。

3. 除了回避过敏食物，也应注意膳食的营养均衡，尤其是对多种食物过敏的患者应定期进行营养评价，避免因食物回避造成的营养不良和失衡。

(二) 药物治疗及其他

1. 抗组胺药物　通过与组胺竞争 H_1 受体，从而阻断组胺引起的一系列症状而达到治疗目的。第一代 H_1 受体拮抗剂常用：苯海拉明、异丙嗪、氯苯那敏(扑尔敏)、赛庚啶、去氯羟嗪、酮替芬、多虑平等。可有效治疗急性症状，但有抗胆碱能样作用、嗜睡。第二代 H_1 受体拮抗剂常用：特非那定、西替利嗪、阿司咪唑、氯雷他定、咪唑斯汀、地氯雷他定。可选择性地阻断外周 H_1 受体，亲脂性小，分子量大，不易透过血脑屏障，无中枢抑制作用，较少引起嗜睡；无抗胆碱能活性。部分药物会引起心脏毒性(特非那定/阿斯咪唑/咪唑斯汀)，嗜睡、运动及认知能力下降、酒精叠加作用(西替利嗪)，以及与食物/药物相互作用(特非那定)。

临床上应尽量避免多种抗组胺药物的联合使用，应注意当抗组胺药物效果不佳时可能存在非 IgE 介导的过敏反应。

2. 肥大细胞稳定剂　代表药物是色甘酸钠和奈多罗米，它们能阻断肥大细胞释放介质，用于其他药物(如组胺、局部用皮质激素)无效或不耐受时。主要是呼吸道和眼过敏症局部用药。

3. 白三烯受体拮抗剂　主要用于 1 岁以上儿童和成人。但近期有关于白三烯受体拮抗剂副作用的报道，临床上应慎重选择。

4. 激素类药物　对严重特应性皮炎、严重喘息发作、血管性水肿及全身过敏反应患者可短期使用全身糖皮质激素。减轻非 IgE 介导的食物过敏的免疫炎症反应的药物主要为糖皮质激素。

5. 特应性皮炎治疗

(1) 局部皮肤保湿，低于 37℃ 温水沐浴不超过 15 分钟，擦干后使用保湿乳或霜，可以减少皮肤瘙痒，缓解皮肤干燥。

(2) 局部糖皮质激素：长期维持治疗宜选用弱效激素制剂，中强效激素适合短期使用。含卤素的激素制剂不宜用于面部、眼睑、生殖器、间擦部位以及小婴儿。超强效激素仅限短期(1~2 周)使用，且避免用于面部及皮肤折皱处。

(3) 钙调磷酸酶抑制剂，常用的有他克莫司，可用于顽固性湿疹，有效减轻瘙痒症状，减少激素使用。

(4) 其他治疗：口服抗组胺药物可减轻部分患者瘙痒症状，不建议抗组胺药局部外用。严重病例可使用光疗或全身使用免疫抑制剂。可适当补充维生素 D。

6. 1∶1 000 肾上腺素的应用　IgE 介导的食物过敏引起休克和严重血管性水肿时，应第一时间给予肾上腺素肌内或皮下注射，可减少严重过敏的死亡。儿童剂量：0. 01mg/kg，最大剂量 0. 5mg。

7. 特异性免疫治疗　针对食物过敏的特异性免疫治疗包括口服免疫治疗(oral immunotherapy，OIT)、皮下注射免疫治疗(subcutaneous immunotherapy，SCIT)、舌下免疫治疗(sublingual immunotherapy，SLIT)等，其中，最常见的是 OIT。目前尚处于临床研究阶段。

推荐阅读

1. SAMPSON H A，ACEVES S，BOCK S A，et al. Food allergy：a Practice parameter update-2014[J]. J Allergy Clin Immunol，2014，134(5)：1016-1025.
2. BÉGIN P，CHAN E S，KIM H，et al. CSACI guidelines for the ethical，evidence-based and patient-oriented clinical practice of oral immunotherapy in IgE-mediated food allergy[J]. Allergy Asthma Clin Immunol，2020，16：20.

第三章　过敏性鼻炎

孙金峤　王晓川

过敏性鼻炎(allergic rhinitis)是体外环境中的过敏原作用于特应性个体后出现 IgE 介导的鼻腔黏膜的过敏性炎症，临床主要表现为突然和反复发作性鼻痒、打喷嚏、流涕和鼻塞等。过敏性鼻炎是一个全球性的健康问题，在世界各地均很常见，其全球发病率达 10%~25%，并且患者数仍在逐渐增加。

【病因与发病机制】

遗传和环境因素被认为是过敏性鼻炎的原因。过敏性鼻炎患者多具有特应性体质，即对外界抗原较易产生特异性 IgE，这种体质有一定的遗传性和家族性，故本病患者常同时或先后患湿疹、支气管哮喘等疾病；患者家族中也较易发生这类过敏性疾病。

过敏性鼻炎大多是由 IgE 介导的Ⅰ型超敏反应，常表现家族易感性。多种细胞因子、炎症介质等参与过敏性鼻炎的发病过程。引起本病常见的吸入性过敏原有尘螨、屋尘、真菌、动物皮屑、各种树木和草类的风媒花粉等，这些过敏原的颗粒大都较大（5~25μm），能在鼻部被阻挡下来而在鼻腔内发生 IgE 介导的过敏反应。

【病理】

鼻黏膜明显肿胀，黏液分泌极度旺盛；显微镜下可见杯状细胞数量增加，上皮与基底膜明显水肿并有大量嗜酸性粒细胞的浸润。有的患者在眼结膜、咽后壁等处也有类似的病理变化。这些病理改变在缓解期有所减轻。

【临床表现】

（一）症状和体征　主要表现为流涕、鼻塞、鼻痒、喷嚏等；喷嚏是最具有特征性的症状，多于刚睡醒时发作，常为阵发性，通过鼻泪反射可伴随有流泪症状。典型鼻涕呈稀薄的清水样分泌物，发作后期黏稠度可以增加。出现浓稠分泌物，可能继发细菌感染。鼻塞是最常见的临床症状，多呈间隙性，夜晚比较明显，常随体位而改变，由于鼻黏膜肿胀，患者常有味觉和嗅觉减退现象，如果长期严重鼻塞可以阻碍鼻旁窦（又称副鼻窦）和咽鼓管，随着副鼻窦和中耳内空气逐渐吸收，负压增加，出现头痛和听力下降，久而久之会导致慢性鼻窦炎和反复不愈的中耳炎。鼻痒使得患者反复揉捏鼻部，同时可伴有眼结膜、上腭部甚至外耳道部的奇痒。有时由于咽喉部不适或鼻分泌物流入咽喉部，常伴有干咳或清喉动作。上述这些症状通常早、晚重，日间及运动后好转。一些患者可有全身症状如乏力、纳滞、不适等症状。

患者常伴有鼻黏膜的高敏状态，刺激性气味、污浊空气，甚至气温变化都能引起症状的反复。在发作期患者常呈一种张口呼吸的面容，由于经常因鼻痒而搓揉可见鼻梁部皮肤的横纹，鼻翼部分肥大。在儿童由于鼻甲肥大压迫蝶腭静脉丛，引起眼部和眼角静脉淤血，在眼眶下形成青蓝色影印（过敏性眼影）。伴过敏性眼结膜炎者也可见结膜的轻度充血与水肿。

鼻腔检查可见鼻黏膜苍白水肿，分泌物甚多，大都呈水样，咽后壁由于淋巴滤泡增生而呈鹅卵石样改变。

（二）临床分类　根据临床症状是否随季节而变化，可以分为季节性过敏性鼻炎和常年性过敏性鼻炎；过敏原在环境中的浓度随季节变动是导致这一现象的主要原因。季节性过敏性鼻炎：症状发作呈季节性，常见的致敏原包括花粉、真菌等季节性吸入物过敏原。花粉过敏引起的季节性过敏性鼻炎也称花粉症。不同地区的季节性过敏原暴露时间受地理环境和气候条件等因素影响。常年性过敏性鼻炎：症状发作呈常年性，常见致敏原包括尘螨、蟑螂、动物皮屑等室内常年性吸入物过敏原，以及某些职业性过敏原。

根据病程可分为间歇性和持续性：间歇性是指症状发生的天数小于每周 4 天或病程小于 4 周；持续性是指症状发生的天数大于每周 4 天或病程大于 4 周。

根据病情的严重程度，即症状和它对生活质量的影响进一步分为轻度和中-重度。轻度患者睡眠正常，日常活动、体育和娱乐正常，工作和学习正常，无令人烦恼的症状。中-重度有以下一项或多项表现：不能正常睡眠，日常活动、体育和娱乐受影响，不能正常工作和学习，有令人烦恼的症状。

根据症状可分为喷嚏及流涕型和鼻塞型（表 21-3-0-1）。

表 21-3-0-1　过敏性鼻炎的临床分类

症状	喷嚏及流涕型	鼻塞型
喷嚏	阵发性	很少或无
流涕	水性，经前鼻或后鼻孔	黏稠，后鼻孔较多
鼻痒	有	无
鼻塞	不定	常严重
昼夜节律	白天重，夜间轻	持续，白天和夜间均有，但夜间较重
结膜炎	经常有	较少

【诊断与鉴别诊断】

尽管各种实验室检查不断完善，但全面而详尽的病史对过敏性鼻炎的诊断非常有价值。要着重询问患者的症状（持续时间、暴露情况、反应强度、反应类型）、诱发因素、季节变化、环境因素、过敏反应、治疗情况等。本病的诊断主要依据典型的临床表现，对疑似病例进行过敏原方面的检查，有助于明确诊断；过敏原检查主要包括皮肤点刺试验（skin prick test，SPT）、血清特异性 IgE 测定和鼻黏膜激发试验；皮肤点刺试验和血清特异性 IgE 测定临床应用广泛，对这些测试结果可疑患者需要进行鼻黏膜激发试验。使用前鼻镜对鼻部进行彻底的检查对诊断也很重要，包括检查鼻甲、黏膜色泽以及鼻腔黏液的数量及质量。鼻内镜检查可发现鼻部及鼻塞的病理改变，而仅用常规鼻窥器及鼻咽部检查时则易漏诊。

诊断标准：过敏性鼻炎的诊断标准应根据家族史和典型过敏史、临床表现以及与其一致的实验室检测结果制定。①症状：喷嚏、清水样涕、鼻痒和鼻塞出现 2 个或以上。每天症状持续或累计在 1 小时以上，可伴有呼吸道症状（咳嗽、喘息等）和眼部症状（包括眼痒、流泪、眼红和灼热感等）等其他伴随疾病症状。②体征：常见鼻黏膜苍白、水肿，鼻腔水样分泌物。③实验室检测：过敏原检测至少 1 种过敏原 SPT 和/或血清特异性 IgE 阳性；鼻分泌物检测高倍显微镜下嗜酸性粒细胞比例>0.05 为阳性。

由于过敏性鼻炎的一些临床表现并非特异，在其他疾病中也极为常见，因此必须与以下疾病进行鉴别。

（一）鼻中隔歪曲或鼻甲肥大　患者常终年鼻塞，鼻镜检查可以明确诊断。

（二）药物性鼻炎（rhinitis medicarmentosa）　药物性鼻炎是由于鼻塞时应用鼻减充血剂用量太大或太久，因其扩血管的反跳作用,使得鼻塞症状更加严重,停用这些药物后鼻塞症状可以减轻。其他一些药物如抗高血压(普萘洛尔、可乐定)、α受体阻断药(特拉唑嗪、哌唑嗪)、α甲基多巴、利血平、胍那苄、肼屈嗪和口服避孕药有明显鼻塞和分泌物增多的副作用,停用这些药物后症状可以完全消失。

(三) 症状性鼻塞　除常见的感冒外,较易忽视的尚有妇女经前期的鼻塞症,怀孕期的鼻塞症以及甲状腺功能减退时的鼻塞等。

(四) 血管运动性鼻炎(vasomoto rhinitis)　血管运动性鼻炎是一种原因不明的"发作性"鼻炎,患者鼻部症状常因气温改变、进食辛辣或吸入刺激性气味而突然发生,易与本病混淆,其鉴别要点为缺少喷嚏、鼻痒、咽痛等症状,抗组胺及脱敏治疗无效。

(五) 慢性鼻炎　又称嗜酸性粒细胞性非过敏性慢性鼻炎(eosinophilic perennial nonallergic rhinitis),其鼻分泌物也有多量嗜酸性粒细胞,常终年有症状,但过敏原往往无法找到,因此病因不明。此类鼻炎患者常伴发鼻息肉,有的还伴有感染型哮喘(构成"阿司匹林过敏-哮喘-鼻炎鼻息肉三联征"),其与过敏性鼻炎不同的是鼻充血及鼻甲肿胀明显,分泌物呈黏液样,抗组胺药疗效差,色甘酸钠及脱敏治疗无效。

【治疗】

本病的治疗包括:①避免吸入过敏原;②药物治疗;③免疫疗法。

(一) 避免吸入过敏原　尽量避免暴露于过敏原是最有效的治疗方法。如果患者仅对一种过敏原过敏,那么完全避免这一过敏原可以使疾病痊愈。尽管一些过敏原不可能完全避免,但尽可能减少接触已致敏的过敏原是治疗不可缺少的一个环节。

(二) 药物治疗

1. 抗组胺药物　可有效减少喷嚏、鼻发痒和流涕,但对于鼻塞症状效果不佳。第一代抗组胺药有一定的镇静和抗胆碱能作用,易出现黏膜干燥、嗜睡等不良反应,临床应用受到了一定的限制。新一代的抗组胺药物,如西替利嗪(cetirizine)、氯雷他定(loratadine)、氮䓬斯汀(azelastine)、左卡巴斯汀(levocabastine)、咪唑斯汀(mizolastine)等有更强的效用,且无抑制中枢神经的副作用。但有一些药物,如特非那定和阿司咪唑在高浓度情况下,可以通过阻断钾离子通道引起心脏QT间期延长,易造成尖端扭转型心动过速和心室颤动(简称室颤),目前已较少应用。

2. 减充血药物　鼻内充血是过敏性鼻炎最严重的症状之一,减充血剂具有拟交感活性,经鼻使用减充血剂可使鼻黏膜血管收缩,减少组织的肿胀,有效缓解鼻充血致鼻塞,改善鼻腔通气,常和抗组胺药合用。如0.5%呋喃西林麻黄碱、0.1%赛洛唑啉、0.1%羟甲唑啉等,最常用的为1%麻黄碱,每个鼻孔2~4滴/次,每日1~4次。由于这类药物会引起反跳性鼻充血和药物性鼻炎,因此在过敏性鼻炎的长期治疗中不推荐使用。本类药物只能用3~5天,不能长期使用。

3. 其他药物

(1) 色甘酸钠(disodium cromoglycate):能阻止鼻黏膜表面的肥大细胞脱颗粒而达到防治效果,2%滴鼻剂,每个鼻孔3~4滴/次,每6小时1次。酮替芬(ketotifen)具有抗组胺 H_1 受体作用和抗变态反应效果,口服每日2次,每次1mg。此类药物常在用药2~3周后才有明显疗效,因此若在发作期前开始服用和/或至少使用1个月以上,效果更好。

(2) 白三烯受体拮抗剂:如孟鲁司特钠(montelukast sodium)和扎鲁司特(zafirlukast),能特异性抑制半胱氨酰白三烯(CysLT1)受体,阻断白三烯引起的鼻部炎症;鼻腔局部用糖皮质激素不能抑制白三烯的释放,因而白三烯受体拮抗剂与糖皮质激素有协同作用,可减少激素用量。

(3) 糖皮质激素:口服泼尼松每日10~20mg可控制大多数症状,由于其不良反应,仅适用于少数重症患者。局部应用的糖皮质激素有二丙酸倍氯米松(beclomethasonide),布地奈德(budesonide),氟替卡松(fluticasone propionate)及糠酸莫米松(mometasone)等,对大多数患者有效而无全身性激素副作用。在局部应用激素之前,如患者鼻塞严重,宜先用1%麻黄碱滴鼻收缩血管,以使药物能达鼻腔深部。

(4) 抗IgE抗体:奥马珠单抗(omalizumab)是人工合成的单克隆抗IgE抗体,可直接作用于IgE及其高亲和力的Fc受体结合位点,减少血清游离IgE水平,同时使肥大细胞及嗜碱性粒细胞IgE受体表达降低,有效地阻止血清游离IgE与肥大细胞及其他效应细胞的结合,从而阻止IgE介导的炎症反应。

不同药物对鼻炎症状的效果见表21-3-0-2。

表21-3-0-2　不同药物对鼻炎症状的效果

药物	喷嚏	流涕	鼻塞	鼻痒	眼症状
抗组胺药					
口服	++	++	+	+++	++
鼻内	++	++	+	++	0
眼内	0	0	0	0	+++
糖皮质激素					
鼻内	+++	+++	+++	++	++

续表

药物	喷嚏	流涕	鼻塞	鼻痒	眼症状
色酮类药物					
鼻内	+	+	+	+	0
眼内	0	0	0	0	++
减充血剂					
鼻内	0	0	++++	0	0
口服	0	0	+	0	0
抗胆碱能药	0	++	0	0	0
抗白三烯药	0	+	++	0	++

注：0为无效，+稍有效果，++有效，+++非常有效，++++疗效显著。

（三）特异性免疫疗法（specific immunotherapy，SIT） SIT通过免疫调节机制改变过敏性疾病自然进程。患者在治疗期间和停止治疗后，不但过敏性鼻炎症状明显缓解或消失，还可能阻止过敏性鼻炎向哮喘发展，减少新过敏原的出现，这是药物治疗无法获得的疗效。

SIT的途径包括皮下、舌下、口服、鼻用和吸入等，其中常用的治疗途径是皮下免疫治疗（subcutaneous immunotherapy，SCIT）和舌下免疫治疗（sublingual immunotherapy，SLIT）。SLIT较SCIT更安全，WHO推荐SLIT用于治疗过敏性鼻炎。屋尘螨和粉尘螨是导致我国过敏性鼻炎最主要的吸入性过敏原，也是唯一在国内完成临床注册的国际标准化过敏原制剂。

（四）手术治疗　对于过敏性鼻炎经药物保守治疗无效的，特别是鼻塞症状加重，可考虑进行外科手术治疗。

推荐阅读

1. VAN CAUWENBERGE P，BACHERT C，PASSALACQUA G，et al. Consensus statement on the treatment of allergic rhinitis[J]. European Academy of Allergology and Clinical Immunology. Allergy，2000，55（2）：116-134.
2. DURHAM S R，PENAGOS M. Sublingual or subcutaneous immunotherapy for allergic rhinitis？[J]. J Allergy Clin Immunol，2016，137（2）：339-349.
3. 中国医师协会儿科医师分会儿童耳鼻咽喉专业委员会. 儿童过敏性鼻炎诊疗——临床实践指南[J]. 中国实用儿科杂志，2019，34（03）：169-175.

第四章　血　清　病

孙金峤　王晓川

血清病（serum sickness）是指注射动物免疫血清后所产生的一种免疫复合物型变态反应性疾病，一般发生在暴露后1~3周。其临床表现主要有皮疹、发热、关节痛、淋巴结肿大等。目前由于免疫血清的临床应用大为减少，药物致敏（如青霉素等）已成为最常见的血清病病因。由非蛋白类物质诱导引起的相似疾病，称之为血清病样反应（serum sickness-like reaction）。

【病因和发病机制】

血清病是一种典型的Ⅲ型变态反应性疾病，机体对进入体内的异种血清各种抗原成分或某些半抗原药物与体内蛋白结合形成的具有抗原性的复合蛋白，均可产生抗体。当抗体量略少于体内的抗原时，可形成免疫复合物沉积于血管壁，继而激活补体系统，产生血管活性物质、中性粒细胞趋化因子等，造成局部充血与水肿，中性粒细胞的浸润和溶酶体内蛋白分解酶的释放，导致组织的炎症与损伤。激活的补体可以通过调理作用，一方面促进吞噬细胞清除免疫复合物，另一方面吞噬细胞在清理免疫复合物过程中产生的溶酶体酶，造成组织的损伤。构成血清病免疫复合物的抗体球蛋白主要是IgG，但如IgE较多则发病时血清通透性的增加更加明显，可出现喉头水肿、低血压甚至过敏性休克等。凡抗原刺激下较易产生IgG与IgE这两类抗体者，也较易发生血清病。

目前临床上引起血清病的血清制剂主要有破伤风抗毒素、白喉抗毒素、各种蛇毒抗毒素以及抗淋巴细胞球蛋白（antilymphocyte globulin，ALG）等；引起血清病的药物主要为青霉素、链霉素、磺胺类、水杨酸盐、保泰松、苯妥英钠，以及右旋糖酐等巨分子药物。

【病理生理】

免疫复合物为什么在某些特定的情况下导致疾病发生，目前仍未明确。可能的因素包括免疫复合物含量高，以及补体成分的相对缺乏导致免疫复合物清除能力降低。首次暴露外来抗原后，血清病可在暴露后1~3周出现，再次暴露后血清病可进展更快。在血清病患者中，经常观察到循环中长时间保留抗原-抗体复合物形成。如何通过非免疫机制从循环中去除血清蛋白分子的机制尚未十分明确。

一般情况下，循环中的小复合物通常不触发炎症，大复合物由网状内皮系统清除。由于抗原过量形成的中间分子大小的复合物，在血管壁和组织沉积，激活补体和粒细胞，产生血管和组织损伤。内皮细胞增加黏附分子的表达，单核细胞和巨噬细胞释放促炎性细胞因子，继之，更多的炎症细胞形成，发展为小血管坏死。补体活化促进中性粒细胞趋化和黏附在免疫复合物沉积部位，使组织肥大细胞释放血管活性胺导致血管通透性增加。游离抗原继续从血液中清除，导致抗体过量和大的循环免疫复合物形成，通过循环的巨噬细胞迅速清除。最终，抗原消失，循环抗体水平持续增加。

【临床表现】

血清病一般在初次暴露致病抗原后1~3周发生，但是如果既往暴露过该致病抗原，可在12~36小时即发生血清病。症状的发生和程度与暴露途径(静脉注射的发病机会多)和注射血清剂量等因素有关。

发热、全身不适和皮疹是最常见的表现。发热是本病最常见的症状，几乎所有血清病患者均有发热。发热多渐起，最高至38~39℃，10%~20%的患者发热在皮疹出现之前发生。皮疹是本病最明显和多见的症状，有文献报道，约93%的患者出现皮疹，主要为荨麻疹样风团、紫癜样皮疹或麻疹样皮疹等。皮疹常在注射部位首先发生，随着手掌和足底出现有匍型边缘的红斑，蔓延到背面、上部躯干和四肢。四肢皮疹多发生在手、脚、手指和脚趾的背外侧表面的交界处，继而在全身出现荨麻疹样皮疹并有明显的瘙痒。部分患者还可有面部、眼睑及手足末端水肿(儿童多见)，极少数患者可有喉头水肿表现。有的患者在发热的同时尚有腹痛、恶心、呕吐等表现。

关节炎(10%~50%)常发生在掌指关节和膝关节，通常是对称的。有时候，小关节、脊柱关节、颞下颌关节可能发炎。肌痛或肌炎也可发生。部分患者可同时出现头痛、视物模糊，以及腹痛、恶心、呕吐等胃肠道症状。本病可伴有全身淋巴结不同程度肿大，质软而稍有压痛。部分患者可出现喉头水肿的症状，出现呼吸困难、气喘等症状。偶有多发性神经炎、肾小球肾炎、心肌炎等严重并发症。神经系统表现包括周围神经病变、臂丛神经炎、视神经炎、脑神经麻痹、吉兰-巴雷综合征和脑脊髓炎(罕见)等。

【诊断与鉴别诊断】

本病的诊断依据，最重要的是注射血清或ATG史和上述特征性的临床表现。小分子药物极少引起神经炎、肾小球肾炎和/或全身淋巴结肿大。

实验室检查对本病的帮助不大，通常可有白细胞总数中等度升高，但嗜酸性粒细胞增多少见。血清总补体与C3均可下降，有时血内并可找到免疫复合物，这些虽可帮助本病诊断，但特异性不强。

在考虑诊断本病时，需考虑与以下疾病鉴别，包括疱疹样皮炎、过敏性紫癜、显微镜下多血管炎、分流性肾炎、幼年特发性关节炎(全身型)、过敏反应、感染性心内膜炎、川崎病、系统性红斑狼疮等。

【治疗】

避免可能的致病抗原是预防血清病的最好方法。然而，在某些情况下，避免是不可能的。在给予抗血清制剂之前，尤其是对于马皮屑过敏患者或者既往接受过该血清制剂的患者，进行皮肤试验有提示作用。皮肤试验提示IgE抗体的存在，有利于识别发生严重过敏性反应的风险。然而，这些试验对于识别患者是否发生血清病缺少可靠性。

一般情况下，本病的症状不重，具有自限性。因此，停止使用引起本病的致病原是关键，治疗应以对症治疗为主，可给予抗炎药物或抗组胺药物缓解症状。在多系统受累与症状严重的情况下，可以短期给予糖皮质激素治疗。如果症状持续2~3周，应重新考虑血清病的诊断。对于一些严重病例，如果激素减量过快，可以导致症状重新出现，这类患者重新给予另一疗程的治疗，通常是有效的。

常用的药物有以下几类：

(一) 非甾体抗炎药　这类药物具有止痛、抗炎和解热活性。其具体的作用机制尚未明确，可能通过抑制环氧合酶活性和前列腺素合成发挥作用。也可能存在其他机制，如抑制白三烯合成、溶酶体酶释放、脂氧合酶活性、中性粒细胞聚集，以及各种细胞膜的功能。常用药物包括布洛芬、萘普生、酮洛芬等。

(二) 抗组胺药物　抗组胺药物通过竞争性抑制H_1受体发挥作用。此类受体可介导风团和光斑反应、支气管收缩、黏液分泌、平滑肌收缩、水肿、低血压、中枢神经系统抑制和心律失常。常用药物有盐酸苯海拉明、赛庚啶等。

(三) 皮质类固醇　这类药物具有抗炎作用，调控机体对刺激的免疫反应。常用药物为泼尼松或其他口服皮质类固醇(如泼尼松龙)等。通常给药1~2周，对于轻至中度血清病是有效的。对于累及神经系统、肾脏或其他脏器的重症患者，应使用肾上腺皮质激素治疗，成人开始可应用氢化可的松200~300mg静脉注射(或相当剂量的泼尼松口服)，2~3日后视病情逐步减量。

【预防和脱敏】

严格掌握药品和血清免疫制品的使用指征，尽量少采用静脉给药途径。如果必须给予快速的异种血清治疗，应先仔细询问有无过敏病史及既往血清应用史，在皮肤试验阴性的情况下考虑应用。建立两路静脉通路(一路用于给予抗血清药物，一路用于治疗可能出现的并发症)，并提前给予患者50~100mg苯海拉明。如果发生反应，应暂停输注，给予肾上腺素或其他必要的药物。提前给予糖皮质激素没有预防作用。

对于皮肤试验阳性者，应尽量不用异种血清制品，如必须应用，可按照下面方法进行脱敏。先口服抗组胺药物25~50mg；半小时后以稀释20倍的血清0.1ml皮下注射；20分钟后再以稀释 10 倍的血清 0.1ml 皮下注射；20 分钟后，如仍无反应，则以不稀释的血清 0.1ml 皮下注射；再观察 15 分钟，确认无反应后即依次每 15 分钟皮下注射 0.2ml、0.5ml、1.0ml 和 2.0ml，最后以剩余量皮下或肌内注射。

在脱敏及注射血清时，必须准备好肾上腺素及肾上腺皮质激素等，以防发生过敏性休克。即使经过脱敏，完成全量注射后，仍应严密观察 1~3 小时，以防迟发反应的出现。

推荐阅读

1. VERMEIRE S, VAN ASSCHE G, RUTGEERTS P. Serum sickness, encephalitis and other complications of anti-cytokine therapy[J]. Best Pract Res Clin Gastroenterol, 2009, 23(1): 101-112.
2. FAJT M L, PETROV A A. Desensitization protocol for rituximab-induced serum sickness[J]. Curr Drug Saf, 2014, 9(3): 240-242.

第五章　荨麻疹和血管性水肿

孙金峤　王晓川

荨麻疹(urticaria)是由于皮肤、黏膜小血管扩张及渗透性增加而出现的一种局限性水肿反应，临床上特征性表现为大小不等的风团伴瘙痒，可伴有血管性水肿。血管性水肿(angioedema)指发生于皮肤深层的局限性水肿性隆起。两者具有相同的病理生理变化，可分别发生，亦可同时出现。除皮肤表现外少数患者还可累及上呼吸道或胃肠道黏膜。

【病因与发病机制】

本病的病因复杂，不同患者可完全不同，即使同一患者在每次发病中也不尽相同。通常情况下，在急性荨麻疹常可发现一些致病诱因，而在慢性病例则几乎很难找到。常见的致病因素有：食品类如鱼、虾、蟹、蛋、奶制品、食品添加剂等；药物类如青霉素、疫苗、血清制品等(因药物引起的常称药疹)；感染如细菌、病毒、寄生虫等；吸入物如花粉、尘螨、动物皮屑、羽毛、空气中废气、化学污染物等；物理因素如光线照射、气温变化、摩擦、压力等；心理因素如情绪紧张、兴奋等；遗传因素如家族性寒冷性荨麻疹、遗传性血管性水肿。

荨麻疹的发病机制至今尚不十分清楚，可能涉及感染、变态反应、假变态反应和自身反应性等。肥大细胞在发病中起中心作用，其活化并脱颗粒，导致组胺、白三烯、前列腺素等释放，是影响荨麻疹发生、发展、预后和治疗反应的关键。肥大细胞释放的组胺是荨麻疹的重要介质，组胺受体包括 H_1、H_2、H_3、H_4 四型，其中 H_1、H_2、H_4 受体都参与了荨麻疹的发生发展。诱导肥大细胞活化并脱颗粒的机制包括免疫性、非免疫性和特发性。免疫性机制包括针对 IgE 或高亲和力 IgE 受体的自身免疫、IgE 依赖的以及抗原-抗体复合物和补体系统介导等途径；非免疫性机制包括肥大细胞释放剂直接诱导，食物中小分子化合物诱导的假变应原反应，或非甾体抗炎药改变花生烯酸代谢等。嗜碱性粒细胞可能也参与了荨麻疹的发病机制，但是其影响程度还有待进一步阐明。非组胺介质在荨麻疹的发病机制中也起着一定作用，他们或是增加了血管通透性或是上调了内皮黏附分子表达，或者促进了白细胞聚集。还有少数荨麻疹患者目前尚无法阐明其发病机制。

【病理】

荨麻疹的病理变化主要表现为真皮水肿，毛细血管及小血管扩张充血，浆液渗出，胶原束及纤维间因浆液渗出而分离。急性期血管周围偶见少量炎性细胞浸润，慢性期则可见浸润细胞增多，主要为淋巴细胞、组织细胞、肥大细胞和嗜酸性粒细胞。血管性水肿主要在真皮及皮下组织显示上述病理改变。

【临床表现】

急性荨麻疹多突然起病，迅即出现大小不等、形态各异的风团，呈淡红、鲜红或苍白色，常有匍行边缘。伴剧痒或灼热感。风团可泛发全身或局限于某些部位。单个风团在皮面上存在时间通常不超过 24 小时，消退后不留痕迹，但常此起彼伏。如累及胃肠道，可有恶心、呕吐、腹痛及腹泻等；累及上呼吸道，可致胸闷、气急、呼吸困难等。少数患者可伴低热。一般历时数天至数周发作即趋平息。约 10%急性病例发作可迁延时日，经久不愈。如反复发作历时 6 周以上则属慢性荨麻疹，这些患者的病因往往难以发现，因此常称之为特发性荨麻疹，病程可迁延达数月或数年之久，其间或可呈间歇性发作。

血管性水肿主要表现为突发性局限性水肿，常单发，隆起的水肿呈微红或正常肤色，边界不清。可伴轻微胀紧或瘙痒感。皮损常在 1~3 天内消退，可在同一部位反复发作。常好发于眼睑、口唇、外生殖器等皮下组织疏松部位，亦可发于舌、咽喉黏膜，后者可能引起呼吸困难甚至窒息，危及生命。

根据中华医学会皮肤性病学分会免疫学组制定的 2014 年《中国荨麻疹诊疗指南》，分类见表 21-5-0-1。

【实验室检查】

通常荨麻疹不需要做更多的检查。急性患者可检查血常规，了解发病是否与感染或过敏相关。慢性患者如病情严重、病程较长或对常规剂量的抗组胺药物治疗反应差时，可考虑行相关的检查，如血常规、大便虫卵、肝肾功能、免疫球蛋白、红细胞沉降率、C 反应蛋白、补体和自身抗体等。另外，可以有选择性开展过敏原筛查、食物日记、自体血清皮肤试验和幽门螺杆菌感染鉴定，以排除和确定相关因素在发病中的作用。IgE 介导的食物过敏原在荨麻疹发病中的作用是有限的，对过敏原检

表 21-5-0-1 荨麻疹的临床分类

类别	类型	定义
自发性	急性自发性荨麻疹	自发性风团和/或血管性水肿发作<6周
	慢性自发性荨麻疹	自发性风团和/或血管性水肿发作≥6周
诱导性		
物理性	人工荨麻疹(皮肤划痕症)	机械性切力后1~5min内局部形成条状风团
	冷接触性荨麻疹	遇到冷的物体、风、液体、空气等在接触部位形成风团
	延迟压力性荨麻疹	垂直受压后30min至24h局部形成红斑样水肿，可持续数天
	热接触性荨麻疹	皮肤局部受热后形成风团
	日光性荨麻疹	暴露于紫外线或可见光后诱发风团
	振动性荨麻疹或血管性水肿	皮肤被振动刺激后数分钟出现局部红斑和水肿
非物理性	胆碱能性荨麻疹	皮肤受产热刺激如运动、进食辛辣食物、情绪激动时诱发的直径2~3mm风团，周边有红晕
	水源性荨麻疹	接触水后诱发风团
	接触性荨麻疹	皮肤接触一定物质后诱发瘙痒、红斑和风团
	运动诱导性荨麻疹	运动后数分钟进食或4h内暴食，发生血管性水肿、风团，常伴有其他过敏症状，与某些特异食物有关

测结果应该正确分析。有条件的单位可酌情开展双盲、安慰剂对照的食物激发试验。

进一步的评估包括寒冷性荨麻疹如伴发于冷球蛋白血症、冷纤维蛋白原血症、冷凝集素血症等则可在血清中显示这些相应的异常血液组分。胆碱能性荨麻疹做醋甲胆碱皮内试验常呈阳性反应；运动或热激发试验可诱发皮疹。光线性荨麻疹做皮肤光照试验常显示最小红斑紫外线B光谱剂量(MED-UVB)、最小红斑紫外线A光谱剂量(MED-UVA)降低。遗传性血管性水肿做补体测定显示除C1-INH水平降低外，C1q、C2和C4水平亦均下降。

【诊断】

荨麻疹的诊断应该先进行常规的评估，包括详尽的病史和仔细的体格检查，并利用实验室检查排除严重的系统性疾病。荨麻疹若伴有明显发热，需考虑是否有感染性情况存在或药源性因素；若同时伴有腹痛，需考虑是否并发某种外科急腹症。

特殊的激发试验和实验室检查有助于明确慢性自发性荨麻疹的潜在原因，但不适用于物理性和其他可诱导的荨麻疹。对于后两种类型的荨麻疹患者，进一步的诊断试验可能适用于个别患者，如可能在常规评价中发现潜在原因。进一步的诊断方法的目的是为那些慢性的严重荨麻疹患者寻找潜在病因。

应注意与遗传性血管性水肿鉴别。遗传性血管性水肿是常染色体显性遗传，因此家族史对遗传性血管性水肿的诊断非常重要。但有近25%的患者因自发突变所致，而没有遗传性血管性水肿家族史。反复发作性的皮肤和黏膜水肿，且抗组胺药、糖皮质激素和肾上腺素均无效是遗传性血管性水肿的典型临床表现。1型遗传性血管性水肿患者，血清补体C4、C1-INH浓度和功能均低下；2型患者，血清补体C4和C1-INH功能低下，但C1-INH浓度正常或稍增高。基因检测有助于明确诊断。

【治疗】

鉴于本病的病因在大多数病例中均难以判定，故在一般情况下除了尽可能去除一切可疑致病因素外仍以对症治疗为主。及时的治疗常能使病情得到控制或治愈。

(一) 患者教育 尤其是针对慢性荨麻疹患者，应进行宣教。本病病因不明，病情反复发作，病程迁延，除极少数并发呼吸道或其他系统症状，绝大多数呈良性经过。

(二) 病因治疗 消除诱因或可疑病因有利于荨麻疹自然消退。

1. 详细询问病史，避免相应的刺激或诱发因素。

2. 当怀疑药物诱导的荨麻疹，特别是非甾体抗炎药和血管紧张素转换酶抑制剂时，可考虑停药或用其他药物替代。

3. 怀疑与感染相关时，可考虑相应的抗感染治疗。如抗幽门螺杆菌的治疗对与幽门螺杆菌相关性胃炎有关联的荨麻疹有一定的疗效。

4. 对疑为与食物相关的荨麻疹患者，鼓励患者记食物日记，寻找可能的食物并加以避免，特别是一些天然食物成分或某些食品添加剂可引起非变态反应性荨麻疹。

5. 对自身血清皮肤试验阳性或证实体内存在针对自身抗体的患者，常规治疗无效且病情严重时可酌情考虑加用免疫抑制剂、自体血清注射治疗或血浆置换等。

(三) 对症治疗 采用药物控制症状，应遵循安全、有效、规律使用的原则，以改善患者生活质量为目的，并根据患者的治疗反应调整。

1. 一线治疗　首选第二代非镇静或低镇静抗组胺药，治疗有效后逐渐减少剂量，以达到有效控制风团发作为标准。为提高患者的生活质量，慢性荨麻疹疗程一般不少于1个月，必要时可延长至3~6个月，或更长时间。第一代抗组胺药治疗荨麻疹的疗效确切，但因中枢镇静、抗胆碱能作用等不良反应限制其临床应用。在注意禁忌证、不良反应及药物间相互作用等前提下，可酌情选择。

2. 二线治疗　常规剂量使用1~2周后不能有效控制症状，考虑到不同个体或荨麻疹类型对治疗反应的差异，可选择更换品种或获得患者知情同意情况下增加2~4倍剂量；联合第一代抗组胺药，可以睡前服用，以降低不良反应；联合第二代抗组胺药，提倡同类结构的药物联合使用如氯雷他定与地氯雷他定联合，以提高抗炎作用；联合抗白三烯药物，特别是对非甾体抗炎药诱导的荨麻疹。

3. 三线治疗　对上述治疗无效的患者，可以考虑选择免疫抑制剂或生物制剂治疗，如环孢素、糖皮质激素等，只用于严重的、对任何剂量抗组胺药均无效的患者。另外，有研究显示，生物制剂，如奥马珠单抗（omalizumab）对难治性慢性荨麻疹有一定疗效。

4. 急性荨麻疹的治疗　在积极明确并去除病因以及口服抗组胺药不能有效控制症状时，可选择糖皮质激素：泼尼松30~40mg，口服4~5天后停药，或相当剂量的地塞米松静脉或肌内注射，特别适用于重症或伴有喉头水肿的荨麻疹；1∶1 000肾上腺素溶液0.2~0.4ml皮下或肌内注射，可用于急性荨麻疹伴休克或严重的荨麻疹伴血管性水肿。

5. 根据2014年欧美变态反应学会制定的急慢性荨麻疹诊断和管理指南，推荐实行阶梯治疗方案，如图21-5-0-1所示。

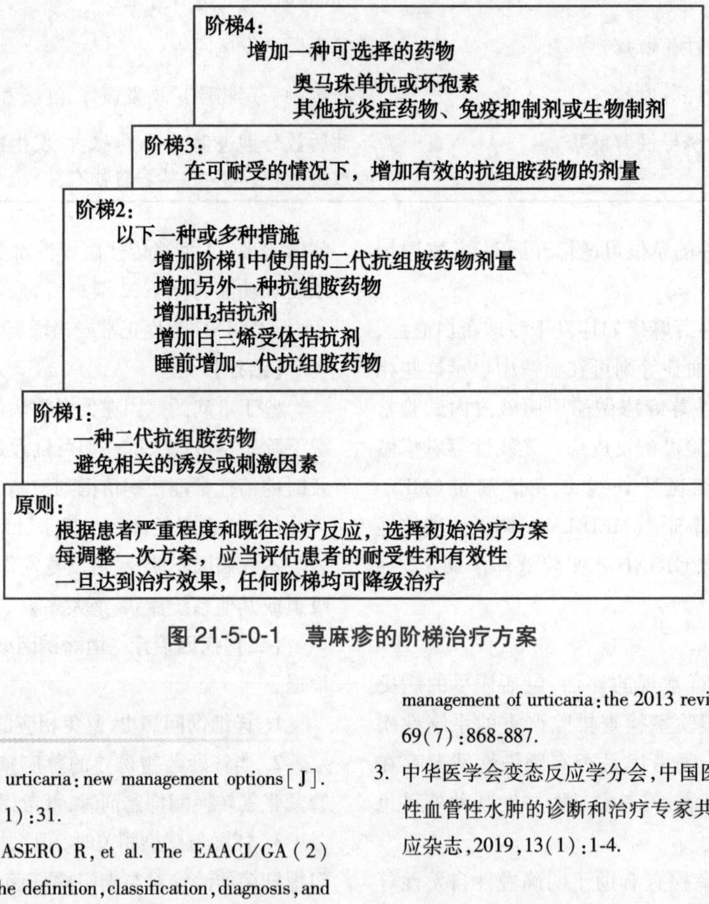

图21-5-0-1　荨麻疹的阶梯治疗方案

推荐阅读

1. GREENBERGER P A. Chronic urticaria: new management options[J]. World Allergy Organ J, 2014, 7(1): 31.
2. ZUBERBIER T, ABERER W, ASERO R, et al. The EAACI/GA(2)LEN/EDF/WAO guideline for the definition, classification, diagnosis, and management of urticaria: the 2013 revision and update[J]. Allergy, 2014, 69(7): 868-887.
3. 中华医学会变态反应学分会，中国医师协会变态反应医师分会. 遗传性血管性水肿的诊断和治疗专家共识[J]. 中华临床免疫和变态反应杂志，2019，13(1)：1-4.

第六章　药物不良反应与药疹

孙金峤　王晓川

药物不良反应（adverse drug reaction，ADR）是指在疾病的预防、诊断、治疗或患者身体功能恢复期，所用药物在正常用量情况下，因药物本身的作用或药物间相互作用而产生的与用药目的无关的一种有害且非预期的反应。该定义排除有意的或意外的过量用药及用药不当引起的反应。若这种 ADR 主要表现为皮肤和/或黏膜上的急性炎症反应则称为药疹（drug eruption）或药物性皮炎（dermatitis medicamentosa）。

药物不良反应多数是自我报告的，其发生率往往被低估。近来，建立药物不良反应自动监测程序已成为突出的需求。尤其在三级医院，通过国际疾病标准分类（International Statistical Classification of Diseases，ICD）代码和自然语言处理系统，有望实现药物不良反应的自动监测。

【病因】

药物种类繁多，用药途径不同，体质又因人而异，因此 ADR 发生的原因也是复杂的。几乎所有的药物都可引起不良反应，只是反应的程度和发生率不同。美国 2011 年的一项研究表明，男性患者由抗凝血药物引起的不良反应发生率较高，而女性患者由阿片类药物和麻醉剂引起的不良反应比男性患者发生率高。在 65 岁以上的老年人中，约 0.8%的患者至少经历过 1 次药物不良反应，最常见的引起不良反应的药物是类固醇激素、抗生素、阿片类药物和麻醉剂、抗凝血药物。

随着药品种类日益增多，ADR 的发生率也逐年增加。ADR 有时也可引起药源性疾病，除少数人自服药物外，ADR 主要由医师给药所引起，所以有些药源性疾病也属医源性疾病。虽然有些 ADR 较难避免，但相当一部分是由于临床用药不合理所致。

根据导致不良反应的原因，可以分为两类：①由于增强的药理作用所致。这种不良反应是剂量依赖性和可预测的，大约占所有不良反应的 80%。如使用抗凝剂华法林所致的出血，或使用地高辛所致的恶心等。②特异质反应（idiosyncrasy）。这种不良反应是不可预测的，常规毒理学筛选不能发现，主要由机体特异性的原因所致。上述两类不良反应的分类是 20 世纪 70 年代提出的，随后即提出不能用上述原因解释的不良反应，有学者提出归为第三类不良反应，其特点是发生率高，用药史复杂，没有明确的时间关系，潜伏期长。总之，导致不良反应的原因众多，既有药物方面的原因，也有机体方面的原因。

【发病机制】

许多 ADR 属于过敏反应（allergy），但也有不少是通过非过敏反应机制而发生。前者属于真性过敏或免疫反应，其发生为非剂量依赖性，与药理作用无关，且有些仅发生于少数特应性易感者，称之为不可预测性 ADR；后者的发生大多数与剂量相关，与所知的药理作用有关，并且在所有人中均有可能发生，称之为可预测性 ADR。

（一）过敏反应　绝大多数药物进入体内后必须经过“生物活化”（bioactivated）或代谢成化学反应产物，才可发挥它应有的药理作用。在大多数情况下，反应性代谢物通过解毒（生物灭活），药物从非极性脂溶性化合物变为易于排出的极性水溶性化合物。然而，在药物代谢出现异常情况下，代谢物未能得到充分的解毒，则可导致直接的毒性作用（direct toxicity）或免疫介导超敏反应（immune-mediated hypersensitivity）。前者致反应性代谢物与蛋白质或核酸结合，引起细胞坏死或基因变异；后者则表现为反应性代谢物作为半抗原与细胞性巨分子共价结合引发免疫反应。这种免疫反应可以是直接针对半抗原、半抗原-载体复合物或药物与蛋白质结合形成的新的抗原决定簇，引发的反应可以是抗体介导的、T 细胞介导的或两者兼有。

通过反应性药物代谢物介导的 ADR 的发生和发展及其临床表现取决于多种因素，包括药物的化学性质、药物代谢的个体差异以及靶细胞巨分子特性等。一种反应性代谢物究竟将会引起直接毒性还是引发免疫介导过敏反应常不能预测。

皮肤作为人体上的最大器官，在药物代谢中有着举足轻重的作用，一方面皮肤含有参与药物代谢酶的细胞，如中性粒细胞、单核细胞及角质形成细胞；另一方面皮肤也是一免疫活性器官，含有朗格汉斯细胞（Langerhans cell）及树突状细胞，起到药物抗原决定簇的抗原递呈作用。药物的代谢活性与皮肤免疫应答反应的结合可能说明为何皮肤是 ADR 中最常受累的器官。

（二）非过敏反应

1. 药理作用　如烟酸引起的面部潮红，米帕林（阿的平）引起的全身皮肤黄染，糖皮质激素引起的中枢性兴奋，抗组胺药、镇静安眠药引起的嗜睡等。这类反应主要是由于药物本身的一些药理特性所致。

2. 毒性作用　如甲氨蝶呤引起的肝脏损害和骨髓造血功能抑制，氯霉素引起的血液白细胞减少，链霉素引起的听力障碍，阿司匹林直接刺激胃黏膜引起的胃出血、胃溃疡等。这类反应主要是因为所用剂量过大，也有可能和患者的肝肾功能不全有关。

3. 特异质反应（idiosyncrasy）　如奎宁引起的耳鸣，磺胺类药引起的溶血性贫血等。这类反应仅发生于极少数在遗传上存在某些异常因素的人。

4. 累积性反应和沉积作用　如长期接触多环芳香烃类或三价砷化物引起皮肤角化及上皮癌，芳香胺药物、食品添加剂诱发膀胱或肝脏肿瘤，磺胺结晶阻塞肾小管引起血尿、尿少甚至尿闭等。

5. 光感作用　有些药物服用后，经曝光（主要是紫外线）后引起光化学反应（光毒性或光变应性），从而导致光敏性药疹的发生，如磺胺类药、四环素、氯丙嗪、异丙嗪、普鲁卡因、灰黄霉素、D860、氢氯噻嗪、长春碱、氯氮䓬和某些中草药等。

6. 生态失衡（ecologic imbalance）或菌群失调　如长期单独或联合应用大量抗生素、糖皮质激素、免疫抑制剂等，可产生下列情况：①抗生素特别是广谱抗生素的大量应用，可使肠道菌群之间失去平衡，以致平常存在的条件致病菌，如白念珠菌繁殖，产生皮肤或内脏白念珠菌病；②当产生维生素 K 的菌群被毁灭后，可引起紫癜；③有些浅部真菌被刺激后，活力增强，即使在冬季也可发生平常难以见到的大面积体癣。这类因生态失衡所引起的现象又称为药物的继发反应或间接反应。此外，药物的耐药反应和成瘾反应亦常归属于药物的继发反应。

7. 酶系统的紊乱　很多药物的作用强度和持久性，受肝微粒体（microsomes）中药物代谢酶活性的影响。某些人由于肝乙酰化缺陷，虽应用正常剂量的异烟肼，亦因乙酰化缓慢使其在体内积蓄中毒而引起周围神经病变。

8. 耐受不良(intolerance)　在用药过程中出现的一种患者体质上的个体差异。少数人在使用少量洋地黄时即可出现洋地黄化的表现。

9. 生物向性　某些药物对某些组织和器官有特殊的亲和力即生物向性,因而发挥其伤害作用如砷剂易伤肝,汞剂易伤肾,大量锑剂易伤心脏,大量抗癌药物易损伤造血系统,奎宁、链霉素特别是双氢链霉素、卡那霉素等易损伤听觉器官等。

10. 诱发某些皮肤病　如肼屈嗪、普鲁卡因胺、异烟肼、苯妥英钠等可诱发系统性红斑狼疮样综合征,D-青霉胺、卡托普利等可诱发天疱疮综合征。

(三) 影响因素

1. 遗传及体质因素　近年研究资料显示遗传因素是一些重症药物反应的预测标志,如对抗 HIV 药物阿巴卡韦(abacavir)过敏与 HLA-B*5701 高度相关;在中国汉族人中卡马西平引起的史-约综合征(Stevens-Johnson syndrome,SJS)或中毒性表皮坏死松解症(toxic epidermal necrolysis,TEN)与 HLA-B*1502 密切关联。在抗结核药物诱发的药疹中亦显示遗传的多态性。个人有过敏性疾病史者,其药物过敏发生率较无过敏史者高 4~10 倍;亲代有过敏史者,药物过敏发生率较亲代无过敏史者高 1 倍;有特应性体质家族史者,其青霉素过敏性休克发生率比无特应性体质家族史人群高 2~3 倍。此外,对于有过敏体质的人,同一种药物的反复频繁应用,或几种药物的联合应用,引发药物反应的可能性势必增加,出现交叉过敏或多元性过敏。

此外,机体其他因素也影响药物作用。营养不良或贫血者应用一些免疫抑制剂或抗癌药易发生 ADR;精神紧张、情绪不佳者用药也易发生 ADR;年龄,如老年人或儿童容易发生 ADR;某些病理状态也可能影响药物作用,如肝肾功能减退时,易发生 ADR。

2. 药物化学特性　药物的化学结构不同,其致敏性不同。一般而论,高分子量生物制品较低分子量化学药物容易致敏;有机性化学药物较无机性化学药物容易致敏;人工合成药物较天然药物容易致敏;重金属盐类药物较轻金属盐类药物容易致敏;在卤素化学药物中,碘化物较溴化物容易致敏,而氯化物极少致敏。

此外,一种药物导致过敏,并非决定于该药物的全部组成部分,而往往只决定于该药中某一特定的化学结构,即抗原决定簇(antigenic determinant)。因此,在一些不同药物之间由于具有相同的抗原决定簇,即可发生交叉敏感(cross-sensitivity),如磺胺与普鲁卡因,均具有苯胺结构,氯丙嗪与异丙嗪,均具有吩噻嗪结构。青霉素与第一代头孢菌素发生交叉过敏率可高达 50%以上,而与第二代、第三代发生交叉过敏的概率则明显减少。

3. 制剂　如油剂青霉素较水剂青霉素容易致敏,非结晶型胰岛素较结晶型容易致敏,据分析这种情况可能与其赋形剂有关。事实上,几乎所有药物制剂都含有多种不同的赋形剂或添加剂,其中诸如某些高分子油脂、溶媒等都有可能成为致敏因素。药物制剂中因制作工艺问题可能混入某些杂质,亦可能成为引发 ADR 的潜在因素。

4. 给药途径　一般而言,药物外用比内服比较容易引起反应,如磺胺类、抗组胺类药物即有此情况;注射比口服较易引起反应,如抗生素类。皮肤试验(划痕、皮内)、眼结膜滴药偶可引起过敏性休克等严重反应。

5. 用量与疗程　用药剂量过大可能引起 ADR 甚至致死。一些药物即使毒性较低,但若需长期用药者,如一些癌症患者接受化疗药物,因长期应用而引起各种 ADR 也相当多见。

6. 外界环境　如病毒感染可导致患者对氨苄西林发生过敏反应;部分药物用后经日光、紫外线照射后可诱发光毒性或光敏性药疹。

【临床表现】

药物不良反应的复杂性在于一种药物可以引起多种不同类型的临床表现;反之,不同药物也可以引起相同或相似的不良反应。本章仅就比较常见的 ADR 的临床表现介绍如下:

(一) 固定性红斑(fixed drug eruption)　又称固定疹,这是药疹中常见且最易诊断的一种。致病药物较多,常见者主要为磺胺类药、解热镇痛药和镇静安眠药。磺胺类药中以复方磺胺甲噁唑[磺胺甲噁唑(SMZ)+甲氧苄啶(TMP)]为多见。镇静安眠药中以巴比妥类为多见。大多数病例可根据病史找出致病药物。目前最可靠的寻因方法还是口服激发试验,通常以可疑药物单一用量的 1/10~1/4 即可。

典型的皮疹常为圆形或椭圆形水肿性紫色红斑,严重的斑上有大疱,边缘鲜明,直径一般为 1~2cm。常为一个,间或数个,分布不对称。可发生于任何部位,亦可局限于黏膜。唇黏膜和外生殖器可单独发生或同时累及。发生于此处时容易糜烂,产生痛感。复发时常在原发疹处复发,但损害可扩大,并可增发新疹。除瘙痒外,伴或高或低的发热。愈后留下黑褐色色素沉着斑,可经久不退。

(二) 麻疹样疹(morbilliform eruption)/猩红热样疹(scarlatiniform eruption)　在药疹中是最常见的一型,几乎任何药物均可引起。最常见的致敏药物有青霉素类、非甾体抗炎药、磺胺类药、抗惊厥药及别嘌醇等。本型药疹的发生机制尚不十分清楚,药物特异性 T 淋巴细胞介导的迟发性过敏反应可能起主要作用。到目前为止,尚无可靠的检测本型致敏药物的试验方法,皮肤划痕、挑刺试验几乎无诊断价值。

常于用药后 1~2 周内发生,偶于停药后几天发疹。发病突然,常伴以畏寒、发热、头痛、全身不适等。皮疹开始为小片红斑及斑丘疹,从面、颈、上肢、躯干向下发展,快的 24 小时,慢的 3~4 天可以遍布全身,呈水肿性鲜红色,广泛而对称。以后皮疹增多扩大,相互融合。在达到高潮时,可以从面部到足部,酷似猩红热或麻疹的皮疹。但患者一般情况较好,虽发高热,并无其他显著不适,且无猩红热或麻疹的其他症状和体征。此后,病情开始好转,体温逐渐下降,皮疹从鲜红变为淡红,继而大片脱屑,重者头发亦可脱落。鳞屑逐渐变小变细,皮肤缓慢恢复正常。全程一般不超过 1 个月。内脏一般不累及。如未能及时停用致敏药物可发展为剥脱性皮炎等重型药疹。

(三) 荨麻疹(urticaria)/血管性水肿(angioedema)　是

药疹中常见的类型之一。皮疹以突发瘙痒性红斑性风团样损害为特征,常呈泛发性分布,大小、形状不一,可持续几小时,少数可存在24小时以上,但常此伏彼起。血管性水肿,常局限于眼睑、上唇、咽喉黏膜处,持续时间常达数日,局部痒感不明显。

本型药疹的发生机制有变应性及非变应性两种。以青霉素、β-内酰胺类抗生素及呋喃唑酮诱发的为最常见的变应性荨麻疹,通过药物或其代谢物特异性 IgE 抗体介导。除Ⅰ型机制,荨麻疹亦可见于药物诱发的Ⅲ型反应(血管炎及血清病型),阿司匹林及非甾体抗炎药是诱发非变应性荨麻疹最常见的原因,是通过改变前列腺素代谢、促进肥大细胞脱颗粒的结果。其他如放射显影剂、阿片制剂、筒箭毒碱及多黏菌素B等亦可诱发非变应性荨麻疹。血管紧张素转换酶抑制剂可诱发血管性水肿。点刺或划痕试验对某些变应性荨麻疹诊断有一定价值。目前,已有可供皮试的青霉素及其降解产物变应原试剂制成,可用于患者特异性 IgE 抗体检测。

(四)多形红斑(erythema multiforme,EM)/重症多形红斑(erythema multiforme major)/史-约综合征(Stevens-Johnson syndrome,SJS)　EM以常具有多形性损害为特点,可有水肿性斑疹、丘疹及疱疹,出现虹膜样损害为其典型表现。皮疹好发于四肢远端,较重者可累及面颈及躯干部,常对称分布。EM中约80%为轻型患者。如有大疱、坏死,并有眼、口腔及外生殖器累及,伴发热等全身症状,则属重症多形红斑。SJS的表现与重症多形红斑近似,病情更严重,可出现紫癜、成片表皮剥脱(≤10%体表面积),露出鲜红糜烂面,但少有典型虹膜样损害。致病药物中常见的为磺胺类、青霉素类、非甾体抗炎药、抗惊厥药及别嘌醇等。

本型药疹发生与药物代谢的解毒过程异常改变有关,有的则属直接细胞毒作用,也有些研究资料显示免疫性机制参与发病,在患者已可检测出药物特异性T淋巴细胞。本型主要依靠临床表现作出诊断,皮损活检及直接免疫荧光检测可有助于排除其他免疫性大疱病。

(五)大疱性表皮坏死松解型(bullous epidermo-necrolysis,BENL)　常见致敏药物为青霉素、头孢菌素,SMZ+TMP,别嘌醇、苯巴比妥、解热镇痛药等。本型药疹的发生机制与上述SJS一样,既有细胞毒作用,又有免疫性机制参与。Paul等(1996)研究发现在TEN患者皮损内出现较多凋亡的角质形成细胞,提出细胞凋亡作为角质形成细胞坏死机制的设想。免疫组化研究发现在患者表皮中 $CD8^+$ 及巨噬细胞占明显优势,肿瘤坏死因子(tumor necrosis factor,TNF)增加。已知TNF及细胞毒T细胞可诱发细胞凋亡。本型药疹的特点为:

1. 起病急,皮疹多于起病后1~4天累及全身。

2. 皮疹开始为弥漫性鲜红或紫红色斑片,迅即出现松弛性大疱,尼科利斯基征(Nikolsky sign)阳性,表皮剥脱范围超过体表面积30%,重者几乎全身表皮似腐肉外观,稍擦之即破。

3. 眼、口腔、鼻及外生殖器等黏膜常受累(90%)。

4. 均伴发热,常在39~40℃,肝、肾、心、脑、胃肠等脏器常有不同程度损害。

5. 如无并发症,历时约4周[(30.6±13.7)天]可痊愈。

6. 预后较差,如未及时抢救,多于10~14天死亡,病死率为25.6%。

(六)剥脱性皮炎(exfoliative dermatitis)　常见致敏药物有青霉素、链霉素、头孢菌素、别嘌醇、氯丙嗪、苯巴比妥、氨苯砜、保泰松、对氨基水杨酸等。本型药疹的特点为:

1. 潜伏期长,常在1个月以上。

2. 病程长,常达1~3个月。

3. 预后严重。

4. 全病程可分为四期　前驱期:出现皮肤红斑、瘙痒,或畏寒、发热等;发疹期:皮疹多从面颈部开始,逐渐向下发展,于1~2天遍布全身,皮疹表现为大片水肿性红斑,面颈部肿胀显著,常伴渗液、结痂;恢复期:皮肤红色消退,脱屑逐渐减少,并呈糠秕样,最后恢复正常。

5. 病程中常伴发热、淋巴结肿大及内脏损害(以肝炎为多见)。外周血常见嗜酸性粒细胞增高及非典型性淋巴细胞出现。

(七)血清病型反应(serum sickness-like reaction)　这是血液循环中抗原-抗体复合物引起的Ⅲ型过敏反应。它的临床特点是发热、荨麻疹、关节痛和淋巴结肿大,一般在注射异种血清6~12天后发病。非蛋白质药物如青霉素、呋喃唑酮亦为致病的常见原因。这种反应与一般药物反应的不同之处,在于第一次给药后,经过6~12天的潜伏期,形成的抗体与仍存留于血液中的抗原起反应,形成中等大小抗原-抗体复合物,沉积于全身滤过性器官(如肾)的小血管基底膜,激活补体,产生局部坏死性血管炎(又称阿蒂斯反应,Arthus reaction),这是本病发生的病理基础。

开始时可能在注射部位发生瘙痒、红斑和水肿。发生皮疹的约为90%,且常为先发症状。不过本病的发生,取决于血液中抗原过多的程度,如注射异种血清100ml的90%发病,而注射10ml的只有10%发病。以荨麻疹和血管性水肿最多见,偶有发生猩红热样红斑、麻疹样红斑、多形红斑和紫癜者。发热可轻可重,可伴头痛和不适。约有50%发生关节炎,多累及膝、踝、腕等大关节。血清注射处的局部淋巴结肿大,有压痛。所有上述症状均可发生,或只发生1或2种,可持续数日至数周,平均约1周,但荨麻疹可能持续很久。

(八)光敏性药疹(photosensitive drug eruption)　可诱发光敏性药疹的药物甚多,其中较常见的有非甾体抗炎药、SMZ+TMP及其他磺胺类、噻嗪类、四环素类、氯丙嗪、胺碘酮、萘普生及奎尼丁等。药物诱发的光敏疹多数由光毒作用所致。一般情况下,于首次用药后即可发生,其反应的严重度与皮肤组织内药物含量有关。皮损以面颈及手背等曝光部位为主。光毒性反应以边缘清楚的水肿性红斑为主,伴灼热感;光变应性反应以湿疹样表现为主,伴瘙痒感。

(九)细胞因子反应(adverse reaction to cytokines)　在应用细胞因子治疗中常引起皮肤反应,包括在注视部位引起局部炎症和/或皮肤溃疡,在全身引起泛发性红斑、丘疹性皮疹。如粒细胞集落刺激因子(granulocyte colony stimulating factor,G-CSF)可诱发Sweet综合征或大疱性坏疽性脓皮病;G-CSF及粒细胞-巨噬细胞集落刺激因子(granulocyte-macrophage colony-stimulating factor,GM-CSF)可致白细胞破碎性血管炎的病情加重;干扰素(interferon,IFN)-α、IFN-γ 及 G-CSF 可致银屑病加重;白介素-2(interleukin-2,IL-2)常可引起弥漫性红斑性皮疹,多数为轻至中度,少数可发展成 TEN 样重度反应,还可有瘙痒、面部潮红、阿弗他口炎及舌炎等;IL-2 皮下注射还可引起注射部位的结节性或坏死性反应。

(十) 药物超敏综合征(drug hypersensitivity syndrome) 常见致敏药物有抗惊厥药(苯妥英钠、卡马西平、拉莫三嗪)、磺胺类药、氨苯砜、别嘌醇、米诺环素及金制剂等。本症发生机制尚不十分清楚,目前多认为可能首先是药物性代谢物与体内蛋白质组分相结合,引发 T 细胞活化,继而活化的 T 细胞激活潜在的人类疱疹病毒 6 型(HHV-6),诱发本症。本症又称药物反应伴嗜酸性粒细胞增多和系统症状,是重症 ADR 之一。其临床特点为:

1. 起病急骤,常先有发热、肌痛、关节痛、咽炎等。

2. 潜伏期较长,常为 2~6 周,平均 3 周。

3. 皮疹大多表现为麻疹样、猩红热样或紫癜,重者可发展为全身剥脱性皮炎等。

4. 内脏损害多,尤以肝炎最常见,亦可有肾炎、肺炎、心肌炎,多伴淋巴结肿大。

5. 血液嗜酸性粒细胞增高($\geqslant 1.0\times10^9$/L),淋巴细胞增高伴不典型细胞(>5%),肝酶增高。

6. 病程迁延,易反复,病死率高(10%)。

(十一) 药物诱发的系统性红斑狼疮样综合征(drug induced SLE-like syndrome) 自 20 世纪 60 年代初期发现肼屈嗪(肼苯达嗪)可以引起 SLE 后,到现在为止,已有 50 多种药物可以诱发本病,如普鲁卡因胺、异烟肼、苯妥英钠、呋喃妥因、青霉素、D-青霉胺、链霉素、四环素、灰黄霉素、磺胺类、硫氧嘧啶、甲基多巴、对氨基水杨酸、保泰松、羟基保泰松、普拉洛尔、氯丙嗪、扑米酮(去氧苯巴比妥)、三甲双酮、利血平、奎尼丁、胰岛素、卡马西平等,其中以前 4 种(包括肼屈嗪),特别是普鲁卡因胺引起发病的最多,在服此药半年的患者中,有一半抗核抗体阳性。药物引起的 SLE 临床表现,主要为多关节痛、肌痛、心包炎、胸膜和肺部症状、发热、失重、肝脾大和淋巴结肿大、腹痛、肢端发绀和皮疹。狼疮细胞、抗核抗体、抗 RNP 抗体可阳性,但抗 dsDNA 抗体则很少发现。

本病与自发的 SLE 不同之处在于发热、管型尿、显微镜下血尿和氮质血症少见。病情亦较轻,常于停药后消失。由肼屈嗪引起者,在症状消失后,实验室检查发现可持续存在几月至几年。发病机制尚不十分清楚,有认为与遗传因子有关,如肼屈嗪或异烟肼的缓慢乙酰化产生 SLE 样综合征;有认为系上述药物的药理作用;另一些则认为是免疫反应的结果。

【诊断与鉴别诊断】

药物不良反应的范围如此之广,发生的机制如此之复杂,在临床上缺少特异的反应模式。因此,要明确 ADR 的诊断,有时非常困难,需要经过一段时间的随访,反复论证、分析,方可确定。就以药疹而论,目前诊断仍然主要依靠病史和皮疹表现,而非实验室检查。其诊断的基本要点有:

1. 明确的近期用药史,特别是发疹前 2~3 周内的用药情况。

2. 有一定规律性的潜伏期,此有助于分析可能致敏的药物。

3. 起病方式,一般以突然起病较多,且进展迅速。

4. 皮疹多呈泛发、对称性分布(少数类型例外,如固定性药疹),其数量、色泽往往比被模拟的发疹性传染病和其他皮肤病更多、更鲜艳。

5. 常伴不同程度瘙痒或发热等全身症状,有时虽伴高热,但自我感觉尚好。

6. 自限性病程,一般 2~4 周可痊愈(重型药疹例外)。

7. 血液白细胞总数常增高,但中性粒细胞分类计数无明显升高,嗜酸性粒细胞可增高。

8. 注意和一些发疹性传染病相鉴别。

常用的关联性评价标准包括以下 5 项:①用药与不良反应的出现有无合理的时间关系;②反应是否符合该药已知的不良反应类型;③停药或减量后,反应是否消失或减轻;④再次使用可疑药品是否再次出现同样反应;⑤反应是否可用并用药的作用、患者病情的进展、其他治疗的影响来解释。在不良反应分析的 5 个原则选项中,前 4 个选项都选择"是",则关联性评价应选"肯定";前 4 个选项中有 3 个选择"是",则关联性评价应选"很可能";前 4 个选项中有 2 个选择"是",则关联性评价应选"可能"。

已用于 ADR 的实验诊断方法很多,有些试验可能对某一种变应性类型的 ADR 具有一定敏感性和特异性,如:①皮肤划痕、点刺(prick)或皮内试验:阳性反应提示皮肤对该药过敏,但口服或注射给药不通过皮肤,可不引起反应。另一方面,皮试阴性后给药发生反应的亦非少见。皮内试验危险性与再次暴露试验基本一样,进行前要采取预防措施。对某些药物反应的患者,常不一定对该药本身而是对它的代谢产物过敏。例如对青霉素的反应,常是对它的衍生物青霉酸基团而不是对青霉素本身过敏。还有的药疹是对药物制剂所含其他辅料而不是对药物本身的反应。②特异性淋巴细胞转化试验。③放射性变应原吸附试验(RAST)或酶联免疫吸附试验(ELISA)检测血清内针对致敏药物的 IgE 类抗体。

【治疗】

(一) 基本治疗

1. 停用一切可疑的致病药物　这是 ADR 发生后应当立即采取的措施,如同时在应用几种药,则应根据药物的致敏特性、潜伏期及临床反应加以分析,区别对待。

2. 加强支持疗法　其目的是让患者尽可能避免各种次生的有害因素,使患者顺利渡过危险期以利于康复。具体措施包括卧床休息,适宜的室温和光线,富于营养的饮食,严格消毒隔离,防止继发感染,加强排泄和延缓药物的吸收等。如有情绪不稳,宜予善意解说,消除顾虑。

(二) 对症治疗

1. 轻型药疹　酌情选用 1 或 2 种抗组胺药物、维生素 C、葡萄糖酸钙等非特异性抗过敏药物即可。如皮疹较多，瘙痒明显，或伴低热者，除上述药物外，可加用泼尼松，按 0.5～1mg/(kg·d)分 3～4 次口服，直至皮疹停止发展时再逐步减量。

2. 中、重型药疹　指皮疹广泛、明显，伴 38～39℃或更高热度，毒性症状明显和/或伴内脏损害者，包括重症多形红斑、大疱性表皮坏死松解型、剥脱性皮炎、药物超敏综合征以及其他类型中症状严重患者。鉴于中、重型药疹患者病情较重，易出现并发症，必须及早治疗。对危重患者，尚需组织力量进行抢救。

(1) 糖皮质激素：应及早、足量使用。常用氢化可的松(或琥珀氢化可的松)200～500mg 或甲泼尼龙 40～120mg 加入至 5%～10%葡萄糖液 1 000～2 000ml，静脉滴注，每日 1 次或分 2 次给予。对危重患者有时采用大剂量糖皮质激素冲击疗法(pulse therapy)。

在应用激素治疗中必须注意以下几点：①静滴速度宜缓慢，必要时需保持 24 小时连续滴注；②疗程中勿随意改换制剂品种；③勿突然改变给药途径，如欲改变应采取逐渐更迭方式；④当病情稳定、好转，激素减量宜采取逐步递减，即每次减量应为当日总量的 1/10～1/6，每减 1 次应观察 3～4 天再考虑下一次减量；⑤病程迁延易反复者需酌情用一段时间维持量；⑥密切注意可能发生的激素不良反应。

(2) 抗生素：及时有效地控制伴发感染对重型药疹至关重要。原则上宜选用一些相对而言较少致敏且抗菌谱较广的抗生素。但需要注意的是药疹患者原已处于敏感状态，即使采用与敏感药物在结构上完全不同的药物，亦可能诱发新的过敏反应。如患者一般情况较好，且无任何伴发感染的迹象，可不必加用抗生素。

(3) 维持血容量及电解质平衡：根据皮损渗液情况、尿量及进食情况及时调整补液量。定期测定血钾、钠、钙、磷、氯化物，如有异常及时纠正。酌情输新鲜全血、血浆或白蛋白，既可维持一定的胶体渗透压，又可提高机体抗病能力。

(4) 免疫球蛋白：免疫球蛋白静脉滴注(IVIG)疗法主要用于重型 ADR，尤其是大疱性药疹患者。常与激素联合应用。用量按 200～800mg/(kg·d)计算，连用 2～5 日。

(5) 血浆置换疗法：主要用于重症患者，常可控制病情发展，据报道，经采用者改善率可达 80%。

(6) 局部外用治疗：①皮肤损害：如无渗液糜烂，可外扑含 5%硼酸的扑粉，每日 3～4 次，不单扑在皮疹上，床单上也应该撒满扑粉，以利皮疹的保护、散热、干燥、消炎和止痒。根据渗液程度，采用间断性或连续性湿敷；待急性炎性反应减退，渗出减少，可改用 0.5%新霉素软膏油纱布敷贴，每日更换 1 次；如皮损完全干燥，脱屑可搽单纯霜，直至痊愈为止。②眼损害：用 3%硼酸水或生理盐水清洗，清除炎性渗出物，每日早晚各 1 次；用醋酸氢化可的松眼膏。对眼黏膜损害的治疗与护理必须重视，否则有可能引起视力减退、眼睑粘连，甚至有失明的危险。③口腔及外生殖器黏膜损害：用硼酸液清洗，每日 2～4 次。口腔还可用复方硼砂液或碳酸氢钠液漱口，每日数次，外搽口腔溃疡涂膜或撒青黛散、珠黄散，如有念珠菌感染，外搽制霉菌素涂剂。外生殖器黏膜损害还可以搽黏膜溃疡膏等。

【预防】

每种药物都存在出现不良反应的可能，用药时必须权衡利弊。用药不仅要考虑治疗疾病，还要考虑对患者生活质量的影响。用药过程中如遇患者突然发生的各种不适表现，应及时停用所服药物，并及早干预。医务人员应当：①在每次处方前详细询问患者本人及家族过敏史；②严格掌握用药指征，切忌无的放矢，滥用药物；③熟悉所用药物的药理特性及其化学结构，以防交叉过敏；④用药期间注意各种 ADR 的预警表现，如皮肤瘙痒、发热、全身不适、皮疹等，一旦出现，应立即停药观察；⑤已发生过 ADR，特别是过敏性反应者，应在其病历卡上标明反应日期、类型及致敏药物。另外，应当通过多种途径和方法对 ADR 进行监测。

推荐阅读

1. 王侠生. 药物不良反应与药疹[M]. 上海：上海科学技术文献出版社，2005.
2. FAUCI A S，BRAUNWALD E，KASPER D L，et al. Harrison's Principles of Internal Medicine[M]. 17th ed. New York：McGraw-Hill Companies，2008.
3. KURAISHI N，NAGAI Y，HASEGAWA M et al. Lichenoid drug eruption with palmoplantar hyperkeratosis due to imatinib mesylate：a case report and a review of the literature[J]. Acta Derm Venereol，2010，90(1)：73-76.

第七章　免疫缺陷病

孙金峤　王晓川

第一节　原发性免疫缺陷病

【概述】

原发性免疫缺陷病(primary immunodeficiency diseases，PID)是指一组免疫器官、组织、细胞或分子缺陷，导致机体免疫功能不全的疾病。随着基础免疫学的发展和基因分析水平的提高，这组疾病的病种也日益增多。按 2020 年国际免疫学联合会(IUIS)出生免疫缺陷(inborn errors of immunity，IEI)疾病专家组报告，已发现 416 种疾病，累及 430 种不同的基因缺陷

（扩展阅读 21-7-1-1）。经典的原发性免疫缺陷常表现为婴儿期或儿童期频繁（反复）发生的特殊感染。大约 80% 的患者发病年龄小于 20 岁，因为多为 X 连锁隐性遗传，70% 的患者为男性。世界范围内，有临床表现的免疫缺陷发病率总体上约为 1/10 000。估计无丙种球蛋白血症的发生率为 1/50 000，严重联合免疫缺陷为 1/500 000～1/100 000，选择性 IgA 缺乏症，在北美白种人的发生率约为 1/600，在日本和我国约为 1/18 000。一些严重的 PID 往往在婴幼儿时期就发病，如未经诊断与合理治疗大多死于儿童期；有的 PID，如常见变异型免疫缺陷病，可起病于各年龄组，且以青壮年多见。近 20 余年来，在 PID 的诊断和治疗方面都有长足进展，一些由基因突变引起的自身炎症性疾病、免疫失调性疾病及固有免疫缺陷病不断被发现，使得许多以往无法诊治的疑难疾病不断得到明确诊断并因此产生有效的治疗方法。大多数 PID 可以得到有效的治疗，许多 PID 经干细胞移植得以根治，同时 PID 也是最好基因治疗的候选疾病种类。迄今针对 PID 的产前诊断、出生筛查及诊断和治疗已经形成了较为完善的技术体系。

【病因与发病机制】

原发性免疫缺陷病是一类遗传性疾病，PID 大多由单基因突变所致。这些突变可分别导致免疫器官、细胞、分子等不同免疫组分结构或功能缺陷，引起相应的免疫功能受损，发生感染、自身免疫/炎症、过敏和肿瘤等一系列临床表现。PID 可以是单发的疾病，也可以是综合征的一个表现。

【原发性免疫缺陷的分类】

由于近年来不断有新的 PID 被发现，许多新发现的 PID 与经典的 PID 有很大的不同，难以归到以往的分类中，因此国际上 PID 的分类也在不断发生变化。2020 年，IUIS 根据缺陷累及 T 细胞和/或 B 细胞或其他成分和功能异常特点，分为联合免疫缺陷、综合征伴联合免疫缺陷、抗体缺陷为主的免疫缺陷、免疫调节异常性疾病、吞噬细胞数量和/或功能缺陷、固有免疫缺陷、自身炎症性疾病、补体缺陷、骨髓衰竭综合征及拟表型原发性免疫缺陷十大类（扩展阅读 21-7-1-1）。此分类与以往的分类不同在于除了免疫组分对 PID 进行分类外，对一些新发现的非经典的 PID 从免疫功能角度进行了归类。但随着新的 PID 种类的发现和对其本质的认识，PID 的分类还将不断完善。

扩展阅读21-7-1-1

扩展阅读 21-7-1-1　原发性免疫缺陷病的分类及突变基因

【免疫缺陷的评估与诊断】

判断患者有无 PID，需要通过临床和实验室两个方面进行临床免疫学评估。美国 CDC 和 Jeffrey Modell 基金会为非专科医师制定了原发性免疫缺陷的 10 个预测症状，这对于早期发现经典的原发性免疫缺陷病具有一定的指导意义。这 10 项内容包括：①1 年内≥4 次新的耳部感染；②1 年内≥2 次严重的鼻窦感染；③≥2 个月的口服抗生素治疗，效果较差；④1 年内发生≥2 次的肺炎；⑤婴儿体重不增或生长异常；⑥反复的深部皮肤或器官脓肿；⑦持续的鹅口疮或皮肤真菌感染；⑧需要静脉用抗生素清除感染；⑨≥2 次深部感染，包括败血症；⑩原发性免疫缺陷病家族史。还有许多具有警示作用的临床特征（表 21-7-1-1），然后进行实验室检测评估作出诊断。总的原则是当患者出现特殊的常规治疗效果不佳的感染时，应警惕存在原发性免疫缺陷的可能。但这些主要涉及感染的问题，近年来包括免疫失调性疾病（自身免疫、过敏），自身炎症性性疾病相关的原发性免疫缺陷病大量增多，当临床出现这类疾病诊治困难时，应注意原发性免疫缺陷病的可能。表 21-7-1-2 列述了用于 PID 的常规实验评估项目。

PID 的诊断应包括：①是否免疫缺陷；②原发性抑或继发性，持久性抑或暂时性；③定位免疫系统中缺陷的位点及免疫功能异常的程度。通过临床评估，包括病史（主要为感染史、预防接种史、家族史等，见表 21-7-1-3、表 21-7-1-4）、体检（包括免疫系统检查）和免疫常规实验室检查，可为大部分患者明确前两点。为了解缺陷环节和诊断某些特殊病征，通常需将患者送往具有特殊诊断条件的医院做更为精细、复杂的体内、外免疫学和基因检测。

表 21-7-1-1　具有免疫缺陷警示作用的临床特征

（一）经常出现并可高度怀疑为免疫缺陷的临床特征
1. 慢性感染
2. 出乎意料的反复感染
3. 不寻常病原菌所致的感染
4. 感染发作的间歇期中常不能彻底痊愈或治疗后未能很快好转者
（二）较常出现的疑似免疫缺陷的临床特征
1. 皮疹（湿疹、念珠菌感染）
2. 慢性腹泻
3. 发育迟缓
4. 肝脾大
5. 反复发生脓疡
6. 反复发生骨髓炎
（三）与特异性免疫缺陷有关的一些临床特征
1. 共济失调
2. 毛细血管扩张症
3. 短臂侏儒症
4. 软骨-毛发发育不全
5. 原发性内分泌病
6. 局部白化病
7. 血小板减少症
8. 湿疹
9. 手足搐搦

表 21-7-1-2　免疫功能的实验室检测

初步筛查性试验
1. 血常规及涂片做细胞分类计数
2. 血清免疫球蛋白水平检测 IgG、IgA、IgM 和 IgE
其他可进行的试验
1. 外周血中各种单个核细胞定量(用单克隆抗体、荧光免疫技术测细胞表面标记)
T 细胞:CD3,CD4,CD8,TCRαβ,TCRγδ
B 细胞:CD19,CD20,Ig(μ,δ,γ,α,κ,λ),Ig-相关分子(α,β)
NK 细胞:CD16
单核细胞:CD15
激活标记:HLA-DR,CD25,CD80
2. T 细胞功能测定
(1) 皮肤迟发型超敏反应(PPD,白念珠菌素,破伤风类毒素)
(2) 对丝裂原的增殖反应(PHA,ConA,抗 CD3)和对同种异型细胞的增殖反应(混合淋巴细胞反应)
(3) 细胞因子的生成
3. B 细胞功能测定
(1) 天然或常有的获得性抗体:同族血凝素,对常见病毒(流行性感冒、风疹、麻疹)和细菌毒素(白喉、破伤风)的抗体
(2) 注射蛋白质(破伤风类毒素)和糖类(肺炎球菌或流感嗜血杆菌 b 等菌苗)抗原后的抗体应答
(3) IgG 亚类测定
4. 补体
(1) CH50
(2) C3,C4
5. 吞噬功能
(1) 二氢若丹明(DHR)分析或四唑氮蓝(NBT)还原试验
(2) 趋化试验
(3) 杀菌活性测定

表 21-7-1-3　病史对免疫缺陷种类的提示作用

阳性病史	免疫缺陷
反复肺炎链球菌和流感嗜血杆菌感染	抗体或补体 C2 缺陷
反复蓝氏贾第鞭毛虫感染	抗体缺陷
家族性自身免疫性疾病(如 SLE,类风湿关节炎,恶性贫血)	常见变异性免疫缺陷或 IgA 缺陷
肺孢子虫感染,隐孢子虫或弓形虫感染	T 细胞缺陷
病毒,真菌或分枝杆菌(机会)感染	T 细胞缺陷
活疫苗接种后感染[如水痘,脊髓灰质炎,卡介苗(BCG)]	T 细胞缺陷,抗体缺陷
输血造成的移植物抗宿主病	T 细胞缺陷
葡萄球菌感染,革兰氏阴性菌感染(如沙雷菌属或克雷伯菌属),或真菌感染(如曲霉菌)	吞噬细胞缺陷
反复皮肤感染	中性粒细胞缺陷或抗体缺陷
反复牙龈炎	中性粒细胞缺陷
反复奈瑟菌感染	补体缺陷
反复败血症	补体缺陷或 IgG 缺陷
母亲的兄弟有与患者类似的感染并在幼年因感染夭折	X 连锁的疾病[如严重联合免疫缺陷(SCID),B 细胞酪氨酸激酶缺陷(Btk 缺陷),威斯科特-奥尔德里奇综合征(Wiskott-Aldrich syndrome,WAS),CD40L 缺陷]

表 21-7-1-4　PID 特征性的临床表现与提示作用

年龄段	临床表现	常见疾病
<6 个月	腹泻,发育不良	严重的联合免疫缺陷
	斑丘疹,脾大	严重的联合免疫缺陷发生移植物抗宿主反应
	低钙抽搐,先天性心脏病,伴低置耳位的特殊面容	DiGeorge 异常(胸腺发育不良)
	反复化脓性感染,败血症	C3 缺陷
	眼皮肤白化病,神经系统改变,淋巴结肿大	Chédiak-Higashi 综合征(Chédiak-Higashi syndrome,又称白细胞异常色素减退综合征)
	发绀,先天性心脏病,中位肝	先天性无脾
	脐带脱落延迟,白细胞增多,牙周炎,伤口愈合不佳	白细胞黏附功能缺陷
	脓肿,淋巴结肿大,鼻窦堵塞,肺炎,骨髓炎	慢性肉芽肿病(CGD)
	反复皮肤、肺、关节和内脏葡萄球菌脓肿,肺气肿,粗糙的脸部特征,瘙痒性皮炎	高 IgE 综合征
	慢性牙龈炎,反复口腔溃疡和皮肤感染,严重粒细胞减少	严重的先天性粒细胞减少症
	消化道出血(如血便),湿疹	威斯科特-奥尔德里奇综合征(Wiskott-Aldrich syndrome)
6 个月至 5 岁	口服脊髓灰质炎糖丸后麻痹	X 连锁无丙种球蛋白血症
	严重 EB 病毒感染	X 连锁淋巴增殖综合征
	持续口腔念珠菌感染,指甲萎缩,内分泌异常(甲状旁腺功能减退,艾迪生病)	慢性皮肤黏膜念珠菌病
>5 岁(包括成人)	共济失调,反复鼻窦和肺部感染,神经系统退行性变,毛细血管扩张	共济失调毛细血管扩张
	反复奈瑟球菌脑膜炎	C5、C6、C7 或 C8 缺陷
	反复鼻窦和肺部感染,营养吸收不良,脾大,自身免疫,消化道淋巴增生,支气管扩张	常见变异性免疫缺陷病
	进展性皮肌炎伴有慢性埃可病毒性脑炎	X 连锁无丙种球蛋白血症

出生筛查是近年来 PID 早期诊断的重要进展。使用实时定量 PCR 技术对新生儿足跟血纸片进行分析,可以在新生儿时期对联合免疫缺陷病和以抗体为主的免疫缺陷进行早期筛查。国内已经建立了此项技术。推广到出生筛查领域将会极大地改善联合免疫缺陷的诊治和预后。

【防治原则】

(一) 预防　鉴于本组疾病中不少为遗传性的,因而做好家系调查和遗传咨询具有重要的预防意义,截至 2020 年已经明确 400 余种 PID 的基因突变类型。产前诊断是预防 PID 的重要手段之一。在先证者基因明确的前提下,可以在妊娠的不同时期通过对绒毛膜、羊水及脐带血等进行基因乃至于蛋白和功能性检测,对 PID 进行产前诊断,可有效地进行优生。目前国内已经开始使用三代试管婴儿技术对 PID 携带者进行生育干预。国内已经成功地对慢性肉芽肿病(chronic granulomatous disease,CGD)、SCID、WAS 等许多不同的 PID 基因携带者进行了有效的产前诊断。

(二) 治疗

1. 免疫重建　主要采用造血干细胞($CD34^+$细胞)移植,治疗伴有或不伴有低丙种球蛋白血症的严重 T 细胞功能缺陷和吞噬细胞缺陷,已取得良好效果。$CD34^+$细胞可来源于脐血、外周血或骨髓,将它们经 $CD34^+$细胞分离器处理后获取。若能采用 HLA 型一致的同胞供者骨髓移植,效果好但供者非常局限。消除 T 细胞的 HLA 半匹配型的骨髓也被采用,效果略逊于前者。目前国内已经成功地开展了包括 SCID、WAS、CGD、X-连锁高 IgM 综合征(HIGM)等多种 PID 的造血干细胞移植治疗。胎肝移植已很少用作免疫重建。胎儿胸腺移植仅限于胸腺发育很差的 DiGeorge 异常,可能在 1~3 年内有效,有时需多次移植。基因治疗腺苷脱氨酶缺陷性严重联合免疫缺陷病,已有获得免疫重建的报道,有的经若干年月后尚需重复治疗。

2. 替代疗法　应用每月 0.4~0.6g/kg 的丙种球蛋白静脉滴注,作为丙种球蛋白低下血症的免疫替代疗法,使患者血清 IgG 维持在 5g/L,可获预防和治疗感染的良效。对于轻度 IgG 缺陷(3~4g/L)患者的丙种球蛋白用量,则取决于临床症状和对感染源的反应能力而适当少给或不给丙种球蛋白。丙种球蛋白替代无益于非 IgG 类的 Ig 缺陷患者。当抗体缺陷患者伴严重而顽固的感染时,可采用含高效价特异抗体的丙种球蛋白滴注。目前已有一些生物活性细胞因子可供某些免疫缺陷病的治疗。如重组 γ 干扰素(IFN)用于治疗 IL-12/IFN-γ 通路缺陷、慢性肉芽肿病。此外由于对 PID 的深入研究,尤其是发病机制的明确,对 PID 的治疗可能提供行之有效的方法。如对 IL-12/IFN-γ及其受体通路缺陷的研究,进一步阐明了 IFN-γ在抗分枝杆菌中的重要作用,使用重组人γIFN 产生了显著的效果。一些信号分子的缺陷,使用精准的抗体或分子可能有效地阻断疾病发作和进展。

3. 其他　积极防治感染也是处理本组疾病的重要环节之一。对重型免疫缺陷的住院病例宜置于无菌层流室中,进行严格的保护性反隔离。应尽量按感染源的药敏试验采用足量、足疗程的杀菌性药物,对病因不明者,先用广谱抗菌药物进行试验性治疗。应注意营养等支持性处理,慎用含淋巴细胞的血液制品,防止移植物抗宿主病,禁用或慎用活毒(菌)疫苗。

【几类成人可能存在的原发性免疫缺陷病】

(一)联合免疫缺陷　临床上兼有抗体缺陷和细胞免疫缺陷表现的患者不一定同时存在 T、B 细胞缺损。不少病例主要是 T 细胞缺陷并由此引起 B 细胞产生抗体功能低下。相反的,单纯的细胞免疫缺陷病乃属罕见。这是由于 T 辅助细胞的缺陷必然影响 B 细胞产生抗体的功能,因而多少有联合免疫缺陷的性质。严重联合免疫缺陷病基本上在儿童期发病,部分联合免疫缺陷病可在年长儿甚至青春期才被诊断或持续到成年,其中较多见的是 X-连锁高 IgM 综合征(HIGM)-CD40 配体缺陷。X-连锁高 IgM 综合征(X-linked hyper immunoglobulin M syndrome,XHIGM)-CD40 配体缺陷诊断依据为:①抗体形成受损,患者有完好的 IgM 类抗体应答,而无向 IgG 类抗体转换的功能,血清 IgM(有时还有 IgD)水平增高或正常,而 IgG 和 IgA 明显低下,外周血中只有带 IgM 和 IgD 的 B 细胞;②大部分患者合并反复的或持续的中性粒细胞低下、血小板低下和溶血性贫血;③循环 T 细胞正常。

已经明确 HIGM 的遗传缺损为表达在活化 T 细胞上的 CD40 配体的编码基因(位于 Xq26)发生突变,使大多数患者的 T 细胞上无 CD40L 表达,或患者表达无功能的 CD40L;从而不出现由 IgM 向 IgG、IgA 转换所必需的 CD40L 与 CD40(即 T 与 B)的结合或无能结合。HIGM 为男性发病。6 月龄至 2 岁起反复上呼吸道感染、中耳炎、肺炎等。病原微生物可以是化脓性细菌、卡氏肺囊虫、念珠菌及巨细胞包涵体病毒感染。由于抗原连续刺激 B 细胞产生 IgM,患者扁桃体、淋巴结、肝脾可增大。自身抗体的作用可以导致血小板减少、溶血性贫血及甲状腺功能减退等表现。约有 50%的患者有间断或持续性的中性粒细胞减少,并出现反复口炎或口腔溃疡。实验室检查发现:B 细胞数量正常,B 细胞表面 IgM、IgD 正常,其他种类 Ig 减少或缺如;血清 IgG、IgA、IgE 水平降低,IgM 正常或增高,特异性抗体通常是 IgM。大多数患者 T 细胞数量、亚群和淋巴细胞增殖功能正常。流式细胞仪 T 细胞 CD40 配体减少或缺如。经 IVIG 可以使患者反复感染得到改善,患者最终往往死于严重感染。

(二)联合免疫缺陷合并相关特征或者综合征　以往被称为免疫缺陷综合征,现发现这类疾病均存在联合免疫缺陷同时合并其他相关症状或综合征,因此命名。

1. 威斯科特-奥尔德里奇综合征(Wiskott-Aldrich syndrome,WAS)　属 X-连锁隐性遗传。多于婴幼儿时期起病,也有仅表现为血小板减少,临床发现较晚。临床特征为湿疹、血小板减少和容易感染,症状轻重不一。有阳性家族史的新生男婴出现血小板减少性紫癜就应考虑本病。在疾病早期血清 Ig 水平可能正常,而对多糖抗原缺乏抗体应答,临床上可表现为反复而难治的有荚膜的细菌感染,发生中耳炎、肺炎、脑膜炎和败血症。以后血清 IgM 下降,随年龄增长,不但 IgG 含量日益下降,细胞免疫功能也逐渐减退,对抗 CD3 的增殖应答大为减弱甚至消失,卡氏肺囊虫性肺炎及疱疹病毒感染的概率增高。一般都缺乏皮肤迟发型超敏反应。患者血清中测不到抗血小板的抗体,血小板减少与其内在缺陷有关。患者还可能出现严重的血管炎、肾小球肾炎等自身免疫病,以及淋巴网状组织肿瘤,往往在 10 岁以前死亡,感染或出血是主要死因,也有少数死于恶性肿瘤。本症的病损基因位于 X 染色体的短臂(Xp11.22),基因编码一个含 502 个氨基酸的蛋白质,被称为 Wiskott-Aldrich 综合征蛋白(WASp),WASp 缺陷引起细胞骨架缺陷影响造血干细胞分化。

治疗上主要是控制出血和感染;可给患者输血小板。有的患者做脾切除术后,血小板显著上升,加上长期给予抗生素治疗和预防感染,可获良好的临床疗效。近来有个别报道,在全身亚致死量照射等处理后,进行 HLA 型别相配的同胞骨髓移植,完全纠正了血小板和免疫两方面的异常。

2. DNA 修复缺陷

(1)伴共济失调和毛细血管扩张的免疫缺陷症(immunodeficiency with ataxia telangiectasia,AT):这是一种伴有神经、免疫、内分泌、肝和皮肤异常的复杂常染色体隐性遗传综合征。1995 年克隆了 AT 突变基因(AT mutated gene,ATM)。目前已检测到 150 多种 ATM 突变。ATM 基因产物与磷酸肌醇 3 激酶具有高度同源性并初步证实 ATM 具有蛋白激酶活性。此病最明显的临床表现是进行性的小脑共济失调,眼结膜和皮肤毛细血管扩张,慢性呼吸道和肺部疾病,恶性肿瘤发生率高,以及不定型的体液和细胞免疫缺陷。典型病例在小儿会走路后不久即出现共济失调,成为诊断本病的线索,且进行性恶化,通常在 10~12 岁以前患者就因严重的共济失调而不能行走,只能坐轮椅移动。一般在 3~6 岁以前发生毛细血管扩张。约 80%的患者发生反复的鼻窦炎和肺部细菌性感染，绝大部分患者的甲胎蛋白含量增高，可伴有性腺发育不良、肝功异常、非酮症性的高血糖、抗胰岛素性糖尿病等。血清 Ig 减少，包括 IgA、IgE、IgG_4 和 IgG_2。产生特异性抗体的功能正常或下降。缺乏皮肤迟发型超敏反应。同种异型移植物在患者体内的存活时间延长，但仍能被排斥。体外试验显示细胞免疫功能下降或正常。患者及杂合子携带者的细胞都对辐射离子的敏感性增加，DNA 修复功能受损，常引起载有 T 细胞受体（TCR）基因和 Ig 基因复合物的染色体碎裂、倒置和移位。迄今尚无满意的纠正免疫缺陷的疗法。

（2）Bloom 综合征（Bloom syndrome）：是常染色体隐性遗传的染色体不稳定综合征。缺陷基因位于 11q23。已明确 BLM 基因缺陷。表现为生长落后，面部毛细血管扩张伴红斑，常有耳、呼吸道感染，易患癌肿。T 细胞免疫功能降低，血清 IgM（或同时伴 IgG 和 IgA）减少。$SmIg^+$B 细胞数量正常。

3. DiGeorge 异常（DiGeorge anomaly）　曾称迪格奥尔格综合征（DiGeorge syndrome），1994 年之后免疫缺陷科学组称之为 DiGeorge 异常它是胚胎早期累及多种器官的一系列邻近基因综合征之一。80%～90%的本症患者呈 22q11-pter 丢失（往往是微缺失）。因心脏畸形（C）、异常面容（A）、胸腺发育不良（T）、腭裂（C）和低钙血症（H）都有 22q11-pter 丢失，因而称为"CATCH22"。另外一些本症病例可能来源于 11p 丢失，胎儿酒精综合征或母亲糖尿病等。第 3、4 咽囊发育障碍的病理表现为胸腺和甲状旁腺发育不良或不发育，也可伴有大血管异常和/或小颌等特殊面容。出现新生儿不易纠正的低钙抽搐和/或心力衰竭是最常见的临床表现，由此应怀疑本症。在 DiGeorge 异常病例中，胸腺完全不发育较不同程度的胸腺发育不全少得多。故有的患者还存有一些细胞免疫的功能，感染也不太多，且有 T 细胞功能自然转为正常的可能。可称之为部分 DiGeorge 异常，成年期尚未被诊断。胸腺严重发育不全的患者可能出现类似严重联合免疫缺陷病的表现。本病患儿尸体解剖中在上前纵隔位看不到胸腺时需考虑异位胸腺，做自上纵隔到全颈部的连续切片，有时可发现含有胸腺小体（thymic corpuscle）［又称哈索尔小体（Hassall's corpuscle）］和正常密度的胸腺细胞的少量胸腺组织，但淋巴结的副皮质区和脾脏的胸腺依赖区内仅有稀少淋巴细胞，而淋巴滤泡大多正常。治疗上可试用胸腺素（1～2mg/kg 每日肌内注射，2～3 周后可逐渐减到维持量），胎儿胸腺移植可有疗效，轻症患者中也有自发好转者。

（三）抗体缺陷为主的免疫缺陷　抗体介导的免疫缺陷发生率占原发性免疫缺陷病的 50%以上。与细胞介导免疫缺陷相比，具有起病较晚，主要对胞外菌（急性化脓性细菌等）和肠道病毒易感，对患者的生长发育影响较小，以及往往可活到成年等特点。

1. X-连锁无丙种球蛋白血症（X-linked agammaglobulinaemia，XLA）　是最早发现的免疫缺陷病，首例见于 1952 年，称 Bruton 病（Bruton disease）。多于 4～6 月龄以后起病，表现为肺炎链球菌、溶血性链球菌和嗜血杆菌等胞外菌的反复感染。最常见的为鼻窦炎、肺炎、中耳炎、疖、脑膜炎和败血症。若不合并中性粒细胞低下，则很少发生慢性霉菌感染。罕见卡氏肺孢子虫肺炎。肝炎病毒和肠道病毒所致的感染，病情较严重且病程拖延；而对其他病毒感染的反应均正常。约有 1/3 的患者出现幼年特发性关节炎。少数患者尚可发生埃可病毒所致的皮肌炎样综合征，最终还可累及中枢神经系统，甚至死亡。

血清 IgG 低于 2g/L，IgA 和 IgM 的含量也都极低或难以测得；缺乏同族血凝素；接种白喉、破伤风、百日咳菌苗后的抗体应答反应，以及对噬菌体φ×174 的清除和抗体形成能力都显著低下或缺如。本病血清和外分泌液中的抗体缺如是与婴儿暂时性低丙种球蛋白血症相鉴别的要点。XLA 患者通常具有正常的白细胞吞噬功能，但也有出现暂时的、持续的或周期性的中性粒细胞低下。患者的循环 T 细胞百分比正常或上升，对抗原、丝裂原和同种异型抗原的应答都正常。皮肤迟发型超敏反应和排斥同种移植物的能力完好。相反，$SmIg^+$的循环 B 细胞减少，往往少于总淋巴细胞的 5‰。腺样体、扁桃体和外周淋巴结均发育不良，即使经反复接种抗原物质后局部淋巴结仍无生发中心。在淋巴结和骨髓中不见浆细胞，骨髓中有正常量的前 B 细胞。本症的基因缺陷在 X 染色体的长臂（Xq21.3-22），是由编码 B 细胞酪氨酸激酶（B cell tyrosine kinase，BTK）的基因突变所致。目前，国内外已可以方便地对 BTK 的基因分析，从而对 XLA 进行基因诊断。国内的 XLA 患者 BTK 基因突变包括点突变、片段缺失和插入重复序列等不同突变类型，其中 BTK 激酶区发生突变的比例最高。

尽早开始丙种球蛋白的替代疗法，能预防全身感染、改善预后、过正常人生活。以往采用丙种球蛋白负荷剂量为 0.2g/kg，维持剂量 0.1g/kg，每 4 周注射一次。近年来的经验认为对多数病例来说，需按每月 0.35～0.5g/kg 或每 2 周 0.15～0.25g/kg 的剂量注射丙种球蛋白，才能使患者血清 IgG 的低谷水平维持在 3～4g/L，以免易感。静脉滴注明显优于肌内注射，前者需给专用于静脉的丙种球蛋白制品，不宜以肌内注射制剂代之。若以输血浆作为替代疗法，则按 10ml/kg 量输入，成人酌情减量，间隔时间同上。由于尚无有效的替代黏膜表面分泌性 IgA 的疗法，故尽管上述治疗可使大多数患儿进入成年，但仍有不少患者发生反复呼吸道感染以致晚期发生肺功能不全。对这些患者需给予间歇的或长期持续的抗生素治疗。

2. 伴生长激素缺陷的 X-连锁低丙种球蛋白血症　大多数生长激素缺陷者的免疫系统是正常的，曾报道在一个家庭两代人中有 4 例生长激素缺陷患者伴发低丙种球蛋白血症，外周血中无 B 淋巴细胞，骨髓中无浆细胞。细胞免疫是完好的。不同家系的患者不一定都有 *BTK* 基因突变。编码生长激素和其受体的基因都不在 X 染色体上。

3. 常见变异型免疫缺陷病（common vaviable immunodeficiency disease，CVID）　此种疾病有多种病因存在，目前已经发现少数患者存在 *ICOS* 基因缺陷或 CD19 缺陷。大部分患者的基因缺陷尚不明确。本病临床表现类似上述的 X-连锁无丙种球蛋白血症（XLA）。只是 CVID 发病年龄不定，多见于青壮年，男女都可发生,以及对感染的易感程度低些。一般可有反复的化脓性呼吸道感染,有些患者因明显的慢性肺疾病如支气管扩张等,才被发现为 CVID。有的患者可发生不寻常的肠道病毒感染,出现慢性脑膜脑炎、皮肌炎样综合征等。CVID 患者很容易患胃肠道疾病,且常常继发于贾第虫感染;并有淋巴网状组织和胃肠道癌肿的高发率,此外,还易患恶性贫血,溶血性贫血,血小板减少和中性粒细胞低下等自身免疫病。与 XLA 相反,约 1/3 CVID 患者脾大和/或弥漫性淋巴组织增生。患者的抗体和血清 IgG 明显不足(<2.5~3g/L),往往伴 IgA 缺乏和 IgM 低下;循环 B 细胞数量低下或正常,T 细胞中 CD4/CD8 的比值下降,特别缺少 $CD4^+CD45RA^+$(未与抗原接触过的 CD4 T 细胞)。CVID 的原发病损环节多种多样。可能是 B 细胞内在缺陷,更多见的是患者存在 T 细胞的信号传入缺损,导致 B 系列抗体应答失能。综上所述,CVID 的特点一是"常见",二是"变异",表现为起病年龄、临床表现和发病机制很不一致。人们往往把不能明确列为某种特定的低丙种球蛋白血症的患者都归属于 CVID。本症的治疗与 X-连锁无丙种球蛋白血症基本相同。

4. 选择性 IgA 缺陷(selective IgA deficiency) 约有 1/700 白种人(在中国人或日本人中这一比例为 1/18 000)血清中 IgG 和 IgM 含量不低,而 IgA 低于 50mg/L,为选择性 IgA 缺陷患者。大多数患者可无临床症状,有些则出现间歇发作的呼吸道感染,以致出现慢性肺疾病。与 IgA 相关的感染还可发生在胃肠道和泌尿道。致病原与其他类型的抗体缺陷症基本相同。因缺少分泌型 IgA,食物性抗原被吸收入血,使本症患者好发过敏症(atopy);有些患者还出现抗牛奶及抗反刍类动物血清蛋白质的抗体。从而当采用羊抗人 IgA 抗血清(不是马或兔抗血清)测定患者血清 IgA 含量时可呈现假性增高。有的患者成年人可发生口炎性腹泻样综合征,无麸质饮食疗法有时有效。IgA 完全缺陷者既无 IgA_1 又无 IgA_2,血清 IgG 和 IgM 水平正常,血淋巴细胞数量正常。认为其缺损点在于不能成熟为 IgA 分泌细胞,在有些家族中呈现常染色体隐性遗传。在我国(北京)曾有 120 多个本症病例随访报道,发现 8 例已确诊数年的患儿,其血清 IgA 含量由极低或测不出自发地转为正常。近年来发现伴有反复感染的选择性 IgA 缺乏症往往合并 IgG_2 和/或 IgG_4 缺陷。虽然血清 IgA 和分泌型 IgA 受不同因子控制,而实际上几乎所有血清 IgA 缺陷者都缺乏分泌型 IgA。但也有血 IgA 水平正常而分泌液中缺乏 IgA 的报道。实验证明他们是由于缺乏分泌片而使局部 IgA 的分泌障碍。因此,若临床症状很像选择性 IgA 缺乏的患者,尽管血清 IgA 不低,仍需测定分泌型 IgA 含量。

本病通常无特殊治疗,有症状者目前也尚无替代 IgA 的疗法,伴发感染者使用抗生素。由于本病大多数患者血清内有抗 IgA 抗体,已有输血引起过敏性休克的报告,故本病患者应避免注射含有 IgA 的血制品,必须输血时,只能输注经过多次洗涤的红细胞或取自 IgA 缺陷者的血或血制品。

5. 选择性 IgG 亚类缺陷(selective deficiency of IgG subclasses) 本病的诊断标准是血清 IgG 总量正常(或接近正常)而一个或多个 IgG 亚类水平低于正常。由于测定 IgG 亚类的方法尚未标准化,迄今尚无可供参考的年龄相关和人种相关的正常值。鉴于 IgG_1 占总 IgG 的 66%~70%(IgG_2、IgG_3、IgG_4 分别约占 20%、6%、4%),当 IgG_1 缺陷时会使 IgG 总量低于正常而使人们认作"常见变异型免疫缺陷",IgA 水平常常降低。IgG_3 水平低下是成人最常见的 IgG 亚类缺陷,而低水平 IgG_2 则多见于儿童(特别是对多糖抗原应答低弱者)。正常人中 IgG_4 水平差别很大,很难作出 IgG_4 缺陷的诊断。IgG_2 缺陷的患者常伴 IgG_4 低下或测不出,他们对多糖抗原刺激不能产生抗体,从而可能与"伴免疫球蛋白水平正常的抗体缺陷病"相混淆。

6. Ig 重链缺陷 曾描述有些家系中染色体 14q32 上某些 Ig 重链稳定区基因突变,表现在血清中缺乏相应的 Ig 类或亚类。有些患者表现为反复化脓性感染,但多数并无易感表现。

7. κ 链缺陷 染色体 2p11 编码 κ 链基因突变,不能生成 κ 链。抗体生成正常或降低;循环 B 淋巴细胞正常而膜表面的 Ig 中无 κ 链。

8. 活化 PI3Kδ 缺陷综合征(Activated phosphoinositide 3-kinase δ syndrome,APDS)是由于 PIK3CD 或 PIK3R1 基因发生功能获得性突变所引起的一类疾病。PIK3CD 或 PIK3R1 基因突变造成磷脂酰肌醇 3-激酶(phosphoinositide 3-kinase,PI3K)/AKT/mTOR/S6K 信号通路过度活化,从而表现为活化 PI3Kδ 缺陷综合征,分为 APDS1 和 APDS2 两类。APDS 的主要临床表现包括反复呼吸道感染,淋巴结肿大,肝脾大,持续性 EB 病毒(Epstein-Barr,EBV)/巨细胞病毒(cytomegalovirus,CMV)病毒血症,高 IgM 综合征和 T 细胞衰老等。

(四)免疫调节异常性疾病 这是一类新分类的 PID。主要由于免疫细胞的代谢或功能障碍引起的机体免疫调节功能异常所致。临床表现多样,重要的是一些自身免疫的发生可能与此有关。

1. 免疫缺陷伴色素减少 此类疾病为常染色体隐性遗传病。T 细胞、B 细胞及循环抗体均正常。NK 细胞减少,CTL 活性降低。急性时相反应物增高。临床表现主要为局部皮肤白化病及脑病。其中 Chediak-Higashi 综合征(Chediak-Higashi syndrome,又称白细胞异常色素减退综合征)由于 *LYST*(溶酶体转运调节)基因缺陷导致溶酶体功能受损,细胞内溶酶体增大;2 型 Griscelli 综合征为 *RAB27A* 基因编码的 GTP 酶缺陷。2 型赫曼斯基-普德拉克综合征(Hermansky-Pudlak syndrome)是因 *AP3B1* 基因编码的 AP-3 复合物亚单位缺陷,还可出现中性粒细胞减少以及出血等。

2. 家族噬血细胞性淋巴组织病 此类疾病为常染色体隐性遗传病。T 细胞、B 细胞及循环抗体均正常。NK 细胞减少,CTL 活性降低。临床以严重炎症和发热为主要表现。其中穿孔素缺陷的病因是主要细胞溶解蛋白穿孔素 *PRF1* 基因缺陷;*Munc13D* 基因缺陷则影响初级囊泡的融合;突触融合蛋白(syntaxin)11 缺陷为 *STX11* 突变影响囊泡的运输与融合。

3. X 连锁淋巴增殖综合征(XLP) XLP 为 X 连锁隐性遗传病,外周血 T 细胞正常,B 细胞和免疫球蛋白正常或减少。

临床症状和免疫异常主要由 EB 病毒感染引发。临床表现包括肝炎、肝脾大、贫血和淋巴瘤等。XLP-1 型为 SH2D1A 编码的调节细胞内信号的衔接蛋白缺陷所致。XLP-2 型为 XIAP 编码凋亡抑制物缺陷所致。

4. 伴自身免疫的免疫调节异常性免疫缺陷

(1) 自身免疫性淋巴增殖综合征(autoimmune lymphoproliferative syndrome, ALPS):由不同基因突变所致,据此分为 1a 型 ALPS, CD95(Fas)缺陷,主要为常染色体显性遗传;1b 型 ALPS, CD95L(Fas 配体)缺陷,常染色体显性或隐性遗传;2a 型 ALPS, caspase 10 缺陷,常染色体显性遗传;2b 型 ALPS, caspase 8 缺陷,常染色体显性遗传;N-Ras 型 ALPS, NRAS 编码的 GTP 结合蛋白缺陷。这些缺陷导致淋巴细胞凋亡障碍。外周血双阴性($CD4^- CD8^-$)T 细胞增多。B 细胞和免疫球蛋白基本正常。临床主要表现为脾大、淋巴结肿大、自身免疫性血细胞减少,淋巴瘤风险增高。ALPS 的临床表现时轻时重,随年龄增长可有所改善。胸腺退化可造成 T 细胞供给减少。临床并发症主要与严重的自身免疫疾病有关。感染可以由于脾切除或使用免疫抑制剂而增多。吗替麦考酚酯(mycophenolate mofetil)可能延缓脾切除。乙胺嘧啶(pyrimethamine)加磺胺多辛[又名周效磺胺(sulphadoxine)]也可以减少一些患者的临床症状,其机制可能是通过凋亡的线粒体旁路途径诱导淋巴细胞凋亡。也可通过骨髓移植进行治疗,但保守的药物治疗足以控制大多数患者的症状。

(2) 自身免疫性多内分泌腺病伴念珠菌病和外胚层发育不全(autoimmune polyendocrinopathy with candidiasis and ectodermal dystrophy, APECED):常染色体隐性遗传,编码胸腺自身耐受所必需的转录调节蛋白的 AIRE(autoimmune regulator gene)缺陷。外周血 CD41 细胞增多,B 细胞和免疫球蛋白正常。临床表现为自身免疫病,尤其累及甲状旁腺、肾上腺和其他内分泌器官,伴有念珠菌病、牙釉质发育不全及其他畸形。

(3) X 连锁免疫调节异常、多内分泌腺病、肠病(immune dysregulation, polyendocrinopathy, enteropathy, X-linked, IPEX):X 连锁隐性遗传,编码 T 细胞转录因子的 FOXP3 缺陷。外周血缺少 $CD4^+ CD25^+ FOXP3^+$ 调节性 T 细胞,B 细胞正常,IgA、IgE 增高。临床表现为自身免疫导致的腹泻,早年发病的糖尿病、甲状腺炎、溶血性贫血、血小板减少、湿疹等。

(五) 吞噬细胞数量和/或功能缺陷 原发性吞噬细胞缺陷病在临床上可分为两种类型,一类主要表现为中性粒细胞绝对值的减少,如婴儿遗传性中性粒细胞减少症、周期性中性粒细胞缺乏症、中性粒细胞减少伴胰腺功能不全等,这类病于血液病章内叙述。另一类可称为吞噬细胞功能不全综合征,乃由于大、小吞噬细胞本身先天性酶缺陷或亚细胞结构的异常所引起。特别需要指出的是由于重新分类的结果将近年来新发现的 IL-12/IFN-γ及其受体通路分子缺陷也归为此类。

1. 慢性肉芽肿病(chronic granulomatous disease, CGD) 多在婴幼儿期发病,临床特征为对各种过氧化氢酶阳性菌属如葡萄球菌、沙雷菌、曲菌属等高度易感,表现为长期不愈或反复发作的慢性感染及局部的慢性肉芽肿,常有淋巴结溢漏、肝脾大,根据定量硝基四唑氮蓝(NBT)试验(或更加敏感的化学发光试验)和杀菌试验可确立诊断。本病患者中有的与 X 染色体短臂的 Xp21 位点丢失基因有关,呈 X-连锁遗传;有些病例与 16 号染色体有缺陷相关,呈常染色体隐性遗传。治疗采用针对病原菌足量长疗程的抗感染治疗、预防性使用抗生素。由于病原菌对抗生素的敏感性可能会发生变化,应经常进行感染部位的细菌培养并做药敏试验,据此调整抗生素的使用。磺胺类用于预防本病的感染效果较好。近年采用人重组 INF-γ $50\mu g/m^2$(体表面积>$0.5m^2$ 患者),每周 3 次皮下注射预防 CGD 的感染,取得效果。使用 INF-γ的主要不良反应是发热、寒战、头痛和腹泻等。骨髓移植对本病可有效果。近年基因治疗 CGD 在实验动物和患者中也取得了成功。

2. 白细胞黏附缺陷(leukocyte adhesion defects, LAD) 近来已报道不少病例有吞噬细胞 iC3b 受体(CD11b/CD18)缺损,C3dg 受体(CD11c/CD18)缺损,以及 T 淋巴细胞和吞噬细胞的 LFA-1(CD11a/CD18)黏附分子缺损。这些缺陷都是由于它们共同的构建成分 β 链(CD18)的生物合成异常。β 链的编码基因 ITGB2 位于 21 号染色体。这类缺损称为白细胞黏附缺陷 1 型(LAD1)。白细胞黏附缺陷 2 型(LAD2)是由于 *SLC35C1* 基因缺陷导致选择素(selectin)合成障碍。白细胞黏附缺陷 3 型(LAD3)是由于 *FERMT3* 基因缺陷导致整合素功能障碍。LAD 患者若出现了白细胞运动、黏附及吞饮等损害,则往往发生皮肤感染、牙周炎以及肠道或肛周瘘管,LAD1 型患者还可伴智力发育迟缓。可选用抗生素、外科手术和输中性粒细胞(若发生了败血症)治疗感染。磺胺类预防性服用有意义。骨髓移植治疗在有些 LAD1 患者取得成功。

(六) 固有免疫缺陷 新的分类类型,将一些涉及固有免疫异常的缺陷,但又不属于吞噬细胞或补体缺陷的疾病归为此类。一部分基因缺陷已经清楚。

1. IRAK4 缺陷 常染色体隐性遗传病。TLR 信号途径组分 *IRAK4* 基因突变。淋巴细胞和单核细胞受累。临床主要表现为化脓性细菌感染。

2. 疣、低丙种球蛋白血症、感染及先天性髓性粒细胞减少综合征(warts, hypogammaglobinemia, infections and myelokathexis syndrome) 常染色体显性遗传。CXCL12 受体 *CXCR4* 基因突变。粒细胞和淋巴细胞受累。表现为低丙种球蛋白血症,B 细胞数减少,中性粒细胞计数显著减少,多发疣。

3. 疣状表皮发育不良(epidermodysplasia verruciformis) 常染色体隐性遗传病。*EVER1*、*EVER2* 基因突变。角质细胞和白细胞受累。临床表现为易发生人类乳头状瘤病毒(B1)感染和皮肤癌。

4. 基因突变所致的单纯疱疹病毒性脑炎 *UNC93B1* 基因突变所致为常染色体隐性遗传。中枢神经系统细胞、上皮细胞和白细胞受累。TLR3 突变为常染色体显性遗传病。中枢神经系统细胞、上皮细胞、树突状细胞、细胞毒淋巴细胞受累。临床表现为单纯疱疹病毒 1 所致脑炎或脑膜炎。

5. IL-12/IFN-γ及其受体通路分子缺陷 已经发现的此缺

陷包括 IL-12 和 IL-23 受体 β_1 链缺陷，IL-12p40 缺陷，IFN-γ 受体 1 缺陷，IFN-γ 受体 2 缺陷和 STAT-1 缺陷。除 IFN-γ 受体 1 缺陷和 STAT-1 缺陷可为常染色体隐性或显性遗传外，其他均为常染色体隐性遗传。突变的结果主要影响 IFN-γ 合成、分泌或受体结合。患者临床主要表现为对分枝杆菌和沙门菌易感。由于我国新生儿出生后均接种卡介苗，因此卡介苗感染在我国是此病的重要表现。在上海和重庆发现的这类病例均表现为严重的卡介苗感染。此类疾病中不影响 IFN-γ 受体结合的缺陷类型使用重组 IFN-γ 替代治疗有效。

（七）自身炎症性疾病 为 PID 新的分类类型。多以综合征形式表现，往往多器官受累。

1. 家族性地中海热 常染色体隐性遗传病。MEFV 基因突变。成熟粒细胞和活化的单核细胞受累。临床表现为反复发热、浆膜炎。易发血管炎和炎症性肠病。

2. 肿瘤坏死因子受体相关周期性发热综合征（TNF receptor-associated periodic syndrome，TRAPS） 临床表现为周期性发热、关节痛、肌痛、多浆膜炎、眶周水肿和皮疹等。为 TNFRSF1A 基因突变所致，突变的 TNF 受体不能到达细胞表面，但仍能够被内质网捕获，引起细胞内炎症反应，导致促炎细胞因子的表达增加，为常染色体显性遗传。TRAPS 基因突变类型与疾病表型的关系尚不明确，相同突变的患者其临床表现具有很大的异质性。除了基因分析之外，没有特异性的实验室检测来诊断 TRAPS。在急性发作期，可有中性粒细胞增多、核左移，血小板增多，血沉增快，C 反应蛋白和血清淀粉样蛋白增高。TRAPS 的预后主要取决于患者是否发生淀粉样变性，约有 25% 的患者发生淀粉样变性，蛋白尿常是最早的症状，因此，对于 TRAPS 患者，应进行尿常规的筛查。

3. 高 IgD 综合征 常染色体隐性遗传病。MVK 基因突变。Mevalonate 激酶缺陷影响胆固醇合成。发病机制不明。表现为周期性发热和白细胞增多伴 IgD 水平增高。

4. 家族性寒冷型自身炎症综合征（familial cold autoinflammatory syndrome） 常染色体显性遗传病。由 *NLRP3*、*NLRP12*、*PLCG2* 等基因突变所致。中性粒细胞和单核细胞受累。临床表现为遇寒冷后无痒荨麻疹，关节炎，寒战，发热和白细胞增多。IL-1 受体拮抗剂治疗有效。

5. 化脓性关节炎、坏疽性脓皮病、痤疮综合征（pyogenic sterile arthritis，pyoderma gangrenosum，acne syndrome） 常染色体显性遗传病。*PSTPIP1* 基因缺陷所致。造血器官受累，T 细胞活化增高。肌动蛋白重组受损导致炎症反应时信号转导障碍。临床表现为早年以关节炎（侵蚀性）起病，青春期出现炎症性皮疹、肌炎等。抗细胞因子 TNF 和 IL-1 对关节炎和脓皮病有一定效果。

6. Blau 综合征（Blau syndrome，BS） 常染色体显性遗传病。*NOD2* 基因缺陷。突变在 CARD15 的核苷结合部位，可能造成脂多糖与 NF-κb 信号交互反应受损。单核细胞受累。临床表现为葡萄膜炎，肉芽肿性滑膜炎，先天性指侧弯，皮疹和脑神经疾病。30% 发生克罗恩病。

7. 慢性复发性多灶性骨髓炎和先天性红细胞生成异常性贫血（chronic recurrent multifocal osteomyelitis and congenital dyserythropoietic anemia，Majeed syndrome） 常染色体隐性遗传病。*LPIN2* 基因突变。中性粒细胞和骨髓细胞受累。临床表现为慢性复发性多灶性骨髓炎，皮肤炎症性病损和贫血。

（八）补体缺陷 C3 缺陷易患与抗体缺陷综合征相似的各种感染；而补体系统中末端成分（C5、C6 和 C7）缺陷的患者往往容易感染脑膜炎双球菌或淋球菌，正常水平的 CH50 可除外各种补体成分的缺陷。各种补体成分先天缺陷性疾病列述于表 21-7-1-5。

表 21-7-1-5 补体系统的先天性缺陷

缺陷	遗传方式	染色体位置	症状
C1q	AR	1	SLE 样综合征
C1r*	AR	12	同上
C4	AR	6	同上
C2**	AR	6	SLE 样综合征，血管炎、多发性肌炎
C3	AR	19	反复化脓性感染
C5	AR	9	奈瑟菌属感染，SLE
C6	AR	5	奈瑟菌属感染，SLE
C7	AR	5	奈瑟菌属感染，SLE，血管炎
C8α***	AR	1	奈瑟菌属感染，SLE
C8β	AR	1	奈瑟菌属感染，SLE
C9	AR	5	奈瑟菌属感染
C1 抑制物	AD	11	遗传性血管水肿
I 因子	AR	4	反复化脓性感染
H 因子	AR	1	反复化脓性感染
D 因子	AR	19	奈瑟菌属感染
备解素	XL	X	奈瑟菌属感染

注：AR. 常染色体隐性；AD. 常染色体显性；XL. X 连锁隐性；SLE. 系统性红斑狼疮；* 常伴有 C1s 缺陷；** 伴 HLA-A25，B18 和 DR2，以及补体型（complotype）SO42（slow variant of factor B，type 4C4A，type 2 C4B）连锁不平衡；*** 常伴有编码基因在 9 号染色体的 C8r 缺陷。

减活雄性激素可有效地治疗遗传性血管水肿。已有纯化的 C1 抑制物制剂可供静脉滴注，宜用于血管性水肿急性发作时，对其他各种补体缺陷均无满意的替代疗法，有时需用抗生素或免疫接种以处理补体系统后期成分缺陷患者的反复奈瑟菌属感染。

（九）骨髓衰竭 最新分类新增加骨髓衰竭作为第 9 大类 PID，列出由 42 种不同基因突变导致的 41 种疾病，其中包括由 *CTC1*、*DKC1*、*PARN*、*RTEL1*、*SAMD9*、*SAMD9L*、*STN1*、*TERC*、*TERT*、*TINF2*、和 *WRAP53* 基因突变导致的 13 种伴典型症状的联合免疫缺陷综合征；由 *FANCA*、*FANCB*、*FANCC*、*BRCA2*、*FANCD2*、*FANCE*、*FANCF*、*XRCC9*、*FANCI*、*BRIP1*、*FANCL*、*FANCM*、*PALB2*、*SLX4*、*ERCC4*、*RAD51C*、*BRCA1*、*UBE2T*、*MAD2L2*、*RAD51*、*RFWD3* 和 *XRCC2* 基因突变导致的范科尼贫血（Fanconi anemia），主要表现为贫血，T、B 和 NK 细胞数量正常或降低，神经系统、皮肤、骨骼牙齿、心血管系统、泌尿生殖系统或消化系统畸形，染色体易断裂和 DNA 修复功能缺陷。

（十）拟表型 PID 这是一类新发现和命名的 PID，其与经典的 PID 不同的是一部分不是由于胚胎细胞基因突变引起，而是由体细胞突变引起的免疫细胞功能异常性疾病。另一些不存在基因突变，而是由于自身抗体的产生，使得免疫功能缺损，如机体存在针对 IFN-γ 的抗体，出现免疫缺陷的表现；存在 IL-6 的抗体易发皮肤感染；针对 C1 抑制物产生自身抗体，发生获得性血管性水肿等。

第二节 继发性免疫缺陷病

由感染、肿瘤、药物或理化因子等引起免疫系统暂时的或持续的损害，导致免疫功能缺陷，称继发性免疫缺陷病。它与原发性免疫缺陷病相比，具有发病率高、后天获得性和见于各年龄组人群等的特点。

【病因与发病机制】

引起继发性免疫缺陷的原因有很多，现将主要原因概述如下：

（一）感染 许多病毒、细菌、真菌、原虫等急慢性感染常引起机体防御功能低下，使病情迁延及易并发其他病原体的感染，造成病情严重和疾病复杂化。获得性免疫缺陷综合征更是由 HIV 病毒感染所致。

先天性风疹综合征的患儿，伴有 T 细胞、B 细胞免疫缺陷，血中 IgG、IgA 明显降低。虽有抗风疹病毒抗体存在，但患儿仍继续排泄病毒，一旦风疹病毒被清除后，免疫功能才得到改善。麻疹病毒、肝炎病毒等急性感染时，常有 T 细胞免疫抑制，可引起结核分枝杆菌、真菌等感染。

严重细菌感染，尤其是胞内菌感染，除细菌毒素直接对免疫活性细胞抑制外，巨噬细胞也受到抑制，这也是细胞免疫低下的一个重要原因。

（二）恶性肿瘤 肿瘤患者免疫功能低下，至少有五种情况：①免疫系统本身肿瘤如霍奇金淋巴瘤、淋巴肉瘤、各类急性白血病和慢性淋巴细胞白血病以及骨髓瘤等，在肿瘤早期就可有免疫功能低下的现象，这不仅是肿瘤细胞“排挤”了免疫活性细胞，同时因抑制性细胞增加，血中出现抑制因子之故；②不少肿瘤细胞能分泌免疫抑制因子，尤其是肿瘤晚期分泌量增多；③多数晚期肿瘤患者血清中具有免疫抑制作用的 α 球蛋白增高；④抗肿瘤治疗导致免疫功能低下；⑤恶病质造成的严重营养不良。

（三）免疫抑制剂和抗生素等药物 常用的免疫抑制剂有糖皮质激素、环磷酰胺、硫唑嘌呤、巯基嘌呤、甲氨蝶呤、环孢素（环孢霉素 A）、抗 T 淋巴细胞免疫球蛋白（ATG）以及 γ 射线等。上述制剂大剂量或长期应用时易导致严重感染，尤其是条件致病菌的感染以及肿瘤发生率显著增高。

糖皮质激素在低剂量时能使周围血中单核细胞减少，抑制中性粒细胞黏附在血管床上，稳定溶酶体膜，抑制吞噬细胞的吞噬和脱颗粒作用，因而有消炎的作用。在中等剂量时还能妨碍巨噬细胞和淋巴细胞之间相互作用，阻止淋巴细胞释放淋巴因子，阻碍淋巴细胞对靶细胞的杀伤作用，还能加速 IgG 的分解，故能抑制原发性免疫反应和迟发型超敏反应。一次大剂量应用时，周围血淋巴细胞（主要是 T 细胞）显著减少，但 24 小时内又可恢复正常，因而不是淋巴细胞溶解作用，而是分布改变。糖皮质激素不仅能诱发细菌感染，而且能诱发病毒、真菌、原虫等的感染。

环磷酰胺、硫唑嘌呤和甲氨蝶呤是常用的细胞毒药物。前者抗炎作用不强，但对淋巴细胞尤其是 B 细胞有较强的抑制作用；后两者有较强的抗炎作用，对粒细胞抑制较强，对 T、B 细胞也有抑制作用。

环孢霉素 A（cyclosporin A）是环状多肽，近年来应用在抗排斥反应、抑制移植物抗宿主反应和治疗自身免疫病方面，均取得良好效果。它不是细胞毒药物，而是选择性抑制辅助细胞（Th），因而能抑制细胞免疫和对胸腺依赖抗原的抗体生成。体外研究表明，环孢霉素 A 低剂量时能封闭 T 细胞上的 IL-2 受体，高剂量时能损害 T 细胞释放 IL-2。由于它是选择性免疫抑制剂，故感染的发生率比其他抑制剂要少得多，但长期应用时感染的发生率与其他抑制剂一样，仍然很高。

大多数淋巴细胞对 γ 射线十分敏感，全身主要淋巴组织经 X 线照射后，出现淋巴组织萎缩，周围血淋巴细胞数减少，T 细胞功能受到强烈抑制，这种免疫低下状态可持续数年之久。

抗生素类药物也能抑制免疫功能。氯霉素类能抑制初次和再次免疫的抗体生成，在体外能抑制 T 细胞对丝裂原的增生反应。四环素类能抑制脾细胞的抗体生成和白细胞趋化功能。氨基糖苷类抗生素，如链霉素、卡那霉素、新霉素等，对 T、B 淋巴细胞也有抑制作用。临床上长期应用广谱抗生素后常诱发白念珠菌、各种低致病力病原体感染，除菌群失调外，还与免疫力低下有关。

有一些药物，如苯妥英钠、普鲁卡因胺、胶体金，能引起选择性 IgA 的缺乏，停药后逐步恢复。

（四）营养不良与营养过多

1. 蛋白质热量不足 蛋白质热量长期供给不足，尤其是在儿童和老年人易发生分枝杆菌、病毒和真菌的感染，反映了细胞免疫功能低下。患者淋巴器官萎缩、周围血淋巴细胞减少，对某些抗原皮试迟发型反应阴性。体外试验发现患者淋巴细胞对丝裂原的增生反应和分泌淋巴因子（如干扰素）能力降低。患者有低白蛋白血症，多数人免疫球蛋白含量正常，部分有 SIgA 缺乏（易罹患革兰氏阴性菌感染和食物过敏症）。患者中性粒细胞、单核和巨噬细胞的氧化还原能力降低，因而杀菌力减弱，这也是易感染的原因。

蛋白质热量不足时，常伴有维生素和矿物质的缺乏，尤其是锌、铁的缺乏。这与患者免疫功能低下也有一定关系。

2. 蛋白质耗失　肾病综合征、肥厚性胃炎、局限性肠炎及小肠原发性和继发性淋巴管扩张等常伴有大量蛋白质丢失和吸收不良，造成继发性低γ球蛋白血症。它与原发性低γ球蛋白血症的区别之一是伴有低白蛋白血症。

3. 维生素、矿物质的缺乏　维生素和矿物质的缺乏对免疫功能有不同程度的影响。维生素A、维生素B_6、叶酸、维生素B_{12}缺乏时，T细胞和B细胞功能皆明显低下；维生素B_1、维生素B_2、维生素H（生物素）、维生素P（泛酸）的缺乏对B细胞功能有明显影响；锌、铁及硒的缺乏、对T细胞功能影响较大；维生素B_{12}、维生素B_6、铁、铜的缺乏对中性粒细胞和巨噬细胞的功能有抑制作用。铁是许多氧化酶的辅基，铁缺乏时，吞噬细胞过氧化酶的活性降低，因而吞噬病原体后不能杀死它们。在补充铁剂时不要操之过急，要防止血清游离铁上升过高，反而有利细菌生长，加重感染。

4. 脂质过多　肥胖者易感染，这与肥胖者淋巴细胞和吞噬细胞功能降低有关。高胆固醇血症患者T细胞、B细胞和单核巨噬细胞系统的功能均低下。饱和脂肪酸或不饱和脂肪酸过多均能抑制细胞免疫反应，抑制中性粒细胞趋化性和吞噬功能，以及单核巨噬细胞系统廓清能力。极低密度脂蛋白能抑制淋巴细胞及其他细胞的蛋白合成和DNA合成的启动。一些脂蛋白能干扰补体附着在细胞表面上，因而影响免疫功能。在发生病毒性肝炎和霍奇金淋巴瘤时，血清中有一种β脂蛋白能抑制T细胞发育成熟。

（五）肝、肾功能不全　各种原因引起的肝实质性损害所造成的急性或慢性肝功能不全，常伴有高γ球蛋白血症，细胞免疫和体液免疫以及吞噬细胞功能缺陷。患者血清还有多种免疫抑制因子存在，如甲胎蛋白，α球蛋白以及与病毒性肝炎感染有关的能抑制T、B细胞增生反应的多肽和抑制T细胞发育的β脂蛋白。肝功能不全时，库普弗细胞清除从肠道侵入的微生物和毒素以及从肝动脉来的病原体和免疫复合物的能力明显降低，中性粒细胞趋化能力也发生障碍。上述免疫缺陷是造成肝病时易感染的原因。尿毒症患者的细胞免疫功能明显低下，迟发型皮试反应常阴性，有人认为，细胞免疫被抑制乃与细胞酸中毒有关。也有人认为，尿毒症时血清中还有免疫抑制因子存在。

（六）其他

1. 糖尿病患者易发生各种化脓性感染，曾认为是血糖过高引起的，现认为与中性粒细胞趋化作用障碍有关。

2. 库欣综合征易发生感染，与糖皮质激素过高抑制淋巴细胞和吞噬细胞功能有关。

3. 大面积烧伤好发感染，与皮肤屏障受损、白细胞趋化和吞噬功能减弱、血中淋巴细胞数减少、血清调理作用降低以及应激引起糖皮质激素升高等因素有关。

4. 胸导管引流术是延长移植肾存活的有效措施之一。引流后的细胞中80%~90%是T细胞。因此患者周围血淋巴细胞锐减，细胞免疫反应低下和血清IgG下降。

5. 麻醉及较大外科手术（如胆囊切除）均可引起免疫功能一时性下降，易发生感染。全身麻醉剂能抑制白细胞吞噬功能并使周围血白细胞减少（可能是抑制白细胞有丝分裂），以及抑制淋巴细胞对抗原的应答反应。较大手术后患者周围血淋巴细胞绝对减少，对抗原和丝裂原的增生反应均降低，这可能与应激反应有关；此种状态可持续7~10天，在此期间患者对微生物的易感性增高。

6. 早产儿、新生儿和1岁以内的婴儿，因B细胞尚未发育成熟，且辅助性T细胞功能较弱，血清补体少以及吞噬细胞功能低下，因此易于感染。60岁以上老人，因T细胞功能低下，易发生病毒感染、自身免疫病和肿瘤。

【临床表现】

表21-7-2-1概括了较常见的继发性免疫缺陷病的免疫变化；免疫缺损环节与临床相关的感染见表21-7-2-2。

表21-7-2-1　各种继发性免疫缺陷的免疫改变

疾病	T细胞	B细胞	吞噬细胞	补体
感染				
麻风	T细胞↓，PHA↓，DTH↓，对麻风菌无反应	麻风杆菌抗体↑	不详	不详
结核	T细胞↓，DTH↓	正常	不详	不详
急性病毒感染	T细胞↓，有的PHA↓	正常	正常	正常
反复感染	T细胞↓，Th细胞↓，PHA↓，MLC↓	Ig↑，抗病毒的IgA↑	不详	不详
恶性肿瘤				
霍奇金淋巴瘤	DTH↓，PHA↓，血清有T细胞抑制因子	Ig正常或增高，对一些抗原低应答	趋化性↓	不详
急性白血病	DTH↓、PHA↓	Ig变化不定	正常或低下	不详
非淋巴组织肿瘤	DTH变动不一，PHA↓，MLC↓，血清中有免疫抑制因子	Ig变化不定	正常	某些肿瘤有补体↓
骨髓瘤	T抑制细胞↑	Ig↓，抗体应答↓	正常	降低

续表

疾病	T 细胞	B 细胞	吞噬细胞	补体
免疫抑制治疗				
皮质激素	暂时性 T 细胞↓,DTH↓,原发性免疫反应↓	初次抗体反应↓	抑制吞噬作用、抑制溶酶体释放	无影响
细胞毒药物	T 细胞↓,功能↓,细胞免疫反应不定	初次抗体反应↓	吞噬细胞↓	无影响
环孢霉素 A	T 细胞数正常,功能↓	对 T 细胞依赖的抗原应答↓	不详	不详
γ 射线	T 细胞↓和功能↓	抗体生成↓	暂时性↓	不详
营养不良				
蛋白质(如肾病)	正常;严重时 T 细胞功能↓	IgG 正常或↓,抗体应答↓	不详	可以低下
维生素 A	T 细胞↓和功能↓	抗体应答↓	不详	不详
维生素 B_6	T 细胞↓,T 功能↓	抗体应答↓	中性粒细胞功能↓	不详
锌	T 细胞↓,T 功能↓	正常	不详	不详
铁	T 细胞↓,T 功能↓	基本正常	功能↓	不详
其他疾病				
糖尿病	PHA↓,MLC 正常	正常	趋化性↓、杀菌力↓	不详
尿毒症	DTH↓,移植肾易存活	正常	正常	有时↓
酒精性肝硬化	PHA↓	Ig↑	趋化性异常	一些补体↓
烧伤	T 细胞↓,DTH↓	Ig↓抗体应答正常	趋化性↓、吞噬能力↓	补体↓

注:T 细胞↓为数目减少;PHA↓为对植物血凝素应答反应性降低;DTH↓为迟发型超敏反应低下;MLC 为混合淋巴细胞反应;Ig 为免疫球蛋白。

表 21-7-2-2　免疫缺损环节与临床常见的感染

免疫缺损	临床举例	感染表现	病原体
Ⅰ. 炎症应答			
中性粒细胞减少	再生障碍性贫血	皮肤、黏膜溃疡(炎症不明显),菌血症、败血症	革兰氏阴性杆菌(特别是大肠埃希菌、铜绿假单胞菌、克雷伯菌)、金黄色葡萄球菌、真菌、卡氏肺孢子虫等
趋化性障碍	蛋白-热量营养不良	支气管炎、中耳炎、菌血症、肺炎	葡萄球菌、链球菌、流感嗜血杆菌、大肠埃希菌、克雷伯菌等
吞噬作用减弱细胞缺陷	系统性红斑狼疮、巨红细胞性贫血	中耳炎、肺炎、脑膜炎	有荚膜细菌
调理缺陷	镰形红细胞贫血、脾切除术后	中耳炎、支气管炎、肺炎、脑膜炎、菌血症、骨髓炎	铜绿假单胞菌、变形杆菌、葡萄球菌、链球菌、沙门菌等
杀菌活性减弱	慢性肉芽肿	淋巴结、皮肤、肺、肝、骨和其他组织反复发作的感染	过氧化氢酶阳性微生物,如葡萄球菌、克雷伯菌、大肠埃希菌、铜绿假单胞菌、沙门菌、念珠菌、曲菌等
Ⅱ. 免疫应答			
T 细胞	淋巴肿瘤、免疫抑制剂	皮肤黏膜念珠菌病、中耳炎、支气管炎、肺炎	结核分枝杆菌、李斯特菌、念珠菌、隐球菌、曲菌、弓形虫、卡氏肺孢子虫、单纯疱疹病毒、带状疱疹病毒、巨细胞病毒、麻疹病毒等
B 细胞	骨髓瘤、肾病综合征	鼻窦炎、中耳炎、脓皮病、肺炎、骨髓炎、脑膜炎	链球菌、流感嗜血杆菌、铜绿假单胞菌、肝炎、脊髓灰质炎、水痘、贾第虫等
	继发性 IgA 缺陷	腹泻、吸收不良	

【防治原则】

（一）病因治疗　积极治疗原发性疾病和去除引起免疫缺陷的理化因子是治疗继发性免疫缺陷病的关键；当两者必舍其一时，则以治疗原发病为主。

（二）免疫增强和免疫替代　除注意营养和休息外，当体液免疫缺陷时，每月按 0.1～0.2g/kg 剂量输注一次丙球蛋白；如伴有补体不足时，给予新鲜或冻藏血浆疗法较为适宜。近年来，国内有人乳分泌型 IgA 的制剂，口服后可提高胃肠道局部免疫水平。T 细胞和吞噬细胞功能缺陷时，服用左旋咪唑，注射转移因子、胸腺肽，可能改善这些细胞免疫功能。有些中草药如人参、黄芪、茯苓等已被证实具有提高细胞免疫应答和增强吞噬细胞功能的效用。

（三）控制感染　是切断感染与免疫不足恶性循环的另一重要环节；与上述提高免疫力措施相辅相成，才能取得较好疗效。

推荐阅读

1. TANGYE S G, AL-HERZ W, BOUSFIHA A, et al. Human Inborn Errors of Immunity: 2019 Update on the classification from the International Union of Immunological Societies Expert Committee[J]. J Clin Immunol, 2020, 40(1): 24-64.
2. NOTARANGELO L D. Primary immunodeficiencies[J]. J Allergy Clin Immunol, 2010, 125(Suppl 2): S182-S194.
3. CHARLOTTE C R. Primary Immunodeficiency Diseases[M]//GOLDMAN L, SCHAFER A I. Goldman-Cecil Medicine. 26th ed, Philadelphia: Elsevier Saunders, 2020: 1638-1648.

第八章　自身免疫病

王晓川

自身免疫病（autoimmune disease）是指以自身免疫应答反应导致组织器官损伤和相应功能障碍为主要发病机制的一类疾病，它的确切病因目前还不十分清楚。现代的自身免疫病的病因已经基本明确是宿主遗传倾向性与环境因素共同作用的结果。近年的研究表明一部分非经典的自身免疫病或自身免疫样表现的疾病与宿主的基因突变有关。机体免疫系统具有识别"自己"与"非己"抗原物质的能力，在正常情况下，免疫系统对自身组织抗原不产生或只产生极微弱的免疫应答反应，这种现象称为自身耐受。自身耐受是由免疫系统通过多种机制主动调节来维持的，借以保证自身组织细胞成分不致遭受免疫反应的攻击而造成损伤。在某些情况下，自身耐受性遭受破坏，免疫系统对自身组织成分产生了明显的免疫应答反应，即在体内产生了针对自身组织成分的抗体或致敏淋巴细胞，称为自身免疫。自身免疫在许多情况下是属于生理性的，因为在一定限度内的自身免疫应答反应有助于清除体内衰老退变或畸变的自身细胞成分，并且对免疫应答反应起着调节作用。只是在自身免疫应答反应超越了生理的限度或持续时间过久，才会造成自身组织损伤和相应的功能障碍，导致疾病的发生。自身免疫病的发病率还不十分清楚，常见的 24 种自身免疫病在美国的发病率约为 1/31，其中最常见的是毒性甲状腺肿，发病率为 115.1/10 000。

目前已被公认的自身免疫病至少有 30 多种，涉及各个不同系统或组织的疾病（详见各有关章节，表 21-8-0-1 列举一些实例）。根据自身免疫反应对组织器官造成损伤的范围，通常将自身免疫病划分为"器官特异性"和"非器官特异性"（全身性）两大类（表 21-8-0-2）。但这种区分并不是十分严格的，因为在某些"器官特异性"自身免疫病患者的血清学检查时常可发现交叉重叠现象，如自身免疫性甲状腺炎患者的血清中除可检出抗甲状腺球蛋白和抗甲状腺微粒体的自身抗体外，有时还可检出抗胃黏膜抗体、抗核抗体和类风湿因子等。临床上也可见到自身免疫病患者可同时伴发一种以上的自身免疫病。这种交叉重叠现象目前尚无满意的解释，有可能是某些不同组织中存在交叉反应的抗原决定簇，也可能是免疫系统功能紊乱所致。此外，根据引起自身免疫反应的免疫成分，自身免疫病也可分为自身抗体和自身反应性 T 细胞致病两类，如重症肌无力患者体内的抗乙酰胆碱受体抗体是该病发病的主要原因。毒性甲状腺肿是由于自身抗体与甲状腺细胞刺激激素受体结合引起甲状腺功能亢进。而多发性硬化的神经损害、1 型糖尿病（T1DM）的胰岛细胞损害则由自身反应 T 细胞介导。此外，一些自身免疫病可以同时存在自身抗体和自身反应性 T 细胞，他们可以共同引起组织/器官损害，或以其中一种为主（表 21-8-0-2）。

表 21-8-0-1　不同系统自身免疫病

不同系统疾病	自身免疫病举例
结缔组织疾病	类风湿关节炎、系统性红斑狼疮、皮肌炎、硬皮病
神经肌肉疾病	多发性硬化症、重症肌无力、脱髓鞘疾病
内分泌性疾病	原发性肾上腺皮质萎缩、慢性甲状腺炎、青少年型糖尿病
消化系统疾病	慢性非特异性溃疡性结肠炎、慢性活动性肝炎、恶性贫血与萎缩性胃炎
泌尿系统疾病	自身免疫性肾小球肾炎、肺肾出血性综合征
血液系统疾病	自身免疫性溶血性贫血、特发性血小板减少性紫癜、特发性白细胞减少症

表 21-8-0-2　两类常见的自身免疫病及相应的自身抗原和发病机制

器官	疾病	自身抗原（举例）	主要自身免疫机制
器官特异性自身免疫病			
肾上腺细胞	原发性肾上腺皮质功能减退症（艾迪生病）	细胞色素 P450 抗原	自身抗体
脑/脊髓	多发性硬化	髓磷脂蛋白	T 细胞
眼	葡萄膜炎	葡萄膜抗原	T 细胞
胃肠道			
胃	恶性贫血	胃壁细胞、内因子	自身抗体
小肠	麦胶性肠病	转谷氨酰胺酶	自身抗体/T 细胞
大肠	溃疡性结肠炎或克罗恩病	未知	T 细胞
心脏	心肌炎 风湿性心脏病	心肌细胞蛋白 心肌抗原	自身抗体/T 细胞 自身抗体
血液系统			
血小板	特发性血小板减少性紫癜	血小板抗原（GPⅡb/Ⅱa）	自身抗体
红细胞	自身免疫性贫血	红细胞膜蛋白	自身抗体
中性粒细胞	自身免疫性粒细胞减少症	中性粒细胞膜蛋白	自身抗体
肾/肺	肺出血-肾炎综合征（Goodpasture syndrome）	基膜抗原Ⅳ型胶原 α_3 链	自身抗体
肝脏	原发性胆汁性肝硬化 自身免疫性肝炎	肝内胆管/线粒体 肝细胞抗原	自身抗体/T 细胞 T 细胞/自身抗体
肌肉	重症肌无力	乙酰胆碱受体	自身抗体
胰岛	1 型糖尿病	β 细胞抗原	T 细胞（存在自身抗体）
皮肤	天疱疮/其他大疱病	桥粒芯糖蛋白	自身抗体
睾丸/卵巢	睾丸炎/卵巢炎	未知	自身抗体/T 细胞
甲状腺	桥本甲状腺炎（hashimoto thyroiditis） 毒性弥漫性甲状腺肿（toxic diffuse goiter）	甲状腺细胞抗原 甲状腺细胞表面 TSH 受体	T 细胞/自身抗体
非器官特异性自身免疫病			
多器官/组织	系统性红斑狼疮	核成分（DNA、DNA-核蛋白、RNA、Sm 抗原）、红细胞、血小板、细胞质成分（线粒体、微粒体）	自身抗体
多器官/组织	类风湿关节炎	变性 IgG	自身抗体
多器官/组织	干燥综合征	唾液腺管、细胞核、甲状腺球蛋白	自身抗体

【自身免疫应答与自身免疫病的关系】

现在已发现许多疾病的发生与自身免疫应答反应密切相关，自身免疫病已逐渐形成一组独立的疾病。但是在体内出现自身免疫应答与疾病发生的关系中有几种情况值得注意。

1. 体内出现自身免疫应答并非都会导致组织的病理性损伤或疾病。在正常人体内可以检出多种天然的自身抗体，它并非由外源性抗原刺激产生，多属于 IgM 类抗体，具有广泛的交叉反应性，与自身抗原的亲和力低。这些自身抗体对机体清除衰老退变的自身细胞成分可能起重要作用；另外，体内一些抗自身独特型（idiotype）的抗体，理论上应列入自身抗体的范畴，它对免疫系统完整的免疫应答调节功能具有重要的生理意义。但这种自身免疫应答反应是有限度的，它不会造成自身组织的损伤。如健康人群中特别是老年人的血清中就可以检出自身抗体（如抗甲状腺球蛋白抗体、抗核抗体等），这些抗体不会引起组织的破坏，因而对人体是无害的。只有在自身免疫应答反应超越了正常的生理阈限，并出现大量病理性的自身抗体（多为 IgG 类，与自身抗原亲和力高）或激活了未建立耐受性的自身反应性 T 细胞时，就会导致自身组织损伤并引起相应的功能障碍而发生自身免疫病。因此,虽然在自身免疫病患者血清中常常可以出现高滴度的抗自身组织的抗体,但血清中检出自身抗体并不一定是自身免疫病诊断的唯一依据。但一些新的研究发现在临床症状出现以前机体就已经存在自身抗体或自身免疫T细胞,表明自身免疫病的发病是需要几年时间的多步骤的过程。这一过程受遗传背景和尚不十分清楚的环境因素影响。

2. 自身免疫应答反应既可以是直接造成自身免疫病发生发展的主要原因,但也可以是某些疾病发展过程中的伴随现象。例如严重烧伤或冷冻伤的患者血清中可出现抗皮肤的自身抗体,心肌梗死或心脏大手术后患者血清中可出现抗心肌的自身抗体,传染性单核细胞增多症患者恢复期的血清中可出现抗平滑肌的自身抗体。这些抗体不是直接引起组织损伤的主要原因,而是疾病过程中组织损伤所导致的结果,这种自身免疫现象在原发疾病恢复后就会自然消退,所以不列入自身免疫病的范畴。因此,在判断自身免疫病时应该把两者加以区别。

此外,免疫介导的自身组织器官的损害并非都是自身免疫应答引起的自身免疫病,例如乙型肝炎患者的肝损害是由于针对乙型肝炎病毒而非针对自身肝组织抗原的免疫反应。

【自身免疫病的基本特点和诊断依据】

虽然每一个别的自身免疫病都各有其特殊的临床表现和诊断标准,但自身免疫病作为一类独立的疾病往往具有下列的共同点,可以作为临床诊断疾病时的参考。

1. 自身免疫病患者血液中常常出现高滴度的自身抗体和/或能与自身组织成分起反应的T淋巴细胞。如在自身免疫性甲状腺炎患者血液中可以检出抗甲状腺组织的抗体(抗甲状腺球蛋白抗体、抗微粒体抗体、抗胶质蛋白抗体等),也可以用细胞毒试验检出对甲状腺成分起反应的T淋巴细胞。重症肌无力症患者血清中可检出抗神经肌肉连接处的乙酰胆碱受体的抗体。系统性红斑狼疮患者血清中可检出抗核抗体、抗红细胞抗体、抗血小板抗体等。正如上述,这些自身免疫现象的实验室证据虽然是临床判断自身免疫病的重要依据,但不是唯一的依据,还必须结合临床的其他资料才能作出正确的诊断。

2. 组织器官的病理性损伤和相应的功能障碍。自身免疫病患者体内产生的自身抗体或T淋巴细胞,与相应的自身组织抗原结合,通过不同的方式造成组织器官的免疫损伤和功能障碍(见后述)而致病。例如自身免疫性甲状腺炎主要表现为淋巴细胞浸润的局部炎症性病变和功能低下,自身免疫性溶血性贫血主要表现为红细胞破坏过多而导致贫血,重症肌无力症主要表现为神经肌肉连接处的兴奋传递障碍。但也有些自身免疫病的组织损伤是多器官系统的,如系统性红斑狼疮既可出现溶血和血小板破坏增多,也可出现肝、肾、肺、皮肤、浆膜腔等部位的病变和相应的功能障碍。器官损伤的特异性是相对的,因为在自身免疫病发展过程中自身抗体与自身抗原结合形成免疫复合物时,可以沉积于其他组织而导致损伤。这可以解释自身免疫病患者的许多非特异症状和多种自身免疫病交叉重叠的现象。

3. 自身免疫病常可在动物中复制出类似的疾病模型,或者通过将患者血清或淋巴细胞注入正常动物而引起相应的疾病或表现。如在多种动物(鼠、兔等)中用甲状腺组织匀浆与佐剂混合后给动物注射,可复制出与人类自身免疫性甲状腺炎类似的病变。从电鳗肌组织提取乙酰胆碱受体作抗原,注射到动物(鼠、兔、猴等)可复制出实验性肌无力症。用重症肌无力症患者血清或其IgG给正常小鼠注射,接受注射的动物在12~24小时后表现出肌无力症状。另外,实验室研究中陆续发现一些自身免疫病高自发率的动物品系,如一种(NZB×NZW)F1代小鼠的自身免疫综合征与人类系统性红斑狼疮的表现十分相似。

4. 除少数继发性自身免疫病(如药物所致的免疫性溶血性贫血和血小板减少症、某些慢性活动性肝炎等)外,大多数自身免疫病的病因尚未能确定。虽然有不少临床和实验研究资料表明,病毒感染同自身免疫病的发生有密切关系,但未得到一致公认。自身免疫病患者体内常可检出病毒抗原和抗病毒的抗体,如系统性红斑狼疮患者的淋巴细胞和肾组织曾发现病毒样颗粒,血清中也可检出与病毒抗原起反应的抗dsDNA抗体。在类风湿关节炎患者血清中可检出一种抗体,它能与EB病毒诱发的人类B淋巴母细胞株的核抗原起特异的沉淀反应,这种类风湿关节炎的核抗原,只存在于EB病毒感染的细胞。另外,在一些病毒(如EB病毒、黏病毒、肝炎病毒、巨细胞病毒、柯萨奇病毒和逆转病毒属等)感染时常伴发自身免疫应答过程。但至今尚不能肯定病毒感染就是自身免疫病的原因。

5. 自身免疫应答反应的强度和类型与自身免疫病的病情密切相关。如系统性红斑狼疮患者在病情活动时,多种自身抗体的滴度常明显增高,而在病情缓解时自身抗体的滴度降低。重症肌无力症的轻型或仅眼肌无力的患者,其血清中抗乙酰胆碱受体的抗体滴度较低,经治疗后症状缓解者血清中抗体可转为阴性,而伴有全身症状的重症患者血清抗体的滴度常处于高水平。自身免疫反应类型包括免疫复合物形成、循环自身抗体和自身反应性T细胞等。不同的自身免疫反应机制引起的组织损伤也不同。自身免疫反应的主要类型决定着自身免疫病的临床和病理特征。

6. 自身免疫病的临床经过常呈现反复发作和慢性迁延的过程,并表现为自生自存(self-perpetuating)现象。这在某些慢性活动性肝炎患者表现更为突出。可能在病毒感染后患者的免疫功能下降,不能有效地清除进入血液循环中的病毒;病毒和自身抗体或自身反应T淋巴细胞不断破坏感染的肝细胞;或者改变了肝细胞的抗原性质,后者可被免疫系统识别而进一步诱发自身免疫应答反应。免疫应答反应一旦被激发之后,其生物扩大效应就可能持续下去,应答反应就很难中断。其他的自身免疫病(如系统性红斑狼疮、类风湿关节炎、重症肌无力症等)也都表现出反复发作和进行性加剧的特点。此外自身免疫发生后,使得组织细胞破坏,释放出更多的自身抗原表位,这被称为表位扩展(epitope spreading),引起更多持续的自身免疫反应。这也可以解释自身免疫病的自生自存现象。

7. 自身免疫病的发生有一定的遗传倾向性。在家系调查中早就发现某些自身免疫病在同一家族内的发病率比其他一般家庭的要高，提示遗传因素在自身免疫病的发病中起作用（见后述）。

应该指出，并非每一种自身免疫病都同时具备上述的全部特点。总的说来，第一、二项特点是最重要的，其他各项特点可以作为临床诊断自身免疫病时参考。

【自身免疫病的病因和发病机制】

自身免疫病是在体内出现了异常免疫应答的基础上发生的。它的确切病因目前还不清楚，大多认为是多种致病因素作用下，破坏了机体自身耐受状态而导致持久和过度的自身免疫病理过程所致。这些致病因素可概括为外界环境因素和机体方面的因素。

（一）机体方面的因素　遗传、内分泌、免疫系统调节功能紊乱等因素在自身免疫病发病中起重要作用。

1. 遗传因素　前已提及自身免疫病的发生有家族遗传的倾向性。流行病学的资料显示，自身免疫病患者家族内自身免疫病的发生比一般人群家族中明显增多。1 型糖尿病、毒性甲状腺肿、SLE 和多发性硬化患者家族中同胞患病的危险性比正常人群高 15~20 倍。另外单卵孪生子中同一自身免疫病的发生率比异卵孪生子高得多。一些自身免疫病高自发率的动物品系相继被发现，都进一步提示遗传因素与自身免疫病的关系。自身免疫病具有复杂的遗传特征，多基因遗传决定了对自身免疫病的易感性。寻找自身免疫病的易感基因进行了广泛深入的研究，最受注意的是 *MHC* 基因与疾病的关系。已有的资料表明，自身免疫病的发生率与某些 HLA 抗原的检出率呈阳性相关，特别是 HLA-Ⅱ类抗原更为明显。如强直性脊椎炎患者 HLA B27 的检出率达 90%以上，而在正常人群中检出率却小于 10%。HLA B8、DW3、DR3 单倍型的个体发生多种自身免疫病的危险率要比其他单倍型的个体高得多。还发现一些 HLA 等位基因编码的肽链的氨基酸序列变化与某些自身免疫病的易感性有关。如胰岛素依赖型糖尿病（insulin-dependent diabetes mellitus，IDDM）患者 HLA-DQβ 链的第 57 位氨基酸大多是丝氨酸、缬氨酸或丙氨酸，而糖尿病抵抗者却大多出现天门冬氨酸，氨基酸序列变化在疾病发生中的意义还不清楚。还发现免疫球蛋白（Ig）同种型和独特型基因、T 细胞受体（TCR）基因、细胞因子基因、细胞凋亡（apoptosis）基因等均与自身免疫病有不同程度的相关性。如在类风湿关节炎和 SLE 患者中发现 *IgVH* 基因缺失。*TCR* 基因的单倍型或多样性与自身免疫病的易感性尚未发现明显的相关性。细胞因子及其受体的基因结构、转录及功能的缺陷曾在多种自身免疫综合征的患者中发现。近年来提出细胞凋亡的概念，它是由多种基因调控而诱发的一种细胞生理性死亡过程，是程序性细胞死亡（programmed cell death，PCD）的主要形式，有些基因（*bax*，*bclxs*，*ICE*，*Fas/APO1*，*C-myc*，*nur77*，*ich-IL*，*P53*）能促进而另一些基因（*bcl2*，*bcl-XL*，*ich-ls*）能抑制它的发生。已知 T 细胞在胸腺发育过程中通过细胞凋亡清除自身反应性 T 细胞，形成对自身耐受的、MHC 限制性的 T 细胞库；B 细胞在生发中心也通过类似的方式去除与抗原亲和力差的 B 细胞而达到亲和力的成熟。最近发现某些 SLE 样综合征的小鼠品系（lpr，lpr^{cg}，gld）有 *Fas*［*APO1*（*CD59*）］基因和它的配体（Fasl）缺失的情况，推测这与不能有效清除自身反应的 T 细胞而建立自身耐受性有关。但在人类 SLE 患者并未发现 *Fas* 基因结构、表达和功能上的缺陷。目前认为许多自身免疫病的易感基因并非是单一的，而是多基因的缺陷所致。如已发现 IDDM 病的易感性与包括 MHC、谷氨酸脱羧酶 1 和 2（GAD1，GAD2）、超氧化物歧化酶 2（superoxide dismutase2，SOD2）、胰岛素等基因的缺陷有关。近年来利用新的技术开始对人类基因组进行普遍的筛查定位自身免疫病非 MHC 基因易感位点。如 1 型糖尿病家族基因组上大约有 12 个非 *MHC* 基因易感位点。通过这种方式在今后几年内有可能使许多自身免疫病的易感基因得到确定。由于这些基因与自身免疫病的病理有着密切关系，因此确定这些易感基因将有助于认识自身免疫病的病因和发病基础。

尽管绝大部分自身免疫病可能是多基因决定的，但近年来对一些少见疾病的研究发现了单基因缺陷所造成的自身免疫病。通过对一种少见的非恶性淋巴增殖性疾病——自身免疫性淋巴增殖综合征（autoimmune lymphoproliferative syndrome，ALPS）的研究发现淋巴细胞凋亡途径中的关键分子的单基因缺陷是这类疾病的病因。ALPS 临床上具有多变的自身免疫现象。多数 ALPS 患者血清免疫球蛋白和自身抗体水平增高、抗心磷脂抗体存在、Coombs 试验阳性的溶血性贫血和/或免疫性血小板减少。此外还可以在不同的个体或同一个体出现包括抗核抗体、类风湿因子、自身免疫性中型粒细胞减少症、肾小球肾炎、葡萄膜炎、自身免疫性肝炎、原发性胆汁淤积性肝硬化、血管炎等表现。目前已经明确 ALPS 主要是由于控制淋巴细胞凋亡的机制存在缺陷，已经发现的单基因突变包括：淋巴细胞凋亡信号转导途径中 *Fas* 或 *FasL* 基因缺陷（Ⅰ型），*caspase-8* 或者 *caspase-10* 基因缺陷（Ⅱ型）。其他还包括：*AIRE* 基因突变导致自身抗原提呈和胸腺的阴性选择，引起自身免疫性多内分泌腺病综合征（autoimmune polyendocrinopathy syndrome，APS）；*Foxp3* 基因缺陷导致 $CD4^+CD25^+$ 调节性 T 细胞发育障碍，引起 X 连锁免疫调节障碍、多内分泌腺病和肠病（immunodysregulation，polyendocrinopathy，and enteropathy，X-linked，IPEX）；*CTLA* 基因突变导致调节性 T 细胞功能缺陷，引起 *CTLA-4* 多态性相关的自身免疫病，以及补体 C4 缺陷引起的 SLE 表现等。对这类疾病的研究除了突显单基因因素在自身免疫病中的作用外，还为深刻理解自身免疫病提供了极其有价值的基础。

2. 免疫系统调节功能的紊乱　早就注意到 T 细胞亚群比例失调或功能异常与自身免疫病的关系。一些自身免疫病可出现 CD4/CD8 比值的改变，如伴有肾损害的 SLE CD4/CD8 降低，而类风湿关节炎、1 型糖尿病及无肾损害的 SLE CD4/CD8 比值升高。近年的研究显示了协同刺激分子在调节免疫应答中的重要性。如 CD154 与 CD40、B7-1 或 B7-2 与 CD28 配体-受体对在抗原特异性免疫应答中起重要协同刺激作用。抗体介导的免疫应答发生和过程需要抗原特异性信号(信号1)和抗原非特异性信号(信号2)。如B细胞,抗原与mIg结合提供信号1,同时也需要CD40激活(信号2)引起B细胞增殖与分化。T辅助细胞是通过CD154-CD40间反应辅助B细胞产生Ig亚型转换,分泌不同Ig、B细胞增殖和记忆B细胞产生。SLE、多发性硬化症可能存在诸如CD154表达过度导致协同刺激增强。动物实验提示可通过抗CD154抗体来减轻这种协同刺激分子的作用。临床资料也发现这种治疗的临床价值。

细胞因子网络的异常调节也可能导致自身反应性T细胞的活化。实验发现将IFN-γ基因导入胰腺的β细胞,证实在这些细胞表达IFN-γ后可见MHC-Ⅱ类基因表达上调并伴有胰岛细胞的自身免疫性损伤,而且在远处移植的正常胰岛也遭到破坏,提示特异的自身反应性T细胞被活化。在某些全身性自身免疫病患者外周血淋巴细胞诱导的细胞因子(如IL-2、IL-6等)也出现变化,应用细胞因子(如IL-10)或抗细胞因子受体(如抗IL-2R)抗体做实验性治疗SLE样综合征小鼠有一定疗效。进一步说明细胞因子网络的调节在自身免疫病中的作用。大量的动物实验和临床观察发现自身免疫病存在Th1、Th2平衡异常,并提出了Th1、Th2平衡异常假说,Th1细胞可能在许多自身免疫病中起重要作用。但详细的研究结果发现情况并非如此单纯。如克罗恩病、毒性甲状腺肿、桥本甲状腺炎主要以Th1细胞因子占优势,而系统性硬化病则以Th2细胞因子占优势。SLE患者Th2型细胞因子IL-4、IL-5和IL-10可以促使自身抗体产生,Th1型细胞因子IL-2、IFN-γ可能与SLE合并肾炎有关。许多自身免疫病可以观察到促炎症细胞因子的增加,这些细胞因子包括IL-1、TNF-α、IL-6等,在自身免疫病的病理损害中可能起到重要作用。类风湿关节炎血清和关节滑膜液中促炎症细胞因子IL-1、TNF-α表达增加,TNF-α在类风湿关节炎的关节病理中起到十分重要的作用。如今抗TNF-α的制剂(包括TNF-α受体拟似剂、抗TNF-α单克隆抗体)初步应用于类风湿关节炎的临床治疗,并取得了疗效。新的证据表明Th17细胞,也就是IL-17和产生IL-17的各种细胞可能在Ⅰ型干扰素引起的系统性自身免疫病(如狼疮)的发病机制中起重要作用。

此外,胸腺发育异常、自身抗体独特型网络调节功能的失常,都可能在自身免疫病的发生发展过程中参与作用。

3. 性别、内分泌因素的影响　临床观察的资料发现自身免疫病在不同性别中的发病率有明显差异(表21-8-0-3),这可能与内分泌激素的因素有关。在动物实验中已证明性激素在自身免疫病发展中的作用。将SLE样综合征高自发率的雄性病鼠阉割后,病情加速、加剧,寿命缩短,而雌性病鼠接受雄性激素治疗后可延长存活。但这种作用必须在胸腺存在的情况下才显示出来,提示性激素可能是通过胸腺起作用的。曾报道雌激素能降低Ts细胞的功能,而雄性激素的作用却相反。

表21-8-0-3　一些自身免疫病发生率的性别差异

疾病	女性:男性
慢性甲状腺炎	50:1
SLE	9:1
干燥综合征	9:1
甲状腺功能亢进	8:1
胰岛素依赖性糖尿病	5:1
类风湿关节炎	4:1
重症肌无力	2:1

(二)外界环境因素的作用　外界致病因素通过改变自身抗原的性质,或者是与自身组织成分有交叉反应的外来抗原进入体内,都可诱发自身免疫过程而致病。新近兴起的环境基因间的交互作用,也就是表观遗传学的深入研究可能为更好理解自身免疫病提供新的有价值的知识。

1. 自身组织成分抗原性质的改变　已发现一些理化和生物因素通过多种途径改变自身组织、细胞抗原的性质,包括直接使组织抗原物质变性,或者改变细胞代谢过程或遗传物质的结构而改变了细胞膜上抗原的性质,或者通过与组织或细胞蛋白质载体结合而改变了自身抗原的结构。动物实验证明,大面积烧伤或冷冻伤可诱发产生抗皮肤的自身抗体。临床上发现心肌梗死或心脏大手术后的患者血清中出现抗心肌的自身抗体。某些具有半抗原性质的化学基团(如亚砷酸或磺胺基团)与甲状腺球蛋白结合后注入动物自身,可诱发与人类自身免疫性甲状腺炎相似的病变和临床表现。这些实验资料可以用来解释某些药物诱发人类自身免疫病的发病机制。如α甲基多巴(α-methyldopa)可结合到红细胞表面后诱发产生抗红细胞抗体而导致溶血,长期使用肼屈嗪(hydralazine)或普鲁卡因胺(procainamide)可诱发系统性红斑狼疮样综合征,并从患者血清中检出抗核抗体。生物性因素的作用常与病原微生物的感染有关,病原微生物除有可能起交叉反应抗原的作用(见后述)外,也可能改变组织细胞的自身抗原性质。如肺炎支原体感染可改变红细胞表面的Ⅰ抗原,产生抗红细胞冷凝集素。病毒感染时宿主检出多种自身抗体,这可能与病毒抗原整合到宿主细胞的遗传物质内从而改变细胞表面的抗原性质有关。

2. 外界抗原与机体组织抗原的交叉反应作用　自然界的许多抗原,特别是病原微生物中的一些抗原与动物或人体组织的某些抗原有共同的抗原决定簇,当它们进入机体后被免疫系统识别而引起免疫应答反应,所产生的抗体既是针对外界入侵的抗原,也是针对人体某些组织的抗原,就有可能导致自身免疫性损伤而致病。如A族溶血性链球菌的细胞壁与人的心肌、心瓣膜及其他结缔组织有相似的抗原结构,反复发生链球菌感染后产生的抗体,可损伤心肌和其他结缔组织而发生风湿病。分子模拟理论也有助于说明外界交叉反应抗原在自身免疫病发病中的作用。已发现病原微生物如分枝杆菌中一种高度保守的蛋白——热休克蛋白(heat-shock protein,HSP)与人体组织的HSP有高度的同源性,至少有四个区段的氨基酸序列完全相同。在某些自身免疫病(如类风湿关节炎)患者检出抗HSP的抗体,并分离到HSP特异的T细胞克隆。因而推测在病原微生物感染或其他致病因素的作用下,机体细胞增加合成的HSP或病原体的HSP可活化自身反应性T细胞,这些活化的T细胞和抗体可通过识别交叉反应抗原决定簇,攻击自身组织细胞而导致自身免疫性损害。外来交叉反应抗原还可通过"T细胞旁路(bypass)"激活诱发自身免疫应答。因为正常机体内存在能对自身抗原应答的B淋巴细胞,由于Th细胞处于耐受状态而不能给B细胞提供辅助信号,故不会产生自身抗体。但外来抗原除含有与组织抗原相同的决定簇外,还含有不同于组织抗原的决定簇,就有可能激活Th细胞而消除其耐受性,于是B细胞就可获得Th细胞的辅助信号,导致自身免疫应答的发生。许多非特异激活Th细胞的因素(如T细胞多克隆激活剂、超抗原、同种免疫反应等)都有这种作用。

3. 超抗原(superantigens) 是某些细菌和病毒的蛋白质产物,它们可以直接与MHC-Ⅱ类分子或TCRβ链基因家族的蛋白产物结合,引起T细胞激活、细胞因子产生、一些T细胞群的无反应或剔除、激活或促进B细胞和其他炎症反应细胞。超抗原被认为是中毒性休克综合征的主要病因。许多证据也显示风湿热和银屑病也存在超抗原。也有证据显示IDDM、类风湿关节炎和系统性硬化病可能是超抗原触发了T细胞的自身反应性,引起复发或自身反应性细胞的持续活化所致。

4. 隔离抗原(sequestered antigen)或隐蔽的自身抗原表位(cryptic self epitope)对自身反应性T、B细胞的激活作用 T细胞在胸腺内个体发育分化过程中经过复杂的选择机制而建立自身耐受性,但并非全部的T细胞都会形成对自身组织成分发生耐受。一些因解剖屏障隔离的组织抗原(如精子、晶体、甲状腺球蛋白),它们在T细胞发育过程中与T细胞未发生过接触,故T细胞对这些抗原未形成耐受。另外,有些组织蛋白分子内的亚显性(subdominant)或隐蔽的自身抗原表位,由于它们的其浓度太低或与MHC分子结合抗原多肽部位的基序(binding motif)的低亲和力而不能被专职性的抗原递呈细胞有效处理,或者由于它们结合在缺乏协同刺激分子(如B7、MHC-Ⅱ类分子)的非专职性抗原递呈细胞(如胰岛β细胞、甲状腺上皮细胞)表面,以致不能有效激活天然的自身反应性T细胞,后者处于无反应(anergy)状态。在外伤、感染或炎症过程中,那些隔离抗原释放而与未建立耐受的T细胞接触,就会产生自身免疫应答。如交感性眼炎可能就是由于一只眼睛外伤后使葡萄膜抗原暴露,T细胞被激活引起另外一只眼睛的损伤。处于无反应状态的T细胞,也可能因为组织中非专职性的抗原递呈细胞诱导性表达了协同刺激分子,从而导致自身免疫应答。一些器官特异性的自身免疫病都可以用这一理论予以解释。但对于全身性的非器官特异性自身免疫病,情况并非这样简单。已有的实验证明,正常个体内确实存在自身反应性的免疫活性细胞。许多自身抗原与佐剂混合后给正常动物注射,可诱发产生自身抗体,提示自身反应性B细胞的存在。应用自身抗原(如髓鞘碱性蛋白)在体外刺激正常人外周血T细胞,在IL-2存在的条件下可诱发产生特异的自身反应性T细胞系。这说明机体免疫系统不仅能识别外来抗原,也能识别自身抗原。自身耐受机制的维持,还受到其他机制的限制。

5. "表位扩展"理论 近年来还提出了"表位扩展"的理论来解释某些慢性自身免疫病持久反复发作的机制。这一理论认为,诱发自身免疫应答的抗原含有多个不同的表位(抗原决定簇),在初次应答时大多是针对抗原性较强的显性表位(dominant epitopes),但随着自身免疫应答过程的发展,体内潜在的自身反应性T/B淋巴细胞可对其他表位产生应答,并扩展到多个克隆细胞的活化,表位扩展可以发生在同一分子的内部(intramolecular epitope spreading),也可以发生在不同分子之间(intermolecular epitope spreading)。这种表位扩展现象的发生可能是由于自身免疫反应时造成的组织损伤释放出自身抗原,经组织中的抗原递呈细胞(包括自身反应性B细胞)摄取加工处理后,暴露出隐蔽性或亚显性表位而递呈给自身反应性T细胞并导致多克隆的细胞活化,使免疫性损伤进一步扩大。

6. MHC-Ⅱ类抗原的异常表达 已知在正常情况下,MHC-Ⅱ类抗原只表达于专职性抗原递呈细胞和某些激活的免疫细胞表面,在其他组织中一般不表达MHC-Ⅱ类抗原。近来有许多证据表明,在器官特异性自身免疫病的靶器官存在着MHC-Ⅱ类抗原的异常表达。例如在毒性弥漫性甲状腺肿(又称Graves病)患者的甲状腺上皮细胞、原发性胆管肝硬化患者的胆管上皮细胞、Sjögrens综合征患者的唾液腺上皮细胞、风湿性心脏病患者的心肌组织、1型糖尿病患者胰腺的胰岛β细胞以及自身免疫性甲状腺炎患者的甲状腺上皮细胞,都发现有异常表达的MHC-Ⅱ类抗原。MHC-Ⅱ类抗原的异常表达在自身免疫病中的普遍性提示它在自身免疫病发生发展中可能起重要作用。已知MHC-Ⅱ类抗原的主要作用与递呈抗原、引起T细胞活化有关。因而推测这种异常表达MHC-Ⅱ类抗原的细胞可能成为自身抗原的递呈细胞,它们绕过单核/巨噬细胞和其他递呈抗原细胞的作用,直接将自身抗原递呈给自身反应的Th细胞并使之激活,从而启动自身免疫应答过程。自身免疫过程一旦被激发,活化的Th细胞所产生的一些淋巴因子(如IFN-γ)可进一步诱导细胞表达MHC-Ⅱ类抗原,从而加重和延续自身免疫应答反应过程。但MHC-Ⅱ类抗原异常表达在自身免疫病发生中的确切作用仍有待进一步阐明。

【自身免疫反应引起组织损伤的机制】

除Ⅰ型变态反应外,其他各型变态反应导致组织损伤的方式都参与自身免疫反应的致病过程。不同的自身免疫病,造成组织损伤的机制是不同的,有些自身免疫病的组织损伤是多种机制参与的。

(一)自身抗体对靶细胞表面抗原的作用 自身抗体与靶细胞表面抗原结合并激活补体而引起细胞破坏或溶解,常见于自身免疫性血细胞减少症(如自身免疫性溶血性贫血、特发性白细胞减少症、特发性血小板减少性紫癜等)。此外,自身抗体的 Fab 段可与靶细胞表面抗原结合,而 Fc 段可与效应细胞表面的 Fc 受体结合并激活后者杀伤靶细胞,这种通过特异性抗体(通常为 IgG 类抗体)桥联促使效应细胞杀伤靶细胞的方式称为抗体依赖性细胞介导的细胞毒作用(antibody dependent cell mediated cytotoxicity,ADCC)。自身免疫性甲状腺炎可能是通过这种机制引起组织损伤的。在一些特殊情况下,自身抗体不一定破坏靶细胞,而是通过刺激或阻断细胞表面受体的功能而致病的,抗受体病的发病机制就是如此。例如毒性甲状腺肿时甲状腺激素产生过多是由于刺激甲状腺细胞的免疫球蛋白(thyroid stimulating immunoglobulin,TSI)与甲状腺细胞表面的 TSH 受体结合后,使细胞大量分泌甲状腺激素所致。重症肌无力的发生,目前认为是由于抗乙酰胆碱受体的抗体与神经突触后膜上的乙酰胆碱受体结合,使有效的乙酰胆碱受体减少。因而在神经冲动来到时神经末梢释放的乙酰胆碱不能引起肌肉的兴奋效应。

(二)免疫复合物对组织的损伤作用　自身抗体与细胞外的游离抗原结合形成的抗原-抗体复合物,特别是抗原过量时所形成的中等大小(19S)的可溶性免疫复合物,它们随血液循环在全身小血管基底膜或滑液囊沉积下来,在局部激活补体系统,并吸引中性粒细胞、血小板积聚和血管活性胺类释放等,导致局部组织的炎症性损伤。系统性红斑狼疮时肾小球病变以及类风湿关节炎时关节滑液囊和血管的炎症性病变就是由免疫复合物导致组织损伤而引起的。

(三)细胞因子与致敏 T 淋巴细胞对组织的损伤作用　无论是适应性免疫还是固有免疫产生的细胞因子,在自身免疫病损害中都具有直接或间接的作用。因此,抗细胞因子的生物制剂也成为近年来治疗自身免疫病的重要手段之一。当然抗细胞因子治疗能否根本改变自身免疫病的结局,还有待进一步的临床观察。致敏 T 淋巴细胞对自身组织、细胞造成损伤的确切机制还不完全清楚。可能有两个 T 细胞亚群参与反应。特异性 Th 细胞接触相应抗原的靶细胞后,通过释放淋巴因子在局部反应中起扩大作用。致敏 Tc 细胞与特异抗原的靶细胞相遇时,除能直接杀伤靶细胞外,也可释放淋巴因子而扩大局部反应,并吸引单个核细胞在局部浸润,造成炎症性损伤。慢性溃疡性结肠炎、慢性活动性肝炎时组织损伤的机制可能与此有关。

【自身免疫病的防治原则】

许多自身免疫病的确切病因还不清楚,其治疗措施主要是针对发病学来考虑的。因为自身免疫病的发生是由于自身免疫耐受性被破坏所致,一般采取的治疗措施是:①消除交叉反应抗原的作用或消除使自身抗原改变的各种因素,如预防或治疗各种感染、避免使用某些容易诱发自身免疫应答反应的药物等;②抑制免疫反应,如使用具有细胞毒性的抗代谢药物或全身淋巴组织照射法以杀伤免疫反应中的效应细胞,或者采用脾切除方法治疗某些免疫性溶血疾病;③抑制由免疫反应所致的炎症过程,如使用肾上腺皮质激素等。但这些疗法的效果都很不理想。目前一般的治疗原则是联合使用抑制自身免疫应答的药物和一些免疫抑制性药物。这些传统药物的主要问题是可能引起患者易发感染等其他副作用,从而限制了它们的使用。④生物制剂近年来逐渐被广泛地应用于自身免疫病的治疗并使预后得到一定的改善。生物制剂主要是针对自身免疫应答的特异环节,避免产生广泛免疫抑制的药物。如已经应用于临床的依那西普(etanercept)、阿那白滞素(anakinra)等用于治疗中重度类风湿关节炎。此外还有一些新的设想,但大都是在实验研究阶段。例如应用选择性清除某些致病性细胞克隆的方法,可以预防某些实验性变态反应性脑脊髓炎(experimentally allergic encephalomyelitis,EAE)的发生。实验证实,给动物注射经丝裂霉素或 X 线照射处理的 EAE 特异性 Th 细胞作为疫苗,主动免疫后,可使动物获得对 EAE 的抵抗力。应用抗 MHC-Ⅱ类抗原、抗 IL-2 受体或抗交叉反应型的 Ⅰd 单克隆抗体、自身抗原多肽等,通过阻断扩大免疫应答过程的环节来达到防治的目的。目前正致力于研究调整机体免疫调节功能,消除引起异常免疫应答反应的各种因素,以期对自身免疫病的治疗提供更有效的措施。另外一些实验研究也发现干细胞以及间充质干细胞移植对严重的或激素抵抗自身免疫性疾病具有潜在的临床应用价值。

推荐阅读

1. WANG L,WANG F S,GERSHWIN M E. Human autoimmune diseases:a comprehensive update[J]. J Intern Med,2015,278(4):369-95.
2. COOPER G S,BYNUM M L,SOMERS E C. Recent insights in the epidemiology of autoimmune diseases:improved prevalence estimates and understanding of clustering of diseases[J]. J Autoimmun,2009,33(3-4):197-207.
3. Immunologic tolerance and autoimmunity [M]//ABBAS A K,LICHTMAN A H,PILLAI S. Cellular and Molecular Immunology. 8th ed. Philadelphia:Elsevier saunders,2015:315-337.

第二十二篇

风湿性疾病

第一章　概　　论

邹和建　姜林娣

风湿性疾病最常累及皮肤、关节、骨、肌肉，各疾病具有特征性表现，常为多系统多脏器侵犯的一大类异质性疾病。风湿(rheuma)一词源于公元前一世纪“希波克拉底文集”中，原意为“流动”，即部位不定的疼痛。而祖国医学则早在公元前五世纪《黄帝内经》中即有“风、寒、湿三气杂至，合而为痹”的论述，即不同因素致气血、经络等不畅所诱发的关节、肌肉及周身疼痛。随着医学的发展，如今风湿病的概念和范畴有了根本性的改变和扩大。目前有100多个病种，常见疾病如下：

（1）系统性自身免疫性疾病：系统性红斑狼疮、类风湿关节炎、多发性肌炎/皮肌炎、系统性硬化症、系统性血管炎、风湿热、干燥综合征、重叠综合征、混合性结缔组织病等。

（2）伴脊柱炎的关节炎(血清阴性脊柱关节病)：强直性脊柱炎、Reiter综合征、银屑病关节炎、炎性肠病性关节炎等。

（3）退化性关节炎：骨关节炎(原发性和继发性)、弥漫性特发性骨肥厚、骨质疏松症。

（4）感染因素相关的风湿病：病毒性关节炎及反应性关节炎。

（5）代谢和内分泌相关的风湿病：痛风、假痛风、淀粉样变性、Whipple软骨钙化症、甲状旁腺功能亢进，其他如进行性骨化性肌炎等。

（6）肿瘤性：原发或继发性肿瘤，如滑膜肉瘤、软骨瘤、转移性肿瘤等。

（7）神经血管性：雷诺病、红斑肢痛症、交感神经营养不良、神经源性关节病(Charcot关节病)、腕管综合征等。

（8）骨、软骨及关节外疾病：骨软化症、致密性骨炎、缺血性骨坏死等，筋膜炎、附着点炎、纤维织炎、肌腱炎、绒毛结节性滑膜炎。

（9）自身炎症性疾病：家族性地中海热、肿瘤坏死因子受体相关性周期热综合征、高IgD综合征、冷炎素相关周期热综合征、腺苷脱氨酶2缺陷病等。

（10）其他疾病：复发性风湿病、IgG4相关性疾病、慢性主动脉周围炎等。

系统性自身免疫性疾病具有共同特征：①常有发热、关节痛、特异性或非特异性皮疹、肌痛；②心、肺、肾、神经、消化、五官等多器官或多系统受累；③抗核抗体和/或多种自身抗体阳性；④病理上结缔组织多具有黏液样水肿、纤维蛋白样变性、血管炎、病灶处淋巴细胞或浆细胞浸润；⑤发病机制为自身抗体或免疫复合物介导的或免疫失调所致的炎症反应和组织损害；⑥应用糖皮质激素和免疫调节剂有效；⑦病程迁延、缓解和发作交替。但各种疾病亦有其特异之处，如系统性红斑狼疮(systemic lupus erythematosus，SLE)表现为颧部蝶形红斑、疣状心内膜炎、肾铁丝圈样损害、脾小动脉周围同心性纤维化；多发性肌炎中近端横纹肌的非化脓性炎症和变性；系统性硬化症以皮肤及其小血管硬化为主，食管、肠壁、心、肺等出现纤维硬化和病程后期常发生肾血管性硬化；结节性多动脉炎的特点为中小型肌型动脉全层纤维素样坏死，在皮肤上表现为沿血管排列的皮下结节和网状青斑，肾、肠道、冠状动脉经常受累；类风湿关节炎(rheumatoid arthritis，RA)有典型的关节滑膜炎症、关节侵蚀和畸形致功能障碍；风湿热主要侵犯心脏和关节，多次复发者遗留永久性心瓣膜损害为特点。近年来IgG4相关性疾病在临床上逐步受到重视，这类疾病亦属于自身免疫性、炎症性疾病范畴，以血清IgG4水平升高及IgG4阳性浆细胞浸润多种器官和组织为特征，常致泪腺肿大、胰腺肿大/占位或腹膜纤维化等。

血清阴性脊柱关节病这类疾病的共同特征有：骶髂关节炎、脊柱炎、附着点炎，可发展为脊柱强直，常有皮肤、眼、口腔、肠道、尿道、生殖器损害等关节外表现，常有家族史及*HLA-B27*阳性。国际脊柱关节炎协会(Assessment of Spondyloarthritis International Society，ASAS)专家组将该疾病分为放射学阴性中轴性脊柱关节炎和强直性脊柱炎(ankylosing spondylitis，AS)，以识别早期患者。

关节软骨退化发生于老年人称原发性骨关节炎(osteoarthritis，OA)。因某些因素如创伤、关节炎、痛风、糖尿病、肥胖等引起的关节软骨退化称继发性骨关节病。

病原体可直接损害关节引起感染性关节炎，也可因感染病原体后引起免疫反应导致组织损伤称反应性关节炎，如风湿热虽病因与溶血性链球菌感染相关，但发病常在感染后2~3周，是因与病原体相似抗原促发的自身免疫和免疫病理过程，常有心脏炎、关节炎和舞蹈症。近年来，病原微生物感染在RA、AS等风湿病发病中的作用受到重视，认为病原微生物抗原的驱动是自身免疫性疾病发生的重要原因。

某些代谢异常和内分泌疾病突出表现为关节病，如尿酸盐、焦磷酸盐等结晶沉积在关节腔及其周围组织引起的关节炎。钙、磷、维生素D代谢紊乱和甲状旁腺功能异常可引起广泛的骨病，早期可无症状，故早期检测相关的内分泌腺功能对寻找骨病原因很重要。

继发于神经病变和营养障碍的关节破坏称Charcot关节病，临床上并非少见，如脊髓空洞症、糖尿病性神经病等，应注意其临床特点及X线改变。

以疼痛为主要表现的附着点炎、纤维织炎、肌腱炎、肩痛、腰腿痛等关节外疾病是风湿病诊疗中的常见病。

以上分类并非完善，随着流行病改变、对疾病发病机制研究的认识，陆续有新的疾病、疾病亚型的提出和重视，如 IgG4 相关性疾病（IgG4-related disease，IgG4-RD）、SAPHO 综合征、自身炎症性疾病等；多发性肌炎/肌炎基于自身抗体的分型，如 MDA-5 阳性皮肌炎等，这些分型的临床表现、治疗和预后都有其特征性。又如，肿瘤模拟风湿病、感染模拟风湿病是因为肿瘤或感染表现为风湿病，治疗原发病后风湿病的症状大部分可以好转。

【风湿病的诊断】

风湿病病种繁多，病因复杂，涉及多系统多脏器。详细询问病史、仔细体检、必要的辅助检查是及早作出正确诊断的重要依据。

（一）病史采集中需重点关注的内容　发病年龄、性别等对诊断具有重要的参考价值，如 SLE 多见于育龄女性，AS 多见于青年男性，痛风多见于中青年男性，OA 多见于中老年，干燥综合征多见于 40 岁及以上女性，大动脉炎常见于 40 岁以下亚洲女性，巨细胞动脉炎则多见于 50 岁以上白种人。

关节痛在风湿病中十分常见，应注意疼痛是位于关节还是关节外组织。询问关节疼痛的诱因、起病形式、部位、数量、性质、有无肿胀、伴随症状等特点有助于诊断和鉴别诊断。如 RA 可侵犯任何可动关节，以近端指间关节、掌指关节、腕关节多见，较少影响远端指间关节，呈对称性、多关节肿痛，活动后疼痛减轻。而 OA 也可有多关节疼痛，但多侵犯远端指间关节及第一腕掌、膝、髋等负重、劳损关节，多于活动后疼痛加剧。AS 则主要侵犯脊柱中轴关节，以骶髂关节及肌腱附着点疼痛为主要特征。晨僵是评估关节滑膜炎症活动性的客观指标，RA 患者晨僵一般持续 1 小时以上，而 OA 患者一般只有几分钟，对鉴别诊断有一定的参考价值。关节外的周身表现有助诊断，如光敏感、肌肉乏力与疼痛、雷诺现象、口眼干燥、口腔溃疡、间质性肺炎、肺动脉高压、多发性单神经炎，伴有系统症状的蛋白尿、血尿等，应考虑弥漫性结缔组织病，如 SLE、干燥综合征、多发性肌炎、血管炎等。

（二）体格检查的重点　应系统且全面，特别注意皮损的分布特征，颊部蝶形红斑、指（趾）腹红斑、脱发提示 SLE；眶周、手背伸面肿胀性紫红斑提示皮肌炎；关节伸面易摩擦处出现的结节可能是类风湿结节；触痛的颞动脉提示巨细胞动脉炎。

关节肿胀是风湿病的重要体征，关节触痛可以明确压痛部位是关节本身还是关节周围骨。关节软骨或骨遭受破坏可致关节丧失其正常外形，活动范围受限，如手的掌指关节尺侧偏斜或关节半脱位等。

（三）实验室检查　自身抗体是诊断风湿病的重要标志。抗核抗体是对细胞核内抗原性物质起反应的自身抗体。核内成分复杂，用间接免疫荧光法检测可见各种不同核型，可作为筛选试验。目前已用免疫印迹法检测抗体多达十余种，其中不少抗体对某些风湿病具有高度特异性，成为诊断的标志性抗体。某些抗体被证实参与组织的免疫损伤，有助于阐明其发病机制，见表 22-1-0-1。

表 22-1-0-1　常见风湿病的抗核抗体谱

疾病	ANA	抗 dsDNA	抗组蛋白	抗 URNP	抗 Sm	抗 SSA	抗 SSB	抗 Scl-70	抗 Jo-1	RF
SLE	周边型 均质型	+	+	+	+			−	−	+
PM/DM	+	−	−	−	−	−	−	−	+	−
SSc	着丝点型 核仁型	−	−	−	−	−	−	+	−	−
RA		−	−	−	−	−	−	−	−	+
MCTD	斑点型	−	−	+	−	−	−	−	−	−
SS	+	−	−	−	−	+	+	−	−	+

注：ANA. 抗核抗体；RF. 类风湿因子；SLE. 系统性红斑狼疮；PM/DM. 多发性肌炎/皮肌炎；SSc. 系统性硬化症；RA. 类风湿关节炎；MCTD. 混合性结缔组织病；SS. 干燥综合征。

抗环瓜氨酸肽抗体（anti-cyclic citrullinated peptide antibody，抗 CCP 抗体）检测对 RA 的诊断具有较高的敏感度和特异度。抗 Jo-1 抗体阳性患者表现为肺间质病变、技工手、关节炎、雷诺现象等，称之为抗合成酶综合征。抗中性粒细胞胞质抗体（antineutrophil cytoplasmic antibody，ANCA）有助于 ANCA 相关性血管炎的诊断。抗磷脂抗体（APL）是针对磷脂的自身抗体，出现在 SLE，也见于干燥综合征、混合性结缔组织病等，临床表现为动静脉栓塞、血小板减少、习惯性流产等抗磷脂综合征的特征。

在风湿病处于活动期时，可以出现贫血，免疫球蛋白水平、红细胞沉降率（又称血沉）、C 反应蛋白（c-reactive protein，CRP）升高等，C3、C4 低下提示 SLE 病情活动。在 IgG4-RD 中可有血清 IgG4 水平升高。

（四）滑液检查　用于关节炎症病因鉴别诊断，滑液检测尿酸盐结晶或病原体有助于痛风或感染性关节炎的诊断。

（五）影像学检查　B 超（灰阶超声、多普勒超声等）可以发现滑膜炎症、软组织肿胀、关节腔积液，表浅血管壁增厚和管腔狭窄等，用于风湿性疾病如 RA、痛风、巨细胞动脉炎等疾病的诊断和/或随访。如 B 超显示关节滑膜炎症、骨侵蚀、血管翳等，结合典型临床表现有助于 RA 的诊断；双轨征有助于痛风诊断等。X 线检查有助于骨关节病变的发现，如 RA、AS、OA、痛风等在 X 线上有不同的表现，可以鉴别；当 X 线片阴性而临床高度怀疑有病变时，可合理选用 CT、MRI、核素骨扫描等检查，有利于早期诊断。双源 CT（dual-energy CT，DECT）可以发现尿酸盐晶体，为痛风性关节炎的诊断提供了重要的手段。

其他如关节镜、肌电图、组织病理学检查对不同病因所致的疾病各具独特的诊断价值。

【诊断】

近几年来，风湿病如 SLE、RA、白塞病、痛风、系统性硬化症、大动脉炎、巨细胞动脉炎、IgG4-RD 等提出新的诊断分类标准，如美国风湿病学会（American College of Rheumatology，ACR）和欧洲抗风湿病联盟（the European League Against Rheumatism，EULAR）2009 年建立 RA 分类标准，2013 年联合发布系统性硬化症分类标准，2015 年又联合发布痛风分类标准，2019 年 ACR 发布大动脉炎新分类诊断标准等。应当注意到风湿病的诊断（分类）标准是分类标准，在临床上注意鉴别诊断。

【治疗】

除一些已明确病因者应进行病因治疗外，多数疾病的病因尚未阐明，且多为慢性进行性病程。治疗原则重在早期诊断、早期综合处理，包括疾病宣教、心理咨询、药物、理疗以解除症状，稳定病情，保护关节及脏器功能。抗风湿病药物种类很多，主要有非甾体抗炎药（nonsteroidal anti-inflammatory drugs，NSAIDs）、改善病情抗风湿药（disease modifying anti-rheumatic drugs，DMARDs）、免疫调节剂（包括抑制剂）、糖皮质激素、生物类靶向药物、小分子靶向药物、降尿酸药及中草药等，应合理选择应用。受损的关节通过滑膜切除、矫形手术、康复治疗等措施改善或恢复功能。

传统的改善病情抗风湿药包括甲氨蝶呤、柳氮磺吡啶、羟基氯喹、来氟米特等；免疫调节剂/抑制剂包括环磷酰胺、硫唑嘌呤、环孢素、他克莫司等。近年来，用于靶向治疗的生物制剂已经在广泛应用。其主要代表为肿瘤坏死因子拮抗剂（TNFi）、IL-6 受体拮抗剂、抗 IL-17 抗体、CTLA-4Ig 融合蛋白、抗 CD20 抗体、B 淋巴细胞刺激因子抑制剂等。此类药物在 RA、AS、银屑病关节炎和 SLE 等治疗上取得了令人满意的疗效，但是该类药物适用人群、长期疗效及可能导致的感染和肿瘤发病风险仍值得关注。TNFi 易增加结核感染机会，因此在使用该类药物前，应该排查有无结核分枝杆菌感染或存在潜在结核，包括详细询问病史，拍摄 X 线胸片（或者肺部 CT 检查）、进行结核菌素皮肤试验（tuberculosis skin test，TST）和/或 γ 干扰素释放试验（IFN-γ release assays，IGRAs）；在治疗过程中亦须警惕结核感染或结核复燃。此外，还需排查乙型、丙型肝炎病毒感染等。IL-6 受体拮抗剂用于大血管炎的治疗。利妥昔单抗（rituximab）是针对 B 细胞的鼠/人嵌合型抗 CD20 单抗，已经在 RA、SLE、血管炎等疾病的治疗中使用。乙型肝炎病毒感染不适宜应用。

细胞信号通路小分子化合物阻断剂如 JAK 抑制剂（托法替布、巴瑞替尼等），用于 RA 治疗，具有起效快、口服便捷的优势，但疱疹病毒感染、高脂血症、血细胞减少等风险增加。目前也尝试开展用于银屑病、AS、SLE 等的临床研究。

越来越多的研究已经证实“抗原驱动”是风湿病发病的根本原因。目前的生物制剂治疗只是针对一些细胞因子（主要是一些炎症因子），因此仅是“治标”的方法。从根本上了解抗原驱动的本质，并且从抗原诱导自身免疫反应入手，才有望从源头上根治此类顽症。

药物基因组学的研究，将为合理选择风湿病治疗药物提供有力帮助。在痛风、高尿酸血症治疗中，通过 *HLA-B**5801 的检测，发现别嘌醇所致的严重药疹易感者，为最大限度减少别嘌醇的严重不良反应提供了帮助。

风湿病强调早期诊断、早期治疗、严密监测、个体化治疗和达标治疗（treat-to-target）。如在痛风、RA、SLE 等的治疗中提出达标治疗，要求按照既定的治疗目标，采取积极的治疗措施，严密随访，使病情得到控制，以阻止或延缓疾病进展，延长患者的生存寿命和提高生存质量。

推荐阅读

GOLDMAN L，SCHAFER A L. Goldman-cecil medicine[M]. 26th ed. Philadelphia：Elsevier Saunders，2020.

第二章 风 湿 热

薛 愉 李 勇

风湿热（rheumatic fever）是一种反复链球菌感染后的急性或慢性自身免疫性炎症过程。风湿热临床表现多样化，以关节炎和心脏炎为主。经历过风湿热发作的患者在随后的 A 组链球菌（风湿致病株）感染后更容易复发，反复发作后最显著的并发症是风湿性心脏病。不典型病例和隐匿发病逐渐增加，常表现为轻重不等的心脏损害，尤以瓣膜病变最为显著，可形成慢性风湿性心脏病或风湿性瓣膜病。

【流行病学】

近50年,风湿热在欧美等发达国家的发病率显著下降,而在发展中国家仍是常见病。目前全世界每年有30万~50万新发风湿热病例(其中约60%会发展为风湿性心脏病),在发展中地区,风湿热每10万人的发病数约为50人。急性风湿热可发生在任何年龄,最常见于5~15岁的儿童和青少年,平均3%的患者在链球菌性咽炎后发作急性风湿热。男女发病率相似。复发多在初发后3~5年内,复发率高达5%~50%。在我国随着社会经济的发展和生活水平的提高,以及细菌感染后抗生素的及时使用,风湿热和风湿性心脏病发病率已显著下降。

【病因与发病机制】

风湿热的发病与环境、生活水平及A组链球菌风湿致病株的流行相关。

A组链球菌感染虽与本病发病密切相关,但并非所有A组链球菌的血清型都能引起风湿热。来自风湿性心脏病患者的单克隆抗体研究证据表明,A组链球菌的主要抗原如A组链球菌糖类抗原和N-乙酰氨基葡萄糖(GlcNAc)的自身抗体,能够与人体心肌细胞中的肌球蛋白和脑细胞中的微管蛋白结合,而心肌细胞中的肌球蛋白和脑细胞中的微管蛋白分别与瓣膜表面内皮细胞的黏蛋白、脑细胞表面的神经节苷脂和多巴胺受体在分子结构上高度相似。因而,自身抗体可与人心脏瓣膜内皮细胞、黏蛋白及黏性基底膜发生交叉反应;同时,外周血及心脏瓣膜病灶中的T细胞与链球菌M蛋白及心肌细胞肌球蛋白存在交叉反应。在风湿热起病时,一方面,自身抗体攻击瓣膜内皮细胞,导致T细胞活化内皮细胞渗入到瓣膜组织中,形成肉芽肿病灶和Aschoff小体。另一方面,自身抗体与A组链球菌糖类抗原、GlcNAc及心肌细胞肌球蛋白发生交叉反应,引起心肌炎症,并进一步与风湿性心脏病进展过程中出现的相关多肽发生反应。舞蹈症患者的GlcNAc自身抗体与脑组织中神经元细胞表面的神经节苷脂及多巴胺受体发生交叉反应,使神经元细胞发放信号,激活神经元细胞的钙-钙调蛋白依赖的蛋白激酶,导致神经精神行为异常和不自主肢体活动。

【病理】

风湿热早期以关节和心脏受累为最常见,而后期以心脏损害为最重要。按照病变的发生过程可以分为三期。①变性渗出期:结缔组织中胶原纤维分裂、肿胀,形成玻璃样和纤维素样变性。变性病灶周围有炎性反应细胞浸润。②增殖期:在变性渗出病变的基础上出现风湿性肉芽肿或称风湿小体(Aschoff body),为风湿热的特征性病变,是病理学确诊风湿热的依据和风湿活动的指标。小体中央为纤维素样坏死,边缘有淋巴细胞、浆细胞和特征性风湿细胞(Aschoff细胞)浸润。风湿热的皮下结节在组织学上类似于Aschoff结节,为提示风湿活动的重要体征,但仅在10%的患者中见到。③硬化期:小体中央的变性坏死物质逐渐被吸收,渗出的炎症细胞逐渐减少,纤维组织增生在肉芽肿部位形成瘢痕组织。由于本病常反复发作,上述三期的发展过程可交错存在。

【临床表现】

风湿热临床表现多样化,可以为单一症状,也可以是多种症状的组合。

(一)咽痛　35%~60%患者可回忆起发病前1~5周有咽炎或扁桃体炎等上呼吸道感染症状。多数患者在咽痛时未选择就医,或风湿热患者出现咽痛未接受预防风湿热的抗生素治疗,如此时使用青霉素或适当的抗生素,风湿热的风险可降低约80%。

(二)发热　大部分患者有不规则的低热或中度发热,但亦有呈弛张热或持续低热者。脉率加快,大量出汗,往往与体温不成比例。少数患者发热轻微而未被注意。

(三)关节炎　总体来说,大约75%首次发作的风湿热会出现关节炎。这种可能性随着患者年龄的增长而增加。通常在链球菌感染后1个月内发作,因而抗链球菌抗体滴度常可增高。典型的关节炎是游走性多关节炎,常对称累及膝、踝、肩、腕、肘、髋等大关节;可表现为关节痛,也可以呈现局部红、肿、热、痛等典型关节炎症表现。多关节多见,如果在病程早期使用非甾体抗炎药,在中高发病率地区(特别是南亚和大洋洲)越来越多地出现单关节炎病例。在大多数情况下,整个关节炎发作在几天到1周内开始消退,2~6周内消失。关节功能完全恢复,不遗留关节强直和畸形。在非常罕见的情况下,风湿性关节炎会发生关节周围纤维化,即所谓的Jaccoud关节病。典型多关节游走性近年少见。关节炎局部炎症的程度与有无心脏炎或心瓣膜病变无明显关系。

(四)心脏炎　在风湿热的首次发作中,30%~60%的患者发生心脏炎。这种情况在儿童更为常见。心脏炎为临床最重要的表现,可表现为:心动过速、心脏扩大、心音改变、心脏杂音、心律失常及心电图异常或心力衰竭。心内膜炎在病理上极为常见。常累及左心房、左心室的内膜和瓣膜,二尖瓣最常受累,主动脉瓣次之,三尖瓣和肺动脉瓣极少累及。凡有心肌炎者,几乎均有心内膜受累的表现。心包炎出现于风湿热活动期,与心肌炎同时存在,是严重心脏炎的表现之一。临床表现为心前区疼痛,可闻及心包摩擦音,持续数天至2~3周,继以心包积液,液量一般不多。X线检查示心影增大呈烧瓶状。心电图示胸前各导联ST段抬高。超声心动图示左室后壁的心外膜后有液性暗区存在。渗出物吸收后浆膜有粘连和增厚,但不影响心功能。临床上不遗留明显病症,极少发展成为缩窄性心包炎。值得注意的是,大多数风湿性心肌炎患者可无明显的心脏症状,可能仅通过听诊或超声心动图诊断,当出现慢性瓣膜病变时,无明确的风湿热病史。

(五)舞蹈症　发生在多达25%的5~12岁儿童风湿热病例中,但在成人中非常罕见。女孩多见。多在链球菌感染后1~6个月发病。系风湿热炎症侵犯中枢神经系统,包括基底核、大脑皮质、小脑及纹状体等所致,起病缓慢。像关节炎一样,恢复后不会造成永久性损伤,但偶尔会持续2~3年。临床表现如下:精神异常,起病时常有情绪不稳定,易激动,理解力和记忆力减退;不自主动作,面部表现为挤眉弄眼,摇头转颈,咧嘴伸舌；肢体表现为伸直和屈曲、内收和外展、旋前和旋后等无节律的交替动作，上肢较下肢明显。精神紧张及疲乏时加重，睡眠时消失；肌力减退及共济失调，肌张力减低，四肢腱反射减弱或消失。重症者坐立不稳，步态蹒跚，吞咽及咀嚼困难，生活不能自理。舞蹈症可单独出现，亦可伴有心脏炎等风湿热的其他表现，但不与关节炎同时出现。孤立舞蹈症患者可能缺乏先前链球菌感染的实验室证据。

（六）皮肤表现 渗出型可为荨麻疹、斑丘疹、多形红斑、结节性红斑及环形红斑，以环形红斑较多见，具有诊断意义。常见于四肢内侧和躯干，为淡红色环状红晕，初出现时较小，以后迅速向周围扩大，边缘轻度隆起，环内皮肤颜色正常。有时融合成花环状。红斑时隐时现，可在几分钟内发展和消失，不痒不硬，压之褪色，病变可间歇性持续数周至数月。在儿童风湿热的首次发作中，约10%出现环形红斑。像舞蹈症一样，皮肤表现在成年人中非常罕见。增殖型即皮下小结。结节如豌豆大小，数目不等，较硬，触之不痛。常位于关节伸侧及骨质隆起或肌腱附着处，与皮肤无粘连。皮下结节不常见，多伴有严重的心脏炎，是风湿活动的表现之一。

（七）其他表现 除上述典型表现外，可出现多汗、瘀斑。偶可致腹膜炎，引起腹痛，可能为肠系膜血管炎所致，有时误诊为阑尾炎或急腹症。有肾损害时，尿中可出现红细胞。肺炎、胸膜炎、脑炎近年已少见。

【实验室检查】

风湿热的诊断不能通过单一的实验室检查来确定。主要从两方面协助诊断：①确立先前的链球菌感染；②风湿热炎症活动的证据。

（一）链球菌感染证据

1. 咽拭子培养 咽拭子样本可进行快速抗原检测和培养。如果抗原快速检测结果为阴性，则对疑似风湿热患者进行咽拭子培养。A组链球菌培养阳性率在20%~25%。

2. 血清A组链球菌抗体测定 A组链球菌能分泌多种具有抗原性的物质，使机体产生相应抗体。这些抗体的增加说明患者最近曾有A组链球菌感染。通常在链球菌感染后2~3周内抗体明显增加，2个月后逐渐下降，可维持6个月左右。抗体效价测试包括抗链球菌溶血素"O"（ASO）、抗链球菌DNA酶B（ADB）和抗链球菌透明质酸酶（AH）。ASO大于500U为增高。ASO的动态随访，持续变化意义更大。急性和恢复期血清有助于证实最近链球菌感染。

（二）风湿热炎症活动的证据

1. 血常规 白细胞计数轻度至中度增高，中性粒细胞增多，核左移；常有轻度红细胞计数和血红蛋白含量降低，呈正细胞正色素性贫血。

2. 非特异性血清成分改变 血沉和C反应蛋白水平升高；蛋白电泳可见白蛋白降低，α_2和γ球蛋白常升高。

3. 免疫学指标检测 循环免疫复合物检测阳性；血清总补体和补体C3降低；免疫球蛋白增高。上列各项检查联合应用时，其诊断意义较大。若抗体和非特异性血清成分测定均为阳性，提示疾病处于活动期；若两者均阴性，可排除活动期风湿热。抗体升高而非特异性血清成分测定阴性者，表示在恢复期。

【诊断】

由于风湿热临床表现多样化，且尚无特定的诊断试验，因此正确的诊断尤为重要。琼斯（Jones）标准在1944年首次建立，至今被多次修改或更新，最新版为2015年美国心脏协会（American Heart Association，AHA）发布的修订的Jones诊断标准（表22-2-0-1）。

表22-2-0-1 美国心脏协会2015年修订的Jones诊断标准

A. 存在前期A组链球菌感染 初次急性风湿热：2个主要标准，或1个主要+2个次要标准 复发急性风湿热：2个主要，或1个主要+2个次要，或3个次要标准
B. 主要标准：舞蹈症；环形红斑；皮下小结；心脏炎[b]（临床或超声诊断） 低风险人群[a]：临床和/或亚临床关节炎；多关节炎 中高度风险人群：临床和/或亚临床关节炎；单或多关节炎；多关节痛[c]
C. 次要标准：PR间期延长经年龄校正（除非心脏炎作为主要标准） 低风险人群[a]：多关节痛；发热（≥38.5℃）；ESR≥60mm/h和/或CRP≥3mg/dl 中高度风险人群：单关节痛；发热（≥38℃）；ESR≥30mm/h和/或CRP≥3mg/dl

注：[a]低风险人群.急性风湿热的年发生率≤2/10万学龄期儿童或所有年龄风湿性心脏病年患病率≤1/1 000；[b]亚临床心脏炎.超声心动图诊断的瓣膜炎；[c]多关节痛.只有在排除其他原因之后，多关节痛是中高度风险人群的主要表现，在同一个患者中，关节痛不能同时在主要标准和次要标准中计分。ESR.血沉，因血沉会随着病情变化，因此取病程中的最高值；CRP.C反应蛋白，必须高于实验室正常范围上限。

【鉴别诊断】

（一）需要与其他关节炎相鉴别

1. 类风湿关节炎 为多发性、对称性小关节炎。特征是晨僵和关节肿胀，后期出现关节畸形。临床上心脏损害较少。X线显示关节面破坏，关节间隙变窄，邻近骨组织有骨质疏松。血清类风湿因子阳性和/或抗环瓜氨酸肽抗体阳性。

2. 脓毒血症引起的迁徙性关节炎 有原发感染的症状，血液或骨髓培养呈阳性，且关节内渗出液为化脓性，可找到病原菌。

3. 结核性风湿病（Poncet病） 体内非关节部位有确切的或隐匿的结核感染病灶，有关节炎表现，但一般情况良好。X线无骨质破坏。结核菌素试验和结核T-SPOT（T细胞斑点试验）强阳性或者阳性。

4. 莱姆关节炎（Lyme病） 是由蜱媒螺旋体传播的一种

地方性流行病。通常在蜱叮咬后3~21天出现症状。临床表现为发热、慢性游走性皮肤红斑、反复发作性不对称性关节炎,多发生于大关节,可有心脏损害,多影响传导系统,心电图示不同程度的房室传导阻滞,亦可出现神经症状如舞蹈症、脑膜脑炎、脊髓炎、面神经瘫痪等。实验室检查循环免疫复合物阳性,血沉增快。血清特异性抗伯氏疏螺旋体抗体测定可资鉴别。

(二)亚急性感染性心内膜炎 多见于原有心瓣膜病变者。有进行性贫血、脾大、瘀点、瘀斑、杵状指等,可有脑、肾或肺等不同部位的栓塞症状。反复血培养阳性。超声心动图可发现瓣膜赘生物。

(三)病毒性心肌炎 发病前或发病时常有呼吸道或肠道病毒感染,主要受累部位在心肌,偶可累及心包,极少侵犯心内膜。发热时间较短,可有关节痛但无关节炎,心尖区第一心音减低,可闻及二级收缩期杂音,心律失常多见;无环形红斑、皮下结节等。实验室检查示白细胞减少或正常,血沉、ASO、C反应蛋白均正常。补体结合试验及中和抗体阳性。心肌活检可分离出病毒。

(四)链球菌感染综合征(链球菌感染后状态) 在急性链球菌感染的同时或感染后2~3周出现低热、乏力、关节酸痛、血沉增快、ASO阳性,心电图可有一过性期前收缩或轻度ST-T改变,但无心脏扩大和明显杂音。经抗生素治疗感染控制后,症状迅速消失。

【治疗】

(一)消除链球菌感染灶 风湿热一旦确诊,即应给予一个疗程的青霉素治疗,以清除A组链球菌,即使咽培养阴性,亦应给予足疗程。一般应用普鲁卡因青霉素40万~80万单位,每天1次,肌内注射,共10~14天;或苄星青霉素120万单位,肌内注射1次。口服阿莫西林[35~40mg/(kg·d),连续10天]、在已知对青霉素轻微过敏的患者中,头孢菌素可能是最佳选择。青霉素治疗后出现血管水肿、低血压或过敏史的患者应使用大环内酯类抗生素。

(二)抗风湿治疗及延缓风湿性心脏病进展

1. 关节表现 通常在大剂量阿司匹林(每天80~100mg/kg,分3次或4次服用)治疗后1~3天内消失。治疗1~4周,但最长可达12周。除阿司匹林外,非甾体抗炎药是否有效,目前尚缺乏足够的数据。临床研究表明,糖皮质激素与阿司匹林在疗效方面并无明显差别,虽可以更快速地控制血沉,但撤药后血沉的反弹也高于阿司匹林,且有较多的副作用。发热可使用对乙酰氨基酚或阿司匹林。

2. 当急性风湿热患者出现心脏受累表现时,糖皮质激素虽无研究证据,但仍在临床经验性使用。成人每天60~80mg,儿童每天2mg/kg,分3~4次口服。直至炎症控制,血沉恢复正常之后逐渐减量,以每天5~10mg维持;总疗程需2~3个月。10%~30%的患者有严重的二尖瓣反流,10%有心力衰竭,严重二尖瓣反流伴肺水肿可使用静脉血管扩张剂,如硝普钠。急性风湿热的抗炎治疗一直被认为是最有希望降低风湿性心脏病进展风险的措施,但目前仍缺乏足够的证据。8项随机对照试验(RCT)研究($n=996$)比较了糖皮质激素、阿司匹林、安慰剂或不干预对心脏进展的区别。结论显示,糖皮质激素并没有降低瓣膜病的1年发病率(相对危险度0.87,95% *CI* 0.66~1.15)。即使在严重心脏炎亚组中,仍得出了相似的结果。但是由于数据的局限性,该项研究的结论仅供参考。

3. 舞蹈症 一般在链球菌感染后几周到几个月才会发生,有些患者可能没有风湿热的任何其他症状。大多数患者在1~6个月可自发缓解。多巴胺拮抗剂(如氟哌啶醇、匹莫齐特和氯丙嗪)有助于改善症状,但尚缺乏对照研究。抗癫痫药物卡马西平和丙戊酸钠也可用于缓解症状,因副作用相对少,可能优于多巴胺拮抗剂。由于舞蹈症具有自限性,轻度孤立性舞蹈症通常不需要治疗。

【预后】

急性风湿热的预后取决于心脏病变的严重程度、复发次数及治疗反应。严重心脏炎、复发次数频繁、治疗不当或不及时者,可死于重度或顽固性心力衰竭、亚急性细菌性心内膜炎或形成慢性风湿性心瓣膜病。

【预防】

(一)风湿热的初级预防 早在青霉素被发现的几十年前,发达国家急性风湿热和风湿性心脏病的死亡率就出现了明显下降,这主要是得益于经济繁荣后生活、住房及卫生条件的改善。因此,注意居住卫生、预防上呼吸道感染、保持体育锻炼、提高健康水平是基本预防措施。对急性链球菌感染性疾病,应早期予以积极彻底的抗生素治疗。慢性扁桃体炎反复急性发作者(每年发作2次以上)应择期摘除扁桃体。使用疫苗预防链球菌感染可能是预防急性风湿热最有效的方法。但目前尚缺乏链球菌疫苗。

(二)预防风湿热复发 已患风湿热的患者,属于再发急性风湿热的高危患者,应连续应用抗生素,积极预防链球菌感染。一般推荐使用苄星青霉素120万单位,每月肌内注射1次。对青霉素过敏或耐药或无法获得苄星青霉素者,可改用红霉素0.25g,每天4次,或罗红霉素150mg,每天2次,疗程10天;或选用喹诺酮类抗生素,阿奇霉素,磺胺嘧啶或磺胺异噁唑,第一、二代头孢类抗生素或根据药敏结果选用敏感抗生素。

预防用药期限:风湿热合并心脏炎并有永久性瓣膜病变者,必须在末次风湿热发作后持续预防用药10年以上,且至少维持至40岁或终身预防;风湿热合并心脏炎而无瓣膜病变者,必须在末次风湿热发作后持续预防用药10年或更长时间直至成年;无心脏受累的风湿热患者,从风湿热末次发作起至少维持预防用药5年或年满21岁。

推荐阅读

1. GEWITZ M H, BALTIMORE R S, TANI L Y, et al. Revision of the Jones criteria for the diagnosis of acute rheumatic fever in the era of Doppler

echocardiography. A scientific statement from the American Heart Association[J]. Circulation,2015,131(20):1806-1818.

2. CUNNINGHAM M W. Streptococcus and rheumatic fever[J]. Curr Opin Rheumatol,2012,24(4):408-416.
3. MANYEMBA J, MAYOSI B M. Penicillin for secondary prevention of rheumatic fever[J]. Cochrane Data base Syst Rev,2002(3):CD002227.
4. ESSOP M R, PETERS F. Contemporary issues in rheumatic fever and chronic rheumatic heart disease[J]. Circulation, 2014, 130(24): 2181-2188.
5. CILLIERS A, ADLER A J, SALOOJEE H. Anti-inflammatory treatment for carditis in acute rheumatic fever[J]. Cochrane Database of Syst Rev, 2015(5):CD003176.
6. KARTHIKEYAN G, GUILHERME L. Acute rheumatic fever[J]. Lancet, 2018,392(10142):161-174.

第三章 系统性红斑狼疮

徐金华 秦海红

系统性红斑狼疮(systemic lupus erythematosus, SLE)是一种多发生于青年女性,累及多系统、多脏器的典型自身免疫性疾病。本病在大多数病例中起病缓慢,呈亚急性和慢性经过,缓解与复发交替出现。

【流行病学】

SLE 的全球患病率为(30~50)/10 万,我国 1985 年对上海 3.2 万纺织女工的调查显示,SLE 的患病率为 70.41/10 万,2010 年对上海 15 099 名常住居民调查显示,SLE 患病率为 19.47/10 万。SLE 的年发病率随地区、种族、性别和年龄等而异。发病以青壮年为主,多见于 15~45 岁。

【病因与发病机制】

SLE 的病因至今尚未完全清楚,大量研究显示 SLE 的发病与遗传和表观遗传、内分泌、环境因素(如感染、紫外线、药物)及免疫异常有关。

(一)遗传和表观遗传 SLE 是一种多基因遗传性疾病,其发病常需要多个基因的共同作用。单一基因(如补体 C1q 和 C4)的缺陷仅见于极少数病例。目前认为 HLA-Ⅱ类基因较Ⅰ类基因与 SLE 的相关性更为明显。遗传方面的危险因素列于表 22-3-0-1。

表 22-3-0-1 SLE 的遗传危险因素

单卵孪生发病一致率达 14%~57%
一级亲属中自身抗体和 T 抑制细胞功能异常者 5%~12%
频率增加:HLA-B8、DR2、DR3、DQA1、DQB1、C2、C4(特别是 C4A),CR1 缺陷,Fc 受体基因,IgG 某些基因,T 细胞受体(TCR)基因,染色体某些区域 1q41-42、1q23
自身抗体与基因的关联: 抗 DNA 与 DR2、DR3、DR7、DQB1 抗 Sm 与 DR4、DR7、DQW6 抗 RNP 与 DQW5、DQW8 抗 Ro/SSA 与 DR2、DR3、DQA1/DQB1、C2D 抗 La/SSB 与 DR3、DQW2、DQW3 抗心磷脂抗体与 DR4、DR7、DR53、DQW7

目前国内外共发现 100 多个 SLE 相关的单核苷酸多态性位点,它们主要位于免疫反应相关基因的非编码区。研究显示:①*NCF1/2*、*ATG5*、*ATG16L2* 基因多态性与自噬缺陷相关,*FCGR2A*、*ITGAM* 基因参与免疫复合物清除;②*IFIHI*、*MIR146A*、*IRF5*、*IRF7*、*TLR7*、*IRAK1* 基因多态性能够引起 TLR 或 IFN-I 信号通路传导异常;③*TNFAIP3*、*UBE2L3* 基因多态性影响 NF-κB 信号通路;④*STAT4*、*PTPN22*、*IL10*、*PXK*、*BANK1*、*BLK*、*ETS1*、*TNFSF13B*、*CSK*、*CD3-ζ* 和 *PP2Ac* 基因多态性与免疫细胞功能改变密切相关。

SLE 同时存在表观遗传调控异常。研究发现 SLE 患者 T 细胞:①基因组 DNA 总甲基化水平,甲基化敏感基因 *ITGAL*、*CD40LG*、*CD70*、*PPP2C* 和干扰素相关基因 *IRF5*、*IFIT2*、*STAT1*、*USP18* 调控序列 DNA 甲基化水平均降低;②存在组蛋白 H3 和 H4 高乙酰化;③存在 miR-21、miR-148a、miR146、miR-29b、miR-142 和 miR-125a 等多种微小 RNA(microRNA)表达异常,它们可能通过调控 DNA 甲基化和组蛋白修饰、影响 IFN 信号通路,从而参与 T 细胞异常活化;④存在多种长链非编码 RNA(lncRNAs)表达异常。

(二)内分泌因素——性激素及其代谢异常 在 SLE 患者中,育龄期女性的患病率比同龄男性高 9~15 倍,而青春期前和绝经期后的女性患病率略高于男性,这与育龄期女性雌激素/雄激素比值显著增高有关。复旦大学附属华山医院发现活动期患者雌激素受体(estrogen receptor, ER)容量显著高于静止期患者,也有报道示 SLE 患者外周血 $CD4^+$T 细胞 ER 表达水平较正常人升高。催乳素(PRL)和生长激素(GH)可刺激 SLE 患者的 B 淋巴细胞分泌抗双链 DNA(dsDNA)抗体,其 IgG 型抗体水平显著高于正常人。

(三)环境因素 多种病毒感染尤其是 EB 病毒、细小病毒 B19、内源性逆转录病毒和巨细胞病毒可能与 SLE 发病相关。紫外线照射可诱发或加重 SLE 患者病情活动。吸烟者发生狼疮的危险性是不吸烟者的 7 倍,但早期被动吸烟并不增加女性成年后发生 SLE 的风险。

药物也可以诱发狼疮。有报道认为药物性狼疮与药物的乙酰化水平和剂量有关。此外，药物还可能通过表观遗传学机制诱导红斑狼疮发生。目前已有多种药物报道可诱发SLE，高危类药物有普鲁卡因胺、肼屈嗪（肼苯达嗪）；中危类药物有奎尼丁、异烟肼、柳氮磺吡啶；低危类药物有甲基多巴、卡托普利、醋丁洛尔、氯丙嗪、米诺环素、卡马西平、丙硫氧嘧啶、D-青霉胺、氨苯磺胺和5-氨基水杨酸、TNF-α抑制剂。

（四）免疫异常　①巨噬细胞清除凋亡物质障碍，大量自身DNA或RNA作为抗原释放入血液中，诱导机体产生多种炎症因子和自身抗体；②树突状细胞过度激活或自发活化，协同刺激T细胞，导致外周免疫耐受状态打破；③T细胞亚群比例和功能失平衡，相关的细胞因子表达紊乱，进而激活B细胞；④NK细胞活性降低，对B细胞功能抑制作用减弱；⑤B细胞过度增殖和异常活化，自发产生多克隆免疫球蛋白和自身抗体；⑥中性粒细胞释放中性粒细胞胞外诱捕网（NETs）增多和清除障碍，促进单核细胞分泌大量炎症因子。

【病理】

SLE的基本病理变化包括结缔组织黏液样水肿、纤维蛋白样变性和坏死性血管炎。

狼疮性肾脏病理呈多样性，可表现为肾小球毛细血管壁纤维蛋白样变性或局灶性坏死，或毛细血管袢基底膜分节状增厚，"铁丝圈"样损害等。晚期肾小球纤维组织增多，血管闭塞，甚或与囊壁粘连而纤维化。狼疮肾炎分为Ⅰ~Ⅵ型：正常或轻微病变型（Ⅰ型），系膜增殖型（Ⅱ型），局灶节段增殖型（Ⅲ型），弥漫增殖型（Ⅳ型），膜型（Ⅴ型），肾小球硬化型（Ⅵ型）。具体参见第十七篇第八章第一节"狼疮性肾炎"。

心脏及心包结缔组织发生纤维蛋白样变性伴淋巴细胞、浆细胞、组织细胞和成纤维细胞的浸润，晚期发生纤维化。

肺脏病变初为肺小血管炎和小血管周围炎，后波及肺间质和实质，表现为间质肺泡壁和毛细血管的纤维蛋白样变性、坏死和透明性变，伴有淋巴细胞和浆细胞浸润。

神经系统可见小血管、毛细血管内皮细胞增殖和淋巴细胞等浸润，有广泛的微血栓和局限性软化灶等。

脾脏常有包膜纤维增厚，滤泡增殖，红髓内浆细胞增多，中心动脉出现特殊纤维化。

【临床表现】

SLE的临床表现复杂多样。多数起病隐匿，开始仅累及1~2个系统，表现为轻度的关节炎、皮疹、隐匿性肾炎和/或血小板减少性紫癜等。随着疾病的进展，多数患者逐渐出现多系统损害，仅有少数患者长期稳定在亚临床或轻型狼疮状态。SLE的自然病程多表现为病情的加重与缓解交替。

1. 皮肤和黏膜　80%~85%的SLE患者有皮肤表现。鼻梁和双侧颧颊部呈蝶形分布的水肿性红斑是SLE特征性的改变（图22-3-0-1）。其他皮肤损害包括光过敏、脱发、甲周红斑和指（趾）甲远端弧形斑、指（趾）腹红斑、盘状红斑、紫癜、结节性红斑、血管炎、脂膜炎、网状青斑和雷诺现象等。颜面部蝶形红斑、甲周红斑和指（趾）甲远端弧形斑具有特征性，是早期诊断SLE的重要依据。黏膜损害累及唇、颊、硬腭、齿龈、舌和鼻腔，约占20%。

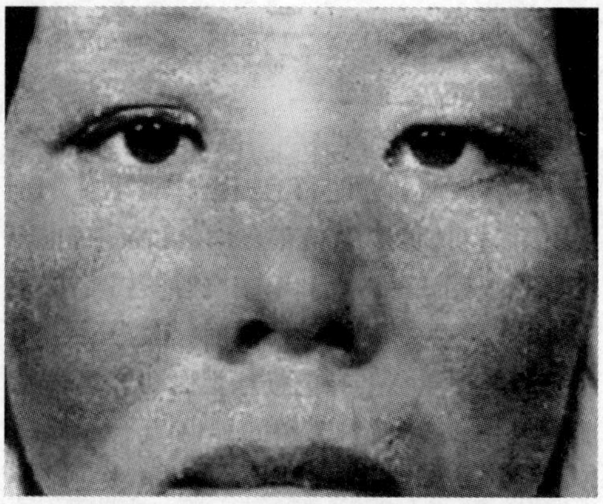

图22-3-0-1　系统性红斑狼疮典型皮疹

2. 发热　发热是SLE常见的全身症状，约占90%。患者的热型不一，以低热为多，疾病恶化时常有高热，伴畏寒、头痛。

3. 骨、关节和肌肉　90%以上患者有关节症状，主要为对称性多关节炎，常累及指（趾）关节。有关节肿胀和疼痛，但一般不引起骨质破坏。5%~40%的患者可发生无菌性骨坏死，其中以股骨头坏死最为常见，单侧或双侧肱骨头、胫骨头和胫骨嵴等亦可累及。还可有肌肉疼痛和显著的乏力感。

4. 肾脏　是SLE最常见和最严重的内脏损害，主要表现为肾炎或肾病综合征。肾炎时尿中出现红细胞、蛋白和管型。肾病综合征时，出现全身水肿、大量蛋白尿、低蛋白血症。早期肾功能正常，后期可出现尿毒症和肾性高血压。肾活检显示几乎所有SLE均有肾脏病理学改变，因此有条件的狼疮肾炎患者均应做肾活检，确定狼疮肾炎病变的类型及其活动性。

5. 心血管系统　心包炎最多见，可有心包积液。心肌炎亦常见。可有心内膜炎。心内膜炎波及瓣膜（多为二尖瓣）时，心前区常听到收缩期杂音。心包炎时患者可无症状，仅在心电图或超声心动图检查时发现。多数患者心前区不适、气急，心前区可听到心包摩擦音。心肌炎时可产生心动过速、奔马律、心脏扩大，最后可导致心力衰竭。心电图有相应改变，如低电压、ST段改变、T波低平或倒置、PR间期延长。心肌炎常与心包炎合并发生。可发生充血性心力衰竭与心律失常，以及心肌酶谱的升高。个别病例出现冠状动脉炎。

6. 呼吸系统　胸膜炎最常见，有时可合并胸腔积液。也可表现为间质性肺炎，出现咳嗽、呼吸困难、发绀、胸痛等症状。X线检查可显示双肺片状浸润，胸膜增厚或胸腔积液等。可引起肺不张以至呼吸衰竭。肺功能检查显示肺泡弥散功能下降。少数患者可发生肺栓塞，引起肺梗死，并可导致肺动脉高压，预后极差。

7. 神经系统　表现为各种各样的神经、精神症状，其中精神症状发生率高。主要为情绪变化和精神分裂症样改变。情绪变化轻者为抑郁状态，重者为痴呆。精神症状多变，常为可逆性，经系统治疗能减轻。神经症状主要表现为癫痫样发作，发生在SLE活动期或发病前数年。其他表现有脑出血、一过性脑缺血、偏瘫、痉挛性截瘫、脊髓炎、脑膜炎等。也可表现为视神经损害，可突然发生，常见为失明、外眼运动异常、视盘变化、单侧眼睑下垂、同侧偏盲等。运动神经损害多为舞蹈症及小脑共济失调，常见于抗心磷脂抗体阳性的患者。精神及神经病变可同时存在，其发生可能系脑血管炎所致。

8. 消化系统 消化道症状多为胃肠道血管发生血管炎和栓塞所致。临床症状包括食欲减退、恶心、呕吐、腹痛、腹泻、便血等，少部分以消化系统表现首发。SLE患者常有肝脏病变，表现为肝大、黄疸和肝功能异常。胰腺炎可以是少数SLE患者的最初表现，患者可有放射到背部的上腹部剧痛，伴恶心、呕吐和血清淀粉酶升高。重者可同时有皮下脂肪的坏死。

9. 造血系统 贫血常见，多为正细胞正色素性贫血。多有网织红细胞升高，Coombs试验阳性。可出现白细胞减少，一般为粒细胞和/或淋巴细胞减少。此外，治疗SLE的细胞毒药物也常引起白细胞减少，在临床中需注意。血小板减少，存活时间缩短，与血清中存在抗血小板抗体、抗磷脂抗体及骨髓巨核细胞成熟障碍有关。

10. 淋巴网状系统 约半数患者有局部或全身淋巴结肿大，一般无压痛，质较软，多见于颈部和腋下。病理检查显示慢性非特异性炎症。脾脏可中等度肿大。

11. 眼 约14%患者有视网膜病变。比较特征性的改变为眼底中心血管附近出现小圆或卵圆形白色混浊物，称丝棉样白斑，是肿胀的神经纤维和轴索结构增生及变性所致。其他有眼底出血、视盘水肿、角膜病变、结膜炎等。

12. 其他 SLE常继发干燥综合征，表现为口、眼干燥，部分患者可有腮腺肿大，血清抗Ro/SSA和抗La/SSB抗体常阳性。SLE可与皮肌炎、硬皮病和类风湿关节炎等重叠。还可合并其他自身免疫性疾病如重症肌无力、桥本甲状腺炎、天疱疮、类天疱疮和白塞病等。

【狼疮的特殊类型】

（一）皮肤型红斑狼疮（cutaneous lupus erythematosus，CLE） 急性皮肤型红斑狼疮的诊断主要依据皮疹特点、病史和实验室检查。亚急性皮肤型红斑狼疮的诊断主要依据皮疹特点和抗Ro/SSA、抗La/SSB抗体阳性。盘状红斑狼疮的诊断主要依据皮疹特点及皮肤病理检查，诊断困难者可做免疫荧光带试验。Gilliam JH根据皮损是否具有特征性的狼疮组织病理表现将CLE分为红斑狼疮特异性皮损（LE-specific skin lesions）和红斑狼疮非特异性皮损（LE-nonspecific skin lesions）两类。

1. 红斑狼疮特异性皮损 ①急性皮肤型红斑狼疮（acute cutaneous lupus erythematosus，ACLE）：是指在系统性疾病急性活动状态下发生的局限性或泛发性皮损。有时皮疹会非常严重，类似中毒性表皮坏死松解症样表现。包括局限性ACLE、泛发性ACLE和中毒性表皮坏死松解症样ACLE（TEN-like ACLE）。②亚急性皮肤型红斑狼疮（subacute cutaneous lupus erythematosus，SCLE）：皮损主要表现为丘疹鳞屑样和环形红斑样，好发于颈前V区、上胸部、肩背、上臂和前臂的伸侧及手背、指背等曝光部位，常伴高度光敏感。典型的SCLE皮损愈合后不留瘢痕，但可继发色素改变和毛细血管扩张。③慢性皮肤型红斑狼疮（chronic cutaneous lupus erythematosus，CCLE）：包括盘状红斑狼疮（discoid lupus erythematosus，DLE）、疣状红斑狼疮（又称增殖性红斑狼疮或肥厚性红斑狼疮）、深在性红斑狼疮（又称狼疮性脂膜炎）、肿胀性红斑狼疮和冻疮样红斑狼疮。在CCLE皮损中，局限性DLE进展为SLE的概率约为5%，泛发性DLE进展为SLE的概率约为20%，而狼疮性脂膜炎和肿胀性狼疮很少进展为SLE。

2. 红斑狼疮非特异性皮损 该类皮损在组织学上不具有苔藓样组织反应/交界面皮炎等LE特征性表现，常见的非特异性皮损有血管炎、恶性萎缩性丘疹病样皮疹、白色萎缩样皮疹、甲周毛细血管扩张、网状青斑和脱发。可见于其他自身免疫性疾病并可能反映疾病活动情况。

（二）药物性狼疮（drug-induced lupus） 与自发性SLE的区别在于：①发病年龄较大；②临床症状较轻，以全身症状、关节炎、浆膜炎为主要表现，肾脏、皮肤和中枢神经系统很少累及；③抗组蛋白抗体阳性率可高达95%，而抗dsDNA抗体和抗Sm抗体阳性率<5%；④血清补体水平不低；⑤相关药物停用后病情自行缓解。

（三）新生儿红斑狼疮（neonatal lupus erythematosus，NLE） 多见于女性新生儿，常在出生后3个月内发病。主要表现为环状红斑，好发于头、颈和眶周等暴露部位，有时非暴露部位也可受累。部分新生儿可伴完全性或不完全性房室传导阻滞，此外还可有血小板减少、白细胞减少、溶血性贫血、肝脾大和肾小球肾炎等。抗Ro/SSA抗体阳性为本病的血清学标志。本病通常为一过性，若仅有皮肤损害，多数病例在6~12个月内皮损自然消退，只有少数病例渐发展成SLE，伴有房室传导阻滞者预后较差。

（四）SLE合并抗磷脂综合征（antiphospholipid syndrome，APS） 抗磷脂（包括抗心磷脂、抗β_2糖蛋白1和狼疮抗凝物质）抗体（antiphospholipid antibodies，aPL）见于30%~40%的SLE患者，约50% aPL阳性的患者在10~20年随访过程中进展为APS。aPL水平与狼疮肾炎预后、妊娠并发症和血栓栓塞事件风险升高密切相关。伴APS的狼疮患者常具有以下临床特点：血小板减少、网状青斑、心瓣膜病、肺动脉高压、中枢神经系统疾病及肾脏病。APS肾病，其组织学特征为血栓性微血管病和慢性血管损害，积极的免疫抑制和抗凝治疗可缓解病情。灾难性抗磷脂综合征（catastrophic antiphospholipid syndrome，CAPS）表现为多发血栓形成、多器官功能衰竭和血小板减少，常危及生命。

（五）妊娠与SLE活动期 SLE患者妊娠存在流产、早产、死胎和诱发母体病情加重的风险，应避免怀孕。若患者不伴重要脏器损害、病情稳定1年以上，细胞毒药物及免疫抑制剂（环磷酰胺、甲氨蝶呤等）停药半年，小剂量激素（≤10mg/d）维持时可考虑怀孕。通常，在妊娠后期至产后6周内，患者较易出现病情加重。泼尼松能控制疾病活动，妊娠时继续用药，分娩时适当增加其用量。此外,血清抗 Ro/SSA 阳性的患者,在妊娠开始至分娩后的 6 个月内需注意连续监测胎儿及新生儿,以便及早发现和处理新生儿狼疮。

【实验室检查】

（一）一般检查

1. 血常规　活动性 SLE 患者常有红细胞减少,可发生溶血性贫血,白细胞和血小板往往亦降低。

2. 尿常规　活动期 SLE 患者常出现蛋白尿、血尿。

3. 血沉　活动期 SLE 可明显加快,缓解期恢复正常。

4. 血清蛋白　活动期 SLE 患者可出现白蛋白降低,α_2 和 γ 球蛋白升高,纤维蛋白原升高,冷球蛋白和冷凝集素升高。

（二）免疫学检查

1. 免疫球蛋白　活动期 SLE 患者血清 IgG、IgA、IgM 均增高,以 IgG 为著,非活动期患者可正常或轻度升高。有大量蛋白尿的慢性患者,血清 IgG 值可降低。

2. 补体　75%～90%的 SLE 患者血清补体减少,以 C3、C4 为主。活动期患者更为显著。

3. 类风湿因子　20%～40%的 SLE 患者阳性。

4. 狼疮带试验(lupus band test,LBT)　皮肤直接免疫荧光显示表皮和真皮连接处局限性免疫球蛋白沉积带。慢性萎缩性或角化过度皮损的荧光带呈团块状,新发的 SLE 皮损呈颗粒状或细线状,而在 SLE 正常皮肤呈点彩状。此免疫荧光带为免疫球蛋白(主要为 IgG,其次为 IgM)与补体(C3 和 C4)在表皮和真皮连接处沉积所致。

（三）自身抗体检查

1. 抗核抗体(ANAs)　采用间接免疫荧光法检测,底物常选用 Hep-2、Hela 细胞。通常血清滴度≥1∶80 有临床意义。ANAs 滴度与疾病活动度并非完全平行,而取决于患者抗核抗体谱的组成。主要包括:

(1) 抗脱氧核糖核酸(DNA)抗体:包括抗双链 DNA(dsDNA)和抗单链 DNA(ssDNA)抗体两种。抗 dsDNA 抗体是 SLE 主要致病性抗体,与疾病活动度,特别是肾脏损害有关。可作为监测 SLE 病情变化及药物疗效的指标。

(2) 抗脱氧核糖核酸核蛋白(DNP)及组蛋白抗体:前者与 LE 细胞形成有关,SLE 阳性率约为 70%;后者 SLE 阳性率为 30%～50%,但药物性狼疮阳性率可达 95%以上。

(3) 抗核小体抗体(AnuA):在活动性狼疮和狼疮肾炎判断中的敏感度约 70%,特异度达 97.3%～99%,在抗 dsDNA 和抗 Sm 抗体均阴性时有临床意义。

(4) 抗可提取性核抗原(ENAs)抗体:是一组针对细胞内可提取核抗原的抗核抗体。由于该类核抗原可溶于生理盐水中,故将其称为生理盐水可提取的核抗原。实际上 ENAs 也包括了一部分胞质抗原——既在核内又在胞质内的抗原。目前发现与 LE 关联的有:

1) 抗 Sm 抗体:SLE 标记性抗体,阳性率 30%,与病情活动度及脏器损害无相关性。

2) 抗 U1RNP 抗体:SLE 阳性率约为 40%,混合结缔组织病患者阳性率 95%。该抗体阳性患者雷诺现象发生率高。

3) 抗 Ro/SSA 和 La/SSB 抗体:抗 Ro/SSA 抗体在 SLE 中的阳性率为 30%～40%,在 SCLE 中阳性率为 63%,由于该抗体能通过胎盘,因而可用于新生儿狼疮的筛查;抗 La/SSB 抗体在 SLE 中的阳性率为 10%～20%。抗 Ro/SSA 和抗 La/SSB 抗体与干燥综合征、新生儿红斑狼疮和光敏感的发生相关。

4) 抗核糖体 RNP(rRNP)抗体:SLE 患者中阳性率 10%,对 SLE 诊断有高度特异性,与 SLE 中枢神经系统受累有关。

2. 抗磷脂抗体　主要针对磷脂和磷脂辅蛋白的一组自身抗体。临床开展的检测抗体包括抗心磷脂抗体、抗 β_2 糖蛋白 1 抗体和狼疮抗凝物三种。SLE 患者有 30%～40% 阳性,与血小板减少、自发性流产或死胎、血栓形成、血管炎及神经系统病变有关。

3. 梅毒生物学假阳性反应　2%～15%的 SLE 患者阳性。

【诊断】

在我国人群广泛使用的是美国风湿病学会(ACR)1997 年推荐的 SLE 分类标准(表 22-3-0-2)。

表 22-3-0-2　美国风湿病学会(ACR)1997 年修订的 SLE 分类标准

标准
(1) 颊部红斑:固定红斑,扁平或高起,在两颧突出部位红斑
(2) 盘状红斑:片状高起于皮肤的红斑,黏附有角质脱屑和毛囊栓;陈旧性病变可发生萎缩性瘢痕
(3) 光过敏:对日光有明显的反应,引起皮疹,从病史中得知或医师观察而来
(4) 口腔溃疡:经医师观察到的口腔或鼻咽部溃疡,一般为无痛性
(5) 关节炎:非侵蚀性关节炎,累及 2 个或更多的外周关节,有压痛、肿胀或积液
(6) 浆膜炎:胸膜炎或心包炎
(7) 肾脏病变:尿蛋白>0.5g/24h 或(+++),或管型(红细胞、血红蛋白、颗粒或混合管型)
(8) 神经病变:癫痫发作或精神病,除外药物或已知的代谢紊乱
(9) 血液学疾病:溶血性贫血或白细胞减少,或淋巴细胞减少,或血小板减少
(10) 免疫学异常:抗 dsDNA 抗体阳性,或抗 Sm 抗体阳性,或抗磷脂抗体阳性(包括抗心磷脂抗体或狼疮抗凝物或至少持续 6 个月的梅毒血清试验假阳性三者中具备一项阳性)
(11) 抗核抗体:在任何时间和未用药物诱发"药物性狼疮"的情况下,抗核抗体滴度异常
诊断
符合上述标准中的 4 项或 4 项以上者,在除外感染、肿瘤和其他结缔组织病后,可诊断 SLE,同时具备第 7 条肾脏病变者,可诊断为狼疮肾炎

2012 年国际狼疮研究临床协作组（SLICC）发布了 SLE 分类标准的修订版。该分类标准包括 11 条临床标准和 6 条免疫学标准，见表 22-3-0-3。

2019 年美国风湿病学会（ACR）和欧洲抗风湿病联盟（EULAR）联合提出了新的基于积分系统的 SLE 分类诊断标准（表 22-3-0-4）。

表 22-3-0-3　国际狼疮研究临床协作组 2012 年发布的 SLE 分类标准

临床标准
（1） 急性或亚急性皮肤型狼疮
（2） 慢性皮肤型狼疮
（3） 口鼻部溃疡
（4） 非瘢痕性脱发
（5） 关节炎
（6） 浆膜炎：胸膜炎和心包炎
（7） 肾脏病变：24 小时尿蛋白>0.5g 或有红细胞管型
（8） 神经病变，如癫痫、精神病、多发性单神经炎、脊髓炎、外周或脑神经病变、急性精神混乱状态
（9） 溶血性贫血
（10） 至少一次白细胞减少（<4×10^9/L）或淋巴细胞减少（<1×10^9/L）
（11） 至少一次血小板减少（<100×10^9/L）
免疫学标准
（1） ANA 阳性
（2） 抗 dsDNA 抗体阳性（ELISA 方法则需 2 次阳性）
（3） 抗 Sm 抗体阳性
（4） 抗磷脂抗体阳性：狼疮抗凝物阳性，或梅毒血清学试验假阳性，或中高水平阳性的抗心磷脂抗体，或 β_2 糖蛋白 1 阳性
（5） 补体降低：C3、C4 或 CH50
（6） 直接抗人球蛋白（Coombs）试验阳性（无溶血性贫血）
诊断
确定 SLE 需符合：满足上述标准中的 4 项，且至少包括 1 条临床标准和至少 1 条免疫学标准；或肾活检证实为狼疮肾炎同时 ANA 阳性或抗 dsDNA 抗体阳性

表 22-3-0-4　ACR/EULAR2019 年提出的 SLE 分类标准

入围标准	ANA 阳性史（Hep-2 免疫荧光法≥1∶80 或同等试验阳性）	
项目	评价指标	权重/分
临床表现		
全身症状	发热>38.3℃	2
血液系统	白细胞减少：<4×10^9/L	3
	血小板减少：<100×10^9/L	4
	自身免疫性溶血：①存在溶血证据，网织红细胞升高，血红蛋白下降，非结合胆红素升高，乳酸脱氢酶（LDH）升高；②Coombs 试验阳性	4
神经系统	谵妄：①意识改变或唤醒水平下降；②症状发展时间数小时至 2 天内；③一天内症状起伏波动；④认知力急性或亚急性改变，或行为、情绪改变或受影响	2
	精神症状：无洞察力的妄想或幻觉，但没有精神错乱	3
	癫痫：癫痫大发作或部分/病灶性发作	5
皮肤黏膜	非瘢痕性脱发	2
	口腔溃疡	2
	亚急性皮肤型红斑狼疮或盘状红斑狼疮	4
	急性皮肤型红斑狼疮	6

续表

入围标准	ANA 阳性史(Hep-2 免疫荧光法≥1∶80 或同等试验阳性)	
项目	评价指标	权重/分
浆膜炎	胸腔积液或心包积液	5
	急性心包炎	6
肌肉骨骼	关节受累:滑膜炎≥2 个关节或压痛≥2 个关节+晨僵≥30 分钟	6
肾脏	蛋白尿>0.5g/24h	4
	肾脏活检示Ⅱ型或Ⅴ型狼疮肾炎	8
	肾脏活检示Ⅲ型或Ⅳ型狼疮肾炎	10
免疫学表现		
抗磷脂抗体	抗心磷脂抗体或抗 β_2 糖蛋白 1 抗体或狼疮抗凝物阳性	2
补体	低 C3 或低 C4	3
	低 C3 和低 C4	4
SLE 特异性抗体	抗 dsDNA 抗体阳性或抗 Sm 抗体阳性	6

注:附加准则:当有其他疾病可以解释症状时,不将其视为满足一条标准。至少满足一条临床和免疫学标准。SLE 分类诊断标准至少满足一条临床标准且总分≥10 分。标准不需要同时满足。在每个部分中,只有最高分值的标准才计入总分。

【病情评估】

SLE 的各种临床症状,特别是新近出现的症状,与疾病活动相关。此外,多数与 SLE 相关的实验室指标也可提示病情活动。SLE 病情活动的主要表现有:中枢神经系统受累,肾脏受累,血管炎,关节炎,肌炎,发热,皮肤黏膜表现,胸膜炎、心包炎,低补体血症,DNA 抗体滴度增高,血三系减少及血沉增快等。目前国际上通用的几个用于评估 SLE 病情活动性的标准包括 BILAG、SLEDAI 和 SLAM 等,其中 SLEDAI 最为常用(表 22-3-0-5):0~4 分,基本无活动;5~9 分,轻度活动;10~14 分,中度活动;≥15 分,重度活动。

表 22-3-0-5　SLEDAI-2000

计分/分	临床表现	定义
8	癫痫样发作	近期发作,除外代谢、感染及药物因素
8	精神症状	严重的认知障碍,因而正常活动能力改变,包括幻觉、思维无连贯性、不合理、思维内容缺乏、无衔接、行为紧张、怪异、缺乏条理。除外尿毒症及药物引起
8	器质性脑病综合征	大脑功能异常,定向力、记忆力及其他智力障碍,临床表现突出并有波动性,包括意识模糊、对周围环境注意力不集中,加上以下至少 2 项:认知障碍、语言不连贯、嗜睡或睡眠倒错、精神运动增加或减少。需除外代谢性、感染性及药物因素
8	视力受损	SLE 的视网膜病变,包括絮状渗出、视网膜出血、严重的脉络膜渗出或出血及视神经炎。需除外高血压、感染及药物因素
8	脑神经异常	新发的包括脑神经在内的感觉或运动神经病
8	狼疮性头痛	严重持续的头痛,可以为偏头痛,但必须对镇痛药无效
8	脑血管意外	新发的脑血管意外,除外动脉硬化
8	血管炎	溃疡、坏疽、痛性指端结节,甲周梗死。片状出血、活检或血管造影证实存在血管炎
4	关节炎	2 个以上关节疼痛及炎症表现,如压痛、肿胀及积液
4	肌炎	近端肌肉疼痛或无力,合并肌酸磷酸激酶(CPK)或醛缩酶升高,肌电图或肌活检存在肌炎
4	管型尿	出现颗粒管型或红细胞管型
4	血尿	尿中红细胞>5 个/HP。除外结石、感染或其他因素
4	蛋白尿	>0.5g/24h
4	脓尿	尿中白细胞>5 个/HP。除外感染

续表

计分/分	临床表现	定义
2	皮疹	炎性皮疹
2	脱发	异常片状或弥漫性脱发
2	黏膜溃疡	口、鼻溃疡
2	胸膜炎	出现胸膜炎性疼痛，有胸膜摩擦音或胸腔积液或胸膜增厚
2	心包炎	心包疼痛，加上以下至少一项：心包摩擦音、心包积液或心电图或心脏彩超证实
2	低补体	CH50、C3、C4 低于正常值
2	抗 dsDNA 抗体增加	>25%（Farr 法）或高于检测范围
1	发热	>38℃。需除外感染
1	血小板降低	$<100\times10^9/L$
1	白细胞减少	$<3\times10^9/L$，需除外药物因素

注：上述评分为前 10 天之内的症状和检查。SLEDAI. 系统性红斑狼疮疾病活动性指数。

狼疮危象指急性且危及生命的重症 SLE，如急进性狼疮肾炎、严重的中枢神经系统损害、严重的溶血性贫血、血小板减少性紫癜、粒细胞缺乏症、严重心脏损害、严重狼疮性肺炎/肺出血、严重狼疮性肝炎、严重血管炎等。

【治疗】

（一）患者宣教　鼓励患者树立乐观情绪，正确认识疾病，消除恐惧心理，建立战胜疾病的信心；生活规律化，注意劳逸结合；教育患者理解规则用药和长期随访的意义和必要性，学会自我认识疾病活动的征象，遵从医嘱，配合治疗；嘱咐患者避免各类诱因刺激，如急慢性感染、紫外线暴露、肼屈嗪、普鲁卡因胺、青霉胺、抗生素和磺胺类药物等口服药物和刺激性外用药，坚持使用防晒霜和遮光衣物；女性患者还应注意避孕，特别是活动期或伴严重脏器损害的患者。

（二）药物治疗　SLE 目前没有根治的办法，但合理有效的治疗方案可使大多数患者达到病情缓解。早期诊断和早期治疗，可以避免或延缓组织脏器发生不可逆性损害，有助于改善预后。强调个体化，同时权衡风险/效果比。

1. 轻型 SLE 的药物治疗

（1）局部用药：对于少量局限性皮损，可使用中效至超强效的糖皮质激素软膏和钙神经素抑制剂（如他克莫司软膏和吡美莫司乳膏）。面部应尽量避免外用强效激素，若使用，疗程不应超过 1 周。

（2）抗疟药：能够抑制免疫系统的过度活化，还可影响紫外线吸收并阻挡紫外线对皮肤的伤害，对于控制皮疹和减轻光敏感效果好。常用羟氯喹 200mg，每天 2 次；维持剂量 100mg，每天 2 次。

（3）沙利度胺：对抗疟药不敏感的顽固性皮损可选择，常用量 25~75mg/d。用药期间患者应注意避孕，1 年内有生育计划的患者禁用，同时应注意该药对神经系统的副作用。

（4）非甾体抗炎药（NSAIDs）：如布洛芬缓释胶囊、双氯芬酸钠和美洛昔康等，并可根据需要选用选择性环氧合酶-2（COX-2）抑制剂，可用于控制关节炎。应注意消化道溃疡，出血，肾、肝功能等方面的副作用。

（5）小剂量激素：泼尼松（≤10mg/d）有助于控制病情。

（6）中药制剂：雷公藤如雷公藤多苷片、昆明山海棠，疗效确切。长期使用对生殖系统有明显不良反应，可引起闭经或不孕，故未婚或婚后未育者慎用。同时还应注意白细胞减少、转氨酶升高等。

2. 中度活动型 SLE 的治疗

（1）糖皮质激素：个体化糖皮质激素治疗可显著抑制炎症反应，对淋巴细胞有直接细胞毒作用，抑制抗原抗体反应。通常泼尼松剂量为 0.5~1mg/（kg·d）。

（2）免疫抑制剂

1）甲氨蝶呤（methotrexate，MTX）：剂量为 7.5~15mg，每周 1 次。主要用于关节炎、肌炎、浆膜炎和血管炎为主的 SLE。其不良反应主要包括胃肠道反应、口腔黏膜糜烂、肝功能损害和骨髓抑制，偶见药物性肺炎和药物性肝肺纤维化。

2）硫唑嘌呤（azathioprine，AZA）：硫唑嘌呤是嘌呤类似物，通过抑制 DNA 合成抑制淋巴细胞的增殖，具有抗炎和免疫抑制双重作用。使用剂量为 1~2.5mg/（kg·d），常用剂量 50~100mg/d。副作用主要包括骨髓抑制、胃肠道反应和肝肾功能损害等。少数对药物特别敏感的患者可在用药初期引起白细胞减少，停药后 2~3 周内恢复正常，而少数病情严重者需按粒细胞缺乏或急性再生障碍性贫血处理，这类患者应终生禁用该药。

3. 重型 SLE 的治疗

（1）糖皮质激素：是目前治疗重型 SLE 的首选药物。泼尼松（强的松）的剂量为 1~1.5mg/（kg·d）。病情稳定后可开始减量，以每 1~2 周减 10% 为宜，减至 0.5mg/（kg·d）后应按病情适当延长减量间隔时间，维持量应尽可能小于 10mg。减量前需确认患者病情持续稳定，对于病情不稳定者，可暂时维持原剂量不变或酌情增加剂量，也可考虑加用环磷酰胺、硫唑嘌呤、甲氨蝶呤等联合治疗。联合用药不仅能提高疗效，还可减少激素用量及其不良反应。

（2）免疫抑制剂：适用情况包括单独用糖皮质激素无效者；不能耐受长期大量糖皮质激素治疗者；狼疮肾炎；狼疮危象（与甲泼尼龙冲击疗法合用）；急性症状控制后需进一步减少激素维持量或更顺利地逐渐递减激素者。主要药物包括：

1）环磷酰胺（cyclophosphamide，CTX）：属于细胞周期非特异性药物。干扰 DNA 和 RNA 的功能，与 DNA 发生交叉联结，阻抑 DNA 的合成，对 S 期作用较为明显。CTX 对重症 SLE，特别是狼疮肾炎和血管炎有效。目前普遍采用的是大剂量 CTX 冲击疗法：0.5～1.0g/m^2 体表面积，每 3～4 周 1 次。通常在用药 6～12 个月后可达到病情缓解，而后续应用硫唑嘌呤、吗替麦考酚酯等药物的巩固治疗维持 1～2 年。常见副作用包括感染、可逆性骨髓抑制、性腺抑制（特别是在女性，可引起卵巢功能衰竭）、胃肠道反应、脱发和肝功能损害等。

2）环孢素（cyclosporin A，CsA）：CsA 可特异性抑制 T 淋巴细胞产生 IL-2。CsA 对Ⅴ型狼疮肾炎有效，常用剂量为 3～5mg/(kg·d)，分 2 次口服。用药期间注意监测血压、肝肾功能（包括尿酸）和血钾等，有条件者可监测血药浓度以便于调整剂量。若血肌酐水平较用药前升高 30%，需要减药或停药。CsA 对狼疮肾炎的总体疗效不及 CTX 冲击疗法，但它对血液系统受累患者的疗效较其他免疫抑制剂安全。

3）吗替麦考酚酯（mycophenolate mofetil，MMF）：吗替麦考酚酯为次黄嘌呤单核苷酸脱氢酶抑制剂，可抑制嘌呤合成途径，从而抑制淋巴细胞活化。目前推荐作为增殖性狼疮肾炎（Ⅲ型、Ⅳ型）首选用药之一。MMF 肝肾毒性小，对卵巢功能抑制作用小，不增加恶性肿瘤发生率，副作用总体低于 CTX。常用剂量为 1～2g/d，分 2 次口服；病情缓解后药物减量，维持期用量为 250～500mg/d。

4）硫唑嘌呤和甲氨蝶呤见前述。

5）来氟米特（leflunomide，LFM）：是一种嘧啶合成抑制剂，通过活性代谢产物 A77 1726 抑制二氢乳清酸脱氢酶而发挥作用。国内临床试验提示，来氟米特对增生性狼疮肾炎有效，每天剂量 20～40mg。来氟米特主要不良反应包括胃肠道功能紊乱、高血压、脱发、粒细胞减少和转氨酶升高等。

（3）大剂量静脉输注免疫球蛋白（IVIG）：适用于狼疮危象、激素或免疫抑制剂治疗无效、合并全身严重感染和 SLE 患者妊娠伴有抗磷脂综合征等情况者。方法为 400mg/(kg·d) 静脉滴注，连续 3～5 天为 1 个疗程。

4. 狼疮危象的治疗　通常采用大剂量甲泼尼龙（methylprednisolone，MP）冲击治疗，同时辅以对症支持治疗。在患者顺利度过危象期后，应按重型 SLE 进行后续治疗。甲泼尼龙冲击疗法的具体用法为：500～1 000mg，每天 1 次，连续 3 天为 1 疗程，冲击后/间隔期需给予泼尼松 0.5～1mg/(kg·d)，冲击次数和间隔期长短应视具体病情而定。同步联合其他药物（如 CTX 冲击疗法、血浆置换等）共同治疗。用药前后需注意预防感染。

5. 合并抗磷脂综合征的治疗　伴 aPL 阳性但无 APS 临床症状的 SLE 患者，通常给予羟基氯喹（200～400mg/d）和/或小剂量阿司匹林（75～100mg/d）口服，预防动、静脉血栓形成。羟基氯喹可减少 aPL 的生成，抗血小板聚集，近期有研究显示其可保护 APS 患者不发生血栓。对曾有血栓形成者，应使用华法林防止复发，首次剂量为 5～20mg，此后每天维持量为 2.5～7.5mg，开始可与肝素或低分子量肝素合用，待华法林发挥作用后可停用肝素或低分子量肝素，用药期间定期检测出凝血功能，调整用量，目标是使患者的凝血酶原时间延长>50%，活动度降至 20%～30%，INR 维持在 2.0～3.0。对于合并 CAPS 的 SLE 患者，常给予抗凝剂、大剂量糖皮质激素联合丙种球蛋白静注或血浆置换治疗。

6. 生物制剂治疗　生物制剂的靶向位点目前主要包括靶向 B 淋巴细胞、靶向 T 淋巴细胞、抑制细胞因子活化、诱导对自身抗原的免疫耐受、抑制补体活化等。目前推荐临床使用的有抗 BAFF（B 细胞激活因子）和抗 CD20 单抗。

（1）抗 BAFF 单抗：贝利尤单抗（belimumab）是一种针对 BAFF 的全人源化 IgG1-λ 单克隆抗体。2011 年，美国食品药品监督管理局（FDA）批准贝利尤单抗用于治疗活动性、自身抗体阳性且正在接受标准治疗的成年 SLE 患者。研究显示贝利尤单抗可缓解 SLE 患者症状并改善预后，尤其对肾脏病情缓解率更高，且出现第一次缓解所需时间更短、复发率更低、耐受性良好。最常见的不良反应包括关节痛、上呼吸道感染、头痛、疲劳和呕吐，严重的输液和超敏反应少见，严重感染发生率随时间而降低。

（2）抗 CD20 单抗：利妥昔单抗（rituximab，RTX）是针对 B 淋巴细胞表面 CD20 的人鼠嵌合型单克隆抗体。1997 年被美国 FDA 批准用于治疗淋巴瘤，2012 年 ACR 建议利妥昔单抗可用于诱导治疗 6 个月后肾炎未得到改善甚至恶化的狼疮肾炎患者，或环磷酰胺和吗替麦考酚酯治疗均失败的患者。近年来，国内研究也证实利妥昔单抗对难治性狼疮，尤其是狼疮性脑病、自身免疫性血小板减少有效，有望成为新的 SLE 诱导缓解药物。推荐的治疗方案为 375mg/m^2 体表面积，静脉注射，每周 1 次，共 4 周；或 1 000mg，静脉注射，2 周后重复 1 次。

7. 血液净化　血液净化应包括血液透析、血液滤过、血液灌流、血浆置换和免疫吸附等。其原理是除去机体特异性自身抗体、免疫复合物及参与组织损伤的非特异性炎症介质（如补体、C 反应蛋白和纤维蛋白原等），一般在多脏器损害、激素疗效不明显、器质性脑病综合征、全血细胞减少及急进性肾炎等重症病例进行。一般每次置换 1～1.5L，每周 2～6L，分 2～3 次进行，持续 2～3 周。该法对急重症 SLE 患者效果显著，但疗效持续时间短，且价格昂贵。

8. 自体干细胞移植　选择对象为难治性患者，部分重症患者或难治性患者经自体骨髓或造血干细胞移植病情获得缓解或减轻。目前不推荐为常规治疗方案，有条件时可视患者具体情况选择应用。

（三）辅助治疗

1. 透析疗法与肾移植　晚期肾损害病例伴肾衰竭者，如一般情况尚好，可进行血液透析或腹膜透析，以改善氮质血症等情况。肾移植需在肾外损害静止时进行，用亲属肾做移植，2年存活率为60%~65%，尸体肾移植为40%~45%。

2. 缺血性骨坏死的治疗　早期患者应尽量减少糖皮质激素用量，保护关节不受各种重力，并可试用骨髓减压术。股骨头坏死的晚期病例需手术治疗。

3. 中医中药　本病可分为热毒炽盛、阴虚血虚、毒邪攻心、肝郁血瘀等，临床辨证后施治。此外，雷公藤制剂、红藤制剂及复方金荞麦片均可应用。雷公藤对关节痛、血管炎性皮损及狼疮肾炎疗效较好，但不良反应包括闭经、月经减少、月经周期紊乱、子宫和卵巢萎缩、胃肠道症状、肝功能损害、白细胞低下等，育龄期妇女需慎用。

4. 内分泌疗法　尚有试用环丙孕酮（cyproterone）、溴隐亭（bromocriptine）、达那唑（danazol）及他莫昔芬（tamoxifen）治疗的先例，具有一定疗效。

【预后】

SLE的1年存活率为96%，5年存活率为90%，而10年存活率也已超过80%。急性期患者死亡的主要原因是多脏器严重损害和感染，特别是伴有严重神经精神性狼疮和急进性狼疮肾炎的患者，病死率较高；慢性肾功能不全和药物（特别是长期使用大剂量激素）的不良反应，包括冠状动脉粥样硬化性心脏病等，是SLE远期死亡的主要原因。

推荐阅读

1. 王侠生，徐金华，张学军. 现代皮肤病学[M]. 4版. 上海：上海大学出版社，2019.
2. 中华医学会风湿病学分会. 2020中国系统性红斑狼疮诊疗指南[J]. 中华内科杂志，2020，59(3)：172-185.
3. FANOURIAKIS A，KOSTOPOULOU M，ALUNNO A，et al. 2019 Update of the EULAR recommendations for the management of systemic lupus erythematosus[J]. Ann Rheum Dis，2019，78(6)：736-745.
4. TEDESCHI S K，JOHNSON S R，BOUMPAS D，et al. Developing and refining new candidate criteria for systemic lupus erythematosus classification：an international collaboration[J]. Arthritis Care Res (Hoboken)，2018，70(4)：571-581.
5. DURCAN L，O'DWYER T，PETRI M. Management strategies and future directions for systemic lupus erythematosus in adults[J]. Lancet，2019，393(10188)：2332-2343.
6. ARINGER M，COSTENBADER K，DAIKH D，et al. 2019 European League Against Rheumatism/American College of rheumatology classification criteria for systemic lupus erythematosus[J]. Arthritis Rheumatol，2019，71(9)：1400-1412.

第四章　类风湿关节炎

姜林娣

类风湿关节炎（rheumatoid arthritis，RA）是一种常见的以关节慢性炎症性病变为主要表现的全身性自身免疫性疾病。RA主要侵犯外周关节，肺、心、神经系统、血液、眼等其他器官或组织亦可受累。主要病理变化为滑膜细胞增生，炎症细胞浸润，血管翳形成并侵蚀软骨及骨组织，滑膜持续炎症导致关节结构的破坏、畸形和功能丧失。

【流行病学】

RA几乎见于全世界所有的地区和各个种族，各地成人年发病率为(2~4)/10 000，患病人数约占世界总人口的1.0%。在某些人群中如北美印第安人可高达5.0%，在我国为0.32%~0.36%。RA可以发生在任何年龄，但更多见于30岁以后，女性高发年龄为45~54岁，男性随年龄增加而上升。女性易患本病，女性与男性罹患本病的比例为3∶1。

【病因】

RA的病因尚未完全阐明。遗传、激素、环境等因素参与RA发病。

（一）遗传因素　RA一级亲属年发病率为10%，患病OR为4.4。同卵双生子共患病率为21%~32%，高于异卵双生子(9%)，提示遗传因素在RA发病中的作用。与RA易感性相关的DR4亚型有*DRB1*0401*、*DRB1*0404*、*DRB1*0405*、*DRB1*0408*和*DRB1*0410*。不同种族*HLA-DRB1*亚型存在差异。我国学者报道，汉族人RA患者*HLA-DR4*阳性率为43%~54%，*HLA-DR4*阳性者患RA的相对危险性是阴性者的5~7倍。目前认为与RA相关的*DR4*亚型β链第三高变区70~74位点氨基酸序列具有高度的保守型，称之为"易感基因"或"共同表位"，参与致病抗原肽的提呈，且*DR4*阳性者关节破坏发生早，关节外表现多，预后较差。

*DQ*等位基因某些亚型增加了RA危险，且独立于*DR*；另一方面，与*DR*连锁增强RA易感性。国内研究提示RA的易感性*DR4/DQA1*0301*、*DR4/DQB1*0401*基因型是汉族人易感基因。

（二）感染因素　支原体、EB病毒、细小病毒B19、风疹病毒、结核分枝杆菌、逆转录病毒等病原体都被认为可能是RA的病因，但是迄今未能在滑膜组织或关节积液中发现微生物。近期流行病学调查提示牙周炎与RA相关，牙龈卟啉单胞菌是牙周炎的常见致病菌，具有精氨酸脱亚胺酶活性，后者可以催化蛋白质分子中精氨酸残基脱亚氨基产生含瓜氨酸的蛋白质，而瓜氨酸化烯醇酶肽-1又是RA的抗原表位，因此，推测牙龈卟啉单胞菌感染触发RA发病。

（三）性激素　女性易患RA，绝经期前妇女的发病率显著高于同龄期的男性；75%患者妊娠期间病情缓解；上述现象提示性激素在RA发病中的可能作用。

（四）吸烟　吸烟引发肺部慢性炎症，诱导抗瓜氨酸肽自身抗体的产生，与RA疾病进展有关。

【发病机制】

RA是在易感基因基础上，由环境因素如感染、吸烟等启动了T细胞活化和自身免疫反应，致炎性细胞因子、自身抗体、氧自由基大量增多，导致了全身系统性炎症和关节组织的炎症损伤、滑膜增生、骨和软骨结构破坏。

RA外来的抗原可能是某些病毒和细菌等微生物的致病性抗原蛋白或多肽，与*HLA-DRB1* 0401*及** 0404*有共同的氨基酸序列，通过分子模拟机制诱发了自身免疫反应。机体潜在的自身抗原包括HLA-DR4（QKRAA）、热激蛋白、免疫球蛋白（IgG）、Ⅱ型胶原、gp39软骨抗原、蛋白多糖等，致病抗原被滑膜组织中的巨噬细胞样滑膜细胞、树突样细胞、巨噬细胞等吞噬、加工和处理，激活T细胞，并在局部释放大量的白细胞介素-1（interleukin-1，IL-1）、粒细胞-巨噬细胞集落刺激因子（granulocyte-macrophage colony-stimulating factor，GM-CSF）、肿瘤坏死因子（tumor necrosis factor，TNF）、γ干扰素（IFN-γ）、IL-6等细胞因子，诱发了关节及关节外一系列炎症和损伤。入侵抗原同时被前B淋巴细胞吞噬并提呈给T细胞，在Th2细胞因子IL-4、IL-5等的促发下前B细胞增殖分化，产生针对IgG Fc段的自身抗体类风湿因子（rheumatic factor，RF）。在关节腔内形成的免疫复合体沉积于关节软骨表面，通过经典途径激活补体，从而刺激促炎性细胞因子的产生和免疫损伤。在炎性微环境下，巨噬细胞样滑膜细胞分泌炎性细胞因子、趋化因子、基质金属蛋白酶，促进免疫炎症反应和关节的破坏。

【病理】

RA的基本病变有3种。①关节滑膜炎：弥漫性或灶性淋巴细胞和浆细胞浸润，并伴有淋巴滤泡的形成；②类风湿血管炎：血管内皮细胞增生肿胀，血管壁纤维素样变性或坏死，血管周围淋巴细胞及浆细胞浸润；③类风湿结节：结节中央为大片纤维素样坏死灶，坏死灶周围呈栅栏状或放射状排列的成纤维细胞（又称纤维母细胞），最外层为增生的毛细血管和聚集的单核细胞、浆细胞及淋巴细胞，纤维组织包绕外周。

（一）关节滑膜炎　早期滑膜充血、水肿，组织变得疏松。滑膜被覆细胞局部可脱落，表面滑膜组织可见坏死灶及纤维素渗出。毛细血管增生且通透性增高，故有较多浆液渗出到关节腔内。急性期可见中性粒细胞、淋巴细胞和单核细胞渗出。反复发作者转为慢性滑膜炎，此时滑膜细胞增生活跃，分为巨噬细胞样滑膜细胞和成纤维细胞样滑膜细胞，细胞层可增厚达8~10层。新生血管和纤维组织增生和机化，致滑膜不规则增厚，表面形成许多小绒毛突入关节腔内，尤以滑膜和软骨连接处为明显。大量增生的纤维组织、新生血管和炎症细胞形成血管翳，侵蚀软骨及骨质，使之糜烂，溃疡形成。增生的滑膜细胞、巨噬细胞及中性粒细胞等炎症细胞释放的蛋白多糖酶和胶原酶进一步降解软骨基质中的蛋白多糖和胶原。软骨下骨板破坏及骨质疏松多在病变反复发作1~2年后明显可见，严重者可致病理性骨折。滑膜炎性纤维素性渗出、吸收和机化，造成关节面纤维素性强直，进一步加重骨质增生和钙盐沉着，关节呈骨性强直。关节囊纤维化，韧带、肌腱松弛，肌肉萎缩及其他的机械作用，可导致挛缩、半脱位等关节畸形。

（二）关节外表现

1. 呼吸系统　胸膜炎和肺间质病变最为常见，其中胸膜炎约占38%，肺间质病变占4%~68%。①类风湿结节：常见于胸膜下、肺实质、叶间隔等部位。多见于关节病变较严重、RF滴度较高的患者。从事矿工业或吸入过多粉尘的RA患者肺内的类风湿结节称为类风湿尘肺，也称为Caplan综合征。结节中心区易有空洞形成。②肺间质病变：早期改变是以血管、细支气管周围和间质纤维素性渗出及淋巴细胞浸润为特征性的间质性肺炎或非特异性的肺泡炎或细支气管炎。病变进一步发展可形成蜂窝肺，多见于吸烟患者。③胸膜炎：胸膜上可见类风湿肉芽肿。

2. 心血管系统　心脏损害发生率为35%，其中心包炎占30%~40%，心肌炎占10%~20%，瓣膜病变占3%~20%，冠状动脉病变占15%。临床有明显症状的心包炎仅占1%，心包液为渗出液，少数患者发生心脏压塞和心包缩窄。瓣膜病变表现为非特异的心瓣膜炎，在瓣膜环和基底部可有细小的类风湿肉芽肿侵犯，一般不影响瓣膜的功能。其中最受影响的部位是主动脉瓣，其次是二尖瓣。心肌病变多数呈局灶性，结节性肉芽肿、血管炎病变参与心肌损害。

3. 神经系统　类风湿血管炎、滑膜肿胀增厚和肉芽肿病变是引发脑、脊髓、周围神经、自主神经等损害的主要病理基础。其中以周围神经病变和颈椎半脱位引起的压迫性脊髓病多见。

【临床表现】

60%~70%的RA患者缓慢起病，在数周或数月内逐渐出现掌指关节、腕关节等四肢小关节肿痛、僵硬，发病时常伴乏力、食欲减退、体重减轻等全身不适，有些患者可伴有低热。除关节表现外，还可见肺、心、神经系统、血液、眼等内脏受累表现。

（一）关节表现　典型患者表现为对称性、多关节和外周关节炎症。大小关节均可受到侵犯，但以近端指间关节、掌指关节、腕关节及跖趾关节最常见，其次为肘、肩、踝、膝、颈、颞颌及髋关节。病初可为单一关节或呈游走性多关节肿痛。受累关节因炎症所致充血水肿和渗液，呈梭形肿胀（图22-4-0-1A）。当活动减少时，水肿液蓄积在炎症部位，故晨起或休息后关节僵硬和疼痛更为明显，称此现象为晨僵（morning stiffness）。晨僵是RA突出的临床表现，往往持续时间较长，超过1小时，活动后可减轻，晨僵时间长短是反映关节滑膜炎症严重程度的一个指标。常见关节畸形有尺侧腕伸肌萎缩，致手腕向桡侧旋转、偏移，手指向尺侧代偿性移位，形成指掌尺侧偏移；近端指间关节严重屈曲，远端指间关节过伸呈"纽扣花"样畸形；近端指间关节过伸，远端指关节屈曲畸形，形成"鹅颈"样畸形（图22-4-0-1B）；掌指关节脱位；肘、膝、踝关节强直畸形等。

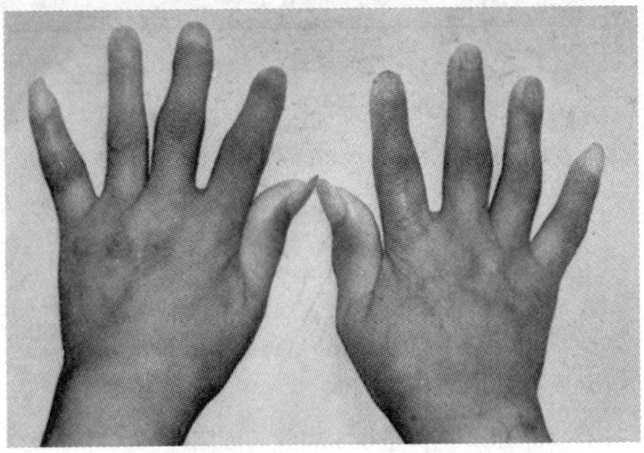

A

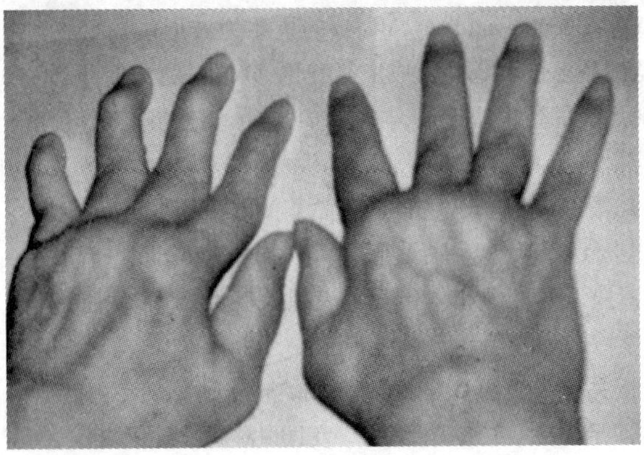

B

图 22-4-0-1 类风湿关节炎

A. 近端指间关节梭形肿胀；B. "鹅颈"样畸形。

（二）关节外表现 当病情严重或关节症状突出时易见。受累的脏器可以是某一器官，也可同时伴有多个内脏受累，受累程度也不同，故其临床表现不甚一致。

1. 皮下结节 15%～25%患者伴有类风湿结节。大多见于病程的晚期，RF持续阳性，有严重的全身症状者。结节易发生在关节隆突部及经常受压部位，如肘关节鹰嘴突附近、足跟腱鞘、手掌屈肌腱鞘、膝关节周围等。结节直径0.2～3cm，呈圆形或卵圆形，触之有坚韧感，按之无压痛。结节还常见于心包、胸膜、心、肺、脑等内脏。类风湿结节与病情发展和关节表现可以不一致。

2. 肺部表现 包括间质性肺炎、肺间质纤维化、胸膜炎或类风湿尘肺等。胸膜炎常见于疾病活动期，广泛的胸膜病变可引起小至中等量胸腔积液，常为渗出液，RF常阳性，补体水平降低，白细胞、蛋白、胆固醇和乳酸脱氢酶均可增高，但糖含量明显低下，应用激素治疗可使疾病好转。并发间质性肺炎时，可表现为干咳、乏力、呼吸困难，严重者可出现弥漫性肺间质纤维化，致低氧血症和呼吸衰竭。类风湿尘肺发生于从事矿工职业患者。

3. 心脏表现 RA可伴心包炎、心肌炎、心内膜炎和心瓣膜炎。临床上有明显表现的心包炎很少，大多发生在RA病情活动时。心包积液量往往较少，渗出液特点与类风湿胸膜炎相同。3%～5%患者的心瓣膜上可见类风湿结节，超声心动图可以发现临床上无症状和体征的患者，结节造成瓣膜功能不全。冠状动脉病变常是长期病情未控制或长期糖皮质激素治疗所致，由冠状动脉血管炎并发的心绞痛或急性心肌梗死罕见。

4. 神经系统表现 神经系统损害临床表现多样。周围神经纤维病变可致感觉异常或减退，肌肉无力和萎缩，腕、足下垂，腕管综合征。脊髓病变主要是类风湿结节、椎体半脱位等导致的脊髓和脊神经根受压或血管炎表现。寰枢椎半脱位病变最常见，约占36%，可见颈背部疼痛、四肢无力、瘫痪甚至突然死亡。椎基底动脉受压可引起眩晕、一过性脑缺血、四肢无力等不适。

5. 其他 眼部损害常表现为干燥性角膜炎、巩膜炎、巩膜外层炎等；消化系统出现食管炎、胃炎、消化道溃疡等，多与治疗药物有关。16%～65%患者可出现轻至中等度贫血，与疾病持续活动所致慢性消耗、体内蛋白和铁的代谢障碍、治疗药物致食欲缺乏、消化道失血、炎症介质抑制红系生成等有关。

【实验室检查】

（一）血常规 病情较重或病程长者，红细胞和血红蛋白有轻至中度降低，贫血大多属正细胞正色素性，约25%为缺铁性贫血。Felty综合征患者可见全血细胞减少。

（二）血沉和C反应蛋白 可作为判断疾病活动程度和病情缓解的指标。

（三）自身抗体

1. RF 是抗人或动物IgG分子Fc片段上抗原决定簇的特异性抗体。RF可分为IgM型、IgG型、IgA型和IgE型。70%～80%的RA患者可检测到RF阳性，在血清中检测到的RF主要是IgM型RF。除RA外，RF阳性还见于干燥综合征、系统性红斑狼疮、混合性结缔组织病、多发性肌炎、Graves病、病毒性肝炎、结核、麻风、亚急性感染性心内膜炎等疾病；此外，1%～5%的正常人也可阳性，但正常人及非RA患者较RA患者的RF滴度低，且很少有IgG-RF。

2. 瓜氨酸相关蛋白抗体 包括抗核周因子抗体（antiperinuclear factor，APF）、抗角蛋白抗体（antikeratin antibody，AKA）、抗聚角蛋白微丝蛋白抗体（antifilaggrin antibody）、抗环瓜氨酸肽抗体（anti-cyclic peptide containing citrulline，抗CCP）等抗体。APF、AKA、聚丝蛋白（filaggrin）等共同的靶抗原作用位点主要为环瓜氨酸肽，故又称之为瓜氨酸相关蛋白抗体。抗CCP抗体是以合成的环化瓜氨酸多肽为抗原的自身抗体，荟萃分析显示抗 CCP 抗体诊断 RA 敏感度 77.3%，特异度 93.85%，与 RF 相比，提高了 RA 诊断的特异度，显著升高的抗 CCP 抗体预示疾病预后不良。抗突变型瓜氨酸波形蛋白抗体（anti-mutated citrullinated vimentin antibody，MCV）的抗原为波形蛋白经由肽酰基精氨酸脱亚胺酶催化形成瓜氨酸化，该蛋白结构变化增加了瓜氨酸潜在的蛋白决定簇，与抗 CCP 抗体相比较，特异度和敏感度均提高。

（四）滑膜液检查　主要是大关节关节腔积液的检查，在需要与感染性关节炎鉴别诊断、单一关节病变诊断不清时采用。RA 滑膜液的常规和生化检查表现为炎性，但非化脓性特征、病原学检查为阴性。

（五）关节 X 线摄片　临床 X 线检查常选择双手（包括腕）或双手加双足或受累关节进行检查。美国风湿病学会 X 线分期：

Ⅰ期：软组织肿胀，可见骨质疏松，但尚无骨质破坏。

Ⅱ期：关节端骨质疏松，偶有关节软骨下囊样破坏或骨侵蚀改变。

Ⅲ期：明显的关节软骨下囊性破坏，关节间隙狭窄，关节半脱位等。

Ⅳ期：除Ⅱ、Ⅲ期改变外，还有纤维性或骨性强直。

（六）CT 和磁共振成像（MRI）　对 X 线片显示不清的病变可选用 CT 或 MRI。CT 有助于发现 X 线片不易显示的早期骨关节侵蚀、关节脱位，如齿状突骨侵蚀、脊柱受压、股骨头脱位等改变。MRI 能清晰地显示关节内透明软骨、肌腱、韧带、滑膜、骨髓等结构，能早期发现滑膜炎、骨髓水肿、骨侵蚀、血管翳、肌腱炎和断裂、关节腔积液、关节软骨破坏等改变，具有较常规 X 线早期发现病变的优势。上述改变不是 RA 特有的，但如果 MRI 在多个手关节发现明显炎性改变，结合新的 RA 分类标准，有助于早期诊断。

（七）超声检查　关节超声可以清晰显示关节软组织与骨质解剖结构并能够显示肿胀、积液、侵蚀、血流等，故可用于 RA 的诊断、疾病活动度评价。根据 2010 年 ACR/EULAR 提出的 RA 分类标准，超声发现的关节炎症表现可用于诊断和病情随访。

【诊断与鉴别诊断】

（一）分类标准　1987 年美国风湿病学会提出 RA 的修订标准，要求 7 项中符合 4 项则可诊断 RA。在国外该标准的敏感度为 91%~94%，特异度为 89%。我国的临床试验证实敏感度为 91%，特异度为 88%。

美国风湿病学会修订的 RA 分类标准（1987 年）：①晨僵至少 1 小时（≥6 周）；②3 个或 3 个以上关节肿（≥6 周）；③腕、掌指关节或近端指间关节肿（≥6 周）；④对称性关节肿（≥6 周）；⑤皮下结节；⑥手 X 线片改变（至少有骨质疏松和关节间隙的狭窄）；⑦类风湿因子阳性（滴度>1∶32）。符合以上 4 项者可诊断。

2010 年 ACR 和 EULAR 制定了新的 RA 分类标准（表 22-4-0-1）。得分 6 分以上可诊断 RA。

表 22-4-0-1　2010 年 ACR/EULAR 制定的 RA 分类标准

关节受累情况		得分（0~5 分）
受累关节数	受累关节	
1 个	中大关节	0
2~10 个	中大关节	1
1~3 个	小关节	2
4~10 个	小关节	3
>10 个	至少 1 个为小关节	5
血清学		**得分（0~3 分）**
RF 或抗 CCP 抗体均阴性		0
RF 或抗 CCP 抗体至少 1 项低滴度阳性		2
RF 或抗 CCP 抗体至少 1 项高滴度（超过正常值 3 倍以上）阳性		3
滑膜炎持续时间		**得分（0~1 分）**
<6 周		0
≥6 周		1
急性时相反应物		**得分（0~1 分）**
C 反应蛋白或血沉均正常		0
C 反应蛋白或血沉增高		1

（二）判断病期　以 X 线分期为准。

（三）RA 功能分级标准

Ⅰ级：胜任日常生活中各项活动（包括生活自理，职业和非职业活动）。

Ⅱ级：生活自理和工作，非职业活动受限。

Ⅲ级：生活自理和工作，职业和非职业活动受限。

Ⅳ级：生活不能自理，且丧失工作能力。

注：生活自理活动包括穿衣、进食、沐浴、整理和上厕所。非职业指娱乐和/或休闲，职业指工作、上学、持家。

临床经常采用健康评估问卷（health assessment questionaire，HAQ）、患者自我评价等来评估。

（四）预后不良评估　超过 20 个及以上关节受累、高滴度 RF 或/和抗 CCP 抗体阳性、X 线早期发现关节侵蚀、HAQ 评分差等提示为预后不良患者。

【鉴别诊断】

RA 在临床上需要与其他疾病相鉴别。

（一）其他弥漫性结缔组织病　系统性红斑狼疮（SLE）、系统性硬化症（SSc）、混合性结缔组织病（MCTD）等其他结缔组织病可以以对称性、多关节炎为首发症状，且 RF 可能阳性，少部分患者出现神经性关节病，又称 Charcot 关节病，需要与 RA 相鉴别。SLE 多发生于育龄期妇女，一般无软骨和骨质破坏，全身症状明显，常有颧部红斑及内脏损害，多数有肾脏损害和蛋白尿，血清ANA、抗dsDNA抗体、抗Sm抗体阳性。SSc好发于20~50岁女性，手指肿胀呈腊肠样改变，伴有雷诺现象，可有张口困难、面具脸等特殊表现。具体可见本篇第三章“系统性红斑狼疮”、第八章“硬皮病”及第十二章“混合性结缔组织病”。

（二）血清阴性脊柱关节病（SpA） 多见于年轻男性，HLA-B27阳性率高，以累及脊柱、骶髂关节为主，肌腱端炎为其病理特征。RF往往阴性。SpA包括强直性脊柱炎（AS）、赖特综合征、银屑病关节炎、肠病性关节炎、反应性关节炎等，可参见本篇第六章“脊柱关节炎”。

（三）骨性关节炎 为关节退行性变。多发生于中年以后，随年龄增加患病率增加。主要累及远端指间关节和髋、膝等负重关节。活动时疼痛加重，常伴有“咔嚓”声。RF一般阴性。X线检查可见到关节边缘的骨赘。

（四）风湿热 由A族乙型溶血性链球菌引起。多见于6~16岁，发病前1~2周发热、咽痛，此后出现膝、肘、肩、髋等大关节游走性肿痛，血清抗链球菌溶血素“O”及抗链球菌激酶阳性。一般无关节畸形，部分患者有心脏炎和心瓣膜病变，可伴有环形红斑、皮下结节和舞蹈症。

（五）痛风性关节炎 单关节或少关节炎的RA须与痛风性关节炎鉴别。痛风多为男性患者，呈急骤起病，好发部位为第一跖趾关节，炎症局部红、肿、热、痛明显，常伴有血尿酸升高。慢性患者在受累关节附近或皮下组织如耳轮、尺骨鹰嘴、跖趾等部位有痛风石，如用偏振光显微镜检查痛风石内容物可发现单钠尿酸盐针形结晶。

（六）成人斯蒂尔病（adult onset Still's disease，AOSD） 与成人RA临床表现相比，除有关节症状外，发热，反复发作一过性皮疹，肝、脾、淋巴结肿大等全身症状明显，白细胞一般高于10.0×10^9/L，中性粒细胞增多伴核左移，但各种病原学检查阴性，抗感染治疗无效。ANA、RF常为阴性，糖皮质激素治疗往往有效。

【治疗】

强调早期诊断、早期治疗、严密监测和达标治疗。治疗的目的是缓解症状，延缓病情进展，减少残疾发生，尽可能维护关节功能，以改善患者的生活质量。“达标治疗”是指实现疾病的临床缓解或低疾病活动度。通过早期治疗、密切随访，并以临床疾病活动度为依据及时调整治疗方案，以低疾病活动度或疾病缓解为目标，有利于疾病控制及最大程度减慢关节破坏进展和功能丧失。RA强调个体化治疗。

（一）一般治疗 急性期全身症状严重，关节肿痛明显，此时应以休息为主，并保持关节于功能位。缓解期应尽早开始关节功能锻炼，运动应量力而行、循序渐进，以避免长期卧床导致的肌肉萎缩、关节强直。应适当补充营养，增加优质蛋白和高纤维素食物。

（二）药物治疗

1. 非甾体抗炎药（nonsteroidal anti-inflammatory drugs，NSAIDs） NSAIDs为环氧合酶（cyclooxygenase，COX）抑制剂，种类很多，常用的有：①吲哚衍生物：吲哚美辛（indomethacin）25mg，2~3次/d。②丙酸衍生物：布洛芬（ibuprofen）0.3~0.6g，3~4次/d；洛索洛芬（loxoprofen）60mg，3次/d。③苯乙酸类：双氯芬酸（diclofenac）75mg，1~2次/d。④昔康类：吡罗昔康（piroxcam）20mg，1次/d；美洛昔康（meloxicam）7.5mg，1~2次/d。⑤昔布类：塞来昔布（celecoxib）100mg，1~2次/d；依托考昔60mg，1次/d；艾瑞昔布100mg，1~2次/d。⑥非酸类：奈丁美酮（nabumetone）500mg，1~2次/d。⑦磺酰苯胺类：尼美舒利（nimesulide）100mg，2次/d。

NSAIDs可同时抑制生理性前列腺素的合成，因此，常见的不良反应有恶心、呕吐、上腹疼痛、胃黏膜糜烂出血、消化性溃疡出血、穿孔等胃肠道不适，肾功能损害，血小板功能异常，血细胞减少、皮疹、转氨酶升高、哮喘、头晕、头痛等。对于肾功能减退、有心血管不良事件史或高危人群，在选用NSAIDs时需谨慎，避免大剂量和长时间应用。

COX存在不同的异构体即COX-1、COX-2和COX-3，COX-1作用下产生的花生四烯酸代谢产物促进胃黏膜合成和释放前列腺素（如PGI_2），保护胃黏膜，增加肾血流灌注和血小板聚集等；COX-2在炎性环境下诱导表达，促进PGE_2等合成，促进炎症。COX-2选择性抑制剂不影响COX-1的水平，在发挥抗炎镇痛作用时，胃肠道反应明显减少，适合于消化道不良事件发生的高危人群，如老年患者、以往有消化道溃疡史、合并应用糖皮质激素、凝血功能异常者。

NSAIDs强调个体化选择药物，该类药物不能改变RA病程及关节破坏，应与改善病情抗风湿药物（disease modifying anti-rheumatic drugs，DMARDs）联合使用，不应联合口服两种及以上NSAIDs。NSAIDs的外用制剂（如双氯芬酸二乙胺乳胶剂等）对缓解关节肿痛有一定作用，不良反应较少。

2. 糖皮质激素 可迅速减轻临床症状，但是长时间使用可引起水钠代谢和糖、脂肪、蛋白质代谢紊乱，严重感染、骨质疏松、白内障等不良反应。低剂量糖皮质激素可作为初始治疗的一部分，与一种或多种DMARDs联用，应小剂量和短时间应用，一般泼尼松为5~10mg/d。伴有严重关节外表现（如血管炎、心包炎、胸膜炎、神经系统病变、重度巩膜炎、Felty综合征等）需考虑用药。激素的用量可依据疾病的严重程度和病程而定。病情严重者短时间内可给予中等或大剂量，取得疗效后再调整剂量至最小。仅留1~2个关节症状较重者，可行关节腔内注射治疗，常用制剂如曲安奈德2.5~10mg/次或乙酸倍他米松1.5~6.0mg/次。一年内关节内用药一般不得超过3次。全身用药者建议每天服用钙剂1 500mg、维生素D 400~800IU以预防骨质疏松。不推荐长期、单药使用。

3. 传统合成类改善病情抗风湿药物（conventional synthetic disease modifying anti-rheumatic drugs，csDMARDs） 这类药物起效时间较晚，需3~6个月。目前认为DMARDs及早使用能延缓关节骨的破坏，因此RA确诊后应尽快加用DMARDs治疗。

（1）甲氨蝶呤（methotrexate，MTX）：为二氢叶酸还原酶抑制剂,抑制淋巴细胞增殖和炎症反应。在RA治疗中,首选推荐MTX,可与其他多种DMARDs联用,包括与生物制剂联用。常用剂量7.5~25mg,每周1次,口服或注射。MTX常见的不良反应包括恶心、食欲缺乏、口炎、脱发、骨髓抑制等,联合叶酸的补充疗法有助于减轻上述不良反应,剂量为5mg,每周1次。MTX严重的不良反应包括肝脏损害和肺部病变。因此有慢性活动性乙型病毒性肝炎、酒精性肝病等肝脏疾病者应慎用,对MTX用药总剂量超过1.5g后,应注意监测肝功能。肺部病变发生率很低,与使用剂量无关,一旦出现呼吸困难、低氧血症者应立即停药,对症处理和应用糖皮质激素。

(2) 柳氮磺吡啶(sulfasalazine,SSZ):能抑制白细胞移动,降低蛋白溶解酶活性;抑制多种炎症细胞因子,可缓解RA患者症状并延缓骨侵蚀进展。推荐剂量1.5~3.0g/d。常见的不良反应为胃肠道和神经系统表现,如恶心、呕吐、腹泻、头痛、眩晕等,其他还有皮疹、男性精子数减少和骨髓抑制等。

(3) 抗疟药(antimalarials):通过改变细胞内酸性微环境稳定溶酶体的功能,抑制TNF-α、IFN-γ的合成,减少自身抗体的形成和淋巴细胞的增殖,可减少炎症渗出,减轻关节症状,提高MTX血药浓度,对早期和轻度RA有良好疗效。常与MTX或SSZ联用。常用的抗疟药有硫酸羟基氯喹,常用剂量200~400mg/d。常见不良反应有恶心、呕吐,血细胞减少、神经肌肉症状、心脏毒性,长期使用可造成角膜损害、视网膜炎,严重的可引起视力减退甚至失明。因此,黄斑变性患者不建议使用;在服药期间,应定期进行眼科检查。

(4) 来氟米特(leflunomide):异噁唑类衍生物。作用机制包括:①通过竞争抑制二氢乳清酸脱氢酶活性,从而抑制嘧啶的生物合成;②抑制酪氨酸激酶的活性,从而抑制致炎细胞的信息传导;③抑制NF-κB的激活,阻止TNF-α、IL-1的表达。常见的不良反应包括腹泻、皮疹、白细胞减少、肝功能异常、高血压等。

(5) 环孢素(cyclosporin A,CsA):作用于$CD4^+$早期活化过程,抑制IL-2和其他细胞因子的分泌,阻止细胞免疫在RA的致病作用;还可抑制细胞因子诱发的B细胞活化。最突出的是肾毒性,常致血清肌酐升高和近端肾小管分泌功能障碍。其他还有肝损害、胃肠道不适、皮疹、高血压等。

(6) 青霉胺:可使RF所含的二硫键解聚,抑制胶原纤维的交联,抑制中性粒细胞及T细胞功能,从而发挥免疫抑制和阻止关节破坏作用。宜从小剂量开始治疗,缓慢加量至0.25~0.5g/d。不良反应有恶心、呕吐、口腔溃疡、味觉异常、血细胞下降、蛋白尿、血尿,重症肌无力,偶尔出现肺出血肾炎综合征(Goodpasture综合征)。

(7) 雷公藤(*Tripterygium wilfordii Hook.f.*):在体外能减少外周血单核细胞产生IgM和IgM-RF。对病情轻、中度的患者治疗效果较好。雷公藤多苷片治疗剂量10~20mg,3次/d。主要不良反应包括皮疹、口炎、血细胞减低、腹泻、肝功能异常等,经减量或对症处理后可消失。雷公藤对男女生殖系统有影响,育龄妇女服药后出现月经紊乱、闭经;男性患者精子数目减少和活性降低,引起不育,故对未婚和生育需求者慎用。

(8) 其他植物药:青藤碱、白芍总苷等可单用或联合其他改善病情药物治疗。青藤碱可引起皮疹、皮肤瘙痒、血细胞减少等不良反应。有哮喘病史、再生障碍性贫血者慎用。

4. 靶向合成类改善病情抗风湿药物(target synthetic DMARDs,tsDMARDs)　托法替布(tofacitinib)、巴瑞替尼(baricitinib)等为新型口服小分子JAK(Janus kinase)激酶抑制剂,阻断多种炎症细胞因子的信号转导。目前已被用于MTX等csDMARDs反应不佳或不能耐受或具有预后不佳预测因素的中度至重度活动性RA。推荐剂量为托法替布5mg,2次/d;巴瑞替尼2~4mg,1次/d。常见不良反应主要有头晕、头痛、胃肠道反应、感染(尤其是疱疹病毒感染,呼吸道和泌尿道感染等)、血脂异常、肌酐和转氨酶升高、血红蛋白和白细胞减少。

5. 生物类改善病情抗风湿药物(biologic DMARDs,bDMARDs):对于csDMARDs疗效不佳的患者,生物制剂联合MTX是重要的治疗选择。此外,早期RA患者,如病情活动度高,并具有预后不良的特征,也可在起始治疗时使用MTX和生物制剂联合治疗。生物制剂包括肿瘤坏死因子(tumor necrosis factor,TNF)拮抗剂和白介素-6受体拮抗剂(interleukin-6 receptor antagonist)。

(1) 抗炎性细胞因子的生物制剂

1) TNF拮抗剂:包括英夫利西单抗(infliximab)、依那西普(etanercept)、阿达木单抗(adalimumab)、赛妥珠单抗(certolizumab pegol)。英夫利西单抗是人鼠嵌合的抗TNF-α单克隆抗体,英夫利西单抗和阿达木单抗能与可溶性TNF-α和细胞膜表面的TNF-α高亲和力结合,从而使TNF-α丧失生物活性。用法:每次3mg/kg,第0、2、6周及以后每8周1次静脉应用。阿达木单抗是完全人源化的单克隆TNF抗体,用法:40mg,皮下注射,每2周1次。依那西普是一种完全人源化的重组可溶性TNFp75受体二聚体融合蛋白,与人体内源性的可溶性受体相似,能与血浆中可溶性TNF-α和细胞膜表面的TNF-α高亲和力结合并中和其作用,且可以和TNF-β结合。用法:25mg,皮下注射,每周2次。赛妥珠单抗由人源单价体Fab抗体与聚乙二醇共价结合形成,其不含Fc片段,不能锚定补体及诱导淋巴细胞、单核细胞的程序性死亡,也不能引起抗体依赖细胞介导的细胞毒作用。用法:在最初、第2周和第4周初始剂量400mg,随后每2周200mg皮下注射。赛托珠单抗的胎盘通过率很低,在整个孕期都可以使用。

TNF拮抗剂抑制滑膜细胞、内皮细胞、巨噬细胞释放前列腺素,阻止炎症细胞移动和聚集,减少IL-1、IL-6和IL-8释放,能缓解炎症关节症状和防止关节破坏。TNF拮抗剂与MTX合用较单独用MTX或单独用TNF拮抗剂疗效好。目前推荐在csDMARDs(如MTX)充分治疗后疗效不佳或不耐受的及伴有预后不良因素的RA中使用。

TNF拮抗剂最主要的不良反应为感染,包括结核分枝杆菌、真菌和细菌感染。因此,该类药不可应用于现时感染者,抗TNF拮抗剂有增加结核分枝杆菌感染的风险,应用前需排除结核病和潜在结核感染。筛查乙型、丙型肝炎病毒，若有感染需抗病毒治疗。伴有充血性心力衰竭者和有神经脱髓鞘病史者不宜应用。部分患者注射局部可出现红斑、水肿或人鼠融合单抗引起全身过敏反应。

2）IL-6受体拮抗剂：托珠单抗（tocilizumab）是一种人源性IgG1单抗，以高亲和力与可溶性和膜结合形式的IL-6受体结合，可在结构性表达IL-6受体的细胞中抑制IL-6介导的相互作用。可用于对csDMARDs治疗无效或疗效不佳的患者。不良反应包括血细胞减少、血胆固醇升高、易感染等。用法：8mg/kg，静脉输注，每4周1次。

（2）利妥昔单抗：B细胞在RA发病中起着重要作用，活化B细胞合成类风湿因子等自身抗体，提呈抗原，参与激活$CD4^+$ T细胞克隆增殖，分泌炎症细胞因子如TNF-α，促进炎症反应。利妥昔单抗（美罗华）是人鼠嵌合的抗CD20单克隆抗体，能暂时性去除$CD20^+$ B细胞亚群。常见的不良反应包括血小板减少、发热、皮疹、轻度低血压、无症状室性期前收缩。

（3）抑制T细胞活化生物制剂：阿巴西普（abatacept）为CTLA-4（cytotoxic T-lymphocyte antigen-4）-人IgG1的Fc段的融合蛋白，能抑制共刺激分子CD28和B7-1/B7-2活化T细胞的第二刺激信号，从而抑制T细胞活化。美国FDA于2005年批准阿巴西普用于RA的治疗，建议用于csDMARDs充分治疗后疗效不佳及TNF抑制剂治疗失败后。用法：10mg/kg静脉输注，每周1次。

（三）外科治疗　根据不同的病期施行不同的手术。单关节炎、大关节炎为主者可行病变滑膜切除术。对中、晚期患者由于关节骨受到破坏，在切除滑膜后，还需行关节清理术、骨矫正术、关节成形术、人工关节置换术、关节融合术等。

（四）辅助治疗　应用理疗（热浴、蒸汽浴、药浴等）、针灸、体疗、日常生活活动训练和职业技能培训等，改善血液循环，使肌肉放松，肿、痛消退，促进关节肌肉功能恢复。

（五）治疗策略　临床上应全面评价和分析患者病情，根据疾病活动性、有无预后不良因素、脏器功能和合并症，个体化选择治疗方案。启动达标治疗之前，要评估患者是否存在活动性感染，是否有淋巴细胞增生性疾病、肿瘤病史，是否需要疫苗接种、是否怀孕等，以及有无药物过敏史；询问有无重要脏器疾病史，有无结核分枝杆菌、乙型肝炎病毒（HBV）、丙型肝炎病毒（HCV）感染史，以及相关筛查，存在活动性或潜伏性上述感染的患者应接受相应治疗。

根据患者的病情采取不同的治疗策略。建议患者一旦确定诊断应积极应用DMARDs治疗，首选甲氨蝶呤。如甲氨蝶呤不能耐受，可考虑来氟米特或柳氮磺吡啶为一线治疗。起始csDMARDs药物时可短期糖皮质激素治疗，一旦病情改善尽早减停。如一线csDMARDs治疗失败且无不良预后因素，可考虑其他DMARDs药物或联合2种及以上药物治疗；如存在不良预后因素，应考虑bDMARDs或tsDMARDs药物。疾病持续缓解至少12个月后可考虑bDMARDs减量；如病情持续缓解，可考虑csDMARDs减量。在RA治疗的全过程，强调达标治疗；应严密监测治疗相关的不良反应。根据疾病活动度决定随访频率。当病情处于活动期时，患者每1~3个月随访1次，当患者病情稳定时，每3~6个月随访1次。如治疗3个月无改善或治疗6个月仍未达标，应调整治疗。

（六）RA疗效评价和临床缓解标准　疗效评价通常采纳美国风湿病学会（ACR）制定的ACR20、ACR50和ACR70，28关节计数法（DAS28评分）、临床疾病活动指数（CDAI）、简化的疾病活动指数（SDAI）等评价关节疾病活动性。

【预后】

10%~20%的RA患者疾病快速进展，在1~2年内发展成严重残疾。还有10%患者病情较轻，能自行缓解。一般来说，类风湿因子阴性、起病时症状较轻、*HLA-DR*4阴性的患者预后较好。RA的主要结局是残疾，它严重影响患者生活质量，对家庭和社会造成严重的经济负担。在RA自然病程中，5~10年致残率为60%，病程30年的致残率为90%。寿命缩短10~15年，而伴关节外表现者的5年生存率仅为50%。

［附］特殊类型的RA

1. 缓和的血清阴性对称性关节炎伴凹陷性水肿综合征（syndrome of remitting seronegative symmetric synovitis with pitting edema，RS_3PE）　是一种病因未明的特殊类型的关节炎，好发于老年男性，基本病理改变为滑膜炎，以屈伸肌腱鞘滑膜的炎症为特征。临床表现为对称性腕关节、屈肌腱鞘及手关节的急性炎症，伴手背部凹陷性水肿，双侧肘、肩、髋、膝、踝及足关节均可受累，RF阴性，对非甾体抗炎药反应差，小剂量糖皮质激素有显著疗效。

2. Felty综合征　RA伴发肝、脾、淋巴结肿大，贫血、白细胞减少和血小板减少称之为Felty综合征。本综合征少见，约占RA患者的1%。常发生于RA病程晚期，患者全身症状显著，关节炎症明显，特别是中老年患者。

3. 回纹型风湿病（panlindromic rheumatism，PR）　有学者也称之为复发性风湿症，为反复发作性关节及关节周围组织红、肿、热、痛，疼痛往往较剧烈而无法行走，症状在数小时内可达高峰，每次在数小时至数天内出现或消失。多表现为膝、腕、肩、手等小关节炎症，可有手指、腕关节或肌腱处皮下结节，但发热等全身症状不常见，发作间隙期无任何症状。可伴有血沉升高，50%患者RF呈现阳性，滑膜液检查表现为非特异性急性炎症反应，无结晶。30%~40%的患者病情演变为典型的RA。

推荐阅读

1. ZHAO J，SU Y，LI R，et al. Classification criteria of early rheumatoid arthritis and validation of its performance in a multi-centre cohort[J]. Clin Exp Rheumatol，2014，32(5)：667-673.

2. SMOLEN J S，LANDEWÉ R，BIJLSMA J，et al. EULAR recommendations for the management of rheumatoid arthritis with synthetic and biological disease-modifying antirheumatic drugs：2016 update[J]. Ann Rheum Dis，2017，76(6)：960-977.

第五章 成人斯蒂尔病

姜林娣 邹和建

成人斯蒂尔病(adult onset Still's disease,AOSD)是一种病因未明的、以长期间歇性发热、一过性充血性皮疹、关节炎或关节痛、咽痛为主要临床表现,伴有周围血白细胞总数及粒细胞增高和肝功能受损、淋巴结肿大、胸膜炎等多系统受累的临床综合征,自 Wissler 1943 年首先报道后,Fanconi(1946)相继描述,故又称 Wissler-Fanconi 综合征。因其临床表现酷似脓毒血症或感染引起的变态反应,国内在 1964 年命名该病为"变应性亚败血症",现统一称之为成人斯蒂尔病。

AOSD 病程分为单循环、多循环和反复发作关节炎。一部分患者可以在治疗后持续缓解或痊愈,部分患者经多次复发后缓解。

【病因与发病机制】

AOSD 发病机制仍不明确,可能是在遗传基础上,感染诱发炎症,多种炎症细胞及炎症因子共同作用导致疾病发生发展。

(一)遗传因素 目前未发现 AOSD 的明确致病基因。

(二)感染 尽管 AOSD 临床表现酷似脓毒血症,但病原学检查几乎均为阴性。在临床上,尝试采用不同的抗生素或抗病毒药物治疗,均不能取得疗效。因此,AOSD 已被认为是一种非感染性疾病。但是从患者血清中检测到葡萄球菌 A 复合物、耶尔森菌抗体、链球菌溶血素 O 抗体及副流感病毒、腮腺炎病毒、风疹病毒、巨细胞病毒、微小病毒 B19、丙型肝炎病毒等病毒抗体,提示一些病原体可能参与或始动了 AOSD 的发病。

(三)免疫因素 AOSD 的发病是对某种致病抗原的过度应激状态或免疫激惹状态。

1. 免疫异常 AOSD 的发生可能与巨噬细胞的异常活化有关。在 AOSD 活动期,患者血清 IL-1、IL-6 及 IL-18 水平显著高于缓解期和正常对照组,其中 IL-1 家族中的 IL-1β 和 IL-18 被认为是 AOSD 发病中的关键细胞因子。这些细胞因子的增高与发热、皮疹及血沉、C 反应蛋白、铁蛋白和 α-抗糜蛋白酶升高等相一致;活动期 AOSD 患者血清中 T 细胞受体 γδ 表型阳性细胞和中性粒细胞 Fc-R Ⅱa 和 Fc-R Ⅲa 分子表达增多;巨噬细胞还分泌 IL-2、IL-12、IL-10 及 TNF-α 等细胞因子,通过调节性 T 细胞、NK 细胞、中性粒细胞等共同参与 AOSD 的发病。

2. 免疫复合物增加 部分 AOSD 患者,特别是反复发作或慢性迁延患者,有免疫球蛋白增高,多数为 IgG,也可以是 IgM 或 IgA 增高;某些皮损处可见到免疫复合物沉积。

3. 淋巴结肿大及骨髓粒细胞增生 淋巴结肿大,可以是致病微生物感染或炎症刺激反应。淋巴结活检可表现为反应性淋巴结炎、坏死性淋巴结炎和大量生发中心形成;骨髓检查可见有核细胞增生活跃和核左移,提示 AOSD 体内存在对某些抗原免疫激惹的现象。

4. 其他 自 1989 年 White 提出超抗原(superantigen,SAg)的概念以来,许多研究提示,AOSD 发病可能与超抗原关系密切。近年来研究显示,中性粒细胞胞外诱捕网可能促进 IL-1β 释放,参与 AOSD 发生,但该理论仍待进一步确证。

【病理】

皮损处检查显示真皮胶原纤维水肿,毛细血管周围中性粒细胞、淋巴细胞和浆细胞浸润。关节滑膜肥厚水肿、细胞增殖、血管增生、内皮细胞肿胀、淋巴细胞和浆细胞浸润,纤维蛋白沉积。浅表淋巴结病理提示为非特异慢性炎症。全身症状严重者的尸检结果证实在患者肾、心等有淀粉样变。

【临床表现】

男女均可发病,以 20~40 岁发病率最高,约占 70%。一般起病急骤,主要表现为:

(一)发热 呈弛张热型,多在 39℃以上,一日内体温波动在 2℃以上,偶见高热稽留数日。无明显感染的毒血症症状。发热持续 1~2 周后自行消退,热退后犹如常人,间歇 1 周至数周后复发。热程绵延可数月,有的甚至数年至十余年。

(二)皮疹 典型表现为皮疹随发热出现,皮疹呈淡橙色(salmon),分布于躯干和四肢,也可见于面部,或呈多处、片状分布,或零星出现,随热退而消散,或短暂存在呈一过性,消退后常不留痕迹或偶有轻微色素沉着。皮疹的特点为热出疹出、热退疹退;表现为"忽隐忽现",反复发作性、多形性及多变性,不伴疼痛,瘙痒不明显。

(三)关节肌肉症状 90%以上患者有关节痛,以累及大关节为主,如膝、肘、腕、踝、髋关节等,也可侵犯指、趾、颈椎等关节。肿胀较轻。这些症状在发热时发作或加剧,持续数天到数周后自行缓解,多数恢复正常,个别病例可遗留关节变形。约 80%的患者有肌肉疼痛。

(四)淋巴结肿大 半数以上有全身淋巴结肿大。多见于颈部、腋下和腹股沟处,境界清楚无压痛。累及肠系膜淋巴结时,可致急性腹痛,易误诊为急腹症,肿大淋巴结在热退时可随之缩小。

(五)其他表现 咽痛常见,为本病较具特征性的临床表现之一。而心脏病变中以心包炎为常见,且多伴胸膜炎或多浆膜腔炎,偶可合并心肌炎。间质性肺疾病多见于年龄较大的患者。反复发作者,累及肾脏则出现蛋白尿和水肿,严重者出现肾病综合征,乃至尿毒症。神经系统累及可出现脑膜刺激症状及脑病的表现。

（六）严重并发症　包括巨噬细胞活化综合征（macrophage activation syndrome，MAS）、弥散性血管内凝血、血栓性血小板减少性紫癜、弥漫性肺泡出血、肺动脉高压、急性重型肝炎、心脏受累、淀粉样变等。

MAS 是 AOSD 最常见的并发症，发生率为 12%～14%，MAS 常在 AOSD 病程早期出现，疾病显著活动和 EB 病毒等感染均可诱发。当 AOSD 患者出现持续发热，血细胞减少，甘油三酯、谷草转氨酶、乳酸脱氢酶及铁蛋白进行性升高，纤维蛋白原降低，肝、脾、淋巴结肿大，神经系统表现等，需警惕 MAS。

AOSD 患者弥散性血管内凝血发生率为 1%～4.9%，其他 AOSD 严重并发症少见。一旦发生 AOSD 严重并发症，病死率极高，早期诊断和治疗是降低致残率及病死率的关键措施。因此，在临床诊治过程中，需警惕 AOSD 严重并发症的发生。

【分型】

根据分子机制、临床表现、血清细胞因子水平及对生物制剂治疗的反应，近几年来，越来越多的证据支持将 AOSD 分为以下两个亚型。

（一）全身型　全身症状如发热、皮疹较突出，易出现脏器受累。血清细胞因子以 IL-1β、IL-18 和 IFN-γ 升高为主，C 反应蛋白和铁蛋白水平亦较高。IL-1 拮抗剂治疗效果较好。

（二）关节炎型　以多关节受累为主，易发展成慢性关节炎，出现关节侵蚀、畸形。血清细胞因子以 IL-6、TNF-α、IL-8 和 IL-17 升高为主。该类型患者可能对 TNF-α 拮抗剂、IL-6 拮抗剂治疗反应更好。

【实验室检查】

AOSD 缺乏特异性实验室检查指标。急性发作或发热时，患者白细胞总数均增高，一般在（10～20）$\times10^9$/L，甚至可高达 50×10^9/L。分类中的中性粒细胞增多、核左移。我们的临床病例分析提示，中性粒细胞比例升高诊断价值高于白细胞数，尤其是比例高于 80%。久病者可出现轻到中度贫血，常为低色素性。骨髓检查显示粒细胞增生，胞质有毒性颗粒及空泡，提示感染性骨髓象。血沉明显增快，即使在不发热期或间歇期亦然；血培养阴性；患者糖化铁蛋白比值下降对诊断 AOSD 有重要意义。血清铁蛋白水平增高，不仅有助于本病的诊断，而且有助于评价病情活动程度及药物治疗效果。AOSD 患者血清多种细胞因子水平升高，其中血清 IL-18 升高显著，且高于其他炎症性疾病，与疾病严重性及活动性相关；IL-6、IL-1β 等细胞因子水平亦升高；在疾病活动期，C 反应蛋白、血清淀粉样蛋白 A、IgG 水平增高与疾病严重性相关。肝功能检查多有不同程度的异常。抗核抗体和类风湿因子等自身抗体多为阴性。高热时可有蛋白尿出现，热退后可消失，持续不消者应考虑肾累及可能。

【诊断】

目前，国内外 AOSD 的诊断主要依据美国的 Cush 标准和日本 Yamaguchi 标准（表 22-5-0-1、表 22-5-0-2）。

表 22-5-0-1　成人斯蒂尔病诊断的 Cush 标准

必备条件
发热≥39℃
关节痛或关节炎
类风湿因子<1∶80
抗核抗体<1∶100
另需具备下列任何两项
血白细胞≥15×10^9/L
皮疹
胸膜炎或心包炎
肝大或脾大或淋巴结肿大

表 22-5-0-2　成人斯蒂尔病诊断的日本标准（Yamaguchi 标准）

主要条件
发热≥39℃并持续 1 周以上
关节痛持续 2 周以上
典型皮疹
白血细胞≥15×10^9/L
次要条件
咽痛
淋巴结和/或脾大
肝功能异常
类风湿因子和抗核抗体阴性
排除
1. 感染性疾病（尤其是脓毒血症和传染性单核细胞增多症）
2. 恶性肿瘤（尤其是恶性淋巴瘤、白血病）
3. 其他风湿病（尤其是结节性多动脉炎，有关节外征象的风湿性血管炎）

注：以上诊断指标中符合 5 项或以上（其中主要指标需 2 项或以上）者即可诊断成人 Still 病。

日本 Yamaguchi 标准在诊断原则中明确提出，需要排除感染性疾病、恶性肿瘤、其他风湿病方可诊断。复旦大学附属中山医院回顾 70 例 AOSD 患者与 140 例对照，得到了在中国人群中使用 Yamaguchi 标准诊断的敏感度 78.57%、特异度 91.43%，准确度达到 87.14%。同时，使用 Cush 标准诊断的敏感度 61.43%稍低，但特异度高达 97.86%，准确度 85.71%。临床实践发现，按照 Cush 标准进行诊断，有部分恶性肿瘤或其他弥漫型结缔组织病可能被误诊为本病，因此，在确立诊断前，需要排除其他有类似临床表现的疾病。

【鉴别诊断】

（一）脓毒血症（sepsis）　是由感染引起的全身炎症反应综合征，可导致机体致命性器官功能障碍。常有发热、皮疹和白细胞总数升高。但是，脓毒血症者在发热前常有寒战，中毒症状重;皮疹多为瘀点和瘀斑,病程持续而非一过性和间歇性;血常规示白细胞总数和中性粒细胞增高且伴嗜酸性粒细胞减少或消失;血培养阳性,合理抗生素治疗有效。

(二) 淋巴瘤(lymphoma) 可表现为长期发热、淋巴结肿大及多种皮疹。但淋巴结肿大常为进行性,皮疹可为多形性红斑、结节红斑、黑棘皮病和皮肌炎样皮疹等多种表现;淋巴结和皮肤组织病理检查可明确诊断。

(三) 类风湿关节炎(rheumatoid arthritis) 关节症状多持续6周以上,以累及小关节如近端指间关节、掌指关节为主,关节症状包括肿、痛及僵硬感,多为对称性,血清类风湿因子及抗环瓜氨酸肽抗体多为阳性。

(四) 风湿热(rheumatic fever) 常见于儿童和青少年,有发热、皮疹和关节症状。皮疹主要为环状红斑或皮下结节。关节受累表现为局部红、肿、热、痛和活动受限,多累及大关节,呈游走性。心脏和中枢神经系统亦常受累,常伴心内膜炎并遗留心脏瓣膜病变。

【治疗】

本病如能早期诊断、合理治疗,绝大多数患者病情可以得到控制,并且减少复发。轻症者可单独采用非甾体抗炎药,疗效不佳者可改用糖皮质激素。病情控制仍不佳者,可采用甲氨蝶呤、环孢素等 csDMARDs 药物,难治者可试用 bDMARDs 或 tsDMARDs(参见本篇第四章"类风湿关节炎")。

(一) 非甾体抗炎药 药物参见本篇第四章"类风湿关节炎",可起到抗炎、控制体温、减轻关节痛的作用,可减少糖皮质激素用量。国外文献资料显示,60%的患者单纯应用该药可以控制病情,而我国不足5%患者单纯应用非甾体抗炎药有效。

(二) 糖皮质激素 是本症最有效的药物,常用剂量为泼尼松0.5~1.0mg/(kg·d),为避免和减少复发,应待症状完全缓解,血沉、血清铁蛋白和C反应蛋白等恢复正常后才开始递减剂量,以最小维持量使用3~6个月。对于脏器受累严重及对常规剂量糖皮质激素反应不佳者,可以给予甲泼尼龙大剂量,或500~1 000mg/d冲击治疗,连续用药3天,必要时1~3周后重复给予,间隔期及冲击治疗后,采用常规剂量泼尼松或甲泼尼龙口服。

(三) 免疫抑制剂 应用糖皮质激素治疗效果不显著或虽有效而减量后即复发者,可加用免疫抑制剂。首选甲氨蝶呤,每周口服1次,每次10~15mg。环孢素在部分顽固病例中具有一定的效果,3~5mg/(kg·d)口服,维持量为2~3mg/(kg·d)。来氟米特、羟氯喹、硫唑嘌呤、环磷酰胺等也可应用。对于MAS,可参考相关章节治疗。

(四) 生物制剂及免疫治疗 对于难治性 AOSD 患者、csDMARDs 及糖皮质激素治疗效果不佳患者,可使用生物制剂。

1. TNF 抑制剂 包括依那西普、英夫利西单抗和阿达木单抗,对于慢性、多关节病变效果佳,也有 AOSD 合并心肌炎、心力衰竭治疗成功的病例报道。但仍需警惕注射局部反应、感染等药物不良反应。

2. IL-1 拮抗剂 阻断 IL-1,从而诱导缓解、预防复发。包括 IL-1 受体拮抗剂如阿那白滞素、利洛纳塞,以及 IL-1β 单克隆抗体卡那单抗。适用于全身型、难治性 AOSD,对依那西普、英夫利西单抗等治疗效果不佳者。可单用或联合 csDMARDs,可快速缓解病情,但骤然停药易致疾病复发。

3. IL-6 受体拮抗剂 为临床难治性 AOSD 的又一选择,对全身型及关节炎型均具有较好的疗效。已有病例报道,对于 TNF-α 拮抗剂、阿那白滞素等效果不佳者,更换为 IL-6 受体单抗(托珠单抗)后病情得到缓解。

4. 其他生物制剂 包括 IL-18 拮抗剂、选择性 T 细胞共刺激调节剂、抗 CD20 单克隆抗体、JAK 抑制剂、IL-17 拮抗剂等,均见于难治性 AOSD 的病例报道,尚缺乏大规模临床试验数据。

推荐阅读

1. JIANG L D, WANG Z, DAI X M, et al. Evaluation of clinical measures and different criteria for diagnosis of adult-onset Still's disease in a Chinese population[J]. J Rheumatol, 2011, 38(4): 741-746.

2. AHN M H, KIM H A. Biomarkers for adult-onset Still's disease: up-to-date[J]. Expert Rev Mol Diagn, 2019, 19(8): 655-657.

3. FEIST E, MITROVIC S, FAUTREL B. Mechanisms, biomarkers and targets for adult-onset Still's disease[J]. Nat Rev Rheumatol, 2018, 14(10): 603-618.

第六章 脊柱关节炎

邹和建 梁敏锐

脊柱关节炎(spondyloarthritis, SpA),既往又称血清阴性脊柱关节病(seronegative spondyloarthropathies)或脊柱关节病,是一组以关节病变为主,多系统受累的免疫、炎症性疾病。主要侵犯骶髂关节、脊柱、脊柱旁软组织及外周关节,并可伴发葡萄膜炎、炎性肠病、银屑病等关节外表现,严重者可发生关节畸形和脊柱强直。近年来人们逐渐认识到"炎症"是这类疾病的核心机制,故更名为脊柱关节炎。该组疾病主要包括:强直性脊柱炎(ankylosing spondylitis, AS)、银屑病关节炎(psoriatic arthritis,PsA)、反应性关节炎(reactive arthritis,ReA)、炎性肠病性关节炎(arthropathy of inflammatory bowel disease,IBD)、未分化脊柱关节炎(undifferentiated spondyloarthritis,uSpA)和幼年型脊柱关节炎(juvenile spondyloarthritis,jSpA)。赖特综合征(Reiter syndrome,RS)为反应性关节炎的经典表现,这一命名现已较少使用。根据国际脊柱关节炎协会(Assessment of Spondyloarthritis International Society,ASAS)的分类标准也可将SpA分为中轴型和外周型。该组疾病有以下共同特点:①有家族聚集倾向;②与*HLA-B27*等位基因有不同程度的相关;③在临床表现上有很多共同之处和重叠;④类风湿因子阴性(准确地说,类风湿因子阳性率与正常人群相似);⑤有不同程度的骶髂关节炎;⑥病理变化以肌腱端周围和韧带附着于骨的部位为主(附着点炎)。

放射学阴性中轴型脊柱关节炎(non-radiographic axial SpA,nr-axSpA),指一类不符合1984年AS修订纽约分类标准,但具有SpA影像学证据——MRI下活动性骶髂关节炎表现的SpA患者,部分nr-axSpA患者最终进展为AS。

【发病机制】

尚不明确。目前研究认为,遗传易感性与环境因素导致的免疫异常是SpA发病的重要因素。SpA患者的人类白细胞抗原*HLA-B27*的携带率显著升高。*HLA-B27*转基因鼠自发出现SpA及肠炎和外周关节炎,为*HLA-B27*直接参与发病提供证据。约10% AS患者为*HLA-B27*阴性,提示除*HLA-B27*外还有其他基因参与发病,GWAS研究提示超过40个其他基因位点与AS相关。感染是SpA的重要始动因素之一,*HLA-B27*转基因鼠在无菌环境下不发生关节炎,而暴露于细菌环境,尤其是拟杆菌属细菌,即可发生肠炎和关节炎,沙眼衣原体、痢疾杆菌、沙门菌属、耶尔森菌属感染可导致反应性关节炎也支持这一观点。AS患者对肿瘤坏死因子抑制剂(tumor necrosis factor inhibitor,TNFi)戏剧性的治疗反应提示了TNF-α在AS免疫发病机制中起关键作用。另外,本病好发于富含软骨,尤其是纤维软骨的部位,针对软骨蛋白聚糖的自身免疫也有可能参与致病过程。

【临床表现与实验室检查、影像学表现】

SpA的共同特点为侵犯骶髂关节、脊柱、外周关节和关节周围结构,常伴有特征性关节外表现。主要的几种疾病特点见表22-6-0-1。

表22-6-0-1　几种脊柱关节炎临床比较

比较点	强直性脊柱炎	银屑病关节炎	炎性肠病性关节炎	反应性关节炎	未分化脊柱关节炎
性别	男>女	男=女	男=女	男=女	男=女
年龄	16~30岁为多	任何年龄	任何年龄	任何年龄	任何年龄
起病方式	缓慢	不定	缓慢	急	不定
HLA-B27	>90%	20%(有骶髂关节炎50%)	<50%	60%~80%	±
骶髂关节炎	>95%	25%	偶见	>95%	+
关节受累	下肢>上肢	上肢>下肢	下肢>上肢	下肢>上肢	下肢=上肢
葡萄膜炎	++	+	+	+	±
结膜炎	-	-	-	+	-
皮肤指甲受累	-	++	-	-	±
黏膜受累	-	-	+	-	±
尿道炎	-	-	-	±	±
脊柱受累	+++	+	+	+	±
自限性	-	±	±	±	±
缓解、复发	-	±	-	±	±

注:-通常无,±偶有,+可见,++常见,+++频见。

(一)强直性脊柱炎　男女患病比例(2~3):1,发病高峰年龄为20~30岁,40岁以后及8岁以下发病者少见。美国一项研究显示,经过年龄和性别校正后的AS年发病率为7.3/10万,按照修订的纽约标准,在高加索人群中,AS的患病率估计为(68~197)/10万。AS见于世界各地,但患病率存在种族差异。

本病大多起病隐匿,起初感到腰背部或腰骶部不适或疼痛,有时可放射至髂嵴或大腿后侧。清晨或久坐、久站后腰背部疼痛加重并伴僵硬感,活动后疼痛及僵硬可缓解,数月或数年后可出现胸或颈椎疼痛,进行性弯腰、扩胸、转颈活动受限,甚至畸形。半数患者首发症状为外周关节肿痛,大部分患者病程中出现外周关节肿痛,以髋、膝、踝和肩关节常见。25%的AS患者髋关节受累,表现为双侧或者单侧髋部疼痛,活动障碍,严重者可导致残疾。因此在AS的诊治中,需要了解患者是否存在髋关节疼痛,以及出现频率、持续时间,以判断髋关节损害程度。肌腱、韧带骨附着点炎症为AS特征性改变。胸肋关节、柄、胸骨联合等部位附着点炎症可导致胸痛、呼吸受限;跟腱、足弓附着点炎症可导致站立、行走时疼痛。

全身症状一般较轻,少数有低热、疲劳和体重下降。虹膜炎或虹膜睫状体炎可早于关节症状;其他系统累及包括主动脉瓣关闭不全、心脏扩大、传导阻滞及心包炎。肺部受累,出现肺上叶纤维化，表现为咳嗽、呼吸困难，甚至咯血；由于关节脱位或骨折导致脊髓压迫可出现相应的神经症状；马尾综合征为AS晚期严重并发症，表现有大腿或臀部痛觉消失，尿道、肛门括约肌功能不全，逐渐进展为尿、便失禁，阳痿；肾脏损害少见，主要为IgA肾病和肾淀粉样变；早期即可出现骨质疏松，由此引起腰椎压缩、畸形导致姿态异常，甚至形成驼背，骨折发生率高。

早期AS体征不多，可有骶髂关节、髂嵴、耻骨联合等部位及肌腱、韧带附着点压痛。有周围关节或关节外表现者可有相应的体征。随着疾病的发展可见明显脊柱关节活动障碍甚至畸形。以下体检阳性有助于AS的诊断：①Patrick试验（“4”字试验）。患者仰卧，一侧膝关节屈曲并将足跟部放置在对侧伸直的膝上。检查者用一只手下压屈曲的膝，用另外的手压对侧骨盆，引出膝关节屈曲侧骶髂关节疼痛视为阳性。有膝或髋关节病变者不能完成该试验。②枕壁试验。正常人在立正、双侧足跟紧贴墙壁时，后枕部应紧贴墙面，而AS患者因颈部僵直和/或胸椎段畸形后凸，使后枕部不能触及墙壁，即枕墙距>0cm，为阳性。③胸廓扩展。用软尺在第4肋间隙水平测量深吸气和深呼气时胸廓周径的变化，两者之差在正常值小于2.5cm为阳性。④Schober试验。于双髂后上棘连线中点（A点）上方10cm处作标记（B点），然后嘱患者弯腰，双膝保持伸直位，测量脊柱的最大前屈度AB间距离变化，正常移动距离应该增加5cm以上，即AB距离由10cm增至15cm以上，如脊柱受累，则AB间增加的距离小于4cm，为阳性。⑤骨盆按压试验。患者侧卧，从另一侧按压骨盆引起骶髂关节疼痛为阳性。

AS患者血沉、C反应蛋白常增高，RF和抗核抗体多为阴性；*HLA-B27*阳性率>90%，疾病严重者可有碱性磷酸酶水平升高，血清IgA升高常见，但需除外其他疾病所引起，AS患者外周关节滑液表现为非特异性炎症。骶髂关节X线片具有诊断价值，表现为关节边缘模糊、骨质糜烂、骨硬化、关节间隙变窄及关节融合等，分为5级。0级，正常；Ⅰ级，可疑或轻微骶髂关节炎；Ⅱ级，轻度骶髂关节炎，可见局限性侵蚀、硬化，关节边缘模糊，但关节间隙无变化；Ⅲ级，中度或进展性骶髂关节炎，伴有以下一项或一项以上改变：骨质破坏、硬化、关节间隙狭窄或增宽，或者部分强直；Ⅳ级，严重异常，骶髂关节硬化、融合、强直。脊柱X线早期有椎体方形变，椎小关节模糊和轻度椎旁韧带钙化，晚期椎间盘钙化，纤维环及前后韧带钙化、骨化，并有相邻椎体形成骨桥，即“竹节样改变”。疾病早期，CT、MRI较X线片图像更清晰，有助于发现较小影像学改变；MRI更有助于发现早期骶髂关节炎、软骨改变和骨髓水肿。目前尚无国际公认的评价AS病情活动的“金标准”，而常用于评价其活动性的指标如血沉（ESR）、C反应蛋白（CRP）、强直性脊柱炎病情活动指数（BASDAI）有诸多局限。2009年制定了一个新的用于评价AS病情活动性的指标——强直性脊柱炎病情活动度评分（ASDAS）综合了主观评价及血沉、C反应蛋白的评价体系，其他还有评价AS活动范围或脊柱活动度的BASMI评分和评价AS机体功能的BASFI评分。

女性AS特点：发病较晚，外周关节，尤其是膝关节受累多，耻骨炎多见，脊柱受累少，进展缓慢，预后相对较好。

*HLA-B27*阴性AS特点：发病年龄较大，少有家族聚集性，伴发银屑病、溃疡性结肠炎、克罗恩病和虹膜炎者较*HLA-B27*阳性者少见。对TNF抑制剂的反应不如*HLA-B27*阳性者。

（二）银屑病关节炎　见于5%～10%银屑病患者。发病高峰年龄30～50岁。多数缓慢发病，约1/3可起病较急，伴发热等全身症状。60%～70%患者关节症状在银屑病发病后出现，亦有15%～20%患者关节炎先于银屑病出现，约10%的患者银屑病皮疹和关节炎同时出现。目前普遍采用由Moll和Wright提出的PsA分类法，共五类，但各类之间可互相转化。

1. 单关节炎或非对称性寡关节炎型　最常见，见于70%患者中，受累关节数≤4个，以手、足远端、近端指（趾）间关节、掌指关节或跖趾关节散在受累为主，膝、髋、踝和腕关节亦可受累。伴发腱鞘炎，受累的手指或足趾呈典型的“腊肠指（趾）”。

2. 远端指间关节炎型　典型的银屑病关节炎类别，占5%～10%，常伴有指甲凹陷、指甲松脱、甲下过度角化、白甲症及甲周红肿。

3. 对称性多关节炎　占15%，受累关节数>4个，部分与RA较难鉴别，远端指间关节受累和腊肠指（趾）有助于和RA相鉴别。

4. 脊柱关节炎型　约占5%，可出现骶髂关节炎、韧带骨赘。韧带骨赘可发生在无骶髂关节炎者，并可累及脊柱的任何部位。

5. 残毁性关节炎型（arthritis mutilans）　见于5%患者中，是银屑病的最严重类型。出现手、足、脊柱侵蚀性、破坏性多关节炎，导致关节畸形和致残。

PsA无诊断性的实验室检测，血沉、C反应蛋白常升高，广泛银屑病皮损时尿酸可升高，实验室检查类风湿因子阴性，少数患者类风湿因子阳性须注意是否并发类风湿关节炎。50%～70%中轴累及的患者*HLA-B27*阳性，仅外周关节受累的患者中阳性率≤15%～20%。

中轴型和外周型的放射学表现有所不同，外周型中远端指（趾）间关节易受累，骨质破坏严重者，指（趾）骨末节远端可有骨质溶解，使之变细、变尖。末节指（趾）骨近侧端有侵蚀外，骨质增生、膨大，呈帽沿样，伴随着近端指骨变细，形成“铅笔帽”样畸形。中轴型患者脊柱受累时，两邻近椎体中部之间的韧带骨化，骨桥形成，对称分布。骶髂关节炎早期为单侧或非对称性，晚期可发展为双侧关节面融合。

SAPHO综合征（synovitis，acne，pustulosis，hyperostosis，osteomyelitis syndrome，SAPHO syndrome）：以多种不同的皮肤和肌肉骨骼表现为特征。SAPHO为滑膜炎（synovitis）、痤疮（acne）、脓疱病（pustulosis）、骨肥厚（hyperostosis）和骨髓炎（osteomyelitis）的缩写简称。皮肤症状为掌跖脓疱病、聚合型痤疮、暴发性痤疮及化脓性汗腺炎；肌肉骨骼表现为胸锁及脊柱骨肥厚、复发性灶性无菌性骨髓炎，以及偶尔出现的外周关节炎。血沉常升高，30%患者*HLA-B27*阳性。

（三）炎性肠病性关节炎　在溃疡性结肠炎和克罗恩病中，有5%～15%伴有外周关节炎，有10%～20%伴有中轴或骶髂关节炎。近期大规模临床研究把炎性肠病患者分为两种类型，1型累及<5 个关节,急性自限性,往往伴随肠炎复发;2 型累及关节≥5 个,对称性,慢性病程,与肠炎复发无关。1 型为急性,多 6 周内缓解,2 型则为持续性。腊肠指(趾)、跟腱炎和跖底筋膜炎均可见。骶髂关节炎和脊柱炎发病隐袭,可表现为腰背、臀、胸或颈部疼痛。腰和颈部运动受限及扩胸度减少。除关节表现外,炎性肠病的肠外表现包括葡萄膜炎、坏疽性脓皮病、皮肤结节红斑和杵状指。影像学检查受累关节可见关节糜烂及关节间隙狭窄,骶髂关节及脊柱受累者可见与 AS 相似的表现。

Whipple 病为一多系统疾病,其突出表现为脂肪泻、明显消瘦、发热、关节痛、浆膜炎、淋巴结疼痛、贫血、白细胞增多和血小板增多。多见于中年白种人男性。该病患者大多有关节症状,且可比其他症状早出现 10 年以上。最常受累关节为膝和踝,其他少见关节依次为掌指、髋、肩、肘及跖趾关节。关节炎仅持续 1~3 周,消退后不遗留后遗症。骶髂关节炎和脊柱炎的发生率分别占 20%和 5%。

(四)反应性关节炎 指继发于身体其他部位感染的急性非化脓性关节炎。泌尿道和生殖道感染后的反应性关节炎最为常见。近年发现,包括细菌、病毒、衣原体、支原体、螺旋体等在内的绝大多数微生物感染后均可引起反应性关节炎,因此广义的反应性关节炎范围甚广,然而经典的反应性关节炎是指由特定的某些泌尿生殖系统或胃肠道感染后短期内发生的一类外周性关节炎。而赖特综合征为经典反应性关节炎中的经典。典型病原体包括沙眼衣原体(生殖道感染)、耶尔森菌属、沙门菌属、志贺菌属、弯曲杆菌属及少见的艰难梭菌(胃肠道感染)。反应性关节炎患者中 60%~80% *HLA-B27* 阳性,阳性者关节炎及关节外症状较重,容易复发。1%~3%肠道或泌尿生殖系统感染者伴随反应性关节炎,一般在前驱感染 1~2 周后发病。可为隐匿性感染。典型表现为非对称性少关节炎,以膝、踝和跖趾等下肢关节多见。常见腊肠指(趾)、跟腱炎、跖底筋膜炎及足跟痛。脊柱及骶髂关节受累者可有腰背痛。关节炎呈自限性,一般 3~5 个月消退,个别长达 1 年,转为慢性者少见。实验室检查可鉴定特异性的触发病原体。其他可见白细胞增高、血沉增快、C 反应蛋白增高、血清类风湿因子阴性。*HLA-B27* 阳性有助于不典型病例的诊断。

(五)未分化脊柱关节炎 部分病例虽具有脊柱关节炎的某些征象,如外周关节炎、放射学检查有骶髂关节炎、伴有 *HLA-B27* 阳性,但又不符合某一特定 SpA 的分类标准,即被称为“未分化脊柱关节炎”。其中可能包括 AS 早期患者或 AS“顿挫型”,或尚待分化的混合或重叠类型等,尤以幼年病例中多见。

(六)幼年型脊柱关节炎 通常在 7~16 岁起病,男孩多见。以外周关节(尤其是膝、髋关节)及附着端炎为主要表现,足跟、足弓受累常见。发热,较成年起病者多。炎性腰背痛并不常见。髋关节受累较成年起病者多,部分患者因诊治延迟,致残疾或行人工髋关节置换术。骶髂关节炎常在发病数年后才出现,X 线检查意义有限。*HLA-B27* 阳性对幼年起病者诊断价值大于成年起病者。

【诊断与鉴别诊断】

(一)诊断 SpA 的诊断以往多采用 1991 年欧洲脊柱关节病研究小组(European Spondyloarthropathy Study Group, ESSG)发布的标准(表 22-6-0-2),AS 的诊断多采用 1966 年发布,1984 年修订的纽约标准(表 22-6-0-3)。国际脊柱关节炎协会(Assessment of Spondyloarthritis International Society, ASAS)专家组于 2009 年提出了中轴型 SpA 的分类标准(表 22-6-0-4),该标准不但延续了炎性腰背痛、影像学改变等标准;另外适用于仅有 SpA 特征性临床表现,伴 *HLA-B27* 阳性的早期患者的诊断。诊断敏感度高,减少漏诊,更适应于 SpA 临床诊断的复杂性。ASAS 于 2011 年提出了新的外周型 SpA 分类标准(表 22-6-0-5),将 ASAS 中轴型和外周型 SpA 诊断标准联合应用,可均衡提高诊断敏感度和特异度,有助于临床治疗。

表 22-6-0-2 欧洲脊柱关节病研究小组(ESSG)脊柱关节炎分类标准(1991 年)

主要标准:
1. 炎性脊柱痛 现症或曾有脊柱疼痛,至少具有下列 4 个特点:①45 岁以前发病;②隐匿起病;③伴有晨僵;④活动后好转;⑤至少持续 3 个月
2. 滑膜炎 曾有或现在有非对称性下肢为主的关节炎
次要标准:
1. 家族史 一级亲属或二级亲属有下列任何一种疾病:强直性脊柱炎、银屑病、反应性关节炎、急性葡萄膜炎、炎性肠病
2. 银屑病 过去或现在由医师诊断为银屑病
3. 炎性肠病 过去或现在由医师诊断为克罗恩病、溃疡性结肠炎,并被放射学或内镜检查证实
4. 交替性臀部疼痛 过去或现在出现左右两侧臀部交替性疼痛
5. 附着点病变 有或曾有跟腱和足底筋膜自发性疼痛或压痛
6. 急性腹泻 关节炎发生前 1 个月内有急性腹泻
7. 尿道炎 关节炎发生前 1 个月内出现的非淋球菌尿道炎或宫颈炎
8. 骶髂关节炎 双侧 2~4 级或单侧 3~4 级放射学改变(放射学分级:0. 正常,1. 可疑,2. 轻度,3. 中度,4. 强直性改变)
(1 条主要标准+1 条次要标准即可考虑诊断)

表 22-6-0-3 强直性脊柱炎的修订纽约标准(1984 年)

A. 诊断
1. 临床标准
a. 腰背痛 3 个月以上,活动后改善,休息无改善
b. 腰椎额状面和矢状面活动受限
c. 胸廓活动度低于相应年龄、性别的正常人
2. 放射学标准 双侧骶髂关节炎 2~4 级或单侧骶髂关节炎 3~4 级
B. 分级
1. 肯定强直性脊柱炎 符合放射学标准和 1 项以上临床标准
2. 可能强直性脊柱炎
a. 符合 3 项临床标准
b. 符合放射学标准而不具备任何临床标准
(应除外其他原因所致骶髂关节炎)

表 22-6-0-4　中轴型脊柱关节炎(SpA)分类标准(ASAS 2009 年)

起病年龄<45 岁和腰背痛≥3 个月的患者,加上符合下述其中一种标准:		
(1) 影像学提示骶髂关节炎加上≥1 个下述的 SpA 特征	或者	(2) *HLA-B27* 阳性加上≥2 个下述的其他 SpA 特征
SpA 的特征包括: (1) 炎性腰背痛; (2) 关节炎; (3) 附着端炎(跟腱); (4) 眼葡萄膜炎; (5) 指(趾)炎; (6) 银屑病; (7) 克罗恩病/溃疡性结肠炎; (8) 对 NSAIDs 治疗反应好; (9) SpA 家族史; (10) *HLA-B27* 阳性; (11) CRP 升高		影像学提示骶髂关节炎指: (1) MRI 提示骶髂关节活动性(急性)炎症,高度提示与 SpA 相关的骶髂关节炎 (2) 明确的骶髂关节炎影像学改变(根据 1984 年修订的纽约标准)

表 22-6-0-5　外周型脊柱关节炎分类标准(ASAS 2011 年)

患者表现为关节炎,或附着点炎,或指/趾炎,包括无影像学表现和有影像学表现的两种临床亚型:		
加上下列至少 1 项 SpA 特征: 葡萄膜炎 银屑病 克罗恩病/溃疡性结肠炎 前驱感染 *HLA-B27* 阳性 骶髂关节影像学改变(X 线或 MRI)	或者	加上下列至少 2 项 SpA 特征: 关节炎 附着点炎 指/趾炎 既往炎性背痛病史 脊柱关节炎家族史

HLA-B27 检测对诊断的意义:尽管 SpA 与 *HLA-B27* 基因密切相关,但是应该客观地评价 *HLA-B27* 基因对 SpA 诊断的价值。研究发现,在 SpA 患者中,*HLA-B27* 阳性者发病较早,更容易出现骶髂关节炎、脊柱炎、急性前葡萄膜炎,临床症状也较为严重。相反,*HLA-B27* 阴性者,更多地表现为周围关节炎、指甲、皮肤病变、炎性肠病或未分化 SpA。*HLA-B27* 阳性并非 SpA 诊断的必备条件,*HLA-B27* 阴性也不能除外 SpA 诊断。但是,在下列情况下,*HLA-B27* 检测仍具有较大的临床意义:①临床上高度怀疑 SpA 诊断又缺乏典型影像学证据时,*HLA-B27* 阳性结果可帮助诊断;②在患有炎性关节病变的儿童中,*HLA-B27* 阳性将提醒医师警惕 SpA 的可能性;③*HLA-B27* 阳性可增加亲属罹患 SpA 的风险。

血沉增快、C 反应蛋白增高、贫血常提示疾病活动,而自身抗体检测多为阴性。

(二) 鉴别诊断　SpA 系一组疾病。但在临床表现不典型时,鉴别仍较困难。此外,SpA 尚需与非 SpA 各种累及脊柱、关节的疾病进行鉴别。AS 与类风湿关节炎鉴别要点见表 22-6-0-6。此外尚需与致密性骨炎、弥漫性特发性骨肥厚、机械性损伤或退行性下背部疼痛性疾病鉴别。致密性骨炎几乎均见于生育后女性,放射学典型表现为在髂骨中下 2/3 部位有明显的骨硬化区,呈三角形者尖端向上,密度不均,不侵犯骶髂关节面,无关节糜烂或狭窄,界限清楚,骶骨侧骨质正常。弥漫性特发性骨肥厚多见于中老年男性,可表现为脊柱及周围关节的疼痛和僵硬,但临床症状较放射学表现为轻。机械性损伤及退行性下背痛多与活动有关,而 AS 活动后僵痛减轻。反应性关节炎表现为肢体单关节肿痛时,需与类风湿关节炎、细菌性关节炎、痛风性关节炎相鉴别。

表 22-6-0-6 强直性脊柱炎与类风湿关节炎的鉴别

鉴别点	强直性脊柱炎	类风湿关节炎
种族差异	白种人发病率高	无明显种族差异
阳性家族史	明显	不明显
遗传学特点	*HLA-B27* 阳性者多	*HLA-DR4* 阳性者多
年龄高峰	20~30 岁	30~50 岁
性别	男性多见	女性多见
受累关节	少关节、非对称、大关节多见,下肢多于上肢	多关节,对称性,小关节、大关节均可,上肢多于下肢
骶髂关节	大多受累	很少受累
脊柱受累	全部(自下而上)	仅累及颈椎
类风湿结节	无	有
主动脉瓣关闭不全	可有	无
类风湿因子	阴性	多为阳性
病理改变	肌腱、韧带附着端炎	对称性、侵蚀性滑膜炎
放射学	非对称性侵蚀性关节病伴新骨形成、关节强直和骶髂关节炎	对称性侵蚀性关节病

【治疗】

SpA 为慢性进行性过程,目前尚无根治方法,不同类型治疗策略各异。治疗目的在于缓解症状、修复和改善病变组织;防止脊柱和髋关节的僵直畸形,最大限度保护关节功能,防止残疾;晚期患者则在于减轻疼痛,最大限度改善功能状态,提高生活质量。以下以 AS 的治疗方法为例,对于不同合并症的患者治疗选择有所不同。

(一)一般治疗

1. 宣教 应对患者进行疾病知识的宣教,使患者认识疾病的慢性过程与长期治疗的必要性及服药过程中可能出现的不良反应,积极配合医师治疗。

2. 锻炼和休息 除在急性发作期或心、肺等重要脏器严重受损时需要休息外,应加强脊柱、关节功能锻炼,主动运动优于被动运动。休息时以睡硬板床为宜。不建议脊柱推拿。

(二)非甾体抗炎药(NSAIDs) 可抑制炎症,减轻关节疼痛、肿胀及晨僵。常用的药物有双氯芬酸类、昔布类、奈普生等。在 NSAIDs 选择上,目前倾向于选择性 COX-2 抑制剂,以减少该类药物对胃肠道、肾脏的毒副作用,应注意,不能同时使用两种不同的 NSAIDs,联合使用 NSAIDs 不会增加疗效,反而会明显增加不良反应。评估某种 NSAIDs 是否有效,应持续规则使用至少 2 周,如疗效不佳可增加到最大有效剂量,仍然无效者可考虑换用其他类别或剂型的 NSAIDs。如果应用两种 NSAIDs 治疗失败,应改用其他治疗方案。对于活动期 AS 患者规则服用 NSAIDs 优于按需服用;对于稳定期 AS 患者,若具有进展为脊柱融合的高危因素,如男性、吸烟、韧带骨赘、C 反应蛋白持续升高,建议长期规则服用;除此之外的稳定期 AS 患者可按需服用,需权衡长期使用 NSAIDs 带来的胃肠道、心血管和肝、肾毒性等不良反应。

(三)生物制剂 即选择性地以参与免疫反应或炎症过程的分子或受体为靶目标的单克隆抗体或天然抑制分子的重组产物。越来越多的证据显示 TNFi 对 SpA 具有很好的疗效,可改善患者症状、复合评估指数和磁共振中的骶髂关节及脊柱炎症。该类药物对关节炎诱导缓解和维持治疗有效,在其他 SpA 中,如银屑病关节炎、炎性肠病性关节炎、反应性关节炎和未分化 SpA 中也取得了一定的疗效。对于合并炎性肠病、反复虹膜炎和髋关节受累的患者,TNF 单克隆抗体的疗效优于融合蛋白依那西普。但该类药物可能导致的结核感染或者潜伏结核复发应该引起高度关注,在用药前应该进行严格的结核筛检(见本篇第一章"概论")。

非 TNFi 生物制剂:大型安慰剂对照试验结果显示白介素-17 单克隆抗体司库奇尤单抗(secukinumab)和依克珠单抗(ixekizumab)同样对 AS 有效,或可考虑托法替布,对于 nr-axSpA 而言,以上药物的有效性还需要更多数据来支持。如患者合并溃疡性结肠炎,除 TNF 单克隆抗体外,还可考虑托法替布。其他生物制剂如利妥昔单抗、CTLA-4 融合蛋白阿巴西普(abatacept)、抗 IL-12/IL-23 单克隆抗体乌司奴单抗(ustekinumab),或 IL-6 受体单克隆抗体(托珠单抗)目前证据显示对 AS 疗效有限,仍需要进一步验证。

(四)合成类抗风湿药 常用传统制剂为柳氮磺吡啶(SASP),对于周围关节炎和附着点炎效果较好,但对中轴病变疗效不肯定,主要用于因禁忌证等无法使用 TNFi 等生物制剂的患者。研究证实 SASP 及其衍生物 5-ASA 在溃疡性结肠炎中有效,但在克罗恩病中无效。甲氨蝶呤主要应用于周围关节病变,尤其是兼有皮肤病变的银屑病关节炎患者,对中轴型病变无充分证据支持,长期使用需监测药物不良反应。一项Ⅱ期临床试验结果提示靶向合成类抗风湿药托法替布应用 12 周对中轴型患者临床和影像学终点均有改善,提示托法替布可作为治疗选择之一。

(五)糖皮质激素 不推荐全身使用糖皮质激素。使用 NSAIDs 治疗后仍有孤立骶髂关节炎的患者,局部注射可缓解症状,以附着端炎或外周关节炎为突出表现的患者,可考虑局部激素治疗,跟腱、膝关节肌腱、股四头肌肌腱应避免注射。重复注射应该间隔 3~4 周,一般不超过 2~3 次。

(六)抗生素 抗生素的治疗仍有争议。获得性反应性关节炎患者可采用抗生素治疗并发的尿路感染,有助于减少复发。但是一旦出现关节炎,抗生素的使用并不能改变病程,另外也不推荐长期使用抗生素治疗慢性反应性关节炎。对于肠道型反应性关节炎，抗生素治疗常常无效，并不推荐在反应性关节炎发生之后使用抗生素。

（七）关节外表现的治疗　对于急性虹膜炎患者，建议同时眼科就诊，使用糖皮质激素及睫状体麻痹剂滴眼治疗，反复发作的虹膜炎，推荐使用 TNFi 单克隆抗体。对于合并炎性肠病的患者，不推荐 NSAIDs 作为首选，可考虑使用 TNFi 单克隆抗体。对于合并溃疡性结肠炎的患者，除使用 TNFi 单克隆抗体外，或可考虑使用托法替布。对于银屑病关节炎患者，轻症或有使用生物制剂禁忌的患者，可考虑使用其他 DMARDs，如甲氨蝶呤、柳氮磺吡啶、来氟米特、环孢素等，支持这些药物使用的证据主要来自观察性研究或临床实践。羟氯喹因可能加重皮疹，一般不用于治疗银屑病关节炎。阿普斯特是磷酸二酯酶Ⅳ选择性抑制剂，目前已被美国 FDA 批准用于治疗银屑病关节炎。对于初治活动性的银屑病关节炎患者，排除禁忌后，建议使用 TNFi 单克隆抗体，其次可考虑使用 IL-17 单克隆抗体、IL-12/23 单克隆抗体、阿巴西普或托法替布。

（八）外科手术治疗　当疾病晚期出现关节畸形、强直、功能障碍，如脊柱侧凸、驼背、颈椎严重受压，髋关节畸形、固定、坏死等，可行外科矫形手术，如髋关节成形，全髋、全膝关节置换，脊柱矫形等，可减轻关节疼痛，增加关节活动度，明显提高患者生活质量。

推荐阅读

1. GARY S F, RALPH C B, SHERINE E G, et al. KELLEY'S textbook of rheumatology[M]. 9th ed. Philadelphia: Saunders Elsevier, 2012.
2. WARD M M, DEODHAR A, GENSLER L S, et al. 2019 Update of the American college of rheumatology/spondylitis association of America/spondyloarthritis research and treatment network recommendations for the treatment of ankylosing spondylitis and nonradiographic axial spondyloarthritis[J]. Arthritis Rheumatol, 2019, 71(10): 1599-1613.
3. SINGH J A, GUYATT G, OGDIE A, et al. 2018 American college of rheumatology/national psoriasis foundation guideline for the treatment of psoriatic arthritis[J]. Arthritis Rheumatol. 2019, 71(1): 5-32.

第七章　多发性肌炎和皮肌炎

吕　玲

特发性炎症性肌病（idiopathic inflammatory myopathies, IIM）是一组横纹肌慢性非化脓性炎症性疾病。主要包括多发性肌炎（polymyositis, PM）和皮肌炎（dermatomyositis, DM），免疫介导坏死性肌病（immune-mediated necrotizing myopathy, IMNM）和包涵体肌炎（inclusion body myositis, IBM）。PM 临床特征是对称性四肢近端肌、颈肌、咽部肌肉无力，肌肉压痛和血清肌酶升高，DM 还有特征性皮肤表现。PM 和 DM 可累及肺、心、关节、血管等其他脏器或组织。可合并自身免疫性疾病或肿瘤。病情严重者出现肺间质病变、肺部感染、呼吸肌无力，致呼吸衰竭而危及生命。

本病较少见。女性发病多于男性，女性与男性之比约为 2∶1。据欧美国家报道，在 16 岁以下儿童中患病率为 1.9/100 万，发病年龄以 5~14 岁为主，平均年龄 6.8 岁，可发生于婴儿；在成人，发病年龄以 40~60 岁为主，平均发病年龄男性比女性年龄大。

【病因与发病机制】

尚不清楚，免疫异常、遗传、血管病变及病毒感染等均可能与发病有关。目前认为在具有免疫遗传素质个体中由于各种环境因素的相互作用，最终导致疾病的发生。

（一）免疫学异常　①PM/DM 患者体内存在循环自身抗体，包括“肌炎特异性自身抗体”（MSAs）及肌炎相关性自身抗体（MAAs）；②约 70%患者血清中可测出免疫复合物；③DM 和 PM 存在不同的免疫机制，有发现在 DM 非坏死性肌纤维中 B 细胞占优势，而 T 细胞（$CD3^+$细胞）减少，在 PM 肌肉内发现大量 T 淋巴细胞浸润。这些发现提示体液免疫机制参与 DM 发病。

（二）病毒感染　病毒，特别是小核糖核酸病毒被认为可能是肌炎发病的原因。在肌炎患者肌纤维中找到病毒的 DNA 或 RNA，并找到病毒基因表达的蛋白。一些肌炎患者发病发现与柯萨奇 A 组病毒感染有关，在儿童 PM/DM 患者已发现其发病与先前的柯萨奇 B 组病毒感染有明显关系。

（三）遗传因素　研究证实 *HLA-DR* 与 PM 高度相关；*HLA DRB1* 0301* 和 *DQA1* 0501* 已被确认是白种人成人型和少年型 IIM 的危险因素。

（四）其他　恶性肿瘤、肌肉过度劳累、精神压力及某些药物（抗疟药、秋水仙碱、D-青霉胺、降脂药、齐多夫定）等亦可成为肌炎发病的诱因。

【病理】

（一）肌肉改变　病变主要发生在横纹肌，有时也可见于平滑肌和心肌。肌肉广泛或部分受侵害。肌纤维初期呈肿胀，横纹消失，肌质透明化，肌纤维膜细胞核增加，肌纤维分离、断裂。在进行性病变中肌纤维可呈玻璃样、颗粒状、空泡状变性、坏死、钙质沉着等。PM 的特征是肌纤维内巨噬细胞和 $CD8^+$T 细胞的浸润和 MHC-Ⅰ类分子的表达；DM 的特殊表现包括毛细血管减少，形态改变，毛细血管坏死伴补体产物（如膜攻击复合物）在血管壁沉积，少数情况下出现肌梗死，另具特征性的病理改变为肌纤维萎缩，横断面上往往见肌束边缘的肌纤维直径明显缩小等。

（二）皮肤改变 在初期水肿性红斑阶段，可见表皮角化、棘层萎缩、钉突消失、基底细胞液化变性；真皮全层黏液性水肿、血管扩张，周围主要为淋巴细胞浸润，有色素脱失。在进行性病变中，胶原纤维肿胀、均质化或硬化，血管壁增厚，皮下脂肪组织黏液样变性，钙质沉着。表皮进一步萎缩，皮肤附件亦萎缩。

【临床表现】

本病多数呈缓慢起病，少数呈急性或亚急性。皮肤和肌肉受累是本病的两组主要症状。皮损往往先于肌炎数周甚至数年发生。在DM有人将皮损发生后2年尚无肌炎出现者称之为无肌炎性皮肌炎（amyopathic dermatomyositis）。PM/DM起病时可伴全身不适、发热、头痛、关节痛等，约10%成人患者可有雷诺现象。

（一）皮肤症状 以DM较为突出，本病的皮肤损害多种多样，有的具有一定特异性和诊断意义。皮肤病变与肌肉累及程度常不平行，典型的皮疹是向阳疹、披肩疹和胸前V字皮疹：在面部特别是上眼睑发生紫红色斑，以眼睑为中心出现眶周部不等程度水肿性紫红色斑片，逐渐弥漫向前额、颧颊、耳前、颈背和上胸部V字区等部扩展，头皮和耳后部亦可累及。另一典型皮疹是Gottron征：四肢肘、膝，尤其掌指关节和指间关节伸面出现紫红色丘疹、斑疹，表皮萎缩，有毛细血管扩张、色素减退和细小鳞屑，偶见溃破。在甲根皱襞可见僵直毛细血管扩张和瘀点、甲小皮增厚等。有些病例亦可出现弥漫性或局限性暗红色斑或丘疹。

在慢性病例中有时尚可出现多发角化性丘疹、斑点状色素沉着、毛细血管扩张、轻度皮肤萎缩和色素脱失等，称之为血管萎缩性异色病性皮肌炎。偶尔在异色病样皮疹基础上出现火红色甚至棕红色皮疹，损害广泛，尤以头面部为著，像酒醉样外观，并可见大量扩张的毛细血管，称之为"恶性红斑"，常提示伴发恶性肿瘤。

此外，有时可见皮下钙化结节或沉积的钙质排出形成溃疡。有些非典型病例在一侧或两侧上眼睑或鼻根部出现紫红色斑，或头皮部出现弥漫性红斑、脱发，或表现为荨麻疹样、多形红斑样、网状青斑、大疱性损害等。部分病例对日光过敏。

有报道约8%的病例只有皮疹，经长期随访亦未见肌肉病变，属于无肌炎性皮肌炎。

（二）肌肉症状 任何部位肌肉皆可受侵犯，但以四肢肌肉首遭累及，肢体近端肌肉又比远侧的肌肉更易受损，肩胛带和骨盆带肌肉亦较早波及，上臂和股部肌群次之，其他部位肌群更次之，病变常呈对称性。通常患者感乏力，随后有肌肉疼痛、按痛和运动痛，进而由于肌力下降，呈现各种运动功能障碍和特殊姿态。由于肌肉病变的多少、轻重、部位的差异等，症状可有所不同，一般通常有抬臂、头部运动或下蹲后站起困难，步态拙劣，由于肌力急剧衰减，可呈现特殊姿态，重者全身瘫痪。当咽、食管上部和腭部肌肉受累时可出现声音嘶哑和吞咽困难；膈肌和肋间肌累及时可发生气急和呼吸困难；心肌受累可产生心力衰竭等。病变肌肉可正常或呈柔韧感，纤维性变而发硬或坚实，可促使关节挛缩影响功能。

（三）其他症状

1. 肺部受累 包括呼吸肌无力、吸入性肺炎、间质性肺炎、肺梗死和肺出血等。其中间质性肺炎的发生率最高。抗Jo-1抗体阳性患者比阴性患者更容易合并间质性肺炎。

间质性肺炎：高分辨率CT（HRCT）可表现为毛玻璃样变、线状影、斑片影、支气管充气征、肺实质微结节、蜂窝样改变等，其病理分型可为细胞性间质性肺炎、弥漫性肺泡损伤、纤维化及机化性肺炎。按起病缓急可分为急性/亚急性间质性肺炎和慢性间质性肺炎两个亚类。急性/亚急性间质性肺疾病的定义为在确诊1个月内出现呼吸困难和低氧血症，并进行性加重，或需插管治疗；其他归为慢性间质性肺炎。间质性肺炎预后差，死亡率高。

2. 心脏受累 心血管并发症主要包括充血性心力衰竭、左室舒张功能障碍、冠状动脉病变、变异型心绞痛及心包炎等。心血管并发症的亚临床表现报道较多，主要为心脏传导异常和心律失常。

3. 合并肿瘤 有报道称PM/DM患者较一般人群发生肿瘤的概率高6.5~12.6倍。DM并发的肿瘤有卵巢癌、肺癌、胰腺癌、大肠癌及非霍奇金淋巴瘤；PM常见的肿瘤有非霍奇金淋巴瘤、肺癌及膀胱癌。女性患者卵巢癌及乳腺癌、男性患者肺癌及前列腺癌的发生率都较一般人群高。亚洲患者包括中国人鼻咽癌的发生率高。

4. 并发感染 PM/DM患者容易感染的原因是机体免疫功能的紊乱和长期大剂量免疫抑制剂的使用。常见病原菌包括真菌、细菌和病毒，其中真菌（主要是白念珠菌和卡氏肺孢子菌）占50%。

5. 消化道病变 钡餐检查示食管蠕动差，通过缓慢，食管扩张，梨状窝钡剂滞留等。

6. 关节病变 关节病变多为非侵蚀性多关节炎，一般关节不变形。

7. 抗合成酶综合征 抗Jo-1抗体阳性的PM和DM患者，临床上常表现为肌炎、间质性肺炎、关节炎、雷诺现象和技工手。

（四）无肌炎性皮肌炎 患者无肌炎的临床和亚临床表现，肌酶不升高，肌电图无肌源性损害发现，有Gottron征或合并其他皮肌炎的典型皮炎表现，皮肤活检示毛细血管密度降低，沿真皮-表皮交界处有膜攻击复合体（membrane attack complex，MAC）沉积，MAC周围伴大量角化细胞。无肌炎性皮肌炎容易合并快速进展性间质性肺炎，预后较差。

【辅助检查】

血常规通常无显著变化，有时有轻度贫血和白细胞增多，血沉中等度增加。血清蛋白总量不变或减低，白、球蛋白比值下降，白蛋白减少，α_2和γ球蛋白增高。

（一）免疫学检测

1. 直接抗肌肉各种成分的抗体 指针对肌细胞细胞核、细胞质成分的自身抗体。分为两类：肌炎特异性自身抗体

(MSAs)及肌炎相关性自身抗体(MAAs)。MSAs可与特定的临床亚型相关,有助于预测并发症,辅助肌炎的诊断、预后判断及选择正确的治疗策略。目前在肌炎患者血清中发现的MSAs及其与临床的关系如下:

(1) 抗氨基酰tRNA合成酶(ARS)抗体:抗ARS抗体阳性的肌炎患者通常诊断为抗合成酶综合征(anti-synthetase syndrome,ASS)。此类患者具有一组特殊的症候群:间质性肺疾病(ILD)、雷诺现象、技工手、非侵蚀性关节炎、发热或可伴有皮疹。目前一共发现8种抗ARS抗体:抗Jo-1抗体、抗PL-7抗体、抗PL-12抗体、抗EJ抗体、抗OJ抗体、抗KS抗体、抗Zo抗体和抗Ha抗体。其中最常见的是抗Jo-1抗体,它可出现在9%~24%的IIMs患者中。

(2) 抗Mi-2抗体:抗Mi-2抗体是一种皮肌炎特异性抗体,该抗体在成年型皮肌炎中的阳性率为11%~59%,在幼年型皮肌炎(juvenile dermatomyositis,JDM)中的阳性率为4%~10%。据报道,抗Mi-2抗体还与向阳疹、Gottron丘疹、颈部"V字征"、披肩征、角质过度增生和光敏性疾病相关。抗Mi-2抗体阳性者的治疗反应和预后相对较好。

(3) 抗黑色素瘤分化相关皮疹(MDA5)抗体:抗MDA5抗体是皮肌炎特异性抗体,最常见于临床无肌炎性皮肌炎患者。抗MDA5抗体与皮肤溃烂、可触痛的手掌丘疹等皮肤表型特征显著相关,抗MDA5抗体对肌炎相关的快速进展型ILD有较高的诊断价值,该抗体阳性的肌炎患者肺部疾病结局较差。

(4) 抗转录中介因子1(TIF1)抗体:该抗体阳性者的皮肤广泛受累,一些患者表现出手掌角化过度性丘疹、银屑病样病变及由色素减退和毛细血管扩张所致的红白斑块。抗TIF1抗体最常见于肿瘤相关皮肌炎。

(5) 抗小泛素样修饰物激活酶(SAE)抗体:大部分阳性者首先会出现皮肤病变,随后可发展为严重吞咽困难。

(6) 抗信号肽识别粒子(SRP)抗体:抗SRP抗体主要见于IMNM,据报道,抗SRP阳性者更易出现严重的肢体肌无力、颈部无力、吞咽困难、呼吸功能不全和肌肉萎缩。抗SRP抗体阳性者对药物的治疗反应较差。抗SRP抗体阳性者的肌酸激酶(CK)水平会显著增高,且CK水平与抗SRP抗体血清水平存在关联。临床上可通过检测抗SRP抗体水平以判断肌肉的改善情况,可将抗SRP抗体作为评估疾病活动度的指标。

(7) 抗3-羟基-3-甲基戊二酰辅酶A还原酶(HMGCR)抗体:主要见于IMNM,抗HMGCR抗体的产生与他汀类药物的使用相关。主要临床特征是肌无力和吞咽困难,临床上应对该抗体阳性者进行肿瘤筛查和长期的免疫抑制治疗。

(8) 抗核基质蛋白-2(NXP-2)抗体:多见于严重的幼年型皮肌炎,和钙化、多关节炎、肠道血管炎临床表现有关。近年来在成人皮肌炎中发现和恶性肿瘤有关,而且少数患者抗NXP-2和抗TIF1抗体合并存在。

2. 抗核抗体和抗细胞质抗体　约10%患者红斑狼疮细胞阳性,1/5~1/3病例抗核抗体阳性,主要为小斑点型。

(二) 血清肌酶测定　血清CK、醛缩酶、谷草转氨酶(AST)、谷丙转氨酶(ALT)、乳酸脱氢酶(LDH)测定值增高,特别是CK,95%肌炎在其病程中出现CK增高。血清酶的增高与本病肌肉病变的消长平行,可反映疾病的活动性,一般在肌力改善前3~4周降低,临床复发前5~6周升高。

(三) 肌电图改变　90%的PM/DM显示肌源性改变,病变肌肉呈肌源性萎缩相,常见失神经纤维性颤动,呈现不规则的放电波形。

(四) 影像学改变　肌肉MRI可敏感地显示肌肉炎症水肿改变,可大范围评估肌肉受累范围、分布和程度,弥补了肌电图和肌肉活检只能显示局部肌肉状况的不足。

【诊断与鉴别诊断】

1975年Bohan和Peter提出PM和DM的诊断标准:①肢带肌、颈前肌对称无力,病程持续数周到数月,有/无吞咽困难、呼吸肌受累;②肌肉活检显示肌纤维坏死,炎细胞浸润,束周肌萎缩;③血清CK或和LDH升高;④肌电图显示肌源性损害;⑤皮肤改变。满足①~④四项标准,确诊为PM;符合①~④中的三项标准,可能为PM。满足①~⑤确诊为DM。

由于大多数医院肌电图需要预约,为了快速诊断,2017年EULAR/ACR共同发布了特发性炎性肌病分类标准和细分流程,见表22-7-0-1。

表22-7-0-1　2017年EULAR/ACR特发性炎性肌病分类标准

项目	细则	分值/分	
		无肌活检	有肌活检
年龄	首次出现疾病相关症状的年龄≥18岁且<40岁	1.3	1.5
	首次出现疾病相关症状的年龄≥40岁	2.1	2.2
肌无力	上肢近段客观存在对称性肌无力,常进行性加重	0.7	0.7
	下肢近段客观存在对称性肌无力,常进行性加重	0.8	0.5
	颈屈肌相比颈伸肌肌力较弱	1.9	1.6
	小腿近端肌肉相比远端肌肉较弱	0.9	1.2

续表

项目	细则	分值/分	
		无肌活检	有肌活检
皮肤表现	向阳疹	3.1	3.2
	Gottron 丘疹	2.1	2.7
	Gottron 征	3.3	3.7
其他临床表现	吞咽困难或食管运动功能障碍	0.7	0.6
实验室检查	抗 Jo-1(抗氨酰基转运 RNA 合成酶)抗体阳性	3.9	3.8
	血清 CK 或 LDH 或 AST 或 ALT 升高	1.3	1.4
肌活检	单核细胞浸润肌内膜,包绕但未侵犯肌纤维		1.7
	肌束膜和/或血管周围有单核细胞浸润		1.2
	束周萎缩		1.9
	镶边空泡		3.1

确诊特发性炎性肌病:无肌肉活检≥7.5 分,有肌肉活检≥8.7 分;很可能特发性炎性肌病:无肌肉活检≥5.5 分,有肌肉活检≥6.7 分。对于很可能或确诊的患者,按照图 22-7-0-1 流程进一步细分。

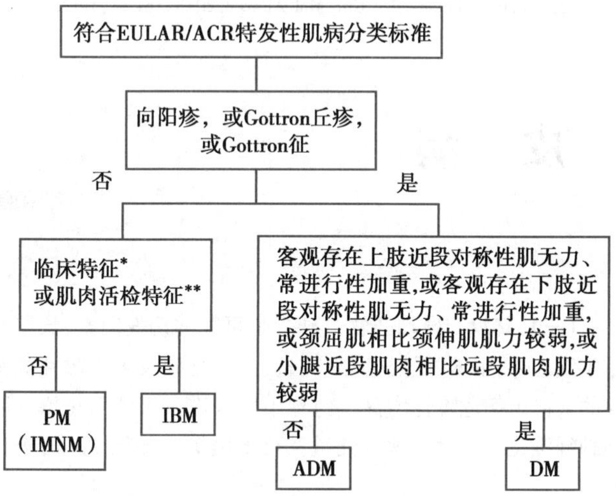

图 22-7-0-1 特发性炎性肌病诊断流程

PM. 多发性肌炎;IMNM. 免疫介导坏死性肌病;IBM. 包涵体肌炎;ADM. 无肌炎性皮肌炎;DM. 皮肌炎。IBM 必须具备以下一项:* 手指屈肌肌无力,治疗无改善;或** 肌活检,显示镶边空泡多发性肌炎。

本病需与下列疾病相鉴别:

(一)系统性红斑狼疮(SLE) SLE 皮损以颧颊部水肿性蝶形红斑,指(趾)关节伸面暗红斑和甲周及末节指(趾)屈面红斑为特征;而 DM 则以眶周为中心的水肿性紫红斑、Gottron 征为特征;SLE 多系统病变以肾累及为主,而 PM 和 DM 以骨骼肌肉累及为主。SLE 患者体内可以检测到抗 dsDNA、抗 Sm 抗体,PM 和 DM 则发现抗 Jo-1 抗体阳性。

(二)系统性硬皮病 系统性硬皮病以雷诺现象、颜面和四肢末端肿胀、硬化以后萎缩为其特征;而 DM 则以肌肉无力、疼痛及以眶周为中心的水肿性紫红斑、Gottron 征等特征性皮疹为主。肌肉病变在系统性硬皮病即使发生也出现在晚期。

(三)风湿性多肌痛 通常发生在 50 岁以上,以颈肩胛带和骨盆带肌弥漫性疼痛、晨僵明显和突出,伴全身乏力、关节痛、发热等非特异性症状;血沉明显升高;血清 CK 值正常,肌电图正常或轻度肌病性变化,但磁共振检查可以发现肩周肌肉周围有少量液体渗出和炎症改变。

(四)嗜酸性肌炎(eosinophilic myositis) 其特征为亚急性发作性肌痛和近端肌群无力,血清肌酶升高,肌电图示肌病变化,肌肉活检示肌炎伴嗜酸性粒细胞炎性浸润等,本病实为嗜酸性粒细胞增多症病谱中的一个亚型。

(五)其他引起肌酶升高的疾病 如感染和包括药物在内的中毒性肌病、甲状腺功能减退性肌病、神经系统性肌病、代谢性肌病及遗传性肌营养不良病,还要和 IMNM 及包涵体肌炎相鉴别。可以通过临床表现、肌炎特异性抗体、肌肉活检和遗传基因测定等进行鉴别。

【治疗】

(一)一般治疗 急性期宜绝对卧床休息,给以高热量、高蛋白饮食。避免感染。病情活动期适当进行肢体被动运动,每日 2 次,以防肌肉萎缩;待症状控制后,血清肌酶明显下降或接近正常,逐步开展锻炼。可采用按摩、推拿、水疗和透热疗法等以防止肌肉萎缩和挛缩。对功能丧失患者进行康复训练。

(二)药物治疗 糖皮质激素是本病的首选药物。用量多少决定于病情的严重程度。成人一般起始用量,以泼尼松为例,需 60~120mg/d,或 1~1.5mg/(kg·d);儿童用量通常较成人用量为高。当临床症状改善和血清肌酶下降接近正常时,激素用量可递减。激素的维持量(5~15mg/d)常需数月甚至数年。

激素治疗效果不理想或出现并发症时加用免疫抑制剂。最常用的免疫抑制剂为硫唑嘌呤口服[1~2mg/(kg·d)分次服用]。抗疟药物(氯喹 250mg/d、羟基氯喹 200~400mg/d)对皮肤改变有一定疗效,需定期监测视野。

(三) 合并间质性肺炎的治疗

1. MDA5 抗体相关的快速进展性间质性肺炎　间质性肺炎的病理类型为非特异性间质性肺炎(nonspecific interstitial pneumonia,NSIP)或机化性肺炎(organizing pneumonia,OP),为预后极差的一种类型,病死率可高达 50%~80%。激素推荐剂量为 1.5~2mg/(kg·d)。可用大剂量激素冲击治疗,但仍缺乏循证医学依据证明其确切疗效。可加用环磷酰胺每月 1 次,每次 500~1 000mg/m^2 静脉注射;3~6 个月后减量维持,每 3 个月 1 次,每次 500~1 000mg/m^2 静脉注射,总量不超过 10g,也可用硫唑嘌呤口服维持。在应用初期,两者均需每周观察血常规和肝功能情况,以后每 1~3 个月随访 1 次。可采用大剂量丙种球蛋白冲击疗法,方法为每日 400mg/kg,连续 3~5 日,静脉滴注。环孢素 2.5~5mg/(kg·d)也可用,但需监测其血药浓度、血压和肝肾功能。有小样本研究显示早期(确定诊断 15 日内)联合应用环孢素(4mg/kg)可使呼吸衰竭相关疾病病死率从 57%降至 11%,但缺乏治疗的长期安全性研究,需进一步大样本长期研究论证。合并感染的治疗,尤其是对侵袭性真菌感染的经验性治疗,能改善预后,降低死亡率。

2. 慢性间质性肺炎　间质性肺炎的病理类型为普通型间质性肺炎(usual interstitial pneumonia,UIP)或淋巴细胞性间质性肺炎(lymphocytic interstitial pneumonia,LIP),激素治疗反应不佳,UIP 可考虑用免疫抑制剂,如环磷酰胺、硫唑嘌呤、他克莫司等均被证明是有效药物。抗纤维化药物如吡非尼酮既能消炎又有抗纤维化作用。LIP 的治疗目前没有循证医学数据。

【预后】

国外报道 PM 和 DM 患者 5 年生存率分别为 75%和 63%,10 年生存率分别为 55%和 53%,中位生存期分别为 11 年和 12.3 年。死亡原因主要是心血管并发症、癌症、呼吸系统受累和合并感染。该病的死亡率虽不高,但随访的患者中仍有 60%呈慢性进展,20%呈反复发作,20%完全缓解。幼年型皮肌炎的预后较好。

推荐阅读

1. 中华医学会风湿病学分会. 多发性肌炎和皮肌炎诊断及治疗指南[J]. 中华风湿病学杂志,2010,14(12):828-831.
2. GOLDMAN L,SCHAFER A L. Goldman-cecil medicine[M]. 26th ed. Philadelphia:Elsevier Saunders,2020.
3. BOAZ P,GIANFRANCO V,PAOLA P,et al. Bench to bedside review of myositis autoantibodies[J]. Clin Mol Allergy,2018,16(5):1-17.

第八章　硬　皮　病

邹和建

硬皮病(scleroderma)是一组以皮肤增厚硬化为主要临床表现的谱系性疾病,常伴有内脏器官(包括胃肠道、肺脏、肾脏和心脏等)的结构功能异常,该疾病的特点包括存在明确的成纤维细胞增殖及胶原合成异常、免疫紊乱及微血管病变。根据皮损范围及内脏器官是否受累分为局灶性硬皮病(localized scleroderma,LS)及系统性硬皮病(systemic scleroderma),后者又称为系统性硬化症(systemic sclerosis,SSc)。本文主要介绍系统性硬皮病。

【病因】

目前病因尚不明确,可能涉及以下因素:

(一) 遗传因素　研究表明同卵双胞胎的共患率为 5.9%,是机会概率的 300 倍;SSc 患者一级亲属发生 SSc 的概率为 1.6%,高于一般人群的 0.026%,家族史成为疾病最强的已知危险因素;*STAT4* 和 *IRF5* 是汉族人群 SSc 的易感基因。提示本病的发生与遗传因素有关。

(二) 感染因素　不少患者发病前有咽峡炎、扁桃体炎、肺炎等。近年来提出伯氏疏螺旋体、巨细胞病毒和细小病毒 B19 等感染与 SSc 发病有关。

(三) 环境因素和药物　硅尘是可能的诱发因素;长期暴露于氯乙烯、甲苯、甲醛、博来霉素、二氧化硅及生物源性氨基酸的人群患病危险性增高。药物中博来霉素可诱发小鼠皮肤和肺纤维化,紫杉醇、秋水仙碱及可卡因等是导致 SSc 的潜在药物。

(四) 微嵌合状态　SSc 和同种异体骨髓移植后移植物抗宿主病的临床表现非常相似,提示微嵌合状态可能参与 SSc 的发病。母亲血液里可检测到胎儿祖细胞,故育龄期女性的发病率增加可能与此有关,但具体原因尚未明确。

【发病机制】

主要包括免疫异常、血管内皮细胞激活和/或损伤及成纤维细胞过度活化。

(一) 免疫异常

1. 免疫细胞和黏附分子　$CD4^+$ T 细胞是病变部位的主要浸润细胞,皮肤中的肥大细胞及中性粒细胞数量的增加促进了免疫系统的活化。淋巴细胞、血管内皮细胞和成纤维细胞上黏附分子、整合素及淋巴细胞功能抗原表达增加,增强了 T 细胞的归巢和与成纤维细胞的结合。

2. 自身抗体　患者血清中可检测出多种自身抗体，如抗核抗体（ANA）、抗着丝点抗体（ACA）、抗拓扑异构酶Ⅰ抗体（Scl-70）、抗 RNA 聚合酶Ⅲ等硬皮病抗体。

3. 细胞因子　转化生长因子-β（TGF-β）是 SSc 发病过程中的重要细胞因子，在血清和局部组织中明显升高；肿瘤坏死因子-α（TNF-α）和白介素（IL）-1、2、4、6、8、10 等均参与了疾病的发生，近年来 γ 干扰素（IFN-γ）成为硬皮病研究的新热点。

（二）血管内皮细胞激活和/或损伤　一方面，受损的血管内皮细胞中发挥血管扩张作用的前列环素减少，而受损内皮细胞与血小板结合后，释放血管收缩物质血栓素；另一方面，活化的血小板释放 TGF-β，刺激成纤维细胞合成胶原增多。患者血清中溶酶体蛋白粒酶-1、白三烯 B4、内皮素-1 等进一步改变或损伤小血管的功能；缺血缺氧后再灌注亦可导致氧化自由基释放，进一步加重组织损伤。

（三）成纤维细胞异常　SSc 患者成纤维细胞克隆产生的胶原远远多于正常人成纤维细胞克隆产生的胶原，部分是受自分泌和旁分泌的 TGF-β 和结缔组织生长因子（connective tissue growth factor，CTGF）的影响；亦有研究证明，SSc 存在一种先天性高度表达基质基因的成纤维细胞亚群，其产生的胶原量是同一组织其他细胞的 2~3 倍。

【临床表现】

本病起病缓慢，发病年龄多为 35~50 岁，女性患者多见［女性与男性之比为（3~7）∶1］。SSc 临床表现多样，既有特异性组织器官受累的表现，也有慢性消耗性疾病的表现；起病前可有不规则发热、乏力和体重下降等。

（一）雷诺现象　95%的病例首发症状为肢端雷诺现象，可先于 SSc 的其他表现。典型的雷诺呈现发作性苍白、发绀和潮红三相反应，常见的诱因有寒冷、振动或情绪激动等。雷诺现象反复可出现局部营养性改变，如指（趾）尖皮肤点状坏死、萎缩下陷及瘢痕。指甲可出现因溃疡所致的凹陷性瘢痕，严重者可出现指（趾）坏疽、末节指骨吸收、溶解、截指等。

（二）皮肤改变　是 SSc 标记性的症状，是硬皮病诊断的主要依据。SSc 的皮肤改变按累及范围分为局限（皮肤）型系统性硬化（limited cutaneous sclerosis，LcSSc）及弥漫（皮肤）型系统性硬化（diffused cutaneous sclerosis，DcSSc）。前者皮损局限于肘、膝关节的远端，可有颜面、颈部受累，进展缓慢；后者常累及肢体近端躯干。皮肤改变可分为肿胀期、硬化期和萎缩期。

1. 肿胀期　绝大多数患者皮肤硬化从手开始，水肿范围可达前臂，继而面部、颈部受累，下肢首发相对少见。表现为从肢体远端开始，向近端发展的非凹陷性、硬性肿胀，手指可呈“腊肠指”样表现。

2. 硬化期　患者皮肤逐渐变厚变硬，逐渐出现皮肤发亮、变紧、变硬、皮革样改变、有蜡样光泽、汗毛减少。面部皮肤受累可表现为面部皱纹消失、鼻翼萎缩、鼻端变尖、口唇变薄、口周出现放射性沟纹、张口受限、舌系带变短、面部无表情，呈“假面具样”改变。受累皮肤可出现色素沉着和/或色素脱失，形成黑白相间的“椒盐征”样皮肤改变。

3. 萎缩期　皮肤萎缩变薄，甚至皮下组织及肌肉亦发生萎缩及硬化，紧贴于骨骼，形成“皮包骨样”。指端及关节处形成点状凹陷性瘢痕并易发生顽固性溃疡。

（三）消化道表现　胃肠道受累是仅次于皮肤改变和雷诺现象的第三大主要表现，从口腔到直肠均可受累，以食管受累最为常见。

1. 口腔　张口受限，舌系带变短，牙周间隙增宽、齿龈萎缩、牙齿脱落、牙槽突骨萎缩。

2. 食管　食管下端括约肌功能受损导致的胃食管反流病（gastroesophageal reflux disease，GERD）可表现为间歇性烧心，患者多为胸骨后烧灼痛，并向咽部放射，伴反酸和胆汁反流；食管下 2/3 蠕动减弱可引起固体食物吞咽困难、吞咽痛，晚期可出现下段食管扩张和松弛；1/3 的患者可发生食管巴雷特（Barrett）化生，但较少进展为腺癌。

3. 胃　约 75%的 SSc 患者出现胃部受累，表现为胃部扩张、松弛、排空延迟、饱腹感等。胃窦静脉扩张形成“西瓜胃”，是引起硬皮病上消化道出血的原因之一。

4. 胆道　部分原发性胆汁性肝硬化可与 SSc 重叠发生，主要见于病程较长的 LcSSc 患者。

5. 小肠　常见于病程较长的局限性硬皮病患者，小肠蠕动减弱可导致肠胀气和腹痛，部分出现吸收不良综合征及假性肠梗阻，偶见肠壁囊样积气征及巨十二指肠。

6. 大肠　钡剂灌肠可发现 10%~50%的患者有大肠受累，表现为扩张、无张力、慢性便秘和大便干结、肠梗阻、肠套叠、直肠脱垂和大便失禁等。

（四）肺部　肺部受累表现是 SSc 最常见和最重要的内脏器官表现之一，也是最主要的致残和致死原因，2/3 以上的 SSc 患者有肺部受累。渐进性劳力性呼吸困难、活动耐受量受限和干咳是典型的临床表现；间质性肺疾病（interstitial lung disease，ILD）和肺动脉高压（pulmonary hypertension，PH）是最常见的肺部并发症。在 DcSSc 伴抗 Scl-70、抗 U3-RNP 或抗 Th/To 抗体阳性的患者中，常提示有较为严重的 ILD。在 LcSSc 中，PH 更为常见，且以动脉型肺动脉高压（pulmonary arterial hypertention，PAH）居多，部分合并肺血管血栓栓塞。肺部受累的程度可通过 HRCT、6 分钟步行试验（6-minute walking test，6MWT）、心脏彩超、右心导管、肺功能、肺一氧化碳弥散量（carbon monoxide diffusing capacity，D_LCO）等综合评估。

（五）肾脏表现　硬皮病肾危象（scleroderma renal crisis，SRC）是既往 SSc 的主要死因之一。依据病理可将 SRC 分为两型，一型为内膜增生基础上的血管收缩，另一型为内膜增生基础上的血栓形成。血管收缩型的 SRC 多见于恶性高血压，可迅速进展至肾衰竭，患者可有高肾素血症及微血管病性溶血性贫血；但血栓形成型的 SRC 可见于血压正常的患者。部分 SRC 初期可无症状，但大部分患者感疲乏加重，出现气促、严重头痛、视力下降、抽搐、神志不清等症状。病程最初 2~3 年内快速进展的广泛皮肤增厚、弥漫型 SSc、血压升高、心包积液、充血性心力衰竭、应用大剂量激素及抗 RNA 聚合酶Ⅲ抗体阳性是

SRC 的高危因素。

（六）肌肉骨骼表现　SSc 相关的肌肉骨骼表现包括关节炎、肌腱炎和挛缩性关节病。由于皮肤增厚且与其下关节紧贴，致使关节挛缩和功能受限，尤其是抗 RNA 聚合酶Ⅲ抗体阳性患者中多见；长期慢性指（趾）缺血导致指端吸收和肢端骨质溶解，常伴有骨质疏松。

（七）心脏表现　SSc 的主要心脏病变为心包炎，伴或不伴心包积液、心力衰竭和不同程度的传导阻滞或心律失常。SSc 相关的心脏受累可危及生命，但临床中往往难以检测和评估。

（八）皮下钙化　皮下钙化也是 SSc 一个比较有特点的临床表现，常发生于严重的 DcSSc 晚期患者。指端钙质沉着是 SSc 指端溃疡发生发展的重要因素，部分钙化可沉积于筋膜，形成弥漫性筋膜钙化，钙化点可进一步地合并或变大，严重者形成钙化性关节炎。皮下钙化需要与青少年发病的皮肌炎相鉴别。

（九）其他表现　20%～30%的 SSc 患者伴有咽干和/或口干症状，小唾液腺显示纤维化改变；14%的 SSc 病例有甲状腺纤维化的组织学证据；部分病例可发生卡压性神经病变，如腕管综合征、三叉神经病变等，亦可见亚临床型自主神经功能失调；SRC 患者还可能出现严重和显著的神经并发症。此外，在 SSc 中部分患者可出现性功能障碍，包括男性患者中普遍存在的勃起功能障碍及女性中常见的以会阴、阴道萎缩和纤维化导致的性交困难。因为涉及患者隐私，在临床中较少被关注和评估。

【辅助检查】

（一）一般检查　血常规可有缺铁性贫血、嗜酸性粒细胞增多，血小板增多，球蛋白（主要是 IgG）升高，部分患者可有白细胞减少、血沉增快；尿常规可有尿蛋白阳性或镜下血尿、管型尿。

（二）血清学抗体检查　血清中 ANA 阳性率可达 90%以上，目前临床中可检测抗着丝点抗体（anti-centromere antibody，ACA，包括 anti-CENP-A 和 anti-CENP-B）、抗拓扑异构酶Ⅰ抗体（anti-topoisomerase Ⅰ antibody，Scl-70）、抗 RNA 聚合酶Ⅲ（anti-RNA polymerase Ⅲ antibody，抗 RNAPⅢ抗体，包括 RP11/RP155 抗体）及抗纤维蛋白原抗体（anti-fibrillarin antibody，又称为抗 U3-RNP 抗体）和抗 Th/To 等硬皮病的特异性抗体，此外还可检测硬皮病相关的抗 Ku 抗体、抗核仁组织区抗体（anti-nucleolus-organizingregion antibody，antiNOR90）、抗 PM-Scl 100、抗 PM-Scl 75、血小板衍生生长因子受体（platelet-derivedgrowth factor receptor，PDGFR）和抗 Ro52 抗体等自身抗体。

抗 Scl-70 抗体可在 20%～30%的 SSc 患者中检测到，主要见于 DcSSc 患者，70%以上的 Scl-70 抗体阳性患者病程中会出现 ILD，其中 1/4 的患者出现严重肺部病变，因此 Scl-70 抗体被认为是预后不良的标志。ACA 可见于 20%～40%的 SSc 患者，主要见于 LcSSc 患者，一般提示皮肤病变较轻，但有 10%～20%的患者在疾病后期可能出现 PAH；几乎所有抗 RNAPⅢ抗体阳性的患者都是 DcSSc，且皮肤迅速进行性增厚，但较少发生严重的 ILD，抗 RNAPⅢ抗体阳性的患者发生 SRC 的风险最高，提醒医师及患者及时关注及预防 SRC 的风险；抗 U3-RNP 抗体阳性常出现在包括 ILD、PAH、心肌病和 SRC 等严重的器官受累的患者中，是 PAH 发展的一个独立危险因素；而抗 Th/To 抗体几乎只出现在 LcSSc 患者中。由于这些自身抗体在 SSc 患者中能被特异性检测，并与一系列独特的疾病表现相关，具有很强的临床关联性，因此被广泛应用于诊断、分组及预测疾病的临床特征、器官受累和预后，帮助我们制订个体化的治疗策略。

（三）甲襞毛细血管显微镜检查　甲襞毛细血管显微镜检查（nail fold capillary microscopy，NVC）作为一种非创伤性的微血管检查方法，近年来广泛应用于 SSc 患者。甲襞毛细血管显微镜可观测到早期 SSc 患者特征性的微循环结构异常，包括毛细血管床结构紊乱破坏，甲襞血管床丢失、毛细血管明显减少并伴有毛细血管管袢扩张迂曲，严重者可见出血点，可通过甲襞毛细血管镜对患者进行早期分层和管理。

（四）组织病理　皮肤病理的水肿期见真皮间质水肿，真皮上层小血管周围轻度淋巴细胞浸润；硬化期见真皮及皮下组织胶原纤维增生、纤维化，胶原肿胀、透明样变和均质化，基质增加，血管内膜增生，血管壁水肿、增厚，管腔狭窄；萎缩期见表皮及附属器官萎缩，真皮深层及皮下组织钙盐沉积。内脏损害如肺脏、肾脏、食管主要表现为间质纤维化，血管内皮细胞肿胀，内膜增生，管腔狭窄，中层黏液样变，纤维素样坏死，致使内脏灌注受损。

（五）影像学检查及肺功能　X 线可发现皮下钙化，末端指骨吸收溶解变细，甚至消失，关节间隙狭窄和关节面骨硬化。食管钡餐可发现食管运动异常；HRCT 用于分辨肺纤维化和间质性炎症，早期可出现呈毛玻璃样的间质性肺部改变。肺功能检测是临床诊断和连续功能评价的主要手段。SSc 肺功能表现主要为肺活量下降和肺顺应性降低，气体交换障碍表现为弥散率降低和活动后氧分压降低。

（六）其他　肌电图显示多相电位增加，波幅和时限降低；超声心动图和动态心电图显示约半数病例有心包肥厚或积液、心律失常和传导阻滞；病理检查 80%患者有片状心肌纤维化，肌活检呈间质性纤维化和肌纤维萎缩；钡餐检查可显示食管、胃肠道蠕动减弱和消失等。

【诊断】

目前 SSc 的诊断主要依据 2013 年 ACR/EULAR 推荐的最新 SSc 分类标准。新的分类标准涵盖了早期 SSc 和 LcSSc，明确了自身抗体和甲襞毛细血管镜在 SSc 诊断中的重要作用，涵盖了血管、免疫和纤维化相关的指标，使用累计得分的方法，对 SSc 患者的早期分类具有较高的敏感度和特异度。

新的分类标准包括：1 个充分条件（双手手指皮肤增厚并延伸至邻近的掌指关节近端）；2 个排他性的标准[不适用于无明显手指皮肤增厚或临床表现能被 SSc 样疾病解释（如肾硬化性纤维化、硬斑病、嗜酸性粒细胞筋膜炎等）的患者]；通过评估 7 个指标并累计得分，系统最高分值 19 分，当患者评分≥9 分时被分类为 SSc。详见表 22-8-0-1。

表 22-8-0-1 2013 年 ACR/EULAR SSc 分类标准和评分说明

指标	子指标	权重得分
双手手指皮肤增厚并延伸至邻近的掌指关节近端(充分条件)	—	9
手指皮肤增厚(只计数较高的分值)	手指肿胀	2
	指端硬化(离掌指关节较远,但离指间关节较近)	4
指尖病变(只计数较高的分值)	指尖溃疡	2
	指尖点状瘢痕	3
毛细血管扩张	—	2
甲襞毛细血管异常	—	2
肺动脉高压和/或间质性肺疾病(最高分值 2 分)	肺动脉高压	2
	间质性肺疾病	2
雷诺现象	—	3
SSc 相关的自身抗体(最高分值 3 分)	抗着丝点抗体	3
	抗 Scl-70	3
	抗 RNA 聚合酶Ⅲ	3

【鉴别诊断】

SSc 需与以下疾病相鉴别:

1. 成人硬肿病 皮损多从头颈开始向肩背部发展,真皮深层肿胀和僵硬。局部无色素沉着,亦无萎缩及毛发脱落表现,有自愈倾向。

2. 嗜酸性筋膜炎 表现为深部组织硬肿,患区皮面有与浅静脉走向一致的条状凹陷,常伴局部酸胀及发病前常有过度慢性劳损史等,外周血嗜酸性粒细胞增多,或组织病理学检查见嗜酸性粒细胞浸润。

此外,硬皮病早期的关节疼痛和肿胀应与类风湿关节炎早期鉴别;指(趾)端出现的皮肤硬化和萎缩应与糖尿病性肢端硬化、淀粉样变、黏液性水肿、振动病、慢性反射性交感萎缩、慢性萎缩性肢端皮炎、糖尿病引起的硬手综合征等疾病鉴别。

【治疗】

本病尚无非常有效的治疗方法和药物。目前治疗以“改善病情”为主,增加存活率、减少致残率和并发症。治疗目标包括:预防内脏器官受累;阻止或减慢已受累器官功能的恶化;改善已受累器官的功能。

(一)一般治疗 戒烟、保暖、避免情绪激动、积极的皮肤护理及注重对患者病情的教育,给予积极的心理支持和鼓励。

(二)药物治疗 目前本病的药物治疗主要包括抗炎和免疫调节治疗、针对血管病变的治疗及抗纤维化治疗三个方面。

1. 抗炎及免疫调节治疗

(1)非甾体抗炎药:非甾体抗炎药对于关节痛和肌痛一般都有疗效。控制骨骼肌肉不适可促使大多数患者进行有效的物理治疗和体疗。早期进行积极和持续的物理治疗可改善进行性活动受限和肌肉萎缩,保存功能。

(2)糖皮质激素:中、小剂量糖皮质激素早期使用,可改善早期 SSc 的关节痛、肌痛、皮肤水肿及硬化等症状,对间质性肺疾病及心肌病变亦有一定疗效。但值得注意的是,糖皮质激素在硬皮病中宜短期小剂量使用,尤其对于硬皮病晚期伴肾功能不全者,以及抗 RNAPⅢ抗体阳性的患者,糖皮质激素应慎用,避免导致硬皮病肾危象。

(3)免疫抑制剂:SSc 早期存在明确的细胞和体液免疫异常,从这点看,用免疫抑制剂治疗应该是合理的选择。常用的免疫抑制剂有环磷酰胺(CYC)、甲氨蝶呤(MTX)、吗替麦考酚酯(MMF)、硫唑嘌呤(AZA)、环孢素(CsA)等。MTX 对改善早期皮肤的硬化有效,而对肺功能无明显改善。CYC 和 MMF 主要用于硬皮病相关间质性肺疾病的治疗,接受 6 个月 CYC 脉冲治疗(每月 1 000mg/m^2)的 SSc 患者大多数肺功能稳定,接受 1 年口服 CYC 治疗的 SSc 患者,较安慰剂组相比其用力肺活量显著增加,皮肤厚度显著改善;而 MMF 联合小剂量激素治疗也有助于改善早期 SSc 患者的改良后 Rodnan 皮肤总评分(modified Rodnan total skin score,TSS)和肺功能,这些研究结论支持了 CYC 和 MMF 对进展性 SSc-ILD 的潜在临床作用。AZA 治疗的硬皮病患者肺功能稳定在一些小型的回顾性研究中得到证实;CsA 的研究结果则提示其对皮肤病变有效,但剂量相关的肾毒性和高血压常见。

2. 血管病变治疗

(1)SSc 相关 PAH 的治疗:氧疗作为 SSc 相关肺部疾病的基础治疗方案,维持活动状态下 90%以上的氧饱和度是必要的，可有效维持及改善肺脏的预后。在过去20年中，PAH的治疗取得了巨大进展，目前主要有三大类药物：第一类为前列环素类药物，包括静脉注射的依前列醇、皮下或静脉注射或口服曲前列环素、吸入伊洛前列素和口服贝前列素钠，以及口服的前列环素受体激动剂司来帕格等；第二类为内皮素受体拮抗剂，包括波生坦、安利生坦和马昔腾坦；第三类为一氧化氮刺激剂，包括5型磷酸二酯酶（PDE-5）抑制剂西地那非和他达拉非，以及可溶性鸟苷酸环化酶（sGC）激动剂利奥西呱。近期研究表明在SSc相关的PAH中，PDE-5抑制剂和内皮素受体拮抗剂的联合治疗比单独使用PDE-5抑制剂或内皮素受体拮抗剂更好。

（2）SSc相关指（趾）端血管病变的治疗：硝苯地平为治疗雷诺现象的首选用药，5-羟色胺再摄取抑制剂氟西汀及局部硝酸甘油类贴片药物MQX-50等均可用于雷诺现象的治疗。严重雷诺现象可静脉用伊洛前列腺素或其他前列环素及其类似物。对弥漫型患者的指（趾）端溃疡，钙离子拮抗剂和类前列腺素治疗无效者，可考虑用内皮素受体拮抗剂治疗。近期研究显示，内皮素受体拮抗剂波生坦不会加速溃疡愈合，但可防止SSc患者出现新的缺血性肢端溃疡，而他汀类药物对SSc患者内皮功能有效，可延缓血管损伤，降低SSc患者新的肢端溃疡发生率。

（3）SSc相关肾危象的治疗：肾危象是SSc的危重症，主要使用ACEI（血管紧张素转换酶抑制剂）类药物控制高血压，还可以使用前列腺素及血管紧张素Ⅱ受体拮抗剂改善血管阻力及痉挛，而对于危重患者及病情急性进展的患者可选用血液透析及腹膜透析，对于有明确血栓形成的SRC患者则可选用血浆置换。

3. 抗纤维化治疗

（1）SSc相关皮肤纤维化的治疗：MTX被推荐用于改善早期弥漫性SSc的皮肤硬化；CYC在安慰剂对照试验中也表现出轻微的皮肤改善；MMF在一些观察队列研究中显示出有效性，其他药物如环孢素、他克莫司、松弛素、免疫球蛋白、利妥昔单抗等在一些小的开放性研究中也显示出对皮肤硬化均有一定改善作用。近年来，酪氨酸激酶JAK-2抑制剂在一些体外试验及动物实验中均初步显示出其对皮肤相关的纤维化具有一定的治疗作用，但尚缺乏系统的临床试验。人源化抗IL-6受体单克隆抗体托珠单抗（tocilizumab）在硬皮病的临床研究中显示对SSc患者皮肤纤维化、肺纤维化和身体功能改善有益，提示托珠单抗可能是一个有前途的SSc治疗新选择。

（2）SSc相关间质性肺疾病和肺纤维化的治疗：目前，SSc相关ILD治疗主要药物是免疫抑制剂，包括CYC和MMF，这两种药物均显示出能够持续改善患者的用力肺活量；其中，与MMF相比，使用CYC治疗的患者耐受性更差，停药比例更高。现有证据表明：CYC和MMF的治疗效果主要是预防疾病进一步发展，而不是逆转现有的纤维化疾病。此外研究显示，使用凝血酶抑制剂达比加群酯可抑制肺成纤维细胞的增殖、α平滑肌肌动蛋白（α-SMA）的表达，抑制正常肺成纤维细胞中胶原和结缔组织生长因子（connective tissue growth factor，CTGF）的生成；针对B淋巴细胞治疗的利妥昔单抗对SSc患者的肺功能和皮肤纤维化等均有一定的改善作用，提示这些药物对SSc相关的ILD和肺纤维化均有一定的治疗潜力，但现有的研究均为小样本的临床研究，大样本的临床RCT研究需要进一步的明确及完善。

4. 其他受累脏器的治疗　消化道受累最常见的是胃食管反流，其治疗可通过简单的抗反射措施，如在睡前几个小时抬高床头，不进食，同时联合抑酸治疗，特别是质子泵抑制剂（PPI）作为消化道受累的一线治疗药物，能使患者得到明确的临床获益。如有严重的食管炎和食管狭窄或Barrett食管等并发症，则可能需要高剂量的PPI治疗。胃和小肠动力失调所致的吞咽困难、胃食管反流、饱腹感、假性梗阻等，可用促动力药甲氧氯普胺、多潘立酮和莫沙必利治疗。此外，红霉素对胃部受累也有一些治疗作用。小肠运动障碍伴假性梗阻和细菌过度生长，除使用上述药物外，还需加用甲硝唑、环丙沙星、四环素和阿莫西林等抗生素，抑制细菌过度生长，甚至在一些难治性病例中需要轮换使用抗生素，避免耐药性的产生，奥曲肽则可用于胃肠道受累后出现严重营养不良的患者，必要时可加用肠外营养。

5. 其他治疗方法　近年来，生物制剂用于硬皮病的治疗也偶见病例报道及小规模的临床研究，结果提示针对B细胞的利妥昔单抗及针对IL-6受体的托珠单抗对硬皮病患者皮肤硬化、肺功能及间质性肺疾病的改善具有一定的疗效，但较大规模的RCT研究目前尚未见报道。此外，治疗硬皮病皮肤纤维化更有前景的方法为自体造血干细胞移植，目前已完成的一些临床研究显示，造血干细胞移植对硬皮病的皮肤增厚有显著和快速的改善效果；而对于硬皮病中严重的雷诺现象、疼痛及手部残疾等，有研究尝试用自体脂肪来源的基质血管成分注射至手部的皮下组织中，发现其可明显改善上述不良事件的发生率和严重程度。此外，对于严重肺间质纤维化、严重肺动脉高压等肺部受累严重的SSc患者，肺移植可能是一种最终的选择方案。

推荐阅读

1. KHANNA D, DENTON C P, LIN C, et al. Safety and efficacy of subcutaneous tocilizumab in systemic sclerosis: results from the open-label period of a phase Ⅱ randomised controlled trial (faSScinate) [J]. Ann Rheum Dis, 2018, 77(2): 212-220.
2. HOCHBERG M C, GRAVALLESE E M, SILMAN A J, et al. Rheumatology[M]. 7th ed. Amsterdam: Elsevier, 2018.
3. VAN DEN HOOGEN F, KHANNA D, FRANSEN J, et al. 2013 Classification criteria for systemic sclerosis: an American college of rheumatology/European league against rheumatism collaborative initiative [J]. Ann Rheum Dis, 2013, 72(11): 1747-1755.

第九章　原发性血管炎

姜林娣

第一节　概　述

血管炎(vasculitis)是一组以血管壁或血管周围组织炎症和损害为基本特征的疾病。随受累血管的类型、大小、部位、病理特点等不同,可产生相应的组织器官供血不足的临床表现。原发性血管炎病因大多未明,继发性因素如感染、肿瘤、药物、慢性炎症性疾病等均可损害血管,或免疫复合物沉积于血管壁,或免疫异常,引起血管炎症反应,为继发性血管炎。

【分类】

1994年在CHCC(Chapel Hill Consensus Conference)上将血管炎分为大血管炎、中血管炎、小血管炎。2012年CHCC关于系统性血管炎的命名及其定义如下:

(一)大血管炎　主要累及大动脉(主动脉及其主要分支)的血管炎,可累及所有血管。

1. 大动脉炎　常为肉芽肿性动脉炎,主要累及主动脉及其主要分支,好发于年龄<50岁的患者。

2. 巨细胞动脉炎　常为肉芽肿性动脉炎,主要累及主动脉及其主要分支,尤其是颈内动脉、颈外动脉、椎动脉等,常累及颞动脉,好发于年龄>50岁的患者,常与风湿性多肌痛伴发。

(二)中血管炎　主要累及中等动脉(器官动脉主干及其分支),所有大小动脉均可累及,常并发炎性动脉瘤及动脉狭窄。

1. 结节性多动脉炎　累及中、小动脉的坏死性动脉炎,但没有肾小球肾炎及微动脉、毛细血管和小静脉的血管炎,与抗中性粒细胞胞质抗体(ANCA)不相关。

2. 川崎病　与皮肤黏膜淋巴结综合征密切相关的动脉炎,主要累及中、小动脉,尤其是冠状动脉,主动脉和大动脉也可累及,几乎只发生于婴幼儿。

(三)小血管炎　主要累及小血管(小动脉、微动脉、毛细血管、小静脉)的血管炎,中等动脉、静脉也可累及。

1. 抗中性粒细胞胞质抗体相关性血管炎　主要累及小血管(包括毛细血管、小静脉、微动脉和小动脉),无/寡免疫复合物沉积的坏死性血管炎,与髓过氧化物酶(MPO)-ANCA、蛋白酶3(PR3)-ANCA密切相关。但并非所有患者都有ANCA阳性。

(1)显微镜下多血管炎:多累及小血管的坏死性血管炎(包括毛细血管、小静脉和小动脉),伴无/寡免疫复合物形成,也可累及小至中等动脉,坏死性肾小球肾炎及出血性肺泡炎常见,无肉芽肿性变。

(2)肉芽肿性多血管炎(原韦格纳肉芽肿):主要累及上、下呼吸道的坏死性肉芽肿性血管炎,累及中、小血管(包括毛细血管、小静脉、小动脉、动脉和静脉),坏死性肾小球肾炎常见。

(3)嗜酸性肉芽肿性多血管炎(原Churg-Strauss综合征):主要累及呼吸道的伴嗜酸性粒细胞浸润的坏死性肉芽肿性血管炎,累及中、小血管,伴有哮喘和嗜酸性粒细胞增多。有肾小球肾炎时ANCA更易出现阳性。

2. 免疫复合物性小血管炎　以免疫球蛋白或补体沉积于血管壁为特征的小血管炎(包括毛细血管、小静脉、小动脉和微动脉),肾小球肾炎受累常见。

(1)抗肾小球基底膜病:主要累及肺、肾毛细血管,并有抗肾小球基底膜抗体在肾小球基底膜上沉积的血管炎。肺受累可引起出血性肺泡炎,肾受累可引起新月体性肾炎和血管袢坏死。

(2)冷球蛋白血症性血管炎:以冷球蛋白在小血管中沉积及血清中出现冷球蛋白为特征的血管炎(包括毛细血管、小静脉和小动脉)。主要累及皮肤、肾脏和周围神经。

(3)IgA血管炎(过敏性紫癜):以IgA为主的免疫复合物沉积为特征的小血管炎(包括毛细血管、小静脉和小动脉)。主要累及皮肤、消化道、关节,肾脏病变与IgA肾炎难以鉴别。

(4)低补体血症性荨麻疹性血管炎(抗C1q性血管炎):以荨麻疹及低补体血症为主要特征的小血管炎(包括毛细血管、小静脉和小动脉),血清中出现抗C1q抗体。常出现肾脏受累、关节炎、阻塞性肺疾病、眼炎。

(四)变异性血管炎　可累及任意大小(大、中、小)和任意种类血管(动脉、静脉、毛细血管)的血管炎。

1. 白塞病(Behcet disease,BD)　大小动脉和静脉均可累及。以复发性口腔及生殖器溃疡,伴有皮肤、眼、关节、消化道、中枢神经系统受累的系统性炎症性疾病,可出现小血管炎、血栓性脉管炎、血栓栓塞症、动脉炎、动脉瘤等。

2. 科根综合征(Cogan syndrome)　以眼、内耳受累为主要特征的血管炎,包括间质性角膜炎、葡萄膜炎、巩膜炎、感音神经性耳聋、前庭功能障碍,可出现动脉炎(影响大、中、小动脉)、主动脉炎、动脉瘤、心脏瓣膜受累。

(五)单器官血管炎　局限在单一器官或系统的血管炎。

(六)系统性疾病相关血管炎　与某一系统性疾病相关或继发于某一系统性疾病的血管炎。命名中应包含该系统性疾病(如类风湿血管炎、狼疮血管炎等)。

(七)与可能的病因相关的血管炎　与某一可能的特殊病因相关的血管炎。命名中应明确指出可能的病因(如药物相关性血管炎、肿瘤相关性血管炎、乙型肝炎病毒相关性血管炎、丙型肝炎病毒相关性血管炎等)。

【诊断与治疗】

1990 年美国风湿病学会(ACR)制定了大动脉炎、巨细胞动脉炎、结节性多动脉炎、韦格纳肉芽肿(现命名为坏死性肉芽肿性血管炎)、Churg-Strauss 综合征(现命名为变应性肉芽肿性血管炎)、变应性血管炎(hypersensitivity angiitis)、过敏性紫癜等 7 种血管炎的分类标准。2012 年 CHCC 重新列出各血管炎的定义。2018 年 ACR 更新了大动脉炎和巨细胞动脉炎分类标准。

当有多系统受累时都应想到排查血管炎,可进一步检查抗中性粒细胞胞质抗体、抗肾小球基底膜抗体、抗核抗体,借助影像学、组织病理学等检查,与其他弥漫性结缔组织病、感染、肿瘤等疾病鉴别诊断,其中组织病理学的检查对排查继发性因素和明确诊断十分重要。

治疗血管炎诊断确立后,需评估疾病活动性、病情严重性、合并症和全身状况,采取分层治疗策略。治疗分为诱导缓解期、维持期和复发后治疗。各疾病治疗见相关章节。

第二节 大血管炎

一、大动脉炎

大动脉炎(Takayasu arteritis)多见于亚洲女性,高发年龄为 10~30 岁;病因未明,结核分枝杆菌、链球菌等曾被认为诱发本病。特征病理为血管壁全层肉芽肿炎症伴管壁显著的纤维化。

【临床表现】

为非特异性系统症状和主动脉及分支受累致缺血的表现。疾病活动期可出现乏力、发热、体重下降、盗汗、关节肌肉酸痛等全身症状;常见缺血表现如颈、椎动脉受累引致头晕、晕厥甚至脑梗死、视力下降,四肢乏力、跛行等;高血压可见于 1/3 患者,多为肾动脉狭窄或肾脏以上胸、腹主动脉狭窄所致;主动脉根部扩张和主动脉瓣功能不全受累;四肢脉搏减弱或消失,形成无脉症,双侧血压差值增大(收缩压相差 10mmHg 以上)和肢体跛行;受累血管听诊可闻及杂音。恶性高血压、充血性心力衰竭、心肌梗死、肺动脉高压、动脉瘤破裂、咯血等可危及生命。

【实验室检查】

无特异性。贫血,血沉和 C 反应蛋白升高。数字减影血管造影(DSA)为诊断"金标准",由于其造影剂毒性和放射性,已逐渐被血管超声、全身血管 CT 血管成像(CTA)、全身血管 MRI 成像和 PET/CT 所取代。

【诊断与鉴别诊断】

1990 年 ACR 有关大动脉炎分类标准:①40 岁以下发病(尤其是女性);②四肢间歇性运动障碍;③肱动脉波动减弱或消失;④双臂收缩压差>1.33kPa(10mmHg);⑤锁骨下或腹主动脉血管杂音;⑥相应部位动脉造影异常。凡符合上述 3 条或以上者可成立诊断,诊断敏感度 90.5%,特异度 97.8%。

2018 年 ACR 会议及 2019 年国际血管炎会议均提出了新的大动脉炎分类标准:在年龄≤60 岁及影像学提示有血管壁炎症的基础上,以下标准总分≥5 分可诊断为大动脉炎。

1. 临床症状方面 ①女性,1 分;②由血管炎导致的心绞痛或缺血性心脏疼痛,2 分;③上肢/下肢跛行,2 分。

2. 血管体检 ①动脉杂音,2 分;②上肢脉搏减弱,2 分;③颈部-脉搏减弱或触痛,2 分;④上肢收缩压差≥20mmHg,1 分。

3. 血管造影或超声检查 ①受累血管数量:1 支血管,1 分;2 支血管,2 分;3 支或以上,3 分。②血管炎症累及双侧动脉,1 分。③腹主动脉伴肾动脉或肠系膜动脉受累,3 分。

应注意与先天性主动脉狭窄、感染性主动脉炎、动脉硬化、结节性多动脉炎、白塞病、IgG4 相关性疾病、复发性多软骨炎等疾病鉴别。

疾病活动性评估的方法有美国国立研究院(National Institutes of Health,NIH)评分。①全身症状:发热、骨骼、肌肉症状;②血沉升高;③血管缺血或炎症的特点:跛行,脉搏减弱,无脉,血管杂音,血压不对称等;④血管造影异常。新发或加重者每项计 1 分,2 分及以上为疾病活动。

【治疗】

尚缺乏临床高质量的临床研究和治疗指南。治疗药物包括:

(一)糖皮质激素 是治疗大动脉炎的基本药物。一般用泼尼松 0.8~1mg/(kg·d),分次口服,待病情控制后,开始逐渐减量直至小剂量维持(5~10mg/d)治疗。

(二)细胞毒药物 可以选择环磷酰胺 1~2mg/(kg·d)或吗替麦考酚酯 1.5~2g/d 或甲氨蝶呤 10~15mg/周或硫唑嘌呤 50~100mg/d 或来氟米特 20mg/d 等。

(三)生物制剂 主要用于难治性患者,包括 IL-6 受体单抗、TNF 拮抗剂、阿巴西普 CD20 单抗,能促进疾病的缓解。

(四)对症治疗 包括降压及抗血小板(如阿司匹林)等治疗,主要用于改善脏器缺血,预防血管内栓塞事件。

(五)外科治疗 适用于血管中重度狭窄伴脏器功能损害的患者,动脉瘤、主动脉夹层或主动脉瓣功能不全等患者,前提是疾病持续稳定的情况下,可考虑手术治疗。

二、巨细胞动脉炎

巨细胞动脉炎(giant cell arteritis,GCA)多见于 50 岁以上、欧美白种人,其最高的发病率见于斯堪的纳维亚和美国的斯堪的纳维亚移民后裔中。最常见的是颞动脉炎;病变呈局灶性、节段性跳跃式分布;为肉芽肿增生性炎症;炎症部位可见淋巴细胞、巨噬细胞、组织细胞、多形核巨细胞等浸润,而以多形核巨细胞最具特征性。

【临床表现】

头痛及头皮触痛是 GCA 最常见的症状,典型的临床表现为颞部头痛、间歇性下颌运动障碍和失明三联征。其他的伴随症状包括发热、乏力、出汗、四肢酸痛等。对于老年不明原因的发热，伴随有颞动脉扩张、搏动减弱、压痛，需要警惕本病可能。30%的患者可伴有风湿性多肌痛。

【实验室检查】

无特殊性，可见贫血、白细胞和血小板升高、血沉和C反应蛋白升高。颞动脉活检对诊断有重要价值。

【诊断】

2018年ACR更新GCA分类标准：在年龄≥40岁的基础上，以下标准总分≥6分可诊断为GCA。

1. 临床症状　①颈肩部晨僵，2分；②突发的视力丧失，2分；③颌/舌部活动不利、麻木、疼痛等不适，2分；④新发的颞部头痛，2分；⑤头部压痛，2分。

2. 颞动脉触诊　颞动脉搏动减弱、"绳索"样或压痛，1分。

3. 实验室检查　血沉≥50mm/h或C反应蛋白≥10mg/L，3分。

4. 颞动脉活检　明确的血管炎症，5分。

5. 影像学检查　①颞动脉"Halo"征，5分；②双侧腋动脉受累，3分；③FDG-PET显示主动脉糖代谢增高，3分。

其中，颞动脉受累阳性是指出现以下其中一个病理表现：多核巨细胞形成、肉芽肿结构存在、单个核细胞浸润。

【治疗】

糖皮质激素、环磷酰胺和甲氨蝶呤是主要的治疗药物。研究显示，TNF-α拮抗剂不能减少疾病复发和糖皮质激素的使用剂量。IL-6拮抗剂具有良好的疗效。

推荐阅读

1. HELLMICH B, AGUEDA A, MONTI S, et al. 2018 Update of the EULAR recommendations for the management of large vessel vasculitis[J]. Ann Rheum Dis, 2020, 79(1): 19-30.
2. PONTE C, GRAYSON P, SUPPIAH R, et al. Classification criteria for large-vessel vasculitis[J]. Rheumatology, 2019, 58(suppl 2): 32.

第三节　结节性多动脉炎

结节性多动脉炎(polyarteritis nodosa, PAN)是一种以中、小动脉受累的坏死性血管炎，ANCA阴性。1866年Kussmaul和Maier首次描述了结节性多动脉炎，1994年之前，传统的结节性多动脉炎包括了显微镜下多血管炎(microscopic polyangitis, MPA)和PAN，直至2012年Chapel Hill会议上正式将MPA从PAN中分出来。本病可仅局限于皮肤，亦可累及肾脏、心脏、消化及神经系统等多个系统，但不累及肺实质、肾小球。欧洲发病率为(0~1.6)/100万、患病率为31/100万，中国人群数据不详。

【病因与病理机制】

尚未阐明，病毒感染如乙型肝炎病毒、巨细胞病毒、人类免疫缺陷病毒(HIV)与本病关系密切。主要侵犯中、小动脉，好发于动脉分叉处，常呈节段性，病变为肌动脉节段性坏死性全层炎，可见中性粒细胞、单核细胞、淋巴细胞浸润，炎症血管壁增厚和血管内膜增生可引起管腔狭窄、血栓形成，亦可因内弹力层断裂导致动脉瘤形成。以上病理过程可在同一患者的不同组织部位呈多形性改变。

【临床表现】

PAN可发生于各年龄段患者，但以中老年人最常见，男性患者为多，平均诊断年龄为51岁。

(一)皮肤型　好发于小腿和前臂、躯干等部位，局限在皮肤及皮下组织，直径0.5~1.0cm，呈玫瑰红、鲜红或近正常皮色，沿表浅动脉排列或不规则地聚集在血管旁，质地坚实、有压痛。还可有网状青斑、风团、水疱和紫癜等表现。一般无全身症状，呈良性过程。

(二)系统型　急性或隐匿起病，常有不规则发热、乏力、关节痛、肌痛、体重减轻等周身不适症状。

1. 肾脏病变　最为常见，可有蛋白尿、血尿，高血压，极少数呈肾病综合征。肾内小动脉广泛受累时可引起严重肾功能损害，肾内动脉瘤破裂或肾梗死时可出现肾绞痛和血尿，尿毒症为本病主要死亡原因之一。

2. 消化系统　以腹痛最为常见，间断性或持续性，往往餐后明显，如出现剧烈腹痛、腹膜炎体征时应考虑因小动脉瘤破裂致消化道或腹腔内出血；部分病例合并乙型肝炎时呈慢性活动性肝炎表现。

3. 心血管系统　除肾性高血压外，还因冠状动脉炎产生心绞痛、心肌梗死；各种心律失常，以室上性心动过速常见。心力衰竭为本病的主要死亡原因之一。

4. 神经系统　周围神经和中枢神经均可受累，以前者常见，出现分布区感觉异常、运动障碍等多发性单根神经病或末梢神经病等。

5. 其他　睾丸疼痛、肿胀、压痛；眼部症状约占10%。

【实验室检查】

无特异性，白细胞、中性粒细胞常增高，血沉多增快，尿检常见蛋白尿、血尿、管型尿；血清肌酐增高。ANCA通常阴性。

数字减影血管造影(DSA)见肾、肝、肠系膜及其他内脏的中小动脉瘤样扩张或节段性狭窄，对诊断有重要价值。

病理活检对诊断本病有重要意义，可见受累部位中小动脉坏死性血管炎，病变呈节段性分布。

【诊断与鉴别诊断】

美国风湿病学会提出的分类标准(1990年)：①体重自发病以来减少≥4kg；②皮肤网状青斑；③能除外由于感染、外伤或其他原因所致的睾丸疼痛或压痛；④肌痛、无力或下肢触痛；⑤单神经炎或多神经病；⑥舒张压≥90mmHg；⑦肌酐、尿素氮水平升高；⑧HBsAg或HBsAb(+)；⑨动脉造影显示内脏动脉梗死或动脉瘤形成(除外动脉硬化、肌纤维发育不良或其他非炎症性原因)；⑩中小动脉活检示动脉壁中有粒细胞或伴单核细胞浸润。以上10条中至少具备3条阳性者，可认为是PAN。此标准的敏感度为82.2%，特异度为86.6%。此外，2006年日本厚生劳动省((Ministry of Health, Labour, and Welfare, MHLW)

难治性血管炎研究组也提出 PAN 诊断标准的修订版(扩展阅读 22-9-3-1)。

扩展阅读22-9-3-1

扩展阅读 22-9-3-1　2006 年 MHLW 难治性血管炎研究组 PAN 诊断标准修订版

需鉴别诊断的有嗜酸性肉芽肿性多血管炎、肉芽肿性多血管炎、显微镜下多血管炎。以发热、体重减轻为主要表现者应与感染性疾病、肿瘤鉴别。

【治疗与预后】

病情较轻、无严重内脏损害者,单用糖皮质激素即可;如病情较重、激素治疗效果不佳需联合选用细胞毒药物,如环磷酰胺、硫唑嘌呤或甲氨蝶呤等(用法参照本章第四节"抗中性粒细胞胞质抗体相关性血管炎")

本病未经治疗者预后较差,5 年生存率仅为 13%。肾衰竭及肠系膜、心脏或脑梗死是主要的死亡原因。1996 年提出五因素评分(five-factor score,FFS)可以预测预后,2011 年对 FFS 进行了修订,包括如下 4 项因素:蛋白尿(<1g/d)、血肌酐(>1.58mg/dl)、胃肠道受累、心肌病变,每项占 1 分;0 分的 5 年死亡率为 9%,1 分为 21%,2 分及以上为 40%。

推荐阅读

HOWARD T, AHMAD K, SWANSON J A, et al. Polyarteritis nodosa[J]. Tech Vasc Interv Radiol, 2014, 17(4): 247-251.

第四节　抗中性粒细胞胞质抗体相关性血管炎

抗中性粒细胞胞质抗体相关性血管炎(antineutrophil cytoplasmic antibody associated vasculitis, AAV)主要累及毛细血管、微小静脉和微动脉,包括肉芽肿性多血管炎(granulomatosis with polyangiitis, GPA)、嗜酸性肉芽肿性多血管炎(eosinophilic granulomatosis with polyangiitis, EGPA,又称 Churg-Strauss 综合征)和显微镜下多血管炎(microscopic polyangitis, MPA),也可有药物、肿瘤、感染诱发小血管炎。

【病因与发病机制】

本病病因未明,目前认为是遗传因素和环境因素共同作用的结果。GPA 可能和细菌(金黄色葡萄球菌)感染有关,接触硅物质、有些药物(丙硫氧嘧啶、肼屈嗪、青霉胺和米诺环素等)可能诱导 AAV。

抗中性粒细胞胞质抗体(ANCA)是重要的致病因素,其中中性粒细胞胞外诱捕网(neutrophil extracellular traps, NETs)及补体旁路活化途径均可能参与本病致病机制。

【病理】

AAV 的基本病理特征是寡免疫沉积性、坏死性小血管炎。毛细血管、微小静脉和微动脉常被侵犯,有时小动脉和中动脉也可累及。血管壁有细胞浸润和坏死,纤维素样物沉积。GPA 最常侵犯的部位为鼻旁窦、鼻咽腔、气管黏膜、肺间质和肾小球,病理特征为炎性血管周围伴有细胞浸润形成的肉芽肿。显微镜下多血管炎病理特征为小血管的节段性纤维样坏死,无肉芽肿性炎。病变可累及肾脏、皮肤、肺和胃肠道。肾脏病理示局灶性、节段性肾小球肾炎,并有新月体形成。EGPA 典型的病理改变为:①组织及血管壁大量的嗜酸性粒细胞浸润;②血管外肉芽肿形成;③节段性纤维素样坏死性血管炎。

【临床表现】

(一)全身症状　可有发热、盗汗、乏力、厌食、关节痛和体重减轻。

(二)呼吸系统　流涕、鼻窦炎、鼻黏膜溃疡和结痂、鼻出血、鼻中隔穿孔、鼻骨破坏、咳嗽、咯血、声音嘶哑、气短及肺内阴影等呼吸道症状,以 GPA 常见。EGPA 常伴有难治性哮喘、过敏性鼻炎、鼻息肉等。

(三)肾脏损害　MPA 和 GPA 多见。多数患者出现蛋白尿、镜下血尿、各种管型、水肿和肾性高血压等;典型的病理改变为肾细动脉节段性坏死性炎症和伴有新月体形成。部分患者可出现肾功能不全(参见第十七篇第八章第七节"抗中性粒细胞胞质抗体相关性血管炎肾损害")。

(四)眼受累　以 GPA 常见。表现为眼球突出、视神经及眼肌损伤、结膜炎、角膜溃疡、巩膜外层炎、虹膜炎、视网膜血管炎、视力障碍、失明等。

(五)神经系统受累　最常见为周围神经病变,以 EGPA 多见,系供应神经的血管炎导致缺血所致。

(六)皮肤改变　以可触性紫癜及斑丘疹多见,网状青斑、皮肤溃疡、皮肤坏死、坏疽及肢端缺血与荨麻疹也可见。

(七)心脏损害　EGPA 常见,由嗜酸性粒细胞浸润心肌及冠状动脉血管炎引起,主要病变为急性缩窄性心包炎、心力衰竭和心肌梗死。

【辅助检查】

(一)常规检查　急性期血沉和 C 反应蛋白升高;白细胞、血小板升高,正细胞正色素性贫血;尿沉渣可出现镜下血尿(红细胞>5 个/HP)或出现红细胞管型,尿蛋白阳性。外周血嗜酸性粒细胞增多是 EGPA 特征性指标之一。

(二)抗中性粒细胞胞质抗体(ANCA)　间接免疫荧光法分为胞质型(c-ANCA)和核周型(p-ANCA);前者靶抗原为蛋白酶 3(PR3),后者主要靶抗原为髓过氧化物酶(MPO)。90% 以上活动期 GPA 患者 c-ANCA 阳性和 PR3-ANCA 水平升高,病情静止时 60%~70% 的患者阳性。80% 的 MPA 患者 ANCA 阳性,其中约 60% 是 MPO-ANCA 阳性。40% 的 EGPA 患者可有 p-ANCA 阳性和 MPO-ANCA 升高,外周神经病、紫癜、肺出血等常见。部分 EGPA 的 ANCA 为阴性,临床更多出现哮喘。ANCA 水平与病情活动和复发不完全一致。

（三）影像学检查　GPA患者常显示双肺多发性病变，以下肺多见，病灶呈结节样、粟粒样、局灶性浸润，可有空洞形成。具迁移性，也可自行消失，系本病的特点。MPA患者早期表现为无特征性肺部浸润影或小片状浸润影，双侧不规则结节片状阴影，肺空洞少见，可见继发于肺泡毛细血管炎和肺出血的弥漫性肺实质浸润影。中晚期可出现肺间质纤维化。EGPA患者多变性肺部阴影是其特点，很少形成空洞，阴影可迅速消失。部分患者伴有胸腔积液。

（四）组织病理学检查　可选择受累的组织，如鼻窦、眼周假瘤、口腔黏膜溃疡、紫癜等皮损，肺、肾组织，其中以肾活检较为安全常用，且检出阳性率高。

【诊断与鉴别诊断】

1990年美国风湿病学会提出了韦格纳肉芽肿（现称为GPA）分类诊断标准：①鼻或口炎（痛或无痛性口腔溃疡、脓性或血性鼻分泌物）；②尿沉渣镜下血尿（红细胞>5个/HP）或红细胞管型；③胸片示结节、固定性肺浸润或空洞形成；④组织活检示动脉壁或血管周围或血管外组织肉芽肿炎症改变。符合上述2项或2项以上标准诊断本病的敏感度为88.2%，特异度为92.0%。美国风湿病学会1990年制定EGPA诊断分类标准（表22-9-4-1）。MPA诊断尚无统一标准，如出现系统性损害并有肺部受累、肾脏受累及出现可触及的紫癜应考虑MPA的诊断，尤其是MPO-ANCA阳性者，可采用欧洲药品管理局（EMEA）提出AAV诊断的流程。

表22-9-4-1　美国风湿病学会1990年制定的EGPA分类标准

标准	内容
1. 哮喘	喘鸣史或呼气时有弥漫高调啰音
2. 嗜酸性粒细胞增多	白细胞计数中嗜酸性粒细胞>10%
3. 单发或多发神经病变	由于系统性血管炎所致单神经病变，多发单神经病变或多神经病变（即手套/袜套样分布）
4. 非固定性肺浸润	由于系统性血管炎所致，胸片上为迁移性或暂时性肺浸润（不包括固定浸润影）
5. 鼻旁窦炎	急性或慢性鼻旁窦疼痛或压痛史，或影像检查示鼻旁窦不透光
6. 血管外嗜酸性粒细胞浸润	病理示动脉、微动脉、静脉外周有嗜酸性粒细胞浸润

注：符合上述4条或4条以上者可诊断为EGPA，其敏感度和特异度分别为85%和99.7%。

GPA常表现为上下呼吸道受累、血尿、红细胞管型和蛋白尿，c-ANCA和PR3阳性，病理表现为小血管炎、纤维素样坏死、肉芽肿形成；MPA见可触及的紫癜并有肺部受累、肾脏受累，MPO-ANCA阳性。肾脏损害表现为局灶性节段性坏死性肾小球肾炎，伴有新月体形成，病情进展较快，可发展为急进性肾小球肾炎和肾衰竭。EGPA临床常有哮喘、过敏性皮疹，外周血嗜酸性粒细胞升高，MPO-ANCA阳性，病理特征为血管外肉芽肿病变，伴嗜酸性粒细胞浸润以协助诊断。

需要与AAV相鉴别的疾病有结节性多动脉炎、淋巴瘤样肉芽肿病、特发性中线肉芽肿病、肺出血-肾炎综合征（Goodpasture syndrome）。

【治疗】

ANCA相关性血管炎治疗可分为诱导缓解、维持缓解及控制复发。临床评估包括采用伯明翰系统性血管炎活动评分评估（扩展阅读22-9-4-1）、脏器功能评估、感染风险评估和药物安全性评估等。

扩展阅读22-9-4-1

扩展阅读22-9-4-1　伯明翰系统性血管炎活动评分（BVAS）（4周内）

（一）诱导缓解治疗　泼尼松剂量为1.0～1.5mg/(kg·d)，用4～8周，病情好转后逐渐减量至最低剂量维持2年以上。对于有中枢神经系统血管炎、肺泡出血、呼吸衰竭、进行性肾衰竭等患者，可采用冲击治疗，甲泼尼龙1.0g连用3天为1个疗程，1周后视病情需要可重复，继以前述口服治疗。

环磷酰胺可以明显减少死亡率，改善预后，与糖皮质激素联合为诱导缓解首选药。口服环磷酰胺2～3mg/(kg·d)，持续12周。也可按0.5～1.0g/m^2体表面积静脉冲击治疗，每3～4周1次，根据病情连用6～8个月。口服副作用高于冲击治疗。累计总剂量不超过25g。

对于环磷酰胺禁忌或难治性、复发性病例，推荐应用抗CD20单抗（利妥昔单抗），剂量为每周375mg/m^2体表面积，连用4周，或1g/周，连用2周，以后每6个月给500mg。利妥昔单抗的主要副作用为低丙种球蛋白血症及感染。使用前需筛查乙型肝炎病毒及结核感染。输注方法需参见用药说明。

其他：采用C5a抑制剂（CCX168）、静脉注射丙种球蛋白、血浆置换。

（二）维持缓解治疗　小剂量糖皮质激素联合硫唑嘌呤1～2mg/(kg·d)，或甲氨蝶呤（非肾脏受累时，15～25mg，每周1次），维持2年。其他可选择药物包括吗替麦考酚酸酯（MMF）、来氟米特等。PR3-ANCA持续阳性者的免疫抑制治疗应维持5年。若单纯五官受累，服用复方磺胺甲噁唑可以减少复发。研究表明利妥昔单抗可用于维持期治疗，且优于硫唑嘌呤。

（三）控制复发　轻微复发可以通过增加口服糖皮质激素的剂量或通过优化维持免疫抑制疗法来控制，而严重复发需要通过重新诱导缓解来控制。

推荐阅读

YATES M，WATTS R A，BAJEMA I M，et al. EULAR/ERA-EDTA recommendations for the management of ANCA-associated vasculitis[J]. Ann Rheum Dis，2016，75(9)：1583-1594.

第五节　免疫复合物性小血管炎

免疫复合物性小血管炎是一组以皮肤小血管炎症为特征的异质性疾病，也可以多系统受累。包括了抗肾小球基底膜肾炎（参见第十七篇第七章第四节“抗肾小球基底膜肾炎”）、冷球蛋白血症性血管炎（cryoglobulinemic vasculitis，CV）、IgA血管炎（immunoglobulin A vasculitis，IgAV）和低补体血症性荨麻疹性血管炎（又称抗C1q血管炎，anti-C1q vasculitis）等，是一组以皮肤小血管炎症为特征的异质性疾病，也可以多系统受累。

【病因与发病机制】

病因未明。某种感染（乙型或丙型病毒性肝炎、慢性菌血症和人类免疫缺陷病毒等）或使用某些药物（如青霉素类、头孢菌素类、磺胺类、苯妥英和别嘌醇等）、肿瘤（淋巴瘤、白血病和内脏肿瘤）或使用某种异种蛋白（疫苗接种）之后可能诱发；也可为系统性自身免疫疾病的一种表现。

【病理】

主要病理改变为：①血管周围及血管壁大量中性粒细胞、嗜酸性粒细胞、淋巴细胞、组织细胞和少数单核细胞浸润，其间散在较多中性粒细胞破碎的碎片、核尘；②血管壁及其周围纤维素样坏死；③IgA血管炎免疫荧光检查可见IgA、C3和纤维蛋白在受累血管壁内沉积。

【临床表现】

临床表现多样。可呈急性经过持续数周或呈慢性过程持续数月或数年。免疫复合物性血管炎常见于成人，在接触某些外源性变应原之后，表现为发热、不适、肌痛等症状；皮损可为荨麻疹、多形性红斑、丘疹、结节、水疱、网状青斑和可触及的紫癜等；关节痛或轻微的关节炎。可伴有系统损害。

（一）冷球蛋白血症性血管炎　70%的患者出现可触性紫癜或斑丘疹等皮肤表现，其次为关节肌肉、神经系统、泌尿生殖系统表现。Ⅰ型冷球蛋白血症（单克隆免疫球蛋白IgG或IgM沉积），多表现为雷诺现象、肢体溃疡或坏疽、寒冷诱发的荨麻疹、网状青斑、视网膜出血、脑病等。Ⅱ型冷球蛋白血症（多克隆IgG与单克隆IgM沉积）和Ⅲ型冷球蛋白血症（多克隆IgG与多克隆IgM沉积）常表现为皮肤紫癜、关节疼痛及肌肉疼痛等三联征。混合型冷球蛋白血症（Ⅱ型和Ⅲ型）常累及肾脏和周围神经系统。

（二）IgA血管炎（又称过敏性紫癜，Henoch-Schönlein purpura，HSP）　常发生于儿童及青年，以春、秋季多发；经典四联症包括：不伴血小板减少或凝血功能障碍的可触性紫癜，以下肢多见；关节炎/关节痛；腹痛；肾脏受累。84%患者可出现一过性或游走性下肢大关节炎，常为少关节型和非变形性。消化道症状包括腹痛、腹泻、便血、肠梗阻甚至肠穿孔等；约半数病例有肾脏受累，从轻微肾小球肾炎到广泛的新月体病变。

（三）低补体血症性荨麻疹性血管炎　表现为反复出现的皮肤荨麻疹，分布于躯干和四肢，可持续24小时或更长；其他表现为低补体血症、白细胞破碎性血管炎、关节痛或关节炎、葡萄膜炎或巩膜外层炎、周期性腹痛、肾小球肾炎、C1q抗体阳性。

【诊断与鉴别诊断】

2011年欧洲风湿病年鉴（Annals of the Rheumatic Diseases，ARD）发表了关于冷球蛋白血症性血管炎的初步分类标准。具体如下：

1. 问卷项目（至少符合2条）　①是否记得皮肤上有过一处或多处小红点，尤其是下肢皮肤；②是否出现下肢趾端红斑，红斑消失后是否存在褐色色素沉着；③是否曾由医生诊断为病毒性肝炎。

2. 临床项目（近期或过去至少符合4条中的3条）　①全身症状（疲劳、低热37~37.9℃、发热>38℃、肌痛）；②血管病变（紫癜、皮肤溃疡、坏死性血管炎、高黏滞综合征、雷诺综合征）；③关节受累（关节痛、关节肿）；④神经系统病变（周围神经病变、脑神经病变、血管性中枢神经系统病变）。

3. 实验室项目（近期检测至少符合3条中的2条）　①血清C4降低；②RF阳性；③血清M蛋白阳性。

在以上3项内容（即问卷项目、临床项目、实验室项目）中需满足2项以上，且伴有间隔12周以上的2次血清冷球蛋白检测阳性时，可考虑分类诊断为冷球蛋白血症性血管炎。

2010年欧洲抗风湿病联盟、儿科风湿病国际试验组织和儿科风湿病欧洲学会联合更新IgA血管炎分类标准：以下肢为主出现紫癜或瘀斑并符合以下4项中至少1项可诊断。①急性腹痛；②活检显示白细胞破碎血管炎或增殖性肾小球肾炎伴有IgA沉积；③急性关节炎或关节痛；④肾脏受累。诊断敏感度为100%，特异度为87%。

诊断免疫复合物性小血管炎时，还需排除链球菌感染后肾小球肾炎、风湿热、系统性红斑狼疮、败血症及胃肠道出血、肠套叠、胰腺炎等急腹症疾病。

【治疗】

免疫复合物性小血管炎，病变轻微又无脏器受累者，去除变应原，对症治疗。弥漫性皮肤损害或脏器损害者，可根据具体情况使用糖皮质激素或联合免疫抑制剂治疗。激素疗效不佳者可考虑合用环磷酰胺、硫唑嘌呤等免疫抑制剂。

推荐阅读

OZEN S，PISTORIO A，IUSAN S M，et al. EULAR/PRINTO/PRES criteria for Henoch-Schonlein purpura，childhood polyarteritis nodosa，childhood Wegener granulomatosis and childhood Takayasu arteritis：Ankara 2008. Part Ⅱ：final classification criteria［J］. Ann Rheum Dis，2010，69（5）：798-806.

第十章　白　塞　病

管剑龙

白塞病(Behcet disease,BD)是一种以复发性口腔溃疡为最常见首发症状,逐渐伴发外阴溃疡、结节性红斑等皮肤黏膜病变为基本临床特征,可能选择性发生眼炎、胃肠道溃疡、主动脉瓣反流、静脉血栓、动脉瘤、动脉狭窄、关节炎、神经系统损害或血细胞减少症等1~2个寡器官损害的变异性血管炎。BD最先由土耳其医师Huluci Behçet于1937年报道。因其在韩国、日本、中国、土耳其、伊朗等地发病率较高,故又称"丝绸之路病"。

【病因与发病机制】

病因不明,目前认为BD是一种高度异质性疾病,与感染、遗传、环境、免疫因素等密切相关。

(一) 感染因素　既往研究认为BD可能与单纯疱疹病毒、慢病毒、丙型肝炎病毒、巨细胞病毒、EB病毒及溶血性链球菌、分枝杆菌、幽门螺杆菌等感染有关。我国一组病例发现BD患者潜伏性结核达25.4%,明显高于健康对照组,并与黏膜溃疡严重程度相关,活动性结核约占2%,说明结核分枝杆菌感染在BD黏膜溃疡中发挥重要作用。

(二) 遗传因素　BD有家族聚集现象,但存在区域差别。家族性发病多见于朝鲜、以色列、土耳其和阿拉伯国家。发病率较高的国家(按10万人口计算)为土耳其(80~370)、伊朗(16.7)、中国(2~14)、日本(13.5),而欧美较少。*HLA-B51*与本病有一定相关,其阳性率在亚洲高达61%~88%,尤其与眼部损害相关。

(三) 环境因素　日本西山茂夫1978年曾报道,患者病变组织如血管内皮细胞、巨噬细胞、腓肠肌神经及眼房水、血清和中性粒细胞内多种元素如有机氯、磷和铜离子含量较高,认为可能与使用农药和含铜的杀虫剂等相关。我国曾报道48例本病(1983年),采用质谱分析技术测定其血清中铜元素明显高于正常人,且与病情活动有显著相关性。

(四) 免疫异常　血清中可检测到低滴度的抗口腔黏膜抗体、抗血管内皮细胞抗体、抗中性粒细胞胞质抗体、抗角蛋白抗体及抗心磷脂抗体;约半数患者血清中免疫复合物增高;病变血管壁中C3沉积。患者病变组织中以淋巴细胞、中性粒细胞浸润为主,主要为$CD4^+$ T细胞。患者的中性粒细胞可自发分泌TNF-α,可促使病变部位中性粒细胞的聚集和功能亢进,并促进自然杀伤细胞和Th1细胞增殖和活化;患者的$CD4^+$ T细胞对分枝杆菌的HSP65000和人HSP60000的336~351多肽段有明显反应性。

总之,本病的发病机制可推测为环境及某些致病微生物等因素在特定遗传素质的人群中引起中性粒细胞功能亢进相关的自身炎症和继发性免疫功能紊乱,进而导致血管内皮细胞损伤和功能异常相关的组织器官损害。

【病理】

基本病理改变为血管炎,可累及动静脉、大小不等的各种血管。渗出性病变表现为管腔充血、管壁水肿,内皮细胞肿胀,纤维蛋白沉积;增生性病变为内皮细胞和外膜细胞增生、管壁增厚甚至坏死性肉芽肿。管壁及其周围组织内以淋巴细胞浸润为主,伴红细胞外溢及中性粒细胞渗出,在皮肤组织中见中性粒细胞聚集成脓疡样,但无核破碎现象。毛囊炎损害以毛囊周围炎症伴小脓肿形成为特征。

【临床表现】

患病高发年龄为25~45岁,50岁以后起病少见,统计我国1 473例BD患者的平均年龄为(37.67±12.60)岁,男女比例为1.07∶1,平均病程(8.12±7.44)年。

(一) 一般症状　大多数病例症状较轻微,或偶感乏力不适、头痛头晕、食欲缺乏、体重减轻和发热等。

(二) 口腔溃疡　常为首发症状,约占96.72%。溃疡可为单发或多发,圆形或椭圆形,溃疡之间的黏膜基本正常,严重者满口溃疡,散在分布于舌尖及边缘、齿龈、下唇或上唇内侧缘和颊黏膜,个别巨大溃疡位于咽喉部。口腔溃疡数天内可自愈,重者溃疡较大而深,围绕以清晰红晕,基底污灰色,2~4周或更长时间才愈合,除个别较深溃疡者一般不留有瘢痕。

(三) 生殖器溃疡　发生率在70%左右。男性多见于阴囊、阴茎和龟头;女性多见于大、小阴唇和肛周,疼痛剧烈,个别女性出现宫颈广泛大片溃疡,表现为分泌物增多,甚至出血,无明显疼痛。女性生殖器溃疡损害程度较重,预后常留瘢痕。

(四) 皮肤损害　约占BD患者49.5%,表现形式多样,最典型、常见者为假性毛囊炎、结节性红斑和多形性红斑,伴随着疾病病程发作与缓解。假性毛囊炎发生率约为53.6%,以男性多见,多位于头面部、前胸和四肢;其基底较大,顶端脓头较小,周围有较宽的红晕,数量较多,孤立存在而不融合。位于面部、躯干和背部的假性毛囊炎常被误认为寻常痤疮。BD面部中心口周"三角区域"内,可见多个毛囊炎样皮肤损害,形成具有较高诊断价值的特殊面容。将此种面容称为"白塞病面容"。

针刺反应:用20号无菌针头在前臂屈面中部斜行刺入约0.5cm沿纵向稍做捻转后退出,24~48小时后局部出现直径>2mm的毛囊炎样小红点或脓疱样改变为阳性。静脉穿刺或皮肤创伤后出现的类似皮损具有同等诊断价值。病情活动时皮肤针刺反应阳性率高,缓解时反应程度弱且阳性率低,病情稳定后可以转为阴性。

(五) 眼部损害　常出现于BD发病后5~6年,男女比例

2.43∶1。极少数患者可以眼部病变为首发表现，眼睛发红多为结膜炎，预后良好；畏光、流泪和刺痛多为中葡萄膜炎。BD 眼部损害的特征为复发性葡萄膜炎和视网膜血管炎，发生率占 BD 的 13.74%，可表现为突然视力下降或失明。全葡萄膜炎常见，其次为前葡萄膜炎、后葡萄膜炎或玻璃体浑浊、积血或后脱离，眼底出血、黄斑变性、视网膜分支静脉阻塞、视网膜脱离，常伴发白内障、青光眼等。统计我国 BD 临床数据发现，双眼受累达 74.17%。BD 葡萄膜炎同时合并肠溃疡或心血管损害罕见，可以合并关节及神经损害，未见合并血液系统受累。

（六）关节损害　关节痛占 BD 的 14.85%，而关节炎则仅占 5.29%。表现为非破坏性、复发性、下肢单关节或寡关节炎，最常累及膝、踝和髋关节，其次是腕和肘关节。部分患者可出现骶髂关节炎，易误诊为强直性脊柱炎。BD 关节炎极少出现关节破坏或畸形。

（七）心脏损害　占 BD 的 2.91%。男女比例为 9.67∶1。最常见损害为主动脉瓣反流，可伴有主动脉瓣脱垂、二尖瓣反流、三尖瓣反流、心脏增大等症状。也可表现为肉芽肿性心内膜炎、心绞痛、心肌梗死、心包积液、肺动脉高压或心腔内血栓形成等。常合并有动脉瘤，也可发生眼部及关节损害。

（八）血管损害　占 BD 的 5.10%，男女比例 3.38∶1。全身各部位动、静脉均可累及，病变可限于一处，也可同时或先后在多处血管发生。动脉血管基本病变为动脉内膜炎和血栓形成，可引起闭塞性缺血性症状或发展成动脉扩张、动脉瘤和假性动脉瘤等。动脉瘤一旦破裂大出血，病死率甚高。动脉病变罕见与其他系统损害同时出现。另外，静脉病变也是常见损害之一，基本病变是血栓性静脉炎和静脉血栓形成。表现为下肢或上肢浅表性游走性血栓性静脉炎，或上、下腔静脉血栓形成。血管损害可合并眼部、神经系统、血管损害及肠溃疡。

（九）消化道损害　占 BD 的 13.10%，临床症状可表现为腹痛、腹泻、便秘、突发便血或肠溃疡穿孔等。大约 70% 的 BD 患者可无消化道临床症状，而内镜下发现消化道溃疡。BD 典型的消化道溃疡表现为回盲部单发或多发边界清晰的圆形或类圆形深浅并存溃疡。常见于回盲部，累及结肠和小肠少见，极少累及直肠。

（十）神经系统损害　为 BD 重症表现，发生率占 BD 的 2.73%。常见于早年发病的男性患者。有较高的致残率和致死率。病变呈进行性发展。主要分为实质型（累及脑干和基底节的缺血灶）、非实质型（颅内静脉血栓、动脉栓塞剂动脉瘤）和精神型。临床表现可为头痛、共济失调、癫痫、偏瘫、情感突然转换、四肢麻木无力和感觉障碍，认知功能一般良好等。神经系统损害可合并出现血管、眼部损害和肠道溃疡、血液累及及关节炎。

（十一）血液系统损害　占 BD 的 2.27%，女性多见，男女比例为 1∶2.13。BD 可影响血液系统引起血细胞异常，可表现为白细胞、血红蛋白、血小板中 1～3 系下降。其中以骨髓增生异常综合征（myelodysplastic syndrome，MDS）最常见。关于 BD 与 MDS 之间原发、继发或同时发生的关系目前无统一说法。BD 合并 MDS 的患者女性多见，年龄大，常伴发热、肠溃疡及 8 号染色体三体异常，眼部损害罕见。对于 BD 合并有肠溃疡、MDS 及 8 号染色体三体异常的患者其临床上具有独特的流行病学、临床表现、治疗预后及发病机制，故认为其可能是一种独特的临床亚型。

（十二）肺损害　少见，以肺内血管病变为主，可同时存在其他部位静脉或动脉病变，也可在其他部位的静脉血栓形成后，栓子脱落而累及肺部。

（十三）肾损害　极少见，可以表现为轻微 IgA 肾病或间歇性蛋白尿或显微镜下血尿等。

（十四）附睾炎　一侧或两侧附睾累及者占 4.5%～6.0%。一般是急性发病，疼痛剧烈和局部红肿，1～2 周后缓解，但易再发。

【实验室指标】

BD 无特异性实验室指标异常。

（一）可供评估病情的实验室指标　血常规、肝肾功能、血沉（ESR）、C 反应蛋白（CRP）、淀粉样蛋白 A（SAA）。

（二）可供鉴别诊断的实验室指标　抗核抗体、类风湿因子、体液免疫、细胞免疫、抗环瓜氨酸肽抗体（CCP）、抗中性粒细胞胞质抗体（ANCA）、肿瘤标志物、感染指标（肝炎病毒三对半、EB 病毒、疱疹病毒、梅毒、HIV、γ 干扰素释放试验）。

【辅助检查】

以下辅助检查可供评估病情。

（一）眼底镜检查　经眼科医师在裂隙灯下行眼睛检查明确诊断葡萄膜炎和/或视网膜血管炎。

（二）胃肠镜　内镜可以明确消化道溃疡，回盲部溃疡对本病诊断意义重大。

（三）头颅 MRI　头颅 MRI 和 MRA 明确存在中枢神经系统病变。

（四）心脏 B 超、外周血管 B 超、血管 MRI　影像学检查（心脏超声、外周血管超声、血管 MRA 等）明确存在动、静脉血栓形成，动脉闭塞，动脉瘤，动、静脉炎。

【诊断与鉴别诊断】

BD 诊断主要是根据临床症状及临床检测进行综合诊断。口腔溃疡常为急性发作或最早期的症状，其他部位损害往往陆续出现，表现比较完全时较易确诊，但若不注意损害特点及以后的反复发作病程，易误诊为其他疾病。

目前临床通常采用 2013 年制定的白塞病国际分类标准（ICBD）：口腔溃疡、生殖器溃疡和眼部病变（前葡萄膜炎，后葡萄膜炎或视网膜血管炎）各记为 2 分，皮肤病变（假性毛囊炎，皮肤溃疡，结节性红斑）、中枢神经系统受累及血管病变（动脉血栓形成，大静脉血栓，静脉炎或浅静脉炎）各记为 1 分。出现针刺反应阳性时记为 1 分。总分≥4 分诊断为 BD。

特别需注意与以下疾病鉴别：①副肿瘤天疱疮，多以皮肤、黏膜损害为首发表现，表现为口腔广泛溃疡伴糜烂、结膜炎、外生殖器糜烂，易误诊为 BD。需积极检查原发肿瘤。②赖特综合征（Reiter's syndrome），可有眼结膜及葡萄膜炎、关节炎、皮肤黏膜病变，但眼症状更为突出，生殖器广泛炎症、糜烂或溃疡,皮疹以砺壳样银屑病和皮肤角化病为主要表现,系统损害少见,HLA-B27阳性,常有淋病或非淋菌性尿道炎病史。③克罗恩病(Crohn's disease,CD),100%累及消化道,非特异性炎性肉芽肿。BD可累及多个脏器;胃肠累及率约14%。CD可有葡萄膜炎、皮肤红斑、黏膜溃疡及关节疼痛等,但常无外阴溃疡。肠BD的特征是回盲区单发性溃疡,单节段受累和圆形溃疡;CD则为纵向溃疡,常并发肠梗阻和瘘管。

【分型诊断】

复旦大学附属华东医院率先提出BD分型诊治的理念。BD根据临床表现的不同可以分为皮肤黏膜BD、眼BD、神经BD、肠BD、心脏BD、血管BD、血液BD、关节BD共8个临床亚型,其中,皮肤黏膜BD为基本表型,神经BD、血管BD和关节BD少数情况下可以与其他表型重叠。统计我国BD临床数据发现,眼BD和肠BD很少重叠,只有8例患者(8/1099,0.73%)。随着疾病病程进展,各型之间可能会有更多重叠。

【治疗】

治疗目的在于控制症状,防治重要脏器损害。根据BD分型诊断、个体化治疗,效果显著。

(一)一般治疗 急性活动期,应卧床休息,伴感染者可行相应的抗感染治疗。发作间歇期应注意预防复发,如控制口咽部感染、避免进食刺激性食物、注意个人卫生等。

(二)局部治疗 口腔溃疡可使用糖皮质激素联合庆大霉素加入甘露醇稀释后漱口。生殖器溃疡清洗后加用抗生素软膏;结膜炎、角膜炎或葡萄膜炎可应用糖皮质激素眼膏或滴眼液,必要时应用散瞳剂以防止炎症后粘连,重症眼炎者可在球结膜下注射糖皮质激素。

(三)全身治疗

1. 沙利度胺 用于治疗严重的口腔、生殖器溃疡。国外推荐剂量较大(100~300mg/d),国内一般使用25~75mg/d,推荐睡前服用,联合其他药物,可控制病情。稳定期采用12.5~50mg/d维持,安全有效。妊娠妇女禁用,有生育要求者,病情控制后停药3个月以上方可考虑妊娠。

2. 秋水仙碱 可抑制中性粒细胞趋化,对关节病变、结节红斑、口腔和生殖器溃疡、眼葡萄膜炎均有治疗作用。应注意肝肾损害、粒细胞减少等不良反应,1mg/d使用时如出现副作用,可适当调整剂量至0.5mg/d。

3. 硫酸羟氯喹 可用于治疗结节红斑、多形性红斑等皮肤病变。首次剂量为200mg,2次/d,临床症状控制稳定时,剂量可减至200mg/d维持。

4. 白芍总苷 具有一定的抗炎和免疫调节作用,能改善BD口腔溃疡等症状,并能对抗沙利度胺的便秘副作用,0.6g/次,2~3次/d,对于便秘、舌苔黄腻患者,可加至0.9g/次,3次/d。其最常见不良反应为腹泻,减少剂量或停药后缓解。

5. 柳氮磺吡啶 具有多重抗炎和免疫调节作用,可用于肠道BD或关节炎者。成人1.0g/次,2次/d,可以从小剂量0.5g/次,2次/d开始,逐渐增加剂量,以利于胃肠耐受。

6. 吗替麦考酚酯 可逆性抑制淋巴细胞增殖,可用于肠道BD患者,应注意胃肠道反应,一般0.5g/次,3次/d。

7. 环孢素 对眼BD效果较好。应用时注意监测血压和肝肾功能,避免不良反应。根据中国人BD特点,推荐剂量较小,50~75mg/次,2次/d。

8. 糖皮质激素 对控制重症BD急性症状有效。严重眼炎、中枢神经系统病变、严重血管炎患者可考虑静脉应用大剂量甲泼尼龙与免疫抑制剂联合治疗。临床难治性皮肤黏膜BD或合并有内脏器官损害患者,可用甲泼尼龙片初始剂量12~48mg/次,1次/d,具体用量可根据病情确定。肠道溃疡、动脉瘤、葡萄膜炎等,泼尼松30~60mg/次,1次/d。

9. 环磷酰胺 冲击治疗可用于葡萄膜炎、肠溃疡、动脉瘤或中枢神经损害,病程早期有效。对于神经BD患者,糖皮质激素联合每月环磷酰胺治疗可以有效诱导缓解并延长寿命。接受环磷酰胺的患者每1~2周监测血细胞计数可以有效预防血细胞减少。

10. 生物制剂 TNF-α拮抗剂如英夫利西单抗等可用于发生系统损害的BD治疗。经英夫利西单抗3~5mg/kg,规范治疗4次后,多数肠道溃疡愈合,眼BD患者眼底炎症吸收则较慢。

11. 枸橼酸托法替布 是首个JAK通路抑制剂,在治疗葡萄膜炎方面疗效突出。来自复旦大学附属华东医院的临床数据显示,托法替布5mg/次,2次/d,4~8周起效,可减轻BD葡萄膜炎及减少复发。

BD的临床表现不同,各类型选择治疗药物应有所侧重。患者不同时期疾病严重程度有变化,应及时调整药物或剂量。治疗方案应该根据病情进行个体化、精准化、分型治疗及中西医结合治疗。

推荐阅读

1. 中华医学会风湿病学分会. 白塞病诊断和治疗指南[J]. 中华风湿病学杂志,2011,15(5):483-486.
2. YE J F, GUAN J L. Differentiation between intestinal Behcet's disease and Crohn's disease based on endoscopy[J]. Turk J Med Sci,2018,12(48):1807-1867.
3. 申艳,罗丹,马海芬,等. T-SPOT. TB检测白塞病(BD)患者潜伏结核感染(LTBI)的临床意义及随访观察[J]. 复旦学报(医学版),2019,46(1):67-72.
4. CHEN Y, CAI J F. Demography of vascular Behcet's disease with different gender and age an investigation with 166 Chinese patients[J]. Orphanet J Rare Dis,2019,1(1):2-8.
5. SHEN Y, MA H F, LUO D, et al. High incidence of gastrointestinal ulceration and cytogenetic aberration of trisomy 8 as typical features of Behcet's disease associated with myelodysplastic syndrome: a series of 16 consecutive Chinese patients from the Shanghai Behcet's disease database and comparison with the literature[J]. Biomed Res Int,2018,2018:8535091.

第十一章　干燥综合征

管剑龙

干燥综合征(Sjögren syndrome,SS)是累及多种外分泌腺体为主的慢性炎症性自身免疫性疾病。1933 年瑞典眼科医师 Sjögren 首先报道。临床上常侵犯涎腺和泪腺,表现为口、眼干燥症,呼吸道、肺间质、消化道、胰腺、肾小管、皮肤、阴道等外分泌腺功能亦常受损,还可出现腺体外的病变。SS 分为原发性和继发性,前者指单纯性 SS;后者指 SS 合并其他自身免疫性疾病。尽管该病在各个年龄阶段(包括儿童期)均可发病,但干燥综合征主要发生于中年女性(女男比例为 9∶1)。原发性 SS 的患病率为 0.5%~1%,而 30% 以上的自身免疫性疾病,特别是类风湿关节炎、混合性结缔组织病和系统性红斑狼疮容易罹患继发性 SS。

【病因与发病机制】

SS 发病机制至今未明。近年研究,SS 患者主要组织相容性复合体基因频率增高,*HLA-B8*、*DR3* 和 *DRw52* 基因阳性率显著高于正常人群,SS 患者的亲属患该病的危险性高于正常人群。原发性和继发性 SS 患者的 HLA 抗原显示出不同频率,国内原发性 SS 患者多为 *HLA-DR3* 遗传素质,继发性患者与 *HLA-DR4* 密切相关。此外,EB 病毒、逆转录病毒和丙型肝炎病毒可能诱发 SS。由于 SS 多发于女性,故雌激素水平高可能参与了 SS 的发生和病情进展。

SS 的主要病理损伤是淋巴细胞浸润。唇腺、泪腺、唾液腺、胰腺、肾间质、肺间质、消化道黏膜、肝内胆管等均可出现淋巴细胞浸润,进而导致器官功能受损,其中以唇腺和泪腺最常受累。SS 病理主要包括特征性淋巴细胞浸润、冷球蛋白血症、高球蛋白血症及免疫复合物沉积引起的众多并发症。

【临床表现】

起病多呈隐匿和慢性进行性,可累及全身多个系统。临床表现多样、症状轻重不一。长期疲劳乏力是 SS 患者的主诉之一。

(一)外分泌腺病变

1. 浅表外分泌腺

(1) 口腔:口干燥症轻者仅为唾液黏稠感,易被忽视。较重时唾液减少、自觉口干频频饮水。所谓"饼干"试验阳性,即指当吃一片咸饼干时,若不同时喝水便觉咀嚼和咽下困难。舌红、唇裂,口角干燥皲裂,口腔疼痛并影响味觉和嗅觉。由于缺乏唾液的冲洗,牙齿逐渐变黑,继而呈粉末状或小片破碎脱落,最终只留残根,称为"猖獗龋"。常并发口腔念珠菌感染。约半数患者反复发生双侧腮腺肿痛,应警惕淋巴瘤可能。

(2) 眼:常诉眼干涩、痒痛、灼热或砂粒摩擦感,尤以傍晚时重,甚至伤心无泪。因泪液减少而引致畏光、眼红、结膜充血、角膜混浊、糜烂或溃疡、视物模糊等,称干燥性角结膜炎。

(3) 其他:皮肤汗腺萎缩,表皮干燥无华,疹痒,甚至萎缩;鼻黏膜腺体受累引起鼻腔干燥和嗅觉下降;咽鼓管干燥和脱屑可导致浆液性中耳炎;声带腺体分泌减少可出现声音嘶哑;SS 主要见于 40~60 岁绝经期前后的女性,外阴和阴道干燥,萎缩,有时伴烧灼感,可有外阴溃疡,易继发阴道念珠菌病。

2. 内脏外分泌腺

(1) 呼吸系统:可能并发支气管炎、气管炎。肺部 X 线异常见于 20%~30% 患者,CT 片示肺间质纤维化或肺部浸润阴影,典型肺部病变为间质性肺疾病。肺功能可有弥散功能障碍、限制性或阻塞性通气功能障碍。另有小部分患者出现肺动脉高压。

(2) 肾脏:见于 30%~50%的 SS 患者,主要累及远端肾小管。病理改变多为慢性间质性肾炎。表现为Ⅰ型肾小管酸中毒而引起的低血钾性肌肉麻痹,严重者出现肾钙化、肾结石及肾性软骨病。亦可表现为多饮、多尿、肾性尿崩症。

(3) 消化系统:消化道黏膜层外分泌腺体病变而出现胃酸减少、萎缩性胃炎、消化不良和吞咽困难等非特异症状。有食管功能障碍和胃食管反流等。肝大(25%~28%),约半数原发性胆汁性肝硬化患者有干燥症状,晚期尤为多见,其中 10%的患者合并有典型 SS。15%的 SS 患者可伴有胰腺外分泌功能低下,20%的患者有小肠吸收功能低下。

3. 淋巴瘤　是本病的特点之一。因多为外分泌腺器官的淋巴细胞病,所以归入外分泌病变表现。5%~10%的 SS 患者有淋巴结肿大,其中至少 50%在病程中内脏大量淋巴细胞浸润。SS 患者在出现淋巴瘤前可有巨球蛋白血症和单克隆高丙种球蛋白血症,当出现腮腺、脾脏、淋巴结的持续肿大,并有咳嗽、呼吸困难、单侧的肺部肿块及持续性的雷诺现象时,须警惕淋巴瘤。

(二)外分泌腺体外病变

1. 皮肤血管炎　与混合性冷球蛋白血症相关。紫癜样皮疹最为常见,可见于至少 1/3 患者。紫癜大小不等,一般直径在 1~4mm,散在性分布或融合成片,消退后有色素沉着。紫癜主要分布于下肢,重者可见于臀部、腹部及上肢。少数患者有结节红斑、反复发作的荨麻疹和皮肤溃疡。

2. 关节肌肉病变　70%的 SS 患者有关节痛,但有关节炎者仅占 10%,破坏性关节炎更少见。SS 患者可出现肌无力,伴肌炎者少于 10%。原发性 SS 患者可以出现纤维肌痛。多关节痛和短暂的关节炎并不排除患有 SS 的可能。

3. 神经系统病变　见于 10%的 SS 患者,周围神经病变主要累及感觉神经纤维，表现为对称性周围神经病和多发性单神经炎，常有下肢麻痹、疼痛。对称性周围神经病变常与高球蛋白血症相关。中枢神经的各个水平都可出现病变，并且可同时累及多个部位，因此临床表现多样，如单发或多发脑神经炎、偏瘫、偏盲、癫痫、精神意识障碍、多发性硬化样病变、严重的认知障碍和老年痴呆样病变等。

4. 自身免疫性甲状腺炎　甲状腺功能减退见于 10%~15%的 SS 患者。偶见甲状腺炎。约 20%患者的抗甲状腺球蛋白和甲状腺微粒体抗原水平增高，说明亚临床的甲状腺功能受损较为普遍。

5. 血细胞减少症　白细胞或血小板减少常在体格检查中发现，临床症状轻微，约 1/4 的 SS 患者有轻度的正细胞正色素性贫血。30%患者的白细胞低于正常值，25%患者的嗜酸性粒细胞或淋巴细胞增多，14%患者的血小板低于 70×10^9/L。

【实验室检查】

（一）自身抗体　即使在无关节症状者，类风湿因子阳性率也可达 75%以上，多见于继发性 SS 伴高丙种球蛋白血症者。ANA 阳性占 50%~80%，常见核型为均质型和斑点型，偶见核仁型；抗 SSA 和 SSB 抗体分别见于约 80%和 50%患者。由于抗 SSA 抗体可出现于其他疾病，抗 SSB 抗体对诊断更具意义。当二者均为阳性时，应首先考虑 SS 的可能。免疫球蛋白以 IgG 最明显，亦可有 IgA 和 IgM 增高。大部分患者血沉显著增快。抗胃壁细胞抗体 30%阳性；抗人球蛋白试验（Coombs 试验）10%阳性。多数患者血清循环免疫复合物增高，当发生淋巴瘤时，高球蛋白血症可转为正常或减低，多克隆性可转为单克隆性。

（二）泪腺功能检测

1. Schirmer 试验　以 5mm×35mm 滤纸在 5mm 处折弯成直角，高温消毒后放入结膜囊内观察泪液湿润滤纸的长度，≤5mm/5min 为阳性。

2. 泪膜破碎时间（BUT 试验）　<10 秒为不正常。

3. 角膜染色指数　用 2%荧光素或 1%孟加拉红做角膜活体染色，可使无泪膜形成的角膜区着色，在裂隙灯下检查染色斑点的强度及形态，若≥4 为阳性（van Bijsterveld 计分法）。

（三）涎腺功能检测

1. 唾液流率测定　用中空导管相连的小吸盘以负压吸附于单侧腮腺导管开口处，收集唾液分泌量，正常人>0.5ml/min。若≤1.5ml/15min 为阳性。

2. 腮腺造影　观察碘油的分布和停留时间，明确腮腺及其导管的形态。

3. 涎腺核素扫描　观察 ^{99m}Tc 化合物的摄取、浓缩和排泄能力。

（四）唇腺活检　唇腺组织中聚集的淋巴细胞 50 个以上为 1 个病灶，计数 $4mm^2$ 组织中的病灶数，若≥1 个病灶数为阳性；是诊断本病的一种敏感而又特异的方法。

【诊断与鉴别诊断】

现多采用 2016 年 ACR/EULAR 原发性 SS 国际分类标准（表 22-11-0-1）。本分类标准适用于所有符合纳入标准人群，以下各项权重求和得分≥4 分，无其他排除标准的条件。

表 22-11-0-1　ACR/EULAR 原发性干燥综合征国际分类标准

项目	计分
唇腺局灶性淋巴细胞性涎腺炎和病灶评分	3
抗 SSA(Ro)抗体+	3
至少每只眼睛染色评分≥5(或 van Bijsterfeld 评分≥4)	1
至少每只眼睛 Schirmer≤5mm/5min	1
未刺激的全唾液流速≤0.1ml/min	1

纳入标准：这些标准适用于任何具有至少一种眼或口腔干燥症状的患者（定义为对以下问题至少有一个回答肯定：①您是否有日常、持续、麻烦的干眼症，症状 3 个月以上？②眼睛是否经常出现沙子或砾石的感觉？③您每天使用泪液替代品超过 3 次吗？④您是否每天有口干的感觉并超过 3 个月？⑤您是否经常喝汤水以帮助吞咽干粮？）；或 ESSDAI 调查问卷疑似 SS 的患者（至少一个阳性项目）。

排除标准：由于临床特征重叠或对标准测试的干扰，对以下任何一种疾病确诊之前，应予以排除 SS 诊断及参与 SS 研究或治疗性试验，即头颈面部放疗史、活动性丙型肝炎（PCR 阳性）、艾滋病、结节病、淀粉样变、移植物抗宿主病、IgG4 相关性疾病。

本标准的原发性 SS 敏感度为 96%，特异度为 95%，疑难病例和非病例亚组的敏感度为 83%，特异度为 100%。

鉴别诊断：本病易被误诊或漏诊，临床常需与其他自身免疫性疾病鉴别，例如，原发性胆汁性肝硬化大部分也有 SS 的口干、角结膜干燥症及血清学特征，但抗体滴度均较低，临床症状主要是皮肤瘙痒、黄疸、肝脾大及其他肝病表现。抗线粒体抗体阳性，下唇腺活检不具有典型的灶性淋巴细胞浸润，肝脏组织学有特异性可兹鉴别。

【治疗】

目前尚无根治方法，主要目标是缓解症状，控制和延缓因免疫反应引起的组织器官损害和防治继发感染。

（一）局部治疗

1. 口干燥症　减轻口干较为困难，人工涎液的效果不理想。目前较为实用的是补充水分，使用含氟的漱口液，保持口腔清洁，减少龋齿和口腔继发感染的可能。

2. 干燥性角结膜炎

（1）人工泪液：人工泪液可以治疗眼干燥症，一种是 0.9%的生理盐水和其他电解质，代替泪液中的水分；另一种是具有固水作用的羧甲基纤维素或葡聚糖以增加人工泪液的黏性，可在眼球表层形成一层薄膜，延长人工泪液的保湿时间，从而减少人工泪液的使用次数，含有透明质酸钠的人工泪液可以改善眼干燥症，加速眼球表面的损伤修复。如果角膜出现溃疡，推荐使用眼罩和硼酸膏。某些特定药物可能会减少泪液和唾液的分泌,例如利尿剂、降压药、抗胆碱药和抗抑郁药等,应尽量避免使用。

(2) 增加空气湿度:使用加湿器增加空气湿度有助于保持眼睛湿润,最好使用蒸馏水。另有特制的含水眼罩可以减轻眼睛水分的蒸发。另外,SS 患者应该避免使用抗胆碱能和抗组胺类药物。

(二) 全身治疗

1. 非系统受累治疗　非系统受累包括关节痛、关节炎、皮疹、疲劳乏力、肌肉疼痛及淋巴结病等,如此时患者血沉增快、免疫球蛋白升高,则上述症状多由炎症造成。关节肌肉疼痛可以使用非甾体抗炎药,滑膜炎时加用羟氯喹,难治性关节炎可以考虑使用甲氨蝶呤、来氟米特。部分患者可能出现腮腺感染,常表现为单侧腮腺肿大,伴有局部的红、肿、热、痛。若腮腺质地变硬,需警惕腮腺肿瘤的可能。

2. 系统受累治疗　SS 病理基础是以淋巴细胞浸润为主的炎性病变,局部干燥症亦不例外。因此控制炎症反应是治疗的核心。

(1) 糖皮质激素:对合并有神经系统损害、肾小球肾炎、肺间质性病变、肝脏损害、血细胞减少尤其是血小板减低、肌炎等要给予糖皮质激素治疗,其剂量应根据病情轻重决定。肾小管酸中毒的患者首选替代疗法,但如果是新发病例,或者是肾脏病理显示为肾小管及其周围以炎性病变为主,也可以考虑糖皮质激素或加免疫抑制剂治疗。

(2) 羟氯喹:200~400mg/d[6~7mg/(kg·d)]口服,可以降低 SS 患者免疫球蛋白水平。在一些研究中也可以改善涎腺功能。根据目前的临床资料,当患者除口、眼干的症状外,还出现关节肌肉疼痛、乏力及低热等全身症状时,羟氯喹是一个合理的治疗选择。

(3) 其他免疫抑制剂:对于病情进展迅速者,糖皮质激素可合用免疫抑制剂,如环磷酰胺、硫唑嘌呤、艾拉莫德等。出现恶性淋巴瘤者宜积极、及时地进行联合化疗。对于出现神经系统受累或血小板减少的患者应该采用大剂量糖皮质激素静脉冲击治疗,同时应用环磷酰胺。可大剂量静脉输注免疫球蛋白(IVIG)冲击,0.4g/(kg·d),连用 3~5 天,需要时可以重复使用,对于合并原发性胆汁性肝硬化者应使用熊去氧胆酸。

(4) 生物制剂:自身反应性 B 细胞的异常激活是 SS 发病的重要因素之一。抗 CD20 单克隆抗体利妥昔单抗(rituximab,美罗华)最早被用于 B 细胞淋巴瘤的治疗,进行 B 细胞清除治疗可以改善 SS 病情,对 SS 常规治疗效果不佳的患者,且对于有严重关节炎、血细胞减少、周围神经病变及相关淋巴瘤者均有较好的疗效。抗肿瘤坏死因子制剂无效。

【预后】

本病慢性病程,口、眼干燥症状进展缓慢,预后较好。有内脏损害者经恰当治疗后大多可以控制病情达到缓解,但停止治疗又可复发。内脏损害中出现进行性肺纤维化、肺动脉高压、中枢神经病变、肾小管酸中毒、急性胰腺炎和淋巴瘤者则预后较差。

推荐阅读

1. 中华医学会风湿病学分会. 干燥综合征诊断及治疗指南[J]. 中华风湿病学杂志,2010,14(11):766-768.

2. SHIBOSKI C H, SHIBOSKI S C, SEROR R, et al. 2016 ACR-EULAR classification criteria for primary Sjögren's syndrome: a consensus and data-driven methodology involving three international patient cohorts[J]. Arthritis Rheumatol,2017,69(1):35-45.

第十二章　混合性结缔组织病

薛　愉　於　强

混合性结缔组织病(mixed connective tissue disease,MCTD)是 Sharp 等在 1972 年提出的一种弥漫性结缔组织病。临床上表现为皮肤、关节、肌肉,以及脏器的损害。血清高滴度抗核抗体(ANA)和抗 U1 核糖核蛋白(U1-RNP)抗体为其特征。由于其临床表现部分具备系统性硬化症、系统性红斑狼疮、皮肌炎或多发性肌炎、类风湿关节炎等部分症状的混合,而又不能确定为其中的某一种结缔组织病,故称之为 MCTD。

【病因与发病机制】

MCTD 的病因和发病机制尚待进一步阐明。目前认为 MCTD 有一定的遗传易感性,与 *HLA-DRB1**04/*15* 有一定关联。环境因素如感染、药物、毒素、紫外线辐射和化学物质,包括氯乙烯和二氧化硅,与 MCTD 的发展相关。高滴度的抗 U1-RNP 抗体是 MCTD 的特征性免疫学改变,抗 U1-RNP 抗体及其抗原在 MCTD 的发病过程中起着重要的作用。U1-RNP 复合物是一种将 pre-mRNA 转化为成熟 RNA 的核内蛋白,由三种特定蛋白 A、C 和 70kDa 组成。70kDa 抗原是 MCTD 中抗 U1-RNP 抗体的主要靶标。U1-70kDa 凋亡修饰和分子模拟促进 MCTD 异常免疫的启动。在凋亡过程中,蛋白发生翻译后修饰且集中在凋亡细胞表面,免疫系统对其产生反应,即抗原提呈细胞提呈抗原至 T 细胞,T 细胞释放的细胞因子刺激 B 细胞产生高水平的抗 U1-RNP 和抗 U1-70kDa 自身抗体。某些病原微生物氨基酸序列可以通过分子模拟,模拟宿主表位并诱导自身抗体反应。随着时间的推移,一些 MCTD 患者也可产生抗 Sm 自身抗体,这是一种自身免疫反应的扩展,称为表位扩散。

【流行病学】

日本的流行病学调查显示,MCTD 患病率为 2.7/10 万。挪威研究发现,成人患病率为 3.8/10 万,年发病率为 0.21/10 万。MCTD 在所有人种中都有报道,女性比男性更常见,男女比例是 1∶(3~16),可以发生在任何年龄,但发病年龄一般在 15~25 岁。

【临床表现】

MCTD 临床症状复杂,无特征性改变。以非特异性症状起病,包括关节痛、乏力、肌痛和低热,后逐渐出现典型临床表现,包括雷诺现象、肿胀手、关节炎/关节痛、肢端硬化、食管运动障碍、肌炎、肺动脉高压(PH)。

(一) 皮肤 可呈现出与系统性红斑狼疮(SLE)、系统性硬化症(SSc)、多发性肌炎/皮肌炎(PM/DM)相似的皮损。血管受累者出现雷诺现象,严重者可能导致指端梗死和溃疡。手背肿胀和腊肠样指(趾)较常见。甲周毛细血管扩张呈灌木丛型的甲襞改变,偶见严重的小血管性坏疽。也可表现为低补体血症性荨麻疹性血管炎或狼疮样颧部红斑、盘状红斑,掌指、指间关节紫红色丘疹及非瘢痕性秃发、光敏感、口腔和生殖器溃疡、网状青斑、结节红斑等。

(二) 肌肉和关节 肌肉病变占 80%~90%,一般症状较 PM 轻;血清肌酶可升高,肌电图可见肌炎样异常。肌肉组织病理显示局灶性炎症性肌炎。几乎所有患者都有多个关节痛,常累及手指、膝和足关节,但多数为一过性,很少引起骨破坏和指(趾)端硬化,偶见如类风湿关节炎(RA)畸形。

(三) 心肺表现 10%~29%表现为心包炎,大多呈隐匿性,少数迅速发展为心脏压塞;可有心肌炎、完全性传导阻滞、心律失常和心力衰竭;少数可见瓣膜病变如二尖瓣关闭不全和狭窄等。肺部病变较多见的有肺纤维化、胸膜炎。3/4 的病例肺功能受损,最常见的为弥散功能和肺活量减低,呼吸受限或出现运动性呼吸困难。约 4%的患者由于肺小动脉内膜增生或继发于肺纤维化而导致 PAH,预后较差,是本病重要死亡原因之一。

(四) 消化道系统 类似 SSc 食管病变表现,食管蠕动减弱甚至消失,食管扩张、反流、吞咽困难等。可见十二指肠扩张和结肠肠壁囊样积气症、蛋白丢失性肠病和胃肠道自主神经紊乱症。

(五) 神经系统 约占 15%。外周神经症状可在未诊断 MCTD 之前即有。多数诉四肢末梢麻木,多与雷诺现象致末梢神经损害有关。常见的神经系统症状如三叉神经痛和无菌性脑膜炎,后者表现为发热、头晕、呕吐或颈强直等症状;其他偶见癫痫发作、横贯性脊髓炎、马尾综合征、发作性血管性头痛或精神症状等。

(六) 肾脏 临床肾病发生率仅为 5%,多无症状。儿童发生的肾损害较成人为重。但肾活检异常者占 20%,可见系膜增生性肾小球肾炎、局灶性肾小球肾炎,而弥漫增生性肾炎、膜性肾病少见。

(七) 血液系统 白细胞减少、贫血、高球蛋白血症、Coombs 试验阳性常见,且与疾病活动相关。免疫性血小板减少性紫癜、血栓性血小板减少性紫癜少见。

【实验室检查】

常有轻至中度贫血,白细胞减少,血小板降低,血沉增快。免疫学特征为:①高滴度斑点型 ANA;②高效价抗 U1-RNP 抗体;③抗 Sm 抗体阴性;④抗 dsDNA 抗体罕见阳性;⑤补体水平正常或偏高。其他免疫学异常包括:约 3/4 病例有高球蛋白血症,类风湿因子、Coombs 试验、抗 SSA 和抗 SSB 抗体可阳性,90%病例可测出循环免疫复合物。15%的患者可检测到抗磷脂抗体。

【影像学及其他检查】

胸部 X 线有助于评估肺浸润、胸腔积液和心脏增大,肺动脉扩张可出现于 PAH 患者。受累关节的 X 线表现为关节周围小而不对称的侵蚀。可出现软组织肿胀、畸形和类似于银屑病关节炎的破坏性关节炎。很少发现关节周围骨质减少和无菌性坏死。可有关节周围钙化。

肺 HRCT 对诊断间质性肺疾病(ILD)非常敏感。常见的表现包括磨玻璃混浊、线状混浊、胸膜下小结节、牵拉性支气管扩张,通常以肺外带和下叶为主。蜂窝状、空腔实变、肺气肿和小叶中央结节少见。

肺功能检查在 ILD 患者中可出现一氧化碳弥散量减退,用力肺活量和第 1 秒用力呼气量下降,6 分钟步行距离减少。

超声心动图可有心包积液、二尖瓣脱垂、左室肥厚、射血分数减低、继发 PAH。心电图异常表现包括束支传导阻滞、房室传导阻滞、继发于心包炎和心包积液的心电改变。

静息状态下右心导管测得的肺动脉平均压≥25mmHg 可确诊 PAH。

【诊断】

MCTD 目前尚无统一的分类诊断标准。以 Sharp、Alarcon-Segovia、Kasukawa 和 Kahn 标准较具代表性。Alarcon-Segovia 和 Kahn 分类诊断标准简单易操作,敏感度为 62.5%~81.3%,特异度为 86.2%。Alarcon-Segovia 标准包括:抗 U1-RNP 效价(>1∶1 600)和 5 项临床表现(肿胀手、滑膜炎、肌炎、雷诺现象、肢端硬化)中的至少 3 项,必须包括滑膜炎或肌炎。Kahn 标准包括:存在高滴度抗 U1-RNP 抗体,相应斑点型 ANA 滴度≥1∶1 280 和至少 3 条临床标准(肿胀手、滑膜炎、肌炎、雷诺现象),必须包括滑膜炎或肌炎。

【鉴别诊断】

本病需与 SSc、SLE、DM、PM 鉴别,参见本篇相关诊断标准,若符合就应诊断为相关疾病。

【治疗】

治疗的目的是控制症状,根据临床表现,以 SLE、RA、PM/DM 和 SSc 的治疗原则为基础,详见相关篇章。

【预后】

大多数 MCTD 患者预后良好。具有典型的临床或血清学特征的 MCTD 病例，部分会发展成 SSc、SLE 或其他风湿病。MCTD 的死亡率为 4%~7%。死亡原因包括 PAH、间质性肺炎、肾功能不全、心肌梗死、中枢神经系统病变等。PAH 是最常见的死亡原因。

推荐阅读

SAPKOTA B, AL KHALILI Y. Mixed connective tissue disease[M/OL]. StatPearls. Treasure Island (FL): StatPearls Publishing. (2020-03-23)[2020-09-23]. https://www.ncbi.nlm.nih.gov/books/NBK542198/.

第十三章　重叠综合征

马莉莉　於　强

重叠综合征(overlap syndrome)指的是同时或先后出现两种或两种以上能明确诊断的疾病。在内科学的范围内，重叠综合征的概念也有多处提及。本章节仅讨论结缔组织病(connective tissue disease, CTD)间的重叠，也称为重叠结缔组织病(overlap connection tissue disease, OCTD)。

OCTD 以传统的几个弥漫性 CTD 互相重叠最为常见，如系统性硬化症(SSc)、系统性红斑狼疮(SLE)、皮肌炎(DM)或多发性肌炎(PM)、类风湿关节炎(RA)、干燥综合征(SS)间重叠，也可由一种或两种与其他自身免疫性疾病发生重叠，如白塞病、肉芽肿性多血管炎、桥本甲状腺炎、免疫性血小板减少性紫癜、免疫性溶血性贫血、原发性胆汁性肝硬化(primary biliary cirrhosis, PBC)等发生重叠。

【分类】

自身抗体对结缔组织病的诊断有重要意义，不同种类自身抗体对识别 OCTD 中重叠的 CTD 有一定参考价值，如表 22-13-0-1 所示。抗合成酶综合征(anti-synthetase syndrome, ASS)是针对氨基酰 tRNA 合成酶(aminoacyl-tRNA synthetase, ARS)的自身抗体，临床上常表现为肌痛、间质性肺疾病、发热、非侵蚀性关节炎、手指端皮肤龟裂。

表 22-13-0-1　疾病分类和诊断中的自身抗体

特异性自身抗体	疾病
抗氨基酰 tRNA 合成酶	肌炎合并关节炎、肺受累
抗 U1-RNP	混合性结缔组织病
抗 PM/Scl(PM-1)	多发性肌炎和局限性硬皮病重叠
抗 Ku	多发性肌炎和系统性硬化症重叠
抗 RNA 聚合酶Ⅲ	其他结缔组织病与系统性红斑狼疮重叠
抗 SSA(Ro)	原发和继发性干燥综合征

【病因】

重叠综合征的病因尚不清楚，可能与免疫功能异常、环境因素和遗传背景相关。

【临床表现与实验室检查】

临床特点主要取决于所重叠的病种，因此，临床表现复杂，混合存在重叠的两种或两种以上病种的典型症状与体征。

1. SLE 与 SSc 重叠　具有典型的 SLE 和 SSc 表现，但面部蝶形红斑发生少、雷诺现象多见，血清 γ 球蛋白增高，ANA 阳性率高，主要成分为抗可提取性核抗原(ENA)抗体，而抗 DNA 抗体升高少见且效价较低。

2. SSc 与 PM/DM 重叠　同时符合 SSc 和 PM 的分类标准，亦可称为硬化性肌炎(scleromyositis)。但其皮肤硬化改变局限于四肢，躯干皮损及毛细血管扩张和指端溃疡少见，抗 Ku 抗体、抗 PM-1 抗体常阳性。大多患者表现出明显的 CREST 综合征的症状。若有皮肌炎特征性皮疹，则为 SSc 和 DM 重叠。局限性 SSc 往往同时合并 PBC。

3. SSc 与 RA 重叠　典型 SSc 和 RA 表现。血清抗 Scl-70 抗体阳性、肺间质纤维化及晚期出现侵蚀性关节炎征象。

4. SS 与 PBC 重叠　SS 常合并其他风湿性疾病，尤以合并 SLE 最为常见。原发性 SS 中 PBC 的发生率为 1%~9%，较单纯的 PBC 患者的肝损害表现隐匿。

5. Rhupus 综合征　是指 SLE 和 RA 重叠，在 CTD 中发生率约为 2%。抗 dsDNA 抗体、抗 Sm 抗体、抗环瓜氨酸肽抗体常可被同时检测到。抗环瓜氨酸肽抗体(anti-cyclic citrullinated peptide antibodies, ACPA)在 Rhupus 综合征中的阳性率为 57%~100%，非侵蚀性关节炎则为 0%~3%。在 Rhupus 综合征中，发生侵蚀性关节炎占 37.5%~100%，浆膜炎占 15.3%~43%，肾炎占 7.7%~37.5%，皮肤损害占 30.7%~71%，神经系统损害占 7.7%~14%。

【诊断】

OCTD 的诊断必须符合两种或两种以上 CTD 的分类标准。重叠可发生在同一时间内，也可在不同时期内发生，即患者可先有某一种 CTD 如 SLE，以后重叠或转变成另一种 CTD 如 SSc 等。这种转变可呈连续性或间断进行。无论何种情况，只要患者出现两种或两种以上 CTD 等重叠均可诊断为重叠综合征。

【鉴别诊断】

未分化结缔组织病(undifferentiated connective tissue disease, UCTD)，由 LeRoy 等提出，描述了一类有 CTD 的证据，但在早期起始评估阶段常不能满足任何一种确定的 CTD 分类标准，故将这种 CTD 暂分类诊断为 UCTD。UCTD 患者随着病程延长，可能出现新的脏器受累，而被分类为一种确定的 CTD。

混合性结缔组织病（mixed connective tissue disease，MCTD），曾被认为是第一种 OCTD，以高滴度抗 U1-RNP 抗体为特征，具备 SLE、SSc、PM 和 RA 的临床表现。但目前认为 MCTD 为独立的一种疾病，OCTD 无高效价的抗 U1-RNP 抗体。

【治疗】

常需参照各有关病种的治疗常规。肺动脉高压、雷诺现象、肺间质病变见本篇相关疾病处理。

【预后】

预后与重叠的病种密切相关，其预后均较单一病种为差。如 SLE 与 SSc 重叠综合征，其 5 年生存率仅为 30%。OCTD 患者的死因多与并发心力衰竭和中枢神经系统病变相关，肾衰竭少见。

推荐阅读

1. LACCARINO L, GATTO M, BETTIO S, et al. Overlap connective tissue disease syndromes[J]. Autoimmun Rev, 2013, 12(3): 363-373.
2. FIRESTEIN G S. Overlap syndromes[M]//Kelly's textbook of rheumatology. 9th ed. Philadelphia: Saunders Elsevier, 2015.

第十四章　急性发热性非化脓性结节性脂膜炎

骆肖群

急性发热性非化脓性结节性脂膜炎（acute febrile nonsuppurative nodular panniculitis）又称 Weber-Christian 病（W-CD），是一种以躯干、四肢反复发作的皮下结节或斑块，伴发热、肌痛、关节痛的系统性疾病。本病少见，可发生于任何年龄，但以 30~60 岁女性多见。男女患者之比约为 2.5∶1。

【病因与发病机制】

尚不清楚。有人认为本病是一种 T 细胞介导的自身免疫性疾病，靶器官是体内脂肪组织，但尚未发现有相应的自身抗体。

近年来，研究结果显示本病可能并非单一性疾病，而是由自身免疫性疾病、肿瘤、感染、药物及其他一些未知病因引起的一种局灶性脂肪小叶性脂膜炎。

【病理】

全身脂肪组织均可受累，病变主要发生在皮下脂肪小叶，表现为局灶性中性粒细胞浸润和脂肪组织坏死。其发展可分为三期。

（一）急性炎症期　脂肪细胞变性，伴致密的、中性粒细胞为主的炎症细胞浸润，也可出现淋巴细胞及组织细胞等。

（二）吞噬期　以组织细胞浸润为主，可因吞噬变性脂肪而形成泡沫状巨噬细胞，并可完全充满脂肪小叶。

（三）纤维化期　病变中主要为成纤维细胞，少数为单一核细胞，最终形成胶原和纤维化。

除皮下脂肪组织外，肝脏受累也常见。肝活检时可见脂肪浸润伴灶性坏死。肺部病变表现为间质性炎症细胞浸润、肉芽肿性肺炎及脂肪栓塞性肺梗死。当发生渗出性胸膜炎时，渗出液中可找到特征性的泡沫细胞。严重病例累及骨髓时，可呈斑状纤维化而导致全血细胞下降。

【临床表现】

由于脂肪层炎症不仅局限于皮下，亦可发生于内脏、腹膜和大网膜等部位，临床可出现多脏器损害症状。根据有无明显内脏器官受累情况，分为皮肤型和系统型。

（一）皮肤型　皮损以躯干和四肢近端多见，主要分布于股、臀、腹等处。损害为坚实的皮下结节或斑块，质地中等或坚实，数目不等，大小不一，边界清楚。表面皮色可正常或呈淡红、暗红或紫褐色。大多数损害有轻度压痛。少数结节可坏死破溃，流出脂状物质，但非化脓性，称"液化性脂膜炎"。经数日或数周后，结节逐渐消退，消失后可不留痕迹或留有色素沉着，有的中央略呈凹陷。约 20%患者皮损发作时可伴有发热，少数有关节疼痛、淋巴结肿大等。

（二）系统型　几乎所有病例有发热、乏力、不适等全身症状。热型呈现弛张、间歇或不规则热型，可高达 40℃ 或以上。约 20%患者伴有关节疼痛，以双膝最常见，其次为腕、踝关节，可呈游走型。约 10%患者伴肌肉疼痛，多位于四肢近端，如上臂和股部。约 15%患者有浅淋巴结肿大。

消化系统症状最常见，有厌食、恶心、腹痛、黄疸甚至便血等。约半数病例有肝、脾大。此外，肠系膜或回结肠累及亦较为常见，可在腹部扪及肿块，局部有压痛。

个别病例出现胸痛、呼吸困难等呼吸系统症状。肺部病变主要靠 X 线或 CT 检查发现，表现为肺纹理增加、斑片状阴影、肺门阴影增强、肋膈角变钝等。

有个别病例报道提示 W-CD 患者可出现蛋白尿及肌酐升高，肾活检可发现局灶性节段性肾小球硬化（focal segmental glomerulosclerosis）。

其他表现如眼受累，引起视网膜血管炎（retinal vasculitis）、眼球凹陷；舌部可出现溃疡；或出现心肌炎（myocarditis）、心包膜炎（pericarditis）；严重者出现精神异常、四肢麻痹、昏睡等。严重病例后期可发生弥散性血管内凝血导致广泛出血。病程可迁延反复数月。

【辅助检查】

多无特异性。可出现外周血白细胞减少、轻度贫血、血沉增快、C反应蛋白和γ球蛋白升高。肝、肾受累时可有肝、肾功能异常。胸部X线检查可早期发现肺部病变。心肌或心脏传导系统受累时,心电图可有相应改变。病变部位组织病理学检查有助于诊断。

【诊断与鉴别诊断】

由于本病少见,症状又常无特异性,早期诊断的符合率仅约1/4,常与以下疾病鉴别:

(一)硬红斑(erythema induratum) 皮损常局限于两小腿屈面,呈暗红色,无发热等全身症状,组织病理检查为结核性肉芽肿样改变,皮肤纯化蛋白衍生物(PPD)试验或血γ干扰素释放试验(IGRAs)阳性。

(二)结节性红斑(erythema nodosum) 春、秋季好发,结节分布于小腿伸侧面,对称性,不破溃,3~4周后消退,局部皮肤不发生凹陷,全身症状较轻。病理检查见间隔性脂膜炎、皮下脂肪间隔增厚等改变。

(三)结节性血管炎(nodular vasculitis) 多侵犯皮下中等大小血管,以静脉为主。结节常发生于小腿,沿血管排列,全身症状轻微。病理检查见肉芽肿性改变,血管腔内有血栓形成。

(四)皮下脂膜炎样T细胞淋巴瘤(subcutaneous panniculitis-like T-cell lymphoma,SPTLL) 皮损质硬,皮损后形成边缘清楚的深溃疡,覆有分泌物,常伴有恶臭。全身症状明显,表现为高热、肝脾大、全血细胞减少,病程进展迅速。组织病理及免疫组化可证实本病。

【防治】

本病尚无特效疗法,如发现感染病灶或药物等因素存在,应及时去除。系统型患者在发作时应卧床休息。糖皮质激素对本病有明显效果,特别对控制发热等急性发作期症状疗效尤佳。开始时先用较大剂量,如泼尼松30~60mg/d,待症状控制后再缓慢减量。对重症患者,可加用免疫抑制剂或TNF单克隆抗体,并根据内脏情况进行对症处理。常用的免疫抑制剂药物包括环磷酰胺、硫唑嘌呤、环孢素等。有报道沙利度胺、吗替麦考酚酯、英夫利西单抗对本病有治疗作用;四环素类药物可抑制胰脂肪酶,也有一定疗效。

【预后】

皮肤型预后一般较好,伴内脏损害者偶可致死。死亡原因常为感染或后期合并弥散性血管内凝血,因此,控制感染、防止和及早处理弥散性血管内凝血有重要意义。

推荐阅读

1. OLIVEIRA A, RODRIGUES S, JORGE R, et al. Weber-Christian disease: unknown etiology systemic panniculitis[J]. Acta Med Port, 2010, 23(6): 1113-1118.
2. VERRILLI S, CIARNELLA A, LAGANA B, et al. Ocular inflammation: can it be a sign of activity of Weber-Christian disease? A case report and review of literature[J]. Ocul Immunol Inflamm, 2016, 24(2): 223-226.
3. STERLING K A, KARAM S, TAYLOR N, et al. Weber-Christian disease associated with the tip variant of focal segmental glomerulosclerosis: a case report[J]. Ultrastruct Pathol, 2012, 36(6): 415-418.
4. MIRANDA-BAUTISTA J, FERNANDEZ-SIMON A, PEREZ-SANCHEZ I, et al. Weber-Christian disease with ileocolonic involvement successfully treated with infliximab [J]. World J Gastroenterol, 2015 (17): 5417-5420.
5. SOMALANKA S, UDO I, NAIR H, et al. Pfeifer-Weber-Christian disease and successful treatment with mycophenolate mofetil: a case report[J]. BMJ Case Rep, 2019, 12(5): e229167.
6. PLATSIDAKI E, KOTSAFTI O, KOURIS A, et al. Pfeifer-Weber-Christian disease during pregnancy successfully treated with corticosteroids[J]. Indian J Dermatol, 2016, 61(5): 581.

第十五章 嗜酸性筋膜炎

骆肖群

嗜酸性筋膜炎(eosinophilic fasciitis, EF)(Shulman's syndrome)是以肢体皮肤及软组织对称性肿痛继以硬化、外周血嗜酸性粒细胞增多、高丙种球蛋白血症、血沉升高、高血清醛缩酶、筋膜中炎症细胞浸润为特征的结缔组织病,故有人主张采用"硬化性筋膜炎"一名。

【病因与发病机制】

病因未明。同时可伴发溶血性贫血(hemolytic anemia)、淋巴细胞增殖性疾病、原发性胆汁性肝硬化、桥本甲状腺炎、干燥综合征、心包炎、结肠炎和肾小球肾炎等疾病。对于本病的归属,有人认为属硬皮病(scleroderma)病谱中一个类型,有些患者本病可与硬皮病共存或在病程中转化为系统性硬皮病(systemic scleroderma)。但多数学者认为其不属于硬皮病,而系独立性疾病。近年有报道伯氏疏螺旋体感染可能是某些病例的致病因素。EF与血液系统疾病的相关性尚不明确,有报道认为它是副肿瘤综合征(paraneoplastic syndrome)的一种表现,也有人认为是血液系统异常的初始触发因素。EF相关的T细胞淋巴瘤的发病可能与IL-5诱导的嗜酸性粒细胞增生有关。

【病理】

本病初期,以筋膜及深部皮下组织水肿,多种炎症细胞如淋巴细胞、浆细胞、组织细胞、嗜酸性粒细胞等浸润为特征性病理表现。随病情进展,主要病理表现为表皮萎缩,筋膜增厚,皮下组织及真皮下层胶原束增厚。调查显示,16%的病例可见表皮萎缩,40%~70%可见增大的胶原束,65%~80%可见嗜酸性粒细胞浸润,超过一半的患者可见脂肪间隔增厚,几乎所有患者中均发现筋膜增厚。

【临床表现】

不同文献中男女比率报道不一,有文献报道男女之比1.5∶1,亦有文献报道男女之比1∶(1.3~2.1)。发病年龄以40~50岁为主,亚洲人发病较多。发病急,发病前常有过度劳累史、剧烈运动、外伤、受寒及上呼吸道感染史。有报道本病发作与某些药物(尤其是苯妥英、雷米普利和他汀类、免疫检查点抑制剂)和化学物质如L-色氨酸的摄入有关。

常以肢体皮肤肿胀、紧绷、发硬起病,或兼有皮肤红斑及关节活动受限。病变初发部位以下肢尤以小腿下部为多见,其次为前臂,少数从股部、腰腹部或足背等处起病。病程中累及四肢者约占95%,躯干部占43%,而面部通常不受累及。损害特征为皮下深部组织硬肿,边缘局限或弥漫不清。患肢上举时,病损表面凹凸不平,沿浅静脉走向可见坑道状凹陷。患区皮肤可捏起,纹理正常,亦可伴不同程度色素沉着。部分患者皮损初期呈境界不清的棕色斑片,但不伴紫色环,皮损亦非象牙色。

一般无明显全身症状。内脏累及罕见。少数患者可伴关节或肌肉酸痛、乏力、低热等。病变累及关节附近时可致关节挛缩和功能障碍。亦可伴纤维性外周性神经病变。有报道肺、食管、肝、脾、甲状腺和骨髓也可受累。

自1978年起EF和良/恶性血液系统疾病的相关性被陆续报道,与EF相关性最大的血液系统疾病是再生障碍性贫血(aplastic anemia)。罕见EF与实体瘤相关的报道。

【实验室检查】

血液红细胞计数可轻度减少,白细胞计数正常,63%~93%的患者嗜酸性粒细胞明显增高。26%~63%的患者血沉增快;50%的患者存在高丙种球蛋白血症,IgG和/或IgM增高;循环免疫复合物增高;类风湿因子及抗核抗体多数阴性。血清醛缩酶(aldolase)水平在疾病早期即可升高且与病情平行;血清肌酸激酶(CK)和谷草转氨酶(AST)少数增高。MRI和PET/CT检测有典型的筋膜累及表现,而周围的肌肉组织和皮下脂肪组织无异常信号。超声心动图可检出心包积液,肺功能检查可显示以阻塞为主的混合性通气障碍等。

【诊断与鉴别诊断】

(一)诊断标准

主要标准:四肢对称板状硬化(雷诺现象阴性)。

次要标准:①皮肤活检示皮下结缔组织纤维化,筋膜增厚,嗜酸性粒细胞和单核细胞浸润;②筋膜增厚可用MRI等影像学检查来观察。

患者同时满足主要标准和至少1个次要标准,即可诊断。

根据患部特有的皮下深部组织硬肿及皮面可见与浅静脉走向一致的线状凹陷,伴局部酸胀感,结合发病前常有过度劳累、外伤、受寒等诱因,不难诊断。本病较少出现硬皮病中常见的雷诺现象、毛细血管扩张及皮损外的表现。必要时应做皮损活组织(尤其是深部组织)检查及MRI、PET/CT检查以明确诊断。

(二)严重性评分　见表22-15-0-1。

表22-15-0-1　嗜酸性筋膜炎严重性评分

表现	得分
关节挛缩(上肢)	1
关节挛缩(下肢)	1
关节受限(上肢)	1
关节受限(下肢)	1
皮疹的扩张和恶化(症状的进展)	1

注:总分≥2分即为重度。

(三)鉴别诊断　本病有时需与成人硬肿病(scleredema adultorum)相鉴别,后者常起病于颈项部,随后波及面、躯干、上肢近端;皮损呈弥漫性非凹陷性肿胀、发硬;发病前常有上呼吸道感染史;组织病理显示胶原纤维肿胀、均质化,其间隙充满酸性黏多糖基质。此外,本病尚需与皮肌炎相鉴别,后者肌肉病变往往以肩胛带和四肢近端为主;上眼睑有紫红色水肿性斑和手臂、指节背的Gottron征;血清肌酶如CK、LDH和AST升高及24小时尿肌酸排出量显著增高等。

【防治】

口服糖皮质激素是首选治疗方法,从20~30mg/d开始。皮肤硬度、浸润程度、活动度等临床症状改善后,可逐步降低剂量。糖皮质激素治疗后,大多数(70%~90%)的患者可完全或部分缓解。同时有报道指出,免疫抑制剂或免疫调节剂如甲氨蝶呤、硫唑嘌呤、环磷酰胺、环孢菌素、氨苯砜等,可能对糖皮质激素不敏感的患者有效。有个案报道应用英夫利西单抗(infliximab)、依那西普(etanercept)、利妥昔单抗、托法替布治疗对激素无效的患者,关节挛缩和皮肤硬肿得到缓解。非甾体抗炎药对缓解关节、肌肉酸痛有辅助作用。二线用药中,甲氨蝶呤(15~25mg/周)可能是最推荐治疗。

【预后】

EF通常被认为是一种良性疾病,但仍有部分患者接受治疗后,残留皮肤纤维化无法完全缓解。发病时年龄较小(7岁或12岁以下)、躯干受累及类似硬皮病样病变与预后较差相关。另外,尽早开始治疗和起始即使用甲泼尼龙治疗可改善预后。部分患者关节活动因皮肤发硬而受限制,严重病例甚至有关节挛缩。内脏受累较少见。伴发血液系统恶性肿瘤的EF预后较差。

推荐阅读

1. BELOT V, MULLEMAN D, PERRINAUD A, et al. Eosinophilic fasciitis associated with Borrelia burgdorferi infection[J]. Ann Dermatol Venereol, 2007, 134(8/9): 673-677.
2. JAIMES-HERNANDEZ J, IRENE MELENDEZ-MERCADO C, ARANDA-PEREIRA P. Eosinophilic fasciitis. Favorable response to treatment with

cyclosporine[J]. Reumatol Clin,2008,4(2):55-58.

3. KISSIN E Y, GARG A, GRAYSON P C, et al. Ultrasound assessment of subcutaneous compressibility[J]. J Clin Rheumatol, 2013, 19(7):382-385.

4. KIM H J, LEE S W, KIM G J, et al. Usefulness of FDG PET/CT in the diagnosis of eosinophilic fasciitis[J]. Clin Nucl Med, 2014, 39(9):801-802.

5. KIRCHGESNER T, DALLAUDIERE B, OMOUMI P, et al. Eosinophilic fasciitis: typical abnormalities, variants and differential diagnosis of fasciae abnormalities using MR imaging[J]. Diagn Interv Imag, 2015, 96(4):341-348.

6. JINNIN M, YAMAMOTO T, ASANO Y, et al. Diagnostic criteria, severity classification and guidelines of eosinophilic fasciitis[J]. J Dermatol, 2018, 45(8):881-890.

7. IHN H. Eosinophilic fasciitis: from pathophysiology to treatment[J]. Allergol Int, 2019, 68(4):437-439.

8. MAZORI D R, FEMIA A N, VLEUGELS R A. Eosinophilic fasciitis: an updated review on diagnosis and treatment[J]. Curr Rheumatol Rep, 2017, 19(12):74.

9. LONG H, ZHANG G, WANG L, et al. Eosinophilic skin diseases: a comprehensive review[J]. Clin Rev Allergy Immunol, 2016, 50(2):1-25.

第十六章 骨关节炎

吕 玲 邹和建

骨关节炎(osteoarthritis,OA)是一种涉及活动关节的疾病,其特征是细胞应激和细胞外基质降解,由微损伤和宏观损伤引起,激活包括先天免疫在内的促炎途径。骨关节炎首先表现为分子紊乱(关节组织代谢异常),随后是解剖学和/或生理紊乱(以软骨退化、骨重塑、骨赘形成、关节炎症和正常关节功能丧失为特征)。OA 的患病率与年龄、性别和种族及遗传因素有关,并且还有城乡差异。女性较男性常见,中老年人常见,65 岁以上的人群 50%以上为 OA 患者。

【病因】

根据有无局部和全身致病因素,将 OA 分为原发性和继发性两大类。

(一)原发性 OA 病因尚不清楚,可能与高龄、女性、肥胖、职业性过度使用等因素有关。近年来研究发现,遗传也是影响 OA 发病的因素之一。如:Heberden 结节系单基因常染色体遗传,全身性 OA 与第 12 对染色体上Ⅱ型前胶原基因(*COL2A1*)有关。

(二)继发性 OA 常见病因如下:

1. 机械性或解剖学异常 髋关节发育异常,股骨头骨骺滑脱,股骨颈异常,多发性骨骺发育不良,陈旧性骨折,半月板切除术后,关节置换术后,急、慢性损伤等。

2. 炎症性关节病 化脓性关节炎、骨髓炎、结核性关节炎、类风湿关节炎、血清阴性脊柱关节病、白塞病、Paget 病等。

3. 代谢异常 痛风、假性痛风、血色病、Gaucher 病、糖尿病、进行性肝豆状核变性、软骨钙质沉着症、羟磷灰石结晶等。

4. 内分泌异常 肢端肥大症、性激素异常、甲状旁腺功能亢进、甲状腺功能减退伴黏液性水肿、肾上腺皮质功能亢进等。

5. 神经性缺陷 周围神经炎、脊髓空洞症、Charcot 关节病等。

【病理】

本病的病理基础是关节软骨病变。早期光镜下可见软骨细胞肿胀,数量减少,软骨纤维性变,继以糜烂、溃疡、血管入侵。从而导致软骨下骨发生象牙样变和增厚,软骨边缘韧带附着处形成骨赘,而外周承受压力较小的部位骨质萎缩,有时在软骨下骨质内可见到大小不一的囊腔状改变,系骨小梁微细骨折而引起的液样和纤维蛋白样改变。

【发病机制】

进行性关节软骨降解是 OA 发病的核心机制,它由软骨基质分解代谢作用[包括金属蛋白酶、聚集酶和其他酶]和抗合成代谢作用(包括炎症介质 NO)的机制所驱动。

长期以来,OA 的研究重点主要集中在透明关节软骨,认为 OA 是一种软骨退行性疾病。但近十几年来,发现慢性炎症在 OA 发病机制中扮演着极为重要的作用。现已知众多炎症介质,包括细胞因子(TNF, IL-1, IL-6 等)、驱化因子、生长因子(TGF-β 等)、脂肪因子(瘦素等)、前列腺素和白三烯等,可导致基质金属蛋白酶、聚集酶和其他酶的产生。巨噬细胞与滑膜细胞之间的相互作用,也促进软骨中这些酶的活性,进而又将信号反馈给滑膜,继续刺激软骨降解。

慢性炎症可引起滑膜、骨赘和半月板的血管生成增加,血管侵入软骨可引起软骨细胞凋亡,促进软骨内骨化;血管细胞可分泌调节神经生长的因子,因此交感神经和感觉神经常伴血管一起生长,加重 OA 患者疼痛症状,OA 炎症与神经血管和疼痛之间存在着复杂的相互关系。

【临床表现】

OA 多累及负重关节或活动频繁的关节。主要症状为关节疼痛,常发生于晨间,活动后疼痛反而减轻,但如活动过多,疼痛又可加重。运动时疼痛主要由机械性或肌腱、韧带接头处损伤所致;休息时疼痛为炎症所致,夜间痛提示骨内压增高,提示病情严重。另一症状是关节僵硬,一般不超过 15~30 分钟,且仅局限于受累关节。关节周围肌肉痉挛、关节囊纤维化或关节内游离体或较大的外凸性骨赘形成,均可导致关节活动障碍。

气候变化常促使炎症发生或加重，数个关节可同时受累。

检查受累关节可见关节硬性肿胀、轻压痛，活动时有摩擦感或“咔嗒”声。病情严重者可有肌肉萎缩及关节畸形。本病临床症状与X线征象不成正比。受累部位不同，症状亦有所差异。

（一）手 手指关节的退行性变表现为远端指间关节骨肥大，在关节背侧或内侧出现结节，质硬似瘤体，称Heberden结节，好发于中指和示指。发生于近端指间关节者称为Bouchard结节。第一腕掌关节的退行性变可引起腕关节桡侧疼痛。掌指关节较少累及。

（二）膝 原发性OA常影响膝关节。患者常诉关节有“咔嗒”音，走路时疼痛加剧，休息后好转，久坐久站时觉关节僵硬，走动及放松肌肉可使僵硬感消失。

（三）足 足OA以第一跖趾关节炎最常见，局部有骨性结节或因穿紧鞋而加重，随后出现足趾外翻畸形，常有压痛，活动受限。

（四）脊柱 原发性脊柱OA多由于中年后发生椎间盘退行性变，髓核脱水，致椎间隙狭窄。骨质磨损而有骨赘形成。多数为慢性病程或因外伤、举重、突然活动脊柱等外因而导致急性发作。根据受累脊髓节段不同可出现颈部及腰部疼痛、肢体麻木等症状。

（五）髋 髋部疼痛可放射至腹股沟、大腿内侧甚至膝部上方，初始见于活动及负重时，进而疼痛转为持续性，并出现跛行。病情严重时，髋关节屈曲内收，代偿性腰椎前凸，可有严重的下背部疼痛，甚至不能行走。

【骨关节炎的变异型】

（一）原发性全身性骨关节炎（primary generalized osteoarthritis） 常发生于绝经期妇女及老年男性。可累及多数关节，最常影响指关节和第一掌指关节，一般均有急性疼痛阶段，类风湿因子一般为阴性，易与类风湿关节炎混淆。急性症状缓解后，关节功能仍保持。

（二）侵蚀性炎症性骨关节炎 好发于绝经期后妇女，主要侵犯指间关节，偶尔亦累及掌指关节，表现为关节红、肿、热、痛等急性炎症表现，最终导致关节畸形与强直。X线检查可见关节间隙消失，骨赘和软骨下骨硬化，骨侵蚀，软骨下板塌陷，关节严重变形、硬化。

【实验室检查】

本病患者血、尿常规检查及C反应蛋白、血沉等均正常，类风湿因子阴性，若患者同时有滑膜炎症，可出现C反应蛋白和血沉升高。

滑膜液检查色泽、透明度及黏蛋白凝块试验正常，白细胞计数在$(0.2\sim2)\times10^9$/L，镜检无细菌或结晶体，从软骨碎片的数目可粗略估计软骨退化程度。

【影像学检查】

X线检查为OA明确临床诊断的“金标准”，是首选的影像学检查。主要为关节间隙变窄；软骨下骨硬化，边缘唇样变，骨赘形成及关节周围骨囊状改变等。脊柱OA除上述改变外，髓核突出至上下椎体内形成软骨下结节，即所谓施莫尔结节（Schmorl nodes）。

MRI表现为受累关节的软骨厚度变薄、缺损，骨髓水肿、半月板损伤及变性、关节积液及腘窝囊肿。MRI对于临床诊断早期OA有一定价值，目前多用于OA的鉴别诊断或临床研究。

CT常表现为受累关节间隙狭窄、软骨下骨硬化、囊性变和骨赘增生等，多用于OA的鉴别诊断。

近年来发现超声检查在早期膝OA诊断上比X线灵敏，且对人体无创。

【诊断】

OA诊断需根据患者病史、症状、体征、X线表现及实验室检查作出临床诊断。

【鉴别诊断】

（一）类风湿关节炎 多发生于年轻及中年女性，为小关节、多关节肿胀，常伴全身症状，一般不难与本病鉴别。误诊多系由于Heberden结节和Bouchard结节伴手指偏斜畸形而导致。但OA结节少有炎症反应，腕关节及掌指关节极少累及为鉴别要点。

（二）强直性脊柱炎 多发生于年轻男性，主要症状为下腰背部酸痛，脊柱僵硬，活动受限，髋关节亦常受累。但AS特征性病变在肌腱、韧带附着端，椎间逐渐骨化以致强直，严重者脊柱的前后纵韧带、棘间韧带均可骨化，使脊柱呈竹节样改变。

（三）弥漫性特发性骨肥厚（diffuse idiopathic skeletal hyperosteosis，DISH） 多见于老年男性，脊柱骨赘大量增生，椎体韧带钙化融合在一起。临床症状不如X线表现严重，患者主诉轻度腰背疼痛和关节强硬感，能保持较好活动。X线诊断有3项标准：连续4个椎体前侧部位钙化或骨化；无严重的椎间盘病变；椎体边缘硬化，有时可见脊柱外钙化，尤其是鹰嘴突及跟骨后缘大骨刺突起。

【治疗】

首先提高患者对本病的认识，学习如何保护关节，肥胖者要减重，纠正不正确的姿势，避免关节过度使用；加强关节周围肌肉力量，既可改善关节稳定性，又可促进局部血液循环。

（一）药物治疗

1. 非甾体抗炎药（NSAIDs） 常选用COX-2特异性抑制剂，它能明显抑制炎症因子（PGE_2和IL-6）水平，有效缓解疼痛并明显减少阿片类镇痛药物的使用，长期服用还需注意心血管不良事件，对心血管事件高危人群及75岁以上患者建议尽量使用外用NSAIDs制剂，减少可能的副作用。

2. 糖皮质激素 OA患者无全身使用糖皮质激素的指征。对关节周围滑囊炎、肌腱炎等局部病变可采用局部注射，例如复方倍他米松注射液或醋酸氢化可的松1ml（25mg）加利多卡因关节腔内注射，常用于膝关节腔，同一部位两次注射间隔至少3个月。

3. 透明质酸钠 关节腔内注射，有助于恢复滑液及软骨基质黏弹性，缓解炎症及减轻软骨破坏，但疗效存在争议。2014年英国国家卫生与临床优化研究所（NICE）则不推荐其用于OA治疗。

4. 硫酸氨基葡萄糖(glucosamine sulfate,GS)　可供人体内合成氨基葡萄糖和蛋白聚糖,并可刺激关节软骨蛋白聚糖的生物合成。近年来该药疗效有较大争议,2012 年美国风湿病学会(ACR)指南不推荐用于膝 OA 的治疗。

5. 其他　治疗骨质疏松,补充多种维生素 A、C、D、E 均可能有一定辅助作用。可外用辣椒碱治疗手 OA。

(二)物理治疗　热疗、水疗、红外线、超短波、电刺激等均可增强关节局部血液循环、缓解肌肉紧张,减轻疼痛等症状。牵引疗法对颈椎病神经根型患者效果较好,可以松弛肌肉,缓解疼痛。

(三)推拿和中药　祖国医学推拿、针灸治疗在减轻 OA 症状方面有明显效果。中药贴剂可活血止痛,有时亦有一定疗效。

(四)外科治疗　对 OA 顽固性疼痛、关节不稳定或关节功能缺失者,可考虑手术或关节镜治疗。

目前对于 OA 的干预基本都是对症治疗,因此研发出安全、有效、缓解疾病进程的 OA 药物(disease-modifying OA drugs,DMOADs)是未来的努力方向。OA 发病机制中的危险因素、细胞类型、炎症通路中的分子组成,均可作为预防和治疗 OA 的潜在治疗靶标。

推荐阅读

1. KRAUS V B,BLANCO F J,ENGLUND M,et al. Call for standardized definitions of osteoarthritis and risk stratification for clinical trials and clinical use[J]. Osteoarthr Cartil,2015,23(8):1233-1241.
2. LIU-BRYAN R,TERKELTAUB R. Emerging regulators of the inflammatory process in osteoarthritis[J]. Nat Rev Rheumatol,2015,11(1):35-44.
3. 中华医学会骨科学分会关节外科学组. 骨关节炎诊疗指南(2018 年版)[J]. 中华骨科杂志,2018,38(12):1-11.

第十七章　痛风与高尿酸血症

邹和建　薛　愉

痛风(gout)是单钠尿酸盐晶体诱发的炎症性疾病,分为原发性和继发性两类。长期嘌呤代谢活跃,嘌呤摄入过多,或尿酸排泄障碍,均可导致高尿酸血症(hyperuricemia)。长期高尿酸血症可引起关节及周围软组织尿酸盐晶体沉积,进而出现反复发作的急性关节和软组织炎症、痛风石沉积、慢性关节炎和关节损坏。高尿酸血症亦可累及肾脏,引起慢性间质性肾炎和尿酸盐结石形成。原发性痛风患者有不到 1%为嘌呤合成酶缺陷所致。其余大多病因未明。继发性者可由肾脏病、血液病及药物等多种原因引起。痛风患者早期积极降尿酸治疗可延缓或阻止脏器损害。

【嘌呤的代谢】

单钠尿酸盐晶体沉积是导致痛风发作的根本原因。体温在 37℃时,血中尿酸饱和度为 420μmol/L(7mg/dl),如持续超过这个饱和点则称为高尿酸血症。血中过多的尿酸在关节或周围软组织以钠盐的形式析出,并形成晶体沉积,进而诱发的急性炎症则称为痛风。人体内尿酸的来源有:①食物中核苷酸分解而来的属外源性,约占体内尿酸的 20%;②由体内氨基磷酸核糖及其他小分子化合物合成或核酸分解而来的属内源性,约占体内总尿酸的 80%。正常人体内尿酸池平均为 1 200mg,每天产生约 750mg,排出 500～1 000mg。排出的尿酸中约 2/3 是以游离单钠尿酸盐形式由肾脏经尿液排泄,另 1/3 由肠道排出,或被肠道内细菌分解,这部分尿酸的排泄方式在肾功能不全时有重要代偿意义。肾脏排泄尿酸有赖于肾小球滤过(正常状态下 100%滤过),近端肾小管再吸收(98%～100%)、分泌(50%)和分泌后再吸收(40%～44%),最终尿酸的排泄量仅占肾小球滤过的 6%～12%。正常人每天产生与排泄的尿酸量维持在平衡状态,此时血尿酸保持稳定水平。如尿酸产生增加和/或肾排泄尿酸不足(绝对不足或相对不足)则可产生高尿酸血症。

尿酸是人体嘌呤代谢的中间产物。嘌呤的合成代谢与反馈调节途径见图 22-17-0-1。嘌呤合成有两条途径:①主要途径,在肝内从非嘌呤基前体简单物质如氨基酸、CO_2、磷酸核糖+ATP 形成磷酸核糖焦磷酸(PRPP),在谷氨酰胺作用下形成氨基磷酸核糖。在甘氨酸及磷酸核糖焦磷酸酰胺转换酶(PRPPAT)催化下形成次黄嘌呤核苷酸(IMP),而后转换成腺嘌呤核苷酸(AMP)或鸟嘌呤核苷酸(GNP),最终生成尿酸。②补救途径,直接在脑或骨骼等组织内,利用游离的嘌呤或嘌呤核苷合成嘌呤核苷酸参与嘌呤代谢。

【病因与发病机制】

(一)原发性高尿酸血症

1. 尿酸生成增加

(1)多基因遗传是原发性高尿酸血症和痛风的关键原因:约 10%原发性高尿酸血症是尿酸生成增多所致,而酶的缺陷是导致尿酸生成增多的原因,这种缺陷与多基因遗传有关,如 N5,N10-亚甲基四氢叶酸还原酶(*MTHFR*)基因 C677T 突变,最终导致:①次黄嘌呤-鸟嘌呤磷酸核糖转移酶(HGPRT)部分缺乏;②PRPP 合成酶(PRS)的浓度和活性增高,使 PRPP 的量增加;③黄嘌呤氧化酶活性增加等。另外编码尿酸盐转运蛋白基因 *SLC2A9*、*ABCG2*、*SLC17A1*、*SLC22A12* 的单核苷酸多态性与血尿酸水平及痛风发病密切相关。

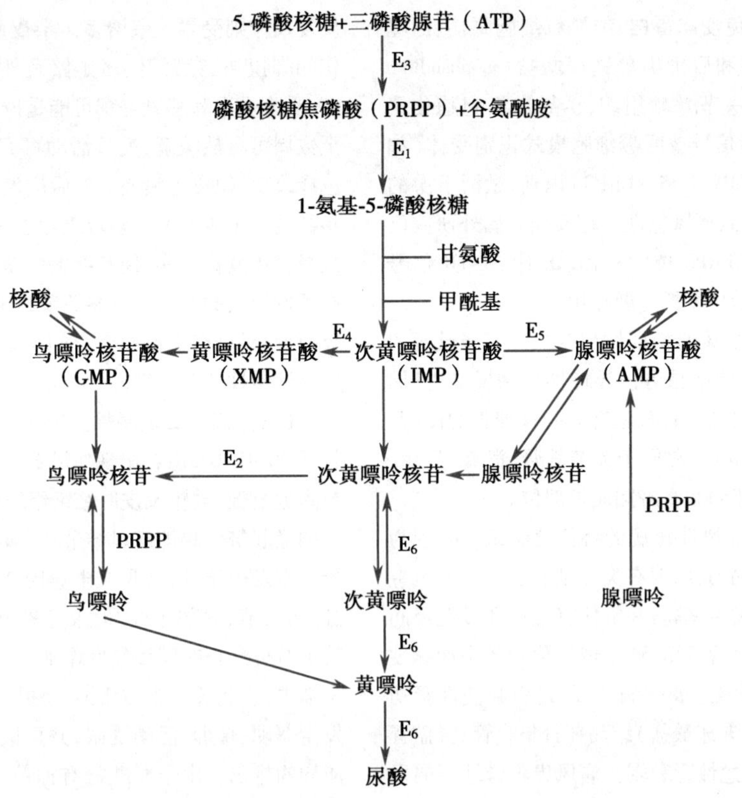

图 22-17-0-1　嘌呤合成和代谢途径及其反馈调节机制

E_1. 磷酸核糖焦磷酸酰胺转换酶；E_2. 次黄嘌呤-鸟嘌呤磷酸核糖转换酶；E_3. 磷酸核糖焦磷酸合成酶；E_4. 次黄嘌呤核苷-5'-磷酸脱氢酶；E_5. 腺苷酸代琥珀酸合成酶；E_6. 黄嘌呤氧化酶。

（2）饮食因素：高嘌呤饮食、高蛋白饮食和酗酒可增加尿酸合成，使血尿酸浓度升高。乙醇能促进腺嘌呤核苷酸转化而使尿酸增多。饥饿可使血浆乙酰乙酸和β-羟丁酸水平增加而导致高尿酸血症。如果饥饿时摄入大量乙醇和高嘌呤、高蛋白饮食，可引起血尿酸水平迅速增高，造成痛风发作。

2. 尿酸排泄减少　由于肾小管排泌尿酸的能力下降所致，其病因为多基因遗传。确切的发病机制尚不清楚。

（1）肾脏对尿酸盐的排泄的影响：肾脏对尿酸盐的排泄主要包括肾小球的滤过、近曲肾小管的重吸收和主动分泌。近年来研究发现，16 号染色体短臂上的 *UMOD* 基因与肾脏的浓缩功能相关，其中的组织阴离子和尿酸盐运输基因（*UAT*、*UAT2*、*URAT1*、*hOAT1*）和溶质传送家族基因对尿酸盐在肾脏的代谢具有重要的作用。

（2）脂代谢与尿酸排泄：高尿酸血症患者尿酸排泄可能与血浆极低密度脂蛋白（VLDL）水平呈负相关。研究表明痛风患者载脂蛋白 E2 等位基因与肾脏分泌尿酸盐有相关性，其胆固醇、甘油三酯和血尿酸水平均显著高于对照组，提示痛风患者肾脏尿酸排泄的减少由高 VLDL 水平及高载脂蛋白 E2 等位基因介导。

3. 其他　葡萄糖激酶调节蛋白（*GCKR*）基因、*LRRC16A* 基因、*PDZK* 基因和 β_3 肾上腺受体基因等的单核苷酸位点多态性与血尿酸水平有关。值得关注的是 β_3 肾上腺受体基因被认为与高尿酸相伴随的胰岛素抵抗相关。

（二）继发性高尿酸血症　继发性高尿酸血症大多发生于骨髓增生性疾病如急、慢性白血病，红细胞增多症，多发性骨髓瘤，溶血性贫血，淋巴瘤及癌症化疗时，细胞内核酸大量分解而致尿酸产生过多；或在肾脏疾病、高血压、动脉硬化晚期，由于肾衰竭导致尿酸排泄障碍而使血尿酸增高。药源性的高尿酸血症常发生于较长时间使用噻嗪类利尿药后。水杨酸钠在大剂量时有利尿酸作用，而在小剂量时抑制肾小管排泄尿酸而使血尿酸增高。慢性铍、铅等金属中毒时由于肾小管损害，亦可引起高尿酸血症及痛风。体内大量消耗 ATP 可导致血尿酸增高。ATP 代谢过程中形成 ADP 或 AMP。AMP 进一步分解形成 IMP（次黄嘌呤核苷酸）或腺苷，最后形成次黄嘌呤和黄嘌呤分解而形成尿酸。代谢综合征和胰岛素抵抗导致尿酸增高。血脂代谢紊乱使血脂增高，增高的血脂使体内酮体增多，肾小管对尿酸的排泌受到竞争性抑制而排出减少。糖尿病致高血糖损害肾功能从而导致尿酸排泄减少。胰岛素能刺激靶器官对阴离子（如尿酸）的再吸收，因此胰岛素抵抗和高胰岛素血症使尿酸重吸收增加。

（三）痛风性关节炎、痛风石及痛风性肾病

1. 痛风性关节炎　痛风发病机制和自我缓解机制极其复

杂，近年研究热点集中于炎症细胞因子（IL-1、IL-8、TNF-α）及相关信号通路、补体系统、免疫球蛋白、中性粒细胞凋亡、巨噬细胞极化等。血尿酸过饱和后析出单钠尿酸盐（monosodium urate，MSU）晶体并沉积于关节及软组织，诱导白细胞趋化聚集，并作为一种内源性危险信号被巨噬细胞模式识别受体（如Toll样和NOD样受体即TLR2/4和NLRP3）识别，激活下游的免疫炎症信号通路，最终导致痛风急性炎症发作。国外研究已证实TLR4、NF-κB、IL-1β、NLRP3炎症小体、IL-1β、IL-1R信号通路在痛风炎症与免疫调节中发挥重要作用。

2. 痛风石　痛风石是痛风的特征性病变之一。痛风石的核心为尿酸盐沉积，细小针状结晶可诱导慢性异物反应，其周围被上皮细胞、巨核细胞所包围，有时还有分叶核细胞的浸润，形成异物结节，即所谓痛风石。常见于关节软骨、滑囊、耳轮、腱鞘、关节周围组织、皮下组织和肾脏间质等部位。

3. 痛风性肾脏病变　痛风性肾病的特征性组织学表现为肾髓质或乳头处尿酸盐结晶，其周围有炎症细胞反应。痛风患者尸检中发现痛风性肾病发生率高，并常伴有急性和慢性肾间质炎症性改变、纤维化、肾小管萎缩、肾小球硬化和肾小动脉硬化等。这些变化是轻度、缓慢进展的病变，却是引起慢性肾功能不全的原因之一。尿酸（非尿酸盐）结晶在肾集合管、肾盂肾盏及输尿管内沉积，可诱发急性肾衰竭。痛风患者肾结石的发生率也较正常人高200倍，为35%～40%。其中84%为单纯性尿酸（非尿酸盐）结石，4%为尿酸和草酸钙结石，余为草酸或磷酸钙结石。结石的发生率随血尿酸浓度的增高、尿尿酸排出量的增多而增加。

【临床表现】

痛风患者的自然病程及临床表现大致可分为四期：①无症状高尿酸血症期（无MSU晶体沉积）；②无症状MSU晶体沉积期（无痛风性关节炎发作）；③痛风性关节炎发作及发作间期（有MSU晶体沉积）；④进展性/慢性痛风性关节炎期（痛风石、骨破坏等）。

（一）无症状高尿酸血症　血清尿酸浓度随年龄而升高，且有性别差异。在儿童期，男女无差别，平均3.6mg/dl；性成熟后男性高于女性约1mg/dl；至女性绝经期后两者又趋接近。无论男女，当非同日两次血尿酸水平超过420μmol/L时，称为高尿酸血症。男性在发育年龄即可发生高尿酸血症，而女性往往发生于绝经期后。仅有5%～12%的高尿酸血症患者出现痛风性关节炎发作，血清尿酸浓度愈高，持续时间愈长，发生痛风、尿路结石和痛风石的机会愈多。

（二）急性痛风性关节炎　是痛风最常见的首发症状。好发于下肢关节，典型发作起病急骤，患者往往睡前无任何不适，但到了半夜因疼痛剧烈而惊醒；数小时内症状发展至高峰。关节及周围软组织出现明显的红、肿、热、痛。大关节受累时可有关节渗液。可伴有头痛、发热等全身症状。多数患者在发病前无前驱症状，但部分患者发病前可有疲乏、周身不适及关节局部刺痛等先兆。半数以上患者首发于跖趾关节（尤其是第一跖趾关节），其次足背、踝、膝、指、腕、肘关节也为好发部位；而肩、髋、脊椎等关节则较少发病。初次发病常常只影响单个关节，反复发作则受累关节增多。半夜起病者居多。关节局部的损伤如脚扭伤、穿紧鞋、多走路及外科手术、饱餐、饮酒、过度疲劳、受冷受湿和感染等都可能是诱发因素。痛风发作持续数天至数周可自然缓解，关节活动可完全恢复，仅留下炎症区皮肤色泽改变、蜕皮等痕迹。而后进入无症状间隙期，历时数月、数年甚至十余年不发。多数患者于一年内复发，此后每年发作数次或数年发作一次，偶有终生仅发作一次者。相当一部分患者有越发越频的趋势。受累关节越来越多，引起慢性关节炎及关节畸形，只有极少数患者自初次发作后没有间隙期，直接延续发展到慢性关节炎期。

（三）痛风石及慢性关节炎　在未经治疗的患者，首发症状后20年70%患者出现痛风石。尿酸盐结晶可在关节内及关节附近肌腱、腱鞘及皮肤结缔组织中沉积，形成黄白色、大小不一的隆起赘生物即痛风结节（或痛风石），可小如芝麻，大如鸡蛋。常发生于耳轮（见文末彩图22-17-0-2）、前臂伸面、第一跖趾、指关节、肘部等处，但未见累及肝、脾、肺及中枢神经系统。若关节炎症长时间反复发作则进入慢性阶段，关节症状不易完全消失，引起关节骨质侵蚀、缺损及周围组织纤维化，出现关节发生僵硬、畸形、活动受限，并可破溃形成瘘管，可有白色豆腐渣样物排出。由于尿酸盐有抑菌作用，破口继发感染较少见，瘘管周围组织呈慢性炎症性肉芽肿，不易愈合。

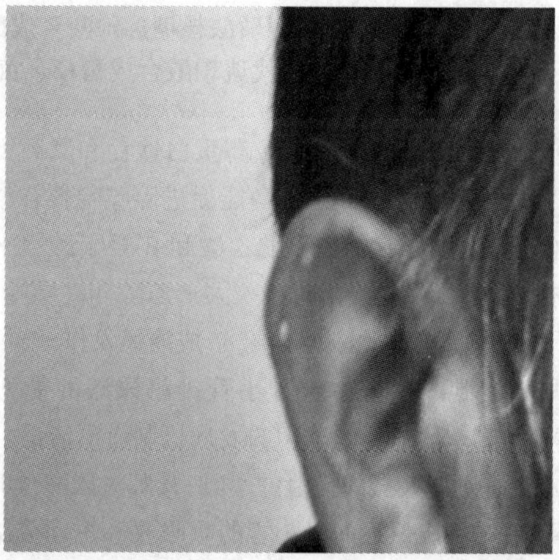

图22-17-0-2　白色为痛风石

（四）肾脏病变　慢性痛风患者约1/3有肾脏损害，表现为三种形式。

1. 慢性痛风性肾病　尿酸盐结晶沉积于肾组织引起间质性肾炎，表现为轻度肾区酸痛，早期可仅有蛋白尿和镜下血尿，且呈间歇出现，故易被遗漏。随着病程进展，蛋白尿持续存在，肾浓缩功能尤易受损，出现夜尿增多、尿比重偏低等现象。病情进一步发展，最终由慢性氮质血症发展到尿毒症症群。17%～25%痛风患者死于肾衰竭。

2. 急性肾衰竭　由于大量尿酸结晶广泛阻塞肾小管腔，导致尿流梗阻而产生急性肾衰竭。

3. 尿路结石 原发性痛风患者 20%~25%并发尿酸性尿路结石,部分患者肾结石的症状早于关节炎的发作。继发性高尿酸血症者尿路结石的发生率更高。细小泥沙样结石可随尿液排出而减轻症状,较大者常引起肾绞痛、血尿及尿路感染等症状。纯尿酸结石能被 X 线透过而不显影,但混合钙盐较多者可于尿路 X 线片上被发现。

另外,青少年及儿童期痛风系少见病,多见于 5~15 岁,多数有家族病史,可表现为尿酸性肾病、肾结石,缺少关节炎症状。偶见于肝糖原沉着症Ⅰ型,由于葡萄糖-6-磷酸酶缺乏,引起血糖降低,促使糖原分解,乳酸产生过多,抑制肾小管排泄尿酸;同时核苷酸消耗,嘌呤合成增加,结果导致高尿酸血症。患者以发作性低血糖为主要表现。其次为 Lesch-Nyhan 综合征,由于 HGPRT 缺乏,引起尿酸合成增多,呈明显高尿酸血症,本症见于男性,小儿 1 岁以内发病,常有大脑瘫痪、智力减退、舞蹈症样徐动症等表现,B 超及尿液检查可以发现肾脏组织与尿路系统有尿酸钠盐结晶沉淀。

【实验室及辅助检查】

（一）血清尿酸测定 正常男性尿酸酶法一般为≤420μmol/L(7mg/dl),绝经前女性比男性低 1mg/dl 左右。痛风患者多伴有血尿酸的增高,但由于尿酸本身的波动性及急性痛风性关节炎发作时肾上腺皮质激素分泌增多,利尿酸作用加强、饮水利尿和治疗药物等因素影响,有时血尿酸水平可以正常,须反复检查才能免于漏诊。

（二）尿液尿酸(即尿尿酸)测定 对诊断急性痛风性关节炎帮助不大,但可区分是尿酸排泄减少还是尿酸生成增多,对高尿酸血症和痛风的临床分型和指导用药有一定帮助。既往临床工作中大多以 24 小时尿尿酸定量法来加以区分,在摄取低嘌呤饮食 5 天后,若 24 小时尿尿酸排泄少于 600mg(3.6mmol)则定义为尿酸排泄减少型,24 小时尿尿酸排泄超过 800mg(4.8mmol)定义为尿酸产生过多型。也有学者建议采用尿酸排泄分数来分型:按下式计算尿酸排泄分数(fraction excretion of uric acid,FEUA),FEUA=[(血肌酐×24 小时尿尿酸)/(血尿酸×24 小时尿肌酐)]×100%,以百分数表示。根据尿酸排泄分数结果将高尿酸血症和痛风分为三型:排泄减少型(FEUA<7%)、混合型(7%≤FEUA≤12%)及生成增多型(FEUA>12%)。该指标更能反映肾脏排泄尿酸的情况。

（三）滑囊液检查 急性期如踝、膝等较大关节肿胀时可抽取滑囊液进行偏振光显微镜检查,可见双折光的针形尿酸钠晶体,具有确诊的意义(痛风性关节炎的"金标准")。

（四）X 线检查 早期急性关节炎除软组织肿胀外,关节显影多正常,反复发作后才有骨质改变,首先为关节软骨缘破坏,关节面不规则,关节间隙狭窄,病变发展则在软骨下骨质及骨髓内可见痛风石沉积,骨质呈凿孔样缺损,其边缘均锐利,缺损呈半圆形或连续弧形,骨质边缘可有骨质增生反应。

（五）关节超声 高分辨率超声可用于评估软骨和软组织尿酸盐结晶沉积、滑膜炎症、痛风石及骨侵蚀。在超声图像中,MSU 晶体沉积可有多种表现:关节腔积液时关节液内出现不均质的细小点状回声,类似云雾状,称为"暴雪征"。受累关节软骨靠近关节腔表面出现条线状强回声,轮廓欠清晰,与软骨下骨皮质形成无回声软骨周围的双层平行强回声,该现象是因为尿酸盐结晶在关节软骨表面沉积所造成,称为"双轨征"。关节内或肌腱内的高回声聚集灶提示存在痛风石。目前研究认为双轨征和痛风石的超声影像特异性高于"暴风雪"征,对痛风诊断有很高的特异性。

（六）双能(源)CT 双能 CT(dual-energy computed tomography,DECT)是为两个 X 线放射管,在两种不同能量水平获得两组组织图像,之后进入 CT 站的处理,通过组织化学成分不同导致的对不同能量的 X 线吸收差别,以此区分不同的组织。双能 CT 较特异地显示组织与关节周围尿酸盐结晶(见文末彩图 22-17-0-3),有助于痛风性关节炎诊断和评价降尿酸治疗疗效。

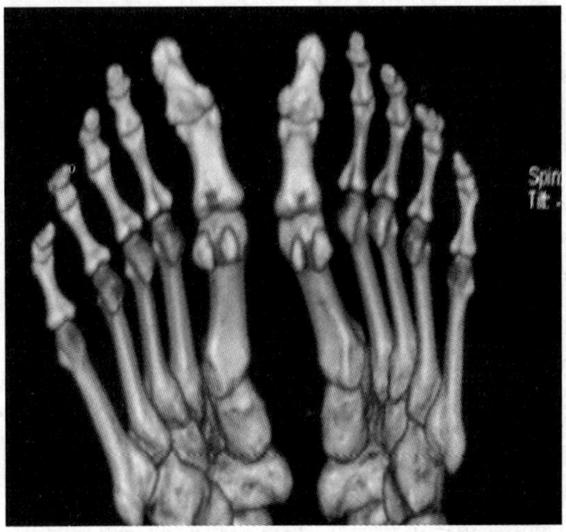

图 22-17-0-3 绿色为双能 CT 显示的尿酸盐结晶沉积

【诊断与鉴别诊断】

成年男性,突然发生足第一跖趾、踝、膝等处单关节红、肿、热、痛,伴血尿酸增高,即应考虑痛风可能。滑囊液检查找到尿酸盐结晶即可确立诊断,但由于本病表现多样化,有时症状不典型,如关节炎发作期血尿酸水平不高,偏振光显微镜查找尿酸钠晶体应用不普及,以及关节液标本难获得等诸多原因,给临床诊断带来一定难度。随着新的影像学技术的发展及其在临床的应用,2015 年美国风湿病学会(ACR)/欧洲抗风湿病联盟(EULAR)发布了 ACR/EULAR 痛风分类标准。

（一）诊断 2015 年 ACR/EULAR 痛风分类标准在继承了既往痛风诊断中单尿酸盐晶体 MSU 阳性作为"金标准"的基础上,纳入临床参数、实验室参数和影像学参数综合分析,通过权重评分累计的方法,提高了痛风分类标准的敏感度和特异度,见表 22-17-0-1。判定标准:当表中分值相加≥8 分时,即可分类为痛风。

表 22-17-0-1　2015 年 ACR/EULAR 痛风分类标准

评价项目	分类	评分
第一步：纳入标准（只在符合本条件情况下，采用下列的评分体系）	至少一次外周关节或滑囊发作性肿胀、疼痛或压痛	
第二步：充分标准（如果具备，则可直接分类为痛风而不需下列其他"要素"）	有症状的关节或滑囊中存在 MSU 晶体（如在滑液中）或痛风石	
第三步：标准（不符合"充分标准"情况下使用）		
临床		
症状发作[a]曾累及的关节/滑囊	踝关节或中足（作为单关节或寡关节的一部分发作而没有累及第一跖趾关节）	1
	累及第一跖趾关节（作为单关节或寡关节发作的一部分）	2
关节炎发作特点（包括以往的发作）		
▶ 受累关节"发红"（患者自述或医师观察到）	符合左栏一个特点	1
▶ 受累关节不能忍受触摸、按压	符合左栏两个特点	2
▶ 受累关节严重影响行走或无法活动	符合左栏三个特点	3
发作或者曾经发作的时序特征		
无论是否抗炎治疗，符合下列两项或两项以上为一次典型发作		
▶ 到达疼痛高峰的时间<24 小时	一次典型的发作	1
▶ 症状缓解≤14 天	典型症状复发（即两次或两次以上）	2
▶ 发作间期症状完全消退（恢复至基线水平）		
痛风石的临床证据		
透明皮肤下的皮下结节有浆液或粉笔灰样物质，常伴有表面血管覆盖，位于典型的部位：关节、耳郭、鹰嘴黏液囊、指腹、肌腱（如跟腱）	存在	4
实验室检查		
血尿酸：通过尿酸酶方法测定	血尿酸<4mg/dl（0.24mmol/L）[b]	−4
理想情况下，应该在患者没有接受降尿酸治疗的时候和症状发生 4 周后进行评分（如发作间期），如果可行，在这些条件下进行复测。并以最高的数值为准	6mg/dl（0.36mmol/L）≤血尿酸<8mg/dl（0.48mmol/L）	2
	8mg/dl（0.48mmol/L）≤血尿酸<10mg/dl（0.60mmol/L）	3
	血尿酸≥10mg/dl（0.60mmol/L）	4
有症状关节或滑囊进行滑液分析（需要由有经验的检查者进行检测）[c]	MSU 阴性	−2
影像学[d]		
尿酸盐沉积在（曾）有症状的关节或滑囊中的影像学证据：超声中"双轨征"的[e]或双能 CT 显示有尿酸盐沉积[f]	存在（任何一个）	4
痛风相关关节损害的影像学证据：双手和/或足在传统影像学表现有至少一处骨侵蚀[g]	存在	4

注：[a] 症状发作是指包括外周关节（或滑囊）的肿胀、疼痛和/或压痛在内的有症状的时期；

[b] 如果血尿酸<4mg/dl（<0.24mmol/L），则减去 4 分；如果 4mg/dl（0.24mmol/L）≤血尿酸<6mg/dl（0.36mmol/L），项目评分为 0；

[c] 如果（曾）有症状的关节或滑囊的滑液经有经验的检查者在偏振光显微镜下检查没有发现 MSU 晶体，减去 2 分。如果没有进行滑液检测，项目评分为 0；

[d] 如果没有进行影像学检查，项目评分为 0；

[e] 透明软骨表面不规则的回声增强，且与超声波束的声波作用角度相独立（注意事项：假阳性的"双轨征"可能出现在软骨表面，但改变超声波束的声波作用角度时会消失）；

[f] 在关节或关节周围的位置存在颜色标记的尿酸盐。使用双能 CT（DECT）扫描获取影像，在 80kV 和 140kV 扫描能量下获取数据，使用痛风特异性软件应用 2 个材料分解算法分析颜色标记的尿酸盐。阳性结果被定为在关节或关节周围的位置存在颜色标记的尿酸盐。应该排除甲床、亚毫米波、皮肤、运动、射束硬化和血管伪影造成的假阳性；

[g] 侵蚀被定义为骨皮质的破坏伴边界硬化和边缘悬挂突出，不包括远端指间关节侵蚀性改变和鸥翼样表现。

（二）鉴别诊断　本病还需与以下疾病鉴别：

1. 类风湿关节炎　多见于青、中年女性，好发于手指近端指间小关节和腕、膝、踝等关节，伴明显晨僵，可引起关节畸形。在慢性病变基础上反复急性发作，易与痛风混淆，但血尿酸不高，有高滴度类风湿因子和/或抗 CCP 抗体，X 线示关节面粗糙，关节间隙狭窄，甚至关节面融合，与痛风性凿孔样缺损有明显不同。

2. 化脓性关节炎与创伤性关节炎　痛风初发时常易与化脓性关节炎或创伤性关节炎混淆，但后两者血尿酸盐不高，滑囊液检查无尿酸盐结晶，创伤性关节炎常有较重受伤史，化脓性关节炎滑囊液内含大量白细胞，培养可得致病菌，可作鉴别。

3. 蜂窝织炎　痛风急性发作时，关节周围软组织常呈明显红、肿、热、痛，如忽视关节本身的症状，极易误诊为蜂窝织炎，后者血尿酸盐不高，畏寒、发热及白细胞增高等全身症状更为突出，而关节疼痛往往不甚明显。注意鉴别不难诊断。

4. 假性痛风　为关节软骨钙化所致，大多见于老年人，以膝关节最常累及，急性发作时症状酷似痛风，但血尿酸盐不高，关节滑囊液检查含焦磷酸钙盐结晶，X 线片示软骨钙化。

5. 银屑病性关节炎　常为不对称性并常累及远端指间关节，伴关节破损残疾，关节间隙增宽，趾（指）端骨质吸收，骶髂关节也常累及，伴有血尿酸增高者约占 20%，与痛风不易区别，但该病伴典型皮损可作鉴别。

【防治】

痛风治疗的目的：①迅速有效地缓解和消除急性发作症状；②预防急性关节炎复发；③纠正高尿酸血症，促使组织中沉积的尿酸盐晶体溶解，并防止新的晶体形成，从而逆转和治愈痛风，并防止高尿酸所致并发症；④治疗其他伴发的相关疾病如肥胖、高血压、糖尿病等。通过长期血尿酸的达标治疗，可以减少痛风急性发作并缩小痛风石。

（一）一般治疗　饮食控制对痛风或高尿酸血症患者非常重要，建议痛风患者应避免进食动物内脏、高果糖饮料和酒，限制肉、海鲜和甜点的摄入，鼓励多食蔬菜、樱桃和低脂或无脂奶，可适量饮用咖啡。痛风患者还应注意控制体重，保持健康的生活方式，多饮水，保持>2 000ml/d 的尿量。严格的饮食控制只能使血尿酸下降 1～2mg/dl。故目前多限制高嘌呤食物，鼓励低嘌呤饮食以综合防治。肥胖患者必须减少热量的摄入，同时降低体重；宜多饮水以利尿酸排出，每天尿量在 2 000ml 以上，慎用抑制尿酸排泄的药物如利尿剂。考虑到小剂量阿司匹林对心脑血管疾病的获益，必要时仍可继续使用。避免过度劳累、紧张、受冷、受湿及关节损伤等诱发因素。

（二）急性发作期治疗　急性期治疗的目的是迅速控制急性关节炎症状。急性期应卧床休息，抬高患肢及局部冷敷，局部冷敷有利于减少滑膜渗液量及缓解炎症关节疼痛，一般建议卧床休息至关节疼痛缓解后方可逐步恢复活动。急性痛风发病后 24 小时内，应该给予药物治疗，因为早期治疗效果更佳；急性发作期，已经使用的降尿酸药可以继续使用。非甾体抗炎药（NSAIDs）、秋水仙碱、糖皮质激素是急性关节炎发作的一线治疗药物，亦有专家将糖皮质激素作为二线药物，仅在 NSAIDs、秋水仙碱治疗无效或者有禁忌时使用。近年来，IL-1 抑制剂阿那白滞素、卡那单抗和利纳西普已开始在国外使用于临床。

1. 秋水仙碱　能稳定溶酶体膜，通过抑制白细胞趋化、吞噬作用及减轻炎症反应而起到止痛作用。推荐在痛风发作 36 小时内尽早使用。起始负荷剂量为 1.0mg 口服，1 小时后追加 0.5mg，12 小时后按照 0.5mg 每天 2～3 次服用。使用细胞色素 P3A4 或 P-糖蛋白抑制剂者（如环孢菌素、克拉霉素、维拉帕米、酮康唑等）避免使用秋水仙碱。秋水仙碱不良反应随剂量增加而明显，常见有恶心、呕吐、腹泻、腹痛等胃肠反应，症状出现时应立即停药；少数患者可出现肝功能异常，转氨酶升高超过正常值 2 倍时需停药；肾脏损害可见血尿、少尿、肾功能异常，中重度肾功能损害患者需酌情减量，肾小球滤过率（GFR）35～49ml/min 时不超过 0.5mg/d，GFR 10～34ml/min 时减量至每 2～3 天口服 0.5mg，GFR<10ml/min 时或透析患者禁用；秋水仙碱可引起骨髓抑制，使用时注意监测。

2. NSAIDs　具有抗炎、止痛和解热作用，并可迅速起效。因使用方便（多数每天只需服药 1～2 次），并在 24～72 小时控制症状，疗程 1 周左右。对于有胃肠道禁忌及不耐受非选择性 COX 抑制剂的患者可选用 COX-2 抑制剂 NSAIDs。使用过程中需监测肾功能，严重慢性肾脏病（G4～5 期）未透析患者不建议使用。

3. 糖皮质激素　主要用于严重的急性痛风发作伴有较重全身症状，且秋水仙碱或 NSAIDs 治疗无效的患者。口服剂量泼尼松 0.5mg/kg，连续用药 5～10 天停药。急性痛风累及一个或两个大关节可关节内给药，并可与口服糖皮质激素、NSAIDs 或秋水仙碱联合应用。一般关节腔内注射糖皮质激素 1 年不超过 4 次。全身应用糖皮质激素者应注意预防和治疗高血压、糖尿病、水钠潴留、感染等。

4. IL-1 阻断剂　研究表明阻断 IL-1 在急性痛风治疗中获得很好疗效。IL-1 阻断剂包括阿那白滞素（anakinra）、利纳西普（rilonacept）、卡那单抗（canakinumab）。

（三）慢性期及间歇期治疗　慢性痛风治疗以长期血尿酸达标治疗为目标，同时对痛风石及可能并发的肾脏疾病等合并症进行治疗，必要时对痛风石进行外科手术处理以提高患者的生活质量。

1. 降血尿酸药物的选择

（1）抑制尿酸生成药物：该类药物通过抑制黄嘌呤氧化酶，减少尿酸合成，包括别嘌醇、非布司他、奥昔嘌醇、托比司他等。①别嘌醇：成人初始剂量 50～100mg/d，每 2 周测血尿酸水平 1 次，未达标患者每周可递增 50～100mg，最大剂量 600mg/d。肾功能不全患者起始每天剂量应小于 1.5mg×GFR（ml/min），每 4 周的剂量增加不超过 50mg/d，GFR<60ml/min 患者推荐剂量为 50～100mg/d；GFR<15ml/min 或急性肾损伤患者禁用。别嘌醇可引起皮肤过敏反应及肝肾功能损伤，严重者可发生致死性剥脱性皮炎等超敏反应综合征，*HLA-B* 5801* 基因阳性、应用噻嗪

类利尿剂和肾功能不全是别嘌醇不良反应的危险因素。*HLA-B**5801* 基因在中国(汉族)、韩国、泰国人中阳性率显著高于白种人,推荐在服用别嘌醇治疗前进行该基因筛查。②非布司他:为新型黄嘌呤氧化酶选择性抑制剂,初始剂量40mg/d,2周后血尿酸不达标者,加量至80mg。因其主要通过肝脏清除,在肾功能不全和肾移植患者中具有较高的安全性,轻中度肾功能不全患者无须调整剂量,重度肾功能不全患者可谨慎使用。非布司他40mg/d降尿酸水平与别嘌醇300mg/d相当,但其导致肝功能异常的不良反应较少。有报道非布司他可能与增加心血管不良事件相关,因此在心血管高风险患者中需谨慎使用。

(2) 促尿酸排泄药物:通过抑制肾脏重吸收尿酸而促进尿酸排泄,降低血尿酸,主要包括苯溴马隆。常用剂量50mg/d,严重肾功能不全(GFR<20ml/min)或肾结石患者禁用。服用时需碱化尿液,将尿液pH调整至6.2~6.9,保持尿量1 500~2 000ml/d。少数患者可有胃肠不适、腹泻和皮疹等,罕见肝功能损害。

(3) 新型药物:尿酸酶制剂可将尿酸分解为可溶性产物排出。包括拉布立酶(rasburicase)和普瑞凯希(pegloticase),适用于放化疗所致高尿酸血症和难治性痛风。雷西纳德(lesinurad)通过抑制URAT1和OAT4尿酸转运子发挥疗效,用于单一足量使用黄嘌呤氧化酶抑制剂仍不能达标的联合治疗。

(4) 其他:氯沙坦、氨氯地平、非诺贝特和阿托伐他汀均具有较弱的降尿酸作用,在需要降压、降脂治疗的患者中可优先选用。

2. 痛风石治疗

(1) 药物治疗:当血尿酸水平维持在低于300μmol/L(5mg/dl)时,痛风石会逐渐被溶解,同时需要预防关节及肾损害的发生。

(2) 手术治疗:痛风石手术治疗的目的是解除痛风石对关节、组织和神经的压迫及其可能造成的进一步损害或去除破溃后长期不能愈合的痛风石,另外也适用于痛风石过大、影响外观而积极要求手术的患者。手术去除痛风石可有利于提高患者的生活质量并改善其关节功能。

(四) 降尿酸药物治疗初期急性痛风性关节炎的预防　在开始进行降尿酸药物治疗初期,因为血尿酸水平的波动,易诱发急性痛风性关节炎的发作,因此初始降尿酸治疗的时候,应合并使用预防痛风发作的药物。推荐口服小剂量秋水仙碱0.5mg/次,每天1~2次,肌酐清除率低于50ml/min时剂量减半。小剂量NSAIDs也可以作为一线预防药物。当患者对秋水仙碱和小剂量NSAIDs不能耐受或者有禁忌或者疗效不佳时,也可使用小剂量泼尼松或泼尼松龙(≤10mg/d),但是风险/获益仍需观察。预防性用药的疗程为:①持续6个月;②体格检查未发现痛风石者,血尿酸达到目标值后3个月;或者③之前体格检查发现的痛风石溶解者,血尿酸达到目标值后6个月。积极治疗高血压、高脂血症、糖尿病、肾病等高尿酸伴随疾病。

(五) 药物降尿酸治疗原则及目标　2017年《中国高尿酸血症相关疾病诊疗多学科专家共识》提出了药物降尿酸治疗原则及目标(表22-17-0-2)。

表22-17-0-2　《中国高尿酸血症相关疾病诊疗多学科专家共识》中药物降尿酸治疗原则及目标

临床表现	降尿酸时机	治疗目标
痛风性关节炎发作≥2次;或痛风性关节炎发作1次,且同时合并以下任何一项:①年龄<40岁;②痛风石;③关节腔尿酸盐沉积证据;④尿酸性肾石症;⑤肾功能损害(≥G2期);⑥高血压;⑦糖耐量异常/糖尿病;⑧血脂紊乱;⑨肥胖;⑩冠心病;⑪卒中;⑫心功能不全	开始治疗	血尿酸<360μmol/L;出现痛风石、慢性痛风性关节炎,或痛风性关节炎频繁发作者:血尿酸<300μmol/L;不建议血尿酸降至180μmol/L以下
痛风性关节炎发作1次;或无痛风发作,但出现以下任何一项:①尿酸性肾石症;②肾功能损害(≥G2期);③高血压;④糖耐量异常/糖尿病;⑤血脂紊乱;⑥肥胖;⑦冠心病;⑧卒中;⑨心功能不全	血尿酸>480μmol/L	
无	血尿酸>540μmol/L	血尿酸<420μmol/L;不建议血尿酸降至180μmol/L以下

【预后】

如能改变不良饮食、生活习性,及早诊断,及时治疗,大多数患者能如同正常人生活、工作。慢性期合并有痛风石患者,需加强宣教,强调达标治疗和综合治疗,只有这样才能缩小痛风石,减少体内尿酸负荷,改善关节功能和肾功能,预防和治疗并发症,提高患者生活质量。若不治疗或伴发心血管疾病、糖尿病、其他肾病,这不仅加重关节内的病理进程,同时也使肾功能、心功能恶化,而使日常生活能力下降甚至危及生命。

推荐阅读

1. MAJOR T J, DALBETH N, Stahl E A, et al. An update on the genetics of hyperuricaemia and gout [J]. Nat Rev Rheumatol, 2018, 146 (6):

341-353.
2. TERKELTAUB R. What makes gouty inflammation so variable? [J]. BMC Med, 2017, 15(1):158.
3. NEOGI T, JANSEN T L T A, DALBETH N, et al. 2015 Gout classification criteria: an American college of rheumatology/European league against rheumatism collaborative initiative[J]. Ann Rheum Dis, 2015, 74(10): 1789-1798.
4. 高尿酸血症相关疾病诊疗多学科共识专家组. 中国高尿酸血症相关疾病诊疗多学科专家共识[J]. 中华内科杂志, 2017, 56(3): 235-248.

第十八章 焦磷酸钙沉积性关节病

薛 愉 邹和建

焦磷酸钙沉积性关节病是焦磷酸钙沉积症(calcium pyrophosphate deposition disease, CPPD)的关节表现,是二水焦磷酸钙晶体沉积于关节及周围软组织而诱发炎症的晶体性关节病。既往被称为假性痛风或软骨钙质沉积病。

【流行病学】

CPPD患病率随年龄的增长而升高,60岁患病率约为10%,75岁约为30%,而85岁以上约为44%。特发性或散发性病例很少40岁前发病。对于家族性焦磷酸钙沉积病患者,关节软骨钙质沉积的临床表现常常在30多岁即出现。

【病因与发病机制】

含钙晶体常以二水焦磷酸钙(化学分子式是 $Ca_2P_2O_7 \cdot H_2O$)的形式存在于软骨细胞外基质。目前认为软骨细胞分化和无机焦磷酸盐代谢异常是软骨焦磷酸钙质沉积最重要的病理机制。沉积的焦磷酸钙晶体在局部诱导急性炎症,其炎症机制与痛风相似,IL-1β是主要的炎症介质。

研究表明,正常人膝关节滑液中的焦磷酸盐浓度随着年龄的增长而升高,提示年龄与本病有着密切的联系。一些家族性焦磷酸钙沉积病,表现为常染色体显性遗传的遗传方式。家族性晶体沉着病与染色体5p上*ANKH*(ankylosis human)基因密切相关。原发性代谢性疾病可继发二水焦磷酸钙沉积,包括甲状旁腺功能亢进、甲状腺功能减退、血色素沉着症、Wilson病、低镁血症、高钙血症等。这些代谢性疾病均可导致关节液的无机焦磷酸盐(PPi)水平增加,从而引起软骨钙质沉积。焦磷酸钙沉积与骨关节炎、关节机械损伤密切相关。在骨关节炎合并CPPD的患者中,焦磷酸钙在软骨的沉积是导致骨关节炎发生的病因还是因为软骨退化继发焦磷酸钙沉积,仍是值得探讨的问题。

钙、无机磷酸盐(Pi)、PPi及其离子溶度积的变化在CPPD晶体形成中起重要作用。在这些因素中,细胞外PPi(ePPi)浓度是促进焦磷酸钙晶体形成的最重要因素,并且可以抑制其他钙质晶体的形成。CPPD患者滑膜液PPi水平较高,而血浆和尿液浓度正常,表明高ePPi在关节局部产生。核苷酸焦磷酸酶磷酸二酯酶1(ENPP1)、ANKH蛋白和组织非特异性碱性磷酸酶(TNAP)被确定为焦磷酸盐水平的中心调控因子。

【临床表现】

CPPD临床表现变化多端,与其他关节病十分相似,欧洲抗风湿病联盟(EULAR)提出按其临床表现简化为4类:①无症状型CPPD;②骨关节炎合并CPPD;③急性焦磷酸钙晶体性关节炎;④慢性焦磷酸钙炎症性关节炎。急性焦磷酸钙晶体性关节炎表现为突发的关节红、肿、热、痛,通常发作于大关节,膝关节最为常见,其次是腕关节、肩关节和髋关节,偶尔可累及肌腱、韧带、滑囊、骨和脊柱。焦磷酸钙在枢椎齿突周围软组织中沉积可导致周期性的颈枕部疼痛、发热、颈部僵硬,并伴有C反应蛋白增高,影像学征象犹如齿突戴上了一顶皇冠,临床称为齿突加冠综合征(crowned dens syndrome)。慢性焦磷酸钙炎症性关节炎表现为关节肿胀、晨僵、疼痛和血沉、C反应蛋白增高。

【辅助检查】

(一) 偏正光晶体的鉴定 CPPD的实验室诊断主要依靠偏振光显微镜鉴定关节滑液中的焦磷酸钙晶体。焦磷酸钙晶体在普通光镜下不容易发现,相差偏振光显微镜可发现直径为2~10μm弱正性双折射光杆状晶体(见文末彩图22-18-0-1)。

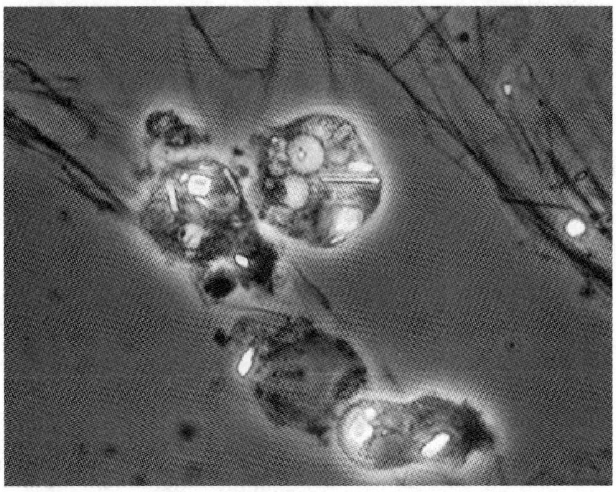

图 22-18-0-1 相差偏振光显微镜下的焦磷酸钙晶体

(二) X线检查 CPPD在X线片上主要表现为软骨钙化(图22-18-0-2)。软骨钙质沉积最常累及纤维软骨,其次是透明软骨,X线表现为与软骨下骨平行的但又与后者并不相连的粗线状的高密度影。肌腱的钙化多发生于跟腱和肱三头肌腱。

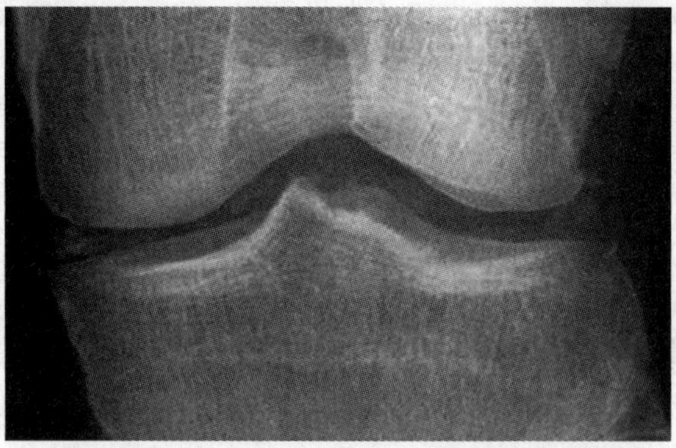

图 22-18-0-2 X 线片上膝关节半月板及软骨钙化

（三）关节超声检查 CPPD 患者关节超声表现为特征性的关节软骨内点状或线性强回声，主要为焦磷酸钙在软骨沉积所致（图 22-18-0-3）。

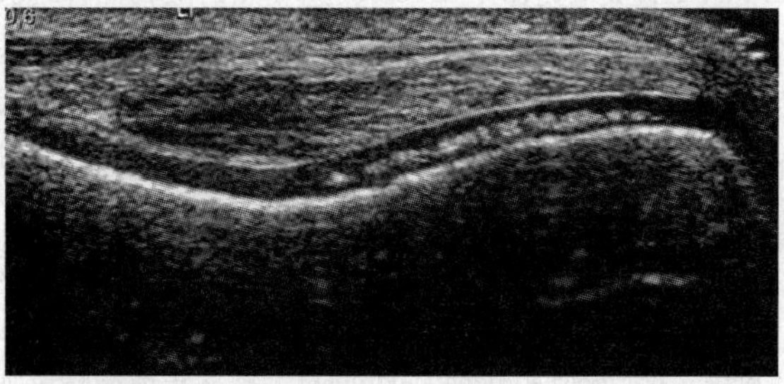

图 22-18-0-3 高分辨率超声所见关节软骨内点状或线性强回声

（四）病理检查 焦磷酸钙晶体最常沉积于软骨的中间带，大体标本上可见中间带有小串珠样的“结石”沉积。镜下可见小的沉积点，界限清晰。滑膜中，焦磷酸钙晶体通常沉积于滑膜表面间隙和滑膜细胞中，沉积点周围常被纤维细胞和结缔组织所包围。

【诊断与鉴别诊断】

CPPD 诊断主要依靠：①临床病史；②滑液或组织（主要是关节囊、腱鞘的活检）中焦磷酸钙晶体存在的直接证据；③关节或软组织的 X 线或超声表现。该病诊断一旦成立，最好进一步探究其病因，特别是追溯该病是否继发于一些遗传或代谢病的可能。诊断标准见表 22-18-0-1。

表 22-18-0-1 焦磷酸钙沉积性关节病（CPPD）推荐诊断标准

标准
Ⅰ通过在关节滑液或病理标本中发现明确的焦磷酸钙晶体（如特征性的 X 线衍射的方法）
Ⅱ(a)在相差偏振光显微镜视野下见到标本中有弱正性双折射光或无折射光单斜晶或三斜晶的存在
Ⅱ(b)在 X 线片上发现纤维软骨或透明软骨有典型的钙质沉着，尤其呈双侧对称性
Ⅱ(c)高分辨率超声显示关节透明软骨或纤维软骨中典型的焦磷酸钙晶体沉积
Ⅲ(a)急性关节炎表现，特别是当累及膝关节或其他一些大关节时
Ⅲ(b)慢性关节炎表现，累及膝、髋、腕、肘、肩或掌指间关节，尤其是伴有急性加重时
诊断分类
A. 肯定诊断：必须满足标准Ⅰ或标准Ⅱ(a)
B. 可能诊断：必须满足标准Ⅱ(a)或Ⅱ(b)或Ⅱ(c)
C. 疑似诊断：标准Ⅲ(a)或Ⅲ(b)提示 CPPD 的潜在可能性

临床上 CPPD 主要与化脓性关节炎、痛风、类风湿关节炎、骨关节炎、神经病性关节炎（Charcot 关节病）等相鉴别。需要注意的是，临床上这些关节病可以与结晶性滑膜炎同时存在。

【治疗】

由于目前尚无特异性清除焦磷酸钙沉积的药物，因此对本病的治疗目标是急性关节炎发作的治疗和预防。尚无有效阻止受累关节骨质破坏的方法。常用治疗药物：非甾体抗炎药、类固醇类药物关节内或全身给药、预防性的小剂量秋水仙碱。IL-1 受体拮抗剂可用于治疗焦磷酸钙晶体诱导的炎症，顽固性慢性炎症可尝试用羟氯喹或甲氨蝶呤，口服镁剂对 CPPD 存在低镁血症的患者可能有效。

推荐阅读

1. ROBERT T. Chapter 96. Calcium crystal disease：calcium pyrophosphate dihydrate and basic calcium phosphate[M]//FIRESTEIN G S, GABRIEL S E, MCINNES I B, et al. Kelley and Firestein's textbook of rheumatology. 10th ed. Philadelphia：Elsevier, 2017：1645-1665.
2. ZHANG W, DOHERTY M, PASCUAL E, et al. European league against rheumatism recommendations for calcium pyrophosphate deposition[J]. Anna Rheuma Dis, 2011, 70(4)：563-570.

第十九章 IgG4 相关性疾病

姜林娣

IgG4 相关性疾病（IgG4-related disease, IgG4-RD）是一种慢性炎症性自身免疫性疾病。常见于中老年男性，平均发病年龄大于 50 岁，主要表现为受累脏器的肿胀或者炎性假瘤形成，以血清 IgG4 水平升高、富含 IgG4 阳性浆细胞及不同程度的席纹样纤维化为特征。

既往曾诊断为肺、肝、眼眶炎性假瘤及胰腺炎、间质性肾炎、间质性肺炎、硬化性胆管炎（sclerosing cholangitis，SC）、Kuttner 瘤、Mikulicz 病、Riedel 甲状腺炎、自身免疫性垂体炎、慢性主动脉周围炎、非感染性动脉瘤等，因病变组织部位高表达 IgG4 阳性浆细胞，它们中的一部分被归属于 IgG4-RD。IgG4-RD 在日本的发病率为（0.28～1.08）/10 万，并且以每年新发 336～1 300 例的速度在增长，我国无相关流行病学资料。

【病因与发病机制】

病因未明，可能与过敏、感染、免疫、遗传、环境等多种因素相关。在各种抗原的触发下，Th2 细胞活化并分泌 IL-4、IL-10、IL-13 等，进一步刺激 B 细胞活化产生 IgE、IgG4。此外，激活的滤泡辅助性 T（Tfh）细胞促进生发中心形成和 B 细胞向浆细胞分化。活化的调节性 T（Treg）细胞还能分泌 TGF-β 从而参与促进组织纤维化。

【病理】

典型表现为淋巴浆细胞浸润、席纹状纤维化形成及闭塞性静脉炎。受累组织中浆细胞高表达 IgG4，$IgG4^+$ 与 IgG^+ 浆细胞的比值常大于 40%。

【临床表现】

常为亚急性起病，部分无发热、乏力等明显全身症状，多因局部组织或脏器肿大、肿块压迫、阻塞或正常结构破坏产生相应的临床表现。可涉及全身各系统，临床表现多样，症状轻重不一。

（一）胰腺 40%～60%的自身免疫性胰腺炎（autoimmune pancreatitis，AIP）是 IgG4-RD。主要表现为弥漫性胰腺肿大、肿块、胰管狭窄、无痛性梗阻性黄疸，甚至类似胰腺癌样表现，通常没有胰腺炎的急性发作。部分患者可伴有新发的 2 型糖尿病。

（二）唾液腺、泪腺等腺体 泪腺和眶内软组织肿块，通常不影响视力。也可出现下颌下腺、腮腺、唾液腺等肿大，表现为轻度的口干、眼干症状。

（三）肝胆系统 50%～90%的硬化性胆管炎患者可以出现胆道受累，表现为梗阻性黄疸或伴发热，影响肝外胆管段为主，特别是胰内段。肝脏的主要表现为肿块，肝门常受累，几乎都存在硬化性胆管炎。肝脏受累时常伴有肝功能异常。

（四）泌尿系统 间质性肾炎、输尿管梗阻、肾积水是常见表现，可伴有泌尿系统结石。常为亚急性肾功能损害或者进行性肾衰竭。

（五）后腹膜 有腹膜后纤维化、输尿管梗阻、炎性主动脉瘤、硬化性肠系膜炎、腹主动脉周围炎等表现。组织活检有助诊断，但获取困难。

（六）肺 大部分为影像学异常而无症状，表现为炎性假瘤、气管狭窄、支气管狭窄、间质性肺炎和胸膜炎。

（七）其他 如鼻窦炎、鼻息肉、淋巴结、纵隔、前列腺、乳腺、垂体、乳突、声门等可表现为局部占位症状。皮肤主要表现为红斑、丘疹或斑丘疹等。可伴过敏性鼻炎、哮喘等过敏表现。此外，骨髓、心、胃肠道、生殖腺亦有受累。

【辅助检查】

血清 IgG4 水平升高为特征。部分患者 IgE 及血嗜酸性粒细胞水平升高。

B 超、CT、MRI、PET/CT 等影像学检查有助于诊断，表现为组织器官的局限性或弥漫性肿大，部分与恶性肿瘤或炎症性病变难鉴别。硬化性胆管炎多伴有弥漫或局部主胰管或胆管的不规则狭窄，实质脏器的肿块在 PET/CT 上可伴有 SUV 值升高。组织病理学检查对于诊断和鉴别诊断十分重要。

一旦诊断，应对病情作全面的评估。疾病随访指标包括外周血 IgG4、脏器功能评价指标、影像学检查。

【诊断】

IgG4 相关性 Mikulicz 病、AIP 及 IgG4 相关性肾脏疾病、SC、IgG4 相关眼病、IgG4 相关性呼吸系统疾病的诊断标准已经陆续建立，以下为部分诊断标准。目前多使用 2012 年日本风湿病学会提出的综合诊断标准。

（一）IgG4-RD 诊断标准（日本风湿病学会，2012）

1. 临床检查单个或多个脏器的局限性/弥漫性肿大。

2. 血清 IgG4 浓度升高（≥135mg/dl）。

3. 组织学表现 ①淋巴细胞、浆细胞浸润和纤维化；②IgG4 阳性浆细胞浸润（$IgG4^+/IgG^+$ 细胞>40%，$IgG4^+$ 浆细胞>10 个/HPF）。

符合 3 条标准为确诊，符合 1+3 为拟诊，符合 1+2 为疑诊。

（二）AIP 诊断标准（日本干燥综合征协会，2006）

1. 胰腺影像学检查（B 超、CT、MRI）提示主胰管管壁有无弥漫性或节段性狭窄或增厚。

2. 血清 γ 球蛋白≥2.0g/dl，IgG≥1800mg/dl，或 IgG4≥135mg/dl；或出现抗核抗体、类风湿因子等自身抗体。

3. 组织学表现 ①明显的小叶间纤维化；②导管周围淋巴细胞、浆细胞浸润。

诊断：1+2 和/或 3。

（三）IgG4 相关性 Mikulicz 病诊断标准（2008）

1. 泪腺、腮腺或颌下腺至少 2 对、对称性肿胀，持续 3 个月以上。

2. 血清 IgG4>135mg/dl。

3. 组织学表现 淋巴细胞、浆细胞浸润（$IgG4^+/IgG^+$ 浆细胞>50%）伴典型的纤维化或硬化。

符合 1 和 2，或符合 1 和 3 可诊断。

此外，IgG4 相关性肾脏病诊断标准见扩展阅读 22-19-0-1。

扩展阅读22-19-0-1

扩展阅读 22-19-0-1 IgG4 相关性肾脏病诊断标准（2011 年，Kawano M）

【鉴别诊断】

IgG4 水平升高可见于多种疾病（类风湿关节炎、大动脉炎、过敏性哮喘、胆管癌等）。常需鉴别的疾病有胰腺炎、淋巴瘤、浆细胞瘤、克罗恩病、原发性硬化性胆管炎、恶性肿瘤、感染、过敏性疾病、其他自身免疫性疾病。组织病理学检查有助于鉴别诊断。

【治疗与预后】

糖皮质激素治疗有效，泼尼松 30~40mg/d[0.6mg/(kg·d)]，根据病情逐渐减量至 2.5~5mg/d 维持。若治疗无效、复发、激素减量困难，可加用硫唑嘌呤[1~2mg/(kg·d)]、吗替麦考酚酯或环磷酰胺[1~2mg/(kg·d)]等免疫抑制剂。以激素为基础的治疗对 96%的患者治疗有效，33%在减药期间可有复发，停药复发率高达 64%。部分患者在肿块切除后可自发缓解。CD20 单抗用于治疗复发性或难治性患者获得一定的疗效，可减少复发，但感染风险可能增加。

大部分患者预后较好。研究发现，在平均 29.2 个月的随访期内生存率为 91.2%。

推荐阅读

1. KLEGER A, SEUFFERLEIN T, WAGNER M, et al. IgG4-related autoimmune diseases: polymorphous presentation complicates diagnosis and treatment[J]. Dtsch Arztebl Int, 2015, 112(8): 128-135.
2. WALLACE Z S, STONE J H. An update on IgG4-related disease[J]. Curr Opin Nephrol Hypertens. 2015, 24(2): 193-201.
3. BRITO-ZERÓN P, KOSTOV B, BOSCH X, et al. Therapeutic approach to IgG4-related disease: a systematic review[J]. Medicine (Baltimore), 2016, 95(26): e4002.

第二十章　淀 粉 样 变

吕　玲　沈稚舟

淀粉样变(amyloidosis)是蛋白质结构折叠异常导致不溶性反平行 β 折叠淀粉样原纤维沉积在器官和组织中的一组临床症候群，可以沉积在局部或全身，皮肤、脂肪、肌肉、关节、心脏、肾脏、消化道、内分泌腺、肝脾等均可沉积。淀粉样变可分为系统性或局灶性，也可分为获得性或遗传性(表 22-20-0-1)。淀粉样蛋白和淀粉样变的命名和分类指南于 2016 年经国际淀粉样变学会命名委员会修订，目前在人类中已发现 36 种纤维蛋白，表 22-20-0-1 仅列出主要的淀粉样变分类。每种淀粉样变都有一个简称，由代表淀粉样变的字母 A 和代表蛋白纤维生化特性的缩写组成，比如 AL 代表免疫球蛋白轻链来源的淀粉样变。常见系统性淀粉样变有 AL、AA、Aβ_2M 及 ATTR 型，有一项大型研究发现 75%是 AL，15%是 AA。

表 22-20-0-1　主要淀粉样变分类

纤维蛋白	前体蛋白	系统性(S)或局灶性(L)	获得性(A)或遗传性(H)	靶器官
AL	免疫球蛋白轻链	S、L	A、H	除中枢神经系统之外的所有器官
AA	淀粉样 A 蛋白	S	A	除中枢神经系统之外的所有器官
Aβ_2M	β_2 微球蛋白(野生型)	S	A	肌肉骨骼系统
	β_2 微球蛋白(变异型)	S	H	自主神经系统
ATTR	甲状腺素转运蛋白(野生型)	S	A	心(特别是男性)、韧带、腱鞘
	甲状腺素转运蛋白(变异型)	S	H	外周神经系统、自主神经系统、心、眼、软脑膜
AApoAⅠ	载脂蛋白 A-Ⅰ(变异型)	S	H	心、肝、肾、外周神经系统、睾丸、喉(C 端变异型)、皮肤(C 端变异型)
AApoAⅡ	载脂蛋白 A-Ⅱ(变异型)	S	H	肾脏
AApoAⅣ	载脂蛋白 A-Ⅳ(野生型)	S	A	肾脏
AGel	凝溶胶蛋白(变异型)	S	H	周围神经系统，角膜
AFib	纤维蛋白原 α(变异型)	S	H	肾脏
ALys	溶酶体(变异型)	S	H	肾

续表

纤维蛋白	前体蛋白	系统性(S)或局灶性(L)	获得性(A)或遗传性(H)	靶器官
Aβ	淀粉样β蛋白前体(野生型)	L	A	中枢神经系统
	淀粉样β蛋白前体(变异型)	L	H	中枢神经系统
ACys	血清胱抑素C(变异型)	S	H	外周神经系统、皮肤
AIAPP	胰岛淀粉样多肽	L	A	胰岛,胰岛素瘤
ACal	降钙素	L	A	甲状腺C细胞肿瘤
AANF	心房利钠因子	L	A	心房

【病理】

病理改变是淀粉样沉积物,刚果红染色的淀粉样沉积物在偏振光显微镜下呈现出典型的苹果绿双折射。淀粉样沉积物在电子显微镜下通常呈现为宽8~10nm的笔直且无分支的原纤维。淀粉样沉积物在AL型淀粉样变中分布广泛,存在于各器官的细胞外间隙和血管中。AA型淀粉样变的沉积物多分布在肾、肝和脾中,但疾病晚期亦可出现广泛沉积。Aβ_2M型淀粉样变的蛋白多沉积在滑膜、软骨及骨组织中,偶见于内脏组织。ATTR型淀粉样变常累及神经系统、心脏和甲状腺。

【病因与发病机制】

AL型淀粉样变是由轻链的基因突变所致。AA型淀粉样变是炎症性疾病的并发症之一,如风湿免疫性疾病或感染。IL-1、IL-6和TNF可刺激肝脏合成血清淀粉样物质A,即AA型淀粉样原纤维的前体。因此有效治疗基础炎症性疾病可阻断前体物质的合成。Aβ_2M型淀粉样变主要与长期血液透析相关。有假说认为透析膜可能具有生物不相容性,能够介导炎症介质的产生,从而刺激产生β_2微球蛋白,导致纤维物质的形成。在ATTR型淀粉样变中,某些血清大分子蛋白质基因的遗传性突变或多态性能够导致类淀粉样蛋白质变体的产生。变异的甲状腺素转运蛋白(TTR)分子容易从稳定的四聚体结构中分离而形成伸展状态,从而发生错误折叠、多聚化并最终形成蛋白纤维沉积。

【临床表现】

以下介绍常见系统性淀粉样变AL、AA、Aβ_2M及ATTR型的临床表现。

(一)AL型淀粉样变 亦称原发性或特发性淀粉样变,此型淀粉样变最常见。淀粉样蛋白可沉积于除中枢神经系统外的所有器官,常有多个器官系统累及。首发表现为疲乏和体重下降,可出现肾病综合征、心肌病、巨舌、吸收不良或难以解释的腹泻或便秘、周围神经病、腕管综合征、肝大等表现。

肾最常受累,表现为蛋白尿、肾病综合征及肾功能不全(参见第十七篇第八章第十二节“肾淀粉样变性”)。心脏受累多表现为充血性心力衰竭,常有心脏扩大、心律失常、传导阻滞,可呈缩窄性心肌病表现,晚期常因心力衰竭死亡,对洋地黄敏感,可致骤死,故一般不用。冠状动脉壁中AL沉积可导致心绞痛与心肌梗死。心脏磁共振能显示心脏淀粉样变的特征,因而能早期协助诊断心脏淀粉样变。巨舌症是AL型淀粉样变的典型表现,见于10%的患者。可导致语言不清,甚而影响进食和吞咽,仰卧时因巨舌后坠发鼾声。消化道受累表现为脂肪泻、便秘,甚至肠梗阻。周围神经系统受累可出现自觉疼痛、感觉异常或消失,可有腕管综合征,也可累及运动神经而麻痹。淀粉样蛋白沉积在血管壁,血管变得脆而僵硬,失去弹性,因而对体位调节反应性差,易出现直立性低血压。皮肤瘀斑常见,尤其是眼睛周围,表现为“熊猫眼”征。肝大常伴有轻度胆汁淤积、肝功能异常,但是肝衰竭不常见。

(二)AA型淀粉样变 亦称继发性或反应性淀粉样变。有研究表明AA型淀粉样变是类风湿关节炎患者发生肾病综合征最主要的原因。主要临床表现为蛋白尿和/或肾功能不全。肾脏病变的早期表现为肾脏增大、蛋白尿、管型尿,偶有血尿,久之可呈肾病综合征,最后肾缩小致肾衰竭,有时可发生肾小管性酸中毒、肾性尿崩症、糖尿及高钾血症。也可有肝脾大及自主神经病变,心肌受累少见。

(三)Aβ_2M型淀粉样变 有长期血液透析病史,可表现为腕管综合征、持续性关节积液、脊柱关节病及囊性骨损伤。腕管综合征多为首发症状。关节积液多累及双侧大关节(如肩、膝、腕和髋等)。脊柱关节病可出现椎间盘破坏性损伤和椎旁侵蚀。而囊性骨损伤有时可引起病理性骨折。

(四)ATTR型淀粉样变 亦称家族性淀粉样多神经病,与AL型淀粉样变临床特征相似,但ATTR型可有家族史。症状多为神经病变、心肌病变或二者兼有。

【诊断】

主要根据病变部位活检来诊断,刚果红染色阳性可作出诊断。部分刚果红染色阴性的患者电镜检查如能看到典型改变也可诊断。可用免疫组化、免疫荧光、免疫电镜或质谱分析区别活检材料淀粉样变性的化学类型。血清和尿的免疫固定电泳联合血游离轻链检查,有助于AL型淀粉样变的诊断。骨髓检查有助于多发性骨髓瘤引起的AL型淀粉样变的诊断。

【治疗】

对各类型的淀粉样变蛋白的治疗重点是降低淀粉样变前

体蛋白的生成，对受损脏器保护、替代和支持治疗。

（一）常用治疗和治疗药物

1. AL 型淀粉样变　标准方案是蛋白酶抑制剂如硼替佐米（bortezomib）1.5mg/（m^2·周）+烷化剂如环磷酰胺（cyclophosphamide，CTX）300mg/周+地塞米松 40mg/周，该疗法对大多数 AL 型淀粉样变有效。大多数患者中位生存期可以达到 5 年以上。新一代免疫调节剂如来那度胺（lenalidomide）或泊马度胺（pomalidomide）联合地塞米松对累及神经、心脏和血液系统的患者有效，其他治疗包括自身外周血干细胞移植和免疫治疗如抗 CD38 单克隆抗体。

2. AA 型淀粉样变　AA 型淀粉样变的治疗关键是积极治疗诱发本病的原发疾病。如将某些慢性化脓性感染病灶或结核灶切除，对慢性炎症性疾病给予敏感有效的抗感染药物治疗，可使本病停止发展和好转；最近研究发现 TNF-α 抑制剂在减轻类风湿关节炎炎症反应的同时，可以减少肾淀粉样变。秋水仙碱（1.0~1.5mg/d）可用于预防家族性地中海热引起的 AA 型淀粉样变。

（二）器官功能的保护和替代　支持治疗和对症疗法有助于延长存活期，对心、肾受累者，合理使用利尿剂可改善功能，心肌病变可进行心脏移植。发生肾衰竭者，可采用血液或腹膜透析和肾移植等肾脏替代治疗。加强支持疗法，纠正营养不良；维持水、电解质平衡，维持循环血容量，及时控制感染。$A\beta_2M$ 型淀粉样变治疗较为困难，肾移植可改善部分症状。原位肝移植是 ATTR 型淀粉样变最主要的治疗方法，成功肝移植可以使患者生存率达到 90%~100%。

【预后】

经过正规治疗，本病预后有很大改善。多数 AL 型淀粉样变患者中位生存期可以达到 5 年以上。影响预后的最重要因素是心脏受累，肌钙蛋白 T 和 pro-BNP 可以作为预测 AL 型淀粉样变预后因素的指标。局限性者则寿命不受影响。

推荐阅读

1. FIRESTEIN G S，BUDD R C，GABRIEL S E，et al. 凯利风湿病学[M]. 9 版. 栗占国，译. 北京：北京大学医学出版社，2015.
2. SAYED R H，HAWKINS P N，LACHMANN H J. Emerging treatments for amyloidosis[J]. Kidney Int，2015，87(3)：516-526.
3. 林泽宇，陈文明. 系统性轻链型淀粉样变的治疗进展[J]. 国际输血与血液杂志，2018，41(1)：79-84.
4. JEAN D S，MERRILL D B，JOEL N B，et al. Amyloid fibril proteins and amyloidosis：chemical identification and clinical classification international society of amyloidosis 2016 nomenclature guidelines[J]. Amyloid，2016，23(4)：209-213.

第二十一章　其他常见风湿病综合征

薛　愉

一、自身炎症综合征

自身炎症综合征（autoinflammatory syndrome）又称自身炎症性疾病，是一组以反复发热为特征，并伴有皮肤、黏膜、关节炎和急性期蛋白增加为特征的复发性炎症性疾病。与适应性免疫异常造成的自身免疫性疾病不同，此类疾病是由遗传异常驱动的先天免疫反应失调，造成炎症复合体激活，和/或细胞因子过剩，目前确认的单基因疾病有家族性地中海热、TNF 受体相关性周期热综合征、高 IgD 综合征、Blau 综合征、化脓性无菌性关节炎、坏疽性脓皮病和痤疮综合征及冷蛋白相关的周期综合征，后者包括家族性寒冷性自身炎症综合征、Muckle-Wells 综合征和新生儿多系统炎性疾病。迄今仍有一些尚未明确致病基因的周期性综合征，例如：周期性中性粒细胞减少症、PFAPA 综合征（周期性发热、口炎、咽炎和淋巴腺炎）、慢性复发性多灶性骨髓炎（CMRO，即 Majeed 综合征）、PASH 综合征（坏疽性脓皮病、痤疮、化脓汗腺炎），以及 IL-1 受体拮抗剂（IL-1Ra）缺乏（DIRA 综合征）和 IL-36 受体拮抗剂缺乏（DITRA 综合征）等。治疗上对秋水仙碱、NSAIDs、糖皮质激素、IL-1 或 TNF-α 抑制剂反应良好，并不需要免疫抑制剂。在未来全基因组关联研究可能有助于识别候选基因，对治疗，尤其是靶向药物的选择将更有指导意义。

二、嗜酸性粒细胞增多-肌痛综合征

1989 年首次发现了嗜酸性粒细胞增多-肌痛综合征（eosinophilia-myalgia syndrome，EMS）。EMS 女性多见。早期表现为低热、乏力、呼吸困难、咳嗽、关节痛、关节炎，皮肤可出现红色斑疹，但消失很快，2~3 个月后出现硬皮病样皮肤改变，但无雷诺现象。可有明显肌痛和肌肉痉挛，肺内可出现浸润性病变。少数患者可出现肺动脉高压，1/3 患者有嗜酸性筋膜炎的表现。患者可有认知障碍，表现为记忆力减退，不能集中注意力等。2001 年提出了新的 EMS 诊断标准，确定了以下两种表现模式：

（1）6 个月内起病的外周血嗜酸性粒细胞增多、肌痛及至少有下列症状之一：皮疹、水肿、肺受累或神经病变。

（2）无论有无前驱期急性发作，在 24 个月内发生下列两种情况之一：①筋膜炎、神经病变、肌痛或肌肉痉挛；②任何三种或以上：筋膜炎、神经病变、肌病或外周血嗜酸性粒细胞增多

(6个月内)。

诊断需除外旋毛虫病、血管炎或任何其他有病史记录的感染、过敏、肿瘤、结缔组织病或其他能充分解释上述临床表现的疾病。部分病例与L-色氨酸摄入相关。停用L-色氨酸后,EMS的临床症状逐渐消失。症状明显时应对症治疗,可给予糖皮质激素,必要时加用免疫抑制剂。

三、纤维肌痛综合征

纤维肌痛综合征(fibromyalgia syndrome)的原因不明,可继发于外伤、精神创伤、各种风湿病(如骨性关节炎、类风湿关节炎)及各种非风湿病(如甲状腺功能减退、恶性肿瘤)等。多见于25~45岁女性。最突出的症状是全身弥漫性疼痛,同时合并包括睡眠障碍、躯体僵硬感、疲劳、认知功能障碍及多种原因不明的症状,焦虑和/或抑郁,日常活动的功能障碍等。中枢神经敏感化是引起纤维肌痛综合征的最主要原因之一。长期的慢性疼痛会导致"中枢致敏",患者脑脊液中血清素(5-羟色胺)和P物质升高。功能性磁共振显示纤维肌痛综合征患者大脑中与疼痛相关的区域功能活动增强。纤维肌痛综合征快速筛查工具(FiRST)是一种自我管理的问卷,包括6个方面的问题:广泛的疼痛、疲劳、疼痛的特点、感觉异常、功能性躯体症状、睡眠和认知。每一个"是"的答案值1分。5分或5分以上需考虑纤维肌痛综合征诊断。

2016年欧洲抗风湿病联盟(EULAR)指南建议,纤维肌痛综合征的初始治疗应包括患者教育和非药物治疗。如心理治疗、针对严重疼痛或睡眠障碍的药物治疗和/或针对严重功能障碍的多模式康复计划。美国FDA批准了3种用于纤维肌痛综合征的药物:普瑞巴林、度洛西汀和盐酸米那普仑。普瑞巴林适用于减轻疼痛和改善睡眠。度洛西汀和盐酸米那普仑用于缓解疼痛、疲劳和睡眠问题,处方剂量通常低于抑郁症的治疗剂量。

四、佩吉特病

佩吉特病(Paget's disease,Paget病)是一种以局部骨组织破骨与成骨、骨吸收与重建、骨质疏松与钙化并存为病理特征的慢性进行性骨病。临床常表现为骨痛、骨畸形变和骨折。本病并不直接侵犯关节,但骨的畸形变可引起继发性关节病变。实验室生化指标有助于诊断,包括:尿吡啶啉交联和脱氧吡啶啉交联等反映骨吸收的指标可升高;血碱性磷酸酶、骨源性碱性磷酸酶及尿羟脯氨酸等反映骨形成的指标可升高。X线表现具有一定的特征性,如颅骨病变早期X线表现为病变区多个边缘锐利的骨质疏松区;病变进展期,在板层骨与编织骨之间骨层增厚,形成不规则或棉球状骨影。外板出现疏松时,内板可表现为硬化像;长骨病变在病变初始区与正常区交界部,可见到V形或"火焰状"溶骨带,为骨吸收所致;长骨病变进入修复期后,V形分界带被修复组织掩盖,并形成多层状骨膜新生骨,使骨干增粗,并沿力线方向呈粗放的条纹或网状小梁排列,导致长骨弯曲、粗大、畸形。Paget病治疗的短期目标是控制疾病活动。治疗的长期目标是尽可能减少或预防疾病的进展和减少并发症。Paget病的药物治疗适应证为年轻或代谢活跃的患者,伴有神经并发症、高钙血症或高钙尿,血清碱性磷酸酶或尿羟脯氨酸水平高于参考范围上限的2倍,发生在关节周围的Paget病。Paget病的药物治疗应包括双膦酸盐治疗,同时保证每天摄入1 000~1 500mg的钙和至少400U的维生素D,需进行骨标志物的连续监测。

推荐阅读

1. JOHN J. Cush, autoinflammatory syndromes[J]. Dermatol Clin, 2013, 31(3): 471-480.
2. HERTZMAN P A, CLAUW D J, DUFFY J, et al. Rigorous new approach to constructing a gold standard for validating new diagnostic criteria, as exemplified by the eosinophilia-myalgia syndrome[J]. Arch Intern Med, 2001, 161(19): 2301-2306.
3. SCHMIDT-WILCKE T, DIERS M. New insights into the pathophysiology and treatment of fibromyalgia[J]. Biomedicines, 2017, 5(2): 22.
4. BOUCHETTE P. Paget disease[M]. Treasure Island (FL): Stat Pearls Publishing, 2020.

第二十二章　大骨节病

吕　玲

大骨节病(Kaschin-Beck disease,KBD)是一种以软骨坏死为主要改变的地方性变形性骨关节病。为多发性、对称性侵犯软骨骨骺,导致软骨成骨障碍、管状骨变短并继发变形性大骨关节病。

【流行病学】

本病为严格地方性流行病,我国流行病区主要分布在黑龙江、吉林、辽宁、陕西、山西、甘肃、河南、河北、内蒙古、山东、青海、四川、西藏等13个省(自治区)。虽然成年人也可发病,但多发于骨骺尚未闭合的儿童和少年。11~15岁年龄组发病检出率最高,其次为6~10岁年龄组。

【病因与发病机制】

尚无定论,主要有以下几种学说。粮食中镰刀菌污染产生的 T2 毒素(T2 toxin),抑制人体细胞内蛋白质的合成,干扰能量代谢、脂质代谢,可导致骨髓坏死、软骨细胞退行性变等。无机元素硒缺乏假说认为是流行病区缺乏硒元素,补充硒能促进干骺病变修复。第三种假说认为饮用水被致病有机物如腐植酸、胡敏酸、微生物、毒素等污染及饮用水缺钙、低镁。微小病毒 B19 感染可能与大骨节病有重要关系。近年发现大骨节病具有家庭聚集性,研究表明 PI3K/AKT 信号通路在大骨节病的发生发展中具有重要作用。研究发现硒蛋白 S1 基因多态性与中国人群大骨节病发病风险具有一定的关联性,并且这种基因多态性能够影响 PI3K/AKT 信号通路的表达。

【病理】

本病主要侵犯骨骼系统,尤其是软骨内透明软骨部分。病理变化可分为轻、中及重度。轻度:在骺板软骨的近干侧端,成熟的肥大细胞层出现凝固性坏死,但关节软骨无明显变化或变化轻微。中度:关节软骨出现近骨端软骨细胞坏死改变,多为带状坏死。重度:关节软骨坏死性改变严重,多达软骨深层,亦可出现全层软骨坏死,关节表面溃损、剥脱和裂隙形成。

【临床表现】

本病起病和进展多较缓慢。病情可分为Ⅰ~Ⅲ期。第Ⅰ期为轻型,疾病早期常无明显症状,有时可感觉疲乏及四肢运动不灵活,特别是在早晨起床后,伴关节酸痛和感觉异常。体检可发现指、腕、肘、膝、踝关节有触痛和不定时的捻发样摩擦音。手指末节轻度向掌侧弯曲,尤多见于示指。至第Ⅱ期时,患者体力进一步减退,行走不便,只能胜任轻劳动。指、腕、肘、膝、踝等关节活动困难伴显著疼痛,尤以膝、踝关节症状明显。本期患者常有一定程度的短指畸形(图 22-22-0-1),手指屈曲困难。肘关节痉挛性屈曲而呈明显的畸形,前臂向前后旋转有显著障碍。四肢肌肉明显萎缩。受累关节常因关节内小体形成而可发生突然剧痛。扁平足较重。

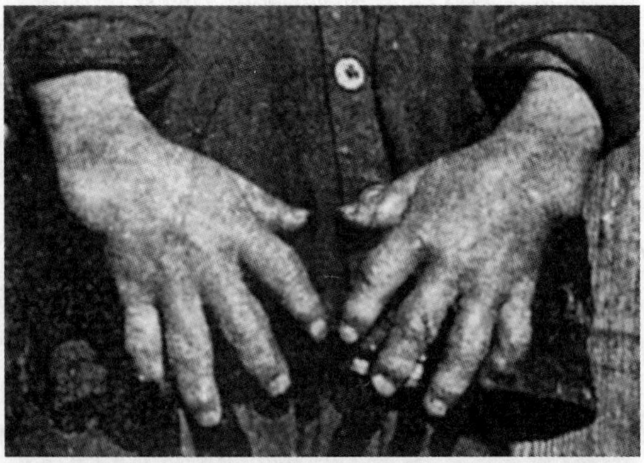

图 22-22-0-1 大骨节病患者两手指间增粗变

第Ⅲ期时,患者活动困难,行走呈现典型鸭步,有极明显的短指畸形;身材矮小,可呈身高 1 米左右的矮人畸形(图 22-22-0-2)。双手关节畸形而不能握拳。肘关节屈曲极为明显。四肢肌肉极度萎缩。有明显的腰椎代偿性前弯。劳动力极度减退,甚至完全丧失;智力发育仍正常。

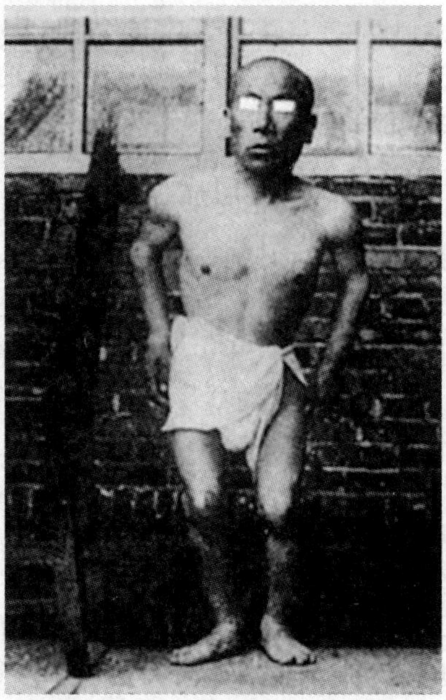

图 22-22-0-2 大骨节病患者四肢粗短,关节畸形肿大,尤以下肢明显

当病变尚在前驱期或第Ⅰ期时,如能离开流行区或得到有效的防治,疾病常可不再发展而日趋恢复。至第Ⅱ期如骺板不继续钙化或骨化,范围不扩大,预后仍好。达第Ⅲ期时,骺板已骨化,恢复不佳。本病对生命无直接威胁,寿命可如常人,对两性的生殖能力也无明显影响,但严重影响劳动力。

【实验室检查】

迄今为止尚未发现可用于临床诊断的单项特异的指标。X 线检查对本病的诊断具有重要意义。早期限于干骺端先期钙化带,病损骨小梁结构紊乱,骨骺关节面和腕骨、指骨远端骨性关节面模糊、凹陷、硬化和毛糙不整。中期骺核与干骺端明显接近,发生干骺局限性过早融合。晚期干骺完全融合,掌指骨明显短缩,骨端增粗变形。

【诊断与鉴别诊断】

大骨节病形成关节畸形及侏儒,须与下列疾病相鉴别:

(一)类风湿关节炎 发病年龄较大骨节病晚,多在 20~40 岁。早期有关节疼痛和肿大,常呈多发性和对称性,可呈现关节畸形。X 线检查示关节面模糊不清,关节腔变窄,关节强直等。但无短指畸形。

(二)佝偻病 发病年龄一般较大骨节病为早,多在 6 个月至 3 岁之间。扁骨骨骼亦有明显改变,如方头和胸廓隆突畸形等,下肢长骨可呈弓状弯曲。血钙和无机磷明显减低。X 线检查所见,由于软骨不能钙化而软骨带增宽。维生素 D 加钙剂治疗佝偻病,效果明显。而大骨节病则是骨骺软骨早期钙化。

(三)呆小病 系婴幼儿四肢及躯干细小,除骨骼发育迟缓外,智力发育亦有障碍。此外尚有面虚黄,鼻梁宽,唇厚,舌大外伸及流涎等特征。X 线表现骨化中心出现时间及骨骺与骨干愈合的时间较正常晚，而大骨节病的管状骨粗短，骨骺与骨干愈合时间提前。

（四）软骨营养不良　此病使骨骼发育迟滞，手足短小，四肢关节畸形，亦能形成侏儒。X线表现与大骨节病较难鉴别。但本病发病一般较大骨节病早，在2岁左右。

（五）软骨发育不全　系先天性疾病，在出生后或乳儿期即可发现。在X线片上示骨骺或骨核缺乏或较正常出现晚。大骨节病骨骺出现的时间正常，无缺乏骨核的征象。

（六）原发性骨关节炎　二者在X线和临床症状方面十分相似。但青少年多发大骨节病，手和足的病情表现有特征性，病理上软骨细胞的坏死从骺板软骨和关节软骨的深层向表层发展；而原发性骨关节病，发病年龄多在中年以后，以脊柱、膝和髋等负重关节发病为主，软骨细胞的退变与坏死从骺板软骨和关节软骨的表层向深层发展。

【防治】

（一）预防　根据目前对本病病因学说的认识，主张开展综合性预防措施，包括：

1. 防止镰刀菌污染　改善水质，减少粮食污染。

2. 补硒　许多地区的经验显示补硒不仅可加速干骺端病变的修复、制止病变加重，而且可预防大骨节病的新发。

（二）治疗　包括药物、辅助疗法及手术治疗，以缓解症状、延缓和阻止病情发展，促进骨质修复和改善关节功能。

1. 药物治疗

（1）硒制剂：常用亚硒酸钠片，10岁以下儿童每周服1mg，10岁以上儿童每周服2mg。

（2）硫酸盐制剂：硫酸根对软骨基质中的硫酸软骨素形成起重要作用，X线片显示对干骺端病变有修复作用。常用药物有硫酸氨基葡萄糖，口服每日3次，每次500mg。

（3）镁制剂：镁盐为碱性磷酸酶激活剂，用镁制剂治疗本病可使症状缓解及有助于干骺端骨质的修复。

（4）其他：非甾体抗炎药、钙和维生素 D_3 治疗本病也收到了良好的效果。

2. 辅助治疗　针灸、火罐及理疗，体外磁化疗法。

3. 手术治疗　Ⅱ期和Ⅲ期大骨节病患者，可行手术治疗。

推荐阅读

1. 郭雄. 大骨节病发病机制与防治研究的新进展及其展望[J]. 国外医学医学地理分册，2010，31(1)：1-4，25.
2. 史晓薇，吕爱莉，郭雄，等. 15个短串联重复序列位点与大骨节病传递不平衡分析及与低硒暴露的交互作用[J]. 南方医科大学学报，2011，31(4)：567-571.
3. 王继成，易智. 大骨节病病因与发病机制的研究进展[J]. 中国骨与关节杂志，2018，7(12)：941-945.

第二十三章　妊娠期抗风湿药物的应用

邹和建　邹　峻

多种风湿性疾病好发于育龄女性，可影响包括生殖系统在内的全身各系统，而女性患者妊娠和分娩亦可能导致病情加重或恶化，因而妊娠曾是风湿病患者的禁忌。近年来，随着对风湿病基础及临床研究的深入，许多患者疾病缓解后生育，对母亲和胎儿来说都相对安全。

在妊娠的整个过程中，病情活动性风险远高于药物的风险，因此患者仍可因疾病治疗需要或病情加重服用抗风湿药物。妊娠期患者用药安全问题非常重要，用药前需充分评估药物对母亲和胎儿的潜在益处和风险。胎儿在妊娠的不同时期具有不同的发育特征，用药时需根据妊娠不同时期进行区分。临床上将从停经开始至13周末称为早期妊娠，14周至27周末称为中期妊娠，第28周及以后称为晚期妊娠。产后的母乳喂养被认为对母亲和胎儿均有益处，而抗风湿病药物会不同程度地进入母乳，存在潜在的风险，故本章一并讨论孕期、哺乳期抗风湿病药物的使用。

医师在接诊育龄期的风湿病患者（不论男、女患者）时均需要了解妊娠需求，以保护患者卵巢功能，决定妊娠时机。患者应当告知医师其生育计划，以便在计划妊娠前调整治疗药物，此外，妊娠前应控制好风湿病和高血压、糖尿病等合并疾病。妊娠及哺乳期风湿病患者的治疗目标为预防或抑制母亲疾病活动，同时使胎儿/婴儿尽可能避免药物伤害。以下对风湿性疾病常用治疗药物在妊娠和哺乳期的安全性进行分别介绍。

（一）非甾体抗炎药(NSAIDs)　NSAIDs通过抑制环氧合酶(COX)活性而发挥抗炎、解热、镇痛作用。在妊娠早、中期使用NSAIDs相对安全，但会增加流产的风险。在妊娠后期，NSAIDs可能会因抑制前列环素合成而导致胎儿动脉导管早闭，同时也可能抑制血管扩张及平滑肌收缩，延长产程，增加分娩大出血的风险，因此在妊娠后期禁止使用NSAIDs。小剂量的阿司匹林对患抗磷脂综合征的女性安全妊娠非常重要及对胎儿无明显不良影响，应在整个孕期使用，分娩前一周停用，减少产程出血。但在服用阿司匹林时，必须同时监测血小板聚集试验。需要指出的是，选择性COX-2抑制剂，因证据不足不推荐在妊娠期使用。

（二）糖皮质激素　糖皮质激素是妊娠期最重要的抗风湿药物。糖皮质激素分为非氟化糖皮质激素，如泼尼松、泼尼松龙、甲泼尼龙，以及氟化糖皮质激素，包括地塞米松、倍他米松。

非氟化糖皮质激素最终只有不到10%的活性药物到达胎儿，故孕期和哺乳期应用安全。推荐小剂量应用。氟化糖皮质激素不能在胎盘灭活，妊娠期不宜使用。但因地塞米松可促进胎肺成熟，当需要提前终止妊娠时可以使用。若妊娠期母亲原发病严重、难治时，可考虑静脉应用甲泼尼龙。需注意糖皮质激素的不良反应，有报道提示泼尼松≥20mg/d可能会抑制新生儿肾上腺功能，增加妊娠并发症如妊娠期糖尿病、子痫的发生率。

（三）传统合成类改善病情抗风湿药物（csDMARD） 适用于妊娠期的csDMARD包括羟氯喹、柳氮磺吡啶、硫唑嘌呤（≤2mg/kg）、环孢素和他克莫司。如有必要，为维持疾病缓解或预防疾病复发，可在妊娠期继续应用上述药物。其中，羟氯喹和柳氮磺吡啶可在妊娠各期使用。羟氯喹可预防病情复发和减少流产，并能降低新生儿狼疮的心脏受累。柳氮磺吡啶不影响女性生育能力，但可引起精子数量减少和活动力下降，停药后可恢复，故男性应至少在备孕前3个月停药。硫唑嘌呤和环孢素在妊娠期使用不增加胎儿畸形风险，但可能增加早产风险。甲氨蝶呤、吗替麦考酚酯和环磷酰胺具有致畸性，应在妊娠前停药。甲氨蝶呤、环磷酰胺停用3个月，吗替麦考酚酯停用6周可以备孕。同时，来氟米特的半衰期长，故2年内有妊娠计划者，需服用考来烯胺（消胆胺）促进药物排泄，直至血清浓度降至不可测出的范围。不主张应用靶向合成类改善病情抗风湿药物（tsDMARD）如托法替布，其半衰期短，停药1个月可以备孕。

（四）生物类改善病情抗风湿药物（bDMARD） bDMARD近年来广泛应用于临床，其在妊娠期使用的安全性仍在研究中。肿瘤坏死因子抑制剂（TNFi）被美国FDA归为B类。临床研究提示，妊娠早期应用TNFi不增加自发性流产、胎儿畸形风险。妊娠中期应用TNF单克隆抗体增加新生儿体内药物浓度。依那西普因胎盘转运率低，故可延用至中期；个别患者可延长至整个孕期。妊娠晚期使用依那西普，可增加产后12个月内婴儿感染风险，应避免接种活疫苗至7月龄后。培塞利珠单抗因不含Fc段，几乎不会发生胎盘转运，可全程应用。

利妥昔单抗被美国FDA归为C类，具有免疫球蛋白结构，可以穿过胎盘到达胎儿，故怀孕前6个月应停用利妥昔单抗。怀孕前3个月停用托珠单抗、阿巴西普。其他bDMARD，包括戈利木单抗、阿那白滞素、贝利尤单抗和司库奇尤单抗，由于妊娠期用药安全性文献有限，应在计划怀孕前换用其他药物，仅当无其他药物可有效控制妊娠期母亲的原发病时，才考虑应用上述药物。

（五）哺乳期应用抗风湿药 若产后的婴儿无禁忌证，与母乳喂养不冲突的csDMARD和NSAIDs应考虑继续应用于哺乳期，包括羟氯喹、柳氮磺吡啶、环孢素、他克莫司、泼尼松、非选择性COX抑制剂和塞来昔布。NSAIDs药物首选布洛芬，因其半衰期短，并且很少进入到乳汁。柳氮磺吡啶的代谢产物之一磺胺嘧啶可以与胆红素竞争结合白蛋白，因此对于哺乳早产或高胆红素血症婴儿的产妇，可考虑停用柳氮磺吡啶1～2个月。目前的研究认为，使用小到中等剂量的激素（如泼尼松），对发育中的婴儿无明显不利影响。服用泼尼松4小时内乳汁弃除后哺乳，可将风险降至最低。

甲氨蝶呤、吗替麦考酚酯、环磷酰胺、来氟米特、托法替布和除塞来昔布之外的COX-2抑制剂因缺乏哺乳期安全性研究，应避免应用。培塞利珠单抗全程可用于哺乳期。利妥昔单抗、阿那白滞素、贝利尤单抗、托珠单抗和阿巴西普，因为缺乏在哺乳期的安全性研究，应避免用于哺乳期女性；若无其他药物选择，因母乳转运率低，可谨慎试用。

推荐阅读

1. FIRESTEIN G S, BUDD R C, GABRIEL S E, et al. 凯利风湿病学[M]. 9版. 栗占国，译. 北京：北京大学医学出版社，2015：595-612.
2. GÖTESTAM SKORPEN C, HOELTZENBEIN M, TINCANI A, et al. The EULAR points to consider for use of antirheumatic drugs before pregnancy, and during pregnancy and lactation[J]. Ann Rheum Dis, 2016, 75(5): 795-810.
3. BALBI G G M, DOMINGUES V. Use of synthetic and biologic DMARDs during pregnancy[J]. Expert Rev Clin Immunol, 2019, 15(1): 27-39.
4. GILES I, YEE C S. Stratifying management of rheumatic disease for pregnancy and breastfeeding[J]. Nat Rev Rheumatol, 2019, 15(7): 391-402.

第二十四章 抗风湿生物制剂使用中的严重不良反应监测

邹和建 邹 峻

过去十多年中，生物制剂（bDMARD）的使用显著改善了风湿病患者疾病进程和预后，同时提高了患者的生活质量，国内广大患者从中获益。目前常用治疗风湿病的bDMARD包括TNF-α拮抗剂，IL-1、IL-6、IL-17A拮抗剂及针对B细胞的CD20单抗（利妥昔单抗）、贝利尤单抗和针对T细胞的阿巴西普等。bDMARD相关不良反应越来越受到关注。患者接受bDMARD治疗发生病毒性肝炎、结核病、其他严重感染的风险要高于csDMARD（传统合成DMARD），但是否增加心血管疾病、恶性肿瘤的风险尚有争议。

（一）病毒性肝炎 bDMARD可诱导乙型和丙型病毒性

肝炎再激活，尤其是对乙型肝炎（简称乙肝），其风险更高。高病毒负荷是诱发乙肝病毒再激活最重要的危险因素，另外，bDMARD中利妥昔单抗较TNF-α拮抗剂引起病毒性肝炎再激活的风险更高，TNF-α拮抗剂中可溶性受体融合蛋白相对单克隆抗体要更加安全。

开始bDMARD治疗前，必须对HBV、HCV筛查，明确感染状态和肝功能，病毒感染或者携带者还需检查病毒负荷水平。①HBsAg阴性但抗HBc阳性者，可使用TNF-α拮抗剂和阿巴西普，但需定期检测HBV DNA水平，一旦发现有病毒再激活，应及时给予抗病毒治疗；如需使用利妥昔单抗，必须进行预防性抗病毒治疗，并在停用利妥昔单抗后需继续使用1年。②HBsAg阳性且抗HBc阳性者，必须在预防性抗病毒药物治疗下使用TNF-α拮抗剂和阿巴西普，并在停用bDMARD后需继续使用半年。预防性抗病毒治疗首选恩替卡韦，当检测不到血清HBV DNA，或者预期预防性抗病毒治疗不超过半年，可以选择拉米夫定。③对于活动性乙肝病毒感染患者，必须接受有效的抗病毒药物治疗，外周血病毒负荷水平<10^4拷贝数/ml，ALT或AST水平增高<2倍，即可使用bDMARD，并在停用bDMARD后继续抗病毒治疗半年，对于高HBV DNA基线水平（>10^4拷贝数/ml）患者则应该延长到停止bDMARD治疗后1年。④bDMARD对丙型肝炎（简称丙肝）病毒感染者的激活风险较乙肝少，非活动性丙肝感染患者可使用TNF-α拮抗剂，但需严密监测病毒负荷水平和肝功能，如需使用利妥昔单抗治疗，建议进行预防性抗病毒治疗；活动性丙肝病毒感染患者必须在接受有效的抗病毒治疗后再使用TNF-α拮抗剂。托珠单抗在病毒性肝炎方面缺乏相关临床研究，目前不推荐在病毒性肝炎患者中使用。

（二）结核感染　TNF-α拮抗剂增加结核感染风险。治疗前需进行结核潜伏感染的筛查，包括结核菌素皮肤试验（TST）或γ干扰素释放试验（IGRAs），IGRAs包括Quanti FERON-TB Gold In-Tube（QFT-GIT）和T细胞斑点试验（T-SPOT）两种，对于既往进行过卡介苗（BCG）接种的患者，因TST假阳性率高，推荐应用IGRAs进行筛查。但需注意，即使IGRAs阴性也不能完全排除结核潜伏感染。如TST或IGRAs试验阴性，可以直接开始bDMARD治疗；如果阳性则需进一步行胸部放射线检查，如检查阴性，排除肺外结核，考虑结核潜伏感染；如胸部放射线检查阳性，需行痰找抗酸杆菌检查排除活动性结核。结核潜伏感染者，则应在至少完成预防性抗结核治疗1个月后开始bDMARD的治疗，预防性治疗方案为异烟肼0.3g/d，利福平0.45g/d，连续治疗6个月，或者异烟肼0.6g，每周2次，利福喷丁0.6g，每周2次，连续治疗6个月。如有活动性结核的确切证据，则要在完成抗结核治疗之后才可以考虑bDMARD治疗。对结核分枝杆菌感染高危险人群或者持续结核暴露者，则需每年排查结核潜伏感染。

（三）其他严重感染　bDMARD较csDMARD发生严重感染（危及生命需要住院静脉注射抗感染）的概率高，特别是TNF-α拮抗剂治疗最初几个月至1年。不同bDMARD发生严重感染的风险无差异。严重感染的危险因素包括老年（年龄>60岁）、慢性肺病、呼吸衰竭、慢性肾病、使用激素和TNF-α拮抗剂。对活动性感染患者建议在有效抗感染治疗、感染控制后应用bDMARD；bDMARD使用过程中发生严重感染应立即停用。对近期发生过严重感染者不推荐使用TNF-α拮抗剂，可选用阿巴西普治疗。

（四）恶性肿瘤　在恶性肿瘤方面，对bDMARD的安全性存在较多的争议，自身免疫性疾病患者本身恶性肿瘤发生率高于正常人。

1. 皮肤非黑色素瘤　推荐csDMARD和bDMARD均可以应用，优先选用csDMARD。

2. 淋巴增生性疾病　最新证据提示，与csDMARD相比，bDMARD不增加淋巴瘤的风险。对淋巴增生性疾病史的患者推荐应用csDMARD（除外来氟米特、甲氨蝶呤），不推荐或谨慎应用TNF-α拮抗剂。可选择阿巴西普或者托珠单抗。利妥昔单抗对某些淋巴增生性疾病有治疗作用，可优先选择。

3. 恶性实体肿瘤或黑色素瘤　bDMARD不增加罹患恶性实体肿瘤的风险，轻度增加黑色素瘤发生率。癌前病变不建议或谨慎应用bDMARD。新发恶性肿瘤建议停用bDMARD。恶性肿瘤已接受有效治疗后，如病情需要，可在严密监测下使用bDMARD，优先考虑利妥昔单抗。

（五）充血性心力衰竭　TNF-α拮抗剂可导致充血性心力衰竭加重，而没有证据显示非TNF-α拮抗剂类bDMARD有此不良反应。充血性心力衰竭应避免使用TNF-α拮抗剂，TNF-α拮抗剂治疗过程中出现心力衰竭恶化的患者需停用，可改为csDMARD或者托法替布或者非TNF-α拮抗剂类bDMARD。只有在充血性心力衰竭心功能代偿期的患者没有其他治疗方法可以选择的情况下，可考虑使用TNF-α拮抗剂。

（六）神经系统不良反应　TNF-α拮抗剂引起神经病变的副作用发生率为0.05%~0.20%，主要包括多发性硬化复发及吉兰-巴雷综合征和视神经炎发病率升高，所以在上述疾病中应禁用TNF-α拮抗剂。

（七）血液系统不良反应　bDMARD相关的血液系统不良反应主要包括血细胞减少（贫血、淋巴细胞减少、中性粒细胞减少和血小板减少）和罕见的血栓性疾病。中性粒细胞减少和血小板减少可见于TNF-α拮抗剂和托珠单抗；全血细胞减少症和再生障碍性贫血可见于依那西普；而利妥昔单抗几乎不会引起血小板减少。动、静脉血栓栓塞可见于阿达木单抗。轻度血细胞减少无须停用bDMARD，然而持续或者进展的血细胞减少则需停用bDMARD。出现急性深静脉血栓时，需停用bDMARD，并给予抗凝治疗。

与传统抗风湿药物相比，bDMARD临床应用时间短，对其严重不良反应尚缺乏足够的前瞻性研究和相关资料。随着bDMARD应用数据的积累和精准医学的发展，期待发现生物标志物来预测bDMARD相关不良反应发生的风险，保障用药安全。

推荐阅读

1. 中华医学会肝病学分会,中华医学会感染病学分会. 慢性乙型肝炎防治指南(2015 年更新版)[J]. 临床肝胆病杂志,2015,31(12):1941-1960.
2. SINGH J A,SAAG K G,BRIDGES S L Jr,et al. 2015 American College of rheumatology guideline for the treatment of rheumatoid arthritis[J]. Arthritis Rheumatol,2016,68(1):1-26.
3. REDDY K R,BEAVERS K L,HAMMOND S P,et al. American gastroenterological association institute guideline on the prevention and treatment of hepatitis B virus reactivation during immunosuppressive drug therapy[J]. Gastroenterology,2015,148(1):215-219.
4. RAMIRO S,SEPRIANO A,CHATZIDIONYSIOU K,et al. Safety of synthetic and biological DMARDs:a systematic literature review informing the 2016 update of the EULAR recommendations for management of rheumatoid arthritis[J]. Ann Rheum Dis,2017,76(6):1101-1136.
5. SEPRIANO A,KERSCHBAUMER A,SMOLEN J S,et al. Safety of synthetic and biological DMARDs:a systematic literature review informing the 2019 update of the EULAR recommendations for the management of rheumatoid arthritis[J]. Ann Rheum Dis,2020,79(6):760-770.

第二十三篇

神经系统疾病

第一章 概 论

董 强 丁宏岩

神经病学是研究神经系统,即神经及其效应器(包括中枢神经系统——脑和脊髓、周围神经系统——脑神经和脊神经、神经肌肉接头、骨骼肌)的病因、发病机制、病理、临床表现、诊断、治疗、预防和预后的一门科学。神经病学的发展必须依赖于神经科学(如神经病理、神经生化、神经遗传、神经眼科、神经五官科、神经放射、神经生理和电生理、神经药理和流行病学等)的支持。神经病学也是从内科学发展过程中派生出的一门科学,两者有密切联系,如糖尿病、高血压病、风湿病等内科疾病可造成神经和/或肌肉病;脑内病变可以导致应激性溃疡等脑内脏综合征。近年来脑-肠轴的研究在痴呆、动脉硬化、情感障碍等取得了很多新成果,这也从另外一个角度提示神经系统并非是孤立的,应该从人体整体去考虑诊断、治疗、预防。

神经系统疾病的病因主要包括外伤、血管病、炎症、中毒、肿瘤、变性、遗传、免疫和代谢障碍、营养缺乏等。但少部分病因和病理不明者,称之为原发性或特发性疾病,如原发性三叉神经痛。

一、神经系统损害的诊断

神经系统疾病的诊断应有三个方面:定向诊断、定位诊断、定性诊断。定向诊断是根据患者临床表现、体征、实验室、影像学等材料,判断疾病是否属于神经病学范畴。

定位诊断是建立在神经系统的解剖和生理的基础上,根据神经系统查体获得的体征来推测可能的病变部位,分析病损是局灶性损害、多灶性损害、系统性损害还是弥漫性损害。局灶性损害如单一神经损害,脑部(大脑、小脑、脑干)和脊髓某一区域/区段损害;多灶性损害如多发性脑神经炎、多灶性运动神经病;系统性损害仅累及某一系统,如运动系统中的运动神经元病,或锥体外系的帕金森病;弥漫性损害是指神经系统内多发、散在的广泛损害如脑炎。

定性诊断也即某一疾病的诊断。在定向和定位诊断的基础上,判断可能的疾病性质和原因,疾病的最终诊断应该是病因诊断。

神经系统疾病的定性诊断有两个思路。一种是依据症状进行鉴别诊断的内科学定性分析思路,也即症状鉴别诊断,如头痛、共济失调、意识障碍等。另一种是按神经解剖定位,如神经-肌肉接头或肌肉,结合疾病的起病方式、首发症状、病程等特点,分析可能的病因,确定疾病性质。依据起病方式可以分为两大组:一组以急性或亚急性起病为主,包括外伤、血管性疾病、炎症、中毒、脱髓鞘性疾病;另一组为慢性进展疾病,包括肿瘤、变性、代谢和遗传性疾病。

当然某些疾病发生、发展可有其特异性,如胶水中的正己烷造成中毒的正己烷性多发性神经病,高浓度接触正己烷后平均 6.8 个月发病。

二、脑部损害后的定位

两个大脑半球纤维由胼胝体连接。大脑半球表层为细胞体组成的灰质,发出纤维组成其下的白质。大脑半球深部为灰质核团的基底节。本节重点介绍大脑损害后的定位表现。

大脑半球分为主侧和辅侧功能半球。主侧功能半球在语言、运用技巧、逻辑思维、综合分析、计算等重要功能,在右利手者多位于左侧半球。而半数左利手和极少数右利手者主侧功能位于右侧半球。

脑部每一脑区有相应的支配功能,一旦该区域损害则有临床功能障碍,可根据这些特定功能障碍来定位脑部病损(表 23-1-0-1 和表 23-1-0-2)。

表 23-1-0-1 脑部功能损害后的表现

受损脑区	损害后的临床表现
额叶	1. 记忆力减退、注意力不集中、思维和综合判断能力障碍、表情淡漠、反应迟钝、缺乏主动性、性格和人格改变(双侧额叶前部损害更明显) 2. 局限性癫痫(中央前回)/癫痫 3. 对侧肢体单肢瘫或偏瘫(中央前回) 4. 运动性失语(主侧半球 Broca 区) 5. 双眼同向侧视障碍(额中回后部):破坏此区,出现双眼注视病灶侧;刺激此区出现双眼注视病灶对侧 6. 额叶性共济失调

续表

受损脑区	损害后的临床表现
颞叶	1. 损害后可无定位症状,称之为“静区” 2. 声音定位、定远近困难(一侧 Hechl 横回) 3. 听幻觉(一侧听中枢) 4. 音乐理解困难或音乐性癫痫(颞上回前部) 5. 颞叶癫痫的精神发作/幻嗅 6. 感觉性失语(主侧颞上回后部) 7. 精神症状(颞叶前部) 8. 记忆和智能障碍(海马区域)
顶叶(无论主侧或辅侧半球)	1. 感觉性局限性癫痫(中央后回刺激) 2. 对侧单肢或偏身感觉障碍(中央回破坏) 3. 迷路等定向障碍
顶叶(主侧半球)	手指失认、计算困难、左右定向不能、失写,即体像障碍
枕叶	1. 视幻觉(刺激症状) 2. 偏盲、辨别物体大小、形状、颜色困难(破坏性症状)
岛叶	1. 自主神经功能紊乱,脑心综合征,甚至猝死 2. 感觉障碍,一过性疼痛综合征 3. 假性前庭综合征,眩晕,不稳 4. 忽略综合征,口运用不能、缄默等 5. 癫痫,前庭或听幻觉,肠鸣、嗳气
丘脑	1. 对侧偏身感觉障碍或疼痛 2. 双侧损害出现记忆障碍 3. 丘脑性失语、记忆、智能障碍(丘脑前外侧血管梗死)、认知障碍或痴呆(丘脑内侧区血管梗死)
基底节	不自主运动:①少动-强直、肌张力障碍;②多动、舞蹈、抽动、手足徐动、肌阵挛
小脑半球	病变小脑同侧肢体共济失调,上肢比下肢重,远端比近端重,精细动作明显受累;受累侧的指鼻和跟膝胫试验不准确,辨距不良,轮替动作差,可有眼震
小脑蚓部(中线)	躯干性共济失调、站立不稳、步态蹒跚、构音不清;四肢无共济失调,无眼震
弥漫性小脑	包括上述两部分损害表现

表 23-1-0-2　有脑神经损害的脑干综合征

综合征名称	损害部位	脑神经表现	其他表现	受损长束、神经核和其他解剖结构
Weber	中脑底部(大脑脚底处)	同侧Ⅲ	对侧偏瘫	锥体束和动眼神经核
Claude	中脑被盖近导水管处	同侧Ⅲ	对侧肢体共济失调或震颤	红核、动眼神经核、小脑上脚
Benedikt	中脑被盖近黑质处	同侧Ⅲ	对侧肢体共济失调、舞蹈、震颤等锥体外系症状,甚至轻偏瘫	黑质、红核、动眼神经核,甚至皮质脊髓束
Parinaud	两侧中脑顶盖		双眼向上凝视麻痹,偶尔瞳孔固定	四叠体
Millard-Gubler	脑桥腹外侧部	同侧Ⅶ、Ⅵ	对侧偏瘫	Ⅶ、Ⅵ核、神经和锥体束
Foville	脑桥一侧近中线	同侧Ⅶ、Ⅵ	对侧偏瘫、双眼向病侧水平凝视不能	Ⅶ、Ⅵ核、神经、内侧纵束、锥体束
Wallenberg	延髓背外侧	同侧Ⅸ、Ⅹ、Ⅺ、Ⅴ(脊束核下部)	同侧肢体共济失调、对侧肢体痛觉障碍、同侧 Horner 征	Ⅸ、Ⅹ、Ⅺ核、Ⅴ脊髓束核、下行交感纤维、脊髓小脑束和脊丘束

第二章 常见症状群

第一节 头 痛

朱国行

头面部痛包括头痛和面痛，头痛指局限于头颅上半部，包括眉弓、耳轮上缘和枕外隆凸连线以上部位的疼痛。面痛是指眉弓与耳轮上缘连线以下、下颌下缘以上和耳朵以前的疼痛。按有无明确病因，大致将其分为原发性和继发性头痛或面痛两大类。原发性头痛不能归因于某一确切病因，也可称为特发性头痛，主要包括偏头痛、紧张型头痛和丛集性头痛，继发性头痛的病因可涉及各种颅内病变如脑血管疾病、颅内感染、颅脑外伤，全身性疾病如发热、内环境紊乱以及滥用精神活性药物等，面部常见疼痛有：三叉神经痛、舌咽神经痛、面神经痛、颞下颌关节痛等。

头部的各种结构并不都能感觉疼痛。对疼痛刺激敏感的颅内结构有血管、硬脑膜、神经等。颅骨、大部分软脑膜、脑实质、脑室、室管膜以及脉络丛等均不会产生疼痛感觉。当天幕上的疼痛敏感结构遭受刺激时，疼痛的感觉反映在额颞部或前顶部，这种感觉由三叉神经所传导；颅后窝结构所引起的疼痛反映在枕部、枕下部以及上颈部，由舌咽、迷走神经与上三对颈神经所传导。此外，头皮与面部所有的结构对疼痛刺激都是敏感的。包括：头皮与面部的表皮与动脉，头皮、面部与颈部的肌肉，外耳与中耳，牙齿等。凡是由以上这几个结构引起的疼痛通常都是很局限的，但也可能扩散到较大范围。

详细的病史能为头面部痛的诊断提供第一手资料。在头痛或面痛患者的病史采集中应重点询问疼痛的起病方式、发作频率、发作时间、持续时间，头痛的部位、性质、疼痛程度及伴随症状；注意询问疼痛的诱发因素、前驱症状、加重和减轻的因素。另外，还应全面了解患者年龄与性别、睡眠和职业状况、既往病史和伴随疾病、外伤史、服药史、中毒史和家族史等情况对疼痛发病的影响。在头痛或面痛的诊断过程中，应首先区分是原发性或是继发性。原发性头痛或面痛多为良性病程，继发性头痛或面痛多为器质性病变所致，任何原发性头痛或面痛的诊断应建立在排除继发性头痛或面痛的基础之上。全面详尽的体格检查尤其是神经系统和头颅、五官的检查，有助于发现头痛或面痛的病变所在。适时恰当地选用神经影像学和/或腰穿脑脊液等辅助检查，能为头面部器质性病变提供客观依据。

头痛诊断时，特别应注意以下几点：患者的年龄、头痛的出现时间、疼痛持续的时间、部位和性质，有无先兆及伴随症状，怎样才能使疼痛缓解及以往就诊的情况等。

原发性头痛就诊时往往无阳性体征，诊断主要依据详细病史。偏头痛患者病史采集应注意头痛的起病形式，头痛的部位、性质、严重程度、持续时间，头痛伴随症状，有无诱因、前驱症状，头痛加重或缓解因素以及既往史、家族史、用药史等。

头痛患者体格检查要全面而有重点。除体温、血压等生命体征外，着重检查头面部、颈部和神经系统。注意有无皮疹，有无颅周、颈部、鼻窦压痛，以及颞动脉、颞下颌关节异常。对每位患者，特别是初诊患者，均应进行眼底检查明确有无视乳头水肿并注意有无脑膜刺激征。

头痛严重程度评分可采用数字评价量表（numerical rating scale，NRS）对患者疼痛程度进行评估。将疼痛程度用 0~10 的数字依次表示，0 表示无疼痛，10 表示最剧烈的疼痛。交由患者自己选择一个最能代表自身疼痛程度的数字，或由医护人员询问患者：你的疼痛有多严重？由医护人员根据患者对疼痛的描述选择相应的数字。按照疼痛对应的数字将疼痛程度分为：轻度疼痛（1~3），中度疼痛（4~6），重度疼痛（7~10）。

头痛有预警信号，一旦预警信号出现，应引起警惕，及时进行相应的辅助检查（表 23-2-1-1）。

偏头痛（migraine）是一种临床常见的慢性神经血管性疾病，属于原发性头痛。临床表现为发作性、中重度、搏动样疼痛，多为偏侧，一般持续 4~72 小时，可伴有恶心、呕吐和/或畏光、畏声，光、声刺激或日常活动可加重头痛。无先兆偏头痛（migraine without aura）是最常见的偏头痛类型，约占 80%。部分患者头痛发作前可出现可逆的局灶性脑功能异常症状，即为视觉性、感觉性或语言性先兆，称之为先兆偏头痛（migraine with aura）。病史典型的患者多数在首次就诊时就能确诊，不典型者往往需要与各种原发性及继发性头痛鉴别。偏头痛的处理包括患者教育、药物治疗及非药物治疗。药物治疗又包括头痛发作期治疗和头痛间歇期预防性治疗，应注意根据循证医学证据个体化治疗。

偏头痛的诊疗环节：

1. 详尽的病史采集是诊断偏头痛的关键环节。

2. 查体时重点检查头面部、颈部和神经系统。查看有无皮疹，有无颅周、颈部、鼻窦压痛以及颞动脉、颞下颌关节异常。对每个患者，特别是初诊患者，均应进行眼底检查明确有无视乳头水肿并检查脑膜刺激征。应关注生命体征如有无发热，血压是否正常。还要注意评价患者有无抑郁、焦虑等情况。

3. 头痛的诊断过程中要特别注意一些预警信号即由某些特殊病因所引起的特别症状和体征，以排除继发性头痛。如是否伴有视乳头水肿、脑膜刺激征、发热或局灶性神经系统体征等。必要时使用神经影像、血液和脑脊液等检查辅助诊断。

表 23-2-1-1　头痛预警信号

病史或体征	须除外的疾病	需做的辅助检查
突然发生的头痛	蛛网膜下腔出血、脑出血、瘤卒中、脑外伤、颅内占位性病变(尤其是后颅窝占位)	神经影像学检查,腰穿
逐渐加重的头痛	颅内占位性病变、硬膜下血肿、药物使用	神经影像学检查
神经系统局灶性体征和症状(除典型的视觉、感觉先兆之外)、认知功能	颅内占位性病变、脑卒中、动静脉畸形	神经影像学检查
头痛伴发热、颈项强直或皮疹	脑炎、脑膜炎、莱姆病、系统性感染、结缔组织病	神经影像学、腰穿、血液检查、活检
视乳头水肿	颅内占位性病变、假性脑瘤综合征、颅内感染	神经影像学检查、腰穿、免疫相关检查
50 岁后的新发头痛	颅内占位性病变、颞动脉炎	神经影像学检查、血沉
有高凝风险(如妊娠期和产后)	皮质静脉/静脉窦血栓形成	神经影像学检查
与体位改变相关的头痛	低颅压	神经影像学检查、腰穿

4. 当考虑为原发性头痛时要具体分析头痛的临床特征,根据偏头痛的诊断标准进行诊断,并作出具体分类。如无先兆偏头痛、先兆偏头痛、慢性偏头痛等。

5. 诊断为偏头痛的患者应该根据临床发作的具体情况给予相应的治疗措施,可分为急性期治疗和预防治疗。

6. 诊断为偏头痛的患者要注意避免药物使用过量,从而导致药物过度使用性头痛。

7. 药物过度使用性头痛,药物过度使用主要指使用急性或症状性头痛治疗药物过于频繁且规则,如每月或每周有固定天数。临床常见每月规则服用麦角胺、曲普坦、阿片类≥10 天或单纯止痛药≥15 天,连续 3 个月以上,在上述药物过量使用期间头痛发生或明显恶化。头痛发生与药物有关,可呈类偏头痛样或同时具有偏头痛和紧张型头痛性质的混合性头痛,头痛在药物停止使用后 2 个月内缓解或回到原来的头痛模式。

8. 需注意腹型偏头痛、偏瘫型偏头痛和偏头痛等位症等少见偏头痛。

偏头痛发作表现为发作性、多为偏侧、中重度、搏动样疼痛,一般持续 4~72 小时,可伴恶心、呕吐和/或畏光、畏声,光、声刺激或日常活动可加重头痛。临床可分为 4 期,为前驱期、先兆期、头痛期和恢复期,但并非所有患者或所有发作均具有上述 4 期。

偏头痛的国际诊断标准如下:

根据 2018 年 1 月发表的国际头痛疾病分类第三版(ICHD-3),偏头痛可分为无先兆偏头痛、先兆偏头痛、慢性偏头痛、偏头痛并发症、很可能的偏头痛和可能与偏头痛相关的周期综合征。其中前两种最常见,其诊断标准如下。

无先兆偏头痛诊断标准:

(1) 符合 2~4 特征的至少 5 次发作。

(2) 头痛发作(未经治疗或治疗效果不佳)持续 4~72 小时。

(3) 至少有下列 4 项中的 2 项头痛特征:①单侧性;②搏动性;③中或重度头痛;④日常活动(如步行或上楼梯)会加重头痛,或头痛时会主动避免此类活动。

(4) 头痛发作过程中至少伴有下列 2 项中的 1 项:①恶心和/或呕吐;②畏光和畏声。

(5) 不能用 ICHD-3 中的其他诊断更好地解释。

伴典型先兆的偏头痛性头痛诊断标准:

(1) 符合 2~3 特征的至少 2 次发作。

(2) 至少有 1 个可完全恢复的先兆症状:①视觉症状,包括阳性表现(如闪光、亮点或亮线)和/或阴性表现(如视野缺损);②感觉异常,包括阳性表现(如针刺感)和/或阴性表现(如麻木);③言语功能和/或语言障碍;④运动;⑤脑干;⑥视网膜。

(3) 至少满足以下 6 项中的 3 项:①至少 1 个先兆症状逐渐发展的过程≥5 分钟;②2 个或更多的症状连续发生;③每个独立先兆症状持续 5~60 分钟;④至少有一个先兆是单侧的;⑤至少有一个先兆是阳性的;⑥与先兆症状同时或在先兆发生后 60 分钟内出现头痛。

(4) 不能用 ICHD-3 中的其他诊断更好地解释。

偏头痛急性期治疗:

(1) 避免过度疲劳和精神紧张:保持安静,卧床休息,避免诱发因素。

(2) 减轻或终止头痛发作:药物选择应根据头痛程度、伴随症状、既往用药情况等综合考虑,可采用阶梯法、分层选药,进行个体化治疗。轻-中度头痛对单用非甾体抗炎药(NSAIDs)如阿司匹林、对乙酰氨基酚等可有效。中-重度头痛可直接选用偏头痛特异性治疗药物,如曲普坦类药物和麦角碱类药物,以尽快改善症状。部分患者虽有严重头痛但以往发作对 NSAIDs 反应良好者,仍可选用 NSAIDs。

(3) 缓解伴发症状:止吐、镇静。

三叉神经痛（trigeminal neuralgia）参见本篇第二章第六节“神经病理性疼痛”的相关内容。

第二节 睡眠障碍及其相关疾病

于 欢

睡眠是一个主动过程。正常人每晚经历4~6个睡眠周期。每个睡眠周期由非快眼动睡眠（non-rapid eye movement sleep, NREM）和快眼动睡眠（rapid eye movement sleep, REM）组成。入睡后，睡眠由浅到深先后经历NREM的N1期，N2和N3期，随后是REM期睡眠，由此构成一个睡眠循环。每一睡眠周期约为60~90分钟。睡眠疾病种类很多，主要叙述下列几种。

一、失眠症

失眠症（insomnia）是常见的睡眠障碍。失眠表现为睡眠时间不足和/或质量不佳，如入睡困难、睡眠维持困难或早醒。次日患者感到体力恢复不佳，影响白天的社会活动，甚至有焦虑、抑郁或情绪激惹。严重者有心率呼吸加快、体温增高、周围血管收缩等自主神经症状。我国失眠症的患病率为15%，失眠症状终身患病率高达43%。随着年龄的增长，失眠的患病率呈上升趋势。

【病因】

2014年的第3版国际睡眠疾病分类标准（ICSD-3）将失眠症分为：慢性失眠、短期失眠和其他类失眠（表23-2-2-1）。

表23-2-2-1 ICSD-3对失眠症的分类及诊断标准

分类	诊断标准
慢性失眠症（≥3次/周，持续≥3个月） 短期失眠症（≥3次/周，持续<3个月）	1. 患者或看护者诉说以下至少一条症状：①入睡困难；②睡眠维持困难；③早醒；④就寝时间抵触上床；⑤（儿童）没有父母陪伴难以入睡 2. 患者或看护者诉说以下至少一条日间症状：①疲惫/虚弱；②注意力/记忆力损害；③社会、家庭或职业功能受损；④情绪问题；⑤日间困倦；⑥行为问题（如：多动、冲动或攻击行为）；⑦精力不足；⑧容易出错；⑨对睡眠不满或过度关注 3. 这些夜间和日间症状无法用睡眠时间不足、环境不良来解释 4. 上述症状不能用其他睡眠障碍来解释
其他失眠症	此诊断是指有明显的睡眠时间/质量问题，但达不到慢性失眠和短期失眠全部诊断标准的情况，是一个过渡性的诊断

【临床表现】

失眠症的症状由夜间和日间症状两部分组成，并且日间症状是诊断的重要组成部分。仅有睡眠时间缩短，而无日间不适者属于短睡眠者，不属于失眠症。

失眠的夜间症状：①入睡潜伏期延长：入睡时间≥30分钟；②醒转次数增多，再次入睡困难并造成困扰；③清晨醒转过早：比预期醒来时间提前30分钟以上，造成总睡眠时间不足；④睡眠质量下降，反复醒转，或者因多梦造成疲惫和体力无修复感。需要注意的是，每个个体对睡眠时长的需求是不同的，不同年龄段，甚至一年的不同季节，身体对睡眠时间的需求也有变化。不能仅因睡眠时间缩短而诊断为失眠症，必须有相应的日间症状出现，才考虑失眠症的诊断。

失眠的日间症状：①失眠者日间常感到疲惫乏力、兴趣缺乏、记忆力减退、情绪不稳，患者因此工作效率下降、容易出错；②偶有诉说日间困倦，但尝试午睡常不能睡着；③长期失眠症的患者还可能出现心率、呼吸加快，基础体温升高等交感神经兴奋症状。

上述夜间和日间症状反复发生，每周超过3次，持续时间以3个月为界，人为地区分为短期失眠症和慢性失眠症。

【诊断】

同时出现失眠的夜间和日间症状，并且发生的频度和持续时间达到诊断标准者，可以给予失眠症的诊断。在某些情况下，如突发严重失眠2天即来就诊，出现的次数达不到每周3次，此时可以诊断为其他失眠症。待随后病情变化符合标准后，再修改诊断分类。

【治疗】

失眠症必须综合治疗。应辅导患者修正不利于睡眠的行为模式及认知结构，去除病因。目前国际、国内各项治疗指南中，均将失眠的认知行为治疗（CBT-I）列为首选。药物方面，可选用非苯二氮䓬类药物，如唑吡坦5~10mg睡前、佐匹克隆7.5mg睡前，右佐匹克隆1~3mg睡前服用。苯二氮䓬类药物中，艾司唑仑、替马西泮、氟西泮等可以选用，但因较多不良反应，不作为一线用药。另外，有镇静作用的抗抑郁药物，如曲唑酮、米氮平和氟伏沙明等也可选择性使用。新型药物，如食欲素受体拮抗剂苏沃雷生等也有一定疗效。治疗应个体化、按需治疗、小剂量给药为宜。症状改善后应逐渐减量，直至停药。突然终止药物治疗，易引发失眠反弹。

二、发作性睡病

发作性睡病（narcolepsy）以日间难以克制的思睡、情绪诱发的猝倒、睡瘫、入睡或醒转期幻觉为主要特征。起病年龄有两个高峰：15岁为第一个高峰，男性比例高，35岁为第二个起病高峰，女性比例增加。各国患病率在0.02%~0.18%。

【病因】

1. 特发性 病因不明，通常认为是环境与遗传因素相互作用引起，造成下丘脑分泌素［hypocretin，Hcrt又称食欲素

(orexin)]不足或者缺如,后者具有促醒作用和稳定 REM/NREM 睡眠转换的作用。

2. 继发性　间脑、下丘脑、三脑室周围肿瘤、外伤和炎症等。

【临床表现】

青少年和年轻人多发。男性略多于女性。

日间难以克制的思睡是其核心症状,患者会不分环境、场合睡着,如在进餐时、工作中甚至驾驶时。通常每次入睡持续时间 10~30 分钟,可自然醒转,容易有梦境出现,有时患者难以区分梦境与现实。醒后困倦感减轻,但清醒难以维持,数小时后再次出现困倦入睡。上述情况在安静状态下、闷热环境中更加明显。思睡症状起病初期逐渐加重,然后趋于稳定,持续终身,极少自行缓解。

猝倒(cataplexy):65%~70%的发作性睡病患者有猝倒症状,即在情绪诱发下出现瞬间肌肉无力,表现为面肌瞬间下沉感、头向前冲、手臂下坠、手中物品脱落、膝盖屈曲、身体摇晃,仅少数患者会因全身无力而倒地。诱导发作的情绪主要为正面情绪,如:惊喜、大笑,少数可由盛怒、大哭引起。发作中意识清晰,腱反射消失、H 反射消失,少数患者瞳孔反射也消失。发作数秒后自然恢复。临床上根据是否有猝倒发作,将发作性睡病分为 1 型(伴猝倒型)和 2 型(不伴猝倒型)。更确切的分型需要脑脊液 Hcrt 测定。

【诊断】

典型者诊断不难。整夜多导睡眠监测加多次睡眠潜伏期测试是诊断发作性睡病的主要手段。入睡 15min 内出现 REM 睡眠,称睡眠始发 REM 睡眠(sleep-onset rapid eye movement periods,SOREM)现象阳性,是发作性睡病的特征表现。整夜睡眠时间、各睡眠期所占比例没有影响,但睡眠连续性有所降低。日间 5 次小睡平均入睡潜伏期≤8 分钟,SOREMPs≥2 次(包括夜间出现的 SOREMP)即可确立诊断。

脑脊液中放免法测定 Hcrt 的水平低于 110pg/ml(或≤正常人 1/3)有分类诊断意义,降低者为 1 型,未降低者为 2 型。某些患者临床上无猝倒症状,但脑脊液 Hcrt 水平降低,则应诊断为 1 型。

【治疗】

保持规律的生活作息及充分的夜间睡眠。避免倒班工作。无论是否用药,应鼓励患者日间安排小睡,缓解困倦,避免事故。

药物可选:莫达非尼 100~400mg/d 分早、中 2 次。哌甲酯缓释片 18~54mg/d,分次服用。对于猝倒症状,可选用文拉法辛 75~150mg/d 清晨睡前服用。

三、不宁腿综合征

不宁腿综合征(restless legs syndrome,RLS)是感觉运动性神经系统疾病,以夜间安静状态下出现双下肢深部难以描述的不适感,有活动下肢的欲望为主要表现。少数患者可以出现于上肢、肩部、下腹部等不典型部位。欧美国家的患病率 5%~10%。

【病因】

1. 原发性　有家族聚集性,研究证实与 *BTBD9*、*MEISI*、*MAP2K5/LBXCOR* 和 *PTPRB* 基因变异有关。

2. 继发性　缺铁性贫血、多次孕产史、大量出血史可致铁储备不足,血清铁蛋白降低。肾功能不全患者、血透患者、帕金森病,以及使用某些抗抑郁药物、抗组胺药物、多巴胺受体拮抗剂的患者易发生继发性 RLS。

【临床表现】

发病年龄跨度大,儿童到老年均可发病。以 40 岁以上的中老年人多见。女性多于男性。

晚上静卧入睡时或长时间下肢放松休息时出现症状。双侧小腿深部不适常见,也累及足踝和膝部。腿内虫走、酸、胀痛等难以形容的感觉,有反复活动下肢的欲望。后期可以累及上肢,并在日间久坐后出现症状。活动受累肢体可快速缓解症状,静止后不适感复现。患者因此辗转起卧,影响入睡。原发患者无神经系统异常体征。

SPECT 检查可发现^{123}I-IBZM 纹状体多巴胺 D_2 受体结合率降低。

【诊断与鉴别诊断】

诊断标准的主要依据:因腿部不适引起的活动下肢的强烈愿望,并符合:①在安静状态下出现或加重;②可在活动后部分或者完全缓解;③症状主要出现在傍晚或夜间,即使日间有症状,日间症状轻于夜间。患者因此出现睡眠、情绪和社会功能障碍。

应注意筛查继发性的病因并予纠正,如:检查血常规、血清铁蛋白、转铁蛋白、肾功能、肌电图和用药情况等。应该与下肢动静脉血管病、焦虑症等鉴别。

【治疗】

治疗和去除继发病因。血清铁<75mg/L 时需补铁治疗,可用琥珀酸亚铁。氯硝西泮 0.5~2mg,睡前服用。症状≥3 次/周者,可夜间服用普拉克索 0.125~0.5mg,症状偶发者可临时使用多巴丝肼片,或阿片受体激动剂。

第三节　共 济 失 调

邬剑军

共济失调(ataxia)是指由于神经系统功能障碍导致肌肉运动丧失自主协调,产生步态异常、言语改变和眼球运动异常。临床所见共济失调大多为小脑或其传入、传出结构损害所致。

深感觉、前庭系统和小脑的损害都可产生共济失调症状,分别称为感觉性、前庭性和小脑性共济失调。共济失调可以是疾病的突出表现,也可以是多系统症状的其中之一。

根据病损部位分类,共济失调主要区分为感觉性共济失调、小脑性共济失调和前庭性共济失调。

(一)感觉性共济失调　深感觉障碍时,因不能辨别躯体的位置和运动方向,无法正确执行随意运动及维持正确姿势,表现为步态障碍为主的感觉性共济失调(传入性共济失调)。

深感觉障碍的共济失调可发生于周围神经、后根、脊髓后束、脑干、丘脑顶叶通路及顶叶等各个部位的病变。各个部位病变产生的共济失调除有以上共同特点外，尚有该部位损害的特征，可帮助定位，如周围神经或后根病变时，下肢重于上肢，腱反射明显减低或消失。

（二）小脑性共济失调 小脑性共济失调是由于小脑及其传入、传出纤维联络和结构损害造成。出现单纯小脑损害症状和/或其联络结构的症状。小脑性共济失调的临床表现，以小脑病损部位是中线结构还是半球损害，有无邻近结构的损害而不同。小脑蚓部是躯干的代表区，病变可引起躯干性共济失调；而小脑半球是四肢（特别是远端部）的代表区，病变同侧小脑的上、下肢出现共济失调，上肢比下肢重，远端比近端重，精细动作比粗大动作影响明显。如同时合并有脊髓和小脑损害时，有时脊髓损害导致的痉挛性步态可能很严重，以至于掩盖小脑宽基步态的表现。

（三）前庭性共济失调 前庭系统损害可产生以平衡障碍为主的共济失调症状。前庭系统包括内耳迷路、前庭神经、脑干前庭神经核及其中枢联系，这些部位的损害都可发生前庭功能失调。迷路及前庭神经病变均有前庭功能试验异常。迷路损害（如迷路炎）常继发于中耳或乳突的炎症。前庭神经损害可合并蜗神经症状。前庭神经核及其中枢联系的病变，一般都有脑干或小脑损害的症状。如脑干脑炎、多发性硬化、脑干肿瘤、脑卒中等。前庭损害造成眩晕、站立和步态不稳；躯体偏斜与指鼻试验时手指偏斜以及眼震与慢相方向一致。眼球震颤与眩晕程度一致。发作时间不长并有反复发作的倾向。伴有迷走神经刺激症状如恶心、呕吐、出汗、面色苍白等。前庭功能测定可提示前庭器官损害。

混合性共济失调是由于深感觉、小脑、前庭传导通路的合并损害。可在炎症、中毒、变性和脱髓鞘病的广泛病变中出现。三种共济失调的鉴别参见表 23-2-3-1。

表 23-2-3-1 前庭性、小脑性和感觉性共济失调鉴别要点

症状/体征	前庭性	小脑性	感觉性
眩晕	++ 发作性或持续性或波动性 活动头部后症状加重 伴耳鸣	+/- 程度轻 持续性 头部活动与症状无关	无
耳聋、耳鸣	可伴随	不常见	无
恶心、呕吐和出汗	急性发作时明显 突出且严重	急性发作时明显，慢性病程者不明显	无
肢体麻木或感觉异常	无	合并脑干累及时存在	有
夜间加重	双侧前庭损害时存在	无或罕见	有
小脑体征	无	有	无
眼球震颤	急性发病时可见 眼球震颤方向背向病损侧	明显 注视诱发眼球震颤	无
本体觉	正常	正常	减退/消失
Romberg 征	双侧前庭损害可见	无	有

第四节 眩 晕

王 亮

眩晕（vertigo）是指在没有自身运动时感觉周围环境或自身在运动，这样的感觉多以旋转、倾倒、扭转为主，是一种空间定向感觉的幻觉。头晕常与眩晕混淆，但其并非准确的主诉，可包括眩晕、头重脚轻，晕厥前状态和不平衡感等，需详细的问诊和体格检查来明确。眩晕主要分为中枢性眩晕和周围性眩晕。

【病因】

病因较多，比较常见的有累及前庭系统的良性阵发性位置性眩晕（耳石症）、梅尼埃病、前庭神经元病、前庭阵发症、前庭漏、迷路炎、听神经瘤等桥小脑角处的肿瘤等，中枢神经系统的病变累及前庭通路时也能出现眩晕，如脑血管病、肿瘤、脱髓鞘疾病、颅颈交界处结构性病变、变性疾病、偏头痛性眩晕、药物源性等。

【常见眩晕疾病】

首先最重要的是确定是否是真实的眩晕，还是仅是头晕；其次确认眩晕是否很危急；最后确定是前庭中枢病变还是前庭周围病变。不同病因引起的眩晕有很大的不同，下面简述。

1. 良性阵发性位置性眩晕 眩晕特点是短暂（小于 1 分钟，多数持续 15~20s），易被头位改变诱发。

2. 前庭神经元炎 急性发病，伴严重眩晕、恶心、呕吐，视物晃动、不平衡感等，眩晕持续性，即使头位静止时也有眩晕。眼震为周围性的，多数是单向性，快相偏离受累耳，可被固视抑制。如患者有复视、构音障碍、肢体麻木或无力等其他神经系统症状和体征，需要及时除外中枢病变。有时单凭临床体检无法完全区分中枢性和周围性眩晕，伴血管危险因素的高龄眩晕患者，应尽快除外是否发生急性脑卒中。本病多数可自愈。治疗可用激素，减少前庭抑制药物的使用。如伴有面神经瘫痪、听力下降，要考虑 Ramsay-Hunt 综合征（又称肌阵挛性小脑协调障碍），可抗病毒治疗。

3. 梅尼埃病　眩晕、波动性听力下降、耳鸣、耳闷和耳塞，使得本病与其他周围性眩晕很容易鉴别。眩晕表现为较严重的周围性眩晕，恶心、呕吐等，持续时间数小时。听力为低频听力下降。一般认为膜迷路积水是病因。治疗可限制盐分摄入和应用利尿药，严重时可用庆大霉素中耳注射。

4. 前庭性偏头痛　发作时间较长，可持续数分钟至数小时，而不平衡感可持续数日到数周。眩晕可发生于头痛前，但多与头痛无关，对运动和视觉运动非常敏感。治疗与偏头痛相似。

5. 其他中枢性疾病　如椎-基动脉系统的脑血管病、脱髓鞘疾病、颅颈交界处结构性病变、变性疾病和肿瘤等。中枢性眩晕的发作时间可长可短，严重程度不一，急性发作时，凝视时眼震方向不固定，眼震可持续旋转和保持垂直性。多伴有其他症状，如复视、构音障碍、肢体无力或麻木。

【治疗】

病因治疗见各疾病。对症治疗药物较多，效果难令人如意。临床常用药物包括：抗组胺药，倍他司汀 6~12mg/次、每天 3 次，异丙嗪 25~50mg 口服或肌内注射，苯海拉明 50mg 口服或肌内注射。抗胆碱药，东莨菪碱 0.2mg/次、每 4~6h 口服 1 次，或皮下注射每 3 小时 1 次。苯二氮䓬类药物，地西泮 2.5~5mg/次、每日 1~3 次，氯硝西泮 0.25~1mg、每日 1 次。这些药物对急性眩晕效果较好，对慢性眩晕效果差，除倍他司汀外多不能长期应用。若有明显焦虑或抑郁状态，可予抗抑郁药物。可进行前庭功能康复训练。

第五节　脑　死　亡

洪　震

“死亡”系指机体生命和新陈代谢的终止。脑死亡是数十年来国际上讨论非常热烈的一个问题。

（一）定义　脑死亡（brain death）是包括脑干在内的全脑功能不可逆转的丧失，即死亡。

（二）脑死亡的判定　脑死亡的诊断是一个严肃、复杂的问题。迄今为止，国际上已有三十多个诊断标准，其中哈佛标准比较有代表性，它包括：深昏迷、脑干反射消失、自主呼吸停止和脑电静息。中华医学会于 2004 年提出了《中国脑死亡判定标准（讨论稿）》如下：

1. 先决条件

（1）明确昏迷原因：原发性脑损伤包括颅脑外伤、脑血管疾病；继发性脑损伤主要指缺血缺氧性脑病，如心搏骤停、麻醉意外、溺水窒息等。昏迷原因不明者不能实施脑死亡判断。

（2）排除各种原因的可逆性昏迷：如急性中毒（一氧化碳、镇静安眠药、麻醉药、精神药物、肌肉松弛剂等）、低温（肛温≤32℃），严重电解质及酸碱平衡紊乱，代谢及内分泌障碍（如肝性脑病、尿毒症脑病、非酮性高血糖高渗性昏迷）。

2. 临床判定

（1）深昏迷：结果判定为 Glasgow 昏迷量表（Glasgow coma scale，GCS）评分 3 分。

（2）脑干反射消失包括：①瞳孔直接和间接对光反射消失；②角膜反射消失；③头眼反射消失，眼球固定不动，没有向相反方向的运动；④前庭眼反射（温度试验）消失；⑤咳嗽反射消失。

（3）自主呼吸停止，并经自主呼吸诱导试验证实者。无呼吸试验如下：①先决条件，体温大于 36.5℃，收缩压大于 90mmHg，最初 6 小时需要补足体液，保持动脉二氧化碳分压大于 40mmHg，动脉氧分压大于 200mmHg；②断开呼吸机；③将气管插管插到隆峭前，以 6L/min 的速度供给纯氧；④注意观察呼吸运动；⑤8 分钟后测动脉血气，并连接呼吸机；⑥如果在这段时间内患者没有自主呼吸，二氧化碳分压大于 60mmHg（或者高于基础值 20mmHg），则无呼吸试验为阳性；⑦如果在试验中，患者血压下降、收缩压小于 90mmHg，或者血氧饱和度下降，或者出现心律失常，则必须马上重新连接呼吸机，并且同时测血气，如果二氧化碳分压大于 60mmHg（或者高于基础值 20mmHg），则无呼吸试验为阳性。

上述三项全部具备，持续观察 12 小时以上，并于 12 小时后重复证实者。

3. 实验室检查

（1）脑电图（electroencephalogram，EEG）：出现 EEG 平直，不出现>2μV 的脑波活动。操作时需要满足以下技术标准：①至少 8 个头皮电极，包括重要脑区的参考导联描记；②电极间电阻 100~10 000Ω；③应测试整个记录系统的完整性；④为增大波幅及获得源于脑深部结构的电场，电极间距至少大于 10cm；⑤敏感性要增大到 2μV；⑥时间参数 0.3~0.4 秒；⑦应用监测技术，同时记录心电图；⑧EEG 对外源性刺激的反应性试验；⑨记录时间至少 30 分钟，6 小时后重复检查以证明为不可逆，如果无相应的大脑疾病，也不能做药物筛查，需观察 72 小时，以评定可逆性；⑩有资格的技术人员描记。

（2）正中神经短潜伏期体感诱发电位（SLEEP）：P_{14} 或 N_{18} 等电位消失。操作时需要满足以下技术标准：

1）电极的放置：通常采用盘状电极，按国际 10~20 系数放置。

2）滤波频率：30~3 000Hz。

3）分析时间：通常为 50 毫秒。

4）刺激技术：①刺激参数，方波脉冲刺激，持续时间 0.1~0.5 毫秒；刺激频率 2~5Hz；②刺激强度，阈刺激强度（以诱发该神经支配的肌肉轻度收缩的强度为宜）；③刺激部位，腕横纹中点上 2cm 正中神经走行的部位。

5）操作要求：①安放电极时必须使其与头皮之间的阻抗<5kΩ；②受试者的体温正常（低温可使潜伏期延长）；③每侧测定至少重复 2 次；④间隔 12 小时以同样条件重复测定。

（3）经颅多普勒超声（transcranial Doppler，TCD）

1）在双侧大脑中动脉、颈内动脉虹吸段、椎动脉和基底动脉中的任何两条动脉记录到：①回荡波；②收缩早期针尖样血流；③无信号。

2）颅外、颈内动脉起始部和椎动脉起始部记录到回荡波。

3）重复检测均有上述频谱改变。

4）除外颅内压变化的干扰。

（4）其他方法

1）阿托品试验：1975 年提出用阿托品试验来评定脑死亡。理论基础是脑死亡患者的心脏对阿托品缺乏副交感反应。方法是静脉推注阿托品 3mg，如果心率增加超过 3%，表明脑干的心跳中枢仍有功能，不能判定为脑死亡。在做阿托品试验时，同时要辅以 TCD 或 SEP 检查，不能以单一阿托品试验结果来判定脑死亡。

2）核素扫描检查：指单光子 CT 断层扫描（SPECT）和正电子断层扫描（PET），其功能也是判定脑血流停止。方法是静脉推注放射性核素 99Te-脱氧葡萄糖，如核素只停留在颅底而不能进入颅内，说明脑血流已经停止，可判定为脑死亡。

3）数字减影血管造影（digital substraction angiography，DSA）：DSA 在脑死亡时表现为造影剂停留在颅外而不进入颅内，是判定脑血流停止的"金标准"。但操作时需要搬动患者，有创伤性，另外要有良好的放射科设备，要有专业人员等。故专门为处于脑死亡状态下的患者做 DSA 就十分困难。

（三）脑死亡诊断的权限和程序　脑死亡的判定各国很不一致，我国初步规定：①按脑死亡标准对患者实施脑死亡诊断的医师必须具有法定资格证书；②每例脑死亡的诊断，必须由两位获资格证书的医师在"脑死亡确认书"上签字并报呈本医院分管院长。分管院长对脑死亡无异议，在"脑死亡确认书"上签字确认脑死亡后，脑死亡生效；分管院长对脑死亡有异议，须另指定两名具有资格证书的医师对患者进行复查。经该两位医师同时签署确认的脑死亡意见，并报呈本医院分管院长批准，脑死亡即生效。两名指定复查医师仍不能确认脑死亡，由院长召集医院脑死亡鉴定委员会进行审议，脑死亡鉴定委员会需三分之二成员参加，并获会议参加者 2/3 以上人员确认，脑死亡即生效。我国幅员辽阔、各地经济文化发展和医疗水平参差不齐，故对脑死亡的程序有更严格的规定是完全必要的。

（四）脑死亡诊断的管理问题　脑死亡的诊断必须按照国家卫生行政部门颁布的有关法规进行严格管理。诊断脑死亡的医师必须经国家卫生行政部门及委托的机构培训和考核，合格者由国家卫生行政部门统一颁布资格证书，参加培训的医师必须具有副高级以上职称，并是神经内科、神经外科、麻醉科、ICU 的专科医师；实施脑死亡的医疗单位须是地方级以上医院，并得到省级以上卫生行政机构批准，获得实施脑死亡诊断的特别许可证。获实施脑死亡诊断特别许可证的医院，在实施脑死亡标准以前，必须成立脑死亡鉴定委员会，并得到省级以上卫生行政部门批准，方能实施。医院的脑死亡鉴定委员须由 7 名以上获得资格证书的医师组成。

实施脑死亡诊断有利于有限卫生资源的合理使用，更重要的是因为脑死亡是科学和事实，接受脑死亡标准是对生命的真实尊重。

第六节　神经病理性疼痛

陈向军

一、概　论

神经病理性疼痛（neuropathic pain）是主要由躯体感觉系统的损害或疾病导致的疼痛。它可来自中枢神经系（皮质、丘脑、脑干、脊髓）和/或周围神经系（周围神经、背根、背神经节）损害。

【病因】

神经病理性疼痛可局限于一部位，也可全身疼痛，见表 23-2-6-1。

中枢的损害可造成中枢性疼痛（表 23-2-6-2）。

表 23-2-6-1　神经病理性疼痛的病因

疼痛分类		病因
局限性疼痛（神经根、节、单根和多根单神经病）	（一）	神经根、神经节 椎间盘突出、外科神经根切除术后 蛛网膜炎、神经根撕脱 神经根和神经节肿瘤 带状疱疹后神经痛、糖尿病 三叉神经痛*、舌咽神经痛*
	（二）	单根或多根单神经病 糖尿病 神经卡压 外伤 神经损伤后神经瘤、乳房切除术后、胸廓切开后神经痛 中毒、感染、免疫 铅中毒 梅毒、莱姆病 血清性周围神经病 臂丛神经痛 肿瘤、淀粉样变 自发性和其他原因
全身性疼痛（多发性神经病）	（一）	代谢和营养不良性 糖尿病、淀粉样变、维生素 B_1 缺乏、糙皮病、Strachan 综合征、足灼痛综合征、尿毒症、甲状腺功能减退
	（二）	药物性 抗逆转录病毒药、他汀类药、甲硝唑、双硫仑、乙胺丁醇、异烟肼、呋喃妥因、长春新碱、大量维生素 B_6、顺铂、肼屈嗪、沙利度胺、氯碘喹
	（三）	中毒性 酒精成瘾、二硝基苯酚、砷、铊、丙烯酰胺
	（四）	肿瘤性 转移瘤、副肿瘤综合征、骨髓瘤
	（五）	感染和自身免疫性 HIV、梅毒、莱姆病
	（六）	遗传性 Charcot-Marie-Tooth 病 2B 型 遗传性感觉性和自主神经性神经病
	（七）	其他 自发性小纤维病 红斑性肢痛症

注：*可单独列在脑神经病中。

表 23-2-6-2 中枢性疼痛的病因

病损部位	病因
脊髓损害	各种外伤后脊髓受压、脊髓动静脉畸形、脊后动脉梗死或出血
脑干损害	延髓外侧综合征、脑干外肿瘤压迫、多发性硬化
丘脑病损	丘脑梗死和出血、丘脑肿瘤、外科丘脑切除后
皮质下和皮质损害	动静脉畸形、动脉瘤、肢痛性癫痫、脑外伤、各种原因的肿瘤

【临床表现】

神经病理性疼痛的临床表现复杂多样,具有独特的性质和特点,包括自觉症状和诱发症状。病程长,多数超过3个月。通常疼痛部位与其受损区域一致。患者疼痛性质不全相同,以牵扯样痛、电击样痛、针刺样痛、撕裂样痛、烧灼样痛、重压性痛、膨胀样痛及麻木样痛较多见。多数原有致痛的病因已消除或得到控制但仍存留疼痛,严重影响患者的工作和生活,常常伴有情感障碍。其疼痛的特点如下:

1. 自发痛 在没有任何外伤、损伤性刺激情况下,局部或区域可出现疼痛。

2. 异感痛(allodynia) 疼痛部位可因轻微碰触,如接触衣服或床单,或温度的微小变化而诱发疼痛,为非伤害性刺激引起的疼痛。

3. 痛觉过敏 指对正常致痛刺激的痛反应增强。

4. 感觉异常 可有感觉倒错、感觉迟钝、瘙痒感或其他一些不适的感觉。

神经病理性疼痛的诊断主要依靠详细的病史(包括发病诱因、疼痛部位、性质、诱发与减轻的因素)、全面细致的体格检查,特别是感觉系统的检查以及必要的辅助检查。

【治疗】

本着安全、有效、经济的原则。一般首选药物镇痛治疗,适时进行微创治疗或神经调控治疗。一线药物包括钙离子通道调节剂(如普瑞巴林、加巴喷丁)、三环类抗抑郁药和5-羟色胺、去甲肾上腺素再摄取抑制药;二线药物包括阿片类镇痛药和曲马多。

二、三叉神经痛

三叉神经痛(trigeminal neuralgia)是一种发作性的三叉神经支配区域内的疼痛。因咀嚼等面部刺激可诱发疼痛。

【发病机制】

原发性三叉神经痛,88%由血管压迫所致。由于小脑上动脉、小脑前下动脉伴相应静脉压住三叉神经,应用微血管减压术有良好疗效。

继发性三叉神经痛可由脑干内肿瘤、脱髓鞘病、空洞症、脑干处肿瘤、小脑上动脉畸形、动脉瘤、听神经瘤、胆脂瘤、颅底蛛网膜炎、鼻咽癌等造成。

【临床表现】

40岁后女性发病多见。固定在三叉神经的某一支,以第2、3支为多见。表现为突发闪电样灼痛、剧痛难受,累及面部、上和下颌或舌。洗刷面部和刷牙、说话、进食可诱发。发作持续数秒、数分钟,间歇期正常。病程间歇发作,间歇数月或数年,以后发作频繁,缓解期越来越短。鼻翼旁、颏处有“扳机点”。体检无异常体征。

【诊断与鉴别诊断】

根据上述病史诊断不难。本病必须与继发性三叉神经痛鉴别。后者可有患侧角膜反射消失,三叉神经区域感觉和/或运动障碍等体征,可查出病因。

【治疗】

继发性者根治病因。三叉神经痛的药物治疗,尤其是首次发作的原发性三叉神经痛,推荐首选药物为卡马西平(A级证据,强烈推荐),其次是奥卡西平(B级证据,推荐),其他辅助治疗药物还包括加巴喷丁、拉莫三嗪、匹莫齐特等(C级证据)。奥卡西平300mg/次,3次/d或4次/d。加巴喷丁止痛较差,最大剂量达1 200~1 800mg/d。均应注意血常规和肝功能。可选用射频热凝控温治疗、三叉神经显微血管减压术、三叉神经根切除术。伽玛刀放射并不提倡。

三、舌咽神经痛

舌咽神经痛(glossopharyngeal neuralgia)比三叉神经痛少见,二者发病率之比约为1∶500。

【病因】

病因至今尚不明确,可分为原发性痛(或特发性痛)及症状性痛(或继发性痛)。原发性痛即舌咽神经痛本身病变引起;症状性痛可能与颅底或咽喉部肿瘤、咽喉部结核、异位血管、肿块、炎性淋巴结及茎突过长等压迫,扁桃体手术、扁桃体周围脓肿、舌咽神经分布区炎症刺激等有关。

【临床表现】

舌咽神经痛为发作性一侧咽部及扁桃体区、舌根部剧烈疼痛。患者多为中老年人,无性别差异。表现为局限于该神经分布区的发作性的疼痛。疼痛剧烈,呈闪电样、刀割样或针刺样疼痛。痛起突然,持续数秒至数分钟,发作期短暂,但不能忍受,每天发作数次至数十次不等,可放射至同侧舌面、下颌处、颈部及外耳道深部,多伴有唾液分泌增加;反复吞咽、说话过多、舌运动、转动头部或触摸患侧咽壁、扁桃体、软腭、舌根、舌边“扳机点”及下颌角均可引起发作。也有患者伴心率过缓、心律不齐、频发性期前收缩及血压偏低等症状,严重者甚至心脏停搏、昏厥、惊厥。

【诊断与鉴别诊断】

根据病史不难诊断。找寻病因，除外继发性舌咽神经痛十分重要。

【治疗】

药物治疗参见本篇第二章第六节“神经病理性疼痛”中关于“三叉神经痛”的相关内容。药物无效时行舌咽神经和迷走神经最高两根系切断。

四、坐骨神经痛

坐骨神经痛（sciatica）是该神经 L_{2-4} 神经根起始的通路受各种原因的刺激或压迫而产生的疼痛。

【病因】

椎管内腰椎间盘突出、腰椎脊椎炎、脱位、骨折、结核、肿瘤、椎管狭窄症；盆腔内妇科肿瘤、炎症、骶髂关节炎、腰大肌脓肿、妊娠子宫受压；糖尿病、血管炎和免疫性疾病也可累及坐骨神经。

【临床表现】

单侧多见。坐骨神经痛多为急性或亚急性起病，极少数为慢性起病。有腰背部酸痛和病侧放射性的剧烈疼痛（放射均由腰向一侧臀部、大腿后、腘窝、小腿外侧、足背，也可不典型的放射）。患者常取特殊减痛姿势，站立时脊柱侧弯，重心移向健侧；卧位时，喜卧向健侧，患侧膝部屈曲。咳嗽、喷嚏、用力排便时有些患者疼痛加剧。牵拉坐骨神经的试验（如直腿抬高试验）阳性。有些患者在坐骨神经径路上有几处压痛点如坐骨孔点（坐骨孔的上缘）、转子点（坐骨结节和转子之间）、腘点（腘窝中央）、腓点（腓骨小头下）等。在坐骨神经痛时也可有坐骨神经支配肌肉的轻微无力，踝反射消失等表现。

【诊断与鉴别诊断】

根据单侧急性起病、腰背部疼痛放射至该侧下肢、牵拉坐骨神经试验呈阳性可诊断。腰肌劳损、臀筋膜炎、髋关节病，均以局部疼痛和压痛为主要表现，但无坐骨神经牵拉体征。病因诊断十分重要，如腰骶脊柱、盆腔 CT/MRI 可发现占位病变。

【治疗】

病因治疗。平卧休息、止痛药物、甲钴胺等维生素治疗。

五、红斑性肢痛

红斑性肢痛（erythromelalgia）是一种病因不明的自主神经病变或功能紊乱引起肢端小动脉扩张，伴有剧烈疼痛。

【病因】

病因不明。许多疾病可引起本症，如血栓闭塞性脉管炎、真性红细胞增多症、糖尿病性周围神经病、颈椎病合并雷诺现象、硬皮病、脊髓空洞症、脊髓痨和痛风等。

【临床表现】

好发于20~40岁，男性多于女性。表现为足底、足趾、手指和手心的红、肿、热、痛。疼痛呈阵发性针刺样或烧灼样。久站、步行、肢体下垂。夜间肢体放在被褥中暖和后，均可使疼痛加重。因此，患者常将手、脚放在被外睡觉，或将足浸泡在冷水中，或将患肢抬高以减轻疼痛。严重患者可有局部皮肤溃破、渗液或继发感染等。

体格检查可见肢端皮肤充血、红肿，压之红色短暂消退，局部皮肤温度升高、多汗、感觉过敏，重者吹风亦感疼痛。无感觉异常或运动障碍。

本病常有缓解、复发。少数晚期发生指甲变厚，指（甲）溃疡等。

【诊断】

本病的诊断主要依靠临床表现，临床症状典型者不难确诊。应仔细询问病史，如未见典型发作而怀疑该病时，可把受累部位浸泡在热水中10~30分钟，观察患者的症状和体征，如出现局部的红、肿、热、痛和严重烧灼感多可确诊。

【治疗】

如有潜在疾病应进行原发病的治疗。应避免过热，以防发作。发作时可用冷却皮肤的方法，如冰块、冷水湿敷以缓解症状。原发性家族性红斑肢痛症对阿司匹林疗效不佳。可使用加巴喷丁、文拉法辛、舍曲林、阿米替林、丙米嗪、帕罗西汀、氟西汀和其他某些抗组胺药物，疗效因人而异，但尚无一种药物对所有患者均有效，所以需通过耐心的试验性治疗来选择。当单个药物无效时，可考虑联合用药。

对于疗效不佳或症状严重的患者可在硬膜外麻醉下外用10%的辣椒碱，静脉滴注硝普盐、利多卡因或前列地尔，也可进行交感神经阻滞、硬膜外阻滞或交感神经切除术等治疗。

第七节　瘫　　痪

董　强

运动功能障碍造成的瘫痪，通常分为中枢性瘫痪（也称上运动神经元性瘫痪）和周围性瘫痪（也称下运动神经元性瘫痪）。大脑皮质运动区的锥体细胞以及支配脑干运动核和脊髓前角的运动传导纤维（即锥体束）受损称为中枢性瘫痪；肌肉、神经-肌肉接头、周围神经、神经根和前角细胞或脑干运动神经核受损导致的瘫痪称周围性瘫痪。

（一）中枢性瘫痪

1. 中枢性瘫痪表现　见表23-2-7-1。在急性严重病变早期（如急性脑血管病或急性脊髓炎），由于断联休克作用，瘫痪肢体呈肌张力降低，腱反射降低或消失，病理征阴性，休克期过后才逐渐转为肌张力增高，腱反射亢进。

表 23-2-7-1 中枢性与周围性瘫痪的鉴别

特点	中枢性瘫痪	周围性瘫痪
分布	一个以上肢体(单瘫、偏瘫、截瘫)	相应肌群受累
肌萎缩	无(后期可有失用性萎缩)	明显,出现早
肌张力	增加,硬瘫	降低,软瘫
腱反射	亢进	减弱或消失
病理反射	阳性	阴性
肌束性颤动	无	可有
肌电图	正常	有神经传导异常,失神经支配电位(纤颤,正相尖波等)

2. 中枢性瘫痪的定位诊断

(1) 运动皮质:因皮质运动区呈一条长带,局限性的病变易损伤其一部分,故多表现为对侧上肢、下肢或面部瘫痪单瘫或偏瘫。当病变为刺激性时,对侧躯干相应的部位出现局限性的阵发性抽搐,按皮质运动区的排列次序进行扩散,称杰克逊(Jackson)癫痫发作,口角、拇指及示指常为始发部位。

(2) 内囊:内囊后肢集中分布有锥体束、丘脑皮质束、视放射,引起对侧偏身瘫痪、感觉减退及同向偏盲,称"三偏"征。

(3) 脑干:一侧脑干病变既损伤该侧本平面的脑神经运动核,又可累及尚未交叉至对侧的皮质脊髓束及皮质脑干束,故引起交叉性瘫痪,即该侧的脑神经核性瘫痪及对侧躯体的中枢性瘫痪。

(4) 脊髓:脊髓颈膨大以上病变引起中枢性四肢瘫痪;颈膨大($C_5 \sim T_1$)病变引起上肢周围性瘫痪和下肢中枢性瘫痪;胸段脊髓病变引起双下肢中枢性瘫痪;腰膨大($L_1 \sim S_2$)病变可引起双下肢周围性瘫痪。脊髓半切损害时产生病变侧肢体的中枢性瘫痪及深感觉障碍以及对侧的痛温觉障碍(Brown-Sequard 综合征)。

(二) 下运动神经元瘫痪

1. 临床表现 见表 23-2-7-1。

2. 定位诊断

(1) 脊髓前角细胞:局限于前角的病变引起弛缓性瘫痪,无感觉障碍,瘫痪分布呈节段型,如 $C_8 \sim T_1$ 损伤引起手部肌肉的萎缩。部分未死亡前角细胞受到病变刺激可见肌束性颤动和肌纤维颤动,肌电图有纤颤和正尖波。

(2) 前根:瘫痪分布亦呈节段型,不伴感觉障碍,与前角损害相似,但常常伴有根痛,腰穿脑脊液蛋白常增高。

(3) 神经丛:损害常引起一个肢体的多数周围神经的瘫痪和感觉障碍以及自主神经功能障碍。

(4) 周围神经:瘫痪及感觉障碍的分布与每个周围神经的支配关系一致。末梢神经损害的多发性神经炎时出现对称性四肢远端肌肉瘫痪和萎缩,并伴手套-袜套型感觉障碍。

(5) 神经-肌肉接头:出现波动性肢体无力,无感觉障碍,肌电图重频电刺激有助于诊断。

(6) 肌肉:多为广泛的肌肉无力,可伴有疼痛、皮疹,肌酶可增高,肌电图为肌源性损害表现,出现病理干扰相。

第八节 意识障碍

董 强

意识障碍(disorders of consciousness)包括觉醒障碍和意识内容障碍。意识相关的解剖结构为脑干网状结构和大脑皮质。脑干网状结构,尤其是上行性网状激活系统与觉醒状态有着密切的关系。精神活动和意识内容与大脑皮质有关。因此脑干网状结构和大脑损害可导致意识障碍。

【病因】

意识障碍的常见原因,见表 23-2-8-1。

表 23-2-8-1 意识障碍的常见原因

分类及相关疾病
1. 外伤 包括颅脑外伤和外伤性失血性休克等
2. 感染 颅内感染如各种脑炎和脑脓肿、全身严重感染导致败血症等
3. 中毒 CO 中毒、镇静安眠药中毒、氰化物中毒、有机磷中毒、酒精中毒、海洛因、鸦片合成毒物、毒鼠强中毒等
4. 脑卒中 脑出血、蛛网膜下腔出血和脑干或大面积皮质梗死等
5. 心血管疾病 心肌梗死、心力衰竭、严重的心律失常、低血量性休克等
6. 内分泌和代谢疾病 低血糖、高血糖酮症性昏迷、非酮症性高渗性昏迷、维生素 B_1 缺乏、肝昏迷、高血氨症;尿毒症等;高钠或低钠血症、酸中毒、碱中毒、缺血缺氧性脑病
7. 癫痫
8. 肿瘤相关 脑肿瘤、肿瘤脑转移、瘤卒中、副肿瘤综合征和特鲁索综合征等
9. 其他脑部病变 急性播散性脑脊髓膜炎、自身免疫性脑炎、血管炎、结节病、朊蛋白病、Susac 综合征、CLIPPERS 等
10. 热射病和低体温

【临床表现】

(一) 以觉醒程度障碍为主的意识障碍 按程度不同分为:

1. 嗜睡(somnolence) 表现为睡眠时间过度延长,但能被叫醒,醒后可勉强配合检查及回答简单问题,停止刺激后患者又继续入睡。

2. 昏睡(spoor)　一种较嗜睡重的意识障碍。患者处于沉睡状态,正常的外界刺激不能使其觉醒,须经高声呼唤或其他较强烈刺激方可唤醒,对言语的反应能力尚未完全丧失,可作含糊、简单而不完全的答话,停止刺激后又很快入睡。

3. 昏迷(coma)　一种最为严重的意识障碍。患者意识完全丧失,各种强刺激不能使其觉醒,无有目的自主活动,不能自发睁眼。昏迷按严重程度可分为三级:

(1) 浅昏迷:意识完全丧失,仍有较少的无意识自发动作。对周围事物及声、光等刺激反应弱,强烈刺激如疼痛刺激可有回避动作及痛苦表情,但不能觉醒。吞咽反射、咳嗽反射、角膜反射以及瞳孔对光反射仍然存在。生命体征无明显改变。

(2) 中度昏迷:介于浅昏迷和深昏迷之间,部分生理和病理反射仍存在但减弱。

(3) 深昏迷:对外界任何刺激均无反应,全身肌肉松弛,无任何自主运动。眼球固定,瞳孔散大,各种生理和病理反射消失,大小便失禁。生命体征已有明显改变,呼吸不规则,血压或有下降。

(二) 以意识内容为主的意识障碍　可以分为:

1. 意识模糊(confusion)　表现为注意力减退,情感反应淡漠,定向力障碍,活动减少,语言缺乏连贯性,对外界刺激可有反应,但低于正常水平。

2. 谵妄(delirium)状态　一种急性的脑高级功能障碍,患者对周围环境的认识及反应能力均有下降,表现为认知、注意力、定向、记忆功能受损,思维推理迟钝,语言功能障碍,错觉,幻觉,睡眠觉醒周期紊乱等,可表现为紧张、恐惧和兴奋不安,甚至可有冲动和攻击行为。病情常呈波动性,夜间加重,白天减轻,常持续数小时和数天。

(三) 特殊的意识障碍

1. 去皮质综合征(decorticated syndrome)　多见于因双侧大脑皮质广泛损害而导致的皮质功能减退或丧失,皮质下功能仍保存。患者表现为意识丧失,但睡眠和觉醒周期存在,能无意识地睁眼、闭眼或转动眼球,但眼球不能随光线或物品转动,貌似清醒但对外界刺激无反应。光反射、角膜反射,甚至咀嚼动作、吞咽、防御反射均存在,可有吸吮、强握等原始反射,但无自发动作。大小便失禁。四肢肌张力增高,双侧锥体束征阳性。身体姿势为上肢屈曲内收,腕及手指屈曲,双下肢伸直,足屈曲,有时称为去皮质强直(decorticated rigidity)。

2. 无动性缄默症(akinetic mutism)　又称睁眼昏迷(coma vigil),由脑干上部和丘脑的网状激活系统受损引起,此时大脑半球及其传出通路无病变。患者能注视周围环境及人物,貌似清醒,但不能活动或言语,二便失禁。肌张力减低,无锥体束征。强烈刺激不能改变其意识状态,存在觉醒-睡眠周期。

不同部位脑实质损害导致的意识障碍有不同的体征,见表23-2-8-2。

表 23-2-8-2　意识障碍时提示脑损害平面的体征

受损平面	呼吸	瞳孔	眼位改变	睫脊反射	眼脑反射	眼前庭反射	运动反应
大脑半球	正常	正常	游动或侧向凝视	+	+	+	去皮质强直
间脑	潮式呼吸	小,光反应存在	同上	+	+	+	去皮质强直
中脑	中枢性过度换气	大,光反射迟钝或消失	向下外分开斜视	-	±	±	去大脑强直
脑桥	失调性长吸式呼吸,丛集性呼吸	针尖状,光反应弱或消失	侧向凝视或浮动	-	-	-	去大脑强直,下肢屈曲反应
延髓	失调性呼吸、抽泣样或叹息样呼吸或呼吸衰竭	正常或极度扩大,光反应消失	浮动或固定	-	-	-	四肢瘫呈弛缓状态

注:+为存在;-为消失;±为存在或消失。

【诊断与鉴别诊断】

昏迷和意识障碍患者的诊治流程:①急诊遇到昏迷患者时,应迅速进行初步判断和急诊处理,尽可能保证生命体征平稳、维持心肺功能、各种代谢指标稳定;②找寻昏迷的原因和病损部位。通过详细的病史、神经系统检查以及内科的体检进行初步判定;③做必需的辅助检查,如血、尿、脑脊液的检查(表23-2-8-3),心电图、CT或MRI等影像学检查,以完善和证实昏迷原因;④对可能造成昏迷的疾病进行治疗,如洗胃、手术、溶栓等;⑤治疗后再次检查患者,评估治疗的疗效,对疾病的预后作出判断。

在昏迷的诊断中必须要与闭锁综合征、癔症、精神异常等鉴别。闭锁综合征(locked-in syndrome)是由于脑桥基底部梗死、小灶性出血、中央脑桥髓鞘溶解症等损害,造成全部后组脑神经麻痹、面肌和四肢瘫痪,但其他脑部功能存在、呼吸完好。检查患者时可发现患者有自主的垂直眼球联合活动,有时有水平眼球联合运动;尽管面肌瘫痪,但双眼睑能自主张合,所以患者并不昏迷,而是无法与外界交流和沟通。患者仅能用眨眼或眼部某种运动表示"是"与"否"。EEG正常。

表 23-2-8-3　昏迷患者应该进行的相关实验室检查

检查分类	检查内容
急诊测定内容	血常规、血糖、血酮、电解质、肝肾功能、心肌酶谱和标记物、Pro-BNP、凝血功能和 DIC 指标、血氨、血淀粉酶、动脉血气、心电图、肺 CT、头颅 CT
尽早进行的检查	脑脊液（压力、生化、常规、细菌等）、血尿毒物和药物测定、血培养（有感染者）、尿常规、特殊氨基酸、尿铅测定、甲状腺和肾上腺功能

癔症多有精神方面的诱因，女性多见，可以貌似昏迷，但是很少出现严重外伤、大小便失禁等，查体时有时可见眼球游动，瞳孔光反应灵敏，查体有违拗，EEG 等检查无异常。

【治疗】

主要针对病因治疗。保持生命体征的平稳，尽快促醒。

第九节　神经皮肤综合征

王　坚

由于内胚层、外胚层的先天性发育异常，有时累及中胚层而出现的一组神经和皮肤受损，甚至伴有内脏病变。

一、神经纤维瘤病

神经纤维瘤病（neurofibromatosis）可分为：Ⅰ型神经纤维瘤病，Ⅱ型神经纤维瘤病和神经鞘瘤。其中Ⅰ型神经纤维瘤病最常见，神经鞘瘤较罕见。

【病因】

Ⅰ型神经纤维瘤病致病基因为 *NF1*（17q11）；Ⅱ型者致病基因为 *NF2*（22q12）。

【临床表现】

通常在青少年和成人就诊，男女均受累。Ⅰ型神经纤维瘤病有如下表现：①皮肤表现有牛奶咖啡斑、皮肤和皮下神经纤维瘤和丛状神经纤维瘤。出生时即可发现牛奶咖啡斑，随年龄增长而增多、增大。②中枢和周围神经累及。15%～20%患者可有视路胶质瘤，可合并癫痫、大头畸形和学习障碍等。③其他脏器异常，如骨骼畸形、虹膜错构瘤、嗜铬细胞瘤、白血病等。

Ⅱ型神经纤维瘤皮肤表现不典型。神经系统病变常表现为前庭神经鞘瘤，导致听力丧失、耳鸣、平衡障碍等。

【诊断】

Ⅰ型主要根据 6 个以上的牛奶咖啡斑（青春期后>15mm）；至少 2 个神经纤维瘤。

二、结节性硬化

结节性硬化（tuberous sclerosis）以面部纤维血管瘤、癫痫、认识功能减退为主要表现。

【病因】

两个致病基因 *TSC1*（9q34）、*TSC2*（16p13）。

【临床表现】

儿童和青少年均可发病。

皮肤表现有色素减退斑、面部纤维血管瘤、鲨革样皮肤、指甲下纤维瘤等。

中枢神经症状可由大脑皮质结节、室管膜下结节和室管膜下星形细胞瘤引起。80%～90%患者有癫痫症状，多数在 1 岁以内起病。常有孤独症、多动症、智力缺陷等神经精神症状。

其他尚有心脏横纹肌瘤、肾血管平滑肌脂肪瘤、肺淋巴管平滑肌瘤病等。

【诊断】

根据面部纤维血管瘤、癫痫等症状，结合中枢神经等受累脏器影像不难诊断。

【治疗】

控制癫痫（具体策略参见本篇第八章“癫痫”）等对症治疗。面部皮损可试用激光治疗。

三、脑颜面血管瘤综合征

颜面血管瘤综合征（又称斯德奇-韦伯综合征 Sturge-Weber syndrome，SWS），与胚胎早期发育异常有关。

【病因】

由 *GNAQ* 基因（9q12）发生体细胞突变引起，不会遗传。

【临床表现】

皮肤表现为沿三叉神经分布的葡萄酒色血管痣，常有前额和上眼睑的累及。

中枢神经系统有软脑膜毛细血管瘤，临床表现为癫痫、中风样发作、头痛、发育障碍等。

【诊断】

结合特征性皮损与软脑膜血管瘤不难诊断。

【治疗】

控制癫痫（具体策略参见本篇第八章“癫痫”）等对症治疗。

推荐阅读

1. 蒋雨平，王坚，蒋雯巍. 新编神经疾病学［M］. 上海：上海科学普及出版社，2014：1-85.
2. DIAMOND S，CADY R，DIAMOND M，et al. Headache and migraime biology and management［M］. Amsterdam：Elsevier，2015：13-59.

第三章 急性脑血管病

董 强 丁宏岩

第一节 概 述

脑血管疾病(cerebrovascular disease,CVD)是指各种原因导致的急、慢性脑血管病变。急性脑血管病是指由于急性脑血液循环障碍导致的局限性或全面性脑功能缺损综合征,或称为急性脑血管病事件,或脑卒中(stroke)。急性期的时间划分尚不统一,《中国急性缺血性脑卒中诊治指南 2014》将之定义为发病后 2 周内。

急性脑血管病是神经系统疾病中发病率、死亡率和残障率均居首位的一组疾病,是神经科最常见疾病;以缺血性脑血管病为主,后者包括短暂性脑缺血发作(transient ischemic attack,TIA)和脑梗死。

一、脑血管疾病病因分类

脑血管疾病主要根据病因进行分类,2017 年《中华神经科杂志》发表了最新修订的"中国脑血管疾病分类(2015)"(表 23-3-1-1),将我国脑血管病分成了 13 大类。

二、脑血管阻塞后的定位表现

脑血管阻塞后,其相应供血区发生局灶性神经功能缺失,临床上出现不同的综合征(表 23-3-1-2)。

表 23-3-1-1 中国脑血管疾病分类(2015)

分类	具体内容	分类	具体内容
一、缺血性脑血管病	(一) 短暂性脑缺血发作(TIA) 1. 颈动脉系统(包括一过性黑矇) 2. 椎-基底动脉系统 (二) 脑梗死 包括:脑动脉和入脑前动脉闭塞或狭窄引起的脑梗死 1. 大动脉粥样硬化性脑梗死 (1) 颈内动脉闭塞综合征 (2) 大脑前动脉闭塞综合征 (3) 大脑中动脉闭塞综合征 (4) 大脑后动脉闭塞综合征 (5) 椎-基底动脉闭塞综合征 (6) 小脑后下动脉闭塞综合征 (7) 其他 2. 脑栓塞 (1) 心源性 (2) 动脉源性 (3) 脂肪性 (4) 其他(反常栓塞、空气栓塞) 3. 小动脉闭塞性脑梗死 4. 脑分水岭梗死 5. 出血性脑梗死 6. 其他原因[真性红细胞增多症、高凝状态、moyamoya 病(烟雾病)、动脉夹层等] 7. 原因未明 (三) 脑动脉盗血综合征 1. 锁骨下动脉盗血综合征 2. 颈动脉盗血综合征 3. 椎-基底动脉盗血综合征 (四) 慢性脑缺血(chronic cerebral hypoperfusion,CCH)	二、出血性脑血管病(不包括外伤性颅内出血)	(一) 蛛网膜下腔出血 1. 动脉瘤破裂 (1) 先天性动脉瘤 (2) 动脉硬化性动脉瘤 (3) 感染性动脉瘤 (4) 其他 2. 脑血管畸形 3. 中脑周围非动脉瘤性蛛网膜下腔出血 4. 其他原因[moyamoya 病(烟雾病)、夹层动脉瘤、颅内静脉系统血栓形成、血液病、抗凝治疗并发症等] 5. 原因未明 (二) 脑出血 1. 高血压脑出血 (1) 壳核出血 (2) 丘脑出血 (3) 尾状核出血 (4) 脑叶出血 (5) 脑干出血 (6) 小脑出血 (7) 脑室出血(无脑实质出血) (8) 多灶性脑出血 (9) 其他 2. 脑血管畸形或动脉瘤 3. 淀粉样脑血管病 4. 药物性(溶栓、抗凝、抗血小板治疗及应用可卡因等) 5. 瘤卒中 6. 脑动脉炎

续表

分类	具体内容
二、出血性脑血管病(不包括外伤性颅内出血)	7. 其他原因[moyamoya 病(烟雾病)、夹层动脉瘤、颅内静脉系统血栓形成、血液病等] 8. 原因未明 (三) 其他颅内出血 1. 硬膜下出血 2. 硬膜外出血
三、头颈部动脉粥样硬化、狭窄或闭塞(未形成脑梗死)	(一) 头颈部动脉粥样硬化 (二) 颈总动脉狭窄或闭塞 (三) 颈内动脉狭窄或闭塞 (四) 大脑前动脉狭窄或闭塞 (五) 大脑中动脉狭窄或闭塞 (六) 椎动脉狭窄或闭塞 (七) 基底动脉狭窄或闭塞 (八) 大脑后动脉狭窄或闭塞 (九) 多发性脑动脉狭窄或闭塞 (十) 其他头颈部动脉狭窄或闭塞
四、高血压脑病	
五、颅内动脉瘤	(一) 先天性动脉瘤 (二) 动脉粥样硬化性动脉瘤 (三) 感染性动脉瘤 (四) 外伤性假性动脉瘤 (五) 其他
六、颅内血管畸形	(一) 脑动静脉畸形 (二) 海绵状血管瘤 (三) 静脉性血管畸形 (四) 颈内动脉海绵窦瘘 (五) 毛细血管扩张症 (六) 斯德奇-韦伯综合征 (七) 颅内-颅外血管交通性动静脉畸形 (八) 硬脑膜动静脉瘘 (九) 其他
七、脑血管炎	(一) 原发性中枢神经系统血管炎 (二) 继发性中枢神经系统血管炎 1. 感染性疾病导致的脑血管炎(梅毒、结核、钩端螺旋体、HIV、莱姆病等) 2. 免疫相关性脑血管炎 (1) 大动脉炎 (2) 巨细胞动脉炎(颞动脉炎) (3) 结节性多动脉炎 (4) 系统性红斑狼疮性脑血管炎 (5) 其他(抗磷脂抗体综合征、Sneddon 综合征、白塞综合征等)
七、脑血管炎	3. 其他(药物、肿瘤、放射性损伤等)
八、其他脑血管疾病	(一) 脑底异常血管网症[moyamoya 病(烟雾病)] (二) 肌纤维发育不良 (三) 脑淀粉样血管病 (四) 伴有皮质下梗死及白质脑病的常染色体显性遗传性脑动脉病(CADASIL)和伴有皮质下梗死及白质脑病的常染色体隐性遗传性脑动脉病(CARASIL) (五) 头颈部动脉夹层 (六) 可逆性脑血管收缩综合征 (七) 可逆性后部脑病综合征 (八) 其他
九、颅内静脉系统血栓形成	(一)上矢状窦血栓形成 (二) 横窦、乙状窦血栓形成 (三) 直窦血栓形成 (四) 海绵窦血栓形成 (五) 大脑大静脉血栓形成 (六) 脑静脉血栓形成 (七) 其他
十、无急性伸进功能缺损症状的脑血管病	(一) 无症状性脑梗死(未引起急性局灶神经功能缺损的脑梗死) (二) 脑微出血(未引起急性局灶神经功能缺损的脑实质内小量出血)
十一、脑卒中后遗症	(一) 蛛网膜下腔出血后遗症 (二) 脑出血后遗症 (三) 脑梗死后遗症
十二、血管性认知障碍	(一)非痴呆性血管性认知障碍 (二) 血管性痴呆 1. 多发梗死性痴呆 2. 关键部位的单个梗死痴呆(如丘脑梗死) 3. 脑小血管病性痴呆(包括皮质下动脉硬化性脑病、脑白质病变、脑淀粉样血管病、脑微出血) 4. 脑分水岭梗死性痴呆(低灌注性痴呆) 5. 出血性痴呆(如丘脑出血、SAH、硬膜下血肿) 6. 其他(如 CADASIL)
十三、脑卒中后情感障碍	

三、流行病学

急性脑血管病大致可分为缺血性卒中和出血性卒中两大类。其中急性缺血性卒中是最常见的卒中类型，约占全部脑卒中的 60%~80%。中国脑血管病的发病率约为 211/10 万，死亡率为 62.4/10 万，且到 2030 年之前，卒中的死亡率每年递增 1%。患病率更是高达 556.5/10 万。

表 23-3-1-2　主要动脉阻塞后的临床综合征

动脉	缺血综合征
颈内动脉	可有 TIA 的先兆或同侧眼动脉缺血导致一过性单眼黑矇。颈内动脉区病变类似大脑中动脉综合征
大脑前动脉	对侧下肢瘫、感觉缺失、尿潴留、无动性缄默、意志缺失、顺行性遗忘、病态抓握现象
大脑中动脉	对侧偏瘫、感觉障碍、凝视障碍，优势半球有失语，上干损害可出现运动性失语；下干病变出现对侧同向偏盲，对侧肢体的图形、实体和空间感觉的障碍，可有疾病否认、肢体失认、穿着失用、结构失用等。如损害优势半球，可以出现感觉性失语和命名性失语
大脑后动脉	对侧同向偏盲，而黄斑视力保存。影响中脑上端时，出现眼球运动异常，包括垂直凝视麻痹、动眼神经麻痹、核间性眼肌麻痹和眼球垂直分离性斜视； 优势侧半球（多数是左侧）枕叶病变，出现失读症（而无失写）和视觉失认； 双侧大脑后动脉闭塞引起皮质盲和记忆障碍
基底动脉	可累及多组分支动脉，临床表现通常不一致； 基底动脉近端的血栓，损害脑桥背侧，出现单侧或双侧滑车神经麻痹，水平性眼球运动异常，并可有垂直性眼震和眼球沉浮，瞳孔缩小而光反射存在，偏瘫或四肢瘫和昏迷；损害脑桥腹侧部，则四肢瘫痪，而意识完好出现闭锁综合征； 基底动脉远端的闭塞，出现意识障碍和单侧或双侧动眼神经麻痹，偏瘫或四肢瘫，称为基底动脉尖综合征
小脑前下动脉	导致脑桥下端外侧部的损害，同侧面肌瘫痪、凝视麻痹、耳聋和耳鸣
小脑后下动脉	导致延髓背外侧综合征（Wallenberg 综合征），表现同侧的小脑性共济失调、Horner 征和面部感觉缺失，对侧痛、温度觉损害，眼球震颤，眩晕，恶心呕吐，呃逆，吞咽困难和构音障碍，无运动障碍
小脑上动脉	脑桥上端外侧部的损害，类似小脑前下动脉闭塞，但是无听神经损害，有视动性眼球震颤和眼球反侧偏斜，对侧完全性感觉障碍（包括触觉、振动觉和位置觉）

第二节　短暂性缺血发作

短暂性脑缺血发作（TIA）经典的定义是 1964 年第四届普林斯顿会议上确定的，指由于大脑局灶性缺血产生相应区域的神经功能缺失症状，并在 24 小时内症状完全缓解。2009 年，美国心脏/卒中协会提出新的 TIA 定义：TIA 是由于局部脑、脊髓、视网膜缺血导致一过性神经功能障碍，且无急性梗死证据。

【病因】

TIA 和脑梗死两者的病因基本一致，都是由于血管、血液成分或血流动力学因素导致。

1. 血管病变　最常见的是动脉粥样硬化，其次是高血压伴发的脑小动脉硬化。其他还有各种血管炎、血管发育异常、动脉夹层、手术、穿刺等导致的血管壁损伤等。

2. 血液成分的异常　红细胞、血小板、胆固醇、纤维蛋白原等含量的增加，导致血液黏稠度增加，血流速度减慢，容易在血管狭窄处形成血栓。来自心脏的栓子、气体栓子、脂肪栓子等可造成脑栓塞。

3. 血流动力学因素　脑血流量的调节受许多因素的影响，最重要的就是血压的变化，当平均动脉压低于 70mmHg 和高于 180mmHg 时，由于血管本身存在的病变如管腔狭窄，脑血管自动调节功能丧失，局部血流供应发生障碍。

【发病机制】

TIA 发病机制主要分为血流动力学型和微栓塞型。

1. 血流动力学型 TIA　在动脉严重狭窄基础上因血压波动而导致远端一过性脑缺血，血压升高脑灌注恢复时症状缓解。短暂（2~10 分钟）、重复、刻板的 TIA 发作提示为大动脉粥样硬化。

2. 微栓塞型 TIA　又分为动脉源性和心源性。其发病基础是动脉或心脏来源的栓子进入脑动脉系统引起血管阻塞，若栓子自溶则形成微栓塞型 TIA。单次发作且持续时间超过 1 小时或多次不同形式发作均提示栓塞。

【临床表现】

TIA 的临床特点是起病突然，持续时间短，可反复发作，能完全缓解。TIA 多数持续 2~15 分钟，如时间更长提示栓塞。

1. 颈内动脉系统 TIA　颈内动脉系统 TIA 的症状包括视觉受损或半球病变。视觉受损是同侧性的，感觉、运动障碍是对侧的。多数是单独出现的，仅少数发作是视觉和半球病变同时或相继发生。

视觉症状表现为短暂的单眼失明（transient monocular blindness，TMB）或一过性黑矇。黑矇表现为视野内的明暗度逐渐下降（或增加）逐渐演变为单眼完全的无痛性失明。症状的消退也是缓慢的。同向偏盲 TIA 提示大脑后动脉狭窄，有时与 TMB 不易区分。

由于小的分支或穿支血管阻塞导致的 TIA，其特点是发作呈间歇性，但可反复发作最终发展为脑梗死。

2. 椎-基底动脉系统 TIA　与前循环 TIA 相比，椎-基底动脉 TIA 是非刻板发作，且持续时间较长，最终多导致梗死。后循环 TIA 的表现变化多端，眩晕、复视、构音障碍、双侧面部麻木、共济失调、单侧或双侧的无力和麻木是后循环受累的特征。

孤立的、短暂的眩晕、复视或头痛与TIA应严格区分。

椎-基底动脉TIA的特点是每次发作形式不同或在同样背景下有所变化,如这次是手指和面部麻木无力,下次可能仅是手指的异常;或者此次有眩晕和共济失调,而其他发作中又出现了复视。跌倒发作多是由于晕厥、痫性发作导致,并非常见的TIA发作形式。

【辅助检查】

对待TIA应该同脑梗死一样进行充分的影像学和实验室方面的评估,确定相关危险因素,采取相应的预防措施,具体内容见表23-3-2-1。

表23-3-2-1　TIA辅助检查内容

检查类型	检查内容
影像学检查	1. 头颅MRI尤其是DWI的检查有助于TIA与脑梗死的鉴别 2. 颈动脉B超、CTA、MRA和DSA可了解脑血管状况 3. TCD发泡试验、24h心电图、心脏超声可筛查心源性栓子 4. 胸片、腹部B超等检查有助于发现其他病因
实验室检查	1. 血常规、尿常规、血糖、电解质、肝功能、肾功能、凝血功能、血脂、心肌酶谱和标志物等常规检查 2. 其他为病因学方面的检查,如梅毒血清学检查、免疫和炎性指标、肿瘤标志物等

【诊断与鉴别诊断】

患者急性卒中样发病,很快缓解,DWI无新发梗死病灶,且排除其他可能,即可诊断。鉴别诊断有:痫性发作、偏头痛、短暂性全面遗忘、多发性硬化都可出现类似TIA发作。脑膜瘤、胶质瘤、位于皮质或接近皮质的转移瘤、硬膜下出血等亦可以TIA样发病。

【治疗】

1. 临床评估　急诊和专科医生应重视TIA患者短期内再发缺血性卒中事件的风险,ABCD2评分预测90天内再发卒中风险的效能最好,ABCD2评分≥3为高危患者,容易TIA复发或发展为脑梗死(表23-3-2-2)。

表23-3-2-2　ABCD2评分(最高分7分)

TIA的临床特征			得分
A(Age)	年龄	>60岁	1
B(Blood pressure)	血压	SBP>140mmHg 或DBP>90mmHg	1
C(Clinical syndrome)	临床症状	单侧无力或伴言语障碍	2
		仅有言语障碍不伴无力	1
D(Duration)	持续时间	>60min	2
		10~59min	1
D(Diabetes)	糖尿病	存在	1

2. 一般治疗　主要是血压、血糖、血脂等相关因素的管理,原则与缺血性卒中相同。抗栓治疗首选口服抗血小板药物治疗,ABCD2评分大于4分的高危患者,可以使用阿司匹林100mg/次、1次/d和氯吡格雷75mg/次、1次/d联合抗血小板治疗,持续21d,然后根据血管状况,若无大动脉严重狭窄可改为单抗,如果有责任血管严重狭窄,双抗可以持续3个月,之后改为单抗。有明确心源性栓子来源的TIA应该首选抗凝治疗,血液动力学性TIA应关注血压情况。频繁发作的TIA可选择低分子量肝素或普通肝素进行治疗,病情稳定后根据病因选择抗凝或抗血小板治疗。具体用药方法与脑梗死相同。

第三节　脑　梗　死

脑梗死是指局部脑组织由于血液供应缺乏而发生的坏死。脑梗死占全部脑血管病的70%,是引起痴呆的第二大原因,也是老年癫痫和抑郁的最常见原因。

脑梗死的病因主要是血液供应障碍。血管壁、血液成分和血压的异常均可造成脑供血动脉缺血(具体见本篇第三章第二节"短暂性脑缺血发作"中关于病因的内容),其中最常见的是脑动脉粥样硬化,其次是各种原因造成的脑栓塞。

目前临床常用的脑梗死病因分型方法是急性卒中治疗试验分型(trial of org 10 172 in acute stroke treatment,TOAST),该方法将缺血性卒中的病因分为5类(表23-3-3-1)。

一、动脉粥样硬化性脑梗死

动脉粥样硬化性脑梗死(atherosclerotic cerebral infarction)简称为动脉硬化性脑梗死,约占脑梗死的60%。

【病因与发病机制】

动脉硬化性脑梗死主要发生在管径500μm以上的大动脉和中等动脉,粥样硬化是在动脉内、中膜之间脂肪变性和胆固醇沉积,脂质外观呈黄色粥样,因此称为动脉粥样硬化。一般先有脂质、复合糖类及钙质积聚,伴有纤维组织增生和炎性反应,可导致斑块内出血,如果斑块破裂,可导致局部血栓形成和远端血管栓塞。斑块一旦发展到足以阻塞动脉腔,则该动脉所供应的组织或器官将缺血或坏死。

【病理】

大体检查可见粥样硬化血管呈乳白色或黄色,粗细不匀,管壁变硬,部分呈梭形扩张,血管内膜下可看到黄色的粥样硬化斑块。

脑组织可正常、或脑回变窄,脑沟深宽,脑膜增厚。脑重量减轻。切面上可见脑室扩大,灰质变薄,白质内可见血管周围间隙扩大,并有灶性硬化小区。

表 23-3-3-1 经典 TOAST 分型

分型	依据
大动脉粥样硬化性脑梗死	(1) 同侧颈内动脉狭窄超过 50%(北美标准);或 (2) 同侧另外一支颅内/外动脉狭窄超过 50%;或 (3) 主动脉弓内不稳定血栓;或 (4) 患者具有血管狭窄虽小于 50%,但具有主动脉弓粥样斑块、心肌梗死或有冠脉血管再通史、高血压病、糖尿病、吸烟和高脂血症者也多考虑为此类型
心源性栓塞	有下列危险因素的患者:二尖瓣狭窄、人工心脏瓣膜、4 周内的心肌梗死、左室附壁血栓、左室壁瘤、左心房血栓、持续性房颤或房扑、病窦综合征、扩张性心肌病、心内膜炎、心脏肿瘤
腔隙性梗死	具备以下三项标准之一者即可确诊: (1) 具有典型的腔隙性梗死综合征,且影像学检查发现与临床表现相符的、最大径<1.5cm 的梗死病灶; (2) 具有典型的腔隙性梗死综合征,但影像学未发现相应病灶的卒中; (3) 具有非典型的腔隙性脑梗死综合征,但影像学检查发现与临床表现相符的、最大径<1.5cm 的病灶的卒中
其他原因	由其他明确原因引发的脑梗死(梅毒、动脉夹层、高凝状态、血液系统疾病、红斑狼疮等自身免疫性疾病、吸食毒品等)
不明原因	不能归于以上类别的缺血性脑卒中

发生梗死处的脑组织软化、坏死,周边组织水肿和毛细血管周围点状渗血。后期病变组织萎缩,坏死组织由格子细胞所清除,留下有空腔的瘢痕组织,空腔内可充满浆液。

【病理生理】

1. 缺血半暗带和治疗时间窗　急性脑梗死后缺血中心区和周边区血流量不同,在一定时间内缺血周边区血流下降,而氧和葡萄糖代谢仍保留。1977 年 Astrup 首次提出缺血半暗带的概念,定义为围绕梗死中心的缺血组织,其电活动中止,但仍保持正常的离子平衡和结构完整的区域。半暗带细胞存活的时间为治疗时间窗。不同的血流灌注导致半暗带存在的时间不一,如局部脑血流下降到 6ml/100(g·min)约 10 分钟,组织损害不可逆转,血流在 15ml/100(g·min)左右,半暗带存活时间延长。CT 和 MRI 检查具有不同的半暗带界定的方法,最大的意义是进行溶栓和机械取栓治疗的选择。

2. 脑缺血性损害的级联反应　急性脑缺血后神经组织的细胞能量代谢衰竭、细胞膜去极化而膜内、外离子平衡紊乱,继而兴奋性氨基酸和神经递质释放、通过各种渠道导致细胞内钙离子的超载,激活细胞的蛋白酶、磷脂酶和过氧化系统,产生蛋白质水解和各种自由基,损伤神经组织。这些改变几乎是同时或在极短的时间内次序发生,故称之为级联反应或瀑布效应。

【临床表现】

动脉粥样硬化性脑梗死表现为一组突然发生的局灶性神经功能缺失综合征(参见本篇第三章第一节"概述"),症状取决于损害的部位和大小。主要的特点是起病急骤,可数分钟达到高峰,也有患者呈进展性,于病后 1~3 天达到高峰。部分患者发病前有 TIA。

【实验室检查】

检查内容与 TIA 的检查基本一致。在 CT 或 MRI 上可发现相应的梗死灶。头部 CT 在梗死发病 24 小时内可为阴性,但 MRI 尤其是 DWI 可早期发现梗死灶。近年来,新的影像学技术,如 CTA 和 CTP、DWI 和 PWI 等技术的联合应用,有助于对缺血半暗带的判断,为溶/取栓患者的选择和超时间窗溶/取栓提供了理论依据,也为后续抗栓方案选择、降压治疗等二级预防措施提供依据。

【诊断与鉴别诊断】

动脉粥样硬化性脑梗死的诊断具有一般急性脑血管病的特点,如起病急、男性多于女性等。同时也有自己的特点(表 23-3-3-2)。

表 23-3-3-2 动脉粥样硬化性脑梗死的诊断和鉴别诊断要点

要点
1. 发病年龄较高
2. 有高血压、糖尿病、高脂血症等基础疾病
3. 多在安静休息状态下起病,常见醒后卒中
4. 部分患者有前驱的 TIA 病史
5. 症状可在几小时或几天内逐渐加重,表现为进展性脑梗死
6. 根据损害部位的不同,可出现偏瘫、感觉障碍、失语等局灶性神经功能失
7. CT 排除出血或占位性病变,DWI 高信号,ADC 图低信号
8. 血管造影发现供血动脉或其他部位血管存在动脉粥样硬化改变
9. 排除其他疾病:颅内肿瘤、血肿、脓肿可呈卒中样发病,多发性硬化、低血糖发作、癫痫后的 Todd 麻痹、静脉系统的血栓形成、有先兆的偏头痛、高血压脑病、Wernicke 脑病(韦尼克脑病)、中毒等都是需要鉴别的疾病

【治疗】

脑梗死的治疗分急性期治疗和预防治疗,预防治疗分发病前的一级预防和发病后预防复发的二级预防。

循证医学证实对脑梗死急性期有效的治疗方法目前有4种：阿司匹林、重组组织型纤溶酶原激活剂（rt-PA）静脉溶栓治疗、动脉取栓和卒中单元。

（一）院前急救和处理的原则　院前急救措施会影响后续卒中处理的效果。对疑似卒中的患者需要进行生命体征和神经科体征的检查，并判断病情的严重程度。具体处理措施见表23-3-3-3。

表 23-3-3-3　疑似卒中患者的急救处理

分类	具体措施
应采取的措施	管理气道、呼吸和循环 心脏监测 静脉通道 吸氧（当氧饱和度<92%时），维持血氧饱和度>94%。必要时进行气管插管 评估有无低血糖 禁食 预先告知急诊室 快速转运到最近的、能治疗急性卒中的合适的医院
应该避免的处理	给予非低血糖患者含糖液体 过度降低血压 过量静脉输液

（二）特异性治疗方法

1. 静脉溶栓治疗　目前公认的静脉溶栓治疗时间窗是发病4.5小时内，经影像学选择后的溶栓时间窗可以达到发病后9小时。重组组织型纤溶酶原激活剂（rt-PA，0.9mg/kg体重，最大剂量90mg）进行溶栓治疗，可显著改善患者预后，治疗开始越早，结局越好。静脉溶栓导致严重出血的风险约为6%。溶栓的适应证和禁忌证见表23-3-3-4和表23-3-3-5。Rt-PA的使用方法见表23-3-3-6。溶栓后出血的相关危险因素见表23-3-3-7。

我国"九五"攻关课题"急性缺血性脑卒中发病6小时内的尿激酶静脉溶栓治疗"研究是多中心、随机、对照的试验，结果显示发病6小时内的急性缺血性卒中给予尿激酶100万IU或150万IU治疗安全、有效。国内一些没有rt-PA的医院仍在使用尿激酶溶栓治疗，也获得不错的效果。

2. 血管内介入治疗　包括机械取栓、血管成形和支架术、动脉溶栓。急性期介入治疗的时间窗已经由原来的6h改为发病后24小时，主要依据CTA、CTP选择有缺血半暗带的患者进行治疗，也可采用磁共振如DWI和PWI的不匹配、DWI与Flair的不匹配进行半暗带的判断和患者的选择。动脉内溶栓治疗只是作为一种特殊的手段在特定情况下应用，并不推荐常规开展。具体见表23-3-3-8。

表 23-3-3-4　发病3小时内的溶栓治疗适应证和禁忌证

分类	具体内容
适应证	1. 发病<3h 2. 诊断为缺血性卒中，有明确的神经功能缺损 3. 年龄≥18岁 4. 患者或家属签署知情同意
禁忌证	1. 近3个月内有头部创伤或卒中史 2. 最近7天内有不易压迫部位的动脉穿刺 3. 可疑蛛网膜下腔出血 4. 近期有颅内或椎管内手术史 5. 既往有颅内出血史 6. 目前存在活动性出血 7. 急性出血倾向，包括血小板计数<100 000/mm³（100×10⁹/L） 8. 颅内肿瘤、动静脉畸形、动脉瘤 9. 血压高（收缩压≥180mmHg或舒张压≥100mmHg） 10. 最近48h内接受肝素治疗，APTT超出正常范围 11. 口服抗凝剂（INR>1.7或PT>15s） 12. 目前正在使用凝血酶抑制剂或Ⅹa因子抑制剂，各种敏感的实验室检查存在异常（如APTT、INR、血小板计数、ECT、TT或Ⅹa因子活性测定等） 13. 血糖浓度<50mg/dl（2.7mmol/L） 14. CT提示多脑叶梗死（低密度影>1/3大脑半球）
相对禁忌证（这些情况需要权衡溶栓的利弊，但并非绝对禁忌）	1. 轻型卒中或症状迅速改善的卒中 2. 妊娠 3. 痫性发作后遗留神经功能缺损，但判断痫性发作与脑梗死有关 4. 最近14天内有大型手术或严重外伤 5. 最近21天内有胃肠道或尿道出血 6. 最近3个月内有心肌梗死

注：INR. 国际标准化比值；APTT. 活化部分凝血酶原时间。

表 23-3-3-5　发病3~4.5小时溶栓的适应证和相对禁忌证

分类	具体内容
适应证	诊断为缺血性卒中，有可测的神经功能缺损 发病3~4.5h之间
相对禁忌证	年龄>80岁 严重卒中（NIHSS>25） 口服抗凝剂，无论INR数值为何 具有糖尿病史和缺血性卒中史

表 23-3-3-6　rt-PA 使用方法

方法
1. 剂量为 0.9mg/kg(最大剂量 90mg),先团注 10%(1min),其余在 60 分钟内静滴完毕
2. 收入卒中单元监护
3. 定时进行神经功能检查,在输注 rtPA 过程中每 15 分钟 1 次,此后每 30 分钟 1 次,检查 6 小时,然后每小时一次直至 rt-PA 治疗后 24 小时
4. 如果患者出现严重头痛、急性高血压、恶心或呕吐,需停药,急查头部 CT
5. 定时测量血压,最初 2 小时每 15 分钟 1 次,随后的 6 小时每 30 分钟 1 次,最后每小时 1 次直至 rt-PA 治疗后 24 小时
6. 如果收缩压≥180mmHg 或舒张压≥105mmHg,要提高测血压的频率;给予降压药以维持血压等于或低于此水平
7. 推迟放置鼻胃管、导尿管或动脉内测压导管
8. 使用 rt-PA 后 24h 复查 CT。排除出血后开始使用抗凝剂或抗血小板药

表 23-3-3-7　溶栓后出血风险相关因素

相关因素
1. 血糖升高
2. 糖尿病病史
3. 基线症状严重
4. 高龄>80 岁
5. 治疗时间延迟
6. 既往有阿司匹林服药史
7. 既往有充血性心力衰竭病史
8. 纤溶酶原激活物抑制剂活性降低
9. 违背溶栓协议

表 23-3-3-8　急性缺血性脑卒中早期血管内介入的适应证与禁忌证

分类	具体内容
适应证	1. 年龄在 18 岁以上 2. 影像学检查证实为大血管闭塞的急性缺血性脑卒中 3. 符合以下条件的大血管闭塞卒中患者应该尽早实施血管内介入治疗:前循环闭塞发病 6 小时之内;或者前循环闭塞发病在 6~24 小时之间,经过严格的影像学筛选;或者后循环大血管闭塞发病在 24 小时之内 4. CT 排除颅内出血、蛛网膜下腔出血 5. 患者或者法定代理人签署知情同意书
禁忌证	1. 若进行动脉溶栓,参考静脉溶栓禁忌证 2. 活动性出血或已知有明显出血倾向者 3. 严重心、肝、肾功能不全 4. 血糖<2.7mmol/L 或者>22.2mmol/L 5. 药物无法控制的严重高血压

早期血管内介入治疗成功与否、预后好坏很大程度上取决于介入手术前的评估。

(1) 临床评估:患者若存在失语、凝视、忽略或者美国国立卫生院卒中量表(NIHSS)9 分以上且 CT 排除了脑出血,可高度怀疑患者存在急性大动脉闭塞。

(2) 影像学评估:①有多模式 CT 或者 MRI 的临床中心,可利用 CTA 或者 MRA 识别出急性闭塞的大血管;利用 CTP 或者 MRP 揭示是否存在明显的灌注-梗死核心不匹配。一般而言,合适的治疗对象的梗死核心体积应该小于 70ml;②若某些单位无法开展多模式 CT 或者 MRI,则对于前循环闭塞的患者,可用普通 CT 平扫筛选出 Alberta 卒中计划早期 CT 评分(ASPECTS)≥6 的患者作为早期血管内介入的治疗对象。

关于急性期血管内支架术、CEA 手术或动脉搭桥手术临床证据还不充分,某些特殊的病例可以考虑使用此类治疗避免患者病情恶化。

3. 抗血小板治疗　急性缺血性卒中后 48 小时内口服阿司匹林能显著降低患者的死亡或残疾率,减少复发。症状性颅内出血的风险与空白对照组相似。因此,对于不符合溶栓适应证且无禁忌证的缺血性脑卒中患者应在发病后尽早给予口服阿司匹林 150~300mg/d。急性期后可改为预防剂量 50~325mg/d。溶栓治疗者,溶栓 24 小时后开始使用阿司匹林等抗血小板药物。对不能耐受阿司匹林者或存在阿司匹林抵抗的患者,可考虑选用氯吡格雷 75mg/d,西洛他唑 100mg/次、2 次/d 等抗血小板治疗。对 NIHSS<3 分的轻型卒中患者,发病 24 小时内可以阿司匹林和氯吡格雷联合抗血小板治疗,持续 7~21 天后改成单抗。

4. 抗凝治疗　急性期抗凝治疗虽已应用 50 多年,但一直存在争议。荟萃分析结果显示:抗凝治疗不能降低卒中患者的病死率或残疾率,但是能降低缺血性脑卒中的复发率、降低肺栓塞和深静脉血栓形成的发生率。对大多数急性缺血性脑卒中患者,不推荐无选择地早期进行抗凝治疗。特殊患者的抗凝治疗,可在谨慎评估风险/效益比后慎重选择。抗凝治疗的适应证和禁忌证见表 23-3-3-9。

表 23-3-3-9　抗凝治疗的适应证和禁忌证

分类	内容
适应证	1. 心源性栓塞 2. 抗心磷脂抗体综合征 3. 脑静脉窦血栓形成 4. 合并下肢深静脉血栓和/或肺栓塞 5. 大动脉狭窄手术前准备 6. 颈内动脉或椎动脉颅外段动脉夹层
禁忌证	1. 大面积脑梗死,如超过 50%MCA 供血区的梗死 2. 未控制的严重高血压(>180/110mmHg) 3. 严重的脑白质疏松或怀疑为脑淀粉样血管病的患者 4. 其他,如颅内出血、溃疡病、严重肝肾疾病

用药方法：①普通肝素：肝素先团注 5 000U，然后以 10～12U/(kg·h)的剂量加入生理盐水中持续 24 小时静脉滴注，使用 6 小时后抽血测量 APTT，24 小时内使 APTT 达到对照值的 1.5～2.5 倍(或 APTT 达到 60～109s)，然后每天监测 APTT；②低分子量肝素：皮下注射 5 000IU/次、2 次/d，病情稳定后改为口服抗栓药治疗；③华法林：由于华法林起效需要 3～5 天，故应该在停用肝素和低分子量肝素前 3 天开始同时给予华法林治疗，起始剂量为 2.5～5mg/d，连用 2 天，后改为维持量，INR 目标值为 2～3，如果有心脏机械瓣置换术史，INR 需达到 2.5～3.5。华法林受饮食和药物的影响，需常规监测。孕妇不宜使用华法林，可使用肝素和低分子量肝素。

5. 降纤治疗　蛇毒酶制剂可显著降低血浆纤维蛋白原，并有轻度溶栓和抑制血栓形成作用。主要的风险是出血。临床上可谨慎用于不适合溶栓且伴有高纤维蛋白血症的患者。

6. 扩容治疗　对于低血压或低灌注所致的梗死如分水岭梗死可考虑扩容治疗，但应注意可能加重脑水肿、心功能衰竭等，其他患者一般不推荐扩容治疗。

7. 神经保护剂　目前为止没有公认有效的神经保护剂。

(三) 卒中单元和一般治疗　卒中单元(stroke unit)是一种组织化管理脑卒中住院患者的医疗模式。核心是多学科的综合管理。以专业化的神经科医生、放射科医生、介入或神经外科医生、专业护士和康复人员为主，进行多学科合作，为脑卒中患者提供规范化管理。卒中单元能明显降低脑卒中患者的死亡和/或残疾。

1. 体位和运动　多数患者发病后需卧床休息，病情稳定后要尽早开始活动。

2. 营养和补液　所有患者均需进行吞水试验了解吞咽功能。如有必要，应置入鼻胃管或经鼻十二指肠管，以提供营养及药物。

3. 感染的控制和预防　肺炎和泌尿道炎症是常见的并发症，严重的卒中患者可能需要预防性应用抗生素。

4. 深静脉血栓形成及肺栓塞　卒中后大约 10%的患者死于肺栓塞，肺栓塞的栓子通常来源于下肢静脉血栓，不能活动的患者及严重卒中的老年人发生深静脉血栓的风险最高。预防措施包括早期活动、使用抗栓药物以及使用外部加压装置。首选低分子量肝素皮下注射，2 次/d。

5. 血压的管理　血压升高是卒中患者常见的现象，大多数患者在发病后 4～10 天内血压会自动下降，应根据不同的卒中亚型选择对血压的处理方式。

患者血压≥200/110mmHg 时给予降压治疗，发病最初 24 小时内，血压的下降幅度为 15%～25%。对于怀疑为血液动力学性卒中或双侧颈动脉狭窄的患者，血压不宜过度降低，在大动脉狭窄已经解除的情况下，可以考虑将血压逐渐控制到目标值以下。

6. 血糖的管理　当血糖>10mmol/L 时给予药物治疗，加强血糖监测，血糖值可控制在 7.7～10mmol/L。血糖低于 3.3mmol/L 时，可给予 10%～20%葡萄糖口服或注射。

7. 血脂的管理　急性期尽早开始降脂治疗，尤其是因为动脉粥样硬化斑块脱落或者动脉粥样硬化性血管狭窄导致 TIA 或卒中发作者，应用他汀类药物对稳定斑块、减轻血管狭窄有益。

(四) 恶性脑梗死的手术治疗　对于引起颅内压升高和脑干受压的恶性脑梗死可以选择去骨瓣减压，包括半侧颅骨切除术及切除颞叶的硬脑膜切除术。症状没有改善的年轻患者需要进行额外的手术，即切除部分额叶或颞叶的卒中脑组织的“切除术”。一般在发病 48 小时内进行减压术。脑室内导管引流脑脊液快速降低颅内压、枕骨下颅骨切除术可缓解小脑梗死导致的脑积水及脑干受压。

二、脑栓塞

由于异常的物体(固体、液体、气体)沿血液循环进入脑动脉或供应脑的颈部动脉，造成血流阻塞而产生脑梗死，称为脑栓塞。脑栓塞约占缺血性卒中的 10%～15%。

【病因和病理】

脑栓塞的栓子来源可分为心源性、非心源性、来源不明性三大类。

1. 心源性系脑栓塞的最常见原因。

(1) 风湿性心脏病：慢性风湿性心脏病伴二尖瓣狭窄，特别是伴有房颤时，极易导致脑栓塞，不管有无临床表现，脑部病理检查发现有脑栓塞者达 50%。

(2) 非瓣膜性心房颤动：目前风湿性心脏病导致房颤的比例逐步减少，而非瓣膜性房颤的发病率逐渐增多，且成为心源性脑栓塞的主要病因。房颤患者年卒中发病率为 12.9%，是非房颤患者的 5 倍(后者仅为 2.3%)，且随年龄的增长，患病率逐渐增加。

(3) 心肌梗死：心肌梗死可使心内膜变质，以致血小板可黏附在上面形成血栓。梗死范围越大，血栓形成机会越大。心肌梗死后第 4～20 天内易发生周围血管(脑、肾、脾、肢体等)栓塞。

(4) 亚急性细菌性心内膜炎：一般是在风湿性心脏瓣膜病或先天性心脏病的基础上发生。细菌附着在病变内膜上繁殖，并与血小板、纤维蛋白、红细胞等结成细菌性赘生物，脱落后即可循血流发生脑栓塞。

(5) 其他：罕见的原发心脏肿瘤如黏液瘤、肉瘤引起脑栓塞也偶有报道。

2. 非心源性脑栓塞　非心源性脑栓塞发生率很低。反常脑栓塞是体循环静脉内的栓子，由于心隔缺损，可不经肺循环直接穿过卵圆孔或室间孔到达体循环的动脉而造成脑栓塞。气体栓塞可发生于胸外科手术、潜水员或高空飞行员、气胸、气腹、颈静脉或硬脊膜外静脉损伤、肾周围充气、右心导管、剧烈咳嗽等各种情况。脂肪栓塞见于长骨骨折、长骨手术和油剂注射等。

3. 来源不明的脑栓塞　有的脑栓塞虽经仔细检查也未能找到栓子来源。

【临床表现】

脑栓塞的起病年龄不一。起病急骤，大多数并无任何前驱症状。起病后常于数秒钟或很短时间内发展到高峰。个别患者可在数天内呈阶梯式进行性恶化，系由反复栓塞所致。脑栓塞可仅发生在单一动脉，也可广泛多发，因而临床表现不一。一部分患者可在起病时有意识模糊、头痛或抽搐。栓塞约 4/5 发生在脑底动脉环前半部的分布区，临床表现为颈内动脉、大脑中动脉系统病变的表现。1/5 脑栓塞发生在脑底动脉环的后半部，可出现椎-基动脉系统病变的表现。

【诊断】

脑栓塞的诊断与其他缺血性卒中类似，但有其独特之处，具体诊断要素如表 23-3-3-10。

表 23-3-3-10 脑栓塞的诊断要点

诊断要点
1. 起病急骤，多在活动状态下发病
2. 表现为偏瘫、失语、感觉障碍、头晕、行走不稳等，少数伴有意识障碍或抽搐
3. 头部 CT 排除脑出血或占位，患者可能早期就出现低密度影，可合并有少量出血。亚急性细菌性心内膜炎伴发脑栓塞和发生感染性动脉瘤破裂时，可表现为蛛网膜下腔出血或脑内出血
4. 询问心脏病、骨折、气胸、血栓性脉管炎或肺栓塞等相关病史
5. 是否合并其他脏器栓塞，如肾脏、肠系膜、视网膜等
6. 辅助检查：心电图、24h 心电监测、心脏超声；怀疑卵圆孔未闭的患者，行 TCD 发泡试验和经食管的心脏超声检查

【房颤患者的评估】

临床评估包括：房颤的类型、病情的严重程度（European Heart Rhythm Association，EHRA 评分）、相关的心脏疾病、患者年龄和大体情况、心功能状况以及可能发生的变化、短期和长期治疗目标、药物治疗和非药物治疗的选择、栓塞及出血的风险评估。

房颤患者栓塞风险分层的评分方法主要是 CHADS2 和 CHA2DS2-VASc（表 23-3-3-11）。

如果 CHADS2 或 CHA2DS2-VASc 评分≥2 分就需要口服抗凝治疗。患者在口服抗凝治疗之前，还应该评估出血的风险，用 HAS-BLED 评分进行评估，见表 23-3-3-12。分数≥3 提示出血风险较高，药物选择需谨慎。

【治疗】

治疗原则上与动脉硬化性脑梗死相同。

1. 溶栓治疗 房颤患者溶栓的效果不如动脉粥样硬化性脑梗死，但多数患者仍可从溶栓治疗中获益，房颤并非溶栓的禁忌证。如果患者在使用华法林等口服抗凝药治疗，溶栓前的 INR 应小于 1.7。

2. 抗凝治疗 虽然抗凝的急性期治疗效果有限，但是二级预防的效果是肯定的，具体应用有如下建议（表 23-3-3-13）。

近些年，替代华法林的直接口服抗凝剂逐一问世，具有代表性的包括阿哌沙班、达比加群、利伐沙班和依度沙班。这些口服抗凝剂的优势是出血风险多低于华法林，不需要监测凝血功能，与食物和其他药物的相互作用少。此类药物有替代华法林的趋势，但是在机械性心脏瓣膜置换术的患者，这类药物未获得与华法林相似的效果，华法林仍是首选。

表 23-3-3-11 房颤患者栓塞风险评分 CHADS2 和 CHA2DS2-VASc

危险因素	$CHADS_2$	CHA_2DS_2-VASc
慢性心力衰竭/左心功能障碍（Cardiac failure）	1	1
高血压（hypertension）	1	1
年龄>75 岁（age）	1	2
糖尿病（diabetes）	1	1
卒中/TIA/血栓栓塞史（stroke）	2	2
血管疾病（心肌梗死、周围动脉疾病、动脉杂音）（vascular disease）		1
年龄 65~74 岁（age）		1
女性（sex category）		1
最高得分	6	9

表 23-3-3-12 HAS-BLED 评分

临床特征	评分
高血压（hypertension）	1
异常的肝肾功能（abnormal liver or renal function）（每个 1 分）	1 或 2
卒中（stroke）	1
出血（bleeding）	1
INR 不稳定（labile INR）	1
老年人（elderly，age>65y）	1
药物或酒精滥用（drug or alcohol）（每个 1 分）	1 或 2
最高得分	9

注：高血压，收缩压>160mmHg；异常肝功能，有慢性肝病或生化指标明显异常（胆红素 2 倍以上增高伴 AST 或 ALT 3 倍以上增高）；肾功能异常，透析治疗患者、肾移植患者、血肌酐≥200μmol/L；出血，有出血史或者出血倾向，如出血体质或贫血患者。INR 不稳定是 INR 过高或过低；药物饮酒史是指持续使用抗血小板制剂、非甾体抗炎药物和酗酒。

表 23-3-3-13 心源性栓塞抗凝治疗注意事项

注意事项
1. 由于心源性脑栓塞的梗死区极易出血，故抗凝治疗必须慎用
2. 近来，有人主张尽早使用抗凝治疗以防止栓塞的复发。特别是急性发作的 TIA，在发展成脑梗死前，应尽早实行抗凝治疗
3. 如果患者脑梗死面积小，且有进展趋势，也应该尽早进行抗凝治疗
4. 一旦发生大面积的完全栓塞，则在病情稳定 2 周后，开始抗凝治疗
5. 如果 CT 或 MRI 发现房颤患者已经存在静息性脑梗死，也应尽早开始抗凝治疗
6. 脑成像检查提示出血或蛛网膜下腔出血者，或由亚急性细菌性心内膜炎并发脑栓塞者，均禁忌用抗凝治疗
7. 除抗凝外，还应该对房颤进行心脏节律和心率的控制，并治疗导致房颤的原发病
8. 药物可选择普通肝素、低分子量肝素和华法林。房颤患者卒中的二级预防首选口服抗凝剂，其次是阿司匹林

关于脂肪栓塞，5%碳酸氢钠注射液 250ml/次，静脉滴注，2 次/d。有助于脂肪颗粒的溶解。也可使用 5%酒精葡萄糖注射液 500ml/次，1~2 次/d，静脉滴注治疗 7 天。右旋糖酐 40 以及二氧化碳混合气体吸入等扩张血管也有作用。

气体栓塞的治疗与心源性引起的脑栓塞治疗基本相仿。

第四节 脑小血管病

脑小血管病（small vessel disease，SVD）是指各种病变累及脑的小的穿支动脉和小动脉（直径 40~200μm）、毛细血管及小静脉，所导致的临床、影像及病理改变的综合征。

临床表现为静息性脑梗死、各种腔隙综合征、血管性认知功能障碍、步态异常和老年情感障碍。影像学表现为腔隙性脑梗死灶、脑白质疏松、微出血及脑血管周围间隙（Virchow-Robin 间隙）扩大、小静脉梗死和脑萎缩的一组疾病。

目前由于 MRI 的广泛应用，关于腔隙性脑梗死、静息性脑梗死、腔隙灶和脑血管周围间隙的概念容易混淆，为此做一个简要介绍。

首先，腔隙性脑梗死（lacunar infarction）属于急性脑卒中范畴，是指临床有卒中样发作，多表现为各种腔隙综合征，主要包括纯运动性偏瘫、纯感觉性卒中、感觉运动性卒中、共济失调性轻偏瘫和构音障碍手笨拙综合征等。在头颅 MRI DWI 序列上有新发的梗死病灶，直径<1.5cm，主要位于半球深部基底节区、半卵圆中心、放射冠、脑干等部位。因为缺血梗死后会遗留不规则微小腔隙，故此命名为腔隙性脑梗死。但是实际上，大部分急性腔隙性脑梗死病灶将完全消失，少部分演变为白质高信号或演变为腔隙（lacune）。MRI 上的信号特点是：DWI 高信号、Flair 高信号、T2 高信号、T1WI 低信号。

静息性脑梗死是将影像学或尸检发现脑内梗死病灶、但是没有明确卒中发作病史的梗死，定义为静息性脑梗死（silent cerebral infarction，SCI），也称无症状性脑梗死。病变部位可位于皮质或皮质下，病灶大小不一，病因可属于 TOAST 分型的任一种。影像学上 CT 为低密度影，MRI 上可以是无症状的 DWI 高信号的急性期病灶，也可以是亚急性期或慢性期病变。通常病灶直径≥3mm，且病灶多为圆形或不规则形。主要是因为病变位于脑内的功能静区，故此患者无偏瘫、偏身感觉减退或言语障碍等卒中样神经功能缺损，但可以有头昏、头胀等非特异症状或完全没有任何症状。其 MRI 上的信号特点取决于发现时病灶所处的时期。

腔隙或"腔隙灶"并不是疾病名称，而是神经病理性名词，是小灶性脑组织梗死后发生的较长时间的改变，即脑组织软化形成小的空腔，是一种脑组织病理学改变。腔隙灶大部分直径均<5mm，多为圆形或椭圆形。MRI 上的信号特点是 DWI 等或低信号、Flair 低信号，周边有时可环绕薄层高信号带、T2 加权高信号、T1 加权低信号。

脑血管周围间隙（又称 Virchow-Robin space，VRS）是指围绕小血管周围的空间，是神经系统内的正常解剖结构，存在于不同年龄段人群。在不明原因下可以扩大演变为 MRI 上可以发现的扩大的血管间隙（dilated VRS，dVRS），可以发生在正常人或卒中患者脑内。dVRS 多呈线型或香肠型，一般直径<2mm，长期以来被视为良性改变，但越来越多的证据显示其与认知功能损害、抑郁以及糖尿病视网膜病变等有关。MRI 上的信号特点是 DWI 等信号、Flair 均匀低信号，周边无薄层高信号带、T2 加权高信号、T1 加权低信号，即同脑脊液信号。

【病因与发病机制】

主要的病因见表 23-3-4-1。

脑小血管具有重要的功能：①血液运输管道作用；②脑血流调节功能；③血脑屏障功能；④由血管内皮细胞、血管周围细胞、神经元及神经胶质细胞构成的神经血管单元，在结构上和功能上维持大脑微环境的稳定；⑤脑小血管管壁是细胞间液及可溶性物质（包括β淀粉样物质）回流的重要途径。因此，目前推测脑小血管病变可破坏上述多种功能，经多种机制导致脑实质损伤。

【临床表现】

SVD 的临床表现比较复杂，既可表现为急性的卒中发作，也可表现为慢性的脑功能障碍。

1. SVD 的急性神经功能障碍　表现为缺血性和出血性卒中。最常见的是各种腔隙综合征，包括纯运动性偏瘫、纯感觉性卒中、感觉运动性卒中、共济失调性轻偏瘫及构音障碍手笨拙综合征等。

2. SVD 的慢性或隐匿进展性神经功能障碍　主要为认知、情感障碍和步态异常。SVD 是血管性认知损害（VCI）的主要原因，执行功能障碍是其主要的认知损害特征，而记忆功能受累相对较轻且再认功能相对保留。步态异常包括运动迟缓、易跌倒，但较帕金森病轻，且较隐匿。SVD 中后期常合并有排尿和排便异常。

表 23-3-4-1 脑小血管病的病因分类

病因	典型疾病
动脉硬化	高血压、糖尿病、高龄
淀粉样血管病	脑淀粉样血管病(CAA)
遗传相关(单基因突变)	伴皮质下梗死和白质脑病的常染色体显性遗传性脑动脉病(CADASIL)
	伴皮质下梗死和白质脑病的常染色体隐性遗传性脑动脉病(CARASIL)
	常染色体显性遗传性视网膜血管病伴有白质脑病(AD-RVLC)
	传性肾病、动脉瘤和肌肉痉挛(HANAC,又称 COL4A1 卒中综合征)
	线粒体脑肌病(MELAS)
	法布里病(Fabry disease)
	Familial British dementia
	Familial Danish dementia
炎症或免疫介导	坏死性血管炎、过敏性紫癜、冷球蛋白血症血管炎、皮肤白细胞破碎性血管炎、原发性中枢神经系统血管炎、Sneddon 综合征、Susac 综合征、结缔组织病相关的血管炎、感染相关的血管炎
静脉胶原病	小静脉增厚、闭塞
放射性血管病	放射性损伤导致小血管纤维素样坏死

【诊断与鉴别诊断】

对 SVD 导致的急性卒中,应遵循卒中诊断标准。MRI 检查应是影像学检查的首选。SVD 导致的认知和情感障碍,应遵循相关的 VCI 的诊断标准和抑郁或焦虑等相关标准进行诊断。

鉴别诊断:多种其他中枢神经系统疾病,如多发性硬化、血管炎、血管内淋巴瘤等。

【治疗】

主要包括急性卒中的治疗和认知、情感障碍的治疗。抗栓药物选择方面主要考虑出血风险小的药物如西洛他唑,认知方面有胆碱酯酶抑制剂、美金刚等。尼莫地平的临床证据尚不充分。其他为对症治疗。

第五节 蛛网膜下腔出血

颅内血管破裂后,血液流入蛛网膜下腔称为蛛网膜下腔出血(spontaneous subarachnoid hemorrhage,SAH),临床上将 SAH 分为外伤性与非外伤性两大类,非外伤性 SAH 又称为自发性 SAH,是一种常见且致死率极高的疾病。

【病因与危险因素】

主要是动脉瘤,约占全部病例的 85%左右,其他病因包括中脑周围非动脉瘤性出血、血管畸形、硬脑膜动-静脉瘘、凝血功能障碍、吸食可卡因和垂体卒中等。危险因素:高血压、吸烟、酗酒。可卡因和苯丙醇胺与 SAH 的发病相关。

【临床表现】

颅内动脉瘤未破裂前多无症状。SAH 常在体力活动或激动时发病,约 80%的患者会主诉“从未有过的剧烈头痛”,20%的患者仅有一过性或者先兆性头痛。头痛可伴随恶心、呕吐、颈项强直、意识障碍、局部神经缺损(包括脑神经瘫痪)、痫性发作。

先兆性出血或警示性渗漏,是指严重动脉瘤破裂前的轻微出血。这些轻微出血多发生于 SAH 前 2~8 周,多伴头痛,可持续数天,但比动脉瘤破裂时的头痛轻。恶心、呕吐也可出现,但脑膜刺激征不明显。

【实验室与影像学检查】

1. 头颅 CT 平扫　是 SAH 诊断的首选。在 SAH 发病后 12 小时内,CT 的敏感性高达 98%~100%,24 小时内逐渐降至 93%,6 天内降至 57%~85%。腰穿可用于 CT 结果阴性的可疑病例的诊断。腰穿的时机、红细胞及白细胞计数、脑脊液是否黄染及胆红素的检测将影响对结果的判断。CT 平扫结合腰穿检查在多数情况下可明确有无警示性渗漏,并可判断剧烈和/或突发头痛的预后。故一般推荐头痛对症治疗前应予 CT 平扫或腰穿检查。

2. CTA　CTA 检查相对于 DSA 来说创伤较小,对于较大的动脉瘤敏感性与 DSA 相似。CTA 还可弥补 DSA 的不足,对于动脉瘤壁钙化、动脉瘤腔内血栓、动脉瘤导致脑实质出血的倾向及动脉瘤与骨性结构的关系等方面 CTA 具有一定优势。

3. MRI 和 MRA　MRA 对于判断动脉瘤颈与所属血管的关系存在着局限性。但 MRA 无需碘造影、无离子辐射,适用于孕妇,可用于 SAH 的筛查。

4. DSA　仍是目前明确 SAH 病因、诊断颅内动脉瘤的“金标准”。DSA 阴性的患者大约占 20%～25%，如一周后再次行 DSA，约有 1%～2%患者发现之前未发现的动脉瘤。

5. 实验室和其他检查　实验室检查主要包括血常规、血糖、出凝血功能等生化指标，其他检查包括对病因的分析，如考虑烟雾病时需做钩端螺旋体抗体检测；另一方面，主要是根据患者的病情选择相应的检查，如血气分析、心肌酶谱、心肌标志物等。

【诊断与鉴别诊断】

突发头痛、呕吐、脑膜刺激征阳性以及头颅 CT 发现蛛网膜下腔的高密度影是最经典的诊断标准。对可疑 SAH 患者应首选 CT 检查。当 CT 结果阴性时，腰穿检查有助于进一步提供诊断信息。对于 SAH 患者宜早期行 DSA 检查明确动脉瘤及其解剖学特点。在 DSA 不能及时实施时可予 CTA 或 MRA 检查。

除动脉瘤性 SAH 外，需要鉴别其他导致 SAH 的病因，如 AVM、凝血功能障碍、动脉粥样硬化等。

【治疗】

治疗原则是维持生命体征同时，积极寻找 SAH 的病因，尽早进行 CTA、DSA 等检查，明确是否存在动脉瘤。动脉瘤需要尽早行介入或手术治疗，以防止再出血。

1. 一般治疗　SAH 需要严密观察与监测。维持生命特征，严格控制血压。进行心电监护，监测电解质。

2. 动脉瘤介入和外科手术治疗　早期动脉瘤治疗可降低再出血风险。外科手术夹闭或弹簧圈栓塞均有效，对于同时适用介入栓塞及外科手术的动脉瘤患者，应首先考虑介入栓塞治疗，且应尽可能完全栓塞动脉瘤。不同的人群应该选择不同的治疗方式（表 23-3-5-1）。

表 23-3-5-1　SAH 患者动脉瘤治疗方法的选择

分类	内容
适合手术夹闭的人群	1. 年轻 2. 合并血肿且有占位效应 3. 动脉瘤位于大脑中动脉和胼胝体周围血管 4. 宽颈动脉瘤 5. 动脉分支直接从动脉瘤囊发出
适合栓塞的人群	1. 年龄超过 70 岁 2. 不具有占位效应的血肿存在 3. 动脉瘤位于后循环 4. 动脉瘤为窄颈动脉瘤、或为单叶型动脉瘤 5. WFNS 评分为Ⅳ级和Ⅴ级的危重患者

3. 预防再出血的药物和其他治疗　明确病因，针对病因治疗是预防再出血的根本措施。早期、短程抗纤溶药物如氨甲环酸 1g/次、6h/次，静脉滴注，不超过 72h，结合早期动脉瘤治疗，可减少再出血的发生。

4. 血管痉挛的治疗　动脉瘤性 SAH 的患者应静脉滴注或口服尼莫地平，可有效改善预后。既往使用“3H”方法（即血液稀释、高血压、高血容量）治疗脑血管痉挛，但通过进一步观察发现等容量、高血压方法似乎更为有效。如果已经发生血管痉挛且对诱导高血压治疗没有反应，可根据临床具体情况选择脑血管成形术和/或动脉内注射血管扩张剂治疗血管痉挛。

5. 脑积水的治疗　有症状的慢性脑积水患者需临时或永久的脑脊液分流术。脑室引流对脑室扩张的患者有益，并可减轻急性 SAH 的意识障碍水平。

6. 痫样发作的治疗　不主张预防性用药。不推荐长期使用抗癫痫药物。但对痫样发作的高风险人群，如既往有癫痫史、有实质血肿或梗死、大脑中动脉动脉瘤的患者，可考虑长期使用。

【预后与预防】

SAH 患者的预后较差，影响预后最重要的指标是早期出血的严重程度，平均死亡率高达 45%，且主要发生在病后 2 周内，1 个月内再出血的危险为 33%，1 个月后再出血的危险减低，但每年仍有 3%的再出血危险。存活者中 50%留有残疾，64%生活质量未恢复到病前水平。影响预后的因素分为患者因素、动脉瘤因素、医疗机构因素。预防措施包括积极治疗高血压、戒烟。可通过以下因素判断再出血的风险，包括早期出血严重程度、就诊时间、血压、性别、动脉瘤的特点、脑积水、早期血管造影及是否使用了脑室引流。

第六节　脑出血

脑出血（intracerebral hemorrhage，ICH）分外伤性和非外伤性两种，后者又称原发性或自发性脑出血，系指颅内或全身疾病引起脑实质内出血。高血压性脑出血最常见。

【流行病学】

脑出血占所有卒中的 10%～17%，30 天死亡率取决于出血的部位和大小。发病 1 个月内死亡率 35%～52%，在 6 个月内功能恢复，生活独立的患者仅有 20%。发病 30 天内死亡的独立预测因素有出血量、GCS、年龄>80 岁、幕下出血以及合并脑室内出血。

【病因与危险因素】

病因：原发性脑出血的病因 50%是高血压、30%是淀粉样变。其他脑出血原因：动脉瘤、动静脉畸形、抗凝或抗血小板治疗、血液疾病、肝脏疾病、肿瘤、外伤、血管炎、烟雾病、静脉窦血栓形成、子痫、子宫内膜异位症。

危险因素：高血压、年龄、遗传、吸烟、饮酒、胆固醇水平过低。基于人口学的研究发现，高胆固醇者发生脑出血的危险低，强化他汀类药物治疗可增加某些特殊人群脑出血的风险。

【病理改变】

高血压性脑出血好发于大脑半球深部的基底节，近年来的病理研究发现，长期高血压造成穿支动脉上形成直径 0.8～1.0mm 微小粟粒样动脉瘤，称为 Charcot-Bouchard 动脉瘤，这种变化是高血压脑出血的根本机制。高血压性脑出血最多见为壳核（占总数的 44%），其次为大脑皮质下或脑叶（15%）、丘脑

(13%)、脑桥(9%)、小脑(9%)等。脑实质内出血量大时,血液可沿神经纤维向四周扩散,侵入内囊、丘脑、脑干,可破入脑室或蛛网膜下腔。血肿可引起脑室受压或移位,发生脑疝。发病48小时内是血肿扩大的最危险时段,随着时间的推移,其发生率逐渐下降。脑淀粉样血管病(CAA)相关脑出血多发生于脑叶,可多发,以大脑后部多见,基底节、脑干和小脑少见。

【临床表现】

脑出血起病突然,常见诱发因素有情绪波动、体力劳动、饭后酒后、性生活、用力屏便和气候变化等。患者常突感头痛、头胀,随之呕吐,可很快出现意识和神经功能障碍,并进行性加重。脑叶出血者常表现为癫痫。发病时血压常明显升高。不同出血部位的临床表现如下。

1. 基底节出血 偏瘫或轻偏瘫、偏身感觉障碍和同向性偏盲("三偏"),均发生于出血灶的对侧。患者双眼向病变侧凝视,可有局灶性抽搐和失语(优势半球出血)。随着出血量增多,患者意识障碍加重,并出现颅内压增高症状,甚至小脑幕裂孔下疝,导致呼吸和循环衰竭而死亡。

2. 脑叶出血 头痛明显。如出血位于脑中央区,有偏瘫、偏身感觉障碍,特别是辨别觉丧失。如出血在枕顶叶,可有同向偏盲。如发生在额叶,可有强握、吸吮反射,排尿困难,淡漠和反应迟钝。如有抽搐多为局灶性并限于偏瘫侧。优势半球出血者尚有失语、失读,记忆力减退和肢体失认等。

3. 丘脑出血 多有意识障碍、失语、偏瘫和偏侧感觉障碍。可有双眼垂直方向活动障碍或双眼同向上或向下凝视,瞳孔缩小。如血肿阻塞第三脑室,可出现颅内压增高症状和脑积水。

4. 脑桥出血 发病后患者很快进入昏迷状态。出血常先自一侧脑桥开始,表现出血侧面瘫和对侧肢体弛缓性偏瘫(交叉性瘫痪)。头和双眼转向非出血侧,凝视偏瘫侧。出血扩大并波及两侧脑桥,则出现双侧面瘫和四肢瘫痪。后者多为弛缓性,少数为痉挛性或呈去脑强直,双病理征阳性,眼球自主活动消失,瞳孔为针尖样,对光反应迟钝或消失,此征见于1/3患者,为脑桥出血特征症状,系由于脑桥内交感神经纤维受损所致。持续高热(≥39℃),乃因出血阻断丘脑下部对体温的调节。由于脑干呼吸中枢受影响,常出现不规则呼吸和呼吸困难。如双瞳孔散大,对光反应消失,呼吸不规则,脉搏和血压异常,体温不断上升或突然下降,均提示病情危重。

5. 小脑出血 大多数患者有头痛、眩晕、呕吐,伴共济失调,站立时向病侧倾倒,病侧肢体不灵活,但无偏瘫、无失语,有构音障碍。少数患者发病迅速,短期内昏迷,出现脑干受压征、眼肌麻痹和小脑扁桃体下疝或急性脑积水表现。

6. 脑室出血 可以是实质性出血破入脑室,也可以是单纯脑室出血。病情多危重,常在发病后1~2小时内进入昏迷,出现四肢抽搐或瘫痪,双侧病理征阳性。可有脑膜刺激征、多汗、呕吐、去脑强直。呼吸深沉带鼾声,后转为不规则。脉搏也由缓慢有力转为细速和不规则。血压不稳定。如血压下降、体温升高则多示预后不良。

【实验室检查】

1. 脑脊液 由于脑出血患者多有颅内压增高,如临床诊断明确,则不应做腰穿和脑脊液检查,以防脑疝。

2. 血、尿常规和生化检测 常见白细胞增高、血糖升高等应激改变。生化检查有助于病因的发现和治疗过程中并发症的观察。

【影像学检查】

1. 头部CT、CTA和CTP 头部CT平扫是本病的首选诊断方法,它能区分脑出血和脑梗死,有助脑出血病因的鉴别诊断,有利于制订治疗方案、判断预后和随访病情的发展。根据CT可以计算血肿量,方法见下:

(1) 多田公式计算法(单位ml):血肿量=π/6×长×宽×层面数。

(2) 简易计算法(单位ml):血肿量=1/2×长×宽×层面数。

头部CTA检查能尽早检查有无动脉瘤、动静脉畸形或血管炎等脑出血可能的病因,CTA和CTP检查通过造影剂渗漏情况可以发现血肿扩大的可能。近年来,发现血肿扩大有许多影像学上的特点,临床可根据这些变化预测和判断血肿的扩大,特点包括:CT血肿形状不规则、CT混合征、CT黑洞征、CT漩涡征、CT出血征和液平、CT岛征和卫星征、CTA的点征、CTA渗漏征、CTP的动态点征等。

2. 头部MRI SWI和T2加权梯度回波成像对脑出血的诊断十分敏感,可代替CT检查。此类检查对淀粉样血管病的检出非常敏感。对鉴别海绵状血管瘤和海绵状血管瘤病也有很大帮助。但普通MRI发现新鲜出血的敏感性低,检查费时,故其对急性脑出血的诊断作用不如CT。

3. DSA 可用于排除脑动脉瘤、AVM、动静脉瘘、静脉窦血栓等引起的脑出血。

【诊断与鉴别诊断】

有高血压的中老年人,突然剧烈头痛、呕吐、偏瘫伴血压升高,均应高度怀疑本病,CT或MRI可帮助确定诊断。

需要鉴别除高血压以外的脑出血原因:

1. 脑动脉瘤和血管畸形 虽然脑动脉瘤破裂主要引起蛛网膜下腔出血,但是当动脉瘤嵌在脑实质内时则可引起脑实质内出血。对可疑的患者应做CTA或DSA检查。脑叶出血、伴发癫痫的患者,应怀疑动静脉畸形,特别是青少年患者。

2. 血液病 如白血病、血友病、血小板减少性紫癜、红细胞增多症、镰状细胞病等。仔细询问病史,进行有关化验室检查,不难做出鉴别诊断。

【治疗】

脑出血处理的关键在"防患于未然",其中控制高血压病是预防的核心。对已发生脑出血者,治疗分一般治疗、药物治疗和手术治疗。目标是控制增高的颅内压防止脑疝形成,控制血压防止血肿扩大并保证脑灌注,治疗各种并发症和合并症,尽早康复减轻残障。

1. 内科治疗

(1) 卧床休息:头位抬高20°~30°,低血容量者不适合此措施。

（2）控制血压：血压过高可加重脑水肿，诱发再出血。血压降低的程度应根据每个患者的具体情况而定，原则上应逐渐降到脑出血前原有的水平或 160/90mmHg 左右。如果收缩压>180mmHg 或平均动脉压>130mmHg，要考虑静脉给药。可选择的药物有尼卡地平，用法为 5~15mg/h；拉贝洛尔，用法为 2mg/min（最大 300mg/d）；硝普钠，用法为 0.1~10μg/（kg·min）；硝酸甘油 20~400μg/min。

（3）控制颅内压：脑出血后颅内压升高是威胁生命的主要原因。控制升高的颅内压是治疗的关键。治疗手段虽多，但效果并不理想。可按照表 23-3-6-1 的程序进行治疗。

表 23-3-6-1 控制颅内压升高的措施

措施
1. 监测颅内压，保证脑灌注压>60mmHg
2. 如颅内压>20mmHg，可行脑脊液引流
3. 可同时渗透性脱水剂，如甘露醇、甘油果糖、高渗盐水治疗。血渗透压应维持 300~320mOsm/kg。用法：20%甘露醇 250ml/次，快速静脉滴注，每天 2~4 次。与呋塞米（速尿）合用，可增加疗效。甘油果糖 250ml/次，缓慢静脉滴注，2 次/d；或 23.4%高渗盐水 30ml 团注
4. 如颅内压仍高于 20mmHg，可使用止痛和镇静治疗，如丙泊酚、依托咪酯、咪达唑仑、吗啡、阿芬太尼；或使用神经肌肉阻滞治疗；或轻度的过度换气治疗，使 $PaCO_2$ 维持在 30~35mmHg，但其治疗效应短暂
5. 如仍无效，可选择去骨瓣减压、亚低温和诱导巴比妥昏迷等治疗方法
6. 类固醇激素：现已不主张常规应用类固醇激素，对照研究证实激素对脑出血不仅无益，反而增加感染等并发症

（4）止血剂：氨甲环酸治疗脑出血的多中心（TICH-2）提示发病 8 小时内的患者，氨甲环酸团注 1g，随后 8 小时内持续滴注 1g，血肿扩大的体积减小，有血肿扩大的患者比例降低，7 天死亡率下降，但是 90 天死亡率无改善。可以看出，超早期、短疗程的止血治疗可以减低近期死亡率。

2. 防治各系统并发症　包括呼吸系统、心血管病和消化道出血、尿路感染、压（褥）疮、水电解质紊乱等很重要。20%脑出血有癫痫发作，可选用抗癫剂，如卡马西平、丙戊酸钠等。高热者物理和/或药物降温。

3. 外科治疗　对于脑叶和小脑出血，手术治疗的效果是肯定的，而对于基底节区出血，外科和内科治疗的效果差别不大。关于手术时机，目前没有明确的证据表明超早期开颅术能改善功能结局或降低死亡率。12 小时内手术清除，特别是用创伤小的方法时，有更多的支持证据。根据现有的证据，微创技术内镜血肿抽吸术的效果优于立体定向血肿抽吸术。去骨瓣减压术对降低脑出血死亡率也有很好的效果。具体手术适应证见表 23-3-6-2。

表 23-3-6-2 脑出血手术治疗适应证

具体内容
1. 出现神经功能恶化或脑干受压的小脑出血者，无论有无脑室梗阻致脑积水的表现，都应尽快手术清除血肿；不推荐单纯脑室引流而不进行血肿清除
2. 对于脑叶出血超过 30ml 且距皮质表面 1cm 范围内的患者，可考虑标准开颅术清除幕上血肿或微创手术清除血肿
3. 发病 72 小时内、血肿体积 20~40ml、GCS>9 分的幕上高血压脑出血患者，在有条件的医院，经严格选择后可应用微创手术联合或不联合溶栓药物液化引流清除血肿
4. 40ml 以上重症脑出血患者由于血肿占位效应导致意识障碍恶化者，可考虑微创手术清除血肿
5. 病因未明确的脑出血患者行微创手术前应行血管相关检查（CTA/MRA/DSA）排除血管病变，规避和降低再出血风险

第七节 脑血管疾病预防

脑血管疾病是一个多因素致病的疾患，其危险因素分为可控性因素和不可控性因素两大类。随着人口老龄化的发展和生活方式的改变，在我国，脑血管病发病率逐年增加，死亡率也已经超过心血管病和恶性肿瘤，成为我国城镇居民首位的死亡原因。所以，其一级和二级预防工作任重道远。

一、脑血管病的危险因素和预防

（一）不可控的危险因素　主要包括性别、年龄、遗传因素、季节变化等。

1. 性别　脑血管疾病男女比例约为（1.3~1.5）:1，男性患病比例高与不良生活方式有关，其次雌激素对脑血管也有一定保护作用。

2. 年龄　脑血管病好发年龄为 50~70 岁，儿童或青年卒中多为少见原因卒中。但是近年来，随着生活方式的变化，动脉粥样硬化性卒中有年轻化的趋势。

3. 遗传因素　Framingham 研究显示父母 65 岁前有脑卒中史会增加子女 3 倍的脑卒中风险。对于一级亲属中有≥2 例患蛛网膜下腔出血或颅内动脉瘤者，可以应用无创性检查方法筛查未破裂的颅内动脉瘤。一些特殊的单基因血管病，如伴皮质下梗死和白质脑病的常染色体显性遗传性脑动脉病（CADASIL），伴皮质下梗死和白质脑病的常染色体隐性遗传性脑动脉病（CARASIL），常染色体显性遗传性视网膜血管病伴有白质脑病（AD-RVLC）等有明确的致病基因。

其次，基因也影响脑血管病的类型，如欧美高加索人种其缺血性血管病是以颅外血管病变为主，而亚洲人是以颅内血管病变为主。亚洲人、黑人和西班牙裔脑出血的风险高于欧美白种人。亚洲人服用华法林后脑出血的风险也高于白种人。

4. 季节变化　寒冷的冬季(11月～次年1月)和特别炎热的夏季(7～8月)均是脑血管病高发的季节。

(二)可控性危险因素和预防措施　脑血管病可控性危险因素较多,排前十位的因素为:高血压史、缺乏体育锻炼、腰臀比、ApoB/ApoA1的比值、吸烟、饮食不合理、心脏病变、抑郁、糖尿病、心理压力、酗酒。

1. 控制血压　正常血压在120/80mmHg以下。普通高血压患者应将血压降至<140/90mmHg;伴糖尿病或肾病的高血压患者依据其危险分层及耐受性还可进一步降低。老年人(≥65岁)收缩压可根据具体情况降至<150mmHg,但如能耐受,应进一步降低。

2. 体育锻炼　每周应至少有3～4次、每次不少于40分钟的中等或中等以上强度的有氧运动。

3. 控制体重　男性腰臀比小于0.9,女性小于0.8。

4. 调节血脂　根据动脉粥样硬化性心血管疾病(arteriosclerotic cardiovascular disease,ASCVD)风险分层,决定是否启动药物调脂治疗和治疗强度,将降低LDL-C水平作为防控ASCVD危险的首要目标。极高危者LDL-C<1.8mmol/L(70mg/dl);高危者LDL-C<2.6mmol/L(100mg/dl)。LDL-C基线值较高不能达标者,LDL-C水平至少降低50%。可考虑贝特类药物用于糖尿病合并高甘油三酯血症患者。可以考虑在给予他汀类药物基础上联合使用依折麦布,用于急性冠脉综合征患者预防脑卒中。

5. 戒烟。

6. 合理饮食　建议膳食种类应多样化,且能量和营养的摄入应合理;增加食用全谷、豆类、薯类、水果、蔬菜和低脂奶制品,减少饱和脂肪和反式脂肪酸。控制摄盐量,每日不超过6g。

7. 治疗心脏病　控制心脏节律和心率,治疗心脏的原发病。

8. 心理干预和药物治疗,减轻抑郁。

9. 控制血糖　空腹血糖控制在6.0mmol/L以下,餐后血糖控制在10.0mmol/L以下,糖化血红蛋白在7.0%以下。

10. 限制饮酒　男性每日饮酒小于500ml啤酒或4两(200g)红酒、1两(50g)白酒,女性要减半。

11. 女性避免使用口服避孕药和绝经期后的雌激素替代治疗。

12. 高同型半胱氨酸血症患者口服维生素B_6(1.7mg/d)、维生素B_{12}(2.4μg/d)和叶酸(0.4mg/d)。

13. 抗血小板药物阿司匹林的应用近年来更为严格,具体要求见表23-3-7-1。

14. 抗凝药物的应用　脑血管病一级预防中抗凝药物的应用原则如下:

(1) 非瓣膜性房颤患者,如年龄小于65岁、没有血管危险因素,可服用阿司匹林。

(2) 非瓣膜性房颤患者,如年龄在65～75岁、没有血管危险因素,除非禁忌,可服用阿司匹林或口服抗凝剂(INR 2.0～3.0)。

表23-3-7-1　脑血管病一级预防中阿司匹林的应用原则

具体内容
1. 阿司匹林不建议用于脑血管病低危人群的脑卒中一级预防
2. 对于ASCVD高风险(10年风险>10%)且出血风险低的人群,可考虑使用小剂量阿司匹林(75～100mg/d)进行脑血管病的一级预防。使用阿司匹林时,应充分评估出血风险,权衡利弊,进行个体化选择
3. 对于治疗获益可能超过出血风险的女性高危患者,可以考虑使用阿司匹林(100mg/d,隔日)进行脑卒中的一级预防
4. 不推荐70岁以上老年人使用阿司匹林预防首次脑卒中
5. 对于无其他明确的脑血管病危险因素证据的糖尿病或糖尿病伴无症状周围动脉性疾病(定义为踝肱指数≤0.99)的患者,不推荐使用阿司匹林
6. 可考虑阿司匹林用于预防慢性肾病患者[肾小球滤过率<45ml/(min·1.73m^2)]首次脑卒中的发生。但这一建议并不适用于严重肾病患者[4或5期,肾小球滤过率<30ml/(min·1.73m^2)]

(3) 非瓣膜性房颤患者,如年龄大于75岁,或者虽不到75岁,但有高血压、左心室功能不全、糖尿病等危险因素,建议口服抗凝剂(INR 2.0～3.0)。

(4) 房颤患者,如有机械性人工瓣膜,建议接受长期抗凝。INR目标值因人工瓣膜类型不同而异,但不能低于2～3。

(5) 新型口服抗凝剂可作为华法林的替代药物,包括达比加群、利伐沙班、阿哌沙班,以及依度沙班。

(6) 伴有心房颤动的缺血性脑卒中或TIA患者,若不能接受口服抗凝药物治疗,推荐应用阿司匹林单药治疗。也可以选择阿司匹林联合氯吡格雷抗血小板治疗。

15. 无症状性颈内动脉狭窄

(1) 无症状颈动脉狭窄患者每日服用阿司匹林和他汀类药物,筛查其他可治疗的脑卒中风险因素,进行合理的治疗并改变生活方式。

(2) 脑卒中高危患者(狭窄>70%),在有条件的医院(围手术期脑卒中和死亡发生率<3%的医院)可以考虑行CEA。行CEA的患者,如无禁忌证,围手术期与手术后均建议服用阿司匹林。

(3) 对慎重选择的无症状颈动脉狭窄患者(狭窄>70%),在有条件的医院可以考虑行预防性CAS。

(4) 对无症状颈动脉狭窄>50%的患者,建议在有条件的医院定期进行超声随访,评估疾病的进展。

二、脑血管病伤残程度的评估

脑血管病会导致各种神经功能损伤,其对意识、智能、精神心理、语言、运动、感觉、平衡功能等存在广泛的影响,因此,有多种量表用于患者预后的评价,这里介绍几种常用的评分量表。

1. 美国国立卫生院卒中量表评分（NIHSS，表 23-3-7-2）　主要判断神经功能缺失状况。

2. 格拉斯哥昏迷评分（GCS）　判断患者的意识状态。

3. 改良 Rankin 评分（mRS，表 23-3-7-3）　评判患者的预后。

4. 蒙特利尔认知评估基础量表（MoCA-B）　评定包括注意与集中、执行功能、记忆、语言、视结构技能、抽象思维、计算和定向力这些认知功能。对血管性认知障碍的敏感性高于简易精神状态量表（MMSE）。

表 23-3-7-2　美国国立卫生院卒中量表评分（NIHSS）

检查项目	评分标准
1a. 意识水平 即使有像气管插管、语言障碍或口腔外伤等理由影响评分，评定者也必须按患者的反应选出一个评价分数，施加伤害性刺激时如果患者只有反射性反应而没有动作性反应时、评记为 3 分	0＝意识完全清醒，且反应敏锐 1＝意识不清醒，但通过简单的刺激可以唤醒，并且患者能回答问题、完成指令或有反应 2＝意识不清醒，为引起注意需要反复刺激或者反应迟钝者需要强烈刺激或疼痛刺激才能有非固定模式的动作 3＝仅有反射活动或自发反应，或者完全没反应、软瘫、无反应
1b. 意识水平-提问 询问现在的月份和年龄。回答必须正确，即使近似的回答也不能给予分数。失语和木僵（stupor）者不能理解询问的评记为 2 分；患者因气管插管、口腔外伤、严重构音障碍、语言障碍或非失语所致其他任何原因不能说话者评记为 1 分；仅对最初的回答做评分，评定者不可做任何无论是言语性还是非言语性的提示	0＝两个回答都正确 1＝只有一个回答正确 2＝两个回答都不正确
1c. 意识水平-指令 要求睁闭眼，再要求非瘫痪手握拳张手。若双手不能被检查，用其他指令（伸舌）有明显努力但由于肌肉无力而未完成时也给评分；若对指令无反应时可用动作示意。对外伤、截肢或其他生理缺陷者，应给予另一个适宜的指令，仅对最初的反应做评分	0＝两个动作都做到 1＝只做到一个动作 2＝两个动作都没做到
2. 凝视 只测试水平的眼球运动。对随意性或反射性（眼头）眼球运动评分，但不做变温试验（caloric test）。若眼球同向偏斜者能通过自主性或反射性运动得以纠正时，评记为 1 分；若为孤立性外周脑神经（Ⅲ、Ⅳ或Ⅵ）麻痹时，评记为 1 分；完全失语患者可测试凝视。对眼球创伤、绷带包扎、盲人或有其他视力视野异常的患者，由反射性运动和另外一种适宜方法来测试。通过与患者的视线对齐、然后从患者的一边移动到另一边的方法往往能发现患者的不完全凝视麻痹	0＝正常 1＝部分凝视麻痹，单眼或双眼凝视异常，但不是固定侧视或完全凝视麻痹 2＝即使摆动患者的头也不能克服的固定侧视或完全凝视麻痹
3. 视野 面对面，用数手指数法或适当视威胁法测试 1/4 的上、下象限视野。可以鼓励患者，若患者确实地朝着摆动的手指方向看了，评记为正常；如果单眼盲或眼球摘除，检查另一只健全眼视野，只对明显的非对称盲者、包括 1/4 象限盲，评记分为 1 分；若患者是全盲时，无论有任何理由都记 3 分；这种时候同时刺激双眼，若有消退现象评记为 1 分，并把此结果记在第 11 检查项目上	0＝无视野缺损 1＝部分偏盲 2＝完全偏盲 3＝双侧偏盲（全盲，包括皮质盲）
4. 面瘫 言语指令或动作示意，要求患者示齿、扬眉和闭眼，对反应不良或无理解能力的患者，通过对伤害性刺激时的表情对称情况进行评分。若有面部创伤、绷带、气管插管、胶布或其他物理障碍影响面部检查时，应尽可能除去以便正确评估	0＝正常能对称活动 1＝轻度麻痹（鼻唇沟变平、微笑时不对称） 2＝部分麻痹（下面部完全或几乎完全瘫痪） 3＝完全麻痹（单或双侧瘫痪，上下面部不能活动）

续表

检查项目	评分标准
5. 上肢运动 上肢伸展至90°(坐位时),45°(卧位时),要求坚持10S。对失语的患者用语言或动作鼓励,不用伤害性刺激。评定者可以抬起患者的上肢到要求的位置,鼓励患者坚持。先检查无麻痹的上肢,然后检查另一只上肢,截肢或肩关节融合时,评记为9分,同时注明原因(但不作合计)	0=无下落,上肢于所要求位置坚持10s 1=上肢能抬起,但不能维持10s,下落时不撞击床或其他支持物 2=有抵抗重力努力,但不能达到或维持于所要求位置,做着抵抗重力努力但下落撞到床上 3=不能抵抗重力,立刻下落 4=无运动 9=截肢或肩关节融合,原因: 5a:左上肢 5b:右上肢
6. 下肢运动 下肢卧位抬高30°,要求坚持5秒,对失语的患者用语言或动作鼓励,不用伤害性刺激。评定者可以抬起患者的下肢到要求的位置,鼓励患者坚持。先检查无麻痹的下肢,然后检查另一侧下肢。截肢或髋关节融合时,评记为9分,同时注明原因(但不作合计)	0=无下落,下肢于所要求位置坚持5秒 1=可以抬到30°,在快到5秒时开始下落,不撞击床 2=有抵抗重力努力,5秒以内下落到床上 3=不能抵抗重力,立刻下落 4=无运动 9=截肢或肩关节融合,原因: 6a:左下肢 6b:右下肢
7. 共济失调 目的是发现单侧小脑病变的迹象。检查时双眼睁开,若有视野缺损,应在健全侧检查。做双侧的指-鼻、跟-膝试验。只在发现有不对称的肌力低下时记为共济失调。若患者无理解能力或偏瘫不记为共济失调。盲人用从伸展位摸鼻的方法来检查。截肢或关节融合时,评记为9分,同时注明原因(但不作合计)	0=无共济失调 1=一侧肢体有 2=两侧肢体有 左上肢:□ 有 □ 无 9=截肢或关节融合,原因: 右上肢:□ 有 □ 无 9=截肢或关节融合,原因: 左下肢:□ 有 □ 无 9=截肢或关节融合,原因: 右下肢:□ 有 □ 无
8. 感觉 用知觉或对面部的针尖刺激,或通过观察撤除对反应迟钝(obtunded)或失语患者进行伤害性刺激时的感觉反应来检查。只对与卒中有关的感觉缺损者评为异常。为了能得到偏身感觉丧失者的正确结果,应尽可能多测试身体各部分(双上肢不包括手、双下肢、躯干、面部)。对有严重或完全的感觉缺损者,评记为2分;木僵(stupor)或失语者可记为1分或0分。由脑干卒中引起的双侧感觉缺损时记为2分;无反应及四肢瘫痪者评记为2分;昏迷(coma)患者(1a=3)评记为2分	0=正常,无感觉缺损 1=轻到中度的感觉缺损:患侧针刺感不明显或为钝性,或因表层感觉缺损仅有触觉 2=严重到完全的感觉缺损,面部、上肢、下肢都无触觉
9. 语言 关于语言理解能力从以上检查项目中已经得到很多情报。这个项目是按照识读检查表,要求患者描绘图片上发生的情况、图片中的物品名称,读出所列的句子。通过此项目和以上项目中对指令的反应来判断语言理解力,若因视觉缺损干扰测试时,可让患者识别放在手上的物品,复诉和发音。气管插管者可用手写来回答。昏迷(coma)患者(1a=3),记为3分;给木僵(stupor)或不合作者也必须选择一个分数,但3分仅给哑或完全失语及一个指令都不执行的患者	0=正常,无失语 1=轻到中度:在流利程度和理解能力有明显的缺损,但表达无严重受限,由于发音或理解能力问题而对所指定的资料不能交流或交流困难。例如,通过患者反应可以推定回答 2=严重失语:交流是通过患者破碎的语言表达,听者须推理、询问、猜测,能交流的信息范围有限,评定者感到交流困难。例如,通过患者反应不可以推定回答 3=哑或完全失语:不能讲或无听觉理解能力
10. 构音障碍 不要告诉患者为什么做测试 读或复诉构音障碍检查表上的单词,若能正确发音可视为正常。若患者有严重的失语,评估自发语言时发音的清晰度。只在患者由于气管插管或其他物理障碍不能讲话时,评记为9分,同时注明原因(但不作合计)	0=正常 1=轻到中度,至少有一些单词发音不清,虽有困难,但能被理解 2=重度,言语不清,不能被理解 9=气管插管或其他物理障碍,原因:

续表

检查项目	评分标准
11. 忽视症 关于忽视症从以上检查项目中已经得到很充分的情报。若患者因严重视觉异常影响双侧视觉的同时检查时,可用皮肤双侧同时刺激检查若正常,则记为正常。若患者为失语,但对两侧确实有关注表现,记为正常。若有视觉缺损或疾病感缺失时,可作为忽视症的证据。这个项目可对所有患者进行评价,但只有异常存在时才评价为忽视症	0=没有忽视症 1=视、触、听、空间觉或自身的忽视,或对任何一种感觉的双侧同时刺激的消退现象 2=严重的偏身忽视或2种以上感觉的偏身忽视,只认识一侧的手或只对一侧空间定位

表 23-3-7-3 改良 Rankin 评分(Modified Rankin Scale)

分值	评分标准
0	完全无症状
1	有症状,但无明显功能障碍,能完成所有日常职能和活动
2	轻度残疾,不能完成所有病前活动,不需帮助能照顾自己的事务
3	中度残疾,要求一些帮助,但行走不需帮助
4	重度残疾,不能独立行走,无他人帮助不能满足自身需要
5	严重残疾,卧床,失禁,要求持续护理和关注
6	死亡

第八节 少见脑血管病

脑血管病除常见的动脉粥样硬化及脑栓塞之外,还有一些少见因素如遗传性因素、免疫性疾病、放射性损伤及血液系统疾病导致的脑血管病。如马方综合征为常染色体显性遗传性疾病,个别呈常染色体隐性遗传。主要累及骨骼、心脑血管系统等器官组织。其次如抗磷脂抗体综合征为抗磷脂抗体引起的一组临床征象的总称,主要为血栓形成、习惯性流产、血小板减少和神经精神症状等。放射性血管病为放射治疗引起的脑血管损伤,可引起脑组织微循环缺血梗死,甚至可能引起大血管病变而导致缺血性脑血管病。与血液疾病相关的脑血管病包括真性红细胞增多症、镰状细胞贫血、地中海贫血、淋巴瘤、血小板减少、原发性血小板增多、黏度过高综合征等。其原发病表现、诊断依据和治疗方法可参考本书相关章节。

第九节 静脉和静脉窦血栓形成

颅内静脉及静脉窦血栓形成(cerebral vein and sinus thrombosis,CVST)是一种少见的脑血管疾病,仅占卒中的0.5%~1%。其中女性患者约占75%。其临床表现与动脉系统血栓形成明显不同,往往需要更长的时间才能确诊。近年来,随着MRV和DSA等影像学技术的发展,此类疾病的诊出率明显提高。

【颅内静脉窦与静脉系统解剖】

硬脑膜静脉窦是位于硬膜的骨膜层和脑膜层之间的管道,内部是复杂的小梁状结构,没有瓣膜。硬膜窦收集浅部及深部大脑静脉、脑膜及颅骨的血液。主要的硬膜静脉窦包括上、下矢状窦,直窦、横窦、乙状窦、岩上窦、岩下窦和海绵窦。图23-3-9-1显示了几个主要的静脉窦。

颅内浅静脉的变异较大。主要有大脑上静脉、中静脉及下静脉,汇集大脑半球的静脉血液。深静脉中大脑前、中深静脉以及引流脑岛和大脑脚的静脉汇合成基底静脉。最大最重要的深静脉是大脑内静脉,两侧的大脑内静脉合并与两侧的基底静脉联合,形成大脑大静脉(Galen 静脉)。大脑大静脉呈"U"形,围绕胼胝体压部弯向后上,终于小脑幕顶,与下矢状窦汇合

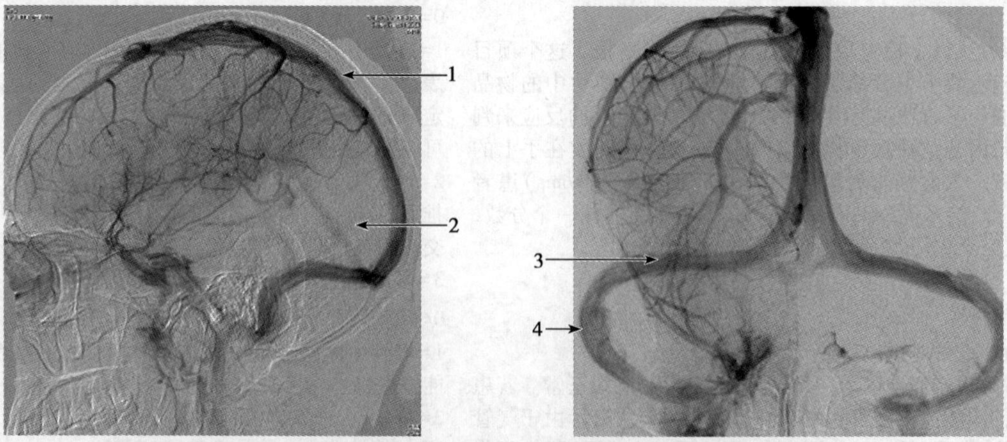

图 23-3-9-1 DSA 静脉相显示脑内主要的静脉窦
1. 上矢状窦;2. 直窦;3. 横窦;4. 乙状窦。

形成直窦。

【病因】

静脉系统血栓形成的病因可分为感染性和非感染性两大类（表 23-3-9-1）。感染性血栓需要检查头面部有无感染的证据。非感染性血栓首先需要排除的是易栓症（或称血栓前状态），大型研究发现，34%的患者存在遗传性或获得性血栓前状态。

表 23-3-9-1　静脉和静脉窦血栓形成的病因

非感染性	感染性
1. 血栓前状态 抗凝血酶Ⅲ缺乏 蛋白 C 缺乏 蛋白 S 缺乏 抗磷脂抗体和抗心磷脂抗体 活化蛋白 C 抵抗 V 因子 Leiden 突变 凝血酶 G20210A 突变 高同型半胱氨酸血症	脑膜周围感染，包括耳、鼻窦、口腔、面部、颈部的感染
2. 怀孕和产褥期、口服避孕药 其他药物：雄激素、达那唑、锂、维生素 A 等	
3. 肿瘤相关（局部压迫、高凝状态、抗肿瘤药）	
4. 机械性损伤 腰穿、自发性低颅压综合征、硬膜外血液补片、硬脑膜动静脉瘘	
5. 其他血液疾病 阵发性睡眠性血红蛋白尿 缺铁性贫血 肾病综合征 红细胞增多症 血小板增多症	
6. 系统性疾病 系统性红斑狼疮 白塞综合征 甲状腺疾病 结节病	
7. 不明原因	

【临床表现】

不同部位、不同病因的 CVST 临床表现不同，其与动脉系统血栓有明显不同。如 80%～90%患者具有头痛、呕吐等颅内压增高症状，常常伴发痫性发作，可以发热，这些都是动脉系统血栓不常见的症状。如果形成单纯的皮质静脉血栓，则病情较轻，可表现为单瘫、偏瘫、单纯的感觉障碍、认知障碍、语言障碍或痫性发作，很难鉴别。Bousser MG 将 CVST 分为四种类型（表 23-3-9-2）。

不同的静脉窦或静脉血栓形成，也各自具有相应的特点，具体参见表 23-3-9-3。

【诊断与鉴别诊断】

根据头痛、呕吐、视乳头水肿等颅内压增高表现，伴有癫痫或其他局灶性神经功能缺损，应考虑 CVST 诊断。腰穿可发现脑脊液压力增高，可有炎性改变或红细胞增高等。影像学检查 CT 平扫在横窦区、纵裂、窦汇区域可发现高密度影，称为“束带征”。如果合并出血，可在水肿的中心出现高密度的小出血，有的称为“腰果征”。CT 增强或 MRI 增强扫描在窦汇可发现空三角征。增强 MRV、高分辨 MRI 和 DSA 可显示静脉窦的血栓，明确诊断。

由于影像学上可出现梗死、水肿、出血或上述改变的混合，有时占位效应突出，需要与颅内肿瘤性病变相鉴别。而海绵窦血栓形成须与球后蜂窝织炎、眼眶内肿瘤、视神经孔胶质瘤、脑膜瘤，甲状腺功能亢进症的恶性突眼及海绵窦内动脉瘤或动静脉瘘等鉴别。

【治疗】

感染性血栓首先需要使用抗生素治疗，需根据不同的病原菌选择相应的抗炎治疗，如果找不到病原菌，可根据经验使用大剂量青霉素、头孢曲松等容易通过血脑屏障的抗生素，因为副鼻窦来源的感染常伴发厌氧菌感染，可同时使用甲硝唑。在抗感染的同时，需加用抗凝治疗。

非感染性血栓主要是抗凝治疗。可用普通肝素或低分子量肝素抗凝治疗，鉴于抗凝治疗的有效性，相关指南指出：即便存在静脉窦血栓形成相关的脑出血，也应该使用抗凝治疗。病情稳定后，可改为华法林治疗，需要维持 INR 在 2.0～3.0 之间，口服抗凝 3 个月后，根据病因选择后续治疗。新型口服抗凝剂达比加群和华法林的疗效相似。若 CVST 的病因已解除，可停止药物治疗，如果不能解除，低血栓风险者可改为阿司匹林治疗，但血栓一旦复发需重新开始长期的抗凝治疗；高血栓风险者需长期抗凝治疗。

其他，如乙酰唑胺或甘露醇控制颅内压，抗癫痫等对症和支持治疗。

如果出血量较大或水肿严重，有脑疝风险，需要去骨瓣减压治疗。必要时可采用动脉溶栓或血管内取栓的治疗措施。

表 23-3-9-2　CVST 不同的临床类型

分类	临床表现
单纯颅内压增高型	仅表现为头痛、呕吐、视乳头水肿及第 6 对脑神经的对称性麻痹，与良性颅内压升高相似
局灶性损伤综合征	可出现失语、偏瘫、偏身感觉障碍、偏盲及癫痫发作等
亚急性脑病型	表现为意识水平的下降或精神异常，有时伴有癫痫，无明确的定位体征或可识别的颅内压升高的特点，易误诊
海绵窦综合征	以眼部症状为主，表现为眼眶疼痛、结膜水肿、眼球突出、动眼神经麻痹等

表 23-3-9-3 不同静脉窦受累的 CVST 临床表现

受累静脉窦	临床表现
上矢状窦血栓	主要原因为非感染性病因。如易栓症，年老体衰的老年患者，口服避孕药，妊娠和分娩后的 1~3 周，外伤或颅内脑膜瘤等； 患者一般状态差，主要表现为头痛和视乳头水肿。局灶体征有前额及前部头皮水肿，在婴幼儿前、后囟静脉怒张，伴水母头形成。当血栓扩展到脑皮质静脉，可导致脑实质出血，造成明显的局灶体征，如双下肢瘫痪、尿潴留、偏瘫、失语、偏盲及抽搐发作。 脑脊液压力高，可见红细胞或黄变，感染者可见炎症反应
横窦、乙状窦血栓	主要由临近部位的感染迁延而来，如乳突炎、中耳炎或鼻旁窦炎。 一侧横窦血栓可无症状，当对侧横窦或窦汇先天异常，或血栓蔓延到上矢状窦、直窦时，可出现颅内压增高的症状和体征，如果延及颈内静脉，可导致静脉增粗、局部有压痛；如果累及颈静脉孔，可出现舌咽、迷走、副神经导致颈静脉孔综合征。如果影响了上、下岩窦，可出现患侧展神经及三叉神经眼支受损。患者可有发热、血白细胞增高； 脑脊液为炎性改变。腰椎穿刺做压颈试验，压患侧颈静脉时脑脊液压力不升高，压健侧时压力迅速上升，为 Ayer 征阳性
海绵窦血栓	病因多为鼻窦、眼眶或面部危险三角区的化脓性感染。 通常急性发病，伴发热。眼睛疼痛，眼眶压痛。眼睑、眼结膜、额部头皮肿胀。眼球突出，球结膜水肿及眼睑下垂。由于海绵窦内的动眼神经、滑车神经、展神经及三叉神经眼支受到不同程度的影响，可出现瞳孔改变、复视、眼球活动受限，甚至眼球固定。可并发脑膜炎、脑脓肿、颈内动脉狭窄或闭塞，以及垂体感染等。 外周血白细胞增高，脑脊液炎性改变，细菌培养可能阳性
单纯皮质静脉血栓	少见，感染性和非感染性均可导致； 多有癫痫发作，根据损伤的部位和范围可出现意识、精神障碍，单瘫或偏瘫，感觉障碍，语言障碍等。多数病情较轻，预后较好
深部静脉血栓	感染性和非感染性病因均可导致； 病情多较为严重，可累及间脑和基底节，出现昏迷、高热等，如果诊治不及时，可导致死亡或遗留严重的后遗症

推荐阅读

1. 中华医学会神经病学分会，中华医学会神经病学分会脑血管病学组. 中国急性缺血性脑卒中诊治指南 2018[J]. 中华神经科杂志，2018，51(9)：666-682.
2. POWERS W J，RABINSTEIN A A，ACKERSON T，et al. 2018 Guidelines for the Early Management of Patients With Acute Ischemic Stroke：A Guideline for Healthcare Professionals From the American Heart Association/American Stroke Association[J]. Stroke，2018，49(3)：e46-e110.

第四章 中枢神经系统感染

第一节 急性病毒性脑炎总论

丁正同

病毒性脑炎是指病毒侵犯脑实质而引起的炎症。病毒性脑炎时常伴有软脑膜受累，且脑及脊髓同时受累。

能引起病毒性脑炎的病毒很多。根据病毒核酸的特征，病毒可分为 DNA 病毒和 RNA 病毒两类。DNA 病毒包括单纯疱疹病毒、水痘-带状疱疹病毒、巨细胞病毒等，本章主要讨论这几种病毒感染引起的脑炎；RNA 病毒包括柯萨奇病毒和逆转录病毒等，本章不涉及这些病毒感染引起的脑炎。

本节概述病毒性脑炎的共同特征，由于各种病毒性脑炎的临床表现具有特异性，本章将重点分节详述。

大多数病毒性脑炎都会产生相似的临床症状：常在数小时内急性发病，少数亚急性起病，持续数天。症状通常在 1~4 天内达高峰。常先出现发热、躁动、肌痛、胃肠功能紊乱、呼吸道症状或皮疹。同时或稍后出现注意力和意识改变、偏侧或双侧肢体不同程度瘫痪、感觉障碍或共济失调、全身性或局灶性癫痫发作、肌阵挛或震颤。偶尔下丘脑累及则可导致高热或体温不升，自主神经功能障碍，出现血管舒缩不稳定和尿崩症。少见体征有眼球运动障碍、吞咽困难和其他脑神经损害。脊髓症状常不明显。

脑电图可呈不同程度的弥漫性异常为主。MRI 可见弥漫性脑水肿和多灶性脑实质的异常信号。早期头颅 CT 或 MRI 检查通常正常。

脑脊液检查常见单核细胞数增加，常为（10～100）×10^6/L。偶尔在早期检查时显示为多核白细胞明显增多，但很快就表现为典型的单核细胞增多。颅内压可增高，而糖、氯化物含量正常。蛋白通常正常或轻度增高。

病毒性脑炎的脑脊液变化与相关疾病的脑脊液完全不同（表 23-4-1-1）。

表 23-4-1-1　病毒性脑（膜）炎与细菌性、真菌性、结核性脑（膜）炎的脑脊液异常的比较

	细胞数	蛋白	糖	氯化物
病毒性	正常～200×10^6/L，单核细胞为主	正常～轻度增高	正常	正常
细菌性	>1 000×10^6/L，多核细胞为主	增高	明显降低	明显降低
结核性	（50～500）×10^6/L，单核细胞为主	增高，一般为 1～3g/L	早期可正常，中晚期降低	明显降低
真菌性	（30～500）×10^6/L，早期多核细胞为主，后期单核细胞为主	早期正常～轻度增高，中后期中等程度增高	早期正常，中后期明显降低，甚至为 0	早期正常，中后期降低

病因诊断已可通过检测病毒的特异抗原而明确。早期病毒特异性的 IgM 抗体水平增高有助诊断，恢复期血清中病毒抗体滴度较急性期升高 4 倍或以上对诊断病因更有意义。也可使用原位杂交技术检测病毒核苷酸的特异抗体来明确病毒抗原。虽然通过培养和分离的方法能更直接地鉴定血液和其他临床样本中的病毒，从而明确诊断，但临床应用有限。PCR 技术能检测病毒的核酸，为临床诊断提供了很大的帮助。

对于免疫活性正常的患者来说，大多数嗜神经的疱疹病毒现在均可通过抗病毒治疗而获得较好的疗效，但大多数其他病毒性脑炎仍没有特异性治疗。急性病毒性脑炎的免疫血清治疗尚难普及，所以急性病毒性脑炎的对症治疗，如肾上腺皮质激素、脱水降颅压等仍十分重要。积极的支持治疗和各种并发症的防治也非常重要。

多数急性病毒性脑炎的预后良好，但病毒性脑炎的预后常与其病因和年龄有关，如单纯疱疹病毒性脑炎预后常不佳，大多数病毒性脑炎的死亡率在不足 4 岁儿童及老年人中较高。

第二节　单纯疱疹病毒性脑炎

丁正同

单纯疱疹病毒性脑炎（herpes simplex virus encephalitis，HSVE）是由单纯疱疹病毒（herpes simplex virus，HSV）感染脑实质而引起的炎症，也称为急性出血坏死性脑炎。HSVE 是美国严重的散发性病毒性脑炎中最多见的一种脑炎。在美国所报道的脑炎中本病大约占 20%。

【病因与发病机制】

HSV 是一种嗜神经的 DNA 病毒，有两种血清型，即 HSV1 和 HSV2。病理研究发现，75% 的患者三叉神经节中存在潜伏期的 HSV1。大约 1/4 的成人经历过病毒激活引起反复发作的口唇疱疹；1/3 的成人 HSVE 是第一次感染所致，2/3 的患者则是病毒再激活所致。

仅 10% 的 HSVE 是由 HSV2 感染所致，且患者多为新生儿，主要是经产道分娩时感染。病毒潜伏在骶神经节的神经细胞中。在机体抵抗力降低时病毒再次激活，沿神经轴突进入中枢神经系统，引起脑炎和/或脑膜炎。

【病理】

病变常是双侧不对称地累及颞叶内侧和额叶及边缘系统结构，包括海马、杏仁核、嗅皮质、岛叶和扣带回。淤血性坏死常较严重。急性感染期镜下可见病灶的出血坏死。伴有单核细胞浸润。呈血管周围袖套样改变，弥漫性小胶质细胞增生，神经元和胶质细胞通常含有嗜酸性包涵体，可发现其中含有疱疹病毒颗粒和抗原。病变主要累及灰质，但感染也会扩展到白质。

【临床表现】

HSVE 无明显性别差异和季节性。任何年龄均可发病，2/3 为青年人和 40 岁以上成人。发病高峰人群为年长儿童及中年人。

90% 的急性起病者有发热、头痛、嗜睡、肌痛等前驱症状。患病时持续高热、呕吐、头痛、轻微意识障碍和人格改变。以后病情进展，出现偏瘫、失语、共济失调、肌阵挛、舞蹈样动作。1/3 患者有全身性或部分性癫痫。数日内加重，出现昏迷或谵妄，或去皮质状态。重症者常因脑实质广泛水肿、坏死而脑疝、脑死亡。病程 1～2 个月死亡率高达 60%～80%。病情较重者，如果治疗得当尚可存活，但存活者中约 10% 的患者有智力减退和不同程度瘫痪等。

少数以精神行为异常首发。行为异常、妄想、反应迟钝、淡漠、呆滞、木僵、缄默，后出现上述典型表现。

极少呈暴发型。数小时或数天呈现意识障碍、言语异常、

迅速高热等上述典型表现。

艾滋病免疫治疗中合并本病时呈局灶性脑炎和脑膜炎或脑干脑炎表现。

【辅助检查】

头颅 CT 检查敏感性不高，脑 MRI 较敏感。T2 加权上可见到颞叶内侧、岛叶和额叶、扣带回异常高信号。病变通常累及双侧（图 23-4-2-1）。

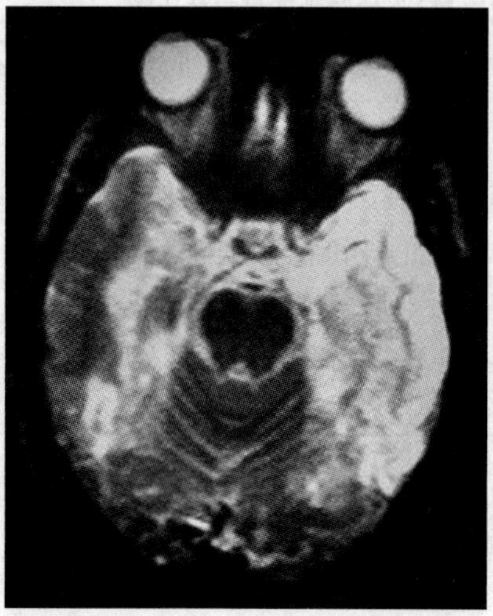

图 23-4-2-1　头颅 MRI FLAIR 相
显示两侧颞叶大片混杂信号。

脑脊液检查压力正常或增高，单核细胞增多，白细胞数在 $(50\sim150)\times10^6$/L，少数红细胞，蛋白通常轻度升高。少数本病患者呈血性脑脊液，见大量红细胞，甚至可黄变。PCR 检测脑脊液中的单纯疱疹病毒 DNA，特异性和敏感性均较高。

【诊断与鉴别诊断】

根据临床表现及特征性的影像学发现，尤其是脑脊液 PCR 检查结果常可作出本病的诊断。但对那些有显著的占位效应而腰穿有一定风险的患者或临床有本病典型表现，脑脊液 PCR 检测结果阴性者，则应考虑脑活检，取得脑组织病理标本。

脑活检病理发现组织细胞核内包涵体，原位杂交发现单纯疱疹病毒或分离出该病毒。

单纯疱疹病毒性脑炎的鉴别诊断包括脑脓肿、脑肿瘤、血管炎和脱髓鞘脑病、自身免疫性脑炎等。

【治疗】

更昔洛韦抗单纯疱疹病毒，疗效是阿昔洛韦的 25~100 倍。5~10mg/(kg·d)，分 12 小时一次，静脉滴注，疗程 14~21 天；阿昔洛韦也可应用。如发生脑水肿、脑疝时，可脑室引流或去骨瓣减压。再用大剂量的肾上腺皮质激素治疗（每 4~6 小时给予 4~6mg 地塞米松）。其他以对症治疗为主。

第三节　带状疱疹病毒性脑炎

丁正同

水痘-带状疱疹病毒（varicella-zoster virus，VZV）可引起水痘和带状疱疹。据报道，首次感染带状疱疹病毒的患者带状疱疹病毒性脑炎（herpes zoster encephalitis）发病率为 10/10 万。在所有带状疱疹病毒引起的疾病中不到 1%，所以本病十分罕见。

【发病机制】

80%以上的老年人的三叉神经节中可发现潜伏的带状疱疹病毒基因。当机体免疫力低下时，潜伏的病毒基因被激活、复制、增殖。一方面沿感觉神经传播到相应皮肤上，并产生囊状皮疹。另一方面神经节，尤其是三叉神经节中潜伏的病毒也可沿着神经轴突逆行进入中枢神经系统引起弥漫性或局灶性脑炎或脑膜炎、脊髓炎。部分患者病毒可感染血管，引起中枢神经系统的血管炎，其发病机制仍不清楚。在感染血管内可发现病毒核蛋白体和病毒抗原，提示病毒直接感染了血管壁。炎症和血栓形成也参与了其发病机制。

【临床表现】

多见于中老年人，发生脑部症状与皮肤疱疹的时间不尽相同。多数在疱疹后数天或数周。少数在疱疹之前，甚至无疱疹史。带状疱疹病毒引起的脑部损害至少有三种类型：弥漫性脑炎、局灶性脑炎和血管炎。本节描述前两种表现。

1. 弥漫性脑炎　急性带状疱疹发作时患者可出现轻度弥漫性脑炎，临床表现为急性或亚急性的嗜睡或谵妄，头痛、恶心、呕吐、共济失调、精神行为异常等。可有脑神经麻痹、偏瘫、锥体束征阳性、共济失调。伴脑膜受累者可出现颈项强直。患者治疗后完全恢复。即使是严重的脑炎患者，如无并发症，也可恢复。

2. 局灶性脑炎　带状疱疹病毒引起的罕见中枢神经系统并发症，最常见于免疫抑制的患者。这种脑炎可在皮疹发生后较长时间才发病。大脑损害主要累及白质。其临床表现和影像学改变可被误诊为进行性多灶性白质脑病。诊断常需借助脑活检取得脑组织，检测病理中含 A 型 Cowdry 包涵体或带状疱疹病毒抗原或核酸可确诊。

【辅助检查】

脑脊液中细胞数增多，以单核细胞为主，蛋白可正常或轻度增高，糖、氯化物等指标常正常。脑脊液 PCR 检查可发现带状疱疹病毒的 DNA，有助诊断。

脑电图检查常呈弥漫性异常。

轻度的弥漫性脑炎患者影像学检查可正常，严重者可见脑组织弥漫性肿胀。局灶性带状疱疹性脑炎大脑损害主要累及白质，脑 MRI 显示脑白质多处斑片片或点状异常信号，T1 加权低信号，T2 加权高信号。需与多发性缺血灶、进行性多灶性白质脑病等相鉴别。

【诊断与鉴别诊断】

有明确的急性带状疱疹感染病史的患者出现急性或亚急性头痛、神经精神症状、认知功能障碍等，应考虑到本病的可能。可检测患者脑脊液该病毒的抗体或病毒核酸以及头颅 CT 或 MRI 以帮助诊断。确诊常需要进行脑活检组织病理。

本病常需要与其他原因引起的中枢神经系统感染相鉴别，

如细菌、结核、真菌及其他病毒等。局灶性 VZV 脑炎常需要与进行性多灶性白质脑病相鉴别。

【治疗】

对症治疗为宜。

抗病毒治疗本病疗效尚不确定，常用的全身性治疗包括静脉滴注阿昔洛韦（每次 10mg/kg，3 次/d，连用 7 天）。特别是伴有艾滋病的患者，应口服阿昔洛韦进行二级预防。治疗方案为阿昔洛韦 800mg/次，5 次/d，共 7 天，缩短治愈时间，减少复发率。泛昔洛韦（Famciclovir）500mg/次、3 次/d，伐昔洛韦（valacyclovir）1 000mg/次、3 次/d。激素治疗无效。

第四节　巨细胞病毒脑炎

丁正同

人类巨细胞病毒可广泛传播。在儿童中人类巨细胞病毒是先天性神经疾病的重要且相对常见的病因。年轻人的初次感染常无症状。健康成人可能有短暂的单核细胞增多症样表现。人类巨细胞病毒感染主要见于免疫抑制的患者，尤其是艾滋病患者。除引起视网膜炎外，人类巨细胞病毒还可累及脑、脊髓和周围神经。巨细胞病毒脑炎（cytomegalovirus encephalitis）在艾滋病患者中多见。

【临床表现】

巨细胞病毒脑炎有多种临床表现。常为亚急性或慢性病程。表现为头痛、认知功能障碍和嗜睡、淡漠和不合群。神经系统检查发现精神异常和不同程度的运动症状，如反射增高、共济失调和无力。

巨细胞病毒坏死性脑室脑炎除有上述脑部损害表现外，通常有脑神经麻痹、眼球震颤、多次头颅 CT 扫描随访会发现脑室进行性扩大，患者很快死亡。

巨细胞病毒脑炎患者通常都合并有全身的巨细胞病毒感染，如巨细胞病毒性脊髓炎，可伴发多发性神经根炎及多灶性神经炎。眼底经检查时通常发现有视网膜损害。

脑脊液检查结果存在差异。多数患者脑脊液中细胞数常增高，蛋白增高，糖水平可正常或降低。巨细胞病毒性脑室炎的患者中多形核白细胞明显增多。通过 PCR 可检出血液和脑脊液中巨细胞病毒抗体。尸解脑细胞中可发现巨细胞病毒。

【诊断与鉴别诊断】

有亚急性或慢性产生的脑实质损害的表现，如精神症状、偏瘫、小脑性共济失调等或伴脑室进行性扩大；脑脊液白细胞呈病毒性脑膜炎样表现；血和脑脊液的 PCR 检出巨细胞病毒抗体则应考虑本病。如在艾滋病患者中出现上述临床表现则更应警惕。

本病应与结核性或真菌性脑膜脑炎、朊蛋白病等鉴别。

【治疗】

抗病毒治疗可参照本章“单纯疱疹病毒性脑炎”治疗。有颅内压增高可适当脱水，有癫痫发作者可抗癫痫治疗。维持水电解质平衡，防止各种并发症。

第五节　散发性脑炎

丁正同

散发性脑炎（sporadic encephalitis）是一组病因不明的脑实质炎症性疾病的总称，也是一组综合征。20 世纪中期国内报道较多，国外也有此类疾病。随着诊断技术的提高，其中不少病因现已明确，成为一种独立的疾病，如某些自身免疫性脑炎、副肿瘤综合征、病毒性脑炎、脱髓鞘性疾病等已不再包括在散发性脑炎之中。但对目前尚无法明确病因者，则仍沿用散发性脑炎的这一临床诊断。

【临床表现】

任何年龄、性别均可发病，无季节性差别，呈急性或亚急性起病。不少患者在发病前数周有上呼吸道或胃肠道感染史。临床上表现为急性脑炎的症状和体征。根据临床症状的不同，一般将其分为 4 种类型。

1. 昏迷型　患者常在发病后数天内即有不同程度的意识障碍，如嗜睡、意识朦胧，并发生昏迷。体格检查可发现偏瘫或四肢瘫、肌张力升高，腱反射亢进，病理征阳性。可有不自主运动。治疗后不少患者能逐步清醒，但遗留一定程度的神经功能缺损。

2. 癫痫型　临床症状主要表现为明显的局灶性或全面性癫痫发作，甚至发生癫痫持续状态。发病后除轻度的嗜睡、反应迟钝、记忆力下降外，病初可无明显的局灶性体征，但随着病情的进展，可出现脑膜刺激征、锥体束征等。脑电图可出现弥漫性异常和痫样放电。

3. 精神行为异常型　患者主要表现为精神行为异常、言语减少、淡漠、呆滞，反应迟钝，注意力不集中、理解判断力下降等。也可表现为欣快、烦躁不安、行为反常，随地便溺等。严重者可出现幻觉、错觉、妄想等。病程中可出现锥体束征等。脑电图可出现弥漫性异常。

4. 脑瘤型　此型罕见。主要表现为头痛、恶心、呕吐等颅内压增高症状，眼底检查可发现视乳头水肿。神经系统检查可发现偏瘫等局灶性体征。

【辅助检查】

脑脊液检查可正常，部分患者颅内压增高，细胞数为数十至数百×10^6/L 不等，多以淋巴细胞为主，糖、氯化物正常。

大部分患者脑部 CT 或 MRI 检查可无明显异常，部分患者可见散在或片状损害，可不强化或部分强化。

脑电图检查大部分患者呈弥漫性异常，或在弥漫性异常的基础上出现大量的慢波、棘波或棘-慢波。

【诊断与鉴别诊断】

根据急性或亚急性起病的上述脑实质损害的表现，结合脑脊液、脑电图和影像学检查发现，可作出初步诊断，但必须除外自身免疫性脑炎、副肿瘤综合征、病毒性脑炎、脱髓鞘性脑病等才能确诊。需随访患者，根据患者的病情变化作出最终诊断。

脑组织的活检病理和病理组织的各类特异性免疫组化染色，有利于本病诊断。

【治疗】

对症治疗为主，颅内压增高者可使用脱水剂等降低颅内压。癫痫患者使用抗癫痫药物。肾上腺糖皮质激素可对部分患者有效。

第六节　神经系统螺旋体感染

丁正同

一、神经梅毒

神经梅毒(neurosyphilis)是由梅毒螺旋体感染神经系统所引起的疾病。梅毒侵入人体后出现的各种临床表现。本处就梅毒的神经系统损害列表说明,见表23-4-6-1。

二、神经系统莱姆病

神经系统莱姆病(nerous system Lyme disease)是指伯氏疏螺旋体感染神经系统所致的疾病。莱姆病的病程各阶段的表现和诊疗见相关章节。本处就病程中能出现的神经系统损害予以说明(表23-4-6-2)。

表23-4-6-1　神经梅毒的临床分类和表现

分类	临床表现
精神障碍型	精神病、妄想、麻痹性痴呆、迅速进展性痴呆
脑血管意外型	急性起病,以缺血性卒中多见,出血性卒中罕见
眼型梅毒	视乳头原发萎缩、视神经炎、葡萄膜炎
脊髓梅毒	急性、亚急性或慢性脊膜脊髓炎、脊髓痨
癫痫型梅毒	部分性癫痫或全身性癫痫的各种发作类型均可见,也可见肌阵挛
脑干、脑神经型	脑干的交叉性瘫痪、各脑神经均可分别或合并损害

注:迅速进展性痴呆是指患者在1到数月内形成痴呆,麻痹性痴呆是1年到数年内很慢进展的痴呆。脊髓痨指双下肢深感觉障碍、闪电样疼痛、腱反射消失并伴双下肢进行性瘫。

表23-4-6-2　莱姆病的临床病期及其表现

病期	一般表现	中枢神经系统	周围神经系统	肌肉及其他
早期				
局限期	移行红斑,局限性淋巴结病和肿大	虚性脑膜炎		
播散期	多处分散的继发性移行红斑 严重系统性损害 游走性肌肉骨骼疼痛和关节炎	急性和慢性淋巴细胞性脑膜炎 复发性脑膜炎 白质脑炎 急性小脑性共济失调 急性帕金森样征群 继发性癫痫 急性脊髓炎和亚急性脊髓炎 脑积水	脑神经病(Ⅶ、Ⅷ为主)、多发性脊膜脊神经根炎 神经丛炎 吉兰-巴雷综合征 疼痛性神经根炎 远端对称性多发性神经炎 腕管综合征 感觉性神经根病变	间质性肌炎
晚期	慢性萎缩性皮炎和关节炎	慢性进行性脑脊髓炎 脑干脑炎 小脑性共济失调 脑血管炎 卒中 多灶性脑梗死性痴呆 横贯性脊髓炎	同早期的内容、轴索性多发性神经病	局限性结节性肌炎

第七节　艾滋病的神经系统表现

丁正同

艾滋病(acquired immunodeficiency syndrome)是由人类免疫缺陷性病毒(HIV)感染引起的疾病。40%~70%的艾滋病患者可有神经系统并发症,其中10%~20%的HIV抗体阳性患者以神经系统症状为首发症状。艾滋病的神经系统并发症极为复杂,可由病毒直接感染引起,亦可由继发感染所引起,或伴发病所引起。各种并发症的频度见表23-4-7-1。本节重点介绍艾滋病的原发性感染所致的损害。

【临床表现】

艾滋病引起的原发性神经系统损害有下列几种:

(一)艾滋痴呆综合征　亦称HIV脑病。表现为进行性认知功能减退、注意力不集中、记忆力减退、时间和空间定向障碍、运动功能减弱,并可伴有行为障碍。体格检查可发现四肢肌张力增高,腱反射亢进,两侧病理征阳性。早期肢体感觉正常。随疾病发展可出现躯体感觉减退和自主神经功能障碍,大小便失禁。逐步出现认知障碍,生活不能自理,最后可发展为植物状态或因继发感染而死亡。

表23-4-7-1　艾滋病感染神经并发症的频度

HIV相关病	所占百分比/%	HIV相关病	所占百分比/%
原发性感染		机会感染	
AIDS痴呆综合征	4~33	弓形体脑炎	5~20
无菌性脑膜炎	1~6	隐球菌脑膜炎	2~13
艾滋病空泡性脊髓病	10~15	进行性多灶性白质脑病	2~4
周围神经病	10~35	巨细胞病毒感染	15.8
肌病	约10		
恶性肿瘤		血管性并发症	
原发性脑淋巴瘤	2~3	缺血性梗死或出血	1~4
转移性脑淋巴瘤		血栓性小血管病或血管炎	5~20

脑脊液示淋巴细胞正常或增多,一般为50×10^6/L以下;约有2/3患者脑脊液中蛋白增加。头颅MRI检查可见弥漫性散在白质异常信号,T1加权呈低信号,T2加权呈高信号。

本病的诊断依赖于肯定的艾滋病诊断或HIV抗体阳性或脑脊液中分离出HIV病毒。

(二)HIV相关性脊髓病　该病临床类型包括原发感染时的急性脊髓病、脊髓性肌阵挛以及伴视神经炎的复发-缓解性脊髓病、艾滋空泡性脊髓病。

艾滋空泡性脊髓病目前还没有特殊的治疗方法。

(三)周围神经病变　HIV感染可并发各种周围神经病变。参见本篇第十章第五节"炎性周围神经病"中关于"逆转录病毒感染性周围神经病"的内容。

(四)HIV相关肌病　包括HIV感染肌病和艾滋病药物治疗后肌病。HIV感染肌病,最常见者为多发性肌炎样肌病。临床表现为近端肌无力、肌肉酸痛、极度疲劳。体重减轻和消耗,特别是臀部肌肉萎缩明显。肌酸激酶增高。肌电图呈异常的自发电活动和肌病的特征。

肌病也可见于齐多夫定的毒副反应。齐多夫定可对肌肉线粒体产生毒性作用。齐多夫定的药物性肌病与HIV感染性肌病临床表现相同,唯一的区别方法是停止使用药物。如停用齐多夫定后症状无改善者,则提示肌病是HIV感染的结果。

【诊断】

艾滋病神经系统并发症的诊断有赖于:①艾滋病的肯定诊断。血清中,特血别是脑脊液中HIV抗体阳性,或从神经组织、肌肉组织中分离出HIV抗原。②痴呆表现或周围神经损害和肌病损害表现。

【治疗】

参见第十篇第六章第三十七节"艾滋病"。神经系统/肌病的损害对症治疗为主,以及其造成的相关病因的处理,如停用齐多夫定,伴发感染的治疗等。

第八节　亚急性或慢性类似于变性病的脑脊髓病

丁正同

一、进行性多灶性白质脑病

【病因与发病机制】

进行性多灶性白质脑病(progressive multifocal leukoencephalopathy,PML)与人类多瘤病毒中的JC病毒感染少突细胞有关。JC病毒为一种乳头多瘤空泡病毒,在人群中广泛分布。JC病毒仅对胶质细胞具有亲和力。造成病毒感染相关的脱髓鞘疾病。

【流行病学】

血清学研究显示，到5岁时，大约10%的儿童具有JC病毒抗体；到10岁时，40%～60%的儿童可检出JC病毒抗体。尽管JC病毒感染广泛存在，但没有细胞免疫功能低下的人很少发生进行性多灶性白质脑病。本病最常见于淋巴组织增殖性疾病中，大约5%的患者患有本病。

【病理】

白质内多灶性部分融合的脱髓鞘病灶。病灶可发生在任何脑白质区，但好发于顶-枕部。病灶大小从1毫米至数厘米不等。多个小病灶可融合成片。组织学特征是深染的、肿胀的少突胶质细胞核和伴有浓染的、多叶细胞核的肿大的星形胶质细胞。电子显微镜检查可发现胞内JC病毒颗粒，其直径为28～45nm，单个或多个病毒颗粒出现在少突胶质细胞中；偶尔在星形细胞中。

【临床表现】

亚急性或慢性起病。最常见的首发症状包括无力、语言障碍、认知障碍、人格改变。每一种症状大约见于40%的患者。癫痫和脑干症状少见。体检发现约1/2以上的患者偏瘫。1/4的患者可见到步态障碍、智能减退和语言障碍（如构音障碍、言语障碍）。10%的患者可出现肢体和躯干的小脑性共济失调。偶尔也会引起感觉性共济失调。30%～45%患者有视觉症状，同向偏盲或象限盲。5%～8%的患者发生皮质盲。其他尚有视觉性失用、失读症和运动异常。

本病平均存活期6个月，但在10%的艾滋病相关的进行性多灶性白质脑病患者存活超过12个月。可有少数患者临床和影像学上部分或完全恢复。

【辅助检查】

头颅CT和MRI显示病灶多位于顶-枕叶，也可发生在外囊、小脑和脑干。头颅CT显示受累的白质呈低密度灶，通常“扇形”或“圆齿形”，直接位于皮质下弓状纤维。脑MRI检查在T2加权上显示受累区域的高信号，T1加权常呈低信号灶。经病理证实的患者中有5%～10%的患者可见到病灶边缘强化。

脑脊液的常规检查诊断价值不高。蛋白可增高，脑脊液中PCR检测JC病毒DNA具有重要的诊断价值。

【诊断】

临床表现和影像学资料能提示本病的诊断。当脑脊液PCR检查显示JC病毒阳性，进行性多灶性白质脑病诊断成立。确诊本病必须行脑活检的病理诊断。

【治疗】

尚无有效的治疗方法。干扰素-α能改善本病患者的存活率。用强效抗逆转录病毒治疗艾滋病相关的进行性多灶性白质脑病的患者后，患者的存活率提高，但仍需要进一步探索。

二、朊粒病

朊粒病（prion disease）是一组由变异朊蛋白引起的可传递的神经系统变性疾病。

【发病机制】

朊蛋白是由细胞膜表面单基因控制的253个氨基酸的糖蛋白，在某种条件下发生变异，使细胞膜上的朊蛋白（prion protein，PrPc）变成分泌型的朊蛋白（PrPsc）。该蛋白直径为10～20nm，长度为100～200nm，分子量由PrPc的30～33kD变为27～30kD的Prpsc，结构由螺旋型转变为蜂状折叠型，这种分泌型的蛋白质具有很强的传递性、致病性、耐高热、耐酸耐碱，不易被灭活。

朊蛋白病是一种人、畜共患病。朊蛋白病分类：Creutzfeldt-Jacob病（CJD）即皮质纹状体脊髓变性、Gerstmann-Strausller-Scheinker病、Kuru病、致死性家族性失眠症等。

人类朊蛋白病的发生主要由两方面因素所致：其一为携带致病性朊蛋白的动物或其肉类通过破损的皮肤黏膜或消化道侵入人体、医源性移植带有致病性朊蛋白的组织；其二为朊蛋白基因突变，由朊蛋白基因（PRNP）突变及该基因第129号密码子甲硫氨酸-缬氨酸多态性共同决定遗传性朊蛋白病类型。本节讨论皮质纹状体脊髓变性。

【病理】

大体可见脑皮质、基底节萎缩，呈弥漫性对称性体积变小，脑沟变宽，脑回变窄。脑室呈对称性扩大。大脑白质、脑干、小脑、脊髓外观基本正常。

镜检可见大脑皮质的灰质、纹状体、脑干以及小脑分子层海绵状变性。大脑灰质深层呈多数椭圆形、不规则形小空泡，有的互相融合。大脑灰质神经细胞呈弥漫性脱失，以第3层和第5层最为严重，并且以枕叶尤为突出。丘脑背内侧核、前核、外侧核、尾状核、壳核、带状核与丘脑内侧核细胞脱失也相当严重。苍白球、丘脑下乳头体改变轻微。海马Sommer区不受侵犯。小脑颗粒层细胞脱失程度重。前角细胞可呈现单纯性萎缩，严重病例有大脑白质、脑干、小脑和脊髓的白质纤维髓鞘脱失。病程长于15个月的散发性及家族性病例脑内可见淀粉斑块。

电镜检查神经细胞突终末端和突触间隙模糊不清，突触内小泡明显减少。出现空泡变性。星形胶质细胞胞质内可见大量的变性的溶酶体。感染细胞内出现PrPsc阳性的淀粉斑块。

【临床表现】

CJD临床上可分为散发型、医源型、遗传型和变异型四型。其中散发型最多见，占80%～90%。本节讨论散发性CJD：两性均可发病，平均60岁（25～78岁）。

常隐匿起病，逐渐进展。典型者临床表现常分为三期：

（1）初期（前驱期）：1/4的患者有前驱症状。包括睡眠、食欲异常，体重下降，性欲改变，记忆力和注意力下降，定向障碍、幻觉和情绪不稳定、焦虑/抑郁等，也可有头昏、行走不稳等共济失调症状。10%～15%患者可突然发病，类似卒中发病。

（2）中期：有肌阵挛和快速进展的痴呆。其他表现有癫痫、自主神经功能障碍，手肌、四肢肌萎缩等，下运动神经元病。可见多种视觉障碍，包括视觉丧失，核上性麻痹，眼球震颤，巴林特综合征（不能按指令注视物体，但能精确地抓住物体，呈视觉共济失调）或活动画片中不能同时认出一个以上物品（画片中动作失认),扭曲的视觉感知和皮质盲。1/3 以上的患者发生小脑共济失调。锥体束和锥体外系表现如强直、反射增高、痉挛、病理征。

(3) 终末期:出现无动缄默症,二便失禁,甚至昏迷或去皮质强直,最终因并发症而死亡。

【辅助检查】

脑脊液检查:细胞数正常或 10 余个×10^6/L,余无异常。但免疫荧光检查可发现 14-3-3 蛋白。

脑电图检查:可有弥漫性慢波,伴有典型的周期性 1~2Hz 的尖波或棘波(三相波)。

影像学检查:头颅 CT 和 MRI 早期可无异常。若脑 MRI T2 加权可见尾状核、壳核高信号,T1 加权正常。DWI 相上显示皮质层呈“绸带样”高信号和基底节高信号,有诊断意义(图 23-4-8-1),这种异常改变最常见于顶枕叶。

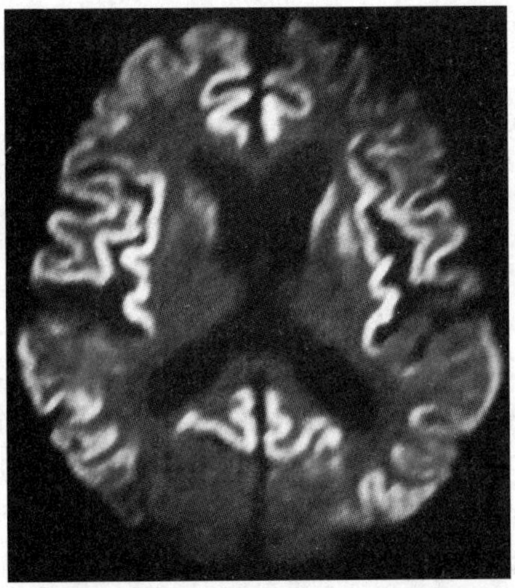

图 23-4-8-1 头颅 MRI 的 DWI 相
可见皮质呈“绸带样”高信号、基底节区高信号。

【诊断与鉴别诊断】

可能是本病临床诊断标准是:①迅速进展性痴呆;②肌阵挛、共济失调、锥体系或锥体外系损害、缄默症;③脑电图显示典型的周期性复合三相波;④脑脊液 14-3-3 蛋白或者 MRI 具有特征性异常。

脑组织活检,并行相应的免疫染色检查 PrPsc 是诊断 CJD 的“金标准”。

本病应与其他迅速进展性痴呆的疾病相鉴别,如神经梅毒、桥本脑炎、颞叶肿瘤等。

【治疗】

目前尚无有效的治疗。多在发病后 1 年内死亡。

第九节 脑 脓 肿

丁正同

脑脓肿(brain abscess)系中枢神经系统的化脓性感染,导致脑组织坏死、软化,形成局灶性脓肿,产生占位效应。

【病因】

引起脑脓肿的病原体有细菌、真菌、阿米巴原虫,其中以细菌最常见,厌氧菌感染也不少见。感染途径可由邻近组织感染的细菌直接侵入,如化脓性中耳炎或乳突炎引起颞叶、小脑的脓肿,这些病灶多位于原发病的同侧。也可由血源性感染进入脑内而形成脓肿,如感染性心内膜炎的脓栓引起的心源性脑脓肿等。外伤或手术也可引起颅内感染。部分患者找不到感染源,通常称之为隐源性感染。

【临床表现】

脑脓肿以儿童、青少年(10~20 岁)发病最多。常有全身感染症状继而局灶性神经系统定位体征。表现为发热、头痛、全身乏力,嗜睡、倦怠等;逐渐出现局灶性神经系统征象(部分性癫痫、偏瘫、偏身感觉障碍)和颅内压增高症状。

外周血象显示白细胞明显增高,中性粒细胞比例甚至>90%。脑脊液检查显示颅内压增高,早期化脓性脑膜炎或脓肿破溃时脑脊液中细胞数增多,蛋白明显增高,糖、氯化物降低。已形成脓肿者脑脊液检查可正常。

头颅 CT 检查显示脑实质内有边界清楚的低密度灶,增强扫描时脓肿壁呈均匀强化,脓肿中央密度不变(图 23-4-9-1)。

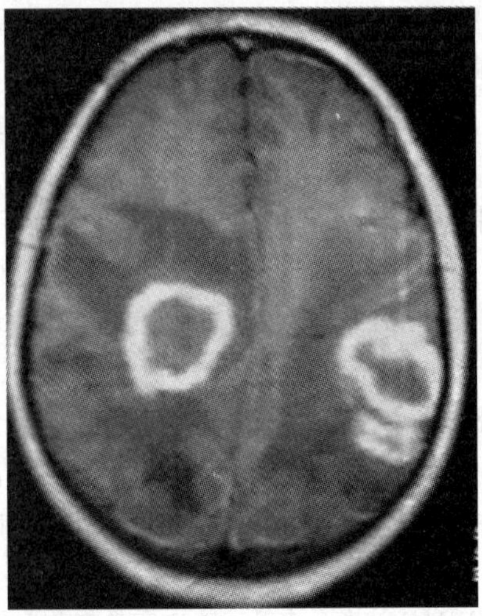

图 23-4-9-1 脑脓肿头颅 MRI 增强
两侧大脑半球边界清楚的环形强化灶,周围水肿明显,中线结构移位。

【诊断与鉴别诊断】

发热等全身感染性表现及出现颅内压增高和/或部分性癫痫和偏瘫等局部脑损害体征,CT/MRI 有占位性病灶,应考虑本病。手术后脑组织病理和组织培养有助于明确病因。

【治疗】

脑脓肿形成前的治疗以抗生素治疗为主。适当应用脱水剂降低颅内压。有癫痫发作者,根据病情选用适当的抗癫痫药物。脓肿一旦形成,即应手术切除。同时需要积极治疗原发灶。

第十节　自身免疫性脑炎

陈向军

生物源性的脑损害称之为脑炎,如病毒性脑炎;而非生物源性脑损害常称之为脑病,如一氧化碳中毒性脑病、桥本脑病等。近年来发现部分脑部损害与肿瘤抗体有关,称之为副瘤综合征;部分仅与体内的某些自身抗体相关者,称之为自身免疫性脑炎(autoimmune encephalitis)。

自身免疫性脑炎泛指一类由于免疫系统对中枢神经系统抗原产生免疫反应而导致的脑部损害。主要包括抗 N-甲基-D-天冬氨酸受体(NMDAR)脑炎、边缘性脑炎等。广义来讲,还包括免疫相关性疾病之脑病表现,如桥本脑病、系统性红斑狼疮脑病等。

自身抗体主要包括针对细胞内抗原和细胞表面抗原的抗体两大类。前者与副瘤综合征相关,患者肿瘤发生率高,如肺癌、睾丸癌或其他癌症。脑组织中 T 淋巴细胞浸润明显,疗效及预后差,目前此类疾病尚无自发缓解的报道。细胞表面抗原包括 NMDA 受体、α-氨基-3-羟基-5-甲基 4-异噁唑基丙酸(AMPA)受体、γ-氨基丁酸 B(GABAB)受体和电压门控性钾离子通道(VGKC)相关抗原,如 LGI1(富亮氨酸胶质瘤失活 1 蛋白)和 Caspr2(接触蛋白相关蛋白-2)等。因抗体本身致病,对免疫治疗疗效好。此类抗体造成的脑损害狭义地称自身免疫性脑炎,本节主要介绍此组疾病。

【病理】

组织病理中以淋巴细胞为主的炎症细胞浸润脑实质,且在血管周围形成袖套样结构为主要表现,病理上往往表现为类似病毒性脑炎改变,但是辅助检查无病毒抗原和核酸、包涵体等。

【临床表现】

急性或亚急性发作的癫痫、认知障碍及精神症状。病情较重,病程较长,伴或不伴发肿瘤,早期治疗后预后相对较好,但存在复发趋势。

1. 抗 NMDAR 脑炎　多见于伴有卵巢畸胎瘤的女童或成年女性患者。约有 80%抗 NMDAR 脑炎患者为女性,卵巢畸胎瘤的发生率随着年龄的增加而逐渐升高,在 18 岁以上的患病女性中有 56%伴有卵巢畸胎瘤,而小于 14 岁的女性患者为 9%;18 周岁以上男性患者伴有其他肿瘤如小细胞肺癌等的概率仅为 5%。近年来非肿瘤性抗 NMDAR 脑炎国内外报道日益增多。

非肿瘤性抗 NMDAR 脑炎患者临床主要表现为:①疾病早期即出现显著精神症状,有些患者可出现厌食及摄食过度和强迫性摄食,行为紊乱、妄想、情感障碍等;②运动障碍,尤其以口-舌-面肌的不自主运动表现最为突出。肌阵挛、肢体舞蹈样徐动、手足不自主细小运动、肌强直、角弓反张、动眼危象等,可同时或交替出现;③自主神经功能障碍,主要表现为唾液分泌亢进、高热、心动过速、心动过缓、高血压、低血压、勃起功能障碍等。另有一些患者表现为不能用肺部疾病来解释的呼吸衰竭,需要呼吸机辅助通气;④均可出现不同程度的意识障碍。

2. 抗 VGKC 复合体抗体脑炎　主要针对 VGKC 复合体上的 3 种蛋白产生的抗体导致的脑炎,即富亮氨酸胶质瘤失活 1 蛋白(LGI1)、接触蛋白相关蛋白 2(Caspr2)和接触蛋白 2。其中针对接触蛋白 2 的抗体常与抗 LGI1 和 Caspr2 抗体共存,临床意义相对较小。抗 LGI1 抗体脑炎中,约 8%的患者可合并胸腺瘤或小细胞肺癌。

抗 LGI1 抗体脑炎多见于中老年患者,中位年龄为 60 岁,男性稍多见(占 57.1%)。除癫痫发作、认知功能障碍、精神行为异常外,60%抗 LGI1 抗体脑炎存在顽固性低钠血症,这在其他的免疫相关性边缘性脑炎中很少见。

抗 Caspr2 抗体主要与获得性神经性肌强直和 Morvan 综合征相关。

3. 抗 GABABR 抗体脑炎　患者以癫痫发作为突出表现,可伴记忆损害和行为异常。约 60%的患者可合并小细胞肺癌。部分患者头颅 MRI FLAIR 成像显示颞叶高信号,大多数患者对免疫治疗和抗肿瘤治疗有效。

4. 抗 IgLON5 抗体脑炎　2014 年 Sabater 等发现 8 例以睡眠障碍为突出特征的患者,并在患者的外周血中检测到作用于神经元表面抗原的抗体——抗 IgLON5 抗体。该病为慢性进展性病程,以异态睡眠和睡眠呼吸暂停为特征。血清或脑脊液抗 IgLON5 抗体阳性。因该病罕见,易误诊为神经系统变性病。

【辅助检查】

脑脊液检查细胞数轻度增高,蛋白可增高,糖、氯化物常正常。影像学检查头部 MRI 表现不典型,可以完全正常,亦可于海马、大脑皮质、基底节、丘脑等部位 FLAIR 序列显示高信号(图 23-4-10-1),部分患者病灶并不局限于边缘系统。由于 PET-CT 敏感性高于 MRI,复旦大学附属华山医院报道 PET-CT 对于自身免疫性脑炎的早期诊断和预后均有帮助。

血清和脑脊液中自身免疫性脑病相关抗体的检测对诊断与治疗具有重要临床意义。

【诊断与鉴别诊断】

自身免疫性脑炎的诊断标准:①亚急性起病(从数天到 12 周);②短期记忆丧失、癫痫发作、意识模糊和精神症状,体现出边缘系统受累表现;③神经病理学或影像学有边缘系统受累;④排除边缘系统功能障碍的其他可能病因;⑤血清及脑脊液中相关抗体呈阳性。

本病应与病毒性脑炎、桥本脑病等相鉴别。

【治疗】

首先以激素或血浆置换、免疫球蛋白治疗为主。次选药物包括利妥昔单抗、环磷酰胺、硫唑嘌呤等。对症处理,如癫痫发作

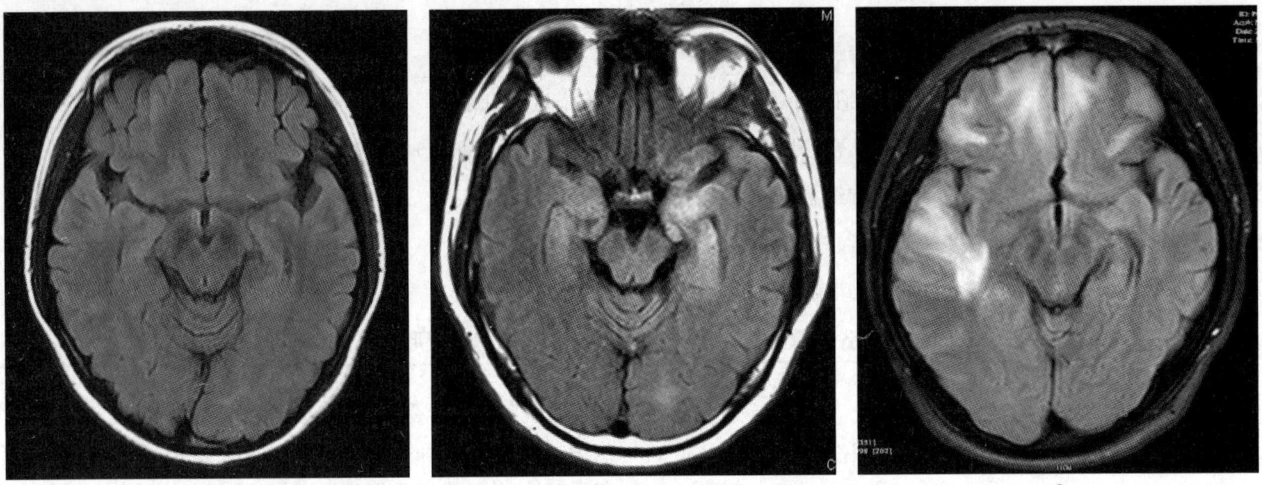

A　　B　　C

图 23-4-10-1 自身免疫性脑炎的影像学表现

自身免疫性脑炎的头颅 MRI 常可表现为无特异性异常(A. 一例抗 NMDAR 脑炎患者),或者双侧内侧颞叶累及(B. 一例抗 LGI1 脑炎患者),但部分患者也可为不局限于内侧颞叶的多发病灶(C. 一例抗 GABAAR 脑炎)。

患者可予抗癫痫药物治疗。精神症状者采用抗精神病药物治疗。

80%的伴肿瘤者在肿瘤切除及一线免疫治疗后可缓解,但非肿瘤性自身免疫性脑炎一线免疫治疗后缓解率仅 48%,二线治疗后 65%可缓解。

复发率为 15%~25%,复发时间不等,可以发生于数年之后,早期进行积极的免疫治疗可以降低复发率,部分复发患者伴随肿瘤。

推荐阅读

1. 吕传真,周良辅. 实用神经病学[M]. 4 版. 上海:上海科学技术出版社,2014:580-632.
2. GRAUS F,TITULAER M J,BALU R,et al. A clinical approach to diagnosis of autoimmune encephalitis[J]. Lancet Neurol, 2016, 15(4): 391-404.

第五章 多发性硬化和中枢神经系统脱髓鞘病

卢家红 全 超

中枢神经系统脱髓鞘病是脑白质病变中的重要组成部分,是一组以白质受累为主,以神经纤维髓鞘破坏、脱失或形成障碍为主要病理特征的异质性疾病。髓鞘形成障碍主要包括与遗传相关的脑白质营养不良。髓鞘破坏、脱失则主要由自身免疫、感染、中毒、代谢以及血管病等引起。

本章将阐述中枢神经系统自身免疫性炎性脱髓鞘病。详细介绍多发性硬化和视神经脊髓炎这两种最重要的神经系统脱髓鞘病。

第一节 概 述

脑白质病变是指以中枢神经系统的白质受累为主的一类疾病。脑白质病变病因纷繁复杂,表现多种多样,在临床、影像学和诊断上需要相互鉴别。引起脑白质病变的主要原因有遗传、代谢、感染、中毒、肿瘤、非感染性炎症、血管性等(表 23-5-1-1)。

表 23-5-1-1 脑白质病变的常见病因

分类	临床表现
1. 特发性炎性/自身免疫相关性	多发性硬化/临床孤立综合征、视神经脊髓炎及其谱系病、急性播散性脑脊髓炎、髓鞘少突胶质细胞糖蛋白(MOG)抗体相关脱髓鞘病,Marburg 型多发性硬化、弥漫性硬化、同心圆性硬化、原发性中枢神经系统血管炎、副肿瘤性脑干/小脑炎症、系统性结缔组织病相关性脑白质病变、桥本脑病
2. 感染性脑白质病变	进行性多灶性白质脑病、HIV 感染、Lyme 病(莱姆病)、神经梅毒

续表

分类	临床表现
3. 肉芽肿性	结节病、韦格纳肉芽肿、淋巴细胞/浆细胞增生性肉芽肿
4. 遗传代谢性	肾上腺脑白质营养不良、异染性脑白质营养不良、Krabbe 球样细胞脑白质营养不良
5. 肿瘤性	原发性中枢神经系统淋巴瘤、胶质瘤病
6. 中毒/放射	一氧化碳中毒、放射性脑病、海洛因中毒性脑病
7. 内环境变化相关	脑桥中央髓鞘溶解、可逆性后部白质脑病
8. 血管性	脑小血管病、各种原因脑动脉和脑静脉梗死、静脉窦血栓形成

第二节　多发性硬化

多发性硬化(multiple sclerosis，MS)是最常见的中枢神经系统特发性炎性脱髓鞘疾病(idiopathic inflammatory demyelinating diseases)之一。

【病因与发病机制】

多发性硬化本质上是一种自身免疫性疾病，环境因素和遗传基因易感性也共同参与发病。

“炎症”和“变性”贯穿多发性硬化的整个疾病病理生理过程。在某些诱因，特别是非特异性病毒感染激发的自身反应性T细胞介导的免疫性炎症，这些炎症反应的消退和再发与临床上的反复发作缓解有关。而随着患病时间延长，逐渐加剧的轴索断裂、缺失和脑萎缩这一“变性”过程则与患者不断累积的神经功能残疾相关。

(一) 遗传因素　多发性硬化患者的一级亲属发病的风险约为正常人群的7倍。双胞胎研究显示：单卵双生的共患率(20%~35%)比双卵双生的共患率(约5%)显著提高。分子水平的研究提示：本病在一定程度上与HLA Ⅱ类分子有关，特别是HLA-DRB1*15和HLA-DRB1*06。

(二) 环境因素　遗传易感性是多发性硬化发病的内因。此外，环境因素作为外因在本病的发病中也扮演着重要的角色。主要的环境因素包括：①病毒感染。长时间的观察研究发现，多发性硬化患者在疾病早期血清抗EB病毒抗体的阳性率较正常人群高；脑组织的多发性硬化斑块中，EB病毒抗原表达水平较高。②维生素D和日照。维生素D和日照不足可能是多发性硬化特殊地理分布的潜在原因。流行病学及实验室数据证实高水平维生素D可以降低罹患多发性硬化的风险，甚至发现使用维生素D可减少多发性硬化的复发。③吸烟会增加多发性硬化的患病风险。

【病理】

多发性硬化典型的组织病理特征：散在于中枢神经系统白质(脑、脊髓和视神经)内多发的脱髓鞘斑块，血管周围炎症细胞浸润和星形胶质细胞增生。病灶多分布于视神经、脑室周围白质、胼胝体、脑干、小脑、颈段脊髓白质等。

传统的观点认为，多发性硬化病灶内轴索相对保留，中枢神经系统灰质很少受累。临床病理学最近发现很多新的组织病理特征包括轴索的病变，皮质和深部灰质的病灶，脑白质和灰质变性，软脑膜炎症细胞浸润，不同程度的髓鞘再生等。这些发现提示MS的多元病理机制，不仅仅是一种免疫相关的炎性疾病，还存在神经变性的病理生理过程。

【临床表现】

青壮年女性好发，起病年龄20~40岁之间。部分患者有感染等前驱病史。

(一) 临床类型　根据病程特点，MS的临床类型有：

1. 缓解复发型(relapsing remitting MS，RRMS)　以反复发作缓解为临床特征。发病初期约85%的MS患者属于这一类型。

2. 继发进展型(secondary progressive MS，SPMS)　病初为RRMS，经过数年至数十年的时间有75%~85%的RRMS患者会出现持续进展，临床发作次数虽然减少，但神经功能残疾却逐渐加重。

3. 原发进展型(primary progressive MS，PPMS)　起病隐袭，无明显的临床发作，表现为逐渐进展的神经功能残疾。10%~15%患者属此型。目前PRMS已归入PPMS范畴。

4. 进展复发型(progressive relapsing MS，PRMS)　起病隐袭，神经功能残疾逐渐进展，在此背景上出现少量的急性发作，此型不到5%。

(二) 临床症状

1. 视神经炎　急性视神经炎(optic neuritis，ON)是最常见的临床表现之一，约20%的患者以视神经炎为首发表现。通常急性起病，单眼受累多见；表现为视力减退，色觉缺失，视野缺损，眼球活动时疼痛。

2. 急性脊髓炎　表现为受累脊髓节段以下急性运动、感觉及自主神经功能障碍。从脊髓横断面上看，部分受损的脊髓炎较完全横贯性脊髓炎多见。深感觉损害往往会出现行走不稳、步态异常、精细动作笨拙等感觉性共济失调表现。一些患者可以仅累及脊髓后索，出现Lhermitte征(患者屈颈时出现自上肢沿脊柱向下肢放射的触电样感觉)。脊髓炎常导致偏瘫、截瘫和四肢瘫的上运动神经元性瘫痪和传导束性深浅感觉障碍。尚可出节段性症状，如节段性分布的感觉异常及手肌萎缩等。胸背部束带感亦较为常见。脊髓炎以颈段脊髓最为多见。

PPMS 表现为慢性进展性的脊髓病时，患者呈现隐匿的运动障碍、进行性肌张力增高和痉挛性截瘫的表现。

3. 疲乏感　患者最常见的表现之一，75%的患者有乏力主诉。表现为倦怠感，体力下降或精神萎靡不振，以致影响到日常事务的处理。

4. 认知和情感障碍　40%～70%的患者存在不同程度的认知功能缺陷，包括信息处理、注意力集中和抽象能力、操作能力，以及词语记忆能力减退等。皮质性失语、失用和失认少见。早期常有言语流畅性和词汇记忆的障碍以及阅读困难等表现。情感障碍包括焦虑、抑郁、双相情感障碍以及情感失禁等，此外患者自杀的比例较一般人群高 2～3 倍。

5. 疼痛　约 30%～50%的患者在疾病过程中有疼痛。疼痛的形式多样，包括骨骼肌源性疼痛、痉挛性疼痛、神经痛、中枢性疼痛等。虽然疼痛程度与疾病的预后好坏无明显关联，但会严重降低患者的日常生活质量。

6. 自主神经功能障碍　大约 50%患者有自主神经功能障碍。最常见的是膀胱、直肠功能和性功能障碍。尿失禁、尿潴留及便秘常见，严重时会影响患者的家庭生活，社会和职业角色能力。

7. 眼球活动障碍　核间性眼肌麻痹最常见，这是特征性的脑干受累体征，由脑桥背内侧或中脑被盖区的内侧纵束受累导致；表现为同向侧视时患侧眼内收不能及对侧眼外展时出现眼球震颤。

8. 小脑症状　有各种形式的眼球震颤、眩晕、行走不稳。随病程进展，患者可出现严重的意向性震颤、协调困难、躯干共济失调、轮替动作不能和吟诗样言语。“Charcot 三联征”是指眼球震颤、意向性震颤和吟诗样言语，通常见于进展期患者，治疗较为困难。

9. 发作性症状较少见　三叉神经痛、发作性言语障碍和共济失调、痛性痉挛、发作性瘙痒和癫痫等。痛性痉挛又称痛性肌张力障碍样姿势异常，是 MS 最常见的发作性症状。痛性痉挛一般在 MS 急性发作后的恢复期多见。

10. 热不耐受　当暴露于较高的环境温度时，患者常会出现疲乏，无力或视物模糊等症状的一过性加重，此称 Uhthoff 现象。常见于如炎热的天气，剧烈锻炼，洗热水澡或发烧时。此时躯体温度上升。一般脱离高温环境或体温恢复正常后，上述加重的症状会自行消失。此时应该注意与疾病复发或加重相鉴别。

（三）辅助检查

1. MRI　敏感性高，能检出 MS 患者的亚临床病灶。典型的病灶主要分布在脑室周围、胼胝体、紧贴皮质的弓状纤维处、脑干、小脑和脊髓（图 23-5-2-1、图 23-5-2-2）。病灶通常较小（直径 3～10mm），呈圆形或椭圆形。侧脑室周围的病灶其长轴常垂直于侧脑室表面，被称为“Dawson finger 征”。脊髓病灶多在一侧脊髓的后部和侧面，长度不超过 1 个椎体节段。急性病灶均可被钆造影剂增强。每次发作常能在 MRI 中发现新的 T2 病灶或 T1 增强病灶，所以 MRI 被普遍用于疾病的监测和随访。

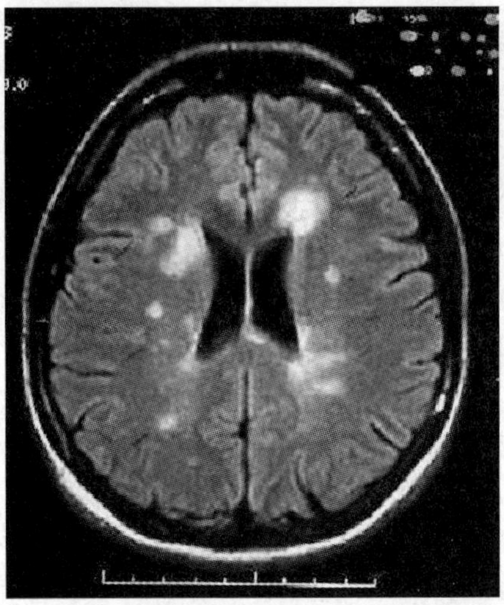

图 23-5-2-1　多发性硬化患者头颅 MRI 示脑室周围病灶

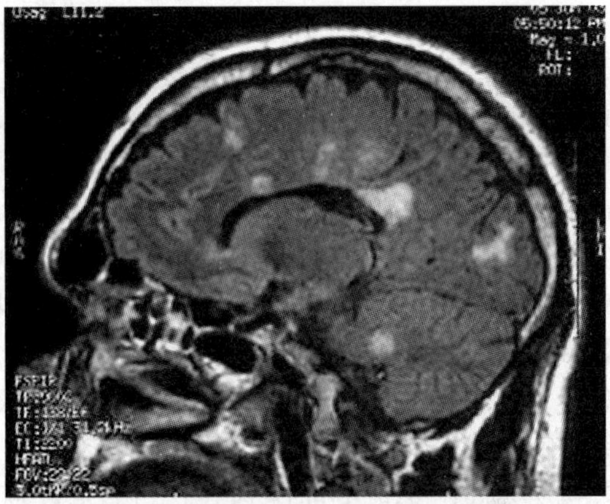

图 23-5-2-2　多发性硬化患者头颅 MRI 示胼胝体、灰白交界处和小脑病灶

2. 脑脊液检查　急性期脑脊液细胞数可轻至中度增高，一般不超过 50/mm^3，以淋巴细胞为主。蛋白质可轻度增高，并以球蛋白增高为主。

出现特异性的寡克隆带（OB）和 IgG 指数增高（>0.7 为升高），这说明鞘内中枢神经系统的免疫反应。

3. 诱发电位　应用视觉诱发电位、脑干听觉诱发电位和体感诱发电位，分别能检出视神经、听神经和周围神经传入中枢通路的亚临床病变。

【诊断与鉴别诊断】

诊断主要根据临床表现的时间和空间的多发，时间多发即病程多次缓解复发，空间多发即中枢神经系统内散在的多发病灶。MRI 检查、脑脊液寡克隆带和 IgG 指数测定及视觉、听觉、体感诱发电位检查可作为支持诊断的手段。MS 的诊断标准随辅助检查特别是影像学检查的发展而演变。

现行的诊断标准为 2017 年 McDonald 标准（表 23-5-2-1）。五条可以诊断标准中符合任何一条件可诊断为 MS。

表 23-5-2-1 McDonald 多发性硬化诊断标准(2017)

可以诊断的标准	诊断多发性硬化尚需附加的条件
一、2 次或更多次发作,2 个或更多个客观的临床病灶	无需
二、2 次或更多次发作,1 个客观的临床病灶	由 MRI 证实的多部位病变:4 个经典的多发性硬化中枢病变区域(侧脑室周围、皮质或紧贴皮质、幕下或脊髓)中至少 2 个区域各有≥1 个 T2 相病灶,或等待不同部位再出现临床发作
三、1 次发作,2 个或更多个客观的临床病灶	由 MRI 证实的不同时间的病变:同时出现造影剂强化和非强化病灶,或者随访 MRI 出现新的 T2 相病灶和/或强化病灶,或脑脊液 OB 阳性,或等待再次临床发作
四、1 次发作,1 个客观的临床病变(临床孤立综合征)	由 MRI 证实的空间和时间的多发: 4 个经典的多发性硬化中枢病变区域(侧脑室周围、皮质或紧贴皮质、幕下或脊髓)中至少 2 个区域各有≥1 个 T2 相病灶,或等待不同部位再出现临床发作 同时出现造影剂强化和非强化病灶,或者随访 MRI 出现新的 T2 相病灶和/或强化病灶,或脑脊液 OB 阳性,或等待再次临床发作
五、隐袭起病缓慢进展的神经系统症状和体征,怀疑为多发性硬化(PPMS)	疾病进展超过 1 年同时满足以下三者之二: (1) MRI 脑内病灶证据:在经典多发性硬化中枢病变区域(侧脑室周围、皮质或紧贴皮质、幕下)有至少 1 个 T2 相病灶 (2) MRI 脊髓病灶证据:有至少 2 个 T2 相病灶 (3) 脑脊液检查阳性(寡克隆带和/或 IgG 指数升高)

注:符合标准且不能用其他疾病解释的,可诊断多发性硬化;不能完全满足标准但怀疑多发性硬化的,为可能多发性硬化;若在评价过程中发现其他疾病可以更好解释的,则不诊断多发性硬化;超过 50 岁的有血管病危险因素的患者,或有偏头痛病史者,确立磁共振空间多发性时可能需要更多数量的(>1 个)侧脑室旁病灶;脑脊液 OB 阳性可以代表具有时间多发性。

需要与 MS 鉴别的疾病见表 23-5-1-1。急性播散性脑脊髓炎常发生于出疹性感染病后、疫苗接种后,急性起病、发热、脑神经麻痹、瘫痪、精神症状等,病程较短,多无缓解复发病史。

【治疗】

(一) 急性发作期的治疗 目的是缓解急性加重的或新发神经系统症状。

1. 糖皮质激素 急性发作的首选治疗。甲泼尼龙 500mg/d 连用 5 天,或甲泼尼龙 1 000mg/d 连用 3 天。之后可直接停用,或口服递减:如甲泼尼龙 60mg/d,口服 1 周,随后每 5 日减 10mg 直至减完,4~6 周为一疗程。注意激素不良反应的预防和处理。但激素治疗不能预防疾病复发,也不能改变疾病的进展趋势。

2. 血浆交换 对激素治疗反应不好的患者作为二线治疗措施。血浆交换量通常为每次 50ml/kg 体重,进行 3~5 次。

3. 大剂量免疫球蛋白(immunoglobulin, Ig)静脉滴注 剂量为每天 0.4g/kg 体重,连用 5 天。对激素治疗反应不好者,可联合激素使用免疫球蛋白静脉滴注。

(二) 预防复发和防止疾病进展的治疗 又称疾病修正治疗。口服药有富马酸二甲酯、特立氟胺、芬戈莫德、西尼莫德等;注射剂有干扰素 β-1a、醋酸格拉替雷、米托蒽醌、那他珠单抗、阿伦单抗和奥法妥木单抗。对无法获得上述治疗或有禁忌者,则选用环磷酰胺、硫唑嘌呤或甲氨蝶呤。

(三) 对症及康复治疗 疼痛者用卡马西平等。用 5-羟色胺再摄取抑制剂等抗抑郁。排尿障碍者通过尿流量测定和尿道括约肌肌电、决定用药或留置导尿。

第三节 临床孤立综合征

临床孤立综合征(clinically isolated syndrome)是指出现提示 MS 的症状和体征的首次临床发作。症状需持续存在 24 小时,且不伴感染、发热或脑病的表现;所以应看作 MS 病程中的一个阶段,而非一种独立的疾病。

【病因与病理】

与 MS 类同。

【临床表现】

男女发病比例约为 1∶2.5。平均发病年龄 30 岁(20~40 岁)。在时间上总是单相的,也即一次发病。但空间上可以是单个病灶,也可以是多个病灶。即可以累及一个或多个中枢神经部位,出现一种或多种症状。常见症状见表 23-5-3-1。

转化为 MS 的危险因素:50%~70%的临床孤立综合征患者 MRI 上存在多发的无症状的脑白质病灶,这部分患者易发展为 MS,转化比例约为 65%~80%,远高于无脑白质多发病灶的临床孤立综合征患者(仅有 8%~25%的患者转化为 MS)。脑脊液寡克隆带阳性的临床孤立综合征患者,转化为 MS 的风险显著高于寡克隆带阴性者;鉴于此,脑脊液寡克隆带阳性目前被作为诊断 MS 的时间多发性依据之一。

【诊断与鉴别诊断】

临床孤立综合征目前无明确诊断标准。在了解了 MS 的临床特点后,如遇到首次发病的视神经炎、脊髓炎、脑干脑炎或小脑炎,MRI 及脑脊液检查结果上与 MS 相似者,在排除其他可能

表 23-5-3-1 临床孤立综合征的临床表现与转归

受损部位	临床表现	转归
视神经炎	单眼视力下降、色觉障碍、视盘正常或轻水肿	3~4 周痊愈，10%~85% 转为多发性硬化
脑干/小脑炎	眩晕、核间性眼肌麻痹、眼震、共济失调、展、面等神经损害和对侧肢体瘫/感觉障碍	脑干炎症者 53%~60% 转为多发性硬化
脊髓炎	不对称截瘫或四肢瘫、括约肌功能障碍、颈后向背下的放射痛（Lhermitte 征）	41%~61% 转为多发性硬化
大脑半球	对侧偏瘫和/或偏身感觉障碍	

的疾病后，需考虑临床孤立综合征的可能。医师应长期随访，警惕将来发展为 MS 的可能。

【治疗】

部分患者即使不干预，也能自行缓解。如出现严重的临床表现则需要治疗。急性期首选大剂量激素冲击治疗，方法同 MS。如果临床孤立综合征符合 MRI 的时间空间多发标准（见表 23-5-2-1），则可按照 MS 开始进行预防疾病复发的治疗。

第四节 视神经脊髓炎

视神经脊髓炎（neuromyelitis optica，NMO）是一种中枢神经系统自身免疫性炎性脱髓鞘病。以反复发作的视神经炎和累及数个脊髓节段的脊髓炎为特征。中国在内的亚洲地区患病率明显高于欧美，该病是中国中枢神经系统脱髓鞘疾病的最常见类型。目前普遍认为视神经脊髓炎是一种不同于 MS 的独立的疾病单元。

【病因与发病机制】

致病性抗体即 NMO-IgG，它与分布于血脑屏障星型胶质细胞足突部位靶抗原的水通道蛋白 4（aquaporin-4，AQP4）结合，在补体参与下，导致严重的星形细胞损害，胞质内 AQP4 和胶质纤维酸蛋白大量丢失，导致病理改变。因此，视神经脊髓炎是一种“星形细胞病”。B 细胞在其发病机制中起重要作用。同样，感染因素，环境因素或遗传易感性也协同参与致病。

【病理】

视神经或下丘脑、膝状体等部位可见界线清楚的、散在的脱髓鞘病灶、组织软化，镜下可见淋巴细胞浸润。脊髓表现为软化，断面上可见白质部髓鞘脱失；显微镜下可见髓鞘脱失，血管周围袖套样的淋巴细胞、巨噬细胞、嗜酸性粒细胞浸润。晚期患者，病损区组织萎缩，胶质细胞增生和瘢痕形成，偶尔脊髓坏死，最终造成空洞。

【临床表现】

视神经脊髓炎好发于青壮年，平均起病年龄约 40 岁（小于 15 岁，或者大于 75 岁均可发病，发病年龄跨度大）。男女之比为 1∶(3~9)。

急性或亚急性起病。按病程可分为复发型（占 80%~90%）或单相型。发病前数天至数周，常有上呼吸道感染或不明原因的发热史。急性视力减退或以急性截瘫为特征的脊髓症状均可为首发症状。主要表现如下。

1. 视神经炎 表现为急性或亚急性起病的单眼或双眼视力减退或缺失。受累眼球活动时可出现疼痛，痛后 1~2 天开始出现视物模糊，并在 1 周内进行性加重。视力缺失程度可不同，严重者完全失明。视力恢复一般发生在数周或数月后。急性期视神经乳头炎的眼底改变见视乳头水肿，伴中心暗点或中心视野缺损，还可伴周边视野缺损。球后视神经炎眼底一般无改变。恢复期可见视乳头苍白、萎缩。

2. 急性脊髓炎 急性或亚急性起病的横贯性脊髓炎或上升性脊髓炎。累及颈段和胸段最为多见。病损以下相应的躯体感觉、躯体运动和自主神经功能障碍。此外，许多患者可伴有节段性皮肤瘙痒、痛性痉挛和 Lhermitte 征，恢复期有明显而顽固的束带感。痛性痉挛在 NMO 中出现的频率高于 MS，尤其在发作恢复期，具有特征性。

3. 脑干症状 反复恶心呕吐、顽固性呃逆是最具有特征性的 NMO 脑干症状，也可以为 NMO 的首发症状。这是因为病灶累及延髓和脑桥背侧极后区所致，又称“极后区综合征”。复视、眩晕等也可出现。

4. 间脑症状 嗜睡比较特征，甚至可以是首发症状。内分泌功能紊乱症状，如闭经，催乳素增高并异常泌乳，个别甚至发生尿崩症。还可出现下丘脑功能障碍引起的肥胖和贪食、电解质紊乱和体温调节障碍等。

脑脊液压力、外观正常。细胞数可增多，可以中性粒细胞为主。脑脊液蛋白水平可正常或轻中度增高，个别患者脑脊液蛋白会显著升高（>1 000mg/L）。脑脊液寡克隆带阳性率仅约 20%，IgG 指数多正常。

血清水通道蛋白 4 抗体（AQP4 抗体或称 NMO-IgG）呈阳性。该测试诊断本病的敏感性达到 73%~91%，特异性 91%~100%。

脊髓炎的急性期，MRI 示脊髓肿胀，伴有三个以上脊髓节段呈条索状 T2 加权高信号，增强后可见斑片状强化（图 23-5-4-1）。50%的患者头颅 MRI 会发现位于丘脑、下丘脑、脑干背侧、中脑导水管周围、胼胝体，大脑白质的病灶。

眼底网膜断层扫描（optical coherence tomography，OCT）发现视网膜纤维层厚度显著下降。

【诊断与鉴别诊断】

有视神经炎和/或脊髓炎，再辅以实验室或辅助检查结果（脊髓 MRI 中三个节段以上的异常信号、血清 NMO-IgG 阳性），则诊断不难。

视神经脊髓炎需要和 RRMS、特发性视神经炎或脊髓炎、亚急性联合变性、韦尼克脑病（Wernicke encephalopathy，又称维生素 B_1 缺乏性脑病）、脊髓硬脊膜动静脉瘘、脊髓肿瘤、脊髓血管病等疾病相鉴别。部分临床出现视神经炎或长节段脊髓炎的患者血清 AQP4 抗体阴性而髓鞘少突胶质细胞糖蛋白（MOG）抗体阳性，这部分患者应被归为另一种独立的疾病单元——“MOG 抗体介导的中枢神经系统脱髓鞘病”。

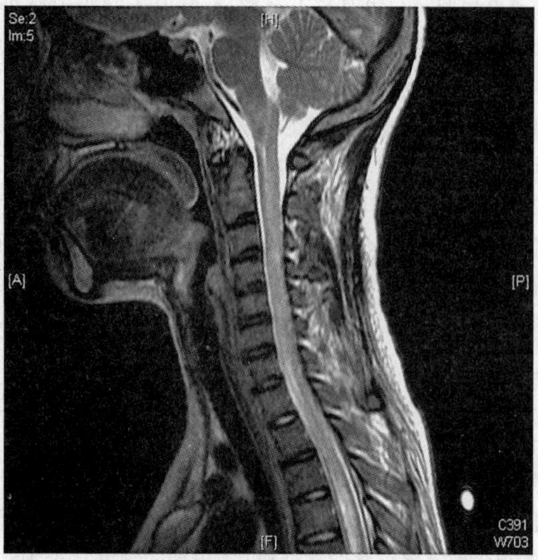

图 23-5-4-1　视神经脊髓炎患者颈髓 MRI T2 加权相
见颈胸段脊髓内高信号的长节段病灶。

【治疗】

急性发作期的治疗参见多发性硬化的治疗，但激素递减速度要显著慢于多发性硬化。缓解期预防复发可使用萨特丽珠单抗、利妥昔单抗、吗替麦考酚酯或硫唑嘌呤等。

第五节　急性播散性脑脊髓炎

急性播散性脑脊髓炎（acute disseminated encephalomyelitis）是免疫介导的急性中枢神经系统炎性脱髓鞘疾病。通常发生在感染，特别是出疹性感染（麻疹、风疹、水痘等）后或预防接种（狂犬病疫苗等）后 1~2 周左右。主要表现为累及白质为主的脑和脊髓的多发急性炎性脱髓鞘病变，症状多种多样，且常伴有发热，意识障碍和精神症状。

【病因与发病机制】

本病确切发病机制至今不明，病毒感染或疫苗接种后产生炎症的级联反应，以及分子模拟学说是本病的免疫病理机制。免疫攻击的靶抗原，可能为髓鞘碱性蛋白，含脂质蛋白或髓鞘少突胶质细胞糖蛋白。

【病理】

大脑和小脑白质受累为主，有脱髓鞘性斑块，自 0.1mm 或数毫米不等。但皮质和基底节的灰质核团也可能受累。脊髓病灶多位于脊髓中央区。

急性期镜见病灶围绕小静脉和中等静脉的淋巴细胞浸润，反应性胶质细胞和巨噬细胞浸润，形成小血管“袖套”。轴索和神经元相对完整。常见脑膜的多灶性浸润。病灶的病理改变均一和单相，与 MS 的新、旧不一的多时相病灶同时存在不同。

【临床表现】

多见于儿童和青壮年，发生在发热疾病或疫苗接种后的 1~2 周左右。往往在皮疹消退或热退后出现头痛、颈项强直、淡漠、抽搐、嗜睡和脑病症状，常见部分或完全性弛缓性截瘫或四肢瘫、传导束型感觉障碍、尿潴留等。也有单侧或双侧视力减退、脑神经麻痹、偏瘫或双侧上运动神经元瘫出现。癫痫在儿童多见，并以局灶性运动发作为主，但 70%的患者会发展至癫痫持续状态。严重的进展为木僵和昏迷。

本病的暴发型为急性坏死性出血性脑脊髓炎的临床表现之一。2~4 天内达高峰。死亡率高。起病急骤，病情凶险。表现为高热、意识模糊或昏迷进行性加深、烦躁不安、癫痫发作、偏瘫或四肢瘫。

外周血白细胞数增多，血沉加快。脑脊液压力增高或正常，细胞数略增多，以单核细胞为主。蛋白量增多，寡克隆带呈阳性者占 12%~45%。IgG 增高者少见。部分患者血清 MOG 抗体可呈阳性。

脑电图呈中重度弥漫性损害，可有棘波或棘慢波。

MRI 显示脑内多灶性大片或斑片状病灶（MRI 中 T1 加权呈低信号、T2 加权呈高信号）。急性期呈明显强化（图 23-5-5-1）。

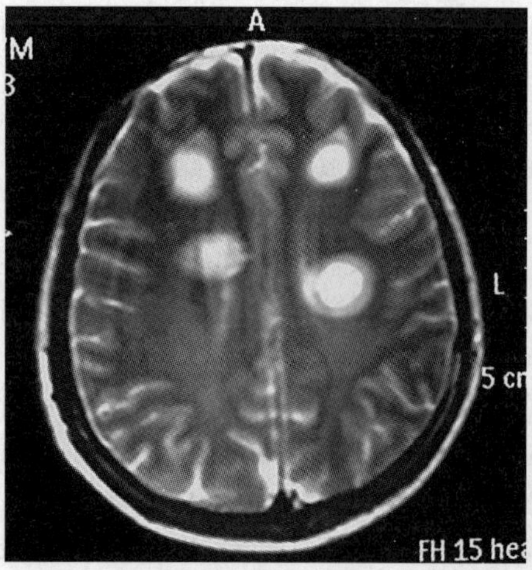

A

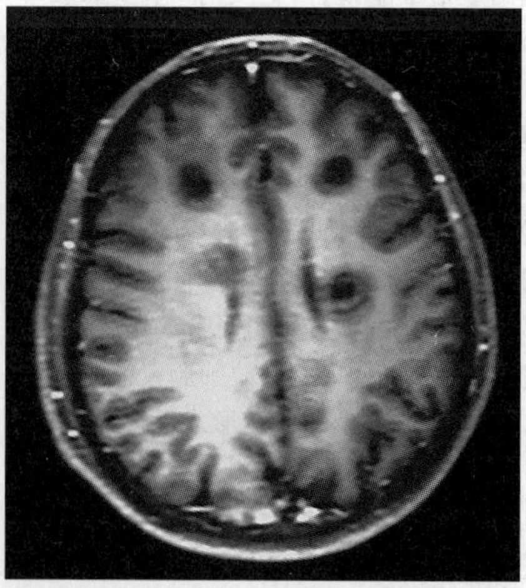

B

图 23-5-5-1　急性播散性脑脊髓炎患者头颅 MRI 图像
A. MRI T2 加权相，示大脑白质内多发病灶。B. 增强 MRI，病灶呈环形强化

【诊断与鉴别诊断】

诊断要点包括：①典型者有前驱症状，如出疹性病毒感染，疫苗接种史；②1~2周的潜伏期；③出现脑或脊髓多部位受累的局灶性神经系统症状和体征；④典型的MRI表现：脑和脊髓内多发病灶；⑤除外其他神经系统感染。

本病应与单纯疱疹性脑炎区别。后者无出疹性传染病和疫苗接种史。高热、昏迷、MRI中颞叶病灶多见。脑脊液中可见较多红细胞。本病与多发性硬化的区别在于后者无出疹性传染病或疫苗接种史后1~2周后出现的发热、意识障碍等脑病的临床表现。

【治疗】

急性期静脉注射大剂量甲泼尼龙500~1 000mg/d、3~5天冲击治疗，后改为泼尼松60~80mg/d口服，每周减10~20mg直至停药；对激素不敏感的患者则试用静脉注射用人免疫球蛋白或血浆交换；病情严重的可同时使用激素加静脉注射用人免疫球蛋白或激素加血浆交换联合治疗。上述治疗仍无反应可以考虑使用免疫抑制剂，如环磷酰胺或米托蒽醌等。随着各种感染早期控制以及大剂量皮质激素的早期应用，急性播散性脑脊髓炎的发病率与死亡率已经显著降低。本病长期预后与疾病发病的快慢、症状的严重程度和认知功能受损的情况相关。

第六节　肾上腺脑白质营养不良

肾上腺脑白质营养不良(adrenoleukodystrophy)是一种以X连锁隐性遗传为主要遗传方式的脂质代谢异常性疾病。

【病因与发病机制】

本病的致病基因位于Xq28。由于*ABCD1*基因异常致其编码的过氧化物酶缺乏，造成脑和肾上腺中大量积累极长链脂肪酸而致病。

【病理】

脑白质大片脱髓鞘改变伴血管周围炎，可有显著胶质增生。典型者起源于大脑半球后部，逐渐向前进展。对称性地累及枕叶、顶叶，部分患者可发展至颞叶、额叶。少数患者的颅内病变由前向后发展。肾上腺皮质萎缩或发育不全，脑和肾上腺有大量脂质沉积。成人起病的肾上腺脊髓神经病(adrenomyeloneuropathy，AMN)的病理改变主要为累及脊髓长束的逆行性死亡和轻度周围神经病变，继发脱髓鞘。

【临床表现】

肾上腺脑白质营养不良的临床类型包括：①儿童起病快速进展的脑型；②青少年脑型；③成人脑型；④成人起病的肾上腺脊髓神经病；⑤无神经系统表现的原发性慢性肾上腺皮质功能减退症(Addison disease)；⑥无症状女性携带。其中儿童起病的脑型和肾上腺脊髓神经病占70%~80%。本节仅阐述此二型临床表现和单纯肾上腺皮质功能低下类型的表现。

儿童起病的脑型最为多见，通常在儿童期发病(5~14岁)。由于是X性联遗传，一般患儿均为男孩，可有家族史。神经症状和肾上腺症状可同时出现，或相继出现，也可单独存在。早期症状隐匿，常常仅表现为轻度的人格异常以及性情改变，之后出现多动、攻击性行为、智力低下、学习困难、记忆障碍、退缩等，运动障碍有步态不稳、痉挛性瘫痪、意向性震颤等。末梢神经受累不明显。此外，可见全身性或部分性癫痫发作，视力、听力下降等。发展到晚期可有偏瘫或四肢瘫、皮质盲、耳聋和假性延髓麻痹等。肾上腺皮质功能不全时，表现为轻重不等的皮肤和黏膜色素沉着、皮肤发黑，以及失盐征。

肾上腺脊髓神经病的起病年龄较晚，20~40岁发病多见，主要表现为进展性脊髓病，有痉挛性截瘫、括约肌和性功能障碍，伴周围神经损害而出现下肢感觉异常。肾上腺皮质功能不全可较早出现且症状较重。晚期部分患者可发生脑损害，出现小脑性共济失调，精神行为异常，智力倒退等。

单纯Addison病(又称原发性慢性肾上腺皮质功能减退症)：表现皮肤色素沉着，无力、血压偏低、血清中低钠、低氯、低血钾、肾上腺皮质功能减退。10年随访中50%出现神经系统损害而成为肾上腺脑白质营养不良。

【辅助检查】

血清中极长链脂肪酸含量升高(C26及C26/C20比例升高)，以及分析*ABCD1*基因突变，两者均有诊断价值。

CT或MRI表现为两侧脑室三角区周围白质内和枕叶大片对称性低密度区或信号异常区，病灶可向两额部伸展，可有病灶边缘的强化。

脑脊液蛋白质正常或轻度增高。

【诊断与鉴别诊断】

男性儿童有精神行为异常，步态不稳，视听障碍等症状且出现特征性影像学改变时即应考虑本病的可能。如伴有肤色改变，实验室发现肾上腺皮质功能减退则更应想到本病。血浆极长链脂肪酸浓度增高具有诊断价值，*ABCD1*基因异常可以确诊。

【治疗】

无特效治疗，预后差。有肾上腺功能不全者需要肾上腺皮质激素替代治疗。食用富含不饱和脂肪酸的饮食，避免含饱和极长链脂肪酸食物，选用Lorenzo油(三芥酸甘油酯与三酸甘油酯按4∶1混合)，可下降血浆长链脂肪酸。

第七节　脑桥中央髓鞘溶解症

脑桥中央髓鞘溶解症(central pontine myelinolysis)是由于血浆渗透压急剧变化、电解质紊乱或营养不良等导致的脑桥基底部对称性神经纤维脱髓鞘溶解的临床综合征。

【病因与发病机制】

发病机制未明。临床观察发现，大多数患者存在较为严重的基础疾病，如酒精中毒晚期、慢性肝肾功能不全、恶性肿瘤、严重感染、大手术后等。上述情况下出现的脱水与电解质紊乱，特别是严重的低钠血症和过快纠正低钠血症导致的血浆渗透压急剧变化导致发病。低钠血症时脑桥基底部中心区处于低渗状态，过多过快补充高渗液体使得脑组织进一步脱水伴血脑屏障破坏，从而导致髓鞘的溶解和脱失。

【临床表现】

任何年龄均可发病,无明显性别差异。有上述原发基础疾病或过快纠正低钠血症的病史。声音嘶哑,发音困难,假性延髓麻痹,眼球震颤,眼球凝视障碍,不同程度的四肢上运动神经元性瘫痪。也有呈缄默的完全或不完全闭锁综合征。中脑受波及时出现瞳孔改变及眼球运动障碍。

头颅 MRI 脑桥基底部对称性的"蝙蝠翅膀"样改变的异常信号,T1 加权呈低信号而 T2 加权为高信号,增强无强化。

【诊断与鉴别诊断】

诊断要点包括:严重的基础疾病病史,或有低钠血症及过快纠正低钠血症的病史;脑干基底部病变的症状和体征;典型的 MRI 改变。本病需要与脑桥梗死、脑桥肿瘤、多发性硬化、脑干脑炎等疾病鉴别。

【治疗】

无特殊治疗,以预防为主。避免发生本病的危险因素,缓慢纠正低钠血症(24 小时纠正血钠不超过 10mmol/L)。本病急性期可使用利尿剂、甘露醇等缓解脑水肿。大剂量激素冲击治疗可改善本病预后。

推荐阅读

1. THOMPSON A J, BANWELL B L, BARKHOF F, et al. Diagnosis of multiple sclerosis: 2017 revisions of the McDonald criteria[J]. Lancet Neurol, 2018, 17(2): 162-173.

2. ENGLISH C, ALOI J J. New FDA-Approved Disease-Modifying Therapies for Multiple Sclerosis[J]. Clin Ther, 2015, 37(4): 691-715.

第六章　运动障碍

运动障碍(movement disorder)是损害以基底节为主的锥体外系和小脑系统的一组疾病。

运动障碍锥体外系的损害表现为不自主运动(不由自主地产生无目的的一组异常运动),包括少动、强直、震颤、舞蹈、手足徐动、抽动、扭转痉挛和肌张力障碍、肌阵挛等,以及小脑损害的小脑性共济失调。

锥体外系不自主运动损害的主要部位为由基底节(又称纹状体),它包括豆状核(壳核和苍白球组成)和尾状核。其次累及中脑的黑质、红核及丘脑底核等。它们模式连接参见图 23-6-0-1 的直接和间接环路。

大脑皮质 ⟶ 纹状体 ⟶ 苍白球内节-黑质致密网状部复合体 ⟶ 丘脑 ⟶ 皮质环路

(直接通路)

大脑皮质 ⟶ 纹状体 ⟶ 苍白球外节 ⟶ 丘脑底核 ⟶ 苍白球内节-黑质致密网状部复合体 ⟶ 丘脑 ⟶ 皮质环路

(间接通路)

图 23-6-0-1　基底节的神经环路

在少动-强直综合征如帕金森病、帕金森综合征等病中黑质产生多巴胺明显减少,导致输入壳核等处多巴胺耗竭,会使直接通路抑制减弱,间接通路中苍白球内节释放冲动增强,最终导致丘脑→皮质神经元受抑制,皮质兴奋性减少。皮质释放激动减弱造成少动、强直的疾病如帕金森病。

动作过多(如舞蹈病)与上述少动的机制相反。动作过多疾病中间接通路中苍白球内节释放冲动减少,则对丘脑-皮质神经抑制减少,皮质神经元活动增加,导致不自主动作增多。

不自主运动的生化病理学说十分复杂,简单而言为多巴胺和乙酰胆碱是纹状体内两种最重要的神经递质,功能相互拮抗,维持两者之间的平衡对于基底节环路活动起着重要的调节作用。帕金森患者因纹状体内多巴胺含量显著减少,以致乙酰胆碱的作用相对增强而发病。而动作增多和不自主运动等舞蹈动作则由于多巴胺的功能增强所引起。

小脑系损害主要产生躯干和/或肢体、言语性共济失调。急性、亚急性或数月内出现的小脑损害:①可出现小脑中线(蚓部等)结构损害的躯干性共济失调;②小脑半球的病变表现为四肢共济失调。与小脑半球病变同侧的上下肢出现共济失调,上肢重于下肢。精细动作比粗糙动作损害明显。

第一节　少动-强直综合征

王　坚

少动-强直综合征(akinetic-rigid syndrome)是一类运动过少,肌肉强直的运动障碍疾病总称,临床症状可表现为进行性运动迟缓、肌强直、静止性震颤为主,其中最常见的疾病为帕金森病。

一、帕金森病

帕金森病(Parkinson's disease),是发生于中老年人的神经系统变性疾病,病变主要位于黑质和纹状体通路,主要与多巴胺能神经元的变性脱失有关。

【病因与发病机制】

病因不明,可能与下列因素密切相关。

1. 遗传因素　约5%~10%的患者有家族史,α-突触核蛋白基因位于4q21-q23,产生的α-突触核蛋白(α-Synuclein)出现在路易(Lewy)小体中。它们分布在黑质-纹状体的多巴胺能细胞中,造成这些细胞死亡。*Parkin*、*DJ-1*、*PINK-1*、*LRKK2*、*ATP13A2*、*PLA2G6*、*GBA* 等帕金森病致病基因相继被证实。

2. 环境因素　80%以上帕金森病患者属于散发病例。环境因素可能起重要作用。百草枯等环境毒物的接触可以增加患帕金森病的风险。而吸烟、饮茶、咖啡因摄入和血清高尿酸盐可使帕金森病发病风险降低。

帕金森病的发病机制有以下几种学说:

1. 线粒体功能障碍　研究发现,患者脑中黑质部位线粒体呼吸链复合物Ⅰ的活力显著下降,该部位的神经元在缺氧状态下易发生氧化应激反应,且自由基增加,导致多巴胺能神经元变性丢失。

2. 氧化应激　患者黑质纹状体中,Fe^{3+}含量增加,还原型谷胱甘肽缺乏,H_2O_2不能被有效清除,生成大量有害的自由基,最终造成多巴胺能神经元受损死亡。

3. 毒性蛋白质聚集　患者黑质多巴胺能神经元胞质内Lewy小体中有多种蛋白聚集体(如α-突触核蛋白等),这些错误折叠的蛋白过多积聚则对细胞产生毒性损害,引起氧化应激增强和线粒体功能损伤,形成恶性循环。

【病理】

大脑外观无明显改变,切面显示中脑黑质、脑桥的蓝斑及迷走神经背核等处脱色,其中以黑质最为显著。光镜下见黑质多巴胺能神经元大量变性脱失,残留神经元胞质内有Lewy小体形成(α-突触核蛋白是最主要的蛋白组分),是帕金森病最显著的病理标志之一。

【临床表现】

好发于50岁以上的中老年,但40岁前起病的青年型患者并不少见。男性稍多,起病缓慢,逐渐进展,症状常自一侧上肢开始,逐渐扩展至同侧下肢、对侧肢体。

1. 静止性震颤　震颤常为首发症状,因肢体的促动肌与拮抗肌交替收缩引起,常从一侧上肢远端起病,典型者呈"搓丸样"震颤。随着病情的进展,可逐渐扩展至四肢;但上肢震颤通常比下肢明显,先发病侧比后出现的一侧重,表现为明显的不对称性。

2. 动作迟缓(bradykinesia)　此为最重要的运动症状,多因肌强直导致,表现为多种动作缓慢,随意运动减少。重症患者从卧床时翻身和从坐位起立均难以自行完成,系鞋带、扣纽扣、洗脸、刷牙等感到困难。可采用快速轮替动作检查出来。患者面部表情肌少动,面部表情缺乏,称之为"面具脸"。因口、咽、舌和腭肌运动障碍使语速减慢、语调变低,严重时发音单调、重复言语、吐字不清。还可有流涎和吞咽困难。行走时双上肢前后摆动减少或消失,走路拖步、步距变小,严重者起步困难,不能迈步,双脚好像被粘在地上一样,称为"冻结步态"。而一旦迈步,就以较小的步伐向前冲,越冲越快,不能及时停步,称为"慌张步态"。

3. 肌强直　表现为伸肌和屈肌的张力同时增高。在关节做被动运动时,检查者可感到肌张力始终保持一致,阻力均匀,类似弯曲软铅管的感觉,称为"铅管样强直"。如果患者合并震颤,可感到在均匀阻力中出现断续的停顿,如同齿轮转动一般,则称为"齿轮样强直"。

4. 姿势平衡障碍　患者常呈现特殊的姿势,称为"屈曲体姿",表现为头部前倾,躯干俯屈,上臂内收,肘关节屈曲,腕关节伸直,髋及膝关节均略弯曲。在疾病中晚期,大多数患者会出现平衡困难,步态不稳。

5. 非运动症状　嗅觉减退、快动眼期睡眠行为障碍、抑郁、便秘、疼痛等。

【诊断】

根据本病有运动迟缓、震颤、肌强直三主征,结合"面具脸"、头部前倾、躯干俯屈、行走时上肢无摆动及"慌张步态"、多巴制剂等药物治疗明显改善等特征,有一定病程且表现典型的病例诊断往往并不困难。目前国际上主要应用的是国际运动障碍疾病协会(MDS)帕金森病临床诊断新标准(2015)(表23-6-1-1)。

表23-6-1-1　帕金森病临床诊断标准(2015 MDS)

诊断标准
诊断必须具备帕金森病(定义为运动迟缓,伴有静止性震颤和肌强直其中一项)。一旦诊断为帕金森病:
临床确诊为帕金森病要求:
1. 不含下列绝对排除标准* 及任何警示征象**;
2. 至少具备有两条支持项***
临床诊断为很可能的帕金森病要求:
1. 不含绝对排除标准*;
2. 允许有警示征象**,但不能超过2条,且必须有足够的支持性标准***抵消(1条警示征象须至少有1条支持性标准抵消,2条警示征象须至少有2条支持性标准抵消,不允许超过2条警示征象)

注:* **绝对排除标准**:存在以下任何一项即可排除帕金森病。①小脑功能障碍;②下视不能,或向下垂直扫视减慢;③起病5年内有额颞叶痴呆证据;④起病超过3年,帕金森病症状仍局限于下肢;⑤多巴胺受体阻断剂或耗竭剂应用史(剂量和时间均符合药源性帕金森综合征诊断);⑥中重度病情,但对大剂量左旋多巴治疗无效;⑦明确的皮质性感觉减退、失用或进行性失语;⑧突触前多巴胺能系统的功能性神经影像学检查结果正常;⑨其他可以解释症状的病情。

** **警示征象**:①发病5年内快速进展(需常规使用轮椅);②运动障碍5年或以上不进展(除非病情稳定与治疗有关);③早期延髓功能障碍;④不自主呼吸功能障碍(喘鸣等);⑤起病5年内出现严重的自主神经功能障碍;⑥起病3年内反复跌倒;⑦起病10年内出现过度的躯干前屈或手足挛缩;⑧起病5年仍未出现帕金森病常见的非运动症状;⑨无法解释的锥体束征;⑩双侧对称的帕金森病。

*** **支持性标准**:①多巴胺能药物疗效明确且显著;②出现左旋多巴诱导的异动症;③肢体不对称性震颤;④有嗅觉丧失,或心脏间碘苯甲胍闪烁照相术(MIBG)显示心脏存在失交感神经支配。

脑功能显像（见文末彩图23-6-1-1）是诊断帕金森病的重要手段，采用PET或SPECT进行特定的放射性核素检测基底节多巴胺转运体等。帕金森病患者显示脑内多巴胺转运体（DAT）减少对早期诊断、鉴别诊断及病情监测有重要价值。

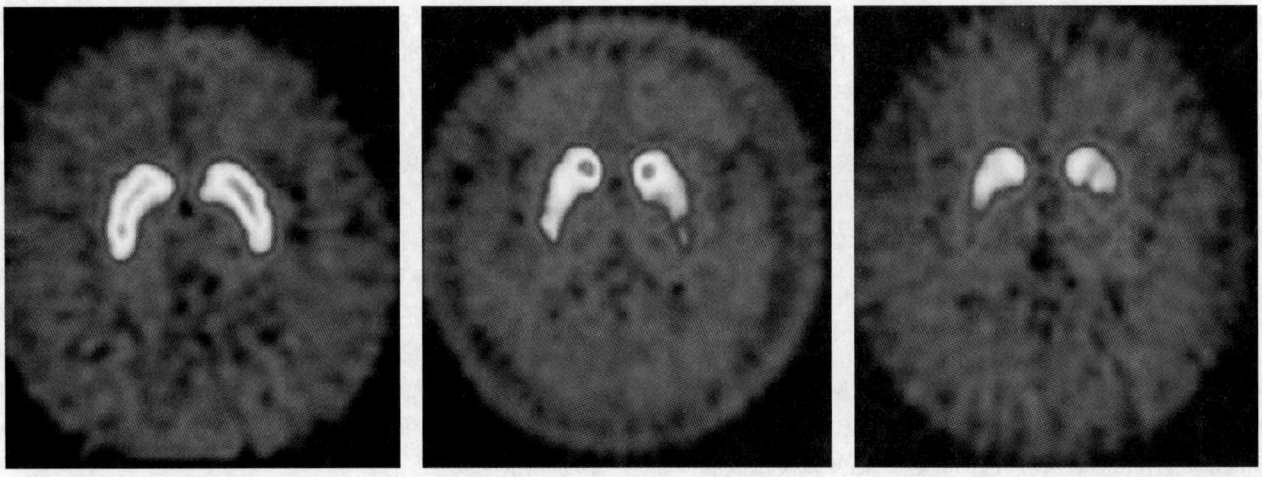

图23-6-1-1　^{18}F-FP-CIT PET显像脑基底节多巴胺转运体在帕金森患者中呈双侧基底节显像不对称，一侧壳核量减少
A. 正常人双侧基底节两个对称的“逗号”形态完整；B. 早期帕金森病患者；C. 晚期帕金森病患者。

【鉴别诊断】

1. 特发性震颤　除明显的姿位性震颤外，无帕金森病的动作迟缓、肌强直等其他表现。多有家族史，饮酒常能缓解症状。

2. 进行性核上性麻痹　表现为眼球垂直运动障碍、步态姿势不稳、平衡障碍、症状，但震颤不明显，临床症状对称，躯干姿势呈伸展位，对左旋多巴反应差。

3. 多系统萎缩　除帕金森病症状以外，还出现自主神经功能障碍、锥体束征或小脑体征，病情进展快，对多巴制剂治疗不敏感，MRI可见桥臂萎缩及脑桥“十字征”。

【治疗】

帕金森病的治疗原则：早诊断、早综合治疗、药物为主、改善症状、延缓病程、提高生活质量。

（一）药物治疗　鉴于长期用药有大部分患者出现症状波动、异动等运动并发症，故应根据病情选择药物种类并及时调整剂量，从早期起即坚持“剂量逐渐增加”，尽可能以较小剂量达到较满意的疗效，可降低远期运动并发症的风险。

原发性帕金森病的治疗方案强调“个体化”原则，应根据患者的具体情况选用不同的治疗方法。综合国内多次讨论和各家观点列出图23-6-1-2。

1. 多巴胺替代治疗

（1）多巴丝肼250’：含左旋多巴200mg，苄丝肼50mg。第一周用250’的半片，其后每隔1周，每日增加250’的半片，达到每日3~4次。以餐前1h或餐后1.5h应用。

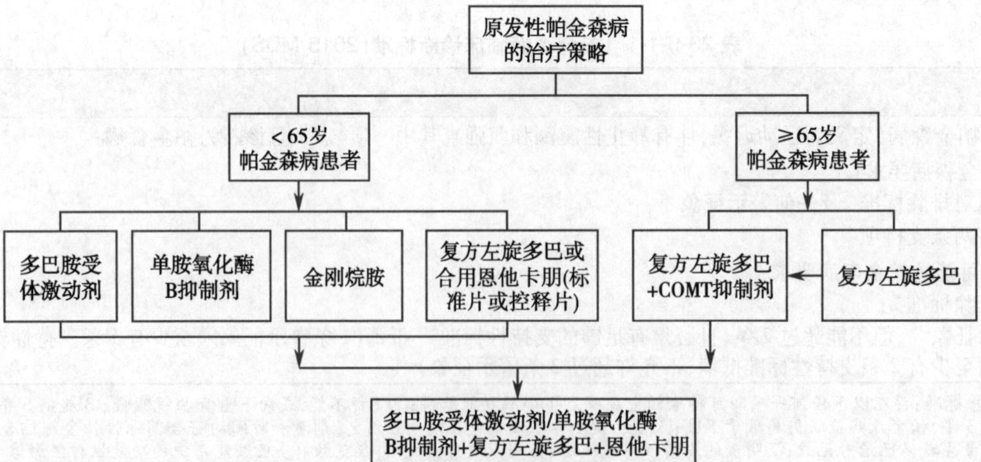

图23-6-1-2　原发性帕金森病的治疗策略

(2) 卡左双多巴控释片:含卡比多巴 50mg,左旋多巴 200mg,血浓度较平稳。适用标准化疗效减退、晨僵、晚上"关"期。

2. 抗胆碱能药　苯海索 1~2mg/次、3 次/d。适用震颤明显的年轻患者。以 1mg/次、3 次/d 为常用。可有视力模糊、口干副作用。闭角性青光眼禁用。

3. 多巴胺受体激动剂　有普拉克索、吡贝地尔、罗匹尼罗、罗替高汀。

吡贝地尔:初始剂量 50mg/d,每天 1 次起始,酌情加量。

普拉克索:初始剂量 0.25mg,每周增加 0.25mg,常用剂量为 0.75mg~1.5mg/d,分 3 次。

罗匹尼罗:初始剂量 2mg/d,逐渐增加剂量。常用治疗量为 4~10mg/d。

罗替高汀贴剂:早期帕金森患者的初始治疗剂量多为 2mg/24h,后可逐渐加量至 6mg/24h;中晚期帕金森患者治疗的初始剂量多为 4mg/24h,后可逐渐加量至 8mg/24h。可以作为单药治疗方案,也可以与左旋多巴制剂合用。

多巴胺受体激动剂长期使用,易出现恶心、食欲减退、精神症状(幻觉、冲动行为、性欲亢进等)、直立性低血压和下肢水肿等副反应。

4. 单胺氧化酶 B 抑制剂(MAO-B)　此类药物可抑制脑内多巴胺降解,加强脑内多巴胺的作用,与复方左旋多巴合用有协同作用,同时对多巴胺能神经元可能有保护作用。司来吉兰(selegiline):5mg/次,每日 1~2 次,早、中午服用,晚上服用易致失眠。雷沙吉兰(rasagiline)仅早晨服用 1 次,1mg/d。两药应单独应用于早期帕金森病;也可与多巴制剂合用,用于症状波动的中晚期患者。新型 MAO-B 抑制剂沙芬酰胺(safinamide)在出现"开关"现象的患者中可作为多巴制剂的补充治疗,治疗剂量为 50~100mg/d。

5. 儿茶酚-氧位-甲基转移酶(COMT)抑制剂　恩他卡朋(entacapone),主要阻滞外周多巴胺降解、使血浆左旋多巴保持稳定浓度、增加其进入脑内的剂量。作为多巴制剂的增效剂,不能单独应用,只能与多巴制剂合用,用法是每服一次左旋多巴制剂,同时服用一次恩他卡朋(100mg 或 200mg),可改善症状波动。

6. 抗谷氨酸能药物　金刚烷胺,主要用于缓解帕金森病异动症。该药可单独应用或合用,用量为 200~300mg/d。副作用有下肢水肿和网状青斑、幻觉等。

(二) 手术治疗　主要是脑深部电刺激术。适用于药物调整难以有效控制的症状波动/异动、震颤等患者。

二、进行性核上性麻痹

进行性核上性麻痹(progressive supranuclear palsy)是一种少见的中枢神经系统变性疾病。

【病因与发病机制】

病因不明,系 tau 蛋白异常沉积疾病(tauopathy)一种。

【病理】

病理显示大脑和脑干萎缩,以中脑被盖最为明显。镜下中脑黑质部、脑桥蓝斑可见神经元丧失和胶质增生,簇状星形胶质细胞和丝状神经纤维缠结。并对 tau 蛋白免疫组化反应呈阳性。

【临床表现】

好发于 40 岁以上中老年人,男性较多。隐匿起病。缓慢进展,平均病程 6~10 年。

逐渐出现四肢和躯体少动-强直,常伴有眼球活动障碍,尤其是垂直扫视障碍,特征性的体征为核上性眼肌麻痹。早期即表现为垂直自主扫视活动减慢,随后核上性向上凝视或向下凝视受限,接着水平扫视也出现异常。1/2~2/3 的患者发病早期即出现行走不稳,常易向后跌倒。

MRI 矢状位中脑顶部变平而薄,可呈现为"蜂鸟征"。

【诊断与鉴别诊断】

MDS(2017)新的 PSP 诊断标准比较复杂,要求必须包含的基本特征包括:①散发;②大于或等于 40 岁首发 PSP 相关症状;③逐渐进展。PSP 核心症状包括眼球运动障碍、姿位不稳、运动不能、认知功能障碍,核心症状又分层 1、2、3 三个层级,根据上述核心症状的组合,排除可能与 PSP 有类似表现其他神经疾病,及依据一定的 PSP 支持特征,将 PSP 诊断分为确诊的 PSP、很可能的 PSP、可能的 PSP 及提示的 PSP。

本病需要与帕金森病等相鉴别,见本章"帕金森病"。

【治疗】

本病无特异性治疗,对症治疗。

三、多系统萎缩

多系统萎缩(multiple system atrophy,MSA)是一组病因不明具有特征性临床表现的多个神经系统变性疾病。

【病理】

病理主要表现为脑桥、小脑萎缩,免疫组化染色在少突胶质细胞内出现特征性包涵体,主要组分为 α-突触核蛋白。

【临床表现】

好发于 50~70 岁的中老年人,男性较多。隐匿起病,逐渐进展,平均病程 7 年。可分为以帕金森病为主要特征表现的 MSA-P 型(帕金森型)及小脑症状为主要表现的 MSA-C 型(小脑型)

自主神经功能紊乱:出现尿频、尿急、排尿困难。男性可出现阳痿。患者可出现直立性低血压。

帕金森病:运动迟缓、肌强直、震颤等。少动、强直进展较快。用左旋多巴治疗不佳。

小脑性共济失调:可为突出症状,表现为行走不稳、易跌倒。部分患者出现构音障碍,言语不清。

锥体束损害症状:可合并有四肢腱反射增高,病理征常阳性。晚期患者可出现假性延髓麻痹,强哭强笑,并出现吞咽困难、饮水呛咳等症状。

其他症状:快动眼期睡眠行为障碍,喘鸣。

MRI 检查时可见桥臂萎缩,T2 加权上可见脑桥十字形异常高信号影,称为“十字征”。

【诊断与鉴别诊断】

多系统萎缩的诊断标准(Gilman 等 2008):多系统变性中以小脑临床表现突出,也有称之为小脑型多系统萎缩,以帕金森样症状明显者称之为多系统萎缩帕金森病型。

可能的多系统萎缩诊断标准:大于 30 岁,均为散发病例,具有下列进展性的症状。

1. 自主神经功能障碍　①膀胱和尿路控制不佳的尿失禁/尿潴留;②男性勃起性功能障碍;③直立性低血压:直立 3 分钟测量血压,立位较平卧时收缩压减少>30mmHg 或舒张压减少>15mmHg。

2. 左旋多巴改善帕金森样症状疗效不佳。

3. 有明显的小脑症状群。

确诊的多系统萎缩标准:病理解剖符合本病的病理组织为特点。

【治疗】

本病尚无特效治疗方法,主要以对症治疗为主。

四、特发性基底节钙化

特发性基底节钙化[又称 Fahr 病(Fahr disease)],以基底节及齿状核对称性钙盐沉积为特征,但没有内分泌及钙磷代谢方面的异常,属于罕见的神经系统退行性病。

【病因与发病机制】

大部分病因不明或遗传性,近年有多个致病基因被发现证实。部分基底节和小脑的明显钙化继发于甲状旁腺功能减退。

【临床表现】

多于 30~60 岁起病,无明显性别差异。进展缓慢,家族性患者发病可呈现遗传早现现象,婴幼儿、儿童或青春期起病少见。

1. 神经症状　常出现运动障碍,包括动作笨拙、构音障碍和肌肉痉挛等。还可表现为癫痫、晕厥、脑卒中等。

2. 精神症状　可有轻度的注意力和记忆力下降,情绪障碍、性格和行为学改变、痴呆等。

3. 无症状仅在头颅 CT 检查时发现。

【诊断与鉴别诊断】

诊断标准:①CT 扫描示两侧基底节对称性钙化灶,或可伴有额顶叶、小脑齿状核、丘脑等部位的钙化;②进行性神经功能缺损,包括常见的运动障碍和/或神经精神症状;③血钙、磷生化检查正常,无线粒体疾病、代谢疾病和其他系统性疾病的症状和体征,无感染、中毒或外伤史;④有家族史患者,符合常染色体显性遗传特征。

本病需除外甲状旁腺功能减退、假性甲状旁腺功能减退、结节性硬化及宫内或围生期感染引起的颅内钙化等相鉴别。

【治疗】

本病目前尚无特效治疗方法,主要是对症治疗。控制精神症状和癫痫发作等。

五、肝豆状核变性

肝豆状核变性(hepatolenticular degeneration)是一种遗传性铜代谢障碍所致的肝硬化和以基底节损害为主的脑变性疾病。亦称为 Wilson 病。人群患病率为(0.5~3)/10 万。

【病因与发病机制】

本病为常染色体隐性遗传,致病基因 *ATP7B* 定位于染色体 13q14.3,编码铜转运 P 型 ATP 酶。由于 *ATP7B* 基因突变导致 ATP 酶功能减弱或丧失,导致血清铜蓝蛋白合成减少以及胆道排铜障碍,蓄积于体内的铜离子在肝、脑、肾、角膜等处沉积,引起进行性加重的肝硬化,锥体外系症状、精神症状、肾损害及角膜色素环(Kayser-Fleischer ring,K-F 环)等。

【病理】

病理改变主要累及肝、脑及角膜等。肝脏表面和切片可见大小不等的结节或假小叶,逐渐发展为肝硬化,肝小叶由于铜沉积而呈棕黄色。脑的损害以壳核最明显,其次是苍白球及尾状核。

【临床表现】

常于儿童或青少年期起病,男性稍多,病情进展缓慢。

1. 神经及精神症状　神经症状以锥体外系损害为主。上肢的粗大震颤,随意活动时增强,静止时减轻;重症可扩大波及下肢、头部和躯干。有时出现舞蹈-手足徐动。以少动和肌张力障碍为主,并有面部怪容、构音障碍、运动迟缓、震颤、肌强直等,病情进展亦可出现小脑性共济失调、病理征阳性、假性延髓麻痹等体征。精神症状主要表现为注意力和记忆力减退、智能障碍、反应迟钝、情绪不稳,可有冲动行为或人格改变。大部分患者以神经症状起病。少数以精神症状起病。

2. 肝脏异常　肝脏受累时部分患者发生急性、亚急性或慢性肝炎。可有黄疸、腹水、食管静脉曲张出血。肝硬化。

3. 角膜 K-F 环　位于角膜,不与巩膜交界,呈绿褐色或暗棕色环形,宽约 1.3mm,是铜在后弹力膜沉积而形成的。K-F 环的准确检出常需要裂隙灯才能观察到,但典型者肉眼即可看到。

4. 其他症状　肾脏受累时可出现肾性糖尿、微量蛋白尿和氨基酸尿。因钙、磷代谢障碍易引起骨折、骨质疏松。铜在皮下的沉积可引起皮肤色素沉着、变黑。少数患者发生急性溶血性贫血伴白细胞和血小板减少。

脑影像学检查:CT 显示双侧豆状核对称性低密度影,MRI 比 CT 特异度更高,表现为豆状核、尾状核以及中脑和脑桥、丘脑、小脑及额叶皮质 T_1 加权像低信号和 T_2 加权像高信号,或壳核和尾状核在 T_2 加权像显示高低混杂信号。

【诊断与鉴别诊断】

根据青少年起病,具有典型的锥体外系症状、肝病体征、角膜 K-F 环等诊断不难,再结合以下可确诊。

血清铜蓝蛋白降低及尿铜增加:正常 24h 尿铜排泄量<100μg,而患者尿铜值可≥100μg。是诊断本病的强烈证据。

肝脏检查:患者可有不同程度的肝功能改变。肝穿刺活检显示大量铜过剩。对诊断本病有重要价值。

基因诊断：对于临床可疑但家系中无先证的患者，应直接检测 *ATP7B* 基因突变进行基因诊断。

本病临床表现复杂，应注意和风湿性舞蹈症、肌张力障碍、原发性震颤、帕金森病等鉴别；此外，还应与急、慢性肝炎和肝硬化、肾炎等相鉴别。

【治疗】

治疗分为减少铜摄入和促进铜排出两个方面：

1. 减少铜摄入 避免进食含铜量高的食物。抑制铜从肠道吸收和排泄：葡萄糖酸锌 70mg/次，每日 3 次。

2. 促进铜排出 青霉胺（penicillamine）为首选药物。它在肝脏可与铜形成无毒络合物，异常沉积的铜从尿中排出，促使其在组织沉积部位被清除，减轻游离铜的毒性。不良反应有恶心、发热等过敏反应、肌无力，少数可引起白细胞减少和再生障碍性贫血、视神经炎、狼疮综合征等较严重的不良反应。首次用药前应做青霉胺皮试，阴性者才能使用，本病需长期或终生服药，应注意补充足量维生素 B_6。剂量为儿童 20mg/（kg·d）；成人 1.5g/d，从 0.125g/d，逐渐加量，1 个月达上述剂量。服用 6 个月～1 年后改为 0.75g/d 维持量。终生服用临床症状明显改善、寿命延长。

其余包括对症治疗，震颤和肌强直者可用苯海索，精神症状明显者可服用抗精神病药物。对于有严重脾功能亢进者可行脾切除术。

第二节 舞 蹈 病

王 坚

舞蹈病（chorea）是指导致部分或全身明显、不规则、无目的、不自主动作的一组疾病的总称。各受累肌群的快速收缩互不协调，致使动作怪异，变幻不已，带有一定连续性。本病病因包括遗传因素（亨廷顿病等）、感染因素（风湿性舞蹈症、弓形虫病等）、免疫因素（系统性红斑狼疮等）、代谢因素（甲状旁腺功能减退、高尿酸血症等）、药物因素（左旋多巴类、抗精神病药等），以及累及基底节的脑血管、肿瘤、外伤等。

一、风湿性舞蹈症

风湿性舞蹈症（rheumatic chorea），又称小舞蹈病（chorea minor）。它是风湿热累及神经系统的表现之一。

【病因与发病机制】

现已证实本病与 A 组 β-溶血性链球菌感染引起的自身免疫反应有关。

【病理】

病理改变主要为基底节、大脑皮质、脑干等处散在的动脉炎，可引起小梗死和/或点状出血，神经元变性等。

【临床表现】

好发于儿童与青少年，女性多见。多为亚急性起病，发病前常有上呼吸道感染史。

舞蹈样动作：表现为快速、不规则、无目的、不自主的动作，常起于单肢，逐渐扩及一侧，再蔓延至对侧。面部有挤眉弄眼、吐舌、牵动口角、扮鬼脸等怪异动作。与患者握手时，可发现其握力不均匀，时大时小，变动不已，称为“挤奶女工捏力征”（sign of milk-maid's grip）。

肌张力低和肌力减退：常有肌张力低下及肌无力，结合不自主运动，导致每一动作均突然冲动而出，很不自然。

精神症状：如失眠、躁动、易激动、焦虑不安等。

在成年人中该病可见于孕妇或服用避孕药的妇女，称为妊娠性舞蹈症（chorea gravidarum），多为本病复发所致。妊娠性舞蹈症的临床表现与较重的本病表现类似。常见于年轻初产妇，且多在妊娠的前半期发病，可于妊娠中或分娩后自行停止；亦可于人工流产后立即停止。有人认为妊娠性舞蹈症可能与风湿病有关，约 1/3 的患者有本病病史，在黄体酮与雌激素升高时诱发此病。少数人认为与妊娠期高血压疾病等有关。

【诊断与鉴别诊断】

根据起病年龄，典型的舞蹈样动作、肌张力降低、肌力减退等症状，诊断并不困难。如有急性风湿热的其他表现。

本病需与亨廷顿病、抽动秽语综合征等相鉴别。

【治疗】

1. 一般治疗 卧床休息为主，避免强光、噪音等刺激。

2. 风湿热 予青霉素治疗，80 万单位肌内注射，2 次/d，1～2 周为一疗程。之后可予长效青霉素 120 万单位肌内注射，1 次/月。如青霉素过敏，则改用其他抗链球菌抗生素治疗，以预防或减少复发。同时防治心脏瓣膜病。

3. 舞蹈样动作的治疗 丁苯那嗪 25mg/次、3 次/d 为首选药物。可用氟哌啶醇口服，开始 0.5mg/次，2～3 次/d，后渐加至不自主运动控制为止。但氟哌啶醇副作用偏大，可选用利培酮 0.5～1mg/次，2～3 次/d。新上市药物有氘代丁苯那嗪。

4. 精神症状 严重躁动不安者可予地西泮，或用氯丙嗪等安定镇静药。

二、亨 廷 顿 病

亨廷顿病（Huntington disease）是一种常染色体显性遗传病。主要累及基底节和大脑皮质，以缓慢进展的成人中舞蹈、精神异常和痴呆为主要临床表现。

【病因与发病机制】

相关基因 *IT15* 基因位于 4p16.3，编码约 3 144 个氨基酸。在其开放阅读框架的 5′端有一个多态的三核苷酸重复序列，即（CAG）n，当拷贝数目（n）异常增多时即导致本病的发生。（CAG）n 重复越多，则起病年龄越早，临床症状也越重。

【病理】

大体病理见不同程度的脑萎缩，脑重量与正常脑组织相比减少约 30%，以额叶、纹状体、尾状核及壳核萎缩最明显。

【临床表现】

多在 30 岁后起病。多数患者有阳性家族史，并可有遗传早现现象。缓慢起病。

1. 锥体外系症状　最初为动作笨拙、不能做精细动作，最后发展成周身不自主的舞蹈样动作或舞蹈-手足徐动症。构音含糊、吞咽不便。

2. 精神障碍和痴呆　早期以抑郁最常见，伴有失眠、厌食、性格改变等，逐渐出现幻觉、妄想、多疑等。智能障碍主要表现为注意力差，记忆力、计算力和定向力低下，对事物缺乏判断力。后期认知障碍和智能减退逐渐加重，终至痴呆。

【诊断与鉴别诊断】

诊断一般不难，主要依据：①阳性家族史；②中年起病；③舞蹈症状进行性加重；④进行性痴呆。对无家族史者诊断要慎重，上述基因测试（CAG 重复序列拷贝数≥40 即可确诊），影像学检查（头颅 CT 和 MRI 显示大脑皮质萎缩，尾状核萎缩变小，脑室扩大，侧脑室尾状核区形成特征性的“蝴蝶征”）有助于确诊。

1. 良性家族性舞蹈症　常于婴幼儿发病，呈常染色体显性或隐性遗传，症状无进展或恶化，不伴有行为、人格改变，亦不伴有痴呆。

2. 舞蹈症-棘红细胞增多症　常在 20~40 岁发病，有较轻的舞蹈样动作和口、面部运动障碍，常合并有周围神经病，不伴有痴呆。血涂片有棘红细胞增多。

【治疗】

目前尚无特效治疗方法，以对症支持治疗为主。舞蹈症治疗参见本节“风湿性舞蹈病”。对于精神症状，用奥氮平、喹硫平等治疗；对于痴呆，可试用多奈哌齐等中枢胆碱酯酶抑制剂。

三、舞蹈症-棘红细胞增多症

舞蹈症-棘红细胞增多症（chorea-acanthocytosis）又称舞蹈棘红细胞病，是一种罕见的常染色体遗传性疾病，多见隐性遗传，少数可呈显性遗传，临床上以进行性运动增多伴行为认知障碍及外周血中棘红细胞增多为主要症状。疾病不断进展最终引起肢体残疾影响寿命。

【病因与发病机制】

病变基因位于 *VPS13A*（位于 9q21，包括 73 个外显子），大约有 100 个不同突变。

【病理】

MRI 可看到尾状核和全脑的萎缩。神经元缺失和胶质化在纹状体和苍白球中十分明显，同时还可以影响丘脑、黑质以及脊髓前角。

【临床表现】

起病形式多样，年龄多为 20~40 岁。

1. 锥体外系症状　多表现为肢体的舞蹈样动作，如投掷样动作、摇头等；也有表现为面、舌及咽喉部不自主活动，可造成自我咬伤、引起吞咽困难和构音障碍。肢体的不自主活动影响患者行走，容易跌倒。

2. 精神障碍　2/3 患者可以出现情感障碍，如抑郁、情感淡漠等表现，部分患者还可表现为认知功能障碍。

50%患者可见癫痫，其中以强直痉挛为主，部分患者还可以出现腱反射减低及肌肉萎缩。

【诊断与鉴别诊断】

本病的诊断要点如下：①面、舌、四肢出现缓慢进行性舞蹈-手足徐动样不自主运动；②四肢肌张力减低，肌力减退及深反射减弱或消失；③周围血电镜下发现棘红细胞数>5%以上即可诊断；④*VPS13A* 基因检测存在致病性突变。

【治疗】

目前缺乏有效的治疗方法，丁苯那嗪、利培酮、盐酸硫必利、氯氮平等药物可减轻舞蹈症状。

四、迟发性运动障碍

迟发性运动障碍（tardive dyskinesia）是一种特殊而持久的锥体外系反应，主要表现为口、唇、舌等部位的不自主活动以及四肢、躯干的舞蹈样动作和肌张力障碍。

【病因与发病机制】

自发性运动障碍发病率约为 5.9%。抗精神病药物中本病发病率约为 13.9%。但在精神病统计可能更高。经典抗精神病药物（如氯丙嗪、氟哌啶醇等）、抗眩晕药（丙氯拉嗪）可引起本病。

发病机制不清。

【临床表现】

可有长期服用抗精神病等药物病史。老年人多见，其中女性易发。一般用药 1 年以上即可发病。迟发性运动障碍与药物的剂量关系不大。在减量或停药时最易发生。

逐渐出现下列三种不自主、节律性的刻板异动或张力变化之一或二。情绪紧张或运动时加重，睡眠时则完全消失。

1. 口-舌-颊三联征　表现为口唇、面部不自主运动如舌头不自主在口中活动、不自主咀嚼等，或舌头间歇性地突然伸出口外。严重者出现构音不清、吞咽障碍等。

2. 舞蹈样动作　年轻患者多表现为四肢和躯干的异常多动。

3. 肌张力障碍　部分患者可出现肌张力障碍，并可出现异常姿势，常累及颈部（痉挛性斜颈），可扩展为节段性或全身性。

本病一旦出现，如不停药，症状持续。停药后 1 年才有半数患者可好转。

【诊断与鉴别诊断】

诊断必须有抗精神药物服药史，运动障碍发生于患者服药中或停药后，出现上述临床表现。

需与亨廷顿病、抽动症、扭转痉挛、药物性帕金森综合征等相鉴别。

【治疗】

本病以预防为主，严格掌握应用抗精神病药物适应证，强调合理用药。对症治疗可选用丁苯那嗪。对有迟发性运动障碍症状的精神病患者可换用氯氮平。国外新近有氘丁苯那嗪上市，价格昂贵。

第三节 特发性震颤

王 坚

特发性震颤(essential tremor)又称原发性震颤。这是一种常见的遗传性运动障碍性疾病,患病率随年龄增长而增加。约60%患者有家族史,呈常染色体显性遗传。

【病因与发病机制】

已知有4个致病基因获得染色体定位:*ETM1*(3q13)、*ETM2*(2p25-p22)、*ETM3*(6q23)和*ETM4*(FUS,16P11.2)。通过全基因相关联分析显示*LINGO1*基因及*SLC1A2*基因的变异与特发性震颤相关。

【病理】

小脑内浦肯野细胞数量显著减少,齿状核退行性病变,小脑胶质化增加、蓝斑和黑质色素细胞减少等。

【临床表现】

多见于40岁以上的中老年人,男女均可累及,男性稍多。大多有家族史。起病隐匿,常以双上肢起病,逐渐影响头、下肢、躯干、喉面部肌肉,症状缓慢加重。

1. 动作性震颤(姿位性震颤和/或运动性震颤) 指向目标的动作过程中加重,影响持物、书写和工具操作。典型者表现为手的节律性外展内收样震颤和屈伸样震颤,书写字体变形。其次可见颅颈肌肉群震颤,包括垂直的"点头"运动和水平的"摇头"运动。严重者可出现软腭和舌部震颤,导致发音不准。

2. 服用一定量酒精的反应 呈现震颤明显改善的特征性,但减轻作用只是暂时的,一般维持2~4小时。

3. 无其他神经系统阳性体征。

【诊断与鉴别诊断】

以下患者应考虑特发性震颤的可能性:①阳性家族史;②中老年出现逐渐加重的双上肢明显的持续性姿势性和/或动作性震颤,饮酒后减轻;③除齿轮样现象外,不伴有其他神经系统症状和体征。

本病应与下列各种震颤相鉴别:生理性震颤、精神心理性震颤、帕金森病震颤、肝豆状核变性震颤等。

【治疗】

仅部分患者需要治疗,其中不足50%用药效果较佳,其余患者对药物不敏感。

1. 肾上腺素β受体阻滞剂为首选药物 普萘洛尔每日30~60mg,分3次服用。不良反应常见心动过缓、低血压和勃起障碍。阿罗洛尔每日5~15mg,分2~3次服用。若患者同时存在慢性阻塞性气道疾病、心力衰竭或周围血管病,则禁用β受体阻滞剂。

2. 扑米酮 每日62.5mg起,十分缓慢增加剂量,可达250mg/次,1~2次/d。加量过程中呕吐、眩晕和嗜睡。

第四节 肌张力障碍

陈 嬿

肌张力障碍(dystonia)是一种以持续性或间歇性肌肉收缩导致重复运动、姿势异常或二者兼有为特征的运动障碍病。肌张力障碍性运动通常具有模式化、有扭转动作的特征,可伴有震颤,经常由主动运动启动或加重。

【病因与发病机制】

肌张力障碍的病因和发病机制尚不明确。其中遗传性肌张力障碍由基因突变所致。自1991年Ozelius等在9号染色体发现了第一个致病基因(*DYT1*)以来,至少已有28个致病基因被定位。

【临床分类】

肌张力障碍有许多分类方法,目前最新的由国际专家共识委员会修订的分类方法(2013)从两条主线(临床特征和病因学)进行了阐述,参见表23-6-4-1。

表23-6-4-1 肌张力障碍的分类

按临床特征分类	按病因学分类
1. 按肌张力障碍本身的临床特征分	1. 按神经病理学改变分
(1) 按起病年龄分	(1) 有神经系统退行性变的证据
1) 婴儿型:出生至2岁	(2) 有结构性病变的证据
2) 儿童型:3~12岁	(3) 无神经系统退行性变/结构性病变的证据
3) 少年型:13~20岁	
4) 成人早期型:21~40岁	
5) 成人晚期型:>40岁	2. 按遗传性或获得性分
(2) 按肌张力障碍范围分	(1) 遗传性
1) 局灶性肌张力障碍	1) 常染色体显性遗传
2) 节段性肌张力障碍	2) 常染色体隐性遗传
3) 多灶性肌张力障碍	3) X-性连锁隐性遗传
4) 偏身肌张力障碍	4) 线粒体遗传
5) 全身性肌张力障碍	(2) 获得性
(3) 按病程分	1)围产期脑损伤
1) 稳定型	2) 感染性疾病
2) 进展型	3) 药源性
(4) 按变异性分	4) 中毒性
1) 持续性	5) 血管性
2) 活动特异性	6) 肿瘤性
3) 日发性(白天)	7) 脑外伤
4) 发作性	8) 精神心理性
2. 按肌张力障碍相关的特征分	(3) 原发性
	1)散发性
(1) 肌张力障碍伴/或不伴其他运动障碍	2) 家族性
1) 单纯肌张力障碍	
2) 联合性肌张力障碍(肌张力障碍联合其他运动障碍)	
(2) 肌张力障碍合并其他神经系统或系统性疾病的表现	

【病理】

原发性扭转痉挛可见非特异性的病理改变，包括壳核、丘脑及尾状核的小神经元变性消失，基底节的脂质及脂色素增多等。继发性肌张力障碍病理改变取决于原发疾病。

【临床表现】

肌张力障碍以持续性肌肉收缩为特点，症状在情绪激动、紧张时加重，安静放松时减轻，睡眠后完全消失。

1. 局灶性肌张力障碍　成人多见，症状局限于身体某一部位，很少波及全身。如果儿童期出现局灶性肌张力障碍，往往会逐渐进展演变为节段性和全身性肌张力障碍。临床上常见的分类见表 23-6-4-2。

表 23-6-4-2　局灶性肌张力障碍的临床表现

分类	临床表现
眼睑痉挛	中老年妇女多见；眼轮匝肌不自主收缩，导致间歇或持久性不自主瞬目
口-下颌肌张力障碍	不自主撅嘴，伸舌、咬牙，可有张口困难，影响进食等；眼睑痉挛-口下颌肌张力障碍称为梅热综合征
痉挛性构音障碍	喉部发音肌群运动障碍，导致发声中断或说话时间越长声音越嘶哑，严重可呈喘息样或耳语样声音
痉挛性斜颈	颈肌阵挛性或强直性不随意收缩导致头部向一方强制性转动，因受累肌不同可见旋转型、侧倾型、前屈型、后倾型及混合型，可伴震颤
上肢局灶性肌张力障碍	常见"书写痉挛"：书写时手部姿势异常，书写困难，而做其他动作正常；"特殊任务性肌张力障碍"：仅在打字、进食、弹奏乐器等工作任务时出现肌张力障碍

2. 节段性肌张力障碍　累及肢体和躯干邻近 2 个以上部位，如累及一侧手臂和躯干，称为臂部节段性肌张力障碍。

3. 多灶性肌张力障碍　累及肢体和躯干 2 个或以上不相邻部位。

4. 偏身肌张力障碍　单侧上下肢偏身的肌群肌张力障碍，多为继发性。在 CT 或 MRI 上基底节部位有相应的病灶，可因脑卒中、产伤、头颅外伤、脑炎等导致。

5. 全身性肌张力障碍　又称扭转痉挛（torsion spasm），主要表现为躯干、四肢甚至全身的肌张力障碍，有明显的不随意扭动和各种姿势异常。其中以原发性扭转痉挛最常见。

（1）原发性扭转痉挛：最常见的早发性扭转痉挛即 DYT1 型，为常染色体显性遗传。多数儿童期起病，初为局限性肌张力障碍，多从一侧上肢开始，逐渐波及其他肢体乃至全身，出现不自主的扭转动作。躯干及脊旁肌的受累引起全身的扭转或作螺旋形运动是本病的特征性表现，常引起脊柱前凸、侧凸和骨盆倾斜。面肌受累时则挤眉弄眼、牵嘴歪唇等动作，舌肌与咽喉肌累及时可有舌头不自主伸缩等动作及构音与吞咽障碍。晚期病例可因骨骼畸形、肌肉挛缩而导致严重残疾。

（2）多巴反应性肌张力障碍（Dopa-responsive dystonia，DRD）：此型也称 DYT5 型，小剂量多巴制剂治疗后可获得明显改善是诊断的依据之一。好发于 6~16 岁，女性稍多。症状具有日间波动性（晨轻暮重），多从下肢起病，出现下肢僵硬、步态异常，行走时呈马蹄内翻足。病情进展十分缓慢，数十年后可波及全身其他部位，严重时可出现动作迟缓和平衡障碍。

【诊断与鉴别诊断】

根据肌张力异常增高、特异的姿势和不自主动作，结合病史不难诊断。肌电图示受累肌群呈群样放电。基因检测有助于遗传性肌张力障碍患者的诊断。

应与骨关节和软组织疾病如颈椎脱位、胸锁乳突肌血肿后纤维化、精神心理障碍等鉴别。

【治疗】

由于大多数原发性肌张力障碍病因未明，目前仅以对症治疗为主，而继发性肌张力障碍则应针对原发病治疗。

1. 药物治疗　除了多巴制剂对 DRD 具有良好的疗效以外，其他药物疗效个体差异很大。全身型肌张力障碍以口服药物治疗为主，苯海索、巴氯芬、氯硝西泮、卡马西平等都可试用。

局限性肌张力障碍可应用 A 型肉毒毒素注射，可获数月缓解，多次重复注射治疗仍有效。

2. 外科手术　对于内科治疗效果不佳的全身性肌张力障碍患者，可考虑脑立体定向手术。目前深部电刺激手术对 DYT1 型肌张力障碍有良好的疗效，其他类型疗效尚不肯定。

第五节　抽动秽语综合征

王　坚

抽动秽语综合征（Gilles de la Tourette syndrome），是一种幼年起病，以多发性抽动和喉部发声为典型表现的运动障碍疾病。

【病因与发病机制】

目前病因不明，可能为遗传缺陷导致脑内单胺递质代谢障碍。

【临床表现】

发病年龄多在 2~15 岁，男孩稍多，典型病例在青春期症状开始减轻，近 50%可获改善。少数患者症状延长到成人。

1. 抽动症　最先累及面部，表现为不规则、反复、短暂、急速的眨眼、蹙眉、面肌抽动、牵嘴、轻微甩头、仰颈、耸肩等。躯干的抽动相对轻微，如抱住患者的身体检查可察觉躯干肌的多处抽动，偶见急速转身、鼓腹动作等。

2. 发声及秽语　喉部发声性抽动，表现为清嗓子、哼哼、嗤鼻声，严重者有尖叫、吼叫。严重时有重复音节、模仿言语。在紧张时症状加重，入睡后消失。抽动症伴秽语即构成典型的抽动秽语综合征。

3. 行为障碍　表现为注意力缺陷/多动、焦虑、强迫冲动行为，个别有破坏和自残行为。

【诊断与鉴别诊断】

诊断要点:①发病年龄在18岁以前;②重复性不自主快速无目的动作,涉及多组肌肉;③多发性发音痉挛;④可受意志控制达数分钟至数小时;⑤数周或数月内症状可有波动;⑥病程持续至少1年。

需与习惯性多动、舞蹈症-棘红细胞增多症、药物诱发的多动症等相鉴别。

【治疗】

症状较轻者一般无需药物治疗。休息、改变生活和学习环境,可自愈。

症状明显者治疗宜个体化,小剂量开始逐渐加量至症状控制,维持治疗1年后缓慢减量。常用药物:硫必利、氟哌啶醇、利培酮、可乐定、托吡酯、阿立哌唑等。

第六节 手足徐动症

王 坚

手足徐动症(athetosis)是一种肌张力障碍的不自主运动和异常姿势的综合征。

【病因】

本病病因很多。就常见病因列表23-6-6-1。

表23-6-6-1 常见手足徐动症的病因

分类	疾病
发作性舞蹈手足徐动症	发作性舞蹈手足徐动症
先天性疾病	婴儿脑性瘫痪 先天性双侧手足徐动
症状性手足徐动症	脑炎、中毒性脑病(锂、一氧化碳、巴比妥等)、肝豆状核变性、苯酮尿症、家族性毛细血管扩张症、高尿酸血症、痴呆(Pick病等)

【临床表现】

各种年龄均可见。手足部的不自主扭曲、伸直、十分慢。手形如“佛手”变换模式多样,十分难模仿。有时肌张力略高。与舞蹈病的大动作,急速变换不一样。

在先天性脑瘫患者、脑炎等患者尚有脑电图呈弥漫性异常。无痫样放电。在这些患者中有智能发育不全。

【诊断与鉴别诊断】

根据手足部不自主缓慢蠕动的奇特姿势,睡眠后消失的特点可作出诊断。但病因诊断十分重要。

与假性手足徐动症鉴别。虽然假性手足徐动者手足呈缓慢、波动和扭曲但不自主动作少,不伴肌张力增高。闭眼时有位置觉障碍,常有额叶、后索、周围神经损害伴发。

【治疗】

发作性舞蹈手足徐动症可用卡马西平等抗癫痫药。有些患者使用苯海索、甲基多巴等有效。

第七节 小脑疾病

邬剑军

小脑的损害的主要表现是小脑性共济失调,核心症状是平衡障碍,步态异常,双手动作笨拙和构音障碍。

遗传性共济失调(hereditary ataxia)是指由遗传所致的以小脑性共济运动障碍、辨距不良为主要临床表现的一大类中枢神经系统变性疾病。临床除小脑损害表现外,可合并多系统损害。此外,遗传性共济失调尚可存在血液系统疾病(低β脂蛋白血症、棘红细胞增多症等)、代谢异常(维生素E、辅酶Q_{10}异常及甲羟戊酸尿等)和生殖系统损害。遗传性小脑共济失调根据遗传特征分为常染色体显性遗传性共济失调、常染色体隐性遗传性共济失调、X连锁遗传性共济失调及带有线粒体异常的遗传性共济失调。本组疾病占神经遗传病的10%~15%。

遗传性共济失调按照发病年龄分类:一类是20岁以前发病,多为常染色体隐性遗传,称为早发性遗传性共济失调;另一类是20岁以后发病,多为常染色体显性遗传,称为晚发性遗传性共济失调。

一、早发性遗传性共济失调

Friedreich共济失调(Friedreich ataxia,FRDA)由Friedreich首先于1863年报道,在西方国家的遗传性共济失调中约占半数。

【病因与发病机制】

FRDA为常染色体隐性遗传,致病基因为位于9q21.11的*FXN*。除少数(1%~3%)为点突变或缺失外,95%的FRDA为该基因1号内含子上的一段GAA重复序列发生异常扩增,病理性抑制其编码蛋白frataxin蛋白,损害线粒体呼吸链中亚基铁硫簇生物发生,破坏线粒体铁稳态,造成心脏、神经系统和胰腺β细胞的毒性。

【病理】

小脑齿状核和小脑上脚萎缩明显。脊髓变细,胸段最突出,脊髓后索、脊髓小脑束、锥体束均可见髓鞘脱失和轴突变性。心肌病是本病的特征之一,呈进行性的心肌肥厚、慢性间质性纤维变性和炎性浸润的表现。

【临床表现】

典型的FRDA绝大多数为10~16岁发病,但25~40岁或以后发病的也非罕见。FRDA主要表现为脊髓和小脑性共济失调,腱反射消失,锥体束征,发音困难,脊柱侧凸、弓形足和心脏损害等。FRDA缓慢进展,通常起病后15年不能独立行走,多于40~50岁时死于心脏病。约1/3的患者合并心慌气短、心悸、心绞痛、心力衰竭等心脏损害。大部分患者有上胸段脊柱畸形、弓形足、马蹄足内翻。脊柱X线片可见骨骼畸形,CT或MRI示脊髓变细,小脑和脑干无明显萎缩。心电图检查常有T波倒置、心律不齐及传导阻滞等,超声心动图示左心室肥大、梗阻。神经电生理示感觉传导速度减慢。血糖升高或糖耐量异常。

【诊断与鉴别诊断】

儿童和青少年起病的步态性共济失调、膝踝反射消失、Babinski征阳性。下肢深感觉障碍。伴高弓足、心肌病时应考虑本病。基因测定有助于诊断。

本病需与其他遗传性共济失调鉴别：①共济失调毛细血管扩张症：有毛细血管扩张、免疫缺陷、无骨畸形、无感觉障碍；②无β-脂蛋白血症：有棘红细胞增多、脂肪泻、血脂减低；③Refsum病：有夜盲、视网膜色素变性、血清植烷酸增高；④遗传性痉挛性截瘫：膝腱反射亢进，可伴视神经萎缩、智力低下。

【治疗】

本病目前尚无特效治疗，FRDA的复杂和可变的临床表型需要广泛的多学科管理方法。物理治疗和对严重脊柱侧凸者手术矫正可改善生活质量。

二、晚发性遗传性共济失调

晚发性遗传性共济失调（late-onset inherited ataxias）是遗传性共济失调的主要类型，多数呈常染色体显性遗传，患病率约为（8~12）/10万。目前按照疾病基因被确定的先后次序命名，即数字标识的脊髓小脑性共济失调（spinocerebellar ataxia，SCA），如SCA3。现已确定的*SCA*基因类型迅速增加，已确认超过40个亚型（其中有部分为等位基因变异，如*SCA15/SCA16*）。

【病因与发病机制】

SCA的突变类型中最常见的是重复序列拷贝数异常增加，包括编码区核苷酸CAG重复扩增（SCA1、SCA2、SCA3、SCA6、SCA7、SCA17、DRPLA），非编码区CAG重复扩增（SCA12），其他重复扩增（SCA8、SCA10、SCA31、SCA36、SCA37）和其他类型突变。SCA1、SCA2、SCA3、SCA6、SCA7、SCA17及DRPLA这7种亚型的致病基因的编码区域内都有一段CAG重复序列，当发生异常扩增，拷贝数超过一定范围时可导致基因的编码蛋白产生多聚谷氨酰胺扩展突变。此种突变造成的疾病统称为多聚谷氨酰胺疾病（poly glutamine disease，Poly Q disease）。Poly Q疾病有一个显著的共同特点为遗传早现（anticipation）现象，即在遗传性共济失调家系的连续几代人中，发病年龄逐代提前，症状逐代加重。

【病理】

肉眼可见小脑半球和蚓部萎缩，脑干萎缩变小，以脑桥及下橄榄核明显；脊髓的颈段和上胸段明显萎缩。镜下主要为小脑、脑桥、下橄榄核萎缩，细胞脱失伴胶质增生。

【临床表现】

本病具有高度遗传异质性，在不同亚型间、同一亚型的不同家系间及同一家系的不同成员间的临床表现均可不一致。SCA的共同特征包括，阳性家族史，30~40岁后缓慢起病，表现进行性步态不稳，伴四肢笨拙、言语障碍、吞咽困难。眼震、辨距不良、震颤和步态共济失调为主要的小脑体征，指鼻试验及跟膝胫试验等共济运动试验多为阳性，可伴有痴呆、痉挛或脊髓、周围神经表现。

【诊断】

遗传性共济失调的诊断主要依据下列特征：①发病缓慢；②进行性加重的对称性共济失调症状；③有家族遗传史。

对有阳性家族史的共济失调患者进行毛细管电泳检测常可明确诊断，我国以SCA3最常见。

【鉴别诊断】

对晚发性遗传性共济失调的诊断过程中，需排除因继发因素造成的共济失调综合征及一些散发的共济失调。首先应排除由常规辅助检查，如影像和实验检查即可检测出的继发性共济失调综合征。

【治疗】

目前尚无特效治疗。康复治疗和经颅磁刺激是少数认为对小脑共济失调有帮助的治疗方法。

推荐阅读

1. 刘道宽，蒋雨平，江澄川，等.锥体外系疾病[M].上海：上海科学技术出版社，2000：231-269.
2. POSTUMA R B，BERG D，STERN M，et al. MDS clinical diagnostic criteria for Parkinson's disease[J]. Mov Disord，2015，30（12）：1591-1601.

第七章 颅内肿瘤

朱国行

第一节 总 论

颅内肿瘤（intracranial tumors）是指生长于颅腔内的新生物，简称脑瘤。它可原发于颅内的各种组织，称为原发性颅内肿瘤。也可从身体其他部位新生物扩散到颅内，称转移性或继发性颅内肿瘤。

【流行病学】

颅内肿瘤的发病率各国报告资料不一致。国外资料报告年发病率为（78~125）/10万。国内无确切的数据，据临床统计可达32/10万。虽然在过去几十年里，神经肿瘤学诊断和治疗取得了很大进步，但恶性脑瘤患者生存期和生活质量得到的改善非常有限。因此,积极开展脑瘤临床基础研究以及循证医学研究和应用具有重要的意义。颅内恶性肿瘤约占全身恶性肿瘤的1%~5%,居全身恶性肿瘤的第11位。

【肿瘤分类】

世界卫生组织(WHO)1993年制订了颅内肿瘤的分类标准,并在1999年和2007年进行了修改,其核心分类见表23-7-1-1。

表23-7-1-1 WHO中枢神经系统肿瘤的分类(简化)

分类	疾病
一、神经上皮组织的肿瘤	1. 星形细胞瘤 2. 少枝胶质细胞瘤 3. 室管膜瘤 4. 混合性胶质瘤 5. 脉络丛肿瘤 6. 来源未明的胶质瘤 7. 神经元肿瘤及神经元-胶质细胞混合瘤 8. 神经母细胞瘤 9. 松果体肿瘤 10. 胚胎性肿瘤
二、神经瘤	
三、脑膜组织肿瘤	1. 脑膜瘤 2. 脑膜间质肿瘤 3. 原发性黑色素细胞瘤 4. 血管母细胞瘤
四、淋巴瘤	
五、生殖细胞肿瘤	
六、囊肿与瘤样病变	
七、鞍区肿瘤	
八、转移瘤	

【临床表现】

脑瘤的具体表现形式决定于肿瘤的性质、大小、生长速度和部位。一般为缓慢起病,症状的演变以月、年计,转移性脑瘤的发展较快。肿瘤栓塞或肿瘤内出血可呈卒中样起病。一部分脑瘤生前并无症状,于尸检时被意外发现。大约半数的患者以头痛为首发症状。由于肿瘤直接压迫或牵拉局部痛敏感结构而引起部位固定的局限性头痛,可伴局部压痛。天幕上肿瘤多数为病侧头痛,位于耳后或枕部。后颅凹肿瘤的头痛常位于眼后、耳后或枕部。20%脑瘤患者的初发症状为癫痫。最初的症状也可能为认知、情感等脑功能微细的改变或人格障碍,家属或医师往往不重视这些并无明确定位意义的脑功能弥漫失调症状。

【定位】

(一)局灶性定位症状 病变所在局部部位的神经结构压迫和破坏所引起的症状和体征(参见本篇第一章“概论”),大致可归纳为:局灶性(症状性)癫痫、瘫痪、视野障碍和精神症状。

(二)颅内压增高 这组症状在颅内占位病变者中常见,但并非所有的颅内占位病变者均具有之。颅内压增高者一般均具有下列症状和体征,但没有定位价值。

1. 头痛 颅内压增高的最主要症状。头痛的严重程度与颅内压增高的急慢有关,急性颅内压增高者头痛剧烈、明显;慢性颅内压增高者头痛较轻,甚至不很明显。头痛性质为持续性胀痛,严重者伴眼球疼痛。头痛起始时较轻,随占位病变的发展头痛逐步加重,低头、屏气、用力等均可使头痛加重。额部眉间、颞部持续胀痛,早晨稍轻,此后逐步加重为常见表现。

2. 呕吐 颅内压增高的又一重要症状。急性颅内压增高者,如颅内血肿、蛛网膜下腔出血、脑脓肿等,呕吐症状明显;慢性颅内压增高者呕吐症状不明显。呕吐系由脑干延髓呕吐中枢或迷走神经刺激之结果。这种呕吐不伴明显的恶心,呈喷射性,清晨多见。儿童或老年人的颅内占位病变呕吐症状往往不突出,可能与儿童颅内压增高后颅缝分离、老年人颅内空间稍大有关。所有颅内占位病变均可引起呕吐,但以后颅凹占位病变,特别是小脑占位较为多见,鞍区病变较少或较迟引起颅内压增高,因而呕吐亦较少见。

3. 视乳头水肿 颅内压增高的三大主征之一。视乳头水肿是颅内压增高的继发体征。视乳头水肿者视力不受影响,仅在体格检查中发现。颅内压增高早期表现为视乳头充血,边界模糊,随颅内压增高发展相继出现视乳头隆起、水肿、视网膜水肿,视网膜血管周围渗血等体征。两侧视乳头水肿没有定位意义,仅为颅内压增高的证据。然而,一侧视乳头水肿、一侧视乳头苍白萎缩者常常提示有萎缩侧额叶底部嗅沟旁占位的特征体征,称为Foster-kennedy综合征。随颅内压增高的发展,视乳头水肿逐步变为视神经乳头萎缩,表现为视盘苍白,边界不清,并逐步出现视力减退。这也就是伴有视乳头水肿的颅内占位病变患者,当其颅内压很高、症状很重时视力正常,而占位病变摘除,颅内压力控制以后,视力却明显下降的原因。

(三)脑疝 可为颞叶钩回疝(天幕裂孔疝),也可为中央疝和小脑扁桃体疝(枕骨大孔疝)。

【诊断与鉴别诊断】

主要依据详细的病史、体格检查和神经系统检查进行定向(有无脑瘤)、定位(脑瘤的部位)和定性(脑瘤的性质)诊断,必要时选用辅助检查。

1. 病史 下列提示脑瘤可能:①出现颅内压增高症状,包括头痛、呕吐及视力变化等,症状呈进行性加重;②成年后出现癫痫,特别是局限性癫痫;③女性原因不明的停经、泌乳,男性性功能减退伴视野缺损和视力减退;④成年人单侧神经性耳聋,伴同侧面部感觉减退;⑤儿童频繁呕吐而无消化道疾病,伴头围异常增大。

2. 神经系统检查和体格检查 除一般体格检查外,应作详细的神经系统检查和眼底检查。视乳头水肿是诊断颅内压增高的重要依据。神经系统的局灶体征是肿瘤定位的主要依据。无明显定位体征时，应注意检查视野、智力、大脑皮质功能和小脑功能。

3. 辅助检查

(1) 头颅CT：目前最常用的无创伤脑成像技术，对颅内肿瘤的定位诊断具有重大价值，对部分肿瘤也可定性诊断。近年发展起来的螺旋CT不仅成像速度增快，X线剂量降低，而且分辨力大大提高，可做CT血管造影、CT灌注成像、CT三维重建成像等。

(2) 头颅MRI：对颅内肿瘤，尤其是后颅窝肿瘤的检查最为理想。其对软组织分辨能力强于CT，是目前检查脑及脊髓肿瘤的最佳方法。它不仅用常规序列成像技术能提供清晰的解剖图像，做到病变定位诊断，而且借助特殊序列成像技术，如磁共振波谱(MRS)、磁共振灌注成像(PWI)、磁共振弥散成像(DWI)等新技术，做到定性诊断。此外，磁共振动脉或静脉造影(MRA、MRV)可了解脑的动静脉系统，功能磁共振(fMRI)和弥散张量成像(DTI)可提供功能皮质和皮质下传导束的信息，为制订手术计划提供重要的指导。

(3) DSA：能清楚显示颅内肿瘤的血供，对颅内动脉瘤、动静脉畸形的诊断和鉴别诊断有重要价值。

(4) 脑脊液检查：由于颅内压增高时做腰穿有诱发脑疝的危险，故脑瘤患者不做常规腰穿检查，仅用于必要的鉴别诊断。某些肿瘤如室管膜瘤、髓母细胞瘤、生殖细胞瘤、转移癌等可在脑脊液离心沉渣中找到肿瘤细胞。

(5) 生化和内分泌学检查：对一些脑瘤的定性有帮助，如垂体腺瘤常进行24小时尿17-羟皮质类固醇、17-酮类固醇测定，还需进行泌乳激素、促肾上腺皮质激素、促甲状腺激素、生长激素、血糖和各种电解质检查。促绒毛膜性激素、甲胎蛋白异常增高，对生殖细胞瘤等诊断有参考意义。

(6) 脑诱发电位：视觉诱发电位对视觉通路上的肿瘤，听觉诱发电位对桥小脑角及听神经肿瘤有辅助诊断作用。

(7) 脑PET：常用的发射正电子核素^{18}F标记的氟代脱氧葡萄糖(^{18}F-FDG)(反映脑对葡萄糖利用的程度)和^{11}C标记的蛋氨酸(^{11}CMET)(反映脑氨基酸的转运、代谢和蛋白质的合成)两种。另外前者在正常脑组织也摄取，故后者在诊断脑肿瘤方面比前者敏感。

(8) 其他：头颅X线平片、脑室腔镜、头颅超声波、脑电图等对颅内肿瘤的定位诊断虽有帮助，但随着CT、MRI及DSA的应用，上述检查已逐渐少用。

【鉴别诊断】

一方面，有些疾病，例如脑脓肿、颅内血肿、脑寄生虫、脑肉芽肿，也出现颅内占位病变的各种变化。脑蛛网膜炎、良性颅内压增高等也出现颅内压增高症状。血管性头痛表现头痛、呕吐，还可发生神经症状或体征。视神经乳头炎的充血和乳头隆起可能误认为视乳头水肿。

另一方面，颅内肿瘤的表现也可能使医师误认为是某些其他疾病。例如，恶性胶质瘤内出血、癌肿栓塞、垂体腺瘤的出血性梗死等表现与急性脑血管病相似；恶性胶质瘤的软脑膜浸润、脑膜癌病以脑膜刺激征为突出症状时，可能疑为脑膜炎；仅引起癫痫发作的良性星形细胞瘤可能病程相当长而不出现神经系统体征或高颅压症状，CT也无异常发现，造成鉴别诊断上的困难。尽管如此，通过详细病史询问和全面的体格检查，经过一定时间的临床随访，结合CT、MRI检查，可对多数患者作出正确诊断。

【治疗】

神经外科手术曾被认为是治疗颅内肿瘤的唯一方法，但随着医学科学的发展，放射线、化学、光敏、高温、免疫、基因和内镜等新疗法不断地应用于临床，打破了治疗颅内肿瘤唯手术论的局面。采用何种治疗方法决定于肿瘤的类型、生长部位、数目和大小，早期治疗效果更好。

第二节　颅内转移性肿瘤

一、脑转移瘤

系指原发于身体其他部位的肿瘤细胞转入颅内，其发病率占颅内肿瘤的3.5%~15%，恶性肿瘤患者尸检中发现肿瘤有脑转移的有5%~30%。脑转移的肿瘤原发部位以肺、乳腺、消化道肿瘤、肾癌常见，国内外均认为以肺癌脑转移最多见，其次是黑色素瘤，其中肺癌脑转移占30%~40%，以肺小细胞癌和腺癌为多，小细胞未分化癌如生存期超过2年者，脑转移率达80%。亦有相当部分患者找不到原发灶，即使有脑转移瘤，手术后仍不能确定肿瘤来源。发病年龄高峰20~50岁，男性多于女性。发生脑转移癌患者平均存活期为4~6个月。虽然脑转移癌的发生率很高，但是发生机制还不清楚。

脑转移瘤大多慢性起病，但病程往往进展迅速。大多数患者有中枢神经系统功能紊乱的症状，大约50%的患者有头痛症状，以及常见的恶心、呕吐、语言障碍、肢体肌力减退、共济失调、脑神经麻痹等；25%的患者出现视乳头水肿。发病部位以大脑中动脉供血区等血运较丰富区域为主，占一半以上，而且容易发生在灰质和白质交界处，以额、颞、顶叶多见，枕叶少见。颅内转移瘤70%~80%是多发的，大部分转移瘤造影剂增强明显，可以表现为一致增强，如果转移瘤超过血管供应也可表现为环状增强(图23-7-2-1)。转移瘤通常致血管源性水肿，且常会和肿瘤大小不成比例。根据病变部位不同可出现局限性定位体征，如偏瘫、偏身感觉障碍、失语、眼震、共济失调等体征。

原发肿瘤向颅内转移的途径：①经动脉血行转移；②经淋巴系统转移；③经蛛网膜下腔转移；④经静脉转移。

【治疗】

1. 手术治疗　①单发性转移瘤，原发灶已切除或暂时尚未找到原发灶，且能耐受手术者；②多发性病灶，较大者已引起明显颅内高压威胁患者生命者。

2. 放疗、γ刀、X刀治疗、射波刀等放射治疗　适合于单发或多发转移瘤，其疗效与手术治疗相仿。原发灶不能切除以及病灶超过3个者疗效差。

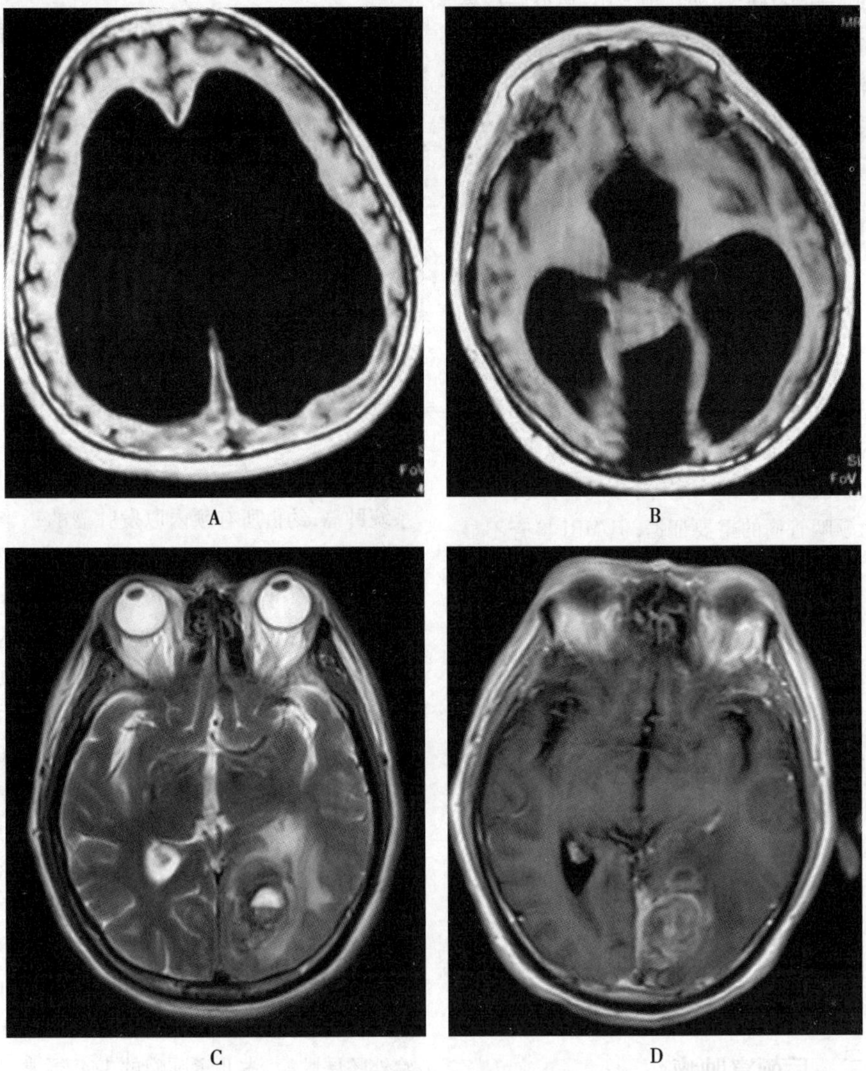

图 23-7-2-1　交通性脑积水和肺癌脑转移的头颅 MRI
A、B. 交通性脑积水；C、D. 肺癌脑转移。

3. 化疗　根据原发灶的病理性质选用化疗药物。

二、脑膜癌病

脑膜癌病（meningeal carcinomatosis，MC）是指恶性肿瘤弥漫性或多灶性软脑膜播散或浸润，临床表现为脑、脑神经和脊髓受损的症状，为中枢神经系统转移瘤的一种特殊分布类型，是恶性肿瘤致死的重要原因之一，MC 原发灶国内以肺癌最多，其次为胃癌、乳腺癌、恶性淋巴瘤等。癌肿转移脑膜主要通过血液和淋巴。

MC 临床表现多不典型，缺乏特异性，主要表现为脑、脑神经、脊神经根受损三组症状。50% 患者的首发症状为脑部病变，如头痛、呕吐、眼底水肿、脑膜刺激征、精神症状、癫痫发作等；12 对脑神经均可受损，但以第 Ⅱ ~ Ⅷ对脑神经受损最为常见，如视力丧失、眼肌麻痹、听力和前庭功能障碍等；脊神经症状常见有腰骶部疼痛向双下肢放射、四肢无力伴感觉异常、瘫痪、腱反射减弱或消失、大小便失禁等。

凡中年以上，有恶性肿瘤病史，出现了脑症状、脑神经和/或脊神经损害症状，而头颅 CT 可 MRI 又未见颅内占位性病变，应首先考虑该病。脑脊液细胞学检查对 MC 有早期确诊价值，特别是对那些原发病灶未明者可能是唯一有效的诊断方法。脑脊液细胞学检查找到癌细胞是生前获得确诊的可靠依据，癌细胞数的多少与病期早晚有关。但细胞学检查并非首次都能发现肿瘤细胞，故对临床高度怀疑 MC 者需反复多次做脑脊液细胞学检查以提高阳性率。CSF 压力升高，程度不等。常规生化少数正常，多数异常。细胞数多在 100×10^6/L 以内，蛋白含量轻、中度升高，氯化物及葡萄糖多降低。脑脊液细胞学检查单核细胞比例增高占 60%，淋巴细胞比例增高和中性粒细胞比例增高为主的混合性细胞反应各占 20%。可查见恶性肿瘤细胞，光镜下肿瘤细胞多数呈散在分布，小部分呈簇排列，大小形态各异，小如淋巴细胞，大者为淋巴细胞的 2~5 倍；核圆形或卵圆形，多偏位，核分裂活跃，有的出现双核或三核，核仁大而明显，多为 2 个，核染色质粗，核质比例大于正常，胞质嗜碱性。腺癌细胞胞质内含有大量黏液空泡或形成印戒样细胞。

脑膜转移治疗的主要目的是改善患者神经系统症状，提高生存质量，延长生存期。由于对本病的认识有限、原发肿瘤病理类型多样等原因，尚没有标准的治疗方案。目前临床广泛接受的治疗方法是放射治疗结合化疗。适当的治疗，可延长生存期，减少或稳定神经系统症状和体征。

第三节　原发性颅内肿瘤

一、鞍区肿瘤

以垂体瘤和颅咽管瘤最常见。主要症状为视交叉和垂体受压症状，表现双颞侧偏盲，视神经乳头原发性萎缩，继而视力下降而失明，伴各种内分泌功能紊乱和下丘脑功能障碍，如性功能减退、闭经、泌乳、肢端肥大和巨人症等。头颅 CT 或 X 线检查发现鞍上钙化，为颅咽管瘤的重要证据，但 MRI 检查不显现钙化灶。

垂体腺瘤（pituitary adenoma），约占脑瘤的 5%～15%，多见于成人，几乎都生长于腺垂体内，具有良性肿瘤的特征。按腺瘤所释放激素区分，以催乳素腺瘤为最常见，其次常见的为生长激素腺瘤，促肾上腺皮质激素腺瘤占第 3 位。释放糖蛋白激素（促甲状腺素、促性腺激素）的垂体腺瘤最不常见。一部分腺瘤释放一种以上的垂体激素。也可按肿瘤体积区分：直径小于 10mm 的为垂体微腺瘤，局限于蝶鞍内；直径大于 10mm 的为垂体巨腺瘤，在作出诊断时腺瘤已达相当体积，使蝶鞍扩大变深、骨质吸收破坏或长出蝶鞍，引起正常垂体组织和邻近神经结构的压迫和损害。垂体腺瘤有发生坏死的倾向，表现为相应激素分泌过多症状的自发缓解或空泡蝶鞍。

二、后颅窝肿瘤

（一）小脑肿瘤　半球肿瘤引起患侧肢体共济失调、肌张力降低、眼球震颤等。蚓部肿瘤产生躯干性共济失调，站立和步行困难。

（二）脑干肿瘤　主要引起交叉性瘫痪或交叉性感觉障碍，即肿瘤侧为脑神经麻痹，对侧肢体有瘫痪或感觉障碍。中脑腹侧部即大脑脚底部肿瘤破坏同侧动眼神经和锥体束，引起同侧动眼神经麻痹和对侧肢体偏瘫，称 Weber 综合征。中脑肿瘤破坏同侧动眼神经、红核和锥体束时，可引起同侧动眼神经麻痹、对侧肢体轻偏瘫伴不自主运动，称 Benedikt 综合征。中脑肿瘤累及同侧动眼神经、红核和小脑结合臂时，可引起同侧动眼神经麻痹、对侧肢体共济失调，称 Claude 综合征。

脑桥腹外侧肿瘤破坏同侧外展神经、面神经和锥体束时，引起同侧外展神经麻痹、同侧周围性面瘫和对侧肢体偏瘫，称 Millard-Gubler 综合征。脑桥内侧部肿瘤破坏同侧外展神经、内侧纵束和锥体束，引起两眼向病灶对侧凝视，病灶对侧肢体偏瘫，称 Foville 综合征。延髓肿瘤破坏同侧疑核引起同侧咽喉肌麻痹，破坏同侧锥体束、脊髓丘脑束引起对侧偏瘫和偏身感觉障碍。

三、桥小脑角肿瘤

以听神经瘤最为常见，主要为第Ⅴ～Ⅶ脑神经的刺激或麻痹症状，以及小脑症状。故开始多为患侧耳鸣或发作性眩晕，伴听力进行性减退，继而出现角膜反射减退、面部麻木、外展神经麻痹、小脑征，晚期可有后组脑神经麻痹、面瘫和脑干征及颅内压增高征。

第四节　主要颅内肿瘤表现

一、胶质瘤

胶质瘤，也称为胶质细胞瘤，是最常见的原发性中枢神经系统肿瘤，约占所有颅内原发肿瘤的一半，广义是指所有神经上皮来源的肿瘤，狭义是指源于各类胶质细胞的肿瘤。根据世界卫生组织（WHO）1999 年的分类方案分为星形细胞瘤、少支胶质瘤、室管膜瘤、混合性胶质瘤、脉络丛瘤、来源不肯定的神经上皮组织瘤、神经元及神经元神经胶质混合瘤、松果体实质肿瘤、胚胎性肿瘤、神经母细胞瘤肿瘤，绝大多数为恶性肿瘤。

多形性胶质母细胞瘤（glioblastoma multiform），好发于大脑半球，是 60 岁以上最多见的大脑半球肿瘤。这种神经胶质瘤生长迅速，常因血供跟不上使肿瘤生长速度而发生瘤中心部分坏死、囊变和出血，病情迅速恶化。星形胶质细胞瘤（astrocytoma）生长较缓慢，成人最常发生于皮质下白质，儿童和青年多见于视神经、小脑和脑干。还伴发于神经纤维瘤病和结节硬化症。少枝胶质瘤（oligodendroglioma）常发生钙化，并有自发出血倾向，仅偶有恶变。髓母细胞瘤（medulloblastoma）为常见的原始外胚层肿瘤，占儿童脑瘤的 1/4，通常见于中线，小脑蚓部的下部；在成人在小脑半球常见，高度恶性，生长迅速，常经脑脊液循环扩散，转移至脑膜、脑室、蛛网膜下隙、腰骶段脊髓及马尾等。室管膜细胞瘤（ependymoma）及室管膜母细胞瘤（ependymoblastoma）主要生长于儿童的第四脑室内，堵塞脑脊液循环，瘤体位于脑室壁，可长入脑白质或蛛网膜下腔。

二、脑膜瘤

脑膜瘤（meningioma）约占脑瘤的 20%，女性为多，好发于大脑镰旁、大脑凸面、嗅沟、蝶骨嵴、鞍结节、枕大孔和小脑天幕，偶也长于脑室内。生长缓慢，有包膜，不侵犯脑组织。大多至中年期才出现症状，有的患者生前并无症状。脑膜瘤是常见的髓外颅内肿瘤，生长缓慢，界限清，通常不浸润到大脑。它们起源于脑膜细胞，这些细胞在蛛网膜绒毛最为丰富，偶尔也有起源于颅脊髓蛛网膜。在老年人中最常见，发病高峰在 60 到 70 岁，女性有微弱优势。一般来说，脑膜瘤发生在颅内，眼眶和脊髓腔内，好发于矢状窦旁、大脑凸面、蝶骨翼、鞍结节、嗅沟和小脑幕。组织学来说，脑膜瘤是多样性的。最常见的脑膜瘤类型是脑膜上皮型，纤维/纤维母细胞型，移行细胞和砂粒细胞型（大量钙化），另外还有 10 多种类型列在 WHO 的分类中。大多数脑膜瘤对应WHO Ⅰ级,行为学类似。脑膜瘤非典型特征是有丝分裂活跃[每10个高倍镜下(HPF)有大于4个有丝分裂相],无特定模式生长和坏死,这类被列为WHO Ⅱ级(非典型)或者当每10个高倍镜下有超过20个有丝分裂相则为WHO Ⅲ级(间变型脑膜瘤)。高级别脑膜瘤有复发倾向。在一些罕见的病例中,它们也可以像恶性胶质瘤一样有高侵袭性。

三、髓母细胞瘤

髓母细胞瘤(medulloblastoma)为常见的原始外胚层肿瘤,占儿童脑瘤的1/4,通常见于中线,小脑蚓部的下部;在成人在小脑半球常见,高度恶性,生长迅速,常经脑脊液循环扩散,转移至脑膜、脑室、蛛网膜下隙、腰骶段脊髓及马尾等。髓母细胞瘤是发生于小脑的恶性侵袭性胚胎瘤,通常发生于儿童,发病率在15岁以后则明显下降,是儿童常见的恶性脑肿瘤。宏观来说,它们生长模式多样,从固定和离散到柔软、边界欠清。多发生于小脑蚓部,随着年龄增大可以发展到小脑半球。越来越多的实验证明了髓母细胞瘤是起源于小脑外颗粒层(EGL)。从组织学来说,髓母细胞瘤的表现多种多样。未分化的和经典髓母细胞瘤是最常见的形式,其特征是高密度排列的,圆形或椭圆形细胞,细胞核质比高,肿瘤细胞沿着虚拟的中心圆形排列形成玫瑰花结样,表明肿瘤细胞向神经母细胞分化。结节或促结缔组织增生的变异体的特点是广泛形成结节,表明神经细胞分化。

四、室管膜瘤

室管膜瘤(ependymoma)及室管膜母细胞瘤(ependymoblastoma)主要生长于儿童的第四脑室内,堵塞脑脊液循环,瘤体位于脑室壁,可长入脑白质或蛛网膜下腔,室管膜细胞瘤进展缓慢,可见于各年龄段,但最常见于10至20岁人群,占神经上皮源性肿瘤的4%~9%。它们在脑室系统的任何地方发生,儿童最常见发生于第四脑室,成人常见于颈椎或脊髓圆锥。室管膜细胞瘤边界清晰,但当从第四脑室横向生长时可以包住周围神经。组织学特征是室管膜细胞在血管周围同心样排列,形成假菊花样团。室管膜细胞纤维胶质化过程由中央血管向周围放射,形成无核区,造成了这一独特的组织学表现。室管膜瘤还有进一步的变种,是根据占主导的特征来命名的,例如蜂窝型、乳头状、透明细胞和伸长细胞型,但这些区别很少或几乎无临床意义。一个较独特的变种是WHO Ⅰ级的脊髓终丝的黏液乳头状室管膜瘤。

Ⅱ级室管膜瘤边界清,细胞核表型单一,有丝分裂罕见,而Ⅲ级室管膜瘤(间变型)细胞结构增多,有丝分裂速度加快,通常有血管增生和坏死。

成人中,室管膜细胞瘤占到所有颅内肿瘤2%,和其他胶质瘤相比其生存率高(5年和10年生存率分别为85%和76%)。总之,生存率与组织分型,切除范围,年龄和表现状态密切相关。

第五节 脑积水和正常压力性脑积水

颅腔是一个固定容积的骨质结构,其内容有脑组织、脑脊液和脑血流三大成分,其中脑脊液和血流各占10%左右,任何一个成分的增加均将增加颅内容量引起颅内压力增高。

颅内压(intracranial pressure,ICP)是侧脑室前角排出的脑脊液对脑的压力。平卧时压力通常为70~180mmH_2O(0.78~1.76Kpa),当压力大于200mmH_2O(1.96Kpa)时即可认为有颅内压增高。

积水是指脑脊液在颅内增多,引起脑室和/或蛛网膜下腔异常扩大为特征的病理状态。其发生率在新生儿为0.5%~4.0%。随着诊断方法的改进,发生率有增高趋势。

【分类】

脑积水不是一种病,它是由多种病因引起的一种病理结果。根据发病时间,出生时就存在脑积水者称先天性脑积水,出生后发生者则称为后天性脑积水。根据解剖分类,脑积水有交通性和非交通性之分;前者的病变在蛛网膜下腔,脑室和脊髓蛛网膜下腔仍保持通畅,后者的病变在脑室系统内或附近,脑室阻塞而不能与蛛网膜下腔相通,在临床上以非交通性脑积水多见。

【病因】

1. 非交通性脑积水 在先天性脑积水的病因中有室间孔闭塞、导水管闭锁或狭窄、小脑扁桃体下疝畸形(Arnold-Chiari畸形)、第四脑室正中孔和侧孔发育不良(Dandy-Walker畸形)、先天性蛛网膜囊肿、先天性肿瘤(如颅咽管瘤、畸胎瘤、髓母细胞瘤等)和血管性病变(如动静脉畸形、动脉瘤、大脑大静脉瘤样扩张)等。在后天性脑积水的病因中有各种良性或恶性脑瘤、脑脓肿、寄生虫病、肉芽肿、血肿、巨大动脉瘤和脑膜炎或蛛网膜下腔出血后脑室系统粘连等。

2. 交通性脑积水 常继发于脑膜炎、蛛网膜下腔出血或颅内手术后、原发性脑瘤和颅内转移癌以及少见的脉络膜丛分泌异常、颅内静脉窦狭窄或阻塞等。

【病理】

脑积水可引起脑皮质萎缩、脑回变小、脑沟变宽。阻塞部位以上的脑室和/或脑池扩大。在扩大的侧脑室中,前角和下角的扩大尤为明显。在先天性脑积水还可有头颅增大,颅缝和颅囟不闭且增宽,颅骨骨板变薄。后天性脑积水可有颅骨指压迹增多、蝶鞍扩大或破坏等。显微镜下见神经细胞退行性变,白质脱髓鞘变和胶质细胞增生等。

【临床表现】

1. 先天性脑积水 见于婴儿。典型表现为进行性头围增大,超过正常范围,致使前额前突、头皮变薄、静脉怒张、前囟和后囟增宽隆起且张力增高,颅缝裂开。颅骨叩诊可呈破罐声(Macewen征)。患儿两眼下视(日落征),可伴眼球震颤。在病情早期或病情较轻时,除头大外可有生长发育迟缓、吵闹或嗜睡,以及原因不明的发热;呕吐少见,多无神经系统异常。晚期或病情严重时,则出现生长发育严重障碍、智力差、视力减退、癫痫、肢体瘫痪、意识障碍而逐渐衰竭死亡。

2. 后天性脑积水　见于任何年龄患者。主要表现头痛、呕吐和视乳头水肿的颅内压增高综合征。当脑积水发展缓慢。脑室扩大和颅内压增高较慢时,可以只表现含糊不清的头痛、个性改变和精神障碍;但在病程晚期多有颅内压增高的"三主征"。

3. 成年人的正常颅压性脑积水(normal pressure hydrocephalus)　无颅内压增高征,临床上表现为进行性痴呆、起步困难和小便失禁三联征。

【诊断与鉴别诊断】

根据病史和典型临床表现,诊断脑积水并不困难。但在诊断时要注意寻找原发病因。对先天性脑积水要注意与下列疾病鉴别:慢性硬脑膜下血肿、硬脑膜下积液或积脓、佝偻病、脑穿通畸形和大脑发育不全等。正常颅压性脑积水则要与老年性痴呆等鉴别。本病根据临床特点、脑脊液压力测定和 CT 图像可作初步诊断(见图 23-7-2-1)。

【治疗】

脑积水主要采用外科手术治疗,药物仅为辅助措施。但对早期、发展缓慢或不适于手术治疗的脑积水,则以药物治疗为主,可酌情选用脱水或利尿药。外科手术的方法很多,包括:①去除病因的手术。如切除颅内肿瘤、脓肿等,恢复脑脊液循环通路。②脑脊液分流手术。重建脑脊液循环通路,使脑脊液利于吸收,如脑室-腹腔分流术、脑室-心房分流术等。③减少脑脊液分泌的手术。如切除或电凝脑室内脉络膜丛。

推荐阅读

周良辅. 现代神经外科学[M]. 2 版. 上海:复旦大学出版社,2015:535-850.

第八章　癫　痫

洪　震　虞培敏

一、概　述

癫痫(epilepsy)是一组由于脑部神经元异常过度放电所引起的突然、短暂、反复发作的中枢神经系统功能失常的慢性疾病和综合征。按异常放电神经元涉及部位和放电扩散范围不同,临床上可表现为不同的运动、感觉、意识、自主神经等功能障碍,或兼而有之。一次神经元的突然异常放电所致短暂过程的神经功能障碍称为癫痫发作(epileptic seizure),是脑内神经元过度和/或超同步化异常电活动的临床表现。2005 年国际抗癫痫联盟(ILAE)对癫痫的定义作了修订:癫痫是一种脑部疾患,其特点是持续存在能产生癫痫发作的脑部持久性改变,并出现相应的神经生物认知、心理学以及社会学等方面的后果。

【流行病学】

全人群癫痫发病率的研究相对较少。在发达国家,初次诊断原发性癫痫的全人群年发病率为(20~70)/10 万。其中,芬兰 24/10 万、瑞典 34/10 万、美国 48/10 万、英国 48/10 万、冰岛 44/10 万。而在发展中国家,智利农村地区、坦桑尼亚和厄瓜多尔的癫痫年发病率分别为 114/10 万、77/10 万和 190/10 万,洪都拉斯、印度分别为 92.7/10 万和 49.3/10 万。发展中国家癫痫的发病率大约是发达国家的两到三倍。

【分类】

癫痫按病因可分为原发性、症状性和隐源性三种。

1. 原发性癫痫　通过详细询问病史、体格检查以及化验和各种辅助检查仍未能找到引起癫痫发作的原因,临床上称原发性癫痫,又称特发性癫痫,这组癫痫的发生可能与遗传因素有关,约占全部癫痫的 2/3。

2. 症状性癫痫　癫痫发作只是脑部疾病或全身性疾病的一个症状,约占癫痫患者总数的 23%~39%。症状性癫痫的病因见表 23-8-0-1。

3. 隐源性癫痫　指目前虽未找到肯定的致痫原因,但随着科技发展,尤其是基因和分子医学的应用,致病原因日渐清晰。随着部分癫痫在分子水平的病因有可能被确定,隐源性癫痫将日趋减少,在 2009 年 ILAE 最新的分类中,该定义已被"未知的病因"取代。

国际抗癫痫联盟于 1981 年和 1989 年分别提出了癫痫发作的临床及脑电图分类(表 23-8-0-2)和癫痫与癫痫综合征的分类。

国际抗癫痫联盟关于癫痫和癫痫发作分类的方案,在临床应用中发现仅用上述两种分类很难将有些发作归入某一发作类型,随着近年来基因学与分子生物学,中枢神经递质,分子电生理及临床电生理等学科的发展,ILAE 于 2001 年又提出了修改上述方案的建议。新方案由 5 个层次组成:①发作期症状学。根据标准描述性术语对发作时的症状进行详细的描述。②发作类型。确定患者的发作类型,如有可能应明确大脑定位,如为反射性发作需指明特殊的刺激因素。③综合征。进行癫痫综合征的诊断。④病因。如可能根据经常合并癫痫或癫痫综合征的疾病分类确定病因,或症状性癫痫的特殊病理基础。⑤损伤。评价癫痫造成损伤的程度。

2017 年 3 月国际抗癫痫联盟分类与命名委员会推荐了新的癫痫发作分类,提出癫痫的分型诊断应分 3 步:发作类型的诊断,癫痫类型诊断,癫痫综合征的诊断。诊断每个阶段均需考虑共患病因素和病因学。

表 23-8-0-1 症状性癫痫病因

局限或弥漫性脑部疾病	全身或系统性疾病
1. 先天性异常:染色体畸变、脑穿通畸形、小头畸形、先天性脑积水、胼胝体发育不全、脑皮质发育不全等 2. 头颅损伤:颅脑外伤和产伤 3. 炎症:中枢神经系统细菌、病毒、真菌、寄生虫、螺旋体等感染,以及艾滋病的神经系统并发症 4. 脑血管病:脑动静脉血管畸形,脑动脉粥样硬化、脑栓塞、脑梗死和脑出血,以及脑动脉硬化性脑病等 5. 颅内肿瘤:原发性脑胶质瘤,脑膜瘤,以及脑转移性肿瘤 6. 代谢遗传性疾病:如结节硬化症,斯德奇-韦伯综合征(脑面血管瘤病),苯丙酮酸尿症等 7. 变性病,如阿尔茨海默病等	1. 缺氧:一氧化碳中毒,麻醉意外等 2. 新陈代谢及内分泌障碍:尿毒症、高尿素氮血症、肝性脑病、低血糖、碱中毒、甲状旁腺功能亢进,水潴留等 3. 心血管疾病:心搏骤停、高血压脑病等 4. 子痫和电解质紊乱 5. 中毒和药物:乙醇、醚、氯仿、樟脑、异烟肼、卡巴唑、重金属铅、铊等中毒等

表 23-8-0-2 癫痫发作类型的临床分类(国际抗癫痫联盟,1981)

分类	表现
一、全身性发作(通常两侧对称,无局灶性表现)	1. 强直-阵挛或强直或阵挛发作 2. 失神发作 典型失神发作 复杂性失神发作 不典型失神发作 3. 肌阵挛发作 肌阵挛发作 肌阵挛失神发作 泛化性双侧肌阵挛 眼睑肌阵挛(伴有或不伴有失神) 肌阵挛性失张力 4. 失张力发作
二、局灶性发作(开始即局限发作)	1. 单纯局灶性发作 (1) 局灶性运动性发作(通常无意识障碍) 局灶性运动—额叶源性发作(身体某一部位的强直/阵挛/强直-阵挛;扩展性的 Jacksonian 运动性发作。旋转性发作) (2) 局灶性感觉性发过(大多无意识障碍) ①躯体初级感觉发作;②特异性感觉发作(视觉、听觉、嗅觉、味觉、前庭平衡觉等);③有经历性症状的发作(记忆、识别、情感、错觉、幻觉、自主神经发作);④自主神经发作 2. 复杂局灶性发作 典型自动症(有意识障碍) 3. 局灶性发作转为全身性发作 (1) 反射性癫痫 (2) 不能分类的发作
三、特殊类型和不能分类的癫痫发作	

【发病机制】

癫痫发作的类型十分复杂,但其共同点,是脑内某些神经元的异常持续兴奋性增高和阵发性放电。这些神经元兴奋性增高的原因以及这些兴奋性如何扩散至今尚不清楚。主要的假设有神经递质的失平衡、轴突发芽、遗传因素、离子通道病学说等。癫痫的发生机制十分复杂,除上述因素外,免疫机制亦参与其发生,可能系自身抗体与神经细胞突触传递中的受体结合,导致受体破坏、再生和轴突发芽而使兴奋通路错误传递。

【病理】

癫痫的病因错综复杂,病理改变亦呈多样化,癫痫病理改变可分为二部分:引起癫痫发作的病理改变(病因)和癫痫发作引起的病理改变(后果)。

海马硬化又称颞叶中央硬化(mesial temporal sclerosis),它既是癫痫反复发作的结果,又可能是导致癫痫反复发作的病因。肉眼观察表现为海马萎缩、坚硬;组织学表现为双侧海马硬化病变多呈现不对称性,往往发现一侧有明显的海马硬化表现;而另一侧海马仅有轻度的神经元脱失。此外,也可波及海马旁回、杏仁核、钩回等。镜下典型表现是神经元脱失和胶质细胞增生,且神经元的脱失在癫痫易损区更为明显,比如 CA1 区、CA3 区和门区。

苔藓纤维出芽是海马硬化患者另一重要的病理表现。颗粒细胞的轴突称为苔藓纤维，正常情况下只投射至门区及CA3区，反复癫痫发作触发苔藓纤维芽生，进入齿状回的内分子层(主要是颗粒细胞的树突)和CA1区，形成局部异常神经环路，导致癫痫发作。

二、癫痫发作的临床表现

【临床表现】

癫痫发作大多具有短时性、刻板性和间歇反复发作等特点，各类发作既可单独地或不同组合地出现于同一个患者身上，也可能起病初期表现为一种类型的发作，后转为另一类型。现介绍临床上常见的几种发作类型。为便于理解，此处仍沿用ILAE 1981年发作分类。

(一) 全面性强直-阵挛性发作(general tonic clonic seizure，GTCS)　患者突然神志丧失并全身抽搐发作，可为原发性或继发性，但大部分属继发性。按症状经过可分为三期。

1. 先兆期　部分继发性发作的患者在发作前一瞬间可出现一些先兆症状，分为感觉性(如上腹部不适，胸、腹气上升，眩晕、心悸等)，运动性(如身体局部抽动或头、眼向一侧转动等)或精神性(如无名恐惧，不真实感或如入梦境等)。先兆症状极为短暂，有的甚至不能回忆。先兆症状常可提示脑部病灶的位置。原发性发作的患者常缺乏先兆症状。

2. 抽搐期　患者突然神志丧失，发出尖叫声，跌倒，瞳孔散大，光反应消失。又可分为二期：强直期和阵挛期。

3. 痉挛后期或昏睡期　在此期间，患者进入昏睡状态。在最后一次明显的痉挛后5秒有时可有轻微短暂的强直性痉挛，但以面部和咬肌为主，造成牙关紧闭并有再次咬破舌头的可能。在最后一次痉挛到第二次肌肉强直期之间全身肌肉松弛，包括括约肌在内，尿液可能自尿道流出造成尿失禁。呼吸渐趋平稳，脸色也逐渐转为正常，患者由昏迷、昏睡、意识模糊而转为清醒。此期长短不一，经数分钟至数小时不等。醒后除先兆症状外，对发作经过不能回忆，患者往往感到头痛、头昏、全身酸痛乏力。少数患者在发作后还可能出现历时长短不等的精神失常。

(二) 全面性非惊厥性发作　临床主要见于儿童或少年，有以下几种发作形式：

1. 失神发作(absence seizure)　以5~10岁起病者为多，15岁以后发病者极少。发作时表现为短暂的意识丧失，一般不会跌倒，亦无抽搐。患儿往往突然停止原来的活动，中断谈话，面色苍白，双目凝视无神，手中所持物件可能跌落，有时头向前倾，眼睑、口角或上肢出现不易觉察的颤动。有时眼球有向上约3次/s的颤动，也可能机械地从事原先的活动。一般持续6~20秒，极少超过30秒，发作突然停止，意识立即恢复。发作无先兆，亦不能回忆发作经过。

因为发作时间短暂，常不易被人发觉。部分儿童因进食时发作，碗筷经常跌落或玩耍时玩具落地而引起家长注意。临床经过一般良好，智力不受影响，但发作频繁，一天可达数十次至百余次，会影响学习。通常至青春期停止发作，也有部分转为全身强直-阵挛性发作。

失神发作的诊断标准为：①反复发作的短暂失神，深呼吸容易诱发；②脑电图上有弥漫性双侧同步的3次/s棘-慢波。

全身强直-阵挛性发作患者在服用抗痫药后没有惊厥发作，但又先兆或短暂意识不清时，应认为是强直-阵挛发作的不完全发作而不能视为失神发作。15岁以后发生失神发作时应首先考虑颞叶癫痫。年长者还应注意与短暂脑缺血发作(TIA)鉴别。

2. 非典型失神发作(atypical absence seizure)　肌张力的改变要比典型失神发作明显，发作和停止并不十分突然。脑电图上表现为不规则2.5Hz以下的棘-慢波，往往为不对称或不同步的。

3. 失张力性(松弛性)发作(atonic seizure)　为一种复合性发作，多见于儿童，表现为突然意识障碍和肌张力消失，发作结束后意识很快恢复，肌张力消失可能使患者跌倒于地。

4. 肌阵挛性发作(myoclonic seizure)　亦为一种复合性发作。以头部及上肢肌肉为主的双侧节律性肌阵挛抽动，频率为每秒3次，与脑电图上棘-慢波或多棘-慢波的频率一样，且与棘波同步。

(三) 单纯部分性发作(simple partial seizure)　为大脑皮质局部病灶引起的发作，通常由于损害的区域不同而引起不同的表现类型，患者意识常保持清醒。部分患者的单纯部分性发作可发展成为全身性发作。

1. 单纯体感性发作　指躯体感觉性而非内脏感觉性发作，往往局限于或先从一侧口角、手指或足趾开始的短暂感觉异常，表现为麻木、触电感或针刺感，偶尔发生温热感、动作感或感觉缺失。疼痛感则极为罕见。最近有一些儿童患者发生足底、足趾、腕距小腿关节发作性疼痛的报道。病灶一般在对侧大脑半球中央后回。如果痫性活动延及其他区域，会产生运动性发作甚至于全身性发作。

2. 单纯运动性发作　多从一侧口角、手指或足趾开始或局限于该处的强直性或阵挛性抽搐，由对侧中央前回神经元的异常放电所引起。发作时意识并不丧失。持久或严重的局限性运动性发作时常在发作后遗留暂时性的局部瘫痪(Todd瘫痪)。局部抽搐偶可持续数小时、数天，甚至数周，局限性运动性发作连续不断而患者意识始终清醒者称为部分性癫痫持续状态(epilepsia partialis continua)。

3. 扩延型(Jacksonian发作)局限性单纯体感性或运动性发作　按其感觉或运动代表区在大脑中央后回或前回的分布顺序缓慢移动，甚至扩散至对侧半身。有时局限性体感性发作不仅先有局部感觉异常，沿中央后回扩展至一侧半身，而且可以越过中央沟扩展至中央前回出现部分运动性发作。若放电再通过大脑皮质下的联系纤维而导致双侧大脑半球的弥漫性放电时，就发展成继发全身性惊厥发作，此时患者的意识丧失。若局限性发作很快转化为全身性发作，这种部分性发作或感受就成为“先兆”。有时扩延非常迅速，正如前述，甚至于患者还来不及“感受”或“意识”到有先兆时即失去意识、出现四肢抽搐，醒后不能回忆，临床医生常难以区别究竟为原发性还是继发性发作，有时也难于区别究竟是部分性发作还是全身性发作。

4. 其他感觉性发作 有视觉性发作、听觉性发作、眩晕性发作、嗅觉性发作和味觉性发作等。

5. 混合性发作 一种以上的上述发作形式。

（四）复杂部分性发作（complex partial seizure） 多数自简单部分性发作开始，随后出现意识障碍、自动症（automatism）和遗忘，也有发作开始即有意识障碍。由于症状复杂，病灶常在颞叶及其周围，涉及边缘系统，故又称精神运动性发作、颞叶癫痫或边缘（脑）发作。这一类型的发作，多以意识障碍与精神症状为突出表现。患者在发作时与外界突然失去接触，精神模糊，出现一些无意识的动作（称自动症），如咂嘴、咀嚼、吞咽、舔舌、流涎（口咽自动症），反复抚摸衣扣或身体某一部位，或机械地继续其发作前正在进行的活动，如行走、骑车或进餐等。有的表现为精神运动性兴奋，例如突然外出、无理吵闹、唱歌、脱衣裸体、爬墙跳楼等。每次发作持续达数分钟或更长时间后，神志逐渐清醒，对发作情况多数无记忆。也可能表现为单纯部分性发作中出现精神症状，接着就与外界失去接触，并出现自动症。发作停止后，对于自动症前出现的一些症状，常常能回忆。复杂部分性发作可发展为全身强直-阵挛性发作。脑电图上最典型的表现为在一侧或双侧颞前部有棘波或尖波发放。由于致病灶常在颞叶内侧面或底面，有时头皮电极不易见到痫样放电而表现为阵发性 θ 波活动。睡眠描记、蝶骨电极或鼻咽电极可使局灶性棘波或尖波的阳性率增高。部分患者的异常放电灶位于额叶。

（五）癫痫持续状态

1. 癫痫持续状态的定义及进展 癫痫持续状态（status epileticus）是癫痫连续发作之间意识尚未完全恢复又频繁再发，或癫痫发作持续 30 分钟以上未自行停止。Treiman（1998）提出发作持续 10 分钟以内是控制发作和减少耐药性的最佳时机。

难治性癫痫持续状态（refractory status epileticus）目前尚无公认的诊断标准；多数人认为癫痫持续状态对 2~3 种一线抗癫痫药物（苯二氮䓬类和苯妥英钠等）治疗无效，发作时间超过 1~2 小时即可诊断为难治性癫痫持续状态。

根据不同的临床需要和研究目的，癫痫持续状态分为下列类型：

（1）根据临床发作时有无明显的骨骼肌收缩表现，分为惊厥性（convulsive status epilepticus）与非惊厥性（non-convulsive status epilepticus）癫痫持续状态。

（2）根据病因不同分类如下：

1）急性症状性癫痫持续状态：既往神经系统发育正常，起病一周内可能发生了中枢神经系统感染、持续的热性惊厥、脑病、头外伤、脑血管疾病、代谢或中毒性紊乱。

2）远期症状性癫痫持续状态：缺乏肯定的急性病理因素，但有既往一周前已经存在的中枢神经系统异常病变或受损史。

3）特发性癫痫持续状态：无症状性病因，过去有特发性癫痫史，或癫痫持续状态作为第二次自发性发作。

4）隐匿性癫痫持续状态：无症状性病因，过去有隐匿性癫痫史，或癫痫持续状态作为第二次自发性发作。

5）未能分类的癫痫持续状态：不能分为任何其他组的癫痫持续状态。

（六）难治性癫痫 癫痫是由不同病因引起的综合征，其预后不尽相同。大多数癫痫患者的发作可获得满意的控制，但有 30%~40%癫痫患者为难治性癫痫（refractory epilepsy）。难治性癫痫的定义有广义和国际共识定义两种。广义者指：①用目前的抗癫痫药物，在有效治疗期合理用药，不能终止其发作；②已被临床证实是难治的癫痫及癫痫综合征。

耐药性癫痫（drug resistant epilepsy）按 2009 年国际抗癫痫联盟（ILAE）制定了定义方案，即根据癫痫发作类型，经过合理选择并正确使用至少 2 种耐受性好的抗癫痫药物，单药前后分别使用和联合使用，无发作的持续时间未达到治疗前最长无发作时间的 3 倍或者 1 年无发作（取两者无发作间隔期最长的一个）。

三、癫痫的辅助检查

（一）脑电图 对癫痫的诊断价值很大，已成为癫痫的诊断和分型必不可少的检查方法，还广泛应用于指导选用抗癫痫药、估计预后、手术前定位，并用于阐明癫痫的病理生理。发作时记录的脑电图诊断意义最大，但这种机会甚少，大多在发作间歇期对患者进行脑电图检测。一次发作间歇期记录，历时 20~40 分钟，其发现癫痫样电活动的概率约 50%，故不能据此作为确诊有无癫痫的手段。发作间期放电（interictal discharge）与患者发作期放电（ictal discharge）有很多不同之处，两者相比较，前者持续时间短暂（一般不超过 2~3 秒），甚至为单个散在出现，波形整齐，不伴有临床发作而且波形可与发作时放电完全不同，出现范围也不如后者广泛。而发作时放电持续时间通常在数十秒以上甚至数分钟，包括节律性重复性成分，波形不如发作间歇期放电整齐，出现范围广泛，常合并临床发作。

脑电图可用以鉴别发作类型和明确致痫灶部位，常规脑电图常要多次重复记录，并结合缺睡诱发和睡眠记录，可使阳性率增加至 85%左右，其余 15%的患者，需应用长时监测（long-term monitoring，LTM）的方法来获取更多的信息，个别局灶性意识障碍性发作的患者甚至需要做脑深部电极记录方能确诊。除去某些特殊类型如儿童失神发作和婴儿痉挛症外，由于头皮电极所记录到的癫痫样电活动可能不来自皮质，而为远处病灶的传播所致，常规记录有其性能上的局限性，应用视频脑电图（video-EEG，VEEG）为较理想的方法。

VEEG 对癫痫诊断有非常重要的意义，大多可获得有助于诊断的信息，同时有助于鉴别非癫痫性发作及假性发作。对于反复常规 EEG 结果阴性者，通过数小时、数天或数周的 VEEG 监测，可对少见的发作期及发作间期的异常 EEG 进行分析，并通过增加电极数来进行更为准确的癫痫灶定位。发作时的视频记录还可获得癫痫发作时的症状学信息，并将其与当时的 EEG 进行对照研究。

（二）神经影像学检查　可发现病因，包括难治性癫痫手术治疗的病灶定位。

1. CT 或 MRI　有助于发现肿瘤血管畸形、先天性畸形、血管瘤、寄生虫或其他可能导致癫痫发生的结构性改变。

首次发病癫痫患者进行脑部影像学检查的指征包括：病史或脑电图提示有局灶性起源的依据；首次发病者；神经系统体检有局灶性阳性体征者；经典抗癫痫药物正规治疗疗效不佳者；长期应用抗癫痫药物治疗癫痫得到控制，经过一段稳定期后发作再次频繁者、或发作类型改变者。

重复脑部影像学检查的指征有：癫痫复发，发作情况恶化，抗癫痫药物常规治疗出现难以解释的发作类型变化，以及神经系统体检发现体征出现变化，考虑手术治疗前的准备。

首选 MRI。对于部分不能接受 MRI 扫描的，或是怀疑有脑部结构性损害、情况紧急的患者可选用 CT 扫描。

高清分辨率 MRI 能对近 80%行颞叶切除术的患者和近 60%行额叶切除术的患者进行手术定位。MRI 用于诊断颞叶海马硬化，表现为与癫痫灶同侧的中央海马不对称变小或萎缩，受累海马在 T2 加权上为高信号。约有 90%颞叶癫痫的 MRI 发现与脑电图改变相吻合。

2. 脑磁图　神经元膜的离子流动不仅产生电场，还产生磁场，电仪器记录显示形成脑磁图（magnetoencephalography，MEG）。同相应的脑电波形相比，脑磁图波形活动较局限。大量研究结果表明，对癫痫起源的成功模拟在于脑电图和脑磁图各自优势的互补、联合。脑电图对水平、径向位偶极子敏感，MEG 对垂直、切线位偶极子敏感。但 MEG 描记要求在较短时间内完成，因为患者必须安静地躺卧或坐在杜瓦瓶下保持不动。另外，信号大小严重影响 MEG 的描记结果，为此采取的屏蔽措施与倾斜仪器等价格昂贵，限制了其使用；因此，目前脑磁图偶极子定位的应用仍具有局限性。

3. PET　在癫痫病因和癫痫病灶定位中也十分重要。

四、癫痫的诊断与鉴别诊断

癫痫的诊断方法和其他疾病一样，主要通过病史、体格检查与神经系统检查、实验室检查等，进行综合分析。癫痫诊断的思维程序，包括是否是癫痫、癫痫或综合征的类型和癫痫的病因。

【诊断步骤】

确定癫痫的诊断主要依靠临床表现、脑电图波形和抗癫痫药物的效应。患者初步的诊断并非要求三项条件必备，但在诊断过程中，三者都重要。尤其是最后诊断的确立，对多数患者来说，三项条件均必不可少。

1. 病史采集与体检　无可替代。癫痫患者就诊时均在发作后且体检大多无异常。因此病史十分重要。患者发作时多有意识障碍，所以叙述不清发作中的情况，甚至不知道自己发作（如夜间入睡中的发作）。需详细询问患者的亲属或目击者，包括发作中及发作后的表现，有否先兆，发作次数及时间，发作诱因，发作与生理变化如月经和睡眠的关系，患者智力、生活能力及社会适应性，患者性格有否变化等。但目击者往往由于缺乏医学专业培训，或在目睹发作时由于惊慌等原因而不能提供充分、详尽、可靠的发作细节，甚至于对患者的发病情况描述错误，最终导致临床医生误诊。因此，对初诊患者使用较长时程的视频脑电图（V-EEG）十分必要。亦可要求患者家属在发作时用摄像记录其发作情况，就诊时交给医生。国外还有建议对患者设立家庭录像来了解发作情况。

还应了解既往疾病、脑外伤史、家族史，母亲怀孕期间及围产期有否异常，以及患者的习惯、工作、营养状态等。上述内容有助于进一步判断引起癫痫发作的可能病因。临床体检还须注意患者的智能、心脏情况、皮肤和皮下结节、有无畸形、有无运动与协调功能障碍等。必须强调癫痫是临床诊断，如实验室报告与观察到的临床现象不符，则以后者为主。

2. 抗癫痫药物治疗反应　癫痫诊断的一项根据。不能认为一次药物治疗效果不佳就否定癫痫的诊断。因选药不当、药物剂量不足、代谢障碍以及患者对药物敏感性的差异等均可影响疗效。正确的药物治疗可使 90%以上的患者获得满意的效果。临床怀疑癫痫，但发作表现不典型，而脑电图检查又为阴性的病例，抗癫痫药物效应往往成为确定诊断的主要依据。

【鉴别诊断】

临床上要鉴别患者出现的发作性事件是否为癫痫，应注意与以下疾病相鉴别（表 23-8-0-3）。

表 23-8-0-3　癫痫的鉴别诊断

1. 脑氧利用率下降	睡眠肢体周期运动综合征
青紫型屏气发作	5. 与精神障碍有关的发作
反射性缺氧发作	假性癫痫发作
晕厥	杜撰的癫痫发作
心律失常	过度换气综合征
2. 偏头痛	惊恐发作综合征
3. 短暂性脑缺血发作	交叉摩腿综合征
一过性全面遗忘症	儿童手淫
低血糖	6. 运动疾患
低血钙	婴儿良性肌阵挛
4. 睡眠障碍	良性阵发性眩晕
夜间恐怖	阵发性斜颈
梦游	发作性舞蹈手足徐动
梦话	战栗反应
梦魇	惊恐反应
睡眠呼吸暂停	眼球运动失用症
发作性肌张力障碍	抽动（Tic）
发作性睡病	一侧面肌痉挛
磨牙病	7. 脑干受压的强直发作
夜间遗尿	8. 胃食管反流
良性婴儿睡眠肌阵挛	

五、癫痫的治疗

症状性癫痫者如能明确病因则应针对病因治疗。

癫痫发作的症状治疗包括药物治疗和手术治疗，生酮饮食与迷走神经刺激术等辅助治疗手段。

抗癫痫药物治疗的目标：①尽可能地控制发作；②改善癫痫预后；③最大限度地减少使用抗癫痫药物产生的不良反应；④提高患者生活质量。

【发作时的处理】

1. 全身性强直-阵挛发作　注意防止跌伤和碰伤。应立即使患者侧卧，尽量让唾液和呕吐物流出口外，不致吸入气道。在患者张口时，可将折叠成条状的小毛巾或手帕等塞入其上下臼齿之间，以免舌部咬伤。衣领及裤带应放松。抽搐时不可用力按压患者的肢体，以免造成骨折。发作大都能在几分钟内中止，不必采取特殊的治疗措施。对自动症发作的患者，在发作时应防止其自伤、伤人或毁物。

2. 癫痫持续状态　一种严重而紧急的情况，必须设法于最短时间内使其中止，并保持24~48小时不再复发。应保持气道的通畅和正常换气。在积极治疗病因同时，选用以下药物之一作静脉注射（均为成人剂量）。这些药物对呼吸循环功能均有不同程度的抑制，使用时必须严密观察。

地西泮（安定）：10mg，于5~10分钟内静脉注射。由于分布快，血浓度很快下降，故作用持续时间较短，可以每隔15~20分钟重复应用，总量24小时不超过100~200mg。地西泮注射偶可产生呼吸抑制，呼吸道分泌大量增加或血压降低。应注意观察并及时采取相应措施。

苯妥英钠：因地西泮作用时间短，在静脉注射地西泮后应予作用较持久的药物，一般用苯妥英钠0.5~1.0g静脉注射，目标总量至少13mg/kg甚至18mg/kg，每分钟注射不超过50mg。有心律不齐、低血压和肺功能损害者应谨慎。用苯妥英钠对局部刺激明显，国外已有新一代制剂磷苯妥英钠（FDPH），可减少这一不良反应。

氯硝西泮：1~4mg静脉注射，但此药对心脏、呼吸的抑制作用均较地西泮强。

劳拉西泮（lorazepam）：4~8mg静脉注射。于2分钟内注完，亦有较佳效果，作用较地西泮持久，对心脏和呼吸系统抑制较地西泮为弱。

丙戊酸钠：5~15mg/kg静脉注射，1次注射于3~5分钟完成。每天可重复2次。亦可静脉滴注，0.5~1.0mg/（kg·h）。

咪达唑仑：先予0.1mg/kg静脉注射后予0.1mg/（kg·h）持续静脉滴注，如癫痫再发作，加用咪达唑仑0.1mg/kg静脉注射并以0.05mg/（kg·h）幅度加量，直至惊厥控制，如给药剂量达0.6mg/（kg·h），癫痫未控制考虑无效，不再加大剂量。如持续24小时无癫痫发作，予逐渐减量，每12小时以0.05~0.1mg/（kg·h）减量直至停用。静脉注射后，有15%患者可发生呼吸抑制。特别当与鸦片类镇痛剂合用时，可发生呼吸抑制、停止，部分患者可因缺氧性脑病而死亡。少数患者如仍难以控制，则可应用利多卡因甚至全身麻醉。在发作基本被控制后，根据患者的意识状态采用口服或鼻饲给药，用间歇期的药物剂量。

反复的全身强直-阵挛发作会引起脑水肿，后者又能促使癫痫发作，可静脉注射20%甘露醇等以消除脑水肿。还应注意维持患者呼吸道畅通，防止缺氧，必要时气管切开并人工辅助呼吸。还应保持循环系统的功能、预防和治疗各种并发症，如使用抗生素治疗继发感染等。

【发作间歇期的抗癫痫药物应用】

1. 抗癫痫药物应用须遵循下列原则　①有2次以上非诱发性发作开始用药；②单药、小剂量开始，逐步达到有效浓度；③服药后不应随意更换或停药，换药应逐步进行；有良好控制并持续3~5年无发作者方可考虑逐步撤减药物至停药；④药物选择必须依发作类型或癫痫综合征而异，药物选择不当不仅不能控制癫痫，有时反能加剧发作，如卡马西平用于肌阵挛发作；⑤合并用药应选用作用机制不同的药物；⑥不选用有相同副作用的药物；⑦不选用同一类型的药物，如扑米酮和苯巴比妥、丙戊酸钠与丙戊酸镁及丙戊酰胺等；⑧合并用药以二药联合为宜，除某些状态如换药外，不要同时使用三种以上药物。

2. 癫痫的治疗流程　治疗流程参见图23-8-0-1。

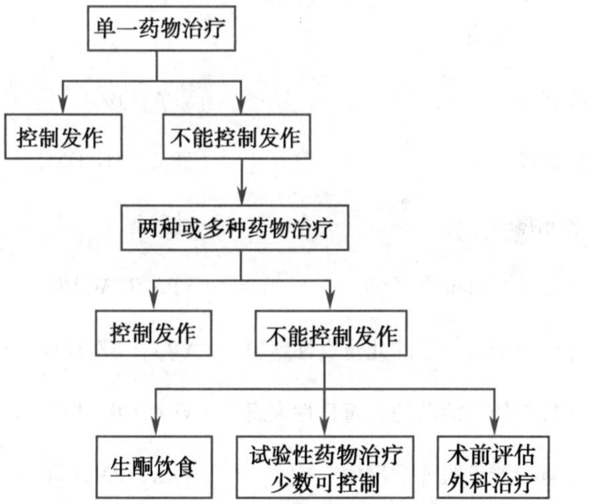

图23-8-0-1　癫痫的治疗流程

抗癫痫药物选择：目前国内常用的抗癫痫药物选择见表23-8-0-4与表23-8-0-5。

3. 癫痫的外科治疗　手术适应证：一侧颞叶结构的致痫者需经药物长期治疗，手术切除该侧颞叶可在60%以上的患者中获得发作终止或明显改善；药物难治性癫痫、癫痫导致功能障碍、癫痫发作进行性加重与癫痫影响了生长发育。活动性精神病和智商<70被认为是手术禁忌。通过多电极或深电极的脑电图证实或PET证实，DSA或MRI影像和强化证实单一致痫灶更适合手术。多元性致痫灶的癫痫患者不宜手术。癫痫外科治疗常用的手术方法有3种：局部皮质切除术、大脑半球切除术、胼胝体切开术。

表 23-8-0-4　根据发作类型的选药原则

发作类型	一线药物	二线药物	可考虑的药物	可能加重发作的药物
强直阵挛发作	VPA	LEV,TPM	PHT,PB	—
失神发作	VPA,LTG	TPM	—	CBZ,OXC,PB,GBP
肌阵挛发作	VPA,TPM	LEV,CZP,LTG	—	CBZ,OXC,PHT
强直发作	VPA	LEV,CZP,LTG,TPM	PHT,PB	CBZ,OXC
失张力发作	VPA,LTG	LEV,TPM,CZP	PB	CBZ,OXC
局灶性发作(伴或不伴全身发作)	CBZ,VPA OXC,LTG	LEV,GBP,TPM,ZNS	PHT,PB	

注:CBZ. 卡马西平;CZP. 氯硝西泮;GBP. 加巴喷丁;LEV. 左乙拉西坦;LTG. 拉莫三嗪;OXC. 奥卡西平;PB. 苯巴比妥;PHT. 苯妥英钠;TPM. 托吡酯;VPA. 丙戊酸钠;ZNS. 唑尼沙胺。

表 23-8-0-5　根据癫痫综合征的选药原则

综合征	一线药物	二线药物	可考虑的药物	可能加重发作的药物
儿童失神癫痫	VPA,LTG	LEV,TPM	—	CBZ,OXC
青少年失神癫痫	VPA,LTG	LEV,TPM	—	CBZ,OXC,PHT
青少年肌阵挛癫痫	VPA,LTG	LEV,TPM,CZP	—	PHT,CBZ,OXC
仅有全面强直阵挛发作的癫痫	VPA,CBZ,TPM,LTG	LEV,OXC	CZP,PB	
局灶性癫痫				
症状性	VPA,CBZ	LEV,GBP	PB	
隐源性	TPM,LTG,OXC	PHT		
婴儿痉挛	类固醇	CNZ,VPZ		CBZ,OXC
Lennox-Gastaut 综合征	VPA,TPM,LTG	LEV,CZP		CBZ,OXC
伴中央颞区棘波的儿童良性癫痫	VPA,CBZ,LTG,OXC	LEV,TPM		
伴枕部暴发活动的儿童良性癫痫	VPA,CBZ,LTG,OXC	LEV,TPM		
儿童期严重肌阵挛癫痫	VPA,TPM,CZP	LEV		CBZ,OXC
慢波睡眠中持续棘慢波	VPA,类固醇,LTG,CZP	LEV,TPM		CBZ,OXC
获得性癫痫失语(Landau-Kleffner 综合征)	VPA,类固醇,LTG	LEV,TPM		CBZ,OXC
肌阵挛站立不能癫痫	VPA,TPM,CZP	LEV,LTG		CBZ,OXC

注:CBZ. 卡马西平;CZP. 氯硝西泮;GBP. 加巴喷丁;LEV. 左乙拉西坦;LTG. 拉莫三嗪;OXC. 奥卡西平;PB. 苯巴比妥;PHT. 苯妥英钠;TPM. 托吡酯;VPA. 丙戊酸钠。

推荐阅读

1. 洪震,江澄川. 现代癫痫学[M]. 上海:复旦大学出版社,2007.

2. FISHER R S, VAN EMDE BOAS W, BLUME W, et al. Epileptic seizures and epilepsy: definitions proposed by the international league against epilepsy (ILAE) and the international bureau for epilepsy (IBE)[J]. Epilepsia, 2005, 46(4): 470-472.

第九章 脊髓疾病

汪 昕

第一节 急性脊髓炎

急性脊髓炎(acute myelitis)是指由感染或其他原因(如疫苗接种等)诱导的免疫反应所致的脊髓炎性病变,症状常在数日内达到高峰,临床特征为病损以下的肢体瘫痪、感觉缺失,以及自主神经功能障碍。急性脊髓炎可以是一种独立的疾病,也可发生于连续的神经免疫性疾病中,包括急性播散性脑脊髓膜炎、多发性硬化、视神经脊髓炎谱系病和急性弛缓性脊髓炎等。依据病因可分为感染性脊髓炎、感染和预防接种后脊髓炎及病因不明性脊髓炎。依据炎症累及范围可分为急性前角灰质炎、脊髓白质炎、脊膜脊髓炎、脊膜脊神经根脊髓炎、播散性脊髓炎、上升性脊髓炎和横贯性脊髓炎。本章主要介绍临床上常见的急性横贯性脊髓炎(acute transverse myelitis)。

【病因与发病机制】

病因尚不明确,可能与某些非特异性感染有关。多数患者在出现脊髓症状前1~4周有发热、上呼吸道感染、腹泻等病毒感染症状或疫苗接种史,流行性感冒、麻疹、水痘、风疹、流行性腮腺炎及EB病毒、巨细胞病毒、支原体等许多感染因素都可能与本病有关,但脊髓和脑脊液中未分离出病毒,脑脊液亦未检出病毒抗体,推测并非直接感染所致,可能与病毒感染后抗原激活T淋巴细胞,从而通过激活自身反应性T淋巴细胞克隆触发自身免疫反应有关。

【病理】

脊髓任何节段都可累及,以胸段(尤其胸3~胸5)最常见,其次为颈、腰段。受累脊髓水肿、充血、软化。镜下可见软脊膜和脊髓内血管扩张、充血,血管周围炎性细胞浸润,以淋巴细胞和浆细胞为主;灰质内神经细胞肿胀、碎裂、消失,尼氏体溶解;白质中髓鞘脱失、轴突变性;病灶中可见胶质细胞增生。脊髓损害严重时可软化形成空洞。

【临床表现】

急性脊髓炎可见于任何年龄,以青壮年居多,农村、重体力劳动者多见。男女发病率无明显差异。全年散在发病,冬春及秋冬相交时较多。多数患者神经系统症状出现前数天至1~2周可有发热、全身不适或上呼吸道、肠道感染的症状,或疫苗接种史。受凉、劳累、外伤等常为发病诱因。神经系统症状出现较急,有时可先有局限性背痛或胸腰部束带感,随后出现肢体麻木、无力等症状;亦可无任何症状下出现一个或双个下肢无力,并逐步向上发展,伴或不伴上肢无力,严重者可出现呼吸肌无力;在肢体无力同时常合并大小便障碍和感觉异常;多于数小时至数天内症状发作至高峰,出现脊髓横贯性损害症状。急性脊髓炎若同时累及脊膜时称为脊膜脊髓炎;同时累及脊膜及神经根时称为脊膜脊神经根脊髓炎。当脊髓损害节段呈上升性,在起病1~2天甚至数小时内逐步上升至延髓,或瘫痪由下肢迅速波及上肢甚至延髓支配的肌群,并出现吞咽困难、构音不良、呼吸肌瘫痪而死亡,称为上升性脊髓炎。累及脑膜者称为脑脊膜脊髓炎。

典型急性脊髓炎常具有以下特征:

1. 运动障碍　随脊髓损伤节段的不同,出现不同的运动障碍表现。早期出现脊髓休克症状。多数患者3个月后恢复良好。脊髓完全损伤者,脊髓休克期过后出现脊髓总体反射,提示脊髓功能预后较差。

2. 感觉障碍　脊髓病变平面以下所有感觉减退或消失,在感觉消失平面上缘常有感觉过敏带或束带感。随着病情好转,感觉平面逐渐下降,但较运动功能恢复慢,且较难完全消失。

3. 自主神经功能障碍　早期表现为无张力性神经源性膀胱及充盈性尿失禁。脊髓休克期过后,出现反射性神经源性膀胱。直肠括约肌功能障碍则表现为便秘或大便失禁。脊髓休克期尚有损害平面以下躯体无汗或少汗、皮肤干燥、苍白、发凉、立毛肌不能收缩等皮肤自主神经功能障碍。

辅助检查:腰椎穿刺显示椎管通畅、脑脊液白细胞数正常或轻度升高,以淋巴细胞为主;蛋白含量正常或轻度增高。部分患者脊髓MRI检查可见脊髓节段增粗,T2加权可见片状或髓内异常信号改变,病变严重者晚期可出现病变区脊髓萎缩。

推荐对所有疑似急性横贯性脊髓炎患者进行如下临床检查:全脊髓MRI(伴或不伴钆增强)、脑部MRI、脑脊液检查(包括细胞计数及分类计数、蛋白、葡萄糖、IgG指数、VDRL试验、寡克隆带、细胞学检查等);如MRI发现长节段脊髓病变者应进行神经-眼科评估、水通道蛋白4(aquaporin-4,AQP-4)IgG自身抗体、MOG自身抗体检测。另,维生素B_{12}水平、HIV抗体、梅毒血清学检查、血清抗核抗体、抗Ro/SSA和抗La/SSB抗体以及促甲状腺激素检查有助于鉴别诊断。

【诊断与鉴别诊断】

根据急性起病形式、病前1~2周感染史、脊髓横贯性损害表现、结合脑脊液检查和MRI检查结果,一般诊断不困难。本病需与急性炎症性脱髓鞘性多发性神经病、脊髓压迫症、脊髓血管病、代谢性和营养性脊髓病、脊髓肿瘤、放射性脊髓炎等疾病相鉴别。排除标准如下:①发病前10年内有脊髓放射线接触史;②病变范围符合脊髓血管分布;③脊髓表面异常流空信号提示脊髓动静脉畸形；④血清学或临床表现提示结缔组织病（结节病、白塞综合征、干燥综合征、系统性红斑狼疮、混合性结缔组织病等）；⑤中枢神经系统感染性疾病的表现，如梅毒、莱姆病、艾滋病、支原体及病毒感染等；⑥头颅 MRI 异常提示多发性硬化或存在视神经炎的临床表现。

确诊为急性横贯性脊髓炎后，应进一步把鉴别特发性横贯性脊髓炎与继发性横贯性脊髓炎。后者包括较少见的神经系统感染（如肠道病毒、疱疹、中枢神经系统莱姆病、支原体等）、系统性风湿病（如系统性红斑狼疮、干燥综合征）、副肿瘤综合征或多灶性神经系统疾病（如多发性硬化、视神经脊髓炎谱系病、急性播散性脑脊髓病等）。

【治疗】

治疗原则为减轻脊髓损伤，防治并发症，促进功能恢复，减少后遗症。

糖皮质激素是目前一线治疗药物。急性期可采用大剂量甲泼尼龙（30mg/kg，最大剂量为 1 000mg/d）静脉滴注，1 次/d，连用 3~5 天；或地塞米松 10~20mg 静脉滴注，1 次/d，10 天左右为一疗程。上述疗法结束后改用泼尼松口服，按每公斤体重 1mg 或通常成人以 60mg 开始计算，随病情好转可逐渐减量停药。如皮质激素无效可试用血浆置换。进展性急性横贯性脊髓炎或是伴有系统性自身免疫性疾病（如系统性红斑狼疮）患者可考虑静脉使用环磷酰胺（800~1 000mg/m^2，作为单次冲击剂量）。对于复发患者，需考虑长期免疫调节治疗，如吗替麦考酚酯或利妥昔单抗注射液治疗。

其他治疗：包括采用 B 族维生素、ATP、辅酶 A、胞磷胆碱、辅酶 Q_{10} 等治疗以改善神经营养代谢功能。及时治疗呼吸道和泌尿道感染，高颈段脊髓炎患者早期行气管切开。加强护理，防治并发症，及早进行康复治疗。

本病预后取决于损害程度、病变范围及并发症情况。多数患者在发病后 3~6 个月内恢复，少数遗留后遗症。急性上升性脊髓炎和高颈段脊髓炎预后差。5%~15%患者可出现复发。约 7%患者（多为年轻女性）可能演变为多发性硬化或视神经脊髓炎。

第二节　脊髓压迫症

脊髓压迫症（spinal cord compression）是由椎管或椎管内占位性病变压迫脊髓和/或供应脊髓的血管导致不同程度损害所产生的一组临床综合征。临床表现为压迫平面以下的肢体运动、感觉及自主神经功能障碍。按临床过程可分为急性、亚急性和慢性脊髓压迫症；按病变部位可分为髓内、髓外硬膜内以及髓外硬膜下脊髓压迫症。

【病因与发病机制】

脊髓压迫症是神经系统常见疾患，常见病因如下：

1. 肿瘤　约占脊髓压迫症 30%以上。绝大多数为起源于脊髓组织及其附属结构的肿瘤，其中神经鞘膜瘤最常见。亦可为起源于脊柱和其他器官的肿瘤，通过侵犯或转移至椎管内。转移性肿瘤最常侵犯胸段（70%），其次为腰段和颈段。成人以前列腺、乳腺、肺恶性肿瘤多见，也可见于淋巴瘤、白血病等血液系统肿瘤。儿童脊髓压迫症以成神经细胞瘤、Ewing 肉瘤、肾母细胞瘤、淋巴瘤、软组织肉瘤及骨肉瘤多见。

2. 炎症　脊柱邻近化脓性病灶可直接蔓延或医源性种植，也可由其他部位细菌感染性病灶血源性播散而来，形成髓外硬膜外急性脓肿或慢性真性肉芽肿，硬膜内和髓内少见。结核、寄生虫性肉芽肿等特异性炎症亦可造成脊髓压迫。各种原因导致的蛛网膜炎可引起脊髓与蛛网膜粘连或形成蛛网膜囊肿压迫脊髓。

3. 外伤　脊柱外伤常可直接合并脊髓损伤，或因脊柱骨折、脱位、椎间盘突出、椎管内血肿形成而致脊髓压迫。

4. 血管性疾病　脊髓血管畸形或自发性血肿可直接压迫脊髓。

5. 椎管狭窄　包括椎间盘突出、后纵韧带骨化症、骨关节融合、肥大性脊柱骨关节炎、先天畸形等。

【临床表现】

临床表现取决于不同的压迫原因及发展速度。急性脊髓压迫起病急骤，进展迅速，脊髓功能在数小时至数天内可完全丧失。慢性压迫起病隐匿，进展缓慢，早期症状多不明显。可分为三个阶段：压迫早期（根性神经痛期）、脊髓部分受压期和完全受压期。

1. 压迫早期（根性神经痛期）　亦称神经根刺激期。该期病变压迫仅引起脊神经及硬脊膜的刺激现象，而未累及脊髓。主要表现为根性痛或局限性运动障碍。疼痛部位局限于受累神经根分布的皮节区域，常提示脊髓病变的损害部位。早期多为单侧性，疼痛性质为电击样、刀割样、撕裂样、牵扯样或针刺感等，间歇性疼痛，每次发作数秒至数分钟。由于平躺时硬膜外静脉丛扩张，故疼痛可在平躺时加剧，并可因用力咳嗽、打喷嚏、排便等导致胸腹压力骤增的动作而诱发或加重。间歇期可完全正常，或受累节段出现感觉异常。后期可发展为持续性、双侧性根痛，伴感觉减退或缺失。根痛以髓外压迫者多见，髓内病变者少见。脊髓腹侧病变者可无根痛，而表现为运动神经根刺激症状，即相应支配肌群的肌束颤动、痉挛或易疲劳。

2. 脊髓部分受压期　脊髓受压平面以下的肢体运动、感觉及自主神经功能障碍。脊髓压迫症引起的运动障碍常为截瘫或四肢瘫，而单肢瘫及偏瘫少见，运动障碍常先于感觉障碍出现。脊髓丘脑束受累可导致该平面对侧向下 2~3 节段的痛、温觉障碍。后索受累可导致同侧深感觉障碍，其中以振动觉受损表现较早。括约肌功能障碍多出现在运动、感觉障碍后，如病变在脊髓圆锥，则括约肌功能障碍出现较早。因脊髓内各传导束有特征性排列方式，髓内和髓外病变所致的运动与感觉障碍出现的顺序有所不同，鉴别见表 23-9-2-1。

3. 脊髓完全受压期　脊髓功能已大部分丧失，表现为受压平面以下的运动、感觉、括约肌功能及皮肤营养障碍。

表 23-9-2-1 脊髓压迫症髓内、髓外鉴别要点

临床特征	髓内	髓外
起病与病程	较快、病程短	缓慢、病程较长
症状波动	少见	常有
根性疼痛	少、晚期偶见	根痛明显、早
感觉障碍	离心性、可感觉分离	向心性
运动障碍	离心性	向心性、常见半切综合征
棘突压痛	无	常有
括约肌障碍	较早出现	较晚出现
蛛网膜下腔阻塞	较晚、常不完全	较早、较完全
脑脊液生化	蛋白增高不显著	蛋白增高显著
脑脊液动力试验	一般无阻塞或部分阻塞	多呈部分或完全阻塞
脊柱 X 线摄片	常无变化	后期常有变化
脊髓造影	脊髓肿大	杯口状阻塞

影像学检查可发现病因，显示解剖结构，判断占位的位置及与脊柱、脊髓的解剖关系。可依据病情选择脊柱 CT、脊髓 MRI、放射性核素骨扫描及 PET 检测。脑脊液生化检查的细胞数多正常，如为炎症性病变可有白细胞增多。蛋白含量不同程度增高，压迫节段越低、程度越重、时间越长，蛋白增高越显著。脑脊液动力学检查可发现压力降低、椎管完全或不完全阻塞。临床怀疑脊髓压迫时应谨慎腰椎穿刺，尤其是动力学试验，否则可能加重脊髓压迫。

【诊断与鉴别诊断】

脊髓压迫症诊断思路如下：首先明确是否是脊髓压迫症，确定脊髓压迫的平面，再区分是髓内或髓外压迫及明确压迫的病因。

1. 脊髓压迫症早期常有根性疼痛，需与内脏疾病引起的疼痛相鉴别，如心绞痛、胸膜炎、胆囊炎、胃及十二指肠溃疡、肾结石等。出现脊髓疾病的体征后，应注意与脊髓蛛网膜炎、急性脊髓炎、脊髓空洞症等非压迫性脊髓病变鉴别。病史、症状体征、脑脊液及影像学检查等有助诊断。

2. 通过检查感觉、运动障碍的节段可确定脊髓压迫平面。脊髓造影、脊髓 CT 或 MRI 等影像学检查亦有助于定位。

3. 区分髓内或髓外压迫（表 23-9-2-1）。

4. 综合病史、临床表现及辅助检查，明确脊髓压迫的病因。

【治疗】

治疗原则是早期去除压迫病因，手术是唯一有效的治疗方案。对于肿瘤性脊髓压迫症，应根据不同肿瘤的类型和分期选择适合的治疗方法，放射治疗、化学治疗亦可作为选择。其他可选择的治疗方案有：糖皮质激素，减轻水肿、抑制炎症反应；二膦酸盐，通过抑制破骨细胞的活性，减轻骨质吸收破坏。除了病因治疗外，胸腰骶或颈胸腰骶支具、球囊扩张椎体成形术等可缓解疼痛等临床症状。

脊髓压迫症的预后与其病因、脊髓功能受损程度、受压平面的高低和治疗时机密切相关。多数病例经早期手术，预后良好。转移性肿瘤预后较差。

第三节 亚急性联合变性

亚急性联合变性（subacute combined degeneration）是指由于维生素 B_{12} 缺乏引起的神经系统变性疾病。病变主要累及脊髓后索、侧索和周围神经，临床表现为深感觉障碍、感觉性共济失调、痉挛性瘫痪及肢体末端感觉异常等，严重时视神经和脑白质亦可累及。

【病因与发病机制】

维生素 B_{12} 是核酸合成所必需的一种辅酶，主要作为甲基转移酶的辅基，参与体内甲基化反应，在正常血细胞生成及髓鞘形成中起重要作用。缺乏维生素 B_{12}，可造成神经系统中甲基转移反应障碍，导致相关核糖核酸和髓鞘合成障碍，而堆积的代谢中间产物则会破坏已形成的髓鞘。脱髓鞘病变还可进一步引发轴突变性，加重神经系统损伤。摄入的维生素 B_{12} 经胃酸的消化后必须与胃底壁细胞分泌的内因子合成稳定复合物，才能在回肠远端吸收，再与转钴胺素蛋白结合，最终被运送至组织中利用或储存于肝脏。任何环节异常均可造成其体内含量不足。

正常人维生素 B_{12} 日需求量仅为 2~3μg，缺乏的常见原因有：①摄入不足。长期严格素食。②吸收不良或障碍。萎缩性胃炎、胃大部切除术及内因子分泌先天缺陷等因素导致内因子缺乏或合成不足；自身免疫因素如壁细胞抗体、内因子自身抗体等；终末回肠盲肠切除、局限性肠炎等影响其局部吸收；寄生虫病（阔节裂头绦虫）、二甲双胍、秋水仙碱等药物也可阻碍维生素 B_{12} 的肠道吸收；血液中转钴胺素蛋白Ⅱ缺乏等导致维生素 B_{12} 运输、代谢障碍等。此外，N_2O（笑气）可作用于依赖维生素 B_{12} 的蛋氨酸合成酶，N_2O 麻醉或滥用可使维生素 B_{12} 的钴离子发生不可逆性氧化反应，使其失去生理活性，患者可出现感觉运动多灶性多神经病合并脊髓后索和侧索的损害。叶酸代谢中 N_5-N_{10}-亚甲基四氢叶酸还原酶缺乏也可产生相应症状和体征。

由于维生素 B_{12} 参与血红蛋白的合成，本病常伴有恶性贫血。

【临床表现】

多于中年以后起病，男女均可累及，亚急性或慢性起病，进展缓慢。如 N_2O 所致亚急性联合变性可急性起病，患者以年轻人为主。

神经系统临床症状及体征的变化依据脊髓及周围神经受累程度而定。多数患者首先表现为对称性的四肢末端感觉异常，以下肢为甚。感觉异常可向上伸展到躯干，出现束带感。

部分患者可出现 Lhermitte 征。脊髓后索变性时出现下肢振动觉、位置觉减退或缺失，以远端明显，患者主诉脚踩棉花感，行走不稳、易跌倒，闭目或在黑暗处症状明显，体检可发现感觉性共济失调症状，Romberg 征阳性。脊髓侧索变性可出现运动障碍，双下肢进行性无力、肌张力增高、腱反射亢进、病理征阳性，随病程发展可出现双下肢不完全性痉挛性截瘫。周围神经变性时，则出现手套-袜套样感觉减退，肌张力减退，腱反射减弱，早期病理征可为阴性。

视神经受损可出现在病程的任何时候，其他脑神经不受累，检查可发现 P_{100} 波延长，视力减退、视神经萎缩及双侧中心暗点。

少数患者晚期有括约肌功能障碍等自主神经功能损害。

部分患者可出现精神异常如易激惹、抑郁、幻觉、妄想、躁狂、行为异常等，认知功能减退甚至痴呆，味觉、嗅觉改变。此症可出现在无贫血和脊髓病的患者中。

部分患者合并轻至重度贫血，早期可合并乏力、厌食、腹泻、舌炎等症状。

多数患者血清维生素 B_{12} 含量降低（一般小于 100pg/ml）。由于人体内尚储备一定量的维生素 B_{12}，即使摄入或吸收维生素 B_{12} 异常，血清维生素 B_{12} 水平在一定时间段内仍可正常，可行 Schilling 试验反映维生素 B_{12} 吸收缺陷。血清中维生素 B_{12} 代谢相关产物甲基丙二酸、同型半胱氨酸含量升高也可辅助诊断维生素 B_{12} 缺乏。

脑脊液检查多数正常，少数可有轻度蛋白增高；部分患者神经电生理检查提示周围神经损害或体感诱发电位异常。部分患者脊髓 MRI 可出现多个椎体节段脊髓后索条带状 T2 加权高信号病灶，尤以颈胸段最为常见，横断面上可见特征性“倒 V 字征”，治疗后异常信号可消失。

【诊断与鉴别诊断】

根据中年以后亚急性或慢性起病，存在维生素 B_{12} 缺乏的相关诱因，进行性出现脊髓后索、侧索及周围神经受损的症状和体征，维生素 B_{12} 血清浓度降低，常伴有恶性贫血等特点，一般不难诊断。需要注意的是，N_2O 所致亚急性联合变性多见于年轻人，呈急性或亚急性起病。如诊断不明确，可行试验性治疗辅助诊断：血清维生素 B_{12} 缺乏伴血清中甲基丙二酸异常增加的患者，如给予维生素 B_{12} 治疗后血清中甲基丙二酸及同型半胱氨酸降至正常，则支持诊断。

本病需与非恶性贫血型联合系统变性（combined system disease of non-pernicious anemia type）、脊髓压迫症、多发性硬化、周围神经病变等疾病进行鉴别诊断。

中枢神经铜缺乏、糖尿病、梅毒，虽有不同病因与病理机制，但均可引起与本病类似症状，称为亚急性合并变性综合征。拟诊本病，但未能发现相应病因时应注意排查上述疾病，进行血清铜等项目检测。

【治疗】

关键在于早期诊断和及时用药。一旦确诊或拟诊本病应立即给予大剂量维生素 B_{12} 治疗。常用治疗方案为维生素 B_{12} 1mg 肌内注射或静脉注射，1 次/d，连续 2～4 周；然后逐步减量，总疗程 6 个月及以上；维生素 B_{12} 吸收障碍者则需终生用药。鉴于患者可能存在吸收障碍，应采用肠外给药方式。起病之后 3 个月内积极治疗，多数患者可完全恢复。

针对不同病因的治疗：尽可能去除维生素 B_{12} 缺乏的病因，改善饮食结构，贫血患者可服用铁剂如硫酸亚铁或 10% 枸橼酸铁胺溶液口服；有恶性贫血者，可补充维生素 B_{12} 的同时加用叶酸口服。胃液中缺乏游离胃酸的萎缩性胃炎患者，可服用胃蛋白酶合剂或饭前服稀盐酸合剂。过度吸入 N_2O 的患者应及时停用 N_2O，加强瘫痪肢体的功能锻炼，适当辅以针灸、理疗、按摩等康复治疗。

第四节　放射性脊髓病

放射性脊髓病（radiation myelopathy）是指电离辐射（X 射线或 γ 射线）引起的脊髓损伤，如同时造成脑部损伤称放射性脑脊髓病。放射性损伤可见于战争时期、核工业事故或医疗上的放射治疗后。本章介绍放射治疗后的放射性脊髓病。除脊髓及髓旁肿瘤放射治疗，头部、颈部及肺部肿瘤的放射治疗亦可能出现脊髓损伤。

【病因与发病机制】

放射性脊髓病的发病机制尚未完全明确，主要学说如下：

1. 直接照射损伤　放射线直接损伤细胞核染色质线粒体。剂量越大，细胞损伤程度越大。

2. 血管损伤　照射后血管通透性增高或引起阻塞性动脉内膜炎。

3. 胶质损伤　放疗引起少突胶质细胞 DNA 损伤，细胞在有丝分裂期凋亡，不能产生足够的髓磷脂，导致白质脱髓鞘病变。

4. 自身免疫反应　放射线作用于神经组织，使细胞蛋白或类脂类改变，产生新的抗原性，诱导自身免疫反应引起脊髓水肿、脱髓鞘改变或坏死。

【临床表现】

放射性脊髓病可分为短暂性放射性脊髓病（transient radiation myelopathy）和迟发性进行性放射性脊髓病（delayed progressive radiation myelopathy）。

短暂性放射性脊髓病：一般在放疗后 3～6 个月后出现，主要表现为四肢自发性感觉障碍。可出现 Lhermitte 征及下肢振动觉和位置觉障碍。数月后症状消失。

迟发性进行性放射性脊髓病：最常见。脊髓肿瘤放疗 2～3 年后出现的进行性脊髓病变。由于很多患者在脊髓病变完全表现出来前就死于恶性肿瘤，所以推测其发生率为 2%～3%。将热疗作为辅助治疗的肿瘤患者更易出现放射性脊髓病。临床表现为一侧或双侧下肢的感觉障碍，逐渐出现不完全性或完全性脊髓横贯性损害。

常见型：起病隐匿，通常表现为感觉障碍、Lhermitte 征或后背疼痛。单侧或双侧下肢无力通常出现在感觉缺失后。症状可有波动,总体日益加重。数周或数月后成为脊髓半切综合征,再发展为痉挛性四肢瘫或截瘫,伴二便障碍。

罕见型:①慢性进展性肌萎缩,也称为放射后运动神经元综合征。照射脊髓节段前角细胞支配肌群下运动神经元瘫,肌肉萎缩、无力,损害节段腱反射消失。与脊肌萎缩症类似。大多数患者起病一年内死亡。②急性横贯性脊髓病,少见。放疗后数小时内即发展为横贯性脊髓病导致截瘫或四肢瘫,随后病情处于静止状态。与急性横贯性脊髓炎类似,可能是较大的脊髓动脉发生血栓性闭塞或血供突然障碍。

【诊断与鉴别诊断】

有肿瘤放射治疗史,累积放射剂量超过正常,通常经过12~15个月潜伏期,个别潜伏期可长达60个月,出现放射野中的脊髓损伤表现,无肿瘤转移证据,应考虑本病。

本病潜伏期通常超过6个月。如小剂量放疗(<50Gy,分25次)且潜伏期少于6个月,应考虑其他病因或剂量失误。患者脑脊液多正常,椎管通畅,偶有淋巴细胞增多,蛋白轻度增高。脊髓MRI中可见损害节段脊髓T1加权低信号,T2加权高信号。早期脊髓出现水肿,增强显示不均匀强化。

本病需要与急性病毒性脊髓炎、多发性硬化、脊髓转移瘤、副癌性脊髓炎等疾病进行鉴别。

【治疗】

本病一旦发生,治疗效果欠佳,应注意预防,在放射治疗中尽量避免损伤脊髓。放射野内的结构应给予良好的防护,避免放射总量及每日分剂量过大。一般建议放疗总剂量<6 000cGy,分30~70天完成,每天剂量不超过200cGy,每周剂量不超过900cGy;或可选用立体定位体部放射治疗法(stereotactic body radiotherapy,SBRT),在影像指引下将高剂量的放射线精确作用于肿瘤部位。

已发生的放射性脊髓病尚缺少有效治疗措施。可采用地塞米松10mg/d,静脉滴注,7~10天后改用地塞米松5mg/d,静脉滴注,7~10天。继予泼尼松60mg口服,隔日一次,症状改善后可在6~8周内逐渐减完。激素治疗对放疗后6~24个月的损伤可能有效。其他治疗包括大剂量B族维生素或试用活血化瘀类中成药物。贝伐珠单抗(bevacizumab)、英夫利西单抗(infliximab)、红细胞生成素及干细胞治疗现也试用于治疗放射性脊髓损伤。

第五节 脊髓空洞症

脊髓空洞症(syringomyelia)是一种缓慢进展的脊髓疾病,主要特征是脊髓灰质内空洞形成及胶质细胞增生。由于脊髓丘脑束及前角细胞受压,临床表现为受损节段内分离性感觉障碍、疼痛、肌萎缩及营养障碍等。如空洞向上扩展到延髓和脑桥者称为延髓空洞症(syringobulbia)。

【病因与分类】

脊髓空洞症确切的病因尚未明确,目前认为可能由多种致病因素造成,其发生机制常见学说有Gardner流体动力学理论、Williams颅与椎管内压力分离学说、脑脊液脊髓实质渗透学说、肿瘤或蛛网膜炎后继发改变等。根据病因,脊髓空洞症主要分为以下几种类型。

1. 交通性 脊髓内空腔与第四脑室相通,伴第四脑室及脊髓中央管扩张,可能与第四脑室远端脑脊液循环障碍有关。

2. 非交通性 脊髓内空腔不与第四脑室相通。分为两种类型,其一最为常见,伴中央管扩张,可能与脑脊液循环在枕骨大孔处或以下受阻有关;其二为原发性脊髓实质内腔隙,既不与第四脑室相通,又不伴中央管扩张,可能机制为脊髓外伤、缺血、出血等病因引起蛛网膜炎,局部脑脊液循环受阻,脑脊液流入组织间隙形成腔隙。

3. 萎缩性腔隙 为脊髓萎缩和退行性变导致局部中央管扩张或形成微小空腔。

4. 肿瘤性腔隙 为脊髓内肿瘤或其他新生物变性后形成的腔隙,其内并非由脑脊液填充,而是蛋白含量较高的液体。

5. 特发性 未发现任何确切病因的脊髓空洞症。

【病理】

主要病理改变为脊髓内空洞形成和胶质增生,主要累及灰质和白质前联合处,继而向后角扩展,呈"L"形分布。可对称或不对称地累及前角,继而可进一步压迫脊髓白质,累及侧索和后索较少见。脊髓外形呈梭形膨大或萎缩变细,空洞壁不规则,由环形排列的胶质细胞及纤维组成。空洞形成早期,囊壁多不规则,存在退变的神经胶质细胞。空洞形成已久,周围胶质增生及肥大星形细胞形成致密囊壁,空洞周围可见透明变性的异常血管。空洞内液体充填成分与脑脊液相似,如果蛋白含量增高则呈黄色。

【临床表现】

脊髓空洞症以C_3~T_9多见,亦可延伸至脑干至脊髓圆锥。患病率约为(1.94~8.2)/10万,男性较女性略多。患者多于20~30岁起病,临床表现与空洞的位置和受累结构相关,最主要的体征是单侧或双侧节段性的分离性感觉障碍。其主要临床表现如下:

1. 病变节段分离性感觉障碍 空洞常发生于中央管背侧单侧或双侧后角底部,出现单侧或双侧分离性感觉障碍。病变最常累及下颈段及上胸段,故感觉障碍常见于上肢,常以一侧手部的痛温觉障碍首发,而触觉及深感觉正常或接近正常,呈现节段性分离性感觉障碍。若病变累及前联合时也表现双侧节段性痛、温觉缺失。在痛觉缺失区内可发生自发性灼痛、钝痛或撕裂样疼痛,可出现在50%以上患者中。如空洞延伸可出现面部(向上累及三叉神经及神经核)和下肢感觉异常(向下累及下肢感觉传导束)。

2. 病变支配节段下运动神经元损害,病变平面以下上运动神经元损害 前角细胞受累时,出现所支配肌肉萎缩、乏力、肌张力减退、腱反射减低,可伴有肌束震颤。如累及皮质脊髓束,病变平面以下肌张力增高、腱反射亢进、病理征阳性。颈胸段脊髓空洞症常见,但很少出现脊髓长束损害表现,仅在晚期可出现。腰骶髓空洞少见,多为单侧性,少数伴有二便及性功能障碍。

3. 病变节段营养障碍　病变节段分布区无痛性溃疡、瘢痕、水肿、多汗征、神经病性关节（Charcot 关节）炎、终末指（趾）节无痛性坏死脱落（Morvan 征）等，晚期可有神经源性膀胱和二便失禁。

4. 延髓受累症状　延髓空洞症常单侧受累，患者可有眼球震颤、眩晕、面步态不稳、三叉神经核性分离性感觉障碍、一侧声带和软腭麻痹、单侧舌肌萎缩和纤颤。

5. 枕骨大孔区压迫症状　伴有脑干和枕骨大孔区的发育异常者（如 Arnold-Chiari 畸形、颅底凹陷等）可出现颈神经根症状、小脑症状及后组脑神经症状。

6. 其他　脊髓空洞常伴发脊髓侧凸、颈肋、脊柱裂、高腭弓等多种先天畸形。

【诊断与鉴别诊断】

成年隐匿起病、缓慢进展的节段性分布的分离性感觉障碍、肌无力、肌萎缩及皮肤、关节营养障碍，结合 MRI 等影像学可诊断。

脊髓 MRI 对本病诊断具有重要意义。T1 加权表现为脊髓中央边界清晰的长管状低信号，T2 加权表现为高信号；若空洞壁由于洞内液体长期压迫刺激引起胶质增生形成隔膜，空洞呈腊肠样或结肠袋样。部分患者空洞内可出现流空现象，表现为 T2 加权显示空洞内无或低信号影。

患者脑脊液检查多正常，空洞较大造成脊髓腔部分梗阻时脑脊液蛋白可增高。

本病需与颈椎病、运动神经元病、脊髓内肿瘤、胸廓出口综合征鉴别。

【治疗】

本病进展缓慢，目前尚无特效疗法。

1. 手术治疗　目的是扩大后颅窝容积，解除受压或梗阻，切除肿瘤或纠正畸形等病因治疗，以及减轻脊髓腔内压力。手术指征为：①临床症状、体征进行性加重；②存在需要手术治疗的原发疾病并引起症状；③空洞/脊髓比值大于 50%~70%。手术方案有枕大孔减压术、脊髓积水腔-蛛网膜下腔分流术、第四脑室出口造瘘术、脑室-腹腔分流术、脊髓内空腔-腹腔分流术、原发疾病手术等。手术治疗可稳定和改善症状，但远期疗效不肯定。

2. 其他治疗：可予 B 族维生素、ATP、辅酶 A 等对症治疗；神经性疼痛长期存在者，可予以卡马西平、加巴喷丁、普瑞巴林等治疗。感觉消失的患者应当防烫伤或冻伤，辅助被动运动、体疗、理疗、针灸等有助于恢复神经功能、防止关节挛缩。

推荐阅读

1. 吕传真，周良辅. 实用神经病学［M］. 4 版. 上海：上海科学技术出版社. 2014：873-877.

2. STERNBERG M L, GUNTER M L. Syringomyelia［J］. J Emerg Med, 2017, 53(2)：e31-e32.

第十章　周围神经病

第一节　概　　述

周围神经包括脑神经、脊神经和自主神经。周围神经病（peripheral neuropathy）是指周围运动、感觉和自主神经元或其轴索的功能障碍和结构病变。

周围神经纤维的变性主要有两种：①轴突变性。轴突首先死亡，继而髓鞘破坏，神经冲动完全阻滞。②节段性脱髓鞘。神经纤维发生局限性髓鞘及破坏而轴索基本正常；病变呈斑点状，有些髓鞘和施万细胞破坏、有些正常；节段性脱髓鞘是早期病变，可以逆转。髓鞘再生有赖于施万细胞，施万细胞死亡可引起继发性轴突死亡；反之，轴突变性也可引起继发性脱髓鞘。

部分周围神经病（神经炎）定性见本篇第一章“概论”。

周围神经的定位诊断应根据该神经支配的感觉分布和支配肌肉的瘫痪来决定，所以应了解神经根的节段性分布以及神经丛（臂丛、腰骶丛）、单神经损害的临床特点。不同病变部位的电生理鉴别诊断见表 23-10-1-1。

角膜共聚焦显微镜可检查角膜上的末梢神经数目和密度。皮肤活检也可反映体神经末梢的密度和数量。周围神经的活检病理和特殊免疫组化染色等可帮助定性。

神经传导检查主要用于明确：①是否有周围神经损害；②单根神经损害还是多根单神经损害或多发性周围神经病；③运动纤维还是感觉纤维损害；④髓鞘损害还是轴索损害。电刺激引出的复合神经和肌肉动作电位，是判断周围神经系统功能的可靠手段。但是常规神经传导检查无法查出近端神经节段和小纤维损害等。

1. 运动神经传导检查的方法

（1）在神经行径的两点或多点进行超强刺激，并在该神经支配的相应肌肉上用表面电极记录复合肌肉动作电位（compound muscle action potential，CMAP）。

表 23-10-1-1　不同病变部位的电生理鉴别诊断

病变部位	针电极改变	神经传导改变
运动神经元	广泛(多个体区和节段支配肌)的神经源性损害	运动传导速度正常;CMAP 波幅可降低;感觉传导正常
神经根病	单个神经根支配肌呈神经源性损害	运动传导速度正常;该神经根支配肌的 CMAP 波幅可降低;感觉传导正常
神经丛病	受累神经丛支配肌呈神经源性损害	运动传导速度正常或减慢;该神经丛支配肌的 CMAP 波幅降低;源于该丛的感觉神经 SNAP 波幅降低
单神经病	单根神经支配肌呈神经源性损害	该神经的运动和感觉传导异常
对称性多发性周围神经病	神经源性损害,以远端肌为重	运动和感觉神经传导速度减慢和/或波幅降低,远端神经为重
肌肉病变	肌源性损害	运动传导速度正常;CMAP 波幅正常或降低;感觉传导正常

注:CMAP. 复合肌肉动作电位;SNAP. 感觉神经动作电位。

(2) 通常记录电极放在肌腹,参考电极放在肌腱。常用的分析参数包括潜伏期、波幅、时限和传导速度。潜伏期指从神经受到电刺激直至肌肉出现 CMAP 所用的时间。波幅指基线到负峰(负峰值)或者负峰到正峰(峰峰值)的振幅,通常用 mv 表示。时限指动作电位从离开基线到回复基线所需的时间,单位是 ms。如果在运动神经行径的两个不同点都给予刺激,则可得到两个具有不同潜伏期的形态相似的 CMAP。两个潜伏期的差值就代表了神经冲动在两点之间传导所需要的时间,即传导时间。将两个刺激点之间的距离除以传导时间,就得到了该运动神经在这两点之间的传导速度,单位为 m/s。

异常的运动传导包括 CMAP 波幅降低、传导速度减慢、远端潜伏期延长以及传导阻滞。CMAP 波幅降低提示运动轴索损害;传导速度减慢提示脱髓鞘性周围神经病;远端潜伏期延长提示脱髓鞘性周围神经病或远端卡压性神经病;传导阻滞由严重的节段性脱髓鞘损害导致。

2. 感觉神经传导检查的记录电极置于被检神经支配的皮区,在该神经上刺激可以引出感觉神经动作电位。异常的感觉传导有波幅降低、传导速度减慢和远端潜伏期延长。其临床意义与运动传导相仿。

3. 针极肌电图检查　通过将针电极插入被检肌来记录肌肉在放松和收缩状态下的电活动。观察到四个部分:针电极插入肌肉时的插入电位,放松状态下的电活动,肌肉轻度收缩时的运动单位电位(motor unit action potential,MUP)和用力收缩时运动单位的募集情况。分析这四个结果可用于评价组成运动单位的各个解剖结构如前角细胞、周围神经和肌肉的病理生理状态。

异常肌电:自发活动主要有纤颤电位和正锐波、束颤电位以及肌强直电位。束颤电位多见于运动神经元病和慢性神经或神经根损害。正常人可有少量的束颤电位。肌强直电位波幅由高到低、发放频率由快到慢,声音类似"俯冲的轰炸机",多见于肌强直疾病、酸性麦芽糖酶缺乏症等。

用针电极可记录到由一个运动单位所支配的数条肌纤维共同产生的电活动,称为运动单位电位。轻收缩时记录并分析单个 MUP 的发放。神经源性损害时,MUP 表现为长时限高波幅并伴有相位的增多;肌肉病变时 MUP 多呈短时限低波幅,也常伴有多相电位增多。随着肌肉自主收缩力量的增大,MUP 发放数量会增多,频率会加快,这一过程称为 MUP 的募集。神经源性损害时,由于运动轴索或神经元数量的减少,MUP 的募集也减少;肌肉病变时运动单位数目并无减少,因而会出现与肌力并不相称的募集反应,称为早募集。

第二节　单神经病

乔　凯

一、视神经炎

视神经炎(optic neuritis)包括视乳头炎(papillitis)和球后视神经炎(retrobulbar neuritis)。前者炎症损害视神经炎前部眼球内的视乳头;后者炎症损害眼球后的视神经。

【病因】

病因众多。参见表 23-10-2-1。

表 23-10-2-1　视神经炎病因

分类及相关疾病
1. 免疫性:视神经脊髓炎、多发性硬化、牛痘、狂犬病等预防接种后脑脊髓炎、白塞综合征
2. 感染性:病毒感染(带状疱疹、传染性单核细胞增多症)、弓形虫病、脑膜炎(梅毒、结核、结节病、隐球菌等)
3. 血管性损害:糖尿病、高血压病、动脉硬化、巨细胞动脉炎或其他血管炎、微栓塞和眼动脉梗死
4. 中毒性:甲醇、大量饮酒、氰化物、药物(氯霉素、乙胺丁醇、双硫仑、布洛芬、氯喹)
5. 代谢性:维生素 B_1 或维生素 B_{12} 缺乏、急性卟啉病
6. 遗传性
7. 放射性
8. 不明原因

【临床表现】

多发于青壮年。老年人、儿童也可发病。急性起病。2/3患者累及双眼。数天内疼痛和眼球压痛。视力减退或完全失明。瞳孔直接对光反射可消失。早期视野检查出现中心暗点、旁中心暗点等改变。视神经乳头炎者眼底检查有乳头水肿、轻度隆起、边缘模糊不清、静脉充盈淤血,其周围有点片状出血;视网膜可水肿、出血和渗出。

轻症者视力迅速恢复,一般经2~3周正常。眼底所见改善,视乳头恢复正常,色泽略淡。重者需1~2周出现光感,好转缓慢,视乳头萎缩,预后较差。

球后视神经炎也为急起视力减退,眼底无异常,很少有客观体征。视野可能缺损,视觉诱发电位潜伏期延长。

【诊断与鉴别诊断】

视力减退患者根据上述眼底、视野和视觉诱发电位检查不难诊断。急性视神经炎诊断后必找寻病因。

视神经乳头炎与视乳头水肿的区别参见表23-10-2-2。

表23-10-2-2 视神经乳头炎与视乳头水肿的区别

鉴别点	视神经乳头炎	视神经乳头水肿
发病情况	可以是单眼发病	几乎都是双眼
疼痛	有眼痛、眼球压痛、转动时疼痛加剧	无眼痛和眼球压痛
视力	视力早期迅速减退	视力早期正常,晚期可明显减退
视野	有中心暗点	仅有生理盲点的扩大
视盘隆起	视盘隆起多在3个屈光度以内	视盘隆起多超过3个屈光度
血管	眼底静脉不扩张,出血轻微	眼底静脉扩张,出血显著

【治疗】

病因治疗。急性期静脉滴注地塞米松10mg/d或甲泼尼龙500mg/d。急性1~3周用泼尼松60mg/d,以后逐渐改量。

二、特发性面神经麻痹

特发性面神经麻痹(idiopathic facial palsy)或称贝尔麻痹(Bell palsy)。

【病因】

病因不明。从患者面神经外膜分离出单纯疱疹病毒,也有为面神经管内骨膜处炎性、水肿、压迫面神经,导致供血不足的面神经损害。糖尿病和妊娠后期是本病的危险因素。

【临床表现】

发病率23/10万,可发生于任何年龄,以20~40岁最为多见。一侧性多见,双侧者甚少。通常急性起病,有的患者在起病前几天有同侧耳后、耳内、乳突区轻度疼痛。

病侧面部表情肌瘫痪,前额皱纹消失、眼裂扩大、鼻唇沟平坦、口角下垂、面部被牵向健侧。面部肌肉运动时,因健侧面部的收缩牵引,使上述体征更为明显。病侧不能做皱额、蹙眉、闭目、露齿、鼓气和吹口哨等动作。鼓气和吹口哨时,因患侧口唇不能闭合而漏气。进食时,食物常滞留于病侧的齿颊间隙内,并常有口水自该侧淌下。闭目时瘫痪侧眼球转向上内方,露出角膜下的白色巩膜,称贝尔(Bell)现象。泪点随下睑而外翻,使泪液不能正常吸收而致外溢。

除上述症状外,不同部位的面神经损害出现不同临床症状:①膝状神经节前损害。因鼓束神经受累,出现舌前2/3味觉障碍、镫骨肌分支受累,还有听觉过敏、过度回响。②膝状神经节病变。除表现有面神经麻痹、听觉过敏和舌前2/3味觉障碍外,还有耳廓和外耳道感觉迟钝、外耳和耳廓内出现疱疹,称亨特综合征(Hunt syndrome),系带状疱疹病毒感染所致。③茎乳孔附近病变,则出现上述典型的周围性面瘫体征。

大约80%的患者在46天左右基本恢复正常,味觉常在运动功能之前恢复。余者约有1/3患者为部分瘫痪,2/3为完全性瘫痪。后遗有面部连带动作、面肌痉挛和挛缩。由于面容变化,患者有心理障碍。

肌电图的面神经传导测定有助于判断预后。病后3个月测定为失神经支配,疾病恢复困难。

【诊断与鉴别诊断】

根据病史和面部损害的特殊性表现诊断不难,但必须与引起周围性面神经麻痹的其他疾病鉴别,如吉兰-巴雷综合征、莱姆病、中耳炎并发症、脑膜炎、桥小脑角肿瘤、脑血管病中的中枢性面瘫。中枢性面瘫仅限于病变对侧面下部表情肌麻痹,而上部肌肉不受损害,并伴肢体瘫痪。

【治疗】

本病有相当的自愈率。急性期泼尼松10mg/次,3次/d,1周后逐渐减量。1个月时减完。也可应用阿昔洛韦、B族维生素。

急性期茎乳孔附近红外线或短波透热。急性期患眼处用眼药膏和眼罩保护角膜。尚无急性期手术解除神经压迫有效的证据。恢复期应用针灸。面-舌下、面-副神经吻合术可改善面肌运动。

三、动眼神经损害

动眼神经损害(lesion of the oculomotor nerve)。

【病因】

后交通动脉瘤、颈内动脉虹吸段梭形膨大、糖尿病、小脑幕裂孔疝、脑膜炎、动眼神经炎等。

【临床表现】

眼睑下垂、复视和眼球活动障碍。见表23-10-2-3。瞳孔散大者近视模糊。

【治疗】

明确病因后对因治疗。动脉瘤者栓塞或手术治疗,颅底肿瘤者手术和/或放射治疗。炎症者用糖皮质激素,辅以B族维生素治疗。

四、展神经损害

展神经损害(lesion of the abducens nerve)。

【病因】

外伤、鼻咽癌颅底转移、脑桥梗死、颅底肿瘤和脱髓鞘性病、岩骨尖综合征、脑膜炎、展神经炎、糖尿病、颅内压增高等。

【临床表现】

患侧眼球内斜视,外展运动受限或不能,有复视(表 23-10-2-3)。

【治疗】

参见本节“动眼神经损害”。

表 23-10-2-3　单根眼球运动神经损害的临床表现

神经损害	受累眼肌	眼睑	眼球活动障碍	患眼球位置	瞳孔大小和对光反应
动眼神经	上睑提肌、上直肌、下直肌、内直肌、下斜视、眼内瞳孔括约肌、睫状肌	上睑下垂	向上、下内收	眼球下外方斜视	瞳孔散大 光反应消失 调节反应消失
展神经	外直肌	—	外展不能	眼球内斜视	—
滑车神经	上斜肌	—	外下方活动受限	眼位稍偏下	—

五、前庭神经元炎

前庭神经元炎(vestibular neuronitis)。

【病因】

上呼吸道感染、腮腺炎或带状疱疹可引起。有原因不明者。

【临床表现】

青年或成人多见。儿童和老年人偶有发病。

晨起突发严重眩晕,也有患者发病前 1~2 天中数次发作短暂眩晕。眩晕在数分钟或数小时内十分严重,伴恶心、呕吐、可向病侧倾倒。患者被迫静卧不动。头部转动可加重眩晕。无耳鸣和耳聋。前庭功能测定仅单侧受损,指示患侧前庭。

体检时患者害怕转动头部,可加重眩晕。向健侧自发性水平眼震。双侧听力无异常。头快速向病灶侧时前庭-眼球反射消失。

严重眩晕数日或数周内好转。有些可留有数月头晕。

【诊断与鉴别诊断】

本病可有感染的前驱疾病,突发严重眩晕、无耳鸣和听力减退。一次发病后眩晕持续时间很久。

梅尼埃病无感染性前驱疾病,突发严重眩晕伴耳鸣和多次发病后听力减退,一次发病后数小时缓解。

【治疗】

急性期抗组胺药物如异丙嗪、氯硝西泮等可有助于缓解症状。泼尼松 20~30mg/d,治疗 3 周,可加速恢复。可进行前庭功能锻炼,也可应用倍他司汀。

六、桡神经损害

桡神经是臂丛神经后束的直接延伸,纤维来自颈$_5$~颈$_8$ 神经根前支,支配上臂和前臂的伸肌、前臂旋后肌、拇长展肌和肱桡肌以及前臂桡侧、拇指背侧及第一、第二掌骨间隙背侧皮肤。桡神经最容易受损伤的部位在肱骨桡神经沟,其次为前臂穿过旋后肌的部位(后骨间神经)。

【病因】

桡神经损害(radial neuropathy)可由外伤、卡压、上臂药物注射、骨折、肿瘤等多种原因引起。桡神经沟处的损伤多由长时间受压所致,所谓的“周六晚麻痹”(Saturday night palsy)是由于在疲劳或醉酒的状态下熟睡,外力将桡神经压迫于肱骨导致神经损伤。后骨间神经损害也可见于痛性臂丛神经病。

【临床表现】

桡神经沟处的损害主要表现为垂腕和垂指,拇指不能伸直外展;感觉异常分布于手背和前臂桡侧。由于肱三头肌肌支起始于神经沟以上,因此伸肘不受影响。后骨间神经是纯运动分支,支配前臂的指伸肌群。后骨间神经损害只有垂指而没有垂腕和感觉障碍,但常伴有肘部和前臂疼痛。

【诊断与鉴别诊断】

临床表现为伸肘、伸腕和伸指无力伴有桡神经支配皮区的感觉异常应考虑该神经损害。鉴别诊断包括 C_7C_8 节段受累的颈椎病(同样可引起伸肘和伸指无力),臂丛后束损害以及表现为桡神经病变的更为广泛的神经损害如痛性臂丛神经病和遗传性卡压易感性周围神经病。电生理检查有助于桡神经损害的诊断并明确病变部位和程度。

【治疗】

外部压力引起的桡神经损伤多可自行恢复,如果仅仅是神经失用 6~8 周会改善,发生轴索断伤则需要数月时间。如有神经断伤或局部肿块压迫则需要手术干预。

七、正中神经损害和腕管综合征

正中神经由来自 C_5~T_1 神经根前支的感觉运动纤维组成,支配旋前圆肌、前臂桡侧屈腕和屈指肌以及手部的拇短展、拇短屈和拇对掌肌。感觉支分布于手掌桡侧半和拇指、示指、中指和环指的桡侧半。正中神经损害(median neuropathy)以腕管综合征(carpal tunnel syndrome,CTS)最为常见,前臂的旋前圆肌综合征、前骨间神经损害以及上臂的正中神经损害都较为少见。

【病因】

正中神经损害可由外伤、卡压、骨折、血管炎性病变、上臂或前臂血管介入操作、神经旁软组织肿块或神经肿瘤等多种原因引起。CTS是最常见的神经局部卡压性疾病，由于正中神经经过腕管结构（由上方的腕横韧带和下方六块腕骨构成，正中神经和其他9根前臂屈肌腱行于其中）受压导致。正中神经在前臂近端穿过旋前圆肌时受到卡压导致旋前圆肌综合征。

【临床表现】

CTS好发于中老年女性。临床症状包括桡侧3个半手指麻木、刺痛，夜间更为明显，患者常有夜间"麻醒"的经历，甩手可暂时缓解症状。有时疼痛可放射到前臂甚至肩部。严重时大鱼际萎缩。旋前圆肌综合征时患者前臂疼痛，手部桡侧（包括手掌和手指）感觉减退，腕和拇指、示指、中指不能屈曲，拇指不能对掌和外展，大鱼际萎缩。前骨间神经是正中神经在肘部发出的纯运动分支，损害时拇指、示指和中指远端指间关节屈曲不能从而患者无法用拇指和示指做出标准的"O"形。

【诊断与鉴别诊断】

CTS需与颈椎病鉴别，神经传导检查有助于CTS的诊断。

【治疗】

CTS的治疗可分为非手术治疗和手术减压治疗。前者包括腕部夹板固定和腕管内糖皮质激素注射。保守治疗无效或重度CTS患者可行外科减压术。

八、尺神经麻痹和肘管综合征

尺神经主要由C_8和T_1神经根前支组成，支配尺侧屈腕、屈指肌和手部的小鱼际和骨间肌，感觉纤维支配小指、环指的尺侧半以及手掌尺侧皮肤。尺神经在肱骨内上髁后方尺神经沟处十分表浅，手可扪及，以后入肘管。尺侧腕屈肌在肘后有两个头，一头起自尺骨鹰嘴，另一头起自肱骨内上髁，两头合并处有增厚筋膜，形成肘管的顶部；肘关节的内侧韧带形成肘管的底部。尺神经损害（ulnar neuropathy）以肘管综合征（cubital tunnel syndrome）为多，其次为在腕尺管的损害。

【病因】

肘管综合征病因很多。如肱骨远端骨折、尺骨鹰嘴骨折、外伤、肘外翻畸形、Charcot关节、肱骨内上髁发育不良，长期以肘支撑劳动的慢性损伤、肘管内腱鞘囊肿和慢性炎症。腕部损害可由腕部骨折、囊肿或职业性腕部反复受压引起。

【临床表现】

轻度肘管综合征患者可仅有尺侧手掌和一个半手指（小指和环指的尺侧半）麻木。更严重的患者会出现尺神经支配手部肌肉萎缩和无力，萎缩以小鱼际和虎口明显，无力表现为各指不能分开或并拢、拇指内收和4、5指屈曲和伸直不能。尺神经腕部损害依据其卡压部位可有多种临床表现。腕尺管近端损害时尺神经感觉和运动纤维均受累，患者既有尺侧一个半手指麻木又有手肌无力。腕尺管远端损害可以仅累及运动支或感觉支。

【诊断与鉴别诊断】

根据尺侧一个半手指麻木和尺神经支配肌萎缩和无力可以诊断尺神经病。鉴别诊断包括臂丛下干或内侧束损害，C_8和T_1神经根损害。

【治疗】

肘管综合征的治疗可分为非手术和手术减压治疗。非手术治疗包括使用肘部和腕部护垫以及防止肘、腕关节过度屈曲的夹板。保守治疗无效可行尺神经减压术和移位术。

九、腓总神经损害

腓总神经来源于$L_4 \sim S_1$神经根前支，支配胫骨前肌群、腓骨肌和趾短伸肌以及小腿和足背外侧面皮肤。腓总神经损害（common peroneal neuropathy）是下肢最常见的单神经病。腓骨颈或腓骨头处压迫最常见。

【病因】

腓骨骨折、膝部绷带或石膏固定过紧、刀割或钝器伤、腘窝肿瘤或囊肿、习惯性双腿交叉盘坐或从事需久蹲的职业。也有原因不明。

【临床表现】

最主要的临床表现为足下垂伴腓骨肌和胫骨前群肌肉萎缩，行走时呈"跨阈步态"（高抬腿，足落地时足尖着地）。感觉障碍分布于足背和小腿前外侧以及第一、二足趾间。

【诊断和鉴别诊断】

需与其他原因引起的足下垂鉴别，如L_5神经根损害，腰骶干和骶丛损害、坐骨神经损害以及下肢起病的运动神经元病。

【治疗】

非外伤性的腓总神经损害尤其是有局部受压病史的患者可以先行保守治疗并进行临床随访，部分患者数月内自行恢复。保守无改善可行手术探查和减压。

第三节　神经丛病和多脑神经病

乔　凯

一、臂丛神经病

臂丛（brachial plexus）是人体最为复杂的周围神经结构。$C_5 \sim T_1$脊神经前支出椎间孔后组成上（C_5、C_6）、中（C_7）、下（C_8、T_1）三个神经干，下行至锁骨以下腋窝上部围绕腋动脉形成内侧束、外侧束和后束。各束在腋区下部再分支形成支配上肢的腋神经、桡神经、肌皮神经、正中和尺神经等。直接从神经干发出的有肩胛上、肩胛背和胸长神经。臂丛神经支配上肢和肩背部以及胸部的运动和感觉。

【病因】

外伤是成人和儿童臂丛神经病（brachial plexopathy）最主要的原因，包括工业事故、高处坠落、高速运动碰撞、运动损伤、长时间背负重物、牵拉伤、刀割或弹伤，常伴有损伤部位血管损坏和骨折。非创伤性臂丛损害包括肿瘤、放疗、胸廓出口综合征、特发性炎性或代谢性疾病等。

【临床表现】

臂丛损害主要表现为受累神经支配区的麻木和无力。全臂丛损害时受累上肢呈下运动神经元瘫痪。肩、肘、腕、手活动不能伴肌肉萎缩、上肢感觉消失。耸肩保留（副神经支配）。全臂丛损害比较少见，多数患者以臂丛的某个区域损害为主，引起多根神经共同受累的模式，如上干损害表现为肩外展不能（冈上肌和三角肌），屈肘无力（肱二头肌和肱桡肌），肩部和手臂外侧麻木；下干损害表现为手部肌肉无力萎缩，屈指伸指和屈腕肌力减退，感觉障碍集中于手部尺侧，前臂和上臂内侧。臂丛神经病很少仅累及单根神经（痛性臂丛神经病除外）。

【诊断】

局限于臂丛范围内的多根神经损害提示臂丛神经病。熟悉臂丛解剖和各分支神经损害的临床表现有助于临床定位。肌电图检查可以对臂丛损害进行精确定位。CT/MRI 和臂丛神经超声检查有助于发现臂丛损害的潜在病因。非创伤性臂丛神经病需与颈椎病相鉴别。

【治疗】

臂丛神经病以病因治疗为主。病因不明可用泼尼松和 B 族维生素治疗。

二、胸廓出口综合征

胸廓出口区是由胸廓上部第 1 肋骨、前方的胸骨上段、后方的第 1 胸椎组成的腔，臂丛神经及锁骨下动静脉在该区域受到先天或后天继发因素压迫所致的综合征称为胸廓出口综合征（thoracic outlet syndrome，TOS）。臂丛神经受压引起神经性 TOS，血管受压引起血管性 TOS。

【病因】

常由于颈肋、第七颈椎横突过长、肿瘤、斜角肌纤维束带、骨折后移位增生、胸小肌间隙韧带增生等原因导致。

【临床表现】

本病好发于女性。20~40 岁多见。单侧多见。

下干型 TOS 最为常见，感觉症状以手的尺侧和前臂内侧疼痛或麻木为多见。运动障碍表现为大小鱼际（大鱼际更为明显）和骨间肌无力萎缩，严重时手部功能障碍。偶有 Horner 征。

血管受压时患侧肢体可有疼痛和发绀，脉搏减弱或消失，雷诺现象。

过度外展试验可发现血管受压体征：取端坐位，检查侧上肢上臂外展略大于 90°，前臂上举呈 90° 直角，并外旋 90°，然后颈过伸、头转向对侧。如果检查侧桡动脉搏动消失，则为阳性。

【诊断与鉴别诊断】

成人出现臂丛（单侧多见）范围内感觉和运动障碍的症状，并有锁骨下动静脉血流受阻表现（主要为桡动脉搏动消失或减弱）均应考虑本病。电生理有助于神经性 TOS 的诊断。胸部 X 线检查可以发现骨性结构异常，CT/MRI 可以进一步了解局部解剖结构的细节，血管造影可明确血管性 TOS。TOS 需与 CTS、尺神经病、颈椎病、脊髓空洞症鉴别。

【治疗】

病因治疗为主，可以先行物理治疗和保守治疗，无效或患者有进行性加重的无力和麻痛时可行胸廓出口减压术。

三、新生儿臂丛神经麻痹

新生儿臂丛神经麻痹（neonatal brachial plexus palsy，NBPP）多数与难产和产伤有关（尤其是肩难产），但也有产前因素的报道。可能的机制包括牵拉、压迫和缺氧等。

【临床表现】

产后婴儿患侧上肢动作减少。NBPP 按照损害部位可分为三型。

1. 上干或上中干型（Erb-Duchenne 型）　最为多见，表现为上肢内收内旋、肘关节伸直位不能屈曲、腕和手部活动尚好。

2. 下干型（Klumpke 型）　最为少见，表现为手指和手不能活动和屈伸、肩肘关节活动良好、常有 Horner 征。

3. 全臂丛型　整个上肢不能活动，有 Horner 征。

【诊断与鉴别诊断】

新生儿出生后上肢活动减少时应考虑本病。电生理检查有助于 NBPP 的诊断和损害部位以及严重程度的评估；神经影像可以发现近端神经根撕脱的证据。该病需与分娩时造成的婴儿骨关节损伤，各种原因引起的脑性瘫痪等鉴别。

【治疗】

与其他周围神经损伤相同，NBPP 按照神经损害程度也可分为神经失用，轴索断伤和神经断裂三种。部分婴儿臂丛神经损伤可自愈，尤其是仅有神经失用和轴索断伤时。对于 3~9 个月内无功能恢复的患儿可进行手术探查和修复。病后 2~5 年者应考虑神经移植。

四、放疗后臂丛损害

放疗后臂丛神经病（brachial plexopathy after radiation therapy）多发生于乳腺癌、肺癌或头颈部肿瘤在臂丛临近区域（腋窝和锁骨上窝）放射治疗后数月到数年，且与照射剂量密切相关。

【临床表现】

患者主要以受累神经支配区的麻木和无力为主诉，少数患者可有疼痛。上干损害多见，也有全臂丛损害。

【诊断与鉴别诊断】

臂丛部位有大剂量放疗病史，潜伏一定时间后出现臂丛损害症状应考虑本病。需与肿瘤局部转移或浸润引起的臂丛神经病相鉴别，后者多侵犯臂丛神经下干且患者有明显的疼痛和淋巴结肿大压痛。肌电图见到肌颤搐电位支持放疗后神经病的诊断。

【治疗】

目前没有有效的治疗手段。

五、腰骶丛神经病

腰丛由 $L_{1\sim4}$ 神经根前支组成，下行过程中发出髂腹股沟神经、股外侧皮神经、股神经、闭孔神经、生殖股神经等。骶丛由

$L_{4\sim5}$、$S_{1\sim4}$ 前支汇合而成，发出臀上神经、臀下神经、阴部神经、股后皮神经和坐骨神经（胫神经和腓总神经）。

腰骶丛损害（lumbosarcral plexopathy）较臂丛损害少见。

【病因】

外伤性骨盆骨折、泌尿生殖系肿瘤、转移癌、妊娠晚期、手术、血管性疾病如腹膜后血肿和动脉瘤、放疗、特发性腰骶神经根神经丛病、糖尿病、感染和炎症相关性疾病等均可引起。

【临床表现】

下背部和髋部疼痛，以后发展到一侧大腿或小腿和足部。疼痛呈阵发性或持续性。腰丛和骶丛支配区感觉障碍和肌肉无力。腰丛损害以屈髋和伸膝无力为主，感觉障碍分布于大腿前、内、外侧以及小腿内侧，膝反射减弱或消失。骶丛损害时可出现伸髋、屈膝无力和足部背屈和跖屈不能；臀部、大腿后侧、小腿后、外侧以及足部感觉异常，踝反射减弱或消失。腰骶丛联合损害可见上述两组症状。

【诊断与鉴别诊断】

下腰背疼痛伴一侧下肢感觉障碍和无力、膝和踝反射减退或消失应考虑本病。在临床上较难与神经根病或更加远端的分支神经损害（如股神经病和坐骨神经损害）相鉴别。结合病史并辅以肌电图、CT 和 MRI 等影像学检查可以明确诊断并找寻病因。

【治疗】

病因治疗。妊娠晚期胎儿压迫造成本病者，产后 1 个月疼痛和下肢无力可恢复。多数特发性和糖尿病性腰骶神经根神经丛病也可在数月后部分恢复。

六、多脑神经损害

多脑神经损害（multiple cranial neuropathy）指单侧或双侧多根脑神经同时或先后损害。可急性或慢性起病，病因众多，常伴有其他神经系统体征。

【病因】

常见的病因有颅底骨折、颅底脑膜炎症（各种化脓性脑膜炎、结核、真菌、梅毒、莱姆病、继发于中耳炎、鼻旁窦炎的感染）和蛛网膜炎、颅底肿瘤、颅内静脉窦血栓形成、免疫性疾病［如 Wegener 肉芽肿、干燥综合征、急性炎性脱髓鞘性多发性神经根神经炎（又称 Guillain Barré 综合征）］等。

【临床表现】

常见的多脑神经损害综合征见表 23-10-3-1。

表 23-10-3-1　常见多脑神经损害综合征

综合征	受累脑神经	病变部位	症状表现	常见病因
Foster-Kennedy 综合征	Ⅰ、Ⅱ	嗅沟、蝶骨嵴、鞍旁	病侧嗅觉缺失，视神经萎缩，对侧视乳头水肿	嗅沟、蝶骨嵴、鞍旁脑膜瘤，垂体及额叶底部肿瘤
眶上裂（Foix）	Ⅲ、Ⅳ、Ⅵ、V_1	眶上裂	Ⅲ、Ⅳ、Ⅵ、V_1 脑神经麻痹	眶上裂骨折，骨膜炎、鼻窦炎蔓延，蝶骨嵴脑膜瘤、垂体瘤、脊索瘤
眶尖	Ⅱ、Ⅲ、Ⅳ、Ⅵ、V_1	眶尖	Ⅱ、Ⅲ、Ⅳ、Ⅵ、V_1 脑神经麻痹	眶尖部位的外伤、炎症与肿瘤
海绵窦	Ⅲ、Ⅳ、Ⅵ、V_1（有时可有 V_2、V_3）	海绵窦	眼球各个方向运动麻痹，眼睑下垂，瞳孔扩大，V_1（或加 V_2、V_3）区麻木，眼球突出，眼睑或结膜水肿。感染可由一侧海绵窦经环窦蔓延至对侧。海绵窦动静脉瘘时可闻及血管杂音	海绵窦炎症性血栓形成、外伤性海绵窦动静脉瘘、海绵窦外侧壁肿瘤、颈内动脉瘤
Tolosa-Hunt	一侧Ⅲ、Ⅳ、Ⅵ	海绵窦或眶上裂	急性或亚急性，一侧眶后疼痛伴眼肌麻痹，肾上腺皮质激素治疗 1 周左右好转	不明原因的炎性改变
岩尖	Ⅵ、V_1	颞骨岩部尖端	外直肌瘫痪，三叉神经眼支区域疼痛或麻木，角膜反射消失	中耳炎、乳突炎继发的颞骨岩尖炎
脑桥小脑角	Ⅴ、Ⅶ、Ⅷ，有时Ⅵ、Ⅸ、Ⅹ	脑桥小脑角	病侧Ⅴ、Ⅶ、Ⅷ脑神经损害，有时尚有Ⅵ、Ⅸ、Ⅹ脑神经麻痹，同侧小脑性共济失调	听神经瘤、脑膜瘤、胆脂瘤、蛛网膜炎
颈静脉孔	Ⅸ、Ⅹ、Ⅺ	颈静脉孔	病侧软腭及咽喉感觉缺失，声带及软腭肌瘫痪，斜方肌、胸锁乳突肌瘫痪，舌后 1/3 味觉缺失	近颈静脉孔处原发性或转移性肿瘤，颈静脉球瘤，血栓性静脉炎、颈内静脉上段血栓
枕骨大孔	Ⅸ、Ⅹ、Ⅺ、Ⅻ	枕骨大孔附近	Ⅸ、Ⅹ、Ⅺ、Ⅻ脑神经麻痹，小脑征，延髓、颈髓损害所产生的锥体束征和感觉障碍	枕骨大孔附近的肿瘤、寰枕先天畸形

第四节　多发性周围神经病和免疫介导性周围神经病

陈向军　龚凌云

一、吉兰-巴雷综合征

吉兰-巴雷综合征(Guillain-Barré syndrome,GBS)又称格林-巴利综合征,是一类免疫介导的急性炎性周围神经病。通常急性或亚急性起病,在四周内达到高峰,常表现为四肢弛缓性瘫痪,常见脑脊液蛋白-细胞分离现象,绝大多数呈单时相自限性病程,静脉注射免疫球蛋白(intravenous immunoglobulin,IVIg)和血浆交换(plasma exchange,PE)治疗有效。该病分为急性炎性脱髓鞘性多发神经根神经病(acute inflammatory demyelinating polyneuropathies,AIDP)、急性运动轴索性神经病(acute motor axonal neuropathy,AMAN)、急性运动感觉轴索性神经病(acute motor-sensory axonal neuropathy,AMSAN)、米勒-费希尔综合征(Miller-Fisher syndrome,MFS)、急性全自主神经病(acute panautonomic neuropathy)和急性感觉神经病(acute sensory neuropathy,ASN)、咽颈臂变异型等亚型。其中 AIDP 最常见,本文重点介绍此型。

【病因】

本病是急性四肢弛缓性瘫痪的一种常见形式,属免疫介导的周围神经病,多为感染后发病。大约 70%的患者发生在上、下呼吸道疾病或胃肠炎后 10~14 天。诱发 AIDP 的感染因素包括空肠弯曲杆菌、巨细胞病毒、寨卡病毒、肺炎支原体、EB 病毒、甲型流感病毒、流感嗜血杆菌、肠病毒等。其他少见病因包括手术、外伤、妊娠、疫苗接种、癌症等。通过早期诊断和适当的治疗,大多数患者可完全康复。

【临床表现】

GBS 发病率为(0.81~1.89)/(10 万・年),男女患病率比为 3∶2。儿童发病率(0.34~1.34)/(10 万・年),发病率随着年龄增加而增高。

首发症状常为进行性四肢远端对称性无力,也有近端无力后波及远端,肢体无力可迅速发展,数天后四肢可完全弛缓性瘫痪;腱反射减退或消失;感觉症状比运动症状轻,多呈手套、袜套样感觉减退,高达 66%的患者会出现神经性疼痛,如腰背、骶部疼痛、腓肠肌胀痛;大约 50%患者累及脑神经,常见双侧面瘫、吞咽困难。30%的患者因膈神经累及导致呼吸衰竭,需要插管和呼吸机辅助通气;自主神经受累在 GBS 中很常见,最常见表现为心动过速、心动过缓、高血压和低血压、胃动力低下及尿潴留。自主神经受累是导致患者死亡的原因之一。

大约 50%的 GBS 患者在 2 周左右症状最重,90%在 4 周内病情停止进展。10%左右的患者超过 4 周病情仍继续加重,需与慢性炎性脱髓鞘性多发性神经病(CIDP)鉴别。病程 1~2 个月,大多数患者开始恢复,预后良好。肌肉萎缩严重者,需 1~2 年才恢复,可留有不同程度后遗症。

病后 2~3 周脑脊液蛋白水平增高、细胞数接近正常,此为"蛋白-细胞分离"现象。病程中肌电图表现变化很大,F 波可早期出现潜伏期延长、波形离散;AIDP 呈多发感觉运动神经脱髓鞘改变为特征,AMAN 以运动神经轴索损害为主。

【诊断与鉴别诊断】

诊断根据病前有感染史、急性或亚急性起病、2~4 周内进展为四肢对称弛缓性瘫痪和面神经等脑神经损害、轻度感觉异常、脑脊液蛋白-细胞分离、腓肠肌按压痛。肌电图示早期有 F 波或 H 反射延迟或消失;神经传导速度减慢、远端潜伏期延长、动作电位波幅正常或下降。

GBS 各亚型的临床表现见表 23-10-4-1。应与下列疾病鉴别:

1. 急性脊髓炎　表现为截瘫、传导束型感觉障碍平面,可出现锥体束征、大小便功能障碍。

2. 周期性瘫痪　四肢无力发作时不伴感觉障碍及脑神经损害,大多血钾降低,心电图呈低血钾改变,补钾后症状迅速缓解,可有反复发作病史。

3. 重症肌无力　常为疲劳后出现症状、休息和睡眠后可有改善,症状呈波动性。新斯的明试验阳性,重复神经电刺激提示低频动作电位递减超过 15%。血清 AchR 抗体或 Musk 抗体可呈阳性。

表 23-10-4-1　GBS 各亚型的常见临床表现特征

名称	临床表现特征
1. 急性运动轴索性神经病	急性起病、进展迅速,四肢呈严重对称性弛缓性瘫痪,无感觉障碍,通常可累及呼吸肌,呼吸衰竭。早期出现肌萎缩。肌电图示运动神经轴索受损,血清空肠弯曲菌 Hs19 呈阳性
2. 急性运动感觉性神经病	急性起病,数天内四肢对称性肢体无力弛缓性瘫痪。可伴深浅感觉障碍,面神经等脑神经受累常见。肌电图示感觉或运动神经脱髓鞘为主,可伴轴索损害
3. Miller-Fisher 综合征	眼肌麻痹、共济失调、腱反射消失;血清 GQ1b 抗体阳性,肌电图可正常,或神经传导测定呈轻度轴索损害,体感诱发电位及 H 反射可出现异常
4. 急性感觉性多发性神经病	急性起病,四肢痛麻或感觉缺失、感觉性共济失调。肌力可正常,腱反射消失。肌电图示感觉神经轴索或脱髓鞘改变
5. 咽-颈-臂变异型	口咽、面部、颈部和肩部肌肉无力
6. 急性全自主神经型	心动过速、心动过缓、高血压、低血压、胃动力低下及尿潴留

注:上述各型患者的脑脊液中可存在蛋白-细胞分离。

【治疗】

1. 一般治疗　有呼吸困难和延髓支配肌肉麻痹的患者应注意保持呼吸道通畅，注意吸痰防肺部感染。严重呼吸衰竭患者，尽早进行气管插管或切开，机械辅助通气。明显的自主神经功能障碍者，应给予心电监护；监测血压心率变化，及时给予相应措施处理。有饮水呛咳症状患者，予鼻饲营养防误吸。保持大便通畅，预防肠梗阻。腓肠肌及腰背痛，可给予卡马西平、普瑞巴林等对症处理。

2. 免疫治疗　GBS 各亚型一线治疗推荐 IVIg 和 PE。两者疗效相似，一般不推荐 PE 和 IVIg 联合应用。少数患者在 1 个疗程的 PE 或 IVIg 治疗后，病情仍无好转或恢复后又加重可增加 1 个疗程 PE 或 IVIg。

（1）IVIg：总量 2g/kg，分 3~5 天连续静脉滴注。对空肠弯曲菌造成的急性运动轴索性神经病疗效欠佳。

（2）PE：建议尽早使用。一般每次血浆交换量为 30~50ml/kg，在 1~2 周内进行 3~5 次。禁忌证包括严重感染、心律失常、心功能不全、凝血障碍疾病等；其副作用为血液动力学改变可造成血压变化、心律失常，使用中心导管引发气胸和出血以及可能出现败血症。

3. 多项临床试验结果均显示单独应用糖皮质激素治疗 GBS 无明确疗效，糖皮质激素和 IVIg 联合治疗与单独应用 IVIg 治疗的效果也无显著差异。因此，不推荐应用糖皮质激素治疗 GBS。

4. 神经营养 B 族维生素　包括维生素 B_1、维生素 B_{12}（氰钴胺、甲钴胺）、维生素 B_6 等。

5. 康复治疗　病情稳定后，早期进行正规的神经功能康复锻炼，以预防失用性肌萎缩和关节挛缩。

治疗相关症状波动：最初的症状在使用 IVIg 或 PE 治疗改善后，无力症状再次加重。可见于大约 10% 的 GBS 患者，通常发生在治疗开始后的前 2 个月内，可能与周围神经受主动免疫的持续性攻击相关。再用另一个疗程的 IVIg 或 PE 治疗，可有改善。

【预后】

大多数 GBS 患者的预后良好，大约 87% 患者神经功能在数周至数月完全恢复或留下轻度神经功能障碍。部分患者残留神经功能障碍后遗症，双侧足下垂较为常见，需要足踝矫形器辅助行走。

GBS 预后不良因素包括发病年龄大、空肠弯曲菌感染、发病第一周内出现呼吸衰竭及严重四肢无力。

GBS 的死亡率为 3%~7%，最常见的原因是呼吸衰竭、感染或自主神经功能障碍导致低血压、严重心律失常无法控制等。

二、慢性炎性脱髓鞘性多发性神经病

慢性炎性脱髓鞘性多发性神经病（chronic inflammatory demyelinating polyneuropathy，CIDP）是最常见的慢性免疫介导性多神经病，属于可治性周围神经病；包括经典型及多种变异型。根据欧洲神经病学会联盟和周围神经病学会（EFNS/PNS）的定义，病程呈慢性进展或缓解复发至少超过 2 个月。经典型临床特征为肢体对称性受累，近端和/或远端肌肉无力，多伴有脑脊液蛋白-细胞分离，电生理表现为周围神经传导速度减慢、传导阻滞及异常波形离散；病理显示有髓纤维多灶性脱髓鞘、神经内膜水肿、炎细胞浸润、脱髓鞘与髓鞘再生并存呈洋葱球样改变等特点。大部分患者对免疫治疗反应良好。

【临床表现】

经典型 CIDP 好发年龄为 50~60 岁，呈慢性进展性、对称性四肢远、近端无力伴感觉障碍，运动症状重，脑神经亦可受累，四肢腱反射减低或丧失。病程至少 2 个月。CIDP 变异型相对少见，包括：①纯运动型，运动神经受累为主；②纯感觉型，感觉神经受损为主，临床上感觉障碍症状突出，表现为远端疼痛、麻木，感觉性共济失调等；③远端获得性脱髓鞘性对称性神经病（distal acquired demyelinating symmetric neuropathy，DADS），呈对称的长度依赖的感觉或感觉运动神经病变，具有远端运动潜伏期延迟等电生理特点；④多灶性获得性脱髓鞘性感觉运动神经病（multifocal acquired demyelinating sensory and motor neuropathy，MADSAM），或称 Lewis-Sumner 综合征，肢体不对称性感觉运动神经受累。其他少见的亚型有慢性免疫性感觉性多神经根病（chronic immune sensory polyradiculopathy，CISP）仅局限于感觉神经根；与眼肌麻痹相关的慢性共济失调性神经病伴 IgM 副蛋白、冷凝集素和二唾液酰抗体（chronic ataxic neuropathy associated with ophthalmoplegia，IgM paraprotein，cold agglutinins and disialosyl antibodies，CANOMAD）表现为伴有动眼神经和/或球部症状的慢性共济失调性神经病。

易于 CIDP 混淆的疾病，包括副蛋白血症相关性周围神经病、POEMS 综合征、运动神经元病、糖尿病周围神经病、遗传性周围神经病、转甲状腺素家族性淀粉样多神经病（TTR-FAP）等。

【诊断与鉴别诊断】

1. CIDP 诊断标准　EFNS/PNS 制定的 CIDP 诊断标准是最常用的诊断标准，具有较高的敏感性和特异性。包括：①一般亚急性或慢性起病，症状进展超过 8 周，逐渐进展或缓解复发；②多数呈对称性远端和/或近端肢体无力，少数为非对称性；四肢腱反射减低或消失，伴有深、浅感觉异常，大部分呈手套袜套样末梢型感觉障碍；③脑脊液：80%~90% 的患者脑脊液呈蛋白细胞分离；④电生理检查提示周围神经传导速度减慢、传导阻滞或异常波形离散；⑤除外其他原因引起的周围神经病。

2. 需与以下疾病鉴别。

（1）GBS：起病急，病前常有感染史，发病至高峰的时间常在 2~4 周内，严重者可出现呼吸肌麻痹。

（2）多灶性运动神经病：仅累及运动神经，肌无力分布不对称，以上肢为主。电生理检查显示多灶性运动传导阻滞。血清中可检出 IgM 型抗神经节苷脂抗体。IVIg 或环磷酰胺（CTX）治疗有效，而糖皮质激素治疗无效。

（3）POEMS 综合征：表现为多发性周围神经病、脏器肿大、内分泌异常、M 蛋白和皮肤改变。

（4）转甲状腺素家族性淀粉样多神经病（TTR-FAP）：临床上表现为突出的肢体远端疼痛、明显的小纤维、自主神经损害症状。肌电图显示神经轴索损害为主。

（5）运动神经元病：仅累及运动系统，肌无力分布不对称，常从一侧手内肌先萎缩，可出现肌束震颤，无感觉障碍，神经传导速度正常，肌电图呈至少脑干、颈、胸或腰 3 个节段的神经源性损害。

（6）副肿瘤性周围神经病：是指某些恶性肿瘤外周效应所致的周围神经损害。周围神经受损可先于肿瘤的发现。多见于中老年人，病程呈进行性发展，免疫治疗效果差。

（7）遗传性运动感觉性神经病：常有家族史，可伴发色素性视网膜炎、鱼鳞病和弓形足等，如腓骨肌萎缩症（CMT）、Refsum 病等。

（8）其他：如中毒、代谢、营养障碍、血管炎等所致的多发性周围神经病。

【辅助检查】

实验室检查可见脑脊液细胞数$<10\times10^6$/L，蛋白质含量明显增高，呈蛋白-细胞分离现象。血清和/或脑脊液抗体检查可测到抗神经节苷脂抗体、MAG 抗体、抗-CNTN1 抗体、抗 NF155、抗 NF140/NF186 抗体等。电生理检查表现为下列 4 点中的 3 点：①2 条或多条运动神经传导速度减慢；②1 条或多条运动神经部分性传导阻滞或波形离散；③2 条或多条运动神经远端潜伏期延长；④2 条或多条运动神经 F 波消失。神经超声显示受累神经的横截面积（CSA）增大和神经 MRI 可显示近端神经或神经根增粗。腓肠神经活检可见神经纤维节段性脱髓鞘，脱髓鞘与髓鞘再生呈洋葱球样改变，可伴有轴索变性。

【治疗】

糖皮质激素、PE 和 IVIg 为 CIDP 的一线用药。

1. 糖皮质激素　症状严重可给予甲泼尼龙 500～1 000mg 冲击治疗 3～5 天，逐渐递减或改口服，症状稳定后逐渐减量维持治疗半年到 1 年。如果患者症状恶化，可同时使用 IVIg 或 PE 治疗。长期使用糖皮质激素治疗的副作用包括：肥胖、胰岛素抵抗、糖耐量异常、血脂异常与血压升高，可以联合增加心脑血管风险，以及骨质疏松并发骨折或股骨头坏死与感染、皮肤恶性肿瘤、胃肠道出血风险增加。

2. IVIg 和 PE　用法与 GBS 相似，病程中可根据需要重复使用。IVIg 用法为成人按总量 2g/kg 计算，分 3～5 天连续静脉滴注。皮下注射高浓度免疫球蛋白治疗可能对预防复发有效。

一线治疗疗效不佳时，可加用免疫抑制剂或调节制剂包括硫唑嘌呤、环磷酰胺、吗替麦考酚酯或甲氨蝶呤等药物，但缺乏这些药物的随机对照试验证据。有小样本研究报道，利妥昔单抗、硼替佐米对难治性 CIDP 有疗效。

三、多灶性运动神经病

多灶性运动神经病（multifocal motor neuropathy，MMN）又称多灶性脱髓鞘性运动神经病，1985 年首次报道，是一种免疫介导的缓慢进展的纯运动性神经病。临床表现为以不对称性、上肢无力萎缩为主。电生理学检查特点是运动神经传导阻滞、感觉神经正常；血清神经节苷脂 GM_1-IgM 抗体阳性；免疫治疗有效。病因及发病机制尚不明确。

【临床表现】

青壮年和成人多见。平均发病年龄是 40 岁。男性多于女性，男女患病比例是 2.7∶1。症状进展缓慢，92%的患者发生不对称性上肢远端肌肉无力、萎缩，首发表现可为手指或腕伸屈无力、肌束颤动，逐渐可累及下肢运动神经，以下肢近端首发起病比较罕见。脑神经累及较罕见，呼吸肌受累十分罕见。无客观感觉障碍。腱反射减退或者消失。

大约 2/3 患者血肌酸激酶轻度升高。约 30%患者腰穿脑脊液除蛋白轻度升高（<1g/L）外基本正常，43%患者血中抗 GM1 抗体阳性。肌电图提示多根神经节段性运动神经传导阻滞、轴索变性；运动神经潜伏期或传导速度近端较远端至少延长 20%左右，复合肌肉动作电位（CMAP）在 erbs 点和腋窝、上臂、前臂等较长神经节段 CMAP 波幅降低>50%，或在小于 2.5cm 的距离内 CMAP 的降幅>30%。有传导阻滞的神经节段感觉神经传导正常。部分 MMN 患者的臂丛神经 MRI 显示 T_2 加权像高信号、弥漫性臂丛神经肿胀增粗。神经超声检测可发现多灶性神经增粗，多见于臂丛、正中、尺及桡神经等。

【诊断与鉴别诊断】

主要根据 2010 年欧洲神经病学联盟和国际周围神经病学会（EFNS/PNS）制定的 MMN 诊治指南。成人隐匿起病，逐渐进展，病程>1 个月以上，以上肢为主的不对称的多灶性肌无力、肌萎缩，无感觉障碍；符合上述血清学抗体检查、肌电图、臂丛神经 MRI、神经 B 超等特点，排除其他周围神经疾病，可考虑本病。

本病需与下列疾病鉴别。

1. 运动神经元病　此病肌无力和萎缩符合前角损害的多个节段性分布，肌电图呈广泛神经源性损害，运动神经通常无灶性传导阻滞，神经 B 超和臂丛神经 MRI 无神经增粗肿胀等特点。使用免疫球蛋白治疗运动神经元病通常无效。

2. Lewis-Sumner 综合征　临床表现为不对称性感觉运动神经受累，症状易复发-缓解，肌电图存在感觉神经动作电位波幅降低或传导速度减慢，对糖皮质激素治疗有效。而 MMN 仅累及运动神经，激素治疗可导致症状加重。

3. 遗传性周围神经病　有家族史，病程较长，大多数双侧肢体症状对称，肌电图通常呈均匀性波幅降低或传导速度减慢，非嵌压部位传导阻滞少见。基因有助于确诊。

【治疗】

MMN 患者首次 IVIg 总量 2g/kg，分 3～5 天静脉滴注，80%患者的肌力可获得明显改善。部分患者常需要重复输注治疗。EFNS 指南建议丙种球蛋白 1g/kg，每 2～4 周；或 2g/kg，每 1～2 个月维持治疗。治疗 3～7 年后疗效减退，可能原因与轴突退化进展有关。

对绝大多数 MMN 患者，泼尼松龙和 PE 疗法无效，甚至加重临床症状。CTX对部分患者有效。小样本非对照性研究表明β干扰素、环孢素、甲氨蝶呤、硫唑嘌呤和吗替麦考酚酯、利妥昔单抗治疗可使一些MMN患者获益。

第五节　感染相关炎性周围神经病

陈向军　龚凌云

一、莱姆病相关周围神经炎

莱姆病（Lyme disease）相关周围神经炎是由蜱传播的伯氏疏螺旋体感染所致的多系统损害性传染病。发病有一定的地域性，多为潮湿山区、牧区林区、湿润草地。

蜱叮咬后3~20天，以游走性皮肤环形红斑、全身淋巴结肿大为主要表现，可伴发热、头痛、全身肌肉酸痛；数周~数月后，出现心脏、神经系统损害，中枢、周围神经系统均可受累，表现为脑膜炎、脑神经炎和脊神经根炎等，周围神经病受累常表现为单侧或双侧的急性周围性面瘫或者其他脑神经损害。少数表现为多发性单神经炎或GBS。感染数月数年后为关节炎期。

脑脊液典型表现为淋巴细胞数增多、蛋白水平增高、糖含量和颅内压正常。血、脑脊液中检测到伯氏疏螺旋体抗体对诊断有重要意义，3~6周滴度最高，早期以IgM升高为主，后期以IgG为主，可持续数月或数年；脑电图呈正常或非特异性的慢波或尖波活动；神经电生理显示运动及感觉神经轴索损害。神经活检呈受损神经外膜的血管周围淋巴细胞浸润及浆细胞围绕，镜下可见神经轴索、髓鞘破坏。

在高发疫区，切断传播途径，防蜱叮咬对疾病的防治非常重要。治疗上对青霉素、头孢曲松、头孢噻肟和多西环素等抗生素反应良好。早发现、早诊断，以阻止病程各期神经系统损害发生，尽早治愈。

二、逆转录病毒感染性周围神经病

自从高效联合抗逆转录病毒治疗（highly active antiretroviral therapy，HAART）出现以来，人类免疫缺陷病毒感染者的存活率有了显著提高，HIV的发病率和死亡率也降低了。人类免疫缺陷病毒感染者生存时间的延长导致慢性神经肌肉疾病患病率增加，在HIV感染相关周围神经病（HIV peripheral neuropathy，HIV-PN）中，以远端对称性多发性周围神经病（distal symmetric polyneuropathy，DSP）为主。发病机制尚不清楚，可能是多因素的，人类免疫缺陷病毒感染后巨噬细胞和促炎细胞因子失调、趋化因子及自由基等作用；抗逆转录病毒药物及其产物破坏，或两者同时损害神经。使用抗逆转录病毒药物，特别是核苷类似物逆转录酶抑制剂，如司他夫定、迪达诺辛和扎西他滨，引起的神经病变，通常也称为HIV相关逆转录病毒药物中毒性神经病。危险因素包括高龄、糖尿病、高甘油三酯血症、他汀类药物的使用以及其他相关药物的滥用。

临床表现为远端感觉异常，中至重度疼痛，如刺痛、灼烧、瘙痒、寒冷、感觉过敏和异感痛等，始于足部，逐渐进展至近端，呈长度依赖性分布，踝反射减弱或缺失，可出现自主神经功能障碍（如直立性低血压、晕厥、大小便障碍、出汗异常），常伴睡眠障碍。肌无力、肌萎缩早期少见，晚期可出现。病理上，HIV-DSP呈长度依赖性的感觉轴突性多神经病，小纤维与无髓鞘纤维受累常见。

神经传导和肌电图显示远端对称性感觉运动神经轴索损害，通常先累及感觉神经，再累及运动神经。部分患者针极肌电图表现为远端肌肉的急、慢性失神经表现。定量感觉测试和皮肤活检检测表皮内神经纤维密度也可以帮助评估小纤维病变。

目前尚无逆转HIV-DSP的疾病修饰剂，治疗上主要对症治疗。针对神经痛的药物包括抗惊厥药（钙离子通道调节制剂）、抗抑郁药（5-羟色胺及去甲肾上腺素再摄取抑制剂）、非特异性镇痛药（如阿片类药物和局部用药利多卡因贴剂）等。出现肌无力、行走障碍的患者，建议进行适当的功能康复、足部护理等。

三、麻风神经炎

麻风神经炎（leprous neuritis）是由麻风分枝杆菌引起的一种慢性感染性周围神经病。临床和病理表现取决于宿主对入侵麻风杆菌的自身抵抗力强弱。早期识别麻风病并采取多种药物联合治疗是预防畸形和残疾的关键。

麻风神经炎，以单发性神经炎、多发性单神经炎、多发性周围神经病最常见。临床以受累神经支配区的感觉缺失、感觉障碍、麻木为主，小纤维神经受累可出现严重的神经痛，脑神经、自主神经功能障碍受累也较多见。周围神经纤维化是麻风神经病的终末期，是导致永久性神经功能受损的原因。

电生理检查中，无论结节型还是瘤样麻风晚期，尺神经、腓总神经、耳大神经均变粗大。

麻风病诊断三主征包括色素缺乏的皮损，感觉丧失、周围神经增厚，皮肤涂片抗酸杆菌阳性。

治疗主要目的为预防及制止神经损伤，减少畸形的发生。砜类药物是最早用于治疗此病的药物，但是使用时间久容易出现耐药性。1982年世界卫生组织建议多药联合治疗，包括达普森、利福平和氯法齐明，可杀死病原体并达到治愈目的。

四、血管炎性周围神经病

血管炎性周围神经病（vasculitic neuropathy）指不同直径大小的血管壁受炎性细胞浸润和破坏，累及周围神经或伴有肺、肾、皮肤、消化道、心等脏器血管，造成继发性缺血性损害的一组疾病。血管炎性周围神经病常呈亚急性起病、逐渐进展的不对称、多发性的轴索型神经病。

血管炎性周围神经病的主要分类见表23-10-5-1。系统性血管炎性周围神经病指除有周围神经损害外，尚伴有不同程度地累及心、肺、肝、肾、皮肤、消化道等脏器并出现相应的临床症状。非系统性血管炎性周围神经病仅损害周围神经，无多脏器损害。

【临床表现】

系统性血管炎周围神经病中的各脏器损害临床表现的异同见表23-10-5-2。

表 23-10-5-1 主要血管炎周围神经病的临床分类和病因

分类	疾病
系统性血管炎性周围神经病	1. 原发性系统性血管炎性周围神经病:ANCA 综合征[显微镜下多血管炎、Churg-Strauss 综合征(又称变应性肉芽肿性血管炎)、韦格纳肉芽肿]、结节性多动脉炎 2. 继发性系统性血管炎性周围神经病:类风湿关节炎、系统性红斑狼疮、干燥综合征、淋巴瘤等
非系统性血管炎性周围神经病	非糖尿病性神经根神经病、术后炎性神经病、皮肤神经血管炎等

注:ANCA 为抗中性粒细胞质抗体。

表 23-10-5-2 系统性血管炎周围神经病中常见的临床表现

临床特征	ANCA 综合征性神经病			非 ANCA 性神经病	
	显微镜下多血管炎	Churg-Strauss 综合征	韦格纳肉芽肿	结节性多动脉炎	类风湿血管炎
周围神经损害	60%~70%	65%~75%	40%~50%	35%~75%	50%
上呼吸道症状	-	++	+++	-	-
肺部症状(CT 示结节样或条索样)	++	++	++	-	+
肾小球肾炎和肾病	++	+	++	-	+
消化道症状	+	++	<5%	++	-
关节病	++	+	++	+++	++++
心脏损害	+	++	+++	++	++
皮肤损害(各种皮疹)	++	++	++	+++	++
c-ANCA、p-ANCA	+	+	+	±	-
伴发症状	发热	哮喘、发热、嗜酸性粒细胞增多	发热、咳嗽、血尿	发热、血压升高	血沉增高,RF 和抗核抗体阳性

注:+可出现症状;++易出现症状;+++十分多见;++++必有症状;-不出现症状;±部分出现症状。

急性或亚急性起病。多根单神经同时或先后受累,呈随机不对称特点,以轴索损害为主。四肢远端对称性感觉运动受损的多发性末梢神经病少见。脑神经麻痹更少见。

【诊断与鉴别诊断】

如表现为急性或亚急性起病的多根不对称性周围神经轴索损害,应考虑本病,结合系统性血管炎的多脏器损害,结合神经电生理和/或者神经活检可作出诊断。

血管炎性神经病病理特征为血管壁炎症伴有血管损伤。病理上可发现血管壁上免疫荧光的 IgM、C3 或纤维蛋白原沉积;含铁血黄素沉积;不对称神经纤维损害;突出的活动性轴索变性;腓肠肌活检中的神经纤维坏死、再生或缺血。缺乏活检证据的患者诊断依靠典型的血管炎性神经病变的临床特征:不对称或多灶性感觉或感觉运动神经受损,下肢、远端重,疼痛多见,急性复发过程及非脱髓鞘性电生理特征。

应与莱姆病和副肿瘤综合征所致的多根神经损害相鉴别。

【治疗】

主要治疗如下。

(1) 皮质类固醇:是一线治疗,单药治疗至少 6 个月。泼尼松的起始剂量通常为 1.0mg/(kg·d)。持续低剂量泼尼松(5~7.5mg/d),6~18 个月可减少复发。对于病情严重、进展迅速的患者,可给予甲泼尼龙 500mg/d,3~5 天冲击治疗。

(2) 联合治疗:应用于病情快速进展的患者和应用激素单药治疗无效的患者。

(3) 免疫抑制治疗:包括环磷酰胺(CTX)、硫唑嘌呤和甲氨蝶呤。CTX 适用于严重神经病变,通常以静脉脉冲给药,以减少累积剂量和副作用;在联合治疗达到临床缓解的患者中,维持治疗应持续使用硫唑嘌呤或甲氨蝶呤 18~24 个月。

(4) 其他治疗:IVIg、PE 和利妥昔单抗、吗替麦考酚酯、抗胸腺细胞球蛋白等可试用于小到中型血管受累为主的原发性系统性血管炎所致的周围神经病。

第六节 代谢性周围神经病

一、糖尿病性周围神经病

糖尿病性周围神经病(diabetic peripheral neuropathy,DPN)发病率以周围神经检查判断为47%之多。

【临床表现】

无论是1型、2型或继发性糖尿病均可造成神经损害。

多见于40岁以上,糖尿病病程长,血糖控制不佳者多见。但症状程度与糖尿病病程和治疗与否、血糖水平不一定正相关。

单根或多根周围神经损害呈非对称性表现,四肢远端对称性损害末梢神经病呈对称性表现。详细分类见表23-10-6-1。

表23-10-6-1 糖尿病周围神经病分类

分类	疾病
对称性	1. 对称性多发性神经病 (1) 感觉性多发性神经病 麻木型、疼痛型、麻木-疼痛型 (2) 感觉运动性多发性神经病 (3) 急性或亚急性运动性多发性运动神经病 2. 自主神经病 3. 胰岛素性神经炎 4. 酮症酸中毒后多发性神经病 5. 糖尿病性慢性炎性脱髓鞘多发性神经病
非对称性	1. 单或多根周围神经病 正中、尺、腓神经等 2. 脑神经 面、动眼、外展等神经 3. 神经根、丛神经病 腰骶丛、胸和颈神经根

疼痛性糖尿病性周围神经病可急性或慢性起病:急性起病者包括急性感觉性多发性神经病、急性脑神经病和神经根病(急性腰神经根)、胰岛素性神经炎等。慢性起病者包括慢性感觉性多发性神经病、远端小纤维病、卡压综合征(腕管处多见)、糖尿病性近端神经病。

胰岛素性神经炎(insulin neuritis):1型或2型糖尿病患者使用胰岛素、口服降糖药或饮食限制快速控制血糖后,其中少部分患者2~8周左右出现急起肢体严重疼痛,以下肢为明显。可伴肢体无力、腱反射消失以及自主神经功能障碍。

【诊断与鉴别诊断】

糖尿病性多发性神经病诊断应符合:①肯定有糖尿病;②四肢(至少双下肢)有持续疼痛和/或感觉障碍;③双拇趾或一拇趾振动觉明显减退或消失;④双踝反射消失;⑤主侧(利手侧)腓总神经感觉传导速度低于同一年龄正常值的1个标准差。此外,尚有人认为再加入尼龙细丝触觉减退等主观感觉障碍。

本病应与慢性炎性脱髓鞘性多发性神经病等区别。后者无糖尿病,肌电图运动和感觉传导广泛异常,糖类皮质激素治疗有效。

【治疗】

糖尿病性周围神经病尚无特效治疗。治疗主要包括血糖控制、足部护理和疼痛控制。使用胰岛素控制血糖至正常水平;抗抑郁药物(阿米替林、度洛西汀等)有助于减轻相关疼痛,如阿米替林逐渐缓慢加量达150mg/d,或考虑抗惊厥药物(普瑞巴林、卡马西平等)治疗,不建议使用阿片类药物控制疼痛。还可用抗氧化、营养神经等治疗:口服α-硫辛酸,每日1 200mg,治疗2年,改善症状;肌醇2~3g/d,服用4~6个月;甲基维生素B_{12} 1 500μg/d,服用3~6个月;神经节苷脂40mg/d,肌内注射,每周5天,共6周。

二、尿毒症性多发性神经病

尿毒症性多发性神经病(uremic polyneuropathy)发生于50%~100%慢性肾功能不全者中。

【临床表现】

晚间出现下肢麻、胀、刺痛、“抽筋”等严重不适,走路后略缓解。症状可向近端进展并累及上肢。病久后四肢远端肌萎缩、振动觉消失、踝反射消失。半数尿毒症患者存在四肢发冷、远端无汗、性功能减退等自主神经功能障碍。形成感觉运动性多发性神经病。也有CTS出现。累及视神经者可导致视力突然下降。

【诊断】

肾功能慢性衰竭患者出现四肢远端感觉障碍、下肢振动觉消失、踝反射消失,应考虑本病。神经病学评估、神经传导检查等有助于诊断。

【治疗】

肾移植可防止本病发生、阻断本病进展及改善症状。血透仅使部分患者改善,腹透对本病的治疗效果存在争议。

三、卟啉性多发性神经病

卟啉性多发性神经病(porphyric polyneuropathy)是卟啉病中众多症状表现之一。除了多样型卟啉病造成光敏性皮炎外,其余类型均可造成周围和中枢神经系统损害。本节讨论周围神经损害。

【临床表现】

青少年或成人多见。先有单肢无力,数天后波及四肢无力。呈现四肢近端无力明显于远端无力的运动性多发性神经病、腱反射消失。偶见面瘫、复视、构音困难。

偶有手套-袜子感觉障碍,伴上述运动障碍的感觉运动性多发性神经病。

偶有肢端剧烈疼痛的感觉性多发性神经病。

【诊断】

测定尿中氨基酮戊酸或胆色素原呈阳性。若尿中有大量卟啉前体(尿卟啉),在紫外线下尿转成红色。基因检测可发现血红素代谢途径相关基因缺陷。

【治疗】

尚无根治方法。大剂量维生素 B_6,口服葡萄糖 200g/d 或对症治疗。

四、甲状腺功能减退

【临床表现】

甲状腺功能减退可伴发腕管内黏液性水肿压迫导致的 CTS 和慢性多发性神经病。后者主要表现为缓慢出现的四肢远端麻木、无力,腱反射减退或消失,呈慢性感觉运动性多发性神经病。

【治疗】

CTS 需手术。服用甲状腺素、纠正甲状腺功能,并用维生素 B_1、维生素 B_{12} 后部分患者有不同程度恢复。

五、肢端肥大症

【临床表现】

肢端肥大症可伴发 CTS 及多发性感觉、运动性神经病,后者主要表现为四肢远端手套袜子样麻木、无力,腱反射减弱或消失。

【治疗】

治疗原发病。CTS 可手术减压治疗。多发性神经病尚无特殊治疗方法。

第七节 其他周围神经病变

一、POEMS 综合征

POEMS 综合征(polyneuropathy, organmegaly, endocrinopathy, M protein, skin changes syndrome, POEMS syndrome)是一种与浆细胞病变有关的多系统病变,其神经病变特点为慢性进行性多发性感觉运动性神经病。

【临床表现】

平均发病年龄 46 岁(27~80 岁),临床表现包括多发性周围神经病,合并和伴发脏器肿大、内分泌障碍、M 蛋白血症、皮肤损害。

慢性起病,四肢远端对称性感觉异常伴无力,进行性加重并向四肢近端发展,呈手套袜子样感觉障碍,四肢腱反射减退或消失。

二、淋巴瘤性周围神经病

淋巴瘤性神经病(Lymphomatous neuropathy)常为慢性多发性神经病,亚急性起病少见。可在淋巴瘤确诊后或之前出现神经损害(副瘤综合征)表现。

【临床表现】

无论是淋巴瘤病程中或副瘤综合征均为慢性病程。表现为慢性炎性脱髓鞘性多发性神经病或复发性炎性脱髓鞘多发性神经病或多脑神经炎。非霍奇金淋巴瘤可浸润周围神经产生疼痛性不对称性多发性周围神经病。

三、危重病性多发性神经病

危重病性多发性神经病(critical illness polyneuropathy)是多脏器衰竭、败血症等危重病期出现的急性或亚急性多发性神经病。

【临床表现】

危重病后数天内出现四肢无力,进行性加重,肌张力低、腱反射减退甚至消失,远端感觉损害。严重时瘫痪。数周后肌肉萎缩。肌电图示失神经支配和轴索损害。常合并危重病性肌病。

同时伴有原发病表现,如败血症的高热、血白细胞升高、严重时有中毒性脑病(精神错乱、意识障碍)。

【诊断与鉴别诊断】

危重疾病后期、患者肢体少动和瘫痪应考虑本病。肌电图检查可提示诊断。

本病应与中毒性肌病区别。后者有血清肌酸磷酸激酶等增高、肌电图示肌源性损害。

【治疗】

以危重病的治疗为主,防治并发症及早期康复。可辅以维生素 B_1、维生素 B_{12}、体疗、物理治疗。

第八节 毒物和药物性周围神经病

工业毒物和药物性中毒性神经病(toxic neuropathies associated with industrial and pharmacutic agents)。

【临床表现】

每一种工业毒物和药物造成神经损害没有特异性,仅表现为周围神经的感觉和/或运动障碍,肌电图提示周围神经传导速度和波幅异常。

主要毒物和药物引起的临床表现见表 23-10-8-1 和表 23-10-8-2。

【诊断与鉴别诊断】

毒物和药物性周围神经病的病因很难找出。一般应用排除法方法。分析中不是炎症、脱髓鞘、代谢遗传、副瘤性、系统性疾病和先天性疾病等造成的周围神经病,尚有 20%以上的周围神经病尚难分析出病因。此种难以分析出病因的周围神经病,应该询问工作性质和环境,工业毒物接触史,服用或误服的药物和剂量,调查患者生活和工作环境,有无小范围内发生同病者,甚至进行血和尿的毒物和药物化验筛查,以发现毒物的踪迹。

应作全面体检发现提示“某种毒物”损害的可能体征和临床现象。铅中毒有强烈腹痛史、牙龈处的“铅线”;铊中毒后有毛发脱落(中毒 2 周后)、腹泻、纳差等消化道症状。

表 23-10-8-1　主要毒物引起周围神经的临床表现

分类	主要毒物
运动障碍为主，运动重于感觉障碍的周围神经病，且有神经传导速度减慢	砷、正乙烷、甲基-N-丁基酮、哌克昔林（perhexiline）、二硫化碳、胺碘酮（乙胺碘肤酮）、阿糖胞苷、石房蛤毒素（saxitoxin）、Suramin
运动障碍为主，运动重于感觉障碍的周围神经病，且无神经传导速度减慢	某些有机磷毒物（organophosphates）、长春新碱、呋喃妥因（呋喃坦啶）、铅、西咪替丁、氨苯砜
单纯感觉性神经病，无神经传导速度减慢	顺铂、维生素 B_6、甲硝唑、乙醇、呋喃妥因、沙利度胺、铊
感觉重于运动的感觉运动性神经病，且有神经传导速度减慢	石房蛤毒素、河豚毒素
感觉重于运动的感觉运动性神经病，但无神经传导速度减慢	丙烯酰胺、呋喃妥因、苯妥英
多根单神经病	铅、三氯乙烷、L-色氨酸

表 23-10-8-2　药物和毒物造成的神经病

毒物和药物	剂量和疗程	病变类型	合并损害	其他表现	治疗
氯喹	500mg/d，1 年以上发病	感觉运动性神经病	肌病		停药后好转
氯碘喹	长期治疗	感觉运动性神经病	视神经萎缩脊髓病		
秋水仙碱	短期治疗	多发性神经炎	肢带型肌病	肾功能损害更易诱发神经-肌病发生	
氨苯砜	200~500mg/d，长期治疗	一般 5 年后发生多发性神经炎或多根单神经病		病理示远端运动轴索病	停药后肌力改善
乙胺丁醇		感觉性多发性神经病	视神经病		
异烟肼	长期治疗或短期大量应用	感觉运动性多发性神经炎	肌肉痉挛		维生素 B_6，200mg/d 症状可改善；合用时可预防发生
锂盐	长期治疗	感觉运动性多发性神经炎			
甲硝唑	长期治疗	感觉性神经病	偶尔脑病、小脑性共济失调		停药数月后症状可好转
米索硝唑	总量>11g/m²	轴索变性的亚急性感觉性神经病			停药后症状部分好转
呋喃妥因	总量>20g	轴索变性感觉神经病		老人有肾功能损害	停药后症状部分好转
哌克昔林（perhexiline）	治疗数年后	亚急性感觉运动性神经病		脑脊液蛋白增高	停药后症状缓慢改善
苯妥英	长期应用	20%有周围神经病毒	可有小脑共济失调、贫血		应停药或改其他药
维生素 B_6	2~6g/d 或 2g/kg 灌肠	感觉性周围神经病	共济失调		
氰酸钠		感觉运动神经病		肾脏损害	

续表

毒物和药物	剂量和疗程	病变类型	合并损害	其他表现	治疗
紫杉醇(paclitaxel)	>200mg/m^2	感觉神经病			
长春新碱		感觉运动神经病	舌咽神经麻痹		停药后肌力恢复,2/3患者后遗感觉障碍,反射消失
丙烯酰胺	大量接触4周后	半数患者出现感觉运动性多发性神经病,轴索损害	共济失调和帕金森综合征约占30%,脑和脑干损害(10%)	皮肤损害(手足湿冷、多汗、脱皮等)约占半数	轻症者不接触毒物可好转。重症者无好转
二硫化碳	长期接触	感觉运动性神经病(以下肢明显)呈轴索变性	脑病和精神症状		
有机磷杀虫剂	急性大量暴露接触	四肢远端的感觉运动性神经病		有机磷中毒表现	解毒治疗后症状仅部分恢复
正乙烷或甲基n-丁基酮	长期接触	感觉运动性多发性神经病			
溴甲烷	小剂量长期接触	感觉运动性多发性神经病			停止接触一年后逐步完全恢复
三氯乙烷	小剂量早期中毒	瞬目反射减慢,偶发多根单神经病(Ⅲ、Ⅳ、Ⅵ、Ⅶ、Ⅸ、Ⅹ)和眼睑下垂	肝损害、心力衰竭		
河豚毒素	急性大量中毒偶有中毒量不大	1~5h后口周麻痹。四肢弛缓性瘫痪、瞳孔散大	全身麻痹,呼吸衰竭而死亡		
胺碘酮		亚急或慢性四肢端运动感觉神经元病,少数为急性运动神经病。病理有些为轴索病有些为髓鞘病	动作性震颤、肌病、视神经萎缩、基底节功能损害、假脑瘤脑病		

第九节　遗传性感觉运动性神经病

王　毅

腓骨肌萎缩症(Charcot-Marie-Tooth disease,CMT)又称遗传性运动感觉神经病(hereditary motor sensory neuropathy,HMSN)。本病可由各种基因突变引起,基因分型日趋复杂,发现基因繁多,最常见者由*PMP22*基因重复突变引起。

【分型与病理】

1. 按上肢神经传导速度异常分型　见表23-10-9-1。

2. 按临床特征、遗传方式等综合分型　参见表23-10-9-2。

表23-10-9-1　遗传性运动感觉性神经病

上肢神经电生理	CMT亚型			
	CMT1型	CMT中间型	CMT2型	CMT3型或4型(婴儿/儿童)
上肢神经运动传导速度/($m \cdot s^{-1}$)	20~38	30~38	≥38	<20

注:CMT也称HMSN(遗传感觉运动性神经病)。

表 23-10-9-2　遗传性运动感觉性神经病

亚型	遗传方式	突变基因	表型
CMT1	AD	*PMP22*,*MPZ* 等	经典表型
CMT2	多呈 AD	*MFN2*,*GARS* 等	轴索型
CMT3	多呈 AR	*PMP22*,*EGR2* 等	Dejerine-Sottas 综合征
CMT4	AR	*GDAP1*,*MTMR2* 等	AR 遗传 CMT1 型
CMT5	AD 或 AR	*MFN2*,*BSCL2* 等	痉挛性截瘫伴感觉神经病变
CMT6	AD	*MFN2* 等	CMT 伴视神经萎缩
CMT7	不详	不详	CMT 伴视网膜色素变性
CMTX	XD 或 XR	*GJB1*,*AIFM1* 等	X 连锁遗传方式的 CMT
I-CMT	AD 或 AR	*DNM*,*YARS* 等	中间型 CMT

3. 腓肠神经活检　呈脱髓鞘损害为遗传性感觉运动性神经病 1 型、3 型和 4 型为主。呈轴索损害为遗传性感觉运动性神经病 2 型和中间型为主。

【临床表现】

1 型:10~20 岁以后逐渐出现双下肢远端进行性无力,数年后步行困难,常易跌倒。双下肢远端肌萎缩无力、踝反射消失,或有弓形足。严重时双下肢肌萎缩向上发展到大腿中下 1/3 交界处;下肢远端深浅感觉消失。约有 1/4 患者有腓总神经、尺神经等粗大。病程很长,可达 30 年以上。晚期双手也可有对称性肌萎缩,发展到前臂中下 1/3 停止。遗传性压迫易感性周围神经病(HNPP)是感觉运动性神经病 1 型的特殊类型,主要表现为青年易受压迫部位反复发作的单神经麻痹。

2 型:发病年龄晚,在青少年和成人起病。与 1 型明显相似。所不同的见表 23-10-9-3。

3 型:少见,即 Dejerine-Sottas 综合征。婴儿和小儿起病。会行走年龄推迟。会行走时摇晃。病情缓慢发展。足部疼痛或麻木、四肢远端无力萎缩、腱反射消失、有手套袜子样感觉障碍。患者有尺神经,腓总神经等粗大。严重时手足呈爪样。

4 型:通常把常染色体隐性遗传 CMT1 型归于 CMT4 型,另有一说 CMT4 型为 Refsum 病,后者与植烷酸累积有关,不在本书阐述。

【诊断与鉴别诊断】

有下肢远端缓慢进行的对称性运动和感觉障碍,下肢肌萎缩达大腿中下 1/3,弓形足。有遗传家族史应考虑本病。上肢神经运动传导速度,相关基因测定,神经病理更有助于本病诊断和分型。

【治疗】

无特效治疗。足部矫形器、足部手术改善功能。

表 23-10-9-3　遗传性运动感觉性神经病 1 型和 2 型的区别

表现	1 型	2 型
发生率	多见	少见
年龄	儿童、青少年	青少年、成人
下肢肌萎缩和无力	明显	明显
手肌萎缩和无力	晚期均有	少见
上肢共济失调和震颤	有	少见
弓形足	多见	少见
感觉障碍	明显	轻
全身腱反射	均消失	存在(除踝反射外)
伤残程度	重	轻(病程中有间歇期)
周围神经粗大	有	少见
上肢神经运动传导速度	20~38m/s	>38m/s
病理表现	多灶性洋葱头样肥大性神经疾病	慢性轴索变性,有髓纤维减少,无髓纤维轴索变性

推荐阅读

1. 蒋雨平,王坚,蒋雯巍.新编临床神经疾病学[M].上海:上海科学普及出版社,2014:431-527.
2. SAID G,KRARUP C. Peripheral nerve disorders,Handbook of clinical Neurology[M]. Amsterdam:Elsvier BV,2013:607-969.

第十一章　骨骼肌疾病

赵重波

骨骼肌疾病是指一类由于遗传、代谢、炎症、中毒等诸多因素所致的肌肉本身结构或功能异常的病变。广义而言，为便于阐述，神经-肌肉接头病变亦包括在本章节内。

第一节　骨骼肌疾病的概论

骨骼肌疾病的诊断和鉴别诊断按下列步骤：病史和神经系统检查至关重要，然后再借助进一步的生化、电生理、肌肉磁共振成像（MRI）、肌肉病理和免疫组化染色甚至基因检测才能最终明确诊断。

骨骼肌病按病因分类，分为遗传性和获得性两大类。遗传性肌病包括：肌营养不良、先天性肌病、远端肌病、肌强直和离子通道病、代谢性肌病和线粒体肌病等。获得性肌病包括：炎性肌病、内分泌肌病、系统性疾病相关肌病、药物性/中毒性肌病。

【临床特点】

肌病的临床症状分为阴性症状和阳性症状两大类：前者主要包括肌肉无力、疲劳和肌肉萎缩，后者包括肌痛、肌肉痉挛、肌肉肥大和肌强直。肌病尚有一些特殊体征，如翼状肩胛、Gowers 征、Beevor 征、骨骼畸形等。

肌肉无力既是一种主观症状，又是一种客观体征。肌病的肌无力分布不能以某神经根丛或某一根神经损害所解释。常以上肢肩带或下肢骨盆带肌无力为特点（肢带型肌病），多伴有抬头肌无力。以四肢远端无力为主要表现者则为远端型肌病。真性肌无力需与肌腱、关节挛缩或疼痛造成的肌肉活动受限相鉴别。例如肩周炎患者发生粘连性关节囊炎后不能主动或被动外展手臂，或者风湿性多肌痛患者由于近端大关节炎性病变而至肢体痛性活动受限等。此外，由于营养不良、恶性肿瘤、慢性感染等引起的恶病质，以及老年肌少症等也可引起行走、上楼梯及其他活动无力，体检时应注意鉴别。

疲劳是一种与肌无力相伴随的主观症状，临床上较难客观衡量。疲劳几乎见于所有类型肌病。患者在静息时感觉可能正常或无力，但运动时极易疲劳。劳累后或晨轻暮重的疲劳是神经-肌肉接头疾病的特征性症状，尤其是重症肌无力。

肌肉萎缩在肌病中肌萎缩程度总体上与肌无力相称，但有时对于肥胖患者、女性及儿童很难确认是否有肌萎缩。四肢肌萎缩通常不对称、累及手部肌肉、肩带肌或骨盆带肌等。肌病的肌萎缩需要与各种原因的失用性肌萎缩相鉴别，后者肌肉容积变小，但轮廓仍然保留。

肌肉疼痛（myalgia）在肌病患者中不常见。肌痛可以为短暂发作（如代谢性肌病），也可持续性（如炎性肌病）。

肌肉痉挛为整块或部分肌肉的痛性不自主收缩，持续数秒至数分钟。通常在痉挛部位可触及一肿块，痉挛停止后消失。肌肉痉挛可见于正常人，称为生理性或良性肌肉痉挛。

肌肉肥大在原发性病理情况下很少见。在肌病中最有特征性的全身肌肉肥大见于先天性肌强直，患者体魄酷似健美运动员。多由于自发肌强直疾病造成真性肌肉纤维肥大。腓肠肌肥大可见于 Duchenne 和 Becker 型肌营养不良症（图 23-11-1-1），是由于病变肌肉组织被增生的脂肪和或结缔组织取代，称为假肥大。

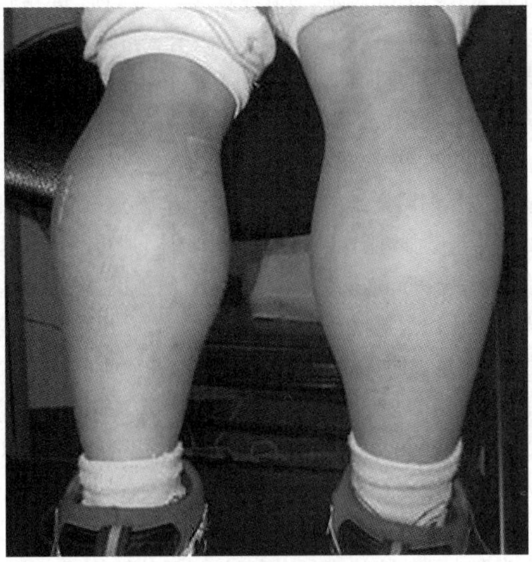

图 23-11-1-1　两侧腓肠肌假肥大

肌强直（myotonia）是指肌肉在用力自主收缩后难以放松，呈肌肉僵硬或持续收缩，症状可出现于任何肌群，以手部和眼睑的肌肉最多见。患者会注意到在握手或旋开瓶盖后握紧的手不易放松，或者用力闭眼后眼睛不易睁开。重复运动后肌强直可以改善，被称为“热身现象”。副肌强直（paramyotonia）则正好相反：重复运动会使肌强直加重。肌强直和副肌强直在寒冷时都会加重。

翼状肩因前锯肌、斜方肌不能固定肩胛骨，双上肢平举时使肩胛骨耸起呈翼状，双侧翼状肩常见于面肩肱型肌营养不良症（图 23-11-1-2）、肢带型肌营养不良症及肩腓综合征、埃默里-德赖弗斯肌营养不良（Emery-Dreifuss muscular dystrophy）、包涵体肌炎等。Gowers 征用以描述肢带肌无力患者从卧位到站立位的一种特殊过程的表现。由于肩带肌和骨盆带肌无力，患者

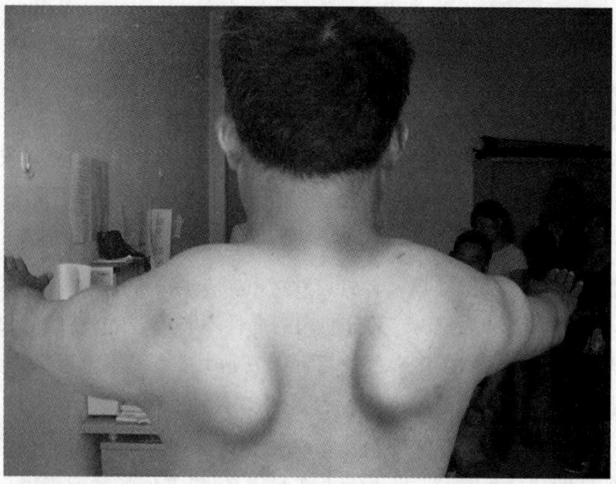

图 23-11-1-2　双肩胛骨耸起呈翼状肩

从平卧位起来，务必先翻身，然后呈跪姿，双手从地撑起，并靠双手撑着自己身体而逐步从小腿、大腿上移，最后挺起身体，此为 Gowers 征（图 23-11-1-3）。

肌病常伴有骨骼畸形，有脊柱畸形、关节畸形、足弓过高和高腭弓等表现。脊柱畸形临床常见有：脊柱过度后凸时引起的脊柱后凸，脊柱过度向前弯曲时引起的脊柱前凸，脊柱偏离正中线向两侧偏曲形成的脊柱侧凸。

【肌病临床病史和体征特点】

病史应当询问详细的家族史，判断遗传方式属于常染色体显/隐性、X 连锁显/隐性还是母系（线粒体）遗传。明确遗传方式有助于疾病诊断和遗传咨询。应注意可能的诱发因素，要询问患者是否服用过某些药物、毒品或接触过有肌肉毒性的化学品；运动会否诱发肌无力、肌痛和茶色尿（提示可能有横纹肌溶解）；肌无力发作时或发作之前有发热（肉碱棕榈酰转移酶缺乏的特点之一）；肌无力发作之前摄入高碳水化合物的食品（提示可能为周期性瘫痪）；寒冷时诱发肌肉僵硬（提示可能为肌强直）。

全身肌肉群体格检查（不同于神经系统体格检查方法）应对所有肌群进行肌力测试并进行双侧对比。注意观察患者的动作完成情况，有无抬头无力、鸭步、Gowers 征、足跟或足尖行走困难、面肌活动异常、上睑下垂、讲话鼻音等情况，借此判断相关肌群是否有受累。此外，还需注意患者是否有过度脊柱前凸、高腭弓、翼状肩、脊柱强直、跟腱挛缩等异常。异常的体征常可缩小鉴别诊断的范围，譬如肌病伴颈部伸肌无力以及肌病伴眼肌麻痹的常见病因分别见表 23-11-1-1。

表 23-11-1-1　肌病伴颈部伸肌无力以及肌病伴眼肌麻痹的常见病因

肌病伴颈部伸肌无力的常见病因	肌病伴眼睑下垂的常见病因	肌病同时伴眼睑下垂和眼肌麻痹的常见病因
多发性肌炎	强直性肌营养不良	眼咽型肌营养不良
皮肌炎	先天性肌病	眼咽远端肌病
包涵体肌炎	中央核肌病	线粒体肌病
肉毒碱缺乏病	杆状体肌病	先天性肌病
强直性肌营养不良	中央核肌病	
先天性肌病	结蛋白病	
甲状旁腺功能亢进		

各种肌病有不同的肌无力分布模式。在观察患者的肌肉萎缩情况、运动功能和检查肌力之后，可以尝试将患者的肌肉受累范围划归某一种分布模式。临床上常用分布模式名称为肢带型、远端型、肩腓型、前臂大腿型、眼咽型、脊柱中轴型（图 23-11-1-4）。不同模式所对应的肌病种类有所不同，譬如肢带型主要见于进行性假肥大性肌营养不良［又称 Duchenne 型肌营养不良（DMD）］和贝克肌营养不良［又称 Becker 型肌营养不良（BMD）］、肢带型肌营养不良和多肌炎，肩腓型主要见于埃默里-德赖弗斯肌营养不良，脊柱中轴型主要见于强直性脊柱炎。

【生化检查】

血清肌酸激酶水平升高是肌病最敏感的指标，但水平正常并不能排除肌病。当然肌酸激酶增高原因很多。剧烈运动、癫痫抽搐等会引起血清肌酸激酶增高。血乳酸、丙酮酸等多种代谢产物在代谢性肌病也有异常升高。

【肌电图】

肌电图对诊断肌病有重要意义，参见本篇第十章第一节

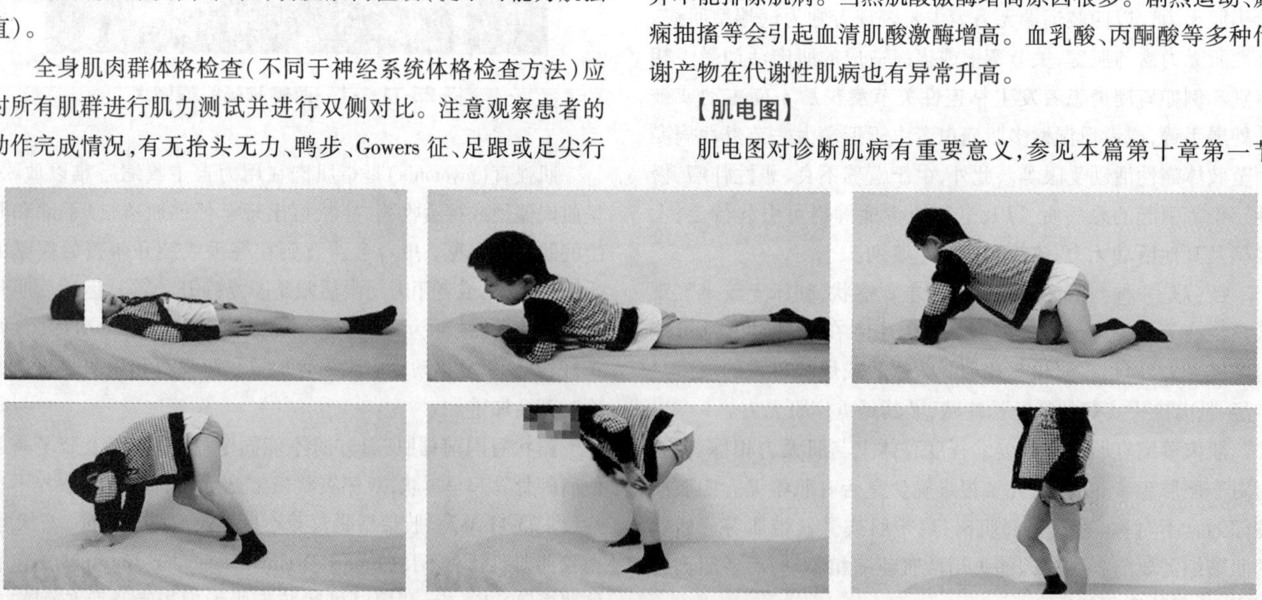

图 23-11-1-3　图示 Gowers 征的典型临床过程

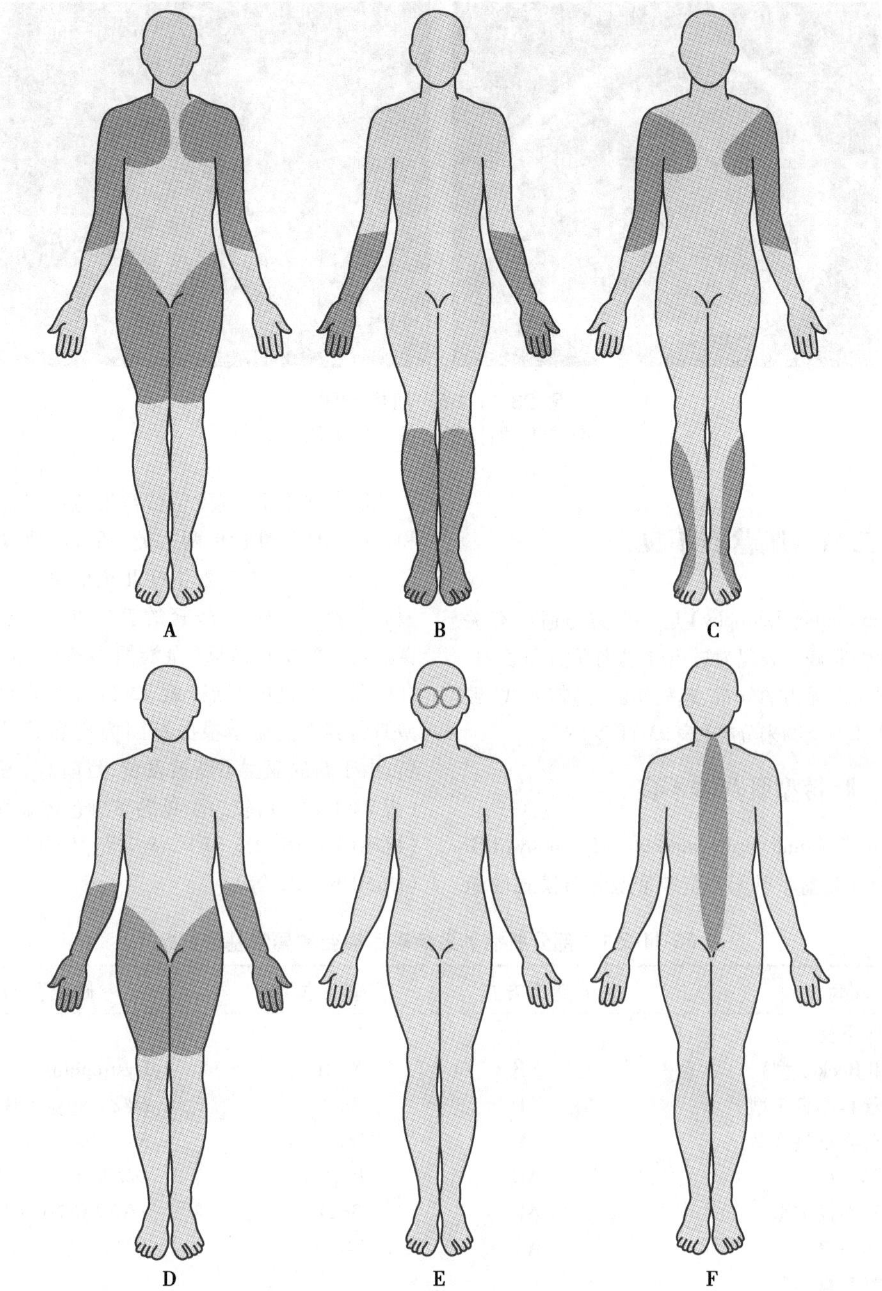

图 23-11-1-4 肌病中肌群受累模式
深色区示受累肌群分布范围。

"概述"。

【肌肉磁共振】

主要用于呈现肌肉水肿、脂肪浸润以及肿块等病变以辅助肌病诊断。水肿或炎症于T2加权表现为高信号。脂肪浸润在T1和T2加权均表现为高信号,短时翻转回复序列(STIR)通过抑制脂肪信号可以区分T2加权上的高信号是脂肪浸润还是水肿(图 23-11-1-5)。

肌肉MRI和肌电图对于活检选取适当的肌肉具有指导意义。也有助于肌肉疾病的疗效判断及病情随访。

【肌肉活检与病理】

肌肉标本可以通过开放活体组织检查或穿刺活检获得。肌肉活检的病理切片经特殊染色通过光镜和电镜对于肌病的定性起关键作用。

通过电镜发现超微结构的特征性改变对先天性肌病(如杆状体肌病、中央核肌病等)和线粒体肌病等的诊断有重大价值。

【基因诊断】

对于遗传性肌病的高通量测序或二代测序的出现弥补了一代测序的劣势:目标序列捕获测序可一次对多个基因进行检测,适用于临床综合征相仿,但候选基因较多的肌病,如远端肌病、肢带型肌营养不良症等;全外显子或全基因组测序则适用于临床虽然高度拟诊但具体方向不明的遗传性肌病及寻找新的致病基因。

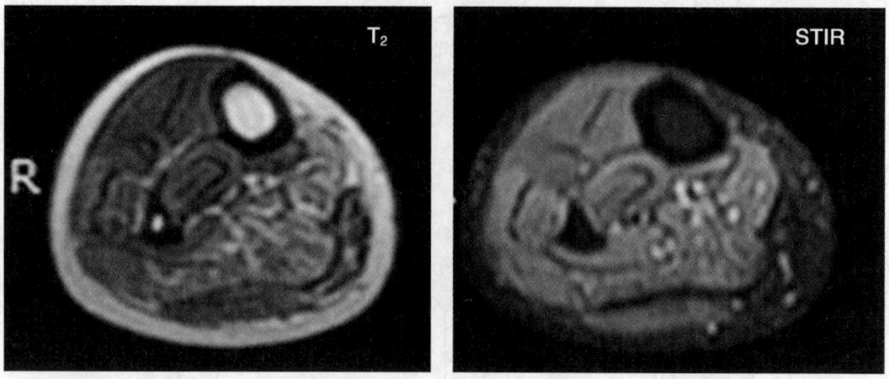

图 23-11-1-5　肌肉 MRI
肌肉中 T_2 加权相高信号区为脂肪。

第二节　肌营养不良

肌营养不良症(muscular dystrophy)是一大类与遗传有关的肌纤维变性和坏死性肌病。表现为进行性肌肉无力和萎缩。肌营养不良症现根据肌肉无力的分布、起病年龄、遗传方式、致病的基因突变和异常基因产物来分类(表 23-11-2-1)。

一、肢带型肌营养不良

肢带型肌营养不良(limb girdle muscular dystrophy, LGMD)包括一大类肩带和骨盆带肌无力呈肢带型分布模式的遗传性肌营养不良,其中包括常染色体隐性遗传(占绝大多数)和常染色体显性遗传两大类。肢带型肌营养不良在男女中的发病概率相等,如果发生在儿童早期,其临床表现与 Duchenne 型肌营养不良相似;较轻的表型可类似于 Becker 型肌营养不良。实验室检查结果(血清肌酸激酶、肌电图、肌肉活检)符合肌营养不良的特点(表 23-11-2-2)。目前已有数十种肢带型肌营养不良亚型根据基因突变和其导致的蛋白缺陷而命名,由于新的亚型不断被发现,目前对其命名规则进行了改变(表 23-11-2-2),较为少见的常染色体显性 LGMD 命名为 D 型(LGMDD1、D2、D3 等),常染色体隐性 LGMD 命名为 R 型(LGMDR1、R2 等)。

表 23-11-2-1　部分肌病的致病基因突变和异常基因产物

疾病	遗传方式	基因位点	缺陷基因/蛋白
X-性联肌营养不良			
(Duchenne 和 Becker 型)	XR	Xp21	Dystrophin
面肩肱型肌营养不良 1 型	AD	4q35	*D4Z4* 重复大片段缺失
面肩肱型肌营养不良 2 型	AD	18p11	SMCHD1
强直性肌营养不良 1 型	AD	19q13	*DMPK* CTG 三核苷酸重复
强直性肌营养不良 2 型	AD	3q21	*ZNF9* CCTG 四核苷酸重复
眼咽型肌营养不良	AD	14q11	*PABP2* GCG 三核苷酸重复
肢带型肌营养不良症*			
Emery-Dreifuss 肌营养不良症			
EDMD1	XR	Xq28	Emerin
EDMD2、3	AD	1q22	Lamin A/C
EDMD4	AD	6q25	SYNE1
EDMD5	AD	14q23	SYNE2
EDMD6	XR	Xq26	FHL1
EDMD7	AD	3p25	TMEM43
远端型肌病			
Welander	AD	2p13	TIA1
Markesbery-Griggs-Udd	AD	2q31	Titin
Nonaka	AR 或散发	9p13	GNE
Miyoshi	AR 或散发	2p13	dysferlin
Laing	AD	14q11	MYH7

注:AD. 常染色体显性遗传;AR. 常染色体隐性遗传;GNE. UDP-N-乙酰氨基葡萄糖 2-表位酶/N-乙酰甘露糖胺激酶;XR. X 连锁隐性遗传。* 肢带型肌营养不良参见下文。

表 23-11-2-2 LGMD 的新旧命名和临床特点

新名称	旧名称	基因	蛋白	临床特点
常染色体显性				
LGMD D1	LGMD 1D	*DNAJB6*	DnaJ 热休克蛋白家族(Hsp40)成员 B6	合并心脏病
LGMD D2	LGMD 1F	*TNPO3*	转运素-3	遗传早现
LGMD D3	LGMD 1G	*HNRNPDL*	异质核糖核蛋白 D 样蛋白	可伴有白内障,手指屈肌挛缩
LGMD D4	LGMD 1I	*CAPN3*	钙蛋白酶-3	肌萎缩、常有关节挛缩
LGMD D5		*COL6A1*	胶原蛋白 6 α · 1 链	远端关节过伸、皮肤瘢痕
常染色体隐性				
LGMD R1	LGMD 2A	*CAPN3*	钙蛋白酶-3	肌萎缩、常有关节挛缩
LGMD R2	LGMD 2D	*DYSF*	Dysferlin	可同时有远端肌萎缩,常于 20 岁左右起病
LGMD R3	LGMD 2B	*SGCA*	肌聚糖 α	病情轻重不一,类似 DMD 或 BMD,常伴肺或心脏病变
LGMD R4	LGMD 2E	*SGCB*	肌聚糖 β	
LGMD R5	LGMD 2C	*SGCG*	肌聚糖γ	
LGMD R6	LGMD 2F	*SGCD*	肌聚糖δ	
LGMD R7	LGMD 2G	*TCAP*	telethonin	可伴有腓肠肌肥大和垂足
LGMD R8	LGMD 2H	*TRIM32*	Tripartite motif-containing 32	
LGMD R9	LGMD 2I	*FKRP*	Fukutin 相关蛋白	腓肠肌肥大,常伴肺或心脏病变
LGMD R10	LGMD 2J	*TTN*	连接素	
LGMD R11	LGMD 2K	*POMT1*	O-甘露糖转移酶蛋白 1	可伴有小头畸形和智能发育迟缓
LGMD R12	LGMD 2L	*ANO5*	Anoctamin 5	不对称;可伴有心肌病
LGMD R13	LGMD 2M	*FCMD*	Fukutin	婴儿期起病,发热后加重
LGMD R14	LGMD 2N	*POMT2*	O-甘露糖转移酶蛋白 2	可伴有腓肠肌肥大和智能障碍
LGMD R15	LGMD 2O	*POMGnT1*	蛋白 o-连接甘露糖 n-乙酰氨基葡萄糖转移酶 1	可有腓肠肌和股四头肌肥大
LGMD R16	LGMD 2P	*DAG1*	营养不良聚糖 1	可伴有踝关节挛缩和智能发育迟缓
LGMD R17	LGMD 2Q	*PLEC1*	网蛋白	
LGMD R18	LGMD 2S	*TRAPPC11*	转运蛋白颗粒复合体 11	儿童期起病,可伴有肌痛和智能发育迟缓
LGMD R19	LGMD 2T	*GMPPB*	GDP-甘露糖焦磷酸化酶 B	可伴有重症肌无力样病情波动、肌肉痉挛
LGMD R20	LGMD 2U	*CRPPA*	CDP-L-核糖醇焦磷酸化酶 A	可伴有肌张力低下和肌肉肥大
LGMD R21	LGMD 2Z	*POGLUT1*	O-葡糖基转移酶 1 蛋白	可伴有翼状肩胛和呼吸无力
LGMD R22		*COL6A1/2/3*	胶原蛋白 6 亚单位 A1、A2 或 A3	远端关节过伸、皮肤疤痕
LGMD R23		*LAMA2*	层粘连蛋白 α2 亚基	可伴有周围神经病、癫痫、智能减退和脑白质病变
LGMD R24		*POMGNT2*	O-链甘露糖 N-乙酰氨基葡萄糖转移酶 2 蛋白	可伴有腓肠肌肥大和智能减退

二、抗肌萎缩蛋白病

抗肌萎缩蛋白病(dystrophinopathy)为肌营养不良症中最常见类型,亦称为假肥大型肌营养不良症,主要包括Duchenne型、Becker型和女性携带者。参照国外资料,Duchenne型肌营养不良的发病率在男婴中约为1/3 500。

【病因与发病机制】

假肥大型的Duchenne型肌营养不良和Becker型肌营养不良均为Xp21上*dystrophin*基因缺陷所致,属X性连锁隐性遗传。破坏了基因翻译阅读框的突变(移码突变)导致抗肌萎缩蛋白完全缺失,造成Duchenne型肌营养不良。而不改变翻译阅读框的框内突变则会翻译表达出数量或大小异常的抗肌萎缩蛋白,仍能保持其部分功能,导致Becker型肌营养不良。

【病理】

呈现肌营养不良的特征性病理改变,免疫组化提示肌膜的抗肌萎缩蛋白完全或部分缺失。

【临床表现】

呈X-性连锁隐性遗传,男性患病,女性携带。

1. Duchenne型病情较重　通常在幼儿期起病。表现为学步困难、易跌、跌倒后不易爬起。臀中肌受累而致骨盆左右上下摇动,跟腱挛缩而足跟不能着地,腰大肌受累而腹部前凸;头后仰,呈"鸭步"。从平卧位起来有"Gowers现象"。

继骨盆带肌受累之后,逐步出现肩胛带肌萎缩、无力,双臂上举不能,肩胛骨可呈翼状耸起,称"翼状肩"。多数患者有腓肠肌肥大,病初肥大肌肌力可相对较强。

病程逐步发展。少数儿童由于本身生长发育的影响,可能出现病程相对稳定或好转。多数病孩到10岁已丧失行走能力,依靠轮椅或坐卧不起,出现脊柱和肢体畸形。晚期四肢挛缩,活动完全不能。常因伴发肺部感染、褥疮等。于20岁之前夭折。

约20%的患者有不同程度智能减退。多数患者可有心肌损害,早期可无症状,晚期可出现心功能衰竭。

2. Becker型　常于12岁左右起病,受累肌群的分布、假肥大和心电图异常与Duchenne型相似,但程度相对较轻。部分患者即使在晚年也没有明显症状,预期寿命略低于正常人。

3. 女性携带者所生育的男性后代有50%可能患病,女性后代有50%可能成为携带者。女性携带者通常无症状,但少数情况下也会出现轻度肢带肌无力,50%的女性携带者肌酸激酶水平会升高。

用羊水脱落细胞或绒毛膜可以进行产前遗传检测。

【诊断与鉴别诊断】

依据男性患儿、进展性肢带肌无力、腓肠肌肥大和高肌酸激酶血症等临床特征可高度拟诊。确诊需依赖于病理免疫组化和基因分析。临床上需与肢带型肌营养不良和脊肌萎缩症相鉴别。

【治疗】

口服泼尼松推荐的起始剂量为0.75mg/(kg·d),疗效包括延长行走能力保留的时间2年。基因治疗已经取得了初步进展,Eteplirsen是首个获批治疗DMD的药物。采用了寡核苷酸和外显子跳跃技术,目的是修复mRNA的阅读框来部分纠正遗传缺陷,通过跳跃51号外显子,产生一种较短但仍具有功能的抗肌萎缩蛋白,从而稳定或减缓疾病的进程,延长并改善DMD患者的生活质量。此外,Ataluren/PTC124获得欧盟药监当局的有条件上市批准,用于5岁及以上无义突变型杜氏肌营养不良非卧床患者的治疗。Ataluren是一种蛋白质修复药物,用于由无义突变所致遗传性疾病的患者群体,选择性促进核糖体提前终止密码子而不是正常终止密码子的通读,旨在使含有无义突变的基因,产生功能蛋白。

三、面肩肱型肌营养不良

面肩肱型肌营养不良是一种常染色体显性遗传病,外显率高,在同一家族内表现轻重不一。发病率约为1/20 000。

【病因与发病机制】

面肩肱型肌营养不良呈常染色体显性遗传,大部分患者是由于染色体4q35亚端粒区D4Z4大片段重复缩短致病,导致该染色体区域变为低甲基化的疏松状态,进而表达促凋亡因子DUX4蛋白。此类患者约占所有FSHD患者的95%,称为面肩肱型肌营养不良1型(FSHD1)。此外,染色体结构维持蛋白SMCHD1突变可导致染色体甲基化程度降低,这样所导致的FSHD称为面肩肱型肌营养不良2型(FSHD2)。

【病理】

肌肉病变较轻,肌纤维大小不一,仅少数纤维坏死与再生。可见很小角状纤维,无群组化,ATP酶染色纤维分型正常。肌纤维间和肌束间可见灶性炎症细胞浸润,为炎症细胞对坏死肌纤维的反应。

【临床表现】

两性罹病概率相等,自婴儿至中年均可起病。婴儿期的闭眼不全可能不被家长注意。主要临床表现为眼睑闭合无力,皱额、鼓腮、吹哨和露齿不能或无力,重者呈面具状脸。嘴唇肥厚而微翘。颈部胸锁乳突肌明显萎缩或变细,两臂平举起时可见颈肌悬吊肩胛而呈特殊的"蝠翼状"。肩胛带肌肉明显萎缩;胸大肌萎缩内陷,锁骨水平支撑,肩胛部呈现"衣架肩"。两下肢受累较轻。部分患者腹部Beevor征阳性。本病发展缓慢,常有顿挫或停止发展。

【诊断与鉴别诊断】

依据典型常染色体显性遗传,面肌、肩、肱肌和踝背屈肌无力伴萎缩,临床诊断一般不难。此外,肌肉无力萎缩不对称、肌群由上而下逐步受累、三角肌相对保留、伴有高频听力丧失或视网膜血管病变等也是诊断本病的重要依据。但临床上仍需与肢带型肌营养不良症、肩腓综合征等鉴别。

【治疗】

主要是支持治疗。对于翼状肩胛明显并手举过头困难的患者,可通过外科手术固定肩胛骨以改善症状。沙丁胺醇和一水肌酸可能会改善患者的肌力,但有待进一步证实。

四、强直性肌营养不良

强直性肌营养不良症(myotonic muscular dystrophy,DM)是一组以肌强直、进行性肌萎缩、白内障、心脏传导阻滞、性腺萎缩以及智能低下为主要特点的多系统疾病。目前分为强直性肌营养不良1型和2型(DM1型和DM2型)。DM1是最为常见的肌营养不良之一,发病率为13.5/10万新生儿,患病率为(3~5)/10万。

【病因与发病机制】

强直性肌营养不良1型与19q13上肌强直蛋白激酶(*DMPK*)基因3'端非翻译区的CTG三核苷酸过度重复有关,疾病严重程度随重复拷贝数不同而有差异。正常个体拷贝数为5~30个。CTG拷贝数从双亲到子代有扩增趋势,因此本病有遗传早发现象。DM2与3q21号染色体上锌指蛋白9(*ZNF9*)基因的CCTG四核苷酸过度重复有关。

【临床表现】

DM1的临床表型跨度较大,可从无症状到重症致死先天性,而DM2则相对症状较轻。DM1根据发病年龄可分为5型(表23-11-2-3),其中经典型最为常见,可累及所有系统。

表23-11-2-3　强直性肌营养不良1型的临床分型

临床表型	临床表现	CTG重复数目	起病年龄	死亡年龄
前突变型	无症状	38~49	缺乏相应资料	缺乏相应资料
轻症型	白内障,轻度肌强直	50~150	20~70	与正常人相当
经典型	肌无力伴呼吸困难、肌强直、白内障、心律失常、白天过度睡眠	50~1 000	10~30	48~60
儿童型	精神智能障碍、智商低、小便失禁	>800	1~10	缺乏相应资料
先天型	婴儿低张力、呼吸困难、学习困难、喂养困难	>1 000	出生	45(新生儿即夭折者不包括在内)

经典型DM1常在10~30岁起病,主要特征为受累骨骼肌肉萎缩、无力和肌强直,以前两种症状为突出。强直症状在重复运动后可有缓解。随着肌萎缩的进展,肌强直可消失。体格检查可见唇微翘,颧骨隆起、额肌萎缩而呈斧头状(图23-11-2-1);颈细长,胸锁乳突肌萎缩而头部前倾伸长,称鹅颈;构音不清或伴吞咽困难,握拳后不能立即放开,手指不能伸直。叩诊槌叩击被检肌肉时出现肌球。

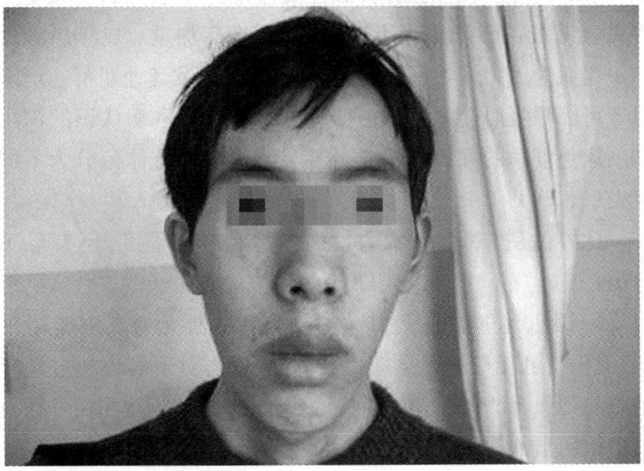

图23-11-2-1　强直性肌营养不良1型患者唇微翘、颧骨隆起、额肌萎缩

此外,由于累及心脏、眼部、消化道、内分泌及神经系统等,多数患者出现不同程度心脏传导阻滞、白内障、腹痛、腹泻、性欲减退、早秃、糖尿病、认知障碍和人格改变等,头颅MR可见脑白质多发病变,尤其以颞叶前部最易累及,同时伴有脑萎缩和脑室扩大。39%患者出现日间过度睡眠。女性患者流产率高。

DM2多于30岁后起病,多系统受累与DM1极为相似,其中以心脏传导阻滞、白内障和胰岛素抵抗较为常见,认知功能受损轻于DM1。DM2骨骼肌受累相对较轻,主要累及近端肌肉和颈部屈肌,肌痛和僵硬较DM1常见,但预后相对较好。

【诊断与鉴别诊断】

依据典型的肌强直、进行性肌萎缩和多系统损害的临床特征,一般不难诊断。但亚型的确诊需依赖于基因分析。

【治疗】

本病尚无特效治疗,目前使用反义寡核苷酸在体外和动物治疗中取得了良好的疗效,有待进一步临床验证。临床上主要以支持对症治疗为主,针对受累的不同系统分别给予对症支持治疗,譬如踝脚矫形器改善足下垂,手夹板改善手功能;植入心脏起搏器治疗心脏传导阻滞;无创呼吸机或机械通气改善呼吸困难;口服降糖药或胰岛素控制血糖;眼科手术植入人工晶体治疗白内障;苯妥英钠、美西律和乙酰唑胺改善肌强直症状;莫达非尼改善DM1的日间多睡等。对于晚期严重患者,呼吸训练和体位引流法可以避免肺部感染。

五、Emery-Dreifuss肌营养不良

Emery-Dreifuss肌营养不良症(Emery-Dreifuss muscular dystrophy,EDMD)既往认为系X连锁遗传,随后发现还有常染色体显、隐性遗传者,目前认为有6个基因与之有关(表23-11-2-1)。该病的特点是三大临床主征:①早期出现肘、踝关节的挛缩;②四肢无力缓慢进展,通常呈肩肱腓型分布;③心肌病伴房性传导阻滞。早期出现肘关节挛缩经常是导致诊断的关键特征(图23-11-2-2)。本病的临床诊断要点是上述三联征,有家族史则更为支持。但仍需与某些先天性肌病、肢带型肌营养不良症相鉴别。确诊需依赖于活检病理的特殊免疫染色和基因诊断。

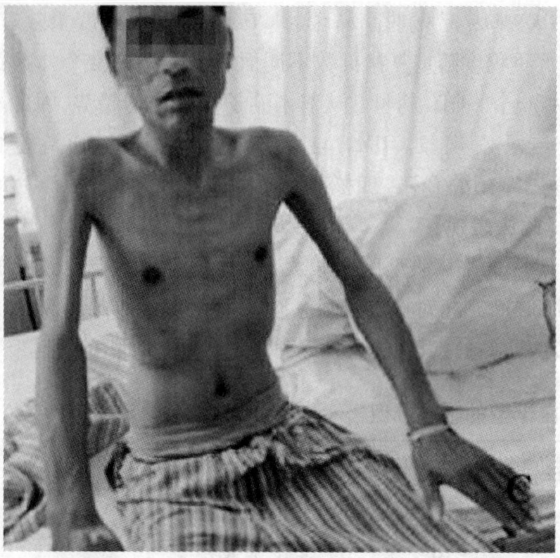

图 23-11-2-2　Emery-Dreifuss 肌营养不良患者示肩、上臂等肌群挛缩

本病进展缓慢，很少有丧失行走能力者。目前尚无特效治疗，矫形治疗是解决关节挛缩并恢复关节功能的重要手段。患者多伴有心脏问题，及时评估心脏情况和放置起搏器是改善预后之关键。

第三节　神经-肌肉接头病

神经-肌肉接头病是一组由自身免疫、遗传、中毒等因素导致信号传递障碍的疾病，临床上以肌无力为主要特点，可有病情波动，主要包括重症肌无力、兰伯特-伊顿肌无力综合征、先天性肌无力综合征、肉毒素中毒等（分类见表 23-11-3-1）。

表 23-11-3-1　神经肌肉接头疾病的分类

疾病	病变部位
自身免疫	
重症肌无力	乙酰胆碱受体、肌肉特异激酶、脂蛋白受体蛋白 4
兰伯特-伊顿肌无力综合征	电压门控 Ca^{2+} 通道
获得性神经性肌强直	电压门控 K^{+} 通道
遗传	
突触前缺陷	CHAT、SNAP25B、MYO9A、PREPL、SLC18A3、SLC5A7、SYT2、UNC13-1、VAMP1
突触间隙缺陷	COLQ、LAMB2、COL13A1、LAMA5
突触后缺陷	CHRN、RAPSN、DOK7、AGRIN、MUSK、SCN4A、PLEC1、LRP4
糖基化缺陷	GFPT1、DPAGT、ALG2/ALG14、GMPPB
神经中毒	
肉毒杆菌中毒	突触前乙酰胆碱释放
蛇、蜘蛛或蝎子咬伤中毒	作用部位各异
药物/杀虫剂	作用部位各异

一、重症肌无力

重症肌无力（myasthenia gravis，MG）是一种神经-肌肉接头传递障碍的自身免疫性疾病。临床特征为受累骨骼肌极易疲劳，短期收缩后肌力减退明显，休息和使用抗胆碱酯酶药物后肌无力可暂时恢复的慢性病。

【病因与发病机制】

1. 自身免疫　本病是一种体液介导、细胞调节和补体参与的自身免疫病。体液免疫的可能机制为：①抗体与乙酰胆碱受体结合后加速受体的降解和内胞饮作用；②阻断乙酰胆碱与其受体的结合；③通过补体激活而破坏乙酰胆碱受体，最终导致神经肌肉接头的兴奋传递障碍。在乙酰胆碱受体抗体阴性的患者中，部分可在血清中检测到肌肉特异性激酶（MuSK）抗体、LRP4 抗体。

2. 胸腺异常　75%～85%的重症肌无力患者有胸腺异常，其中 60%～70%为胸腺增生，10%为胸腺瘤。胸腺肌样上皮细胞表面存在乙酰胆碱受体，在病毒感染和特定的遗传素质影响下，自身免疫耐受机制受到损害，产生自身乙酰胆碱受体抗体，并经分子模拟和交叉免疫反应，引起神经肌肉-接头损害，造成发病。

3. 遗传因素　并不明显，极少数有家族史。日本和我国的发病与组织相容抗原 HLA-DR9 有关。欧美高加索人种的发病总体与 HLA-DR3、B8 有关。

【病理】

胸腺异常多为组织增生，胸腺生发中心增多；胸腺瘤按病理形态可有以淋巴细胞为主，上皮细胞为主或混合型。

【临床表现】

任何年龄均可罹患，女性略多于男性。全身骨骼肌均可受累，但以脑神经支配的肌肉（眼外肌、面肌、咽喉舌肌）受累更为多见。无力症状有波动，晨轻暮重，疲劳后加重。成年患者常从一组肌肉无力开始，在一至数年内逐步累及其他肌群。严重患者可因呼吸肌受累而致呼吸困难。随着对本病认识的深入和临床免疫学的发展，MG 按临床特点和血清抗体可分为不同亚类（表 23-11-3-2）。

此外，根据 MG 患者的发病年龄和严重程度，还有以下分类：

1. 眼肌型重症肌无力　部分患者的肌无力仅限于眼外肌，但仍有可能在病程早期发展为全身型，对于病程超过 2 年的眼肌型患者，90%不再进展。约有 50%的眼肌型 MG 可在血清中检测出 AChR 抗体，MuSK 罕有检出。

2. 儿童重症肌无力　我国儿童重症肌无力约占总数的 20%～47%，比例高于白种人。除个别病例之外，绝大多数病例仅表现单纯眼外肌麻痹，为一侧或双侧眼睑下垂、复视等，可呈左右交替发病。进展为全身型甚少见。上呼吸道感染、发热等可能为诱发因素。约有 1/4 病儿可自发缓解，但也常复发。

3. 新生儿重症肌无力　由患病母亲血清中的抗 AChR 抗体经胎盘输入胎儿体内引起，新生儿表现喂食困难、肌张力低下、哭声低弱、动作减少等。

表 23-11-3-2　不同亚类 MG 的临床特点比较

抗体靶位	临床亚类	发病年龄	性别	HLA	胸腺异常及其他
AChR	早发型	<50 岁	女>男	DR3、B8、A1	胸腺增生
AChR	晚发型	>50 岁	男>女	多种	胸腺正常或增生
AChR	胸腺瘤	不定			胸腺瘤
MuSK	MuSK-MG	不定	女>男	DR14、DR16、DQ5	大多正常，少数增生，罕有胸腺瘤
LRP4	LRP4-MG	不定		无相关数据	无相关数据

4. 危象　危象系指由于疾病的严重发展，或药物应用不当、感染、分娩、手术等诸多因素所致的肌无力加重，呼吸肌麻痹而不能维持正常的换气功能的危急状态。可分为肌无力危象、胆碱能危象和反拗性危象。

【辅助检查】

80%以上的成年患者血清抗乙酰胆碱受体抗体阳性，我国儿童型重症肌无力患者大多阴性。部分抗体阴性患者中可测到 MuSK 或 LRP4 抗体。伴胸腺瘤患者可测到 Titin、Raynodin 抗体。胸腺 CT 检查常可见到胸腺增生或胸腺瘤。合并甲状腺功能亢进者可有 T3、T4 增高。

肌电图低频重复刺激（3Hz）后，CMAP 波幅衰减 10%以上，单纤维肌电图表现为 Jitter 增宽和阻滞。

【诊断与鉴别诊断】

对可能重症肌无力者可作疲劳试验，即令患者受累骨骼肌群作重复或持续收缩动作，如持续上视（提上睑肌）、举臂（三角肌）等，若被测肌肉肌无力明显加重即为疲劳试验阳性。亦可作药物试验，方法为：记录患者肌无力程度后，肌内注射新斯的明 0.5～1mg（同时加用阿托品 0.5mg 以减轻新斯的明副作用）30 分钟后比较肌内注射前后肌力改变，有明显改善者可确诊。若仍不能确诊可作重复电刺激或单纤维肌电图。

眼肌型重症肌无力应与慢性进行性眼外肌麻痹、先天性上睑下垂、Horner 综合征相鉴别。延髓肌无力者应与吉兰-巴雷综合征等相区别。50 岁以后起病的重症肌无力者，若临床表现为口干、泪少，晨重夜轻，或活动后反见症状减轻，受累范围以下肢为重，应行进一步检查鉴别兰伯特-伊顿肌无力综合征之可能。

【治疗】

（一）药物治疗

1. 抗胆碱酯酶药物　首选溴吡啶斯的明，每日剂量为 180～540mg/d，分 3～4 次服用。剂量原则上以副反应最小、改善肌力效果最好为标准。抗胆碱酯酶药物的共同副作用为腹痛、腹泻、肌肉跳动和分泌物增加等。不良反应明显者可加服阿托品 0.3～0.6mg/d，以减少副反应，但不宜持续应用，以免掩盖胆碱能危象的先兆症状。

2. 免疫抑制剂

（1）首选肾上腺糖类皮质激素或联用硫唑嘌呤：

1）肾上腺糖类皮质激素：有效率为 72%～96%，症状通常在 2～3 周内出现改善。约有 50%的患者在应用早期（7～10 天内）可有短暂症状加重，一般持续 1 周左右，其中约 10%的患者需要机械通气，医师和患者均需充分估计和准备，以免危象发生。常用方法为：

递增法：予泼尼松 10～20mg/d 顿服开始，1～2 周后增加 10mg，在达到目标剂量 0.75～1mg/（kg·d）或 60～100mg 隔天一次后，持续 6～8 周。然后逐渐减量。对于症状较轻的患者，尤其是单纯眼肌型者，初始剂量可予 20mg/d，根据情况可加至 0.75～1mg/（kg·d）或 60～100mg 隔天一次。起初可每月减 10～20mg，至 30mg/隔天一次后改为每月减 5mg，至 20mg/隔天一次后改为每 3 个月减 2.5mg，至 5～10mg/隔天一次后维持应用。过早过快减少剂量常引起病情波动。若在减量过程中病情加重可恢复先前用量。

递减法：先用大剂量甲泼尼龙静脉冲击治疗，按一定梯度递减，而后减至目标剂量维持治疗，鉴于部分患者冲击后病情会明显加重，仅适用于难治性眼肌型患者或经良好医患沟通并已有辅助呼吸安排的重症全身型患者。递减法常以甲泼尼龙 500～1 000mg/d 静脉注射，连续 3～5 天后减半量，再 3～5 天后改为泼尼松目标剂量 0.75～1mg/（kg·d）或 60～100mg 隔天一次口服，以后逐步减量。

2）硫唑嘌呤：常用剂量为 50mg/次，2 次/d。服药期间需要随访白细胞和肝功能。

（2）在皮质固醇类激素和或硫唑嘌呤治疗效果不满意或有反指征时，次选用药：

1）环磷酰胺：可用环磷酰胺 200mg 静脉滴注，每 2～3 天 1 次，连续数周，或静脉滴注 0.5～1.0g/m^2 体表面积，每月 1 次，总量以 8～10g 为一疗程。

2）环孢素：50～100mg，2 次/d。

3）他克莫司（FK-506）：建议剂量为 3mg/d。

4）利妥昔单抗（rituximab）：多参照弥漫大 B 细胞淋巴瘤的治疗剂量，也有每 6 个月使用 600mg 有效的多例报道。

5）依库组单抗（eculizumab）：起效时间平均在 4 周之内，

约12周达到最大疗效。

（二）胸腺切除　除非特殊情况，所有存在胸腺瘤的MG患者均应当手术切除肿瘤。对于血清AChR抗体阳性的非胸腺瘤成人型MG患者，中早期实施胸腺手术有利于远期预后和减少激素使用剂量。

（三）血浆交换　适用于对抗胆碱酯酶药物、胸腺切除、激素疗效不满意或胸腺切除术前患者。需在有经验的医院进行。

（四）免疫球蛋白　重症患者可以选用。剂量为0.4g/(kg·d)，静脉滴注，隔日一次，5次为一疗程。多数患者没有明显副反应，可迅速改善患者症状。但价格昂贵，疗效能维持3~4周。要获长期疗效仍需使用激素或免疫抑制剂。

（五）危象处理　不管何种类型危象，首要救治措施为保证呼吸道通畅。应当及时气管插管和人工辅助呼吸，监测血氧饱和度，应用足量和适当的抗菌药物控制呼吸道感染。在抗生素选择时，应当避免氨基糖苷类药物，如链霉素、黏菌素、卡那霉素、新霉素、万古霉素等抑制神经兴奋传递的药物。多数危象患者应暂时停用抗胆碱酯酶药物。

（六）甲亢合并重症肌无力　患者应同时进行甲亢治疗，少数病例在甲亢治疗后缓解。亦有少数在甲亢治疗后发生重症肌无力，若无内科禁忌证者可应用糖皮质激素治疗，亦可进行胸腺摘除。甲状腺功能减退者常伴肌无力症状加重。

（七）妊娠与重症肌无力　妊娠时约有1/3患者肌无力症状加重，而1/3症状减轻，还有1/3无明显变化。分娩和产后常使症状加重，严重者发生肌无力危象。育龄妇女的肌无力患者症状无波动或改善时方可妊娠。重症无力患者妊娠后应在有神经内科、重症监护、妇产科等能处理肌无力危象的医院分娩。

二、兰伯特-伊顿肌无力综合征

兰伯特-伊顿肌无力综合征（Lambert-Eaton myasthenic syndrome）是一种突触前膜Ach释放异常导致类似重症肌无力临床表现的综合征。约1/2本病患者伴有恶性肿瘤，其中80%为小细胞肺癌，亦可为某种自身免疫病。

【病因与发病机制】

为自身免疫性疾病，作用于突触前膜电压依赖性钙通道（VGCCs）的抗体导致乙酰胆碱释放减少。当肌肉短时间内持续收缩，可使递质累积，从而造成肌肉收缩先无力后有力的现象。小细胞肺癌诱导了自身抗体的产生并与突触前膜发生了交叉免疫反应。肿瘤可于本病之前或之后被检出。不伴恶性肿瘤患者的诱因尚不明确，但与HLA-B8和DR3显著相关。血清中常可检出副肿瘤综合征的某些特异性抗体。

【临床表现】

本病典型的临床三联征包括近端肢体无力、自主神经症状和腱反射减弱。多以隐袭性起病，常于起病数月乃至数年后方得确诊。患者以近端肌受累为主，下肢重于上肢，短暂收缩后肌力可获改善，但持续时间较久后却出现病态疲劳。脑神经支配的肌肉也可受累，约25%的患者有上睑下垂或复视，少数有咀嚼、吞咽困难，但症状轻且短暂，较少出现呼吸肌无力。静止状态下腱反射减弱或消失，但重复肌肉收缩后可出现反射加强。可伴有口干、眼干、阳痿以及直立性低血压等自主神经功能障碍。许多患者瞳孔可扩大并且对光反应迟钝。感觉检查无明显异常，新斯的明试验肌无力改善，但程度远不及重症肌无力明显。

伴小细胞肺癌的LEMS患者还可出现其他副肿瘤综合征的表现，如血管升压素分泌异常、感觉运动周围神经病或亚急性小脑变性等。相关肿瘤可于本病之前或之后被检出。如果在LEMS发病后2年内未发现肿瘤，则伴随肿瘤可能性较小。

【诊断】

本病确诊依赖于重复电刺激的特征性表现，高频（30~50Hz）重复电刺激、病肌持续收缩15秒以及寒冷状态下动作电位波幅明显增高，增幅可达200%以上。而低频重复电刺激时电位波幅明显降低。约90%的患者血清中可检测到P/Q型VGCCs抗体。可在肺、乳腺、胃等相关脏器发现伴发肿瘤。

【治疗】

首先治疗伴发的恶性肿瘤，可视病情配合使用胆碱酯酶抑制剂和免疫抑制疗法进行治疗。

三、肉毒中毒

肉毒中毒是革兰氏阳性厌氧芽孢杆菌（肉毒杆菌）所分泌的毒素引起的全身瘫痪。

【病因与发病机制】

肉毒杆菌外毒素可进入体内，阻断周围胆碱能神经末梢，神经肌肉接头的突触前膜，自主神经节和副交感神经末端。抑制乙酰胆碱释放，出现肌肉麻痹和弛缓性瘫痪。肉毒中毒的病因包括：误入污染肉毒杆菌食物、伤口、器械或脐带污染肉毒杆菌、生物武器、使用过量注射肉毒素治疗等。

【临床表现】

中毒后潜伏期12~36小时，最短为1小时。前驱症状为恶心、呕吐、腹泻和腹痛等。神经系统症状通常表现为眼外肌麻痹造成视物模糊、眼睑下垂、复视。半数患者瞳孔散大，延髓肌麻痹出现构音障碍、吞咽困难；呼吸肌麻痹时呼吸衰竭。随后患者会出现双侧对称进行性加重的弛缓性瘫痪，从上肢逐渐发展到躯干和下肢无力。体温正常、脉搏加速。

EMG检查低频（2~5Hz）重复电刺激呈阳性（波幅或面积降低大于10%）。

【诊断与鉴别诊断】

对于急性起病的进行性弛缓性瘫痪、无痛性、不伴感觉异常的全身瘫痪、有流行病学史需考虑肉毒中毒的可能。在粪便、血清或伤口中检测到毒素，或采用厌氧培养在相关标本中分离出肉毒梭状芽孢杆菌可确诊。

【治疗】

所有患者均应收治入重症监护室，一旦呼吸功能衰竭，及时进行插管和人工通气。为清除肠道内未吸收毒素，可使用泻药和活性炭处理。疑诊病例不需等待实验室检查的证实，应及早在24小时内使用抗毒素治疗。典型婴儿型肉毒中毒病例不建议使用抗生素。

第四节　炎性肌病

炎性肌病(inflammatory myopathies)是指由免疫介导或直接由病原体感染所引起的一大类获得性炎性骨骼肌疾病。特发性炎性肌病是一组异质性的可累积包括肌肉、皮肤、肺、关节在内多个器官的自身免疫性疾病。其分类经过一系列改良,目前分为皮肌炎(dermatomyositis,DM)、多发性肌炎(polymyositis,PM)、免疫介导坏死性肌病(immune-mediated necrotizing myopathy,IMNM)、抗合成酶抗体综合征(anti-synthetase syndrome,ASS),以及包涵体肌炎(inclusion body myositis,IBM)几大类(表23-11-4-1)。炎性肌病可以合并其他自身免疫性疾病(重叠性肌炎,overlap myositis)或肿瘤而发生。

表23-11-4-1　炎症性肌病的分类

分类	疾病
特发性	1. 皮肌炎 2. 多发性肌炎 3. 散发性包涵体肌炎 4. 免疫介导性坏死性肌病 5. 抗合成酶抗体综合征
结缔组织病相关性	1. 系统性红斑狼疮 2. 混合型结缔组织病 3. 硬皮病 4. 干燥综合征 5. 类风湿关节炎
感染性	1. 病毒感染,如柯萨奇病毒、流行性感冒病毒等 2. 寄生虫感染 3. 细菌感染 4. 真菌感染
杂类	1. 嗜酸性肌炎 2. 血管炎性肌炎 3. 眼眶肌炎 4. 巨噬细胞性肌筋膜炎

一、皮　肌　炎

皮肌炎(DM)可在任何年龄发病,女性发病多于男性,以近端肢体无力伴皮疹为临床特点。起病由数天至数月不等,临床特点为肢体近端肌、屈颈肌及咽肌等肌群受累,导致对称性肌无力;皮疹可在肌无力之后出现,但常伴随或先于肌无力出现。成人多以亚急性起病,少数以急性起病。儿童起病急,肌肉水肿、疼痛明显。病程早期临床表现仅为皮疹和血清CK增高。皮疹与系统性红斑狼疮相似,多发生于光敏区域,可为红斑、水肿或瘙痒性皮损。皮损稍高出皮面,表面光滑或有鳞屑。皮损常可完全消退,但亦可残留带褐色的色素沉着、萎缩、瘢痕或白斑。皮下钙化。皮疹特征性分布于指关节、膝关节、踝关节、前胸("V"字征)、肩背部("披肩"征)、颊部和鼻梁等部位。60%~80%患者可见眶周水肿伴暗紫红皮疹(向阳征)。丘疹样皮疹位于关节伸面,为Gottron疹,肘、掌指、近端指间关节伸面斑疹样皮疹为Gottron征,表现为伴有鳞屑的红斑、皮肤萎缩色素减退表现,多为对称性。部分患者可见指甲基底部毛细血管扩张。约20%的皮肌炎不伴肌无力症状,称为无肌病性皮肌炎(DM sine myositis),有一些患者仅有肌肉表现但没有皮肌炎相关的皮疹,称为无皮疹性皮肌炎(DM sine dermatitis)。

皮肌炎可有心脏、肺、胃肠道、关节炎、关节挛缩等其他系统受累,心脏受累包括传导异常、心律失常、心包炎、心肌炎、冠心病、充血性心力衰竭等。15%~20%皮肌炎可伴有间质性肺炎,通气功能障碍和吞咽功能的异常可能增大吸入性肺炎的风险。胃排空延迟,胃部动力降低。成人皮肌炎患者的肿瘤风险增加。10%~15%的成人皮肌炎患者发病2~3年内发现恶性肿瘤。常见的办法皮肌炎的肿瘤包括血液系统和淋巴瘤,以非霍奇金淋巴瘤、白血病、多发性骨髓瘤多见,其次为实质脏器的实体肿瘤,如肺癌、结肠、膀胱、乳腺、卵巢、宫颈、胰腺、食管癌。

目前皮肌炎可根据血清检出抗体分为6型,包括抗转录中介因子1γ(TIF1γ)、抗核基质蛋白2(NXP2)、抗Mi-2、抗黑色素瘤分化相关基因5(MDA5)、抗小泛素样修饰激活酶(SAE)抗体和血清抗体阴性皮肌炎。

二、免疫介导性坏死性肌病

免疫介导性坏死性肌病(IMNM)约占特发性炎性肌病的20%。以四肢近端肌无力、显著升高的肌酸肌酶、肌肉活检提示肌纤维的坏死及新生,但较少淋巴细胞浸润为特点。可表现为急性或亚急性进展的对称性的四肢无力,可有面肌无力。目前发现与IMNM相关的自身抗体有HMGCR抗体与SRP抗体。约2/3的IMNM患者伴有两种抗体之一。HMGCR抗体在IMNM中的阳性率可达22%~61%,在有他汀类用药史的IMNM中阳性率约为60%。但在无他汀类用药史的儿童患者也可有HMGCR抗体发现,此时需注意鉴别肌营养不良。SRP抗体在IMNM中的阳性率为16%,女性患者更多见,往往表现为快速进展的严重肌无力,可有明显的中轴肌无力,表现为垂头综合征,治疗相对困难,有报道SRP抗体相关坏死性肌病的肌无力症状较HMGCR抗体相关肌病更严重,肺部受累及吞咽受累较HMGCR抗体相关坏死性肌病更常见。20%的抗体阳性病例肌肉活检中存在淋巴细胞浸润,但其他临床表现与肌肉活检表现为坏死性肌病的病例无明显差异。IMNM也可合并存在其他结缔组织病(混合性结缔组织病、硬皮病)等,可作为副肿瘤综合征的表现之一,或为特发性。

三、抗合成酶抗体综合征

抗合成酶抗体综合征(ARS)为一组不同器官受累的综合征,其表现包括炎性肌病、间质性肺炎、关节炎、雷诺现象、发热、技工手(手掌干燥、有裂纹、粗糙,同技术工人的手相似,故称"技工"手)等。不同患者可以某个或某几个器官受累为主,而并非一定有全部临床表现。患者血清中测出抗合成酶抗体即可诊断抗合成酶抗体综合征。根据所抗的合成酶识别的氨基酸不同,目前发现的抗合成酶抗体(ASA)共11种,分别为Jo-1(组氨酸)、PL-7(苏氨酸)、PL-12(丙氨酸)、EJ(甘氨酸)、OJ(异亮氨酸)、KS(天冬氨酸)、Zo(苯丙氨酸)、Ha(酪氨酸)、SC(赖氨酸)、JS(谷氨酸)、anti-tryptophanyl(色氨酸)共11种。其中Jo-1为最常见的抗体,且临床表现为较典型的抗合成酶抗体综合征。

【治疗】

1. 肾上腺糖皮质激素　为多发性肌炎的首选药物。常用方法为:轻、中度无力者直接给予泼尼松0.75~1mg/(kg·d)或60~100mg隔天,早上顿服;病情较重者可予甲泼尼龙500mg静脉滴注,1次/d,每个剂量连续3~5天后减半,再3~5天。改为泼尼松目标剂量0.75~1mg/(kg·d)或60~100mg隔天口服一次。一般在激素治疗6周左右开始见效,然后持续维持8~12周后逐步减量,减量方案同重症肌无力。

2. 硫唑嘌呤　50mg/次,2次/d,服药期间需要随访白细胞和肝功能。

3. 环孢素　50~100mg/次,2次/d。

4. 环磷酰胺　200mg静脉滴注,每2~3天1次,连续数周,或静脉滴注0.5~1.0g/m^2体表面积,每月1次,总量以8~10g为一疗程。用药期间应注意血常规、肝肾功能损害。

5. 甲氨蝶呤　起始剂量为每周7.5mg口服,逐渐每周增加2.5mg直至每周15mg。主要副作用为骨髓抑制、肝肾毒性、间质性肺炎、溃疡性口腔炎等。

6. 新型生物制剂　有报道表明CD20的单克隆抗体利妥昔单抗、CD80单抗阿巴西普可改善患者症状。

7. 其他　血浆交换和静脉滴注免疫球蛋白可改善肌无力和临床症状,但价格也较昂贵。

四、包涵体肌炎

包涵体肌炎(inclusion body myositis,IBM)是一种散发性的以肌细胞中有包涵体为主要病理特征的慢性炎性肌病。

【病因病理】

本病可能为自身免疫性疾病,近期研究发现约2/3的患者血清中可检出胞质5核苷酸酶抗体(NT5C1A)。其病理可见非坏死肌纤维有单核细胞(多数为$CD8^+$T细胞)浸润等炎性肌病的特点。特征性改变为肌纤维有边缘空泡(包涵体),受累肌纤维内有淀粉样物质和磷酸化Tau蛋白的积聚。包涵体刚果红染色阳性,TDP43、P62以及β淀粉样蛋白染色均可阳性。

【临床表现】

男女均可发病,但多见于50岁以上男性。常隐匿性起病,慢性进展。主要表现为无痛性肌无力,近端或远端肌群均可受累。约有20%的患者以单侧或双侧局部肌无力起病,如股四头肌、手指屈肌、腕屈肌或下肢肌,随后在数月或数年内扩展至其他肌群,拇长屈肌的选择性肌无力最具特征性。孤立性股四头肌或颈部伸肌无力应高度引起重视。腱反射最初正常,但半数患者在疾病晚期消失。许多患者有面肌无力和吞咽困难。病情逐渐进展,可导致严重残疾。少数患者可合并有心血管疾病。

肌酸激酶正常或轻度增高。肌电图提示肌源性损害,但少数患者的下肢远端肌表现为神经源性损害。肌肉MRI可见腓肠肌内侧头有脂肪浸润。

【诊断与鉴别诊断】

Cox提出的诊断标准有7项:①肌无力;②前臂无力,屈肌>伸肌;③慢性进展病程;④散发病例;⑤非坏死肌纤维有单核细胞浸润;⑥肌纤维内镶边空泡;⑦电镜下可看到管状细丝。符合①②③④⑤⑥或①③④⑤⑥⑦为确诊包涵体肌炎,符合①②③④⑤为可能包涵体肌炎。

本病主要需与包涵体肌病相鉴别,后者有家族史,病理上无炎性细胞浸润。

【治疗】

无特效治疗。糖皮质激素和其他免疫抑制剂疗效欠佳。免疫球蛋白静脉滴注可能有一定疗效,尚待确证。

第五节　骨骼肌离子通道病

一、离子通道病总论

骨骼肌离子通道病(ion channel opathies)是一组肌细胞生物膜离子通道基因突变所致的骨骼肌疾病,临床上以反复发作性肌肉无力或强直为主要特点。包括周期性瘫痪、先天性肌强直、先天性副肌强直、恶性高热等,其主要分类见表23-11-5-1。几种常见离子通道病的临床特点见表23-11-5-2。

二、肌　强　直

肌强直(myotonia)可分为肌营养不良性和非肌营养不良性两大类,非肌营养不良性肌强直系由肌肉中各种离子通道编码基因缺陷所致。

(一)先天性肌强直　分为常染色体显性遗传的Thomsen病和常染色体隐性遗传的Becker病,均为氯离子通道病。后者较前者常见。肌强直可于出生时或青春早期发现,表现为肢体活动僵硬,动作笨拙,静止休息后或寒冷环境中症状加重。患者常因吃饭时第一口咀嚼后张口不能;久坐后立即站起不能;握手后不能立即放松;发笑后表情不能立即终止。严重者跌倒时不能用手去支撑,酷似门板倒地。上述症状均在重复运动后减轻或消失,休息或寒冷刺激后加重。体格检查可见全身骨骼肌肉肥大,酷似运动员体魄。叩击肌肉可出现持久凹陷或肌肉强直收缩呈肌球。

表 23-11-5-1　离子通道肌病的分类

病名	临床表现	遗传	基因定位	基因
氯离子通道病				
先天性肌强直				
Thomsen 病	肌强直	AD	7q35	*CLC1*
Becker 病	肌强直和肌无力	AR	7q35	*CLC1*
钠离子通道病				
先天性副肌强直	副肌强直	AD	17q13.1~13.3	*SCNA4A*
高钾性周期性瘫痪	周期性瘫痪伴肌强直或副肌强直	AD	17q13.1~13.3	*SCNA4A*
低钾性周期性瘫痪	周期性瘫痪	AD	17q13.1~13.3	*SCNA4A*
钾恶化性肌强直				
钙离子通道病				
低钾性周期性瘫痪	周期性瘫痪	AD	1q31~32	二氢吡啶受体
软骨营养不良性肌强直	肌强直，畸形	AR	1q34.1~36.1	Perlecan
Andersen-Tawil 综合征	周期性瘫痪、心律失常、骨骼异常	AD	17q23	*KCNJ2*（Kir 2.1）
恶性高热	麻醉药导致放松延迟	AD	19q13.1	Ryanodine 受体

表 23-11-5-2　几种常见离子通道病的临床特点

临床特点	HypoPP	HyperPP	PMC	MC	SCM
起病年龄	20 岁左右	10 岁左右	10 岁之前	婴幼儿	10~20 岁
发作持续时间	数小时~数天	数分钟~2h	数小时~数天	数分钟~数小时	—
发作严重程度	中~重度	轻~中度	轻~中度	轻~中度	轻~重度
诱发因素	运动后、高糖饮食	剧烈运动休息后、高钾饮食	寒冷、运动后	休息后突发运动	高钾饮食
肌强直	多无，少见	有	有	有	有
血清 K^+	常低	正常或高	低或正常	正常	正常
进行性肌无力	部分患者	部分患者	无	无	无
肌无力的治疗	CAI	CAI	CAI	—	—
肌强直的治疗	—	美西律	美西律	美西律，苯妥英钠	CAI

注：CAI. 碳酸酐酶抑制剂；HypoPP. 低钾性周期性瘫痪；HyperPP. 高钾性周期性瘫痪；PMC. 先天性副肌强直；MC. 先天性肌强直；SCM. 钠通道肌强直。

（二）先天性副肌强直　为常染色体显性遗传 Na^+ 通道病，表现为周期性瘫痪伴肌强直，常在运动中发病，持续运动可使病情加重。症状可由寒冷诱发，持续数小时。患者将双手浸入冷水约 30 分钟可诱发肌无力和强直，叩击舌和鱼际肌可出现肌球。

（三）钾恶化性肌强直　包括波动性肌强直、持续性肌强直、乙酰唑胺反应性肌强直等。于儿童或青少年期起病，症状为严重而持久的肌强直或波动性肌肉僵硬。多见于运动后 20 分钟发作，食用含钾丰富的食物能诱发肌强直，但不产生肌无力的症状。

目前尚无特效治疗，钾恶化性肌强直适宜低钾饮食。

改善肌强直症状的药物有：美西律 75~150mg/次、3 次/d，苯妥英钠 0.1g/次、3~4 次/d，卡马西平 0.1~0.2g/次、3~4 次/d，醋甲唑胺 25mg/次、2~3 次/d，氢氯噻嗪 25mg/次、2 次/d。

三、周期性瘫痪

为一组与钾离子代谢有关的肌肉疾病，临床上以反复发作的弛缓性瘫痪伴血清钾水平改变为主要特点。

（一）低钾性周期性瘫痪　低钾性周期性瘫痪（hypokalemic periodic paralysis）是周期性瘫痪中最常见的一种类型，遗传者为常染色体显性遗传，我国以散发者多见。

1. 病因和发病机制　遗传性低钾性周期性瘫痪的致病基因可能呈多元性。由于Na^+或Ca^{2+}通道缺陷，发作时肌细胞发生钾内流，使肌细胞失去电兴奋性而引起肌无力。

2. 临床表现　我国所见者多为散发。20~40岁男性多见。受冷、过度疲劳、饱餐、酗酒以及月经前期等均为本病发生的诱因。常于清晨起床时发现肢体无力，翻身不能，不能下床活动，伴肌肉酸痛。无力以下肢为重，肌无力或瘫痪持续数小时至数日后逐步恢复，极少累及脑神经支配肌肉和呼吸肌。偶有眼睑下垂、复视和呼吸肌麻痹而危及生命。继发于甲亢者一般每次发作仅为数小时。发作间歇期完全正常，间歇期为数周至数年，甚至终生仅发1次。神经系统检查可见瘫痪（软瘫）肢体近端较重，肌张力降低，跟腱反射降低或消失。

3. 辅助检查　血清钾浓度降低，血清肌酸激酶可轻度增高。心电图检查可见典型的低钾性心电图改变，如U波出现等。严重瘫痪时电刺激瘫痪肌肉无动作电位发生，膜电位低于正常。肌电图长时程运动电位检查可发现间歇期患者的CMAP波异常，对诊断本病具有重大意义。

4. 诊断与鉴别诊断　根据家族史、典型发作史和神经系统检查所见，血清钾降低，心电图中的低钾性改变等，一般诊断并不困难。但在首次发作时，仍需与急性吉兰-巴雷综合征、急性脊髓炎和癔症等相鉴别。借助于近端肌力减退、末梢型感觉障碍、腓肠肌压痛，脑脊液细胞蛋白分离和血清钾正常等可与吉兰-巴雷综合征鉴别。借助起病急，无传导束型感觉障碍和排尿障碍等与急性脊髓炎相鉴别。

继发性低钾性周期性瘫痪可继发于甲状腺功能亢进、醛固酮增多症、肾小管酸中毒等疾病，应作相应检查以资鉴别。

5. 治疗　发作时口服氯化钾5~15g/d或10%氯化钾30~40ml加入生理盐水1 000ml静脉滴注，每日1次。并化验血钾，使血钾达正常值。发作间歇期忌高糖饮食、避免过度疲劳、受寒和酗酒等激发因素。平时多食榨菜、芹菜、桔子等含钾蔬菜水果。亦可口服氯化钾0.5g/次、3次/d，乙酰唑胺250mg/次、2次/d，双氯非那胺25mg/次、2次/d，螺内酯20~40mg/次、3次/d。伴甲状腺功能亢进者，应相应治疗。

（二）高钾性周期性瘫痪　高钾性周期性瘫痪（hyperkalemic periodic paralysis）为常染色体显性遗传，有较完全的外显率。

本病常于婴儿和儿童期起病。有三种变异类型：①伴肌强直；②不伴肌强直；③伴副肌强直。临床发作基本相似。多在日间运动后休息20~30分钟后发作。肌无力从小腿、大腿以及后背开始，渐发展到手、前臂和肩。只有在较严重时才累及颈部和脑神经支配肌肉，极少影响呼吸肌。发作常持续15~60分钟，偶有持续1~2天以上者。稍事活动可加快恢复。发作时腱反射可减弱或消失。少数反复发作的患者可遗有永久肌无力。

发作期间血清K^+升高，可至5~6mmol/L，Na^+可降低。心电图显示T波高耸。发作间歇期血清K^+正常。

因许多发作过程短暂和症状轻微并不需要特殊治疗。当症状较严重时可静脉推注葡萄糖酸钙或适量胰岛素加于5%葡萄糖液中静脉滴注改善肌无力。可予氢氯噻嗪、乙酰唑胺、双氯非那胺等预防发作。

第六节　代谢性肌病

一、代谢性肌病总论

任何导致三磷酸腺苷（ATP）生化通路的异常均可能产生以肌肉运动耐受性差为主要表现的肌病，统称为代谢性肌病。常见代谢性肌病见表23-11-6-1，其中多数为遗传性代谢缺陷，与酶的缺陷有关。临床最常见的症状为肌肉疲劳感，有时伴有肌肉疼痛和痉挛。

表23-11-6-1　常见代谢性肌病

葡萄糖/糖原代谢障碍（酶缺乏）	脂代谢障碍	线粒体肌病
0型：糖原合成酶1	肉碱棕榈酰转移酶2缺乏症	进行性眼外肌麻痹
Ⅱ型：α-1,4-糖苷酶（酸性麦芽糖酶）	原发性肉碱缺乏	Kearns-Sayre综合征
Ⅲ型：脱支酶	极长链乙酰辅酶A脱氢酶缺乏症	线粒体脑肌病伴乳酸血症和卒中样发作（MELAS）
Ⅳ型：分支酶	长链乙酰辅酶A脱氢酶缺乏症	
Ⅴ型：肌磷酸化酶（McArdle病）	中链乙酰辅酶A脱氢酶缺乏症	线粒体神经胃肠型脑肌病
Ⅶ型：磷酸果糖激酶（Tarui病）	长链羟基/乙酰辅酶A脱氢酶缺乏症	肌阵挛癫痫伴破碎红纤维（MERRF）
Ⅷ型：磷酸化酶激酶B	多乙酰CoA脱氢酶缺乏症	线粒体DNA缺失综合征
Ⅸ型：磷酸甘油酸激酶	伴鱼鳞病的中性脂肪沉积症	利氏病（Leigh disease）伴周围神经病、共济失调和色素性视网膜炎
Ⅹ型：磷酸甘油酸变位酶	伴肌病的中性脂肪沉积症	
Ⅺ型：乳酸脱氢酶	黄素腺嘌呤二核苷酸合成酶缺乏	
Ⅻ型：醛缩酶A		
ⅩⅢ型：烯醇酶		
ⅩⅣ型：葡萄糖磷酸变位酶1		
ⅩⅤ型：糖原生成素1		

二、线粒体肌病

线粒体肌病(mitochondrial myopathy)主要讨论是由线粒体呼吸链氧化代谢障碍所引起的一组遗传性疾病，可单独累及肌肉，但多数同时合并心脏损害、糖尿病、中枢和外周神经系统损害，呈多系统受累模式。患者常主诉疲劳和运动不耐受，常见的中枢症状包括癫痫、偏头痛、卒中样发作、肌阵挛、周围神经病、视网膜色素变性、共济失调和认知障碍。

【病因与发病机制】

线粒体氧化磷酸化所需要的5个呼吸链复合体位于线粒体内膜，线粒体功能异常导致能量障碍，进而引起器官功能不全。线粒体蛋白接受线粒体DNA和核DNA双重编码，前者为母系遗传，后者为孟德尔遗传。线粒体DNA缺陷的表型取决于突变线粒体DNA在组织中的分布和数量，即所谓"异质性"。如果"异质性"超过常规阈值，就会出现症状。线粒体DNA疾病影响呼吸链蛋白的结构和数量。

核DNA疾病则影响蛋白、呼吸链的组装以及线粒体DNA的存在维系。

【病理】

肌肉受累的共同病理特征为Gomori染色出现破碎红纤维、琥珀酸脱氢酶染色或细胞色素氧化酶C染色异常。

【临床表现】

线粒体病的临床表型非常多样复杂，与肌肉疾病有关的综合征如下：

1. 线粒体肌病脑病伴乳酸中毒及中风样发作(MELAS)　母系遗传多见。80%的患者为3 243A>G突变。常于儿童期起病。临床特征为线粒体肌病、高乳酸血症和卒中样发作，部分患者尚有身材矮小、智能减退、神经性耳聋等。患者的头颅CT可见基底节对称性钙化，MRI多提示后循环跨不同血管分布区的病灶。

2. 肌阵挛性癫痫伴随红纤维病(MERRF)　母系遗传多见，多为8 344A>G突变，青年期起病，主要表现为肌阵挛性癫痫，可合并线粒体肌病、多发性周围神经病和小脑性共济失调等。

3. 慢性进行性眼外肌麻痹　主要表现为眼睑下垂和眼球活动障碍，可见于20%的线粒体病，约95%的患者为散发性线粒体DNA点突变或片段缺失，但也可呈常染色体显性或隐性遗传，编码线粒体多聚酶γ的*POLG*基因缺陷是其最常见的责任基因。

4. Kearns-Sayre综合征(KSS)　多为散发，常于20岁前起病，临床上表现为进行性外眼肌麻痹、视网膜色素性变性、肌病、智能降低和心脏传导阻滞等，脑脊液蛋白可增高至100mg/dl。

5. 特发性辅酶Q_{10}缺陷症　为罕见的常染色体隐性遗传病。可表现为脑病、脂质沉积性肌病、肌红蛋白尿、癫痫、小脑共济失调、孤立性肾病综合征或孤立性肌病。

【诊断】

若患者易疲劳和运动不耐受且合并多系统损害应高度怀疑线粒体病之可能。血清乳酸水平和丙酮酸水平增高。可行肌肉病理和基因诊断进一步明确。

【治疗】

无特效治疗。以对症支持治疗为主。原发性辅酶Q_{10}缺乏症可补充辅酶Q_{10}，儿童20mg/(kg·d)，成人最高2 400mg/d，分3次服用。大剂量艾地苯醌可试用。

三、糖原贮积症Ⅴ型

糖原贮积症Ⅴ型也称麦卡德尔病(McArdle disease)，为常染色体隐性遗传病，是青少年出现阵发性肌红蛋白尿的常见原因之一。

【病因与发病机制】

由染色体11q13上的磷酸化酶编码基因突变所致。磷酸化酶水平下降引起糖原代谢异常，从而导致肌肉能量代谢障碍。

【病理】

肌活检可见肌纤维膜下PAS染色阳性的糖原空泡、Ⅰ型纤维萎缩，以及NADH内部结构线性化，常规组化染色正常而肌磷酸化酶染色缺失。

【临床表现】

常于15岁前起病，成人发病少见。男：女为5∶1。表现为运动耐受性下降，尤其是短暂剧烈运动后出现下肢为多见的肌肉痉挛性疼痛、无力。但在运动一段时间后(约8分钟)却会出现运动耐受性增加，心跳减慢，这称为"继减"(second wind)现象，其原因为继续运动时血流增加，运动肌肉从中摄取更多的葡萄糖，从而使糖酵解增加，弥补糖原代谢的障碍。

体检近端肌无力，腓肠肌肥大，对称或不对称，以起病年龄较大的患者多见。50%的患者有肌红蛋白尿，部分患者可因横纹肌溶解而出现肾功能不全。

实验室检查可见肌酸激酶增高、高尿酸血症、运动时血钾升高。肌电图示肌源性损害。前臂缺血运动试验提示乳酸水平不升高而血氨水平升高。

【诊断与鉴别诊断】

根据运动后肌肉痉挛、疼痛、肌力减退等临床特点可以怀疑本病。前臂缺血运动试验具有筛选价值，但不具特异性。明确诊断需要经过肌肉活检和基因检测，组织化学染色提示磷酸化酶活性降低或消失，肌组织匀浆磷酸化酶含量减少。本病需与其他糖原累积症和脂质代谢性肌病相鉴别。

【治疗】

目前尚无特效治疗，可试用维生素B_6、肌酸、血管紧张素转化酶抑制剂，并结合高蛋白饮食。运动前饮葡萄糖水会有一定帮助。

四、脂质沉积性肌病

脂质沉积性肌病为一组较为复杂的由脂质代谢异常所致的肌病，种类多样。脂肪酸/肉毒碱转运系统、脂肪酸β氧化通路、肉毒碱体系等出现功能障碍均可引起本类疾病。

（一）肉碱棕榈酰转移酶（CPT）缺乏（carnitine palmitoyl transferase deficiency） CPT 有两种类型：Ⅰ型和Ⅱ型。CPT Ⅰ缺乏会导致肝功能异常，可以在婴儿期或儿童期起病，造成瑞氏综合征样表现（低酮低血糖、脑病、高氨血症和肝功能不全）。

CPTⅡ缺乏的典型症状是运动后肌痛和肌红蛋白尿。本病为常染色体隐性遗传，与 1p32 的 CPT Ⅱ基因突变有关。CPT Ⅱ缺乏无“继减现象”，在静息状态下肌力和肌酸激酶水平均正常，血清和肌肉的肉碱水平也在正常范围。发作间歇期肌电图正常，肌肉活检一般正常。但在肌红蛋白尿发作后病理可呈肌源性损害。确诊需要对肌肉进行 CPT 活性的检测。无特异性的治疗。增加碳水化合物的摄入和多餐饮食可以预防肌红蛋白尿发作。

（二）多种酰基辅酶 A 脱氢酶缺乏症（MADD） 又称戊二酸尿症Ⅱ型，是由编码电子传递黄素蛋白（ETF）的基因 *ETFA*、*ETFB* 或编码电子传递黄素蛋白-泛醌氧化还原酶（ETF-QO）的 ETFDH 突变造成的常染色体隐性遗传疾病。

MADD 分为新生儿型及晚发型，后者又分为幼儿型、青少年型和成人型。新生儿型往往病情危重，多伴巨头、前额高、鼻梁低平、眼距宽等头面畸形、耳畸形以及内脏异位、多囊肾和生殖器畸形。出生后可出现肌张力低下、低血糖、代谢性酸中毒、高氨血症等代谢危象表现，常有汗脚样体臭，多于新生儿早期死亡。幼儿迟发型的特点为间歇性发病，在感染、饥饿、腹泻等应激状态下出现低血糖、代谢性酸中毒及高氨血症。青少年及成人迟发型的特点为起病隐匿，表现为运动不耐受、肌肉无力，以近端肌群为主，同时可伴有发作性恶心、呕吐或腹泻等消化道症状，但多无低血糖、酸中毒及高氨血症等代谢危象。血清肌酸激酶随病情波动而出现明显升高或正常，发作期血生化检查可发现血中长链脂酰肉碱明显增加和尿典型有机酸谱，而缓解期正常。

该病肌肉病理可见肌纤维内程度不等的脂滴沉积，缓解期可正常。生化检查可发现肉碱水平降低同时伴有不同种类的脂酰肉碱水平增高（C4-C18）。MADD 在补充维生素 B_2 后症状可出现戏剧性改善。低脂饮食和避免饥饿、长时间运动等可减少该病的发作。

第七节 中毒性肌病

（一）药物、毒物性肌病 许多药物可引起肌病，临床表现为四肢近端无力、肌肉疼痛和运动不耐受。血清肌酸激酶和肌电图可正常，肌肉病理无特异性。诊断本病除具有相关药物应用病史外，还需具有以下特点：用药前没有肌病症状；停用相关药物后症状部分或完全改善；排除其他原因。目前在临床上最常见的药物性肌病是他汀类肌病，主要以肌痛、肌酸激酶增高常见，偶见肌红蛋白尿。可能引起肌病的药物见表 23-11-7-1。

表 23-11-7-1 中毒性肌病类型及引起肌病的药物

肌病类型	药物
炎性肌病	西咪替丁、普鲁卡因胺、色氨酸、甲基多巴
肌红蛋白尿和横纹肌溶解症	他汀类药物、乙醇、海洛因、安非他命、可卡因、ε-氨基己酸、喷他佐辛、苯环利定
非炎性坏死性肌病或空泡性肌病	他汀类药物、氯喹、秋水仙碱、依米丁、ε-氨基己酸、拉贝洛尔、环孢素、他克莫司、维 A 酸（维生素 A 类似物）、长春新碱、乙醇
恶性高热	三氟乙烷、乙烯、乙醚、甲氧氟烷、氯乙烷、三氯乙烯、三碘季铵酚、琥珀胆碱
线粒体肌病	齐多夫定、拉米夫定
肌强直	降脂药、氯喹、环孢素
肌球蛋白缺失	大剂量糖皮质激素静脉使用、非去极化神经肌肉阻滞剂

（二）皮质类固醇肌病 皮质类固醇肌病（corticosteroid myopathy）是一种与内源性或外源性糖皮质激素水平增加有关的肌肉疾病。临床上以慢性或急性起病的四肢近端无力为主要表现，一般以慢性起病者最为常见。几乎所有的合成类糖皮质激素均可引起本病，但以含氟者最为多见。

临床上可分为急性和慢性两类。慢性者最为多见，肌无力和肌萎缩可逐渐进展，多累及近端肌。下肢重于上肢，尤以股四头肌受累最为显著。延髓肌一般不受影响。肌肉疼痛少见。一般腱反射正常，肌无力严重时可有减弱。患者血清肌酸激酶水平大多正常，但 LDH 水平可轻度升高。肌电图可正常或见运动单位电位（MUP）呈多相，时限缩短，波幅变小，正尖纤颤波等活动性肌源性损害表现少见。特征性的病理改变是Ⅱ型纤维选择性萎缩，以ⅡB 型纤维萎缩最为突出，部分纤维呈“小角化”改变。

本病无特殊治疗。皮质类固醇肌病治疗可采取的措施为将激素减至可能的最低剂量、避免含氟激素、隔日方案以及联合体疗。完全性恢复常需数周或数月，但将剂量减至一半时常可在 2 周内改善肌力。

推荐阅读

1. WICKLUND M P. The Limb-Girdle Muscular Dystrophies[J]. Continuum (Minneap Minn), 2019, 25(6): 1599-1618.
2. SELVA-O'CALLAGHAN A, PINAL-FERNANDEZ I, TRALLERO-ARAGUAS E, et al. Classification and management of adult inflammatory myopathies[J]. Lancet Neurol, 2018, 17(9): 816-828.

第十二章　神经系统变性遗传病

第一节　认知障碍与痴呆

洪　震　赵倩华

痴呆是获得性器质性损害所致的智能持续衰退的一组综合征。表现为无明显意识障碍的情况下，记忆、语言、视空间技能及认知（理解、计算、判断力及综合解决问题等）能力降低，同时伴有行为和人格异常。这些功能障碍影响了患者的日常生活、社会交往和工作能力。

【分类】

痴呆是一组症状群的描述，现今痴呆分类主要是按以下几种方法进行混合性分类：①按组织病理变化，如：阿尔茨海默病（AD）、路易体痴呆（DLB）、匹克病等；②按病因，如：慢性酒精中毒所致痴呆、血管性痴呆等；③按特征性的临床症状群，如：额颞叶痴呆（FTD）；④结合病因、病理和临床特点，如：亨廷顿病（HD）。此外，还可根据受累部位分为：皮质性和皮质下痴呆；根据发病时间分为：早发性痴呆、晚发性痴呆；根据遗传因素分为：家族性痴呆、散发性痴呆等。

目前应用较多的痴呆分类系统主要有中国精神疾病分类方案与诊断标准第三版（CCMD-3）、世界卫生组织的国际疾病分类系统第11版（ICD-11）、美国精神科学会的精神障碍诊断分类统计手册第5版（DSM-V）。

简明精神状态检查量表（mini-mental state examination，MMSE）是Folstein等人编制的用于评估认知的工具，简便易行，耗时少，现普遍用于筛查痴呆患者、判断认知损害的严重度并跟踪记录病情变化情况，满分30分。中文版MMSE通常依据不同教育程度制定划界分。张振馨（1999）通过大样本流行病学调查将划界分定为文盲组≤19分、小学组≤22分、中学或以上组≤26分，低于上述划界分者考虑痴呆可能，应进一步诊查。正常衰老的每年评分减少约0.25分，病理衰老约4分/年。

其他常用认知筛查和严重度评价工具有：画钟测验、蒙特利尔认知评估量表（MoCA）、总体衰退量表（GDS）、临床痴呆量表（CDR）等。

第二节　阿尔茨海默病

洪　震　赵倩华

阿尔茨海默病（Alzheimer's disease，AD）是一种隐匿起病进行性发展的神经系统退行性疾病，以显著记忆障碍和其他认知功能损害为主要表现，是老年期痴呆的主要类型，是老年认知衰退的主要病因。

【病因与发病机制】

AD典型的组织病理学特征包括：脑神经细胞外出现β淀粉样蛋白（Aβ）聚集形成的神经炎斑（SNPs）、脑细胞内过度磷酸化tau蛋白的纤维沉积形成神经元纤维缠结（NFTs）、脑皮质神经元细胞减少，以及累及皮质动脉和小动脉的血管淀粉样变性。

目前认为，Aβ沉积和tau蛋白过度磷酸化所致神经元纤维缠结是早期病理生理事件，触发了一系列分子水平上的瀑布级联反应。

【临床表现】

AD的起病是隐匿的，典型首发症状是近事记忆损害，时常仅被家庭成员注意到，如忘记平时少用的姓名和名称、小时候学会而近来少用的词汇、新近与人定的约会、物品放错地方以及反复问同一个问题。远期记忆相对保持，但准确性略差。随着记忆障碍加重，患者对时间和地点定向先后缺损，由于找词困难使讲话吞吞吐吐。可出现失语（语言的理解和表达均差，没有典型的Broca或Wernicke失语的特征）、持续性言语、命名不能、计算不能，迫使患者离开工作岗位、放弃家庭财务管理。病程早期明显的抑郁将使患者处于心烦意乱、不能安静的状态。接着出现的失用和视觉空间定向障碍使患者容易迷路。常发现有原始反射。额叶障碍将变得明显，表现为短、慢、曳足而行，歪曲姿势，宽基步态和起步困难。

在晚期，患者忘记了如何使用常见物品和工具，只能完成平时习惯的自动化的动作，不能执行口头指令，有观念性和观念运动性失用。病程开始阶段保持的社交风范荡然无存，可出现做事轻率鲁莽，坐立不安或懒散淡漠，不修边幅，不讲个人卫生。精神病症状，包括焦虑、恐惧、幻觉或妄想，可很突出，甚至出现妄想性精神病，常见嫉妒妄想（怀疑配偶不贞）和被窃妄想。患者变得以自我为中心。有些患者睡眠颠倒或饮食紊乱。可有强握反射、吸吮反射等额叶释放症状。神经检查可发现锥体外系体征如强直、运动徐缓。罕见的、病程晚期的特征包括肌阵挛、痉挛状态、伸跖反应和偏瘫。自闭、二便失禁、卧床不起是终末期表现。死亡一般出现在症状开始后6~12年，但是，临床前阶段可达十余年。

【诊断与鉴别诊断】

（一）诊断　AD的诊断最常用的临床标准为NINCDS-ADRDA标准，是1984年美国神经病学、语言障碍和卒中-老年性痴呆和相关疾病学会Mckhann等编制的研究用诊断标准，临床确诊的是很可能（probable）AD，具体内容包括：

1. 痴呆　临床检查和认知量表测定，二个或二个以上认知功能的缺损，记忆或其他认知功能进行性损害，无意识障碍，40~90岁起病，缺乏系统性疾病或其他引起进行性认知功能损害的脑部疾病。

2. 支持诊断的特征　某一认知功能如言语(失语症)、运动技能(失用症)、知觉(失认症)的进行性损害;日常生活功能损害或行为方式的改变;家庭中有类似疾病史,特别是有神经病理学或实验室证据者;非特异性 EEG 改变,如慢波活动的增强及 CT 有脑萎缩改变。

3. 排除性特征　突然起病或卒中后起病,在病程早期出现局灶性神经系统体征如偏瘫、感觉丧失、视野缺损、共济失调,起病时或疾病早期有抽搐发作或步态障碍等,提示存在其他导致痴呆继发因素。

基于生物标志物的 AD 概念转变:2018 年,美国国立衰老研究所-阿尔茨海默病协会(NIA-AA)正式发表 AD 新的研究框架,首次从生物学标志物的角度定义 AD,与临床认知功能相互平行。ATN 分类系统中,"A"代表 β-淀粉样蛋白(Aβ)相关标志物,包括脑脊液 Aβ42、Aβ42/Aβ40、Aβ 标记的正电子发射断层扫描(Aβ-PET)等;"T"代表 tau 蛋白相关标志物,包括脑脊液 p-tau、tau-PET 等;"N"代表神经元及脑损伤,主要指结构性 MRI 所见的萎缩、FDG-PET 低代谢、脑脊液 T-tau 等。A(+)定义为阿尔茨海默连续谱,A(+)T(+)定义为阿尔茨海默病,N 不具有疾病特异性。

(二) 鉴别诊断　AD 应注意与以下疾病状态鉴别:

1. 谵妄状态　谵妄均可影响多个认知领域,多为急性或亚急性起病,症状波动,持续时间较短,注意力显著受损,常有口齿含糊、视幻觉、震颤、肌阵挛等。需要注意的是,痴呆患者在感染、发热和电解质紊乱时易发生谵妄,痴呆和谵妄可共存于同一患者,此时痴呆的诊断需等谵妄完全消失后方可确定。

2. 血管性痴呆　大血管多发梗死、关键部位脑卒中所致血管性痴呆,常相对突然起病(以天到周计),逐步进展,呈波动性进程的认知障碍。小血管梗死性痴呆、皮质下痴呆的起病相对较为隐匿,发展进程较缓慢。神经心理学测验评估有助于二者鉴别。Hachinski 缺血评分量表,大于 7 分为血管性痴呆,小于 4 分为 AD,4~7 分之间可能为混合型。这一评分标准简明易行,应用广泛,缺点是未包含影像学指标。

3. 抑郁性认知损害　老年期抑郁症患者常伴有不典型认知损害,抑郁相关假性痴呆者常倾向于暴露甚至夸大其认知缺损。对认知检查不是尽力完成,而常常回答"我不知道"。自知力完好,主诉多,频繁抱怨记忆丧失。此外,其远、近事记忆均受累,不同于痴呆患者近事记忆受损、远事相对保留的特征。如患者既往存在抑郁症史,更易诊断。

4. 克-雅病　比 AD 的病程短(常常在 1 年内死亡),有显著的肌阵挛、小脑功能障碍、更多的锥体系和锥体外系体征、视觉紊乱和脑电图周期性复合波等特征。

5. 其他　如正常颅压脑积水、颅内占位、维生素 B_{12} 缺乏、甲状腺功能减退和神经梅毒等,通过影像学检查、相应血生化或病原学检测,鉴别不难。

【治疗】

当前 AD 的治疗主要集中在神经递质替代。未来治疗则很可能在更接近级联反应起始的水平,以疾病的生物学基础(Aβ 和 Tau 蛋白)为靶点。

现有主要治疗药物包括:

1. 胆碱能制剂　乙酰胆碱酯酶抑制剂(AchEI)是疗效肯定而目前临床应用比较多的一类药物,代表性药物:多奈哌齐(donepezil)、卡巴拉汀(rivastigmine)、加兰他敏(galantamine)和石杉碱甲(huperzine A)。

2. 美金刚(memantine)　一种 NMDA 受体拮抗剂,通过阻滞 N-甲基-D-天冬氨酸盐(NMDA)受体部位的结合位点,可以防止或减轻兴奋毒性损害。NMDA-介导的兴奋毒性使 tau 磷酸化增加,美金刚可能具有一定的神经保护作用。

3. 脑血流和脑代谢改善剂　AD 患者的认知损害不仅与胆碱能功能低下有关,也涉及脑灌注的减少和代谢降低。Aβ 可累及软脑膜血管、脑实质内小动脉和微血管。研究发现 AD 患者较老年对照组有明显的毛细血管直径和密度改变。常用药物包括:西坦类、麦角碱类、钙通道阻滞剂等。

4. 其他治疗方法　包括维生素 E、司来吉兰(selegiline)和银杏制剂(Ginkgo biloba)等。

AD 的治疗药物种类繁多,但目前还没有确实能逆转认知缺损的药物。针对淀粉样前体蛋白和 Aβ 的药物的开发被认为是一条新的有希望的途径。

病程早期,患者通常能继续保持其家居生活和待人接物、娱乐消遣及有限的职业活动。早期诊断使患者有时间处理好个人事务,并与医生及家庭成员商量将来的医疗安排。随着病程的发展,患者需要护理照顾、使用精神活性药物治疗。这时候,对患者必须给予保护、防止损伤和作出对家庭不明智的行动或决定。通常在症状开始出现 6~12 年后因营养不良或感染而死亡。

第三节　轻度认知损害

洪　震　赵倩华

轻度认知损害(mild cognitive impairment,MCI)是 1982 年 Reisberg 等在编制认知功能障碍分级量表即总体衰退量表(global deterioration scale,GDS)时首次使用的,将认知功能和社会职业功能有轻度损害,但日常生活无明显影响的老年人归为 MCI。现普遍认为 MCI 是正常衰老与痴呆之间的过渡状态。

【病因与发病机制】

MCI 系一种临床综合征,广义而言,能导致认知障碍的各种病因都与其相关。目前较为关注的是狭义范畴的退行性病变所致 MCI,其潜在病因大多与 AD 相关。

【临床表现】

MCI 患者可有记忆、执行、视空间、语言等各个认知域功能的障碍,基本日常生活能力通常完好,根据记忆功能是否受损,通常分为遗忘型和非遗忘型 MCI;而根据受累认知域的数目,可进而分为单一认知领域受损和多认知领域受损型。目前认为,遗忘型 MCI,尤其是其中的多认知领域受损型,是发展为 AD 的高危人群。

【诊断与鉴别诊断】

Petersen 等于 1999 年首先提出的 MCI 临床诊断标准,包括"有记忆减退的主诉、有记忆减退的客观证据、总体认知功能未受影响、日常活动能力正常和非痴呆"5 个方面。其作为遗忘型 MCI 的诊断标准,目前仍然得到广泛应用。2004 年该标准进一步修订并提出四个亚型。其他重要的标准还有国际工作组标准和欧洲阿尔茨海默病协会(EADC)工作小组确立的概念及诊断程序。

表 23-12-3-1 列出了最新结合生物学标志物的 MCI 标准,目前仅用于科研和药物试验中。

表 23-12-3-1　结合生物学标志物的轻度认知损害诊断

诊断范畴	发展为 AD 的可能性	Aβ(经 PET 分子显像或脑脊液检测)	神经损伤的证据(脑脊液中 tau 蛋白,FDG-PET 显像,结构 MRI)
MCI-核心临床诊断	无法判断	矛盾/不确定/未证实	矛盾/不确定/未证实
AD 型 MCI-有可能	中等可能	阳性	未证实
		未证实	阳性
AD 型 MCI-很可能	较高可能	阳性	阳性
MCI-不发展为 AD	较低可能	阴性	阴性

注:MCI. 轻度认知损害;AD. 阿尔茨海默病;Aβ. β 淀粉样蛋白。

MCI 主要与良性增龄相关认知减退相鉴别,后者系生理性认知衰退,客观神经心理测验等检查正常。

【治疗】

MCI 的治疗分为药物治疗和非药物治疗。增加 MCI 患者的脑力劳动和体力活动,均能够有效地降低患 AD 的危险性。已有大量的临床研究将用于治疗 AD 的药物也用于 MCI,包括:乙酰胆碱酯酶抑制剂(AChEI)、抗谷氨酸能药物、益智药、抗氧化剂、抗炎药物、中医治疗和理疗等,但疗效尚无定论。

第四节　血管性痴呆

洪　震　赵倩华

血管性痴呆(vascular dementia,VaD)是痴呆的常见类型之一,仅次于 AD 高居第二,在我国这一脑血管病的高发国 VaD 的绝对数十分庞大。

【病因与发病机制】

包括缺血性或出血性脑血管病、心脏和循环障碍引起的低血流灌注均可导致 VaD。

【临床表现】

VaD 不是一个单一的疾病,各亚型有不同的病因、临床特征及治疗选择。美国国立神经疾病和卒中研究所(NINDS)和位于瑞士日内瓦的国际神经科学研究协会(AIREN)标准的分类:多发性梗死性痴呆(多发大面积和完全梗死),关键部位的单个梗死痴呆,小血管病变痴呆,低灌注性痴呆,出血性痴呆,其他机制的痴呆。

VaD 的临床表现与病损部位、大小及次数有关,主要分为两大类,一是构成痴呆的记忆障碍和精神障碍,二是脑损害的局部症状和体征。VaD 的记忆障碍较 AD 患者略轻,但回忆功能受损,再认功能相对完整。执行功能障碍综合征常与脑额叶-皮质下部位受损有关。信息处理过程减慢。情绪可有改变。这些特征在皮质下损害的病例中尤为典型,皮质受损的患者尚有不同的皮质神经精神综合征表现。性格相对保持完整是轻度到中度 VaD 患者一个典型的特征。行为和心理综合征:沮丧、焦虑、情绪不稳定、不能自我控制以及其他精神症状均在 VaD 中常见,其中沮丧、意志力丧失、情绪不能自控、精神运动性迟滞在皮质下 VaD 常见。

特殊类型的 VaD/认知障碍:

1. 伴皮质下梗死和白质脑病的常染色体显性遗传性脑动脉病(cerebral autosomal dominant arteriopathy with subcortical infarcts and leukoencephalopathy,CADASIL)　其特点为 4~64 岁均可发病,多见于 35~45 岁,常有家族史,临床表现为反复短暂性脑缺血发作(TIA),皮质下缺血性梗死,腔隙性脑梗死,可有偏头痛、痴呆、假性延髓麻痹、抑郁和尿便失禁,多无高血压病史。CT 或 MR 可见皮质下或脑桥梗死病灶。但完全鉴别需要脑和皮肤活检,CADASIL 可见特征性血管壁变厚,血管平滑肌中层细胞嗜锇颗粒沉积。病因为 19 号染色体 *NOTCH3* 基因突变。

2. 脑淀粉样血管病(cerebral amyloid angiopathy,CAA)　一种颅内微血管病变,以淀粉样物质在软脑膜和皮质的中小动脉中膜和外膜沉积为主要病理特征,一般不伴有全身血管内淀粉样物质沉积。该病是老年人非外伤非高血压性脑出血的一个重要病因,其发病率和严重程度均随着年龄增长而增加。轻度患者在正常的老年人脑中不表现任何症状,重度 CAA 可表现为反复和/或多发的脑叶出血,快速进展性痴呆和发作性短暂神经功能障碍。

3. 卒中后认知损害(post-stroke cognitive impairment,PSCI)　指在卒中这一临床时间后 3~6 个月内出现达到认知损害诊断标准的一系列综合征,包括多发性梗死,关键部位梗死、皮质下缺血性梗死和脑出血等卒中事件引起的认知功能障碍,同时也包括脑退行性疾病如 AD 在卒中后 6 个月内进展引起认知功能障碍。PSCI 强调了卒中与认知损害之间潜在的因果关系及两者之间临床管理的相关性。

【诊断与鉴别诊断】

临床诊断 VaD 一般需要:用神经心理学标准定量评估认知

能力，证实痴呆症状和排除假性痴呆的抑郁症；明确卒中的危险因素；用神经影像学（CT、MRI、PET 和 SPECT）确定脑血管损害；排除其他原因的痴呆；明确 VaD、AD 或混合性痴呆。

AD 与 VaD 在临床表现上有不少类似之处，但病因、病理、治疗和预后均不尽相同。鉴别点参见本篇第十二章第二节"阿尔茨海默病"。

血管性认知功能损害（vascular cognitive impairment，VCI）是近年受到重视的新概念。由于痴呆的诊断标准大多数是建立在 AD 特征的基础上，随着神经影像学和神经心理学在脑血管疾病上的广泛应用，人们逐渐觉得原有的 VaD 定义范围过于狭窄，不能完全涵盖各种血管性损伤和认知缺损，因此近年提出了血管性认知损害概念，它包括所有由脑血管病引起的认知损害类型。其识别有助于早期诊断 VaD。

【治疗】

目前尚无肯定的可以改变 VaD 的整个病程的治疗方法。脑梗死后坏死的脑细胞不可再生，但对供血不足的脑细胞的治疗以缓解症状、预防再损害仍是必要的。常在促认知药物的基础上，联合积极改善脑细胞供氧、改善微循环、预防心脏血栓与再梗死的药物等。

第五节　额颞叶退行性变

洪　震　赵倩华

额颞叶退行性变（frontotemporal lobar degeneration，FTLD）是一组以进行性加重的失语和/或神经精神异常为特征的疾病。起病年龄通常在 45 岁至 70 岁，绝大部分患者在 65 岁之前发病。病程从 2 年至 20 年不等，平均 8 年左右。

近半数的 FTLD 患者的一级亲属中存在家族史。遗传性 FTLD 呈常染色体显性遗传，其中三成存在已知的突变。该组疾病可以划分为三种不同的临床综合征：额颞叶痴呆行为异常型（bvFTD）、语义性痴呆（SD）和进行性非流利性失语（PNFA）。

【病因与发病机制】

额叶和/或颞叶的局限性萎缩是 FTLD 的形态学特征。但疾病早期，这些改变并不明显，随着疾病的进展，MRI、SPECT 等上才可见典型的局限性脑萎缩和代谢低下。FTLD 的病理改变较为复杂，目前主要分为：以泛素和 TAR DNA 绑定蛋白（TDP43）包涵体阳性为特征的 FTLD-TDP 型、以 tau 蛋白包涵体为特征的 FTLD-Tau 型，以及以肉瘤融合蛋白（FUS）细胞质包涵体为特征的 FTLD-FUS 型。匹克病的病理改变是额颞叶痴呆的典型病理表现，受累的皮质神经元脱失，神经元内有特异性球形嗜银包涵体（Pick 小体）。

【临床表现】

在视觉空间短时记忆、词语的即刻、延迟、线索记忆和再认、内隐记忆、注意持续性测验中，额颞叶痴呆患者的表现比 AD 患者好，而在 Wisconsin 卡片分类测验、Stroop 测验、连线测验 B 等执行功能测验中相反，额颞叶痴呆患者的表现比 AD 患者差。额颞叶痴呆记忆缺损的模式属于"额叶型"遗忘。尽管认知测验能区分大部分 AD 与额颞叶痴呆，但是，单独的神经心理测验表现并不足以诊断。非认知症状，如自知力缺乏、人际交往失范、反社会行为或淡漠、意志缺失等，比认知测验更能区分二者。

SD 患者的语义记忆损害最早、最严重，MRI 表现为下外颞叶皮质严重萎缩而颞叶内侧（即海马系统，包括海马、海马旁回和内嗅皮质）结构相对正常。AD 以弥漫性脑萎缩为主，不存在颞叶皮质局限性萎缩。故颞极和颞叶下外侧萎缩程度是 SD 和 AD 的影像学鉴别指标。

PNFA 是一类基于语言损害的痴呆，表现为找词困难、异常言语模式和拼字衰退，至少在起病的开始 2 年，语言的进行性损害是唯一明显的受损领域。语言功能的标准化神经心理测验有助于早期识别。

【诊断与鉴别诊断】

根据典型临床、认知损害和影像学表现，诊断不难。行为异常型额颞叶痴呆应与 AD 鉴别（表 23-12-5-1）。

表 23-12-5-1　行为异常型额颞叶痴呆（bvFTD）与阿尔茨海默病（AD）的鉴别要点

临床特点	bvFTD	AD
自知力丧失	常见，早期即出现	常见，疾病晚期出现
摄食改变	食欲旺盛，喜食碳水化合物类物质	厌食、体重减轻更多见
刻板行为	常见	罕见
言语减少	常见	疾病晚期出现
脱抑制	常见	可有，但程度较轻
欣快	常见	罕见
情感淡漠	常见，严重	常见，不严重
自我忽视/自我照料能力差	常见	较少，疾病晚期出现
记忆损害	疾病晚期才出现	早期出现，严重
执行功能障碍	早期出现，进行性加重	大部分患者晚期才出现
视空间能力	相对保留	早期受累
计算能力	相对保留	早期受累

【治疗】

目前对FTLD尚无针对性治疗药物。美金刚可试用于bvFTD患者。SD和PNFA患者可进行语言康复训练。

第六节　路易体痴呆

洪　震　赵倩华

路易体痴呆(dementia with Lewy body,DLB)主要表现为波动性认知障碍、帕金森综合征和以视幻觉为突出代表的精神症状,是一种常见的退行性认知障碍。

【病因与发病机制】

路易体是圆形的、嗜酸性的、神经元胞质内包涵物,α-突触核蛋白是其主要成分。此外,部分DLB患者也可叠加AD的病理变化,即淀粉样斑块和神经元纤维缠结。

【临床表现】

DLB的核心症状主要有:波动的认知功能、反复发作形象生动的视幻觉、自发的帕金森综合征。其他具有提示性价值的表现包括:快动眼相睡眠期行为障碍、神经阻断剂的高度敏感性、功能神经影像学显示纹状体多巴胺转运体摄取减少。尚无遗传学或生物学标志物可作路易体诊断的依据。影像学检查如DAT显像、MRI颞叶体积的测量、SPECT/PET局部脑血流及代谢检查是比较可靠的辅助检查手段。MRI上海马及颞叶中部结构的相对保留、壳核萎缩、SPECT/PET上灌注及代谢低下的非萎缩枕叶,对DLB的诊断均有一定的提示意义。此外,^{123}I-MIBG心肌显像对AD和DLB的鉴别也具有较高的敏感性及特异性,但尚需更大样本的验证。

【诊断与鉴别诊断】

DLB患者较AD相比,命名能力、短中期回忆及再认功能均相对保留,而言语流畅性、视觉感知及操作任务的完成等方面损害更为严重。2006年,McKeith等发现,在认知水平相当的情况下,DLB患者较AD患者相比,功能损害更为严重,运动及神经精神障碍更重。同时,该类痴呆患者的生活自理能力更差。^{123}I-MIBG心肌显像可为鉴别提供一定帮助。整体认知如简明精神状态量表等不能作为DLB与其他类型痴呆的鉴别依据。

帕金森病痴呆与DLB在临床和病理表现上均有许多重叠。反复的视幻觉发作在两种疾病中均较常见。许多帕金森病患者在疾病晚期均可出现认知功能的损害,但痴呆表现通常在运动症状10年甚至更长时间以后方才出现。然而,除了症状出现次序、起病年龄的不同以及对L-多巴制剂反应的些微差别外,DLB与帕金森病痴呆患者在认知损害领域、神经心理学表现、睡眠障碍、自主神经功能损害、帕金森症状、神经阻断剂高敏性以及对胆碱酯酶抑制剂的疗效等诸多方面均十分相似。因此,将二者截然分开是不科学的。

【治疗】

DLB的治疗围绕帕金森症状群和认知障碍进行,参照帕金森病和AD的治疗用药,合并精神行为症状者可试用5-羟色胺再摄取抑制剂、小剂量非经典抗精神病药物。此类痴呆对神经阻断剂高度敏感,应避免使用。

第七节　运动神经元疾病

陈　嬿

运动神经元疾病(motor neuron disease,MND)是一组选择性侵犯上、下运动神经元而引起脊髓前角细胞、下位脑干运动神经核、大脑运动皮质细胞及锥体束进行性变性的神经退行性疾病。临床表现为不同组合的肌无力、肌萎缩、延髓麻痹及锥体束征,而感觉不受累。

【病因】

病因不明,90%为散发性,5%~10%有家族遗传史(常染色体显性遗传为主)。现已定位的致病基因有*SOD1*、*TDP43*、*FUS*、*C9orf72*基因等25个。其中*SOD1*基因最早发现,约占家族性患者的20%。2008年发现的*C9orf72*基因突变在高加索人群中占家族性患者的40%,散发性患者的5%~20%,被认为是全球最常见的致病基因,但亚洲患者中仍以SOD1突变最多。免疫异常、环境因素、病毒感染、外伤等可能是散发性患者发病的危险因素。

欧洲及美国的发病率每年(1.5~2)/10万,患病率为(4~8)/10万。

【病理】

肉眼可见脊髓萎缩变小。显微镜下见脊髓前角细胞及延髓、脑桥的脑神经运动核变性破坏,肌肉呈失神经支配性萎缩;脊神经前根轴索断裂、髓鞘脱失;运动皮质的锥体Betz细胞及其发出的皮质脑干束和皮质脊髓束亦变性破坏。细胞内或轴索近端出现含泛素或TDP-43的胞质包涵体。

【临床表现】

发病年龄大多50~60岁,男女比例约1.5∶1。

按病损部位不同通常分为四种亚型:肌萎缩侧索硬化(上下运动神经元受累)、进行性(脊)肌萎缩(下运动神经元受累)、进行性延髓麻痹(延髓受累为主)、原发性侧索硬化(上运动神经元受累)。各型之间随疾病进程可能会转化,多数最终发展为典型的肌萎缩侧索硬化。

1. 肌萎缩侧索硬化(amyotrophic lateral sclerosis,ALS)　此型最常见。脊髓前角、脑干运动神经核及锥体束均受累,出现上、下运动神经元损害并存的特征。典型患者多从一侧上肢远端起病,出现手部肌力减退、肌肉萎缩及肉跳,逐步向近端发展。数月后则累及对侧上肢及双下肢。四肢反射亢进,可有Babinski征阳性。当病变侵犯延髓时有发音不清、吞咽呛咳、流涎,舌肌萎缩及舌肌纤颤。双侧皮质脑干束受损则出现假性延髓麻痹,言语含糊,饮水呛咳,同时出现强哭强笑。下颌反射、掌颏反射、口周吸吮反射及眉心反射等呈阳性。病情逐渐进展后出现呼吸困难,通常最终死于呼吸衰竭及并发症,平均病程3~5年。

2. 进行性(脊)肌萎缩症(progressive muscular atrophy,PMA)　仅累及下运动神经元。通常先侵犯脊髓颈膨大的前角细胞,少数(10%)从腰膨大开始。首发症状多为一侧手肌无力及萎缩，逐渐扩展至上肢及肩带肌，然后蔓延至对侧及下肢或延髓。通常无力及萎缩明显，伴显著的肌束颤动、肌张力减低、腱反射减弱或消失。此型病程进展相对较慢。

3. 进行性延髓麻痹（progressive bulbar palsy，PBP）　约20%患者从延髓肌群受累起病。表现为声音嘶哑、言语含糊、吞咽困难和流涎，进食或饮水呛咳。软腭上提困难，咽反射消失；一侧或两侧舌肌萎缩伴舌肌纤颤。可有假性延髓麻痹症状。延髓的上、下运动神经元损害大多并存。该型进展相对较快，平均生存期 2~2.5 年。

4. 原发性侧索硬化（primary lateral sclerosis，PLS）　此型最少见，仅有上运动神经元损害。病变常先侵犯下胸段的皮质脊髓束，出现一侧下肢的僵硬，此后发展至双下肢上运动神经元性瘫痪。颈段皮质脊髓束波及后则双上肢亦受累。可有假性延髓麻痹症状。肌萎缩通常不明显，无肉跳。该型进展缓慢，预后较好，病程可达 10~20 年。

以上各型感觉检查均正常，极少数患者有括约肌障碍。美国神经科则将这些亚型统称为肌萎缩侧索硬化症，等同于本文中的运动神经元病。

【诊断与鉴别诊断】

依据临床上运动神经元和/或下运动神经元损害体征，感觉正常，逐渐进展的病程及典型的肌电图表现可做出诊断。肌电图检查中，脊髓的颈、胸、腰骶段及脑干 4 个节段中有 3 个节段支配的肌肉出现急性失神经和慢性神经再生的表现可以作为电生理的确诊标准。感觉与运动传导速度正常。肌酸激酶可轻度升高。脑脊液一般正常或蛋白质轻度升高。

延髓症状为主要表现的须与延髓空洞症、肿瘤、重症肌无力延髓型鉴别，肌萎缩侧索硬化须与颈椎病、颈髓肿瘤、脊髓空洞症等鉴别，上述病症通常通过 MRI 及肌电图改变可以区分。下运动神经元受损为主的则须与青少年上肢远端肌萎缩（又称平山病）、多灶性运动神经病、脊髓延髓性肌萎缩（又称肯尼迪病）等鉴别。

【治疗】

无特效治疗，以对症治疗为主。利鲁唑每日早晚各 50mg 口服，可延长生存期。依达拉奉可适度延缓部分早期患者的疾病进展。吞咽困难时应予鼻饲或行经皮胃造瘘。呼吸困难者应尽早使用无创正压呼吸机辅助通气。

第八节　遗传性痉挛性截瘫

陈　嬿

遗传性痉挛性截瘫（hereditary spastic paraplegia，HSP）是一组家族性发病的以双下肢进行性加重的上运动神经元性瘫痪为特征的疾病。

【病因】

该病的患病率约为（2~9.2）/10 万，发病年龄从婴儿至老年均有。HSP 的具体发病机制未明。近年来，通过基因分析对 HSP 进行了明确的分子遗传学分型。目前的基因分型有 70 余种，已定位的有 52 个基因。遗传方式以常染色体显性遗传最多见，其中 SPG4 型最常见，占 40%~45%，突变基因是 *SPAST*，现已报道 130 余种突变。其次是 SPG3A 型，占 10%，其突变基因蛋白是 ATL1/atlastin。此外，还有常染色体隐性遗传或 X 性连锁遗传等，也有部分为散发病例。临床根据是否合并其他系统损害可分为单纯型和复杂型两类。

【病理】

病理改变主要表现为双侧皮质脊髓束轴索变性合并或不合并脱髓鞘，下行至双下肢的长轴突纤维最早受到损伤，有时脊髓小脑束也有受累。变性纤维的神经元胞体保留。

【临床表现】

临床通常分为单纯型和复杂型。单纯型主要表现为儿童或青少年发病，慢性起病并进行性加重的双下肢肌张力增高，行走困难，呈剪刀步态。体格检查可见腱反射亢进和病理征阳性，不伴感觉异常，约 30% 患者起病可不对称。部分发病年龄较晚的患者（40~60 岁发病），常可伴随深感觉减退，括约肌功能障碍及动作性震颤。复杂型则除了双下肢痉挛性瘫痪外，还可以伴肌萎缩、视神经萎缩、视网膜病变、共济失调、耳聋、癫痫、周围神经病、智能发育迟滞、痴呆、鱼鳞病、溶血性贫血等。该疾病预后相对良好，运动功能下降后需借助拐杖或轮椅行动，通常不影响寿命。

【诊断与鉴别诊断】

本病的诊断依赖典型的临床表现和家族史，基因检测可以明确分子诊断。神经影像学检查及血液生化检查主要用以排除其他容易混淆的疾病，如脊髓压迫症、维生素 B_{12} 缺乏症、多发性硬化等。肌电图检查则有助于与肌萎缩侧索硬化症鉴别。同时须与原发性侧索硬化症区分，后者多成年发病，四肢均受累，可有假性延髓麻痹的症状。

【治疗】

无特效药物治疗，巴氯芬口服可减轻痉挛，体育疗法及物理疗法有一些益处。

推荐阅读

1. JACK C R，BENNETT D A，BLENNOW K，et al. NIA-AA Research Framework：Toward a biological definition of Alzheimer's disease［J］. Alzheimers Dement，2018，14（4）：535-562.
2. 董强，郭起浩，罗本燕，等. 卒中后认知障碍管理专家共识［J］. 中国卒中杂志，2017，12（06）：519-531.

第十三章　常见神经系统并发病

陈向军　张　祥

第一节　神经系统副肿瘤综合征

神经系统副肿瘤综合征(paraneoplastic neurologic syndromes,PNS)是指机体潜在的肿瘤所产生的间接或远隔效应所致的中枢神经系统、周围神经、神经-肌肉接头处或肌肉的病变。PNS并非由肿瘤直接转移或浸润所引起,临床症状的发生和严重程度与原发肿瘤体积多无相关。

中枢神经系统的副肿瘤综合征很罕见,仅不足恶性肿瘤患者1%。但造成神经损害的危害远超过肿瘤本身。

【病因】

PNS发病机制较复杂,尚不明确。目前有以下假说:①PNS与抗体介导的体液免疫有关。自身抗体在识别肿瘤抗原并攻击的同时,攻击表达类似肿瘤抗原的神经元,导致后者功能异常或凋亡。②PNS与肿瘤细胞触发的细胞免疫有关。细胞毒性T淋巴细胞攻击具有与肿瘤细胞相似靶抗原的神经元,导致神经系统功能障碍。此外,肿瘤发生过程中所分泌的细胞因子等可能也参与PNS发病过程。

【临床表现】

PNS多为亚急性起病,数天至数周症状发展至高峰,症状可出现于肿瘤发现之前、之后或与之同时发生,可累及脑、脊髓、周围神经、神经-肌肉接头和肌肉。因受累部位不同而有相应的临床表现,如行走困难、共济失调、言语含糊、吞咽困难、视力下降、癫痫发作、幻觉等精神症状、肌力下降、不自主运动、肌张力障碍等。多见的临床综合征有副肿瘤性感觉神经元病、副肿瘤性感觉运动性神经病、副肿瘤性多发性神经根神经病、副肿瘤性脑干脑炎、副肿瘤性脑脊髓炎、副肿瘤性小脑变性、副肿瘤性边缘性脑炎、副肿瘤性眼阵挛-肌阵挛、副肿瘤性自主神经病和兰伯特-伊顿肌无力样综合征等。

患者血清中可检出与副肿瘤综合征有关的自身抗体。部分副肿瘤性神经元抗体及相应临床综合征见表23-13-1-1。

表23-13-1-1　常见副肿瘤性神经元抗体、PNS临床表现及相关肿瘤

PNS相关抗体	PNS临床表现	相关肿瘤
抗Hu抗体	脑脊髓炎、感觉运动神经病	小细胞肺癌、神经母细胞瘤
抗Yo抗体	副肿瘤性小脑变性	妇科肿瘤、乳腺癌
抗Ri抗体	斜视眼阵挛-肌阵挛、小脑共济失调	乳腺癌、小细胞肺癌、卵巢癌、神经母细胞瘤
抗CV2/CRMP5抗体	脑脊髓炎、多发性神经病	小细胞肺癌、胸腺瘤
抗Ma2/Ta抗体	脑炎(累及边缘系统、下丘脑、脑干)	睾丸肿瘤
抗amphiphysin抗体	僵人综合征、边缘性脑炎	乳腺癌、小细胞肺癌
抗Tr抗体	副肿瘤性小脑变性	淋巴瘤

【诊断与鉴别诊断】

诊断一般需满足以下条件:不论PNS相关抗体是否阳性,具有典型的PNS,如脑脊髓炎、脑干脑炎、边缘性脑炎、亚急性小脑变性、眼阵挛-肌阵挛,亚急性感觉神经元病等,并在神经系统症状出现后5年内发现肿瘤;有典型或不典型神经系统综合征并可检测到抗Hu、抗Yo、抗Ri等抗体。

脑部病变需与病毒性或细菌性脑膜炎和脑干脑炎、癌性脑膜病变等相鉴别;亚急性小脑变性病变需与小脑炎、多发性硬化、遗传性小脑共济失调等相鉴别;脊髓病变需与脊髓炎、肿瘤脊髓转移、视神经脊髓炎谱系病等相鉴别;周围神经病变需与GBS、化疗药物相关周围神经病等相鉴别。神经系统原发肿瘤或是转移瘤亦可导致相似神经功能障碍,需要注意鉴别。

副肿瘤相关抗体(如抗Hu、抗Yo等抗体)的检出,除有助于对PNS的诊断外,对机体可能伴发的恶性肿瘤也有重要的提示意义。在临床高度怀疑PNS时,建议尽早送检外周血检测此类抗体,同时积极寻找可能的伴发肿瘤,必要时可定期随访CT或MRI、PET和血液系统检查等。

【治疗】

PNS对免疫治疗的疗效不一。糖皮质激素、IVIg、PE及免疫抑制剂(如环磷酰胺、硫唑嘌呤等)可尝试应用。同时尽早发现及治疗伴发肿瘤会有利于对PNS的治疗及病情控制。

第二节　器官移植后的神经系统并发症

器官移植是针对人体器官功能衰竭时的重要治疗手段，随着移植数量和类型的不断增加，相关神经系统并发症的发病率日益增高。各种器官移植造成的神经系统并发症各不相同。肝移植的神经系统并发症为20%～35%，心脏为23%～30%，肺移植为45%～68%。

【病因】

移植后为防治移植排斥反应而长期使用免疫抑制剂，引起细胞或体液免疫介导免疫紊乱，可导致神经系统感染、肿瘤及继发自身免疫性疾病等发生。

移植受者常存在高血压、糖尿病、高血脂、凝血功能紊乱等脑血管疾病危险因素，而术中麻醉、抗凝剂的使用等诸多因素可能会加剧上述情况，从而易导致缺血性或出血性脑血管疾病。

器官移植后可能会出现的血糖等代谢障碍、电解质紊乱、感染、排斥反应以及免疫抑制剂的使用等，都可能会影响脑和脊髓的功能从而促进癫痫发作。

【临床表现】

1. 中枢神经系统感染　李斯特菌、新型隐球菌、曲霉菌、EB病毒、巨细胞病毒等细菌、真菌及病毒等病原体及感染后可出现脑膜炎、脑炎、脑脓肿。病程多呈亚急性或慢性，临床表现为发热、头痛、意识障碍、癫痫发作、精神症状等。脑脊液检查可见白细胞以及蛋白不同程度的升高，影像学检查可见脑内或脑膜的强化病灶。

2. 脑血管病　短暂性脑缺血发作、缺血性卒中和出血性卒中均可出现。临床表现为视力下降、偏瘫、偏身感觉障碍等。影像学检查有助于明确诊断。

3. 脑病综合征　可出现高血压脑病、血糖紊乱以及免疫抑制药物使用等所致代谢性脑病、脑桥中央髓鞘溶解症、脑后部可逆性脑病综合征、弥漫性脑病、免疫抑制药相关性白质脑病等。临床表现为反应迟钝、意识障碍、头痛、癫痫发作、皮质盲、假性延髓麻痹、肢体瘫痪和感觉异常、定向力障碍、构音障碍、小脑共济失调、精神症状等。头颅CT或MRI可见颅内多发或局灶白质病变。

4. 中枢神经系统肿瘤　除原发性肿瘤外，还可发生恶性肿瘤的神经系统转移。主要表现为精神异常、头痛和视乳头水肿等颅内压增高症状，癫痫发作、共济失调以及偏瘫等局灶性神经损伤表现。头颅CT或MRI可见局部占位性病变，伴或不伴有病灶强化或脑膜强化。必要时可考虑行PET检查或脑组织活检病理确诊。

5. 脊髓及周围神经病变　部分患者可出现GBS、横贯性脊髓炎、后组脑神经病变以及多发性神经病等。临床可表现为四肢瘫、脑神经麻痹、大小便失禁等。肌电图、脑脊液学及影像学检查有利于早期诊断。

【诊断与鉴别诊断】

若有明确的器官移植和/或免疫抑制剂长期应用后出现神经系统症状，可考虑本病。诊断时需要谨慎考虑免疫抑制药物引起病变的可能，以利于及时调整抗排斥药物的选择。由于本病表现多样，无特异性指标，诊断有时较为困难。病史对于无器官移植病史患者的病因鉴别尤为重要。

【治疗】

器官移植后的神经系并发症是导致患者死亡的重要原因。及时诊断和有效治疗尤为重要。积极寻找病因，主要针对病因和症状进行治疗。可采用抗癫痫，抗感染，控制血糖、血压和电解质，调整凝血功能，以及重新选择免疫抑制药物等。另外，需重视术前对患者详尽的临床和实验室检查。系统地评估、规范术中和术后管理等都有利于降低此类并发病的发生。

第三节　低血糖性神经系统损害

当血糖低于2.8mmol/L时，会引起人体多个器官功能障碍。低血糖性神经系统损害主要包括低血糖性脑病和低血糖性周围神经病，以前者多见。

【病因】

1. 内分泌疾病　胰岛素瘤等所致胰岛素分泌功能亢进，胰外肿瘤分泌胰岛素样因子，肾上腺糖皮质激素不足，以及严重的肝脏疾病等。

2. 反应性低血糖症　迷走神经兴奋性增强，如胃大部切除术后进食，食物快速进入小肠。大量葡萄糖被吸收引起迷走神经过度兴奋，使胰岛素分泌过多所致。

3. 医源性低血糖症　口服降糖药及胰岛素使用过量等。

4. 遗传代谢性疾病　糖原累积症、半乳糖血症等可伴有先天性糖代谢障碍。

5. 其他　感染、腹泻、发热、激烈运动、饮食欠佳等均有可能造成低血糖的发生，常见于老年人及体质较弱者。

【临床表现】

不同个体对于低血糖的耐受程度差异较大。有较长病史的糖尿病患者、婴幼儿和老年体弱者临床症状相对明显。

1. 早期症状　多表现为视物模糊、面色苍白、心悸、大汗、肢体颤抖和无力，以及恶心呕吐和四肢厥冷等交感神经兴奋症状。

2. 中枢症状　表现为意识障碍、精神症状、头痛、认知功能下降、抽搐、偏瘫、肢体无力等，严重者可致昏迷。

3. 周围神经症状　多表现为对称性远端感觉运动神经病，如麻木、乏力、肌肉萎缩、感觉缺失或疼痛等。临床以运动症状更为突出。

【诊断与鉴别诊断】

具有低血糖脑病或周围神经病变的临床表现，发病时测血糖<2.8mmol/L，给予葡萄糖后症状迅速改善，可临床诊断为低

血糖性神经损害。

应注意与癫痫、痴呆、脑梗死、高血糖相关脑病、脑炎等相鉴别。

【治疗】

低血糖性脑病是临床昏迷的常见原因，及时诊疗可迅速缓解症状，若延误治疗可能会导致神经系统不可逆损害。治疗主要包括补充葡萄糖，以及针对低血糖病因的及时处理。

推荐阅读

1. BERZERO G, PSIMARAS D. Neurological paraneoplastic syndromes: an update[J]. Curr Opin Oncol, 2018, 30(6): 359-367.
2. PEDROSO J L, DUTRA L A, BRAGA-NETO P, et al. Neurological complications of solid organ transplantation[J]. Arq Neuropsiquiatr, 2017, 75(10): 736-774.

第二十四篇

精 神 障 碍

第一章 概　论

季建林

精神障碍(mental disorder)或精神疾病(mental illness),既往是指在各种因素的作用下大脑功能失调,导致认知、思维、情感、意志行为等精神活动不同程度障碍的疾病。根据美国《精神障碍诊断与统计手册(第五版)》(DSM-5)的定义,精神障碍是一种综合征,是以个体在认知、情绪调节或行为上出现临床显著的异常为特征,它反映了潜在精神活动在心理学、生物学或成长发展过程中的功能失调。精神障碍往往会导致社会、职业或其他重要活动的明显损害或失能(disability)。对普通应激源或伤亡刺激(如亲人死亡)的反应,如果是可预见或与文化相关的,不属于精神障碍。社会偏离行为(如表现在政治、宗教或性等方面的异见与冲突),尤其体现在个体与社会之间的冲突,不是精神障碍,除非这种偏离或冲突是由上述个体的功能失调所致。20 世纪后期,国内外广泛应用"精神卫生"(mental health)替代精神病学,并拓展了精神病学的范畴,它不仅研究各类精神障碍的病因、发病机制、临床表现及防治,同时还探索与保障普通人群的心理健康,以减少和预防各种心理和行为问题的发生。

据黄悦勤等所做的全国 3 万余例样本的抽样流行病学调查,中国精神障碍终身患病率为 16.6%,最常见的是焦虑障碍(7.6%)、情感障碍(7.4%,包括抑郁症和双相障碍)和精神活性物质使用障碍(4.7%,主要为酒滥用),而治疗率除精神分裂症较高外,其他都不足 10%。

【病因】

精神障碍并非单一病因所致,目前认为是生物、心理和社会因素共同作用的结果。简而言之,是基因与环境因素相互作用所致。

20 世纪中叶以来,随着分子遗传、神经递质、神经内分泌、神经免疫、神经发育和神经影像等多学科的研究进展,揭示了精神障碍存在一定的生物学基础。另外,也发现心理社会因素与精神障碍的发生密切相关,事业成败、人际纠纷、生活窘迫、竞争压力等生活事件和不良环境因素,均可增加心理应激负荷,如果再遇上心理素质不佳和社会支持缺乏等情况,就容易发生精神障碍。此外,不同的民族、文化、社会风气、宗教信仰、生活习惯也影响着精神障碍的发生。尤其是 21 世纪以来的人工智能、大数据分析和基因谱系等的研究,进一步揭示了精神障碍的多病因假设和综合干预的必要性。

【诊断】

至今,绝大多数精神障碍的生物学检查依据仍然不够充分,缺乏特定的病理形态学改变,即使有一些阳性证据,但仍难以从病因上予以分类。临床上仍依据全面的病史收集和详细的精神检查等进行诊断。诊断方法一般包括病史采集、精神检查、体格检查和必要的实验室检查等,通过综合分析作出诊断。

精神障碍患者的病史应从患者及其亲属处进行多方面的采集,以相互印证,保证客观、全面。在了解临床表现的同时,还要了解病前性格、生活经历、家族疾病史及发病的心理社会背景。精神检查则是通过与患者进行医学面谈、观察,以及应用必要的心理测验量表进行检查,以探知精神活动的状态和异常表现。体格检查,特别是神经系统的检查和必要的实验室检查也不能忽视,这些检查有助于诊断和鉴别诊断,也有利于发现躯体疾病。分析病史和检查结果时,应将患者目前的精神活动与其一贯的行为方式和人格特征进行"纵向比较",并与其所处环境和文化背景中被社会认可的行为进行"横向比较",结合起病形式、病情表现、病程、病前性格、社会功能等进行全面考虑,综合分析,依据诊断标准做出诊断。

【分类】

为了提高精神障碍分类和诊断标准的效度与信度,一般采用世界卫生组织(World Health Organization,WHO)的《国际疾病分类(第 10 版)》(ICD-10)和美国 DSM-5。2018 年 WHO 发布了 ICD-11(草案),征求各国卫生行政部门批准,2022 年 1 月 1 日将正式实施。我国国家卫生健康委员会已于 2019 年开始要求全国的三级甲等综合医院住院患者首页引入 ICD-11 诊断编码。在 ICD-11 中精神与行为障碍的诊断分类与以往有以下不同:①不再过分强调人为划分年龄在诊断中的地位,如取消"儿童、青少年精神障碍"这样的归类,使得其诊断更切合于实际工作;②将睡眠障碍改称为"睡眠觉醒障碍",并单列,不再纳入精神与行为障碍;③将游戏障碍纳入成瘾行为诊断;④急性应激反应、性别认同困扰等不再纳入精神与行为障碍;⑤在强迫障碍中增加嗅觉障碍(即耳鼻咽喉科中的"空鼻症")等。表 24-1-0-1 中列出了 ICD-11 中常见精神与行为障碍分类。

【常见症状】

症状是患者的主观体验,体征是患者的客观表现。在精神科临床,患者的症状和体征常常模糊不清,不像其他医学学科的症状和体征泾渭分明。正因为如此,精神科的临床诊断常常以症状群、综合征的形式出现。精神科更强调临床交谈技巧的重要性。一个有良好交谈技巧的医师,可以使患者配合医师进行诊断和治疗,从而达到最佳效果。应该时刻意识到:疾病对患者的现况和将来生活的影响;每个患者都是一个独立的个体,不能千篇一律、简单地处理;患者的人格在疾病表现中起着推波助澜的作用,使临床表现变得复杂多样。

表 24-1-0-1　ICD-11 中常见精神与行为障碍分类

编号	名称
L1-6A0	神经发育障碍
L1-6A2	精神分裂症或其他原发性精神病性障碍
L1-6A4	紧张症
L1-6A6	心境障碍
L2-6A6	双相及相关障碍
L2-6A7	抑郁障碍
L1-6B0	焦虑或恐惧相关性障碍
L1-6B2	强迫性或相关障碍
L1-6B4	应激相关障碍
L1-6B6	分离障碍
L1-6B8	喂食或进食障碍
L1-6C0	排泄障碍
L1-6C2	躯体不适或躯体体验障碍
L2-6C4	物质使用所致障碍
L2-6C5	成瘾行为所致障碍
L1-6C7	冲动控制障碍
L1-6C9	破坏性行为或社交紊乱型障碍
L1-6D1	人格障碍及相关人格特质
L1-6D3	性欲倒错障碍
L1-6D5	做作性障碍
L1-6D7	神经认知障碍
L2-6D8	痴呆
L1-6E2	与妊娠、分娩和产褥期有关的精神或行为障碍
L1-6E6	与分类于他处的障碍或疾病相关的继发性精神或者行为综合征

1. 幻觉(hallucination)　幻觉是一种缺乏外界相应的客观刺激作用于感觉器官时所出现的知觉体验。例如没有人在当面对自己讲话时，却听见对自己讲话的声音。幻觉具有 2 种特性:①逼真的知觉体验，并非想象;②幻觉多数来自外部世界。一般而言，意识清晰时出现幻觉是精神病性症状。

2. 妄想(delusion)　妄想是一种病理信念，其内容与事实不符，与患者的文化水平及社会背景也不符。但患者坚信不疑，难于用摆事实、讲道理的方法加以纠正。妄想属于思维内容障碍，常见的妄想表现有关系妄想、被害妄想、钟情妄想、非血统妄想和夸大妄想等，是精神障碍患者最常见的症状之一。必须注意有几种社会生活现象不能与妄想等同，如:①常人的成见和偏见是由人们的思想方法不正确或认识水平的限制造成的;②迷信观念是与当时当地的社会文化背景相联系的;③幻想时的内容可能离奇，但人们能够与现实区分，并不坚信不疑;④超价观念是一种带有强烈情感色彩的先入之见，并在较长时间内占优势地位，不过当情感稳定或客观环境改变时，超价观念即可消失。

3. 联想散漫(loosening of associations)　亦称思维散漫，是思维的目的性、连贯性和逻辑性障碍。患者认真讲了一段话，每句形式可以成立，但是每句话之间没有逻辑联系，以致别人不能理解其要说明什么。主要见于精神分裂症，也见于严重的焦虑和智能降低者。

4. 强迫观念(obsession)　强迫观念是反复、持续出现的想法、冲动或想象等，尽管明知不对、不必要、不合理，但患者很难克服和摆脱。通常强迫思维的内容是不愉快的、痛苦的。患者认为这些想法是没有意义的、荒唐的，甚至是不可告人的。因此，患者常常有痛苦感。抵抗是强迫观念的特征，也是与妄想鉴别的要点。

5. 躁狂(mania)　是心境高涨的一种表现，主要表现为情感高涨、思维奔逸和活动增多。严重程度不一，可有轻躁狂状态，也可有重度躁狂。严重躁狂状态时可有意识模糊，称为梦样躁狂或谵妄性躁狂。多见于双相情感障碍的躁狂发作。

6. 抑郁(depression)　是指患者的情绪异常低落，心境闷闷不乐。患者表现为忧愁、缺乏愉悦感、兴趣减退或丧失、语音低微、动作明显减少、自我感觉差，常常自卑、自责、自罪，严重者有明显的罪恶感，甚至可出现自伤、自杀念头或行为。情绪低落时常常伴有某些生理功能的改变，如食欲减退或缺乏、睡眠障碍、闭经等。常见于抑郁症或双相障碍抑郁发作，也可见于其他精神障碍或躯体疾病时的抑郁状态。

7. 焦虑(anxiety)　病态焦虑指在缺乏相应的客观因素下，患者出现内心极度不安的期待状态，伴有大祸临头的恐惧感，表现为惶惶不安、坐立不定、精神紧张。焦虑者常常伴有心悸、气急、出汗、四肢发冷、震颤等自主神经功能失调的表现和运动性不安。严重者可出现惊恐发作。焦虑者伴有严重的运动性不安时可称为激越状态(agitation)。常见于各种焦虑障碍，也见于其他精神障碍。

8. 谵妄(delirium)　指患者除了意识水平下降外，还有记忆障碍和时间、地点定向障碍，常常伴有幻觉、错觉、情绪和行为的障碍。此时，患者的意识水平有明显的波动，症状呈昼轻夜重，伴有明显的错觉和幻觉，多数为视幻觉和视错觉。意识恢复后常常部分或全部遗忘。谵妄常继发于感染、中毒或严重躯体疾病。

9. 紧张症(catatonic syndrome)　是以精神运动性抑制为主要特征，患者的整个精神活动受到抑制，表现为动作、行为明显减少，多见于器质性精神障碍、精神病性障碍、心境障碍等。常见的精神运动性抑制有木僵、蜡样屈曲、缄默症、违拗症。

【治疗与预防】

为了做好精神卫生工作，我国于 2013 年正式颁布和实施了《中华人民共和国精神卫生法》，提出并坚持“预防为主，防治结合，重点干预，广泛覆盖，依法管理”的工作原则，建立以政府为主导，有关部门各尽其责，社会各界参与的精神卫生工作组织管理体系；以医疗机构为骨干、社区为基础、家庭为依托的精神障碍防治康复工作体系；宣传普及精神卫生知识，采取药物治疗、心理疏导、康复训练和社会服务等综合措施，为精神障碍患者提供参与社会生活和开放管理条件下的治疗康复服务，促进患者回归社会。2018 年底，国家卫生健康委员会联合其他相关部委印发《全国社会心理服务体系建设试点工作方案》，旨在促进公民身心健康，维护社会和谐稳定，强调每个人是心理健康的第一责任人。国务院 2019 年制定印发的《健康中国行动（2019—2030 年）》中更是明确提出要关注全民心理健康问题，降低或控制心理/精神障碍的患病率与致残率，提高心理卫生服务水平和质量。

推荐阅读

1. 陆林. 沈渔邨精神病学[M]. 6 版. 北京：人民卫生出版社，2018：1-9.
2. HUANG Y Q，WANG Y，WANG H，et al. Prevalence of mental disorders in China：a cross-sectional epidemiological study[J]. Lancet Psychiatry，2019，6(3)：211-224.
3. World Health Organization. ICD-11 for Mortality and Morbidity Statistic [EB/OL]. (2020-09) [2021-2-22]. https://icd. who. int/browse11/l-m/en.
4. ZHOU M，WANG H，ZENG X，et al. Mortality，morbidity，and risk factors in China and its provinces，1990-2017：a systematic analysis for the Global Burden of Disease Study 2017[J]. Lancet，2019，394(10204)：1145-1158.

第二章　神经发育及其相关障碍

朱大倩

第一节　智力发育障碍

智力发育障碍（disorders of intellectual development）又称精神发育迟滞（mental retardation，MR），指在发育阶段出现的智力和适应功能两个方面的缺陷，缺陷可表现在概念、社交和实用适应技能等方面。国内外报道的患病率不尽相同，各国流行病学调查的智力障碍患病率为 1%～3%。我国儿童智力障碍患病率为 1.2%，男童稍高于女童。

【病因】

智力障碍的病因分为遗传、获得性和环境因素。约 65%的中-重度智力障碍（IQ<50）为遗传所致，而轻度智力障碍则更多是遗传和环境因素相互作用的结果。

（一）遗传因素　大体分为染色体异常、单基因病、多基因病/表观遗传异常、遗传性代谢缺陷疾病。重度智力障碍患者中，染色体异常约占 25%，单基因病包括 X 连锁智力障碍占 10%～12%，常染色体显性智力障碍多数为新生突变，占 16%～39%，常染色体隐性智力障碍占 10%～20%。

（二）非遗传因素　包括孕期因素（如宫内感染、宫内窒息、母孕期接触有害理化因子等）、围生期因素（如早产、低体重儿、未成熟儿、窒息、颅内出血、产伤等）及出生后因素[如颅内感染、颅脑外伤、胆红素脑病、中毒、脑变性病、脑血管病、甲状腺功能减退（简称甲减）、营养不良、文化剥夺及特殊感官缺陷等]。

【临床表现】

智力障碍的基本临床特征是智力低下和社会适应不良。就其在概念、社交和实用适应技能三个方面的表现，临床上将其分为轻度、中度、重度和极重度四级。

轻度患儿发育早期较正常儿童稍迟，大部分可具备基本自我照料、完成简单家务和参与社会活动的能力，但在掌握复杂的语言概念和学业技能上存在困难，往往在入学后因学习成绩不理想而被发现，约占智力障碍的 80%。

中度患儿自幼语言及运动功能发育均较正常儿童缓慢滞后，理解能力明显差，与同伴相比，口语过于简单。具备基本生活自理能力，但社交行为上表现出显著困难。经过耐心训练，可以从事简单的非技术性工作。

重度和极重度患儿生后不久即被发现精神和运动发育明显异常，生活不能自理，需要照顾。部分重度患儿经过强化训练后，能具备基本的生活自理能力。

【诊断与鉴别诊断】

智力障碍的诊断需包括：①经过临床评估和个体化或标准化智力测验确认的智力功能缺陷，如推理、问题解决、计划、抽象思维、判断、学业学习和从经验中学习；②适应功能的缺陷导致未能达到个人的独立性和社会责任方面的发育水平和社会文化标准，在缺乏持续支持下，导致一个或多个日常生活功能受限，如交流、社会参与和独立生活，且存在于多个环境中，如家庭、学校、工作和社区；③智力和适应缺陷在发育阶段发生。

和以往的分级标准不同，《国际疾病分类（第 11 版）》（ICD-11）不再过分强调依据 IQ 分数划分，而是根据适应功能分为轻度、中度、重度和极重度。对于 4 岁以下的婴幼儿，视力、听力、运动、严重行为障碍，或共患精神与行为障碍而无法进行智力评估者可诊断为智力发育障碍（暂时的）。标准化的智力测验在智力障碍的评估中仍为必要，IQ 需要低于平均值 2 个标准差。

（一）智力评定方法　提倡采用与语言、文化背景及年龄相适应的标准化诊断性智力测验量表，例如贝利婴儿发育量表

(BSID)用于2个月至2岁半儿童;斯坦福-比奈智力量表(SBIS)可用于2岁幼儿到成人;盖塞尔(Gesell)发育量表用于6岁以下儿童;韦氏学前儿童智力量表(WPPSI)和韦氏儿童智力量表(WISC-R)分别适用于4~6岁和6~16岁儿童和青少年。对于儿童适应行为的评定,我国常用的为婴儿-初中学生社会生活能力量表(用于6个月至14岁)和儿童适应行为评定量表(用于3~12岁)。

(二) 病因诊断 可在诊断智力障碍的同时列出。主要依据详尽的病史收集、三代家系调查、系统的体格检查,特别是神经系统检查。此外,美国儿科学会提出的全面发育落后/智力低下(global developmental delay/intellectual disability,GDD/ID)遗传诊断流程包括以下步骤:

1. 若患者临床资料强烈提示为明确的某种单基因病[如雷特综合征(Rett syndrome)、脆性X综合征]或染色体病[如唐氏综合征(Down syndrome)、特纳综合征(Turner syndrome)],则首先进行对应的遗传学检测。

2. 若患者为不明原因的GDD/ID,则进行:①染色体微阵列分析(CMA),怀疑平衡染色体重排可进行G显带核型分析;②遗传性代谢缺陷筛查;③*FMR1*基因分析。

3. 经过上述遗传学评估仍然没有明确诊断,则进行:①对于男性患者和家系分析提示X连锁遗传,考虑进行NS-XLID基因panel和高分辨率X-CMA分析,对先证者母亲进行X染色体失活分析;②女性患者完成*MECP2*基因缺失、重复和序列分析。

4. 若患者合并小头畸形、巨颅或神经系统异常(锥体束征、锥体外系体征、顽固性癫痫或局灶性癫痫),则进行头颅MRI扫描。

5. 若完成所有检测仍不能明确病因,则应与患者父母进行交流,提供必要的进一步的检查和建议。

(三) 鉴别诊断

1. 儿童精神分裂症 该病常常存在思维散漫、思维破裂、妄想等思维障碍,多数患儿会有幻觉、情感紊乱、行为怪异等症状。患儿有明显的发病期,发病前智力发育正常。

2. 孤独症谱系障碍 患儿可以伴有智力缺陷,但特征表现为与智能水平不符的社会交往障碍、行为刻板和兴趣怪异且狭窄。

【治疗与预防】

治疗原则是早发现、早诊断、查原因、早干预、分级干预和综合干预。

(一) 医学干预 包括病因治疗、对症治疗、中医中药治疗和康复训练。康复训练目标要明确,计划要切实可行,循序渐进;反复练习,不断巩固。无特效药物治疗。

(二) 教育干预 根据智力障碍儿童的严重程度分级,进行有计划的、循序渐进的训练与教育。对轻度和中度智力障碍儿童,着重训练其劳动技能,以期能自食其力。对重度和极重度智力障碍儿童,着重训练生活自理能力,教会其简单卫生习惯及基本生活能力。

(三) 社区和家庭康复 充分利用社区资源和家庭配合,也是智力障碍康复干预的重要方面。

(四) 预防 包括遗传咨询、产前和围生期保健、产前诊断、新生儿遗传代谢病筛查、遗传病杂合子检出、出生缺陷监测、有高危因素的学前儿童的健康筛查等。积极治疗脑部疾病和损伤,也是避免造成或加重智力障碍的必要措施。

第二节 发育性学习障碍

发育性学习障碍(developmental learning disorder)是儿童期常见的神经发育障碍,以阅读、书写和计算困难为特征,这些困难并非由智力、视听觉、运动或经济环境因素造成。学龄儿童患病率为5%~15%,成人估计约为4%,男女比率为(2~3):1;国内有研究报道儿童学习障碍患病率为6.6%,男女之比约4.3:1。

【病因与危险因素】

发育性学习障碍的病因不清,目前研究显示与遗传及环境等多种危险因素有关。发育性学习障碍具有家族聚集性,学习障碍患者的一级亲属患阅读或数学障碍的相对风险是对照人群的4~8倍和5~10倍。已研究证实*DYX1C1*、*KIAA0319*等多个易感基因与阅读障碍有关。早产儿、极低体重儿、新生儿期暂时性甲减、新生儿期抽搐或缺血缺氧脑病患儿更易罹患学习障碍。神经影像学研究也显示,学习障碍患儿具有局灶性的脑发育异常。此外,童年期受虐也是学习障碍的高危因素。

【临床表现】

阅读、书写和计算困难可以单独存在,但通常为共存,其中以阅读共病书写障碍为最常见,又称读写障碍,约占学习障碍的80%。

1. 阅读障碍 长期存在与阅读相关能力缺陷,表现为准确性、流畅性和阅读理解能力明显低于个体的生理年龄和智力水平,影响学业和职业表现。

2. 书写障碍 长期存在与书面表达相关的能力缺陷,表现为书(拼)写准确性、语法和标点的准确性,以及书写句意的连贯和组织能力,明显低于个体的生理年龄和智力水平,影响学业和职业表现。

3. 计算障碍 长期存在数学或计算困难,表现为数感、数字记忆、计算准确性、计算速度、数学推理等方面的困难,这些困难明显低于个体的生理年龄和智力水平,影响学业和职业表现。

学习障碍多共病其他精神障碍或行为问题,可表现为注意力不集中、回避社交、考试焦虑、厌学、拒绝上学、违拗、撒谎、自我评价低或存在咬指甲、拔头发等行为。

【评估与诊断】

(一) 评估 包括儿童出生史、生长发育史(特别是语言发育史)、家族史、视听力检查及神经系统检查。了解学校情况、亲子关系、父母健康状况及教育方式。常用的心理测评包括:

1. 智力测验　通常选择韦氏智力测验或韦氏学前儿童智力测验。

2. 学业成就测验　国际上常用的学业成就测验包括 Kaufman 教育成就测验、广泛性成就测验（第 3 版）、Woodcock 及 Johnson 成套心理教育测验、韦克斯勒个别成就测验；普遍阅读能力测试工具有 Gray 诊断阅读测试（第 2 版）（GDRT Ⅱ）和 Stanford 诊断阅读评估。国内杨志伟等编制的汉语阅读技能诊断测验和李丽等编制的中国小学生数学基本能力测试量表具有较好的信效度。

3. 其他　评估情绪、注意力、感觉统合能力等相关内容。

（二）诊断要点

1. 学习和运用学习技能方面存在困难，至少存在下列症状之一，持续至少 6 个月：①阅读单词时不准确或慢而费劲；②难以理解所读内容；③拼写困难；④书面表达困难；⑤难以掌握数感、数字事实或计算；⑥数学推理困难。

2. 学习技能显著受损，低于个体实际年龄预期水平，并明显妨碍其学业、职业表现或日常生活的活动，经个体的标准化成就测验和综合临床评估确认。大于 17 岁的个体，以标准化的评估来代替学习困难病史。

3. 学习困难始于学龄期，但完全表现出来可能会延迟到患者无法胜任技能学习阶段。

4. 排除智力障碍、未矫正的视力或听力障碍、其他精神或神经系统疾病、社会心理因素、不理解教学所用的语言或缺乏适当的教育机会等情况。

学习障碍的程度可以根据受损的学业领域数量和影响程度，分为轻度、中度或重度。

（三）共病诊断　发育性学习障碍中常见的精神障碍共病包括注意缺陷多动障碍、孤独症谱系障碍、焦虑障碍、抑郁障碍、双相障碍、对立违抗障碍等。共病可以同时存在，也可以先后产生，但发育性学习障碍所涉及的学习技能损害不能被其他精神障碍所解释。

【治疗】

治疗应在详尽、仔细的临床评估基础上，采用个体化综合治疗，注意医教结合，强调早发现、早诊断、早治疗。治疗方法包括家庭干预、特殊教育支持、神经心理强化训练和药物治疗等。

（一）家庭干预　包括疾病知识宣教，理解存在问题的性质，学习新的适应性策略、指导家庭强化训练的方法，以及增强家庭和患者的学习信心。如果存在共病的行为情绪问题，也应予以矫正。

（二）特殊教育支持　学龄期的特殊教育以矫正教育为主，中学及大学阶段则以适应补偿性教育为主。矫正教育主要针对患者的弱项强化训练，如发音训练、语言流畅性训练、单一目标书写训练等；适应补偿性教育则是扬长补短。已研究证实，融合教育和个体化的特殊教育计划可有效改善学习障碍儿童的学习效能。

（三）神经心理强化训练　包括感觉统合训练、视听认知训练、精细运动和手眼协调训练等，但关键是个体化、趣味化和长期化。

（四）药物治疗　主要是针对共病其他精神障碍患者，对症处理。

第三节　孤独症谱系障碍

孤独症谱系障碍（autism spectrum disorder，ASD）的主要特征是长期存在人际交往和沟通模式异常、兴趣范围狭窄及刻板重复的行为，可伴随语言和/或智力障碍。起病于儿童早期，男女比为（4~5）∶1。目前尚无 ASD 患病率的全国性调查资料。

【病因与发病机制】

病因未明，遗传研究提示 ASD 同胞患病率为 18.7%。同卵双生子同病率（男 77%，女 50%）明显高于异卵双生子（男 31%，女 36%），估计遗传度倾向性为 38%。相关危险因素包括母亲孕产期有并发症（如孕期感染、受 X 线照射），分娩过程（如产伤、窒息、缺氧等）及胎儿和新生儿生长发育过程中接触到农药、邻苯二甲酸盐、空气污染和重金属等物质。

有关研究显示 ASD 发病相关基因可达 300 多种，目前仅能解释 10%~20% 的儿童得病。免疫学研究提示，颅内局部炎症或免疫功能失调可能在 ASD 的发病中起着重要作用。神经心理研究认为，杏仁核、扣带回、梭状回、镜像神经元等区域的功能异常与 ASD 症状相关。

【临床表现】

基本特征是社会交往障碍，兴趣范围狭窄、行为刻板重复，言语交流障碍及感觉和认知异常。

1. 社会交往障碍　患儿与亲人及周围人的社交互动异常，不能启动或对社交互动作出回应，不能维持来回对话和分享兴趣。在社交互动中目光接触减少，在理解、使用表情和姿势方面存在困难。难以调整自己的行为以适应各种社交情景。交友困难，甚至对同伴缺乏兴趣。

2. 兴趣范围狭窄、行为刻板重复　要求环境固定不变，常表现为重复动作、刻板运动行为，改变患者的“生活规律”则会发脾气、哭闹；对人不感兴趣，却对某些无生命的物体表示异常迷恋，对喜欢的事物异常专注。

3. 言语交流障碍　部分患者语言功能正常。而存在言语交流障碍的患者中，以言语发育延迟最为多见。不能主动与人交谈；或能表达自己的需求，却难以沟通互动；语言表达能力差；常常模仿、重复别人的语言；部分患者终生不语。

4. 感觉和认知异常　存在感觉迟钝或过敏，部分患者存在认知和智力障碍。

【诊断与鉴别诊断】

（一）诊断要点

1. 在各种情景下持续存在社会交流和交往缺陷　社会-情感互动缺陷；用于社会交往的非言语沟通缺陷；建立、维持和理解人际关系缺陷。

2. 局限、重复的行为方式、兴趣或活动　刻板或重复的肢体动作、物体使用或语言;坚持同一性、某些常规或仪式化地使用言语或非言语行为;存在高度狭窄、固定的兴趣,在强度和关注度上明显异常;对感觉刺激反应过度或低下,或对环境中某些感觉刺激表现出异常兴趣。

3. 症状出现于儿童早期。

4. 症状导致社交、职业或目前其他重要功能严重损害。

(二) 严重程度 根据病情分为三级,即需要支持(Ⅰ级)、需要较多支持(Ⅱ级)、需要极大支持(Ⅲ级)。

(三) 评估工具 可应用孤独症诊断访谈量表(autism diagnostic interview-revised,ADI-R)、孤独症诊断观察量表(autism diagnostic observation schedule,ADOS)和儿童期孤独症评定量表(childhood autism rating scale,CARS)辅助诊断。心理教育评估量表(psycho-educational profile,PEP)和 Gesell 发育诊断量表有助于评估患儿的能力发育水平,为康复训练提供依据。

(四) 鉴别诊断

1. 语言发育迟缓 存在语言发育延迟及语言交流障碍,但患儿非语言沟通能力尚可,在情感互动、建立和理解人际关系上不存在障碍。

2. 智力障碍 患儿可表现为语言发育迟缓,社会交往能力差,以及局限重复的行为方式和狭窄的兴趣。整体的智力发育水平低于同龄人。

3. 选择性缄默症 患儿在某些需要言语交流的场合(如学校、有陌生人或人多的环境等)持久地"拒绝"说话,而非不能沟通与交流。

4. 强迫症 表现为类似 ASD 的局限、重复行为方式,但其行为主要基于焦虑、担忧的情绪,而非狭窄的兴趣。部分患儿症状出现可能与诱发焦虑的特定生活事件相关。

5. 儿童精神分裂症 一般起病于 10 岁以后,病前社会功能良好。存在精神病性症状,思维脱离现实,情感淡漠、不协调,行为怪异、孤僻或有幻觉妄想等。

【治疗】

目前对孤独症谱系障碍核心症状尚无特效治疗方法,但行为训练能有效改善患儿的技能,帮助其适应社会。

(一) 教育训练 目的是提高社交技能和生活自理能力。首先要对患儿有爱心、耐心和热心,使患儿对训练者感兴趣,便于沟通。目前主要包括三类:①以促进人际关系为基础的干预,包括人际关系发展干预、"地板时光"等方法;②以技巧发展为基础的干预,包括图片交换交流系统、行为分解法、社交故事等方法;③综合干预模式,包括丹佛模式、结构化教育、应用行为分析等方法。

(二) 药物治疗 对存在紊乱、刻板和攻击行为者,可适当使用抗精神病药;对注意力不集中、活动过多者,可试用中枢神经兴奋剂。

第四节 注意缺陷多动障碍

注意缺陷多动障碍(attention deficient hyperactive disorder,ADHD)又称儿童多动症,是儿童期最常见的行为障碍。以注意缺陷、多动冲动为主要特征,起病于 12 岁以前,症状可持续存在至青春期或成人期。常伴有学习困难、人际关系差、自我评价低下,共病其他精神障碍,影响学业成就及职业功能。学龄期儿童的患病率为 5%~10%,男女患病比为(6~9):1,成人期的患病率为 2%~4%。

【病因与发病机制】

遗传研究显示 ADHD 具有家族聚集性,同胞发病率为 65.0%,同卵双生子发病率为 51.0%,异卵双生子发病率为 33.0%,遗传倾向性为 61%。危险因素包括母亲孕产期的情绪困扰、吸烟、酗酒等问题,分娩过程中胎儿脑损伤;低出生体重;成长过程中不和谐的家庭环境、经济状况差、生活节奏过快、学习压力大、接触环境中的重金属(如铅)等。

虽然在分子遗传学研究中发现 *TH*、*DβH*、*COMT*、*MAO* 基因等可能与 ADHD 有关,但尚未有明确结论。神经影像学研究发现,ADHD 患者在前额皮质、颞-顶皮质、扣带回、基底核和小脑等区域可能存在结构变异;神经生理学研究显示,ADHD 儿童的脑电可能有 θ 或 δ 慢波增强,α 和 β 波减弱,而 β 波活动减弱与多动水平有关,θ 波增加与觉醒不足导致的冲动性有关;神经生化学研究提示,与中枢神经系统去甲肾上腺素、多巴胺和 5-羟色胺等递质不平衡有关。所有这些发现仍需得到进一步证实。

【临床表现】

(一) 注意缺陷 是核心症状之一,主要表现为主动注意的缺陷,被动注意可以正常或强化。在需要集中注意的环境和任务中,注意保持时间达不到患儿年龄和智力相应的水平,易受环境的干扰而分心。听课容易走神、开小差;做作业不能全神贯注,常边做边玩、拖拖拉拉。

(二) 活动过多 是多动障碍的另一种核心症状,表现为在需要相对安静的环境中,活动量和活动内容比预期的明显增多,过分不安宁和/或小动作多,不能静坐,在座位上扭来扭去、东张西望、摇桌转椅、话多喧闹。行为冲动、唐突、不顾及后果。喜欢危险的游戏,经常搞恶作剧。

(三) 冲动性 表现为对信息处理缺乏延迟反应,容易激惹、冲动,行为鲁莽,不怕危险,不顾后果。易抢嘴插话,易与人发生冲突,反复教育也不会吸取教训。

(四) 学习困难 ADHD 多数伴有学习困难,表现为学习成绩低下。大多同时存在认知功能缺陷,如视觉空间感知发育障碍、写字左右颠倒等。

ADHD 实验室辅助检查一般无异常发现,部分患儿存在脑电图异常,但无特异性诊断价值。

【诊断与鉴别诊断】

(一) 常用的心理行为评估

1. 智力测验 患儿的智力多在正常或边缘水平。

2. 行为评估 常用量表为 SNAP-Ⅳ、Conners 儿童行为量表和 Achenbach 儿童行为量表。

3. 注意力测验 常用划消试验、持续操作测验(CPT)、威斯康星图片分类测验、Stroop 测验等，但测验结果并不能作为诊断的直接依据。

（二）诊断要点

1. 起病于 12 岁以前，症状持续存在超过 6 个月。

2. 主要表现为注意缺陷和/或活动过度，必须出现在学校、家庭等两个或更多场合。

3. 冲动、学习困难、品行问题可以存在，但不是诊断的必需条件。

4. 排除儿童情绪障碍、儿童精神分裂症等。

（三）分型　根据主要表现的不同，可分为注意缺陷型（在过去 6 个月内符合注意缺陷障碍，但不存在多动/冲动表现）、多动/冲动型（在过去 6 个月内符合多动/冲动障碍，但不存在注意缺陷表现）、混合型（同时符合注意缺陷和多动/冲动障碍）。

（四）鉴别诊断

1. 正常活泼儿童　活泼好动的正常儿童在需要安静的时候可以保持安静。ADHD 患儿从活动量上较正常儿童显著增多，且不分场合，行为具有冲动性，不计后果。

2. 品行障碍　表现为违反与年龄相应的社会规范和道德准则的行为，行为带有明显的破坏性和反社会性，如打架、说谎、偷盗、纵火、破坏和攻击行为等。注意缺陷和活动过多不占据重要位置。单纯用中枢兴奋剂治疗无效。

3. 情绪障碍　儿童的焦虑或抑郁可表现为注意力不集中和活动过多，经认真、细致的精神检查，可以发现患者存在情绪障碍的体验。

4. 发育性学习障碍　主要表现为学习的基本技能获取障碍，在学习的初级阶段，即在听、说、读、写、算中的一个方面或几个方面存在困难，难以完成最基本的学习任务。智力基本正常。在不涉及受损功能的活动中不存在困难，注意力正常。

5. 智力障碍　智力测验可作鉴别。

6. 精神分裂症　儿童精神分裂症早期也可出现注意力涣散、坐立不安、烦躁，但一般起病年龄更晚，存在精神分裂症的特征性症状，精神兴奋剂治疗无效或可加重病情。

7. 睡眠呼吸暂停综合征　此症患儿白天可表现为注意力集中时间短，易分心。睡眠中出现打鼾、呼吸暂停，多导睡眠监测仪可明确诊断。

ADHD 常存在共病，包括上述品行障碍、学习障碍、情绪障碍、睡眠障碍及抽动障碍等；当同时满足多项诊断标准时，应作出共病诊断。

【治疗与预防】

治疗主要采取综合治疗，包括药物治疗、心理治疗、学校教育、父母培训。推荐根据患儿年龄采用不同方法：学龄前儿童（4~5 岁）以行为矫治为首选，若无明显改进且症状对患儿日常功能造成中至重度影响，可予药物治疗；学龄期儿童（6~11 岁）可使用口服药物治疗，并结合行为矫治；青少年（12~18 岁）应在获得本人同意后，予口服药物治疗，也可采用行为治疗。

（一）药物治疗　包括中枢神经兴奋剂、托莫西汀、缓释可乐定。

我国临床常用的中枢神经兴奋剂有哌甲酯速释片和哌甲酯控释片，一般用于 6 岁以上患者。哌甲酯速释片 5~40mg/d 或 0.3~1.0mg/(kg·d)，分 2~3 次口服。哌甲酯控释片 18~54mg/d，早餐后 1 次吞服。用药宜从小剂量开始，根据疗效和不良反应调整用药剂量。盐酸托莫西汀可用于 6 岁以上患者，有效剂量范围为 0.8~1.2mg/(kg·d)，早餐后 1 次吞服。用药宜从 10mg/d 开始，根据需要 7 天调整 1 次剂量，直至目标剂量。常见的药物不良反应有食欲减退、影响睡眠、腹痛、心搏加快、镇静过度等；长期使用可对体重和身高造成一定的影响。

（二）心理治疗　以认知行为治疗效果较好。在进行治疗前，要确定治疗的靶症状，逐一解决问题。在实施过程中，采用阳性强化、自我指导等行为技术，结合认知治疗技术，逐步以适应良好行为取代问题行为。

（三）学校教育　老师宜对患儿正面关注，用榜样示范方法为患儿确定目标、设置作息计划、明确行为规则、在课余时间安排适当的活动，逐渐提高其自信心和自尊心。对存在学习困难的儿童，可进行小班教学和个别辅导。

（四）父母培训　主要包括对 ADHD 的正确认识，帮助父母采用有效的管理策略，促进积极的亲子沟通，提高治疗依从性。

推荐阅读

1. WALKLEY S U, ABBEDUTO L, BATSHAW M L, et al. Intellectual and developmental disabilities research centers: Fifty years of scientific accomplishments[J]. Ann Neurol, 2019, 86(3): 332-343.

2. BALDI S, CARAVALE B, PRESAGHI F. Daily motor characteristics in children with developmental coordination disorder and in children with specific learning disorder[J]. Dyslexia, 2018, 24(4): 380-390.

3. WILLCUTT E G, MCGRATH L M, PENNINGTON B F, et al. Understanding Comorbidity Between Specific Learning Disabilities[J]. New Dir Child Adolesc Dev, 2019, 2019(165): 91-109.

4. MASI A, DEMAYO M M, GLOZIER N, et al. An Overview of Autism Spectrum Disorder, Heterogeneity and Treatment Options[J]. Neurosci Bull, 2017, 33(2): 183-193.

5. BONVICINI C, FARAONE S V, SCASSELLATI C. Attention-deficit hyperactivity disorder in adults: A systematic review and meta-analysis of genetic, pharmacogenetic and biochemical studies[J]. Mol Psychiatry, 2016, 21(11): 872-884.

第三章 精神分裂症及其他原发性精神病性障碍

苏 亮

精神分裂症（schizophrenia）及其他原发性精神病性障碍（primary psychotic disorders）是指以明显的阳性症状、阴性症状、精神运动性障碍及现实检验能力严重受损为特征的一组精神障碍。在《国际疾病分类（第11版）》（ICD-11）中主要包括：精神分裂症、分裂情感性障碍、急性短暂性精神病性障碍、分裂型障碍、妄想性障碍和其他原发性精神病性障碍。本章主要介绍精神分裂症。

精神分裂症（schizophrenia）是一类精神症状复杂、至今未明确其病理基础的常见严重精神障碍，多起病于青年或成年早期，具有感知觉、思维、情感、认知、行为及社会功能等多方面的障碍，一般无意识障碍和智力障碍。少数患者可痊愈或基本痊愈。自然病程多迁延而导致精神残疾和社会功能衰退。据WHO（2007）报道，精神分裂症所致损失占非感染性疾病所致负担的2%。精神分裂症在我国是导致精神残疾的重要原因之一，也是我国精神病患者主要住院病种。

【流行病学】

世界范围内的终生患病率为1%左右，年发病率为0.1%左右。不同地区患病率的差异很大。发病高峰集中在成年早期，男性为平均为21岁左右；女性为27岁。费立鹏等（2009）流行病学调查数据表明，我国精神分裂症的月患病率为7.81‰，男、女性分别为0.82%、0.74%，城市患病率略高于农村，18～39岁年龄组高于55岁以上年龄组。黄悦勤（2018）的研究数据表明，精神分裂症及其他精神病性障碍的患病率为0.61%。

【病因与发病机制】

由于精神分裂症症状的复杂多样性，至今未能找出单一的、决定性的致病因素，仍被认为是基因与环境等多因素相互作用的后果。

（一）遗传因素 家系调查发现，该病患者的家族中患同病者为一般人群的6.2倍，且血缘越近，患病率越高。现代遗传学研究较为集中的报道发现，精神分裂症患者可能有5、11、21、8号染色体的长臂，19号染色体的短臂和X染色体，以及6、13和22号染色体的异常。近年来分子遗传学研究发现，精神分裂症可能存在多巴胺系统、5-羟色胺系统、免疫系统等相关基因异常。全基因组关联性分析研究显示，*MKL1*基因可能是该病的易感基因。

（二）神经病理学及脑形态学研究 母孕产期的相关并发症及婴幼儿期的高热、惊厥、严重躯体疾病可能会增加疾病易感性；幼年中枢神经系统病毒或类病毒感染可能是疾病产生的先决条件。脑结构影像学研究发现，精神分裂症患者有脑皮质体积减少、第三脑室及侧脑室扩大、脑沟回增宽，颞叶内侧结构及额叶和海马体积缩小等。磁共振波谱（MRS）研究显示，内侧颞叶的N-乙酰天冬氨酸降低及前额叶皮质烟酰胺（NAA）浓度下降等，可能与精神分裂症患者神经元体积和/或生存能力减弱有关。

（三）神经生化研究 目前主要有以下几个假说：

1. 多巴胺（DA）假说 近年来修正的DA假说认为，精神分裂症患者同时存在DA功能亢进及不同通路的DA功能低下。中脑-边缘系统的DA系统功能亢进与精神分裂症的阳性症状有关；中脑-皮质通路的DA系统功能低下与精神分裂症的阴性症状及认知缺陷症状有关。研究提示，D_2受体亚型与精神分裂症的阳性症状有关，而D_1受体亚型可能与阴性症状有关。此外，也有人认为中脑-皮质-前额区的DA系统功能低下与认知缺陷症状有关。

2. 5-羟色胺（5-HT）假说 $5\text{-}HT_{2A}$受体可能与情感、行为控制及调节DA释放有关。非典型抗精神病药对阳性和阴性症状都有效，可能是由于其对5-HT的高亲和力，而5-HT神经元传递也可调节DA的激活和释放。

3. 谷氨酸假说 研究提示，谷氨酸受体拮抗剂苯环己哌啶（PCP）可引起幻觉妄想，亦可引起阴性症状，推测N-甲基-D-天门冬氨酸（NMDA）受体功能障碍在精神分裂症的病理生理中起重要作用。

（四）心理社会因素 社会因素所致的巨大压力使具有易感素质的人容易发病。“温床”假说认为贫困阶层精神压力较大，容易发病；“漂移”假说则认为患病影响社会和职业功能，因而沦于贫困。有关研究显示，移民中精神障碍包括精神分裂症发病率较高。

总之，精神分裂症的病因尚未阐明，遗传及心理社会因素在发病中均起重要作用，前者可能是发病的素质基础，而后者可能是促发因素。

【临床表现】

精神分裂症患者发病前常有一些前驱症状，包括：类似神经症的表现；生活习惯或行为方式的改变；性格改变，孤独敏感，喜怒无常；沉溺于一些玄奥或荒谬的想法，甚至自语自笑；与周围人或环境疏远，难以接近等。这些前驱症状可持续数周、数月或数年。典型的精神分裂症症状有：

（一）思维障碍 是最常见的症状，可分为思维形式障碍、思维逻辑障碍、思维内容障碍及思维属性障碍。

1. 思维形式障碍 主要表现为联想缺乏目的性和逻辑性，联想结构松散，交谈时经常游离于主题之外，回答问题缺乏中心，使人感到难以理解，称为思维或联想散漫。严重时句子之间完全缺乏关联，言语支离破碎，无法表达完整的意思，仅为语句甚至是词汇的堆积，称为思维破裂，极端严重者称为词语杂拌。

2. 思维逻辑障碍　也较常见，表现为明显的逻辑倒错，推理过程荒谬、古怪，既无前提，又缺乏依据，有的甚至因果倒置，无法理解。有些患者表现为病理性象征思维，用一些普通且具体的概念、词句或动作来表示某些特殊的、只有患者自己能够理解的内涵。有的患者表现为明显的语词新作，诡辩性思维，中心思想无法捉摸，缺乏实质意义的空洞议论。有的患者会脑中涌现出大量思维，并伴有明显的不自主感、强制感，称为思维云集或强制性思维。

3. 思维内容障碍　主要表现为妄想，其内容往往与患者的教育、文化背景不相符合。有时显得有一定的逻辑性，但多数的妄想内容荒谬、结构松散、易于泛化。妄想可分为原发性和继发性两类。原发性妄想是精神分裂症的特征性症状，常突然形成，其内容无法以患者既往经历、当时处境和情感活动来解释，持续时间较长，常出现于精神分裂症的急性起病期。继发性妄想大多继发于其他躯体、精神症状或疾病，以及应激等，一般无诊断意义。

最常见的妄想是被害妄想与关系妄想。被害妄想表现为患者总感到有人在捉弄、诽谤、暗算或谋害自己，感到自己被跟踪、被监视、食物中被放了毒药，甚至医师为其治疗也被看作“医学实验”。关系妄想是患者把周围环境中一些实际无关的现象，都认为与自己有关，如常认为周围人的言行、电视或报纸上的内容针对自己，关系妄想常与被害妄想交织在一起。其他常见的妄想还包括：钟情妄想表现为坚信他人对自己产生了爱情；嫉妒妄想表现为坚信配偶有外遇，因而对配偶的行为加以检查和跟踪。具有特征性诊断意义的妄想，例如被动体验，患者觉得自己的思想、行为被“仪器或外界力量”所控制，觉得“自己不能做主了”（被控制感）；甚至认为有某种特殊仪器在操纵或影响他（物理影响妄想）。

思维内容障碍还包括思维贫乏，常见于慢性精神分裂症患者，表现为概念和词汇贫乏，对一般性询问往往没有明确应答，或以“不知道”“没什么”应答；主动言语少或虽然语量不少，但内容空洞简单，缺乏进一步联想。

4. 思维属性障碍　表现为患者自我和外在世界之间界限的丧失。患者觉得自己的思想刚冒出来就会被别人知道（被洞悉感）；感到自己脑子里出现了不属于自己的思维（思维插入）；或突然感到自己的思维被外力夺走（思维剥夺），这些内容涉及自我与“环境”界限的混淆不清。

（二）感知觉症状　最常见的是幻觉，尤其是言语性幻听。常见于精神分裂症患者，其他精神障碍也可出现。

听幻觉可以是噪声、音乐，但主要表现为在意识清晰的情况下听见说话的声音（言语性幻听）。“声音”或含糊或清晰，但患者并不关心“声音”的来源，而是无条件地信以为真。幻听内容可以是争论性、评论性或者命令性的。“声音”的内容往往令患者不愉快，如议论、辱骂、恐吓，或通知、指使他去做什么。虽然这些“声音”常是片断的语句，患者却一听就“懂”，且行为常受到幻听的支配。

有无幻听可通过询问发现，也可通过观察患者有无喃喃自语或侧耳倾听等行为判断。在疾病的急性期，“声音”对患者的影响较大，即患者很听“幻听”的话，可引起患者的妄想或突然冲动。在慢性期，“声音”影响较小。此外，幻听有时是“感到”体内某个部位有声音，如“感到脑子内或肚子内有人说话”（假性幻觉）。

视幻觉或简单或复杂，可看见闪光、人、动物或物体；在成人精神分裂症中较少见，在儿童中可较多见，所见的形象多为不完整的，如见到“墙上有只眼睛在眨”。触幻觉的内容常是不愉快的，如感到身上被通电、被刺、被触碰、被强奸等，或是皮肤下面有虫子爬。

（三）情感症状　主要表现为情感淡漠及情感的不协调，严重者可有情感倒错，常伴有自发动作减少，缺乏肢体语言。

情感淡漠的早期表现是迟钝及平淡，细腻情感及高级情感受损，随后对生活要求减退，兴趣减少，最终患者的情感体验日益贫乏，面部缺乏表情，对一切显得无动于衷，丧失了与周围环境的情感联系。愉快感缺失是指不能体验到快乐，如与朋友交往、参加运动时不再感到愉快。

情感不协调是指情感反应与其思维内容或周围环境的不协调，如患者自诉有人陷害却并不感到紧张，当医师问及时甚至能面带笑容、轻松自如地诉说，有的甚至表现为情感倒错，当听到令人痛苦的事情时却表现得非常愉快。易激惹，即使轻微的或不愉快的情况也可引起患者产生剧烈而短暂的情感反应，患者对自身情绪的控制能力减弱，常不明原因地发脾气。矛盾情感，指对同一件事情同时产生两种相反的、互相矛盾的情感体验，患者对此既不自觉，又不能加以分析和判断，泰然自若地接受两种情感。此外，焦虑与抑郁情绪在精神分裂症患者中也很常见，有的患者甚至消极自杀。

（四）认知缺陷症状　可涉及多个认知领域，包括：

1. 注意障碍　如听觉注意及视觉注意障碍、注意分散、注意专注与转移障碍、选择性注意障碍及觉醒度降低等。

2. 记忆障碍　包括瞬时记忆、短时记忆及长时记忆损害等。

3. 工作记忆损害　如言语性工作记忆及视空间觉工作记忆损害。

4. 抽象思维障碍　如概念分类和概括障碍、联想（判断、推理）障碍、解决问题的决策能力障碍，特别是存在执行功能障碍。

5. 信息整合障碍　不能充分利用已有的知识去整合信息加工过程，如视觉-听觉综合障碍、视觉-运动综合障碍等。

6. 其他　如运动协调性障碍等。

（五）意志与行为症状　意志减退较常见，尤其是对于慢性或以阴性症状为主要表现的精神分裂症患者。不能开展有目标的行为并将其完成，上班缺勤或无目的地外出闲逛，有时会被误认为“懒惰”；对未来生活的计划性差，缺乏主动性，随着病情的发展,患者在坚持工作、完成学业及料理家务等方面均存在困难,可以连坐几个小时而没有任何自发活动,甚至连个人卫生也不知料理。可出现不顾社会道德规范的怪异行为,如在公共场合手淫、在垃圾桶里翻找食物。

有些患者在妄想或幻觉影响下,可出现病理性意志增强,如自认为受到迫害,反复上访或上告。有些患者吃通常不作为食物的东西或伤害自己的身体(意向倒错)。部分患者对同一事物可同时产生相互矛盾的意志活动,患者对此不自知,也无法意识到矛盾性(矛盾意向)。

在ICD-11中,紧张症(catatonia)独立出来成为一个章节,包含三个类别,即与其他精神障碍有关的紧张症、精神活性药物所诱发的紧张症、其他疾病继发性的紧张症。紧张症在精神分裂症患者中表现为不协调性兴奋和精神运动性抑制,前者表现为患者的行为动作与外界环境不协调,单调杂乱、愚蠢幼稚,使人难以理解。而精神运动性抑制的患者可表现为木僵或亚木僵状态;严重的患者可出现蜡样屈曲,肢体任人摆布,较长时间保持一个怪异或不舒服姿势,或者在床上保持头部悬空("空气枕头")姿势,称为紧张性木僵。有时患者对外界的要求不但不执行,而且表现出抗拒或相反的行为(主动违拗),或者患者像机器人一样机械地执行外界的简单指令(被动违拗);有时患者机械刻板、无目的地重复单一、单调的动作或言语(刻板动作或刻板言语),或机械地重复周围人的言语或行为(模仿言语或模仿动作)。在抑制的基础上,部分患者可突然出现无目的的冲动行为,随后又转入抑制状态,如连续数天卧床不起的患者突然从床上跳起,打碎窗玻璃或攻击他人后突然再次卧床不动。

精神分裂症患者还有一种较为特殊的行为障碍,就是行为的内向性,表现为患者完全沉湎于自己的臆想、妄想及幻觉中,而对周围现实置之不理。

(六)人格改变 约1/4的患者在发病前就具有一种特殊的性格,称为"分裂样性格",表现为怕羞、不喜与人交往、孤僻、好幻想、喜钻牛角尖等。病前适应不良与发病早、阴性症状、认知缺陷、社会功能不良、预后差有关。但很多患者的病前性格与常人无异,而在发病后出现分裂样人格表现。

(七)其他症状

1. 自知力缺乏 患者不相信自己有任何反常,认为幻觉妄想从内容到形式都是真实的。

2. 神经系统软体征 包括立体感、皮肤书写感、平衡感、本体感觉,虽不能定位,但见于相当比例的患者。

3. 有些患者存在睡眠、性或其他身体功能改变,睡眠紊乱多种多样,尤以δ波睡眠减少(S4睡眠)最常见。

(八)阳性症状和阴性症状 20世纪80年代初,Crow提出精神分裂症生物异质性的观点,将精神分裂症按阳性症状群及阴性症状群进行分型。

阳性症状指精神功能的异常或亢进,包括幻觉、妄想、明显的思维形式障碍、反复的行为紊乱和失控等。阴性症状则为正常精神功能的减退或丧失,主要包括思维贫乏、情感淡漠、意志缺乏等,其核心是动力或欲望的缺乏,精神活动的缺失。主要见于慢性及长期住院的患者,也有少数患者以阴性症状为首发症状,提示预后较差。精神分裂症谱系障碍的病情严重程度、疗效、预后判断等最为常用的定量评价工具是Andreasen等根据上述症状编制的阴性和阳性症状评定量表(PANSS)。

【诊断与鉴别诊断】

详细的病史收集,细致的观察,全面的精神检查,辅以必要的诊断工具、体格检查和实验室检查,加上严谨的临床思考,构成精神分裂症临床诊断的基础。精神分裂症目前还没有肯定的实验室诊断方法。

(一)诊断标准 ICD-11中的诊断标准与DSM-5相似,但与ICD-10有明显的变化,ICD-11"精神分裂症及其他原发性精神病性障碍"章节的重要变化如下。

1. 精神分裂症中删除了"偏执型""青春型""未分化"等亚型,基于病程(第五位编码)分为"精神分裂症,首次发作""精神分裂症,多次发作"及"精神分裂症,持续发作",基于症状状态(第六位编码)分为"当前存在症状""当前部分缓解"及"当前完全缓解"。

2. 精神分裂症紧张型不再作为亚型,而是与"精神分裂症及其他原发性精神病性障碍"并列,并进一步分为"紧张症,与其他精神障碍相关""紧张症,由精神活性物质导致,包括药物"及"继发性紧张综合征"。

3. 精神分裂症取消亚型后,代之以六大症状域表现,包括阳性、阴性、抑郁、躁狂、精神运动及认知,可同时使用其中多个编码,并可使用附加编码标注轻度、中度及重度。

(二)诊断时需要注意的问题

1. 必须将精神症状与发生症状时患者的心理、文化、背景联系起来分析,症状可理解与否,对决定精神分裂症的诊断有很重要的意义。

2. 反复观察患者。无论患者是否合作,症状并不是在任何时间及任何场合都会充分暴露的,特别是当精神检查发现与病史不相符合时,不能仅根据短暂的、片面的检查就下结论。

3. 正确估计精神因素的作用。多数精神分裂症患者在病史中都可找到一些精神因素,有些因素是微不足道的,有些则可能是发病后与环境发生冲突的后果,均不能仅靠此诊断为其他精神障碍。

4. 如在躯体疾病的过程中出现精神分裂症的症状,则应考虑以下几种可能:①精神症状因躯体疾病而引起:精神症状的发生时间及轻重变化与原发疾病关系密切,应诊断为症状性精神病;②精神症状因躯体疾病诱发:精神症状出现后按自己的规律演变,与躯体疾病关系不大,仍应诊断为精神分裂症;③精神分裂症与其他疾病同时存在,两者纯粹是巧合。

5. 诊断应尽可能抓住确定的症状和症状组合,症状群更有诊断价值。有些症状在诊断中具有重要意义,如原发性妄想,妄想内容荒谬怪异,评论性幻听、争论性幻听或思维播散等。

(三)鉴别诊断 主要鉴别诊断应包括与分裂情感性精神障碍、心境障碍、妄想性障碍、人格障碍的鉴别(表24-3-0-1)。

表 24-3-0-1　精神分裂症的鉴别诊断

精神障碍	躯体疾病	药物
伴有精神病性症状的双相障碍	颞叶癫痫	兴奋剂
伴有精神病性症状的抑郁症	肿瘤、脑卒中、脑外伤	甲基苯丙胺、可卡因
分裂情感性精神障碍	内分泌/代谢障碍（如卟啉病）	致幻剂
短暂精神病性障碍	维生素缺乏（如 B_{12}）	苯环己哌啶
分裂样精神障碍	自身免疫性疾病（如系统性红斑狼疮）	抗胆碱能药物
妄想性障碍	感染性疾病（如神经梅毒）	酒精戒断
应激相关障碍、惊恐障碍、人格解体、强迫症、人格障碍	中毒（如重金属中毒）	巴比妥戒断

精神分裂症还需要与 ICD-11 该章节中“其他原发性精神病性障碍”做鉴别，包括分裂情感性障碍、妄想性障碍、分裂样精神障碍、急性短暂性精神障碍等。分裂情感性障碍的特点是在一次疾病发作过程中精神病性症状和情感症状（躁狂或抑郁）均很明显且差不多同时出现或消失。妄想性障碍的特点是妄想结构严密、系统，妄想内容有一定的事实基础，不荒谬离奇；思维有条理和逻辑；行为和情感反应与妄想内容一致；无智能和人格衰退；幻觉一般没有或不为主要表现。分裂样精神障碍的主要特点是病程不足 1 个月，主要表现为言行古怪、敏感多疑的人格特征。急性短暂性精神障碍的特点是在没有前驱期症状的情况下突然起病，精神病性症状在 2 周内达到疾病的顶峰状态，症状的性质与强度通常每天之间甚至 1 天之内都有变化，通常在数天内完全缓解，个体能恢复到病前功能水平，部分患者有明显的应激因素。精神分裂症的早期，强迫观念十分常见，表现为控制不住地反复思考一些无关紧要的问题，但患者并不一定认识到这种思考是没有必要的，也不一定为此感到痛苦，可与强迫症做鉴别。诈病者有时较难鉴别，须经过仔细观察，包括了解既往史。

【治疗】

提倡全病程治疗，即急性期、巩固期（恢复期）和维持期（稳定期）治疗三个相互联系的过程。方法包括药物、心理及其他治疗，以药物治疗为主。

（一）药物治疗　主要是抗精神病药治疗，以单药治疗为原则；心境稳定剂及其他药物可作为附加治疗。

1. 药物选择　近年来国内外治疗指南推荐非典型（即第二代）抗精神病药作为一线使用（氯氮平除外），而典型（即第一代）抗精神病药一般作为二线使用。目前国内常用的第二代口服抗精神病药包括氨磺必利、阿立哌唑、奥氮平、喹硫平、利培酮、齐拉西酮及氯氮平等，各种药物的起始剂量及最大治疗剂量详见表 24-3-0-2。

表 24-3-0-2　常用口服抗精神病药及治疗剂量

抗精神病药	起始剂量/（$mg \cdot d^{-1}$）	最大剂量/（$mg \cdot d^{-1}$）
第二代抗精神病药		
氨磺必利（amisulpride）	200	1 200
阿立哌唑（aripiprazole）	5~15	30
氯氮平（clozapine）	25	900
奥氮平（olanzapine）	5~10	20
喹硫平（quetiapine）	50	750
利培酮（risperidone）	1~2	16
齐拉西酮（ziprasidone）	40	160
第一代抗精神病药		
氯丙嗪（chlorpromazine）	50~150	1 000
氟哌啶醇（haloperidol）	1~10	100
奋乃静（perphenazine）	4~24	56

典型抗精神病药对阳性症状疗效较好，但对阴性症状效果不佳，且有较严重的锥体外系不良反应。相对而言，非典型抗精神病药疗效较广，不仅对阳性症状疗效较好，且对认知症状及阴性症状也有效，较少出现高催乳素血症、锥体外系不良反应等。而氯氮平对难治性精神分裂症也有效。

为快速控制精神症状，尤其是冲动、躁动等激越症状，急性期可使用抗精神病药针剂治疗，目前国内常用的药物包括氯丙嗪针剂、氟哌啶醇针剂和齐拉西酮针剂等。

2. 巩固治疗及维持治疗　根据中国精神分裂症防治指南，在急性期治疗的基础上，宜继续治疗剂量持续 1 个月左右，使病情进一步缓解。然后逐渐减量进行维持治疗，首次发作后维持治疗时间一般在症状缓解后不少于 2 年，如患者系复发，维持治疗时间要求更长（多次复发者至少维持治疗 5 年，部分患者甚至需终身服药）。

3. 难治性精神分裂症　指过去 5 年中先后给予至少 3 种抗精神病药（其中至少两种化学结构是不同的），经过足够剂量（相当于氯丙嗪 400~600mg/d）、足够疗程（4~6 周）治疗，症状仍无明显缓解的精神分裂症患者。对于难治性病例，首先应重新考虑诊断、合并症、治疗依从性，然后再考虑把现用药物加大至治疗剂量的上限（必要时检测血药浓度）、重新制订治疗方案、更换药物、合用其他抗精神病药、使用氯氮平等。合用的其他药物包括锂盐、抗惊厥药（如卡马西平和丙戊酸盐）、抗抑郁药，也可与电休克治疗联用。

（二）心理治疗　对于精神分裂症患者，心理治疗主要应用于巩固期和维持期。患者在精神症状逐渐缓解后，有了解疾病性质、提高识别能力的需要，也有学习应对社会歧视、改善人际交往、处理情绪和行为问题的需要。

（三）社会干预和家庭教育　社会干预和家庭教育在精神分裂症的康复上具有重要作用，目标在于使患者重新回归社会，应遵循个体化原则。精神科医师应努力使患者得到充分的精神卫生保健和照料，应与当地社会服务机构保持紧密的工作关系。

（四）其他治疗

1. 电休克（抽搐）治疗　主要用以控制急性兴奋躁动、严重抑郁、自伤自杀和木僵、违拗、拒食状态，对部分难治性精神分裂症也有效（具体会在其他章节详述）。

2. 精神外科　原指脑额叶白质切断术，只适用于少数经各种治疗无效而又难以管理的患者。随着抗精神病药的不断开发，精神外科治疗几乎已经停用。

3. 附加精神药物治疗　焦虑症状严重者，可加用抗焦虑药；冲动攻击行为、活动过多、兴奋或情绪不稳定者，可加用碳酸锂、丙戊酸盐、卡马西平；精神病后抑郁，特别是有自杀倾向者，可加用抗抑郁药选择性5-羟色胺再摄取抑制剂（SSRIs）类等，若效果不满意，可考虑使用氯氮平或合用锂盐。

4. 中医治疗　目前方剂及针灸穴位等中医治疗尚无循证证据。

【病程与预后】

目前认为有间断发作和持续性病程两类，前者指精神症状急剧发作一段时间后，间隔以缓解期，缓解期长短不一，有部分患者一次发作后终生缓解；后者指病程迁延呈慢性，部分患者可出现明显的精神衰退。

由于治疗方法的进展，尤其是精神药物的研发和应用，社会环境的改善，精神分裂症的预后已有很大改善。研究显示，初次发作后患者如能得到有效治疗，40%的患者可获得临床痊愈、症状彻底缓解或仅残留轻微症状。提示预后较好的重要因素包括：女性，急性起病，以阳性症状为主要表现，及时、规范的系统治疗，家庭及社会支持良好等。共病明显的强迫症状及共病物质滥用者往往预后较差。

精神分裂症导致暴力行为的风险并不少见，以暴力威胁和轻微攻击行为较多。少数情况下，患者会袭击或伤害造成自己痛苦的人，因此对精神分裂症的全面评估应包括对暴力危险和自杀风险的评估。

推荐阅读

1. 陆林. 沈渔邨精神病学［M］. 6版. 北京：人民卫生出版社，2018：300-338.
2. GELDER M G，GEDDES J R，ANDREASEN N C N，et al. New Oxford Textbook of Psychiatry［M］. 2nd ed. Oxford：Oxford University Press，2012.
3. 赵靖平，施慎逊. 中国精神分裂症防治指南［M］. 2版. 北京：中华医学电子音像出版社，2015.
4. BORELLI C M，SOLARI H. Schizophrenia［J］. JAMA，2019，322（13）：1322.
5. MARDER S R，CANNON T D. Schizophrenia［J］. N Engl J Med，2019，381（18）：1753-1761.

第四章　双相及相关障碍

叶尘宇

第一节　双相障碍

双相障碍（bipolar disorder）以阶段性的情绪高涨和低落交替反复发作为主要特点，也可能混合存在。在既往的《国际疾病分类（第10版）》（ICD-10）和美国《精神障碍诊断与统计手册》（DSM）诊断系统中，双相障碍归在心境障碍中，但在2013年新版的DSM-5中，抑郁障碍、双相障碍和精神分裂症归为三大类并列的疾病，在最新的ICD-11中，诊断分类和DSM-5并没有太大的区别。

双相障碍是一种反复迁延、负担重大的严重精神疾病。通常发生于青年期早期，西方发达国家的终生患病率为5.5%~7.8%，男女发病比例几乎相等。从首次发作到确诊的平均时间约为10年，诊断率和治疗率均比较低。双相障碍与自杀和躯体疾病（如缺血性心脏病、糖尿病、慢性阻塞性肺疾病、肺炎、非故意性伤害）的风险增加有相关性。约2/3的双相障碍患者共病另一种精神障碍，常见的有焦虑障碍、物质滥用、冲动控制障碍。与其他精神障碍相比，在一次发作后复发风险特别高，第1年的复发率为50%，第4年的复发率仍高达40%。

【病因】

对于双相障碍的病因近几年有大量的研究，但到目前为止，确切的病因仍不明确。一般认为遗传占主要因素。比较成熟的神经生物学假说包括5-羟色胺和去甲肾上腺素失调。近年来，神经营养因子在精神疾病中的作用也受到了关注。心理社会因素在双相障碍的病因中虽然不如抑郁障碍，但也应该受到足够的重视。有研究认为，生活中应激事件可能与症状的初始发展和后期恶化有关。

【临床表现与特点】

双相障碍表现为某一相的急性发病，之后反复发作与缓解。缓解通常比较彻底，但部分患者会有残留症状。复发可以表现为躁狂、抑郁、轻躁狂或混合发作（具有躁狂和抑郁的特点）的症状。复发持续时间从几周到3~6个月。从一次发作到另一次发作的循环时间各不相同。有些患者的发作频率很低,也许终身仅发作数次;而有些患者为快速循环型,每年发作次数大于4次。仅有少数患者表现为抑郁和躁狂规律地交替发作,多数患者会以某个疾病相为主。交替发作的形式可以是一种发作紧随另一种发作之后,也可以有一个正常的间隙期。

1. 躁狂发作 躁狂发作的核心症状是情感高涨,伴有思维敏捷和言语动作增多三联征。但有些患者以易激惹为主。一般躁狂发作超过1周才能诊断。

(1) 情感高涨:表现为自我感觉良好,精力非常充沛,终日喜气洋洋、谈笑风生。讲话时声音高亢、中气十足,非常自负,自觉能力强,做事轻率、鲁莽且任性,盲目乐观、不计后果地参加各种高风险活动(如赌博、极限运动、滥交)而无法察觉潜在的危险。部分患者会表现为情绪易激惹,令人生畏、讨厌。但往往片刻即逝,化怒为笑,若无其事。患者自认为处于最佳状态,但缺乏内省力和活动增加常会导致冲动行为和危险后果。人际关系摩擦可能会使其感受到不公正待遇,甚至产生被迫害感。此时,患者可能对自己或他人造成危险。

(2) 思维敏捷:表现为患者的注意力容易随境转移。联想加快,叙述问题或事件时常有始无终,一件事情刚开始,即又进入下一个事件。常伴有记忆增强、聪明感、思维云集、观念飘忽、反应敏捷。此外,可出现音联、意联的现象。言语往往辞藻华丽并堆砌,但给人缺乏深思熟虑、流于肤浅之感。需要注意的是,一些有艺术才华的患者此时却可创作出很多优秀甚至是伟大的作品。严重的患者会存在夸大观念,内容多具幻想性。

(3) 言语动作增多:是躁狂发作时情感高涨和思维敏捷的外在表现。讲话时大量的主动性言语,滔滔不绝,不易中断,即使声音嘶哑仍喋喋不休。常爱管闲事、打抱不平,但常常有始无终。整日忙碌,不知疲倦;常会穿着华丽或打扮得花枝招展,出手阔绰但明显与自己的收入不符,社交活动增加,性欲亢进。患者因"忙碌",吃饭也不能定下心来,睡眠明显减少,然而精力仍充沛。食欲增加,但体重往往因活动过多、能量消耗过多而下降。

除非是极度严重的躁狂发作,一般的躁狂症状都可视为正常精神活动的量的过度,与精神分裂症的质的变化不同。少数患者可出现幻觉、妄想等精神病性症状,但多为夸大妄想,并且内容和心境的高涨相协调。一般来说,这些精神症状常随情感症状的消失而消失。

2. 精神病性躁狂 严重的躁狂发作有时很难与精神分裂症的精神病性症状相区别。患者存在严重的夸大或被害妄想,有时会存在幻觉。兴奋水平明显增高,行为紊乱,会大声尖叫、引吭高歌或者胡乱发誓。情感的波动起伏明显,表现为易激惹。由于过度兴奋,患者可出现轻度意识障碍。

3. 轻躁狂 轻躁狂的发作程度较躁狂轻,与患者平日非抑郁情绪有明显区别。在轻躁狂期间,会存在情感高涨、睡眠需要减少、精神活动增加。可落笔成文,出口成章,观察问题敏锐,容易抓住事物的特点,容易熟悉和适应环境。言语、动作常有极强的"感染力",也让人心生愉悦,旁人常不认为病态。对某些患者而言,轻躁狂状态的精力充沛、信心饱满、能力增加可使其社会功能超常。多数患者社会功能无明显受损,甚至良好,因此很多人并不愿意改变这种轻躁狂状态。但也有些患者表现为注意力不集中、易激惹及情感的不稳定,惹人讨厌。

4. 抑郁发作 抑郁发作可以表现为典型的抑郁症,具体参见"抑郁障碍"章节。主要包括情感低落、能力下降、兴趣缺乏、精神运动迟滞、自罪自责、自杀观念及行为。严重者可有自罪妄想,有些患者可有幻觉。

5. 混合发作 混合发作包含了抑郁和躁狂或者轻躁狂的特点。最典型的病例为,在患者躁狂期间突然泪流满面,或者在抑郁期间思维奔逸。这种情绪的转换可能存在一定的昼夜节律,如就寝时抑郁或早醒时情绪高涨。一种常见的情形是混合了烦躁不安的兴奋情绪、哭泣、睡眠减少、思维奔逸、夸夸其谈、精神运动性不安、消极念头、被害妄想、幻听、犹豫不决和困惑。

【诊断与鉴别诊断】

诊断可以根据躁狂或轻躁狂症状和抑郁反复发作等症状及病程进行诊断。ICD-11根据患者的临床特征,分为双相障碍Ⅰ型、双相障碍Ⅱ型、环性型心境障碍及其他。

1. 双相障碍Ⅰ型 一次或多次典型的躁狂或混合发作。躁狂发作至少持续1周,混合型发作的特征是在至少2周的多数时间内,存在明显的躁狂症状和抑郁症状或者是混合的,或者是快速交替出现。

2. 双相障碍Ⅱ型 一次或多次轻躁狂和至少一次抑郁的发作。轻躁狂的特点类似于躁狂,但并不导致明显的社会功能损害。抑郁发作的特点是至少2周内的几乎每天都存在情感低落或兴趣活动减退,并伴随着其他症状。没有躁狂或混合发作的病史。

需要指出的是,准确的诊断更有赖于医师对该病"情感不稳定性"本质的认识及对波动性、发作性病程的理解,并以此作为诊断的条件,而不是简单而机械地寻找躁狂发作、抑郁发作的证据。另外,由于症状的复杂性和多变性,双相障碍非常容易漏诊、误诊,需要仔细询问病史,长期随访。

很多兴奋型药物的滥用可以表现为类似于躁狂或轻躁狂急性发作。甲状腺功能亢进患者通常有其特殊的症状和体征,详细内容见相关章节;嗜铬细胞瘤的患者有特征性的高血压。因此,认真的体格检查和完备的实验室检查非常重要。是否存在物质滥用,可以通过血液和尿液检查明确病因,但很多双相障碍可以和物质滥用共病,故明确药物和症状(躁狂或抑郁)的关系有助于鉴别诊断。双相障碍患者还可以合并焦虑障碍,如社交恐怖、惊恐发作、强迫症等。

【治疗】

双相障碍的临床表现复杂多样,患者的不同症状及特点、影响治疗的躯体情况、合并其他精神疾病诊断、目前用药和既往用药情况、治疗依从性及社会心理因素等,均可能影响治疗决策。因此,双相障碍的治疗原则包括:充分评估、量化检测原则;综合质量原则;全病程治疗原则;全面治疗原则;提高治疗依从性原则；优先原则（急性期治疗时，对于特殊人群或高危人群优先治疗）；患方共同参与治疗原则；治疗共病原则。

双相障碍的治疗分为3个阶段：急性期的目标为快速稳定并控制症状；巩固期的目标为完全缓解症状；最后维持并预防复发，让患者长期保持在缓解状态。由于抑郁障碍章节已经详细描述抗抑郁治疗的方式，在此主要描述躁狂发作和维持期的治疗。

急性期轻躁狂患者可以在门诊治疗，但多数躁狂发作的患者需要住院治疗。治疗躁狂症的疗程通常为2~3个月，病情缓解后须巩固治疗6~12个月。躁狂发作控制后的6个月内患者仍处在复发的高危险期，需要巩固治疗，防止复发。巩固治疗期间有条件时，可合并心理社会干预。既往有躁狂发作者，尤其反复发作者，应长期服用心境稳定剂（如锂盐等）。

（一）药物治疗　躁狂发作的药物治疗包括心境稳定剂和第二代抗精神病药。这些药物在各个疾病相可以单一使用或合并使用，但剂量应及时调整。心境稳定剂为首选药物，包括碳酸锂、丙戊酸盐、卡马西平。第二代抗精神病药中，阿立哌唑、奥氮平、喹硫平、利培酮和齐拉西酮对于躁狂发作也有明确的疗效。一种心境稳定剂疗效不佳时，可以合用另一种心境稳定剂联合治疗。第一代抗精神病药（如氯丙嗪、氟哌啶醇）可以用来治疗躁狂发作，但剂量不宜过大。一些抗抑郁药有时可用于严重的抑郁，但抗抑郁药可诱发躁狂，一般不作为治疗双相抑郁的单一用药。

药物选择可以参考患者先前用药的疗效和耐受性，如果没有依据可循，可根据患者的临床记录和症状严重程度进行选择。对于严重的精神病性躁狂，需要快速控制症状并保证患者安全，常直接使用第二代抗精神病药，可辅助一些苯二氮䓬类药物，如劳拉西泮或氯硝西泮2~4mg肌内注射或口服3次/d。对于无禁忌证且症状不太严重的急性发作患者，锂盐对于躁狂和抑郁的发作都是很好的选择，但起效时间慢（4~10天），患者的症状可能需要加用抗惊厥药或第二代抗精神病药来控制。

一旦症状缓解，所有双相障碍Ⅰ型患者都必须用心境稳定剂预防复发。如果在维持治疗期间复发，应重新评估，包括诊断、依从性和药物不良反应等，从而决定是更换药物、调整剂量，还是用其他更容易接受的治疗。

1. 锂盐　心境稳定剂的代表药，对躁狂急性期治疗、维持治疗和预防复发都有肯定的疗效，显效率为65%~75%，还有增强抗抑郁药的作用。2/3无并发症的双相障碍患者对锂盐有效，可减少患者的情绪波动，但对正常人无明显效果。锂盐对混合相、快速循环型的疗效都不错。

碳酸锂从300mg/d口服开始，2次/d或3次/d，在7~10天内逐渐加量，直至血药浓度达到0.8~1.2mmol/L。药物在5天后达到稳态浓度。维持治疗的浓度应稍低，保持在0.6~0.7mmol/L。青少年由于肾脏代谢快，需更高剂量，而老年人应降低剂量。锂盐有效剂量在不同个体间的差异较大，故需要测定其血药浓度来调整剂量，以保证疗效，避免中毒。

锂盐有镇静作用，并可直接或间接导致甲减，加重痤疮和银屑病。最常见的轻微急性不良反应是细微的颤动、肌肉抽搐、恶心、腹泻、多尿口干和体重增加。这些反应通常都是一过性的，在减少剂量、分散顿数后可以得到改善。一旦剂量确定，所有药量推荐在晚餐后服用。这种定量给药方式能够增加依从性。安替洛尔（25~50mg）能够控制严重的颤动，但如普萘洛尔可能会加重抑郁。

锂盐中毒最初表现为粗大震颤、深反射加强、持续头痛、呕吐和神志不清；进一步表现为昏迷、抽搐和心律失常。中毒更易发生在老年人、肌酐清除率降低者和低钠患者身上。噻嗪类利尿药、血管紧张素受体抑制剂和除阿司匹林之外的非甾体抗炎药（nonsteroidal anti-inflammatory drug，NSAID）都会导致血锂浓度升高。血锂浓度应当定时监测，一般在剂量调整时或是每隔6个月。

锂盐长期使用的不良反应包括甲减，特别是对于有甲减家族史和肾小管功能损害的患者而言。因此，对于有甲减家族史的患者在开始使用锂盐后至少每半年检查一次甲状腺功能和促甲状腺素水平，其他患者可以每年查1次。应及时复查肾功能，前6个月内测2~3次，之后每年测1~2次。

2. 抗惊厥药　抗惊厥药作为心境稳定剂，特别是丙戊酸盐和卡马西平，常在急性躁狂发作和混合相（躁狂和抑郁）中使用。拉莫三嗪对于快速循环和抑郁有效，并且不诱发躁狂。抗惊厥药的治疗机制尚不明确，与锂盐相比，其治疗范围更广且无肾毒性。

丙戊酸盐的治疗剂量为20mg/kg，从250mg到500mg（也可使用缓释剂），3次/d口服。血浓度在50~125μg/ml。不良反应包括恶心、头痛、镇静、头昏和体重增加。少见的严重不良反应包括肝功能损害和胰腺炎。未婚女性长期使用需要注意多囊卵巢综合征的风险。

卡马西平没有明确的负荷剂量，从200mg、2次/d口服开始，每天200mg逐渐增加，直到血浓度达到4~12μg/ml（最大剂量为800mg、2次/d）。不良反应包括恶心、头昏、镇静和坐立不安。严重的不良反应包括剥脱性皮炎、再生障碍性贫血和粒细胞白血病。故需要告知患者，一旦出现皮疹等不良反应，要及时停药和求医。

拉莫三嗪从25mg/d口服开始持续2周，然后50mg/d持续2周，然后增加到100mg/d持续1周，再逐渐每周增加50mg/d，一直到200mg/d。剂量比丙戊酸盐低，但高于卡马西平。拉莫三嗪可导致皮疹，需要告知患者服用时应关注并及时报告新的皮疹、丘疹、发热、腺体肿大、口腔和眼睛的溃疡及嘴唇和舌体的肿胀。对于双相抑郁发作的患者，拉莫三嗪是比较好的选择。

3. 抗精神病药　急性精神病性躁狂可以用第二代抗精神病药快速、有效地控制，如利培酮（通常4~6mg/d）、奥氮平（通常10~20mg/d）、喹硫平（200~400mg/d）、齐哌西酮（40~80mg/d、2次/d）及阿立哌唑（10~30mg/d），有证据表明在急性期这些药物可以增加心境稳定剂的疗效。

新二代抗精神病药导致锥体外系不良反应较少，一些长期不良反应包括明显的体重增加和代谢综合征，具体包括体重增加、腹部脂肪堆积、胰岛素抵抗和血脂异常；但在阿立哌唑和齐拉西酮则出现较少。对于极度兴奋而进食较差的患者，在锂盐或抗惊厥药的基础上，辅助抗精神病药的肌内注射和支持治疗是有效的。

4. 抗抑郁药 原则上双相障碍的药物治疗以心境稳定剂为主，避免使用抗抑郁药。如果个体的双相抑郁发作属于中度或重度，可以加用抗抑郁药。

（二）电休克治疗（electric shock therapy，ECT） 严重双相抑郁发作的患者随时可能发生自杀行为，急性的严重躁狂发作，药物治疗仍不能控制兴奋躁动时，以及患者不能耐受药物不良反应时，都可予以电休克治疗。具体参见其他章节。

（三）心理治疗 急性期躁狂症的心理治疗往往无效，不过安静的环境在某种程度上可减少躁狂患者的兴奋性。双相障碍发作缓解期心理治疗有效，可以促使患者的自知力恢复，增加服药依从性，配合维持治疗，预防复发。团体治疗也常常被推荐给患者及其伴侣，能给患者提供一个分享其经历和感受的机会和平台，这样他们能够了解双相障碍及其社会影响，以及心境稳定剂在治疗中的重要作用。个体治疗将有助于帮助患者更好适应日常生活，以及对于自身认识的新思路。有循证医学证据的心理治疗包括认知行为治疗、人际社会节律治疗和家庭心理健康教育。

（四）其他治疗 光疗对于季节性双相障碍Ⅰ型或双相障碍Ⅱ型（秋冬抑郁和春夏轻躁狂）有效。光疗也可能是最有效的增效剂。健康教育对于不太愿意进行心境稳定剂治疗的双相障碍Ⅱ型患者非常重要，因为他们感觉这些药物降低了他们的活力和创造性。医师通过解释疾病和药物的作用，增加患者的依从性，使得患者保持长期稳定，在社交、人际、学术、专业领域或艺术追求上更有成效。

另外，告知患者尽量避免精神活性物质的使用（如烟草、酒和毒品等），以减少对睡眠的影响和诱导复发。如果患者表现出过度消费的倾向，有必要将其现金和银行卡等交给其他可信赖的家庭成员保管。患者也可能存在性生活紊乱，需要告知其对于婚姻的影响及可能存在感染性疾病特别是获得性免疫缺陷综合征（acquired immunodeficiency syndrome，AIDS）的风险，对于减少共病、促进社会功能的恢复也非常重要。

【特殊人群的注意事项】

由于双相障碍好发于年轻人，多数处于育龄期，因此女性患者需注意孕期的治疗。在孕期使用锂盐会增加胎儿心血管畸形的风险（特别是 Ebstein 畸形），虽然实际发生极其罕见。在孕期服用锂盐会增加胎儿先天畸形风险达 2 倍之多，卡马西平和拉莫三嗪会增加 2～3 倍的风险。不建议孕期服用丙戊酸盐。大量研究显示，孕早期使用第一代抗精神病药和三环类抗抑郁药并未发现不良影响。SSRIs 中除了帕罗西汀外，其余都比较安全。第二代抗精神病药对胎儿影响的研究数据较少，但这些药物更广泛地使用在双相障碍的各个疾病相。

阿立哌唑可以用于青少年中度至重度的躁狂发作，但更要注意药物不良反应的发生，一般不要常规连续使用抗精神病药超过 12 周。对于儿童及青少年，双相障碍的诊断和治疗都应由有经验的专科医师进行。

第二节 环性心境障碍

【临床表现与诊断】

环性心境障碍的循环心境发作或波动通常是双相障碍Ⅱ型前兆。然而，也可能仅仅是情感的阶段性波动而不转化为心境障碍。

环性心境障碍的特点是持续的、不稳定的情绪至少 2 年，症状表现为轻度的躁狂症状（如兴奋、烦躁、精神运动性激活等）和轻度的抑郁症状（情绪低落、兴趣减退、容易疲劳等）交替出现或混合出现，这些症状会造成一定的社会功能损害。其中，轻度的躁狂症状可能因为症状不够严重或者持续时间不够长，无法完全符合双相障碍Ⅰ型和双相障碍Ⅱ型的诊断标准，抑郁症状也因为症状不够严重或者持续时间不够长，无法完全符合抑郁发作的标准。但是，这些患者往往更会出现严重的社交人际后果。常见的后果是在工作或求学经历中不稳定、冲动和经常变化居住地，反复艳遇或重要关系的破坏及阶段性的酒精或毒品使用。

有一种情形在临床上较为少见，即在轻躁狂占主导阶段时有习惯性的睡眠时间少于 6 小时慢性轻躁狂。当处于这种情形时，患者通常兴高采烈、过分自信、精力充沛、雄心勃勃、爱管闲事，一刻不得闲，常常很快与他人熟稔。对于某些人来说，环性心境障碍和慢性轻躁狂会助其取得事业成功、提高领导力、获得成就和艺术创造力，患者往往不愿意治疗。

【治疗】

支持治疗非常重要，患者需要进行一定的宣教，被教导如何在喜怒无常的情绪波动下生活。然而，对于其家人而言，和环性心境障碍的人一起生活并不容易，因为他们的人际关系常常变化无常。他们比较适合弹性较大的工作。有艺术倾向的患者应坚持从事该领域的职业，因为循环心境的过度波动对于艺术工作者比较合适。

心境稳定剂使用与否，取决于在社会功能受损程度和社交得益或创造力提升之间的平衡。双丙戊酸盐 500～1 000mg/d 的耐受程度通常好于相当剂量的锂盐。应该避免使用抗抑郁药，除非抑郁症状严重并且持续时间长，否则会存在转换和快速循环的风险。团体治疗能给患者提供一个分享其经历和感受的机会和平台，也能起到一定的作用。

推荐阅读

1. 方贻儒，吴志国，陈俊. 双相障碍的诊治与研究——机遇与挑战［J］. 上海交通大学学报（医学版），2014，34（4）：413-416.

2. 于欣，方贻儒. 中国双相障碍防治指南［M］. 2 版. 北京：中华医学电子音像出版社,2015.
3. CLARK C T,WISNER K L. Treatment of peripartum bipolar disorder[J]. Obstet Gynecol Clin North Am,2018,45(3):403-417.
4. HEDE V,FAVRE S,AUBRY J M,et al. Bipolar spectrum disorder:What evidence for pharmacological treatment? A systematic review[J]. Psychiatry Res,2019,282:112627.
5. GRANDE I,BERK M,BIRMAHER B,et al. Bipolar disorder[J]. Lancet,2016,387(10027):1561-1572.

第五章 抑郁障碍

施慎逊

抑郁障碍(depressive disorder)是指一组以抑郁症状群为主要临床特征的心境障碍。美国《精神疾病诊断和统计手册(第5版)》(DSM-5)中提出抑郁障碍包括:破坏性心境失调障碍、持续性抑郁障碍(恶劣心境)、经前期烦躁障碍、物质/药物所致的抑郁障碍、躯体疾病所致的抑郁障碍。但《国际疾病分类(第11版)》(ICD-11)中,抑郁障碍仅包括抑郁症和恶劣心境障碍,与双相障碍、环性心境障碍一起归在心境障碍(mood disorder)中,属于心境障碍的亚型。抑郁症是抑郁障碍中最常见的亚型,本章介绍抑郁症和恶劣心境障碍。

第一节 抑郁症的疾病特点

抑郁症(major depressive disorder,MDD)又称重症抑郁障碍,是指抑郁发作至少2周,以显著的抑郁症状群为特征的一种心境障碍。抑郁症状群包括情感症状、认知症状、动作行为症状和躯体症状等,抑郁发作时明显影响患者的日常生活功能,有痛苦感。

【流行病学】

抑郁症是常见的精神障碍之一,根据黄悦勤等2019年发表的我国31个省、自治区、直辖市精神障碍流行病学调查资料显示,抑郁障碍的年患病率为3.6%,终生患病率为6.8%;其中抑郁症的年患病率为2.1%,终生患病率为3.4%。2010年WHO发表了由18个国家参与的世界精神卫生调查研究(WMH)结果提示,发达国家的抑郁症年患病率为5.5%,发展中国家为5.9%。抑郁症发病的危险因素包括女性、早年不良生活经历、负性生活事件、社会经济地位低、收入少、失业、离婚、分居和丧偶者等。存在抑郁症家族史会增加患抑郁症的风险,并与抑郁症的严重性有关。

共病在抑郁症中常见,约3/4的患者一生中至少共病一种其他精神障碍或物质滥用。WMH资料显示抑郁症常与躯体疾病共病,常见的躯体疾病有季节性过敏、哮喘、慢性疼痛、头痛、溃疡等。共病加重了抑郁症发作的持续时间、严重程度、疗效不佳及复发的危险。

抑郁症患者的自杀风险贯穿于整个抑郁发作期和缓解期。最常见的危险因素是有自杀企图或自杀威胁史的患者,其他增加自杀危险的因素包括男性、单身、独居、有明显的绝望感。边缘性人格障碍明显增加患者自杀企图的危险。女性患者自杀观念和企图常见,但自杀死亡率低于男性。

2/3的患者经过治疗后可以达到临床治愈。50%~70%的患者会再次抑郁发作,其中20%的患者进入慢性病程,其他患者因各种原因如治疗依从性不好、没有足够治疗、缺乏照顾等,仅仅获得部分临床治愈。

【病因与发病机制】

抑郁症的病因迄今未明。目前探索的领域和发现如下:

(一)遗传方面 一般认为多数精神障碍是由多个微小的易感基因交互,并与环境风险因素协同导致的。抑郁症有家族聚集现象,遗传度为30%~40%。目前较为公认的候选基因有脑源性神经营养因子(brain-derived neurotrophic factor,BDNF)、单胺氧化酶A(monoamine oxidase-A,MAO-A)、5-羟色胺转运体(serotonin transporter,5-HTT)等。

(二)神经递质方面 抑郁症的病理机制主要基于单胺类神经递质功能失调假说,指包括5-羟色胺(5-hydroxytryptamine,5-HT)、去甲肾上腺素(norepinephrine,NE)和多巴胺(dopamine,DA)的缺乏及功能失调有关。有证据表明,神经营养因子的降低,尤其是BDNF水平的下降可能是抑郁症的病理机制之一。

(三)神经内分泌方面 早期研究发现,抑郁症患者有肾上腺皮质激素及代谢产物的血浓度升高,认为有下丘脑-垂体-肾上腺轴的功能异常。之后发现约1/4的患者有甲状腺功能异常,小剂量甲状腺素有提高抗抑郁药疗效的作用,认为有下丘脑-垂体-甲状腺轴功能异常。但是地塞米松抑制试验(DST)阳性、促甲状腺素(TSH)兴奋试验反应迟钝均非抑郁症特异。此外,还有生长激素、催乳素、睾酮、雌激素、孕激素、催产素等相关研究,提出了下丘脑-垂体-性腺轴功能异常,但都没有决定性结论。

(四)神经免疫方面 细胞因子是糖皮质激素抵抗、谷氨酸兴奋性毒性和BDNF表达降低的重要原因,这些因素均与抑郁症的病理机制有关。荟萃研究显示,白细胞介素-6(IL-6)、IL-2、IL-4、IL-10和肿瘤坏死因子(TNF)水平在抑郁症患者的血液和脑脊液中升高。Syed等2018年研究发现,有些细胞因子水平在治疗有效的患者中稳定,但在治疗无效的患者中则持续增加。

近10年来,人们对抑郁症肠道菌群失调极为关注,产生了抑郁症肠道菌群失调和脑-肠轴假说。多数研究发现,抑郁症患者有肠道菌群失调,报道多为放线菌、拟杆菌、肠杆菌和Alistipes菌增加,毛螺菌和粪杆菌增加。

(五) 脑影像学方面 抑郁症的脑结构影像学检查与健康对照者差异没有显著性。脑功能影像学检查发现,额叶、扣带回异常是报道最多的两个脑区,其他脑区有杏仁核、脑岛、前颞叶、基底节、丘脑。越来越多的证据表明,抑郁症存在异常脑网络连接,相关的网络有默认网络、突显网络、负性情感网络、正性情感(奖励)网络、注意网络和认知控制网络。Drysdale等2017年通过功能磁共振(fMRI)分析了患者边缘-前额叶网络连接异常明显的模式,将1 188例抑郁症分为四种生物亚型。PET研究发现,抑郁症患者前额叶皮质、扣带回、岛叶、丘脑和海马的谷氨酸促代谢受体5(metabotropic glutamate receptor 5,mGluR5)水平低下。

(六) 神经电生理方面 部分抑郁症患者有脑诱发电位和认知电位的异常,如潜伏期延长、波幅增大或降低等。抑郁症患者有睡眠脑电图的异常,表现为慢波睡眠缩短、眼快动睡眠潜伏期缩短、频度增加及时相变化等。最近Yang等对氯胺酮的动物研究发现,氯胺酮处理后,外侧僵核神经元后簇状放电明显消失,发挥快速抗抑郁作用。Cui等进一步研究发现,氯胺酮快速抗抑郁作用的新靶点是低电位敏感的T型钙通道T-VSCC/钾离子通道Kir4.1,阻断T-VSCC产生快速抗抑郁效果。

(七) 心理社会因素方面 多数抑郁症患者在首次发作时可找到明确的心理社会因素,如重大的生活事件、持续慢性的生活事件、多个负性生活事件同时发生。如果患者为易感素质,则容易引起抑郁发作。

【临床表现】

抑郁发作主要表现为情感症状、认知症状、行为症状和躯体症状。

1. 情感症状 包括情绪低落、兴趣缺乏和愉快感缺乏,是抑郁发作的核心症状。情绪低落具昼重夜轻的特点。情绪低落的严重程度不一,从心情不佳到悲观绝望。兴趣缺乏是指患者对日常活动和往日的爱好缺乏兴趣,如不想见人,不想做任何事。愉快感缺乏指患者对往日能引起愉快的事情和活动高兴不起来。抑郁发作的典型表情为双眉紧锁、愁容满面、低头前倾、沉默少言、唉声叹气。2/3的患者伴有焦虑或易激惹,表现为担忧、烦躁、坐立不安等。

2. 认知症状 包括思维迟缓、思维悲观、记忆减退、注意力下降。思维迟缓表现为联想困难、反应迟钝、交流困难。思维悲观表现为对过去、现在和未来的评价采取悲观、消极的态度,如自己是家人的累赘、自责自罪、度日如年等,严重者有生不如死、消极自杀的念头/行为。记忆减退表现为记不住东西、头脑变笨感,工作/学习效率下降。注意力下降表现为不能像以前那样集中精力学习、工作,效率明显下降。

3. 躯体症状 包括睡眠、食欲、性功能症状,肌肉疼痛等。睡眠症状以早醒为特点(至少比平时少睡2小时以上),也有入睡困难、眠浅、彻夜不眠;少数患者表现为睡眠过多。食欲症状主要是食欲下降、体重下降,严重者不吃不喝;少数患者食欲增加、体重增加。性功能症状为性欲减退、性功能下降。通常将睡眠、食欲、性功能症状和体重变化视为抑郁发作的生物学症状。乏力、易疲劳、便秘、闭经、腰酸背痛、肌肉疼痛、头痛也是抑郁发作时常见的躯体症状。

4. 行为症状 动作缓慢、活动减少,严重者卧床不起或亚木僵状态,生活需要别人照顾。

5. 其他症状 常见强迫症状、人格解体等。有些患者出现幻觉、妄想等精神病性症状,如罪恶妄想、疑病妄想、虚无妄想、贫穷妄想;通常幻觉、妄想的内容与抑郁心境一致,如听到声音讲患者有罪,应该受到惩罚,应该去死等。

典型患者情绪低落呈昼轻夜重的特点。临床表现有明显的个体差异,青少年患者非典型的表现尤为常见。某些患者的焦虑、痛苦和激越较抑郁更为突出。中老年患者躯体症状如疼痛、躯体不适等较抑郁更为突出。

每次抑郁发作病期长短不一,可持续数周至数月不等。心理社会因素诱发者则起病较急。抑郁发作开始常表现为失眠、食欲缺乏、精神萎靡、工作效率下降等,以后情绪低落、悲观、失望,消极言行等逐渐明显。临床上,抑郁症常与其他精神障碍如恶劣心境、焦虑障碍、物质滥用、人格障碍、进食障碍等共病。中国和美国的资料显示,大约2/3的抑郁症与焦虑障碍共病,增加了疾病严重程度和治疗的难度。抑郁症如与恶劣心境共病,称为双重抑郁,治疗难度增加。

抑郁症状严重程度评估:评定抑郁发作严重程度的量表较多,分为患者所用的自评量表和医务人员所用的他评量表。常用的自评量表有9条目简易患者健康问卷(Patient Health Questionnaire,PHQ-9)、抑郁自评量表(Self-rating Depression Scale,SDS)、Beck抑郁问卷(Beck Depression Inventory,BDI)。常用的他评量表有汉密尔顿抑郁量表(Hamilton Depression Rating Scale for Depression,HAMD)、蒙哥马利抑郁量表(Montgomery-Asberg Depression Rating Scale,MADRS)。

【诊断与鉴别诊断】

(一) 诊断 根据患者的病史、精神检查和抑郁症状群作出诊断。根据ICD-11抑郁症的诊断标准,要点包括患者情绪低落、兴趣下降持续至少2周,并伴有下列症状:①注意力集中困难;②无用感或自责;③无望感;④反复的消极念头或自杀行为;⑤食欲或睡眠改变;⑥精神运动性激越或迟滞;⑦精力不足,容易疲劳。

根据抑郁症状群影响患者的日常生活如学习/工作、社交、家庭功能的程度(轻微、部分或完全),将抑郁发作的严重程度分为轻度、中度和重度。根据是否伴有精神病症状,分为目前部分缓解、完全缓解、未特定。诊断抑郁症前,需要排除双相障碍和其他精神障碍、躯体疾病所致抑郁障碍。

美国DSM-5中抑郁症的诊断标准与ICD-11基本相同,需要2周的病程,但症状排列顺序和对诊断疾病要求的症状数目不同。根据抑郁症异质性的特点,DSM-5中规定抑郁发作需要标注抑郁发作是否有以下特征:伴焦虑特征、伴混合特征、伴忧郁特征、伴非典型特征、伴心境协调或不协调的精神病性特征、伴紧张症、伴孕产期和季节特征。

（二）鉴别诊断

1. 脑和躯体疾病所致抑郁症状 脑部疾病如痴呆、脑卒中、帕金森病、癫痫等，躯体疾病如甲状腺疾病、库欣病（Cushing disease）、艾迪生病（Addison disease）、HIV/AIDS 等都可出现抑郁症状，可通过相应的实验室检查以资鉴别。

2. 物质滥用和药物所致抑郁症状 物质滥用或戒断如可卡因戒断、酒精滥用等；某些药物使用，如抗高血压药物、皮质醇激素、抗肿瘤药物等均可出现抑郁症状，通过病史、药物和物质使用史、实验室检查有助鉴别。

3. 双相障碍 医师在诊断抑郁症前，需要询问患者是否有过躁狂或轻躁狂发作史，以排除双相障碍。因为双相障碍的抑郁发作与抑郁症的抑郁发作的治疗策略是不同的。

4. 精神分裂症 精神分裂症在幻觉、妄想影响下，或者在疾病的缓解期可出现抑郁症状，需要与抑郁症的抑郁发作进行鉴别。

5. 焦虑障碍 2/3 抑郁症患者可伴有焦虑症状，根据抑郁症状群和焦虑症状群的主次、顺序和严重程度进行鉴别。

6. 恶劣心境障碍 抑郁症的抑郁发作呈发作性，病程至少 2 周。恶劣心境障碍的病程至少持续 2 年，从未有 2 周以上符合诊断标准的抑郁发作。

7. 其他精神障碍 强迫症、创伤后应激障碍、进食障碍、躯体症状障碍等也可出现抑郁症状，根据病史、临床症状群特点、严重程度容易进行鉴别。

第二节 抑郁症的治疗

抑郁症复发率高、致残率高，故需要长期治疗。根据 2015 年《中国抑郁障碍防治指南（第二版）》倡导全病程治疗，包括：①急性期治疗：药物治疗持续 8~12 周。治疗目的是控制症状，达到临床治愈，使功能恢复到病前水平，提高生活质量。治疗策略为通过药物、物理、心理等综合治疗，达到治疗目的。治疗中应观察疗效和不良反应。②巩固期治疗：应继续使用急性期治疗有效的药物及剂量，巩固治疗 4~9 个月。治疗目的是降低反复的危险。巩固期可联合心理治疗，如认知行为治疗等。巩固期应监测临床症状、药物不良反应、治疗依从性和社会功能状态。③维持期治疗：药物维持治疗 2~3 年，多次复发者建议长期维持治疗。既往有 3 次及以上抑郁发作或者慢性抑郁症者，存在复发风险的附加因素，如早年起病、有残留症状、有持续的心理社会应激、有心境障碍家族史、有共病者，则需要维持治疗。维持期治疗的剂量，应保持急性期和巩固期治疗取得症状缓解的剂量。维持期治疗应系统观察临床症状和不良反应，定期随访。上述 3 个部分的总目标就是提高临床治愈率，提高生活质量，预防复发。

治疗应建立在基于评估的治疗（measurement-based care，MBC）上，根据有效（response，指抑郁症状减轻，抑郁量表总分的减分率达 50%以上）、临床治愈（remission，指抑郁症状缓解，HAMD-17 总分≦7 分或者 MADRS 总分≦10 分，社会功能恢复良好）、痊愈（recovery，指患者完全恢复正常或稳定缓解至少 6 个月）、复燃（relapse，指病情在临床治愈期出现反复或抑郁症状加重）、复发（recurrence，指痊愈后一次新的抑郁发作）来调整药物治疗的剂量。

能否保证治疗措施执行，完善的医患联盟非常重要。应告知患者和家属做好长期治疗的心理准备，需要学会识别预示抑郁发作的症状，如早醒、精力缺乏、情绪变化等。美国精神病学协会 2010 年发表的抑郁症治疗指南（第 3 版）中，抑郁症的治疗处理包括 10 个方面：同患者建立和维持治疗联盟，完成精神科评估，患者安全性评估，规划合适的治疗安排，评估患者的功能损害和生活质量，与其他医师协调患者的处理，监测患者的精神状态，评估/测量工具的选择，增加患者治疗的依从性，对患者和家属提供 MDD 相关知识的教育。

抑郁发作时选择门诊治疗或住院治疗，取决于对患者的风险评估：有无自杀念头/行为，有无精神病性症状，生活和工作功能是否严重受损，患者对疾病的认识能力，是否有心理社会应激源，是否有完好的家庭和社会支持系统。

目前治疗抑郁症的手段包括药物治疗、物理治疗、心理治疗、康复治疗等。通常联合治疗效果好于单种治疗。选择何种治疗，取决于抑郁发作的严重程度、伴随的疾病、心理社会应激源、过去的治疗反应和患者的意愿。

一、药物治疗

药物治疗是抑郁症抑郁发作急性期、巩固期和维持期治疗的主要手段。药物治疗的优点是疗效肯定、起效快。提倡基于评估的药物治疗，急性期每隔 1~2 周根据临床症状评估，调整药物治疗剂量。研究显示，药物治疗 2~4 周抑郁量表总分的减分率小于 20%，继续使用原来药物有效的预测不足 10%，建议换用其他种类抗抑郁药。药物治疗倡导全程治疗，足量、足疗程治疗。

目前临床应用的抗抑郁药有几十种，具体药物种类见表 24-5-2-1。美国著名的抑郁症序贯治疗（STAR-D）研究显示，30%的患者在急性期最初治疗可以获得临床治愈，大约 2/3 的患者通过各种方法，如换药、联合用药、联合心理治疗、物理治疗等手段获得临床治愈。

抗抑郁药在治疗初期有不良反应，常见的有胃肠道反应、镇静、性功能下降、体重增加等。药物治疗初期有可能增加青少年自杀行为的风险，故需要密切监测和告知家属。药物选择应注意个体化，包括患者的意愿，既往治疗反应，药物的安全性、耐受性、预期不良反应、价格、半衰期、潜在的药物间相互作用，以及伴随的躯体疾病和其他精神障碍。《中国抑郁障碍防治指南（第二版）》中抑郁症药物治疗原则包括：①充分评估与监测；②确定药物治疗时机；③个体化合理用药；④抗抑郁药单一使用；⑤确定起始剂量及剂量调整；⑥换药；⑦联合治疗；⑧停药；⑨加强宣教；⑩治疗共病。

表 24-5-2-1 临床常用的抗抑郁药

种类	起始剂量/(mg·d^{-1})	目标剂量/(mg·d^{-1})	常见不良反应
SSRIs 类			恶心、腹泻、性功能下降
氟西汀(fluoxetine)	20	20~60	
帕罗西汀(paroxetine)	20	20~50	
舍曲林(sertraline)	50	50~200	
氟伏沙明(fluvoxamine)	50	100~300	
西酞普兰(citalopram)	10	20~60	QTc 延长
艾司西酞普兰(escitalopram)	10	10~20	QTc 延长
SNRIs 类			恶心、腹泻、震颤、轻度血压升高
文拉法辛(venlafaxine)	37.5~75	75~225	
度洛西汀(duloxetine)	30~60	60~120	
米那普仑(milnacipran)		100~200	
TCAs 类			镇静、抗胆碱能不良反应、直立性低血压、震颤、心脏传导延迟、心律失常
阿米替林(amitriptyline)	25	75~200	
多塞平(doxepin)	25	75~200	
丙咪嗪(imipramine)	25	75~200	
氯米帕明(clomipramine)	25	75~200	
MAOIs 类			
吗氯贝胺(moclobemide)	150	150~600	头痛、便秘、失眠、口干、直立性低血压
DNRI 类			
安非他酮(bupropion)	75	150~450	失眠、激越、口干、恶心、头痛、血压升高、癫痫
其他新一代抗抑郁药			
米氮平(mirtazapine)	15	15~45	镇静、食欲增加
曲唑酮(trazodone)	25~50	50~400	镇静、直立性低血压
噻奈普汀(tianeptine)	12.5	25~37.5	口干、便秘、失眠、头晕、恶心
米安色林(mianserin)	30	30~90	头晕、乏力、嗜睡、低血压、癫痫
阿戈美拉汀(agomelatine)	25	25~50	嗜睡、肝功能异常
伏硫西汀(vortioxetine)	10	10~20	恶心、头痛、腹泻

注:SSRIs. 选择性 5-羟色胺再摄取抑制剂(selective serotonin reuptake inhibitors);SNRIs. 5-羟色胺去甲肾上腺素再摄取抑制剂(serotonin norepinephrine reuptake inhibitors);TCAs. 三环/四环类抗抑郁药(tricyclic and tetracyclic antidepressants);DNRI. 多巴胺和去甲肾上腺素再摄取抑制剂(dopamine norepinephrine reuptake inhibitor);MAOIs. 单胺氧化酶抑制剂(monoamine oxidase inhibitors)。

二、物理治疗

目前临床上应用的物理治疗是改良电休克治疗(modified electro-convulsive therapy,MECT)和重复经颅磁刺激治疗(repetitive transcranial magnetic stimulation,rTMS)两种。MECT 由传统的电休克治疗发展而来,疗效肯定、起效快。对严重抑郁发作伴精神病症状、紧张症状、自杀念头和行为、拒食等疗效显著,有效率达 70%~90%。MECT 迅速缓解病情,可作为一线治疗选择。MECT 也适用于心理治疗或药物治疗无效,有明显功能损害,需要快速见效的,以前 MECT 疗效好的和选择 MECT 治疗的患者。

rTMS 是一种无创的电生理技术,对抑郁症状有一定缓解作用。美国 2008 年通过 FDA 批准,用于抑郁发作经过至少一种抗抑郁药治疗无效的患者。rTMS 在我国也用于抑郁发作治疗。rTMS治疗不能替代MECT,但没有MECT治疗时对记忆功能的影响。其他物理治疗有光疗,用于季节性抑郁发作,常在光照少的北欧国家使用;深部脑刺激(deep brain stimulation,DBS)可用于药物治疗无效的难治性患者的治疗探索。

三、心理治疗

心理治疗适用于轻-中度抑郁发作,或抑郁发作巩固期、维持期治疗。对中度以上抑郁发作的患者单独心理治疗,效果不佳。研究显示,药物和心理的联合治疗,效果优于单独药物治疗。常用的心理治疗方法有认知行为治疗(cognitive behavioral therapy,CBT)、人际心理治疗(interpersonal psychotherapy,IPT)、问题解决治疗(problem-solving therapy,PST)、正念治疗和精神动力治疗。其他方法有婚姻和家庭治疗、集体心理治疗等。心理治疗的效果与治疗师的技术和训练密切相关。心理治疗对有明确心理社会因素者尤其适用。

关于疗效不佳者的治疗策略,对治疗4~8周抑郁症状没有显著改善的患者,应重新审视诊断、共病、药物不良反应、心理社会因素、治疗计划、治疗依从性、药效学和药代学等影响治疗效果的因素。20%~30%的患者经过2种或多种抗抑郁药足量、足疗程治疗,HAMD总分的减分率<20%,属于难治性抑郁症(treatment-resistant depression,TRD)。对于疗效不佳者建议联合治疗,常见的联合治疗形式:①联合药物治疗,如联合另一类抗抑郁药、联合增效剂、联合心境稳定剂、联合第二代抗精神病药;②联合物理治疗,如MECT或rTMS;③联合心理治疗,如认知行为治疗等。最近,氯胺酮鼻喷剂(esketamine nasal spray)已经通过美国FDA批准,用于治疗难治性抑郁症,该药能24小时内快速减轻抑郁症状。目前国内正在做临床疗效观察研究。

关于停药,应告知患者药物治疗期间不能突然停药,以免出现停药症状。恢复正常达到痊愈的患者,如需停药,应告知停药后的最初2个月是复发的高风险期,故仍需对患者进行3~6个月的随访,一旦复发,应及时恢复治疗。

关于影响治疗的临床因素,许多因素可以影响治疗。如近期对美国退伍军人抑郁症的研究发现,在职、抑郁程度轻且病程短、焦虑少、未经历复杂悲伤症状、未经历负性事件、有较好的生活质量和积极的心态者,容易达到临床治愈。虽然该研究局限于退伍军人,但为临床医师判断、评估抑郁症治疗结局提供参考。预后不良的因素包括:自杀观念和行为、抑郁相关的认知功能失调、抑郁的亚型、共病其他精神障碍、心理社会因素、人口学差异、伴随的躯体疾病等。

第三节　恶劣心境障碍

恶劣心境障碍(dysthymic disorder)指持续的抑郁心境至少2年。抑郁心境表现为对日常活动的兴趣下降或愉快感下降、注意力下降、自我评价下降、过度自责、对未来无望感、睡眠困难或增多、食欲下降或增多、动力低下和疲劳。2年中从未有过持续2周的抑郁症状,达到抑郁症抑郁发作的诊断标准。即使有症状缓解,但缓解期不超过2个月。

恶劣心境障碍在ICD-11中属于心境障碍中的一个亚型,排在抑郁症之后,仅有简单描述。在DSM-5中,恶劣心境障碍与慢性抑郁症归为持续性抑郁障碍。

多数患者起病较早,青少年时就隐约发病,到成人时症状明显。恶劣心境障碍的年患病率美国为0.5%,中国2019年资料为1.0%,终生患病率为1.4%。有资料显示,童年失去双亲或父母离异,神经质性格、症状严重、总体功能不良,伴有焦虑障碍和/或行为障碍者预后不佳。恶劣心境障碍常与焦虑障碍、物质使用障碍共病。

诊断标准包括:①持续存在心境低落。②心境低落不符合抑郁发作标准。③有下列两项症状:a. 食欲减退或过度进食;b. 失眠或睡眠过多;c. 活力降低或易疲劳;d. 自我评价降低;e. 注意集中困难或做决定困难;f. 对未来没有希望感。④病程至少2年,无症状间隙期不到2个月。⑤症状引起痛苦,或社会、职业功能受损。⑥排除其他精神障碍和躯体疾病。

通过病史采集、体格检查、精神检查和相应的实验室检查,排除躯体疾病、精神活性物质使用障碍、精神分裂症、抑郁症、双相障碍、躯体形式障碍等其他精神障碍。

治疗需要药物和心理联合治疗。心理治疗是恶劣心境障碍的主要治疗手段之一,常用的技术包括集体心理治疗、认知行为治疗、人际关系改善治疗等。抗抑郁药也可获得显著的疗效,且见效快,常用药物见抑郁症治疗。

推荐阅读

1. HUANG Y,WANG Y,WANG H,et al. Prevalence of mental disorders in China:a cross-sectional epidemiological study[J]. Lancet Psychiatry,2019,6(3):211-224.
2. FERENCHICK E K,RAMANUJ P,PINCUS H A. Depression in primary care:part 1-screening and diagnosis[J]. BMJ,2019,365:l1794.
3. KENDALL K M,REES E,BRACHER-SMITH M,et al. Association of rare copy number variants with risk of depression[J]. JAMA Psychiatry,2019,76(8):818-825.
4. WRAY N R,RIPKE S,MATTHEISEN M,et al. Genome-wide association analyses identify 44 risk variants and refine the genetic architecture of major depression[J]. Nat Genet,2018,50(5):668-681.
5. SYED S A,BEUREL E,LOEWENSTEIN D A,et al. Defective inflammatory pathways in never-treated depressed patients are associated with poor treatment response[J]. Neuron,2018,99(5):914-924.
6. DALY E J,SINGH J B,FEDGCHIN M,et al. Efficacy and safety of intranasal esketamine adjunctive to oral antidepressant therapy in treatment-resistant depression:a randomized clinical trial[J]. JAMA Psychiatry,2018,75(2):139-148.

第六章 焦虑障碍

孙锦华

第一节 概 述

焦虑障碍(anxiety disorder)是以持续性过度焦虑、紧张或发作性惊恐为主要表现的一组常见精神障碍。焦虑是比较常见的情绪状态,当一个人焦虑的严重程度与客观处境不符,或者持续时间过长,就成为病理性焦虑,对患者造成显著痛苦,对日常工作和生活造成严重影响。

ICD-11 将焦虑障碍分为广泛性焦虑障碍、惊恐障碍、社交焦虑障碍、广场恐惧症、特定恐惧症、分离性焦虑障碍、选择性缄默症和其他焦虑及恐惧相关障碍。

焦虑障碍是一种普遍存在的损害性疾病,是全世界残疾调整生命年的主要原因。WHO 调查资料显示,人群中焦虑障碍终身患病率为 13.6%~28.8%,年患病率为 5.6%~19.3%,特定性恐惧障碍最多。我国最新流行病学研究显示,焦虑相关障碍是我国最常见的精神疾病,焦虑障碍年患病率和终身患病率分别为 5.0%和 7.6%,其中女性的年患病率(5.2%)高于男性(4.8%),50~64 岁年龄段的焦虑障碍比例居多,不同种类焦虑障碍之间的患病情况差距较大。表 24-6-1-1 简列了我国不同焦虑障碍的患病率。

表 24-6-1-1 我国不同种类焦虑障碍的患病情况(1982—2013)

焦虑障碍类型	加权终身患病率	加权 12 月患病率
特定恐惧	2.6%	2.0%
强迫症	2.4%	1.6%
未特别指明的焦虑障碍	1.0%	0.4%
社交恐惧	0.6%	0.4%
惊恐发作	0.5%	0.3%
广场恐惧不伴恐惧性病史	0.4%	0.2%
创伤后应激障碍	0.3%	0.2%
广泛性焦虑障碍	0.3%	0.2%
躯体疾病所致的焦虑障碍	0.1%	0.1%
物质所致的焦虑障碍	<0.1%	<0.1%

第二节 惊恐障碍

惊恐障碍(panic disorder,PD)又称急性焦虑障碍,是一种突发的、不可预测的、强烈的焦虑、躯体不适和痛苦体验,一般在发病后约 10 分钟达高峰,发作时伴濒死感或失控感,发作时临床表现多以心血管和神经系统症状为主,患者常在内科相关科室就诊,因此容易被误诊为内科疾病。

该症是一种慢性复发性疾病。欧美的流行病学资料显示,惊恐发作的终生患病率为 4.7%~15%,年患病率为 2.7%~7.3%. 女性多于男性。最新国内流行病学资料显示,年患病率和终身患病率分别为 0.5%和 0.3%。

【病因】

惊恐障碍是一个多病因疾病,与遗传因素、神经生化、个性特质、家庭、心理因素等多种因素有关。

【临床表现】

1. 惊恐发作 突如其来的惊恐体验,伴濒死感或失控感。患者常伴有严重的自主神经功能紊乱:伴胸闷、心动过速、呼吸困难或过度换气、头昏、眩晕、四肢麻木和感觉异常、出汗、全身发抖或全身无力等。发作间期始终意识清晰,高度警觉。通常起病急骤,终止迅速,一般历时 5~20 分钟,很少超过 1 个小时。

2. 预期性焦虑 大多数患者在发作之后的间歇期,常担心再次发作而惶恐不安,出现一些自主神经活动亢进症状。

3. 紧急求助和主动回避行为 由于发作时患者会出现强烈的恐惧感,难以忍受,经常为此急诊求医。多数患者担心一旦发病,若得不到及时的医疗救助,会出现生命危险,而不敢单独出门,出现回避行为,有些发展为场所恐惧症。

4. 其他症状 一些患者因反复发作,出现入睡困难、多梦等睡眠问题。近年来报道,该症可伴有抑郁症状,严重者可增加自杀风险,临床上需重视。

【诊断与鉴别诊断】

(一)诊断要点

1. 惊恐发作前一般无明显诱因,可不局限于任何特定的情境,具有不可预测性。

2. 发作间歇期,害怕或担心再次发作。

3. 发作时患者表现出强烈的恐惧、焦虑及明显的自主神经症状,并常有人格解体、现实解体、濒死恐惧或失控感等痛苦体验。

4. 发作时意识清晰,事后能回忆;发作突然,迅速达到高峰。

5. 1 个月内至少有数次惊恐发作;或首次发作后,持续担心惊恐再发作的焦虑持续 1 个月。

6. 常规体检和实验室检查基本正常,或仅有心动过速。偶发期前收缩(早搏)等,难以解释患者的症状。

（二）鉴别诊断

1. 躯体疾病　许多躯体疾病如缺血性心脏病、甲状腺功能亢进、嗜铬细胞瘤、低血糖、哮喘等都可能出现心慌、胸闷、呼吸困难等症状，需要完善病史、辅助检查和随访，排除器质性疾病。

2. 精神活性物质所致精神障碍　在药物滥用、精神活性物质成瘾或戒断后会出现惊恐症状，根据病史和辅助检查可资鉴别。

【治疗】

（一）心理治疗　通过心理治疗，缓解患者的心理压力。其中，认知行为治疗（CBT）最为常用，每周1次，持续至少4个月，定期评价疗效。

（二）药物治疗　常用的药物有新型抗抑郁药、苯二氮䓬类、5-羟色胺部分激动剂和小剂量非典型抗精神病药等。我国《焦虑障碍防治指南》推荐，艾司西酞普兰、帕罗西汀作为一线治疗。美国FDA批准阿普唑仑、氯硝西泮用于惊恐障碍的一线治疗，这些苯二氮䓬类药物可迅速缓解焦虑症状，可在抗抑郁药初期未起效时合并使用，但不宜长期使用。对于18岁以下儿童，建议选择儿童期常用药物氟西汀、舍曲林。

第三节　广泛性焦虑障碍

广泛性焦虑障碍（generalized anxiety disorder，GAD）是一种以持续、全面、过度的焦虑为特征，并且焦虑不限于任何特定环境的精神障碍，是常见的焦虑障碍，但更多共病于其他躯体疾病或精神障碍。

2019年我国流行病学研究报道显示，GAD在普通人群的年患病率为0.2%。既往有资料显示，女性是男性的2倍，青少年、妇女及老年人是GAD高发人群。

【病因】

该症遗传度约为30%，也提示环境因素可能决定了遗传易感性的表达。去甲肾上腺素、5-羟色胺、腺苷及GABA的功能失调，会导致焦虑。有研究显示，下丘脑-垂体-肾上腺轴、甲状腺调节功能及生长激素分泌的紊乱可能是导致焦虑的原因。幼年期具有内向、害羞、胆小等气质特征的个体，长大后也容易患有焦虑障碍。幼年不安全的依恋、早年父母离异、父母期望值过高，可能与焦虑障碍有关。

【临床表现】

患者的焦虑症状呈广泛性，病程为持续性。患者往往认识到这些担忧是过度和不恰当的，但就是不能控制。主要表现为：

1. 精神性焦虑　表现为过分担心和焦虑，这种担忧和担心是弥散性的、预期性的。患者担心的事情比较多，鸡毛蒜皮的小事也能使其忧虑重重。

2. 运动性不安　患者表现为烦躁、坐立不安、心神不定，为焦虑的事情而搓手顿足、踱来踱去。

3. 自主神经功能紊乱　常表现为心悸、胸闷、口干、出汗、腹部不适、四肢发凉和眩晕等，往往表现为较多的躯体主诉，常出现入睡困难、食欲差、排便习惯紊乱。

【诊断与鉴别诊断】

（一）诊断要点

ICD-11中的诊断要点：

1. 显著的焦虑症状持续至少几个月，且在这几个月的大多数日子里，证实有以下任一条：①泛化的焦虑不局限于任何特定的周围环境；②对负性事件的过度担忧（预期性忧虑）存在于日常生活的很多方面。

2. 焦虑和泛化的恐惧或担忧伴随其他特征性症状，如：①肌肉紧张或坐立不安；②交感神经活动亢进；③主观体验到紧张；④注意集中困难；⑤易激惹；⑥睡眠障碍。

同时需要注意排除躯体疾病、物质或药物滥用等疾病引起；症状引起患者显著的精神痛苦和影响患者社会功能。

（二）鉴别诊断

1. 分离性焦虑障碍　患者害怕离开其双亲。GAD可以通过其担心、忧虑的广泛性、多样性与之鉴别。

2. 惊恐障碍　惊恐障碍中的担心主要是对惊恐再次发作。发作间期，除了担心再次发作外，无其他异常。而GAD的焦虑是持续性的，且对象泛化。

3. 特定恐惧症　在特定恐惧症中，有明确的恐惧对象，而GAD无明确的恐惧对象，是对许多事情过分担心。

【治疗】

（一）心理治疗　心理治疗在广泛性焦虑的治疗中具有重要的地位，包括放松训练、行为治疗和认知行为治疗。

（二）药物治疗　具有抗焦虑作用的抗抑郁药是目前治疗焦虑障碍的首选药物。一线治疗药物选择艾司西酞普兰、文拉法辛、帕罗西汀、舍曲林等。对于6~18岁儿童，建议选择舍曲林治疗。苯二氮䓬类药物如阿普唑仑和抗焦虑药丁螺环酮也具有抗焦虑作用。

一般来说，药物合并心理治疗及多种形式的治疗方法联合应用对焦虑障碍的康复是适宜的。

第四节　社交焦虑障碍

社交焦虑障碍（social anxiety disorder，SAD）是一种与人交往的时候，觉得不舒服、不自然，紧张甚至强烈恐惧的情绪体验。由于该类患者回避社交场合，因此很少来就诊，诊治率普遍较低。2019年我国流行病学研究显示，SAD在普通人群的年患病率为0.4%。该症呈慢性病程，女性患病率略高于男性，发病年龄多较低，95%的患者在20岁左右发病。

【病因】

该症形成过程比较复杂，与遗传、家庭教育、不良生活事件、个性焦虑素质等多种因素相关。

【临床表现】

主要表现在社交场合下，患者感到害羞、局促不安、尴尬、笨拙、怕成为人们耻笑的对象。患者不敢在人们的注视下操作、书写或进食;害怕聚会,害怕与人近距离相处,更害怕参加以自己为中心的活动;不敢当众演讲,不敢与重要人物谈话;患者害怕并回避与别人对视,不敢去商场、学校等人多的地方。如果患者被迫进入社交场合时,会产生严重的焦虑反应,惶然不知所措。患者除了焦虑、紧张的症状外,常伴随心理生理症状,如在与人交往时感到紧张、脸红、出汗、心慌、手抖。

【诊断与鉴别诊断】

(一) 诊断要点

1. 在面对可能被他人审视的一个或多个社交场合中,持续出现明显和过度的恐惧或焦虑。如果是儿童,这种焦虑必须出现在与同伴交往时,而不仅仅是与成人互动时。

2. 担心自己的言行或呈现出的焦虑症状会导致负性评价,总是回避社交场合;或者不回避,但在社交场合中忍受着强烈的恐惧或焦虑。

3. 症状与社交情况和社会文化环境所造成的实际威胁不相称。

4. 症状通常持续至少几个月。

5. 症状引起显著的社会功能损害。

6. 排除躯体疾病或精神活性物质或药物所致精神障碍。

(二) 鉴别诊断

1. 惊恐障碍 SAD 患者可能会有惊恐发作,但其担心和害怕的是焦虑症状得到负性评价,而惊恐障碍的个体担心的是惊恐发作本身。

2. 广场恐惧症 广场恐惧症患者害怕和回避多种场合,不仅仅是社交情境,担心发生惊恐样症状时难以逃离或无法获得及时的帮助;而 SAD 患者是在意社交中焦虑表现会引起负性评价,一旦人群散开,情绪很快恢复平静。

【治疗】

治疗上主要以心理治疗和药物治疗为主。心理治疗不能代替药物治疗,药物治疗也不能代替心理治疗,两者相互结合,可达到最佳的治疗效果。

心理治疗包括个别治疗与团体治疗。有意识地提高社交技能的社交技能训练(SST)、实地暴露疗法和认知疗法及团体认知行为治疗对 SAD 有效。

对于药物治疗,目前主要以缓解患者的焦虑情绪为主,常用的包括具有抗焦虑作用的抗抑郁药、β 受体阻滞剂和抗焦虑药。而抗抑郁药中,帕罗西汀、舍曲林具有较好的临床疗效。美国 FDA 批准帕罗西汀、舍曲林、文拉法辛、阿普唑仑、劳拉西泮、氯硝西泮等药物应用于该症。我国批准帕罗西汀和丁螺环酮适用于治疗各种焦虑障碍。经过急性期药物治疗 12 周后,建议继续维持至少 9 个月,方可逐渐减量至停药。

第五节 广场恐惧症

广场恐惧症(agoraphobia,AG)表现为在特定的公共场合、开阔的地方及特定情境下出现明显和过度的恐惧或焦虑,在这些情况下,逃跑可能是困难的,或者可能根本得不到及时的帮助,患者常出现回避,严重持久的回避行为影响患者的日常学习或生活。2019 年我国流行病学研究显示,该症(除外共患其他恐惧症)在普通人群的年患病率为 0.2%。

【病因】

社会学习理论认为,恐惧体验是在条件反射的基础上学习得来的。个体在儿童期或成年期遭遇到动物攻击,在特定情景下不可预测的惊恐发作,目睹其他人的创伤或表现出的恐惧、害怕,不恰当的信息传播,会出现对特定场所或情景的恐惧。恐惧症具有素质性因素,同一家族中类似患者较多,一些患者本身过于内向、胆小、羞怯、依赖性强,遇事容易焦虑,具有易患素质。

【临床表现】

主要临床特征是患者置身于多个特定场所或情景,感到非常恐惧,当时难以迅速离开,又无人能帮到自己。这些地点或情景主要有单独离家外出如到商店、戏院或站立排队,单独在家,乘坐交通工具或过桥,乘坐电梯时。可同时伴有惊恐发作或出现相应症状,如害怕突然晕倒,失去控制。伴有惊恐发作的广场恐惧症患者有过一次发作以后,会变得对日常活动、外出感到痛苦、害怕,担心再次发作,患者常常回避这些场所、情景或必须有人陪同。

【诊断与鉴别诊断】

(一) 诊断要点

1. 表现为对特定空旷场所或拥挤密闭空间等明显和过度的恐惧或焦虑,在这些情况下,患者逃跑可能非常困难,或者当时可能得不到有效的帮助。

2. 由于害怕特定的负面结果(如害怕惊恐样症状的发作、其他丧失能力或令人尴尬的身体症状),一直对这些情况感到过分焦虑。

3. 总是主动回避广场恐惧情况,需要人陪伴或带着强烈的害怕、焦虑去忍受。

4. 症状与广场恐惧情况和社会文化环境所造成的实际危险不相称。

5. 症状通常持续至少几个月。

6. 症状显著影响社会功能。

(二) 鉴别诊断

1. 境遇性特定恐惧 境遇性特定恐惧与本病有时难以鉴别,因两者都可能有惊恐发作和情景性回避。但境遇性特定恐惧在发病初期并无自发的惊恐发作,以后也没有出现反复发作的、不可预测的惊恐发作。

2. 躯体疾病和精神活性物质滥用伴发的广场恐惧 病史及相应的体检和实验室检查有助于鉴别诊断。

【治疗】

对于单纯的广场恐惧症的治疗,一般采取以心理治疗为主、药物治疗为辅的治疗原则,系统脱敏、暴露治疗及认知行为治疗使用得较为广泛。一些具有抗焦虑作用的新型抗抑郁药(如 SSRIs)对该症有效,短期服用苯二氮䓬类药物也可减少焦虑症状。对于具有惊恐发作的广场恐惧症,建议两者同时治疗。

第六节 特定恐惧症

特定恐惧症(specific phobia,SP)是指当个体暴露在一个或多个特定的物体或情况下,持续出现的不合理的、过度的恐惧或焦虑,并出现相应的心理、生理反应和主动性回避的一组精神障碍。

该症患病率为1%~9.2%。女性患病率要高于男性。一般起病于儿童时期,儿童居多。2019年我国流行病学研究显示,该症在普通人群的年患病率为2%,居焦虑障碍之首。

【病因】

该症产生的原因是多方面的,对此有多种解释,如社会学习理论、精神分析理论、行为主义理论等。一般认为,恐惧情绪的产生取决于与生俱来的先天素质(如个性胆怯、脆弱)、个体的心理特点和后天的社会生活经验等的影响。

【临床表现】

主要表现为对特定物体或特定情境表现出强烈的、不合理的害怕或厌恶,绝大多数患者选择回避,如果实在回避不了,则带着强烈的恐惧,焦虑、痛苦地忍受。回避后,常影响患者的日常生活。

患者恐惧对象常相对固定,如害怕见到某种小动物、害怕血液、害怕雷电等,而对其他多数公共场所并不害怕。

当暴露于其所恐惧的对象时,患者可表现为认知、情感、行为、运动和生理的明显异常反应。有时出现"灾难性反应",极度恐慌伴自主神经功能紊乱,出现心搏加速、面色煞白、多汗、小便不能自主控制等。

主要临床类型:单纯恐惧症(如动物恐惧、血制品恐惧)、幽闭恐惧症、恐高症。

【诊断与鉴别诊断】

(一) 诊断要点

1. 特定恐惧症的特征是当暴露在一个或多个特定的物体或情境下时,持续出现明显和过度的恐惧或焦虑,这种情绪发生的程度与实际危险并不成正比。

2. 尽一切可能对恐惧的对象或情境采取主动回避方式,或带着强烈的恐惧或焦虑情绪去忍受。

3. 症状持续至少几个月。

4. 症状导致显著社会功能损害。

(二) 鉴别诊断

1. 疑病症 也可出现恐惧情绪,如担心患癌症或怕传染疾病,但多是对个体健康的关注。SP所恐惧的情境是来自外界的,如害怕医疗操作或害怕去特定医疗场所。

2. 伴有广场恐惧的惊恐障碍 情境性恐惧症与之难以鉴别,两者均可有惊恐发作和情境性回避。SP的焦虑局限于特定的客体和情境,不存在广泛性焦虑,在发病初期并无自发的惊恐发作,以后也没有反复出现的、不可预测的惊恐发作。

【治疗】

主要采取心理治疗,药物治疗只是辅助治疗,甚至许多病例不需要药物干预。

基于暴露的认知行为治疗被认为是该症的一线治疗方法。近年来,采用虚拟现实暴露疗法也有不错的临床疗效。

药物不作为一线治疗,但患者的恐惧情绪非常明显时,一些药物如苯二氮䓬类、β受体阻滞剂等临时或短期服用,可缓解部分症状。

推荐阅读

1. 吴文源. 焦虑障碍防治指南[M]. 北京:人民卫生出版社,2010.
2. 美国精神医学学会. 精神障碍诊断与统计手册[M]. 5版. 张道龙,译. 北京:北京大学出版社,2015:181-225.
3. HUANG Y,WANG Y,WANG H,et al. Prevalence of mental disorders in China: a cross-sectional epidemiological study[J]. Lancet Psychiatry, 2019,6(3):211-224.
4. GAEBEL W,ZIELASEK J,REED G M. Mental and behavioural disorders in the ICD-11: concepts, methodologies, and current status[J]. Psychiatr Pol,2017,51(2):169-195.
5. DEMARTINI J,PATEL G,FANCHER T L. Generalized Anxiety Disorder [J]. Ann Intern Med,2019,170(7):ITC49-ITC64.

第七章 创伤与应激相关障碍

陈 华

第一节 概 述

应激在我们的日常生活中无处不在,它可帮助我们应对挑战、对抗疾病。然而,当应激反应过度强烈或者持续时间过长,则会成为病理状态。当个人遭遇天灾人祸等重大创伤性生活事件后,这些影响对个体的社会功能和人际交往包括身体都造成一定影响时,即构成应激障碍。

应激相关障碍(disorders specifically associated with stress)的发生与暴露于一个或一系列应激性或创伤性事件或不良经历直接相关,尽管并非所有个体暴露后均会产生精神障碍,但经历的应激事件是本组障碍发生的前提条件。如适应障碍的应激事件可以为正常生活事件(如离婚、社会经济问题和丧亲等),创伤后应激障碍需经历威胁性或恐怖性的重大事件。

《国际疾病分类(第 11 版)》(ICD-11)将急性应激障碍(acute stress disorder,ASD)改为急性应激反应(acute stress reaction,ASR),并取消了"急性应激反应"的疾病诊断,ICD-11 认为刚经历创伤事件后的正常反应也可表现为急性应激反应,因此将这种状况归为"列出原因的非疾病或非障碍性临床状况部分"。ICD-11 还在应激相关障碍下新增加了"复合性创伤后应激障碍(complex posttraumatic stress disorder,CPTSD)",将其作为与 PTSD 并列的一个诊断单元。

应激相关障碍发病率高,一项涉及 24 个国家的研究显示,70.4%的个体一生中至少经历过 1 件创伤事件,之后大约有 10% 的个体最终将患 PTSD。女性患病率约为男性的 2 倍,甚至更多。

第二节 急性应激反应

急性应激反应(acute stress reaction,ASR)是指由突如其来且异乎寻常的强烈创伤事件所引起的一过性反应,常在几小时或几天内消退。急性应激反应的临床表现有较大的变异性。主要表现为有强烈恐惧体验的精神运动性兴奋或精神运动性抑制,行为有一定的盲目性,部分患者可能存在意识不清。该病的病程短暂,一般几小时至 1 周内症状消失,最长不超过 1 个月,恢复后对应激事件可有部分或大部分遗忘,预后良好。

【病因】

突如其来且超乎寻常的威胁性生活事件和灾难,剧烈的超强精神创伤或生活事件,如严重的交通事故、亲人突然死亡尤其是配偶或子女、遭受歹徒袭击或家庭财产被抢劫、重大的自然灾害(强烈地震、山洪暴发、火灾、战争、隔绝状态)等,均可成为直接病因;以及个人的社会文化背景,人格特点、教育程度、智力水平及生活态度和信念等,对急性应激反应的发生与发展、病程和临床表现均有不同程度的影响。当精神刺激因素达到一定的强度,超过个人的耐受阈值,即可造成强烈的情感冲击,使个人失去自控能力,产生一系列精神症状。

急性应激导致的交感神经系统和下丘脑-垂体-肾上腺轴的激活使个体从目标导向行为转换为习惯化行为,个体的认知灵活性降低,对突显性刺激的加工增强,高水平的去甲肾上腺素、多巴胺和皮质醇的释放使大脑从理性、由前额叶控制的状态转变为反射性、由杏仁核和其他皮层下结构控制的状态。Kaplan 将应激反应后果归纳为 3 期:第 1 期为冲击期,当个体遭受应激后,处于一种"茫然"休克状态,表现为一定程度的定向力障碍和注意分散,一般持续数分钟到数小时,这就是本病急性期临床症状的主要发生机制;第 2 期以明显的混乱、模棱两可及变化不定为特点,并伴有情绪障碍,如焦虑、抑郁、易激惹等表现;第 3 期为长期的重建和再度平衡。

【临床表现】

急性应激反应的临床表现有较大的变异性。创伤事件为直接原因,急性起病,在遭遇创伤事件后立刻(1 小时之内)发病。表现有强烈恐惧体验的精神运动性兴奋,如紧张、恐惧、惊恐性的自主神经系统症状,包括心动过速、出汗、脸面潮红、呼吸急促等;或精神运动性抑制,包括目光呆滞、表情茫然、情感迟钝、呆若木鸡、对外界刺激毫无反应、呈木僵状态或亚木僵状态;严重时可以出现意识模糊状态,主要表现为定向障碍、注意力狭窄。患者大多有强烈情感反应,难以交流,时有自发言语,但无目的性,偶有冲动,可出现片段幻觉。恢复后对应激事件可有部分或大部分遗忘,预后良好。

急性应激反应病程短暂,一般在异乎寻常的应激源的刺激下几分钟内就可以出现,症状一般可在 2~3 天后开始减轻,通常在 1 周内可缓解,一般不超过 1 个月,预后良好。如果处理不当,症状持续超过 1 个月,可有 20%~30%的人由急性应激反应转为 PTSD。

第三节 创伤后应激障碍

创伤后应激障碍(posttraumatic stress disorder,PTSD)指因为受到超常的威胁性、灾难性的创伤事件,而导致延迟出现和长期持续的心身障碍。PTSD 总的患病率为 1.0%~2.6%。大多数患者在遭遇创伤事件 1 个月后至半年内发病,可在 1 年左右治愈。少数可持续多年不愈,或转变为持久的人格改变。创伤事件是 PTSD 诊断的必要条件,但不是充分条件,虽然大多数人在经历创伤事件后都会出现程度不等的症状,研究表明只有部分人最终成为 PTSD 患者。ICD-11 的诊断标准中对 PTSD 核心症状(再体验、刻意回避、过高警觉)的定义更为明确和精细,其中社会功能受损成为诊断 PTSD 的要素之一。

【病因】

异乎寻常的创伤事件(如自然灾害和人为灾害,包括战争、严重事故、性侵害、目睹他人惨死、身受酷刑等)是本病发生的直接原因。创伤性事件是指创伤经历幸存者遭遇真正的或者被威胁的事件,如对生命产生极大的威胁,对躯体产生极大的伤害和遭遇性暴力等。

应激状态下的神经内分泌变化错综复杂,神经影像学研究发现前额叶功能减弱时,对杏仁核的调节和控制作用减弱,导致杏仁核对恐惧性的反应过度增强,而海马本身的损害及与前额叶、杏仁核之间联系的失调主要参与了 PTSD 患者的陈述性记忆的损害过程。

【临床表现】

PTSD 表现为在重大创伤事件后出现一系列特征性症状,主要包括:

1. 再体验创伤性事件　创伤性体验的反复重现又称"闪回",是指与创伤有关的情景或内容在患者的思维、记忆中反复地、不自主地涌现,是 PTSD 最常见也是最具特征性的症状。再体验并不仅仅是回想起创伤事件,而是此时此地体验到创伤事件再次发生。反复思考创伤事件和回忆当时的情感体验并不属于再体验。再体验通常伴随有强烈的或压倒性的情绪,如恐惧或震惊,以及强烈的躯体症状。

2. 刻意回避　回避的对象归纳为 2 类:内在回避(对关于

创伤事件或与其高度相关的思想、记忆等的主动回避）和外在回避（对引起创伤事件联想的人群、谈话、活动或情景等的回避）。ICD-11 中关于回避的定义更为详细和具体，如个体为避免接触到创伤相关提示，可能会选择改变生活环境（搬到别的城市或换工作）。

3. 过高警觉　个体持续感受到过高的现实威胁，例如对突发的噪声等刺激表现出过分的惊跳反应。过度警觉的个体总是在防范危险，在特定的情况下通常会感到自己或周围的人处于紧迫的威胁中。他们可能会通过新的行为方式来保证自己的安全（例如不会背对着门坐、反复看汽车的后视镜）。

PTSD 常见临床表现也可能包含：①广泛的烦躁不安，分离性症状，躯体化不适主诉，消极意念及行为，社交退缩，为避免再体验到创伤事件或为缓解自己创伤相关情感体验而过度使用酒精或药物，遇到创伤相关的提示或记忆时表现出明显的焦虑症状（包括惊恐发作和强迫思维或强迫动作）。②PTSD 患者的情绪体验通常包含愤怒、羞愧、悲伤、屈辱或内疚（包含幸存者负疚感）。除核心特征外的其他特征不仅包含了创伤性神经症的表现，也包含了抑郁、内疚、羞愧甚至消极言行等创伤性情感障碍的表现。

【诊断与鉴别诊断】

关于 PTSD 诊断标准中的应激源标准，要求患者清楚体验到创伤性事件；在 ICD-11 中对起病时间的定义为发生在暴露于创伤事件或情境后，更符合临床实际；对病程则规定产生特征性的症状且至少持续几周，不再限定具体病程，描述更为灵活，并强调了症状的严重程度标准：即障碍导致个体的人际、家庭、社会、教育、工作或其他重要方面的功能明显受损，只有通过很多额外的努力才可能使功能得以维持。

虽然很多应激性事件对个体心理状态会造成影响，但并不一定都符合 PTSD 诊断所需的对创伤事件的要求。此外，PTSD 一般不在创伤后立即发病，常经过数天、数周或数月的潜伏期，然后发病，具有 PTSD 所特有的临床症候群，病程要超过 1 个月以上，才能诊断为 PTSD。

另外，PTSD 的诊断评估非常重要，目前认为较好的方法是结合结构性访谈和自评问卷。多元化的方法特别有助于鉴别一些否认或夸大症状的患者。PTSD 的评估量表包括：简明创伤后障碍访谈、事件影响量表-修订版、创伤后应激的宾思量表、与战争有关的 PTSD 密西西比量表、创伤后诊断量表、PTSD 检测表、大卫德森创伤量表、创伤症状问卷、明尼苏达第二版的肯恩 PTSD 量表等。

【治疗】

药物治疗和心理治疗都可对 PTSD 起效，根据患者的治疗意愿及可获得性来制定治疗方案。

（一）心理治疗　PTSD 的行为治疗则试图通过暴露来减少症状。认知行为治疗（cognitive behavioral therapy，CBT）包括认知治疗和行为治疗，而且常会结合其他治疗方法，如教育和应对技巧训练。

针对 PTSD 的暴露治疗方案通常包括患者回忆创伤性事件（想象暴露法），和/或直面可使其想起创伤性事件但没有危险的现实场景（即真实情景暴露治疗）。通过暴露再次体验创伤，可加强患者处理相关情绪的能力，从而减轻创伤痛苦。虚拟现实暴露（VRE）可能对 PTSD 有效，VRE 提供的沉浸式体验尤其适合难以进入治疗状态的高度回避患者。眼动脱敏与再加工（EMDR）疗法属于 CBT，其在暴露过程中整合了眼球扫视运动，对 PTSD 有效。人际治疗和正念减压治疗也有一定疗效，可考虑将其用于不愿意接受暴露治疗的患者。

（二）药物治疗　PTSD 药物治疗通常对减轻过度觉醒和心境症状（易激惹、愤怒、抑郁）最有效，而对再体验、情绪麻木和行为回避的疗效欠佳，但个体疗效差异通常比不同疗法之间的差异更显著。哌唑嗪对睡眠紊乱和梦魇有明确的治疗效果，选择性 5-羟色胺再摄取抑制剂（SSRIs，如帕罗西汀、舍曲林）和部分第二代抗精神病药（如喹硫平）针对具体精神症状有部分缓解作用。

第四节　复合性创伤后应激障碍

复合性创伤后应激障碍（complex posttraumatic stress disorder，CPTSD）是 ICD-11 在应激相关障碍下新增加的疾病诊断，并将其作为与 PTSD 并列的一个诊断单元。CPTSD 暴露的创伤事件更为极端，持续时间长或反复出现，例如：种族灭绝的大屠杀、奴役、持久的家庭暴力、反复遭遇童年期性虐待或躯体虐待等，患者往往难以逃脱这些创伤事件。CPTSD 的诊断要点不仅包含 PTSD 所有的临床特征（再体验、刻意回避、过高警觉），还包含其他特征，如严重且广泛的情绪调节问题、对自身的持续负性评价及持续难以维持关系。PTSD 和 CPTSD 症状表现也有一定重叠，可能存在相似的发病因素，但也有研究表明经历童年期躯体虐待、童年期性虐待、成年期躯体虐待及失业这 4 种类型的创伤性事件尤其是经历童年期性虐待后更易发展为 CPTSD。CPTSD 患者在情感调节困难、负性认知和难以维系亲密关系这 3 个方面的症状更为突出。治疗类似 PTSD。

第五节　延长哀伤障碍

亲人的离去几乎对每个人来说都是痛彻心扉的打击，特别是与我们有亲密关系的个体，约 10%的个体在经历亲人去世后达到延长哀伤障碍（prolonged grief disorder，PGD）的诊断标准。此外，年龄越大，PGD 患病率越高，PGD 也不同于抑郁发作，因为其症状主要关注在失去亲人这方面，而抑郁发作的思维和情感反应则涉及生活的各个方面。

PGD 诊断要点：①在配偶、父母、孩子或关系亲密的人去世后极度哀痛。②持续的广泛的哀伤反应，特征为渴望再见到已故者，持续地关注已故者并伴随有强烈的痛苦情感。主要表现为悲伤、内疚、气愤、否认、责怪，难以接受死亡事实，感觉失去了自身的一部分，无法体验到积极的情绪，情感麻木，难以参与到社交或其他活动中去。③哀伤反应至少持续 6 个月（在一些特定的文化背景下可能会更长)，才有可能被诊断为延长哀伤障碍。④这种障碍导致个体的人际、家庭、社会、教育、工作或其他重要方面的功能明显受损。只有通过很多额外的努力，才可使功能得以维持。亲身经历失去亲人后的居丧反应不一定导致延长哀伤障碍，也可能会发展为PTSD和抑郁发作，但PTSD必须具备再体验创伤性事件等核心症状。如果所经历的丧亲是所爱之人因创伤性事件所致的死亡，个体可能同时发展为PTSD和PGD。治疗包括支持、咨询等一般心理治疗技术的应用，也可采用复杂哀伤治疗(CGT)等，旨在帮助患者适应和回归日常生活。

第六节　适应障碍

适应障碍(adjustment disorder)是一种出现于明显的生活改变或应激性事件之后，产生以烦恼、抑郁等为主的情绪障碍，适应不良的行为障碍或生理功能障碍，同时伴社会功能受损的异常状态。

【病因】

适应障碍的发生与应激性事件存在一定的时序关系，通常在应激性事件或生活改变发生后1个月内起病。可发生于任何年龄，多见于成年人，女性略高于男性。适应障碍多数随着事过境迁，应激源的消除或者经过调整形成了新的适应，相关症状随之缓解，但也有可能仅仅为一种暂时性的缓解，今后遇到其他生活变化、生活事件或困难处境还有可能再次发生，这取决于患者的性格、应对及防御方式、社会适应能力等方面的缺陷是否得到弥补或改善。

【临床表现】

适应障碍一般发生在生活变化或生活事件的适应阶段，症状也较其他应激性障碍轻得多。临床表现以情绪问题为主要临床相，如烦恼、不安、抑郁、不知所措、感到对目前处境不能应付、因无从计划而难以继续、胆小害怕、不注意卫生、生活无规律等，同时有适应不良的行为(如不愿与人交往、退缩等)和生理功能障碍(如睡眠不好、食欲缺乏等)。此外，极少数患者可能出现意外举动或突发暴力行为。

【诊断与鉴别诊断】

ICD-11对适应障碍症状的描述及社会功能损害的描述更为具体化，提高了适应障碍临床诊断的一致性。适应障碍的诊断要点为：

1. 患者对一种可确定的社会心理应激源或多重应激源表现出非适应性反应，通常发生在应激源出现后的1个月之内。

2. 对应激源的非适应性反应主要表现为过分关注应激源或其导致的后果，包括过度地担心，反复、痛苦地思考应激源或反思其带来的后果。

3. 对应激源的非适应性反应导致患者人际、家庭、社会、教育、工作或其他重要方面的功能明显受损。如果功能保持，肯定是额外付出了显著的努力。

4. 一旦应激源及其带来的后果终止，这些症状将在之后的6个月内消失。

5. 这些症状的特异性或严重程度不符合其他精神与行为障碍(如PTSD、抑郁发作或焦虑障碍)的诊断标准。ICD-11不再为适应障碍划分亚型，极大简化了诊断分类，减少了本组疾病之间的共病率，提高了诊断分类的临床适用性。

【治疗】

适应障碍的治疗原则以减少或消除应激源，解除症状，提供支持，重建适应方式为主。治疗方法以心理治疗-适应环境为主，必要时辅以小剂量抗焦虑、抗抑郁药治疗。

推荐阅读

1. 苏珊珊，黄晶晶，王振，等. ICD-11精神与行为障碍(草案)关于应激相关障碍更新进展[J]. 中华精神科杂志，2018，51(1)：9-12.
2. 张红霞，徐俊冕. 创伤后应激障碍诊断的研究进展[J]. 世界临床药物，2019，40(5)：359-363.
3. BOELEN P A，SPUIJ M，LENFERINK L I M. Comparison of DSM-5 criteria for persistent complex bereavement disorder and ICD-11 criteria for prolonged grief disorder in help-seeking bereaved children[J]. J Affect Disord，2019，250(33)：71-78.

第八章　强迫及相关障碍

黄　啸

第一节　概　述

强迫及相关障碍的核心表现为强迫观念或强迫行为，或两者同时存在。强迫观念(obsession)是指反复进入头脑中的、不需要的、闯入性的想法、怀疑、表象或冲动。患者常认为这些闯入性思维是不可理喻或过分的，不仅与自己的价值观相违背，也令人痛苦，并试图抵制它们。强迫行为(compulsion)是重复的行为或者心理活动，继发于强迫观念，受其驱使而实施。强迫行为既可表现为某种可被觉察的外显性行为(如检查门是否锁好)，也可以表现为某种不被觉察的内隐性心理活动(如在心里重复某个特定的短语)。

第二节　强迫障碍

强迫障碍(obsessive compulsive disorder)也称强迫症,平均发病年龄为19~35岁。56%~83%的强迫障碍至少共患一种其他精神障碍。它是一种多维度、多因素疾病,病前人格、遗传风险、心理因素、环境因素都有影响。它也是致残性较高的疾病,对婚姻、职业、情感、社会功能都有影响。2019年黄悦勤等报道,我国强迫障碍的年患病率为1.63%;世界范围内报道的强迫障碍终生患病率为0.8%~3.0%。

【病因】

强迫障碍的病因复杂,可以明确的是强迫障碍发病的社会-心理-生物模式具有鲜明特征,独立于其他任何精神疾病。遗传研究发现,强迫障碍呈家族遗传性。强迫障碍的神经生化研究主要围绕5-羟色胺(5-HT)、多巴胺(DA)和谷氨酸(Glu)三个系统的假说。其中,5-HT系统功能异常是强迫障碍发病机制中最为公认的假说之一。多种脑影像学研究技术已用于强迫障碍的病理机制相关研究,发现眶额皮层-纹状体-丘脑环路,主要包括眶额皮层、前扣带回、纹状体和丘脑,近年来被发现与强迫障碍的病理生理机制密切相关。近期及远期的社会心理因素在强迫障碍的发病中也起了重要的作用,近期社会心理因素常常成为强迫障碍发病的扳机或促发因素,远期社会心理因素则成为患病的心理素质和人格易感因素。

【临床表现】

强迫障碍的临床特点是以闯入性的和反复的想法、观念、冲动、意象(强迫思维)及重复的仪式/强迫行为来减轻内心不安,而重复仪式性行为随之得到负性强化的过程。这一过程既增加了强迫行为发生的概率,也增加了进一步出现强迫思维的可能性。强迫障碍的两个核心表现是:重复与纠缠。所谓重复,是患者花费了大量时间和精力反复做一件事,而达成的效果与付出远远不成比例。所谓纠缠,是指同一个想法或者念头在脑子里不断出现,明知过分或者毫无必要,却挥之不去。重复和纠缠最终造成患者产生强烈的心理痛苦,以及个人生活与工作能力的损害。

【诊断与鉴别诊断】

(一)诊断标准　根据《国际疾病分类(第11版)》(ICD-11),强迫障碍的诊断需要符合以下标准:强迫障碍的特征是持续存在强迫思维或强迫行为,抑或两者都有。强迫思维是指反复、持续、侵入性和不必要的想法、冲动及意向,往往会引起焦虑。个体试图忽略或压抑强迫思维,或用强迫行为来中和他们。强迫行为是一种重复性行为,包括重复的精神活动。个体感到重复行为和精神活动是作为应对强迫思维或根据必须严格执行的规则,又或者是为了获得一种"完整"感而被迫执行的。确诊强迫障碍要求强迫思维或强迫行为必须是耗时的(例如,每天消耗1小时以上),并导致个人、家庭、社交、学习、职业或其他重要方面的严重困扰或重大损害。

(二)鉴别诊断

1. 精神分裂症　部分精神分裂症患者存在强迫症状,鉴别诊断主要依靠患者的强迫症状是否与环境、现实保持一致,患者有无自知力、是否引起痛苦,以及患者有无精神分裂症的其他精神病性症状。

2. 强迫型人格障碍　强迫型人格障碍的强迫症状是自幼人格成长形成,起病于青少年,社会功能保持良好。强迫障碍的临床症状明显,社会功能明显受损。

【治疗】

应根据疾病的严重程度和治疗情况,确定适合患者的治疗目标:强迫障碍显著减轻,社会功能基本恢复;症状减轻到对社会功能和生活质量影响较小;对于难治性强迫障碍患者,应最大限度减少症状的频率和程度,尽可能让患者接受带着症状生活。让患者愿意接受持续治疗。医师应根据患者的具体情况,选择药物治疗、心理治疗、物理治疗或者联合治疗。

药物治疗是强迫障碍的最主要治疗方法之一。现有研究证据支持强迫障碍一线治疗药物(选择性5-羟色胺再摄取抑制剂,SSRIs)的总体疗效相似,但不同的患者可能对药物的疗效有较大的个体差异。选择治疗药物时,应考虑到患者的安全性、既往治疗效果、对不良反应的耐受性、潜在的药物相互作用和当前的共患躯体疾病。氯米帕明为传统的三环类药物,有荟萃分析提示氯米帕明的疗效优于SSRIs,但是优效性微弱,潜在的心脏毒副反应,包括QTc间期延长、抗胆碱能不良反应(包括口干、便秘、尿潴留和心动过速),以及潜在的直立性低血压、恶性综合征和转躁风险。

联合用药增效治疗方案:若足量、足疗程的单药治疗方案疗效欠佳,可以考虑联合用药增效治疗方案。抗精神病药单药治疗不作为强迫障碍的常规治疗。SSRIs联合非典型抗精神病药可以增加疗效,常用的有阿立哌唑(5~20mg/d)、奥氮平(2.5~10mg/d)、喹硫平(150~450mg/d)。

心理治疗主要包括暴露与反应预防疗法(exposure with response prevention,ERP)、认知治疗、行为治疗、精神动力学治疗等。暴露包括现实暴露和想象暴露。反应预防是预防/阻止原来使用缓解焦虑、恐惧等情绪的反应,包括回避、仪式化行为、仪式化思维等。认知治疗是通过改变患者不良认知,从而有效阻断这些不合理思维引发的痛苦情绪和行为,并通过反复地训练这种新的认知图式达到治疗的目的。

对于难治性强迫障碍患者,还可根据具体情况,选择性采用改良电休克及经颅磁刺激。神经外科手术被视为治疗强迫障碍的最后一个选择,因其存在痉挛发作、感觉丧失等不良反应,必须严格掌握手术指征。

第三节　其他相关障碍

1. 躯体变形障碍　躯体变形障碍(body dysmorphic disorder)是强迫相关障碍,临床特征是患者对轻微的或自己想象的外表缺陷予以过度的关注,这种先占观念给患者造成巨大痛苦和不同程度的社会功能损害。此类患者往往自知力不足，常会拒绝精神科诊治。药物和心理治疗有一定疗效，外科手术需进一步验证。

2. 疑病症 疑病症(hypochondriasis)是坚信自己得了某种疾病，即形成有关患病的超价观念，只采信甚至放大支持其推断的证据，忽视、否认相反的证据。药物治疗原则为对症处理，长期疗效取决于治疗过程中医患的互动。

3. 囤积障碍 囤积障碍(hoarding disorder)是以持续的难以丢弃物品为主要表现的精神障碍。患者不顾物品的实际价值而将其攒在自己居住的地方，造成生活区域杂乱不堪，患者因此感到痛苦，却无法控制。此类患者自知力不足且缺乏治疗动机，缺乏证据充分的有效治疗方法。

4. 拔毛癖 拔毛癖(trichotillomania)是以反复拔除自己或他人的毛发为主要表现的一种强迫相关障碍。患者常常因此导致斑秃或脱发，感到焦虑和痛苦，并影响正常的社会功能。药物治疗可以改善部分症状，合并行为治疗，效果更佳。

5. 抓痕障碍 抓痕障碍(skin picking disorder, SPD)患者常以反复搔抓皮肤而造成皮损，患者因此痛苦，并试图停止搔抓。一般发生在独处或仅有家人在场时，可以是无意识的行为。缺乏长期随访研究，心理治疗被认为有效。

推荐阅读

1. 闫俊，李凌江，季建林，等. 强迫障碍诊疗概要[J]. 中国心理卫生杂志，2014，28(4)：308-320.
2. STEIN D J, COSTA D L C, LOCHNER C, et al. Obsessive-compulsive disorder[J]. Nat Rev Dis Primers, 2019, 5(1): 52.
3. HIRSCHTRITT M E, BLOCH M H, MATHEWS C A. Obsessive-Compulsive Disorder: Advances in Diagnosis and Treatment[J]. JAMA, 2017, 317(13): 1358-1367.

第九章 分离性障碍

陈 华

分离性障碍(dissociative disorder)的特征是在以下一种或多种如身份、感觉、知觉、情感、思想、记忆、对身体动作或行为的控制正常整合过程中的非自愿中断或无法延续。中断或无法延续可能是完全的，但更常见的是部分的，并且可能随着时间的推移而变化。分离障碍的症状不是由于药物或精神活性物质的直接影响(如咖啡因脱瘾症状)，不是某种精神行为或神经发育障碍、睡眠障碍、神经系统疾病或其他健康状况引起的改变，也不是文化影响、宗教或修行的一部分。

在临床上，分离性障碍可表现为：分离性神经症状障碍、分离性失忆、人格解体/现实解体障碍、朦胧状态、持续朦胧状态、复杂的分离性侵入性障碍、多重人格障碍、继发性分离综合征。

继发性分离综合征是分离性障碍中的一类综合征，其特征是存在明显的分离症状(如人格解体、去人格化)，根据病史、体格检查或实验室发现的证据，被认为是器质性原因导致的直接病理后果。

【临床表现】

人格解体是一种持续或反复出现的与自身分离或疏远的感觉。出现人格解体的个体可能报告感觉自己像个机器人或好像身处梦境，或像观看电影中的自己。人格解体的个体可能诉其感到自己是自身精神活动或躯体活动的一个旁观者。现实解体是一种与周围世界分离或不真实的主观感觉，例如感觉人或物是不真实的、梦样的、模糊的、没有生机的或视觉上扭曲的。

1. 人格解体/现实解体障碍(depersonalization/derealization disorder, DDD) 患者常见5个独立症状群：对自我的不真实感，定义为感觉脱离了自己的身体、精神和思维；知觉改变，包括视觉、触觉和躯体感觉歪曲；情绪麻木，以情感、疼痛和意志迟钝为特点；异常的主观回忆，包括对时间和相关意象的不连贯体验；疏远周围事物，对所处环境置身事外，无身临其境感。

2. 分离性身份识别障碍 人格的完整统一性障碍，一个人在不同时间、空间有不同的“自我”或“他我”。心理学上常根据分离的身份多少，称为双重人格或者多重人格。分裂出的人格之间可以知道彼此的存在，也可以不知道，后者会导致严重的“遗失时间”现象。多重人格患者的每一个人格都是稳定、发展完整、拥有各自的思考模式和记忆的。

3. 分离性遗忘症 个体的记忆丧失并非由可识别的器质性病变引起。无法回忆起重要的个人信息，包括创伤性或应激性的经历，但并非是简单的遗忘。记忆的唤起有可能是逐渐唤起的，但更常见的则是突然或自然唤起的。遗忘可以是局限性的和选择性的。

【诊断与鉴别诊断】

分离症状可以见于多种精神障碍，尤其在严重创伤患者的诊断和鉴别诊断中有很重要的意义。但是由于分离症状的表现具有隐蔽性，更因其部分症状表现出与文化高度相关的特异性，在临床上极易被忽略，本病特别要与下列疾病鉴别，如癫痫、应激障碍、精神分裂症、诈病、反应性精神病、做作性障碍等。另外，还要与其他的躯体疾病如颞叶癫痫、轻至中度脑外伤，以及大麻、致幻剂、氯胺酮、鼠尾草物质滥用相鉴别。

【评估】

在临床上主要有三类评估方法：量表评定、定式访谈评估和全面精神检查。

1. 量表评定　包括分离经验量表（Dissociative Experiences Scale，DES）、剑桥人格解体量表、分离问卷、分离体验问卷、分离多维量表和分离综合量表，其他一些人格量表（如罗夏墨迹测验、MMPI 等）也有助于理解患者的人格结构。

2. 定式访谈　分离障碍定式临床会谈（Structured Clinical Interview for DSM-Ⅳ Dissociative Disorders，SCID-D）可用于诊断和症状严重程度的评定。

3. 全面精神检查　需要了解在患者的过往经历、如何看待自己、其家庭情况和社会支持系统、有无关系困难和安全感评价、物质滥用、摄食障碍和相关的症状等。当患者出现下列情况时，应高度怀疑分离症状或分离性障碍的存在：短暂的意识丧失或时间缺失、不能回忆的行为、神游、无法解释的附体、无法解释的人际关系变化、无法解释的知识和技能波动、关于生活史的碎片式回忆、自发的恍惚、超常体验、感到自我的其他部分存在。

【治疗】

应以心理治疗为主，予以心理教育和支持性心理治疗，辅以必要的药物改善焦虑、抑郁、睡眠等症状。支持性治疗鼓励患者宣泄不良情绪，引导患者认识疾病的起因和性质，帮助患者分析性格缺陷，指导学习理性的应对技巧。对于大多数人格解体/现实解体障碍患者，建议进认知行为治疗；对于症状波动与情感不耐受的患者，建议采用侧重情感处理的精神动力学心理治疗。另外，团体治疗，特别是艺术治疗作为辅助治疗对于部分患者也有效。

推荐阅读

1. 胡昊，王振，苏珊珊，等. ICD-11 精神与行为障碍（草案）关于分离性障碍诊断标准的进展［J］. 中华精神科杂志，2017，50（6）：414-416.
2. World Health Organization. ICD-11 for mortality and morbidity statistic［EB/OL］.（2020-09）［2021-2-22］. https：//icd. who. int/browse11/l-m/en.

第十章　躯体症状障碍及其相关障碍

李建林

主要特征是患者反复陈述躯体症状，不断要求给予医学检查，并且无视检查结果的阴性，尽管医师反复说明其症状并无病理基础，并给予再三保证，仍不能减轻患者的忧虑和躯体症状。对患者来说，即使症状的出现和持续不愉快的生活事件、困难或冲突密切有关，但仍拒绝承认心理问题。ICD-10 将躯体化障碍、疑病症、持续性疼痛障碍、躯体形式的自主神经功能紊乱等形式命名为躯体形式障碍（somatoform disorder），但 2013 年的美国《精神障碍诊断与统计手册（第五版）》（DSM-5）则以"躯体症状及其相关障碍"（somatic symptom and related disorders）来命名，取代原来的躯体形式障碍，更直接和通俗易懂，更方便于非精神科临床医师的理解和实际应用。而 ICD-11 则以身体痛苦或身体体验障碍（disorders of bodily distress or bodily experience）命名，仅保留以身体痛苦为主要特征的躯体症状障碍，将其他相关疾病重新归类到其他疾病诊断范畴（如疑病症归类为强迫障碍）。本章以 DSM-5 的躯体症状及其相关障碍作介绍。

躯体症状障碍的诊断强调患者存在阳性症状和体征（即痛苦的躯体症状+对这些症状的异常想法、感受和行为反应），而非缺乏对躯体症状的医学解释。因为这些患者均具有这样的特点：对躯体症状过分关注的表述和解释方式，而不是单纯的躯体症状表现。因此，在躯体症状障碍的诊断标准中纳入了有关情感、认知和行为表现的评估，比单纯评估躯体症状主诉更能全面、准确地反映临床的真实情况。

第一节　躯体症状障碍

【患病率】

躯体症状障碍（somatic symptom disorder）的患病率不清楚，但普通成年人群的患病率估计为 5%～7%，女性多于男性。在老年患者中，躯体症状共病内科疾病很常见，因此在老年患者中可能会漏诊躯体症状障碍，其原因不外乎是某些躯体症状（如疼痛、疲劳）被认为是正常老化的一部分，或者是因为老年人对疾病的担忧是"可以理解的"，因为他们患病和用药的比例较年轻人多。

需要注意的是，在儿童青少年最常见的躯体症状是反复腹痛、头疼、乏力与恶心。与成人相比，单一的症状在儿童身上更为常见。青春期前的少儿可以出现躯体主诉的症状，但很少会担忧"疾病"。家长对症状的反应很关键，因为它可以决定痛苦的程度。家长对症状的解释可以决定儿童是否上学和求医。

【临床表现】

患者一般同时存在多项躯体症状并给其带来痛苦，或导致日常生活的显著受损。有时只有一项严重的症状存在，最常见的是疼痛。症状可能是具体的（如局部疼痛）或相对非特异性的（如疲劳）。这些症状有时代表的是正常的身体感觉或不适，并非意味着是严重的疾病。

症状可能会与其他疾病相关或不相关。躯体症状障碍的诊断和同时存在的内科疾病并不相互排斥，并且它们往往是共存的。躯体症状障碍患者对于疾病的担忧往往到了过于焦虑的程度，即认为自身的症状太过危险、有害或麻烦，经常将健康想到最坏的程度。即使有相反证据，一些患者仍担心其躯体症状有严重后果。严重的患者可能将其健康问题作为其生活的主要内容，成为自己的身份特点，并主导其日常生活状态。

这类患者特别痛苦，主要关注躯体症状及其意义，生活质量往往受损，包括身体上和精神上，严重者会导致无价值感。即使提供高水平的医疗保健服务，也很难缓解患者对疾病的关注。因此，患者可因为相同的症状反复求医。医疗干预对这些人往往无效，甚至新的干预措施可能只会加剧主诉的症状。部分患者似乎对药物的不良反应异常敏感，甚至认为给其做的医学检查和治疗均是不恰当的。

【诊断】

1. 有1项或多项躯体症状，给患者带来痛苦或导致日常生活的显著受损。

2. 患者存在对躯体症状的过度想法、感受和行为，或对健康的担忧，表现为下述至少1项症状：对自己症状的严重程度表现为不恰当的或持续性的关注，和/或对健康或症状表现为持续高水平的焦虑，和/或对这些症状或健康担忧花费过多的时间和精力。

3. 尽管某些躯体症状并不会持续存在至今，但有症状的状态是持续的（一般大于6个月）。

【鉴别诊断】

1. 惊恐障碍　惊恐障碍在急性发作期可出现躯体症状和与健康相关的焦虑，但躯体症状障碍、焦虑和躯体症状持续时间更长。

2. 广泛性焦虑障碍　广泛性焦虑障碍患者会担忧各种事件、情景或活动，也可能只是担忧其健康，主要关注的并不是常见的躯体症状或害怕疾病，而这是躯体症状障碍的特点。

3. 抑郁障碍　抑郁障碍常伴有躯体症状。不过，可通过抑郁的核心症状，如心境低落（焦躁不安）和快感缺乏来鉴别抑郁障碍和躯体症状障碍。

4. 疾病焦虑障碍　如果患者过度担忧其健康，但没有或只有很少的躯体症状，则考虑疾病焦虑障碍更恰当。

5. 转换障碍（功能性神经症状障碍）　表现为功能丧失（如某一肢体），而躯体症状障碍，重点在于特定症状所致的痛苦。

6. 妄想障碍　躯体症状障碍患者的那种可能反映严重潜在疾病躯体症状的信念一般达不到妄想的程度。妄想障碍的躯体亚型，其躯体症状信念和行为较躯体症状障碍所见到的要更加严重。

7. 身体变形障碍　这类患者对其外表上的缺陷表现出过分关注或先占。而躯体症状障碍患者关注的不是外表缺陷而是躯体症状，它反映了对潜在疾病的害怕。

8. 强迫障碍　躯体症状障碍患者可反复出现有关躯体症状或疾病的想法，但烦恼程度较轻，并且患者不会有强迫障碍中所出现的旨在减轻焦虑的相关重复行为。

【治疗】

处理原则是减轻症状与痛苦，不是寻找病因和治愈。即帮助患者应对躯体症状和减轻情绪的苦恼，最大限度地恢复功能。因此，良好、相互信任的医患关系至关重要，适当的解释、安慰和定期的随访非常关键。必要的心理治疗和抗抑郁与抗焦虑药可以考虑。

第二节　疾病焦虑障碍

【患病率】

亦称疑病症（hypochondriasis），根据社区调查和人口普查样本资料，健康焦虑和/或认为自己有疾病的年患病率在1.3%~10%。在急诊患者中，年患病率为3%~8%。男女患病率相似。需要提醒的是，在ICD-11中将该障碍归在强迫相关障碍中。

【临床表现】

患者必须要有罹患某种严重但未确诊疾病的先占观念。躯体症状一般并不存在，即使有，也只是轻微的。详细的体格检查与实验室检查并不能证实患者所担忧的严重疾病。如果患者的担忧可能来自非病理性的生理体征或感觉，则其痛苦并非主要源于躯体不适本身，而是来自患者对不适（如疑似医学诊断）的含义、特点以及原因的焦虑。即使存在某一体征或症状，但往往是一种正常的生理感觉（例如直立性眩晕）、良性自限性功能障碍（例如短暂的耳鸣）或者一般不会被认为是疾病的身体不适（如嗳气）。即使存在某一种可诊断的疾病，但患者的焦虑和先占观念明显过度，并且与疾病严重程度不成比例。

患者对患病特别警觉，对于未确诊疾病的担忧并不会因为医师的保证、诊断检查阴性或者良性病程等而有所减缓。医师的安慰、保证和减轻患者症状的努力并不会减轻患者的担忧，甚至反而会加重。对疾病的担忧可能占据患者生活的重要地位，影响日常生活，甚至可能导致残疾。他们通常反复进行自我检查（例如对着镜子检查自己的喉咙）、反复研究该疾病（例如上网查），并且不断向家人、朋友和医师寻求保证。这种持久的担忧常常引起其他人的反感，并可能导致与家庭关系的显著紧张。

【诊断】

1. 患有或得了一种严重疾病的先占观念。

2. 躯体症状不存在，或即使有，也是轻微的。如果存在其他躯体疾病或发病的高危风险（如明显的阳性家族史），这种先占观念会明显过度或不恰当。

3. 对健康存在高水平的焦虑，患者对自身健康状态特别敏感。

4. 患者表现出过度的健康相关行为（如反复检查自己的身体是否有病灶）或表现出不恰当的回避（如避免看医师或去医院）。

5. 疾病先占观念至少持续6个月,但对疾病的害怕会随着时间有所变化。

【鉴别诊断】

1. 适应障碍 与健康相关的焦虑是严重躯体疾病的正常反应而非精神障碍。这种非病理性的健康焦虑与其本身的躯体疾病明确相关,持续时间不长。

2. 躯体症状障碍 有显著的躯体症状存在,而疾病焦虑障碍的躯体症状并不多见和突出,主要是关注患病。

3. 焦虑障碍 对于广泛性焦虑障碍,个体担心多种事件、状况或活动,只有一种可牵涉到健康问题。对于惊恐障碍,个体可能关注于惊恐发作所反映出来的躯体疾病。对于疾病焦虑障碍,健康焦虑和恐惧会更具持续性。具有疾病焦虑障碍的个体可能因对疾病的关注而触发惊恐发作。

4. 强迫障碍 疾病焦虑障碍的个体可能存在关于患病的闯入性想法或相关强迫行为(如寻求保证),但疾病焦虑障碍的主要特点一般是患某种疾病,而强迫障碍的想法是闯入性的且通常关注于未来患病的恐惧。大多数强迫症患者除对疾病的恐惧外,还有其他的担心。

5. 抑郁障碍 虽然严重抑郁障碍患者会反复考虑其健康问题和过分担心疾病,但只在抑郁期间发生,因此没有必要单独作出疾病焦虑的诊断。

6. 精神病性障碍 疾病焦虑障碍者并非妄想性的且能够认识到不存在患所恐惧疾病的可能性;即使所担心的事不是现实,但却是貌似合理的。而精神病性障碍的内容更趋荒诞和怪异。

【治疗】

信任的治疗关系建立很重要,因为大部分患者不愿考虑他们的问题除了躯体因素外还会由其他因素引起。定期随访、适当保证和减少不必要的检查,以及避免过度治疗是关键。临床经验表明,选择性5-羟色胺再摄取抑制剂(SSRIs)等抗抑郁药合并舒必利治疗效果尚可,部分疾病焦虑严重或疑病观念固定的患者可合并使用小剂量的非典型抗精神病药。

第三节 转换障碍或功能性神经症状障碍

【患病率】

转换症状可以是一过性或持续性的,其中一过性的转换症状是常见的,但准确的患病率不清楚,有报道在转诊到神经科的患者中本病约占5%,女性多于男性(2~3倍);持续性转换症状的年患病率低于1‰。

【临床表现】

临床医师常使用"功能性"(代表中枢神经系统功能异常)或"心因性"(代表以一种假定的病因)来描述转换障碍(conversion disorder)或功能性神经症状障碍(functional neurologic disorder),即患者可能有一种或多种感觉或运动症状,但缺乏神经病理体征且难以解释。运动症状如乏力或麻痹,运动障碍如震颤或肌张力障碍,步态异常,肢体姿势异常。感觉症状包括感觉异常、减退,皮肤感觉、视觉及听觉缺失。

其他症状包括言语减少或缺少(发声障碍或失音症)、发声改变(构音障碍)、咽部异物感(癔症球)及复视等。

患者病前可能有多个类似躯体症状病史,或发病可能与应激或创伤事件有关。多共病分离症状,如人格解体、现实解体和分离性遗忘,特别是在症状开始或发作过程中。

【诊断】

1. 有1项或多项可变化的自主运动或感觉功能症状。

2. 临床证据显示症状与神经体征不一致。

3. 症状或问题不能很好地用其他医学或精神障碍来解释。

4. 症状或问题给患者造成临床显著的痛苦,或社会、职业或其他重要功能方面的损害,或影响医学评估。

5. 可根据病程分为急性(症状持续不足6个月)和持续性(症状持续6个月或以上)发作。

【鉴别诊断】

1. 神经系统疾病 最主要的鉴别诊断是神经系统疾病,需要做完整的神经系统检查后再做诊断,随访亦很重要,尤其患者的症状表现是渐进的。

2. 躯体症状障碍 躯体症状障碍中的躯体不适症状往往多种多样,如疼痛、头晕等,不能说与病理生理明显不符,但在转换障碍诊断中,不相符是必要条件。

【治疗】

以心理治疗为主,如疏泄鼓励、支持保证、自我松弛、催眠暗示、行为疗法等。给患者以心理治疗时,需其家属配合。有不少家属在患者发病时大惊失色,这样一来反而加重其症状。如焦虑或抑郁症状严重者,可给予抗焦虑药、抗抑郁药。有时药物暗示也可收到一定的效果。

第四节 心理因素影响的躯体疾病或其他躯体疾病

基本特征是存在一个或多个临床显著的心理或行为因素对疾病预后产生不利影响,导致患者痛苦、死亡、功能丧失的风险增高。心理和行为因素包括抑郁、焦虑、心理压力、人际交往、应对方式,以及适应不良行为等。如焦虑加重哮喘,想减肥的糖尿病患者自己控制胰岛素用量。

受心理因素影响的躯体疾病包括糖尿病、癌症、冠状动脉疾病、偏头痛、肠易激综合征、纤维性肌痛等。

诊断主要依据:①临床症状或体征是存在的(不包括精神障碍);②心理或行为因素对躯体疾病造成了不利影响(恶化或延迟康复,或依从性变差,或增加患者额外健康风险);③该心理或行为因素影响了患者疾病的基本病理生理过程,诱发或加重症状,迫使就医等。

治疗尚无特别有效的措施,主要是强调整体医学观,重视心理和行为干预技术在躯体疾病诊治过程中的应用。

第五节　做作性精神障碍

做作性精神障碍(factitious disorder)的基本特征是以自己或他人的继发性损伤或疾病寻求治疗,伪装疾病的方法包括夸张、虚构、模拟和感应等,甚至会伪造实验测试(如将血液加入尿液中)和医疗记录,通过不当摄取物质(如胰岛素或华法林拮抗剂)诱发实验室结果异常或疾病,严重者会有自伤或自我诱发疾病(如将排泄物注入体内以产生脓肿或导致败血症)。

临床上有两种形式:一是强加给自己的,即伪装躯体或精神疾病的症状或体征,诱发受伤或疾病,有个人目的的欺骗;二是强加给别人的,即介绍(受害者)别人生病、受伤或受损,伪装躯体或者精神症状的假象,欺骗行为是明显的甚至在没有明显的外在利益,但诊断是给行为人,不是受害者。需要注意的是,做作性障碍的诊断强调证明其症状和体征的伪装,不是推断患者的意图或可能的潜在动机。

目前无有效治疗措施,可能需要心理治疗和详细了解病史,对涉及司法等问题者则需司法精神医学干预。

推荐阅读

1. 吴文源. 心身医学[M]. 上海:同济大学出版社,2013:230-233.
2. 陆林. 沈渔邨精神病学[M]. 6版. 北京:人民卫生出版社,2018:528-539.
3. COWEN P,HARRISON P,BURNS T. Shorter Oxford textbook of psychiatry[M]. 6th ed. Oxford:Oxford University Press,2012.
4. American Psychiatric Association. Diagnostic and statistic manual of mental disorders[M]. 5th ed. Arlington,VA:American Psychiatric Publishing,2013.

第十一章　喂食与进食障碍

朱大倩

进食障碍(eating disorder)是以进食行为异常为显著特征的一组精神障碍,主要由回避性/限制性摄食障碍、神经性厌食症和神经性贪食症组成。

第一节　回避性/限制性摄食障碍

回避性/限制性摄食障碍(avoidant/restrictive food intake disorder)多见于婴幼儿期,可持续至青少年甚至成人期。

【病因与发病机制】

病因未明,可能与遗传有关,即缺乏食欲和挑食,有家族聚集性。患者对特定食物、进食方式的恐惧和厌恶,与生活事件、个体气质及性格特征有关。

【临床表现】

表现为食物摄入长期无法满足营养和能量需求,其表现及严重程度不能归因于躯体疾病或其他精神障碍,也不能用缺乏食物或文化习俗来解释。

婴幼儿拒绝摄入相适应的食量,从不表示饥饿,对食物缺乏兴趣,需哄骗,转移注意力和强制才能勉强进食。严重者可持续到学龄和青春期甚至成年。长大后始终食欲低下,常在情绪波动、生活压力、工作学习繁忙时忘记进食。一些患者拒绝吃具有特定味道、形状、气味或外观的食物,但给予喜欢的食物时食欲正常。一些患者在经历与进食相关的创伤(呛咳、噎食),或反复口咽、胃肠道伤害性事件(窒息、严重的呕吐或反流、插胃管、吸痰)后拒食。也有患者持续拒绝某种形式的喂养,如拒绝奶瓶、拒绝吃固体或(半)流质,但愿意接受另一种形式。

拒食对患者的营养状态造成急性或长期的影响,有明显的营养不良和生长发育落后,可能有特定营养素的缺乏。常有焦虑、抑郁等情绪不稳的表现。

【诊断与鉴别诊断】

(一)诊断

1. 不是由缺乏食物或文化习俗导致的进食障碍。

2. 体重明显减轻或增加不理想;显著的营养缺乏;严重者需依赖胃肠道喂养或口服营养补充剂;显著地干扰了心理社会功能。

(二)鉴别诊断

1. 躯体疾病　急慢性躯体疾病均可导致食欲减退、厌食,但应有与原发病相应的症状、体征和实验室结果,并且多为一过性。

2. 其他进食障碍　神经性厌食症、神经性贪食症的病程中也会出现拒食,但原因主要在于个体对体重或体形的担忧。

【治疗】

(一)心理治疗　养育行为指导有助于改善婴幼儿的进食问题。游戏治疗可缓解儿童对进食的恐惧。行为矫治和认知治疗可帮助儿童青少年减轻面对特定食物和进食场景的厌恶和焦虑情绪。

(二)躯体治疗　若存在显著营养不良或特定营养素缺乏,可给予高热量饮食或营养补充剂。

第二节　神经性厌食症

神经性厌食症(anorexia nervosa)多见于女性,特别是12~

18岁的青春期或青春早期者。国外报道，12~18岁女性的患病率为0.1%~1%，美国及西欧女性的患病率为0.7%~2.1%。国内尚无确切资料。

【病因与发病机制】

可能与多因素有关。研究显示，在1级亲属中的风险增加10倍，双生子研究也支持存在遗传和家族聚集性。现代社会将女性身材苗条作为女性美的一个重要标准，肥胖被视为缺乏魅力、不节制。研究提示，情绪和认知对神经性厌食症状的发展和持续有重要影响作用。有研究认为，厌食行为是青少年对情绪问题的回避、对父母控制的反抗或达到对父母的反控制，并且往往有刻板、强迫、追求完美、依赖性强及自我控制差等人格特征。

【临床表现】

对肥胖的强烈恐惧和对体形、体重的过度关注是核心症状。患者病前轻度肥胖或体重基本正常，担心发胖或为了追求苗条而过分地限制饮食，利用运动、呕吐或导泻等手段减轻体重。多数患者存在体象障碍，即使明显消瘦，仍认为自己过胖或部分身体部位过胖。儿童青少年有时会否认存在害怕发胖的想法，而强调进食后腹部不适等感觉，但仍可观察到过度关注体重和追求苗条的行为。

常伴有明显的内分泌功能紊乱，女性出现闭经、月经周期的紊乱，男性性欲减退或阳痿，发生在青春前期者性心理及性生理发育迟缓。严重者伴有营养不良、皮肤干燥、脱发、水肿、低血压、低体温、低血糖、心律失常，甚至因衰竭感染致死。

患者常有抑郁、焦虑、强迫及情绪不稳等表现，严重时可出现自伤和自杀行为。患者的食欲不一定减退，部分患者因不能耐受饥饿而有阵发性贪食与少食或禁食相交替。患者一般否认患病，不会主诉厌食或体重下降，通常对治疗有抵触情绪。

【诊断与鉴别诊断】

（一）诊断

1. 诊断要点　①因限制能量摄取而导致显著的低体重；②即使体重很轻，仍然强烈害怕体重增加，有持续影响体重增加的行为（如呕吐、过量运动等）；③存在体象障碍或缺乏对目前低体重严重性的认识。

2. 临床分型　①限制型：在3个月内没有反复暴食或清除行为，以节食、禁食、过度锻炼来减轻体重；②暴食/清除型：在3个月内有反复的暴食或清除行为；③非典型神经性厌食：尽管有体重减轻，个体的体重仍处在或高于正常范围外，其余表现均符合神经性厌食的诊断标准。

3. 严重程度　成人：低体重BMI为18.5~14.0kg/m^2；危险的低体重BMI<14.0kg/m^2。儿童和青少年应使用对应的BMI百分比。

（二）鉴别诊断

1. 躯体疾病　肿瘤、消化系统、内分泌系统及慢性感染性疾病均可有进食减少、消瘦，但同时伴有相应的病史、躯体症状和体征及实验室结果。

2. 其他精神障碍　回避/限制性摄食障碍拒绝进食的原因是害怕进食带来的不良后果或讨厌食物的某些特性。抑郁症、焦虑障碍、物质滥用或其他精神病性障碍患者也可出现拒绝进食等行为，但其均为患者核心症状外的继发表现，通常不伴有害怕发胖及体象障碍。

【治疗】

提倡多学科团队治疗，包括医疗监测、营养咨询和心理治疗。大部分患者仅需门诊治疗。重点在于促进健康的进食行为，改变生活模式，并鼓励规律的家庭聚餐。可考虑高热量饮食，或使用营养补充剂。

心理治疗要取得患者的合作，了解发病诱因。儿童青少年的心理治疗中，以家庭为基础的治疗（family-based treatment，FBT）是唯一有循证依据的治疗手段。团体治疗更适合于年长的青少年和成人。

对抑郁、焦虑症状明显的患者，可给予丙米嗪或阿米替林；对呕吐明显的患者，可给予舒必利或氯丙嗪，有利于止吐、减轻焦虑、改善代谢及增加体重。

值得注意的是，下述情况需考虑住院治疗：①严重营养不良或治疗后体重仍在下降；②心动过缓；③收缩压<90mmHg；④直立性低血压或明显随体位而变化的脉搏；⑤低体温；⑥心律失常；⑦拒食或拒绝治疗；⑧严重水、电解质紊乱。

第三节　神经性贪食症

神经性贪食症（bulimia nervosa）指反复发作、不可抗拒的摄食欲望，冲动性地暴食，食后采用自我诱吐、导泻、利尿、禁食或剧烈运动的方法避免体重增加为主要特征的进食障碍。多见于女性，发病年龄通常是16~20岁，女性患病率为1%~3%，男性患病率约为女性的1/10。

【病因与发病机制】

病因未明，有人认为与厌食症是同一疾病的不同阶段，也有人认为其生物学改变与抑郁症更接近，人格特征更突出，是一个独立的疾病单元。目前认为该病与社会文化因素、心理因素、遗传因素、去甲肾上腺素及5-羟色胺等神经递质系统的异常有关。

【临床表现】

发作性暴食是本病的主要特征。频繁的暴食发作，常常在不愉快的心情下进行，吃得又快又多，一次食量为常量的数倍，一旦开始，常以腹胀难以忍受而结束。继之因恐惧暴食带来的体重增加而采用多种手段，如诱吐、导泻、利尿、禁食或剧烈运动等。多数患者能控制体重，体重正常或略增加，不足1/4的患者体重下降。

情绪障碍比神经性厌食症的患者更突出，暴食时感到害羞，偷偷进行，伴有焦虑、抑郁，情绪波动性大。暴食后会出现内疚、厌恶、担忧、自责等，深感痛苦，甚至出现自杀观念及行为。

贪食往往影响患者的社会及职业功能。严重的呕吐和导泻可因胃穿孔、食管破裂、严重水电解质紊乱或其他并发症而死亡。

【诊断与鉴别诊断】

（一）诊断标准　①反复发作的暴食；②反复出现不适当的代偿行为，以预防体重增加；③暴食和不适当的代偿行为同时出现，在3个月内平均每周至少1次；④自我评价过度地受身体的体形和体重影响。

严重程度：轻度指代偿行为发作频率为每周1~3次；中度为每周4~7次；重度为每周8~13次；极重度为每周14次或更多。

（二）鉴别诊断

1. 躯体疾病　糖尿病、皮质醇增多症、甲状腺功能亢进、颞叶癫痫、寄生虫感染（钩虫病、绦虫病等）均会出现食欲亢进，但有相应的病史、躯体症状和体征及实验室结果，且一般没有控制体重的不恰当行为。

2. 其他精神障碍　如抑郁症和精神分裂症患者也可出现过量饮食行为，但同时会伴随相应症状。Klein-Levin综合征表现为持续数天发作性沉睡和贪食，体重增加明显，无控制体重行为，亦无对身体外形或体重的不满。

神经性贪食症与神经性厌食症的关系较复杂，若已明确诊断为神经性厌食症或交替出现经常性厌食与间歇性暴食症状者，均应诊断为神经性厌食症。

【治疗】

（一）躯体治疗　纠正由清除行为导致的水、电解质紊乱。暴食行为导致的急性胃潴留、胃扩张，需急诊进行胃肠减压。

（二）心理治疗　行为矫正治疗的目的在于戒除暴食-清除行为，恢复正常的生活节律。住院仅限于急性期。可采用支持治疗、认知治疗和家庭治疗等。团体治疗对贪食症患者的康复有明显的疗效。

（三）精神药物治疗　氟西汀对控制进食冲动有效，也可试用其他SSRIs类药物。抗精神病药对自伤及其他冲动行为治疗可能有效。抑郁症状相当常见，可应用抗抑郁药治疗。

推荐阅读

1. SMINK F R E, VAN HOEKEN D, HOEK H W. Epidemiology, course, and outcome of eating disorders[J]. Curr Opin Psychiatry, 2013, 26(6): 543-548.
2. FISHER M M, ROSEN D S, ORNSTEIN R M, et al. Characteristics of avoidant/restrictive food intake disorder in children and adolescents: a "new disorder" in DSM-5[J]. J Adolesc Health, 2014, 55(1): 49-52.
3. FOCKER M, KNOLL S, HEBEBRAND J. Anorexia nervosa[J]. Eur Child Adolesc Psychiatry, 2013, 22 Suppl 1: S29-S35.

第十二章　睡眠-觉醒障碍

黄　啸

睡眠是保持健康和觉醒的积极生理过程，是人类基本的行为-生物学需要，其主要作用包括：①生态或环境裨益：睡眠提供了规律的行为静息期，使之与自然环境的昼夜交替节律相匹配。②生理性复原：睡眠剥夺会导致糖代谢异常、胰岛素抵抗，并改变免疫功能。反之，睡眠有助于这些功能恢复。③优化觉醒期的神经认知及情绪功能：睡眠剥夺会导致个体机敏性、警觉性、判断力明显下降。④学习：操作能力、视觉学习等能力在睡眠后获提高。⑤健康与生存：长期睡眠剥夺会导致死亡。睡眠持续时间短与肥胖、体重增加、心血管疾病具有相关性。

睡眠-觉醒障碍包括：失眠障碍、过度嗜睡障碍、睡眠相关呼吸障碍、睡眠-觉醒昼夜节律障碍、睡眠相关运动障碍、异态睡眠障碍等。本章仅围绕临床最常见的失眠障碍来探讨。

第一节　失眠障碍

失眠障碍（insomnia disorder）是最为常见的睡眠障碍。失眠是指睡眠的发生和/或维持发生障碍致使睡眠缺失，睡眠的质和量不能满足个体的生理需要，加之对睡眠所持心态的影响，导致白天瞌睡、萎靡等一系列症状。失眠的年患病率占普通人群的30%~40%。影响失眠的高危因素包括老年、女性、离异或单身、无业、存在其他躯体疾病或精神障碍。需要注意的是，心理社会应激会诱发失眠并导致症状迁延不愈，而长期的失眠也会增加抑郁症、焦虑症及物质滥用的风险。

【诊断】

根据《国际疾病分类（第11版）》（ICD-11），慢性失眠是指患者在有足够睡眠条件和环境的情况下出现频繁而持续的入睡困难或维持睡眠困难。患者主诉对睡眠不满或导致某种形式的日间功能障碍。白天的症状通常包括疲乏、情绪低落或易激惹、全身不适和认知障碍。睡眠障碍和相关的白天症状每周至少发生几次，并且持续存在几个月以上。一些患有慢性失眠的患者可呈发作性的病程，周期性出现持续数周的睡眠/觉醒困难，持续数年以上。对具有睡眠相关症状，但不伴有日间功能障碍的个体，不能诊断为失眠症。如果失眠是继发于其他睡眠-觉醒障碍、精神疾病、其他疾病状态或者是由某种物质和药物引起的，此时只有在失眠症状是临床上独立关注的重点时，方可诊断为慢性失眠障碍。

【治疗】

注重睡眠卫生,明确失眠的原因,对因治疗,然后再考虑对症处理,可遵循心理、行为和药物相结合的原则。

(一)睡眠卫生 睡眠卫生教育在失眠治疗中非常重要,包括定时作息,卧室舒适,床勿作他用,适当运动,傍晚以后忌烟、酒、茶、咖啡,睡前忌大吃大喝,尽量避免午睡。

(二)心理治疗 解释、疏导等一般心理技术的运用让患者了解睡眠基本知识,减少焦虑反应,改善睡眠。行为治疗与心理治疗旨在通过改变干扰睡眠的行为、习惯及认知,以缩短睡眠潜伏期、增强睡眠的稳定性。具体干预措施包括:限制卧床时间,尽量与实际睡眠时间相匹配;每天定时起床;只有在有睡意时才上床;觉醒后尽快离床等。

(三)药物治疗 理想的镇静催眠药物应具备下列条件:快速诱导睡眠、对睡眠结构无影响、无次日残留作用、不影响记忆功能、无呼吸抑制作用、长期使用无依赖或戒断反应。

1. 苯二氮䓬类 该类药物应用广泛,具有镇静、催眠作用,常用药物有阿普唑仑、艾司唑仑等。需要注意该类药物容易成瘾,撤药时容易发生反跳性失眠。老年人长期用药需要注意认知功能的影响和预防跌倒。

2. 非苯二氮䓬类药物 主要包括唑吡坦、佐匹克隆和扎兰普隆。由于该类药物具有基本不改变正常的生理睡眠结构,不易产生耐药性和依赖性等特点,是目前推荐的首选镇静催眠药物,近年来对失眠的治疗理念不提倡每天药物治疗,而是根据患者具体情况"按需治疗"。

3. 抗抑郁药 相当一部分长期失眠者可能存在情绪问题,用抗抑郁药有效,尤其是具有一定镇静作用的多塞平、曲唑酮、米氮平等。

4. 非典型抗精神病药 如喹硫平、奥氮平等,原则上在上述药物治疗无效后方可考虑。

5. 抗组胺类 苯海拉明、异丙嗪等具有较弱的镇静催眠作用,有抗胆碱及抗组胺作用。对有癫痫倾向的患者慎用。

6. 褪黑素 是松果体分泌的主要激素。其独特作用是转换光周期以调节睡眠节律信号,可以用来治疗由生理节律紊乱引起的周期性失眠。

(四)使用镇静安眠药的注意事项 对于处理阻塞性睡眠呼吸暂停的患者尽量避免使用苯二氮䓬类药物,而是给予加压呼吸。安眠药仅为对症治疗,避免长期使用催眠药物,一般不超过4周;注意药物的半衰期,避免次日的宿醉现象;避免驾驶车辆等精细操作;儿童一般不推荐使用,老人减量慎用,哺乳期妇女及孕妇禁用。

第二节 其他睡眠障碍

一、过度嗜睡障碍

1. 发作性睡病(narcolepsy) 临床特点为白天睡眠过多,常伴有猝倒、睡前或半醒前幻觉、睡眠麻痹、自动行为及夜眠障碍等症状。在同一天内反复地不可抗拒地需要睡眠、陷入睡眠或打盹。过去3个月必须每周至少3次。

2. 特发性过度嗜睡 以白天过度嗜睡但不伴猝倒为特征,伴随症状不易清醒且耗时过长、反复再入睡困难、易激惹、无意识行为和意识模糊。睡眠监测有助于诊断。

3. 克莱恩-莱文(Kleine-Levin)综合征 反复发作的严重嗜睡伴认知、精神和行为异常,发作间期功能正常。

二、睡眠相关呼吸障碍

1. 中枢性睡眠呼吸暂停(central sleep apnea syndrome, CSAS) 以睡眠时反复出现呼吸驱动缺乏,引起通气和气体交换不足或缺失为特征。与阻塞型睡眠呼吸暂停不同,在呼吸气流中断的同时,呼吸努力也消失。

2. 阻塞型睡眠呼吸暂停(obstructive sleep apnea hypopnea syndrome,OSAHS) 睡眠期反复发生上气道狭窄或阻塞,出现完全的呼吸暂停或局部的低通气等症状,导致血氧饱和度下降,最终引起短暂的觉醒。

推荐阅读

1. HALES R E, YUDOFSKY S C, GABBARD G O. The American Psychiatric Publishing Textbook of Psychiatry[M]. Arlington VA: American Psychiatry Publishing, 2008.
2. FIRST M B, REED G M, HYMAN S E, et al. The development of the ICD-11 Clinical Descriptions and Diagnostic Guidelines for Mental and Behavioural Disorders[J]. World Psychiatry, 2015, 14(1): 82-90.
3. LOVATO N, LACK L. Insomnia and mortality: A meta-analysis[J]. Sleep Med Rev, 2019, 43(22): 71-83.

第十三章 破坏性、冲动控制与品行障碍

张红霞

破坏性、冲动控制与品行障碍主要指情绪和行为的自我控制出现问题。这些问题常常在儿童青少年时期就出现,造成他人权利受损,或导致个体本身与权威冲突、违反社会准则等。美国《精神障碍诊断与统计手册(第五版)》(DSM-5)将这些障碍归于一大类,而《国际疾病分类(第11版)》(ICD-11)则将冲动控制障碍单独列出。为了与本书前一版的章节保持一致,这

里仍将这些障碍放在同一章中讨论。

第一节　冲动控制障碍

冲动控制障碍是指对某些内在冲动或驱使感无法自控，因此反复出现冲动性行为。这些行为短时会缓解患者内在的紧张感，或带来愉快满足的体验，但长期会伤害到患者自身、他人或社会。ICD-11 中，冲动控制障碍包括纵火狂、偷窃狂、强迫性性行为障碍、间歇性暴怒障碍，本节简述其中的间歇性暴怒障碍。

间歇性暴怒障碍（intermittent explosive disorder）是以不良的情绪控制为主要表现，暴怒的发生及其严重程度往往与个体所处的人际交往场合或所遭遇的事件不相符合。可表现在言语方面（如发怒、不断指责、争论或吵架）或行为方面（对动物、他人或财物的行为攻击），已严重影响患者本人、家庭或社会功能，使患者的学业、工作或其他重要功能受损。这些不良的情绪控制无法用其他精神障碍、脑器质性疾病解释。通常要排除对立违抗障碍的诊断。

该障碍常常起始于儿童青少年时期，几乎不会在 40 岁以后起病。相关的危险因素包括早年躯体创伤或情感创伤、突触后膜 5-羟色胺受体功能异常、杏仁核反应异常等。主要的治疗方法包括药物治疗（5-羟色胺再摄取抑制剂如氟西汀、心境稳定剂如丙戊酸盐）和认知行为治疗（CBT）。

第二节　破坏性障碍或品行障碍

破坏性障碍或品行障碍的特点是持续存在行为问题，表现为违抗、不服从、激惹、破坏等，严重时损害他人的基本权利，违反社会规范、法律法规。这些问题通常在儿童期就已经出现。主要包括对立违抗障碍和品行障碍[ICD-11 称为品行-反社会障碍（conduct dissocial disorder）]。

1. 对立违抗障碍（oppositional defiant disorder）　通常起病于儿童或青少年阶段，表现为愤怒或易激惹的心境模式，以及争辩、对抗或是报复等行为模式。这些行为发生较同龄人或相同发育水平的个体更频繁，且发生的场合多，不仅仅发生在与兄弟姐妹的相处时，也可能会在学校或其他社交场合出现。持续时间至少 6 个月。

因为个体在发育过程中或多或少会有上述某些表现，所以只有当症状符合上述频率、持续时间等要求，并造成明显的功能影响，且排除其他精神障碍后才能诊断。有些患儿以后可能符合品行障碍的诊断标准，有些可能出现焦虑障碍或抑郁障碍等症状表现。对立违抗障碍常常共病注意缺陷/多动障碍。

对立违抗障碍可能的病因包括：情感高反应性、承受挫折能力弱等个人气质因素，抚养方式严厉、家长态度不一致乃至忽视孩子等家庭环境因素，以及心率、皮肤传导反应相对慢等生物学因素。有些症状是与环境相互作用的结果，如在患者成长过程中父母态度严厉、苛刻，有时就很难清晰地判断究竟是患者的行为导致了父母教育方式更加严厉，还是因为父母的严厉导致了对立的行为，抑或两者兼有。

2. 品行障碍（conduct disorder）　指反复、持久地侵犯他人基本权利或违反与其年龄相称的社会规范的行为模式，如攻击他人或动物、破坏财物、欺诈偷窃、严重违规等。这些行为问题导致人际、学业或职业功能明显受损，且至少已经出现 1 年。10 岁前发生的品行障碍为儿童期起病型，之后发生的为青少年期起病型。有些患者可表现出情感不足，如冷酷、对他人无法共情，有些则不然。品行障碍可与注意缺陷多动障碍、双相障碍等共病。部分品行障碍患儿成人后可能符合反社会型人格障碍的诊断。

对立违抗障碍和品行障碍的治疗，均宜在对个人和家庭进行详细评估的基础上进行综合治疗。如果患儿的生活环境十分恶劣，明显被忽视或受到虐待，那么改变环境因素有助于治疗的成功。可采用行为矫正、人际交往训练、问题解决技巧训练等个体心理治疗及家庭治疗。父母教育方式训练也是有效的治疗方法，如父母在养育过程中注重建立良好的亲子关系，对患儿良好的行为运用表扬、恰当的奖励等正性强化，忽略其发脾气、哭闹等轻微不恰当的行为；对孩子提要求时要清晰明了，使用有效的指令，对以往经验表明无效的指令则不用，不用威胁的方法等。对品行障碍的患者，纳入家庭、社区、学校、同伴的综合干预十分重要。对伴有严重攻击、多动、冲动、抑郁、睡眠异常者，可采用小剂量的精神药物对症治疗。例如，利培酮（0.5~2.0mg/d）、碳酸锂[10~30mg/（kg・d）]和氟哌啶醇（0.25~10mg/d）可用于控制攻击行为，哌甲酯可用于控制多动冲动，抑郁症状可用抗抑郁药治疗。要注意权衡药物不良反应与疗效，如利培酮可致体重增加、头疼、肌张力增高，哌甲酯可能引起食欲下降、失眠等。对 5 岁以下的儿童不主张使用药物治疗。

推荐阅读

1. HALES R E，YUDOFSKY S C，GABBARD G O. 精神病学教科书[M]. 5 版. 张明园，肖泽萍，译. 北京：人民卫生出版社，2010：365-368.
2. American Psychiatric Association. Diagnostic and Statistic Manual of Mental Disorders[M]. 5th ed. Arlington，VA：American Psychiatric Publishing，2013.
3. GABBARD G O. Gabbard's treatments of psychiatric disorders[M]. 5th ed. Arlington：American Psychiatric Publishing，2014.

第十四章 物质相关与成瘾障碍

叶尘宇 王立伟

第一节 概 述

精神活性物质(psychoactive substance)简称物质(substance),系人体摄入后会产生明显的精神效应,而且长期使用会对健康造成不利影响的物质。《国际疾病分类(第11版)》(ICD-11)中列出的有代表性的精神活性物质包括:酒精、大麻、合成大麻素、阿片、催眠镇静药物、可卡因、兴奋剂、合成卡西酮、咖啡因、致幻剂、尼古丁、挥发性吸入剂、MDMA(3,4-亚甲基二氧甲基苯丙胺)、分离性药物(如氯胺酮、苯环利定)、其他精神活性物质及非精神活性物质。从ICD-11所列的物质可以看到,除了经典的精神活性物质外,一些新型毒品也逐渐引起的重视,并且多种精神活性物质的使用和非精神活性物质的使用也赫然在列。

既往将精神活性物质的使用过程中或使用后产生的精神障碍称为精神活性物质所致的精神障碍,2013年美国出版的《精神障碍诊断与统计手册(第五版)》(DSM-5)则统称为"物质相关与成瘾障碍"。该障碍可以大致分为两组,即物质使用障碍和物质所致的障碍。然而,ICD-11在物质使用或成瘾行为所致障碍中划分为:物质使用所致障碍和成瘾行为所致障碍。在物质使用所致障碍中,ICD-11仍沿袭了早先的观念,并没有像DSM-5一样分为两类,但认为不同的物质导致的问题并不一致,并且临床表现也大相径庭,因此并未将之前常用的各种术语在其诊断标准单独列出作统一的定义,而是根据病因诊断,即具体到每一种物质所致障碍。这种做法虽然非常细致精确,但导致诊断条目过于庞大繁杂。为便于学习,在此沿袭传统定义作为参考,需要提醒的是不同物质的临床表现并不完全相同。

1. 物质使用障碍(substance use disorder) 反复、不适当地使用精神活性物质,并造成明显的功能受损和精神痛苦。具体包括从有害使用(harmful use)到成瘾(addiction)不同程度的使用障碍。这些物质中,有些可作为药物使用,又称药物滥用(drug abuse)。滥用可以是本人擅自使用的结果,也可能是医师处方不当所致。精神活性物质使用一段时期后,一旦停止使用,会引起心理和生理上的不适,从而无法停用,称为物质依赖(substance dependence)。此时,使用者对依赖物质的强烈渴求和所驱使的行为,以及对依赖物质的耐受阈增高称为依赖综合征。

2. 物质所致的障碍 包括物质中毒、戒断综合征及物质/药物所致的精神障碍。

(1) 物质中毒(intoxication):是指最近使用(或暴露接触)某种物质后出现可逆的、与该物质相关的特殊症状群;由于物质作用于中枢神经系统,因此在物质使用过程中或使用后较短时间内出现明显的适应不良行为或心理改变(如好斗、认知功能受损、判断力下降、社会或职业功能受损等)。

(2) 戒断综合征(withdrawal syndrome):是指由停用或减量某种曾经大量、长期使用的物质而产生的特殊症状群,导致明显的痛苦与烦恼或社交、职业或其他功能的缺损。

(3) 物质/药物所致的精神障碍:包括精神病性障碍、双相及相关障碍、抑郁障碍、焦虑障碍、强迫及相关障碍、睡眠障碍、性功能障碍、谵妄和神经认知障碍等。

ICD-11在该诊断大类中另一重大改变是新增了成瘾行为所致障碍,其中特别列出了赌博和游戏。本章将重点介绍常见的酒精相关障碍、药物滥用障碍、烟草依赖和游戏成瘾。

第二节 酒精相关障碍

酒精相关障碍的发病率近年来有增高趋势。酒精为亲神经物质,对中枢神经有毒性作用。长期大量饮酒可导致脑组织变性,肝脏、心脏、内分泌腺损害,营养不良,酶和维生素缺乏等。

各种酒类均可致依赖,但酒精浓度高的烈酒,较易成瘾。酒类与镇静催眠药可有交叉耐受性,有些酒精依赖者可伴有催眠镇静药依赖。

【临床表现】

(一)酒精使用障碍 主要表现为酒精依赖及戒断综合征。

酒精依赖(alcoholic dependence)指慢性酒精中毒者一旦停饮,产生的一系列戒断症状。

酒精依赖综合征有以下特征:①不可克制的饮酒冲动;②有每日定时饮酒的模式;③对饮酒的需要超过其他一切需求;④对酒精耐受性的增高;⑤反复出现戒断症状;⑥只有继续饮酒才可能消除戒断症状。

常见的戒断症状为四肢与躯干的急性震颤,不能静坐,易激动和惊跳,恶心、呕吐和出汗。可有短暂错觉幻觉,视物变形,发音不清或狂叫,可出现癫痫发作,震颤性谵妄。若给予饮酒,上述症状可迅速消失。

慢性酒精中毒者常有人格改变,常伴有慢性胃炎、肝硬化、周围神经炎及心肌损害等躯体疾患。

(二)酒精所致的障碍 主要表现为各种中毒症状。酒精中毒(alcoholism)指饮酒所致的精神和躯体障碍。

1. 急性酒精中毒

(1) 单纯醉酒:是由一次大量饮酒引起的急性中毒,临床症状的严重程度及持续时间与患者血液酒精含量和酒精代谢速度,以及患者对酒精的耐受性有关。常表现为自制能力下降,兴奋话多,活动增多;随后可出现言语凌乱,步态不稳,困倦嗜睡等;也可有轻度的意识障碍。数小时后或睡眠后基本恢复正常。

(2) 病理性醉酒:被认为是具有特异性素质的个体对酒精的过敏反应。发生率低。常发生在既往很少饮酒的人,一次少量饮酒后出现意识模糊和谵妄,攻击、伤人行为。通常持续数十分钟至数小时,深睡醒转后恢复,可有回忆障碍。

2. 慢性酒精中毒 有以下几种常见类型:

(1) 震颤性谵妄(delirium tremens):为慢性酒精中毒者突然停酒后或减少酒量时出现的急性精神障碍。患者表现为意识模糊,兴奋、惊恐与幻视,伴有发热、多汗、血压升高、心动过速、舌唇和四肢粗大震颤及瞳孔散大。严重时可有抽搐发作。症状于夜间加剧,一般以熟睡告终,醒后可完全恢复,对谵妄经过不能回忆。

(2) Korsakov 综合征:为慢性酒精中毒的后遗症,临床特征为近事遗忘、定向障碍和虚构。可能与营养不足和维生素 B_1 缺乏有关,但很少能完全恢复。

(3) 酒精中毒性偏执状态或幻觉症:慢性酒精中毒患者可表现为嫉妒妄想、被害妄想或持续的幻觉。

【诊断】

可选用酒精使用障碍筛查评估问卷(AUDIT)进行评估,总分为 19 分或以上提示酒精依赖。主要根据临床表现,依照相关诊断标准作出诊断。实验室检查结果也有助于诊断和鉴别诊断。

【治疗】

需要根据每个患者主要的医学、心理和社会需求,制定具体的治疗方案。表 24-14-2-1 简要地列举了酒精中毒(也适合于药物依赖)治疗的 4 个阶段,以及各阶段存在的主要问题和解决方案。

表 24-14-2-1 酒精中毒和药物依赖的治疗方案

阶段	主要问题	治疗措施
第 1 阶段(急性危机)	医学:胃肠道出血(如酒);心绞痛(可卡因);昏迷(阿片)	医学干预,包括住院治疗
	心理:幻觉症(酒、LSD、兴奋剂);妄想症(PCP、大麻、兴奋剂、酒);自杀观念(兴奋剂、酒、LSD)	精神科干预,包括住院治疗
	社会:家庭暴力(酒、兴奋剂、PCP)	精神科干预,包括住院治疗;家庭治疗;有关家庭暴力方面的咨询
第 2 阶段(戒除物质滥用)	医学:震颤性谵妄(酒);癫痫发作(苯二氮䓬类);胃肠道不适(阿片)	各种戒毒治疗;医疗干预
	心理:否认;担心健康;紧张性生活事件	咨询;短程心理治疗:戒断自助组织
	社会:生活问题;经济困难	咨询;社会服务机构的介入
第 3 阶段(物质滥用的后果)	医学:慢性病:营养不良	医疗干预;补充维生素、合理饮食和锻炼;戒酒硫治疗(酒);美沙酮(阿片);纳曲酮(阿片)
	心理:否认;抑郁;负疚感;紧张性生活事件;对酒或毒品的渴求	咨询;短程心理治疗;抗抑郁药;行为纠正技术
	社会:家庭问题,住房,就业,法律问题;孤独;无聊	咨询;社会服务系统的介入;家庭治疗;娱乐治疗;自助组织;过渡住所(halfway house)
第 4 阶段(关注素质)	医学:遗传因素	咨询

注:LSD. 麦角酸二乙基酰胺;PCP. 苯环利定。

轻症患者应立即戒酒。如酒精依赖伴精神症状者,或既往曾发生癫痫、谵妄、幻觉等戒断反应,需精神专科诊治,出现兴奋、抽搐等症状者临时可予苯二氮䓬类口服或肌内注射。

行为疗法戒酒:在患者饮酒的时,应用阿扑吗啡或依米丁,以产生恶心、呕吐;也可服用戒酒硫(antabuse),使酒的氧化停滞在乙醛阶段,引起恶心、呕吐、大汗、心悸和难受的"濒死感",从而建立厌酒的条件反射,达到戒酒的目的。美国 FDA 批准用于酒精依赖维持治疗的还有纳曲酮和阿坎酸钙(acamprosate)。戒酒时应对其慢性中毒症状作对症处理。酒精中毒患者可发生多种并发症,应给予积极、有效的治疗。

要达到长期戒酒目的,需了解患者形成酒精依赖的心理社会因素,因人而异地采取措施,使患者树立戒酒的信心和决心。在国外酒精依赖匿名者协会(AA)的互助小组形式,也是治疗必不可少的部分。

第三节 药物依赖

容易产生依赖的药物主要包括镇静催眠药、镇痛药、麻醉药、兴奋药及拟精神病性药物等。各种药物依赖具有以下共同特征:精神依赖性,表现为患者不顾药物的作用和后果,在精神上渴求药物,需要持续用药。躯体依赖性,表现为停止服药时产生躯体症状(即戒断症状),其表现恰与药物的药理作用相反;为此而渴求用药,以避免戒断症状的发生。药物的耐受性,指的是在应用过程中的效应逐渐下降,若要取得满意而足够的药理效应,必须增加剂量,可高达常用量的数倍或数十倍。

【病因】

造成药物依赖的原因,主要有社会因素、个体因素和医源性因素。药物依赖的患者常有个性缺陷,一旦形成依赖,便不能自拔。医师处方不当,药品管理欠妥,也易促成药物依赖的发生。此外,药物依赖的产生与药物本身的药理特性有密切的关系。多数产生依赖性的药物具有中枢神经兴奋或抑制的药理作用,有些可以产生情绪欣快的效应,具有解除紧张、焦虑的作用,有些还能够一定程度地改变人的意识、感知和思维,产生某些奇特的或飘飘欲仙的体验。这些药物主要是通过激活大脑的犒赏系统来强化依赖行为,产生记忆,以至于正常的活动都被忽略。

【临床表现】

目前我国常见的药物依赖以镇静催眠药较多,也可见镇痛药物依赖,尤其是非药物的新型毒品的依赖有显著增多的趋势。

(一)镇静催眠药依赖 我国早期使用的这类药物包括巴比妥类和非巴比妥类催眠药,其中以甲喹酮、格鲁米特、司可巴比妥等最易产生依赖性,现已基本上被淘汰,很少处方。目前广泛应用的各种苯二氮䓬类药物,仍有潜在的药物依赖危险,即半衰期越短,依赖风险越高,应引起临床医师的警惕。交叉耐受性较常见,有不少患者可同时存在多种药物的依赖。

镇静催眠药依赖的戒断症状大致相似。精神症状包括焦虑、抑郁、失眠、注意涣散、乏力、倦怠等,重者可产生幻觉妄想或谵妄状态。躯体方面可出现食欲缺乏、胃部不适、恶心、呕吐、腹痛、腹泻、肌肉疼痛、发热、震颤、癫痫发作。这类症状一般在停药后1~3天内发生,7~14天后逐渐消退。严重者可发生心律失常、虚脱及类似脑病的神经系统症状和体征。

(二)镇痛药物依赖 本类药物包括吗啡、鸦片、海洛因、哌替啶、可待因、美沙酮(methadone)、喷他佐辛(pentazocine)等。本组药物的精神及躯体依赖性和耐受性均极易产生,常用剂量连续使用2周即可成瘾,其中以海洛因的依赖作用最强。近年来,大量新型毒品的非法使用,已成为我国禁毒和戒毒的重点和难点。这些物质主要包括苯丙胺类兴奋剂如冰毒、麻古;致幻剂如麦角酸二乙基酰胺(LSD)、氯胺酮(K粉);MDMA(俗称摇头丸)等。

戒断症状一般在停药4~16小时出现,第2~3天达到高峰,可持续1周左右,少数可迁延数月。主要表现为失眠或嗜睡、食欲缺乏、焦虑、抑郁、打呵欠、流泪、流涕、出汗、战栗、恶心、呕吐、腹痛、腹泻、肌肉抽动和皮肤感觉异常。严重者可产生意识障碍、兴奋躁动、癫痫发作、循环或心力衰竭等。

【诊断】

主要根据物质使用情况、临床表现,依照相关诊断标准作出诊断。药物(毒品)血浓度监测有助于明确诊断和鉴别诊断。

【治疗与预防】

治疗包括三个方面:戒断药物、处理戒断症状和治疗可能存在的慢性中毒和躯体并发症。戒断可采取剂量递减法,或者换用其他镇静催眠药替代治疗。镇痛药物依赖常采用美沙酮替代疗法,但美沙酮本身可致依赖性。我国从2004年起开展社区美沙酮维持治疗试点并逐步推广。

为了预防药物依赖的形成,医师处方时应注意药物依赖的可能性。本组药物均不宜长期服用,必要时可间歇轮替用药。在临床上更不应该将镇静药物当作安慰剂使用。药物戒断后,仍应对患者进行教育,防止再次依赖。类似于治疗与预防酒精依赖的AA的互助小组形式,也有助于预防药物依赖。

第四节 尼古丁依赖

我国是烟草大国,男性的吸烟率较高,据估计目前全国至少有3亿多吸烟者,直接或间接受烟草危害的可达7亿人。烟草中主要引起成瘾的成分为尼古丁。尼古丁使用引起的精神障碍的特征是尼古丁使用的模式和使用尼古丁所致的后果。除了尼古丁中毒外,尼古丁还具有诱导依赖的特性。尼古丁对人体大部分器官和系统都有广泛的危害,可分为一次性有害使用尼古丁和有害使用尼古丁模式。另外,尼古丁可导致睡眠障碍。

尼古丁导致的其他躯体健康问题参考其他章节,本节主要介绍各种戒烟的方法。

1. 心理治疗 引起吸烟的原因很多,针对某一个环节可以使用厌恶疗法、放松训练、刺激控制等各种行为治疗的方法,还可以通过认知改变,直接与吸烟者讨论吸烟的害处,指导戒烟者如何在不吸烟的情况下应对不良的环境刺激,通过综合心理治疗,可以有效地提高戒烟率和降低复吸率。

2. 药物治疗 烟雾中的尼古丁是烟瘾形成的重要原因。因此,尼古丁替代疗法可以有效地控制烟瘾,比如含有尼古丁的口香糖和特制的含有尼古丁的贴皮剂。

戒烟并不困难,但维持不吸烟的状态非常困难,研究发现远期戒烟率仅有30%左右。戒烟成功与否,与戒烟者的动机,所遭遇的精神刺激、情绪状态、性格特征及认识差异有关。预防再吸烟,还需要家庭成员的支持、媒体的宣传、社会的监督;另外,现在新兴的戒烟门诊也是很好的选择。

第五节　成瘾行为所致障碍

ICD-11将既往列在冲动控制障碍中的赌博行为现在列在了成瘾行为所致障碍中,并且新增了游戏障碍。成瘾行为症状明显,导致严重的痛苦,并且使得社会功能受损,具体包括赌博障碍和游戏障碍,其中又可细分为在线和离线行为。在此简单介绍一下游戏障碍。

游戏障碍的特征是持续或反复的游戏行为模式,在线或离线游戏均可,具体表现为:控制受损,可表现为开始、持续时间、程度等各方面的控制受损;对游戏的关注度不断提高,以致游戏优先于其他生活兴趣和日常活动;尽管游戏导致了不良后果,仍继续或升级游戏。这种行为模式的严重程度足以损害社会功能;游戏行为的模式可以是连续的,也可是偶发的和反复的。游戏行为和其他特征通常在至少持续12个月。如果症状非常严重,诊断所需的时间可缩短。

游戏障碍的治疗目前缺乏研究,主要以心理治疗为主,对游戏障碍青少年的心理干预方法多采用家庭治疗,其焦点为了改变家庭内部存在的不良互动关系,从而帮助游戏障碍者改变不良的游戏使用模式。认知行为疗法及短程心理干预也有报道。对于合并情绪障碍的患者,可予以药物治疗改善情绪问题;另外,一些物理治疗如经皮穴位电刺激(HANS)、脑电生物反馈治疗等方法的作用也可考虑。

推荐阅读

1. 江开达. 精神药理学[M]. 2版. 北京:人民卫生出版社,2011:201-203.
2. LIU J F, LI J X. Drug addiction: a curable mental disorder? [J]. Acta Pharmacol Sin Actions, 2018, 39(12): 1823-1829.
3. ZOU Z, WANG H, D' OLEIRE UQUILLAS F, et al. Definition of substance and non-substance addiction[J]. Adv Exp Med Biol, 2017, 1010: 21-41.

第十五章　神经认知障碍与痴呆

邵春红

神经认知障碍(neurocognitive disorders, NCDs)是指获得性的认知功能缺损,不包括出生或生长发育过程中出现的认知障碍。尽管有许多精神障碍会出现认知障碍,如精神分裂症、双相障碍等,但只有以认知为核心的障碍才会被归于神经认知障碍。如果可以确定某些病例中的潜在病理或者病因,应对该病因单独分类。但在《国际疾病分类(第11版)》(ICD-11)中,把这部分内容分为两个章节,包括神经认知障碍(6D7)和痴呆(6D8)。因此,本章节主要参照ICD-11,标题为神经认知障碍与痴呆。神经认知障碍包括谵妄、轻度神经认知障碍和遗忘性障碍,而痴呆单独为一组疾病,既不同于第14版及以前的版本中将“谵妄、痴呆和记忆障碍”归在一起,也不同于第15版将这三类统称为“神经认知障碍”。这是该版本章节与以往版本的不同之处。另外,该章节中的部分内容也在第二十三篇神经系统疾病中有介绍,本章侧重于精神问题的诊治。

第一节　谵　　妄

谵妄(delirium)是同时存在意识、注意力、感知觉、思维、记忆、行为、情绪等不同程度的障碍,以及睡眠-觉醒功能紊乱(睡眠-觉醒周期的逆转,伴急性唤醒的减少或总体睡眠时间下降)的综合征。一天中多具有波动性,常有“昼轻夜重”的特点。可发生于任何年龄,但以老年人多见。谵妄一般起病急、病程短、病情发展迅速,既往也称为急性脑病综合征(acute brain syndrome)。

【流行病学】

谵妄作为躯体疾病患者中常见的精神症状,多见于老年(大于65岁)病房、重症监护病房(ICU)的住院和术后患者。据统计,综合医院住院患者精神科会诊谵妄所占比例为14%~24%,部分研究报道达50%。其中,15%~53%的老年术后患者、70%~87%的ICU患者、60%的养老院患者以及83%的临终老人会出现谵妄。谵妄不仅会导致患者住院时间延长,还会增加并发症发生率、死亡风险及医疗费用,因此应积极、妥善地处理。

【病因与发病机制】

(一) 病因　多为非特异性,大致包括:

1. 致病因素　躯体疾病或脑器质性疾病在病情严重阶段均可出现谵妄,称为谵妄的生物学病因或致病因素。其中,常见的致病因素包括:

(1) 躯体疾病:如心肌梗死、心源性休克和心力衰竭,器官功能不全、内分泌疾病、代谢性疾病和感染均可致谵妄。

(2) 原发颅内疾病:各种脑部病变,如感染、肿瘤、脑外伤、癫痫和脑卒中等均可导致谵妄。

(3) 精神活性物质:滥用药物或药物治疗的不良反应也可产生谵妄。抗胆碱药和具有抗胆碱能活性的药物(如三环类抗抑郁药、低效价抗精神病药)容易导致老年人出现谵妄。部分患者对药物的耐受性差,在正常使用地高辛、利多卡因和美西律(慢心律)等药物时可出现意识障碍;哌替啶特别容易引起意识障碍和幻觉;苯二氮䓬类药物、麻醉药和抗组胺药物也易引发谵妄。多种药物的联合应用及药物相互作用的影响更易诱发谵妄。精神活性物质戒断后常导致谵妄，如慢性酒精依赖患者停用酒精后可引起震颤性谵妄。

2. 诱发因素　在致病因素的基础上，特殊环境或心理状况可以作为诱发因素，促使谵妄的发生。这些因素包括：

（1）躯体因素：疲劳、紧张及疼痛等。

（2）心理社会应激：亲人死亡或迁移至陌生的环境等。

（3）环境因素：嘈杂的环境、过强的灯光、过多的诊疗或护理操作导致睡眠剥夺、昼夜节律丧失等。

（二）发病机制　谵妄的发病机制尚不清楚，可能因正常脑部结构或功能受到代谢、感染等影响所致。

【临床表现】

（一）症状　急性起病，有波动性，存在"昼轻夜重"的规律。

1. 意识不清　谵妄的主要症状，表现为迷茫，时间、地点和人物定向力差。注意力的指向、集中、持续和转移能力降低。

2. 感知觉异常　丰富的幻觉和错觉，尤其是幻视，多为恐怖性内容。感觉过敏或感觉迟钝。

3. 思维紊乱　言语不连贯，理解、逻辑推理和抽象思维能力减退。部分可能存在牵连观念和短暂而片断的被害妄想。

4. 情绪不稳　早期多见轻度抑郁、焦虑、易激惹和恐惧，病情严重者可表现为淡漠。

5. 认知功能损害　严重程度不一，可有明显波动。语言含混不清，回答刻板或不连贯，常有持续语言。记忆损害以即刻遗忘和近事遗忘最为突出，好转后对病中表现全部或大部分遗忘。

6. 行为紊乱　多数兴奋躁动，若有恐怖性的幻觉或错觉时，可出现攻击或逃避行为。也可表现为淡漠、迟钝、少语、少动，甚至亚木僵状态。

7. 睡眠觉醒障碍　白天嗜睡和晚间失眠，每至午后、夜间意识障碍加剧，即"日落现象"。

（二）体征　患者多有躯体疾病相关的体征，如感染、心脑血管疾病和神经系统疾病相应体征。

【诊断与鉴别诊断】

（一）诊断标准

1. 注意（即指向、聚焦、维持和转移注意的能力减弱）和意识（对环境的定向减弱）障碍。

2. 该障碍在较短时间内发生（通常数小时到数天），与基线相比注意和意识的变化，以及 1 天内严重程度的波动。

3. 认知障碍（如记忆力减退，定向不良，语言、视空间或知觉障碍）。

4. 病史、体检和实验室结果表明，该障碍是其他躯体疾病、物质中毒或戒断（由于精神活性物质滥用）的直接生理结果，或暴露于毒物或其他多种病因的结果。

明确诊断谵妄后，要标注谵妄的原因，如物质中毒性谵妄、物质戒断性谵妄、药物诱发的谵妄、其他医学情况所致的谵妄或多种病因所致的谵妄。另外，还要标注持续时间及精神运动水平，如急性、持续性，精神运动水平增多、减少或正常。

（二）鉴别诊断

1. 精神分裂症和躁狂症　虽有言行紊乱和精神病性症状，但意识清晰，而谵妄有意识障碍和明显注意力损害，并有"昼轻夜重"、病情波动的特点，体格检查和实验室检查有躯体疾病证据。

2. 轻度神经认知障碍及痴呆　慢性进展性病程，以记忆力和认知功能障碍为主，病情波动不如谵妄明显。

【治疗】

（一）对因治疗　积极治疗原发躯体或脑器质性疾病，去除诱因及促发因素。这些措施均可缩短谵妄持续时间和减轻严重程度。

（二）支持治疗　维持水电解质平衡、适当补充营养等。护理上可根据病情不同阶段，给予加强正确定向、避免患者疲劳、避免感觉剥夺或感觉超负荷（如提供安静环境与柔和灯光可减少因光线不足所产生的幻觉，并可避免因光线过强而影响睡眠）、激活认知、适当加强运动和调节昼夜节律等。

（三）对症治疗　选用安全、有效的抗精神病药控制精神症状，如氟哌啶醇，较少引起嗜睡和低血压，可列为首选。此外，非典型抗精神病药，如奥氮平、利培酮、喹硫平、阿立哌唑及齐拉西酮等也可用于治疗谵妄。同时，应尽量小剂量和短程治疗。

（四）积极随访　在治疗谵妄过程中，必须重视积极随访，既注意观察患者的临床表现，动态评估其精神状态的变化，随时进行处理，也应评估药物治疗效果，随时监控药物不良反应，避免加重谵妄。

【预后】

主要取决于原发躯体疾病的严重程度，如能及时控制或处理原发疾病，则多数患者病程相对短，预后良好。但如果原发疾病恶化，则谵妄可以进展为昏睡、昏迷或死亡。

第二节　轻度神经认知障碍

轻度神经认知障碍（mild neurocognitive disorder）表现为主观体验的认知功能相较于之前水平的下降，伴有一个或更多认知表现下降的客观证据（相较于个体年龄和智力的预期水平），这些症状尚不严重，对个体独立进行日常生活的功能没有显著影响。认知损害不能完全归因于正常的衰老。认知损害可归因于同时存在的某种神经系统疾病、创伤、感染或其他影响特定脑功能的疾病，或可归因于长期使用某种特定物质或药物，或无法确定病因。因此，作出该诊断时，需同时诊断作为基础的疾病、障碍或其他特定情况。

【诊断】

1. 与既往表现相比，患者存在一个或多个认知领域（复杂注意、执行功能、学习和记忆、语言、知觉运动或社会认知）功能的轻度衰退，并且有：

（1）认知功能轻度下降，可引起患者本人、知情人或临床医师的担心。

（2）标准化神经心理测验证实认知表现轻度损害，或有量化的临床评估证实。

2. 认知损害尚未导致患者生活自理能力下降（即日常生活中复杂的重要活动仍能进行，如支付账单或管理药物，但可能需要付出更大的努力）。

明确诊断轻度神经认知障碍后，需对病因或是否有行为紊乱进行标注。病因方面，如阿尔茨海默病、额颞叶变性、路易体病、血管病、创伤性脑损伤、物质/药物使用、HIV感染、朊病毒病、帕金森病、亨廷顿病、其他躯体疾病、多病因等；伴行为紊乱是指除认知异常外，还伴精神病性症状、心境障碍、激越、淡漠或其他行为症状。

第三节　遗忘性障碍

遗忘性障碍（amnestic disorder）表现为严重的记忆损害（相较于个体年龄和智力的预期水平不相称）。这种记忆损害的严重程度与其他认知领域的损害不成比例。表现为严重的获得性记忆（acquiring memories）的缺损、难以学习新信息或难以回忆既往学习的信息，不伴意识的紊乱及广泛性的认知损害。通常近事记忆的损害较远事记忆严重，而瞬时记忆尚可，并排除物质的过量中毒或戒断效应。记忆损害可能的原因包括：存在某种潜在的神经系统疾病、创伤、感染、肿瘤或其他影响特定脑功能的疾病，或可归因于长期使用某种特定物质或药物。

第四节　痴　呆

痴呆（dementia）是一种获得性脑综合征，表现为认知功能从先前的水平持续下降，伴有2个或以上的认知领域的损害（例如，记忆、执行功能、注意、语言、社会认知及判断、精神运动性速度、视觉感知能力、视空间能力的损害）。这些认知损害不能完全归因于正常的衰老，且显著影响个体独立进行日常生活的功能。基于可获得的证据，这种认知损害可归因或推定为某种神经系统疾病或其他可能影响脑功能的疾病、创伤、营养缺乏、长期使用特定物质或药物、暴露于重金属或其他毒素。既往也称为“慢性脑病综合征”。注意：本类别不可作为首要诊断编码，仅在需要额外或补充编码以描述归于他处的障碍或疾病中的痴呆时使用。痴呆由多个病因所致，则应编码所有适用的类别。

目前已知痴呆的病因很多，常见病因阿尔茨海默病（Alzheimer's disease，AD）约占50%，其次是血管性疾病（vascular disease，VD），约占20%，同时存在AD和VD病理改变的约占20%，另外10%包括脑变性病、颅内感染、脑外伤、脑肿瘤、癫痫、躯体疾病、药物和中毒、内分泌代谢疾病和营养缺乏等。

【临床表现】

（一）认知功能损害

1. 记忆减退　为核心症状，早期即有记忆减退，主要累及近事记忆，记忆保存和学习困难，掌握新技能下降。随病情进展，远事记忆也受损。严重者近事、远事记忆均受损。

2. 视空间感知障碍　对空间结构辨认困难，如在家中找不到自己房间，外出迷路等。

3. 定向力障碍　时间、地点、人物及自我定向障碍。

4. 语言表达困难　早期为找词困难、语义障碍，后期出现各种类型失语，晚期为言语不能或缄默状态。

5. 失用　不能完成自主的、有一定技巧的复合动作，如洗漱。随病情加重，生活完全不能自理。

6. 失认　视觉失认较常见，如视物失认、面容失认。

7. 执行功能（executive function）下降　表现为日常工作能力、组织、协调和管理能力下降。

（二）社会功能损害　社会功能明显受损是诊断的必备条件。早期一般无明显损害，但统筹、计划和决策能力明显下降，工作能力下降。随着病情进展，认知功能损害加重，逐渐出现日常生活不能自理。

（三）精神行为症状（behavioral and psychological symptoms of dementia，BPSD）　早期表现为焦虑、抑郁甚至消极观念，之后出现幻觉和妄想，被窃、被害和嫉妒妄想等。情绪不稳、易激惹，常出现抗拒和攻击行为。部分患者可以有活动异常和饮食障碍等。路易体痴呆患者早期多见幻视，而额颞叶变性痴呆的人格改变更为明显。患者几乎都会出现持续或片断的精神行为症状，加剧认知衰退，增加照料者负担。

（四）神经系统体征　特定病因的痴呆会表现出特定病因的体征，如路易体病、亨廷顿病和帕金森病所致痴呆多伴有明显神经系统阳性体征。

【诊断与鉴别诊断】

（一）诊断　主要依靠病史、体格检查、精神检查、神经心理测验和辅助检查等资料。首先确诊是痴呆，其次明确病因和判断严重程度。

1. 与既往表现相比，患者存在一个或多个认知领域（复杂注意、执行功能、学习和记忆、语言、知觉运动或社会认知）功能的显著衰退，并有：

（1）认知功能明显下降，引起个体、知情人或临床医师的担心。

（2）标准化神经心理测验证实认知表现严重损害，或有量化的临床评估证实。

2. 认知损害导致患者生活自理能力下降（即日常生活中复杂的重要活动需要帮助，如支付账单或管理药物）。

（二）鉴别诊断

1. 谵妄　谵妄起病急骤，病程较短，以意识障碍为主，呈“昼轻夜重”的波动，鉴别一般不难。

2. 抑郁症　抑郁症患者发病急、病程短，病前认知功能和生活功能保持完好。深入交谈可发现情绪低落等症状，抗抑郁治疗效果好。

3. 轻度神经认知障碍　与既往表现相比，患者认知功能出现轻度衰退，可引起患者本人、知情人或临床医师的担心。

标准化神经心理测验证实认知表现轻度损害，或有量化的临床评估证实。认知损害尚未导致患者生活自理能力下降。

【治疗】

（一）病因治疗 如有可能，首先应及早寻找病因，并针对病因进行治疗。

（二）社会性干预及康复措施 基本原则是利用患者及家庭所具有的社会资源，改善患者的日常功能，提高患者生活质量，减少患者对家庭及社会的负担。治疗计划包括：为患者及其照料者提供一些实际的帮助，如减缓患者的躯体痛苦和疾患，保证充足的营养，提供安全、舒适的生活环境，协助日常生活等；依据患者所具有的学习能力，对患者进行适当的训练，如保持适当的运动、促进认知功能改善或培养生活自理能力等；教育家庭成员如何向患者提供切实可行的帮助。

（三）其他对症治疗

1. 改善认知功能 尽管目前缺少特异性治疗药物，但临床研究表明，使用胆碱酯酶抑制剂等促智药物可以改善患者的认知功能。

2. 改善精神症状 针对患者的幻觉、妄想或冲动攻击行为等，可选用安全、有效的非典型抗精神病药。但应从低剂量开始，缓慢加量，症状改善后逐渐减量或停止用药，以防出现锥体外系不良反应或加重认知功能损害。必须注意，应事先告知监护人使用抗精神病药的风险和获益，权衡利弊后使用。

【病程与预后】

病程相对迁延，预后欠佳。

【常见的痴呆】

1. 痴呆，阿尔茨海默病所致 为最常见的痴呆类型。起病隐匿，记忆损害为最初出现的主诉。病程有以下特点：认知功能缓慢而稳定地持续下降，随疾病进展出现额外的认知领域损害（例如，执行功能、注意、语言、社会认知及判断、精神运动性的速度、视觉感知能力、视觉空间能力的损害）。阿尔茨海默病所致痴呆常在疾病的初期即伴有精神行为症状，如抑郁心境、情感淡漠；在疾病的晚期可伴有精神病性症状、情绪易激惹、精神运动性激越、意识混乱、步态或移动异常，以及痫性发作。诊断需根据基因检测的阳性结果、家族史及进行性的认知持续下降程度，支持阿尔茨海默病所致痴呆的诊断。

2. 痴呆，脑血管疾病所致 是由脑血管疾病（缺血或出血性）所致的一种脑组织显著的认知受损。认知损伤的出现与一次或多次脑血管事件有时间上的相关性。认知的下降通常在信息处理速度、复杂性注意过程及额叶执行功能上尤为明显。必须存在病史、体格检查及神经影像学的证据，说明脑血管病足够严重，能够导致神经认知缺损。

3. 痴呆，路易体病所致 路易体病所致痴呆是第二常见的痴呆类型，仅次于阿尔茨海默病。具体病因不明，但可在脑皮质和脑干中找到α-突触核蛋白的异常折叠、聚集，以及路易体的形成。起病隐匿，通常注意力及执行功能缺损是最初的主诉。认知缺损通常伴有视幻觉，以及快速眼动期（REM）睡眠时的行为异常。也可出现其他类型的幻觉、抑郁症状及妄想。症状表现通常在一天的病程内变化，因此需要纵向长时程的评估，以鉴别谵妄。此病的另一个特征是在认知症状出现后约1年内出现自发的帕金森综合征。

4. 额颞叶痴呆 是一组神经退行性疾病，主要影响大脑额叶及颞叶。起病隐匿，病程中症状进行性加重。主要表现为明显的人格-行为改变（例如，执行功能的异常、情感淡漠、社会认知的退缩、重复行为，以及进食改变），或主要表现为语言缺损（包括语义学的异常，非流利性的语言形式、命名性失语伴重复性的语言形式），也可以几种缺损的组合形式表现。记忆功能、精神运动性速度、视觉感知及视觉空间能力相对完好（特别在早期）。

5. 痴呆，酒精使用所致 表现为出现持续性的认知损害（例如，记忆问题、语言损害、无法完成某个复杂的运动指令）。症状满足痴呆的定义，并可判断为使用酒精的直接结果，持续时间超过了一般情况下酒精过量中毒或急性戒断的时间。使用酒精的强度及时长必须足够产生认知损害。认知损害不能归因为某个非酒精所致的障碍或疾病，例如痴呆或归于他处的障碍或疾病。

6. 痴呆，镇静、催眠药或抗焦虑药使用所致 表现为持续性的认知损害（例如，记忆问题、语言损害、无法完成某个复杂的运动指令）。症状满足痴呆的定义，并可判断为使用某个镇静、催眠药或抗焦虑药的直接结果，持续时间超过了一般情况下药物的效应时间或戒断综合征的时间。使用镇静、催眠药或抗焦虑药时间的强度及时长必须足够产生认知损害。认知损害不能归因为某个非镇静、催眠药或抗焦虑药所致的障碍或疾病，例如痴呆或归于他处的障碍或疾病。

7. 痴呆，挥发性吸入剂使用所致 表现为持续性的认知损害（例如，记忆问题、语言损害、无法完成某个复杂的运动指令）。症状满足痴呆的定义，并可判断为使用某个吸入剂的直接结果，持续时间超过了一般情况下药物的效应时间或戒断综合征的时间。使用挥发性吸入剂的时间的强度及时长必须足够产生认知损害。认知损害不能归因为某个非挥发性吸入剂所致的障碍或疾病，例如痴呆或归于他处的障碍或疾病。

8. 痴呆，帕金森病所致 在特发性帕金森病的患者中出现，表现为注意、记忆、执行功能、视觉空间功能的损害，以及精神行为症状，如情感改变、情感淡漠、幻觉。起病隐匿，病程中症状进行性加重。主要病理改变为发生于基底节路易体样退行性变性，这点需与路易体病所致痴呆进行鉴别，后者路易体变性发生于大脑皮质。

9. 痴呆，亨廷顿病所致 亨廷顿病所致痴呆是 *Huntingtin*（*HTT*）基因的三核肽重复扩增，导致大脑广泛退行性变性的表现。*HTT* 基因通过常染色体显性遗传。起病隐匿，通常在30～49岁起病，病程进展缓慢而持续。最初症状通常包括执行功能的缺损，以及特征性的运动缺损（运动迟缓和舞蹈症），记忆力相对完好。

10. 痴呆，人类免疫缺陷病毒（HIV）所致 出现于确定HIV感染的患者，且这些患者除HIV病毒感染外没有其他并发疾病或临床情况可以更好地解释症状表现。尽管表现为何种认知缺陷模式可能取决于HIV的病理过程发生的位置，但通常表现为皮质下的认知损害模式，包括执行功能、处理速度、注意和学习新信息的能力受损。HIV所致痴呆的病程有很大差异，可表现为症状完全缓解、功能进行性下降、症状好转或反复波动。由于抗逆转录病毒药物的使用，认知功能的迅速下降是罕见的。

11. 痴呆，多发性硬化所致　是一种多发性硬化在大脑的效应引起神经退行性脱髓鞘疾病。起病隐匿，与原有多发性硬化的进展程度或功能损害的程度无相关性。认知损害因脱髓鞘的位置而异，但通常表现为处理速度、记忆、注意和执行功能方面的缺陷。

12. 痴呆，朊蛋白所致　朊蛋白所致痴呆是一种原发性神经退行性疾病。朊蛋白在脑内异常积聚导致海绵状脑病，最终引起痴呆。这种疾病可以是散发的、遗传性的（朊蛋白基因突变）或传染性的（来自其他受感染的个体）。起病隐匿，症状进展迅速，可表现为认知缺损、共济失调及运动症状（肌阵挛、舞蹈症或肌张力障碍）。诊断通常是基于脑影像学表现、脊髓液中存在特征性蛋白，以及脑电图或基因检测的结果。

13. 痴呆，正常压力脑积水所致　是脑脊液过度积聚导致的特发性、非阻塞性病因引起的痴呆，但也可继发于出血、感染或炎症。病程进行性发展，但可通过治疗干预（如手术引流）显著改善症状。通常认知损害包括处理速度降低、执行功能和注意缺陷，以及人格变化。伴随症状通常包括步态异常和尿失禁。通常确诊正常压力脑积水，需要脑影像学检查提示脑室的容积改变及脑移位。

14. 痴呆，颅脑损伤所致　是在外力的直接或间接作用下，对脑组织的伤害与影响造成的。脑创伤可能导致意识丧失、遗忘、定向障碍及意识模糊，或出现神经系统体征。这些脑损伤的表现必须在创伤后立即出现，或在个体恢复意识后出现。认知缺损在急性脑损伤康复后仍长期存在，具体表现各异，取决于受影响的特定脑区及损伤的严重程度，可包括注意、记忆、执行功能、人格、处理速度、社会认知、语言能力的缺损。

15. 痴呆，糙皮病所致　是食物中持续性缺乏维生素 B_3（烟酸）或色氨酸，或因某些消化道疾病而吸收不良（例如克罗恩病），或某些药物的效应（例如异烟肼）所致。糙皮病的核心表现包括皮肤病学改变（对光敏感、皮损、脱发症、水肿）和腹泻。长期营养缺乏导致的认知症状包括攻击性、运动紊乱（共济失调及坐立不安）、意识混乱及虚弱。营养补充治疗（例如补充烟酸）通常可以逆转症状。

推荐阅读

1. American Psychiatric Association. Diagnostic and Statistic Manual of Mental Disorders[M]. 5th ed. Arlington, VA: American Psychiatric Publishing, 2013.
2. SACHS-ERICSSON N, BLAZER D G. The new DSM-5 diagnosis of mild neurocognitive disorder and its relation to research in mild cognitive impairment[J]. Aging Ment Health, 2015, 19(1): 2-12.
3. VAN DER FLIER W M, SKOOG I, SCHNEIDER J A, et al. Vascular cognitive impairment[J]. Nat Rev Dis Primers, 2018, 4: 18003.
4. OH E S, FONG T G, HSHIEH T T, et al. Delirium in older persons: advances in diagnosis and treatment[J]. JAMA, 2017, 318(12): 1161-1174.

第十六章　人格障碍

叶尘宇

人格是个人特征性生活风格的表现，也是对待自己及他人的一种行为模式，具有稳定性和持续性。通常在青少年时期开始形成，受到体质因素和社会经历的双重影响，逐步至成年早期定型。

人格障碍（personality disorder）表现为人格的某些特点过分突出，在特定的文化背景下偏离一般人的感知、思维、情感，特别是待人接物的方式方法，影响本人或周围人的生活和谐，患者本人可能存在不同程度的主观苦恼和社会功能与行为方面的问题，也可能不认为或不承认自己有问题。

国外资料显示，普通人群中人格障碍者大约占13%。反社会性人格障碍在普通人群中占2%，男女比例是6∶1。边缘性人格障碍在普通人群中占2%，男女比例是1∶3。中国目前暂时缺乏相关的研究报道。人格障碍常与其他精神障碍共病。

【一般特点】

人格障碍的特点是自我在功能方面的问题（例如身份、自我价值、自我判断的准确性、自主性）和/或人际功能障碍（例如发展和维护人际关系的能力和相互满意的亲密关系，能够理解他人观点和管理冲突关系的能力），症状持续至少2年。

具体表现在认知、情感体验与表达及行为方式（如缺乏灵活性或管理不善）等方面的不恰当，这种不恰当往往表现在一系列的个人和社会情境中，而并不仅仅局限于特定的关系或社会角色。一般而言，这种不恰当的行为模式自幼逐步形成，无法用社会或文化因素（包括社会政治冲突）来解释，会给患者、家庭、社会、教育、职业或其他重要功能领域造成巨大痛苦或损害。

【诊断与鉴别诊断】

人格障碍在诊断上比较困难，首先人格的正常特征与异常特征的重叠。每个人均有其人格特征,什么样的特征突出到什么程度方能称为人格障碍非常难确定。其次,人格障碍与某些精神障碍的慢性状态或早期前驱症状相鉴别。有人认为某些类型的人格障碍与某些精神障碍属于同一疾病谱系,如分裂样人格障碍与精神分裂症。另外,不同文化背景下人格状况也差异巨大,在诊断中需要充分考虑种族、文化的差异。

因此,在《国际疾病分类(第11版)》(ICD-11)的诊断系统中强调了另一方面,即突出的人格特征或模式。该定义用以描述人格中最突出的、导致人格障碍的特征。在没有人格障碍或人格异常的个体中,这些特征与正常的人格特征是连续的。人格特征虽然不是诊断标准,但它与人格的基本结构相对应,可以用于描述和理解人格结构的特点,一般而言,具有严重人格障碍的个体往往具有较多突出的典型的人格特征。具体包括:

1. 突出的负性情感特征　核心特征是广泛的消极情绪,表现为频率和强度与情况不相称,情绪不稳定,情绪调节能力差,抗拒性的态度,缺乏自尊和自信,以及疑心重。

2. 突出的分离特征　核心特征是保持人际距离和情感距离的分离倾向。常见表现包括社交分离(避免社交互动、缺乏友谊和避免亲密)和情感分离(过于含蓄、冷漠、有限的情感表达和体验等受限)。

3. 突出的社交紊乱特征　核心特征是不尊重他人的权利和感受,包括以自我为中心和缺乏同理心。常见的表现形式包括:以自我为中心、缺乏同理心、不关心自己的行为是否会对他人造成伤害,具体包括欺骗、操控、剥削他人、刻薄、有攻击性、对他人的痛苦麻木不仁,以及在实现目标时毫不留情。

4. 突出的脱抑制特征　核心特征是基于直接的外部或内部刺激鲁莽行事,不考虑潜在的负面后果。常见表现包括:冲动、注意力分散、不负责任、鲁莽、缺乏计划。

5. 突出的强迫性特征　核心特征是狭隘地关注个人对完美和是非的严格标准,以及控制自己和他人的行为,以及控制情境以确保符合这些标准。常见症状包括:完美主义(如关心社会规则、义务和准则的是非对错,过度注意细节,过分强调组织有序、整洁),以及情感和行为的过分约束(如对情感表达的严格控制、固执和不灵活、风险规避等)。

6. 边缘型模式　其特征是不稳定,表现在人际关系相处、自我形象或意识、对周围环境影响及明显的冲动,具体表现包括:逃避真实的或想象的抛弃;不稳定而紧张的人际关系模式;持续不稳定的自我形象或自我意识;在具有高度负面情绪影响下鲁莽行事的倾向,导致潜在的自我伤害行为;经常自残;由情绪的显著波动引起情绪的不稳定;长期的空虚感;不适当的强烈愤怒或难以控制愤怒;在高情感唤起的情况下,短暂的分离症状或类似特征。

人格障碍需要与人格改变相鉴别。人格障碍是发育过程中的状况,在儿童期或青春期出现延续到成年;而人格改变是获得性的,通常出现于成年期,继发于严重的或持久的应激、极度的环境剥夺、其他精神障碍或脑部疾病。两者在出现的时间和方式上有所不同。

一些特殊人格障碍的鉴别诊断主要是与相关精神障碍,如偏执型人格障碍与偏执型精神病、分裂样人格障碍与单纯型精神分裂症、表演性人格障碍与癔症、强迫性人格障碍与强迫症等,可参考本篇的其他章节。

【特异的人格障碍】

《精神障碍诊断与统计手册(第五版)》(DSM-5)将人格障碍分为:A组,奇特/古怪类,表现为疏远和不信任;B组,戏剧性/反复无常类,患者情绪冲动、强烈而不稳定;C组,焦虑/害怕类,表现为紧张、被动或者僵化、固守陈规。

虽然这样的划分似乎很有道理、便捷且容易记忆,但临床实践中远没有如此典型的人格障碍,ICD-11便不再强调具体的人格障碍表现,但定义了人格障碍的严重程度:①轻度:符合人格障碍的诊断标准,但症状一般较轻。影响人格功能的某些方面,但其他方面不受影响或者在某些情况下不明显。人际关系和社会功能基本能维持或履行。②中度:符合人格障碍的诊断标准,症状较为明显。影响人格功能的多个领域,但可在某些方面不受影响。在多数人际关系中都存在明显的问题,多数预期的社会和职业功能上受到一定程度的损害。③重度:符合人格障碍的诊断标准,症状非常严重,影响到人格功能的大部分领域,社会和职业功能明显受损。

为便于学习,主要参考DSM-5的诊断标准,简单介绍常见人格障碍的特点:

1. 偏执型人格　主要特点是敏感多疑,常表现为不坦率,不信任,容易与人产生对立。这种人对别人有一种普遍的、无法理解的多疑倾向,认为别人总是在贬低或威胁自己,不相信别人,而且容易因为觉得吃了亏而激怒,不易与别人建立良好的人际关系,包括家庭关系。他们容易感到义愤填膺,并常用法律途径来起诉他人,但在工作中可以非常高效率且很尽责。这种障碍必须与偏执型精神分裂症相鉴别。

2. 分裂样人格　主要特点为内向、社会退缩、隔离、情感冷淡和疏离。他们沉默寡言,常沉浸在自己的思维和情感中,习惯单独行动,缺乏激烈的情绪表现。即使对家庭成员也是如此,没有亲密关系,缺少朋友。

3. 分裂型人格　与分裂样人格类似,但在思维、感知和交流上还有奇特性,如魔术性思维、牵连观念、超价或偏执观念,这些奇特表现类似精神分裂症,但其严重程度从未达到精神分裂症的诊断标准。

4. 反社会性人格　又称社交紊乱型人格,其特点为无视社会规范及他人的感受。患者会为了物质利益或个人满足而利用他人。他们很容易受挫,对挫折的耐受力差,容易不负责任地付诸行动,有时带着敌意和暴力。通常他们善于言辞,对自己的违纪行为并不感到焦虑或内疚,很能为自己的行为找借口或将其归咎于他人。他们在人际关系中充满了谎言和欺骗,惩罚几乎难以改正其行为。反社会性人格常导致酒精滥用、物质依赖、滥交、不负责任、不断更换地址及难以遵纪守法。

5. 边缘性人格　特点为不稳定的自我意象、心境、行为和人际关系。患者常不懈地寻找关爱、照顾,他们的人际关系强烈而不稳定,对自己和他人的态度在两个极端之间变化(如从坏到好,从恨到爱)。这类人常有自伤行为,也会出现自残或自杀企图。

6. 自恋性人格　主要表现为自大。患者常有与自身不相称的优越感,希望别人尊重、顺从他们。在人际关系中渴望被仰慕和崇拜,对批评和失败极度敏感。当他们良好的自我感觉遭到打击时,会变得狂怒或严重抑郁,甚至自杀。

7. 表演性人格　又称癔症性人格。表现为情绪表达带有高度夸张色彩,过度地注意外貌,具有戏剧性,就像在舞台上表演一样。他们不断地去诱惑别人或寻求别人的同情,感情表达热烈但肤浅易变,幼稚,受到小的挫折就会大喊大叫。他们很容易与别人建立起人际关系,通常是性关系并且肤浅而短暂。常为了追求一时感情的满足而不惜牺牲或不择手段。

8. 依赖性人格　以过分依赖为特征,强烈地要求获得他人保证,会顺从他人以获得支持,常将其依赖之人的需求置于自己之上。他们缺乏自信,有寻求经常接触的倾向,回避作出决定或持续存在难以作出决策的问题,对表达自己的观点总犹豫不决。

9. 回避性人格　又称焦虑型人格障碍,以一贯感到紧张、提心吊胆、不安全及自卑为特征,对拒绝和批评过分敏感,总是需要被人喜欢和接纳,因习惯性地夸大日常生活处境中的潜在危险而有回避某些活动的倾向。即便是轻微的拒绝迹象,也会使他们退缩回去。

10. 强迫性人格　以过分的谨小慎微、刻板、严格要求与完美主义为特征,可靠有责任感,做事情有条不紊,但是不灵活,常使得患者无法适应新的变化。这些人常在需要井然有序、完美和坚持等特质的领域取得很大成就,但是在无法控制、需要依赖他人或不可预料的感情、人际关系的情况下会很不舒服。

【治疗】

人格障碍无特别有效的治疗方法,通常需要长时间的综合药物与心理治疗,需要患者的配合和家庭的支持,而且药物对症状的疗效一般并不佳。如果伴有明显的焦虑和抑郁症状,抗抑郁药治疗有一定的效果,另外减轻环境压力也可以很快地缓解症状。

对一些适应不良的行为,如鲁莽轻率、社会隔离、没有主张、情绪爆发,团体治疗和行为矫正是有效的,参加自助团体或家庭治疗也能够改变一些社会不良行为,特别是对于边缘性、反社会性或回避性人格障碍者。

推荐阅读

1. QUILTY L C, BAGBY R M, KRUEGER R F, et al. Validation of DSM-5 clinician-rated measures of personality pathology [J]. Psychol Assess, 2021, 33(1): 84-89.

2. DI GIUSEPPE M, GENNARO A, LINGIARDI V, et al. The role of defense mechanisms in emerging personality disorders in clinical adolescents[J]. Psychiatry, 2019, 82(2): 128-142.

第十七章　药物所致运动障碍及其他药物不良反应

张红霞

精神药物主要分为抗精神病药、抗抑郁药、抗焦虑药、心境稳定剂、益智药等。药物的不良反应往往与其相应的受体作用机制相关。

抗精神病药主要通过部分阻断中脑-大脑皮质和中脑-边缘系统的多巴胺通路,产生抗精神病的治疗作用,对多巴胺的黑质-纹状体通路影响则产生帕金森综合征、肌张力障碍、静坐不能、迟发性运动障碍等锥体外系症状(extrapyramidal symptoms, EPS),对多巴胺结节-漏斗通路的影响则出现泌乳、月经紊乱等不良反应。由于这类药物又具有抗胆碱能、抗肾上腺素能、抗组胺能的作用,还可能出现神经系统、心血管系统、自主神经系统等其他不良反应。典型抗精神病药如氯丙嗪、氟哌啶醇等发生 EPS 的可能性较大,非典型抗精神病药如氯氮平、喹硫平等出现 EPS 的可能性相对较小。

多数抗抑郁药主要通过提高突触间隙单胺类神经递质浓度,加强神经传导作用而产生抗抑郁疗效。抗抑郁药的部分不良反应与相关神经递质的作用有关,如激活 5-羟色胺(5-HT)的 5-HT_{2A}、5-HT_{2C} 和 5-HT_3 受体可产生焦虑、激越、头痛、失眠、性功能障碍、食欲下降、恶心、呕吐等不良反应,激活去甲肾上腺素(NE)α 受体可引起血压升高,抑制 α 受体引起直立性低血压、心动过速,抑制组胺 H_1 受体产生困倦和食欲增加,抑制胆碱能 M_1 受体引起口干、便秘和视物模糊等。传统的三环类抗抑郁药心血管系统方面不良反应及抗胆碱能不良反应明显,而新型抗抑郁药这两方面的不良反应相对轻。

本章主要阐述与精神药物相关的运动障碍,以及其他临床常见的或严重的不良反应。

第一节　与药物有关的运动障碍

1. 帕金森综合征　是抗精神病药治疗过程最常见的 EPS,发生率为 13%~40%。女性、老年患者容易出现。以静止性震颤、肌强直、运动迟缓或运动不能(始发动作困难)为特征。严重者表现为佝偻姿势、慌张步态、面具脸、粗大震颤、流涎等。

通常发生在开始用抗精神病药治疗或是药物加量的前4~6周，或是发生在治疗EPS的药物剂量减少后的几周。

处理原则：①减少抗精神病药的剂量；②用抗胆碱能药物苯海索(如2mg口服，2次/d)或东莨菪碱(如0.3mg肌内注射，2次/d)等治疗；③上述两种处理方法同时使用；④换用其他锥体外系不良反应相对小的药物。老年患者要与原发性帕金森病鉴别，可先停药观察，如为原发性帕金森病，可以用相应的治疗药物(参见神经系统相关章节)。

2. 急性肌张力障碍　是抗精神病药治疗初期最早出现的EPS，通常发生在开始用药或加量最初几天，或是发生在治疗EPS的药物剂量减少后几天。发生率为2%~21%。青年人、男性多见。临床表现为局部肌肉的持续性异常收缩，可发生在眼部(双眼上翻，称为眼动危象)、头颈部(斜颈、角弓反张)、四肢或躯干(扭转痉挛)等。患者往往因症状痛苦而继发焦虑、抑郁症状。

处理原则：①东莨菪碱0.3mg肌内注射；②减少抗精神病药的剂量，同时予苯海索2mg、2~3次/d；③也可换用其他EPS相对小的药物。

3. 急性静坐不能　患者感到坐立不安，常伴有腿部抖动、双脚晃动、来回走动，无法安静地坐着或站着，发生率在20%以上。有些患者会诉说"心里发痒""肌肉痒"，严重者出现抑郁情绪或自杀。通常发生在开始用药或加量的前几周(如使用抗精神病药)，或是发生在治疗锥体外系症状的药物减量后几周。

处理原则：①急性症状控制可用东莨菪碱0.3mg肌内注射；②口服苯海索2mg、2~3次/d，可加用普萘洛尔10mg、2~3次/d或苯二氮䓬类药物2~3次/d；③减少抗精神病药的剂量，也可换用其他EPS相对小的药物。

4. 迟发性运动障碍(tardive dyskinesia，TD)　是抗精神病药治疗过程中出现的最严重的EPS。抗抑郁药阿莫沙平和止吐药甲氧氯普胺、普鲁氯嗪也可引起TD。多在使用抗精神病药较长时间(至少数月)后出现，老年患者可能会在相对短的时间内出现上述症状。长期治疗的患者中TD的发生率约为15%。女性、老年人、脑器质性疾病者多见。通常发生在舌肌、颊肌、咀嚼肌或是肢端，有时也累及膈肌、咽部或躯干部肌肉，持续至少数周，甚至不可逆。具体表现为不自主的咀嚼、吸吮、鼓腮、斜颈或躯干和四肢的不自主运动，严重者有讲话构音不清、进食困难。做其他自主动作时，不自主运动往往会减轻或消失。TD一旦发生，治疗较为困难，即使停用抗精神病药，运动障碍症状也可能长期存在。增加抗精神病药剂量可暂时掩盖不自主运动，但最终症状会再次出现，而且更为严重。

处理原则：目前没有治疗TD的有效药物，使用抗胆碱能药物可使症状恶化。尽量早发现、早诊断、早停药或换用其他类型的、发生EPS可能性相对小的药物(通常低效价抗精神病药或非典型抗精神病药较少引起迟发性运动障碍，如氯氮平)。如果上述运动障碍的症状出现在抗精神病药的停药、换药或减量后，且4~8周内自行缓解，则称为抗精神病药撤药相关的急性运动障碍。

5. 迟发性肌张力障碍/迟发性静坐不能　症状出现较晚，持续时间长达数月甚至数年，即便在抗精神病药减量或停用后仍存在。

处理原则：尽量早发现、早诊断、早减药或换用不良反应相对小的药物。

6. 恶性综合征(neuroleptic malignant syndrome，NMS)　是抗精神病药所致的一种少见、严重、可能会致死的不良反应。在抗精神病药治疗人群中发生率为0.01%~0.02%。临床表现为意识障碍(如谵妄、昏睡或昏迷)、高热(>38℃)伴大汗淋漓、"铅管样"肌强直(抗帕金森病药物治疗无效)并伴有其他神经系统症状(如震颤、流涎、运动不能、肌张力障碍、牙关紧闭、肌阵挛、构音困难、吞咽困难、横纹肌溶解症)，以及肌酸激酶升高(通常高于正常范围上限的4倍)；自主神经功能不稳定表现，如心动过速(心率通常大于基线25%)、血压升高(收缩压或舒张压高出基线25%)或血压不稳定(24小时内收缩压变化大于25mmHg或舒张压变化大于20mmHg)、尿失禁、脸色苍白、呼吸急促(频率大于基线的50%)等，甚至可出现呼吸停止。出现症状前72小时多使用过多巴胺受体拮抗剂(如抗精神病药)。实验室检查可发现白细胞增多、代谢性酸中毒、低氧血症、肌酸激酶升高等。脑脊液检查和神经影像学检查通常无异常，脑电图显示广泛性慢波。

处理原则：①立即停用抗精神病药，补液支持促进抗精神病药排泄，降温，纠正水、电解质、酸碱紊乱情况，维持生命体征等对症治疗。②避免使用抗胆碱能药物，以免影响出汗，加重体温升高。有报道麦角溴隐亭、丹曲林可以治疗NMS。麦角溴隐亭为中枢多巴胺兴奋剂，起始剂量为1.25~2.5mg、2次/d，可增加到10mg、3次/d。丹曲林为肌肉松弛剂，可以减轻骨骼肌极度收缩引起的产热症状，急性恶性高热时1mg/kg快速静脉推注，最大剂量可至10mg/kg。急性恶性高热过后，可改为口服丹曲林4~8mg/(kg·d)治疗、4次/d，维持治疗直至症状完全消失。注意丹曲林有肝毒性作用。

7. 姿势性震颤　是指在保持一定姿势时出现的轻微震颤(每秒8~12次)，通常与服用锂盐、抗抑郁药、丙戊酸盐等药物相关。这种类型的震颤与焦虑障碍、咖啡因及其他兴奋剂所致的震颤类似。减少剂量可以缓解震颤，也可以换用其他药物。

8. 其他药物所致的运动障碍　指上述几类不良反应中未涵盖的其他运动障碍，或是其他类别药物所致的类似不良反应，如抗精神病药以外的药物所致的类恶性综合征，其他药物所致的迟发性运动问题等。

第二节　其他常见精神药物不良反应

一、抗抑郁药停药综合征

抗抑郁药停药综合征指在使用抗抑郁药至少1个月后突然停药或大幅度减少药物剂量时出现的一组症状。通常在减药或停药的2~4天内发生，包括感觉、躯体、认知-情感等方面的不适。常见的非特异性症状有闪光感、过电感、恶心、对噪声和光线过于敏感、头晕、焦虑、失眠、濒死感、耳鸣等。重新使用原先的抗抑郁药或使用作用机制类似的其他抗抑郁药可以缓解这些症状，如使用三环类抗抑郁药能缓解5-羟色胺和去甲肾上腺素再摄取抑制剂所致的撤药反应。上述症状必须是在抗抑郁药减量后才发生的，而且不能用其他精神障碍（如躁狂或轻躁狂、精神活性物质中毒或戒断、躯体症状障碍）来解释。所有的抗抑郁药均有可能出现停药综合征，药物半衰期短、停药快则更容易出现。SSRIs中，因为氟西汀的主要代谢产物去甲氟西汀半衰期较长，所以其撤药反应最少，帕罗西汀的急性撤药反应最常见，高于舍曲林、西酞普兰等。5-羟色胺去甲肾上腺素再摄取抑制剂（serotonin norepinephrine reuptake inhibitors，SNRIs）中，文拉法辛的撤药反应比度洛西汀多见。

处理原则：为避免出现停药综合征，临床医师在停用抗抑郁药时，特别是停用半衰期较短的药物时，应缓慢减量。

二、其他的药物不良反应

1. 直立性低血压　与抗精神病药阻断α肾上腺素能受体有关。患者在站起或起床时出现头晕目眩、眼前发黑，甚至跌倒。此时血压下降、心率加快。

处理原则：立即平卧可有好转，严重者应使用去甲肾上腺素、间羟胺等药物升压。注意不能使用盐酸肾上腺素。同时应调整原先的精神药物剂量，或换用对肾上腺素能受体作用较轻的药物。通常抗精神病药增量要慢，大剂量口服或注射药物后嘱咐患者卧床休息1~2小时，告诉患者起床或起立时动作应缓慢。这样可能预防直立性低血压的发生。

2. 自主神经、内分泌系统症状　口干、便秘、视物模糊、尿潴留、肠麻痹、泌乳、月经失调、肥胖等。轻者对症治疗或减量，重者停药换用其他不良反应相对小的药物。

3. 中枢神经系统不良反应　包括过度镇静、嗜睡、头痛、头晕、激越、反应迟钝、抑郁、癫痫发作等。通常镇静作用能逐渐耐受。不良反应症状轻微者可以酌情减量，对症处理，严重者停药或换用其他不良反应相对小的药物。

4. 药物过敏　少数患者可出现药物过敏性皮疹。多表现为面部、颈部及双手背部皮肤暴露部位皮疹，太阳下暴晒可加重。严重者全身皮疹、红肿甚至出现大疱松解性剥脱性皮炎（如卡马西平、拉莫三嗪等易引起，应知情同意或慎用）。药物过敏应停用相应的药物，同时使用抗过敏药。剥脱性皮炎可影响生命，由专科积极治疗。

5. 粒细胞减少　较少见的一种药物过敏反应。服用氯氮平后可能出现，通常严格掌握该药的用药指征，如果开始使用，规律监测粒细胞水平。轻度者停药观察，一般1~2周内可以恢复，严重者给予肾上腺皮质激素、促白细胞增生药，输血，预防感染等。

6. 肝功能损害　有些精神药物可能引起黄疸性或无黄疸性转氨酶升高伴食欲缺乏等症状。发生这种反应必须立即停药，并进行保肝治疗。也可能出现无症状性一过性转氨酶升高，通常在常规监测肝功能时发现。抗精神病药奥氮平报道相对多。使用抗抑郁药阿戈美拉汀需要在开始使用时第3周、第6周、第12周、第24周及临床认为需要时监测肝功能，必要时需要及时停药。

7. 致畸性　一般认为妊娠初期3个月是胎儿组织器官形成的重要时期，有研究认为妊娠6~10周使用精神药物与胎儿畸形的关系较为明显。理想状态是在孕期停用所有精神药物，但是停药可能使症状反复，这使患者、家属及医师处于两难境地。通常要将停药的益处和风险告知患者及其家属。对每个怀孕的患者，要制订最适合患者的个体化治疗方案，要权衡药物治疗不良反应与停药所致疾病反复的风险。另外，不同药物的风险也是有差异的。

8. 5-羟色胺综合征　神经系统5-羟色胺（5-HT）功能亢进引起的一组症状和体征，严重时可危及生命。临床表现通常为精神状态改变、自主神经功能改变和神经肌肉异常。患者在原有治疗方案上合并一种5-HT能药物，或增加了5-HT能药物剂量后发生以下症状（至少3项）：意识模糊、轻躁狂、激越、肌阵挛、反射亢进、出汗、寒战、震颤、腹泻、共济失调、发热。排除感染、代谢性疾病、精神活性物质滥用或撤药反应。上述症状也不是出现在开始使用某种抗精神病药或抗精神病药加量时。

处理原则：停用5-HT能药物，同时进行急救对症处理。有报道$5\text{-}HT_{2A}$受体拮抗剂赛庚啶可以起治疗作用，起始12mg口服，以后每2小时予2mg口服。赛庚啶的治疗方案尚未得到普遍认可。

推荐阅读

1. 江开达. 精神药理学[M]. 2版. 北京：人民卫生出版社，2011.
2. 李凌江，马辛. 中国抑郁障碍防治指南[M]. 2版. 北京：中华医学电子音像出版社，2015：90-92.
3. HALES R E，YUDOFSKY S C，GABBARD G O. 精神病学教科书[M]. 5版. 张明园，肖泽萍，译. 北京：人民卫生出版社，2010：321-322.
4. TAYLOR D，PATON C，KAPUR S. Maudsley精神科处方指南[M]. 司天梅，译. 北京：人民卫生出版社，2017.

附录　临床常用检验正常参考区间

血　液

总血量　60~80ml/kg 体重

比重　全血　男性　1.054~1.062

女性　1.048~1.059

血浆　1.024~1.029

渗透压

血胶体渗透压　(2.8±0.4)kPa[(21±3)mmHg]

血晶体渗透压　720~797kPa[280~310mOsm/(kg·H_2O)]

红细胞计数

男性　$(4.3\sim5.8)\times10^{12}/L$

女性　$(3.8\sim5.1)\times10^{12}/L$

血红蛋白

男性　130~175g/L

女性　115~150g/L

血细胞比容

男性　40%~50%

女性　35%~45%

红细胞平均直径(MCD)　(7.33±0.29)μm

红细胞平均体积(MCV)　82~100fl

红细胞平均血红蛋白(MCH)　27~34pg

红细胞平均血红蛋白浓度(MCHC)　316~354g/L

红细胞体积分布宽度(RDW)　8%~16%

红细胞生存时间　110~130 天

红细胞半生存时间　26~34 天

循环红细胞量　29.1~30.3ml/kg 体重

网织红细胞　百分比　0.5%~1.5%

绝对计数　$(24\sim84)\times10^9/L$(2.4~8.4 万/mm^3)

未成熟网织红细胞(Ret)分数(IRF)　5%~22%

IRF=(HFR+MFR)/Ret,高荧光强度 Ret(HFR)、中荧光强度 Ret(MFR)

白细胞计数　$(3.5\sim9.5)\times10^9/L$

白细胞分类计数

中性粒细胞　40%~75%

嗜酸性粒细胞　0.4%~8%

嗜碱性粒细胞　0~1%

淋巴细胞　20%~50%

单核细胞　3%~10%

嗜酸性粒细胞计数　$(0.02\sim0.52)\times10^9/L$

血小板计数　$(125\sim350)\times10^9/L$

血小板比容(PCT)　0.1%~0.4%

平均血小板体积(MPV)　4.4~12.5fl

血小板体积分布宽度(PDW)　9%~21%

中性粒细胞碱性磷酸酶

阳性率　10%~40%

积分值　40~80

红细胞沉降率(ESR)(魏氏长管法)

男性<15mm/h

女性<20mm/h

血小板聚集试验

ADP	0.5μmol	MAR	(37.4±14.3)%
ADP	1.0μmol	MAR	(62.7±16.1)%
肾上腺素	0.4μg/ml	MAR	(67.8±17.8)%
胶原	0.2mg/ml	MAR	(71.7±19.3)%
瑞斯托霉素	1.5mg/ml	MAR	(87.5±11.4)%

注:MAR 为最大聚集率

血浆 β-血栓蛋白　15~70μg/L

血浆血栓素 B_2(TXB_2)　(136±81.60)ng/L

血小板表面 α 颗粒膜蛋白-140(GMP-140)　9.4~20.8ng/ml

红细胞渗透性脆性试验

0.42%~0.46%氯化钠液内开始溶解

0.32%~0.34%氯化钠液内全部溶解

变性珠蛋白小体(Heinz bodies)生成试验　<30%

血浆游离血红蛋白　<40mg/L

血清结合珠蛋白(HP)　0.5~1.5g/L

血红蛋白电泳

血红蛋白 A(HbA)　>95%

血红蛋白 A_2(HbA_2)　1.5%~2.5%

胎儿血红蛋白(HbF)　<2%

高铁血红蛋白　0.3~1.3g/L

高铁血红蛋白还原试验　>75%

抗人球蛋白试验(Coombs 试验)　直接和间接试验均阴性

酸溶血试验(Ham 试验)　阴性

红细胞 PNH 克隆(CD59 缺失)<0.01%

粒细胞 PNH 克隆(Flaer 和 CD24 或 CD157 缺失)<0.01%

单核细胞 PNH 克隆(Flaer 和 CD14 或 CD157 缺失)<0.1%

冷热溶血试验(Donath-Landsteiner 试验)　阴性

冷凝集素试验　效价<1:40

出血时间(BT)

Duke 法　1~3 分钟

Ivy 法　2~6 分钟

阿司匹林耐量试验　服药后 2 小时和 4 小时出血时间比服药

前延长2分钟之内

凝血时间(CT)

试管法　4~12分钟

硅管法　15~30分钟

凝血酶原时间(PT)　11~13秒(90%~110%)

国际标准化比值(INR)　0.5~1.2

蝰蛇蛇毒时间(RVVT)　13~14秒,比正常对照延长3秒以上有意义

凝血酶原消耗时间(PCT)　>25秒

血块退缩时间　30~60分钟开始,24小时完全退缩

血块收缩率　48%~64%

活化部分凝血活酶时间(APTT)　35~45秒,比正常对照延长10秒以上有意义

复钙时间(RT)　1.5~3分钟

凝血活酶生成试验(TGT)　在4~6分钟内基质血浆凝固时间为9~11秒。受检标本与基质血浆混合后的最短时间比正常值>5秒为异常。各凝血因子活性>60%为正常

简易凝血活酶生成试验(STGT)　10~14秒

凝血酶时间(TT)　16~18秒,比正常对照延长3秒以上有意义

凝血酶时间延长纠正试验(甲苯胺蓝纠正试验)　加甲苯胺蓝后TT恢复正常或缩短5秒以上表示受检血浆中存在肝素或类肝素抗凝物质

凝血因子功能活性检查

因子Ⅱ促凝活性　82%~114%

因子Ⅴ促凝活性　60%~175%

因子Ⅶ促凝活性　70%~120%

因子Ⅷ促凝活性　76%~130%

因子Ⅸ促凝活性　70%~130%

因子Ⅹ促凝活性　84%~122%

因子Ⅺ促凝活性　80%~120%

因子Ⅻ促凝活性　72%~112%

血管性血友病因子抗原(vWF:Ag)

免疫火箭电泳　62%~126%

ELISA　70%~150%

血浆纤维蛋白原　2~4g/L

全血凝块溶解试验　24小时内不发生溶解

血浆纤维蛋白(原)降解产物(FDP)(免疫比浊法)　<5.0μg/L

血浆纤维蛋白肽A　0.4~2μg/L

血浆纤维蛋白肽B　$\beta_{1\sim42}$　0.74~2.24nmol/L

血浆纤维蛋白肽B　$\beta_{15\sim42}$　1.56~1.20nmol/L

3P试验　阴性

血浆D-二聚体(D-Dimer)(免疫比浊法)　<0.8mg/L

血浆纤溶酶原(发色底物法)　(94.48±8.95)%

组织纤溶酶原激活物(t-PA)

活性(发色底物法)　0.3~0.6U/ml

抗原(ELISA)　1~12ng/ml

纤溶酶原激活剂抑制物(PAI)　ELISA　5~45ng/ml

蛋白C

活性(发色底物法)　87%~113%

抗原(放射免疫法)　(3.1±0.5)×10^{-3}g/L

蛋白S活性(凝固法)　88%~107%

血浆抗凝血酶Ⅲ(AT-Ⅲ)

活性(发色底物法)　(108.5±5.3)%

抗原(ELISA)　(290±30.2)mg/L

血清α_2巨球蛋白(α_2-MG)　2.5~4g/L

血液流变学

见附表1

附表1　血液流变学

项目	参考范围	
	男	女
血细胞比容	40%~50%	35%~45%
全血低切黏度	11.66~22.25mPa·s	9.99~21.8mPa·s
全血中切黏度	3.56~6.33mPa·s	3.22~5.79mPa·s
全血高切黏度	2.74~4.75mPa·s	2.49~4.32mPa·s
血浆黏度	1.00~1.44mPa·s	1.00~1.42mPa·s
全血低切相对指数	9.00~18.94	7.82~16.21
全血高切相对指数	2.12~4.28	1.95~4.18
全血低切还原黏度	28.05~50.87mPa·s	26.84~48.31mPa·s
全血高切还原黏度	4.58~9.12mPa·s	4.45~9.48mPa·s
红细胞变形指数(TK)	0.53~1.01	0.53~1.11
红细胞刚性指数	2.29~6.72	2.16~6.93
红细胞聚集指数	3.66~6.04	3.34~6.04

血液化学

血清葡萄糖　3.9~5.6mmol/L(70~100mg/L)

全血糖化血红蛋白(HbA1c)　4%~6%

血清糖化白蛋白(GA)　11%~16%

血浆乳酸　0.6~2.2mmol/L(5~20mg/dl)

血清酮体　阴性

二氧化碳结合率(CO_2CP)　22~28mmol/L

阴离子间隙(AG)　8~16mmol/L

血清钠　137~147mmol/L

血清钾　3.5~5.3mmol/L

血清钙　2.11~2.52mmol/L

血清磷　0.85~1.51mmol/L

血清氯化物　99~110mmol/L

血清铁

男性　10.6~36.7μmol/L

女性　7.8~32.2μmol/L

血清总铁结合力

男性　50~77μmol/L(280~430μg/dl)

女性　54~77μmol/L(300~430μg/dl)

血清铁饱和度　20%~55%

血清铁蛋白

男性　30~400ng/ml

女性　13~150ng/ml

血清转铁蛋白　2.0~3.6g/L

血清铜

男性　11.0~22.0μmol/L

女性　12.6~24.4μmol/L

血清锌　11.5~18.4μmol/L(75~120μg/dl)

血清镁　0.75~1.02mmol/L

尿素

男性(20~59岁)　3.1~8.0mmol/L(18.6~48.1mg/dl)

男性(60~79岁)　3.6~9.5mmol/L(21.6~57.1mg/dl)

女性(20~59岁)　2.6~7.5mmol/L(15.6~45.1mg/dl)

女性(60~79岁)　3.1~8.8mmol/L(18.6~52.9mg/dl)

尿酸　90~420μmol/L(1.5~7.1mg/dl)

肌酐

男性(20~59岁)　57~97μmol/L(0.64~1.10mg/dl)

男性(60~79岁)　57~111μmol/L(0.64~1.26mg/dl)

女性(20~59岁)　41~73μmol/L(0.46~0.83mg/dl)

女性(60~79岁)　41~81μmol/L(0.46~0.92mg/dl)

血脂

总胆固醇(TC)　3.1~5.9mmol/L(117~220mg/dl)

甘油三酯(TG)　0.56~1.7mmol/L(50~150mg/dl)

高密度脂蛋白-胆固醇(HDL-ch)　0.4~2.0mmol/L(>40mg/dl)

低密度脂蛋白-胆固醇(LDL-ch)　2.0~3.1mmol/L(<120mg/dl)

脂蛋白(a)[LP(a)]　0~300mg/L

载脂蛋白AⅠ(Apo AⅠ)　1.0~1.3g/L

载脂蛋白B100(Apo B_{100})　0.6~0.9g/L

载脂蛋白E(Apo E)　29~53mg/L

血清总蛋白　65~85g/L

白蛋白　40~55g/L

球蛋白　20~40g/L

白蛋白/球蛋白比值　(1.2~2.4):1

血清蛋白电泳(毛细管电泳法)

白蛋白　55.8%~66.1%

球蛋白　α_1　2.9%~4.9%

α_2　7.1%~11.8%

β　8.4%~13.1%

γ　11.1%~18.8%

血清前白蛋白

男性　200~430mg/L

女性　180~350mg/L

β_2微球蛋白(β_2-MG)

18~59岁　1.1~2.3mg/L

≥60岁　1.3~3.0mg/L

血清铜蓝蛋白　150~600mg/L

血清总胆红素(TB)

男性　≤26.0μmol/L(≤1.52mg/dl)

女性　≤21.0μmol/L(≤1.23mg/dl)

血清直接胆红素(DB)　≤8μmol/L(≤0.47mg/dl)

血清总胆汁酸　<10mmol/L

血氨　11~35μmol/L(40~490μg/L)

血清维生素B_{12}　200~900pg/ml(148~664pmol/L)

维生素B_{12}吸收(Schiling)试验　>7%

血清叶酸　6~21ng/ml(13.6~47.6nmol/L)

血清Ⅲ型前胶原N端肽(PⅢNP)　<15ng/ml

血清Ⅳ型胶原(PⅣP)　<95ng/ml

层粘连蛋白(LN)　<150pg/ml

肌钙蛋白T(cTnT)　<0.03ng/ml

肌红蛋白(Myo)　<70ng/ml

血清酶学

血清丙氨酸氨基转移酶(ALT)　酶-速率法

男性　9~50U/L

女性　7~40U/L

血清天冬氨酸氨基转移酶(AST)　酶-速率法

男性　15~40U/L

女性　13~35U/L

血清碱性磷酸酶(ALP)

男性　45~125U/L

女性　(20~49岁)　35~100U/L

女性　(50~79岁)　50~135U/L

血清酸性磷酸酶(ACP)　<11U/L

血清乳酸脱氢酶(LDH)　120~250U/L

血清乳酸脱氢酶同工酶

LDH_1　24%~34%

LDH_2　35%~44%

LDH_3　19%~27%

LDH_4　0~5%

LDH_5　0~2%

血清γ-谷氨酰转肽酶(γ-GT)

男性　10~60U/L

女性　7~45U/L

血清胆碱酯酶(ChE)　30~80U/ml

血清溶菌酶　5~30μg/ml

尿液溶菌酶　0~1μg/ml

血清淀粉酶(AMY)　35~135U/L

尿液淀粉酶　100~1 200U/dl

血清脂肪酶(LPS)　0~160U/L

血清胰蛋白酶　<400ng/ml

血清肌酸激酶(CK)
男性　50~310U/L
女性　40~200U/L
血清肌酸激酶同工酶
CK-MB　<4%~6%　男性<4.94ng/ml　女性<2.88ng/ml
CK-MM　>94%~96%
CK-BB　0或微量
血清腺苷脱氨酶(ADA)　0~25U/ml
胸水腺苷脱氨酶　0~45U/dl

骨　髓

正常人骨髓血细胞分类计数(髂骨)
粒细胞系统
原粒细胞　0~2.5%
早幼粒细胞　0.4%~3.9%
中性中幼粒细胞　2.2%~12.2%
中性晚幼粒细胞　3.5%~13.2%
中性杆状核细胞　16.4%~32.1%
中性分叶核细胞　4.2%~21.2%
嗜酸性中幼粒细胞　0~1.4%
嗜酸性晚幼粒细胞　0~1.8%
嗜酸性杆状核细胞　0.2%~3.9%
嗜酸性分叶核细胞　0~4.2%
嗜碱性中幼粒细胞　0~0.2%
嗜碱性晚幼粒细胞　0~0.3%
嗜碱性杆状核细胞　0~0.4%
嗜碱性分叶核细胞　0~0.2%
红细胞系统
原红细胞　0~1.9%
早幼红细胞　0.2%~2.6%
中幼红细胞　2.6%~10.7%
晚幼红细胞　5.2%~17.5%
淋巴细胞系统
原淋巴细胞　0~0.4%
幼淋巴细胞　0~2.1%
淋巴细胞　10.7%~43.1%
单核细胞系统
原单核细胞　阴性
幼单核细胞　0~0.6%
单核细胞　1.0%~6.2%
浆细胞系统
原浆细胞　阴性
幼浆细胞　0~0.7%
浆细胞　0~2.1%
粒细胞:有核红细胞　(2~5):1
骨髓各成形物比积
脂肪层　0.5%~3.0%
血浆层　39%~48.5%
有核细胞层　4.0%~6.0%
红细胞层　45%~54%
骨髓液有核细胞计数　$(10\sim100)\times10^9/L$
巨核细胞计数　单位面积　(1.5cm×3.0cm)7~35个
巨核细胞分类计数
原始巨核细胞　阴性
幼巨核细胞　<5%
颗粒型巨核细胞　10%~27%
产血小板型巨核细胞　44%~60%
裸核型巨核细胞　8%~30%

免疫学检查

血清免疫球蛋白定量
IgG　8.6~17.4g/L
IgA　1.0~4.2g/L
IgM　男性　0.3~2.2g/L
女性　0.5~2.8g/L
IgD　1~4mg/L
IgE　0.1~0.9mg/L
血清冷球蛋白　<80μg/ml
血清总补体溶血活性(CH_{50})　50~100U/ml
C3　0.7~1.4g/L
C4　0.1~0.4g/L
C1q　(0.20±0.04)g/L
B因子　0.10~0.40g/L
淋巴细胞亚群
CD_{19}^+B淋巴细胞　6.4%~22.6%
CD_3^+T淋巴细胞　59.4%~84.6%
CD_4^+Th淋巴细胞　28.5%~60.5%
CD_8^+Ts淋巴细胞　11.1%~38.3%
CD_4/CD_8　0.9~3.6
$CD_{16}^+CD_{56}^+$NK细胞　5.6%~30.9%
血清白介素-2受体(SIL-2R)　100~500U/L
血清C反应蛋白(CRP)　0~3.0mg/L
3~6mg/L　慢性炎症
>6mg/L　急性炎症
抗中性粒细胞胞质抗体(ANCA)(免疫荧光法)　阴性
抗核抗体(ANA)(间接免疫荧光法)　阴性
抗双链DNA(ds-DNA)抗体　结合活性≤20%,<100IU/ml
抗可提取性核抗原(ENA)抗体谱
抗核糖核蛋白抗体(抗RNP)　阴性
抗酸性核蛋白抗体(抗Smith,Sm)　阴性
抗干燥综合征-A-抗体(抗SS-A)　阴性
抗干燥综合征-B-抗体(抗SS-B)　阴性
抗系统性硬化症抗体(抗Scl-70)　阴性

抗线粒体抗体(AMA)　阴性

抗平滑肌抗体(ASMA)　阴性

类风湿因子　0~15IU/ml

抗环瓜氨酸肽抗体(CCP)　<17U/ml

抗链球菌溶血素“O”抗体　0~200IU/ml

抗链球菌激酶抗体　<1:40

抗透明质酸酶抗体　<1:2 048

抗甲状腺球蛋白(TG)抗体　<115IU/ml

抗甲状腺过氧化物酶抗体(TPO)　<34IU/ml

抗心磷脂抗体　阴性

抗肾小球基底膜抗体　<20RU/ml

抗可溶性肝/胰抗体　阴性

抗肝肾微粒体抗体　阴性

抗肝溶质抗原Ⅰ型抗体　阴性

抗线粒体M2抗体　阴性

肿瘤标志物

甲胎蛋白(AFP)　≤7ng/ml

癌胚抗原(CEA)　≤5ng/ml

糖类抗原19-9(CA19-9)　≤30U/ml

糖类抗原125(CA125)

女性(18~49岁)　≤47U/ml

女性(≥50岁)　≤25U/ml

糖类抗原15-3(CA15-3)　≤24U/ml

糖类抗原72-4(CA72-4)　<6.7U/ml

糖类抗原242(CA242)　<29U/L

糖类抗原50(CA50)　<25U/mL

神经元特异烯醇化酶(NSE)　<15.2ng/ml

细胞角蛋白19片段(CYFRA 211)　<3.3ng/ml

鳞癌抗原(SCC)　<1.5ng/ml

前列腺特异抗原(PSA)　≤4.0μg/L

前列腺酸性磷酸酶(PAP)　≤2.0μg/L

组织多肽抗原(TPA)　<130U/L

α-L-岩藻糖苷酶测定(AFU)　234~414μmol/L

人附睾蛋白4(HE4)　<150pmol/L

胃泌素释放肽前体(pro-GRP)　63.8~75.3pg/ml

内分泌功能检测

下丘脑-垂体

血清生长激素(GH)　3ng/ml

血清催乳激素(PRL)　男性　<15μg/L

女性　<20μg/L

分娩时　150~200μg/L

超敏TSH　0.27~4.2μIU/ml

血清促肾上腺皮质激素(ACTH)(化学发光法)　<46pg/ml

血清促性腺激素

促卵泡激素(FSH)　卵泡期　4~17mIU/ml

排卵前期　4~15mIU/ml

黄体期　4~15mIU/ml

绝经期　30~200mIU/ml

成年男性　4~13mIU/ml

促黄体生成激素(LH)　卵泡期　5~30mIU/ml

排卵前期　75~90mIU/ml

黄体期　3~41mIU/ml

绝经期　30~200mIU/ml

成年男性　6~23mIU/ml

精氨酸血管升压素/抗利尿激素(AVP/ADH)　2.3~7.4pmol/L(2.5~8ng/L)

甲状腺和甲状旁腺

总甲状腺素(TT_4)　64~131nmol/L(5~10.2μg/dl)

总三碘甲状腺原氨酸(TT_3)　1.54~2.31nmol/L(100~150ng/dl)

血清游离甲状腺素(FT_4)　12~22pmol/L(0.92~1.32μg/L)

血清游离三碘甲状腺原氨酸(FT_3)　3.0~7.5pmol/L(195~487μg/L)

反T_3(rT_3)　50~150ng/dl

$^{125}I-T_3$血浆结合比值(与正常比)　0.99±0.1

甲状腺^{131}I吸收率　高峰多在24小时出现

3小时平均值　5%~25%

24小时平均值　20%~45%

血清甲状旁腺素(PTH)　16~65pg/ml

血清降钙素(CT)　<100pg/ml

甲状腺球蛋白　1.4~78ng/ml

肾上腺

血浆总皮质醇

上午8时　140~690nmol/L(5~25μg/dl)

下午4时　80~300nmol/L(3~12μg/dl)

血浆11-羟类固醇　16~25μg/dl

尿17羟类固醇(17-OHCS)

男性　5~15mg/24h(8.3~27.6μmol/24h)

女性　4~10mg/24h(5.5~22.1μmol/24h)

尿17酮类固醇(17-KS)

男性　8~20mg/24h(30~70μmol/24h)

女性　6~15mg/24h(20~50μmol/24h)

尿17生酮类固醇(17-KGS)

男性　5~23mg/24h

女性　3~15mg/24h

尿游离皮质醇　20~100μg/24h(55.2~276mmol/24h)

血浆醛固酮(免疫法)

卧位　0.03~0.14nmol/L(1~5μg/dl)

立位　0.14~0.42nmol/L(5~15μg/dl)

血浆醛固酮(质谱法)

立位　<280pg/ml

卧位　30~160pg/ml

尿醛固酮 5.5~27.7nmol/d(2~10μg/24h)
尿儿茶酚胺总量(质谱法)
肾上腺素为标准 0.5~20μg/24h
去甲肾上腺素为标准 15~80μg/24h
多巴胺 65~400μg/24h
血浆儿茶酚胺(CA) <1ng/ml(<5.91nmol/L)
血甲氧基肾上腺素(质谱法) ≤96.6pg/ml
血甲氧基去甲肾上腺素(质谱法) ≤163.0pg/ml
血甲氧酪氨(质谱法) ≤21.7pg/ml

性激素

雌二醇 卵泡期 46~607pmol/L
排卵前期 315~1 828pmol/L
黄体期 161~774pmol/L
绝经期 <201pmol/L
成年男性 28~156pmol/L
孕酮 卵泡期 0.6~4.7nmol/L
排卵前期 2.4~9.4nmol/L
黄体期 5.3~86nmol/L
绝经期 0.3~2.5nmol/L
成年男性 0.7~4.3nmol/L
睾酮 男性 9.9~27.8nmol/L
女性 0.22~2.9nmol/L
人绒毛膜促性腺激素(hCG) <5.0mIU/ml

其他

血清胰岛素(空腹) 2.6~24.9μU/ml
血清C肽(C-P) 1.1~5.0ng/ml
尿C肽 (36±4)μg/24h
血浆胰高血糖素(空腹) 50~120pg/ml
血浆肾素活性(PRA)(质谱法)
立位 0.93~6.56ng/ml
卧位 0.05~0.79ng/ml
血浆血管紧张素Ⅱ(AngⅡ)(质谱法)
立位 55.3~115.3ng/ml
卧位 28.2~52.2ng/ml
血浆心房钠尿肽(ANP) (575±112)pg/ml
血浆胃泌素(空腹) 15~105pg/ml
血甘胆酸(CG) 0~250μg/dl
血浆促胰液素 <100pg/ml
血管活性肠肽(VIP) 90~101pg/ml
血清缩胆囊素(CCK) (88.5±3.9)pg/ml
红细胞生成素 4~19.6mIU/ml

肾功能试验

浓缩稀释试验(Mosenthal 法)
夜尿量 <750ml
日尿量与夜尿量之比 (3~4):1
最高比重 >1.018
自由水清除率(CH_2O) 25~100ml/h
菊粉清除率
男性 (124±25.8)ml/min
女性 (119±12.8)ml/min
内生肌酐清除率 80~120ml/min
肾小管葡萄糖最大重吸收量(TmG)
男性 300~450mg/min
女性 250~350mg/min
肾小球滤过分数(FF) 0.18~0.22(平均0.20)
肾血流量 1 200~1 400ml/min
肾血浆流量 600~800ml/min
肾小管酸中毒试验
氯化铵负荷试验 尿pH<5.3
中性硫酸钠负荷试验 尿pH<5.5
碳酸氢离子重吸收排泄试验,排泄分数为0

肺功能测定

根据性别、年龄、身高、体重计算个体化正常预计值,计算公式如下,其中性别取值,男性为1、女性为0:

肺容量

肺活量(VC)(L)=-2.725+0.679×性别-0.019×年龄(岁)+0.039×身高(cm)+0.008×体重(kg)

残气量(RV)(L)=-2.806+0.194×性别+0.011×年龄(岁)+0.027×身高(cm)-0.011×体重(kg)

功能残气量(FRC)(L)=-2.477+0.537×性别+0.037×身高(cm)-0.017×体重(kg)

肺总量(TLC)(L)=-5.222+0.878×性别-0.005×年龄(岁)+0.061×身高(cm)

残气量/肺总量(RV/TLC)(%)=14.891-1.883×性别+0.248×年龄(岁)+0.101×身高(cm)-0.171×体重(kg)

通气量

用力肺活量(FVC)(L)=-3.091+0.702×性别-0.020×年龄(岁)+0.044×身高(cm)

第1秒用力呼气容积(FEV_1)(L)=-1.653+0.564×性别-0.022×年龄(岁)+0.033×身高(cm)

一秒率(FEV_1/FVC)(%)=99.121-0.138×年龄(岁)-0.147×体重(kg)

呼气峰流量(PEF)(L/S)=-0.287+2.249×性别-0.026×年龄(岁)+0.039×身高(cm)+0.026×体重(kg)

用力呼出25%肺活量的呼气流量($FEF_{25\%}$)(L/S)=-0.338+1.784×性别-0.018×年龄(岁)+0.043×身高(cm)

用力呼出50%肺活量的呼气流量($FEF_{50\%}$)(L/S)=0.836+0.572×性别-0.027×年龄(岁)+0.025×身高(cm)

用力呼出75%肺活量的呼气流量($FEF_{75\%}$)(L/S)=-1.542+0.135×性别-0.029×年龄(岁)+0.027×身高(cm)

气体分布与弥散功能

一氧化碳弥散量(D_LCO)=5.206+4.314×性别-0.144×年龄

（岁）+0.098×身高（cm）+0.082×体重（kg）

每升肺泡容积的一氧化碳弥散量（KCO）=9.346-0.026×年龄（岁）-0.031×身高（cm）+0.025×体重（kg）

动脉血气分析

pH　7.35~7.45

二氧化碳分压（$PaCO_2$）　4.67~6.0kPa（35~45mmHg）

氧分压（PaO_2）

坐位　104.2-0.27×年龄（mmHg）

卧位　103.5-0.42×年龄（mmHg）

氧饱和度（SaO_2）　90%~100%

肺泡气-动脉血氧分压差（A-aDO_2 或 PA-aO_2）　0.93~2kPa（7~15mmHg）

标准碳酸氢盐（SB）（动脉血浆）　（25±3）mmol/L［（25±3）mEq/L］

缓冲碱（BB）（动脉压）　45~55mmol/L（45~55mEq/L）

碱剩余（BE）（全血）　-3~+3mmol/L（-3~+3mEq/L）

一氧化碳（CO）（全血）

非吸烟者　HbCO 部分<2%Hb

吸烟者　HbCO 部分<10%Hb

尿液检验

尿常规

比重　1.005~1.025，晨尿在1.020左右

pH　5.0~8.0

亚硝酸盐（NIT）　阴性

蛋白（PRO）　阴性

葡萄糖（GLU）　阴性

酮体（KET）　阴性

胆红素（BIL）　阴性

尿胆原（UBG）　3~17μmol/L

红细胞（RBC）　0~3/HP

白细胞（WBC）　0~5/HP

透明管型　阴性

颗粒管型　阴性

尿渗量　一般在600~1 000mOsm/（kg·H_2O）（1 470~2 450kPa），24小时内最大范围为40~1 400mOsm/（kg·H_2O）（98~3 602kPa），晨尿常>800mOsm/（kg·H_2O）（1 960kPa）

尿渗量/血浆渗量　（3~4.7）∶1

蛋白定量　0~0.15g/d

尿白蛋白定量　<30mg/d（20μg/min）

尿白蛋白肌酐比值　<30μg/mg

糖定量　0.56~5.0mmol/d（100~900mg/d）

12小时尿沉渣计数（Addis计数）

白细胞及上皮细胞　<100个

红细胞　<50万个

管型　<5 000个

3小时细胞排出率

白细胞　男性<70 000/h　女性<140 000/h

红细胞　男性<30 000/h　女性<40 000/h

管型　0

尿生化

肌酐

男性　8.6~19.4mmol/24h

女性　6.3~13.4mmol/24h

肌酸　0~1.52mmol/24h（0~200mg/24h）

尿素氮　357~535.5mmol/24h（10~15g/24h）

尿酸

男性　149~416μmol/L

女性　89~357μmol/L

氯化物　170~250mmol/24h（10~15g/24h）

钠　130~260mmol/24h（3~5g/24h）

钾　25~100mmol/24h（2~4g/24h）

钙　2.5~7.5mmol/24h（0.1~0.3g/24h）

磷　22.4~48mmol/24h（0.7~1.5g/24h）

铅　<0.39μmol/24h（<80μg/24h）

粪卟啉　75~375nmol/24h（50~250μg/24h）

尿卟啉　12~36nmol/24h（10~30μg/24h）

δ-氨基γ-酮戊酸（正丁酮抽提法）　7.6~45.8μmol/L（1~6mg/L）

尿胆原　<6.76μmol/24h（<4mg/24h）

肌红蛋白　<4mg/L

尿纤维蛋白裂解产物（FDP）（免疫比浊法）　<2.5μg/ml

$β_2$ 微球蛋白　<0.2mg/L（<370μg/24h）

$α_1$ 微球蛋白　0~15mg/L

尿转铁蛋白　0~2.2mg/L

尿免疫球蛋白G　0~17.5mg/L

Bence-Jones（本周）蛋白　阴性

尿含铁血黄素试验（Rous试验）　阴性

尿隐血试验　阴性

尿骨钙素　21~83nmol/L

尿免疫球蛋白轻链（比浊法）

κ轻链　598~1 329mg/L

λ轻链　280~665mg/L

κ/λ　1.47~2.95

粪便检查

颜色　黄色

性状　软便

大便镜检

黏液　阴性

隐血　阴性

红细胞　阴性

白细胞　阴性或偶见

吞噬细胞　阴性

阿米巴原虫　阴性

寄生虫虫卵　阴性

霉菌　阴性

脂肪滴　阴性

胃液检查

空腹胃液　总量　20~100ml

pH　1.3~1.8

基础胃酸分泌量(BAO)　2~5mmol/h

注射五肽胃泌素　6μg/kg 后最大胃酸分泌量(MAO)　15~20mmol/h

脑脊液检查

压力(侧卧位)　0.69~1.76kPa(70~180mmH_2O)

pH　7.31~7.34

蛋白质定性(Pandy 试验)　阴性

蛋白质定量　0.20~0.40g/L

葡萄糖　2.5~4.5mmol/L(65~80mg/dl)

氯化物　120~130mmol/L(700~760mg/dl)

LDH 为血清量的 5%~10%

免疫球蛋白

IgG<34mg/L

IgA<5mg/L

IgM<1.3mg/L

白细胞数　(0~8)×10^6/L,多为单个核细胞

心导管检查

导管检查不同部位压力(右心)　见附表 2

附表 2　导管检查不同部位压力(右心)

部位		压力/kPa(压力/mmHg)(以卧位背侧以上 10cm 作为测压零点)	
肺微血管	平均压	0.50~1.0	(3.7~7.5)
肺动脉分支	收缩压	2.39~3.0	(17.9~22.3)
	舒张压	0.60~1.48	(4.5~11.1)
肺总动脉	收缩压	2.44~3.56	(18.3~26.7)
	舒张压	0.63~1.40	(4.7~10.5)
右心室	收缩压	2.75~3.90	(20.6~29.2)
	舒张压	0~0.56	(0~4.2)
右心房	平均压	0.11~0.59	(0.8~4.4)

动脉血氧饱和度　94%~100%(平均 97.3%)

血氧差

右心房与上腔静脉间的血氧差　<1.9V%

右心室与右心房间的血氧差　<0.9V%

肺动脉与右心室间的血氧差　<0.5V%

心排血指数　2.6~4.0L/(min·m^2)

周围总阻力　1 300~1 800dyn·s/cm^5

周围血管阻力　800~1 200dyn·s/cm^5

肺小动脉阻力　47~160dyn·s/cm^5

肺总阻力　200~300dyn·s/cm^5

每搏做功指数　45~75g/m^2

心脏超声检查

主动脉根部内径　20~37mm

左室舒张末期内径　35~56mm

左室收缩末期内径　23~35mm

左房内径　19~40mm

室间隔厚度　6~11mm

左室后壁厚度　6~11mm

左室射血分数　男性 52%~72%　女性 54%~74%

左室内径缩短分数　(34±6)%

肺动脉收缩压　<40mmHg

中心静脉压　0.58~0.98kPa(60~100mmH_2O)

其他静脉压(肘静脉)

0.29~1.42kPa(平均 0.97kPa)[30~145mmH_2O(平均 99mmH_2O)]

超声测量

甲状腺

长径　45~50mm

横径　20~30mm

前后径　15~20mm

肝脏

左右叶最大横径

男性　(18.72±1.89)cm

女性　(17.21±1.67)cm

最大前后径

男性　(14.10±1.50)cm

女性　(12.01±1.27)cm

右叶长(右锁骨中线)

男性　(11.28±2.02)cm

女性　(10.67±2.46)cm

左叶长(腹主动脉前)

男性　(7.28±1.50)cm

女性　(7.31±1.13)cm

门静脉主干　(1.17±0.13)cm

脾脏

长轴　<12cm

脾门处最大厚度　<4.5cm

脾静脉

男性　(0.57±0.12)cm

女性 (0.55±0.13)cm

胆囊(空腹)

长径 7~9cm

宽径 2~4cm

容量 40~60ml

壁厚 0.1~0.2cm

胆总管

外径 0.6~0.8cm

内径 <0.5cm

胰腺

胰头 <3.0cm

胰体 <2.0cm

胰尾 1~3cm

主胰管直径 2~3mm

肾脏

长径 10~12cm

宽径 5~6cm

厚度 3~4cm

集合系统液性分离 无

备注:以上检验参考区间是根据推荐性卫生行业标准《临床实验室检验项目参考区间的制定》以及《全国临床检验操作规程》编写的,不同的临床检测实验室若采用不同的检测方法,结果会有较大差异,本参考区间仅供各科室参考。

中文索引

D

E

F

G

H

J

T

W

X

Z

英 文 索 引

B

C

D

E

F

I

N

R

X

Z

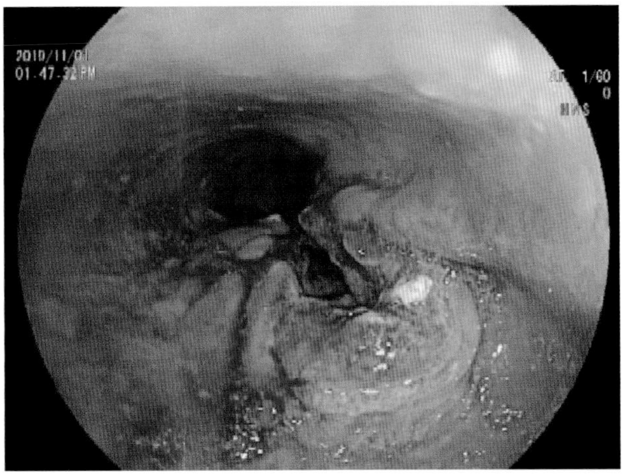

图 15-4-4-1　普通白光内镜下的食管癌表现

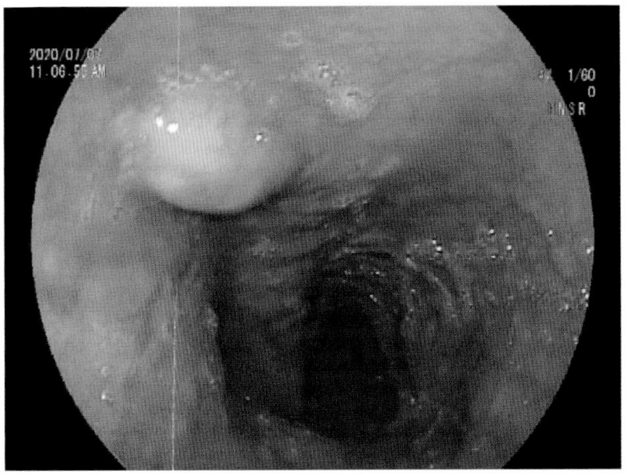

图 15-4-4-2　普通内镜下食管黏膜下隆起表现

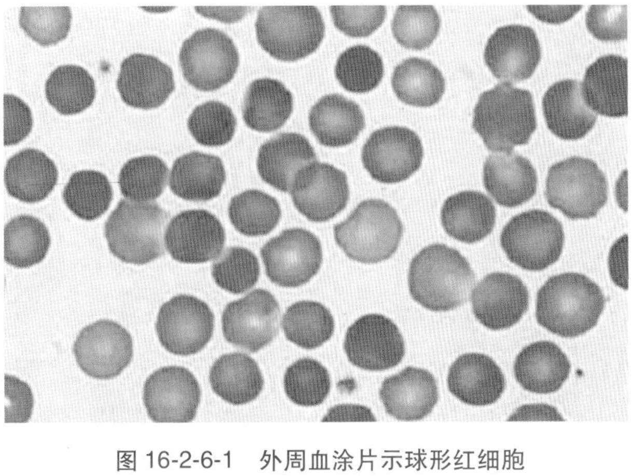

图 16-2-6-1　外周血涂片示球形红细胞

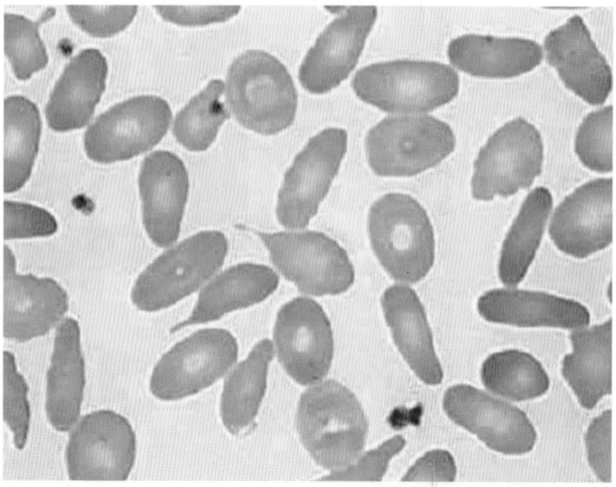

图 16-2-6-3　外周血涂片示椭圆形红细胞

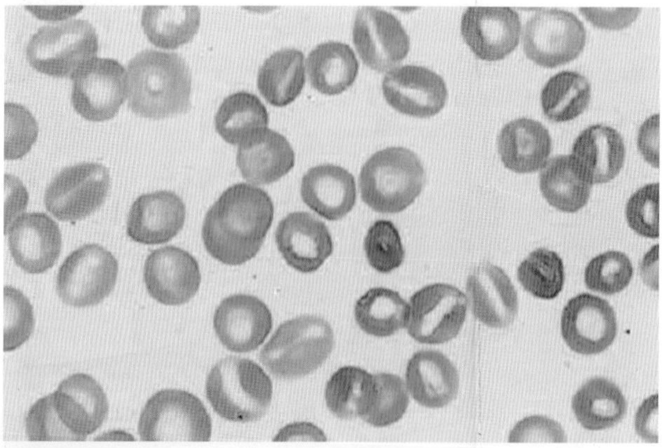

图 16-2-6-4　外周血涂片示口形红细胞

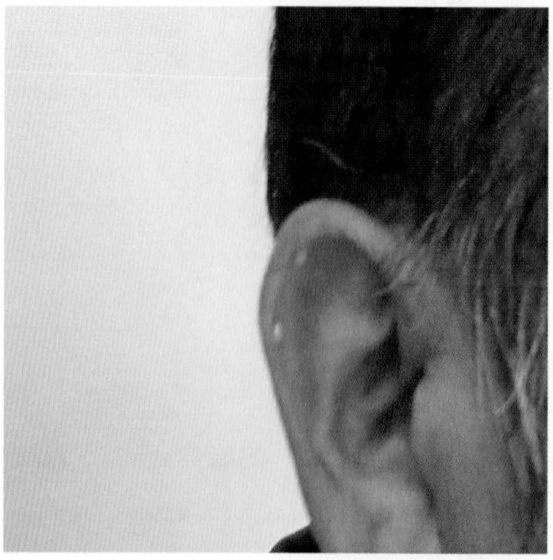

图 22-17-0-2　白色为痛风石

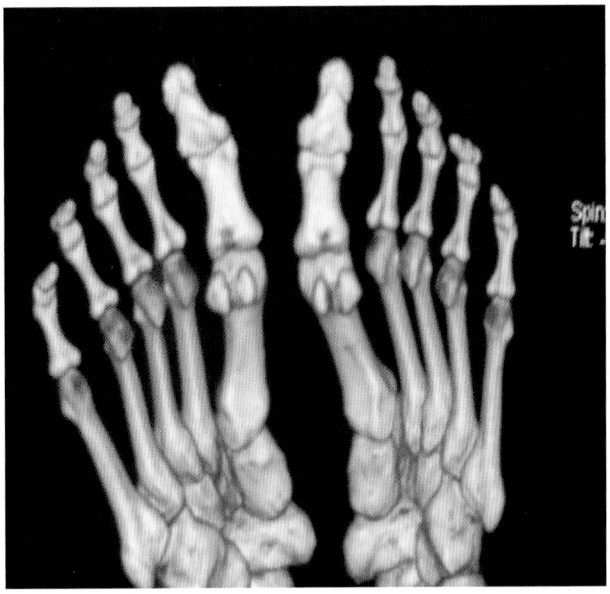

图 22-17-0-3　绿色为双能 CT 显示的尿酸盐结晶沉积

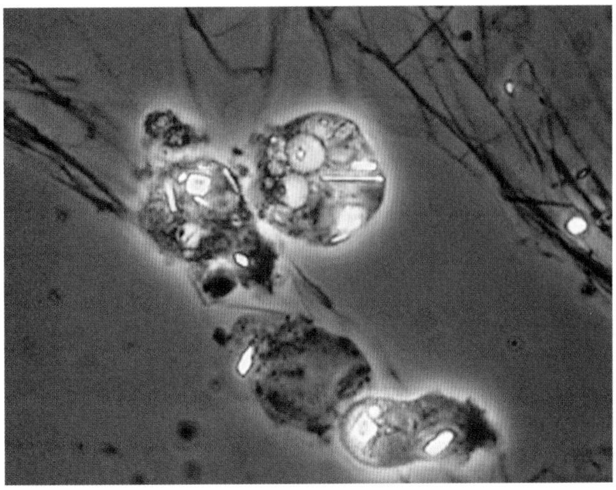

图 22-18-0-1　相差偏振光显微镜下的焦磷酸钙晶体

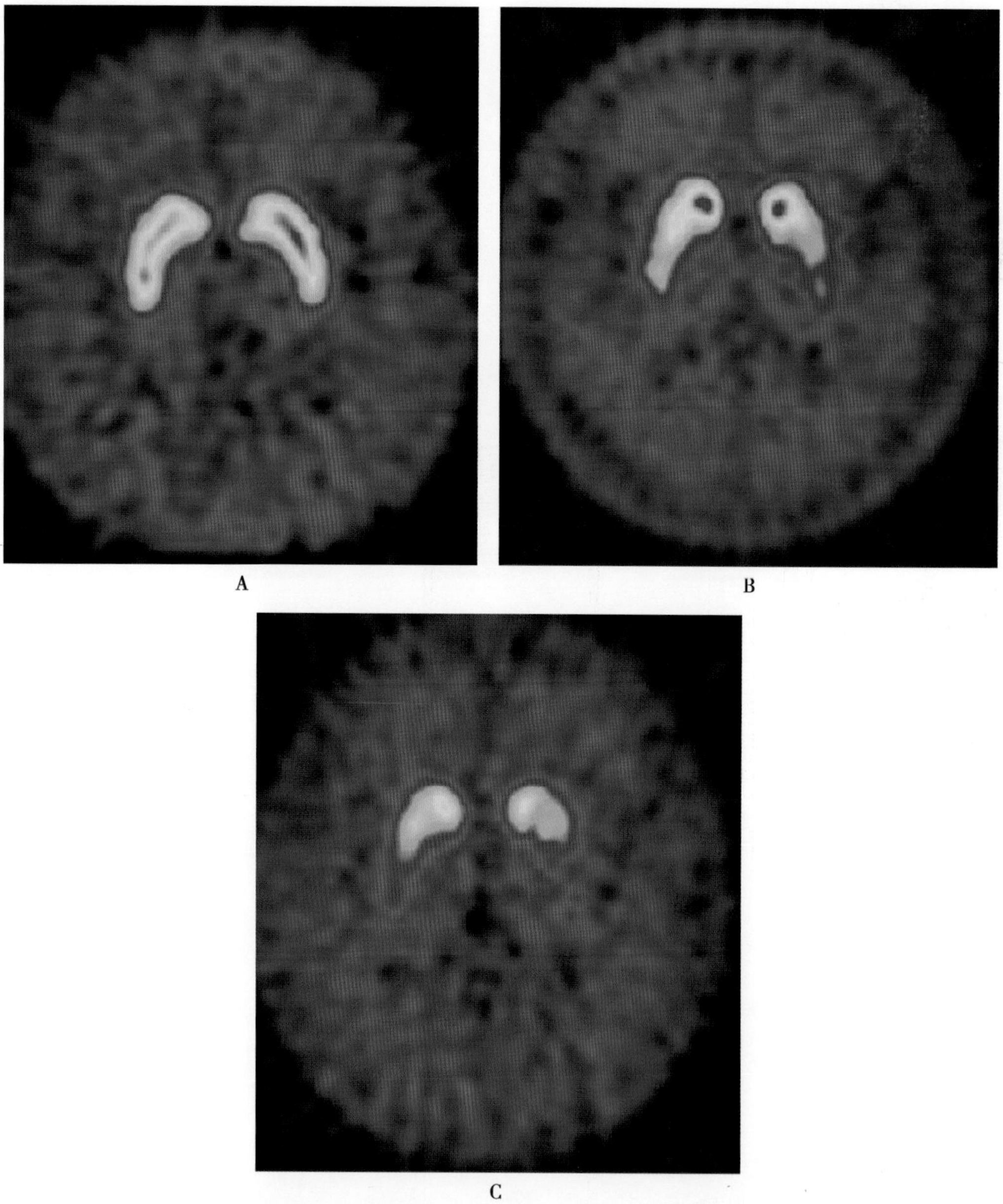

图 23-6-1-1 ^{18}F-FP-CIT PET 显像脑基底节多巴胺转运体在帕金森患者中呈双侧基底节显像不对称，一侧壳核量减少

A. 正常人双侧基底节两个对称的“逗号”形态完整；B. 早期帕金森病患者；C. 晚期帕金森病患者。